HANDBUCH DER SPEZIELLEN PATHOLOGISCHEN ANATOMIE UND HISTOLOGIE

HERAUSGEGEBEN UNTER MITARBEIT HERVORRAGENDER FACHGELEHRTER

VON

O. LUBARSCH
BERLIN

F. HENKE
BRESLAU

R. RÖSSLE
BERLIN

DREIZEHNTER BAND

NERVENSYSTEM

IN 5 TEILEN

HERAUSGEGEBEN VON

W. SCHOLZ
MÜNCHEN

INHALTSÜBERSICHT

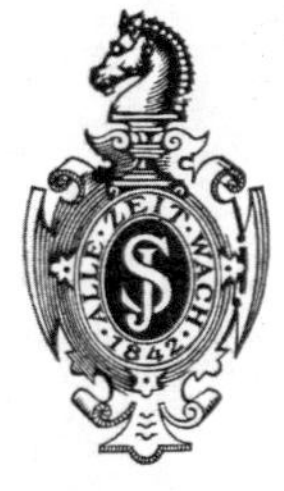

SPRINGER-VERLAG
BERLIN HEIDELBERG GMBH 1957

ISBN 978-3-662-11704-0 ISBN 978-3-662-11703-3 (eBook)
DOI 10.1007/978-3-662-11703-3

URSPRÜNGLICH ERSCHIENEN BEI SPRINGER-VERLAG OHG. BERLIN · GÖTTINGEN · HEIDELBERG 1955, 1956, 1957
SOFTCOVER REPRINT OF THE HARDCOVER 1ST EDITION 1957

Erster Teil.

Bandteil A.

A. Erkrankungen des zentralen Nervensystems.

Zur Einführung.

Krankheitsprozeß und anatomisches Symptom. Von W. SCHOLZ-München.

I. Regressive bzw. dystrophische Krankheitsprozesse, sog. Degenerationsprozesse.

1. Allgemeines.

Degenerationsprozesse und ihre Ausbreitung im Nervensystem.
Von W. SCHOLZ-München.

Für die allgemeine Histopathologie degenerativer Prozesse bedeutsame morphologische, histochemische und strukturphysiologische Daten.
Von W. SCHOLZ-München.

Sekundäre, retrograde und transsynaptische Degeneration.
Von H. JACOB-Hamburg.

2. Degenerative Erkankungen mit diffuser Verbreitung regressiver Veränderungen.

Alterserkrankungen des Zentralnervensystems. Senile Involution. Senile Demenz. ALZHEIMERsche Krankheit.
Von A. v. BRAUNMÜHL-Haar bei München.

Familiäre amaurotische Idiotie. Von GEORG FRIEDRICH-Berlin.

Die Myoklonusepilepsie. Von H. NOETZEL-Freiburg i. Br.

Die CREUTZFELDT-JAKOBsche Krankheit. (Spastische Pseudosklerose.)
Von H. NOETZEL-Freiburg i. Br.

Poliodystrophia cerebri progressiva (infantilis). (CHRISTENSEN-KRABBE.)
Von H. NOETZEL-Freiburg i. Br.

3. Degenerative Erkrankungen mit charakteristischer Bevorzugung bestimmter Abschnitte des Zentralnervensystems.

a) Die umschriebenen Atrophien der Großhirnrinde.

PICKsche Krankheit. (Progressive umschriebene Großhirnatrophie.)
Von TH. LÜERS-Berlin und H. SPATZ-Gießen.

b) Erkrankungen des Marklagers.

Die degenerative diffuse Sklerose. (PELIZAEUS-MERZBACHERsche Krankheit, Leukodystrophie Typus SCHOLZ, diffuse Sklerose Typus KRABBE.)
Von J. HALLERVORDEN-Gießen.

c) **Erkrankungen mit vorwiegender Lokalisation im extrapyramidalen Apparat.** Von J. HALLERVORDEN-Gießen.

HUNTINGTONsche Chorea. (Chorea chronica progressiva hereditaria.) Von J. HALLERVORDEN-Gießen.

Chorea minor, Chorea gravidarum, senile Chorea und andere Choreaformen. Von J. HALLERVORDEN-Gießen.

Die HALLERVORDEN-SPATZsche Krankheit. Von W.-J. EICKE-Marburg.

WILSONsche Krankheit — Pseudosklerose. Von W.-J. EICKE-Marburg.

Paralysis agitans. (Anhang: Essentieller Tremor.) Von J. HALLERVORDEN-Gießen.

Die Torsionsdystonie. Der Hemiballismus. Von J. HALLERVORDEN-Gießen.

d) **Die systematischen Atrophien des Kleinhirns.** Von GÜNTER ULE-Kiel.

e) **Erkrankungen mit besonderer Bevorzugung motorischer Leitungsbahnen und Kerne.**

Spastische Spinalparalyse. Die chronisch progressiven spinalen Muskelatrophien. WERDNIG-HOFFMANNsche Krankheit. Myatonia congenita (OPPENHEIM). Von GEORG FRIEDRICH-Berlin.

Chemisch progressive Bulbärparalyse. Chronisch progressive Ophthalmoplegien. Amyotrophische Lateralsklerose. Von H. J. COLMANT-Bonn, folgen am Schluß von Teil 2.

f) **Erkrankungen mit besonderer Bevorzugung zentripetaler Systeme.**

Die FRIEDREICHsche Ataxie. (FRIEDREICHsche Form der spino-ponto-cerebellaren Heredodegeneration.) Von GÜNTER ULE-Kiel.

g) **Die kombinierten Systemerkrankungen.** Von GEORG FRIEDRICH-Berlin.

Bandteil B.

II. Störungen des Blutkreislaufes und ihre Folgen für das Zentralnervensystem.

1. Allgemeiner Teil.

Die Gefäßversorgung und ihre Bedeutung für Art und Ort von kreislaufbedingten Gewebsschäden und Gefäßprozessen. Von RICHARD LINDENBERG-Baltimore, USA.

Physiological observations on disturbances of the cerebral circulation. By STANLEY COBB-Boston, Mass. (USA).

Funktionelle und materielle Kreislaufstörungen. Von M. NORDMANN-Hannover.

2. Spezielle pathologische Anatomie und Histologie der Kreislaufschäden am Gewebe.

Anämie und Hyperämie. Von M. NORDMANN-Hannover.

Das Hirnödem. Anhang: Die Hirnschwellung. Von MARTIN REICHARDT-Würzburg.

Zweiter Teil.

Bandteil A.

2. Spezielle Formen der Encephalomyelitis.

Poliomyélite antérieure aigue. (Maladie de HEINE-MEDIN).
Par LUDO VAN BOGAERT-Berchem-Anvers.

La poly-ganglio-radiculo-névrite.
Par LUDO VAN BOGAERT-Berchem-Anvers.

Encéphalite léthargique type A. (Maladie d'ECONOMO).
Par LUDO VAN BOGAERT-Berchem-Anvers.

Les encéphalites verno-estivales.
Par LUDO VAN BOGAERT-Berchem-Anvers.

Encéphalites d'origine inconnue.
Par LUDO VAN BOGAERT-Berchem-Anvers.

Pathologische Anatomie der Lyssa. Von IHSAN SÜKRÜ AKSEL-Istanbul.

Besondere Formen encephalitischer Erkrankungen der Tiere.

Spontanencephalitis der Laboratoriumstiere und ihre Bedeutung für die experimentelle Forschung.
Von E. FRAUCHIGER-Bern und R. FANKHAUSER-Bern.

Die Bornasche Krankheit der Pferde.
Von OSKAR SEIFRIED-München und IRMGARD GYLSTORFF-SASSENHOFF-München.

Nichteitrige Gehirn-Rückenmarksentzündungen der Caniden.
Von PAUL COHRS-Hannover.

Herpesencephalomyelitis. Von HEINRICH PETTE-Hamburg.
Anhang: Virusbedingte Einschlußkörperchen. Von WILHELM KLÖNE-Marburg.

Die entzündlichen Entmarkungskrankheiten.

Allgemeine differentialdiagnostische Erwägungen über die Entmarkungsencephalomyelitiden. Einleitung. Von GERD PETERS-Bonn.

Multiple Sklerose. Von GERD PETERS-Bonn.

Encephalomyelitis disseminata non purulenta acuta (Akute multiple Sklerose.) Von GERD PETERS-Bonn.

Neuromyelitis optica. Von GERD PETERS-Bonn.

Sklerosierende Entzündung des Hemisphärenmarks (SPIELMEYER) (entzündliche Form der diffusen Sklerose). Von GERD PETERS-Bonn.

Konzentrische Sklerose. Von GERD PETERS-Bonn.

V. Das Zentralnervensystem bei Infektionen, Intoxikationen und anderen Allgemein- und Organerkrankungen.

1. Allgemeines.

Allgemeines über seine Anteilnahme mit degenerativen Veränderungen, entzündlichen und zirkulatorischen Reaktionen.
Von HANS JACOB-Hamburg.

2. Spezieller Teil.

a) Infektionen.

Hirnveränderungen bei septischen und pyämischen Erkrankungen und fortgeleiteten eitrigen Prozessen. (Metastatische eitrige Encephalitis, Hirnabscesse.) Von FRIEDRICH J. WOHLWILL-Brookline, Mass. USA.

Encephalitis nach Vaccination, Variola, Morbilli und Varicellen. Von B. WALTHARD-Bern und KARL M. WALTHARD-Genf.

Encephalitis bei Fleckfieber. Von B. WALTHARD-Bern und KARL M. WALTHARD-Genf.

Die Syphilis des Zentralnervensystems und die progressive Paralyse (quartäre Syphilis). Von ERNST STRÄUSSLER-Wien.

Tabes. Von O. GAGEL-Nürnberg.

Über Spirochätenbefunde im Zentralnervensystem mit besonderer Berücksichtigung der syphilogenen Erkrankungen. Von H. SCHLOSSBERGER-Frankfurt/Main und H. BRANDIS-Frankfurt/Main.

La trypanosomiase africaine. Par LUDO VAN BOGAERT-Berchem-Anvers.

Morbus BESNIER-BOECK-SCHAUMANN. Von WOLFGANG ZEMAN-Columbus (Ohio).

Malaria. Von S. SCHEIDEGGER-Basel.

Tuberkulose. Von S. SCHEIDEGGER-Basel.

Pilzerkrankungen. Von S. SCHEIDEGGER-Basel.

Lepra. Von S. SCHEIDEGGER-Basel.

Veränderungen des Zentralnervensystems bei weiteren infektiösen Erkrankungen. (Scharlach, Röteln, Diphtherie, Typhus, Paratyphus, Dysenterie, Cholera, Tetanus, Milzbrand, BANGsche Krankheit, Gelbfieber, WEILsche Krankheit, Grippe, Keuchhusten, Gasödem, Gonorrhoe, Hepatitis epidemica, Listeriose, Pest, PFEIFFERsche Krankheit, Pneumonie, Psittakose, akuter Gelenkrheumatismus, Rotz, Rückfallfieber, Lymphocytosis infectiosa, Stomatitis aphthosa, Tularämie.) Von W. VOLLAND-Köln-Lindenburg.

Bandteil B.

b) Intoxikationen.

Allgemeiner Teil: Physiologische und anatomische Grundlagen.

Anhang: Porphyrien.

Spezieller Teil: Exogene Gifte.

Schwermetalle: Blei, Quecksilber, Thallium, Mangan, Tellur. Metalloide: Arsen, Organische Arsenverbindungen (Atoxyl, Arsacetin, Spirarsil, Tryparsamid, Mapharsan, Salvarsan), Phosphor. Gasförmige Gifte: Kohlenoxyd, Blausäure, Schwefelwasserstoff (Anhang: Weitere Hypoxydose erzeugende Gifte. Fluoracetat, Azid, Natrium, Malonitril, Gelbe Sterndistel, Thiophen, Dysenterietoxin, Synthetische Antimalariamittel der Chinolin- und Acridinreihe), Kampfgase, Nitrosegase, Kohlensäure, Schwefelkohlenstoff. Alkohole: Äthylalkohol, Methylalkohol. Narkosemittel: Äther, Chloroform, Cyclopropan (Anhang: Lumbalanaesthetica). Schlafmittel, Alkaloide: Chinin, Morphingruppe, Cocain, Nicotin, Secale cornutum (Ergotismus), Anhang: Lathyrismus, Pilzvergiftungen. Nahrungsmittelvergiftungen.

Hormonale und körpereigene Gifte. Insulin, ACTH, Cortison. Von A. PENTSCHEW-Sofia, z.Z. Washington D.C.

Mangelerkrankungen. Von A. PENTSCHEW-Sofia, z.Z. Washington D.C.

c) **Andere Erkrankungen des Körpers und der Organe.**

Krankheiten des Herzens und der Lungen (einschließlich Morbus coeruleus). Von G. BODECHTEL-München und F. ERBSLÖH-München.

Krankheiten der Nieren (einschließlich Schwangerschafts- und Wochenbetteklampsie).
Von G. BODECHTEL-München und F. ERBSLÖH-München.

Krankheiten des Blutes. (Hämorrhagische Diathesen — Hämoblastosen — Polycythämie — Anämien). Von F. ERBSLÖH-München.

Funikuläre Spinalerkrankung (einschließlich Hirnveränderungen bei der perniziösen Anämie). Von F. ERBSLÖH-München.

Kernikterus (einschließlich Hirnveränderungen beim Morbus haemolyticus neonatorum). Von F. ERBSLÖH-München.

Krankheiten der Leber. (Pathologie der Leber-Hirnbeziehungen einschließlich sporadischem Wilsonismus). Von F. ERBSLÖH-München.

Krankheiten des Magen-Darmtraktes und der Bauchspeicheldrüse (einschließlich WERNICKE-Encephalopathie bei inneren Krankheiten).
Von F. ERBSLÖH-München.

Diabetes mellitus.
Von G. BODECHTEL-München und F. ERBSLÖH-München.

Krankheiten der Drüsen mit innerer Sekretion (Hypophyse — Nebennieren — Schilddrüse — Nebenschilddrüsen).
Von F. ERBSLÖH-München.

Die symmetrischen Pseudokalk- und Kalkablagerungen im Gehirn.
Von H. BOCHNIK-München und F. ERBSLÖH-München.

Krankheiten und abnorme Pigmentationen der Haut (einschließlich Hämochromatose). Von F. ERBSLÖH-München.

Die Störungen des Lipoid-, Kohlenhydrat- und Eiweißstoffwechsels.
Von GERD PETERS-Bonn.

Dritter Teil.

VI. Schädigungen des Zentralnervensystems durch physikalische Einwirkungen.

1. Traumatische Schädigungen.

Die offenen Verletzungen der Dura mater cerebralis und spinalis sowie der Blutleiter. — Die traumatischen Blutungen im Bereich der harten Hirnhaut.
Von KARL LINK-München und HANS SCHLEUSSING-München.

Die offenen Verletzungen des Gehirns und des Rückenmarks.
Von KARL LINK-München und HANS SCHLEUSSING-München.

Die gedeckten Gehirn- und Rückenmarkverletzungen.
Von GERD PETERS-Bonn.

Gehirn- und Rückenmarkskompression. Von B. OSTERTAG-Tübingen.

Verletzungen der A. carotis interna im Sinus cavernosus und Verletzungen der großen Hirnschlagadern mit Berücksichtigung der Aneurysmenbildung. Von W. KRAULAND-Münster i.W.

Commotio cerebri. Von G. RICKER-Berlin und G. DÖRING-Hamburg.

Commotio medullae spinalis. Von G. DÖRING-Hamburg.

Die geburtstraumatischen Veränderungen des Zentralnervensystems einschließlich der Encephalitis congenita VIRCHOW. Von HERBERT SIEGMUND-Münster i. W.

2. Wärme- und Kälteschädigungen des Zentralnervensystems. Von H. JACOB-Hamburg.

3. Elektrische Schädigungen und Veränderungen durch ionisierende Strahlen. Von WOLFGANG ZEMAN-Little Rock (Arkansas).

4. Schädigungen des Zentralnervensystems durch Ultraschall. Von GERD PETERS-Bonn.

VII. Die parasitären Erkrankungen des Zentralnervensystems und seiner Hüllen. Von WALTHER FISCHER-Jena.

VIII. Tumoren des Zentralnervensystems und seiner Hüllen. Von FOLKE HENSCHEN-Stockholm.

Vierter Teil.

IX. Vorwiegend klinisch bestimmte Krankheitszustände.

1. Fortschreitende und periodische Geisteskrankheiten und stationäre psychische Defekte mit zweifelhaften oder uncharakteristischen Hirnbefunden.

Dementia praecox. Von GERD PETERS-Bonn.

Manisch-depressives Irresein. Von GERD PETERS-Bonn.

Angeborener erblicher Schwachsinn einschließlich „befundlose Idiotien", sowie Megalencephalie bei angeborenem Schwachsinn. Von H. JACOB-Hamburg.

Mongolismus. Von H. JACOB-Hamburg.

Epilepsie. Von W. SCHOLZ-München und H. HAGER-München.

2. Auf narbigen Rückständen und Defekten als Folge früherworbener Hirnschädigungen beruhende stationäre Krankheitszustände.

Cerebrale Kinderlähmung. (Früherworbene körperliche und geistige Defektzustände.) Von J. HALLERVORDEN-Gießen und J.-E. MEYER-München.

X. Mißbildungen.

1. Einfache Fehlbildungen.

Grundzüge der Entwicklung und Fehlentwicklung. Die formbestimmenden Faktoren. Von B. OSTERTAG-Tübingen.

Die Einzelformen der Verbildungen (einschließlich Syringomyelie).
Von B. OSTERTAG-Tübingen.

2. Mißbildungen mit blastomatösem Einschlag.

Die tuberöse Hirnsklerose.
Von J. HALLERVORDEN-Gießen und W. KRÜCKE-Frankfurt/Main.

RECKLINGHAUSENsche Krankheit.
Von ALEXANDER SCHMINCKE-Heidelberg.

STURGE-WEBERsche Krankheit. Von GERD PETERS-Bonn.

XI. Die Pathologie des neuraxialen Hüllraums sowie der intra- und extracerebralen Liquorräume.
Von B. OSTERTAG-Tübingen.

XII. Erkrankungen der Dura mater. (Pachymeningitis haemorrhagica, Pachymeningitis cervicalis hypertrophica.)
Von N. GELLERSTEDT-Uppsala.

XIII. Pathologische Anatomie und Histologie der membranösen (Paries chorioideus) **und der nervösen Wände** (Ependym) **der Hirnventrikel** (ohne Geschwülste und eitrige und spezifische Entzündungen).
Von G. BIONDI-Mendrisio.

Fünfter Teil.

B. Erkrankungen des peripheren Nervensystems.

1. Erkrankungen der peripheren Nerven.
Von WILHELM KRÜCKE-Frankfurt/Main.

2. Pathologische Anatomie der Spinal- und Hirnnervenganglien, einschließlich der Wurzelnerven.
Von G. DÖRING-Hamburg.

C. Erkrankungen des vegetativen Nervensystems.

1. Histopathologie des vegetativen Nervensystems.
Von ERNST HERZOG-Concepción (Chile).

2. Pathologische Anatomie und Physiologie der hypophysär-hypothalamischen Krankheiten.
Von HANS ORTHNER-Göttingen.

HANDBUCH DER SPEZIELLEN PATHOLOGISCHEN ANATOMIE UND HISTOLOGIE

HERAUSGEGEBEN UNTER MITARBEIT
HERVORRAGENDER FACHGELEHRTER

VON

O. LUBARSCH
BERLIN

F. HENKE
BRESLAU

R. RÖSSLE
BERLIN

DREIZEHNTER BAND

NERVENSYSTEM

HERAUSGEGEBEN VON

W. SCHOLZ
MÜNCHEN

ERSTER TEIL

BANDTEIL A

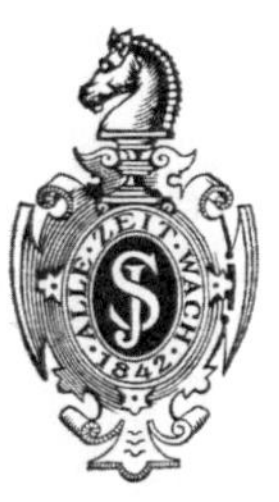

SPRINGER-VERLAG
BERLIN HEIDELBERG GMBH 1957

NERVENSYSTEM

ERSTER TEIL

ERKRANKUNGEN DES ZENTRALEN NERVENSYSTEMS I

BEARBEITET VON

G. BODECHTEL · A. VON BRAUNMÜHL · ST. COBB
W.-J. EICKE · F. ERBSLÖH · G. FRIEDRICH · J. HALLERVORDEN
W. HAYMAKER · H. JACOB · W. KRAULAND · R. LINDENBERG
TH. LÜERS · H. MEESSEN · H. NOETZEL · M. NORDMANN
M. REICHARDT · W. SCHOLZ · H. SPATZ
O. STOCHDORPH · H. STRUGHOLD · G. ULE
B. WALTHARD · K. M. WALTHARD

BANDTEIL A

MIT 466 ZUM TEIL FARBIGEN ABBILDUNGEN

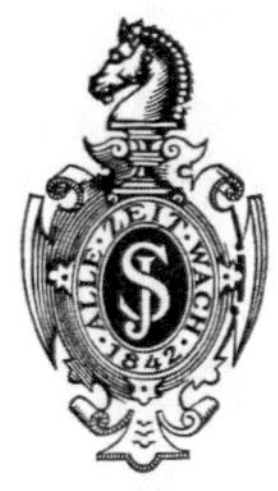

SPRINGER-VERLAG
BERLIN HEIDELBERG GMBH 1957

PRINTED IN GERMANY

DRUCK DER UNIVERSITÄTSDRUCKEREI H. STÜRTZ AG., WÜRZBURG

Inhaltsverzeichnis.

Bandteil A.

A. Erkrankungen des zentralen Nervensystems.

Zur Einführung.

Krankheitsprozeß und anatomisches Symptom.

Von

W. Scholz-München.

Wie die pathologische Anatomie mancher anderen Körperorgane, so hat die des Nervensystems eine Bearbeitung von zwei Seiten her erfahren. Der Pathologe vom Fach und der Spezialist, in diesem Falle der Neurologe und Psychiater, haben sich in die Arbeit geteilt. Dabei hat sich der Pathologe im allgemeinen mehr an die gröberen Veränderungen, wie Blutungen, Erweichungen, Tumoren, traumatische Schädigungen u. a. m. gehalten, während der Neurologe und Psychiater in erster Linie von Veränderungen diskreterer Natur ausgegangen ist, welche ihm diejenigen Krankheitsprozesse in die Hand gaben, mit denen er sich klinisch zu beschäftigen hatte. Begreiflicherweise hat es sich dabei nie um scharf gegeneinander abgegrenzte Tätigkeitsbereiche gehandelt, denn die feineren histologischen Veränderungen haben ebenso das Interesse des Pathologen gefunden, wie die groben narbigen Defekte bei Idioten und Epileptikern das Augenmerk des Psychiaters auf sich gelenkt haben. Immerhin geschah die Arbeit auf jeder der beiden Seiten mit eigenen Mitteln und Methoden und bei einer Verschiedenheit der Blickpunkte oft nicht mit genügender Berücksichtigung der Tätigkeit der anderen. Im allgemeinen hat man den Eindruck, daß der von der Klinik herkommende Neuropathologe mit der Zeit mehr in das frühere Arbeitsfeld des Fachpathologen eingedrungen ist, als es umgekehrt der Fall ist. Die relative Isoliertheit und damit auch die Verschiedenheit der Wege, auf welchen der Stoff von den beiden Seiten her in Angriff genommen worden ist, mag es mit sich gebracht haben, daß hier und da auch heute noch gewisse Verständigungsschwierigkeiten zwischen den beiden Arbeitsgruppen bestehen, ja, daß ihre Arbeiten gelegentlich fast zwei Sprachen zu sprechen scheinen. Manche Begriffe decken sich nicht, manches ist auf der anderen Seite offenbar mißverstanden worden, hier werden klinisch-lokalisatorische Gesichtspunkte hineingetragen, dort wird auf allgemeine pathologische Tatsachen oder Theorien Bezug genommen, die den anderen Sachbearbeitern weniger geläufig sind u. a. m. Ein gewisses Gefühl der Unsicherheit, das nicht nur in der Sprödigkeit der Materie begründet ist, sondern auch in der Schwierigkeit, die mit nicht geläufigen Methoden gewonnenen Ergebnisse richtig zu verstehen und zu beurteilen, mag manchen in einer Art freiwilligen Verzichtes davon abgehalten haben, das traditionelle Teilgebiet der anderen Arbeitsgruppe zu betreten oder sich überhaupt intensiver mit der Pathologie des Nervensystems zu beschäftigen.

Zwar haben die von der Klinik herkommenden Neuropathologen schon zu NISSLs und ALZHEIMERs Zeiten um die Jahrhundertwende versucht, den Anschluß an die allgemeine Pathologie zu gewinnen. Allein ein umfassender Versuch hat lange auf sich warten lassen. Als ein Markstein auf diesem Wege muß das 1922 erschienene Buch SPIELMEYERs über die allgemeine Histopathologie des Nervensystems gelten. Trotzdem sind manche Schwierigkeiten auch heute noch nicht überwunden. Sie erwachsen aus dem Werdegang der beiden Arbeitsgruppen. Neurologe und Psychiater verfügen nur selten über ausgedehntere Erfahrungen in der Körperpathologie, und dem Fachpathologen fehlen für bestimmte pathogenetische Fragen ausreichende klinische Fachkenntnisse. Eine um so größere Fruchtbarkeit muß man von einer Zusammenarbeit beider Arbeitsgruppen erwarten, die sich ja auch mehr und mehr angebahnt hat.

Wenn man als ein von der Klinik herkommender Neuropathologe zur Herausgabe eines pathologisch-anatomischen Handbuchteiles bestellt wird, so fühlt man die eben berührten Schwierigkeiten besonders stark. Und es wird deshalb verständlich erscheinen, daß man dann von vornherein bemüht ist, Brücken zu schlagen, Verständigungsschwierigkeiten und Mißverständnisse aus dem Wege zu räumen und den von der Pathologie herkommenden Interessenten auf manche Feststellungen und Vorgänge aufmerksam zu machen, für die in der allgemeinen Körperpathologie bisher keine oder nur entferntere Parallelen aufzufinden gewesen sind. Man fühlt sich gewissermaßen verpflichtet, seine Arbeitsweise und seine Beobachtungen darzulegen und auf gewisse Betrachtungsweisen und Auffassungen aufmerksam zu machen, die sich mit der Zeit daraus ergeben haben. Diese und jene historische Beziehung wird dabei gestreift werden müssen. Da es nicht Zweck dieser Einführung ist, neue Anschauungen zu bringen, strittige Hypothesen zu diskutieren und Bekanntes erschöpfend zu behandeln, sondern Verständigungsschwierigkeiten wegzuräumen und zu einer gemeinsamen Betrachtungsweise anzuregen, so kann der Kundige hier kaum etwas Neues erwarten; er wird vieles Gesagte als Selbstverständlichkeit empfinden.

Die pathologische Anatomie und Histologie des Nervensystems zeigt uns die mannigfachsten, mehr oder weniger gut bestimmten und umschriebenen Befunde und Veränderungen, denen wir bestimmte Krankheitszustände und -abläufe zuordnen können. *Das könnte zu der Annahme führen, daß jeder Krankheit, die sich in bestimmten nervösen Erscheinungen äußert, auch ein bestimmter sichtbarer Vorgang am nervösen Gewebe zugrunde liege.* Das trifft in der Neuropathologie ebensowenig zu wie in der Pathologie der anderen Körperorgane. Wir wissen von dem Beispiel der Vergiftungen her, daß einer Außerbetriebsetzung gewisser nervöser Apparate durch bestimmte Gifte nicht schon ihre strukturelle Veränderung und noch weniger ihre Zerstörung entsprechen muß. Die Flüchtigkeit der klinischen Symptome und die Wiederkehr der Funktion sagen uns, daß wir in solchen Fällen unsere Erwartungen auf einen pathologisch-anatomischen Befund nicht zu hoch spannen sollen. *Wie aber, wenn eine Erkrankung zu einer bleibenden Störung der nervösen Funktionen führt?* Wir sind dann leicht geneigt, einen Defekt anzunehmen, der eben auch anatomisch irgendwie in Erscheinung treten werde. Und doch kann ein solcher Schluß falsch sein. Eine deutliche Lehre erteilen in dieser Hinsicht die schweren Ausfälle, die bei Schilddrüsenmangel besonders auf psychischem Gebiet eintreten. Wir sehen da klinische Bilder, welche sich in ihrem Wesen kaum grundsätzlich von solchen unterscheiden, die wir auch nach groben Ausfällen nervöser Strukturen bei organischen Hirnprozessen vorfinden können. Hier können wir aber gewiß nicht sagen, daß grobe Zerstörungen am Gehirn vorlägen oder daß die Zerstörungen in der Gesamtstruktur oder in den Einzelbestandteilen des

Gewebes so fein seien, daß sie mit unseren Methoden noch nicht zu fassen wären. Denn abgesehen davon, daß ein irgendwie erklärender Befund am Nervensystem gar nicht erhoben werden kann, behebt die einfache Darreichung der zum Hirnbetrieb mittel- oder unmittelbar notwendigen Schilddrüsensubstanz den Mangel. Ähnlich mag es sich bei dem Brenztraubensäureschwachsinn verhalten, bei dem die beschriebenen feineren Hirnveränderungen alles andere als konstant und ihrer Herkunft nach klar sind, zur Erklärung des Funktionsmangels wie etwa bei der amaurotischen Idiotie jedenfalls nicht ausreichen. *Es ist offenbar, daß bei diesen Zuständen, welche durch das Daniederliegen der geistigen Funktionen weitgehend charakterisiert sind, der Krankheitsvorgang seinen Sitz gar nicht im Nervensystem selbst hat.* Das immer von vornherein zu erkennen, sind wir aber leider nicht in der Lage. Wir haben guten Grund, mit solchen Möglichkeiten auch bei anderen psychischen Krankheitszuständen zu rechnen, selbst solchen, die sich in einer nervösen Symptomatologie erschöpfen und bei denen infolge ihres chronischen und anscheinend auch progressiven Verlaufes ein Hirnprozeß einfach als Postulat hingestellt worden ist. Ich denke hier insbesondere an jene chronische Geisteskrankheit, die als Dementia praecox oder Schizophrenie bekannt ist. Denn, obwohl sie den Menschen psychisch zu zertrümmern scheint, hat sie doch bis jetzt nicht nur den Bemühungen einer hirnpathologischen Umschreibung, sondern auch jedem Versuch einer anderweitigen somatischen Wesensbestimmung widerstanden. Dies trifft im wesentlichen auch auf die Epilepsie zu. Noch viel mehr aber drängen sich solche Gesichtspunkte bei den an sich heilbaren Krankheitszuständen des manisch-depressiven Irreseins auf. Ja, es kommt sogar vor, daß auch bei schweren körperlich-neurologischen Erscheinungen die subtilste anatomische Untersuchung des Nervensystems keine befriedigende Erklärung zu geben vermag. Hierher gehört ein von SCHMITT und mir beobachteter Fall mit jahrzehntelanger schwerer Torsionsdystonie, der von zahlreichen hervorragenden Klinikern untersucht worden war, bei dem aber der morphologische Befund so dürftig war, daß wir zur Erklärung der schweren körperlichen Erscheinungen um die Annahme morphologisch nicht faßbarer Störungen nicht herum kamen. In einem von PARNITZKE und PEIFFER untersuchten Fall von chronischer Braunsteinvergiftung mit einem über 2 Jahrzehnte fortschreitenden schwersten Parkinsonismus und schließlich fast völliger Bewegungsunfähigkeit erschöpfte sich der ganze Hirnbefund in einem noch nicht einmal totalen, symmetrischen Nervenzellausfall des inneren Pallidumgliedes. Ähnlich ist die Diskrepanz zwischen den massiven klinischen Erscheinungen und dem verhältnismäßig unscheinbaren Hirnbefund beim encephalitischen Parkinsonismus, der sich dem bloßen Auge wenigstens durch eine Depigmentierung der Substantia nigra zu erkennen gibt.

Auf der anderen Seite werden wir gelegentlich durch sehr handgreifliche Befunde am Gehirn überrascht, die nach der Erscheinungslosigkeit auf neurologischem oder psychischem Gebiet nicht erwartet werden konnten. Es muß sich dabei nicht immer um die oft umfangreichen Defekte in sog. stummen Hirngebieten handeln, die bekanntlich selbst bei beachtlicher Größe, z. B. in einem Stirnhirn nahezu erscheinungslos bleiben können. Die sog. Psychochirurgie wurde als therapeutische Methode nur möglich, weil selbst die Durchtrennung großer Teile des Stirnhirnmarklagers, also eine partielle Ausschaltung des phylogenetischen Letzterwerbes, den Menschen in seiner psychischen Gesamtstruktur nicht in entscheidender Weise zu verändern schien. Es können auch in vollem Gange befindliche Gewebsprozesse, obwohl sie über große Hirnteile diffus ausgebreitet sind, wenigstens anfänglich keine Erscheinungen machen. So ist von SPIELMEYER in mehreren Fällen der bereits voll ausgebildete Prozeß der progressiven Paralyse gefunden worden, ohne daß die Kranken entsprechende klinische Erscheinungen dargeboten hatten. Schließlich können früherworbene Defekte z. B. am Kleinhirn klinisch unbemerkt bleiben, weil andere Hirnteile die Funktion übernehmen und damit bereits vor Beendigung der postnatalen Entwicklung ein Ausgleich stattgefunden hat.

Solche Erfahrungen werden uns davor bewahren, Größe und Augenfälligkeit von Befunden als Maßstab für die Abschätzung klinischer Erscheinungen überzubewerten. Wir brauchen aber andererseits die morphologischen Waffen nicht zu strecken, wenn das bloße Auge wie in den angeführten Beispielen von Parkinsonismus keine Veränderungen erkennen läßt. Man sollte in solchen Fällen nur eben wissen, *wo* man etwa in dem immerhin großen und vielfach zusammengesetzten Organ „Gehirn" danach suchen muß. Man sollte sich zur Regel machen, das Messer erst in die Hand zu nehmen, wenn man die Krankengeschichte gut studiert hat. Daß man indessen auch hierbei einmal irregeleitet werden kann, zeigt die Landrysche Paralyse, ein Musterbeispiel für einen lange Zeit gegangenen methodischen Irrweg. Wie lange hat man sich bei ihr von negativen Rückenmarksbefunden enttäuschen lassen, ehe man hinter die in der Regel polyneuritische Natur des Syndroms gekommen ist. Die wirklich negativen Hirnbefunde, denen man auch bei den schwersten angeborenen Schwachsinnsformen nicht selten begegnet, mahnen eindringlich davor, Funktionsmangel mit Strukturdefekt im Gehirn zu identifizieren oder gar nur in der Strukturveränderung den Krankheitsvorgang zu sehen. Was wir am Gewebe sehen, ist eine gut greifbare Seite desselben, deren Kenntnis auch in der Neuropathologie für die Erfassung seines wirklichen Wesens allerdings unumgänglich scheint.

Haben wir bei bestimmten Krankheiten konstante Befunde, so haben wir mit der *Möglichkeit einer pathologisch-anatomischen Charakterisierung* oft auch bereits eine *natürliche Ordnung* gefunden. Das ist um so eher der Fall, je mehr wir das Krankheitsgeschehen aus den pathologisch-anatomischen Befunden begreifen können. In dieser glücklichen Lage sind wir aber oft leider nicht. Selbst dann kann jedoch der pathologisch-anatomische Befund, der sich vielleicht nur auf die Feststellung bestimmter regelmäßig wiederkehrender Äußerlichkeiten beschränken muß, eine wichtige und mitunter die tragfähigste Gruppierungsgrundlage bilden. Das ist der Fall bei gewissen degenerativen oder atrophisierenden Vorgängen, die ihrer Art nach nicht näher bestimmbar sind, weil man von einem im Gange befindlichen Prozeß nichts Rechtes sieht, deren Strukturausfälle aber regelmäßig gewisse Örtlichkeiten oder Systeme des Gehirns und Rückenmarks betreffen, wie die Kleinhirnatrophien, die Friedreichsche Krankheit, die amyotrophische Lateralsklerose u. a. m. Pathologisch-anatomisch wird hier mehr eine Ortsbestimmung der Prozesse am Organ vorgenommen und mit der klinischen Symptomatologie in Beziehung gesetzt, als daß Bestimmteres über ihre Eigenart gesagt würde. Immerhin ist es das bislang zuverlässigste Prozeßmerkmal.

Trotzdem würde es dieses im Rahmen der gesamten Neuropathologie doch verhältnismäßig seltene Verfahren nosologischer Zuordnung nicht rechtfertigen, in diesem in erster Linie für den Pathologen bestimmten Handbuch auch die gesamte, vor allem den Neurologen und Psychiater interessierende lokalisatorische Hirn- und Rückenmarkspathologie abzuhandeln. Dafür stehen die umfangreichen Werke von v. Monakow und Kleist und eine reiche Spezialliteratur zur Verfügung. Auf sie wird, soweit es für das Verständnis von Krankheitserscheinungen und -verläufen notwendig ist, in den einzelnen Spezialkapiteln eingegangen werden.

Wir sind bei der *Einteilung des Stoffes für diesen Handbuchteil* pathologisch-anatomischen Gesichtspunkten gefolgt, soweit dies eben durchführbar ist. Wir haben versucht, die Krankheiten nach den allgemein-pathologischen Syndromen, die ihr Wesen bestimmen, zu ordnen und haben dementsprechend degenerative, entzündliche und durch Kreislaufschäden charakterisierte Krankheitsgruppen zusammengestellt. Wir müssen freilich sagen, daß wir hier, wie bei allen anderen Klassifikationen, recht bald an Grenzen kommen, wo wir mangels pathologisch-anatomischer Kenntnisse oder Befunde zu anderen Ordnungsprinzipien greifen müssen und selbst nur klinische Umschreibungen gebrauchen können. Gerade im letzteren Fall kann dann freilich wieder das Befallensein ganz bestimmter Hirnteile und -funktionssysteme durch Krankheitsvorgänge oder betriebliche Störungen als ordnender Gesichtspunkt in den Vordergrund treten. Das ist beispielsweise bei diencephalen Krankheitszuständen, die eines spezifischen Befundes ermangeln, der Fall. Bei ihnen hat sich zum Verständnis der Krankheitsvorgänge und -erscheinungen auch ein etwas weiteres Ausgreifen auf Anatomie, Physiologie, Pathophysiologie und sogar psychopathologische Phänomene nicht vermeiden lassen.

Wir wissen sehr wohl, daß auch dort, wo wir nach morphologischen Symptomen gruppiert haben, die Einordnung mancher Krankheiten vielleicht keine endgültige ist. Besonders bei der ersten Gruppe, bei den degenerativen Prozessen, werden wir uns immer die Frage vorlegen: Gehören alle da untergebrachten Krankheiten auch wirklich dorthin? So haben wir die Wilsonsche Krankheit bei den degenerativen Krankheitsprozessen mit vorwiegender Lokalisation in den basalen Ganglien aufgeführt. Ist aber diese Wilsonsche Krankheit wirklich das, was wir einen degenerativen Prozeß zu nennen pflegen, eine auf immanenten Faktoren beruhende, selbständige regressive Umwandlung des Parenchyms? Wird nicht vielmehr der Schaden von außen her verursacht? Sind dabei nicht auch Vorgänge am Zirkulationsapparat beteiligt? Bedingen nicht schon die Wucherungsvorgänge am gliösen und mesenchymalen Gewebe, die eben nicht nur als reparatorisch betrachtet werden können, eine andere Auffassung vom Wesen dieser Krankheit? Und dann haben wir das Ordnungsprinzip nach allgemeinen pathologischen Syndromen selbst nicht streng eingehalten, indem wir z. B. dem encephalitischen Prozeß der Paralyse ein ätiologisches Vorzeichen gegeben und sie zusammen mit der Lues cerebri und der Tabes, einer Krankheit, deren pathologisch-anatomischer Befund durch degenerative Vorgänge beherrscht wird, abgehandelt haben.

Wir berühren damit jene Hauptfragen, die sich immer wieder bei den Einteilungsversuchen von Organkrankheiten ergeben. Nämlich: Was gehört tatsächlich zum Wesen eines Prozesses? Liegt in den von uns erhobenen Befunden überhaupt die Eigenart eines bestimmten Prozesses? Mit anderen Worten, was ist unwesentlich und was bildet die Kardinalerscheinungen der jeweiligen Krankheit? Dabei ergibt sich gerade am Nervensystem so häufig die Frage: Haben wir überhaupt schon etwas von den Eigentümlichkeiten einer Krankheit, die wir umgrenzen wollen, aufgefunden, und sind die in die Augen springenden Befunde nicht nur äußerliche Merkmale, etwa nur die Folgen eines mit morphologischen Methoden gar nicht greifbaren Krankheitsprozesses, die nur sehr bedingte Rückschlüsse erlauben? Gerade deshalb ist bei den subtilen Veränderungen des Nervengewebes auf deren einwandfreie Feststellung und die Bestimmung ihrer Herkunft besondere Sorgfalt zu verwenden.

Es müssen da einige Dinge Erwähnung finden, welche der Prozeßanalyse gerade im Zentralnervensystem oft im Wege stehen. So banal es erscheinen mag, und so oft es schon gesagt worden ist, es muß hier doch auf die Gefahr aufmerksam gemacht werden, die darin liegt, *daß einerseits offenbare Kunstprodukte und andererseits gewisse Normalbefunde als pathologisch genommen werden* und genommen worden sind. Je mehr man im Schrifttum Umschau hält, um so mehr Grund sieht man zu einer Warnung davor. Die komplizierte technische Behandlung des Nervensystems und seine besondere Beschaffenheit lassen Kunstprodukte in großer Zahl entstehen. Es ist hier nicht der Ort, auf Einzelheiten einzugehen; nur beiläufig sei erwähnt, daß schon die für das Nervensystem bis auf wenige Sonderfälle ganz ungeeignete Paraffineinbettung mit großer Regelmäßigkeit die vielgenannten pericellulären und perivasculären Räume zustande bringt, die primäre Alkoholfixierung mit besonderer Vorliebe im wasserreichen Gehirn des Kindes monströse, aber ziemlich charakteristische und daher gut definierbare Veränderungen an den Nervenzellen hervorruft (sog. Wasserveränderung Nissls) und die oft als pathologisch beschriebenen zahlreichen Auftreibungen und Ausbuchtungen der zentralen Markfasern im Gehirn technisch schier unvermeidbar sind. Bei den groben Veränderungen neurologischer Prozesse werden solche artefiziellen Einzelheiten im allgemeinen weniger beachtet und beschrieben; eine um so größere Rolle spielen sie aber in der Anatomie der Psychosen und bei diffusen Prozessen, bei denen es sich gemeinhin um feinere Formabweichungen handelt. Besonders hier gilt die Warnung vor Befunden, die pathologisch erscheinen, es aber nicht sind. Hierher gehören z.B. gewisse Ganglienzellformen in bestimmten Kerngebieten. So scheinen sich die Ganglienzellen der Clarkeschen Säulen und des Kernes der mesencephalen Trigeminuswurzel in dem Zustand der sog. primären Reizung zu befinden. An diesem Ort aber bilden diese „Schwellungen“ den Habitualzustand der Nervenzellen. Immer wieder wird auch die eigenartige Normalform der Nervenzellen gewisser Zwischenhirnkerne als pathologisch angesprochen. Was ist ferner nicht schon alles über Neuronophagien berichtet worden, und wie oft hat es sich dabei um normalanatomische Befunde gehandelt. Besonders jene in den tiefen Hirnrindenschichten liegenden, oft etwas schmächtigen Nervenzellen, welche von einem Kranz nichtprogressiver Gliazellen umgeben, manchmal sogar davon überdeckt sind, sind als Neuronophagien verdächtigt worden. Immer wieder erlebt man auch, daß einzelne in die Hirnrinde von Hunden, Katzen und anderen Versuchstieren eingestreute dunkle und anscheinend geschrumpfte Nervenzellen bei der Auswertung experimenteller Ergebnisse als pathologisch bezeichnet werden, obwohl Nissl bereits vor mehr als 50 Jahren auf ihre nichtpathologische Natur aufmerksam gemacht hat. Ein gleiches gilt für den von Kodama und Spatz beschriebenen Gehalt an freiem und cellulär gespeichertem Fett und Eisen im Pallidum.

Schließlich gibt es manche sehr häufige Befunde, wie die Ablagerung von sog. Pseudokalk an den Capillaren und größeren Gefäßen bestimmter Örtlichkeiten des Gehirns über deren Natur und Entstehungsbedingungen wir zwar nur mangelhafte Vorstellungen haben, deren allzu häufiges Vorkommen unter den allerheterogensten Krankheitsbedingungen aber davor warnt, ihnen eine allzu hohe pathologische oder gar pathognomonische Bedeutung beizumessen. In große Schwierigkeit gerät man oft auch bei der Abschätzung der Ablagerungen von Lipofuscinpigment in den Nervenzellen, besonders wenn sie sich in ohnehin lipophilen Zellen vorfinden. Unter anderem hat Keller darauf hingewiesen, wie außerordentlich starken individuellen Schwankungen der Pigmentgehalt unter nichtpathologischen Bedingungen unterworfen ist. Selbst die Zweikernigkeit von Nervenzellen kann nicht unter allen Umständen als pathologisch betrachtet werden, wie aus den Untersuchungen Scharrers und Gaupps an den vegetativen Zwischenhirnkernen hervorgeht. Es muß in diesem Zusammenhang auch darauf hingewiesen werden, daß nicht jede Ungleichmäßigkeit im Mosaik der Nervenzellen der Großhirnrinde gleich pathologische Bedeutung besitzt. Die Nervenzellen liegen nicht überall gleich dicht und ein kleiner nervenzellfreier oder -armer Bezirk braucht noch kein Ausfall zu sein, besonders wenn hier jegliche Reaktion seitens des gliösen Gewebes vermißt wird. Solche „Ausfälle" haben bei den Versuchen, eine pathologische Anatomie der Schizophrenie zu schaffen, eine große Rolle gespielt. Schon SPIELMEYER hatte sie aber auch bei Hingerichteten gesehen, und PETERS und ROEDER-KUTSCH haben sie in systematischen Untersuchungen als pathologisch bedeutungslose Varianten im architektonischen Aufbau der Hirnrinde bestätigen können. Es ließe sich in diesem Zusammenhang noch vieles anführen, was zu Irrtümern Veranlassung geben kann und auch schon gegeben hat, wie die Unterschiede in Aussehen und Dichte der Nerven- und Gliazellen beim Kleinkind und beim Erwachsenen, die örtlichen Verschiedenheiten der Gliazellformen, die Reste von Keimmaterial, die man als Gruppen kleiner Kerne und Zellen auch beim Erwachsenen noch sehr häufig in der Tubergegend findet, und die oft als pathologische Gliawucherung angesprochen werden u. a. m. *Mehr als bei anderen Organen besteht daher beim Zentralnervensystem die Notwendigkeit und Verpflichtung einer immer neuen Orientierung an menschlichem und tierischem Kontrollmaterial.* Besonders wo man auf die Suche nach feineren Veränderungen geht, wird man überrascht sein, wieviel scheinbar Pathologisches man in den Gehirnen nicht krank gewesener Menschen und Tiere wiederfindet.

Handelt es sich hier um eine Quelle von Irrtümern, die leicht verstopft werden kann, so sind andere Umstände, welche die Erkennung und Umschreibung pathologisch-anatomischer Prozesse oft erschweren, ihrer Natur nach weniger klar zu überschauen. Das sind die *Einflüsse interkurrenter Erkrankungen, die bei dem häufig sehr chronischen Verlauf der Nerven- und Geisteskrankheiten sich ein- oder mehrmals einschieben können* und ja auch häufig das Ende herbeiführen. Die starke Anteilnahme insbesondere des Zentralnervensystems an Organ- und Allgemeinerkrankungen sowie der Einfluß agonaler Vorgänge auf das Zentralorgan ist schon frühzeitig erkannt und beachtet worden. Es mag vorkommen, daß die dadurch hervorgerufenen Veränderungen augenfälliger sind als die des Prozesses, nach dem man sucht. Je mehr man dabei sein Augenmerk auf bestimmte Formelemente beschränkt, um so schwieriger wird es im Einzelfalle, Prozeßbestimmendes und Akzidentelles auseinanderzuhalten. NISSL hat in dieser Hinsicht bereits 1904 in der Einführung zu den histologischen und histopathologischen Arbeiten über die Großhirnrinde gesagt: „Solange man als einziges Kriterium Nervenzellveränderungen betrachtet, wird man allerdings sehr oft in Verlegenheit kommen zu entscheiden, welche Rinden die stärkeren Veränderungen darbieten, die von Geisteskranken oder die von Nichtgeisteskranken." Leider hilft hier das Studium des Gesamtbildes aber auch nicht immer aus den Schwierigkeiten heraus. In buntem Wechsel mischen sich da oft akute Veränderungen oder alte Schäden unter Gewebsvorgänge, die den gesuchten Prozeß ausmachen. Hat man viele gleichartige Fälle eines klinisch oder gar ätiologisch klar definierten Krankheitszustandes zur Hand, so wird sich schließlich das Prozeßeigentümliche auch auf rein pathologisch-anatomischem Wege herausschälen lassen. Aber ganz abgesehen davon, daß man sich dann über die Natur der als akzidentell erkannten Erscheinungen kaum Rechenschaft zu geben vermag, ist man besonders bei den Nerven- und Geisteskrankheiten häufig nicht in der glücklichen Lage, gut umschriebene Krankheiten zu untersuchen. Zudem vereinigt sich oft nicht die genügende Zahl von Fällen in einer Hand. Um der Forderung gerecht werden zu können, sich über jede Erscheinung im histopathologischen Bild und ihre Pathogenese Rechenschaft abzulegen, ist es in der pathologischen Anatomie des Nervensystems viel mehr noch als in der anderer Organe unumgänglich, die klinische Seite, den Krankheitsverlauf, ja die ganze Lebensgeschichte eines jeden Falles bis ins einzelne zu berücksichtigen. Der Neuropathologe befindet sich in der gleichen Lage wie der Pathologe, der sich über die Befunde an den verschiedenen Organen bei einem Gesamtsitus klar werden muß. Nur sind die Verhältnisse für ihn häufig noch sehr viel schwieriger zu klären.

Verhältnismäßig leicht hat er es, wenn er *Vorgänge* findet, *die sich ganz offenbar zeitlich nicht vereinigen lassen*. Hier werden sich häufig eindeutige Beziehungen zu klinisch beobachteten, ihrer Natur und ihrem Verlauf nach verschiedenen Zuständen finden lassen. Wir haben heute teils durch die tägliche Erfahrung, teils durch experimentelle Forschungen regressive Vorgänge an manchen Gewebsbestandteilen kennengelernt, die sich in der beobachteten Form nur kurze Zeit im Gewebsbild halten können, die also von Anfang bis zu Ende schnell ablaufen. Das trifft z. B. auf gewisse Formen der Ganglienzellnekrosen, wie die schwere Zellerkrankung Nissls und die ischämische bzw. homogenisierende Zellerkrankung Spielmeyers zu, ebenso aber auf Verflüssigungszustände der astrocytären Gliazellen, die unter dem Namen Amöboidose bzw. Klasmatodendrose bekanntgeworden sind. Es würde heute deshalb kaum noch vorkommen, daß man die durch besondere Flüchtigkeit ausgezeichneten Gebilde einer Amöboidose als zum chronischen Gewebsprozeß der Huntingtonschen Krankheit gehörig betrachtete. Aber das alles hat eben erst die Erfahrung lehren müssen. Man wird weiter Verflüssigungszustände von der Art der schweren Zellerkrankung Nissls, die man bei entzündlichen Prozessen außerhalb der eigentlichen Entzündungsgebiete findet, nur mit größter Vorsicht zu dem Grundprozeß in Beziehung bringen. Für solche zusammengesetzte Gewebsbilder wird die Krankengeschichte häufig die Erklärung mit einer schweren terminalen Erkrankung bzw. mit einer protrahierten Agone und den sie begleitenden schweren Atmungs- und Kreislaufstörungen geben. Der verderbliche Einfluß komplizierender kardialer Zirkulationsstörungen ist durch die Untersuchungen Bodechtels gut bekanntgeworden. Auch unsere eigenen Erfahrungen haben uns das immer wieder gezeigt. Ein durch Herzstillstand verursachter oligämischer Zustand von nur kurzer Dauer kann die schwersten diffusen Verflüssigungszustände der Ganglienzellen im ganzen Rindenbereich nach sich ziehen. Wie Nordmann gezeigt hat, bereitet eine allgemeine Kreislaufinsuffizienz aber auch den Boden für umschriebene lokale Kreislaufstörungen im Gehirn. Wir werden deshalb lokale Kreislaufschäden im Gehirn schwer erregter chronischer Geisteskranker mit v. Braunmühl auf ein Versagen des Kreislaufes infolge der erschöpfenden Erregung beziehen und nicht ohne weiteres mit der Geisteskrankheit selbst in Zusammenhang bringen. Wie regressive, so können auch progressive Erscheinungen an den Gliazellen unter dem Einfluß komplizierender Allgemein- oder Organerkrankungen auftreten. Bei septischen Zuständen tun sie es nicht selten in Form kleiner Gliasternchen und -knötchen. Wer es weiß, wie oft erregte schizophrene Kranke infolge verunreinigter Verletzungen und dekubitaler Defekte an septischen Erkrankungen leiden, wird sich hüten, in solchen Gliaherdchen etwas für die Psychose Bedeutsames zu sehen, auch wenn er sie etwa im Vergleich mit senilen Kranken auffallend häufig bei Schizophrenen sieht.

Merkwürdigerweise sehen wir solche Gliasternchen als Nebenbefund auch einmal bei Leuten, die nicht an irgendeiner Krankheit gestorben, sondern die plötzlich durch einen Unfall umgekommen, im Kriege gefallen sind usw. Ab und zu sehen wir auch das eine oder andere meningeale oder intracerebrale Gefäß durch ein lymphocytäres Infiltrat herausgehoben. Wir haben für solche Nebenbefunde keine Ursachen ermitteln können und wissen nicht, was sie bedeuten.

In den genannten Fällen ist es immerhin noch verhältnismäßig leicht, aus dem Gesamtbild das abzuziehen, was auf das Konto der komplizierenden Krankheit zu setzen ist und mit dem Wesen des gesuchten Prozesses nichts zu tun hat. Schwieriger wird die Sachlage, wenn wir *im Rahmen mehr oder weniger gut definierter Prozesse auf einmal Dinge auftauchen sehen, die wir von einem ganz anderen Krankheitsprozeß her kennen.* Ich führe hier als Beispiel die von ALZHEIMER bei der Pseudosklerose beschriebenen großen, nackten, chromatinarmen Gliakerne an, die sich gelegentlich unter die Merkmale anderer Prozesse mischen. Es ist inzwischen durch die Untersuchungen von POLLAK, SCHERER, insbesondere aber von STADLER bekanntgeworden, daß sie bei nachgewiesenen Erkrankungen der Leber sehr häufig zur Beobachtung kommen. Als besonders lehrreiches Beispiel ist hier ein Paralysefall unserer Sammlung aus STADLERS Material zu nennen, bei dem die paralytische Hirnrinde und das Striatum von solchen nackten Gliakernen erfüllt waren. Eine schwere syphilitische Lebererkrankung (Hepar lobatum) lieferte hier die Erklärung für dieses akzidentelle Symptom, das zwar letztlich durch die gleiche Krankheitsursache bedingt ist, doch nicht zum Prozeßbild der Paralyse gehört. Den Wert von Symptomen haben auch lokale Kreislaufstörungen im Gehirn, die mit Vorliebe bei manchen entzündlichen Krankheitszuständen der Meningen auftreten. BODECHTEL und OPALSKI haben in ihren Untersuchungen über eiterige und tuberkulöse Meningitiden darauf hingewiesen, welche große Rolle sie dabei besonders im Kindesalter spielen. Sie rufen hier außerordentlich häufig anämische Nekrosen im Gehirn hervor, ohne daß dafür jedesmal eine Verlegung pialer Gefäße verantwortlich gemacht werden kann. Wiederum ein fakultatives Symptom, das zwar häufig ist, aber doch nicht zum eigentlichen Prozeß gehört. Seine wirkliche Bedeutung ist erst neuerdings wieder durch die auf der gleichen Ebene liegenden Mißerfolge bei der Streptomycinbehandlung der Meningealtuberkulose demonstriert worden.

Wir sehen an den genannten Beispielen, daß zusätzliche Erscheinungen im histologischen Bild auftreten können infolge komplizierender Erkrankungen, die nichts mit dem Grundleiden zu tun haben; ferner daß, wie im Falle der Hepar lobatum, ein und dieselbe ätiologische Ursache auf zwei ganz verschiedenen Wegen beim gleichen Individuum zu artverschiedenen Hirnveränderungen führen kann, und daß schließlich, wie im Falle der Kreislaufschäden bei den akuten Meningitiden oder auch bei der HEUBNERschen Endarteriitis syphilitica, einmal der örtliche Krankheitsprozeß von sich aus zu sekundären, sozusagen artfremden Hirnveränderungen Veranlassung geben kann.

Ergeben sich in diesen Fällen Anhaltspunkte für eine Erklärung der zusätzlichen Hirnerscheinungen immer noch entweder aus dem Gehirn- oder dem übrigen Leichenbefund, *so sind wir bei anderen Veränderungen in der Frage der Zugehörigkeit zum Grundprozeß oder in der Erkennung ihrer Genese zunächst ganz auf klinische Beobachtungen angewiesen gewesen.* Als Beispiel hierfür sind die Veränderungen zu nennen, die wir nach allgemeinen Krämpfen sehen. In der gleichen Weise wie allgemeine Krämpfe als Symptom bei den verschiedensten Krankheiten des Nervensystems auftreten können, finden wir mit Krämpfen zusammenhängende Hirnveränderungen als zusätzliches Symptom auch bei den verschiedensten histologischen Prozessen des Nervensystems. Die am längsten bekannte, hierher gehörige Hirnveränderung ist die Ammonshornsklerose, die bei idiopathischen Epileptikern mitunter als einziger in die Augen springender Befund zu erheben ist, die aber ebenso bei allen Formen symptomatischer Epilepsie und häufig auch bei progressiver Paralyse und anderen Erkrankungen des Zentralnervensystems, bei denen Krämpfe vorkommen, gefunden wird. Schon vor annähernd 60 Jahren hatte sie PFLEGER durch sorgfältige Beobachtung der

Blutfülle am frischen Gehirn auf „eine Ernährungsstörung durch Änderung in der Art und Weise der Zirkulation des Blutes während und nach dem epileptischen Anfall bei eigentümlicher Anordnung und Lage der Blutgefäße des Ammonshorns“ zurückgeführt. Erst fast 50 Jahre später hat Spielmeyer in seinen bekannten Arbeiten über die Krampfgenese das Thema wieder aufgenommen und die mehr seherischen, auf die Nothnagelschen Hypothesen gestützten Anschauungen Pflegers durch umfassende Beobachtungen wissenschaftlich fundiert. Er konnte der Ammonshornsklerose als gleichartiges, gut umschriebenes und lokalisiertes Symptom die Läppchensklerosen im Kleinhirn an die Seite stellen; und durch mehrjährige Sammlung einschlägigen Materials habe ich später das Bild der „Krampfschädigungen“ erweitern und vervollständigen und seine Beziehungen zu körperlichen und geistigen Defektzuständen zeigen können. Diese Krampfschäden, die in der Regel als unvollständige Gewebsnekrosen auftreten, zeigen gewisse Lieblingslokalisationen, die es erlauben, sie auch noch in ihren narbigen Residuen als solche zu erkennen, und mit hoher Wahrscheinlichkeit den Schluß zulassen, daß der Träger des Gehirns zu einer Zeit in seinem Leben an allgemeinen Krämpfen gelitten hat. Sehen wir diese charakteristischen Konstellationen bei bekannten oder unbekannten Prozessen, so wird die *Diagnose mehrdimensional* sein müssen. Wir vermögen dann vielfach eine reinliche Scheidung zwischen Grundprozeß und zusätzlichen Krampfschäden vorzunehmen. Wir werden also etwa eine Ammonshornsklerose aus dem Bild einer Huntingtonschen Krankheit oder eine Läppchensklerose im Kleinhirn aus dem Bild einer progressiven Paralyse, amaurotischen Idiotie oder einer diffusen Hirnsklerose heraushalten, und wir werden auch parastriäre Windungsschrumpfungen bei traumatischen Epileptikern nicht ohne weiteres auf das Hirntrauma selbst beziehen dürfen. Dabei kann nun bei der juvenilen Paralyse der Fall eintreten, daß Krampfschäden, obwohl sie nicht zum Prozeß der Paralyse gehören, durch ihr fast regelmäßiges Vorkommen und ihre außerordentlich intensive Ausprägung dem morphologischen Prozeß einen charakteristischen Akzent geben. Wir erleben auf der anderen Seite das überraschende Ergebnis, daß bei der erblichen oder idiopathischen Epilepsie, die ja vor allen anderen Krankheiten durch das Symptom tonisch-klonischer Krämpfe gekennzeichnet ist, nach Abzug der symptomatischen Krampfschäden für den vermuteten Hirnprozeß im histologischen Bild nichts mehr übrigbleibt.

Seine Hauptbedeutung scheint das *Symptom des Krampfschadens* aber *bei der Analyse der stationären Krankheitszustände* zu erlangen, *die auf Defekten und narbigen Rückständen als Folgen früherworbener Hirnschädigungen beruhen* (Idiotie, Littlesche Lähmungen usw.). Wenn sich hierbei nicht eine geburtstraumatische Schädigung nachweisen läßt, die übrigens auch heute noch um vieles sicherer aus der Anamnese als aus dem pathologisch-anatomischen Befund zu erschließen ist, besteht besonders in den Kreisen der Kliniker noch die Neigung, eine „Encephalitis“ dafür verantwortlich zu machen. Erstaunlich dabei ist nur, daß man auch in einem großen kindlichen Sektionsmaterial wirkliche Encephalitiden doch keineswegs so häufig zu Gesicht bekommt. Mit wenig Ausnahmen wäre daraus auch kaum die Entwicklung so ausgedehnter, grober Schäden wie bei obengenannten Krankheitszuständen zu erwarten. Mit mehr Recht könnten meningeale Prozesse herangezogen werden. Hingegen weist schon eine sorgsame histopathologische Analyse der Hirnbefunde mancher einschlägigen Fälle so vielfache Übereinstimmungen mit unzweifelhaften Krampfschäden auf, daß es naheliegt, den umfangreichen Gesamtdefekt als *einmaligen Krampfschaden* oder als *Summation von Krampfschädigungen* aufzufassen. Tatsächlich läßt sich das in gar nicht wenigen Fällen durch eine sorgfältige Rekonstruktion des klinischen

Verlaufes auch erweisen. Bisher wurde der Sachverhalt kurzerhand so dargestellt, daß entweder die hypothetische „Encephalitis" oder das weniger häufig mißbrauchte Geburtstrauma für den groben Hirnschaden angeschuldigt wurde und die Epilepsie als hinzutretende, mehr oder weniger harmlose Erscheinung den Narbenverhältnissen im Gehirn in die Schuhe geschoben wurde. Gewiß, so kann es sein. Aber progressive Lähmungen und Verblödungen mit jeweiligen Verschlimmerungen nach Krämpfen und die Natur der dabei angetroffenen Hirnschäden zeigen uns, daß es auch anders sein kann. Solange wir keine ganz festen pathologisch-anatomischen Normen gefunden haben, spielt bei der Herstellung solcher Beziehungen freilich die Güte der Anamnese die gleiche Rolle wie bei den geburtstraumatischen Narbenzuständen.

Sehen wir nach Ausschaltung solcher zusätzlichen Symptome, von denen hier nur einige Beispiele gegeben worden sind, dann bei bestimmten Krankheiten am Gewebe jeweils ein vom Anfang bis zum Ende in seinen wesentlichen Zügen immer gleichartig ablaufendes Geschehen, so halten wir das unbestreitbar mit Recht für *den zur Krankheit gehörenden geweblichen Prozeß*. Wir kennen eine Reihe solcher Prozesse ziemlich gut und können uns bestimmte Vorstellungen über ihre Entstehung und Dynamik machen. Bei anderen, namentlich selteneren oder neuen Krankheiten kennen wir weder Anfang noch Ende des Prozesses, sondern nur einzelne Phasen, und dann ist es oft schwer zu sagen, wie sie sich entwickelt haben und was schließlich daraus wird. Das war bis vor kurzem bei der Gruppe der parainfektiösen Encephalitiden der Fall. So charakteristisch aber auch der Prozeß bei manchen Krankheiten ist, so sind wir doch weit davon entfernt, etwa bei allen Krankheiten mit gut gekannten Prozessen aus der Qualität der Gewebsveränderung allein eine bestimmte Diagnose stellen zu können. *Nur wenige Prozesse besitzen so spezifische Merkmale der Textur, daß sich daraus allein ihre nosologische Stellung bestimmen läßt.* Die Veränderungen bei der amaurotischen Idiotie und bis zu einem gewissen Grade auch beim pathologischen Senium sind z.B. so eigenartig, daß man aus dem Gewebsbild allein die Krankheit feststellen kann. Bei anderen Prozessen ist aber zunächst nur ihre Gruppenzugehörigkeit oder nur ein allgemeiner Wesenszug bestimmbar, so daß wir über die Feststellung einer entzündlichen, degenerativen oder durch Kreislaufstörungen charakterisierten Krankheit nicht hinauskommen. Wir treffen nämlich sowohl bei den degenerativen als auch bei den entzündlichen Krankheiten Prozeßbilder, die sich, obwohl ätiologisch verschieden, so weitgehend gleichen, daß das Gewebsbild allein eine Krankheitszuordnung nicht ermöglicht. Eine sekundäre Nervenfaser- oder Strangdegeneration kann ganz gleich aussehen wie eine primäre, und ein histologisches Präparat der Medulla oblongata bei Poliomyelitis dürfte sich von einem ebensolchen bei epidemischer Encephalitis oder Lyssa nicht ohne weiteres unterscheiden lassen. An diesem Ort sind Veränderungen bei allen drei Krankheiten anzutreffen, und berücksichtigte man nur diese Örtlichkeit, so wäre es unmöglich zu sagen, um welche Krankheit es sich handelt. Hier hilft uns nichts anderes als die *Ortsbestimmung des Prozesses innerhalb des Nervensystems*, die, wie SPATZ für die entzündlichen Erkrankungen gezeigt hat, dann die nosologische Stellung des Prozesses zu bestimmen erlaubt. Zur Differentialdiagnose einer epidemischen Encephalitis (ECONOMO) gegenüber einer Poliomyelitis ist es also notwendig, daß die Beteiligung der Vorderhörner des Rückenmarks und der vorderen Zentralwindung am entzündlichen Prozeß ausgeschlossen wird. Es ist eine vielleicht immer noch nicht genügend beachtete Tatsache, daß die Ortsbestimmung auch an sich bekannter Prozesse im Nervensystem in fast jedem Fall unumgänglich ist, um nosologische Feststellungen treffen zu können. Es ist ja bekannt, daß das Nervensystem so gut wie nie in seiner ganzen Ausdehnung von einem Krankheitsprozeß befallen wird, daß manche Krankheitsvorgänge bestimmte Gewebsarten wie die graue oder die weiße Substanz bevorzugen, andere wieder sich regelmäßig auf bestimmte, an der Größe des Organs gemessen, oft recht kleine Örtlichkeiten beschränken. Man bedenke nur, daß dem eindrucksvollen Bild des encephalitischen Parkinsonismus im wesentlichen ein Verlust der Ganglienzellen — und noch nicht einmal aller — in der Substantia nigra zugrunde liegt. Und gerade an dieser Ortsbestimmung hängt die pathologisch-anatomische Diagnose. Wie oft steht man nach der Untersuchung eingesandter Hirnstücke vor einem non liquet, weil einem eben für eine Krankheitsbestimmung das dazu notwendige Material bestimmter Hirnörtlichkeiten fehlt. Und wieviele Fehlschlüsse mit Hinsicht auf die Natur bestimmter Krankheiten sind schon gezogen worden, weil man sich von vornherein auf die Untersuchung bestimmter Teile des Nervensystems beschränkt hat.

Zu noch stärkerer Berücksichtigung der *Prozeßlokalisation für die Kennzeichnung gewisser Leiden* werden wir aber dort gezwungen, wo wir uns auf die Qualität des Prozesses nicht berufen können, weil wir die die Gewebsveränderungen kennzeichnenden Züge eben nicht kennen. Wir treffen beispielsweise bei den sog. Degenerationen klinisch über Jahr und Tag fortschreitende Krankheiten an, wie z. B. die Friedreichsche oder die Pierre-Mariesche Krankheit oder auch die Huntingtonsche Chorea, bei denen die pathologisch-anatomische Untersuchung schließlich ein mehr oder weniger fertiges Narbenstadium aufdeckt, in dem sich anscheinend nichts mehr rührt. Günstigenfalls sehen wir, wie nervöse Bestandteile in bestimmten Gebieten nach und nach ihre Darstellbarkeit verlieren, allmählich aus dem Bild verschwinden und dafür Faserglia an ihre Stelle tritt. Abbauvorgänge sind entweder nicht festzustellen oder doch in so geringem Umfang, daß die Herkunft der vielleicht in Gliazellen enthaltenen Fettsubstanzen zweifelhaft bleiben muß. Andere, das gewebliche Krankheitsgeschehen charakterisierende Merkmale fehlen. Charakteristisch ist hier nur, daß die ihrem Wesen nach nicht näher bestimmbaren Veränderungen sich immer in bestimmten Örtlichkeiten vorfinden, daß gewisse morphologisch und funktionell bestimmte Systeme, wie das System der Purkinje-Zellen, der Kleinhirnseitenstrangbahnen, das Corpus striatum, wenn nicht allein, so doch ganz vorzugsweise befallen sind. Wie so oft hat hier die Theorie ergänzt, was wir nicht wissen. Gowers spricht von einer Abiotrophie der Systeme, womit er eine von Natur gegebene Kurzlebigkeit meint, die nicht ausreicht, die Systeme bis zum Tode des Individuums am Leben zu erhalten, sondern ihr vorzeitiges Absterben veranlaßt (an essential defect of vital endurance, in consequence of which their life slowly fails). Spatz denkt an ein vorzeitiges Altern und bezeichnet diese Art der Heredodegenerationen als systematische Atrophien. Wenn wir in solchen Fällen doch bei der anatomischen Charakterisierung und Einordnung dieser Krankheiten bleiben, so hat es seinen Grund darin, daß auch ihre charakteristische, neurologische Symptomatologie in der Konstanz der Lokalisation begründet ist, und daß andere Kennzeichnungen etwa nach ätiologischen oder klinischen Gesichtspunkten noch weniger sagen würden.

Gewiß ist das eine Krankheitsbestimmung nach recht äußerlichen Gesichtspunkten; da das alleinige oder bevorzugte Befallensein bestimmter Bahnen oder Zentren aber eine obligate Erscheinung bei diesen Krankheiten ist, haben wir es immerhin mit einem sicheren Prozeßmerkmal zu tun, das zur Zeit durch ein zuverlässigeres nicht ersetzt werden kann.

Etwas ganz anderes ist es, wenn man von vornherein eine bestimmte Hirnörtlichkeit ins Auge faßt, untersucht, was und wieviel in ihr bei Prozessen verschiedenster Genese zugrunde geht, dabei versucht, typische örtliche Defektbilder herauszufinden und diese mit bestimmten klinisch-neurologischen Symptomen in Beziehung zu setzen. Das ist der Weg, auf dem C. und O. VOGT ihre *striären Status* aufgestellt haben. Sie haben bei der nach architektonischen Gesichtspunkten erfolgten Aufstellung dieser Status auf eine Ordnung nach Prozessen verzichtet, die Gewebsdefekte der verschiedensten Prozesse entsprechend ihren myeloarchitektonischen Forschungen vorwiegend auf Markscheidenbilder bezogen und diesen Markscheidenbildern, nach denen die Status größtenteils benannt worden sind, bestimmte extrapyramidale Symptome, wie Athetose, Chorea und Versteifung, zugeordnet. Ich glaube, daß C. und O. VOGT hierbei gelegentlich mißverstanden worden sind, indem ihnen Absichten zugeschrieben worden sind, die sie gar nicht gehabt haben; schon die Bezeichnung Status sagt ja, daß kein Morbus abgegrenzt werden sollte. Dementsprechend ist es auch irrtümlich, beim Status marmoratus, einem auf elektiver Parenchymnekrose beruhenden striären Narbenzustand, von VOGTscher Krankheit zu sprechen, ebenso die ihren Merkmalen nach einigermaßen gut bestimmte HALLERVORDEN-SPATZsche Krankheit nach dem übrigens fakultativen Symptom der Pallidumentmarkung als Status dysmyelinisatus zu bezeichnen. Die VOGTschen Status umschreiben die Pathoarchitektonik und haben als spezielle architektonische Syndrome ihre Bedeutung für die klinische extrapyramidale Symptomatologie. Krankheitsdefinitionen oder -bezeichnungen sind sie nicht.

Müssen wir, um eine Krankheitszuordnung vornehmen zu können, oft nach solch äußerlichen Gesichtspunkten verfahren, so bleiben doch auch da, wo wir die Prozeßqualität als Einordnungsgrundlage benutzen, noch viele offene Fragen. Sie beginnen bei der *Umschreibung der Individualität bzw. des Wesens der Prozesse.* Wir sind bei der histologischen Analyse, wie schon gesagt, oft nicht von vornherein in der Lage zu sagen, was wesentlich und was unwesentlich ist, und welche von den Erscheinungen den Prozeß kennzeichnen.

Was wir als Prozeß sehen, ist ein komplexer Vorgang, der sich, besonders wenn wir uns nicht auf eine Querschnittsbetrachtung beschränken, in eine Reihe von Einzelvorgängen auflöst. Welcher von den regelmäßig vorhandenen Einzelvorgängen bestimmt aber nun den Prozeß? Welche ergeben sich zwangsläufig aus anderen vorhergehenden Geschehnissen am Gewebe? Verhältnismäßig leicht sind oft die reparatorischen Entwicklungen kenntlich und als nicht bestimmend abtrennbar, wenn auch gerade an ihnen gelegentlich noch gewisse Eigenarten des Prozesses zum Ausdruck kommen können. Man denke etwa an das unterschiedliche Verhalten der reparatorischen Gliose in Grau und Weiß bei der multiplen Sklerose, an die Eigenart der Abbauverhältnisse bei den familiären Leukodystrophien, oder auch an die mangelhaften reparativen Vorgänge bei Strahlenschädigung des Gehirns. Schwieriger wird die pathogenetische Auflösung schon bei den Parenchymschädigungen und den entzündlichen Reaktionen. Was ist da das Primum movens, wo und wie greift es an? Wodurch z. B. wird die Eigentümlichkeit des Entzündungsbildes bei der progressiven Paralyse bedingt, wodurch bei der Poliomyelitis oder beim Fleckfieber und in welchem Zusammenhang stehen damit die Veränderungen an Nervenzellen und -fasern? Was bedeuten allein die herdförmigen Entmarkungen bei der progressiven Paralyse, was die schweren Rindenzerstörungen bei ihrer LISSAUERschen Form? Diese soviel behandelte Krankheit, die wir anatomisch so sicher diagnostizieren können wie wenig andere, steckt noch voller Rätsel.

Wenn wir die Lösung dieser Fragen versuchen, dann gehen wir in der Analyse bis zu einem gewissen Grad den Weg rückwärts, der vorher zur Synthese, zur Auffassung des Vorganges als zusammengehöriges Ganzes geführt hatte. Dieser Weg bedeutet aber kein Wagnis mehr; er wird nicht wieder in einer Elementenpathologie münden. Sollte sich dabei in Erfüllung gewisser Hoffnungen auch schließlich in dem einen oder anderen Fall eine Formabweichung an nur *einer* Art von Gewebsbestandteilen als charakteristisch für einen Prozeß erweisen, so würden wir sie doch nur im Zusammenhang mit den anderen Erscheinungen sehen und im Rahmen des Gesamtvorganges verstehen können. Ein in dieser Richtung liegendes Beispiel gibt die moderne morphologische Poliomyelitisforschung, um die sich unter anderen besonders der amerikanische Forscher Bodian verdient gemacht hat. Die Ergebnisse der Mikrobiologen über Viruswanderung im Nervensystem und Virusvermehrung in der Nervenzelle geben zwar eine einleuchtende Erklärung für den im Gegensatz zu manchen anderen Encephalomyelitisformen fast explosionsartig und noch vor Auftreten koordinierter Entzündungserscheinungen erfolgenden Untergang der Vorderhornzellen des Rückenmarks. So bedeutsam dieses Prozeßmerkmal auch sein mag, es erklärt doch keineswegs die Gesamtheit der morphologischen Vorgänge bei der Poliomyelitis, die sich am Nervensystem schon vorher z. B. an den Meningen abspielen (Döring, Pette), geschweige denn, daß damit das Wesen der Poliomyelitiserkrankung erfaßt würde. Die Situation ist hier in mancher Hinsicht ähnlich wie nach der Entdeckung der Spirochäte im Hirngewebe des Paralytikers. Ihre örtliche Anwesenheit zeigt uns zwar, daß es sich nicht um eine syphilitische Nachkrankheit (Metasyphilis) handelt, aber wieso die besondere Art von Entzündungsvorgang und -ausbreitung zustande kommt, ist damit keineswegs erklärt. Die Arbeitsrichtung wird immer eine morphologische Pathologie bleiben, wie Hueck es in einer glücklichen Formulierung genannt hat. Eine pathologische Morphologie, die sich mit der Feststellung spezifischer Gewebsveränderungen an ihrem Arbeitsziel befände, kann auch in der Neuropathologie immer nur Mittel zum Zweck sein; ein Mittel freilich, das dem Pathologen vielfach erst die Voraussetzungen für seinen wirkungsvollen Einsatz in der Krankheitsforschung liefert. Man weiß, daß die Schaffung dieser Grundlage in hohem Maße von technischen Methoden abhängig ist, welche die Bestandteile der Gewebe zuverlässig zur Darstellung bringen. Die Ausarbeitung solcher Methoden hat aber für kein Gewebe größere Schwierigkeiten bereitet als für das nervöse. Der ganze Werdegang der Neuropathologie ist von der Entwicklung solcher Methoden nachhaltig beeinflußt worden. Das muß man sich gegenwärtig halten, wenn man das neuropathologische Schrifttum verstehen und in seinem Wert richtig beurteilen will. Es ist dazu eigentlich unumgänglich, sich einmal kurz Rechenschaft über den *Entwicklungsvorgang der Histopathologie des Nervensystems* zu geben.

Was war begreiflicher, als Weigert die Markscheiden- und Gliafaserfärbung, Bielschowsky die Fibrillenmethode und Nissl die elektive Darstellung der Nervenzellen gefunden hatten, als daß man zunächst am dargestellten Einzelelement hängenblieb und die pathologischen Aufgaben jeweils unter dem durch die einzelnen Methoden vermittelten Aspekt zu lösen versuchte. Es ist keine Frage, daß die damit gewonnenen Ergebnisse hinsichtlich der Formveränderungen der Einzelbestandteile wichtige Grundtatsachen brachten, welche die Voraussetzung für einen weiteren Aufbau bildeten. Betrachtet man aber rückschauend den Einfluß technischer Fortschritte auf die Entwicklung der Neuropathologie, so sieht man, daß mit der Förderung der wissenschaftlichen Erkenntnisse auch immer gewisse Gefahren und Hemmungen aufgetreten sind. Es scheint mit der Verfeinerung der Untersuchungsmethoden, insbesondere mit der Anwendung spezifischer Färbungen zwangsläufig verbunden zu sein, daß jedesmal eine Anzahl von Irrwegen beschritten wird. Man kann ziemlich sicher damit rechnen, daß dabei in Überschätzung der methodischen Möglichkeiten und durch unzulässige Verallgemeinerung von Einzelbefunden stets auch eine große Zahl von Arbeiten erscheint, in denen Wesentliches, Nebensächliches und offenbarer Irrtum um die Wette streiten. Die Neuropathologie, die lange Jahre neben der allgemeinen Körperpathologie hergegangen ist, war dieser Gefahr besonders ausgesetzt. Die elektive Darstellung bestimmter Zellarten und Gewebsbestandteile verlockte unter dem Eindruck des Neuen und Sinnfälligen immer wieder dazu, das Augenmerk allzu ausschließlich darauf zu lenken, in dem pathologischen Gewebsmosaik nur die jeweils herausgehobenen Steine zu beachten und darüber ihre Einordnung in das Gesamtbild zu unterlassen. Das war so, als die NISSLsche Methode sich durchgesetzt hatte, es war das gleiche, als BIELSCHOWSKY die Silbermethoden für die Pathologie brauchbar gemacht hatte, und das war bei den elektiven Gliazellfärbungen von CAJAL und HORTEGA wieder so. Unbestreitbar hat die zeitweilige Ausrichtung der Untersuchung auf Einzelelemente des Gewebes manche diagnostisch und auch nosologisch sehr wichtigen Erkenntnisse gebracht. Man denke nur an die allerdings wenig zahlreichen spezifischen Ganglienzellveränderungen z. B. bei der amaurotischen Idiotie und bei den senilen Erkrankungen oder an die Gliazellformen bei der Pseudosklerose und WILSONschen Krankheit und schließlich auch an die Bedeutung der Zellform in den modernen Bestrebungen zur Klassifikation der Hirntumoren. Ein Verständnis für das Krankheitsgeschehen hat sich dadurch allein aber nicht erreichen lassen. Und NISSL selbst ist seiner Zeit vorausschauend schon bald mit aller Energie den Bestrebungen entgegengetreten, eine Pathologie spezifischer Nervenzellveränderungen zu schaffen, die darauf hinauslief, etwa für jede Geisteskrankheit eine bestimmte Ganglienzellveränderung festzulegen. Auch der Werdegang der modernen Hirntumorforschung zeigt, daß die Erwartungen hinsichtlich einer rein cytologischen Klassifizierungsmöglichkeit zu weit gesteckt waren.

Solche cytopathologischen Entwicklungen zeitigen ihre Früchte, nötigen aber zu Revisionen und hier und da auch zur Umkehr. Gefährlich wäre nur ein Verharren in ihnen. Ein gewisses Hemmnis bilden die zahlreichen unkritischen Arbeiten dieses Genres, die durch leichtfertige Wiedererweckungen ein leider recht langes Leben zu fristen vermögen.

In der Neuropathologie kam die Klärung bzw. schärfere Problemfassung aus der allgemeinen Pathologie. Es waren unter dem Einfluß der elektiven Markscheidenfärbung ja lange Jahre vorwiegend lokalisatorische Forschungen betrieben worden; für Zwecke der Histopathologie hatte sie sich außer bei den primären und sekundären Faserdegenerationen als wenig ergiebig erwiesen. Erst NISSLs Methode hatte den Weg für eine Analyse des pathologisch veränderten Gewebes freigemacht. Sie ist das Verfahren, welches den besten Überblick über die Beziehungen der einzelnen Gewebsbestandteile zueinander unter krankhaften Bedingungen vermittelt, und es ist verwunderlich, daß ihre Handschrift in den Kreisen der Fachpathologen so wenig verstanden worden ist. Mit dem tieferen Eindringen in Tatsachengebiet und Aufgaben war man sich bewußt geworden, daß die Überschätzung von Einzelsymptomen in den Elektivpräparaten vom Wege abgeführt hatte, und daß eine Richtungsänderung notwendig war. Daß es in der Neuropathologie im Grunde um die gleichen Fragen geht wie sonst in der Pathologie, mußte geradezu erst neu entdeckt werden. Das Haften am Anblick der oft überraschend eindrucksvollen Einzelelemente hatte allzu lange die Erkennung des pathologischen Gesamtbildes beeinträchtigt, noch mehr aber die pathogenetische Betrachtung in den Hintergrund gedrängt.

Immerhin war es nicht bei der beziehungslosen Betrachtung von Einzelerscheinungen geblieben; insbesondere hatte das reaktive Verhalten der gliösen Gewebsbestandteile bei den regressiven Vorgängen am Parenchym — worunter wir in Analogie zu anderen Organen nur die geweblichen Repräsentanten der spezifischen Funktion, also Nervenzelle, Nervenfaser und Endorgane verstehen — von Anfang an die Aufmerksamkeit auf sich gezogen. Die Biologie der Gliazellen war eingehend studiert, als einer ihrer Abkömmlinge die Fettkörnchenzelle beobachtet und deren biologische Aufgabe erkannt worden. Man hatte versucht, die Bedingungen für den fixen und mobilen Abbau, für die rein gliöse und gliös-mesodermale Abräumung und Organisation zu bestimmen. Auch der in der Pathologie gebräuchliche Entzündungsbegriff war schon um die Jahrhundertwende in den Paralysestudien von NISSL und ALZHEIMER eingeführt worden. Diese Arbeiten der beiden hervorragenden Vertreter ihres Faches brachten unter anderem eine Scheidung in zwei Fronten unter den Neuropathologen, nämlich in Histopathologen und Lokalisationspathologen; sie bildeten einen ersten erfolgreichen Versuch des Anschlusses an die große Pathologie und wiesen die Richtung, die bei aller Selbständigkeit der Forschung in der Folgezeit auch nicht mehr aus dem Auge verloren wurde.

Es haben sich in Verfolgung dieser Richtung mit der Zeit die allgemein-pathologischen Verhaltensweisen, welche die Pathologie von anderen Geweben her kannte, auch im Nervensystem feststellen und umschreiben lassen, bzw. es haben sich die dem Nervengewebe eigentümlichen, mehr oder weniger bereits bekannten Erscheinungen in sie einordnen lassen. So ist z.B. die Kenntnis der Reihenfolge und des Ablaufes der mit dem Gewebstod verknüpften Einzelvorgänge und ihre gedankliche Zusammenfassung zu einem Ganzen heute eine Selbstverständlichkeit geworden. Ob es sich dabei um eine isolierte Neuronophagie, um die im Nervensystem so häufigen unvollständigen Gewebsnekrosen oder um eine Erweichung handelte, man lernte es, aus der zufällig angetroffenen Phase den ganzen Vorgang in seinen Grundlinien zu rekonstruieren. Ebenso sind Wesenszüge und Ablauf der entzündlichen Reaktionen, an denen mesodermale und — eine späte Erkenntnis — gliöse Bestandteile in wechselnder Weise teilnehmen, umrissen worden. Weiter haben sich bestimmte allgemeine gewebliche Merkmale für Dysgenesien, für regenerative Vorgänge, für die Wirksamkeit von Kreislaufstörungen u. a. m. ergeben. Es ist das bleibende Verdienst SPIELMEYERS, diese Symptomenkomplexe in seinem Buche über die Histopathologie des Nervensystems erstmalig klar und systematisch zur Darstellung gebracht und mit dieser Ordnung auf breiter Grundlage den Anschluß an die allgemeine Körperpathologie vollzogen zu haben. Seither arbeitet die Neuropathologie mit diesen allgemein-pathologischen Syndromen, deren Kenntnis sich in der Zwischenzeit wesentlich vervollkommnet hat, als mit gut umrissenen Begriffen.

Dabei hat sich herausgestellt, daß auch dem Nervensystem nur *eine beschränkte Zahl von Reaktionsmöglichkeiten* auf die verschiedensten Noxen zur Verfügung steht und daß sich durch diese Ordnung die verwirrende Vielzahl der Erscheinungen wesentlich vereinfacht. Dabei bewahren freilich Variationsbreite der einzelnen Syndrome und Kombinationen verschiedener Syndrome vor morphologischer Eintönigkeit. Würden die Degenerationen im Nervensystem auf einem unterschiedslosen Untergang nervöser Strukturen mit jeweils gleichen Reaktionen von seiten des interstitiellen Gewebes beruhen oder die nichteitrigen und nichtspezifischen entzündlichen Reaktionen nur eine Form kennen, so ergäbe sich allerdings ein sehr eintöniges, nur durch quantitative oder lokalisatorische Unterschiede zu kennzeichnendes Bild, und um die morphologische Abgrenzung nosologischer Einheiten wäre es schlecht bestellt. Die Wirklichkeit zeigt aber, daß hier in einem großen Rahmen doch recht mannigfaltige Erscheinungen vorkommen. Wir sehen z. B. bei geweblichen Vorgängen, die wir mit mehr oder weniger Recht als degenerativ bezeichnen, einmal ganz bestimmte Veränderungen an den Nervenzellen, wie z. B. bei der amaurotischen Idiotie oder auch bei den senilen Erkrankungen. Ein anderes Mal scheinen Eigentümlichkeiten des gliösen Gewebes die Sachlage zu kennzeichnen. So zeigt sich der gliöse Apparat bei den familiären diffusen Markerkrankungen außerstande, die entstehenden Zerfallsmassen in die gewöhnlichen Abbaustoffe zu überführen, ein Verhalten, das als ein Versagen der cellulären Stoffwechselfunktion gedeutet und als solches auch für die Pathogenese der Erkrankung in Anspruch genommen worden ist. Ein drittes Mal bemerken wir z. B. bei der WILSONschen Krankheit eigenartige proliferative Erscheinungen an der Glia und am Bindegewebsapparat, die wir uns nicht einfach als reparatorische Reaktionen erklären können, die aber ein wichtiges Prozeßmerkmal darstellen. Und nehmen wir die entzündlichen Erkrankungen des Zentralnervensystems, so sehen wir — ganz abgesehen von den lokalisatorischen Eigentümlichkeiten — im Entzündungsbild gleichfalls beträchtliche Unterschiede. Es ist nicht schwer, die nichteitrigen Formen in eine fortlaufende Reihe zu bringen, an deren einem Flügelpunkt die Paralyse mit vorwiegend mesodermalen, lympho-plasmacytären Reaktionen steht, an deren anderem Endpunkt wir den Typus der postvaccinalen und die Fleckfieberencephalitis finden, bei welchen infiltrative Vorgänge zugunsten gliöser Reaktionen stark in den Hintergrund treten. Die nosologische Stellung eines entzündlichen Krankheitsprozesses bestimmt sich hier schon weitgehend aus seinem Platz in der qualitativen Reihe, welche die Spielbreite des entzündlichen Syndroms kennzeichnet.

Es kommt aber, wie auch sonst in der pathologischen Anatomie im Nervensystem recht häufig vor, daß *zwei Symptomenkomplexe nebeneinander* bestehen und sich sogar in einem festen Verhältnis zueinander befinden, und hier kommen wir auf die Prozeßanalyse zurück, von der wir bei dieser Betrachtung ausgegangen waren. Das ist fast regelmäßig der Fall bei den entzündlichen Krankheiten, bei denen die entzündlichen Reaktionen mit mehr oder weniger intensiven regressiven Erscheinungen am Parenchym verknüpft sind. Wenn diese beiden Erscheinungsreihen biologisch auch zueinander gehören und manche Krankheitsprozesse durch ihr bestimmtes Verhältnis zueinander geradezu charakterisiert sind, wie z. B. die Poliomyelitis, bei der sich innerhalb der Entzündungsherde stets ein beträchtlicher Nervenzelluntergang abspielt, so tun wir doch gut daran, sie arbeitshypothetisch auseinanderzuhalten. Denn dieses Verhältnis ist bei den einzelnen Krankheiten außerordentlich verschieden, und aus der Intensität der einen oder anderen Prozeßkomponente muß oft die Frage beantwortet werden, ob wir es überhaupt mit einem primären Entzündungsvorgang zu tun haben, oder ob der entzündliche Komplex aus besonderen Bedingungen des Gewebszustandes erklärt werden muß. Mit anderen Worten: ob wir eine *defensive bzw. primäre Entzündung* im Sinne ASCHOFFs oder eine *reparative bzw. symptomatische Entzündung* (SPIELMEYER) vor uns haben.

Wenn wir z. B. den paralytischen Hirnprozeß betrachten, bei dem regressive Erscheinungen wenigstens im Anfang der Erkrankung so gering sein können, daß man im Gehirn eines gut remittierten Paralytikers von einem Parenchymausfall gar nichts bemerkt, so werden wir kaum auf den Gedanken kommen, die entzündliche Reaktion als sekundär, d. h. vom Gewebsuntergang abhängig anzusehen. Finden wir dagegen bei einem uns bekannten Degenerationsprozeß gelegentlich einmal lymphocytäre Infiltrate, wie sie z. B. bei der amaurotischen Idiotie oder bei den familiären diffusen Sklerosen auch ohne komplizierende Infektion vorkommen können, so sehen wir in dem entzündlichen Komplex eine Reaktion auf den Gewebsuntergang bzw. auf die gewöhnlich in großen Mengen vorhandenen Zerfallsstoffe. Nicht im Sinne einer defensiven Entzündung dürfte auch die anfängliche Überschwemmung des Gewebes mit Leukocyten bei blanden Nekrosen aufzufassen sein. Die entzündliche Reaktion ist in solchen Fällen ein fakultatives Symptom. Für die Charakterisierung des Prozesses ist sie unwesentlich.

Recht schwierig aber kann die Sache dort werden, wo wir einen Krankheitsprozeß seinem Wesen nach noch nicht zu bestimmen vermögen, und wo es gerade um die Frage geht: Liegt hier ein Entzündungsprozeß vor oder sind die entzündlichen Erscheinungen nur sekundär. Ist in solchen Fällen der Gewebsuntergang erheblich und die entzündliche Reaktion nur schwach ausgeprägt, dann ist es manchmal unmöglich, eine Entscheidung zu treffen. Wenn ein so guter Kenner der multiplen Sklerose wie SPIELMEYER dazu neigte, den entzündlichen Charakter dieses Krankheitsvorganges zu bejahen, so hat er doch diese Meinung mit folgenden Worten eingeschränkt: „Aber wenn jemand sagte, es seien die Infiltrationen doch nur eine symptomatisch entzündliche Erscheinung im Zusammenhang mit dem Zerfall und der Reparation, so würde ich ihn nicht widerlegen können.“

Bei der funikulären Spinalerkrankung behaupten manche ihren entzündlichen Charakter, wie wir meinen, zu Unrecht; denn es fehlen zweifellos in der Mehrzahl der Fälle celluläre Infiltrate. Und wo Infiltrationen an den Gefäßen vorkommen, dürfen wir sie mit der Aufsaugung in Zusammenhang bringen. Aber es gibt auch Fälle, wie sie besonders WOHLWILL eingehend analysiert hat, wo sich entzündliche Erscheinungen in den Vordergrund des Bildes drängen; und man muß sich fragen, ob es bei dieser Krankheit nicht auch so ist, wie bei manchen anderen, daß ein und dieselbe Noxe das eine Mal neben den regressiven Gewebsveränderungen einen ausgesprochenen Entzündungsvorgang machen kann, ein anderes Mal aber nur rein regressive Erscheinungen. *Wonach sollen wir dann den Prozeß bestimmen, wenn außer den eigentlichen Ursachen vor allem die Reaktionslage des Organismus das schließliche morphologische Bild bestimmt?* Mitunter hängt ja die Art, wie der Organismus reagiert, viel mehr von seiner Konstitution bzw. seinen jeweiligen „Ergien“ ab, als von der äußeren Noxe.

Unsere Kenntnisse über die *parainfektiösen Encephalitiden* haben eine in dieser Richtung liegende Entwicklung genommen. Klinische Beobachtungen hatten zuerst bei der postvaccinalen Encephalitis die auffallende Tatsache ergeben, daß die cerebralen Erscheinungen gar nicht auf dem Höhepunkt der infektiösen Erkrankung auftraten, sondern erst einige Tage danach, wenn die Infektion sich bereits im Abklingen befand. Pathologisch-anatomisch kannte man zunächst nur das charakteristische Bild der perivenösen Gliazellmäntel mit oft nur sehr geringen lymphocytären Infiltraten, das, mittels meningealer und intracerebraler Vaccineimpfung zu reproduzieren, in keiner Weise gelingen wollte. Die rein morphologische Beobachtung führte insofern einen Schritt weiter, als sich herausstellte, daß nicht nur die Vaccination, sondern auch die echten Pocken, die Varicellen und die Masern, also mindestens vier verschiedene Viren mit ähnlichen Latenzzeiten genau die gleichen entzündlichen cerebralen Reaktionen hervorriefen, wodurch der Schluß auf ähnliche Eigenschaften der Erreger (Gruppenverwandtschaft) nahelag. Welche Brücke von den perivenösen Entzündungsphänomenen allerdings zu den durch Walthard und Malamud bekanntgewordenen, der multiplen Sklerose sehr ähnlichen Entmarkungsherden in Spätfällen führten, war so lange nicht ersichtlich, bis sich Zwischenglieder fanden, wie etwa der von Roeder-Kutsch beschriebene Fall von Varicellenencephalitis, bei dem perivenöse Entmarkungen bereits die Neigung zur Konfluenz zu größeren Herden erkennen ließen. Mittlerweile haben wir bei der systematischen Kontrolle der Todesfälle nach Pockenschutzimpfung in Bayern durch unsere Prosektur auch eine große Reihe frühester Zustände zu Gesicht bekommen, die nur transsudative Vorgänge und noch keinerlei gliöse Reaktionen aufweisen, so daß man nun den pathologisch-anatomischen Hergang von Anfang bis zu Ende kennt. Wenn auch die transsudativen Vorgänge, die wir beispielsweise bei der Serumkrankheit im Gehirn in noch viel ausgeprägterem Maße finden können, in die Richtung der serösen Entzündung von Rössle-Eppinger deuten, so wäre das, was wirklich dahinter steht, aus der bloßen morphologischen Beobachtung doch kaum mehr erschließbar gewesen. Hier ist das erfolgreiche Experiment in die Lücke getreten; so ist es Ferraro, Cazzullo, Roizin, Good, Lumsden und anderen Untersuchern gelungen, das morphologische Bild der parainfektiösen Encephalitis beim Affen durch Sensibilisierung mit Hirnbrei von Kaninchen und nachheriger Verabreichung von Tuberkulotoxin zu reproduzieren. Damit kann als erwiesen gelten, daß hyperergische Zustände imstande sind, diese Vorgänge am Gewebe des Zentralnervensystems hervorzurufen, und in der Gesamtschau sprechen heute alle Umstände dafür, daß beim Zustandekommen der parainfektiösen Encephalitiden nicht so sehr die verschiedenen Viren als die augenblickliche Reaktionslage des Organismus das maßgebliche Moment ist, welches den stets gleichen Vorgang am Zentralnervensystem hervorruft.

Man scheint weiterhin mit der Möglichkeit rechnen zu müssen, daß bei besonderen Formen der Allergie nicht nur die primären äußeren Reize anders, d. h. speziell entzündlich wirken, sondern auch die sekundären Reize, die sich von den Zerfallsprodukten des Gewebes herleiten. So sehen wir in manchen Fällen von traumatischer Zerstörung, arteriosklerotischer Erweichung und selbst bei sekundären Degenerationen überraschend starke örtliche entzündliche Reaktionen, während sie in anderen Fällen mit ähnlicher Zerstörung fehlen oder äußerst gering sind. Ist mit Rücksicht auf solche umfassenden biologischen Tatsachen nicht unsere Fragestellung falsch? Auch bei solchen infektiösen Erkrankungen, die so gut wie immer eine ausgesprochene Encephalitis bewirken, wie z. B. die Lyssa, kann die entzündliche Reaktion gegenüber regressiven Vorgängen stark in den Hintergrund treten (Schaffer, Spatz und Schükri). Kennten wir die

Ätiologie, so wären wir bei unserer Klassifikation aus der Verlegenheit, selbst wenn sie das Bedürfnis nach *morphologischer* Ordnung nicht befriedigen könnte, Wir wundern uns deshalb nicht über die große *Unsicherheit in der Beurteilung pathogenetisch noch wenig gekannter Prozesse* wie etwa der sklerosierenden Erkrankungen des Hemisphärenmarkes. Hier können grundverschiedene Ursachen ein letztlich sehr ähnliches Bild zur Folge haben. Die entzündliche SCHILDERsche Encephalitis periaxialis diffusa kann der familiären, sicher rein degenerativen Form der diffusen Sklerose, die ich beschrieben habe, sehr ähnlich sehen. Sie werden in der Literatur auch tatsächlich noch vielfach zusammengeworfen. Geben klinische oder ätiologische Gesichtspunkte keine bestimmten Hinweise, so wagen wir viele Fälle dieser Art weder den rein degenerativen, noch den entzündlichen Prozessen zuzuordnen, weil es der anatomische Befund allein eben nicht erlaubt. Aus dem gleichen Grunde ist das alte, immer noch umstrittene Problem der multiplen Sklerose noch ungelöst.

Wieder eine andere Teilfrage in dem Gesamtproblem „Krankheitsprozeß und Symptom" ist die, ob wir nicht auch heute vielfach eine nur symptomatische Kennzeichnung anatomischer Bilder vornehmen und sie allzu häufig so bewerten, als ob damit der wirkliche Krankheitsprozeß bestimmt wäre. Gewiß sind im allgemeinen die Zeiten vorbei, wo wir mit sinnfälligen Gewebszuständen glaubten Krankheitseinheiten gefunden zu haben. Aber *es wird noch mit manchen pathologisch-anatomischen Tatbeständen so verfahren, als ob damit nosologische Feststellungen getroffen seien*, während sie über das Wesen des Krankheitsprozesses doch nichts aussagen. Man weiß heute, daß z.B. die Bezeichnungen „Hemisphärenatrophie", „lobäre Sklerose", „Porencephalie" usw. nicht Krankheitsprozesse, sondern Zustandsbilder bedeuten. Die Namen sind nur nach der augenfälligsten Erscheinung und nach dem schließlichen Schaden gewählt, den ein früherer Krankheitsvorgang mit dem Erfolg eines über Jahr und Tag dauernden, stationären, körperlichen oder geistigen Defektzustandes verursacht hat. Und doch werden auch heute in historischer Überlieferung noch gewisse, nur morphologische Symptome umschreibende Namen zur Kennzeichnung von *Krankheiten* genommen, als ob diese selbst damit in ihrem Wesen erfaßt wären. Es sei nur beiläufig wieder an die diffuse Sklerose erinnert, bei der dieses Wort nur die Umschreibung für den Tatbestand einer ausgebreiteten Sklerose im Großhirnmark ist, die auf ganz verschiedene Weise zustande kommen kann: durch einen Entzündungsprozeß, durch einen rein degenerativen Vorgang und schließlich als Glioblastose. Die Einführung des Begriffes der Leukodystrophie für die degenerativen Formen bedeutet einen wesentlichen Fortschritt in nosologischer Richtung. Wie der morphologische Tatbestand der diffusen Sklerosierung des Hemisphärenmarkes, so hat sich auch der spongiöse Rindenschwund, in dem man zunächst einen besonderen Prozeß der grauen Substanz zu erkennen glaubte, bald mit der bescheideneren Rolle eines Symptoms begnügen müssen, das bei degenerativen, entzündlichen und auch zirkulatorischen Prozessen vorkommt. Gewiß verleiht dieses Symptom manchen Krankheitsprozessen ein gut Teil ihres charakteristischen Gepräges. So bildet ein ausgedehnter, meist laminärer Status spongiosus einen fast regelmäßigen Befund bei der PICKschen Krankheit. Aber es ist natürlich nicht angängig, aus dem Vorhandensein eines Status spongiosus allein auf eine PICKsche Krankheit zu schließen, schon weil wir ihn beispielsweise bei der LISSAUERschen und auch bei der juvenilen Form der Paralyse gleichfalls finden und ebenso bei Kreislaufstörungen verschiedener Genese. Öfter ist die spongiöse Beschaffenheit einer gliösen Narbenformation nichts weiter als die Folge eines stärkeren Ödems in der Zeit ihrer Ausbildung.

Das gleiche wie vom Status spongiosus gilt vom Symptom der Entmarkung. Man spricht neuerdings vielfach von *fleckförmiger Entmarkung* und sogar von Entmarkungskrankheiten in einer Weise, als sei damit das Wesen einer Krankheit oder doch wenigstens ihr Kardinalsymptom gekennzeichnet. Tatsächlich ist aber die Entmarkung an sich die gemeinsame Folge verschiedenartigster Krankheitsprozesse. Wie irreführend die einseitige und übertriebene Betonung der Entmarkung wäre, ergibt sich schon daraus, daß so verschiedene Bilder wie die marklosen Plaques der multiplen Sklerose und die ganz andersartigen Lichtungsbezirke bei Fällen von Encephalitis postvaccinalis für wesensgleich genommen worden sind. Wohin es schließlich führen könnte, wollte man die Entmarkung als maßgebliches prozeßkennzeichnendes Merkmal benutzen, sieht man daraus, daß von der multiplen Sklerose mit den gleichen Argumenten wieder Beziehungen zu den diffusen Markerkrankungen hergestellt worden sind. Unter diesen aber befinden sich bekanntlich auch familiäre Formen wie die Pelizaeus-Merzbachersche Krankheit, welche anatomisch ebenso wie die als entzündlich genommene multiple Sklerose durch einen Markscheidenzerfall mit Erhaltenbleiben der Achsenzylinder gekennzeichnet ist.

Sicher gibt es in unseren Präparaten immer wieder *aufdringliche Einzelerscheinungen, bei denen wir uns nur schwer des Eindruckes erwehren können, daß hier ein Grundzug des Prozesses vorliegt.* Manche von diesen Erscheinungen, wie der Status spongiosus, haben auch tatsächlich etwas Charakteristisches und bis zu einem gewissen Grade sogar Kennzeichnendes. Aber doch eben nur bis zu einem gewissen Grade. Es gibt in dieser Richtung kein Gesetz, sondern nur eine Regel von mehr oder weniger großer Geltungskraft. So gibt es z. B. auch die Regel von der Persistenz der Achsenzylinder bei der multiplen Sklerose. Ich glaube, man darf dieses Phänomen unbesorgt als ein Kardinalsymptom der Krankheit auffassen. Aber man darf dabei nicht so weit gehen, daß man aus reichlich persistierenden Achsenzylindern bei irgendwelchen Entmarkungsbezirken eine multiple Sklerose diagnostiziert, oder daß man damit die innere Zusammengehörigkeit eines noch unbekannten Krankheitsprozesses mit der multiplen Sklerose beweisen will. Eine Persistenz der Achsenzylinder gibt es bei allen möglichen Gewebsschädigungen, bei familiären, degenerativen Markprozessen (Pelizaeus-Merzbacher), bei der sog. Encephalitis periaxialis diffusa von Schilder, bei anderen entzündlichen Krankheiten, schließlich auch bei Gliomatosen usw. Bei allen diesen Krankheiten sind die Achsenzylinder mitunter sogar ganz auffallend gut erhalten. Umgekehrt gibt es schwere herdförmige Zerstörungen bei multipler Sklerose, in denen auch der Achsenzylinderbestand erheblich notgelitten hat. Mitunter scheint es nicht so sehr die Eigenart wie die Intensität der einwirkenden Noxe zu bedingen, daß das labilere Gebilde der Markscheide allein zugrunde geht. So ist es, wie gesagt, die Regel, daß bei der multiplen Sklerose die Achsenzylinder erhalten bleiben; aber es ist umgekehrt nicht so, daß allein ein mehr oder weniger beträchtliches Erhaltenbleiben der Achsenzylinder bei umschriebenem Markausfall die Annahme einer multiplen Sklerose oder eines ihr verwandten Prozesses rechtfertigt.

Lehrreich ist in diesem Zusammenhang auch die Erfahrung, die wir mit den *senilen Plaques* und der sog. Alzheimerschen *Fibrillenveränderung* der Ganglienzellen hinsichtlich ihrer Bedeutung als prozeßkennzeichnende Merkmale gemacht haben. Diese sehr eigenartigen anatomischen Merkmale schienen einen sicheren Anhalt für die Diagnose einer senilen Demenz zu geben. Bis dahin war die Diagnose „senile Demenz" anatomisch teilweise per exclusionem aus dem Fehlen einer Arteriosklerose, einer andersartigen Gefäßerkrankung, einer Paralyse usw. gestellt worden. Im positiven Sinne charakteristisch erschienen besonders die „Verfettungen“ der Ganglienzellen und ihre Schrumpfungen, regressive Umwandlungen auch der Gliaelemente und feinfaserige Vermehrung der gliösen Stützsubstanz. Dann kamen die Entdeckung der Plaques durch BLOCQ und MARINESCO, der Hinweis von REDLICH und bald darauf die grundlegenden Untersuchungen von OSCAR FISCHER, wonach die Plaques das Charakteristikum und vielleicht das Kardinalsymptom der Presboyphrenie wären. Die meisten Autoren schlossen sich nach eigenen Untersuchungen dieser Meinung an. Es drehte sich lange Zeit im wesentlichen nur um die Frage, ob dieser durch Plaques charakterisierte Prozeß die eigentliche senile Demenz sei und ob andere plaqueslose Prozesse im Senium mit ähnlichen klinischen Symptomen davon abzutrennen wären. Dann zeigte sich, daß jene eigenartige Ganglienzellerkrankung, die ALZHEIMER bei einem im Präsenium aufgetretenen schweren Verblödungsprozeß beschrieben hatte, auch bei der Presbyophrenie vorkommt, nämlich jene merkwürdigen, streifen-, zopf- und knäuelförmigen, argentophilen Strukturen im Inneren der Ganglienzelle. Und umgekehrt beobachtete man massenhaft Plaques auch bei jener auf ALZHEIMERs Namen lautenden Krankheit. Dem Beispiel dieses Forschers folgend, nahmen so gut wie alle Hirnpathologen an, daß diese Tatsachen die Zugehörigkeit der ALZHEIMERschen Krankheit zur senilen Demenz bewiesen, daß die ALZHEIMERsche Krankheit nur die frühe, intensive Form des senilen Hirnprozesses sei.

Diese Annahmen und manche anderen daran anknüpfenden Vermutungen haben sich jedoch nicht halten können. Man beobachtete immer mehr Fälle, wo sich schon im mittleren Lebensalter Gleichartiges fand. ALZHEIMER hatte bereits einen verhältnismäßig frühen Fall dieser Fibrillenveränderung gesehen. Immer weiter zurück aber konnte man die „senile“ Involution schließlich nicht datieren. Außerdem zeigte NEUBUERGER, daß die Plaques auch bei ganz und gar nicht senilen oder sonst irgendwie psychisch Kranken vorkommen, daß sie z.B. in Gehirnen von Krebskranken besonders häufig sind. Und endlich hat GELLERSTEDT sowohl Plaques als auch Fibrillenveränderungen in verdächtig großer Zahl in Elitegehirnen gefunden, deren Träger bis zum Tode geistig frisch, wissenschaftlich interessiert und erfolgreich tätig waren. Er hat deshalb ihre Bedeutung für die Demenz des Seniums überhaupt abgelehnt.

In eingehenden Untersuchungen hat dann v. BRAUNMÜHL dargelegt, daß das Auftreten dieser morphologischen Erscheinungen auf Grund bestimmter Verhältnisse erfolge, die nicht auf das senile Gehirn beschränkt seien. Er hat versucht, den Vorgang zu bestimmen, der hinter der Ausfällung der Plaques und der Quellung und Torsion der intracellulären Fibrillen steht und ist dabei zu dem Ergebnis gekommen, daß es sich um die kolloidchemischen Tatbestände der Hysterese bzw. Synärese handelt, die sowohl beim Altern der Kolloide, aber auch bei bestimmten anderen Einwirkungen auf kolloide Substanzen einträten. Man hat es, wie er ausführt, mit allgemeinen kolloidchemischen Reaktionsweisen der Hirnsubstanz zu tun, die selbst morphologisch nicht faßbar sind, und erst sekundär in ihren Folgen am Gewebe pathologisch-anatomisch greifbar werden. v. BRAUNMÜHL hat auch bei der Paralyse Vorgänge beobachtet, die er als den morphologischen Ausdruck kolloidchemischer Veränderungen betrachtet, und er hat daraus den generellen Schluß gezogen, daß auch Entzündungen irreversible Zustandsänderungen der kolloiden Beschaffenheit des Gehirns hervorzurufen vermögen. Tatsächlich haben dann FENYES und in ausgedehnten Untersuchungen HALLERVORDEN häufig ALZHEIMERsche Fibrillenveränderungen bei encephalitischem Parkinsonismus gefunden, und zwar in den Ganglienzellen *der* Hirnregionen, in welchen sich im akuten Stadium die entzündlichen Vorgänge abgespielt hatten, am ausgeprägtesten und regelmäßigsten in der Substantia nigra, wo der Entzündungsvorgang regelmäßig sehr intensiv aufzutreten pflegt.

Von anderer Seite, insbesondere von DIVRY und HECHST, ist die Frage der Plaquesbildung und Fibrillenveränderung mit der Amyloidentstehung in Zusammenhang gebracht worden. Wirklich sind die färberischen und mikrochemischen Übereinstimmungen der Plaques- und Amyloidsubstanzen überraschend, Ich selbst konnte das Auftreten von Plaquessubstanzen in der Wand cerebraler Arterien und Capillaren in Greisengehirnen nachweisen und deren enge Beziehung zu der perivasculären Plaquesbildung im Gewebe beobachten. Im Zusammenhang damit angestellte Vergleiche mit Amyloidnieren zeigten, daß nicht nur die Substanzen, sondern auch der Vorgang und der Ort der Ablagerung an den Grenzflächen des mesodermalen Gewebes in beiden Fällen ungemein ähnlich sind. Ja, in den seltenen Fällen von allgemeiner Amyloidose mit Beteiligung des Zentralnervensystems erfolgt die Ablagerung im Gehirn in Form von Plaques und drusigen Gefäßveränderungen. So scheint in dieser Frage das letzte Wort noch nicht gesprochen zu sein. Ein Vergleich mit dem einfachen Altern der Kolloide im Reagensglas bereitet insofern einige Schwierigkeiten, als die Plasmakolloide des Gehirns als lebende Substanz eine dauernde Erneuerung erfahren.

Es deutet also alles darauf hin, daß sowohl Plaques als auch Fibrillenveränderungen erst die Folgen von Vorgängen allgemeinerer Natur sind, die ihrem Wesen nach selbst morphologisch nicht faßbar sind und unter recht verschiedenen Krankheitsbedingungen auftreten können. Diese sekundären morphologischen Zeichen können wohl in nosologischer Hinsicht bestimmte Hinweise geben. Aber es kann uns heute nicht mehr wundern, daß sie nicht für bestimmte Krankheiten spezifisch sind. Es erscheint unter obigen Voraussetzungen nicht mehr angängig, unter den senilen Prozessen in jedem Falle diejenigen abzusondern, die Plaques führen, denn der zugrundeliegende Vorgang ist ja bereits vorhanden, bevor die morphologischen Zeichen auftreten. Es gibt deshalb ganz offensichtlich auch wesensgleiche senile Prozesse ohne Plaques. Darüber hinaus aber ist im Hinblick auf die oben erwähnten Feststellungen NEUBUERGERS und GELLERSTEDTS die Frage noch völlig ungeklärt, ob die Plaques und damit auch die hinter ihnen stehenden Vorgänge zu dem klinischen Symptom der Demenz überhaupt eine direkte Beziehung haben. Denn wenn auch gewisse Beziehungen zwischen Ausmaß der Plaquesablagerungen und Grad der Demenz aufzeigbar sind, so stehen die Plaquesbefunde in funktionstüchtigen Elitegehirnen doch noch in ungelöstem Widerspruch zu den plaqueslosen Gehirnen bei ausgesprochener Demenz im Senium.

Wie man sieht, ist diese geschichtliche Entwicklung unserer noch nicht lange währenden Kenntnis der Plaques und der ALZHEIMERschen Fibrillenveränderung eine besonders ernste Mahnung, in der Einschätzung an sich recht charakteristischer Zeichen und in ihrer Wertung für die Bestimmung eines Krankheitsprozesses vorsichtig zu sein. Es ist dabei nicht ohne Interesse, daß in dem Falle der ALZHEIMERschen Krankheit der Kliniker gegenüber dem Anatomen recht behalten hat. Schon KRAEPELIN konnte aus klinischen Gründen an die innere Zugehörigkeit der von ihm so benannten „ALZHEIMERschen Krankheit" zu der senilen Demenz nicht glauben. Dem Einwande des Anatomen, daß Plaques und ALZHEIMERsche Fibrillenerkrankung doch hier wie dort im Vordergrunde des histologischen Bildes stünden, hielt er entgegen, daß sich mit der daraus abgeleiteten Zusammengehörigkeit die großen klinischen Unterschiede nicht vertrügen, und daß die Anatomen wahrscheinlich noch nicht das Wesentliche des einen und des anderen Prozesses erkannt hätten, sondern sich nur an die äußerlich sinnfälligsten Dinge hielten. KRAEPELIN hat recht behalten.

Wie wenig aber umgekehrt der Weg gangbar gewesen wäre, die nosologische Bestimmung von Krankheitszuständen allein aus ihrer neurologischen oder psychiatrischen Symptomatologie vorzunehmen, weiß man aus der Entwicklung der spastisch-ataktischen und extrapyramidalen Symptomenkomplexe zu einer Reihe von Krankheiten und schließlich auch aus dem Beispiel der Epilepsie. Von den Lateralsklerosen und kombinierten Systemerkrankungen der früheren Zeit ist nicht viel übriggeblieben; ohne die Beiträge der pathologischen Anatomie wären die daraus hervorgegangenen Krankheitseinheiten der multiplen Sklerose, der anämischen oder funikulären Spinalerkrankung und der syphilitischen Erkrankungen des Rückenmarks nicht abzugrenzen gewesen. Auch die „Pseudo"-Sklerose hat durch die Anatomie ihr bestimmtes Gesicht bekommen. Selbst dort, wo ein Einblick in die eigentlichen Vorgänge des Prozesses bisher nicht zu erlangen war, wie bei den eingangs erwähnten Degenerationen bestimmter Systeme, hat sie wenigstens vielfach entscheiden können, ob es sich um Krankheitsherde in bestimmten Systemen oder um die Degeneration ganzer Systeme handelt. Die klinische Neurologie ordnet ihre Krankheiten heute noch in weitem Umfang nach pathologisch-anatomischen Gesichtspunkten. Indessen auch gemeinsame klinische und anatomische Symptome, seien sie auch noch so aufdringlich und beherrschend, sind für die Zusammenfassung von Krankheitszuständen zu nosologischen Einheiten nicht immer brauchbar; das zeigt das Beispiel der Epilepsie. Wer viele Epileptiker seziert hat, weiß, wie oft sich als „genuin" angesprochene Epilepsien bei der anatomischen Untersuchung dann doch als Prozesse oder Prozeßresiduen verschiedener Ätiologie herausgestellt haben. Wollte man aber anatomisch nach den gemeinsamen Merkmalen der Ammonshornsklerose, der Läppchenatrophien usw. gruppieren, so würde man wiederum ätiologisch und dem Wesen nach ganz Verschiedenes zusammenfassen, denn wir haben es bei den „Krampfschädigungen", wie oben ausgeführt, ja nicht mit Prozeßmerkmalen zu tun, sondern mit der geweblichen Auswirkung des gemeinsamen Symptoms des Krampfes.

Wie der Krampf, so können es auch andere *pathogenetische Zwischenglieder oder Faktoren bedingen, daß ganz verschiedene Noxen artgleiche Veränderungen hervorrufen*, ein Verhalten, in dem das Zentralnervensystem keine Ausnahme macht. So geschieht es z. B., daß manche akuten exogenen und endogenen Intoxikationen über allgemeine oder örtliche Kreislaufstörungen zu letzten Endes gleichen Bildern führen, aus denen weitere ätiologische Rückschlüsse nicht zu ziehen sind. Andere Hirnbefunde hingegen offenbaren pathogenetische Situationen, die schon bestimmtere Hinweise auf ätiologische Gruppenzugehörigkeiten geben. Das trifft auf den Sauerstoffmangel im Blut zu, der ja auf sehr verschiedenem Wege hervorgerufen werden kann. Hier befinden wir uns beim Gehirn insofern in einer günstigeren Lage als bei anderen Organen, als eine verschiedene Vulnerabilität seiner Strukturelemente und Parenchymzellen und seiner grauen Substanzen den hypoxämischen Veränderungen einen besonderen Stempel aufdrückt, dessen eine Seite die Art des Strukturschadens (Nekrose), dessen andere seine Lokalisation im Gehirn ist. Da sich das morphologische Hypoxämiesyndrom durch die Reihenfolge, in der Groß- und Kleinhirnrinde und basale graue Kerne betroffen werden, von anderen anoxischen Veränderungen, z. B. durch vorübergehenden Stillstand des cerebralen Kreislaufes unterscheidet, kann es bei einigermaßen deutlicher Ausprägung als solches wiedererkannt werden. Treffen wir systematische Pallidum-Corpus Luysi-Veränderungen oder entsprechend lokalisierte Erweichungen an, wie das bei Kohlenoxydvergiftung, schweren Blutverlusten, nach Geburtsasphyxie, beim hämolytischen Ikterus und schließlich auch nach Flug in großen Höhen gefunden worden ist, so wissen wir wenigstens, in welcher Richtung wir die eigentlichen Krankheitsursachen zu suchen haben. Freilich, eine Einschränkung gilt auch hier; eine Zerstörung der cellulären Oxydationsfermente durch gewisse Gifte, z. B. durch Cyan, vermag bei ungemindertem Sauerstoffangebot die gleichen Veränderungen zu machen.

Zu nennen sind in diesem Zusammenhange auch die eintönigen Bilder bei den verschiedenen toxischen Erkrankungen der peripheren Nerven. Neuritiden so verschiedener Herkunft wie die Beri-Beri-, die Pellagra- und die Alkoholneuritis stimmen weitgehend überein. Aufschlußreich sind hier die Untersuchungen St. Cobbs und anderer amerikanischer Autoren, nach denen da wie dort schließlich im Vitamin B-Mangel die gemeinsame Ursache zu suchen ist. Während die Neuritis bei den Mangelkrankheiten ohne weiteres darauf bezogen werden kann, erzeugt bei der Alkoholneuritis nach Ansicht genannter Autoren der chronische Alkoholismus einen Vitaminmangel, der dann das verbindende pathogenetische Zwischenglied darstellt.

Müssen wir immer wieder feststellen, daß ganz verschiedene ätiologische Ursachen gleiche Veränderungen am Zentralnervensystem hervorrufen können, so erleben wir es umgekehrt auch, daß *die gleiche ätiologische Noxe sich in ganz verschiedener Weise auf das Nervensystem auswirken kann.* Das wird uns klar, wenn wir auf den Abschnitt AV dieses Handbuchteiles blicken; wir bemerken da z. B., daß die syphilitische Infektion nicht nur verschiedene Symptomenbilder, sondern ganz verschiedene Krankheiten des Zentralnervensystems zur Folge hat. Wir sind imstande, sowohl klinisch als auch pathologisch-anatomisch die auf dieser Grundlage entstandene Paralyse, die Lues cerebrospinalis in ihren verschiedenen Formen und die Tabes scharf voneinander zu trennen. Hatte man früher die Paralyse und die Tabes als metasyphilitische Krankheiten von der Lues cerebrospinalis abgetrennt, weil man meinte, daß es sich um Nachkrankheiten handele, die nicht mehr im eigentlichen Sinne syphilitisch seien, so haben inzwischen die Spirochätenbefunde gezeigt, daß kein Grund zu einer solchen Abtrennung vorliegt. Wenn man diese beiden Prozesse nun aber auch als Ausdruck der Spirochätenwirkung auffaßt, so ist ihre Pathogenese dadurch doch nicht gerade verständlicher geworden. Es fehlt uns eben das Wissen um die pathogenetischen Faktoren und Zwischenglieder.

Unter dem Stichwort Prozeß und Symptom ist schließlich noch die *Frage einer morphologischen Kennzeichnung hereditärer Erkrankungen des Nervensystems* kurz zu erörtern, die von SCHAFFER und seinen Schülern positiv beantwortet worden ist. SCHAFFER hat dem morphologischen Wesen und der Histopathologie der hereditär-systematischen Nervenkrankheiten eine eigene Monographie gewidmet. In der Einteilung dieses Handbuchteiles ist ein besonderes Kapitel über Erbkrankheiten des Nervensystems oder heredodegenerative Nervenleiden nicht vorgesehen worden. Hierfür gibt es mehrfache Gründe. Zunächst sagt uns die Tatsache der Erblichkeit noch nichts darüber, welcher Art die Genabwandlungen bei den einzelnen Krankheiten sind; es fehlen uns noch die Grundlagen für eine ätiologisch-genetische Klassifizierung der Erbkrankheiten des Nervensystems. Zum anderen ist es so, daß manche erblichen Krankheiten das Nervensystem zwar beteiligen, aber nicht allein und auch gar nicht primär zu treffen scheinen. Vielmehr weisen die NIEMANN-PICKsche Krankheit und die ihr wahrscheinlich wesensähnliche amaurotische Idiotie auf eine viel allgemeinere Natur der vererbten Störung hin, bei der das Nervensystem, wie beim Morbus Gaucher und bei der SCHÜLLER-CHRISTIANschen Krankheit, nur mehr oder weniger mitbeteiligt ist. Bei der klinisch doch so ganz als primäres Hirnleiden imponierenden WESTPHAL-WILSONschen Pseudosklerose mit der bekannten grobknotigen Cirrhose der Leber wissen wir durch die Untersuchungen STADLERs, BOSTROEMs und v. BRAUNMÜHLs und die experimentellen Arbeiten von NICOLAJEV, von WEIL und CRANDALL u. a. sogar, daß die vererbte Störung wahrscheinlich eine intestinale Resorptionsanomalie ist, die Leber und Gehirn zugleich beeinflußt, und daß der krankhafte Hirnvorgang sein wesentliches und charakteristisches Gepräge von dorther erhält. Die neuerdings durch CUMINGS, DENNY-BROWN, UZMAN u. a. erfolgte Krankheitsdefinition auf biochemischer Ebene als Störung im Eiweiß- und Zucker- vor allem aber im Kupferstoffwechsel gibt zwar einen sehr bedeutungsvollen Einblick in die Natur des Krankheitsvorganges. Von da bis zum Verstehen der strukturellen Vorgänge im Gehirn und dem auf ihnen beruhenden klinischen Bild ist aber ein weiter Weg, der letztlich mit der morphologischen Methode gegangen werden muß und auf dem kaum die ersten Schritte getan worden sind. Jedenfalls haben wir es mit einer sekundären Hirnerkrankung zu tun, die zwar auf einer erblichen, das Gehirn aber nicht direkt treffenden Anlage beruht.

Diese Dinge, glaube ich, muß man sich gegenwärtig halten, wenn man von erblichen Nervenkrankheiten spricht, und wenn man ihr anatomisches Korrelat im Nervensystem verstehen will. Daß sich unter diesen Umständen morphologische Veränderungen fänden, welche allen erblichen Nervenkrankheiten gemeinsam wären, daß sich mit anderen Worten aus dem Phänotypus ohne anamnestisches Wissen die Erblichkeit eines Prozesses erkennen ließe, ist danach von vornherein kaum zu erwarten. Mit anderen Autoren wie SPIELMEYER, SPATZ, BIELSCHOWSKY, SCHOB, HALLERVORDEN u. a. teile ich nicht den Standpunkt SCHAFFERs und seiner Schule, die glauben, aus der Eigenart der Protoplasmaveränderung und der Keimblatt-, Segment- und Systemwahl der Prozesse die erblichen Nervenkrankheiten anatomisch diagnostizieren zu können. Es ist zuzugeben, daß eine Reihe erblicher Nervenkrankheiten diese Merkmale besitzen, aber man kann daraus nicht auf ihre Erblichkeit schließen, wenn sie nicht vor Bestimmung ihres morphologischen Substrates bekannt gewesen wäre.

Es ließe sich in dieser einführenden Betrachtung noch vieles andere streifen, das die Frage Prozeß und Symptom berührt. Diese Dinge werden aber jeweils bei der Abhandlung der einzelnen Krankheiten in ausführlicher Weise Berücksichtigung finden. Es kam hier nur darauf an, in orientierender Weise darzulegen, wie solche Fragen heute in der Neuropathologie betrachtet und behandelt werden. Daß auch in ihren Kreisen Differenzen bestehen und die persönlichen Meinungen und Anschauungen vielfach auseinandergehen, ist nur natürlich, und aus dem Umstande, daß histologische Tatbestände, wenn sie Leben gewinnen sollen, der Ausdeutung bedürfen, leicht erklärlich.

Am Ende noch ein Wort über die *Behandlung des Stoffes*. Wer die spezielle Anatomie und Histologie krankhafter Zustände darzustellen hat, muß sich auf allgemein-pathologische Tatbestände beziehen. Es wird auch hier immer wieder notwendig sein, auf allgemeine Veränderungen und Reaktionwseisen des Nervensystems zurückzukommen, deren Kenntnis vorauszusetzen ist, wie z. B. die verschiedenen Formen der Ganglienzellveränderung, die zahlreichen pathologischen Gliazellformen, die Tatbestände des fixen und mobilen Abbaues, der sekundären Degeneration und Atrophie, der vollständigen und unvollständigen Gewebsnekrose und der verschiedenen Formen der Sklerosierung des Hirngewebes als Folge zirkulatorischer Störungen und vieles andere mehr. Die besonderen Bauverhältnisse des Nervensystems und die Abhängigkeit seiner Teile untereinander bedingen gewisse eigentümliche Verhaltensweisen wie sekundäre und transsynaptische Degenerationen, die bei allen umfangreicheren Zerstörungen bestimmten Alters zum Prozeßbild hinzutreten und als solche beachtet und erkannt werden müssen. Zum Zweck der Information und Orientierung und zu einer besseren Verständigung wurde von den Gesamtherausgebern ausdrücklich gewünscht, wenigstens übersichtsweise auf die allgemeinpathologischen Verhaltensweisen einzugehen, besonders soweit in den speziellen Abhandlungen kurzerhand darauf Bezug genommen wird. Es ist dabei nicht beabsichtigt, eine kurzgefaßte systematische Abhandlung der allgemeinen Histopathologie des Nervensystems zu geben, welche ihr Studium in entsprechenden Lehr- oder Handbüchern entbehrlich machte. Es werden zudem auch allgemeinpathologische Fragen bei den Veränderungen, welche krankheitskennzeichnenden Charakter haben, in den betreffenden speziellen Kapiteln besprochen werden. So wird man beispielsweise die eigentümlichen Vorgänge an den Ganglienzellen bei der amaurotischen Idiotie bei dieser Krankheit finden und nicht unter den allgemeinen Ganglienzellveränderungen, gewisse ungewöhnliche Veränderungen an den Gliazellen bei der Pseudosklerose und die plaquesförmigen Ablagerungen argentophiler Eiweißstoffe in den Zwischensubstanzen bei den senilen Erkrankungen, wo sie eben am häufigsten und regelmäßigsten vorkommen. Auch wenn der pathognomonische Wert solcher Veränderungen noch zur Diskussion steht, werden sie ihren Platz dort so lange halten, als sie nicht Gültigkeit auch für andere Prozesse haben. Dort wird auch ihre Deutung und Pathogenese zweckmäßig eine Erörterung finden.

Wir haben, wie bereits gesagt, die Krankheiten nach allgemeinpathologischen Gesichtspunkten in verschiedene Gruppen zu ordnen versucht; so kommt es uns bei den allgemeinpathologischen Ausführungen auch nur darauf an, soweit als möglich die gemeinsamen Gruppenmerkmale herauszustellen, d. h. die allgemeinpathologischen Vorgänge und histologischen Syndrome, welche die einzelnen Krankheitsgruppen kennzeichnen, oder doch in näherer Beziehung zu ihnen stehen, als Einleitung zu diesen Krankheitsgruppen zu bringen. Dem speziellen Charakter des Handbuches entsprechend können sie nur einen beschränkten Raum einnehmen; sie werden ohne handbuchmäßige Berücksichtigung des Schrifttums lediglich in ihren Grundzügen dargestellt werden.

Literatur.

Alzheimer, A.: (a) Histologische Studien zur Differentialdiagnose der progressiven Paralyse. Histol. Arb. Großhirnrinde **1** (1904). — (b) Über eine eigenartige Erkrankung der Hirnrinde. Allg. Z. Psychiatr. **64**, 146 (1906).

Bodechtel, G.: Gehirnveränderungen bei Herzkrankheiten. Z. Neur. **140**, 657 (1932). — Bodechtel, G., u. A. Opalski: Gefäßbedingte Herde bei der tuberkulösen Meningitis. Z. Neur. **125**, 401 (1930). — Bostroem, A.: Über eine enterotoxische gleichartige Affektion der Leber und des Gehirns. Fortschr. Med. **1914**, Nr 8 u. 9. — Braunmühl, A. v.: (a) Über Gehirnbefunde bei schweren Erregungszuständen. Z. Neur. **117**, 163 (1928). — (b) Kolloidchemische Betrachtungsweise seniler und präseniler Gewebsveränderungen. Das hysteretische Syndrom als cerebrale Reaktionsform. Z. Neur. **142**, 1 (1932). — (c) Synäresis und Entzündung. Z. Neur. **148**, 1 (1933). — (d) Epilepsie. Anatomischer Teil. Z. Neur. **161**, 292 (1938). — (d) Die Rindenmarkkomponente im anatomischen Bild der Wilson-Pseudosklerose nebst Bemerkungen zur Pathogenese des Leidens, vornehmlich unter dem Gesichtspunkt einer vergleichenden Krankheitsforschung. Z. Neur. **130**, 1 (1930).

Cumings, J. N.: The copper and iron content of brain and liver in the normal and in hepato-lenticular degeneration. Brain **71**, 410 (1948).

Denny-Brown, D.: Abnormal copper metabolism and hepatolenticular degeneration in metabolic and toxic diseases of the nervous system. London: Baillière, Tindall a. Cox 1953. — Divry, P.: Conformation morphologique et histo-chimique de l'amyloide et des productions analogues du cerveau sénile. J. belge Neur. **36**, 24 (1936). — Döring, G.: Allgemeinpathologisches zur Lehre von der Poliomyelitis. Allgemeinpathologische Schriftenreihe, Bd. 8. Stuttgart: Hippokrates-Verlag 1951.

Fenyes: Alzheimersche Fibrillenveränderung im Hirnstamm einer 28jährigen Postencephalitikerin. Arch. f. Psychiatr. **96**, 700 (1932). — Ferraro, A., and C. L. Cazzullo: Chronic experimental allergic encephalomyelitis. J. of Neuropath. **7**, No 3 (1948) — Ferraro, A., L. Roizin and C. L. Cazzullo: Experimental studies in allergic encephalomyelitis. J. of Neuropath. **9**, No 1, 18 (1950). — Fischer, O.: Die presbyophrene Demenz, deren anatomische Grundlage und klinische Abgrenzung. Z. Neur. **3**, 371 (1910).

Gaupp, R., u. E. Scharrer: Die Zwischenhirnsekretion bei Mensch und Tier. Z. Neur. **153** (1935). — Gellerstedt, N.: Zur Kenntnis der Hirnveränderungen bei der normalen Altersinvolution. Inaug.-Diss. Uppsala 1933. Läkareförenings För., N. F. **38**, H. 5/6. — Good, R. A.: Experimental allergic brain inflammation, a morphological study. J. of Neuropath. **9**, No 1, 78 (1950). — Gowers: A lecture on abiotrophie. Lancet **1902 I**, 1003.

Hallervorden, J.: Anatomische Untersuchungen zur Pathogenese des postencephalitischen Parkinsonismus. Dtsch. Z. Nervenheilk. **136**, 68 (1935). — Hechst, B.: Zur Histochemie und Histogenese der senilen Plaques. Arch. f. Psychiatr. 88, 126 (1929). — Hösslin, v., u. Alzheimer: Ein Beitrag zur Klinik und pathologischen Anatomie der Westphal-Strümpellschen Pseudosklerose. Z. Neur. 8 (1912).

Keller, L.: Menge und Verteilung des lipoiden Pigmentes in der normalen menschlichen Großhirnrinde in verschiedenen Lebensaltern. Z. Neur. **164**, 259 (1939). — Kleist, K.: Gehirnpathologie, vornehmlich auf Grund der Kriegserfahrungen. Leipzig: Johann Ambrosius Barth 1934. — Kodama, M.: Über den Fettgehalt des Globus pallidus (das „Pallidumfett"). Z. Neur. **102**, 236 (1926).

Lumsden, C. E.: Experimental „allergic" encephalomyelitis. Brain **72**, 11 (1949).

MALAMUD, N.: Sequelae of postmeasles encephalomyelitis. Arch. of Neur. **41**, **143** (1939). — MINKOWSKI: Neuer Beitrag zur pathologischen Anatomie der Epilepsie. Dtsch. Z. Nervenheilk. **116** (1930). — MINOT, G. R., M. B. STRAUSS and ST. COBB: "Alcoholic" polyneuritis; dietary deficiency as a factor in its production. New England J. Med. **208**, No 24 (1933). — MONAKOW, C. v.: Gehirnpathologie, 2. Aufl. 1905.

NEUBUERGER u. RÖSCH: Über argentophile Ablagerungen im Gehirn bei Krebskranken. Virchows Arch. **294**, 537 (1935). — NICOLAJEV, V.: Zur Frage der Beziehungen zwischen Leber und Gehirn. Virchows Arch. **299**, 309 (1937). — NISSL, F.: (a) Zur Einführung. Histol. Arb. Großhirnrinde **1**, 1 (1904). — (b) Zur Histopathologie der paralytischen Rindenerkrankung. Histol. Arb. Großhirnrinde **1**, 315 (1904). — NORDMANN, M.: Die Rolle der Kreislaufstörungen bei der traumatischen Epilepsie. Verh. dtsch. Ges. Kreislaufforsch., 9. Tagg **1936**.

PARNITZKE u. PEIFFER: Zur Klinik und pathologischen Anatomie der chronischen Braunsteinvergiftung. Arch. f. Psychiatr. **192**, 405 (1954). u. Z. Neur. — PETERS, G.: Gibt es eine pathologische Anatomie der Schizophrenie? Z. Neur. **158**, 324 (1937). — PETTE, H.: Tierexperimentelle Untersuchungen zum Problem der Aktivierung infektiöser Erkrankungen des Zentralnervensystems. Dtsch. Z. Nervenheilk. **102**, 92 (1928). — Die Pathogenese der Poliomyelitis. Dtsch. med. Wschr. **1953**, 1129. — PFLEGER, L.: Beobachtungen über Schrumpfung und Sklerose des Ammonshorns. Z. Psychol. **36**, 359 (1880). — POLLAK: Zur Frage der Beziehungen von Leber- und Gehirnerkrankungen. Arb. neur. Inst. Wien **30** (1927).

ROEDER-KUTSCH, TH.: Encephalitis nach Varicellen. Z. Neur. **177**, 514 (1944).

SCHAFFER, KARL: Über das morphologische Wesen und die Histopathologie der hereditärsystematischen Nervenkrankheiten. Monographien Neur. **1926**, H. 46. — SCHAFFER, K., u. D. MISKOLCZY: Histopathologie des Neurons. Budapest u. Leipzig 1938. — SCHERER, H. J.: Zur Frage der Beziehungen zwischen Leber- und Gehirnveränderungen. Virchows Arch. **288**, 333 (1933). — SCHMITT, W., u. W. SCHOLZ: Klinischer und pathologisch-anatomischer Beitrag zur Torsionsdystonie. Dtsch. Z. Nervenheilk. **126**, 53 (1932). — SCHOB, F.: Pathologische Anatomie der Idiotie. Handbuch der Geisteskrankheiten, herausgeg. von O. BUMKE, Bd. XI, S. 845. Berlin: Springer 1930. — SCHOLZ, W.: (a) Über die Entstehung des Hirnbefundes bei der Epilepsie. Z. Neur. **145**, 471 (1933). — (b) Krämpfe im Kindesalter. Mschr. Kinderheilk. **75**, 5 (1938). — SPATZ, H.: (a) Über Stoffwechseleigentümlichkeiten in den Stammganglien. Z. Neur. **78**, 641 (1922). — (b) Encephalitis. Handbuch der Geisteskrankheiten, herausgeg. von O. BUMKE, Bd. XI. Berlin: Springer 1930. — (c) Die „systematischen Atrophien". Eine wohlgekennzeichnete Gruppe der Erbkrankheiten des Nervensystems. Arch. f. Psychiatr. **108**, 1 (1938). — SPIELMEYER, W.: (a) Histopathologie des Nervensystems. I. Allgemeiner Teil. Berlin: Springer 1922. — (b) Die Pathogenese des epileptischen Krampfes. Z. Neur. **109**, 501 (1927). — (c) Die anatomische Krankheitsforschung in der Psychiatrie. Handbuch der Geisteskrankheiten, herausgeg. von O. BUMKE, Bd. XI. Berlin: Springer 1930. — STADLER, H.: (a) Histopathologische Untersuchungen zur Frage der Beziehungen zwischen Leber- und Gehirnveränderungen. Z. Neur. **154** (1936). — (b) Die Erkrankungen der WESTPHAL-WILSONschen Pseudosklerose usw. Z. Neur. **164**, 589 (1939).

UZMAN, L. L., and B. HOOD: The familial nature of the aminoaciduria of WILSON'S disease (hepatolenticular degeneration). Amer. J. Med. Sci. **223**, 392 (1952).

VOGT, C., u. O. VOGT: Zur Lehre der Erkrankungen des striären Systems. J. Psychol. u. Neur. **25**, Erg.-H. 3 (1920).

WALTHARD, K. M.: Spätstadium einer „Encephalitis" nach Masern. Bemerkungen zur Histologie und Pathogenese. Z. Neur. **124**, 176 (1930). — WEIL, A., u. L. A. CRANDALL: Die Beziehungen zwischen dem Lipasegehalt und der neurotoxischen Wirkung des Serums nach experimenteller Leberschädigung. Z. Neur. **140**, 577 (1932). — WOHLWILL, F.: Funikuläre Myelose und funikuläre Myelitis. Dtsch. Z. Nervenheilk. **117**, **118**, **119**, (1931).

I. Regressive bzw. dystrophische Krankheitsprozesse, sogenannte Degenerationsprozesse.

Degenerationsprozesse und ihre Ausbreitung im Nervensystem.

Von

W. Scholz-München.

Wer über „Degenerationsprozesse" sprechen will, hätte eigentlich die Verpflichtung, sich mit dem Begriff der Degeneration auseinanderzusetzen und zu zeigen, daß der Vorgang der Degeneration das Bestimmende für die von ihm vorgenommene Zusammenordnung von Krankheitsprozessen ist. Man würde hierbei am Nervensystem denselben Schwierigkeiten begegnen wie in der allgemeinen Körperpathologie; sie gehen aus dem von TERBRÜGGEN erstatteten Referat über das Problem der sog. degenerativen Prozesse in der pathologischen Histologie und der anschließenden Diskussion im Jahre 1949 eindrücklich hervor. Danach ist das im engeren Sinne Degenerative aus dem Morphologischen allein jedenfalls nicht zu definieren.

Es kann nicht wunder nehmen, daß Psychiater und Neurologen, die sich in erster Linie mit der pathologischen Anatomie der in Frage stehenden Krankheiten des Nervensystems beschäftigt haben, bei der Fassung des Begriffes von ihren klinischen Erfahrungen beeinflußt worden sind. Diese hatten sie gelehrt, daß es sich bei den zunächst im Vordergrund stehenden Systemdegenerationen um Vorgänge handelt, die ohne erkennbare äußere Ursache auftreten, eine Leistungsminderung bestimmter funktioneller Einheiten des Nervensystems hervorrufen, in ihrem Verlauf irreversibel sind und unter schließlichem Verlust der Leistung zum Untergang des anatomischen Substrates führen. Dabei wies vielfach Familiarität oder sogar ein bestimmter Erbgang auf eine der Struktur innewohnende Labilität hin. Der Begriff war, wie man sieht, zunächst weniger auf das morphologische Einzelelement abgestellt als auf gewisse, durch Form und Funktion als zusammengehörig erkannte Organgebiete. Insofern entspricht er weitgehend der neuerdings von TERBRÜGGEN gegebenen Definition. Erst später bei der morphologischen Bestimmung der involutiven Krankheiten und der histologischen Befunde der amaurotischen Idiotie ist das Einzelelement mehr in den Vordergrund getreten. NISSL allerdings hatte schon vorher die verschiedenen regressiven Veränderungsformen der Nervenzellen unter dem Einfluß klinischer Betrachtungsweisen als „Ganglienzellerkrankungen" bezeichnet, ein Begriff, der, wenn überhaupt erlaubt, heute höchstens noch auf ganz wenige Veränderungsabläufe angewendet werden dürfte.

Will man als Degeneration nur das gelten lassen, was Ausdruck eines Minderwertigwerdens des nervösen Parenchyms, also der Nervenzellen und -fasern ist, so müßte wahrscheinlich eine Reihe von Tatbeständen, die heute unter dieser Überschrift laufen, ausgeschaltet werden. Es ist aber auch im Nervensystem so, daß aus dem Aussehen der Strukturen allein meist nicht erschlossen werden kann, ob ein so zu definierender Vorgang vorliegt. Morphologisch sieht man bei den Systemdegenerationen einen gewöhnlich recht langsam vor sich gehenden Schwund funktionstragender Strukturen, der pathogenetisch mehr negativ als positiv zu charakterisieren ist, indem eben entzündliche oder zirkulatorische Phänomene fehlen und das, was man etwa an regressiven Merkmalen und reparatorischen Vorgängen vorfindet, sich nicht von dem unterscheidet, was man beim Zerfall von nervösem Parenchym aus anderen Ursachen auch zu sehen bekommt. Das Kennzeichnende bei ihnen ist eben nur die Beschränkung auf eine oder mehrere Faserbahnen oder auf einen oder mehrere der grauen Kerne, auf topistische Einheiten, um mit C. und O. VOGT zu reden, worunter man nicht nur Faserbahnen, Kerne und Rindenfelder, sondern auch die einzelnen Schichten der Groß- und Kleinhirnrinde versteht. Selbst wenn gewisse regelwidrige Stoffe in den Nervenzellen auftreten, kann man ihnen gewöhnlich nicht ansehen, ob sie auf Kosten von deren Substanz selbst entstanden sind, oder ob sie auf einem anderen Vorgang beruhen, an dem die Zelle ohne primäre Verminderung ihrer Vitalkraft oder Änderung ihrer naturgegebenen Organisation nur teilnimmt, wie etwa bei Speicherung zellfremder Stoffe. Auch im Nervensystem kann die Natur der morphologischen Veränderung bei günstiger Lage der Verhältnisse meist erst nach Heranziehung ätiologischer, klinischer und prozeßdynamischer Gesichtspunkte unter gleichzeitiger Berücksichtigung des gesamten Organismus bestimmt werden. Von einer histochemischen Bestimmung von Veränderungen der molekularen Zellstruktur oder der cellulären Stoffwechselvorgänge in loco, welche dem Morphologen erlaubte, sein Rüstzeug einzusetzen, sind wir trotz der Fortschritte in der Kenntnis der Strukturbezogenheit des Vorganges der Proteinbildung in der Nervenzelle und der Bedeutung der Mitochondrien als Schwerpunkt der Enzymtätigkeit leider noch immer weit entfernt. Erst in letzter Zeit sind Methoden entwickelt worden, welche im histologischen Schnitt wenigstens die chemische Gruppenzusammengehörigkeit gewisser Stoffe festzustellen erlauben. Die Erfahrungen reichen jedoch zur Aufstellung bestimmter Ordnungen noch nicht aus, und so muß auch in dieser Hinsicht die Stellung eines Vorganges vom Morphologischen her öfters unbestimmt bleiben. Wenn man in der allgemeinen Körperpathologie den Begriff der Degeneration deshalb schon früher ganz auszuschalten (LETTERER) oder durch unverbindlichere Bezeichnungen wie Paratrophien (v. GIERKE) zu ersetzen versucht hat, so stellen sich dem in der Neuropathologie von vornherein gewisse Schwierigkeiten in den Weg.

Man hat zunächst mit dem in Sprachgebrauch und Denkgewohnheit verankerten Begriff der *sekundären* (WALLER*schen*) *Degeneration* zu rechnen. Dieser vornehmlich in peripheren Nerven studierte Vorgang spielt auch im Zentralnervensystem eine große Rolle, insofern als dort, wo ein örtlicher Untergang von Nervenzellen oder eine Unterbrechung der Kontinuität von Nervenfasern stattfindet, ein Zerfall der peripheren Neuronteile stattfindet, der sehr beträchtlich sein und bis in entfernte Gegenden reichen kann. Dieser zwangsläufige Vorgang muß bei jedem pathologischen Geschehen, dem nervöse Strukturen zum Opfer fallen, mit in Rechnung gestellt werden. Besonders handgreiflich ist er bei Erweichungsherden in geschlossenen langen Faserzügen, z. B. in der inneren Kapsel oder bei der funikulären Spinalerkrankung mit ihren vielen Herden im Rückenmark, wobei es konsekutiv sowohl zu zentrifugalen als auch zu zentripetalen Faserdegenerationen kommt. Das Phänomen der sekundären Degeneration ist nicht durch histologische Besonderheiten, sondern — wie schon der Name andeutet — lediglich durch seine Pathogenese, eben den Wegfall der zentralen Trophik, charakterisiert. Ihrer Natur nach dürfte die sekundäre Degeneration zu dem Vorgang der Nekrobiose gehören. Morphologisch ist sie nur durch ihre topographischen Beziehungen zu einer Primärschädigung exakt bestimmbar.

Sinngemäß ist dieser sekundären eine *primäre Degeneration* gegenübergestellt worden, unter der mit unzulässiger Überdehnung des Begriffes vielfach die regressiven Vorgänge zusammengefaßt worden sind, bei denen die Strukturen ohne erkennbare andere Ursachen wie Entzündung oder Kreislaufstörungen als Ganzes oder in Teilen allmählich ihre Regelbeschaffenheit verlieren und zugrunde gehen. Es sind darunter auch jene — übrigens gar nicht häufigen — regressiven Vorgänge verstanden worden, in denen man mit mehr oder weniger Recht direkte toxische Strukturschäden zu sehen glaubte, seien sie nun exogen oder endogen. Man hat sogar von einer degenerativen Komponente im encephalitischen Prozeßbild, z. B. bei der progressiven Paralyse gesprochen. Alles das käme letzten Endes auf eine Gleichstellung von regressiv und degenerativ hinaus, womit der Begriff der Degeneration seinen Sinn verlieren würde. Hingegen ist es meines Erachtens keine Frage, daß Krankheitsvorgänge, wie die systematischen Kleinhirnatrophien oder die HUNTINGTONsche Chorea, die von SPATZ als systematische Atrophien bezeichnet worden sind, weil man pathologisch-anatomisch von einem prozeßhaften Geschehen nicht viel zu sehen bekommt und als schließliches Resultat eine Organ- oder Organteil-Atrophie zustande kommt, unter den Begriff der Degeneration fallen.

Mit dem *Begriff der „Degenerationsprozesse“* ist man jedenfalls viel exakter und sparsamer umgegangen. Man versteht darunter im allgemeinen nur jene chronisch fortschreitenden, irreversiblen Krankheitsvorgänge, die sich durch einfach regressive bzw. dystrophische Erscheinungen auszeichnen, für die ein äußerer Anlaß nicht ersichtlich ist, und die sich noch dazu häufig an bestimmte nervöse Systeme halten. Man verbindet damit die Vorstellung der *selbständigen Degeneration* von Einzelstrukturen oder topistischen Strukturverbänden, d. h. von einfach regressiven Veränderungen, die aus der *unzulänglichen Organisation der inneren Beschaffenheit neuronaler Strukturen* heraus erfolgt, *welche ihre Lebensdauer verkürzt.* Der größere Teil ist nachgewiesenermaßen erblich oder familiär, ein Teil von ihnen bevorzugt bestimmte nervöse Systeme, wie die HUNTINGTONsche Chorea das Striatum, die FRIEDREICHsche Krankheit die spinocerebellaren Bahnen oder die amyotrophische Lateralsklerose das erste und zweite motorische Neuron. Die Fassung dieses Begriffes ist also bestimmt nicht aus morphologischen Einsichten allein gewonnen. Klinik und Erblichkeitsforschung haben dabei Pate gestanden, wobei erstere die Kenntnis des chronisch progredienten Verlaufes vermittelte, letztere den ätiologischen Hinweis gab.

Morphologisch läßt sich dabei wie etwa bei der FRIEDREICHschen Krankheit und den Kleinhirnatrophien vielfach gar nicht feststellen, was und wie etwas geschieht, sondern nur daß und wo etwas geschieht oder geschehen ist. Wenn man aber einen umfangreicheren frischen Nervenfaserzerfall antrifft, was öfters bei der amyotrophischen Lateralsklerose der Fall ist, so unterscheidet er sich histologisch nicht von dem bei sekundärer Degeneration. Und auch der in seinen Endstadien ohne weiteres sichtbare numerische Ganglienzellschwund im Striatum bei der HUNTINGTONschen Chorea, der unter allmählicher Volumensabnahme von Plasma und Kern erfolgt, ist so merkmalsarm, daß es schon einiger Geduld bedarf, um sich am Mikroskop von seiner Existenz zu überzeugen. Obwohl er morphologisch den Eindruck einer Atrophie macht und schließlich auch eine Striatumatrophie zur Folge hat, sind weder die Bedingungen für eine Hunger- noch für eine Inaktivitätsatrophie ersichtlich; bei der ausgesprochenen Erblichkeit des Leidens dürfte seine Zugehörigkeit zu den selbständig degenerativen Tatbeständen kaum in Zweifel stehen.

Aus dieser Umschreibung des Begriffes der selbständigen Degeneration ergibt sich, daß man beispielsweise den progressiven diffusen Markzerfall in den Großhirnmarklagern bei der intervallären Form der Kohlenoxydvergiftung trotz mancher Übereinstimmungen seiner histologischen Merkmale mit echten Degenerationsprozessen nicht zu diesen rechnet. Ebensowenig tut man dies bei dem unter dem Bilde der ALZHEIMERschen Fibrillenveränderung erfolgenden progressiven Nervenzellschwund bei postencephalitischem Parkinsonismus, der in den Gebieten früherer Entzündung im Mittelhirn, besonders in der Substantia nigra auftritt, obwohl er die Form der Nervenzellveränderung mit zweifellos endogenen Prozessen teilt. In beiden Fällen ist die Evidenz der exogenen Veranlassung der strukturellen Veränderungen maßgebend.

Eine nicht ohne weiteres durchsichtige Sachlage ergibt sich bei dem geweblichen Vorgang der *familiären amaurotischen Idiotie*, die in der Stoffeinteilung des Handbuches ja auch unter den Degenerationsprozessen aufgeführt ist. Die selbständig degenerative Natur der kennzeichnenden Nervenzellveränderung ist zwar von KARL SCHAFFER und seinen Schülern behauptet worden, die in einer Schwellung des Hyaloplasmas den initialen Vorgang sahen. SPIELMEYER und nach ihm andere konnten indessen zeigen, daß die charakteristische Zellblähung auf der intracellulären Ablagerung lipoider Substanzen beruht. Damit erschien aber ihre degenerative Natur keineswegs mehr so sicher, vielmehr wurde im Zusammenhang mit der gleichen Nervenzellveränderung bei der NIEMANN-PICKschen Krankheit die Frage aufgeworfen, ob nicht der viel allgemeinere Krankheitsvorgang einer Lipoidstoffwechselstörung mit einer neuronalen Speicherung von Lipoiden vorliegt, an der unter anderen Organen auch das Nervensystem mit gewisser Bevorzugung teilnimmt. Es sind nicht nur Unterschiede in der chemischen Komposition der abgelagerten Stoffe, welche hinsichtlich der Identifizierung beider Erkrankungen zur Vorsicht mahnen. Auch die der morphologischen Methode zugänglichen Verhältnisse lassen auf gewisse Besonderheiten bei der amaurotischen Idiotie schließen. Die erwähnte Bevorzugung der neuronalen Elemente bei einem Speicherungsvorgang könnte immer noch auf einer *allgemeinen* Eigenschaft des nervösen Gewebes beruhen. Warum indes das Zentralnervensystem in manchen Fällen nur abschnittsweise betroffen wird, z. B. der caudale Abschnitt vom Rückenmark bis zum Kleinhirn die charakteristische Nervenzellveränderung aufweist, während die ganze Großhirnrinde mit Ausnahme des Feldes h_2 im Ammonshorn frei bleibt, in anderen Fällen ein anderer Ausbreitungstyp vorliegt, das ist mit einer physiologischerweise vorhandenen besonderen Bereitschaft der nervösen Elemente, sich an einer Phosphatidstoffwechselstörung mit Speicherung zu beteiligen, nicht mehr erklärbar. Hier kommt man um die Annahme einer bestimmten Abartigkeit in der inneren Organisation der betroffenen nervenzellhaltigen Organteile selbst kaum herum, welche bei der Familiarität des Leidens eben als idiotypisch angesehen werden muß. Auch wenn die lipoiden Ablagerungen, wozu man neuerdings neigt, einer Störung des Zellstoffwechsels (LETTERER) zugerechnet werden müssen, wäre dieser Stoffwechselstörung eben ein degenerativer Tatbestand vorgeordnet.

Eine ganz andere Situation ergibt sich bei den *familiären Leukodystrophien*, jener Krankheitsgruppe, bei der entweder die großen Marklager einem progressiven Schwund verfallen oder alle myelinhaltigen Strukturen des Zentralnervensystems in Weiß und Grau in einen chronisch progressiven Zerfall geraten. Hier zeigt die *Neuroglia* ein Unvermögen, die Zerfallsstoffe der Nervenfasern in die Endstufen der Abbaulipoide zu überführen, mitunter reagiert sie trotz des enormen Angebotes an Zerfallsstoffen nicht einmal mit der Bildung von Körnchenzellen, während die Faserbildung der Astrocyten meist viel weniger leidet (SCHOLZ). Diese Insuffizienz auf dem dissimilatorischen Schenkel ihrer Stoffwechselfunktionen hatte mich seinerzeit veranlaßt, auch eine im assimilatorischen Schenkel liegende, *nutritive* gliöse Dysfunktion anzunehmen und diese für den Zerfall der von der Neuroglia abhängigen Neuronenteile, also der myelinisierten Axone verantwortlich zu machen; denn die nervösen Ursprungszellen pflegen ja verschont zu bleiben. Da eine vorgeordnete allgemeine Störung etwa hormonaler Art bei den erwiesenen familiären Fällen nicht irgendwie wahrscheinlich gemacht werden konnte, war es die Frage, ob der GOWERSsche Begriff der Abiotrophie (a degeneration or decay in consequence of a defect of vital endurance), der bei den Heredodegenerationen bis dahin ausschließlich auf das Neuron angewendet worden war, nicht auch für das Interstitium, hier für die eine oder andere Art der gliösen Elemente Gültigkeit hätte.

Dieser Prozeß ist von dem Zerfall in den langen Nervenfaserbahnen, wie er etwa bei amyotrophischer Lateralsklerose vorliegt, grundsätzlich verschieden, nicht nur deshalb, weil er in seiner Ausbreitung *völlig unsystematisch* ist und die Umsetzung der Zerfallstoffe in der Richtung auf lipoide Endstufen in einer Zwischenstufe steckenbleibt, sondern weil er die Ursprungszellen unbeteiligt läßt. Auch wenn die ursprüngliche Auffassung zu Recht bestehen sollte, daß bei der amyotrophischen Lateralsklerose der Nervenfaserzerfall an den Faserenden beginnt und nur ein Stück weit nach den Ursprungszellen hin fortschreitet, also ein primärer Faserzerfall vorläge, so gehen letztere doch schließlich mit zugrunde. Wenn hierbei lipoide Abbauzwischenstufen zur Beobachtung kommen, so sind sie nur kurzfristig vorhanden und wandeln sich alsbald in die gewöhnlichen vollsudanophilen Substanzen um. Zerfallsstoffe und ihre Umsetzungsprodukte, die man hier in größeren Mengen zu finden pflegt, fehlen wie gesagt meist bei anderen als primär angesprochenen Bahndegenerationen wie der hereditären Ataxie (FRIEDREICH) und der olivo-ponto-cerebellaren Degeneration.

Am meisten Einwände lassen sich gegen den Einbezug der WESTPHAL-STRÜMPELL-WILSONschen *Pseudosklerose (hepatolentikuläre Degeneration)* in die nervösen Degenerationsprozesse machen. Auch wenn die neueren Ergebnisse biochemischer Forschung nicht ergeben hätten, daß den morphologischen Veränderungen in Leber und Gehirn eine Störung des Kupfer-Eiweißstoffwechsels vorgeordnet ist, hätte der histologische Typus des Hirnbefundes ernste Bedenken dagegen wachrufen müssen. Die Zuordnung zu den nervösen Degenerationen ist wohl überhaupt nur auf Grund der Prävalenz nervöser Erscheinungen im Krankheitsverlauf und der bevorzugten Lokalisation der Hirnveränderungen im Stammgangliengebiet erfolgt. Hier hatte aber schon SPIELMEYER darauf hingewiesen, daß von einer Beschränkung des Gewebsprozesses auf nervöse Systeme keine Rede sein könne, sondern daß nur von einem Erkrankungszentrum wechselnder Ausdehnung im Stammgangliengebiet gesprochen werden könne, eine Systemerkrankung also nicht vorliege. Was histologisch ganz aus dem Rahmen der sonstigen nervösen Degenerationsprozesse herausfällt, ist die *proliferative Beteiligung des Bindegewebes*, die in einem Umfang erfolgt, der besonders in den Anfangsstadien weit über das reparatorische Bedürfnis hinausgeht. In diesem Punkte gleicht die Entwicklung der histologischen Verhältnisse auffallend der WERNICKEschen Krankheit im Gefolge von chronischem Alkoholismus und bei chronischer Gastritis, die mit guten Gründen auf einem Vitamin B_1-Mangel bezogen wird. Auch bei ihr findet man an den Prädilektionsstellen des zentralen Höhlengraues die Ganglienzellen inmitten einer profusen Glia- und Mesenchymwucherung oft mehr oder weniger vollständig erhalten. Schon dieser histologische Befund mahnt zur Vorsicht, das Primäre des Prozesses bei der WILSONschen Krankheit etwa im Neuron selbst zu suchen. Inzwischen hat sich gezeigt, daß dieser histologische Komplex auch sonst vorkommt, z. B. bei syphilitischer Infektion (TEBELIS), bei Vergiftung mit Kohlenoxyd (A. MEYER), Thiophen (SCHOLZ) und nach Insulinintoxikation (HEMPEL, TÖBEL) und sehr wahrscheinlich in Abhängigkeit von der Höhe des Eiweißgehaltes einer aus den Gefäßen transsudierten oder exsudierten Flüssigkeit steht (SCHOLZ). Schon diese Gewebsveränderungen weisen in eine ganz andere pathogenetische Richtung als in die der selbständigen nervösen Degenerationsprozesse, bei denen das Mesenchym in der Regel unbeteiligt bleibt. Die Tatsache der Erblichkeit bezieht sich jedenfalls nicht auf die im Vordergrund stehende Gehirnerkrankung, sondern auf die vorgeordnete Störung im Kupfer-Eiweißstoffwechsel; eine primäre intestinale Resorptionsanomalie war früher schon von BOSTROEM und von v. BRAUNMÜHL angenommen worden, sie konnte aber nicht näher bestimmt werden. Diese Krankheit müßte also aus einer künftigen Darstellung der nervösen Degenerationsprozesse herausgenommen werden.

Streiten läßt sich darüber, ob es erlaubt ist, die sozusagen auf einer pathologischen Steigerung der physiologischen Involution beruhenden *Krankheitszustände des Seniums und Präseniums* unter die Degenerationsprozesse im engeren Sinne zu rechnen. Den Vorgang der normalen Altersinvolution müßte man jedenfalls ausnehmen, weil der Begriff einer physiologischen Degeneration ein Widerspruch in sich selbst wäre. Zweifellos tritt auch beim physiologischen Altern eine Volumen- und Gewichtsverminderung des Gehirns ein, die man nicht allein auf eine einfache Atrophie abstellen kann; denn die morphologischen Befunde sind im Zentralnervensystem nicht weniger komplex als an anderen Körperorganen. Es mögen an den nervösen Elementen Veränderungen vorkommen, welche morphologisch den Eindruck einer Atrophie erwecken, ohne eine solche sein zu müssen; daneben trifft man aber mit viel größerer Regelmäßigkeit auf die hochgradige intracelluläre Ablagerung von Lipoidfuscinpigment, gewisse, wahrscheinlich zum Teil auf Wasserverlust beruhende Schrumpfungserscheinungen, die Ausfällung von silbergierigen Substanzen (senile Plaques), drusige Gefäßveränderungen und die ALZHEIMERsche Fibrillenveränderung in den Ganglienzellen. Letztere finden sich in nennenswerter Zahl und allgemeinerer Verbreitung in der Hirnrinde nur bei Fällen, die klinisch unter dem Bilde des Altersblödsinns verlaufen waren. Spezifisch für das Altern des Gehirns sind diese Phänomene alle nicht; ich glaube aber nicht, daß man daraus, daß Plaques gelegentlich auch einmal bei Krebskranken (NEUBUERGER) und ALZHEIMERsche Fibrillenveränderungen bei postencephalitischem Parkinsonismus (FENYES, HALLERVORDEN) gefunden werden, schließen darf, daß sie im Vorgang des Alterns, insbesondere des pathologischen Alterns ohne Bedeutung wären. Man mag sie den Gedankengängen RUZICKAs folgend mit v. BRAUNMÜHL als synäretische Fällungs- und Quellungserscheinungen oder mit DIVRY als lokale Amyloidose auffassen, ihre Prädominanz haben sie im senilen Gehirn, wobei sich allerdings normale Involution und pathologisches Senium nur quantitativ unterscheiden. Wir wissen, daß es Fälle gibt, welche klinisch unter dem Bilde der Presbyophrenie verlaufen und weder Plaques noch Fibrillenveränderungen darbieten, was nach v. BRAUNMÜHL daran liegt, daß die kolloidalen Zustandsänderungen bereits vorhanden sind, aber noch nicht zu Ausfällungen geführt haben; und wir sind uns bewußt, daß dieser Erklärung die Tatsache entgegensteht, daß in den Gehirnen sehr alter aber geistig frischer Personen senile Plaques mitunter in verdächtig großer Zahl gefunden werden. Man sollte sich bei solchen Gegenüberstellungen aber stets gegenwärtig halten, daß — wie bereits in der Einführung gesagt — die Quantität festgestellter Strukturabweichungen nicht immer ein zuverlässiger Maßstab für die Qualität der Organfunktion ist, mit anderen Worten daß auch ein krankes Gehirn in seiner Funktion noch nicht entscheidend gestört zu sein braucht (H. JACOB). Unbestreitbar bleibt, daß es in der Regel das Senium ist, welches die Bedingungen liefert, unter denen es zur Ausbildung von Plaques und Fibrillenveränderungen in größerer Zahl kommt. Ob die bereits im Präsenium und früher zum Ausbruch kommende *ALZHEIMERsche Krankheit*, welche diese Phänomene in besonders eindrucksvoller Quantität darbietet, deshalb als vorzeitiges Senium aufgefaßt werden darf, ist freilich eine andere Frage. Jedenfalls müssen die Bedingungen für ihr Auftreten auch bei dieser Krankheit vorhanden sein, und ihr wird man mit Hinsicht auf die oben dargelegten Verlaufsmerkmale, insbesondere auch auf die bei ihr nachgewiesene Familiarität den Charakter eines Degenerationsprozesses am wenigsten absprechen können. Und selbst wenn man daran zweifelt, ob man mit den Plaques und Fibrillenveränderungen das Wesentliche vom Vorgang des Alterns zu sehen bekommt, wird man doch in der quantitativen Steigerung ihres Vorkommens im pathologischen Senium gegenüber der normalen Involution des Hirngewebes ein Moment sehen können, das in der Richtung einer unaufhaltsam abnormen Entwicklung, d. h. einer Entartung liegt.

Ähnlich wie bei der ALZHEIMERschen Krankheit liegen die Verhältnisse hinsichtlich ihrer Zuordnung bei der *PICKschen Krankheit*, obwohl sie sich in Prozeßqualität und Ausbreitungsweise wesentlich von ihr unterscheidet. Bei dem erheblichen Schwund neuronaler Strukturen wird man die den Prozeß kennzeichnenden Veränderungen zunächst auch an ihnen selbst zu finden trachten. Die dabei vorherrschende Schwellung der Nervenzellen, in deren Verlauf es vielfach zur Ablagerung argentophiler kugeliger Gebilde im Zellplasma kommt, ist mit der ALZHEIMERschen Fibrillenveränderung identifiziert worden. Sie gleicht in ihren anfänglichen Stadien indessen mehr der Reaktion der Nervenzellen nach Axondurchtrennung, einem Vorgang, der bekanntlich als eine Lebensäußerung der Zelle im Sinne einer Restitutionstendenz betrachtet wird. Der Unterschied dazu liegt nun freilich darin, daß die betroffenen Zellen hier zugrunde gehen und sich nicht regenerieren. Der Umstand, daß solche Zellschwellungen und -untergänge bei Rindenisolierung etwa durch den Markprozeß der Leukodystrophie oder bei encephalitischer Zerstörung der Hemisphärenmarklager nicht aufzutreten pflegen, spricht ebenfalls dagegen, daß wir es bei der PICKschen Krankheit mit einer einfachen retrograden Reaktion der Rindenzellen zu tun haben, selbst wenn die Voraussetzungen dazu in einem oft hochgradigen Ausfall des subcorticalen Markes dafür gegeben erscheinen. SPATZ neigt wegen des Markschwundes sogar zu der Annahme, daß der Zerfallsvorgang subcortical beginnt. Außer durch Nervenzellverödung wird die hochgradige Volumensreduktion der Hirnrinde und übrigens auch des Nucleus caudatus aber außerdem wesentlich mitbestimmt durch einen fast regelmäßig anzutreffenden laminären Status spongiosus, der seiner Entstehung nach noch ganz ungeklärt ist; er kann seine Ursache jedenfalls nicht im Prozeßtempo und kaum in einem Ödem haben, für dessen Zustandekommen keine entsprechenden Bedingungen ersichtlich wären. Der Prozeß erhält gegenüber dem pathologischen Senium und der ALZHEIMERschen Krankheit noch eine systematische Note durch die symmetrische Ausbildung von Schrumpfungszentren, wobei Stirn- und Orbitalhirn, ebenso wie Pol und basale Teile des Schläfenlappens eine bevorzugte Stellung einnehmen. Auch bei ihr ist familiäres Auftreten erwiesen. Da der Prozeß ferner über Jahre dauernd progredient verläuft und irreversibel ist, werden gegen die Zuordnung dieser Krankheit zu den Degenerationsprozessen kaum durchschlagende Einwände erhoben werden können.

Aus dem, was in Vorstehendem über die verschiedene Qualität der strukturellen Prozesse im Hirngewebe gesagt ist, ist ersichtlich, daß es eine *einheitliche Histologie der Degenerationsprozesse nicht gibt*. In der Regel sind es Vorgänge, die sehr langsam, meist mit einer Dauer von Jahren ablaufen und öfters gar nicht zu erkennen geben, wie der Schwund der neuronalen Strukturen vor sich geht. Wenn wir z. B. bei den Kleinhirnatrophien und der FRIEDREICHschen Krankheit immer nur den eingetretenen Schwund und die konsekutive Gliose feststellen, so ist kaum anzunehmen, daß wir mit der morphologischen Untersuchung immer zu spät kommen, d. h. nur den bereits abgelaufenen Vorgang antreffen; es geschieht eben in der Zeit nur so wenig, daß wir es nicht wahrnehmen. In solchen Fällen, welche die Annahme eines „atrophisierenden" Prozesses rechtfertigen, bleibt als prozeßbestimmendes Moment eben allein der Ausbreitungstypus, das ist die wesentliche Beschränkung der symmetrisch ausgebildeten Veränderungen auf ein bestimmtes System oder deren mehrere; nur sie geben die Möglichkeit zur Stellung einer anatomischen Diagnose und zu einer nosologischen Einordnung. SPATZ spricht deshalb von systematischen Atrophien.

Bei manchen Krankheiten indessen wie bei der amaurotischen Idiotie, der ALZHEIMERschen Krankheit, der PICKschen Krankheit und der HUNTINGTONschen Chorea ist weit mehr vom Prozeß zu sehen und wir haben für die einzelne Krankheit auch mehr oder weniger bezeichnende qualitative Merkmale, die darauf hinweisen, daß die Nervenzelle primär am degenerativen Prozeß beteiligt ist. Andere, wie die familiäre Leukodystrophie, lassen wiederum die Nervenzellen völlig unberührt und beschränken sich auf die Zerstörung der myelinführenden Bestandteile des Neurons; bei ihnen spricht vieles dafür, daß die *primäre Anomalie*, die sonst im Neuron selbst gesucht wird, *im gliösen Gewebe* liegt. Vielleicht sind an den selbständigen Degenerationen schließlich auch idiotypische Anomalien in der *kolloidalen Konstitution des Interstitiums* oder im *Stoffaustausch zwischen Blut und cellulären Elementen* beteiligt; Ausfällungen im Grundgewebe in Gestalt sog. seniler Plaques und Ablagerung ebensolcher Substanzen in den Gefäßwänden (drusige Gefäßentartung im Senium) könnten dafür sprechen. Das maßgebliche idiotypische Moment liegt demnach nicht immer nur im Neuron selbst, sondern beteiligt Strukturen verschiedener Art und unterschiedlicher Funktion und betrifft die nervösen Strukturen unter Umständen nur sekundär. Es ist bei primär neuronalem Angriff besonders bei den primären Bahndegenerationen der spastischen Spinalparalyse und der amyotrophischen Lateralsklerose und schließlich auch bei der zur Entmarkung der Kleinhirnhemisphären führenden olivo-ponto-cerebellaren Degeneration bisher nicht mit Sicherheit zu sagen, an welcher Stelle des Neurons der Zerfall beginnt. Untersucher, welche den Faserzerfall vornehmlich in der Peripherie fanden und zentralwärts nur bis zu einem bestimmten Punkt verfolgen konnten, nehmen ein peripheres Absterben an, ähnlich wie der sterbende Baum zuerst in seinen Zweigen dürr wird. Dem steht die Auffassung besonders der SCHAFFERschen Schule entgegen, die den Prozeß in die Ursprungszelle verlegt und alles andere nur als sekundäre Degeneration gelten läßt. Dafür kann die oft ganz beträchtliche Atrophie der vorderen Zentralwindung bei spastischer Spinalparalyse und amyotrophischer Lateralsklerose, die Atrophie der Vorderhörner des Rückenmarks bei spinaler Muskelatrophie und schließlich der Schwund der Brückenfußkerne bei ponto-cerebellarer Atrophie ins Feld geführt werden, wobei allerdings die Zentrenatrophie nicht immer im entsprechenden Verhältnis zur Schwere der Bahndegeneration zu stehen scheint. Die heute zumeist vertretene Ansicht geht dahin, daß die *Erkrankung das ganze Neuron erfaßt und durch Zerfallserscheinungen an beliebiger Stelle desselben in Erscheinung treten kann.* Der Zerfallsvorgang an den Nervenfasern selbst hat nichts, was ihn irgendwie charakterisieren würde. Abgesehen von Tempounterschieden, die das Bild durch die in der Zeiteinheit anfallenden Zerfallsstoffe und die davon abhängigen Resorptionsvorgänge (fixer bzw. mobiler Abbau) variieren, gleichen sie dem Vorgang der sekundären Degeneration. Freilich sollten auch bei den letztgenannten Prozessen gewisse, allerdings nicht in jedem Fall nachgewiesene Gemeinsamkeiten in den Veränderungen der Ursprungszellen nicht völlig übersehen werden. Sie bestehen in dem Vorkommen der Alzheimerschen Fibrillenveränderung in den Ganglienzellen der vorderen Zentralwindung bei spastischer Spinalparalyse (Schaffer) und amyotrophischer Lateralsklerose (van Bogaert und Bertrand) und schließlich auch der Brückenfußkerne bei ponto-cerebellarer Atrophie (J.-E. Meyer). Wenn darin auch kein Beweis für die sekundäre Natur des Faserzerfalls gesehen werden kann, so kann darin doch der Hinweis auf ein ätiologisch gemeinsames Moment liegen. Ihre Prävalenz bei der Alzheimerschen Krankheit, ihr häufiges Vorkommen im pathologischen Senium und in Einzelexemplaren gelegentlich sogar bei der normalen Involution können der Auffassung von Spatz, der diese „systematischen Atrophien" auf ein *vorzeitiges Altern dieser Systeme* bezieht, vom Morphologischen her eine Stütze geben. Sie ersetzt den etwas vagen Begriff der *Gowerschen Abiotrophie* durch eine Vorstellung bestimmteren Inhalts. Sie ist durch H.-J. Scherer noch auf anderem Wege gestützt worden, indem er an Hand von Fällen olivo-ponto-cerebellarer Atrophie mit Nigraveränderungen und dem Striatumbefund der Huntingtonschen Chorea darauf hinweist, daß Systemwahl und Systemkombinationen sowie die Art ihrer lokalen histologischen Manifestationen gewissermaßen eine graduell stärkere Ausprägung der Lokalbefunde seien, die von Gellerstedt bei seinen ausgedehnten Untersuchungen über die Hirnveränderungen bei der normalen Altersinvolution erhoben worden sind. Das degenerative Moment liegt dabei nicht in dem an sich physiologischen Vorgang des Alterns, es läge nach Scherer auch nicht in dessen lokalem Charakter; es würde allein in dessen Vorzeitigkeit und allenfalls Tempo liegen.

Unter den hier zusammengefaßten Degenerationsprozessen beschränkt sich das lokale vorzeitige Altern, wie die Bezeichnung bereits erkennen läßt, auf die *systematischen Atrophien,* wozu nach Spatz auch die Picksche Krankheit zu rechnen ist. Die Ausdrücke „Atrophie" und „atrophisierender Prozeß" sind dabei aus Verlaufszeit und Prozeßergebnis genommen, das eben schließlich in einer Organ- bzw. Systemverkleinerung besteht. Sie beziehen sich als allgemeine Umschreibungen nicht auf den Begriff der Atrophie im Sinne einer durch nutritives Unterangebot oder Inaktivität hervorgerufenen Abnahme lebender Substanz.

Unter den als selbständig degenerativ aufgefaßten Prozessen gibt es nun aber auch solche, welche das Zentralnervensystem *mehr oder weniger diffus* betreffen. Sie lassen sich in ihrer Gesamtheit nicht auf den gemeinsamen pathogenetischen Nenner des vorzeitigen Alterns bringen. Das hätte bei der Alzheimerschen Krankheit eine Berechtigung durch die histologischen Qualitätsmarken des Prozesses. Bei der amaurotischen Idiotie und den familiären Leukodystrophien jedoch weist die Histologie recht prägnant in die Richtung einer Stoffwechselstörung bzw. einer *Dystrophie.* Daß es bei diesen Prozessen zu lokalen Prozeßbetonungen kommt, ändert nichts an dem Ausbreitungscharakter. So finden die senilen Veränderungen und die Alzheimersche Krankheit eine Intensivierung ihres morphologischen Ausdruckes in Feld h_1 des Ammonshorns, die amaurotische

Idiotie zeigt häufig einen bevorzugten Schwund der Körnerschicht der Kleinhirnrinde. Die letztgenannte Krankheit geht sogar gewöhnlich über das Zentralnervensystem hinaus und betrifft in gleicher Weise die Nervenzellen der sympathischen Ganglien und anderer außerhalb des Zentralorgans gelegener nervöser Komplexe. Hinsichtlich der Ubiquität im Zentralnervensystem besteht bei der amaurotischen Idiotie eine gewisse Ähnlichkeit mit jener Form der familiären Leukodystrophie, welche sämtliche myelinhaltigen Strukturen im Grau und Weiß des Groß- und Kleinhirns, des Nachhirns bis hinab zum Sacralmark befällt. Obwohl bei den genannten Krankheiten gewisse topistische Einheiten wie Feld h_1 im Ammonshorn und die Körnerschicht der Kleinhirnrinde gelegentlich eine Prozeßintensivierung zeigen, steht doch die diffuse Ausbreitung so im Vordergrund, daß diese lokalen Intensitätsunterschiede für eine Charakterisierung des Prozeßbildes ganz in den Hintergrund treten. Nicht so ist das bei der PICKschen Krankheit, die neben histologischen Eigentümlichkeiten ihr ganz bestimmtes Aussehen durch die recht konstant lokalisierte Prozeßbetonung in Stirn- und Schläfenlappen erhält und sich dadurch am Sektionstisch leichter zu erkennen gibt als unter dem Mikroskop. Neben ihr treten diffuse Veränderungen gar nicht nennenswert in Erscheinung. SPATZ begründet in dem entsprechenden Kapitel dieses Handbuches eingehend, daß und weshalb sie durch diesen Ausbreitungstypus nicht mehr zu den diffusen Prozessen, sondern zu den Systemerkrankungen zu rechnen ist. Im Gegensatz zu manchen anderen Systemerkrankungen besitzt sie aber genügend histologische Merkmale, um dadurch eine besondere qualitative Kennzeichnung zu erhalten.

Anders ist es, wie schon oben angedeutet, bei Degenerationsprozessen, die histologisch so dürftig oder uncharakteristisch sind, daß sie *nur aus der Prozeßausbreitung in gewissen nervösen Systemen bestimmbar* sind. Spastische Spinalparalyse, spinale Muskelatrophie und amyotrophische Lateralsklerose können nur aus ihrer Lokalisation im ersten bzw. zweiten motorischen Neuron, bzw. in beiden festgestellt werden. Ebenso verhält es sich mit dem Befallensein der Kleinhirnseitenstrangbahnen bei der hereditären Ataxie (FRIEDREICH) und ihrer Variante mit bevorzugter Beteiligung des Kleinhirns (PIERRE MARIE); auch die HUNTINGTONsche Chorea ist wesentlich besser durch die Lokalisation als durch die Qualität des Prozesses zu erkennen, die bei dem langsamen Prozeßtempo weniger augenfällig ist, aber durch die Art des Ganglienzellschwundes immerhin einigermaßen bezeichnende Züge trägt. Es ist möglich, daß bei manchen heute als Bahn- bzw. Kerndegenerationen bekannten Prozessen noch prozeßdefinierendere Merkmale gefunden werden; die obengenannten ALZHEIMERschen Fibrillenveränderungen bei amyotrophischer Lateralsklerose und bei olivo-pontocerebellarer Atrophie (J.-E. MEYER), oder senile Plaques im Nucleus dentatus (J.-E. MEYER), bei der von NYSSEN und VAN BOGAERT zuerst beschriebenen familiären dégénérescence systématisée optico-cochléo-dentelée können bei ihrem nur in einzelnen Fällen festgestellten Auftreten als solche nicht gelten; günstigenfalls lassen sie Vermutungen über die Stellung der Prozesse in der Richtung ganz allgemeiner Krankheitsbedingungen zu. Sicherlich wäre es nicht gerechtfertigt, sie auf Grund solcher Einzelbefunde etwa als Sonderformen der ALZHEIMERschen Krankheit zu betrachten, ebensowenig wie es angängig wäre, auf Grund der oft hochgradigen Atrophie der vorderen Zentralwindung die amyotrophische Lateralsklerose etwa als Sonderform der PICKschen Krankheit zuzuordnen. Das lokalisatorische Prinzip ist bei diesen systematischen Degenerationen zur Krankheitskennzeichnung vorderhand nicht entbehrlich. Selbst der jüngst von v. BRAUNMÜHL beschriebene, unter dem Bilde einer spino-cerebellaren Ataxie verlaufene, qualitativ durch die massenhafte Ausfällung „seniler Plaques“ in

Groß- und Kleinhirnrinde gezeichnete familiäre Prozeß kann seiner zur Bestimmung der nosologischen Stellung nicht entraten.

Es fragt sich nun nur, was man unter „*systematisch*" verstehen soll. Es ist nämlich *keiner der seit langem als Systemerkrankung bezeichneten Prozesse völlig elektiv* in dem Maße, daß ausschließlich ein funktionell und anatomisch einheitliches System oder ein physiologisch zusammengehöriger Systemkomplex allein und daneben nichts anderes beteiligt wäre. Es sind zum Teil mehr diffus auftretende Veränderungen, welche manche dieser Systemerkrankungen begleiten, zum anderen sind nervöse Bahnen ganz anderer funktioneller Wertigkeit beteiligt. Verlangen muß man wohl, daß wenigstens ein System bzw. eine topistische Einheit in der Weise betroffen ist, daß sich die selbständig degenerative Veränderung, wenn auch nicht ganz gleichmäßig und gleichzeitig, auf das ganze System erstreckt und sich auf seine Grenzen beschränkt, wie es z. B. bei der Huntingtonschen Chorea mit dem Striatum der Fall ist, nicht hingegen bei der Wilsonschen Krankheit, bei welcher der Prozeß regellos dessen Grenzen nach innerer und äußerer Kapsel und Claustrum hin überschreitet. Bleibt man beim Beispiel der Huntingtonschen Chorea, so ist von verschiedenen Seiten auf gewisse mehr diffus verteilte Veränderungen im Occipitalmark und im Rückenmark hingewiesen worden. In manchen Fällen beteiligt sich auch der Globus pallidus mit einer mehr oder weniger hochgradigen Entmarkung (C. und O. Vogt). In der Tat erschöpfen sich auch die klinischen Erscheinungen mit spät auftretenden psychischen Veränderungen und gegebenenfalls mit progressiver Versteifung nicht in einer striären Symptomatologie. Auch bei der Pickschen Krankheit nimmt in allerdings unverhältnismäßig geringerem Umfang das ganze Gehirn an der Organatrophie teil, und es wechseln auch die Schrumpfungszentren und damit auch die Ausbreitungsweise den Ort. Im Vergleich zur Schwere der Systemveränderungen bleiben die diffusen Vorgänge bei diesen Krankheiten doch so gering, daß sie neben ersteren gesucht werden müssen und weder histologisch noch im schließlichen Resultat etwas Kennzeichnendes besitzen. Der Unterschied zwischen diffusen Veränderungen und Systembefall ist quantitativ so evident, daß der Hirnbefund davon sein charakteristisches Gepräge erhält, und das, meine ich, rechtfertigt es, in solchen Fällen mit der notwendigen Reservation von einer Systemerkrankung zu sprechen.

Anders ist die Sachlage, wenn bei klinisch und anatomisch gut charakterisierten Krankheiten wie der amyotrophischen Lateralsklerose neben der Pyramidenbahndegeneration eine wenn auch geringere Beteiligung anderer Systeme wie der Kleinhirnseitenstrangbahn oder bei der Friedreichschen Ataxie neben der Degeneration dieser Bahn eine Beteiligung der Hinterstränge angetroffen wird. Hier handelt es sich um *inkonstante Kombinationen*, deren Ursache und Bedeutung morphologisch kaum auf den Grund zu kommen ist. Ein gewisses Verständnis für die Auswahl bestimmter Systeme eröffnet mitunter ein Blick auf *Entwicklungs- und Stammesgeschichte* des Zentralnervensystems oder seiner Teile. So sieht man z. B. am Kleinhirn, daß neocerebellare Anteile gelegentlich früher oder intensiver erkranken als phylogenetisch ältere oder auch allein betroffen sind. Eine Form der familiären Leukodystrophien befällt fast ausschließlich die spät markreifen Großhirnhemisphären; wenn sie überhaupt beteiligt sind, folgen die Kleinhirnmarklager in der Regel später und in relativ geringerer Ausdehnung. Die gleichzeitige Degeneration funktionell so verschiedenartiger Systeme wie der Kleinhirn- und Augenmuskelkerne, des Nucleus cochlearis, der Riech- und Sehbahnen bei der oben angeführten dégénérescence optico-cochléo-dentelée stellt uns, wie J.-E. Meyer dargelegt hat, aber von vornherein vor eine vom Morphologischen und auch vom Onto- und Phylogenetischen her unlösbare Aufgabe. Hier helfen eher genetische Vorstellungen zu einem Verständnis. Ich glaube nicht, daß in der *Variabilität des Befallenseins verschiedener Systeme in der gleichen Sippe* ein Grund gegeben ist, der dazu zwingt, die Behandlung der einzelnen Systemdegenerationen als nosologische Einheiten aufzugeben. Es würde auch dem Kliniker, dessen Symptome eben von der mehr oder weniger isolierten Degeneration eines Systems bestimmt werden, kein guter Dienst erwiesen werden, wenn die oft anscheinend wahllos sich formierenden Erkrankungen verschiedener Systeme in einer Sippe zu einer „heredodegenerativen Krankheit" (JENDRASSIK) zusammengefaßt würden. Wäre dies auch für die bisher machtlose Therapie ohne Belang, so ist es für Prognose und ärztliche Maßnahmen doch nicht einerlei, ob die Diagnose auf eine HUNTINGTONsche Chorea oder eine genuine Kleinhirnatrophie, auf eine amyotrophische Lateralsklerose oder eine FRIEDREICHsche Ataxie lautet. Entscheidend ist aber, daß auch genealogische Gesichtspunkte wie der einfach dominante Erbgang der HUNTINGTONschen Chorea (ENTRES) dagegen sprechen. Mindestens müßte man dann mehrere solcher heredodegenerativen Krankheiten gelten lassen, für welche der Rahmen mit Hilfe der Genealogie gezogen werden müßte; entspricht doch dem gleichen Phänotypus nicht immer ein gleicher Genotypus. Der grundsätzliche Unterschied zwischen Verwandtschaften im morphologischen Aspekt und der Struktur der zugrunde liegenden genetischen Situation ist jüngst von P. E. BECKER an Hand sog. Übergangsfälle kritisch beleuchtet worden.

Morphologisch sind die unter der Bezeichnung systematische Heredodegegerationen laufenden Prozesse durch die verdienstvollerweise von K. SCHAFFER aufgestellte Trias der *Keimblatt-Segment-* und *Systemwahl* im allgemeinen gut gekennzeichnet. Sie trifft allerdings nicht auf alle zu; es fehlt z. B. der oben erwähnten Dentatus-Cochlearis-Augenmuskel-Opticusdegeneration die Beschränkung auf das Segment. Bei den diffusen Prozessen wie z. B. der ALZHEIMERschen Krankheit ist durch die Teilnahme des Gefäßmesenchyms an der Ablagerung argentophiler Substanzen auch die sonst regelmäßige Beschränkung auf das Keimblatt nicht immer eingehalten. *Auf keinen Fall kann man aber aus morphologischen Kriterien die Erblichkeit eines Prozesses ableiten.* Diese Feststellung ist nur mit den Methoden der Genealogie möglich. Es stimmt zwar, daß man im allgemeinen an der SCHAFFERschen Trias bestimmte erbliche Krankheiten wieder erkennen kann, und daß man bei ihrem Vorhandensein an hereditäre Ursachen denken sollte; man muß sich aber selbst bei Systemdegenerationen gegenwärtig halten, daß es cerebrale Veränderungen gibt, welche die Forderung der SCHAFFERschen Trias erfüllen und nicht hereditär, sondern erwiesenermaßen exogen sind. An ihnen zeigt sich, daß der systematische Charakter einer solchen Veränderung eine Erblichkeit nicht beweisen kann, ja noch nicht einmal über die Selbständigkeit der Degeneration etwas Sicheres aussagt. Als Beispiel seien die von VAN BOGAERT veröffentlichten Beobachtungen einer Reihe familiärer Erkrankungen unter dem Titel „Aspects cliniques et pathologiques des atrophies pallidales et pallido-Luysiennes progressives" genannt. Wie der Name sagt, handelt es sich um symmetrische systematische Degenerationen des Globus pallidus und des Corpus Luysii. Eine getreue *Phänokopie* dieses degenerativen morphologischen Syndroms liefert die Anoxie des Gehirns bei Hypoxämie. Wir haben diese Phänokopie bei Fällen von überstandenem Icterus gravis, Asphyxie bei Sturzgeburt, Geburt im Amnion und bei chronischem Sauerstoffmangel infolge von Herzmißbildung mit Blausucht beobachtet; es bestand jeweils eine systematische Verödung von Globus pallidus, Corpus Luysi und teilweise auch noch des Nucleus dentatus, und damit genügten die Befunde allen Anforderungen, die man morphologisch an eine selbständige Systemerkrankung stellen kann. Das gleiche trifft auf *manche kreislaufbedingten Kleinhirnatrophien* zu, die, sofern sie wie gelegentlich bei allgemeinen Krämpfen das ganze Organ einbeziehen, oft gar nicht ohne weiteres von den verschiedenen Typen der genuinen Kleinhirnrindenatrophien zu unterscheiden sind. Sie können diese sogar darin imitieren, daß sie die paläocerebellaren Anteile verschonen oder weniger schädigen als die neocerebellaren. Auch die unteren Oliven sind ein Objekt, an denen funktionelle Kreislaufstörungen gern das Bild einer Systemerkrankung imitieren. Hier führt oft nur eine Bearbeitung in Serien zur Klärung des genetischen Sachverhaltes (H. Jakob). Bezüglich weiterer Einzelheiten sei auf das Kapitel über die an nervöse Systeme gebundenen Kreislaufschäden in diesem Bande verwiesen. Es ist eine selbstverständliche Forderung, daß der Tatbestand einer systematischen Schädigung vor Annahme eines Degenerationsprozesses in jedem Falle auch dahin zu überprüfen ist, ob nicht eine sekundäre oder transsynaptische Degeneration vorliegt, wobei Olivenausfälle bei größeren Kleinhirnschäden und Thalamusverödungen bei ausgedehnten Mantelschäden des Großhirns ein besonderes Augenmerk verdienen.

Damit mögen die allgemeinen Bemerkungen unter Hinweis auf die Einzeldarstellungen der Degenerationsprozesse abgeschlossen werden. Sie hatten den Zweck, in großen Zügen auf Gemeinsames und Trennendes und die reichliche Problematik hinzuweisen, die den degenerativen Erkrankungen des Zentralnervensystems noch immer innewohnt.

Literatur.

Becker, P. E.: Genetische und klinische Fragen bei Pickscher Krankheit. Nervenarzt **1948**, 355. — Bogaert, L. van: Aspects cliniques et pathologiques des atrophies pallidales et pallido-Luysiennes progressives. J. Neurol., Neurosurg. a. Psychiatry **9**, 125 (1946). — Bogaert, L. van, and Bertrand: Pathologic changes of senile type in Charcot's disease. Arch. of Neur. **16** (1926). — Bostroem, A.: Über eine enterotoxische gleichartige Affektion der Leber und des Gehirns. Fortschr. Med. **1914**, H. 8/9, 1. — Braunmühl, A. v.: Die Rindenmarkkomponente im anatomischen Bild der Wilson-Pseudosklerosegruppe. Nebst Bemerkungen zur Pathogenese des Leidens vornehmlich unter dem Gesichtspunkt einer vergleichenden Krankheitsforschung. Z. Neur. **130**, 1 (1930). — Kolloidchemische Betrachtungsweise seniler und präseniler Gewebsveränderungen. Z. Neur. **142**, 1 (1932). — Über eine eigenartige hereditär-familiäre Erkrankung des Zentralnervensystems. Arch. f. Psychiatr. u. Z. Neur. **191**, 419 (1954).

Caspersson, T. O.: Cell growth and cell function. A cytochemical study. New York: W. W. Norton 1950. — Christomanos, A., u. W. Scholz: Klinische Beobachtungen und pathologisch-anatomische Befunde am Zentralnervensystem mit Thiophen vergifteter Hunde. Z. Neur. **144**, 1 (1933).

Divry, P.: La pathochimie générale et cellulaire des processus séniles et préséniles. 1. Internat. Kongr. der Histopathologie des Nervensystems, Rom, 8.—13. Sept. 1952.

Entres, J. L.: Zur Klinik und Vererbung der Huntingtonschen Chorea. Berlin: Springer 1921.

Fényes, J.: Alzheimersche Fibrillenveränderung im Hirnstamm einer 28jährigen Postencephalitikerin. Arch. f. Psychiatr. **96**, 700 (1932).

Gellerstedt, N.: Zur Kenntnis der Hirnveränderungen bei der normalen Altersinvolution. Inaug.-Diss. Uppsala. Läk.för. Förh., N. F. **38**, 193 (1933).

Hallervorden, J.: Anatomische Untersuchungen zur Pathogenese des postencephalitischen Parkinsonismus. Dtsch. Z. Nervenheilk. **136**, 68 (1935). — Hempel, J.: Zur Frage der morphologischen Hirnveränderungen im Gefolge von Insulinschock- und Cardiazol- und Azomankrampfbehandlung. Z. Neur. **173**, 210 (1941).

Jacob, H.: Pathologisch-anatomisches Substrat und klinisches Bild in der Neurologie und Psychiatrie. Z. Neur. **171**, 629 (1941). — Jakob, H.: Zur Frage systemartiger Veränderungen der unteren Olive bei Kreislaufstörungen. Arch. f. Psychiatr. u. Z. Neur. **186**, 535 (1951). — Jendrassik, E.: Die hereditären Krankheiten. In Handbuch der Neurologie, herausgeg. von M. Lewandowsky, Bd. 2, S. 321. Berlin: Springer 1911.

Letterer: Untersuchung eines weiteren Falles von Niemann-Pickscher Krankheit mit Tay-Sachsscher Idiotie. Verh. dtsch. path. Ges. **1937**, 253.

MEYER, A.: Experimentelle Vergiftungsstudien. I. Z. Neur. **139**, 420 (1932). — Experimentelle Vergiftungsstudien. II. Z. Neur. **139**, 422 (1932). — Experimentelle Vergiftungsstudien. III. Z. Neur. **143**, 333 (1933). — MEYER, J.-E.: Über eine kombinierte Systemerkrankung im Klein-, Mittel- und Endhirn. (Dégénérescence systématisée optico-cochléodentelée.) Arch. f. Psychiatr. u. Z. Neur. **182**, 731 (1949). — Die Brückenatrophien. (Olivo-ponto-cerebellare Atrophie.) Sitzgsber. Vereinigg Dtsch. Neuropathol., **4**. Tagg. München 1953. Zbl. Neur. **127**, 4 (1954).

NEUBUERGER, K., u. A. RÖSCH: Über argentophile Ablagerungen im Gehirn bei Krebskranken. Virchows Arch. **294**, 537 (1935). — NISSL, FR.: Über einige Beziehungen zwischen Nervenzellerkrankungen und gliösen Erscheinungen bei verschiedenen Psychosen. Arch. f. Psychiatr. **32**, 1 (1899). — NYSSEN, R., et L. VAN BOGAERT: La dégénérescence systématisée optico-cochléo-dentelée. (Etude anatomique d'un type familial.) Revue neur. **41** (II), 321 (1934).

RUZICKA: Die Protoplasmahysteresis als Entropieerscheinung. Arch. mikrosk. Anat. **101** (1924).

SCHAFFER, K.: Zur Pathogenese der TAY-SACHSschen Idiotie. Zbl. Neur. **1905**, 386. — Über das morphologische Wesen und die Histopathologie der hereditär-systematischen Nervenkrankheiten. Monographien Neur. **46** (1926). — SCHAFFER, K., u. D. MISKOLCZY: Histopathologie des Neurons. Acta med. (Budapest) **9**, H. 2/3 (1938). — SCHERER, H.-J.: Beiträge zur pathologischen Anatomie des Kleinhirns. III. Genuine Kleinhirnatrophien. Z. Neur. **145**, 335 (1933). — SCHOLZ, W.: Klinische, pathologisch-anatomische und erbbiologische Untersuchungen bei familiärer diffuser Hirnsklerose im Kindesalter. Z. Neur. **99**, 651 (1925). — Über Wesen, nosologische und pathogenetische Bedeutung der atypischen Abbauvorgänge bei den familiären Markerkrankungen. Mschr. Psychiatr. **86**, 111 (1933). — Histologische und topische Veränderungen und Vulnerabilitätsverhältnisse im menschlichen Gehirn bei Sauerstoffmangel, Ödem und plasmatischen Infiltrationen. I. Problemstellung und feingewebliche Situation. Arch. f. Psychiatr. u. Z. Neur. **181**, 621 (1949). — Kreislaufschäden des Gehirns und ihre Pathogenese. I. Allgemeiner Teil. Verh. dtsch. Ges. Kreislaufforsch. **19**, 52 (1953). — SPATZ, H.: Die „systematischen Atrophien". Arch. f. Psychiatr. **108**, 1 (1938). — SPIELMEYER, W.: Klinische und anatomische Untersuchungen über eine besondere Form von familiärer amaurotischer Idiotie. Histol. Arb. Großhirnrinde **2** (1908). — Zur Einführung. Die anatomische Krankheitsforschung in der Psychiatrie. In Handbuch der Geisteskrankheiten, herausgeg. von O. BUMKE, Bd. 11, spez. Teil VII. Berlin: Springer 1930.

TEBELIS, FR.: Beitrag zur Klinik und Histopathologie der juvenilen Paralyse. Z. Neur. **166**, 178 (1939). — TERBRÜGGEN, A.: Das Problem der sogenannten degenerativen Prozesse in der pathologischen Histologie. Verh. dtsch. Ges. Path. **33**, 37 (1950). — TÖBEL, FR., u. H. MAIER: Zur Frage der Entstehung der Hirnveränderungen bei Insulinvergiftung. Z. exper. Med. **117**, 319 (1951).

VOGT, C., u. O. VOGT: Morphologische Gestaltungen unter normalen und pathologischen Bedingungen. Ein hirnanatomischer Beitrag zu ihrer Kenntnis. J. Psychol. u. Neur. **50**, 165 (1942).

Für die allgemeine Histopathologie degenerativer Prozesse bedeutsame morphologische, histochemische und strukturphysiologische Daten.

Von

W. Scholz - München*.

Mit 93 Abbildungen.

A. Vorbemerkungen.

Die sog. Degenerationsprozesse gehören ihrem morphologischen Ablauf nach zu den einfachsten Vorgängen, welche am Zentralnervensystem stattfinden. Dem bloßen Auge werden sie oft nur in fortgeschrittenen Stadien als einfache narbige Atrophie des ganzen Organes oder einzelner seiner Teile sichtbar. Mikroskopisch beschränken sie sich auf regressive Veränderungen am nervösen Parenchym und reparatorische Vorgänge am Interstitium, die im wesentlichen nur die gliösen Gewebsbestandteile in Anspruch nehmen, das Mesenchym aber unbeteiligt lassen. Daneben kann es noch zu Ablagerungen organischer oder anorganischer Stoffe kommen, sei es als Niederschlagsbildungen mit erkennbaren Beziehungen zu präexistenten Strukturen, sei es als freie Ausfällungen aus der Gewebsflüssigkeit. Bei einer Reihe von Prozessen ist das Tempo so langsam, daß vom Wesen des ganzen Vorgangs überhaupt nichts sichtbar wird, mit dem seine Eigenart mittels der regressiven Veränderungen am Parenchym oder der interstitiellen Reaktionen näher charakterisiert werden könnte; sie werden nur in ihren Ausgängen als einfache narbige Atrophien auffällig. Gerade darin liegt aber ein Teil ihrer Problematik, schon weil dabei der Eindruck entsteht, daß der Prozeß bereits abgelaufen sei, während bis zum Tode eine zweifellose klinische Progredienz vorhanden war. Bei anderen Prozessen freilich lassen sich alle Stadien eines fortschreitenden Strukturzerfalls am Parenchym und der anschließenden Vorgänge am Interstitium wie der Resorption der Zerfallsstoffe und der Defektdeckung lückenlos beobachten.

Es liegt auf der Hand, daß man versuchen wird, das Wesen eines nervösen Degenerationsprozesses in erster Linie mit Hilfe der regressiven Veränderungen am Parenchym, d. h. an der Nervenzelle und ihren Fortsätzen einschließlich der Markscheide des Achsenzylinders zu erfassen, und es gibt in der Tat eine Anzahl

* Die infolge des 2. Weltkrieges erfolgte Verzögerung in der Herausgabe des Handbuches hat eine fast vollständige Neubearbeitung des Beitrages, der bereits 1941 in Fahnenkorrektur vorlag, notwendig gemacht. Hierbei hat mich mein Mitarbeiter Dr. Hermann Hager u. a. durch Sichtung der Literatur auf biochemischem, histochemischem und elektronenoptischem Gebiet und durch Zusammenstellung der Ergebnisse weitgehend unterstützt. Ohne seine sachkundige Mitarbeit wäre mir eine so weitgehende Bezugnahme auf Arbeiten des Schrifttums nicht möglich gewesen. Für seine uneigennützige, keine Mühe scheuende Unterstützung gebührt ihm mein aufrichtiger Dank.

solcher Veränderungen, deren Eigenart einen Einblick in ihr Wesen gestattet. Mitunter sind es aber auch Eigentümlichkeiten am Interstitium, etwa Abweichungen der resorptiven Vorgänge vom Regelverhalten, welche Prozessen eine besondere Note verleihen, z. B. den familiären Leukodystrophien. In jedem Falle erstrecken sich die Prozeßabläufe im Gegensatz zum Vorgang der Nekrose auf lange Zeiten. Durch die Langsamkeit des Verlaufes und die Beschränkung des Zerfalls auf die nervösen Strukturen sind die Anforderungen, die bezüglich Resorption und Defektdeckung in der Zeit an das interstitielle Gewebe gestellt werden, demnach relativ gering, so daß sie durch das hirneigene Interstitium, d. h. durch die Neuroglia vollständig bewältigt werden können und ein Anreiz zur Aktivierung des an den Gefäßen und Hirnhäuten vertretenen Bindegewebes kaum besteht. Seine Teilnahme an den reparatorischen Vorgängen beschränkt sich somit in der Regel auf die Bildung eines erweiterten adventitiellen Raumes zur Aufnahme der durch die Neuroglia antransportierten und bereits transformierten nervösen Zerfallsstoffe. Damit ist der Ablauf der am zentralnervösen Gewebe sich abspielenden Vorgänge im groben umrissen. Sehr viel weiter läßt sich eine Kennzeichnung der *allen* Degenerationsprozessen gemeinsamen Züge mit den Mitteln der Morphologie auch nicht durchführen. Es wird bei der Darstellung der einzelnen Degenerationsprozesse diese und jene histologische Einzelheit, welche zur Charakterisierung der Natur des Prozesses, bzw. zu seiner Erkennung verwendet werden kann, eine ausführliche Beschreibung und Deutung erfahren. So werden beispielsweise die Ganglienzellveränderung der amaurotischen Idiotie in dem entsprechenden Beitrag, die Veränderungen der Neurofibrillen vom ALZHEIMERschen Typus bei den Involutionsprozessen gebracht werden. Abweichungen vom gewöhnlichen Verlauf reparatorischer Vorgänge finden ihre Darstellung etwa bei den familiären Leukodystrophien.

Der Zweck dieses Abschnittes ist es, das Verständnis für die immer wiederkehrenden und sich in gleicher oder ähnlicher Weise abspielenden Vorgänge zu erleichtern und die Bearbeiter spezieller Kapitel der Verpflichtung zu entheben, im einzelnen darauf zurückzukommen. Erscheinungsweise und Bedeutung der Vorgänge am Parenchym sollen in Kürze dargelegt, die interstitiellen Formelemente und ihre Verhaltensweisen im Zusammenhang mit Tempo und Ausmaß degenerativer Prozesse am Parenchym beschrieben, gewisse Begriffe, wie beispielsweise fixer und mobiler Abbau, dabei erläutert und auf allgemeine Regeln in Form und Ablauf der Defektdeckung hingewiesen werden. Entsprechend sind den andernorts abgehandelten nekrotisierenden Prozessen am Hirngewebe allgemeine Kapitel über elektive Parenchymnekrose, Hirngewebserweichung usw. vorangestellt worden. Ergebnisse biochemischer Forschung werden in der folgenden Darstellung nur so weit berücksichtigt, als sie in direkten Zusammenhang mit den Strukturen des Zentralnervensystems zu bringen sind und zum Verständnis pathomorphologischer Abläufe dienen können. Die Bindung gewisser biochemischer Vorgänge an Nervenzellstrukturen und ihre Verfolgbarkeit in deren verschiedenen Funktionszuständen wird in dem Abriß über die normale Morphologie berührt werden. Dort wird auch das bevorzugte Vorkommen gewisser Wirkstoffe in bestimmten Teilen des Zentralnervensystems Erwähnung finden. Soweit aber bei bestimmten Prozessen wie der WESTPHAL-STRÜMPELL-WILSONschen Krankheit oder dem Brenztraubensäure-Schwachsinn spezifische biochemische Abweichungen eine Rolle in der Pathogenese spielen, ist es Aufgabe der Bearbeiter dieser speziellen Kapitel, sich vom Blickwinkel der morphologischen Pathologie aus mit ihnen auseinanderzusetzen. Bei der gegenwärtigen rapiden Entwicklung biochemischer Forschung mit ihren sich beinahe überstürzenden Ergebnissen ist eine Synthese mit morphologischen Abläufen vielfach erst in der

Ferne sichtbar, und die gegenwärtigen Möglichkeiten sind noch auf eine gegenseitige Hilfsstellung beschränkt. Der Brückenschlag zur Physiologie und klinischen Medizin, deren Methoden zu einem wesentlichen Teil die gleichen wie die des Biochemikers sind, ist natürlich leichter als zur Strukturpathologie, in der die Histochemie eben erst und noch in sehr begrenztem Umfang im Beginn der Entwicklung zuverlässiger Methoden steht. So dürfte es in einem seinem Zweck nach nur der Arbeitserleichterung dienenden allgemein pathologischen Artikel wie hier nicht am Platze sein, ihn in dem Umfang mit biochemischen Daten zu versehen, der in einem Handbuch der allgemeinen Pathologie gerechtfertigt und notwendig wäre. Die Methode der pathologischen Anatomie wird vornehmlich und immer wieder den Bezug zur Struktur suchen müssen. Darauf ist auch in der folgenden Darstellung das Schwergewicht gelegt. Vielfach bietet sich für ein Eindringen in die Natur der Prozesse am Nervensystem gar kein anderer Ausgangspunkt als die Veränderungen an der Struktur, die zur Bestimmung ihrer charakteristischen Merkmale eben erst einmal deskriptiv erfaßt werden müssen. Das mag für das Nervensystem mit seinen komplizierten Bauverhältnissen noch bedeutsamer und öfter der Fall sein als bei anderen Organen. Jedenfalls ist gerade bei den Degenerationsprozessen das, was wir deskriptiv vermitteln können, in nicht wenig Fällen das einzige, was wir sicher darüber wissen. Wenn wir deshalb von den Formveränderungen der Strukturen ausgehen, so tun wir es hier in der gleichen natürlichen Ordnung, wie es bei allen anderen Organen auch geschieht, indem wir das funktionstragende Parenchym, d. h. Nervenzelle und Nervenfaser voranstellen und die Veränderung am Interstitium, d. h. dem gliösen Gewebe und Gefäßmesenchym folgen lassen; als drittes ist die zwischenzellige Substanz mit ihren Ablagerungen und Niederschlagsprodukten zu berücksichtigen.

Soweit das Parenchym betroffen wird, kennt die Pathologie an den *Nervenzellen* nur Formveränderungen, die mit wenigen Ausnahmen sichere Zeichen einer erhöhten Lebenstätigkeit vermissen lassen. Freilich sind wir deshalb noch nicht berechtigt, sie schlechthin als regressiv oder gar degenerativ zu bezeichnen. Wir können z. B. nicht sagen, daß die reversible Ganglienzellschwellung bei Axondurchtrennung ein regressives Merkmal sei; manche Autoren sahen darin von jeher ein aktives Verhalten, eine Auffassung, die durch ultraviolettspektrographische Untersuchungen der Schule von Caspersson bestätigt wird. Die regressive Veränderung beinhaltet eine mindestens vorübergehende, die degenerative aber eine dauernde und progressive biologische Minderwertigkeit, ja den schließlichen Untergang der Zelle. Die biologische Minderwertigkeit ist einer Formveränderung aber oft nicht anzusehen, und sie kann auch nicht immer aus Begleitumständen erschlossen werden. Das gilt besonders bei den Ablagerungen in den Zellen. Es ist zwar leicht zu beobachten, daß gewisse Ablagerungen in den Zellen — beispielsweise von Myoklonuskörperchen oder von argentophilen Substanzen — irreversible Vorgänge darstellen, die schließlich ihren Untergang herbeiführen. Während aber bei den argentophilen Fibrillenverklumpungen die Veränderungen an intracellulären Strukturen darauf hinweisen, daß Bestandteile der Zelle daran mitbeteiligt sind, wissen wir das bei den Myoklonuskörperchen nicht. Die Struktur verrät uns nicht, ob Abweichungen im intracellulären Stoffwechsel an ihrer Entstehung schuld sind oder Störungen der Membranfunktionen mitspielen, wodurch die gleichen extracellulär vorhandenen Stoffe in das Zellinnere hineingelangen. Mit anderen Worten wir sehen hier keine Veränderungen zelleigener Strukturen, die als Kriterien dafür gelten könnten, daß am Organismus der Zelle selbst etwas in Unordnung sei. Nicht weniger schwierig ist die Beurteilung von Ablagerungen lipoider Stoffe, bei denen uns mit einigen Ausnahmen recht wenig bekannt ist, wieweit sie ein Zeichen der Beeinträchtigung des biologischen Wertes der Zelle sind. Wir sehen, daß Ablagerungen von sog. Abnützungspigment (Lipofuscin) in den Nervenzellen monströse Ausmaße erreichen können, ohne daß selbst die empfindlichere spezifisch nervöse Funktion dadurch aufgehoben wird. Über die Rückbildungsfähigkeit von Veränderungen in den Nervenzellen wissen wir mit Ausnahme der obengenannten primären Reizung oder retrograden Zellveränderung und abgesehen von einigen experimentell erzeugten Schwellungszuständen wenig Zuverlässiges. Viel leichter dürfte sich jedenfalls der Nachweis des endgültigen Zellunterganges als der der Rückbildung führen lassen. Dabei wird man aber auch aus einem hochgradig veränderten Formbild nur mit großer Zurückhaltung Schlüsse ziehen dürfen. Daß z. B. eine hochgradig geschrumpfte Nervenzelle dem Untergang verfallen sei, wird man nur annehmen können, wenn im gleichen Präparat eine Anzahl gleichgearteter Zellveränderungen sichere Zeichen der Auflösung darbieten. Mit anderen Worten der einzelnen Zelle kann ihr Lebensschicksal, selbst wenn sie erhebliche Formabweichungen darbietet, oft nicht angesehen werden. Um so mehr wird man sich hüten müssen, jede Abweichung von der Idealgestalt der Nervenzelle gleich als regressiv oder degenerativ zu betrachten. Auch der Erfahrene wird sich hin und wieder noch „normaler" Vergleichsbilder bedienen, um sich von der Variabilität der verschiedenen Proportionen in den verschiedenen Hirnteilen nicht etwas Pathologisches vortäuschen zu lassen. Es gilt bei den Nervenzellen ganz allgemein einen strengen kritischen Maßstab anzulegen, ehe man eine Veränderung als pathologisch bezeichnet, zumal wenn reaktive Erscheinungen von seiten der benachbarten interstitiellen Zellen fehlen. Die Bedingungen, unter denen die verschiedenen Formen pathologischer Nervenzellveränderungen zustande kommen, sind oft schwer zu übersehen und erfordern in jedem Falle eine genaue Analyse, die freilich auch häufig nicht bis zu dem gewünschten Ziele durchzuführen ist. So wird man es auch immer wieder erleben, daß anscheinend gleiche pathologische Verhältnisse einen verschiedenen morphologischen Ausdruck an der Zelle finden. Das will nicht sagen, daß es nicht Verhältnisse gäbe, unter denen die Nervenzelle immer oder in der Mehrzahl der Fälle sich in ganz bestimmter Weise veränderte. Diese „spezifischen" Nervenzellveränderungen stellen aber sicher eine Minderzahl dar, und häufig handelt es sich dabei auch nicht um eine Krankheitsspezifität, sondern nur um den morphologischen Ausdruck einer bestimmten pathogenetischen Konstellation, um pathogenetische Gruppenmerkmale. Man sollte sich auch immer vor Augen halten, daß die ganze Reihe der Ganglienzellveränderungen mit wenig Ausnahmen auch postmortal durchlaufen werden kann und die kennzeichnenden Veränderungen im Falle der Ganglienzellnekrose sich erst an der toten Zelle, wenn auch innerhalb des noch lebenden Organismus abspielen. Will man deshalb eine gewisse Ordnung der Ganglienzellveränderungen vornehmen, so geschieht das vorläufig am besten noch unter Voranstellung deskriptiver Gesichtspunkte, die nicht allzuviel vorwegnehmen.

In der Mehrzahl regressiv sind auch die Veränderungen an den *zentralen Nervenfasern*, die in ihren beiden Bestandteilen, dem Achsenzylinder und der Markscheide ja bekanntlich unter dem trophisch-regulatorischen Einfluß der Nervenzelle stehen und daher in ihrem Bestand von der Unversehrtheit der Ursprungszelle abhängen. Dabei gehört die Markscheide als eine vom ektodermalen interstitiellen Gewebe gebildete Zwischensubstanz strenggenommen gar nicht mehr zum eigentlichen nervösen Parenchym. Wenn der Stoffaustausch des Achsenzylinders über den Zellkörper als dessen direkte Fortsetzung immer noch denkbar ist, neuere Beobachtungen sogar eine cellulofugale Substanzbewegung wahrscheinlich machen, so erfolgt derjenige der Markscheide doch an Ort und Stelle durch die Vermittlung der ansässigen Gliazellen. Was für die

Bewertung der Formabweichungen der Nervenzellen gilt, trifft erst recht für die der Nervenfasern zu. Es gibt eine Anzahl bestimmter Veränderungen, welche uns den Zerfall der Markscheide und des Achsenzylinders anzeigen. Die richtige Beurteilung feinerer Formveränderungen an den Fasern dürfte aber zu den schwierigsten Aufgaben in der Neuropathologie gehören. Im allgemeinen besteht auch hier die Neigung eher zu viel als zu wenig zu sehen. Insbesondere geben Fixierungsartefakte und postmortale Veränderungen, die nach den Untersuchungen von KREINER (1939) degenerativen Erscheinungen sehr ähneln können, zu Fehldeutungen Anlaß. Regenerative Vorgänge kommen zwar an den zentralen Nervenfasern vor, spielen zur Wiederherstellung der Funktion aber keine Rolle; sie sind sogar nicht einmal sehr selten. Und zwar gilt die Regenerationsfähigkeit, wie an der Markfleckenbildung in narbigen Bezirken grauer Substanzen zu beobachten ist, nicht nur für den Achsenzylinder, sondern auch für die Markscheide.

An den Zellen des *interstitiellen Gewebes* treten, wie gesagt, die passiven und regressiven Formveränderungen in ihrer Bedeutung gegenüber reaktiv-progressiven Vorgängen stark in den Hintergrund. Für die Beurteilung regressiver Veränderungen an den normalerweise vorhandenen Gliazellen gelten dieselben allgemeinen Gesichtspunkte wie bei den parenchymatösen; eine gewisse Bedeutung erlangen sie als sog. „Schwellung der Oligodendroglia" und als Clasmatodendrose (Amöboidose) der Astrocyten im Verlauf degenerativer Prozesse in den großen Marklagern. Die Hauptdomäne der letzteren sind jedoch die nekrotisierenden Vorgänge. Viel häufiger kommen in dem hier gezogenen Rahmen Rückbildungserscheinungen an vorher progressiven gliösen Zellformen und an neugebildeten Gliazellen zur Beobachtung, die sowohl als fixe Zellen im Gewebsverband, z. B. in alten Glianarben als auch nach ihrer Loslösung als mobile Formen (Fettkörnchenzellen) bei der Abräumung von Zerfallsstoffen in Massen wieder zugrunde gehen. In dieser reparatorischen Beanspruchung beruht in der Hauptsache die Anteilnahme der gliösen Strukturen am geweblichen Geschehen bei den Degenerationsprozessen. Ist dieses nur reaktive Verhalten des interstitiellen Gewebes bei den Degenerationsprozessen auch die Regel, so kann doch nicht jede primäre Beteiligung im Ursachenbereich der Prozesse in Abrede gestellt werden; z. B. finden die eigenartigen Gliazellformen und auch die mesenchymalen Proliferationen bei der WESTPHAL-STRÜMPELL-WILSONschen Pseudosklerose, die hier ja noch bei den Degenerationsprozessen erscheint, als bloße Reparationsphänomene keine hinreichende Erklärung. Allerdings handelt es sich bei ihnen auch nicht um einen wirklich spezifischen Prozeßausdruck, für den man etwa eine Anlageanomalie des gliösen Interstitiums verantwortlich machen müßte, denn sie können unter anderen sicher cerebro-exogenen Bedingungen auch angetroffen werden. Heute ist es wahrscheinlich, daß wir es mit Reaktionen eines normal angelegten gliösen Gewebes unter besonderen cerebro-exogenen Bedingungen, nämlich serösplasmatischen Gewebsinfiltrationen zu tun haben. Im Gegensatz dazu fehlen uns für das Versagen des gliösen Gewebes in seinen Stoffwechselfunktionen bei den familiären Markerkrankungen solche Hinweise, so daß hier eine anlagemäßige Funktionsanomalie mindestens in Betracht gezogen werden sollte. Und das mesodermale Gewebe? In dieser Hinsicht sei auf die pathologische Altersinvolution des Gehirns hingewiesen. Wenn man nämlich bei einem für so exquisit cerebroendogen gehaltenen Vorgang wie bei der Ablagerung seniler Plaques in den ektodermalen Zwischensubstanzen dieselben Plaquesstoffe primär auch in der Gefäßwand auftreten sieht, so darf der Satz, daß bei den Degenerationsprozessen das mesodermale Gewebe — zunächst ganz abgesehen von der noch umstrittenen Herkunft der HORTEGAschen Gliazellen — primär nicht am Prozeßgeschehen beteiligt sei, eben nicht allzu wörtlich genommen werden.

Die *Zwischensubstanzen* (paraplastischen, metaplastischen Substanzen) ektodermalen Ursprungs sind histologisch nur als Myelin der Markscheide und als emanzipierte Gliafasern in dichten alten Gliosen klar darstellbar und in ihren pathologischen Umwandlungen zu verfolgen, wobei das Myelin wegen seiner biologischen Abhängigkeit vom Achsenzylinder von den Veränderungen am Parenchym nicht trennbar ist. Die Veränderungen an den faserigen Gliastrukturen beschränken sich bei den hier in Betracht gezogenen Prozessen im wesentlichen auf eine Vermehrung derselben mit allmählicher Emanzipation von der vielfach zugrunde gehenden Ursprungszelle; regressive Erscheinungen an ihnen finden sich mehr bei nekrotisierenden Prozessen. Schwierig zu beurteilen sind die Veränderungen an dem elektiv nicht darstellbaren gliösen Reticulum (HELD), dessen Existenz von manchen Seiten überhaupt bestritten wird. Tatsache ist jedenfalls, daß bei gewissen Prozessen in der Grundsubstanz der grauen Gewebe Schwunderscheinungen auftreten, wobei sie ihre homogene Struktur im panoptisch gefärbten Präparat verliert und eine Umwandlung in einen feinporigen Status spongiosus erfährt, für dessen Entstehung und Gestalt ein Ausfall zelliger Gewebsstrukturen allein jedenfalls keine hinreichende Erklärung gibt. Neben diesen regressiven Erscheinungen erfordert die Grundsubstanz ein besonderes Interesse durch die häufigen Ablagerungen verschiedenartiger Stoffe, wie der senilen Plaques, der Corpora amylacea, kolloider Substanzen usw.

Wenn wir im folgenden den Veränderungen an den parenchymatösen Strukturen, insbesondere den Nervenzellen einen ziemlich breiten Raum gegeben haben, so soll das nicht heißen, daß wir die Bedeutung der Ganglienzellpathologie überschätzten. Es ist aber klar, daß gerade die Degenerationsprozesse ohne die Kenntnis der Veränderungen an den nervösen Einheiten nicht verstanden werden können; deshalb haben wir auch ihre normale Anatomie und die Veränderungen der Mikrostrukturen bei gewissen Funktionszuständen etwas ausführlicher abgehandelt. Wir sind außerdem überzeugt, daß, wenn die Neuronenpathologie mit ihren seitherigen Mitteln auch etwas ausgeschöpft erscheint, die rapide Entwicklung der Kenntnisse zellchemischer Vorgänge und deren Bindungen an gewisse Strukturen sowie die zunehmende Vertrautheit mit den Maßstäben elektronenoptischer Methoden neue Ansätze für die pathologische Morphologie finden läßt. Wir haben uns bei unserer Darstellung zudem von der Vorstellung leiten lassen, daß das vornehmlich von neuropathologischer Seite bearbeitete Gebiet der Nervenzellveränderungen vielen Fachpathologen etwas ferner liegt. Auch möchten wir den Leser in den Stand setzen, die unendlich vielen Arbeiten, die sich in den vergangenen Jahrzehnten bei den allerverschiedensten Krankheitszuständen mit der Pathologie der Ganglienzellen befaßt haben, nicht nur zu verstehen, sondern auch ihrem Wert nach zu beurteilen und gegebenenfalls eine Verbindung anderer mit eigenen Befunden herzustellen.

B. Nervenzellen.

a) Zur normalen Morphologie und Biologie der Nervenzellen.

Die Beurteilung pathologisch-anatomischer Veränderungen an den Nervenzellen hat schon wegen der von Haus aus großen gestaltlichen Verschiedenheit dieser Zellen ihre Schwierigkeiten. Zum anderen wird die Beurteilung aber auch häufig durch kadaveröse und bei der histologischen Präparierung eingetretene Veränderungen erschwert. Eine weitere Komplikation bildet die Verschiedenartigkeit der angewandten histologischen Methoden, deren Ergiebigkeit für die Pathologie vielfach von der Elektivität und Regelmäßigkeit abhängt, mit der einzelne Strukturen zur Darstellung gebracht werden.

An den Nervenzellen kann ja mittels histologischer Methoden eine große Zahl von Einzelstrukturen veranschaulicht werden. Das sind — um beim Zellplasma zu beginnen — die NISSL-Substanz, auch Chromidial- oder chromatophile Substanz genannt, die als Neurosomen und Mitochondrien bekannten Organellen, lipoide, melanotische und andere Pigmente, die Neurofibrillen, der GOLGI-Apparat, die sog. HOLMGRENschen Kanäle und schließlich pericelluläre Strukturen. Fast über jede dieser Strukturen ist eine eigene Literatur entstanden. Ähnliches gilt vom Kern der Ganglienzellen und seinen Beziehungen zum Zellplasma. Auf alle Einzelheiten dieser Dinge und die damit zusammenhängenden strittigen anatomischen Fragen kann hier nicht eingegangen werden. Ältere zusammenfassende Darstellungen berufener Autoren finden sich im MÖLLENDORFFschen Handbuch der mikroskopischen Anatomie (1928) und im Handbuch der Neurologie von BUMKE und FOERSTER (1935), wo nicht nur die Bauverhältnisse der Zellen und Fasern, sondern auch der architektonische Aufbau der Rinde und der grauen Kerne, ihre gegenseitigen Verbindungen, der Verlauf der Faserbahnen u. a. m. eingehende Darlegungen erfahren haben. Einen kurzen Überblick über den Stand anatomischen Wissens von der Nervenzelle gibt der Artikel von COWDRY im 1. Band von PENFIELDs Cytology and cellular pathology of the nervous system (1932); ferner haben SPIELMEYER in einem Lehrbuch der allgemeinen Histopathologie (1922) und A. JAKOB (Handbuch der Psychiatrie von ASCHAFFENBURG 1927) die für den Pathologen wichtigsten histologischen Daten zusammengestellt. Von noch älteren Nachschlagewerken seien hier nur die Darstellungen von OBERSTEINER (1912) und MARINESCO (1909) genannt. Eindringlich sei schließlich auf das Lebenswerk von RAMON Y CAJAL hingewiesen.

So eingehend die einzelnen Strukturen der Ganglienzelle studiert worden sind und so bewundernswert die Feststellungen sind, welche bereits von den älteren Autoren mit den Methoden der histologischen Färbetechnik im experimentellen Vorgehen bezüglich ihrer Beziehungen zu bestimmten Funktionszuständen getroffen worden sind, so hat doch erst die Anwendung spektrographischer und anderer physikalisch-chemischer und biochemischer Verfahren tiefere Einsichten in ihre Stellung in Leben und Funktion der Zelle vermittelt. Freilich sind wir auch da noch weit davon entfernt, die geschlossene Kette der ineinandergreifenden Stoffwechselprozesse und ihre Bindung an Zellstrukturen zu übersehen, obwohl die Elektronenmikroskopie ihrerseits wieder wertvolle Aufschlüsse über Strukturen bis zu molekularen Größenbereichen an den Zellorganellen und von nervösen Formationen beispielsweise an der Markscheide erbracht hat. Deshalb muß ihre gegenseitige Inbeziehungsetzung unter pathologischen Verhältnissen noch recht problematisch bleiben. Die Methoden ihrer Darstellung für die Zwecke der pathologischen Anatomie sind zudem vielfach noch zu wenig zuverlässig. So muß auf das ideale Ziel, bei krankhaften Zuständen alle Strukturelemente zu berücksichtigen und aus allen Teilveränderungen ein Gesamtbild des pathologischen Status zu formen, vorderhand noch verzichtet werden. Aus dem Stand der Technik ergibt sich von selbst eine Beschränkung auf die einigermaßen zuverlässig darstellbaren Strukturen, und das sind neben dem Kern mit seinen Bestandteilen die plasmatischen Gebilde der NISSL-Substanz, die Fibrillen, die lipoiden Einlagerungen und die Pigmente. Über diese in der speziellen Pathologie immer wieder berührten Strukturen mögen hier einige Bemerkungen folgen; die anderen, welche eine künftige Bedeutung für die Histopathologie erst erhoffen lassen, können daneben freilich nicht unberührt bleiben.

Zellmembran. Ein endgültiges Bild vom Baugefüge der lebenden Nervenzelle ist heute noch nicht gewonnen, wenn auch neuere Methoden, wie Zentrifugieren, Anwendung hoher Drucke, Lebendbeobachtung, Supravitalfärbung und Verwendung mancher histochemischer Methoden gewisse Aufschlüsse gegeben haben. Die Existenz einer Zellmembran (Plasmalemma) hat für die Nervenzelle bisher histologisch nicht sichergestellt werden können. Zwar glaubte SCHARF (1952) ähnlich wie schon CAJAL und später COWDRY (1932) mit besonderen Methoden an Ganglienzellen eine morphologisch faßbare Grenzmembran dargestellt zu haben, die von letzterem im Anschluß an DU NOUYS als monomolekulare Lage von Protein oder Lipoid angesprochen wurde. Doch war die Zellmembran lange Zeit ein Begriff, der mehr von physiologischer Seite aus kolloidchemischen und elektrophysiologischen Tatsachen erschlossen wurde (SHERRINGTON, BETHE). Ihre tatsächliche Existenz geht unter anderem aus der gerichteten Permeabilität und dem Ablauf der elektrophysiologisch kontrollierbaren Reizübertragung auf der Zelloberfläche (JUNG 1953 u. a.) hervor. Es mußte angenommen werden, daß für ihren Aufbau aus makromolekularen Filmen ähnliche Prinzipien gelten wie für die Membranen anderer tierischer Zellgattungen. Erst im Rahmen jüngster elektronenmikroskopischer Untersuchungen wurde eine Doppelmembran von 10 mμ Dicke an der Nervenzelloberfläche nachgewiesen (YOUNG 1956), und es wurde wahrscheinlich gemacht, daß als Bauprinzip tierischer Zellmembranen globuläre Teilchen zu betrachten sind, die sich flächenhaft miteinander vereinigen und mehrschichtige Folien aufbauen. Dabei dürften neben Lipoiden Lipoproteide eine wesentliche Rolle spielen (BAIRATI und LEHMANN 1953, LEHMANN 1955). Nach den Vorstellungen FREY-WYSSLINGS (1955) können hydrationsbedingte Veränderungen der Kugelgröße zum Weiterwerden der interglobulären Poren und damit zur Änderung der Durchlässigkeitsbedingungen führen. Er bezeichnet die Membran als dynamisches Schleusensieb, dessen Funktion die ständige Zufuhr von Energie notwendig macht. Auf experimentellem Wege gewonnene Anschauungen über die Funktionsweise der Bluthirnschranke (SPATZ, BECKER und QUADBECK 1952) machen es ziemlich gewiß, daß im Zentralnervensystem der Stoffaustausch zwischen Blut und Gewebe vornehmlich durch die Capillarwände geregelt ist, damit wenigstens eine gewisse Vorwahl der Stoffe stattfindet, die bei anderen Organen in diesem Grade nicht existiert, wo diese Funktion überwiegend durch die Membranen der Zellen wahrgenommen wird. Es ist denkbar, daß die Membran der Nervenzelle auf Grund einer einseitigen funktionellen Differenzierung diese Aufgabe nur unvollständig erfüllen kann.

Membran des Nervenzellkerns. Im Gegensatz zum Plasmalemma ist eine Membran des Nervenzellkerns färberisch klar darstellbar und durch Verschiedenheit der Lichtbrechung auch bereits in der lebenden Zelle erkennbar. Mit der Struktur der Kernmembran der Nervenzelle, wie sie im elektronenoptischen Bild erscheint, haben sich neben HARTMANN (1953) in jüngster Zeit DAWSON und WYBURN (1955) eingehender beschäftigt. Ihre durchschnittliche Dicke schwankt zwischen 600 und 1000 Å. Sie setzt sich aus mehreren Schichten zusammen, die einen Abstand von 100—150 Å haben. An Tangentialschnitten waren scheibenartige Verdichtungen von etwa 850 Å Durchmesser feststellbar, die sich in großer Zahl und in unregelmäßigem Abstand in die gesamte Membran eingelagert fanden. Sie zeigten eine dunkle Rinde, eine hellere Zwischenschicht und ein dunkles Zentrum. Eingehendere Untersuchungen ergaben, daß es sich bei diesen Verdichtungen offenbar um eine Begrenzung handelt, die einen zentralen Kanal umgibt, durch den Substanzen aus dem Kern austreten können. Auch FERNANDEZ-MORÁN, PALAY und PALADE (1955), sowie ROIZIN und DMOCHOWSKI (1956) haben die Existenz von Fenestrierungen in der Kernmembran der Nervenzellen elektronenoptisch wahrscheinlich gemacht. Es wird angenommen, daß diese Poren, bei denen es sich um vitale Strukturen handeln dürfte, die Permeabilität der Kernmembran regeln, die ja sicher nicht nur eine einfache osmotische

Barriere darstellt. Darauf weisen vor allem auch morphologische und spektrographische Beobachtungen über den Austritt von Substanzen aus dem Kern hin (s. S. 52).

Der Kern erscheint, wie schon FLEMMING (1892) hervorhob und durch eine Fülle von Untersuchungen immer wieder bestätigt wurde, im lebensfrischen, unfixierten Zustand als optisch leeres Bläschen, in dem höchstens der Nucleolus erkennbar ist. Das hat sogar dazu geführt, den Inhalt des Zellkerns als strukturloses Sol und die Kernstrukturen als im Grunde bedeutungslose Artefakte zu betrachten (u. a. PISCHINGER 1937). Daß dies nicht zutrifft, konnte ZEIGER (1938) darlegen, dem es gelang, am lebenden Zellkern im sauren Medium reversible und immer wieder reproduzierbare Strukturen zu beobachten. Diese Feststellungen sprechen dafür, daß die *Chromosomen* sich im lebenden Nucleus im Zustand stark gequollener Gelkörper befinden. Der Vitalzustand des Kernes scheint äußerst labil und leicht beeinflußbar zu sein, so daß schon geringe, meist präparatorisch gar nicht vermeidbare Alterationen zur merklichen Änderung des Kernbildes führen können (BELAR). Strukturen werden im Lichtmikroskop erst sichtbar, wenn der Kern mit elektrolythaltigen Lösungen in Berührung kommt. Nach den experimentellen Beobachtungen von RIS und MIRSKY (1949) sowie von ALTMANN und GRUNDMANN (1955) sind es die desoxyribonucleinsäurehaltigen Nucleohistone (s. unten), die in erster Linie für solche Quellungs- und Entquellungserscheinungen verantwortlich sind. Diese Wasserverschiebungen sind nicht an den Lebendzustand der Zelle gebunden, sondern laufen noch mehrere Stunden nach dem Tode in grundsätzlich gleicher Weise ab.

Nucleolus. Ein großer Nucleolus, an dem sich eine basophile Außenschicht und ein oxychromatisches Zentrum unterscheiden läßt, ist für die Nervenzelle charakteristisch. Nur in den Körnerzellen des Kleinhirns sind Nucleolen nicht ohne weiteres feststellbar. Neuerdings jedoch hat BEHEIM-SCHWARZBACH (1955) in diesen Kernen nucleolenähnliche Gebilde beschrieben. Der Nucleolus entsteht als Organelle des metamitotischen Kerns erst bei der Umwandlung von Neuroblasten in Nervenzellen, aber noch vor dem Auftreten der NISSL-Substanz. Er baut sich nach der Untersuchung von CASPERSSON fast ganz aus niedermolekularem Eiweiß vom Histontyp auf und enthält daneben noch reichlich Ribosenucleotide. Feulgenpositive Nucleotide finden sich nur in den sog. *Randkörperchen* (Polkörperchen NISSLs). In den menschlichen Nervenzellen liegen diese Randkörperchen nach Beobachtungen OLZEWSKIs (1954) entweder dicht unter der äußeren Begrenzung des Kernkörperchens oder sie überragen es in Gestalt kleiner Höcker. Ihre Zahl und Anordnung soll bei den verschiedenen Nervenzellarten differieren. Als weitere Struktur finden sich in den Kernkörperchen der Nervenzellen regelmäßig eine oder mehrere *Vacuolen.* Diese oft stark lichtbrechenden Gebilde wurden von einer Reihe älterer Autoren (NISSL, CAJAL, MARINESCO, RHODE) und von SAGUCHI (1928) beschrieben, SPIELMEYER nannte sie Kristalloide. HÖPKER (1953) konnte sie phasenkontrastoptisch beobachten und glaubte ihre Herkunft aus einem von ihm beschriebenen Innenkörperchen ableiten zu können. Die Bedeutung dieser Vacuolen ist auch heute noch umstritten (C. und O. VOGT 1947, HÖPKER). Über die Feinstruktur des Nervenzellnucleolus im elektronenmikroskopischen Bereich ist noch relativ wenig bekannt; es wurde über mit granulären Gebilden verbundene feine Filamente berichtet (YOUNG 1956). Seit langem bekannt (RHODE, CAJAL, MARINESCO) und durch Untersuchungen OLZEWSKIs (1954) an menschlichen Nervenzellen aufs neue bestätigt ist das gelegentliche Vorkommen von mehreren (2—4) Nucleolen (Nebennucleolen SAGUCHIs) in einem Kern.

Von BARR, BERTRAM und LINDSAY wurde in den Nervenzellkernen weiblicher Säugetiere ein meist neben dem Nucleolus gelagerter Chromatinkörper von etwa

$1\,\mu$ Durchmesser, der „*Nucleolarsatellit*", beschrieben (Abb. 1a). Das Gebilde ist bei männlichen Tieren selten groß genug, um identifiziert zu werden (MOORE und BARR 1953). Es färbt sich mit basischen Anilinfarben ebenso intensiv wie der Nucleolus und ist feulgenpositiv. Beim Menschen wurde dieses Körperchen in sympathischen Ganglienzellen und in PURKINJE-Zellen festgestellt, und zwar war es auch bei männlichen Individuen auffindbar, jedoch bedeutend kleiner. Man nannte es, da es offensichtlich ein Geschlechtsmerkmal darstellt, „sex-

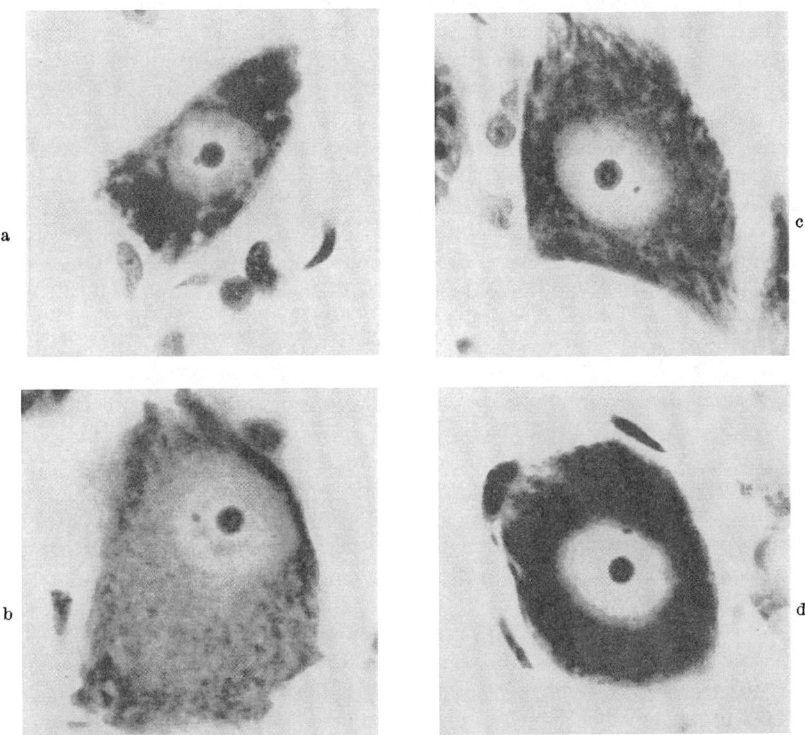

Abb. 1a—d. Nervenzellen aus dem Hypoglossuskern einer weiblichen Katze. a Der Nucleolarsatellit („Sexchromatin") liegt dem Kernkörperchen an. b 10 Tage nach Axondurchtrennung. Der Nucleolarsatellit findet sich frei im Kernsaft. c 31 Tage nach Axondurchtrennung. Der Satellit ist auf der Wanderung zur Kernmembran und liegt frei im Kernraum. d 121 Tage nach Axondurchtrennung. Der Satellit liegt der Kernmembran an. (Aus CROUCH und BARR 1954.)

chromatin". Diese Struktur entsteht nach allgemeiner Auffassung durch Zusammenlagerung von heterochromatischen Anteilen der beiden X-Chromosomen in der intermitotischen Kernphase. Bei manchen Säugetiergattungen, wie Rodentiern (BARR) und bei Drosophila (TH. LÜERS) fand sich kein Geschlechtsunterschied in der Größe des regelmäßig in den Nervenzellen vorhandenen Körperchens. Auch in anderen Körperzellen, z. B. in Gliazellen wurde es gefunden. Dieser Nucleolarsatellit wurde als Geschlechtschromatin gedeutet und eine Beziehung zum X-Chromosom angenommen (BARR und BERTRAM). Sein Verhalten während der Axonreaktion wurde neuerdings von CROUCH und BARR (1954) studiert. Der Satellit wandert dabei zur Kernmembran und vergrößert sich deutlich (Abb. 1b). In der Erholungsphase kehrt er wieder in die Normallage zurück.

Die Regelmäßigkeit, mit der die jeweilige Gestalt der *Chromatinanordnung* im Kern verschiedener Ganglienzelltypen, z. B. einer großen motorischen

Ganglienzelle und einer Körnerzelle des Kleinhirns, histologisch immer in gleicher Weise dargestellt wird, zwang ja die Morphologie, eine bestimmte stoffliche Differenzierung des Kerninnern anzunehmen. Um zu Feststellungen über die physikalischen Eigenschaften von Zellbestandteilen zu gelangen, hat man sich mit Vorteil der Zentrifuge bedient. Erstmals wurde sie von Arndt (1903) sowie von Ingvar (1923) für die Nervenzelle angewandt. Eindeutigere Resultate vermochte man später mit der Ultrazentrifugierung zu erzielen. So konnten Beams und King (1935) damit ermitteln, daß zwar der Kern seine Lage in der Nervenzelle nicht verändert, daß aber neben dem Nucleolus auch das Kernchromatin der Zentrifugalkraft folgt. In Übereinstimmung damit schloß de Renyi (1931) aus seinen Mikrodissektionsexperimenten an lebenden Kaltblüternervenzellen, daß die Viscosität des Nervenzellkerns in ähnlicher Größenordnung liegt wie die des umgebenden Cytoplasmas. Der *Chromatingehalt* der Kerne einzelner Nervenzellgattungen ist außerordentlich verschieden, als Extreme sind hier wieder die chromatinreichen Kerne der Körnerzellen der Kleinhirnrinde und etwa die Kerne der großen motorischen Zellen zu nennen. Die relative Chromatinarmut der großen Kerne der somatochromen Nervenzellen beruht, wie Altmann (1952) meint, vornehmlich auf einer stärkeren „Entfaltung" der den Kern aufbauenden Chromosomen, so daß nur noch die kräftig spiralisierten heterochromatischen Bereiche des chromosomalen Kerngerüstes als verstreute, deutlich feulgenpositive Körnchen sichtbar sind, während die übrigen stärker aufgelockerten euchromatischen Abschnitte keine eindeutige Feulgen-Reaktion geben. Bezogen auf das gesamte Kernvolumen braucht deshalb der Nucleinsäuregehalt nicht wesentlich geringer zu sein als bei kleinkernigen Ganglienzellen. Altmann nimmt an, daß hyperchromatische Zustände bei Ganglienzellen lediglich durch eine Zusammendrängung des vorher fein verteilten feulgenpositiven Materials um den Nucleolus bedingt sein können, die durch Retraktion des Kerngerüstes von der Membran entsteht. Die Stoffwechselprozesse des Kernes scheinen grundsätzlich innerhalb der Chromosomen abzulaufen.

Bedeutung des Kernes für die Bildung cytoplasmatischer Strukturen. Über Bewegungen des Kernchromatins und seine Bedeutung für die Bildung cytoplasmatischer Strukturen gibt es bereits eine Reihe ausgezeichneter älterer Beobachtungen. Anhäufungen an der Kernkapsel, vor allem aber das Erscheinen basophiler Substanzen an deren Außenseite, die als sichel- oder kappenförmige Auflagerungen sichtbar werden oder auch nur wie basophile Kernmembranfalten aussehen, hatten bereits Holmgren und später Spatz (1923) veranlaßt, darin den Ausdruck eines Stoffaustausches zwischen Karyo- und Cytoplasma zu sehen. Eingehend untersucht worden sind diese Vorgänge vor allem von Saguchi (1930). Er kam auf Grund eingehender cytologischer Studien an Nervenzellen verschiedener Tierarten zu der Vorstellung, daß eine schwach oxyphile Substanz aus dem Nucleolus hervorgeht (Nucleonephelium), die Kernmembran erreicht und durch sie als Cytonephelium in das Cytoplasma austritt. Er leitete von den in Nachbarschaft des Kernes gelagerten Substanzen die Nissl-Schollen ab. Das Austreten der Substanz aus dem Kern wurde auch von Saguchi als Zeichen einer Einflußmahme desselben auf den stofflichen und strukturellen Zustand des Cytoplasmas aufgefaßt, eine Deutung, die den neueren Konzeptionen über diese „Kernmembrannucleotide" (Hydén und Mitarbeiter) weitgehend entspricht. Die alten Beobachtungen von Holmgren (1899), Kreibich (1916) und Saguchi, daß in den Nervenzellen das Kerngerüst als Leitstruktur für die Nucleolarsubstanz dient, fanden in neuerer Zeit durch Befunde Altmanns (1952) über Eigentümlichkeiten des nuclearen Formwechsels der Nervenzellen eine Ergänzung. Anknüpfend an cytologische Beobachtungen über einen „Extrusionsmechanismus" an den Kernen von Leber- und Pankreaszellen stellte er fest, daß auch bei Nervenzellen die Kernmembrannucleotide durch einen unmittelbaren Übertritt von vorher im Nucleolarraum angesammelten Chromosomenprodukten entstehen, daß vorgebildete Leitbahnen innerhalb des Kernes den Transport der Nucleolarsubstanzen besorgen und daß dabei und bei deren Durchschleusen durch die Kernmembran wahrscheinlich Kontraktionen und Zustandsänderungen der Ruhekernchromosomen wirksam sind. Die Kernmembran wird an dieser Seite eingezogen, und es kommt zu einem Übertritt der Nucleolarsubstanzen ins Cytoplasma. In der gefalteten Kernmembran entsteht dabei eine chromatinumzogene Öffnung, die schon HOLMGREN beobachtet zu haben glaubte. Die Vorstellungen ALTMANNS wurden neuerdings durch phasenkontrastmikroskopische Lebendbeobachtungen verschiedener Zellarten an Deckglaskulturen bestätigt (R. LETTRÉ 1955).

Nucleäre Entstehung der NISSL-Substanz. Mancherlei ältere Beobachtungen in der Ganglienzellpathologie, wie die perinucleäre Neubildung der chromatophilen Substanz in der Reparationsphase bei primärer Reizung (s. unten) konnten schon damals im Sinne der nucleären Entstehung der NISSL-Substanz gewertet werden. Für die Herkunft der NISSL-Substanz aus dem Kernchromatin sprachen auch Ergebnisse mancher chemischen Untersuchungen. So ergaben seinerzeit die Feststellungen von MÜHLMANN und POPOWA (1929), daß sie außer Neuroglobulin und einem Aldehyd ein lösliches und ein unlösliches Nuclein enthalten. Auch SCOTT (1899), HELD und M. HEIDENHAIN (1911) hatten die NISSL-Substanz zu den Nucleoproteiden gerechnet. Das verschiedene färberische Verhalten von NISSL-Substanz und Kernauflagerungen bei der Fuchsin- und Lichtgrünfärbung erlaubte aber nicht, auf die Identität beider zu schließen und die Basophilie der Kernauflagerungen als Beweis für die nucleäre Entstehung der NISSL-Substanz heranzuziehen.

Homolog mit den NISSLschen Schollen ist in stofflicher Hinsicht das basophile Material, welches in den Zellen von parenchymatösen, vor allem drüsigen Organen unter anderem auch in Plasmazellen, elektronenmikroskopisch in lamellärer, oft geschichteter Form zu beobachten ist (DALTON und FELIX 1955, SJÖSTRAND 1955, CLAUDE 1955). Dafür kam in letzter Zeit die von GARNIER (1897), BOUIN und BOUIN (1899) geprägte Bezeichnung „Ergastoplasma" immer mehr in Gebrauch und wurde verschiedentlich (DE ROBERTIS 1954) auch auf die NISSL-Substanz der Nervenzelle angewendet.

In einer Zeit, wo das Problem der von Fixierung und Färbevorgang herrührenden Artefakte vielfach zu weitgehendem Skeptizismus führte, wurden die NISSL-Schollen mancherseits gar nicht als präformierte Strukturen angesehen. Zwar hatten STÖHR (1913) und WEIMANN (1925) durch Photographie mit ultraviolettem Licht in frischen Nervenzellen Strukturen nachweisen können, die in Form und Anordnung den NISSL-Schollen glichen. Allerdings sind hier, worauf BIELSCHOWSKY (1928) hinwies, postmortale Gerinnungsvorgänge nicht ganz auszuschließen. MARINESCO (1911) hatte nämlich bei ultramikroskopischen Untersuchungen zunächst nur gleichmäßig verteilte Körnchen im Zellplasma gesehen und das Auftreten von NISSL-Schollen erst bei Hinzutritt eiweißfällender Stoffe; und auch DE MOULIN war bei gleichzeitiger Fixierung und Färbung lebensfrischer Zellen zu ähnlichen Ergebnissen gekommen. BEAMS und KING wiesen jedoch an frischen Zellen nach, daß auch die NISSL-Substanz der Zentrifugalkraft folgt. Auch BENSLEY und GERSH hatten auf Grund von mit dem Gefriertrocknungsverfahren erzielten Ergebnissen angenommen, daß die NISSL-Substanz kein Fixierungsartefakt sei und in ihrer Anordnung vitalen Verhältnissen entspreche. Wenn man auch die Form und Verteilung der NISSL-Schollen im fixierten Präparat nicht als naturgetreues Bild der wirklichen Verhältnisse ansprechen kann, so erkannte man doch in neuerer Zeit, daß nicht wenige Gelkörper der lebenden Zelle relativ stabil sind, d. h. durch Fixierung und Färbung nicht völlig entstellt werden. Insbesondere überstehen hochmolekulare Proteine und Nucleinsäuren diese Prozeduren relativ gut. Diese Stoffe — darauf wird später noch einzugehen sein —, die als Strukturbildner gerade in der Nervenzelle eine wichtige Rolle spielen, konnten auch auf unfixierten trockengefrorenen Schnitten mit Hilfe von Röntgenmikroradiographie und fermentativen Digerierungsverfahren in typischer Lokalisation nachgewiesen werden (HYDÉN und Mitarbeiter). Desoxyribonucleinsäuren, Ribonucleinsäuren (BRACHET und JEENER 1950), sowie tyrosinhaltige Proteine (POLLISTER und RIS 1943) sind in Gewebsschnitten mit verschiedenen Methoden einwandfrei erfaßbar. Ihre Bedeutung als Strukturbildner konnte durch den negativen Ausfall der Nachweisergebnisse an Schnitten, aus denen mittels geeigneter fermentativer (Ribonuclease) oder chemischer Vorbehandlung die betreffenden Stoffe herausgelöst wurden, nachgeprüft und erhärtet werden (HARBERS und NEUMANN 1955). Gänzlich vermeiden läßt sich die Extraktion von Pentosenucleotiden allerdings nur bei Fixierung durch Gefriertrocknung, was für quantitative physikalische und färberische Bestimmungsversuche (Gallocyanin-Chromalaunmethode von EINARSON 1932, LORENTZEN 1946) zu beachten ist. Diese Untersuchungen beweisen, daß die Reaktion auf Fixierungsflüssigkeiten und die Färbbarkeit von chemischen und physikalischen Eigenschaften einer Reihe von makromolekularen Bausteinen der Zelle abhängig ist (LEHMANN 1952).

Was speziell die Kenntnis der Wirkung der mikrotechnischen Behandlung auf die stoffliche Zusammensetzung des Gewebes betrifft, so haben neuerdings wieder SANDRITTER und HARTLEIB (1955) nach Formalinfixierung und Paraffineinbettung keinen mit quantitativen Methoden faßbaren Nucleinsäureverlust feststellen können, was mit den Ergebnissen von SIBATINI und FUKUDA (1953) übereinstimmt. Auch MOBERGER (1954) konnte keine sich in Änderung der Röntgenabsorption manifestierende Reduktion des Trockengewichts von formalinfixiertem gegenüber trockengefrorenem Gewebsmaterial feststellen. Dagegen dürften, wie HARBERS und NEUMANN zeigen konnten, säurehaltige Fixationsmittel bei längerer Einwirkung und höherer Temperatur zur Lösung von nicht unbeträchtlichen Ribonucleotidmengen führen. Desoxyribonucleinsäuren scheinen jedoch nicht so leicht hydrolysierbar zu sein. Zusätzlich ist nach Fixierung mit sauren Gemischen gemäß Befunden von SYLVEN (1951), KAUFMANN, MCDONALD, H. GAY, K. WILSON, R. WYMAN und N. OKUDA (1948) auch noch mit einem, wenn auch geringen, Proteinverlust zu rechnen.

Elektronenmikroskopische Untersuchungen der NISSL-*Schollen* (HAGUENAU und BERNHARD 1953) ergaben eine Zusammensetzung aus feinen Körnchen in der Größenordnung von 70—140 Å, erbrachten aber sonst keine neuen Struktureigentümlichkeiten. DAWSON und WYBURN (1955) sahen ebenfalls als Grundstruktur dichtgepackte, feinste Granula in der Größenordnung von 50—200 Å. Über ähnliche Beobachtungen berichten PALAY und PALADE (1953—1955), DE ROBERTIS (1954) und FERNANDEZ-MORÁN (1955). VENTRA (1955) hat jüngst unter anderem an PURKINJE-Zellen der Ratte eine besondere gestaltliche Organisation der Plasmaribosenucleotide beschrieben. Es handelt sich um in verschiedener Richtung orientierte Lamellen, die aus Doppelmembranen von 70—80 Å Dicke bestehen. Sie sind von körnigen Gebilden von 100—150 Å Durchmesser besetzt und lösen sich in der Peripherie des Zellkörpers in ein recht loses Netzwerk oder in einzelne Schläuche auf. Die Granula werden den sog. Mikrosomen zugerechnet, welche aus Leber- und anderen Körperzellen isoliert wurden (YOUNG 1956). Die Untersucher möchten diese Bildungen den besonders in sekretorisch tätigen Zellen nachgewiesenen Ergastoplasmastrukturen (vgl. S. 53) gleichsetzen. Auch ROIZIN und DMOCHOWSKI (1956) haben neuerdings in Nervenzellen des Meerschweinchenrückenmarks solche Anordnungen innerhalb der NISSL-Substanz festgestellt.

NISSL hat das Ganglienzellbild, das seine Methode liefert, weislich ein *Äquivalentbild* genannt. Schon der Umstand, daß es in immer gleicher Form erscheint, berechtigt, aus Abweichungen bestimmte Schlüsse zu ziehen. Denn man wird gerade auf Grund der neueren Untersuchungen annehmen dürfen, daß je nach Größe und Dichte der NISSL-Schollen mehr oder weniger Bildungsmaterial an Ort und Stelle vorhanden ist, bzw. daß es fehlt oder irgendwie verändert ist, wenn in pathologischen Zuständen gar keine NISSL-Schollen mehr darstellbar sind. Wenn intra vitam eine Verarmung der Zelle an Ribosenucleotiden eintritt, dann kommt es schließlich zu einer Auflösung der gröberen Schollen und zu einer feinen Verteilung der sich schwächer anfärbenden Tigroidsubstanz über den ganzen Plasmaleib (Tigrolyse). Bei Wiederanreicherung dieser Nucleotide bilden sich in der Regel wieder schollige Strukturen. Das Auftreten scholliger Anhäufungen ist also offenbar an einen gewissen Mindestgehalt an Ribosenucleotiden gebunden. Die „Affinität homologer Elemente“ (LEHMANN 1945, 1947), ein immer wieder zu findendes biologisches Phänomen, das in dem Bestreben zur Zusammenlagerung stofflicher und struktureller Einheiten von gleicher Funktion zum Ausdruck kommt, dürfte wohl auch der Bildung der scholligen Zustandsform von Ribosenucleotiden zugrunde liegen (ALTMANN 1955). Das geht auch aus den Untersuchungen über *strukturelle und stoffliche Veränderungen bei starker funktioneller Inanspruchnahme* durch adäquate Stimulation des Neurons hervor. Die dabei zu beobachtende Auflösung der NISSL-Substanz, von MARINESCO als Chromatolyse, von LENHOSSEK als Tigrolyse bezeichnet, wurde von MANN (1894), NISSL (1896) und PICK (1898) eingehend unter verschiedenen Versuchsbedingungen studiert, und ihre Wiederherstellung schon damals dahin gedeutet, daß sie gewissermaßen als Speicher für spezifische Energie dient. Gleichsinnige Untersuchungen von HODGE (1894), LUGARO (1895), PUGNAT (1898), v. DURME (1900), HOLMES (1903), CARLSON (1903), BAST und BLOEMENDAL (1927), DOLLEY (1909, 1911, 1913, 1914), neuerdings auch von EINARSON und KROGH (1955) bei Aplysia unter Anwendung der Gallocyanin-Chromalaunmethode führten im wesentlichen zu den nämlichen Ergebnissen (vgl. auch S. 58). Schon bei den älteren Autoren bildeten demnach die Beziehungen zwischen Kern und Zellplasma, insbesondere Herkunft und Bedeutung der NISSL-Substanz ein zentrales Problem, das mit den damals zur Verfügung stehenden Mitteln bereits in erstaunlichem Umfang beantwortet worden war.

Funktion des Zellkerns und seine Stellung im Nucleotid- und Eiweißstoffwechsel. Eine Bestätigung der vorerwähnten Auffassungen mit ganz anderer Methodik und eine tiefere Einsicht in die chemische Natur dieser morphologisch bereits weitgehend festgelegten Verhältnisse, insbesondere in die Funktion des Zellkerns und seine Stellung im Nucleotid- und Eiweißstoffwechsel brachten in neuerer Zeit die Untersuchungen von CASPERSSON und seiner Schule, die in der These gipfeln, daß der Nucleolus das Stoffwechselzentrum der Zelle sei. Die von CASPERSSON entwickelte Methode stützt sich auf das typische spektrographische Verhalten von Purin- und Pyrimidinbasen und bestimmten Aminosäuren im ultravioletten Licht (kräftige, durch die konjugierte Doppelbindung der Pyridinkomponente der Nucleinsäuren bedingte Absorption bei 2600 und 2800 Å (Abb. 2a). Während die Methode für den Nucleinsäuregehalt der Nervenzellen zufriedenstellende Werte zu liefern scheint, kann der Eiweißgehalt auf der Basis der Aminosäurenextinktion nur annähernd berechnet werden (HYDÉN). Eine ergänzende Bestimmungsmethode für Lipoide, Pentosenucleoproteide und die übrigen Eiweißstoffe der Nervenzelle wurde von BRATTGÅRD und HYDÉN ausgearbeitet, die im wesentlichen auf dem Prinzip einer Massenbestimmung von Zellteilen am frischen unvorbehandelten Gefrierschnitt mittels Röntgenmikroradiographie beruht (HYDÉN 1955). Die in der Nervenzelle vorkommenden Nucleinsäuren werden heute auf Grund ihres färberischen und chemischen Verhaltens in zwei große Gruppen geschieden: Ribonucleinsäuren, die sich mit Methylgrünpyronin rot färben und die Desoxyribonucleinsäuren, die eine positive FEULGEN-Reaktion geben und sich mit Methylgrünpyronin grün färben. Doch reicht die Färbung mit Pyronin zur sicheren Differenzierung nicht aus, da es nicht ausschließlich Ribosenucleotide (BRACHET 1942, TAFT 1951), sondern unter anderem auch depolymerisierte Desoxyribosenucleinsäuren erfaßt (KURNICK 1950, 1952). Nach EINARSON (1932, 1951) soll die von ihm beschriebene Gallocyanin-Chromalaunmethode ein spezifisches histochemisches Reagens auf Ribosenucleotide sein. Wie LIISBERG (1955) ausführte, verbindet sich das Gallocyaninlack-Kation mit den Nucleinsäuren in einem p_H-Bereich von 0,8—1,65 selektiv, ohne daß eine wesentliche Adsorption des Farbstoffes an nichtbasophile Zellbestandteile einträte. Die Bindung kann nur durch starke Mineralsäuren zerstört werden. Diese selektive Färbung soll geeignet sein, quantitative Schätzungen des Nucleinsäuregehaltes, gegebenenfalls auch auf photometrischem Wege, zu treffen. Für diese Vorstellungen spricht der Umstand, daß auch nach langer Behandlungsdauer nur eine Anfärbung der nucleotidhaltigen Substanzen eintritt, was wir auf Grund eigener Erfahrungen bestätigen können. PEARSE (1954) läßt offen, ob die Spezifität der Methode für Nucleoproteide der Methylgrün-Pyroninfärbung gleichkommt. Während Desoxyribonucleinsäuren vorwiegend im Kern der Nervenzelle vorkommen, finden sich die Ribonucleinsäuren außer im Nucleolus vor allem im Cytoplasma, und zwar in einer Anordnung, die dem histologischen Bild der NISSL-Schollen weitgehend entspricht. Die lange zurückliegende Annahme HELDs, daß die NISSL-Körper auf Grund ihrer färberischen Eigenschaft, Löslichkeitsverhältnisse und ihres Phosphorgehaltes aus Nucleoprotein bestehen, fand durch die Untersuchungen CASPERSSONs und HYDÉNs eine Bestätigung. Die hohe spezifische Absorption der NISSL-Körper bei 2600 Å und der negative Ausfall der FEULGENschen Nuclealfärbung zeigen, daß in ihnen Ribonucleinsäuren in hoher Konzentration vorkommen. Mikroveraschungsversuche ergaben, daß die NISSL-Schollen die höchste Konzentration von anorganischen Aschenbestandteilen enthalten (SCOTT 1943). Über einen nicht unbeträchtlichen Eisengehalt der NISSL-Substanz berichten schon ältere Untersucher (MACKENZIE 1897, MACALLUM 1898, SCOTT 1899, NICHOLSON 1923). ENGSTRÖM (1943) stellte dazu fest, daß die stark im UV-Licht absorbierenden Plasmapartien den größten Aschengehalt haben. Dies ist aus dem hohen Phosphorsäureanteil der Kernsäuren (23%) zu verstehen.

Nun zeigten nach HYDÉN bei ultraviolettspektrographischer Untersuchung von verschiedenen Punkten der Nervenzelle die Extinktionswerte einen stufenweisen Abfall vom Nucleolus zur Kernmembran, an deren Außenseite Pentosenucleoproteide, häufig in umschriebener Anreicherung, vorgefunden wurden (Abb. 2b). Diese und andere Feststellungen wurden als Hinweis auf die Bedeutung des Kernes für den Strukturzustand des Protoplasmas und den Eiweiß- und Nucleinsäurestoffwechsel in der Zelle aufgefaßt. Der Nucleolus nimmt nach den Vorstellungen CASPERSSONs und seiner Schüler eine zentrale Stellung als Steuerungszentrum für die Intensität der Bildung der im Cytoplasma lokalisierten Kernsäuren und damit der Proteinbildung in der Nervenzelle ein. Hexonbasenreiche Diaminosäuren und Ribosenucleotide sollen aus dem Nucleolus durch den Kernraum an die Kernmembran diffundieren und an deren Außenseite die Bildung von cytoplasmatischen Nucleotiden induzieren. In letzter Zeit gelangte man jedoch immer mehr zu der Ansicht, daß bei allen Zellarten die *Produktion der Ribosenucleotide im Kernraum* stattfindet und eine synthetische Leistung der Chromosomen darstellt. Besonders die Befunde mit radioaktiv markierten Substanzen, speziell mit Phosphaten, die in den Kern bedeutend schneller eingebaut werden als in das Cytoplasma, sprechen dafür (BERGSTRAND und Mitarbeiter 1948, JEENER und SZAFARZ 1948, MARSHAK 1948, BARNUM und HUSEBY 1950, HURLBERT und POTTER 1952, MCINDOE und DAVIDSON 1952, FRESCO und MARSHAK 1953, ANDERSON und AQUIST 1953, BENNET 1953, FICQ 1953). Es muß aber in Betracht gezogen werden, daß die abgegebenen Ribosenucleotide im Cytoplasma nochmals umgebaut werden. Es liegen nämlich chemische Befunde vor, aus denen sich für die Ribosenucleotide des Cytoplasmas eine quantitative Abweichung an Purin und Pyrimidinbasen gegenüber denen des Kernes ergibt (MARSHAK 1951, ELSON und CHARGAFF 1951, VINCENT 1952, CROSBIE und Mitarbeiter 1953). Ob die in Kernnähe angereicherten Ribosenucleotide sich durch Diffusion über die ganze Zelle ausbreiten oder langsam zur Peripherie verlagert werden, ließ sich bisher noch nicht entscheiden (ALTMANN 1955).

Die Verminderung des normalen Gehalts an Plasmaribosenucleotiden scheint der Reiz zu sein, der den Kern zur Stoffproduktion anregt. Auch Behandlung mit Acridinfarbstoffen, z. B. Trypaflavin, durch die eine funktionelle Ausschaltung der Ribosenucleotide erfolgt (ZEIGER und Mitarbeiter 1951), zeitigt eine ähnliche Wirkung auf den Kernapparat (WEHLING 1951, vgl. auch S. 124). Die *nucleare Reaktion* steht, erhaltene Kompensationsfähigkeit des Kernes vorausgesetzt, im allgemeinen im direkten Verhältnis zum Grad der Ribosenucleotidreduktion im Plasma (HÄMMERLING 1953, ALTMANN 1955). Die synthetischen Leistungen des Kernes setzen aber einen Nachschub von Bausteinen und Energieträgern aus dem Cytoplasma voraus (BRACHET 1952, HÄMMERLING 1953). Wenn ein solcher infolge tiefergreifender Schäden gehemmt ist, dann unterbleibt auch jede Reaktion des Kernes im Sinne einer regenerativen Stoffneubildung. Die *Rolle des Kernkörperchens* bei diesen Erscheinungen ist noch nicht völlig gesichert. Allerdings steigert sich bei jeder temporären Vergrößerung des Nucleolus die Vacuolenbildung, was als Hinweis auf einen Eigenstoffwechsel bzw. eine abscheidende Tätigkeit gedeutet wurde (RHODE 1903, C. und O. VOGT 1947). Zwar fand GRIMM (1949) an normalen Nervenzellen mit einer statistischen Sicherheit von 69% eine enge Korrelation zwischen Kerngröße und Nucleolengröße. Auf eine gewisse Massenrelation zwischen Nucleolus, Kern und dem Gesamtcytoplasma hatten übrigens schon CAJAL und HEIDENHAIN hingewiesen. BODIAN und GERSH sind aber geneigt, den von ihnen unter bestimmten funktionellen Bedingungen festgestellten Vergrößerungen des Kernkörperchens und Kernes eine Wasseranreicherung zugrundezulegen. So könnten die experimentell erzeugten Struktur- und Größenänderungen der Nervenzellnucleolen, die neuerdings ORTMANN beschrieb, auch durch die Annahme einer Oberflächenvergrößerung durch Quellung erklärt werden. Ob ein selbstreduzierendes System für die Nucleinsäurebildung im Cytoplasma der Nervenzellen (Mitochondrien) existiert, ist zweifelhaft geworden.

Der *Anwendung ultraviolettspektrographischer Methoden in der Pathologie* stellen sich zur Zeit noch erhebliche Schwierigkeiten in den Weg. Man muß dabei jedenfalls im Auge behalten, daß die spektrographischen Methoden zu einem Teil quantitative Feststellungen sind, gewissermaßen Konzentrationsbestimmungen, bei denen die Veränderung der Zellgröße von entscheidender Bedeutung auf die Ergebnisse werden kann, ein absolutes Mehr oder Weniger einer Substanz also immer auf das Zellvolumen bezogen werden muß. Erfolgt eine Volumenänderung intra vitam durch Wasseraufnahme oder -abgabe, so kann ohne Beachtung derselben eine absolute Vermehrung oder Verminderung der einen oder anderen Substanz vorgetäuscht werden. Zu gefährlichen Fehlresultaten aber führt es, wenn bei Anwendung dieser Methoden in der Humanpathologie offenbare Fixierungsartefakte im Sinne von Zellschrumpfung oder -blähung solchen

Untersuchungen zugrunde gelegt werden, wenn z. B. bei Biopsien gewonnene kleine Rindenexcisionen verwendet werden, bei denen der Histopathologe eine Nervenzellbeurteilung wegen solcher Artefakte unterläßt. Es ist nicht angängig, an solchen Objekten ein Mehr oder Weniger in der Funktion des proteinbildenden Systems der Nervenzelle bei Schizophrenie feststellen zu wollen, wie es geschehen ist. In solchen Fällen ist die Erfahrung des Histopathologen unentbehrlich, weil diese Eventualitäten immer zu befürchten sind, wenn der zu untersuchende Gegenstand schwer kontrollierbaren Einflüssen ausgesetzt war.

Experimentelle Untersuchungen über die Stoffwechselmorphologie. Damit soll aber der Wert experimenteller Untersuchungen über die ,,Stoffwechselmorphologie" (HIRSCH 1955) der Nervenzellen unter verschiedenen Funktionszuständen mit einwandfreien Versuchsbedingungen nicht herabgesetzt werden. So ist es mit Hinsicht auf die oben erwähnten Ergebnisse älterer Autoren bei adäquater Stimulation der Nervenzellen bestimmter Kerngebilde bemerkenswert, daß GOMIRATO mit Hilfe der Röntgenmikroradiographie bei Meerschweinchen, die bis zur Erschöpfung laufen mußten, eine Abnahme des Pentosenucleoproteidgehaltes der motorischen Vorderhornzellen des Rückenmarks um $^1/_5$ festgestellt hat. Sie war noch 24 Std nach Abschluß der Experimente nachweisbar. Die Proteinfraktion erwies sich weniger stark reduziert und war schon nach 24 Std voll ergänzt, während die Restitution der Nucleoproteide 50 Std benötigte. Gleichsinnige Untersuchungen mit UV-Spektrographie erbrachten übereinstimmende Resultate (HYDÉN 1943, Abb. 2). Auch hier zeigten die Nervenzellen erst nach 50 Std die ursprünglichen spektrographischen Werte. Quantitativ und qualitativ ähnliche Veränderungen an den einschlägigen Zellorganellen, nämlich Nucleolenvergrößerung, Aktivierung des nucleotidbildenden Apparates, schließlich im Stadium der Erschöpfung Chromatolyse als morphologischer Ausdruck einer quantitativ erfaßbaren Abnahme der Ribosenucleotide im Cytoplasma, wurden im Anschluß an exzessive adäquate Stimulation in Nervenzellen des Ganglion cochleare und des Ganglion vestibulare (HAMBERGER und HYDÉN 1949) festgestellt. Sie erreichte ihren Höhepunkt in der 2. Woche, um im Verlauf der dritten zu Normalwerten zurückzukehren. Auch BERTRAM und BARR (1949, 1951) fanden nach kontinuierlicher Reizung des N. hypoglossus der Katze eine ausgeprägte Tigrolyse. Diese Vorgänge waren von den Untersuchern nach einer Latenzzeit von einer bis zu mehreren Stunden beobachtet worden, während die Restitution der veränderten Zellbestandteile frühestens nach 50 Std erfolgte. Die Regeneration der NISSL-Substanz scheint stets durch den ribosenucleotidbildenden Apparat des Kernes zustandezukommen (HYDÉN 1943, ALTMANN 1955), worauf die sorgsamen Feststellungen älterer Beobachter (s. S. 52) schon hingewiesen hatten. Durch die Untersuchungen HYDÉNs und seiner Mitarbeiter wurde es augenscheinlich, daß Chromatolyse immer mit einem gewissen Proteinverlust gekoppelt ist. Über das Verhalten der Mitochondrien bei diesen Prozessen ist bisher nur wenig bekannt geworden. Bei sehr starken funktionellen Belastungen und eingreifenderen Schädigungen scheinen sie aufgelöst zu werden (SULKIN 1950). Untersuchungen über die Zustandsformen des *Kernnucleolarapparates während der Entwicklung des Nervensystems* (HYDÉN 1943, LA VELLE 1951) ergaben, daß während der Reifung der Nervenzellen das Kernkörperchen sich allmählich beträchtlich vergrößert und eine vacuolisierte Beschaffenheit erhält. Gleichzeitig mit den Kernkörperchenveränderungen setzt eine rege Produktion von Nucleotiden und Proteinen im kernmembrannahen Cytoplasma der Ganglienzelle ein.

Hier ist noch einiges über die enge *Beziehung der Plasmaribosenucleotide zum cellulären Eiweißstoffwechsel* anzufügen. CASPERSSON und BRACHET ist die Erkenntnis zu verdanken, daß im ganzen Tier- und Pflanzenreich regelmäßig ein hoher Gehalt an cytoplasmatischen Ribosenucleotiden in *den* Zellen anzutreffen ist, in denen intensive Proteinsynthesen

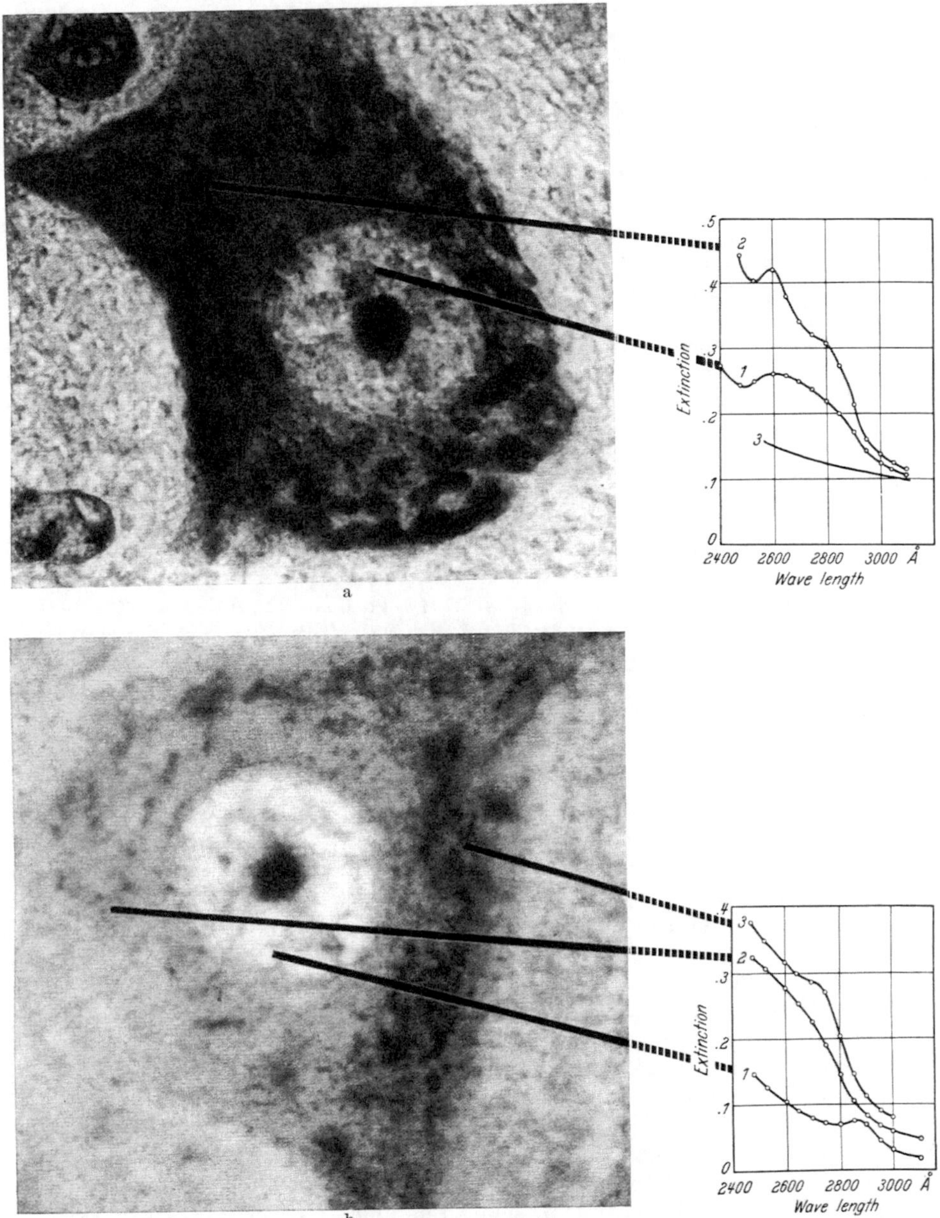

Abb. 2 a u. b. a Ruhende motorische Nervenzelle aus dem Rückenmarksvorderhorn von Cavia cobaya. Daneben die Ultraviolettabsorptionsspektren des Cytoplasmas und des Kernes. b Eine gleiche Zelle nach schwerer funktioneller Belastung durch Muskelarbeit. Die Spektralkurven zeigen eine erhebliche Reduktion der Cytoplasmanucleotide und -proteine. (Aus HYDÉN 1943.)

vonstatten gehen. Wenn lebensfrisches Gewebe mit Ribosenuclease behandelt wird, ist ein Sistieren des Einbaues von Aminosäuren die Folge (BRACHET 1954). Auch anderweitige experimentelle Erfahrungen sprechen dafür, daß zur cellulären Eiweißbildung die Anwesenheit von Ribosenucleotiden unbedingt erforderlich ist. Doch geht diese Stoffproduktion offensichtlich nur bei genügender Energiezufuhr vonstatten; sie kann durch Sauerstoffmangel und Dinitrophenolvergiftung aufgehoben werden (Frantz und Mitarbeiter 1948, Borzook und Mitarbeiter 1949, 1950). Über den Mechanismus dieser Eiweißbildung und seine Beeinflussung durch die Ribosenucleotide bestehen vorerst nur hypothetische Vorstellungen („Matrizenfunktion", Brachet 1954). Es scheint, daß die Ribosenucleotide die Bildung der Proteinmoleküle nicht lediglich induzieren, sondern selbst in gewissem Umfang bei dieser Funktion verbraucht werden. Darauf weisen besonders die von Bodian erhobenen Befunde an primär gereizten Ganglienzellen während der regenerativen Phase hin (vgl. S. 118).

Die Befunde über die Wandlungen des Tigroidsubstanzgehaltes der Nervenzelle unter funktioneller Belastung haben früh zu der Annahme geführt, daß eine Beziehung dieses Regenerationsmechanismus zur spezifisch nervösen Funktion bestünde (s. obengenannte Autoren und auch Heidenhain 1911). Durch die oben erwähnten neueren Untersuchungen ergab sich eine deutliche *Korrelation der spezifischen Funktion zum Nucleotid- und Proteinstoffwechsel* (Caspersson, Hydén). Zudem haben Weiss (1944, 1945, 1948), sowie Samuels und Mitarbeiter es durch schöne Experimente wahrscheinlich gemacht, daß dem *Axon ein ständiges inneres „Wachstum"* zukommt, das zu fortlaufender Erneuerung seines Substanzbestandes führt (vgl. S. 152). Offenbar geht ein Verbrauch an Nissl-Substanz mit dieser Substanzwanderung einher. Durch all das fanden ältere Vorstellungen, die in den Nissl-Schollen eine Art Organelle mit Reservestoffen sehen wollten — Heidenhain hatte sie als „Cytochromatin" bezeichnet — eine gewisse Bestätigung. Freilich sind sie keine aufgespeicherte Substanz, sondern eine innig in den Zellstoffwechsel eingreifende, organisierte Struktur, die ständigem Auf- und Abbau unterworfen ist. Bestrebungen, vom Erscheinungsbild der Plasmaribosenucleotide her Aussagen über die Stoffwechselsituation der Zelle zu machen (Hydén 1943, Lagerstedt 1948, Krogh 1950, Ortmann 1951, Szantó und Popper 1951, Ritzenfeld 1952, Altmann 1953, Schiffer 1954), gelangen nur zu klaren Ergebnissen, wenn der Zustand der gesamten Organellen, vor allem der des Kernes, mitberücksichtigt wird (vgl. auch S. 62).

Daß die Lokalisation von Substanzen, bzw. Substanzumwandlungen in der Nervenzelle noch immer auf beträchtliche Schwierigkeiten stößt, zeigt nicht zuletzt die komplizierte Methodik, die zur Gewinnung von Teileinsichten angewandt werden mußte. Von morphologischer Seite wurde in jüngerer Zeit gezeigt, daß *sich bestimmte Nervenzellgruppen* färberisch herausheben und *bis zu einem gewissen Grad chemisch in ihrer besonderen stofflichen Eigenart erfassen lassen.* Mit der Chromhämatoxylin-Phloxinfärbung nach Gomori lassen sich in den Ganglienzellen des Nucleus supraopticus Substanzen darstellen, die offenbar in granulärer Form gebildet werden und nach und nach als „*Gomorisubstanz*" die ganze Zelle und große Teile ihrer Ausläufer erfüllten (Bargmann). Die Anreicherung der Granula im Cytoplasma entspricht einer Abnahme der Nissl-Substanz, in deren Bereich die ersten Produkte entstehen. Schon vor Jahren hatten E. Scharrer zunächst im Diencephalon von Fischen und anderen Kaltblütern, später Scharrer und R. Gaupp jr., sowie Peters auch am Nucleus supraopticus und paraventricularis des menschlichen Zwischenhirns die Bildung und Ausstoßung *kolloidartiger Einschlüsse* beobachtet. Im Plasma der in diesen Hirnörtlichkeiten normalerweise häufig mehrkernigen Zellen bilden sich allmählich wachsende Tropfen einer mit Säurefuchsin gelb bis orangerot färbbaren Substanz, die zunächst in Vacuolen abgeschieden und schließlich in das umgebende Gewebe ausgestoßen wird (Abb. 3). Mit den älteren gebräuchlichen Färbemethoden wurde, wie Scharrer und Scharrer (1954) hervorheben, nur ein Teil der Substanzen erfaßt. Mit der Färbung nach Gomori lassen sich dagegen die verschiedenen Verteilungsformen und Bildungsstadien gut und vollständig darstellen. Über die Beziehung des Kolloids zu physiologischen Zuständen (Farbwechsel der Tiere, Pubertät, Gravidität, Adiuretinfunktion) brachten die vornehmlich von SCHARRER angestellten Versuche zunächst keinen Aufschluß. Erst nach Anwendung der Gomorimethode waren die Bemühungen, die funktionelle Bedeutung des intracellulär gebildeten Stoffes zu klären, erfolgreich (BARGMANN, ORTMANN u. a.). Neben BARGMANN sprach sich auch SCHARRER in neuerer Zeit dahin aus, daß diese „Neurosekretbildung" offenbar auf Kosten der peripher gelegenen NISSL-Schollen erfolgt. Nach BARGMANN lassen sich Ansammlungen dieser Produkte auch in den Außenzonen der Axone in Gestalt von in mehr oder minder regelmäßigen Abständen auftretenden Anschwellungen feststellen (Perlschnurbilder = Herringkörper). Was das histochemische Verhalten des von SCHARRER beschriebenen Nervenzellkolloides betrifft, so hatte schon DIVRY eine chemische und physikalische Ähnlichkeit mit dem Schilddrüsenkolloid festgestellt. Das gomoripositive Sekret ist nach neueren Untersuchungen durch Alkohol aus dem unfixierten Gewebe extrahierbar, und läßt sich in der Ultrazentrifuge isolieren. Aus den Ergebnissen verschiedener histochemischer Reaktionen glaubt SCHIEBLER (1952) bei aller Zurückhaltung, die die Begrenztheit der zur Verfügung stehenden Methoden gebietet, das Neurosekret als einen Glykolipoproteidkomplex vorläufig kennzeichnen zu können. SCHIEBLER (1951) hebt übrigens hervor, daß eine elektive Darstellung des Neurosekretes auch mit anderen Kernfarbstoffen gelingt, wenn eine Oxydation des Schnittes vorausgeht. Die GOMORI-Färbung ist daher nicht als spezifische histochemische Reaktion aufzufassen. Man nimmt an, daß dieses Produkt im Tractus hypothalamo-hypophyseus innerhalb der Neuroplasmen der Neurohypophyse und wohl auch dem 3. Ventrikel zugeführt wird (BARGMANN, ORTMANN, SPATZ) und, wie HILD und ZETLER mittels pharmakologischer Auswertung zeigen konnten, in enger Beziehung zum Adiuretin steht. Erwähnenswert ist, daß ORTMANN (1951) in letzter Zeit auf Grund von Belastungsversuchen bei Ratten durch Erzeugung extremer Wasserausscheidung und -retention zeigen konnte, daß es sich bei dieser Substanz um keine indifferente Ablagerung handeln kann. Denn bei dieser Belastung des Hypophysenzwischenhirnsystems zeigte sich an Nervenzellen der oben genannten Kerngruppen eine Entleerung der nach GOMORI färbbaren Zellsubstanz, eine Anordnung des NISSL-Materials am äußersten Zellrand, die Bildung eines zentralen Hofes im Zelleib, in dessen Bereich Lipoidanreicherung feststellbar war und schließlich eine deutliche Vergrößerung der Nucleolen, also Veränderungen, die wie die axonale Reaktion als eine Aktivierung des nucleoproteidbildenden Systems aufgefaßt werden können. Die Kernlage war exzentrisch, Kernkappenbildung wurde nicht beobachtet. ORTMANN sieht auf Grund seiner experimentellen Erfahrungen das Normalbild dieser Nervenzellgruppen nicht als Ruhestadium, sondern als morphologisches Äquivalent mäßig normaler Zellarbeit an, wobei man freilich fragen kann, ob es Äquivalente absoluter Ruhe überhaupt gibt.

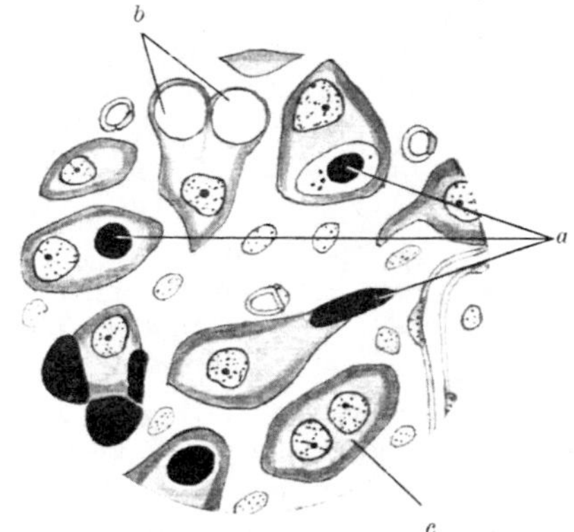

Abb. 3. Kolloidsekretion der Nervenzellen (Neurocrinie, SCHARRER) im Nucl. supraopticus des Menschen. *a* Kolloid; *b* leere Vacuolen; *c* zweikernige Zelle. (Aus GAUPP und SCHARRER.)

Die Befunde ORTMANNS wurden in der Folge durch andere Untersucher bestätigt (OLAH, VARRO, KOVACS und BARACH 1953). Dazu sei bemerkt, daß in letzter Zeit auch Stimmen laut geworden sind, welche in Zweifel ziehen, daß eine echte neurosekretorische Tätigkeit in dem Umfang besteht, wie sie in den zusammenfassenden Darstellungen der jüngsten Zeit umrissen wurde, und einen Gutteil der dafür in Anspruch genommenen Veränderungen als örtliche Antwort der Nervenzellorganellen auf starke funktionelle Belastungen mit regeneratorischer Aktivierung des Nucleotid- und Proteinstoffwechsels auffassen wollen (CLARA 1953, ALTMANN 1955).

Sicher sind aber an den Zellen dieser Zwischenhirnkerne Veränderungen der charakteristischen morphologischen Kennzeichen als Ausdruck verschiedener Aktivitätszustände besonders häufig anzutreffen. So wird man damit rechnen müssen, daß an der gleichen Stelle Ganglienzellen auch einmal unter einem wesentlich gewandelten morphologischen Bild erscheinen können und wird sich vor Verwechslung mit kennzeichnenderen Zellveränderungen, z. B. axonaler Reaktion, hüten müssen.

Mit Hilfe von Differenzen der Kerngrößen (BENNINGHOFF 1950, EICHNER 1954, MACHER 1952), der Beziehung zwischen Kerngröße und Aktivität der Nervenzellen (KRANTZ 1947, funktionelles Kernödem bei BENNINGHOFF,) der Lage der NISSL-Substanz, der Kernlage, der Struktur und Größe der Nucleolen (HILLARP 1949, WEHLING 1950) wurde versucht, eine *funktionelle und topographische Differenzierung von Kerngruppen im Zwischenhirn* vorzunehmen. BACHMANN (1948, 1949) prüfte im Diencephalon der Maus das Zellkernbild der gesamten Nervenzellen bestimmter Areale, wobei dem Nucleolus, sowie Anlagerungen an der Kernmembran besondere Beachtung geschenkt wurden. Ähnliche Untersuchungen stellte SCHIEBLER am N. supraopticus und N. tuberis lateralis des menschlichen Hypothalamus an. Ziel dieser Bemühungen war es, mit Hilfe eines solchen „Differentialnervenzellbildes“ einen gewissen Einblick in den Aktivitätszustand umschriebener Areale und Kerne zu erlangen.

Neurofibrillen. Von den Strukturen des Zellplasmas haben neben der NISSL-Substanz die Neurofibrillen große Bedeutung in der Pathologie erlangt, seitdem BIELSCHOWSKY das Silberimprägnationsverfahren zu einer verhältnismäßig sicher arbeitenden Methode gemacht hat. Auch für die Neurofibrillen gilt, daß sie an der reifen lebensfrischen Nervenzelle der Vertebraten mit keiner optischen Methode nachweisbar sind (MARINESCO 1912, MOTT 1912, PÉTERFI 1929). Nur bei einzelnen niederen Lebewesen sind sie *in der lebenden Nervenzelle* beobachtet worden. So hat sie BOZLER (1927) im Schirm von Medusen (Rhizostoma) als feine, stark lichtbrechende, nicht anastomosierende Fädchen durch bipolare Nervenzellen ziehen sehen, DE RÉNYI (1929) hat sie in lebenden Nervenzellen des Hummers (Homarus americanus) beobachtet. Fibrilläre Strukturen sind aber auch in lebenden wachsenden Nervenzellen gesehen worden, so von WEISS und WANG (1936) und von LEVI und MEYER (1937) in Explantaten von Hühnerembryonen, von TIEGS (1931) in den sich entwickelnden Elementen des in Amnionflüssigkeit zerteilten Rückenmarks von Kaninchenfeten; zwar glich beim Gewebe des Hühnchens ihre Erscheinungsform den Bildern der CAJALschen Methode, doch wechselte sie von Tag zu Tag. Besonders deutlich treten sie nach LEVI und MEYER dann hervor, wenn sie in alternden Kulturen Verdickungen und Verklumpungen erleiden. Diese Autoren halten übrigens auch die Präexistenz des Tigroids für wahrscheinlich. Daß die Neurofibrillen trotzdem auch in den optisch leer erscheinenden Ganglienzellen stets in gleicher Weise durch die histologischen Methoden darstellbar sind, erklärt man am besten mit ihrer latenten Struktur, „womit ausgedrückt werden soll, daß sie in der Form, wie sie uns in histologischen Präparaten erscheint, im lebenden Gewebe zwar streng vorausbestimmt, aber noch nicht vorgebildet“ sind (PÉTERFI). Die Annahme PÉTERFIs (1929), daß die der Fibrillenstruktur zugrunde liegende lebende Substanz ein *Stäbchensol* mit Neigung zur Längsorientierung seiner stäbchenförmigen Ultrateilchen darstellt, wurde von v. BRAUNMÜHL (1932) aufgegriffen; sie ist aber auf Grund neuerer Erkenntnisse über die Gelstruktur und submikroskopische Organisation des Axoplasmas (vgl. S. 79) in dieser Form nicht mehr haltbar, zumal die neuere Eiweißforschung zeigte, daß vor allem *globuläre Proteine* unter geeigneten Bedingungen *durch lineare Aggregation fädige Strukturen* bilden können (Kopac 1950, Zahn 1952). Greenfield (1938) stellt sich auf die Seite de Renyis (1931), der ihre Unsichtbarkeit im Achsenzylinder des Froschnerven mit dem zu geringen Brechungsunterschied zwischen Fadenstrukturen und umgebendem Plasma erklärt. Das Phasenkontrastbild zeigt sie nach unseren Erfahrungen auch in fixierten Präparaten nicht. Auf neuere Ergebnisse elektronenoptischer Untersuchungen, die vorwiegend am peripheren Nerven gewonnen worden sind, wird bei Besprechung des Feinbaues der Nervenfasern zurückzukommen sein. Auf die Anordnung der fibrillären Strukturen in den Nervenzellen kann hier nicht eingegangen werden; sie stellt sich bei den verschiedenen histologischen Verfahren auch nicht immer ganz gleichmäßig dar. Am deutlichsten erscheinen die Einzelfibrillen immer an Abgangsstellen der Hauptdendriten, während sie sich im Axonkegel zu dem soliden Strang des Achsenzylinders vereinigen, der eine Fädchenstruktur nicht mehr erkennen läßt. Beim Vergleich mit den Bildern seiner Methode hat Nissl gemeint, daß die zwischen den Schollen chromatophiler Substanz liegenden ungefärbten Bahnen den Fibrillenlauf kennzeichneten, daß sich demnach Nissl- und Fibrillen-Bild wie Positiv zum Negativ verhalte. Bielschowsky hat das nicht als Regel bestätigen können, sondern selbst in besonders geeigneten Zelltypen auch die Nissl-Substanz von Fädchenstrukturen durchzogen gefunden.

Bei der Frage nach der *Funktion der Neurofibrillen* ist allen Erwägungen voranzustellen, daß sie in der histologisch nachweisbaren Form in der lebenden Zelle gar nicht existieren. Deshalb hat auch die unter anderem noch von K. Schaffer vertretene Meinung, sie übten eine Stützfunktion aus, wenig für sich. Dies kann nach Bozler nicht einmal für die bei Medusen intravital sichtbaren Fibrillenstrukturen gelten, da sie äußerst leicht sich verformen und zerfallen. Überdies ist die Anordnung von Proteinmolekülen zu fibrillären Strukturen durchaus keine Eigentümlichkeit der Nervenzelle und ihrer Ausläufer. Polarisationsoptisch und färberisch wurden solche nämlich in mannigfaltigen Fortsätzen und Differenzierungsprodukten des Cytoplasmas nachgewiesen, so in Axopodien der Heliozoen, im Zellkörper von Ciliaten, in den Filipodien der Foraminiferen (Roskin 1925, Schmidt 1937, Monné 1945). Bezeichnenderweise lassen sie sich auch hier meist mit den Neurofibrillenmethoden nachweisen. Auch die Vorstellung der nervösen Reizleitung, die aus mancherlei Gründen angegriffen wird, ist kaum haltbar. Jedenfalls haben elektrophysiologische Reizableitungen von der einzelnen Nervenzelle in letzter Zeit ergeben, daß Aktionsströme nur an der Zelloberfläche nachweisbar sind, im Innern der Zelle aber elektrische Ruhe herrscht (s. unter anderem Jung 1953). Die fibrillären Strukturen werden auf Grund ihrer Beziehungen zum Zellkern von Parker (1929) mit der Stoffwechselregulation innerhalb der Zelle in Zusammenhang gebracht. Bei der von Weiss nachgewiesenen zentrifugalen Stoffströmung im Axon und der axonalen Bewegung der Gomori-Substanz im Hypothalamus-Hypophysensystem kann wenigstens daran gedacht werden, daß sie mit dem Stofftransport in der Zelle und ihren Adnexen etwas zu tun haben. Manche aus der Pathologie bekannten Phänomene, wie das Auftreten von sog. Retraktionskugeln bei Axonamputation, das Erscheinen stachelkaktusartiger Gebilde an den Purkinje-Dendriten nach Axonverlust und schließlich auch der Alzheimerschen Fibrillenverklumpungen im Senium stünden damit schließlich nicht im Widerspruch.

Zur Begründung der Existenz der cellulären Neurofibrillen kann man ähnlich wie bei der Nissl-Substanz ihre *Lageveränderungen* geltend machen. Sie lassen sich besonders unter pathologischen Bedingungen beobachten, z. B. ihre Verdrängung an die Zellperipherie durch Ablagerungen von Pigment oder Lipoid (amaurotische Idiotie) und ihre Randstellung bei der axonalen Reaktion. Für die Feststellung pathologischer Zustände an den Neurofibrillen ist ebenso wie bei der NISSL-Substanz die Kenntnis des *Regelverhaltens bei den einzelnen Zelltypen* notwendig. Viel häufiger als beim NISSL-Verfahren gibt es hier methodische Versager, wobei die Fadenstruktur aufgelöst oder in eine große Zahl feiner Körnchen zerfallen erscheint. In den kleineren Nervenzellen lassen sich Fibrillen mit den Silbermethoden überhaupt nur unter besonders glücklichen Bedingungen darstellen. Inwieweit die etwas andere Bilder gebende Pyridin-Thionin-Methode von DONAGGIO besser arbeitet, bedarf noch einer Nachprüfung. Zu beachten ist besonders bei den sog. lipophilen Ganglienzellen (s. unten), daß sich im Versilberungsverfahren an der Stelle des Pigmentfleckes fast regelmäßig ein feines protoplasmatisches Netz imprägniert, in welches die Pigmentkörner eingelagert sind; es hat mit neurofibrillären Strukturen nichts zu tun.

Mitochondrien. In jüngerer Zeit wurde auch das Wesen lange umstrittener Plasmapartikel, nämlich der Mitochondrien, einer gewissen Klärung zugeführt und ihre große Bedeutung für den Stoffwechsel in der Zelle erkannt. Für die morphologische Pathologie haben diese Plasmakörper vorerst noch ein überwiegend theoretisches Interesse. Die Mitochondrien (ALTMANNsche Granula) oder Neurosomen (HELD 1897), fuchsinophile Granula (ALZHEIMER 1910) sind im Gegensatz zu den NISSL-Schollen keine für die Nervenzellen spezifischen Gebilde. Sie kommen offenbar vornehmlich in physiologisch sehr aktiven Zellen vor. Doch finden sie sich in Nervenzellen durchschnittlich in geringerer Menge als etwa in Darmepithel- oder Drüsenzellen (THOMAS 1947, 1948, ZEIGER 1955). Immerhin ist ihre Zahl nach den Feststellungen HARTMANNs (1948) in motorischen Vorderhornzellen des Rückenmarks verhältnismäßig hoch. CHOJA beobachtete, daß die Plasmapartikel in den verschiedenen Nervenzellarten in recht verschiedener Menge vorhanden sind, besonders reichlich in den PURKINJE- und Vagus-Zellen. Sie finden sich besonders zahlreich in der Plasmaregion um den Kern und sind im übrigen zwischen die NISSL-Substanz verstreut. Auch die Dendriten enthalten in größeren Mengen Mitochondrien. Mit Hilfe von Isolation durch Zentrifugierung und verschiedener anderer Methoden ließen sich einige ihrer wichtigsten Eigenschaften definieren (WARBURG, BENSLEY und HOERR). Untersuchungen mit der Ultrazentrifuge haben ergeben, daß das spezifische Gewicht der Mitochondrien höher als das des Grundprotoplasmas zu veranschlagen ist (BEAMS und KING 1934). Untersucher, die mit der fraktionierten Zentrifugierung arbeiteten, berichten über verschiedene Größenklassen von Mitochondrien. Doch ergab die direkte Beobachtung in verschiedenen Zellarten, daß die Abmessung der Körperchen nur geringe Schwankungen aufweist, die im normalen statistischen Bereich liegen (SJÖSTRAND 1955). Die Mitochondrien sind relativ resistent gegen leichte zellschädigende Einflüsse und haben einen hohen Lipoidgehalt; sie scheinen stärker als alle anderen Protoplasmastrukturen zu Quellungen zu neigen (ZOLLINGER 1948, HARMANN 1950). In leicht hypotonischen Lösungen reagieren sie mit Bläschenbildung, die auch intravital auftreten kann und von allgemein-pathologischer Seite (ZOLLINGER) neuerdings manchen Formen der trüben Schwellung zugrunde gelegt wird. WARBURG vertrat bereits 1913 die Ansicht, daß die Sauerstoffaufnahme der Zelle an diese granulären Bestandteile gebunden sei. Der Nachweis, daß die Mitochondrien *Träger wichtiger Fermentsysteme*, vor allem der biologischen Oxydationen und der oxydativen Phosphorylierungen sind, wurde in neuerer Zeit durch BENSLEY und HOERR (1934), CLAUDE (1941), LUTFORD u. a. erbracht. Ferner ergab sich, daß die Mitochondrienmenge eines Organhomogenats der am überlebenden Gewebe festgestellten Atmungsintensität direkt proportional ist (Krebs 1950). Auch zwischen *Mitochondrienzahl und Fermentaktivität* bestehen direkte Beziehungen. Jüngst zur Zählung von Mitochondrien in Homogenaten ersonnene Methoden (Shelton, Schneider und Striebich 1953) ergaben bei breiterer Anwendung, daß die physiologische Mitochondrienzahl einer Zellart keine Konstante ist, sondern einen Mittelwert darstellt, der im Rahmen funktioneller Bedingungen oder besonderer Belastungen Veränderungen erfahren kann. Auch morphologische Untersuchungen, so die Befunde Hartmanns über ihre Vermehrung in primär gereizten Nervenzellen, liegen darüber vor. Wie aber eine solche Vermehrung zustande kommt, ist bis heute noch unbekannt. Man neigt jedoch zu der Annahme, daß sie sich nicht durch Teilung multiplizieren, sondern jeweils im Zellkörper neu aufgebaut werden. Inwieweit bei echter Zellatrophie und anderen abiotrophischen Prozessen eine numerische Reduktion des Mitochondrienbestandes eintritt, ist bisher noch nicht genügend untersucht. Hier ergäbe sich eventuell ein Feld für elektronenmikroskopische Feststellungen. Wie besonders aus mannigfaltigen cytochemischen Befunden hervorging, sind die Mitochondrien wichtige Zentren des cellulären Energiehaushaltes, was Brody und Bain (1952), sowie Abood, Gerard, Banks und Tschirgi (1952) auch für die Mitochondrien der Nervenzellen nachwiesen. Verschiedene *Vitamine*, besonders die des B-Komplexes, finden sich in ihnen in beträchtlich höherer Menge als im Hyaloplasma (Hirsch 1955). Erwähnt sei auch, daß offenbar der Enzymapparat der Glykolyse nicht in den Mitochondrien lokalisiert ist. Denn 80—90% der Zellglykolyse entfallen nach Lang (1952) auf das Grundplasma. Was spezielle Feststellungen über den Enzymgehalt der Mitochondrien des Nervengewebes betrifft, so wurde in der grauen und weißen Substanz des Rattengehirns der Enzymgehalt erst in toto und dann in den Mitochondrien getrennt geprüft (Abood, Gerard, Banks und Tschirgi 1952). Die Menge der untersuchten Enzyme (Cytochromoxydase, Bernsteinsäuredehydrase, Apfelsäuredehydrogenase, Cytochrom-c-Reduktase) zeigte sich in den Mitochondrien weit höher als in den anderen Fraktionen. Auch war in ihnen die Oxydation der Citronensäurecyclus-Zwischenprodukte 5—10mal, und die Aktivität der Aldolase, Adenosintriphosphatase und alkalischer Phosphatase 2—4mal intensiver.

Eine Reihe zellchemischer Erfahrungen führte zu der Annahme, daß die zahlreichen, in diesen Plasmapartikeln angehäuften Fermente nicht willkürlich verteilt, sondern in verschieden fester Bindung in einem geordneten Multienzymsystem angeordnet sind, welches die richtige Reihenfolge der beim Endabbau der Nährsubstrate und bei der oxydativen Phosphorylierung stattfindenden Umsetzungen gewährleistet. Man war also gezwungen, den differenzierten Stoffwechselleistungen der Mitochondrien eine besondere *Struktur* zugrundezulegen (Lang 1952), die erst in jüngerer Zeit *elektronenoptisch* weitgehend geklärt werden konnte (Sjöstrand und Rhodin 1953, Palade 1953, Sjöstrand 1955, Braunsteiner, Fellinger, Pakesch 1955). Mitochondrien von Nervenzellen untersuchten Hartmann (1953), Fernandez-Morán (1955), Roizin und Dmochowski (1956) sowie Dawson und Wyburn (1955). Letztere fanden bei Spinalganglienzellen eine durchschnittliche Abmessung von 0,25 μ. Sie sind also viel kleiner als z. B. die Mitochondrien des Darmepithels oder der Nierentubuli (1—4 μ). An ihnen ließ sich jedoch die nämliche morphologische Organisation wie bei größeren Mitochondrien feststellen (Abb. 4). Die Enzyme sind in ihnen nicht verstreut angeordnet, sondern großenteils in einer Struktur organisiert. Die eine scharfe Abgrenzung bildende Membranhülle setzt sich aus zwei Schichten zusammen, die durch einen hellen Zwischenraum getrennt sind. Das Innere ist von einer größeren Anzahl von Membransepten durchzogen, die in der Regel parallel und senkrecht zur Längsachse angeordnet sind (Cristae mitochondriae), und im elektronenoptischen Bild bei einer Gesamtdicke von 160 Å ebenfalls aus zwei dunkleren Linien von etwa 40—50 Å und einer helleren Zwischenschicht bestehen. Die Membranen sind in eine feingranuläre Grundsubstanz eingebettet. Die dunklen Linienpaare werden als Eiweißschichten gedeutet, während der helle

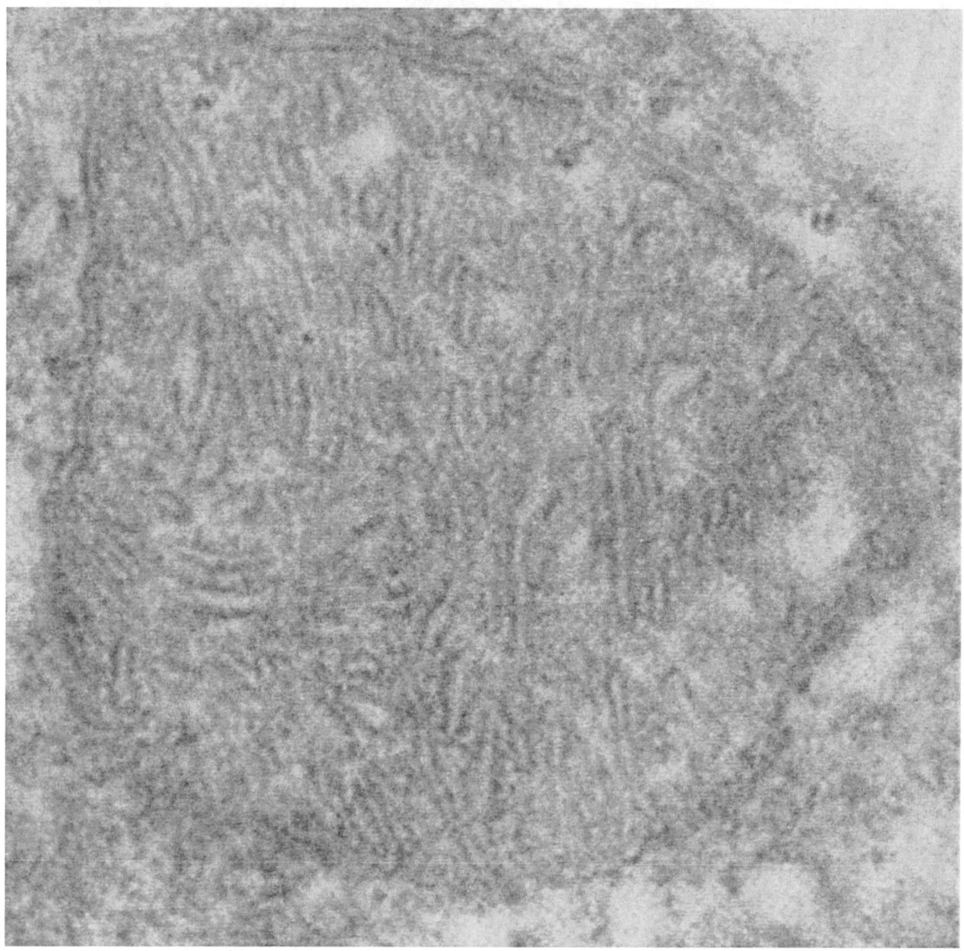

Abb. 4. Elektronenmikroskopische Aufnahme eines Mitochondriums einer Nervenzelle (Nucl. medialis thalami der Maus). Abgrenzung durch eine doppeltkonturierte Membran; das Innere ist von einer großen Zahl von ebenfalls aus zwei dunklen Schichten und einer hellen Zwischenschicht bestehenden Membranen (Cristae mitochondriae) durchzogen. Nach Original-Abbildung von Prof. FERNANDEZ-MORÁN, Caracas, Venezuela. Vergr. 120000mal (verkleinert auf $^{19}/_{20}$).

Zwischenraum aus Lipoiden zusammengesetzt ist. Sein Durchmesser von durchschnittlich 70 Å entspricht etwa der Dicke einer Doppelschicht von Lipoidmolekülen. Einen Hinweis auf die Bindung der Mehrzahl der in den Mitochondrien enthaltenen oxydativen Fermente an die Membranstrukturen gibt die Beobachtung, daß bei Behandlung isolierter Mitochondrien mit Lecithinase die oxydativen Fähigkeiten verloren gehen (NYGAARD und SUMMER 1953). Durch eine große Zahl ähnlicher Untersuchungen wurde belegt, daß bei den Mitochondrien jede *Schädigung der Struktur* zu einer Beeinträchtigung oder *Aufhebung der geordneten Fermentaktivität* führt. Als besonders empfindlich haben sich dabei die sich um Oxydation und Phosphorylierung gruppierenden Reaktionsabläufe gezeigt. Andererseits gehen Störungen der Stoffumsetzung in vitro und in vivo stets mit einer strukturellen Veränderung dieser Zellorganellen einher. Die Kenntnis des regelhaften *Verhaltens der Mitochondrien* bestimmter Gewebearten *unter pathologischen Bedingungen* ist jedoch noch wenig über die ersten Anfänge hinaus fortgeschritten. ALTMANN (1955) schlägt für die Umwandlung der Mitochondrien in kugelige oder bläschenförmige Gebilde, die sich bei hypoxischen Zuständen, Intoxikationen, osmotischen Milieuänderungen einstellen, die Bezeichnung „Transformation" vor. Daneben wurde Verklumpung, Auflösung und staubförmiger Zerfall des Mitochondrionbestandes gesehen. Es fehlt noch an diesbezüglichen Beobachtungen an Nervenzellen.

Auch in der leicht löslichen Grundsubstanz der Mitochondrien finden sich Enzymgruppen, die an den Reaktionen der oxydativen Mechanismen teilnehmen. Ribosenucleotide sollen wesentlich an der stofflichen Zusammensetzung dieser Zellorganellen beteiligt sein (LEUTHARDT, CLAUDE, LANG 1952, ZEIGER 1955). Interessante Ergebnisse erbrachte die *Beobachtung lebender Mitochondrien in der Gewebekultur.* Ein reger Formenwechsel weist auf die Intensität des Stoffaustausches mit dem Kern und dem Plasma hin (FREDERIC und CHÈVREMONT 1952). Die Beweglichkeit beruht nicht auf Protoplasmastörungen, sondern auf einer aktiven Kontraktilität der Mitochondrien (BRÄM 1951). Das vieldiskutierte Problem, ob diese Zellorganellen der Ort intracellulärer Ablagerung sind oder einer Speicherfunktion dienen, ist heute wohl dahin entschieden, daß ihnen solche Funktionen nicht zukommen (ALTMANN 1955, HIRSCH 1955). Angefügt sei noch, daß reine Formolfixierung in der Regel eine Quellung und Vergrößerung der Mitochondrien hervorruft (BANG und SJÖVALL 1916). Das schnelle Eintreten von postmortalen bzw. agonalen Veränderungen an diesen Zellorganellen ist seit langem bekannt (LANDSTEINER 1903, RHODIN 1954). Deshalb wird von mancher Seite angenommen, daß auch die Mitochondrien Orte spezifischer Proteinsynthesen sind.

Eine neue Perspektive wurde nach BIELSCHOWSKYS Meinung durch MARINESCO (1919, 1924) eröffnet, der zeigte, daß die Nervenzellen in etwa gleicher Anordnung wie die ALTMANNschen Granula reichlich Oxydasekörnchen im Zellplasma enthalten. Damit wurde der celluläre Enzymhaushalt und die Verteilung einzelner Fermente und Fermentkomplexe in den Blickpunkt morphologischer Betrachtung gerückt. Erst in jüngerer Zeit erfuhr die Kenntnis dieses Gebietes durch die Ausarbeitung einer Reihe von *histochemischen Methoden zum Nachweis strukturgebundener Enzyme* eine nicht unbeträchtliche Erweiterung und Vertiefung. Die meisten dieser Reaktionen stellen am histologischen Schnitt nicht das Ferment selbst, sondern seine Wirkungen dar, sind daher nicht selten ziemlich kompliziert und zuweilen mit einer Reihe schwer übersehbarer Faktoren belastet (vgl. die von GOMORI 1952 angegebenen Methoden).

Das Vorkommen von *Oxydase* in der grauen Substanz beschrieb als einer der ersten PIGHINI (1912). Er benützte dazu bereits die Indophenolreaktion (P. EHRLICH 1885), die darauf beruht, daß aus α-Naphthol und Dimethylparaphenylendiamin bei Anwesenheit oxydierender Fermente Indophenolblau entsteht. In neuerer Zeit kam KEILIN (1933) zu der Annahme, daß der *Cytochromoxydase*-gehalt der Zelle dem positiven Ausfall der Reaktion zugrunde liegt, worauf auch ihre Unterbindung bzw. Hemmung nach Inaktivierung der Atmungsfermente durch geeignete Gifte (Cyan, Kohlenmonoxyd, Schwefelwasserstoff und Arsentrioxyd) hinweist (SCHÜMMELFEDER 1949). Diese Fermente finden sich in erster Linie, wie spektrophotometrische Bestimmungen an fraktionierten Hirnhomogenaten ergaben, in den Mitochondrien und Mikrosomen der Nervenzelle (ABOOD, GERARD, BANKS und TSCHIRGI 1952, BRODY, WANG und BAIN 1952, POPE 1955). Seine Identität mit dem WARBURGschen Atmungsferment, einem eisenhaltigen Hämin und seine physikochemischen Eigenschaften wurden durch KEILIN (1925, 1939) geklärt. ROIZIN (1948, 1951, 1955) fand in größeren tierischen und menschlichen Nervenzellen im allgemeinen eine regelmäßige Verteilung der durch die Reaktion darstellbaren hell- bis dunkelblau gefärbten Körnchen über das ganze Plasma. Mit der Deutung ihres Bildungsmechanismus beschäftigte sich neuerdings SCHÜMMELFEDER (1949) eingehend. In den Axonen sollen sie nur bis zu dem Auftreten von Markscheiden verfolgbar sein. Kern und Nucleolus bleiben jedoch frei. Übereinstimmend damit ergaben cytochemische Untersuchungen (K. LANG 1952), daß dem Zellkern alle bei der biologischen Oxydation beteiligten Enzymsysteme fehlen. Er besitzt weder das WARBURG-KEILIN-System noch gelbe Fermente oder andere Oxydasen. Die Reaktionsintensität entspricht nach ROIZIN dem Gehalt an NISSL-Substanz. HOWE und MELLORS (1945), die nach Axondurchtrennung die Cytochromoxydaseaktivität von motorischen Vorderhornzellen der Katze mit fermentchemischen Methoden bestimmten, fanden eine deutliche Abnahme, die ihren Höhepunkt erst nach dem Eintritt maximaler chromatolytischer Veränderungen erreichte (Abb. 21).

Soweit *eisenhaltige Granula in den Nervenzellen* mit den dafür gebräuchlichen Methoden nachweisbar sind, halten sie die gleiche Verteilung ein wie die Oxydasekörnchen. Das normalerweise unsichtbare Zelleisen ist ja zum Teil in das WARBURG-KEILIN-Atmungsfermentsystem eingebaut.

Schon ältere Untersucher (KATSANUMA 1915, 1924, PIGHINI) stellten *Unterschiede des Oxydasegehaltes verschiedener Hirnörtlichkeiten* fest. VERNON (1911) fand, daß die mit der Indophenolreaktion nachweisbaren Oxydasen in den grauen Gebieten in ungleich höherer Konzentration vorhanden sind als in der weißen Substanz, was später vielfach bestätigt wurde. Bezüglich des Oxydasegehaltes in den einzelnen Schichten der Großhirnrinde fanden schon BIELSCHOWSKY und ROSE (1927) Unterschiede, so eine besonders starke Reaktion in Lamina III. Neuerdings stellte POPE (1955) mit Hilfe mikrochemischer Methoden fest, daß in der 2. und 3. Schicht des Rattencortex die Aktivität des Enzyms am stärksten ist (Abb. 5). Weitere Angaben über Konzentrationsabstufungen in verschiedenen grauen Gebieten stammen von BERLUCCHI (1929). Er fand an menschlichen Gehirnen die Reaktion im Striatum und in der Substantia nigra etwa gleich stark ausgeprägt wie im Cortex, während sie im Pallidum beträchtlich schwächer war. Auch KATSANUMA (1915), der den Oxydasereichtum der Rinde besonders betont, stellte im Striatum, Thalamus, Kleinhirn und Nucleus dentatus eine stark positive Indophenolreaktion fest.

Alle diese Ergebnisse zeigen eine gewisse *Übereinstimmung mit* neueren Feststellungen über den *Sauerstoffverbrauch in den einzelnen Gehirngebieten.* Nach OPITZ und SCHNEIDER (1950) ist er in der grauen Substanz in vitro um das 3—10fache größer als in der weißen. Die einzelnen grauen Gebiete zeigen erhebliche Intensitätsunterschiede ihrer Gewebsatmung. Am höchsten ist diese in der Kleinhirnrinde, im Striatum und in der Rinde des Großhirns. Dann folgen, nach absteigendem Sauerstoffverbrauch geordnet, Ammonshorn, Thalamus und Pallidum. Die Annahme, daß der Oxydasegehalt des Nervengewebes seinem Energieumsatz proportional ist, wird auch durch Untersuchungen von HOLMES (1937) gestützt, der im Nervengewebe Konzentration der Indophenoloxydase, Cytochromgehalt und Sauerstoffverbrauch untersuchte und ein konstantes, direktes Verhältnis der drei Werte zueinander fand. Ebenso gelang es HUSZAK (1938), einen gleichlaufenden hohen Gehalt der Hirnrinde und der grauen Kerne an Indophenoloxydase und Cytochrom festzustellen. In der weißen Substanz konnte er diese Wirkstoffe der Zellatmung jedoch nicht nachweisen. Er nahm deshalb an, daß ihre Atmung durch einen anderen Mechanismus vermittelt wird. Eine Beziehung zwischen *Capillarisierungsdichte und Gewebsoxydasengehalt* verschiedener Hirngebiete wurde durch Untersuchungen von CAMPBELL (1939), MEATH und POPE (1950), sowie ROIZIN (1955) wahrscheinlich gemacht. Man kann dafür auch anführen, daß — wie OPITZ und SCHNEIDER aus ihren Untersuchungen schlossen — im allgemeinen im Zentralnervensystem die Capillarisierung zur Atmungsintensität in direkter Beziehung steht.

In diesem Zusammenhang muß auch das *Lactoflavin* erwähnt werden. Es kommt in allen tierischen Organen vor und bildet einen wesentlichen Bestandteil des gelben Atmungsfermentes (WARBURG), das unabhängig vom eisenhaltigen Häminsystem in den Ablauf der biologischen Oxydationen eingreifen kann. Denn nach Blausäurevergiftung verbleibt, wie LEEMANN und PICHLER (1942) an Hirngewebe in vitro zeigten, eine durch das gelbe Atmungsferment bewirkte „cyanresistente" Restatmung bestehen. Daß das Lactoflavin im Zentralnervensystem in besonders reichlicher Menge vorhanden ist, ergaben schon gröbere Pauschalbestimmungen wie die Untersuchungen von GOUREWITSCH (1937), wobei in der grauen Substanz eine zweimal so hohe Konzentration gefunden wurde als in der weißen. Genauere quantitative chemische Bestimmungen in einzelnen isolierten Gebieten des menschlichen Gehirns sind LEEMANN und PICHLER zu verdanken. Ein Maximum von Lactoflavin wurde im Striatum festgestellt, dann folgten, nach absinkendem Gehalt geordnet, Nucleus ruber und Substantia nigra, Nucleus dentatus, Pallidum, Thalamus, Medulla oblongata und Großhirnrinde. Wie ein Vergleich mit dem durch SPATZ bekannt gewordenen Eisengehalt dieser Gehirngebiete ergab, besteht zwischen beiden Ordnungsreihen eine weitgehende Parallelität. Nur Pallidum und Striatum lassen sich, wie LEEMANN und PICHLER betonen, nicht einfügen. Während ersteres als das eisenreichste Gebiet des menschlichen Großhirns erkannt wurde, letzteres dagegen zu den ausgesprochen eisenarmen Arealen gehört, verhalten sich die zwei Kerne bezüglich des Lactoflavingehaltes gerade umgekehrt. Auch mit den oben angeführten Feststellungen über Cytochromoxydaseverteilung und Intensität der Hirngewebsatmung in vitro stimmt die Lactoflavinreihe nicht völlig überein. Erwähnt sei noch, daß nach den Untersuchungen von LEEMANN und PICHLER die Höhe der cyanresistenten Atmung dem Lactoflavingehalt der einzelnen Hirngegenden direkt proportional ist. Auf weitere stoffwechselphysiologische Einzelheiten kann hier nicht eingegangen werden. Lactoflavin zeigt auch in minimalen Konzentrationen eine starke Fluorescenz. Hoffnungen, die Bindung und Verteilung des Stoffes im Hirngewebe mit Hilfe des Fluorescenzmikroskopes (LEEMANN und PICHLER) oder mit geeigneten histochemischen Methoden zu erkennen, erfüllten sich bisher nicht.

Ein reges Interesse haben in jüngerer Zeit Vorkommen und Verteilung bestimmter *Phosphatasen* im Zentralnervensystem gefunden. Die Abspaltung von Phosphorsäure aus ihren organischen Bindungen (Phosphoresterasen) ist die praktisch wichtigste Wirkung dieser eine größere Zahl von Fermenten umfassenden Gruppe. Besonders die saure und alkalische Phosphatase sind hinsichtlich ihrer Beziehungen zu Gewebsstrukturen des Zentralnervensystems eingehender untersucht worden, nachdem zu ihrer Charakterisierung geeignete histochemische Methoden angegeben wurden, welche auf die überraschende Feststellung GOMORIS (1939, 1941) und TAKAMATSUS zurückgehen, daß gewisse Fermente auch nach üblicher, leicht abgewandelter Einbettung noch im Gewebsschnitt wirksam sind. Sie machen in der Regel die Wirkung des Fermentes auf ein geeignetes Substrat sichtbar. Dabei müssen, wie FEIGIN und WOLF (1955) geschildert haben, die eventuellen Einwirkungen störender Faktoren immer wieder berücksichtigt werden. Schon bei der Einbettung wird meist ein beträchtlicher Teil der Fermentaktivität zerstört (BERENBOM und Mitarbeiter 1952). Durch Verwendung der Gefriertrockenmethode werden diese Schwierigkeiten weitgehend, jedoch nicht völlig behoben (ZELLER 1955). Zwar läßt die im Gewebsschnitt erkennbare Fermentwirkung Schlüsse auf die Konzentration und Verteilung des Wirkstoffes im Gewebe und seine Bindung an Strukturen zu, sie kann jedoch nicht ohne weiteres als direkter, zuverlässiger Gradmesser der tatsächlichen lokalen Fermentaktivität und der durch sie bewirkten Stoffumsetzungen betrachtet werden.

Was die *saure Phosphatase* betrifft, deren Wirkungsoptimum einen p_H-Wert von 3—5 erfordert und deren wichtigste Aufgabe im Gehirn die Spaltung von Phosphoproteiden sein dürfte (ALBERT 1955), so wurde ihr Vorkommen in verschiedenen Gebieten des Zentralnervensystems von biochemischer Seite quantitativ bestimmt (GORDON 1953, SMITH, MIALE und FELDMANN 1954, ALBERT 1955). Die Untersucher trafen das Enzym in der grauen Substanz in bedeutend größerer Menge an als in der weißen. ALBERT fand im Cortex der Rinde eine Enzymaktivität von 206, im Mark eine solche von 72 Phosphataseeinheiten. In besonders starker Anreicherung fand es sich in der Kleinhirnrinde. Von den durch Zentrifugierung getrennten Zellbestandteilen enthielt nach den Untersuchungen von ALBERT (1955) die lösliche Fraktion den größten Anteil der Fermentaktivität; die Mitochondrien und Mikrosomenfraktionen ließen geringere Werte erkennen. Abweichend von den Ergebnissen früherer Prüfungen scheint demnach die saure Phosphatase vornehmlich in den ungeformten Protoplasmakomponenten der Nervenzellen in gelöster Form vorzuliegen.

Zu ihrer *Darstellung im Nervengewebe* wurde meist die von GOMORI (1941) angegebene Methode verwendet, mit deren Hilfe WOLF, KABAT und NEWMAN (1943), sowie JOSEPHY (1949), NAIDOO und PRATT (1951) feststellten, daß die Nervenzellen sich deutlich anfärben. Die Reaktionsprodukte sind meist in Form kleiner Körnchen gleichmäßig über den Plasmakörper verteilt (ROIZIN 1951). BEJDL (1954), der den Gehalt verschiedener Nervenzellarten an saurer Phosphatase verglich, beobachtete vornehmlich im Plasma von großen somatochromen Ganglienzellen, z. B. in den motorischen Vorderhornzellen des Rückenmarks und in den PURKINJE-Zellen eine reiche Anhäufung der durch Wirkung des Fermentes enstandenen grobscholligen Reaktionsprodukte, während sie in den Körnerzellen des Kleinhirns nahezu fehlten. CALI (1953) glaubte *Differenzen der jeweiligen Fermentaktivität* aus der zeitlichen Reihenfolge des Reaktionseffektes ableiten zu können. Als erste zeigten die BEETZschen Zellen und die Nervenzellen der Stammganglien eine deutliche Färbung, erst nach einiger Zeit folgten die kleinen Pyramidenzellen der Hirnrinde. In der Ammonshornformation des Kaninchens reagierten die großen Nervenzellen der Lamina dorsalis zeitlich vor denen der Lamina terminalis und der Fascia dentata. Zu erwähnen ist noch, daß bei der *retrograden Nervenzellveränderung* eine eklatante *Zunahme der sauren Phosphatase* in einem Bereich des Zellkörpers beobachtet wurde, der völlig dem chromatolytischen Feld entspricht (BODIAN und MELLORS 1943, 1945, BEJDL, Abb. 20). Diese Fermentanreicherung, die als Zeichen einer Stoffwechselaktivierung gewertet wurde (ORTMANN 1952), bildet sich mit der fortschreitenden Restitution der NISSL-Substanz wieder zurück (Abb. 21). Ein erhöhter Phosphatasegehalt gehört neben der Randverschiebung der NISSL-Schollen zum Normalstatus der Hypothalamuskerne, wie Beobachtungen von BARGMANN, HILD, ORTMANN und SCHIEBLER (1950) bei Hund und Katze und von ERÄNKÖ (1951) bei Ratten zeigten.

Wie gröbere Orientierungen mit enzymchemischen Methoden an Gehirnhomogenaten ergaben, ist auch die *alkalische Phosphatase* in der grauen Substanz des menschlichen Gehirns in wesentlich höherer Quantität enthalten als in der weißen (GORDON 1953). FLEISCHHACKER (1938) fand bei Aufarbeitung verschiedener Gebiete des Rindergehirnes die stärkste Konzentration des Fermentes in der motorischen Region. ALBERT (1955) gibt für die graue Substanz des Rinderhirnes eine Aktivität von 102, für das Markweiß eine solche von 16 Phosphataseeinheiten an. Das Ferment spaltet bei einem p_H-Optimum um 9 eine Vielzahl von Phosphorsäureestern. Im Gehirn scheint das Enzym in den Glucose- und Nucleinsäurestoffwechsel eingeschaltet zu sein und sich an der Phosphorylierung von Fermenten zu beteiligen. Die wichtigste Funktion dürfte jedoch, wie aus der starken Aktivität gegen Adenosin-5-phosphat hervorgeht, im Bereich des Energiestoffwechsels liegen (ALBERT 1955). Eingefügt sei, daß nach CARADANTA (1942) der Quotient der sauren zur alkalischen Phosphatase in der weißen Substanz 2,2, in der Rinde 1,4, im Kleinhirn und Rückenmark 0,8 beträgt und in den einzelnen Hirnabschnitten stets charakteristische Werte haben soll. Wie die von ALBERT (1955) durchgeführte fraktionierte Zentrifugierung ergab, ist die alkalische Phosphatase vornehmlich in den Plasmapartikeln der Nervenzellen, den Mitochondrien, noch in bedeutend höherer Konzentration in den Mikrosomen, lokalisiert. Die Zellkerne enthielten wenig oder gar keine Phosphatase. Damit stimmen Untersuchungen von ABOOD, GERARD, BANKS und TSCHIRGI (1952) überein, die an den aus Hirnrindenhomogenaten durch Zentrifugierung getrennten Zellbestandteilen feststellten, daß 72% der alkalischen Phosphatase an die Mitochondrien gebunden sind, während sich in den ungeformten Protoplasmaanteilen nur 15% und in den Kernen 13% fanden.

Nach den Ergebnissen erster Untersuchungen über die *strukturelle Verteilung der alkalischen Phosphatase* im Hirngewebe mit Hilfe der von GOMORI (1939) und TAKAMATSU (1939) angegebenen histochemischen Methoden hatte es zunächst den Anschein, als ob das Vorkommen des Wirkstoffes in menschlichen und tierischen Gehirnen im wesentlichen auf die Endothelzellen der Gefäße beschränkt sei (LANDOW, KABAT und NEWMAN 1942). Nach Ausschaltung methodischer Mängel erwies es sich aber, daß das Hirngewebe aller grauen Gebiete in diffuser Form eine deutlich positive Reaktion zeigt (BOURNE 1943, CAMMERMEYER 1949, NEWMAN, FEIGIN, WOLF und KABAT 1950, SHIMIZU 1950, HARD und HAWKINS 1950, GOMORI und CHESSICK 1953). Eine Konzentration des Fermentes in den Nervenzellen war in der Regel nicht zu erkennen, denn im histologischen Schnitt scheint die feinere Beziehung der alkalischen Phosphatase zu den Gewebsstrukturen durch Diffusion meist weitgehend verwischt zu werden.

Seit bekannt wurde, daß Acetylcholin nicht nur bei der peripheren Erregungsübermittlung, sondern auch im Zentralnervensystem als „Aktionssubstanz" eine wesentliche Rolle spielt (FELDBERG 1945, 1950), hat Vorkommen und Verteilung einer *Acetylcholinesterase* im Gehirn und Rückenmark zunehmend Beachtung gefunden. Quantitative Bestimmungen des für die schnelle Zerstörung des Acetylcholins verantwortlichen Enzyms von biochemischer Seite (BURGEN und CHIPMAN 1951) ergaben im Zentralnervensystem eine weitgehende Parallelität mit dem Acetylcholingehalt (MCINTOSH 1941). In den Stammganglien wurden Substrat und Ferment in besonders reichlicher Menge gefunden (NACHMANSOHN, ROTHENBERG und FELD 1947). HARD und PETERSON (1950), die sich der von GOMORI (1948) angegebenen histochemischen Reaktionen bedienten, stießen im Groß- und Kleinhirn nur auf wenig Acetylcholinesterase, reichlicher war sie im Thalamus, in den Kleinhirnkernen, in den motorischen Kernen von Mittel- und Nachhirn und in den Vorder- und Seitenhörnern der grauen Substanz des Rückenmarkes vorhanden. KOELLE (1955) konnte mit einer von ihm angegebenen Methode am Zentralnervensystem der Ratte intensiv positive Reaktionen an allen motorischen Neuronen einschließlich der motorischen Hirnnervenkerne und der Vorderhornzellen des Rückenmarkes, sowie im Nucleus caudatus und im lateralen Thalamuskern beobachten. Der Nucleus caudatus wurde von HIMWICH und APRISON für die an Cholinesterase reichste Region des Kaninchenhirnes befunden. Dann folgten die oberen Vierhügel und die Medulla oblongata. Der frontale Cortex dagegen zeigte recht niedere Werte. Unter Anwendung einer von LINDERSTRÖM-LANG und HOLTER (1939, 1951) entwickelten, äußerst subtilen mikrochemischen Methodik, die darauf beruht, die Fermentaktivität von Schnittserien durch abwechselnde chemische und histologische Auswertung in Beziehung zu Zellelementen zu setzen, gelang es POPE, genauere Werte über die *Verteilung des Enzyms in einzelnen Schichten der Großhirnrinde* zu erhalten. Acetylcholinesterase findet sich nach den an der somato-sensorischen Rinde der Ratte (POPE 1952) und am menschlichen frontalen Isocortex (POPE, CAVENESS und LIVINGSTON 1952) erhobenen Befunden in größerer Quantität in den Abschnitten der Schichten I, II und III, die einen besonders reichlichen, durch Axone und Dendritenverästelungen gebildeten Faserfilz enthalten (Abb. 5). Was die feinere Lokalisation des Enzyms betrifft, so scheint seine Aktivität vornehmlich an der als Membran funktionierenden Oberfläche der Nervenzellen und ihrer Ausläufer konzentriert zu sein (KOELLE 1951, RAVIN, ZACKS und SELIGMAN 1952, POPE 1955).

Nur beiläufig erwähnt können hier einige weitere Enzyme werden, deren Verteilung im zentralnervösen Gewebe ebenfalls mit histochemischen Methoden untersucht wurde. Angaben über Lokalisation und Konzentration der *Dipeptidase* im Cortex der Ratte stammen von POPE (1952), POPE und ANFINSEN (1952). Die Konzentration der Peptidasen scheint der Zelldichte parallel zu laufen (POPE 1955, Abb. 5). Weitere, zur Phosphatasegruppe gehörige Enzyme, in deren Gewebstopographie Einblick genommen wurde, sind die *Adenosintriphosphatase*, die sich im Kern und Cytoplasma aller Nervenzellen findet (NAIDOO und PRATT 1951, POPE, WARE und THOMSON 1950, Abb. 5), die *Phosphoamidase* (GOMORI 1948, SINDEN und SCHARRER 1949), die *Pyrophosphatase* (NAIDOO und PRATT 1952, NEWMAN, FEIGIN, WOLF und KABAT 1950, BOURNE 1954) und die *5-Nucleotidase* (NEWMAN, FEIGIN, WOLF und KABAT 1950, GOMORI 1949, MCMANUS, LUPTON und HARDEN 1952).

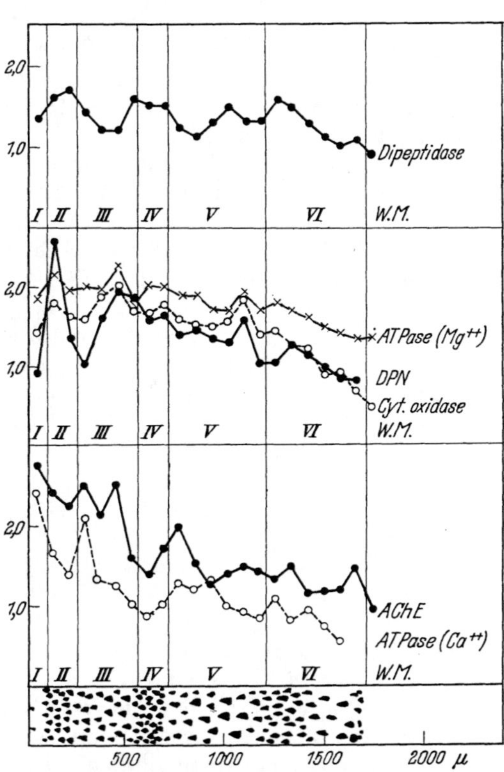

Abb. 5. Architektonische Verteilung verschiedener Enzyme im somatosensorischen Isocortex der Ratte. In jeder Stufe sind die relativen Werte der Fermentaktivitäten je Trockengewichtseinheit eingetragen. In die Abszisse ist neben der Rindenbreite die architektonische Schichtgliederung schematisch eingezeichnet. *ATPase* Adenosintriphosphatase; *AChE* Acetylcholinesterase; *DPN* Diphosphorpyridinnucleotid (Coenzym I), *WM* weiße Substanz. (Aus POPE 1955.)

In jüngster Zeit waren eine Reihe von Untersuchern bemüht — zum Teil mit beträchtlichem methodischem Aufwand — Feststellungen über die strukturgebundene Anordnung einer Anzahl verschiedenartiger Enzyme in ein und derselben Hirnörtlichkeit zu treffen und die Befunde in Beziehung zur Cytoarchitektonik zu setzen, um auf dieser Grundlage zu einer „*Chemoarchitektonik*" *einzelner Rinden- oder Kerngebiete* zu gelangen. So stellten SCHARRER und SINDEN (1949), SINDEN und SCHARRER (1949) am Tectum opticum der Taube deutliche Schichtunterschiede in der Verteilung der Alkaliphosphatase, Cholinesterase und Phosphoamidase fest. POPE (1952, 1955), POPE, WARE und THOMSON (1950), HESS und POPE (1954) konnten mit der LINDERSTRÖM-LANGschen Methodik im Rattencortex laminäre Konzentrationsabstufungen mehrerer Enzyme (Dipeptidase, Acetylcholinesterase, Diphosphopyridinnucleotid, Cytochromoxydase, Adenosintriphosphatase) quantitativ erfassen und in Korrelation zur architektonischen Schichtgliederung bringen (Abb. 5). Neue enorme Verfeinerungen der Gewebsanalyse, die es gestatteten, aus Hirngewebsschnitten Proben von wenigen γ Trockengewicht subtilen mikrochemischen Bestimmungen zu unterwerfen und

Aufschlüsse über die elementare Zusammensetzung isolierter Gewebsverbände zu erhalten, wurden von LOWRY und Mitarbeitern (1953, 1954) entwickelt und von LOWRY (1955) und seiner Arbeitsgruppe angewandt, um die Strukturbestandteile des Ammonshorns der Ratte nicht nur hinsichtlich ihres Enzym-, sondern auch ihres Protein-, Lipoid- und Mineralgehaltes zu untersuchen (LOWRY, ROBERTS, LEINER, WU, FARR und ALBERS 1954). Es fand sich, daß die anorganische Pyrophosphatase besonders stark in der Nervenzellschicht, dagegen die 5-Nucleotidase in der Molekularschicht und in den Markfaserbündeln des Alveus angereichert war. Saure und alkalische Phosphatase zeigten in ihrer Verteilung nicht so markante Schichtunterschiede. Mit gleicher Methodik studierten ROBINS (1953), ROBINS, SMITH und McCAMAN (1953) die Enzymverteilung in den einzelnen Schichten der Kleinhirnrinde des Affen. Auch hier ergaben sich für die Aktivität bestimmter Enzyme in einzelnen Schichtbereichen deutliche Unterschiede. So fanden sich in der Molekularschicht besonders hohe Werte für die saure Phosphatase und Aldolase, während die Körnerschicht hinsichtlich der Cholinesteraseaktivität an der Spitze stand. Letzteres ist ein Befund, der eine örtliche Besonderheit darstellt und im Gegensatz zu den Feststellungen POPES an der Großhirnrinde steht, der gerade in den zellarmen, axon- und dendritenreichen Schichten besonders viel Cholinesterase fand. Im übrigen ließen sich in der Rinde für nahezu alle Enzyme beträchtlich höhere Aktivitäten bestimmen als in der Marksubstanz. Kleinhirnwurm und Hemisphären zeigten keine Differenzen ihres Fermentgehaltes.

Für die Überlegungen der quantitativen Histochemie ist die Kenntnis des *räumlichen Anteils der im Gewebe enthaltenen Strukturen* von Bedeutung. Von den mannigfaltigen Berechnungen, die zur Ermittlung quantitativer Beziehungen der einzelnen Gewebselemente des Zentralnervensystems angestellt wurden (Näheres bei POPE 1955), seien die von BOK (1936) genannt. Untersuchungen des menschlichen temporalen Cortex ergaben folgende Werte und Beziehungen: Das Durchschnittsvolumen des Perikaryons eines Neurons ist proportional dem Quadrat des durchschnittlichen Kernvolumens. Die Gesamtsubstanz des Perikaryons der Nervenzellen macht 2,8% einer gegebenen Volumeneinheit der Großhirnrinde aus. Dies soll in allen Rindenschichten zutreffen. Nach POPE (1955) scheinen auf Grund der bisherigen Berechnungen die Zellkörper der Nervenzellen 5% eines Rindenvolumens einzunehmen. Unter Berücksichtigung der Dendriten beansprucht das Neuron aber 30% des Raumes. Das Größen- und Massenverhältnis des Axons zum Nervenzellkörper geht aus folgenden, von McILWAIN (1955) angestellten Überlegungen hervor: Wenn eine Nervenzelle von etwa 30 μ Durchmesser, deren Volumen $10^4\,\mu^3$ und deren Masse 10^{-8} g sei, ein Axon von 7 μ Durchmesser und von einigen Zentimetern Länge besitzt, so beträgt dessen Volumen etwa $10^7\,\mu^3$, also gut das 100fache des Zellkörpers. Eine eigene mathematische Methode für die Berechnung des Nervenzellvolumens in der Hirnrinde hat HAUG (1953) entwickelt. Er gibt im Anschluß an v. ECONOMO eine Definition des „Grauzellkoeffizienten" als Verhältnis des bekannten Griseumvolumens zu dem in ihm enthaltenen Nervenzellvolumen. HAUG berechnete für das Stirnhirn des Menschen einen Grauzellkoeffizienten von 61:5, für das des Pferdes von 45:1, des Schafes von 35:1, des Kaninchens von 20:1. Im Vergleich zu den Ergebnissen von POPE, der das Nervenzellvolumen der Temporalrinde mit 5% errechnete, kommt HAUG für die Stirnhirnrinde nur auf 1,555%. HAUG (1955) beruft sich darauf, daß er mit der Treffermethode von CHALKLEY, einem Verfahren zur quantitativen Analyse im histologischen Schnitt, zu dem gleichen Ergebnis kommt. Alle diese Beziehungen könnten für die exakte Definition atrophisierender Prozesse von gewissem Wert sein.

Nicht nur die Entwicklung der Methoden der „quantitativen Histochemie" des Zentralnervensystems (POPE), sondern vor allem die Deutungen ihrer Ergebnisse sind noch in vollem Flusse. Ob sie über die ersten Ansätze hinaus zu vertieften Einsichten in strukturpathologische Zusammenhänge verhelfen können, müssen erst künftige Erfahrungen lehren.

GOLGI-Apparat. Wenig Bedeutung für pathologische Feststellungen hat bisher der sog. GOLGI-Apparat erlangt. Er bildet ein mittels Silberimprägnation und Osmiumschwärzung darstellbares, oft recht grobes Netzbalkenwerk (Apparato reticulare von GOLGI 1898), das mitunter das ganze Cytoplasma bis in die Hauptdendriten ausfüllt, bisweilen auch auf einen schmäleren perinucleären Raum beschränkt ist oder gar nur einen kleinen Platz neben dem Kern einnimmt. Nach den Angaben verschiedener Autoren soll seine Gestalt in verschiedenen Zellen außerordentlich wechseln. Nach Erschöpfung motorischer Zellen, z. B. durch Strychninkrämpfe, soll sich sein Aussehen nicht ändern (COWDRY). Dagegen beobachteten SULKIN und KUNTZ (1948) nach präganglionärer elektrischer Reizung sympathischer Ganglienzellen einen Zerfall des mit Spezialmethoden dargestellten GOLGI-Netzwerkes in kleine Partikel. Bei schweren Zellschädigungen, unter anderem bei der sog. retrograden Zellveränderung (PENFIELD und D'ARRAGIO) wurde seine Auflösung gesehen. In der lebenden Zelle und in Gewebskulturen ist der GOLGI-Apparat nicht in seiner charakteristischen Art nachweisbar. Arbeiten französischer und amerikanischer Autoren (PARAT und PAINLEVÉ 1925, COVELL-SCOTT-COWDRY 1928) sprechen sich dahin aus, daß er unter dem Einfluß der Osmiumsäure durch Verschmelzung aus den sog. Neutralrotgranula entsteht, die in der lebenden Nervenzelle durch Vitalfärbung darstellbar sind. Die Auffassung nähert sich der früher unter anderem von ARNOLD, MEVES, DUESBERG u. a. geäußerten Ansicht, daß er mit den Granulationen des Zellplasmas (Mitochondrien, Plastosomen s. unten) in Beziehung stehe. Man neigt heute dazu, die umstrittenen Strukturen des GOLGI-Netzwerkes nicht als besondere Zellorganellen, sondern als eine vorübergehende Verdichtung von Stoffwechselprodukten und Speicherstoffen in Form einer Aggregation von kolloidalen Partikeln im Protoplasma aufzufassen. Denn im Laufe der intraplasmatischen Entstehung von Substanzen kommt es vielfach zur strukturellen Vereinigung zwischen den Zellprodukten und einer osmophilen Substanz. HIRSCH (1955), der diesem Gegenstand eingehende Untersuchungen widmete, führte im Anschluß an BAKER (1953) den Begriff der *„osmophilen Körperchen"* ein, die offenbar Gebiete besonderen synthetischen oder kondensierenden Stoffwechsels sind. Mit den osmophilen Körperchen in Nervenzellen, den „Lipochondrien", beschäftigten sich BAKER, THOMAS (1947—1949), GRZYCKI (1951). Das Netzwerk von GOLGI dürfte dagegen ein durch Überimprägnation entstandener Artefakt sein. Osmophile Körperchen können auch durch Zentrifugierung isoliert werden (HIRSCH 1955). Phasenkontrastmikroskopisch gelang es GATENBY (1953), sie in lebenden vegetativen Ganglienzellen zu beobachten. Membranstrukturen wie die Mitochondrien besitzen sie offenbar nicht (YOUNG 1956). Am zahlreichsten finden sich diese Körperchen in der perinucleären Plasmagegend. Stoffspender für die osmophilen Körperchen scheinen im wesentlichen die Mitochondrien und der Kern zu sein (HIRSCH 1955). Am Ganglion cervicale rief Reizung (SULKIN und KUNTZ 1948, 1950) im Verein mit Veränderungen der NISSL-Substanz ein völliges Verschwinden der osmophilen Körperchen hervor.

Für identisch mit dem GOLGI-Apparat halten manche Autoren (HOLMGREN 1900, CAJAL) ein mit gewissen Methoden darstellbares System intracellulärer Spalten, der sog. HOLMGRENschen Kanälchen (Trophospangium HOLMGREN).

BETHE und PENFIELD und auch GOLGI selbst glauben jedoch auf Grund von Strukturverschiedenheiten an ihrer Sonderstellung festhalten zu müssen.

Einlagerung von Pigmenten. Sehr wesentlich mitbestimmt wird die Erscheinungsform vieler Nervenzellen durch die Einlagerung von Pigmenten. Man unterscheidet davon zwei Arten, das Melanin von schwarzer bis schwarzbrauner und das Lipofuscin (BORST, HUECK 1912) von gelber Eigenfarbe. Das Vorkommen des *Melanins* ist beim Menschen auf die Nervenzellen bestimmter Örtlichkeiten beschränkt; im Gehirn findet es sich in größter Verbreitung in der Zona compacta der Substantia nigra und im Locus coeruleus, die sich dadurch schon mit bloßem Auge an ihrer schwarzen Farbe erkennen lassen. Weniger zahlreich sind die melaninhaltigen Zellen in der Ala cinerea der Medulla oblongata. Im Neugeborenengehirn enthalten die Nervenzellen noch kein Melanin. Nach OBERSTEINER zeigt es sich zuerst im Locus coeruleus gegen Ende des ersten Lebensjahres; in der Substantia nigra und im Vaguskern ist es erst zwischen dem dritten und vierten Lebensjahr nachweisbar und erfährt dort eine Zunahme bis zur Pubertät. Bei nahezu allen Säugetieren fehlt es an diesen Örtlichkeiten. Bei allen erwachsenen Affen, selbst bei den Halbaffen, konnte H. J. SCHERER (1939) entgegen den Angaben früherer Autoren (WEIDENREICH 1912, BAADER 1935) in der Substantia nigra und im Locus coeruleus Melanin regelmäßig nachweisen. Jedoch ist die Gewebsschwärzung nur bei Anthropoiden schon mit freiem Auge erkennbar, bei den übrigen Affenarten findet es sich in wesentlich geringeren Mengen als beim Menschen. Auch beim Pferd und der Giraffe wird es in geringeren oder größeren Mengen in der Substantia nigra gefunden. Das Melanin wird durch die meisten histologischen Prozeduren in Farbe und Beschaffenheit nicht beeinflußt; es wird unter der Einwirkung von konzentrierter Schwefelsäure heller und durch Chlor und H_2O_2 gebleicht (OBERSTEINER). Nach Behandlung mit Phosphormoylybdänsäure z. B. bei der HOLZERschen Gliafasermethode bekommt es einen gelblichen Farbton.

An isolierten Melaningranula konnte jüngst STEIN (1955) einige analytische Daten über ihre *chemische Zusammensetzung* gewinnen. Sie enthielten neben 35—40% eigentlichem Pigment und Proteinen (25—35%) nur wenig Lipide (1—5%) und Ribosenucleotide (0,3%). Bemerkenswert sind die relativ recht hohen Mengen von Kupfer (35—55 μgm/gm), Eisen (800—950 μgm/gm) und Zink (550—900 μgm/gm), die sich in ihnen bestimmen ließen. Die Befunde sprachen gegen die öfters geäußerte Hypothese, daß Mitochondrien als Ganzes in Melaningranula umgewandelt werden. SACHS (1943) neigt nach den Ergebnissen seiner breit angelegten Untersuchungen dazu, das Melanin der Ganglienzellen auf Grund seines histochemischen und physikalisch-chemischen Verhaltens, insbesondere seiner nach Oxydation mit H_2O_2 beobachteten Fluorescenz im ultravioletten Licht von den in der Epidermis, Chorioidea und Leptomeninx vorkommenden Melaninen zu trennen und den braunen Organpigmenten (Fuscinen) zuzurechnen. Da jedoch tiefere Einsichten in die chemische Konstitution und den Bildungsstoffwechsel der meisten Pigmente noch fehlen — auch die Herleitung des Melanins aus Spaltprodukten des Eiweißstoffwechsels (Phenylalanin und Tyrosin) ist noch nicht eindeutig bewiesen — ist man wohl berechtigt, an der herkömmlichen Bezeichnung festzuhalten.

Im Gegensatz dazu ist das Vorkommen von *Lipofuscinpigment* außerordentlich verbreitet. Doch ist seine Menge in den einzelnen Nervenzellformen sehr verschieden. Manche Nervenzellarten, wie die Purkinjezellen, enthalten meist bis in das hohe Lebensalter kein gelbes Pigment; auch die kleinen Zellen des Striatums sollen im allgemeinen wenig zu Pigmentbildung neigen (BIELSCHOWSKY). OBERSTEINER hat die pigmentarmen oder -freien Zellen *lipophobe*

Zellen genannt. Im Gegensatz dazu enthalten seine *lipophilen Zellen* je nach dem Lebensalter größere Mengen in einer für die einzelnen Zellarten wieder verschiedenen Anordnung. Im allgemeinen nimmt es im Laufe des Lebens stetig zu. Wie schon OBERSTEINER, MÜHLMANN und GELLERSTEDT und neuerdings KELLER wieder gezeigt haben, findet man aber häufig starke Unterschiede bei gleichen Altersstufen, während das Lebensalter bei etwa gleichen Pigmentmengen um Jahrzehnte differieren kann. Man begreift, daß daraus Schwierigkeiten für die Beurteilung pathologischer Verhältnisse entstehen. In vielen Ganglienzellen ist das gelbe Pigment in Häufchen an einer Seite des Zellkerns angeordnet, bei den Pyramidenzellen meist an der Basis, aber auch nach dem Spitzenfortsatz hin, in den großen motorischen Zellen oft in der Nähe des Achsenzylinderabganges (SPIELMEYER 1922). Die Pigmentanordnung ist von der Schule C. und O. VOGTs neuerdings zum Prinzip für eine Differenzierung verschiedener Nervenzellgattungen gemacht worden (BALTHASAR, V. BUTTLAR-BRENTANO). In den Zellen der vegetativen Zwischenhirnkerne sind die Pigmentkörnchen häufig in mehr diffuser Weise in das Zellplasma eingestreut, obwohl auch hier die Neigung zu örtlichen Anhäufungen meist in der Peripherie der rundlichen Zellen zu beobachten ist. Eine ausgesprochene Lipophilie im Sinne des Pigmentreichtums weisen unter anderem die motorischen Zellen in Gehirn und Rückenmark auf, ferner die großen Zellen des Thalamus, die Zellen von unterer Olive, Nucleus dentatus, Corpus geniculatum externum, ferner die Nervenzellen von resistentem Bandteil und Endblatt des Ammonshorns.

In geringen Mengen ist es in den lipophilen Zellen des menschlichen Gehirns bereits in der *zweiten Hälfte des ersten Lebensjahrzehntes* zu finden, nach MÜHLMANN sogar schon im 2.—3. Lebensjahr, zu diesem Zeitpunkt allerdings als lipoider Körper ohne Eigenfarbe. Es tritt zunächst in einzelnen Körnchen auf, die sich später zu dem sog. Pigmentfleck zusammenordnen; und von hier aus erfolgt durch weitere Anlagerung eine kontinuierliche Zunahme. Außerordentliche Ausmaße, mitunter mit sackförmigen Ausbuchtungen des Zelleibes, kann es im Senium erreichen, ohne daß man daraus schon allein auf eine Funktionstüchtigkeit der Zellen schließen könnte. Von der „Pigmentatrophie“, wie man hohe Grade von Pigmentablagerung nennt, trennt SPIELMEYER die sog. „Zellverfettung“ als ausnahmslos pathologische Erscheinung (s. unten). Aus der Bezeichnung lipophile und lipophobe Nervenzellen geht schon hervor, daß das gelbe Pigment einen Fettkörper enthält; er ist mit Sudan III und Scharlach-R. gelbrot bis dunkelrot färbbar und mit Alkohol extrahierbar. Seine gelbe Eigenfarbe und seine Körnchenstruktur behält das Pigment jedoch auch nachher noch. Es erweist sich gegen Säuren und Alkalien als recht widerstandsfähig, läßt sich mit Wasserstoffsuperoxyd schwerer als Melanin bleichen, zeigt eine deutliche gelbe Eigenfluorescenz (HAMPERL 1934) und ist, wie MOERS angegeben hat, nach der Lipoidextraktion mit der ZIEHL-NEELSENschen Tuberkelbacillenfärbung tief dunkelrot in der Zelle darstellbar. Hinsichtlich seiner *Genese* wird es wie die gleichartigen Pigmente in anderen Körperorganen fast einmütig als ein Abnützungspigment (LUBARSCH) bezeichnet, präziser vielleicht als eine Art Schlackenbildung beim Zellstoffwechsel (RIBBERT). GRÄFF, der gerade in jenen Organbereichen, bzw. Zellen, die besonders reich an Abnützungspigment waren, die Oxydasereaktion ganz schwach ausgeprägt fand, dachte ebenso wie STÄMMLER daran, daß eine durch Mangel an Stoffwechselkatalysatoren bedingte Herabsetzung der Oxydationsvorgänge zur Pigmentbildung führen könne.

Nach neueren Untersuchungen HYDÉNs zeigt das Lipofuscin kräftige Absorption im UV-Spektrum. Dem *spektrographischen Verhalten* nach soll es sich um ein Lipoproteid mit einem komplexen Chromophor handeln, wahrscheinlich zur

Gruppe der Pterine gehörig (HYDÉN und LINDSTRÖM 1950). Es weist bei radiospektrographischer Untersuchung 50—60% mehr Masse und 10—20% mehr Lipoide auf als das übrige Cytoplasma. Das Auftreten und die Vermehrung dieses Pigmentes im Cytoplasma der Nervenzellen soll mit einer Abnahme der an Lipoide gebundenen Nucleinsäuren Hand in Hand gehen. Bei der Mehrzahl der Säugetiere kommt gelbes Pigment nur in geringem Ausmaß vor. Ihre Nervenzellen zeigen nach HYDÉN auch keine quantitativen Veränderungen der betreffenden Nucleinsäurekörper. Noch einen guten Schritt weiter kam man in der Kenntnis der stofflichen Zusammensetzung des Pigmentes, nachdem es in jüngster Zeit SIEBERT, HEIDENREICH, BÖHMIG und LANG (1955), SIEBERT und HEIDENREICH (1956) gelang, es durch eine Kombination von Zentrifugier- und Sedimentierverfahren in reiner Form zu gewinnen. Aus den *papierchromatographischen Befunden* ergab sich, daß Lipofuscin zu einem wesentlichen Anteil aus Proteinsubstanzen besteht. Nucleotide waren spektrographisch nicht nachweisbar. Das Pigment ist praktisch in Wasser unlöslich und enthält 11,8% N, O, 42% P, sowie 20% Gesamtlipoide. Daneben fand sich noch Schwefel und ein gewisser Gehalt an Mineralien und Spurenelementen. Das Verhalten bei der Isolierung offenbarte eine beträchtliche Widerstandskraft gegenüber physikalischen Einwirkungen. Es handelt sich also um ein anscheinend durch Abscheidungsvorgänge in der lebenden Zelle entstehendes, unlösliches, chemisch weitgehend inaktives Proteinmaterial.

Zu erwähnen ist in diesem Zusammenhang noch das Vorkommen *eisenhaltiger Protoplasmagranulationen* in manchen Nervenzellen des Pallidums und der Zona reticulata der Substantia nigra, die BIONDI (1914) zuerst an pathologischem Material gesehen hat, die — wie die eingehenden Untersuchungen von SPATZ (1922) zeigen — aber auch in gesunden Gehirnen vorkommen. Sie sind meist ziemlich regelmäßig im Zellplasma verteilt und lassen den Kern frei. Da die ziemlich gleichmäßig großen, im übrigen sehr feinen Granula im unbehandelten Schnitt farblos sind, handelt es sich, wie SPATZ besonders betont, nicht um ein eisenhaltiges Pigment. SPATZ gibt im Anschluß an O. WARBURGs Versuche und unter Hinweis auf die Empfindlichkeit des Pallidums gegen Sauerstoffmangel der Vermutung Ausdruck, daß auch das Gehirneisen im Dienste der Zellatmung steht (vgl. dazu S. 235).

Anhang: Ergebnisse über Stoffaustausch, Stoffumsatz und Stoffnachweis im nervösen Gewebe.

Stoffaustausch. Inwieweit die Versuche mit Vitalfarbstoffen zur Frage des Stoffaustausches zwischen dem Nervensystem und dem übrigen Körper herangezogen werden können, hat SPATZ (1933) ausführlich dargelegt. Bei den Nervenzellen hat dabei als Lebensvorgang nur die granuläre Speicherung Bedeutung. Bei den semikolloidalen sauren Farbstoffen (Trypanblau) hat sie SPATZ nur durch Einbringung in den Liquor und im Gefolge einer dadurch hervorgerufenen Meningitis erreichen können; er erwähnt, daß SCHÜKRÜ sie auch bei intravenöser Einverleibung kolloidaler basischer Farbstoffe (Viktoriablau) gesehen hat. Neuerdings erwies sich Astraviolett FF als besonders empfindlicher, dem Trypanblau erheblich überlegener *Schrankenindicator*. Nach den Erfahrungen BECKERs und QUADBECKS (1952) lassen sich damit Schrankenstörungen vielfach auch da erfassen, wo sie bisher nur vermutet wurden oder nur in ihren Spätstadien nachweisbar waren, Zugleich fand die Regel, daß basische Farbstoffe die intakte Bluthirnschranke durchdringen, saure aber nicht (SPATZ u. a.), durch Untersuchungen mit einer Anzahl verschiedener Farbstoffe eine genauere Fassung. Es ergab sich, daß an der Schrankenfunktion die Wirkung einer elektrischen Ladung der Endothelmembran wesentlich beteiligt sein dürfte, denn sie zeigte sich sehr empfindlich gegen Änderungen der Wasserstoffionenkonzentration. Ferner scheint die Schrankenpermeabilität, ähnlich wie die der Zellmembranen, weitgehend vom physikalisch-chemischen Zustand der am Aufbau der meisten cellulären Grenzflächen wesentlich beteiligten Lipoidmoleküle abhängig zu sein. Farbstoffe sind nach BECKER und QUADBECK nur dann fähig, durch die intakte Bluthirnschranke zu wandern, wenn sie unter den im Körper herrschenden Bedingungen wenigstens zum Teil in eine elektrisch ungeladene, lipoidlösliche Farbbase übergehen können. Von besonderem Interesse sind in diesem Zusammenhang die Versuche von JAHNEL, PAGE und MÜLLER (1932), welche bei Kaninchen und Mäusen durch Anlegung eines Depots von metallischem Tellur in öliger Suspension eine chronische Vergiftung hervorriefen und dabei eine Schwärzung der grauen Substanzen erzielten. Bei Katzen konnte PENTSCHEW (1934) nachweisen, daß das schwarze Tellur in feinkörniger Form in den Nervenzellen gespeichert war. Die Autoren nehmen an, daß das Tellur des Depots zunächst zu farbloser, telluriger Säure bzw. zu Tellursäure oxydiert, die dann möglicherweise in einer Eiweißverbindung am Ort der Ablagerung wieder zu metallischem schwarzem Tellur reduziert wird.

Da heute die Möglichkeit besteht, normale Stoffwechselbausteine durch *radioaktive Isotope* zu markieren und ihren Weg, ihren Ein- und Abbau im Organismus messend zu verfolgen, wurden in letzter Zeit vielfach durch P^{32} kenntlich gemachte Phosphate verwendet, um in Ergänzung der mit Hilfe von Vitalfarbstoffen erhobenen Befunde über den Durchtritt stoffwechseleigener Substanzen durch die Bluthirnschranke und ihren Umsatz im Hirngewebe Aufschlüsse zu erhalten. Bezüglich des Phosphorstoffwechsels des Zentralnervensystems sei nur erwähnt, daß als durchschnittlicher Wert bei Bestimmung des Gesamtphosphors im Frischgewebe im Gehirn ein Mengenanteil von 341—465 mg-%, im Rückenmark von 730 mg-% ermittelt wurde (CREMER und FÜRTH 1953). Ferner stellte es sich heraus, daß die weiße Substanz 2—4mal reicher an anorganischem Phosphor, Triosephosphor und Phosphatiden ist als die grauen Hirngebiete; letztere enthalten aber mehr Hexosephosphor (ABOOD, GERARD, BANKS und TSCHIRGI 1952). Die graue Substanz baut vornehmlich mittels ihrer Mitochondrien Phosphor oxydativ zu Adenosindiphosphorsäure, Adenosintriphosphorsäure und Glucose-6-phosphaten auf (ABOOD, GERARD und BANKS 1952). Was nun die Experimente mit P^{32} betrifft, so machte man die Erfahrung, daß auch durch Einverleibung hoher Isotopendosen keine erheblichere Schädigung des nervösen Parenchyms eintritt (GRAD, STEVENS und LEBLOND 1952, GRAD und STEVENS 1950, GRAFF, SCOTT und LAWRENCE 1946). Es erwies sich ferner, daß sowohl bei kleinen Säugern (CHANGUS, CHAIKOFF und RUBEN 1938, COHN und GREENBERG 1938, PERCIVAL und LEBLOND 1948), als auch beim Menschen (POBJAK 1947) die Einlagerung des Isotopes in das Gehirn im beträchtlich geringeren Maße erfolgt als in die Leber. Dies dürfte großenteils auf den besonderen Schrankenfunktionsverhältnissen im Zentralnervensystem beruhen. Denn nach Untersuchungen BAKAYS (1951, 1953, 1954) erfolgt die Aufnahme markierter Phosphate aus dem Blutplasma und ihr Einbau in die Phosphorfraktionen des Gehirns relativ langsam, und die aufgenommene Gesamtmenge ist gering (HEVESY und HAHN 1940). Ähnlich verhält sich der Einbau von mit C^{14} markiertem Glykokoll und Tyrosin in die Gehirnproteine (GREENBERG und WINNICK 1948) und die Aufnahme von markiertem Acetat (BEECKMANS, CADIER und HEVESY 1950).

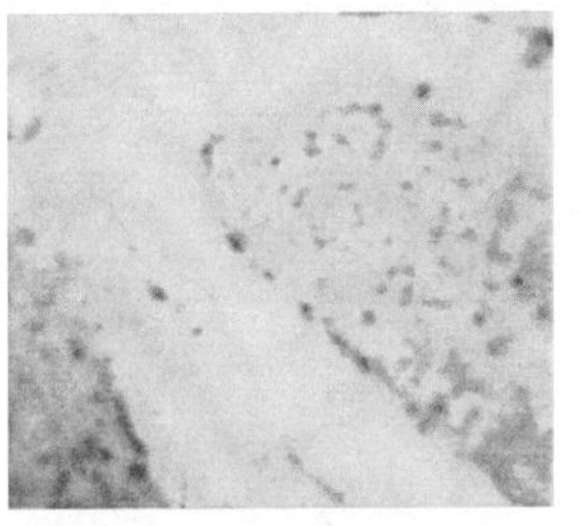

Abb. 6. 60mal vergrößerter Film, auf dem sich ein ungefärbter Schnitt durch eine Kleinhirnwindung der Katze nach intraperitonealer Injektion von Br^{82} radioautographisch abgebildet hat. *M* Molekularschicht; *K* Körnerschicht. (Aus BRATTGÅRD und LINDQUIST 1954.)

Der *Phosphorstoffwechsel* wurde von BORELL und ÖRSTRÖM (1947) mittels P^{32} in 19 verschiedenen Teilen des Rattengehirns ermittelt. Dabei zeigte sich, daß alle Gehirnteile 40 min nach der Injektion die höchste Aktivität aufweisen. Auch ROEDER (1948) fand, daß die Gesamtaufnahmefähigkeit des Gehirns für das Isotop weit geringer ist als die der Leber und der Muskeln. Die Werte für das Mark des Großhirns waren niedriger als die der Rinde. DAWSON und RICHTER (1950) stellten jedoch jüngst fest, daß P^{32} in Phosphatverbindungen des Gehirns relativ schnell ausgewechselt wird. Die vielfach beobachtete langsame Aufnahme dürfte also vornehmlich auf der geringen Durchlässigkeit der Bluthirnschranke für Phosphorionen beruhen; denn man konnte nach Einbringung radioaktiver Phosphate in die subarachnoidalen Räume eine viel höhere und kurzzeitigere Austauschrate feststellen (BAKAY und LINDBERG 1949, LINDBERG und ERNSTER 1950, BAKAY 1954, NAKA, KATO, KATO, MUKAI, AKIYAMA, MATSUMOTO und MATSUMOTO 1954).

Mit der *Autoradiographie* wurde ein Verfahren entwickelt, das mit Hilfe der durch die Strahlenemission in Photoemulsionen hervorgerufenen Schwärzung die feinere Verteilung radioaktiver Substanzen auch in mikroskopischen Gewebsbereichen erkennen läßt. So haben z. B. BRATTGÅRD und LINDQUIST (1954) bei Katzen nach intraperitonealer Injektion von Br^{82} eine Anreicherung des Halogens in der Körnerschicht des Kleinhirns festgestellt (Abb. 6). BRATTGÅRD und LINDQUIST (1955) kamen mit Br^{82} zum Ergebnis, daß die Bluthirnschranke in verschiedenen Regionen eine differente Permeabilität besitzt. Kleinhirnrinde, Thalamus,

Oblongata und Rückenmark wiesen im Vergleich zur Großhirnrinde die doppelte Konzentration auf. Nach intravenöser und intrathekaler Applikation konnte BAKAY die Häufung des markierten Phosphors im Hirngewebe radioautographisch untersuchen (Abb. 7). In der grauen Substanz fand sich in Übereinstimmung mit den Beobachtungen ROEDERS 2—5mal mehr P^{32} als in der weißen, obwohl der gesamte Phosphorgehalt der letzteren nur um 10% niedriger ist. Einzelne Rindenbezirke unterscheiden sich hinsichtlich ihrer Phosphataufnahme nur geringfügig, lediglich die der Kleinhirnrinde war deutlich geringer. Im Infundibulum und Tuber cinereum fanden sich die strahlenaktiven Substanzen in größerer Menge als im übrigen Hirngewebe. Mit Hilfe von mit S^{35} markierten Aminosäuren wurde neuerdings die Größe des Eiweißumsatzes in Zellen verschiedener Organe bei Tieren radioautographisch untersucht (NIKLAS und OEHLERT 1956). Es zeigte sich, daß die Nervenzellen neben den sezernierenden Drüsenzellen hierbei mit an erster Stelle stehen. Die Ergebnisse gehen den ultraspektrographischen der CASPERSSON-Schule parallel. Die durch die Bluthirnschranke bewirkte beträchtliche Verzögerung des Durchtritts isotopenmarkierter Stoffe macht es sehr schwer, allein aus der durch Messung der Radioaktivität ermittelten Austauschrate Blut-Hirngewebe annähernd sicher auf die Höhe des intracellulären Strukturumsatzes des nervösen Parenchyms zu schließen (OPITZ 1952).

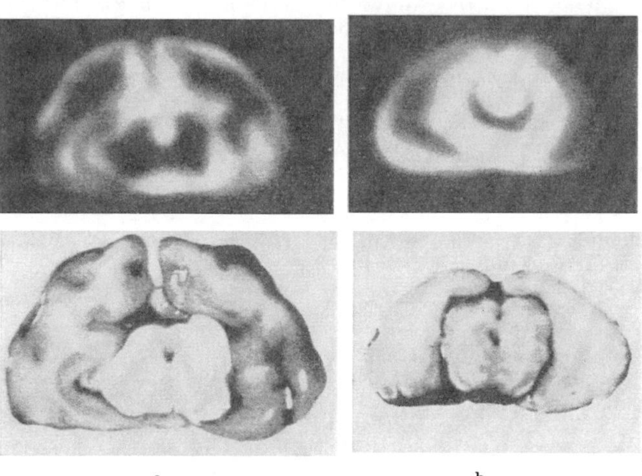

Abb. 7a u. b. a Radioautographie eines Frontalschnittes durch ein Katzengehirn. 30 min nach intravenöser Injektion von 1,0 μc P^{32}; Expositionszeit 48 Std. b Frontalschnitt durch ein Kaninchengehirn 10 min nach Injektion von 2 μc P^{32} in die Cisterna magna. Expositionszeit 45 Std. (Aus BAKAY 1954.)

Stoffumsatz. Immerhin wurde es durch die Gesamtheit der Stoffwechseluntersuchungen mit Hilfe von Isotopen erneut anschaulich gemacht, daß der *chemische Aufbau der meist hochpolymeren cellulären Strukturbestandteile einem wesentlich intensiveren Wandel unterliegt,* als man auf Grund früherer Einsichten (Größe der Abnützungsquote usw.) annehmen konnte (SCHÖNHEIMER 1940, HIRSCH 1955). Vor allem befinden sich die Proteinsubstanzen in stetem Umbau, wobei einige Aminosäuren, wie Glutaminsäure und Leucin, offenbar in besonders kurzer Zeit ausgewechselt zu werden pflegen. Das einmal ins Hirngewebe eingedrungene Phosphorisotop wird sehr rasch in dessen Strukturbestandteile, vor allem in die Phosphorlipoide und Nucleoproteide eingebaut. Daß der Umbau der Phosphatide im Gehirn einen größeren Zeitraum benötigt, hat sich nicht bestätigt. DAWSON und RICHTER (1950) fanden, daß bei kleinen Nagetieren nach geeigneter Applikation eine Phosphormenge, die der Gesamtmenge des Phosphatidphosphors im Gehirn äquivalent ist, in etwa 70 Std ausgetauscht wird. Besonders die Nucleotidfraktion zeigte eine intensive Aufnahme des Isotopes. Die Untersuchungen beweisen einen relativ schnellen Stoffwechsel für Strukturelemente des Gehirns, welche früher für verhältnismäßig stabil galten. Der Phosphataustausch beschleunigt sich bei erhöhter funktioneller Inanspruchnahme, besonders im Verlauf von cerebralen Krämpfen beträchtlich (DAWSON und RICHTER 1952). Hinsichtlich des Protein- und Nucleotidstoffwechsels stimmen die mit Hilfe von Isotopenmarkierungen erhobenen Befunde gut mit den von CASPERSSON aus seinen UV-spektrographischen Ergebnissen entwickelten Vorstellungen überein. Untersuchungen mit radioaktivem Phosphat haben nämlich das von CASPERSSON hervorgehobene Eingreifen des Kernes in den Zellstoffwechsel bestätigt. Denn nach Zuführung des Isotopes zeigt die Nucleinsäurefraktion des Zellkerns in kurzer Zeit eine größere Radioaktivität als die umgebenden Cytoplasmanucleotide (DAVIDSON, MCINDOE, SMELLIE 1951).

Die durch den Baustoffwechsel in ausgesprochen dynamischer Form gewährleistete Strukturerhaltung der Bausteine des Zellkörpers erfordert nicht unbeträchtliche Energiemengen, die wahrscheinlich in gleicher Weise wie beim Leistungsstoffwechsel durch energiereiche Phosphatverbindungen bereitgestellt werden (OPITZ 1952). Als *Strukturumsatz* wird der für die Erhaltung der Struktur notwendige Mindestumsatz bezeichnet. Er ist weitgehend als thermodynamisches Maß für die Differenziertheit lebendiger Gefüge zu betrachten und scheint nach OPITZ und SCHNEIDER im Gehirn besonders groß zu sein. Dafür sprechen vor allem die außerordentlich kurzen Wiederbelebungszeiten zentralnervöser Strukturen bei Sauerstoffmangelzuständen und daneben auch die beträchtliche Aktivität der Proteasen im Gehirn (ZELLER 1945), die in seinen verschiedenen Teilen etwa parallel zur jeweiligen Vulnerabilität geht (POPE und ANFINSEN 1948). Der Strukturumsatz beträgt bei Ganglienzellen im Durchschnitt 10% des Normalstoffwechsels (OPITZ 1952). Für die elementaren Funktionen, zu denen auch die Aufrechterhaltung der osmotischen Zellstabilität gehört, sind darüber hinaus Energiemengen erforderlich, die OPITZ für den Durchschnitt der Nervenzellen auf etwa 50% des Funktionsumsatzes schätzte und als *Bereitschaftsumsatz* bezeichnet. Wenn somit auch erkannt wurde, daß die celluläre Feinstruktur nur durch einen ständigen, laufend Energie verbrauchenden Stoffumsatz und Bausteinwechsel erhalten werden kann, so sind doch noch beträchtlich tiefere Einblicke in diese verwickelten Vorgänge nötig, um aus Änderungen der Zellstruktur Störungen der energieliefernden Systeme oder Hemmungen und Veränderungen der Stoffwechselabläufe zwingender und umfassender ableiten zu können, als es bisher möglich war.

Immerhin dürften sich aus der Erkenntnis, daß die Erhaltung des cellulären Feingefüges ein von ständigem Wechsel und Umbau beherrschtes dynamisches Geschehen ist, gewisse *Einschränkungen* für eine Deutung des Wesens bestimmter pathologischer Strukturumwandlungen mit Hilfe *von an sich sehr interessanten kolloidchemischen Vorstellungen* ergeben, soweit diese vorwiegend auf an künstlich hergestellten Kolloidsystemen beobachtbaren Gesetzmäßigkeiten fußen. Auch die Aufrechterhaltung des optimalen kolloidalen Dispersitätsgrades innerhalb der Zelle ist neben der Stabilisierung von Membranfunktion und Ionenverteilung und damit der osmotischen Zellstabilität ein äußerst labiler, ständige Energiezufuhr benötigender Lebensvorgang (NETTER). Er spielt sich, wie die FREY-WYSSLING zu verdankenden Einsichten über die molekulare Struktur des Protoplasmas anschaulich machen, durchaus nicht in einem einfachen kolloidalen Gefüge, sondern in einem in submikroskopischen Bereichen äußerst fein und verwickelt strukturierten Milieu ab, das man nicht ohne weiteres den kolloidalen Systemen gleichsetzen kann, an denen in vitro die eindrucksvollen Vorgänge des „Alterns" auf der Grundlage synäretischer Mechanismen zu beobachten sind (v. BRAUNMÜHL). Nach den Untersuchungen FREY-WYSSLINGS, denen gegenüber ältere Auffassungen (Wabentheorie BÜTSCHLIS u. a.) heute nicht mehr aufrechterhalten werden können, wird das Grundgefüge des Protoplasmas nicht durch kolloidale zusammengeballte Kugelmoleküle gebildet, sondern durch kreuz und quer in Netzform sich überlagernde, als Fadenmoleküle geformte Polypeptidketten. Da diese Ketten in ihrem Verlauf zahlreiche saure, basische, hydrophile, lipophile und andersartige Seitenketten bilden, die innerhalb des Molekulargerüstes „Haftpunkte" darstellen, ist das Protoplasma in der Lage, viele Stoffe in feinster Verteilung zwischen den Polypeptidketten zu lagern, ohne daß diese im lichtmikroskopischen Bereich manifest zu werden brauchen. Durch die Labilität dieser Haftpunkte wird ein dauerndes Kommen und Gehen von Stoffen ohne wesentliche Beeinträchtigung der selbst einem ständigen Umbau unterworfenen plasmatischen Molekulargerüste ermöglicht. Der erhebliche Wassergehalt des Cytoplasmas (78—80% und mehr) wird durch die beträchtliche Weite der Maschen des Grundgerüstes im Gelzustand ermöglicht. Als elementare Bausteine der im Grundplasma nachweisbaren submikroskopischen Strukturen werden heute globuläre Partikel angesehen (BAIRATI und LEHMANN 1953, FAURÉ-FREMIET und Mitarbeiter 1948, BESSIS und Mitarbeiter 1949, FREY-WYSSLING 1955), die sich durch eine große Neigung zur Aggregation und zur „Perlenkettenbildung" auszeichnen. Dieses Strukturprinzip scheint sich durchgehend zu finden. Auch die feinsten Kollagenfibrillen dürften sich aus aneinander gereihten kleinsten Teilchen zusammensetzen (NODA und WYCKHOFF 1951, BAHR 1952, SECKI 1952). Diese Prinzipien sind auch für die submikroskopische Struktur des Axons der Nervenfasern gültig (vgl. S. 152). Inwieweit sie für die intracellulären Neurofibrillen und ihre pathologischen Veränderungen anwendbar sind, ist im Kapitel über Altersinvolution (v. BRAUNMÜHL) ausgeführt.

Die *Bereitschaft zu leicht reversiblen Änderungen des Hydrationsgrades*, die auch den globulären Strukturbildnern des Protoplasmas zu eigen ist, erklärt die Änderungen des kolloidalen Zustandes, die an ihm unter den verschiedensten Bedingungen zu beobachten sind. Ein schonender Wasserverlust kann sehr weitgehend sein, ohne daß er Strukturzerstörung und Aufhören der Lebensvorgänge nach sich zöge. Jedoch kommt es dabei in der Regel zu einer äußersten Einschränkung aller Lebens- und Stoffwechselprozesse (SEIFRIZ 1950, 1951). Dagegen führt eine allgemeine Hydration meist zur beträchtlichen Steigerung der intracellulären Umsetzungen. Eine Verdichtung des Zelleibes durch Dehydration, die mit einer erhöhten Färbbarkeit einhergeht, kann auch — wie SCHARRER an „sklerotischen" Zellen des Gehirns nachwies — am lebensfrischen Gewebe durch mechanische Alterationen, wie HEYK und HÖPKER (1952) berichten, auch durch Ultraschall entstehen.

Nach Büchner sind die umfangreich fundierten Vorstellungen Frey-Wysslings geeignet, den *Mechanismus bestimmter reversibler und irreversibler Protoplasmaveränderungen* einem besseren Verständnis zuzuführen. Es kann beispielsweise bei normalem Zellstoffwechsel durch erhöhtes Angebot bestimmter Stoffe oder durch verstärkte Stoffeinflutung nach vorausgehender Schädigung der Zellmembran die Zelle ihre Fähigkeit verlieren, diese Substanzen an den Haftpunkten ihres Polypeptidkettennetzes unterzubringen, so daß sich die Stoffe zu lichtmikroskopisch sichtbaren Gebilden zusammenballen. Derselbe Effekt kann aber auch durch eine primäre Stoffwechselstörung der Zelle und dadurch herabgesetzte Bindungsfähigkeit des Grundplasmas für bestimmte Substanzen eintreten. Der Mechanismus der Abscheidung besteht fast durchwegs in einer Ausgliederung aus dem Gefüge des lebendigen Cytoplasmas, einer intracellulären Absonderung (Altmann 1955). Daß eine solche Absonderung gegebenenfalls unter Zuhilfenahme histochemischer Methoden erkennbar ist, setzt voraus, daß sie mengenmäßig die Grenze der mikroskopischen Sichtbarkeit erreicht. Veränderungen der Bindungsfähigkeit des Grundplasmas, gegebenenfalls unter p_H-Verschiebungen nach der sauren Seite (Sigenage 1950) sollen bei hypoxischen Zellschädigungen eine nicht unbedeutende Rolle spielen (Szabady 1944, Eger 1950, Altmann 1949, Kettler 1954). So wurden die bei nicht tödlicher Hypoxie gelegentlich beobachteten Vacuolenbildungen durch intracelluläre Abscheidung von Bindungswasser erklärt. Bedeutsamer als die Änderung der Bindungsfähigkeit soll nach Altmann (1955) die absolute Erhöhung des Stoffbestandes für die Entstehung intraplasmatischer Ablagerungen sein. Sie kann durch übermäßige Aufnahme, durch Überangebot, durch Hemmung der Ausscheidung und schließlich durch vermehrte Bildung eines Stoffes bedingt sein. Endlich kann noch eine Unterdrückung der cellulären Stoffumsetzungen oder eine Entstehung abnormer Zellprodukte mit ins Spiel kommen. Bei der erhöhten Aufnahme, der häufigsten Ursache, die oft nur eine Steigerung physiologischer Prozesse ist, kommt es zunächst zu einer diffusen Durchtränkung des Grundplasmas, wie aus Versuchen mit fluorescierenden Stoffen hervorgeht (unter anderem Hanzon 1952). Die Stoffaufnahme kann auch durch eine vorausgehende Zellschädigung und die mit ihr verbundene Störung der cellulären Schutzmaßnahmen bedingt sein. Eine solche primäre Störung der Osmoregulation wird nach Altmann (1955) für den vermehrten Wassergehalt und die Vacuolenbildung nach experimentellem, nicht letalem Sauerstoffmangel angenommen. Der Störung der intracellulären Verarbeitung wird wieder besondere Bedeutung beigemessen, seit die Biochemie die Umbauvorgänge, die für intracellulären Abbau und Abgabe der Triglyceride maßgebend sind, eingehender klären konnte, wozu vor allem Versuche mit radioaktiven Phosphaten beitrugen (vgl. S. 134). So werden Störungen der intracellulären Stoffwechselprozesse für Verfettungen, Eiweißablagerungen und für bestimmte Glykogenablagerungen in Anspruch genommen (Büchner, Altmann). Daß Form und Intensität der intraplasmatischen Ablagerungen weitgehend von deren chemischen und physikalischen Eigenschaften abhängig sind, liegt auf der Hand. Für eine allgemeine Strukturauflockerung des Cytoplasmas, die mit einer Volumenvergrößerung der ganzen Zelle einhergeht, kommen im wesentlichen zwei ursächliche Faktoren in Betracht: Eine osmotische Hypotonie des Mediums oder, weit häufiger, eine energetische Insuffizienz der Zelle. Letztere zieht eine Störung der gerichteten Permeabilität mit Transmineralisation nach sich, die in Verlust an Kalium- und Anreicherung an Natriumionen besteht. Durch diese Vorgänge kommt es zu einer Auseinanderdrängung der Strukturen (Frey-Wyssling 1953). Wenn die Schwellung hohe Grade erreicht, wird man mit osmotisch wirksamen Produkten, die von gestörten Stoffwechselprozessen und von Abbauvorgängen an makromolekularen Zellbestandteilen stammen, rechnen müssen. Wenn die Zelle der eingedrungenen Flüssigkeit, die sie oft in vacuoliger Form abzuscheiden versucht, nicht mehr Herr wird, kommt es zur Strukturauflösung und zum Zelltod unter dem Bild der Cytolyse.

Stoffnachweis. Versuche, dem *Wesen pathomorphologischer Veränderungen auf histochemischem Wege* näher zu kommen, gelangten erst in den letzten $1^1/_2$ Jahrzehnten zu entscheidenderen Ansätzen. Die Schwierigkeiten bestanden vor allem darin, daß es zumeist nicht möglich ist, die zu untersuchenden Substanzen zu isolieren und rein darzustellen. Denn wirklich geeignete Methoden müssen vor allem der Bedingung gerecht werden, daß die morphologische Struktur weitgehend erhalten bleibt. Im engeren Sinne werden stoffliche Differenzierungsmöglichkeiten als histochemische bezeichnet, wenn ihre Resultate am Gewebsschnitt unter dem Mikroskop beurteilt oder kontrolliert werden können. Meist handelt es sich um Abwandlungen von gebräuchlichen chemischen oder physikochemischen Nachweisverfahren. Allerdings darf durch sie die Gewebsstruktur nicht grob zerstört oder verunstaltet werden, und das Reaktionsergebnis muß in Form unlöslicher gefärbter Produkte vorliegen oder in solche überführbar sein. Die meisten der histochemischen Methoden lassen nur eine grobe mengenmäßige Schätzung der im Gewebe nachzuweisenden Substanzen zu. Daß nicht wenige Stoffe nur nach Anwendung besonderer Kautelen (Gefriertrocknung) sicher im Gewebe lokalisierbar sind und daß die Spezifität bestimmter Reaktionen, z. B. mancher Enzymnachweise durch geeignete Kontrollen bestätigt werden muß, sei hier nur beiläufig erwähnt. Wenn man den Begriff der Histochemie weiter faßt, so gehören ihr auch die von LINDERSTROEM-LANG und HOLTER enorm verfeinerten Methoden zur quantitativen mikrochemischen Gewebsanalyse zu, da sie Beziehungen zur Struktur herzustellen erlauben. Ihre Anwendungen am Zentralnervensystem durch POPE, LOWRY u. a. (s. S. 71) wurden ebenso wie die durch CASPERSSON und seine Schule mit Hilfe der Ultraviolettspektrographie und Röntgenmikroradiographie gewonnenen Einsichten in den Nucleotid- und Proteinstoffwechsel der Nervenzelle (s. S. 55) schon oben erörtert.

Was den *Nachweis anorganischer Substanzen* im Nervengewebe betrifft, so richteten sich die meisten bisherigen Bemühungen, wie etwa die Reaktion von Eisen und Calcium im wesentlichen auf eine Elementaranalyse. Die *Schnittveraschung*, ein aus der Botanik übernommenes Verfahren, wurde erstmals von OSTERTAG (1927) auf das Zentralnervensystem angewandt. Über die Feststellung von hitzebeständigen *mineralischen Stoffen* und der vergleichsweisen Abschätzung ihrer Menge hinaus ist die elementar-analytische und quantitative Auswertung solcher „Spodogramme" auch heute noch ziemlich schwierig. JACOBI und KEUSCHER (1927) hatten im Aschenbild den Kalium- und Calciumnachweis geführt, doch gaben die Autoren selbst zu, daß ihre Methodik keine Inbeziehungsetzung der erzielten kristallinischen K- und Ca-Salze zu einzelnen Gewebsstrukturen, etwa zu den Nervenzellen, gestattet. Die besonderen Schwierigkeiten, die sich einer auf elementaranalytische Bestimmungen und quantitative Abschätzungen mineralischer Bestandteile gerichteten Schnittveraschung am Zentralnervensystem entgegenstellten, beleuchten die Untersuchungen von K. F. SCHEID (1930). Es ist bemerkenswert, daß er im Aschenbild den an frischen Hirnscheiben mittels Schwefelammonium leicht zu führenden Nachweis von Eisen im Pallidum (SPATZ) bei Schnittveraschung nicht erbringen konnte, daß er ferner den Aschengehalt der PURKINJE-Zellen im unfixierten veraschten Material größer fand als den der Körner, während beispielsweise ALEXANDER und MYERSON (1936), die wie die meisten anderen Autoren mit fixiertem Material arbeiteten, ein umgekehrtes Verhalten fanden. Weil nach SCHEID selbst bei Fixierung in absolutem Alkohol ein Teil der mineralischen Bestandteile verlorengeht, müssen besonders quantitative Angaben mit einigem Vorbehalt aufgenommen werden. Immerhin lassen sich einige bemerkenswerte Feststellungen machen. So berichten ALEXANDER und LOONEY (1938), daß die ALZHEIMERschen Fibrillenveränderungen einen auffälligen Reichtum an hitzebeständigen Mineralien (CaO) aufweisen, während die normalen Neurofibrillen selbst keine Aschenrückstände hinterlassen; ferner, daß bei anderen Zellerkrankungsformen offenbar eine Verschiebung der Mineralstoffe aus der chromatophilen Substanz in das undifferenzierte Zellplasma bzw. auch an die Zellperipherie stattfindet. Die Frage, inwieweit postmortale Umlagerungen stattfinden und das Bild verändern, wird dabei freilich stets zu berücksichtigen sein, besonders nachdem EPPINGER darauf verwiesen hat, daß Mineralanalysen an Leichenorganen nicht leicht verwertbar seien, da nach dem Tode alsbald Verschiebungen zwischen Blut und Gewebe einträten. Durch die Einführung des Gefriertrocknungsverfahrens, mit dem sich die Diffusion löslicher Substanzen einschränken läßt, gestalten sich die Voraussetzungen für den Nachweis anorganischer Stoffe etwas günstiger (SCOTT 1943). ENGSTRÖM (1946—1955) hat mit der Röntgenabsorptionsspektrographie eine Methode entwickelt, die es ermöglicht, anorganische Bestandteile in einer Fläche von 10—100 μ^2 mit einer Genauigkeit von 5—10% für 1×10^{-9} g des betreffenden Elements in frischen, fixierten oder gefriergetrockneten Gewebsschnitten zu bestimmen. Nähere Einzelheiten siehe bei CARLSTRÖM (1954). Vergleichende Massenbestimmungen der Trockensubstanz motorischer Vorderhornzellen mit der Röntgenabsorptionsmethode und den optischen Interferenzverfahren erbrachten eine gute Übereinstimmung (DAVIES, ENGSTRÖM und LINDSTRÖM 1953). Eine weitere Verbesserung in der quantitativen Abschätzung des örtlichen Mineralgehaltes ist durch die Einführung der photoelektrischen Technik (beschrieben bei GLICK 1949) erzielt worden. Vergleiche zwischen dem UV-Absorptionsnachweis und dem Aschenbild von Nucleinsäuren zeigten eine gute Übereinstimmung. Auch andere physikalische Methoden wurden in letzter Zeit mit zum Teil gutem Erfolg verwendet. So wertete WOLLEMANN (1951) photometrisch die histochemischen Eisenreaktionen zur Messung des *Eisengehaltes* verschiedener Hirngebiete aus und konnte die Befunde SPATZ' durch quantitative Ergebnisse ergänzen. Mit Hilfe der Röntgenspektrographie gelang es BOCHNIK (1953) Kalkablagerungen bei „symmetrischer Hirnverkalkung" und bei Toxoplasmose als Hydroxylapatit zu charakterisieren. Nur wenige der meist in Ionenform vorkommenden *Spurenmetalle*, denen im normalen und pathologischen Stoffwechsel des Gehirns eine Bedeutung zugeschrieben wurde, sind bisher histochemisch nachweisbar. Die normalen und pathologischen Eisenvorkommen im Zentralnervensystem werden auf S. 234 behandelt. Das *Kupfer*, das in der Substantia nigra besonders reichlich vorhanden ist (TINGEY 1937, VOLLAND 1949) fand in jüngster Zeit gesteigertes Interesse. Denn nach neueren Befunden spielt eine Kupferstoffwechselstörung in der Pathophysiologie der hepatolentikulären Degeneration eine Rolle. Die ersten diesbezüglichen Feststellungen gehen auf HAUROWITZ (1930) zurück. Bei dieser Erkrankung ist im Hirngewebe und in der Leber ein erhöhter Kupfergehalt festgestellt worden (DENNY-BROWN 1953). Das Wesen der zugrunde liegenden Metallstoffwechselstörung glaubt CUMINGS (1948, 1955) auf Grund von Untersuchungen mit radioaktivem Kupfer in einer erhöhten Resorption, verbunden mit einer verstärkten Retention des Metalls sehen zu können. So haben neuerdings OKINAKA, YOSHIKAWA, TOYODA, MOZAI, TOYOKURA und KAMEYAMA (1954) im Gehirn von WILSON-Kranken abnorm hohe Kupfermengen quantitativ colorimetrisch nach Veraschung nachgewiesen. Die Kupferspeicherung erreicht im Putamen mit 45,8 mg Werte, die denen im Lebergewebe nahekommen oder sie sogar übertreffen. Hier war auch mit der von OKAMOTO und UTAMURA (1938) angegebenen Rhodamid- und Rubeaminsäuremethode histochemisch eine granuläre Kupferspeicherung und zwar ausschließlich in normalen und nach dem Typ der ALZHEIMER-Glia veränderten Gliazellen nachweisbar. Die Untersucher nehmen an, daß die Entstehung der ALZHEIMER-Glia mit dieser cellulären Metallspeicherung in Beziehung steht. In den durchschnittlich einen Kupfergehalt von etwa 11 mg-% aufweisenden übrigen Hirngegenden war das Metall histochemisch nicht darstellbar. Das ebenfalls im Zentralnervensystem vorkommende *Zink* steht, wie Untersuchungen ASHBYS (1944) ergaben, in enger Beziehung zur Carboanhydrase. MASKE (1955) hat jüngst bei Säugetieren nach intravitaler Injektion von Diphenylthiocarbazon (Dithizon) regelmäßig eine scharf begrenzte Rotfärbung im Bereich der Ammonshornformation, besonders im Stratum granulosum, beobachtet, während sie in den übrigen Hirngebieten nicht auftrat. Dithizon ist zum histochemischen Nachweis von Spurenelementen, besonders von Zink geeignet. Spektralphotometrisch konnte festgestellt werden, daß der Rotfärbung tatsächlich eine Anreicherung von diffus im Gewebe verteiltem Zink zugrunde liegt. Die Bedeutung dieses örtlich verstärkten Zinkvorkommens vermochte man bisher noch nicht zu klären. KAWAGUCHI (1955) führte Bestimmungen von K, Na, Ca und Mg in der grauen und weißen Substanz tierischer und menschlicher Gehirne durch. Von HARRIS, BEAUCHEMIN, HERSHENSON, ROBERTS und MATSUYAMA (1954) wurden im menschlichen Gehirn spektrographisch 14 in verschiedenen Hirngebieten in ungleicher Konzentration vorkommende Metalle nachgewiesen, von denen die meisten als enzymaktivierende oder -hemmende Faktoren bekannt geworden sind.

Auch die Möglichkeiten *histochemischer Differenzierung organischer Substanzen*, soweit sie als Strukturbildner, Stoffwechselsubstrate und Ablagerungen im Nervengewebe vorkommen, waren lange Zeit ziemlich beschränkt. Bestenfalls erstreckten sie sich auf eine sehr allgemeine Kennzeichnung der Gruppenzugehörigkeit mancher Stoffe. Die schrittweise Erweiterung der Erfahrungen war hier besonders von der Erarbeitung neuer brauchbarer methodischer Grundlagen abhängig. Eine beachtliche Erweiterung erfuhren in jüngster Zeit die Möglichkeiten des histochemischen Nachweises verschiedenartiger Fermente. Die wesentlichsten am Zentralnervensystem hinsichtlich von Vorkommen und Verteilung strukturgebundener Enzyme erhobenen Befunde wurden bereits oben in anderem Zusammenhang berücksichtigt (s. S. 67). In den letzten Jahren hat ein von MCMANUS, LILLIE und HOTCHKISS angegebenes Verfahren auch am Zentralnervensystem zunehmend Anwendung gefunden, das der histochemischen Charakterisierung von Stoffen dient, die den Gruppen der *Polysaccharide*, *Glykolipoide* und *Glykoproteide* angehören. Grundlage der im angloamerikanischen Schrifttum meist als PAS (Periodic-acid-Schiff)-Reaktion bezeichneten Methode bildet die in der analytischen Chemie vielfach benützte MALAPRADEsche Reaktion: Unsubstituierte 1,2-Glykole werden durch Überjodsäure unter Aufspaltung ihrer Bindungen zu Aldehyden oxydiert, die mit der fuchsinschwefligen Säure einen roten Farbkomplex bilden. Der Reaktionsmechanismus gilt in ähnlicher Weise wie für Hexosepolysaccharide auch für primäre Aminoalkohole und wahrscheinlich auch für ungesättigte Carbonsäuren (GEDIGK 1952). Der positive Ausfall der PAS-Reaktion zeigt also nicht das Vorhandensein bestimmter Stoffe, sondern nur das Vorliegen bestimmter Gruppierungen innerhalb der Molekularstruktur an. Demnach müßte die Fülle der reagierenden organischen Verbindungen äußerst groß sein. Praktisch wird man aber nach HOTCHKISS (1948) nur mit solchen, in Zellen und Geweben vorkommenden Substanzen rechnen müssen, die bei der Fixierung erhalten bleiben, bei Einwirkung der Überjodsäure ein nicht diffusibles Reaktionsprodukt liefern und schließlich auch in einer für die Erzeugung einer Färbung ausreichenden Konzentration vorhanden sind. Im wesentlichen wird es sich dabei nach PEARSE (1951) um folgende Stoffe handeln: Polysaccharide, saure und neutrale Mucopolysaccharide, Muco- und Glykoproteide, Glyko- und Phospholipide. Bei den Proteinen sind die Voraussetzungen für eine positive Reaktion nach HOTCHKISS (1948) nicht gegeben, weil die reaktionsfähigen Gruppen chemisch substituiert sind. Aus demselben Grunde scheiden die Nucleoproteide aus der Zahl der kohlenhydrathaltigen Verbindungen als nicht reaktionsfähig aus. Die NISSL-Substanz gibt demnach ein negatives Resultat (LEBLOND 1950). Um bei positivem Ausfall der Reaktion in der Differenzierung der fraglichen Stoffgruppen weiter zu kommen, wurden *verschiedene Wege eingeschlagen und Methoden* angewandt. Einerseits galt es zu versuchen, durch spezifische Reaktionen und durch Färbungen den direkten Nachweis für das Vorliegen der einzelnen Substanzen zu erbringen. Andererseits kann die Existenz von Stoffen indirekt durch negativen Ausfall der Reaktion nach Einwirkung von substratspezifischen Fermenten oder spezifischen Lösungsmitteln bewiesen werden (s. S. 54). Es ist hier nicht der Platz, auf die im einzelnen gangbaren Wege näher einzugehen. Kurz erwähnt sei nur, daß die Lipoide sich mit den gewöhnlichen Fettfarbstoffen darstellen oder durch geeignete Extraktionsmittel entfernen lassen, Zum Nachweis der unsubstituierten Glykolgruppen durch Blockierung für die Oxydation gaben McManus und Cason die Acetylierungstechnik an. Für die Trennung der sauren von den neutralen Mucopolysacchariden und den Muco- und Glykoproteiden wurde die Prüfung der Basophilie, die metachromatischen Färbungen und die Entfernbarkeit mittels Hyaluronidase herangezogen. Um ungesättigte Fettsäuren zu erkennen, kann man sich der Behandlung mit Perameisensäure bzw. der Bromanlagerung bedienen.

Da zur Erzeugung der *Metachromasie* vornehmlich die bei der Nervenzellfärbung nach Nissl verwandten Thiazinfarbstoffe geeignet sind, und das Phänomen in der Histopathologie des Nervensystems von jeher Bedeutung hatte, sei erwähnt, daß Metachromasie heute definiert wird als die deutlich sichtbare Änderung des Absorptionsspektrums eines Farbstoffes bei Verbindung mit bestimmten Gewebselementen. Die Bezeichnung wurde von Ehrlich (1877) geprägt. Die Entwicklung des metachromatischen Farbumschlags beruht nach Michaelis und Granick (1945) auf einer Poylmerisierung der Farbstoffmolekel. Seine Entstehungsbedingungen und histochemische Bedeutung sind jedoch nicht eindeutig geklärt (Lison 1953). Wiame (1947) hat gegenüber älteren Auffassungen allen hochmolekularen Stoffen von saurem Charakter metachromatische Eigenschaften zugesprochen. Brante (1955) unterscheidet zwischen „echter“ und „falscher“ Metachromasie. Erstere erweist sich gegen Alkoholbehandlung widerstandsfähig und zeigt bei Spektroskopie ein γ-Absorptionsband (Sylven und Malgren 1952). Die falsche Form ist nicht beständig, läßt sich durch Alkoholbehandlung aufheben und besitzt ein β-Absorptionsband. Echte Metachromasie soll in hohem Maße spezifisch für schwefelsaure Mucopolysaccharide sein (Lison 1936). In jüngerer Zeit hat man erkannt, daß auch hochpolymerisierte Hyaluronsäure das Phänomen hervorbringt (Sylven und Malgren). Die Grundlage der falschen Metachromasie ist nicht so gut bekannt. Nach Brante weisen die Ganglioside auch in hochgradig gereinigter Form diese Eigenschaft auf. Er neigt dazu, sie mit dem Neuraminsäuregehalt in Verbindung zu bringen. Im Zentralnervensystem wird falsche Metachromasie nur bei Substanzen beobachtet, die in Lipoidextraktionsmitteln löslich sind. v. Hirsch und Peiffer (1955) knüpften an das seit Alzheimer (1910) bekannte metachromatische Verhalten der „Prälipoide“ bei den Leukodystrophien (Scholz 1925) an und entwickelten einfach anwendbare Färbeverfahren, die eine gewisse histochemische Differenzierung lipoider Abbauprodukte erlauben. Es zeigte sich, daß Kresylviolett schöne und haltbare metachromatische Färbungen ergibt, wenn man sich einer Methode bedient, die eine gewisse Verwandtschaft mit der von Feyrter (1936, 1942) angegebenen Einschlußfärbung, der Nilblausulfatmethode Cains (1950) und der metachromatischen Markscheidenfärbung Nobacks (1954) besitzt. Bei Verwendung einer Lösung von Kresylviolett in 1% Essigsäure nehmen normale Markscheiden einen rötlichen metachromatischen Ton an, normale sudanophile Abbauprodukte bleiben farblos, während die Prälipoide der Leukodystrophien eine Braunfärbung von hellerem oder dunklerem Ton zeigen und die Ganglioside sich kräftig blauviolett anfärben. Diese färberische Differenzierung artverschiedener Lipoide gibt auf einfachem Wege gewisse Auskünfte über die chemische Gruppenzugehörigkeit atypischer Abbauprodukte, insbesondere der sog. Prälipoide der Leukodystrophien und Lipoidosen (s. S. 210).

Was das *Verhalten der Nervenzellen bei der PAS-Reaktion* betrifft, so wurde schon erwähnt, daß die Nissl-Substanz sich negativ verhält. Nach den Feststellungen von Hess (1953) zeigen jedoch einige Nervenzellgruppen ein positives Verhalten in Form einer schwach roten Anfärbung des Cytoplasmas; dazu gehören die Zellen im Rückenmark, in der Medulla oblongata und zum Teil auch die Purkinje-Zellen des Kleinhirns. Auch Dixon und Herbertson (1950, 1951), die mit als die ersten die Methode am Nervengewebe anwandten, haben in tierischen und menschlichen Pyramidenzellen der Großhirnrinde und in Purkinje-Zellen eine an feingranuläre, zwischen der chromatophilen Substanz verteilte Elemente gebundene, positive Reaktion festgestellt. Auf Grund der Färbe- und Extraktionsergebnisse wurden die reagierenden Substanzen als Glykolipoide und als Vorstufe oder enge Verwandte des Lipofuscins angesprochen. Wie Hess (1953) auf Grund seiner Untersuchungen hervorhebt, gibt im Gegensatz zu den negativ bleibenden Axonen, Dendriten und Gliaelementen die *Grundsubstanz der grauen Gebiete* des Zentralnervensystems eine positive Reaktion. Durch Anwendung von Ptyalin und verschiedenen Lösungsmitteln konnten Glykogen und Lipoide als Bestandteile ausgeschlossen werden. Das Ergebnis des Acetylierungstestes sprach für die Kohlenhydratnatur der Substanz. Da sie sich gegenüber eiweißspaltenden Fermenten, Hyaluronidase und Ribonuclease refraktär verhielt, nahm Hess an, daß die Grundsubstanz aus Mucopolysacchariden besteht, die — wie sich aus dem Fehlen von Metachromasie und Basophilie ergab — neutraler Natur sein dürften. Die viel umrätselte „4. Substanz“ des Zentralnervensystems, das „nervöse Grau“ Nissls, scheint also in ihrer stofflichen Zusammensetzung den Grundsubstanzen anderer Gewebe (Stacey 1946, Krauss 1947) weitgehend verwandt zu sein. Gewisse Bedeutung könnte sie allenfalls für die Funktion der Bluthirnschranke besitzen. Das nahm jedenfalls Hess (1955) unter dem Eindruck der Gleichzeitigkeit von Entwicklung der Grundsubstanz und Auftreten der Schrankenfunktion an, die sich ihm aus Experimenten an jungen Tieren verschiedener Altersstufen ergab. Damit stehen die physikalisch-chemischen Eigenschaften der Mucopolysaccharide jedenfalls nicht im Widerspruch, da sie eine Diffusion von molekular gelösten Stoffen, sowie von Wasser, nicht aber eine Wanderung von kolloidal und gröber verteilten Substanzen zulassen. Sie wurden deshalb als „Dichtungsmittel" der Stoffwechselgrenzflächen angesehen. Bairati (1952), sowie Massari und Marsico (1953) beobachteten im Rahmen der Phylogenese eine Abnahme der PAS-positiven Grundsubstanz mit der Zunahme der Faserglia. Diezel (1956) erwähnt eine Zunahme der mittels PAS, Alcianblau und Aldehydfuchsin nachweisbaren Grundsubstanz bei Gargoylismus und infantiler amaurotischer Idiotie. Er fand die Mucopolysaccharide in der Umgebung der Ganglioside und Sphingomyeline speichernden Ganglienzellen sowie um die kleinen Gefäße vermehrt. Das von Scharrer und Gaupp und von Bargmann in Nervenzellen hypothalamischer Kerngruppen beschriebene „*Neurosekret*" konnte durch Schiebler (1952) auf Grund eines an die positive PAS-Reaktion anknüpfenden Befundkomplexes als Glykolipoproteid gekennzeichnet werden (s. S. 61). Auf die durch die PAS-Reaktion bei der Untersuchung normaler und pathologisch veränderter Markfasern erhaltenen Aufschlüsse wird unten noch zurückzukommen sein. Als zweckdienlich erwies sich die Methode bisher unter anderem auch zur histochemischen Analyse der bei amaurotischer Idiotie in den Ganglienzellen gespeicherten Stoffe (Diezel 1954) und der atypischen Abbauprodukte bei den Leukodystrophien. Die Ergebnisse dieser Untersuchungen gehören in die speziellen Kapitel.

Feulgen und Voit wiesen im Jahre 1924 auf eine lipoide Substanz hin, die sich im Plasma tierischer Zellen nach Vorbehandlung mit Säuren oder Schwermetallsalzen durch fuchsinschweflige Säure nachweisen ließ. Sie wurde als *Plasmal* bezeichnet, ihre Vorstufe als *Plasmalogen*. Die Klärung der chemischen Natur dieses Lipoids durch Feulgen und Mitarbeiter ergab, daß das Plasmalogen zu bestimmten Monoaminophosphatiden, den Acetalphosphatiden gehört. Sie machen etwa 8—10% der Phosphatide des Gehirns aus (Feulgen und Bersin 1939). Über die biologische Funktion der sehr reaktionsfähigen Acetalphosphatide ist noch wenig bekannt (Klenk 1952). Aus ihnen lassen sich Aldehyde höherer Fettsäuren abspalten, die mit fuchsinschwefliger Säure die als Schiffsche Reaktion bekannte Rotfärbung geben. Diese Plasmalreaktion (Feulgen), deren technische Durchführung relativ einfach ist, gehört zu den wenigen histochemischen Methoden, mit denen sich eine engere, wohldefinierte Substanzgruppe nachweisen läßt. Acetalphosphatide sind nach Befunden Imhäusers in tierischen Geweben weit verbreitet. Beim Menschen finden sie sich in parenchymatösen Organen, in endokrinen Drüsen, in der Muskulatur und in besonders reichlichem Maße im Zentralnervensystem. Mit Hilfe der Plasmalreaktion stellte Stammler (1952) eingehende Untersuchungen über die Verteilung dieser lipoiden Substanzen im Zentralnervensystem des Menschen an. Neben dem schon von Wallraff festgestellten hohen Plasmalogengehalt der Markscheiden, der noch zu erörtern ist (vgl. S. 150), erwies sich das Zellplasma der meisten Ganglienzellen als recht arm an Acetalphosphatiden. Im Kern und Nucleolus fehlten sie vollständig. Reichlicher waren sie in den Zellen der vegetativen Zwischenhirnkerne nachweisbar.

Ein Nachweis im histologischen Schnitt ist jüngstens für die *Neuraminsäure* angegeben worden, die von Klenk (1941) als charakteristischer Baustein der Ganglioside beschrieben wurde; es handelt sich bei ihr um eine Polyoxyaminosäure mit ausgesprochen sauren Eigenschaften. Daß die Ganglioside bei der infantilen amaurotischen Idiotie in größeren Mengen abgelagert werden, konnte Klenk in weiteren Untersuchungen zeigen. Doch erwies es sich später, daß diese Stoffe in wesentlich geringeren Mengen auch in der grauen Substanz normalen Hirngewebes regelmäßig vorkommen und zwar vornehmlich in den Ganglienzellen und deren Fortsätzen. Diezel (1955) hat nun neuerdings die von Klenk und Langerbeins (1941) angegebene Mikromethode zur Bestimmung der Neuraminsäure mittels des Bialschen Reagens für Schnittpräparate abgewandelt und damit sowohl im normalen Hirngewebe als auch bei Speicherkrankheiten Feststellungen hinsichtlich der Lokalisation des Stoffes getroffen. Auf weitere Möglichkeiten und Ergebnisse der histochemischen Differenzierung lipoider Substanzen, die ja im chemischen Aufbau des Gehirns eine besonders wichtige Rolle spielen und nahezu die Hälfte aller Trockensubstanz des Organs ausmachen, wird im Zusammenhang mit der normalen und pathologischen Morphologie der Markfasern einzugehen sein. Hier seien nur noch die prozentualen Werte der Lipoide in der Nervenzelle angeführt, die Brante (1949) auf Grund eigener Bestimmungen und unter Benutzung aller bisher verfügbaren chemischen und histologischen Befunde berechnete. Danach enthalten Ganglienzellen in der Trockensubstanz 4,1% Ganglioside, 9,2% Lecithin und 9,2% Colaminkephalin. Cholesterin, Cerebroside und Sphingomyelin, die in der Markscheide reichlich vorkommen, waren nicht nachweisbar. LOWRY und Mitarbeiter (1955) haben mit quantitativer histochemischer Methodik (vgl. S. 72) am Ammonshorn ermittelt, daß das Zellband beträchtlich weniger Lipoide enthält, als die übrigen Schichten. Besonders arm war es an Cholesterin und Sphingomyelin.

Über die *Eiweißstoffe des Zentralnervensystems* ist im Gegensatz zu den Lipoiden noch recht wenig bekannt, obwohl in grauen Gebieten mehr als die Hälfte, im Markweiß etwa ein Viertel der Trockensubstanz aus Eiweiß besteht. Die histochemischen Differenzierungsmöglichkeiten für Proteinsubstanzen sind heute noch beschränkt und treten an Bedeutung schon wegen der Allgegenwart von Eiweiß im biologischen Material zurück. Gelegentlich kann jedoch auch im Nervengewebe der Nachweis der Proteinnatur pathologischer Strukturumwandlungen oder Ablagerungen wünschenswert sein. Dafür werden Digerierungsversuche mit proteolytischen Enzymen, z. B. Trypsin, weniger in Frage kommen als solche Reaktionen, mit welchen bestimmte, als häufige und regelmäßige Eiweißbausteine vorkommende Aminosäuren zum Nachweis gebracht werden können. Die MILLON*sche Probe,* einer der ältesten Proteinnachweise, läßt sich in Form geeigneter Modifikationen auch am Gewebeschnitt durchführen. Sie ist spezifisch für Phenolkomponenten von Aminosäuren, zeigt also den Tyrosingehalt von Eiweißstoffen an. Ebenfalls eine Phenolreaktion stellt die vielfach zum qualitativen Proteinnachweis verwendete *Tetrazoreaktion* DANIELLIS dar. Bei deren positivem Ausfall kommt es zur Bildung von Azofarbstoffen im Gewebe. Das Cytoplasma der Nervenzellen enthält, wie DIXON (1955) feststellte, tetrazopositive Proteine.

Abschließend seien noch einige Befunde über Vorkommen und Verteilung von *Vitaminen im Zentralnervensystem* erwähnt. Der unterschiedliche Gehalt verschiedener Hirngebiete an Lactoflavin (Vitamin B_2), einem Bestandteil des gelben Atmungsfermentes, ist in anderem Zusammenhang (s. S. 68) angeführt. Eingehender untersucht ist noch die *Topochemie des Vitamin C* im Nervensystem des Menschen. Die histochemische Identifizierung der Ascorbinsäure wird durch ihre ungewöhnliche Reduktionskraft ermöglicht. Mit Hilfe der Methode von GIROND und LEBLOND hat CLARA (1942) den Ascorbinsäuregehalt verschiedener Regionen des menschlichen Gehirns nachgeprüft. Aus der Verteilung der granulären Reaktionsprodukte war zu schließen, daß das Vitamin in Nervenzellen verschiedener Hirngegenden in unterschiedlichen Mengen enthalten ist. Neben der Großhirnrinde wiesen die vegetativen Zwischenhirnkerne einen reichen Ascorbinsäuregehalt auf. Negativ fiel die Reaktion im Pallidum, Nucleus dentatus und Nucleus ruber aus. Dagegen erwies sich der Vitamin C-Gehalt der Kleinhirnrinde als sehr hoch. Wie chemische Bestimmungen (PLAUT und BÜLOW 1935, HORÁNYI-HECHST 1940) ergaben, enthält sie von allen Hirnörtlichkeiten die größte Menge des Vitamins (0,26 mg-%). Auch dadurch wird die besondere Stellung der Kleinhirnrinde im cerebralen Stoffwechsel unterstrichen, die hinsichtlich ihres Sauerstoffverbrauches (OPITZ) und ihres Kaliumgehaltes (TUPIKOVA und GERARD) ebenfalls an der Spitze steht. Der Ascorbinsäuregehalt des Ammonshornes steht dem der Kleinhirnrinde wenig nach (PLAUT und BÜLOW). In ihm ließ sich eine dreifach größere Menge bestimmen als in den neocorticalen Gebieten. Dann folgen Substantia nigra und Striatum, während das Pallidum zu den ascorbinsäurearmen Gebieten gehört (PLAUT und STERN 1935). Wie ELLIOT und LIBET (1944) annehmen, dürfte ein hoher Vitamin C-Gehalt eine Intensivierung oxydativer Vorgänge und damit einen höheren Energiegewinn ermöglichen.

b) Allgemeine Kriterien für die Beurteilung pathologischer Veränderungen an den Nervenzellen.

Besonderheiten des Erscheinungsbildes der Nervenzellen. Unter dem Gesichtswinkel, pathologische Zustände an den Nervenzellen zu erkennen und zu beurteilen, mag hier noch auf einige Besonderheiten des Erscheinungsbildes der Nervenzellen in verschiedenen Örtlichkeiten des Zentralnervensystems hingewiesen und im Anschluß daran der Frage der autolytischen und durch die histologischen Methoden hervorgerufenen Veränderungen gedacht werden. Beide haben ebenso wie die Unkenntnis der normalen Gestalt mancher Nervenzellen recht häufig zu Verwechslungen mit krankhaften Veränderungen Anlaß gegeben.

Bei der Bedeutung, welche die NISSL-Methode infolge ihrer Zuverlässigkeit und ihrer ausgezeichneten Möglichkeiten der Gewebsanalyse für die Pathologie erlangt hat, ist es natürlich von Bedeutung zu wissen, in welcher Menge und Anordnung die NISSL-Substanz in den verschiedenen Nervenzellgattungen vorkommt. NISSL (1899) hat selbst eine ziemlich komplizierte Einteilung nach *somatochromen, karyochromen, cytochromen* Zellen, je nach der Färbbarkeit der Zelle als ganzes, bzw. von

Kern und Plasma getroffen; er unterscheidet eine *stichochrome* und *arkyochrome* Anordnung der Schollen, ferner einen *pyknomorphen* (reichlich chromatophile Substanz) und einen apyknomorphen Zustand (wenig chromatophile Substanz) (Näheres s. auch bei SPIELMEYER 1922 und BIELSCHOWSKY 1935). Um sich über die pathologischen Veränderungen ins klare zu kommen, ist es deshalb notwendig, sich über Färbbarkeit, Umfang und Anordnung der plasmatischen Strukturen und das Massenverhältnis des Plasmas zum Zellkern bei jenen Zellen Rechenschaft zu geben, die man gerade vor sich hat.

Nur einige *Zelltypen, welche erfahrungsgemäß zur Fehlbeurteilung verführen*, seien hier genannt. Da sind zunächst die Zellen der CLARKEschen Säulen, von denen eine größere Zahl überaus regelmäßig ein Bild darbietet, das von der sog. primären Reizung oder retrograden Zellveränderung nicht unterschieden werden kann (SPIELMEYER 1922). Ähnliche Bilder finden sich nach BODECHTEL und GAGEL in Brücke und Medulla oblongata; so im Kern der mesencephalen Trigeminuswurzel, in der Substantia reticularis, der Raphe, in den Hinterstrangkernen und im Cochleariskern. K. STERN macht auf eine uncharakteristische Verwaschenheit der Zeichnung der Ganglienzellen des Nucleus leminisci lat., des Nucleus Darkschewitsch und der hinteren Zweihügel aufmerksam. Zu falschen Beurteilungen hat auch das Aussehen der vegetativen Zwischenhirnkerne Anlaß gegeben. Man findet hier die Zellgrenzen häufig unscharf, die NISSL-Substanz in der Regel in groben Brocken an die Zellperipherie gelagert, den nicht selten aus der Zellmitte herausgetretenen Kern von einer aufgehellten, mit staubähnlichen Massen erfüllten Zone umgeben, seine Membran mit Auflagerungen versehen und seine Konturen gebrochen (vgl. MARINESCO 1909, GAGEL und BODECHTEL, GREVING, SPATZ 1935). Auch Vacuolen in den Nervenzellen des Nucleus supraopticus und paraventricularis brauchen keine pathologische Bedeutung zu besitzen, sondern können, wie SCHARRER gezeigt hat, Ausdruck einer sekretorischen Funktion (Kolloidproduktion) sein (vgl. S. 60). In diesem Zusammenhang sind auch die anscheinend geschrumpften Ganglienzellexemplare zu nennen, die besonders in der Hirnrinde von Laboratoriumstieren (Hunden, Katzen, Kaninchen und Mäusen) normalerweise regellos eingestreut gefunden werden; sie können der pathologischen Schrumpfungsform der Ganglienzellen völlig gleichen. Beim Menschen (NISSL, MARINESCO, v. ECONOMO) sind sie ungleich seltener als beim Tier.

Die schwierige Frage *postmortaler Vorgänge an den Nervenzellen* und ihrer Unterscheidung von intravitalen Veränderungen ist immer wieder erörtert worden, seitdem es eine zuverlässige Methode zur Darstellung der Nervenzelle gibt. Schon NISSL und nach ihm MARINESCO, NEPPI, LEVI und ROSENTHAL haben sich eingehend damit beschäftigt. Seitdem man aus den Untersuchungen von KRAUS, SCHMAUS und ALBRECHT wußte, daß selbst die Entstehung karyorhektischer Kernfiguren nicht an die Existenz der Zelle im lebenden Organismus gebunden ist, mußte man auch bei den Nervenzellen auf solche postmortalen Erscheinungen gefaßt sein. Notwendig ist es, daß man sich darüber einigt, was man als postmortal bezeichnen will, und daß man dabei zwischen autolytischen und Fäulnisvorgängen unterscheidet. Als postmortal müssen dem Sinne nach wohl die Dinge bezeichnet werden, die sich in der Zeit nach dem Tode des Individuums abspielen; dies ist ja auch das Ereignis, welches sich zeitlich bestimmt definieren läßt. Bereits die Vorgänge der Agone dazuzurechnen, um dadurch auf das für den Tod verantwortliche Prozeßbild zu kommen (CAMERER), trifft den Begriff weder sachlich, noch ist deren Beginn einigermaßen genau bestimmbar; auch werden dabei die klinisch noch kontrollierbaren pathophysiologischen Vorgänge nicht in die Rechnung aufgenommen. Die Autolyse, welche zunächst für die postmortalen Formveränderungen verantwortlich zu machen ist, beruht weitgehend auf überdauernden Stoffwechselprozessen. Das Wesen der Autolyse besteht nach GOEBEL (1955) vornehmlich in einer Eiweißspaltung bis zu den Aminosäuren. Eine Säuerung des Gewebes tritt dabei offenbar recht rasch ein, worauf schon SEVERINGHOUS, KOEHLER und BRADLEY (1923) hingewiesen hatten. Wegen ihrer Bedeutung für forensische Tatbestände hat man sich besonders von gerichtsmedizinischer Seite in verdienstvoller Weise damit beschäftigt, wie lange die Gewebe den Tod des Individuums überleben (ORSÓS, CAMERER. WEIMANN) und was dabei an den Zellen und Geweben geschieht, ein Umstand, dem insbesondere von den älteren Autoren nicht immer in genügendem Umfang Rechnung getragen worden ist. Sicher ist es, daß auch die stofflichen Lebensprozesse der cellulären Bestandteile des Nervensystems den Tod des Individuums noch eine Weile überdauern können, wenn die Nervenzellen ihre spezifischen Funktionen längst eingestellt haben. Es hat sogar den Anschein, daß einige Elemente des Hirngewebes fähig wären, den durch den Kreislaufstillstand gegebenen Tod des Gesamtorganismus nicht unbeträchtliche Zeit zu überleben. Denn HOGUE (1950) gelang es anscheinend, von menschlichen Gehirnen auch nach mehrtägigem Liegen der Leichen im Kühlraum noch Gewebskulturen zu züchten. Was an der Umformung der Struktur der Nervenzellen in den Stunden nach dem Tode geschieht, ist zunächst Autolyse, die auf den noch nicht zu Ende gekommenen Stoffwechselprozessen in der Zelle beruht; Fäulnis, d. h. von außen her erfolgende Zersetzung, tritt erst viel später ein und hat für die Unterscheidung zwischen intravital und postmortal bei weitem nicht die Bedeutung wie die Autolyse.

Zum Verständnis der postmortalen autolytischen Formveränderungen hat man sich gegenwärtig zu halten, daß eine *Autolyse auch intra vitam* stattfindet, wenn z. B. eine Nervenzelle etwa aus Sauerstoffmangel abstirbt. Es dauert dann immer mindestens Stunden, bis dadurch das Bild geformt ist, aus dem wir auf den stattgefundenen Tod der Zelle glauben schließen zu können (Nekrophanerose). Wenn dieser Vorgang in der Regel auch schneller abläuft als die postmortalen Veränderungen, so wird man sich doch nicht darüber wundern, daß — wie übereinstimmend angegeben wird — nach dem Tode des Individuums an intravital morphologisch intakten Nervenzellen postmortal schließlich gleiche oder ähnliche Veränderungen an der Struktur herauskommen können, wie sie nekrotische Nervenzellen zeigen, d. h. daß aus dem Aussehen allein nicht unter allen Umständen auf eine Enstehung im Leben oder erst nach dem Tode des Individuums geschlossen werden kann. Dabei spielt für das Aussehen der Nervenzelle bei der histologischen Untersuchung nicht nur *die* Zeit eine Rolle, welche zwischen dem Tod und der Materialentnahme liegt, sondern, wie von CAMERER betont wird, auch die, welche der Todeskampf des Individuums mit seinen Störungen des Kreislaufs, der Atmung, des Stoffaustausches u. a. m. erfordert. Es ist wahrscheinlich auch nicht gleichgültig, ob die autolytischen Strukturveränderungen an einer vorher voll funktionsfähigen oder bereits durch Krankheitseinflüsse geschädigten Nervenzelle einsetzen (LINDENBERG bei wiederholtem subkritischem O_2-Mangel). Es ist behauptet worden, daß alle von NISSL und SPIELMEYER aufgestellten Veränderungstypen der Nervenzellen einschließlich der sog. ischämischen Zellnekrose auch postmortal entstehen können (HÖPKER 1954 u. a.), ja, daß sie durchwegs als postmortale Produkte anzusprechen wären (CAMERER). Ganz sicher ist das über das Ziel hinausgeschossen (SCHOLZ 1943). Es gibt zweifellos eine Reihe von Veränderungen an den Nervenzellen, die nur intra vitam entstanden sein können und primär mit Autolyse nicht das geringste zu tun haben. Das sind die Einlagerungen von Pigmenten oder Myoklonuskörperchen, die Lipoidablagerungen der amaurotischen Idiotie, die ALZHEIMERschen

Fibrillenveränderungen, die axonalen Reaktionen, die wirklichen Atrophieformen und manche Regenerationsphänomene, also fast durchweg Strukturveränderungen, welche längere Zeit zu ihrer Entwicklung brauchen. Bezüglich der ischämischen und homogenisierenden Nervenzellnekrose wird auf den Artikel über „Elektive Parenchymnekrose" verwiesen. Man kommt bei den genannten Veränderungsformen also nicht in Verlegenheit bezüglich ihrer intravitalen Entstehung. Anders ist es, wenn einfache tigrolytische Schwellungen, Schrumpfungen, sog. Zellschattenbilder, Plasmavacuolisierungen und die zahlreichen Zerfallsformen vorliegen. In der Humanpathologie, auf die hier im wesentlichen Bezug genommen wird, sind die Bedingungen oft so unübersichtlich, daß die Entscheidung, ob postmortal oder intravital häufig unmöglich ist, wenn das Urteil auf solche Nervenzellveränderungen abgestellt werden soll und koordinierte interstitielle Reaktionen fehlen. Leichter läßt sich unter solchen Umständen noch unter den klaren Bedingungen des Experiments eine Aussage machen, wenn nicht Artefakte bei der Härtung und histologischen Präparation auch hier die ursprünglichen Verhältnisse in schwer kontrollierbarer Weise verändern. Die Ähnlichkeit, die manchmal zwischen intravitalen und postmortalen Zellveränderungen besteht, schließt durchaus nicht aus, daß die Unterscheidung auf einem besonderen Weg nicht möglich wäre. So konnte Mönnighoff an intravital trüb geschwollenen Parenchymzellen und an postmortal-autolytisch getrübten Zellen zeigen, daß sich diese so ähnlichen Veränderungen hinsichtlich ihres Verhaltens gegenüber eiweißspaltenden Fermenten sehr deutlich trennen lassen und also bei aller Ähnlichkeit genetisch und stofflich durchaus verschiedene Zustände darstellen.

In einer peinlichen Lage ist man stets, wenn solche vieldeutigen Ganglienzellveränderungen ubiquitär vorhanden sind. Aber auch regionale Unterschiede können postmortal durch ungleichmäßiges Eindringen der Fixierungsflüssigkeit entstehen. Einen etwas sichereren Boden hat man, wenn sie sich auf bestimmte Kerne, Zellschichten, architektonische Felder oder sonstige topistische Einheiten beschränken oder wenn klare vasculäre Beziehungen vorhanden sind. Liegen einzelne schwer veränderte Nervenzellen zwischen strukturell unveränderten, wie es z. B. bei der disseminierten ischämischen Nervenzellnekrose häufig der Fall ist, so wird man unbedenklich einen intravitalen Zelltod annehmen dürfen, auch wenn noch keine neuronophagische Reaktion vorhanden ist. Andererseits scheinen manche Nervenzellgattungen eine verstärkte Neigung zu schneller Autolyse zu besitzen. So findet man gar nicht besonders selten hochgradige Veränderungen an den Körnerzellen der Kleinhirnrinde, ohne daß die anderen Nervenzellarten deshalb schon einen schwer mitgenommenen Eindruck machen. Wie schon B. Neppi und G. Levi mitgeteilt haben, scheint die postmortale Autolyse an den Nervenzellen des Groß- und Kleinhirns schneller fortzuschreiten als etwa an den Vorderhornzellen des Rückenmarks. Bereits Jungmann und Kimmelstiel (1929) haben darauf hingewiesen, daß mit dem Tod des Individuums sogleich eine starke Milchsäurevermehrung wahrscheinlich auf Kosten des Glykogens eintritt und schon 2 Std später eine Verminderung der Cerebroside und Phosphatide nachweisbar ist. Nach Thorn (1951) und anderen jüngeren Untersuchungen beginnt im Warmblütergehirn die Milchsäurevermehrung durch anaerobe Glykolyse wenige Sekunden nach dem Tode und erreicht bereits nach einigen Minuten ansehnliche Werte; denn innerhalb dieser Zeit ist bereits der frei spaltbare Zucker abgebaut. Diese Säuerung ist in der grauen Substanz wegen des erheblich intensiveren Stoffwechsels ausgeprägter als in der weißen. In 15 min sind 80—85% des Glykogens hydrolisiert, in der doppelten Zeit wird das Phosphorkreatin und Adenosintriphosphat gespalten bzw. teilweise abgebaut. Gegenüber dieser hochgradigen chemischen Labilität ist nach den Autolyseuntersuchungen Hillers (1936) und den Exhumierungsbefunden WEIMANNs doch eine gewisse *morphologische Strukturfestigkeit* vorhanden. Die eigene Beobachtung an einem nach 4 Wochen exhumierten tödlich Verunglückten, der im Winter (Januar) vom Zuge überfahren worden war, ergab eine noch vollständige gute färberische Darstellbarkeit sämtlicher Nervenzellen der Hirnrinde. Ihr Plasma war allerdings aufgehellt und sämtliche Kerne wiesen das Bild der Totalhyperchromatose auf, so daß in der Tat eine ziemlich weitgehende Annäherung an das Bild der ischämischen Nervenzellnekrose bestand. Hingegen zeigten die motorischen Zellen der Hirnnervenkerne ebenso wie die des Rückenmarkes bei mäßiger Schrumpfung und dunkler Färbung sogar noch eine gut erhaltene Tigroidstruktur. Hier waren Fäulnisvorgänge wahrscheinlich infolge der niederen jahreszeitlichen Temperaturen nicht in nennenswertem Umfang aufgetreten und die autolytischen Prozesse aus dem gleichen Grunde stark verlangsamt worden, obgleich die Leiche bei der Exhumierung nicht gefroren war.

Es liegt nicht im Rahmen dieses Aufsatzes, auf die zahlreichen experimentellen Studien über postmortale Veränderungen am Neuron einzugehen, die je nach Art der Gewebsfixierung und der Tierspecies zu durchaus nicht einheitlichen Resultaten geführt haben. Hier sei nur kurz noch eine neuere Studie von KOENIG und KOENIG (1952) an Meerschweinchen erwähnt, bei denen in verschiedenen Intervallen nach dem Tode das Gefäßsystem mit einer gepufferten Formalinlösung durchspült worden war; hierbei wurden tigrolytische Zellschwellungen schon $^1/_2$ Std nach dem Tode und beginnende Plasmavacuolisierung bereits nach 3 Std festgestellt, während deutliche Kernveränderungen erst nach etwa 24 Std beobachtet werden konnten. Die Autoren haben auch versucht, die autolytischen Strukturveränderungen mit Hilfe der neuen biochemischen Ergebnisse über den Aufbau der Nervenzelle und ihre Stoffwechselprozesse zu begründen. Sie geben nach ihren Resultaten der schnell wirkenden Durchspülungsfixierung den Vorzug vor dem Einlegen des Materials in eine Fixierungsflüssigkeit, bei dem sie hyperchromatische Schrumpfungen der Nervenzellen sahen. PRIBOR (1956) hat jüngst versucht, an autonomen Ganglienzellen postmortale stoffliche Umwandlungen histochemisch zu erfassen. Die Abnahme der Plasmaribosenucleotide erreicht bei Aufbewahrung der Tierkörper im Kühlschrank nach 30 Std ihren Höhepunkt, während der Desoxyribosenucleotidbestand sich nur geringfügig geändert hatte. Zu diesem Zeitpunkt war begreiflicherweise auch der Glykogengehalt merklich reduziert, die alkalische Phosphatase hatte deutlich abgenommen und die saure Phosphatase war nahezu verschwunden.

Behandlungsartefakte. Es wird immer wieder behauptet, Formalinfixierung ergebe bei der Herstellung von NISSL-Präparaten gleich gute Resultate wie die von NISSL angegebene primäre Alkoholhärtung. Jeder, der regelmäßig mit dieser Methode arbeitet, weiß, daß nur bei letzterer eine gute Darstellung der zarten Plasmastrukturen der verschiedenen Gliazellarten zu erzielen ist. Merkwürdigerweise hat nicht nur die zu späte, sondern auch die *zu frühe Fixierung von Hirnmaterial* ihre Nachteile. Es war NISSL schon bekannt, daß sich bei der Fixierung lebenswarmen Gewebes, insbesondere operativ entnommener kleiner Stücke, die abenteuerlichsten Zellbilder zeigen können. Hochgradige Nervenzellschrumpfungen in den Randpartien und enorme Blähungen im Zentrum der Stücke sind dabei die Regel. Am Hinrichtungsorte fixiertes, noch lebenswarmes menschliches Material gibt nicht immer ideale Zellbilder, und die Färbbarkeit läßt mitunter zu wünschen übrig. Auch ROSE (1929) und SARKISSOW (1930) haben festgestellt, daß bei sofortiger Fixierung vorwiegend runde, nur blaß anfärbbare Zellen auftreten, während sie sich nach 24 Std schlanker und besser anfärbbar zeigen. STEPHAN (1951) fixierte Säugergehirne in Formalin nach $2^1/_2$, 20 und 30 Std. Er konnte die

Einwirkung des Fixierungszeitpunktes auf das Zellbild in genanntem Sinne eindeutig bestätigen. Besondere Zwecke mögen eine unmittelbare Fixierung nach dem Tode rechtfertigen; im allgemeinen darf man damit rechnen, daß eine Fixierung innerhalb der ersten 24 Std in der Regel die Erkennung eines pathologischen Milieus ermöglicht, wenn alle Begleitumstände berücksichtigt werden. Das Verhalten der stofflichen Komponenten der Nervenzelle gegenüber den Fixierungsmitteln wurde bereits auf S. 54 erörtert. Mit der Gewichts- und Volumenzunahme, die das *Gehirn bei Formalinfixierung* erleidet, hat sich Klatt (1921) beschäftigt. Diese Quellung schreitet in der ersten Woche fort, um nach Erreichung eines Maximums sich wieder zurückzubilden. Nach Lagerlöf und Torgersrund (1934) ist dieser Vorgang von der Konzentration des Formalins, seinem Säuregrad und seiner Temperatur abhängig. Stephan (1951), der die Formalinquellung an Tiergehirnen untersuchte, beobachtete schon in den ersten 24 Std eine starke Quellung. Das Maximum wurde aber erst nach 2—5 Tagen erreicht. Es lag 7—16% über dem Frischgewicht. Die Quellung bildet sich in 2—3 Monaten bis zu einem annähernd konstant bleibenden Wert von 1,5—8% zurück. Doch kann bei sehr langem Liegen in Formol (1—20 Jahre) auch das Ausgangsgewicht nicht unbeträchtlich (—3% bis —18%) unterschritten werden. Tempo und Ausmaß der Quellung sind nach Stephan bei gleichen Fixierungsbedingungen an großen Gehirnen relativ geringer als an kleinen.

Von den histologischen Fixierungsartefakten ist bei weitem am häufigsten die sog. *Wasserveränderung* (Nissl), die durch Berührung des Hirngewebes mit Wasser vor der Fixierung oder auch bei der Fixierung wasserreicher Kindergehirne gern auftritt. Sie ist jedoch so charakteristisch, daß eine Verwechslung mit pathologischen Veränderungen kaum möglich ist. Mit Vorliebe werden die kleinen Pyramidenzellen der zweiten Rindenschicht betroffen; in den Gehirnen ein- bis zweijähriger Kinder sind aber oft die Nervenzellen des größeren Teiles des Rindenquerschnittes in dieser Weise verändert. Die Zellen stellen sich dabei als gequollene, blasige Gebilde dar, deren zentral gelegene Kerne keine stärkeren Veränderungen aufweisen. Charakteristisch ist, daß ein Schrumpfraum hier nicht wie gewöhnlich pericellulär auftritt, sondern innerhalb des Ganglienzellprotoplasmas: das Zellplasma reißt unter Zurücklassung kleinerer oder größerer Teile rings herum von der Kernmembran ab, so daß der Kern mit anhaftenden Teilen des Zellplasmas in einem hellen, von mehr oder weniger zahlreichen Protoplasmabrücken durchzogenen Hof zu liegen kommt. Die äußere Zellbegrenzung schneidet bei der Wasserveränderung im allgemeinen scharf und ohne Schrumpfraum gegen die Umgebung ab.

Als weiteres Kunstprodukt ist die *hyperchromatische Zellschrumpfung* bekannt, die nach Scharrers Versuchen bereits durch den Druck eines stumpfen Messers beim Schneiden frischen Hirngewebes entstehen kann. Bei primärer Formolfixierung des Gewebes färbt sich das sonst fast farblos bleibende Hyaloplasma meist stärker an, während die chromatophile Substanz eine verwaschene Zeichnung aufweist. Als gelegentliche stärkere Abweichungen sind, abgesehen von der häufig überhaupt mangelhaften Darstellung, insbesondere partielle Zellschrumpfungen mit Verkleinerung und Dunkelfärbung des Kerns und Bildung eines schmalen perinucleären Retraktionsraumes (Nissl 1899, A. Jakob 1923) beschrieben worden. H. J. Scherer (1932) hat Kernschrumpfungen besonders häufig an den Zellen des Nucleus dentatus gesehen und vor ihrer pathologischen Deutung gewarnt. Wie Tebelis (1938) berichtet, können auch bei Durchspülung des Gehirns mit alkoholhaltigen Fixierungsmitteln schwerste Artefakte (Nervenzellveränderungen, perivasculäre Demyelinisierungen u. a. m.) entstehen. Die labilen chemischen Verhältnisse bzw. der Versuch der histologischen Erfassung von augenblicklichen cellulären Stoffwechselsituationen erfordern von Fall zu Fall die Anwendung besonderer Methoden, welche die möglichst lebensnahe Wiedergabe der Strukturen erst in zweiter Linie berücksichtigen können.

Erwähnt sei noch, daß sich mit den Silbermethoden die *intracellulären Fibrillen* besonders an den kleineren Zellen auch bei ganz frischem Material häufig nicht darstellen lassen. Mitunter sind sie in den Dendriten gut sichtbar, während der Zellkörper nur staubartige argentophile Körnchen enthält. So ist es weder CAJAL noch BIELSCHOWSKY (1919) gelungen, Fibrillen in den kleinen Striatumzellen zu imprägnieren. Auch hier muß es sich also nicht um pathologische Befunde handeln. Damit sind in Kürze die wichtigsten Tatbestände angeführt, die zur Verwechslung mit pathologischen Zellveränderungen führen können.

Die Vielheit der Strukturen der Nervenzelle bedingt unter pathologischen Verhältnissen eine große Mannigfaltigkeit darstellbarer Veränderungen. Nicht alle diese Strukturen lassen sich aber mittels technischer Methoden mit solcher Regelmäßigkeit aufzeigen, daß auf sie für die Bestimmung pathologischer Formverhältnisse in der Praxis Bezug genommen werden könnte. *Das Ziel, den pathologischen Zustand der Nervenzelle nach der Gesamtheit der Merkmale zu bestimmen, läßt sich deshalb zur Zeit nur in beschränktem Umfang erreichen.* Immerhin können von den plasmatischen Strukturen die chromatophile Substanz und die Neurofibrillen mit ausreichender Sicherheit zur Darstellung gebracht werden; auch die physiologischen Einlagerungen (fettige und melanotische Pigmente) sind unschwer aufzeigbar. Da die NISSL-Methode nun den unbestreitbar besten Aufschluß über Veränderungen im gesamten zelligen Gewebsmilieu des Zentralorgans gibt, und an Zuverlässigkeit von keiner anderen Elektivmethode erreicht wird, hat sie, obwohl durch andere Methoden ergänzungsbedürftig, auch für die Beurteilung pathologischer Formabweichungen der Nervenzelle bis heute ihre Schlüsselstellung behauptet. Sie vermittelt zudem durch die hinreichende Darstellung des Ganglienzellkerns einen guten Gesamteindruck vom Zustand der Zelle. Deshalb haben sich auch Versuche, das Fibrillenbild der Ganglienzelle als Grundlage für eine allgemeine Ganglienzellpathologie zu benutzen, nicht durchsetzen können. Es ist andererseits aber nicht zu leugnen, daß bestimmte Veränderungsformen z. B. in senilen Gehirnen oder in der Pathologie der spinalen und vegetativ n Ganglien nur durch das Fibrillenbild charakterisiert werden können. Die außerordentliche Mannigfaltigkeit pathologischer Nervenzellbilder, die allein schon das NISSL-Bild vermittelt, hat besonders in der menschlichen Pathologie, in der die Entstehungsbedingungen nicht wie im Experiment zu übersehen sind, schon frühzeitig das Bedürfnis wachgerufen, Ordnung in die Vielheit der Befunde zu bringen, Wesentliches und Unwesentliches, Zusammengehöriges und Wesensverschiedenes voneinander zu trennen. Der erste, der das in konsequenter Weise tat, war NISSL (1899). Von der Idee ausgehend, daß die Nervenzelle sich Noxen gegenüber wie ein komplizierter Organismus verhalte, der mit bestimmten Krankheitserscheinungen reagiere, unternahm er den Versuch, eine Anzahl durch Gleichartigkeit der Erscheinungsform und des Ablaufs gekennzeichneter Veränderungstypen der Nervenzellen aufzustellen.

Von den neun „*Erkrankungsformen*", die er 1899 beschrieben hat, haben sich einige bis heute erhalten; so z. B. die sog. chronische Erkrankung, die akute Zellveränderung, die Pigmentdegeneration und die „schwere Zellerkrankung". Manche dieser Erkrankungsformen haben sich aber als solche nicht halten lassen; offenbar handelt es sich zum Teil nur um Stadien im Ablauf von gleichartigen Veränderungen. Schließlich sind mit der Zeit neue spezifische und unspezifische Ganglienzellerkrankungen bekannt geworden, wie die, deren Hauptmerkmal die von ALZHEIMER (1906) entdeckte Veränderung der Fibrillen ist, die SCHAFFER-

SPIELMEYERsche Veränderung bei der amaurotischen Idiotie, die ischämische und homogenisierende Ganglienzellnekrose (SPIELMEYER 1922) u. a. m. Auf der Einteilung NISSLs weiterbauend, hat SPIELMEYER (1922) unter Zugrundelegung morpholgischer Gesichtspunkte folgende Gruppen unterschieden: Schwellungen, Schrumpfungen, Verflüssigungen, Gerinnungen, Inkrustationen bzw. Imprägnationen und intracelluläre Einlagerungen. Die in seinem Lehrbuch gegebene Einteilung und Beschreibung der einzelnen Hauptformen der Ganglienzellveränderung hat sich weitere Einschränkungen gefallen lassen müssen.

Wenn es sich darum handelt, Erkrankungsformen zu bestimmen, kann man sich, wie gesagt, nicht auf Einzelfeststellungen an gewissen Strukturbestandteilen beschränken, auch wenn diese noch so aufdringlich zutage treten. Allgemeine Ausdrücke, wie Chromatolyse, d. h. Auflösung der NISSL-Schollen oder Fibrillolyse besagen mit Hinsicht auf den Gesamtzustand oder das Schicksal der Zelle wenig. Denn die Tigrolyse oder Chromatolyse ist eine Erscheinung, die bei den formal und genetisch allerverschiedensten Ganglienzellveränderungen beobachtet wird; dasselbe gilt für die Fibrillolyse. Zur Aufstellung von Erkrankungsformen gehört mindestens die Kenntnis bestimmter Veränderungsabläufe.

Es ist jedoch notwendig, sich über die häufigsten Alterationsformen der Einzelstrukturen und die Möglichkeiten ihres Zustandekommens Rechenschaft zu geben. Dabei können manche schwer und oft nicht vollständig darstellbaren Zellbestandteile, wie der GOLGI-Apparat, die HOLMGRENschen Kanälchen, denen in der speziellen Pathologie noch kaum eine Bedeutung zukommt, hier unberücksichtigt bleiben. Die Zellmerkmale, bzw. -bestandteile, die man im allgemeinen zur Feststellung von Veränderungen benützt, sind die äußere Gestalt und Begrenzung der Zelle, von den Strukturen des Cytoplasmas die chromatophile Substanz und die Fibrillen, ferner das undifferenzierte Cytoplasma selbst und als besonders wichtiger Bestandteil der Kern mit seinen Strukturen. Dazu kommen noch die nach Form, Beschaffenheit und Genese verschiedenartigen Ablagerungen in den Nervenzellen.

Die hauptsächlichsten *Veränderungen der äußeren Gestalt* der Nervenzellen sind Volumenverkleinerungen und -vergrößerungen, ferner Veränderungen der charakteristischen Form durch Verlust von Fortsätzen oder durch Auflösungserscheinungen an der ganzen Zelle. Verkleinerungen können eintreten durch einfache Atrophie, d. h. einen gleichmäßigen Schwund lebender Substanz, häufiger aber durch eine wahrscheinlich auf Störungen der osmotischen Stabilität beruhende Schrumpfung. Die Volumenverkleinerung ist ferner eine regelmäßige Begleiterscheinung der Plasmagerinnung, z. B. bei ischämischen Zellnekrosen. Während die Volumenverkleinerungen in der Regel die Zelle als ganzes betreffen, treten Volumenvergrößerungen, wenn wir von der seltenen Ganglienzellhypertrophie absehen, häufig nur an einzelnen Teilen der Zelle, gewöhnlich am Zelleib auf. Auch hier spielen Störungen der osmotischen Stabilität eine Rolle, so wahrscheinlich bei der sog. akuten Schwellung (NISSL, SPIELMEYER), bei der übrigens auch Fortsätze und Kern daran teilnehmen. Auch die durch eine Desorganisation des Zellplasmas gekennzeichneten sog. Verflüssigungszustände weisen vielfach eine initiale Schwellung auf. Aber schon bei der Zelleibsanschwellung der primären Reizung nach axonaler Läsion (NISSL 1892) ist es wenig wahrscheinlich, daß die Volumenvermehrung des homogen aussehenden Zellplasmas allein auf osmotischen Prinzipien beruht. Das Phänomen der Kernverdrängung an den Zellrand gibt jedenfalls zu bedenken, ob nicht an umschriebener Stelle Stoffe neu entstehen, welche die Verdrängung bewirken. Monströse Veränderungen des Zelleibvolumens werden gelegentlich durch Ablagerung fettiger, pigmentöser oder anderer Substanzen im Plasma bewirkt. Es sei dabei nur an die ballonförmigen Auftreibungen der amaurotischen Idiotie erinnert, die regelmäßig den Zelleib, oft aber auch einzelne Dendriten mitbetreffen. Damit geht dann meist auch schon eine Veränderung der charakteristischen Zellgestalt einher, welche dem Regelbild immer unähnlicher wird. Am gröbsten treten Veränderungen der charakteristischen Ganglienzellgestalt bei den als Verflüssigung bekannten Zellnekrosen in Erscheinung; hier bilden die Abschmelzung der Fortsätze, der Verlust scharfer Zellgrenzen und die Ausstreuung zerfallenden Plasmamaterials charakteristische Zeichen der Auflösung der toten Zelle.

Als eine der häufigsten Erscheinungen an den plasmatischen Strukturen sind die *Chromatolyse* und die *Fibrillolyse*, d. h. der körnige bis feinstaubige Zerfall der NISSL-Schollen und der Fibrillen oder auch die völlige Auflösung beider Strukturen schon genannt. Häufig ist bei der Chromatolyse alles vorhandene Material mehr oder weniger gleichzeitig und gleichmäßig befallen; allerdings beginnt unter bestimmten Verhältnissen die Auflösung auch an einem Punkt im Zellinnern, um nach der Peripherie hin fortzuschreiten oder auch an der Zellperipherie mit umgekehrter Richtung. Der Versuch, aus diesem Richtungsunterschied die Angriffsweise oder den Charakter einer Noxe abzulesen (MARINESCO 1909) oder Schlüsse auf deren Intensität zu ziehen (VAN GEHUCHTEN 1904), hat sich als undurchführbar erwiesen. Bei der Fibrillolyse, der als leichtere Veränderungen Schwellungserscheinungen, Auftreibungen und Verlaufsänderungen der Fibrillen vorausgehen können, erhalten sich die Fibrillen in den Hauptfortsätzen der Nervenzellen meist länger als im eigentlichen Zelleib, in dem Körnerreihen noch den früheren Fibrillenverlauf markieren können; meist finden sich die argentophilen Körnchen aber regellos zerstreut. Eine weitere Veränderung dieser Strukturen ist ihre Verklumpung und Vergröberung, bei den Fibrillen auch ihre hochgradige Aufquellung und Umgestaltung zu fadenknäuelähnlichen Gebilden (ALZHEIMER). Weniger faßbar sind die *Veränderungen des undifferenzierten Zellplasmas*, das wegen seiner Strukturlosigkeit im lichtmikroskopischen Bereich auch Hyaloplasma genannt worden ist (vgl. auch S. 79). Über seinen Zustand orientiert einmal Gestalt und Volumen der Nervenzellen, deren Vergrößerung und Abrundung eine Quellung, deren Schrumpfung eine Flüssigkeitsabgabe anzeigen kann. Eine mehr passive Umgestaltung kann es durch die Ablagerung bestimmter Stoffe, wie z. B. des gewöhnlichen körnigen Lipofuscinpigmentes erfahren. Dabei tritt das sonst mit basischen Anilinfarben ungefärbte Hyaloplasma in einem bestimmten, von NISSL-Substanz entblößten Teil der Zelle als ein feines, zart gefärbtes, auch mit Silber imprägnierbares Wabenwerk zutage, in dessen Maschen die kleinen Pigmentkörnchen oder Fetttröpfchen liegen. Als ein Zeichen tiefergehender Umwandlung oder Entmischung der Plasmakolloide darf es betrachtet werden, wenn nach Auflösung der NISSL-Schollen die Gesamtheit des leicht angefärbten Zellplasmas bis in die Fortsätze hinein einer wabigen Umwandlung verfällt. Möglicherweise ist dieser Vorgang von der Bildung zahlreicher kleinerer Vacuolen, wie sie bei sog. Verflüssigungszuständen beobachtet wird, nicht grundsätzlich verschieden. Solche Dispersitätsvergröberungen und Entmischungsphänomene suchte man seit APITZ vielfach durch Beobachtungen an den sog. Coacervaten der Kolloidchemie zu erklären. Bei Trennung eines Sols in zwei nicht mischbare Phasen kann es unter anderem zur Vacuolenbildung durch kolloidfreie Lösungsteilchen kommen (NETTER). Besonders die sog. granulovacuoläre Degeneration (ALZHEIMER, SIMCHOWICZ), d. h. die Bildung zahlreicher mittelgroßer Vacuolen, von denen jede ein feines Körnchen einer albuminoiden, mit Methylblau und Silber intensiv färbbaren Substanz enthält, erscheint als ein Vorgang kolloidaler und wahrscheinlich auch stofflicher Desorganisation des Cytoplasmas. Letztere ist auch bei den sog. Zellverflüssigungen anzunehmen, bei denen die Zellkonturen gegen die Umgebung verschwimmen, die Grenzschicht des Cytoplasmas ihren Zusammenhang verliert und das Plasma selbst sich in schwach gefärbte Körnchen, Tröpfchen und Ringelchen auflöst. Als wichtiger Vorgang am Cytoplama sei schließlich die *Gerinnung* (SPIELMEYER) erwähnt, die bei der Ganglienzellnekrose eine bedeutsame Rolle spielt. Verlust der plasmatischen Strukturen, glasig-opakes Aussehen und meist Volumenreduktion charakterisieren diesen Zustand.

Große Bedeutung in der Nervenzellpathologie besitzen schließlich die *Ablagerungen gewisser Körper im Zellplasma.* Manche dieser Stoffe gehören bekanntlich zum normalen Erscheinungsbild der Zelle des Erwachsenen. Das sind in erster Linie die *Pigmente*, nämlich das Lipofuscin und das Melanin. Von untergeordneter Bedeutung für das pathologische Zellbild sind farblose eisenhaltige Eiweißgranulationen in gewissen Zellen, ferner die in Körnchenform darstellbare Oxydase. Unter pathologischen Bedingungen handelt es sich bei den Pigmenten nur um ein Mehr oder Weniger in bestimmten Zellgattungen, wobei ersteres im allgemeinen für das Lipofuscin (Senium), letzteres für das Melanin zutrifft. Bei der Pigmentierung der Substantia nigra können die Nervenzellen ihr Melanin verlieren, häufiger aber beruht die Depigmentierung auf einem Ausfall der Nervenzellen selbst. Hier ist also die Entscheidung, ob pathologisch oder nicht eine Mengenfrage, die besonders beim Lipofuscin recht schwierig sein kann; denn selbst eine sehr beträchtliche Menge bei der normalen Altersinvolution kann ja noch nicht ohne weiteres als pathologisch angesprochen werden. Eine weitere erhebliche Schwierigkeit liegt in der qualitativen Trennung der normalen fettig-pigmentösen Stoffe von lipoiden Körpern, die nur unter pathologischen Verhältnissen auftreten. Bekanntlich bilden in Fettlösungsmitteln lösliche Lipoide nur einen Teil, vielleicht nicht einmal den wesentlichen, des Lipofuscinpigmentes; denn nach ihrer Extraktion erscheint weder Zahl noch Volumen der zurückbleibenden gelben Körnchen sehr merkbar vermindert. Auf der anderen Seite wieder können selbst so ausgesprochen pathologische Produkte, wie die Lipoidablagerungen der amaurotischen Idiotie durch Eigenfarbe und unvollständige Löslichkeit pigmentähnliche Züge aufweisen. Zudem ist der Lipoidgehalt des gelben Pigmentes an seiner Färbbarkeit gemessen großen Schwankungen unterworfen, und gewisse lipoide Körper, die keine Eigenfarbe besitzen (amaurotische Idiotie), können sich bei der Anwendung der verschiedenen Fettmethoden färberisch ganz ähnlich verhalten. Der Grund hierfür ist vermutlich darin zu suchen, daß es sich stets um komplizierte Gemische handelt, die einer mikrochemischen Analyse nicht recht zugänglich waren (KUTSCHERA-AICHBERGEN, KAWAMURA). Erst neuere Untersuchungen mit Ultraviolettspektrographie und Röntgenradiographie (HYDÉN) haben mehr Licht in die Konstitution des Lipofuscins gebracht (s. S. 75). Auch die Zusammensetzung eines Teiles der Speicherstoffe der amaurotischen Idiotie lernte man erst durch biochemisch-analytische Untersuchungen KLENKs (1942, 1947) und durch die Anwendung bestimmter histochemischer Methoden (DIEZEL 1954) näher kennen. Aus färberischen Übereinstimmungen und „Übergängen" wird man aber nicht ohne weiteres auf Wesensgleichheiten oder gemeinsame Entstehungsprinzipien schließen dürfen; es scheint wenigstens arbeitstheoretisch richtig, die „Verfettung der Ganglienzellen", bei der SPIELMEYER (1922) jene z. B. bei Vergiftungen akut sich einstellenden tropfenförmigen Ablagerungen fettigen Materials im Auge hatte, von der sog. Pigmentatrophie zu trennen. Die von mancher Seite als Speicherung aufgefaßte Lipoidablagerung bei der amaurotischen Idiotie hat mit der Pigmentatrophie natürlich nichts zu tun, selbst wenn hier in gewissen morphologischen Einzelheiten der eingelagerten Stoffe gemeinsame Züge bestehen können.

Außer den zur Regelstruktur gehörigen Cytoplasmaeinschlüssen und den eben erwähnten lipoiden Stoffen kommen unter pathologischen Bedingungen noch eine Anzahl anderer Einlagerungen vor. Über ihre Entstehung vermag man sich nur ungefähre Vorstellungen zu machen. Erwähnt wurden bereits die *eiweißartigen Granulationen* bei der granulovacuolären Form der Zellveränderung, die wahrscheinlich bei der Desorganisation durch Ausfällung aus dem Cytoplasma selbst entstehen. Ganz anders müßte wohl das Erscheinen *tropfiger Fettsubstanzen* aufgefaßt werden, die bei der Zellverfettung SPIELMEYERs das Cytoplasma bis in die Zellfortsätze hinein erfüllen können. Die schwere Alteration des Cytoplasmas läßt hier eher an den Vorgang der Phanerose denken. Sicher nicht als Umwandlungsprodukte des Cytoplasmas lassen sich die umfangreichen Lipoidablagerungen der amaurotischen Idiotie auffassen, wenn neuerdings auch wieder eine intracelluläre Bildung der lipoiden Körper (LETTERER) angenommen wird. Für das histologisch übrigens doch ziemlich selten nachweisbare *Glykogenvorkommen* wird man nach den Befunden bei Diabetes und Glykogenspeicherkrankheit eine allgemeinere Kohlenhydratstoffwechselstörung in Betracht ziehen. Hingegen wären nach v. BRAUNMÜHLs (1932) kolloidchemischer Hypothese *argentophile kugelige Einlagerungen* bei der PICKschen Krankheit und in Parallele dazu auch die ALZHEIMERschen Fibrillenveränderungen genetisch wieder aus einer Änderung der kolloidalen Beschaffenheit des Zellplasmas selbst zu erklären. Nach anderer Auffassung (DIVRY) und den polarisationsoptischen Untersuchungsergebnissen MISSMAHLs und HARTWIGs handelt es sich bei den Fibrillenveränderungen um einen Ausdruck lokaler Amyloidose. Ganz im Dunkeln liegt noch die Genese *kolloidaler oder amyloider Einlagerungen* wie etwa der durch Schichtung und kristalloide Struktur ausgezeichneten und durch ständiges Wachstum zum Zelluntergang führenden Myoklonuskörper (LAFORA-WESTPHAL), welche regelmäßig die Existenz der Zelle überdauern. Als ein passiver Vorgang hinsichtlich einer Lebenstätigkeit der Zelle sei hier nur die Neigung nekrotischer Nervenzellen zur *Imprägnation mit Kalksalzen* genannt; besonders die Gerinnungsformen neigen sehr frühzeitig dazu, Kalksalze aus der Gewebsflüssigkeit an sich zu reißen, zur Ausfällung zu bringen und damit ihre äußere Gestalt in Petrifizierung lange über ihren Tod hinaus zu erhalten. Auf viele der hier angeschnittenen Fragen wird bei Behandlung der einzelnen Zellerkrankungsformen zurückzukommen sein.

Von ausschlaggebender Bedeutung für die Beurteilung des Gesamtzustandes der Nervenzelle ist der *Zellkern*. Sie ist bereits von NISSL (1899) erkannt und gewürdigt worden. Er war sich auch darüber klar, daß seine eigene Methode die feinsten Kernstrukturen nicht mit der durch andere Färbungen erreichbaren Vollständigkeit zur Anschauung bringt. Immerhin erlaubt sie im Zusammenhang mit Vorgängen am Plasma doch eine ganze Reihe bedeutsamer Veränderungen zu charakterisieren. Sie orientiert uns über Lage, Form und Größe des Kernes, das Verhalten der Kernkapsel, und auch über Menge und Anordnung des Chromatins sowie über die Beschaffenheit des Nucleolus. *Lageveränderungen* des Kernes gehören zu den Merkmalen einer ganzen Anzahl von Zellveränderungsformen. Fast immer handelt es sich bei der Kernwanderung um ein passives Phänomen. Man sieht sie bei den Einlagerungen der verschiedensten Stoffe in das Zellplasma, sobald diese größere Ausmaße erreichen. Aber auch bei scheinbar einfachen Schwellungserscheinungen des Cytoplasmas wie bei der retrograden Zellveränderung oder bei der Pellagra rückt der Kern aus seiner zentralen Stellung an die Zellgrenzen. Hierbei ist ein mechanisches Verdrängungsmoment nicht unmittelbar ersichtlich, obwohl die Beiseitedrängung offenbar in ganz energischer Weise erfolgt; der Zellkern wird mitunter nicht nur plattgedrückt, sondern buckelt auch noch die Zellkontur nach außen vor. Mit *Veränderungen der Kerngröße* sind häufig auch solche der äußeren *Gestalt* und *Färbbarkeit* verbunden, wobei letztere von Chromatingehalt und -verteilung, aber auch von einer eventuellen Anfärbung des

Kernsaftes abhängig ist. Bei gewissen Schwellungszuständen, z. B. bei der retrograden Zellveränderung, ist das Kernchromatin spärlich und der Kernsaft farblos, so daß nur das große Kernkörperchen und die Kernmembran deutlich hervortreten; bei der sog. akuten Schwellung SPIELMEYERs (akute Zellerkrankung NISSLs) verleihen spärliche Chromatinpartikel und eine leichte Färbung des Kernsaftes dem Kern ein etwas dunkleres Aussehen als in der Norm. Häufiger als die Vergrößerung ist die Verkleinerung des Kernes mit Dunkelfärbung und Formveränderung. Bei der einfachen Zellschrumpfung z. B. ist der Kern häufig walzenförmig und so dunkel gefärbt, daß selbst der Nucleolus schwer sichtbar ist, geschweige denn die feineren Kernstrukturen. Bei manchen Verflüssigungszuständen (schwere Zellveränderung NISSLs) bleibt der verkleinerte dunkle Kern drehrund und weist als Zeichen einer im Gang befindlichen Desorganisation *Kernwand- oder Totalhyperchromatose* auf. Dabei erscheint der Kerninhalt bisweilen von der Kernmembran losgelöst, oder der ganze Kern liegt infolge des Schrumpfungsvorganges in einer Protoplasmavacuole. Im weiteren Verlauf kann sich aus der Kernwand- oder Totalhyperchromatose eine regelrechte *Karyorhexis* entwickeln. Letztere trifft man entschieden häufiger bei den Gerinnungszuständen, die wohl von den schwersten augenfälligen Kernveränderungen begleitet sind. Im großen und ganzen sind die typischen Rhexisformen, die wir von den Zellen anderer Körperorgane her kennen, bei den Nervenzellen nicht allzu häufig; es überwiegt die Pyknose und die Karyolysis unter Chromatinschwund.

Gegenüber den Formabweichungen des Cytoplasmas und der in ihm enthaltenen Strukturen besitzen die Kernveränderungen den Vorteil größerer Zuverlässigkeit. Der Kern scheint nicht in dem Maße frühzeitigen postmortalen Veränderungen und Zufällen bei der Fixierung und histologischen Bearbeitung unterworfen. Deshalb ist die *Kernveränderung ein zuverlässigerer Gradmesser für die Schwere der Zellveränderung und für das Zellschicksal.* Eine gut erhaltene Kernstruktur wird uns, selbst wenn mancherlei Veränderungen der plasmatischen Bestandteile feststellbar sind, in deren Beurteilung zur Vorsicht mahnen. Andererseits zeigt nicht jede Kernveränderung den Zelltod an. Die einfachen Verlagerungen, die Schwellungszustände und selbst die passiven Deformierungen sind, wie die Verhältnisse bei verschiedenartigen Einlagerungen und Zellschwellungen zeigen, offenbar lange mit dem Zelleben vereinbar und auch rückbildungsfähig (primäre Reizung). Der *Kerntod* ist nach KÜSTER stets mit einer gestörten Permeabilität der Kernmembran verbunden. Doch nicht alle Durchlässigkeitsstörungen, die zur Schwellung und Quellung oder zur Schrumpfung des Kernes führen, sind sichere Zeichen des Erlöschens aller Lebensprozesse. Ob die Vorgänge bei schweren Kernveränderungen noch eine krankhafte Lebenserscheinung mit Übergang in allmähliche Nekrobiose sind, oder ob sie sich erst an bereits abgestorbenen Kernen entwickeln, dafür sind immer noch keine sicheren Maßstäbe gefunden (E. MÜLLER 1955). Der Kerninhalt scheint bei nekrobiotischen Vorgängen nicht selten eine langsame Koagulation zu erleiden (LEPESCHKIN 1937), die die Neigung hat, in Schrumpfung, in „Pyknose“ überzugehen. Die zunächst glänzend erscheinenden Kernteile werden im Phasenkontrastbild undeutlich, und das Chromatingerüst verwandelt sich in eine kompakte Masse (ZOLLINGER 1948).

Kernpyknose gilt im allgemeinen nicht als sicheres Zeichen des Zelltodes, denn sie tritt, wie KLEIN bei Untersuchungen von Mitosestörungen durch Kerngifte feststellte, auch bei funktionellen Reizen auf und ist dann rückbildungsfähig. Nach LEUCHTENBERGERs cytochemischen Untersuchungen verliert der Kern in der ersten Phase der Pyknose etwa die Hälfte seines Proteinbestandes, gleichzeitig wird gut die Hälfte der Desoxyribonucleinsäure nach Zerstörung der eine Schutzwirkung ausübenden Histone depolymerisiert. Infolge Wasserverlustes tritt eine Verdichtung mit Dunkelfärbung der Chromatinsubstanzen ein. Schließlich kommt es auch zu einem Schwund der depolymerisierten Kernsäuren. Bei der

Karyorhexis und Karyolyse dürften enzymatische Prozesse autolytischer Natur eine wesentliche Rolle spielen (GROLL 1949). Nach den Untersuchungen von GROLL und MERKLE geht die fermentative Kernauflösung vermutlich durch heterolytisch wirksame Tryptasen vor sich, am besten im alkalischen Bereich, wobei das Verschwinden der Chromatinfärbbarkeit durch fermentative Spaltung der Kernsäuremolekeln bedingt sein dürfte.

Manche Abweichungen des *Nucleolus* von der sphärischen Form wie Knospenbildungen, Fenestrierungen, Nucleolenverdoppelung sind Ausdruck gewisser Zellfunktionszustände, die sowohl unter physiologischen wie auch pathologischen Bedingungen zu beobachten sind, wobei oft nur quantitative Unterschiede auftreten. Auch einfache *Nucleolenschwellung* — bei der axonalen Reaktion bis zur Volumenverdoppelung (ORTMANN) — ist rückbildungsfähig. Der völlige *Chromatinverlust,* der z. B. bei bestimmten Formen der Ganglienzellnekrose (homogenisierende Nekrose) aber auch bei axonaler Reaktion vorkommt, muß wohl als Ausdruck irreversibler struktureller Desorganisation betrachtet werden.

Fehlen eindeutige Zeichen des Zelltodes, so ist es im Einzelfall oft unmöglich, sich allein aus dem pathologischen Zellbild eine zutreffende Vorstellung von dem Stand der vitalen und spezifisch nervösen Funktionen und der *Rückbildungsfähigkeit der Veränderungen* zu machen. Selbst der plötzliche Zelltod braucht seine Manifestationszeit. So kann man nekrotische Ganglienzellen in einem morphologischen Zustand vorfinden, in welchem die ganze katastrophale Situation noch gar nicht sichtbar ist. Daß bei Vitalfärbung mit Acridinorange die meisten Kalt- und Warmblüterzellen gleichzeitig mit dem Eintritt des Zelltodes im Protoplasma einen Farbumschlag der Fluorescenz von Grün nach Rot zeigen („*Struggereffekt*"), ergaben Untersuchungen SCHÜMMELFEDERs (1948, 1949). Entsprechende Beobachtungen an Nervenzellen stellten GÖSSNER (1949) sowie ZEIGER und HARDERS an. Auf Grund zellchemischer Überlegungen wurde diese nach STRUGGER (1949) auf erhöhter Farbstoffadsorption beruhende und sich in kürzester Zeit manifestierende Erscheinung als Ausdruck einer Änderung der submikroskopischen Struktur des Protoplasmas aufgefaßt (STRUGGER, SCHÜMMELFEDER, GÖSSNER). Während lebendes tierisches Protoplasma den Farbstoff nur bis zu einer zur Grünfluorescenz führenden Konzentration aufnimmt, kommt es beim Absterben der Zelle zur vermehrten Farbstoffbindung durch Wirkung bestimmter chemischer Substrate von saurem Charakter. Daß es sich dabei vornehmlich um aus ihren Bindungen freiwerdende Ribonucleinsäuren handeln dürfte, ist auf Grund histochemischer Befunde GÖSSNERs anzunehmen. Der STRUGGER-Effekt tritt nämlich in deutlich ausgeprägter Form vor allem bei solchen Zellen auf, die reichlich Protoplasmanucleotide enthalten, so besonders auch bei Nervenzellen, und verschwindet nach Entfernung dieser Stoffe mittels Ribonuclease. Dieses von STRUGGER erstmals an Pflanzenzellen beobachtete fluorescenzoptische Phänomen gibt aber nicht über eine Änderung bzw. ein Aufhören der gesamten Funktionen der Zelle Auskunft, die nur durch tiefere Einblicke in die cellulären Stoffwechselvorgänge zu erlangen wäre. Die Wirsamkeit der oxydierenden und reduzierenden Zellfermente fand SCHÜMMELFEDER jedenfalls längere Zeit nach dem sicheren Tod der Zelle nicht nennenswert vermindert. Die Schwierigkeiten, denen man bei der Beurteilung des intravitalen Zelltodes im histologischen Präparat gegenübersteht, werden durch die Gesamtheit dieser Feststellungen, die ohne Zweifel die Kenntnis der stofflichen und strukturellen Desorganisation beim Eintritt des Zelltodes bereichert haben, nicht aufgehoben. Man kann daran denken, daß die bekannte *Eosinfärbbarkeit des Protoplasmas* bei der ischämischen und viralen Nervenzellnekrose (experimentelle Poliomyelitis) ihren Ursprung von solchen, in ihren frühesten Stadien nur fluorescenzmikroskopisch nachweisbaren Änderungen des Farbbindungsvermögens nimmt, die dann im weiterlebenden Organismus durch enzymatische Wirkungen und noch tiefer greifende physikalisch-chemische

Zustandsänderungen (Gerinnungsvorgänge) eine Fortentwicklung erfahren. *Gerinnungsvorgänge im Protoplasma* sind — nach LEPESCHKIN — durch eine Dispersitätsänderung im Sinne einer Zunahme grobdisperser Phasen mit Viscositätserhöhung verbunden und endigen in Erstarrung. Den Beweis, daß in diesen Fällen eine echte Gerinnung vorliegt, konnten, wie GROLL hervorhebt, MÖNNIGHOFF und MOEGEN durch Behandlung nativer Gewebsschnitte mit Proteinasen erbringen. Es zeigte sich eine erhebliche Resistenz der nekrotischen Zellen im Gegensatz zu normalen oder trüb geschwollenen Zellen, welche nach GROLL durch mangelhafte Quellfähigkeit des koagulierten Zelleiweißes bedingt ist. Bei den Verflüssigungsprozessen bleibt nach E. MÜLLER (1955) die Gerinnung aus, und es setzt eine milieubedingte Beschleunigung auflösender Prozesse ein. Die schwere Angreifbarkeit geronnenen Nervenzellmaterials zeigt sich an seiner langen Verweildauer innerhalb neurophagischer Reaktionen.

Noch größere Schwierigkeiten bietet die Unterscheidung zwischen reversiblen und irreversiblen Erscheinungen bei nekrobiotischen Prozessen (LEPESCHKIN). Eine Fülle von Erscheinungen können Symptome einsetzender oder in Gang befindlicher nekrobiotischer Vorgänge sein. Protoplasmaschwellung, Mitochondrienverquellung, Kernpyknose, Abscheidungsvorgänge im Cytoplasma, rein physikalische Erscheinungen wie geänderte Zellpermeabilität und Oberflächenspannung, feinere und gröbere Änderungen des kolloidalen Zustandes können vorkommen, ohne daß eines von ihnen ein sicheres morphologisches Kennzeichen nekrobiotischer Vorgänge wäre oder eindeutige Auskunft über Intensität und Rückbildungsfähigkeit der Schädigung geben könnte. Von anderen Veränderungsformen wie der primären Reizung hat das Experiment (NISSL 1892 und 1894, GEHUCHTEN 1904, MARINESCO 1909) gelehrt, daß Chromatolyse, ein gewisser Chromatinverlust des Kernes und Schwellungen des Cyto- und Karyoplasmas an sich mit der Fortexistenz der Nervenzelle vereinbar und auch von einer Restitution gefolgt sein können. Auch sehr erhebliche Reduktionen des Zellplasmas, z. B. durch hohe Grade der sog. Pigmentatrophie, müssen die spezifisch nervöse Funktion nicht beeinträchtigen. Aus der bloßen Nichtdarstellbarkeit der endocellulären Fibrillen oder selbst aus ihrem körnigen Zerfall kann man wegen der Unübersichtlichkeit kadaveröser Einflüsse und wegen technischer Unzulänglichkeiten nur mit größtem Vorbehalt Schlüsse ziehen.

Andererseits kennt man bestimmte *Strukturveränderungen mit Neigung zum Fortschreiten*; aus ihrem Nachweis ergibt sich, wenn auch nicht ein zuverlässiges Bild von der noch vorhandenen Funktion, so doch das schließliche Lebensschicksal der Zelle. Das gilt für die Einlagerungen bei der amaurotischen Idiotie, bei der Myoklonusepilepsie, ferner für die ALZHEIMERsche Form der Fibrillenveränderung. Einen gewissen Einblick in die *Beziehungen zwischen Struktur und Funktion* geben experimentelle Untersuchungen wie die 1880 von LITTEN eingeführte temporäre Unterbindung der Bauchaorta zu zeitweiliger Ausschaltung des Kreislaufes in den unteren Rückenmarksabschnitten. Bei völligem Verschluß stellt sich bei den Versuchstieren alsbald eine je nach Dauer der Kreislaufunterbrechung vorübergehende oder bleibende Lähmung der Hinterbeine ein. Mit dieser Methode haben EHRLICH und BRIEGER, MÜNZER und WIENER, SARBO, NISSL u. a. Art und Ablauf der dadurch hervorgerufenen Rückenmarksveränderungen studiert. Später hat TUREEN (1936) mit einer hinsichtlich einer völligen Kreislaufblockade verbesserten Methodik (Unterbindung der Aorta thoracica bei der Katze) diese Versuche wieder aufgenommen. Es ist vielleicht überraschend, daß sich die Lähmung der hinteren Extremitäten bis zu einer Dauer der Kreislaufunterbrechung von 15 min wieder zurückbildete. Wie NISSL schon 1898 mitgeteilt hat, verschwinden die durch die Prozedur hervorgerufenen Veränderungen der Vorderhornzellen nicht mit der

Wiederkehr der Funktion. Vielmehr zeigen die Ergebnisse der Autoren, daß wirklich augenfällige Veränderungen dieser Zellen erst eintreten, wenn die Lähmung sich bereits zurückgebildet hat. Es besteht hier also eine bemerkenswerte *Diskrepanz zwischen dem morphologischen Zustand der Zelle und dem Stand ihrer Funktionsfähigkeit.* Nach TUREENs Versuchen stellte sich erst nachher, und zwar ohne jedwede weitere Beeinträchtigung der Funktion eine Schrumpfung und Chromatolyse dieser Zellen, eine Dunkelfärbung ihrer Kerne mit Vergrößerung des Nucleolus und sogar eine Verwischung der Kernplasmagrenze ein. Nur wenige Zellen wiesen eine schwere Schädigung auf. Daraus ergibt sich, daß auch Schrumpfungen des Ganglienzelleibes und selbst eine blasse verwaschene Kernzeichnung — allerdings im NISSL-Präparat — nicht ohne weiteres als Ausdruck der Funktionsuntüchtigkeit angesehen werden kann und daß auch solche Veränderungen rückbildungsfähig sind. Denn diese jeweils unter gleichen Versuchsbedingungen erzielten Veränderungen erfuhren eine Restitution innerhalb kürzerer oder längerer Zeit. Die Abnahme der cytoplasmatischen Ribosenucleotide und Proteinsubstanzen, die HOCHBERG und HYDÉN (1949) nach bis zu 15 min andauerndem Verschluß der Aorta abdominalis an den motorischen Vorderhornzellen des Kaninchens ultraspektrographisch feststellten, erwies sich ebenfalls als reversibel. Die Hemmung des nucleotidbildenden Systems setzte etwa gleichzeitig mit dem Beginn der Lähmungen ein. Das Wiederingangkommen der Produktion und der Ersatz der Substanzen ging, wie aus den spektrographischen Befunden zu schließen war, im Gegensatz zu den histologischen Beobachtungen TUREENs der vollen funktionellen Restitution voraus. Bei längeren Unterbrechungen des Kreislaufes (mehr als 15 min) und bleibender Paraplegie beherrschten neben Chromatolyse und Zellschwellung wie bei den Versuchstieren der älteren Autoren, so auch in den Präparaten TUREENs schwerere Kernveränderungen das Bild. Freilich trifft die von TUREEN geäußerte Vermutung, daß die chromatolytische Schwellung der Zelle deren funktionelle Inaktivität anzeige, nach Beobachtungen in der menschlichen Pathologie in dieser Verallgemeinerung sicher nicht zu; denn es fehlen z. B. pyramidale Lähmungen bei Fällen von Pellagra, deren BEETZsche Zellen sämtlich viel hochgradigere chromatolytische Schwellungszustände aufweisen. Auch lassen sich die Regeln, welche aus den Erfahrungen über den Konnex zwischen Gestalt und Funktion am nucleoproteidbildenden System der Nervenzelle erarbeitet wurden (vgl. S. 58), nur dann auf die Veränderungen anwenden, die sich infolge einer Unterdrückung der energieliefernden cellulären Reaktionen einstellen, wenn dabei dieses System nicht irreversibel mitgeschädigt worden ist. Es handelt sich um alle Wirkungsfaktoren, welche zu schwerer „Hypoxydose" (STRUGHOLD) führen, wie Hypoxämie, Ischämie, Hemmung oder Zerstörung der Oxydationsfermente oder Entzug des energieliefernden Substrates Glucose. Hier werden an erster Stelle und in kürzester Zeit die ribosenucleotidhaltigen Cytoplasmakomponenten, in der Nervenzelle die NISSL-Substanz zerstört; für ihre Strukturerhaltung sind wohl relativ hohe Energiemengen notwendig. Ist bei unterschwelliger oder kurzzeitiger Einwirkung der Noxen keine eingreifendere Mitschädigung des nucleoproteidbildenden Systems eingetreten und ist ein Nachschub von Baustoffen und Energie vom Protoplasma her noch möglich, so kommt es in der Erholungsphase zu den sich in Veränderungen des Kernnucleolenapparates ausdrückenden Restitutionsvorgängen, wie sie ja auch nach kurzzeitiger experimenteller Ischämie an den betroffenen Nervenzellen beobachtet wurden (HOCHBERG und HYDÉN).

Es ist seit langem bekannt, daß *manche Nervenzellgattungen* sich gleichen pathogenetischen Konstellationen gegenüber *widerstandsfähiger* verhalten als andere. Dazu zählen die Nervenzellen mit motorischer Funktion sei es in der

Area gigantopyramidalis der Rinde, sei es in den motorischen Kernen des Mittel- und Nachhirns und des Rückenmarks. Es liegt nahe, die Ursache für dieses Verhalten in ihrer inneren Organisation zu suchen. Ganz bestimmte Noxen aber greifen nun gerade wieder diese Nervenzellgattungen bevorzugt an, wie die Pellagra die BEETZschen Riesenpyramidenzellen und die Poliomyelitis den gesamten motorischen Typus. Hier sind bestimmte Affinitäten anzunehmen, denn auch bei der Poliomyelitis gibt die Viruswanderung allein keine ausreichende Erklärung für diese Bevorzugung. Auch mehrere Degenerationsprozesse befinden sich unter den Krankheiten, bei denen gerade diese sonst resistenten Zelltypen herausgegriffen werden, wie die Bulbärparalyse, die spinale Muskelatrophie und die amyotrophische Lateralsklerose. Von den Zellen der unteren Olive, einem von Haus aus zur Lipophilie (Pigmentbildung) neigenden Nervenzelltypus, hat v. BRAUNMÜHL (1931) eine erhöhte Anfälligkeit im Senium nachgewiesen. Sie neigen überdies wie die PURKINJE-Zellen auch zu einer besonderen Form regressiver Veränderung bei Sauerstoffmangelzuständen, nämlich zu dem Typus der homogenisierenden Nekrose mit völligem Chromatinschwund des Nucleolus. Von den Körnerzellen der Kleinhirnrinde ist bekannt, daß sie eine besondere Anfälligkeit gegenüber der Noxe der amaurotischen Idiotie besitzen und dadurch frühzeitig dem Untergang (Kleinhirnatrophie) verfallen; sie teilen die Neigung zu hochgradiger Lipoidspeicherung dabei mit den Pyramidenzellen des Feldes h2 des Ammonshornes (SCHERER). STEEGMANN hat darauf hingewiesen, daß die Nervenzellen des Corpus geniculatum laterale häufig einen Grad von Lipophilie aufweisen, der zu Zelldeformierungen führt, die sich von denen der amaurotischen Idiotie nicht mehr unterscheiden. Nach meinen Beobachtungen gehen die Zellgattungen der Kleinhirnrinde in größeren Oligämiebereichen stets in der Reihenfolge PURKINJE-Zellen, Körnerzellen, GOLGI-Zellen zugrunde (SCHOLZ 1952, 1953). Bei dem degenerativen Prozeß der genuinen Kleinhirnatrophie weiß man, daß auch hierbei die PURKINJE-Zellen im Untergang den anderen Nervenzellen der Kleinhirnrinde vorangehen können (zentrifugaler Typus). Trotz der Bedeutung, die man in neuerer Zeit dem neurovegetativen Apparat in der Krankheitsforschung beimißt, steht fest, daß gerade die vegetativen Zwischenhirnkerne verhältnismäßig selten von Veränderungen auf der morphologischen Ebene betroffen werden (BODECHTEL, GAGEL). Ich kann mich aus eigener Erfahrung nicht erinnern, z. B. bei schweren Krampfschäden oder Hirnschädigungen nach allgemeinem Sauerstoffmangel, die in ihrer nächsten Umgebung aufgetreten waren, jemals markante Veränderungen an ihnen gesehen zu haben.

Alle diese Beobachtungen lehren, daß auch *unter pathogenen Konstellationen Nervenzelle nicht gleich Nervenzelle* ist, worauf ja schon die große Divergenz in Form und Struktur hinweist. Mögen bestimmte Nervenzellgattungen aus sich heraus degenerieren, mögen sie sich unter gewissen äußeren pathogenen Bedingungen im Sinne der Resistenz oder Anfälligkeit verschieden verhalten, zur Erklärung der Unterschiede wird man unter voller Würdigung der Eigenart der angreifenden Noxe und ihrer Angriffsrichtung immer wieder auf die *innere Organisation der verschiedenen Nervenzellgattungen* zurückkommen. Diese Frage ist besonders in den letzten 10 Jahren in umfassender Weise von C. und O. VOGT und ihrer Schule in Angriff genommen worden. Die Erforschung der Konstitution der einzelnen Nervenzellgattungen wird dabei unter Zugrundelegung ihrer gesamten Lebensgeschichte von der Entwicklung über den Reifezustand und das Senium bis zum Zelltod angestrebt. Der Rahmen ihrer *Pathokliselehre*, der früher auf Rindenfelder, Kerngebiete, kurz auf topistische Einheiten beschränkt war, wird hier auf die Nervenzelle erweitert, wobei auch zu ergründen gesucht wird, warum diese Zellarten unter pathologischen Verhältnissen gerade mit bestimmten

Veränderungsformen reagieren. Die Arbeiten von BALTHASAR über die Lebensgeschichte der großen Zellen der Area giganto-pyramidalis, von v. BUTTLAR-BRENTANO über die der Zellen der Nuclei basalis, tuberomammillaris, supraopticus und paraventricularis, ferner die entsprechende Untersuchung von BEHEIM-SCHWARZBACH über den Locus coeruleus u. a. m. bilden Ansätze für einen Einblick in die allgemeine Frage der Nervenzellkonstitution und ihre Bedeutung unter krankhaften Verhältnissen. Es liegt auf der Hand, daß Fortschritte auf diesem Gebiet gerade für die Frage der selbständigen Degeneration im Nervensystem von besonderer Wichtigkeit wären.

c) Formen pathologischer Nervenzellveränderungen (Ganglienzellerkrankungen).

Atrophie. Wenn man von dem ausgeht, was morphologisch mit der Bezeichnung Atrophie belegt wird, so findet man schon am Sektionstisch zahlreiche Zustände, bei denen Teile von Gehirn und Rückenmark „atrophisch" sind. Diese „Atrophie", die zunächst nur eine Volumenverminderung unter Beibehaltung der äußeren Form meint, beruht in der Regel auf einem Ausfall der für die Organfunktion wesentlichen Elemente, also der Nervenzellen und Nervenfasern. Das histologische Bild zeigt indessen die genetische Verschiedenheit des diesen „Atrophien" zugrunde liegenden Parenchymunterganges, insbesondere auch, daß sie, wenn überhaupt, nur zum kleinen Teil auf dem Vorgang beruhen, der dem Sinne des Wortes entspräche, nämlich auf einem gleichmäßigen Schwund lebender Substanz, der seine Ursache in einer Verminderung der Nahrungszufuhr oder -aufnahme oder auch in einer Herabsetzung der intracellulären Stoffwechselvorgänge hat. Suchen wir im histologischen Schnitt nach den Kennzeichen der einfachen Atrophie an den Nervenzellen, so können wir gelgentlich Exemplare finden, deren Erscheinungsform den atrophischen Zuständen, z. B. der Epithelien anderer parenchymatöser Organe entspricht. SPIELMEYER (1922) beschreibt als Atrophie eine einfache Verkleinerung des ganzen Zellkörpers unter Beibehaltung der Zellform, Verschmälerung der Fortsätze, Verringerung der NISSL-Substanz und Verminderung des Fibrillenreichtums. Bei der Beurteilung solcher Zellbilder gilt es natürlich Hypoplasien auszuschließen. Wie wenig genau man es mit dem Begriff der Atrophie genommen hat, zeigt der Umstand, daß man z. B. die überdurchschnittliche Einlagerung von Lipofuscin in die Ganglienzellen einerseits als Pigmentatrophie, andererseits als Pigmententartung bezeichnet. Ersteres könnte insofern den morphologischen Tatbestand treffen, als die Menge des abgelagerten Stoffes trotz Aufblähung des Zelleibes schließlich aus Raumgründen zur Verminderung der eigentlichen Zelleibsubstanzen führen kann. Den Vorgang der Pigmentbildung und Ablagerung selbst, der bereits im ersten Lebensjahrzehnt, also noch in der Zeit des Aufbaues und Wachstums beginnt, als Zeichen der Atrophie oder gar als Degeneration anzusprechen, dürfte aber deren Wesen nicht entsprechen. Scharf zu trennen ist die Zellatrophie jedenfalls von der Zellschrumpfung, die schon durch einfachen Wasserverlust hervorgerufen werden kann.

Es fragt sich, wie denn die Bedingungen im Zentralnervensystem liegen, die in der Pathologie allgemein für das Zustandekommen wirklicher Atrophien verantwortlich gemacht werden. Der Darstellung MÖNCKEBERGS und HUECKS folgend, kommen als Ursachen atrophischer Zustände Hunger, Inaktivität und das Alter in Frage. HUECK betont dabei die Vorstellungsschwierigkeiten einer verminderten Stoffzufuhr für die beiden letztgenannten Möglichkeiten, bei denen wir aber nun gerade im Gehirn den eindeutigsten morphologischen Zeichen der Atrophie bereits am Sektionstisch begegnen. Hier wird man sich mit der Vorstellung einer einfachen Herabsetzung der intracellulären Stoffwechselprozesse zu helfen versuchen. Die Volumen- und Gewichtsabnahme des *Greisengehirns* (MARCHAND, HANDMANN), namentlich der Stirn- und Schläfenlappen (GELLERSTEDT) sind ebenso bekannt wie die Abnahme des Ganglienzellbestandes der Hirnrinde (ALZHEIMER, SIMCHOWICZ u. a.). Sehen wir jedoch bei den Nervenzellen selbst nach, so finden wir die Zeichen einer einfachen Atrophie mindestens nicht eindeutig ausgesprochen vor. Zwar erwähnt besonders LÉRI eine Atrophie mit Tigrolyse im senilen Gehirn; nach CRITCHLEY scheint aber der Vorgang einer einfachen Verkleinerung mit sonst erhaltenen Proportionen nicht einwandfrei festgestellt zu sein. Vielmehr ist neben einer besonderen Form der Ganglienzellveränderung (Fibrillenveränderung von ALZHEIMER) der Befund im wesentlichen durch einen hohen Grad von Lipofuscineinlagerung in die Ganglienzellen charakterisiert, dem ein solcher aber auch in den Glia- und Gefäßwandzellen parallel geht. Ein weiterer häufiger Befund sind nach dem Bericht vieler Autoren Schrumpfungszustände. Bei den Pigmentablagerungen besteht eine bemerkenswerte Analogie mit den Altersvorgängen der Zellen mancher anderer Organe. Kann die Pigmenteinlagerung an den Ganglienzellen bei hohen Graden nun auch zu einer Verminderung der lebenden Zellsubstanz führen und ihre örtliche Häufung und Hochgradigkeit auch mit den von dem Gewebsschwund betroffenen Hirnteilen zusammenfallen, so ist das Zustandekommen dieses Schwundes etwa durch ein häufiges Zugrundegehen der pigmentatrophischen Zellen außer etwa an den unteren Oliven doch nicht erwiesen. Es spielen sich nämlich hier mit Vorliebe gerade auch jene ganz andersartigen Vorgänge im Senium ab, wie das Auftreten von Plaques, die eine weitgehende Umgestaltung der intercellulären Substanzen vermuten lassen, und die Fibrillenveränderungen, die einen oft massenhaften Untergang von Nervenzellen verursachen. Kommt es dadurch zu Volumenverminderung von Organteilen wie beispielsweise des Ammonshornes, so beruht diese Atrophie auf Vorgängen, die mit einer cellulären Atrophie morphologisch und dem Wesen nach nichts zu tun haben.

Die Möglichkeit einer extracellulären Stoffwechselerschwerung, die unter anderen von RIBBERT und SIEGMUND (1921) für die sog. Pigmentatrophie der Ganglienzellen im Alter erwogen worden ist, führt zu der Frage, ob und inwieweit die Parenchymbestandteile des Zentralnervensystems durch *Hunger* beeinflußt werden. Es ist eine alte Erfahrung, daß das Gehirn an dem Organschwund bei Hungerzuständen ohne Wasserentziehung nur geringen Anteil nimmt, nach VOIT 3,2% gegenüber 97% des Fettgewebes und 30,5% der Muskulatur. ROIZIN und FERRARO (1942) ziehen für die Entstehung der von ihnen als Folge längeren Hungerns bei Katzen festgestellten Hirngewebsveränderungen auch die Wirkung komplexen Vitaminmangels in Betracht. Dementsprechend wird man bei Entziehung der Nahrung nicht mit einer starken Abnahme des Volumens oder der Zahl seiner parenchymatösen Bestandteile rechnen können. Versuche, die von K. SCHAFFER (1897), JACOBSOHN (1897), LUGARO und CHIEZZI (1897) u. a. mit Warmblütern angestellt worden sind, haben bei Nahrungsentziehung unter Darreichung einer ausreichenden Wassermenge auch erst in der letzten Lebenszeit wirklich überzeugende Veränderungen an den Nervenzellen gezeigt. Die letztgenannten Autoren, ebenso wie MARINESCO (1909) rechnen dabei aber bereits damit, daß es sich bei den finalen Veränderungen gar nicht um die direkte Wirkung der Inanition auf die Nervenzellen, sondern um autotoxische Vorgänge im Verlaufe der Nahrungskarenz handelt. Nach JACKSON (1925) weist das menschliche Gehirn bei einer Reduktion des Gesamtkörpergewichts um über 40% nur einen Gewichtsverlust von 9,8% auf. An Säugetiergehirnen durch Nahrungsentzug erzielbare Gewichtsverluste schwanken zwischen 3,2 und 5,1%. Nicht ohne weiteres mit den Hungerzuständen durch Nahrungsentzug vergleichbar sind die

Verhältnisse im *Winterschlaf der Tiere*, obwohl dabei eine starke Abmagerung der Tiere erfolgt. Hier ist der Gesamtstoffwechsel unter starkem Absinken der Körpertemperatur auf ein Minimum herabgesetzt. Deshalb wird man die dabei auftretenden Veränderungen der Nervenzellen, die sich nach CAJAL (1904) und DONAGGIO als eine Vereinfachung des Fibrillennetzes mit gleichzeitiger beträchtlicher Verdickung der Einzelfibrillen zeigen, nicht einfach auf die Nahrungskarenz beziehen dürfen, obzwar DONAGGIO ähnliche Veränderungen auch bei Kaninchen durch gleichzeitige Anwendung von Hunger und Kälte erreichte. Näheres bezüglich dieses Verhaltens der Fibrillen bringt der Abschnitt über senile Erkrankungen im Zusammenhang mit der sog. ALZHEIMERschen Fibrillenveränderung.

Selten begegnet man auch der einfachen Ganglienzellatrophie nach lang dauernden *Kompressionen*, bei denen es z. B. infolge eines stetig und langsam wachsenden Druckes zu einer Verkleinerung der betroffenen Hirnteile kommt, die bis zu einem völligen Schwund des Gewebes führen kann, z. B. des Septum pellucidum bei hochgradigem Hydrocephalus internus, wobei die Dehnung allerdings vielleicht die größere Bedeutung hat. Bessere Bedingungen zum Studium der Gewebsverhältnisse nervenzellhaltiger Teile als der Hydrocephalus internus, bei dem hauptsächlich die Marklager in Mitleidenschaft gezogen werden, bieten die großen arachnoidalen Liquorcysten, die von außen her die Hirnrinde komprimieren. Bei den von EUGEN SCHERER beschriebenen fast faustgroßen Cysten, die zu einer merklichen lokalen Druckatrophie der Rinde geführt hatten, schien der vorhandene Zellausfall doch nicht auf dem Wege über eine einfache Atrophie der Nervenzellen zustandegekommen zu sein. Vielmehr herrschten ausgesprochene Schrumpfungsvorgänge vor (s. Abb. 15), die sich in gleichmäßiger Verteilung besonders in den oberen Schichten der Rinde fanden.

Es bleibt von den Bedingungen für die Entstehung atrophischer Zustände noch die *Inaktivität*. Letztere tritt an der Nervenzelle ein, wenn ihr die Afferenzen oder Efferenzen genommen werden. Letzteres ist durch Amputation des Achsenzylinderfortsatzes meist nicht ohne Verletzung der Zelle selbst möglich; die direkte Reaktion der Zelle erfolgt dabei ja auch in ganz anderer Weise, nämlich als sog. primäre Reizung (NISSL). Erst bei Ausbleiben einer Regeneration des amputierten Stückes kann es zu einem Schwund der Zellen durch Inaktivität kommen. Beim neugeborenen Tier hat bekanntlich v. GUDDEN dieses Verhalten zur Feststellung der Ursprungsstätten der Faserbahnen methodisch ausgebaut.

Günstiger liegen die Bedingungen bei der Inaktivität infolge mangelnder Afferenzen, bei den sog. *transneuronalen* oder *transsynaptischen Atrophien*. Eines der bekanntesten Beispiele ist die mäßiggradige Volumenverminderung des homolateralen Brückenfußes und der kontralateralen Kleinhirnhemisphäre bei ausgedehnten Veränderungen einer Großhirnhälfte. Weitere Beispiele sind die Verkümmerungen des Corpus geniculatum laterale und der Sehrinde bei Zerstörungen des Nervus opticus (v. MONAKOW, BERGER, MINKOWSKI u. a.), ferner die des Olivenbandes bei Kleinhirnatrophien. Diese Zentren erfahren durch den Wegfall nervöser Impulse aus anderen Teilen des Systems, zu dem sie als Teil einer Neuronenkette gehören, eine nicht unbeträchtliche Minderung ihrer Tätigkeit als Empfänger und Übermittler nervöser Impulse. Jedenfalls ist keine andere Ursache für die nun eintretende Verkümmerung ersichtlich; schon v. MONAKOW und HOCHE haben die geringere funktionelle Inanspruchnahme für die Strukturveränderungen im Sinne einer einfachen Atrophie verantwortlich gemacht. Nach HOCHE tritt beim Erwachsenen eine mäßige allgemeine Volumenverminderung der Fasern und Zellen ein.

Bei transneuronalen Atrophien nach spätfetalen und frühkindlichen Großhirnschäden ist natürlich auch die Mitbeteiligung sekundärer Wachstumsstörungen im Sinne einer Hypoplasie in Betracht zu ziehen. Diese könnte allerdings ebenso wie die wirkliche Inaktivitätsatrophie Folge einer mangelnden Inanspruchnahme sein. Bei den transneuronalen Atrophien ist das histologische Bild oft viel weniger augenfällig als der makroskopische Befund. Die Nervenzellen sind an Zahl manchmal nur wenig vermindert, sie sind aber in der Regel wesentlich kleiner im Vergleich mit denen auf der entsprechenden Stelle der gegenüberliegenden Seite; eine nennenswerte gliöse Reaktion kann fehlen. Die Verkleinerung betrifft alle Bestandteile der Zelle; doch hat man den Eindruck, daß der Kern noch am wenigsten in Mitleidenschaft gezogen ist. Die Nissl-Substanz ist spärlicher, die Schollen sind klein, die Kernstrukturen können etwas dichter liegen, zeigen aber sonst keine Veränderungen. Das würde im großen und ganzen dem oben geschilderten Bild entsprechen, das Spielmeyer von der einfachen Zellatrophie entworfen hat.

Da es oft nicht ganz leicht ist, den Zustand der einfachen Atrophie rein eindrucksmäßig zu erfassen, sind die Bemühungen von Cook, Walker und Barr (1951) von Interesse, durch *Messungen* an einer größeren Zahl von transneuronalatrophischen Zellindividuen und Vergleich der Werte mit denen der entsprechenden normalen Populationen exaktere Daten über die Verkleinerung der Gesamtzelle und ihrer Organellen, sowie über den zeitlichen Ablauf des Prozesses zu gewinnen. Nach Deafferentation des Corpus geniculatum laterale bei Katzen war erst nach 60 Tagen eine erheblichere Verkleinerung des Zellkörpers meßbar (—25% gegenüber den Normalzellen), die sich während des gesamten zehnmonatigen Beobachtungszeitraums nicht mehr wesentlich änderte. Überraschend war eine kurzdauernde und vorübergehende Kernvergrößerung, die um den 30. Tag auftrat und durch wiederholte Kontrolluntersuchungen sichergestellt werden konnte. Dagegen stellten sich konstante Kernverkleinerungen um durchschnittlich 15% erst um den 90. Tag ein. Sie blieben hinter der Atrophie des Plasmaleibes, für den sich nach Abzug der Kernwerte ein Betrag von —30% errechnen ließ, merklich zurück. Eine faßbare Abnahme der Profilgröße der Kernkörperchen trat erst relativ spät, aber in deutlicher Form auf. Der Nucleolarsatellit veränderte seine Position während des Vorganges nicht. Für eine bei der transneuronalen Atrophie anzunehmende quantitative Änderung der intracellulären Stoffwechselabläufe bieten vorerst nur die langsame Reduktion der Nissl-Substanz und die Größenabnahme des Kernes und des Nucleolus gewisse Anhaltspunkte. Ob nach Einbuße der Afferenzen die Apparate der stofflichen Regeneration infolge fehlender funktioneller Inanspruchnahme ihre Tätigkeit hemmen, etwa in gegensätzlichem Sinne zu dem transneuronalen Übergreifen von Aktivitätssteigerungen des nucleoproteidbildenden Systems, wie es Hamberger und Hydén (1949) bei Stimulationsexperimenten feststellen konnten, entbehrt noch des Nachweises.

Hypoplastische Zustände lassen sich am sichersten in den Fällen ausschließen, bei denen der primäre Schaden nachweisbar im Erwachsenenalter stattgefunden hat. Reaktive Gliosen, die bei einer numerischen Atrophie aufzutreten pflegen, erlauben jedenfalls keine zuverlässige Entscheidung, da ja auch hypoplastische Zellen bei Fortdauer der Inaktivität zugrunde gehen können. Eine stärkere Gliose bei transneuronaler Atrophie ist besonders am Kleinhirn öfters beschrieben worden (Miskolczy und Dancz u. a.). Bessere Studienobjekte als das Kleinhirn mit seinen komplizierten cytologischen Verhältnissen sind die geschlossenen Kerngebiete des Brückenfußes und der unteren Oliven. Gerade im Brückenfuß sind bei ausgedehnten Hemisphärenschädigungen häufig eindeutig atrophische

Zustände an Nervenzellen zu beobachten. Dabei findet sich (Abb. 8) eine Verkleinerung der Nervenzellen in allen Proportionen, aber meist nur eine geringe Verminderung ihrer Zahl.

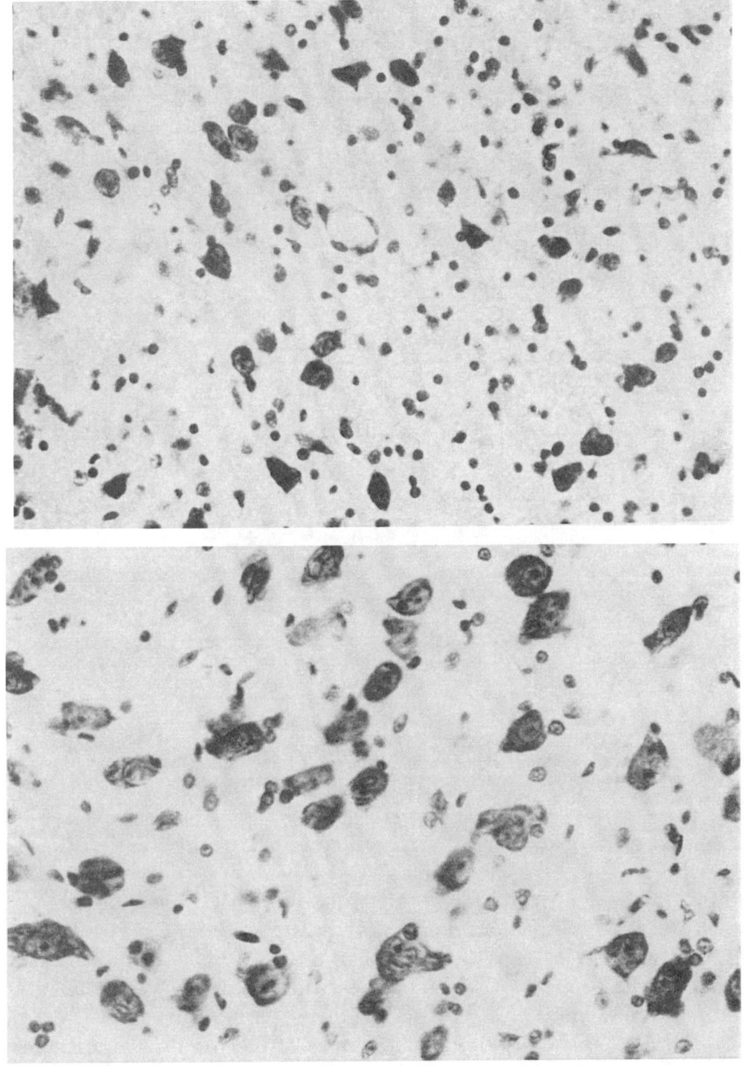

Abb. 8 a u. b. F. A. 376/36. a Inaktivitätsatrophie der Nervenzellen der lateralen Brückenfußkerne. Transneuronale Entstehung nach ausgedehnter, gleichseitiger Hemisphärenzerstörung. b Nervenzellen des entsprechenden nichtatrophischen Kernes der gegenüberliegenden Seite.

Die allgemeinen und lokalen Bedingungen, welche an den Parenchymzellen anderer Organe primär einen einfachen atrophischen Zustand hervorrufen, spielen bei den Nervenzellen demnach keine wesentliche Rolle. Trotzdem kommen an den Ganglienzellen des Zentralnervensystems öfter Bilder zur Beobachtung, welche der einfachen Atrophie morphologisch gleichen; ihnen liegt zum Teil ein Dauerzustand biologischer Minderwertigkeit zugrunde, der durch einmalige akute Einwirkungen hervorgerufen worden ist, die nicht den Zelluntergang, aber doch eine dauernde Zellschädigung herbeigeführt hatten. Solche „atrophischen" Zellbilder trifft man in der Hirnrinde nicht selten an Stellen, an denen weit zurückliegende Kreislaufstörungen zu einem partiellen Ausfall des Ganglienzellbestandes geführt haben, ferner in der Nähe traumatischer Hirnnarben. Man kann sie als *sekundäre Kümmerformen* bezeichnen. Das Kümmerdasein wird häufig noch durch ein stark verändertes Gewebsmilieu verschärft. Liegen solche Kümmerformen nämlich in narbig geschrumpften Hirnwindungen oder in der Nachbarschaft alter Erweichungen oder Zerstörungen, so verschlechtern sich die Existenzbedingungen mit dem Grade der narbigen Veränderung. Diese Kümmerformen können dann so hochgradige Dauerveränderungen aufweisen,

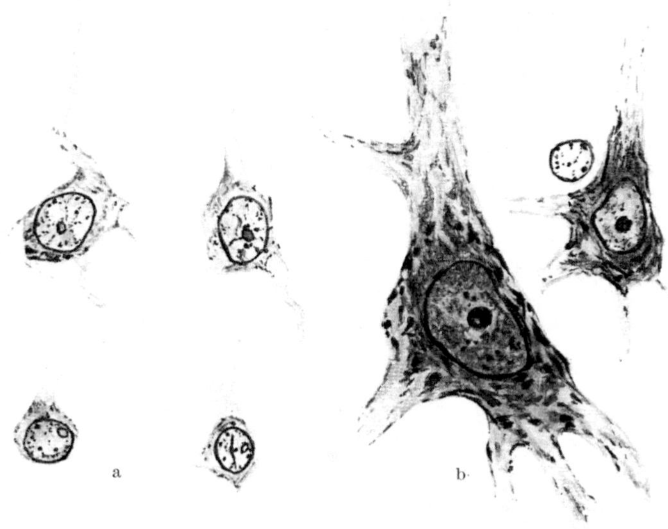

Abb. 9 a u. b. F. A. 271/35. a Atrophische kleine und mittelgroße Pyramidenzellen der 3. Hirnrindenschicht (sekundäre Kümmerformen) aus der unmittelbaren Nachbarschaft eines traumatischen Defektes; b entsprechende normale Py-Zellen von einem jugendlichen Hingerichteten. Vergr. 945mal.

daß sie auf den ersten Blick kaum als Nervenzellen zu erkennen sind. Sie sind beträchtlich verkleinert und färben sich im NISSL-Bild nur sehr blaß an (Abb. 9). Der Schwund erfolgt in der Hauptsache auf Kosten des Zellplasmas, das mitunter nur noch ein schmales Anhängsel an den zwar verkleinerten, aber in seiner Gestalt und Struktur wenig veränderten Kern bildet. NISSL-Schollen sind oft nur noch andeutungsweise vorhanden, die Zellfortsätze sind verkümmert. Auch der Zellkern färbt sich fast stets ziemlich hell, doch sind immer ein aufgehellter Nucleolus, einige Chromatinbröckchen und vielfach auch noch Kernmembranauflagerungen vorhanden. Von diesem Zustand bis zu normalen Ganglienzellbildern trifft man alle Übergänge.

Recht deutlich können sich solche sekundär atrophischen Zellzustände auch nach Ablauf von entzündlichen Prozessen zeigen. Man sieht sie ebenso in den Vorderhörnern des Rückenmarks nach abgelaufener Poliomyelitis wie in der Substantia nigra bei encephalitischem Parkinsonismus, im letzteren Falle oft neben den Zellen mit den charakteristischen Schwellungserscheinungen und Fibrillenveränderungen. Es scheint, daß diese sekundär atrophischen Zellen über sehr lange Zeit in demselben Zustand verharren können; die biologische Potenz anderer leidet durch die Schädigung so stark, daß sie schon nach kurzer Zeit dem Untergang verfallen.

In diesem Zusammenhang sind schließlich *atrophisierende Vorgänge* zu nennen, die *im Verlaufe sog. Degenerationsprozesse* an den Nervenzellen beobachtet werden; es sind vor allem jene Degenerationsprozesse, die an morphologischen Erkrankungsmerkmalen nichts wesentlich anderes darbieten, als eben eine Atrophie von Zentren und Bahnen. Es sind einfache Zellbilder, die dabei zustande kommen; sie weisen nur eine Verminderung der lebenden Zellsubstanz auf und erscheinen in allen Dimensionen und Proportionen verkleinert. H. J. SCHERER (1933) gibt in einem Fall genuiner Kleinhirnatrophie eine Schilderung einfach atrophischer Veränderungen an den PURKINJE-Zellen. Eine andere Krankheit, bei der einfach-atrophische Vorgänge an den Nervenzellen wiederholt beschrieben

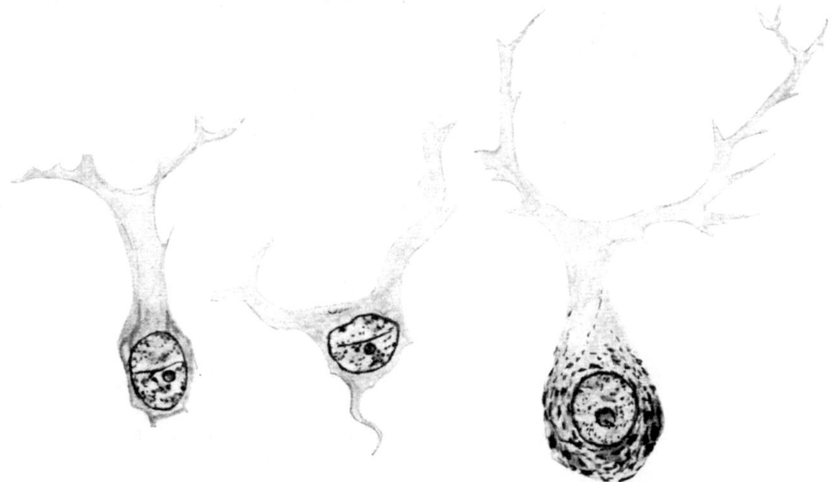

Abb. 10. F. A. 24/31. Zwei atrophische PURKINJE-Zellen eines Falles von genuiner systematischer Kleinhirnatrophie. Rechts daneben normale PURKINJE-Zelle eines gleichalterigen Kindes.

worden sind, ist die HUNTINGTONsche Chorea (A. JAKOB 1923, SPIELMEYER 1926, TERPLAN). Bei dieser Krankheit bringt F. H. LEWY eine sehr instruktive Abbildung vom Verlauf der einfachen Atrophie; auch BERLUCCHI scheint ähnliche Beobachtungen gemacht zu haben. Wenn bei diesen außerordentlich chronisch verlaufenden Prozessen, bei denen in der Regel jeder stärkere Gewebszerfall mit Bildung größerer Mengen von fettigen Abbaustoffen vermißt wird, auch Schrumpfungsvorgänge an den Nervenzellen mit in Konkurrenz treten, so ist doch das sehr verbreitete Vorkommen von Zellformen, die eine einfache Verkleinerung ohne Schrumpfungserscheinungen und ohne andersartige Veränderungen zeigen, recht auffällig. Von dem von SCHERER veröffentlichten Fall einer sog. systematischen Atrophie der Kleinhirnrinde bringen wir eine Abbildung (Abb. 10), die nach einem Präparat unserer Sammlung gezeichnet worden ist; ferner geben wir in Abb. 11 eine Darstellung des atrophisierenden Zellvorganges bei der HUNTINGTONschen Krankheit, die sich in allen wesentlichen Punkten mit der von F. H. LEWY deckt. Besonders hierbei ist deutlich zu beobachten, daß wir es nicht, wie oft nach einmaligen Schädigungen, mit anscheinend stationär atrophischen Zuständen zu tun haben, sondern daß der atrophisierende Vorgang progredient verläuft und schließlich in Auflösungserscheinungen der Zelle ausmündet. Es nehmen, wie Abb. 11 im Äquivalentbild nach NISSL zeigt, mit der Verkleinerung der Zelle die färbbaren Bestandteile sowohl des Plasmas als auch des Kernes ab. Die Zelle färbt sich als ganzes heller, eine schattenhafte Plasmastruktur wird sichtbar, die man vielleicht mit dem Aussehen einer feinporösen Substanz vergleichen kann. Das Zellplasma verliert immer mehr an Masse, die Fortsätze werden dünner, verschwinden, und schließlich bleibt oft nur an einer Seite des Kernes ein kleinerer Plasmarest bestehen. Im Verhältnis dazu nimmt die Größe des Kernes weniger ab, obwohl auch er schließlich beträchtlich verkleinert ist. Meist behält er seine runde Form bei; die anfänglich noch ziemlich reichlichen Chromatinpartikel werden weniger und kleiner, der Nucleolus bekommt als Ausdruck des Sistierens seiner proteinbildenden Funktion ein pastellfarbiges Aussehen und blaßt mehr und mehr ab. Der ganze Kern wird bei zunächst noch gut erkennbarer Membran allmählich schattenhaft und verschwindet schließlich von der Bildfläche. Spärliche, gelegentlich anzutreffende gelbe Pigmentkörnchen in den Zellen dürften schon vor Beginn des atrophisierenden Prozesses an Ort und Stelle gelegen haben; jedenfalls ist das Pigment gegenüber gleichalterigen gesunden Personen in der Regel nicht vermehrt, so daß der ganze Vorgang mit der sog. Pigmentatrophie nicht gleichgesetzt werden kann. Gelegentlich treten Schrumpfungsvorgänge im Verlaufe des atrophischen Zellprozesses auf, wodurch die bereits verkleinerte Zelle zu einem dunklen Gebilde zusammensintert, an dem Struktureinzelheiten nur mehr schwer erkennbar sind. Auch bei den PURKINJE-Zellen des SCHERERschen Falles zeigte ein Teil Schrumpfungen; da diese das Ausmaß der Zellverkleinerung aber allein nicht zu erklären vermögen, ist es auch hier wahrscheinlich, daß ihnen nur die Bedeutung einer akzidentellen Veränderung zukommt. Es ist leicht verständlich, daß sich solche zusammengesetzten Bilder nicht immer leicht auflösen lassen. Gerade wenn Schrumpfungen dazutreten, werden diese zunächst den Blick auf sich ziehen. In vielen Fällen dieser chronischen Prozesse — wir nehmen hier nur auf die genuine Kleinhirnatrophie und die HUNTINGTONsche Chorea Bezug — ist denn auch der Zustand der Zellen einfach als Schrumpfung hingestellt worden. Es ist nicht wahrscheinlich, daß damit das Wesentliche, insbesondere die auffällige Verkleinerung der Zellen erfaßt ist. Dem NISSL-Bild entspricht das Fibrillenbild nur teilweise. In den PURKINJE-Zellen der obigen Abbildung, in denen die NISSL-Schollen gänzlich fehlen, sind Neurofibrillen in guter Ausbildung in großer Zahl nachweisbar. In den kleinen Striatumzellen glaubt man bisweilen in den fadenförmigen Fortsätzen der frühen Stadien noch einzelne Fibrillen zu erkennen. Bei dieser Zellgattung gelingt die Imprägnation der endocellulären Fibrillen aber selbst im gesunden Zustand nicht (CAJAL, BIELSCHOWSKY). Über das Verhalten der anderen plasmatischen Strukturen der Nervenzellen unter den geschilderten Verhältnissen ist nichts bekannt.

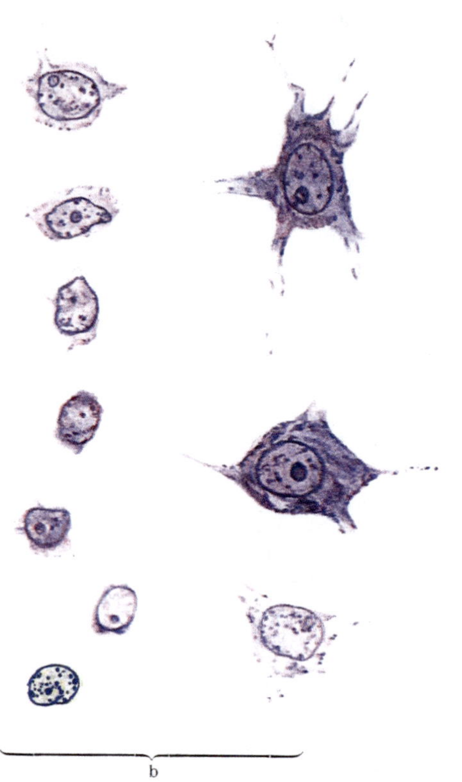

Abb. 11a u. b. F. A. 252/31. a Zwei normale kleine Striatumzellen eines jugendlichen Hingerichteten. b Atrophisierender Prozeß an den kleinen Striatumzellen bei HUNTINGTONscher Chorea (s. Text); ganz unten ein Gliakern.

Worauf der hier skizzierte, sicher sehr langsam verlaufende Vorgang an den Nervenzellen beruht, ist dunkel. Wir haben ihm im Rahmen der Atrophie einen Platz eingeräumt, weil er vielfach als solche beschrieben worden ist und wenigstens in seiner Morphologie auch der Zellatrophie anderer Körperorgane am meisten entspricht. Wir finden ihn zudem bei Prozessen, bei denen die befallenen Organe, z. B. Kleinhirn oder Striatum unter Beibehaltung ihrer äußeren Form schließlich als ganzes eine beträchtliche Verkleinerung erleiden, womit allerdings nicht gesagt sein soll, daß der hier umrissene atrophisierende Zellvorgang allein dafür verantwortlich wäre. Auf der Anschauung GOWERS (1902, 1908) fußend, nach der bei den in Frage stehenden Krankheiten gewisse nervöse Systeme nur einen bestimmten, zeitlich begrenzten Vorrat an vitaler Kraft besitzen, kann man an eine allmähliche Reduktion aller Funktionen der Zelle einschließlich der vitalen denken. Mehrfach und neuerdings besonders wieder von SPATZ, der diese Krankheitsprozesse wegen ihrer Beschränkung auf bestimmte nervöse Systeme und ihres außerordentlich langsamen Verlaufes „systematische Atrophien" nennt, ist ihr Wesen als ein vorzeitiges Altern aufgefaßt worden (s. S. 36). Diese Parallele hat sicher etwas Bestechendes. Fragen wir uns aber, ob bei den hier angeführten Krankheitsbeispielen kennzeichnende morphologische Hinweise dafür vorhanden sind, so müssen wir das verneinen. Wenn wir auch weit davon entfernt sind, das Wesen des Alterns morphologisch erfassen und kennzeichnen zu können, so sind diejenigen Erscheinungen, die an den Nervenzellen des senilen Gehirns das histologische Bild beherrschen, also hohe Grade von Pigmentatrophie oder ALZHEIMERscher Fibrillenveränderung bei den hier in Frage stehenden Degenerationsprozessen nicht vorhanden. Wir finden vielmehr in großer Verbreitung einen atrophisierenden Zellvorgang, der nach CRITCHLEY und GELLERSTEDT im Senium keine Rolle spielt. Ebensowenig gelingt es meines Erachtens, in diesem Zellvorgang morphologische Anhaltspunkte für die v. BRAUNMÜHLsche Hypothese eines zugrunde liegenden synäretischen Prinzips zu entdecken. „Auf das Gewebsbild, speziell die Ganglienzelle übertragen, heißt das soviel wie: Verkleinerung, Schrumpfung, Atrophie s. str." (v. BRAUNMÜHL). Man wird die maßgebliche Rolle kolloidaler Veränderungen für die Verkleinerung durch Schrumpfung (s. unten) ohne weiteres zugestehen können; der einfache progressive Schwund lebender Substanz, den wir sehen, also die Atrophie s. str., läßt nach meinem Dafürhalten aber dafür keinen Raum. Sucht man die Ursache in der Nervenzelle selbst, wofür ja vieles spricht, so wird man eher auf eine irgendwie geartete Herabsetzung der cellulären Stoffwechselvorgänge hingewiesen. Daß diese bei langem Bestand schließlich in eine Zellatrophie ausmünden können, scheint mir die Atrophie der Pallidumzellen zu beweisen, die ich bei einem 17jährigen mit angeborenem Herzfehler und schwerer Blausucht seit der Geburt angetroffen habe (SCHOLZ 1941). Hier hatte der chronische Sauerstoffmangel im Laufe der Jahre wahrscheinlich auf dem Wege über eine celluläre Atrophie zum Ausfall von etwa $^4/_5$ der Nervenzellen des Pallidums geführt; das noch vorhandene Fünftel war in allen Proportionen wesentlich kleiner als bei gleichalterigen Gesunden. Doch das ist nicht mehr als eine Analogie. Es ist eine andere Frage, ob man den atrophisierenden Ganglienzellveränderungen eine Spezifität für die in Frage stehenden erscheinungsarmen Krankheitsprozesse zuerkennen darf. Ihr immer wieder beobachtetes Vorkommen möchte darauf hindeuten. Die morphologische Schwierigkeit würde aber selbst für den Fall einer Spezifität darin bestehen, sie von anderen atrophischen Zuständen und von sekundären Kümmerformen klar zu unterscheiden.

Schrumpfung. Wie bei der Atrophie erfährt die Nervenzelle auch bei der Schrumpfung eine Verkleinerung in allen Teilen. Da die geschrumpfte Zelle dabei ihre äußere Form und auch ihre innere Struktur zunächst beibehält, dürfte darin der Grund zu suchen sein, daß sie im Schrifttum häufig mit der Atrophie zusammengeworfen worden ist. Schon das morphologische Erscheinungsbild ist aber ein ganz anderes (Abb. 12). Während die Strukturen der Ganglienzellen bei der Atrophie im NISSL-Bild allmählich schwinden, rücken sie bei der Schrumpfung in den ersten Stadien nur zusammen. Dort kommt es zu einer Verringerung der lebenden Zellsubstanz, hier scheint eine wesentliche Seite des Vorganges ein *Verlust der Plasmakolloide an Wasser* zu sein, der allerdings wohl meist durch eingreifendere Störungen der Membranfunktionen und der osmotischen Zellstabilität bedingt sein wird. Nach NETTER können aber unter bestimmten Voraussetzungen, wie stärkerer Milchsäurebildung und dadurch hervorgerufenen Basenverlust, Schrumpfungen des Zellkörpers selbst bei vorerst erhaltener Membranpermeabilität an sonst weitgehend intakten Zellen eintreten. Auch eine solche Volumenabnahme dürfte binnen kurz oder lang durch eingreifende Veränderungen der Elektrolytverteilung eine empfindliche Störung im Zelleben nach sich ziehen. Jedenfalls färbt sich die atrophische Zelle mit der Zeit immer heller, die geschrumpfte aber immer dunkler.

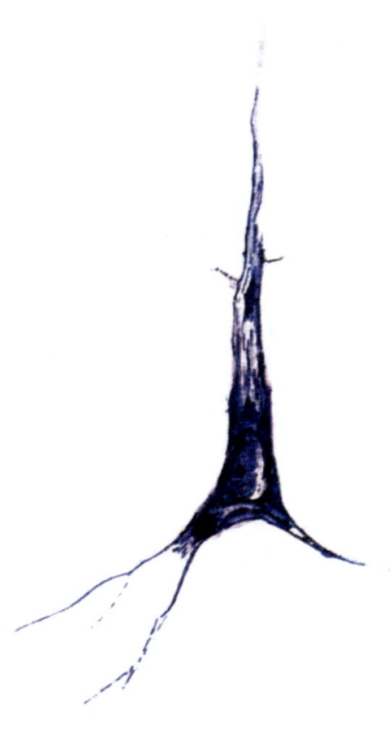

Abb. 12. Geschrumpfte Pyramidenzelle im NISSL-Präparat. (Aus SPIELMEYER: Histopathologie des Nervensystems.)

Zu bedenken ist dazu noch, daß Dehydrationen des Protoplasmas allein durchaus reversibel und mit dem Weiterleben der Zelle vereinbar sein können (vgl. S. 79). Ob freilich das morphologische Bild der Zellschrumpfung genetisch immer das gleiche meint, ist recht zweifelhaft. Es scheint nämlich auch auf Wegen zustande zu kommen, die nicht nur zu einem Zusammenrücken der färbbaren Komponenten, sondern auch zur fortschreitenden Reduktion der Ribosenucleotide führen. Jedenfalls ließen sich diese Stoffe bei manchen Nervenzellschrumpfungen weder mit Gallocyanin nachweisen (KROGH 1950), noch mittels der UV-Spektrographie erfassen (HOCHBERG und HYDÉN 1949), obwohl eine sich in kräftiger Toluidinblaufärbbarkeit zeigende Basophilie bestand, die aber im Gegensatz zum Verhalten der normalen Zelle durch Säurehydrolyse nicht beeinflußbar war (MILLER 1949). Worauf dieses färberische Verhalten nucleotidberaubter, geschrumpfter Zellen beruht, ist noch nicht erkannt. ALTMANN (1955) zieht als Analogie die „basophile“ Degeneration von Herzmuskelfasern heran, wo die Färbbarkeit auf die Anwesenheit von Muco- oder Glykoproteiden bezogen wird.

Die schrumpfende Zelle erfährt eine *Veränderung ihrer* äußeren *Form* zunächst nur insofern, als eine Verschmächtigung des Zelleibs und der Dendriten eintritt; die Zelle erhält eine schmale langgezogene Gestalt, die Zellkonturen werden eckig, scharfkantig, vorhandene konvexe Rundungen geradlinig oder sogar konkav. Die dürren Ästen vergleichbaren Zellfortsätze sind gleich wie der Zelleib dunkel gefärbt und auf weitere Entfernungen besser sichtbar als im Regelbefund. Die NISSL-Substanzen folgen in ihrer Form der Verschmälerung der Zellgestalt, rücken näher zusammen und scheinen schließlich miteinander wie verbacken. Die zwischen ihnen noch sichtbaren ungefärbten Bahnen sind schmal und nehmen hier und da die basischen Anilinfarben an, so daß in fortgeschrittenen Fällen Einzelstrukturen nur noch schwer zu unterscheiden sind. Auch der Zellkern, welcher der Zellverschmächtigung folgend bei Pyramidenzellen eine an der Längsachse der Zelle sich ausrichtende, elliptische, oft auch wurstförmige Gestalt annimmt und immer dunkler wird, hebt sich später nur noch undeutlich aus der zusammengesinterten Masse des Plasmas heraus. Dabei sind auch im Kern die Strukturen undeutlicher geworden; nur der blauschwarz gefärbte Nucleolus bleibt inmitten einer homogen aussehenden Kernsubstanz über lange Zeit erkennbar. Die Neurofibrillen sind selbst in späten Phasen noch ziemlich gut darstellbar (Abb. 13). Zuerst verlieren sie sich in den perinucleären Zelleibspartien in ein feines, unbestimmt gezeichnetes plasmatisches Maschenwerk. In den Endstadien der Zellschrumpfung gelingt es gewöhnlich nicht mehr, Fibrillen darzustellen. In den fortgeschrittensten Stadien läßt sich in dem intensiv gefärbten Zellgebilde, dessen Fortsätze dann häufig eine korkzieherartige Schlängelung zeigen, keine Einzelheit mehr erkennen.

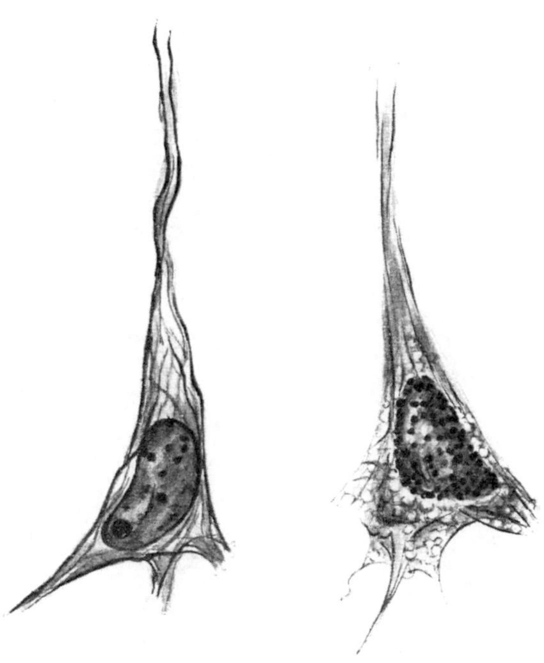

Abb. 13. F. A. 1536. Neurofibrillen bei Ganglienzellschrumpfung. An der rechten Zelle Auflösungserscheinungen in Form wabiger Protoplasmaumwandlung.

In diesem geschrumpften Zustand können die Zellen offenbar *lange Zeit im Gewebe liegenbleiben*. Es ist mit SPIELMEYER wohl anzunehmen, daß die sklerotischen Endstadien ihre spezifisch nervösen Funktionen eingebüßt haben. Es ist aber unmöglich zu sagen, wann dieser Verlust eintritt. Eine andere Frage ist es, ob, bzw. von wann an die sklerotischen Zellen als tote Gebilde aufzufassen sind. Dafür gibt es keine sicheren Kriterien, solange keine deutlichen Auflösungserscheinungen vorhanden sind und die Reaktion des umgebenden gliösen Gewebes fehlt. Jedenfalls erhält sich die Geschlossenheit der äußeren Form bei den geschrumpften Zellen sehr lang, und es ist auffällig, daß bei der außerordentlichen Verbreitung dieser Zellveränderungsform Neuronophagien sehr selten anzutreffen sind. Man wird deshalb der von BIELSCHOWSKY (1928) geäußerten Auffassung, daß es sich nur noch um mumifizierte Kadaver handele, nicht vorbehaltlos zustimmen können. Daß auch an den sklerotischen Zellen schließlich Auflösungserscheinungen eintreten können, ist nicht zu bezweifeln. Meist erfolgen sie unter grobwabiger Umwandlung des Plasmas und unter Verlust der Geschlossenheit der Zellgrenzen, die ein angefressenes Aussehen erhalten (Abb. 14).

Die erste und bereits vollkommene Beschreibung dieser Zellveränderungsform ist von NISSL (1899) gegeben worden. Wegen ihrer offensichtlich häufig langsamen Entwicklung und ihres verbreiteten Vorkommens bei chronisch verlaufenden Krankheitsprozessen hatte er sie *chronische* Zellerkrankung genannt;

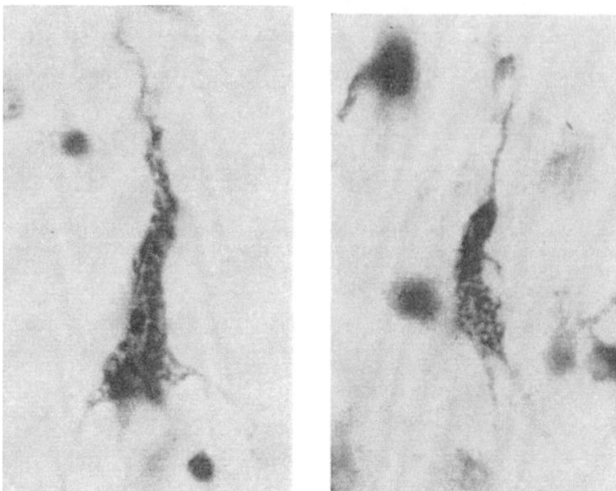

Abb. 14. F. A. 1536. NISSL-Präparat. Geschrumpfte Pyramidenzellen im wabigen Zerfall.

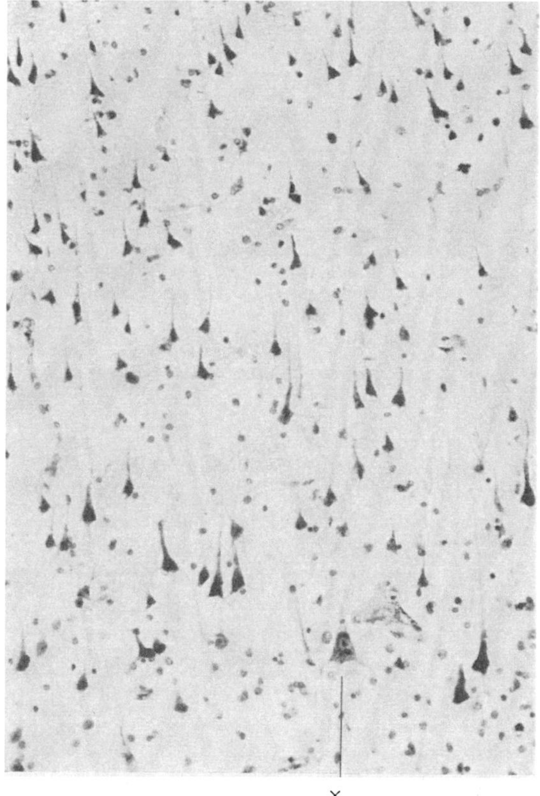

Abb. 15. F. A. 299/34. Rindenbild (2. und 3. Schicht) bei einfacher Ganglienzellschrumpfung. Druckatrophie der Inselrinde infolge einer Meningealcyste. Beträchtlicher Ganglienzellausfall, × eine nicht geschrumpfte Zelle.

unter dieser Bezeichnung ist sie auch in das Schrifttum eingegangen. Es hat sich indessen gezeigt, daß dieser Schrumpfungsvorgang sich auch sehr schnell entwickeln kann, so daß die von SPIELMEYER angewandte Bezeichnung „einfache Schrumpfung" vorzuziehen ist. SPIELMEYER hebt hervor, daß sie sich mit Vorliebe an den Pyramidenzellen der 2. und 3. Hirnrindenschicht findet (Abb. 15). Sie kommt jedoch ebensowohl in den meisten anderen grauen Substanzen vor.

Sehr häufig ist das reine Bild der Schrumpfung kompliziert durch andere Vorgänge. Das Bild wird schon verschieden sein, je nachdem eine lipophile oder lipophobe Zelle im Sinne OBERSTEINERs geschrumpft ist; es wird sich vor allem ändern durch akzidentelle Vorgänge, die bei terminalen Erkrankungen oder in der Agone hinzutreten. Was besonders bei Hirnuntersuchungen Schizophrener Beachtung gefunden hat, sind Verfettungen sklerotischer Zellen, die man mit dem Namen „Lipoidsklerose" (JOSEPHY) belegt hat. Hier kann unter Umständen die Lebensgeschichte der verschiedenen Zellgattungen (BALTHASAR, v. BUTTLAR-BRENTANO, BEHEIM-SCHWARZBACH) Aufschluß über die Entstehung und Bedeutung solcher zusammengesetzter Bilder geben.

Hinsichtlich der *Entstehung der Schrumpfung* ist von Interesse, daß sie bei Tieren auch *nach dem Tode durch stärkeren lokalen Druck* auf das noch lebenswarme Gehirn eintreten kann (SCHARRER 1933). NISSL hat den Schrumpfungsvorgang als den am häufigsten vorkommenden Erkrankungsprozeß der Rindenelemente bezeichnet. Eine krankheitsspezifische Bedeutung hat er nicht.

Die akute Zellschwellung (Nissl, Spielmeyer). Dieser Typus der Zellveränderung ist bei voller Entwicklung gekennzeichnet durch eine mäßiggradige, gleichmäßige Anschwellung der ganzen Zelle unter gleichmäßigem Schwund der chromatophilen Substanz und blasser Anfärbung der sonst ungefärbten Plasmateile mit basischen Anilinfarben (Abb. 16). Die Zelle bekommt dadurch im Nissl-Präparat ein diffus mattblaues oder violettes Aussehen; die gleichmäßig geschwollenen Dendriten sind auf abnorm weite Strecken zu verfolgen, und als ganz besonders charakteristische Erscheinung tritt der normalerweise unsichtbare Achsenzylinder als spießförmiger Fortsatz zutage, ein Phänomen, das besonders gut an den Pyramidenzellen der Rinde zu beobachten ist. Durch die diffuse Plasmaanfärbung und -schwellung treten auch die kleinen Nervenzellen z. B. der 2. Brodmannschen Schicht, als deutliche Pyramiden in Erscheinung (Abb. 17). Das diffus gefärbte Plasma läßt nur mit starken Vergrößerungen eine leicht körnige Beschaffenheit erkennen. Auch der Kern nimmt an der Schwellung teil und färbt sich diffus mattblau an, wobei das Kerngerüst in der Regel deutlicher sichtbar wird. Er hebt sich mit einer deutlichen Kernkapsel sehr scharf gegen seine Umgebung ab, der Nucleolus ist zunächst noch dunkel gefärbt, kann aber späterhin kleine Vacuolen zeigen. In dieser Phase der Entwicklung sind die Neurofibrillen noch gut erhalten, was Spielmeyer zu der Annahme veranlaßte, daß es sich dabei um einen rückbildungsfähigen Zustand handelt. Nissl meint, daß der Zellprozeß auf jeder Stufe stillstehen und eine Restitutio ad integrum erfolgen kann, solange der Kern noch nicht hochgradig verändert ist. Beide Autoren, ebenso wie Ranke, der eine sehr ausführliche Schilderung dieser Zellveränderungsform gegeben hat, beschreiben auch Zustände, die sie mit Recht als Zelluntergang betrachten. Dieser entwickelt sich nach Spielmeyer am häufigsten in der Richtung der sog. Zellschattenbildung; Nissl und Ranke beschreiben daneben auch schneller ablaufende Zerfallserscheinungen mit Abbröckeln der Fortsätze und schweren Deformierungen und frühzeitigen rhektischen Vorgängen am Kern. Darin stimmt ihnen auch A. Jakob (1927) bei. Zu den kennzeichnenden Merkmalen der ,,akuten Schwellung" wird unter anderem ihre *Ubiquität,* d. h. das Befallensein aller Nervenzellen des Zentralorgans, gerechnet, ferner bestimmte Veränderungen an den Gliazellen, insbesondere das Vorkommen zahlreicher Mitosen der Hortegaschen Zellen neben

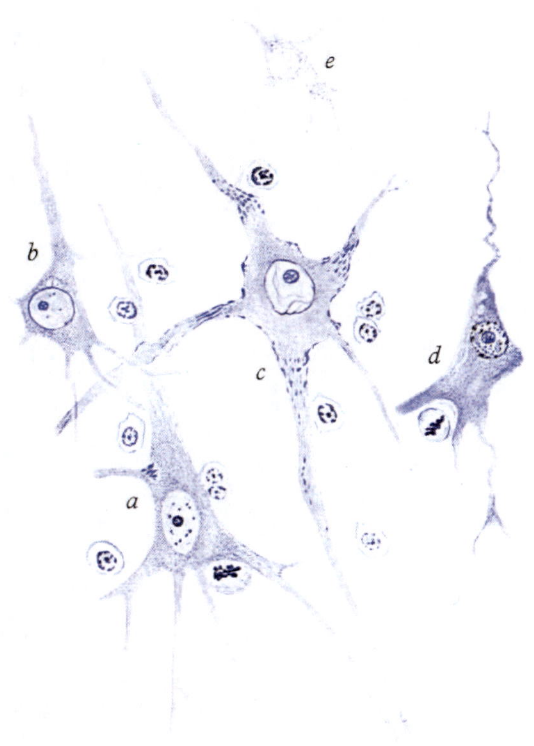

Abb. 16. Akute Schwellung der Nervenzellen (s. Text). (Aus Spielmeyer: Histopathologie des Nervensystems.)

regressiv hyperchromatischen Zuständen an den Kernen der beiden anderen Gliazellarten. Zur Ubiquität machen sowohl SPIELMEYER als auch JAKOB gewisse Einschränkungen.

Alle Autoren sind sich darin einig, daß die akute Schwellung, wie SPIELMEYER diese Ganglienzellveränderung nennt, eine rasch sich entwickelnde und in reiner

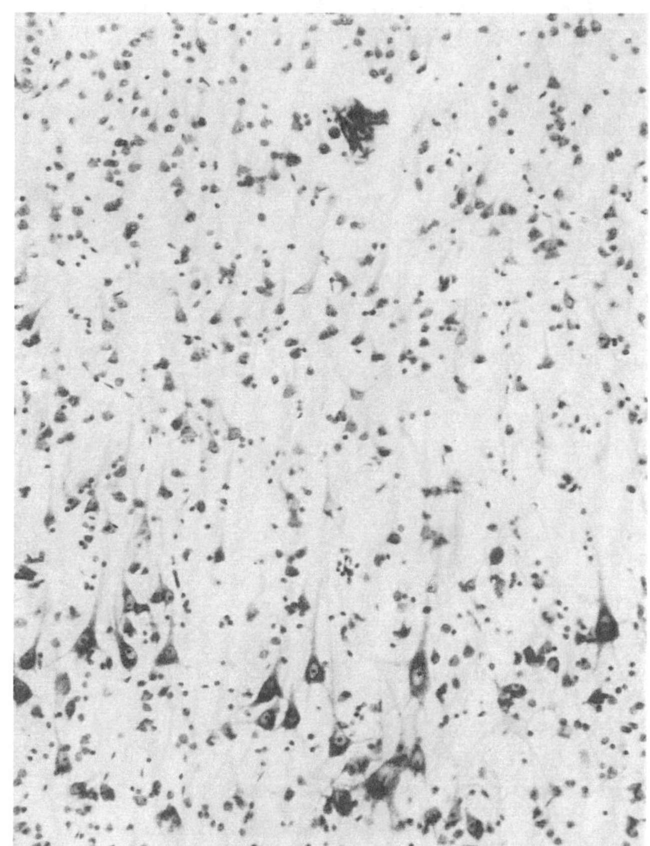

Abb. 17. Rindenbild (2. und 3. Schicht) bei akuter Schwellung der Nervenzellen.

Form seltene Erscheinung ist. NISSL beobachtete vollentwickelte Stadien bereits nach 20 Std. Wir haben sie nach Elektrokrampfserien bei Katzen in deutlicher Entwicklung mit bereits totaler Tigrolyse schon nach etwa 1 Std gesehen (SCHOLZ und JÖTTEN 1951). Einigkeit besteht heute wohl auch darüber, daß sie keinerlei krankheitsspezifische Bedeutung hat. Sie wurde von NISSL, RANKE und JOSEPHY bei akuten erregten Psychosen mit katatonischer Färbung festgestellt. SPIELMEYER sah sie bei Allgemeininfektionen, bei Typhus, Scharlach, Gasödem, bei Verbrennungen und auch nach epileptischem Status. Es fragt sich nach allem, ob wir es bei der akuten Schwellung mit einer *besonderen Form der Ganglienzellveränderung* zu tun haben, oder ob es sich, worauf viele Beobachtungen hinweisen, nur um ein *frühes Stadium eines protrahiert verlaufenden Verflüssigungsvorganges* handelt. SPIELMEYER hält an ihrer verlaufsmäßigen Sonderstellung fest, und darin scheinen ihm die experimentellen Untersuchungen OMOROKOWS zunächst recht zu geben. Dieser erzielte ebenso wie vorher GOLDSCHEIDER und

Flateau, Lugaro (1898) und Marinesco (1909) durch Überhitzung bei Kaninchen allgemein verbreitete Nervenzellveränderungen, die dem typischen Bild der akuten Zellschwellung entsprachen. Bei gleichen Versuchsbedingungen ausgesetzten Tieren, die sich von ihrem schweren Zustand nach Überhitzung wieder erholten, zeigten die Nervenzellen nach einigen Tagen wieder ein normales Aussehen. Indessen zeigten die Versuche Omorokows aber auch, daß unter gleichen Bedingungen daneben auch akute Verflüssigungserscheinungen unter dem Bilde der „schweren Zellveränderung" Nissls auftreten können, so daß offenbar Gradunterschiede derselben Noxe die verschiedenen Bilder und Verlaufsformen der Ganglienzellveränderung nebeneinander erzeugen können. Auf die Möglichkeit

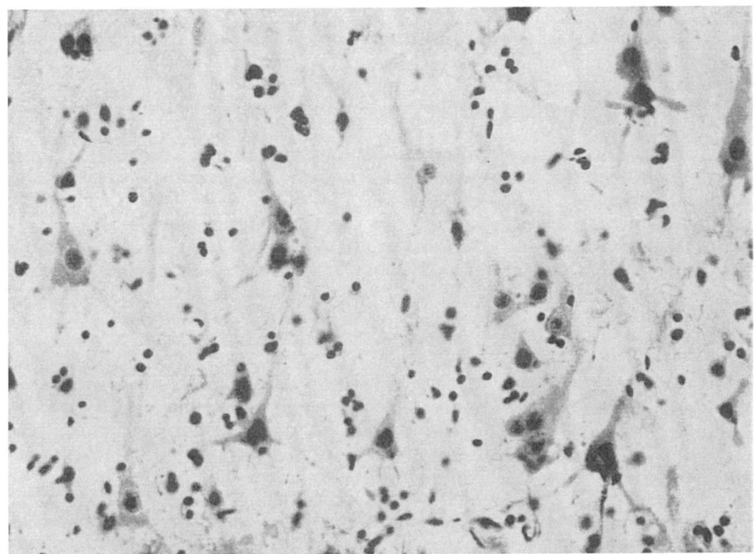

Abb. 18. Übergang der akuten Schwellung in Zellzerfall (schwere Zellveränderung Nissl) mit Kernpyknose, Abschmelzung der Zellfortsätze und pericellulären Inkrustationen.

eines Überganges reversibler Stoffwechselstörungen in irreversible Schäden deuten auch Befunde Zischkas (1952) hin, der sich um eine Korrelation des morphologischen Bildes mit biochemischen Feststellungen bemühte. Er fand im Tierexperiment nach Vergiftung mit Diphtherietoxin an den Purkinje-Zellen des Kleinhirns in den ersten Stunden beginnende akute Schwellung und noch keine erkennbare Änderung der parallel an Homogenaten bestimmten Werte von Gewebsatmung und Milchsäuregehalt. Nach 6 Std zeigten sich jedoch an den Zellen wesentlich schwerere Veränderungen, vor allem zahlreiche Kernpyknosen. In diesem Stadium war der Milchsäuregehalt um 131% gestiegen, die Atmungsintensität zeigte sich im Homogenat jedoch nicht herabgesetzt. Man weiß schon länger (Schmidtmann 1925), daß es bei erhöhter Säurebildung in der Zelle zu einer Trübung und Schwellung des Protoplasmas kommt.

Tatsächlich sieht man bei der akuten Nervenzellschwellung denn auch öfters, daß doch schon sehr frühzeitig Kernveränderungen im Sinne einer Verkleinerung des Kerns mit Hyperchromatose und Auflösungserscheinungen des Zellplasmas auftreten, so daß die Entscheidung schwerfällt, ob man die Veränderung noch als akute Schwellung oder bereits als frühes Stadium eines Verflüssigungsvorganges im Sinne der „schweren Zellveränderung" Nissls ansprechen soll (Abb. 18). So gesehen kann die akute Schwellung eben auch als Stadium der bekannten akuten Auflösungsvorgänge an den Ganglienzellen auftreten. Nach ihren genetischen Gemeinsamkeiten mit den Verflüssigungszuständen, ihrer schnellen Entwicklung und meist allgemeinen Verbreitung im Zentralnervensystem ist sie, wie schon der Name sagt, Ausdruck einer akuten, gewöhnlich das ganze Zentralnervensystem betreffenden, häufig wohl auch nur einmaligen Schädigung. Dafür würde insbesondere ihr Vorkommen bei akutem Versagen des allgemeinen und örtlichen Kreislaufes sprechen.

Man hat versucht, die akute Schwellung *mit der trüben Schwellung der Parenchymzellen anderer Körperorgane* in Parallele zu stellen. SPIELMEYER hat dagegen schon wegen der Häufigkeit der letzteren gegenüber der Seltenheit der ersteren Bedenken geäußert.

Wie BÜCHNER (1945) hervorhebt, lassen sich an den Zellen der meisten Protozoen und Metazoen, an Zellelementen in Gewebekulturen und sogar am Protoplasma pflanzlicher Zellen (LEPESCHKIN 1937) durch die verschiedensten Noxen Veränderungen erzielen, die als trübe Schwellung imponieren. Doch brauchen, wie schon PAUL ERNST andeutete, die zu diesem Bild führenden Vorgänge durchaus nicht immer einheitlicher Natur zu sein. Am häufigsten dürften Schwellungsvorgänge durch eine Beeinträchtigung der oxydativen Stoffwechselvorgänge der Zelle zustande kommen. Dabei ist offenbar nicht allein die Herabsetzung der Atmungsintensität, sondern die Störung der Bildung der energiereichen Phosphate das ausschlaggebende. Denn nicht nur durch Hypoxie oder Cyanvergiftung, sondern auch durch Einwirkung von Dinitrophenol, das die Koppelung von Oxydation und Phosphorylierung unterbricht (LOOMIS und LIPMANN 1947, SIMON 1953) lassen sich solche Zellschwellungen erzeugen. Gerade bei der durch das Diphtherietoxin reproduzierbaren trüben Schwellung ist nicht nur eine Reduktion der Sauerstoffaufnahme (POPJÀK 1948), sondern auch des Adenosintriphosphorsäuregehalts (FONNESU und SEVERI 1954) festgestellt worden. Auch bei Störungen der Energiebildung infolge Substratmangels, näher umgrenzt als Nährstoffmangelhypoxydose (STRUGHOLD), kann die trübe Schwellung eines der Stadien der sich entwickelnden Zellschäden sein. In England wurde dafür anläßlich von Untersuchungen über Hirnschädigungen durch Glucosemangel der Ausdruck „Oxyachresie", d. h. Unfähigkeit, den zur Verfügung stehenden Sauerstoff nutzbar zu machen, vorgeschlagen (LAWRENCE, MEYER und NEVIN 1942). Neuere Feststellungen ZOLLINGERs (1948) deuten darauf hin, daß es sich meist um eine Anreicherung von feinsten Eiweißkörnchen handelt, die — wie schon ASCHOFF, COWDRY u. a. annahmen — in den Mitochondrien, also in Zentren synthetischer Prozesse entstehen. Daher dürften die Granula, die im ultravioletten Licht meist Eigenfluorescenz zeigen (FAHR 1943), sich eher von einer Proteinneubildung als von Entmischungserscheinungen oder von Eiweißaufnahme und -speicherung herleiten. Auch durch Wasseraufnahme können, wie Beobachtungen RAUMs und ZOLLINGERs zeigen, der trüben Schwellung gleichende Bilder entstehen, die mit Vacuolenbildung und Granulierung in den Mitochondrien einhergehen. Diese Quellung der Mitochondrien, die sich in vitro und in vivo durch mannigfache Einwirkungen reproduzieren läßt, wurde in letzter Zeit als einer der entscheidenden, zum Bild der trüben Schwellung führenden Faktoren herausgestellt (ALTMANN 1955). Sehr häufig kommt es bei der trüben Schwellung von Organparenchymzellen zu einer Wasservermehrung als Ausdruck einer Störung des Ionenstoffwechsels (UHER 1931, 1937), manchmal auch zu einer nachweisbaren Eiweißvermehrung (TERBRÜGGEN 1937, 1949). Was die Abgrenzung der intravitalen trüben Zellschwellung gegenüber postmortalen, autolytischen, zu nahezu gleichen Bildern führenden Vorgängen betrifft, so hat MÖNNIGHOFF, angeregt durch die Untersuchungen GROLLs, zeigen können, daß sich intravital veränderte von postmortal veränderten Zellen hinsichtlich ihres Verhaltens gegenüber Proteinasen deutlich unterscheiden lassen.

Die Befunde ZOLLINGERs könnten auch für ein näheres Verständnis der akuten Schwellungsvorgänge an den Ganglienzellen Bedeutung gewinnen, doch mangelt es noch an Untersuchungen akut geschwollener Nervenzellen in unfixiertem Zustande, sowie an Beobachtungen über das Verhalten der plasmatischen Granulationen. Das Auffälligste ist zunächst die anscheinend *durch Wasseraufnahme erfolgende allgemeine Schwellung,* die auf eine Schädigung der Zellmembran hinweist. Die Pastelltönung des Nucleolus zeigt indessen, daß in den späteren Stadien auch der nucleotidbildende Apparat an seiner Wurzel getroffen werden kann. Darauf kann aber bei dieser Zellveränderung der totale Tigroidschwund nicht ohne weiteres bezogen werden, da er einer morphologisch erkennbaren Schädigung des Nucleolarapparates offensichtlich vorausgeht.

Primäre Reizung (Nissl), (retrograde Zellveränderung, axonale Reaktion). 1892 beschrieb Nissl einen Vorgang an den Zellen des Facialiskernes des erwachsenen Kaninchens, der regelmäßig nach Ausreißen des Nerven auftrat. Bereits nach 24 Std machte sich im Innern der Zellen zunächst an einer kleinen Stelle ein staubförmiger Zerfall der Nissl-Schollen bemerkbar, der in den folgenden Tagen unter Anschwellung und Abrundung des Zelleibes nach der Zellperipherie zu fortschritt und sich am 6. Tage über die ganze Zelle ausgedehnt hatte. Gleichzeitig zeigten die nur wenig veränderten Kerne der Zellen die ausgesprochene Neigung, aus ihrer zentralen Stellung an die Zellperipherie zu rücken, diese bisweilen sogar auszubuckeln (Abb. 19). Am 10. Tage befand sich eine Anzahl solcher Zellen im Zerfall; sie stellten nur noch leicht gekörnte blasse Massen ohne Kern und Fortsätze dar. Die erhalten gebliebenen Zellen begannen sich vom 12. Tage an unter Abnahme der Schwellung und Neubildung von chromatophiler Substanz wieder zu erholen und nach 50—60 Tagen waren die ehemals veränderten Zellen von gesunden kaum mehr zu unterscheiden. Das Verfahren ist von Nissl als Methode der primären Reizung bezeichnet worden; den Zellvorgang nannte er rückläufige (retrograde) Veränderung. Dieses Vorgehen Nissls ist bald von zahlreichen Untersuchern an anderen motorischen und auch an sensiblen und vegetativen Kernen bzw. Ganglien angewandt worden (Marinesco, van Gehuchten, Lugaro).

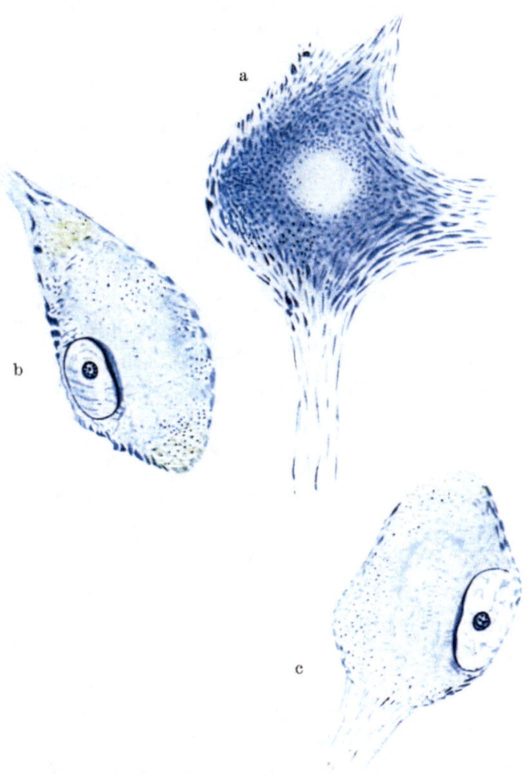

Abb. 19 a—c. Primäre Reizung der Nervenzellen. (Aus Bielschowsky: Handbuch der Neurologie von Bumke und Foerster, I. Bd.). a Vorderhornzelle aus dem Halsmark eines frisch Amputierten; b und c in vorgeschrittener retrograder Degeneration.

Die Fibrillen erfahren nach den Angaben Cajals (1904), da Fanos und Spielmeyers (1922) eine Verundeutlichung und periphere Verdrängung ohne wesentliche Zahlverminderung. Nach Penfields Untersuchungen erfolgt noch vor der Chromatolyse eine Auflösung des Golgi-Apparates, und Spatz (1921) endlich weist darauf hin, daß die Zahl der Plastosomen sich wesentlich vermehrt.

Vom *Höhepunkt der Veränderung*, der in durchschnittlich 15—20 Tagen erreicht wird, kann die Weiterentwicklung verschiedene Wege nehmen. Die Zelle kann, wie schon Nissl gezeigt hat, dem Untergang verfallen, es kann sich auch direkt im Anschluß an die Schwellung ein atrophischer Zustand entwickeln (Marinesco) oder es kann sich die sog. Reparationsphase anschließen, d. h. eine Rückbildung zum Ausgangszustand erfolgen. Die Reparation soll nach van Gehuchten und Marinesco an den motorischen Elementen im Mittel nach 100 Tagen beendet sein. Mit am frühesten, schon nach etwa 40 Tagen, scheinen nach Feststellungen von Acheson, Lee und Morrison (1942) die nach Phrenicusdurchtrennung betroffenen Ganglienzellen zur Norm zurückzukehren. Bei den *cerebrospinalen Ganglien* tritt die Veränderung nach van Gehuchten (1898) nur bei Durchtrennung des cellulipetalen Fortsatzes auf, während nach Lugaro (1900) die Läsion der cellulifugalen Fasern keine nennenswerte Reaktion an den Ganglienzellen hervorruft. Daß der Vorgang der rückläufigen Veränderung an verschiedenen Nervenzellformen auch unterschiedlich verlaufen kann, darauf hatte schon Nissl aufmerksam gemacht. Den Purkinje-Zellen scheinen nach Cajal entsprechende Reaktionen nicht eigen zu sein. Auch bei verschiedenen Tierarten dürften nach den Untersuchungen Geists Unterschiede in Form und Ausprägung bestehen.

Für das Zustandekommen dieser Ganglienzellveränderung ist in erster Linie die *Entfernung der Axonläsion von der Ursprungszelle* ausschlaggebend; je geringer letztere ist, um so stärker ist die Reaktion und um so geringer ist die Reparationstendenz (Marinesco, van Gehuchten). Von Bedeutung ist ferner das Lebensalter. Wie schon aus den Experimenten v. Guddens ersichtlich ist, gehen die Zellen bei neugeborenen Tieren sämtlich zugrunde.

Für die Wiederherstellung der Zellen kann die Regenerationsmöglichkeit des Achsenzylinders schon insofern nicht maßgebend sein, als nach Gliedmaßenamputation sehr viel mehr motorische Zellen in den entsprechenden Kernsäulengebieten des Rückenmarks angetroffen werden, als danach vorhanden sein dürften. Freilich ist die *Regeneration des Achsenzylinders* für das endgültige Schicksal der Nervenzelle nicht gleichgültig; bei ihrem Ausbleiben verfällt eine Anzahl zunächst erhaltener Zellen der Inaktivitätsatrophie (Spatz 1921, „*tertiäre Veränderung*“). Andererseits können die Zellen sehr lange in der Reaktionsphase verharren; Bielschowsky (1928) hat sie im Lendenmark noch 12 Jahre nach erfolgter Exartikulation im Hüftgelenk gefunden.

Über die *Funktionsfähigkeit* primär gereizter Zellen ist Genaueres nicht bekannt. Immerhin geben Untersuchungen von Mark (1949) zu denken, der an durchtrennten hinteren Wurzeln zu einer Zeit, als die entsprechenden Ganglienzellen vollausgebildete retrograde Zellveränderungen aufwiesen, durch elektrische Reizung muskuläre Eigenreflexe auslösen konnte, während nach Reizung der proximalen Stümpfe durchtrennter motorischer Nerven trotz veränderter Vorderhornzellen die Ableitung von Aktionspotentialen vom Rückenmark gelang. Da sich der Vorgang der primären Reizung mit großer Regelmäßigkeit experimentell reproduzieren und in seinen Ursachen, seinem zeitlichen Ablauf und in der Reihenfolge der Veränderungen an den Zellstrukturen wie bei keiner anderen Nervenzellveränderung übersehen läßt, weil es sich ferner im Gegensatz zu den meisten Nervenzellveränderungen um eine vitale Reaktion mit der Tendenz zur Wiederherstellung handelt, ist sie ein besonders geeigneter Gegenstand für die *ultraspektrographischen Untersuchungen* Caspersson und seiner Schule, insbesondere Hydéns geworden und hat wesentlich mitgeholfen, Natur und Herkunft der Plasmanucleoproteide aus dem Nucleoluschromatin zu klären, worauf oben (S. 56) bereits näher eingegangen worden ist.

Hier sei nur erwähnt, daß nach Untersuchungen von Hydén sowie von Bodian und Gersh sich schon 19 Std nach Axondurchtrennung in einem umschriebenen zentralen Gebiet des Zellkörpers spektrographisch eine Abnahme der Ribosenucleotide und Proteine bestimmen läßt, die nach 3 Tagen höhere Werte erreicht, während die früh an der Kernmembran sicht- und meßbaren Anhäufungen von Nucleotiden als Zeichen des Wiederingangkommens der vorübergehend gehemmten Nucleoproteidbildung gewertet wurden. Die Einsichten in die *Stoffwechselbesonderheiten* retrograd veränderter Ganglienzellen, die der von CASPERSSON entwickelten Methodik zu verdanken sind, fanden durch eine Reihe weiterer Befunde eine Ergänzung, welche alle mehr oder minder für eine vitale Reaktion im Sinne MARINESCOs sprechen. Bemerkenswert ist vor allem eine starke *Zunahme der sauren Phosphatase* in einem genau dem tigrolytischen

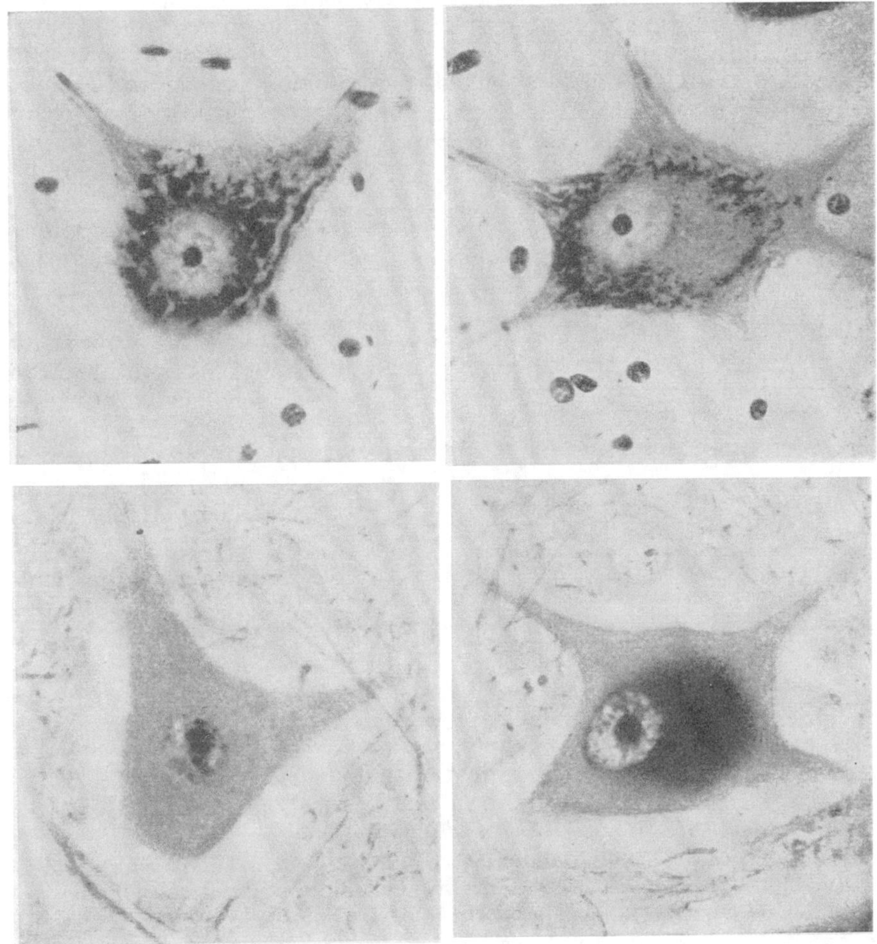

Abb. 20 a—d. Motorische Vorderhornzellen aus dem lumbalen Rückenmark des Rhesusaffen, 10 Tage nach Durchtrennung des N. ischiadicus. a Normale Nervenzelle, Gallocyaninfärbung; b chromatolytische Nervenzelle aus demselben Schnitt wie a; c normale Nervenzelle, Phosphatasenachweis: mäßige Fermentaktivität im Bereich des Zellkörpers, d chromatolytische Nervenzelle, Phosphatasenachweis: merklich erhöhte Fermentaktivität im chromatolytischen Zentrum. (Aus BODIAN und MELLORS 1945.)

Feld entsprechenden Bereich (Abb. 20), die mit histochemischen Methoden durch BODIAN und MELLORS (1943, 1945), SCEVOLA (1951) sowie BEJDL (1954) nachgewiesen wurde. Nach Bestimmungen BODIANs steigert sich die Aktivität des Ferments um 30% der Normalwerte (Abb. 21). Diese Enzymanreicherung im tigrolytischen Bereich wird man wohl mit der in der Regel beobachtbaren, nicht unbeträchtlichen Mitochondrienvermehrung in Zusammenhang bringen können, die von SPATZ und neuerdings wieder von HARTMANN (1948) beschrieben worden ist. Letzterer konnte an den ohnehin mitochondrienreichen motorischen Vorderhornzellen des Rückenmarks nach experimenteller einseitiger

Durchtrennung des Nervus ischiadicus einen *Anstieg der Mitochondrienzahl* auf 170,46 Millionen mm³ Plasma auf der operierten Seite feststellen, gegenüber 90,24 Millionen auf der nicht operierten Seite. Die Zunahme dieser als Träger wichtigster Multienzymsysteme erkannten Protoplasmapartikel ist vielleicht mit der eindringlichste Hinweis auf eine reaktive Steigerung der intracellulären Stoffwechselvorgänge im Verlauf des Prozesses. Dafür spricht auch die Vermehrung der Lipochondrien in axongeschädigten Zellen, über die Young (1956) berichtet. Stotler (1947) hatte ebenfalls eine Häufung osmophiler Granula im tigrolytischen Bereich beobachtet. Schwieriger zu deuten dürfte die Anreicherung von *mit Sudanschwarz darstellbaren Lipoiden* sein, die Ortmann (1952) unter experimentellen Bedingungen im Zentrum primär gereizter Zellen erstmals regelmäßig beobachten konnte. Erst eine nähere histochemische Analyse der Lipoidart könnte vielleicht die Entscheidung ermöglichen, ob diese Stoffanreicherung nicht eher auf einer vorübergehenden Hemmung der Oxydationsprozesse beruht. Das Vorliegen einer solchen Hemmung wird durch eine auf quantitativ cytochemischem Wege durch Howe und Mellors (1945) festgestellte *Abnahme der Cytochromoxydaseaktivität* um 23% sehr wahrscheinlich gemacht. Diese Aktivitätsminderung oxydierender Fermente läßt sich nicht ohne weiteres in die übrigen Befunde einordnen, zumal sie im Gegensatz zum Phosphataseanstieg keine zeitliche Koordination mit dem Ablauf der tigrolytischen Veränderungen zeigt. Denn sie tritt in deutlich registrierbarer Form erst in späteren Stadien des Prozesses (20.—70. Tag) auf, in denen die Abnahme der Ribosenucleotide schon wieder in Rückbildung begriffen zu sein pflegt (Abb. 21). Es wird angenommen, daß zur Vergrößerung des Zellvolumens neben der Lipoidanreicherung eine ver*mehrte Wassereinlagerung* wesentlich beiträgt (Ortmann), die man bei der Bewertung der vornehmlich auf Konzentrationsmessungen beruhenden spektrographischen Befunde nicht unberücksichtigt lassen darf. Nach Berechnungen Hydéns müßte allerdings, um den festgestellten Konzentrationsabfall der Ribosenucleotide bei der Axonreaktion allein durch Wasseraufnahme zu erklären, das Zellvolumen um 193% zunehmen.

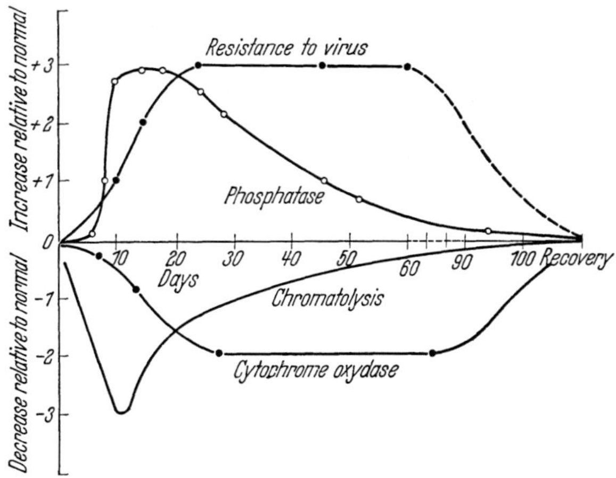

Abb. 21. Diagramm der Änderungen der Phosphatase- und Cytochromoxydaseaktivitäten in Beziehung zum Ablauf der Chromatolyse. (Aus Howe und Mellors 1945.)

Schließlich seien noch Veränderungen an *Zellorganellen* erwähnt, die in neuerer Zeit systematisch untersucht wurden. Es handelt sich vor allem um nicht unbeträchtliche *Nucleolenvergrößerungen* (Mittelwert +26%), die neuerdings Ortmann nach Axondurchtrennung mit statistischer Sicherheit nachweisen konnte. Sie gingen zum Teil mit Substanzauflockerungen und Vacuolenbildungen innerhalb der Kernkörperchen einher und sind wohl gemäß den Vorstellungen Casperssons in engen Zusammenhang mit der Kernsäuren- und Proteinneubildung zu bringen. Eine Wanderung des *Nucleolussatelliten* zur Kernmembran wurde von Crouch und Barr (1954) in primär gereizten Zellen beobachtet und in gleicher Richtung wie die Nucleolenveränderungen gedeutet.

Wenn man YOUNG (1954), GERSH und BODIAN (1943), BODIAN und MELLORS (1945), sowie ORTMANN (1952) folgt, lassen sich die meisten dieser Erscheinungen unter einem gemeinsamen Gesichtspunkt zusammenfassen. Das Bild der primär gereizten Nervenzellen wird danach weitgehend durch eine reaktive Umstellung der Lebensvorgänge bestimmt, die auf den *Wiederaufbau* des volumenmäßig 125—250mal größeren *Neuriten* abzielt. Der von jeher angenommene trophische Einfluß der Nervenzellen auf die Peripherie wurde durch Befunde von SCOTT, GERARD und WEISS näher präzisiert. Sie brachten über das Bestehen eines Turgors in der normalen Ganglienzelle Klarheit, der nach WEISS (1944, 1947), WEISS, WANG, TAYLOR und EDDS (1945) dafür sorgt, daß bestimmte Substanzen (vor allem Fermente und Nucleotide) in den Achsenzylinder transportiert werden und laufend zur Peripherie wandern (vgl. S. 152). Durch den trophischen Apparat der Zelle, dessen wichtigste Funktionsglieder Kern, Nucleolus und NISSL-Schollen sein dürften, erfolgt eine fortwährende Neubildung der durch periphere Stoffwechselprozesse allmählich verbrauchten Substanzen. Bei der Axonreaktion wird nun vor allem auf Grund der Befunde von WEISS eine beträchtliche Steigerung der normalen Substanzverschiebungen angenommen. Diese Intensivierung des intraneuronalen Stofftransportes bedingt eine Turgorerhöhung, für deren Entstehung vor allem lokale Quellungen der Plasmakolloide auf Grund verstärkter Flüssigkeitseinlagerung, daneben auch das vermehrte Auftreten niedermolekularer Bausteine durch starken Abbau von Ribonucleoproteiden in Anspruch genommen werden. Kernkappenbildungen, Nucleolenvergrößerung, Mitochondrien- und Phosphatasevermehrung finden ihren Platz im Rahmen der Aktivierung der nucleotid- und proteinbildenden Systeme der Zelle.

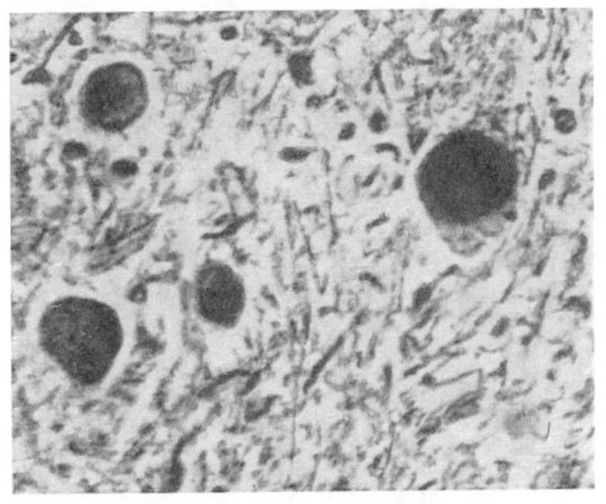

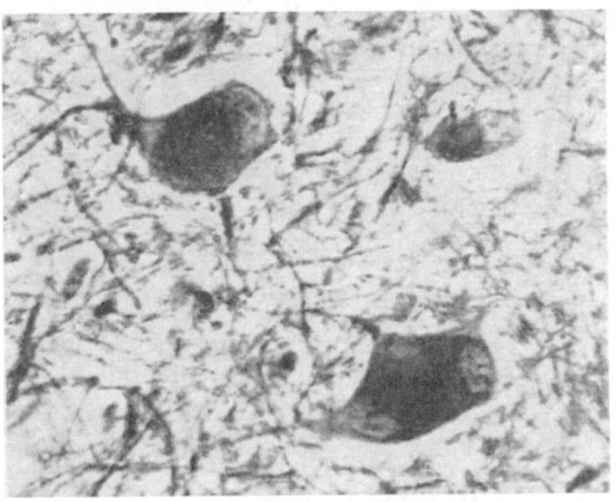

Abb. 22. F. A. 1799. Zentrale argentophile Einlagerungen in primär gereizten Zellen, deren kugelige Form zum Teil deutlich erkennbar ist. (Aufnahme von Dr. WILLIAMS.)

So wichtig die Einblicke sind, die damit in Mechanismus und Wesen der bei der retrograden Zellveränderung ablaufenden cellulären Stoffwechselveränderungen gewonnen worden sind, so gibt es doch noch eine Reihe unbeantworteter Fragen, welche die Morphologie dieser Zellveränderungen aufgibt. So ist für die mit der Schwellung der Zelle verbundene *Wanderung des Kerns an die Zellperipherie* noch keine ausreichende Erklärung gefunden. Daß an der Schwellung eine lokale Quellung der Plasmakolloide beteiligt ist, ist wahrscheinlich. Ob aber ein einfacher Quellungsdruck die Kerndislokation bewirken kann, mag bezweifelt werden. Die Vermehrung der Cytochromoxydase im tigrolytischen Bereich, der Befund osmophiler Granulationen daselbst und schließlich eine durch Farbstoffanreicherung angezeigte größere Stoffdichte, die schon SPATZ von einer „fremdkörperartigen Masse“ sprechen ließ, deuten darauf hin, daß die periphere Kernverschiebung durch mehr als eine einfache Wasseraufnahme bewirkt wird. So hat denn auch WILLIAMS in vielen solcher Zellen zentral gelegene, argentophile, kugelige Einlagerungen nachweisen können (Abb. 22). Überdies haben ALEXANDER und LOONEY bei Veraschung solcher Zellen einen erhöhten Mineralrückstand gefunden. Es scheint demnach so, daß die zentrale homogene Substanz im Laufe ihrer Ausbildung eine größere physikalische Dichte gewinnt als die Außenzone des Zellplasmas und den Kern gewissermaßen vor sich her in das

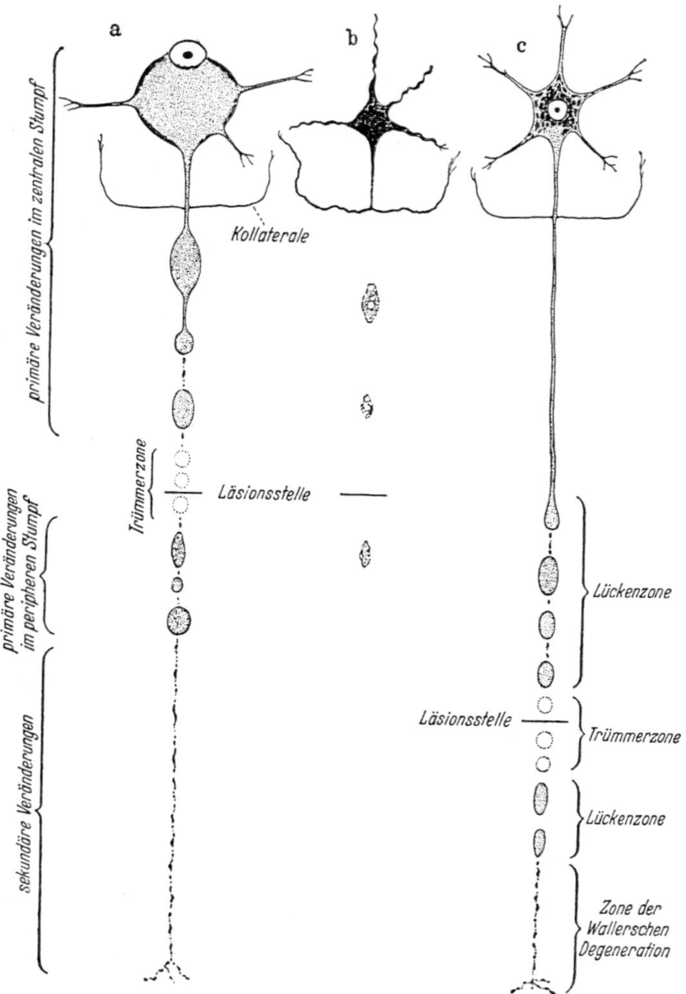

Abb. 23a—c. Schema der primären und sekundären Veränderungen nach axonaler Läsion. a Läsion nahe der Ursprungsstelle; b späteres Stadium derselben Läsion mit „tertiären Veränderungen" (Inaktivitätsatrophie); c Läsion in größerer Entfernung von der Zelle. (Aus SPATZ: Nissl-Alzheimers Arbeiten, Erg.-Bd. 1921.)

dünnere Medium schiebt. So könnten auch die Vorbuckelungen der Zellgrenzen durch den verlagerten Kern verstanden werden.

Es sei hier noch erwähnt, daß nach SPATZ' Auffassung der Schwellungsvorgang an den Ganglienzellen den *Veränderungen am zentralen Stumpfende des Achsenzylinders* gleichzusetzen ist. Bekanntlich tritt dort nach den Untersuchungen CAJALs alsbald nach der Durchtrennung eine oft enorme Anschwellung des zentralen Axonstumpfes ein, die sich unter Auflösung desselben zu kugeligen Gebilden auf eine weite Strecke ganglienzellwärts fortsetzt. Diese „primäre

Veränderung" pflanzt sich gleich einer Welle ein Stück weit von der Läsionsstelle fort und ergreift die Zelle nur dann, wenn die Zelle nicht zu weit von der Ausgangsstelle entfernt liegt (Abb. 23). YOUNG maß der Schwellung des proximalen Axonstumpfes besondere Bedeutung als Hinweis eines normalerweise im Axon bestehenden und zur Substanzverschiebung führenden Turgors bei. Ferner wurden die Befunde, die WEISS, YOUNG, GUTTMANN und MEDAWAR nach Kompression und Ligatur lebender Markfaserstrecken erhoben, zur Interpretation der am proximalen Stumpf nach Axondurchtrennung sich einstellenden retrograden Veränderungen herangezogen (vgl. S. 152). Neben der Schwellung des Hyaloplasmas und der Verdrängung der differenzierten Plasmastrukturen gleichen sich die Vorgänge an Achsenzylinder und Zelle auch durch die Vermehrung der Plastosomen im gequollenen Hyaloplasma. Es sei jedoch bemerkt, daß BRODAL

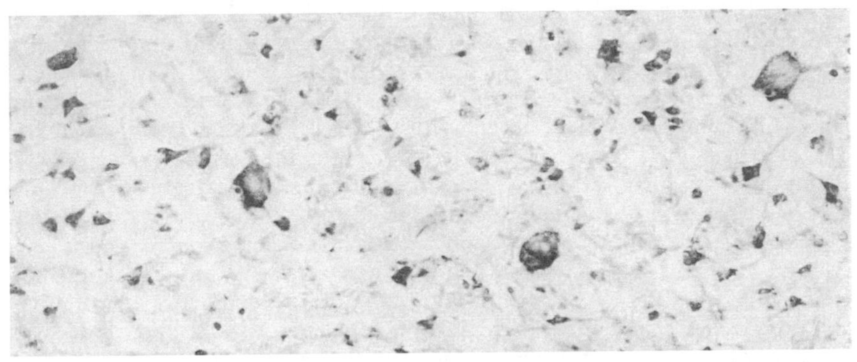

Abb. 24. Primäre Reizung der BEETZschen Zellen in der vorderen Zentralwindung bei Pellagra.

in neueren experimentellen Untersuchungen an jungen Tieren, bei denen übrigens axonale Zellveränderungen auch ohne Schwellungen auftraten, eine direkte Fortsetzung der Axonveränderung auf die Zelle nicht feststellen konnte.

Findet man das charakteristische Bild der Reaktionsphase der primären Reizung, so ist immer der Verdacht auf eine Achsenzylinderschädigung gerechtfertigt. Ob diese traumatisch, im Gefolge einer Blutung oder Erweichung erfolgt ist, oder ob sie im Verlaufe neuritischer Veränderungen durch infektiöse oder toxische Ursachen eingetreten ist, spielt nur eine nebensächliche Rolle. *Stets jedenfalls gibt das Bild der primären Reizung die Verpflichtung auf, in der Pathogenese nach Axonschädigungen irgendwelcher Art zu fahnden.* Freilich ist es nun nicht angängig, aus dem Bild der primären Reizung eine Achsenzylinderschädigung schlechthin zu postulieren. Es seien hier nur die Zellschwellungen in der Hirnrinde bei der CREUTZFELDT-JAKOBschen Krankheit genannt; ferner sei an einen von PETER publizierten Fall erinnert, bei dem ohne erweisbare Axonschädigung zahlreiche sensible Kerngebiete das Ganglienzellbild der primären Reizung darboten. Es sei schließlich noch erwähnt, daß die BEETZschen Riesenpyramidenzellen bei Pellagra regelmäßig das Bild der primären Reizung darbieten (Abb. 24), ohne daß deshalb diffuse Veränderungen in dem Marklager im Sinne der „central neuritis" von ADOLPH MEYER nachweisbar wären. Auch diese Veränderungsform der Nervenzelle ist demnach weder *krankheitsspezifisch noch hinsichtlich ihrer Pathogenese einheitlich.*

Auch eine Reihe von meist jüngeren experimentellen Untersuchungen spricht dafür, daß durch Wirkung verschiedenartiger Noxen Bilder zustande kommen können, die der retrograden Zellveränderung zum Teil recht ähnlich sind. Hierfür wurden Befunde von WEHLING (1951), BARR und BERTRAM (1949), WINDLE, GROAT und FOX (1944), LIU, BAILEY und WINDLE (1950) nach Trypaflavinbehandlung, nach elektrischer Reizung und nach experimenteller Hirnerschütterung angeführt. Behandlung mit Acridinderivaten führt durch Blockierung der Ribosenucleotide auch zur Störung der Proteinbildung und zur Proteinverarmung des Protoplasmas (BOGEN 1953, BOGEN und KESER 1954). Auch die schon oben erwähnten Zellveränderungen im Nucleus supraopticus und paraventricularis der Ratte nach Belastung des Wasser- und Kochsalzhaushaltes (HILLARP 1949, ORTMANN 1951) gehören in diesen Zusammenhang. Demnach konnten durch osmotische, elektrische, chemische und mechanische Reize Zellvergrößerungen, Änderungen der Kernlage und -größe, Nucleolenveränderungen, Phosphatase- und Lipoidanreicherungen sowie tigrolytische Vorgänge in mehr oder minder großem Ausmaß erzielt werden. Sicher machen auch diese Befunde, wie ORTMANN besonders hervorhebt, deutlich, daß die meisten Noxen in gleicher Weise ihren Angriffspunkt an bestimmten cellulären Organellen und funktionellen Systemen finden und daß die Reaktionsmöglichkeiten der Ganglienzellen auf eine Vielfalt von Reizen überhaupt begrenzt sein dürften. Zu gleichen Annahmen war man aber schon lange vorher unter dem Eindruck eines breiten neuropathologischen Erfahrungsgutes gelangt. Aus ihm ergibt sich jedoch auch, daß allzu weit getriebene Verallgemeinerungen nur dazu Anlaß geben, zu übersehen, daß einige der auf verschiedenem Wege erzeugten Zellveränderungen sich vor allem in Lokalisation und Ausprägung der chromatolytischen Vorgänge und Kernveränderungen nicht unwesentlich von den durch Axonschädigung hervorrufbaren typischen Bildern primärer Reizung unterscheiden. So wird man von Identität und Einförmigkeit dieser morphologischen Reaktionen nur bedingt sprechen können. Begegnet man in der Humanpathologie dem Typus der primären Reizung, so dürfte eine sorgfältige Überprüfung der pathogenetischen Verhältnisse in der Mehrzahl der Fälle zu dem Ergebnis führen, daß eine Axonläsion vorliegt.

Eine ausführliche Erörterung der mit der retrograden Degeneration zusammenhängenden Fragen findet sich in dem vorangehenden Kapitel über sekundäre, retrograde und transsynaptische Degeneration von H. JACOB.

Die ALZHEIMERsche Fibrillenveränderung. Dieses charakteristische Ganglienzellbild, welches in seinen Anfangsstadien eine eigenartige Verdickung, Verklumpung und Verlaufsänderung der endocellulären Fibrillen erkennen läßt, endet mit Schwund der übrigen Zelleibssubstanzen und Kernverlust; es bleibt schließlich nur noch ein starrer Fibrillenknäuel zurück. Diese Erkrankungsform wurde früher für eine typisch senile Veränderung gehalten. Sie kommt jedoch auch unter anderen Bedingungen vor; am häufigsten, wie insbesondere die Untersuchungen FENYES' und HALLERVORDENS (1935) gezeigt haben, beim postencephalitischen Parkinsonismus an jenen Hirnörtlichkeiten, an denen sich früher Entzündungsvorgänge abgespielt haben. Vereinzelt ist sie auch sonst im jugendlichen Alter beobachtet worden, so unter anderen von K. SCHAFFER (1938) in der Hirnrinde eines Falles von amyotrophischer Lateralsklerose und von BIELSCHOWSKY ebendort bei einem Fall von FRIEDREICHscher Ataxie. J. E. MEYER hat sie bei olivopontocerebellarer Atrophie in den Nervenzellen der Brückenfußkerne gefunden. Ihre Hauptdomäne bleibt aber nach wie vor das pathologische Senium und ein nach ALZHEIMER benannter präseniler Verblödungsprozeß. Um die Erforschung ihrer Natur haben sich außer dem Entdecker ALZHEIMER u. a., BIELSCHOWSKY und in neuerer Zeit insbesondere DIVRY und v. BRAUNMÜHL verdient gemacht. Während DIVRY ihre amyloide Natur für erwiesen hält, versucht v. BRAUNMÜHL sie aus den Prinzipien der Kolloidchemie zu verstehen und zu erklären. Weil sie die meisten nosologischen Beziehungen zum Senium hat, wird sie ausführlich von letzterem Autor bei der Altersinvolution behandelt werden.

Vacuolige Veränderungen des Zellplasmas. Man muß, soviel ich sehe, dabei unterscheiden zwischen vacuoligen Zuständen als *Begleiterscheinung von Zerfallsvorgängen* an den Nervenzellen, besonders bei den sog. Verflüssigungen und der Bildung scharf umschriebener Vacuolen in sonst noch mehr oder weniger gut erhaltenen Zellen. Im ersteren Fall hat man selten scharf umschriebene Hohlräume vor sich; das häufig feinkörnige Zellplasma gleicht vielmehr einem großblasigen Schaum, die Zellkonturen sind teilweise schon unterbrochen und schwere Kernveränderungen können fehlen. Wenn die Möglichkeit kadaveröser Entstehung solcher Bildungen auch nicht schlechthin in Abrede gestellt werden kann, so lassen doch sehr häufig klinische Gesichtspunkte und histologische Begleiterscheinungen die Feststellung ihrer pathologischen Natur zu. Die akuten, noch reaktionslosen Zelluntergänge bei experimentellen Infektionen mit neurotropen Viren (Poliomyelitis, Teschener Schweineseuche) erscheinen häufig unter diesem Bilde. Hochgradige Vacuolenbildung wurde von PETERS (1949) und ALLEGRANZA (1950) in Nervenzellen von Gehirn und Rückenmark auch nach Ultraschalleinwirkung beobachtet.

Viel schwieriger ist in dieser Hinsicht die Sachlage bei den *scharf umschriebenen Vacuolen in Nervenzellen mit tadellos erhaltener* NISSL-*Struktur und unverändertem Kern.* Zu beachten ist dabei zunächst, daß nach den Untersuchungen SCHARRERs Vacuolenbildungen, die als Sekretvacuolen zu deuten sind, in den Ganglienzellen der vegetativen Zwischenhirnkerne von Tier und Mensch physiologischerweise vorkommen. Im allgemeinen ist NISSL zuzustimmen, daß scharf umschriebene Vacuolen im Nervenzellplasma unter pathologischen Umständen doch verhältnismäßig selten sind. Ich habe sie in einem Fall von akutem Höhentod in einer Anzahl von Pyramidenzellen des Ammonshornes ohne sonstige Strukturschäden gesehen. Ob sie den von der BÜCHNERschen Schule beschriebenen Leberzellvacuolen vergleichbar sind, wage ich nicht zu entscheiden. Öfters scheinen sie in den Vorderhornzellen Amputierter (VAN GEHUCHTEN, SPIELMEYER 1922) gefunden zu werden. Auch bei spinalen und bulbären Paralysen scheinen sie an den motorischen Zellen neben anderen Veränderungen öfters vorzukommen (HECHST, SPIELMEYER, PICK u. a.). Eine gewisse Neigung dazu sollen nach den Paralysebefunden STRÄUSSLERs am Kleinhirn die PURKINJE-Zellen besitzen. Man kann sich aber an NISSL-Präparaten von sog. Normalfällen leicht davon überzeugen, daß vacuolige Bildungen an der Zellbasis fast zu den Regelbefunden gehören. J. E. MEYER hat sich mit dieser Frage beschäftigt, sie mit der Neigung der Lam. dissecans zu ödematösen Zuständen erklärt und dabei noch eigentümliche, dabei sich entwickelnde Stachelformen der PURKINJE-Zellen beschrieben. Wir sahen auffallend viel Zellen der Vorderhörner und der CLARKEschen Säulen in einem Fall von Pemphigus von Vacuolenbildung befallen, ohne daß die Nervenzellen dabei gröbere Veränderungen zeigten (Abb. 25). Neben primärer Reizung beobachteten wir sie auch im Rückenmark eines Falles von Arsenvergiftung. Vielfach wird durch die Vacuolen eine örtliche Auftreibung der Ganglienzelle bewirkt, so daß der Eindruck entsteht, sie enthielten eine solidere Substanz. Mitunter läßt sich durch Anwendung besonderer Methoden auch corpusculärer Inhalt feststellen; häufig aber gelingt dies nicht, so daß der Inhalt als wäßrig-flüssig angenommen werden muß. Die Vacuolenbildung ist weder etwas Spezifisches, noch erlaubt sie sonst pathogenetische Schlüsse. Es dürfte sich kaum um einen „selbständigen Erkrankungsvorgang" der Ganglienzellen handeln, da vielfach andere, untereinander wieder verschiedene Veränderungen, besonders häufig Plasmaschrumpfungen, damit vergesellschaftet sind. Was die *Entstehung* solcher Vacuolen betrifft, so fehlen bisher dafür festere Anhaltspunkte. Durch osmotische Wirkungen lassen sie sich, wie schon RAUM beobachtete, an Zellsuspensionen in hypotonischen Lösungen hervorrufen.

GOEBEL (1955) hebt hervor, daß gleich wie bei der trüben Schwellung die Ansammlung von sauren Stoffwechselprodukten in der Zelle für die Entstehung von Vacuolen eine Rolle spielt. Nach den Feststellungen von BROOK, DRUKREY und HERKEN (1939) kommt es im geschädigten Gewebe in der Regel zu einer Ansammlung stark dissoziierter Stoffe, die zu einer osmotischen Wasseraufnahme führen kann. Durch diese Ansammlung von Zwischenprodukten des Zellstoff-

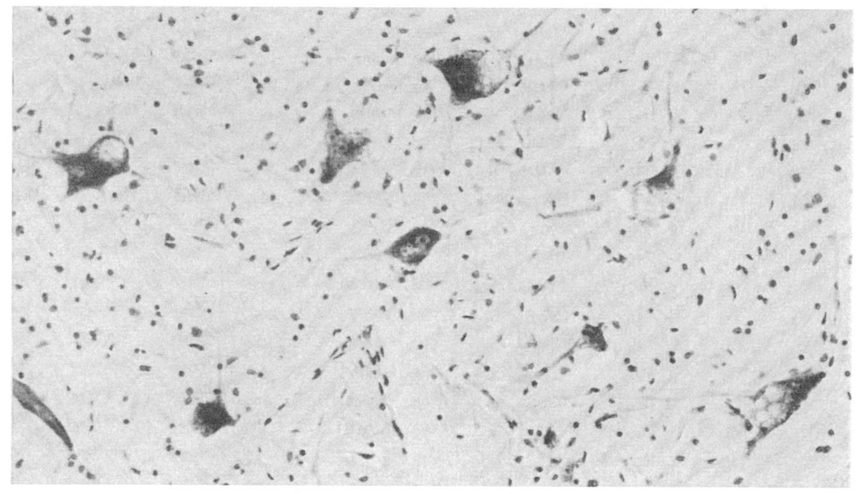

Abb. 25. F. A. 379/33. Vacuolenbildung in den motorischen Vorderhornzellen des Rückenmarkes bei Pemphigus.

wechsels von vorwiegend saurem Charakter ändert sich auch das Wasserbindungsvermögen der Zellkolloide. Besonders die von DOERR und BECKER (1951) durchgeführten definierten Blockaden der Zellatmungskette zeigten, daß es dabei zu einer Anhäufung von Spaltprodukten kommt. GOEBEL (1955) verweist ferner auf die gleichzeitig auftretende Transmineralisation mit Kaliumverlust und Natriumaufnahme. Nach ALTMANN (1955) kann der Vacuolisierungsvorgang auch eine vitale Reaktion des Protoplasmas gegen zu reichlich eingedrungene Flüssigkeit sein. So käme es durch Entquellung im Plasma zur Entstehung von Expulsionsvacuolen. Wahrscheinlich handelt es sich bei der intravitalen Vacuolenbildung meist um eine aktive Leistung der Zelle (RÖSSLE 1918, ALTMANN 1949), die der Regelung der Viscosität dienen dürfte (v. MÖLLENDORFF 1937). Es hat sich nämlich gezeigt, daß geringe Mengen von Sauerstoff zur Vacuolenbildung notwendig sind, denn in vitro konnte sie durch Blausäureeinwirkung regelmäßig verhindert werden (KEDROWSKI 1935). Nach den Vorstellungen FREY-WYSSLINGS (vgl. S. 79) dürfte in das Plasma eindringendes Wasser zuerst von den Eiweißmolekülen gebunden werden, um dann bei weiterer Anreicherung zu größeren Tropfen zusammenzufließen. Echte Abscheidungsvacuolen sind nach ALTMANN durch vorwiegend rundliche Gestalt und durch scharfe Begrenzung, die oft als verdichtete Schicht des Grundplasmas imponiert, ausgezeichnet. Trotzdem dürfte ihre Abgrenzung von Fixierungsartefakten oft nicht leicht sein. Die bei Tetanus mehrfach beschriebene Vacuolenbildung in den motorischen Vorderhornzellen wird daran erinnern, daß bei der bis zur

Erschöpfung getriebenen experimentellen Reizung der Nervenzelle neben Zellschwellung und Auflösung der NISSL-Substanz schließlich eine allerdings nicht konstante Vacuolisierung des Zellplasmas eintritt (VAN DURME, GUERRINI u. a.). Immer wieder wird man sich aber im Spezialfall die Frage vorlegen müssen, ob es sich nicht doch um Leichenerscheinungen oder Fixierungsartefakte (VAN GEHUCHTEN und NELIS) handeln kann.

Eine gewisse äußere Ähnlichkeit mit der Bildung von *Sekretvacuolen* im Nervenzellplasma hat die öfters im senilen Gehirn anzutreffende, zuerst von ALZHEIMER (1910) und SIMCHOWICZ (1910) gesehene *granulovacuoläre Degeneration der Nervenzellen*. Bei dieser sowohl im Silberbild als auch im ALZHEIMER-MANN-Präparat sichtbaren Veränderung, die sich vorzugsweise im Ammonshirn findet, ist das Zellplasma von einer Anzahl meist unter sich verschieden großer Vacuolen durchsetzt, von denen jede in ihrer Mitte ein dichteres argentophiles Körnchen enthält. Schwer zu entscheiden ist es, ob diese Nervenzellveränderung Beziehung zu Bildungen ähnlicher Art in Parenchymzellen anderer Organe hat, wie sie von einer Reihe von Untersuchern (PAPPENHEIMER und HAWTHORNE 1936, PICHOTKA 1942, ALTMANN 1944 u. a.) in Form von mit körnigen und fädigen Einschlüssen versehenen Vacuolen unter akuteren Bedingungen angetroffen wurden. Man hat angenommen, daß es sich bei diesen acidophilen Körnchen um durch Coacervierungsvorgänge verdichtete Eiweißsubstanzen handelt. Auf diese Zellveränderung, die man natürlich ebensogut den intracellulären Ablagerungen zuordnen kann, wird gleichfalls im Rahmen des Abschnittes über die senilen Veränderungen näher eingegangen werden.

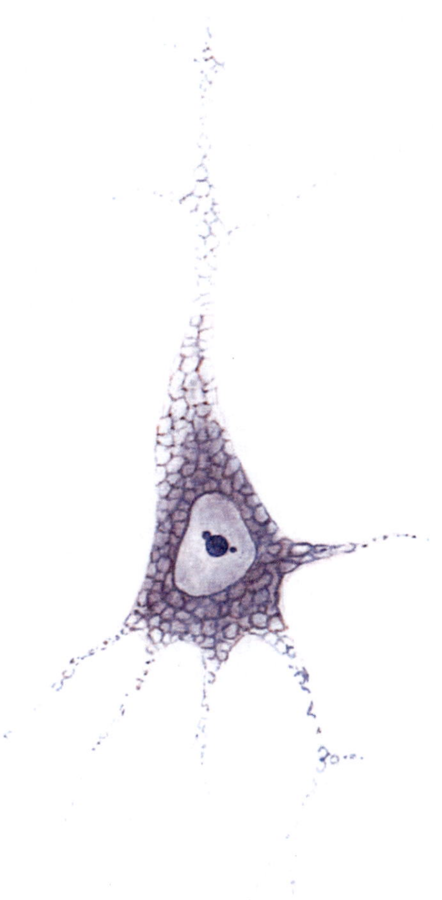

Abb. 26. F. A. 2040. Wabige Zellveränderung.

Die wabige Zellveränderung. Im Zusammenhang mit der Vacuolenbildung sei eine Veränderungsform erwähnt, welche man wegen der dabei auftretenden schaumigen oder wabigen Struktur des Zellprotoplasmas wabige Zellveränderung nennt. Sie ist weder pathogenetisch noch durch einen gesetzmäßigen Ablauf bestimmt; meist dürfte dieser mit einem Zerfall der Zelle enden. Die Verlaufsdauer ist offenbar größeren Schwankungen unterworfen. Zum Unterschied von dem lokalen plasmatischen Maschenwerk, in welchem bei der Lipofuscinablagerung die Pigmentkörnchen oder bei den sog. Speicherkrankheiten, der amaurotischen Idiotie, der NIEMANN-PICKschen Splenohepatomegalie usw. die abgelagerten Stoffkörnchen liegen, ist bei der wabigen Veränderung das ganze Nervenzellplasma bis in die Dendriten hinein beteiligt, wie es Abb. 26 zeigt. In diesen Nervenzellen ist ein Inhalt der meist ziemlich gleichmäßigen, kleinen Hohlräume des Wabenwerkes mit keiner Methode darstellbar. Wenn SPIELMEYER die „wabige Zellerkrankung" im wesentlichen in der Zellverfettung aufgehen lassen möchte, so trifft das in dieser Verallgemeinerung nicht zu. Man wird in Fettpräparaten lange suchen dürfen, bis man einmal eine Anordnung und Menge fettiger Körnchen findet, die etwa dem Bilde der übrigens gar nicht besonders seltenen wabigen Veränderung im NISSL-Präparat entspricht. Frühzeitiger Zerfall der NISSL-Substanz sowie der Fibrillen und entweder eine Quellung oder auch eine Verkleinerung und Dunkelfärbung des Kernes lassen keinen Zweifel daran, daß es sich um *tiefgreifende Veränderungen* handelt. Das in unserer Abbildung dargestellte Stadium einer ziemlich akut entstandenen wabigen Veränderung ist sehr wahrscheinlich stets vom Zerfall der Zelle gefolgt. Darauf weisen zahlreiche Übergangsstadien zu ausgesprochenen Zerfallsbildern hin. Das Bild variiert übrigens in ziemlicher Breite, besonders wenn diese Form der Auflösung zu anderen Ganglienzellveränderungen hinzutritt, z. B. zur Pigmentatrophie, wobei dann natürlich auch lipoides Pigment in das Wabenwerk eingelagert sein kann. Wie SPIELMEYER betont, kombiniert sie sich besonders gern mit der Ganglienzellschrumpfung, richtiger gesagt, die geschrumpften Nervenzellen zeigen eine besondere Neigung der Auflösung in Form der wabigen Protoplasmaumwandlung (s. Abb. 14). Es sind heute kaum genügend Tatsachen bekannt, die es rechtfertigen würden, von einer „wabigen Zellerkrankung" als selbständigem Typus der Zellveränderung zu sprechen. Noch mehr als die „akute Schwellung" dürfte sie in der über das ganze Zellplasma ausgebreiteten Form ein *fakultatives Durchgangsstadium schnelleren oder langsameren Zellzerfalles* darstellen. Dementsprechend gibt es auch keine bestimmte Regel für das Verhalten des Kernes. Sein Aussehen ist vielfach von einer vorhergehenden Schrumpfung bestimmt; er kann hyperchromatisch sein, aber auch eine leichte Schwellung aufweisen. Ob diese eigentümliche Veränderung ähnlich wie die wabige Umwandlung des Leberzellplasmas durch eine feinblasige hochgradige Schwellung der Mitochondrien veranlaßt wird (ALTMANN 1955), steht dahin.

Die wabige Umformung des Plasmas kann offenbar sehr rasch erfolgen, wie z. B. akute Vergiftungszustände zeigen. Andererseits hat es den Anschein, daß die wabige Veränderung bei geschrumpften Zellen doch längere Zeit braucht, bis das Endstadium der Ausdehnung über die ganze Zelle erreicht ist und die Zellgrenzen ihre Geschlossenheit verlieren. Im Rahmen der sog. Degenerationsprozesse nimmt die „wabige Zellerkrankung" nur einen bescheidenen Platz ein. Man bekommt sie hier meist als letzte Phase von anders charakterisierten Zellveränderungen zu Gesicht, indem sie den endgültigen Zerfall des Zellplasmas einleitet. Häufiger noch bedeutet sie hier wohl eine akute Zellschädigung, die sich chronischen Veränderungen der Nervenzelle im Verlaufe akzidenteller terminaler Erkrankungen aufpfropft.

Die sog. Pigmentatrophie. Es ist im allgemeinen Teil bereits gesagt worden, daß die Feststellung einer pathologischen Ablagerung von gelbem Pigment in erster Linie auf der Abschätzung seiner Menge beruht. Damit begibt man sich aber auf ein Gebiet, das mit vielerlei Unsicherheit belastet ist. Wohl gibt es Zustände, wie beispielsweise der in Abb. 27 dargestellte Grad, an dessen pathologischem Charakter von vornherein keine Zweifel bestehen; hier ist die Mehrzahl der abgebildeten Vorderhornzellen des Rückenmarks fast vollständig mit fettigem Pigment ausgefüllt und neben dem im übrigen unveränderten Kern sind nur noch kleine Reste des ursprünglichen Zellplasmas vorhanden. Vielfach liegen die Verhältnisse aber nicht so eindeutig und dann ist die Beobachtung zweier Gesichtspunkte von Wichtigkeit. Man muß sich einmal darüber klar werden, ob man *lipophile* oder *lipophobe* Zellen (PILCZ, OBERSTEINER) vor sich hat; ferner ist die Kenntnis des Lebensalters unerläßlich. Über den ersten Punkt, der bei der Darstellung der normalen Verhältnisse bereits berührt wurde, ist durch Vergleich mit Normalpräparaten leicht zur Klarheit zu kommen. Die gleiche Menge Lipofuscinpigment in einer Zelle der unteren Olive oder des vorderen Thalamuskernes und in einer PURKINJE-Zelle oder einer kleinen Striatumzelle bedeutet demnach etwas sehr Verschiedenes; sie kann bei ersteren physiologisch sein, während sie in letzteren ein pathologischer Befund ist. Außerordentlich schwierig ist es, das *für ein gewisses Lebensalter sozusagen zuständige Maß von Pigment* abzuschätzen[1]. Dieser Frage sind eingehende Untersuchungen von PILCZ, MÜHLMANN, MARINESCO, ALZHEIMER,

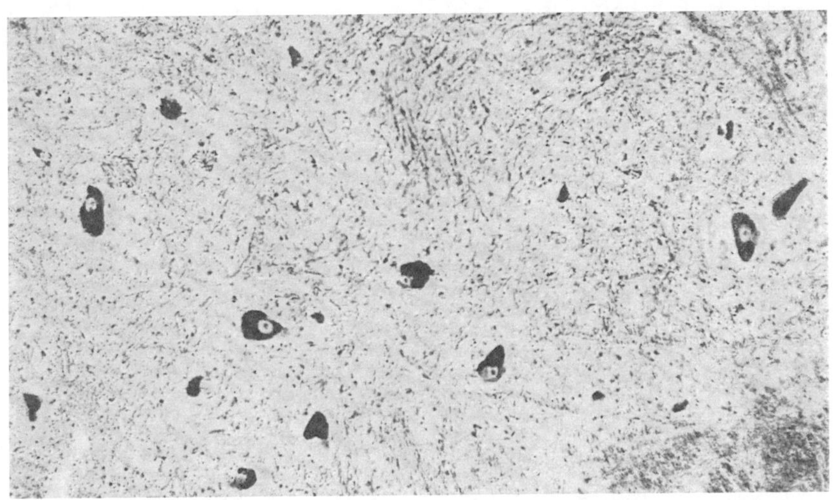

Abb. 27. Scharlachrotpräparat. Einlagerung pathologischer Mengen lipoiden Pigmentes in die Vorderhornzellen des Lumbalmarkes (Torsionsdystonie). (Aus SCHMITT und SCHOLZ: Dtsch. Z. Nervenheilk. **126**.)

neuerdings GRÜNTHAL, CRITCHLEY, GELLERSTEDT, KELLER u. a. gewidmet worden. An besonders großem Material hat ZEGLIO die Verteilung des Abnutzungspigmentes, sein Auftreten und die Menge in den verschiedenen Altersstufen beim Menschen studiert. Immer wieder bestätigt sich dabei die allgemeine Regel der Mengenzunahme mit dem Alter, freilich auch die Feststellung, daß die Pigmentmengen außerordentlichen individuellen Schwankungen unterworfen sind. Nach GELLERSTEDT scheint das Vordringen der Pigmentmassen in die Zellfortsätze und die Ausbauchung des Zellkörpers, die Bildung sog. Pigmentsäcke, auch im Senium in der Richtung des Pathologischen zu liegen. Wenn die hochgradigen Pigmentablagerungen auch in besonderem Maße in den lipophilen Zellen angetroffen werden, so geht die nach Zellart mit verschiedener Korngröße (MARINESCO, ALZHEIMER 1910) erfolgende senile Pigmentbildung dem Grade der Lipophilie doch nicht immer parallel. Zum Beispiel neigen die Pyramidenzellen der 3. Schicht im Alter mehr zur Pigmentatrophie als die von Haus aus mit einem größeren Pigmentfleck ausgestatteten BEETZschen Riesenpyramidenzellen. Es bleiben mitunter aber auch ausgesprochen lipophobe Zellen wie die PURKINJE-Zellen von der Lipoidablagerung im Senium nicht verschont. Bei ihnen erfolgt die Pigmentablagerung nicht nur in den basalen Zellteilen, sondern mit einer

[1] Vergleiche die Ausführungen v. BRAUNMÜHLS über Abnutzungspigment, Pigmentatrophie usw. im Abschnitt Alterserkrankungen.

gewissen Vorliebe in der Nähe des Dendritenabganges (MIYAKE) und sogar an den Gabelungsstellen der Zellfortsätze (Abb. 28). Immerhin ist die Pigmentbildung in den PURKINJE-Zellen ein selteneres Vorkommnis, das bei größerer Verbreitung und höheren Graden (SIMCHOWICZ, GRÜNTHAL) ebenso wie das Befallensein anderer lipophober Zelltypen wohl sicher im Bereich des Pathologischen liegt. *Pigmentablagerung* kann sogar in exzessiven Graden auch bereits

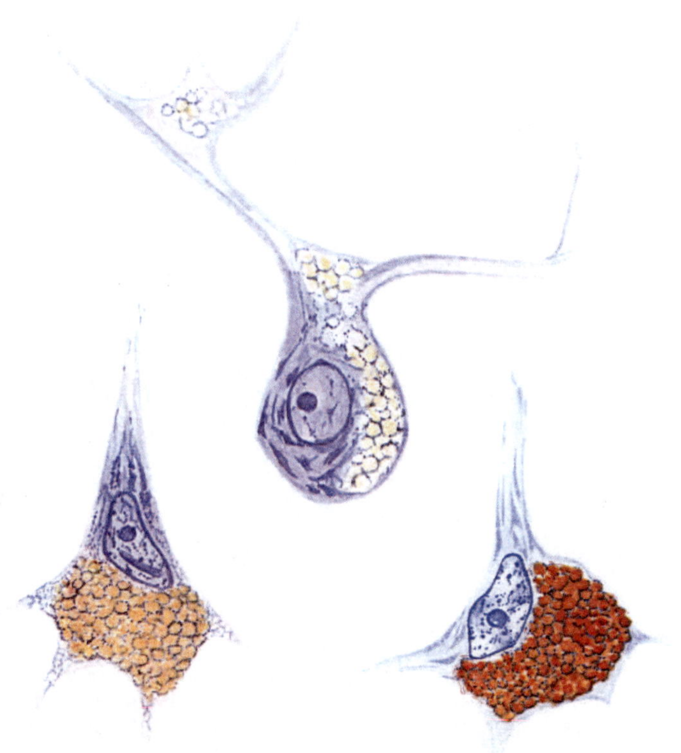

Abb. 28 a—c. Pathologische Grade der Pigmentatrophie; a und b in Rindenpyramidenzellen (3. Schicht) mit sackartigen Ausbauchungen. a im NISSL-Präparat (senile Demenz); b im Fettpräparat (ALZHEIMERsche Krankheit); c in einer PURKINJE-Zelle (senile Demenz). Vergr. 945mal.

bei Jugendlichen gefunden werden, und zwar kann sie sich hier im Gegensatz zur involutiven Pigmentablagerung in offenbar recht kurzer Zeit entwickeln. Besonders häufig sind die Olivenzellen, die übrigens auch im Senium gern exzessive Grade aufweisen, nach schweren Infektionen und Intoxikationen davon betroffen (Abb. 29). Auch bei chronisch degenerativen Prozessen außerhalb des Seniums ist eine abnorme Pigmentbeladung der Nervenzellen gelegentlich die augenfälligste Veränderung. Ein klarer morphologischer Unterschied gegenüber den Pigmentverhältnissen im Senium ergibt sich weder hier noch bei den schneller erfolgenden Pigmentablagerungen, es sei denn, daß dem Umstand einer mehr ins Bräunliche gehenden Farbe des senilen Pigmentes Bedeutung beizumessen wäre. So bleibt die Feststellung der pathologischen Natur solcher Befunde vorderhand von der Bestimmung eines Lebensalters abhängig, in dem solche Mengen außergewöhnlich sind. Freilich wird man sich bei den schnell erfolgenden Ablagerungen fettiger Stoffe, auch wenn sie pigmentöse Merkmale tragen, immer fragen, ob wir es trotz morphologischer Übereinstimmungen mit demselben Vorgang zu tun haben, welcher der senilen Pigmentbildung zugrunde liegt, oder ob sie nicht besser der „Zellverfettung" (s. unten) zuzurechnen sind. So scharf diese beiden Vorgänge auseinandergehalten werden sollten, so schwer ist es oft im Einzelfall, sich eine Vorstellung zu machen, was genetisch dahintersteht. Die Tatsache der Pigmentbildung allein genügt jedenfalls nicht, degenerative Prozesse

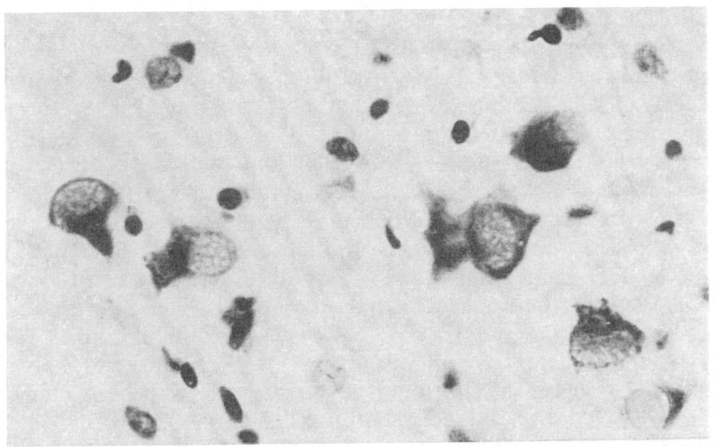

Abb. 29. Ballonförmige Auftreibung der Olivenzellen mit starker Reduktion des Zellplasmas und Kernverlagerung durch Einlagerung fettigen Pigmentes bei einem Jugendlichen (Dementia praecox. Sepsis).

ohne weiteres mit dem Vorgang des Alterns in Verbindung zu bringen. Bei den schnell erfolgenden Pigmentablagerungen, z. B. in den Olivenzellen, verbietet sich das ja von selbst. Es ist auch nicht klargelegt, inwieweit es sich gerade hierbei um einen wenigstens teilweise rückbildungsfähigen Vorgang handelt. Alzheimer (1910) meint in seiner großen Gliaarbeit ja, seine Vergiftungsversuche deuteten darauf hin, daß diese Stoffe wieder aus den Ganglienzellen verschwinden können.

Die Tatsache größerer Pigmentmengen oder des Auftretens fettiger Pigmente in lipophoben Nervenzellen gestattet auf den *Stand der nervösen oder vitalen Zellfunktionen*, auch wenn es sich um zweifellos pathologische Zustände handelt, sicher nur bedingte Rückschlüsse. Selbst eine sehr hochgradige Pigmentanhäufung mit starker Reduktion des Zellplasmas muß noch nicht ein Erlöschen der nervösen Funktion anzeigen (Abb. 27). Die bloße Anwesenheit des Pigmentes beeinflußt die Zellfunktion anscheinend nur wenig, die Aufstapelung größerer Mengen kann aber deutliche mechanische Rückwirkungen auf die Zelle und ihre Strukturen zeigen. Der Zellkörper wird durch die in geschlossenem Depot liegenden Pigmentmassen aufgebläht, es entstehen sackförmige Ausbauchungen an Leib und Dendriten, der Kern wird an die Peripherie oder an die Abgangsstelle eines Dendriten gedrückt, und das Zellplasma wird im Bereich der Pigmentablagerung in ein Wabenwerk umgewandelt, in dessen Hohlräumen die einzelnen Pigmentkörnchen liegen. Oft bleibt nur ein verschwindend kleiner Teil des Plasmas in unveränderter Form zusammen mit dem Kern an einer Stelle des Zelleibs zurück (Abb. 28 und 29). Daß dieses sekundäre mechanische Moment eine gewisse

Schädigung und bei sehr hohen Graden unter Umständen eine Existenzgefährdung der Zelle bewirken kann, ist nicht von der Hand zu weisen. Welche Störungen im Zellchemismus eine Steigerung der physiologisch offenbar nur geringfügigen Produktion von Stoffwechselschlacken (RIBBERT) zu so großen Quantitäten veranlaßt, ob eine Herabsetzung der Oxydationsvorgänge dabei das Wesentliche ist, woran gewisse Krankheitszustände zuweilen denken lassen, bei denen die „Pigmentatrophie" auftritt, ist kaum genügend geklärt. Daran ließe aber auch die in jüngster Zeit erfolgte Charakterisierung der stofflichen Hauptkomponente des Pigmentes als unlösliches, chemisch weitgehend inaktives Protein denken (vgl. S. 76). Eine Änderung der Dispersitätsverhältnisse im Zellplasma, an welche v. BRAUNMÜHL für die Phanerose dieser Stoffwechselprodukte denkt, kann kaum die Ansammlung so großer Mengen erklären. Besonders die Formen mit kurzzeitiger Entstehung lassen vielmehr an eine echte Mehrproduktion denken. Im strengen Sinne ist weder die Bezeichnung *Pigmentdegeneration* noch *Pigmentatrophie* richtig. Man könnte gegebenenfalls von einer sekundären Atrophie sprechen, wenn die Menge des Pigmentes, wie es den Anschein hat, die anderen Zellstrukturen aus Raumgründen zum Schwund bringen würde. Tatsächlich bekommt man einen *Zelluntergang*, der lediglich durch die Pigmentanhäufung hervorgerufen wäre, doch recht selten zu Gesicht. Neuronophagische Vorgänge sind, wie schon MARINESCO bei seinen Studien am senilen Gehirn aufgefallen ist, dabei jedenfalls extrem rar. Meist sind es andere interkurrente Prozesse, die den Untergang pigmentatrophischer Zellen herbeiführen. Da sich das Pigment auch hierbei als sehr resistent erweist, tritt es bei Zellzerfallsbildern oft recht augenfällig in Erscheinung, ganz besonders z. B. bei der ischämischen Zellveränderung, bei welcher das geronnene Zellplasma im NISSL-Präparat blaß oder farblos ist. Dadurch ist seine Anwesenheit häufig fälschlicherweise als zum Zerfallsvorgang gehörig eingeschätzt, der nekrotisierende Vorgang z. B. an den Zellen der unteren Olive sogar oft übersehen worden. Da sowohl die körnige Struktur des Pigmentes als auch das einschließende plasmatische Wabenwerk aber dabei verlorengehen, ist ein solcher Irrtum leicht zu vermeiden. So verbreitet und auffällig die Pigmentablagerung in den Nervenzellen ist und ein so großes theoretisches Interesse sie beansprucht, so scheint ihre Bedeutung für Bestand und Funktion der Nervenzellen doch im umgekehrten Verhältnis dazu zu stehen. Der Pigmenteinlagerung morphologisch nahe, genetisch aber sicher ziemlich fern steht die bereits wiederholt berührte

Verfettung der Nervenzellen (SPIELMEYER 1922). Der Pigmentatrophie hat SPIELMEYER die Verfettung der Ganglienzellen gegenübergestellt. Einer der morphologischen Hauptunterschiede bestehe darin, daß die Ablagerung der Körnchen oder Tropfen nicht in umschriebener Form unter Vergrößerung des Pigmentfleckes erfolge, sondern daß sie unregelmäßig über das ganze Plasma bis in die Dendriten hinein verstreut aufträten. Schließlich hängt es aber von der Menge ab, ob es hier nicht auch zu geschlossenen Depots kommt, so daß sich dieser morphologische Unterschied sehr verwischen kann, zumal der Pigmentfleck auch bei verwandten Zellgattungen nicht immer an der Zellbasis liegt, worauf kürzlich BALTHASAR bei den großen Pyramidenzellen der 5. Schicht der Area gigantopyramidalis hingewiesen hat. Entscheidend für die Feststellung einer Verfettung dürfte in solchen Fällen der Gehalt des Dendriten an Fetttröpfchen sein. Da nach SPIELMEYERs eigener Angabe auch die Fetttröpfchen öfters eine gelbe Eigenfarbe aufweisen, kann in der Verschiedenheit der Farbe kein Unterscheidungsmerkmal zwischen Verfettung und Pigmentablagerung liegen. Auch das Befallensein lipophober Zellen ist kein sicheres Kriterium für die Zuteilung, da Ablagerungen von Alterspigment ja auch hier vorkommen. SPIELMEYER hat die Trennungsschwierigkeiten nicht verkannt; er meint, daß es weniger auf die Unterscheidung bei jenen unklaren Bildern, als auf die Auseinanderhaltung der reinen Formen ankomme. Aber selbst dort, wo man die reinsten Formen der Verfettung erwarten sollte, nämlich bei akuten Vergiftungen, trifft man z. B. in den größeren Pyramidenzellen der Hirnrinde statt einer diffusen Verteilung von Fetttröpfchen im Zellplasma meist lokale Anhäufungen fettig-pigmentöser Stoffe an, die sich von dem, was man Pigmentatrophie nennt, morphologisch nicht wohl trennen lassen. Zu einer genetischen Differenzierung haben die Feststellungen ALZHEIMERs (1910) nicht viel beizutragen vermocht, der bei akuter Entstehung große fuchsinophile Granulationen als Vorstufen der fettigen Körner fand; ebenso wenig ähnliche Beobachtungen von MARINESCO (1930) bei amaurotischer Idiotie und von BERTRAND und HADZIGEORGIOU (1927), aus denen die Autoren auf eine Entstehung der lipoiden Einlagerung bzw. des Nervenzellpigmentes aus untergehenden Mitochondrien schließen. Immerhin ist es ein sehr eindrucksvolles und ganz im Sinne SPIELMEYERs deutbares Bild, wenn man bei akuten Vergiftungen z. B. die kleinen Zellen des Stratum granulosum der Fascia dentata bis in die Fortsätze mit Fetttröpfchen besetzt findet (Abb. 30).

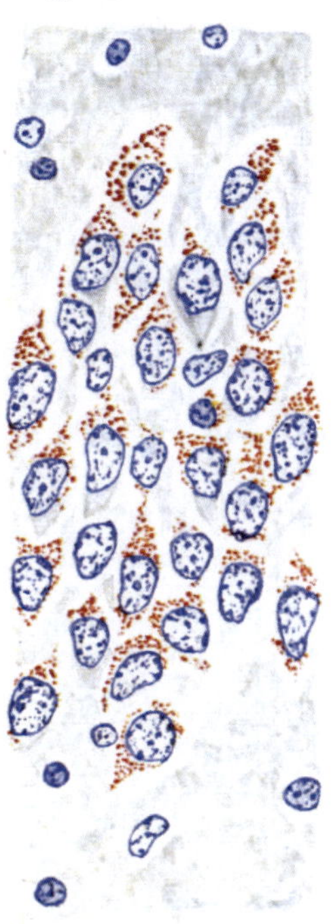

Abb. 30. F. A. 28/36. Verfettung der kleinen Zellen des Stratum granulosum der Fascia dentata bei Veronalvergiftung (Fettfärbung nach ROMEIS).

Es wird allgemein angenommen, daß die offenbar sehr schnell erfolgende Entstehung rein lipoider Stoffe bei akuten Vergiftungen und von Lipofuscinpigment ihrer Art nach zwei verschiedene Vorgänge sind, deren morphologische Merkmale sich allerdings bei weitem nicht immer mit genügender Schärfe erfassen lassen. Zu bedenken bleibt immer, daß Proteinsubstanzen die stoffliche Hauptkomponente des Lipofuscins darstellen (s. oben). Es mag sein, daß eine akute Verfettung eintreten kann, wenn in der Zelle bei entsprechendem Alter bereits eine beträchtliche Lipofuscinablagerung stattgefunden hat; vielleicht können beide Vorgänge auch in relativ kurzer Zeit nebeneinander herlaufen. Jedenfalls ist mit solchen Kombinationen zu rechnen. Wenn der Vorgang der Verfettung je tatsächlich zugleich mit einer wabigen Plasmaumwandlung erfolgt, wie SPIELMEYER es dargestellt hat, dann geschieht das sicher sehr selten. Denn selbst wenn man das Lipoid verfetteter Zellen extrahiert, sieht man günstigenfalls eine feinschaumige Protoplasmaauflockerung, aber so gut wie nie die grobwabige gleichmäßige Veränderung der diesen Namen tragenden Zellveränderung. Wir sind der Überzeugung, daß die wabige Umwandlung eine andere Form der Ganglienzellveränderung ist (s. oben), die allerdings auch einmal Nervenzellen befallen kann, die bereits größere Mengen von Fetttröpfchen oder fettigem Pigment enthalten.

Kombinationen von Fettablagerungen mit anderen pathologischen Vorgängen an den Nervenzellen sind häufig beschrieben worden. In der Dementia praecox-Literatur ist bei gleichzeitigen Schrumpfungsvorgängen von der sog. „Lipoidsklerose“ (JOSEPHY 1923) der Nervenzelle die Rede; auch Zerfallsvorgänge sind öfters erwähnt. Hier scheint es, daß im Gegensatz zu manchen anderen „Kombinationen“, die nichts anderes als fakultative oder zwangsläufige Weiterentwicklungen darstellen, tatsächlich das Hinzutreten des einen zum anderen Vorgang vorliegt. Es ist aber der Lipoidsklerose schwerlich anzusehen, welches die erste

Veränderung gewesen sein mag. Schrumpfungsvorgänge haben, wie oben dargestellt worden ist, in der Mehrzahl die Neigung, sich langsam zu entwickeln, weshalb man auch von chronischer Zellerkrankung gesprochen hat; die Krankheitszustände, bei denen man Verfettungen antrifft, weisen im allgemeinen auf eine schnelle Entstehung derselben hin.

Über das *Schicksal verfetteter Zellen* ist, wenn nicht andere Vorgänge zum Zellzerfall führen, wenig bekannt. Die besonders in den Anfangsstadien zu beobachtende Geringfügigkeit der Veränderungen an Kern- und Plasmastrukturen deutet in die Richtung einer Restitutionsfähigkeit, wie sie unter gleichen Verhältnissen auch bei den Parenchymzellen anderer Körperorgane vorhanden ist.

Die in Gewebekulturen an hochgradig verfetteten Zellen beobachtete volle Erhaltung der Fähigkeit zur mitotischen Teilung (E. MAYER) deutet darauf hin, daß Fettablagerungen das Zelleben nicht unbedingt eingreifender zu stören brauchen. An Leberzellen z. B. haben sich auch bei großtropfiger alimentärer Verfettung keine Veränderungen der Aktivität der verschiedenen Fermentapparate nachweisen lassen (LANG 1953). Für die Verfettung der Nervenzellen gelten ähnliche Überlegungen wie für die pathologischen Fettablagerungen in anderen Parenchymzellen. Nach Ursache und Ablauf der Veränderungen kann man hier eher als bei den Pigmentablagerungen den Gedanken einer vorgeschalteten Plasmaschädigung haben.

Eine Störung der intracellulären Verarbeitung wird in jüngster Zeit von allgemeinpathologischer Seite (ALTMANN 1955 u. a.) unter dem Eindruck neuerer biochemischer Feststellungen über den cellulären Fettstoffwechsel angenommen und näher präzisiert. Für Abbau und Abgabe von Neutralfett ist eine Umwandlung in Phosphatide notwendig, die viel Energie erfordert. Daher kann eine Hypoxie schon aus diesem Grunde zu Störungen des Fettstoffwechsels führen. Denn Versuche mit radioaktiven Phosphaten ergaben, daß unter solchen Umständen eine Phosphatidbildung aufgehoben ist (GOEBEL und Mitarbeiter 1950, 1951) und auch der oxydative Abbau der Fettsäuren verhindert wird, zumal die fermentativen Leistungen der Mitochondrien eine schwere Beeinträchtigung erfahren. So kann bei geeigneten Bedingungen, z. B. Phosphorvergiftung, Fett in den Nervenzellen wie in anderen Zellformen liegenbleiben, auch wenn Zufuhr und Aufnahme nicht verändert sind. Es kann eine intracelluläre Fettstauung entstehen, die mit zunehmender Stärke und Dauer zur Entstehung einer tropfigen Verfettung führt.

Lipoidose der Nervenzellen bei den sog. Speicherkrankheiten (amaurotische Idiotie, Morbus NIEMANN-PICK, Morbus GAUCHER). Die bei der amaurotischen Idiotie gleichzeitig von K. SCHAFFER und von SPIELMEYER beschriebene Ganglienzellveränderung ist wohl die einzige, die wenigstens einen gruppenkrankheitsspezifischen Wert besitzt. Ihre Beschreibung erfolgt in den entsprechenden Kapiteln, insbesondere wird sie bei der amaurotischen Idiotie ausführlich dargestellt, wo auch zusammen mit den Fragen über das Wesen dieser Krankheiten ihre Genese ausführlich erörtert wird. Hier sei nur bemerkt, daß gleichartig veränderte, mit lipoiden oder prälipoiden Stoffen angefüllte Nervenzellen vereinzelt auch einmal in bestimmten Kerngebieten von Gehirnen angetroffen werden, ohne auch nur entfernt etwas mit amaurotischer Idiotie zu tun zu haben. So hat STEEGMANN die Lipophilie der Nervenzellen des Corpus genic. lat. in einem Maße ausgeprägt gesehen, daß die Zellveränderung von der einer amaurotischen Idiotie nicht zu unterscheiden war. Wir selbst haben Entsprechendes einmal symmetrisch ausgebildet in zwei kleinen Infundibularkernen gefunden.

Ablagerungen eiweißartiger Stoffe. Hierher gehören in Ein- oder Mehrzahl im Ganglienzellplasma auftretende *tropfige* oder *schollige, kolloide* bzw. *amyloide Einschlüsse* und auch die *Schichtungskugeln*, die zuerst von LAFORA bei *Myoklonusepilepsie* beschrieben worden sind und bei dieser an sich seltenen Krankheit einen häufigen, wenn auch nicht regelmäßigen Befund darstellen. Ferner gibt es meist in Einzahl anzutreffende *kugelige Bildungen*, die eine ausgesprochene Neigung zur Imprägnation mit Silbersalzen haben, als häufiges Vorkommnis bei der PICK*schen Krankheit*. Sie sind bereits bei Besprechung der primären Reizung der Nervenzelle erwähnt, wobei auf die Beziehungen mindestens eines Teiles dieser Bildungen zu axonalen Läsionen hingewiesen worden ist. Auch die bei der Vacuolenbildung gestreifte *granulo-vacuoläre Degeneration* (s. bei den Alterskrankheiten) hätte hier ihren Platz. Weiterhin sind *proteinhaltige Einschlüsse* in Nerven- und Gliazellen bei verschiedenen *Virus-Krankheiten* wie der Poliomyelitis, Herpesencephalitis, Inklusionsbodyencephalitis beschrieben worden, wo sie sich sogar in den Kernen der betroffenen Zellen vorfinden. Soweit die genannten Zelleinschlüsse durch häufiges Auftreten eine Bedeutung für die Kennzeichnung gewisser Krankheitsbilder besitzen, wird bei deren Besprechung näher auf sie eingegangen werden.

Als *physiologisches Gegenstück* zu den pathologischen Ablagerungen fanden die im Sinne einer *Neurokrinie* gedeuteten Befunde an den Nervenzellen der Zwischenhirnkerne bereits auf S. 60 Erwähnung.

Bei den *pathologischen Einlagerungen* kolloider bzw. amyloider Substanzen außerhalb der Myoklonusepilepsie und der Viruserkrankungen des Nervensystems handelt es sich um rare Befunde, die meist nur an den Ganglienzellen einzelner Kerngebiete bei verschiedenen krankhaften Zuständen erhoben worden sind. Soviel ich sehe, gleichen die runden oder kugeligen Einschlüsse mancher Fälle denen bei *Myoklonusepilepsie* sowohl in ihren Struktureigentümlichkeiten als auch in ihrer Färbbarkeit. Letztere hatte BIELSCHOWSKY und WESTPHAL-SIOLI dazu veranlaßt, die Myoklonuseinschlüsse als intracelluläre Corpora amylacea aufzufassen. Dagegen wendet sich aber OSTERTAG auf Grund von mancherlei Unterschieden; er zieht deshalb die chemisch nichts bestimmende Bezeichnung „Myoklonuskörperchen" vor. Auch die Anwendung einer Reihe von *histochemischen Methoden* (ROIZIN und FERRARO 1942) konnte zunächst nichts Entscheidendes zu ihrer stofflichen Charakterisierung beitragen. Neuerdings haben AJURIAGUERRA, SIGWALD und PIOT (1954) die PAS-Methode zur Untersuchung von Myoklonuskörperchen angewandt und den positiven Ausfall der Reaktion auf die Anwesenheit von Mucoproteinen bezogen. HARRIMAN und MILLAR (1955) zogen neben der PAS-Methode noch andere histochemische Techniken heran. Die positive PAS-Reaktion wurde durch den Ausfall einer Reihe von Nebenproben näher präzisiert und saure Mucopolysaccharide als wesentlicher Bestandteil der Myoklonuskörperchen angenommen. Im Gegensatz zum Fall OSTERTAGs (1925), aber in Übereinstimmung mit einer größeren Zahl von Beobachtungen zeigten auch die Amyloidreaktionen einen deutlich positiven Ausfall. Eine schwach positive Reaktion trat noch beim Proteinnachweis mittels der Tetrazoniummethode auf. Daneben war noch deutliche Metachromasie vorhanden. Lipoidproben fielen durchwegs negativ aus. Nucleinsäuren waren ebenfalls nicht auffindbar. Unter dem Eindruck des Nachweises *saurer Mucopolysaccharide als stoffliche Hauptkomponente* nehmen die Untersucher eine Störung des intracellulären Kohlehydratstoffwechsels für die Entstehung der Myoklonuskörperchen in Anspruch. Ein Fall HARRIMANs und MILLARs bot neben den cerebralen intracellulären Einlagerungen auch solche in den Parenchymzellen des Herzens und der Leber. Gleiche Befunde an den nämlichen Organen konnte jüngst JACOB (1955) erheben. Es handelt sich um die zwei ersten bekanntgewordenen Fälle mit generalisierten Ablagerungen. Mit dem von HARRIMAN berichteten histochemischen Verhalten der cerebralen Myoklonuskörperchen stimmen die von JACOB (1955), SEITELBERGER (1955) und von uns an einem eigenen Fall getroffenen Feststellungen weitgehend überein.

Wie sich indessen zeigt, können gleichartige Einschlüsse bei ätiologisch ganz verschiedenen Krankheitszuständen vorkommen, in der Regel allerdings nicht in der universellen Ausbreitung wie bei der Myoklonusepilepsie (Status marmoratus, BIELSCHOWSKY; nicht näher definierter, anscheinend degenerativer Prozeß, SPIELMEYER 1913; akute epidemische Encephalitis, WEIMANN). In eigener Beobachtung haben wir in sehr heterogenem Material hin und wieder einmal eine Ganglienzelle mit einem oder mehreren solchen Einschlußkörperchen gefunden. Verschieden von diesen Bildungen scheinen die von BIONDI (1932) bei jugendlichem, nicht encephalitischem Parkinsonismus in zahlreichen Vorderhornzellen beobachteten kolloiden Einschlüsse (Abb. 31). Sie unterscheiden sich durch ihre unregelmäßige schollige Form und ihr histochemisches Verhalten, das nach BIONDI den kolloiden Einschlüssen der Plasmazellen auffallend ähnlich ist. Mit den von CIARLA in den unteren Oliven älterer Leute gefundenen kolloiden Einschlüssen stimmen sie in ihrer Eosinfärbbarkeit (Methode ALZHEIMER-MANN) überein. Sowohl bei den Myoklonuskörpern als auch bei den letztgenannten Einschlüssen brauchen die Zellstrukturen wenigstens anfänglich keine nennenswerten Veränderungen aufzuweisen, wenn die Zellen mit dem Wachsen der Einschlüsse auch allmählich zugrunde gehen. Hinsichtlich ihrer Genese spricht OSTERTAG bei den Myoklonuskörperchen von der Ausfällung einer albuminoiden Grundsubstanz, die durch Inkrustationen von dem noch funktionierenden Ganglienzellplasma her ihr charakteristisches Aussehen und die verschiedenen färberischen und histochemischen Reaktionen erhält; bestimmter bezeichnet BIONDI seine kolloiden Körper als in den Ganglienzellen selbst entstandene Degenerationsprodukte.

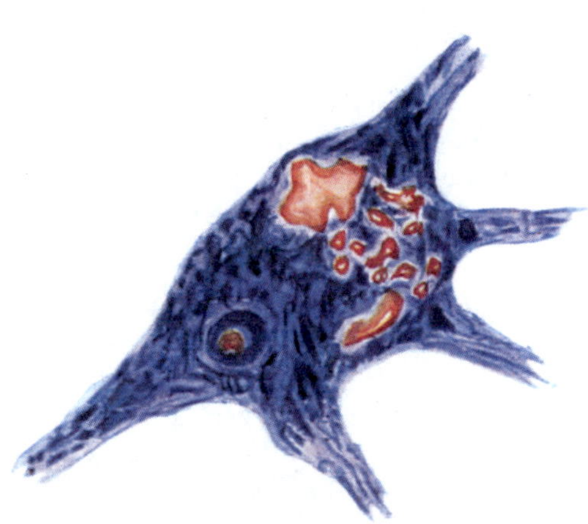

Abb. 31. Pathologische Kolloideinschlüsse in Vorderhornzellen des Rückenmarks. Färbung nach ALZHEIMER-MANN. (Aus BIONDI: Z. Neur. **140**.)

Daß solche kolloiden Einschlüsse auch im anscheinend normalen Zentralnervensystem anzutreffen sind, zeigen neben den Untersuchungen CIARLAS die Befunde von G. PETERS (1935), der solche in tropfiger Form bei Serienuntersuchungen öfter in Zellen des Hypoglossuskerns sah. Der einzige Unterschied dieser tropfigen und von den genannten pathologischen Kolloideinschlüssen auch färberisch und histochemisch verschiedenen Bildungen gegenüber den oben erwähnten Befunden SCHARRERS und GAUPPS in den vegetativen Kernen besteht darin, daß für eine Ausstoßung im Sinne einer Sekretion keine Anhaltspunkte gefunden werden konnten. Da diese kolloidführenden Hypoglossuszellen keinerlei Strukturabweichungen darbieten, denkt PETERS an vorübergehende Abweichungen der Stoffwechselvorgänge in den Zellen.

Glykogenablagerungen. Das Nervensystem verfügt im Gegensatz zu anderen Organen über keine nennenswerten Kohlehydratreserven. Der Glykogengehalt der Hirnrinde beträgt nur etwa 80—100 mg-% (KERR und GHANTUS 1936, 1937). Demgemäß kommt das Polysaccharid unter physiologischen und pathologischen Verhältnissen als Atmungssubstrat nur bedingt in Frage. Nach TAKAHASHI (1924) unterliegt der Glykogengehalt des Gehirns unter physiologischen Bedingungen kaum Schwankungen. Seine Abbaugeschwindigkeit ist im Gehirn auch bei schweren Mangelzuständen, z. B. bei kompletter Ischämie, so langsam, daß damit nur ein kleiner Bruchteil des aktuellen Energiebedarfes gedeckt werden kann (Kerr und Antaki 1937, Klein und Olson 1947, Opitz und Schneider 1950). Bei Krämpfen kann der Glykogengehalt unverändert bleiben oder nimmt erst bei längerer Dauer ab (Klein und Olson 1947). Opitz (1953) ist geneigt, den geringen Glykogenbestand des Gehirnes eher zu den Struktursubstanzen als zu den Vorratsstoffen des Energiehaushaltes zu rechnen.

Für alle *Nachweise* besonders *von kleinsten Glykogenmengen* ist zu berücksichtigen, daß nach Kerr das Gehirnglykogen in der Regel schnellen und beträchtlichen postmortalen Veränderungen unterworfen ist, die wirksam nur durch unverzügliche Gefrier-Trocknung zu vermeiden sind. Die Spezifität der bisherigen chemischen Bestimmungen wird neuerdings in Zweifel gezogen (Brante). Die körnigen und scholligen Ablagerungen, die nach Alkoholfixation vielfach beobachtet wurden, sind nach den Ergebnissen des Gefriertrocknungsverfahrens Kunstprodukte, die aus einer ursprünglich wolkighomogenen Form entstanden sind, wie schon Ehrlich (1883) annahm. Glykogen, das im Gehirn des Erwachsenen in einer Gesamtmenge von höchstens 0,5 g (zit. nach Höpker) enthalten ist, ist mit der Bestschen Methode praktisch nur in den Plexusepithelien, den Ependymzellen und der Neurohypophyse nachweisbar (zit. nach Peters 1951). Beim Neugeborenen ist der Glykogengehalt beträchtlich höher als im späteren Lebensaltern (Brante 1955). Nach Klestadt kommt es in den Gliazellen des fetalen menschlichen Gehirns und nach Marinesco (1928) auch in den Ganglienzellen des Mittelhirns und der Medulla oblongata und spinalis neugeborener Tiere regelmäßig vor. Neuerdings wurde die PAS-Reaktion vielfach auch zur Darstellung des Glykogens herangezogen. Jedoch scheint sie, wie Gedigk (1952) hervorhebt, wegen ihrer geringen Spezifität der Bestschen Färbung zum mindesten nicht überlegen zu sein. Eine Kontrollbehandlung mit Ptyalin oder Diastase wird für unbedingt erforderlich gehalten. So berichteten Shimizu und Kumamoto (1952), daß mit einer Abwandlung der PAS-Methode (Bleitetraacetat-Schiff-Reaktion) Glykogen im normalen Hirngewebe kleiner Säuger regelmäßig darstellbar sei. Ähnliche Befunde erhob neuerdings Friede mit PAS-Reaktion und Diastasekontrolle. Er fand feingranuläre, diastaseempfindliche Substanzen im Bereich der Membrana perivascularis gliae und verstreut in der Grundsubstanz. Sie sollen in Beziehung zur astrocytären Glia stehen und sich in den obersten Rindenschichten besonders reichlich finden. Diese, als Glykogen angesprochenen Stoffe fanden weder Friede noch Shimizu und Mitarbeiter jemals in corticalen Ganglienzellen. Die älteren Befunde von Toryu (1937) und Schabadasch (1939) über das Vorkommen von Glykogen in der Nissl-Substanz sind durch neuere Nachuntersuchungen (Dieckmann 1954) ebensowenig bestätigt worden, wie die Angaben Helmkes (s. unten) durch die Ergebnisse Shimizus. Nach Untersuchungen Schubels (1955) ist Glykogen auch in den Nervenzellen von Amphibien in nur sehr unregelmäßiger Verteilung nachweisbar. Erwähnt sei noch, daß Shimizu und Kumamoto eine Parallelität des Vorkommens von alkalischer Phosphatase und Glykogen im Zentralnervensystem festgestellt zu haben glauben. Der Nachweis des Glykogens im zentralnervösen Gewebe unter pathologischen Bedingungen ist besonders *beim Diabetes* versucht worden. Best, Neubert u. a. fanden es dabei in reichlichen Mengen tropfenförmig besonders in Gefäßnähe über das ganze Hirngewebe zerstreut, oft auch in Gliazellen eingeschlossen, seltener dagegen in Ganglienzellen. Die erste Untersuchung größeren Stils bei Krankheitsvorgängen verschiedener Art ist von Casamajor in Alzheimers Laboratorium ausgeführt worden. Er konnte Glykogenvorkommen in der Hälfte seiner Fälle feststellen. Am häufigsten fand es sich bei infektiösen Krankheiten, während das Gehirn bei toxischen Zuständen viel öfter glykogenfrei betroffen wurde. Nei den nervösen Degenerationsprozessen, insbesondere den endogenen Geisteskrankheiten, scheint das Glykogenvorkommen überhaupt keine Rolle zu spielen. Seine Fundorte sind in der Regel die grauen Substanzen und darin nur relativ selten die Nervenzellen, in denen es in diffus gelöster oder in Tropfenform auftreten kann, letzteres besonders gern in der Zellperipherie und in den Zellfortsätzen. Schwerere Veränderungen brauchen die Nervenzellen dabei nicht zu zeigen. MARINESCO hat diese Befunde im wesentlichen bestätigt. Dieser Autor sah Glykogen übrigens auch bei amaurotischer Idiotie in den Pyramidenzellen. Ob das von HELMKE nachgewiesene Vorkommen von Glykogen in manchen Ganglienzellen der Rindenknoten bei tuberöser Sklerose die Regel ist, bleibt noch abzuwarten. Immerhin mag es dabei von Interesse sein, daß es bei dieser Krankheit auch in den Rhabdomyomen des Herzens in großen Mengen gefunden wird.

Das Auftreten von Glykogen im Zentralnervensystem bei der von v. GIERKE (1929) beschriebenen *Glykogenspeicherkrankheit* ist im wesentlichen durch seine Inkonstanz bemerkenswert. Eine allgemeine Speicherung in Nerven- und Gliazellen, wie man sie von den Lipoidosen her kennt, kommt dabei kaum vor. Während KIMMELSTIEL das Gehirn geradezu mit Glykogen überschwemmt gefunden hat, fehlt es in anderen Fällen vollständig. Man kann sich bei den Abbildungen, die dieser und andere Autoren von positiven Glykogenbefunden geben, des Eindrucks nicht erwehren, daß die Warnung SIEGMUNDs vor sekundären Ausfällungen bei der Alkoholfixierung ihre Berechtigung hat; er hält jedenfalls die mit der BESTschen Carminfärbung darstellbare diffuse Gewebsbestäubung der Marksubstanz und die perivasculären Anhäufungen nicht für ein Äquivalent vitaler Verhältnisse. Immerhin erkennt auch er die KIMMELSTIELschen Befunde in Glia- und Ganglienzellen an, die hinsichtlich letzterer die lokalisatorische Besonderheit haben, daß die Rindenzellen nahezu frei von Glykogen geblieben sind, während es — ähnlich wie bei den oben genannten neugeborenen Tieren MARINESCOs — die pathologischen und normalen Ganglienzellen in den Stammganglien und im Mittelhirngebiet reichlich in diffuser und in Tropfenform enthalten und zwar in auffälligem Parallelismus zu dem Gehalt an NISSLscher Substanz. HERTZ und JECKELN fanden Glykogen nur in einzelnen Nervenzellen, HAMPERL sah es fast ausschließlich in den Vorderhornzellen des Rückenmarks.

Für die Pathologie bestimmter Krankheiten des Nervensystems hat das Glykogenvorkommen im zentralnervösen Gewebe bislang noch keine Bedeutung gewonnen. Zu erwähnen wäre lediglich, daß STADLER bei der WESTPHAL-STRÜMPELLschen Pseudosklerose die nackten Gliakerne ALZHEIMERs mit den Glykogen speichernden Zellkernen der cirrhotischen Lebern verglichen hat und für beider morphologische Gleichartigkeit gleiche genetische Faktoren mutmaßt, wenn ihm der Glykogennachweis in den atypischen Gliazellen auch nicht gelungen ist. Vielleicht weist aber die reichliche Menge von Glykogen, die BIONDI in den erkrankten Stammganglien eines hierhergehörigen Krankheitsfalles gefunden hat (persönliche Mitteilung) in diese Richtung. Neuerdings hat INOSE (1952) bei Fällen von hepatolenticulärer Degeneration das Polysaccharid in den pathologischen Gliaelementen nachgewiesen.

Ebensowenig wie das Glykogenvorkommen spielt die *Ablagerung mineralischer Stoffe* in den Ganglienzellen bei den Degenerationsprozessen eine irgendwie kennzeichnende Rolle. Sie beschränkt sich im wesentlichen auf die Inkrustation abgestorbener Nervenzellen mit Kalksalzen und schließt sich mit Vorliebe an die Ganglienzellnekrosen, besonders an die sog. ischämische Ganglienzellveränderung (SPIELMEYER) an (s. dort).

Akute Zerfallsvorgänge, Nervenzellnekrosen. Das innerhalb einer kurzen Frist von Minuten oder Stunden erfolgende Absterben von Nervenzellen und die sich daran anschließenden, schnell ablaufenden Zerfalls- bzw. Gerinnungsvorgänge haben im Rahmen der hier behandelten Degenerationsprozesse, die ganz allgemein durch einen langsamen Krankheitsverlauf gekennzeichnet sind, nur die Bedeutung zufälliger Vorkommnisse. Gewiß kann auch eine im Laufe langsamer Degeneration fortschreitend veränderte Zelle schließlich zerfallen. Das Wesentliche an dem Ganglienzellprozeß ist da aber nicht das Zerfallsstadium der Zelle, das die Wesenszüge des chronischen Prozesses höchstens verwischt und auslöscht. Das Gebiet des plötzlichen Absterbens vorher gesunder Nervenzellen sind die vollständigen und unvollständigen Gewebsnekrosen infolge von Behinderungen im Blutkreislauf und die Zertrümmerungen des Hirngewebes. Ganglienzellnekrosen sind hier in bestimmten, mehr oder weniger charakteristischen Formen nahezu regelmäßig anzutreffen; einige dieser Formen erlauben sogar gewisse pathogenetische Rückschlüsse. Man unterscheidet im Anschluß an die Untersuchungen SPIELMEYERs bei den Ganglienzellnekrosen am besten 2 Kategorien:

1. Zerfalls- bzw. Verflüssigungsvorgänge, deren Hauptvertreterin die ablaufsmäßig einigermaßen gut gekennzeichnete „schwere Zellerkrankung" NISSLs ist.

2. Gerinnungsvorgänge, deren spezielle Typen von SPIELMEYER ischämische und homogenisierende Zellerkrankung genannt worden sind.

Diese Zellveränderungen sind, wie gesagt, genetisch so vielfach mit den Kreislaufstörungen verknüpft, daß sie zweckmäßig auch dort besprochen werden [s. in diesem Teilband: Die nicht zur Erweichung führenden unvollständigen Gewebsnekrosen (Elektive Parenchymnekrose)].

d) Regenerative Bildungen an den Nervenzellen.

Außer Betracht bleiben hier Blastomzellen und die Nervenzelltypen bei Krankheiten mit blastomatösem Einschlag, wie sie von BIELSCHOWSKY und GALLUS (1913) bei der tuberösen Sklerose beschrieben worden sind; desgleichen die offenbar dysgenetischen Zellhypertrophien, die z. B. OSTERTAG (1925) bei dysrhaphischen Störungen und SCHOB (1930) bei einem frühzeitigen porencephalischen Defekt gesehen haben. Seit den Untersuchungen AGDUHRs kann angenommen werden, daß eine Vermehrung von Nervenzellen während des Hirnwachstums auch im postembryonalen Leben unter *physiologischen* Verhältnissen in beschränktem Ausmaße noch statthat. Als regenerativer Vorgang unter *pathologischen* Verhältnissen läßt sich die oben beschriebene primäre Reizung nach Axondurchtrennung auffassen, wenn es SPATZ auch für zweckmäßig hält, in ihr nicht mehr als einen Erholungsvorgang zu sehen. Zweifellos kommen aber bei Mensch und höherem Säugetier echte regenerative Bildungen an den Nervenzellen vor, wenn sie im allgemeinen auch über Ansätze nicht weit hinausgehen und hinsichtlich eines Nutzens für die nervöse Funktion von zweifelhaftem Wert sind. Es handelt sich einmal um Kernvermehrung, zum anderen um Neubildungen an den Dendriten[1]. Eine pathologische *Kernvermehrung der Nervenzellen* hat ihre physiologische Parallele in der von SCHARRER und GAUPP beschriebenen Mehrkernigkeit der sezernierenden Nervenzellen der Zwischenhirnkerne. Ist die Entstehung eines guten Teiles der sonst im Zentralnervensystem anzutreffenden doppelkernigen Ganglienzellen, beispielsweise der doppelkernigen PURKINJE-Zellen bei der juvenilen Paralyse, wahrscheinlich in eine Phase der Entwicklung zu verlegen, in der die Zellen noch keine volle Reife erlangt haben, so hat sich doch in neuerer Zeit wieder PFEIFFER nach eingehenden Untersuchungen bei vielen Krankheitszuständen mit guten Gründen dafür ausgesprochen, daß eine postembryonale Kernvermehrung infolge von Reizen,

[1] Auf axonale Sprossungsvorgänge wird bei den regenerativen Erscheinungen der zentralen Nervenfaser einzugehen sein.

welche die nervöse Substanz treffen, sehr wahrscheinlich sei. Von Bedeutung für diese Frage scheinen mir die Untersuchungen von GAUPP jr. (1933), der mehrfach doppelkernige Nervenzellen gehäuft in der Umgebung traumatischer Hirnnarben gefunden hat. Diese Befunde lassen nur die Deutung zu, daß die Kernvermehrung an ausgereiften Ganglienzellen entstanden ist. Sie können nur als ein regeneratives Phänomen, als ein frustraner Versuch zur Zellteilung, wie GAUPP meint, gewertet werden.

BENNINGHOFF (1951) nimmt auf Grund seiner Feststellungen an, daß auch *Nervenzellen hypertrophieren* können. Er fand an den Ganglienzellen des Plexus myentericus der Ratte unter experimentellen, zur funktionellen Hypertrophie

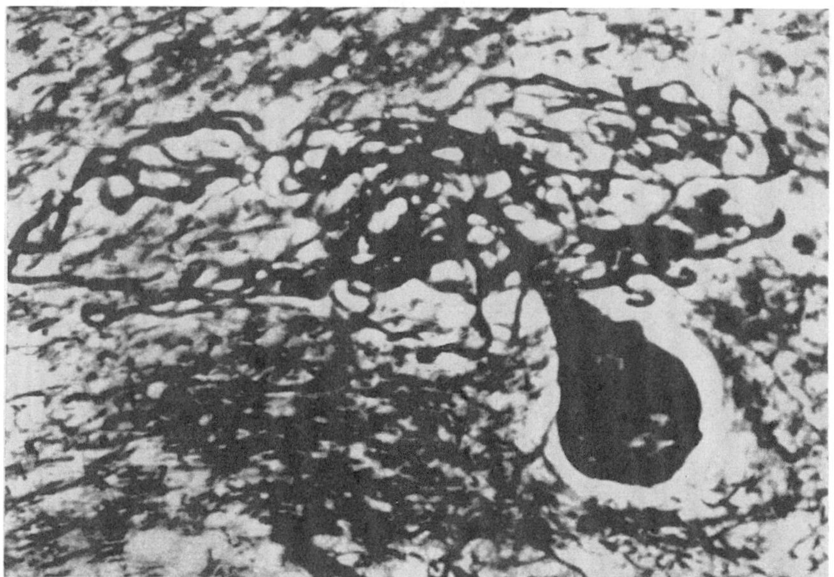

Abb. 32. Hypertrophische Bildungen an den Dendriten der Olivenzellen. (Aus BIONDI: Arch. of Neur. **102**.)

der Darmmuskulatur führenden Bedingungen eine als echte Hypertrophie gedeutete Volumenverdoppelung der Kerne. Bei muskulärer Hypertrophie der gegenseitigen Extremität nach einseitiger Amputation fanden sich bei Mäusen an den zugehörigen motorischen Vorderhornzellen des Rückenmarkes ebenfalls deutlich meßbare Steigerungen der durchschnittlichen Kerngrößen.

Dendritenneubildungen, deren regenerativer Charakter allerdings nicht unbestritten geblieben ist, sind von CAJAL (1914) an den PURKINJE-Zellen nach traumatischen Kleinhirnschädigungen bei Tieren beschrieben worden. Auf eine besonders eindrucksvolle Neubildung von Dendriten an den Pyramidenzellen des Ammonshornes im senilen Hundegehirn hat LAFORA (1915) aufmerksam gemacht; er vergleicht sie mit den Axonsprossungen um senile Plaques. Beim Menschen haben LHERMITTE und TRELLES, ferner BIONDI (1934) echte Dendritenneubildungen an den Olivenzellen bei sog. Pseudohypertrophie der unteren Olive gesehen (Abb. 32). BIONDI hebt zwar eine gewisse Ähnlichkeit des Gesamtzustandes dieser Zellen mit der primären Reizung hervor, lehnt jedoch eine axonale Läsion als Ursache der Dendritenneubildung ab. Die genannten Autoren machen vielmehr unter Berufung auf die Ähnlichkeit mit den Dendritenneubildungen an transplantierten Spinalganglien lokal wirkende Ernährungsstörungen dafür verantwortlich, auf welche die Nervenzelle zur Sicherung besonderer Ernährungsverhältnisse mit kompensatorischen, progressiven Erscheinungen antworte (BIONDI). Hierher gehören auch mannigfache Veränderungen an den Dendriten der PURKINJE-Zellen, wie eine von ARCAUTE im paralytischen Kleinhirn beobachtete Anschwellung der Hauptäste mit Neubildung geschlängelter und teilweise rückläufiger Seitenäste; ferner die asteriformen Dendritenanhänge CAJALs, welche atrophischen Hauptästen als stachelkaktusähnliche Endbildungen aufsitzen. Ihr häufiges Zusammenvorkommen mit Auftreibungen der PURKINJE-Axone legt es nahe, in ihnen eine kompensatorische Reaktion der Zelle auf Axonschädigung zu sehen. Eine besondere Beziehung zu bestimmten Krankheiten besitzen diese regenerativen Vorgänge an den PURKINJE-Zellen nicht. Sie sind unter anderem zwar auch bei Degenerationsprozessen, so von ESTABLE bei FRIEDREICHscher Krankheit beobachtet worden, kommen aber bei Kleinhirnschädigungen der verschiedensten Genese vor. Wir sahen sie unter anderem in großer Zahl in druckatrophischen, sklerotischen Kleinhirnbezirken auftreten (Abb. 33). Es spricht wenig für die vereinzelt dastehende Auffassung der SCHAFFERschen Schule (v. SANTHA 1930), daß diese Bildungen primäre Dysgenesien, sog. mikroteratologische Bildungen seien.

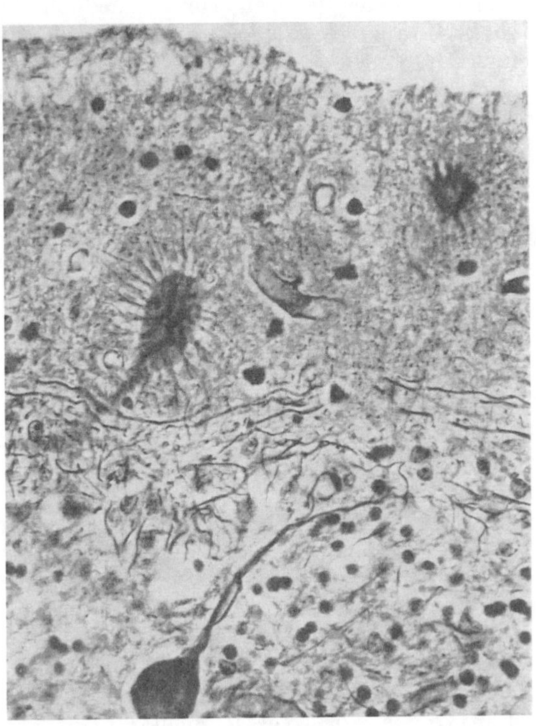

Abb. 33. F. A. 253/34. Silberimprägnation nach BIELSCHOWSKY. Stachelkaktusartige regenerative Bildungen an PURKINJE-Dendriten; kugelförmige Endanschwellung eines PURKINJE-Axons in der verödeten Körnerschicht (Druckatrophie des Kleinhirns).

C. Nervenfasern.

Die pathologische Morphologie der *zentralen* Nervenfasern ist wesentlich eintöniger als die der Nervenzellen. Infolge zahlreicher Übereinstimmungen mit den Vorgängen am peripheren Nerven können wir uns dabei in vieler Hinsicht auf die dort geschilderten Verhältnisse berufen und uns hier im wesentlichen auf Besonderheiten an den zentralen Fasern beschränken, wobei sich eine scharfe Gebietstrennung freilich nicht durchführen läßt.

a) Zur normalen Morphologie und Histochemie der zentralen Nervenfaser.

Von normal anatomischen Tatbeständen ist zunächst zu berücksichtigen, daß in den grauen Teilen des Zentralnervensystems eine beträchtliche Zahl der Fasern offenbar keine Myelinhülle besitzt. GÖTHLIN hält allerdings ebenso wie BARGMANN (1948) sowie SCHMITT und BEAR (1939) auf Grund polarisationsoptischer Untersuchungen die *Existenz völlig markloser Fasern* für zweifelhaft, da alle Nervenfasern, wenn auch in geringen Mengen, doppelbrechende Lipoide enthalten. Dagegen sprach sich neuerdings BEJDL (1952) auf Grund von mit FEYRTERs Einschlußfärbung, Polarisations- und Fluorescenzmikroskopie erhobenen Befunden für das Vorkommen nicht nur markarmer, sondern völlig markfreier Fasern aus. An diesen „nackt" erscheinenden Fasern sind begreiflicherweise die pathologischen Erscheinungen wesentlich unkomplizierter als an den ummarkten. Das Kaliber der Nervenfasern ist auch im Zentralnervensystem je nach der Örtlichkeit sehr unterschiedlich. Die dicksten Wirbeltierfasern überschreiten, abgesehen von der MAUTHNERschen Faser bestimmter Fische, kaum einen Durchmesser von 30 μ. Aus sehr feinen Markfasern setzt sich z. B. das supraradiäre Flechtwerk der Hirnrinde zusammen, sehr grobe enthalten das Pallidum und die langen Rückenmarksbahnen. Zwischen Achsenzylinderdurchmesser und Markscheidendicke ließen sich gesetzmäßige Korrelationen erkennen (SCHMITT und BEAR 1937, TAYLOR 1940, 1941, 1942, WERNDLE und TAYLOR 1943, SANDERS und WITTERIDGE 1946, SANDERS 1948). Erinnert sei noch daran, daß die Neurophysiologie eine direkte Beziehung zwischen Faserdicke und Leitungsgeschwindigkeit feststellen konnte (GASSER und GRUNDFEST 1939).

Hinsichtlich der myeloarchitektonischen Verhältnisse der grauen Substanzen, insbesondere der Hirnrinde und der basalen Ganglien sei auf die grundlegenden Arbeiten von C. und O. VOGT verwiesen. Eine strukturelle Differenz der zentralen Markfasern gegenüber den peripheren kommt im fixierten Zustand darin zum Ausdruck, daß in ersteren die charakteristischen Trichter- und Fischflossenstrukturen der Markscheide bei der Fixierung nicht aufzutreten pflegen. Die lang umstrittene Existenz RANVIER*scher Schnürringe an zentralen Markfasern* kann nach den Feststellungen von CAJAL und HELD und nach neueren Beobachtungen von ALLISON und FEINDEL (1949), HESS und YOUNG (1949), BODIAN (1951) als gesichert gelten. Ihr Abstand ist nach PLENK in zentralnervösen Gebieten ziemlich weit (bis zu 1 mm). Die Schnürringe sind nach neueren Untersuchungen keine akzidentellen morphologischen Merkmale, sondern haben eine bestimmte physiologische Bedeutung, indem sie im Verlauf der Markfasern die allein erregbaren Membranabschnitte darstellen. Die Nervenerregung springt von einem RANVIERschen Schnürring zum anderen über, während der internodale Abschnitt nur als passiver Kernleiter dient. Diese saltatorische Erregungsleitung (TASAKI 1939, v. MURALT 1946, HUXLEY und STÄMPFLI 1949) ermöglicht eine Erhöhung der Leitungsgeschwindigkeit bei gleichzeitiger Energieeinsparung. Die Existenz einer senkrecht zum Axon verlaufenden Quermembran im Schnürring, die BETHE als erster annahm, ist immer noch umstritten. Nachdem sich STÖHR jr. entschieden gegen ihr Vorhandensein ausgesprochen hatte, wies sie neuerding v. MURALT an der lebenden Nervenfaser im polarisierten Lichte nach. SIEGMUND und SCHÜMMELFEDER bestätigten an vital gefärbten Nervenfasern die Befunde v. MURALTs. LÜTHY hinwiederum hat jüngst diese Quermembran als optisches Kunstprodukt gedeutet. Auch an den zentralen Markfasern sind die funktionell bedeutungsvollen Schnürringe nachgewiesen worden (FEINDEL, ALLISON und WEDDEL 1948, ALLISON und FEINDEL 1949, HUXLEY und STÄMPFLI 1949, YOUNG und HESS 1949, HESS und YOUNG 1952), die RANVIER und KOELLIKER einst vermißten. Das von BOYCOTT (1904) und TAKAHASHI (1908) gefundene Gesetz, daß die Länge der Internodien während des Wachstums im gleichen Maße zunimmt wie die Länge der ganzen Faserbahn, scheint nach YOUNG und HESS (1949) auch für die zentralen Markfasern zuzutreffen. Sie *stimmen also*, wie STÄMPFLI (1952) betont, *in allen wesentlichen Baumerkmalen mit der peripheren markhaltigen Faser überein.* Man unterscheidet deshalb besser segmentierte, markreiche und unsegmentierte, dünne, markarme Fasern (STOECKENIUS und ZEIGER 1955). Verschieden verhalten sich lediglich die Hüllen (PLENK 1934), denn die zentrale Faser besitzt *keine bindegewebige Endoneuralscheide*. An ihrer Stelle wird sie durch die Fortsätze von Gliazellen direkt umsponnen, wovon man sich leicht an einem Querschnitt durch das Rückenmark überzeugen kann.

Man nahm lange Zeit an, daß den zentralen Nervenfasern echte SCHWANN*sche Zellen* fehlten und daß letztere im Zentralnervensystem von Gliazellen, insbesondere von Oligodendrogliazellen vertreten würden. Seit WLASSAKs grundlegenden Untersuchungen (1898) war allgemein anerkannt, daß das zentrale Nervenmark ein Produkt der Glia sei; darauf hatten bereits PALADINOs Untersuchungen (1892) hingewiesen, der den Markmantel von zahlreichen, feinen plasmatischen Strukturen durchzogen fand, die später von A. JAKOB (1913) in seiner Studie über sekundäre Degeneration erneut beobachtet und sehr eindrucksvoll abgebildet sind. Wir begegnen darin grunsdätzlich denselben Verhältnissen, wie zwischen den plasmatischen Strukturen der SCHWANNschen Zelle und dem Myelin an der peripheren Nervenfaser. Auch HORTEGA (1928) sprach sich, vor allem unter dem Eindruck des massenhaften Auftretens granulierter Oligodendrogliazellen im Verlauf der Myelogenese, für eine Teilnahme der Oligodendroglia an der Markscheidenbildung aus. Myelinisations- und Gliastudien, die ALPERS und HAYMAKER (1932) an menschlichen fetalen Gehirnen vornahmen, wiesen ebenfalls in diese Richtung. Neuerdings ist nun von PLENK (1934) durch Untersuchungen an Zupf- und Schnittpräparaten wahrscheinlich gemacht worden, daß auch die zentrale Nervenfaser echte SCHWANNsche Zellen besitzt, die keiner der drei bekannten Gliazellformen angehören und sich durch einen besonders umfangreichen perinucleären Cytoplasmakomplex sowie einen großen bläschenförmigen Kern mit Nucleolus auszeichnen. Die zentralen Nervenfasern unterscheiden sich von den peripheren grundsätzlich demnach nur dadurch, daß ihnen die vielfach als SCHWANNsche Scheide aufgefaßte, von PLENK aber als innerste Schicht des Endoneuriums beschriebene, von Gitterfasern durchsetzte Bindegewebsmembran (PLENK-LAIDLAWsche Scheide) fehlt. Statt dessen sind sie von faserigen Ausläufern von Gliazellen umgeben. Nach dieser Auffassung sind die SCHWANNschen Zellen nicht auf den Kern mit seinem Protoplasmakomplex beschränkt, sondern bilden mit ihren durch das Myelin verdeckten Ausbreitungen eine durch zwei Schnürringe begrenzte, röhrenförmige Hülle, in der das Myelin entsteht. Mit um so mehr Recht ließe sich dann die Betrachtungsweise von v. MÖLLENDORFF auf die zentrale Nervenfaser anwenden, der im Gegensatz zu der früheren Trennung von Neurilemm und Markscheide nur noch von einem markhaltigen bzw. marklosen Neurilemm spricht, je nachdem, ob die SCHWANNschen Zellen in ihrem Cytoplasma Myelin gebildet haben oder nicht.

Durch zahlreiche Beobachtungen bei der Entwicklung und Regeneration von Markfasern erscheint die Annahme begründet, daß die *Markbildung mit unter dem Einfluß des Achsenzylinders vor sich geht*. Die SCHWANNsche Zelle vermag offenbar den Markmantel in der Regel nicht allein zu bilden. Der trophische, zur Existenzerhaltung der Markfaser notwendige Einfluß der Nervenzelle manifestiert sich nach den Untersuchungen von P. WEISS in Form eines *dauernden, in der Kolloidalstruktur des Axons zentrifugal verlaufenden Substanzstromes* (vgl. S. 152). Nach Trennung von der Nervenzelle geht der periphere Faserabschnitt zugrunde, obwohl SCHWANNsche Zellen und ernährende Gefäße vorhanden sind. Auch die Beobachtungen von WEISS und TAYLOR (1944) und WEISS und HISCOE (1948), daß ein durch proximale Schädigung im Dickenwachstum zurückgebliebenes Axon geringer myelinisiert wird, sowie ähnliche Feststellungen von HILLARP und OLIVECRONA (1946) zeugen für den Einfluß des Achsenzylinders auf die Markbildung. Zudem berichtet SPEIDEL, daß Achsenzylinder und Markscheide für eine gewisse Zeit ohne SCHWANNsche Zellen existieren können. Die Beziehung der Schwannschen Zellen zur Myelinhülle hat vorwiegend für die Morphologie der peripheren Nerven Interesse und soll hier nicht näher diskutiert werden (vgl. den Abschnitt von Krücke in diesem Handbuch).

Nur beiläufig sei daran erinnert, daß die Ummarkung der zentralen Nervenfasern, auch *Myelogenese* oder *Markreifung* genannt, zum großen Teil erst nach der Geburt erfolgt und das ganze erste Lebensjahr über andauert. Dabei bilden sich die Markscheiden der zentralen Bahnen in einer ganz bestimmten Reihenfolge, die bekanntlich von Flechsig (1876, 1920, 1927) in grundlegender Weise festgestellt worden ist. Auf der Gesetzlichkeit dieser Reihenfolge basiert seine myelogenetische Gliederung der Großhirnrinde und deren Einteilung in frühmarkreife Projektions- und spätmarkreife Assoziationszentren. Beim Neugeborenen sind nach Flechsig folgende, frühmarkreife Projektionsfaserzüge zu erkennen: Die olfaktorische Faserung (Uncus, Gyrus hippocampi, Lamina perforata ant., Trigonum olfact.), die Geschmacksfaserung (Subiculum hippocampi, caudaler Gyrus fornicatus), Hauptschleifenbahn (vordere und hintere Zentralwindung, Teile der 1. Stirnwindung und des Gyrus cinguli), die Sehstrahlung (Fissura calcarina, Occipitalpol) und schließlich die Hörsphäre (vordere Heschlsche Querwindung). Im Rückenmark wird das laterale Vorderstranggebiet schon um die Mitte des 5. Embryonalmonats markreif. In den Seitensträngen folgt nach Flechsig die vordere Zone sehr früh, spät erst jedoch die Faserbündel der Pyramidenbahn. Im Bereich der Hinterstränge ist der Ablauf der Markreifung wesentlich komplizierter. Im Kleinhirn stehen die palaeocerebellaren Verbindungen an erster Stelle. Sie sind schon gegen Ende des 7. Embryonalmonates markhaltig. In den Kleinhirnhemisphären treten Markfasern erst im 8. Monat auf. Die Lobuli semilunares und die Tonsillen zählen zu den am spätesten markreifen Gebieten. Erst nach dem 3. Lebensmonat kommt hier die Myelogenese allmählich zum Abschluß. Im Mittelhirn wird im Gegensatz zu den phylogenetisch älteren Anteilen die Substantia nigra relativ spät myelinisiert, ebenso die zentrale Haubenbahn. Die Fasern des Hirnschenkelfußes reifen erst nach der Geburt. Die Markreifung des Pallidum dagegen ist beim Neugeborenen schon weit fortgeschritten, während die des Striatums wesentlich später, im Verlauf der ersten Lebensmonate, folgt.

Bemerkt sei dazu noch, daß nach jüngsten quantitativen Bestimmungen der markscheidentypischen Lipoide im Verlauf der Myelinisationsvorgänge (Edgar 1955) zwischen der sich in der Hämatoxylinlackfärbbarkeit manifestierenden Markreifung und der „chemischen“ Reifung des Myelins eine bisher nicht erklärbare Diskrepanz besteht. Die letztere benötigt nämlich bis zum völligen Abschluß der stofflichen Bildungs- und Umschichtungsvorgänge bei den untersuchten Tierarten die 6—8fache Zeit der histologischen Markreifung.

Die Markscheide bildet *im unfixierten, lebensfrischen Zustand* ein im Lichtmikroskop homogen aussehendes, glattes Rohr, das zentral den Achsencylinder beherbergt (Rawitz 1879, de Renyi 1928, 1929, Speidel 1933). An isolierten Nervenfasern in physiologischer Salzlösung erscheint auch im Phasenkontrastbild die Markscheide optisch homogen (Schümmelfeder 1950, Stoeckenius und Zeiger 1955). Siegmund und Schümmelfeder (1950), Tonutti (1946), Harders (1949), Zeiger und Harders (1951) fanden bei Vitalfärbung mit dem Fluorescenzfarbstoff Acridinorange als einzige am Myelinrohr der lebenden Nervenfaser vorhandene Struktur den Ranvierschen Schnürring vor. Sind die *bei der Fixierung* auftretenden Gebilde in der zentralen Markscheide auch nicht so mannigfaltig wie am peripheren Nerven, so sind doch nicht selten *konzentrische* und *radiäre Gefüge, Fenestrierungen* u. a. m. zu beobachten. Die Regelmäßigkeit und Form dieser Gestaltungen setzt ähnlich wie bei den Neurofibrillen eine bestimmte, vital vorgebildete Organisation voraus. Ebenso wie an der Markscheide der peripheren Nervenfaser läßt sich an den zentralen, besonders nach längerer Vorbehandlung mit Alkohol, das von EWALD und KÜHNE (1874) entdeckte *Neurokeratingerüst* nachweisen. An der unfixierten, isolierten Faser hat v. MURALT im kurzwelligen Ultraviolettlicht ein Netzgerüst gesehen, das er als vital vorhandene Struktur auffaßte, das mit dem Neurokeratingerüst identisch ist oder eine Vorstufe desselben darstellt. MASSAZZA (1929), der ebenfalls ultraviolettes Licht benutzte, sah dagegen schon seinerzeit die Gerüstsubstanz sich erst während der Beobachtung entwickeln. Nach SCHÜMMELFEDERs Feststellungen am in situ vital gefärbten Nerven entsteht dieses Netzgerüst erst als Entmischungsphänomen nach mechanischer oder chemischer Alteration der Markfaser. SCHMIDT (1936, 1937) hat den Entmischungsvorgang direkt polarisationsoptisch beobachtet. Es handelt sich danach um eine Trennung der labilen Markscheidensubstanzen in eine Eiweiß- und eine Lipoidphase (CRISTINI 1928). Von chemischer Seite (KLENK 1952) wird die das Neurokeratin bildende Substanz als denaturierter Eiweißstoff angesehen, der in der lebenden Markscheide in wasserlöslicher Form vorliegt. Aus chemischen Analysen ergab sich, daß das Neurokeratin nicht zur Gruppe der echten Keratine gehört, da bei ihm die Hexonbasen in einem ganz anderen molekularen Verhältnis vorliegen. FOLCH und LE BARON (1951) berichten von einer Resistenz gegenüber proteolytischen Fermenten und nehmen als Hauptbestandteil ein Inositphosphatid, Fettsäuren und Aminosäuren enthaltendes Lipoproteid an. Bei Behandlung mit verdünntem Alkohol geht ein Teil der Lipoidkomponenten des Myelins in Lösung, während der Proteinanteil die als Netzwerk beschriebenen Formen annimmt (W. J. SCHMIDT 1936).

Die Kenntnis des *Feinbaues der Markscheiden* wurde in jüngerer Zeit durch die Anwendung physikalischer Untersuchungsmethoden (Analyse im polarisierten Licht, Röntgendiffraktionsstudien) und der Elektronenmikroskopie sehr gefördert.

Ausgangspunkt für die *polarisationsoptische Analyse* des Markscheidenbaues war die Feststellung EHRENBERGS (1849), daß die ummarkte Nervenfaser sich im polarisierten Licht doppelbrechend verhält. KLEBS (1865) berichtete erstmals, daß es sich dabei um eine positiv einachsige Doppelbrechung handelt, bei der die optische Achse radiär gerichtet ist. Diese Eigenschaften wurden anfangs auf einen Spannungszustand des strukturierten Myelins zurückgeführt (VALENTIN 1861, v. EBNER 1882), was SPIEGEL auch noch in späterer Zeit (1921) vertrat. Jedoch hatte KLEBS gezeigt, daß freie Marktropfen dieselben optischen Eigenschaften besitzen. Er nahm schon seinerzeit ein kristallines Ordnungsgefüge als Grundlage der Erscheinung an. Durch Behandlung mit lipoidlöslichen organischen Lösungsmitteln kann die Doppelbrechung zum Verschwinden gebracht werden; sie muß daher von den Lipoidgemischen herrühren, aus denen sich das Myelin hauptsächlich zusammensetzt. Doch bleibt, wie AMBRONN (1890) feststellte, nach Lipoidextraktion eine bedeutend schwächere Doppelbrechung zurück, die sich aber von der aufgehobenen Lipoiddoppelbrechung durch ein positives Vorzeichen unterscheidet. Diese Erscheinung konnte W. J. SCHMIDT befriedigend deuten, indem er sie auf eine positive Formdoppelbrechung der Proteinbestandteile des Nervenmarkes zurückführte und daraus auf deren Anordnung in koaxialen, zylindrischen Folien schloß. Nach ihrem Verhalten im polarisierten Licht unterschied GÖTHLIN (1913) myelotrope (negative Doppelbrechung in bezug auf die Länge bei markhaltigen Fasern der Wirbeltiere, Nervenfasern der Garnelen, Anneliden und Schizopoden), proteotrope (positive Doppelbrechung bei marklosen Fasern des Sympathicus der Wirbeltiere) und metatrope Nervenfasern (übrige marklose Nervenfasern und Netzhautfasern der Wirbeltiere, graue Nervenfasern der Arthropoden und Mollusken). Die metatrope Faser verhält sich im isotonischen Medium wie die proteotrope. In Glycerin wird jedoch das Vorzeichen der Doppelbrechung negativ. BEAR und SCHMITT (1937) stellten fest, daß nicht etwa, wie GÖTHLIN meinte, der Wasserentzug durch das Glycerin für die „metatrope Reaktion" maßgebend ist, sondern vielmehr der Brechungsindex des Imbibitionsmittels. Die metatrope Markscheide dürfte grundsätzlich wie die myelotrope gebaut sein, nur überwiegt bei ihr der Proteinanteil, der eine positive Formdoppelbrechung bedingt. Bei einem Einschlußmittel von höherem Brechungsindex tritt die negative Doppelbrechung der Lipoide hervor. Messungen der Markscheidendoppelbrechung ergaben für die Nervenfaser des Frosches für Durchmesser von 9—17 μ den Wert $n_a - n_o = 0{,}011$ (SCHMITT und BEAR 1937), für die des Warmblüters 0,017 (TAYLOR 1942).

Einer solch intensiven Doppelbrechung mußte eine hochdifferenzierte feinstrukturelle Orientierung zugrunde gelegt werden, zumal ihr die Differenz zwischen der Eigendoppelbrechung des Lipoids und der Formdoppelbrechung des Proteins und Lipoids zugrunde liegt (NAGEOTTE 1936). Im übrigen scheint der Wert der Doppelbrechung mit dem Faserdurchmesser stetig zuzunehmen (BEAR, SCHMITT und YOUNG 1937, SCHMITT und BEAR 1937, TAYLOR 1940, 1941, WERNDLE und TAYLOR 1943). Mit Fluorescin gefärbte Markscheiden zeigen, wie SCHARF (1955) feststellte, im polarisierten UV-Licht eine deutlich polarisierte Fluorescenz, die als Folge der Lösung des Farbstoffes in einer kristallinen Flüssigkeit, also in Lipoidkomponenten des Myelins gedeutet wurde. Die Vorstellungen, die SCHMIDT, SCHMITT und BEAR aus den polarisationsoptischen Analysen für den submikroskopischen Bau der Markfaser entwickelten, lassen sich etwa so zusammenfassen (Abb. 34): Die Markscheide besitzt eine

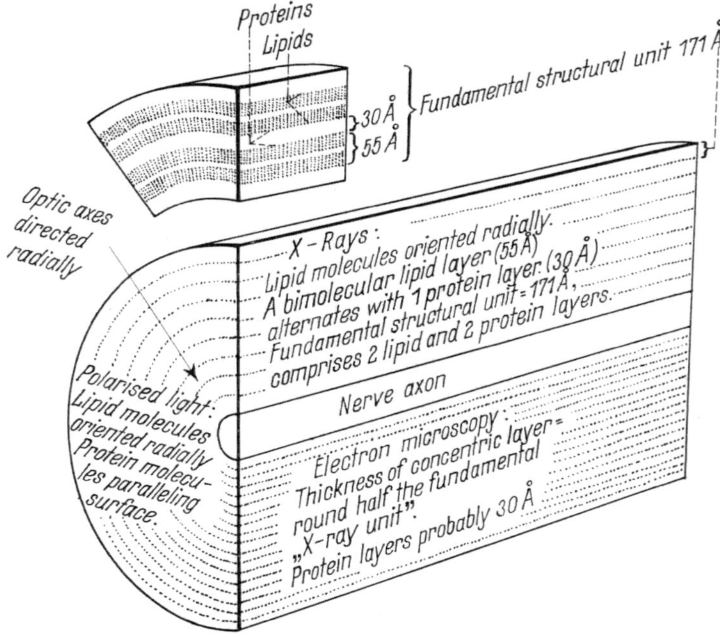

Abb. 34. Schema des submikroskopischen Baues der Markscheide auf Grund von polarisationsoptischen, röntgendiffraktometrischen und elektronenmikroskopischen Daten. (Nach EDGAR 1955.)

positive Doppelbrechung, bei der die optische Achse radiär liegt. Sie resultiert aus einer positiven, von den orientierten Lipoidteilchen herrührenden und einer negativen durch die koaxial geschichteten Eiweißfolien entstehenden Doppelbrechung. Dieses optische Verhalten ließ sich am besten durch die Annahme erklären, daß das Nervenmark sich aus einer großen, je nach der Dicke der Faser wechselnden Zahl sehr *dünner Lipoid- und Proteinschichten zusammensetzt, die zylindrisch den Achsenzylinder umschließen.* Die Lipoide wurden in einer molekularen Doppelschicht so angeordnet gedacht, daß die in radiärer Stellung angeordneten Paraffinketten ihre hydrophoben Gruppen einander zukehren, während die hydrophilen Gruppen nach außen gerichtet sind und die Verbindung zu den angrenzenden Proteinschichten herstellen.

Das *Röntgendiagramm*, das die atomare und molekulare Feinstruktur von kristallinen Körpern durch Beugungsbilder erfassen läßt, wurde als geeignet befunden, genauere Auskünfte über die Dimensionen des auf Grund der polarisationsoptischen Daten angenommenen Markscheidenfeinbaues zu geben. SCHMITT, BEAR und CLARK konnten bei Untersuchung von Nervenfasern aus motorischen Wurzeln und aus dem Corpus callosum das gesamte Röntgendiagramm der Nervenfaser auf die Markscheide zurückführen. Es ergab sich eine Grundperiode von 171 Å bei Amphibien und von 184 Å bei Warmblütern. Es gelang SCHMITT und Mitarbeitern vorerst nicht, durch Verreibung von reinen Lipoidgemischen in isotonischen Lösungen so große röntgenographische Identitätsabstände zu erzielen, wie sie die strukturierte Markscheide besitzt. Erst PALMER, SCHMITT und CHARGOFF (1941) gelangten mit Hilfe von Kephalin und basischen Proteinen zu einem Vergleichsergebnis, das sich gut auf die Ultrastruktur der Markscheiden anwenden ließ. Wie FINEAN und ELKES (1949, 1953,

1955), Finean (1953) auf Grund ihrer mit verfeinerter Methodik durchgeführten Untersuchungen jüngstens darstellten, ergeben die Auswertungen der Röntgendiffraktion am frischen Amphibiennerven einen radiären Durchmesser der Grundstruktureinheit von 170 Å. Zwischen jeder bimolekularen Lipoidschicht von 55 Å wird eine Eiweißschicht von 30 Å angenommen, was eine 85 Å-Periode ergibt. Zwei bimolekulare Lipoidschichten von je 55 Å und zwei Proteinschichten von 30 Å ergeben also die Periode von 170 Å. Zwischen den einzelnen Schichten dürften noch 2—3 Reihen von Wassermolekülen eingelagert sein. Finean und Elkes haben sich auf Grund der diffraktiometrischen Daten auch bestimmte Vorstellungen von der molekularen Anordnung der sich aus einer Phospholipid- und einer Cholesterinmolekel zusammensetzenden Lipoidkomponente gemacht, da isolierte Nervenlipoide schon im wasserfreien Zustand höhere Werte für die Dicke ihrer bimolekularen Schichten zeigten. Die Stabilität der in ihrer Länge 55 Å übertreffenden Moleküle in dieser radiären Position läßt sich am besten durch die Annahme eines Komplexes zwischen Cholesterinmolekel und der Phospholipidkette erklären, wobei die Phosphatgruppen zur Oberfläche und zu den Proteinlamellen hin orientiert sind und das mit der OH-Gruppe des Cholesterins einen Komplex bildende polare Kettenende haarnadelartig umgeschlagen ist (Abb. 35). Die Grundeinheit der Säugermarkfaser ist mit 184 Å etwas breiter, zeigt aber dieselbe Molekularstruktur wie das Myelin der Amphibien. Man nimmt heute an, daß aus dipolar angeordneten Lipoidmolekülen bestehende dünnste Schichten den wesentlichsten Bestandteil aller cellulären Grenzflächen darstellen, die physiologische Funktionen ausüben (Danielli 1951).

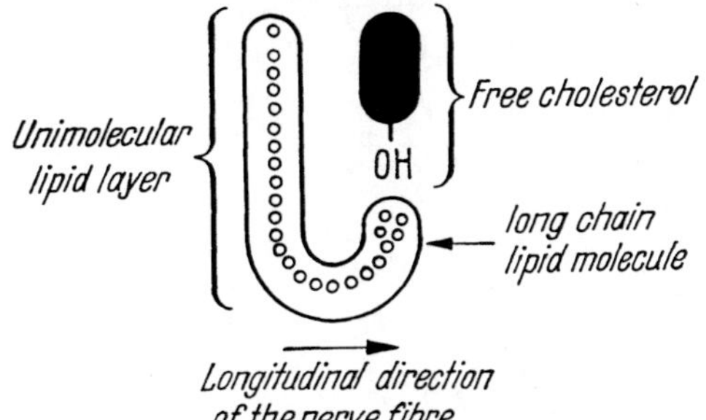

Abb. 35. Schema der Molekularstruktur der schichtbildenden Markscheidenlipoide. (Nach Edgar 1955)

Dieses aus der Deutung ihrer physikalischen Eigenschaften entwickelte Bild der *submikroskopischen Struktur der Markscheide* konnte durch die Anwendung des *Elektronenmikroskopes* direkt evident gemacht werden. Voraussetzung dafür war die Entwicklung geeigneter Methoden zur Anfertigung ultradünner Schnitte. Es ergab sich, daß das schichtförmige Bauprinzip der Markscheide morphologisch erfaßbar ist. Fernandez-Morán (1950, 1952 1953, 1954) konnte an Längs- und Querschnitten eine konzentrische, feine Lamellisierung der ganzen Markscheide erkennen und damit beweisen, daß die von Sjöstrand (1950) durch Ultraschallfrakturierung von Nervenfasern dargestellten Membranbruchstücke wirklich aus der Markscheide stammten (Abb. 36). Diese Myelinlamellen, deren Dicke beim Säugetiernerven konstant etwa 80 Å betrug, ließen sich auch isolieren, wobei nach Metallbedampfung eine charakteristische körnige Oberflächenstruktur sichtbar wurde. Im Anschnitt erschienen die konzentrisch angeordneten Schichten als aufeinandergestapelte Lamellen (Fernandez-Morán, Hartmann 1951). Nach Extraktion der Lipoide waren ebenfalls noch konzentrisch angeordnete Filme von 30—40 Å Dicke nachweisbar, die wahrscheinlich Proteinschichten darstellten. Durch Verbesserung der Dünnschnitt-Technik gelangte man bald zu einer besseren elektronenmikroskopischen Darstellung der Feinstruktur der Markhülle, Sjöstrand (1951, 1953, 1954) konnte die durchlaufende Lamellierung des gesamten Markmantels an mit Osmiumsäure fixierten Nervenfasern der Maus in ausgezeichneten Abbildungen festhalten. Helle Zwischenräume von 95 Å Breite, die den bimolekularen Lipoidschichten entsprechen dürften, sind durch 25 Å breite dunklere Lamellen getrennt, die als Eiweißschichten angesprochen werden. Die hellen Schichten sind noch von einer schwach ausgeprägten dunklen Linie durchzogen (Abb. 37). Weitgehend damit übereinstimmende Beobachtungen wurden von Geren und Raskind (1953), Hess und Lansing (1953) mitgeteilt. Was nun die Beziehungen des Elektronenbildes zum Röntgendiagramm betrifft, so haben Finean, Sjöstrand und Steinmann 1953, Finean 1954 die geringfügigen

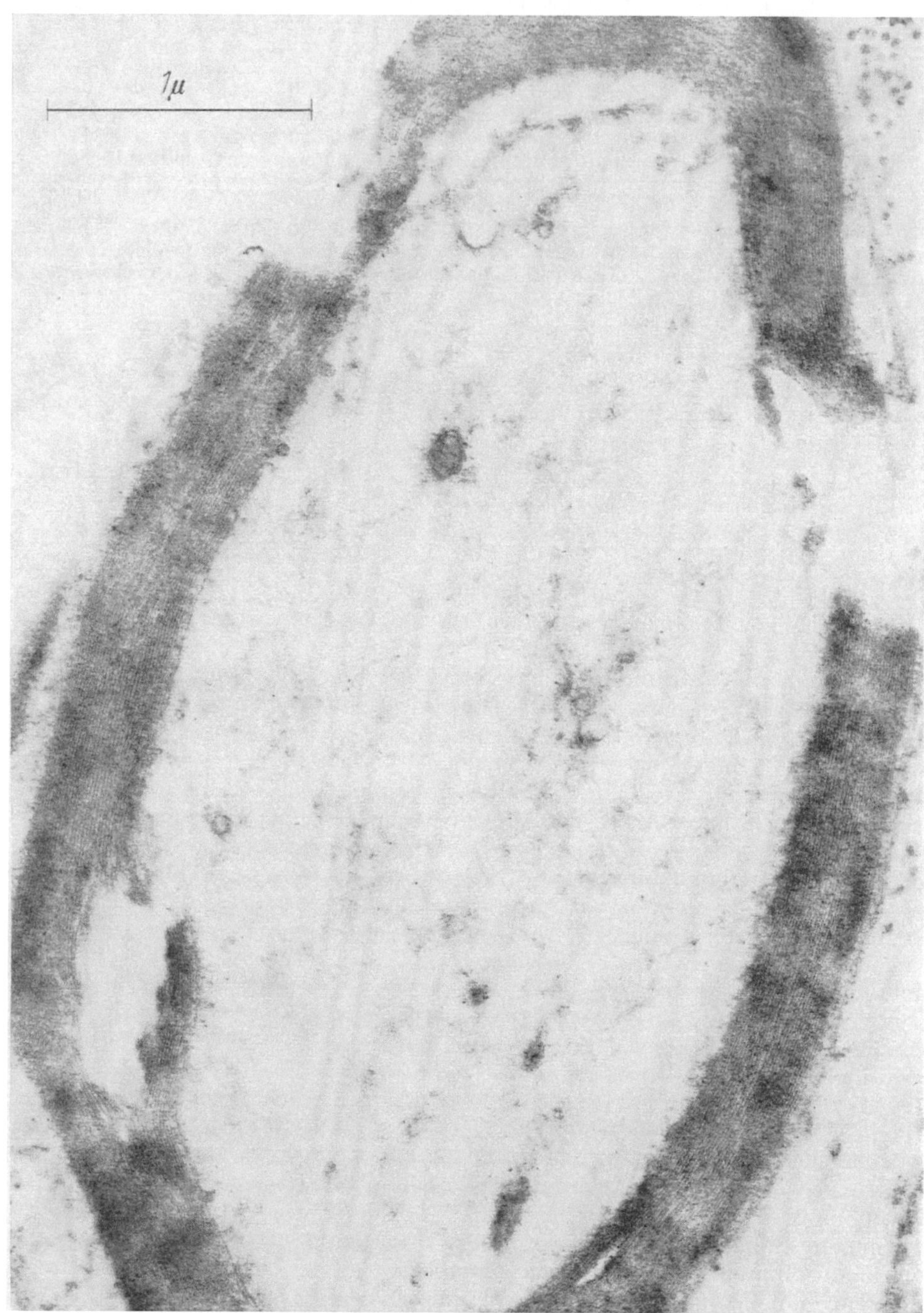

Abb. 36. Markfaser aus dem Ischiasnerven der Maus. Elektronenmikroskopische Aufnahme 36 400mal. Das den Axon umgebende Markscheidenband weist eine feine regelmäßige Schichtung auf. (Originalaufnahme von F. S. SJÖSTRAND, Stockholm.)

Unstimmigkeiten mit Entwässerung, Einbettung und anderen Faktoren in Zusammenhang gebracht. Insgesamt stimmen aber die Ergebnisse der direkten und indirekten Beobachtung gut miteinander überein. Die Zahl der Membranen kann bei größeren markhaltigen Fasern auf 200 ansteigen. Bei dünneren Markscheiden ist die Lamellenzahl geringer, nicht aber die Breite der einzelnen Struktureinheit. Das Dickenwachstum scheint ähnlich wie bei einem Baumstamm durch Anlagerung neuer Lamellen zustande zu kommen (Geren 1954, Robertson 1955) und nicht etwa durch „Auskristallisation“ der Schichtung aus dem Lipoid-Proteinkomplex. Was die eigentliche Bildung der Lamellen betrifft, so stellten Geren und Schmitt (1955) fest, daß in den frühesten Stadien der Myelinisation Lipo-

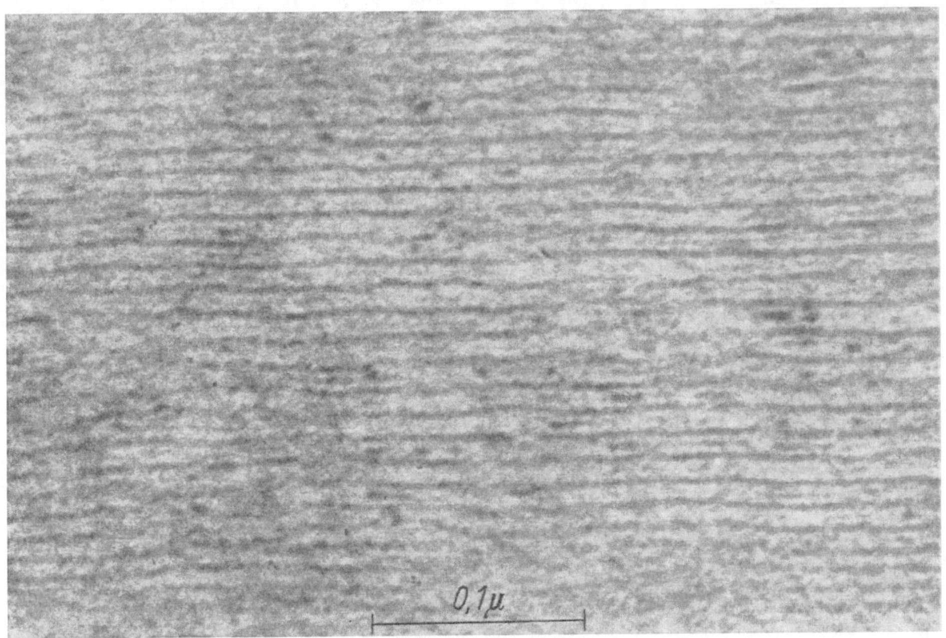

Abb. 37. 340000mal vergrößerter Ausschnitt aus dem gleichen Präparat wie Abb. 36. Regelmäßige Anordnung dunkler und heller Schichten. Dicke der dunklen Schichten 25 Å, ihr Abstand 120 Å; dazwischen noch eine schwächer markierte dunkle Schicht. (Originalaufnahme von F. S. Sjöstrand, Stockholm.)

proteidschichten am peripheren Nerven lediglich im Plasma der Schwannschen Zellen elektronenoptisch darstellbar sind. Und zwar ordnen sich diese in lockerer spiraliger Form um das vom Plasma der Schwannschen Zelle umschlossene Axon an. Der primäre Vorgang soll die Einstülpung der Zellmembran des Schwannschen Elementes sein, welche durch die Umschließung des Axons entsteht. Dabei formt sich aus der eingestülpten Zellmembran die Lipoproteidspirale, welche sich schließlich zu dem lamellären System der Markscheide verdichtet. Geschichtete Membranstrukturen sind offenbar ein nicht selten anzutreffendes Organisationsprinzip der lebendigen Materie. Nach Sjöstrand zeigen die Außenglieder der Sehzellen in der Netzhaut und die Chloroplasten der Pflanzen einen ähnlichen Aufbau aus Schichten von Lipoid- und Eiweißmolekülen wie die Markscheiden. Die geschichtete Myelinhülle der Nervenfasern wurde demnach auch als besondere Differenzierung der Plasmamembran aufgefaßt (Schmitt 1939, Young 1945, Mitchison 1950, 1952).

In gedrängter Form sollen hier auch die wesentlichsten Tatsachen berücksichtigt werden, die sich aus großenteils der jüngeren Zeit angehörenden *chemischen und histochemischen Untersuchungen über die stoffliche Zusammensetzung des Myelins* ergaben, da die Zerfalls- und Abbauvorgänge an Markscheiden im Rahmen degenerativer Prozesse in letzter Zeit zunehmend auch unter Heranziehung histochemischer Methoden studiert werden.

Nach KLENK (1952) dürfte der Lipoidgehalt der Markscheiden rund 80% ihrer Trockensubstanz bestragen. Der Wassergehalt des Nervenmarkes ist nicht unbeträchtlich; DONALDSON (1916) sowie SCHMITT, BEAR und PALMER berechneten ihn auf über 50%, STAMMLER und DEBUCH auf 49,5%. ENGSTRÖM und LÜTHY (1949, 1950) bestimmten neuerdings in der Markscheide des Frosches einen Wassergehalt von 60—70% und fanden einen Trockensubstanzanteil von 30—40%. Durch JABUREK (1930) ist die altbekannte starke Quellbarkeit der Markfasern durch Wasseraufnahme eingehender studiert worden. Die Kenntnis der qualitativen und quantitativen Zusammensetzung des Myelins fand besondere Bereicherung durch die Untersuchungen von JOHNSON, MCNABB und ROSSITER (1948) sowie von BRANTE (1949). Diese Fortschritte wurden durch die Entwicklung der vergleichenden mikrochemischen Analyse ermöglicht, nachdem frühere Untersuchungen nicht weit über die Ergebnisse FALKS (1908) hinausgeführt hatten. Was nun die *Zusammensetzung des den wesentlichsten Bestandteil des Myelins bildenden Lipoidgemisches* betrifft, das nach KLENK (1953) über 80%, nach ENGSTRÖM und LÜTHY (1950) bis zu 50% Trockensubstanz einnimmt, so überwiegen — wie BRANTE aus den Ergebnissen zahlreicher Untersuchungen berechnet hat — Cholesterin (8,4% der Feuchtsubstanz der Markscheiden) und Cerebroside (9,8%); in wesentlichen Mengen sind auch Sphingomyelin (4,8%), Serincephalin (4,2%) und Acetalphosphatide (3,9%) nachweisbar, während der Lecithingehalt (2,4%) relativ niedrig ist. STAMMLER und DEBUCH (1954) errechneten auf Grund von Bestimmungen am menschlichen Großhirnmarklager für die Markscheiden einen Plasmalogengehalt von 9,1%. Für die Gesamtlipoide des Myelins wurde ein Wert von 87,3% Trockengewicht, für die Phosphatidfraktion einer von 32,6% festgestellt, von dem wieder der Plasmalogengehalt 31,4% betrug. Cholesterin, Cerebroside, Sphingomyeline, Kephalin B und Serinkephalin sind für die Markscheide typische, fast nur in ihr vorkommende Lipoide (BRANTE 1949, JOHNSON, MCNABB und ROSSITER 1948). BRANTE hat auf Grund aller bisher vorliegenden chemischen und histochemischen Befunde die prozentuale Verteilung der Lipoide in der Markscheide und im Achsenzylinder annähernd berechnet. Von KLENK wurden diese Werte in nebenstehender Tabelle zusammengestellt, die auch Angaben über den Lipoidgehalt der Nervenzelle enthält.

	Markscheiden	Cytoplasma der Nervenzelle und Achsenzylinder	
	% Feuchtsubstanz (nach BRANTE)	% Feuchtsubstanz (nach BRANTE)	% Trockensubstanz [1]
Cholesterin	8,4	0	0
Cerebroside	9,8	0	0
Ganglioside	0	0,5	4,1
Lecithin	2,4	1,1	9,2
Colaminkephalin	0	1,1	9,2
Serinkephalin	4,2	0	0
Acetalphosphatide	3,9	0	0
Sphingomyelin	4,8	0	0

[1] 12% der Feuchtsubstanz.

Bei Amphibien scheint die Zusammensetzung der Lipoide von der bei Säugetieren bestimmten etwas abzuweichen (CRISTINI 1928). Erhebliche Differenzen finden sich bei Evertebraten. Bei einigen von ihnen (Loligo, Limulus, Octopus, Biene) sollen Cerebroside völlig fehlen (PATTERSON, DUNN und RICHARDS 1945, MCCOLL und ROSSITER 1950, 1951).

Durch die stoffliche Zusammensetzung der Markscheide werden ihre *histochemischen Eigenschaften* weitgehend bestimmt. Bei Färbung mit Sudanschwarz nimmt sie den nach LISON (1934, 1936), CAIN (1950) für Lipoide spezifischen tief grünschwarzen Farbton an (NOBACK und MONTAGNA 1952, BRODAL und HARRISON 1948). Da Neutralfette und Cholesterinester im Myelin nicht enthalten sind (BRANTE), färbt es sich mit Sudan IV nur ganz schwach. Mit der von BAKER (1946) angegebenen Hämateinprobe sind im Myelin die Phospholipoide und Cerebroside histochemisch nachweisbar (BRODAL und HARRISON 1948, WISLOCKI und SINGER 1950). SPEK (1943) machte die Erfahrung, daß Myelinfiguren aus Kephalin und Lecithin mit Irisblau eine starke Rotfluorescenz geben. Diese Erscheinung zeigte sich auch an der Markscheide des überlebenden Nerven und wurde auf die Anwesenheit der genannten Phosphatide zurückgeführt. Der positive Ausfall der Digitoninreaktion (COLLIN und CHAVAROT 1934) und der Cholesterin-Cholseterinesterprobe nach SCHULTZ ist, da Cholesterinester in der Markscheide nicht vorhanden sind (JOHNSON 1949, BRANTE 1949) lediglich durch das reichlich vorhandene Cholesterin bedingt. Mit der Plasmalreaktion (s. S. 84) läßt sich der hohe Acetalphosphatidgehalt (nach BRANTE 25% der gesamten Glycerinphosphatide) des Myelins histochemisch nachweisen (WALLRAFF 1942, ALBERT und LEBLOND 1946, WISLOCKI und SINGER 1950). Nicht zum Plasmal gehörige aktive Carbonylgruppen glauben ASHBEL und SELIGMAN (1951), ASHBEL, ALEXANDER und RASKIN (1953) mit einem geeigneten Reagens in der Markfaser erfassen zu können. Mit der Reaktion sollen die Ketogruppen der von FOLCH und LEES (1951) in neuerer Zeit aus Gehirnen gewonnenen Proteolipoide — nach KLENK die ersten hinsichtlich ihrer Bausteine analysierten Eiweißstoffe des Nervengewebes — histochemisch erfaßbar sein. Unfixierte und fixierte Markfasern geben eine positive PAS-Reaktion (s. S. 82), die nach Vorbehandlung mit Methanol-Chloroform (NOBACK und MONTAGNA 1952) sowie mit Pyridin und heißem Aethanol ausbleibt (HESS 1953). Diese Extrahierbarkeit beweist die Lipoidnatur der reagierenden Substanzen. Es wird sich dabei vornehmlich um Phospholipoide und Cerebroside handeln. Das positive Verhalten der Markscheiden gegenüber der SCHIFFschen Reaktion war schon länger bekannt (VERNE 1929). Metachromatische Eigenschaften (s. S. 83) zeigen die Markscheiden bei Toluidinblaufärbung in einem p_H-Bereich von 2—3 (FEYRTER 1936, FEYRTER und PISCHINGER 1942, WISLOCKI und SINGER 1950, LANDSMEER 1951, NOBACK 1954). Es handelt sich nach BRANTE (1955) um eine falsche Metachromasie, da sie nicht alkoholbeständig ist und spektroskopisch ein β-Absorptionsband aufweist (vgl. S. 83). Wie Extraktionen und Versuche mit Lipoiden in vitro ergaben (FEYRTER, BRANTE), wird diese Metachromasie durch Glykolipoide, genauer nach BRANTE durch den hohen Cerebrosidgehalt der Markscheiden, bzw. nach WISLOCKI und SINGER durch die Schwefelsäureester der Cerebroside verursacht.

Über die Existenz von *Nucleoproteiden* in der Markscheide ist wenig Sicheres bekannt. Lediglich LÜTHY (1946, 1951), LÜTHY und v. MURALT (1947), v. MURALT (1950) schlossen aus den Ergebnissen der Ultraviolettabsorption der Markfaser auf die Anwesenheit dieser Stoffe. v. MURALT hat die von JANSEN eingeführte Thiochromreaktion angewandt, um den Aneuringehalt der Nervenfaser histochemisch sichtbar zu machen. Es zeigte sich, daß das Aneurin vor allem in der Markscheide lokalisiert sein dürfte. In ihr wurden ferner einige Fermente nachgewiesen, wie die Cocarboxylase (NACHMANSOHN und STEINBACH 1942), die nach den Feststellungen von SANZ (1943) sich in einem Mengenverhältnis von 1:2 zum Aneurin findet. Es überraschte, daß — wie BOELL und NACHMANSOHN (1940) erkannten — auch die Cholinesterase vorwiegend in der Markscheide lokalisiert ist.

Achsenzylinder. Der ummarkte Achsenzylinder stellt sich mittels der in der Pathologie gebräuchlichen Methoden als solider Strang von gleichmäßigem Kaliber dar, in dem sich unter normalen Verhältnissen eine Trennung in Fibrillen und Axoplasma nicht vornehmen läßt. Wohl mit die umstrittenste Struktur des Axons dürfte das *Axolemma* sein. Entgegen den Befunden v. MURALTs (1946) wird die Existenz einer solchen massiven, lichtmikroskopisch sichtbaren Achsenzylindermembran sowohl an Hand von Überlegungen an optischen Modellen — paraffinölgefüllte Glascapillare in Glycerin (STOECKENIUS und ZEIGER (1955) — als auch auf Grund elektronenmikroskopischer Befunde (DUNCAN und ANTES 1950, ROSZA, MORGAN, SZENT-GYÖRGI und WYKHOFF) mit guten Gründen bezweifelt. In seinen marklosen Abschnitten, besonders aber nächst seinem Ursprung aus der Nervenzelle, ist der Axon gewöhnlich wesentlich dünner als in seinem Verlauf durch die Markumkleidung. Manche marklose Nervenfasern haben die Eigentümlichkeit, in ihrem Verlauf beträchtliche *Kaliberschwankungen* aufzuweisen, so z. B. die Achsenzylinder der Korbzellen des Kleinhirns. Verbreiterungen sind gewöhnlich auch an den Abgangsstellen der besonders im fetalen Organ reichlichen *Kollateralen* vorhanden, die mit Sprossungsphänomenen nicht verwechselt werden dürfen. Das lebende und überlebende Axon der Wirbeltiermarkfaser läßt sowohl im Hellfeld als auch im UV-Licht (MASSAZZA 1929) und Phasenkontrast (ZEIGER und HARDERS 1951, BANDMANN und KIPFER 1953) sowie nach Fluorochromierung (ZEIGER und HARDERS 1951, TONUTTI 1946) keine Fibrillenstrukturen erkennen.

Im polarisierten Licht kommt dem Axon eine *positive Formdoppelbrechung* zu, deren optische Achse längs zur Faserrichtung liegt (APATHY 1889, SCHMIDT 1924, ETTISCH und JOCHIMS 1927, v. MIHALIK 1934, BEAR, SCHMITT und YOUNG 1937). Ihre Stärke ist relativ gering; am Axon des Tintenfisches wurde ein Wert von $n_a - n_o = 0{,}00015$ (BEAR, SCHMITT und YOUNG 1937), am isolierten Achsencylinder des Froschischiadicus ein solcher von $n_a - n_o = 0{,}0006$ gemessen (THORNBURG 1954). Die Doppelbrechung wird durch Entquellung und Eiweißfällung gesteigert. Die polarisationsoptischen Befunde ließen auf eine bestimmte Anordnung anisodiametrischer Teilchen schließen. Auch die geordnete Einlagerung von Gold- und Silberverbindungen und der dabei auftretende Dichroismus sprechen dafür (SCHMIDT 1937, BAUD 1947, 1948, 1951/52). PÉTERFI (1929) dachte an ein Stäbchensol mit Neigung zu Längsorientierung der Teilchen. Doch gelang es v. MIHALIK (1934) nachzuweisen, daß die Doppelbrechung des lebensfrischen Axons bei Dehnung sich erhöht. Dieses Verhalten, das durch Befunde LEVIS' (1934) und SCHNEIDERS (1952) bestätigt wurde, machte einen *Gelzustand der Axonsubstanz* wahrscheinlich. Daß sich das auspreßbare Axoplasma des Tintenfischriesenaxons in der Tat in einem solchen Zustand befindet, ergaben die Untersuchungen von HODGKIN und KATZ (1949). Auch die interessanten Versuche von CHAMBERS am Tintenfischaxon mittels Injektion von Öltröpfchen und Bildung von stets parallel zur Faserrichtung orientierten Eiskristallen wiesen in die Richtung eines Gels mit orientierten Micellen. Insgesamt wird man heute die Substanz des Achsenzylinders hinsichtlich ihrer physikalischen Zustandsform intra vitam als ein sehr wasserreiches und damit äußerst labiles Gel betrachten dürfen (FREY-WYSSLING), das bei geringen Einwirkungen leicht und schnell in einen flüssigeren oder festeren Zustand übergeht. Die Beobachtungen von P. WEISS (1944), WEISS, WANG, TAYLOR and EDDS (1945), WEISS and HISCOE (1948), CAUSEY (1949), CAUSEY und PALMER (1950) bekräftigen die Gültigkeit der Anschauungen von der Gelstruktur des Axons. Denn nach leichter Komprimierung lebender Nervenfasern durch Einführung in ein enges Arterienstück staut sich die Axonsubstanz oberhalb der Abklemmungsstelle an, und es entstehen charakteristische Formveränderungen des Achsenzylinders („Ballooning", „telescoping", „beading", „coiling"). Zudem konnten GUTTMANN und MEDAWAR zeigen, daß nach doppelter Ligatur eines Nerven eine Substanzstauung nur oberhalb der proximalen Ligatur eintritt, während das Phänomen über der distalen Abklemmungsstelle ausbleibt. Neben diesen Beobachtungen sprechen neuerdings auch Feststellungen mittels P^{32} (SAMUELS, BOYARSKY, GERARD, LIBET und BRUST 1951) für die Existenz eines dauernden, innerhalb der Kolloidalstruktur des Axons *von der Nervenzelle zur Peripherie führenden Stoffstromes*, der in einer Verschiebung der Axonsubstanzen als Säulenstruktur mit einer Geschwindigkeit von etwa 1 mm/Tag besteht. Vorstellungen über die Abhängigkeit dieser Vorgänge von der Nervenzelle und den in ihr ablaufenden Stoffwechselprozessen nahmen von der Analyse der retrograden Zellveränderung ihren Ursprung (vgl. S. 121).

Der *Feinbau des Achsenzylinders* war in letzter Zeit ein bevorzugtes Objekt *elektronenmikroskopischer Untersuchungen*. Feine Filamente fanden sich in Ausstrichen von Axonsubstanz, in Schnitten durch den Achsenzylinder von Loligo (SCHMITT 1950) und von verschiedenen Evertebraten (SCHMITT und GEREN 1950). BAUD (1950), DUNCAN und HUTES (1950), FERNANDEZ-MORÁN (1952), DE ROBERTIS und FRANCHI (1953), SCHMITT und GEREN (1950), ROZSA, MORGAN, SZENT-GYÖRGI und WYCKHOFF (1950), PEASE und BAKER (1951), BEAM, VAN BREMEN, NEWFANG und EVANS (1952), GASSER (1952), HESS und LANSING (1953) stellten mit teilweise erheblich verbesserter Technik submikroskopische fibrilläre Strukturen von netzartigem oder parallelem Verlauf fest. Hinsichtlich der Dicke und Anordnung der Einzelfilamente stimmten die mit recht verschiedenartigen Dünnschnitt- und Einbettungsverfahren gewonnenen Bilder nicht völlig überein, so daß über die genauere Struktur dieser Protofibrillen (BAUD 1950) zunächst noch Unklarheiten blieben, zumal die Gefahr der Artefaktbildung bei so labilen Gelstrukturen, wie sie das Axoplasma darstellt, groß ist. Erst die Untersuchungen BAUDS (1953) über die optimale Reaktion des Fixationsmittels halfen hier weiter.

Ein mit einem p_H von 6,2 osmiumfixierter Achsenzylinder besitzt quantitativ und qualitativ dieselben optischen Eigenschaften wie der der lebenden Nervenfaser. BAUD schließt daraus, daß unter diesen Bedingungen ein den vitalen Verhältnissen weitgehend äquivalentes elektronenmikroskopisches Bild erzielt werden kann. An so fixierten Dünnschnitten lassen sich in den Axonen *neben Mitochondrien zahlreiche parallel zur Faserachse laufende homogene Protofibrillen* darstellen, die 200—300 Å breit und durch regelmäßige Zwischenräume von etwa gleicher Abmessung voneinander getrennt sind. Bei dickeren markhaltigen Fasern kann die Anzahl dieser Filamente bis zu einigen Tausend betragen. Ob die Protofibrillen etwa erst bei der Präparierung aus vielleicht noch feiner verteiltem Material entstehen, hat sich bislang noch nicht erkennen lassen. Entschieden sein dürfte aber durch die Fülle der elektronenmikroskopischen und physikochemischen Erfahrungen die Frage nach der vitalen *Existenz der färberisch im Achsenzylinder nachweisbaren Neurofibrillen*. Man ist sich heute einig, daß es sich bei diesen viel umstrittenen Gebilden um eine Präcipitation submikroskopischer Grundbestandteile zu lichtmikroskopisch sichtbaren Gebilden handelt. Nach STOECKENIUS und ZEIGER (1955) ist auch die Beobachtung von HOERR (1936), der an gefriergetrockneten Achsenzylindern nach Aufhellung in Paraffinöl Fibrillen sah, nicht stichhaltig. Denn bei der labilen Gelstruktur des Axons dürfte schon die Gefriertrocknung zur Denaturierung genügen. Dagegen hat LANGELAAN (1937) an Hand von optisch-interferometrischen Analysen gezeigt, daß dem fixierten und nach BIELSCHOWSKY imprägnierten Achsenzylinder im Gegensatz zum frischen unfixierten eine äußerst grobe Gitterstruktur zukommt. Erinnert sei ferner daran, daß nach neueren Ergebnissen der Protoplasmaforschung globuläre Proteine unter geeigneten Bedingungen die Neigung haben, sich durch lineare Aggregation zu fädigen Strukturen zu vereinigen. Unter Berücksichtigung der gesamten physikochemischen Eigenschaften der Axonsubstanz ist es also nicht wahrscheinlich, daß die Neurofibrillen, wie es PÉTERFI annahm, in Form eines Stäbchensols determiniert sind. PÉTERFIs Auffassungen über die Präexistenz der lichtmikroskopischen Fibrillen sind aber im übrigen durch die neueren Befunde und Deutungen voll bestätigt worden. Mitochondrien ließen sich in den Nervenzellfortsätzen vorzugsweise in der *Gewebekultur* vital mit Janusgrün darstellen (MATSUMOTO 1920, MURRAY und STOUT 1947). Elektronenmikroskopisch wurden von HESS und LANSING (1953), GEREN und SCHMITT (1954), HAYDEN, POMERAT und SMITH (1954) stäbchenförmige Gebilde beschrieben, die die inzwischen bekannt gewordene submikroskopische Struktur von Mitochondrien (vgl. S. 66) besitzen. Ihre Zahl ist im Axon nicht sehr groß.

Was seine *stoffliche Zusammensetzung* betrifft, so enthält der Achsenzylinder nach den Röntgenabsorptionsmessungen von ENGSTRÖM und LÜTHY 8—9% Trockensubstanz, also beträchtlich weniger als die Markscheide. Dem entspricht auch der hohe Wassergehalt von 90—92%. Der *Proteinanteil des Achsenzylinders* ist im Gegensatz zu dem der Markscheide verhältnismäßig hoch; er beträgt nach den Bestimmungen von BEAR, SCHMITT und YOUNG (1937) 30—40% der Trockensubstanz. Im ausgepreßten, myelinfreien Axoplasma des Tintenfisch-Riesenaxons stellten BEAR, SCHMITT und YOUNG neben einem nucleoproteidhaltigen Eiweißkörper, dem „Neuronin", phosphorhaltige Lipoide fest. Die *Proteinstruktur* des Achsenzylinders wurde in jüngster Zeit durch MAXFIELD (1954) weiter geklärt, der mit Ultrazentrifugierung und Elektrophorese im Axoplasma von Loligo verschiedene Proteine nachwies und eine Komponente isoliert darstellen konnte. Die Axonfilamente ließen sich als Fraktion gewinnen und hatten ähnliche Gestalt und Ausmaße wie an Ausstrich- und Dünnschnittpräparaten der Axonsubstanz. Sie ließen sich in reversibler Form in Teilchen von niedrigerem Molekulargewicht und geringerer Asymmetrie dissoziieren. Nach BRANTEs chemischen Analysen finden sich *lipoide Substanzen* im Achsenzylinder in einer Menge von 33% der Trockensubstanz und etwa in gleichem prozentualem Verhältnis wie im Cytoplasma der Nervenzelle. Es handelt sich hauptsächlich um Lecithin (1,1% Feuchtsubstanz), Colaminkephalin (1,1%) und um Ganglioside (0,5%). ALSTERBERG (1945,

1948), der eine Methode zum histochemisch-färberischen Nachweis von ungesättigte Fettsäurekomponenten enthaltenden Phospholipiden, eine Art mikroskopische Jodzahlbestimmung, entwickelt hat, erzielte damit im Achsenzylinder eine starke, in der Markscheide eine nur sehr schwache positive Reaktion. Er führte sie auf die Gegenwart von ansehnlicheren Lecithin- und von Kephalinmengen im Axon zurück und neigt zu der Annahme, daß Lecithin und Kephalin im Gegensatz zur gangbaren Auffassung überwiegend im Axon und nicht in der Markscheide lokalisiert sind. Jedoch läßt sich nach Stoeckenius und Zeiger (1955) die Verlagerung von Phosphatiden aus der Markscheide in das Axon bei der angewandten Technik nicht ausschließen. Feyrter beobachtete, daß auch der Axon metachromatische Eigenschaften besitzt, wenn auch beträchtlich schwächere als die Markscheide. Träger der Metachromasie sind, wie sich aus Untersuchungen Brantes ergab, die im Achsenzylinder nachgewiesenen geringen Gangliosidmengen. Die Lipide des Axons dürften einerseits eine nach dem allgemeinen molekularen Strukturprinzip der Zellmembranen aufgebaute oberflächliche submikroskopische Grenzschicht bilden, andererseits diffus zwischen den Proteinmicellen verteilt sein (Brante). Auch verschiedene *Fermente* sind im Achsenzylinder nachgewiesen worden. Saure Phosphatasen (s. S. 69) lassen sich in ihm mit Hilfe der gebräuchlichen Methoden darstellen, mit denen sich die Axone, nicht aber die Markscheiden tief anfärben (Wolf, Kabat und Newman 1943, Lassek und Hard 1946, Smith 1948). Ferner wurden im Axon alkalische Phosphatasen (s. S. 70) (Feigin und Wolf) und Nucleotidase (Newman, Feigin und Kabat 1950), Adenosintriphosphatase (Sharpless, Grundfest und Nachmansohn 1948, Lassek und Hard) und Adenosinmonophosphatase (Naidoo und Pratt 1950) histochemisch nachgewiesen. Cholinesterasen fehlen in ihm fast vollständig, wie Boell und Nachmansohn (1940) am Riesenaxon des Tintenfisches feststellten. Dagegen sind sie in den Markscheiden reichlicher vorhanden. Auch die Oxydasereaktion ergibt am Achsenzylinder ein negatives Resultat (Roizin 1955).

Nur ein beschränktes Interesse in der Pathologie haben vorderhand die sämtlich *marklosen Endstrecken der Achsenzylinder* mit ihren terminalen Bildungen gefunden, welche im zentralen Nervensystem die synaptischen Verbindungen von Zelle zu Zelle gewährleisten. Nach M. Heidenhain lassen sich zwei Gruppen unterscheiden: solche, die mit Knöpfchen, kleinen Ösen oder auch mit becherförmigen Formationen auf der Ganglienzelloberfläche enden und andere, die gewissermaßen als Parallelkontakte an den Dendriten der Zellen entlanglaufen. Von letzteren haben die sog. Kletterfasern und Korbfasern in den Purkinje-Zellen in der Kleinhirnpathologie stärkere Beachtung gefunden. Übrigens enthalten diese terminalen Endfüßchen, wie jüngste elektronenmikroskopische Beobachtungen ergaben, reichlich Mitochondrien (Young 1956). Ob die Veränderungen, die Weber (1949) an den feinen Terminalendigungen im Zentralnervensystem unter verschiedenen Funktionsbedingungen beschrieb, in der Tat einen morphologischen Ausdruck der Erregungsübertragung an der Synapse darstellen, müssen erst weitere Untersuchungen entscheiden.

b) Pathologische Gestaltveränderungen und Stoffumsetzungen an der zentralen Nervenfaser.

Es ist außerhalb grober Zerstörungen keineswegs immer leicht, pathologische Veränderungen an zentralen Nervenfasern zu sehen und als solche zu identifizieren. Ihre dichte Lagerung im Markweiß des Großhirns kann es gerade bei den Prozessen sehr erschweren, bei denen sich in diffuser Verteilung immer nur eine beschränkte Zahl von Fasern im Zerfall befindet (Leukodystrophie, Leukencephalitis). Ferner hat man auch bei den Nervenfasern mit postmortalen Veränderungen und Fixierungsartefakten zu rechnen. Die Fixierung bedingt es, daß die Markfasern kaum je als glatte ebenmäßige Rohre im histologischen Markscheidenpräparat angetroffen werden. Ein- und Ausbuchtungen der Konturen an gröberen, perlschnurartigen Auftreibungen an den feineren Markfasern in grauen Substanzen, dicke Anschwellungen an den Anschnittsflächen grober Fasern sind nichtpathologische Regelbefunde in unseren Elektivpräparaten, durch die man sich nicht täuschen lassen darf.

Die Morphologie der Zerfallsvorgänge an Markscheide und Achsenzylinder folgt ziemlich einfachen Regeln. Das erste Zeichen einer pathologischen Veränderung an der *Markscheide* ist in den meisten Fällen eine auf *Quellung des Myelins* beruhende Anschwellung; sie kann so beträchtliche Grade erreichen, daß z. B.

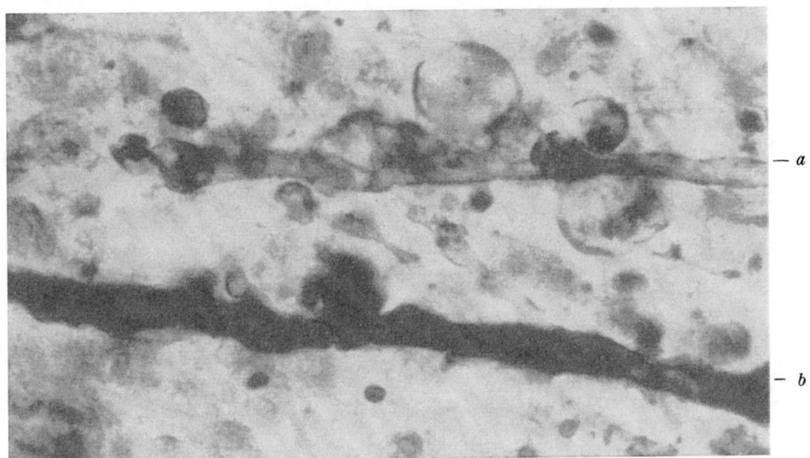

Abb. 38. F. A. 277/32. Markscheidenfärbung nach KULSCHITZKY. *a* Quellung der Markscheide unter Einbuße an Färbbarkeit; Austritt großer und kleiner Myelinkugeln; *b* Nervenfaser mit geringerer Veränderung der Markscheide und stärkerer Quellung des Achsenzylinders (Encephalomyelitis disseminata.) Vergr. 570mal.

auf dem Rückenmarksquerschnitt bei funiculärer Spinalerkrankung das charakteristische Bild des „Lückenfeldes" entstehen kann. Erreicht die Schwellung stärkere Grade, so bilden sich meist hintereinanderliegende kugelige oder *spindelige Auftreibungen* von oft erheblicher Größe, welche den Zerfall der Markscheide in einzelne *Ballen*, *Schollen* und *Kugeln* einleiten. Dabei verlassen nicht selten gequollene Myelinmassen den engeren Bereich der Nervenfaser, treten in Tropfen und traubenförmigen Konglomeraten in die Umgebung aus und zerstreuen sich hier (Abb. 38). Myelinkugeln haben im Markscheidenpräparat meist ein ziemlich helles, gleichmäßig opakes Aussehen und weisen eine stärkere Hämatoxylin-

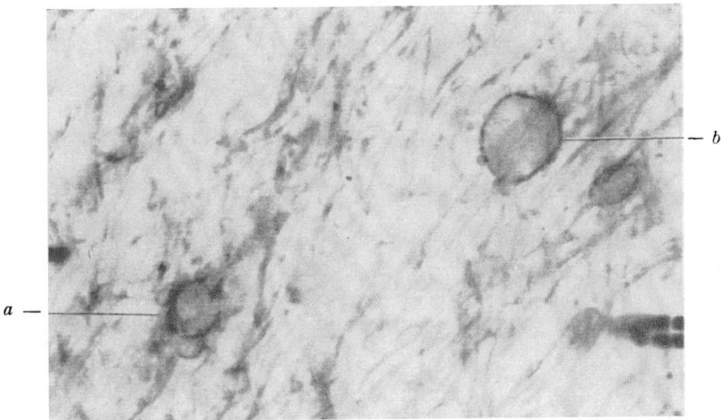

Abb. 39 F. A. 276/31. Markscheidenfärbung nach SPIELMEYER. Markfaserzerfall der Radiärstrahlung der Großhirnrinde. *a* Traubenförmiges Konglomerat von Myelintropfen; *b* freie Myelinkugel. Beide in weiterem Zerfall in kleine Tröpfchen begriffen (familiäre diffuse Markerkrankung). Vergr. 930mal.

färbung nur in ihrer zarten, aber scharfen Konturlinie auf. Diese gequollenen freien Myelinkugeln sind unbeständige Bildungen, die bald in weitere kleinere Bestandteile zerfallen (Abb. 39). Seltener in dem Fasergewirr der großen Marklager des Gehirns als in den langen Rückenmarksbahnen trifft man auf die vom peripheren Nerven her so geläufige reihenförmige, auf den engeren Faserbereich

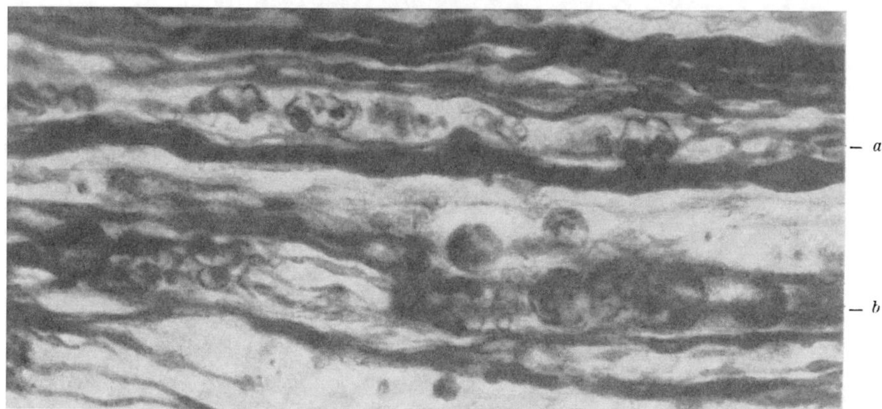

Abb. 40. F. A. 301/33. Zerfall der Pyramidenfasern bei amyotrophischer Lateralsklerose (Markscheidenfärbung nach KULSCHITZKY). Bildung hintereinanderliegender Myelinballen. *a* frisches; *b* älteres Stadium. Vergr. 570mal.

beschränkte Anordnung von ungleich großen, rundlichen Myelinballen (Abb. 40). Kommt es im Gehirn zu einem *gleichzeitigen Zerfall von Markscheide und Achsenzylinder*, wie es bei den hier zur Behandlung stehenden Degenerationsprozessen im Gegensatz zu den entzündlichen Entmarkungen die Regel ist, so treten als

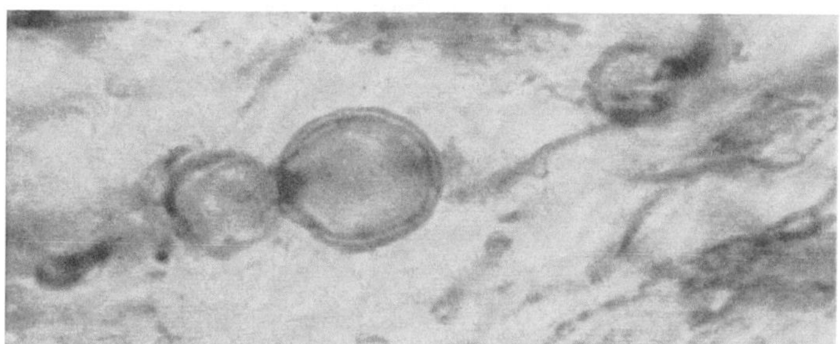

Abb. 41. Frischer Nervenfaserzerfall im Großhirnmarklager bei PICKscher Krankheit. Doppeltkonturierte freie Myelinkugeln. Vergr. 1030mal.

häufige Markzerfallsbilder zahlreiche, vielfach unregelmäßig verteilte und aus dem Faserzusammenhang losgelöste größere, manchmal doppelt konturierte Myelinkugeln auf (Abb. 41). Mindestens bei einem Teil der letzteren dürfte die doppelte Konturierung daher rühren, daß ein kugelförmig gequollenes Achsenzylinderfragment noch von einer dünnen Markhülle umgeben ist; jedenfalls lassen sich an Silberpräparaten leicht entsprechende Bilder beobachten (Abb. 46). Die unförmig gequollenen und unregelmäßig gestalteten, freien oder noch mit dem erhaltenen Faserteil in Verbindung stehenden Myelinmassen, die bei destruierenden Prozessen (Erweichungen, Encephalomyelitis disseminata) gewöhnlich in großen Mengen auftreten, spielen bei den Degenerationen eine untergeordnete Rolle. Dagegen beobachtet man dabei gelegentlich eine andere Art der Markscheidenveränderung, nämlich ihren Zerfall in einen mehr oder weniger *feinstaubigen Detritus*. Er ist z. B. an der Markfaserung der grauen Substanzen bei manchen Fällen von familiärer diffuser Sklerose zu finden (Abb. 42), wobei die Lage der feinen Körnchen und Stäubchen zunächst noch den Verlauf der ehemaligen Markfaser markiert. Auch kadaveröse Vorgänge an den Nervenfasern können den intra vitam entstandenen Veränderungen ähnliche Bilder hervorrufen (KREINER). Schließlich kann es unter pathologischen Verhältnissen auch nur zur *einfachen Verschmächtigung* der Nervenfaser kommen, an der auch die Markscheide unter Verminderung ihrer Färbbarkeit teilnimmt. In den Markschattenherden der multiplen Sklerose sind solche Fasern zu finden. Sie sind auch als schließliches Resultat von Faseramputationen am zentralen Segment

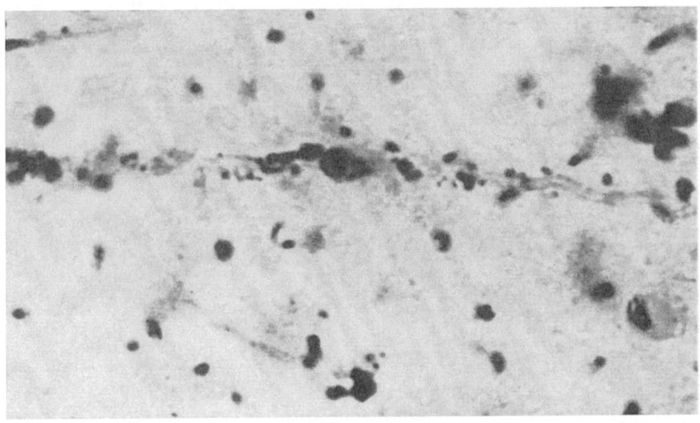

Abb. 42. Körniger Zerfall der Markscheide mit Ausstreuung staubartiger Partikel bei Markfaserzerfall im Striatum (familiäre, diffuse Sklerose). Vergr. 1150mal.

anzutreffen und werden hier als Ausdruck einer Inaktivitätsatrophie aufgefaßt. Die seltenen *Kalkinkrustationen* von Markfasern sind meist in Gebieten unvollständiger Gewebsnekrose infolge von Kreislaufstörungen anzutreffen.

Eine besondere Degenerationsform — allerdings an der peripheren Nervenfaser — ist von W. KRÜCKE beschrieben worden. Dabei entstehen Substanzen, die sich mit polychromem Methylenblau und Kresylviolett metachromatisch und mit Mucicarmin schwach anfärben. KRÜCKE betrachtet eine Dysorie der Gefäßwand mit seröser Durchtränkung des Gewebes als wesentlich für das Zustandekommen dieser „*mucoiden*“ *Degenerationsform.*

Schließlich kommen in Ödembereichen der Marklager des Gehirns einfache *Verflüssigungen der weißen Substanz* vor, in denen die Markfasern ihre Darstellbarkeit im Markscheidenpräparat ohne grobe Formveränderungen allmählich verlieren.

Beschränkt sich der Zerfallsvorgang an den Nervenfasern, wie beispielsweise bei der multiplen Sklerose auf die Markscheide, so bleibt der *Achsenzylinder* in der Regel davon nicht ganz unberührt. Die Veränderungen sind allerdings leichterer Natur und gewöhnlich reversibel. Es handelt sich meist um leichtere *Quellungen mit Schlängelungen* im Verlauf. Es kommt zu bandartigen Verbreiterungen des mit Silbersalzen weniger imprägnierbaren Achsenzylinders, die meist homogen aussehen, in denen aber gelegentlich auch das Phänomen der sog. *Entbündelung der Fibrillen* (effilochement, CAJAL) zu beobachten ist; d. h. es werden in dem normalerweise soliden Strang des Achsenzylinders entweder auf längere Strecken oder auch nur in lokalen spindeligen Auftreibungen Fibrillen und Axoplasma voneinander unterscheidbar (Abb. 43a).

Auch die *Achsenzylinderzerfallsvorgänge* leiten sich meist mit Quellungserscheinungen und dem Übergang aus dem gestreckten in einen gewundenen Verlauf ein. Ein öfters gewürdigtes färberisches Verhalten in frühen Stadien besteht darin, daß sich die gequollenen Axone mit dem Methylblau-Eosingemisch (ALZHEIMER-MANN) nicht mehr blau, sondern rot darstellen. FEINDEL und ALLISON (1948) wiesen darauf hin, daß das degenerierende Axon sich bei intra-

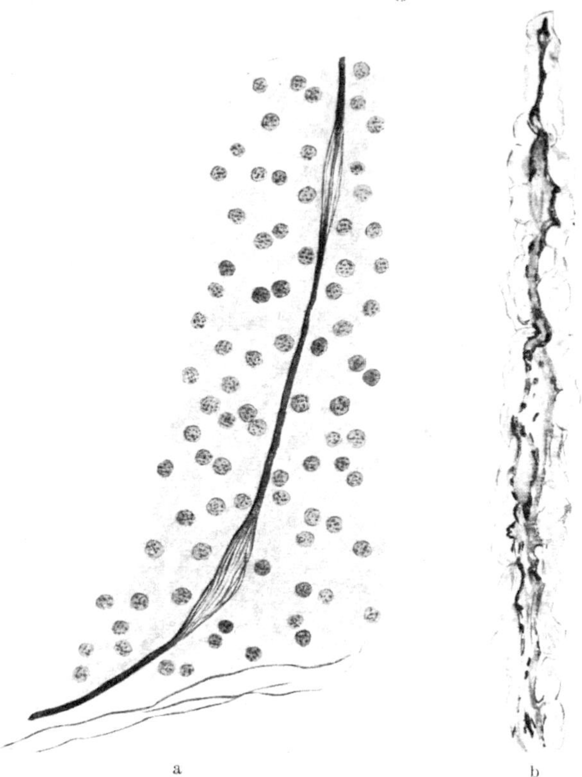

Abb. 43a u. b. a Aufbündelung (Effilochement) des Achsenzylinders einer PURKINJE-Zelle. b Quellung von Markscheide und Achsenzylinder; deutliche Zerfallserscheinungen an letzterem mit Auftreten argentophiler Schollen und Körner. (Aus SCHOB: Nissls Beitr. Bd. II, Heft 1.)

vitaler Methylenblaufärbung besonders intensiv tingiert. Wie DE ROBERTIS und SCHMIDT (1948) berichten, sind *Axonveränderungen bei sekundärer Degeneration* schon vor Ablauf von 48 Std elektronenoptisch feststellbar. Bald machen sich aber auch bei lichtmikroskopischer Betrachtung schwerere Formveränderungen bemerkbar. Der sonst glatte und homogene Achsenzylinderstrang bekommt *Varicositäten* und Einbuchtungen, seine Konturen werden unregelmäßig zackig; er sieht vielfach wie angenagt aus. Gleichzeitig zeigt das Auftreten argentophiler Brocken und Körnchen an seiner Oberfläche und im Innern die tiefergehende stoffliche Desorganisation an (Abb. 43b). Schließlich zerfällt der Axon in unregelmäßig große, teils gestreckte, teils gewundene *Fragmente*. Für die Darstellung dieser Veränderungen hat GLEES eine eigene Silbermethode angegeben (GLEES und NAUTA 1955). Alle diese Erscheinungen lassen sich besser an grobkalibrigen Achsenzylindern beobachten als an feineren. Letztere, und von diesen wieder die marklosen, zerfallen nicht selten auch ohne vorhergehende Schwellung einfach in eine große Zahl feiner argentophiler Körnchen. Besonders an *proximalen*

Axonstümpfen tritt als augenfällige Zerfallserscheinung die streckenweise Auflösung in einzelne große homogene argentophile Kugeln, Ellipsoide oder auch unregelmäßig geformte Schollen in den Vordergrund. Werden sie noch im Zusammenhang mit einer intakten Achsenzylinderstrecke angetroffen, so hat man die bekannten *Endkeulen* oder *Retraktionskugeln* vor sich (Abb. 44). Diese gequollenen Fragmente können sich ohne wesentliche Veränderung überraschend lang im Gewebe halten, schließlich bekommen sie jedoch ein körniges Aussehen und zerfallen in kleine Körnchen und Brocken. Im Grunde die gleichen Veränderungen im Sinne einer Vergrößerung durch Aufquellen erleiden nach den

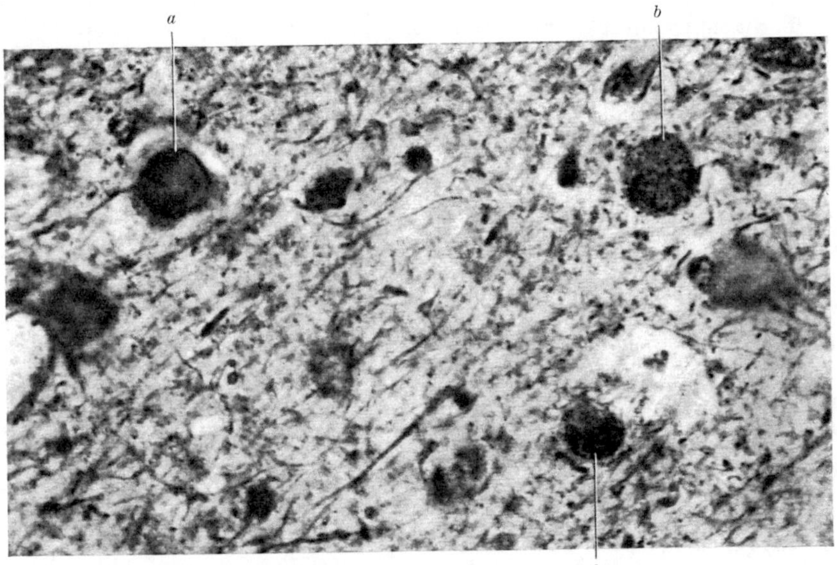

Abb. 44. F. A. 276/31. Silberimprägnation nach BIELSCHOWSKY. Achsenzylinderveränderungen im Großhirnmark bei familiärer diffuser Markerkrankung. *a* Retraktionskugel von einem Markscheidenrest umgeben (vgl. Abb. 41); *b* körniger Zerfall isolierter Axonkugeln. Diffus im Gewebe verstreut kleine, körnige Achsenzylinderfragmente. (Aus VAN BOGAERT und SCHOLZ: Z. Neur. **141**.)

experimentellen Untersuchungen von HOFF und von FOERSTER, GAGEL und SHEENAN auch die *Endformationen der Achsenzylinder* im Zustand der Degeneration. Die feinen, den Nervenzellen aufliegenden Schlingen imprägnieren sich mit Silbersalzen dunkler und gewinnen durch Inkrustation das Aussehen gröberer Knöpfe und Keulen.

Die gesonderte Beobachtung der Veränderungen an Markscheiden und Achsenzylindern ist insofern berechtigt, als manche Erkrankungen in der Hauptsache die Markscheiden betreffen und den Achsenzylinder nicht gefährden, andererseits an vielen Achsenzylindern ja keine Markscheide vorhanden ist. In der *biologischen Einheit der markhaltigen Nervenfaser* stehen jedoch Markscheide und Achsenzylinder auch unter pathologischen Verhältnissen in engster Beziehung zueinander. Das ergibt sich schon daraus, daß bei der sekundären Degeneration dem Untergang des peripheren Achsenzylinderstückes derjenige der Markscheide unmittelbar folgt, obwohl dafür nach ihrer Herkunft und Nutrition aus Gliazellen bzw. SCHWANNschen Zellen eine Ursache zunächst nicht ersichtlich ist.

Das Frühstadium degenerativer Markfaserveränderungen ist vornehmlich von *physikalischen Zustandsänderungen* bestimmt, welche sehr bald die doppelbrechenden Eigenschaften deutlich beeinträchtigen, was schon BRODMANN (1901) feststellte und SETTERFIELD und SUTTON (1935), SCHABBEL (1936), DRAGANESCO und CASANGIU (1938) bestätigten. MARMIER (1945) beobachtete im Tierexperiment bereits in den allerersten Stunden nach Faserdurchtrennung eine Abnahme des Doppelbrechungsvermögens, das bei Fasern über 6 μ Durchmesser schließlich um 20% des Ausgangswertes absinkt. Auch der Mechanismus des eigentlichen Zerfalls der Markscheide bzw. der Nervenfaser dürfte unter dem maßgebenden Einfluß physikalischer Faktoren stehen. Die Zeit, in der der Markzerfall eintritt, ist abhängig von Stoffwechselgröße und Körpertemperatur des Versuchstieres und beträgt bei Säugetieren in der Regel 4—5 Tage, bei Vögeln nur 2 Tage, bei Sommerfröschen dagegen 30—40 Tage, bei Winterfröschen gar 130—150 Tage (v. MURALT 1946). Schon SPIEGEL hat versucht, den Vorgang des Markzerfalls aus der Oberflächenspannung zweier aneinander grenzender, nicht mischbarer Flüssigkeiten, d. h. des Axoplasmas und des Myelins zu verstehen. Er nahm an, daß bei der Durchtrennung des Achsenzylinders durch Fortfall seiner Oberflächenspannung das Axoplasma bestrebt ist, kleinste Oberflächen, d. h. Kugeln zu bilden. Dieser Vorgang zieht auf Grund der gleichen Gesetzmäßigkeiten die Auflösung der Markscheiden und die Bildung von Myelinkugeln nach sich. Ähnliche Vorstellungen entwickelte in neuerer Zeit YOUNG (1945, 1956), der sich das Myelin als eine Art viscöse Flüssigkeit vorstellt, die durch den Druck des Axoplasmas zwischen der Axonoberfläche und den Faserumhüllungen in Dauerspannung gehalten wird. Der Druck im Axon, der den Substanzverschiebungen zugrundeliegt, steht der aus der Oberflächenspannung des Achsenzylinders resultierenden Fragmentierungsneigung entgegen. Wenn dieser Druck aufgehoben ist, bricht auch die Markhülle infolge ihrer Oberflächenspannung auseinander. Auch v. MURALT (1946) hat den Zerfallsvorgang mit dem Brechen einer Flüssigkeitssäule verglichen, das man sich anschaulich machen könne, wenn man etwa dünnflüssigen Lack auf einen Draht aufträgt. Schwer vereinbar mit der SPIEGELschen Anschauung ist es jedoch, daß selbst die abgeschmolzenen argentophilen Axonkugeln oft noch längere Zeit eine deutliche Myelinhülle besitzen. Vielleicht deuten aber solche Befunde darauf hin, daß die Schädigung in diesen Fällen primär den Achsenzylinder betroffen hat, und daß die Markscheide nur sekundär durch Fortfall des trophischen und histodynamischen Einflusses der Nervenzelle (M. HEIDENHAIN, P. WEISS) in Mitleidenschaft gezogen ist. Bei der sekundären Degeneration, die ja die Folge einer Achsenzylinderamputation ist, hatte schon BETHE beobachtet, daß die anfänglichen Veränderungen am Achsenzylinder sinnfälliger sind als die an der Markscheide. Und gerade bei diesem Vorgang sieht man sehr häufig, daß Axonfragmente in die entstehenden Markballen vollkommen eingeschlossen sind. Ganz ähnlich verhält es sich nun auch bei den meisten primären Faserdegenerationen. Obwohl bei ihnen genetisch der Untergang des Axons das Primäre ist, die Nervenfaser also gewissermaßen von innen heraus erkrankt, sind regelmäßige und grundlegende morphologische Unterschiede der Nervenfaserzerfallsbilder gegenüber denen bei von außen her die Nervenfaser betreffenden Schädlichkeiten (z. B. bei unvollständigen Gewebsnekrosen) bisher nicht herausgestellt worden; es sei denn, daß es sich wie bei der multiplen Sklerose um bloße Entmarkungen handelt, bei denen ja die überwiegende Anzahl der Achsenzylinder trotz dem streckenweisen Zerfall der Markscheide erhalten bleibt und wenigstens zum Teil nur initiale reversible Veränderungen erleidet. Es ist jedoch zu bedenken, daß die Analyse der Zerfallsbilder sehr schwierig ist, da sich bei lokaler Zerstörung der Nervenfaser die örtlichen prozeßhaften Veränderungen mit den sekundärdegenerativen am distalen und den rückläufigen am proximalen Teil der unterbrochenen Nervenfasern mischen.

Es ist in diesem Zusammenhang auf eine in vielfältigen Befunden immer wiederkehrende Regel hinzuweisen: das ist die *stärkere Anfälligkeit der Markscheide und die größere Resistenz des Achsenzylinders* gegenüber den verschiedenen exogenen Noxen. Man beobachtet dieses Phänomen nicht nur bei der multiplen Sklerose, bei der die Persistenz des Achsenzylinders als ein charakteristisches Zeichen gilt, sondern auch innerhalb diffus wachsender Gliome, in Kompressionsbezirken, innerhalb vasculär bedingter unvollständiger Gewebsnekrosen und selbst bei der familiären PELIZAEUS-MERZBACHERschen Krankheit. JABUREK meint, es beruhe darauf, daß die Markscheide eine geringere Reversibilitätsmöglichkeit bei Quellungszuständen besitze als der Achsenzylinder, dessen Quellungsgrenzwert höher liege und erst bei einer Querteilung der Fibrillen mit Zerfall in Körnerreihen überschritten sei. Es ist in diesem Zusammenhang jedenfalls von Interesse, daß die Quellungsphänomene an Markscheide und Achsenzylinder recht verschieden, ja in gewissem Sinne gegensätzlich verlaufen. Während nach den Untersuchungen JABUREKs die Markscheide in den radiären Richtungen gegenüber den anderen Achsen um ein Vielfaches quillt und dadurch hauptsächlich an Umfang gewinnt, dehnt sich der Achsenzylinder viel mehr in der Längsachse aus. So kommt es, daß die Markscheide im Bereich ihrer Auftreibungen sich vom Achsenzylinder loslöst, und daß letzterer innerhalb derselben zufolge seiner größeren Längenzunahme einen gewundenen Verlauf zeigt. Ob die Betrachtungsweise JABUREKs allen Verhältnissen gerecht wird, ist indessen zweifelhaft, da höhergradige Quellungszustände durchaus nicht immer vorhanden sind. Jedenfalls kann man allein aus der Persistenz der Achsenzylinder bei der multiplen Sklerose nicht den Schluß ziehen, daß die Noxe nun etwa eine besondere Spezifität zur Markscheide besitze. Die Ursache dafür ist in den meisten Fällen die autochthone Labilität der Markscheide, und es kann eine reine Intensitätsfrage sein, wie weit der Achsenzylinder gleichzeitig mitgeschädigt wird.

v. MURALT war bemüht, die sich aus Prüfungen der Leitfähigkeit, der Aktionspotentiale, der Reizschwelle und Spannungsverhältnisse und der Refraktärzeiten ergebenden neurophysiologischen Veränderungen mit dem morphologischen Ablauf des Degenerationsvorganges in Beziehung zu setzen. Diese vornehmlich am peripheren Nerven getroffenen Feststellungen werden in der Darstellung der sekundären Degenerationen von H. JACOB berücksichtigt, auf die in diesem Zusammenhang verwiesen werden darf.

Änderung in der substantiellen Zusammensetzung des Myelins. Mit dem Zerfall der Markscheide vollzieht sich auch eine Änderung in der substantiellen Zusammensetzung des Myelins. Schon 1899 stellte NOLL in einer gründlichen Untersuchung eine Abnahme des Protagongehaltes der sekundär degenerierenden Markfaser fest. Als Protagon wurde ein nach Ätherextraktion darstellbares Lipoidgemisch (SCHMITZ 1929) bezeichnet, das von älteren Autoren (MOTT und HALLIBURTON 1901) für eine reine Substanz und einen Hauptbestandteil des Nervenmarks gehalten wurde. Da die Ergebnisse NOLLs mit den mikroanalytischen Cerebrosidbestimmungen von JOHNSON, MCNABB und ROSSITER (1949) übereinstimmen, wurde nach deren Annahme damals wohl eine Kohlenhydratkomponente der Cerebroside nachgewiesen. Den Phosphorgehalt untersuchte bei gleichem Vorgang MAY (1930); er fand eine beträchtliche Abnahme des Gesamt- und Lipoidphosphors, verbunden mit einem Anstieg des wasserlöslichen Phosphors. Von einer Abnahme des Phosphorgehaltes hatten schon MOTT und HALLIBURTON (1901) berichtet. Eine Zunahme der acetonlöslichen und eine Abnahme der alkohollöslichen Lipoide teilten als Ergebnis ihrer Untersuchungen RANSON und WEIL (zit. nach WEIL 1933) mit.

Festere Gestalt gewann die Kenntnis der stofflichen Umwandlung der Myelinsubstanzen im Rahmen degenerativer Prozesse erst durch *neuere chemische und histochemische Untersuchungen.* Eine beträchtliche Zunahme des Wassergehaltes der betroffenen Marksubstanz tritt bei der sekundären Degeneration schon sehr früh ein und erreicht innerhalb von 4 Tagen ihr Maximum (JOHNSON, MCNABB und ROSSITER 1949). Mit empfindlicher mikroanalytischer Methodik konnte BRANTE (1949) bereits nach 12 Std eine leichte Abnahme der Phosphatide erfassen, während Cerebroside und Cholesterin noch unverändert waren. Bereits während der ersten 3 Tage sinkt der Cerebrosid- und Serinkephalingehalt merklich ab. Das gleiche gilt für die Sphingomyeline. Das Cholesterin erleidet in der ersten Zeit nur eine geringe Einbuße, wird aber dann fortschreitend, wenn auch in langsamem Tempo, verestert. Nur der Gehalt an Lecithin, einem nicht markscheidentypischen Lipoid, bleibt in den ersten Tagen unverändert. Die Untersuchungen BRANTES machen es wahrscheinlich, daß bereits in der Quellungsphase und in der

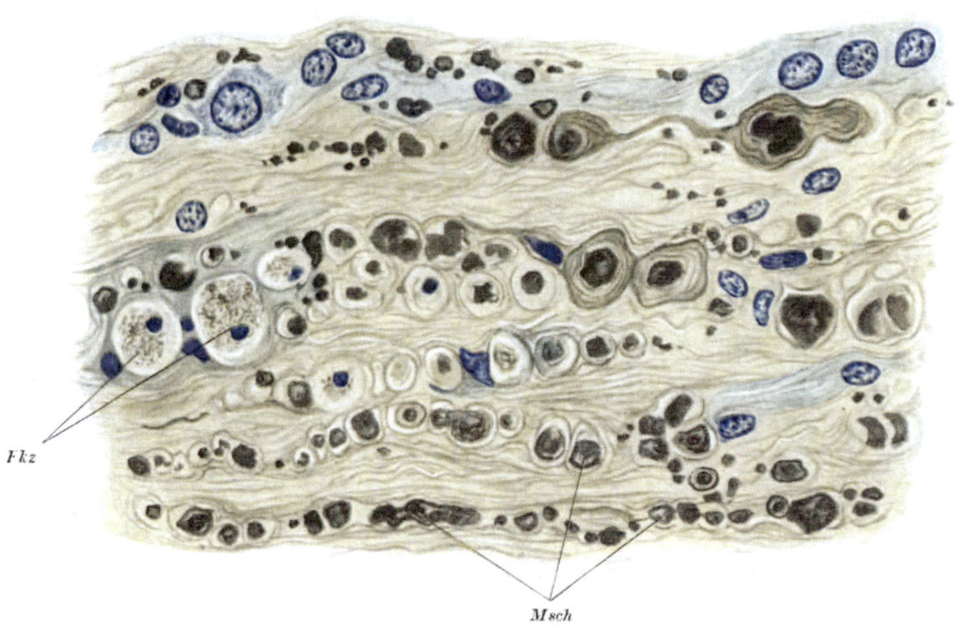

Abb. 45. Zerfallende Pyramidenfasern im sog. Marchistadium. *Msch* Marchischollen; *Fkz* Fettkörnchenzellen. Progressive Erscheinungen an den Gliazellen. (Aus BIELSCHOWSKY: Handbuch der Neurologie, Bd. 1.)

ihr unmittelbar folgenden Zeit *quantitative Veränderungen der „markscheidentypischen" Lipoide* eintreten, welche die eingreifenderen Umwandlungen der Zerfalls- und Abbauphase einleiten. Diese chemischen Frühveränderungen kommen vielleicht schon in einer verminderten Färbbarkeit mit Hämatoxylinlacken zum Ausdruck. Doch ist zu bedenken, daß nach den Feststellungen EDGARS (1955) erheblichere Abweichungen des Sphingolipoidgehaltes keinen Einfluß auf die Färbbarkeit des Myelins zu haben brauchen. Histochemisch sind die frühen Veränderungen mit den bis jetzt zur Verfügung stehenden Methoden anscheinend nicht erfaßbar. NOBACK und MONTAGNA (1952) fanden jedenfalls im Frühstadium sekundärer Degeneration in bezug auf Färbbarkeit mit Sudanschwarz, BAKERS Hämateinprobe, PAS-Reaktion, Plasmalreaktion und SCHULTZscher Cholesterinprobe ein der normalen Markscheide gleiches Verhalten.

Daß die Marksubstanzen nach eingetretenem Zerfall bald tiefergreifenden und fortschreitenden chemischen Zustandsänderungen unterworfen werden, darauf wies von jeher die sog. MARCHI-*Reaktion* hin. Bei Chrom-Osmiumbehandlung werden die Myelintrümmer geschwärzt (Abb. 45). Ein für eine bestimmte stoffliche Zustandsänderung spezifisches Reagens ist die Osmiumsäure aber offenbar nicht.

Hoerr (1936), Johnson, McNabb und Rossiter (1950), die sich damit beschäftigten, konnten zu keiner befriedigenden Klärung des chemischen Mechanismus der Marchi-Reaktion gelangen. Schon das Verhalten der Osmiumsäure bei der Vermischung mit Kaliumbichromat ist nach Cain (1950) nicht zu übersehen. Die sich von Mott und Halliburton (1901) herleitende Ansicht, daß der Marchi-Reaktion eine Phase des Umwandlungsprozesses von Phosphatiden in Neutralfett zugrunde liegt, trifft jedenfalls sicher nicht zu. Das ändert jedoch nichts an der bekannten Brauchbarkeit der Methode zur Kenntlichmachung des Verlaufes degenerierender Fasern, die sich bei geeigneter Schnittführung durch die zunächst

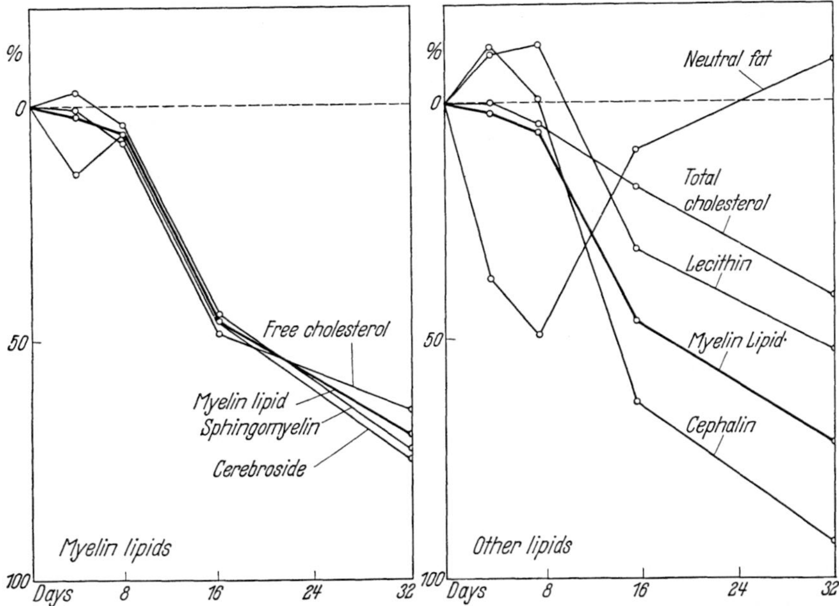

Abb. 46. Prozentuale Verschiebungen in der Lipoidkonzentration eines peripheren Nerven der Katze im Verlauf der Wallerschen Degeneration. Links sind als markscheidentypische Lipoide die Cerebroside, das freie Cholesterin und Sphingomyelin, rechts das Gesamtcholesterin, Lecithin, Kephalin und Neutralfett eingetragen. Die dicke schwarze Kurve zeigt beiderseits das Verhalten der Gesamtlipoide des Myelins. (Aus Johnson, McNabb und Rossiter 1950.)

noch reihenförmige Anordnung der Myelinballen über weite Strecken hin verfolgen lassen. Man hat dieses Verhalten dazu benutzt, um mittels sekundärer Degenerationen den Verlauf von Fasern und Faserbahnen im Zentralnervensystem zu bestimmen. Das sog. Marchi-Stadium ist in seiner vollen Ausprägung aber eine ziemlich schnell vorübergehende Phase, die ihren Höhepunkt bei der sekundären Degeneration am Ende der zweiten oder am Anfang der dritten Woche erreicht. Hierzu sei noch bemerkt, daß Glees (1943) auf Grund gesammelter Erfahrungen mit der von ihm modifizierten Methode versichert, daß marchipositive Substanzen bei sekundärer Degeneration noch nach 8 Monaten in feinkörniger, aber zur Verfolgung degenerierter Faserbahnen ausreichender Form sichtbar seien. Im Anschluß daran zeigte Smith (1951) am menschlichen Material nach Ablauf von 13 Monaten positive Marchi-Reaktionen unter besonderer Betonung der praktischen Verwertbarkeit.

In der Regel wird bei degenerativen Vorgängen an den Markfasern die schon früh einsetzende chemische Umwandlung der Myelinsubstanzen im Anschluß an die Zerfallsvorgänge intensiver, um zu einer Zeit ihren Höhepunkt zu erreichen, in der die celluläre Verarbeitung der Zerfallsprodukte schon in vollem Gange ist, auf deren morphologischen Ablauf bei der Besprechung der reparativen Vorgänge eingegangen wird. Hier sei eine kurze *Übersicht über das weitere chemische Verhalten der Myelinsubstanzen* gegeben, wie es nach BRANTE, JOHNSON, McNABB und ROSSITER bei den meisten zum Markzerfall führenden Prozessen die Regel ist (Abb. 46). Darauf wird später bei der Darstellung der cellulären Abbau- und Abräumungsvorgänge Bezug genommen werden. BRANTE fand bei sekundärer Degeneration nach 13 Tagen die Abnahme des freien Cholesterins und die Bildung von Cholesterinestern schon weit fortgeschritten. Über 50% der Cerebroside waren verschwunden, der Serinkephalinanteil hatte bis auf 45% abgenommen. Das für die Markscheide nicht typische Colaminkephalin ließ als einzige Substanz Vermehrung erkennen. Die Sphingomyeline waren um 75% vermindert; auch der Lecithingehalt wurde schließlich beeinträchtigt. Über das Verhalten der Proteinbestandteile des Myelins weiß man bisher weniger. ABERCROMBIE und JOHNSON (1946) berichten über das Verschwinden des nicht extrahierbaren, mit dem Neurokeratin in Zusammenhang gebrachten Proteinstickstoffes im Verlauf der sekundären Degeneration. Was nun die eigentlichen chemischen Umwandlungen der Zerfallsprodukte betrifft, so besteht nach JOHNSON, McNABB und ROSSITER (1949) das Schicksal der Cerebroside, des Sphingomyelins und Serinkephalins in hydrolytischer Spaltung in Cholin, Phosphate, Galaktose und Sphingosine (Abb. 47). Das veresterte Cholesterin verschwindet sehr langsam. Nach JOHNSON spielt die früher fast durchwegs angenommene und herkömmlicherweise als wesentlich hervorgehobene Umwandlung von Phosphatiden in Neutralfette dabei keine nennenswerte Rolle. Zudem enthalten die dominierenden Markscheidenlipoide, nämlich Cholesterin, Sphingomyeline und Cerebroside sämtlich kein Glycerin. BRANTE betont nachdrücklich, daß seine Untersuchungen für eine solche Umwandlung keinerlei Anhaltspunkte ergeben haben. Die mit Sudan IV leuchtend rot färbbaren Substanzen dürften vielmehr neben Cholesterinestern verschiedene Spaltprodukte, wie Diglyceride, Phosphate, Ceramide, Fettsäuren in bunter und unorganisierter Mischung, aber jedenfalls keine erheblicheren Mengen von Neutralfetten enthalten.

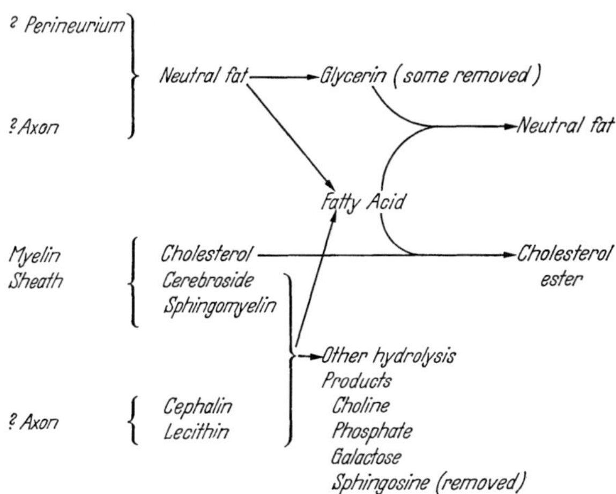

Abb. 47. Schematische Darstellung der stofflichen Umwandlungen der Markfaserlipoide während der sekundären Degeneration. (Aus JOHNSON, McNABB und ROSSITER 1950.)

Die fortschreitende stoffliche Umwandlung der Zerfalls- und Abbauprodukte drückt sich auch in ihrem *färberischen und histochemischen Verhalten* aus (Abb. 48). So findet man in gewissen Stadien der Resorption oder bei fortschreitenden Prozessen allerlei Abbauzwischenstufen zwischen dem Myelin und den scharlachfärbbaren Substanzgemischen, die sich nicht mehr intensiv mit Hämatoxylinlack färben, aber auch noch nicht die leuchtend rote Farbe des Sudans annehmen, teils mit Nilblausulfat im blauen Ton, teils auch in roten Nuancen darstellbar sind. Vom 10. Tage an konnten NOBACK und MONTAGNA (1952) bei der sekundären Degeneration die Substanzumwandlungen histochemisch aufzeigen. Aller Markscheidendetritus, Myelinkugeln, -tröpfchen und -körnchen verhielten sich in ihrer Färbbarkeit mit Sudanschwarz und ihrer Reaktion bei der SCHULTZschen Cholesterinprobe wie unverändertes Nervenmark. Bei der PAS-Reaktion, Plasmalreaktion und BAKERs Hämateinprobe reagierten jedoch wohl noch die Kugeln und Tropfen, nicht mehr aber die kleineren Tröpfchen und Körnchen positiv. Diese Abbaustufen dürften daher Phosphatide, Glykolipoide und Acetalphosphatide nicht mehr in unveränderter Form, reichlich dagegen Cholesterinester enthalten. Sie erwiesen sich mit Sudan IV tief färbbar und reagierten bei der SCHULTZschen Probe lebhaft. Der Plasmalgehalt der Zerfallsprodukte nahm fortschreitend ab; nach 25 Tagen fanden sich keine plasmalpositiven Substanzen mehr. Metachromatische Eigenschaften (s. S. 83) beobachtete NOBACK (1954) an den Myelinkugeln und -tropfen in gleicher Weise wie an der unversehrten Markscheide. Die

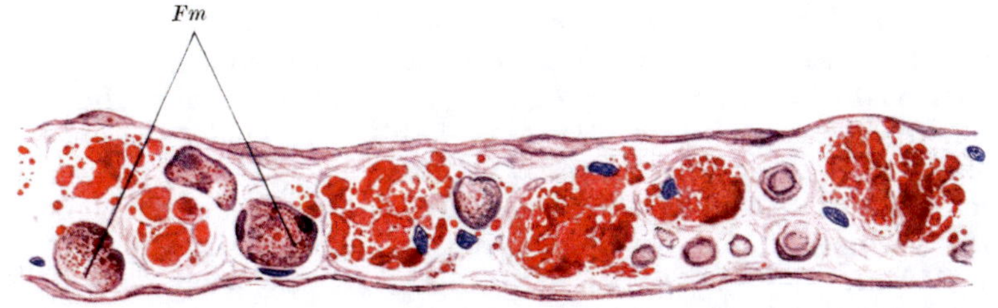

Abb. 48. Im Zerfall begriffene Markfaser aus der Pyramidenbahn bei amyotrophischer Lateralsklerose. *Fm* Markballen mit beginnender Umsetzung in Fetttröpfchen; daneben Fett in Körnchenzellen und anscheinend auch frei in Tröpfchen. (Aus SPIELMEYER: Histopathologie des Nervensystems.)

kleineren mit Sudan färbbaren Tröpfchen und Körnchen ließen jedoch bei der dem Vorgehen FEYRTERs verwandten Technik keine Metachromasie mehr erkennen. Im Gegensatz zu SETTERFIELD und SUTTON fanden NOBACK und MONTAGNA doppelbrechende Substanzen noch nach 50 Tagen vor. Denn gerade bei der Markfaserdegeneration begegnet man öfter *eigenartigen kristalloiden Zustandsformen*. Man findet teils in Körnchenzellen, teils frei im Gewebe stark doppelbrechende nadelförmige Kristalle (Abb. 75), die bei Erwärmung auf etwa 40° C schmelzen und ihre Anisotropie verlieren, sie aber beim Erkalten wieder gewinnen (tropfbarflüssige Kristallform). AMORIMs (1934) wohlbegründete Auffassung, daß es sich dabei um Cholesterinesterkristalle handelt, wurde durch die von BRANTE sowie von JOHNSON und Mitarbeitern nachgewiesene weitgehende Veresterung des Cholesterins und die Feststellung des relativ langen Verbleibens der Ester im Gewebe bestätigt. Das polarisationsoptische Verhalten der Cholesterinester wurde schon von KAISERLING (1910), ASCHOFF (1909) und KAWAMURA (1911) an anderen Organen gründlich untersucht. Die Kristalle entstehen erst im Verlauf der Formalinfixierung aus der im frischen Gewebe tropfigen Zustandsform und sind durch Erwärmung wieder in diese überführbar. Dann zeigen die flüssigen Sphärokristalle im polarisierten Licht das sog. Malteserkreuz. Auf Grund dieses optischen Phänomens lassen sich die Cholesterinester von den Triglyceriden trennen, mit denen sie die Sudanophilie gemeinsam haben. Nach v. HIRSCH und PEIFFER (1955) wird die Umwandelbarkeit der Cholesterinester in die kennzeichnende Sphärokristallform durch die Sudanfärbung nicht beeinträchtigt. Polarisationsoptische Verwechslungen mit Markscheidenquerschnitten und Myelinkugeln lassen sich durch die Vornahme einer PAS-Gegenfärbung ausschließen, die dazu eventuell noch vorhandene Ganglioside oder ,,Prälipoide“, d. h. mit Sudan nur gelb bis gelbrötlich färbbare Zwischenstufen bei amaurotischer Idiotie bzw. Leukodystrophien zur Darstellung bringt (s. S. 210).

Wenn auch verschiedene Beobachtungen dafür sprechen, daß der *Fermentgehalt der Markfaser* (s. S. 151) bei degenerativen Prozessen Veränderungen unterworfen ist, so scheinen doch die Enzyme, die für den Abbau der Cerebroside und Phosphatide verantwortlich gemacht werden müssen, im normalen Gewebe zu fehlen oder wenigstens nicht in aktiver Form vorhanden zu sein. Denn bei Inkubation von Marksubstanz fanden Johnson, McNabb und Rossiter (1949), sowie Brante (1949) weder die Cerebrosid- noch die Phosphatid- und Cholesterinfraktion merklich verändert. Nebenbei sei bemerkt, daß diese exakten Feststellungen gegen die von Gutmann und Holubar (1950) formulierte Hypothese sprechen, daß die sekundäre Degeneration als eine einfache Autolyse in vivo aufgefaßt werden könne. Ihren Schlußfolgerungen lagen Beobachtungen an Markzerfallsbildern von transplantiertem und in vitro inkubiertem Nervengewebe zugrunde.

Soweit *histochemische Feststellungen an degenerierenden Axonen* getroffen wurden, erstreckten sie sich vorwiegend auf das Verhalten der im normalen Achsenzylinder nachgewiesenen *Enzyme* (s. S. 154). In den Frühstadien sekundärer Degeneration demonstrierte Sawyer (1946) ein rapides Absinken der Cholinesterasekonzentration. Nachmansohn, John und Berman nehmen an, daß der Axon auch die Fähigkeit zur Synthetisierung von Acetylcholin schnell verliert. Ein Absinken des Acetylcholingehaltes haben auch v. Muralt und Schulthess (1944), eine Reaktion der Aneurinkonzentration (Vitamin B_1) v. Muralt und Wyss (1944) festgestellt. Die saure Phosphatase erfährt, wie Untersuchungen Heinzens (1944) und Bodians (1947) ergaben, in frühester Zeit eine Aktivitätssteigerung. Lassek und Hard verfolgten bei experimentellen Strangdegenerationen das Verhalten der sauren Phosphatase histochemisch und stellten nach anfänglicher Verstärkung eine Abnahme der Aktivität fest. Exakte chemische Längsschnittbestimmungen der Aktivität verschiedener Enzymgruppen bei sekundärer Degeneration sind Johnson und Mitarbeitern zu verdanken. Die Aktivität der sauren Phosphatase steigt nach Ermittlungen von Hollinger, Rossiter und Upmalis (1952) bis zum 16. Tage konstant an, die der alkalischen Phosphatase geht im gleichen Zeitraum ähnlich wie die der im Axon lokalisierten Cholinesterase erheblich zurück. Ebenfalls eine ansteigende Aktivität zeigten einige weitere im Axon nachweisbare Enzymgruppen, so die 5-Nucleotidase und die Adenosintriphosphatase. Unter einem einheitlichen Gesichtspunkt lassen sich diese fermentativen Veränderungen bis heute noch nicht deuten.

Leidet allein oder ganz vorwiegend die Markscheide, handelt es sich also im wesentlichen um eine Entmarkung ohne nennenswerte sekundäre Degeneration, dann erstreckt sich diese nicht auf die ganze Länge der Nervenfaser; man beobachtet vielmehr in den meisten Fällen nur eine streckenweise Entmarkung von Nervenfaserkomplexen. Da bloße Entmarkungen in der Regel exogen sind, halten sie sich auch nicht an bestimmte Fasersysteme, sondern greifen die Fasermassen mehr oder weniger wahllos an. So bilden sich die vielgestaltigen Entmarkungsherde bei den meisten entzündlichen Entmarkungsprozessen. Gelegentlich sollen aber auch degenerative Entmarkungen Faserzüge gleichzeitig oder nacheinander an mehreren Stellen ihres Verlaufes angreifen, und man spricht dann wie beim peripheren Nerven (Gombault) von einem *diskontinuierlichen Markscheidenzerfall.* Im Zentralnervensystem habe ich ihn nicht gesehen. Ob dieser Tatbestand etwa bei der Pelizaeus-Merzbacherschen Krankheit verwirklicht ist, dürfte mindestens zweifelhaft sein.

Anhangsweise sollen hier noch die experimentell studierten *Vorgänge am zentralen Stumpf durchtrennter Fasern* kurz dargestellt werden. Auf diese von Cajal (1914) und später von Spatz (1921) eingehend studierten Veränderungen ist im Nervenzellabschnitt bei der primären Reizung bereits hingewiesen worden. CAJAL hat gezeigt, daß der proximale Axonabschnitt alsbald nach der Durchtrennung hochgradige spindelige Auftreibungen erleidet, aus denen sich schließlich ganz unverhältnismäßig große, isolierte, argentophile Kugeln entwickeln. Diese Veränderung setzt sich eine ganze Strecke weit zellwärts fort, überschreitet aber nicht die Abgangsstelle der letzten Kollateralen (Abb. 23). Aus dem langen Persistieren der losgelösten Axonkugeln und gewissen Sprossungsphänomenen an ihnen schließt CAJAL, daß die abgetrennten Axonstücke eine gewisse Fähigkeit des Überlebens und selbständigen Reagierens besitzen. Im Gegensatz zur WALLERschen sekundären Degeneration des peripheren Teilstückes spricht CAJAL hier von *traumatischer Degeneration*. Ein unter natürlichen pathologischen Bedingungen leicht zu beobachtendes Beispiel einer solchen „traumatischen Degeneration" sind die oft sehr zahlreich in der Körnerschicht des Kleinhirns auftretenden Axonauftreibungen der PURKINJE-Zellen, die sich besonders bei destruierenden Vorgängen im Marklager der Kleinhirnbäumchen oder bei Prozessen in der Körnerschicht finden. SPATZ, der CAJALs Ergebnisse im wesentlichen bestätigt, setzt diese Veränderungen dem Vorgang der primären Reizung an den Nervenzellen gleich und bezeichnet ihn deshalb *rein zeitlich* als *„primäre Veränderung"*; er vermeidet das Wort „Degeneration", da er wegen des Auftretens zahlreicher Plastosomen in den Axonauftreibungen in dem Vorgang ebenfalls eine vitale Reaktion sieht. Nun ist es freilich nicht so, daß der proximale Abschnitt des Axons bei weiter von der Nervenzelle entfernten Läsionen in seiner ganzen Ausdehnung dieser Veränderung verfiele. In solchen Fällen zeigt der weitaus größere Teil des proximalen Faserabschnittes zunächst gar keine Erscheinungen, selbst wenn die Ursprungszelle dadurch in den Zustand der primären Reizung kommt (BRODAL). Erst nach längerer Zeit erleiden diese unverändert gebliebenen Faserstümpfe eine ganz allmählich einsetzende Verminderung ihres Querschnittsvolumens, die, wie bereits gesagt, sowohl Axon als Markscheide betrifft, und die mit SPATZ wohl als Inaktivitätsatrophie aufzufassen ist (Abb. 23). Sind bei genügender Intensität und Zellnähe der Schädigung Ursprungszellen mit in den Zustand der primären Reizung versetzt worden und sind in deren Verlauf einige Zellen zugrunde gegangen, so wird man in dem proximalen Teil eines Nervenfaserbündels in einer bestimmten Phase naturgemäß auch einige wirklich sekundär degenerierte Fasern finden können.

c) Regenerative Phänomene.

Die Vorgänge im proximalen Teil durchtrennter Achsenzylinder werfen die Frage nach der *Regenerationsfähigkeit zentraler Nervenfasern* auf. Diese ist lange Zeit ganz verneint und auch später noch angezweifelt worden. Die Untersuchungen von STROEBE bei Rückenmarksdurchschneidung und von FICKLER bei Rückenmarkskompressionen brachten bezüglich der zentralen Nervenfaserregeneration keine ganz klaren Resultate. In eindeutig positivem Sinne wurde die Frage bei Warmblütern jedoch durch die experimentellen Arbeiten von BORST (1904) und SALTYKOW (1905) beantwortet. BORST fand Markfasern aus der Hirnsubstanz neugeborener Tiere in die Poren eingebrachter durchlochter Celloidinstücke vorgewachsen, und SALTIKOW sah das Einwachsen von Nervenfasern in narbiges Hirngewebe, das durch die Reimplantation von Gehirnstückchen in der Rinde entstanden war. Bald darauf konnte PFEIFER (1908), der bereits mit Silbermethoden arbeitete, den Nachweis führen, daß in Hirnpunktionsnarben marklose und markhaltige Nervenfasern enthalten waren, die nur durch die Regeneration dorthin gelangt sein konnten. Damit war die *Regenerationsfähigkeit zentraler Nervenfasern auch im Gehirn des erwachsenen Menschen erwiesen.* Bei den angeführten Untersuchungen handelt es sich nun bereits um Regenerationsergebnisse. Mehr Schwierigkeiten bietet die Beobachtung des Regenerationsvorganges selbst. Nach CAJAL, dem wir eingehende Studien darüber verdanken, bilden sich an den Anschwellungen corticaler Fasern, die bei der obengenannten traumatischen Degeneration am Ende oder im Verlauf der Stümpfe entstehen, nach allen Seiten *einfache oder verzweigte Sprossen*, so daß spinnenähnliche Formationen entstehen können. Auch im Innern der Achsenzylinderanschwellungen treten ,,cephalopodienartige" und spiralig-fibrilläre Strukturen auf. Bei letzteren handelt es sich möglicherweise um den PERRONCITOschen Spiralen am peripheren Nerven analoge Gebilde. Es weisen auch die *Kollateralen der Achsenzylinder* häufig hypertrophische Zustände auf. All das sind nach CAJAL aber labile Gebilde, die schon nach kurzer Zeit in Verfall geraten. Indes hat BIELSCHOWSKY bereits 1909 lange feine Fasern mit knöpfchen- und schlingenförmigen Endformationen gesehen, die nach Form und Lage nur als in Neubildung begriffene zentrale Fasern angesprochen werden mußten und offenbar resistentere Produkte waren. In der gleichen Richtung liegen die Ergebnisse von MARINESCO (1908, 1910) und HORTEGA bei Erweichungen, von DOINIKOW und JABUREK bei multipler Sklerose und von anderen Autoren. Eine oft kaum überwindliche Schwierigkeit in der Beurteilung solcher Formationen liegt nach MIYAKE (1908) darin, daß zwischen neugebildeten und persistierenden Achsenzylindern und deren Kollateralen und zwischen regenerativen und degenerativen Endformationen oft nur schwer eine Entscheidung zu treffen ist. Als besonders eindeutig und leicht zu beobachtendes Phänomen wird von BIELSCHOWSKY u. a. das *Aussprossen von Kollateralen aus unterbrochenen* PURKINJE-*Axonen* angeführt. Auch die *Achsenzylindersprossungen an senilen Plaques*, auf die schon die ersten Beschreiber FISCHER, SIMCHOWICZ, ALZHEIMER u. a. hingewiesen haben, sind hier zu nennen. MARINESCO und MINEA haben ihnen eine besonders eingehende Untersuchung gewidmet. Die Frage, ob Hypertrophie vorgebildeter Strukturen oder wirkliche Regeneration, d. h. Auswachsen aus Stümpfen, ist bei diesen Bildungen wohl nicht leicht zu beantworten. Man hat es aber in der menschlichen Pathologie gar nicht schwer, sich von echten und recht dauerhaften Regenerationsphänomenen zu überzeugen. Wir zielen dabei auf die häufigen und oft *massenhaften Markfaserregenerationen in narbigen Bezirken* der grauen Substanz ab, die sich über Jahrzehnte erhalten. In alten arteriosklerotischen oder sonstwie zirkulatorisch bedingten gliösen Narben in der Hirnrinde (granuläre Atrophie, SPATZ) oder im Striatum (Status marmoratus, SCHOLZ 1924) findet man neugebildete Markfasern in einer Menge, welche die normalerweise an diesen Stellen vorhandene Zahl um ein Vielfaches übertrifft (Abb. 49). Die gliöse Narbe und die Ausdehnung der regenerierten Markfaserfilze decken sich dabei genau. SPATZ (1930) vergleicht diese myelinisierten Narben geradezu mit den Amputationsneuromen der peripheren Nerven. Wenn unter anderen von PFEIFER und neuerdings von HORTEGA dem Bindegewebe für die Wachstumsanregung eine bedeutsame Rolle zugeschrieben wird, so mag dies für die ziemlich kümmerlichen Regenerationserscheinungen bei Erweichungen und totalen Gewebsdefekten zutreffen. Bei den elektiven Parenchymnekrosen, in denen sich die erwähnten üppigen Markfaserfilze bilden (Plaques fibromyéliniques von C. und O. VOGT), kann ich auf Grund vielfacher eigener Beobachtungen nur der Feststellung von SPATZ beipflichten, daß es sich sowohl bei der granulären Atrophie als auch beim Status marmoratus des Striatums um rein gliöse Narben handelt. Übrigens meint auch BORST auf Grund seiner Experimente, welche durch die Arbeiten des Japaners OIYE eine volle Bestätigung gefunden haben, daß die Regeneration ungestörter vonstatten gehe, wenn sich kein fremdartiges, vor allem kein mesodermales Gewebe dazwischen schiebe. Bei den Hirnnarben scheint das Optimum für deren Myelinisierung dann vorhanden zu sein, wenn der Gewebszusammenhang nicht zerstört ist, d. h. höchstens eine geringe Alteration der Glia vorliegt und die Gliafaserproduktion sich in mäßigen Grenzen hält.

Eine Restitution im physiologischen Sinne wird mit den morphologischen Regenerationsphänomenen nicht erreicht. Die wirre Anordnung der regenerierten Fasern, die sich nicht in das örtliche, z. B. in der Hirnrinde sehr klare architek-

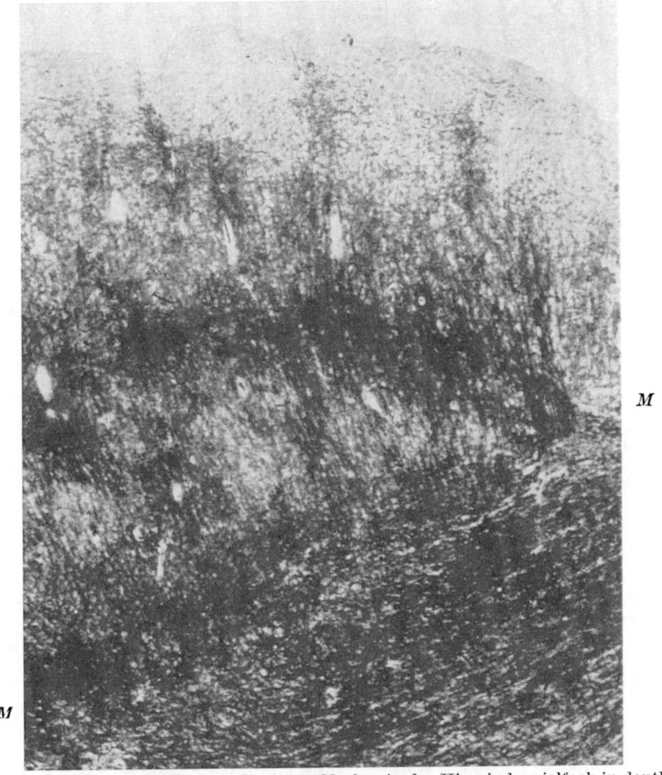

Abb. 49. Multiple Markfleckenbildung innerhalb gliöser Narben in der Hirnrinde, vielfach in deutlicher Beziehung zu Blutgefäßen. *M—M* Rindenmarkgrenze.

tonische Muster einpassen, sondern ungeordnet durcheinanderlaufen, läßt das schon nach dem morphologischen Bild annehmen. Für dieses regellose, jedenfalls nicht zielgerichtete Auswachsen der zentralen Nervenfasern wird allgemein der Umstand verantwortlich gemacht, daß die begleitenden Gliazellen nicht imstande sind, Leitstrukturen zu bilden, die etwa den aus SCHWANNschen Zellen bestehenden BÜNGNERschen Zellbändern am peripheren Nerven entsprechen. Da nach PLENK (1934) die zentrale Faser auch SCHWANNsche Zellen führen soll, müßte diesen Zellen die Fähigkeit dazu abgehen. Warum im einen Fall eine solche Überschuß-regeneration wie in den Markflecken der Rinde oder des Striatums erfolgt, in anderen Fällen unter anscheinend gleichen morphologischen Voraussetzungen nicht einmal Spuren einer Regeneration angetroffen werden, entzieht sich bislang unserer Kenntnis. Im allgemeinen scheint aber das kindliche und jugendliche Gehirn zur ausgiebigeren Produktion von regenerierten Nervenfasern zu neigen als das präsenile oder senile.

D. Gliazellen.

a) Zur normalen Morphologie und Biologie der drei Gliazellformen.

Unsere Vorstellungen von dem Bau des dem Zentralnervensystem eigenen Stützgewebes haben in den letzten 35 Jahren eine so wesentliche Wandlung und Vervollkommnung erfahren, daß hier eine kurze Darstellung der normal-anatomischen Verhältnisse zweckmäßig erscheint. Ist davon doch auch die Auffassung pathologischer Vorgänge an diesem Teil des zentralnervösen Gewebes nicht unberührt geblieben. Obwohl es GOLGI bereits 1886 mittels seiner Chromsilbermethode gelungen war, gewisse zellige Elemente in großer Vollkommenheit darzustellen und auch die Beziehungen der von ihm entdeckten Spinnenzellen zu den Gefäßen zu sehen, so setzte das gliöse Gewebe einer weiteren Analyse doch zunächst noch hartnäckigen Widerstand entgegen. Erst die Entwicklung neuer histologischer Methoden brachte allmählich mehr Klarheit über Bedeutung und Zugehörigkeit der nichtnervösen Zellen des Gewebes. Eine wichtige Etappe auf diesem Wege bildeten die Untersuchungen WEIGERTs (1895) mittels seiner für pathologische Zwecke so wichtig gewordenen Gliafasermethode. Seine Feststellungen über die Topographie der faserbildenden Gliazellen und der Gliafaserlager bilden auch heute noch einen zuverlässigen Vergleichstest für die Beurteilung pathologischer Verhältnisse. Wenn er freilich nur die Faserbildner als echte Gliazellen gelten ließ und die Gliafaser als echte Intercellularsubstanz auffaßte, so haben einige Jahre später die Arbeiten von HELD (1903), EISATH (1906) und anderen Autoren in Übereinstimmung mit den Untersuchungen von KOELLIKER (1893) gezeigt, daß außer *faserbildenden* auch *protoplasmatische* Astrocyten existieren, und daß für einen Teil der Gliafasern die intracelluläre Entstehung nachweisbar ist. Insbesondere ergaben die Untersuchungen von EISATH, daß die Hirnrinde, in welcher WEIGERT das Vorkommen von Astrocyten in Abrede gestellt hatte, in ihrer ganzen Breite von solchen, allerdings nicht faserbildenden Zellen besetzt ist. HELD glaubte auf Grund seiner Präparate außerdem feststellen zu können, daß die Gliafasern vom Plasma einer Zelle in das einer anderen übertreten könnten; er kam schließlich zu der Auffassung, daß das gliöse Gewebe ein *dreidimensionales syncytiales Netz* bildet, in dessen Knotenpunkte die Gliakerne eingebettet lägen, eine Vorstellung, die beispielsweise von ALZHEIMER (1910) nur mit dem Vorbehalt einer weitgehenden Erhaltung der Individualität der Gliazelle als möglich zugegeben wurde. Die verbindenden Teile des Reticulums stellten nach seiner Meinung ein modifiziertes Plasma dar. Ein Teil dieses Gliareticulums bildet das GOLGI*sche pericelluläre Netz* der Ganglienzellen, wofür sich unter anderen auch BELLONI (1933) eingesetzt hat. Ein anderer Teil, der allerdings wesentlich engere Beziehungen zu bestimmten Gliazellformen aufweist, wären die von HELD beschriebenen *gliösen Grenzmembranen*, welche das nervöse Gewebe an seinen Oberflächen abschließen und hier sowohl mit dem Bindegewebe der Pia als auch dem perivasculären Bindegewebe in feste Verbindung treten. Diese Gliamembranen werden nach HELD zum Teil durch die sich aufzweigenden Fortsätze der Astrocyten, zum Teil durch epithelartig an den Gefäßen aufgereihte Gliazellen, zum Teil auch durch das syncytiale Reticulum gebildet, wobei alle diese Formationen an den HELDschen Präparaten einer aus Vacuolisierung des Plasmas hervorgegangenen komplizierten, kammerartigen Bau, die sog. *Gliakammern*, zeigen.

Vornehmlich von pathologisch-anatomischer Seite waren Versuche unternommen worden, die Herkunft pathologischer Gliazellformen von den offenbar verschiedenartigen Zellen des Interstitiums abzuleiten. Besondere Schwierigkeiten bereiteten hierbei die kleinen runden, vielfach für Lymphocyten angesehenen Kerne, für deren gliöse Natur sich bereits NISSL an Hand der Ergebnisse seiner Methode eingesetzt hatte. Er bezeichnete sie als *kleine fortsatzlose Gliazellen*. Eine etwas genauere Umschreibung dieser Zellen lieferte EISATH mit eigener Methode. Viel vollkommener waren sie aber bereits vorher in einer viel zu wenig beachteten Publikation von ROBERTSON (1900) beschrieben worden, der sie mittels einer von ihm ausgearbeiteten Platinmethode dargestellt hatte. Die eigentliche *neue Periode der Erforschung des gliösen Gewebes* wurde 1913 durch CAJAL eingeleitet, dem es gelang, mittels seines Goldsublimatverfahrens auch die protoplasmatischen Astrocyten mit großer Vollkommenheit zur Anschauung zu bringen. Da die bis in feinste Aufzweigungen sichtbaren Astrocytenfortsätze keine Verbindungen mit anderen gleichartigen Zellen erkennen ließen, erkannte er die Existenz des HELDschen Gliareticulums nicht an. Die verbleibende große Gruppe von kleinkernigen Zellen, die mit seinem Verfahren nicht oder sehr unvollkommen dargestellt wurden und offenbar von der klassischen Form der Neurogliazellen abwichen, nannte er das „dritte Element". Mit diesem dritten Element hat sich in zahlreichen Untersuchungen P. DEL RIO HORTEGA (1919—1927) in erfolgreicher Weise beschäftigt. Er konnte mittels seines Bromammonium-Silbercarbonatverfahrens zeigen, daß sich darunter 2 Zellarten verbergen, eine den Astrocyten entwicklungsgeschichtlich und formal nahestehende Form von kleinen Zellen mit rundem Kern, geringem Plasma und kurzen Fortsätzen, die er *Oligodendroglia* nannte, und eine Zellform mit kleinen, unregelmäßig geformten, chromatinreichen Kernen und spärlichem Plasma, für die er den Namen *Mikroglia* prägte, und die er auf Grund embryologischer Untersuchungen für mesodermalen Ursprungs hielt. In diesen 3 Zellformen der astrocytären oder Makroglia, der Oligodendroglia und der Mikroglia — auch HORTEGA-Glia genannt — sind alle Zellelemente des dem Zentralnervensystem eigenen Interstitiums definiert. Die an die Entdeckungen CAJALs und HORTEGAs anknüpfenden, großenteils von diesen Autoren selbst ausgeführten experimentellen Untersuchungen haben dann über die Beziehungen mancher bereits bekannter pathologischer Zellformen zu den einzelnen Gliazellarten, sowie über deren funktionelle Bedeutung weitgehend Klarheit gebracht.

Makroglia. Diese Zellart, welche die klassischen Astrocyten oder Spinnenzellen umfaßt und in einer rein protoplasmatischen und in einer faserführenden Form vorkommt, ist charakterisiert durch einen mittelgroßen, runden oder ovalen, in manchen Hirngegenden (untere Olive, Dentatum) auch unregelmäßig geformten und mitunter eingekerbten Kern, der in einem hellen Plasma neben spärlichen Chromatinpartikeln häufig ein nucleolusähnliches Gebilde enthält.

Neuerdings ist WAHREN (1955) dem *Vorkommen echter Nucleolen* in den Kernen der Makroglia nachgegangen. Mit Hilfe der FEULGENschen Nuclealfärbung konnte festgestellt werden, daß im Striatum eines Jugendlichen 58% der Makrogliakerne einen Feulgen-negativen, offenbar ribosenucleotidhaltigen Nucleolus besaßen. Diese Kernkörperchen haben nicht die homogene Dichte und die scharfe Abgrenzung, wie sie den Nervenzellnucleolen zukommt. Die Zahl ist inkonstant, es kommen häufig mehrere Nucleolen vor.

Der Kern ist allseitig von einem im NISSL-Präparat zart dargestellten leicht granulierten *Zellplasma* umgeben, das nach allen Richtungen dichotomisch sich teilende Fortsätze aussendet (Abb. 50), deren Zahl nach KOELLIKER (1896) zwischen 5 und 20 beträgt. Dabei nehmen die Fortsätze der Faserbildner im allgemeinen einen etwas gestreckteren Verlauf als die der rein protoplasmatischen Formen. Die Größe der Astrocytenzellkörper schwankt schon unter normalen Verhältnissen nicht unbeträchtlich. KOELLIKER gab Zelldurchmesser von 8—10μ, FROMANN solche von 5—10μ an. Über die Existenz *fuchsinophiler Granula* im Cytoplama der Astrocyten berichten ALZHEIMER (1910), HORTEGA (1916) und PENFIELD (1928). Bei elektronenmikroskopischen Beobachtungen stellten WYCKOFF und YOUNG (1954) neuerdings fest, daß solche Körper die Feinstruktur von Mitochondrien erkennen lassen. Nach CAJAL besitzt die Astroglia im basalen Teil eines Protoplasmafortsatzes mit ziemlicher Regelmäßigkeit ein *Centrosom.* Bis zu welchem Grade die Aufzweigung der Fortsätze geht und wie weit diese reichen, zeigt am besten das CAJALsche Elektivpräparat (Abb. 51A und B). Selbst wo die Astrocyten sehr dicht gelagert sind wie in den grauen Substanzen, imponieren sie trotz der engen Verflechtung ihrer Fortsätze als selbständige Zellindividuen; wenigstens sind, wie CAJAL und seine Schule, PENFIELD, sowie neuerdings auch GLEES (1955) betonen, *symplasmatische Verbindungen* mit anderen Zellen nicht feststellbar. Es ist an den Imprägnationsbildern aber außerordentlich schwer, eine Entscheidung für oder wider zu treffen. Jedenfalls schließen die Imprägnationsbilder den Übergang der Fortsätze in ein paraplastisches Netzwerk nicht aus, welches im Anschluß an HELD (1909) neuerdings wieder LEONHARDT (1951) annimmt. Daß die Astrocyten, wie PENFIELD (1932) angibt, unter normalen Verhältnissen in der grauen Substanz durchweg protoplasmatisch und in der weißen Substanz Faserbildner seien, trifft in dieser Verallgemeinerung nicht zu. Denn man kann sich mit jeder Gliafasermethode leicht davon überzeugen, daß in den Vorderhörnern des Rückenmarks, im Band der unteren Olive, im Pallidum und in anderen grauen Kernen eine nicht unbeträchtliche Zahl von Faserbildnern normalerweise enthalten ist (WEIGERT, SPIELMEYER, KRYSPIN-EXNER). In den mittleren Hirnrindenschichten und im Striatum fehlen sie allerdings durchaus. Übergangsformen zwischen protoplasmatischer und faserbildender Astroglia sind nach GLEES (1955) nicht selten anzutreffen. Mit der *Architektonik der verschiedenen Gliazellarten* in den grauen und weißen Substanzen hat sich SCHROEDER (1935) und neuerdings KRYSPIN-EXNER (1943, 1952) befaßt. Das bei weitem bedeutungsvollste Teilgebiet derselben für die Pathologie ist zur Zeit noch die *Gliafaserarchitektonik,* zu welcher WEIGERT die Grundlagen geliefert hat. Ebenso wie das Plasma der Nervenzellen kann das der Astrocyten im höheren Alter *Lipofuscinpigment* enthalten. Über das Vorkommen von *Glykogen* in Gliazellen wurde von HAVET (1937) und von SCHUBEL (1955) berichtet. Daß Gliazellen unter Umständen sehr stark glykogenhaltig sein können, beweisen die Untersuchungen HANKEs (1952) am vorwiegend aus Gliaelementen bestehenden Lumbalwulst des Rückenmarks von Vögeln. Er konnte an diesem Gewebe einen

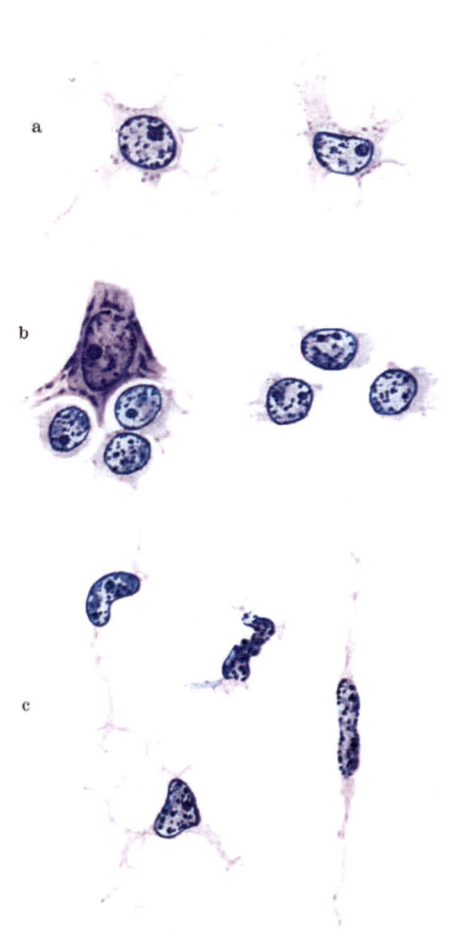

Abb. 50a—c. Die 3 Gliazellarten im NISSL-Präparat. Vergr. 945mal (19jähriger Hingerichteter). a Makroglia; b Oligodendroglia (links als Trabanten einer Nervenzelle); c Mikroglia.

mittleren Glykogengehalt von 19,19 g-% bestmmen. Auch hier zeigte der Glykogenbestand das gleiche pathophysiologische Verhalten wie der des Säugergehirns. Er änderte sich nach Hunger bis zur Erschöpfung kaum, wurde aber durch eine Folge von Krämpfen merklich reduziert.

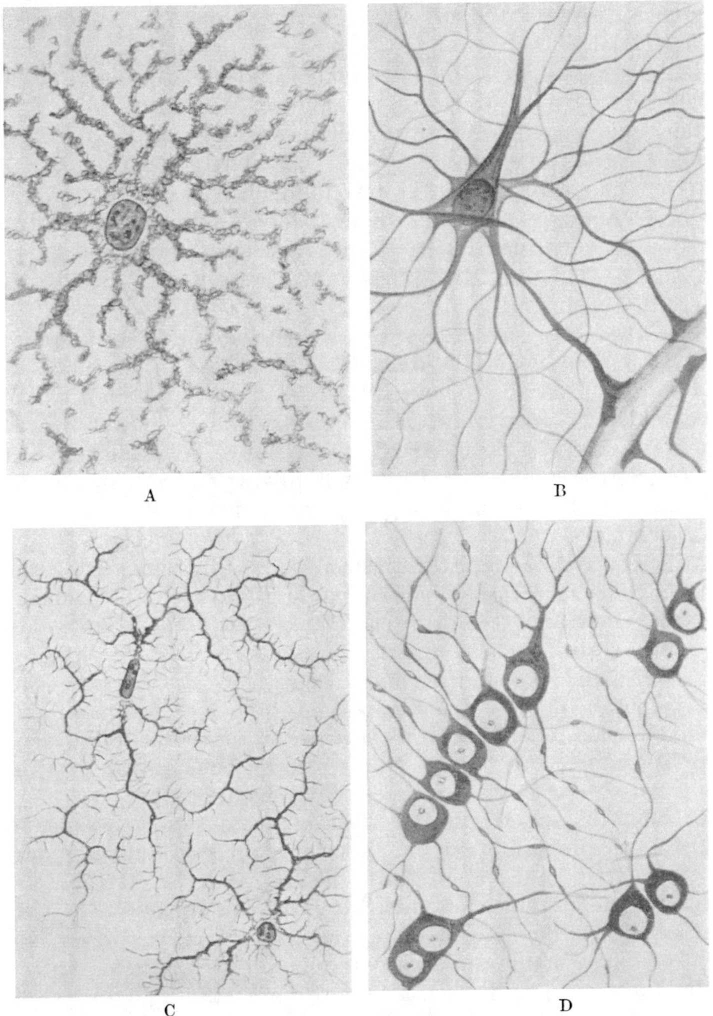

Abb. 51 A—D. Die 3 Gliazellarten bei Imprägnation nach CAJAL und HORTEGA. A protoplasmatische; B faserbildende Makrogliazelle mit Gefäßfüßen; C Mikrogliazellen; D Oligodendrogliazellen. (Nach HORTEGA 1919.)

Eine bereits von GOLGI beobachtete und allen späteren Untersuchern (ACCHUCARRO, HELD, ALZHEIMER, CAJAL u. a.) bestätigte Eigentümlichkeit der Astrocyten ist die Neigung, mit einem oder mehreren *Fortsätzen zu den Oberflächen des Hirngewebes* — sei es zur Pia oder zu den Gefäßen — hinzustreben, wo die Ausläufer sich unter Aufsplitterung der in ihnen enthaltenen Fasern zu Fußplatten verbreitern und zum wesentlichsten Teil die HELD*sche Membrana limitans gliae* bilden, die demnach aus einem Mosaik von stempelartig verbreiterten Gliazellfüßen bestünde. Nach NIESSING (1940) kommt der Grenzschicht des Gehirns gegen die weichen Häute nicht nur Membrannatur, sondern auch *gewebsmechanische*

Bedeutung zu; denn sie besitzt dieselben Strukturprinzipien, wie sie sich an den Oberflächenbegrenzungen vieler anderer Organe finden. Eine tangentiale Schicht von bügelförmig von und zur Tiefe verlaufenden Gliafasern ist bestens geeignet, Volumenvergrößerungen des Gehirns unter Straffung der Faserbügel abzufangen und damit die Form der Hirnoberfläche zu erhalten. Der membranartige Charakter dieser Gliagrenzschichten ist nicht allerseits anerkannt (CAJAL, NIESSING). Auf Grund verschiedener Untersuchungen treten aber SCHALTENBRAND und BAILEY dafür ein, daß die innige Verlötung des pialen und perivasculären Bindegewebes mit den gliösen Strukturen doch eine geschlossene Membran schaffe, die wahrscheinlich die Funktion einer Stoffwechselschranke besitze. Sie läßt sich unter pathologischen Verhältnissen bis zu den Capillaren verfolgen, welche nach NIESSING (1952) von astrocytären Pericyten umgeben sind, die man mit den Pericyten anderer Organe vergleichen könne. Neuerdings gaben WYCKHOFF und YOUNG (1954) auf Grund elektronenmikroskopischer Untersuchung von Rückenmarksschnitten an, daß die Capillarwände vollständig von protoplasmatischen Anteilen von Gliazellen umgeben seien. Für eine membranartige Funktion der Gliagrenzschicht sprechen besonders Beobachtungen unter krankhaften Bedingungen; so hat schon NISSL (1904) darauf hingewiesen, daß sie eine schwer überschreitbare Grenze für entzündliche Infiltratzellen im pialen bzw. perivasculären Bindegewebe bildet. Dagegen hat HELD in umgekehrter Richtung Körnchenzellen aus dem nervösen Gewebe durchtreten sehen. Daß die engen Beziehungen der Fortsätze der Astrocyten zum Blutgefäßapparat auf *nutritive Funktionen der Makroglia* hindeuten, hatte GOLGI angenommen; ein bündiger Beweis ist jedoch nicht hierfür erbracht worden, wenn auch die pathologischen Beobachtungen zeigen, daß die Makroglia am Stoffumsatz nicht unbeteiligt ist. HELD (1909) sprach die körnigen Einschlüsse im peripheren Plasma von Gliazellen, von ALZHEIMER Gliosomen genannt, als Ausdruck einer sekretorischen Funktion oder einer Beteiligung an den Stoffwechselvorgängen des nervösen Parenchyms an. Diese Auffassungen verblieben ebenso wie neuere Deutungen, die der Glia einen Einfluß auf die Erregungsvorgänge im Zentralnervensystem (KORNMÜLLER 1950, BAUER 1953) oder eine Wirkstoffproduktion, verbunden mit chemischer Regulation der synaptischen Tätigkeit (DE CASTRO 1951) zuschreiben wollen, im Bereich des Hypothetischen und entbehren noch der schlüssigen Beweise.

Als eigentliche Aufgabe wurde der Makroglia dagegen von jeher eine *Stützfunktion*, eine wesentliche Beteiligung an der Aufrechterhaltung der Gewebskontinuität zugeschrieben, die auch durch die Insertion der Astrocyten mit ihren „Endfüßchen" am Gefäßbaum verdeutlicht wird. Der Augenschein lehrt, daß die *Gliafasern in protoplasmatischen Fortsätzen* der Astrocyten verlaufen, wobei sie im Zuge von einem Fortsatz zum anderen den Zelleib durchqueren. Auch kann, wie LUMSDEN (1955) gezeigt hat, die intracelluläre Faserbildung im Protoplasma von in vitro kultivierten Astrocyten direkt beobachtet werden. An einzelnen Fasern normaler Astrocyten wurden hierbei Längen von bis zu 1 mm gemessen. Daß aber die Fasern überall und immer intracellulär bleiben, wie die spanische Schule behauptet, ist schon angesichts der vielerorts sehr dicken, aber außerordentlich kernarmen Gliafaserlagen an der Hirnbasis mindestens kaum anzunehmen. WEIGERT, der sich für das Vorhandensein von freien Gliafasern aussprach, hielt diese für modifizierte Zellsubstanzen, die sich vom Zelleib emanzipiert haben. Auf die Möglichkeit einer *extracellulären Faserbildung* in gliösen Narben hat im Anschluß an die Untersuchungen von DOLJANSKI und ROULET, die unter experimentellen Bedingungen die freie Bildung von bindegewebigen Reticulinfasern beobachtet hatten, BRAND (1941) hingewiesen. Er hat dabei auch die gewebsmechanischen Faktoren zu analysieren versucht, welche auf die Ausrichtung gliöser Faserstrukturen Einfluß nehmen (vgl. S. 222).

In letzter Zeit ist WILKE (1951), welcher der Frage der *Feinstruktur und chemischen Zusammensetzung* der Gliafasern mit physikalischen Methoden nachgegangen war, mit Nachdruck für die freie Gliafaserbildung eingetreten. Röntgenographisch zeigten die Fasern ein mit dem des faserigen Fibrins weitgehend übereinstimmendes Diagramm (WILKE und KIRCHER 1952). Dies spricht für eine weitgehende Identität der Grundstoffe beider Objekte. Bei der Gliafaser scheint aber eine bessere Orientierung der Kristallite in der Faserachse vorzuliegen als bei der Fibrinfaser. Die elementaren Bestandteile dürften sehr klein sein (um 1000 Å). Auch in den Absorptionsverhältnissen des ultravioletten Lichtes stimmten beide Faserarten überein. Nach WILKE und KIRCHER beruht diese Identität auf einem im wesentlichen gleichen Gehalt an Tryptophan. Aus dem physikalischen Verhalten ergab sich ferner auf Faserquerschnitten eine größere Dichte des äußeren Fasermantels gegenüber dem Faserkern, wie es bei unter bestimmten Fällungsbedingungen entstehenden Kunstfasern (Mantelfasern) bekannt ist. Gegenüber der kollagenen Faser unterschied sich die Gliafaser sowohl im Röntgendiagramm als auch im UV-Licht ganz wesentlich. Bezüglich einer extracellulären Faserbildung unter gewissen pathologischen Bedingungen entwickelte WILKE bestimmte Vorstellungen. Das Wesen des Vorganges soll in einer unter humoraler Gewebseinwirkung und orientierenden mechanischen Bedingungen erfolgenden Fällung hämatogener Eiweißstoffe bestehen, deren chemische Natur mit der der faserbildenden Grundstoffe des Fibrins weitgehend übereinstimmt. BAIRATI (1952) analysierte die Struktur der Gliafaser im Elektronenmikroskop und beobachtete eine Zusammensetzung aus fibrillären, in ihrer Größenordnung unter 1000 Å verbleibenden Elementen. Die Fasern besitzen doppelbrechende Eigenschaften (SCHMIDT 1942), wobei die optische Achse parallel zur Faserachse liegt. Ebenso wie SCHMIDT hat BAIRATI (1947) gesehen, daß sich nicht selten die Doppelbrechung bis in die Außenzone des Cytoplasmas von Gliazellen verfolgen läßt.

Oligodendroglia. Diese zuerst von ROBERTSON (1900), dann von HORTEGA (1919) mittels besonderen Verfahrens elektiv dargestellte, ebenso wie die Astrocyten aus Spongioblasten sich entwickelnde Zellart ist morphologisch gewissermaßen der kleinere Bruder der Makroglia. Zelleib und Kern sind kleiner, die Fortsätze spärlicher, dünner und kürzer, aber doch immer noch recht lang im Vergleich zum Zelleib (Abb. 51D). Fasern werden von diesen Zellen unter physiologischen Bedingungen nicht gebildet. Doch geben gute Kenner dieser Zellspecies, wie HORTEGA (1928) und PENFIELD (1932) an, daß unter bestimmten pathologischen Verhältnissen eine *Umbildung in Astrocyten* erfolgen könne. Ihr Aussehen im NISSL-Präparat und mit nichtspezifischen Färbemethoden ist bereits vor ihrer Klassifizierung durch HORTEGA von NISSL (fortsatzlose Gliazellen), HELD, EISATH (kleine runde Gliazellen), ALZHEIMER, ROSENTHAL u. a. beschrieben worden. Im lege artis hergestellten NISSL-Präparat (Abb. 50b) sind die meist kreisrunden *Kerne* im ganzen dunkler als die Astrocyten, führen eine ziemlich starke, dunkle Membran und enthalten mehr und durchschnittlich gröbere Chromatinbrocken. Vom *Zelleib* sieht man nur eine dem Kern häufig exzentrisch aufsitzende Protoplasmaportion von oft geringerem Volumen als dem des Kernes. An der Zellperipherie läßt das leicht körnig aussehende Plasma, das sich in zackiger Form allmählich in die Umgebung verliert, die Abgänge von Zellfortsätzen vermuten. Die vielfach in gewöhnlichem menschlichem Sektionsmaterial anzutreffenden Bilder, in denen diese Zellen eine runde, scharflinige Begrenzung aufweisen, der ein vom Kern losgerissener Plasmarest anhaftet, entsprechen bereits der von PENFIELD und CONE beschriebenen akuten Schwellung und dürfen nicht mehr als Äquivalent physiologischer Verhältnisse gelten. Auch im Plasma der Oligodendrogliazellen lassen sich mit geeigneten Färbungen mancherlei Granulationen feststellen. Im Alter finden sich kleinere Mengen fettigen *Pigmentes* und nach Untersuchungen von GELLERSTEDT (1933) ziemlich beträchtliche Quantitäten eisenhaltiger Körnchen. Nachdem CANTI, BLAND und RUSSEL (1935) beim Studium des Verhaltens von Gliaelementen in *Gewebekulturen* an Oligodendrogliazellen rhythmische *Pulsationen* beobachtet hatten, konnten in letzter Zeit LUMSDEN und POMERAT (1951) solche Bewegungserscheinungen mit Sicherheit erkennen und mittels des Phasenkontrastmikroskops kinematographisch festhalten. Das perinucleäre Cytoplasma der Oligodendrogliazellen dehnte und kontrahierte sich langsam im Ablauf von 1—2 min, den einzelnen Pulsationen folgten minutenlange Intervalle. POMERAT (1951) hält diese aktiven Plasmabewegungen für ein Charakteristicum normaler, reifer Oligodendroglia, und neigt zu der Annahme, daß die Pulsationen mit dem Transport von Gewebsflüssigkeit und Stoffwechselprodukten in Zusammenhang stehen. Das Verhalten der die motorischen Vorderhornzellen des Rückenmarks umgebenden Oligodendroglia untersuchte bei Mäusen nach erschöpfender Inanspruchnahme des Bewegungsapparates KULENKAMPFF (1952) und berichtet von einer deutlichen Vermehrung dieser Satelliten; er führt sie auf Wanderungsvorgänge zurück, da Teilungsprozesse nicht zu beobachten waren. Im Gegensatz zu den Astrocyten ist das Aussehen der Oligodendrogliazellen nach PENFIELD mit wenigen Ausnahmen überall im Zentralnervensystem ungefähr das gleiche. An der Bildung der gliösen Grenzmembranen sollen sie, wie HORTEGA und PENFIELD im Gegensatz zu HELD annehmen, nicht teilnehmen, obwohl man sie besonders unter pathologischen Verhältnissen nicht selten in Einer- oder Zweierreihen die Gefäße auf längere Strecken eng anliegend begleiten sieht. SCHALTENBRAND und BAILEY geben in ihren Untersuchungen eine, wenn auch geringe Teilnahme an. Sicher gehört aber die Anheftung mittels Fußplatten an die Pia-Gliamembran, wie sie neuerdings wieder GRINO (1948) beschrieb, nicht zu ihren charakteristischen Eigenschaften. Viel augenfälliger sind ihre *räumlichen Beziehungen zu anderen Gewebsbestandteilen.* Sie bilden das Hauptkontingent der *Trabanten der Nervenzellen*, nehmen hier — wie HORTEGA (1928) angibt — an der Bildung der pericellulären GOLGI-Netze Anteil und unterhalten innige *Verbindungen zu den markhaltigen Nervenfasern*, an denen sie in oft langer Folge in mehr oder weniger regelmäßigen Abständen aufgereiht sind, und die sie mit reichen Aufsplitterungen der Fortsätze spiralig und ringförmig umschließen. Auf ihre Beziehung zu den Myelinisationsvorgängen hat HORTEGA (1928) hingewiesen, ihre überaus reichliche Vermehrung und Beladung mit Plasmagranulationen in markreifenden Gebieten betont und sie in Parallele zu den SCHWANNschen Zellen der peripheren Nervenfaser gestellt. So ist auch die weiße Substanz die eigentliche Domäne der Oligodendroglia.

Mikroglia. Vor Entdeckung der ruhenden Mikrogliazelle war eine ihrer charakteristischen pathologischen Abwandlungen in der Stäbchenzelle NISSLs (1904) seit langem gut bekannt. Vielerlei Diskussionen über ihre Natur und Herkunft kennzeichneten aber die ganze Unsicherheit in der Beurteilung dieser Zellen. Auf diesem Hintergrund erscheint das Verdienst DEL RIO HORTEGAs (1919 bis 1921) um die Bestimmung von Form, Funktion und Herkunft dieser Zellgattung erst im rechten Lichte. Die von ihm ausgearbeitete *Brom-Formol-Silbercarbonatmethode* zeigt die ruhende Mikrogliazelle als ein ziemlich unscheinbares Gebilde mit kleinem, bald ovalem, bald dreieckigem oder auch länglich gestrecktem oder geknicktem Kern, dem an den Polen und Ecken ein dünnes Plasma anhaftet, das mit seinen mehr oder weniger rechtwinkelig abzweigenden sekundären und tertiären Fortsätzen ein wurzelartiges Aussehen hat (Abb. 51 C). Messungen von GLEES (1955) ergaben für den Zellkörper in menschlichen Gehirnen einen Durchschnittswert von 61,6 μ, für den Kerndurchmesser 12,6 μ. Die größten Zellen maßen bis zu 100 μ (Kern 14 μ). Im übrigen sind die seitlichen Kernpartien auch in Spezialpräparaten nur von einem kaum wahrnehmbaren Saum von Plasma umgeben. HORTEGA hält die eigentümliche und innerhalb ihres Typus sehr wechselvolle Gestalt für passiv bestimmt; er glaubt, sie fülle mit ihrem Plasma präformierte Gewebsspalten und Räume aus. Die Existenz solcher Räume ist, wie METZ und CREUTZFELDT betonen, aber nicht nachgewiesen, ebensowenig, wie sich die von HORTEGA angenommene *Migrationsfähigkeit* der verästelten Zelle im nicht weitgehend veränderten Gewebe beweisen läßt. Die mikrogliöse Natur von stark beweglichen, aus tierischem Hirngewebe in vitro gezüchteten und mit HORTEGAs Methode imprägnierbaren Zellen wurde von COSTERO (1930) behauptet, von HORTEGA (1932) und PENFIELD (1932) bestätigt, von anderen Untersuchern (MIHALIK 1932, LEVI 1934) aber angezweifelt. Denn in der Gewebekultur sind Mikroglia und mesenchymale Elemente nur schwer zu unterscheiden.

Genügt im allgemeinen auch die charakteristische Beschaffenheit des Kernes, insbesondere seine Form und sein Chromatingehalt, welcher den der anderen Gliakerne übertrifft, um diese Zellgattung im panoptischen Bild zu identifizieren, so zeigt doch das regelrecht angefertigte NISSL-Präparat in zarten Farben auch von den protoplasmatischen Zellfortsätzen so viel, um die ganze Zelle in ihrer charakteristischen Gestalt erkennen und selbst leichteste pathologische Veränderungen wahrnehmen zu lassen (Abb. 50c). Die basischen Anilinfarben stellen auch zahlreiche, feine, etwas intensiver gefärbte Stippchen im Zellplasma dar. Dieses enthält nach HORTEGA ein *Centrosom*, außerdem auch argentophile und manchmal *lipoide Körnchen*, nicht aber spezifische Granulationen und Mitochondrien. Mikrogliazellen finden sich allerorts im Zentralnervensystem; zahlreich und verhältnismäßig dicht gelagert sind sie in der grauen Substanz, so daß man in Spezialfärbungen überall im Gewebe auf ihre Fortsätze trifft, während sie in der weißen Substanz der Hemisphären spärlicher sind. DEWULF (1937) hat sich der Mühe unterzogen, bei Primaten die Mikroglia verschiedener grauer Gebiete in Flächeneinheiten von $^1/_{100}$ mm^2 bei bestimmter Schnittdicke zu zählen. Von allen grauen Gebieten wies das Ammonshorn die niedrigste (12,5), die unteren Oliven die höchste (31) Durchschnittszahl auf. Ganz geringe Werte fanden sich in der weißen Substanz. Die *postmortalen Veränderungen* der Mikroglia bestehen nach experimentellen Untersuchungen von HORTEGA, OJEA und ZIMMAN (1943—1945) in Retraktion der Fortsätze und Entstehung amöboider Formen und schließlich in Schwellung und Zerfall. Nach Beobachtungen in der Pathologie kann aber als feststehend gelten, daß die Mikroglia von den drei Gliazellformen die *widerstandsfähigste* ist.

Im Gegensatz zu den anderen zwei Zellarten haben die Mikrogliazellen *keine so feste Beziehung zu den anderen Gewebsbestandteilen*, obwohl sie nicht selten Nervenzellen und Gefäße mit ihren Fortsätzen umfassen. Es ist keine Frage, daß sich die Mikroglia oder, wie sie auch genannt wird, die HORTEGA-Glia, schon ihrer Form nach in wesentlichen Punkten von den beiden anderen Zellarten unterscheidet. Wenn letztere wirklich ein syncytiales Reticulum bilden, was — wie gesagt — bestritten wird, so lassen sich nach HORTEGA Verbindungen der Mikrogliazellen untereinander nicht nachweisen. Er trennt sie auch *entwicklungsgeschichtlich* von letzteren ab, indem er sie für Mesenchymabkömmlinge erklärt, die besonders von den den weißen Substanzen anliegenden Stellen der Pia und von den Haftstellen des Plexus chorioideus aus in das zentrale Gewebe einwandern. Den Vorgang des Übertretens hat man aber bisher nicht gesehen; auch Untersuchungen von SANTHA und JUBA und von KERSHMAN, welche die ersten noch uncharakteristischen mobilen Formen bereits mit Beginn der Vascularisation des Gehirns feststellen konnten, sind in dieser Hinsicht nicht durchaus überzeugend erstere Autoren leiten sie zudem aus Blutzellen ab, letzterer läßt sie aus Bindegewebshistiocyten entstehen. Wenn von HORTEGA auch noch manche anderen Eigenschaften der Mikroglia, besonders ihre pathologischen Formveränderungen und Funktionen für ihre mesodermale Natur angeführt werden, so können damit doch die Anschauungen anderer Autoren wie METZ, SPATZ, CREUTZFELDT, JAKOB, PRUIJS, RYDBERG u. a., die an ihrer ektodermalen Genese festhalten, nicht als schlüssig widerlegt gelten. HORTEGA und mit ihm eine Reihe anderer mit den spanischen Methoden arbeitender Autoren stellen sie auf Grund der phagocytären Tätigkeit ihrer progressiven Modifikationen in *Parallele zu den histiocytären Bindegewebszellen* und HORTEGA geht so weit, daß er die Mikroglia schlechthin zu dem reticuloendothelialen System ASCHOFFs rechnet. Er bezieht sich dabei unter anderem auf die Formähnlichkeiten mit tätigen Retothelzellen in anderen Körperorganen und deren Darstellbarkeit mit der gleichen Methode. Es ist jedoch auch hier die Berechtigung mancher Einwände, wie sie beispielsweise von SPATZ bezüglich des unterschiedlichen Verhaltens bei der Farbstoffspeicherung bei unversehrter Bluthirnschranke vorgebracht werden, nicht zu verkennen. Stoffaufnahme und Stofftransport im Zentralnervensystem fallen unter pathologischen Verhältnissen zwar in der Hauptsache der HORTEGA-Glia zu, sind aber keineswegs auf sie beschränkt. Für jemanden, der nicht selbst entsprechende embryologische Studien betrieben hat, ist es schwer, sich für die eine oder andere entwicklungsgeschichtliche Auffassung zu entscheiden. Ein neuer Gesichtspunkt könnte sich aus jüngeren embryologischen Anschauungen (RAVEN 1931, 1936, HORSTADIUS 1950) ergeben. Danach sollen das Meningealgewebe und im gewissen Umfang neben Bindegewebszellen auch Pigmentzellen und Knorpelzellen von der Ganglienleiste gebildet werden; eine ektodermale Herkunft wäre dann auch bei Gewebselementen in Betracht zu ziehen, die man bisher ausschließlich für Mesenchymabkömmlinge hielt.

Anhangsweise zu erwähnen ist noch eine weitere interstitielle Zellgattung, die 1934 von PLENK angegeben worden ist. PLENK hat an den Fasern der weißen Rückenmarksstränge Zellen beobachtet, die ein besonders umfangreiches perinucleäres Cytoplasma, einen bläschenförmigen, nucleolushaltigen Kern und keine Fortsätze besitzen, die mit denen der Makro- oder Oligodendrogliazellen vergleichbar wären. Sie stehen in besonders inniger räumlicher Beziehung zum Markmantel der Nervenfasern und liegen stets innerhalb des Gespinstes von Gliazellfortsätzen und Fasern, von denen jede einzelne Nervenfaser umgeben ist. Sie werden von ihm als *echte* SCHWANN*sche Zellen* angesprochen, deren Vorkommen an den zentralen Nervenfasern bisher immer verneint und deren Stellvertretung im Zentralnervensystem den Gliazellen, vornehmlich der Oligodendroglia (PENFIELD 1924) zugeschrieben worden ist. Sie werden von PLENK aber als besondere Zellart den obigen Gliazellformen ausdrücklich gegenübergestellt. Über ihre Entwicklungsgeschichte oder ihr Verhalten bei pathologischen Vorgängen ist noch wenig bekannt. Da die zahlreichen subtilen Beobachtungen, insbesondere der spanischen Schule für diese Unterscheidungen anscheinend keine Anhaltspunkte ergeben haben, werden weitere Untersuchungen abgewartet werden müssen.

b) Die pathologischen Zellformen und ihre Funktionen.

Jede der drei genannten Gliazellarten kann unter krankhaften Bedingungen progressive und regressive Erscheinungen aufweisen. Da letztere sich häufig erst an die ersteren anschließen, werden sie am besten nach diesen besprochen.

Makroglia. Progressive Veränderungen an den Astrocyten erscheinen zunächst unter dem Bild der *einfachen Hypertrophie.* Bei den protoplasmatischen Formen nehmen Kern und Plasma unter wesentlicher Beibehaltung der Grundform an

Volumen zu, die Zellfortsätze werden im Silberpräparat dicker, im NISSL-Präparat werden Zelleib und Fortsätze unter intensiverer Färbung deutlicher und auf weitere Strecken sichtbar. In dem heller gefärbten Kernsaft wird unter allgemeiner Chromatinanreicherung häufig ein ziemlich umfangreiches Kernkörperchen sichtbar. Der Kern kann dabei seine Gestalt verändern, größer und länglich werden und nicht selten Knickungen und Einkerbungen aufweisen. Bilden Astrocyten schon normalerweise Fasern, so vermehrt sich deren Zahl; besonders charakteristisch ist das Auftreten von Faserbündeln in den Zellfortsätzen. Sind die Bedingungen im krankhaften Gewebsvorgang dafür gegeben, so wandeln sich auch protoplasmatische Formen z. B. in den normalerweise faserfreien mittleren Hirnrindenschichten oder im Striatum (HUNTINGTONsche Chorea) in Faserbildner um (Abb. 52). Der Nachweis solcher Faserbildner an sonst faserfreien Orten mittels bewährter Gliafasermethoden ist oft eines der wichtigsten Hilfsmittel, um dort schwerer erkennbare Parenchymveränderungen oder -ausfälle sicher festzustellen. Von der einfachen Hypertrophie zur *Vermehrung der Zellen* ist nur ein Schritt. Es steht dabei außer Zweifel, daß die meist in mäßigen Grenzen sich haltende Zellvermehrung in der Regel durch amitotische Teilung geschieht, wie es CAJAL für die Makroglia im allgemeinen festgestellt hat. Mitunter hält die Teilung des Plasmas mit der der Kerne nicht Schritt, und es entstehen dann symplasmatische Zellverbände, d. h. es liegen in einem umfangreichen, unregelmäßig geformten Plasma mit im NISSL-Bild deutlich erkennbaren Fortsätzen 3—5, selten mehr Kerne in ziemlich regelmäßigen Abständen voneinander (Abb. 53). Es sind das die sog. *Gliarasen* (NISSL), die man bei chronischen Entzündungen, z. B. bei progressiver Paralyse öfters findet.

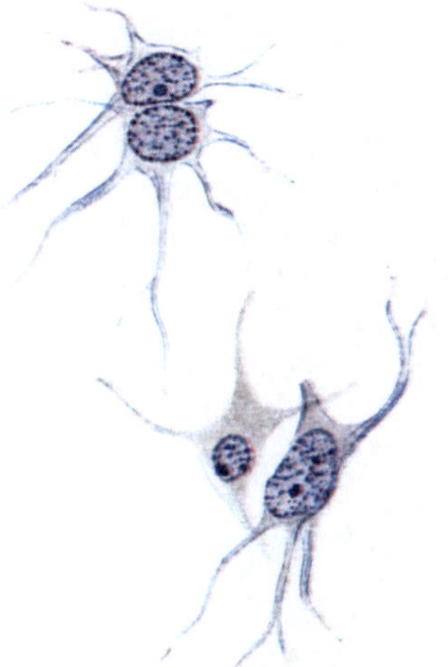

Abb. 52. Progressive Astrocyten mit frischer Faserbildung, besonders in den Zellfortsätzen. WEIGERTs Gliafaserfärbung. (Aus SPIELMEYER 1922.)

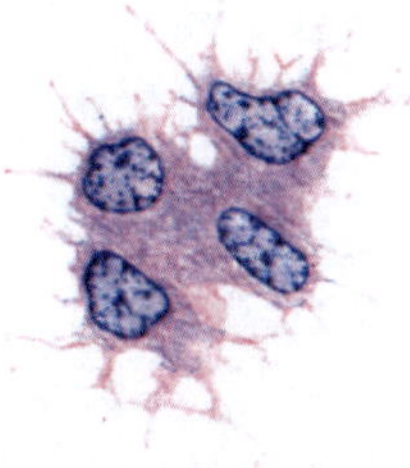

Abb. 53. Symplasmatischer Zellverband, sog. Gliarasen. NISSL-Färbung. (Aus SPIELMEYER 1922.)

Vielfach entwickeln sich aber die hypertrophischen Astrocyten zu bestimmten Zellformen von charakteristischem Aussehen; und zwar geschieht das, wenn nervöses Gewebe in stärkerem Umfang und beschleunigtem Tempo zugrunde geht, gewöhnlich in zwei Richtungen. Es entstehen ungewöhnlich protoplasmareiche Formen ohne oder ohne wesentliche Faserbildung und verhältnismäßig plasmaarme Zellen, welche eine Unzahl von Fasern produzieren. Bei ersteren nimmt der Zelleib mächtig an Volumen zu, wobei der gleichfalls wesentlich vergrößerte, unregelmäßig gestaltete, wechselnd chromatinhaltige und mit 1—2 Nucleolen versehene Kern an die Zellperipherie zu liegen kommt. Das umfangreiche, die Kerngröße um das Mehrfache übertreffende Zellplasma erhält im NISSL-Bild ein mattglasartiges Aussehen, wird am Zellrand heller und undeutlicher und zeigt mehr oder weniger zahlreiche, aber nur kurze, stummelartige Fortsätze, die allerdings im CAJAL-Präparat doch eine größere Strecke weit zu verfolgen sind. Es ist dies die progressive Zellform, die NISSL (1899) *gemästete Gliazelle* genannt hat (Abb. 54). Diese Zellen können zwar Fasern bilden, aber diese sind doch nur sehr spärlich besonders im Vergleich zu dem anderen progressiven Zelltyp, der sog. *Gliamonstrezelle*. Diese bietet im NISSL-Präparat bei weitem kein so charakteristisches Bild wie die gemästete. Sie fällt dort nur durch ihren vergrößerten chromatinreichen Kern und durch ihr sternförmiges, nicht eben besonders reich-

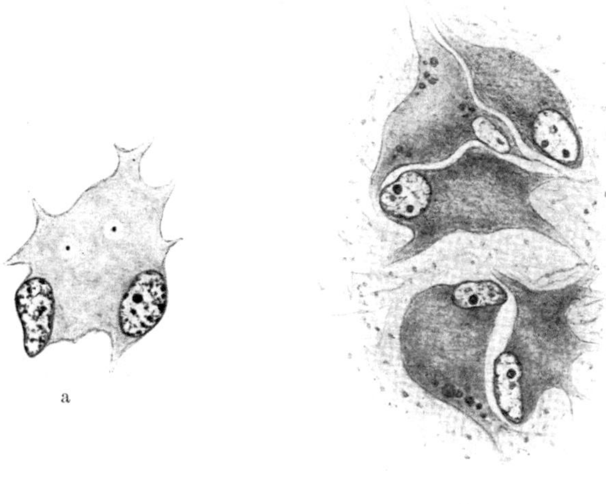

Abb. 54a u. b. Protoplasmareiche, progressive Astrocyten, sog. gemästete Gliazellen. Azanfärbung nach M. HEIDENHAIN. a Vorstufe der amitotischen Zellteilung mit Verdoppelung von Kern und Centrosom; b gerade vollzogene Zellteilung. (Aus SCHOLZ 1933.)

liches Protoplasma auf. Am besten kommt ihre Eigenart im Gliafaserpräparat zur Darstellung, in dem man die überaus große Zahl von Fasern und von faserbündelführenden Fortsätzen sieht, die von ihr ausgehen (Abb. 55). Jede Abbildung kann nur eine schwache Vorstellung von der Unzahl von Fasern geben, die von vollausgewachsenen Formen gebildet werden. Von den vollentwickelten Formen der gemästeten und Monstrezellen zu den astrocytären Ausgangsformen finden sich auf der Höhe eines Prozesses regelmäßig alle Zwischenstufen. Immer tritt in der Entwicklungsreihe vom einfach hypertrophischen Astrocyten bis zur Monstrezelle die besonders starke Ausbildung der zu den Gefäßen hinziehenden Fortsätze und die dadurch bedingte *Verstärkung der* HELD*schen Gliamembran* in Erscheinung. Während der Monstrezelle ihre Funktion im Dienste der Gewebsstatik durch die enorme Faserentwicklung leicht anzusehen ist, ist dies bei der gemästeten Zelle nicht ohne weiteres möglich. Ihre vorzugsweise Entstehung bei stärkeren Parenchymausfällen noch vor einer intensiveren Faserentwicklung läßt daran denken, daß sie zunächst mit ihrem voluminösen Plasma der *Raumfüllung* dient, damit schon eine gewebsmechanische Aufgabe erfüllt und sich erst in zweiter Linie und in nicht nennenswertem Umfang gegenüber anderen progressiven Astrocytenformen an der Faserbildung beteiligt. Sie besitzt jedenfalls eine außerordentliche Proliferationsfähigkeit und man kann die *amitotische Zellteilung* der Astrocyten am besten an ihr beobachten (Abb. 54). Mit der Raumfüllung und

Faserbildung scheint ihre Aufgabe aber nicht erschöpft. Wie schon von MERZBACHER (1909) und später von CLAUDE und LOJEZ (1920), METZ und SPATZ (1924) und METZ (1926) beobachtet worden ist, nimmt sie nicht nur fettige Substanzen bei Parenchymzerfall, sondern auch hämatogenes Eisen aus Blutungsherden auf. Wenn die spanische Schule (HORTEGA, PENFIELD u. a.) die Herkunft dieser Stoffe mit einer Plasmadegeneration, bzw. als durch passive Infiltration hineingelangt erklärt und die Zellform überhaupt als degenerativ hinstellt, so ist das nicht richtig. Bereits ROUSSY, LHERMITTE und OBERLING hatten darauf hingewiesen, daß die *gemästeten Zellen auch Vitalfarbstoffe speichern* und SCHOLZ (1933) hat nachweisen können, daß der Speicherungsvorgang wie bei der Mikroglia (s. unten)

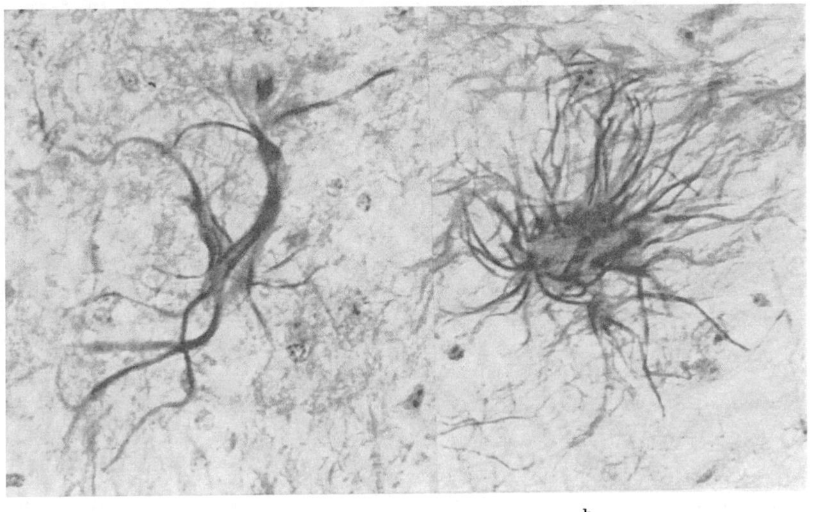

a b

Abb. 55a u. b. Zwei Gliamonstrezellen; HOLZERs Gliafaserfärbung. a Zelle mit verhältnismäßig spärlichen, Faserbündel führenden Fortsätzen; b mit sehr zahlreichen faserführenden Fortsätzen.

auch unter Plasmaretikulierung erfolgt, ferner daß neben anderen Zerfallsstoffen auch Myelinkügelchen von ihnen aufgenommen werden (s. 747 Abb. 17). Stoffaufnahme, Faserbildung und Teilungsfähigkeit sind aber vitale Eigenschaften, die es nicht erlauben, diesen Zelltypus als degenerativ zu charakterisieren, etwa nur, weil er — wie übrigens sämtliche progressiven Formen aller Gliazellarten — beim Auslaufen eines Krankheitsprozesses regressive Merkmale darbietet. Freilich ist weder von STRUWE (1926) noch von SCHOLZ die von manchen Seiten behauptete Umbildung zu echten, mobilen Körnchenzellen beobachtet worden; denn selbst wenn schließlich die Zelle abgerundet, das ganze Plasma retikuliert und mit Abbaustoffen erfüllt ist, sind in Spezialpräparaten doch immer noch kurze Fortsätze festzustellen, mit denen die Zelle im Gewebe verankert erscheint. Bei dem seltenen, fast völlig passiven Verhalten der Mikroglia in einem Falle familiärer Markerkrankung hat SCHOLZ (1932, 1933) auch keine Anzeichen für ein Abwandern solcher gemästeter „Körnchenzellen" nach den Gefäßen hin gesehen. Die Speicherungsmöglichkeit teilt die gemästete Gliazelle übrigens mit allen anderen astrocytären Zellformen. Im Vergleich zu Tempo und Ausmaß der pathologischen Stoffwechselvorgänge der Mikroglia sind die *resorptiven Fähigkeiten der Makrogliazellen* aber als *bescheiden* zu bezeichnen. HICKS (1947) glaubt aus seinen Experimenten schließen zu dürfen, daß progressive Veränderungen der Makroglia in der Regel weniger durch neurogene Zerfallsstoffe lipoider Natur als vielmehr durch direkte Läsion oder chronische Reizung der gliösen Zellelemente ausgelöst werden.

Exzessiv hypertrophische, plasmareiche Astrocyten, die bereits Annäherungen an blastomatöse Zellformen zeigen, sind von ALZHEIMER bei der WILSON-WESTPHAL-STRÜMPELLschen Krankheit beschrieben worden. Sie werden in dem entsprechenden Kapitel von EICKE näher dargestellt.

Als besonders astrocytäre Zellform hat eine Zeitlang die *amöboide Gliazelle* ALZHEIMERs (1910) eine Rolle gespielt. Das sind Zellen, von denen im NISSL-Bild im allgemeinen nichts weiter als ein dunkler pyknotischer Kern sichtbar ist. Erst mit besonderen Methoden (Molybdän-Hämatoxylin, Methylblau-Eosin) konnte ALZHEIMER ihr Plasma und gewisse eiweißartige Granulationen in ihm

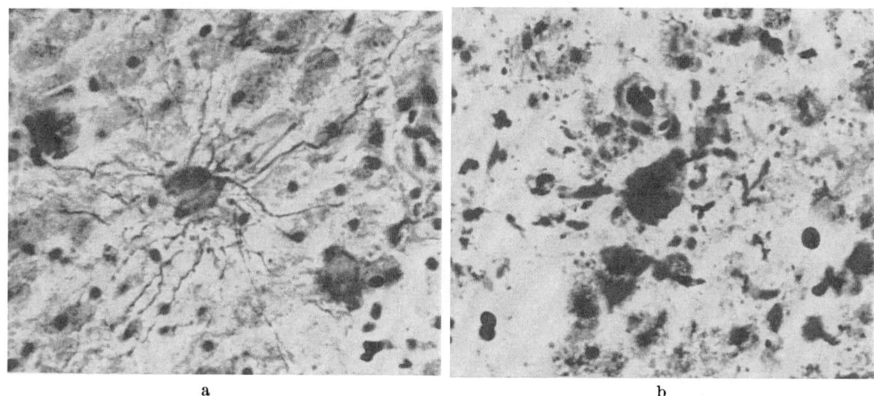

Abb. 56a u. b. Klasmatodendrose (Amöboidose) an einem progressiven Astrocyten. Silbercarbonatverfahren nach HORTEGA-PENFIELD. a Progressiver Astrocyt mit weithin sichtbaren dünnen Fortsätzen. b Quellung und Zerfall der Fortsätze in einzelne Trümmer und Verklumpung des Zelleibs. Vergr. 480mal.

darstellen. Spätere Untersuchungen, unter anderem von ROSENTHAL (1913) haben ergeben, daß es sich um *regressive* Erscheinungen an ruhenden oder ehemals progressiven Zellformen handelt, die bei schweren toxischen Erkrankungen oder erst agonal, ja sogar postmortal oft in universeller Verbreitung auftreten können. Im wesentlichen fällt der Begriff der Amöboidose mit dem der *Klasmatodendrose* CAJALs (1913) zusammen, wie WALTER (1921) gezeigt hat. Die im ALZHEIMER-Präparat sichtbare Umbildung der schlanken Zellfortsätze zu plumpen Stummeln zeigt sich im CAJAL-Präparat nur viel vollständiger in einem Zerfall in zahlreiche gequollene, vielgestaltige Trümmer, die nur aus ihrer Lage noch die ehemalige Zugehörigkeit zu Gliazellfortsätzen erkennen lassen (Abb. 56). Regressive Merkmale in Form von Kernpyknose, Quellung, Vacuolisierung und Verflüssigung des fortsatzlosen Zellplasmas sind dann auch bald im Zellkörper zu sehen. Es leuchtet ein, daß sich diese Zerfallsvorgänge am besten an den großen, plasmareichen Astrocyten, also an den gemästeten Gliazellen beobachten lassen; sie sind aber keineswegs auf diese beschränkt. Sind Gliafasern vorhanden, so können diese unter starker Schwellung gleichfalls zerfallen; es bilden sich die sog. *Füllkörperchen* ALZHEIMERs daraus. Gliafasern sind dann selbst in vormals faserreichen Gebieten nicht mehr darzustellen, ein wahrscheinlich häufiger Grund für das Versagen der Fasermethoden. Nicht ohne weiteres einzuordnen ist eine von ALEXANDER (1949) bei einem Fall von kindlichem Schwachsinn beobachtete und beschriebene sog. *fibrinoide Degeneration der fibrillären Astrocyten*. Die Fortsätze der großteils amöboid umgewandelten Astroglia waren in gröbere Körner zerfallen, die einige für Fibrin typische Reaktionen gaben. Wahrscheinlich sind sie mit den von ALZHEIMER (1910) beschriebenen fibrinoiden Granula identisch. Daß eine nahe stoffliche Verwandtschaft zwischen faserigen Gliabestandteilen und Fibrinsubstanzen besteht, wird ja von WILKE auf Grund seiner Untersuchungen angenommen.

Daß sich eine generalisierte Klasmatodendrose mit gewisser Regelmäßigkeit nach plötzlichen Todesfällen findet, war schon früheren Untersuchern (ROTHSCHILD 1933, STRUWE 1931, WALTER 1921) aufgefallen und wurde durch LINDENBERG an einem größeren Material akuter Todesfälle bestätigt. LINDENBERG und NOELL (1952), die dieser Erfahrung tierexperimentell nachgingen, kamen zu dem paradox erscheinenden Ergebnis, daß nach rasch erfolgtem Tod oder sehr kurzer vorausgehender Hypoxie sich postmortal ziemlich schnell eine Schwellung der Astroglia einstellt, der bald eine Klasmatodendrose mit völligem Zerfall der Zellen folgt. Wenn dem Tode dagegen ein längerer, mindestens einstündiger subkritischer Sauerstoffmangel vorausging, wie er sich ja im Verlauf der agonalen Vorgänge häufig entwickelt, blieb die Zellform der Astrocyten noch geraume Zeit nach dem Tode gut erhalten. LINDENBERG und NOELL glauben auf Grund ihrer Feststellungen nicht, daß intravitale Formen der Klasmatodendrose sich von postmortalen durch sichere Merkmale unterscheiden lassen. Ob allerdings die Ansicht zu Recht besteht, daß die Klasmatodendrose nach akuten Todesfällen nicht als autolytischer Vorgang, sondern als „mortale Nekrobiose“ der den Tod des Gesamtorganismus überlebenden Zelle aufzufassen sei, bedarf noch weiterer Erhärtung. Wie LINDENBERG und NOELL anführen, deuten Untersuchungen von HOGUE (1950), der es gelungen sein soll, aus Gehirnen von schon einige Zeit im Kühlraum gelegenen Leichen Gewebskulturen gliöser Elemente zu erzielen, auf eine überraschend lange Überlebensdauer der Astrocyten hin. Sicher ist über das Überleben gewisser menschlicher Gewebe (Flimmerepithel, Epidermis, Periost) Erstaunliches bekannt geworden (PAUL ERNST). Daß aber nervöse interstitielle Gewebselemente den Tod des Gesamtorganismus in situ unter praktisch anoxischen Bedingungen lange Zeit überdauern können, bereitet in Hinblick auf die histopathologischen Erfahrungen auf dem Gebiet der Nekrose und Erweichung gewisse Vorstellungsschwierigkeiten. Die paradoxe Gestalterhaltung der Astrocyten nach längerer agonaler Hypoxie führen LINDENBERG und NOELL auf Veränderungen des Gewebsstoffwechsels durch den Sauerstoffmangel zurück, welche die postmortalen Stoffumsetzungen und damit den Zellzerfall hintanhalten. Abgesehen von allen Deutungsmöglichkeiten sind diese Untersuchungen ein eindringlicher Hinweis darauf, den pathomorphologischen Wert der Klasmatodendrose nicht zu hoch einzuschätzen. Fokal wird sie bei nekrotisierenden Prozessen und z. B. in frischen kreislaufbedingten Gewebsnekrosen gefunden.

Zu den regressiven Erscheinungen gehört wohl auch ein Teil der bei der WESTPHAL-STRÜMPELL-WILSONschen Krankheit regelmäßig zu beobachtenden eigentümlichen Zellformen, insbesondere die chromatinarmen sog. *nackten Gliakerne* (ALZHEIMER), worauf neben STADLER auch KONOWALOW hingewiesen hat. Da sie auch bei chronisch ödematösen Zuständen häufiger anzutreffen sind (SCHOLZ 1949, VAN BOGAERT, J. E. MEYER), scheint ein erhöhter Flüssigkeitsgehalt des Hirngewebes einer der Faktoren zu sein, die ihre Entstehung begünstigen. Es ist anzunehmen, daß es sich um ehemals progressive Astrocytenformen handelt, die bei der regressiven Transformierung das Zellplasma vollständig verlieren. Jedenfalls ist es mit keiner Methode mehr darstellbar. Dabei quellen die Kerne, die Kernmembran fältelt sich bisweilen, es können auch Kerneinschnürungen entstehen, und aus dem hellen Kernsaft ist alles Chromatin verschwunden; dafür erscheint die Kernmembran auffallend dunkel in der Farbe des Kernchromatins imprägniert. Näheres darüber bringt auch der Aufsatz über die hepatolentikuläre Degeneration.

Kurz erwähnt werden müssen hier noch *regressive Vorgänge an ruhenden astrocytären Gliazellen*, die sich häufig bei der Altersinvolution finden. Sie zeigen sich als *Schrumpfungen von Kern und Plasma unter Einlagerung größerer Mengen gelben, fettigen Pigmentes* besonders deutlich in der ersten Rindenschicht. Sie sind morphologisch und wohl auch biologisch mit der Schrumpfung und der Pigmentatrophie der Ganglienzellen in eine Linie zu stellen. Bemerkenswert ist noch, daß selbst *Knäuelbildungen argentophiler Fibrillen* ähnlich den ALZHEIMERschen in den Nervenzellen beschrieben worden sind (vgl. Abschnitt v. BRAUNMÜHL: Alterserkrankungen).

Bei abgelaufenen akuten Krankheitsprozessen erfahren alle ehemals *progressiven Astrocytenformen gewisse Rückbildungserscheinungen*. Gemästete Gliazellformen sind in alten Narben nicht mehr auffindbar. Soweit sie nicht zu Faserbildnern geworden sind, sind sie annehmbar entweder untergegangen oder wieder in astrocytäre Ruheformen übergegangen. Auch die Monstrezellen, die je Individuum eine Unzahl von Fasern zu bilden vermögen, verkleinern sich und scheinen zum Teil unter Hinterlassung der durch sie gebildeten Fasern ganz verschwinden zu können. Jedenfalls steht die Zahl der Faserbildner z. B. in einem alten Herd von multipler Sklerose trotz dichtester Faserlagerung in keinem Verhältnis mehr zu ihrem Vorkommen in einem Herd jungen oder mittleren Alters. Da die verbleibenden Faserbildner gerade in alten Markherden der multiplen Sklerose „fischzugähnlich“ dem Verlauf der nicht zerstörten Achsenzylinder folgen und hierbei nicht selten eine stäbchenförmige Gestalt annehmen, ist die irrige Meinung entstanden, auch Stäbchenzellen, d. h. progressive Mikrogliazellen könnten Gliafasern bilden. *Solche alten Herde sind in der Regel viel ärmer an Gliazellen als das benachbarte, nicht am Krankheitsvorgang beteiligte Hirngewebe.*

Oligodendroglia. Weniger augenfällig sind im allgemeinen die *progressiven Veränderungen* dieser Zellgattung. Im NISSL-Präparat fallen sie weniger durch markante Formveränderungen als durch *Vermehrung an bestimmten Orten* auf, z. B. als Trabanten der Nervenzellen oder noch mehr als Begleitzellen der Gefäße und Nervenfasern im Marklager. Kern und Plasma vergrößern sich nur wenig, allenfalls tritt letzteres im NISSL-Bild deutlicher hervor. Dagegen ist die Vermehrung an Gefäßen und Nervenfasern, an denen sie oft zu 20, 30 und noch mehr in einer oder zwei Zeilen aufgereiht liegen, sehr sinnfällig. Hier mögen auch gelegentlich die von HORTEGA beschriebenen amitotischen Teilungen durch ein- oder mehrfache Kernzerschnürung zu finden sein. Hüten muß man sich davor, die große Zahl von Zellen, welche die spindelförmigen Ganglienzellen der unteren Rindenschichten oft umlagern und gelegentlich fast zudecken, für pathologisch oder gar für den Ausdruck sog. Neuronophagien (s. unten) zu halten. Gleichwohl kommt eine Vermehrung der fortsatzarmen Trabantzellen, die unter dem Namen *Satellitosis* bekannt ist, unter pathologischen Verhältnissen nicht allzu selten vor. Auch im HORTEGAschen Spezialpräparat bemerkt man als progressive Zeichen an der Einzelzelle kaum mehr als eine gewisse Vermehrung des perinucleären Plasmas und das Auftreten von Anschwellungen an den Fortsätzen. Von mancher Seite (FERRARO und DAVIDOFF 1928) ist angegeben worden, daß sich die Oligodendrogliazellen unter Teilnahme am Abbau nervöser Zerfallsprodukte auch in Körnchenzellen umwandeln könnten, eine Annahme, die allerdings von PENFIELD (1932) scharf zurückgewiesen worden ist. Begreiflicherweise ist dies bei einer Zellform, die ihre äußere Gestalt nur wenig zu verändern braucht und dementsprechend nur wenig „Übergangsbilder“ entwickelt, schwieriger zu beweisen, als bei den sehr formverschiedenen Mikrogliazellen. Wenn die Beobachtungen auch gegen eine solche Umwandlungsfähigkeit sprechen, so ist es doch sicher, daß die Oligodendrogliazellen fettige (Struwe 1926) und vor allem eisenhaltige Substanzen (Metz 1926) aufnehmen. Da sie das in nicht nachweisbar geschädigtem Zustand, z. B. bei Huntingtonscher Krankheit und in senilen Gehirnen in beträchtlichem Maße tun und die gleichen Substanzen sich gleichzeitig auch in Gefäßwandzellen finden (Gellerstedt), so kann von einer passiven Durchtränkung wohl keine Rede sein. Das *Ausmaß der Speicherungsvorgänge* bleibt hinter dem der astrocytären Glia allerdings wiederum weit zurück. Zu bedenken ist bei alledem, daß von Hortega ein Übergang in astrocytäre Zellformen angegeben wird und Penfield die Verminderung ihrer Zahl bei Myelinzerfallsvorgängen damit erklärt.

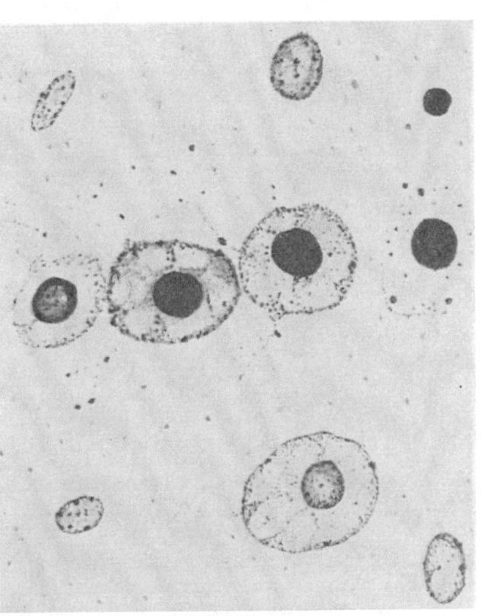
Abb. 57. Akute Schwellung der Oligodendrogliazellen. Silberimprägnation (s. Text). (Aus Penfield und Cone 1926.)

Eine viel größere Rolle als progressive Vorgänge spielen *regressive* Erscheinungen. Es scheint tatsächlich so, daß — wie vielfach angegeben ist — die Oligodendroglia gegen schädliche Einflüsse, die den Astrocyten oder der Mikroglia noch nichts ausmachen, schon *empfindlich* ist. *Autolytische Veränderungen* treten nach Hortega sehr frühzeitig auf. Unter gleichen Bedingungen, aber schon früher als bei der Makroglia stellt sich Klasmatodendrose ein, die wegen der schweren Darstellbarkeit der Zellfortsätze allerdings nicht so leicht zu beobachten ist. Eine viel auffälligere Erscheinung ist die bei schweren Allgemeinzuständen auftretende, zuerst von Penfield und Cone (1926) beschriebene *akute Schwellung*. Wie diese Autoren angeben, tritt sie häufig erst agonal auf; sie kann aber auch das Ergebnis postmortaler autolytischer Vorgänge sein. In diesem Zustand erleidet das Zelleibsplasma samt Fortsätzen zunächst eine hydropische Schwellung, im weiteren Verlauf wird eine Art Zellmembran sichtbar, der vom Kern abgerissene Plasmateile anhängen (Abb. 57). Die Zelle erscheint in dieser Phase als ein scharf abgegrenztes rundliches Gebilde. Nach dem schließlichen Verlust der Fortsätze und des Zelleibsplasmas bleibt endlich ein pyknotischer Kern zurück. Man kann diesen Vorgang sehr häufig an nicht ganz frischem Sektionsmaterial sehen und die geschwollenen Zellen erscheinen dann im Nissl-Präparat, besonders wenn sie in Zeilen an den Gefäßen aufgereiht sind, oft wie ein Verband kubischer Epithelien. Geeignete experimentelle Untersuchungen von Penfield und Cone haben erwiesen, daß diese Veränderung, wenn sie durch toxische Einflüsse intravital hervorgerufen wird, in ihren ersten Stadien rückbildungsfähig ist. Mit der akuten Schwellung identifizieren Bailey und Schaltenbrand (1927) das zuerst von Grynfeltt (1923) beschriebene Phänomen der Bildung gelatinöser, mit Mucicarmin rötlich und Thionin metachromatisch färbbarer Substanzen in gewissen Gliazellen. Auch Grinker und Stevens (1927) vertreten diese Meinung. Bei dieser „*mukösen Degeneration*“ der Oligodendrogliazellen, wie sie von den Autoren genannt wird, soll die Entwicklung folgenden Gang nehmen: die muköse Substanz zeigt sich zuerst in der Umgebung des Kernes, treibt die Zelle bald unförmig auf und bildet nach deren Zerfall kernlose runde oder durch Zusammenfluß traubenartige Schollen, die frei im Gewebe liegen (Abb. 58). Penfield, der zur Frage der mukösen Degeneration nicht bestimmt Stellung nimmt, die mucoide Substanz aber mit den BUSCAINO*schen Traubenschollen* (s. unten) identifiziert, beurteilt die Gleichstellung der sog. mukösen Degeneration mit der akuten Schwellung skeptisch, da bei weitem nicht in allen Fällen die mucoide Substanz nachweisbar ist. Auch HORTEGA, der beste Kenner der Oligodendroglia, enthält sich eines bestimmten Urteils. Er weist darauf hin, daß Myelin ganz ähnliche färberische Reaktionen zeigen und die Substanz in gelöster Form in die Zellen hineindiffun-

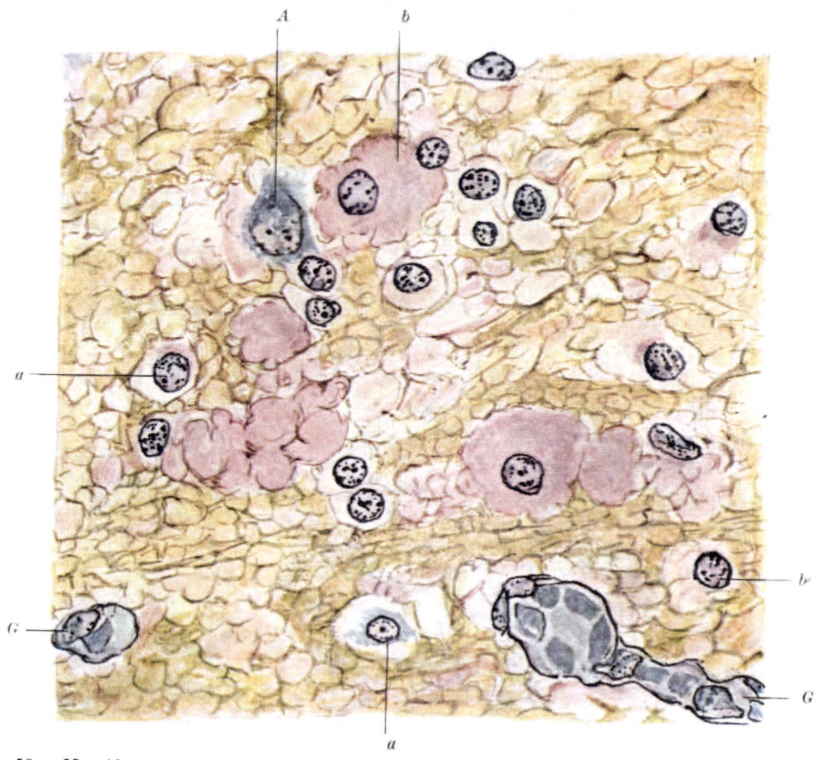

Abb. 58. „Mucoide" Degeneration der Oligodendroglia. Alaunhämatoxylin-Methylgelb-Mucocarmin (Vergr. 850mal). (Aus BAILEY und SCHALTENBRAND 1927.) *a* Mucin nur perinucleär; *b* ganze Zelle mit Mucin erfüllt. *A* Astrocyt; *G* Gefäße.

diert sein kann. Abgesehen davon, daß die BUSCAINOschen Traubenschollen von namhaften Kennern der Neuropathologie als Formationen angesehen werden, die erst bei der Gewebsfixierung auftreten, kann man sich bei der mukösen Veränderung der Oligodendroglia des Eindrucks nicht erwehren, daß sie mit dem Wesen einer wahren Zelldegeneration nach Form und Verlauf eigentlich wenig gemein hat. Schon ihre meist allgemeine Verbreitung im Gehirn, ihre Banalität bei allen möglichen Krankheitszuständen, ihr Vorkommen auch in normalen Gehirnen und die offensichtlichen Beziehungen zu autolytischen Vorgängen im Gewebe mahnen zur Vorsicht in der Bewertung dieses Befundes. Wie GRINKER und STEVENS angeben, verhalten sich die mucoiden Substanzen z. B. den Markfasern gegenüber direkt fremdkörperhaft, indem sie diese zur Seite drängen; andererseits lösen sie, selbst wenn sie in größeren Konglomeraten beieinanderliegen, keine Gewebsreaktionen aus, was vielleicht mit ihrer kurzfristigen Entstehung erklärt werden könnte. Angaben darüber, daß man sie durch das Ependym durchtreten sieht, im Subarachnoidalraum und sogar im Lumen (!) der Blutgefäße wiederfindet (GRINKER und STEVENS), sollten zur Nachprüfung veranlassen, ob man hier nicht zwei verschiedene Dinge identifiziert. Es ist kaum zu bezweifeln, daß die Anwesenheit dieser Substanzen im histologischen Schnitt mit einem besonderen Zustand des Hirngewebes, vielleicht auch der Oligodendrogliazellen im Augenblick der Gewebsfixierung in irgendeinem Zusammenhang steht; ob man aber berechtigt ist, von einer mukösen Degeneration der Oligodendroglia zu sprechen, scheint doch fraglich. Erwähnt sei schließlich noch, daß die Oligodendrogliazellen durch „amyloide Degeneration" ihrer Kerne auch an der Bildung der Corpora amylacea beteiligt sein sollen (FERRARO und DAMON 1931).

Mikroglia. Die Mikrogliazellen sind nach übereinstimmender Auffassung das proliferationsfähigste und in seiner Form wandelbarste Element des zentralnervösen Interstitiums. Ihre progressiven Entwicklungen erreichen gewisse *Endpunkte* in der NISSL*schen Stäbchenzelle* und in der *Gitter- oder Fettkörnchenzelle.*

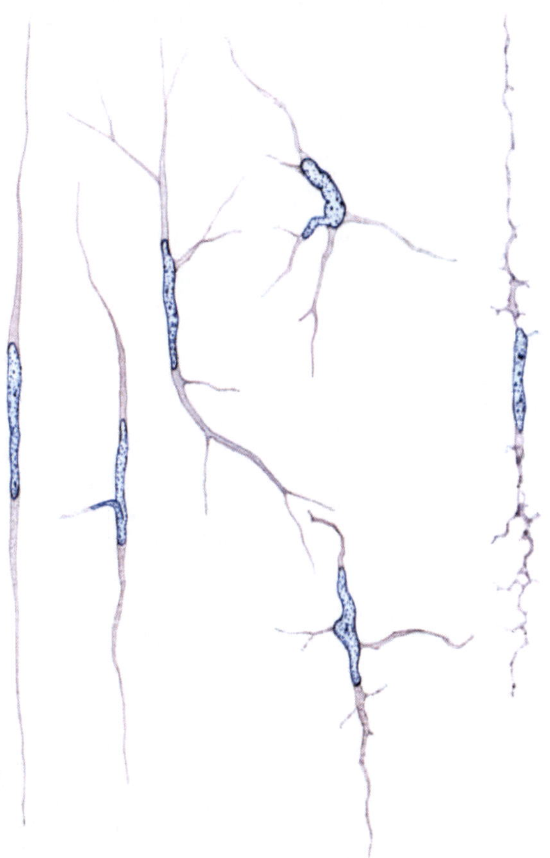

Abb. 59. Verschiedene Formen der NISSLschen Stäbchenzellen. NISSL-Färbung. (Aus SPIELMEYER 1922.)

Die *Stäbchenzellen,* welche unter sich mancherlei Formvarianten aufweisen, entwickeln sich aus den ruhenden Mikrogliazellen durch ein unter Chromatinverarmung vor sich gehendes Längenwachstum des Kernes, der eine langgestreckte oder auch gewundene Gestalt annimmt, wobei in den oft außerordentlich langen Kernen 1—2 Nucleolen auftreten. Gleichzeitig vermehrt sich das polständige Protoplasma, das ebenfalls vornehmlich in der Längsachse zunimmt (Abb. 59). *Form und Richtung dieses Längenwachstums* werden weitgehend von den *ortsständigen Gewebsstrukturen* beeinflußt. In der Hirnrinde z. B., in der man bei der progressiven Paralyse die in Unzahl gewucherten Stäbchenzellen fast ausnahmslos senkrecht zur Hirnoberfläche orientiert findet, ist ihre Parallelstellung zu den kräftigen Spitzenfortsätzen der Pyramidenzellen und der Radiärstrahlung der Markfasern offensichtlich. Eine weitgehende Erhaltung der Grundstruktur des Gewebes scheint Bedingung für die Entwicklung der typischen langgestreckten Stäbchenzellformen zu sein. Gibt die NISSLsche Methode bereits ein eindrucksvolles Bild von der außerordentlichen Längsausdehnung dieser Zellen, so kann man im HORTEGA-Präparat beobachten, daß sie mitunter fast über die halbe Rindenbreite reichen. Da sie dem Typus der ruhenden Mikrogliazelle noch sehr ähnlich sind, stellen sie im wesentlichen eine einfache Hypertrophie dar.

So wie das Bild der ruhenden Mikrogliazelle sehr mannigfaltig ist, so sind auch diese *einfachen hypertrophischen Formen* von sehr verschiedener Gestalt; meist herrscht dabei jedoch die Tendenz zur Bildung stäbchenartiger, wenn auch oft bogenförmig oder vielseitig gekrümmter Zellformen vor. Entsprechend der Urform kann man dabei allerdings auch häufig dreistrahlige oder mit starken seitlichen Plasmafortsätzen versehene Exemplare beobachten. Besonders gut läßt sich bei gewissen, aus stäbchenzellartigen Elementen bestehenden Formationen (Neuronophagien, Strauchwerkbildung usw.) der *mitotische Zellteilungsmodus* verfolgen (HORTEGA). Der vielgestaltige Kern rundet sich dabei im NISSL-Präparat zu einem ovalen Gebilde ab, in dem die Chromosomen deutlich hervortreten (s. Abb. 73 und 74). Daß daneben auch direkte Zellteilungen eine große Rolle

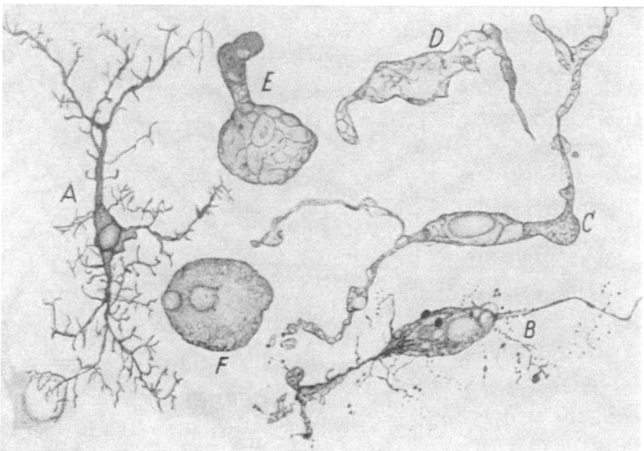

Abb. 60 A—F. Entwicklungsreihe von der einfach progressiven Mikrogliazelle zur runden, fortsatzlosen, mobilen Körnchen- oder Gitterzelle. HORTEGAS Silbercarbonatmethode. (Aus PENFIELD, COWDRY's Special cytology 1928.)

spielen, muß man nach der oft geringfügigen Zahl von Mitosen in frischen zellreichen Proliferationsgebieten (METZ, CREUTZFELDT) annehmen.

Die andere Entwicklungsreihe zur *Körnchen- oder Gitterzelle* kann in den allerersten Stadien gleiche Bahnen laufen; nur neigt das wachsende Zellplasma hier von vornherein zur Einziehung der Fortsätze und zur Ansammlung um den rundliche Gestalt annehmenden Kern. Gleichzeitig bildet sich eine grobkammerige oder auch feinwabige Struktur des Zellplasmas heraus, und endlich hat sich aus der vielverästelten Zelle eine runde oder ovale Kugel mit meist exzentrischem und bald mit pyknotischen Merkmalen versehenem Kern entwickelt (Abb. 60). Es ist einleuchtend, daß es zwischen der sehr formverschiedenen Ausgangs- und Endgestalt die mannigfaltigsten Übergangsformen gibt. Einen gewissen Typus davon mit noch länglichem, gekammertem Plasma und saftigem, häufig polygonalem Kern hat SPIELMEYER *Schlauch- oder Kammerzellen* genannt (Abb. 61); andere mit mehrfach gekammertem und schon mehr kubisch oder polygonal geformtem Plasma sind von ihm als *gliöse Makrophagen* oder *Polyblasten* (Abb. 62) abgetrennt worden. Das hat seine Berechtigung insofern, als diese *Zwischenformen den Entwicklungsgang zur Körnchenzelle oft nicht voll durchlaufen,* sondern unterwegs haltmachen. Man kann das bei manchen entzündlichen Krankheiten, z. B. bei der epidemischen Encephalitis und beim Fleckfieber, am besten aber bei dem Typus der postvaccinalen Encephalitis beobachten (SPIELMEYER 1930). Diese morphologischen Zwischenformen bringen die Hauptfunktionen der Mikroglia nicht immer so eindeutig und eindrucksvoll zur Anschauung wie die voll entwickelte Körnchenzelle, die man nach ihrem gewöhnlichen Inhalt ja auch Fettkörnchenzelle nennt. Sie verkörpert die *phagische Tätigkeit der Mikroglia* am reinsten, die ja nicht nur darin besteht, daß geformte Bestandteile, wie Blutkörperchen, Achsenzylinderstücke, Myelinkugeln und Blutpigment in das Plasma aufgenommen werden, sondern daß die nervösen Zerfallsstoffe darin auch einen Abbau zu resorptionsfähigen, lipoiden Substanzen erfahren (Abb. 63). Das Ende ihrer Aufgabe ist aber erst dann erreicht, wenn diese mobilen Zellen die aufgenommenen und umgewandelten Zerfallsstoffe zur Blutbahn transportiert und ihren Inhalt dort abgegeben haben. Die Stoffaufnahme beginnt dabei nicht erst im fertigen Körnchenzellstadium, sondern bereits mit den ersten Anfängen der progressiven Umwandlung. *Corpusculäre Einschlüsse führende Makrophagen* und mit *Fett gefüllte Stäbchenelemente* kann man bei subakut fortschreitenden Zerfallsprozessen und disseminierten Ganglienzellnekrosen leicht beobachten. Mit der Vollendung ihrer Aufgabe geht wohl der größte Teil der Körnchenzellen, die an ihrem Kern ja schon frühzeitig regressive Merkmale erkennen lassen, zugrunde; jedenfalls bestehen keine hinreichenden Beobachtungen, welche die Annahme HORTEGAS, die Körnchenzellen nähmen nach Abgabe ihres Inhaltes ihre Tätigkeit von neuem auf, stützen würden. Die Proliferationsfähigkeit der Mikroglia ist so gewaltig, daß sie mit dem größten Verbrauch Schritt zu halten scheint. So deutlich die phagische Tätigkeit der Körnchenzellen, Makrophagen und Stäbchenzellen sein kann, oft ist sie bei gliösen Makrophagen, Polyblasten und Stäbchenformen nicht erweisbar. Bei entzündlichen Zuständen besonders in den grauen Substanzen, wobei ja Körnchenzellen auch meist fehlen, läßt sich in den Stäbchenzellwucherungen und Gliaknötchen in der Regel mit keiner Methode eine Aufnahme von Zerfallsprodukten nachweisen. Hier stehen gewöhnlich auch Mikrogliazellproliferationen und Anfall von Zerfallsstoffen in einem so offenbaren Mißverhältnis zueinander, daß man im Gewebszerfall nicht die Ursache für die gliöse Reaktion sehen kann. Wenn in der paralytischen Rinde in zahlreichen *Stäbchenzellen eisenhaltige Granula* nachgewiesen werden können, so fehlen diese bei anderen entzündlichen Prozessen, als daß sie zur Erklärung der im HORTEGA-Präparat besonders sinnfälligen ungeheuren Stäbchenzellproliferation

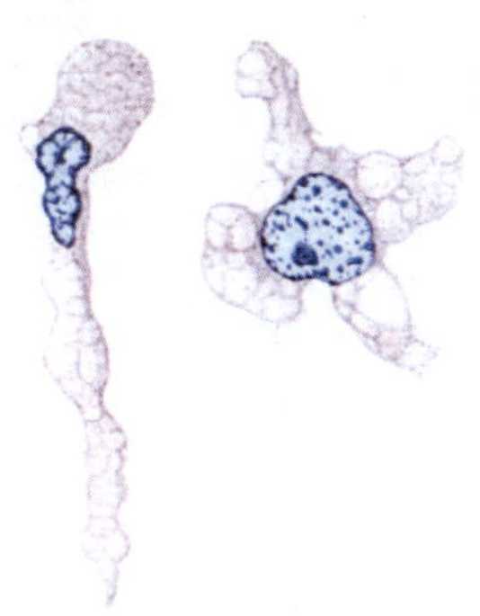

Abb. 61. Mikrogliöse Schlauch- oder Kammerzellen. NISSL-Präparat. (Aus SPIELMEYER 1922.)

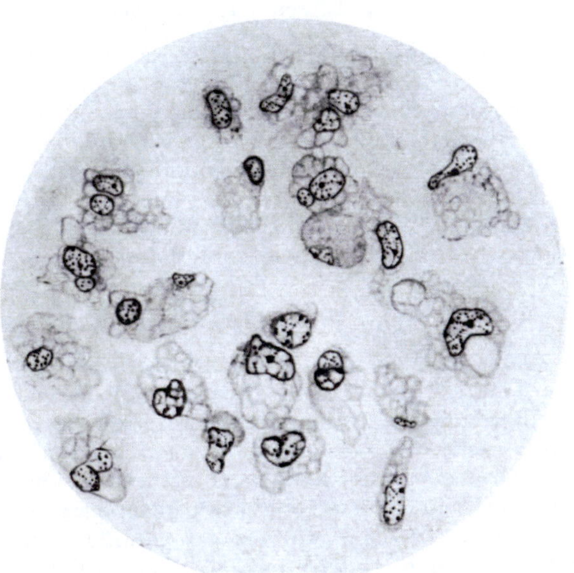

Abb. 62. Mikrogliöse Makrophagen oder Polyblasten bei postvaccinaler Encephalitis. NISSL-Färbung. (Aus SPIELMEYER 1922.)

dienen könnten. Ältere Beobachtungen von Spielmeyer (1919) beim Fleckfieber und von Scholz (1922) bei epidemischer Encephalitis (Economo) wiesen schon lange darauf hin, daß nicht nur neurogene Zerfallsstoffe oder sonstige corpusculäre Ablagerungen das Wachstum der Mikrogliazellen anregen, sondern daß auch die Anwesenheit entzündungserregender Stoffe lebhafte Proliferationserscheinungen hervorruft. Aber erst mit dem Bekanntwerden des histologischen Bildes der postvaccinalen Encephalitis hat man sich daran gewöhnt, die Mikrogliaproliferation ebenso als zum Bilde der Entzündung des zentralnervösen Gewebes gehörig zu betrachten, wie die celluläre Infiltration der Virchow-Robinschen Räume. An dieser Reaktion des dem Zentralnervensystems eigenen gliösen Stromas nehmen in anderer Form auch die Astrocyten teil. Sie antworten mit einer Gliose auf die Änderung der gewebsmechanischen Verhältnisse durch das allgemeine entzündliche Ödem, während als Ursache der perivasculären gliösen Knötchenbildungen multiple lokale Schrankenstörungen durch die entzündliche Noxe wahrscheinlich gemacht werden konnten (Scholz 1949).

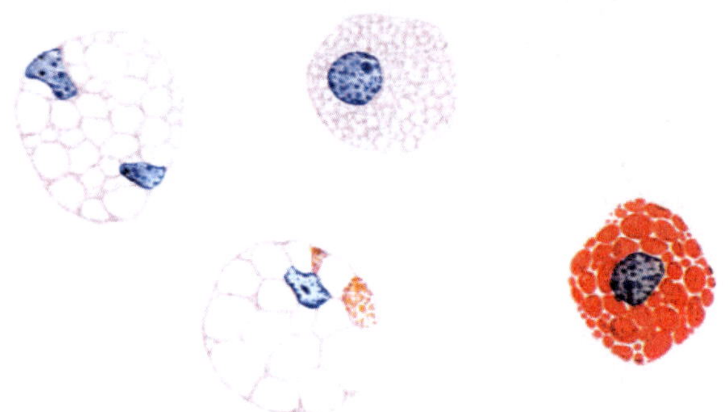

Abb. 63. Links 3 Fettkörnchenzellen im Nissl-Präparat; rechts Körnchenzelle im Fettpräparat nach Herxheimer. (Aus Spielmeyer 1922.)

Rückbildungserscheinungen an der Mikroglia finden nur an ihren progressiven Formen deutlicheren Ausdruck. Bei den Körnchenzellen tritt schon frühzeitig Kernpyknose auf. Von ihrem schließlichen Verschwinden überzeugt jeder etwas ältere Herd von multipler Sklerose. Rückbildungsformen von Stäbchenzellen sind bei abklingenden Encephalitiden und bei älteren Neuronophagien und Gliastrauchwerken leicht zu beobachten. Es entstehen dabei wieder die Ausgangsformen, von denen ein Teil zugrunde geht. Wieweit dabei wieder der ursprüngliche Gewebszustand hergestellt wird, zeigen die Befunde bei behandelter progressiver Paralyse.

E. Das Verhalten des mesodermalen Gewebes.

Das in den Hirn- und Rückenmarkshäuten, einschließlich der chorioidalen Plexus und in den Gefäßen vertretene mesodermale Gewebe hat bei den hier unter der Bezeichnung „Degenerationsprozesse“ zusammengefaßten Krankheiten ein relativ geringes Interesse. Es ist am Gewebsprozeß mit Ausnahme der Wilsonschen Krankheit und der Altersinvolution primär nicht beteiligt. Auch bei der Organisation von Parenchymuntergängen spielt es keine Rolle. Dementsprechend tritt es abgesehen von den beiden genannten Fällen im histologischen Prozeßbild auch ganz in den Hintergrund. Aus diesem Grunde wird hier auf die Wiedergabe entwicklungsgeschichtlicher und normal anatomischer Daten verzichtet. Es wird diesbezüglich auf die Abschnitte über Meningitis von Schleussing, die Gefäßversorgung des Zentralnervensystems von Lindenberg, die Erkrankungen der Dura mater von Gellerstedt und des Plexus chorioides von Biondi, sowie der Liquorräume von Ostertag verwiesen. Nur beiläufig, weil auch für die Degenerationsprozesse von Bedeutung, wird die Frage der Beziehung des Subarachnoidalraumes zum Virchow-Robinschen Raum der Gefäße gestreift.

Autoptisch kann eine *sekundäre Beteiligung des subarachnoidalen Bindegewebes* bei manchen zu erheblichen Atrophien führenden Prozessen festgestellt werden.

So ist bei der PICKschen Krankheit öfters eine beträchtliche Vermehrung desselben über den atrophischen Hirnlappen sichtbar; aber auch bei Volumensabnahmen des Gehirns, an denen die außenliegende Hirnrinde gar nicht beteiligt ist, kann sie in nicht geringerem Umfang auftreten, z. B. bei dem familiären Schwund der Großhirnmarklager. Diese mit einem *chronischen subarachnoidalen Hydrops* verbundenen, gewöhnlich weißlich aussehenden Bindegewebsvermehrungen lassen sich durch ihre lockere schwammige Beschaffenheit und ihre leichte Abziehbarkeit von der Hirnoberfläche gewöhnlich ohne weiteres von den fibrös schwartigen und mit dem Hirngewebe häufig fest verlöteten Piaverdickungen unterscheiden, die man im Gefolge meningitischer und encephalitischer Prozesse (progressive Paralyse) antrifft. Der Unterschied kommt auch im histologischen Bild an dem trabeculären Aufbau aus lockeren, kernarmen Zügen kollagenen Bindegewebes zum Ausdruck.

Histologisch ist bei den Degenerationsprozessen die *Vermehrung des Gefäßbindegewebes* die auffälligste Erscheinung. Sie tritt dabei lediglich als Reaktion im Verlaufe der Resorption neurogener Zerfallsprodukte auf, und man findet dementsprechend in bestimmten Stadien derselben die Maschen des gewucherten adventitiellen Bindegewebes mit fettbeladenen Abräumzellen vollgestopft.

Wegen des Weitertransportes dieser Abbaustoffe ist von Interesse, ob der sog. VIRCHOW-ROBIN*sche Raum*, in dem die Abräumzellen gefunden werden, ein präformierter Spalt ist, und ob er, wie vielfach angenommen wird, mit dem *Subarachnoidalraum* kommuniziert, d. h. ob der Liquor cerebrospinalis wenigstens theoretisch in den gesamten Stoffwechsel zwischen Blut und Hirngewebe und umgekehrt eingeschaltet ist. In diesem Falle wäre unter pathologischen Verhältnissen infektiösen oder toxischen Stoffen die Möglichkeit gegeben, aus den großen Liquorräumen bis in die entferntesten Orte des Hirngewebes vorzudringen, ebenso wie die in den VIRCHOW-ROBINschen Räumen befindlichen Abbaustoffe und Abräumzellen endlich in den Subarachnoidalraum abwandern müßten. Der erweiterte Subarachnoidalraum würde sich bis in den Capillarbereich fortsetzen, denn auch an den Capillaren ist, wenigstens unter pathologischen Verhältnissen, ein zwischen den spärlichen Adventitialzellen und dem elastischen Häutchen gelegener VIRCHOW-ROBINscher Raum vorhanden, was an der Plasmazellinfiltration bei der Paralyse leicht zu erkennen ist. Wenn NIESSING (1951), sowie WOOLAM und MILLEN (1955) neuerdings das Vorhandensein adventitieller Hüllelemente an intracerebralen Capillaren in Abrede stellen und der erstere annimmt, daß lediglich Astrocyten nach Pericytenart zu den Haargefäßen in Beziehung treten, so sind doch die bei entsprechenden Prozessen leicht zu beobachtenden förmlichen Austapezierungen der Capillarwände mit Infiltratzellen, sowie die Fibrosierungsvorgänge unter beträchtlicher Zunahme argyrophiler Faserelemente (Cordons unitifs) schlecht mit diesen Ansichten vereinbar. Die Frage des VIRCHOW-ROBINschen Raumes ist von SCHALTENBRAND und BAILEY (1928) in einer sehr sorgfältigen und kritischen Untersuchung über die perivasculäre Gliamembran behandelt worden. Daß diese Autoren annehmen, das piale Gewebe werde mit den eintretenden Gefäßen eingestülpt und daß sie dementsprechend selbst bei den Präcapillaren die umhüllenden Bindegewebszellen nicht als adventitielle, sondern als Pialzellen bezeichnen, ist für unsere Frage nicht von grundsätzlicher Bedeutung. Eine Scheidung des perivasculären Bindegewebes in zwei Blätter, etwa ein piales und ein adventitielles Bindegewebsblatt mit einem dazwischenliegenden geschlossenen, mit dem Liquorsystem kommunizierenden Raum, wie er von KEY und RETZIUS auf Grund ihrer Farbstoffinjektionen in den Subarachnoidalraum angenommen worden war, haben sie hirnwärts von dem Punkte der Verschmelzung des pialen und adventitiellen Bindegewebes beim Eintritt der Gefäße in die Hirnsubstanz nicht feststellen können (Abb. 64). Es gibt keinen zwingenden Grund, neben dem intraadventitiellen VIRCHOW-ROBINschen noch einen periadventitiellen Raum anzunehmen, wie HELD (1909) es tut. Wenn subarachnoidal injizierter Farbstoff die Verschmelzungsstelle von pialem und adventitiellem Bindegewebe überschreitet und in den perivasculären Raum eindringt wie in den KEY-RETZIUSschen Versuchen, so erfolgt dies nur unter unphysiologisch hohen Drucken. SCHALTENBRAND und BAILEY betonen sogar die beträchtliche Widerstandsfähigkeit des pial-adventitiellen Verschmelzungsringes am Grunde der sog. Pialtrichter. Sie halten eine Kommunikation von VIRCHOW-ROBINschem und Subarachnoidalraum für nicht erwiesen, einen Liquor perivascularis oder gar eine Strömung dieses Liquors für unwahrscheinlich. Dieser Standpunkt wird von SCHALTENBRAND (1955) auch neuerdings noch vertreten.

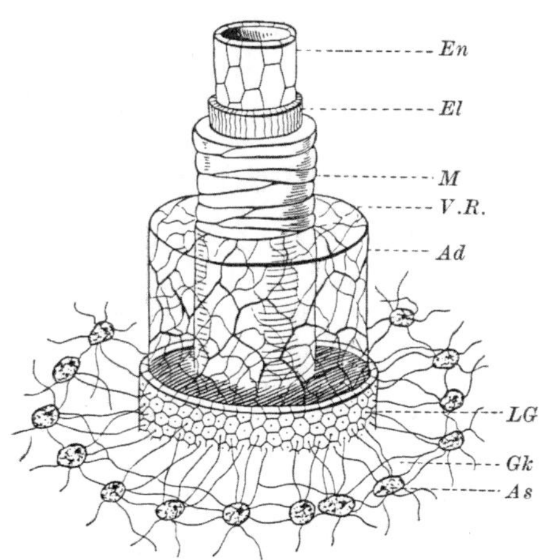

Abb. 64. Schematische Darstellung der Struktur der perivasculären Räume. *En* Endothel; *El* Elastica int.; *M* Muscularis; *Ad* Adventitia-Pia; *LG* Limitans Gliae; *Gk* HELDS „Gliakammern"; *As* Astrocytenkerne. Der VIRCHOW-ROBINsche (*V.R.*) Raum besteht aus den Spalten des lockeren pial-adventitiellen Bindegewebes. (Aus SCHALTENBRAND und BAILEY 1928.)

Für diese Auffassung der Autoren sprechen außer theoretischen Überlegungen auch eine ganze Reihe von *Beobachtungen in der Pathologie*, von denen hier nur zwei Befunde genannt seien. Das *Empyem des Subarachnoidalraumes* bei akuter eitriger Meningitis breitet sich, sofern nicht eine eitrige Einschmelzung der Hirnoberfläche vorliegt, nicht auf die VIRCHOW-ROBINschen Räume der ein- und austretenden Blutgefäße aus. Weisen diese eine Infiltration auf, so besteht sie in der Regel nicht aus polynucleären Leukocyten wie das Empyem, sondern ausschließlich aus Lymphocyten. Umgekehrt findet man bei corticalen, kreislaufbedingten Erweichungen, bei denen direkt unterhalb der Hirnoberfläche große Massen von Fettkörnchenzellen liegen, in der Regel *keine solchen Abräumzellen im Subarachnoidalraum*. Jeder Kliniker, der öfter lumbalpunktiert, weiß, daß Fettkörnchenzellen im zentrifugierten Liquor eine Seltenheit sind. Es geht also nichts hinein in das Gehirn, aber auch nichts heraus in den Subarachnoidalraum; solange die Hirnoberfläche intakt ist. Erst wenn sie eingeschmolzen ist, breitet sich die eitrige Entzündung direkt auf das Hirngewebe aus oder wenn eine traumatische Zerstörung der Hirnoberfläche vorliegt, ergießt sich der Strom der Abräumzellen aus der traumatischen Erweichung durch die geschaffene Kommunikation in den Subarachnoidalraum. Solche Befunde sprechen durchaus *gegen eine Verbindung zwischen Liquorraum und* VIRCHOW-ROBIN*schen Räumen*. Sie besitzen meines Erachtens mehr Beweiskraft als Experimente, bei denen unter gänzlich unphysiologischen Bedingungen, sei es durch anisotonische Lösungen oder unter Verwendung hoher Drucke eine solche Kommunikation künstlich hergestellt wird. Bei dieser Sachlage ergibt sich die Vorstellung von *zwei getrennten Flutsystemen*, deren eines der in sich abgeschlossene Liquorraum ist. Das andere ist das Saftspaltensystem der Gefäßadventitia, das an den Verschmelzungsoberflächen möglicherweise mit dem in Verbindung steht, das sich zwischen den dünnen Bindegewebslagen befindet, welche als die Pia mater die Hirnoberfläche bedecken (Abb. 65). Aus diesen Verhältnissen würde es erklärlich, daß eine Ableitung von neurogenen Degenerationsprodukten in den Subarachnoidalraum nicht stattfindet. HILLER konnte bei entsprechenden cerebralen Prozessen mit fehlender Beteiligung der Meningen im Liquor auch weder fettspaltende Fermente noch Spaltungsprodukte des Fettstoffwechsels nachweisen, und die Untersuchungen auf Abbaulipoide im Liquor von ROEDER weisen in dieselbe Richtung.

Die Existenz weiterer flüssigkeitsführender Räume im zentralen Nervensystem ist nicht erwiesen. Die HISschen *epicerebralen, perivasculären und periganglionären Räume* sind nach allgemeiner Auffassung (unter anderem WOOLAM und MILLER 1955) Kunstprodukte, die durch Schrumpfung bei der Härtung entstehen.

Wie bereits gesagt, übt die Anwesenheit von Abräumzellen und Zerfallsmaterial einen Reiz auf die Fibrocyten der Gefäßwand aus. Es kommt in diesem Falle unter Bildung eines Netzes von Silberfibrillen zu einer oft hochgradigen *Vermehrung des lockeren adventitiellen Bindegewebes und einer entsprechenden Vergrößerung des* VIRCHOW-ROBIN*schen Raumes*, den man mit Abräumzellen angefüllt findet (Abb. 66). Auch die Gefäßwandhistiocyten bleiben nicht untätig, speichern neurogene Dissimilationsprodukte und können sich auch zu Körnchenzellen umbilden. Solange die Membrana limitans gliae nicht zerstört ist, was ja bei den Degenerationsprozessen in der Regel zutrifft, spielt sich das alles aber im Bereich des Gefäßes selbst ab. Ein Hinauswachsen mesenchymaler Strukturen in Form freier bindegewebiger Netze in das nervöse Gewebe wie bei Erweichungen oder manchen entzündlichen Prozessen findet nicht statt. Wie der *Übertritt gliogener Abräumzellen in den* VIRCHOW-ROBIN*schen Raum* erfolgt, darauf wird bei Besprechung der Abräumvorgänge eingegangen werden. Bei den sehr langsam verlaufenden Prozessen, wie der HUNTINGTONschen Krankheit oder den senilen Erkrankungen sieht man gewöhnlich nur die *Aufnahme fetter neurogener Stoffe in seßhafte Adventitialzellen* kleiner Arterien, Venen, präcapillärer und capillärer Gefäße, wobei sich diese Zellen je nach Menge des anfallenden Materials an Ort und Stelle gelegentlich bis zu körnchenzellähnlichen, aber in der Regel seßhaft bleibenden Gebilden abrunden können (Abb. 67). Mag auch ein Teil der fettigen Substanzen in den Gefäßwandhistiocyten neurogenen Ursprungs sein, so ist es doch mitunter schwer, ihre Herkunft zu bestimmen, zumal sie nicht selten pigmentartigen Charakter haben, d. h. außer lipoiden, in Alkohol löslichen Substanzen

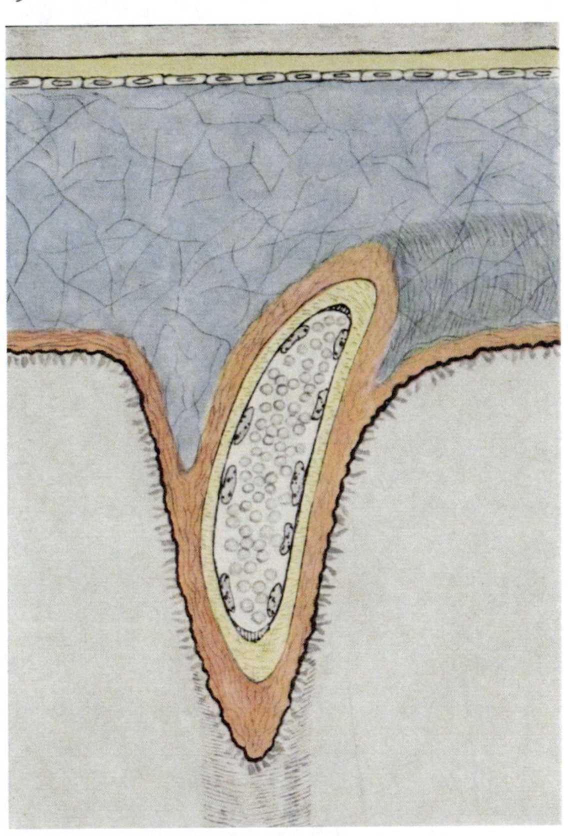

Abb. 65. Schema des subduralen, subarachnoidalen und des VIRCHOW-ROBINschen Raumes. Grün: Subduralraum; blau: subarachnoidaler oder Liquorraum; rot: Saftspaltenraum des pialen und adventitiellen Bindegewebes = VIRCHOW-ROBINscher Raum; der Liquorraum endet in den sog. Pialtrichtern an der Verschmelzungsstelle von pialem und adventitiellem Bindegewebe. Gelb: Muscularis einer tangential angeschnittenen pialen Arterie bei ihrem Eintritt in das Hirngewebe.

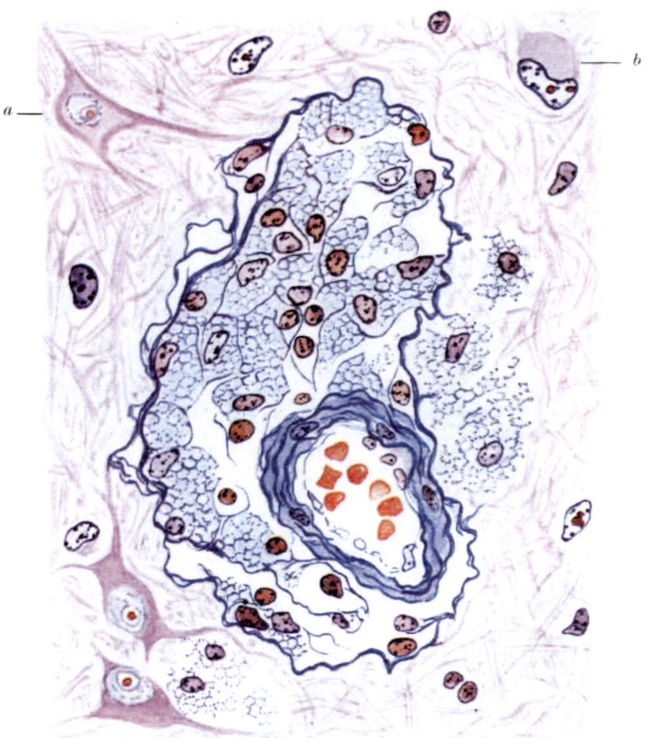

Abb. 66. Wucherung des adventitiellen Bindegewebes und Erweiterung des VIRCHOW-ROBINschen Raumes, der in seinen Maschen zahlreiche Fettkörnchenzellen enthält. Einige gliogene Körnchenzellen an der Membrana limitans gliae (rechts im Bild) werden von feinen Mesenchymfasern umwachsen (familiäre diffuse Markerkrankung). *a* An der Membrana limitans gliae inserierender Astrocyt; *b* gemästete Gliazelle. Azanfärbung nach M. HEIDENHAIN. Vergr. 600mal.

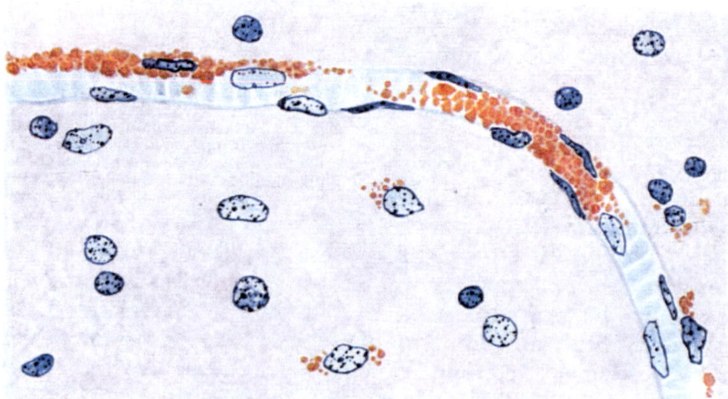

Abb. 67. Speicherung lipoider nervöser Abbauprodukte in fixen Gefäßwandhistiocyten einer Rindencapillare (senile Demenz). Sudan-Orangefärbung nach ROMEIS. Vergr. 600mal.

ganz ähnlich wie die Ganglien- und Gliazellen noch einen offenbar eiweißartigen Anteil von häufig gelber Eigenfarbe enthalten. DIXON (1955) hat neuerdings hervorgehoben, daß beim Abbau neurogener Substanzen stabile, schwer weiter zersetzbare Proteolipoide entstehen, die in ihrem histochemischen Verhalten bei Kaliumpermanganat-Paraldehydbehandlung, Tetrazoniumreaktion und Sudanschwarzfärbung dem Lipofuszin weitgehend gleichen. Diese Pigmentspeicherungen zeigen insofern eine gewisse Paralelle zur Pigmentatrophie der Nerven- und Gliazellen, als auch sie bei der Altersinvolution des Gehirns beträchtlich an Menge zunehmen. Nähere Angaben darüber und über ihr bevorzugtes Auftreten in den grauen Substanzen der Großhirnrinde und des Striatums enthalten die ein-

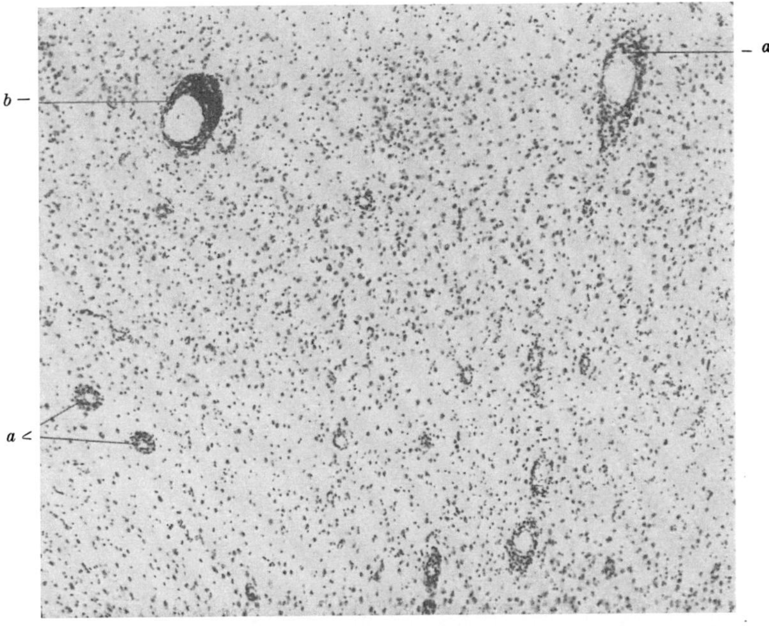

Abb. 68. Symptomatische Entzündung bei familiärer diffuser Markerkrankung. *a* Körnchenzelle; *b* Lymphocyteninfiltrat.

gehenden Untersuchungen von Odefey. Sicherlich kein Speicherungsvorgang neurogener Produkte ist das Vorkommen eines schwärzlichen Pigmentes in pialen Bindegewebszellen, besonders häufig an der Hirnbasis und am Rückenmark; es handelt sich um ein normalerweise anzutreffendes, wahrscheinlich autochthones Pigment in sog. *Chromatophoren* (Spielmeyer 1922).

Als weitere Reaktion des Gefäßapparates auf die Anwesenheit größerer Mengen von Zerfallsstoffen bei rein degenerativen Prozessen ist die gelegentliche *lymphoplasmacytäre Infiltration des* Virchow-Robin*schen Raumes* zu nennen. Meist handelt es sich um hier und da verstreut liegende, einzelne infiltrierte Gefäße (Abb. 68). Bisweilen treten diese Infiltrationen aber auch in so beträchtlicher Häufung und Stärke auf, daß der sekundäre oder symptomatische Charakter dieses dem morphologischen Bild der Entzündung zugehörigen Komplexes gar nicht ohne weiteres erkennbar ist (vgl. Einführung). Außerordentlich starke lymphocytäre Infiltrationen hat z. B. Ostertag bei amaurotischer Idiotie beschrieben. Bei diesen resorptiven entzündlichen Phänomenen handelt es sich um sehr inkonstante Erscheinungen, für deren wechselndes Auftreten unter anscheinend gleichen Verhältnissen man keine ausreichende Erklärung hat. Sie stehen weder zur Menge der Abbaustoffe noch zum Tempo des Prozesses in einem konstanten Verhältnis, obwohl beide ihr Auftreten zu begünstigen scheinen.

Anscheinend weitgehend unabhängig vom Gewebszerfall und weder durch den Anfall von Zerfallsstoffen noch durch reparatorische Bedürfnisse ausreichend erklärt sind *Proliferationserscheinungen am Gefäßapparat bei der* WILSON*schen Krankheit*, dem einzigen hier gebrachten „Degenerationsprozeß" mit anscheinend primär progressiver Beteiligung des mesenchymalen Gewebes. Hier kommt es in Gemeinschaft mit Wucherungen der gliösen Elemente zu lebhaften Sprossungserscheinungen an den Capillaren und zur Bildung ausgedehnter Netze aus Mesenchym-

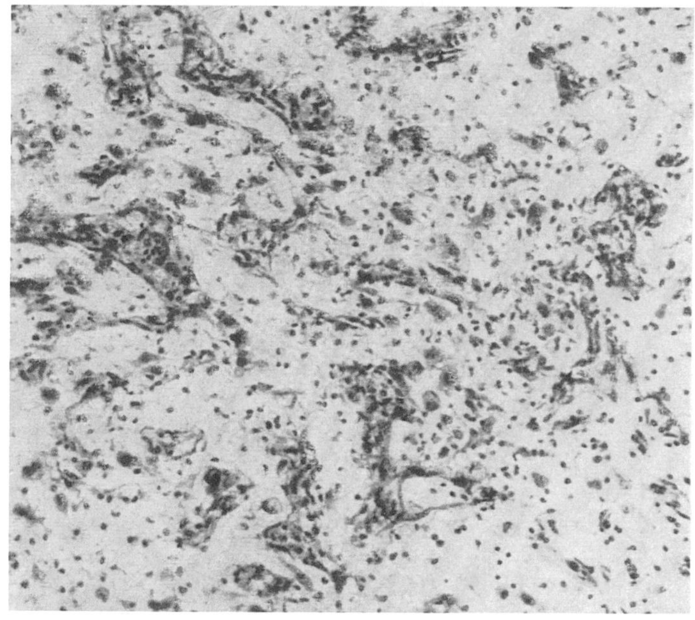

Abb. 69. Gliös-mesenchymale Proliferation bei Erhaltenbleiben der Nervenzellen im Corpus mammillare bei WERNICKEscher Krankheit.

fibrillen, obwohl in den Proliferationsbereichen sogar die empfindlichen Nervenzellen noch großenteils erhalten sind. Ein gleiches Verhalten sieht man im histologischen Befund der *cerebralen B_1-Avitaminose*, der nach WERNICKE benannten Erkrankung des zentralen Höhlengraues. Hinsichtlich der histologischen Einzelheiten und der genetischen Besonderheiten dieser Prozesse muß hier auf die entsprechenden Spezialaufsätze verwiesen werden. Hier sei nur erwähnt, daß nach den Untersuchungen von SCHOLZ (1949) bei Störungen der Bluthirnschranke (Dyshorie — SCHÜRMANN) der Austritt von Extravasaten mit höherer Proteinkonzentration in das Hirngewebe Glia und Mesenchym zur Proliferation anregt, ohne daß dabei durch Behinderung der Sauerstoffdiffusion anoxische Gewebsschäden in nennenswertem Umfang aufträten (Abb. 69 und 70). Er konnte solche Extravasate in frühen Stadien der WERNICKEschen Krankheit auch nachweisen. Bei der hepatolentikulären Degeneration ist unter anderem von KONOWALOW auf die Bedeutung seröser Extravasate aufmerksam gemacht worden.

In einem einzigen Fall kommt es in dem hier gezogenen Rahmen zu ausgesprochen *regressiven Erscheinungen am mesenchymalen Gewebe*, nämlich bei den involutiven Vorgängen im Gehirn. Es muß hierbei ein schon öfters als pathologisch beschriebener Normalbefund erwähnt werden, nämlich die *Fibrose kleiner Sammelvenen in der ersten Hirnrindenschicht*, die bereits im zweiten Lebensjahrzehnt vorhanden ist und mit dem Lebensalter zunimmt. Die starke Kollagenimprägnation der in den dichten Spiralen zirkulär verlaufenden Bindegewebsfibrillen und das im Verhältnis zur Wandstärke enge Lumen verleihen diesen Gefäßchen in der Tat für den ersten Augenblick ein pathologisches Aussehen. Es handelt sich aber nicht um eine Hyalinose, wie KLISSUROW meint, sondern um eine *physiologische Fibrose* (SCHOLZ 1938). Ein zweifellos pathologischer Vorgang ist aber die von SCHOLZ (1938) näher charakterisierte *„drusige Entartung" der intracerebralen Arterien und Hirncapillaren.* Eines der histologischen Merkmale der patho-

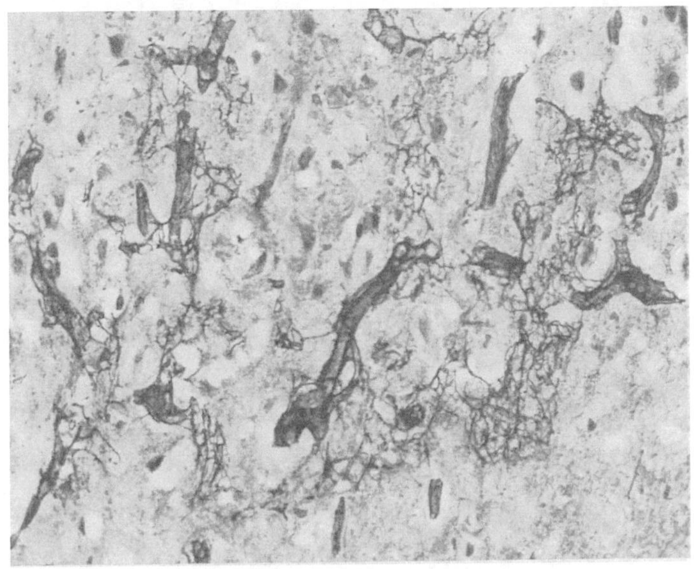

Abb. 70. Fleckförmig verstreute feine mesenchymale Netze, in deren Bereich die Nervenzellen erhalten geblieben sind als Residuen nach WERNICKEscher Krankheit.

logischen Involution ist bekanntlich das Auftreten seniler Plaques oder Drusen in den grauen Substanzen, deren dichte Kerne nach Untersuchungen von HECHST und DIVRY vielerlei histochemische Übereinstimmungen mit dem Amyloid zeigen. Es haben nun bereits die ersten eingehenderen Untersuchungen von FISCHER (1910), OPPENHEIM (1909), SIMCHOWICZ (1910), u. a. ergeben, daß auch der Gefäßapparat bestimmt geartete Veränderungen in Form von Ablagerungen argentophilen Materials aufweist; diese Befunde sind später unter anderem von LÖWENBERG (1925), UYEMATSU (1923), SJÖVALL (1932) und GELLERSTEDT (1933) bestätigt worden. Untersuchungen von SCHOLZ (1938) haben dann ergeben, daß in einem gewissen Prozentsatz seniler Gehirne mit und ohne isolierte senile Plaques in den Mittelschichten der intracerebralen Arterien unter Verquellung und Kernverlust der Muscularis ein Stoff auftritt, der mit den Kernen der senilen Plaques identisch ist. Auch an den Präcapillaren und Capillaren der Hirnrinde ist unter Verquellung der Wände eine Ausfällung von Plaquessubstanzen zu beobachten, die hier wie bei den Arterien allmählich auch aus dem Gefäßbereich in das Hirngewebe hinaustreten und zur Bildung der längst bekannten perivasculären Plaques Veranlassung geben können (Abb. 71). Nur ein kleiner Teil der perivasculären Plaques entsteht allerdings auf diesem Wege; die meisten setzen sich an sonst unveränderten Gefäßen an. Wenn von Divry (1952) auf Grund stofflicher Übereinstimmungen mit dem Amyloid die Bildung seniler Plaques, Alzheimerscher Fibrillenveränderungen und schließlich auch der drusigen Gefäßentartung als Ausdruck einer *lokalen Amyloidose des Gehirns* aufgefaßt wird, so könnte auch der Vorgang, *wie* die Ablagerung der drusigen Substanzen in und an der Gefäßwand erfolgt, in diesem Sinne verwertet werden. Dieser Vorgang unterscheidet sich nicht von der Ablagerung des Amyloids in anderen Körperorganen, wie man sie in Fällen

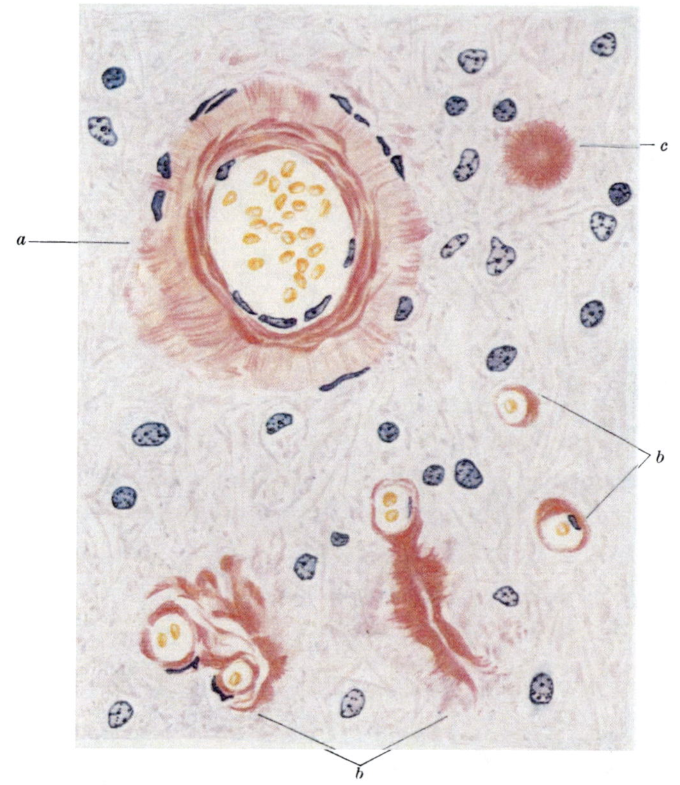

Abb. 71. Drusige Entartung der Hirnarterien und -capillaren. *a* Hirnarterie mit intaktem Endothel, verquollener, kernloser Muskelschicht und Ablagerung einer kristalloiden Substanz zwischen Muskelschicht und den Resten der Adventitia; links unten Austritt der drusigen Substanz aus dem Gefäßbereich. *b* Capilläre und präcapilläre Gefäße mit Verquellung und Imprägnation der Wand mit drusiger Substanz; Bildung perivasculärer Plaques. *c* Senile Kernplaque. Kongorot-Hämatoxylin. Vergr. 600mal.

generalisierter Amyloidose vorfindet. Sehr bemerkenswert in dieser Hinsicht ist auch eine wenig bekannte Publikation von Marinesco (1931), in der bei einem Fall allgemeiner Amyloidose auch im Gehirn beträchtliche Amyloidablagerungen beschrieben werden. Sie bringt Abbildungen davon, die den senilen Plaques und der drusigen Entartung der Hirngefäße durchaus gleichen. Da in einer Untersuchung von Gellerstedt (1938) außerdem auf das öftere Vorkommen amyloider Ablagerungen im Pankreas Seniler hingewiesen wird, so liegt tatsächlich der Gedanke nahe, daß im Senium in bestimmten Organen, und darunter vorzugsweise im Gehirn, gewisse Eiweißstoffe vorhanden sind, die unter anderem an und in den Gefäßwänden als amyloidartige Substanzen zur Ausfällung gelangen. Die ausführliche Behandlung dieser Fragen erfolgt im Kapitel über die involutiven und senilen Veränderungen durch v. Braunmühl.

F. Die reparativen Vorgänge am Interstitium.

a) Formen degenerativer Prozeßausgänge und Reparationsabläufe.

Reparative Vorgänge, d. h. die reaktiven Erscheinungen von seiten des Interstitiums, sind ganz allgemein von Ausmaß und Tempo des Gewebsunterganges abhängig. Soll es an Ort und Stelle des Zerfalls zu Reparationsvorgängen kommen, so muß so viel vom interstitiellen Gewebe erhalten bleiben, daß es diese Aufgabe erfüllen kann. Bei den sog. Degenerationsprozessen betrifft die Gewebsschädigung in erster Linie und — sehen wir von einigen Spezialfällen ab — in der Regel allein die nervösen Strukturen. Dies bedingt, daß es im allgemeinen zu gröberen Zerstörungen des Gewebes wie Erweichungen nicht kommt, wodurch wiederum die äußere Gestalt des Zentralnervensystems und seiner Einzelorgane, wenn auch in verkleinertem Maßstabe, erhalten bleibt. Das bei der Autopsie feststellbare Endergebnis degenerativer Prozesse ist die *sklerotische Organatrophie*. Bei den Kleinhirnatrophien z. B. ist die äußere Konfiguration bis in alle Einzelheiten erhalten, nur sind die betreffenden Kleinhirnteile eben kleiner und in ihrer Konsistenz und Farbe verändert, da man ja narbiges Gewebe vor sich hat. Dasselbe trifft bei der Pickschen Krankheit auf die Stirn- und Temporallappen des Großhirns zu. Bei der Huntingtonschen Chorea sind es die Striata und bei den systematischen Bahnerkrankungen des Rückenmarks die Rückenmarksstränge. Eine Ausnahme bildet die Wilsonsche Krankheit mit ihren Zerklüftungen und Höhlenbildungen. Doch haben wir bereits oben erörtert, daß diese Krankheit zu den Degenerationsprozessen strenggenommen gar nicht gehört. Indes auch bei Degenerationsprozessen, deren cerebroendogene Ursachen bis heute noch nicht in Zweifel gezogen worden sind, trifft diese Regel nicht immer zu. Freilich offenbart sich das häufig erst bei der mikroskopischen Untersuchung. So gehört z. B. zum Bilde der vorgeschrittenen Pickschen Krankheit eine dem Verlauf der Nervenzellschichten folgende schwammige Auflockerung der Hirnrinde, ein sog. *Status spongiosus*. Für das Zustandekommen eines solchen Status spongiosus ist von Spielmeyer ganz allgemein der sog. lokale Faktor, d. h. ein gewisser Mangel an defektdeckendem Gliamaterial in den mittleren Rindenschichten, außerdem aber das Prozeßtempo verantwortlich gemacht worden. Letztere Ursache scheidet bei dem ungemein langsamen Verlauf der Pickschen Krankheit von vornherein aus; und zieht man die bei elektiven Parenchymnekrosen entstehenden Rindenverödungen in vielen Fällen von cerebraler Kinderlähmung zum Vergleich heran — vielfach handelt es sich um Veränderungen, in deren Bereich fast keine Nervenzellen und -fasern mehr aufzufinden sind, und trotzdem eine völlige Defektdeckung durch gliöses Narbengewebe erfolgt ist — so will auch das Argument des lokalen Faktors nicht recht durchschlagen. Es drängt sich hier vielmehr die auch von A. Jakob (1927) vertretene Annahme auf, daß das Zustandekommen des Status spongiosus bei Pickscher Krankheit im Charakter des Prozesses begründet sein muß. Es ist freilich zur Zeit noch kaum möglich, sich darüber bestimmte Vorstellungen zu machen. v. Braunmühl nimmt eine Änderung der kolloidalen Beschaffenheit der Hirnsubstanz an, die zu einer Freisetzung von Gewebswasser (Hysteresis) führt und macht diese für die Bildung eines Gewebsspaltensystems verantwortlich. Da es sich aber um einen Vorgang handelt, der offenbar sehr langsam im Zeitraum von Jahren abläuft, wird man sich fragen, wieso die in der Zeiteinheit freiwerdenden geringen Flüssigkeitsmengen nicht im Entstehen resorbiert werden. Auch die gleichzeitig erfolgende Volumenreduktion der festen Phase vermag den schwammigen Charakter der Gewebsumwandlung kaum hinreichend zu erklären. Es ist ferner nicht zu übersehen, daß in den spongiösen Schichten gleichzeitig eine Vermehrung der faserigen Glia erfolgt, die aber eben nicht ausreicht, den Gewebsdefekt zu decken. Es drängt sich hier ein Vergleich mit den familiären Leukodystrophien auf, bei denen es trotz jahrelangen Krankheitsverlaufes in einer Reihe von Fällen auch nur zu einer unvollkommenen, eben *spongiösen Defektdeckung im Bereich der Marklager* des Großhirns kommt. Die unvollständige Umsetzung der Nervenfaserzerfallsprodukte in die gewöhnlichen sudanophilen Substanzen im Bereich des gliösen Gewebes haben hier der Annahme Raum gegeben, es möchte eine irgendwie geartete immanente Insuffizienz des gliösen Stoffwechsels zum Wesen der Krankheit gehören (SCHOLZ 1925, BIELSCHOWSKY-HENNEBERG 1928), eine Insuffizienz, die in einem Teil der Fälle sich auch auf die Resistenz- und Proliferationsfähigkeit der astrocytären Glia zu erstrecken scheint. Da man, wenn auch nur angedeutet im Vergleich zu den Leukodystrophien, hin und wieder bei PICKscher Krankheit ebenfalls mindestens eine Verzögerung der Abbauvorgänge (d. h. mit Sudan nur mangelhaft anfärbbare Abbaustoffe) finden kann, sollte man auf Grund dieser gemeinsamen Züge bei diesem Krankheitsvorgang mindestens daran denken, daß das Neuron nicht allein Träger der primären Schwäche ist, sondern das ortsständige gliöse Gewebe auch daran beteiligt sein kann. Das würde eben in dem nahezu regelmäßigen Auftreten des Status spongiosus seinen Ausdruck finden. Jedenfalls läßt sich nicht daran vorbeisehen, daß dieser den hohen Grad der Rindenatrophie mitbedingende Faktor mit zum Prozeßcharakter gehört. Ist das Interstitium voll proliferationsfähig und durch die Noxe nicht mitgeschädigt worden, so laufen die *reparativen Vorgänge im Prinzip in derselben Weise ab wie bei gleichen Gewebsuntergängen aus exogener Ursache.* Das heißt der PURKINJE-Zelluntergang im Verlaufe einer genuinen Kleinhirnatrophie führt schließlich zu dem gleichen narbigen Ergebnis wie eine elektive PURKINJE-Zellnekrose als Folge einer Anoxie bei einer temporären Kreislaufstörung. Eine primäre Strangsklerose sieht nicht anders aus als eine solche nach sekundärer Degeneration.

Was viel mehr geeignet ist, die Reparationsvorgänge der Degenerationsprozesse und die nach Gewebsuntergängen aus anderen Ursachen auseinanderzuhalten, ist das *Prozeßtempo,* das bei ersteren in der Regel eben *ungemein langsam* ist. Es geht dabei in der Zeiteinheit sowenig zugrunde und wird sowenig durch narbiges Gewebe ersetzt, daß man im histologischen Präparat nichts sieht, was eine Bewegung anzeigt. Insbesondere werden Zerfalls- und Abbauprodukte häufig ganz vermißt, von resorptiven Vorgängen ist sehr wenig zu bemerken, so daß man trotz klinischer Progredienz des Leidens oft den Eindruck hat, einen Endzustand, eine ruhende Narbe vor sich zu haben. Die Resorptionsvorgänge erscheinen auch dort, wo das Gliafaserbild in Form von zahlreichen faserbildenden Astrocyten noch einige Bewegung zeigt wie bei der HUNTINGTONschen Chorea unter dem Bilde des sog. *fixen Abbaues.* Aber auch da ist es dann noch schwierig zu sagen, was und wieviel von den in mehr oder weniger ruhenden Gliazellen enthaltenen lipoiden Stoffen wirklich sog. „Transportfett“ ist. Am deutlichsten kann sudanophiles Abbaumaterial bei den primären Bahndegenerationen z. B. bei der amyotrophischen Lateralsklerose in Erscheinung treten, wo zuweilen auch Körnchenzellen gebildet werden, d. h. der *mobile Abbautypus* in Gang kommt. Es liegt wohl daran, daß beim Markfaserzerfall in der Zeiteinheit mehr abbaubedürftiges Material entsteht als bei der Degeneration der Nervenzelle, daß der Resorptionsvorgang bei Bahndegenerationen deutlicher zutage tritt als bei Degenerationen in der grauen Substanz. Das heißt nun nicht, daß die resorptiven Vorgänge bei jedem Degenerationsprozeß unscheinbar blieben. Bei den familiären Leukodystrophien, deren resorptive Vorgänge nach dem mobilen Typus des gliösen Abbaues verlaufen, kann man das ganze Feld von mobilen Körnchenzellen übersät finden. Sie stellen den einzigen Degenerationsprozeß dar, bei dem die reparativen

Vorgänge sogar eine krankheitskennzeichnende Bedeutung besitzen, insofern als die *Bildung von Abräumzellen* überhaupt *gehemmt* sein kann oder entstandene Abräumzellen einen anderen Inhalt führen als beim gewöhnlichen Markfaserzerfall. Es liegt hier anscheinend eine ideotypische Insuffizienz des gliösen Gewebes vor, die für den Untergang distaler Neuritenteile irgendwie verantwortlich oder mitverantwortlich ist. Zum Unterschied von den Strangdegenerationen, z. B. der amyotrophischen Lateralsklerose, bei welcher der Zerfall zwar am peripheren Teil der Neuriten beginnen kann, dann aber unaufhaltsam auf die Ursprungszelle übergreift, werden letztere bei den Leukodystrophien niemals im Sinne des Zelltodes in Mitleidenschaft gezogen. Es erkrankt nicht das ganze Neuron, der Zerfall ist auch völlig unsystematisch. Eine besondere Note erhält der Resorptionsvorgang ferner dadurch, daß *besondere Formen von Abräumzellen*, sog. „globoid cells" (GREENFIELD) auftreten können, deren gliöser oder mesenchymaler Ursprung noch strittig ist. Cytochemische Untersuchungen über die Natur der abnormen Abbauprodukte im Zusammenhang mit biochemischen Hirnsubstanzuntersuchungen solcher Fälle sind vielleicht berufen, mehr Klarheit in die Zusammenhänge zwischen gliöser Dysfunktion und Markfaserzerfall zu bringen. Wir können auf diese grundsätzlich wichtigen Dinge hier nicht weiter eingehen und verweisen auf die Ausführungen von HALLERVORDEN im Kapitel Erkrankungen der Marklager dieses Handbuches. Erwähnt sei nur noch, daß die Glia auch in manchen Fällen von amaurotischer Idiotie ein Unvermögen zeigt, die bei Zerfall erkrankter Nervenzellen freiwerdenden Speicherstoffe weiter zu sudanophilen Substanzen zu transformieren.

b) Abbau und Abräumung.

Wenn im folgenden die Einzelheiten der gewöhnlichen reaktiven Komplexe etwas eingehender besprochen werden, so geschieht dies nicht, weil sie Besonderheiten darböten oder auf die Degenerationsprozesse beschränkt wären. Sie laufen in grundsätzlich gleicher Weise auch bei anderen Parenchymuntergängen z. B. bei den elektiven Nervenzellnekrosen nach temporären Kreislaufbehinderungen ab. Ihre Erörterung soll die Autoren der speziellen Kapitel bei Gebrauch allgemein neuropathologischer Begriffe der Notwendigkeit entheben, jeweils auf deren Umschreibung einzugehen. Sie soll ferner dem daran interessierten Leser die Möglichkeit einer kurzen Orientierung geben.

Die am Orte der Gewebsschädigung einsetzenden reaktiven Vorgänge beschränken sich bei den Degenerationsprozessen, wie eingangs erwähnt, auf die Glia; das mesenchymale Gewebe tritt im Gegensatz zu den Prozessen mit gröberen Gewebszerstörungen nicht aus seiner Reservestellung heraus; es reagiert — wieder mit Ausnahme der WILSONschen Krankheit — nur mit verhältnismäßig geringen, durch die Resorptionsvorgänge bedingten lokalen Erscheinungen im engeren Bereich der Gefäße, bzw. der Meningen.

Man lernt die Vorgänge am besten durch Verfolgung des Schicksals der beim Untergang von Parenchymstrukturen entstandenen Zerfallsstoffe kennen. Man sieht dabei, daß diese von interstitiellen Zellen aufgenommen, eventuell chemisch umgewandelt und zur Blutbahn fortgeschafft werden. In weiterem Sinne gehören dazu auch Aufnahme und Abräumung von Blutpigment, von anderen ausgefällten Substanzen usw. Wir haben im Gliakapitel gesehen, daß im Zentralnervensystem eine phagocytäre Tätigkeit in erster Linie von Mikrogliazellen ausgeübt wird, daß an der Speicherung von Stoffen aber auch Makro- und Oligodendrogliazellen Anteil nehmen. Nun ist freilich den gespeicherten Stoffen nicht immer anzusehen, ob sie durch *Phagocytose* in die Zellen hineingelangt sind oder inwieweit es sich um Substanzen eines normalen oder pathologischen Zellstoffwechsels, bzw. um autochthone Pigmente handelt. Der Vorgang des Abbaues und der Abräumung kann so vor sich gehen, daß die seßhaften Gliazellen gewisse Mengen von Zerfallsstoffen aufnehmen und gegebenenfalls unter Weitergabe an benachbarte, seßhafte Gliaelemente zu den Gefäßen hinleiten, wo sie von Histiocyten der Gefäßadventitia folgtnommen werden; man spricht in diesem Fall von *fixem Abbau*. Oder es erübor eine Mobilisierung von Gliazellen, die sich mit der Stoffaufnahme zu Makrophagen und Körnchenzellen umwandeln, zu den Gefäßen hinwandern, sich an der Membrana limitans gliae ansammeln und schließlich im VIRCHOW-ROBINschen Raum der Gefäße wiederzufinden sind. Das ist der sog. *mobile Abbau*. Es liegt in der Natur des fixen Abbaues, daß er *rein gliös* ist; aber auch der mobile Abbau

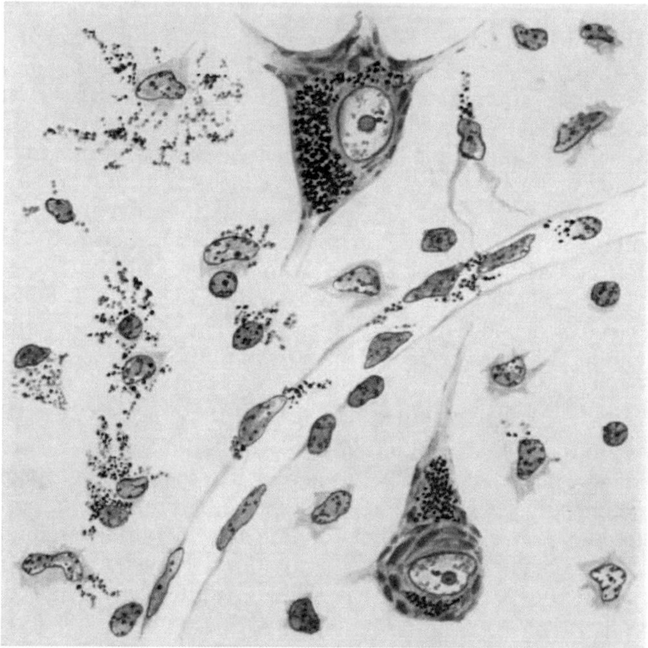

Abb. 72. Fixer Abbau in der Substantia nigra bei PICKscher Krankheit. Das aus zerfallenden Nervenzellen stammende Melaninpigment wird auf dem Weg zu den Gefäßwandhistiocyten ausschließlich in fixen Zellen der 3 Gliaarten angetroffen. NISSL-Färbung. Vergr. 600mal.

kann das sein und ist es stets bei den Degenerationsprozessen. Erst wenn es wie bei manchen unvollständigen Gewebsnekrosen zu gröberen Zerstörungen der Gewebskontinuität kommt, beteiligen sich auch die Histiocyten der Gefäßwände durch Umwandlung zu mobilen Makrophagen und Körnchenzellen, die sich von solchen mikrogliösen Ursprungs in ihrer Morphologie nicht unterscheiden. Man hat dann einen gemischt *gliös-mesodermalen* Abbau und schließlich auch eine entsprechende Organisation des Narbengewebes, an dessen Aufbau in geringerem oder stärkerem Umfang Bindegewebsfasern teilnehmen. Wenn im Nekrosebereich alles gliöse Gewebe mit zugrunde gegangen ist, kann die Resorption dort natürlich nur noch vom mesodermalen Gewebe, d. h. von den Gefäßwandabkömmlingen besorgt werden. Auf diese Verhältnisse wird in dem Abschnitt über Erweichungen eingegangen werden.

Der fixe Abbau. Wenn wir das beim Zerfall von melaninhaltigen Nervenzellen freiwerdende schwarze Pigment in den umgebenden seßhaften Gliazellen und angehäuft in den Histiocyten der benachbarten Gefäße wiederfinden, so kann es nur mit Hilfe der Gliazellen an die Gefäße hingelangt sein, ohne daß dazu mobile Abräumzellen gebildet worden sind (Abb. 72). Nicht ohne weiteres läßt sich dieser Vorgang erkennen, wenn es sich statt des Melanins um Lipoide oder lipoidhaltiges Pigment handelt. Pigment kommt sowohl in den Gliazellen als auch in den Gefäßwandzellen autochthon vor; nicht pigmentöse, lipoide Substanzen können vielerlei Quellen haben. Jedenfalls ist der Nachweis der Herkunft des Materials, d. h. ob man Transportstoff vor sich hat oder nicht, nicht unmittelbar zu führen. Das Beispiel des Melanins beweist aber unwiderleglich die Existenz des sog. fixen Abbaues. Wenn man aber etwa bei den langsam verlaufenden Prozessen der PICKschen Krankheit oder der HUNTINGTONschen Chorea neben einem Schwund der nervösen Strukturen *mehr sudanophiles Material in den Glia- und Gefäßwandzellen* der vom Krankheitsprozeß betroffenen grauen Substanz findet als anderswo, wird man auch dann annehmen können, daß es wenigstens zum großen Teil aus den untergehenden nervösen Strukturen stammt und sich auf dem Wege zu den Blutgefäßen befindet. Wir stehen hier also vor der immer heiklen Abschätzung der Quantität. An den Blutgefäßen sammelt es sich in den seßhaften Histiocyten der Gefäßwände (Abb. 67), und bei reichlicherem Zufluß kann es auch bei sonst fixem Abbau zu einer Ansammlung von Körnchenzellen im VIRCHOW-ROBINschen Raum kommen. Eine Vermehrung der seßhaften Glia ist nicht immer evident, sie muß jedenfalls nicht beträchtlich sein. Vor allem kann eine *augenfällige Proliferation der Mikrogliazellen ausbleiben*; progressive stäbchenartige Elemente können ganz vermißt werden. Es scheint, daß bei sehr langsamem Verlauf und bei geringem Anfall von Zerfallsstoffen in der Zeiteinheit auch die *Astrocyten Abbau und Abräumung besorgen können*; sie finden sich jedenfalls in solchen Fällen häufig mit größeren Mengen lipoider Substanzen erfüllt.

Meist kann man bei den hier angeführten Fällen von fixem Abbau nicht direkt beobachten, wie die neurogenen Zerfalls- oder Abbaustoffe in die Gliazellen aufgenommen werden, da die Nervenzellen sehr langsam zugrunde gehen und eindeutige Zerfallsbilder nur verhältnismäßig selten anzutreffen sind. Es taucht deshalb die Frage auf, ob nicht schon während der Nervenzelldegeneration oder -atrophie *von der noch lebenden Zelle Material an die Glia zum Abtransport abgegeben wird*, das aus einem pathologisch veränderten Zellstoffwechsel stammt. Wenn die Vorstellung von den alimentären Funktionen der Glia zutrifft, daß nämlich die Nährstoffe aus dem Blute auf dem Wege über die Glia zu Nervenzellen und -fasern hingelangen und die Stoffwechselendprodukte denselben Weg in umgekehrter Richtung gehen, wird man die Berechtigung dieser Frage zugeben müssen. Gewisse Beobachtungen bei der amaurotischen Idiotie, bei welcher man die eigentümlichen lipoiden Stoffe der Ganglienzelle auch in der seßhaften Glia finden kann, ohne daß ein lebhafterer Ganglienzelluntergang zu beobachten wäre, würden dafür sprechen können, wenn nicht gerade bei diesem Prozeß auch die Deutung primärer Lipoidspeicherung in der Glia möglich wäre. Bei den melaninhaltigen Ganglienzellen ist eine Pigmentaufnahme in die fixen Gliazellen ohne Zerfall der Ganglienzellen bisher meines Wissens nicht eindeutig gesehen worden, und so fehlt noch die einwandfreie direkte Beobachtung der Übernahme von pathologischem Abbaumaterial aus noch lebenden Ganglienzellen. Möglicherweise deuten aber gewisse örtliche Beziehungen der Gliazellen zu den Nervenzellen in diese Richtung. Wir meinen die *Vermehrung der Trabantzellen* unter pathologischen Bedingungen, die mit oder ohne deutliche Veränderungen oder Schwunderscheinungen in den Nervenzellen vorkommt. Bei der örtlich außerordentlich wechselnden Zahl der großenteils der Oligodendroglia zugehörigen Satelliten muß man sich allerdings besonders hüten, normale Befunde für pathologisch zu halten, z. B. sog. Pseudoneuronophagien in den unteren Rindenschichten. Hier schützt nur genaue Kenntnis der örtlichen Verhältnisse. Die Bewertung der als *Satellitosis* bekannten krankhaften Vermehrung der Trabantzellen ist denn auch außerordentlich verschieden. Zum Beispiel ist von Berlucchi auf das häufige Vorkommnis einer Satellitosis an den Striatumzellen bei verschiedenen Krankheitszuständen besonderes Gewicht gelegt worden. Die fast einhellige Auffassung geht dahin, daß man in der periganglionären Ansammlung von Oligodendrogliazellen, soweit sie überhaupt pathologisch ist, mit Marinesco (1909) eine Reaktion auf die veränderten Verhältnisse der Nervenzellen zu sehen hat und nicht etwa — was auch behauptet worden ist — eine Bereitschaftsstellung der Gliazellen zum aktiven Angriff auf gesunde Nervenzellen, die in der Zerstörung derselben durch eine gliöse Invasion ihren Fortgang fände. Im Sinne eines aktiven Eindringens können auch die Bilder nicht gedeutet werden, bei denen man Trabantzellen etwa in Nischen des Ganglienzellprotoplasmas liegen sieht. Meist handelt es sich beim Auftreten

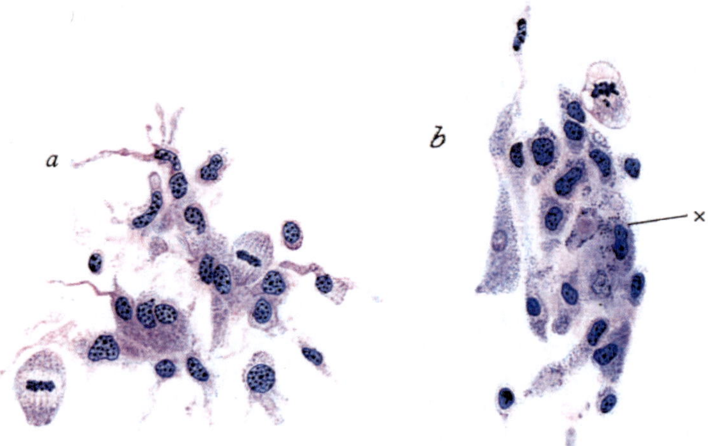

Abb. 73 a u. b. Neuronophagie. b Zwei untergehende Ganglienzellen links ohne, rechts mit neuronophagischer Reaktion. In dem Gliazellhäufchen sind nur noch Reste des Nervenzellkernes (×) mit dem pastellfarbenen vergrößerten Nucleolus sichtbar. a Vollkommene gliöse Substitution von Dentatumzellen. In beiden Abbildungen Mitosen von Mikrogliazellen. Nissl-Färbung. (Aus Spielmeyer 1922.)

solcher Bilder um schwere Gewebsschädigungen mit ausgesprochenen Quellungserscheinungen an den Trabantzellen; man hat dabei den Eindruck, daß die hydropisch geschwellten Gliazellen Pressungserscheinungen und Eindrückungen am Leib der ohnehin auch nicht mehr intakten Ganglienzelle hervorrufen, wodurch eine Invasion vorgetäuscht werden kann (vgl. Alzheimer 1910, Tafel XXXIII). Im Sinne eines aktiven Angriffs der Trabantzellen auf die Nervenzellen könnte eher ihr Überwuchern in bestimmten Formen von Oligodendrogliomen gedeutet werden, obwohl die Nervenzellen auch hierbei bemerkenswert lange standhalten.

Das Bild ändert sich, wenn die geschädigte Nervenzelle in schneller Auflösung begriffen oder ihr Tod schon eingetreten und die Reaktionsfähigkeit der Glia dabei erhalten geblieben ist. Kommt es dabei zu einer periganglionären Gliareaktion, so treten statt der Oligodendrogliazellen die Mikrogliazellen Hortegas in den Vordergrund, wobei als Zeichen lebhafter Proliferation nicht selten auch mitotische Teilungsvorgänge zu beobachten sind. Es entsteht das seit Marinesco sog. Phänomen der *Neuronophagie*, das nicht etwa eine Satellitosis zur Voraussetzung hat, sondern auch unmittelbar an trabantzellenfreien Nervenzellen auftritt. Die wuchernden Gliazellen, welche die Ganglienzellen samt ihren Hauptfortsätzen zunächst totenladenartig umschließen, können das eigentliche Ganglienzellterritorium eine Weile respektieren. In anderen Fällen aber dringen sie sogleich in das Innere der toten Ganglienzelle ein, von der man bald nur noch unscheinbare Kern- oder Kernkörperchenreste wahrnimmt, um sie bald völlig zu substituieren (Abbildung 73). Dabei kann der äußere Umriß charakteristischer Ganglienzellformen z. B. der Pyramidenzellen in hohem Maße von den Gliazellhäufchen imitiert werden. Es ist unter anderem von SPIELMEYER (1922), KLARFELD (1922), METZ und CREUTZFELDT (1926) versucht worden, scharfe Unterschiede zwischen bloßer Umlagerung und Umhüllung, Umklammerung und Neuronophagie bzw. Substitution zu machen, je nachdem das Ganglienzellterritorium respektiert erschien, bzw. Ganglienzellbestandteile in den umgebenden Gliazellen nachweisbar waren. Ich glaube nicht, daß es zweckmäßig und berechtigt ist, eine solche Trennung zu machen, da es sich nur um den Ausdruck verschiedener Stadien ein und desselben Vorgangs handelt. Das Verhalten der Gliazellen den toten Ganglienzellen gegenüber ist nämlich abhängig einesteils von dem Zustand des toten Materials, zum anderen vom Krankheitsprozeß. Man kann z. B. immer wieder beobachten, daß die Zahl der umklammernden Gliazellen bei den kreislaufbedingten, elektiven Nervenzellnekrosen gering ist gegenüber entzündlichen Prozessen, etwa der Poliomyelitis oder der epidemischen Encephalitis. Das hat seine Ursache wahrscheinlich darin, daß im ersteren Fall die Glia bis zu einem gewissen Grad mit geschädigt ist, während im anderen Fall die entzündliche Noxe von sich aus stimulierend auf die Glia wirkt, was sich bei Gewebsuntergängen erst recht in lebhaften Wucherungen bemerkbar macht. Je schwerer andererseits die anoxische Gewebsschädigung ist, um so weniger zellreich sind die periganglionären Wucherungen, bis sie von einem bestimmten Schädigungsgrad an ganz aufhören. Gerade bei den akuten Kreislaufschäden findet man besonders häufig die Phase der bloßen Umklammerung, die man z. B. bei der Poliomyelitis fast durchweg vermißt. Das beruht bei der sog. ischämischen Ganglienzellnekrose auf der Beschaffenheit des toten Materials, in erster Linie auf der Plasmagerinnung, die eine schwerer durchdringbare Materie formt, als es der anscheinend mehr flüssige Zustand der akuten Auflösungszustände des Nervenzellplasmas bei Poliomyelitis ist (vgl. S. 98). Hier erfolgt meist eine unmittelbare Invasion der Gliazellen oder der polynucleären Leukocyten mit schneller, vollständiger Substitution der Nervenzellen. Die Anerkennung der phagischen Tätigkeit der umklammernden Gliazellen von dem morphologischen Nachweis von Stoffen ganglionärer Herkunft abhängig machen zu wollen, dürfte bei der Eindeutigkeit des Ablaufes dieses Vorgangs kaum berechtigt sein. Dieser Nachweis ist auch nicht zu führen, da bei den meisten in Frage stehenden akuten Ganglienzelluntergängen zunächst keine charakteristischen Produkte auftreten, die auch außerhalb des Ganglienzellbereiches unmittelbar weiter zu verfolgen wären. Dort allerdings, wo Nervenzellen von Haus aus sehr beständige und dadurch verfolgbare Stoffe enthalten wie beispielsweise Melanin, sind diese Stoffe im Falle eines akuten Ganglienzelluntergangs mit Neuronophagie auch in den umklammernden und substituierenden Gliazellen enthalten. Es hängt von der Menge der Zerfallssubstanzen und der Zahl der beteiligten Gliazellen ab, ob ein rein fixer Abbau statthat oder ob nicht aus der einen oder anderen Mikrogliazelle auch eine Körnchenzelle entsteht. Gewöhnlich tritt das nicht ein. Man hat in der Neuronophagie eine der eindeutigsten und bis in alle Einzelheiten verfolgbaren Beziehungen zwischen Parenchymuntergang und interstitieller Reaktion vor sich. Sie hat aber die Eigentümlichkeit, nicht an allen gleichartig veränderten Nervenzellen aufzutreten. Welche Ursache es hat, daß sie das eine Mal zustande kommt, an der gleich veränderten benachbarten Zelle aber fehlt, ist nicht bekannt; die lokalen Gliaverhältnisse dürften dafür kaum allein maßgebend sein. Daß diese pericellulären Reaktionen untrügliche Zeichen für die intravitale Natur mancher sonst schwer deutbaren Nervenzellveränderung sind, verleiht ihnen einen besonderen Wert. Da sie flüchtige Gebilde sind, können sie darüber hinaus zum Maßstab für die Abschätzung des Alters einer Gewebsveränderung werden.

Die Degenerationsprozesse sind nicht die Domäne der Neuronophagien. Der Nervenzelluntergang vollzieht sich bei ihnen im allgemeinen zu langsam. Sie sind beschrieben bei der CREUTZFELDT-JAKOBschen Krankheit. Sonst sind sie dabei gewöhnlich der Ausdruck anoxischer Komplikationen z. B. im Verlauf von Krämpfen. Aber es können sich entsprechende Phänomene auch an der Peripherie von senilen Plaques zeigen.

Als eine besondere Form der Neuronophagie ist die Substitution der PURKINJE-Zellen durch SPIELMEYER bekannt geworden. Es entwickeln sich dabei entlang den geweihähnlichen Fortsätzen der PURKINJE-Zellen senkrecht oder schräg durch

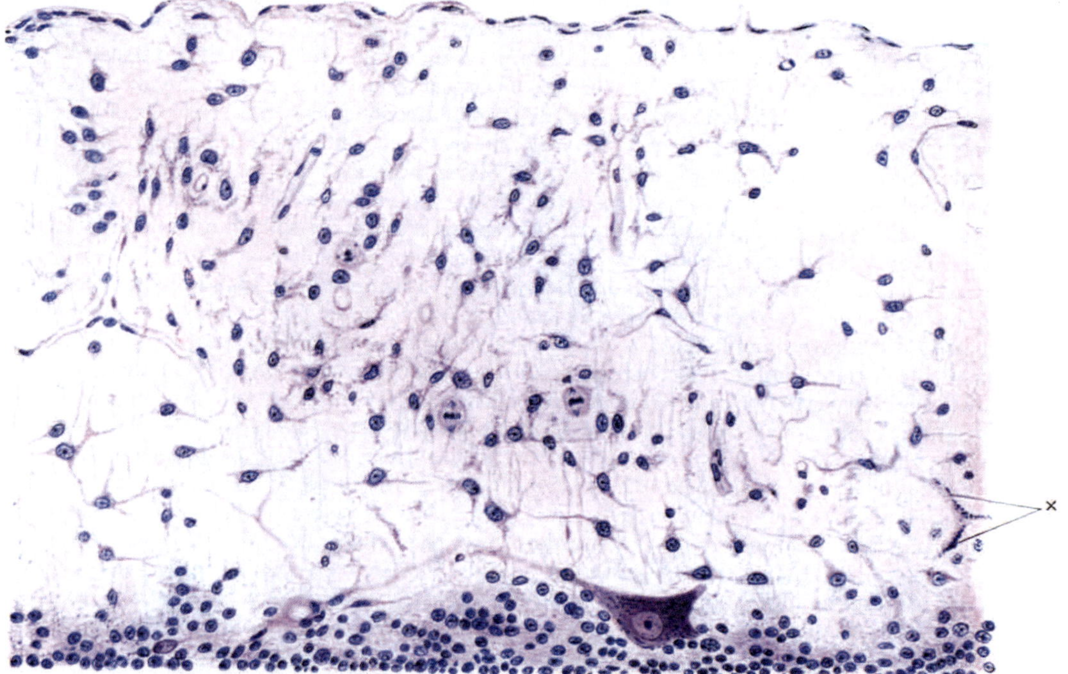

Abb. 74. Junges Gliastrauchwerk, als gliöse Substitution eines PURKINJE-Dendriten (×) schräg durch die Molekularschicht der Kleinhirnrinde ziehend. Mikrogliazellmitosen. NISSL-Färbung. (Aus SPIELMEYER 1922.)

die Molekularschicht des Kleinhirns verlaufende, verzweigte Mikrogliazellstraßen, die von SPIELMEYER (1920) *Gliastrauchwerk* genannt worden sind (Abb. 74). Dabei soll es vorkommen, daß nur die Zellfortsätze dem Untergang und der gliösen Substitution verfallen, während der Zellkörper unversehrt bleibt. Häufiger freilich ist die vornehmlich auf dem Boden der sog. homogenisierenden Zellerkrankung erfolgende Umklammerung und Substitution der ganzen PURKINJE-Zelle. In den substituierenden stäbchenförmigen Zellen sind, wie SAGEL (1921) gezeigt hat, in älteren Stadien zahlreiche Fetttröpfchen als Zeichen ihrer Abräumtätigkeit nachweisbar, wobei eine Mobilisierung und Abrundung zu Körnchenzellen jedoch ebenfalls nicht erfolgt, der Typus des fixen Abbaues also gewahrt bleibt. Tritt in noch späteren Stadien am Orte des Strauchwerks eine Gliafaserentwicklung auf, so nimmt diese ihren Ausgang nicht von den Strauchwerkzellen, sondern von der in Höhe der PURKINJE-Zellen liegenden, aus Astrocyten bestehenden BERGMANNschen Gliazellschicht.

Sowohl beim Gliastrauchwerk als auch bei den Neuronophagien anderer Zellen handelt es sich um *flüchtige Gebilde*, die nach Erfüllung ihrer Aufgabe wieder restlos verschwinden, allenfalls an Ort und Stelle einige faserbildende Astrocyten auf den Plan rufen, die neben Oligodendrogliazellen häufig genug bereits in den voll entwickelten substituierenden Gliazellhäufchen enthalten sind (SCHOLZ 1922).

Bei allen Formen des fixen Abbaues findet man — wie bereits gesagt — die abtransportierten Stoffe schließlich in Zellen der Gefäßwände angehäuft. Sind es geringe Mengen, so sind die histiocytären Elemente dabei in ursprünglicher Gestalt erhalten und im Gewebsverband verankert geblieben; bei großem Angebot runden sie sich nicht selten ab und nehmen die bekannte gitterige Struktur der Körnchenzellen an. Mitunter findet man bei fixem Abbau aber auch kleinere Ansammlungen von fetthaltigen Körnchenzellen im VIRCHOW-ROBINschen Raum. Sie sind bisweilen das einzige morphologische Kennzeichen, daß in einem sonst unverdächtig aussehenden Gewebe doch Abbauvorgänge stattfinden, die sich sonst weder an den nervösen, noch in den gliösen Strukturen deutlich verfolgen lassen.

Der mobile Abbau. Der Unterschied gegenüber dem fixen Abbau besteht in der Übernahme der Umsetzung und Abräumung nervösen Zerfallsmaterials durch Körnchenzellen, deren Wanderungsfähigkeit an ihrem Transportweg aus dem Trümmerfeld nach den Gefäßen hin ersichtlich ist. Je nach Herkunft dieser mobilen Zellen spricht man von einem rein gliösen, einem gemischt gliös-mesodermalen und einem rein mesodermalen Abbau (P. SCHRÖDER 1908). Die beiden letzten Eventualitäten sind bei nekrotisierenden Vorgängen anzutreffen, welche die Reaktionsfähigkeit des gliösen Gewebes stärker beeinträchtigen oder ganz aufheben. Sie werden daher bei dem Kapitel über die Erweichung des Hirngewebes im Abschnitt der kreislaufbedingten Gewebsschäden näher dargestellt. Hier ist nur die Rede vom rein gliösen mobilen Abbau, wie er bei manchen Degenerationsprozessen vorkommt, ohne aber auf solche beschränkt zu sein; er kann beispielsweise bei multipler Sklerose ebenfalls beobachtet werden.

Dieser *gliöse mobile Abbau* tritt dann ein, wenn das ortsständige gliöse Gewebe das anfallende Zerfallsmaterial nicht mehr bewältigen kann. Das hängt einerseits vom Prozeßtempo, andererseits von der in einer gewissen Zeit entstehenden Quantität von Zerfallsstoffen ab. Deren Menge kann sehr verschieden sein, je nachdem, ob die graue oder weiße Substanz betroffen ist. In letzterer entstehen bei degenerativen Prozessen durch den Myelinzerfall in der Regel in kurzer Zeit wesentlich größere Mengen abbauwürdigen Materials als in der grauen. Deshalb ist der rein gliöse mobile Abbau auch mit wenig Ausnahmen in den weißen Subtanzen oder in den stark markhaltigen Kerngebieten anzutreffen.

Natürlich werden bei jeder Form mobilen Abbaues auch höhere Anforderungen an das defektdeckende Gewebe gestellt. Beim rein gliösen mobilen Abbau wird die Defektdeckung aber noch ausschließlich vom gliösen Gewebe besorgt. Man kann in frühen Prozeßstadien oder am Rande fortschreitender Erkrankungsherde leicht alle Stadien des *Übergangs von der ruhenden Mikrogliazelle* über stäbchenförmige Elemente zu vielgestaltigen Makrophagen und schließlich *zur abgerundeten Körnchenzelle* verfolgen. Dabei läßt sich leicht beobachten, daß ein Teil der Makrophagen und Gitterzellen geformte Strukturtrümmer, etwa Myelinkugeln oder Achsenzylinderreste aufnimmt, während in anderen Zellen von vornherein nur tröpfchenförmige sudanophile Substanzen auftreten. Die Beobachtung der verschiedenen Stadien des Abbauvorgangs läßt unschwer erkennen, wie die an Ort und Stelle gebildeten Körnchenzellen bald die *Wanderung nach den Gefäßen hin* antreten. Während nämlich anfänglich das Erkrankungsgebiet ziemlich gleichmäßig von Körnchenzellen übersät ist, zeigen die späteren Stadien ein Andrängen derselben an den Gefäßen, während sich gleichzeitig das übrige Erkrankungsgebiet leert, bis schließlich nur noch an den Gefäßen dichte Körnchenzellansammlungen zu finden sind (Abb. 75). Man hat durch dieses Verhalten bei einmaligen

Gewebsschädigungen eine gewisse Handhabe, den Zeitpunkt ihres Eintrittes, d. h. ihr Alter abzuschätzen; freilich ist dies nur innerhalb enger Grenzen möglich, da Körnchenzellen an den Gefäßen und in den VIRCHOW-ROBINschen Räumen, in welchen sie in dem letzten morphologisch zu beobachtenden Abbaustadium

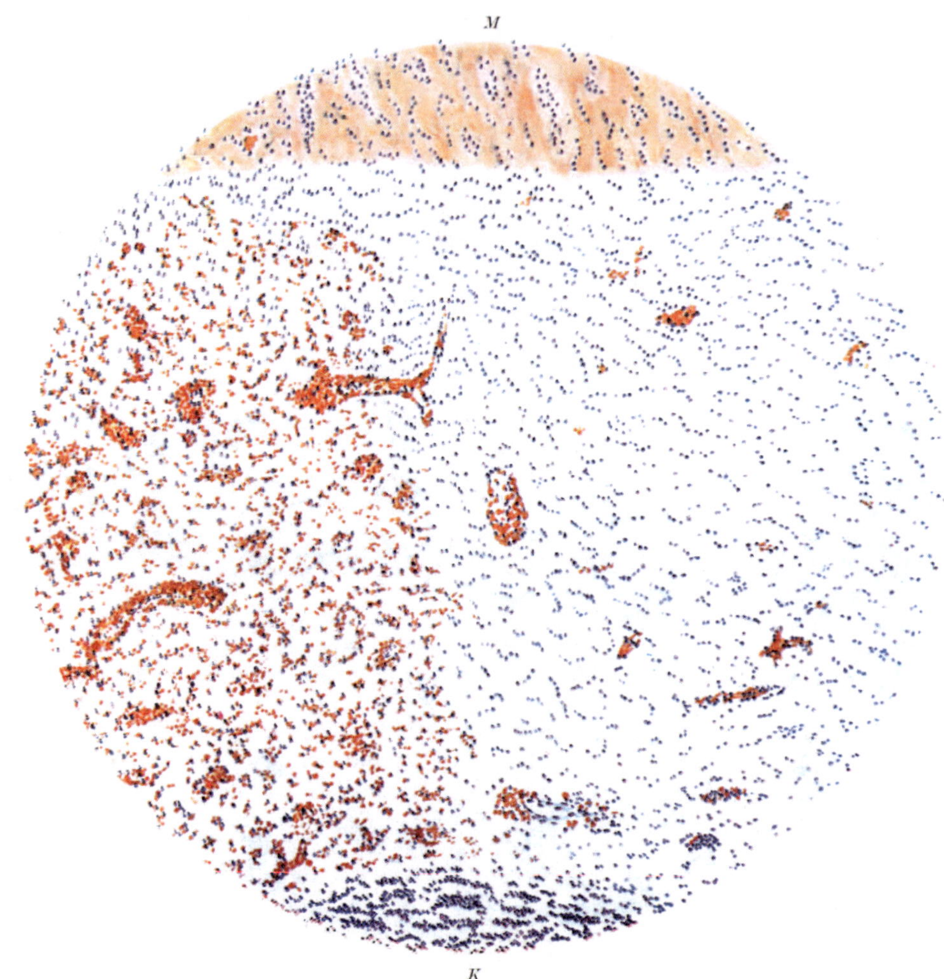

Abb. 75. Verschiedene Stadien des mobilen Abbaues in einem progressiven Kleinhirnherd bei multipler Sklerose. *M* intaktes Mark; *K* Körnerschicht. Links frisches Stadium im progressiven Teil des Herdes; die fettgefüllten Körnchenzellen liegen verstreut im Gewebe und beginnen, sich an den Gefäßen zu sammeln (vgl. auch Abb. 77). Rechts älterer, abgeräumter und bereits vernarbter Herdbezirk; Fettkörnchenzellen finden sich hier nur noch in den VIRCHOW-ROBINschen Räumen der Gefäße. Fettfärbung nach ROMEIS. Vergr. 50mal.

aufzufinden sind, selbst in *monate- und jahrealten Narben* angetroffen werden können. Andererseits kann man an dem peripheren Körnchenzellsaum eines sonst abgeräumten Entmarkungsherdes bei multipler Sklerose dessen mehrzeitige Entstehung und das Fortschreiten der Krankheit erkennen.

Wie die zunächst an der Membrana limitans gliae perivascularis sich versammelnden *Körnchenzellen in die Spalten des* VIRCHOW-ROBIN*schen Raumes hineingelangen*, ist eine viel erörterte Streitfrage. HELD (1909) hat den direkten Durchtritt einzelner Zellen durch die Membrana limitans beobachtet und abgebildet und auch SCHALTENBRAND und BAILEY (1928) nehmen diese Möglichkeit an. ALZHEIMER (1910) mit der wohl größten Erfahrung hat keine Befunde erhoben, die so gedeutet werden könnten. Er und mit ihm A. JAKOB (1912) und SPIELMEYER, ferner SCHALTENBRAND und BAILEY halten es bei Prozessen, welche die Gewebskontinuität nicht zerstören, jedenfalls für häufiger, daß die Membrana limitans von den Körnchenzellen gelockert wird und letztere dort von wuchernden Mesenchymfibrillen des Gefäßbindegewebes umwachsen werden (Abb. 66). Die gliösen Abräumzellen werden *gewissermaßen vom Gefäßbindegewebe eingesammelt*, und dadurch bilden sich besonders an den Venen mächtige adventitielle Mesenchymnetze, in deren Maschen die Körnchenzellen liegen. Die Mesenchymfibrillen wachsen beim gliösen mobilen Abbau jedoch nicht regellos in das Gewebe hinaus, wie beispielsweise bei Gewebserweichungen und gelegentlich auch bei entzündlichen Entmarkungen (multiple Sklerose); es erfolgt lediglich eine konzentrische Vermehrung des adventitiellen Bindegewebes. Die unbefangene Beobachtung läßt indessen keinen Zweifel daran, daß ein Teil der in den adventitiellen Gewebsmaschen liegenden Körnchenzellen gar nicht gliösen Ursprungs ist. Man kann beispielsweise bei fixem Abbau, wobei gar keine gliogenen Körnchenzellen entstehen, öfter sehen, wie sich *Gefäßwandhistiocyten zu mobilen Zellen* umformen. Dasselbe ereignet sich auch bei mobilem Abbau. Besonders in Azanpräparaten kann man hierbei in den Maschen des VIRCHOW-ROBINschen Raumes oft alle Stadien der Enstehung mesenchymaler Fettkörnchenzellen beobachten. Die schon von NISSL und ALZHEIMER gemachte Annahme, daß fettige Zerfallsprodukte auch in freiem, nicht zellgebundenem Zustand die Membrana limitans gliae passieren und in den Bereich des Gefäßmesenchyms gelangen, erfährt dadurch ihre abermalige Bestätigung. Es besteht — wie gesagt — kein prinzipieller Unterschied zwischen den Zerfalls-, Abbau- und Abräumvorgängen bei den primären und den sekundären Faserdegenerationen. Da die Vorgänge in dem Abschnitt über sekundäre Degeneration auch im Zusammenhang mit den defektdeckenden Leistungen der Astroglia im einzelnen dargestellt werden, kann hier darauf verzichtet werden.

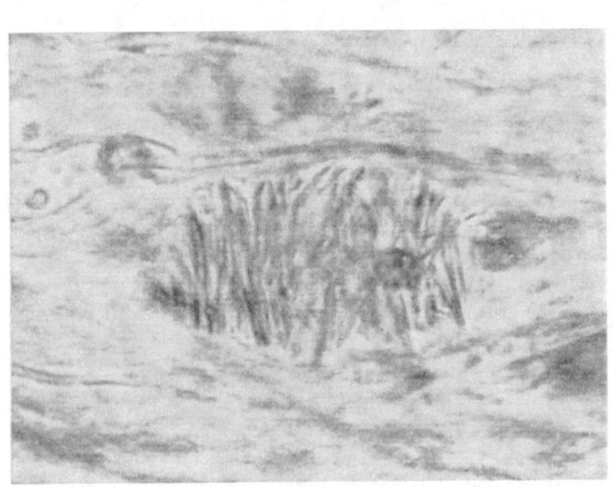

Abb. 76. Cholesterinester-Körnchenzelle im Py-Seitenstrang bei amyotrophischer Lateralsklerose. Scharlach-Aceton-Kaltfärbung. Immersionsvergrößerung. (Aus AMORIM 1934.)

Die ursprüngliche Auffassung ALZHEIMERS (1910), daß die *amöboide Umwandlung* der Neuroglia einen besonderen Abbautypus repräsentiert, ist heute allgemein verlassen worden, nachdem man die nekrobiotische Natur der amöboiden Zellformen erkannt hat. Sie kann nur als Zeichen einer schweren Mitschädigung des gliösen Gewebes betrachtet werden.

Abbauprodukte. Wenn nervöse Strukturen zerfallen, so finden wir an Ort und Stelle zunächst ihre Trümmer, die noch mehr oder weniger die färberischen und chemischen Eigenschaften der zerfallenen Gebilde beibehalten. In der Regel ändern diese Zerfallsstoffe aber bald ihre Beschaffenheit. Besonders deutlich zu verfolgen ist dies beim Zerfall der Markscheiden, und sehr ausgiebig studiert sind die Dinge besonders von A. JAKOB bei der sekundären Degeneration und von MERZBACHER. Beim Markscheidenzerfall bilden sich schnell die bekannten mit Osmium schwarz darstellbaren MARCHI-Schollen, und dann erfolgt die weitere Umwandlung zu Substanzen, die sich mit den gebräuchlichen Fettfarbstoffen darstellen lassen (Abb. 45 und 48). Das spielt sich zum Teil extracellulär ab; die Hauptmasse der Stoffe wird jedoch von den Abräumzellen intracellulär zu resorptionsfähigen Lipoiden umgewandelt. Die nähere chemische Bestimmung scheiterte zunächst daran, daß es sich um komplizierte, schwer trennbare Gemische handelt. Erst die Entwicklung neuerer cytochemischer Methoden hat in die Zusammensetzung der Gemische, aus denen die Umsetzungsprodukte bestehen, nähere Einblicke gebracht. Es sei hier an die mit subtiler Methodik durch Brante, Johnson und Mitarbeiter, sowie durch Edgar durchgeführten mikroanalytischen Lipoidbestimmungen und an die histochemischen Nachweise einzelner Lipoidfraktionen erinnert, die auf den Seiten 150, 151 und 161—165 eingehender dargestellt sind.

Schließlich erreichen aber alle diese *Abbauprodukte* in der Regel ihre *Endstufen* in leuchtend rot gefärbten gröberen oder feineren, mit Alkohol extrahierbaren intracellulären Tröpfchen, die ein Gemisch von Spaltprodukten, vor allem Cholesterinester, dann Diglyceride, Phosphate, Ceramide, Fettsäuren, aber keine erheblicheren Mengen von Neutralfetten enthalten (Brante, Johnson). Die Cholesterinester finden sich im histologischen Präparat in Form stark doppelbrechender, nadelförmiger Kristalle teils in Körnchenzellen, teils frei im Gewebe deponiert (Abb. 76, vgl. auch S. 165). Dieser Entwicklungsgang vollzieht sich je nach Art und Intensität des Prozesses in kürzerer oder längerer Zeit. Bei den Gewebsnekrosen findet sich scharlachfärbbares Lipoid in großer Menge bereits in wenigen Tagen, bei der sekundären Degeneration braucht das Zustandekommen dieser Endstufen beträchtlich längere Zeit (s. Abschnitt über sekundäre Degeneration). Es kommt aber auch vor, daß diese Endstufen in den gliogenen Körnchenzellen gar nicht erreicht werden, auch wenn der Krankheitsprozeß einen chronischen, über Jahre sich erstreckenden Verlauf nimmt. Das ist — wie bereits gesagt — regelmäßig bei den familiären diffusen Markerkrankungen der Fall (Scholz 1925, 1934). Hier finden sich durchweg sog. *„prälipoide“ Substanzen*, die bei Färbung mit Scharlachrot und Sudan nur einen gelblichen oder höchstens opak-rosa Farbton annehmen, sich diesen Farbstoffen gegenüber aber auch ganz refraktär verhalten können und hämatoxylinfärbbar bleiben (van Bogaert und Scholz 1932). Nur im Bereich des mesodermalen Gewebes der Gefäßwand treten dabei die gewöhnlichen, leuchtend rot gefärbten Stoffe auf (Abb. 77). Allem Anschein nach handelt es sich dabei um dieselben Stoffe, die von Alzheimer-Baroncini (1910), Witte (1921) und Kaltenbach (1922) als *basophil metachromatische Abbauprodukte* bei diffusen Markdegenerationen beschrieben worden sind und im Nissl-Präparat in einem purpurroten Farbton erscheinen. An diese Beobachtungen anknüpfend suchten v. Hirsch und Peiffer (1955) durch einen Ausbau der metachromatischen Färbung zu einer Differenzierungs- und Kennzeichnungsmöglichkeit prälipoider Abbauprodukte zu gelangen (s. auch S. 165). In einer Lösung von Kresylviolett in 1% Essigsäure nehmen diese „Prälipoide“ der Leukodystrophien ein helleres oder dunkleres Braun an, Ganglioside erscheinen tief violett gefärbt, während nicht alterierte Markscheiden rötliche Metachromasie zeigen. Cholesterinester und Triglyceride, die bei kombinierter PAS-Sudanfärbung an ihrer Sudanophilie, bzw. ihrer Doppelbrechung zu erkennen sind (s. S. 165), bleiben hierbei farblos. Aus Lösungsversuchen und aus der guten PAS-Anfärbbarkeit der „Prälipoide“ konnte auf ihre Zugehörigkeit zu den Glykolipoiden von saurem Charakter geschlossen werden. Aus dem Studium von 8 Fällen von Leukodystrophie mit prälipoidem Abbau ergab sich ferner, daß die von Einarson (1938, 1942) getroffene Unterscheidung von Leukodystrophien mit metachromatischen und prälipoiden, nicht metachromatischen Abbauprodukten nicht aufrechtzuerhalten ist. Vielmehr zeigen die Prälipoide bei dieser Behandlung stets metachromatisches Verhalten. Die frühere Scheidung dürfte auf die Verschiedenheit der angewandten Methoden zurückzuführen sein. Bemerkenswert ist ferner, daß sich in allen Fällen auch braunmetachromatische Lipoide in den Ganglienzellen bestimmter Kerngebiete feststellen ließen. Ähnliche Beobachtungen über Speicherung in Ganglienzellen sind schon von NISSL (1910), WITTE (1921), WICKE (1938), VAN BOGAERT und DEWULF (1939), CARDONA (1939), NORMAN (1947), BRAIN und GREENFIELD (1950), LESLIE (1952) gemacht worden. v. HIRSCH und PEIFFER neigen deshalb ebenso wie NORMAN und WICKE dazu, die Leukodystrophien bezüglich ihrer pathogenetischen Stellung den Lipoidosen anzunähern.

Sind bei Zerfallsprozessen der weißen Substanz die *Abbauprodukte* in vielen Stadien klar darstellbar und verfolgbar, so begegnet ihr *Nachweis*, bzw. die Be-

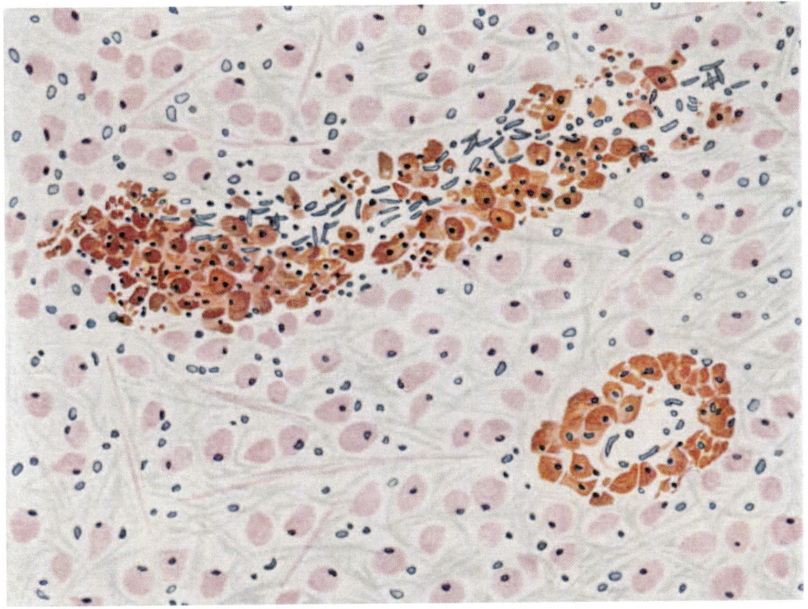

Abb. 77. Atypischer Abbauvorgang bei familiärer diffuser Markerkrankung. Die zahlreich im Gewebe verstreut liegenden gliogenen Körnchenzellen vermögen den Abbau der Zerfallsstoffe nur bis zu einer mit Scharlachrot und Sudan opak-rosa darstellbaren Substanz durchzuführen; die gewöhnlichen leuchtend roten Stoffe erscheinen hier erst im Bereich der Gefäße. Scharlachrot-Hämatoxylin. Vergr. 200mal.

stimmung ihrer Quellen *in den grauen Substanzen* ungleich größeren Schwierigkeiten. Das ist vor allem dann der Fall, wenn die Mengen gering sind wie bei den Degenerationsprozessen, die in den grauen Substanzen in der Regel mit dem fixen Abbau auskommen. Darauf wurde bereits bei Besprechung der neuronophagischen Vorgänge hingewiesen. Tatsächlich sind in den substituierenden Gliazellen häufig zunächst mit keiner Methode irgendwelche Stoffe zu finden, welche als neurogene Abbauprodukte erweisbar wären. Offenbar braucht die Umformung zu scharlachfärbbaren Lipoiden eine gewisse Zeit; vielleicht kommt eine solche in bestimmten Fällen auch gar nicht zustande. Immerhin zeigen die Fettbefunde SAGELs in dem die lipophoben PURKINJE-Zellen substituierenden Gliastrauchwerk, daß die Umwandlung zu Scharlachlipoiden auch hier erfolgt. Freilich darf man — worauf SPIELMEYER hinweist — die eventuelle Aufnahme des Lipofuscinpigments zerfallender Ganglienzellen durch Gliazellen nicht mit der Bildung von Abbauprodukten zusammenwerfen; da sich aber nach DIXON (s. S. 85) granuläre Substanzen nach ausgedehntem Zerfall nervösen Parenchyms histochemisch ähnlich wie das Lipofuscin verhalten können, dürfte die Auseinanderhaltung unter

Umständen recht schwierig sein. Bemerkenswert in diesem Zusammenhang ist, daß bei amaurotischer Idiotie die eigenartigen, in den Ganglienzellen gespeicherten Lipoide beim Nervenzellzerfall von den Gliazellen bisweilen in unverändertem Zustand weiter transportiert werden (SPIELMEYER 1908). Hier ist die Frage, ob die in den zerfallenden Nervenzellen gespeicherten Stoffe für den gliösen Chemismus unangreifbar sind oder ob eine ähnliche Insuffizienz der gliösen Stoffwechselfunktionen vorliegt, wie sie bei den familiären Markerkrankungen als zum Wesen des Prozesses gehörig angenommen wird. Zu beachten ist jedenfalls, daß bei Leukodystrophien von mehreren Seiten (WICKE, PEIFFER und v. HIRSCH) das Vorkommen von Nervenzellen beschrieben worden ist, die von denen der amaurotischen Idiotie nicht zu unterscheiden sind. Daß auch das aus zerfallenden Ganglienzellen freiwerdende Melanin zunächst keine weitere Umwandlung erfährt, wurde oben schon erwähnt.

ALZHEIMER hat darauf hingewiesen, daß sich bei akuten, nekrobiotischen Prozessen in den Gliazellen der grauen Substanz gelegentlich *einfach basophile Körnchen* finden, die zufolge ihres gleichzeitigen Auftretens an zerfallenden Ganglienzellen in Form pericellulärer Inkrustationen als neurogen aufgefaßt worden sind. Über ihre Natur und Herkunft ist nichts Näheres bekannt; sie sind für die Degenerationsprozesse ohne Bedeutung.

Erwähnt sei, daß bei sehr langsam verlaufenden Degenerationsprozessen, aber auch bei schweren akuten Allgemeinerkrankungen ohne deutlich erweisbaren Gewebsuntergang sich in den *Histiocyten der Gefäßadventitia* der weißen Substanz recht häufig *Depots von Stoffen* finden, die im NISSL-Präparat eine *blaugrüne bis schwärzliche Farbe* zeigen, mitunter auch metachromatische Töne aufweisen. Ein Teil dieser Substanzen entspricht, wie ungefärbte Schnitte zeigen, zweifellos dem sog. Lipofuscinpigment, mit dem sie auch die positive Sudanfärbung gemeinsam haben. Zum Teil handelt es sich aber auch um lipoide Stoffe ohne Pigmentcharakter; mitunter sollen sie sich Fettfarbstoffen gegenüber auch refraktär verhalten. Die Herkunft dieser Stoffe ist direkt meist nicht bestimmbar; zum Teil dürfte es sich um autochthones Pigment handeln — darauf weist besonders die stark gelbliche Eigenfarbe in senilen Gehirnen hin — zum Teil aber auch um lipoide neurogene Abbaustoffe.

Lipoidcharakter haben auch die Abbauprodukte, die bei der *Resorption* gewisser *albuminoider Ablagerungen im Gewebe*, beispielsweise der *senilen Plaques*, in den umgebenden phagocytären Mikrogliazellen nachweisbar werden. Es handelt sich hier im Grunde um das gleiche reaktive Phänomen wie bei der Neuronophagie, dem es auch formal ähnelt. Nur ist die Zahl der beteiligten, mehr oder weniger radiär gestellten stäbchenförmigen Gliazellen gewöhnlich viel geringer. Meist enthalten diese auch nur spärliche Mengen fettiger Substanzen, da die Plaques Resorptionsversuchen beträchtlichen Widerstand entgegensetzen.

Da Blutungen im Bilde der Degenerationsprozesse keine Rolle spielen, kann hier auf die Darstellung der in ihrem Gefolge auftretenden Umsetzungs- und Resorptionsvorgänge verzichtet und auf den Abschnitt Blutungen von MEESSEN-STOCHDORPH verwiesen werden.

c) Defektdeckung.

Die Regel, daß dort wo Gewebe zugrunde geht, eine Deckung des entstandenen Defektes erstrebt wird, gilt auch für das nervöse Gewebe. Da das nervöse Parenchym selbst praktisch nur eine sehr geringe Regenerationsfähigkeit besitzt, kann nur ein Ersatz durch interstitielles Gewebe erfolgen, also narbiges Gewebe entstehen. In erster Linie steht dafür das dem Zentralnervensystem eigene Interstitium zur Verfügung, nämlich die Neuroglia. In der Regel erfolgt auch eine *vollkommene Deckung des Defektes durch gliöses Gewebe*, solange die Gewebskontinuität erhalten ist, selbst wenn erhebliche Gewebsuntergänge einen mobilen

Abbau bedingen wie bei degenerativen Entmarkungen. Erst wenn die Glia durch Mitschädigung dazu außerstande ist, tritt organfremdes Gewebe, nämlich das in den Gefäßwänden und weichen Häuten enthaltene Bindegewebe, gewissermaßen als zweites oder Reserveinterstitium in Tätigkeit. Das ist gewöhnlich bei substituierenden Vorgängen im Gefolge von Kreislaufstörungen der Fall, wenn eben die Schädigung über das nervöse Parenchym hinausgeht. Je nach erhalten gebliebener Reaktionsfähigkeit der Neuroglia kann es dann an Ort und Stelle zu einer gemischt gliös mesenchymalen Narbe kommen; bei ihrer völligen Zerstörung entsteht die Cyste, da das Bindegewebe bei größeren Defekten allein nicht imstande ist, das zur Defektfüllung notwendige Material zu liefern.

Die Organisation der bei der selbständigen Degeneration nervöser Strukturen eintretenden geweblichen Defekte erfolgt, eben weil es sich um einen reinen Parenchymuntergang handelt, ausschließlich durch gliöses Gewebe, eine Aufgabe, die so gut wie ausschließlich der astrocytären Glia zufällt. Die *Oligodendroglia* reagiert im allgemeinen nur bei leichteren Gewebsschäden mit einer geringen Vermehrung ihrer Zellen, die dann öfters in periganglionärer, häufiger aber in perivasculärer, ein- oder mehrzeiliger Anordnung anzutreffen sind oder auch in langen Reihen dem Verlauf der Markfasern folgen. Ob es sich bei solchen Proliferationen wirklich um die Erfüllung einer Defektdeckung handelt, ist fraglich, da sich ein morphologischer Defekt dabei in der Regel eben nicht nachweisen läßt. Nach HORTEGA (1928) soll die Oligodendroglia bei manchen Markprozessen sogar eine Verminderung erfahren; tatsächlich ist z. B. in alten Herden bei multipler Sklerose leicht zu beobachten, daß ihre Zahl dort wesentlich geringer ist als in dem umgebenden gesunden Gewebe (Abb. 81). Da aber Oligodendrogliazellen sich nach den Untersuchungen der spanischen Schule unter pathologischen Verhältnissen auch zu Astrocyten umbilden sollen, müßte zugegeben werden, daß sie auf diesem Wege doch an der Deckung von Defekten teilnehmen können. Neben der Tätigkeit der astrocytären Zellen ist ihre Bedeutung sicher nur geringfügig.

Die *Reaktion der astrocytären Glia* beginnt unmittelbar nach Eintritt der Zerfallserscheinungen an den nervösen Strukturen, wobei die Schnelligkeit der Reaktion und die Produktion neuer Zellen freilich weit hinter der abbauenden Mikroglia zurückbleibt. Sie kommt aber bereits zur vollen Entwicklung, solange die Abbau- und Abräumerscheinungen noch im Gange sind. Art und Stärke der Reaktion sind von einer Reihe von Umständen abhängig, von denen man wenigstens einige etwas näher kennt. So verlaufen beispielsweise die Vorgänge in der *grauen Substanz in mancher Hinsicht anders als in der weißen.* Einzeluntergänge von Nervenzellen bedingen, auch wenn sie in einem umschriebenen Gebiet gehäuft auftreten, andere Bilder, als wenn ein Ausfall sämtlicher nervöser Zellen in einem geschlossenen Bezirk erfolgt. Entmarkungen in den grauen Substanzen bei multipler Sklerose brauchen gar keine oder nur eine sehr geringe gliös-faserige Reaktion hervorzurufen, während derselbe Herd, wo er auf die weiße Substanz übergreift, eine massive Fasergliose zur Folge hat. Auch die Natur des Krankheitsprozesses kann auf die Art der Defektdeckung von großem Einfluß sein; wird durch den Prozeß z. B. die Glia mitgeschädigt, wie häufig bei anoxischen Gewebsschäden als Folge temporärer Kreislaufbehinderung, oder liegt eine anlagemäßige Schwäche in der Glia bereits im Wesen des Prozesses, wie dies bei den Leukodystrophien angenommen wird, so kann auch die Defektdeckung unvollständiger bleiben, als wenn eine voll reaktionsfähige Glia vorhanden ist oder gar etwa entzündliche Prozesse die Glia schon von sich aus stimulieren. In diesem Zusammenhang ist von HALLERVORDEN und SPATZ (1933) der Gedanke geäußert worden, daß bei einem sukzessiven Faserzerfall der ganzen weißen Substanz die Glia sich sekundär erschöpft, d. h. das zur Verfügung stehende Zellmaterial mit der Zeit nicht mehr ausreicht, um Abbau und Defektdeckung regelrecht zu Ende zu führen. Es finden sich aber genügend Fälle, wo trotz gleicher Lagerung der Verhältnisse die Defektdeckung das eine Mal vollständig ist und das andere Mal unvollständig geblieben ist, so daß sich dieses Argument nicht hat durchsetzen können.

Die Defektdeckung in weißer und grauer Substanz vollzieht sich, wie gesagt, nicht in ganz gleicher Weise. Bei umschriebenen Zerfallsvorgängen in der *weißen Substanz*, etwa in Herden der multiplen Sklerose sieht man, daß die Astrocyten bereits in den Gebieten jüngsten Zerfalls progressive Erscheinungen zeigen, die unter anderem in der Bildung kräftiger und zahlreicher Gliafasern zum Ausdruck

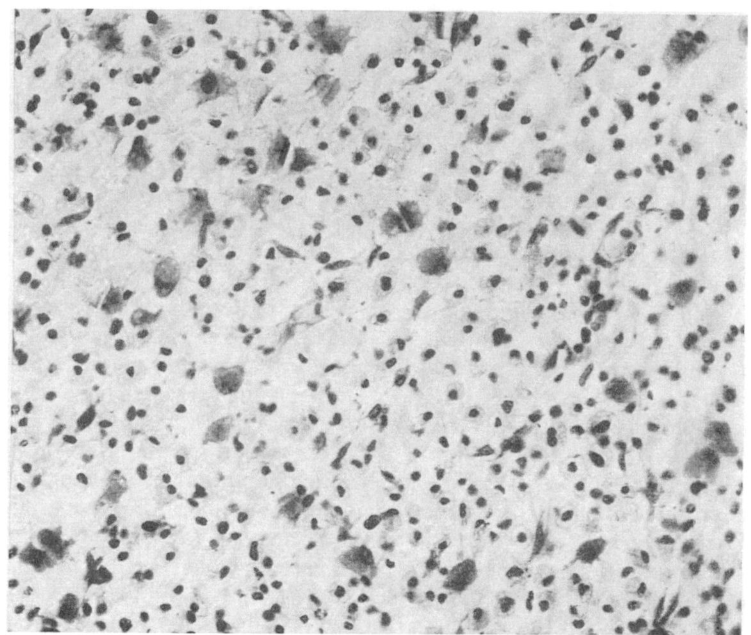

Abb. 78. Auftreten zahlreicher gemästeter Gliazellen zwischen gleichmäßig verstreuten Körnchenzellen in einem frischen Entmarkungsherd der weißen Substanz bei multipler Sklerose (mobiler Abbau). NISSL-Präparat. Vergr. 310mal.

kommen. Daneben treten in der Mehrzahl der Fälle ziemlich gleichmäßig verstreut zahlreiche *gemästete Formen* auf (Abb. 78). Da diese mächtigen Zellen mit ihrem reichlichen Plasma im Vergleich zu anderen Faserbildnern, die sich unter gleichen Bedingungen aus ruhenden Astrocyten bilden, verhältnismäßig wenig Fasern produzieren, und da sie auch bei gröberen Defekten, als sie bei den Degenerationsprozessen aufzutreten pflegen, immer sehr bald in großer Zahl erscheinen, so liegt der Gedanke nahe, daß sie eine provisorische, raumfüllende Funktion haben. Denn wenn sie sich im werdenden Narbengewebe auch lange Zeit erhalten können, so sind sie in alten Narben, z. B. in den sklerotischen Plaques der multiplen Sklerose, in Strangsklerosen oder in alten Hemisphärensklerosen doch nicht mehr auffindbar. Ihre Aufgabe dürfte demnach eine temporäre sein. Sie können sich zwar auch an der Abräumung durch Aufnahme von Zerfallsstoffen in der Zellperipherie beteiligen. Im Vergleich zur Mikroglia ist diese Funktion aber sehr bescheiden. Mit dem Fortschreiten des Abräumvorgangs wird das ganze Erkrankungsgebiet allmählich immer dichter von gliösen Faserbildnern verschiedener Form und Größe besetzt, deren Fasern bald einen unentwirrbaren Filz bilden. Als Mutterzellen solcher gliöser Faserfilze kommt den sog. *Monstrezellen*, von denen eine einzige schier unzählbare Fasern bilden kann (Abb. 55), Bedeutung zu.

Die Deckung eines Zerfallbezirks erfolgt nun meist nicht ganz gleichmäßig. Am frühesten macht sich eine stärkere Proliferation von Faserbildnern an den *Grenzflächen des Hirngewebes*, also an den vasculären und, wenn der Prozeß die Hirnoberfläche erreicht, an den pialen und ependymalen Grenzflächen bemerkbar. Besonders regelmäßig findet man perivasculär eine Verdichtung der Astrocyten, die stärkere Fortsätze zur Membrana limitans gliae schicken und diese mit dichten Lagen von Gliafibrillen verstärken; das geschieht schon zu einer Zeit, in der anderweitig oft noch wenig von Faserbildung zu bemerken ist. Schließlich ensteht aber

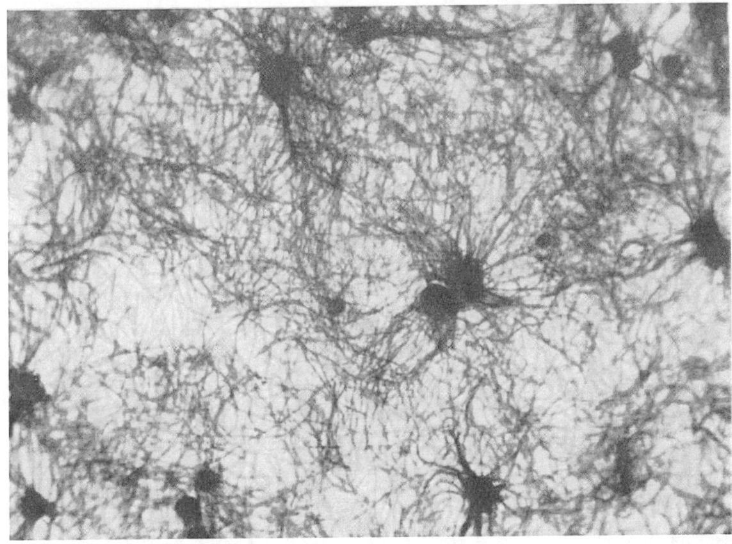

Abb. 79. Alte spongiöse Gliose im Großhirnmarklager (Leukodystrophie). HOLZER-Präparat.

am Zerfallsort eine dem Gewebsuntergang entsprechende mehr oder weniger dichte, zunächst noch zellreichere, später zellärmere Gliose, deren Fasern sich anscheinend ohne bestimmte Ordnung filzartig durchflechten (Abb. 79). Indessen stehen *Intensität der Gewebsschädigung und Dichte der Gliose nicht immer in entsprechendem Verhältnis* zueinander. Mitunter besteht sogar eine gewisse Gegensätzlichkeit, indem ein bloßer Entmarkungsvorgang eine dichtere Sklerose zur Folge haben kann als ein Krankheitsvorgang, bei dem die Fasern als Ganzes zugrunde gehen. Als Beispiele hierfür wären die Plaques der multiplen Sklerose und die lockere spongiöse Gliose bei den familiären diffusen Markerkrankungen anzuführen. Ja, es braucht noch nicht eimal eine deutliche Entmarkung zu bestehen, und doch ist eine überraschend dichte Fasergliose vorhanden. Das liegt daran, daß nicht nur Defekte, sondern, wie später gezeigt werden wird, auch noch andere gewebsmechanische Momente einen formativen Reiz auf die astrocytäre Glia ausüben und eine überschießende Gliose bewirken. Das ist in der Regel bei entzündlichen Prozessen der Fall. Auch ein von außen her auf das Gehirn wirkender Reiz, beispielsweise meningeale und ependymale Entzündungen, können in den anliegenden Partien des Gehirn- und Rückenmarkgewebes gliöse Reaktionen hervorrufen, ohne daß ein entsprechender Untergang von nervösem Gewebe vorhanden wäre. Mehr oder weniger starke zellige Gliareaktionen sind als Nachbarschaftsreaktionen bei fast allen Meningitiden zu beobachten, und die in

Paralytikergehirnen fast regelmäßig anzutreffenden Ependymgranulationen, die SPATZ (1930) als Folge einer abgelaufenen örtlichen Entzündung betrachtet, werden ja auch von Wucherungen des subependymalen faserigen Glialagers gebildet, die über das Niveau der Ependymschicht hinauswachsen. Andererseits kann man bei chronisch entzündlichen Prozessen im Gehirn selbst, z. B. bei progressiver Paralyse, auch sehen, daß die Oberflächenglia in Büscheln aus dem Gehirn hinaus in die weiche Gehirnhaut hineinwächst und selbst Hirnfurchen überbrückt.

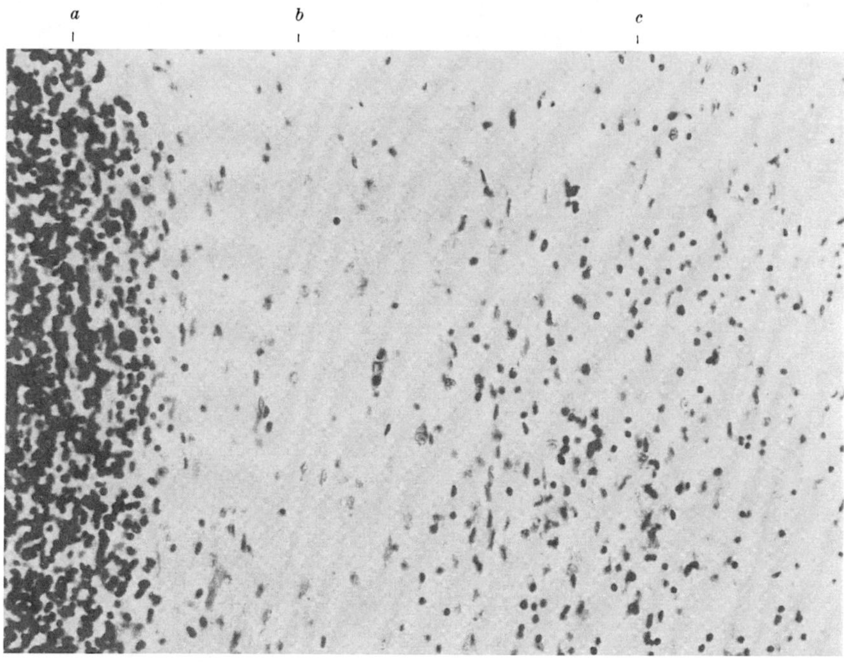

Abb. 80. Celluläre Struktur einer ruhenden (isomorphen), dichten Fasergliose aus dem Kleinhirn bei multipler Sklerose. *a* Körnerschicht der Kleinhirnrinde. *b* Alte kernarme sklerotische Plaque. Die Astrocytenkerne sind spärlich, oft von länglicher, stäbchenförmiger Gestalt und parallel ausgerichtet, Oligodendrogliazellen fehlen fast ganz. *c* Unverändertes Gewebe. Der größere Zellreichtum beruht nicht nur auf der Anwesenheit der dunklen Oligodendrogliazellen; auch die Astrocytenkerne sind zahlreicher. NISSL-Präparat. Vergr. 300mal.

Kommt der Prozeß zur Ruhe, so geschieht am gliösen Gewebe des Zentralnervensystems dasselbe, was wir vom Bindegewebe an den Körperorganen her kennen; die *Narbe wird kernärmer und faserreicher.* Ist im frischen Narbengewebe die Zugehörigkeit der Gliafasern zu einzelnen Zellen vielfach noch festzustellen, so ist das später nur noch bei einem kleinen Teil möglich. PENFIELD (1932) u. a., hauptsächlich mit Silbermethoden arbeitende Autoren behaupten zwar, daß der Zusammenhang der einzelnen Gliafasern mit Gliazellen stets gewahrt bleibe. Vergleicht man aber z. B. bei der multiplen Sklerose frisches Narbengewebe mit seinen zahllosen Faserbildnern mit einer völlig zur Ruhe gekommenen sklerotischen Plaque, die trotz ihres außerordentlichen Faserreichtums wesentlich zellärmer ist als selbst das umgebende gesunde Gewebe (Abb. 80), so hält eine solche Annahme offensichtlich nicht stand. Auch die dicken und fast kernlosen, im Gliafaserpräparat nach HOLZER sehr durchsichtig strukturierten gliösen Deckschichten an den pialen und ependymalen Grenzflächen sprechen sehr dafür, daß eine große Zahl von Fasern ihre Verbindung zu Zellen verlieren und nach Untergang der Mutterzellen als paraplastische oder Zwischensubstanz weiter existieren.

Hier sei auch die Frage der *Bildung von Gliafasern ohne Mitwirkung von Gliazellen* kurz gestreift. Schon BRAND hatte bei seinen Untersuchungen über die Beeinflussung der Ausrichtung gliöser Faserstrukturen durch gewebsmechanische Faktoren darauf geschlossen, daß ein Teil der Fasern in den fast kernlosen Zügen ohne Mithilfe von Zellen gebildet wurde und dabei auf die von DOLJANSKI und ROULET in Explantaten beobachtete Bildung freier Mesenchymfibrillen Bezug genommen (Abb. 81). In neuerer Zeit hat WILKE diese Frage wieder aufgenommen und Gliafasern hinsichtlich ihres röntgenographischen und ultraviolettmikroskopischen Verhaltens untersucht. Auf die Ergebnisse dieser Analysen, die auf eine stoffliche Identität oder nahe Verwandtschaft mit der Fibrinfaser hinwiesen, wurde schon auf S. 175 näher eingegangen.

WILKE faßt die Faserbildung bei seröser Gewebsdurchtränkung als ausgesprochen extracellulären Vorgang auf, der nahezu jeder genetischen Beziehung zu den gliösen Zellen entbehrt. Als Folge der Permeabilitätsstörung soll es durch Fällung der aus der Blutbahn ins Gewebe ausgetretenen, mit den Grundstoffen des Fibrins weitgehend identischen Eiweißsubstanzen zur Faserbildung kommen, deren Struktur und Ausrichtung durch die jeweiligen mechanischen Bedingungen beeinflußt wird. Dem Gewebe wird lediglich ein gewisser humoraler Einfluß auf diese durch extracelluläre Fällung gewebsfremder Substanzen zustande kommende Faserbildung zugebilligt. Die Annahmen WILKEs berühren sich in gewissen Punkten mit Vorstellungen, welche HUZELLA, sich unter anderem auf Erfahrungen mit der künstlichen Erzeugung von Faserstrukturen außerhalb des Organismus stützend, über die Eigenart und Bedeutung der sog. zwischenzelligen Organisation entwickelt hat. Bei der Analyse pathologischer Befunde ist jedenfalls zu beachten, daß in sehr eiweißreichen Exsudaten, etwa wie sie SCHOLZ im Rahmen von Röntgenschädigungen des Hirngewebes beobachtet hat, faserige Fällungsprodukte auftreten, die bei der Färbung nach HOLZER auf den ersten Blick als Fasergliose imponieren können, sich aber bei näherer Betrachtung unter anderem durch ihre Faserdicke und grobe Textur als fädiges Fibrin zu erkennen geben (s. auch S. 225). Durch seine Einschränkung auf den Sonderfall dyshorischer Prozesse schließt WILKE andere celluläre Möglichkeiten der Gliafaserentstehung nicht aus. Es ist aber zu fragen, ob solche unabhängig vom gliösen Gewebe aus Eiweißstoffen des Blutplasmas entstandenen Fällungsfasern im Endstadium der Textur der Fasergliosen gleichen, die — in der Hauptsache wenigstens — cellulär entstanden sind.

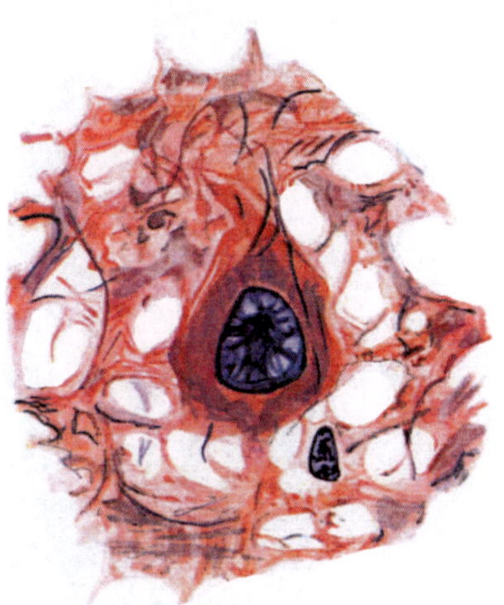

Abb. 81. Bildung von „Netzfibrillen“ im Gliareticulum um eine Nervenzelle (PICKsche Krankheit; Immersionsvergrößerung). (Aus BRAND 1941.)

Der Vergleich alter und frischer Narben deckt noch eine weitere Eigentümlichkeit auf. Während — wie gesagt — das Gewirr der neugebildeten Gliafasern in frischem Narbengewebe gewöhnlich noch keine bestimmte Ordnung zeigt *(Anisomorphie)*, offenbart sich in alten Narben, besonders im Bereich von Faserbahnen die Tendenz der gliösen Strukturen, sich in der Richtung der ehemals vorhandenen nervösen Fasern anzuordnen. Die Astrocytenkerne liegen fischzugähnlich neben- und hintereinander, die Zellen nehmen dabei oft sogar eine stäbchenförmige Gestalt an (Gefahr der Verwechslung mit mikrogliösen Stäbchenzellen!) (Abb. 80), und die Gliafaserzüge zeigen eine mehr oder weniger parallele Ausrichtung. Aus einer zunächst unausgerichteten ist die sog. *isomorphe Gliose* (STORCH 1899) geworden (Abb. 82). Nicht jede unausgerichtete oder isomorphe Gliose nimmt indessen später isomorphen Charakter an. Wo die Nervenfasern schon anfangs ohne Andeutung einer Ordnungstendenz durcheinanderlaufen, wird sich auch später keine klare Ausrichtung der Gliafasern zeigen. Letztere wird insbesondere bei gröberen Gewebszerstörungen vermißt. Andererseits kann bei sehr langsam fortschreitender Degeneration von Faserbahnen die reparatorische Gliose von vornherein einen ausgesprochen isomorphen Charakter zeigen.

Organisationsvorgänge in den grauen Substanzen haben gewisse Besonderheiten, die teils in der Beschaffenheit und Anordnung der nervösen Strukturen, teils auch in der zelligen Zusammensetzung der grauen Substanz begründet sind. Fällt im Ganglienzellbestand der Rinde nur hier und da einmal ein Exemplar aus, so führt das nicht immer zu einer erkennbaren Reaktion; einzelne Nervenzellen können anscheinend verschwinden, ohne Spuren zu hinterlassen. Möglicherweise deutet die gelegentlich im NISSL-Präparat zu findende häufchenförmige Zusammen-

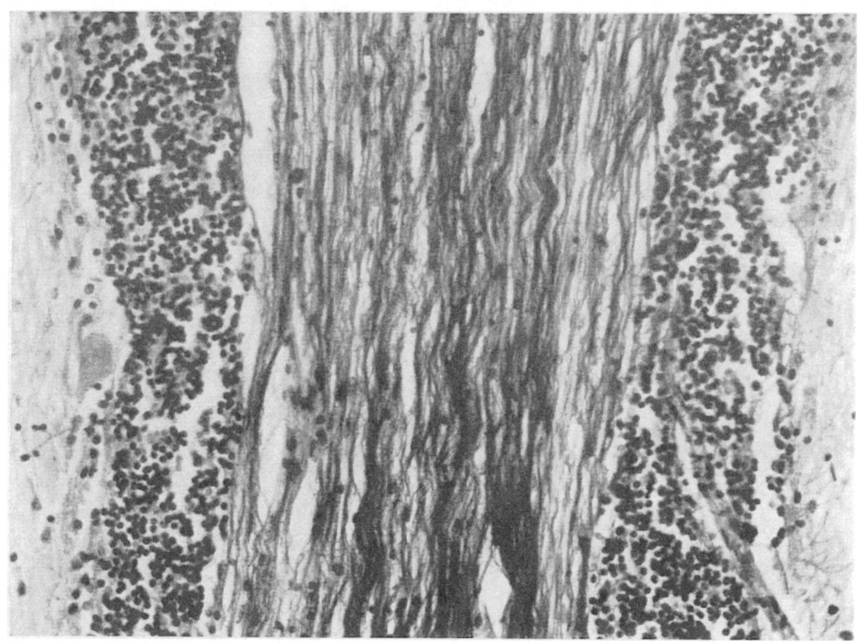

Abb. 82. Kernarme isomorphe Gliose des Marklagers eines Kleinhirnbäumchens. Die Gliafasern zeigen eine parallele Ausrichtung entsprechend dem Verlauf der Nervenfasern. Gliafaserfärbung nach HOLZER. Vergr. 300mal.

lagerung von 2, 3 oder mehr Astrocyten, die keine Fasern zu bilden brauchen, darauf hin, daß sich hier ehemals eine größere Nervenzelle befunden hat. Kommt es aber zum gehäuften Ausfall von Nervenzellen, wie sie z. B. im vorzugsweisen Verschwinden der kleinen Striatumzellen bei der HUNTINGTONschen Krankheit vorliegt, so erfolgt selbst in Gebieten, die — wie das Striatum — normalerweise frei von faserbildenden Gliazellen sind, eine lebhafte diffuse Wucherung von kräftigen Faserbildnern. Wenn man bedenkt, daß bei dem Nervenzelluntergang nicht nur der im NISSL-Präparat sichtbare Zellkörper, sondern auch das reiche Dendritenwerk und der Achsenzylinder dem Untergang verfallen, so wird die Größe des Gewebsdefektes, die ja auch in der erheblichen Striatumatrophie zum Ausdruck kommt und die dadurch bedingte Intensität der gliösen Reaktion verständlich. Die Vermehrung der Gliazellen, bzw. das Auftreten von Faserbildnern an Örtlichkeiten, die sonst frei davon sind, ist gerade in den zellreichen grauen Substanzen, in denen geringe Ausfälle oft schwer oder auch gar nicht erkennbar sind, ein außerordentlich wertvoller Indicator für einen bestehenden oder auch bereits abgelaufenen pathologischen Vorgang. Die Feststellung der intravitalen Entstehung uncharakteristischer Ganglienzellveränderungen ist oft überhaupt nur auf diesem Wege möglich. Es ist das Verdienst NISSLs, auf diese Dinge schon sehr frühzeitig mit Nachdruck hingewiesen zu haben.

Um so merkwürdiger berührt es, daß eine Reaktion faserbildender Glia in der grauen Substanz trotz augenfälligen Gewebsuntergangs unter gewissen Bedingungen weitgehend ausbleibt. SPIELMEYER (1925) hat gezeigt, daß dort, wo Herde der multiplen Sklerose von der weißen Substanz auf die Hirnrinde oder das Striatum übergreifen, eine Sklerosierung der Herde nur soweit stattfindet, als sie in der weißen Substanz liegen; im Gebiet der grauen Substanz bleibt sie aus

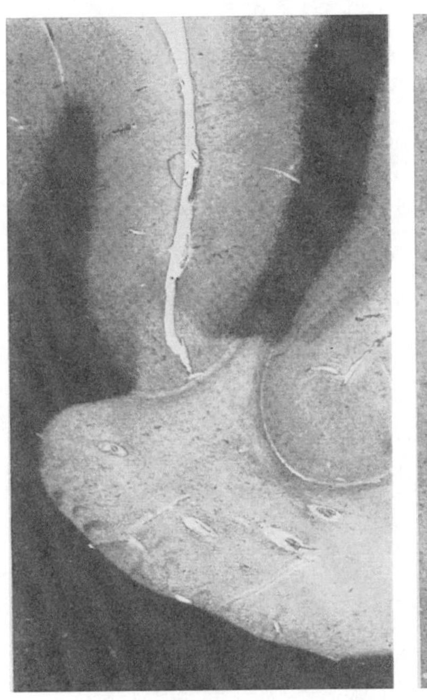

a

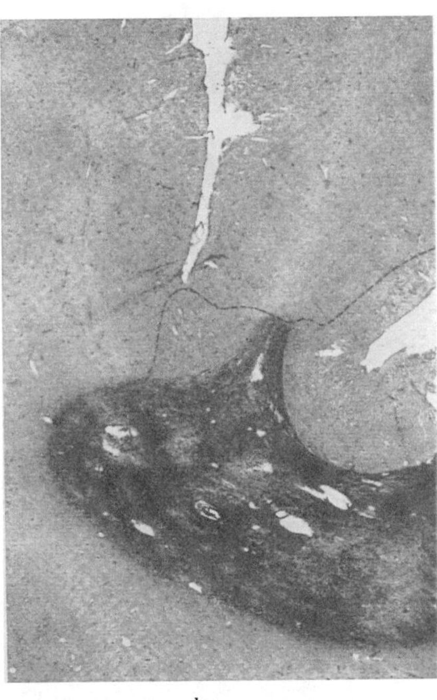

b

Abb. 83 a u. b. Der „lokale Faktor“ (SPIELMEYER) bei der gliösen Organisation. a Entmarkungsherd bei multipler Sklerose im Markscheidenpräparat; b derselbe im Gliafaserpräparat (× Herdgrenze). Eine Sklerosierung des Herdes ist nur im Bereich der weißen Substanz erfolgt. (Aus SPIELMEYER 1922.)

(Abb. 83a und b). Er hat dieses Verhalten auf den seit WEIGERT bekannten Umstand zurückgeführt, daß in der Hirnrinde schon normalerweise wenig oder keine faserbildende Makroglia vorhanden ist, daß also gewissermaßen ausreichendes Material für eine Sklerose fehle. Dieser *lokale Faktor*, wie SPIELMEYER es nennt, sei ausschlaggebend für diese Erscheinung. Das kann so scheinen, wenn man nur von den Demyelinisierungen der grauen Substanzen ausgeht. Schon das eben erwähnte Beispiel der HUNTINGTONschen Chorea müßte aber zeigen, daß dieser lokale Faktor nicht dafür verantwortlich sein kann. Noch überzeugender ist dies den sklerotischen Rindenatrophien zu entnehmen, die nach elektiven Parenchymnekrosen infolge temporärer Kreislaufbehinderungen als Ulegyrien das Oberflächenrelief des Großhirns verändern (s. Kapitel SCHOLZ „Elektive Parenchymnekrosen“). Dort, wo in solchen Fällen ein völliger oder sehr hochgradiger Nervenzellausfall erfolgt ist, ist nämlich die gesamte Rinde mit Gliafasern dicht ausgefüllt. Es ist nicht der Mangel an Bildungsmaterial, der für das verschiedene Verhalten verantwortlich ist, sondern es ist eine Frage der Menge dessen, was an Ort und Stelle zugrunde geht. Die Entmarkung einer an sich markarmen grauen

Substanz wiegt wenig gegenüber einer solchen der weißen und wird von einem neuronalen Untergang in der von Nervenzellen dicht besetzten grauen Substanz quantitativ um ein Vielfaches übertroffen. Ebensowenig überzeugend ist die Inanspruchnahme dieses lokalen Faktors für gewisse unvollständige Defektdeckungen, die im Laufe bestimmter Degenerationsprozesse im Rindengrau auftreten, so etwa bei dem eingangs bereits erwähnten *Status spongiosus*, der in seiner oberflächen-

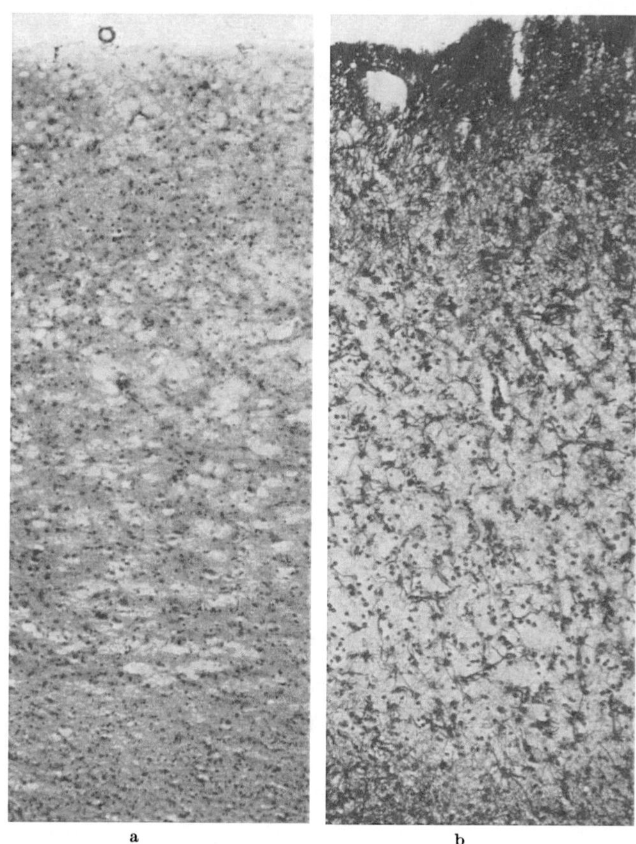

Abb. 84 a u. b. Feinporiger Status spongiosus der Hirnrinde bei PICKscher Krankheit. a Eine spongiöse Beschaffenheit des Gewebes ist bei panoptischer Färbung in der 1. Schicht, besonders aber in den Schichten 3—5 sichtbar. H.-E. b Im Gliafaserpräparat nach HOLZER kommt die kräftige Reaktion der faserbildenden Glia zum Ausdruck. Vergr. 90mal.

parallelen Ausbreitung zu den charakteristischen Merkmalen fortgeschrittener Fälle von PICKscher Krankheit gehört, aber auch bei anderen Prozessen, z. B. bei der Paralyse insbesondere deren LISSAUERscher Form und bei Kreislaufdefekten vorkommt (Abb. 84). Trotz beträchtlichen Gewebsuntergangs kommt es bei der PICKschen Krankheit in der Rinde fast nie zum mobilen Abbau, was bei dem außerordentlich langsamen Krankheitsverlauf zu verstehen ist. Gerade deshalb bleibt es aber unverständlich, daß dieser schwammige Zustand des Gewebes sich bildet und keine Ausfüllung durch gliöses Narbengewebe erfolgt, zumal man an Ort und Stelle zahlreiche recht kräftige faserführende Astrocyten findet. Hochgradige ödematöse Gewebsauflockerungen können, worauf HALLERVORDEN aufmerksam gemacht hat, sowohl in grauer als auch weißer Substanz zu einer spongiösen Organisation entsprechender Gewebsschäden führen. Solche können aber für den Status spongiosus bei der PICKschen Krankheit nicht verantwortlich gemacht werden. Für eine bestimmte Vorstellung von der Pathogenese dieses Phänomens reichen die bekannten Tatsachen nicht aus.

Es ist schon aus dem Strukturbild der oben erwähnten isomorphen Gliose ablesbar, daß das gliöse Gewebe den Defekt nicht nur irgendwie ausfüllt, sondern daß der Aufbau des Narbengewebes weitgehend von *mechanischen Momenten* bedingt wird. Besonders deutlich wird das dort, wo Defekte an die Oberfläche des Hirngewebes reichen, sei es an den Grenzflächen zur Pia, zum Ependym oder zu den Gefäßen. Hier treten die Gliafasern nicht nur zuerst und in besonderer Dichte auf,

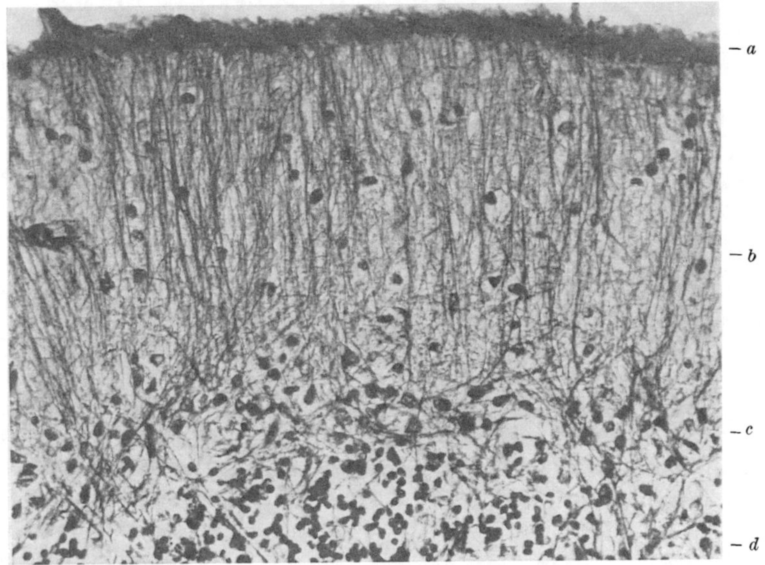

Abb. 85. Charakteristischer Aufbau einer Fasergliose in der Molekularschicht des Kleinhirns. Die aus der BERGMANNschen Gliazellschicht (*c*) in der Höhe der PURKINJE-Zellen entspringenden Fasern richten sich senkrecht zur Kleinhirnoberfläche aus (*b*) und bilden hier unter rechtwinkeliger Umbiegung eine dichte Deckschicht (*a*); *d* Körnerschicht.

wobei sie eine Verstärkung der Oberflächenschichten bilden, sondern man glaubt, an den Gliafaserzügen den Verlauf gewebsmechanischer Beanspruchung oft direkt ablesen zu können. Die durch mechanische Momente bedingten Struktureigentümlichkeiten gliösen Narbengewebes sind schon von WEIGERT (1895) geschildert worden und auch SPIELMEYER (1922) widmet ihnen längere Ausführungen in seinem Lehrbuch. Es ergeben sich dabei oft ganz bestimmte lokale Wachstumsregeln. So kehrt z. B. der senkrecht zur Oberfläche gestellte Verlauf der Gliafasern durch die Molekularschicht der Kleinhirnrinde und ihr rechtwinkeliges Umbiegen in eine mehr oder minder verdickte tangentiale Oberflächenschicht immer wieder (Abb. 85). In den Oberflächenschichten kommt es dabei gelegentlich (fast regelmäßig bei der tuberösen Sklerose) zur Bildung von Büscheln außerordentlich dicker Fasern, die sich wie wirre Haarsträhnen durchflechten und hier und da sogar in das piale Bindegewebe hineinwachsen. In gewissen besonders kleincystisch durchsetzten Rindennarben erinnert der Verlauf der gliösen Faserbündel an die Anordnung der Knochenbälkchen im Femurkopf. BRAND hat den Veränderungen der gewebsmechanischen Verhältnisse durch auftretende Defekte und ihrer Beantwortung durch bestimmte Formen des reparativen Wachstums der Faserglia eine eingehende Untersuchung gewidmet. Er hat die Ausrichtung

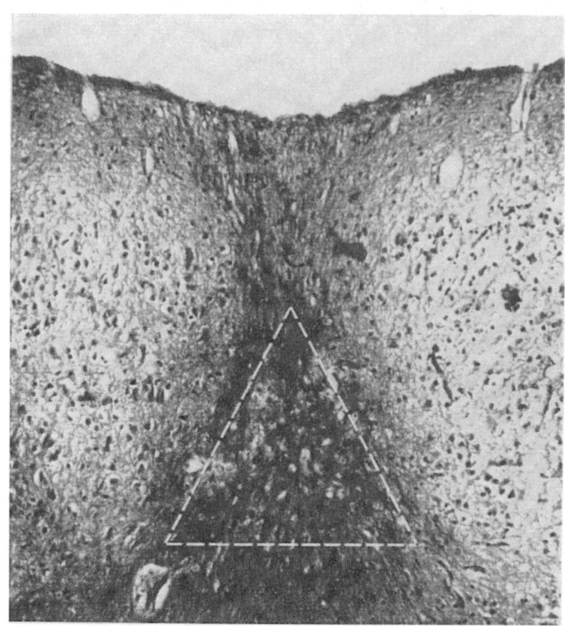

Abb. 86. Gefäßabhängige gliöse Narbenbildung aus der Rinde des Occipitallappens bei Epilepsie. Der von dem Dreieck umrandete Bezirk bezeichnet etwa die Ausdehnung des kompletten Nervenzellausfalles. HOLZER-Färbung. (Aus BRAND 1941.)

der narbigen Gliafaserzüge mit konstruktiven Trajektorien, die sich aus Form und Umfang eines Defektes im Gewebe ergeben, zur Deckung zu bringen versucht (Abb. 86 u. 87). Als wichtiges Ergebnis dieser interessanten Studie ist festzuhalten, daß Druckwirkungen dabei keine Rolle zu spielen scheinen, sondern *allein Zugwirkungen* maßgeblich sind. Unter diesem Gesichtswinkel erscheinen manche anderen gliösen Phänomene in neuem Licht, z. B. die Verdichtung der *Gliafaserdeckschicht* an der Hirnoberfläche bei allen zur allgemeinen Atrophie führenden Hirnprozessen, auch wenn letztere die Hirnoberfläche nicht erreichen wie die diffusen Markerkrankungen, an denen die Hirnrinde gar nicht beteiligt ist. Es handelt sich hier um rein *mechanische Wachstumsreize*, die als Fernwirkung des Prozesses in der Volumenverringerung des Gesamtorgans zu suchen sind. Sie betreffen nicht nur die äußere, sondern auch die innere Organoberfläche, nämlich die Ventrikelwände, wo es zu einer Verdickung der subependymären Gliafaserlagen kommt. Ja, es nehmen sämtliche Grenzflächen daran teil, d. h. auch die perivasculären „Oberflächen", die wir ja schon als Orte bevorzugter Faserproduktion bei der gliösen Organisation von Defekten kennengelernt haben. Es spricht vieles dafür, daß diese gliösen Oberflächenphänomene sogar schon bei sehr häufigen und sehr starken funktionellen Beanspruchungen der Grenzflächen, z. B. wiederholten großen Schwankungen des Hirnvolumens auftreten können, etwa bei generalisierten Krämpfen im jahrelangen Verlauf einer Epilepsie (s. dort).

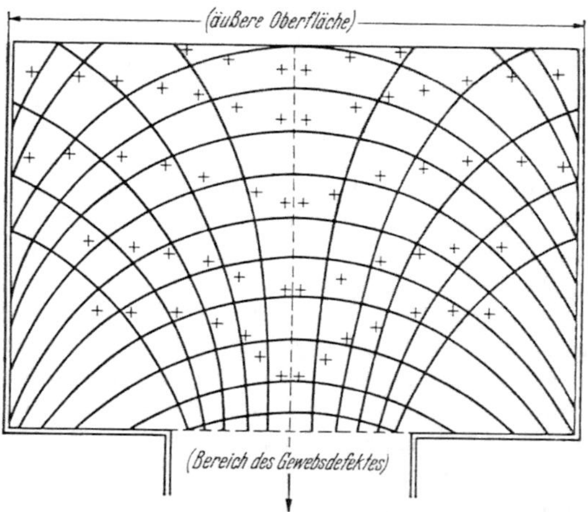

Abb. 87. Schematische Darstellung der Spannungstrajektorien, die in einem von einer umschriebenen Stelle her auf Zug beanspruchten Körper auftreten (die waagerechten Pfeile oben deuten die durch die Oberflächenspannung wirksam werdenden Zugkräfte an). (Aus BRAND 1941.)

Die Häufigkeit, mit der diese Verdickung der Oberflächendeckschicht dort gefunden wird, hat sogar in der besonderen Benennung „CHASLINsche Randsklerose" Ausdruck gefunden.

Die *spezifische Empfänglichkeit der astrocytären Glia für mechanische Reize* und deren Beantwortung durch Faserbildung ist lange Zeit nicht genügend gewürdigt worden. Mit diesem formativen Reiz muß man nämlich auch dort rechnen, wo ein nennenswerter Zerfall von Gewebe zwar nicht eintritt, aber eine *Erhöhung der inneren Gewebsspannung* vorhanden ist, wie beispielsweise *in ödematösen Bezirken*, wenn das Ödem lange genug anhält. Das läßt sich am besten in der grauen

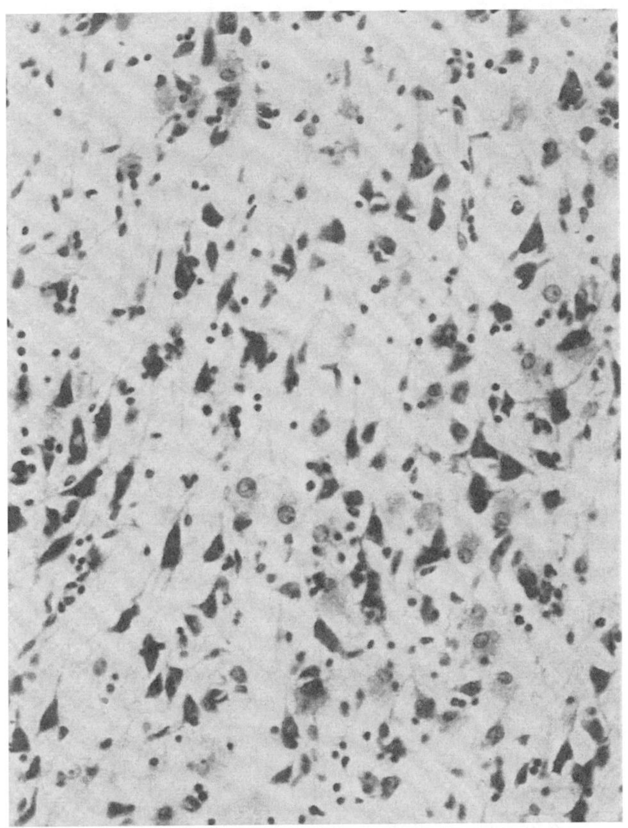

Abb. 88. Lebhafte Wucherung astrocytärer Glia in einem lokalen Ödembereich der Großhirnrinde; bemerkenswert ist die Unversehrtheit der Nervenzellen. NISSL-Präparat.

Substanz beobachten, die durch den Austritt gewebsfremder Flüssigkeit nicht in dem Maße in ihrem Bestand gefährdet ist wie die weiße, die infolge der hohen Quellfähigkeit des Myelins zu Zerfallserscheinungen neigt und damit komplizierte Verhältnisse bietet. Gegenüber transsudativen Vorgängen, z. B. bei entzündlichen Prozessen oder aus anderen, nicht durch Anoxie komplizierten Situationen sind die Nervenzellen recht resistent. Obwohl ein nachweisbarer geweblicher Defekt also nicht eintritt, zeigen die Astrocyten mit der Dauer der serösen Gewebsdurchtränkung zunehmend *Proliferationserscheinungen*, die bis zum Auftreten gemästeter Formen (Abb. 88) und zur mehr oder weniger dichten Faserbildung führen kann (SCHOLZ 1949), (Abb. 89). Wirksam bei solchen ätiologisch ganz verschiedenen Zuständen ist das gemeinsame Moment der erhöhten inneren Gewebsspannung, die immer zu der gleichen Reaktion mit dem gleichen Ergebnis führt. Nur so finden z. B. Endzustände mancher encephalitischer Prozesse eine

Erklärung, die wie die ECONOMOsche Encephalitis epidemica eine dichte Fasergliose in der Medulla oblongata hinterlassen, obgleich im NISSL- und Markscheidenbild nennenswerte Defekte nicht nachweisbar sind. Auch bei der neuerdings von VAN BOGAERT und LHERMITTE abgegrenzten sklerosierenden Encephalitis der Hemisphärenmarklager ist zu fragen, ob das *Mißverhältnis zwischen dürftiger Entmarkung und hochgradiger Sklerose der Marklager* nicht auf der Mitwirkung transsudativer Vorgänge, d. h. eines entzündlichen Ödems beruht. Besonders länger dauernde Ödeme, wie sie eben bei entzündlichen Prozessen die Regel sind, ver-

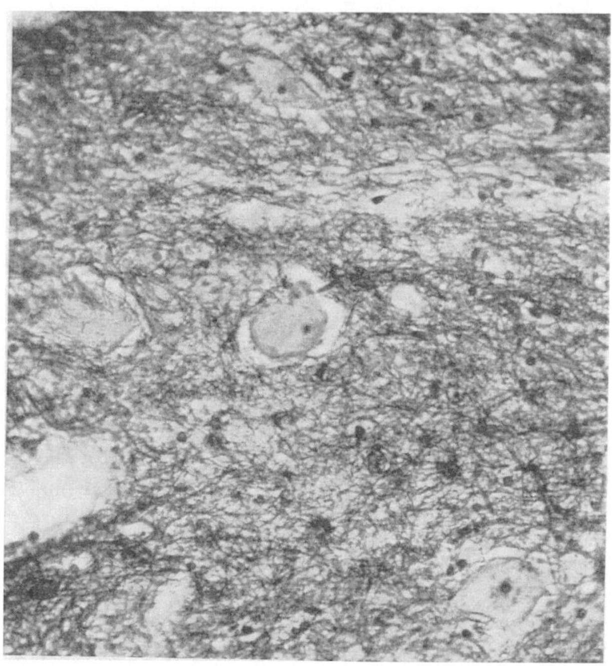

Abb. 89. Folgezustand eines früheren entzündlichen Ödems (ECONOMO-Encephalitis). Erhaltenbleiben der Nervenzellen inmitten einer dichten anisomorphen Gliose des Oculomotoriuskernes.

fehlen nie, sich als produktiver Reiz auf die astrocytäre Glia auszuwirken. HALLERVORDEN hat im Vergleich mit der Auswirkung chronischer Ödeme auf das Bindegewebe in anderen Körperorganen direkt von einem *indurativen Ödem des Gehirns* gesprochen. Bei Würdigung der physiologischen Aufgaben der astrocytären Glia in der Gewebsmechanik und deren Steigerung bei pathologischen Vorgängen gelangt man zu einem Verständnis für manches Phänomen, das ohnedem nicht erklärbar ist.

Zuletzt noch ein Wort über *regressive Vorgänge an Gliafasern.* Obgleich wir heute über zuverlässige Gliafasermethoden verfügen und in bestimmten Fällen annehmen müssen, daß eine Gliafaserentwicklung stattgefunden hat, gelingt der färberische Nachweis gelegentlich nicht. Das kann seine Ursache in schweren finalen Krankheitszuständen oder auch in postmortalen Einflüssen haben, die eine amöboide Umwandlung (Klasmatodendrose) der Glia bedingen. Wie schon ALZHEIMER (1910) gezeigt hat, quellen dann die Gliafasern, färben sich nur noch mangelhaft oder gar nicht mehr und zerfallen, selbst wo sie in dichten Zügen bei einanderliegen, schließlich in einzelne Fragmente, die sog. „Füllkörperchen". Sicher können auch noch andere, bislang noch nicht recht kontrollierbare

Einflüsse, wie lange Lagerung des frischen Materials nach dem Tode, Säuregehalt des Formalins und ähnliches eine Rolle für die Darstellbarkeit der Fasern spielen. Wenn in einem Präparat keine Gliafasern dargestellt sind, so bedeutet das demnach noch nicht, daß tatsächlich keine vorhanden gewesen wären; es kann sich dabei lediglich um einen technischen Mangel handeln. So sind manche Angaben der Literatur, wie das Fehlen faserbildender Gliazellen in Fällen von HUNTINGTONscher Chorea, fehlende Gliafaserentwicklung in manchen Fällen von Status marmoratus des Striatums und manches andere zu verstehen. Es kann umgekehrt aber auch vorkommen, daß Gliafasern vorgetäuscht werden, wo keine vorhanden sind. Das kann man z. B. bei Spätschädigungen des Hirngewebes durch Röntgenstrahlen und auch bei anderen nekrotisierenden Prozessen beobachten, wo fädige Fibringerinnungen den Anschein einer Fasergliose im HOLZER- und WEIGERTpräparat erwecken können. Vor einer Verwechslung schützt die fast völlige Kernlosigkeit der betreffenden Gebiete, der Mangel klarer Beziehungen der fädigen Strukturen zu vorhandenen Kernen, ihr eigentümlich verschlungener Verlauf ohne die typische Ausrichtung an den Grenzflächen und schließlich auch ihr Kaliber, welches das gröbster Gliafasern um das Mehrfache übertreffen kann.

G. Ablagerungen im Gewebe (Amyloid, Corpora amylacea, Kolloid, Kalk und Pseudokalk, Eisen usw.).

In dem Ganglienzellabschnitt ist eine Anzahl grobcorpusculärer intracellulärer Einlagerungen erwähnt worden. Sofern diese Einschlüsse, wie beispielsweise die Myoklonuskörperchen, die Existenz der Zelle überdauern, liegen sie frei im Gewebe. Wenn es sich dabei nicht um so differenzierte Gebilde wie die ALZHEIMERschen Fibrillenknäuel oder um Melaninpigment handelt, denen ihre Abkunft auch dann noch anzusehen ist, ist es schwer, ihre Genese am Einzelexemplar zu erkennen. Schon die argentophilen Kugeln bei der PICKschen Krankheit könnten in dieser Hinsicht Schwierigkeiten bieten, wenn man nicht im gleichen Fall immer noch eine große Zahl intracellulärer Exemplare sehen würde. Auf der anderen Seite müssen *frei im Gewebe entstehende Ablagerungen* notwendigerweise irgendwelche zufälligen örtlichen Beziehungen zu Bestandteilen des Gewebes haben, wobei diese aber noch gar nichts über ihre Genese auszusagen brauchen. Soweit es sich um Ausfällungen gelöster Körper handelt, können gewisse Strukturen wie das gliöse Reticulum, Nervenzellen oder -fasern oder auch Gliazellen und Gefäße wie Kristallisationsflächen wirken, auf denen sich die Stoffe niederschlagen. Damit erklärt es sich, daß man z. B. in senilen Plaques jede der genannten Gewebsstrukturen einmal vorfinden kann. Bei der Beurteilung örtlicher Beziehungen fragt es sich, soweit es sich um interstitielle Zellen handelt, auch stets, ob sie nicht erst sekundär als Reaktion auf die ausgefällten Körper entstanden sind. Sicherlich sind so die Mikrogliazellanhäufungen zu verstehen, von denen senile Plaques öfter umgeben sind. Gewisse topographische Eigentümlichkeiten, wie die Beschränkung der Plaquesstoffe auf die grauen Substanzen und die Vorliebe der Corpora amylacea, an den Oberflächen des Hirngewebes aufzutreten, können aber doch gewisse Hinweise auf Entstehungsbedingungen bzw. auf das Schicksal der Ablagerungen geben. Mag für gewisse gelegentlich im Gewebe anzutreffende Ablagerungen ihre celluläre Genese feststehen, so entsteht doch die Masse derselben extracellulär.

Als *extracelluläre Produkte* sind bei den Degenerationsprozessen in erster Linie die *senilen Plaques* oder *Drusen* zu nennen, die frei und ohne Beziehungen zu Gewebsstrukturen auftreten, aber auch in räumlichen Beziehungen zu Gefäßen als perivasculäre Plaques erscheinen können. Daß gerade letzteres nicht immer eine zufällige Beziehung im obengenannten Sinne ist, geht aus der im vorigen Abschnitt geschilderten drusigen Entartung der intracorticalen Arterien und Capillaren hervor; denn dabei formt das aus der degenerierenden Gefäßwand austretende kristalloid-drusige Material häufig den Kern einer senilen Plaque. Dieser wird dann erst durch appositionelle Ausfällungen im umgebenden Hirngewebe mit einem Kranz umgeben, wodurch das Bild einer vollausgebildeten Kernplaque entstehen kann (Abb. 71). Eine Schilderung der verschiedenen Formen der Plaques, ihrer Genese und ihrer stofflichen Eigenschaften, ihrer Beziehungen zu den pathologischen Formen des Seniums u. a. m. wird in dem Abschnitt über die Altersinvolution gegeben.

Amyloid. Im Zusammenhang damit muß die Ablagerung von Amyloid im Gehirn erwähnt werden; wie oben bereits gesagt, werden doch unter anderem von Hechst und Divry die drusigen Ablagerungen im senilen Gehirn als lokales Amyloid aufgefaßt, das nach Divry (1952) in Sphärokristallform vorliegt (s. S. 198). Saure Phosphatasen lassen sich dabei besonders reichlich darstellen (Josephy 1949), nicht aber PAS-positive Substanzen (Morel und Wildi 1952). Nach Missmal und Hartwig (1954) wird die Doppelbrechung bestimmter, bei Alzheimerscher Krankheit beobachteter kongorotfärbbarer Drusen ebenso wie die der drusenartigen cerebralen Paramyloidherde bei generalisierter Paramyloidose, die von ihnen und von Krücke beobachtet worden sind, durch maskierte, anisotrope Fasern hervorgerufen. Die färberischen Reaktionen des Amyloids bzw. Paramyloids werden nicht nur durch die chemische Beschaffenheit, sondern auch durch die jeweilige physikalische bzw. kolloidale Zustandsform bestimmt (Apitz 1941). Der einzige Fall zweifelsfreier Amyloidablagerung im Gehirn bei gleichzeitiger Amyloidose anderer Körperorgane war lange Zeit der von Marinesco, der unter dem Bild der multiplen Sklerose verlaufen war. Hier fanden sich bei Lupenbetrachtung zahlreiche weiche, gelbliche Knötchen in innerer und äußerer Kapsel und in der Fußregion des Hirnschenkel-Brückengebietes. Interessanterweise war die Amyloidablagerung in der gleichen Form wie die senilen Plaques und die oben beschriebene drusige Gefäßentartung mit perivasculärer Plaquesbildung erfolgt. Der Tatbestand veranlaßte Marinesco, einen ausgezeichneten Kenner der senilen Hirnveränderungen, zu der Anregung in den Fällen, in welchen senile Plaques zu vermuten sind, die Pauntzsche Reaktion am Lebenden zu versuchen, die bekanntlich bei positivem Ausfall innerhalb einer Stunde das Verschwinden intravenös gegebenen Kongorots im Venenblut durch Absorption in den degenerierten Geweben zeigt. Entsprechende Ergebnisse sind mir allerdings nicht bekannt geworden. Neuerdings hat Ritama (1954) einen Fall von Amyloidose der Kleinhirnrinde beschrieben, bei dem die Ablagerungen sich vorzugsweise in der Molekularschicht des Organs fanden und mit Amyloidose der Milz, Nebenniere, Niere und Bauchspeicheldrüse vergesellschaftet waren. Während für die Amyloidosen bzw. Paraproteinosen das Vorliegen einer Eiweißstoffwechselstörung nachgewiesen wurde (Apitz 1941), ist über die *Pathophysiologie des Proteinhaushaltes bei senilen Veränderungen* noch relativ wenig bekannt. Es fiel auf, daß bei Greisen ohne merkliche Störung des Allgemeinbefindens die Blutsenkungsreaktion oft merkliche Beschleunigung zeigt (Segerdahl 1935). Nach den Feststellungen Svedbergs (1947), Soergels u. a. kommt es mit fortschreitendem Alter zur Verminderung der Albumine und Vermehrung der Globuline des Serums. Eine Reihe von weiteren Befunden spricht für die Häufigkeit von Störungen der Kolloidstruktur des Plasmas im höheren Alter (Morel und Wildi 1952). Die Ergebnisse der bisherigen Untersuchungen sprechen jedenfalls nicht dagegen, daß pathologische Veränderungen der Serumproteine an der

Entstehung der eigenartigen Ablagerungen im Rahmen senil-involutiver Prozesse beteiligt sein könnten.

Corpora amylacea. Sicherlich in keinem Zusammenhang mit der Amyloidose stehen die als Corpora amylacea bekannten, äußerst banalen Ablagerungen im zentralen Nervensystem. Sie treten in normalen Gehirnen im 3.—4. Lebensjahrzehnt auf, nehmen im Alter an Zahl bedeutend zu und erfahren bei Gewebsuntergängen in der Regel eine erhebliche Vermehrung, weshalb ihnen VIRCHOW auch nur eine „ans Pathologische streifende Bedeutung" zugesprochen hat. Es handelt sich um runde oder ovale, teils homogen aussehende, großenteils aber eine deutliche konzentrische Schichtung aufweisende Gebilde, welche in ausgewachsenen

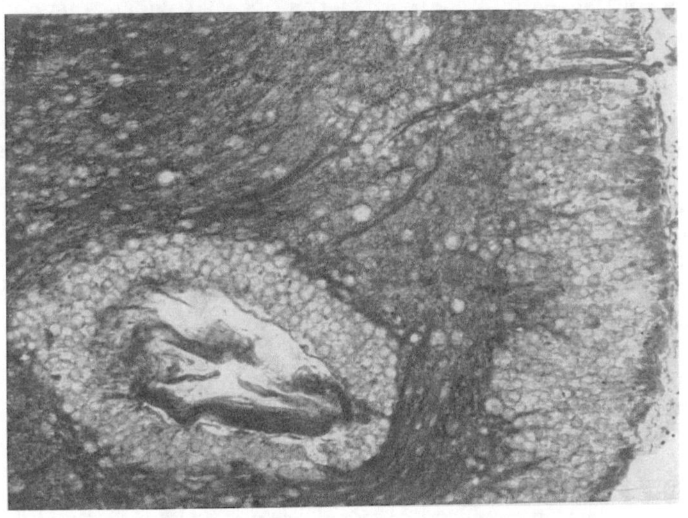

Abb. 90. Vielzeilige Ablagerung großer Mengen von Corpora amylacea an der Membrana limitans gliae perivascularis et piae. BIELSCHOWSKY-Präparat. Vergr. 190mal.

Exemplaren leicht die Größe mittlerer Ganglienzellen erreichen und in größeren Ansammlungen in den Grenzzonen an den Oberflächen, sowohl nach Pia und Ependym als auch nach den Gefäßen hin anzutreffen sind (Abb. 90). Ihren Namen haben sie von ihrer Ähnlichkeit mit Stärkekörnern erhalten, färberisch sind sie durch eine gewisse Jodaffinität, die intensive Färbbarkeit mit BESTschem Carmin, die Anfärbbarkeit mit Nilblausulfat und Neutralrot (STÜRMER 1913) und bisweilen eine unbedeutende Metachromasie mit basischen Anilinfarben gekennzeichnet.

Trotz ihrer geringen Bedeutung als charakterisierender Zug pathologisch-histologischer Gewebsbilder ist insbesondere über ihre *Genese* eine ganze Literatur entstanden. Es gibt wohl kein Gewebselement, das nicht verdächtigt worden ist, an ihrer Entstehung maßgeblich beteiligt zu sein: Gliakerne (OBERSTEINER 1900, NAMBU 1908 u. a.), die Achsenzylinder (CATALO und ACHUCARRO 1906 u. a.), Achsenzylinder, Markscheiden, bzw. das Myelin (WOLF 1901, NAGER 1906 u. a.). Die grundsätzliche Möglichkeit der intracellulären Entstehung morphologisch und stofflich mindestens sehr ähnlicher Gebilde muß seit den Nervenzellbefunden LAFORAS, WESTPHALS und SIOLIS bei Myoklonusepilepsie wohl zugegeben werden. Keinesfalls läßt sich daraus aber die Entstehung der oft in Unmassen vorhandenen gewöhnlichen Corpora amylacea ableiten. Das wird man auch bedenken müssen, wenn nach der Entdeckung der drei Gliazellarten den Corpora amylacea das gleiche Geschick widerfährt wie einer Reihe anderer Gebilde unbekannter oder zweifelhafter Herkunft (senile Plaques, Russelsche Körperchen u. a. m.), nämlich genetisch irgendwie mit ihnen in Zusammenhang gebracht zu werden. Ziemlich zurückhaltend äußert sich Hortega (1925, 1926) selbst, der glaubt, daß die Mikrogliazellen von den Muttersubstanzen der Corpora amylacea gewissermaßen imprägniert werden können, wobei sie in ihnen eine Kondensation und Auskristallisation erfahren. Andererseits möchte er den perivasculären Gliafüßen der Astrocyten auf Grund ihrer innigen Beziehungen zu den Corpora amylacea eine Mitwirkung an ihrer Entstehung zuschreiben. Ferraro und Damon (1931) hingegen glauben nachgewiesen zu haben, daß sie aus einer Degeneration der Kerne von Mikro- und Oligodendrogliazellen hervorgehen und sprechen geradezu von einer „amyloiden Degeneration" dieser Zellen. Sie schließen aber auch andere Quellen nicht aus. Es stehen also alle drei Gliazellarten im Verdacht. Überzeugend hinsichtlich der Entstehung der großen Masse der Corpora amylacea sind die beschriebenen räumlichen Beziehungen alle nicht. Soweit frühere Beobachtungen in Frage kommen, hat sich schon Stürmer (1913) in einer gründlichen Untersuchung kritisch damit auseinandergesetzt; er weist insbesondere auf den in der morphologischen Struktur zum Ausdruck kommenden Konkrementcharakter der Corpora amylacea hin, die ihr Analogon auch in anderen Organen finden. *Chemisch* sollen sie nach seinen Untersuchungen aus einem Gemisch von Sphingomyelinen, Phrenosinen, kohlenhydratähnlichen Körpern und etwaigen, beim Abbau der Lipoide freigewordenen Fettsäuren bestehen. Mit der PAS-Methode (s. S. 82) haben Steele, Kinley, Leuchtenberg und Lieb (1952), sowie Alder (1953) und Dixon (1954) in ihnen einen starken Gehalt an Mucopolysacchariden nachgewiesen. Molnar (1951) nimmt an, daß es sich bei den PAS-positiven Substanzen, an denen er Doppelbrechung beobachtete, um Cerebroside handelt, die aus zugrunde gegangenen Markscheiden stammen. In jüngster Zeit hat Diezel (1956) diese geformten Ablagerungen eingehender mit histochemischen Methoden untersucht. Ihr metachromatisches Verhalten, die positive Aldehyd-Fuchsinreaktion ohne Vorbehandlung mit Oxydationsmitteln, der Ausfall verschiedener Nebenproben der PAS-Reaktion und die Löslichkeitsverhältnisse führten zu der Annahme, daß die Corpora amylacea aus schwefelsauren Mucopolysacchariden von höherem Polymerisationsgrad bestehen. Alle cellulär-genetischen Hypothesen bieten vor allem für die Erklärung der dichten, oft 5—10zeiligen Lagerung um die venösen Gefäße große Schwierigkeiten. Intracellulär können sie in diesen Mengen dort schwerlich entstanden sein, und für eine weite Wanderung ausgewachsener Exemplare im Gewebe fehlen Hinweise; sie ist durch die neuerdings wieder von Hortega geschilderte Umspinnung mit Gliafibrillen sogar wenig wahrscheinlich. Auch Hortega gibt zu, daß die großen Mengen perivasculärer Corpora amylacea unmöglich von den inserierenden Gliafüßen hergeleitet sein können. Gerade die massenhafte perivasculäre Lagerung hatte aber schon Alzheimer (1910) zu der Annahme veranlaßt, daß sie an diesen Filterflächen — sie liegen stets außerhalb der Membrana limitans gliae — durch Ausfällung aus der Gewebsflüssigkeit entstehen, eine Annahme, der sich auch Stürmer anschließt. Daß sie dort oder in Degenerationsgebieten mit dichteren gliösen Faserentwicklungen zusammentreffen, ist kein Beweis für einen genetischen Zusammenhang, sondern das ergibt sich aus den in der allgemeinen Gewebsstatik begründeten Gliafaserverhältnissen. Die Oberflächen erfahren bei allen irgendwie mit Gewebsschwund verbundenen Prozessen eine Verstärkung und Verdichtung ihrer Gliafaserlager mit und ohne Corpora amylacea. Da man sie z. B. in den dichten Gliafilzen der Plaques der multiplen Sklerose gewöhnlich nicht findet, scheinen doch die Oberflächen und nicht die dort befindlichen gliösen Faserfilze das Wesentliche für ihre Entstehung zu sein. Gegen die celluläre Theorie spricht nach Alzheimer auch der Umstand, daß sie bei akuten Krankheitszuständen innerhalb offenbar so kurzer Zeit in solchen Mengen entstehen können, daß eine celluläre Entstehung gar nicht in Frage kommt. Auf Grund von Beobachtungen bei Magenerkrankungen hat sich v. BALO (1948) sogar für einen extracerebralen Ursprung bestimmter Formen der Corpora amylacea ausgesprochen. Nach den histochemischen Ergebnissen hätte die Annahme DIEZELs (1956), daß die Körper sich von der Grundsubstanz herleiten, mehr für sich. HESS hat zudem in jüngerer Zeit nachgewiesen, daß sich die Grundsubstanz im zentralen Nervensystem aus Mucopolysacchariden zusammensetzt, die allerdings neutral sind und keine Metachromasie und Basophilie zeigen (vgl. S. 83). DIEZEL denkt bei den Corpora amylacea an Polymerisationsprodukte dieser Stoffgruppen und führt seine Auffassung auf die häufige Bevorzugung von Stoffwechselgrenzflächen durch die Ablagerungen an. Gerade das letztgenannte Verhalten wirft aber immer wieder die Frage auf, ob nicht Ausfällungsvorgänge in einer zirkulierenden Gewebsflüssigkeit das Wesentliche sind. Wenn man mit ALZHEIMER annimmt, daß die gliösen Elemente sich den Corpora amylacea gegenüber genau so verhalten wie zu anderen Fremdkörpern, so sind mit diesem reaktiven Verhalten eigentlich alle morphologisch feststellbaren Beziehungen zur Glia, wie das Umfließen durch Zellen, bzw. der Einschluß in solche und das Umspinnen durch Gliafasern erklärt. Daß bei der Ausfällung der letzten Endes aus dem Gewebsstoffwechsel stammenden Substanzen die Glia einen präzipitierenden Stoff liefert, wie HORTEGA annimmt, ist natürlich durchaus möglich. Es soll auch nicht geleugnet werden, daß den Corpora amylacea gleichende Gebilde ebenso wie in den Ganglienzellen auch einmal in den Gliazellen entstehen können. Überzeugende Bilder dafür habe ich allerdings nie gesehen und für die Hauptmasse der freien Corpora amylacea kann dieser Entstehungsmodus nicht anerkannt werden. Bei den Degenerationsprozessen sind Corpora amylacea ein sehr häufiges, aber kein irgendwie kennzeichnendes Vorkommnis sowohl in den langen Faserbahnen des Rückenmarks als auch an den Grenzflächen des Gehirns.

Bezüglich des *histologisch nachweisbaren Glykogens* wird auf die Ausführungen im Abschnitt über die Ganglienzellen und den Abschnitt von PETERS über die Beteiligung des Zentralnervensystems bei Stoffwechselerkrankungen verwiesen.

Kolloid. Ein weiterer, im Hirngewebe auftretender problematischer Stoff ist das sog. *Kolloid.* Auf normalerweise im Gewebe des Zwischenhirns und anderer vegetativer Gebiete vorkommende freie Kolloidtropfen sind wir schon bei Besprechung der Neurokrinietheorie von SCHARRER und GAUPP (s. Ablagerungen in den Ganglienzellen) zu sprechen gekommen. Das pathologische Vorkommen großer Mengen kolloider Substanzen, die dem Gewebe eine eigentümliche fischfleischähnliche Beschaffenheit verleihen können, findet sich in seltenen Fällen bei progressiver Paralyse. Diese *Kolloiddegeneration,* richtiger vielleicht Kolloidinfiltration des Gewebes manifestiert sich zuerst in der Gefäßwand, von wo aus die „kolloiden" Substanzen in das Hirngewebe übertreten und die umflossenen Strukturen zum Erliegen bringen. Der Vorgang ähnelt bei aller substantiellen Verschiedenheit der *plasmatischen Gewebsinfiltration,* welche die cerebralen Röntgenspätschäden charakterisiert (SCHOLZ), ferner den dyshorischen Vorgängen bei angiomatösen Prozessen (FOIX-ALAJOUANINEsche Erkrankung des Rückenmarks [MARKIEWICZ; SCHOLZ und MANUELIDIS]). Zugrunde liegt eine Störung der Bluthirnschranke mit mehr oder weniger massiver Veränderung der Gefäßwand, die den Austritt hochmolekularer Proteine aus dem Blut in das Hirngewebe zuläßt. Da diese Substanzen sich mit Kongorot färben, hat man dabei auch von lokalem Amyloid bzw. von Paramyloidose gesprochen. Bei encephalitischen Prozessen (Paralyse) oder sekundären entzündlichen Reaktionen können dabei auftretende Plasmazellen zahlreiche kolloide Einschlüsse enthalten

(RUSSELsche Körperchen, Maulbeerzellen). Bei den Degenerationsprozessen spielen diese Vorgänge keine Rolle. Es mag hier deshalb auf die entsprechenden Spezialkapitel verwiesen werden.

Kalkhaltige Substanzen. Verhältnismäßig wenig Bedeutung bei den Degenerationsprozessen besitzen auch die Ablagerungen, welche durch ihre starke Affinität zum Hämatoxylin und ihre Ablagerungen an Capillaren oder in den Wänden von Arterien zunächst den Eindruck kalkhaltiger Substanzen machen und in der Literatur auch häufig als solche beschrieben worden sind. Da sich in ihnen mit chemischen Methoden Kalk aber meist nicht nachweisen läßt, so ist es üblich geworden, ihnen nach dem Vorschlag von SPATZ (1922), WEIMANN (1922) und OSTERTAG (1930) die Bezeichnung *Pseudokalk* zuzulegen. Bei Beurteilung dieser Ablagerungen ist vorauszuschicken, daß sie in geringen Mengen ein sehr banales Vorkommnis sind. Ältere Autoren, denen das bevorzugte Vorkommen im Stammgangliengebiet aufgefallen war, haben geglaubt, diese mit dem Symptom der Chorea in Zusammenhang bringen zu können (ELLISCHER, FLECHSIG u. a.). OSTERTAG fand in einem großen Material Pseudokalk in allen untersuchten Gehirnen, deren Träger jenseits der Pubertät gestorben waren. Meist beschränkte er sich auf die bekannten *Prädilektionsstellen*, von denen an erster Stelle das Pallidum, ferner der Nucleus dentatus mit der umgebenden weißen Substanz und die Lamina medullaris circumvoluta des Ammonshorns zu nennen sind. In den Pallida von Nagergehirnen läßt sich kein Pseudokalk nachweisen (A. MEYER), während er bei Affen (HURST 1934), Pferden und Rindern (HURST, HOLZ 1927) regelmäßig gefunden wurde. Es handelt sich um mengenmäßig sehr verschiedene Konkretionen eines offenbar albuminoiden Stoffes, der teils in Form von Körnchen und Schollen frei im Gewebe liegt oder den *Capillaren* angelagert ist, teils als staubförmige oder homogene Masse die *Muskelschicht der Arterien* imprägniert (Abb. 91) noch einen Teil des anliegenden VIRCHOW-ROBINschen Raumes ausfüllen und auch die Adventitia ergreifen kann. Bei hohen Graden kann sich ein in der Gefäßwand liegendes, dickwandiges Rohr bilden, wobei die Intima in der Regel am längsten verschont bleibt. Auf das Vorkommen von Pseudokalkeinlagerungen in senilen Plaques, den sog. Pseudokalkdrusen, hat H. JAKOB hingewiesen. Nach den Befunden BOCHNIKs (1950, 1953) können Pseudokalkausfällungen offenbar sehr rasch, in wenigen Stunden bis Tagen auftreten, wenn das Gewebe im Ausfällungsbereich entsprechende dystrophische Veränderungen aufweist. Die Niederschläge sollen eine sich in ihrem morphologischen Charakter ausdrückende Entwicklung durchmachen. Nach BOCHNIK, der die Bezeichnung „Neurogel“ vorschlug, ist frischer Pseudokalk im NISSL-Bild tiefblau deckfarben,

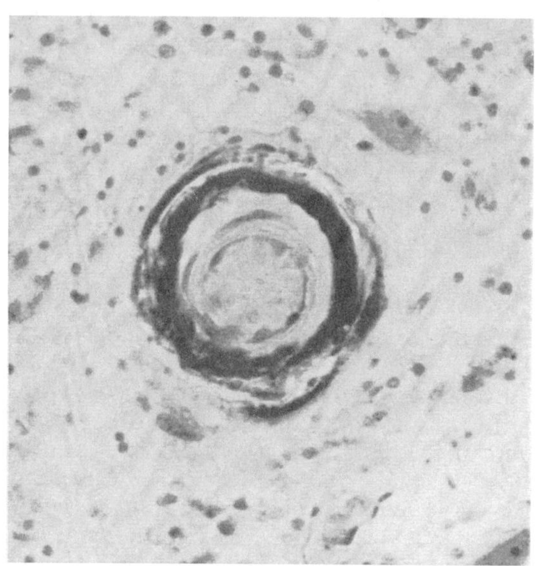

Abb. 91. Massive Pseudokalkablagerungen in Media und Adventitia einer kleinen Pallidumarterie ohne wesentliche Schädigungen des umgebenden Hirngewebes (Tetanie). NISSL-Präparat.

blaßt mit zunehmendem Alter ab und erhält schließlich glasige Beschaffenheit. Bereits die Untersuchungen PERUSINIs (1912) im ALZHEIMERschen Laboratorium hatten ergeben, daß diese in ungefärbtem Zustand stark lichtbrechenden Ablagerungen nicht kalkhaltig sind, dagegen eine ausgesprochene *Affinität zum Eisen* besitzen und gegen chemische Einflüsse sehr widerstandsfähig sind. Nach Untersuchungen OSTERTAGs hinterläßt dieser Pseudokalk bei der Schnittveraschung so gut wie keine Rückstände. Er quillt bei Wasseraufnahme — MEYER (1933) rechnet ihn auf Grund seines physikalischen Verhaltens zu den Gallerten — und färbt sich zum Unterschied von echten Verkalkungen mit basischen Anilinfarben tief dunkel. Wie echter Kalk läßt er sich infolge seiner Eisengier mit der Eisenreaktion nahezu vollständig zur Darstellung bringen. Daß die kolloidale Grundsubstanz des Pseudokalks vor allem Eiweißcharakter hat, belegte MEYER (1933) durch den Ausfall der Xanthoprotein- und Jodkalireaktion. Andere Autoren (KLOTZ, URECHIA und ELEKES u. a.) nahmen komplizierte Lipoide als Grundstoff an. Untersuchungen mit neueren histochemischen Methoden liegen bis jetzt meines Wissens nicht vor. Bezeichnenderweise kommt er normalerweise auch in Gebieten vor, die nach SPATZ (1922) besonders eisenreich sind. Die Adsorption des Eisens durch den Pseudokalk ist nach OSTERTAG als intravitaler Vorgang zu betrachten, SPATZ jedoch ist der Auffassung, daß er Eisen auch noch aus der Fixierungsflüssigkeit an sich zu reißen vermag. In diesem Zusammenhang sei erwähnt, daß neuerdings in Pseudokalkablagerungen bei WILSONscher Krankheit ein nicht unerheblicher Kupfergehalt festgestellt wurde (LICHTENSTEIN und GORE 1955, vgl. auch S. 81).

Noch größer als die Eisengier ist — wie OSTERTAG mit Hinweis auf die Versuche von SCHNABEL betont — die *Affinität zum Calcium*. Tatsächlich kommt es unter pathologischen Verhältnissen, unter denen die Ablagerungen an Menge und Umfang beträchtlich zunehmen (Bildung achatförmig geschichteter Schollen) und dann oft auch nicht mehr auf die Prädilektionsgebiete beschränkt sind, sehr oft zu sekundären Kalkimprägnationen, in deren Verlauf sich die intensive Färbbarkeit mit basischen Anilinfarben verliert und die Konkremente im NISSL-Präparat das Aussehen glasartiger, leicht bläulicher bis farbloser, durch den Vorgang des Schneidens häufig gebrochener Kristalltafeln erhalten. Es kann auf diese Weise zur Bildung sog. *Hirnsteine* von beträchtlichem Umfang kommen. In analoger Weise erfolgt die Kalkinkrustation nekrotischer Nervenzellen und Nervenfasern, nur daß hier das nekrotische Plasma die Gerüstsubstanz bildet. Ähnlich verhält es sich mit der Verkalkung größerer nekrotischer Gewebspartien. BEYME (1946) und BOCHNIK (1953) konnten Verkalkungen, die in Pseudokalkablagerungen oder im Zusammenhang mit Organisationsprozessen aufgetreten waren, röntgenspektrographisch als *Hydroxylapatit* kennzeichnen. Die Synthese des kompliziert gebauten Apatits ist allerdings schwer durch einfache Ausfällungsvorgänge, viel eher durch eine aktive Gewebsleistung zu erklären.

Die Bildung der nach Menge und Örtlichkeit pathologischen Pseudokalkkonkremente mit und ohne sekundärer Verkalkung kann in diffuser Weise erfolgen, wobei die Prädilektionsstellen nach OSTERTAG gewissermaßen Zentren bilden, von welchen aus sich die Ausfällung in die benachbarten Gegenden ausbreitet; sie kann aber auch umschrieben, z. B. recht häufig in alten, ausgedehnten, kreislaufbedingten Rindennarben stattfinden. Eine hyaline Umwandlung der Gerüststruktur ist dabei nicht immer erforderlich, wovon man sich leicht an der inkrustierten Muscularis intracerebraler Arterien überzeugen kann. Trotz der oft außerordentlich massiven Einscheidung der Gefäße treten Ernährungsstörungen des umgebenden Gewebes erst sehr spät auf, begreiflicherweise dann, wenn eine große Zahl von Capillaren in starre, Tropfsteingebilden ähnliche Stränge umgewandelt sind (Abb. 92). Große Mengen von Pseudokalkkonkrementen in diffuser Verbreitung hat OSTERTAG bei *innersekretorischen Störungen* (Hypothyreoidismus, ADDISONsche Krankheit) gesehen. WEIMANN beschreibt 2 Fälle besonders hoher Grade bei Tetanie, und auch ich habe einen Fall von *parathyreopriver Tetanie* gesehen, bei dem es zu schweren Gefäßverkalkungen mit erheblichen Ernährungsstörungen des Gewebes gekommen war. Das Gehirn dieses Falles schnitt sich mit hörbarem Knirschen und bei Betasten fühlten sich die Schnittflächen der Großhirnmarklager ebenso wie in WEIMANNs Fällen wie ein unrasierter Bart an. Der Fall war viele Jahre lang mit intravenösen Kalkinjektionen behandelt worden.

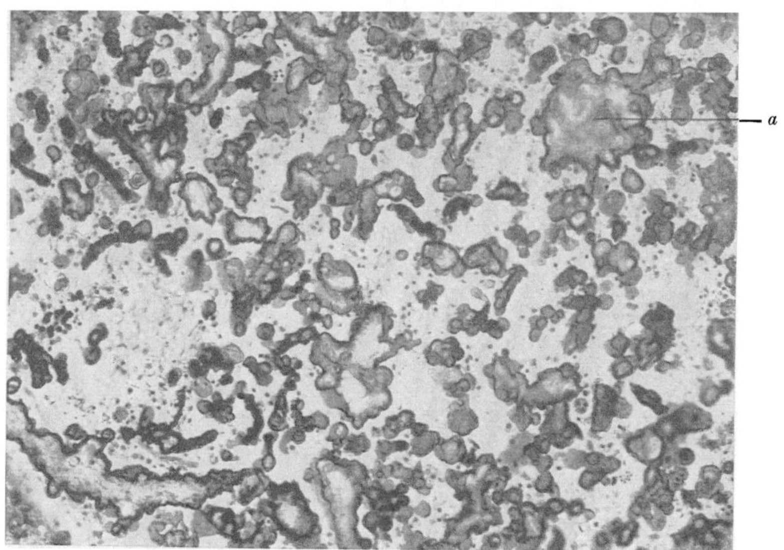

Abb. 92. Verbreitete Gefäßverkalkung in den Stammganglien mit Bildung größerer Kalkkonkremente (bei *a*); beginnende Hirnsteinbildung. H.-E.-Färbung. Vergr. 250mal. (Aus WEIMANN 1922.)

Als hierher gehörig ist auch die von ERBSLÖH und BONGARTZ (1952) beschriebene cerebrale *Schädigung durch AT10* zu nennen, bei der es zu einer ausgedehnten Capillarverkalkung des Striatum gekommen war. VOLLAND hat 1940 unter ausführlicher Erörterung der pathogenetischen Problemlage mehrere Fälle von Hirnsteinbildung beschrieben. Daß es sich bei diesen Verkalkungen der Gefäße um Vorgänge handelt, die von der Arteriosklerose völlig wesensverschieden sind, bedarf keiner weiteren Erörterung. VOLLAND spricht bei den vorzugsweise in den Prädilektionsstellen des Pseudokalks auftretenden Verkalkungen unter Übernahme des FAHRschen Ausdrucks von dem besonderen Krankheitsbild der „*idiopathischen, nicht arteriosklerotischen intracerebralen Gefäßverkalkung*“. Der Vorgang der Pseudokalkablagerungen ist mit dem der Corpora amylacea in Parallele gestellt worden, wobei OSTERTAG darauf hinweist, daß freier Pseudokalk besonders dort reichlich auftritt, wo Bezirke verschiedenen Gewebsstoffwechsels aneinanderstoßen (z. B. Grenzgebiete des Pallidums zur inneren Kapsel und zum Striatum). BEYME betont, daß solche Fällungsvorgänge mit Vorliebe an Grenzflächen, vor allem im Bereich der Gefäße stattfinden. Die Beziehungen zum Gefäßapparat, insbesondere zu Arterien und Capillaren lassen jedenfalls an eine Ausfällung beim Stoffaustausch zwischen Blut und Hirngewebe denken. VOLLAND möchte im Anschluß an HALLERVORDEN und unter Hinweis auf die Verkalkungen in Gliomen bestimmten Störungen des gliösen Zellstoffwechsels größere Bedeutung beimessen, und stellt die dem Hirngewebe eigene Neigung zu dystrophischen Verkalkungen in den Vordergrund. Er hält die Annahme, daß es sich lediglich um eine ins Pathologische gesteigerte Pseudokalkablagerung mit sekundärer Verkalkung handle, nicht für gerechtfertigt. Es dürfte aber zur Zeit schwer zu sagen sein, wo hier eine klare Grenzlinie gezogen werden kann. Offenbar sind Ursachen und Wege reichlicher Kalkablagerungen verschieden.

H. JACOB hat darauf aufmerksam gemacht, daß *in Frühstadien von Hirngewebserweichungen* eine Feinstbestäubung der erweichten Bezirke im histologischen Präparat sichtbar ist. Es handelt sich dabei nach BOCHNIK um den sog. Nekrosekalk, der infolge Denaturierung des Plasmas sich je nach den Eigenschaften des kolloidalen Milieus sphärisch-somatoid, amorph-körnig oder feinstaubig abscheidet und übrigens noch nicht chemisch analysiert worden ist. Ganz allgemein wurde bei Nekrosen mit Hilfe der Schnittveraschung ein Überwiegen des Calciumcarbonats gefunden, während Natrium- und Kaliumcarbonate sich nicht mehr erfassen ließen (KLOSTERMEYER 1934). Nach den Untersuchungen GROLLS (1949) spielt bei Gerinnungsvorgängen das in Nekrosebereiche einströmende Calcium eine den Vorgang beschleunigende Rolle.

Pseudokalk. Was die *Herkunft des Pseudokalks* betrifft, so leitet SANDRITTER (1951) auf Grund von Beobachtungen von subintimalen Kolloidablagerungen in Gehirnen von Feten, Säuglingen und Jugendlichen seine kolloidale Grundsubstanz von permeierten Bluteiweißkörpern ab. VOLLAND, neuerdings auch BOCHNIK (1953) nehmen dagegen eine lokale Störung des Gewebsstoffwechsels an. BEYME (1946) schließlich, der dem Problem eine umfangreiche Untersuchung gewidmet hat, kommt zu dem Schluß, daß die verschiedensten Gewebselemente durch kolloidale Entmischungsvorgänge zum Ausgangsmaterial des Pseudokalks werden können. Daß für die von BEYME und BOCHNIK im Rahmen von Kalkablagerungen nachgewiesenen Hydroxylapatitbildungen eine aktive Gewebsleistung vorauszusetzen ist, ist anzunehmen. In der Richtung einer Ernährungsstörung liegt wohl auch die *exzessive Pseudokalkablagerung mit starker sekundärer Verkalkung*, die man in der Hirnrinde *im Bereich von Anomalien des pialen Gefäßapparates* findet, z. B. bei pialen Lipomen (E. SCHERER 1935) und bei der STURGE-WEBERschen Krankheit. Vielleicht darf man sich gerade hier die starke Neigung zu sekundärer Verkalkung nach SCHMINCKE so vorstellen, daß infolge von verminderter Gewebsatmung durch die veränderte Blutzirkulation eine Verminderung des CO_2-Gehaltes der Gewebsflüssigkeit erfolgt und dadurch eine größere Bereitschaft zur Abgabe der in der Gewebsflüssigkeit gelösten Kalksalze an die kalkgierigen albuminoiden Pseudokalkablagerungen hervorgerufen wird. Dies dürfte auch für die reversiblen Kalkausfällungen im Stadium zelligen Abbaues von Hirngewebsnekrosen zutreffen, die JACOB (1942) mit Hilfe der KOSSAschen Reaktion nachgewiesen hat. Sie wurden von ihm als Ausdruck einer frühzeitigen Mineralverlagerung im nekrotischen Gewebe aufgefaßt, wie sie ALEXANDER und MYERSON mittels der Gewebsveraschung und EPPINGER im Rahmen von Untersuchungen über auftretende Gefälle im örtlichen Mineralstoffwechsel beim Gewebstod nachgewiesen haben.

Was die physikalisch-chemischen Bedingungen der Konkrementbildungen und ganz allgemein der Verkalkung in tierischen Geweben betrifft, so werden gewöhnlich die Calciumsalze, wenn sie in übersättigter Lösung vorliegen, durch Schutzkolloide von Proteinnatur in Lösung gehalten. Wenn dieses Milieu eine Störung erfährt, etwa durch Änderung der Wasserstoffionenkonzentration, fallen die Proteine aus und reißen die Kalksalze mit sich, so daß es zur Bildung von vorwiegend gemischt kolloid-kristalloiden Ablagerungen kommt (SCHADE). Dieser Vorgang scheint den physiologischen und pathologischen Verkalkungen in allen tierischen Organismen zugrunde zu liegen.

Bei den dystrophischen Verkalkungen ist auch ein Mechanismus in Betracht zu ziehen, auf den ALEXANDER und WOODHALL (1943) hingewiesen haben, nämlich, daß bei regressiven Prozessen im Rahmen des Phosphatidabbaues Phosphorsäure frei werden kann, die die Neigung hat, mit den aus der Blutbahn stammenden Calciumionen zu reagieren. Jedenfalls bestehen nach den durch BOCHNIK angeregten röntgenographischen Analysen die meisten Kalkablagerungen sicher nicht aus Calciumcarbonat. Wahrscheinlich können auch *Anomalien des allgemeinen Kalkstoffwechsels* genetische Bedeutung erlangen, worauf die Fälle von parathyreopriver Tetanie hinweisen. BEYME (1946) hat 16 Fälle der Literatur, bei denen Tetanie in Verbindung mit „symmetrischer Hirnverkalkung" auftrat, zusammengestellt. Er glaubt, daß die zu den Ablagerungen führenden Entmischungsvorgänge in der Gewebsflüssigkeit durch die tetanische Stoffwechselstörung wesentlich gefördert werden. Doch auch bei Hypothyreotischen sind solche Befunde nicht selten (LOTMAR). VIRCHOW (1855), der als einer der ersten intracerebrale Verkalkungen beschrieben hat, faßte sie damals noch durchwegs als Kalkmetastasen auf. Jedoch ist über echte Kalkmetastasen in Verbindung mit Hirnkonkrementbildung kaum etwas bekannt geworden. Ein von SCHNABEL veröffentlichter Fall wurde in dieser Richtung gedeutet.

Was schließlich den *färberischen Nachweis des Calciums* im Gewebe betrifft, so wurde nicht selten die von KOSSA (1909) angegebene Methode angewandt (JACOB 1942, u. a.), bei der außer Calciumphosphat auch kleine Quantitäten organischer Bestandteile für den positiven Ausfall der Reaktion verantwortlich sein sollen. In jüngster Zeit wurde Kernechtrot als empfindliches histochemisches Reagens für Calcium angegeben und seine Spezifität durch mikrochemische Kontrollen gesichert (MCGEE-RUSSEL 1955). Daß strahlendichte massivere Ablagerungen, besonders auch Verkalkungen in Hirnschnitten schnell und leicht mittels Röntgenaufnahmen nachgewiesen werden können, war schon durch FRÄNKEL (1909) bekannt geworden und wurde in jüngster Zeit wieder von SLAGER, WAGNER, BASHAM (1954) erprobt und empfohlen.

Eisen. Größere Bedeutung bei den Degenerationsprozessen besitzt das Eisen; allerdings findet es sich bei den in Frage kommenden pathologischen Zuständen meist intracellulär und an Eiweißgranula gebunden. Beim cytochemischen Nachweis des Eisens — die einzelnen Methoden fanden jüngstens durch GOMORI (1952) eine kritische Darstellung — dürfen säurehaltige Fixierungsmittel nicht verwendet werden, weil dadurch eine falsche Lokalisation des Metalls hervorgerufen werden kann. Für die Beurteilung, ob eine *pathologische Vermehrung oder Verminderung* vorliegt, ist die Kenntnis des normalen, örtlich und substantiell verschiedenen Eisenvorkommens im Zentralnervensystem unerläßlich, um so mehr als es sich hier unter pathologischen Bedingungen vielfach nur um Quantitätsunterschiede handelt. In dieser Hinsicht muß auf die grundlegenden Untersuchungen von BIONDI (1914), GUIZETTI (1915) und von SPATZ (1922) verwiesen werden. Hier mag nur erwähnt werden, daß SPATZ nach der Schnelligkeit des Eintritts und der Intensität der Eisenreaktion an unfixiertem Hirnmaterial 4 Gruppen von Zentren unterscheidet, an deren Spitze der Globus pallidus und die Substantia nigra steht, die von Nucleus ruber, Nucleus dentatus, Corpus subthalamicum und Striatum gefolgt werden. In einer 3. Gruppe, in der noch eine deutliche Eisenreaktion feststellbar ist, befinden sich unter anderem Thalamus und Großhirnrinde, Corpora subthalamica, Kleinhirnrinde; die 4. Gruppe gibt einen deutlichen positiven Ausfall der Eisenreaktion nicht mehr. Dazu gehört das Rückenmarksgrau, die Spinalganglien und die untere Olive. Quantitative, colorimetrische Eisenbestimmungen (WOLLEMANN 1951) ergaben die gleiche Ordnungsreihe. Bei den meisten kleinen Nagetieren ist kein Eisen im Pallidum nachweisbar, welches bei diesen Gattungen übrigens auch frei von Pseudokalk befunden wurde (A. MEYER). Bei Kaninchen, Katzen, Hunden, Rindern, Pferden und Affen war das Metall jedoch meist nur im Globus pallidus und in der Substantia nigra auffindbar (H. J. SCHERER, HURST). Es sei daran erinnert, daß bei Säuglingen und Kleinkindern der Eisengehalt der verschiedenen Zentren wesentlich geringer ist als beim Erwachsenen. Im Globus pallidus kann jedoch bereits nach den ersten 6 Lebensmonaten eine positive Eisenreaktion erzielt werden. Der mikroskopische Schnitt zeigt, daß das Eisen in Form *diffuser Gewebsdurchtränkung*, im Globus pallidus, Substantia nigra und Striatum auch als *granuläre Speicherung* vorkommt, wobei es an intracelluläre Protoplasmagranulationen gebunden ist. Wenn man nach Zustandsform und Bedeutung dieses physiologischen Gewebseisens fragt, wird man sich an die schon auf Seite 69 erörterte, von LEEMANN und PICHLER festgestellte, weitgehende Parallelität zwischen Eisen- und Lactoflavingehalt der verschiedenen Zentren erinnern. Es liegt nahe, bei hohem Eisen- und Lactoflavinreichtum an eine besondere Intensität der Zellatmung zu denken. Jedoch besteht bei niederen Säugern und beim menschlichen Neugeborenen eine merkliche *Diskrepanz zwischen Eisenreichtum und Lactoflavingehalt*. LEEMANN und PICHLER haben angenommen, daß das Lactoflavinsystem phylogenetisch und ontogenetisch älter als das WARBURG-KEILIN-System ist. Zudem zeigten Berechnungen, daß das physiologische Gehirneisen nicht mit dem Fermenteisen der WARBURGschen Atmungsenzyme gleichgesetzt werden kann. Denn die dafür errechenbare Menge von 4mal 10^{-7} g je Gramm Trockensubstanz beträgt nur etwa 0,25% des maximalen Eisengehaltes des Hirngewebes. Die von SPATZ herausgestellte Stabilität des Gewebseisens, des sog. „autochthonen" Eisens, besonders seine Unabhängigkeit vom Hämoglobinstoffwechsel fand in jüngerer Zeit durch Tierversuche Bestätigung. Es gelang nicht, mittels experimentell erzeugter Eisenmangelanämie (ROTHLIN und UNDRITZ 1946) oder durch Einverleibung extremer Eisenmengen (STUDER 1948) den Gewebseisenbestand des Gehirns zu beeinflussen. Mit der *stofflichen Natur der die* TURNBULL-*Blaureaktion gebenden Protoplasmagranulationen* haben sich in letzter Zeit DIEZEL und TAUBERT (1954) beschäftigt. Die kleinen Granula ließen sich nicht durch histochemische Reaktionen auf Kohlenhydrate und Lipoide zur Darstellung bringen. Bei den Proben auf Eiweißstoffe, insbesondere bei der gekoppelten Tetrazoniumreaktion DANIELLIS (s. S. 85) verhielten sie sich jedoch positiv. Es liegt also eine Eiseneiweißverbindung ohne Kohlenhydrat- und Lipoidkomponente vor, ein grundlegender Unterschied gegenüber dem Hämosiderin, das — wie GEDIGK und STRAUSS (1953), sowie GOESSNER (1953) mit Hilfe von PAS-Methode, Tetrazoreaktion und Lipoidreaktionen feststellen konnten — außer dem Eisenbestandteil eine sich aus sauren Mucopolysacchariden, Protein und Lipoiden zusammensetzende Trägersubstanz enthält. Nun ist in jüngerer Zeit eine Eiseneiweißverbindung von physiologischer Bedeutung bekannt geworden, das *Ferritin*. Es liegt als kristallisierbares Protein vor, das basisches Eisenphosphat (GRANICK 1946) enthält. Der Eisenanteil läßt sich mit geeigneter Methodik abtrennen und beträgt 23%. Es verbleibt dann ein Globulin mit hohem Molekulargewicht. Bei Gegenwart von Cadmiumsulfat bildet Ferritin typische Kristalle, die bei den einzelnen Tierarten verschiedene Form zeigen. Die menschliche Kristallform ist ein abgerundeter Oktaeder (GRANICK). Ferritin dürfte eine leicht mobilisierbare, für den Zellstoffwechsel besonders wichtige Speicherform des Eisens darstellen (TAUBERT 1952, VOLLAND und PRIBILLA 1955). DIEZEL und TAUBERT gelang es nun mit der von GRANICK beschriebenen Methode, aus dem Hirngewebe von Menschen und Pferden Ferritinkristalle zu gewinnen und am frischen Gefrierschnitt mittels Cadmiumsulfat im Globus pallidus darzustellen. Wenn auch quantitative Ergebnisse bis jetzt nicht vorliegen, so scheint doch eine Parallelität zwischen Gewebseisen und Ferritin zu bestehen. DIEZEL und TAUBERT nehmen auf Grund ihrer histochemischen Befunde an, daß das *feingranulär gespeicherte Eisen großenteils in Form des Ferritins* vorliegt. Als 2. und 3. Form des Zelleisens sind dann noch das an die Zellhämine gebundene Fermenteisen und die bisher noch nicht näher definierte diffuse Eisendurchtränkung des Gewebes in Betracht zu ziehen.

Im *Senium* findet sich nun, wie GELLERSTEDT gezeigt hat, unter anderem eine vermehrte diffuse Durchtränkung und eine *granuläre Eisenspeicherung in den*

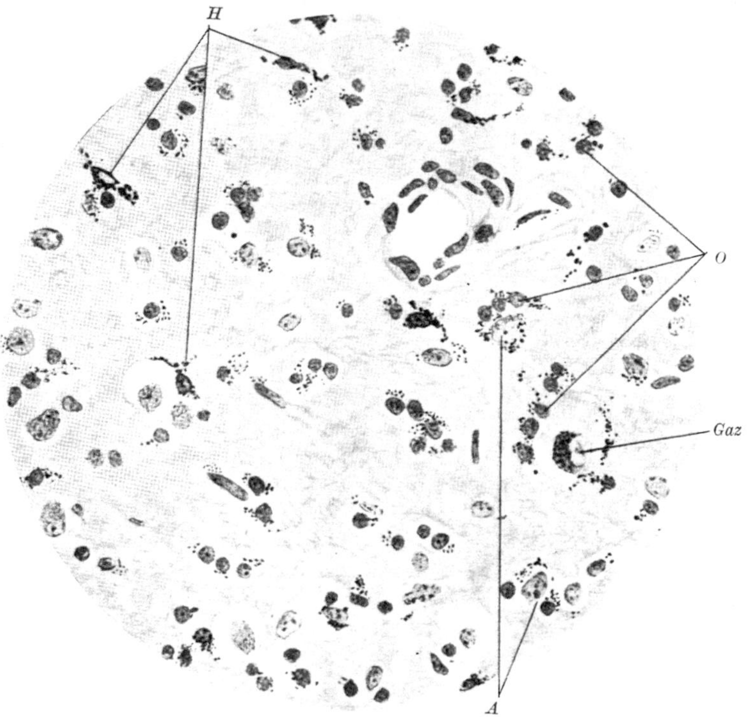

Abb. 93. Eisenhaltige Granula in den großen Ganglienzellen (*Gaz*) des Striatums und in allen drei Gliazellarten bei HUNTINGTONscher Krankheit. *A* Astrocyten; *O* Oligodendrogliazellen; *H* Mikrogliazellen. Immersionsvergrößerung. (Aus METZ 1926.)

Oligodendrogliazellen besonders in den stärker markhaltigen Rindenschichten; auch die senilen Plaques enthalten welches, falls sie in einem eisenhaltigen Milieu liegen. TERPLAN (1924) und METZ (1926) machen auf eine *Vermehrung des Eisens im Striatum bei* HUNTINGTON*scher Krankheit* aufmerksam; sein Gehalt kann sogar den des Pallidums übertreffen (Abb. 93). Es findet sich sowohl in der Form der diffusen Gewebsdurchtränkung als auch granulär gespeichert in den Nerven- und Gliazellen. Die größte Vermehrung, die schon mit bloßem Auge am mikroskopischen Schnitt als dunkelblaue Färbung wahrnehmbar ist, findet man aber regelmäßig *bei der* HALLERVORDEN-SPATZ*schen Krankheit im Pallidum und in der Zona rubra der Substantia nigra*, wo die blau gefärbten Eisengranula in den Gliazellen und das an Pseudokalk gebundene Eisen zusammen mit gelbem und bräunlichem Gliapigment ein überaus buntes Bild ergeben. Diese Form des vermehrten Eisengehaltes, die sich aus dem *Gewebseisen* herleitet, läßt sich morphologisch im allgemeinen von dem *Blutzerfallseisen*, besonders von dem eisenhaltigen Blutpigment abtrennen, wie es bei Gefäßprozessen und Kreislaufstörungen aufzutreten pflegt. Eine gewisse Hilfe bietet dabei neben der Eigenfarbe des eisenhaltigen Blutpigments das Verhalten der Glia. Wie aus den Untersuchungen von METZ (1926) hervorgeht, erfolgt nämlich beim Gewebseisen eine feine granuläre Speicherung zuerst und vielfach ausschließlich in der Oligodendroglia, während die gröberen Körner des Blutzerfallseisens sich in erster Linie *in progressiven Formen der Astrocyten*, HORTEGA-*Zellen und in mesodermalen Gewebsbestandteilen* vorfinden. Die Oligodendrogliazellen bleiben dabei unbeteiligt, d. h. eine Vermehrung ihres für eine bestimmte Örtlichkeit physiologischen Eisengehaltes findet nicht statt. Daß jedoch auch hier die Entscheidung nicht immer einfach ist, zeigt das diagnostisch so bedeutsame *Eisenvorkommen in der Hirnrinde bei progressiver Paralyse*, das — soweit gliöse Elemente in Frage kommen — nur in Mikrogliazellen anzutreffen ist; es wird von SPATZ und METZ, neuerdings auch von VOLLAND, für hämatogen gehalten, obwohl es keine Eigenfarbe hat. Neben dem physiologischen Gehirneisen, dem Blutzerfallseisen, dem Paralyseeisen führt VOLLAND (1947) als 4. Form die intracerebralen *Eisenablagerungen bei Hämochromatose* an, auf die hier nicht näher eingegangen werden kann. Erwähnt sei nur, daß in jüngerer Zeit einige Fälle von Hämochromatose mit Beteiligung des Zentralnervensystems beschrieben wurden (LEWY und GOVONS 1947, NEUMANN 1948), bei denen im Hirngewebe Hämosiderin und Hämofuscin nicht nur perivasculär, sondern auch in Mikro- und Astroglia und frei im Gewebe in unregelmäßiger Verteilung gefunden wurde. Besonders schwer betroffen war in allen Fällen das Kleinhirn. Mit der Natur des hämochromatotischen Pigmentes, seiner vermutlich hämatogenen Herkunft und dem Vorliegen einer Eiweißstoffwechselstörung bei dieser Erkrankung hat sich in letzter Zeit OEBIKE (1950) auseinandergesetzt.

Hier sei noch kurz auf als *Pentdyopent* angesprochene Ablagerungen eingegangen, über die RABL (1955) berichtete. Ein Vorkommen dieses sich vom Hämoglobin oder von Bilirubin und Urobilin ableitenden Stoffes im Gewebe war bisher unbekannt, während sein Nachweis im Urin bei Ikterus und dekompensierten Herzkrankheiten nicht selten gelingt. RABL fand bei 2 Fällen in der Körnerschicht und im Nucleus dentatus des Kleinhirns bräunliche Schollen, die sich bei alternierenden mikrospektrophotometrischen Messungen mit der Technik von MEYER-ARENDT (1953) durch ein Absorptionsmaximum auszeichneten, das keinem der bisher bekannten Pigmente zukommt und an eine Zusammensetzung aus Pentdyopent denken läßt. Das gleichzeitige Vorkommen von Eisen legte die Herkunft des Stoffes aus dem Hämoglobin nahe.

Die Besprechung der Ablagerungen im Gewebe kann nicht abgeschlossen werden, ohne der BUSCAINO*schen Traubenabbauschollen* (zello di disintegrazione a grappolo) zu gedenken. Sie sind von BUSCAINO (1920) zuerst bei Dementia praecox-Kranken beschrieben worden und seither Gegenstand lebhafter Diskussion gewesen. Es handelt sich um ziemlich umfangreiche Schollen und traubenförmige homogene Gebilde, die oft in Unzahl auftreten und die weiße Substanz und die basalen Ganglien bevorzugen. Im panoptisch gefärbten Schnitt und im Markscheidenpräparat erscheinen sie optisch leer, mit basischen Anilinfarben nehmen sie bisweilen einen leicht metachromatischen Farbton an. Sie zeigen überdies eine allerdings nicht konstante Doppelbrechung; wir sind ihnen oben bei Besprechung der sog. mucoiden Degeneration der Oligodendrogliazellen bereits begegnet. Diese fremdkörperhaft im Gewebe liegenden Gebilde lösen trotz ihrer oft beträchtlichen Größe keine mit Sicherheit als reaktiv zu bezeichnenden Veränderungen des interstitiellen Gewebes aus. Innerhalb der Schollenkonglomerate ist das Gewebe auseinandergedrängt und zerrissen, wobei schmale Gewebsbrücken bestehen bleiben können. Die Zahl der Zellen und Kerne im Schollenbereich ist vermindert. Die Schollen selbst sollen beim Myelinzerfall (BUSCAINO, MARCUS 1936), bei der Degeneration von Gliazellen (GRYNFELLT) und Ependymzellen und auch bei der Nervenzelldegeneration (BOLSI) entstehen. Ihre häufigen lokalen Beziehungen zu Gefäßen sind mit dem Übertritt myelolytischer Stoffe von Amincharakter (BUSCAINO 1929) aus der Blutbahn in Zusammenhang gebracht worden. BUSCAINO hat sie besonders reichlich in den

Gehirnen von Kranken gefunden, die unter stürmischen Symptomen zum Tode kamen; er schreibt ihnen nicht mehr so bestimmte Beziehungen zur Dementia praecox zu wie Marcus, stellt aber noch in jüngster Zeit zur Diskussion, daß sie durch die Wirkung von toxischen Aminen entstehen, die im Rahmen somatischer Störungen unter anderem auch bei der Schizophrenie auftreten sollen (Buscaino 1952). Freilich halten nun erfahrene Neuropathologen (Bielschowsky und Josephy 1930) die Schollen für Fixierungsartefakte; auch Tebelis (1938), der sich mit Härtungsprodukten befaßt hat, hält sie nicht für intravital entstanden. Wenn man die Gebilde unvoreingenommen betrachtet, ist es trotz der von Marcus und Buscaino dabei beschriebenen Markscheidenveränderung in der Tat schwer, sich davon zu überzeugen, daß es sich nicht um postmortale Ausfällungen handelt. Es muß wohl zugegeben werden, daß besondere Bedingungen im Gewebe erforderlich sind, um sie zur Entstehung gelangen zu lassen, denn sie sind trotz gleicher Fixierungsbedingungen nicht in jedem Gehirn nachweisbar und in den positiven Fällen ist ihre Zahl außerordentlich verschieden. Auch treten sie sowohl bei Alkohol- als bei Formolfixierung auf. Es steht aber der Beweis dafür noch aus, daß sie in der Form, in der sie im histologischen Präparat erscheinen, ein Abbild intravitaler Verhältnisse sind. Weil (1933), der sie unter den Fixierungsartefakten anführt, weist auf die Möglichkeit ihrer Entstehung bei der Zerstörung der Lipoide durch Formalin und das gleiche färberische Verhalten von Galaktolipoidausstrichen gegenüber Mucicarmin und Toluidinblau hin. Auch Buscaino gibt ja an (1930), daß nur mit Formalin in Berührung gekommenes Material keine Gebilde zeigt, die mit den Schollen nach Alkoholfixierung identisch wären. Dafür könne man darin kleine Demyelinisierungsherde nachweisen. Das trifft aber sicherlich nicht immer zu, und wer sich mit dem Einfluß von Fixierungsmitteln auf die Markscheiden eingehender befaßt, wird in der Beurteilung gewisser örtlicher Färbungsunterschiede und Formveränderungen der Markfasern sehr vorsichtig sein. Wir pflegen die Ausfällung myeliniger Substanzen, die sich bei der nachträglichen Behandlung von Formalinblöcken mit hochprozentigem Alkohol regelmäßig einstellen, und die in Form und Topographie den Buscainoschen Schollen mindestens sehr ähnlich sind, durch tagelangen Aufenthalt der Schnitte in erwärmtem Alkohol aus den Celloidinschnitten wieder zu entfernen. Soviel mir bekannt ist, sind die Buscainoschen Schollen an unfixiertem Material bis jetzt nicht gefunden worden, was bei ihrer Größe und Häufigkeit im Falle ihrer Existenz keine Schwierigkeiten bereiten sollte.

Sicher artifiziell sind die sog. *Fettplaques* von Laignel-Lavastine und Tinel; sie wurden von den Autoren als senile Veränderung aufgefaßt. Es sind in der grauen Substanz herumliegende Haufen von doppelbrechenden Kristalldrusen, die sich mit Scharlachrot nur eben erkennbar gelbrötlich anfärben, in Fettlösungsmitteln leicht lösen, beim Erwärmen schmelzen, um beim Erkalten wieder auszukristallisieren. Tebelis spricht sie unter anderem auf Grund ihrer hellgrünen Fluorescenz als Cholesterin an. Sie sind von Tebelis in normalen und schwer pathologischen Gehirnen aller Altersstufen gefunden worden. Er stimmt mit Rizzo und Dias darin überein, daß sie eine Folge langer Formoleinwirkung auf das Gewebe sind.

Literatur.

Zusammenfassende Darstellungen.

Bielschowsky, M.: Morphologie der Ganglienzelle. In Handbuch der mikroskopischen Anatomie des Menschen von W. v. Möllendorff, Bd. IV, Nervensystem, Teil I. Berlin: Springer 1928. — Zentrale Nervenfasern. In Handbuch der mikroskopischen Anatomie des Menschen von W. v. Möllendorff, Bd. IV, Nervensystem, S. 97. Berlin: Springer 1928. — Allgemeine Histologie und Histopathologie des Nervensystems. In Handbuch der Neurologie von Bumke-Foerster, Bd. I, Anatomie, S. 35. Berlin: Springer 1935.

Cajal, Ramon y: Histologie du système nerveux de l'homme et des vertèbres, Bd. 1 u. 2. Paris: A. Maloine 1909 u. 1911. — La degeneracion y regeneracion, Bd. 2. Madrid 1914. Engl. Übersetzung von R. M. May. London 1928. — Cowdry, E. V.: The neurone. General character. Cytology and cellular pathology of the nervous system. New York-Penfield 1932.

Ernst, P.: Die Pathologie der Zelle. In Handbuch der allgemeinen Pathologie von Krehl u. Marchand, Bd. 3, Abt. 1. Leipzig: S. Hirzel 1915.

Flechsig, P.: Anatomie des menschlichen Gehirns und Rückenmarks I. Leipzig: Georg Thieme 1920. — Meine myelogenetische Hirnlehre. Berlin: Springer 1927.

Gehuchten, van: Pathologische Anatomie der Nervenzellen. In Handbuch der pathologischen Anatomie des Nervensystems, Bd. 1, herausgeg. von Flatau, Jacobsohn u. Minor. Berlin: S. Karger 1904. — Gellerstedt, N.: Zur Kenntnis der Hirnveränderungen bei der normalen Altersinvolution. Inaug.-Diss. Uppsala 1933. Läk.för. Förh., N. F. **38**, H. 5—6. — Greving, R.: Makroskopische Anatomie und Histologie des vegetativen Nervensystems.

In Handbuch der Neurologie von BUMKE-FOERSTER, Bd. I. Berlin: Springer 1935. — GRÜNTHAL, E.: Die pathologische Anatomie der senilen Demenz. In Handbuch der Geisteskrankheiten von O. BUMKE, Bd. XI. Berlin: Springer 1930.

HEIDENHAIN, M.: Plasma und Zelle. Eine allgemeine Anatomie der lebendigen Masse. Jena: Gustav Fischer 1911. — HOCHE: Die sekundären Degenerationsprozesse im Gehirn. In Handbuch der pathologischen Anatomie des Nervensystems, herausgeg. von FLATAU, JACOBSOHN u. MINOR. Berlin: S. Karger 1904. — HUECK, W.: Morphologische Pathologie. Leipzig: Georg Thieme 1937.

JAKOB, A.: Extrapyramidale Erkrankungen. Monographien Neur. **1923**, H. 37. — Normale und pathologische Anatomie und Histologie des Großhirns. In Handbuch der Psychiatrie von ASCHAFFENBURG, Bd. 1/1. Wien: Franz Deuticke 1927.

MARINESCO, G.: La cellule nerveuse. Bd. 1 u. 2, Encyclopédie scientifique publiée sous la direction du Dr. TOULOUSE. Paris: O. Doin fils 1909. — MÖNCKEBERG, J. G.: Atrophie und Aplasie. In Handbuch der allgemeinen Pathologie von KREHL u. MARCHAND, Bd. 3, Abt. 1. Leipzig: S. Hirzel 1915. — MONAKOW, C. v.: Gehirnpathologie. In NOTHNAGELS Spezielle Pathologie und Therapie, Bd. 9. Wien 1905.

NISSL, F.: Nervensystem. Enzyklopädie der mikroskopischen Technik. Wien: Urban & Schwarzenberg 1910.

OBERSTEINER: Anleitung beim Studium des Baues der nervösen Zentralorgane. Wien: Franz Deuticke 1912.

SCHAFFER, K.: Über das morphologische Wesen und die Histopathologie der hereditärsystematischen Nervenkrankheiten. Berlin: Springer 1926. — SCHAFFER, K., u. D. MISKOLCZY: Histopathologie des Neurons. Budapest u. Leipzig 1938. — SCHOB, F.: Pathologische Anatomie der Idiotie. In BUMKES Handbuch der Geisteskrankheiten, Bd. XI, S. 845. Berlin: Springer 1930. — SPATZ, H.: Anatomie des Mittelhirns. In Handbuch der Neurologie von BUMKE-FOERSTER, Bd. 1. Berlin: Springer 1935. — SPIELMEYER, W.: Histopathologie des Nervensystems. I. Allgemeiner Teil. Berlin: Springer 1922. — STÖHR jr., PH.: Die peripherische Nervenfaser. In Handbuch der mikroskopischen Anatomie des Menschen von v. MÖLLENDORFF, Bd. 4, Nervensystem, S. 143. Berlin: Springer 1928.

Einzelarbeiten.

ABERCROMBIE, M., and M. L. JOHNSON: Collagen content of rabbit sciatic nerve during Wallerian degeneration. J. Neurol., Neurosurg. a. Psychiatry **9**, 113 (1946). — ABOOD, L. G., R. W. GERARD, J. BANKS and R. D. TSCHIRGI: Substrate and enzyme distribution in cells and cell fractions of the nervous system. Amer. J. Physiol. **168**, 728 (1952). — ACHESON, G. H., E. S. LEE and R. S. MORRISON: Deficiency in phrenic respiratory discharges parallel to retrograde degeneration. J. of Neurophysiol. **5**, 268 (1942). — ADAMSTONE, F. B., and A. B. TAYLOR: A study of the GOLGI apparatus in spinal ganglion cells of the pig using fresh frozen section. J. of Morph. **90**, 217 (1952). — AGDUHR, E.: Studien über die postembryonale Entwicklung der Neuronen. J. Psychol. u. Neur. **25** (1920). — AJURIAGUERRA, J. DE, J. SIGWALD et C. PIOT: Myoclonic épilepsie familiale de type UNVERRICHT. Étude clinique, électro-encéphalographique et anatomique. Presse méd. **1954**, 1813. — ALBERT, E.: Über die Lokalisation und Spezifität der alkalischen und sauren Phosphatase im Nervengewebe. Hoppe-Seylers Z. **302**, 129 (1955). — ALBERT, S., and C. P. LEBLOND: The distribution of FEULGEN and 2,4-dinitro-phenylhydrazine reaction in normal, castrated, adrenalectomized and hormonaly treated rats. Endocrinology **39**, 386 (1946). — ALDER, N.: On the nature, origin and distribution of the corpora amylacea of the brain with observations on some new staining reactions. J. Ment. Sci. **99**, 689 (1953). — ALEXANDER, L., and LOONEY: Histologic changes in senile dementia and related conditions. Arch. of Neur. **40**, 1075 (1938). — ALEXANDER, L., and A. MYERSON: The mineral content in cerebral lesions. Arch. of Neur. **36**, 651 (1936). — ALEXANDER, L., and BARNES WOODHACE: Calcified epileptogenic lesions as caused by incomplete interference with the blood supply at the diseased areas. J. of Neuropath. **2**, 1 (1943). — ALEXANDER, ST. W.: Progressive fibrinoid degeneration of fibrillary astrocytes associated with mental retardation in a hydrocephalic infant. Brain **72**, 373 (1949). — ALLEGRANZA, A.: Biol. Lat. (Milano) **3**, 455 (1950). — ALLISON, A., and W. H. FEINDEL: Nodes in the central nervous system. Nature (Lond.) **163**, 449 (1949). — ALPERS, B. J., and W. HAYMAKER: The participation of the neuroglia in the formation of myelin in the prenatal infantile brain. Brain **57**, 195 (1934). — ALSTERBERG, G.: Ark. Zool. K. Sv. Vet. Akad. A **36** (1945). — Mikroskopie (Wien) **3**, 136 (1948). — ALTMANN, H. W.: Über Leberveränderungen bei allgemeinem Sauerstoffmangel nach Blutdruckexperimenten an Katzen. Frankf. Z. Path. **60**, 376 (1949). — Über die Abgabe von Kernstoffen in das Protoplasma der menschlichen Leberzelle. Z. Naturforsch. **4**b, 138 (1949). — Morphologische Bemerkungen zur Funktion des Ganglienzellkernes. Naturwiss. **39**, 348 (1952). — Morphologische Beiträge zur

Kenntnis des Leberstoffwechsels und seiner Störungen. Dtsch. Med. J. **1953**, 429. — Zur Morphologie der Wechselwirkung von Kern und Cytoplasma. Klin. Wschr. **1955**, 306. — ALTMANN, H. W., u. E. GRUNDMANN: Allgemeine morphologische Pathologie des Cytoplasmas. Die Pathobiosen. In Handbuch der allgemeinen Pathologie, Bd. 2, Teil 1. Berlin: Springer 1955. — Phasenkontrastmikroskopische Untersuchungen zur Vitalstruktur tierischer Zellkerne. Beitr. path. Anat. **115**, 113 (1955). — ALZHEIMER, A.: Über eine eigenartige Schraubung der Hirnrinde. Allg. Z. Psychiatr. **64**, 146 (1906). — Beiträge zur Kenntnis der pathologischen Neuroglia und ihre Beziehungen zu den Abbauvorgängen im Nervengewebe. Histol. Arb. Großhirnrinde **3**, 401 (1910). — AMBRONN, H.: Das optische Verhalten markhaltiger und markloser Nervenfasern. Ber. sächs. Ges. Wiss., Math.-phys. Kl. **42**, 419 (1890). — AMORIM, M.: Das Vorkommen krystallinischer Lipoide in den Körnchenzellen und deren histochemische Unterscheidung. Z. Neur. **151**, 171 (1934). — ANDERSON, E. D., and S. E. G. AQUIST: A double precursor study of nucleic acid turnover in normal and regenerating liver. J. of Biol. Chem. **202**, 513 (1953). — APATHY, ST.: Nach welcher Richtung hin soll die Nervenlehre reformiert werden? (Histologisches und Histogenetisches.) Biol. Zbl. **9**, 527, 600, 625 (1889/90). — APITZ, K.: Die Paraproteinosen. (Über die Störung des Eiweißstoffwechsels bei Plasmocytom.) Virchows Arch. **306**, 631 (1940). — ARCAUTE, R. DE: Sobre algunas alteraciones del cerebelo en la paralisis general. Bol. Soc. Biol. **1912**. — ARNDT, G.: Traumatische Erkrankungen des Rückenmarks. Erg. Path. **9** (1903). — ASCHOFF, L.: Zur Morphologie der lipoiden Substanzen. Beitr. path. Anat. **47**, 1 (1909). — ASHBEL, R., L. ALEXANDER and N. RASKIN: Histochemical demonstration of active carbonylgroups (proteolipids) in brains with multiple sclerosis. J. of Neuropath. **12**, 293 (1953). — ASHBEL, R., and A. M. SELIGMAN: Histochemical demonstration of latent active carbonyl groups in normal and neoplastic nervous tissue. Cancer (N. Y.) **4**, 579 (1951). — ASHBY, W.: A parallelism between the quantitative incidence of carbonic anhydrase and the functional levels of the central nervous system. J. of Biol. Chem. **152**, 235 (1944). — On the quantitative incidence of carbonic anhydrase in the central nervous system. J. of Biol. Chem. **155**, 671 (1944).

BAADER, O.: Über die Piamelanose. Z. Zellforsch. **22**, 735 (1935). — BACHMANN, R.: Das Differentialnervenzellbild. Klin. Wschr. **1948**, 127. — Zwischenhirnstudien. VIII. Zur Karyoarchitektonik des Zwischenhirns. Zbl. Neur. **107**, 17 (1949). — BAHR, G. F.: Über einige Eigenschaften rekonstituierter kollagener Fasern. Exper. Cell Res. **3**, 485 (1952). — BAILEY, P., and G. SCHALTENBRAND: Die muköse Degeneration der Oligodendroglia. Dtsch. Z. Nervenheilk. **97**, 231 (1927). — BAIRATI, A.: Osservazioni sulla birefrangenza delle fibre di neuroglia. Boll. Soc. ital. Biol. sper. **23**, 16 (1947). — Morfologia e struttura dei glociti. Biol. Lat. (Milano) **2**, 601 (1949/50). — Problemi vecchi e nuovi della glia. Sistema nerv. (Milano) **2**, 217 (1950). — Le attuali conoscenze sulla struttura submicroscopica del tessuto nervoso ottenute con il microscopio elettronico. Acta neurochir. (Wien) **2**, 413 (1952). — Ricerche comparative sui mucopolisaccaridi del sistema nervose centrali dei vertebrati. Estratto Atti Acad. Puglise Sci. **10**, 603 (1952). — BAIRATI, A., and F. E. LEHMANN: Structural and chemical properties of plasmalemma of amoeba proteus. Exper. Cell Res. **5**, 220 (1953). — BAKAY, L.: Studies on the blood-brain-barrier with radioactive phosphorus. Arch. of Neur. **66**, 419 (1951). — Studies on blood-brain-barrier with radioactive phosphorus. II. Hypophysis and hypothalamus in man. Arch. of Neur. **68**, 628 (1952). — Studies on blood-brain-barrier with radioactive phosphorus. IV. Spatial aspects of phosphate exchange between plasma and brain. Arch. of Neur. **71**, 673 (1954). — BAKAY, L., u. O. LINDBERG: Studies on the role of the cerebrospinal fluid in brain metabolism as measured with radioactive phosphate. Acta physiol. scand. (Stockh.) **17**, 179 (1949). — BAKER, J. R.: The histochemical recognition of lipine. Quart. J. Microsc. Sci. **86**, 441 (1946). — The expressions "Golgi apparatus", "Golgi body" and "Golgi-substance". Nature (Lond.) **172**, 617 (1953). — BALO, J. v.: Der Resorptionsweg der im Gehirn entstehenden Degenerationsprodukte. Virchows Arch. **315**, 60 (1948). — BALTHASAR, K.: Lebensgeschichte der vier größten Pyramidenzellarten in der V. Schicht der menschlichen Area gigantopyramidalis. J. Hirnforsch. **2**, 281 (1954). — BANG u. E. SJÖVALL: Studien über Chondriosomen unter normalen und pathologischen Bedingungen. Beitr. path. Anat. **62**, 1 (1916). — BARGMANN, W.: Histologie und mikroskopische Anatomie des Menschen, Bd. I, Zellen- und Gewebelehre. Stuttgart: Georg Thieme 1948. — Über die neurosekretorische Verknüpfung von Hypothalamus und Neurohypophyse. Z. Zellforsch. **34**, 610 (1949). — Das Zwischenhirn-Hypophysensystem. Berlin: Springer 1954. — BARGMANN, W., W. HILD, R. ORTMANN u. TH. SCHIEBLER: Morphologische und experimentelle Untersuchungen über das hypothalamisch-hypophysäre System. Acta neurovegetativa (Wien) **1**, 233 (1950). — BARNUM, C. P., and R. A. HUSEBY: The intracellular heterogeneity of pentose nucleic acid as evidenced by the incorporation of radiophosphorus. Arch. of Biochem. **29**, 7 (1950). — BARR, M. L.: A quantitative study of certain morphological changes in motor nerve cells during axon reaction. Anat. Rec. **100**, 639 (1948). — BARR, M. L., and E. C. BERTRAM: Nature (Lond.) **163**, 676 (1949). — The behavior of nuclear structure during depletion and restoration of NISSL material in motor neurons. J. of Anat. **85**, 171 (1951). — BARR, M. L., E. C. BERTRAM and H. LINDSAY: The morphology of the nerve cell nucleus according to sex. Anat. Rec. **107**, 283 (1950). — BARR, M. L. and HAMILTON: A quantitative study of certain morphological changes in spinal motor neurons during axon reaction. J. Comp. Neur. **89** 93 (1948). — BARTELMEZ, G. W., and S. H. BENSLEY: Acid phosphatases reaction in peripheral nerves. Science (Lancaster, Pa.) **106**, 639 (1947). — BAST, TH., and W. B. BLOEMENDAL: Studies in experimental exhaustion due to lack of sleep. III. Effect on the nerve cells in the medulla. Amer. J. Physiol. **82**, 140 (1927). — BAUD, CH. A.: La structure inframicroscopique des cylindraxes, étudiée par l'imprégnation argentique dichroitique. Acta anat. (Basel) **4**, 44 (1947). — Biréfringence et dichroisme des axons et des terminaisons nerveuses après imprégnation argentique. C. r. Assoc. Anat. **1948**, Nr 35, 61. — La texture protofibrillaire du neurite. Acta anat. (Basel) **10**, 461 (1950). — Elektronenmikroskopische Studie der dichroitischen Silberfärbung tierischer Gewebe. Z. wiss. Mikrosk. **60**, 369 (1951/52). — Ultrastructure de la fibre nerveuse en rapport avec sa fonction. Bull. schweiz. Akad. Med. Wiss. 8, 426 (1952). — Action des variations de p_H du fixateur sur les structures observables au microscope électronique. C. r. Assoc. Anat. (XI. Réunion, Bordeaux) 1953. — Der Doppelbrechungstest als Prüfungsmittel für die Erhaltung der Zell-Ultrastruktur im Elektronenbild. Z. wiss. Mikrosk. **62**, 106 (1954). — BAUER, K. F.: Organisation des Nervengewebes und Neurencytiumtheorie. München-Berlin: Urban & Schwarzenberg 1953. — BEAMS, H. W., and R. L. KING: Effect of ultracentrifuging of the mitochondria of the hepatic cells of the rat. Anat. Rec. **59**, 395 (1934). — The effects of ultracentrifuging the spinal ganglion cells of the rat, with special reference to NISSL bodies. J. Comp. Neur. **61**, 175 (1935). — BEAMS, H. W., V. L. VAN BREMEN, D. M. NEWFANG and T. C. EVANS: A correlated study on spinal ganglion cells and associated nerve fibers with the light and electron microscopes. J. Comp. Neur. **96**, 249 (1952). — BEAR, R. S., and F. O. SCHMITT: Optical properties of the axon sheaths of crustacean nerves. J. Cellul. a. Comp. Physiol. **9**, 275 (1937). — BEAR, R. S., F. O. SCHMITT and J. Z. YOUNG: The sheath components of the giant nerve fibres in the squid. The ultrastructure of nerve axoplasm investagitions on the protein constituents of nerve axoplasm. Proc. Roy. Soc. Lcnd., Ser. B **123**, 496, 505 (1937). — BEECKMANS, M. L., H. CADIER et G. HEVESY: Arch. internat. Pharmakodynamie **86**, 33 (1950). — BEHEIM-SCHWARZBACH, D.: Über Zelleibveränderungen im Nucleus coeruleus bei PARKINSON-Symptomen. J. Nerv. Dis. **116**, 619 (1952). — Lebensgeschichte der melaninhaltigen Nervenzellen des Nucleus coeruleus unter normalen und pathogenen Bedingungen. J. Hirnforsch. **1**, 61 (1954). — Morphologische Beobachtungen an Nervenzellkernen. J. Hirnforsch. **2**, 2 (1955). — BEJDL, W.: Zur Morphologie der Nervenfaser. Acta anat. (Basel) **15**, 281 (1952). — Zum Energiestoffwechsel der Nervenzellen. Wien. Z. Nervenheilk. **10**, 168 (1954). — BECKER, H., u. G. QUADBECK: Untersuchungen über Funktionsstörungen der Blut-Hirnschranke bei Sauerstoffmangel und Kohlenoxydvergiftung mit dem neuen Schrankenindicator Astraviolett FF. Z. Naturforsch. **7**b, 498 (1952). — Tierexperimentelle Untersuchungen über die Funktionsweise der Bluthirnschranke. Z. Naturforsch. **7**b, 493 (1952). — BĚLǍR, K.: Über die reversible Entmischung des lebenden Protoplasmas. Protoplasma (Wien) **9**, 209 (1930). — BELLONI, G. B.: Del reticulo diffuso-pericellulare dei centri nervosi nell'uomo. Riv. Neurol. Anno VI, Fasc. III (1933). — BENNET, E. L.: Incorporation of adenin into nucleotids and nucleic acids of C 57 mice. Biochem. et Biophysica Acta **11**, 487 (1953). — BENNINGHOFF, A.: Funktionelle Kernschwellung und Kernschrumpfung. Anat. Nachr. **1**, 49 (1950). — Vermehrung und Vergrößerung von Nervenzellen bei Hypertrophie des Innervationsgebietes. Z. Naturforsch. **6**b, 38 (1951). — BENSLEY, R. R., and L. GERSH: Studies on cell structure by the freezing-drying method. III. The distribution in cells of the basophil substances in particular the NISSL substance of the nerve cell. Anat. Rec. **57**, 369 (1933). — BENSLEY, R. R., and L. HOERR: Studies on cell structure by the freezing-drying method. VI. The preparation and properties of mitochondria. Anat. Rec. **60**, 449 (1934). — BERENBOM, M., H. O. YOKOYAMA and R. E. STOWELL: Chemical and enzymatic changes in liver following freezing-drying and acetone fixation. Proc. Soc. Exper. Biol. a. Med. **81**, 125 (1952). — BERGSTRAND, A., N. A. ELIASON, E. HAMMARSTEN, B. NORBERG, P. REICHARD and H. v. UBISCH: Experiments with N^{15} on purines from nuclei and cytoplasma of normal and regenerating liver. Cold Spring Harbor Symp. Quant. Biol. **13**, 22 (1948). — BERLUCCHI, C.: Contributo allo studio delle ossidasi nel sistema nervoso centrale. Arch. Ist. biochim. ital. **11**, 3 (1929). — Modificazioni del quadro istologico del corpo striato in soggetti norti di malatti varie. Riv. Pat. nerv. **38**, 152 (1931). — BERTRAM, E. C., and M. L. BARR: Cytological changes in motor nerve cells following prolonged electrical stimulation of their axons. Anat. Rec. **103**, 567 (1949). — BERTRAND, I., et HADZIGEORGIOU: Utilisation de l'infra-rouge dans l'étude microscopique du système nerveux central à l'état normal et pathologique. Ann. Méd. **24**, 119 (1928). — BESSIS, M.: L'application du microscope electronique en hématologie. Presse méd. **1949**, 954. — BEST: Glykogen im Gehirn. Verh. dtsch. path. Ges. **1907**, 264. — BETHE, A.: Der Stoffaustausch zwischen Zelle und Umgebung vom Standpunkt der Ladungshypothese und der Austauschadsorption. Naturwiss. **1951**, 177. — Beyme, F.: Über das Gehirn eines familiär Oligophrenen mit symmetrischen Kalkablagerungen, besonders in den Stammganglien. Schweiz. Arch. Neur. **56**, 161 (1946); **57**, 16 (1946). — Bielschowsky, M.: Über Regenerationserscheinungen an zentralen Nervenfasern. J. Psychol. u. Neur. **14**, 131 (1909). — Zur Kenntnis der Alzheimerschen Krankheit. J. Psychol. u. Neur. **18**, Erg.-H. 1 (1912). — Beiträge zur Histopathologie der Ganglienzellen. J. Psychol. u. Neur. **18**, 513 (1912). — Einige Bemerkungen zur normalen und pathologischen Histologie des Schweif- und Linsenkerns. J. Psychol. u. Neur. **25** (1919). — Bielschowsky, M., u. Gallus: Über tuberöse Sklerose. J. Psychol. u. Neur. **20** (1913). — Bielschowsky, M., u. R. Henneberg: Über familiäre diffuse Sklerose (Leucodystrophia cerebri progressiva hereditaria). J. Psychol. u. Neur. **36**, 131 (1928). — Bielschowsky, M., u. M. Rose: Die Bedeutung des Nachweises oxydierender und reduzierender Gewebsfermente für Lokalisationsfragen des Gehirns. J. Psychol. u. Neur. **33**, 73 (1927). — Biondi, G.: Sulla presenza di soustanze aventi le reazioni istochimiche del ferro nei centri nervosi degli ammalati di mente. Riv. ital. Neuropat. ecc. **7**, 439 (1914). — Ein Fall von nicht-encephalitischem jugendlichem Parkonsinismus mit eigenartigem anatomischem Befund (kolloide Degeneration der Ganglienzellen). Z. Neur. **140** (1932). — Die Ganglienzellveränderung bei der Pseudohypertrophie der unteren Olive. Arch. f. Psychiatr. **102**, 670 (1934). — Block, R. J.: Chemical studies on neuroproteins. (a) Indication for sex differences in amino acid composition of primate brain proteins. — (b) On nature of proteins of ectoderm: Eukeratins and pseudokeratins. J. of Biol. Chem. **121**, 411 (1937). — Bochnik, H. J.: Morphologische Studien über Pseudokalk (Neurogel). Ein Beitrag zur Frage intravitaler Eiweißausfällungen im Zentralnervensystem. Arch. f. Psychiatr. **184**, 201 (1950). — Nekrosekalk und kalzifizierende Organisation im Gehirn. Dtsch. Z. Nervenheilk. **169**, 358 (1953). — Bodechtel, G., u. O. Gagel: Die Histopathologie der „vegetativen" Kerne des menschlichen Zwischenhirns am Beispiel der tuberkulösen Meningitis und Polioencephalitis. Z. Neur. **132** (1931). — Bodian, D.: Nucleic acid in nerve cell regeneration. Symposia Soc. of Exper. Biol. **1947**, Nr 1, 163. — A note on notes of Ranvier in the central nervous system. J. Comp. Neur. **94**, 475 (1951). — Bodian, D., and J. Gersh: Nucleic acid. Symposia Soc. of Exper. Biol. **1947**, Nr 1. — Bodian, D., and R. C. Mellors: Phosphatase activity in chromolytic nerve cells. Proc. Soc. Exper. Biol. a. Med. **55**, 243 (1943). — The regenerative cycle of motoneurons with special reference to phosphatase activity. J. of Exper. Med. **81**, 469 (1945). — Boell, E. J., and D. Nachmansohn: Localization of cholin esterase in nerve fibers. Science (Lancaster, Pa.) **92**, 513 (1940). — Bogaert, L. van: Un leuco-encephalite sclerosante subaigue. J. Neurol., Neurosurg. a. Psychiatry **8**, 101 (1945). — Bogaert, L. van, and A. Dewulf: Diffuse progressive leucodystrophy in the adult with production of metachromatic degeneration products. Arch. of Neur. **42**, 1083 (1939). — Bogaert, L. van, u. W. Scholz: Klinischer, genealogischer und pathologisch-anatomischer Beitrag zur Kenntnis der familiären diffusen Sklerose. Z. Neur. **141**, 510 (1932). — Bogen, H. J.: Anfärbung, Schädigung und Abtötung von Hefezellen durch Acridinorange. Planta (Berl.) **41**, 323 (1953). — Bogen, H. J., u. M. Keser: Eiweißabbau durch Acridinorange bei Hefezellen. Physiol. Plantarum (Copenh.) **7**, 446 (1954). — Bok, S. T.: Messungen an den Ganglienzellen der Großhirnrinde. Z. mikrosk.-anat. Forsch. **36** (1934). — Verh. Kon. Ned. Akad. v. Wetensch., Afd. Nat. **35**, 1 (1936). Zit. nach Pope 1955. — Bolsi: Zit. bei Buscaino 1930. — Borell, U., u. A. Örström: Metabolism in different parts of the brain especially in the epiphysis measured with radioactive phosphorus. Acta physiol. scand. (Stockh.) **10**, 231 (1945). — Borsook, H., G. L. Deasy, A. J. Haagen-Smith, G. Keighley and P. H. Lowy: The incorporation of labelled lysine into the proteins of guinea pig liver homogenates. J. of Biol. Chem. **179**, 689 (1949). — Borst: Neue Experimente zur Frage der Regenerationsfähigkeit des Gehirns. Beitr. path. Anat. **36** (1904). — Bouin, M., et P. Bouin: Sur la présence de formations ergastoplasmiques dans l'ovocyte d'asterina gibbosa (Forb.) Bibl. Anat. **6**, 53 (1898). — Bourne, G. H.: The distribution of alkaline phosphatase in various tissues. Quart. J. Exper. Physiol. **32**, 1 (1943). — A histochemical study of the specificity of phosphatases. Biochemic. J. **56**, 21 (1954). — Boycott, A. E.: On the number of nodes of Ranvier in different stages of the growth of nerve fibers in the frog. J. of Physiol. **30**, 370 (1904). — Bozler, E.: Untersuchungen über das Nervensystem der Coelenteraten. II. Teil: Über die Struktur der Ganglienzellen und die Funktion der Neurofibrillen nach Lebenduntersuchungen. Z. vergl. Physiol. **6**, (1927). — Brachet, J.: La localisation des acides pentosenucléiques dans les tissus animaux et les œufs d'amphibiens en voie de développement. Archives de Biol. **53**, 204 (1942). — Brachet, J., and R. Jeener: The localization and the role of ribonucleic acid in the cell. Ann. New York Acad. Sci. **50**, Art. 8 (1950). — Nuclear control of enzymatic activities. In: Recent developments in cell physiology. London: J. A. Kitching 1954. — Bräm, A.: Zum Verhalten der Mitochondrien bei der Einwirkung verschiedener Pharmaka. Acta anat. (Basel) **13**, 385 (1951). — Brain, W. R., and J. G. Greenfield: Late infantile metachromatic leucoencephalopathy with primary degeneration of the interfascicular oligodendroglia. Brain **73**, 291 (1950). — BRAND, E.: Zur Morphogenese pathologischer Gliafaserstrukturen mit besonderer Berücksichtigung gewebsmechanischer Momente. Z. Neur. **173**, 178 (1941). — BRANTE, G.: Studies on lipids in the nervous system with special reference to quantitative chemical determination and topical distribution. Acta physiol. scand. (Stockh.) **18**, 1 (1949). — On the role of some polysaccharidic substances in the development of nervous tissue. In: Biochemistry of the developing nervous system. Proc. 1st Int. Neurochem. Sympos. Oxford 1954, S. 153. New York: Acad. Press 1955. — BRANTE, G., and L. SVENNERHOLM: Zit. nach BRANTE 1949. — BRATTGÅRD, S. O., u. H. HYDEN: Mass, lipids, pentose nucleoproteins and proteins determined in nerve cells by x-ray microradiography. Acta radiol. (Stockh.) Suppl. **94**, 1 (1952). — BRATTGÅRD, S. O., and Z. LINDQUIST: Demonstration of 82 BR in nerve cells. J. of Neur. **17**, 11 (1954). — BRATTGÅRD, S. O., u. T. LINDQVIST: Differences in effectivity of the bloodbrain barrier in different parts of central nervous system. Acta psychiatr. (Copenh.) **30**, 423 (1955). — BRAUNMÜHL, A. v.: Kolloidchemische Betrachtungsweise seniler und praeseniler Gewebsveränderungen. Das hysteretische Syndrom als cerebrale Reaktionsform. Z. Neur. **142**, 1 (1932). — Synäresis und Entzündung. Z. Neur. **148**, 1 (1933). — BRAUNSTEINER, H., K. FELLINGER u. F. PAKESCH: Elektronenmikroskopische Untersuchungen über Zellstruktur und Zellfunktion. Klin. Wschr. **1955**, 4. — BRODAL, A.: Experimentelle Untersuchungen über retrograde Zellveränderungen in der unteren Olive nach Läsionen des Kleinhirns. Z. Neur. **166**, 646 (1939). — BRODAL, A., and R. HARRISON: Observations on the chemical composition of myelin and the smallest size of myelinated nerve fibers in the central nervous system. Quart. J. Microsc. Sci. **89**, 89 (1948). — BRODMANN, K.: Die Anwendung des Polarisationsmikroskops auf die Untersuchung degenerierter markhaltiger Nervenfasern. Zbl. Nervenheilk. **24**, 193 (1901). — BRODY, T. M., and J. A. BAIN: A mitochondrial preparation from mammalian brain. J. of Biol. Chem. **195**, 685 (1952). — BRODY, T. M., R. J. H. WANG and J. A. BAIN: Intracellular distribution of diphosphopyridine nucleotide-cytochrome c reductase and cytochrome c oxydase in mammalian brain. J. of Biol. Chem. **198**, 821 (1952). — BROOK, N., H. DRUCKREY u. H. HERKEN: Die Bedeutung des Kaliums für lebendes Gewebe. Biochem. Z. **302**, 393 (1939). — BURGEN, A. S. V., and L. M. CHIPMAN: The location of cholinesterase in the central nervous system. Quart. J. Exper. Physiol. **37**, 61 (1952). — BUSCAINO, V.: Le cause anatomopatologiche delle manifestazioni schizofreniche nella demenza precoce. Riv. Pat. nerv. **25**, 197 (1920). — Le zolle di disintegrazione a grappolo nell'encefalo di conigli. Riv. Pat. nerv. **36**, 382 (1929). — Die Traubenabbauschollen im Gehirn eines Dementia-praecox-Kranken mit tödlicher enterogener Toxikose. Arch. f. Psychiatr. **90**, 15 (1930). — Extraneural pathology of schizophrenia. Proc. 1st Intern. Congress Neuropath., Rome 1952. — BUTTLAR-BRENTANO, K. v.: Zur Lebensgeschichte des Nucleus basalis, tuberomammilaris, supraopticus und paraventricularis unter normalen und pathologischen Bedingungen. J. Hirnforsch. **1**, 337 (1954).

CAIN, A. J.: The histochemistry of lipids in animals. Biol. Rev. Cambridge Philos. Soc. **25**, 73 (1950). — CAJAL, RAMON Y: Variaciones morfologicas normales y patologicas del reticulo neurofibrilar. Trab. Labor. Invest. biol. Univ. Madrid **3** (1904). — Contribucion al conocimiento de la neuroglia del cerebro humano. Trab. Labor. Invest. biol. Univ. Madrid **2**, 255 (1913). — Sur quelques lésions du cervelet dans un cas de démence précoce. Trab. Labor. Invest. biol. Univ. Madrid **24**, 181 (1926). — CALI', A.: Particolari aspetti morfologici e topografici dell'attività fosfatasica acida a p_H 5, rilevabili con l'incubazione nel substrato a tempi gradualmente crescenti. Riv. Anat. Pat. Oncol. **6**, 5 (1953). — CAMERER: Untersuchungen über die postmortalen Veränderungen am ZNS, insbesondere an den GZ. Z. Neur. **176** (1943). — CAMMERMEYER, J.: The histochemistry of the mammalian area postrema. J. Comp. Neur. **90**, 121 (1949). — CAMPBELL, C. A.: Variation in vascularity and oxydase content in different regions of brain of the cat. Arch. of Neur. **41**, 223 (1939). — CANTI, R. G., J. O. W. BLAND and D. S. RUSSELL: Tissue culture of gliomata. Cinematographic demonstration. Proc. Acad. Res. Nerv. Ment. Dis. **16**, 1 (1935). — CARADANTA: Arch. Sci. Biol. Napoli **28**, 13 (1942). — CARDONA, F.: Istopatologia della malattia di Schilder familiare. Riv. Pat. nerv. **54**, 1 (1939). — CARLSON, A. J.: Changes in the NISSL's substance of the ganglion and bipolar cells of the retina of the BRANDT cormorant, phalaerocorax penicillatus, during prolonged normal stimulation. Amer. J. Anat. **2**, 341 (1903). — CASAMAJOR, L.: Über das Glykogen im Gehirn. Histol. Arb. Großhirnrinde **6**, 33 (1918). — CASPERSSON, T. O.: Über den chemischen Aufbau der Strukturen des Zellkernes. Skand. Arch. Physiol. (Berl. u. Lpz.) **73**, Suppl. 1, 1 (1936). — Studies on nucleic acid metabolism during cell cycle. Arch. Zellforsch. **22**, 655 (1939). — Die Eiweißverteilung in den Strukturen des Zellkernes. Chromosoma **5**, 562 (1940). — Methods for the determination of the adsorption spectra of cell structures. J. Roy. Microsc. Soc. **60**, 8 (1940). — Studien über den Eiweißumsatz der Zelle. Naturwiss. **29**, 33 (1941). — Cell growth and cell function. A cytochemical study. New York: W. W. Norton & Co. 1950. — CASPERSSON, T. O., H. LANDSTROEM u. G. WOHLFART: Über den Nucleidumsatz in der Nervenzelle. Z. mikrosk. Anat. **49**, 534 (1941). — CASTALDI, A.: Osservazioni su una possibile origine ipotalamica dell'ormone antidiuretico. Biol. Lat. (Milano) **6**, 310 (1953). — Castro, F. de: Anatomical aspects of the ganglionic synaptic transmission in mammalian. Arch. intern. Physiol. **59**, 479 (1951). — Catalo u. Achucarro: Über die Entstehung der Amyloidkörperchen im Zentralnervensystem. Virchows Arch. **184**, 454 (1906). — Causey, G.: The effect of pressure on nervefibre size. J. of Anat. **83**, 32 (1949). — Causey, G. and E. Palmer: Early changes in the shape and size of nerve fibres after crushing. J. of Anat. **84**, 406 (1950). — Chalkley, H. W.: Method for the quantitative morphologic analysis of tissues. J. Nat. Canc. Inst. **4**, 47 (1943). — Changus, G. W., J. L. Chaikoff and S. J. Ruben: Radioactive phosphorus as an indicator of phospholipid metabolism. 4. The phospholipid metabolism of the brain. J. of Biol. Chem. **126**, 493 (1938). — Chèvremont, M., et J. Frederic: Contribution à l'étude des chondriosomes vivants. In: Fine structure of cells. Symposium held at the 8th Congr. of cell biology, Leiden 1954. — Choja, N.: A morphological study of mitoch ondria in various ganglion cells. I. The study of fixing and staining. Mitt. med. Akad. Kioto **1936**, 17, 18. — Ciarla, E.: Sono i corpi di F. H. Lewy caratteristici della paralisi agitante? Riv. sper. Freniatr. **12**, 433 (1915). — Clara, M.: Untersuchungen über die tropfigen Einschlüsse in menschlichen Nervenzellen. Psychiatr., Neurol. u. med. Psychol. **5**, 108 (1953). — Clara, Max: Beiträge zur Histopochemie des Vitamin C im Nervensystem des Menschen. Z. mikrosk.-anat. Forsch. **52**, 359 (1942). — Claude, A.: Particulate components of cytoplasm. Cold Spring Harbor Symp. Quant. Biol. **9**, 263 (1941). — Fine structure of cytoplasm. In: Fine structure of cells. Symposium held at the 8th Congr. of cell biology, Leiden 1954. — Claude, A., et Loyez: Etudes des pigments sanguins etc. Arch. Méd. Exper. **24** (1912). — Cohn, W. E., and D. M. Greenberg: Studies in mineral metabolism with the aid of artificial radioactive isotopes. L. Absorption, distribution and excretion of phosphorus. J. of Biol. Chem. **123**, 185 (1938). — Collin, R., et M. Chavarot: Application à la fibre nerveuse à myéline de la méthode de Windaus, pour la détection histochimique du cholestérol libre. C. r. Soc. Biol. Paris **115**, 561 (1934). — Cook, W. H., J. H. Walker and L. M. Barr: A cytological study of transneuronal atrophy in the cat and rabbit. J. Comp. Neur. **94**, 267 (1951). — Costero, J.: Studien an Mikrogliazellen (sog. Hortega-Zellen) in Gewebskultur vom Gehirn. Arb. Staatsinst. exper. Ther. Frankf. **23**, 27 (1931). — Estudie del compotamento de la microglia cultivado in vetro. Datos concernientes a su histogenesis. Mem. Roy. Soc. Hist. nat. **14**, 125 (1930). — Covell, W.P., and G. H. Scott: An experimental study of the relation between granules stainable with neutral red and the Golgi apparatus in nerve cells. Anat. Rec. **38**, 377 (1928). — Cowdry, E. V., et G. H. Scott: Etudes cytologiques sur le paludisme. III. Mitochondries, granules colorables au rouge neutre et appareil de Golgi. Arch. Inst. Pasteur Tunis **17**, 233 (1928). — Cremer, H. D., u. J. Fürth: Untersuchung der Organe. In Hoppe-Seyler-Thierfelder, Bd. V, S. 447. 1953. — Creutzfeldt, H.-G.: Über eine eigenartige herdförmige Erkrankung des Zentralnervensystems. Histol. Arb. Großhirnrinde Erg.-Bd. **1921**. — Creutzfeldt, H.-G. u. Metz: Über Gestalt und Tätigkeit der Hortega-Zellen bei pathologischen Vorgängen. Z. Neur. **106**, 18 (1926). — Cristini, R.: Sulla guaina myelinica e su presunte strutture della fibra nervosa midollata, da riferirsi a condizioni chimico-fisiche del neuroplasma. Riv. Neur. **1**, 307 (1928). — La fibra nervosa all'ultra microscopia, ai raggi ultravioletti ed alla luce polarizzata. Riv. Neur. **1**, 489 (1928). — Critchley: Neurology of old age. Lancet **1931**. — Crosbie, G. W., R. M. S. Smellie and I. N. Davidson: Phosphorus compounds in the cell V. Biochemic. J. **54**, 287 (1953). — Crouch, Y. F., and M. L. Barr: Behaviour of the sex chromatin during axonreaction. J. of Neuropath. a. Exper. Neur. **13**, 353 (1954). — Cumings, J. N.: The copper and iron content of brain and liver in the normal and in hepatolenticular degeneration. Brain **71**, 410 (1948). — The chemistry of Wilson's disease. II. Intern. Cong. Neuropath., London 1955. Excerpta med., Sect. VIII 8, 772 (1955).

Danielli, J. F.: The cell surface and cell physiology, Chapt. IV, p. 150. Cytology, cell physiology, bourne. Oxford: Clarendon Press 1951. — Davidson, J. N., W. M. Mc Indoe and R. M. S. Smellie: The uptake of ^{32}P by ribonucleotides in liver cell fractions. Biochemic. J. **49**, 36 (1951). — Davies, H. G., A. Engström and B. Lindström: A comparison between the X-ray absorption and optical interference methods for the mass determination of biological structures. Nature (Lond.) **172**, 1041 (1953). — Dawson, J. R.: Cellular inclusion in cerebral lesions of epidemic encephalitis. Arch. of Neur. **31**, 685 (1934). — Dawson, J. R., and D. Richter: The phosphorus metabolism of the brain. Proc. Roy. Soc. Lond., Ser. B **137**, 252 (1952). — Dawson, J. R., and G. M. Wyburn: Nissl's substance, cytoplasmic filaments and nuclear membrane of spinal ganglion cells. II. Intern. Cong. Neuropath. London 1955. Excerpta med., Sect. VIII 8, 869 (1955.) — Denny-Brown, D.: Abnormal copper metabolism and hepatolenticular degeneration. In: Metabolic and toxic diseases of the nervous system. Research public. Assoc. f. Research in nerv. and ment. diseases, Bd. 32, S. 190. Baltimore: Williams & Wilkins Company 1953. — Dewulf, H.: La microglie normal chez le singe (macacus rhesus). J. belge Neur. **37**, 341 (1937). — Dias, A.: Untersuchungen über die senilen Plaques. Z. Neur. **128**, 23 (1930). — Dieckmann, G.: Beiträge zum histologischen Nachweis von Glykogen in Ganglienzellen. Diss. Freiburg 1954. — DIEZEL, P. B.: Histochemischer Nachweis des Gangliosids in Ganglien- und Gliazellen bei der amaurotischen Idiotie und Isolierung der lipoidspeichernden Zellen nach der Methode von M. BEHRENS. Dtsch. Z. Nervenheilk. **171**, 344 (1954). — Bestimmung der Neuraminsäure im histologischen Schnittpräparat. Naturwiss. **1955**, 487. — Iron in the brain: A chemical and histochemical examination. In: Biochemistry of the developing nervous system. Proc. 1st Int. Neurochem, Sympos. Oxford 1954, S. 145. New York: Acad. Press 1955. — Histochemische Untersuchungen an den Corpora amylacea des Zentralnervensystems. Zugleich ein Beitrag zur formalen Genese. Verh. dtsch. Ges. Path. (39. Tagg) **1956**, 199. — DIEZEL, P. B., u. M. TAUBERT: Untersuchungen am Gehirneisen. Verh. dtsch. Ges. Path. (38. Tagg) **1954**. — DIVRY, P.: Sécrétion ou dégénérence colloide au niveau de l'hypothalamus. J. belge Neur. **34**, 649 (1934). — De la nature de l'altération fibrillaire d'ALZHEIMER. J. belge Neur. **34**, 197 (1934). — Confrontation morphologique et histo-chimique de l'amyloide et des productions analogues du cerveau sénile. J. belge Neur. **36**, 24 (1936). — Le problème des plaques séniles. J. belge Neur. **39**, 444 (1939). — La pathochimie général et cellulaire des processus séniles et préséniles. Proc. I. Intern. Congr. Neuropath., Rom 1952, Bd. II, S. 313. — DIXON, K. C.: Cytochemistry of a cerebral scar. J. of Path. **58**, 85 (1954). — Neuronal protein. II. Intern. Congr. Neuropath. Excerpta med., Sect. VIII **8**, 772 (1955). — DIXON, K. C., and B. M. HERBERTSON: A cytoplasmic constituent of brain. J. of Physiol. **111**, 244 (1950). — DOERR, W., u. V. BECKER: Das morphologische Äquivalentbild der Niere nach experimenteller Vergiftung mit Cyankalium und Malonsäure. Verh. dtsch. Ges. Path. **35**, 222 (1951). — DOINIKOW, B.: Über De- und Regenerationserscheinungen an Achsenzylindern bei der multiplen Sklerose. Z. Neur. **27**, 151 (1915). — DOLLEY, D. H.: The neurocytological reaction in muscular exertion. I. Preliminary communication. The sequence of the immediate changes in PURKINJE cells. Amer. J. Physiol. **25**, 151 (1909). — The identity in dog and man of the sequence of changes produced by functional activity in the PURKINJE cells of the cerebellum. Med. Res. **25**, 285 (1911). — The morphology of functional activity in the ganglion cells of crayfish cambarus virilis. The numerical statement of the nucleus-plasma norm and of its upset in prolonged activity. Arch. Zellforsch. **9**, 485 (1913). — The morphology of functional depression in nerve cells and its significance for the normal and abnormal physiology of the cell. J. Med. Res. **29**, 65 (1914). — DONAGGIO: Effetti dell'azione combinata del digiuno e del freddo sui centri nervosi di mammiferi adulti. Modena 1906. — DONALDSON, H. H.: A preliminary determination of the part played by the myelin in reducing the water content of the mammalian nervous system (albino rat). J. Comp. Neur. **26**, 443 (1916). — DRAGANESCO, S., et D. CASANGIU: Etude sur la biréfringence dans les phénomènes de dégénérence des nerfs périphériques au cours de lésions expérimentales et de pathologie humaine. Arch. roum. Path. expér. **11**, 103 (1938). — DUNCAN, D., and L. ANTES: Some electron microscope observations on the structure of myelin sheath and axis cylinder in thin sections. Texas Rep. Biol. a. Med. **8**, 329 (1950). — DURME, VAN: Étude des différents états fonctionnels de la cellule nerveuse corticale au moyen de la méthode de NISSL. Névraxe **2**, H. II (1901).

EBNER, V. v.: Untersuchungen über die Ursache der Anisotropie organischer Substanzen. Leipzig 1882. — ECONOMO, G. v.: Ein Koeffizient für die Organisationshöhe der Großhirnrinde. Klin. Wschr. **1926**, 593. — EDGAR, G. W. F.: Myelination studied by quantitative determination of myelin lipids with reference to the problem of demyelination. Utrecht: L. E. Bosch 1955. — EGER, W.: Betrachtungen zur Frage der nervösen Entzündung und Degeneration am Beispiel der Leber. Ärztl. Forsch. **4**, 349 (1950). — EGER, W., u. H. OTTENSMEIER: Die Glykogendarstellung und Gykogenablagerung in der Leber, untersucht mit dem nativen Gefrierschnittverfahren. Virchows Arch. **322**, 175 (1952). — EHRENBERG, F.: Resultate bei Anwendung des chromatisch polarisierten Lichtes für mikroskopische Verhältnisse. Ber. Verh. Preuß. Akad. 1849. — EHRLICH, P.: Über das Vorkommen von Glykogen im diabetischen und im normalen Organismus. Z. klin. Med. **6**, 33 (1883). — Das Sauerstoffbedürfnis des Organismus. Berlin: August Hirschwald 1885. — EHRLICH, P., u. BRIEGER: Über die Ausschaltung des Lendenmarkgrau. Z. klin. Med. (Suppl.) **7**, 155 (1884). — EICHNER, D.: Über funktionelle Kernschwellung in den Nuclei supraoptici und paraventriculares des Hundes bei experimentellen Durstzuständen. Z. Zellforsch. **37**, 406 (1952). — Zur Morphologie des neurosekretorischen hypothalamisch-hypophysären Systems beim Goldhamster (Cricetus auratus) unter normalen und experimentellen Bedingungen. Z. Zellforsch. **40**, 151 (1954). — EINARSON, L.: A method for progressive selective staining of NISSL and nucleolar substance in nerve cells. Amer. J. Path. **8**, 295 (1932). — On the theory of gallocyanin-chromalaun staining and its application for quantitative estimation of basophilia. A selective staining of exquisite progressivity. Acta path. scand. (Copenh.) **28**, 82 (1951). — EINARSON, L., and E. KROGH: Variations in the basophilia of nerve cells associated with increased cell activity and functional stress. J. of Neur. **18**, 1 (1955). — EINARSON, L., u. K. A. LORENTZEN: Om Nervecellernes indre struktur og deres tilstandsaendringer under irritation, inaktivitet og degeneration. Acta Jutland. Aarsskr. Aarhus Univ. **18**, 4 (1946). — EINARSON, L., u. A. V. NEEL: Beitrag zur Kenntnis sklerosierender Entmarkungsprozesse im Gehirn mit besonderer Berücksichtigung der diffusen Sklerose. Acta Jutland. Aarhus Univ. **10**, 2 (1938). — Contribution to the study of diffuse brain sclerosis with a comprehensive review of the problem in general and a report of two cases. Acta Jutland. Aarhus Univ. **14**, 2 (1942). — EISATH: Über normale und pathologische Histologie der menschlichen Neuroglia. Mschr. Psychiatr. **20**, 1, 139 (1906). — Weitere Beobachtungen über das menschliche Nervenstützgewebe. Arch. f. Psychiatr. **48**, 896 (1911). — ELKES, J. J., and J. B. FINEAN: Further observations on the structure of frog nerve lipoprotein. J. of Physiol. **108**, 9 (1948). — The effect of drying upon the structure of myelin in the sciatic nerve of the frog. Disc. Faraday Soc. **16**, 134 (1949). — X-ray diffraction studies on the effect of temperature on the structure of myelin in the sciatic nerve of the frog. Exper. Cell Res. **4**, 69 (1953). — Effects of the solvents on the structure of myelin in the sciatic nerve of the frog. Exper. Cell Res. **4**, 82 (1953). — ELLIOTT, K. A. C., and B. LIBET: Oxidation of phospholipid catalysed by iron compounds with ascorbic acid. J. of Biol. Chem. **152**, 617 (1944). — ELSON, D., and E. CHARGAFF: Nucleotide composition of pentose nucleic acids from different fractions of the hepatic cell. Federat. Proc. **10**, 180 (1951). — ENGSTRÖM, A.: Korrelation zwischen Aschengehalt und Ultraviolettabsorption bei verschiedenen Zellbestandteilen. Chromosoma **2**, 459 (1943). — Quantitative micro- and histochemical elementary analysis by Roentgen absorption spectrography. Acta radiol. (Stockh.) Suppl. **63** (1946). — A new differential x-ray absorption method for elementary chemical analysis. Rev. Sci. Instrum. **18**, 681 (1947). — Note on the cytochemical analysis of elements by Roentgen rays. Acta radiol. (Stockh.) **36**, 393 (1951). — X-ray methods in histochemistry. J. Embryol. a. Exper. Morph. **1**, 307 (1952). — ENGSTRÖM, A., S. BELLMAN and B. ENGFELDT: Microradiography. A review. Brit. J. Radiol. **28**, 517 (1955). — ENGSTRÖM, A., u. H. LÜTHY: Die Massenverteilung in der markhaltigen Nervenfaser, bestimmt durch Röntgenabsorptionsmessung. Experientia (Basel) **5**, 244 (1949). — The distribution of mass and lipids in the single nerve fiber. Exper. Cell Res. **1**. 81 (1950). — EPPINGER, H.: Über Permeabilitätsänderungen im Kapillarbereich. Verh. dtsch. Ges. Kreislaufforsch. **11**, 166 (1938). — ERÄNKÖ, OLAVI: Histochemical evidence of intense phosphatase activity in the hypothalamic magnocellular nuclei of the rat. Acta physiol. scand. (Stockh.) **24**, 1 (1951). — ERBSLÖH, F., u. H. G. BONGARTZ: Über wenig bekannte Gefahren der AT 10-Behandlung bei der parathyreopriven Tetanie. Dtsch. med. Wschr. **1952**, 553. — ERNST, PAUL: Tod und Nekrose. In Handbuch der allgemeinen Pathologie, Bd. 3, Abt. II. Leipzig: S. Hirzel 1921. — ESTABLES: Contribution al estudio de la histopatologia de la enfermedad de FRIEDREICH etc. An. Inst. Neur. Montevideo **1928**. — ETTISCH, G., u. J. JOCHIMS: Dunkelfelduntersuchungen an überlebenden Nerven. I. Die Wirkung von Elektrolyten. II. Die Wirkung von Nichtelektrolyten. Pflügers Arch. **215**, 519, 675 (1927). — EWALD u. KÜHNE: Die Verdauung als histologische Methode. Verh. naturhist. Ver. Heidelbg, N. F. **1** (1874).

FAHR, E.: Förderung pathologisch-anatomischer Probleme durch die Fluoreszenzmikroskopie. Virchows Arch. **310**, 123 (1943). — FALK, F.: Biochem. Z. **13**, 153 (1908). — FANO, DA: Über die feineren Strukturveränderungen der motorischen Kernzellen infolge verschiedenartiger Verletzungen der zugehörigen Nerven. Beitr. path. Anat. **44** (1908). — FAURE-FREMIET, E., M. BESSIS et J. THAUREAUX: Ultrastructure du hyaloplasme cellulaire. Microscopie **1**, 41 (1948). — FEIGIN, J., and A. WOLF: The phosphatases of the nervous system. J. of Neuropath. **14**, 11 (1955). — FEINDEL, W. H., and A. C. ALLISON: Intravenous methylene blue for studying fiber degeneration in the central nervous system. Science (Lancaster, Pa.) **107**, 429 (1948). — FEINDEL, W. H., A. C. ALLISON and G. WEDDEL: Intravenous methylene blue for experimental studies on the central nervous system. J. of Neur. **11**, 227 (1948). — FELDBERG, W.: Present views on the mode of action of acetylcholin in the central nervous system. Physiologic. Rev. **25**, 596 (1945). — The role of acetylcholin in the central nervous system. Brit. Med. Bull. **6**, 312 (1950). — FENYES: ALZHEIMERsche Fibrillenveränderung im Hirnstamm einer 28jährigen Postencephalitikerin. Arch. f. Psychiatr. **96**, 700 (1932). — FERNANDEZ-MORÁN, H.: Elektronenmikroskopische Untersuchung der Markscheide und des Achsenzylinders im internodialen Abschnitt der Nervenfaser. Experientia (Basel) **6**, 339 (1950). — Sheath and axon structures in the internode portion of vertebrate myelinated nerve fibers. An electron microscope study of rat and frog sciatic nerves. Exper. Cell Res. **1**, 309 (1950). — The submicroscopic organization of vertebrate nerve fibers. An electron microscope study of myelinated and unmyelinated nerve fibers. Exper. Cell Res. **3**, 5 (1952). — Estudios sobre la organizacion submicroscópia del tálamo. Congr. Latinoamer. Neurocir. **6**, 599 (1955). — FERRARO, A., and L. A. DAMON: The histogenesis of amyloid bodies in the central nervous system. Arch. of Path. **12**, 229 (1931). — FERRARO, A., and L. DAVIDOFF: The reaction of oligodendroglia to injury of the brain. Arch. of Path. **6**, 1030 (1928). — FERRARO, A., and L. ROIZIN: Cerebral histologic changes in acute experimental inanition in cats. J. of Neuropath. **1**, 81 (1942). — FEULGEN, R., u. TH. BERSIN: Zur Kenntnis des Plasmalogens;

eine neuartige Gruppe von Phosphatiden (Acetalphosphatide). Z. physiol Chem. **260**, 217 (1939). — FEULGEN, R., u. K. VOIT: Über einen weit verbreiteten Aldehyd. Seine Entstehung aus einer Vorstufe, sein mikrochemischer und mikroskopischer Nachweis und die Wege zu seiner präparativen Darstellung. Pflügers Arch. **206**, 389 (1924). — FEYRTER, F.: Über ein sehr einfaches Verfahren der Markscheidenfärbung, zugleich eine neue Art der Färberei. Virchows Arch. **296**, 645 (1936). — Über chromatotrope Lipoide und Lipoproteide. Z. mikrosk. anat. Forsch. **51**, 610 (1942). — FEYRTER, F., u. A. PISCHINGER: Über die Beziehungen zwischen den sogenannten chromotropen Lipoiden bzw. Lipoproteiden und den sogenannten Acetalphosphatiden in menschlichen Geweben. Wien. klin. Wschr. **1942**, 463. — FICKLER, A.: Studien zur Pathologie und pathologischen Anatomie der Rückenmarkskompression bei Wirbelcaries. Dtsch. Z. Nervenheilk. **16** (1900). — FICQ, A.: Incorporation in vitro de glycocolle —1 C_{14} dans les oocytes d'arteries. Experientia (Basel) **9**, 377 (1953). — FINEAN, J. B.: Further observations on the structure of myelin. Exper. Cell Res. **5**, 202 (1953). — Phospholipid-cholesterol complex in the structure of myelin. Experientia (Basel) **9**, 17 (1953). — The effects of osmium tetroxide fixation on the structure of myelin in sciatic nerve. Exper. Cell Res. **6**, 283 (1954). — FINEAN, J. B., F. S. SJÖSTRAND and E. STEINMANN: Submicroscopic organisation of some layered lipoprotein structures (nerve myelin, retinal rods, and chloroplasts). Exper. Cell Res. **5**, 557 (1953). — FINEAN, J. B., and J. ELKES: Recent observations on the submicroscopic structure of myelin. 2nd Internat. Cong. Neuropath., London 1955. Excerpta med., Sect. VIII 8, 892 (1955). — FISCHER, O.: Die presbyophrene Demenz, deren anatomische Grundlage und klinische Abgrenzung. Z. Neur. **3**, 371 (1910). — FLECHSIG, P.: Die Leitungsbahnen in Gehirn und Rückenmark des Menschen auf Grund entwicklungsgeschichtlicher Untersuchungen. 1876. — FLEISCHHACKER, H. H.: Studies on brain phosphatase. J. Ment. Sci. **84**, 947 (1938). — FLEMMING, W.: Über die Unsichtbarkeit lebendiger Kernstrukturen. Anat. Anz. **7**, 758 (1892). — FOERSTER, O., O. GAGEL u. D. SHEENAN: Veränderungen an den Endösen im Rückenmark des Affen nach Hinterwurzeldurchschneidung. Z. Anat. **101**, H. 5/6 (1933). — FOLCH, J., and M. LEES: Brain proteolipids. A new group of protein-lipid substances, soluble in organic solvents and insoluble in water. Federat. Proc. Soc. **2**, 171 (1951). — FONNESU, A., and C. SEVERI: Phosphorylation mechanism in cloudy swelling. Experientia (Basel) **10**, 28 (1954). — FRÄNKEL, O.: Demonstration von Röntgenbildern über Verkalkung. Verh. dtsch. path. Ges. **13**, 76 (1909). — FRANTZ jr., J. D., P. C. ZAMECNIK, J. W. REESE and M. L. STEPHENSON: The effect of dinitrophenol on the incorporation of alamine labeled with radioactive carbon into the proteins of slices of normal and malignant rat liver. J. of Biol. Chem. **174**, 773 (1948). — FREDERIC, J., et M. CHEVREMONT: Recherches sur les chondriosomes des cellules vivantes par la microscopie et la microcinématographie en contraste de phase. Archives de Biol. **63**, 110 (1952). — FRESCO, J. R., and A. MARSHAK: On the biosynthesis of nucleic acids in the livers of adult mice. J. of Biol. Chem. **205**, 585 (1953). — FREY-WYSSLING, A.: Submicroscopic morphology of protoplasm and its derivatives. New York-Amsterdam: Elsevier 1948. — Die submikroskopische Struktur des Cytoplasmas. In Protoplasmalogia, Bd. II/A 2. Wien: Springer 1955. — Submikroskopische Morphologie des Cytoplasmas. In Handbuch der allgemeinen Pathologie, Bd. 2, Teil 1. Berlin: Springer 1955. — FRIEDE, R.: Über Beziehungen zwischen histochemischen Glykogenbefunden und der Hirnwellenfrequenz im EEG an einem Material von menschlichen Biopsien. Arch. f. Psychiatr. (im Erscheinen). — FROMANN: Zit. nach GLEES 1955.

GAGEL, O., u. G. BODECHTEL: Die Topik und feinere Histologie der Ganglienzellgruppen in der Medulla oblongata und im Ponsgebiet mit einem kurzen Hinweis auf die Gliaverhältnisse und die Histopathologie. Z. Anat. **91** (1929). — GARNIER, C.: Considérations générales sur l'ergastoplasme, protoplasme supérieur des cellules glandulaires. J. Physiol. et Path. gén. **2** (1899). — GASSER, H. S.: Diskussion zu B. FRANKENHÄUSER: The hypothesis of saltatory conduction. Cold Spring Harbor Symp. Quant. Biol. **17**, 27 (1952). — GASSER, H. S., and H. GRUNDFEST: Axon diameters in relation to the spike dimensions and the conduction velocity in mammalian A fibers. Amer. J. Physiol. **127**, 393 (1939). — GATENBY, J. B.: The GOLGI apparatus of the living sympathetic ganglion cell of the mouse, photographed by phase-contrast microscopy. J. Roy. Microsc. Soc. **73**, 67 (1953). — GAUPP, R.: Zweikernige Ganglienzellen in traumatischen Hirndefekten. Z. Neur. **149**, 122 (1933). — Die histologischen Befunde und bisherigen Erfahrungen über die Zwischenhirnsekretion des Menschen. Z. Neur. **154** (1935). — Die morphologischen Grundlagen zur Theorie einer Neurosekretion des vegetativen Systems. Z. Neur. **165** (1939). — GAUPP, R., u. E. SCHARRER: Die Zwischenhirnsekretion bei Mensch und Tier. Z. Neur. **153** (1935). — GEDIGK, PETER: Histochemische Darstellung von Kohlenhydraten. Klin. Wschr. **1952**, 1057. — GEDIGK, PETER, u. G. STRAUSS: Zur Histochemie des Hämosiderins. Verh. dtsch. Ges. Path. (37. Tagg) **1953**. — GEHUCHTEN, VAN et NELIS: Quelques points concernant la structure des cellules des ganglions spinaux. Bull. Acad. roy. Méd. Belg. **1898**. — GEIST, FR. D.: Chromatolysis of efferent neurons. Arch. of Neur. **29**, 88 (1933). — GELLERSTEDT, N.: Zur Kenntnis der Hirnveränderungen bei der normalen Altersinvolution. Uppsala Läk.för. Förh. **38** (1933). — Die elektive, insuläre (Para-) Amyloidose der Bauchspeicheldrüse. Beitr. path. Anat. **101** (1938). — GERARD, R. W.: Nerve metabolism. Physiologic. Rev. **12**, 469 (1932). — GEREN, B. B., and J. RASKIND: Development of the fine structure of the myelin sheath in sciatic nerves of chick embryos. Proc. Nat. Acad. Sci. U.S.A. **39**, 880 (1953). — GEREN, B. B., and F. O. SCHMITT: Electron microscope studies of the SCHWANN cell and its constituents with particular reference to their relation to the axon. In: Fine structure of cells. Symposium held at the 8th Congr. of cell biology, Leiden 1954. — GERSH, J., and D. BODIAN: Some chemical mechanism in chromatolysis. J. Cellul. a. Comp. Physiol. **21**, 253 (1943). — GLEES, P.: The MARCHI reaction: its use on frozen sections and its time limit. Brain **66**, 229 (1943). — Neuroglia. Morphology and function. Oxford: Blackwell Scient. Publ. 1955. — GLICK, D.: Techniques of histo- and cytochemistry. New York: Interscience 1949. — GOEBEL, A.: Über Stoffwechseluntersuchungen mit radioaktivem Phosphor. Verh. dtsch. Ges. Path. **33**, 109 (1950). — Die Pathologie des Mineralstoffwechsels (Schwermetall- und Ionenstoffwechsel) in der Zelle. In Handbuch der allgemeinen Pathologie, Bd. 2, Teil 1. Berlin: Springer 1955. — GOESSNER, W.: Zur Histochemie des STRUGGER-Effekts. Verh. dtsch. Ges. Path. (33. Tagg) **1949**. — Histochemischer Nachweis einer organischen Trägersubstanz im Hämosiderinpigment. Virchows Arch. **323**, 685 (1953). — GÖTHLIN, S. F.: Die doppelbrechenden Eigenschaften des Nervengewebes, ihre Ursachen und ihre histologischen Konsequenzen. Sv. Akad. Handl. **51** (1913). — GOLDSCHEIDER u. FLATAU: Normale und pathologische Anatomie der Nervenzellen. Berlin: Gustav Fischer 1898. — GOLGI: Gesammelte Abhandlungen. Deutsche Ausgabe 1894. — Appareil réticulaire endocellulaire. Arch. ital. Biol. **30** (1898). — GOMIRATO, G.: Quantitative evaluation of the metabolic variations in the spinal motor root cells, studied by biophysical method and following adequate stimulation (muscular fatigue) action on metabolism of vitamin B_{12}. J. of Neuropath. **13**, 359 (1954). — GOMORI, G.: Microtechnical demonstration of phosphatase in tissue sections. Proc. Soc. Exper. Biol. a. Med. **42**, 23 (1939). — Distribution of acid phosphatase in tissues under normal and under pathologic conditions. Arch. of Path. **32**, 189 (1941). — Histochemical demonstration of sites of phosphamidase activity. Proc. Soc. Exper. Biol. a. Med. **69**, 407 (1948). — Further studies on the histochemical specificity of phosphatases. Proc. Soc. Exper. Biol. a. Med. **72**, 449 (1949). — Microscopic histochemistry. Chicago: Univ. Chicago Press 1952. — GOMORI, G., and R. D. CHESSICK: Esterase and phosphatases of the brain. A histochemical study. J. of Neuropath. **12**, 387 (1953). — GORDON, J. J.: Observations on brain phosphatases. Biochemic. J. **55**, 812 (1953). — GOUREWITSCH, A.: Bull. Soc. chim. Biol. Paris **19**, 527 (1927). — GRAD, B., and C. E. STEVENS: Histological changes produced by a single large injection of radioaktive phosphorus (P^{32}) in albino rats and in C_3H mice. Cancer Res. **10**, 289 (1950). — GRAD, B., C. E. STEVENS and C. P. LEBLOND: The localization of radiophosphorus in soft tissues with resulting destruction. Acta Union internat. Contre Cancer **7**, 834 (1952). — GRÄFF, S.: Intracelluläre Oxydation und Nadireaktion (Indophenolblausynthese). Beitr. path. Anat. **70**, 1 (1922). — GRAFF, W. S., K. G. SCOTT and J. H. LAWRENCE: The histologic effects of radio phosphorus on normal and lymphomatous mice. Amer. J. Roentgenol. **55**, 44 (1946). — GRANICK, S.: Ferritin: its properties and significance for iron metabolism. Rev. Chem. **38**, 379 (1946). — GREENBERG, D. M., and Th. WINNICK: Studies in protein metabolism with compounds labeled with radioactive carbon; metabolism of glycine in rat. J. of Biol. Chem. **173**, 199 (1948). — GREENFIELD, J. G.: Recent studies of the morphology of the neurone in health and disease. J. of Neur. a. Psychiatr. **1**, 306 (1938). — GRIMM, URSULA: Diss. Bern 1949. — GRINKER and STEVENS: Mucoid degeneration of the oligodendroglia and the formation of free mucin in the brain. Arch. of Path. **8**, 171 (1929). — GRINO, A.: Morphological details of the oligodendroglia and description of a method for its staining in celloidine or paraffin embedded material. J. of Neuropath. **7**, 113 (1948). — GROLL, H.: Kernschwund und Protoplasmagerinnung bei der Koagulationsnekrose. Virchows Arch. **316**, 384 (1949). — GRYNFELTT, E.: Mucocytes et leur signification dans le processus d'inflammation chronique des centres cérébrospinaux. C. r. Soc. Biol. Paris **89**, 1264 (1923). — GRZYCKI, S.: GOLGI-dynamic area in the ganglion cells of the snail. Ann. Univ. M. Curie, Lublin **6**, 223 (1951). — Topography and structure of the probably neurosecretory material in the ganglion cells of the snails limnaea stagnalis L., Planorbis corneus L., Paludina vivipara. Bull. Acad. Pol. Sci. B **1951**. — GUDDEN, VAN: Gesammelte und hinterlassene Abhandlungen. Herausgeg. von Grashey. Wiesbaden: J. F. Bergmann 1889. — GUERRINI: Action de la fatigue sur la fine structure de la cellule nerveuse de la moelle épinière. Arch. ital. Biol. **37**. — GUIZETTI, P.: Principali risultati dell'aplicazione grossolona a fresco delle reazioni istochem. del ferro sul sistemo nervoso centrale del l'uomo e di alcuni mammiferi domest. Riv. Pat. nerv. **20** (1915). — GUTMANN, E., and J. HOLUBAR: The degeneration of peripheral nerve fibers. J. Neurol., Neurosurg. a. Psychiatry **13**, 89 (1950). — GUTTMANN, L., and P. B. MEDAWAR: J. of Neur. a. Psychiatr. **5**, 130 (1942).

HÄMMERLING, J.: Nucleocytoplasmic relationships in the development of acetabularia. Intern. Rev. Cytol. **2**, 475 (1953). — HAGUENAU, F., et W. BERNHARD: Aspect de la substance de NISSL au microscope électronique. Exper. Cell. Res. 4, 496 (1953). — HALLERVORDEN, J., u. H. SPATZ: Über die konzentrische Sklerose und die physikalisch-chemischen Faktoren bei der Ausbreitung von Entmarkungsprozessen. Arch. f. Psychiatr. **98**, 641 (1933) — Anatomische Untersuchungen zur Pathogenese des postencephalitischen Parkinsonismus. Dtsch. Z. Nervenheilk. **136**, 68 (1935). — Kreislaufstörungen in der Aetiologie des angeborenen Schwachsinns. Z. Neur. **167**, 527 (1939). — HAMBERGER, C. A., and H. HYDEN: Cytochemical changes in the cochlear ganglion caused by acoustic stimulation and trauma. Acta otolaryng. (Stockh.) **61**, Suppl. (1945). — Production of nucleoprotein in the vestibular ganglion. Acta otolaryng. (Stockh.) **75**, 53 (1949). — Transneuronal chemical changes in DEITER's nucleus. Acta otolaryng. (Stockh.) Suppl. **75**, 82 (1949). — The Correlation between cytochemical changes in the cochlear ganglion and functional tests after acoustic stimulation and trauma. Acta oto-laryng. (Stockh.) **75** Suppl., 124 (1949). — HAMPERL: Die Fluoreszenzmikroskopie menschlicher Gewebe. Virchows Arch. **292**, 1 (1934). — HANDMANN: Arch. f. Anat. **1** (1906). — HANKE, O.: Glykogenbestimmungen am Lumbalwulst (Glykogenmark) der Vögel. Festschrift f. G. KATSCH. Leipzig: Georg Thieme 1952. — HAUROWITZ, F.: Über eine Anomalie des Kupferstoffwechsels. Z. physiol. Chem. **190**, 72 (1930). — HARBERS, E., u. K.-H. NEUMANN: Quantitativ-chemische Untersuchungen zur färberischen Darstellung der Pentosenucleinsäuren in Gewebsschnitten. Z. Naturforsch. **10**, 357 (1955). — HARD, W. L., and M. D. FOX: Studies on the effect of certain enzyme inhibitors on the histochemical localization of esterases. J. Nat. Canc. Inst. **12**, 245 (1951). — HARD, W. L., and R. K. HAWKINS: Histochemical studies on the area postrema. Anat. Rec. **108**, 577 (1950). — HARD, W. L., and A. C. PETERSON: The distribution of cholinesterase of nerve tissue of the dog. Anat. Rec. **108**, 57 (1950). — HARDERS, H.: Fluoreszenzmikroskopische Untersuchungen am lebenden Nervengewebe mit Acridinorange und Trypaflavin. Diss. Hamburg 1949. — HARMAN, J. W.: Studies on mitochondria. I. The association of cyclophorase with mitochondria. II. The structure of mitochondria in relation to enzymatic activity. Exper. Cell Res. **1**, 382 (1950). — HARRIMAN, D. G. F., and J. H. D. MILLAR: Progressive familiar myoclonic epilepsy in three families. Its clinical features and pathological basis. Brain **78**, 325 (1955). — HARRIS, W. H., J. A. BEAUCHEMIN, H. M. HERSHENSON, S. H. ROBERTS and G. MATSUYAMA: A study of metal jons in the central nervous system. J. of Neuropath. **13**, 427 (1954). — HARTMANN, J. F.: Changes in mitochondrial content of motor cell bodies, following axon section. Anat. Rec. **97**, 390 (1947). — Electron microscopy of myelin sheath in section of spinal cord. Exper. Cell Res. **2**, 126 (1951). — An electron optical study of sections of central nervous system. J. Comp. Neur. **99**, 201 (1953). — HAUG, H.: Der Grauzellkoeffizient des Stirnhirnes der Mammalia in einer phylogenetischen Betrachtung, Teil I, II, III. Acta anat. (Basel) **19**, 60, 153, 239 (1953). — Die Treffermethode, ein Verfahren zur quantitativen Analyse im histologischen Schnitt. Z. Anat. **118**, 302 (1955). — HAVET, J.: Le glycogène dans les centres nerveux. Vertébrés et invertébrés. Cellule **46**, 179 (1937). — HECHST: Zit. bei SCHAFFER u. MISKOLCZY, S. 208. — HEIDENHAIN, M.: Plasma und Zelle. Eine allgemeine Anatomie der lebendigen Masse. Jena: Gustav Fischer 1911. — HEIDENREICH, O., u. G. SIEBERT: Neue Methoden zur Untersuchung von Lipofuscin. Verh. dtsch. Ges. Path. (39. Tagg) **1956**, 193. — HEINZEN, B.: Acid phosphatase activity in transsected sciatic nerves. Anat. Rec. **98**, 193 (1947). — HELD, H.: Beiträge zur Struktur der Nervenzellen. Arch. Anat. Physiol. **1897**. — Über den Bau der grauen und weißen Substanz. Arch. f. Anat. **1902**, 189. — Über den Bau der Neuroglia und über die Wand der Lymphgefäße in Haut und Schleimhaut. Abh. math.-phys. Kl. kgl.-sächs. Ges. Wiss. **28** (1903). — Über die Neuroglia marginalis der menschlichen Großhirnrinde. Mschr. Psychiatr. **26**, 360 (1909). — Das Grundnetz der grauen Hirnsubstanz. Mschr. Psychiatr. **65**, 68 (1927). — HELMKE, K.: Glykogenablagerung im Gehirn bei tuberöser Sklerose. Virchows Arch. **300**, 130 (1937). — HERMANN, F.: Veraschung von Magnesium. Z. wiss. Mikrosk. **32**, 313 (1932). — HESS, A.: The ground substance of the central nervous system revealed by histochemical staining. J. Comp. Neur. **98**, 69 (1953). — Blood-brain barrier and ground substance of central nervous system. Similarities in development. Arch. of Neur. **73**, 380 (1955). — HESS, A., and A. J. LANSING: The fine structure of nerve fibers. Anat. Rec. **117**, 175 (1953). — HESS, A., and J. Z. YOUNG: Nodes of RANVIER in the central nervous system. J. of Physiol. **108**, 52 (1949). — The nodes of RANVIER. Proc. Roy. Soc. Lond., Ser. B **140**, 301 (1952). — HESS, H. H., and A. POPE: Quantitative distribution of cytochrome oxidase and adenosintriphosphatase in cytoarchitectonic layers of the rat cerebral cortex. Federat. Proc. **13**, 275 (1954). — HEVESY, G., u. L. HAHN: Turnover of lecithin, cephalin and sphingomyelin. Kgl. Danske Vidensk. Selsk. Biol. Med. **15**, 1 (1940). — HEYK, H., u. W. HOEPKER: Hirnveränderungen bei der Ratte durch Ultraschall. Mschr. Psychiatr. **123**, 42 (1952). — HICKS, S. P.: Brain repair. II. Role of the lipids of the brain in the genesis of glioses. Arch. of Path. **43**, 15 (1947). — HILD, W., u. G. ZETLER: Über die Funktion des Neurosekrets im Zwischenhirn-Neurohypophysensystem als Trägersubstanz für Vasopressin, Adiretin und Oxytocin. Z. exper. Med. **120**, 236 (1953). — HILLARP, A.: Cell reactions in the hypothalamus following overloading of the antidiuretic function. Acta endocrinol. (Copenh.) **2**, 33 (1949). —

HILLARP, N. A., and H. OLIVECRONA: The role played by the axon and the SCHWANN cells in the degree of myelination of the peripheral nerve fiber. Acta anat. (Basel) **2**, 17 (1946). — HILLER, F.: Die Beziehungen der degenerativen Veränderungen des Zentralnervensystems zu seinem Gehalt an Fett und Ester spaltenden Enzymen usw. Z. Neur. **108**, 263 (1927). — HIMWICK, H. E., and M. H. APRISON: The effect of age on cholinesterase activity of rabbit brain. In: Biochemistry of the developing nervous system. Proc. 1st Internat. Neurochem. Sympos. Oxford 1954, S. 301. New York: Acad. Press 1955. — HIRSCH, G. C.: Mineralstoffwechsel der Zelle (Eisen, Calzium, Phosphor). In Handbuch der allgemeinen Pathologie, Bd. 2, Teil I. Berlin: Springer 1955. — Allgemeine Stoffwechselmorphologie des Cytoplasmas. In Handbuch der allgemeinen Pathologie, Bd. 2, Teil I. Berlin: Springer 1955. — HIRSCH, TH. v., u. J. PEIFFER: Über histologische Methoden in der Differentialdiagnose von Leukodystrophien und Lipoidosen. Arch. f. Psychiatr. u. Z. Neur. **194**, 88 (1955). — HIS, W.: Über ein perivaskuläres Kanalsystem in den nervösen Zentralorganen und über dessen Beziehungen zum Lymphstrom. Z. wiss. Zool. **15**, 127 (1865). — HOCHBERG, I., and H. HYDEN: The cytochemical correlate of motor nerve cells in spastic paralysis. Acta physiol. scand. (Stockh.) **17**, Suppl. 60 (1949). — HODGE, C. F.: A microscopical study of the nerve cell during electival stimulation. J. of Morph. **9**, 449 (1894). — HÖPKER, W.: Über den Nucleolus der Nervenzelle. Z. Zellforsch. **38**, 218 (1953). — Die Wirkungen des Glucosemangels auf das Gehirn. Leipzig: Georg Thieme 1955. — HOERR, N. L.: Histological studies on lipins. I. On osmic acid as a microchemical reagent with special reference to lipins. Anat. Rec. **66**, 149 (1936). — Cytological studies by the ALTMANN-GERSH freezing-drying method. III. The preexistence of neurofibrillae and their disposition in the nerve fiber. Anat. Rec. **66**, 81 (1936). — HÖSSLIN, v., u. ALZHEIMER: Ein Beitrag zur Klinik und pathologischen Anatomie der WESTPHAL-STRÜMPELLschen Pseudosklerose. Z. Neur. **8**, (1912). — HODGKIN, A. L., and B. KATZ: The effect of calcium on the axoplasm of giant nerve fibers. J. of Exper. Biol. **26**, 292 (1949). — HOFF, E. C.: Central nerve terminals in the mammalian spinal cord and their examination by experimental degeneration. Proc. Roy. Soc. Lond. **11**, 175 (1932). — HOGUE, M. J.: Brain cells from human fetuses and infants, cultured in vitro after death of the individuals. Anat. Rec. **108**, 457 (1950). — HOLLINGER, D. M., R. J. ROSSITER and H. UPMALIS: Chemical studies of peripheral nerve during Wallerian degeneration. 4. Phosphatases. Biochemic. J. **52**, 652 (1952). — HOLMES, E.: The metabolism of the living tissues. Cambridge: Univ. Press 1937. — HOLMES, G.: On morphological changes in exhausted ganglion cells. Z. allg. Physiol. **2** (1903). — HOLMGREN: Weitere Mitteilungen über „Saftkanälchen" der Nervenzelle. Anat. Anz. **18**, Nr 11/12, 290 (1900). — HOLTER, H., and K. LINDSTRÖM-LANG: Micromethods and their application in the study of enzyme distribution in tissues and cells. Physiologic. Rev. **31**, 432 (1951). — HOLZ, K.: Zit. nach H. J. SCHERER 1944. — HOLZER, W.: Über eine neue Methode der Gliafärbung. Z. Neur. **69**, 354 (1921). — HORANYI-HECHST, B.: Über die Rolle der Vitamine in der Nervenpathologie. Nervenarzt **1940**, 172. — HORSTADIUS, S.: The neural crest, its properties and derivatives in the light of experimental research. Oxford: Univ. Press 1950. — HORTEGA, P. DEL RIO: El tercer elemento de los centros nerviosos. 1. La microglia en estado normal. 2. Intervención de la microglia en los processos patológicos. 3. Naturaleza probable de la microglia. Bol. Soc. españ. Biol. **9**, 69 (1919). — Poder fagocitario y movilidad de la microglia. Bol. Soc. españ. Biol. **9**, 154 (1919). — La glia de escasas radiciones (oligodendroglia). Bol. Real Soc. españ. Histor. natur. **21**, 63 (1921). — El tercer elemento de los centros nerviosos: Histogenesis y evolucion normal, exodo y distribucion regional de la microglia. Mem. Real. Soc. españ. Histor. natur. **1921 II**, 213. — Phénomènes de régénération nerveuse dans le ramollissement cérébral. C. r. Soc. Biol. Paris **93**, 1018 (1925). — Papel de la microglia en la formacion de los cuerpos del tejido nervioso. Bol. Soc. españ. Histor. natur. **1925**. — Origen neuroglico de los cuerpos amilaceos del encefal. Bol. Soc. españ. Biol. **12** (1926). — Tercera aportacion al conocimiento morfologico e interpretacion functional de la oligodendroglia. Mem. Real. Soc. españ. Histor. natur. **14**, 5 (1928). — Microglia. Cytology and cellular pathology of the nervous system, ed. by W. PENFIELD. New York 1932. — HORTEGA, P. DEL RIO, M. OJEA y, L. L. ZIMMAN: Investigaciones respecto a los cambios post-mortem de la microglia en el conejo sacrificado en estado normal. Arch. Hist. Norm. y Pat. **2**, 5 (1943—1945). — HOTCHKISS, R. A.: A microchemical reaction resulting in the staining of polysaccharide structures in fixed tissue preparations. Arcg. of Biochem. **16**, 131 (1948). — HOWE, H. A., and R. C. MELLORS: Cytochrome oxidase in normal and regenerating neurons. J. of Exper. Med. **81**, 489 (1945). — HURLBERT, R. B., and V. R. POTTER: A survey of the metabolism of orotic acid in the rat. J. of Biol. Chem. **195**, 257 (1952). — HURST, E. W.: Calcification in the brains of equidae and of bovidae. Amer. J. Path. **10**, 795 (1935). — HUSZAK, J.: Der Cytochromgehalt des Nervensystems. Biochem. Z. **298**, 137 (1938). — HUXLEY, A. F., u. R. STÄMPFLI: Beweis der saltatorischen Erregungsleitung im markhaltigen peripheren Nerven. Helvet. physiol. Acta **6**, 22 (1948). — HUZELLA, TH.: Die zwischenzellige Organisation. Jena: Gustav Fischer 1941. — HYDEN, H.: Chemical changes in the nerve cells. Nord. Med. **13**, 144 (1942). — Protein metabolism in the nerve cell during growth and function. Acta physiol. scand. (Stockh.) **6**, Suppl. 17 (1943). — Die Funktion des Kernkörperchens bei der Eiweißbildung in Nervenzellen. Z. mikrosk.-anat. Forsch. **54**, 96 (1944). — Protein and nucleotide metabolism in the nerve cell under different functional conditions. Symposia Soc. f. Exper. Biol. **1**, 152 (1947). — Spectroscopic studies on nerve cells in development, growth and function. Chicago: Univ. Press 1950. — Chemische Komponenten der Nervenzelle und ihre Veränderungen im Alter und während der Funktion. 3. Kolloqu. Ges. Physiol. Chemie. Berlin: Springer 1952. — The quantification of neuronal structures. 2nd Internat. Congr. Neuropath., London. Excerpta med., Sect. VIII **8**, 773 (1955).

IMHÄUSER, K.: Über das Vorkommen des Plasmalogens; über das Vorkommen des Plasmalogens bei Tieren. Biochem. Z. **186**, 360 (1927). — INGLEBY, H.: Note on the termination of the podic (perivascular foot) of fibrous neuroglia cells. J. Roy. Microsc. Soc. **1925**, 423. — INGVAR, S.: Centrifugation of the nervous system — a method of neurologic study. Arch. of Neur. a. Psychiatr. **10** (1923). — INOSE, T.: Hepatocerebral degeneration, a special type. J. of Neuropath. **11**, 401 (1952).

JABUREK, L.: Über die Struktur der Nervenfaser. Versuch einer theoretischen Analyse des Baues und der funktionellen Beziehung der Faserelemente auf Grund von Quellungsbildern. Arb. neur. Inst. Wien **32**, 1 (1930). — Über Veränderungen der Nervenfasern bei multipler Sklerose. Arb. neur. Inst. Wien **33**, 93 (1931). — JACKSON, C. M.: The effects of inanition and malnutrition upon growth and structure. Philadelphia: P. Balkiston's Son & Co. 1925. — JACOB, H.: Beiträge zur Histopathologie präseniler und seniler Gewebsveränderungen des Zentralnervensystems. I. Über die Strukturmöglichkeiten seniler Drusen und über die fallweise verschiedenen Verläufe „drusiger Entartung" der grauen Hirnsubstanz. Z. Neur. **166**, 313 (1939). — Über passagere eiweißgebundene Kalkausfällungen im zelligen Abbaustadium von Colliquationsnekrosen. Z. Neur. **174**, 513 (1942). — Briefliche Mitteilung 1955. — JACOBI, W., u. W. KEUSCHER: Über den mikrochemischen Kalium- und Calciumnachweis im histologischen Schnitt. Arch. f. Psychiatr. **79**, 323 (1927). — JACOBSOHN: Über das Aussehen der motorischen Zellen des Rückenmarkes nach Ruhe und Hunger. Neur. Zbl. **1897**, Nr 20. — JAHNEL, F., J. H. PAGE u. E. MÜLLER: Über die Beziehungen des Tellurs zum Nervensystem. Z. Neur. **142**, 214 (1932). — JAKOB, A.: Über die feinere Histologie der sekundären Faserdegeneration in der weißen Substanz des Rückenmarks (mit besonderer Berücksichtigung der Abbauvorgänge). Histol. Arb. Großhirnrinde **5**, 1 (1913). — Anatomie und Histologie des Großhirns. In Handbuch Psychiatrie von ASCHAFFENBURG. Allgemeiner Teil, Abt. I. 1927. — Normale und pathologische Anatomie des Großhirns. In Handbuch Psychiatrie von ASCHAFFENBURG, Bd. 1. 1927. — JANSEN, B. C. P.: Rec. Trav. Chim. Pays-Bas **55**, 1046 (1936). Zit. nach v. MURALT 1946. — JEENER, R.: L'hétérogénéite des granules cytoplasmiques. Biochim. et Biophysica Acta **2**, 633 (1948). — JEENER, R., et D. SZAFARZ: Vitesse de renouvellement et localisation de l'acide ribonucléique. Experienta (Basel) **6**, 60 (1950). — JOHNSON, A. C.: Lipids of the nervous system during in vitro degeneration. Canad. J. Res. **27**, 63 (1949). — JOHNSON, A. C., A. R. MCNABB and R. J. ROSSITER: Lipids of normal brain. Biochemic. J. **43**, 573 (1948). — Concentration of lipids in the brain of infants and adults. Biochemic. J. **44**, 494 (1949). — Chemical studies of peripheral nerves during Wallerian degeneration. Biochemic. J. **45**, 500 (1949). — Chemistry of Wallerian degeneration. Arch. of Neur. **64**, 105 (1950). — JOSEPHY, H.: Beiträge zur Histopathologie der Dementia praecox. Z. Neur. **86**, 491 (1923). — Dementia praecox. In Handbuch der Geisteskrankheiten von BUMKE, Bd. XI, S. 773. Berlin: Springer 1930. — Acid phosphatase in the senile brain. Arch. of Neur. **61**, 164 (1949). — JUNG, R.: Die Tätigkeit des Nervensystems. In Handbuch der inneren Medizin, Bd. V, Teil 1, Neurologie. I. Berlin: Springer 1953. — JUNGMANN, H., u. P. KIMMELSTIEL: Über den Ursprung der Milchsäure im Zentralnervensystem. Biochem. Z. **212**, 347 (1929).

KAISERLING, C.: Nachweis, Vorkommen und Bedeutung der Zellipoide. Berl. klin. Wschr. **1910**, 2156. — KALTENBACH, H.: Über einen eigentümlichen Markprozeß mit metachromatischen Abbauprodukten. Z. Neur. **75**, 138 (1922). — KATSANUMA, S.: Zur Frage der Naphtolblauoxydasereaktion des Nervensystems. Beitr. path. Anat. **60**, 150 (1915). — Intrazelluläre Oxydation und Indophenolblausynthese. Jena: Gustav Fischer 1924. — KAUFMANN, B. P., M. R. MCDONALD, H. GAY, K. WILSON, R. WYMAN and N. OKUDA: Carnegie Year Book **47**, 144 (1948). — KAWAGUCHI, J.: Inorganic substances in encephalon tissues in schizophrenia. Fol. psychiatr. et neur. jap. **9**, 34 (1955). — KAWAMURA: Die Cholesterinverfettung. Jena: Gustav Fischer 1911. — Neue Beiträge zur Morphologie und Physiologie der Cholesterinsteatose. Jena: Gustav Fischer 1927. — KEDROWSKI, B.: Untersuchungen über die Kondensatoren für basische Farbstoffe. 2. Mitt. Protoplasma (Wien) **22**, 607 (1934/35). — KEILIN, D.: On cytochrome; a respiratory pigment, common to animals, yeast and higher plants. Proc. Roy. Soc. Lond. **98**, 312 (1925). — Cytochrome and intracellular respiratory enzymes. Erg. Enzymforsch. **2**, 239 (1933). — Cytochrome and cytochromoxydase. Proc. Roy. Soc. Lond.

127, 167 (1939). — KELLER, L.: Menge und Verteilung des lipoiden Pigments in der normalen menschlichen Großhirnrinde in verschiedenen Lebensaltern. Z. Neur. 164, 259 (1939). — KERSHMAN, J.: Genesis of microglia in the human brain. Arch. of Neur. 41, 24 (1939). — KERR, S. E., and A. ANTAKI: Carbohydrate metabolism of brain; effect of certain narcotics and convulsant drugs upon carbohydrate and phosphocreatine content of rabbit brain. J. of Biol. Chem. 122, 49 (1937). — KERR, S. E., and M. GHANTUS: Carbohydrate metabolism of brain; effect of varying carbohydrate and insulin supply on glycogen, free sugar and lactic acid in mammalian brain. J. of Biol. Chem. 116, 9 (1936). — KERR, S. E., C. W. HAMPEL and M. GHANTUS: Carbohydrate metabolism of brain; brain glycogen, free sugar, lactic acid as affected by insulin in normal and adrenalinactivated cats, and by epinephrine in normal rabbits. J. of Biol. Chem. 119, 405 (1937). — KETTLER, L. H.: Parenchymschädigungen der Leber. Erg. Path. 37, 1 (1954). — KEY and RETZIUS: Studien in der Anatomie des Nervensystems und des Bindegewebes. Stockholm 1875. — KIMMELSTIEL, P.: Über Glykogenose. Beitr. path. Anat. 91, 1 (1933). — KLARFELD, B.: Einige allgemeine Beobachtungen zur Histopathologie des Zentralnervensystems. Z. Neur. 77, 80 (1922). — KLATT, B.: Studien zum Domestikationsproblem; Untersuchungen am Hirn. Bibliotheca genetica. Leipzig (1921). — KLEBS, E.: Die Nerven der organischen Muskelfasern. Virchows Arch. 32, 168 (1865). — KLEIN, H.: Zur pathologischen Anatomie der Alarmreaktion nach Kerngiften. Virchows Arch. 320, 93 (1951). — KLEIN, J. R., and N. S. OLSON: Effect of convulsive activity upon concentration of brain glucose, glycogen lactate, and phosphates. J. of Biol. Chem. 167, 747 (1947). — KLENK, E.: Über die Ganglioside des Gehirns bei infantiler amaurotischer Idiotie vom Typ Tay-Sachs. Ber. dtsch. chem. Ges. 75, 1632 (1942). — Über die Verteilung der Neuraminsäure im Gehirn bei der familiären Amaurotischen Idiotie und bei der NIEMANN-PICKschen Krankheit. Z. physiol. Chem. 282, 8 (1947). — Der chemische Aufbau der Nervenzelle und der Nervenfaser. Die Chemie und der Stoffwechsel des Nervengewebes. 3. Colloqu. Ges. Physiol. Chem. Berlin: Springer 1952. — KLENK, E., u. H. LANGERBEINS: Über die Verteilung der Neuraminsäure im Gehirn. Z. physiol. Chem. 270, 185 (1941).— KLESTADT, W.: Über Glykogenablagerung. Erg. Path. 15, II, 388 (1911). — KLISSUROW, A.: Beitrag zur Frage der hyalinen Entartung der Großhirnkapillaren. Arch. f. Psychiatr. 1930, 90. — KLOSTERMEYER, W.: Salzverschiebungen in Nekrosen und Abszessen (Schnittveraschung). Virchows Arch. 292, 268 (1934). — KLOTZ, O.: Staining reactions suggesting the presence of calzium soaps in tissues. J. of Exper. Med. 7, 633 (1905). — KOELLE, G. B.: The elimination of enzym diffusion artefacts in the histochemical localization of cholinesterases and a survey of their cellular distributions. J. of Pharmacol. 103, 153 (1951). — The histochemical localization of cholinesterases in the central nervous system of the rat. J. Comp. Neur. 100, 211 (1954). — Cholinesterases of the central nervous system. J. of Neuropath. 14, 23 (1955). — KOELLIKER, A.: Handbuch der Gewebelehre des Menschen, Bd. II. Leipzig: Engelmann 1896. — KOENIG, R. S., and H. KOENIG: An experimental study of post mortem alterations in neurons of the central nervous system. J. of Neuropath. 11, 69 (1952). — KONOWALOW, U. W.: Histopathologie der hepatolentikulären Degeneration. I. Mitt. Über die Enstehung der ALZHEIMERschen Glia. Z. Neur. 169, 220 (1940). — KOPAC, M. J.: Physical properties of protoplasm. Ann. Rev. Physiol. 12, 7 (1950). — KORNMÜLLER, A. E.: Erregbarkeitssteuernde Elemente und Systeme des Nervensystems. Grundriß ihrer Morphologie, Physiologie und Klinik. Fortschr. Neur. 18, 437 (1950). — KOSSA, V.: Über die im Organismus künstlich erzeugbaren Verkalkungen. Beitr. path. Anat. 29, 163 (1901). — KRANTZ, H.: Reaktion der Zellkerne auf Narcotica. Z. Naturforsch. 2b, 428 (1947). — KRAUS: Zit. nach P. ERNST. — KRAUSS, K.: Über den Nachweis der Grundsubstanz mittels der Einschlußfärbung von FEYRTER. Beitr. path. Anat. 109, 53 (1947). — KREBS, H. A.: Body size and tissue respiration. Biochem. et Biophysica Acta 4, 249 (1950). — KREIBICH, C.: Zur Anatomie des Tigroids. Anat. Anz. 49, 56 (1916). — KREINER, J.: Über postmortale Veränderungen der Markscheide. Beitr. path. Anat. 103, 169 (1939). — KRÜCKE, W.: Das Zentralnervensystem bei generalisierter Paramyloidose. Arch. f. Psychiatr. 185, 165 (1950). — KRYSPIN-EXNER, W.: Beiträge zur Morphologie der Glia im NISSL-Bild. Z. Anat. 112, 389 (1943). — Über die Architektonik der Glia im Zentralnervensystem des Menschen und der Säugetiere. 1952. — KÜSTER, E.: Experimentelle Zellforschung. Jena: Gustav Fischer 1949. — KULENKAMPFF, H.: Das Verhalten der Neuroglia in den Vorderhörnern des Rückenmarks der weißen Maus unter dem Reiz physiologischer Tätigkeit. Z. Anat. 116, 304 (1952). — KURNICK, N. B.: Methylgreen-pyronin. I. Basis of selective staining of nucleic acids. J. Gen. Physiol. 33, 243 (1950). — Histological staining with methylgreen-pyronin. Stain. Technol. 27, 233 (1952). — KUTSCHERA-AICHBERGER, H.: Beitrag zur Morphologie der Lipoide. Virchows Arch. 256 (1925).

LAFORA, G. R.: Über das Vorkommen amyloider Körperchen im Innern der Ganglienzellen; zugleich ein Beitrag zum Studium der amyloiden Substanz im Nervensystem. Virchows Arch. 205 (1911). — Néoformations dendritiques dans les neurones et altérations de la neuroglie chez le chien sénile. J. de Psychol. 21, 112 (1915). — Les myoclonies et les corps amylacés dans le cellules nerveuses. Revue neur. **1923 II**, 399. — LAGERLÖF, H., u. T. TORGERSRUND: J. Psychol. u. Neur. **46** (1934). — LAGERSTEDT, S.: The quantitative estimation of basophilia through gallocyanine-chromalaun staining. Acta anat. (Basel) **5**, 217 (1948). — LAIGNEL-LAVASTINE et TINEL: Sur deux formes de plaques dites séniles. C. r. Soc. Biol. Paris **1920**. — LANDOW, H., E. A. KABAT and W. NEWMAN: Distribution of alkaline phosphatase in normal and neoplastic tissues of the nervous system. Arch. of Neur. **48**, 518 (1942). — LANDSMEER, J. M. F.: Some colloid chemical aspects of metachromasia. Influence of p_H and salts on metachromatic phenomena evoked by toluidin blue in animal tissue. Acta physiol. et pharmacol. Neerl. (Amsterd.) **2**, 112 (1951). — LANDSTEINER, K.: Über trübe Schwellung. Beitr. path. Anat. **33**, 237 (1903). — LANG, K.: Der intermediäre Stoffwechsel. Berlin: Springer 1952. — Lokalisation der Fermente und Stoffwechselprozesse in den einzelnen Zellbestandteilen und deren Trennung. In: Mikroskopische und Chemische Organisation der Zelle. 2. Colloqu. Ges. physiol. Chem. Berlin: Springer 1952. — LANG, K., u. G. SIEBERT: Die chemischen Leistungen der morphologischen Zellelemente. Physiologische Chemie, herausgeg. von B. FLASCHENTRÄGER u. E. LEHNARTZ, Bd. II. Berlin: Springer 1954. — LANGELAAN, J. W.: On the texture of the axoplasm and the origin of neurofibrils. Arch. néerl. Physiol. **22**, 72 (1937). — LASSEK, A. M., and W. L. HARD: Acid phosphatase in growing axons and degenerating nerve tissue. Science (Lancaster, Pa.) **102**, 123 (1945). — The pyramidal tract. The relation of axonal diameters to the rate of degeneration as revealed by the acid phosphatase method in the monkey. J. of Neuropath. 374 (1946). — LAWRENCE, R. D., A. MEYER and S. NEVIN: The pathological changes in the brain in fatal hypoglycemia. Quart. J. Med. **11**, 181 (1942). — LEBLOND, C. P.: Distribution of periodic acid-reactive carbohydrates in the adult rat. Amer. J. Anat. **86**, 1 (1950). — LEEMANN, H., u. E. PICHLER: Über den Lactoflavingehalt des Zentralnervensystems und seine Bedeutung. Arch. f. Psychiatr. **114**, 265 (1942). — LEHMANN, F. E.: Über die plasmatische Organisation tierischer Eizellen und die Rolle vitaler Strukturelemente der Biosomen. Rev. suiss. Zool. **54**, 246 (1947). — Mikroskopische und submikroskopische Bauelemente der Zelle. 2. Colloqu. Dtsch. Ges. Physiol. Chem. Berlin: Springer 1952. — Einführung in die physiologische Embryologie. Basel: Birkhäuser 1955. — Die submikroskopische Organisation der Zelle. Klin. Wschr. **1955**, 294. — LENHOSSEK v.: Der feinere Bau des Nervensystems im Lichte neuester Forschungen. Berlin 1895. — LEONHARDT, H.: Plasmatische Ableitung. Ein Modus der Farbstoffausscheidung aus dem Gehirn. Zugleich ein Beitrag zur Physiologie des Neurencytiums. Z. Anat. **115**, 555 (1951). — LEPESCHKIN, W.: Zellnekrobiose und Protoplasmatod. Protoplasma-Monogr. (Berl.) **12** (1937). — LERI: Le cerveau sénile. Le Progr. Méd., August 1906. — LESLIE, D. A.: Diffuse progressive metachromatic leucoencephalopathy. J. of Path. **64**, 841 (1952). — LETTRÉ, R.: Observations on the behavior of the nucleolus of cells in vitro. In: Fine structure of cells. Symposium held at the 8th Congr. of cell biology, Leiden 1954. — LEUCHTENBERGER, C.: A cytochemical study of pycnotic nuclear degeneration. Chromosoma **3**, 449 (1950). — LEUTHARDT, F., u. A. F. MÜLLER: Mitochondrien und Citrullinzyklus in der Leber. Experientia (Basel) **4**, 478 (1948). — LEVEQUE, TH. F.: Changes in the neurosecretory cells of the rat hypothalamus following ingestion of sodium chloride. Anat. Rec. **117**, 741 (1953). — LEVI, G.: Alterazioni cadaveriche nella cellula nervosa studiate col methodo di NISSL. Riv. Pat. Nerv. **1889**. — Explantation, Struktur und die biologischen Eigenschaften der in vitro gezüchteten Zellen und Gewebe. Erg. Anat. **31**, 125 (1934). — LEVI, G., u. H. MEYER: Die Struktur der lebenden Neuronen. Die Frage der Präexistenz der Neurofibrillen. Anat. Anz. **83**, 401 (1936/37). — LEWEY, F. H., and S. R. GOVONS: Hemochromatotic pigmentation of the central nervous system. J. of Neuropath. **1**, 130 (1942). — LEWY, F. H.: Die Histopathologie der choreatischen Erkrankungen. Z. Neur. **85**, 622 (1923). — LHERMITTE et TRELLES: L'hypertrophie des olives bulb. Encéphale **8**, 588 (1933). — Les leucoencéphalites. Editions médicales, Paris 1950. — LICHTENSTEIN, B. W., and I. GORE: WILSON's disease-chronic form. Clinical-pathological observations in a brother and sister. Arch. of Neur. **73**, 13 (1955). — LIISBERG, M.: Nucleic acids in relation to the EINARSON gallocyanin-chromalaun staining technique. Anatomiske skrifter **2**, 1 (1955). — LILLIE, R. D.: Further exploration of periodic acid-SCHIFF reaction with remarks on its significance. Anat. Rec. **108**, 239 (1947). —LIN, CH.-N., H. L. BAILEY and W. F. WINDLE: J. Comp. Neur. **92**, 169 (1950). — LINDBERG, O., and L. ERNSTER: The turnover of radioactive phosphate injected into the subarachnoid space of the brain of the rat. Biochemic. J. **46**, 43 (1950). — LINDENBERG, R., u. W. NOELL: Über die Abhängigkeit der postmortalen Gestalt der Astrocyten von praemortalem, bioelektrisch kontrolliertem Sauerstoffmangel. Dtsch. Z. Nervenheilk. **168**, 499 (1952). — LINDERSTRÖM-LANG, K.: Distribution of enzymes in tissues and cells. Harvey Lect. **34**, 214 (1939). — LISON, L.: Sur de nouveaux colorants histologiques specifiques des lipides. C. r. Soc. Biol. Paris **115**, 202 (1934). — Histochimie et cytochimie animales. Paris: Gauthier-Villars 1953. — LITTEN: Untersuchungen über den haemorrhagischen Infarkt und die Einwirkung arterieller Anämie auf das lebende Gewebe. Z. klin. Med. **1** (1880). — LÖWENBERG,

K.: Zur Histopathologie und Histogenese der senilen Plaques. Z. Neur. **95**, 549 (1925). — LOOMIS, W. F., and F. LIPMANN: Reversible inhibition of the coupling between phosphorylation and oxidation. J. of Biol. Chem. **173**, 807 (1948). — LOTMAR, F.: Histopathologische Befunde in Gehirnen von endemischem Kretinismus, Thyreoaplasie und Kachexia thyreopriva. Z. Neur. **146**, 1 (1933). — LOWRY, O. H.: Quantitative histochemistry of brain: Histological sampling. J. Histochem. a. Cytochem. **1**, 420 (1953). — A study of the nervous system with quantitative histochemical methods. In: Biochemistry of the Developing Nervous System. Proc. 1st Internat. Neurochem. Sympos. Oxford, 1954, S. 350. New York: Acad. Press 1955. — LOWRY, O. H., N. R. ROBERTS, K. Y. LEINER, M. L. WU and A. L. FARR: The quantitative histochemistry of brain. I. Chemical methods. J. of Biol. Chem. **207**, 1 1954). — LOWRY, O. H., N. R. ROBERTS, K. Y. LEINER, M. L. WU, A. L. FARR and W. R. ALBERS: The quantitative histochemistry of brain. III. Ammon's horn. J. of Biol. Chem. **207**, 37 (1954). — LOWRY, O. H., N. R. ROBERTS, M. L. WU, W. S. HIXON and E. J. CRAWFORD: The quantitative histochemistry of brain. II. Enzyme measurements. J. of Biol. Chem. **207**, 19 (1954). — LUDFORD, G. J.: Pathological aspects of cytology. Cytology and cell physiology ed. by G. BOURNE. Oxford: Clarendon Press 1942. — LÜERS, TH.: Zur Frage eines Geschlechtsunterschiedes in den Nervenzellkernen von Drosophila. Z. Naturforsch. **10**b, 166 (1955). — LÜTHY, H.: Die Ultraviolettabsorption der lebenden Nervenfaser. Helvet. physiol. Acta **4**, C 20 (1946). — Optische Interpretation der Quermembran im RANVIERschen Schnürring. Experientia (Basel) **6**, 381 (1950). — Absorptionsspektrometrie markloser und markhaltiger Nervenfasern im natürlichen und polarisierten ultravioletten Licht. Pflügers Arch. **253**, 477 (1951). — LÜTHY, H., u. A. v. MURALT: Über den Ultraviolettdichroismus der peripheren Nervenfaser. Schweiz. med. Wschr. **1947**, 5. — LUGARO, E.: Sur les modifications des cellules nerveuses dans les divers états fonctionels. Arch. ital. Biol. **24**, 258 (1895). — Sulle alterazioni delle cellule nervose nell'ipertermica sperimentale. Riv. Pat. nerv. **5** (1898). — Sulla patologia delle cellule dei gangli sensitivi. Riv. pat. nerv. **1900**. — LUGARO, E., et CHIOZZI: Sulle alterazione degli elementi nervose nell'inanizione. Riv. Pat. nerv. **2** (1897). — LUMSDEN, C. E.: The cytology and cell physiology of the neuroglia and of the connective tissue in the brain with reference to the bloodbrain barrier. 2nd Internat. Congr. Neuropath., London. Excerpta Med., Sect. VIII **8**, 832 (1955). — LUMSDEN, C. E., and C. M. POMERAT: Normal oligodendrocytes in tissue culture. Exper. Cell Res. **2**, 103 (1951).

MACALLUM, A.: Some points in the microchemistry of nerve cells. Brit. Med. J. **1898**, 778. — MACHER, E.: Zellkernschwellungen der Nuclei supraopticus und paraventricularis bei Dursttieren. Verh. anat. Ges., Erg.-H. z. Anat. Anz. **99**, 95 (1953). — MACKENZIE, J. H.: Investigation in the microchemistry of nerve cells. Rep. Brit. Assoc. Adv. Sci. Toronto 1897, S. 822. — MANN: Histological changes induced in sympathetic, motor and sensory nerve cells by functional activity. J. of Anat. **1894**. — MARCHAND: Das Hirngewicht des Menschen. Abh. math.-phys. Kl. kgl.-sächs. Ges. Wiss. **27**, Nr IV (1902). — MARCUS, H.: Études sur l'histopathologie de la démence précoce. Acta med. scand. (Stockh.) **87**, 365 (1936). — MARINESCO, G.: Sur la neurotisation des foyers de ramollissement et d'hémorrhagie cérébrale. Rev. Neur. **24** (1908). — La cellule nerveuse. II. Neuronophagie. Paris: Doin 1909. — Nouvelles contributions à l'étude de la régénérescence des fibres du système nerveux central. J. Psychol. u. Neur. **17** (1910). — Etudes ultramicroscopiques des cellules des ganglions spinaux. C. r. Soc. Biol. Paris **70**, 1057 (1911). — Untersuchungen über die „senilen Plaques“. Mschr. Psychiatr. **31**, Erg.-H., 579 (1912). — Études histologiques sur les oxydases et les peroxydases. C. r. Soc. Biol. Paris **82**, 258 (1919). — Nouvelles contributions è l'étude du rôle des ferments oxydants dans les phénomènes de la vie du neurone. Arch. suiss. Neur. **15**, 3 (1924). — Nouvelles contributions à l'étude de l'histopathologie de la sclérose en plaques. Bull. Sect. sci. Acad. roum. **9**, Nr 1/2, 1 (1924). — Sur la présence et les variations du glycogène dans le nevraxe et les glandes endocrines à l'état normal et pathologique. Ann. d'Anat. path. **5**, 233 (1928). — Sur une affection particulière simulant, au point de vue clinique, la sclérose en plaques et ayant pour substratum des plaques spéciales du type sénile. Arch. roum. Path. expér. **4**, Nr 1 (1931). — Nouvelles contributions à l'étude de la forme tardive de l'idiotie amaurotique (Type BIELSCHOWSKY) et à son mécanisme biochimique. J. Psychol. u. Neur. **41**, 1 (1931). — MARK, V. H.: Effects of chromatolysis on interaction of spinal motoneurons. Amer. J. Physiol. **159**, 233 (1949). — MARKIEWICZ, T.: Zur Frage der „kolloiden“ Degeneration und ähnlicher Vorgänge im Zentralnervensystem. Z. Neur. **159**, 53 (1937). — MARMIER, C.: Demonstration über die Doppelbrechung an Nerven im Verlauf der sekundären Degeneration. Helvet. physiol. Acta **3**, 24 (1945). — MARSHAK, A.: Evidence for a nuclear precursor of ribo- and desoxyribonucleic acid. J. Cellul. a. Comp. Physiol. **32**, 381 (1948). — Purine and pyrimidine content of the nucleic acids of nuclei and cytoplasm. J. of Biol. Chem. **189**, 607 (1951). — MASSARI, F., et G. MARSICO: Rileiri sperimentali e critici sulla dimostrazione istochimica dei mucopolisaccaridi nel nevrasse di mammiferi. Estrat. Atti Acad. Pugliese Sci. **11**, 3 (1953). — MASSAZZA, A.: L'istologia del sistema nervosa alla luce ultravioletta. Nota I. La struttura della fibra nervosa a fresco. Arch. ital. Anat. e Embriol. **26**, 89 (1929). — MATSUMOTO, T.: The granules, vacuoles and mitochondria in the sympathetic nerve fibers cultivated in vitro. Bull. Johns Hopkins Hosp. **31**, 91 (1920).— MAXFIELD, M.: Axoplasmic proteins of the squid giant nerve fiber with particular reference to the fibrous protein. J. Gen. Physiol. **37**, 201 (1954). — MAY, R. M.: Études microchimiques sur le système nerveux. III. L'eau et les combinaisons phosphorées du nerf, au cours de sa dégénérescence. Bull. Soc. Chim. biol. (Paris) **12**, 934 (1930). — MAYER, A.: On parenchymatous systematic degenerations mainly in the central nervous system. Brain **24**, 47 (1901). — MAYER, E.: Zellschädigung und Mitose, Bemerkungen zum Degenerations- und Krankheitsbegriff. Virchows Arch. **275**, 114 (1930). — McCOLL, J. D., and R. J. ROSSITER: Lipids of squid nerve. Nature (Lond.) **166**, 185 (1950). — Lipids of the nervous system of some invertebrates. J. Cellul. a. Comp. Physiol. **36**, 241 (1950). — Lipids of the nervous system of the squid loligo pealii. J. of Exper. Biol. **28**, 116 (1951). — McGEE-RUSSEL, S. M.: A new reagent for the histochemical and chemical detection of calzium. Nature (Lond.) **175**, 301 (1955). — McILWAIN, H.: Biochemistry and the central nervous system. London: J. & A. Churchill 1955. — McINDOE, W. M., and J. N. DAVIDSON: The phosphorus compounds of the cell nucleus. Brit. J. Canc. **6**, 200 (1952). — McINTOSH, F. C.: The distribution of acetylcholine in the peripheral and central nervous system. J. of Physiol. **99**, 436 (1941). — McMANUS, J. F. A.: Nature (Lond.) **158**, 202 (1946). — McMANUS, J. F. A., and J. E. CASON: Carbohydrate histochemistry studied by acetylation techniques. I. Periodic acid methods. J. of Exper. Med. **91**, 651 (1950). — McMANUS, J. F. A., C. H. LUPTON and G. HARDEN: Histochemical studies of 5-nucleotidase. 1. Method and specificity. Labor. Invest. **1**, 480 (1952). — MEATH, J. A., and A. POPE: Histochemical distribution of indophenol-oxydase and acid phosphatase in rat cortex. Federat. Proc. **9**, 204 (1950). — MERKLE, G.: Untersuchungen über Karyolyse. Beitr. path. Anat. **92**, 518 (1933). — MERZBACHER, L.: Untersuchungen über die Morphologie und Biologie der Abräumzellen im Zentralnervensystem. Histol. Arb. Großhirnrinde **3**, 1 (1909). — METZ u. H. SPATZ: Die HORTEGAschen Zellen (= das sogenannte „dritte Element") und über ihre funktionelle Bedeutung. Z. Neur. **89**, 138 (1924). — Die drei Gliazellarten und der Eisenstoffwechsel. Z. Neur. **100**, 428 (1926). — MEYER, J. E.: Über mechanische Lageveränderungen der PURKINJE-Zellen der Kleinhirnrinde. Arch. f. Psychiatr. **181**, 736 (1949). — Über eine „Ödemkrankheit" des Zentralnervensystems im frühen Kindesalter. Arch. f. Psychiatr. **185**, 35 (1950). — Zum Problem des lokalen vorzeitigen Alterns. Zbl. Neur. **108**, 306 (1950). — MEYER, W. C.: Beiträge zur Frage des Pseudokalkes im Zentralnervensystem. Z. Neur. **146**, 393 (1933). — MEYER-ARENDT, J.: Die Messung des Leerwertes bei der Mikrospektrophotometrie. Beitr. path. Anat. **113**, 388 (1953). — MICHAELIS, L., and S. GRANICK: J. Amer. Chem. Soc. **67**, 1212 (1945). — MIHALIK, P. v.: Macrophages in cultures of chick embryo brain. Anat. Rec. **44**, 166 (1932). — Mechanisch-experimentelle Untersuchungen über die Doppelbrechung der markhaltigen Nervenfasern. Z. Zellforsch. **21**, 653 (1934). — MILLER, R. A.: A morphological and experimental study of chromophilic neurons in the cerebral cortex. Amer. J. Anat. **84**, 201 (1949). — MINKOWSKI, M.: Über den Verlauf, die Endigung und die zentrale Repräsentation von gekreuzten und ungekreuzten Sehnervenfasern bei einigen Säugetieren und beim Menschen. Schweiz. Arch. Neur. **6** u. **7** (1920). — MISKOLCZY u. DANEZ: Atrophia cerebro-cerebellaris cruciata. Arch. f. Psychiatr. **101**, 637 (1934). — MISSMAHL, H. P., u. M. HARTWIG: Polarisationsoptische Untersuchungen über die Beziehungen zwischen den Drusen und Fibrillenveränderungen im Gehirn bei ALZHEIMERscherErkrankung und drusenartigen Ablagerungen amyloider Substanz in anderen Organen. Dtsch. Z. Nervenheilk. **141**, 173 (1954). — MITCHISON, J. M.: Birefringence of amoeba. Nature (Lond.) **166**, 313 (1950). — Cell membranes and cell division. In: Structural Aspects of Cell Physiology, S. 105. Cambridge 1952. — MIYAKE: Beitrag zur Kenntnis der Altersveränderungen der menschlichen Hirnrinde. Arb. neur. Inst. Wien **13**, 212 (1906). — Zur Frage der Regeneration der Nervenfasern im zentralen Nervensystem. Arb. neur. Inst. Wien **12** (1908). — MOBERGER, G.: Acta radiol. (Stockh.) Suppl. **1954**, 112. — MÖLLENDORFF, W. v.: Zit. nach STÖHR. — Die örtliche Zellbildung in Gefäßwänden und im Bindegewebe. Münch. med. Wschr. **1927**, 135. — Beiträge zum Problem der Zellviskosität. Arch. exper. Zellforsch. **19**, 263 (1937). — MÖNNIGHOFF, F. H.: Untersuchungen über die Autolyse der Zellen bei trüber Schwellung und postmortaler kadaveröser Trübung. Beitr. path. Anat. **102**, 87 (1939). — MOERS: Zit. nach SPIELMEYER. — MOLNAR, J.: Corpora amylacea in the central nervous sytem. Nature (Lond.) **1951**, 4262. — MONNÉ, C.: Schichtung und Feinstruktur des Grundcytoplasmas. Z. Zellforsch. **31**, 91 (1940). — MOORE, K. L., and M. L. BARR: Morphology of the nerve cell nucleus in mammals with special reference to the sex chromatin. J. Comp. Neur. **98**, 213 (1953). — MOREL, F., and E. WILDI: General and cellular pathochemistry of senile and presenile alterations of the brain. Proc. Ist. Intern. Congr. Neuropath., Rom 1952, Bd. II, S. 313. — MOTT, F. W., and W. D. HALLIBURTON: VIII. The chemistry of nerve degeneration. Philosophic. Trans. Roy. Soc. Lond. **194**, 437 (1901). — MOULIN, F. DE: Beiträge zur Kenntnis des Baues der Ganglienzellen. Arch. Zellforsch. **17**, 389 (1923). — MÜHLMANN, F.: Weitere

Untersuchungen über die Veränderungen der Nervenzellen in verschiedenem Alter. Arch. mikrosk. Anat. 58 (1901). — Lipoides Nervenzellpigment und die Altersfrage. Virchows Arch. 212 (1913). — MÜHLMANN, F., u. POPOWA: Über die Natur der Tigroidsubstanz der Nervenzellen. Z. Zellforsch. 49 (1929). — MÜLLER, E.: Der Zelltod. In Handbuch der allgemeinen Pathologie, Bd. 2, Teil 1. Berlin: Springer 1955. — MURALT, A. v.: Die Signalübermittlung im Nerven. Basel: Birkhäuser 1946. — Photochemische Versuche an einzelnen Nervenfasern. Bull. schweiz. Akad. med. Wiss. 6, 205 (1950). — MURALT, A. v., u. G. v. SCHULTHESS: Über den Acetylcholingehalt des peripheren Nerven während der Degeneration. Helvet. physiol. Acta 2, 435 (1944). — MURALT, A. v., u. F. WYSS: Über den Aneuringehalt des peripheren Nerven während der Degeneration. Helvet. physiol. Acta 2, 445 (1944).

NACHMANSOHN, D., H. M. JOHN and M. BERMAN: Studies on choline acetylase: II. The formation of acetylcholine in the nerve axon. J. of Biol. Chem. 163, 475 (1946). — NACHMANSOHN, D., M. A. ROTHENBERG and E. A. FELD: In vitro reversibility of cholinesterase inhibition by diisopropylfluorophosphate (DEP). Arch. of Biochem. 14, 197 (1947). — NACHMANSOHN, D., and H. B. STEINBACH: On localization of enzymes in nerve fibers. Science (Lancaster, Pa.) 95, 76 (1942). Zit. nach v. MURALT 1946. — NAGEOTTE, J.: Mitochondries et neurocératine de la gaine de myéline etc. C. r. Soc. Biol. Paris 67 (1907). — Morphologie des gels lipoides. Actual Sci. Industr. Paris 1936, 432. — NAGER: Über postmortale histologische Artefakte am N. acusticus und ihre Erklärung, ein Beitrag zur Lehre der Corpora amylacea. Z. Ohrenheilk. 51, 250 (1906). — NAIDOO, D., and O. E. PRATT: The localization of some acid phosphatases in brain tissue. J. of Neur. 14, 287 (1951). — The localization of aneurin pyrophosphate in the brain. J. Neur. 15, 164 (1952). — The localization of some phosphatases, situated in similar histological sites in brain tissue. Enzymologia (Den Haag) 16, 91 (1953). — NAKA, S., Y. KATO. S. KATO, A. MUKAI, S. AKIYAMA, K. MATSUMOTO and S. MATSUMOTO: The study of the nervous system using radioisotopes. Kyushu Mem. Med. Sci. 5, 51 (1954). — NAMBU: Über die Genese der Corpora amylacea des Zentralnervensystems. Arch. f. Psychiatr. 44, 24 (1908). — NEPPI: Sulle lesioni cadaveriche nelle cellule nervose rilevabili col metodo di NISSL. Riv. Pat. nerv. 1897. — NETTER, H.: Die Feinstruktur der Zelle als dynamisches Phänomen. Verh. dtsch. Ges. Path. (33. Tagg) 1949. — NETTER, H., u. F. LEUTHARDT: Die Reaktion der Zellen und Gewebe. In Physiologische Chemie, herausgeg. von FLASCHENTRÄGER u. LEHNARTZ, Bd. II, Teil 1b. Berlin: Springer 1954. — NEUBERT: Über Glykogenbefunde in der Hypophyse und im Zentralnervensystem. Beitr. path. Anat. 45, 38 (1909). — NEUMANN, M. A.: Hemochromatosis of the central nervous system. J. of Neuropath. 7, 19 (1948). — NEWMAN, W., J. FEIGIN, A. WOLF and E. A. KABAT: Histochemical studies on tissue enzymes. IV. Distribution of some enzyme systems which liberate phosphate at p_H 9,2 as determined with various substrates and inhibitors. Amer J. Path. 26, 257 (1950). — NICHOLSON, F. M.: The changes in amount and distribution of the iron-containing proteins of nerve cells following injury to their axones. J. Comp. Neur. 36, 37 (1923). — NIESSING, K.: Zur funktionellen Histologie der Hirncapillaren. Verh. anat. Ges. 1951. — NIKLAS, A., u. W. OEHLERT: Autoradiographische Untersuchung der Größe des Eiweißstoffwechsels verschiedener Organe, Gewebe und Zellarten. Beitr. path. Anat. 116, 92 (1956). — NISSL, F.: Über die Veränderungen der Ganglienzellen am Facialiskern des Kaninchens nach Ausreißung der Nerven. Allg. Z. Psychiatr. 48, 197 (1892). — Über eine neue Untersuchungsmethode des Centralorgans speziell zur Feststellung der Lokalisation der Nervenzellen. Zbl. Nervenheilk. 17 (1894). — Der gegenwärtige Stand der Nervenzell-Anatomie und -Pathologie. Zbl. Nervenheilk. 1895. — Die Beziehungen der Nervenzellsubstanzen zu den tätigen, ruhenden und ermüdeten Zellzuständen. Allg. Z. Psychiatr. 52 (1896). — Nervenzellen und graue Substanz. Münch. med. Wschr. 1898, 31—33. — Über einige Beziehungen zwischen Nervenzellerkrankungen und gliösen Erscheinungen bei verschiedenen Psychosen. Arch. f. Psychiatr. 32 (1899). — Zur Histopathologie der paralytischen Rindenerkrankung. Histol. Arb. Großhirnrinde 1, 315 (1904). — Nervensystem. Enzyklopädie der mikroskopischen Technik, 2. Aufl. Berlin 1910. — NOBACK, C. R., and W. MONTAGNA: Histochemical studies of the myelin sheath and its fragmentation products during Wallerian (secondary) degeneration. J. Comp. Neur. 97, 211 (1952). — Metachromasia in the nervous system. J. of Neuropath. 13, 161 (1954). — NODA, H., and R. W. G. WYCKHOFF: The electron microscopy of reprecipitated collagen. Biochim. Biophysica Acta 7, 494 (1951). — NOLL, A.: Über die quantitativen Beziehungen des Protagons zum Nervenmark. Z. physiol. Chem. 27, 370 (1899). — NORMAN, R. M.: Diffuse progressive metachromatic leucoencephalopathy: A form of SCHILDER's disease related to the lipoidoses. Brain 70, 234 (1947). — NOUY, P. L. DU: Surface equilibria of organic and biological colloids. Amer. Chem. Soc. Monogr. New York 1926. — NYGAARD, A., and B. J. SUMMER: The effect of lecithinase A on the succinoxidase system. J. of Biol. Chem. 200, 723 (1953).

OBERSTEINER: Zur Histologie der Gliazellen in der Molekularschicht der Großhirnrinde. Arb. neur. Inst. Wien 7, 301 (1900). — OEBIKE, B.: Wesen und Herkunft endogener Pigmente und ihre besondere Bedeutung für die Pigmentstoffwechselstörung der Hämochromatose. Veröff. a. d. Morph. Path. H. 56. Jena: Gustav Fischer 1950. — OIYE, T.: Experimentelle Studien über die Regeneration des Gehirngewebes. Mitt. Path. (Sendai) **5**, 19 (1928). — OKAMATO and UTAMURA: Acta Scholae med. Kioto **20**, 573 (1938). — OKINAKA, S., M. YOSHIKAWA, M. TOYODA, T. MOZAI, Y. TOYOKURA and M. KAMEYAMA: Pathogenesis of hepatocerebral disease. II. Histochemical study of copper of liver and brain in WILSONS disease. Arch. of Neur. **72**, 573 (1954). — OLAH, F., V. VARRO, K. KOVACS u. D. BARACH: Morphologische und biologische Änderungen im N. supraopticus und paraventricularis unter der Einwirkung hypertonischer Salzlösung. Endokrinologie **30**, 12 (1953). — OLSZEWSKI, J.: Über die Gestaltung der Randkörperchen der Nucleoli einiger menschlicher Nervenzellarten. J. Hirnforsch. **1**, 206 (1954). — OMOKOROW, L.: Über den Einfluß hoher Temperaturen auf das Zentralnervensystem des Kaninchens. Histol. Arb. Großhirnrinde **6** (1913). — OPITZ, E.: Energieumsatz des Gehirns in situ unter aeroben und anaeroben Bedingungen. In: Die Chemie und der Stoffwechsel des Nervengewebes. Berlin: Springer 1952. — Der Stoffwechsel des Gehirns und seine Veränderung bei Kreislaufstillstand. Verh. dtsch. Ges. Kreislaufforsch. (19. Tagg) **1953**, 26. — OPITZ, E., u. M. SCHNEIDER: Über die Sauerstoffversorgung des Gehirns und den Mechanismus von Mangelwirkungen. Erg. Physiol. **46**, 125 (1950). — OPPENHEIM, G.: Über „drusige Nekrosen" in der Großhirnrinde. Neur. Zbl. **28**, 410 (1909). — ORSOS, F.: Die vitalen Reaktionen und ihre gerichtsmedizinische Bedeutung. Beitr. path. Anat. **95**, 163 (1935). — ORTMANN, R.: Über experimentelle Veränderungen der Morphologie des Hypophysenzwischenhirnsystems und die Beziehung der sog. „Gomorisubstanz" zum Adiuretin. Z. Zellforsch. **36**, 92 (1951). — Über die Einförmigkeit morphologischer Reaktionen der Ganglienzellen nach experimentellen Eingriffen. Dtsch. Z. Nervenheilk. **167**, 431 (1952). — OSTERTAG, B.: Zur Histopathologie der Myoklonusepilepsie. Arch. f. Psychiatr. **73** (1925). — Zur Frage der dysrhaphischen Störungen des Rückenmarks und der von ihnen abzuleitenden Geschwulstbildungen. Arch. f. Psychiatr. **75**, 89 (1925). — Über die Veraschung des histologischen Schnittes zur Anstellung histochemischer Reaktionen. Arch. f. Psychiatr. **80**, 663 (1927). — Die an bestimmte Lokalisation gebundenen Konkremente des Zentralnervensystems und ihre Beziehung zur „Verkalkung intracerebraler Gefäße" bei gewissen endokrinen Erkrankungen. Virchows Arch. **275**, 828 (1930).

PALADE, G. E.: The fine structure of mitochondria. Anat. Rec. **114**, 427 (1952). — PALADINO: Della continuazione del nevroglio nel scheletio mielinico delle fibre nervose. Acad. Sc. Nat. Napoli **1892**. — PALAY, S. L., and G. E. PALADE: Fine structure of neuronal cytoplasm. J. Appl. Physics **24**, 1419 (1953). — The fine structure of neurons. J. Biophys. Biochem. Cytol. **1**, 69 (1955). — PALMER, K. J., F. V. SCHMITT and E. CHARGAFF: X-ray diffraction studies of certain lipide protein complexes. J. Cellul. a. Comp. Physiol. **18**, 43 (1941). — PAPPENHEIMER and HAWTHORNE: Certain cytoplasmatic inclusions of liver cells. Amer. J. Path. **12**, 625 (1936). — PARAT, M., et J. PAINLEVE: Mise en évidence du vacuome (appareil réticulaire interne de GOLGI) et du chondrione par les colorations vitales. Bull. Histol. appl. **2**, 33 (1925). — PARKER, G. H.: The neurofibril hypothesis. Quart. Rev. Biol. **4**, 155 (1929). — PATTERSON, E. K., M. E. DUMM and A. G. RICHARDS jr.: Lipids in the central nervous system of the honey bee. Arch. of Biochem. **7**, 201 (1945). — PEARSE, A. G. E.: A review of modern methods in histochemistry. J. Clin. Path. **4**, 1 (1951). — Histochemistry, theoretical and applied. London: J. & A. Churchill 1954. — PEASE, D. C., and R. F. BAKER: Electron microscopy of nervous tisse. Anat. Rec. **110**, 505 (1951). — PENFIELD, W. G.: Alterations of the GOLGI apparatus in nerve cells. Brain **43**, 390 (1920). — PENFIELD, W. G., and W. CONE: Acute swelling of oligodendroglia. Arch. of Neur. **16**, 131 (1926). — Neuroglia. Cytology and cellular pathology of the nervous system. Ed. by W. PENFIELD. New York 1932. — PENTSCHEW, A.: Die vitale Tellurfärbung und Speicherung sowie ihre Bedeutung für die Lehre vom Stoffaustausch zwischen dem Zentralnervensystem und dem übrigen Körper. Arch. f. Psychiatr. **102**, 749 (1934). — PERCIVAL, W. L. and C. LEBLOND: Rapid exchange of the salts in a newborn rat as demonstrated with radioactive phosphorus. Rev. canad. de Biol. **7**, 217 (1948). — PERUSINI, G.: Über einige eisengierige nichtkalkhaltige Inkrustierungen im Zentralnervensystem. Folia neurobiol. **6**, 465 (1912). — PETER, C.: Beitrag zur Klinik und pathologischen Anatomie der hereditären Nervenkrankheiten. Z. Neur. **108**, 543 (1927). — PETERFI, T.: Das leitende Element. In Handbuch der normalen pathologischen Physiologie, Bd. 9. Berlin: Springer 1929. — PETERS, G.: Die Kolloidproduktion in den Zellen der vegetativen Kerne des Zwischenhirns des Menschen und ihre Beziehung zu physiologischen und pathologischen Vorgängen im menschlichen Organismus. Z. Neur. **154** (1935). — Über das Vorkommen von „Kolloid"-Einschlüssen in den Zellen der Medulla oblongata beim Menschen. Z. Neur. **153** (1935). — Morphologische Untersuchungen über die Wirkung von Ultraschallwellen auf das Zentralnervensystem. Fortschr. Neur. **17**, 85 (1949). — PFEIFER: Über die traumatische Degeneration und Regeneration des Gehirns erwachsener Menschen. J. Psychol. u. Neur. **12**, 96 (1909). — Über mehrkernige Ganglienzellen in der menschlichen Hirnrinde. Z. Neur. **114**, 530 (1928). — PICHOTKA, J.: Tierexperimentelle Untersuchungen zur pathologischen Histologie des akuten Höhentodes. Beitr. path. Anat. **107**, 117 (1942). — Pick, F.: Über morphologische Differenzen zwischen ruhenden und erregten Ganglienzellen. Dtsch. med. Wschr. **1898**, Nr 22. — Pighini, G.: Chemische und biochemische Untersuchungen über das Nervensystem unter normalen und pathologischen Bedingungen. Biochem. Z. **42**, 125 (1912). — Pilcz: Beitrag zur Lehre der Pigmententwicklung in den Nervenzellen. Arb. neur. Inst. Wien **3** (1895). — Pischinger, A.: Untersuchung über die Kernstruktur, besonders über die Beziehungen zwischen Struktur im Leben und nach der Fixierung. Z. Zellforsch. **26**, 249 (1937). — Plaut, F., u. M. Bülow: Über Unterschiede im C-Vitamingehalt verschiedener Teile des Nervensystems. Z. Neur. **153**, 182 (1935). — Plaut, F., u. K. Stern: Verteilung des C-Vitamins in den Hirnstammganglien, insbesondere im Globus pallidus und in der Substantia nigra. Naturwiss. **1935**, 557. — Plenk, H.: Über Gitterfasern und ihre Bildungszellen. Verh. zool.-bot. Ges. Wien **77**, 20 (1927). — Die Schwannsche Scheide der markhaltigen Nervenfasern. Z. mikrosk.-anat. Forsch. **36**, 191 (1934). — Pobjak, G.: Synthesis of phospholipids in the foetus. Nature (Lond.) **160**, 841 (1947). — The mechanism of parenchymatous degeneration produced by diphtheria. J. of Path. **60**, 75 (1948). — Pollister, A. W., and H. Ris: Nucleoprotein determination in cytological preparations. Cold Spring Harbor Symp. Quant. Biol. **12**, 47 (1942). — Pomerat, C. M.: Pulsatile activity of cells from the human brain in tissue culture. J. Nerv. Dis. **114**, 430 (1951). — Pope, A.: Quantitative distribution of dipeptidase and acetylcholine esterase in architectonic layers of rat cerebral cortex. J. of Neurophysiol. **15**, 115 (1952). — Application of quantitative histochemical methods to the study of the nervous system. J. of Neuropath. **14**, 39 (1955). — The relationship of neurochemistry to the microscopic anatomy of the nervous system. In: Biochemistry of the developing nervous system. Proc. 1st Internat. Neurochem. Sympos. Oxford 1954, S. 341. New York: Acad. Press 1955. — Pope, A., and C. B. Anfinsen: Histochemical distribution of peptidase activity in the central nervous system of the rat. J. of Biol. Chem **173**, 305 (1948). — Pope, A., W. Caveness and K. L. Livingston: Architectonic distribution of acetylcholinesterase in the frontal isocortex of psychotic and nonpsychotic patient. Arch. of Neur. **68**, 425 (1952). — Pope, A., J. R. Ware and R. H. Thomson: Quantitative histochemical distribution of enzymes in cytoarchitectural layers of cerebral cortex. Federat. Proc. **9**, 215 (1950). — Pruijs, W.: Über Mikroglia, ihre Herkunft, Funktion und ihr Verhältnis zu anderen Gliaelementen. Z. Neur. **108**, 298 (1927). — Pugnat, C. A.: Des modifications histologiques des cellules nerveuses dans ses divers états fonctionels. Bibl. Anat. **6**, 27 (1898).

Rabl, R.: Pigmentablagerungen im Gehirn. Dtsch. Z. Nervenheilk. **174**, 15 (1955). — Ranke: Zwei Fälle von akuter Erkrankung der Nervenzellen. Nissl Beitr. **1**, H. 3 (1915). — Raum: Arch. exper. Path. u. Pharmakol. **29**, 353 (1892). — Raven, C. P.: Zur Entwicklung der Ganglienleiste. I. Die Kinematik der Ganglienleistenentwicklung bei den Urodelen. Roux' Arch. **125**, 210 (1931). — Zur Entwicklung der Ganglienleiste. V. Über die Differenzierung des Rumpfganglienmaterials. Roux' Arch. **134**, 122 (1936). — Ravin, H. A., S J. Zaks and A. M. Seligman: Histochemical localization of acetylcholinesterase in the central nervous system and myoneural junction. J. Nat. Canc. Inst. **13**, 257 (1952). — Renyi, G. St. de: The structure of cells in tissues as revealed by microdissection. J. Comp. Neur. **48**, 293 (1929). — The structure of cells in tissues as revealed by microdissection. IV. Observations on neurofibrils in the living nervous tissue of the lobster (Homarus americanus). J. Comp. Neur. **48**, 441 (1929). — The structure of cells in tissues as revealed by microdissection. V. The physical properties of nerve cells of the frog. (Rana pipiens.) J. Comp. Neur. **53**, 497 (1931). — Rhode, E.: Untersuchungen über den Bau der Zelle. I. Kern und Kernkörper. Z. wiss. Zool. **73** (1903). — Rhodin, J.: Correlation of ultrastructural organization and function in normal and experimentally changed proximal convoluted tubule cells in the mouse kidney. An electron microscopic study including an experimental analysis of the conditions for fixation of the renal tissue for high resolution electron microscopy. Stockholm 1954. — Ribbert: Der Tod aus Altersschwäche. Bonn 1908. — Ris, H., and A. E. Mirsky: J. Gen. Physiol. **32**, 489 (1949). — Ritama, V.: Amyloidosis of the cerebellar cortex in a diabetic. Observations on the pathogenesis of cerebral amyloidosis. Ann. med. int. fenn. **43**, 51 (1954). — Ritzenfeld, P.: Morphologische Untersuchung über die cytoplasmatische Basophilie der menschlichen Leberzellen. Inaug.-Diss. Freiburg 1952. — Rizzo, V.: Le placche „grassose" nel cervello umano ed in quello degli animali. Riv. Path. nerv. **29** (1924). — Robertis, E. de: The nucleo-cytoplasmatic relationship and the basophile substance (ergastoplasm) of invertebrate nerve cells (electron microscope observation). J. Histochem. a. Cytochem. **2**, 341 (1954). — Robertis, E. de, and C. M. Franchi: The submicroscopic organization of axon material isolated from myelin nerve fibers. J. of Exper. Med. **98**, 269 (1953). — Robertis, E. de, and F. A. Schmitt: Effect of nerve degeneration on the structure of neurotubules. J. Cellul. a. Comp. Physiol. **32**, 45 (1948). — Robertson, W.: A microscopic demonstration of the normal and pathological histology of mesoglia. J. Ment. Sci. **1900**, 724. — Robins, E., D. E. Smith and R. E. McCaman: Microdetermination of purin nucleoside phosphorylase activity in brain and its distribution within the monkey cerebellum. J. of Biol. Chem. **204**, 927 (1953). — A quantitative histochemical study of eight enzymes of the cerebellar cortex and subjacent white matter in the monkey. Res. Publ. Assoc. Res. Nerv. a. Ment. Dis. **32**, 305 (1953). — ROEDER, F.: Über das Lipoidproblem des Liquor cerebrospinalis. Z. Neur. **168**, 519 (1940). — P^{32} im Nervensystem. Göttingen: Muster-Schmidt 1948. — RÖSSLE, R.: Über einige Beziehungen der pathologischen Anatomie zur physikalischen Chemie. J.kurse ärztl. Fortbildg **9**, 3 (1918). — ROIZIN, L., and L. DMOCHOWSKI: Comparative histologic and electron microscope investigations of the central nervous system. J. of Neuropath. **15**, 12 (1956). — ROIZIN, L., and A. FERRARO: Myoclonusepilepsy. J. of Neuropath. **1**, 297 (1942). — Histometabolic changes and neuropathologic selectivity in the light of recent investigations. (Histometabolic dysergia.) J. of Neuropath. **7**, 216 (1948). — Comparative morphologic and histometabolic studies of nerve cells in brain biopsies and topectomies. J. of Neuropath. **10**, 177 (1951). — Oxidases and peroxidases of the central nervous system. J. of Neuropath. **14**, 47 (1955). — ROSE, M.: Über den Einfluß der Fixierung auf das Zellbild der Großhirnrinde. J. Psychol. u. Neur. **38** (1929). — ROSENTHAL, S.: Experimentelle Studien über amöboide Umwandlung der Neuroglia. Histol. Arb. Großhirnrinde **6**, 69 (1913). — ROSKIN, G.: Über die Axopodien der Heliozoa und die Greiftentakeln der Ephelotidae. Arch. Protistenkde **52**, 207 (1925). — ROTHLIN, E., u. E. UNDRITZ: Experimenteller Beitrag zum Eisenstoffwechsel. Bericht über die Resultate der bisherigen Versuche mit der Eisenbehandlung der Kuhmilchanämie der Ratte. Helvet. med. Acta **13**, 460 (1946). — ROTHSCHILD, J.: Untersuchungen über die Bedingungen des Auftretens von amöboider Glia im Großhirnmark unter besonderer Berücksichtigung der Hirnschwellung. Z. Neur. **148**, 600 (1933). — ROUSSY, G., LHERMITTE et OBERLING: La névroglie et ses réactions pathologiques. Rev. Neur. **1930**, 1. — ROUSSY, G., et M. MOSINGER: Étude anatomique et physiologique de l'hypothalamus. Rev. Neur. **41 (I)**, 848 (1934). — ROZSA, G., C. MORGAN, A. SZENT-GYÖRGI and R. W. G. WYCKHOFF: The electron microscopy of myelinated nerve. Biochim. et Biophysica Acta **6**, 13 (1950).

SACHS, H. W.: Über die autogenen Pigmente, besonders das Lipofuscin und seine Abgrenzung vom Melanin. Beitr. path. Anat. **108**, 267 (1943). — SAGEL, W.: Zur histologis hen Analyse des Gliastrauchwerks der Kleinhirnrinde. Z. Neur. **71**, 278 (1921). — SAGUCHI, S.: Cytologische Studien H. IV. Kanazawa 1930. — SALTYKOW, S.: Versuche über Gehirnreplantation, zugleich ein Beitrag zur Kenntnis reaktiver Vorgänge an den zelligen Gehirnelementen. Arch. f. Psychiatr. **40**, XIII, 329 (1905). — SAMUELS, A. J., L. L. BOYARSKY, R. W. GERARD, B. LIBET and M. BRUST: Distribution, exchange and migration of phosphate compounds in the nervous system. Amer. J. Physiol. **164**, 1 (1951). — SANDERS, F. K.: The thickness of myelin sheaths of normal and regenerating peripheral nerve fibers. Proc. Roy. Soc. Lond., Ser. B **135**, 323 (1948). — SANDERS, F. K., and D. WHITTERIDGE: Conduction velocity and myelin thickness in regenerating nerve fibers. J. of Physiol. **105**, 152 (1946). — SANDRITTER, W.: Über das Vorkommen von Pseudokalk in Gehirnen von Feten, Säuglingen, Kleinkindern und Jugendlichen. Dtsch. Z. Nervenheilk. **166**, 481 (1951). — SANDRITTER, W., u. J. HARTLEIB: Quantitative Untersuchungen über den Nucleinsäureverlust des Gewebes bei Fixierung und Einbettung. Experientia (Basel) **11**, 313 (1955). — SANTHA, K. v.: Über die Entwicklungsstörungen der PURKINJE-Neurone. Arch. f. Psychiatr. **91**, 373 (1930.)— SANTHA, K. v. u. JUBA: Weitere Untersuchungen über die Entwicklung der HORTEGAschen Mikroglia. Arch. f. Psychiatr. **98**, 598 (1933). — SANZ, M.: Über die Bildung von Acetylcholin, die Freisetzung von Aneurin und den Stoffwechsel von peripheren Nerven in vitro. Pflügers Arch. **247**, 317 (1943). Zit. nach v. MURALT 1946. — SARBO, A.: Über die Rückenmarksveränderungen nach zeitweiliger Verschließung der Bauchaorta. Neur. Zbl. **14**, 664 (1895). — SARKISSOW, S. A.: Zur Frage nach dem Einfluß der Fixierung auf das Zellbild der Großhirnrinde. J. Psychol. u. Neur. **39** (1929). — SAWYER, C. H.: Cholinesterases in degenerating and regenerating peripheral nerves. Amer. J. Physiol. **146**, 246 (1946). — SCEVOLA, P.: Sul significato della tigrolisi delle cellule nervose. Acta ital. Otol. **62**, 553 (1951). — SCHABADASCH, A. L.: Morphology of distribution and transformation of glykogen. Ref. Ber. wiss. Biol. **54**, 633 (1940). — SCHABBEL, E.: Zahlenmäßige Beziehungen und polarisationsoptische Analyse von Degenerationen im Nervensystem der Schildkröte. Gegenbaurs Jb. Anat. Ontog. **61**, 391 (1936). — SCHADE, H.: Beiträge zur Konkrementbildung. Münch. med. Wschr. **1909**. — SCHAFFER, K.: Über Nervenzellenveränderungen während der Inanition. Neur. Zbl. **18** (1897). — SCHALTENBRAND, G., u. P. BAILEY: Die perivasculäre Piagliamembran des Gehirns. J. Psychol. u. Neur. **35**, 199 (1928). — SCHARF, J. H.: Zur Frage der Grenzmembran der Spinalganglienzellen. Acta neurovegetativa (Wien) **3**, 498 (1952). — Fluorescenz und Fluorescenzpolarisation myelotroper Nervenfasern nach Fluorochromierung in der Umgebung des IEP des Fluorescins. Z. Naturforsch. **10b**, 355 (1955). — SCHARRER, E.: Die Erklärung der scheinbar pathologischen Zellbilder im Nucleus supraopticus und Nucleus paraventricularis. Z. Neur. **145** (1933). — Bemerkungen zur Frage der „sklerotischen" Zellen im Tiergehirn. Z. Neur. **148** (1933). — SCHARRER, E., u. B. SCHARRER:

Neurosekretion. Handbuch der mikroskopischen Anatomie des Menschen von v. MÖLLENDORFF, Bd. 6/V. Berlin: Springer 1954. — SCHARRER, E., and J. SINDEN: A contribution to the „chemoarchitectonics" of the optic tectum of the brain of the pigeon. J. Comp. Neur. **91**, 331 (1949). — SCHEID, K. F.: Histologische Studien am Gehirn mit Hilfe der Schnittveraschung. Virchows Arch. **277**, 673 (1930). — SCHERER, E.: Über die pialen Lipome. Z. Neur. **154**, 45 (1935). — Über Cystenbildung der weichen Hirnhäute im Liquorraum der SYLVIschen Furche mit hochgradiger Deformierung des Gehirns. Z. Neur. **152**, 787 (1935). — SCHERER, H. J.: Beiträge zur pathologischen Anatomie des Kleinhirns. II. Mitteilung: Die Erkrankungen des Kleinhirnmarkes und seiner Kerne, insbesondere des Nucleus dentatus. Z. Neur. **139** (1932). — Beiträge zur pathologischen Anatomie des Kleinhirns. III. Mitteilung: Genuine Kleinhirnatrophien. Z. Neuer. **145**, 335 (1933). — Vergleichende Pathologie des Nervensystems der Säugetiere. Leipzig: Georg Thieme 1944. — SCHIEBLER, TH.: Karyoarchitektonik des Nucleus supraopticus und des Nucleus tuberis lateralis im menschlichen Thalamus. Inaug.-Diss. Göttingen 1948. — Zur Histochemie des neurosekretorischen hypothalamisch-neurohypophysären Systems. Acta anat. (Basel) **13**, 233 (1951). — SCHIFFER, D.: Sur l'action réparatrice du noyau des cellules nerveuses. J. Hirnforsch. **1**, 326 (1954). — SCHMAUS u. ALBRECHT: Zit. nach ERNST. — SCHMIDT, W. J.: Zur Doppelbrechung des Nervenmarks. Z. wiss. Mikrosk. **41** (1924). — Die Bausteine des Tierkörpers im polarisierten Licht. Bonn: Fr. Cohen 1924. — Doppelbrechung und Feinbau der Markscheide der Nervenfasern. Z. Zellforsch. **23**, 657 (1936). — Über die Formdoppelbrechung der osmierten Markscheide des Nerven. Z. wiss. Mikrosk. **54**, 159 (1937). — Die Doppelbrechung von Karyoplasma, Cytoplasma und Metaplasma. Berlin: Gebr. Bornträger 1937. — Desosmierung, Gold- und Manganbehandlung osmierter Nervenfasern und ihr Einfluß auf die Polarisationsoptik. Z. wiss. Mikrosk. **54**, 390 (1937). — SCHMIDTMANN, M.: Über die intracelluläre Wasserstoffionenkonzentration. Z. exper. Med. **45**, 714 (1925). — SCHMINCKE, A.: Encephalitis interstit. VIRCHOW mit Gliose und Verkalkung. Z. Neur. **60**, 290 (1920). — SCHMITT, F. O.: The ultrastructure of protoplasmic constituents. Physiologic. Rev. **19**, 270 (1939). —The structures of the axon filaments of the giant nerve fiber of caligo and myxicola. J. of Exper. Zool. **113**, 499 (1950). — The colloidal organization of the nerve fiber. In: Genetic Neurology, edit. P. WEISS. Chicago: Univ. Chicago Press 1950. — Morphology in muscle and nerve physiology. Biochim. et Biophysica Acta **4**, 68 (1950). — SCHMITT, F. O., and R. S. BEAR: The optical properties of vertebrate nerve axons as related to fiber size. J. Cellul. a. Comp. Physiol. **9**, 261 (1937). — The ultrastructure of nerve axon sheath. Biol. Rev. Cambridge Philos. Soc. **14**, 27 (1939). — SCHMITT, F. O., R. S. BEAR and G. L. CLARK: X-ray diffraction studies on nerve. Radiology **25**, 131 (1935). — SCHMITT, F. O., R. S. BEAR and K. J. PALMER: X-ray diffraction studies on the structure of the nerve myelin sheath. J. Cellul. a. Comp. Physiol. **18**, 31 (1941). — SCHMITZ, E.: Chemie des zentralen und peripheren Nervensystems. In Handbuch der normalen pathologischen Physiologie, Bd. 9, S. 47. Berlin: Springer 1929. — SCHNABEL: Zur Ätiologie und Histogenese der Verkalkung kleiner Hirngefäße. Zbl. Path. **33**, 226 (1922/23). — SCHNEIDER, D.: Die Dehnbarkeit der markhaltigen Nervenfaser des Frosches in Abhängigkeit von Funktion und Struktur. Z. Naturforsch. **7b**, 38. — SCHÖNHEIMER, R.: The dynamic state of body constituents. Cambridge Mass. 1949. — SCHOLZ, W.: Über herdförmige protoplasmatische Gliawucherungen. Z. Neur. **79**, 114 (1922). — Zur Kenntnis des Status marmoratus (C. u. O. VOGT: Infantile partielle Striatumsklerose). Z. Neur. **88**, 355 (1924). — Klinische, pathologisch-anatomische und erbbiologische Untersuchungen bei familiärer diffuser Hirnsklerose im Kindesalter. Z. Neur. **99** (1925). — Einiges über progressive und regressive Metamorphosen der astrocytären Glia. Z. Neur. **147**, 489 (1933). — Über Wesen, nosologische und pathogenetische Bedeutung der atypischen Abbauvorgänge bei den familiären Markerkrankungen. Mschr. Psychiatr. **86**, 111 (1933). — Studien zur Pathologie der Hirngefäße. II. Die drusige Entartung der Hirnarterien und -capillaren. Z. Neur. **162**, 694 (1938). — Pathologische und kadaveröse Veränderungen an Nervenzellen. Bemerkungen zu der vorstehenden Arbeit von CAMERER. Untersuchungen über die postmortalen Veränderungen am Zentralnervensystem, insbesondere an den Ganglienzellen. Z. Neur. **176**, 636 (1943). — Histologische und topische Veränderungen und Vulnerabilitätsverhältnisse im menschlichen Gehirn bei Sauerstoffmangel, Ödem und plasmatischen Infiltrationen. I. Problemstellung und feingewebliche Situation. Z. Neur. **181**, 621 (1949). — Die Krampfschädigungen des Gehirns. Monographien Neur. **1951**, H. 75. — Kreislaufschäden des Gehirns und ihre Pathogenese. I. Allgemeiner Teil. Verh. dtsch. Ges. Kreislaufforsch. **19**, 52 (1953). — SCHOLZ, W., u. J. JÖTTEN: Durchblutungsstörungen im Katzenhirn nach kurzen Elektrokrampfserien. Arch. f. Psychiatr. u. Z. Neur. **186**, 264 (1951). — SCHOLZ, W., u. E. E. MANUELIDIS: Myélite nécrotique (FOIX-ALAJOUANINE). Angiodysgenetische nekrotisierende Myelopathie. Dtsch. Z. Nervenheilk. **165**, 56 (1951). — SCHOLZ, W., J. WAKE u. G. PETERS: Der Status marmoratus, ein Beispiel systemähnlicher Hirnveränderungen auf der Grundlage von Kreislaufstörungen. Z. Neur. **163**, 193 (1938). — SCHROEDER, A.: Die Gliaarchitektonik des menschlichen Kleinhirns. J. Psychol. u. Neur. **38**, 234 (1929). — Gliaarchitektonik des Zentralnervensystems. In Handbuch der Neurologie von BUMKE und FOERSTER, Bd. 1. Berlin: Springer 1935. — SCHRÖDER, P.: Einführung in die Histologie und Histopathologie des Nervensystems. Jena 1908. — SCHUBEL, A. L.: Topochemische Untersuchungen über das Vorkommen von Glykogen im Zentralnervensystem von Amphibien. Acta histochem. **1**, 204 (1955). — SCHÜMMELFEDER, N.: Die Fluorchromierung tierischer Zellen mit Acridinorange. Naturwiss. **1948**, 346. — Strukturänderungen des Protoplasmas beim Absterben der Zellen. Verh. dtsch. Ges. Path. (33. Tagg) **1949**, 65. — Indophenolblausynthese und -ablagerung in Zellen bei den histologischen Oxydasereaktionen. Klin. Wschr. **1949**, 143. — Zur Morphologie und Histochemie nervöser Elemente. 1. Mitteilung. Fluorchromierung markhaltiger Nervenfasern mit Acridinorange. Virchows Arch. **319**, 294 (1950).— SCHÜRMANN, P., u. H. E. MCMAHON: Die maligne Nephrosklerose, zugleich ein Beitrag zur Frage der Bedeutung der Blutgewebsschranke. Virchows Arch. **291**, 47 (1933). — SCOTT, F. H.: On the structure, microchemistry and development of nerve cells, with special reference to their nuclein compounds. Trans. Canad. Inst. **6**, 405 (1899). — Univ. Toronto stud. Physiol. Ser. Nr **1** (1900). — SCOTT, G. H.: Mineral distribution in the cytoplasm. Biol. Sympos. (Lancaster, Pa.) **10**, 233 (1943). — SECKI, M.: Molekularhistologische Studien über die Elementar- und Mikrofibrillen des Kollagens mit besonderer Berücksichtigung der Dipolrichtwirkung bei ihrer Neubildung und Entwicklung. Arch. Hist. Jap. **3**, 465 (1952). — SEGERDAHL, E.: Über Sternalpunktionen. Acta med. scand. (Stockh.) Suppl. **64**, 1 (1935). — SEIFRIZ, W.: The effects of various anesthetic agents on protoplasm. Anesthesiology **11**, 24 (1950). — The microchemistry of toxicity. Mikrochem. u. Mikrophys. Acta (Wien) **36/37**, 1114 (1951). — SEITELBERGER, F.: Briefliche Mitteilung 1955. — SETTERFIELD, H. R., and T. S. SUTTON: The use of polarized light in the study of myelin degeneration. I. The appearence and progress of degeneration after transsection of the sciatic nerve of the white rat. Anat. Rec. **61**, 397 (1935). — SEVERINGHAUS, KOEHLER and BRADLEY: Studies of autolysis. IX. Hydrogen ion concentration in autolysis. J. of Biol. Chem. **57**, 163 (1923). — SHELTON, E., W. C. SCHNEIDER and M. J. STRIEBICH: A method for counting mitochondria in tissue homogenates. Exper. Cell Res. **4**, 32 (1953). — SHIMIZU, N.: Histochemical studies on the phosphatase of the nervous system. J. Comp. Neur. **93**, 201 (1950). — SHIMIZU, N., and T. KUMAMOTO: A lead tetra-acetate Schiff method for polysaccarides in tissue sections. Stain Techn. **27**, 97 (1952). — Histochemical studies on glykogen of the mammalian brain. Anat. Rec. **114**, 479 (1952). — SIBATINI, A., and M. FUKUDA: Pentosenucleic acid content, cytoplasmatic basophilia and premortal enlargement of mitochondria of mammalian liver cells. Biochim. et Biophysica Acta **10**, 93 (1953). — SIEBERT, G., O. HEIDENREICH, R. BÖHMIG u. K. LANG: Isolierung und chemische Untersuchung von Lipofuscin. Naturwiss. **1955**, 156. — SIEGMUND, H.: Über das Altern und Altersveränderungen. Med. Klin. **1921**, 17. — Glykogenspeicherkrankheiten. Zbl. Path. **71**, Erg.-H., 156 (1939). — Versuche über die Vitalfärbung markloser und markhaltiger Nervenfasern mittels Acridinorange im Fluorescenzlicht. Verh. dtsch. path. Ges. (34. Tagg) **1950**, 112. — SIGENAGA, M.: Experimental studies of abnormal nuclear and cell divisions. V. Observations by fixation method of the effect of various chemicals. Cytology **15**, 30 (1950). — SIMCHOWICZ, T.: Histologische Studien über die senile Demenz. Histol. Arb. Großhirnrinde **4**, 267 (1910). — SIMON, E. W.: Mechanism of dinitrophenol toxicity. Biol. Rev. Cambridge Philos. Soc. **28**, 453 (1953). — SINDEN, J. A., and E. SCHARRER: Distribution of certain enzymes in the brain of the pigeon. Proc. Soc. Exper. Biol. a. Med. **72**, 60 (1949). — SJÖSTRAND, F. S.: Electron-microscopic demonstration of a membrane structure isolated from nerve tissue. Nature (Lond.) **165**, 482 (1950). — A method for making ultra-thin sections for electron microscopy at high resolution. Nature (Lond.) **168**, 646 (1951). — A new microtome for ultrathin sectioning for high resolution electron microscopy. Experientia (Basel) **9**, 114 (1953). — The lamellated structure of the nerve myelin sheath as revealed by high resolution electron microscopy. Experientia (Basel) **9**, 68 (1953). — Die routinemäßige Herstellung von ultradünnen (etwa 200 Å) Gewebeschnitten für elektronenmikroskopische Untersuchung der Gewebezellen bei hoher Auflösung. Z. wiss. Mikrosk. **62**, 65 (1954). — The ultrastructure of mitochondria. In: Fine structure of cells. Symposium held at the 8th Congr. of cell biology, Leiden 1954. — The ultrastructure of the ground substance of the cytoplasm. In: Fine structure of cells. Symposium held at the 8th Congr. of cell biology, Leiden 1954. — SJÖSTRAND, F. S., and J. RHODIN: The ulstrastructure of the proximal convoluted tubules of the mouse kidney as revealed by high resolution electron microscopy. Exper. Cell Res. **4**, 426 (1953). — SJÖVALL, E.: Altersveränderungen im Zentralnervensystem und ihre Bedeutung. Nord. med. Tidskr. (Schwed.) **1932**, 1011. Anat. Anz. **75** Erg.-H. (1932). — SLAGER, U. T., J. A. WAGNER and L. BASHAM: A Roentgen technique for demonstrating radio-opaque deposits in brain tissue slices. J. of Neuropath. **13**, 209 (1954). — SMITH, M. C.: The use of MARCHI staining in the later stages of human tract degeneration. J. Neurol., Neurosurg. a. Psychiatry **14**, 222 (1951). — SMITH, W. K.: Anat. Rec. **102**, 523 (1948). — SMITH, W. K., J. MIALE and A. FELDMANN: Quantitative studies on acid phosphatase in different regions of the central nervous system. Anat. Rec. **118**, 409 (1954). — Smits, G., and G. W. F. Edgar: Im Erscheinen, zit. nach Edgar 1955. — Soergel: Zit. nach Morel u. Wildi 1952. — Spatz, H.: Über die Vorgänge nach experimenteller Rückenmarksdurchtrennung mit besonderer Berücksichtigung der Unterschiede der Reaktionsweise des reifen und des unreifen Gewebes. Histol. Arb. Großhirnrinde Erg.-Bd. **1921**. — Über den Eisennachweis im Gehirn, besonders in Zentren des extrapyramidal-motorischen Systems. Z. Neur. **77**, 261 (1922). — Über die Kernauflagerungen der Nervenzelle. Anat. Anz. **57**, 160 (1923). — Morphologische Grundlagen der Restitution im Zentralnervensystem. Dtsch. Z. Nervenheilk. **115**, 197 (1930). — Encephalitis. In Handbuch der Geisteskrankheiten von Bumke, Bd. XI. Berlin 1930. — Die Bedeutung der viralen Färbung für die Lehre vom Stoffaustausch zwischen dem Zentralnervensystem und dem übrigen Körper. Arch. f. Psychiatr. **101**, 267 (1933). — Die „systematischen Atrophien". Eine wohlgekennzeichnete Gruppe der Erbkrankheiten des Nervensystems. Arch. f. Psychiatr. **108**, 1 (1938). — Neues über die Verknüpfung von Hypophyse und Hypothalamus. Acta neurovegetativa (Wien) **3**, 5 (1951). — Speidel, C. C.: Studies of living nerves. IV. Growth, regeneration and myelination of peripheral nerves in salamanders. Biol. Bull. **68**, 140 (1935). — Spek, J.: Eine optische Methode zum Nachweis von Lipoiden in der lebenden Zelle. Protoplasma **37**, 49 (1943). — Spiegel, E. A.: Die physikalischen Veränderungen der Markscheide im Beginn der Wallerschen Degeneration. Beitr. path. Anat. **70**, 215 (1922). — Spielmeyer, W.: Klinische und anatomische Untersuchung über eine besondere Form von familiärer amaurotischer Idiotie. Histol. Arb. Großhirnrinde **2** (1908). — Zur Frage nach den sog. spezifischen Ganglienzellerkrankungen. Arch. f. Psychiatr. **50**, 606 (1913). — Die zentralen Veränderungen beim Fleckfieber und die Bedeutung für die Histopathologie der Hirnrinde. Z. Neur. **47** (1919). — Über einige Beziehungen zwischen Ganglienzellveränderungen und gliösen Erscheinungen besonders am Kleinhirn. Z. Neur. **54** (1920). — Histopathologie des Nervensystems, Bd. 1. Berlin 1922. — Die Bedeutung des lokalen Faktors für die Beschaffeheit der Entmarkungsherde bei der multiplen Sklerose und Paralyse. Arch. f. Psychiatr. **74**, 359 (1925). — Die anatomische Krankheitsforschung am Beispiel einer Huntingtonschen Chorea mit Wilsonschem Symptomenbild. Z. Neur. **101** (1926). — Die nichteitrige Encephalitis im Kindesalter. Mschr. Kinderheilk. **44**, 195 (1929). — Infektion und Nervensystem. Z. Neur. **123**, 161 (1930). — Stacey, M.: The chemistry of mucopolysaccarides and mucoproteins. In: Advances in Carbohydrate Chemistry, Bd. 2, S. 161. New York: Academic Press 1946. — Stadler, H.: Histopathologische Untersuchungen zur Frage der Beziehung zwischen Leber- und Gehirnveränderungen. Z. Neur. **154** (1936). — Die Erkrankungen der Westphal-Wilsonschen Pseudosklerose auf Grund anatomischer, klinischer und erbbiologischer Untersuchungen. Z. Neur. **164**, 589 (1939). — Stämmler, M.: Oxydasereaktion und Zellstoffwechsel. Virchows Arch. **264**, 618 (1927). — Stämpfli, R.: Bau und Funktion isolierter markhaltiger Nervenfasern. Erg. Physiol. **47**, 70 (1952). — Stammler, A.: Über die Verteilung der Acetalphosphatide im Zentralnervensystem des Menschen. Dtsch. Z. Nervenheilk. **168**, 305 (1952). — Stammler, A., U. Stammler u. H. Debuch: Die quantitative Verteilung des Plasmalogens im Gehirn. Z. physiol. Chem. **296**, 80 (1954). — Steegmann, A. T.: Peculiar condition in cells of external geniculate body resembling amaurotic idiocy. Arch. of Neur. **31**, 701 (1934). — Steele, H. D., G. Kinley, C. Leuchtenberger u. E. Lieb: Arch. Path. **54**, 94 (1952). — Stein, W. D.: Chemical composition of the melanin granule and its relation to the mitochondrion. Nature (Lond.) **175**, 256 (1955). — Stephan, H.: Vergleichende Untersuchungen über den Feinbau des Hirnes von Wild- und Haustieren. Zool. Jb., Abt. Anat. u. Ontog. **71**, 427 (1951). — Stern, K.: Der Zellaufbau des menschlichen Mittelhirns. Z. Neur. **154** (1936). — Stoeckenius, W., u. K. Zeiger: Morphologie der segmentierten Nervenfaser. Erg. Anat. **35**, 419 (1955). — Stöhr, P.: Studien am menschlichen Kleinhirn mit O. Schultzes Natronlauge-Silbermethode und mit der ultravioletten Photographie. Z. Anat. **69** (1923). — Stotler, W. A.: Osmophilic granules in chromolytic nerve cells. Anat. Rev. **97**, 426 (1947)· — Sträussler: Die histopathologischen Veränderungen des Kleinhirns bei der progressiven Paralyse. Jb. Psychiatr. **27** (1906). — Stroebe, H.: Die allgemeine Histologie der degenerativen und regenerativen Prozesse im centralen und peripheren Nervensystem nach den neuesten Forschungen. Zbl. Path. **6**, 849 (1895). — Strugger, S.: Fluorescenzmikroskopie und Mikrobiologie. Hannover: Schaper 1948. — Strughold, H.: Hypoxydose. Klin. Wschr. **1944**, 221. — Struwe, F.: Über die Fettspeicherung der drei Gliaarten. Z. Neur. **100**, 450 (1926). — Beitrag zur Klärung der Hirnschwellungsfrage aus dem klinischen Verlauf und dem makroskopischen und mikroskopischen Hirnbefund. Z. Neur. **133**, 503 (1931). — Studer, A.: Experimentelle Eisenspeicherung mit Ferronascin-Roche. Helvet. med. Acta **15**, 252 (1948). — Stürmer, R.: Die „Corpora amylacea" des Zentralnervensystems. Histol. Arb. Großhirnrinde **5**, 417 (1913). — Sulkin, N. M.: Histochemical studies of autonomic ganglia in the normal and fatigued state. Anat. Rec. **106**, 252 (1950). — Sulkin, N. M., and A. Kuntz: The Golgi apparatus in autonomic ganglion cells and peripheral neuroglia and its modification following stimulation and induced hypertension.

J. of Neuropath. **7**, 154 (1948). — A histochemical study of the autonomic ganglia of the cat following prolonged preganglionic stimulation. Anat. Rec. **108**, 255 (1950). — SVEDBERG: Endeavour **6**, 89 (1947). — SYLVEN, B.: Freezing and drying. Publ. by Inst. of Biol. London 1951. — SYLVEN, B., and H. MALGREN: Labor. Invest. **1**, 413 (1952). Zit. nach BRANTE 1955. — SZABADY, G.: Experimentell-morphologische Untersuchung der Leber durch starke Luftverdünnung beschädigter Tiere. Zbl. Path. **82**, 232 (1944). — SZANTO, P. B., and H. POPPER: Basophilic cytoplasmic material (pentose nucleic acid). Arch. of Path. **51**, 409 (1951).

TAFT, E. B.: The specifity of the methylgreen pyronin stain for nucleic acids. Exper. Cell Res. **2**, 312 (1951). — TAKAHASHI, K.: Some conditions which determine the length of the internodes found on the nerve fibers of leopard frog rana pipiens. J. Comp. Neur. **18**, 167 (1908). — Biochem. Z. **154**, 444 (1924). Zit. nach SCHUBEL 1955. — TAKAMATSU, H.: Histologische und biochemische Studien über die Phosphatase. Trans. Soc. Path. Jap. **29**, 492 (1939). — TASAKI, I.: Electric stimulation and the excitatory process in the nerve fiber. Amer. J. Physiol. **125**, 380 (1939). — TAUBERT, M.: Zur Frage des Speichereisens unter besonderer Berücksichtigung des Ferritins. Ärztl. Wschr. **1952**, 586. — TAYLOR, G. W.: The optical properties of the earthworm giant fiber sheath as related to the fiber size. J. Cellul. a. Comp. Physiol. **15**, 363 (1940). — The optical properties of the shrimp nerve fiber sheath. J. Cellul. a. Comp. Physiol. **18**, 233 (1941). — Birefringence and relative sheath thickness of cat nerve fibers. Anat. Rec. **81**, 41 (1941). — The correlation between sheath birefringence and conduction velocity with special reference to cat nerve fibers. J. Cellul. a. Comp. Physiol. **20**, 359 (1942). — TEBELIS, F.: Über Fixierungsartefakte im Zentralnervensystem. Z. Neur. **162**, 767 (1938). — Beitrag zur Klinik und Histopathologie der juvenilen Paralyse. Z. Neur. **166**, 178 (1939). — TERBRÜGGEN, A.: Untersuchungen über die Eiweißbilanz der Leber bei verschiedenen Allgemeinerkrankungen. Verh. dtsch. path. Ges. **30**, 171 (1937). — TERPLAN, K.: Zur pathologischen Anatomie der chronischen progressiven Chorea. Virchows Arch. **252**, 146 (1924). — THOMAS, O. L.: Some observations with the phase microscope on the neurones of helix aspersa. Quart. J. Microsc. Sci. 88, 269 (1947). — The cytology of the neurons of helix aspersa. Quart. J. Microsc. Sci. **88**, 445 (1947). — A study of the spheroid system of sympathetic neurons with special references to the problem of neurosecretion. Quart. J. Microsc. Sci. **89**. 333 (1948). — The demonstration of a new nervecell organoid. Stain Techn. **24**, 201 (1949). — THORN, W.: Über die anaerobe Glykolyse des Warmblütergehirns in situ. Biochem. Z. **321**, 361 (1951). — THORNBURG, W.: Polarization and electron microscope study of the nerve axoplasm. Anat. Rec. **118**, 362 (1954). — TIEGS, O. W.: A study of the neurofibril structure of the nerve cell. J. Comp. Neur. **52**, 189 (1931). — TINGEY, A. H.: The iron, copper and manganese content of the human brain. J. Ment. Sci. **83**, 452 (1937). — TONUTTI, E.: Beobachtungen an marklosen und markhaltigen Nervenfasern. Schweiz. med. Wschr. **1946**, 778. — TORYU, Y.: Glykogenolysis in the nerve cells after section of their axons with reference to chromatolysis. Sci. Rep. Tohuku Univ. **12**, 483 (1938). — TUCZEK, F.: Sklerose der Markleiste des Großhirns bei Dementia paralytica. Neur. Zbl. **2**, 149 (1883). — TUPIKOVA, N., and R. W. GERARD: Salt content of neural structures. Amer. J. Physiol. **119**, 414 (1937). — TUREEN, L. L.: Effect of experimental temporary vascular occlusion on the spinal cord. Arch. of Neur. **35** (1936).

UHER, V.: Die parenchymatöse Degeneration. Virchows Arch. **281**, 821 (1931). — Ein Beitrag zur trüben Schwellung. Beitr. path. Anat. **102**, 544 (1939). — URECHIA et ELEKES: Syphilis des petits vaisseaux du cerveau (NISSL et ALZHEIMER). Mise à point et nouvelle contribution. Encéphale 18, 240 (1923). — UYEMATSU, S.: On the pathology of senile psychosis. The differential diagnostic significance of REDLICH-FISCHERS miliary plaques. J. Nerv. Dis. **57**, 1 (1923).

VALENTIN, G.: Die Untersuchung der Pflanzen- und Thiergewebe im polarisierten Lichte. Leipzig 1861. — VELLE, A. LA: Nucleolar changes and development of NISSL substance in the cerebral cortex of fetal guinea pigs. J. Comp. Neur. **94**, 453 (1951). — VENTRA, D.: Aspetti al microscopio elettronico della struttura submicroscopica delle sostanze basofile del citoplasma nervoso. Acta neurol. (Napoli) **10**, 585 (1955). — VERNE, J.: Étude histochimique des substances aldéhydiques formés au cours du métabolisme des corps gras. Ann. de Physiol. **5**, 245 (1929). — VERNON, H. M.: The quantitative estimation of the indophenol oxidase in animal tissue. J. of Physiol. **43**, 96 (1911). — VINCENT, W. S.: The isolation and chemical properties of the nucleoli of starfish oocytes. Proc. Nat. Acad. Sci. U.S.A. **38**, 139 (1952). — VIRCHOW, R.: Kalkmetastasen. Virchows Arch. **8**, 103 (1855). — VOGT, C., u. O. VOGT: Allgemeine Ergebnisse unserer Hirnforschung. J. Psychol. u. Neur. **25**, Erg.-H. 1, 277 (1919). — Zur Lehre der Erkrankungen des striären Systems. J. Psychol. u. Neur. **25**, Erg.-H. 3 (1920). — Lebensgeschichte, Funktion und Tätigkeitsregulierung des Nucleolus. Ärztl. Forsch. **1947**, 8. — VOLLAND, W.: Über intracerebrale Gefäßverkalkungen. Arch. f. Psychiatr. **111**, 5 (1940). — Gehirnbefunde bei Hämochromatose, zugleich ein Beitrag zur

Frage des Eisen- und Kupferstoffwechsels bei der Hämochromatose. Z. inn. Med. **2**, 634 (1947). — Über Mineralstoffwechselstörungen des Gehirnes. 2. Mitteilung: Eisen- und Kupferstoffwechsel des Gehirnes. Med. Mschr. **3**, 246 (1949). — VOLLAND, W., u. W. PRIBILLA: Über die Siderinpigmente (unter besonderer Berücksichtigung ihrer Genese). Klin. Wschr. **1955**, 145.

WAHREN, W.: Nachweis von Einschnürungsnucleoli in Makrogliazellen des Striatums. Vorläufige Mitteilung (im Druck). — WALLRAFF, J.: Histochemische Untersuchungen am Nervensystem des erwachsenen Menschen mit der Plasmalreaktion. 1. Peripheres Nervensystem. Z. mikrosk.-anat. Forsch. **51**, 206 (1942). — WALTER, K. F.: Untersuchungen über die amöboide Glia und Klasmatodendrose. Z. Neur. **66**, 232 (1921). — WARBURG, O.: Über die katalytischen Wirkungen der lebendigen Substanz. Berlin: Springer 1928. — WEBER, A.: Dégénérescence et régénération périodiques des terminaisons synaptiques dans la moelle épinière du lapin adulte. C. r. Soc. Biol. (Paris) **144** (1950). — Instabilité des terminaisons nerveuses dans les synapses intracellulaires du système végétatif. C. r. Soc. Biol. (Paris) **146**, 813 (1952). — Manifestations de l'instabilité des terminaisons nerveuses dans l'encéphale d'un téléostéen. Arch. d'Anat. **34** (1952). — WEHLING, H.: Morphologische Veränderungen an motorischen Vorderhornzellen von Frosch und Kröte nach Applikation von Trypaflavin. Z. Zellforsch. **36**, 171 (1951). — WEIDENREICH, F.: Die Lokalisation des Pigments und ihre Bedeutung in Ontogenie und Phylogenie der Wirbeltiere. Z. Morph. u. Anthrop. (Sonderh.) **2**, 59 (1912). — WEIGERT: Beiträge zur Kenntnis der normalen menschlichen Neuroglia. Frankfurt 1895. — WEIMANN, W.: Zur Kenntnis der Verkalkung intracerebraler Gefäße. Z. Neur. **76**, 533 (1922). — Über das Vorkommen „amyloider Substanzen" im Gehirn bei der Encephalitis epidemica. Mschr. Psychiatr. **51**, H. 5 (1922). — Studien am Zentralnervensystem des Menschen mit der Mikrophotographie im ultravioletten Licht. Z. Neur. **98**, 347 (1925). — Histologische Befunde bei Exhumierungen. Dtsch. Z. gerichtl. Med. **11**, 388 (1928). — WEISS, P.: Damming of axoplasm in constricted nerve: a sign of perpetual growth in nerve fibers. Anat. Rec. **88**, 464 (1944). — Protoplasm synthesis and substance transfer in neurons. 17. Internat. Physiol. Kongr. Oxford 1947. Abstr. S. 101. — Evidence of perpetual proximo-distal growth of nerve fibers. Biol. Bull. **87**, 160 (1949). — WEISS, P., and H. B. HISCOE: Experiments of the mechanism of the nerve growth. J. of Exper. Zool. **107**, 315 (1948). — WEISS, P., and HSI WANG: Neurofibrils in living ganglion cells of the chick, cultivated in vitro. Anat. Rec. **67**, 105 (1936/37). — WEISS, P., H. WANG, A. C. TAYLOR and M. V. EDDS: Proximo-distal fluid convection in the endoneurial spaces of peripheral nerves. Amer. J. Physiol. **143**, 521 (1945). — WERNDLE, L., and G. W. TAYLOR: Sheath birefringence as related to fiber size and conduction velocity of cat fish MAUTHNER, MÜLLER, and peripheral fibers. J. Cellul. a. Comp. Physiol. **21**, 281 (1943). — WESTPHAL, A., u. F. SIOLI: Weitere Mitteilung über den durch eigenartige Einschlüsse in den Ganglienzellen (Corpora amylacea) ausgezeichneten Fall von Myoklonusepilepsie. Arch. f. Psychiatr. **63**, H. 1 (1922). — WIAME, J. M.: J. Amer. Chem. Soc. **69**, 3146 (1947). — WICKE, R.: Ein Beitrag zur Frage der familiären diffusen Sklerosen einschließlich der PELIZÄUS-MERZBACHERschen Krankheit und ihrer Beziehung zur amaurotischen Idiotie. Z. Neur. **162**, 741 (1938). — WIENER u. MÜNZER: Beiträge zur Anatomie und Physiologie des Zentralnervensystems. I. Über die Ausschaltung des Lendenmarkgraus. Arch. exper. Path. u. Pharmakol. **35**, 113 (1895). — WILKE, G.: Über Gliafaserbildung als intercellulärer Vorgang. Dtsch. Z. Nervenheilk. **166**, 447 (1951). — WILKE, G., u. H. KIRCHER: Über röntgenographische Untersuchungen zur Frage der Gliafaserbildung. Dtsch. Z. Nervenheilk. **167**, 391 (1952). — Über ultraviolett-mikroskopische Untersuchungen der Gliafaser. Dtsch. Z. Nervenheilk. **167**, 529 (1952). — WILLIAMS, H. W.: The peculiar cells of PICKS disease. Arch. of Neur. **34**, 508 (1935). — WINDLE, W. F., GROAT and C. A. FOX: Surgery **79**, 561 (1944). — WISLOCKI, G., and M. SINGER: The basophilic and metachromatic staining of myelin sheaths and its possible association with a sulfatide. J. Comp. Neur. **92**, 71 (1950). — WITTE: Über pathologische Abbauvorgänge im Zentralnervensystem. Münch. med. Wschr. **1921**, Nr 3. — WLASSAK: Die Herkunft des Myelins. Arch. Entw.mechan. **6** (1898). — WOLF, H., E. A. KABAT and W. NEWMAN: Histochemical studies on tissue enzymes. III. A study of the distribution of acid phosphatases with special reference to the nervous system. Amer. J. Path. **19**, 423 (1943). — WOLF, P.: Die Amyloidkörperchen des Nervensystems. Inaug.-Diss. München 1901. — WOLLEMANN, W.: A photometrical method for testing the presence of iron in the central nervous system. Acta morph. **1**, 127 (1951). — WOOLLAM, D. H. M., and J. W. MILLEN: The morphology of the blood-brain barrier. 2nd Intern. Congr. Neuropath. London 1955. Excerpta med., Sect. VIII, **8**, 831 (1955). — WYCKOFF, R. W. G., and J. Z. YOUNG: The nerve cell surface. Proc. Anat. Soc. **1954**, 568.

YOUNG, J. Z.: Contraction, turgor and cytosceletten of nerve fibers. Nature (Lond.) **153**, 333 (1944). — Structure, degeneration and repair of nerve fibers. Nature (Lond.) **156**, 132 (1945). — The history of the shape of a nerve-fiber. In: LE GROS, CLARK and MEDAWAR: Essays on growth and form. Oxford: Univ. Press 1945. — The organization within nerve cells. Endeavour **15**, 5 (1956). — YOUNG, J. Z., and H. HESS: Correlation of internodal length and fiber diameter in the central nervous system. Nature (Lond.) **164**, 490 (1949).

ZAHN, H.: Über den Feinbau einiger Proteine. Angew. Chem. **64**, 295 (1952). — ZEIGER, K.: Physikochemische Grundlagen der histologischen Methodik. Dresden: Theodor Steinkopff 1938. — Morphologie des Cytoplasmas. In Handbuch der allgemeinen Pathologie, Bd. 2, Teil 1. Berlin: Springer 1955. — ZEIGER, K., u. H. HARDERS: Über vitale Fluorchromfärbung des Nervengewebes. Z. Zellforsch. **36**, 62 (1951). — ZEIGER, K., H. HARDERS u. W. MÜLLER: Der Struggereffekt an der Nervenzelle. Protoplasma **40**, 76 (1951). — ZELLER, E. A.: Allgemeine Physiologie und Pathologie der Enzyme. In Handbuch der allgemeinen Pathologie, Bd. 2, Teil 1. Berlin: Springer 1955. — ZISCHKA, W.: Zur Korrelation von morphologischem Bild und biochemischen Befunden im Gewebsstoffwechsel, untersucht am Beispiel der experimentellen Diphtherieintoxikation. Beitr. path. Anat. **112**, 321 (1952). — ZOLLINGER, H. U.: Experimenteller Beitrag zur Frage der Mitochondrienfunktion. Experientia (Basel) **4**, 312 (1948). — Phasenmikroskopische Beobachtungen über Zelltod. Schweiz. Z. Path. u. Bakter. **11**, 276 (1948). Trübe Schwellung und Mitochondrien. (Phasenmikroskopische Untersuchungen.) Schweiz. Z. Path. u. Bakter. **11**, 617 (1948).

Sekundäre, retrograde und transsynaptische Degeneration.

Von

H. Jacob-Hamburg.

Mit 25 Abbildungen.

Einleitung.

Bau und Organstruktur des zentralen und peripheren Nervensystems sind bekanntlich in besonderem Maße durch eine weitgehende Abhängigkeit der Teile voneinander gekennzeichnet. Hieraus erklärt sich in erster Linie eine Reihe von konsekutiven Degenerationen im Falle von Schädigungen, welche Neuronensysteme unterbrechen. Nach einem Vorschlag von HOCHE pflegen wir die hierhergehörigen Vorgänge als „*sekundäre Degenerationsprozesse*“ zusammenzufassen[1]. Im abgetrennten distalen Abschnitt des Neurons wirkt sich ein solcher Zerfall der funktionellen und trophischen Einheit oder — wie BETHE sagt — eine solche „Störung des Lebensgleichgewichtes“ absolut gesetzmäßig als sog. *sekundäre oder* WALLER*sche Degeneration* aus. Der von den zugehörigen Ursprungszellen abgetrennte distale Abschnitt ist seiner Funktion und trophischer Faktoren verlustig gegangen. Er ist auf die Dauer nicht mehr lebensfähig und degeneriert vollständig (TÜRCK-WALLER*sches Gesetz*, 1850/52). Anders allerdings liegen die Verhältnisse am proximalen Stumpf und an den Ursprungszellen. Die hier in Gang kommenden Veränderungen sind in recht wechselndem Maße von der Intensität der Läsion, ihrer Entfernung von den Ursprungszellen und von einer Anzahl anderer zusätzlicher Faktoren abhängig. Deshalb kann hier von einer so strengen und allgemeingültigen Gesetzmäßigkeit, wie bei der WALLER*schen Degeneration*, nicht die Rede sein. Zudem ist auch heute noch recht umstritten, welcher Natur die primären Schwellungsvorgänge an den proximalen Neuronabschnitten und den zugehörigen Ganglienzellen sind. Es empfiehlt sich deshalb — nach einem Vorschlag von H. SPATZ — von retrograden „*Reaktionen*“ zu sprechen. Schon LUGARO (1903) stellte die Veränderungen am proximalen Stumpf als „*Neben- oder Nachkrankheiten des Neurons*“ der WALLERschen Degeneration gegenüber. H. SPATZ hatte im Anschluß an CAJAL den Begriff der „*primären, traumatischen Degeneration*“ geprägt, worauf später noch einzugehen sein wird. Wiederum anders liegen die Dinge bei jenen Vorgängen, die vom verletzten Neuron aus „*transsynaptisch*“ in aufsteigender oder absteigender Richtung zur Entwicklung kommen können (GUDDEN, V. MONAKOW). Man pflegt diese jenseits des verletzten Neurons ablaufenden Degenerationen als „*fortgeleitete transneuronale*“ zu bezeichnen (HOMÉN nach HOCHE). HOCHE hatte sie als „*indirekte Degenerationen*“ den „*direkten Degenerationen*“ am primär geschädigten Neuron gegenübergehalten.

Die primäre Verletzung setzt sich im allgemeinen und besonders im Falle kreislaufbewirkter oder traumatischer Schädigung recht deutlich durch eine

[1] Über dieses Thema liegt bereits eine Anzahl umfassender Berichte von SCHMAUS (1901), HOCHE (1904), V. MONAKOW (1905), JAKOB (1913), SPATZ (1920/21), SPIELMEYER (1922/1929), CAJAL (1928), BIELSCHOWSKY (1935), SCHAFFER uud MISKOLCZY (1938) und BECKER (1952) vor.

„*Lückenzone*“ (H. Spatz) um den „*lokalen Herd*“ (Minor) ab. Mitunter jedoch kann es durch gewisse Fernwirkungen zu begleitenden, kreislaufbedingten Gewebsschäden, meist herdförmiger Natur, in der Umgebung des „*lokalen Herdes*“ kommen. Solche Begleitherde findet man hin und wieder entlang der unterbrochenen Strangsysteme, weshalb Minor (1904) von „*lokalisierten Herden*“ sprach. *Offenbar kann sich also die begleitende Erschütterung des Kreislaufapparates teils vornehmlich, teils ausschließlich innerhalb der primär getroffenen neuronalen Systeme — d. h. ebenfalls „systemgebunden“ — abspielen.* Je eingreifender die traumatische Schädigung, desto eher ist mit solchen Vorkommnissen zu rechnen. Dadurch aber kann es natürlich zu einer Überlagerung der auf- und absteigenden

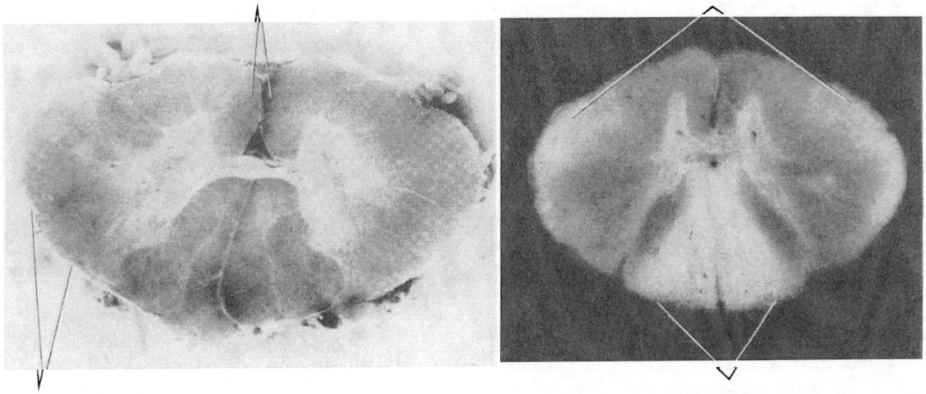

Pyramidenvorderstränge
Kleinhirnseitenstränge
a
b
Pyramidenseitenstrang
Hinterstränge

Abb. 1a u. b. Zeitlich differente Stadien sekundärer Strangdegeneration am formalinfixierten, ungefärbten. Rückenmarksblock. a „*Graue Degeneration*“ des linken Pyramidenseitenstranges und beider Pyramidenvorderstränge *(Narbenstadium)*. b „*Weiße Degeneration*“ der Hinterstränge und Kleinhirnseitenstränge *(Fettstadium)*. Siehe die histologischen Äquivalentbilder in den Abb. 2a u. b.

Degenerationsvorgänge mit solchen „lokalisierten Herden“ kommen (s. hierzu Klaue 1948). So etwa trifft man nach brüskem Vorderwurzelausriß neben den retrograden Reaktionen im Vorderhornfeld hin und wieder eindeutig kreislaufbewirkte Gewebsschädigungen am gleichen Orte an. Nach neurochirurgischen Erfahrungen ereignet sich dies besonders dann, wenn spinale Wurzeln mit stärkeren Wurzelgefäßen getroffen werden (Suh und Alexander 1939). Wiederum können an manchen peripheren Nerven (z. B. N. ischiadicus oder N. medianus) gelegentlich ungewöhnlich lange nervversorgende Gefäße — anstatt der üblichen Mehrfachzuflüsse entlang des Nervverlaufes — die Blutversorgung über große Strecken fast ausschließlich garantieren (Adams 1942 und Sunderland 1945). Auch unter solchen Umständen können sich die sekundären Degenerationen naturgemäß mit kreislaufbedingten ischämischen Nervgewebsschäden überlagern. Darüber hatten Highet und Holmes (1943), Seddon und Holmes (1944/45) und Haymaker (1948) berichtet (s. auch S. 281/301). Man wird die „*lokalisierten Herde*“ also in erster Linie auf maßgeblich *systemgebundene vasale Begleitreaktionen* zurückführen können. Sie unterscheiden sich durch ihren Herdcharakter von den oben erwähnten „*retrograden traumatischen Reaktionen*“ (H. Spatz), wenngleich sie ebenfalls ursprünglich und unmittelbar an den unterbrechenden Prozeß gekoppelt sind. Die Wallersche *Degeneration* hingegen erscheint unter solchem Gesichtspunkt lediglich mittelbar mit der Primärläsion verbunden und läuft gewissermaßen „eigengesetzlich“ ab.

Spatz hatte den Versuch gemacht, sekundäres, retrogrades und transneuronales Geschehen in bezug auf unterschiedliche zeitliche Abläufe nach Art zeitlich

„primärer“, „sekundärer“ und „tertiärer“ Degenerationen zu gliedern. Wir werden noch ausführlicher zu erörtern haben, welche Schwierigkeiten einem solchen Versuch begegnen. Es sei lediglich vorweggenommen, daß sich die unterschiedlichen Degenerationsvorgänge sowohl hinsichtlich ihres Einsetzens, als in bezug auf ihre Ablaufsdauer außerordentlich wechselnd überlagern können. So etwa können retrograde und transneuronale Initialveränderungen an der Zelle zeitgleich zur Entwicklung kommen; retrograde Axonumwandlungen können wiederum für lange Zeiten zunächst ausbleiben. Schließlich kann sich der Ablauf sekundärer Degenerationen bis zum restlosen Abbau ungewöhnlich dehnen, so daß er weit in die Ablaufszeiten transneuronaler Degenerationen fällt. Aus diesen Gründen scheint uns eine brauchbare Gliederung der differenten Degenerationsformen unter zeitlichen Gesichtspunkten nur bedingt möglich.

Es liegt nicht im Plan des Handbuches, unseren gerade während der letzten Jahrzehnte außerordentlich erweiterten projektionsanatomischen Kenntnisstand bezüglich der Verknüpfungen der einzelnen Neuronensysteme und Grisea zu erörtern. Im deutschen Schrifttum wurden in jüngster Zeit einige Teilübersichten über dieses Gebiet von HASSLER (1948) und BECKER (1952) gegeben. Hier findet sich auch eine zusammenfassende Darstellung des einschlägigen ausländischen Schrifttums in projektionsanatomischer Hinsicht. Hingegen betrifft unser Bericht vornehmlich Fragen nach der Prozeßmorphologie der „sekundären Degenerationsprozesse“, wenngleich gewisse ortsspezifische Modalitäten in Art und Ablauf dieser Vorgänge nicht unberücksichtigt bleiben können. Es kam wesentlich darauf an, das für den Prozeß Spezifische hervorzuheben und gegenüber pathogenetisch anders gelagerten Gewebsschäden abzugrenzen. Andererseits war aus differentialdiagnostischen Erörterungen heraus auf die weniger spezifischen Kennzeichen der „sekundären Degenerationsprozesse“ hinzuweisen. Das aber erschien um so notwendiger, als es im Falle herdförmiger oder diffuser Krankheitsprozesse immer wieder darauf ankommt, das durch die primären Krankheitsprozesse Bedingte vom Sekundärdegenerativen bzw. Konsekutivdegenerativen sorgfältig zu trennen. Erfahrungsgemäß bereiten hierbei die weniger spezifischen Merkmale oft differentialdiagnostische Schwierigkeiten. Für die Erörterung dieser Fragen wurde ein besonderer Abschnitt erforderlich, in dem schließlich ein kurzer Hinweis auf kritische Fragen gegeben wurde, welche die Neuronenlehre unter dem Blickpunkt einer allgemeinen Neuropathologie betreffen.

A. Die distale, sekundäre WALLERsche Degeneration.

Es ist von gewissem historischen Interesse, daß bereits von ARNEMANN (1787), NASSE (1839/40), CRUVEILHIER und v. ROKITANSKY (1844) Veränderungen an den distalen Abschnitten des durchtrennten peripheren Nerven gesehen und beschrieben wurden. Auf die grundlegenden Untersuchungen von WALLER (1850/52) und TÜRCK (1851) folgte im vorigen Jahrhundert eine Anzahl sehr sorgfältiger Arbeiten, von denen vornehmlich denjenigen von BOUCHARD (1866), PHILIPEAUX und VULPIAN (1869/70), W. MÜLLER (1871), RANVIER (1871—1878) SCHIEFFERDECKER (1876), VANCLAIR (1882—1885) HOMÉN und LÖWENTHAL (1885), TOOTH (1889), BARBACCI (1891), STRÖBE (1894), ZIEGLER (1896) und SCHMAUS (1901) auch heute noch Bedeutung zukommt.

Bereits bei der makroskopischen Betrachtung lassen sich nach Nerven- oder Rückenmarksdurchschnitt recht deutliche Auffälligkeiten am distalen Abschnitt beobachten. Sehr bald nämlich — und zwar innerhalb der ersten Stunden — erscheint der distale Teil gegenüber dem glänzenden und frischen proximalen Stumpf welk, glanzlos und zugleich gedunsen (J. MUELLER, LONGET). Offenbar liegt dieser anfänglichen Zustandsänderung nicht nur ein Verlust des Gewebsturgors, sondern auch eine Zunahme der Gewebsflüssigkeit zugrunde. Das wird durch die von MOTT und HALLIBURTON (1905), JOHNSON, McNABB und ROSSITER (1950) am peripheren Nerven und von WEIL und McNATTIN (1945) am Rückenmark durchgeführten Gewebsanalysen bestätigt, die eine zunehmende Wasseraufnahme ergaben (v. MURALT). *So gesehen leiten sich die Vorgänge durch ein initiales Quellungsstadium an den distalen Abschnitten ein.* Demgegenüber fällt etwa während der 2. Woche nach der Durchtrennung eine zunehmende Verfärbung auf, die nach Formalinfixierung deutlich weißlich erscheint (Abb. 1b). Es wird im folgenden zu zeigen sein, daß solche makroskopisch sichtbaren

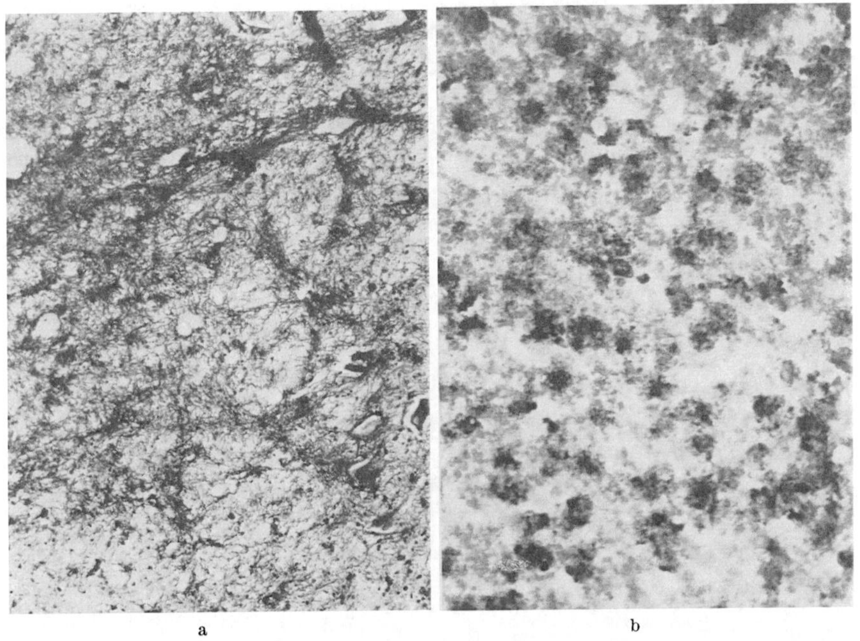

a b

Abb. 2a u. b. Zeitlich differente Stadien sekundärer Degeneration im Rückenmark. a Dichte, teils isomorphe, teils anisomorphe Gliafasernarbe im *Narbenendstadium* (HOLZER). b Unterschiedlich getönte, teils zellgebundene, teils freie Lipoidkörper bei wechselnd fortgeschrittenem Abbau während des „*Fettkörnchenzellstadiums*" (Fettponceau).

Verfettungen auf einen bereits erfolgten Umbau zu Cholesterinestern und Spaltprodukten der übrigen Markscheidenlipoide hinweisen (Fettstadium, Abb. 2b) (s. hierzu das vorangehende Kapitel von W. SCHOLZ). Meines Wissens hatte erstmals SCHMORL am Beispiel von Fettkörnchenzellherden im Großhirnmark des Säuglings auf solche weißliche Verfärbungen beim Abbau zu Neutralfetten aufmerksam gemacht. Wenige Monate nach dem Durchschnitt zeigt sich hingegen das recht eindrucksvolle Bild eines geschrumpften, konsistenzverhärteten und grauverfärbten *Narbenstadiums* (Abb. 1a und 2a). HOCHE hatte diesen Endzustand als „*graue Degeneration*" bezeichnet. So kann man die drei wesentlichen Stadien sekundärer Degeneration: *Quellungsstadium-Fettstadium-Narbenstadium* bereits makroskopisch erkennen. Damit sind natürlich nur verhältnismäßig grobe Anhaltspunkte gegeben.

Unsere neuropathologischen Kenntnisse über den Prozeßverlauf bei der sekundären Degeneration sind besonders in den letzten Jahren durch die Ergebnisse einer großen Zahl chemischer Gewebsanalysen an sekundär degenerierenden Fasersystemen ergänzt worden. Andererseits haben neurophysiologische Prüfungen der Leitfähigkeit, Aktionspotentiale, Reizschwellen- und Spannungsverhältnisse und der Refraktärzeiten am sekundär degenerierenden Nerven ein sehr klares Bild über den zeitlichen Ablauf bis zum völligen Verlust der Leitfähigkeit vermittelt. Die chemisch-analytischen und neurophysiologischen Ergebnisse sind natürlich für die Beurteilung der neuropathologischen Vorgänge von besonderer Bedeutung. A. v. MURALT (1946) sowie JOHNSON, MCNABB und ROSSITER (1950) haben deshalb versucht, die neurophysiologischen, chemisch-analytischen und neuropathologischen Abläufe während der verschiedenen zeitlichen Stadien einander gegenüberzustellen. Auch in der folgenden Darstellung gehen wir von einer solchen vergleichenden Betrachtung aus, indem wir — im Gegensatz zu den bisher unternommenen Versuchen — neuropathologische Fragestellungen in den Vordergrund rücken.

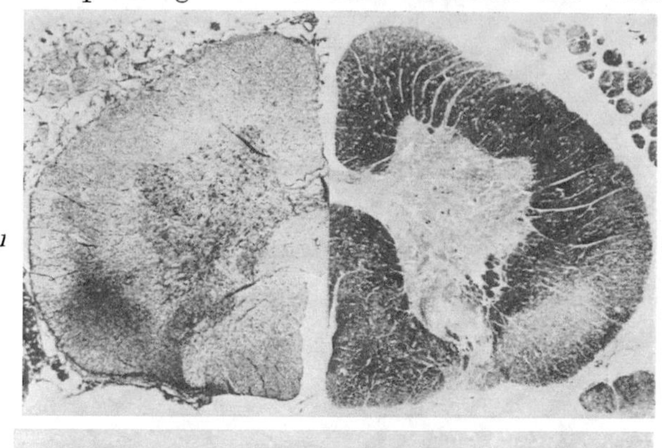

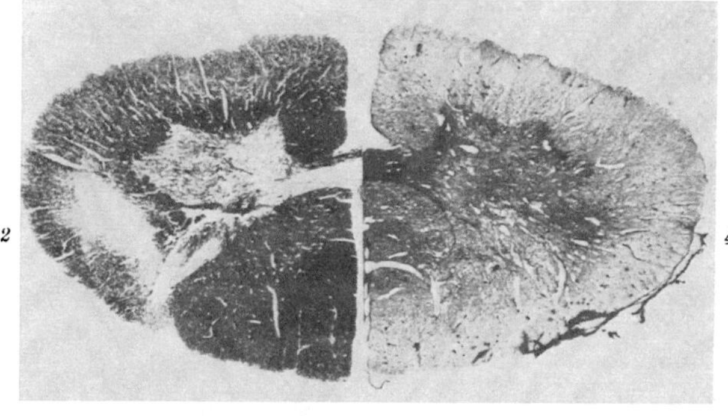

Abb. 3. Sekundäre Degeneration des Pyramidenseitenstranges im Narbenendstadium, sog. „graue Degeneration". Vier zusammengestellte Rückenmarkshälften: *1* Dichte Gliazellwucherung (Kresylviolett); *2* Totalentmarkung (Markscheidenfärbung nach SUGAMO); *3* Neutralfett nicht mehr nachweisbar (Fettponceau); *4* dichter Gliafaserfilz (HOLZER).

Wie das in Tafel 1 wiedergegebene grobe Zeitschema für die WALLERsche Degeneration auf den ersten Blick erkennen läßt, *liegt um den 3./4. Tag nach der Durchtrennung in neurophysiologischer, chemisch-analytischer und neuropathologischer Hinsicht ein recht deutlicher Wendepunkt.* Zu dieser Zeit verliert sich die Leitfähigkeit des distalen Neuronenabschnittes völlig, was bereits von HOWELL und HUBER (1892) festgestellt werden konnte. Zugleich hat die Abnahme der mit dem Erregungszustand in inniger Beziehung stehenden Aktionssubstanzen *(Acetylcholin)* und des vermutlich an die Integrität der Markscheiden gebundenen *Aneurins* (bzw. *Cholesterinase*) ein entscheidendes Maximum erreicht. Die fortschreitende Wasseraufnahme im distalen Abschnitt geht nach JOHNSON, MCNABB und ROSSITER (1950) ebenfalls auf ein Maximum zu, wenngleich sie auch während der nächsten Monate noch anhält. Um den 3./4. Tag herum komplettiert sich aber auch der neuropathologische Prozeß mit seinen entscheidenden Merkmalen. *Deshalb gewinnt die Wendemarke zwischen 3./4. Tag eine prinzipielle Bedeutung.* Es empfiehlt sich dementsprechend, die morphologischen Vorgänge während der *„Frühstadien fortschreitender Leitfähigkeitsminderung"* denjenigen während der *„Spätstadien nach völligem Verlust der Leitfähigkeit"* gegenüberzuhalten.

Hinsichtlich der reizphysiologischen und chemisch-analytischen Daten sei vor allem auf die zusammenfassenden Darstellungen von AOKI (1935), ERLANGER und GASSER (1937), v. MURALT (1946), KORNMÜLLER (1947), JOHNSON, MCNABB und ROSSITER (1950), BURT, MCNABB und ROSSITER (1950) und GUTMANN und HÓLUBAR (1950), sowie auf Einzeluntersuchungen von HOWELL und HUBER (1892), NOLL (1899), MOTT und HALIBURTON (1905),

Koch (1925), Parker (1934), Rosenblueth und Dempsey (1939), Titeca (1932—1935), Tower (1939), v. Muralt und Schulthess (1944), v. Muralt und Wyss (1944), Sawyer (1946), Erlanger und Schoepfle (1946), Brante (1949) und Umrath und Hellauer (1949—1951) verwiesen.

Die Histochemie bzw. mikrochemische Analyse der normalen Nervenfaser ist im vorangehenden Kapitel von W. Scholz zur Darstellung gekommen. Dort sind auch die gewebschemischen Veränderungen bei Abbauprozessen an Axon und Markscheide ausführlicher ge-

Tafel 1. *Zeitschema für die neurophysiologischen, chemischen und morphologischen Veränderungen im Ablauf sekundärer Degenerationen.*

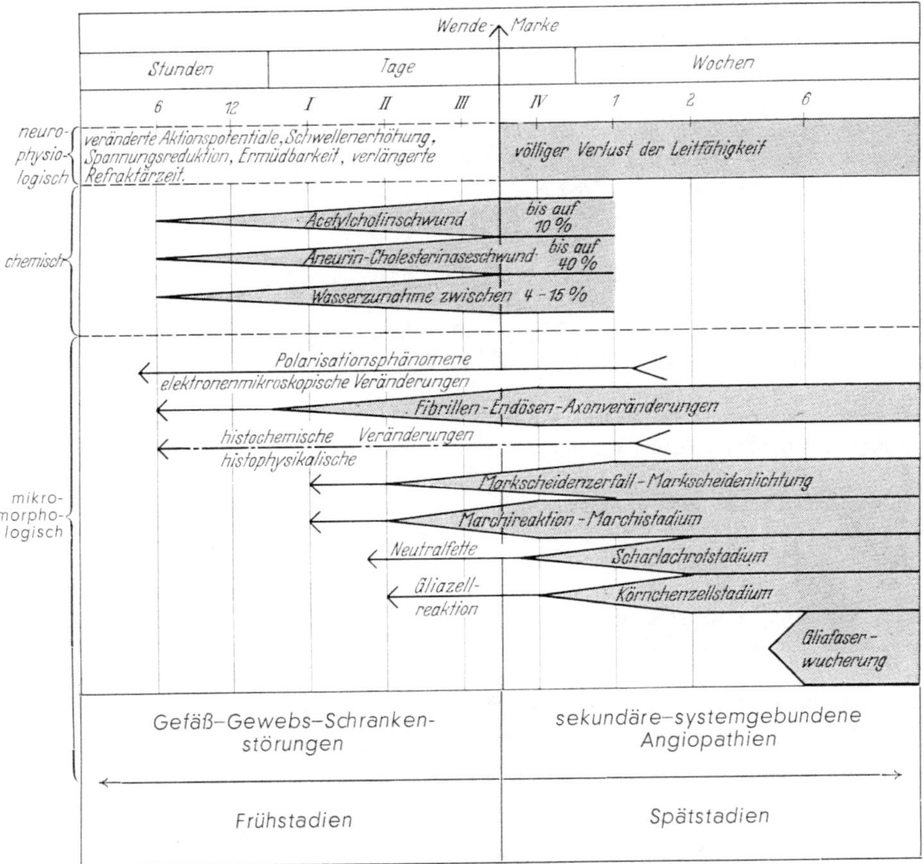

würdigt worden. Hinsichtlich der chemischen und physikalischen Vorgänge bei der Erregungsleitung siehe außerdem die Darstellungen von Schaefer (1940—1942), v. Muralt (1946) und Stämpfli (1952).

a) Frühstadien unter fortschreitender Leitfähigkeitsminderung bis zum 3./4. Tage nach Durchsshneidung.

Flaig (1947), Hill (1950), Tobias und Solomon (1950) und Tobias (1951) hatten allein schon bei Reizung geringe Volumenschwankungen an der Nerveinzelfaser beobachten können.

Bereits wenige Stunden nach der Durchschneidung, also zu einer Zeit, in der Veränderungen sowohl reizphysiologisch als bezüglich der *Aneurin-Acetylcholin-Cholesterinasebildung* und des Wassergehaltes faßbar werden, manifestieren sich auch die einleitenden neuropathologischen Vorgänge. Das zeigt sich polarisationsmikroskopisch und histochemisch am frühesten. MARMIER und v. MURALT (1945) hatten in den „allerersten" Stunden nach Nervdurchtrennung beim Meerschweinchen eine Abnahme der Doppelbrechung der Markscheiden beobachtet. Während der ersten 15 Std wechselten die Brechungsverhältnisse nach Art wellenförmiger Schwankungen. Innerhalb der dicken Fasern setzten die Vorgänge rascher ein, als innerhalb der dünneren. SETTERFIELD und SUTTON (1935) berichteten über entsprechende Umwandlungen zu isotropen Körnchen von Triglyceriden bei der Ratte; hier setzten die Veränderungen allerdings erst nach 18 Std ein und erreichten am 6. Tag ein Optimum. Veränderte Brechungsverhältnisse im polarisierten Licht wurden auch von SCHABBEL (1936), DRAGANESCO, STATE und CASANGIU (1938) und PRICKETT und STEVENS (1939) beobachtet; von ersterem innerhalb der Strangsysteme des Rückenmarkes bei der Schildkröte.

Zur gleichen Zeit pflegen sich die Imprägnationsverhältnisse an den Fibrillen und Axonen bei Anwendung des BETHEschen Verfahrens (1903), aber auch nach den Techniken von BIELSCHOWSKY und GROSS-BIELSCHOWSKY auffällig zu wandeln. Die primäre Anfärbbarkeit der Fibrillen verliert sich; mitunter kommt es aber auch zu verstärkten Imprägnationen und Tingierungen. Relativ frühzeitig schlängeln sich die Fibrillen und verkleben zu homogenen Strängen. Schließlich treten Anschwellungen mit folgendem grob- und feinkörnigem Zerfall auf. WEDELL und GLEES (1941) fanden Schwellungen und Schlängelungen bereits nach 12 Std, CAJAL nach 16 Std, SWANK (1940) nach 20 Std (Ratte) und A. JAKOB in dem frühesten von ihm untersuchten Stadium von 55 Std (Kanin). NAUTA und GYGAX (1954) hatten jüngst über die Darstellung degenerierender Axone mit modifizierter Technik berichtet; s. hierzu auch die Publikationen von WALL (1950) und FERREIRA (1952). Im weiteren Ablauf pflegen sich eigentümliche Maschenwerke innerhalb der Axone zu bilden, die MARINESCO aus einer veränderten Fibrillenanordnung ableitet, während sie BIELSCHOWSKY als schaumartige Metamorphose der interfibrillären plasmatischen Grundsubstanz des Axons auffaßte. Bereits TOOTH (1889) und HOMÉN (1885) hatten an Carminpräparaten allerdings späterer Stadien erkannt, daß sich die stofflichen Veränderungen in erster Linie am Achsenzylinder abspielen. Das läßt sich sehr frühzeitig auch bei Färbungen mit Methylblau-Eosin nach JAKOB-MALLORY erkennen. Die normalerweise blaue Achsenzylindertönung verfärbt sich streckenweise gelb bis leuchtend rot.

Nach den Untersuchungen von DE ROBERTIS und SCHMITT (1948) werden die Axonveränderungen innerhalb der ersten 2 Tage nach Durchtrennung auch elektronenmikroskopisch faßbar. Hinsichtlich elektronenoptischer Feststellungen über die Struktur normaler und degenerierender Nervenfasern sei im übrigen auf das vorangehende Kapitel von W. SCHOLZ besonders hingewiesen.

Entsprechende Frühstschäden werden bekanntlich auch an den Endaufzweigungen der Axone — sowohl in der Peripherie, wie an den Endigungen bzw. Synapsen innerhalb des Zentralnervensystems selbst — histochemisch und gestaltlich beobachtet. Schon RANVIER (1874) hatte auf sekundär-degenerative Veränderungen an der Muskelendplatte hingewiesen, und BOEKE (1935, 1950), welchem wir ausgezeichnete zusammenfassende Darstellungen über dieses Gebiet verdanken, konnte dies bereits 7—12 Std nach Durchschneidung des Warmblüternerven konstatieren. Hierbei schwinden zunächst die neurofibrillären Strukturen, während das Sarkoplasma der Endplatte (Teloplasma nach NOEL) anfänglich intakt bleibt, sogar an Umfang zunimmt, wobei eine oft massive Kernvermehrung einzusetzen pflegt. Lediglich die Mitochondrien des Teloplasmas pflegen zu schwinden. Erst wenn dic Regeneration ausbleibt, schwindet auch das Teloplasma. Ähnliches hatte BOEKE bezüglich der sensorischen Endkorpuskeln beobachten können (s. hierzu auch SPEIDEL 1950).

Schrifttum bezüglich der Degenerationserscheinungen an den motorischen Nervenendigungen s. unter: GESSLER (1893), CIPOLLONE (1892), TELLO (1907), DE VILLAVERDE (1926), BOEKE (1916, 1917, 1935, 1950), WOOLLARD (1927) und WILKINSON (1930). Die Degenerationserscheinungen der sensiblen Nervenendigungen wurden von GASIOROWSKY (1901), HERINGA und BOEKE (1923/24), KADANOFF (1926), MAJOCCHI (1902) untersucht.

Auch an den „boutons terminaux" des Rückenmarkes lassen sich sekundär-degenerative Veränderungen mit differenzierter Silbermethodik relativ frühzeitig erfassen. Diese Gebiete sind vor allem von HOFF (1932, 1935), GIBSON (1937), GIBSON, WILLIAM und CARLETON (1938), FOERSTER, GAGEL und SHEEHAN (1933), SCHIMERT (1938/39), PHAHLEN und DAVENPORT (1938), SZENTAGOTHAI-SCHIMERT (1941), NAUTA und VAN STRAATEN (1947) und HAGGAR und BARR (1950) studiert

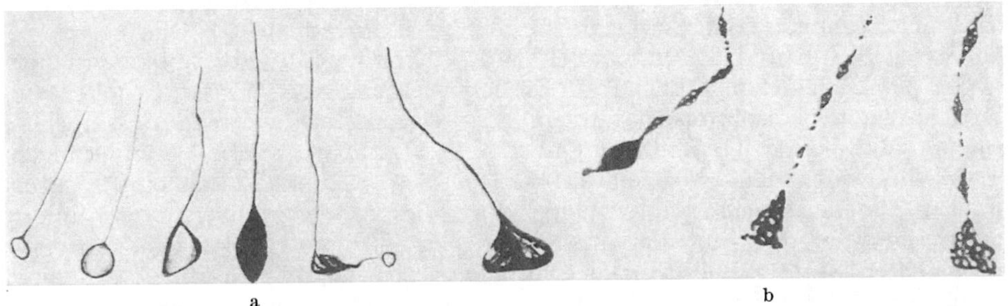

Abb. 4a u. b. a Normale Endkolbenstrukturen an den motorischen Vorderhornzellen; b „Schaumartige Vacuolisation" im Verlaufe sekundärer Degeneration. [Aus J. SCHIMERT: Z. Anat. **108**, 761 (1938).]

worden. GIBSON, WILLIAM und CARLETON (1938) sowie BODIAN (1942) fanden hierbei Frühstveränderungen bereits zwischen 2 Std und 4 Tagen nach Axonläsion. SCHIMERT (1938/39) und BARNARD (1940) hatten die Verhältnisse mit der GROSS-BIELSCHOWSKY-Methode an den HELD-AUERBACHschen Endfüßchen im Rückenmark nach Hinterwurzeldurchschnitt eingehender beschrieben (Abb. 4). Wechselnde Imprägnierbarkeit mit Varicositäten („schaumartige Vakuolisation") kennzeichnen das Degenerationsbild maßgeblich. Angesichts einer großen Variabilität der normalen Endstrukturen — wie sie erst kürzlich PEARCE und GLEES (1954) an den Nervzellen des Katzenrückenmarkes beschrieben — bedarf es einer sehr vorsichtigen Beurteilung. SCHIMERT gelangte dementsprechend zu einer Manifestationszeit zwischen 6—7 Tagen; s. hierzu vor allem die jüngste zusammenfassende Darstellung von NAUTA und VAN STRAATEN (1947) und von GLEES und NAUTA (1955). Analoge Befunde lassen sich auch nach Läsion intracerebraler Verbindungen erheben, worauf im einzelnen in unserem Zusammenhange nicht eingegangen werden soll; s. hierzu vor allem GLEES (1941/42, 1944, 1955), SCHIMERT (1938/39), GLEES und LE GROS CLARK (1941), O'LEARY (1944), MEYER und MEYER (1945) und GLEES (1946). Man wird bei der Beurteilung vor allem zu bedenken haben, daß die Verhältnisse entsprechend örtlich unterschiedlicher Normalstrukturen erheblich differieren können. Zudem scheinen die Degenerationen nach Art und Umfang und je nach Tierspecies zu variieren; so etwa sind sie nach GLEES und LE GROS CLARK und GLEES bei Macacen erheblicher ausgeprägt als beim Kaninchen.

Auch an den sympathischen marklosen Nervenfasern sind die sekundären Degenerationsvorgänge gut studiert; besonders auch an den sympathischen Plexus der Gefäßwände bis zu den Endorganen hin. LANGLEY (1903) hatte durch Kombination der Degenerationsmethode mit dem physiologischen Experiment die Wechselbeziehungen der Neurone des autonomen Nervensystems und deren Zusammenhang mit denjenigen des Zentralnervensystems untersucht.

Es sei lediglich auf folgende Untersuchungen über dieses Spezialgebiet hingewiesen. Langley (1897, 1900, 1903), Ranson (1912), Tsukagushi (1916), Lawrentjew (1925, 1929, 1930), de Castro (1930), Tello (1907), Perroncito (1907), Cajal (1908), Marinesco und Minea (1911), Doinikow (1912), van Esveld (1927/28), Kolossow und Sabussow (1932), Iwanow (1933), Lawrentjew und Borowskaja (1936).

Bereits 48 Std nach Läsion lassen sich auch in diesen Bereichen Hyperimprägnationen bis zu den Endaufsplitterungen verfolgen, Verdickungen und Varicositäten treten in Erscheinung, und nach 72 Std ist eine erhebliche Destruktion deutlich (Lawrentjew und Borowskaja 1936).

Wenn die Vorgänge an Axon, Fibrillen und Endaufzweigungen den degenerativen Prozeß während der ersten 4 Tage auch wesentlich bestimmen, so liegen doch andererseits verläßliche Untersuchungsergebnisse vor, die für eine ebenso frühe Schädigung der Markscheide und Frühreaktionen an der Glia sprechen. So hatten Swank und Davenport (1934/35) schon nach 20 Std Abbauvorgänge an der Markscheide im Sinne einer Frühentwicklung von Marchi-Schollen am Rattenischiadicus nachweisen können. Wir werden noch darauf zu sprechen kommen, daß bei noch erhaltener Funktion lichtmikroskopische Veränderungen der Markscheiden dann beobachtet werden können, wenn durch eine Ligatur lediglich die Markscheiden unter Verschonung des Achsenzylinders komprimiert werden (Duncan 1946, Sunderland 1951). Auch A. Jakob hatte in seinem frühstuntersuchten Stadium 55 Std nach Durchtrennung Fetttröpfchen und Marchi-Schollen am Kaninchenrückenmark festgestellt. Wenn auch die histochemisch nachweisbaren stofflichen Veränderungen der Markscheide nach Hoche (1904), Jakob (1912) und Swank und Davenport (1934/35) allerdings erst um den Wendepunkt des 4. Tages besonders massiv werden, so kann man sie doch bereits in den vorangehenden Frühstadien beginnenden Abbaus deutlich erkennen.

A. Jakob hatte auf Grund seiner Untersuchungen am Kaninchenrückenmark darauf hingewiesen, daß etwa zur gleichen Zeit (55 Std) im Verein mit den histochemischen Veränderungen gestaltliche Vorgänge einsetzen. Die Markscheiden verlieren ihre regelmäßige Schichtung, quellen leicht auf und lassen größere Lichtungen oder Verdichtungen erkennen. Die Oberfläche zwischen Markscheide und Axon beginnt sich wellenförmig zu schlängeln. Mitunter kann die Markscheide streckenweise nach Art einer blauen Maschenstruktur aufgelockert sein, obwohl sie sich in der Regel trotz deutlicher Achsenzylinderdegeneration noch annähernd normal verhält. Schon während der Frühstadien wird nach A. Jakob erkennbar, daß sich Axon- und Markscheidenschäden zunächst an den dünnkalibrigen Fasern und vornehmlich an den Stellen der Ranvierschen Einschnürungen abspielen. Im peripheren Nerv wiederum pflegt sich der Markabbau anfänglich an der Oberfläche der Schwannschen Zellen zu vollziehen, was für eine enzymatische Aktivität dieser Zellelemente sprechen könnte. Hand in Hand mit diesen Degenerationserscheinungen setzen Veränderungen an der Stützsubstanz ein. Die plasmaarmen Gliaformen umgeben sich mit reichlicherem Plasma, „das sich wie gestippt in die Umgebung verliert". Dazu kommt ein auffallender Chromatinreichtum der Kerne. Auch karyorrhektische Vorgänge werden bereits beobachtet. Besonders im Mallory-Präparat kann man Gliazellen finden, „deren Strukturen mit dem anliegenden degenerierten Achsenzylinderplasma verwaschene, wabige Netze bilden". Feinste Fetttröpfchen, Fuchsin-Lichtgrüngranula oder osmiumgeschwärzte Körnchen lassen sich in manchen Gliaelementen nachweisen. Während dieser Stadien ist aber auch schon eine geringe Wucherung gliöser Elemente vorhanden. Abercrombie und Johnson hatten in einer sorgfältigen quantitativen Studie ein auffälliges

Ansteigen der Kernzahl auch im peripheren Nerven bereits am 2. Tage festgestellt. Die Wachstumsrate ließ zwischen dem 3. und 8. Tag ein deutliches Optimum erkennen.

Schließlich bedürfen bemerkenswerte Untersuchungen von FEINDEL und ALLISON (1948) besonderer Erwähnung. Den Untersuchern gelang es, nach intravenöser Methylenblauinjektion schon während der Frühstadien deutliche Anfärbungen des degenerierenden Axons zu erzielen. Ein solcher Vorgang dürfte dafür sprechen, daß es während der Frühstadien zu Störungsvorgängen an der Gefäß-Gewebsschranke kommt. Wir werden auf die Bedeutung der Vorgänge am Gefäßapparat für den Ablauf sekundär degenerativer Prozesse noch zu sprechen kommen (S. 280, 281, 313).

Die Prozeßgestaltung während dieses Stadiums gewinnt noch dadurch eine charakteristische Note, daß die Frühveränderungen an Achsenzylinder und Markscheide örtlich recht unterschiedlich einsetzen. Im allgemeinen besteht darin Übereinstimmung, daß die Veränderungen Axon, Fibrillen und Endapparate in der gesamten Ausdehnung nahezu gleichzeitig befallen. Das hatten schon HOCHE (1904), v. MONAKOW (1905) und KNICK (1909) vermutet.

Der Markscheidenzerfall hingegen scheint in der Regel vom Orte der Durchtrennung nach distal rasch fortzuschreiten, worauf bereits NEUMANN (1868), NOTTHAFT (1892), v. BÜNGNER (1892) und MÖNCKEBERG und BETHE (1899) hinwiesen. Es war schon gesagt, daß sich die Initialschäden an Axon und Markscheide sowie frühe Veränderungen an den Zellen anfänglich im Bereich der RANVIERschen Einschnürungen einstellen. Ähnliches gilt nach HOLLANDER (1940) auch für das Vegetativsystem. Bei der Betrachtung geschlossener Strangareale fällt immer wieder auf, daß die Einzelfasern recht unterschiedlich reagieren (WEDELL und GLEES 1941, COMBS 1951). Im allgemeinen degenerieren die dünnkalibrigen Fasern rascher und frühzeitiger als die dickkalibrigen, worauf VAN GEHUCHTEN und MOLHAUT (1910) und kürzlich COMBS (1951) hinwiesen. Demgegenüber sah DOINIKOW (1911) die Degenerationen an den dickkalibrigen rascher auftreten, während sich an den dünnkalibrigen die Markzerklüftung und -resorption frühzeitiger vollzog. LASSEK (1948) fand, daß innerhalb der Pyramidenbahnen die dickeren Achsenzylinder gegenüber den mittleren und dünneren Fasern rascher zerfallen waren und die längsten Fasern am frühesten degenerieren und am ehesten verschwinden. Man wird sich auch nicht verwundern dürfen, wenn mitunter noch erhaltene oder lediglich verschmälerte Achsenzylinder dort angetroffen werden, wo die Markscheide bereits weitgehend zerfallen ist. Hierauf hatten HOCHE, BIELSCHOWSKY, ALEXANDER und PUTNAM aufmerksam gemacht.

Es ist verschiedentlich versucht worden, die prozeßmorphologisch faßbaren Unterschiede im Ausbreitungsmodus der Degeneration solchen in der Ermüdbarkeit beim elektrischen Reizversuch zuzuordnen. So hatten TITECA (1935), PARKER (1933), ROSENBLUETH und DEMPSEY (1939) übereinstimmend festgestellt, daß die Ermüdbarkeit während des Frühstadiums zentrifugal fortschreitet. Das also würde mit dem distalen Fortschreiten der Markscheidendegeneration übereinstimmen. Doch hatten andererseits ERLANGER und SCHÖPFLE (1946), GUTMANN und HOLUBAR (1950) distal und proximal gleiche Ermüdbarkeitsverhältnisse konstatieren können. Auch hinsichtlich der Leitungsgeschwindigkeit, der Größe und des Anstiegs der Spitzenpotentiale sind die bisherigen Ergebnisse noch recht wenig übereinstimmend, worauf JOHNSON, MCNABB und ROSITTER (1950) ausführlicher eingegangen sind.

Überblicken wir noch einmal die Vorgänge im Frühstadium bis zum 3./4. Tage nach Axonläsion, so zeigt sich, daß in erster Linie an Axon, Fibrillen und Endaufsplitterungen, bald aber auch an der Markscheide stoffliche und gestaltliche Veränderungen einsetzen. Bereits nach 2 Tagen kommen progressive und regressive Vorgänge an der Glia zur Entwicklung. Histochemisch sind die Grundzüge des

Abbaus bis zu Neutralfetten ebenfalls während des Frühstadiums schon im Gang. Wir können v. MURALT deshalb nicht folgen, wenn er darauf hinweist, „daß alle morphologisch nachweisbaren Veränderungen erst dann auftreten, wenn die Erregbarkeit der Fasern schon längst verlorengegangen ist". Die Beziehungen zwischen Funktion und Struktur sind bekanntlich außerordentlich wechselnd und vielfach undurchsichtig. Einerseits kann es bereits bei leichter Nervreizung beispielsweise zu geringen Volumenschwankungen der Nervfasern kommen, wie von FLAIG (1947), HILL (1950) und TOBIAS (1951) erkannt wurde. Wiederum zeigen die bereits erwähnten Befunde von DUNCAN (1946) und SUNDERLAND (1951), daß die Nervfunktion auch dann noch erhalten sein kann, wenn unter leichter Kompression die Markscheidenstrukturen lichtmikroskopisch verschwinden, sofern nur der Achsenzylinder morphologisch intakt erscheint. Entsprechendes läßt sich für die Funktion von Muskelgruppen darlegen, welche morphologisch bereits geschädigten spinalen Nervenzellen zugehören, wie die spinalen Anämisierungsexperimente gezeigt haben (TUREEN 1936). Auf jeden Fall wird man gegenüber v. MURALT darauf hinweisen müssen, daß für die Zukunft gerade die Befunde während der Frühstadien von besonderem histologischen Interesse sein dürften. Allerdings ist v. MURALT andererseits darin recht zu geben, daß die wesentlichen Merkmale der morphologischen Prozeßgestaltung vom 3./4. Tage ab gröber in Erscheinung treten und deutlicher überblickt werden können. *Auf Grund des heutigen Kenntnisstandes läßt sich also sagen, daß die neurophysiologisch, chemisch-analytisch und neuropathologisch faßbaren Veränderungen an sekundär degenerierenden Neuronensystemen schon wenige Stunden nach der Durchtrennung erfaßt werden können.*

b) Spätstadien nach völligem Verlust der Leitfähigkeit ab 3./4. Tage nach Durchtrennung.

Besonders eindrucksvoll erscheint die neuropathologische Prozeßgestaltung nach völligem Erlöschen der Leitfähigkeit, also etwa um den 3./4. Tag nach der Durchtrennung.

Zu dieser Zeit hat sich nach MARMIER und v. MURALT der *Acetylcholingehalt* auf 10% und der *Aneuringehalt* auf 40% verringert, während die Wasserzunahme auf Werte zwischen 4,2 und 7,5% (MOTT und HALLIBURTON 1901, HOWELL und HUBER 1892) bzw. zwischen 7 bis 15% (v. MURALT) gestiegen ist. Offensichtlich ist zu dieser Zeit die Fähigkeit des Neurons, das für den Erregungsvorgang wichtige *Acetylcholin* selbst aufzubauen, verlorengegangen (v. MURALT 1944, NACHMANSOHN, JOHN und BERMAN 1946). Die Abnahme des Aneurins und der Cholesterinase ist hingegen mit den besonderen in der Markscheide vor sich gehenden Veränderungen in Zusammenhang zu bringen (v. MURALT 1944/46, SAWYER 1946). Im gleichen Stadium nimmt der phosphorenthaltende *Protagon*gehalt beträchtlich ab, und zwar innerhalb von 8—14 Tagen zwischen 96,6% und 60,9% (NOLL 1899). Nach 28 Tagen ist kein *Protagon* nachweisbar (s. auch AOKI 1935). Über ähnliche Werte wurde von MOTT und HALLIBURTON (1905) und MAY (1930) berichtet. Das zugleich freiwerdende *Cholin*, das als wesentliche Quelle für die Synthese von *Acetylcholin* anzusehen ist, tritt in das Blut über (MOTT und HALLIBURTON, v. MURALT). Die unter dem Abbau von Markscheide und Axon sich vollziehenden histochemischen Veränderungen sind in ausführlicher Form in dem vorangehenden Kapitel von W. SCHOLZ zur Besprechung gekommen.

Zu Beginn dieses Stadiums können die neuropathologischen Vorgänge am Axon immer noch im Vordergrund stehen. Spiralige Aufrollungen, Fragmentierungen und körniger Detritus wechseln einander ab. Vielfach entsteht der Eindruck, daß der Achsenzylinder in Form einer *Axolyse* (MARINESCO) zerfließt. Selbst bei hochgradigem Axonzerfall kann die Markscheide einen noch relativ normalen Eindruck machen. Alsbald verstärken sich jedoch die schon im Frühstadium einsetzenden Quellungen und Zerklüftungen; es kommt zu einer totalen maschenartigen Auflockerung und einem massiven Zerfall zu Markballen. Nach

HOLMES und YOUNG (1942) verschwindet das Myelin zunächst an der äußeren Oberfläche der Markscheide; vielfach massieren sich die Vorgänge anfänglich in der Gegend der RANVIERschen Schnürringe, an denen sich die Markscheide gewissermaßen zurückzieht. Hand in Hand mit dem progressiven gestaltlichen Zerfall von Axon und Markscheide kommt es verstärkt zu mannigfaltigen Farbumschlägen bzw. histochemisch faßbaren Reaktionen an den Zerfallsprodukten. Mit der ALZHEIMER-MANN-Färbung treten tiefdunkle Eosinorangefärbungen auf; die bereits erwähnte Säurefuchsintingierung verstärkt sich und basophilchromatische Stoffe erscheinen im Thionin-Kresylviolettpräparat. Doch kann anfänglich immer noch Hämatoxylinaffinität bei Markscheidenfärbung nach SPIELMEYER bestehen. Mit der von REICH (1903/07) angegebenen Methodik lassen sich metachromatisch anfärbbare, vermutlich eiweißhaltige Substanzen, lecithinoide Körper und diesen nahestehende fettähnliche Produkte darstellen. Besonders auffällig aber wird die rasche Zunahme der schon während des Frühstadiums beginnenden Schwärzung der Axon- und Markscheidenprodukte nach der Chromosmiummethode von MARCHI (1886). Nach vorausgehender Chromierung mit Osmiumsäure schwärzt sich der Detritus über graugelbe bis bräunliche Vorstufen (MARCHI, MOTT, JAKOB). Die lecithinoiden Zerfallsprodukte reduzieren nach Chromierung das Osmium zu Überosmiumsäure. Mitunter erfolgt dies in Form farbunterschiedener, konzentrischer Schichtungen innerhalb der Axon- und Marktrümmer. Daß es sich hierbei um eine Umordnung phosphorelierter Fette zu nicht phosphorelierten handelt, wird neuerdings bezweifelt.

Die MARCHI-Methode ist vorzüglich geeignet, den Verlauf der Degenerationsstrecken während dieses Stadiums zu verfolgen, weshalb sie unter den für projektionsanatomische Untersuchungen angewandten Methoden an erster Stelle steht. Die „*Osmiumbahnen*“ lassen sich vielfach in Form feinster schwarzer Kettchen bis in die grauen Substanzen zwischen den Ganglienzellen verfolgen. Neuerdings wurde die ursprüngliche Methode von SWANK und DAVENPORT (1934/35) und von GLEES (1943) modifiziert (Osmium-Chlorid-Formalin). Allerdings erfordert die Beurteilung der Präparate eine besondere Sachkennerschaft, um Artefaktbildungen von in vivo entstandenen Abbauprodukten trennen zu können. Darauf hatte bereits HOCHE hingewiesen. v. MONAKOW (1905) faßte auch jene mitunter jenseits der durchtrennten Fasersysteme anzutreffenden positiven MARCHI-Reaktionen als Vitalreaktion auf. Es könnte sich nach ihm um den Ausdruck nutritiver, reversibler Veränderungen in Gebieten handeln, die unter dem funktionellen Einfluß der geschädigten Leitungsabschnitte stehen. Über die zu beachtenden Fehlerquellen bei Anwendung der MARCHI-Methoden unterrichten Untersuchungen von WELTE, S. TASIRO, GLESS, SOLER und BAILEY.

Wie bereits erörtert, pflegt der Axonzerfall auch noch zu Beginn des Spätstadiums der Markscheidenauflösung in gewissem Umfange vorauszueilen. YOUNG (1945), v. MURALT (1944/46) und UMRATH und HELLAUER (1949/51) haben hinsichtlich dieses bemerkenswerten zeitlichen Nacheinanders recht einleuchtende Vorstellungen entwickelt. YOUNG stellt sich das Myelin als eine Art viscöse Flüssigkeit vor, welche durch den Druck des Axoplasmas zwischen der Axonoberfläche und der rigiden Neurilemmhülle bzw. dem umgebenden Bindegewebe gewissermaßen in einer Dauerspannung gehalten wird. Der initiale Zerfall des Axons bewirkt Spannungsabfall und damit ein Auseinanderbrechen der Markhüllen. Ähnliche Vorstellungen hinsichtlich einer maßgeblich werdenden „Herabsetzung der Oberflächenspannung des Axoplasmas“ waren bereits von SPIEGEL (1922) entwickelt worden. Auch v. MURALT verglich diesen Vorgang mit dem Brechen einer Flüssigkeitssäule, z. B. wenn dünnflüssiger Lack auf einen Draht aufgetragen wird. Die Flüssigkeitsglieder verbleiben unter diesen Umständen nur so lange stabil, als eine kritische Länge eingehalten wird. Beim Überschreiten dieser bricht die Flüssigkeitssäule in Tropfen und Zwischentropfen auf. Nach UMRATH und HELLAUER dürfte vornehmlich das Aneurin derart spannungsregulierend wirken.

YOUNG hatte in diesem Zusammenhang vom intraaxonalen „*Turgor*" des Neurons und v. MURALT von „*internen Faktoren*" gesprochen. Mit diesen Begriffen wird auf ältere Vorstellungen zurückgegriffen, die vor allem in Zusammenhang mit den hier nicht zu besprechenden Regenerationsvorgängen entwickelt worden sind. Es sei lediglich auf die Begriffe der „*axonalen Turgescenz*" (DUSTIN), der „*vis a tergo*" (HELD), des „*histodynamischen Impulses*" (HEIDENHAIN) oder des „*intrinsic factor*" (CAJAL) hingewiesen.

Wie aus Tafel 1 abzulesen ist, eilen gewisse histochemische Veränderungen, insbesondere die MARCHI-Reaktionen, dem Umbau zu Neutralfetten voraus. Während der Beginn eines ausgeprägteren „MARCHI-*Stadiums*" nach HOCHE, JAKOB, SWANK und DAVENPORT etwa um den 4. Tag zu erwarten ist, liegt das Maximum zwischen der 2. und 3. Woche (SPIELMEYER, SWANK und DAVENPORT, BRODAL). Allerdings finden sich im Schrifttum hiervon abweichende Daten. So fand ALLEN (1923) ein Maximum bei Säugern schon am 11. Tag, während METTLER und HANADA (1942) vor dem 10. Tage keine MARCHI-Reaktion erzielen konnte. So wird man mit KINGSBURY und JOHANNSEN (1927) jeweils mit erheblichen Zeitunterschieden hinsichtlich des MARCHI-Optimums rechnen müssen. Immerhin bleibt gesichert, daß ausgeprägte Umwandlungen zu Neutralfetten nach Art des „*Scharlachrotstadiums*" (SPIELMEYER) erst um einige Tage bis zu einer Woche später als die positiven MARCHI-Reaktionen statthaben. Das Optimum für die Fettreaktionen liegt zwischen dem 1.—3. Monat (SPIELMEYER, JAKOB). Schließlich bleibt die Frage nach der Dauer der MARCHI- und Fettreaktionen zu beantworten. Auch hier differieren die Angaben verschiedener Untersucher. Als durchschnittliche Dauer des MARCHI-*Stadiums* wird man nach VON GEHUCHTEN und MOLLHAUT 100 Tage, nach JAKOB und HURST (1925) 3 bis 6 Monate, nach KERNOHAN und WOLTMAN (1929), SMITH (1951) und GLEES (1943) sogar bis über 1 Jahr (13 Monate) ansetzen können. Auch hinsichtlich der Fettreaktionen ist im allgemeinen eine Dauer von vielen Monaten anzunehmen; vor allem perivasal gelagerte Neutralfette können noch nach einem Jahr getroffen werden.

Schon frühzeitig ist zu erkennen, daß der stoffliche Umbau und gestaltliche Zerfall außerordentlich eng an progressive und regressive Veränderungen der Glia gekoppelt ist. Es war bereits darauf verwiesen daß schon während der Frühstadien (ab 2. Tag) die Glia aktiv wird. Unter stärkerem Zerfall pflegen sich die umgebenden Gliamaschen zu erweitern. Hierdurch wird das Grundgewebe einem grobporigen Sieb oder „*blasigen Zustand*" (LEYDEN) vergleichbar. Der Querschnitt durch ein derart verändertes Fasersystem gleicht einem „*Lückenfeld*" (MAGER).

Die Auflockerung des Grundgewebes wirkt in der Regel nicht so grobporig wie innerhalb der *Lückenzonen*, welche den primären „*lokalen Herd*" abgrenzen. Sie ist auch im allgemeinen von den wesentlich foudroyanter verlaufenden Gewebszerstörungen bei funikulärer Myelose, bei vasalen Herdbildungen oder anderen Prozessen auf Grund der stärkeren Zerklüftung zu unterscheiden.

Hand in Hand mit der Erweiterung der Gliamaschen kommt es zu stärkeren Schwellungen der Gliabälkchen und Protoplasmazunahme an den Gliazellen, die sich nunmehr aus dem gliösen Zellverband lösen. Nach CRAMER und ALPERS (1932), welche die sekundären Degenerationen der Pyramidentrakte am Rattenrückenmark nach Hemisphärektomie vergleichend untersuchten, spielt sich Proliferation und Untergang vornehmlich an der Oligodendroglia und Mikroglia ab.

Innerhalb der aus dem gliösen Zellverband allmählich gelösten Zellen finden sich tröpfchenförmige Plasmaeinschlüsse. Vielfach verbindet sich das Plasma der Glia mit demjenigen des zerfallenden Axons. Solche nach A. JAKOB als *Myeloclasten* bezeichneten Gliazellen sind durch die besondere Art ihres Kernzerfalls und dadurch gekennzeichnet, daß hierbei eosinorange- oder methylblaufärbbare Brocken und Körnchen aufzutreten pflegen. Offenbar vollzieht sich bereits in diesen früh auftretenden Elementen unter der Wirkung des Zellplasmas ein fortschreitender Abbau bis zu lipoiden Substanzen. Mit SPIELMEYER und SPATZ (im Gegensatz zu BIELSCHOWSKY) wird man die *Myeloclasten* wegen ihres frühzeitigen Auftretens und der genannten Merkmale von den *Gliaphagocyten* trennen müssen, die anschließend den Abbau bewerkstelligen. Hingegen besteht kein Anlaß, die gliösen Phagocyten je nach der Aufnahme verschiedener Gewebsbestandteile in Myelophagen oder Axophagen zu trennen (SPIELMEYER). Wesentlich ist, daß sich der chemische Abbau der gespeicherten primären Zerfallsstoffe bis zu Neutralfetten, vornehmlich innerhalb der *Gliophagen* vollzieht. Im Zuge einer solchen intracellulären Aufbereitung entwickeln sich immer zarter gebaute plasmatische Gitterstrukturen. Allmählich beherrschen die *Gitter-* bzw. *Fettkörnchenzellen* das Feld. Man wird darauf verzichten können, verschiedene Formen von *Gitterzellen* entsprechend differenten chemischen Substanzen zu unterscheiden, wenngleich das Abbautempo in benachbarten Körnchenzellen recht unterschiedlich sein kann. Man sieht dann ungleiche Färbungen von Gelb bis Leuchtendrot im Sudanbild (Abb. 2b), von Hellviolett bis Dunkelblau im Nilblausulfatpräparat, verschiedene Tönungen bei der MARCHI-Methodik oder Metachromasien bei Anilinfärbung. AMORIM hatte auf die Bildung von Cholesterinkristallen innerhalb von „*Cholesterinkörnchenzellen*" aufmerksam gemacht. Vermutlich handelt es sich um ähnliche Befunde, wie sie bereits JAKOB als „nadelförmige Gebilde" beschrieb. Hinsichtlich der Cholesterinkörnchenzellen und chemisch-physikalischen Eigenschaften der Kristallbildungen sei auf die ausführliche Darstellung in dem vorangehenden Kapitel von W. SCHOLZ verwiesen. In geringem Umfange wird man annehmen können, daß es auch innerhalb der zwischenfaserigen Gewebsflüssigkeit zu Lipoidemulgierungen kommen kann (DOINIKOW 1911). Das dürfte für einen auch extracellulären, enzymatischen Abbau sprechen. Während weiterer Stadien verdichten sich die Körnchenzellansammlungen periadventitiell und im Bereich der weichen Häute. Man kann hieraus oft sehr schön den Transportweg der Abräumzellen (MERZBACHER) verfolgen. Kern- und Zellteilungen sowie Kern- und Zellzerfall weisen daraufhin, daß sich während der Abbauprozesse zahlreiche Zellen verbrauchen, während andere neugebildete den weiteren Abräumvorgang fortsetzen. H. SPATZ hatte dieses Phänomen als „*Opfertod*" gekennzeichnet. Wie aus unserem Zeitschema (Tafel 1) ersichtlich wird, deckt sich Beginn und Maximum des sog. *Körnchenzellstadiums* etwa mit dem MARCHI- *und Scharlachrotstadium*. Beträchtlich später hingegen entwickelt sich fortsatz- und faserreiche Glia, welche nunmehr abstützende und narbenorganisierende Funktionen zu übernehmen hat. Etwa nach dem 1. Monat sind die ersten Faserbildner anzutreffen; deutliche faserige Abstützungsvorgänge sieht man nach A. JAKOB erst im 2. Monat. Das Endbild kennzeichnet sich als eine faserreiche, zellreiche oder -arme Stranggliose [Abb. 2a und 3 (*4*)]. Hinsichtlich des quantitativen Ausmaßes der Gliazellwucherungen bestehen offensichtlich nicht nur individuelle oder artgebundene, sondern auch lokalisatorische Unterschiede. Während die Wachstumsrate am peripheren Nerv anscheinend sehr rasch — und zwar zwischen dem 3. und 8. Tage nach JOHNSON, MCNABB und ROSSITER (1949) ein deutliches Maximum erreicht, liegen die Verhältnisse an den Pyramidentrakten des Katzenrückenmarkes nach Hemisphärektomie folgendermaßen. Nach LASSEK und SHAPIRO (1951) wird eine faßbare Proliferationsrate durchschnittlich nach dem 6. Tag mit einer Zunahme gegenüber der Gliazahl der gesunden Seite von nur 27% deutlich. Im Durchschnitt pflegt sich die Proliferationsrate bis zu einem Jahre nach der Operation gleichzubleiben. Allerdings hatte LASSEK (1946) in seinen Experimenten erst am 3. Tag

p. o. Axon-Markscheidenuntergang verfolgen können. Wiederum waren erheblich individuelle Abweichungen vom Mittelwert festgestellt worden: so etwa wurde eine maximale Proliferationsrate von lediglich 5,4% am 120. Tage p. o., eine maximale von 79,8% am 90. Tage und 179% nach einem Jahr p. o. errechnet. Mitunter wurden scheinbare Gliaproliferationen lediglich durch allgemeine Schrumpfungsvorgänge vorgetäuscht; die Schrumpfung der degenerierten Pyramidentrakte betrug am 120. Tag p. o. im Mittel 41,9%. Deutlichere Schrumpfungsvorgänge pflegen sowohl am peripheren Nerven, wie im Bereich der zentralen Fasersysteme in der Regel um den 3. Monat faßbar zu werden. Nach HOLMES und YOUNG (1942) sowie SUNDERLAND (1950) wird am peripheren Nerv bereits zu dieser Zeit mitunter ein Atrophiemaximum bis zur Hälfte des normalen Umfanges erreicht. Andererseits hängt das Ausmaß des Schwundes von der Relation zwischen Nerv- und Bindegewebe (epineurales Gewebe) ab. Hieraus erklären sich die örtlich oft erheblich variablen Schrumpfungsverhältnisse. Für die sekundäre Degeneration von Pyramidentrakten nach Hemisphärektomie bei der Katze hatten LASSEK und SHAPIRO (1951) am 121. Tag nach der Operation eine Schrumpfung von 41,9% feststellen können.

Innerhalb der Strangsysteme des Groß- und Kleinhirns überwiegen nicht selten rein zellige Gliosen, während Faserwucherungen ausbleiben können, worauf MEYER, BECK und McLARDY an Hand der Degenerationsanalyse nach präfrontaler Leukotomie hinwiesen. Bindegewebs- und Gefäßwucherungen sind an der Narbenbildung im zentralen Nervensystem nicht beteiligt.

c) Die Vorgänge am Gefäßapparat sekundär degenerierender Systeme (intrinsic vessels, systemgebundene sekundäre Angiopathien).

Das besagt allerdings nicht, daß der Gefäßapparat der sekundär degenerierenden Systeme vom Prozeßgeschehen unberührt bleibt. Es spricht manches dafür, daß während des Frühstadiums tiefgreifendere Gefäßgewebsschrankenstörungen zustande kommen. Bereits LUGARO (1904) hatte auf die „hervorragende" Rolle besonderer Zirkulationsverhältnisse für den sekundären Degenerationsablauf hingewiesen. Man wird annehmen dürfen, daß die frühe Quellung und Flüssigkeitsaufnahme der distalen Nervabschnitte nach Läsion teilweise auf solchen Schrankenstörungen beruhen. Hierfür sprechen zunächst die bereits erwähnten Untersuchungen von FEINDEL und ALLISON (1948), welche während des Frühstadiums unter intravenöser Methylenblauinjektion eine deutliche Anfärbung der zerfallenden Axone erzielen konnten. Übrigens hatte schon DOINIKOW (1911) derartige Degenerationsexperimente unter Vitalfärbung durchgeführt. Darüber hinaus sind am degenerierenden Nerven von DOINIKOW (1911) — in Fortführung früherer Untersuchungen von LEWASCHEW (1883), FRÄNKEL (1896) und LAPINSKY (1898, 1900, 1934) — bereits während der ersten Woche Endothelzellschwellungen, Proliferationen der Adventitialzellen und verstärkte Anfärbungen des Protoplasmas beobachtet worden. Über Gefäßwandveränderungen im Zuge späterer Narbenstadien hatte KRÜCKE (1949) berichtet. Er fand im gesamten Verlauf sekundär degenerierender peripherer Nerven erhebliche Umbauvorgänge aller Gefäßwandschichten mit Zellquellung und Proliferationserscheinungen in Verbindung mit Ablagerung mucoider Substanzen sowie subendothelialer Kollagenbildung. KRÜCKE führt die initialen Gefäßwandveränderungen auf Reizerscheinungen seitens der Zerfallsprodukte der Nervenfasern zurück. Die späteren Umbauvorgänge und Schrankenstörungen werden von ihm als Folgeerscheinungen gestörter Gefäßinnervation nach Unterbrechung der im distalen Abschnitt verlaufenden vasomotorischen Nervenfasern aufgefaßt. Freilich gilt es im Falle peripherer Nerven vorerst zu bedenken, daß gelegentlich längere nervenversorgende Gefäße an der Unterbrechungsstelle selbst mitgeschädigt werden, was nicht nur die Überlagerung sekundär degenerativer Prozesse mit ischämischen Schäden erklärt, sondern auch die Wandveränderungen an den durchtrennten Gefäßästen. Darauf ist am Beispiel des Ischiasnerven und des N. medianus bereits von HIGHET und HOLMES (1943) und von SEDDON und HOLMES (1944/45) hingewiesen worden (s. hierzu auch HAYMAKER 1948). Von WOODHALL und DAVIS jr. (1950) ist wohl das bisher größte Untersuchungsgut von Schußverletzungen, Fraktur-, Riß- und Zerrungsschäden am Nerven, teilweise mit Ischämien distaler Nervabschnitte, unter gleichen Gesichtspunkten beschrieben worden (insgesamt 189 Einzelbeobachtungen). Die Autoren konnten im Intervall zwischen 3 und 9 Monaten in der Regel erhebliche Wandschäden an den "intrinsic vessels" der distalen Nervabschnitte konstatieren, zu welchen sich ischämische Nervgewebsschäden hinzugesellen können. Sie sahen in der Regel Intimaproliferationen, Thrombosen, Rekanalisationen verschlossener Gefäße, Gefäßproliferationen sowie Veränderungen an den präcapillären Arteriolen. Darüber hinaus fanden sich endoneurale Fibrosen und Kollagenisierungen. Auch WOODHALL und DAVIS jr. (1950) schlossen, daß die Blutversorgung des distalen Nervstückes (intrinsic vessels) bei Nervdurchschnitt erheblich gestört wird und für längere Zeit in einen Zustand von "critical balance" gerät (s. hierzu meine Diskussionsbemerkung 1955). Zusammenfassend wird man also heute in bezug auf die sekundärdegenerativen Vorgänge am peripheren Nerv sagen können, *daß bereits während der Frühstadien gewisse Schrankenstörungen an der Gefäßgewebsschranke statthaben, an welche sich späterhin Strukturveränderungen an den Gefäßwänden nach Art konsekutiver systemgebundener Angiopathien anschließen.* Hinsichtlich der Gefäßwandveränderungen innerhalb sekundär degenerierender zentraler Fasersysteme liegen — soweit ich sehe — noch keine systematisch durchgeführten Untersuchungen auf breiterer Basis vor. Immerhin kannte man bereits im älteren Schrifttum hyalin-fibrotische Gefäßwandverdickungen entlang sekundär degenerierter zentraler Fasersysteme (VULPIAN 1879, KRAUSS 1885, RAYMOND 1894, NONNE 1904). Im Rahmen der Diskussionen über die Rolle der sekundären Gefäßwandveränderungen bei Tabes dorsalis ist immer wieder einmal hervorgehoben worden, daß sich gleiches auch bei der sekundären Degeneration von Rückenmarkssträngen erkennen lasse. v. MONAKOW (1905) hatte auf Capillarsklerosen, Erweiterungen und Schlängelungen der Gefäße innerhalb zentraler Fasersysteme während späterer Degenerationsstadien hingewiesen. Ohne Zweifel bedarf es in dieser Hinsicht weiterer Nachprüfungen auf breiter vergleichender Basis (s. hierzu auch die Frage konsekutiver Angiopathien im retrograden Degenerationsfeld (S. 301, 313).

d) Zur Frage der Auswirkung sekundärer Degenerationen nach Nervdurchschneidung auf die Faserdurchmesser des korrespondierenden Nerven.

GREENMAN (1917) und TAMAKI (1933, 1936) hatten auf ein sehr eigentümliches Phänomen aufmerksam gemacht. Sie konnten nach Durchtrennung eines Nerven an den Nervfasern des korrespondierenden Nerven der Gegenseite Änderungen im Durchmesser konstatieren. Wenngleich eine stichhaltige Erklärung für dieses Phänomen schwer zu finden sein dürfte, liegt es nahe, derartige Volumenschwankungen mit der funktionellen Beanspruchung der Muskulatur in Beziehung zu setzen. WEDELES (1949) und EDDS (1950) fanden nach funktioneller Beanspruchung eines Muskels eine deutliche Kaliberzunahme der Fasern des zugehörigen Nerven. Andererseits ergeben sich unter dem Blickpunkt des Strukturwandels unter funktioneller Beanspruchung Beziehungen zu jenen Befunden von

Edds (1951), welche in Zusammenhang mit der Durchtrennung der dorsalen Spinalwurzeln erhoben werden konnten. Nach solchen Eingriffen scheint es mit einer gewissen Regelmäßigkeit zu einer Kaliberabnahme der zugehörigen ventralen Wurzeln zu kommen. Allerdings gehören die letztgenannten Befunde bereits zu dem später zu besprechenden Thema transneuronaler Degenerationen (S. 305).

Sekundär degenerative Vorgänge am Sequester und in vitro.

Für die Pathogenese sekundär degenerativer Prozesse gewinnen jene experimentellen Untersuchungen Bedeutung, die sich mit den Abbauvorgängen an sequestrierten in situ belassenen Nervstücken oder in physiologischer Kochsalzlösung aufbewahrten Abschnitten befassen. Die erstmals von v. Büngner (1891), Notthaft (1892), Bethe und Möckeberg (1899) durchgeführten Untersuchungen ergaben, daß die „Degenerationen" von beiden Enden beginnen und sehr rasch einsetzen. Der Ablauf beschleunigt sich noch, wenn das Perineurium gespalten wurde. Lugaro hatte hieraus geschlossen, daß den besonderen Zirkulationsverhältnissen der Gewebsflüssigkeit eine „offenbar hervorragende Rolle" zukommt. Marinesco (1928) hatte erstmals versucht, die Vorgänge bei der sekundären Degeneration als „Autolyse in vivo" zu deuten. Doch erscheint besonders bemerkenswert, daß unter solchen Situationen — ebenso wie bei der in vitro-Degeneration — der charakteristische zellige Abbau nicht zustande kommt (Feiss und Cramer 1913, Ingebrigsten 1916, Abercrombie und Johnson 1942, Mönckeberg und Bethe 1899). Aber auch histochemisch vollzieht sich der Gewebsuntergang völlig anders. Positive Marchi-Reaktionen werden am in vitro-Nerv nach Feiss und Cramer nicht beobachtet. Die charakteristischen Veränderungen in der Chemie der Myelinstoffe finden sich hierbei nach Johnson, McNabb und Rossiter lediglich angedeutet; eine chemische Myelindestruktion nach Art sekundär degenerativer Abbauvorgänge kommt nicht zustande (Scaffidi 1910, Lewis 1912, neuerdings Weiss und Burt 1944, Lewis 1945, 1950). Levi (1934) konnte darstellen, daß die peripheren Enden durchschnittener Neuroblastenaxone in „in-vitro"-Kulturen als solche nicht untergehen, sondern weiter wachsen und unter Umständen mit dem zentralen Stumpf wieder zusammenwachsen können. Durch diese Versuche wird die Annahme v. Monakows, nach welcher das unreife Neuron nicht irreversibel degeneriert, gestützt. Boeke (1950) wies angesichts dieser Befunde darauf hin, daß lediglich der neurofibrilläre Apparat vorübergehend schwinde (s. hierzu auch Levi und Meyer 1937); wir werden in Zusammenhang mit der Erörterung besonderer Reaktionsweisen des unreifen Nervengewebes noch einmal hierauf eingehen (S. 303).

So wird man mit H. Spatz *(1921) der abweichenden Ansicht von* Gutman *und* Holubar *(1949), daß die Vorgänge im Auto- und Heterotransplantat und in vitro nach dem Prinzip der* Waller*schen Degeneration ablaufen, nicht beipflichten können.* Auch die bereits von Merzbacher (1910) durchgeführten vergleichenden Untersuchungen zwischen homo- und heterotransplantierten Nervstücken weisen in die gleiche Richtung. Boeke (1935) hatte mit Recht hervorgehoben, daß die sekundären Degenerationen keine „Nekrobiose" in eigentlichem Sinne darstellen, sondern eine „Lebenserscheinung", welche mit der Vorbereitung der Regenerationsprozesse zusammenhängt.

Ergänzung zum Zeitschema.

Bei der Betrachtung unseres Zeitschemas (Tafel 1) wird man sich allerdings einschränkend vor Augen halten müssen, daß hierin lediglich zeitliche Durchschnittswerte für Mensch und Säugetiere grob geschätzt worden sind. *Die zeitlichen Verhältnisse unterliegen oft nicht unbedeutenden Abweichungen beim Ver-*

gleich von Mensch und Tier. Es finden sich aber auch mitunter beträchtliche Unterschiede beim Vergleich der Abläufe im peripheren Nerv und innerhalb der verschiedenen zentralen Fasersysteme. Schließlich treten individuelle und dispositionelle Faktoren hinzu. Es wird deshalb notwendig, die folgenden Ergänzungen nachzutragen.

In der aufsteigenden Tierreihe läßt sich eine gewisse Abhängigkeit des Degenerationstempos von Stoffwechselgröße und Temperaturhöhe fassen (Cajal 1903, Mönckeberg und Bethe 1899, v. Muralt 1945). Während bei Vögeln mit außerordentlich hohem Stoffwechsel bereits 2 Tage nach der Durchschneidung ausgesprochener Markscheidenzerfall einsetzt, liegt für alle Säuger der Beginn dieses Stadiums erst am Wendepunkt des 3./4. Tages. Bei Kaltblütern hingegen verschiebt sich dieser Termin auf 30—40 Tage (Sommerfrösche) bzw. 130—150 Tage (Winterfrösche). Darüber hinaus hatte Doinikow (1911) auf erhebliche Unterschiede in den färberischen Eigenschaften der Abbauprodukte zwischen Kanin und Meerschwein aufmerksam gemacht.

Tabelle 1. *Systemgebundene Unterschiede im Tempo sekundärer Degenerationen.*

Sensible Nerven	frühes Einsetzen rascher Ablauf
Motorische Nerven	│
Hinterstrangsysteme	│
Kleinhirnseitenstränge	↓
Pyramidenbahnen	spätes Einsetzen langsamer Ablauf

Eine besondere Bedeutung für die Humanpathologie gewinnen in erster Linie die so auffälligen Unterschiede im Degenerationstempo der verschiedenen Neuronensysteme (Tabelle 1). Mönckeberg und Bethe (1899) hatten erstmals nachgewiesen, daß „physiologisch“ differente Fasersysteme mit unterschiedlicher Schnelligkeit degenerieren können. Das Hinterstrangsystem pflegt frühzeitiger gegenüber den Kleinhirnseitensträngen und diese wiederum rascher als die Pyramidenbahnen zu degenerieren (Homén 1885, Hoche 1904, Rothmann 1900, Worotynski 1897, Lugaro 1904).

So ist also im Falle einer Transsektion des Rückenmarks in der Regel mit erheblich unterschiedlichen Stadien bzw. Tempounterschieden innerhalb der einzelnen Strangsysteme zu rechnen. Im peripheren Nerv pflegt sich der Abbau meist rascher als innerhalb zentraler Fasersysteme abzuspielen. Das gilt auch hinsichtlich der differenten Spinalwurzelabschnitte. Beispielsweise verlaufen die Abbauvorgänge im extramedullären Abschnitt der hinteren Wurzeln wesentlich rascher als im intramedullären (Stroebe 1893, Richter 1935).

Richter fand nach Lumbalwurzeldurchschnitt beim Hunde 18 Tage nach Sektion den extramedullären Abschnitt im Scharlachrotstadium, während der intramedulläre sich noch im beginnenden Marchi-Stadium befand. Darüber hinaus setzt die Degeneration wiederum am sensiblen Neuron früher, als am motorischen ein (Wedell und Glees 1941, Gutman und Holubar 1940). Besonders langsam werden anscheinend marklose Nerven abgebaut. Joseph (1947, 1950) fand am marklosen N. mesentericus 21 Tage nach der Durchschneidung noch keine wesentlichen Zellvermehrungen. Wenn auch weitere Nachprüfungen solcher Tempounterschiede notwendig erscheinen, wird man heute schon vermuten dürfen, daß im Hinblick auf differente physiologische, phylogenetische und ontogenetische Wertigkeiten der einzelnen Systeme gewisse Zuordnungen möglich werden. So hatte

SCHAFFER (1895) auffällige Beziehungen zu der zeitlichen Reihenfolge beim Markreifungsvorgang gesehen. BECKER (1952) hat kürzlich die entsprechenden Verhältnisse bei der transneuronalen Degeneration mit phylogenetischen und ontogenetischen Zuordnungen zu decken versucht. Wir werden hierauf zurückkommen. Schließlich ist das Degenerationstempo bemerkenswerterweise auch von der Art der primären Verletzung abhängig. Bei Zerreißung oder Drucknekrosen kann — gegenüber glattem Durchschnitt — eine gewisse Tempobeschleunigung konstatiert werden. RAMON Y CAJAL (1928) hatte im Tierexperiment immer dann wohlerhaltene Nervfasern innerhalb der Isolierstücke gesehen, wenn die Trennung durch scharfe Messerschnitte vorgenommen wurde. Er war deshalb der Meinung, daß der unmittelbare ,,Tod" der Nervelemente in seinen Experimenten vornehmlich durch Kontusions-, Zerrungs- oder Kompressionsschäden bewirkt wurde. Wie die jüngsten Experimente von BARNARD, FRY, FRY und BRENNAN (1956) erkennen lassen, können sich auch im Umkreis von, experimentellen Ultraschallschädigungen — und zwar innerhalb dadurch isolierter Gewebsstücke — noch über geraume Zeit wohlerhaltene Nervfasern finden. v. MONAKOW wies darauf hin, daß der Prozeß um so rascher verlaufe, je weiter von der Zelle entfernt die Durchtrennung erfolge. COOK und GERARD (1931) hatten durch kontinuierliche elektrische Reizungen des degenerierenden Nerven den Ablauf beschleunigen können und v. MONAKOW hatte Gleiches durch zusätzliche Kompression erreicht. *Man wird fragen müssen, inwieweit sich solche Beschleunigungen des Ablauftempos auch auf die späterhin einsetzenden und hier nicht zu besprechenden Regenerationsvorgänge auswirken.* Wir sind auf die Beziehungen zwischen Degenerationstempo und Regenerationserfolg noch einmal auf S. 303 eingegangen. Diese Fragen sind meines Wissens bisher nur wenig beachtet worden, wie überhaupt dem vielfach variablen Zueinander von Degenerationsabläufen und Regenerationsvorgängen in dieser Hinsicht vermehrte Aufmerksamkeit gewidmet werden sollte (MARSH und BEAMS 1946). Eine Prozeßbeschleunigung wird in der Regel aber auch bei konsumierenden Allgemeinerkrankungen, bei Sepsis, Hirnschwellung, Intoxikation oder kachektischen Zuständen beobachtet. SCHRÖDER (1908) hatte bei Drucknekrosen durch Wirbeltumoren oder -brüche und bei Begleitinfektionen rascher einsetzende und auffallend ausgiebige gliöszellige Reaktionen feststellen können.

B. Die proximalen retrograden Degenerationen.

Im Gegensatz zu der absoluten Gesetzmäßigkeit, mit der die WALLERsche Degeneration einsetzt, haben wir es bei den Vorgängen im proximalen, mit den Ursprungszellen verbundenen Stumpf mit Veränderungen zu tun, die nach LUGARO (1904) keineswegs als Ausdruck eines allgemeinen Gesetzes aufgefaßt werden können. Das Ingangkommen solcher Schäden ist jedenfalls in weit stärkerem Maße als bei der WALLERschen Degeneration von einer Vielzahl bedingender Faktoren abhängig. Eine wesentliche Rolle spielen beispielsweise die Art und Intensität der Axontraumatisierung, die Entfernung der Axonläsion von der Ursprungszelle und die innerhalb des Zentralnervensystems getroffene Örtlichkeit.

Am durchtrennten Nerv fällt — im Gegensatz zur glanzlosen Aufgedunsenheit des distalen Stückes — die glänzende Frische des proximalen Stumpfes auf. Dem entspricht eine leichte anfängliche Zunahme des Wassergehaltes (WEIL und MCNATTIN 1945) welche jedoch quantitativ unter derjenigen am distalen Stumpf liegt. Mitunter scheint die proximale Schnittfläche hervorzuquellen. YOUNG (1942, 1944, 1945) hatte bei Durchschneidung einer Riesenfaser des Tintenfisches beobachten können, wie das flüssige Axoplasma ,,auslief". Wir finden also — gegenüber der distalen, glanzlosen Gedunsenheit — höchst gesteigerte Turgescenzerscheinungen am proximalen Stumpf. Offenbar handelt es sich dabei um Vorgänge, die an die noch erhaltene Verbindung des Axons mit seiner Ursprungszelle geknüpft sind; denn bei doppelter Nervligatur erfolgt bemerkenswerterweise eine Aufblähung nur über der zellnahen Einschnürung (GUTMANN und MEDAWAR 1943, WEISS 1944). Experimentelle Konstriktionen nicht vollständig unterbrochener Fasern können bereits zu Schlängelungen und Formveränderungen an den proximalen Fasern führen (ballooning, telescoping, beading, coiling), welche von WEISS und HISCOW (1948) als Stauungserscheinungen betrachtet und auch an der lebenden Faser beobachtet wurden. Die Autoren faßten dieses Phänomen (daming) als Ausdruck eines ständigen Plasmastromes im Achsenzylinder auf, welcher mit der Geschwindigkeit von 1 mm je Tag nach der Peripherie hin fortschreite. Neuere mit der Frage des Substanzstroms im Achsenzylinder zusammenhängende Untersuchungen sind in dem vorangehenden Kapitel von W. SCHOLZ kritisch besprochen worden. Dem *akuten Turgescenzstadium* kann man ein sehr langsam in Gang kommendes *chronisches Schrumpfungsstadium* gegenüberstellen, das makroskopisch an der Faserstumpfatrophie und der Volumenreduktion der Ursprungskerne sichtbar wird.

Schon DICKINSON (1868), später KRAUSE, FRIEDLÄNDER, M. JOSEPH (1880), VEJAS hatten auf diese chronischen Schrumpfungsvorgänge am proximalen Axonstumpf hingewiesen.

Doch können zweifellos akute und chronische Retrogradstadien innerhalb gewisser Zeitspannen einander übergreifen. Offenbar spielen dabei nicht nur artspezifische Momente eine maßgebliche Rolle, sondern auch die Art und das Ausmaß der Traumatisierung, das Lebensalter oder Unterschiede innerhalb differenter Neuronensysteme.

Gewebschemische Untersuchungen am retrograden Degenerationsfeld wurden von GERARD (1932), ABRAMS und GERARD (1933) und AOKI (1935) vorgenommen. Es zeigte sich bereits 2 Tage nach Axondurchschnitt eine spezifische Aktivität der Phosphorlipine und -proteine, welche auf das Doppelte der Norm stiegen, während die Nucleoproteine sogar das Dreifache der Norm erreichten. Nach 2 Wochen sank der Phosphorlipingehalt auf die Hälfte, während die Nucleoproteine noch verdoppelt waren. Nach Nerv- und Wurzelschnitt wurden im Rückenmarksgrau von verschiedenen Untersuchern eindeutige Veränderungen des Substanzgehaltes und der Enzymaktivität erfaßt. So etwa ein Anstieg der Phosphorwerte (GERARD und LIBET 1946) und wiederum eine Minderung der Nucleoproteine (HAMBERGER und HYDEN 1949, GERSH und BODIAN 1943). Auch der Gehalt an Cytochromooxydase (HOWE und MELLORS 1945), an Kreatinphosphat (BODIAN und MELLORS 1947) und an Cholesterinase (NACHMANSON und HOFF 1944) vermindert sich. Eine spezielle und kritische Würdigung der histochemischen, insbesondere auch chemisch-cytologischen Veränderungen im retograden Degenerationsfeld findet sich im vorangehenden Kapitel von W. SCHOLZ.

Die primären Reizungen der Ganglienzellen und axonalen Reaktionen.

Histopathologisch lassen sich die akuten retrograden Schäden an Axon und Ursprungszelle im allgemeinen von den chronischen retrograden Umwandlungen deutlich unterscheiden. Unter den akuten retrograden Reaktionen kommt den auffälligen Anschwellungen an Achsenzylinder und Zelle eine ganz besondere Stellung in pathogenetischer und struktureller Hinsicht zu. Für die typischen Erscheinungen an der Ganglienzelle hat man eine Anzahl von Bezeichnungen vorgeschlagen, von denen diejenige NISSLS (1892): „primäre Reizung der Ganglienzelle“ oder kürzer „*primäre Zellreizung*“ am häufigsten gebraucht wird. Man trifft aber auch auf folgende Bezeichnungen: „akute retrograde Veränderung“ (BIELSCHOWSKY), „réaction à (par) distance“ (MARINESCO). Die akuten retrograden Vorgänge am proximalen Stumpf, welche gleicherart anfänglich auch distal beobachtet worden sind, werden meist als „axonale Reaktion“ oder „*primäre Fasererkrankung*“ (SPATZ) bezeichnet.

Auf den gemeinsamen Grundzug dieser Frühschäden an Axon und Zelle hatten vor allem Cajal und Spatz hingewiesen. Am Achsenzylinder beginnt der Prozeß mit Quellungen und kugeligen oder spindeligen Auftreibungen. Hierbei zerfallen die Fibrillen körnig oder werden an die Peripherie gedrängt. Auch für die primäre Reizung der Ganglienzelle stellt die Abrundung und Aufblähung des Cytoplasmas und die Verdrängung der Fibrillen, der Nissl-Schollen, oft auch des Lipochroms, vor allem aber des Kernes an die Peripherie ein sehr charakteristisches Moment dar (Abb. 4, 5, 7, 11, 12). Besonders auffällig ist der meist zentral

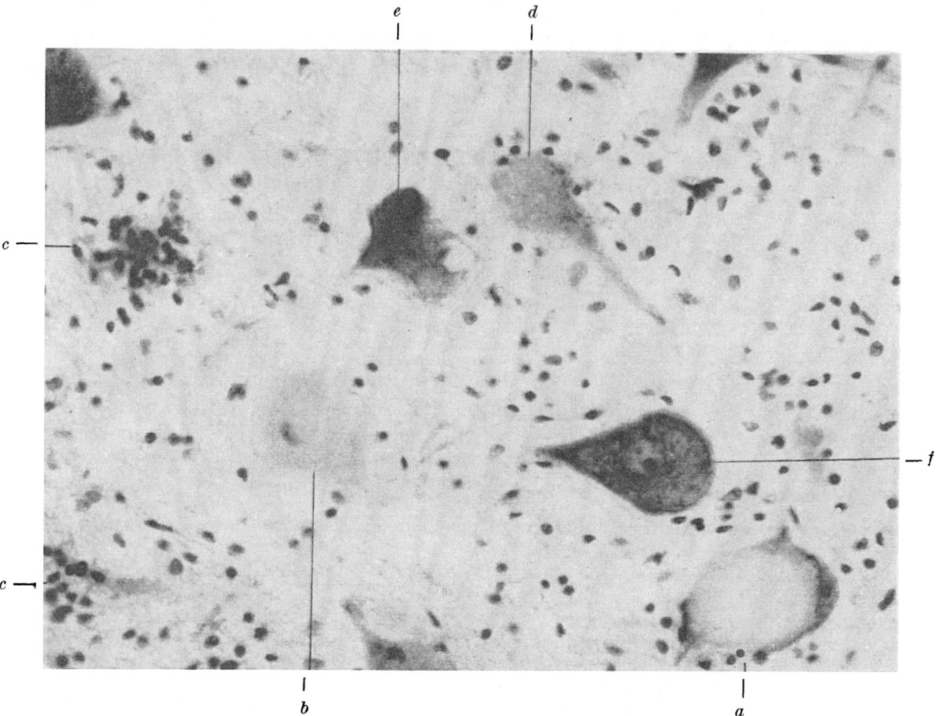

Abb. 4. Ablauf retrograd bewirkten Zellunterganges an den Vorderhornzellen des Rückenmarks nach Kompression der Cauda equina und Axonläsion durch Meningealcarcinose (Präparat und Aufnahme von Prof. W. Scholz). *a* Typisch primär gereizte Zelle mit exzentrischer Kernverlagerung; *b* weiteres Untergangsstadium mit Kernauflösung; *c* Neuronophagien um untergegangene Nervzellen; *d* weitgehende Chromatolyse mit Zellschwellung; *e* hyperchromatisches Element mit Vacuolenbildung; *f* noch einigermaßen erhaltene Zelle mit vielleicht beginnender Chromatolyse und leichter Anschwellung.

beginnende staubförmige Zerfall und Schwund der Nissl-Schollen, die sog. Chromatolyse. Diesem Vorgang entsprechend kommt es zugleich zu eigentümlichen Veränderungen am reticulären Golgi-Apparat der Nervzellen, ebenfalls beginnend mit Verlagerungen in Richtung Zellperipherie (Retispersion) und mit allmählicher Auflösung (Retisolution) endend. Diese reticulären Zerfallsvorgänge wurden vornehmlich von Marcora (1908), Cajal (1915) und Penfield (1920) beschrieben. Schließlich erscheint die Veränderung an Axon und Zelle darin ähnlich, daß sich die „homogenen Schwellungen“ (Meynert) mit Plasmafarben diffus tönen. So etwa kommt es nach Alzheimer-Mann-Färbung zu blauen, nach van Gieson F. zu rotbraunen und mit Hämatoxylin-Eosin-Färkung zu rosaroten Tönungen. Mitunter lassen sich im Schwellungsbezirk fuchsinophile Granula darstellen, welche nach Spatz mit den sog. Neurosomen identisch sind. Nach Ranke liegt der Protoplasmaschwellung bei primärer Zellreizung vornehmlich eine Zunahme interfibrillärer Substanzen zugrunde (Hyaloplasma nach

SCHAFFER), welche teils auf einer gesteigerten Flüssigkeitsaufnahme bei verstärkter seröser Gewebsdurchtränkung (CAJAL, SPATZ, SCHAFFER, MARINESCO), teils auf Anhäufung von Stoffwechselprodukten zufolge pathologischer Zelltätigkeit (SCHAFFER) beruht.

So charakteristisch auch dieses retrograde Syndrom der primären Reizung nach Neurondurchtrennung ist, handelt es sich doch grundsätzlich um Vorgänge, welche auch in anderen Zusammenhängen beobachtet werden. Auf die Unspezifität der „primären Zellerkrankung" hatten vor allem SPIELMEYER, SPATZ und P. SCHRÖDER hingewiesen. Wir werden hierauf noch zu sprechen kommen. Es ist auch häufig darauf hingewiesen worden, daß die Aufstäubung und der Schwund der NISSL-Schollen im Verlaufe „primärer Reizungen" lediglich ein — wenn auch ein sehr auffälliges — Merkmal unter mehreren anderen darstellt. Die Begriffe „Chromatolyse" (MARINESCO), „Chromolyse" (VAN GEHUCHTEN) oder „reaktive Tigrolyse" (V. LENHOSSEK) kennzeichnen also nur diesen Teilvorgang. *Sog. „chromatolytische Zellveränderungen" sollten der „primären Ganglienzellreizung" als besonderem Typ veränderter Zellstruktur nicht gleichgestellt werden*, wie es leider noch im jüngsten Schrifttum hin und wieder geschieht. *Das Phänomen des staubförmigen Zerfalls oder Schwundes der* NISSL-*Schollen (Chromolyse) kennzeichnet keineswegs nur die „primäre Ganglienzellreizung", sondern eine ganze Anzahl andersartiger Zellerkrankungen.* Wir sehen diese Vorgänge beispielsweise bei der „akuten Veränderung", „schweren Zellerkrankung" und beim einfachen Zellschwund. Auch im Falle sauerstoffmangelbedingter, ischämischer oder homogenisierender Veränderungen kommt es zu oft raschem Schwund der NISSL-Schollen. Hierauf hatten vor allem NISSL und ROSENTHAL (1913) und SPIELMEYER (1922) hingewiesen. v. MONAKOW (1905) hatte aus ähnlichen Gründen geschlossen, daß die axonal lädierte Ganglienzelle anfänglich „genau dieselben Stufen der regressiven Metamorphose durchmachen kann, wie auch die durch toxische, thermische und vasculäre Momente primär geschädigte und dem Untergang geweihte Ganglienzelle". Die neuerdings von ORTMANN (1952) mitgeteilten Befunde sind in dem vorangehenden Kapitel von W. SCHOLZ eingehend erörtert und kritisch abgewogen worden. Neuere Ansichten über die Vorgänge bei der Protoplasmaschwellung, Stoffanreicherung und über den Zellturgor, sowie über Nervzellstrukturen, welche der „primären Zellreizung" lediglich ähneln, jedoch teils als vorübergehendes phylogenetisches Stadium (chromatolyse physiologique nach BIERVLIET und VAN GEHUCHTEN) teils als normale Strukturvariation beobachtet werden, sind in dem vorangehenden Kapitel von W. SCHOLZ ausführlich besprochen worden.

Wenn man auch mit den genannten Autoren die übergreifende Bedeutung chromatolytischer Vorgänge für differente Formen nervösen Zelluntergangs in den Vordergrund rückt, ist andererseits unverkennbar, daß sich die Chromatolyse im Rahmen der primären Zellreizung in ihren Einzelstadien besonders ausprägt und gut verfolgen läßt. Die schon von HOLMGREN (1899) beobachteten Wechselwirkungen zwischen Caryo- und Cytoplasma lassen sich gerade bei dieser Erkrankungsform deutlich erkennen. SAGUCHI (1930) hat in seinen leider wenig bekannten cytologischen Studien diese Vorgänge in ihrem zeitlichen Ablauf sehr sorgfältig beschrieben. Er kam zu Ergebnissen, die sich mit jenen decken, welche in jüngster Zeit von BENSLEY und GERSH (1933), CASPERSSON (1936/41), HYDÉN (1942, 1950) WOHLFAHRT und SALLSTRÖM (1939), GERSH und BODIAN (1943), HAMBERGER (1945, 1949, EINARSON und KROGH 1955) auf Grund spektralanalytischer Adsorptionsmessungen im Ultraviolettlicht erhoben werden konnten. Diese bedeutsamen Ergebnisse sind in dem vorangehenden Kapitel von W. SCHOLZ ausführlich dargestellt worden.

Die skandinavischen Untersucher hatten zunächst die weitgehende Unspezifität chromatolytischer Vorgänge bestätigen können. Durch Axontraumatisierung, sensorische Reizungen, motorische Arbeit und Intoxikationen wurden abgestufte pathologische Verhältnisse geschaffen. Bei leichter Reizung kam es in der Regel zu einer Stimulation des nucleoproteinbildenden Systems. Bei mittelstarker Reizung wurde eine Vermehrung, bei sehr starker Reizung eine Verminderung der Nucleoproteine konstatiert. Der Chromatolyse entsprach meist eine Minderung des Nucleotidgehaltes der Cytoplasmaeiweiße, während der Nucleolarapparat teils völlig funktionsuntüchtig, teils aber auch intensiv irritiert erschien. Solange der Nucleoproteingehalt des Kernkörperchens ausreichte, war die Schädigung reversibel. Die vergleichenden Untersuchungen ließen jedoch nicht immer Entsprechungen zwischen dem Ausmaß der Chromatolyse und der Funktionslage der betroffenen Zellen erkennen. Hiermit wird zweifellos eine ältere Auffassung erneut gestützt, nach der Formschäden an der Ganglienzelle nicht immer mit entsprechenden Funktionsschäden einhergehen. Schon JULIUSBERGER (1896) hatte darauf hingewiesen, daß die NISSL-Schollen „als Träger potentieller Energie" dann schwinden, wenn die Zelle gezwungen wird, „gesteigerte, innere wesentliche Arbeit zu leisten, ohne daß ihr Zeit oder Gelegenheit gegeben ist, durch Zufuhr übermittelte Spannkraft zu beziehen bzw. neue Reservoire für dispositionelle, potentielle Energie in sich anzulegen".

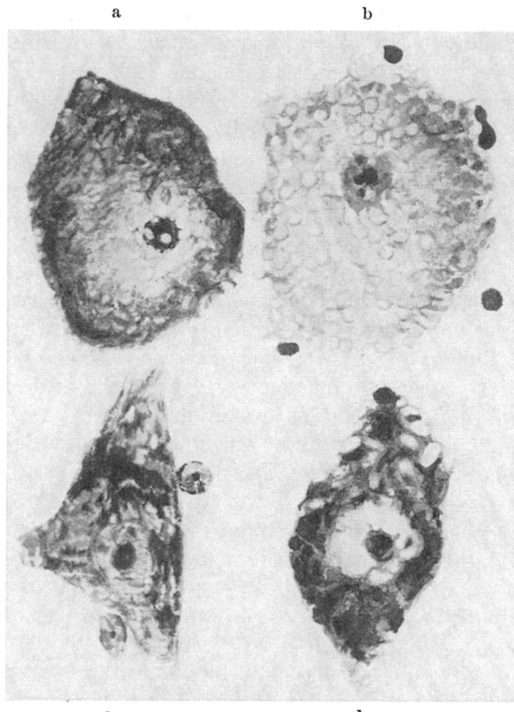

Abb. 5a—d. Gegenüberstellung genetisch unterschiedlicher, strukturell ähnlicher Zellveränderungen im Vorderhorn des Rückenmarks. a Weitgehende Chromatolyse in einem geschwollenen Zellelement 48 Std nach spinaler Anämisierung (nach TUREEN 1936); b retrograd veränderte „Tibialiszelle" zwischen 8 und 21 Tagen nach Tibialisdurchschneidung (nach BALTHASAR 1952); c Restitution bzw. „Reaggregation" einer Vorderhornzelle eine Woche nach vorübergehender Anämisierung des Rückenmarks (nach TUREEN (1936); d Restitution einer Vorderhornzelle vier Jahrzehnte nach doppelseitiger Amputation beider Beine über dem Knie (eigene Beobachtung).

Für die Unspezifität der anfänglichen chromatolytischen Stadien — s. hierzu auch jüngst ORTMANN (1952) — sprachen auch die spektralanalytischen Untersuchungen nach experimenteller spinaler Anämisierung zufolge Aortenverschluß (STENSON-Versuch). Auch hierbei kam es zu einer initialen Verminderung der Ribosenucleinsäure und der Proteine im Cytoplasma, verbunden mit einer Hemmung des nucleoproteinproduzierenden Systems. Dem entsprach unter anderem wiederum ein Schwund von NISSL-Körpern im Beginn des Hypoxieschadens. Ein Vergleich zwischen den beiden pathogenetisch und strukturell so differenten hypoxischen und retrograden Zellveränderungen ergibt also gewisse Übereinstimmungen in bezug auf die Eiweißstoffwechselstörungen und damit verbundenen chromatolytischen Veränderungen während der Initialstadien (Abb. 5 a, b)[1]. Erst die — allerdings sehr rasch einsetzende — morphologische Weiterentwicklung

[1] Siehe Fußnote auf S. 307.

läßt die tiefgreifenden strukturellen Unterschiede zwischen beiden Zellerkrankungen erkennen. Bekanntlich spielen im Falle axonaler Läsionen verschiedener Ursache nicht selten gewisse vasale Begleitreaktionen eine zusätzliche Rolle. Wir hatten bereits auf das Vorkommen „lokalisierter Herde“ als Umgebungsreaktion hingewiesen. Aus diesem Grunde gewinnt die Differentialdiagnose zwischen hypoxischen und retrograden Zellveränderungen gerade während der Initialstadien eine besondere Bedeutung. Hier liegt nun ein sehr wichtiges differentialdiagnostisches Kriterium in dem sehr unterschiedlichen *Entwicklungs- bzw. Manifestationstempo* der beiden Zellveränderungen.

In Tafel 2 haben wir versucht, die Unterschiede in der Manifestationszeit hypoxischer und retrograder Zellerkrankungen darzustellen.

Tafel 2. *Schema der differenten Manifestationszeiten für retrograde primäre Zellreizungen und Zellschäden nach zeitlich begrenzter Hypoxie, dargestellt am Beispiel motorischer Vorderhornzellen des Rückenmarks nach Nervdurchschnitt und nach spinaler Anämisierung durch Aortenkompression.* Erläuterungen siehe Text S. 289, 290.

	Stunden 1.–7.	Stunden 7.–24.	Tage 24.–II.	Tage II.–IV.	Tage IV.–VII.	Tage VII.–VIII.	Wochen 2.–3.	Monate I.–II.	Monate II.–III.
Vorderhorn nach Nervdurchschnitt (Mensch)	Initiale Störungen im Eiweiß-stoffwechsel der Zelle		Beginn chromatolytischer Veränderungen			Optimum der primären Zellreizung		Restitution rev. Schäden	Atrophie Total-schwund irr. Sch.
spinale Hypoxie 20 Min. (Katze)		Beginn chromatolyt. V.	Optimum der Hypoxie-Sch.	Zell-tod	Totalschwund irrev. Zellsch.		Restitution rev. Zellsch.		
spinale Hypoxie 30 Min. (Katze)	Beginn chromatolyt. Veränderungen		keine Restitution						

An Hand der im Schrifttum vorliegenden, teils humanpathologisch, teils tierexperimentell gewonnenen Daten wurden zunächst einmal grobe Durchschnittszeiten für die Verhältnisse an den motorischen Zellen der Rückenmarkvorderhörner geschätzt. Gegenüber den Zeitwerten für das Entwicklungstempo retrograder primärer Zellreizungen nach Durchschnitt der Rückenmarks- und Hirnnerven bei Mensch und Tier, setzten wir diejenigen für hypoxische Zellschäden nach experimenteller Anämisierung des Rückenmarks bei der Katze. Im letzteren Falle wurden Durchschnittswerte an Hand der Untersuchungen von Ehrlich und Brieger (1884), Münzer und Wiener (1895), Juliusberger (1896), Ballet und Dutil (1897), Gomez und Pike (1909) und vor allen Tureen (1936) und Krogh (1945, 1950) geschätzt. Im übrigen verweisen wir auf eine eigene Veröffentlichung (1956), in der auch das Schrifttum ausführlich angeführt wurde.

Aus Tafel 2 wird zunächst ablesbar, daß sich die Vorgänge bei beiden Zellerkrankungen übereinstimmend durch eine anscheinend unmittelbar auf die Schädigung folgende Eiweißminderung mit Schwund der Ribosenucleotide und gleichzeitigen Ansätzen zu erneuter Eiweißproduktion ankündigten. Demgegenüber jedoch werden auf den ersten Blick erhebliche Zeitunterschiede im Hinblick auf den histomorphologischen Beginn chromatolytischer Veränderungen deutlich. Nach Axonläsion beginnt die Chromatolyse nach den Ergebnissen von Nissl und Marinesco etwa nach 24 Std. Im Falle einer spinalen Hypoxie von 15 bis 20 min manifestiert sie sich bereits nach 7 Std und bei länger dauernder Drosselung der Blutzufuhr — etwa für 30 min — ist sie schon nach 1 Std deutlich. Das gilt selbstverständlich nur für den unvollständigen Sauerstoffmangel des Rückenmarks unter den genannten Verhältnissen; vollständige Anoxie führt bekanntlich wesentlich rascher zur Manifestation nervöser Zellschäden. Die frühen Manifestationszeiten liegen also in der Regel für die retrograden primären Zellreizungen um viele Stunden später, als für die Sauerstoffmangelschäden der Rückenmarkszellen. Vergleicht man die Stadien optimaler Ausprägung der retrograden, primären Zellreizungen mit denjenigen ischämischer oder homogenisierender Zellveränderungen, so zeigt sich ein bedeutend größerer Zeitunterschied. Das Optimum der retrograden Zellveränderung liegt zwischen der 1. und 3. Woche, einer Zeit, in der übrigens nach Angaben der skandinavischen Autoren die Hemmung der eiweißbildenden Systeme bis auf $^1/_{10}$ der Ausgangslage fortgeschritten ist. Das retrograde Optimalstadium fällt somit in eine Zeit, in der sich nach Anämisierung der Zelltod und Totalschwund bereits komplettiert hat und die Restitution reversibler Schäden schon im Gang ist. Das Manifestationsoptimum der ischämischen Zellerkrankung liegt vielmehr wesentlich früher, und zwar zwischen dem 1. und 2. Tag, also in einem Stadium, in dem sich der Beginn retrograder primärer Zellreizungen lediglich durch chromatolytische Vorgänge ankündigt. Schließlich setzt die Restitutionsphase nach Axondurchschnitt meist erst nach der 3. Woche ein; zu dieser Zeit haben sich im Falle der Anämisierung alle reversiblen Zellveränderungen restlos wieder hergestellt. Nach etwa 100 Tagen sind nach VAN GEHUCHTEN und BIELSCHOWSKY alle irreversiblen Zellschäden nach Axonläsion verschwunden, d. h. um viele Wochen später als beim spinalen Sauerstoffmangelschaden (hier liegt der Restitutionsbeginn nach BALLET und DUTIL bereits am 6. Tage und der Abschluß nach 16—18 Tagen) (Abb. 6c und d). Mit dem retrograden Restitutionsabschluß treten nunmehr die chronischen Retrogradvorgänge in den Vordergrund.

Der Vergleich dieser beiden pathogenetisch und strukturell so differenten Zellerkrankungen zeigt also auch im Hinblick auf das Entwicklungstempo und die Manifestationszeit eindeutige Unterschiede. Lediglich die spektralanalytisch faßbaren Störungen im Eiweißhaushalt der Zelle während der Initialstadien stehen in zeitlicher Übereinstimmung. Unter gewissen Umständen können sich jedoch auch die späteren strukturellen Entwicklungsstadien der beiden Zellschädigungen zeitlich einander nähern. Es war eingangs erwähnt, daß die Ausmaße retrograder Schädigung und der Grad der Restitution von sehr verschiedenen Faktoren abhängig sind, worauf vor allem VAN GEHUCHTEN, BIONDI und MARINESCO hingewiesen haben. Je näher die Axondurchtrennung zur Ursprungszelle hin liegt und je gröber die Traumatisierung ist, desto stärker prägt sich der Zellschaden aus und desto geringer sind die Aussichten auf Restitution (GEIST 1933). Nach FOERSTER und GAGEL finden sich in dieser Hinsicht allerdings keine absoluten Gesetzmäßigkeiten. Immerhin wirken Wurzelausriß und -quetschung wesentlich tiefgreifender als glatter zellferner Durchschnitt, Ligatur, Stückresektion, Kälteblock oder lokale Narkose. Das ist vor allem durch die Untersuchungen von GUDDEN (1879), FOREL (1887), MARINESCO und G. FOÈ, sowie kürzlich von FAVORSKI (1941) hinreichend experimentell geprüft worden. Andererseits kann es nach NISSL, BERTRAM und BARR (1949) bereits im Anschluß an länger anhaltende elektrische Nervreizung oder durch Wasserentzug nach Auflegen von Kochsalzkristallen auf den bloßgelegten Nerv zu primärer Zellreizung kommen. HEIDENHAIN, HELD, WOHLFAHRT, SALLSTRÖM (1939) und BARRIS (1934) hatten ebenfalls die entscheidende Bedeutung der Entfernung der Läsion von der Ursprungszelle für die Schwere der Schädigung und den Umfang ihrer Restitution hervorgehoben. Es ist darüber hinaus bemerkenswert, daß sich *auch das Entwicklungstempo bzw. die Manifestationszeit retrograder Zellveränderungen im Falle intensiver zellnaher Axontraumatisierungen, z. B. beim Wurzelausriß, erheblich beschleunigt.*

Schließlich ist auch schon länger bekannt, daß die retrograden Prozesse beim Neugeborenen gegenüber dem Erwachsenen wesentlich rascher ablaufen. Für das Optimalstadium primärer Reizungen im Neugeborenenrückenmark nach Nervdurchschnitt sind Termine zwischen 2. und 8. Tag im Durchschnitt zu beobachten; am 12. Tag sind fast keine akuten Zellschäden mehr faßbar. RAIMANN

(1900) und STRÄUSSLER (1902) hatten die rasch einsetzenden retrograd-primären Zellreizungen nach zellnaher Axonläsion unmittelbar mit dem Vorgang der Traumatisierung in pathogenetischen Zusammenhang gebracht und die nach zellfernem glatten Nervdurchschnitt langsam einsetzenden Zellveränderungen als lediglich mittelbar ausgelöst betrachtet. CAJAL und SPATZ hingegen messen solchen Manifestationsunterschieden keine grundsätzliche pathogenetische Bedeutung bei und fassen die Vorgänge einheitlich als traumatische Reaktionen auf. Die Sachlage kompliziert sich jedoch noch dadurch, daß auch während der Frühstadien nach spinaler Anämisierung — und zwar zwischen der 1. und 12. Std nach Drosselungslösung — hin und wieder einmal hypoxisch bewirkte primäre Zellreizungen zur Beobachtung kommen. Diese stehen sicherlich nicht mit etwa primär hypoxischen Axonläsionen in genetischem Zusammenhang, da während

Tafel 3. *Schema zur Darstellung einer möglichen Annäherung der Manifestationszeiten für retrograd-neuronal und hypoxisch bedingte Veränderungen an den Vorderhornzellen des Rückenmarks.* Erläuterungen siehe Text S. 291, 292.

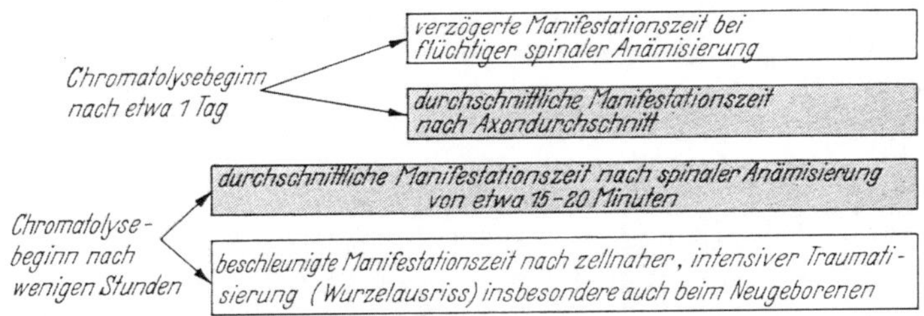

dieser Frühstadien von Sauerstoffmangel in der Regel die Zelle anfälliger und die Nervenfaser resistenter erscheint (Abb. 5a und b). Derartige Beobachtungen wurden beispielsweise von BALLET und DUTIL (1897), TUREEN (1936) und KROGH (1951) gemacht. Weniger einfach liegen die Verhältnisse innerhalb späterer Stadien im Verlaufe traumatischer Myelomalacien des Rückenmarks. MINOR (1904) hatte die von ihm als „Fischaugenzellen" bezeichneten primären Reizungen gerade bei solchen Fällen beobachtet. SCHMAUS (1901) und A. JAKOB (1912) beschrieben gleiche Veränderungen bei experimenteller Rückenmarkserschütterung und HOCHE hatte sie innerhalb ödematöser Gewebsbezirke bei tuberkulöser Meningitis gesehen. Aus den angeführten Beobachtungen wird man zumindest den Schluß ziehen können, *daß sich die Manifestationszeiten für retrograde, primäre Zellreizungen unter Umständen zeitlich derart vorverlegen können, daß sie mit denjenigen für hypoxische Zellschäden zur Deckung kommen. Hiermit ist vor allem bei schweren Traumatisierungen besonders in der Nähe der Ursprungszellen zu rechnen.*

Solche Vorkommnisse werden zweifellos für die Frage der Pathogenese der primären Zellreizung von Bedeutung. CAJAL, SPATZ und MARINESCO hatten in vermehrten serösen Gewebsdurchtränkungen und in einer gesteigerten Flüssigkeitsadsorption aus der Umgebung einen der wesentlichen Faktoren für die Entwicklung primärer Zellreizungen und der sie kennzeichnenden Plasmaanschwellungen gesehen. *Ich halte es für möglich, daß die Manifestationsbeschleunigungen primärer Zellreizungen und die wenn auch seltene Entwicklung strukturell gleicher Veränderungen in den Frühstadien nach spinaler Anämisierung in einem engen Zusammenhang mit stärker ausgeprägten serösen Gewebsdurchtränkungen stehen.*

Man wird aber auch umgekehrt erwägen müssen, ob nicht besonders flüchtige und möglicherweise rezidivierende spinale Anämisierungen mitunter einmal zu einer zeitlich verzögerten Chromatolyse führen können. *Dann aber könnte der*

Beginn hypoxischer Chromatolysen in das durchschnittliche Stadium retrograd bewirkter Chromatolysen fallen. In Tafel 3 wurden die beiden Möglichkeiten einer Überlagerung hypoxischer und retrograder Zellveränderungen im Hinblick auf eine Beschleunigung oder Verzögerung ihrer Manifestationszeiten schematisch dargestellt.

Wie bereits erwähnt, können sich Zellveränderungen nach Art typischer primärer Reizungen durchaus auch ohne Axonläsion auf dem Boden sehr unterschiedlicher Allgemeinerkrankungen und im Rahmen verschiedenartiger Hirnprozesse entwickeln. Die prinzipielle Unspezifität dieser Erkrankungsform hatten bereits SPIELMEYER, SPATZ und P. SCHRÖDER erkannt. Bekanntlich finden sich primäre Zellreizungen nicht selten bei Pellagra mit nervöser Beteiligung (WINKELMANN 1926), bei Tetanus (SJÖVALL) und bei JAKOB-CREUTZFELDTscher Krankheit. Auch im Rahmen heredodegenerativer Prozesse, bei Systematrophien nach Art der PICKschen Krankheit oder bei Paralysis agitans können Zellschwellungen mit exzentrischer Kernverlagerung und NISSL-Schwund zur Entwicklung kommen, ohne daß sich die hierfür sonst charakteristischen Einschlußkörper (PICKsche Zellen u. ä. m.) nachweisen lassen. WILLIAMS, JANZEN, SPATZ und GREENFIELD haben in jüngster Zeit die hiermit gegebenen pathogenetischen Fragen erörtert.

Andersartige Zellerkrankungen im retrograden Degenerationsfeld.

Bei der Beurteilung retrograder primärer Reizungen wird man aber auch noch einen anderen Umstand bedenken müssen. *Von dem klassischen Typ dieser Zellveränderung hebt sich nicht selten eine Anzahl andersartiger Zellerkrankungen ab, die ebenfalls während der Initialstadien zur Entwicklung kommen können.* Mitunter bleibt die so charakteristische Schwellung aus und der Strukturwandel erschöpft sich in einer einfachen Chromatolyse, worauf bereits NISSL und später vor allem BRODAL hingewiesen hatten. Darüber hinaus hatten NISSL und BRODAL versucht, aus dem bunten Bild akuter Retrogradschäden an der Zelle die im folgenden angeführten, mehr oder weniger markanten Zellveränderungen hervorzuheben.

„Leicht veränderte Zellen“ (NISSL): Verklumpung und Abblassung der sonst intensiv gefärbten Substanzteile. Geringere Anfärbbarkeit und Verkleinerung der NISSL-Schollen. Verklumpungen des Tigroids mit dem Kern. Kleine, vielleicht richtiger, klein gewordene Elemente, deren Zelleibsubstanz zusammengebacken erscheint, sich intensiv färbt und sich an den etwas hellen, wenn auch hyperchromatischen Kern anschmiegt. Auflösungserscheinungen an Cytoplasma und Kern oder aber gute Kennzeichnung ohne Darstellung des Cytoplasmas. Umgekehrt aber auch Kernschwund, bevor sich das Plasma auflöst. „Zellauflösung“ nach NISSL: zunehmende Abblassung des Kernchromatins und der NISSL-Schollen, Kernblähung, Lückenbildung im Protoplasma (Abb. 7a, b, d und 8, 9).

So stellt sich also die primäre Zellreizung als ein zwar sehr charakteristischer Typ retrograder Reaktion dar, der aber andererseits nur eine von vielen Möglichkeiten retrograden Strukturwandels an der Zelle in sich schließt. Übereinstimmende Befunde lassen den Schluß zu, *daß sich bestimmte Kerngebiete sowohl durch ein charakteristisches Ensemble retrograder Zellveränderungen, als auch durch Abweichungen vom durchschnittlichen Entwicklungstempo kennzeichnen können.* Das läßt sich beispielsweise für die im folgenden angeführten Grisea bzw. Neuronensysteme feststellen.

Zunächst scheint die Ausprägung chromatolytischer Vorgänge mitunter in einer gewissen Abhängigkeit zu der unterschiedlichen Axonlänge der betroffenen Kerngebiete zu stehen (GEHUCHTEN, MARINESCO, BIONDI).

Rückenmark. Kürzlich hatte BALTHASAR nur nach Tibialisdurchschnitt typische Ballonierungen nach Art primärer Reizung der zugeordneten Ursprungszellen gefunden, während Peroneusdurchschnitt lediglich zu retrograder Tigrolyse ohne Schwellung führte. Hingegen hatten erst kürzlich ARIZIBALO und COPELLO (1953) an humanpathologischem Untersuchungsgut (Amputationsbeobachtungen) ine Zuordnung von Vorderhornzellgruppen lediglich zu Gliedsegmenten konstatieren können (s. dort das einschlägige Schrifttum).

Für die Hinterhornzellen erscheint nach v. MONAKOW charakteristisch, daß sie sich in der Regel im Anschluß an nur leichte initiale Reaktionsphasen relativ rasch restituieren. Mitunter wird sogar nach Hinterwurzelschnitt der transsynaptische Schaden an den Vorderhornzellen augenfälliger, als die Retrogradphänomene an den Hinterhornzellen. So beobachteten bereits WARRINGTON (1899) und später FOERSTER, GAGEL und SHEEHAN (1930, 1932/34, 1933) an Katze, Affe und Mensch primäre Zellreizungen und andere retrograde Zellschäden vornehmlich innerhalb der dorsalen Vorderhornabschnitte, der Intermediärzonen und der CLARKEschen Säulen, während sich an den großen Hinterhornzellen nur vereinzelte Ausfälle fanden. Das wurde innerhalb eines zeitlichen Intervalls zwischen 6 Tagen und 6 Monaten nach Wurzeldurchschnitt festgestellt. Offenbar können also in diesem Gebiet die später noch zu besprechenden transsynaptischen Vorgänge gegenüber den retrograden überwiegen. In Zusammenhang hiermit stehen schließlich entsprechende Veränderungen an den zellzugehörigen Axonen. Wir denken hierbei an die Befunde von EDDS (1951), welcher nach

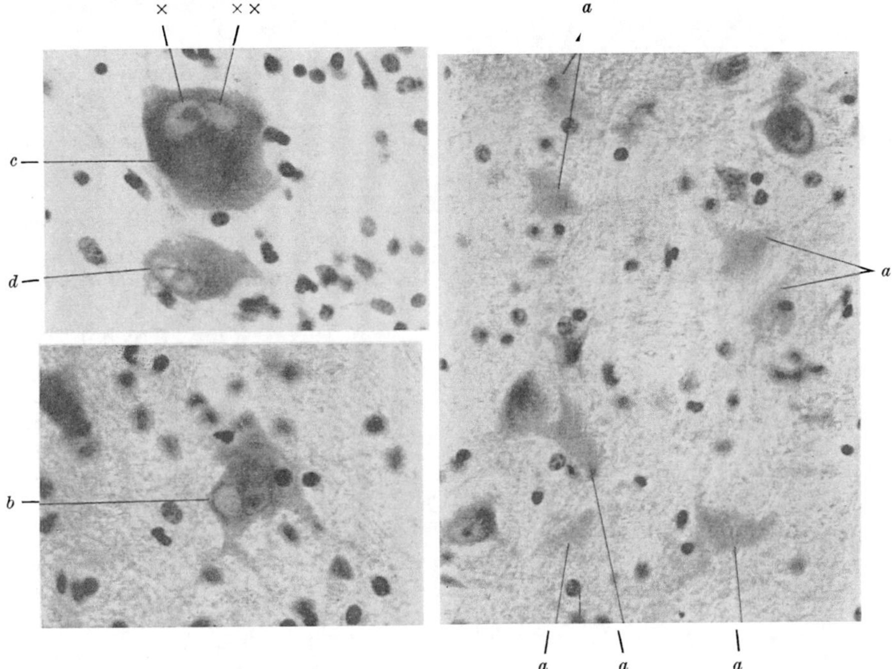

Abb. 7. Retrograde und transneuronale Ganglienzellveränderungen aus dem Thalamus 6 Jahre nach Großhirnrindenschädigung (NISSL-Färbung). *a* Hypochromatosen und Zellschattenbildungen; *b* vacuolig degenerierte Zelle; *c* primär gereizte Zelle mit exzentrischer Kernlage (×) und Vacuolenbildung (× ×); *d* Hypochromatose von Cytoplasma und Kern.

Durchtrennung der dorsalen Spinalwurzeln eine Kaliberabnahme der zugehörigen ventralen Wurzeln konstatieren konnte (s. hierzu S. 282).

Spinal- und Kopfganglien. Es ist schon länger bekannt, daß die Durchtrennung der hinteren Wurzeln nur langsam verlaufende und unscheinbare Veränderungen an den Spinalganglienzellen bewirkt, während eine Läsion der cellulipetal leitenden Fasern zu prägnanter und rascher Aufstäubung der NISSL-Schollen an den großen Elementen führt (ANDERSON 1902, BARRIS 1934/35, HINSEY, KRUPP und LHAMON 1937, RANSON 1939, 1941, HARE und HINSEY 1940, BODIAN und MELLORS 1945). Dementsprechend findet sich nach Durchschnitt der distalen Hinterwurzeln ein deutlicher Anstieg im Sauerstoffverbrauch der Spinalganglien, während dieser hingegen nach Schnittverletzung der proximalen Hinterwurzeln ausbleibt (TOBIAS, CLARK und GERARD 1942, TOBIAS und GERARD 1941 und TOBIAS 1943). KURÉ, MURAKAMI und OKINAKA (1934) hatten wiederum zeigen können, daß die zum parasympathischen System gehörigen kleinen Zellen der Spinalganglien nach Durchschnitt der peripheren Nerven rascher retrograde Veränderungen erkennen lassen, als die sensiblen Zellen. KURÉ und SANO (1936) hatten entsprechende Differenzen an den Zellen des Ganglion geniculi nach Fascialisdurchschnitt aufgezeigt. Es erscheint in diesem Zusammenhange bemerkenswert, daß die Spinalganglienzellen im Falle einer spinalen Anämisierung durch Aortenverschluß in der Regel ebenfalls nicht betroffen werden. Insofern ähneln die Verhältnisse unter spinaler Hypoxie denjenigen nach Durchschnitt der proximalen hinteren Wurzeln.

Vaguskerne. STUURMANN (1915) und GOTTFRIED (1919) hatten übereinstimmend gefunden, daß nach Quetschung des N. vagus die retrograden Zellreaktionen im dorsalen Kern rascher und intensiver auftreten als im ventralen Kern.

Olivenzellen. Nach BRODAL pflegen die Olivenzellen weit empfindlicher zu reagieren als beispielsweise die Vorderhornzellen und diejenigen des Facialiskernes. Nach Kleinhirnläsionen finden sich vornehmlich chromatolytische Veränderungen ohne Zellschwellung. Das Degenerationsbild an den Einzelelementen erscheint keineswegs so unterschiedlich wie im Facialiskern.

Thalamus opticus. Besonders variationsreich erscheinen in der Regel die retrograden Zellveränderungen im Thalamus nach Rindenläsionen, worauf bereits VAN GEHUCHTEN, v. MONAKOW, NISSL und SPIELMEYER hingewiesen hatten. Kürzlich wurde dies von MEYER, BECK und MCLARDY (1942) an Hand von Thalamusuntersuchungen nach Leukotomieschädigung bestätigt. Hier kommt es oft offensichtlich zu gewissen Tempobeschleunigungen gegenüber den Durchschnittswerten. Bereits nach einigen Wochen sind die meisten Zellen verschwunden, die übrigen atrophisch, worauf LE GROS CLARK, POLJAK und BODIAN hinwiesen.

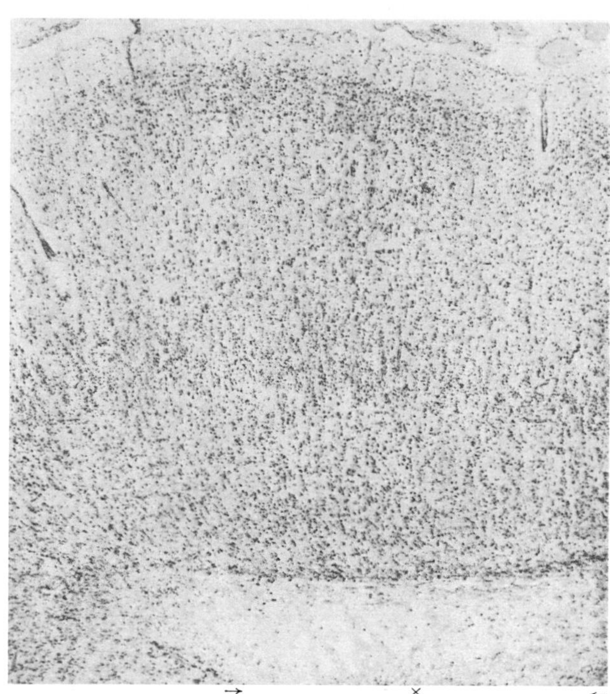

Abb. 8. Strukturverwaschenheit und Schichtauflösung der Großhirnrinde über einer älteren subcorticalen Nekrose. Wie die folgende Abb. 9 zeigt, liegt dieser Veränderung ein teils retrograd, teils transneuronal bewirkter Zellschwund nach Art einfacher Hypo- und Achromatosen zugrunde. Primäre Reizungen liegen nicht vor. (× Nekrose.) (NISSL-Färbung.)

Man wird auf Grund dieser Befunde mit einer erheblichen Variabilität innerhalb der einzelnen Systeme zu rechnen haben (Abb. 8—11). WOHLFAHRT (1932) und BALTHASAR (1952) vermuteten wohl mit Recht neuronenspezifische Faktoren und nahmen eine Art neuronenspezifische Pathoklise als entscheidendes Wirkungsprinzip an. BECKER (1952) hatte versucht, die Unterschiede in der Ausprägung retrograder und transneuronaler Degenerationen entsprechend differenten Neuronenverbänden auf die in der aufsteigenden Tierreihe sich offensichtlich verschiebenden funktionellen Verknüpfungen der einzelnen Grisea zu beziehen. Andererseits nahmen NISSL, HODGE, CARLSON, BRODAL sowie SCHAFFER und MISKOLCZY an, daß solche Unterschiede in erster Linie auf schwankenden Reaktionsbereitschaften bzw. Widerstandsfähigkeiten der Einzelelemente beruhen. So liegt nach BRODAL für die Ermüdungszellen (fatigued cells) der kritische Punkt ihrer Verletzbarkeit — gegenüber der nicht ermüdeten Zelle — in mehr distalen Abschnitten. Schließlich hatten BODIAN und HOWE (1940/41) einige interessante Beiträge zur Frage nach den Beziehungen zwischen retrograder Zellreizung und Anfälligkeit gegenüber Viruseinwirkung experimentell erbringen können. Während in Frühstadien nach Axonschnitt eine relative Widerstandsfähigkeit gegenüber Poliomyelitisvirusbefall zu bestehen scheint, nimmt die Anfälligkeit mit fortschreitender Axonregeneration zu. *Auf jeden Fall ist innerhalb differenter neuronaler Systeme jeweils sowohl mit erheblichen Strukturunterschieden, als wechselnden Manifestationszeiten zu rechnen. Insofern wird eine ähnliche Staffelung erkennbar, wie sie uns bereits im Ablauf sekundärer Degenerationen begegnete.*

Entwicklung retrograder primärer Axonreaktionen.

Ähnliches gilt offenbar auch hinsichtlich der Entwicklung retrograder primärer Axonreaktionen. Wir waren davon ausgegangen, daß die retrograden „primären Zellreizungen" und „primären Fasererkrankungen" strukturell und in ihrem Entwicklungstempo weitgehend übereinstimmen können. Das stellt sich vor allem im Falle von spinalen Wurzeldurchschnitten oder Rückenmarkstranssektionen unter bestimmten experimentellen Bedingungen dar. SPATZ hatte — im Anschluß an GOLDSCHEIDER und FLATAU — die Vorstellung entwickelt, daß sich

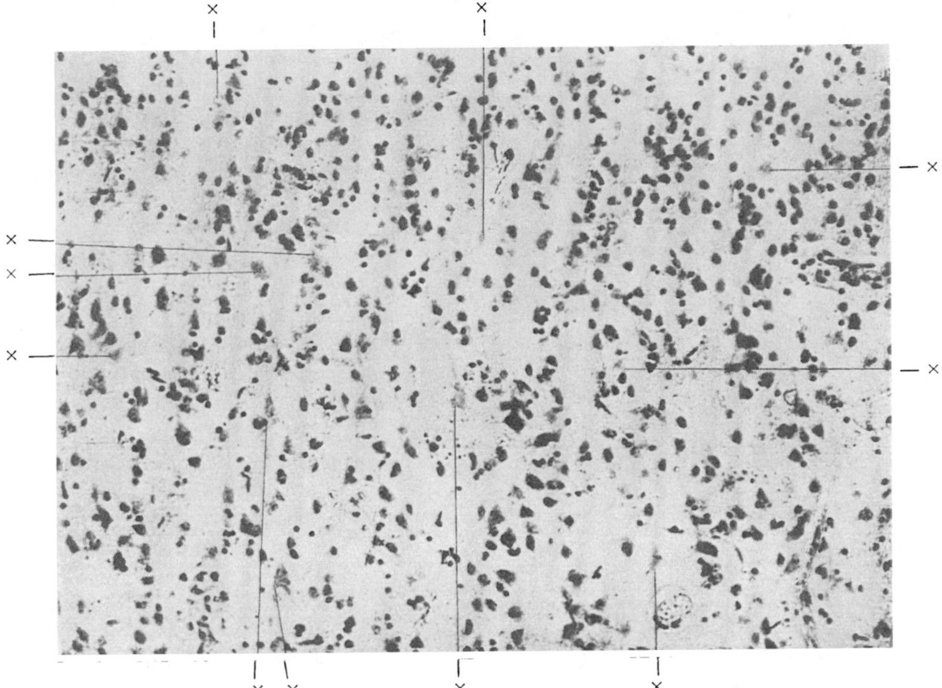

Abb. 9. Ausschnitt aus Abb. 8. Ubiquitär verteilte Hypo- und Achromatosen (×) bei stärkerer Vergrößerung als Ausdruck retrograder und transneuronaler Zellreaktion. (NISSL-Färbung.)

die initialen traumatischen Aufquellungen gewissermaßen wellenförmig von der Schnittstelle des Axons entlang des Neurons bis zur Ursprungszelle fortpflanzen. Demgegenüber stehen jedoch Beobachtungen von CAJAL und BRODAL, die an den Neuronen der Oliven- und Facialiszellen die charakteristischen Axonauftreibungen nur in der Läsionsnähe vorfanden, während sie nach der Ursprungszelle zu nicht zur Entwicklung gekommen waren, obwohl diese primär gereizt erschien. CAJAL hatte nur selten Auftreibungen zentral von der nächsten Kollaterale gesehen. ENGELMANN (1876) und v. MURALT (1945) wiesen darauf hin, daß die initialen Axonveränderungen bzw. das Auslaufen des Axoplasmas im Falle eines glatten Durchschnitts lediglich innerhalb der internodalen Strecke, d. h. bis zur Siebmembran an der nächsten RANVIERschen Einschnürung verfolgt werden könnten. Nach ZIEGLER (1896) und BETHE (1903) pflegt der Axonschaden um so höher zu reichen, je stärker die Traumatisierung ist [s. hierzu auch CAJAL (1928) bzw. den Hinweis auf S. 290]. Auf jeden Fall ist doch recht auffällig, daß über lange Zeiten hinweg eine gewisse Zwischenstrecke des proximalen Axons unversehrt bleiben kann, obwohl die Ursprungszellen in typischer Weise primär gereizt erscheinen. Ein solcher „*Übersprungsvorgang*" (H. JACOB 1951) war in erster Linie mit dem Begriff der „*réaction à distance*" von MARINESCO (1910) gemeint gewesen. Übersprungsphänomene ähnlicher Art können auch im Rahmen transsynaptischer und interneuronaler Degenerationen einsetzen; wir haben diese Vorgänge gemeinsam auf S. 311 erläutert und in Tafel 4 zusammengestellt. Selbst während späterer Stadien können längere Axonstrecken unverändert erscheinen, während die zugeordneten Ganglienzellfelder ausgeprägte retrograde Zellreizungen erkennen lassen. Daß von solchen persistierenden Proximalaxonen noch bis zu einem Jahre Regenerationsvorgänge ausgehen können, hatten HOLMES und YOUNG (1942) zeigen können. In manchen Fällen von spinaler Pyramidenbahnläsion reicht die retrograde Axondegeneration bekanntlich nicht über obere Schnittebenen durch die Medulla oblongata hinaus, während das neuronale Zwischenstück bis zur retrograd zellgeschädigten Zentralregion relativ unversehrt bleiben kann. Hierauf haben vor allem v. MONAKOW, MARINESCO und P. SCHRÖDER hingewiesen. Dem Einwande BECKERS, daß sich das corticale Ursprungsfeld der Pyramidenbahnen weit über die Zentralregion frontal- und occipitalwärts erstrecke, so daß Veränderungen an den sich zerstreuenden Axonen nur sehr schwer zu verfolgen seien, steht jedoch entgegen, daß in anderen Beobachtungen durchaus deutliche, mehr oder weniger geschlossene Degenerationszüge zur Darstellung kommen können, die über die innere Kapsel hinaus bis zur Zentralregion reichen. Möglicherweise erklären sich solche auffallenden Verlaufsunterschiede aus der Art der Traumatisierung, ihrem Sitz oder dispositionellen Faktoren. Aus allem wird ersichtlich, daß die retrograden axonalen Reaktionen — ebenso wie die retrograden primären Zellreizungen — keineswegs in absolut gesetzmäßiger Weise abzulaufen und entsprechend differenten Neuronensystemen zu variieren pflegen.

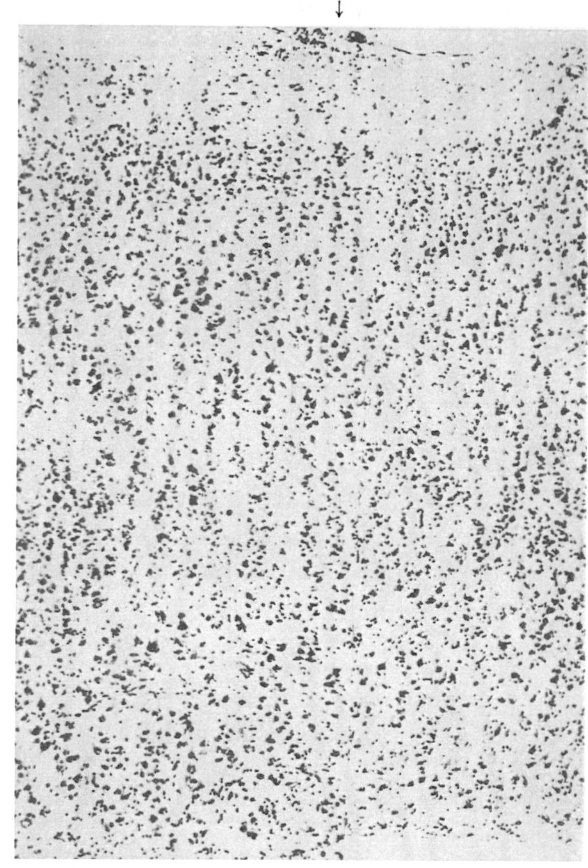

Abb. 10. Rindenlichtung vor allem in den beiden unteren Schichten zufolge retrograder Zelldegeneration über einer älteren subcorticalen Blutung (Rindenabschnitt *b*). Zur Verdeutlichung wurde ein benachbarter ungeschädigter Rindenabschnitt *a* danebengesetzt; die Trennungslinie ist durch Pfeile markiert. (NISSL-Präparat.) Siehe stärkere Vergrößerung in Abb. 11.

Reversibilität und Restitution im retrograden Degenerationsfeld.

Die Vorgänge im retrograden Degenerationsfeld erscheinen aber auch noch dadurch variabel, daß die betroffenen Zellelemente teils rascher, teils langsamer völlig untergehen, sich andererseits aber mehr oder weniger vollständig restituieren können (Abb. 5 und 7). Man findet dann nach Wochen bis Monaten eine ganze Zahl verschiedenartiger Untergangsformen; beispielsweise einfache „Achromatosen" (MARINESCO), „Zellschatten" (NISSL), „strukturlose Klümpchen" (FRIEDMANN), „vacuolige Degeneration", „Navicellibildungen", „sklerotisch ausgelaugte Zellen" (FRIEDMANN), varicöse Veränderungen der Zellfortsätze nach Art eines „état perlé" u. ä. m.

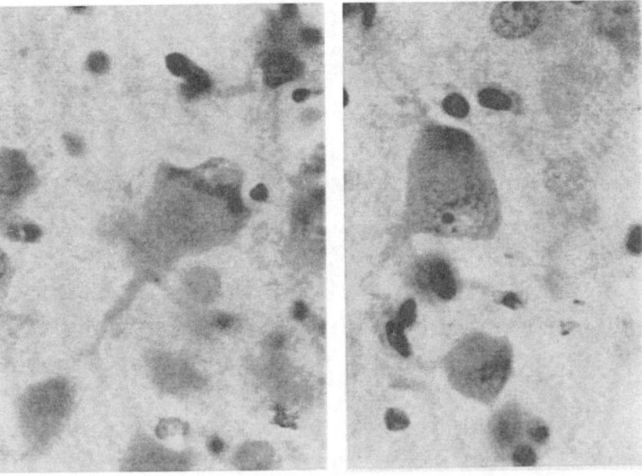

Abb. 11. Zwei Zellexemplare aus dem Retrogradfeld der beiden unteren Rindenschichten von Abb. 10. In diesem Falle überwog — im Gegensatz zu der in Abb. 8 und 9 gezeigten Beobachtung — das Bild der „primären Reizung". (NISSL-Färbung.)

An Hand solcher Endstadien ist natürlich nicht mehr sicher zu entscheiden, ob das Defektbild anfänglich von Veränderungen nach Art der primären Reizung eingeleitet wurde. Zur gleichen Zeit aber kann man Restitutionsvorgänge an jenen Elementen feststellen, die lediglich anfänglich in reversibler Form geschädigt wurden. Solche Genesungsstadien nach primärer Reizung sind vor allem von MARINESCO, VAN GEHUCHTEN, NISSL und SPIELMEYER eingehender beschrieben worden. Der Zelleib schwillt allmählich ab, der Kern rückt langsam zentralwärts und die NISSL-Schollen restituieren sich. Allerdings kommt es in der Regel nicht mehr zu einer so gleichmäßigen Ausbildung der NISSL-Substanz; das Chromatin erscheint grobscholliger und verbacken. Mitunter kommt es dabei zur Entwicklung „pyknomorpher Zellen". Hierin unterscheidet sich der Restitutionsvorgang nicht von demjenigen nach vorübergehender Sauerstoffmangelschädigung (Abb. 6c und d). Wie auf Tafel 3 angegeben, setzt die Restitutionsphase (SPATZ) etwa nach der 3. Woche ein. In vereinzelten — sicherlich seltenen— Fällen werden primäre Zellreizungen noch Jahre nach der Axonläsion angetroffen. Darauf hatten VAN GEHUCHTEN, BIELSCHOWSKY, SPIELMEYER, SANO, FLATAU, MARINESCO, SCHAFFER, MISKOLCZY, und H. JACOB hingewiesen (Abb. 7c und 12). Möglicherweise handelt es sich dabei nicht um ein chronisches Persistieren, sondern um sukzessive immer wieder einmal auftauchende primäre Reizungen durch laufende Axonreizungen im Bereich der Narbe (Neurinom, neuritische Prozesse nach H. SPATZ). Andererseits wird man die Meinung v. MONAKOWs, daß ein chronisches Verharren auf Zwischenstufen der Rückbildung möglich sei, nicht ganz von der Hand weisen

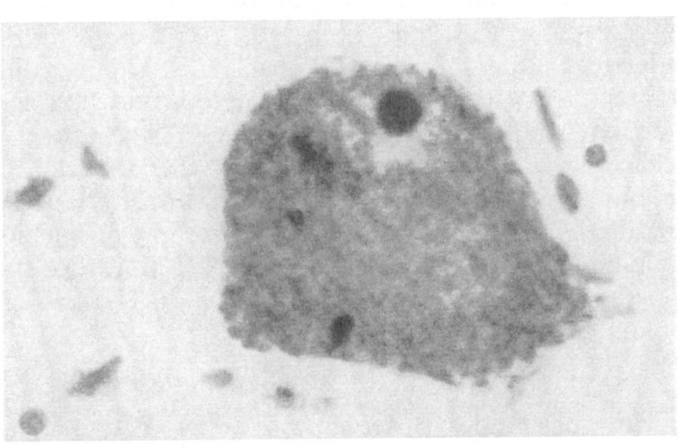

Abb. 12. Primär gereizte Vorderhornzelle vier Jahrzehnte nach doppelseitiger Amputation beider Beine über dem Knie.

können. Auch am proximalen Axon selbst können die retrograden Axonaufquellungen — selbst wenn es zu einer Kontinuitätslösung solcher Bruchstücke gekommen ist (bola de retraction nach CAJAL) — über mehrere Monate unverändert persistieren. SPATZ und CAJAL hatten aus diesen Befunden auf ein gewisses „Eigenleben kernloser plasmatischer Substanzen" geschlossen. Kürzlich konnten HOLMES und YOUNG (1942) experimentell nachweisen, daß überlebende Axone im zentralen Stumpf die Regenerationsfähigkeit etwa bis 1 Jahr nach Läsion behalten können. Es ist mannigfaltig belegt, daß im Falle peripherer Nerven beim Menschen mit einer Regenerationsfähigkeit für mehrere Jahre gerechnet werden kann (SUNDERLAND 1950); die Restauration der Muskelfunktionen pflegt allerdings nur kürzere Zeiten erhalten zu bleiben.

Wiederum zeigt sich, daß die Restitutionsfähigkeit retrograd geschädigter Nervzellen je nach der verschiedenen Örtlichkeit innerhalb des Zentralnervensystems begrenzter oder aber ausgedehnter sein kann. Schon NISSL wies an Hand seiner Decorticationsexperimente am Großhirn darauf hin, daß in frühen Stadien (etwa innerhalb der ersten Wochen beim Kanin) fast alle thalamischen Zellelemente geschädigt sein können. Beträgt die Überlebenszeit mehrere Monate oder Jahre, bleiben bekanntlich nur jene Thalamusanteile geschädigt, welche seit v. MONAKOW als Großhirnanteile des Thalamus bezeichnet werden. Während der akuten und subakuten Stadien werden also einige Thalamusfelder lediglich vorübergehend konsekutiv geschädigt. Demgegenüber pflegen etwa nach Rückenmarksdurchtrennung solche vorübergehenden Degenerationen an den Nervzellen des Rückenmarkgraues — weder infra- noch supraspinal — aufzutreten. Am Beispiel des Hinterwurzelabschnittes zeigt sich andererseits, daß die Degeneration der Initialstadien im Vorderhornfeld (also transsynaptisch) ausgeprägter — wenn auch reversibel — sein kann, als an den Ursprungszellen der durchschnittenen Neurone (Hinterhornneurone), worauf bereits auf S. 293 hingewiesen wurde. Schließlich ist es bekannt, daß sich die chromatolytisch veränderten Spinalganglienzellen nach Ischiadicusschnitt bereits nach 100 Tagen zum größten Teil wieder völlig erholen, während für die sensorischen Hirnnervenkerne das Gegenteil zutrifft (GEHUCHTEN, MARINESCO, BUCY). Welche Faktoren eine solche wechselnde Ausweitung des initialen Degenerationsfeldes zum Teil auf Gebiete bewirken, welche nicht in unmittelbarem neuronalen Zusammenhang mit der Läsionsstelle stehen, wird vorerst offen bleiben müssen. Man könnte an Vorgänge nach Art der Diaschisis (v. MONAKOW), aber auch an zusätzliche Störungsvorgänge in Richtung vasaler Dysfunktionen (traumatisches Ödem?) denken.

Residualzellen.

Eine besondere Beachtung aber hat schon von jeher die Tatsache gefunden, daß innerhalb retrograder Degenerationsfelder immer wieder einmal wohl erhaltene Elemente angetroffen werden, die man als Residualzellen bezeichnet (Abb. 4, 7—11). So etwa sieht man nach Gliedamputation mitunter wesentlich mehr gut erhaltene Vorderhornzellen, als angesichts des Ausmaßes der Axonschädigung vorhanden sein dürften. Darauf hatte VAN GEHUCHTEN und DE NEEF (1897) an Hand einer Rückenmarksuntersuchung 12 Jahre nach Unterschenkelamputation erstmals aufmerksam gemacht. Auch MARINESCO, BIELSCHOWSKY und SPIELMEYER sind auf derartige Auffälligkeiten eingegangen. Wir selbst konnten uns kürzlich an Hand einer Rückenmarksuntersuchung eines doppelseitig über den Knieen Amputierten aus dem 1. Weltkrieg hiervon überzeugen. Im übrigen siehe zur Frage des Umfanges retrograder spinaler Zellschäden nach länger zurückliegender Gliedamputation die folgenden Autoren: MARINESCO (1897/98), DE BUCK und VAN

GEHUCHTEN (1897/98), VAN GEHUCHTEN (1898), SANO (1898), VAN GEHUCHTEN und DE NEEFF (1897, 1900), ONUF (1899), VAN GEHUCHTEN und NELIS (1899), BALTHASAR (1951), ARIZIBALO und COPELLO (1953). An einem anderen Beispiel — und zwar nach Totalausräumung der Augenhöhle beim Kanin mit Durchschnitt sämtlicher Augenmuskelnerven — hatten VAN GEHUCHTEN und VAN BIERVLIET konstatieren können, daß „die lädiert gewesenen Zellen fast sämtlich zur Norm zurückgekehrt" waren. Wiederum hatte V. MONAKOW im Falle retrograder Degeneration des Corpus geniculatum mediale und laterale festgestellt, daß selbst bei beträchtlicher Schrumpfung stets eine kleine Anzahl noch erhaltener Ganglienzellen zurückbleibt. BRODAL fand 10 Tage nach Abtragung einer Kleinhirnhälfte lediglich ein Drittel bis zur Hälfte untergehende Olivenzellen, während die übrigen erhalten geblieben waren. Vor allem NISSL und LE GROS CLARK hatten Entsprechendes im Thalamus nach Dekortikation beobachtet. HOWE (1950) konnte im deneuronisierten Thalamus der Katze in lediglich 35% der Fälle eine Reduktion der Cytochromoxidaseaktivität konstatieren. V. MONAKOW wies darauf hin, daß selbst dann, wenn das Corpus geniculatum laterale (Kanin) durch gleichzeitige Durchschneidung des Tractus opticus, der Sehstrahlung und der Verbindungen zum Pulvinar weitgehend isoliert wird oder aber, wenn eine lappenförmige Unterschneidung der Hirnrinde mit Ausnahme einer schmalen Gewebsbrücke durchgeführt wird, noch eine Anzahl von Nervenzellen ohne erkennbare Veränderungen, einzelne markhaltige Fasern und normale Grundsubstanz erhalten sein können. NISSL hatte am neugeborenen Kanin zeigen können, daß sich die Rinde einer Hemisphäre in allen ihren Schichten weiter entwickeln kann, wenngleich sie operativ weitgehend isoliert wurde. Das Bildungsmaterial der Rinde zeigt also eine Immanenz, wie man sie sich größer kaum denken kann, indem sie sich trotz absoluter Funktionsuntüchtigkeit weiter entwickelt (SPIELMEYER). Selbst im Rückenmarkisolierstück nach doppelter Schnittführung konnten FAJERSZTAJN und SPATZ einzelne Residualzellen feststellen. SPIELMEYER hatte innerhalb eines Rindenabschnittes, der durch einen subcorticalen Erweichungsherd isoliert worden war, durchaus wohl erhaltene myeloarchitektonische Verhältnisse festgestellt. *Die angeführten Beispiele weisen wiederum recht deutlich darauf hin, mit welcher Variationsbreite im Falle retrograder Vorgänge zu rechnen ist.*

Man hat nach sehr verschiedenen Richtungen hin versucht, solche *Residualphänomene* zu deuten. V. MONAKOW sah in ihnen sog. „Schaltzellen", die „höheren Erregungskombinationen" dienen. Die im Isolierstück des Rückenmarks verbleibenden Residualzellen wurden von SPATZ als Funktionselemente innerhalb des „Eigenapparates" aufgefaßt. BECKER (1952) nimmt an, daß jene Elemente verschont bleiben oder lediglich reversibel getroffen werden, welche nach der Läsion noch über hinreichende Afferenzen und damit Funktionsmöglichkeiten verfügen. Andererseits sah man in den Residualzellen lediglich den Ausdruck erheblicher Resistenzunterschiede der Einzelelemente und erklärte sich die Auswahl durch besondere Disposition während der Läsionszeit. *Man wird sich aber auch vor Augen halten müssen, daß im Falle hypoxisch geschädigter Gewebsbezirke ebenfalls mitunter erstaunlich gut erhaltene Zellelemente angetroffen werden können, die man mit dem gleichen Recht als Residualzellen bezeichnen könnte. Auch hierbei trifft man mitunter auf eine Anordnung, die an systemgebundene Resistenzen oder aber Anfälligkeiten denken läßt.* W. SCHOLZ hatte kürzlich versucht, solchen Resistenzstaffelungen am Beispiel elektiver Parenchymnekrosen nachzugehen. *So dürfte das Phänomen der Residualzellen an Hand einer vergleichenden Betrachtung genetisch unterschiedlicher Gewebsschäden eine allgemeinere und übergreifende Bedeutung gewinnen. Wenn wir beobachten, daß residuale Vorderhornzellen sowohl nach Durchschneidung der vorderen Wurzel, als auch nach vorübergehender spinaler Hypoxidose angetroffen werden können, so liegt die Annahme nahe, es möchte sich in beiden Fällen um das gleiche Phänomen trotz verschiedener Genese und Form des Gewebsunterganges handeln.* Angesichts solcher möglichen Überdeckungen von Retrograd- und Hypoxidosefeldern bedarf es noch vergleichender Untersuchungen, um zu klären, inwieweit gewisse Regelmäßigkeiten in der Resistenzstaffelung bzw. der Zuordnung anfälliger und resistenter Gewebsbezirke bei gezielter hypoxischer Gewebsschädigung erkennbar werden. Nach SCHOLZ besteht eine partielle Anfälligkeit der lateralen und vorderen Thalamuskerne gegenüber hypoxischen Schädigungen, insbesondere im Anschluß an Krampfanfälle. Jedenfalls scheint mir eine weitere Klärung von einem solchen Gesichtspunkt aus zu erwarten.

Retrograde Gliawucherungen.

Hand in Hand mit der Entwicklung retrograder Zellveränderungen pflegen sich in der Regel auch mannigfaltige gliöse Reaktionen einzustellen, die allerdings nach Art und Ausmaß außerordentlich wechselvoll erscheinen. Es ist wiederum bemerkenswert, daß die *retrograden Gliawucherungen* gegenüber denjenigen nach vorübergehender spinaler Hypoxie vergleichsweise zeitlich später einsetzen. Insofern ergänzen sich die auf Tafel 2 gegenübergestellten Verhältnisse am Beispiel des Rückenmarks folgendermaßen:

Nach TUREEN führt eine längere Hypoxie von 30 min bereits nach 24 Std, eine kürzere Anämisierung erst nach 36—48 Std zu gliösen Frühreaktionen. Neuronophagien entwickeln sich in der Regel nach 72 Std und haben ihr Optimum zwischen 2 und 3 Tagen. Hingegen ist nach Nervdurchschnitt erst vom 2. Tage an mit gliösen Frühreaktionen zu rechnen.

Wenn sich auch hieraus sehr deutlich ablesen läßt, daß — jedenfalls für die Verhältnisse am Rückenmark — die gliösen Retrogradreaktionen gegenüber denjenigen nach spinaler Anämisierung verzögert einsetzen, gilt es — entsprechend den auf Tafel 3 dargestellten Möglichkeiten — zu bedenken, daß sich die Manifestationszeiten bezüglich gliöser Reaktionen unter Umständen einmal einander nähern können. Damit ist sowohl im Falle flüchtiger Hypoxie als zellnaher schwerer Wurzeltraumatisierung zu rechnen.

Unsere Kenntnisse über die Vorgänge an der Glia sind trotz der umfangreichen Studien NISSLs am Thalamus noch recht unzureichend. Das freilich liegt vor allem an der außerordentlichen Mannigfaltigkeit und dem Wechsel entsprechend örtlichen Verhältnissen. Schon NISSL hatte in seinen klassischen Thalamusarbeiten erkannt, daß die retrograden Gliareaktionen innerhalb der einzelnen Thalamuskerne sehr stark zu variieren pflegen. Das hatten jüngst MEYER, BECK und MCLARDY in ihren Thalamusuntersuchungen nach Leukotomie bestätigen können. Hierbei ergeben sich Unterschiede sowohl hinsichtlich der Intensität, als auch in bezug auf die Art der Gliareaktionen. Astrocytäre oder mikrogliöse Wucherungen, faserige Gliosen, Neuronophagien, Gliarasenbildung, Satellitosen können in wechselnder Form und Lokalisation zur Entwicklung kommen (s. auch bei ROSE und WOOLSEY 1943, WALKER 1938 und BECKER 1952).

P. SCHRÖDER (1914) hatte „die besondere und charakteristische Histopathologie der Zentralregion“ nach spinalen Pyramidenbahnläsionen sehr sorgfältig beschrieben. Hier findet sich offenbar nicht selten eine schichtförmig angeordnete Lage gliözelliger Proliferationen oberhalb der BEETZschen Zellen, die bei schwacher Vergrößerung als „gliöse Körnerschicht“ imponiert. Zudem erscheint bemerkenswert, daß die Dichte der gliösen Wucherungen in keiner unmittelbaren Beziehung zum retrograden Zellausfall steht. Ähnliches wurde von NISSL und

MEYER, BECK, MCLARDY im Thalamus beobachtet, wo ebenfalls keine konstanten Beziehungen zwischen Nervzellausfall und gliöszelliger Wucherung — jedenfalls nicht durchgehend — vorzuliegen pflegen. Im optimalen Stadium primärer Reizung konnten von NISSL erhebliche gliöse Wucherungen vorgefunden werden. MEYER, BECK und MCLARDY konstatierten in ihren Leukotomiefällen einerseits nach 4 Monaten starke, andererseits nach 3 Jahren nur leichte Gliosen innerhalb der retrograden Degenerationsfelder. Auch BRODAL konnte für die Verhältnisse in der Olive nach Kleinhirnabtragung feststellen, daß die Gliareaktionen mitunter das Ausmaß des Ganglienzellunterganges übertrafen. Bezüglich des Schwundes der Grundsubstanz s. S. 302.

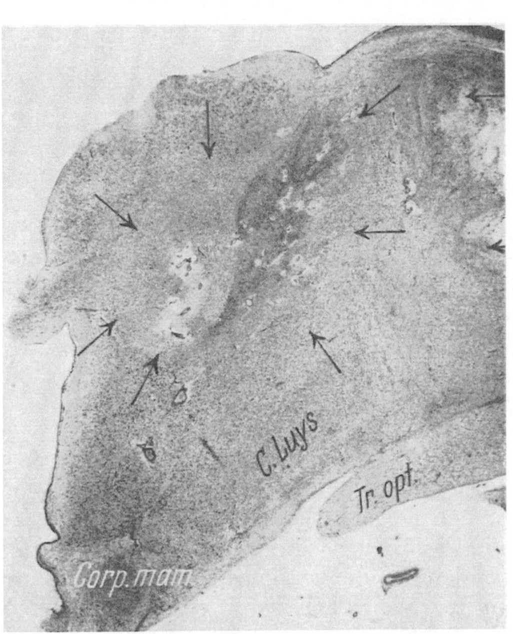

Abb. 13. Überlagerung retrograd und transneural bedingter Thalamusdegeneration nach ausgedehntem frühkindlichen Hirnschaden im Versorgungsbereich der A. cerebri media mit vasal bedingten Gewebsschäden innerhalb der gleichen Bezirke (Status lacunaris bei hyalin-fibrotisch veränderten Gefäßwänden); Tod im 44. Lebensjahre (K. 50a/53).

Vorgänge am Gefäßapparat des retrograden Degenerationsfeldes.

Ebenfalls noch recht unzureichend sind unsere Kenntnisse hinsichtlich der Vorgänge am Gefäßapparat des retrograden Degenerationsfeldes. Mitunter ist recht schwer zu entscheiden, inwieweit vasale Irritationen in der Nachbarschaft der axondurchtrennenden Traumatisierung gewissermaßen überlagernd hinzutreten (Abb. 13). Wir hatten bereits auf die Entwicklung „lokalisierter Herde" hingewiesen. LE GROS CLARK machte darauf aufmerksam, daß bei extensiver Rindenabtragung auch durch Schädigung der thalamischen Gefäßversorgung Zellveränderungen und -ausfälle zustande kommen können, die in den Anfangs- oder Endstadien gegenüber retrograden Schäden nicht immer sicher abgegrenzt werden können. TSANG YÜ-CHUAN (1936, 1940) hatte nach Dekortikation sowohl im Corpus geniculatum als im Thalamus Gefäßerweiterungen, erhöhte Gefäßpermeabilität Kaliberzunahme der Arteriolen und Capillarvermehrungen feststellen können. MEYER, BECK und MCLARDY beobachteten in einem ihrer Leukotomiefälle teilweise leichte mesodermale und mikrogliöse Wucherungen innerhalb einzelner retrograder Degenerationsfelder. P. SCHRÖDER (1914) wies Schwellungen und Vermehrungen der Capillarendothelien in der Zentralregion nach spinaler Pyramidenläsion nach.

TSCHERNYSCHEFF (1925) sah Ähnliches transsynaptisch in der Kleinhirnrinde bei gekreuzter Kleinhirnatrophie nach umfangreichem Großhirnschaden. Auch im proximalen Axonstumpf selbst scheint es mitunter zu Reizvorgängen am Gefäßapparat zu kommen; zudem wurden im Falle des Vorderhornneurons von RANSON (1906, 1912) und SPEIDEL (1935) Anschwellungen und Wucherungen der SCHWANNschen Zellen beobachtet. Es ist noch nicht sicher geklärt, inwieweit es sich bei den genannten Auffälligkeiten am Gefäßapparat der retrograden

Degenerationsfelder um einen lokalisierten leichten Reizzustand des Gefäßapparates handelt, woran P. SCHRÖDER denkt, ob Vorgänge zum Zwecke rascher Abfuhr pathologischer Stoffwechselprodukte im Spiele sind, was TSANG YÜ CHUAN annimmt oder ob — wie wir selbst meinen möchten — gewissermaßen *„systemgebundene Gefäßirritationen"* im Rahmen retrograden Geschehens vorliegen (Abb. 13 s. hierzu auch S. 280). Jedenfalls geben die bisher vorliegenden angeführten Befunde hinreichend Veranlassung, um der Frage nach der Rolle des Gefäßapparates und seiner Funktionen im Verlaufe retrograder Degeneration mehr nachzugehen, als es bisher geschah.

Die einfachen, chronisch-retrograden Atrophien.

Wir hatten bereits eingangs hervorgehoben, daß sich gegen Ende der akuten Retrogradstadien allmählich chronischer ablaufende Schrumpfungsvorgänge am Gewebe einstellen können und daß innerhalb gewisser Zeitspannen die noch akuten Veränderungen von denen chronischen Charakters überlagert werden können. Im allgemeinen liegt der Beginn der einfachen, chronisch-retrograden Atrophien etwa im 3. Monat nach der Läsion, wie auf Tafel 2 dargestellt wurde. Man faßt allgemeinhin wohl mit Recht diese chronischen Regressiverscheinungen als Ausdruck inaktivitätsatrophischer Vorgänge an den funktionslos gewordenen Elementen auf. SPATZ rechnet sie zu den „tertiären Veränderungen" im Hinblick auf ihren zeitlich spät einsetzenden und sich über längere Zeiten erstreckenden Ablauf. Erfahrungsgemäß trifft man in der Regel auf eine ganze Anzahl strukturell unterschiedlicher Umformungen. Besonders charakteristisch sind jene einfachen Atrophien oder Zwergformen, die NISSL als „klein gewordene, im übrigen aber normal strukturierte Zellen" kennzeichnete. Von diesen isomorphen Hypotrophien heben sich nach C. und O. VOGT mehr heteromorphe Schrumpfungen ab. SCHRÖDER, MARINESCO, HOLMES und MEYER vermuten, daß sich auch pigmentatrophische Vorgänge als Ausdruck chronischer Retrogradschäden einstellen können. Schließlich kann es zu vacuoligen Degenerationen (Abb. 7b und c) oder zu Kalkinkrustationen kommen. Natürlich wird in Spätstadien nicht immer ablesbar, ob es sich um persistierende Defekte aus Frühstadien oder um chronisch tertiäre Umwandlungen handelt. Mitunter kann es zu einem erheblichen Zusammenrücken teils erhaltener, teils geschädigter Zellelemente kommen. Möglicherweise kann dies unter Umständen auch einmal durch eine Minderung der intercellulären und interfibrillären Substanzen bedingt sein. v. MONAKOW sprach von einem „Schwund der Grundsubstanz".

Den chronisch-retrograden Zellatrophien entsprechen wiederum solche am proximalen Faserstumpf. Sie sind vor allem von ELZHOLZ (1899), PILICZ, RAIMANN, BIONDI (1913), SPIELMEYER (1922, 1929) und SPATZ (1921) beschrieben worden. Die zumeist am peripheren Nerv studierten einfachen Atrophien der Markscheide betreffen in der Regel einzelne Fasern und beschränken sich in der Regel auf mehr oder weniger lange Abschnitte. Unter Schwund der Spongiosastruktur der Markscheide und Aufquellungen lösen sich Markballen, die späterhin über positive MARCHI-Körper zu Neutralfetten umgewandelt werden können. Sie liegen sowohl frei, als auch innerhalb der hypertrophischen Zellen des Endoneuriums im peripheren Nerv und gehen Hand in Hand mit einer beträchtlichen Vermehrung der ELZHOLZschen Körperchen (1899). Allerdings scheinen solche Vorgänge vorwiegend im peripheren Neuron zur Beobachtung zu kommen. Jedenfalls weist ein so erfahrener Autor wie GLEES darauf hin, daß er bei unkomplizierten Fällen selbst nach langen Intervallen kein positives MARCHI-Ergebnis im proximalen Abschnitt erzielen konnte. Eine Ausnahme hiervon bilden jene Vorgänge, die bei schwerer primärer Traumatisierung einsetzen können. Hierbei kann es zu erheblichen Zerfalls- und Fettabbauvorgängen am proximalen Faserstumpf kommen. BIELSCHOWSKY (1910) und BERBLINGER (1921) deuten solche Vorkommnisse als akzidentell. Kürzlich hatte GLEES (1951) nach operativer Tractotomie in Haubenhöhe ausgeprägte MARCHI-Degenerationen der proximalen medialen Schleifentractus verfolgen können. Es handelte sich dabei um 2 humanpathologische Beobachtungen. Dem operativen Eingriff waren geraume Zeit chronische Hinterstrangsdegenerationen vorangegangen, die zu transsynaptisch bewirkten primären Zellreizungen im GOLLschen Kern geführt hatten. Erst unter der Zweitschädigung, wie sie mit der Desafferenzierung und Axonläsion operativ gegeben wurde, kam es zwischen 8 Monaten und 40 Tagen zu MARCHI-Degenerationen im retrograden Faserabschnitt. Stellt man in diesen bemerkenswerten Beobachtungen den Zellschaden im GOLLschen Kern in den Vordergrund, so könnte man den Zerfall der Schleifenbündel im Sinne von VAN GEHUCHTEN und BIONDI als Ausdruck einer ,,indirekten WALLERschen Degeneration" im Anschluß an den — endgültig durch die Traktotomie ausgelösten — Untergang der erkrankten Ursprungszellen ansehen. Wir ersehen aber auch aus diesem Beispiel, *in welchem Umfange starke Traumatisierungen der Umgebung bzw. Zweitschäden die chronischen Retrogradvorgänge beschleunigen oder zu stärkerer Ausprägung bringen können.*

Die retrograden Prozeßverläufe beim Neugeborenen.

Gegenüber den bisher erörterten Verhältnissen beim Erwachsenen heben sich die retrograden Prozeßverläufe beim Neugeborenen sowohl in zeitlicher, wie auch struktureller Hinsicht in teilweise widersprechendem Sinne. Wir hatten bereits erörtert, daß altersabhängige Unterschiede auch im Bereich sekundärer Degenerationen beobachtet werden. Die in vielen Beziehungen feststellbaren Reaktionsunterschiede des nervösen Gewebes Neugeborener gegenüber dem des Erwachsenen werden gerade in bezug auf die retrograden Reaktionen besonders offenkundig. ,,Was beim Neugeborenen in wenigen Tagen fertig ist und fast keine Residuen hinterläßt, dauert beim Erwachsenen länger und hinterläßt vor allem bedeutende Residuen" (FOREL). Nach BOROWIECKI, V. MONAKOW, BRODAL, SPATZ und BECKER können einerseits die erhöhte Reaktionsgeschwindigkeit, die weitgehende Irreversibilität der initialen retrograden Zellveränderungen und der rasche Untergang mit völliger Resorption des geschädigten Gewebes im Vordergrund stehen. Auf diesem Wege kommt es vielfach lediglich zu Volumensschwund der retrograden Bezirke nach Art der GUDDENschen Atrophie, wobei ein solcher Kernschwund nach SPATZ mitunter eine echte Kernagenesie vortäuschen kann. Dies trifft möglicherweise für manche Fälle v. MÖBIUSschem Kernschwund zu (SPATZ). Andererseits kann ein Schwund der tiefen Markstrata lediglich als einfache Dilatation der Seitenventrikel imponieren (VON MONAKOW). Besonders eindrücklich lassen sich die Unterschiede zwischen Neugeborenen und Erwachsenen an der retrograden Olivendegeneration nach Kleinhirnabtragung darstellen. Nach BRODAL gehen beim Neugeborenen fast alle retrograd affizierten Olivenzellen bereits nach 8 Tagen zugrunde, während beim Erwachsenen selbst nach 16 Tagen nur die Hälfte betroffen wird.

Gegenüber solchen Tempobeschleunigungen mit völliger Resorption gilt es jedoch, andersartige und in gewissem Sinne gegenläufige Erfahrungen über die besonderen Reaktionsweisen des unreifen Nervengewebes bzw. der unreifen Neuronensysteme zu bedenken. Wir hatten bereits auf die in vitro-Experimente von LEVI hingewiesen (s. S. 282), in denen der abgetrennte Stumpf auswachsender Neuroblasten nicht abstirbt, sondern mitunter die Fähigkeit behält, mit dem sich regenerierenden proximalen Stumpf zusammenzuwachsen. Hiermit in Übereinstimmung stehen die kürzlich von D. HOOKER (1950) zusammengestellten Erfahrungen über die Regenerationsmöglichkeiten zentraler Systeme nach Rückenmarksquerschnitt während früher embryonaler Stadien bei Teleostiern und Amphibien. Möglicherweise kommt der bereits erörterten Tempoverzögerung der Degenerationsabläufe bei Kaltblütern mit niederem Stoffwechsel (s. S. 283) eine hierfür mit entscheidende Rolle zu. Siehe hierzu auch die länger zurückliegenden Versuche von WALTER (1909/10) und MARINESCO und MINEA (1910) über den verzögernden Einfluß der Exstirpation der Schilddrüse auf die De- und Regenerationsprozesse. Insofern gewännen Degenerationsexperimente unter Hibernation — welche meines Wissens bisher noch nicht vorliegen — eine besondere Bedeutung. GERARD (1950), NICHOLAS (1947), sowie FREEMAN, FINNERAN und SCHLEGEL (1949) hatten über erfolgreiche Regenerationsexperimente nach Rückenmarksquerschnitt an Ratten berichtet. Jüngste sorgfältige Nachkontrollen an größerem Material (102 Jungratten), welche von FEIGIN, GELLER und WOLF (1951) durchgeführt wurden, konnten allerdings eine zentral-spinale Regeneration nach Rückenmarksquerschnitt in keinem Falle bestätigen [s. hierzu auch: HOOKER und NICHOLAS (1930), SUGAR und GERARD (1940), LE GROS CLARK (1942), BROWN und MCCOUCH (1947), DAVIDOFF und RANSOHOFF (1948) und BARNARD und CHARPENTER (1950), sowie ältere Arbeiten über die Frage der Regeneration zentralnervöser Systeme von D'ABUNDO (1909), TELLO (1911), MARINESCO und MINEA (1910), BORST (1904), OIYE (1928), MARINESCO (1930), welche zuletzt von BOEKE (1935) ausführlicher kritisch gewürdigt wurden]. GERARD (1950) hob hervor, daß vor allem rasche Gliaproliferationen einen höheren Prozentsatz erfolgreicher Regeneration verhindern, z. B. Unterschiede zwischen Wurzelschnitt innerhalb der Gliazone oder aber peripherwärts hiervon. Auch dies würde wiederum erklären, warum eingeschränkte gliöszellige Anteilnahme am Degenerationsprozeß unreifer Neuronensysteme zugleich günstige regenerative Bedingungen mit sich bringt. GERARD (1950) versprach sich deshalb von Röntgenbestrahlungen zwecks Reduktion der gliösen Proliferationskraft eine günstige Wirkung. In die gleiche Richtung weisen die Untersuchungen von WINDLE und CHAMBERS (1950) und WINDLE, CLEMENTE und CHAMBERS (1952). Die Autoren konnten bei Transplantierung eines Hirnnerven (N. facialis) in die Hirnsubstanz immer dann strahlenförmige Regenerationen in das Hirngewebe erzielen, wenn sie zugleich Polysaccharide injizierten, welche die Proliferationstendenz der Glia — im Gegensatz zu ACTH und Cortison — dämpften. Andererseits hatte HOOKER (zit. bei GERARD) auf die Rolle zusätzlicher Anoxieschäden für den Regenerationsmißerfolg hingewiesen. Ohne Zweifel befinden wir uns innerhalb dieses speziellen Forschungsgebietes noch weitgehend in den Anfängen.

In unserem Zusammenhange sollte lediglich hervorgehoben werden, *daß sich die unvollkommene Gewebsreife neuronaler Systeme in bezug auf Tempo und Struktur konsekutiver Degenerationen nach zwei Richtungen auswirken kann: einmal im Sinne eines sehr raschen und restlosen Unterganges der Systeme und zum anderen nach Art einer Reduzierung degenerativ-gliös-proliferativer Prozesse gegenüber dem reifen Gewebe. Insofern zeigt sich die gleiche Doppelgesichtigkeit, wie sie hinsichtlich der Reaktionsfähigkeit unreifen zentralnervösen Gewebes gegenüber Sauerstoffmangellage experimentell nachweisbar wird.* Darüber hinaus lassen die erörterten Versuche erkennen, in welchem Umfange die neuronale Regenerationskraft von Tempo und Struktur der sekundär-konsekutiven Degenerationen abhängig ist.

Natürlich kann es in dem noch in Entwicklung befindlichen Organ zu zusätzlichen Wachstumshemmungen, Entwicklungsverzögerungen, Fehlentwicklungen oder sog. sekundären Aplasien bzw. Agenesien kommen. Derartige Fehlentwicklungen sind vor allem von v. MONAKOW, HOCHE, MÜNZER und WIENER, PAPEZ und RUNDLES beschrieben worden. Im Verlaufe weiterer Entwicklung können sich demgegenüber kompensatorische Vorgänge nach Art „kompensatorischer Hypertrophien" einstellen. Hiermit befaßten sich vor allem BECHTEREW, KÖRNYEY, VAN VERHAART, ANTON, GOLDSTEIN und RIESE, WOHLWILL und O. VOGT.

Seit der Entwicklung der GUDDENschen Methode hat man mit zahlreich modifizierten Verfahren den „Angriff auf das neugeborene Tier" vornehmlich unter projektionsanatomischen Gesichtspunkten weitergeführt.

Hier wurden vor allem die tierexperimentellen Untersuchungen von GUDDEN, FOREL, GANSER, MAYSER, v. MONAKOW, BUMM, NISSL, SPATZ, BRODAL und BECKER, der kürzlich das einschlägige internationale Schrifttum zusammenfassend darstellte, von Bedeutung.

Für die so tiefgreifenden Unterschiede in den Reaktionsweisen zwischen Erwachsenem und Neugeborenem dürften nach GUDDEN und FOREL Stoffwechselbeschleunigungen, nach BRODAL Markreifungsvorgänge und nach BECKER Unterschiede im Wasserbindungsvermögen eine maßgebliche Rolle spielen.

C. Die transneuralen bzw. transsynaptischen Degenerationen.

DURANTE (1895) hatte die schon vordem von GUDDEN (1869) beobachteten regressiven Veränderungen jener Neuronenverbände, die nicht durch direkte Verletzung, sondern auf transsynaptischem Wege „indirekt" affiziert werden, als „*dégénérescences rétrogrades propagées*" bezeichnet. Vor allem bei Hirnschädigungen Neugeborener und im Frühkindesalter lassen sich derartige transsynaptische Vorgänge, die von HOMÉN und HOCHE als „*indirekte transneuronale Degenerationen*" bezeichnet wurden, gut verfolgen. Die transsynaptischen Degenerationen können sich über mehrere Neuronenketten erstrecken. v. MONAKOW hatte deshalb von „*sekundären Atrophien 2., 3. usf. Ordnung*" gesprochen. Zudem können sie sich zufolge Desefferenzierung „aufsteigend" oder zufolge Desafferenzierung „absteigend" entwickeln. BECKER unterschied dementsprechend zwischen antegradtransneuronalen und retrograd-transneuronalen Vorgängen.

Zusammenfassende Darstellungen über das Kapitel fortgeleiteter transneuraler Degenerationen finden sich vor allem bei GUDDEN (1889), HOCHE (1904), v. MONAKOW (1905), NISSL (1908, 1913), sowie in den Übersichten jüngeren Datums von SPIELMEYER (1922), BIELSCHOWSKY (1935), SCHAFFER und MISKOLCZY (1938) und BECKER (1952).

Zu den unter diesem Blickpunkt besonders gut analysierten Kerngebieten des Zentralnervensystems gehören etwa die folgenden: die teils retrograd, teils transneuronal in Gang kommenden Thalamusdegenerationen nach Großhirnmark- oder Rindenschaden sind sowohl tierexperimentell als auch humanpathologisch seit NISSLs klassischen Untersuchungen häufig nachgeprüft worden (s. auch S. 318). Über die Zahnkern- und Olivendegenerationen nach Kleinhirnrindenläsion liegen ebenfalls zahlreiche Untersuchungsergebnisse vor. Gleiches gilt hinsichtlich der transneuronalen Degenerationsabläufe innerhalb des optischen Systems nach Bulbuszerstörung. Auch über die Vorgänge innerhalb des Riechsystems liegen Untersuchungen aus jüngster Zeit vor. Schließlich ist die Frage nach der Häufigkeit und Art, transsynaptischer Vorgänge im Bereich des Rückenmarkes von jeher von besonderem Interesse gewesen: so etwa der Nachweis von Vorderhornzellschäden nach Pyramidenbahnläsion, von Pyramidenbahndegenerationen nach Vorderhornerkrankung oder von Zellschäden innerhalb der GOLLschen und BURDACHschen Kerne nach Hinterstrangs- bzw. Wurzelläsion. BECKER (1952) hat jüngst in einem kritischen Vergleich unter Heranziehung des bisher vorliegenden Untersuchungsgutes die projektionsanatomischen Ergebnisse zusammengestellt.

Da sich die transsynaptischen Vorgänge vielfach erst Jahre nach der Primärläsion deutlicher als Schrumpfungsprozesse erkennen lassen, so etwa die gekreuzte Kleinhirnatrophie nach ausgedehnterem Großhirnrindenschaden, war vielfach der Eindruck entstanden, daß es sich hierbei auch histologisch um vorwiegend einfach „atrophische" Veränderungen handeln möchte, zumal in den Endstadien Faserverschmälerungen und einfache Zellatrophien bzw. Zellschwund angetroffen werden (Abb. 14—16). Andererseits hatte man bereits während der ersten Tage oder Wochen nach der Primärläsion schon recht eindrucksvolle transsynaptische

Schäden an der Ganglienzelle beobachten können. So etwa finden sich nach Hinterwurzelschnitt frühzeitig transsynaptische Veränderungen an den Vorderhornzellen, worauf bereits verwiesen war. Dabei ist recht auffällig, daß unter solchen akuten transneuronalen Zellveränderungen ebenfalls dem Typ „primärer Zellreizung" eine gewisse Bedeutung zukommt. COOK, WALKER und BARR (1951) hatten beispielsweise nach Desafferenzierung des Corpus gen. lat. im Tier-

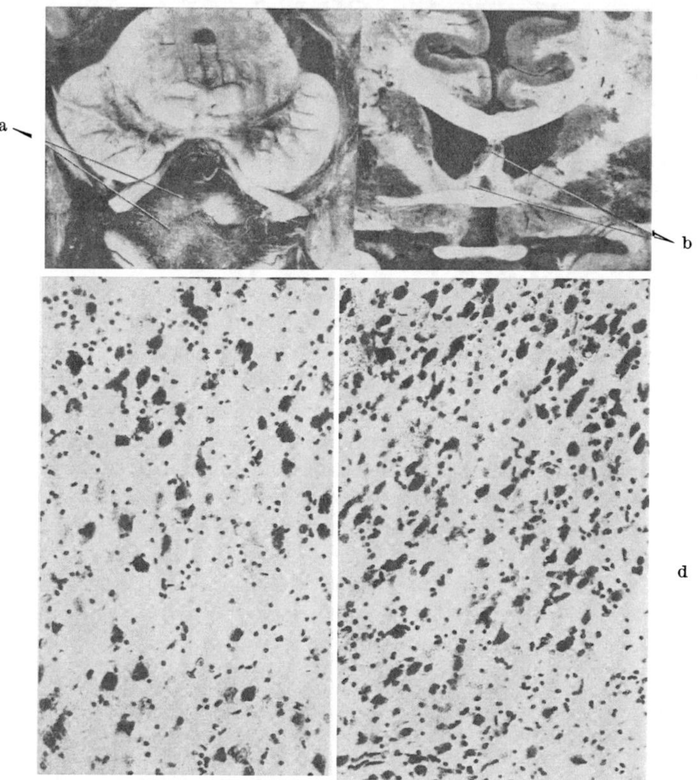

Abb. 14a—d. Konsekutivdegenerationen nach älterer einseitiger Hippocampuserweichung. a Die schwere Atrophie des Corpus mammillare ist schon makroskopisch erkennbar (graue Atrophie); b ebenso die graue Atrophie der homolateralen Fornixsäule; c neben dem histologischen Bild aus dem nicht betroffenen Mammillarkörper wird vergleichsweise in d deutlich erkennbar, daß die teils einfach atrophischen Zellen der betroffenen Seite zufolge der Schrumpfung zusammengerückt sind, wodurch der Eindruck eines „scheinbaren" größeren Zellreichtums entsteht. Zudem findet sich eine deutliche zellige Gliose (NISSL).

experiment um die 4. Woche ein kurzdauerndes Stadium vorübergehender Zellvergrößerung konstatieren können. Hieraus wiederum ist ersichtlich, daß dieser Erkrankungsform keine Spezifität in bezug auf retrograde Vorgänge eignet. *Es ist deshalb nicht möglich, allein aus der Art der Zellveränderungen in einem Degenerationsfeld auf retrograde oder transneuronale Auslösung zu schließen* (JACOB 1951). Ein schneller und vollkommener Zellschwund berechtigt uns nicht zur Annahme einer direkt retrograden Degeneration (BECKER 1952). Eine ganze Anzahl von Untersuchungen am Vorderhorn teils nach spinaler Tractotomie, teils nach Hemisphärenschaden — vor allem von STROEBE (1894), WARRINGTON (1899), McCOUCH (1924), BARRON (1933), TOWER (1937), COOK, WALKER und BARR (1951) — hatte ergeben, daß die Zellveränderungen strukturell recht differieren und beispielsweise in Richtung primärer Zellreizungen oder einfacher Chromatolysen gehen können. In der Regel wurden solche Zellveränderungen im transneuronalen Vorderhornfeld bereits innerhalb der ersten Tage bis Wochen beobachtet[1]. Wie ein Blick auf Tafel 3 zeigt, kann also die Entwicklung retrograder Zellveränderungen mit derjenigen transsynaptischer zeitlich Hand in Hand gehen, wobei es darüber hinaus zu sehr auffälligen strukturellen Übereinstim-

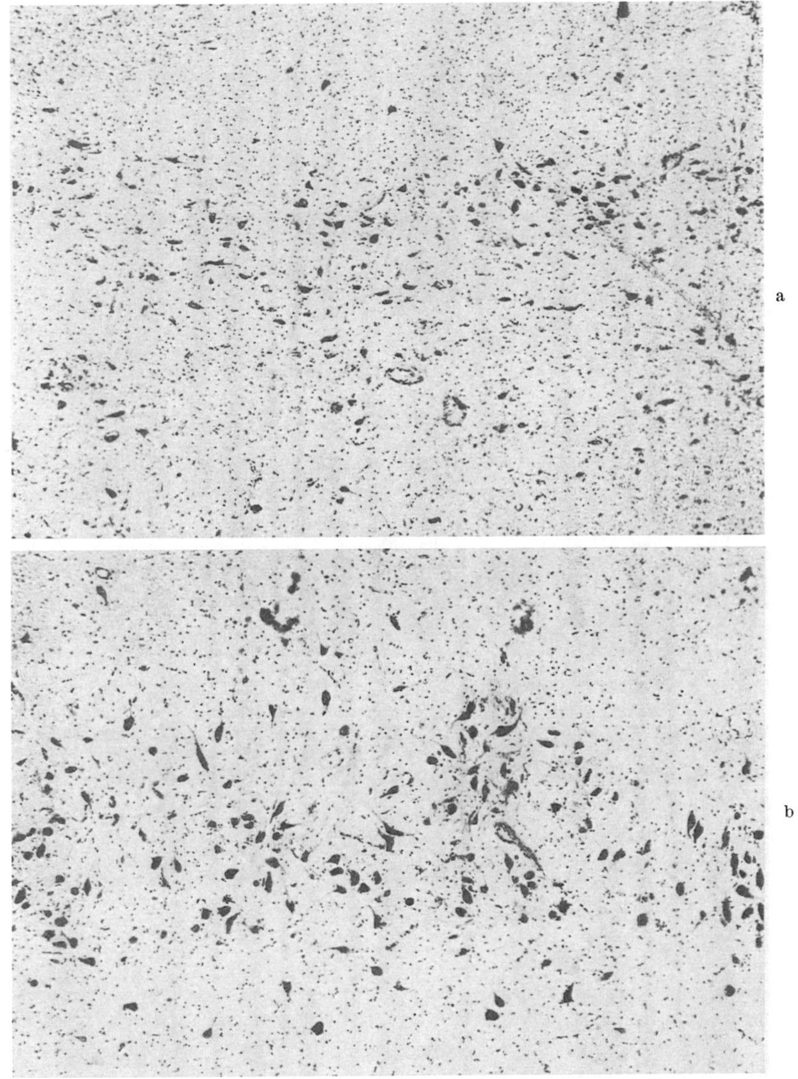

Abb. 15 a u. b. Transneuronale „isomorphe Hypotrophien" der Nigrazellen nach ausgedehntem Rindenschaden der homolateralen Großhirnhemisphäre (a). Ein Vergleich mit der nebengestellten Substantia nigra der nicht betroffenen Seite des gleichen Falles läßt zudem eine zahlenmäßige Reduzierung und eine deutliche diffuse zellige Gliose erkennen. (NISSL-Färbung am Celloidinschnitt.) Gleicher Fall wie Abb. 16, 17.

mungen der Zellreaktionen kommen kann. Mitunter aber — wenn auch anscheinend seltener — kann es auch in Spätstadien zu transneuronalen Ganglienzellveränderungen kommen, die sich gestaltlich von denjenigen früher Stadien nicht unterscheiden (Abb. 18a, c, d). So fanden COOK, WALKER und BARR (1951) im

[1] *Korrekturanmerkung:* Siehe hierzu A. TORVIK, Transneuronal changes in the inferior olive and pontine nuclei in kittens. J. of Neuropath. **15**, 119 (1956).

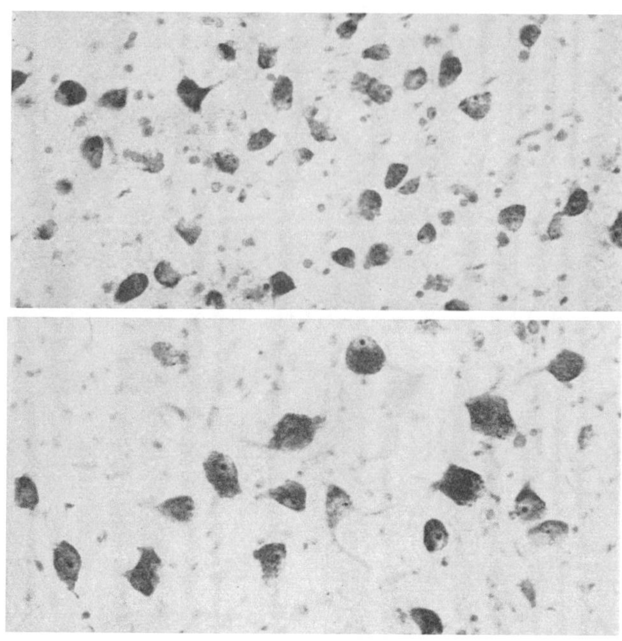

Abb. 16 a u. b. Transneurale „einfache Atrophien“ der Olivenzellen nach ausgedehntem Rindenschaden der homolateralen Großhirnhemisphäre mit gekreuzter Kleinhirnatrophie (a) in Gegenüberstellung zur nicht betroffenen Olive (b) (NISSL). Gleicher Fall wie Abb. 15, 17.

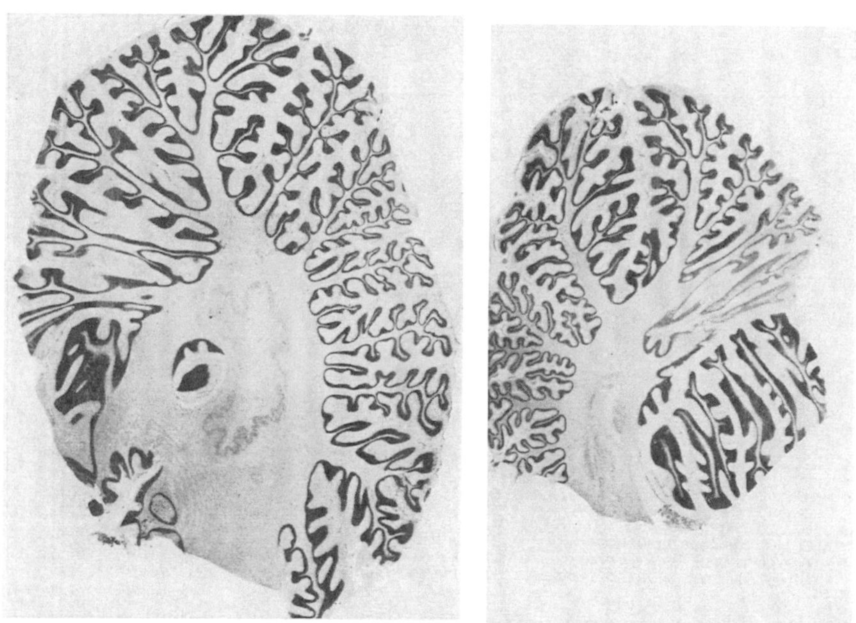

Abb. 17. Atrophia cerebellaris cruciata nach ausgedehntem halbseitigen Großhirnrindenschaden im Kindesalter. Sagittalschnitte durch beide Kleinhirnhemisphären bei der gleichen Vergrößerung im NISSL-Bild. Gleicher Fall wie Abb. 15, 16.

Corpus geniculatum laterale der ausgewachsenen Katze noch nach 10 Monaten Zellhypotrophien gleicher Ausprägung und Zahl wie in einem früher liegenden

Stadium von 3 Monaten. Entsprechendes beobachtete JUBA in der Area striata noch über 2 Jahre nach Unterbrechung der Sehstrahlung. BECKER schließt wohl mit Recht, daß sich die transneuronalen Zelldegenerationen beim ausgewachsenen Tier und älteren Menschen wesentlich langsamer zu vollziehen pflegen als bei jüngeren Individuen. Offenbar haben wir es hierbei mit ähnlichen Unterschieden im Reaktionstempo zu tun, wie im Falle sekundärer und retrograder Degeneration.

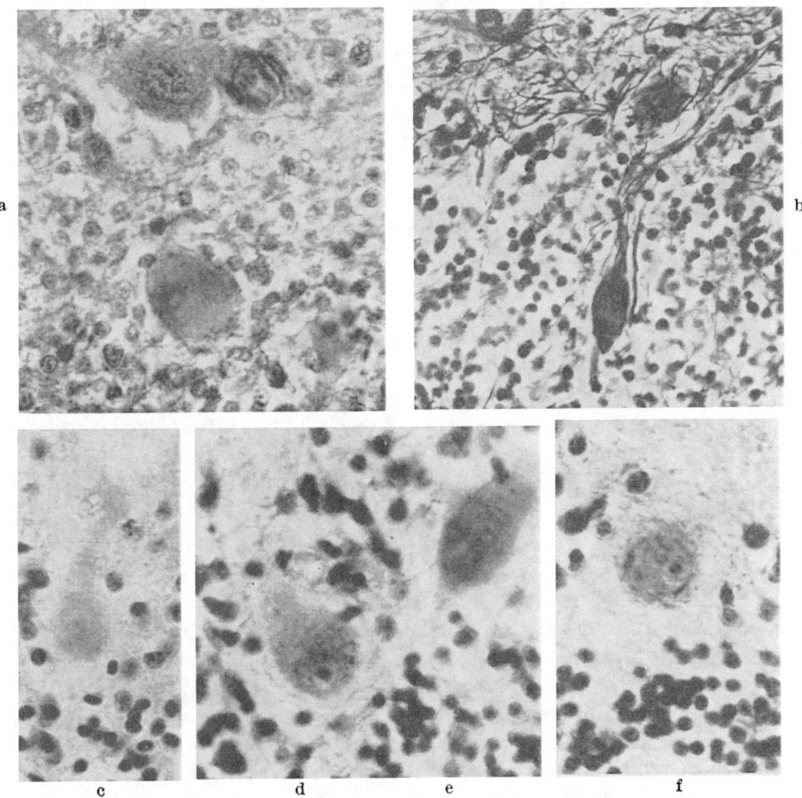

Abb. 18a—f. Typen veränderter PURKINJE-Zellen in einem kontralateral atrophischen Kleinhirn nach mehrere Jahre zurückliegendem Großhirnschaden. a Homogene Schwellungen und Axonauftreibungen der PURKINJE-Axone in der Körnerschicht (NISSL-Präparat); b desgleichen (BIELSCHOWSKY-Präparat); c—d veränderte PURKINJE-Zellen im NISSL-Präparat: c Totalachromatose; d chromatolytische Schwellung mit exzentrischer Kernlage; e Totalhyperchromatose; f Protoplasmaschwund bei Kernhyperchromatose.

Auch bezüglich der strukturellen Vielgestaltigkeit transsynaptischer Zellveränderungen liegt ein Vergleich mit der Variabilität retrograder Zellveränderungen nahe. Die Mannigfaltigkeit transneuronaler Zellveränderungen läßt sich besonders gut am Beispiel der sog. Atrophia cerebro-cerebellaris cruciata nach ausgedehnten Defekten einer Großhirnhemisphäre ablesen (Abb. 17 und 18). Hierauf haben vor allem TSCHERNYSCHEFF (1925), MISKOLCZY und DANCZ (1934) und H. JACOB (1951) hingewiesen. Man bekommt in solchen Fällen Chromatolysen mit oder ohne Schwellung des Zelleibes, primäre Reizungen, Vacuolenbildungen im Protoplasma (s. Abb. 7, 18 und 19), einfach atrophische Zellen, Zellen mit verbackenen NISSL-Schollen, kalkinkrustierte Elemente, sowie Fibrillenverdickungen und -fragmentierungen zu sehen. Offenbar kann es also auch im Verlaufe „chronischen“ transsynaptischen Geschehens zu mehr oder weniger akuten oder chronischen Zellveränderungen kommen. Der Gesamtablauf transneuronaler Degeneration ist allerdings — gegenüber retrograden Degenerationen — zeitlich wesentlich gedehnter (Jacob, Becker). Doch stellt die transneuronale Degeneration ein der retrograden Degeneration in mancher Hinsicht verwandtes Geschehen dar, das sich lediglich über längere Zeitabschnitte erstreckt. Die weitgehende Unspezifität der akuten und chronischen Zellveränderungen macht es teils schwierig, teils unmöglich, festzustellen, inwieweit ein Degenerationsfeld retrograder oder transsynaptischer Genese ist. Mit Recht hat Becker darauf hingewiesen, daß bei der en masse-Degeneration des Thalamus nach Dekortikation in der Regel nicht sicher zu entscheiden sei, wieviel am Zelluntergang retrograd oder transsynaptisch bewirkt ist. Die in die Projektionsanatomie gesetzte Hoffnung, daß man an Hand retrograd oder transsynaptisch bewirkter struktureller Schäden etwas über die Leitungsrichtung innerhalb der Verbindungen zentralnervöser Grisea und Areale aussagen könne, ist also in mancher Hinsicht enttäuscht worden. Man wird sich nach Gagel, Becker und Jacob lediglich damit begnügen müssen, Abhängigkeitsbeziehungen als solche zu konstatieren. Bekanntlich sind derartige Korrelationen je nach dem Reifegrad des Gehirns recht unterschiedlich. Glees (1951) wies darauf hin, daß die transsynaptischen Degenerationen der Hinterstrangkerne nach Läsion der Hinterstränge bei Jugendlichen häufiger angetroffen werden als beim Erwachsenen, wo man sie nur mitunter einmal findet. Bekanntlich ist auch die kontralaterale Kleinhirnatrophie nach Großhirnschäden frühkindlich viel häufiger als beim Erwachsenen, worauf unter anderen Kam (1895), Bechterew (1899) und Hallervorden (1936) hinwiesen. Entsprechende Unterschiede ergeben sich aber auch unter phylogenetischem Aspekt. So beobachtet man Hinterstrangsdegenerationen nach Hemisphärektomie oder Mamillardegenerationen nach Fornixzerstörung beim Kanin, nicht aber beim Hund. Polyak hatte von „heterodynamischen" Gliedern gesprochen [s. auch Cook, Walker und Barr (1951)]. Kürzlich hat Becker versucht, solche auffälligen Differenzen in der Entwicklung retrograder und transsynaptischer Degenerationen auf Unterschiede in der funktionellen Verknüpfung und synaptischen Abhängigkeit der einzelnen Neuronenverbände, je nach dem Standort innerhalb der aufsteigenden Tierreihe, zu beziehen. Hierbei ergaben sich interessante Gesetzmäßigkeiten, die sich ontogenetisch wiederholen. So erklärt sich ihm etwa die Abnahme der Degenerationstendenz und ihre Tempominderung nach der Hirnreifung gewissermaßen aus der zunehmenden Verselbstständigung der einzelnen Systeme. Andererseits besteht nach ihm in der phylogenetischen Reihe eine steigende Abhängigkeit der Grisea vom Großhirn und dementsprechend eine zunehmende Degenerationstendenz nach Isolierung. Wenn ein System an funktioneller Bedeutung gewinnt, verstärkt sich die transneuronale Degenerationstendenz und umgekehrt. Auf Grund derartiger Zuordnungen wird es nach Becker möglich, aus dem Degenerationsexperiment gewissermaßen den phylogenetischen oder ontogenetischen Standort des betreffenden Tieres zu bestimmen.

Besonders bemerkenswert sind nun jene transneuronalen Abläufe über mehrere aufeinanderfolgende Neuronenketten, wobei auffälligerweise neuronale Zwischenglieder, zumindest über längere Zeit, strukturell verschont bleiben können. So etwa fällt in manchen Beobachtungen von gekreuzter Kleinhirnatrophie nach Hemisklerose des Großhirns auf, daß die Brückenkerne, als Zwischenneurone, gegenüber den erheblichen Schrumpfungs- und Schwunderscheinungen am Kleinhirn, mehr oder weniger wohl erhalten sind. Allerdings lehrt ein sorgfältiger Vergleich etwa der Größe der Brückenkernganglienzellen beider Seiten, daß mitunter doch eine meßbare Verkleinerung gegenüber der gesunden Seite vorliegt, wenn die Zellen auch zahlenmäßig nicht reduziert sind. In solchen Fällen finden wir einfache Atrophien, Zwergformen, kleingewordene im übrigen aber normal, strukturierte Zellen bzw. isomorphe Hypotrophien (wie in Abb. 14—16). Doch kann selbst in solchen Fällen eine erhebliche Diskrepanz zwischen dem Umfang der Rindenatrophie des Kleinhirns und der Brückenkernatrophie vorliegen. Wir kennen aber auch Beobachtungen, in denen die Brückenkernneurone weder zahlenmäßig reduziert, noch strukturell verändert sind, so daß man sowohl eine relative wie sogar absolute Verschonung der Zwischenneurone annehmen muß (disproportionierte Konsekutivdegenerationen).

Schrifttum hierüber findet sich bei Miskolczy und Dancz (1934), Tschernyscheff (1925), Hallervorden (1936), Schaffer und Miskolczy (1938), H. Jacob (1951) und Becker (1952).

Übersprungsreaktion.

Offenbar ist es also *im Verlaufe transneuronaler Degenerationen möglich, daß neuronale Zwischenglieder innerhalb einer mehrgliedrigen transsynaptischen Degenerationskette relativ verschont bleiben können.* Wenn man diesen bemerkenswerten Vor-

Tafel 4. *Vergleichendes Schema zur Darstellung möglicher Übersprungsreaktionen im Ablaufe intertransneuraler, retrograd-transsynaptischer und retrograder Degenerationen.*

Links ist der Vorgang im Falle gekreuzter Kleinhirnatrophie nach Schädigung des gegenüberliegenden Großhirncortex dargestellt; die Brückenneurone können hierbei auffälligerweise in der transneuronalen Degenerationskette relativ verschont sein. In der Mitte des Schemas wurden die Verhältnisse nach Hinterwurzelschnitt schematisiert; das Hinterhornneuron kann verschont sein, obwohl transsynaptische Zellreizungen an den Vorderhornelementen vorliegen. Rechts ist das Schema bei zellfernem Axonschnitt eingezeichnet (réaction par distance). Im übrigen siehe Erläuterungen im Text auf S. 311, 313.

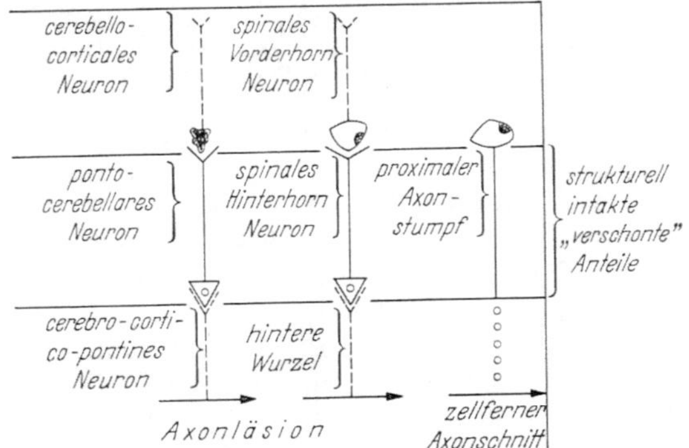

gang als eine Art „Übersprungsreaktion" innerhalb transneuronaler Abläufe auffaßt, dann liegt es nahe, diesen Mechanismus andersartigen Übersprungsphänomenen gegenüberzustellen, auf die bereits hingewiesen worden war. Wir denken hierbei einerseits an die Manifestierung transneuronaler Reaktionen an den Vorderhornzellen nach Durchschneidung der hinteren Wurzel (s. S. 293). Wie erwähnt — können hierbei die Hinterhornzellen selbst unverändert sein oder sich rasch restituieren. Auch hier kann es also zu einer Art Übersprungsreaktion im Verlaufe eines retrogradtranssynaptischen Degenerationsvorganges kommen. Andererseits hatten wir hervorgehoben, daß nach zellfernem Axondurchschnitt ausgeprägte primäre Zellreizungen in Gang kommen können, obwohl sich am proximalen Axonstumpf zumindest über lange Zeit hinweg, keine primären Faserschwellungen (bzw. lediglich in Schnittnähe) entwickeln. Die „réaction par distance" von Marinesco trifft diesen eigentümlichen Sachverhalt begrifflich sehr gut. Innerhalb des Neurons sind in diesem Falle die Veränderungen an der Schnittstelle und an der

Ursprungszelle wesentlich eingreifender als innerhalb der axonalen Zwischenstrecke. Wir haben in Tafel 4 diese 3 verschiedenen Arten der Übersprungsreaktion schematisch dargestellt. Das vergleichende Schema soll lediglich auf die *übergreifende Bedeutung der Übersprungsreaktionen im Ablauf retrograder, retrograd-transsynaptischer und intertransneuronaler Vorgänge* hinweisen. Auch in den bekannten Beobachtungen von Halbseitenlähmung infolge Rindenschädigung, trotz intakter Pyramidenbahn (SPIELMEYER, BIELSCHOWSKY) stellen sich derartige überspringende Degenerationen recht deutlich dar. Obwohl die Pyramidenbahnen als „Zwischenneurone" weder qualitativ noch quantitativ verändert erscheinen, hat sich in den bisher vorliegenden Beobachtungen eine oft erhebliche

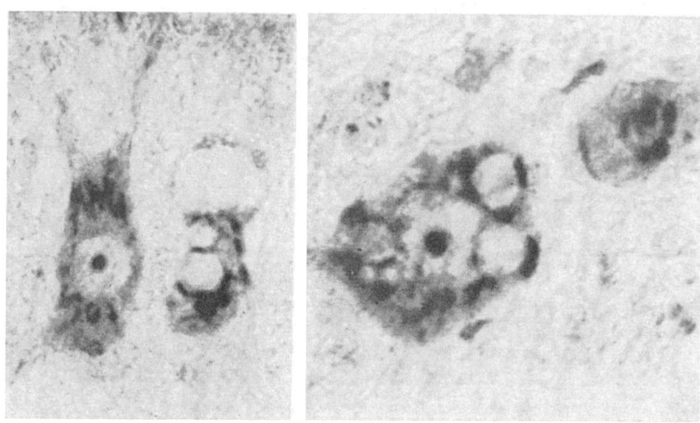

Abb. 19. Transneuronale vacuolige Veränderung der motorischen Vorderhornzellen des Rückenmarkes bei einem Fall von cerebraler Kinderlähmung mit ausgedehnten Großhirnrindenausfällen. (NISSL-Färbung.) Der Patient starb im Alter von 30 Jahren (122/21).

Extremitätenhypoplasie eingestellt. Auch wenn man mit BECKER berücksichtigt, daß der Wachstumsstillstand der betroffenen Extremitäten sich „an einem ganz anderen, ‚trophischen' Einflüssen unterliegenden Gewebsverband abspielt", bleibt doch wiederum zu fragen, warum die zugeordneten Vorderhornabschnitte und Pyramidenbahnen an der Hypoplasie nicht teilnehmen, obwohl diese Neuronenbereiche in ihrer Funktion zweifellos beeinträchtigt sein dürften. Jedenfalls begegnen wir auch hier der so merkwürdigen Intaktheit zwischenneuronaler Abschnitte. Übrigens hatte v. MONAKOW eine ebenfalls hierhergehörige Beobachtung mitgeteilt, bei der es sich um Schrumpfungsvorgänge im Bereich der Zentralregion nach Armplexusschädigung bei intakter Pyramidenbahn handelte. Entsprechende Beobachtungen wurden von DONALDSON und HENSCHEN, v. LEONOWA, BERGER und HORN publiziert.

Schließlich sei noch auf jene bisher recht ungeklärten quantitativen Beziehungen hingewiesen, die zwischen dem Umfang des degenerationsauslösenden Primärherdes und der Ausdehnung transneuronaler und retrograder Felddegenerationen zu bestehen scheinen. NISSL hatte als erster darauf aufmerksam gemacht, in welch erstaunlichem Ausmaße die Integrität eines minimalen Rindenrestes im Falle experimenteller Dekortikation das Gesamtbild des atrophischen Thalamus beeinflussen kann. Andererseits können sich die degenerativen Veränderungen eines bestimmten Kerngebietes dann stärker ausprägen, wenn auch die Umgebung des zugeordneten Rindenfeldes operativ weggenommen wurde. Wohl traten dann auch in anderen Thalamuskernen zusätzliche Degenerationen auf; darüber hinaus aber wurden die Ganglienzellschäden und Gliareaktionen innerhalb des zentral zugeordneten Abschnittes wesentlich vollkommener. Schließlich muß nach v. MONAKOW das abzutragende Windungsareal eine bestimmte maximale Ausdehnung haben, wenn es überhaupt zu dauerhaften Konsekutivdegenerationen im Thalamus kommen soll. Diesen von NISSL und von v. MONAKOW erkannten übergreifenden Gesetzmäßigkeiten ist späterhin — soweit ich sehe — auffallend wenig Beachtung geschenkt worden. Wir werden bei der Besprechung der Konsekutivdegenerationen im Thalamus nach Leukotomie hierauf zurückkommen.

Vorerst soll noch eine letzte Besonderheit im Verlaufe retrograder oder transneuronaler Vorgänge hervorgehoben werden, die ebenfalls unterschiedlich gedeutet werden kann. Mitunter kommt es vor, daß vereinzelte Zellschädigungen außerhalb der neuronalen Projektionsfelder liegen. In diesem Falle kommt es also zu einer Überschreitung der retrograden und transneuronalen Feldgrenzen. Jedenfalls läßt sich nicht immer für solche Zellschäden in der Feldnachbarschaft ein retrograder oder transsynaptischer Weg mit Sicherheit ausmachen. Das gilt beispielsweise für die von MISKOLCZY und DANCZ (1934), TSCHERNYSCHEFF (1925) und mir beobachteten Veränderungen oder Ausfälle von PURKINJE-Zellen innerhalb der nichtatrophischen Seite bei gekreuzter Kleinhirnatrophie. Hier wird eine kürzlich von VERHAART (1955) mitgeteilte Beobachtung von Bedeutung; dabei war es zu einer „bilateralen gekreuzten Kleinhirnatrophie" gekommen, wenngleich lediglich die eine Großhirnhemisphäre eine ausgedehnte Porencephalie erkennen ließ, während die andere nur atrophische Windungen im Bereich der parazentralen und supramarginalen Gebiete zeigte. Auch der Einbezug der gesamten Rindenbreite in die retrograde Histopathologie der Area centralis nach spinaler Pyramidenläsion gehört hierher. NISSL hatte am Beispiel indirekter Thalamusdegenerationen gezeigt, daß gelegentlich auch im Thalamus der nichtoperierten Seite Zellveränderungen entstehen können. Während BECKER auch diese, jenseits der eigentlichen Feldgrenzen liegenden Zellveränderungen als retrograde oder transneuronale auffaßt, halten wir es für möglich, daß solche Feldausweitungen bzw. *konsekutive Irradiationen* möglicherweise auch auf anderem Wege zustande kommen können.

Die transneuronalen Zell- und Axonveränderungen gehen wiederum Hand in Hand mit gliösen Reaktionen von quantitativ und qualitativ wechselnder Art (Abb. 14—16), sowie hin und wieder auch mit mehr oder weniger diskreten Veränderungen am Gefäßapparat. Wir hatten diese Vorgänge in Zusammenhang mit denjenigen ähnlicher Natur innerhalb retrograder Degenerationsfelder bereits besprochen. Besonders auffällig sind hierbei der Wechsel in Art und Umfang gliöser Reaktionen, die im großen und ganzen recht variable, teils sogar gegensätzliche Zuordnung von Gliawucherung und Zellschwund und die immer wieder einmal zu beobachtende Entwicklung von Gefäßschrankenstörungen, Schwellungsvorgängen am Endothel und sogar Capillarwucherungen innerhalb transneuronaler Degenerationsfelder (Abb. 13). Hierauf hatten vor allem NISSL (1908, 1913), SCHRÖDER (1914), TSCHERYSCHEFF (1925), TSANG YÜ CHUAN (1936, 1940), MEYER, BECK und MCLARDY (1947) aufmerksam gemacht (s. auch H. JACOB 1951). Gegenüber den transneuronalen Degenerationen beim Erwachsenen entwickeln sich die Vorgänge beim Neugeborenen bzw. im unausgereiften System bekanntlich rascher und auch strukturdifferent. Wir verweisen auf das auf S. 303 ausführlich Erörterte.

Zur Frage der Abgrenzung sekundärer, retrograder und transneuraler Degenerationen im Einzelfall.

Die pathogenetische Analyse zentralnervöser Prozesse hat sich zweifellos nicht nur mit der Aufklärung der prozeßeigenen Komponenten zu befassen, sondern zugleich mit den unmittelbar oder mittelbar ausgelösten Folgeerscheinungen am nervösen Gewebe. *Unter den möglichen „Fernwirkungen" kommt sowohl den funktionellen Störungen am Gefäßapparat (mit ihren geweblichen Auswirkungen), als auch vorübergehenden Reizungen oder endgültigen Unterbrechungen innerhalb des neuronalen Gefüges (mit den hierauf folgenden sekundären, retrograden und transneuronalen Gewebsschäden) eine maßgebliche Bedeutung zu.* Für die Differentialdiagnose dieser genetisch so unterschiedlichen Fernwirkungen werden in erster Linie strukturelle Merkmale und zeitliche Manifestationsunterschiede maßgeblich, worauf

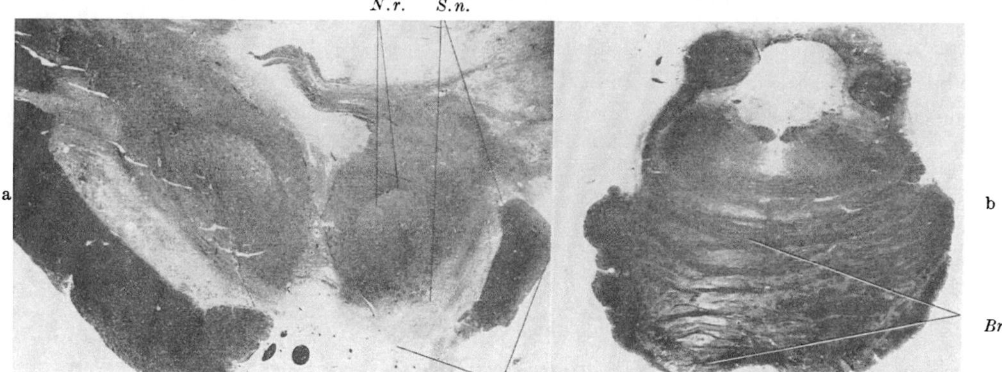

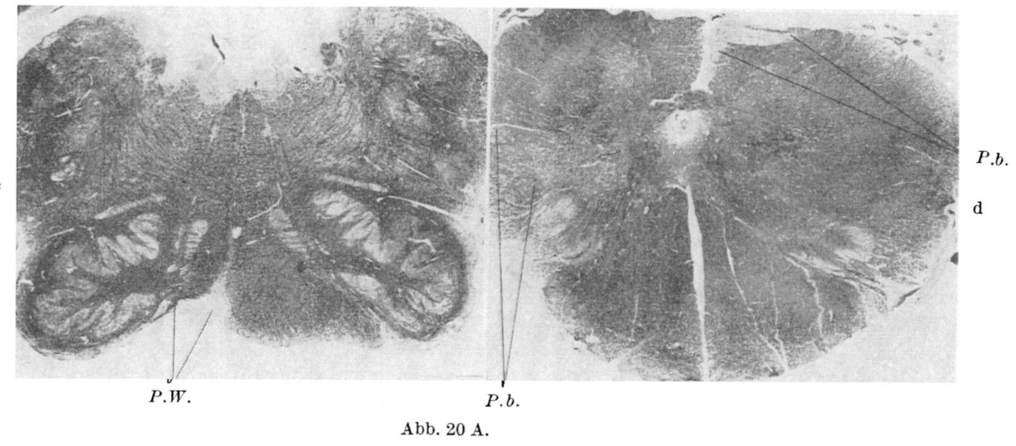

Abb. 20 A.

bereits hingewiesen war. Im Falle sekundärer Degenerationsprozesse liegen die Verhältnisse in der Regel noch einigermaßen klar und eindeutig, zumal die Vorgänge gesetzmäßig zutage treten. Aber selbst hierbei ergeben sich — wie auf S. 280 dargelegt wurde — mannigfaltige Möglichkeiten der Überlagerung sekundär neuronaler Degeneration mit systemgebundenen, ischämisch bedingten, „lokalen Herden". Dies gilt es besonders dann zu beachten, wenn längere Längsnervgefäße (wie z. B. gelegentlich im N. ischiadicus und medianus) mehr oder weniger ausschließlich das Gesamt der intrinsic vessels versorgen. Weit schwieriger werden die Dinge hinsichtlich retrograder und transneuronaler Veränderungen. Wir hatten bereits hervorgehoben, daß sich unter besonderen Umständen und innerhalb gewisser Entwicklungsstadien sowohl die morphologischen Kriterien, als auch die Manifestationszeiten für pathogenetisch differente Fernwirkungen einander nähern können. Gerade hierbei wird man nicht sorgfältig genug die pathogenetischen Zusammenhänge überprüfen müssen. Das soll an einigen Beispielen noch einmal verdeutlicht werden.

Rückenmarkskompression, Wurzelausriß u. ä. m. Wie bereits erörtert, kann es hierbei naturgemäß nicht selten zur Überlagerung retrograder Vorgänge mit Fernwirkungen über

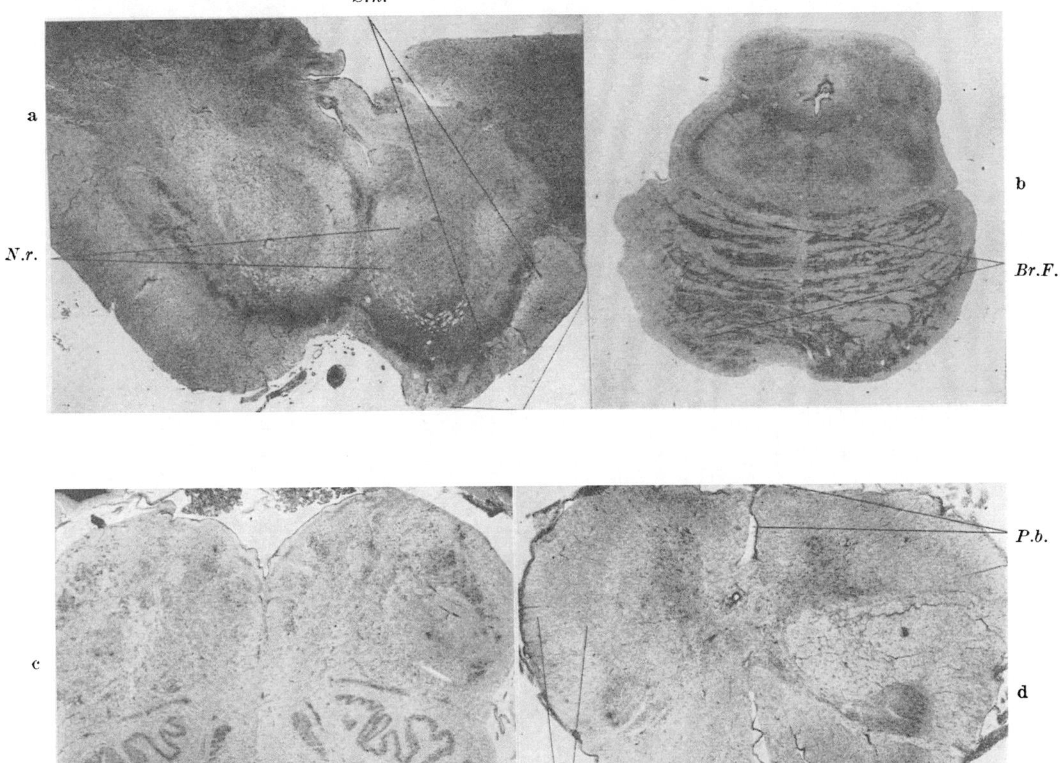

Abb. 20 B.

Abb. 20 A u. B. Sekundäre und transneuronale Degenerationen im Narbenendzustand nach frühkindlicher Rindenmarkschädigung innerhalb des Ausbreitungsgebietes der A. cerebralis. media links (rechtsseitige cerebrale Kinderlähmung; Tod im Alter von 44 Jahren). A Markscheidenpräparate und B NISSL-Präparate aus Schnittebenen durch (a) Mittelhirn, (b) Brücke, (c) durch die unteren Oliven und (d) durch das beginnende Halsmark. *Br.F.* Brückenfuß: sekundäre Degeneration der vorwiegend medialen Gruppe der Pyramidenbündel links mit zellig-faseriger Narbengliose; Zusammenrücken der deutlich isomorph hypotrophen Brückenganglienzellen mit begleitender zelliger Gliose; *H.Sch.F.* Hirnschenkelfuß: sekundäre Degeneration im medialen Teil des linksseitigen Hirnschenkels (seitenverkehrt aufgenommen) mit zellig-faseriger Gliose; Faserrarefizierung und Verschmälerung der lateralen Hirnschenkelanteils; *N.r.* Nucleus ruber: Volumenreduktion mit dichtem Aneinanderrücken der teils isomorph hypotrophen Ganglienzellen (transneuronal zufolge Linsenkernschädigung) und leichter zelliger Gliose (seitenverkehrt aufgenommen); *P.b.* spinale Pyramidenbahn: sekundäre Degeneration im linken Pyramidenseitenstrang und rechten Pyramidenvorderstrang, mit Gliafasernarbe; *P.W.* Pyramidenwulst: Pyramidendegeneration mit Gliafasernarbe; *S.n.*: linksseitige Zellreduktion mit teils isomorph-hypotrophen Zellen und zelliger Gliose (retrograd und transneuronal zufolge Striatumschädigung).

den Gefäßweg kommen. Wie ein Vergleich mit den experimentellen Ergebnissen nach spinaler Anämisierung zeigt, kann hierbei das Vorderhornbild vor allem während der Frühstadien, aber auch im Zuge der Restitution demjenigen nach vorübergehender Wurzelläsion strukturell nach manchen Richtungen hin ähneln. Wir haben in Abb. 5 initiale chromatolytische Zellveränderungen und Zellbilder nach Restitution unterschiedlicher Genese einander gegenübergestellt. Bei einer solchen Sachlage verhilft mitunter ein Überblick über das gesamte Krankheitsbild unter Berücksichtigung der möglichen Manifestationszeiten zu einer Klärung. Das aber wird beispielsweise im Falle axon- und zugleich gefäßschädi-

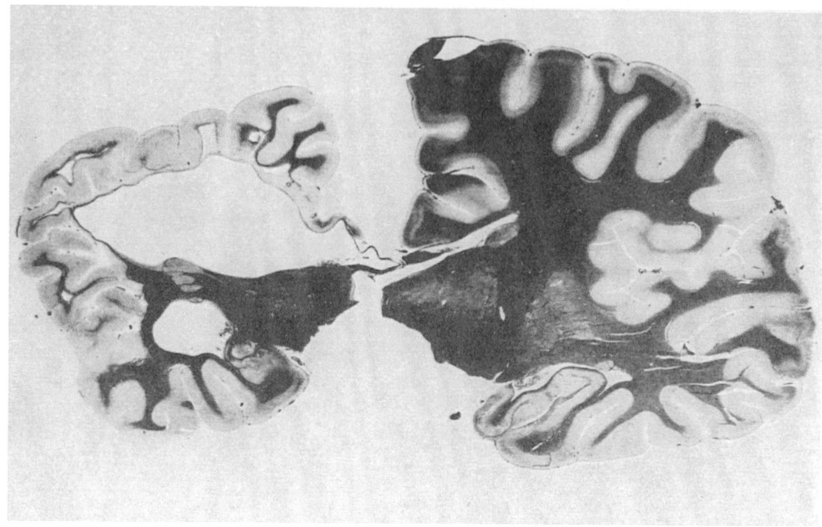

Abb. 21A.

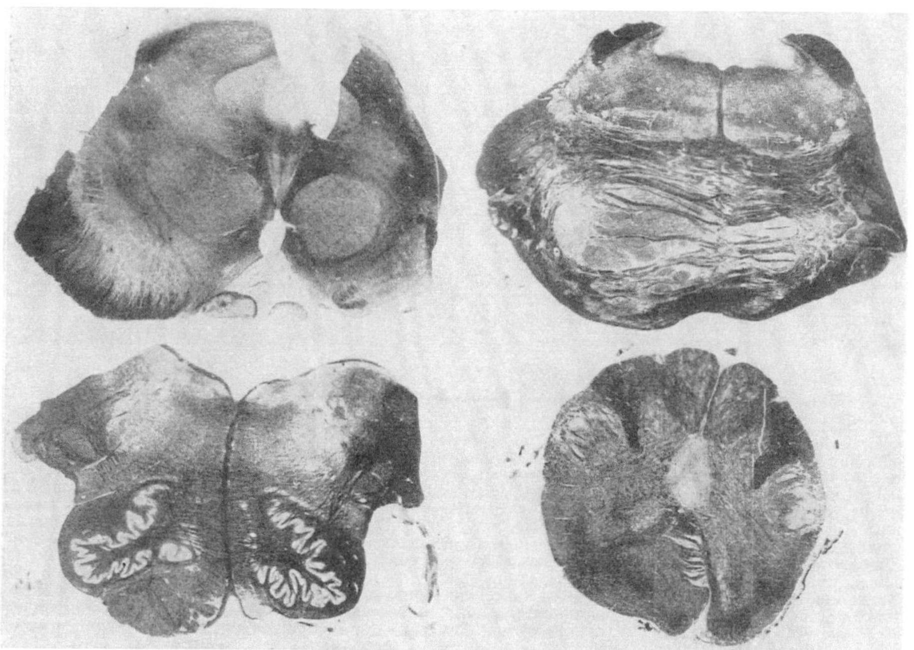

Abb. 21B.

gender Vorgänge an den Rückenmarkswurzeln (etwa bei Meningitis oder Tumorinfiltration) schon schwieriger. Hierbei können zweifellos vasale und neuronale Störungsmechanismen mit ihren Auswirkungen an Zellen und Gewebe einander so durchflechten, daß eine Trennung unter genetischen Gesichtspunkten nicht mehr möglich wird. E. Krogh (1950) hat wohl mit Recht auf die Schwierigkeit einer strukturellen Trennung der „primären Reizung“

von der „akuten Schwellung" im Bereich des Rückenmarkgraues unter solchen Umständen hingewiesen.

Gekreuzte Kleinhirnatrophie. W. SCHOLZ (1951) berichtete über eine Beobachtung vasalbedingter Großhirnrindenschäden mit gleichermaßen verursachten Veränderungen im Bereich der gegenüberliegenden Kleinhirnhälfte. Bei diesem Falle von Krampffolgeschäden lag bei makroskopischer Betrachtung das typische Bild einer Atrophia cerebelli cruciata vor, das gewissermaßen als Resultatsatrophie zustande gekommen war. Die Möglichkeit einer solchen Genese ist grundsätzlich immer dann bei der Atrophia cerebelli cruciata zu bedenken, wenn

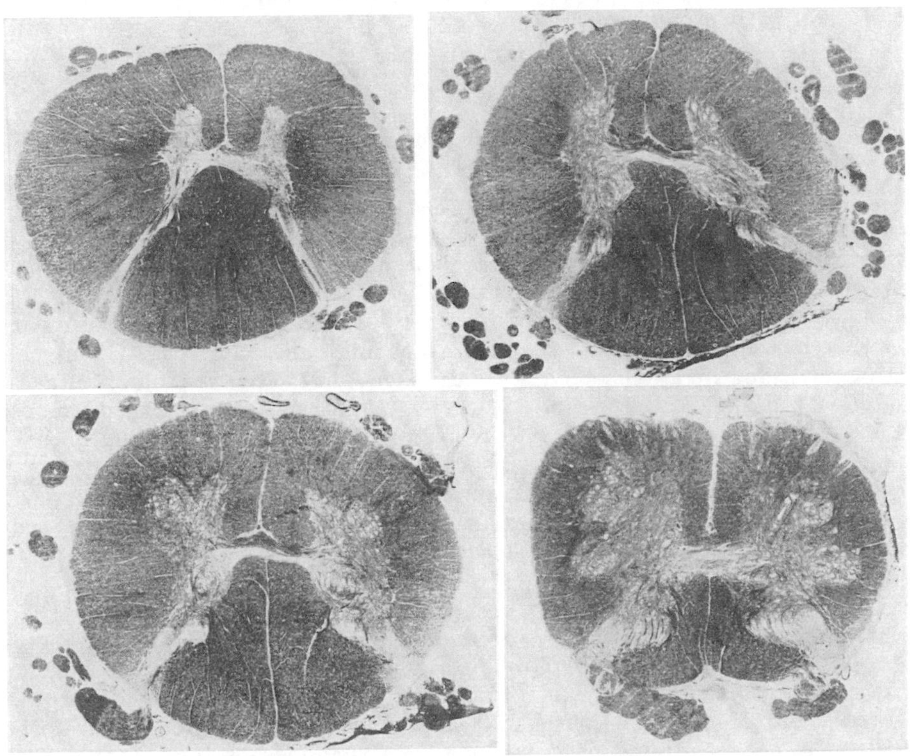

Abb. 21C.

Abb. 21A—C. Konsekutivdegenerationen und -hypoplasien nach frühkindlichem einseitigen Großhirnhemisphärenschaden (seitengleiche Hemiatrophien im Hirnstammbereich bis zur Medulla oblongata — es bestand zudem eine Hemiatrophia cerebelli cruciata — Hemiatrophia medullae spinalis cruciata).

beispielsweise geburtstraumatisch bedingte Krampfanfälle bestanden haben, wie dies ja gar nicht so selten bei narbigen Großhirnschäden (Porencephalie, Ulegyrien u. ä. m.) der Fall ist.

Systemartige, kreislaufbedingte Olivenschäden. H. JAKOB (1951) versuchte unter gleichen Gesichtspunkten die maßgeblichen Unterschiede zwischen systemartigen Veränderungen der unteren Oliven bei Kreislaufstörungen gegenüber den cerebello-olivo-neuronalen Degenerationen herauszuarbeiten.

„Einfache Atrophien" bei chronischem Sauerstoffmangel. W. SCHOLZ (1941) hatte bei chronischen Hypoxidosen (Morbus caeruleus) systemartig begrenzte Veränderungen von Ganglienzellen beobachten können, die gegenüber retrograd oder transsynaptisch bewirkten isomorphen Hypotrophien nicht zu unterscheiden waren. Da es sich um einen Befall mehrerer neuronal verknüpfter Kerngebiete handelte, ergaben sich besondere Schwierigkeiten bei der Analyse der teils durch den chronischen Sauerstoffmangel, teils konsekutiv-degenerativ bedingten Gewebsschäden.

Ähnlichen Schwierigkeiten begegnen wir nun auch gar nicht so selten, wenn es sich darum handelt, retrograde oder transneuronale Thalamusdegenerationen nach primärer Rindenschädigung von thalamischen Verödungen anderer Genese zu trennen. Nach W. SCHOLZ (1951) kann dies vor allem während der Narbenstadien recht schwierig sein. Wir hatten bereits darauf hingewiesen, daß Gleiches für die chromatolytischen Frühstadien gilt. Sicherlich wird man in erster Linie auf Form, Struktur, Lage und Ausdehnung zu achten haben. Darüber hinaus ist jedoch grundsätzlich davon auszugehen, daß struktur- und ortsähnliche Thalamusschädigungen teils auf retrograde oder transneuronale Auswirkungen, teils auf solche systemgebundener vasaler Dysfunktionen und teils auch auf primäre Noxenaffinitäten im Sinne einer Pathoklise der differenten Thalamusabschnitte zurückgehen können (s. hierzu S. 300).

Kürzlich ist SIMMA (1951) dieser Frage an Hand einer Analyse von Hirnstammserien bei progressiver Paralyse nachgegangen.

Nach ihm kennzeichnen sich die primär-paralytischen Herdbildungen wesentlich durch Gefäßinfiltrationen, Gefäßwucherungen und Stäbchenzellproliferationen. Nur vereinzelt käme es hierbei zu diffusen Ganglienzellausfällen. Hingegen seien in den retrograden thalamischen Degenerationsfeldern zufolge primärer Rindenherde kaum entzündliche Komponenten oder Gefäßveränderungen mit Ausnahme gewisser Gefäßvermehrungen anzutreffen. Hier sei vielmehr eine enorme Gliazellwucherung mit Ganglienzellschwund führend.

Auf Grund unserer obigen Darstellung halten wir die von SIMMA genannten histomorphologischen Kriterien für nicht zureichend. Auch im Falle neuronaler Degenerationen kann es — wie wir bereits sahen — zu gliözelligen Wucherungen bei relativ erhaltenem Zellbestand kommen. Auch Mikrogliawucherungen kommen im retrograden Degenerationsfeld vor, wie die Thalamusstudien nach präfrontaler Leukotomie von MEYER, BECK und MCLARDY (1947) ergaben. Darüber hinaus kann es gelegentlich — wie auf S. 313 erörtert — zu Gefäßerweiterungen, mesodermalen Proliferationen, Capillarvermehrungen oder Schwellung und Proliferation der Capillarendothelien innerhalb retrograder Degenerationsfelder kommen. Es ist schließlich nicht einzusehen, warum neuronale Degenerationsfelder bei progressiver Paralyse von entzündlichen Veränderungen grundsätzlich verschont bleiben sollten.

Etwas klarer scheinen sich die Verhältnisse im Falle mehr oder weniger umschriebener Lobärsklerosen, porencephaler Defekte oder andersartiger tiefgreifender Narbenschäden an der Großhirnrinde darzustellen. LE GROS CLARK und RUSSEL (1940) und NORMAN (1945) waren an Hand solcher Schädigungen der Frage nach thalamischen Konsekutivschädigungen nachgegangen. Vor allem aber bietet das nunmehr reichlich anfallende Untersuchungsgut von postoperativ ausgelösten Konsekutivdegenerationen am menschlichen Thalamus nach präfrontaler Leukotomie eine außerordentlich günstige Gelegenheit für Thalamusanalysen.

Im Anschluß an die grundlegenden Experimente von NISSL und v. MONAKOW und an die klassischen Thalamusarbeiten von GRÜNTHAL (1934) und MINKOWSKI (1923/24) haben die Untersuchungen von LE GROS CLARK (1932), LE GROS CLARK und BOGGON (1933/35) an Ratte und Katze, von LASHLEY (1941) an der Ratte und WALKER (1938/40) am Schimpansen, sowie von BECKER (1951) am Hund eine ausgezeichnete Basis für die humanpathologischen Studien an Leukotomiefällen von FREEMANN und WATTS (1942), MEYER, BECK und MCLARDY (1947), E. BECK und FREUDENBERG, GLEES, OBRADOR, FOSS und WILLIAMS (1947) und GRÜNTHAL (1950) geschaffen. Eine kritische Zusammenstellung mit ausführlicher Literaturangabe findet sich bei BECKER (1951).

In unserem Zusammenhang sei lediglich in Kürze auf die fronto-thalamischen Beziehungen, wie sie sich auf Grund von Thalamusanalysen nach präfrontaler Leukotomie ergaben, eingegangen. In Abb. 22 ist ein von MEYER, BECK und MCLARDY gezeichnetes Schema von einem ihrer Leukotomiefälle demjenigen einer Beobachtung von NORMAN (Abb. 23) gegenübergestellt. Hier handelt es sich um einen schweren Frontalhirnschaden vom Prozeßcharakter der STRÜMPELLschen Erkrankung.

Danach steht die Rinde des Gyrus cinguli mit dem N. antero-thalami dergestalt in Beziehung, daß die rostralen Rindenbezirke mit dem N. antero-medialis, die caudalen hingegen mit dem N. antero-ventralis korrespondieren.

Der N. dorsomedialis thalami steht in der folgenden Zuordnung: Pars magnocellularis korrespondiert mit der medialen Hälfte des Orbitalcortex (A 12 und A 11 medial). Eine dem

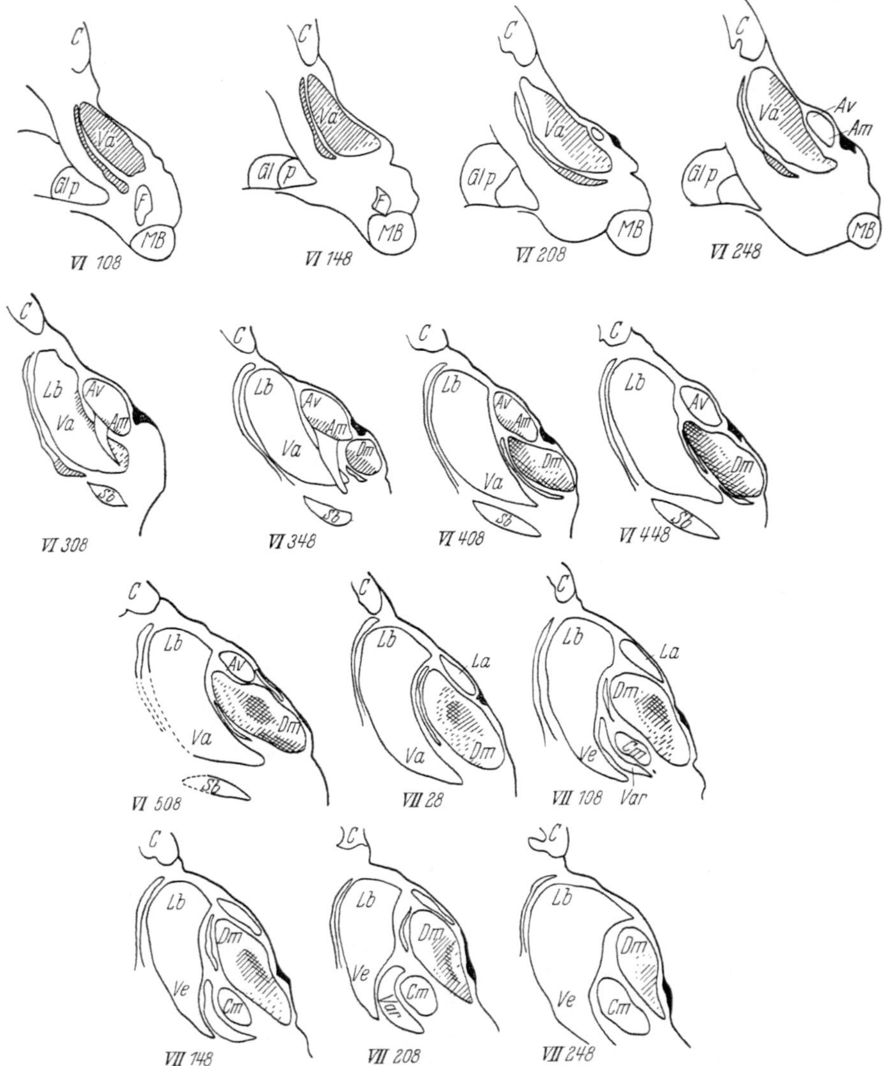

Abb. 22. Neuronale Konsekutivdegenerationen (retrograd-transneuronal) im N. anterior und dorsomedialis thalami nach präfrontaler Leukotomie. Schematische Darstellung einer Beobachtung (4) von MEYER, BECK und McLARDY (1947); Wiedergabe der Fig. 4. Siehe Text S. 318. *Am* N. anteromedialis; *Av* N. anteroventralis; *C* N. caudatus; *Cm* Centre median; *Dm* N. dorsomedialis; *F* Fornix; *Gl* Globus pallidus; *La* N. lateralis „a"; *Lb* N. lateralis „b"; *MB* Corpus mammillare; *Sb* N. subthalamicus; *Va* N. ventralis anteromedialis und anterolateralis; *Var* N. ventralis arcuatus; *Ve* N. ventralis externus.

magnocellulären Teil benachbarte Zone des parvicellulären Kerngebietes korreliert mit der lateralen Hälfte der Orbitalrinde (A 11 lateral und A 47). Weiterhin bestehen im einzelnen folgende Zuordnungen zur Pars parvicellularis: dorsolateraler Teil → Gyrus frontalis inferior (A 45, A 46); ventrolateraler Teil → Nachbarschaft von Gyrus frontalis superior (A 8); und zentraler Teil → Gyrus frontalis medialis (A 46, A 9 oder A 10). Schließlich entspricht einer von vorn nach hinten gerichteten Achse durch den N. dorsomedialis eine gleichgerichtete Zuordnung der Rindenareale des Frontallappens.

Zudem kommt es nach präfrontaler Leukotomie zu charakteristischen Faserdegenerationen des vorderen thalamischen Stabkranzes, des präfrontal-pontinen Arnoldschen Bündels und der Fasciculi uncinati und cinguli. Auch hierbei finden sich regelmäßig Strangdegenerationen, die vor allem auf Grund dichter gliöszelliger Wucherungen innerhalb der betroffenen Züge im Nissl-Präparat besonders gut verfolgt werden können.

So ergeben sich in der Regel für unterschiedlich lokalisierte Rindenschäden jeweils recht eindeutige thalamische Degenerationsmuster. Diese konnten in unserem Zusammenhang lediglich am Beispiel der besonders gut studierten frontothalamischen Beziehungen erörtert werden; die Muster ändern sich naturgemäß im Falle temporaler, parietaler oder occipitaler Rindenschäden. Kürzlich hat H. Kuhlenbeck (1954) im Anschluß an die tierexperimentell gewonnenen Ergebnisse von le Gros Clark und Walker die neuronal-thalamische Zuordnung zu den einzelnen Bezirken des Gesamtcortex für den Menschen in einem übersichtlichen Schema dargestellt, das sich für eine erste Orientierung als Hilfe bei humanpathologischen Thalamusanalysen vorzüglich eignet. Wir geben deshalb in Abb. 24 dieses Schema wieder. Die in gegenseitigen neuronalen Bezügen zur Rinde stehenden Thalamusbezirke hatte v. Monakow als „Großhirnanteile" bezeichnet.

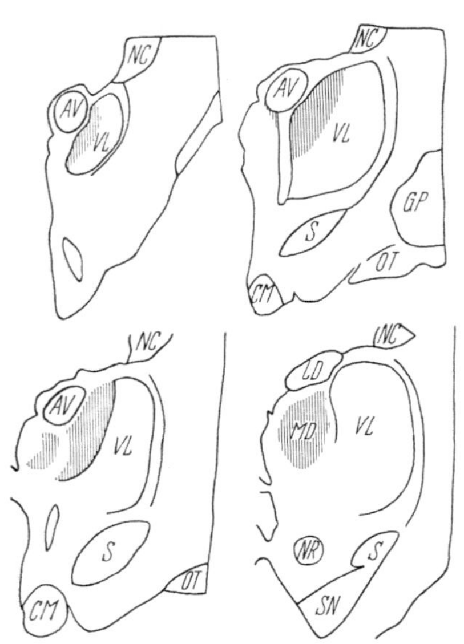

Abb. 23. Thalamusdegeneration im Anschluß an eine bilaterale prämotorische Frontallappenatrophie vom Strümpell-Typ nach einem Schema von R. M. Norman (1945). Siehe Text S. 318. Schraffierte Teile sind degeneriert. *AV* N. anteroventralis; *CM* Corpus mammilare; *GP* Globus pallidus; *LD* N. laterodorsalis; *MD* N. dorsomedialis; *NC* N. caudatus; *NR* N. ruber; *OT* Tractus opticus; *S* Corpus subthalamicum; *SN* Substantianigra.

Leider fehlt es noch weitgehend an vergleichenden Untersuchungen über die thalamischen Prädilektionsgebiete für kreislaufbedingte Herdschäden. Man weiß jedoch, daß insbesondere die lateralen und vorderen Abschnitte bevorzugt werden. Wie gesagt, können diskrete kreislaufbedingte Schwunderscheinungen am Gewebe strukturell und in ihrer Begrenzung neuronalen Degenerationsfeldern ähneln. Becker (1952) hatte nach experimenteller Dekortikation (corticale Embolisierung) an der Grenze einer vasal bedingten Erweichung im Thalamus Markfaserplaques (plaques fibromyéliniques) beobachtet, welche auch auf jene Nachbargebiete übergriffen, „die durch den Sauerstoffmangel offensichtlich nicht mehr geschädigt sind". Darüber hinaus fand er entsprechendes in „degenerierten Kernen" (Kniehöcker). Auch dieser Befund zeigt recht deutlich, wie schwierig die Beurteilung dessen, was degeneriert oder hypoxisch entstand, im Einzelfalle werden kann. Man wird eben grundsätzlich bei allen gefäßbedingten Herdschäden mit möglichen Überlagerungen neuronaler Degenerationen und vasogener Gewebsveränderungen im Thalamus zu rechnen haben. Wir haben in Abb. 13 eine Beobachtung dargestellt, die einen solchen Sachverhalt illustriert. Kürzlich hatten Meyer, Beck und Shepherd (1955) in einem Falle von elektiven Parenchymnekrosen vorwiegend im Schläfenlappen neben retrograd bewirkten Thalamusdegenerationen ähnlich geartete Gewebsschäden vor allem im N. anterior und N. anterior-ventralis angetroffen, welche vermutlich auf hypoxischen Schäden nach Krampfanfällen beruhten.

Die Grenzen einer differenzierten Aufgliederung des Thalamus nach Art retrograder und transneuronaler Degenerationsfelder sind aber auch noch in einer anderen Hinsicht, und zwar durch die bereits erwähnten NISSL-V. MONAKOW*schen Gesetze* gegeben. Kleinherdige Rindenläsionen bewirken in der Regel keine morphologisch nachweisbaren Feldveränderungen im Thalamus. Die Degenerationsvorgänge in einem umschriebenen rindenzugeordneten Thalamusareal pflegen sich immer dann zu vervollständigen, wenn der Excisionsbezirk der Rinde erweitert wird. Das besagt unseres Erachtens zweierlei: einmal, daß Residualzellen dann noch zum Verschwinden gebracht werden können, wenn der feldzugeordnete Rindenfocus erweitert wird — und zum anderen, daß nur von einem gewissen corticalen Herdumfang ab mit konsekutiver Totaldegeneration eines Feldes gerechnet werden kann. *Mit diesen Gesetzen sind zweifellos übergreifende Wirkungszusammenhänge getroffen, die jenseits der speziellen Zuordnungen zum Zuge kommen.* Man wird gerade solche — bisher, soweit ich sehe, kaum beachtete — Gesetzmäßigkeiten nicht außer acht lassen dürfen.

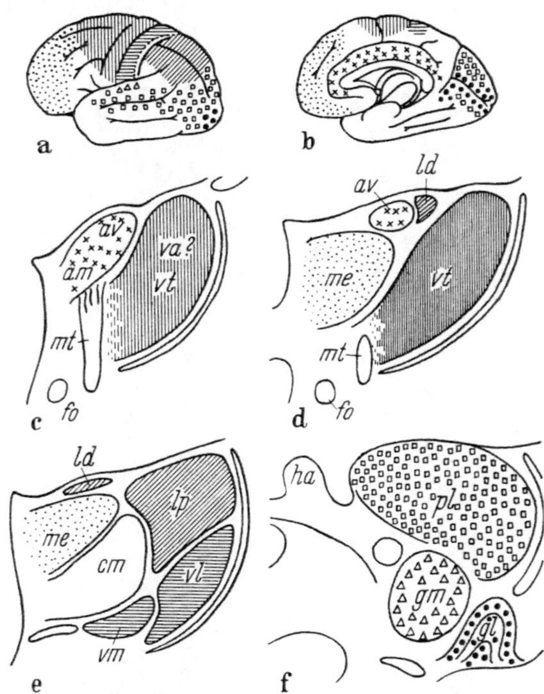

Abb. 24a—f. Schema der Rindenprojektionen der menschlichen Thalamuskerne (Diagramm nach H. KUHLENBECK (1954). *am* anteromedialis; *av* N. anteroventralis; *cm* Centrum medianum; *fo* Fornix; *gl* Corpus geniculatum laterale; *gm* Corpus geniculatum mediale; *ha* Habenula; *ld* N. laterodorsalis; *lp* N. lateralis posterior; *me* N. medialis; *mt* Fasciculus mammillothalamicus; *va* N. ventralis anterior; *vm* N. ventralis posteromedialis; *vt* N. ventralis lateralis; *v* N. ventralis posterolateralis.

Aber auch hinsichtlich der konsekutiven Degenerationen von Strangsystemen können gleichermaßen Schwierigkeiten bei der Beurteilung der Pathogenese auftauchen. Das gilt zwar im allgemeinen nicht für die besonders charakteristischen auf- und absteigenden Degenerationen nach Rückenmarksquerschnitt. Hier zeigen sich die bereits erörterten unterschiedlichen Degenerationsfiguren oberhalb und unterhalb der Läsion sehr eindeutig (Abb. 25). Sie unterscheiden sich klar von dem Schädigungsmuster nach Anämisierung des Rückenmarks und auch von den doppelläufigen Degenerationen im Isolierstück des Rückenmarks (H. SPATZ). Die beiden letztgenannten Schädigungsmuster erscheinen zufolge eines gegensätzlichen Befalls der langen und kurzen („endogenen") Fasersysteme gewissermaßen spiegelbildlich. Auch der absteigende Degenerationstyp nach Zerstörung der motorischen Rindenzentren erscheint im allgemeinen recht charakteristisch (Abb. 20 und 21).

Die Schwierigkeiten liegen vielmehr in anderer Richtung. So etwa ist auch heute noch unzureichend geklärt, ob es sich bei der *tabischen Hinterstrangsdegeneration* um eine einfache sekundäre Degeneration nach Läsion der hinteren Wurzeln (durch entzündliches Granulationsgewebe) handelt (H. RICHTER) oder um toxisch-primäre Degenerationen (SPIELMEYER), ähnlich denjenigen bei schweren Intoxikationen (Uliron, Stovain, carcinomtoxische Wirkungen). *Die morphologischen Kriterien und feingeweblichen Strukturmerkmale der sekundären Degenerationen reichen also in bezug auf eine klare Abgrenzung gegenüber primären*

Degenerationen nicht immer aus; zumal nicht, wenn man Endstadien vor sich hat. Im älteren Schrifttum über Tabes dorsalis ist immer wieder einmal auf diesen Sachverhalt und darauf verwiesen worden, daß die — sowohl die tabischen, als auch die sekundär-degenerativen Prozesse mitunter begleitenden — Angiopathien ein morphologisch unspezifisches Charakteristikum darstellen (s. M. NONNE 1904).

Wenn es im Verlaufe *funikulärer Spinalerkrankungen* nicht nur zur Entwicklung der typischen Herdbildungen kommt, sondern darüber hinaus zu system-

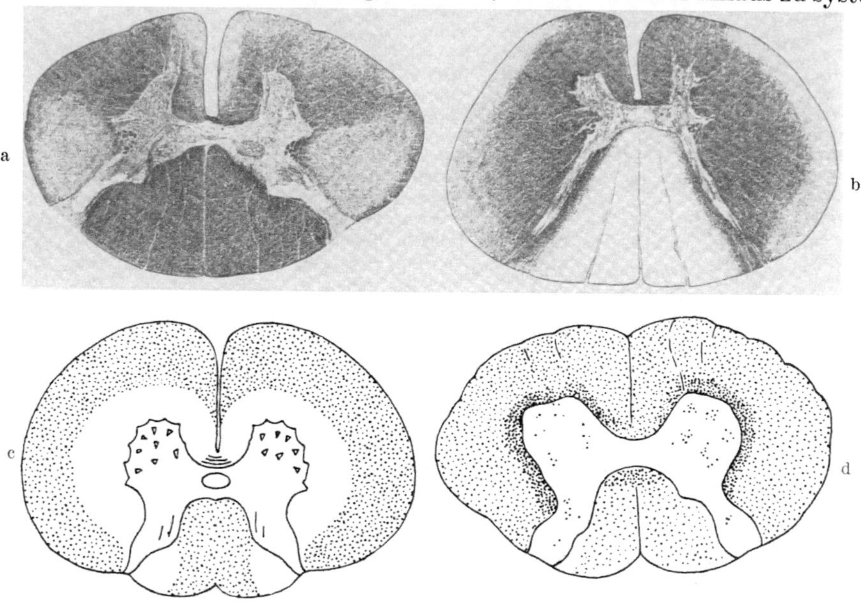

Abb. 25a—d. Zusammenstellung differenter Degenerationstypen nach Rückenmarksläsion. a Absteigende Degeneration der Pyramidenseiten- und -vorderstränge; b aufsteigende Degeneration der Hinter- und Kleinhirnseitenstränge; c gegenläufige, auf- und absteigende Strangdegenerationen im Rückenmarksisolierstück mit Verschonung der Fasciculi proprii; d Schädigungsmuster nach spinaler Anämisierung durch Aortenkompression mit vorwiegendem Betroffensein der Fasciculi proprii (d erscheint insofern gegenüber c wie das Positiv zum Negativ). [a und b wurden den „Vorlesungen über die pathologische Anatomie des Rückenmarkes" von SCHMAUS (1901) entnommen (Fig. 9 u. 11); c einer Arbeit von H. SPATZ (1921); d einer Arbeit von SARBO (1895).]

gebundenen Strangdegenerationen, kann es sich bekanntlich sowohl um einfache sekundäre Degenerationen nach Systemunterbrechung durch Einzelherde handeln, als auch — wenn auch selten — um essentiell-primäre Systemdegenerationen. Auch in diesem Falle kann es schwierig werden, zwischen primärer und sekundärer Systemdegeneration an Hand struktureller Merkmale zu entscheiden. Den gleichen Schwierigkeiten begegnen wir im Umkreis der heredodegenerativen Systemerkrankungen und der Systematrophien. Gegen die früher oft vertretene Annahme, daß sich nach anfänglicher Primärerkrankung eines „Ausgangs"-Systems ein allmähliches Fortschreiten systematischer Atrophien der Nachbarschaft auf Grund retrograder und transneuronaler Vorgänge vollzöge, ließ sich eine ganze Anzahl von Gegengründen anführen. Der unterschiedliche Degenerationsumfang, die wechselnden Entwicklungsstadien und die außerordentliche Variabilität in der Zuordnung der betroffenen Systeme machen eine gesetzmäßige Zuordnung von vornherein unwahrscheinlich. Wenn allerdings der Nachweis verschonter Zwischenneurone oder Teilstrecken zwischen den schwer degenerierten „Ausgangs"- und „Endsystemen" als Hinweis gegen die Möglichkeit eines konsekutiv-neuronalen Fortschreitens angeführt wurde, so wurde nicht beachtet, daß es auch im Falle konsekutiver Degenerationen zu solchen von uns erörterten Übersprungsreaktionen kommen kann (s. hierzu S. 311).

SCHRÖDER (1914) hatte diesen Gesichtspunkt für die Frage nach dem Degenerationsablauf bei *amyotrophischer Lateralsklerose* verwertet. Eine kritische Diskussion hierüber findet sich vor allem bei VAN BOGAERT.

In jüngster Zeit sind H. SPATZ und TH. LUERS gleichen Fragen, und zwar hinsichtlich der PICK*schen Atrophie* nachgegangen. Unter der Annahme einer primären Degeneration der zeitlich „vorangehenden" systemgebundenen Axonschäden in Großhirnmark und Hirnstamm fassen sie die Zellschäden in der Rinde (PICKsche Zellen) als Ausdruck retrograder Reizungsvorgänge auf. Auch das Zueinander von Rindenatrophie und thalamischer Kernatrophie wird weitgehend im Sinne neuronal-konsekutiver Bezüge gedeutet. Einer solchen Auffassung hat man wiederum entgegengehalten, daß bei so ausgeprägten primären Markdegenerationen, wie sie im Falle *diffuser Sklerose* vorliegen, entsprechende Rindenschäden retrograder Natur in der Regel ausbleiben. Andererseits aber hatten wir gerade die fehlende Gesetzmäßigkeit und den Wechsel in der Ausprägung retrograden und transneuronalen Geschehens hervorgehoben und die maßgebliche Rolle des jeweiligen Prozeßcharakters für Tempo und Ausmaß neuronaler „Nachkrankheiten" (LUGARO) in den Vordergrund gestellt. Es mag genügen, an Hand der genannten Beispiele auf die heute noch im Fluß befindlichen Probleme und die Grenzen ihrer Lösbarkeit auf Grund unseres augenblicklichen Kenntnisstandes hingewiesen zu haben.

Die bisher erarbeiteten Grundlagen über den Wirkungsmechanismus sekundärer, retrograder und transneuronaler Vorgänge bedürfen zweifellos in vielen Hinsichten einer Erweiterung, die tunlichst nicht nur in Richtung auf eine weitere Aufdifferenzierung systemneuronaler Zuordnungen gehen sollte. Vielmehr dürften vergleichende Untersuchungen innerhalb des Grenzgebietes, in dem sich neuronale Bezüge und genetisch andersartige Korrelationen überschneiden, uns Einblicke verschaffen, die einer ausschließlich neuronentheoretischen und projektionsanatomischen Betrachtungsweise nur allzu leicht verschlossen bleiben. Besonders vordringlich aber erscheinen weitere Untersuchungen über die Beziehungen zwischen neuronalen und vasalen Störungsvorgängen nach Verletzung neuronaler Einheiten. Hiermit ergeben sich aber zugleich Gesichtspunkte, welche von allgemeinneuropathologischen Erfahrungen aus auch heute noch — jedenfalls nach einigen Richtungen hin — kritische Ansätze gegenüber einer allzu orthodox vertretenen Neuronenlehre erforderlich machen. Unter der Eindrücklichkeit neurophysiologischer Forschungsergebnisse der jüngsten Zeit — zumal in bezug auf die Analyse der Erregungsvorgänge an der Einzelzelle und isolierten Einzelfaser — wird nicht selten die Meinung vertreten, daß sich die seit der Entwicklung der Neuronenlehre von neuropathologischer Seite immer wieder versuchte kritische Eingrenzung dieses Problems nunmehr erübrigt habe. Eine solche Auffassung würde jedoch übersehen, daß sich die Vorgänge der Reizproduktion und -leitung innerhalb eines zentralnervösen Gewebes abspielen, dessen integrierender Bestandteil der gewebsernährende Gefäßapparat darstellt. Die intakte Funktion neuronaler Systeme setzt eine harmonische Koordination zwischen neuronalen und vasalen Systemen innerhalb des Zentralnervensystems voraus. Die Fortschritte neuropathologischer Forschung in bezug auf die Folgeerscheinungen nach Zerstörung neuronaler Systeme liegen vor allem in der Richtung einer Analyse der gegenseitigen Abhängigkeiten zwischen diesen beiden Systemen. Auch die Erforschung der physikochemischen und chemischen sowie chemisch-physiologischen Eigenschaften der Zell- und Gewebsbestandteile der nervösen Substanz unter verschiedenen Bedingungen vermag sehr deutlich zu machen, in welchem umfange das Problem des Neurons auch ein allgemeines Gewebsproblem darstellt. Es ist hier nicht der Ort, eine Darstellung der Pathologie speziell der Grundsubstanzen und des Zwischengewebes in bezug auf die neuronalen Degenerationen zu geben. Zweifellos werden von dieser relativ neuen Blickrichtung aus in Zukunft fruchtbare Anregungen auch für die Neuronenlehre — insbesondere der damit in Zusammenhang stehenden Stoffwechselprobleme — erwachsen.

Literatur.

ABERCROMBIE and JOHNSON: Der Effekt der Reinervation auf die Collagenbildung usw. J. of Exper. Biol. **19**, 226 (1942). — Collagen content of rabbit sciatic nerve during wallerian degeneration. J. Neurol., Neurosurg. a. Psychiatr. **9**, 113 (1946). — Quantitative histology of Wallerian degeneration. J. of Anat. **80**, 37 (1946). — ABERCROMBIE, M., and M. L. JOHNSON: The effect of reinnervation on collagen formation in degenerating sciatic nerves of rabbits. J. of Neur. **10**, 89 (1947). — ABRAMS, J., and R. W. GERARD: Influence of activity on survival of isolated nerve. Amer. J. Physiol. **104**, 590 (1933). — ALEXANDER and PUTNAM: Element of optical illusion in appearance of preservation of axis-cylinders in certain lesions of thecentral nervous system. Arch. of Neur. **44**, 1312 (1940). Ref. Zbl. Neur. **100**, 199 (1941). — ALLEN, W. F.: Origin and distribution of the tractus solitarius in the guinea pig. J. Comp. Neur. **35**, 171 (1923). — AMORIM, M.: Das Vorkommen krystallinischer Lipoide in den Körnchenzellen und deren histochemische Unterscheidung. Z. Neur. **151**, 171 (1934). — ANDERSON, H. K.: Nature of the lesions which hinder the development of nerve cells and their processes. J. of Physiol. **28**, 499 (1902). — AOKI, CH.: Über die Phosphatveränderungen im peripheren und zentralen Teil des durchschnittenen N. ischiadicus des Kaninchens. Mitt. med. Ges. Tokyo **49**, 181—199 (1935). — ARIZIBALO, J. C., y H. R. COPELLO: Beitrag zum Studium der motorischen Kerne des menschlichen Rückenmarkes bei Amputation. Neuropsiquiatr. (Buenos Aires) **4**, 56 (1953).

BACSICH, P., and S. M. WYBURN: The vascular pattern of peripheral nerve during repair after experimental crush injury. J. of Anat. **79**, 9 (1945). — The effect of interference with the blood supply on the regeneration of peripheral nerves. J. of Anat. **79**, 74 (1945). — BALTHASAR, K.: Morphologie der spinalen Tibialis- und Peroneuskerne bei der Katze. Arch. f. Psychiatr. u. Z. Neur. **188**, 345 (1952). — BARBACCI: Die sekundären systematischen Degenerationen des Rückenmarkes. Zbl. Path. **2**, 383 (1891). — Über die sekundären Degenerationen, welche auf die Längsdurchschneidung des Rückenmarkes folgen. Beitr. path. Anat. **23** (1898). — Summarischer Bericht über die wichtigsten italienischen Arbeiten im Gebiete der allgemeinen Pathologie und pathologischen Anatomie. Zbl. Path. **9**, 301 (1897); **10**, 504 (1898); **11**, 436 (1901). — BARNARD, J. W., and W. CARPENTER: Regeneration of the spinal cord of the rat. Anat. Rec. **103**, 422 (1949). — J. of Neurophysiol. **17**, 223 (1950). — BARNARD, J. W., J. W. FRY, J. F. FRY and J. F. BRENNAN: Kleine lokalisierte Ultraschall-läsionen in der weißen und grauen Substanz des Katzenhirns. Arch. of Neur. **75**, 15 (1956). — BARNARD, R. J.: Experimentelle Veränderungen in den Endfüßen von HELD-AUERBACH im Rückenmark der Katze. J. Comp. Neur. **73**, 235 (1940). — BARRIS, R. W.: Disposition of fibers of retinal origin termination of fibers in the lateral geniculate body, course, and of the optic system. Arch. of Ophtalm. **14**, 61 (1935). — The frequence of atypical neurones in the spinal ganglia under normal conditions and after lesions of the roots, nerves or ganglia. J. of Neur. **59**, 325 (1934). — BARRIS, R. W., W. R. INGRAM and S. W. RANSON: Optic connections of the diencephalon and midbrain of the cat. J. Comp. Neur. **62**, 117 (1935). — BECHTEREW, W.: Zur Frage über die sekundären Degenerationen des Hirnschenkels. Arch. f. Psychiatr. **19**, 1 (1887). — Arch. Anat. u. Entw.gesch. **1895**, 379. — Die Leitungsbahnen im Gehirn und Rückenmark. Leipzig 1899. — BECKER, H.: Über Hirngefäßausschaltungen. I. Dtsch. Z. Nervenheilk. **161**, 407 (1949); II. **161**, 446 (1949). — Zur Faseranatomie des Stamm- und Riechhirns auf Grund von Experimenten an jugendlichen Tieren. Dtsch. Z. Nervenheilk. **168**, 345 (1952). — Retrograde und transneurale Degeneration der Neurone. Veröff. Mainzer Akad. Wiss. u. Lit. **1952**, Nr 10. — BETHE: Die anatomischen Elemente des Nervensystems und ihre physiologische Bedeutung. Biol. Zbl. **1898**, 843. — Das Verhalten der Primitivfibrillen in den Ganglienzellen des Menschen und bei degeneration in peripheren Nerven. Neur. Zbl. **1898**, 614. — Die Degeneration der markhaltigen Nervenfasern bei Wirbeltieren usw. Arch. mikrosk. Anat. **54**, 135 (1899). — BERGER, H.: Experimentell-anatomische Studien über Entwicklungshemmung. Arch. f. Psychiatr. **33**, 521 (1900). — BERRY, CH. M., H. GRUNDFEST and J. C. HINSEY: The electrical activity of regenerating nerves in the cat. J. of Neurophysiol. **7**, 103 (1944). — BETHE u. MÖNCKEBERG: Über die Neurofibrillen in den Ganglienzellen von Wirbeltieren und ihre Beziehungen zu den GOLGI-Netzen. Arch. mikrosk. Anat. **55**, 513 (1899). —

Bethe, A.: Allgemeine Anatomie und Physiologie des Nervensystems. Leipzig: Georg Thieme 1903. — Bertram, E. G., u. Murray L. Barr: Cytologische Veränderungen in motorischen Nervenzellen nach langdauernder Reizung ihrer Axone. Anat. Rec. **103**, 567 (1949). Ref. Zbl. Neur. **109**, 150 (1955). — Bielschowsky: Allgemeine Histologie und Histopathologie des Nervensystems. In Handbuch der Neurologie, herausgeg. von Lewandowsky, Bd. I. 1910. — Handbuch der Neurologie, herausgeg. von O. Bumke und O. Foerster, Bd. I. Berlin: Springer 1935. — Bielschowsky u. Valentin: De- und Regeneration nach Durchfrierung usw. J. Psychol. u. Neur. **29** (1923); **31** (1925). — Bielschowsky, M.: Zentrale Nervenfasern. In Handbuch der mikroskopischen Anatomie des Menschen, Bd. IV/I, S. 97. Berlin: Springer 1928. — Bielschowsky, M., u. E. Unger: Die Überbrückung großer Nervenlücken. Beiträge zur Kenntnis der Degeneration und Regeneration peripherischer Nerven. J. Psychol. u. Neur. 22. 267—318 (1918). — Biervliet: La substance chromophile pendant le cours du développement de la cellule nerveuse. Nevraxe **1** (1900). — Bikeles: Zur Kenntnis der retrograden Veränderungen nach Durchschneidung vorderer (evtl. auch hinterer) Wurzeln. Dtsch. Z. Nervenheilk. **40**, 81 (1910). — Biondi, G.: Über die Läsion der im proximalen Teil resecierter Nervenvorkommen. Z. Neur. **19**, 410 (1913). — Biondi, G.: Über die Wallersche Degeneration. Fol. neurobiol. **7**, 71—119 (1913) (Sommer Erg.-H.). — Bodechtel, G.: Die nucleären Atrophien, ein postpoliomyelitisches Zustandsbild. Dtsch. Z. Nervenheilk. **158**, 439 (1948). — Bodian, D.: Nucleic acid in nerve-cell regeneration. Symposia Soc. Exper. Biol. **1947** No. 1. — Neuropathology and the constitutional diversity of neurons. In P. Weiss, Genetic Neurology, S. **174**. The University of Chicago Press 1950. — A new method for staining nerve fibers and nerve endings in mounted paraffin sections. Anat. Rec. **65**, 89 (1936). — Bodian, D., and H. A. Howe: An experimental study of the role of neurones in the dissemination of poliomyelitis virus in the nervous system. Brain **63**, 135 (1940). — Bodian, D., and R. C. Mellors: Regenerative cycle of motoneurons with special reference to phosphatase activity. J. of Exper. Med. **81**, 469 (1945). — Decrease of phosphocreatine in regerating neurons. J. of Biol. Chem. **167**, 655 (1947). — Boeke u. Heringa: Tactile corpuscules and protopathic sensibility of the skin in a case of nerv-regeneration. Proc. roy. Acad. Amsterd. **1924**. — Boeke, J.: Über De- und Regeneration der motorischen Endplatten und die doppelte Innervation der quergestreiften Muskelfasern bei den Säugetieren. Verh. der Anat. Ges., 26. Verslg in München vom 21.—24. April 1912. — Studien zur Nervenregeneration I. u. II. Verh. Acad. Wetensch. **18**, Nr 6 (1916); **19**, Nr 5 (1917). — De- und Regeneration des peripheren Nervensystems. Dtsch. Z. Nervenheilk. **115** (1930). — Innervationsstudien. V. Der sympathische Grundplexus und seine Beziehungen zu den quergestreiften Muskelfasern und zu den Herzmuskelfasern. Z. mikrosk.-anat. Forsch. **34**, 330 (1933). — Nerv-regeneration. In Handbuch der Neurologie, herausgeg. von Bumke-Foerster, Bd. I, S. 995. Berlin: Springer 1935. — Nerve regeneration. In P. Weiss, Genetic Neurology, S. 78. The University of Chicago Press 1950. — Borst, M.: Neue Experimente zur Frage nach der Regenerationsfähigkeit des Gehirns. Beitr. path. Anat. **36** (1904). — Weiterer Beitrag zur Frage der Regeneration im Gehirn. Festschrift für Rindfleisch, 1907. — Bouchard, Ch.: Des dégénérations secondaires de la moelle épinière. Arch. génér. med. **1**, 272, 441, 561; **2**, 273 (1866). — Brante, G.: Studies of lipids in the nervous system. Acta physiol. scand. (Stockh.) **18** Suppl. 63 (1949). — Brodal, A.: Experimentelle Untersuchungen über retrograde Zellveränderungen in der unteren Olive nach Läsionen des Kleinhirns. Z. Neur. **166**, 646 (1939). — Experimentelle Untersuchungen über die olivo-cerebellare Lokalisation. Z. Neur. **169**, 1 (1940). — Modification of Gudden method for study of cerebral localization. Arch. of Neur. **43**, 46 (1940). Ref. Zbl. Neur. **98**, 10 (1941). — Die Verbindungen des N. cuneatus externus mit dem Kleinhirn beim Kaninchen und bei der Katze. Z. Neur. **171**, 167 (1941). — Experimentelle Untersuchungen über die Lokalisation der olivo-cerebellaren Verbindungen. Zbl. Neur. **99**, 403 (1941). Siehe auch: Verh. 3. Int. Neur. Kongr. 1939, S. 411. — Neurological anatomy in relation to clinical medicine. Oxford 1948. — Brodal, A., u. J. Jansen: Beiträge zur Kenntnis der spino-cerebellarenBahnen beim Menschen. Anat. Anz. **91**, 185 (1941). — Brown, J. O., and G. P. McCouch: Abortive regeneration of the transected spinal cord. J. Comp. Neur. **87**, 131 (1947). — Buck, de, et A. van Gehuchten: Die Lokalisation der chromatolytischen Zellen in den Vorderhörnern des menschlichen Rückenmarkes nach Gliedesarticulation in Kniehöhe. Ann. Bull. Soc. Med. de Gand **1897**. — Büngner, v.: Über die Degenerations und Regenerationsvorgänge am Nerven nach Verletzung. Beitr. path. Anat. **10**, 321 (1891). — Burt, N. S., A. R. McNabb and R. J. Rossiter: Chemical studies of peripheral nerve during Wallerian degeneration. II. Lipids after nerve crush (Axonotmesis). Biochemic. J. **47**, 418 (1950).

Cajal, Ramon y: Die Neuronenlehre. In Bumke-Foersters Handbuch der Neurologie, Bd. I, S. 887—994. Berlin: Springer 1935. — Cajal, S. R. Y. Y: Algunas variaciones fisiológicas y pathológicas del aparato reticular de Golgi. Trab. Labor. Invest. Biol. Univ. Madrid **12**, 2 (1915). — Degeneration and regeneration of the nervous system. London:

Oxford University Press 1928. — CASPERSSON, T.: Über den chemischen Aufbau der Strukturen des Zellkerns. Skand. Arch. Physiol. (Berl. u. Lpz.) Suppl. 8 zu **73** (1936). — Studies on nucleid acid metabolism during cell cycle. Arch. exper. Zellforsch. **22**, 655 (1939). — Über die Rolle der Desoxyribosenukleinsäure bei der Zellteilung. Chromosoma **1**, 147 (1939). — Die Eiweißverteilung in den Strukturen des Zellkerns. Chromosoma **5**, 562 (1940). — Methods for the determination of the adsorption spectra of cell structures. J. Roy. Microsc. Soc. **60**, 8 (1940). — Studien über den Eiweißumsatz der Zelle. Naturwiss. **29**, 33 (1941). — CASPERSSON, T., H. LANDSTRÖM u. G. WOHLFAHRT: Über den Nucleidumsatz in der Nervenzelle. Z. mikrosk. Anat. **49**, 534 (1941). — CASPERSSON, T., and J. SCHULTZ: Nucleic acid metabolism of the chromosomes in relation to gene reproduction. Nature (Lond.) **142**, 294 (1938). — CASPERSSON, T., u. B. THORELL: Der endocelluläre Eiweiß- und Nucleinsäurestoffwechsel im embryonalen Gewebe. Chromosoma **2**, 132 (1942). — CASPERSSON, T. O.: Cell growth and cell function. A cytochemical study. New York: W. W. Norton Comp. Inc. 1950. — CASTRO, F. DE: Recherches sur la dégénération et la régénération du système nerveux sympathique etc. Trav. Labor. Invest. biol. Univ. Madrid **26** (1930); enthält ausgedehnte Literaturangaben. — CAUSEY, G.: The effect of the pressure of nerve fibres. J. of Anat. **82**, 262 (1948). — The effect of pressure on nerve fibre size. J. of Anat. **83**, 75 (1949). — CAUSY, G., and E. PALMER: Early changes in the shape and size of a nerve fibre aftercrushing. J. of Anat. **84**, 406 (1950). — CHOR, H.: Nerve degeneration in poliomyelitis. VI. Changes in the motor nerve endings Arch. of Neur. **29**, 344—358 (1933). — CIPOLLONE, L. T.: Richerche sull anatomia normale e patologica delle terminazioni nervose nei muscoli striati. Roma 1897. — CLARK, LE GROS, W. E.: The structure and connections of the thalamus. Brain **55**, 406 (1932). — The thalamic connections of the parietal and frontal lobes of the brain in the monkey. Philosophic. Trans. Roy. Soc. Lond., Ser. B **224**, 313 (1935). — CLARK, LE GROSS, W. E., and R. H. BOGGON: On the connections of the medial cell groups of the thalamus. Brain **56**, 83 (1933). — The thalamic connections of the parietal and frontal lobes of the brain in the monkey. Philosophic. Trans. Roy. Soc. Lond. **224**, 313 (1935). — CLARK, LE GROS, W. E., and D. S. RUSSELL: Atrophy of the thalamus in a case of acquired hemiplegia associated with diffuse porencephaly and sclerosis of the left cerebral hemisphere. J. of Neur., N. S. **3**, 123 (1940). — COMBS, C. M.: The distribution and temporal course of fiber degeneration after experimental lesions in the rat brain. J. Comp. Neur. **94**, 123 (1951). — COOK, D., and R. GERARD: The effect of stimulation on the degeneration of a severed periphel nerve. Amer. J. Physiol. **97**, 412 (1931). — COOK, D. D., and R. W. GERARD: Effect of stimulation on degeneration of severed peripheral nerve. Amer. J. Physiol. **97**, 412 (1931). — COOK, W. H., J. H. WALKER and M. L. BARR: Transneurale Atrophie. J. Comp. Neur. **94**, 267 (1951). — CRAMER, and B. L. ALPERS: Die Funktionen der Glia bei der sekundären Degeneration des Rückenmarks. Arch. of Path. **13**, 23, (1932). — CRUVEILHIER: Ses recherches anatomo-pathologique sur l'encéphale et ses dépendances. Paris 1820, 1823, 1824, 1834.

D'ABUNDO, G.: Dottrina metamerica e rigeneratione consecutiva allo strappo vontemporaneo di molteplice gangli intervertebrali etc. Riv. Neuropat. etc. **1**, H. 8 (1909). — DAVIDOFF, L. M., and J. RANSOHOFF: Absence of spinal cord regeneration in the cat. J. of Neurophysiol. **11**, 9 (1948). — DETWILER, R. S.: On the hyperplasia of nerve centres resulting from excessive peripheral loading. Proc. Nat. Acad. Sci. U.S.A. **6** (1920) (s. auch **5** (1919)]. — DÍAZ FERRÓN, E.: Verhalten der Oligodendroglia bei sekundären Rückenmarksdegenerationen. Rev. españ. Biol. **3**, 119 (1934). Ref. Zbl. Neur. **78**, 11 (1936). — DOI, SHOICHI: Experimentelle Studien über die De- und Regeneration an den peripheren Nerven. I. Mitt. Mitt. med. Akad. Kioto **5**, 494—511 u. dtsch. Zus.fass. 61/62 (1931). — II. Mitt. Mitt. med. Akad. Kioto **5**, 512—537 u. dtsch. Zus.fass. 63—66 (1931). — DOINIKOW, BORIS: Beiträge zur Histologie und Histopathologie des peripheren Nerven. Histol. Arb. Großhirnrinde **4**, 445—630 (1911). — Histologische und histopathologische Untersuchungen am peripheren Nervensystem mittels vitaler Färbung. Fol. neurobiol. **7**, 731—749 (1913). — Über De- und Regenerationserscheinungen an Achsenzylindern bei der multiplen Sklerose. Z. Neur. **27**, 151—178 (1914). — DONAGGIO, A.: Procedimento per stabilire la natura primaria e secondaria delle degenerazioni iniziali delle fibre nervose. Boll. Soc. ital. Biol. sper. **11**, 886 (1936). Ref. Zbl. Neur. **86**, 15 (1937). — DONALDSON, A. H.: Zit. nach v. MONAKOW. — DRAGANESCO, STATE et CASANGIU: Étude sur la biréfringence dans les phénomènes de dégénérescence des nerfs périphériques au cours des lésions expérimentales et de pathologie humaine. Arch. roum. Path. expér. **11**, 103 (1938). Ref. Zbl. Neur. **94**, 460 (1939). — DUNCAN, D.: Alterations in the structure of nerves caused by restricting their growth with ligatures. J. of Neuropath. **7**, 261 (1948). — The incidence of secondary (Wallerian) degeneration in normal mammals compared to that in certain experimental and diseased conditions. J. Comp. Neur. **51**, 197 (1930). — Some effects of restricting the growth of nerves by ligature. Anat. Rec. **94**, 516 (1946). — DURANTE, C.: Des dégénérescances secondaires du système nerveux. Paris 1895. — Contribution à l'étude des dégénérescences propagées et en particulier des altérations des cordons postérieurs consécutives aux lésions en foyer de l'encephale. Revue neur. **12** (1898). — DURANTE, G.: Nerfs. Manuel d'histologique. In CORNIL u. RANVIER, Bd. III, S. 425—852. Paris: Felix Alcan 1907. — DUSTIN, A. P.: Le rôle des tropismes et de l'odogénèse dans la régénération du système nerveuse. Archives de Biol. **25**, 269 (1910).

EDDS jr., M. V.: Collateral regeneration of residual motor axons in partially denervated muscles. J. of Exper. Zool. **113**, 517 (1950a). — Atrophy of motor root fibers following destruction of sensory roots in the rat. Anat. Rec. **109**, 369 (1951). — EDDS jr., M. V., and W. T. SMALL: The behavior of residual axons in partially denervated muscles of the monkey. J. of Exper. Med. **93**, 207 (1951). — EICHHORST, H.: Über Nervendegeneration nach Nervenregeneration. Virchows Arch. **59**, 1 (1872). — EINARSON, L., and E. KROGH: Variations in the basophilia of nerve cells associated with increased activity and functional stress. J. of Neur. N. S. **18**, 1 (1955). — ELZHOLZ, A.: Zur Kenntnis der Veränderungen im zentralen Stumpfe lädierter gemischter Nerven. Jb. Psychiatr. **17**, 323 (1898). — Eigenartige histologische Veränderungen am zentralen Stumpf von Armnerven, deren peripherer Teil durch Gangrän zerstört wurde. Neur. Zbl. **1899**, 189—191. — Über einen eigentümlichen histologischen Befund im zentralen Stumpf von durch Gangrän zerstörten peripheren Nerven. Mschr. Psychiatr. **5**, 233 (1899). — Zur Histologie alter Nervenstümpfe in amputierten Gliedern. Jb. Psychiatr. **19**, 78 (1900). — ENDOH, HISATA: Über Veränderungen des Neurokeratinnetzes und der Quellbarkeit der SCHMIDT-LANTERMANNschen Einkerbungen beim Re- und Degenerationsprozeß der peripheren markhaltigen Nervenfasern. Okayama-Igakkai-Zasshi **44**, 685—694 u. dtsch. Zus.fass. 685—686 (1932). — ENGELMANN, TH. W.: Über Degeneration von Nervenfasern. Pflügers Arch. **13**, 474—491 (1876). — ERLANGER, J., and H. S. GASSER: Electrical signs of nervous acticity. Philadelphia 1937. — ERLANGER, J., and G. SCHOEPFLE: A study of nerve degeneration and regeneration. Amer. J. Physiol. **147**, 550 (1946). — ESVELD, L. W. VAN: Über die nervösen Elemente der Darmwand. Z. mikrosk.-anat. Forsch. **15** (1928).

FAJERSZTAJN: Untersuchungen über Degenerationen nach doppelten Rückenmarksdurchschneidungen. Neur. Zbl. **14**, 339 (1895). — FANO, DA: Über die feineren Strukturveränderungen der motorischen Kernzellen infolge verschiedener Verletzungen der zugehörigen Nerven. Beitr. path. Anat. **44** (1908). — FAVORSKI, R.: Les modifications morphologiques dans les contres segmentaires des régions cervicale et thoracique de la moelle épinière, consécutives au traumatisme du nerf sciatique chez le lapin. Sovet. Psichonevr. **17**, 33 (1941). Ref. Zbl. Neur. **101**, 288 (1942). — FEIGIN, I., E. H. GELLER and A. WOLF: Absence of regeneration in the spinal cord of the young rat. J. of Neuropath. **10**, 420 (1951). — FEINDEL, N. H., u. A. C. ALLISON: Intravenous methylene blue for studying fiber degeneration in central nervous system. Science (Lancaster, Pa.) **107**, 429 (1948). — FEINDEL, W. H., A. C. ALLISON and G. WEDELL: Intravenous methylene blue for experimental studies on the central nervous system. J. of Neur. **11**, 227 (1948). — FEISS and CRAMER: Contribution to the histochemistry of nerve: on the nature of Wallerian degeneration. Proc. Roy. Soc. Med. Lond. **86**, 119 (1913). — FERREIRA, A. V.: Silberstudien degenerierender thalamocorticaler Verbindungen. J. of Neuropath. **11**, 44 (1952). — FLAIG, J. V.: Visvosity changes in axoplasm under stimulation. J. of Neurophysiol. **10**, 211 (1947). — FLATAU, E.: Neue experimentelle Arbeiten über die Pathologie der Nervenzelle. Fortschr. Med. **1897**, H. 8. — Über Veränderungen des menschlichen Rückenmarks nach Wegfall größerer Gliedmaßen. Dtsch. med. Wschr. **1898**. — Sekundäre Degeneration des Rückenmarkes. In Handbuch der pathologischen Anatomie des Nervensystems, herausgeg. von E. FLATAU, L. JACOKSOHN und L. MINOR, Bd. I, S. 950. Berlin: S. Karger 1904. — FOERSTER, O., u. O. GAGEL: Die Vorderseitenstrangdurchschneidung beim Menschen. Eine klinisch-pathophysiologisch-anatomische Studie. Z. Neur. **138**, 1 (1932). — Die tigrolytische Reaktion der Ganglienzelle. Z. mikrosk.-anat. Forsch. **36**, 567 (1934). — FOERSTER, O., O. GAGEL u. SHEEHAN: Veränderung an den Endösen im Rückenmark des Affen nach Hinterwurzeldurchschneidung. Z. Anat. **101**, 553 (1933). — FOREL: Gesammelte hirnanatomische Abhandlungen. München: E. Reinhardt 1907. — FRAENKEL, A.: Über neurotische Angiosklerosen. Wien. klin. Wschr. **1896**, 147. — FREEMAN, L. W., J. C. FINNERAN and D. M. SCHLEGEL: Regeneration of the spinal cord of the rat. Amer. J. Physiol. **159**, 568 (1949). — FREEMAN, W., and J. W. WATTS: Retrograde degeneration of the thalamus following prefrontal lobotomy. J. Comp. Neur. **86**, 65 (1947). — The thalamic projection to the frontal lobe. Res. Publ. Assoc. Nerv. a. Ment. Dis. **27**, 200 (1948). — FREUDENBERG, R., P. GLEES, S. OBRADOR, B. FOSS and M. WILLIAMS: The effects of frontal leucotomy and lesions in the basal ganglia and thalamus in the monkey. Internat. Physiol. Congr. Oxford 1947. — FREY, E., u. V. M. BUCHER: Degenerationsstudien über rextrapyramidale Bahnen und Zentren nach Ausschaltungsversuchen von W. R. HESS. Schweiz. Arch. Neur. **60**, 80 (1947). — FULTON, J.: Physiologie des Nervensystems. Stuttgart: Ferdinand Enke 1952.

GAGEL, O.: Ganglienzellveränderungen im Rückenmarksgrau nach Hinterwurzeldurchschneidung. Z. Neur. **130**, 371 (1930). — GASIOROWSKY, N.: Über den Einfluß des Cocains, der Durchschneidung des Nerven und mechanische Reizung auf die Struktur der GRANDRY-Körperchen. Poln. Arch. biol. u. med. Wiss. **1** (1901). — GEHUCHTEN, VAN: L'anatomie fine de la cellule nerveuse. XII. Internat. Med. Kongr. Moskau. Ref. Zbl. Neur. **1897**, H. 16, 905. — Le phènomène de chromatolyse consécutif à lésion pathologique ou expérimentale de l'axone. Bull. Acad. Roy. Méd. Belg. **1897/1898**. — Handbuch der pathologischen Anatomie des Nervensystems, herausgeg. von E. FLATAU, L. JACOBSOHN u. L. MINOR, Bd. I, B. Allgemeiner Teil, III. Pathologische Anatomie der Nervenzelle, S. 110. Berlin: S. Karger 1904. — GEHUCHTEN, A. VAN, et DE BUCK: Die Chromatolyse in den Vorderhörnern des Rückenmarkes nach Glieddesarticulation. J. de Neur. **1898**, 48—61. — Beitrag zum Studium der Lokalisation der motorischen Kerne im lumbosacralen Rückenmark und die Vacuolisation der Nervenzellen. Revue neur. **1898**. — GEHUCHTEN, VAN u. MOLHAUT: Les lois de la dégénérescence Wallerienne directe. Névraxell **75** (1910). Ref. Zbl. Neur. **1911**, 130. — GEHUCHTEN, A. VAN, et C. DE NEEF: Die motorischen Kerne des lumbosacralen Rückenmarkes beim Menschen. Nevraxe **1** (1900). — GEHUCHTEN, A. VAN, et NELIS: Die motorische Lokalisation im Rückenmark ist eine segmentäre Lokalisation. J. de Neurol. **1899**. — GEIST, F. D.: Chromatolysis of efferent neurons. Arch. of Neur. **29**, 88 (1933). — GERARD, R. W.: Nerve metabolism. Physiologic. Rev. **12**, 512 (1932). — Some aspects of neural growth, regeneration and function. In P. WEISS, Genetic Neurology. The Univ. of Chicago Press 1950. — GERARD, R. W., and B. LIBET: In Progress in Neurology and Psychiatry, herausgeg. von E. A. SPIEGEL. New York: Grune & Stratton 1950. — GERSH, I., and D. BODIAN: Some chemical mechanism in chromatolysis. J. Cellul. a. Comp. Physiol. **21**, 253 (1943). — GESSLER, U.: Untersuchungen über die letzten Endigungen des motorischen Nerven im quergestreiften Muskelgewebe und ihr Verhalten nach der Durchschneidung der Nervenstämme. Dtsch. Arch. klin. Med. **33** (1883). — GIBSON, WILLIAM and CARLETON Degeneration of the boutons terminaux in the spinal cord. Arch. of Neur. **38**, 1145 (1938). Ref. Zbl. Neur. **89**, 483 (1938). — GLEES, P.: Termination of optic fibers in the lateral geniculate body of the cat. J. of Anat. **75**, 434 (1941). — Termination of optic fibers in the lateral geniculate body of the rabbit. J. of Anat. **76**, 313 (1942). — The anatomical basis of cortico-striate connections. J. of Anat. **78**, 47 (1844). — The MARCHI reaction: Its use on frozen sections and its time limit. Brain **66**, 229 (1943). — Terminal degeneration within the central nervous system as studied by a new silver method. J. of Neuropath. **5**, 54 (1946). — Osmophilic granules in chromatolytic nerve cells. Nature (Lond.) **160**, 194 (1947). — Anatomische und physiologische Betrachtungen zur Therapie der Geisteskrankheiten durch den frontalen Hirnschnitt. Nervenarzt **19**, 220 (1948). — GLEES, P., u. R. A. BAILEY: Schichtung und Fasergröße des Tractus spino-thalamicus des Menschen. Mschr. Psychiatr. **122**, 129 (1951). — GLEES, P., J. COLE, E. G. T. LIDDELL u. C. G. PHILLIPS: Beobachtungen über die motorische Rinde des Affen. Arch. f. Psychiatr. u. Z. Neur. **185**, 675 (1950). — GLEES, P., and W. E. LE GROS CLARK: Termination of optic fibers in the lateral geniculate body of the monkey. J. of Anat. **75**, 295 (1941). — GLEES, P., E. G. T. LIDDELL u. C. G. PHILLIPS: Der Verlauf der medialen Schleife im Hirnstamm der Katze. Z. Zellforsch. **35**, 487 (1951). — GLEES, P., and A. MEYER: Terminal degeneration in frontal cortex of rabbit following interruption of afferent fibres. J. of Anat. **80**, 101 (1946). — GLEES, P., u. W. J. H. NAUTA: Ein kritischer Überblick über Studien bei axonaler und terminaler Degeneration. Mschr. Psychiatr. **129**, 74, 91 (1955). — GLEES, P., J. SOLER u. R. A. BAILEY: Retrogade axonal changes of the deafferentated nucleus gracilis following midbrain tractotomy. J. N eurol., Neurosurg. a. Psychiatry **14**, 281 (1951). — GLEES, P., and R. WALL: Commissural fibers of the macaque thalamus. J. Comp. Neur. 88, 129 (1948). Ref. Zbl. Neur. **105**, **416** (1949). — GLOBUS, J. H., K. M. GANG and PH. S. BERGMAN: Special article torula meningoencephalitis. J. of Neuropath. **10**, 208 (1951). — GOTTFRIED, G.: Über Nervenzellschwellung und deren Begleiterscheinungen. Z. Neur. **46**, 111 (1919). — GREENMAN, M. J.: The number, size and axis-sheath relation of the large myelinated fibers in the peroneal nerve of the inbred albino rat—under normal conditions, in disease and after stimulation. J. Comp. Neur. **27**, 403 (1917). — GRÜNTHAL, E.: Über die anatomischen, physiologischen und pathologischen Grundlagen der frontalen Leukotomie. Mschr. Psychiatr. **119**, 361 (1950). — Der Zellbau im Thalamus der Säuger und Menschen. J. Psychol. u. Neur. **46**, 41 (1934). — Rindenprojektionen der Thalamuskerne bei der Maus. Mschr. Psychiatr. **110**, 245 (1945). — GRZYCKI, ST., and B. KOBUSĆWNA: Histophysiological effects of arsenic and its derivatives on the central nervous system, and particularly on the third element of the central nervous system. J. of Neuropath. **10**, 325 (1951). — GUDDEN, V.: Experimentaluntersuchungen über das peripherische und centrale Nervensystem. Arch. f. Psychiatr. **2**, 693 (1869). Siehe auch: Gesammelte und hinterlassene Abhandlungen. Wiesbaden 1889. — GUTMAN, E., and F. K. SANDERS: Recovery of fibre numbers and diameters in the regeneration of peripheral nerves. J. of Physiol. **101**, 489 (1943). — GUTMANN and HOLUBAR: The degeneration of the peripheral nerve fibres. J. of Neur. **13**, 89 (1950). — GUTMANN, L., and P. B. MEDAWAR: Chemical inhibition of fibre regeneration and neuroma formation in peripheral nerves. J. of Neur., N. S. **5**, 130 (1942).

HADIDIAN and MILTON: Localization in the oculomotor nuclei of the goldfish. J. Comp. Neur. **68**, 191 (1938). Ref. Zbl. Neur. **90**, 305 (1938). — HAGGAR, R. A., and M. L. BARR: Quantitative Daten über die Größe der synaptischen Endblubi im Katzenrückenmark. J. Comp. Neurl. **93**, 17 (1950). — HAMBERGER, C. A.: Cytochemische Untersuchungen des N. vestibularis. Acta oto-laryng. (Stockh.) Suppl. **78**, 55 (1949). — HAMBERGER, C. A., u. H. HYDÉN: Cytochemical changes in the cochlear ganglion caused by acoustic stimulation and trauma. Acta oto-laryng. (Stockh.), Suppl. **61** (1945). — Transneuronal chemical changes in DEITERS nucleus. Acta oto-laryng. (Stockh.), Suppl. **75**, 82 (1949). — Production of nucleoproteins in the vestibular ganglion. Acta oto-laryng. (Stockh.), Suppl. **75**, 53 (1949). — HAMBERGER, C. A., H. HYDÉN u. G. NILSSEN: The correlation between cytochemical changes in the cochlear ganglion and functional tests after acoustic stimulation and trauma. Acta oto-laryng. (Stockh.), Suppl. **75**, 124 (1949). — HAMBERGER, C. A., H. HYDÉN u. HJ. KOCK: Streptomycin bei der MENIÈREschen Krankheit. Arch. Ohr- usw. Heilk. u. Z. Hals- usw. Heilk. **155**, 667 (1949). — HARE, W. K., and J. C. HINSEY: Reactions of dorsal root ganglion cells to section of peripheral and central processes. J. Comp. Neur. **73**, 489 (1940). — HARRISON, R. G.: The outgrowth of the nerve fiber as a mode of protoplasmic movement. J. of. Exper. Zool. **9**, 787 (1910). — HASSLER, R.: Hirnforschung, Architektonik der Hirnrinde, subcorticale Grisea, Kleinhirn, Brücke und verlängertes Mark usw. In Naturforschung und Medizin in Deutschland 1939—1946, Bd. 80, Teil 1. Wiesbaden: Dieterichsche Verlagsbuchhandlung 1948. — Über die Thalamus-Stirnhirnverbindungen beim Menschen. Nervenarzt **19**, 9 (1948). — Über die anatomischen Grundlagen der Leukotomie. Fortschr. Neur. **18**, 351 (1950). — Die Anatomie des Thalamus. Arch. f. Psychiatr. u. Z. Neur. **184**, 249 (1950). — HAYMAKER, WEBB: The pathology of peripheral nerve injuries. Mil. Surgeon **102**, 448—459 (1948). — HEINBECKER, PETER, GEORGE H. BISHOP and JAMES O'LEARY: Nerve degeneration in poliomyelitis. III. Rate of depression and disappearance of components of conducted action potential in severed nerves, correlation with histologic degeneration in groups of fibres responsible for various components. Arch. of Neur. **27**, 1421—1435 (1932). — HEINZEN, B.: Acid phosphatase activity: in transectes sciatic nerves. Anat. Rec. **98**, 193 (1947). — HELD, H.: Entwicklung des Nervengewebes. Leipzig 1909. — HIGHET, W. B., and W. HOLMES: Traction injuries to the lateral popliteal nerve and traction injuries to peripheral nerves after suture. Brit. J. Surg. **30**, 212 (1943). — HILL, D. K.: The effect of stimulation on the opacity of a crustacean nerve trunk and its relation to fibre diameter. J. of Physiol. **111**, 283 (1950a). — The volume change resulting from stimulation of a giant nerve fibre. J. of Physiol. **111**, 304 (1950b). — HILLARP, N. A., and H. OLIVECRONA: The role played by the axon and the SCHWANN cells in the degree of myelination of the peripheral nerve fibre. Acta anat. (Basel) **2**, 17 (1946). — HINSEY, J. C., M. A. KRUPP and W. T. LHAMON: Reaction of spinal ganglion cells to sections of dorsal roots. J. Comp. Neur. **67**, 205 (1937). — HOCHE, A.: Beiträge zur Anatomie der Pyramidenbahn und der oberen Schleife, nebst Bemerkungen über die abnormen Bündel in Pons und Medulla oblongata. Arch. f. Psychiatr. **30**, 103 (1898). — Handbuch der pathologischen Anatomie, herausgeg. von E. FLATAU, L. JACOBSOHN u. L. MINOR, Bd. I, C. spez. Teil, XVI. Die sekundären Degenerationsprozesse im Gehirn, S. 699. Berlin: S. Karger 1904. — HOCHBERG, J., u. H. HYDÉN: Das cytochemische Korrelat der motorischen Nervenzelle bei spastischer Lähmung. Acta physiol. scand. (Stockh.) Suppl. **60**, 17 (1949). — HOFF, E.: Centralnervous terminals in the mammalian spinal cord and the examinati by experimental degeneration. Proc. Roy. Soc. Lond. **111**, 175—226 (1932). — Corticospinal fibers arising in the premotor area of the monkey. Arch. of Neur. **33**, 687 (1935). — HOFF, E. C.: Degeneration of the boutons terminaux in the spinal cord. J. of Physiol. **74**, 4 (1944). — HOFF, E. C., and H. E. HOFF: Spinal terminations of the projection fibres from the motor cortex of primates. Brain **57**, 454 (1934). — HOLLANDER: La degenerescence du cylindre-axe. Bull. Acad. roy. Méd. Belg. **6**, 309 (1940). Ref. Zbl. Neur. **100**, 152 (1941). — HOLMES, W.: Histological observations on the repair of nerves by antografts. Brit. J. Surg. **35**, 167 (1947). — HOLMES, W., W. B. HIGHET and H. J. SEDDON: Ischaemic nerve lesions occuring in VOLKMANN's contracture. Brit. J. Surg. **32**, 259 (1944). — HOLMES, W., and J. Z. YOUNG: Nerve regeneration after immediate and delayed suture. J. of Anat. **77**, 63 (1942). — HOMÉN, E. A.: Über sekundäre Degeneration des verlängerten Markes und Rückenmarkes. Virchows Arch. 88, 61 (1882). — Experimentelle Beiträge zur Pathologie und pathologischen Anatomie des Rückenmarkes speziell mit Hinsicht auf die sekundäre Degeneration. Fortschr. Med. **1885**. — Die histologischen Veränderungen bei der (experimentellen) sekundären Degeneration des Rückenmarkes. Atlas der pathologischen Histologie des Nervensystems, Bd. VI. 1901. — HOOKER, D.: Spinal cord regeneration. In P. WEISS, Genetic neurology. The University of Chicago

Press 1950. — HOOKER, D., and J. S. NICHOLAS: Spinal cord section in rat foetuses. J. Comp. Neur. **50**, 413 (1930). — HOWE, H. A.: Die Natur und Pathogenese der neuralen Veränderungen bei Poliomyelitis. In J. G. KIDD, Die Pathogenese und Pathologie der Viruskrankheiten. New York: Columbia University Press 1950. — HOWE, H. A., and D. BODIAN: Refractoriness of nerve cells to poliomyelitis virus after interruption of the axons. Bull. Johns Hopkins Hosp. **69**, 92 (1941). — HOWE, H. A., and R. C. MELLORS: Cytochrome oxidase in normal and regenerating neurons. J. of Exper. Med. **81**, 589 (1945). — HOWELL and HUBER: A physiological histological and clinical study of the degeneration and regeneration in peripheral nerve fibers after severance of their connections with the nerve centres. J. of Physiol. **1892**. — HUBER, G. C.: Nerve degeneration and regeneration. In B. STOOKEY, Surg. and mech. Treatm. of peripheral nerves. Philadelphia 1922. — HURST, E.W.: A study of the lipoids in neuronic degeneration and in amaurotic family idiocy. Brain **48**, 1 (1925). — HYDÉN, H.: Chemical changes in the nerve cells. Nord. Med. **13**, 144 (1942). — Protein metabolism in the nerve cell during growth and function. Acta physiol. scand. (Stockh.) Suppl. **6**, 17 (1943). — Die Funktion des Kernkörperchens bei der Eiweißbildung in Nervenzellen. Z. mikrosk.-anat. Forsch. **54**, 96 (1944). — Spectroscopic studies on nerve cells in development, growth and function. In Genetic Neurology von P. WEISS. Chicago: University Chicago Press 1950. — Chemische Komponenten der Nervenzelle und ihre Veränderungen im Alter und während der Funktion. III. Colloqium der Ges. für physiol. Chemie 1952. Berlin: Springer 1952. — HYDÉN, H., u. H. HARTELIUS: Stimulations of the nucleoprotein-production in the nerve cells by malonitrile and its effect on psychic functions in mental disorders. Acta psychiatr. (København.) Suppl. **48**, 117 (1948).

IKEDA, T.: Über die Veränderung der SCHMIDT-LANTERMANNschen Einkerbungen beim Regenerations- und Degenerationsprozeß der Nerven. Arb. med. Univ. Okayama **1**, 57—96 (1928). — INGEBRIGTSEN: Biology of peripheral nerves intransplantation. J. of Exper. Med. **22**, No 4 (1916). — Contribution to the biology of peripheral nerves in transplantation. J. Exper. Med. **23**, No 2 (1916).

JACOB, H.: Zur Frage systemartiger Veränderungen der unteren Olive bei Kreislaufstörungen. Arch. f. Psychiatr. u. Neur. 186, 535, (1951). — Zur Hystopathologie der retrograden und transneuronalen Degeneration. Z. Nervenheilk. **166**, 146 (1951). — Diskussionsbemerkung. Tagg Südwestdtsch. Neur. u. Psychiater 1955. Zbl. Neur. **133**, 10 (1955). — JAKOB, A.: Die sekundären Degenerationen. Histol. Arb. Großhirnrinde **5** (1912). — JOHNSON, MCNABB and ROSSITER: Chemistry of Wallerian degeneration. Arch. of Neur. **64**, 105 (1950).— Chemical studies of peripheral nerve during Wallerian degeneration. Biochemic. J. **45**, 500 (1949). — Lipoids of the nervous system during in vitro degeneration. Canad. J. Res., Sect. E **27**, 63 (1949). — JOHNSON, A. C., A. R. MCNABB and R. J. ROSSITER: Lipoids of peripheral nerve. Biochemic. J. **43**, 578 (1948b). — JOSEPH, J.: Absence of cell multiplication during degeneration of nonmyelinated nerves. J. of Anat. **81**, 135 (1947). — JOSEPHY, H.: Saure Phosphatasen bei Degeneration von Achsencylindern und Markschäden usw. Arch. of Neur. **61**, 164 (1949).

KADANOFF, D.: Histologische Untersuchung über Regeneration sensibler Nervenendigungen in Hauttransplantaten. Klin. Wschr. **1926**, Nr 26. — KAM, A. C.: Beiträge zur Kenntnis der durch die Großhirnrinde bedingten sekundären Veränderungen im Hirnstamme. Arch. f. Psychiatr. **27**, 645 (1895). — KERNOHAN, J. W., and H. W. WOLTMAN: Incisura of the crus due to contralateral brain tumor. Arch. of Neur. **21**, 274 (1929). — KIMURA, ONARI: De- und Regeneration der peripheren Nerven. Mitt. path. Inst. Sendai **1** (1919). — KINGSBURY, B. F., and O. A. JOHANNSEN: Histological Technique. New York 1927. — KLAUE, R.: Beitrag zur pathologischen Anatomie der Verletzungen des Rückenmarkes mit besonderer Berücksichtigung der Rückenmarkskontusion. Arch. f. Psychiatr. u. Z. Neur. **180**, 206 (1948). — KLENK, E.: Der chemische Aufbau der Nervenzelle und der Nervenfaser. In Die Chemie und der Stoffwechsel des Nervengewebes. S. 27. 3. Kolloquium Ges. physiol. Chem. April 1952 in Mosbach. Berlin-Göttingen-Heidelberg: Springer 1952. — KLIPPEL et DURANTE: Des dégénérescenses retrogrades dans les nerfs périphériques et les centres nerveux. Rev. Méd. **1895**, 1, 343, 655. — KNICK, A.: Über die Histologie der sekundären Degeneration im Rückenmark. J. Psychol. u. Neur. **12**, 20 (1909). — KOCH, E.: Über den Längsquerschnittsstrom bei der Degeneration und Regeneration des peripheren Warmblüternerven. Pflügers Arch. **207**, 402—424 (1925). — KOHNSTAMM, O.: Über retrograde Degeneration. Schmidts Jb. **1899**, 253,261. — KOLOSOW, N. G., u. G. SABUSSOW: Zur Frage über den Bau des autonomen Nervensystems. Anat. Anz. **74**, 417 (1932). — KROGH, E.: The effect of acute hypoxia in the motor cells of the spinal cord. Acta physiol. scand. (Stockh.) **20**, 263 (1950). — KRÜCKE, W.: Die mucoide Degeneration der peripheren Nerven. Virchows Arch. **304**, 442—463 (1939). — Diss. Berlin 1939. — Histopathologische Untersuchungen bei Schußverletzungen des peripheren Nervensystems. Allg. Z. Psychiatr. **124**, 361 (1949). — KUHLENBECK, H.: The human diencephalon. A summary of development, structure, function and pathology. Basel u. New York: S. Karger 1954. — Kuré, K., Hamabe Masahiko u. S. Okinaka: Ein Beitrag über die sensible Nervenfaser. Z. Neur. **151**, 225 (1934). — Kuré, K., S. Murakami u. S. Okinaka: Die spinalparasympathischen Ganglienzellen in den Spinalganglien und der Spinalparasympathicus des Halssegmentes. Z. Zellforsch. **22**, 54 (1934). — Kuré, K., u. T. Sano: Faserarten im N. facialis und die funktionelle Bedeutung des Ganglion geniculi. Z. Zellforsch. **23**, 495 (1936).—

Langley: On nerve endings and on special excit able substances in cells, Croonian Lecture. Proc. Roy. Soc. Lond., Ser. B **78** (1906). — On degenerative changings in the nerve-endings in striated muscle etc. J. of Physiol. **38** (1909). — Langley, J. N.: The autonomic nervous system. Brain **26**, 1 (1903). — Lapinsky, F.: Zur Frage von der Degeneration der Gefäße bei Läsion des N. sympathicus. Dtsch. Z. Nervenheilk. **16**, 240 (1900). — Lapinsky, M.: Zur Frage der Veränderungen in den peripherischen Nerven bei der chronischen Erkrankung der Gefäße der Extremitäten. Dtsch. Z. Nervenheilk. **13**, 468—488 (1898). Ref. Zbl. Neur. **1899**, 749. — Zur Frage von der Degeneration der Gefäße bei Läsion des N. sympathicus. Dtsch. Z. Nervenheilk. **16**, 240—274 (1900). — Über akute ischämische Lähmung nebst Bemerkungen über die Veränderungen der Nerven bei akuter Ischämie. Dtsch. Z. Nervenheilk. **17**, 323—350 (1900). — Über De- und Regeneration peripherischer Nerven. Virchows Arch. **292**, 428—441 (1934). — Lassek, A. M.: The pyramidal tract. J. Comp. Neur. **84**, 133 (1946). — Pyramidal tract. J. of Neuropath. **7**, 92 (1948). — The human pyramidal tract. XVI. Reaction of individual axons in selected cases with acute cerebral lesions. J. of Neuropath. **7**, 89 (1948). Ref. Zbl. Neur. **105**, 198 (1949). — Lassek, A. M., and W. J. Shapiro: The pyramidal tract, a study of the quantitative response of glia celis in secondary degeneration. J. of Neuropath. **10**, 82 (1951). — Lawrentjew, B. J.: Über die Erscheinungen der Degeneration und Regeneration im sympathischen Nervensystem. Z. mikrosk.-anat. Forsch. **2**, 201 (1925). — Lawrentjew, B. J., u. A. J. Borowskaja: Die Degeneration in den postganglionären Fasern des autonomen Nervensystems und deren Endigungen. Z. Zellforsch. **23**, 761 (1936). — Le Gros Clark, W. E.: The problem of neuronal regeneration in the central nervous system. II. The insertion of peripheral nerve stumps into the brain. J. of Anat. **77**, 20 (1924). — Leonowa, O. V.: Sekundäre Veränderungen der primären optischen Zentren und Bahnen in Fällen von congenitaler Aophthalmie bei neugeborenen Kindern. Arch. f. Psychiatr. **28**, 53 (1896). — Levi, G.: Explantation, besonders die Struktur und die biologischen Eigenschaften der in vitro gezüchteten Zellen und Gewebe. Erg. Anat. **31**, 125 (1934). — Levi, G., u. H. Meyer: Die Struktur der lebenden Neuronen. Die Frage der Praeexistenz der Neurofibrillen. Anat. Anz. **83**, 401 (1937). — Lewis, A. H.: Motion picture of neurons and neuroglia in tissue culture. In P. Weiss, Genetic Neurology. The Univ. of Chicago Press 1950. — Lewis, W. H.: Axon growth and regeneration. Anat. Rec. **91**, 287 (1945). — Lewis, W. H., and M. R.: The cultivation of synthetic nerves from the intestine of chick embryos in saline solution. Anat. Rec. **6**, 7 (1912). — Leyden, E. v.: Klinik der Rückenmarkskrankheiten. 1874/75. — Liban, W., L. Halpern and J. Rozanski: Vascular changes in the brain in a fatality following electroshock. J. of Neuropath. **10**, 309 (1951). — Löwenthal: Les dégénérations de la moelle épinière. Genève 1885. — Loreti, F.: Configurazione del l'oligodendroglia interfascicolare sua omologia colla cellulad ello Schwann. Riv. Pat. nerv. **52**, 135 (1938). Ref. Zbl. Neur. **92**, 97 (1939). — Lüers, Th.: Über frontothalamische Syndrome bei der Pickschen Krankheit. Dtsch. Z. Nervenheilk. **164**, 179 (1950). — Lugaro, E. Allgemeine pathologische Anatomie der Nervenfasern. In Handbuch der pathologischen Anatomie des Nervensystems, herausgeg. von E. Flatau, L. Jacobsohn u. L. Minor, Bd. I, S. 162. Berlin: S. Karger 1904. — Sul neurotropismo e sui trepianti dei nervi. Riv. Pat. nerv. **2** (1906).

Marburg, O.: Experimentelle Untersuchungen über Pyramidenläsionen beim Hund. Jb. Psychiatr. **53**, 164 (1936). — Marcora, F.: Di una fina alterazione delle cellule nervose ecc. Boll. Soc. med.-chir. Pavia **22**, 134 (1908). — Marchi, V., e G. Algeri: Sulle degenerazioni descendenti consecutiva a lesioni della corteccia cerebrale. Riv. sper. Freniatr. **11**, 493. — Marinesco et Menia: Recherches régénérescence des nerfs peripheriques. Revue neur. **1907**. — Régénérescence des fibres du système nerveux central. J. of Physiol. **17** (1910). Enthält auch die ältere Literatur. — Marinesco, G. Über Veränderungen der Nerven und des Rückenmarks nach Amputationen. Ein Beitrag zur Nerventrophik. Neur Zbl. **1892**, 11, 463. — Des lésions primitives et des lésions secondaires de la cellule nerveuse C. r. Soc. Biol. Paris **1896**. — Allgemeine Pathologie der Nervzellen, sekundäre und primitive Läsionen. Presse méd. **1897**, 41. — Beitrag zum Studium der Lokalisation der motorischen Kerne im Rückenmark. Revue neur. **1898**, 463. — Histopathologie der Nervzelle. Revue neur. **1897**, 523. — Rapports des cellules de Betz avec les mouvements volontaires. Nouv. Iconogr. Salpêtrière **1910**, 365. — Recherches sur la structure physico-chimique de la cellule nerveuse etc. Rev. belge Sci. méd. **2** (1930). — Marmier, C.: Demonstration über die Doppelbrechung am Nerven im Verlauf der sekundären Degeneration. Helvet. physiol. Acta C **3**, 24 (1945). — Marsh, G., and H. W. Beams: In vitro control of growing chick nerve fibers by applied electric currents. J. Cellul. Comp. Physiol. **27**, 139 (1946). — MATSON, DONALD D., EBEN ALEXANDER and P. WEISS: Experiments on the bridging of gaps in severed peripheral nerves of monkeys. J. of Neurosurg. **5**, 230 (1948). — MAY, R. M.: Etudes microchimiques sur la système nerveux. Bull. Soc. chim. biol. **12**, 934 (1930). — MAY, R. M., et J. ARNOUX: Etudes microchimiques sur la système nerveux. Bull. Soc. Chim. biol. Paris **22**, 286 (1940). — MAYENDORF, N. v.: Neuere Forschungsergebnisse auf dem Gebiete der Neuronenlehre. Mschr. Psychiatr. **93**, 245 (1936). — Die pathologische Synapse. Mschr. Psychiatr. **99**, 145 (1938). — MAYER, SIGMUND: Über Vorgänge der Degeneration und Regeneration im unversehrten peripherischen Nervensystem. Z. Heilk. **2**, 154—258 (1881). — MERZBACHER: Untersuchung an winterschlafenden Fledermäusen usw. Pflügers Arch. **100** (1903). — Zur Biologie der Nervendegeneration (Ergebnisse von Transplantationsversuchen). Neur. Zbl. **1905**. — METTLER, F. A., and R. E. HANADA: Marchi method. Stain Technol. **17**, 111 (1942). — Neuroanatomy. St. Louis: C. V. Mosby Comp. 1948. — MEYER, A., E. BECK and T. MCLARDY: Prefrontal leucotomy. A neuro-anatomical report. Brain **70**, 18 (1947). — MEYER, A., E. BECK and M. SHEPHERD: Unusually severe lesions in the brain following status epilepticus. J. of Neur. N. S. **18**, 24 (1955). — MEYER, A., and M. MEYER: Boutons terminaux in the cerebral cortex. J. of Anat. **79**, 180 (1945). — MINKOWSKI, M.: Etude sur les connexions anatomiques des circonvolutions ronlandiques pariétales et frontales. Schweiz. Arch. Neur. **12**, 71, 227 (1923); **15**, 97 (1924). — MINOR, L.: Traumatische Erkrankungen des Rückenmarkes. In Handbuch der pathologischen Anatomie des Nervensystems, herausgeg. von E. FLATAU, L. JACOBSOHN u. L. MINOR, Bd. II, S. 1009. Berlin: S. Karger 1904. — MISKOLCZY, D.: Über die Endigungsweise der spinocerebellaren Bahnen. Z. Anat. **96**, 537 (1931). — MISKOLCZY, D., u. M. DANCZ Atrophia cerebro-cerebellaris cruciata. Arch. f. Psychiatr. **101**, 637 (1934). — MÖNCKEBERG u. BETHE: Die Degeneration der markhaltigen Nervenfasern bei Wirbeltieren. Arch. mikrosk. Anat. **54**, 135 (1899). — MÖNCKEBERG, J. G.: Atrophie und Aplasie. In MARCHAND-KREHLS Handbuch der allgemeinen Pathologie, Bd 3/1. Leipzig 1915. — MONAKOW, v.: Gehirnpathologie, Bd. I, C. Allgemeine Pathologie des Zentralnervensystems, S. 357. Dort siehe weitere Literatur. Wien: A. Hölder 1905. — MOTT, F.: Ascending degeneration resulting from lesions of the spinal cord. Brain **15**, 215 (1892). — The pathology of degeneration. Lancet **1902**, 327. — Lectures on the degeneration of the neuron. Brit med. J. **20**, 60 (1900). — MOTT u. HALLIBURTON: The chemistry of nerve degeneration. Philosophic. Trans. Roy. Soc. Lond., Ser. B **194**, 437 (1901). — The chemistry of nerve degeneration. Lancet **1901**, 1 1077. — Erg. Physiol. **4**, 23 (1905). — MÜNZER, E., u. H. WIENER: Experimentelle Beiträge zur Lehre von den endogenen Fasersystemen des Rückenmarks. Mschr. Psychiatr. **28**, 1 (1910). — MURALT, A. v.: Die Signalübermittlung im Nerven. Basel (1946). — MURALT, A. v., u. H. v. SCHULTHESS: Über den Acetylcholingehalt des peripheren Nerven während der Degeneration. Helvet. physiol. Acta **2**, 435 (1944). — MURALT, A. v., u. F. WYSS: Über den Aneuringehalt des peripheren Nerven während der Degeneration. Helvet. physiol. Acta **2**, 445 (1944).

NACHMANSOHN, D.: Die Rolle des Acetylcholins in den Elementarvorgängen der Nervleitung. In Ergebnisse der Physiologie, biologische Chemie und experimentellen Pharmakologie. S. 576. Berlin: Springer 1955. — NACHMANSOHN, D., u. E. C. HOFF: Effects of dorsal root section on cholin esterase concentration in the spinal cord of cats. J. of Neurophysiol. **7**, 27 (1944). — NACHMANSOHN, D., H. M. JOHN and M. BERMAN: Studies on choline acetylcholine in nerve axon. J. of Biol. Chem. **163**, 475 (1946). — NAGEOTTE J.: Cytology and cellularpathology of the nervous system, Bd. I, S. 191—239. New York: Paul Hoeber 1932. — Role du corps granuleux dans la phagocytose du neurite, au cours de la dégénération wallérienne. C. r. Soc. Biol. Paris **71**, 251 (1911). — NAUTA and VAN STRAATEN: Die primären Opticuszentren der Ratte. J. of Anat. **81**, 127 (1947). — NAUTA, W. J. H., and P. A. GYGAX: Silberimprägnation degenerierender Axone im Zentralnervensystem. Eine modifizierte Technik. Stain Technol. **29**, 91 (1954). — NICHOLAS, J. S.: Experimental approaches to problems of early development in rat. Quart. Rev. Biol. **22**, 179 (1947). — NISSL, F.: Über experimentell erzeugte Veränderungen an den Vorderhornzellen des Rückenmarkes beim Kaninchen. Allg. Z. Psychiatr. **47** (1891). — Über die Veränderungen der Ganglienzellen am Facialiskern des Kaninchens nach Ausreißung der Nerven. Z. Psychiatr. **48**, 197 (1892). — Mitteilungen zur normalen und pathologischen Anatomie der Nervenzelle. Zbl. Nervenheilk. **16**, 315 (1893). — Mitteilungen zur Anatomie der Nervenzelle. Allg. Z. Psychiatr. **50**, 370 (1894). — Über eine neue Untersuchungsmethode des Zentralorgans speziell zur Feststellung der Lokalisation der Nervenzellen. Zbl. Nervenheilk. usw. **16** (1894). — Beziehungen der Nervenzellsubstanz zu dem tätigen, ruhenden und ermüdeten Zellzustande. Allg. Z. Psychiatr. **52**, 1147 (1894). — Die Großhirnanteile des Kaninchens. Arch. f. Psychiatr. **52**, 867 (1913). — Verslg Mitteldtsch. Psych. u. Neurol. 1907 Leipzig. Mschr. Psychiatr. **23**, 88, 172 (1908). — Experimentalergebnisse zur Hirnrindenschichtung. Mschr. Psychiatr. **23** (1908). — Völlige Isolierung der Hirnrinde beim neugeborenen Tiere. Sitzgsber. Heidelberg. Akad. Wiss. Math.-naturwiss. Kl. **1911**. — Noll, A.: Über die quantitaven Beziehungen des Protagon zum Nervenmark. Hoppe-Seylers Z. **27**, 370 (1899). — Norman, R. M.: Thalamic degeneraration following bilateral premotor frontal lobe atrophy of the Strümpell type. J. of Neur.N. S. 8, 529 (145). — Notthafd, v.: Neue Untersuchungen über den Verlauf der Degenerations- und Regenerationsprozesse am verletzten peripheren Nerven. Z. wiss. Zool. **55**, (1892).

Oiye, T.: Experimentelle Studien über Regeneration des Gehirngewebes. Mitt. path. Institut Sendai 1928. — O'Leary, J. L.: The precentral motor cortex. Illinois Univ. Publ. **4**, 83 (1944). — Onuf, K.: Bemerkungen über die Anordnungen und Funktion der Zellgruppen in der Sacralregion des Rückenmarkes. J. of Neur. a. Ment. Diss. **1899**. — Ortmann, R.: Über die Einförmigkeit morphologischer Reaktionen der Ganglienzellen nach experimentellen Eingriffen. Dtsch. Z. Nervenheilk. **167**, 431 (1952).

Parker, G. H.: The progressive degeneration of frog nerve. Amer. J. Physiol. **106**, 398 (1933). — Parker, G. H., and Virginia L. Paine: Progressive nerve degeneration and its rate in the lateralline nerve of the catfish. Amer. J. Anat. **54**, 1—25 (1934). — Penfield, D. W.: Alterations of the Golgi apparatus in nerve cells. Brain **43**, 290 (1920). — Phalen and Davenport: Über die pericellulären Endknoten im Zentralnervensystem der Vertebraten. J. Comp. Neur. **68**, 67 (1938). — Poljak, S.: Zit. nach Schaffer u. Miskolczy. — Pricket, C. O., and C. Stevens: Verwendung polarisierten Lichtes zur Untersuchung von Myelindegenerationen. Amer. J. Path. **15**, 241 (1939). — Probst, M.: Experimentelle Untersuchungen über die Anatomie und Physiologie des Sehhügels. Mschr. Psychiatr. **7**, 387 (1900).

Quensel, F.: Stabkranz des Stirnhirns. Fol. neurobiol. **4**, 319 (1910).

Ranke, O.: Degeneration and regeneration of nerve fibers. J. Comp. Neur. **22**, 487—537 (1912). — Ranson, S. W.: Retrograde degeneration in the spinal nerves. J. Comp. Neur. **16**, 265 (1906). — Degeneration and regeneration of nerve fibers. J. Comp. Neur. **22**, 487 (1912). — Ranson, S. W., and M. Ranson: Pallidofugal fibers in the monkey. Arch. of Neur. **42**, 1059 (1939). — Ranson, S. W., M. Ranson and Ranson: Fiber connections of the corpus striatum as seen in Marchi-preparations. Arch. of Neur. **26**, 230 (1941). — Ranvier, L.: De quelques faits relatifs à l'histologie et àla des muscles striés. Arch. Physiol. Paris **6**, 1 (1874). — Ranvier, L.: Lecons sur l'histologie du systeme nerveux, Bd. 2. Paris 1878. — Rasdolsky, J.: Über die Endigung der extraspinalen Bewegungssysteme im Rückenmark. Z. Neur. **86**, 361 (1923). — Raymond: Scléroses systematiques de la moelle. Paris 1894. — Reich, F.: Über die feinere Struktur der Zellen des peripheren Nerven. Z. Psychiatr. **62**, 620 (1805). — Über den zelligen Aufbau der Nervenfaser auf Grund mikrohistochemischer Untersuchungen. J. Psychol. u. Neur. **8**. 244 (1907). — Über Unterschiede im Bau der zentralen und peripheren Nervenfaser auf Grund mikrohistiochemischer Untersuchungen. Allg. Z. Psychiatr. **66**, 676 (1909). — Richter, H.: Tabes dorsalis. In Bumke und Foersters Handbuch der Neurologie, Bd. XII, Teil 1. Berlin: Springer 1935. — Richter, P.: Pathologische Anatomie und Pathogenese der Tabes dorsalis. In O. Bumke u. O. Foersters Handbuch der Neurologie, S. 462. Berlin: Springer 1935. — Robertis, E. de, and F. O. Schmitt: Effect of nerve degeneration on structure of neurotubules. J. Cellul. a. Comp. Physiol. **32**, 45 (1948). — Röhlich, P., and M. Weiss: Studies on the histology and permeability of the peripheral nervous barrier. Acta morph. hung. **5**, 335 (1955). — Rokitansky, v.: Handbuch der pathologischen Anatomie, Bd. II, S. 774. 1844. — Rose, J. E., and C. N. Woolsey: A study of thalamocortical connections in the rabbit. Bull. Johns Hopkins Hosp. **73**, 65 (1943). — Rosenblueth and Dempsey: A study of Wallerian degeneration. Amer. J. Physiol. **128**, 19 (1939). — Rosenblueth and E. C. del Pozo: The centrifugal course of Wallerian degeneration. Amer. J. Physiol. **139**, 247 (1943). — Rothmann, J.: Die sacrolumbale Kleinhirnseitenstrangbahn. Neur. Zbl. **19**, 16 (1900). — Rozsa, G., C. Morgan, A. Szent-Györgyi and R. W. G. Wyckoff: The electron microscopy of sectioned nerve. Science (Lancaster, Pa.) **112**, 42 (1950). — The electron microscopy of myelinated nerve. Biochim. et Biophysica Acta **6**, 13 (1950). — Rutishauser, F.: Experimenteller Beitrag zur Stabkranzfaserung im Frontalhirn des Affen. Mschr. Psychiatr. **5**, 161 (1899).

Saguchi, S.: Das Nucleonephelium und seine Beziehungen zum Cytoplasma in den Nervenzellen. Ein Beitrag zur Frage nach den Wechselbeziehungen zwischen Karyo- und Cytoplasma. Cytologische Studien, Kanazewa **25**, H. 4 (1930). — Sanders and Young: The role of the peripheral stumps in the control of fibrediameter in regenerating nerves. Amer. J. Physiol. **103**, 119 (1944). — Sanders, F. K., and J. Z. Young: The degeneration and reinnervation of grafted nerves. J. of Anat. **76**, 143—166 (1942). — Sano, F.: Die motorischen Lokalisationen im lumbosacralen Rückenmark. J. de Neur. **1897**, 254. — Motorische und sensible Lokalisationen im Rückenmark. J. de Neur. **1898**, 129. — Sano, J.: Contribution al étudedes la pathologie de la cellule pyramidale etc. J. de Neur. **1897**. — Sawyer, C. H.: Cholinesterases in degenerating and regenerating peripheral nerves of myelin degeneration. Amer. J. Physiol. **146**, 246 (1946). — SCAFFIDI, V.: Über den Atmungsstoffwechsel der Nervenfasern nach deren Resektion. Biochem. Z. **25**, 24 (1910). — SCHABBEL, E.: Zahlenmäßige Beziehungen und polarisationsoptische Analyse von Degenerationen im Zentralnervensystem der Schildkröte. Zool. Jb., Abt. Anat. u. Ontog. **61**, 391 (1936). — SCHADEWALD, M.: Effects of cutting the trochlearis and abducens nerves on the endbulbs about the cells of the corresponding nuclei. J. Comp. Neur. **74**, 239 (1941). Ref. Zbl. Neur. **102**, 3 (1942). — SCHAEFER, H.: Elektrophysiologie. Bd. I u. II. Wien 1940/1942. — SCHAFFER, K.: Über die zeitliche Reihenfolge der sekundären Degeneration in den einzelnen Rückenmarkssträngen. Neur. Zbl. **15**, 386 (1895). — Das Verhalten der fibrilloreticulären Substanz bei Schwellungen der Nervenzellen. Neur. Zbl. **1906**. — Zur genaueren Charakteristik der Ganglienzellschwellung. Neur. Zbl. **1906**. — SCHAFFER, K., u. D. MISKOLCZY: Histopathologie des Neurons. In Hirnpathologische Beiträge, Bd. 18. Leipzig 1938. — SCHIEFFER-DECKER: Über Regeneration, Degeneration und Architektur des Rückenmarks. Virchows Arch. **67** (1876). — Über Glia und Nervenzellen. Arch. Anat. u. Physiol., Anat. Abt. **1915**. — SCHIMERT, J.: Das Verhalten der Hinterwurzelkollateralen im Rückenmark. Z. Anat. **109**, 665 (1939). — Die sekundäre Degeneration der Kollateralen und Endbäumchen im Zentralnervensystem. Anat. Anz., Erg.h. **87**, **312** (1938/39). — SCHMAUS, H.: Vorlesungen über die Pathologie des Rückenmarkes. Wiesbaden: J. F. Bergmann 1901. Siehe hierzu NISSL: Kritische Besprechung von H. SCHMAUS usw. Zbl. Nervenheilk. **1903**. — SCHOEPFLE, G. M., and J. ERLANGER: The action of temperature on the excitability, spike height and configuration and the refractory period observed in the responses of single medullated nerve fibres. Amer. J. Physiol. **134**, 694—704 (1941). — SCHOLZ, W.: Über den Einfluß chronischen Sauerstoffmangels auf das menschliche Gehirn. Z.Neur. **171** (1941). Die Krampfschädigungen des Gehirns. Monographien Neur. **1951**. — Kreislaufschäden des Gehirns und ihre Pathogenese. Verh. dtsch. Ges. Kreislaufforsch. **19**, 52 (1953). — Selective neuronal necrosis and its topistic patterns in hypoxemia and oligemia. J. of Neuropath. **12**, 249 (1953). — SCHRÖDER, P.: Einführung in die Histologie und Histopathologie des Nervensystems. Jena 1908. — Die vordere Zentralwindung bei Läsionen der Pyramidenbahnen usw. Mschr. Psychiatr. **35**, 1 (1914). — SEDDON, H. J., and W. HOLMES: Ischaemic damage in the peripheral stump of a divides nerve. Brit. J. Surg. **32**, 389 (1944/45). — SERENI, ENRICO, and JOHN Z. YOUNG: Nervous degeneration and regeneration in cephalopods. Pubbl. Staz. zool. Napoli **12**, 173—208 (1932). — SETTERFIELD, H. E., and T. S. SUTTON: The use of polarized light in the study of myelin degeneration. I. The appearance and progress of degeneration after transsection of the sciatic nerve of the white rat. Anat. Rec. **61**, 397—411 (1935). — SHIRAL, SEIICHI: Experimentelle Untersuchungen über die Degenerations- und Regenerationsvorgänge der Nervenfasern im intracerebral transplantierten Gewebe. II. Mitt. Sarkom-Transplantationsversuch. Mitt. med. Akad. Kioto **15**, 529—550 (1935). — SIMMA, K.: Über Thalamusveränderungen bei progressiver Paralyse. Mschr. Psychiatr. **121**, 297 (1951). — SJÖVALL, E.: Die Nervenzellenveränderungen bei Tetanus und ihre Bedeutung. Jb. Psychiatr. **23**, 299 (1903). — SMITH, M. C.: The use of marchi staining in the later stages of human tract degeneration. J. Neurol., Neurosurg. a. Psychiatry **14**, 222 (1951). — SPATZ, H.: Über eine besondere Reaktionsweise des unreifen Zentralnervensystems. Z. Neur. **53**, 336 (1920). — Über degenerative und reparatorische Vorgänge nach experimentellen Verletzungen des Rückenmarkes. Z. Neur. **58**, 327 (1920). — Über die Vorgänge nach experimenteller Rückenmarksdurchtrennung usw. Histol. Arb. Großhirnrinde **1921**, 49. — SPEIDEL, C. C.: Studies of living nerves. II. Activities of ameboid growth cones, sheath cells and myelin segments, as revealed by prolonged observation of individual nerve fibres in froh tadpoles. Amer. J. Anat. **52**, 1—79 (1933). — Studies of living nerves. III. Phenomena of nerve irritation and recovery, degeneration and repair. J. Comp. Neur. **61**, 1—80 (1935). — Studies of living nerves. IV. Growth, regeneration and myelination of peripheral nerves in salamanders. Biol. Bull. **68**, 140—161 (1935). — Adjustments of peripheral nerve fibers. In P. WEISS, Genetic Neurology, S. 66. The: Univ. of Chicago Press. 1950. — SPIEGEL, A.: Physikalisch-chemische Untersuchungen am Nervensystem. III. Mitt. Die physikalischen Veränderungen der Markscheide im Beginn der WALLERschen Degeneration. Beitr. path. Anat. **70**, 215 (1922). — SPIELMEYER, W.: Histopathologie des Nervensystems. Berlin: Springer 1922. — Degeneration und Regeneration am peripheren Nerv. In Handbuch der normalen und pathologischen Physiologie, Bd. IX, S. 285. Berlin: Springer 1929. — STÄMPFLI, R.: Bau und Funktion isolierter markhaltiger Nervenfasern. Erg. Physiol. **47**, 70 (1952). — STOECKENIUS, W., u. K. ZEIGER: Morphologie der segmentierten Nervenfaser. In C. ELZA u. E. SCHARRER, Ergebnisse der Anatomie und Entwicklungsgeschichte. Berlin: Springer 1956. — STRÄUSSLER, E.: Veränderungen der motorischen Rückenmarkszellen nach Resektion und Ausreißung peripherer Nerven Jb. Psychiatr. **21** (1902). — STRÖBE, H.: Experimentelle Untersuchungen über Degeneration und Regeneration peripherer Nerven nach Verletzungen. Beitr. path. Anat. **13**, 160—278 (1893). — Experimentelle Untersuchungen über die degenerativen und regenerativen Vorgänge bei der Heilung von Verletzungen des Rückenmarks, nebst Bemerkungen zur Histologie der sekundären Degeneration. Beitr. path. Anat. **15** (1894). — Die allgemeine Histologie der degenerativen und reparativen Prozesse im centralen und peripheren Nervensystem nach den neuesten Forschungen. Zbl. Path. **6**, 849 (1895). — STUURMANN, F. J.: Zur Kenntnis der tigrolytischen Ganglienzellschwellung. Neur. Zbl. **1915**. — SUGAR, O.: The non-centrifugal degeneration of severed peripheral nerves. J. of Neurophysiol. **1**, 7—15 (1938). — SUGAR, O., and R. W. GERARD: Spinal cord regeneration in the rat. J. of Neurophysiol. **3**, 1 (1940). — SUH, H., and L. ALEXANDER: Vascular system of the human spinal cord. Arch. of Neur. **41**, 660 (1939). — SUNDERLAND, S.: Blood supply of the nerves of the upper limb in man. Arch. of Neur. **53**, 91 (1945). — Blood supply of peripheral nerves. Practical considerations. Arch. of Neur. **54**, 280 (1945). — Blood supply of the sciatic nerve and its popliteal divisions in man. Arch.of Neur. **54**, 283 (1945). — Observations on the course of recovery and late end results in a series of cases of peripheral nerve suture. Austral. a. New Zealand J. Surg. **18**, 264 (1949). — Regeneration phenomena in human peripheral nerves. In P. WEISS, Genetic Neurology. S. 105. The Univ. of Chicago Press 1950. — The function of nerve fibers whose structure has been disorganized. Anat. Rec. **109**, 503 (1951). — SUNDERLAND, S., and K. C. BRADLEY: Endoneurial tuber skrinkage in the distal segment of a severed nerve. J. Comp. Neur. **93**, 411—420 (1950). — SWANK, R. L.: Wallerian degeneration in the sciatic nerve of the rat. A comperative study with a silver, the osmic acid and the chlorate-osmic acid methods. Arch. of Path. **30**, 689—700 (1940). — SWANK, R. L., and H. A. DAVENPORT: Marchis staining method: studies of some of the underlying mechanism involved. Stain Technol. **9**, 129 (1934). — SZENTÁGOTHAI-SCHIMERT, J.: Die Endigungsweise der absteigenden Rückenmarksbahnen. Z. Anat. **111**, 322 (1941).

TAMAKI, K.: The effect of unilateral section of the peronealnerve of the albino rat on the number of myelinated fibers in the intact nerve of the opposite side. Anat. Rec. **56**, 219 (1933). — Further studies on the effect of section of one peroneal nerve of the albino rat on the intact nerve of the opposite side. J. Comp. Neur. **64**, 437 (1936). — TASAKI, I.: Electric stimulation and the excitatory process in the nerve fiber. Amer. J. Physiol. **125**, 380 (1939). — TASAKI, I., and K. MIZUGUCHI: The changes in the electric impedance during activity and the effects of alkoloids and polarization upon the bioelectric processus in the myelinated nerve fibre. Biochem. et Biophysica Acta **3**, 484—493 (1949). — TASIRO, S.: Experimentelle anatomische Untersuchungen über die efferenten Bahnen der Vierhügel bei Kaninchen. Z. mikrosk.-anat. Forsch. **45**, 321 (1939). Ref. Zbl. Neur. **1940**. — TELLO, F.: Dégénération et régénération des plaques motrices etc. Trav. Labor. Invest. biol. Univ. Madrid **5** (1907). — Régénération dans les fuseauy de KUEHNE. Trab. Labor. Invest. biol. Univ. Madrid **5** (1907). — Régénération dans les voies optiques. Trab. Labor. Invest. biol. Univ. Madrid **5** (1907). — Neurotropismo etc. Trav. Labor. Invest. biol. Univ. Madrid **9** (1911). — Gegenwärtige Anschauungen über den Neurotropismus. Vorträge und Aufsätze Entw.mechan. **1923**, H. 33. — THOMAS, G. A.: Quantitative histologie of Wallerian degeneration. J. of Anat. **82**, 135 (1948). — TITECA, JEAN: Abolition précoce de la transmission neuromusculaire au cours de la dégénérescense wallérienne. C. r. Soc. Biol. Paris **112**, 1588—1592 (1933). — Etude des modifications fonctionelles du nerf au cours de sa dégénérescence wallérienne. Arch. internat. Physiol. **41**, 1—56 (1935). — TOBIAS, J. M.: Microrespiration techniques. Physiologic. Rev. **23**, 16 (1943). — Qualitative observations on visible changes in single frog, squid and other axones subjected to electrical polarization. J. Cellul. a. Comp. Physiol. **37**, 91 (1951). — TOBIAS, J. M., D. B. CLARK and R. W. GERARD: Federat. Proc. **1**, 85 (1942). — TOBIAS, J. M., and R. W. GERARD: Improved capillary microrespirometer. Proc. Soc. Exper. Biol. a. Med. **47**, 531 (1941). — TOBIAS, J. M., and S. SOLOMON: Opacity and diameter changes in polarized nerve. J. Cellul. a. Comp. Physiol. **35**, 25 (1950). — TOOTH: The goulstonian lectures on secondary degeneration of the spinal cord. Brit. Med. J. **1889**. — On the destination of the antero-lateral ascending tract. Brain **1892**, 397. — TOWER, S. S.: Reaction of muscle to degeneration. Physiologic. Rev. **19**, 1 (1939). — TSANG, YÜ-CHUAN: Vascular changes following experimtal lesions in the cerebral cortex. Arch. of Neur. **35**, 1280 (1936). — Gefäßveränderungen in den Thalamuskernen bei retrograder Degeneration. Arch. of Neur. **44**, 1237 (1940). — TSCHERNYSCHEFF, U.: Zur Frage der pathologischen Anatomie und der Leitungsbahnen des Kleinhirns bei Hirnaffektionen. Arch. f. Psychiatr. **75** (1925). — TSUKAGUSHI, R.: Regeneration of cervical sympathicus after section. Quart. J. Exper. Physiol. **9** (1916). — TUREEN, L.: Effect of experimental temporary vascular occlusion on the spinal cord. Arch. of Neur. **35**, 789 (1936). Ref. Zbl. Neur. **82**, 166 (1936). — TÜRCK: Sekundäre Erkrankung einzelner Rückenmarksstränge. Sitzgsber. ksl. Akad. Wiss., Math.-naturwiss. Kl. **4** (1851); **11** (1853).

ULE, G.: Die gekreuzten und anderen sekundären Kleinhirnatrophien. Dtsch. Z. Nervenheilk. **171**, 490 (1954). — UMRATH, K., u. H. F. HELLAUER: Über trophische Wirkungen sensibler Neurone im Nervensystem. Dtsch. Z. Nervenheilk. **165**, 409 (1951). — Aneurin bei der Degeneration Regeneration und Erregung des Nerven. Z. Vitaminforsch. **2**, 421(1949).

VERHAART, W. J. C.: Bilaterale gekreuzte cerebro-cerebellare Atrophie. Excerpta med. **8**, 881 (1955). — VILLAVERDE, J. M. DE: Verschiedene Aufsätze über die Erscheinungen der Bleivergiftung. Trab. Labor. Invest. biol. Univ. Madrid **22** (1924); **24** (1926); **26** (1930). — VOGT, C. u. O.: Lebensgeschichte, Funktion und Tätigkeitsregulierung des Nucleolus. Ärztl. Forsch. **1**, 8, 43 (1947).

WALKER, A. E.: The thalamic projection to the central gyri in macacus rhesus. J. Comp. Neur. **60**, 161 (1934). — The retrograde cell degeneration in the thalamus of macacus rhesus following hemidecortication. J. Comp. Neur. **62**, 407 (1935). — The thalamus in relation to the cerebral cortex. J. Nerv. Dis. **85**, 249 (1937). — The Primate Thalamus. Chicago: Univ. Chicago Press 1938. — Anatomic Basis of the Talamic Syndroms. J. of Anat. 73, 37 (1938). — WALKER, A. E., and J. F. FULTON: Hemidecortication in chimpanzee, baboon, macaque, potto, cat and coati. A study in encephalization. J. Nerv. Dis. **87**, 677 (1938). — WALL, P. D.: Färbung und Erkennung der feinen degenerierenden Nervenfasern. Stain Technol. **25**, 125 (1950). — WALLER: Philosophic. Trans. Roy. Soc. Lond. **1850**, 423. — C. r. Acad. Sci. **34**, 582 (1852). — Expériences sur la section des nerfs. Gaz. méd. **1856**. — Arch. Anat. usw. **1952**; **1953**. — WALLER, A.: Experiments on the section of the glossopharyngeal and hypoglossal nerves of the frog and observations of the alterations produced thereby in the structure of their primitive fibres. Philosophic. Trans. Roy. Soc. Lond. **140**, 423—429 (1850). — WALTHER, H. E.: Kontralaterale Nerventransplantation. Z. örthop. Chir. **28** (1909/10). — WARRINGTON, W. B.: Further observations on the structural alterations in the cells of the spinal cord following various lesions. J. of Physiol. **25**, 462, (1899). — WEDELES, C. H. A.: The effect of increasing the functional load of muscle on the composition of its motor nerve. J. of Anat. **83**, 57 (1949). — WEDELL and GLEES: The early stages in the degeneration of cutaneous nerve fibers. J. of Anat. **76**, 65 (1941). — WEIL, A.: Textbook of Neuropathologie, 2. Aufl. New York: Grune & Stratton 1945. — WEIL u. McNATTIN: Zit. bei WEIL, S. 51. — WEISSCHEDEL, E., u. R. JUNG: Die anatomische Auswertung und das Studium sekundärer Faserdegeneration nach lokaler subcorticaler Ausschaltung durch Elektroagulation. Z. Anat. **109**, 374 (1939). — WEISS, P.: Principles of development. New York: Henry Holt & Comp. 1939. — Endoneurial endema in constricted nerve. Anat. Rec. **86**, 491 (1943). — Functional nerve regeneration through frozendried nerve grafts in cats and monkeys. Proc. Soc. Exper. Biol. a. Med. **54**, 277 (1944). — The technology of nerve regeneration: a review. J. of Neurosurg. **1**, 400 (1944).— Sutureless reunion of severed nerves with elastic cuffs of tantalum. J. of Neurosurg. **1**, 219 (1944). — Damming of axoplasma in constrictes nerve: a sign of perpetual-growth in nerve fibers. Anat. Rec. Suppl. 88, 48 (1944). — Experiments on cell and axon orientation in vitro: the role of colloidal exsudates in tissue organisation. J. of Exper. Zool. **100**, 353 (1945). — Genetic Neurology. Problems of the development, growth and regeneration of the nervous system and its functions. The Univ. of Chicago Press 1950. — WEISS, P., and A. BURT: Effect of nerve compression on Wallerian degeneration in vitro. Proc. Soc. Exper. Biol. a. Med. **55**, 109 (1944). — WEISS, P., H. WANG, A. TAYLOR and M. EDDS: Proximodistal fluid convection in the endoneural spaces of peripheral nerves, demonstrated by colored and radioactive tracers. Amer. J. Physiol. **143**, 521 (1945). — WILKINSON, H. J.: J. Comp. Neur. **51** (1930). — WINDLE, W. F., C. D. CLEMENTE and W. W. CHAMBERS: Hemmung einer gliösen Barrierenbildung als Mittel, welches das Wachstum eines peripheren Nerven in das Hirngewebe ermöglicht. J. Comp. Neur. **96**, 359 (1952). — WINKLER, C.: Anatomie du système nerveux. Premièer et quatrième. partie. Haarlem 1918—1929. — WOHLFAHRT, S., u. TH. SALLSTROM: Einige experimentelle Untersuchungen über retrograde Nervenzellreaktion beim Kaninchen. Verh. 3. Internat. Neur. Kongr. 1939, S. 516. Ref. Zbl. Neur. **99**, 3 (1941). — WOHLWILL, F.: Handbuch der Neurologie, herausgeg. von BUMKE u. FOERSTER, Bd. 16. 1936. — WOODHALL, B., and C. DAVIS jr.: Veränderungen an den Art. nervorum bei Verletzung peripherer Nerven des Menschen. J. of Neuropath. **9**, 335 (1950). — WOOLLARD, H. H.: Structural changes in nerve endings in starvation and in beri-beri. J. of Anat. **61** (1927). — WOROTYNSKI: Zur Lehre von den sekundären Degenerationen im Rückenmark. Neur. Zbl. **16**, 1094 (1897).

YOUNG, J. Z.: Functional repair of nerve tissue. Physiologic. Rev. **22**, 318 (1942). — Contraction, turgor and cytosceletten of nerve fibres. Nature (Lond.) **153**, 333 (1944). — Structur, degeneration and repair of nerve fibres. Nature (Lond.) **156**, 132 (1945). — The history of the shape of a nerve-fibre. In LE GROS CLARK and MEDAWAR, Essays on growth and form; (DARCY WENTWORTH THOMESON), S. 41. New York; Oxford Univ. Press. 1945.

Alterserkrankungen des Zentralnervensystems.

Senile Involution. Senile Demenz. ALZHEIMERsche Krankheit.

Von

A. von Braunmühl-Haar b. München.

Mit 116 Abbildungen.

I. Einleitung.

Wenn wir versuchen, einen Überblick über die Alterserkrankungen des Zentralnervensystems zu geben, so werden wir, dem Zweck dieses Handbuches entsprechend, ganz auf der anatomischen Betrachtung aufbauen und vielfach klare Abbildungen statt des Textes sprechen lassen. Wir werden, von der *senilen Involution* kommend, die *senile Entartung* abhandeln und damit die anatomische Grundlage der senilen Demenz und der sog. präsenilen Demenz oder ALZHEIMERschen Krankheit besprechen. Von *anatomischen* Gesichtspunkten ausgehend, fassen wir für die Beschreibung der Gewebsveränderungen senile Demenz und ALZHEIMERsche Krankheit unter dem Sammelnamen der „senilen Entartung“ zusammen, ohne daß damit die ALZHEIMERsche Krankheit der senilen Demenz nahe- oder gar gleichgestellt werden soll. Auch wollen senile Demenz und vor allem ALZHEIMERsche Krankheit dem *Altern* des Gehirns nur bedingt zugeordnet werden, wenn sich auch diese Erkrankungen zu einem bestimmten vorgerückten Lebensalter kundtun. Die „Frühformen“ der sog. ALZHEIMERschen Krankheit freilich lassen sich auch bei solch weiter Begriffsfassung nicht den Alterserkrankungen eingliedern. Gesichtspunkte der *klinischen* Psychiatrie werden hier nur insoweit hereingetragen, als dies bei der innigen Verknüpfung klinisch-anatomischer Probleme und nach der historischen Entwicklung der Lehre von der senilen Entartung notwendig erscheint. An Hand dieses Arbeitsprogrammes glauben wir die anatomischen Grundlagen der senilen Involution wie der senilen Entartung am besten herauszuarbeiten. Wir hoffen zudem, solcherweise den mannigfachen Fehlerquellen zu entgehen, die sich auftun, wenn die Problemstellung von vornherein auf die Frage nach den Beziehungen von anatomischem Befund und klinischem Verlauf zugeschnitten ist. — Nach vorgezeichneter anatomischer Betrachtungsweise müssen alle jene Veränderungen gemeinsam besprochen werden, die im physiologischen Senium wie in den krankhaften Abwandlungen der senilen Demenz und der ALZHEIMERschen Krankheit in gleicher Weise gefunden werden. Soweit wir heute sehen, unterscheiden sich die Veränderungen dabei nicht in ihrer *Qualität*, sondern lediglich in ihrer *Quantität*. Daraus leitet sich anatomisch die Berechtigung, ja die Notwendigkeit einer gemeinsamen Behandlung der Gewebsveränderungen her. — Ihrer *Art* nach werden wir die Gewebsbilder in der Folge ausführlich besprechen. Vorweg sei nur die prinzipielle Frage gestellt, ob nicht trotz aller Gleichartigkeit der Bilder bei der senilen Involution auf der einen, der senilen Entartung auf der anderen Seite gewisse *qualitative* Unterschiede insofern bestehen, als dieser oder jener Veränderung mehr Bedeutung und *innerer Wert* für das zukommt, was als anatomisches Substrat des Alterns zu bezeichnen ist. Wir bedenken ja immer, daß Veränderungen, die im Alter vorkommen, noch nicht ohne weiteres anatomisches Substrat des Alterns selbst sind. Die Problemstellung lautet deshalb: Kann man auf anatomischer Grundlage *wesentlich Greisenhaftes, primär Involutives* und *Physiologisches* von *sekundär Involutivem* und *Pathologischem* scheiden? Diese Frage läßt sich in etwa klären, wenn man am alternden menschlichen Gehirn in erster Linie nach *durchgängigen*, also *obligaten* Veränderungen sucht und *fakultative* abgrenzt. In zweiter Linie kommt man der Antwort näher, wenn man einen Vergleichsweg einschlägt und die morphologischen Bilder am alternden Zentralnervensystem solchen an anderen, ja gleichfalls alternden Organen gegenüberstellt und schließlich das alternde Tiergehirn mit in den Kreis der Untersuchung zieht. Es ergibt sich bei solch prinzipieller Betrachtungsweise folgendes: Als primär involutive Veränderungen darf man nur Zellverkleinerung und Zellschwund, weiterhin Zunahme des Abnutzungspigmentes wie des zelligen und faserigen Stützgewebes werten. Mit anderen Worten: Untergang des funktionstragenden Parenchyms unter Zunahme des Stützgewebes ist dem alternden menschlichen wie tierischen Gehirn in gleicher Weise eigen; es kommt auch den übrigen Organen im Alter zu. Auf solche Gesichtspunkte hat schon vor langer Zeit Léri in einem knappen, inhaltsreichen Aufsatz über das senile Gehirn hingewiesen; F. H. Lewy sowie Spatz haben diese Fragestellungen seinerzeit wieder schärfer betont. Im Rahmen solcher Betrachtungsweise sind bestimmte, an und für sich sehr augenfällige Gewebsbilder, wir meinen da vornehmlich die senilen Plaques und die Fibrillenveränderungen, *fakultativ*, also nicht von vornherein anatomisches Substrat des Alterns. Sie sind als *sekundär-involutiv* im *engeren* Sinne anzusprechen, insofern erst ein *primäres* Geschehen im Gehirn die Vorbedingungen für das Entstehen jener Veränderungen schafft. Das Gesagte behält seine Gültigkeit, wenn man die Frage aufwirft, ob nicht die besondere gewebliche Struktur des zentralen Gewebes von vornherein ganz andere Bilder primär-involutiver Veränderungen entstehen läßt als dies an den übrigen Organen der Fall ist. Sekundär-involutiv könnte man die eben bezeichneten Veränderungen auch in viel *weiterem* Sinne nennen, insofern immer zu bedenken ist, ob nicht an anderen Organen der primäre Schaden angreift und sich dann sekundär über ein fehlarbeitendes Organ an dem Zentralnervensystem auswirkt (F. H. Lewy). — Was wir im vorangehenden gestreift haben, wird uns später noch beschäftigen. Wir mußten schon in der Einleitung diese Frage einführen, denn die einheitliche Darstellung einer Anatomie der senilen Involution und der senilen Entartung ist ohne bündige Stellungnahme zu diesen Grundfragen nicht möglich.

Das Altern des Menschen als Problem der Biologie zu besprechen, kann im Rahmen eines Handbuches der speziellen Pathologie nicht unsere Aufgabe sein. Für uns gilt ja vorab die Frage, was die Morphologie mit ihren Arbeitsmethoden zum Problem des Alterns und der Altersentartung beitragen kann. Trotz oder gerade wegen dieser morphologischen Leitidee gestehen wir, daß uns auch die gewissenhafteste Analyse der Gewebsveränderungen dieses oder jenes alternden Organs und — wie nachdrücklich hervorgehoben sei, auch nicht des Zentralnervensystems in seinen einzelnen Teilen — nicht letzte Einsicht in den Altersvorgang als solchen verschafft. Der Morphologe tut gut, sich immer wieder klarzumachen, daß Altern keine Frage eines Organs oder Organsystems ist. *Altern bedeutet letzten Endes Änderung der strukturellen und funktionellen Gesamtsituation;* das Altersproblem ist notwendig ein konstitutionelles (Hirsch, Kuczinsky; ferner Cowdry, Critchley, Driesch, Divry, Kaplan, A. Meyer).

II. Pathologisch-anatomische Befunde bei der senilen Involution und senilen Entartung[1].

A. Allgemeine Obduktionsbefunde.

1. Körperorgane.

Nach den Sektionsprotokollen stehen Bronchopneumonie und schlaffe Pneumonie als *Todesursache* bei unseren Senilen der Anstalten ganz im Vordergrund; alles andere tritt so zurück, daß es in dieser Übersicht vernachlässigt werden kann.

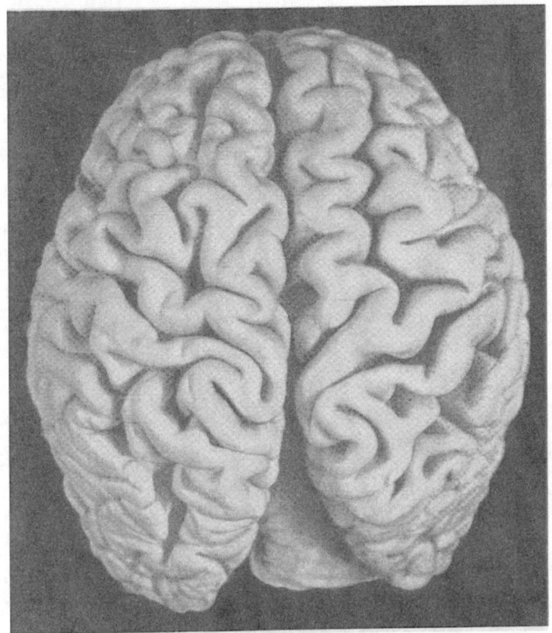

Abb. 1. Gehirn eines 87jährigen, geistig frischen Greises. Schmale, weitklaffende Windungen eines in allen Lappenanteilen gleichmäßig verkleinerten Organs.

So viel man von senilem Marasmus als Todesursache liest, so selten ist er und so wenig Greifbares findet man dabei auf dem Sektionstisch. Unter 350 Fällen seniler Demenz haben wir nur 5 Fälle, für die diese Bezeichnung durchaus zutrifft; hier darf man den senilen Marasmus als Todesursache werten. An der Hirnerkrankung sterben also die Kranken fast nie. (Dazu GROTE S. 343.) Auch bei der ALZHEIMERschen Krankheit trifft das für die Mehrzahl der Fälle zu, wenngleich anfallsartige, richtiger gesagt, kollapsartige Zustände, die wir hier öfter sehen und die auch letal enden können, in diesem oder jenem Fall mit gutem Recht an einen zentral bedingten Tod denken lassen. Ordnet man die wichtigsten *Körpersektionsbefunde*, so ergibt sich für unser Material von 350 Fällen seniler Demenz folgendes: Senile Hirnatrophie fanden wir in 100% der Fälle

[1] Abgeschlossen am 1. 4. 1956. — Verständlich, daß heute dieses oder jenes Kapitel vielleicht etwas anders angelegt würde als es seinerzeit geschah. An Hand von Ergänzungen wurde jedoch Bedacht genommen, den Beitrag auf dem Laufenden zu halten und auch im Rahmen eines Handbuches Fruchtbar-Problematisches aufzuzeigen. Das gilt insbesondere für die Darstellung synaeretischer Abläufe im Rahmen chronischer Entzündungen. — Ausgewählte Abbildungen ersetzen vielfach den Text.

(Abb. 1, 2 und 3). Die Atrophie im Bereich des Stirnhirns überwiegt. Zu dieser Hirnatrophie gesellt sich in ungefähr 62% eine sehr deutliche Atrophie der inneren Organe. Die senile Atrophie der Niere steht dabei obenan (32% überhaupt bzw. 52% aller Fälle mit nachgewiesener Schrumpfung der inneren Organe). Senile Osteoporose ist in 32%, senile Ektasie der Aorta in 7,5% der Fälle besonders vermerkt. Sklerose der Hirnbasisgefäße leichten und mittleren Grades findet man in 25%. Sanguinös-apoplektische Herde werden in 4%, weiße Erweichungen in 10% genannt. Atherosklerose der Brustaorta ist in 40%, Coronarsklerose leichten Grades in 38%, vasculäre Schrumpfnieren in 18,5% der Fälle angeführt. Zur Statistik der Todesursachen im Greisenalter gibt ASCHOFF weitere folgende Zahlen: Von 400 Sektionen an über 65 Jahre alten Personen konnte in 18,5% der Fälle eine Arteriosklerose, in 7,5% Hypertension, in 15,25% ein Krebs der Verdauungsorgane, in 6,75% Prostatahypertrophie, in 4,25% eine Alterstuberkulose, in 3,75% eine Cholelithiasis, in 3,75% eine lobäre Pneumonie, in 3,25% ein Krebs der weiblichen Genitalien, in 2,5% eine Hernie als Todesursache erkannt werden. Die weiteren Todesursachen waren unterhalb dieser Zahlenwerte.

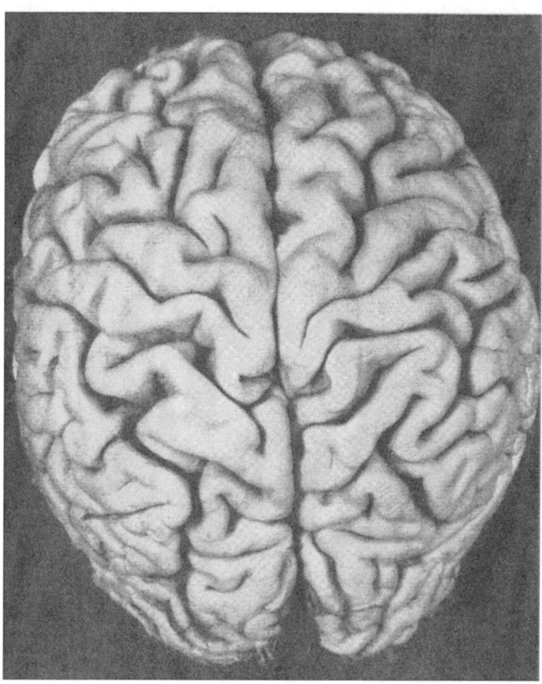

Abb. 2. Gehirn eines 70jährigen Senil-Dementen. Schmale, weitklaffende Windungen eines gleichmäßig verkleinerten Gehirns.

Recht interessant sind Angaben von GRODDEK über Sektionsbefunde bei über 80-jährigen. Von 11 552 Sektionen innerhalb der Jahre 1921 bis 1938 entfielen 283, das sind 2,5%, auf das *Greisenalter über 80 Jahre*, auf beide Geschlechter gleichmäßig verteilt. In den Wintermonaten starben die meisten Greise. Unter den Hauptleiden nimmt das Kreislaufsystem mit 37% die erste Stelle ein. Als Todesursache ergab sich in 53 Fällen = 19% eine Lungenembolie. Zu 90% war der Sitz der ausgehenden Thrombose hierbei die untere Körperhälfte. Es dominieren die chirurgischen Fälle. Der Ernährungszustand erwies sich bei den Emboliefällen in 50% als über dem Durchschnitt. Die Frakturen machen 12% aus. Dabei sind die Frauen zu 71% vertreten. Die Schenkelhalsfraktur als häufigste Altersfraktur steht an erster Stelle. Mit 17% stimmen die bösartigen Tumoren des Beobachtungsgutes mit den Ergebnissen von DORMANNS überein. Bevorzugt ist der Digestionstraktus unter den Carcinomfällen befallen, bei den Männern hauptsächlich im Magen, bei den Frauen im Dickdarm lokalisiert. Sämtliche Rectumcarcinome wurden bei den Frauen gefunden. Nur $^2/_3$ aller Carcinomfälle verursachten Metastasen. Das Oesophaguscarcinom kam nur selten vor. Die Anzahl der Sarkome belief sich auf 1%, ein ziemlich hoher Satz für dieses Alter. Die Tuberkulose als Hauptleiden spielt eine geringe Rolle. Die

Männer sind häufiger an Tuberkulose erkrankt. Das Greisengebrechen der Lunge ist das Emphysem. Die häufigsten Nebenbefunde am Respirationstractus waren Tracheobronchitis, Bronchiektasien und Bronchopneumonien, die zumeist die letzte Todesursache bildeten. Die lobäre Pneumonie fand sich sogar in 3% aller Fälle. Bei dem Genitalsystem trat neben der Atrophie der Organe bei marantischen Frauen die Apoplexia uteri, bei den Männern die Prostatahypertrophie in sämtlichen Stadien in Erscheinung. Bei den ableitenden Harnwegen fanden sich sehr häufig als Nebenbefunde arterio- und arteriolosklerotische Schrumpfnieren, Rindenadenome und Anzeichen von Harnstauung und ascendierender Infektion. Ulcera pepticum ventriculi et duodeni entsprachen in ihrem Verhältnis dem Vorkommen in früheren Lebensperioden wie auch im Befallensein der einzelnen Geschlechter. Infolge der allgemeinen Gewebsschwäche kam es zu Hernien, insbesondere bei den Männern zu Inguinalhernien. Bei Diabetes war das Pankreas atrophiert und mit Fett durchwachsen, mikroskopisch die Pankreasinseln von verschiedener Größe, die Arteriolen hyalinisiert. Bei den Sepsisfällen ging die Infektion von Extremitätenverletzungen aus. — Selbstmorde konnten nur in sehr wenigen Fällen festgestellt werden, und zwar nur bei Männern.

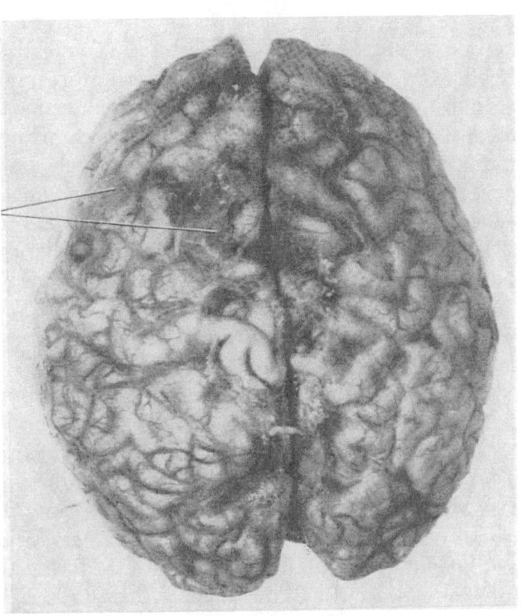

Abb. 3. Allgemeine Hirnatrophie bei seniler Demenz. Bullöses Ödem der Meningen, die leicht getrübt sowie durch vermehrten äußeren Liquor deutlich blasig aufgetrieben sind (*M*).

Unter dem Sektionsgut vielleicht zu wenig beachtet sind Fälle von allgemeiner Altersatrophie bzw. seniler Entartung im Verein mit schwerer Gefäßsklerose und weißen Erweichungsherden. Diese Beobachtungen gehen im „senilen Typ" der Hirnarteriosklerose (NEUBUERGER) auf, eine Bezeichnung, die SPATZ vermeidet. Daß die Hirngefäße alter Leute aus dem 7. und 8. Jahrzehnt so gut wie frei von allen Anzeichen der Arteriosklerose sein können, während das Gehirn selbst schwerste senile Veränderungen aufweist, ist bekannt und jüngst wieder von SPATZ betont worden. — Vergleicht man dieses recht beträchtliche Organmaterial Senil-Dementer mit den Obduktionsbefunden geistig gesunder Greise, so ergeben sich dem Organbefund nach keine tiefgreifenden Unterschiede zwischen seniler Involution und seniler Entartung. Sehr aufschlußreich ist in diesem Zusammenhang eine Obduktionsstatistik, die jüngst A. VOGT in der Monographie von VETTIGER † und JAFFÉ „Alte Menschen im Altersheim" gibt. Bei 1836 Obduktionsfällen liegt das häufigste Todesalter zwischen dem 69. und dem 88. Lebensjahr, wobei das Maximum der Sterblichkeit bei Frauen auf etwas höherer Altersstufe liegt als bei Männern. Im einzelnen werden die Obduktionsbefunde nach den einzelnen pathologisch-anatomischen Befunden dargestellt. In 99% aller Todesfälle findet sich nach VOGT eine Arteriosklerose, davon 94% Arteriosklerose der Aorta, 86% der Coronargefäße, 75% der Gehirngefäße, 43% der

Nierenarterien, 30% der Nierenarteriolen, 10% der intracerebralen Gefäße. In 86% aller Todesfälle findet sich eine Arteriosklerose der Coronargefäße, davon 27% Myokardschwielen, 8,6% akuter Coronartod mit Malacie. Im einzelnen wurde bei 75% aller Sektionsfälle eine Sklerose der basalen Hirngefäße festgestellt. In 1% der Fälle war eine Encephalomalacie als Sklerosefolge die unmittelbare Todesursache. Zusammenfassend kann gesagt werden, daß die Coronargefäße etwas häufiger befallen sind als die basalen Hirngefäße (86% zu 75%) und daß die Sklerose der Herzgefäße häufiger die unmittelbare Todesursache (3,6% zu 1%) bildet. Myokardschwielen und Hirnerweichungsherde stehen sich mit 29% zu 27% gegenüber. VOGT schreibt weiter: „Die pathologisch-anatomische Betrachtung sieht in der Encephalomalacie die häufigste Folge der Sklerose der Hirngefäße. Es sei auf Grund dieser Veränderungen versucht, wie bei den Herzgefäßen, eine Beziehung zum Alter herauszuarbeiten. Die Encephalomalacien würden den Herzschwielen entsprechen. Eine Encephalomalacie bedeutet meist nicht das Lebensende, folglich finden sich meist jüngere und auch ältere Prozesse nebeneinander. Es kann nicht gesagt werden, mit welchem Alter die Gefäße soweit geschädigt waren, daß sie Erweichungsherde zur Folge hatten, ebenso ist es unmöglich, bei Herzschwielen den Zeitpunkt ihrer Entstehung zu bestimmen. Jedenfalls kann gesagt werden, daß die Encephalomalaciebefunde mit zunehmendem Alter häufiger erhoben werden. Die Kurve steigt bis zum 85. Lebensjahr ziemlich regelmäßig an und fällt dann ab. Es wäre nun von einigem Interesse, zu wissen, ob die Schwankung eine Erscheinung des Zufalls darstellt oder ob sie mit den degenerativen Gefäßprozessen in Zusammenhang steht. Hier sei auch nochmals auf die Zusammenstellung der Abb. 3, ‚Herzinfarkt und Alter' hingewiesen (vgl. Originalarbeit). Dort fand sich ebenfalls ein Abfall, allerdings schon um das 80. Lebensjahr, der hernach allerdings nochmals anstieg. Es wurde aber schon betont, daß diese beiden Krankheitserscheinungen sich nicht ganz entsprechen. Andererseits sei erwähnt, daß die Mehrzahl der Patienten mit Hirnblutungen das 85. Altersjahr nicht erreichten; vielleicht läßt sich damit die Kurvenschwankung erklären."

Hirnblutungen werden mit zunehmendem Alter seltener. Die Häufigkeitskurve erreicht bei 96 Jahren den Nullpunkt. Der Höchstwert liegt nach VOGT zwischen 66 und 70 Jahren (17%). Im Gegensatz zur Hirnblutung verdoppelt sich die Häufigkeit der Encephalomalacie bis zu einem Maximalwert von 50% mit zunehmendem Alter bei einem Ausgangswert von 25%. Über die senile Hirnatrophie schreibt VOGT: „Unter dieser Bezeichnung sind verschiedene pathologisch-anatomische Begriffe zusammengefaßt, wie Atrophie der Hirnrinde, Hydrocephalus internus et externus. Diese Befunde konnten in 821 Fällen (44%) erhoben werden. Die Prozentzahl, auf die entsprechenden Altersklassen bezogen, steigt ziemlich regelmäßig an. Bei 61—70 Jahren findet sich ein Mittelwert von 30%, der dann bei 91—100 Jahren 60% erreicht. Das weibliche und das männliche Geschlecht zeigen entgegengesetztes Verhalten in dem Sinne, daß die senile Hirnatrophie in jungen Jahren häufiger bei der Frau und in den hohen Altersklassen öfters beim Manne diagnostiziert werden konnte. Die Kurven schneiden sich ungefähr im Bereich des 80. Lebensjahres. Die Schwankungen betragen etwa 10%. Ob eine systematische Untersuchung konstitutionelle Faktoren aufzeigt, bleibt abzuwarten. Bei der ALZHEIMERschen Krankheit haben wir bislang nichts gefunden, was in diesem Sinne spricht. Nachzutragen wäre, daß wir bei diesem Leiden mitunter eine ausgesprochene extracerebrale Arteriosklerose vermerkt finden und daß hin und wieder noch körperlich gut erhaltene Kranke zur Sektion kommen. Im allgemeinen findet man aber auch bei diesen Kranken hochgradige Atrophie der inneren Organe, vornehmlich des Herzens (Abb. 4), zumal die jahrelange Bettruhe der pflegebedürftigen Kranken die funktionelle Beanspruchung des Kreislaufes auf ein Mindestmaß beschränkt. — Um damit zu schließen: Vergessen wir bei diesen (doch variablen) Zahlenangaben über die Häufigkeit dieser oder jener Befunde nicht, welche Bedeutung der *Herkunft des Sektionsgutes* (Heilanstalten, Altersheime, allgemeine Krankenhäuser) und damit auch der speziellen Fragestellung für die Auswertung der Befunde zukommt. In diesem Sinne spricht sich auch KECK aus, der über Sektionsbefunde von 60 über 90jährigen berichtet. — Zum Problem des Alterstodes aber meint GROTE: ‚Jeder Tod, so scheint es uns heute, ist schließlich in bestimmtem Sinne ein ‚pathologisches Ereignis. Für das Vorkommen des reinen Alterstodes, bei dem nichts einwirkt als das Alter selbst, ist bisher kein genügender Beweis erbracht, so sehr sich die Pathologen darum bemüht haben. Die Diagnose „Tod an Altersschwäche" ist das Ergebnis unvollkommener Untersuchung. Die Natur bedient sich der Krankheit als eines biotechnischen Mittels, um das Ende des Lebens im Rahmen der biologischen Zeit herbeizuführen. Der Tod im Alter ist also, seinem Mechanismus nach, das gleiche Ereignis wie der Tod in der Jugend und sein Eintritt muß demnach von der Zeitgestalt der physiologischen Regulation abhängen". Wir möchten freilich meinen, daß gerade die kolloidchemische Betrachtung des physiologischen und pathologischen Alterns die Dinge doch etwas anders sehen lassen. Theoretisch könnte und kann es einen physiologischen Alterstod dann geben, wenn die synaeretischen Mechanismen samt und sonders durch das entropische Moment irreversibel geworden sind und im kolloidalen System Gehirn durch den Ablauf der synaeretischen, der fortschreitenden Entropie unterworfenen kolloidchemischen Vorgänge „Tod", d. h. Stillstand, herrscht.

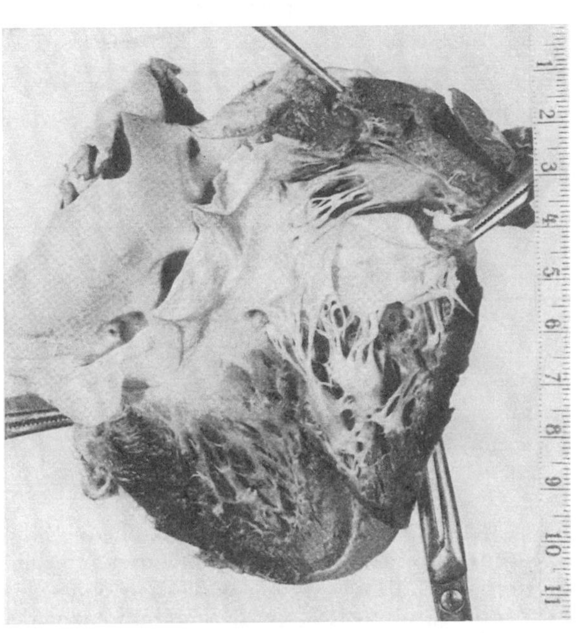

Abb. 4. Hochgradige Atrophie des Herzmuskels bei ALZHEIMERscher Krankheit.

2. Zentralnervensystem.

Einwandfreie Untersuchungen über den *senilen Hirnschwund* liegen jedenfalls an großen Serien bislang nur vereinzelt vor. Wohl gibt es eine große Reihe von Arbeiten, die sich mit den Hirngewichten des Menschen befassen und das Greisengehirn mit in den Rahmen der Betrachtung ziehen. Alle diese Studien kranken aber daran, daß Hirngewicht und Schädelkapazität nicht zueinander in Beziehung gesetzt, also die sog. Differenzzahlen nicht errechnet wurden. So sind alle Angaben eigentlich Zusammenstellungen von durchschnittlichen Hirngewichten; sie bergen darum eine Menge von Fehlerquellen. Nach länger zurückliegenden Untersuchungen von Marchand (Literatur) tritt vom 60. Lebensjahr ab eine allmähliche Abnahme des Hirngewichtes ein, die allerdings individuell in weiten Grenzen schwankt. Ein Vergleich der Mittelgewichte der einzelnen Altersklassen ergibt nach dem gleichen Autor folgendes:

Tabelle 1. *Übersicht über einige Mittelgewichte des menschlichen Gehirns in den einzelnen Altersklassen*[1]. (Nach Marchand.)

Für Männer	Nach Boyd g	Nach Bischoff g	Nach Retzius g	Nach Marchand g
Von 20—30 Jahren	1558	1396	1434	1416
„ 30—40 „	1366	1365	1412	1390
„ 40—50 „	1348	1366	1388	1401
„ 50—60 „	1345	1375	1392	1371
„ 60—70 „	1315	1322	1349	1370
„ 70—80 „	1290	1279	1340	1329
Über 80 Jahren	1284	—	—	—

Für Frauen	Nach Boyd g	Nach Bischoff g	Nach Retzius g	Nach Marchand g
Von 20—30 Jahren	1239	1234	1279	1293
„ 30—40 „	1222	1233	1268	1267
„ 40—50 „	1214	1240	1246	1260
„ 50—60 „	1225	1200	1237	1260
„ 60—70 „	1210	1178	1244	1215
„ 70—80 „	1170	1121	1195	1159
Über 80 Jahren	1127	—	—	—

Diese Reihen sind im ganzen ziemlich übereinstimmend, und zwar fällt das Maximum (mit einer kleinen Abweichung für die Männer nach Boyd) auf das Alter zwischen 20 und 30 Jahren. Eine deutliche Abnahme fällt bei Boyd und bei Bischoff schon in das 7. Dezennium, nach Marchands Zusammenstellung erst in das 8., beim Weibe übereinstimmend in das 7. Dezennium. Hultgren findet, daß die Abnahme des Hirngewichtes in der Altersperiode von 80 bis 84 Jahren bei beiden Geschlechtern so weit fortgeschritten ist, daß die mittleren Gehirngewichte dieser Periode denjenigen von 4—6jährigen entsprechen. Rudolph, der mit der etwas abgeänderten Methode Reichardts ein ausgewähltes Material exakt durchgearbeitet hat, weist gleichfalls auf die großen individuellen Schwankungen in der Volumenverminderung des Zentralorgans hin. Nach seinen Untersuchungen darf man sagen, daß sich die sog. Differenzzahl des mittleren Alters bis zur Erreichung des höchsten Greisenalters *ungefähr verdoppelt.* Bei den weiblichen Individuen findet sich schon im 7. Dezennium eine ausgesprochene Vermehrung der Differenz von Hirnvolumen und Schädelkapazität. Ob sich beim weiblichen Geschlecht die senile Hirnatrophie durchweg früher (also schon im 7., und nicht erst wie beim Mann im 8. Jahrzehnt) bemerkbar macht, bedarf noch ausgedehnterer Beweisführung. Zuletzt hat Handmann am Marchandschen Institut nachgewiesen, daß das Gehirn um das 18. Lebensjahr sein Höchstgewicht erreicht und vom 60. Lebensjahr an deutlich an Gewicht abnimmt. Einzelheiten wolle man der Tabelle 2 entnehmen, aus der im einzelnen hervorgeht, daß sich das Hirngewicht im Laufe der ersten 3 Vierteljahre verdoppelt und sich bis

[1] Die Tabellenzeile aus dem Beobachtungsgut von Tigges ist hier weggelassen, da die untersuchten Gehirne einem schwer deutbaren Krankengut Psychotischer zugehören.

zum 4.—6. Lebensjahr verdreifacht. Anfangs ist das Wachstum bei beiden Geschlechtern schnell und gleich. Später bleibt das weibliche Geschlecht zurück. Das mittlere Hirngewicht des erwachsenen Mannes von 15—49 Jahren beträgt rund 1370 g, das des erwachsenen Weibes 1250 g.

Rössle und Roulet (zit. nach Bürger) haben unter Ausschaltung von Fehlerquellen (Hirnschwellung usw.) eine große Aufstellung über Hirngewichte

Tabelle 2. *Hirngewichte nach* Handmann[1] *in verschiedenen Altersstufen.*

a) Männliches Geschlecht					b) Weibliches Geschlecht				
Alter	Zahl der Fälle	Mittel			Alter	Zahl der Fälle	Mittel		
0—7 Tage	65	239			0—7 Tage	41	247		
	43	404				41	377		
8 Tage bis 1 Monat	13	357			8 Tage bis 1 Monat	15	354		
1—3 Monate	8	485			1—3 Monate	6	473		
4—6 „	7	650			4—6 „	9	490		
7—12 „	9	830			7—12 „	7	817		
Bis zu 2 Jahren	6	1075			Bis zu 2 Jahren	6	998		
„ „ 3 „	4	1208			, „ 3 „	8	1088		
„ „ 4 „	2	1185	}		„ „ 4 „	3	1173	}	
„ „ 5 „	2	1245	1215		„ „ 5 „	2	1225	1194	
„ „ 6 „	4	1215	}		„ „ 6 „	0		}	
7—9 Jahre	4	1345	1376		7—9 Jahre	4	1283	1229	
10—14 „	5	1400	}		10—14 „	16	1215	}	
15—19 „	26	1382	}		15—19 „	26	1238	}	
20—29 „	76	1392	1372	}	20—29 „	91	1252	1249	}
30—39 „	101	1367	}	}	30—39 „	57	1246	}	}
40—49 „	114	1358	}	1355	40—49 „	67	1247	}	1223
50—59 „	107	1357	}	}	50—59 „	61	1227	}	}
60—69 „	79	1326	1332	}	60—69 „	82	1208	1196	}
70—79 „	37	1282	}	}	70—79 „	61	1175	}	}
80—84 „	6	1250	}		80—89 „	23	1126	}	

gegeben (Tabelle 3). Bürger schreibt dazu: „Wie bedeutsam der Fehler der kleinen Zahl werden kann, zeigt die Tatsache, daß das Maximum des Hirngewichts mit 1480 g das mittlere Hirngewicht von drei 12jährigen Knaben darstellt, während das größte Hirngewicht beim weiblichen Geschlecht mit 1360 g bei einem 9jährigen Mädchen gefunden wurde.“ Reichardt warnte schon vor der Aufstellung von Durchschnittszahlen von Hirngewichten und forderte bei der Angabe von Hirngewichtszahlen gleichzeitig die Angabe der Schädelinnenraumzahl. Faßt man die Hirngewichte in 5jährigen Zeitabschnitten zusammen, so fällt das Maximum für die Frau in das 15.—20. Lebensjahr, für den Mann in das 20.—25. Lebensjahr. Gesicherter scheint die Tatsache, daß das Hirngewicht des Weibes in allen Altersstufen unter dem des Mannes liegt und daß etwa vom 26. Lebensjahre ab bei beiden Geschlechtern eine geringe stetig fortschreitende Abnahme des Hirngewichts zu verzeichnen ist.

Herta Bönings Messungen, die Hirnvolumen und Zwischenraum zwischen Hirn- und Schädelkapsel in ihrer Abhängigkeit vom Alter berücksichtigen, lassen sich in Kurvenform klar darstellen (Abb. 5). Es ergab sich, daß mit zunehmendem Alter dieser Spielraum ständig wächst (Alter, Geschlecht, Blutfüllung des Gehirns und die Zeit zwischen Tod und Sektion wurden berücksichtigt). Bürgers Mitarbeiter Heinrich hat dann diese Leichenuntersuchungen durch systematische

[1] Handmann, E.: Arch. f. Anat. 8 (1906).

Tabelle 3. *Normale Gewichtsdurchschnitte für männliche*

♂ Alter	M Gehirngewicht g	Körpergewicht kg	Körperlänge cm	Zahl der Fälle	σ Mittlere Abweichung von M g	M Mittlerer Fehler g	M + m g	M — m g
Geburt	386,8	3,119	51,57	87	± 60,18	± 6,45	392,65	379,75
Geburt bis 6 Monate	498,9	3,21	54,77	49	± 92,44	± 13,2	512,1	485,7
7—12 Monate	673,4	4,47	67,0	13	± 175,51	± 13,5	686,9	659,9
1 Jahr	965,0	10,58	77,09	11	± 146,06	± 44,04	1009,04	920,96
2 Jahre	972,5	9,48	82,42	7	—	—	—	—
3 „	1164,0	15,3	89,84	5	—	—	—	—
4 „	1175,0	18,43	102,15	7	—	—	—	—
5 „	1406,66	17,32	110,23	3	—	—	—	—
6 „	1410,0	—	—	1	—	—	—	—
7 „	1373,7	18,27	117,5	4	—	—	—	—
8 „	1166,6	21,0	128,0	3	—	—	—	—
9 „	—	—	—	—	—	—	—	—
10 „	1243,3	23,86	132,3	3	—	—	—	—
11 „	1455,0	27,0	136,0	2	—	—	—	—
12 „	1480,0	35,05	150,1	3	—	—	—	—
13 „	1426,6	32,23	139,9	3	—	—	—	—
14 „	1310,0	38,96	149,0	3	—	—	—	—
15 „	1340,0	44,48	154,76	6	—	—	—	—
16 „	1348,0	47,18	161,87	10	± 85,53	± 27,04	1375,04	1320,96
17 „	1356,8	46,75	162,42	8	± 102,55	± 36,36	1393,16	1320,44
18 „	1392,0	43,43	164,4	10	± 77,69	± 24,56	1416,56	1367,44
19 „	1370,0	52,86	169,06	28	± 33,26	± 6,28	1376,28	1362,72
20 „	1399,8	49,06	167,6	22	± 90,13	± 19,21	1419,01	1380,59
21—25 Jahre	1404,0	55,0	169,2	145	± 96,33	± 8,0	1412,00	1396,00
26—30 „	1389,3	53,94	167,73	119	± 109,45	± 10,02	1399,32	1379,28
31—40 „	1387,2	56,62	166,97	232	± 106,14	± 6,96	1394,12	1380,28
41—50 „	1360,8	57,23	166,72	168	± 100,53	± 7,75	1368,55	1353,05
51—60 „	1337,6	57,19	165,8	151	± 93,06	± 7,57	1345,17	1303,03
61—70 „	1306,4	54,07	164,2	110	± 112,54	± 10,73	1317,13	1295,67
71—80 „	1265,9	54,27	164,27	41	± 119,29	± 18,63	1284,53	1247,27
über 80 „	1170,9	48,62	160,8	11	± 81,06	± 24,44	1195,34	1146,46

Tabelle 4. *Die Lipoide des menschlichen Gehirns während der Entwicklung.* (Nach SCHUWIRTH.)

	Zahl der angewandten Gehirne	Frischgewicht	% Wassergehalt	Gramm gefundener Substanz in 100 g Trockensubstanz							
				Wasserlösliche Extraktivstoffe	Fett und Cholesterin	Ätherlösliche Glycerinphosphatide	Ätherunlösliche Glycerinphosphatide	Sphingomyelin	Cerebroside	Lignoceryl-sphingosin	Substanz X
Feten. . . .	21	3518	89,5	21,0	6,8[1]	16,4[2]	0,5	0,0	0,02	0,07	0,1
Neugeborene	13	2900	85,3	14,6	4,4[1]	15,5	0,3	0,0	0,05	0,0	0,4
Kind I . . .	1	860	81,4	10,7	8,0	22,9	1,9[3]	1,9[3]	1,5	0,0	0,3
Kind II. . .	1	1018	83,5	14,8	5,6	19,1	1,1[3]	1,1[3]	2,7	0,0	0,4
Greise . . .	2	2300	80,2	9,6	13,4	25,0	0,0	0,9	6,4	0,0	—[4]

[1] Der Gehalt an Glycerinphosphatiden, berechnet aus dem Phosphorgehalt, wurde abgezogen und zu den ätherlöslichen Glycerinphosphatiden zugezählt.

[2] Der Wert ist zu hoch, da sich ein Teil der Fraktion aus nicht geklärten Gründen nur unvollkommen reinigen ließ.

[3] Die Präparate enthalten noch etwa 50% ätherunlösliche Glycerinphosphatide, deren Abtrennung nicht gelang.

[4] BISCHOFF: Z. rat. Med. **20**, 75.

und weibliche Gehirne. (Nach Wägungen von Rössle und Roulet.)

♀ Alter	M Gehirn-gewicht g	Körper-gewicht kg	Körper-länge cm	Zahl der Fälle	σ Mittlere Ab-weichung von M g	m Mittlerer Fehler g	$M + m$ g	$M - m$ g
Geburt	363,8	2,968	48,96	64	± 57,94	± 7,24	371,04	356,56
Geburt bis 6 Monate	490,9	3,12	54,42	32	± 79,89	± 14,12	505,02	476,78
7—12 Monate	706,2	5,18	65,77	9	± 61,0	± 20,3	726,5	685,9
1 Jahr	944,3	9,55	81,05	15	± 80,05	± 20,67	964,97	923,63
2 Jahre	947,0	9,62	85,4	8	—	—	—	—
3 „	1156,25	14,52	100,4	8	—	—	—	—
4 „	1119,0	12,5	105,5	5	—	—	—	—
5 „	1262,5	17,1	111,15	4	—	—	—	—
6 „	1168,0	14,6	112,0	5	—	—	—	—
7 „	1293,3	19,2	120,3	3	—	—	—	—
8 „	1230,0	26,9	122,5	1	—	—	—	—
9 „	1360,0	26,0	128,0	1	—	—	—	—
10 „	1130,0	19,75	128,0	2	—	—	—	—
11 „	1268,3	28,7	127,2	3	—	—	—	—
12 „	1200,0	20,0	129,0	1	—	—	—	—
13 „	1240,0	29,65	146,8	3	—	—	—	—
14 „	1283,7	34,1	153,7	4	—	—	—	—
15 „	1262,5	41,5	150,25	4	—	—	—	—
16 „	1307,5	44,4	154,7	10	± 67,94	± 21,48	1328 98	1286,02
17 „	1220 0	43,63	152,3	11	± 72,61	± 21,89	1318,89	1198,11
18 „	1284,5	46,5	156,5	11	± 108,74	± 32,79	1318,29	1250,71
19 „	1245,3	46,05	154,7	8	± 60,11	± 21,25	1275,55	1233,05
20 „	1260,3	53,07	159,5	15	± 90,75	± 23,43	1283,73	1236,87
21—25 Jahre	1242,2	47,48	157,0	47	± 97,72	± 14,25	1256,45	1227,95
26—30 „	1223,3	48,98	157,1	41	± 111,48	± 17,41	1240,71	1205,89
31—40 „	1271,2	50,31	156,06	68	± 78,86	± 9,56	1280,76	1261,64
41—50 „	1240,2	54,14	153,83	86	± 95,41	± 10,28	1250,48	1229,92
51—60 „	1253,6	51,91	154,12	81	± 80,8	± 8,97	1262,57	1244,63
61—70 „	1209,7	49,14	153,82	70	± 85,0	± 10,16	1219,86	1199,54
71—80 „	1150,2	46,06	158,05	34	± 95,5	± 16,37	1166,57	1133,83
über 80 „	1061,2	38,8	150,5	16	± 109,13	± 27,28	1088,48	1033,92

Studien am Lebenden hinsichtlich Größe und Form des normalen Hirnventrikelsystems an hirngesunden Patienten verschiedenen Alters ergänzt und die Änderung der Ventrikelgröße und -form mit zunehmendem Alter belegt (zit. nach Bürger).

Sind unsere Kenntnisse über die Rindenschrumpfung bei der senilen Involution noch sehr lückenhaft, so ist die Frage nach dem Hirnschwund bei senilen Entartungen kaum angegangen. Wie Grünthal gezeigt hat, kann man senile Demenzen mit klinisch und histologisch mittelschweren Erscheinungen antreffen, deren Differenzzahl innerhalb oder an der Grenze der Norm liegt. Eine klinisch genau beobachtete, sicher psychisch normale 85jährige Greisin seiner Beobachtung hatte z. B. eine Differenzzahl von 21,7%. Weiter fanden sich Fälle von Senil-Dementen mit Differenzzahlen von 31—34%. Trotz dieser außerordentlichen Schrumpfungen waren Nervenzellschwund und Gliawucherung überraschend gering. Grünthals Fälle von Alzheimerscher Krankheit boten Differenzzahlen von 17 und 22% (mittelschwere Fälle), ein sehr schwerer, langdauernder bot die ungewöhnlich hohe Differenzzahl von 29%. Im einzelnen darf dafür auf Tabelle 5 verwiesen werden.

Diese Angaben erweisen deutlich das Problem der Hirnschrumpfung überhaupt, was mit der Reichardtschen Methodik weiter angegangen werden müßte. Schon früher hat ja Reichardt darauf hingewiesen, daß bei einer großen Anzahl

Tabelle 5. *Ergebnisse der physikalischen Hirn- und Schädeluntersuchungen bei seniler Demenz.* (Nach Grünthal.)

	Körpergröße cm	Dazugehöriger normaler Schädelinhalt cm^3	Gefundener Schädelinhalt cm^3	Verhältnis des gefundenen zum normalen Schädelinhalt %	Gefundenes Hirngewicht g	Differenzzahl %	Spezifisches Gewicht des Schädeldaches
1. Leichtere Fälle	155	1420	1180	83,1	1047	11,3	1734
2. „ „	162	1550	1480	95,4	1282	13,4	1677
3. „ „	155	1420	1380	97,1	1187	14,0	1516
4. „ „	151	1375	1090	79,2	912	16,0	1605
5. „ „	152	1385	1260	91,0	1023	18,75	1673
6. „ „	162	1550	1270	91,9	1114	12,3	1511
7. Schwerere Fälle	165	1585	1522	96,0	1148	24,6	1709
8. „ „	156	1440	1500	104,1	1242	17,0	1675
9. „ „	162	1550	1400	90,3	1161	17,0	1610
10. „ „	150	1365	1400	110,2	1174	17,0	1483
11. „ „	162	1550	1349	87,0	1047	23,4	1587
12. „ „	148	1320	1170	89,0	1005	14,0	1688
13. Normal	148	1320	1280	97,0	1002	21,7	1641

Seniler und Senil-Dementer eine nachweisliche Hirnatrophie fehle. Es gilt vorab zu bedenken, daß manche als pathologisch anzusehende Hirnverkleinerungen das Produkt der zum Tode führenden akuten Krankheit sein können. Diese Auffassung muß um so mehr Zustimmung finden, als man mitunter bei ganz normalen, an interkurrenten Erkrankungen plötzlich verstorbenen Individuen in mittleren Lebensjahren Gehirne zu Gesicht bekommt, die mit ihren schmalen Windungen und klaffenden Sulci ganz schwer atrophischen Gehirnen gleichen. Die genaueste histologische Untersuchung kann jedoch nicht das morphologische Substrat dessen aufzeigen, was man, dem allgemeinen Sprachgebrauch gemäß, unter Atrophie, also Verkleinerung eines Organs durch Ausfall der Zellelemente, versteht. Und auch bei Senil-Dementen findet man ausgesprochen geschrumpfte Hirnwindungen ohne besondere Parenchymausfälle. Vielmehr tritt hier ein Zusammenrücken der Strukturelemente deutlich hervor. Man wird zugeben müssen, daß Faktoren, die nicht unmittelbar morphologisch faßbar sind, für das Bild der Rindenschrumpfung von Bedeutung werden können. Reichardt denkt daran, daß das senile Gehirn, sei es infolge des Seniums selbst, sei es infolge interkurrenter, auf das Gehirn einwirkender Krankheiten, die Fähigkeit verliere, das Gewebswasser zurückzuhalten, wie es ein Gehirn im mittleren Alter vermag. Auch über diesen Gegenstand fehlen leider Untersuchungen. Insbesondere wäre die Quellungsfähigkeit schwer atrophischer Gehirne im Formol näher zu studieren. Bislang liegt nur die Angabe Streckers vor, daß Greisengehirne normale Quellungsfähigkeit aufweisen. — Trotz aller Schwierigkeiten in der Beurteilung der Gehirnschrumpfung und trotz anderer Fehlerquellen darf man schon nach den makroskopischen Bildern sagen, daß die Hirnschrumpfung ein

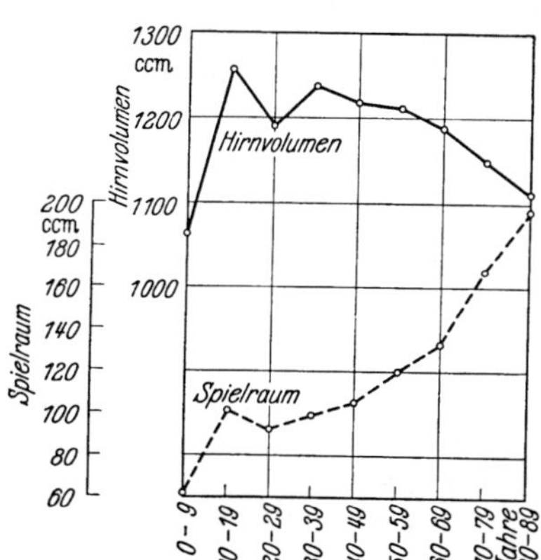

Abb. 5. Altersabhängigkeit von Spielraum und Hirnvolumen (Spielraum = Schädelkapazität — Gehirn). Durchschnitt von 1071 Fällen (♂ und ♀). (Nach Böning.)

charakteristisches Zeichen des alternden und vor allem des altersentarteten Gehirns ist. Schmale, manchmal leicht bräunlichgelb verfärbte und bei Betastung sich derb anfühlende Windungen zusammen mit klaffenden Sulci gehören zum Bild ausgeprägter Fälle. Ein Schnitt zeigt Rinden- und Marksubstanz gleichmäßig verkleinert. Diese gleichmäßige Schrumpfung von Rinde und Mark bestätigen auch planimetrische Messungen JÄGERs an der senilen Hirnrinde. LÉRI vermerkt allerdings eine stärkere Verkleinerung der weißen Substanz. Die perivasculären Lymphräume sind namentlich im Markanteil deutlich erweitert. Auf Frontalschnitten durch das ganze Gehirn erweisen

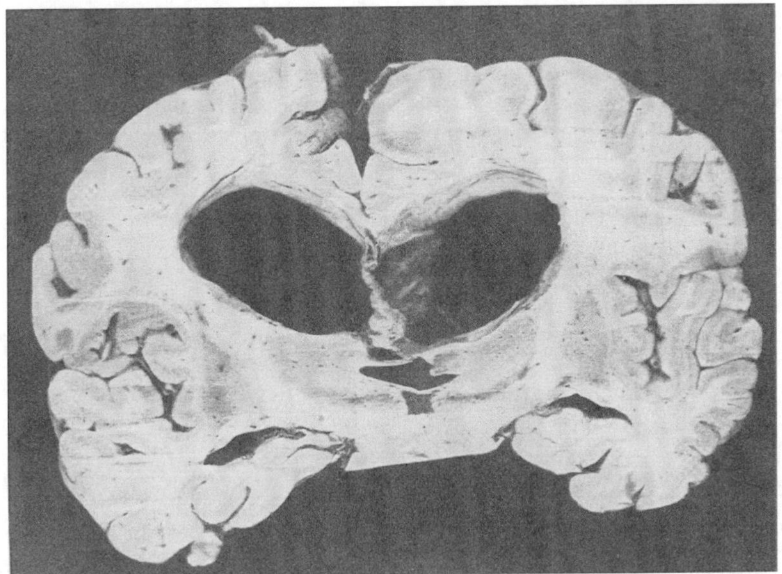

Abb. 6. Hochgradiger Hydrocephalus internus bei schwerer seniler Demenz (72jähriger Mann).

sich die Hirnhöhlen, und hier namentlich der 3. Ventrikel, erweitert (Abb. 6). So weit man heute sieht, darf dieser senile Hydrocephalus ursächlich auf das Altern zurückgeführt werden. BÜTTNER und MASSEN kommen insonderheit auf Grund encephalographischer Untersuchungen zu dem Schluß, daß der Hydrocephalus internus in hohem Alter fast die Regel sei und in der Hauptsache durch Störungen der Liquorproduktion und Liquorresorption zu erklären wäre. Der Hydrocephalus externus hingegen müsse als Hydrocephalus ex vacuo aufgefaßt werden. Er sei selten so hochgradig, daß man ihn im Encephalogramm nachweisen könne. — Überschaut man bezüglich der Art der Rindenschrumpfung ein großes Material, so lassen sich verschiedene *Typen der Rindenschrumpfung* aufstellen. Man studiert diese Verhältnisse weit besser am frischen Gehirn als am formolfixierten Material, da allem Anschein nach die ungleichmäßige Quellung der Hirnmaterie in der Fixierungsflüssigkeit die ursprünglichen Verhältnisse trübt. Wir finden senile Gehirne, bei denen eine allgemeine Verkleinerung der Windungen hervortritt. Stirn- und Schläfenlappen sind gleich dem Parietal-Occipitalhirn gleichmäßig verkleinert; auch die Zentralregion nimmt an dieser allgemeinen Verkleinerung teil. In anderen Fällen sind die Frontalwindungen stärker geschrumpft; sie setzen sich von den besser erhaltenen Orbitalanteilen des Stirnlappens ebenso kenntlich ab, wie von den Windungszügen der Zentralregion. Seltener erfahren Schläfen- und Parietallappen eine ausgesprochene gleichmäßige Verkleinerung; trifft das zu, so ist nach unseren Erfahrungen der linke Schläfenlappen (insbesondere im Polbereich) besonders bevorzugt. Die hier herausgestellten Atrophietypen bei Normalen gemahnen im Prinzip unverkennbar an jene bei der Pickschen Krankheit, für die allerdings eine ungleichmäßige, also umschriebene Windungsatrophie Hauptkennzeichen ist. Doch kann nach unseren Erfahrungen unter Umständen ein Fall beginnender Pickscher Krankheit mit Stirnhirnatrophie makroskopisch nicht von einem senilen oder senil entarteten Gehirn mit ausgeprägter Stirnlappenschrumpfung sicher unterschieden werden; ja, es gibt spät einsetzende Fälle Pickscher Krankheit, bei denen die gleichmäßige Atrophie ganz im Vordergrunde steht. Die genannten Typen der Hirnschrumpfung erscheinen bei seniler Demenz und Alzheimerscher Krankheit im Prinzip wieder, d. h. sie sind hier zumeist besonders eindrucksvoll. Die gleichmäßige Gesamtatrophie zeigt sich dann ebenso deutlich wie eine mehr gleichmäßig ausgeprägte Verkleinerung einzelner Lappen. Bei manchen Fällen seniler Entartung verschiebt sich das Gebiet der Hirnschrumpfung ganz auffallend nach der Parieto-Occipitalregion. Insbesondere kann man bei der Alzheimerschen Krankheit im Lobulus parietalis superior wie im Occipitalhirn auf eine sehr schwere Rinden-Markatrophie stoßen. Es ist wichtig, das zu wissen, weil immer wieder Fehldiagnosen im Sinne der Pickschen Krankheit vorkommen, bei der ja bislang umschriebene Occipitalhirnatrophien nicht beobachtet sind. Bielschowsky erwähnt bei einem Fall von Alzheimerscher Krankheit eine ausgesprochene Hirnatrophie der orbitalen Windungsanteile des Stirnlappens. Nach bislang vorliegenden Angaben und nach eigenen Erfahrungen sieht man das sehr selten. Ist die Schläfenlappenschädigung bei Alzheimerscher Krankheit ausgeprägt, so ist das erkrankte Gebiet gleichmäßig geschrumpft. Die 1. Schläfenwindung erweist sich in ganzer Ausdehnung atrophisch, im Gegensatz zur Pickschen Krankheit, bei der so gut wie immer das obere Drittel von T I verschont bleibt. Daß man gerade bei schweren Fällen Alzheimerscher Krankheit kammartige, derbe, braunverfärbte Windungen antrifft, die das Bild des „Nußreliefs" fast ebenso deutlich wiedergeben, wie bei der Pickschen Krankheit, ist nachzutragen. An sonstigen makroskopisch wahrnehmbaren Besonderheiten am Gehirn Seniler und Senil-Entarteter erwähnen wir eine mitunter kenntlich verdickte und mit dem Schädeldach ausgiebig verwachsene Dura. Die Pia zeigt sich manchmal verdünnt, durchscheinend; zumeist erscheint sie, vornehmlich im Bereich des Stirnhirns, verdickt und leicht getrübt. Größere Flüssigkeitsansammlungen können die Maschen der Arachnoidea durchtränken und die Häute vorwölben (bullöses Ödem). Pacchionische Granulationen treten hin und wieder sehr deutlich hervor. Quellungs- und Ablagerungserscheinungen, wie sie Scholz als „drusige Entartung" an intracerebralen Arterien beschrieben hat, kommen nach gleichem Autor auch an pialen Arterien vor, ohne daß es jedoch hier zu endlicher Umwandlung der eingelagerten Substanz in krystalloides Material kommt. — Das *Schädeldach* kann ausgiebiger seniler Osteoporose anheimfallen. Doch finden sich die platten Schädelknochen bald ohne nennenswerte Veränderung, bald erscheinen sie wieder ausgesprochen verdickt. Im höheren Lebensalter von einer ausgesprochenen kompensatorischen Verdickung des Schädeldaches zu sprechen, ist sicher nicht gerechtfertigt. Hypertrophie der Schädelknochen kann man nach Reichardt in allen Altersstufen finden. Chiari erwähnt eine Einsenkung der Stirnbeinschuppen oder der Scheitelbeine im Bereich der Sutura coronalis. Ob es hier zu einem Schädelumbau infolge seniler Atrophie des Gehirns kommt, ist noch unklar. Dagegen haben jene gelegentlich beobachteten, sehr ausgeprägten Hyperostosen an der Innenseite des Frontalschädels Seniler (Abb. 7) mit der Hirnschrumpfung sicher nichts zu tun. Sie sind individuelle Eigentümlichkeiten, die klinisch keine Erscheinungen zu machen brauchen, es wohl gelegentlich tun, wie in einem von STERTZ beobachteten Fall von ALZHEIMERscher Krankheit. CARIMATI gibt eine ausführliche Übersicht über das „malum senile biparietale". Anatomisch liege ein Schwund der äußeren Tafel und der Diploe vor, wobei außer der einfachen Altersatrophie noch unbekannte Faktoren eine Rolle spielen. MOREL führt übrigens ein von ihm beschriebenes cerebrales Syndrom auf solche Hyperostosen zurück (dazu auch MONTMOLLIN). Im übrigen hat GRÜNTHAL gerade bei seinen Senil-Dementen

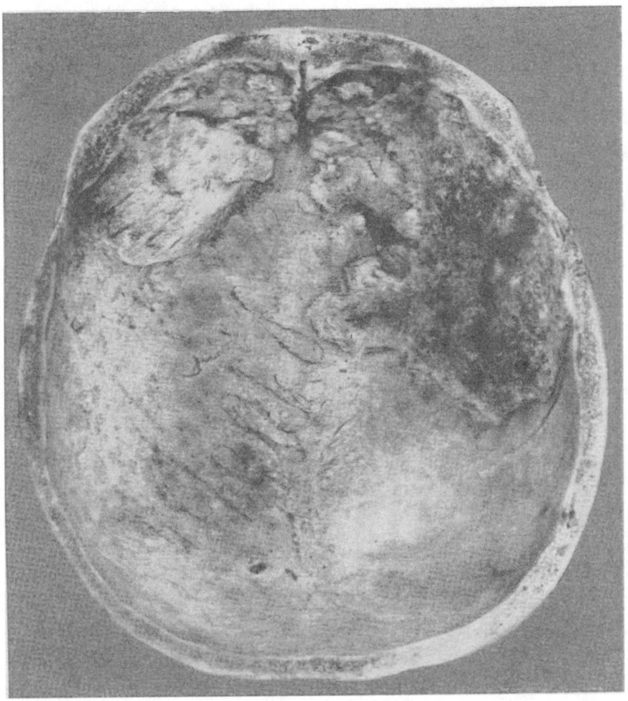

Abb. 7. Plattenförmige Hyperostosen des Schädeldaches mit Osteophytbildung an der Innenseite des Stirnbeins. 80jährige senile Schizophrene.

gefunden, daß, nach der spezifischen Schwere der Schädeldächer zu urteilen, eine wesentliche Verdünnung der Schädelknochen entgegen allgemeiner Meinung nicht zu bestehen scheint. Größere Abweichungen von der Normalzahl, die um 1700 liegt, wurden nicht beobachtet. Dagegen zeigt GRÜNTHALs Material bei 5 von 13 Fällen eine relative Mikrocephalie, d. h. ein im Verhältnis zur Körpergröße zu kleines Gehirn. Ob sich daraus Schlüsse auf konstitutionelle Besonderheiten ableiten lassen, bedarf noch der Klärung. Jedenfalls ist die Häufigkeit einer relativen Mikrocephalie bei seniler Demenz hoch, nachdem REICHARDT sie bei Paralyse nur in etwa 50% der Fälle gefunden hat.

Vergleichend-Anatomisches. Unter vergleichend-anatomischen Gesichtspunkten interessieren Angaben von MISKOLCZY über die makroskopisch kenntliche Altersschrumpfung des Pferdegehirnes. Der Autor fand sowohl ausgeprägte Rindenatrophie wie auch Erweiterung der Seitenventrikel, Atrophie der Stammganglien, insbesondere des Schweifkernkopfes. Allgemein gehaltene Hinweise auf makroskopische Befunde am Gehirn alternder Tiere bringt JOEST. Es handelt sich gewöhnlich um leichte Verdickung der Meningen, Verkleinerung und Schrumpfung des Gehirns. Meist findet sich ein Hydrops meningeus ex vacuo. Die Ventrikel sind erweitert, die Flüssigkeit dort vermehrt. Ependymverdickungen kommen vor. Kurze Angaben über makroskopische Befunde an Tiergehirnen (Katzen und Hunde) finden sich bei W. MÜLLER (Literatur).

B. Histopathologische Befunde am Zentralnervensystem.

1. Allgemeiner Teil.

Die speziellen histopathologischen Befunde werden in zwei Abschnitten geschildert. Im ersten Abschnitt, der allgemein-pathologischen Charakter trägt und auch Gesichtspunkte einer vergleichenden Pathologie streift, sollen jene Strukturveränderungen besprochen werden, die Parenchym, Glia und Stützgewebe im Laufe der senilen Involution erleiden. Auch ein Großteil der Befunde, die uns bei der senilen Demenz und der Alzheimerschen Krankheit entgegentreten, werden darzustellen sein. Im wesentlichen geht es um das, was wir in der Einleitung als primär Involutives herausgestellt haben. Es reiht sich ein Kapitel an, in welchem gewisse Stoffwechselstörungen des alternden Gehirns abgehandelt werden. Hier besprechen wir auch die Morphologie jener besonderen Stoffwechselprodukte, die uns vornehmlich bei der senilen Demenz und namentlich bei der Alzheimerschen Krankheit entgegentreten, nämlich die senilen Plaques. Es handelt sich dabei um wesentlich sekundär-involutiv zu deutende Gewebsbilder. Haben wir die Bausteine kennengelernt, so gehen wir daran, den histologischen Prozeß bei der senilen Involution und senilen Entartung nach Art und Ausbreitung zu studieren, wobei wir stets darauf bedacht sind, eine lange Beschreibung durch ein eindrucksvolles Bild zu ersetzen.

a) Regressive Erscheinungen an Parenchym und Glia.

Unter den Veränderungen, welche die Ganglienzellen gleich einer Reihe übriger Körperzellen mit zunehmendem Alter erleiden, ist die *Einlagerung von Pigmentstoffen* seit langem bekannt und viel studiert. Ausführliche Untersuchungen über diesen Gegenstand verdanken wir Obersteiner, Pilcz und Mühlmann (Literatur bei Simchowicz). — Nach Pilcz erscheint das Pigment etwa im 6. Lebensjahr in den Spinalganglien und vermehrt sich ziemlich rasch, so daß bereits beim 8jährigen Kind beiläufig die Hälfte oder ein Drittel aller Zellen in den Spinalganglien pigmentiert ist. An Präparaten von 13—16jährigen Individuen ist der weitaus größte Teil aller Zellen mit Pigment beladen. Die Pigmentation schreitet zunehmend fort, bis wir ungefähr bei Leuten mit 60 oder 70 Jahren fast alle Zellen mit mehr hellen oder mehr dunklen Körnchen gefüllt sehen. Beiläufig 1—2 Jahre später als in den Spinalganglien kann man die beginnende Pigmentbildung in den Rückenmarkszellen feststellen. Etwa im 8. Jahre beobachtet man die ersten Spuren der hellgelben Granula in den Vorderhornzellen. In den großen Pyramidenzellen der motorischen Region zeigt sich deutliche Pigmentierung erst verhältnismäßig spät. Auch hier wieder wächst sowohl die Zahl der pigmenttragenden Zellen wie auch der Pigmentgehalt der einzelnen Zelle selbst bis ins spätere Lebensalter. Vor dem 20. Lebensjahr sind dort nur selten Anzeichen von Pigmentablagerung zu finden. Erst nach diesem Zeitraum treten dann hier wie in den übrigen Nervenzellen der Rinde Pigmentstoffe auf, die sich gegen das 6. Lebensjahrzehnt zusehends vermehren. Mühlmann, der mit der Osmiummethode gearbeitet hat, findet allerdings schon vom 1. Lebensjahr an (3.—4. Monat) regelmäßig in den Nervenzellen pigmentierte lipoide Körnchen auftreten, die zuerst zerstreut lagern und dann, sich allmählich anhäufend, das Zellplasma füllen. Wegen der großen Untersuchungsreihe (fast von jeder Gegend und von jedem Ganglion wurden ungefähr 100 Fälle untersucht) sei auf Zeglios Arbeit über die Verteilung des Abnutzungspigmentes des Menschen in verschiedenen Altersstufen verwiesen. Nach Zeglio tritt Abnutzungspigment zuerst in den Nervenzellen des Ggl. cerv. sup. auf (7. Monat des intrauterinen Lebens); einen Monat nach der Geburt findet man dort konstant Pigment. Sieben Monate nach der Geburt zeigt sich Abnutzungspigment ganz regelmäßig im Ggl. cerv. inf. In den motorischen Vorderhornzellen des Rückenmarks und in den Ganglienzellen der motorischen Hirnnervenkerne fällt das erste Auftreten des Pigments nach ZEGLIO mit dem 19.—20. Lebensjahr zusammen. Strangzellen des Rückenmarks werden mit 27 Jahren pigmentreich, die Olive hingegen ausnahmslos mit dem 7. Lebensjahr. In den Ganglienzellen der Hirnrinde hängt die Zeit des ersten Auftretens des Pigmentes von der Zellgröße ab: BETZsche Zellen etwa im 29. Lebensjahr, kleine Pyramidenzellen etwa im 37. Lebensjahr. Interessant ist ZEGLIOs Hinweis, daß die Zunahme des Abnutzungspigmentes in der Zeit der ersten Bildung bis zum 50. Lebensjahr rascher vor sich gehe als nachher. TILNEY und J. ROSETT vermerken, daß im Laufe der Entwicklung von der Geburt bis zum Alter eine ständige Zunahme der Lipoide stattfinde (von rund 4% bei der Geburt auf rund 12% im mittleren Lebensalter). Die stärkste Zunahme finde man zwischen dem 1. und 2. Lebensjahr. — Man darf in dem Auftreten und der Vermehrung dieser Pigmentstoffe wohl den sichtbaren Ausdruck des Alternsprozesses sehen. Die Bezeichnung „Abnützungspigment" ist also fast identisch mit der Bezeichnung „Alterspigment" (LUBARSCH). ALTSCHUL freilich sieht in dem Lipofuscin einen Nutzstoff, eine Hilfssubstanz für insuffiziente Zellen; seine Zunahme beruhe auf geringer Inanspruchnahme durch die Zelle infolge geringeren Stoffumsatzes. Bei umfangreichen Studien über das Altern des Zahnkernes kommt freilich HÖPKER zu der Auffassung, daß das Lipofuscin keinen den Zellstoffwechsel schädigenden Einfluß haben könne, sondern lediglich als ein Abbauprodukt in der Zelle liegenbleibe, weil die Nervenzelle „zufällig nicht über ein das Lipofuscin spaltendes Ferment verfügt". „Es ist anzunehmen", so meint HÖPKER, „daß wenn das Lipofuscin tatsächlich einen schädigenden Einfluß auf die Nervenzelle ausüben würde, die Nervenzelle bei der Phylogenese ein Abbauferment oder eine sonstige Schutzvorrichtung gegen solche schädlichen Stoffe durch Selektion oder Mutation herausgebildet hätte".

Über Morphologie und Mikrochemie der Abnutzungspigmente ausführlich abzuhandeln, würde zu weit führen; einige kurze Hinweise seien jedoch gegeben.

Der Gruppe der *hämoglobinen* Pigmente steht die Gruppe der *endogenen* oder *autochthonen*, (autogenen, genuinen) Pigmente gegenüber. Als eine Untergruppe dieser autogenen Pigmente kennen wir gefärbte, angeblich lipoidhaltige Substanzen, fettähnliche Stoffe oder Lipoidpigmente. Sie sind durch ihre Affinität zu den bekannten Fett- und Lipoiddarstellungsmethoden ausgezeichnet und werden deswegen besonders gruppiert. ASCHOFF reiht sie den Lipochromen ein, BORST und HUECK sprechen von Lipofuscin, KUTSCHERA-AICHBERGEN von Lipomelanin. Die Bezeichnung Lipofuscin wird von den meisten Autoren abgelehnt, da dem Pigment Lipoide oder fetthaltige Stoffe fehlen können. Die von LUBARSCH eingeführte Benennung fetthaltige Abnutzungspigmente oder kurz Abnutzungspigmente hat sich eingebürgert.

Nach *histochemischen Untersuchungen* steht heute fest, daß zwei Anteile ein Abnutzungspigmentgranulum formen: 1. Ein Pigmentkern oder Farbstoffträger als Grundsubstanz und 2. eine qualitativ und quantitativ wechselnde Fett-(Lipoid-)Komponente. Die Bindung dieser beiden Anteile im Pigmentgranulum kann man sich verschieden vorstellen: Vermischung beider Bestandteile — Speicherung des Lipoidanteils durch den Pigmentkern oder umgekehrt. Die Bindung ist nach den einen Autoren sehr fest und konstant, nach den anderen locker, die Lipoidkomponente als mehr weniger zufällige Beimengung dem Pigmentkern außen in Gestalt eines Lipoidanteils mechanisch angelagert (physikalische Bindung).

Die vorhin erwähnte qualitative Inkonstanz des lipoiden Anteils zeigt sich auch darin, daß alle Übergänge zwischen völligem Lipoidmangel, angedeuteter Lipoidanfärbbarkeit und ausgesprochener Lipoidreaktion zu beobachten sind (LUBARSCH spricht deshalb nur von einer Lipoidaffinität des Abnutzungspigmentes, welches er nicht zu den lipoiden Pigmenten rechnet). — Der veränderlichen Lipoidkomponente verdankt das Abnutzungspigment sein färberisches Verhalten gegenüber den Lipoidreaktionen. Extrahiert man die Lipoidkomponente, so geht z. B. die Sudanreaktion verloren (LUBARSCH, SEHRT). Doch verhalten sich in dieser Hinsicht die Abnutzungspigmente verschiedener Organe sehr unterschiedlich.

Die qualitativen Besonderheiten der Lipoidkomponente sind sehr schwer festzulegen. Man hat geglaubt, im lipoiden Anteil der Abnutzungspigmente Neutralfett, Cholesterin oder Glycerinester, Phosphatide, Lecithine, Cerebroside oder deren Gemische mit Cholesterinen, Fettsäuren verschiedener Abbaustufen u. a. m. nachweisen zu können. BIONDI, der das gelbe Pigment des Zentralnervensystems des Hundes im normalen Zustand und nach akuten wie chronischen Vergiftungen (Bromkali, Arsenik, Sublimat) histochemisch untersucht hat, glaubt, daß wir es mit einer Mischung von lipoiden Substanzen im eigentlichen Sinn und von Neutralfetten zu tun haben. Diese sudanfärbbaren Stoffe seien an ein andersartiges Substrat fest gebunden, daher ihre Unlöslichkeit oder ihre mangelnde Löslichkeit in den Fettlösungsmitteln. — „Im günstigen Falle mag es gelingen, auf mikroskopischem Wege zu einer Aussage über die Hauptkomponenten des Gemisches zu gelangen, während sich die Begleitsubstanzen wohl immer einer genaueren Feststellung entziehen... Außerdem stellen die histologischen Fettfärbemethoden nur das morphologisch sichtbare Fett dar, während sich das in fein disperser Phase befindliche sog. ‚unsichtbare Fett', das meist in ansehnlicher Menge vorhanden ist, dem histologischen Nachweis entzieht. Schon das ‚unsichtbare' Fett vereitelt sowohl eine quantitative wie qualitative histologische Fettanalyse... Zu diesem unfärbbaren Fett kommen noch die an Eiweiß gebundenen Fettstoffe, die durch Lösungsmittel nicht extrahiert sind, aber durch Einwirkung von Enzymen, z. B. durch Verdauung, sichtbar gemacht werden können. Eine quantitative Analyse des Fettgewebes auf histologischem Wege scheitert auch daran, daß das Sichtbarwerden von Fett nicht nur von der Menge des vorhandenen Fettes, sondern vor allem auch von den sehr wechselnden physikalisch-chemischen Bedingungen, so z. B. von seinem Lösungszustand, abhängig ist. Die morphologisch sichtbare Fettmenge kann infolgedessen bei gleichem Fettgehalt überaus wechselnd sein" (ROMEIS). Angefügt sei, daß sich lipoide Schlackengranula bei richtiger Technik stets mit Silber schwärzen lassen, vorausgesetzt, daß außer Silbernitrat noch reduzierende Substanzen in geeigneter Form zur Wirkung kommen (PFUHL). Nach der Methode von GIROUD-LEBLOND werden hauptsächlich Zelleinschlüsse geschwärzt, die Abnutzungspigmente darstellen. Die Silberschwärzung dieser Zellschlacken findet jedoch nur statt, wenn bei der Einwirkung der Silbernitratlösung auf die unfixierten Zellen Ascorbinsäure (Vitamin C) anwesend ist. Ausdrücklich betont PFUHL, daß es sich bei dieser Methode um keine Darstellung „granulär gespeicherter Ascorbinsäure" handelt. Die Ascorbinsäure spielt bei der Darstellungsmethode nur die Rolle eines sehr wirksamen Reduktionsmittels. So werden erhebliche Mengen von Ascorbinsäure an den Schlackengranulationen verbraucht und mit steigender Verschlackung des Organismus wird ständig eine größere Menge Vitamin C zur zwangsläufigen Reduktion dieser Substanzen mit Beschlag belegt. Ein Beweis für eine Begünstigung der Ausscheidung des Abnutzungspigmentes durch Ascorbinsäure liegt freilich nicht vor. Tatsache ist jedoch, daß Vitamin C am Abnutzungspigment und an homologen unpigmentierten Schlackengranulationen verbraucht wird (s. später: Vitamin C-Mangel und Drusenbildung, S. 510).

Einen breiten Raum in der Frage nach dem Wesen des Abnutzungspigmentes nimmt das Problem über die Beziehungen bzw. *Abgrenzungen des Melanins vom Abnutzungspigment* ein, wobei die prinzipielle Frage dahin geht, ob das Melanin im Gegensatz zum fetthaltigen Abnutzungspigment ein Abbauprodukt von Eiweißstoffen sei, während sich das Abnutzungspigment aus Fettstoffen bildet. LUBARSCH faßt die Abnutzungspigmente, zwischen denen grundsätzliche Unterschiede nicht bestehen sollen, die jedoch schwierig zu differenzieren sind, zusammen und spricht von Abbaupigmenten. Melanin und Abnutzungspigment werden in einer Melaningruppe oder in der Gruppe proteinogener Pigmente vereint. BRAHN und SCHMIDTMANN glauben nach ihren chemisch-analytischen Untersuchungen das Abnutzungspigment mit dem Melanin identifizieren zu dürfen. Auch KUTSCHERA-AICHBERGEN vertritt die Anschauungen der LUBARSCHschen Schule. Mit Rücksicht auf die verschieden schnelle Reaktionsfähigkeit und den verschiedenen Lipoidgehalt will der Autor das echte Melanin von seinem Lipomelanin, dem bisherigen Lipofuscin oder Abnutzungspigment, trennen. STAEMMLER schließt sich dem nicht an. Er sieht Abnutzungspigment und Melanin nicht ohne weiteres als gleichartig an und auch QUAST, auf dessen ausführlicher Zusammenstellung unsere kurze Übersicht fußt, setzt sich nicht für die Identität von Abnutzungspigment und melanotischem Pigment ein. HUECK schreibt zu der Frage: „Wir werden also ohne weiteres zugeben (wie das auch früher schon vielfach betont wurde), daß Melanin und Lipofuscin zwei sehr nahe verwandte Pigmente darstellen; dafür haben wir eine große Reihe morphologischer Gründe. Dagegen können wir nicht zugeben, daß die bisherigen chemischen

Erkenntnisse schon dazu zwängen, unsere früheren Vorstellungen von einem Hervorgehen dieser Pigmente aus Fettstoffen als falsch fallen zu lassen oder gar die alten Namen aufzugeben... Man darf auf der einen Seite, wie wir immer wieder betonen, die Resultate der chemischen Analyse nicht vorschnell auf das Gewebspigment übertragen: Der von SCHMIDTMANN analysierte, aus dem Gewebe extrahierte Farbkörper ist sicher nicht absolut identisch mit dem in der Herzmuskelzelle vorher gelegenen Pigment, denn dieser ist unlöslich, jenes dagegen ‚leicht löslich' in Alkalien (das gleiche gilt für das von ROSENFELD analysierte ‚Hämofuscin' der Darmmuskulatur). Andererseits muß man immer wieder bedenken, daß uns eine Elementaranalyse über die Konstitution eines Körpers völlig im Dunkel läßt. Die von SCHMIDTMANN angeführten Gründe für die chemische Identifizierung der beiden Pigmente können bestenfalls beweisen, daß das Pigment in die ‚Melaningruppe' gehört. ‚Identisch' im chemischen Sinne sind aber nicht einmal Tumormelanin und Hautmelanin usw. Es ist doch im höchsten Grade unwahrscheinlich, daß die Pigmente der einzelnen Organe völlig identisch sein sollen; sie werden höchstens einen verwandten Aufbau im Sinne der Konstitutionschemie haben. Darüber können wir heute aber noch nichts Bestimmtes aussagen."

Über eine eigenartige, vom Alter abhängige fuchsinophile Körnelung von Ganglienzellen bei MALLORY-Färbung berichten GUTNER und NOVOSA. Sie konnte im Nucleus caudatus, in basalen Kernen, in der Substantia nigra, in der Olive beobachtet werden. Beim Neugeborenen fehlt die Körnelung und tritt erst ein paar Monate nach der Geburt auf, ja in der Olive erst im Alter von 2—3 Jahren. Die Körnelung nimmt nach den Untersuchungen genannter Autoren ständig zu und erreicht im 30. Jahr ihren Höhepunkt. Dann nimmt sie allmählich ab und verschwindet im hohen Alter fast vollkommen, besonders deutlich in der Substantia nigra. Gleichzeitige Ablagerung von lipoiden Stoffen und Melanin in denselben Ganglienzellen kann beobachtet werden.

α) Pigmentatrophie.

Von der physiologischen Pigmentvermehrung zu jenen pathologischen Vorgängen, die OBERSTEINER als „fettig-pigmentäre Entartung" („fettig-pigmentöse Degeneration" nach SIMCHOWICZ), SPIELMEYER als „Pigmentatrophie" und JAKOB als „einfache Verfettung" bezeichnen, bestehen alle Übergänge und nur eine genaue Kenntnis der einzelnen Zellarten und ihrer Pigmenteigentümlichkeiten läßt einigermaßen Grenzen nach dem Krankhaften hin ziehen (Abb. 8a und b, ferner Abb. 63). So wissen wir namentlich seit OBERSTEINER (Literatur), daß es lipophobe Zellen gibt, welche bis ins hohe Alter hinein entweder ganz frei von Abnutzungspigment bleiben oder höchstens eine sehr geringe Menge feinster Körnchen aufweisen (PURKINJE-Zellen des Kleinhirns, Zellen des EDINGER-WESTPHALschen Kerns). Lipophile Zellen, also solche, welche schon im mittleren Alter eine beträchtliche Menge von Lipofuscin enthalten, sind häufiger. Sie lassen sich in solche scheiden, in denen das Zellpigment zu einem dichten Häufchen zusammengedrängt erscheint, während der Rest des Zellkörpers in geringerer oder größerer Ausdehnung vollkommen frei bleibt (Vorderhornzellen, Pyramidenzellen), und in solche, in welchen die lipoiden Substanzen mehr gleichmäßig und weniger dicht im Protoplasma verteilt sind, wie in den Zellen der CLARKEschen Säule in Form feiner Stäubchen, in der unteren Olive und in den meisten kleinen Zelltypen. Spezielle Unterschiede ergeben sich auch insofern, als es bald eine Zone in der Nähe des Kernes ist (Vorderhornzellen, Rindenzellen), bald eine Stelle über dem Kern am Abgang des Hauptdendriten (PURKINJE-Zellen), schließlich der Hauptdendrit selbst (Ammonshornzellen), der durch die Pigmenteinlagerung hervortritt. Wenn auch solche Umstände in der Struktur des Zellindividuums in mancher Hinsicht Unterschiede mit sich bringen, so bleibt doch das Bild der Pigmentdegeneration gut gekennzeichnet. Schon im NISSL-Bild kann man sich über die wesentlichen Punkte orientieren. Dort, wo normalerweise das Pigmenthäufchen liegt, sammeln sich einzelne gelbliche, bei sehr alten Leuten ausgesprochen bräunliche Körnchen, die nach und nach an

Menge zunehmen und die Nissl-Schollen verdrängen. Meist zieht durch den Pigmenthaufen ein feines, mit basischen Farbstoffen tingibles protoplasmatisches Maschenwerk, das sich namentlich im Silberbild sehr schön darstellen läßt und Marinescos „réseau de la région pigmentée" entspricht. Nehmen die lipoiden Stoffe mehr und mehr zu, so beeinflussen sie die Zellform. Der Kern wird an die Zellwand gedrückt oder bis an einen Fortsatz hin verdrängt. Er nimmt unregelmäßige Gestalt an und wird pyknotisch. Sammeln sich die Pigmente bis weit in den Dendriten oder Achsenzylinderursprung hinein an, so verschwinden diese Bildungen, oder man sieht ganz eigentümliche Auftreibungen des Zellplasmas wie etwa an den Olivenzellen. Fließen die einzelnen Körnchen zusammen, so kann die pigmentatrophische Zelle fast einer „Körnchenzelle" gleichen. Frei

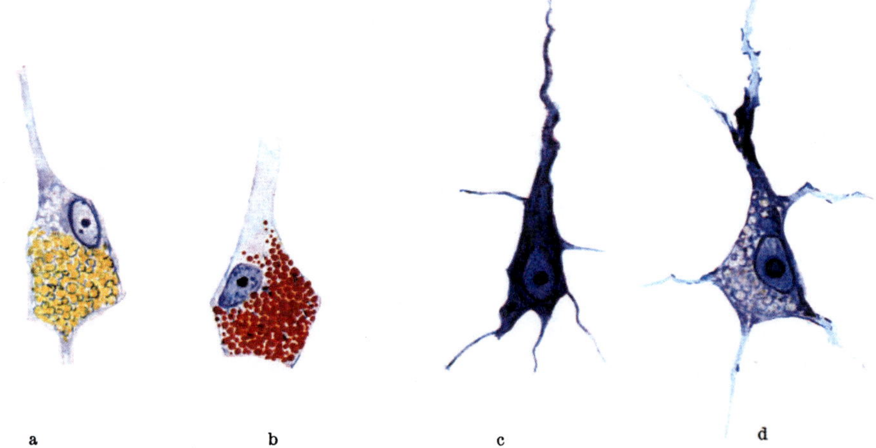

Abb. 8a—d. Ganglienzellen aus der Hirnrinde bei seniler Demenz. a Pigmentatrophische Nervenzelle im Nissl-Bild. b Bei Herxheimerscher Fettfärbung. c Chronisch erkrankte Nervenzelle im Endzustand der „Sklerose". Nissl-Bild. d Sklerose mit fettiger Entartung. Nissl-Bild. (Zeichnung.)

von lipoiden Einlagerungen bleibt der Kern; Pigmentballen sitzen ihm oft wie eine Haube auf. Im allgemeinen behält das Pigment der Nervenzelle bei Färbung mit Toluidinblau seine Naturfarbe bei; allerdings kann unter pathologischen Bedingungen auch ein mehr blauer und sogar tiefschwarzer Farbton hervortreten. Im Silberpräparat sehen wir besonders schön jenes feine Plasmanetz zur Darstellung gebracht, in welchem das Pigment lagert. Die Fibrillen umziehen den Pigmenthaufen; sie werden schließlich ganz gegen die Zellwand hin verdrängt. Mit zunehmender Verfettung der Zelle verschwinden die Fibrillen im Netzwerk und was schließlich die Bielschowsky-Methode noch darstellt, ist kein Netzwerk von Fibrillen, sondern jenes auch mit Toluidinblau färbbare Plasmareticulum, welches in allen Zellen nachweisbar ist, die mit pathologischen Einlagerungen ausgefüllt sind (Simchowicz). Mit Zunahme der Pigmenteinlagerungen erfährt das Maschenwerk eine allmähliche Auflösung, in dem kleinere und größere Lücken auftreten. Bielschowsky und Brodmann haben an Hand von Silberpräparaten Veränderungen des fibrillären Apparates seniler Nervenzellen genauer studiert.

β) Einfache Schrumpfung (sog. Sklerose mit fettiger Entartung).

Die Pigmentatrophie, die ja nicht als eine für das Senium oder gar für die senile Entartung spezifische Zellveränderung gewertet werden darf, ist häufig vergesellschaftet mit der sog. einfachen Schrumpfung (Spielmeyer), der chronischen Nervenzellveränderung und deren Endzustand, der Sklerose (NISSL). SIMCHOWICZ faßt die Veränderungen unter der Bezeichnung „Sklerose mit fettiger Entartung" oder „fettige Sklerose" zusammen (Abb. 8c und d). — Sklerosierte Ganglienzellen zeigen im NISSL-Präparat einen in die Länge gezogenen, dunkelgefärbten Kern. Das Kernkörperchen ist verhältnismäßig groß; die Grenzen des Kerns sind oft schwer zu bestimmen, da der stark geschrumpfte Zelleib oft um den Kern herum besonders dunkel gefärbt ist. Der Spitzenfortsatz dieser so veränderten Ganglienzellen läßt sich meist weithin in seinem stark geschlängelten Verlauf verfolgen. Die NISSL-Substanz ist in diesen Zellen vielfach zusammengebacken, so daß einzelne Schollen nicht mehr sichtbar sind; oft zeigt die basophile Substanz mehr reticuläre Anordnung. Durch eine stärkere Anhäufung der lipoiden Körnchen können sehr sonderbare Zellformen entstehen, in dem im übrigen stark geschrumpften Zelleib an einer Stelle Ausbuchtungen hervortreten, in welchen das grobkörnige Lipofuscin lagert (Fettsäcke). Der Kern wird bei der Fettsklerose oft stark verdrängt. Im Silberpräparat erscheint die Zelle im ganzen besonders dunkel. Die tiefschwarz imprägnierten Fortsätze sind weit verfolgbar. Die Fibrillen sind ausgiebig untereinander verklebt.

Zu α) und β). *Vergleichend-Anatomisches über die Pigmentatrophie.* Hellgelbes Ganglienzellpigment findet sich nicht nur beim Menschen, sondern auch bei fast allen Säugetieren und Vögeln, sogar Gastropoden. Genauere Untersuchungen vom Standpunkt einer vergleichenden Pathologie über diesen Gegenstand wie überhaupt über die Altersveränderungen bei Tieren liegen nur vereinzelt vor. KIKUCHI (Literatur) hat die Altersveränderungen beim Pferd systematisch studiert. Die Farbe des Pigmentes schwankt auch hier je nach dem Alter des Tieres. Bei jungen Tieren erscheint das Pigment ganz hellgelb und ist bei der geringen Zahl der Lipoidkörnchen im ungefärbten Präparat kaum sichtbar. Mit zunehmendem Alter dunkelt es, die Zahl der Pigmentkörnchen vermehrt sich; sie sammeln sich in Form eines allmählich immer dichter werdenden, aus einzelnen Pigmentkörnern bestehenden Häufchens. Gleichzeitig entfernen sich die Pigmenthäufchen immer mehr vom Kern und finden ihren Platz an der Peripherie der Zelle, oder erscheinen sogar völlig an den Zellrand gedrängt. Gegenüber Scharlachrot und Sudan III zeigt das Lipoidpigment anfänglich nur eine schwache Fettreaktion, die sich beim erwachsenen Pferd etwas verstärkt und bei alten Pferden wieder etwas schwächer wird. Jene für den Menschen getroffene Trennung zwischen lipophoben und lipophilen Zellen läßt sich beim Pferd nach KIKUCHI nicht durchführen. So enthalten hier die PURKINJE-Zellen, die beim Menschen stets als Typ der lipophoben Zellen angeführt werden, schon bei 2—6jährigen Pferden Pigment, das mit zunehmendem Alter sogar recht beträchtlichen Umfang annehmen kann. Allerdings sind zwischen den einzelnen Zellarten gewisse Unterschiede bezüglich des Zeitpunktes, zu dem die ersten Alterspigmente auftreten, unverkennbar. So wird das Pigment bei $2^1/_2$ Monate alten Fohlen in den Pyramidenzellen der Großhirnrinde sowie in den Olivenzellen nachgewiesen. Die Vermehrung der Zahl der pigmenthaltigen Zellen erfolgt dabei im allgemeinen schneller als die Zunahme der Pigmentmenge in den einzelnen Zellen. Vom 15.—16. Lebensjahr fand KIKUCHI in der größeren Zahl der Ganglienzellen reichlich Pigmentkörnchen. — W. MÜLLERs (Literatur) umfangreiche vergleichend-pathologische Studien an alternden Tieren (40 Hunden, 73 Katzen und 6 Pferden) haben nichts wesentlich Neues beigebracht. MÜLLER vermerkt, daß die Darstellbarkeit des Pigments mit Sudan bei seinem Untersuchungsgut weitaus schwieriger und oft erst bei erheblich längerer Färbung als üblich (bis zu 20 Std) deutlich möglich war. Als bemerkenswert wird der regelmäßige starke Lipoidgehalt um die Hirngefäße bei Hunden und Katzen im Gegensatz zu Pferden und besonders zum Menschen bezeichnet.

Über die Bedeutung des Parenchympigmentes und seines Transportes. Die Lehre von der Bildung des Abnutzungspigmentes als Produkt regressiver Zellvorgänge hat durch die Untersuchungen von Lubarsch und Sehrt eine gewichtige Stütze gefunden. Die genannten Autoren haben den Vorgang der Zellpigmentierung mit „einer langen Zelltätigkeit während eines langen Lebens bei Greisen und bei jüngeren Individuen mit einer über das Maß angestrengten Zelltätigkeit im Kampf mit äußeren, auf die Zelle einwirkenden Schädlichkeiten, z. B. Toxinen, wie sie bei chronischen Krankheiten auftreten“, erklärt. „Es handelt sich demnach bei der Pigmententstehung und -vermehrung um komplexe physiko-chemische Prozesse, die mit dem lebhaften cellulären Stoffwechselumsatz verknüpft sind und je nach Art, Funktion und Zusammensetzung der Elemente, die die Pigmente hervorbringen, verschieden sind“ (Quast mit umfangreicher Literatur). — Gegen die Auffassung des Ganglienzellpigmentes als eines ausschließlichen Abnutzungspigmentes hat Mühlmann verschiedene (allerdings nicht stichhaltige) Gegengründe angeführt. Die wichtige Frage, ob und in welcher Weise überhaupt lipoidhaltige Pigmentstoffe aus den Nervenzellen herausgebracht und beseitigt werden können, ist schwer zu beantworten. Vorab muß man daran denken, daß Abnutzungspigment durch die gleichen Schädigungen, auf Grund deren es sich in den Nervenzellen bildet und ablagert, auch in gliösen Elementen gebildet wird. An diesen Modus denkt man zu wenig. Die Gliazellen der ersten Rindenschicht führen gewöhnlich reichlich Fett, das wahrscheinlich degenerativen Veränderungen des Ganglienzellplasmas seine Entstehung verdankt (Alzheimer). Daß die lebende Zelle unter krankhaften Bedingungen fetthaltige Stoffwechselprodukte abgeben kann, zeigt das Tierexperiment. Vergiftet man z. B. junge Kaninchen, die normalerweise kein oder nur Spuren von Fett im zentralen Gewebe haben, mit Bleicarbonat, so findet man nach Alzheimer nach 2 Monate langer Vergiftung in den Ganglienzellen und noch reichlicher in den Gefäßwandzellen Spuren von Fett. Ganz abgesehen von solchen Versuchen ist es bemerkenswert, daß überall dort, wo wir in physiologischer Breite Fett in den Ganglienzellen finden, auch solches in den Gliazellen und in den Zellen der Gefäßwand vorkommt, daß aber bei Tieren, bei denen normalerweise keine lipoiden Körnchen in den Nervenzellen nachzuweisen sind, sie dann auch in den Gliazellen und in den Zellen der Gefäßwand fehlen. Eine unmittelbare Überwanderung oder Übernahme fettiger Granula von einer Zellart in die andere wird man wohl annehmen können. Analogien bei anderen Arten von Abbauvorgängen sprechen dafür, daß die fettigen Stoffe wieder aufgelöst werden, ehe sie in die andere Zelle gelangen (Alzheimer). Mehrfach (aber ohne Beweise zu bringen) ist behauptet worden, Abnutzungspigment könne in ungefärbten Phasen überführt und vielleicht abtransportiert werden. Quast hält die Möglichkeit solcher unsichtbaren Wanderung des Parenchympigmentes nicht als von vornherein ausgeschlossen (für die Zirbeldrüse denkt Lignac an eine fortgesetzte, im Organ selbst stattfindende Oxydation des Parenchympigmentes). Oberndorfer (Literatur) meint, „es sei anzunehmen, daß das gebildete braune Pigment nicht dauernd an seiner Bildungs- und Ablagerungsstätte angehäuft bleibt, sondern Umbau- und Abtransportprozessen unterliegen kann . . .“. Ja, Marinesco (Literatur) gibt an, Abnutzungspigment im Gefäßlumen nachgewiesen und die Ausstoßung von Pigmentkörnchen aus Zellen gesehen zu haben. Im einzelnen haben wir uns das Auftreten von Lipoiden in Ganglien- und Gliazellen nicht einfach so zu erklären, daß durch eine normale oder, wie Obersteiner meinte, übermäßige funktionelle Leistung fettige Abbauprodukte gebildet und dann unmittelbar von den Gliazellen übernommen werden. Vielmehr wird sich die Funktion der Zelle unter stofflichen Umständen abspielen, bei denen es jedenfalls nicht zur Bildung nachweisbarer fettiger Produkte kommt. Erst unter besonderen Umständen dürfte es zu dieser granulösen Umwandlung plasmatischer Bestandteile kommen (Alzheimer).

Vergleicht man den Pigmentgehalt in Ganglien- und Gliazellen, so findet man oft recht beträchtliche Unterschiede, insofern bei exzessiver Pigmentatrophie der Nervenzelle nur spärlich lipoides Pigment in der Glia lagert. Alzheimer sah in solchen Fällen degenerative Veränderungen an den Gliazellen, so daß man daran denken muß, daß diese Elemente die Fähigkeit, lipoide Stoffe aufzunehmen oder zu bilden, eingebüßt hatten. Umgekehrt kann man dort, wo lipoidbeladene Gliatrabantzellen angetroffen werden, ohne daß Lipoidstoffe in den Ganglienzellen auffindbar sind, an den Zerfall jener früher genannten, periganglionären Strukturen denken. Gellerstedts Untersuchungen weisen auf engere Beziehungen zwischen Gliaverfettung und Markscheidenausfällen hin. So finden sich reichlich fettbeladene Gliazellen in der Tangentialschicht und im gyralen Mark, in den Markstreifen des Ammonshorns, des Striatum und in olivo-cerebellaren Bahnen — in Gebieten also, die bei senilen Schäden stark betroffen sind. Doch bestehen auch auffällige Diskrepanzen, die vielleicht aus Besonderheiten der Vascularisation und Saftströmung zu erklären sind.

Experimentelles. Die Frage nach der Art und Weise des Lipoidtransportes wird von besonderer Bedeutung, wenn man an die Ausdeutung jener Bilder geht, wie sie an alternden Zellen nach Wiederbelebung der Inkretion (Hodentransplantation, Vasoligatur) als Ausdruck einer *Regeneration* zu finden sein sollen. Nach Harms, der das Zentralnervensystem alter Hunde untersucht hat, soll auf dem Wege über Abräumzellen oder „Phagocyten" eine Regeneration der Ganglienzelle — bis zum normalen Zustand! — eingeleitet werden. „Bei den von Harms als Phagocyten bezeichneten Zellen handelt es sich zweifellos um Gliazellen, von welchen bekannt ist, daß sie beim Zerfall von abgestorbenen Ganglienzellen freiwerdende Substanzen, wie z. B. melanotisches Pigment aufnehmen und dem perivasculären Bindegewebe zuführen können. Ob die Gliazellen jedoch imstande sind, der intakten lebenden Ganglienzelle in der von Harms angenommenen Weise Abfallstoffe zu entziehen und sie dadurch zu entschlacken, scheint mir zur Zeit noch ungeklärt. Die Schwierigkeit einer exakten Feststellung wird noch vermehrt durch den bei Ganglien- wie Gliazellen individuell ungemein wechselnden Gehalt an lipoiden Einlagerungen" (Romeis). — Weiter hat Wilhelm an 2 Hunden und an 3 Rattengreisen 1—5 Monate nach ein- und doppelseitiger Vasoligatur (die zum Teil auch noch durch Hodentransplantationen unterstützt wurde) die Wirkung des Eingriffes auf die Ganglienzellen studiert. Bei der Nissl-Färbung zeigten die Vorderhornzellen der reaktivierten Tiere starke Färbung und wesentlich größere Mengen der Nissl-Substanz, als in den entsprechenden Ganglienzellen gleichaltriger Kontrolltiere zu finden war. Die Lipochromkörper waren spärlicher, lagen mehr zerstreut und zeigten sich schwächer gefärbt, aber stärker lichtbrechend als bei den Vergleichstieren. Wilhelm deutet die beobachteten Erscheinungen als Rückbildung normalerweise bestehender Altersmerkmale der Nervenzellen (vgl. Romeis). — Wer die Schwierigkeiten kennt, die sich dem kritischen Neuropathologen bei der Beurteilung solcher Präparate entgegenstellen, wird die Angaben mit großer Vorsicht hinnehmen. Erst sehr genaue, an einem großen Kontrollmaterial ausgewertete Untersuchungen werden in diesen schwierigen Fragen Klarheit bringen. Man hat bei Kontrolltieren außer auf Gleichheit des Alters und der Rasse auch den Pigmentgehalt der Haut und Iris zu beachten (Bielschowsky).

Abnutzungspigment und Mesenchym. Abnutzungspigment findet man nicht nur in der Glia, sondern auch in den mesodermalen Gewebselementen, im Endothel und in den Adventitialzellen der Gefäße (Abb. 9). Man kann vom morphologischen Standpunkt aus eine *Speicherung* in den fixen Gewebselementen von einer *Pigmentanhäufung* in losgelösten Zellen scheiden. Die Pigmentstoffe treten erst nach der Geburt und im frühen Kindesalter auf, mehren sich vom Zeitpunkt der Geschlechtsreife ab und erfahren jenseits der 50er Jahre eine regelmäßige und auffällige Zunahme. Allerdings kann dieses Abnutzungspigment bei älteren

Individuen sehr spärlich sein oder sogar ganz fehlen. ODEFEY (Literatur), dem wir die ausführlichsten Untersuchungen über diesen Gegenstand verdanken,

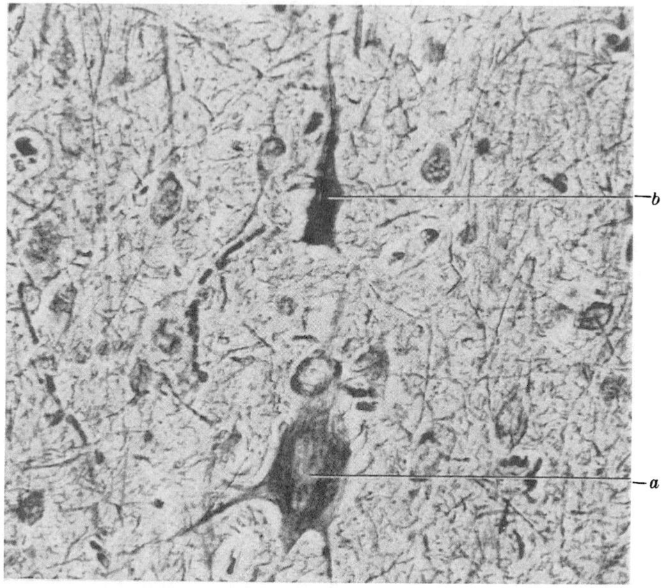

Abb. 9. Ganglienzellen aus der Hirnrinde (frontal) eines senilen (12jährigen) Hundes. Bei *a* gut erhaltene plasmareiche Ganglienzelle mit mehreren Ausläufern. Sog. chronische Zellerkrankung (Zellschrumpfung) mit Fibrillenverklumpung und Kernpyknose bei *b*. Eigene Silbermethode.

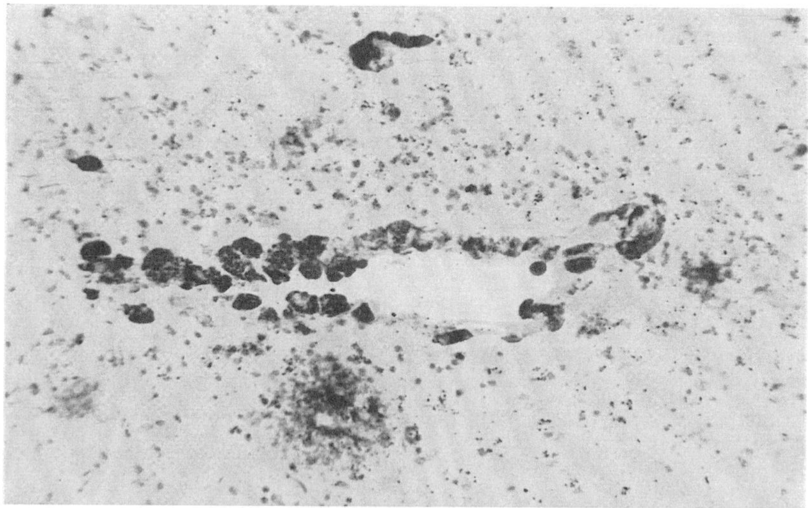

Abb. 10. Gefäß aus dem Ammonshorn bei seniler Demenz. Fettspeicherung in Adventitialzellen der Gefäßwand; Abrundung zu Fettkörnchenzellen. HERXHEIMER-Methode.

bezeichnet es als Regel, daß das gelbe Pigment bei älteren Individuen in größeren Mengen auftritt als bei jüngeren. Doch will er nicht ohne weiteres von Alterspigment sprechen. Daß die Grundkrankheit, insbesondere akute Infektions- oder akute Intoxikationskrankheiten keinen wesentlichen Einfluß auf die Pigmententstehung ausüben, steht fest; örtliche Zerfalls- und Abbauvorgänge am

Gewebe spielen die Hauptrolle. — Was die Verteilung der Pigmentstoffe anbelangt, so findet man sie am regelmäßigsten im Bereich des Gehirnmantels und im Streifenhügel, während sie in der Brücke und in der Substantia nigra viel seltener vorkommen (ODEFEY). Nach eigener Erfahrung scheint die Pigmentspeicherung in den Gefäßen der Substantia nigra und im Ammonshorn nicht so selten zu sein. Auch im Gebiet des Zahnkerns findet man oft reichlich Pigmentanhäufung im Gegensatz zum Olivengebiet. Interessant ist, daß die Gefäßwandelemente des Streifenhügels stets erheblich mehr Pigment enthalten als die des Pallidums. Daß die Dichte des Capillarnetzes für das Striatum von Bedeutung sein kann, wird man immer im Auge behalten müssen (SPATZ).

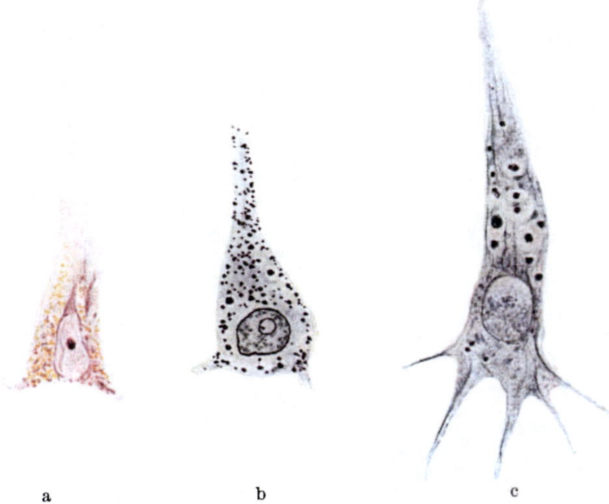

Abb. 11 a—c. a Feinkörnige Degeneration einer Nervenzelle aus der Frontalrinde bei seniler Demenz. NISSL-Bild. b Im dichten Band des Ammonshorns zeigen die Ganglienzellen (neben spärlicheren groben „granulovacuolären" Gebilden) im gesamten Zellplasma feine Granula. Eigene Silbermethode. c Grobkörnige Degeneration einer Nervenzelle (sog. granulo-vacuoläre Zellentartung) aus dem lockeren Ammonshornband. BIELSCHOWSKY-Methode. (Zeichnung.)

Vergleichend-Anatomisches. KIKUCHI ist auch diesen Fragen am Gehirn des alternden Pferdes nachgegangen. Auch hier enthalten sowohl Gliazellen als auch Adventitialzellen mit zunehmendem Alter steigende Mengen von Lipoiden. Die Zahl der lipoidhaltigen Zellen selbst nimmt im höheren Lebensalter gleichfalls zu. Besonders die Zellen im Bereich des Nucleus caudatus und lentiformis, des Ammonshorns, des Thalamus opticus enthalten in den höheren Altersstufen ziemlich große Mengen von Lipoid. Weniger stark und regelmäßig wurden die Lipoide dagegen in den Gliazellen und Adventitialzellen der Großhirn- und Kleinhirnrinde sowie in der Medulla oblongata gefunden. KIKUCHI weist besonders darauf hin, daß das lipoide Pigment in den Gliazellen und Adventitialzellen später nachweisbar ist als in den Ganglienzellen desselben Gebietes. Auch tritt die Erscheinung nicht mit so großer Regelmäßigkeit auf, wie das bei den Ganglienzellen der Fall ist. Neubildung und Verdickung protoplasmatischer Ausläufer an Ganglienzellen des senilen Hundes beschreibt LAFORA. Nach Auffassung des genannten Autors üben gewisse Substanzen einen formativen Reiz auf die protoplasmatischen Ausläufer der Zellen aus.

γ) Feinkörnige und grobkörnige Degeneration.

Schon ALZHEIMER hat bei der senilen Demenz „blasse Nervenzellen" beschrieben, in welchen die basophilen Schollen aufgelöst erscheinen und das kaum mehr färbbare Protoplasma eine körnige Struktur zeigt (Abb. 11a). Mit Recht betont SIMCHOWICZ, daß das Bild dieser Zellen etwas an die akute Zellveränderung NISSLs erinnert. SIMCHOWICZ beschreibt die Zellbilder folgendermaßen: Der Zellkörper ist in diesen Zellen nicht geschrumpft, sondern eher geschwellt; die

NISSL-Substanz erscheint blaß, der Kern hell und zuweilen mitsamt dem Kernkörperchen etwas vergrößert. Die Fortsätze sind auf eine weite Strecke hin sichtbar und auch der Achsenzylinder tritt oft deutlich hervor. Die meisten dieser Körnchen sind wohl sicher keine Fettkörnchen. Nach und nach erfahren die NISSL-Schollen eine immer weitergehende Auflösung. Auch die äußere Form der Zelle verändert sich. Die Zellen sehen oft angefressen aus, wohl weil vom Rande her eine Auflösung des Zellkörpers einsetzt. Das Protoplasma wandelt sich mehr und mehr in feine Körnchen um, welche sich immer zusehends schwächer färben und schließlich vollständig auflösen. Im BIELSCHOWSKY-Präparat sind diese Zellen viel besser gefärbt; Fibrillen werden nicht sichtbar. Das umgebende

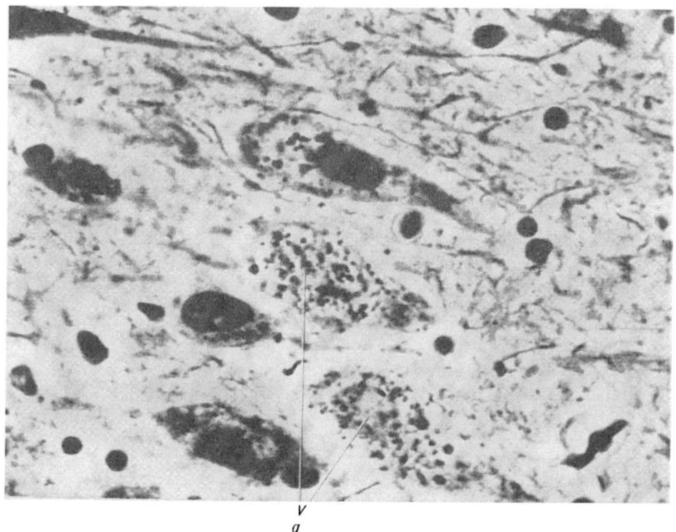

Abb. 12. Granulo-vacuoläre Zellentartung (*g*) in Nervenzellen des Ammonshorns. Senile Demenz. Eigene Silbermethode.

Plasma ist aufgelöst und der Kern von einer hellen Zone umgeben. Hie und da sieht man solche Kerne nur noch von einem Schatten hellbräunlichen Protoplasmas umgeben; von Fibrillen findet man keine Spur mehr. Die Fortsätze fehlen ebenfalls ganz.

Wichtiger als die feinkörnige Zelldegeneration ist jene eigenartige Veränderung, die man als *grobkörnige Fettdegeneration* (ALZHEIMER) bezeichnen kann und die heute gewöhnlich unter dem Namen der „*granulo-vacuolären Zellentartung*“ geht (die Veränderung entspricht wohl MARINESCOs 4. Form der Fettentartung im Sinne der „gros corpuscules“). Am schönsten vermitteln uns Silberpräparate Einblick in diese Abwandlungen (Abb. 11a u. 12). In bestimmten Zellen des Ammonshorns, vornehmlich denen des lockeren Bandes, findet man in den langgezogenen Pyramidenzellen tiefschwarz imprägnierte Körner, die manchmal nur 3—4 Stück ausmachen, seltener gehäuft liegen und sich auch in den Fortsätzen, vornehmlich in dem Spitzenfortsatz, anhäufen. Im ALZHEIMER-MANN-Präparat treten die Körner blau tingiert hervor; dort wird auch deutlich, daß jedes Korn in eine Vacuole zu liegen kommt. An Formolgefrierschnitten können die Körner mit Thionin dargestellt werden; sie sind dann hellblau gefärbt. Auch Hämatoxylin tingiert sie blau. Kein Granulum färbt sich mit MAY-GRÜNWALD; alle dagegen mit Lithioncarmin sehr schön leuchtend rot. Im NISSL-Präparat sieht man nur eine grobwabige Struktur der Zelle, zuweilen sind aber auch hier die Vacuolen gut dargestellt und einzelne Körner sichtbar. Die Vacuole bleibt bei allen diesen Methoden ungefärbt. Scharlachrot und Sudan tingieren die Körner nicht. ALZHEIMER gibt allerdings an, daß ein Teil der Körner Scharlachrot annimmt. Wir haben das nie gesehen und möchten auch die Bezeichnung „Fettdegeneration" (ALZHEIMER) vermeiden. Im Säurefuchsin-Lichtgrünpräparat nach FLEMING-Fixierung sind die meisten Körner rot gefärbt, einzelne dagegen leicht gebräunt. (Ganz ähnliche grobkörnig-degenerierte Zellen findet man außerdem in oder in der Nähe von Erweichungsherden, an Pallidumzellen und an den großen Zellexemplaren der basalen Kerngruppen.) Anzumerken ist, daß im dichten Ammonshornband Abweichungen der granulovacuolären Zellerkrankung zu beobachten sind: Neben großen Granulas und Vacuolen liegen feinste, sich argentophil imprägnierende Stäubchen über das ganze Plasma verteilt (Abb. 11b).

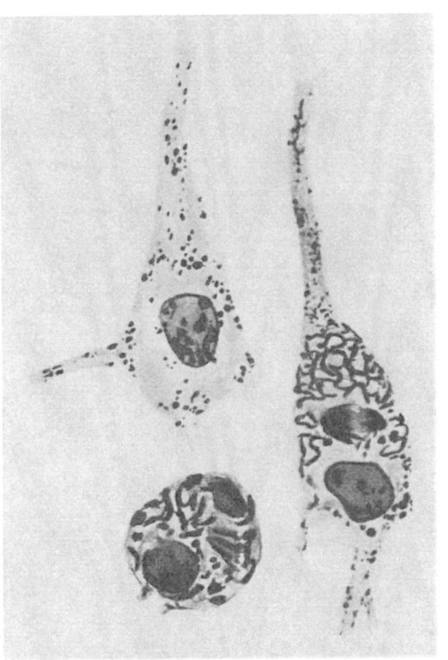

Abb. 13. Fädige und netzartig angeordnete argentophile Strukturen in Ganglienzellen des dichten Ammonshornbandes. Es handelt sich nicht um eigentliche Fibrillenveränderungen, sondern um Imprägnation intracellulärer Strukturen in diesen hochgradig geschädigten Nervenzellen. ALZHEIMERsche Krankheit. Eigene Silbermethode. Zeichnung.

δ) ALZHEIMERsche Fibrillenveränderung.

Wir haben in der Folge eine sehr interessante Ganglienzellerkrankung zu besprechen, die FISCHER als „grobfaserige Fibrillenwucherung" bezeichnete und die von SPIELMEYER den Namen der „ALZHEIMERschen Fibrillenerkrankung" erhalten hat (Abb. 14). Viele Untersucher haben sich mit dieser seltsamen und interessanten Ganglienzellveränderung befaßt (ALZHEIMER, BIELSCHOWSKY, FISCHER, PERUSINI u. a.). Leider wissen wir heute morphologisch nicht viel mehr, als was seinerzeit schon ALZHEIMER und SPIELMEYER über diese Zellerkrankung geschrieben haben; in der morphogenetischen Deutung dieser Bilder freilich sind wir doch ein gutes Stück weitergekommen, wie später darzulegen ist. Seinerzeit schrieb ALZHEIMER: „Während sich die übrigen Fibrillen des Zelleibes und der Dendriten der erkrankten Zelle meist nur blaß zur Darstellung bringen lassen, sehen wir eine oder einzelne der Fibrillen besonders dick und dunkel imprägniert hervortreten. Meist beginnt die Veränderung an derjenigen Stelle der Zelle, an der wir gewöhnlich und auch hier reichlich Fettkörner eingelagert finden. Schon jetzt, wo die Zelle noch ganz gut in ihrer Form erhalten ist, zeigt sich eine Neigung der verdickten Fibrillen, zu Bündeln und Bändern zusammenzukleben. In weiteren Stadien wird die ganze Zelle verändert. Die Fibrillen treten zu mannigfaltigen, korb- und schlingenartigen Gebilden verflochten an die Peripherie der Zelle und das Zellplasma verschwindet. Oft sieht man aber noch mitten im Fibrillenkorb oder in der Fibrillenschlinge deutlich den Ganglienzellkern; manchmal auch nur ein kleines Gebilde von der Größe eines Kernkörperchens. Schließlich finden wir keinen Ganglienzellkern mehr in den Fibrillenbündeln, aber manchmal einen offenbar eingewanderten Gliakern. So kann das übriggebliebene Fibrillenbündel lange im Gewebe liegenbleiben." — Wenngleich das Silberbild am besten Aufschluß über diese eigenartige Zellerkrankung gibt, so lassen doch auch die übrigen Färbemethoden mitunter wichtige Befunde aufzeigen. Schon die eigentümliche Form der Ganglienzelle weist auf diese Zellschädigung hin. Die erkrankte Zelle erscheint eigenartig verzogen, manchmal wie gebläht; von der NISSL-Substanz ist nichts mehr zu sehen, der Kern ist verdrängt, der Plasmaleib homogen, mattscheibenartig (Abb. 15). In helleren Partien des Zelleibes gelingt es manchmal, zarte, rötlich-violette, metachromatische Faden- und Knäuelbildung aufzuzeigen, die wohl den im Silber-

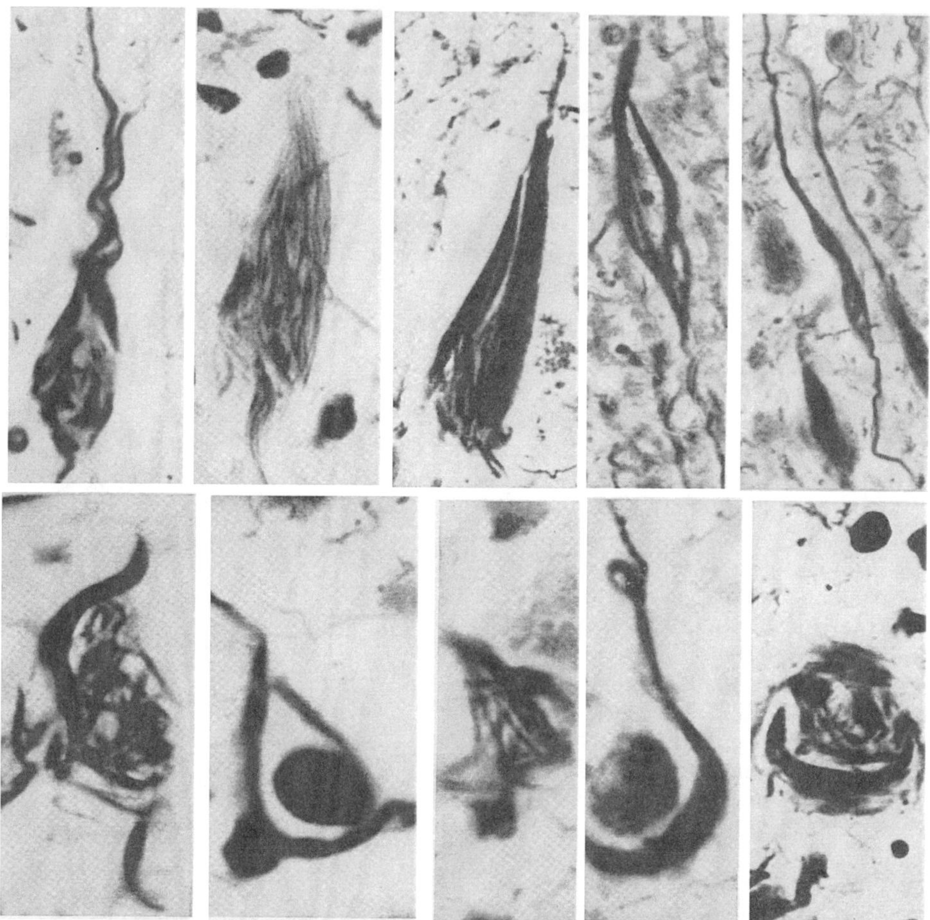

Abb. 14. Serie von Ganglienzellen mit ALZHEIMERscher Fibrillenveränderung. Eigene Silbermethode.

bild dargestellten fibrillären Bildungen an die Seite gestellt werden dürfen. CSERMELY hebt für die senile Entartung *eigenartige Degenerationsformen* der fibrillären Substanz als Zellen mit netzartigen argentophilen Gitterstrukturen und spindelförmigen argentophilen Einschlüssen besonders hervor. Man findet diese Zellentartungen (die schon SIMCHOWICZ abgebildet hat) vornehmlich im breiten Ammonshornband und im Mandelkern. — Handelt es sich nun bei dieser eigenartigen Zellschädigung um eine Erkrankung der Zellfibrillen? ALZHEIMER und seine Schule, sowie eine Reihe anderer Untersucher haben diese eigenartigen Bildungen als veränderte Fibrillen aufgefaßt. FISCHER hat sogar an eine besondere Fibrillenwucherung gedacht, die ihren Ursprung allerdings nicht aus normalen, sondern aus neugebildeten Fäden nähme. SPIELMEYER weist darauf hin, daß nach den Bildern im NISSL-Präparat und beim Studium der Anfangsstadien im Fibrillenpräparat anzunehmen sei, daß es Fibrillen sind, die hier erkrankten. Die veränderte Färbbarkeit und die Neigung zum Zusammenkleben legten ALZHEIMER den Gedanken nahe, daß sich jene Fibrillenstrukturen chemisch verändert und vielleicht mit irgendeinem Stoff imprägniert haben. Auch die Anfärbbarkeit mit Anilinfarben und Hämatoxylin ließ ihn hierfür Anhaltspunkte gewinnen. BIELSCHOWSKY hält es für wahrscheinlicher, daß es sich hier nicht um Veränderungen präformierter Zellstrukturen handelt, sondern um Einlagerungen einer fremdartigen Substanz von fädigem Bau. So fand BIELSCHOWSKY im Bereich der kleinen Lipochromanhäufung neben dem Kern mitunter ein Knäuel verdickter Fäden von ovaler Gestalt. Viele von diesen Fäden laufen in sich zusammen und bilden geschlossene Kreise und Ellipsen. Irgendein Zusammenhang mit benachbarten Fibrillen besteht nach BIELSCHOWSKY nicht. Isoliert auftretende Schlingen und Nachen lassen es übrigens auch SPIELMEYER merkwürdig erscheinen, daß normal angelegte Fibrillenstrukturen derartige Veränderungen erleiden. Nach SPIELMEYER kann für die Mehrzahl dieser Zellen angenommen werden, daß sich hier eine eigentümliche Masse an den Fibrillenstrukturen niedergeschlagen hat; sie imprägniert nicht regelmäßig einen Fibrillenzug oder bestimmte Bündel davon, sondern inkrustiert in unregelmäßiger Weise und auch mehr fleckförmig diese oder jene Zone in der Zelle und führt dabei zu Verklumpungen und abnormen Zusammenlagerungen der fibrillären Züge und Geflechte. Nicht unerwähnt bleibe, daß SIMCHOWICZ in einer Arbeit über die ALZHEIMERsche Krankheit den Fibrillenzügen gliöse Herkunft zuschreibt; sie sollen nicht innerhalb der Nervenzelle gelagert sein, sondern diese von außen umgeben. Im ähnlichen Sinn spricht sich FRIGERIO aus, der daran denkt, daß fibrilläre Strukturen des Stütz- oder Gliagewebes an der Nervenzelloberfläche als Ausdruck einer Niederschlagsbildung haften. Schließlich sei noch angeführt, daß DIVRY die ALZHEIMERsche Fibrillenveränderung auf die Einlagerung («infiltration») von Amyloid in die Ganglienzellen zurückführt (s. später). An besonders gelungenen Silberpräparaten findet man so nach DIVRY, daß die erkrankten Ganglienzellen nur von einem dünnen argentophilen Randsaum, der die normalen Zellkonturen unterstreicht, eingehüllt werden. Bilder dieser „Amyloideinhüllung" sollen die auch sonst zu beobachtende Affinität der amyloiden Substanzen zu Oberflächen erweisen. Bei stärkerer Ausbildung der grundsätzlich gleichen Veränderung könne die ganze Zelle von argentophiler Substanz angefüllt sein, wobei nicht zu entscheiden sei, ob diese Amyloidimprägnation allmählich zunimmt oder schon anfänglich in dieser ausgeprägten Form statthat. Auch dichte und ziemlich kurze bündelartige und schließlich sternförmige Formen der ALZHEIMERschen Fibrillenveränderung, die epicellulär oder gar extracellulär liegen und namentlich im Ammonshorn und Uncusgebiet vorkommen, ließen sich nicht auf eine Umwandlung oder Imprägnation des endocellulären

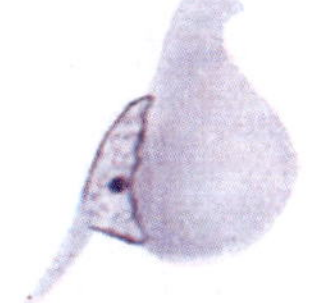

Abb. 15. Ganglienzelle mit ALZHEIMERscher Fibrillenveränderung im NISSL-Bild (Zeichnung). Aus dem Ammonshorn bei seniler Demenz.

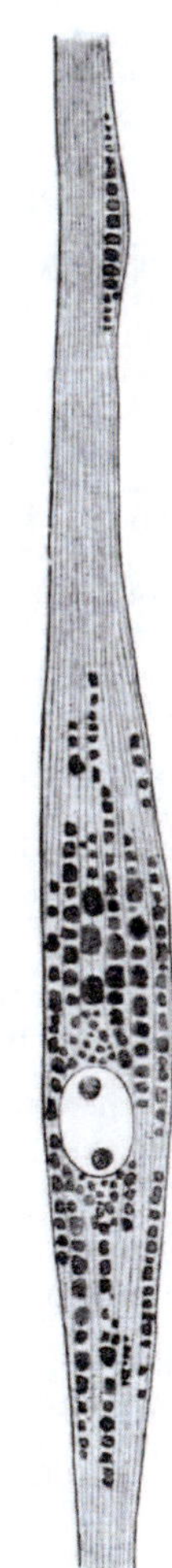

Abb. 16. Bipolare von Rhizostoma. Nach dem lebenden Objekt. Vergr. etwa 1200fach. (Nach E. BOZLER.)

Fibrillennetzes zurückführen. Dasselbe gelte von zweifellos intracellulär gelegenen Formen, die hauptsächlich im Nucleus amygdalae, im Infundibulum und im Nucleus infundibulo-mamillaris vorkommen. Sie sind kugelförmig gestaltet oder massive Produkte, die den Zellkern abflachen und an die Peripherie drängen.

Zum Verständnis unserer späteren Darlegungen muß der rein morphologischen Schilderung eine kurze Darlegung über das *Fibrillenbild der Nervenzelle* überhaupt vorangeschickt werden. — Untersucht man eine Nervenzelle im Dunkelfeld und bei starken Vergrößerungen, so zeigen sich Nervenfaser wie Ganglienzelle als optisch fast leer; von Nissl-Substanz ist ebensowenig zu sehen wie von Achsenzylindern. Prüft man die Nervenzelle nach Methoden der Mikrochirurgie mit einer Mikronadel (Péterfi), so wird man gleichfalls enttäuscht. Während nämlich feinfibrilläre Strukturen in lebenden Zellen selbst dann, wenn sie bei anderen Untersuchungen nicht hervortreten, daran gut zu erkennen sind, daß sich oft die eingeführte Nadelspitze in den feinen fibrillären Netzen verfängt oder in ihren Bewegungen gehemmt wird, fehlt diese Erscheinung bei den Nervenzellen vollständig (Péterfi). Läßt man auf diese optisch leeren Organstrukturen Elektrolyte einwirken, schafft man also eine Änderung des kolloidalen Zustandes, so treten je nach den verwandten Zusatzflüssigkeiten eigenartige Strukturdifferenzierungen und Strukturänderungen im Achsenzylinder heraus. Es handelt sich dabei nach Péterfi um eine Art Flockung bzw. Entmischung der lebenden kolloidalen Substanz der Nervenfasern, die mit einer Dehydratisierung der Micellen verbunden ist[1]. Am überlebenden Objekt kann man ohne jede Beeinflussung durch Chemikalien allein durch längeres Stehenbleiben die Herausdifferenzierung von feinen und feinsten Fäserchen und Fibrillen finden. Jene feinen, ultramikroskopischen Fäserchen erinnern ganz an Bilder, wie man sie bei alternden Stäbchensolen wie Benzopurin — auch Fädchensole genannt — oder Seifensolen im Dunkelfeld erhält. Es kann nach den heute vorliegenden Untersuchungen über die Kolloidstruktur der Nervenzelle als sicher gelten, daß man es mit einem Stäbchensol zu tun hat, welches eine ausgesprochene Neigung zur Längsorientierung seiner stäbchenförmigen Ultrateilchen hat. *Störungen im kolloidalen Zustand dieses Stäbchensols führen zu Verschiebungen micellar gebundenen Wassers, wobei die micellaren Räume verringert und die Teilchen dehydriert werden.* — Das gilt vorab für Wirbeltiere. Bei den Wirbellosen sind die Elemente anders gebaut. Indes hat der Zoologe Bozler (Literatur) den Beweis für die vitale Existenz der Neurofibrillen am lebenden Objekt Wirbelloser geführt. Zieht man nach Bozler das Epithel der Sumbumbrella von Rhizostoma von der Gallerte ab, dann kann man die muskelfreien Teile dieser Sumbumbrella mit ihrem Nervenplexus sofort mikroskopisch untersuchen. In den dort sichtbaren Bipolaren mit ihren Ausläufern sind die Neurofibrillen als stark lichtbrechende, dunkler erscheinende, feine Fädchen in ihrer gradlinigen Anordnung zu sehen (Abb. 16). Bozlers Untersuchungen sind für die Frage nach der vitalen Existenz der Neurofibrillen von Interesse. Sie bekommen indes auch für unsere speziellen Fragestellungen große Bedeutung. Unsere Anschauung über die Alzheimersche Fibrillenveränderung geht nämlich dahin, daß *das labile Stäbchensol der Nervenzelle durch physikalisch-chemische Momente aus einer ursprünglich gerichteten Anordnung gebracht wird.* Welche Faktoren bringen nun die gerichteten micellaren Teilchen aus ihrer ursprünglichen Normallage? Man könnte daran denken, daß einzig und allein innere, nur den Kolloidkomplex „Ganglienzelle“ angehende Momente für diese Umlagerung des Stäbchensols verantwortlich gemacht werden könnten. Wir haben für diese Anschauung keine Anhaltspunkte gewonnen. Wir glauben vielmehr einen Schritt weiter zu kommen, wenn wir die speziellen Phänomene an den Nervenzellen im Rahmen der Veränderungen des kolloidalen Systems „Gehirn“ als Ganzes behandeln. Die Frage lautet: Führt eine Änderung im Gewebsmilieu zu einer Änderung in der Anordnung des cellulären Stäbchensols, schafft sie Vorbedingungen für die Ausbildung andersartiger Fibrillenstrukturen? Leider gelingt es am menschlichen Gehirn nicht, die Umlagerung micellar-fibrillärer Teilchen experimentell hervorzurufen. Wir müssen uns deshalb an das Tierexperiment halten. Hier zeigen nun Bozlers Studien an Medusen, *wie sehr gerichtete micellare Strukturen, nämlich Neurofibrillen, auf Änderungen des Milieus antworten.* Wenn man nach Bozler ein Rhizostoma 1—2 Std. in hypertonisches Seewasser bringt (hergestellt durch Eindunsten bei Zimmertemperatur auf etwa $^5/_6$), so wird dadurch das Nervensystem in eigentümlicher Weise verändert. Die vordem fast schnurgerade verlaufenden Fasern nehmen einen geschlängelten Verlauf (Abb. 17). Nach Bozlers Untersuchungen steht so fest, daß die Neurofibrillen mit einer nicht unerheblichen Plastizität ausgestattet sind und befähigt erscheinen, auf Änderungen im physikalisch-chemischen Milieu mit Änderung ihrer Lage zu antworten.

[1] Für diese Studien wie die hier einschlägige Literatur vgl. Handbuch der normalen und pathologischen Physiologie, Bd. 9: Allgemeine Physiologie (Abschnitt Péterfi: Über die Physiologie der peripherischen Nerven).

STERN und ELLIOTT haben jüngst versucht, durch Erzeugung einer Schrumpfung und Dehydratation des Gehirns beim lebenden Tier einer Klärung der Entstehungsbedingungen der sog. senilen Fibrillenveränderungen näherzukommen. Zu diesem Zweck erhielten Kaninchen — zum Teil unter Freilegung des Gehirns — intravenöse Injektionen einer hypertonischen (25%igen) Glucoselösung. Daneben wurde bei einigen Tieren durch Verwendung einer hypotonischen (0,1%igen) Glucoselösung eine Hirnschwellung erzeugt. — In BIELSCHOWSKY-Präparaten von den geschrumpften Gehirnen sah man in einzelnen Nervenzellen (ohne Prädilektionsstellen) charakteristische Veränderungen der intracellulären Fibrillen, welche eine deutliche Ähnlichkeit mit Anfangsstadien der ALZHEIMERschen Fibrillenerkrankung hatten: die Fibrillen traten gröber hervor und zeigten die Tendenz zu Durchflechtungen. So interessant solche Versuche sind, so schwer ist es, Versuchsbedingungen zu schaffen, die dem senilen Gehirn kolloidchemisch entsprechen; der Ausgangspunkt ist ja ein ganz anderer. — SCHAFFER und MISKOLCZY führen hier Befunde von *Akiyama* an. Dieser Autor hat beim Kaninchen nach Verabreichung von Lanolin und Calcium als Folge einer Gewebsdehydratation und Kondensation eine Schrumpfung der Ganglienzellen und Schließung der fibrillären Struktur, nach Dosierung von Lezithin und Kalium eine Schwellung der Spinalganglienzellen und eine Erweiterung des Fibrillennetzes beobachten können. Diese experimentell erzeugbare Veränderung der argentophilen Struktur, welche von einer Schwellung der argentophilen Substanz abhängt, läßt sich nach dem Autor mit mehreren gut bekannten Erscheinungen der menschlichen Pathologie vergleichen.

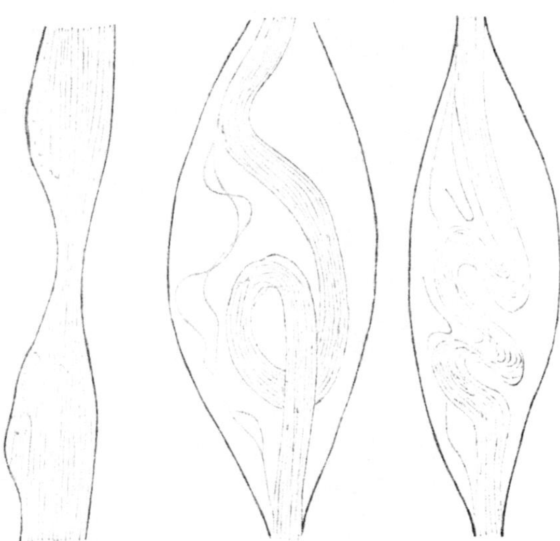

Abb. 17. Neuriten von Bipolaren unter der Einwirkung hypertonischen Seewassers. Nach dem lebenden Objekt. (Nach E. BOZLER.)

Wie liegen nun die physikalisch-chemischen Prinzipien bei der Ausbildung der ALZHEIMERschen Fibrillenveränderung? Wir haben hier für die selten umstrittenen morphologischen Bilder das kolloidchemische Prinzip der *Quellung* einzuführen. Kolloidchemisch handelt es sich um die Aufnahme von Wasser in micellare Räume. Als Effekt des Phänomens finden wir erstens eine *Volumenzunahme* des quellenden Körpers und zweitens gewisse *optische Erscheinungen.* Für unseren Spezialfall einer Imbibition micellar-fibrillärer Räume resultiert außer der deutlich nachweisbaren *Verdickung* der Fibrillen eine *Schlängelung.* Da ja der Raum, der die quellenden fibrillären Strukturen beherbergt, allem Anschein nach nicht größer wird und weiterhin an den Ein- bzw. Austrittsstellen der Fibrillen gewisse Fixpunkte zu suchen sind, ergibt sich die Schlängelung als Einfügung in den Raum mit Notwendigkeit. Mit der Aufnahme von Wasser ändert sich auch das optische Verhalten. So erklärt es sich, daß man unter Umständen im NISSL-Bild bei entsprechender Abblendung jene zopfförmig gestalteten Strukturen sehen kann. Weiter ändert sich die Färbbarkeit der imbibierten Teilchen und darin liegt mit ein Grund, warum uns mitunter das

Thionin- oder Hämatoxylinpräparat diese veränderten Fibrillen wiedergibt. Im Prinzip erklärt das Quellungsphänomen die *formale Genese* der wechselnden Bilder, wie sie uns Silberpräparate vorführen. Je ausgeprägter Quellungserscheinungen sind, um so mehr machen sich Aufrollung und Schlängelung der fibrillären Strukturen geltend. Auch Entquellungsvorgänge sind sicher wichtig, sie spielen für die Form der „Endzustände" der ALZHEIMERschen Fibrillenveränderung eine Rolle. Wir denken hier an jene eigenartig starren, drahtartigen Formationen, die als einzige Überreste früherer Nervenzellen in schwer atrophischen Rindenabschnitten lagern. Ohne bestimmte physikalisch-chemische Deutungen für die

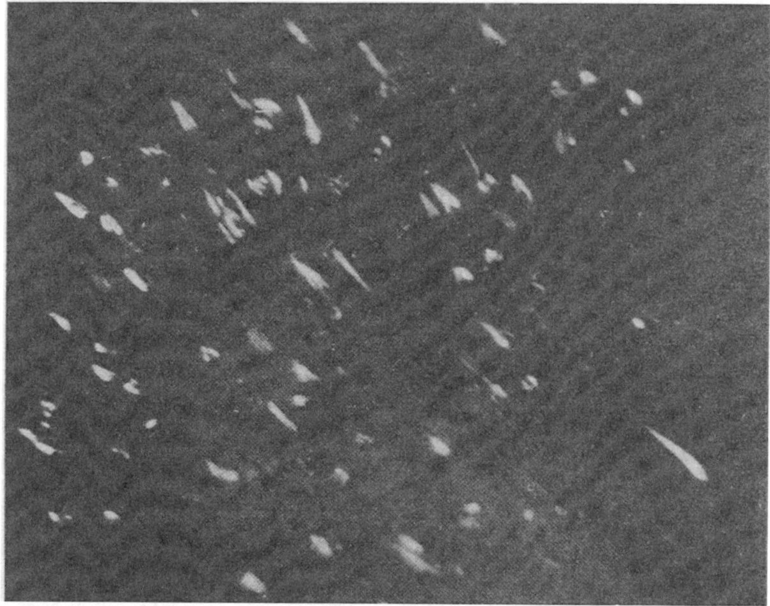

Abb. 18. Nervenzellen mit ALZHEIMERschen Fibrillenveränderungen aus der Subiculargegend bei seniler Demenz. Die so erkrankten Ganglienzellen erweisen sich nach Kongorotfärbung im polarisierten Licht als doppelbrechend. (Nach DIVRY.)

Morphogenese zu geben, hat schon SCHAFFER gemeint, es ließe sich an den Fibrillenpräparaten zweifellos feststellen, daß auf die initiale, dehnende und raumvergrößernde Wirkung der ALZHEIMERschen Fibrillenveränderung zum Schlusse eine Schrumpfung folge. Ob und inwieweit sich an diese, in ihrer Lage veränderten fibrillären Bildungen Stoffe anlagern (die ihrerseits bei einer von der kolloidchemischen Auffassung vorausgesetzten Schädigung der Zellmembranen hereindiffundieren könnten), bleibt zu klären. Von einer „Amyloidinfiltration" (DIVRY) im eigentlichen Sinn wird man wohl nicht sprechen dürfen. Die von DIVRY gebrachten Bilder, die durchaus im Rahmen der kolloidchemischen Betrachvon Fällung und Quellung von Gewebsstrukturen liegen, sind jedenfalls interessant und regen zu weiterem Studium an. Nur darf man dabei nicht vergessen, daß Doppelbrechung (Abb. 18) an sich (zumal, wenn sie merkwürdigerweise erst nach Kongorotfärbung auftritt) noch kein Kriterium für das Vorhandensein von „Amyloid" darstellt! — „An meinen Amyloidpräparaten", sagt HECHST, „war feststellbar, daß die dicken, groben Fibrillen der ALZHEIMERschen Fibrillenveränderungen nicht durch Ablagerung des Amyloids entstehen. Die Plaquesentstehung und die ALZHEIMERsche Fibrillenveränderung sind zwei verschiedene, voneinander vollkommen unabhängige, miteinander in keinem genetischen Zusammenhang stehende Vorgänge.“

Schließlich muß gerade in diesem Zusammenhang zu bedenken gegeben werden, daß eine so komplizierte Zellerkrankung, wie sie die ALZHEIMERsche Fibrillenerkrankung nun einmal darstellt, unter verschiedenen biologischen Gesichtspunkten studiert werden soll. Man tut nicht gut, sich bei der Analyse der Zellbilder auf den rein degenerativen, d. h. atrophisierenden Hirnprozeß der senilen Entartung zu beschränken, ein Hirnprozeß, bei dem mannigfaltige Ablagerungs- und Imbibitionsvorgänge eine so große Rolle spielen. Will man sich von der Notwendigkeit und Richtigkeit einer kolloidchemischen Analyse der ALZHEIMERschen Fibrillenerkrankung überzeugen, so muß man die ALZHEIMERsche Zellerkrankung in basalen Hirngebieten bei Fällen von postencephalitischem Parkinsonismus studieren und dabei grundsätzlich fragen: Wird hier tatsächlich „Amyloid“ in den erkrankten Nervenzellen gelagert? Woher kommt die „Amyloidose“ bei diesen Folgezuständen nach Entzündung? Mit der Amyloidlehre wird man diese Bilder bei der Encephalitis epidemica bzw. ihren Folgezuständen gewiß nicht klären. Die gleichen Überlegungen gelten für besondere Fälle von amaurotischer Idiotie, wo HALLERVORDEN bei Spätformen (nämlich alt gewordenen spätinfantilen Krankheitsfällen) ALZHEIMERsche Fibrillenveränderungen innerhalb der geschädigten Nervenzellen aufzeigen konnte (Brüder von 57 bzw. 54 Jahren). — Über Befunde bei Herdparalyse (ALZHEIMERsche Fibrillenveränderungen und Primitivplaques) s. S. 526.

In ihrer Morphogenese wohl durchaus ähnlich sind *Altersveränderungen an Gliazellen*, die ACHUCARRO und später HORTEGA gesehen haben (Literatur bei BIONDI). Wir haben auf solche eigenartigen Abwandlungen gliöser Elemente bei der PICKschen Krankheit hingewiesen und dort „siderofere“ Gliazellen in der Hirnrinde beschrieben, die sich zudem durch *eigenartige gewundene Gliafibrillen* auszeichnen. Gleiche Gliaveränderungen konnten wir auch in der Hirnrinde einfach Seniler studieren. Zuletzt hat BIONDI über diese „Silbergebilde“ berichtet und dargetan, daß so strukturierte Gliazellen als kleine Ringe oder als feine Fasern imponieren, die sich verflechten und aufknäulen und dann ganz an die ALZHEIMERsche Fibrillenveränderung erinnern. Nach BIONDI sind solche Bilder in senilen Gehirnen keineswegs selten: In 25 von 29 untersuchten Fällen waren sie bei Leuten über 60 Jahre vorhanden. In einigen Fällen zeigten sich die Strukturen ausschließlich oder fast ausschließlich in der Molekularschicht der Hirnrinde und in der subpialen Schicht des Hirnstammes. In anderen Fällen weisen auch die tiefe Rinde, die subcorticale Substanz und der ganze Querschnitt des Hirnstammes solche „Silbergebilde“ auf. Besonders schöne Bilder aus dem Ammonshorn einer 100jährigen Frau bringt HORTEGA (Abb. 19). BIONDI weist besonders darauf hin, daß diese Strukturen die Randschichten des Gehirns bevorzugen (Einflüsse des äußeren Liquors?). Gliafasermethoden bringen die Strukturen nicht zur Darstellung; auch sind sie nie mit basischen Anilinfarben färbbar. BIONDI will diese Gliastrukturen wie die geschilderten argentophilen Bildungen im Plexus und Ependym Seniler als für wesensgleiche Altersveränderungen aufgefaßt wissen.

Zu δ). *Fibrillenveränderungen bei Lyssa, Winterschläfern, Hunger- und Kältetieren* sowie bei Schilddrüsenentfernung. Unter physikalisch-chemischen Prinzipien interessieren Fibrillenveränderungen, wie sie bei Winterschläfern (Tello), bei Lyssa und bei solchen Tieren gefunden werden, die nach DONAGGIO an den Folgen kombinierter Einwirkung von Hunger und Kälte zugrunde gegangen sind. Doch dürfen diese Bilder mit der ALZHEIMERschen Fibrillenerkrankung nicht ohne weiteres identifiziert werden. So fand PERUSINI (Literatur) bei Lyssa nie solche nur aus aufgeknäuelten Fibrillenbündeln bestehende Zellen, wie sie bei der ALZHEIMERschen Erkrankung auftreten. Zudem weist die verschiedene Färbbarkeit der Fibrillen mit Anilinfarbstoffen und Hämatoxylin auf Differenzen hin. Auch bezüglich der Lokalisation der Veränderungen findet man Unterschiede insofern, als die ALZHEIMERschen Fibrillenveränderungen vornehmlich die Rindenzellen betreffen, während die Veränderungen bei der Lyssa und bei den DONAGGIOschen Versuchen in der Hauptsache die Zellen des Rückenmarks und des Hirnstammes in Mitleidenschaft ziehen. Zuletzt hat MANOUÉLIAN bei tollwütigen Kaninchen gesehen, daß Stränge, wie sie durch Hypertrophie und Verklebung von Neurofibrillen in einer erkrankten Ganglienzelle gebildet werden, sich mehr und mehr

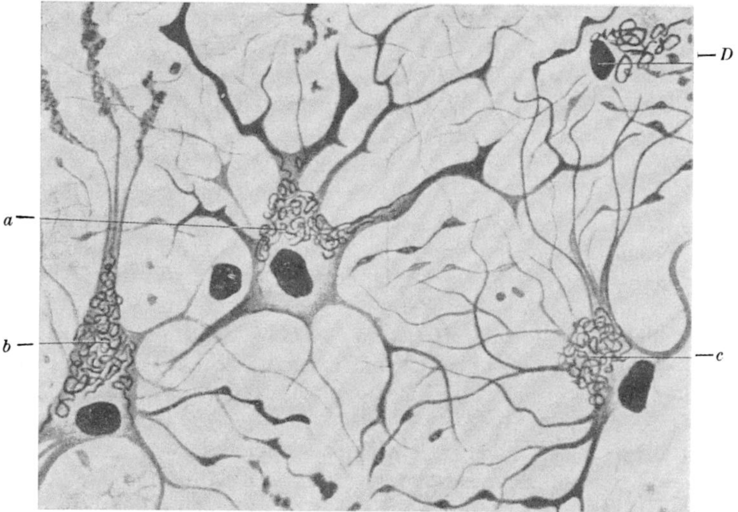

Abb. 19. Neuroglia aus dem Ammonshorn einer 100jährigen Frau. Enorme Knäuelbildung gliofibrillärer Strukturen in verzweigten Gliazellen (*a*, *b*, *c*). Bei *D* Kern inmitten untergehender plasmatischer Substanz, in der noch Haufen verschlungener gliofibrillärer Gebilde liegen. Ammoniakalische Silbercarbonatmethode. (Nach HORTEGA.)

verdichten und sich schließlich in eine hyaline Masse umwandeln. Die Veränderungen werden als „neurohyaline" Degeneration bezeichnet. — Bei der engen Beziehung von Winterschlaf und Schilddrüse war es naheliegend, der Frage nachzugehen, ob man nicht allein über Schilddrüsenstörungen schon Veränderungen am Fibrillenapparat hervorrufen kann. BALLE hat einschlägige Versuche an erwachsenen Säugetieren unter verschiedenen Temperaturbedingungen angestellt und gefunden, daß nach vollständiger Entfernung von Thyreoidea und Parathyreoidea weder bei Kälte noch bei Wärme wesentliche Veränderungen des Fibrillenapparates auftreten (entgegen RASDOLSKY), daß jedoch bei unvollständiger Exstirpation und Frierenlassen (7^0 Kälte für 7 Tage) eigenartige Veränderungen sich zeigen (Verschwinden der Netzstruktur, derbste Verdickung des Netzes, Verklumpung des paranucleären Wulstes). Besonders ausgeprägt waren die Störungen in der Medulla oblongata. F. H. LEWY, dessen Arbeit ich die Angaben entnehme, hat an Affen, Kaninchen und Hunden diese Versuche wiederholt und vornehmlich beim Kaninchen Verschwinden der Netzzeichnung, ausgesprochene Fibrillenverdickung, Strangbildung und beginnende Verklumpung beobachtet. So wenig auch F. H. LEWY genannte Veränderungen mit der ALZHEIMERschen Ganglienzellerkrankung gleichsetzen will, so weist er doch auf die Tatsache hin, daß die Entfernung des Schilddrüsenapparates histologisch gut darstellbare Veränderungen an den Ganglienzellen hervorrufen kann (vgl. Versuche von STERN und ELLIOT, S. 367).

Schon vor F. H. LEWY hat RASDOLSKY über histologische Veränderungen im zentralen und peripherischen Nervensystem bei Tieren mit exstirpierten Schilddrüsen berichtet. Er findet in Ganglienzellen des verlängerten Markes und der Brücke, schließlich auch in Rinde und Rückenmark folgendes: „Die Anfangsstadien einer pathologischen Veränderung des fibrillären Apparates waren durch ein Erscheinen von dicken Fibrillen zwischen den übrigen noch ganz normalen gekennzeichnet. Sie werden mit Silber intensiv imprägniert, schlängeln sich stark, bilden lokale Verdichtungen oft von spindelartigem Aussehen. Gemäß der Zunahme der Fibrillendicke nimmt ihre Zahl ab. In weit vorgeschrittenen Fällen bleiben im Zelleib nur einzelne, sehr dicke und massive Fibrillen erhalten. Die Form solcher verdickter Fibrillen ist sehr verschieden und sie scheint in innigster Abhängigkeit von den strukturellen Eigentümlichkeiten der Zellen zu stehen. In der *Hirnrinde* verlaufen diese verdickten Fibrillen in Form von schwach gewundenen Bündeln aus dem Gipfeldendriten in die basalen und in die Achsenzylinder; in den Zellen der motorischen Kerne der *Medulla oblongata* bilden sie gewöhnlich ein aus einigen zwischen einander verbundenen klotzartigen Bildungen bestehendes Netz. Ein gleichartiger Typus von Veränderungen des fibrillären Apparates war ebenfalls für die Nervenzellen der *Medulla spinalis* charakteristisch. In den Zellen der *spinalen* und *sympathischen* Ganglien traten sie gewöhnlich in Form eines Knäuels hervor, welcher aus stark gewundenen und mehr oder weniger regelmäßig verdickten Fibrillen gebildet war. In den Zellen der *Brücke* traten die veränderten Fibrillen in Form von wunderlich sich schlängelnden, intensiv gefärbten Stricken verschiedener Dicke auf." Soweit aus den Abbildungen RASDOLSKYs ersichtlich, liegen zwar eindeutig Fibrillenveränderungen vor, freilich nie in dem Ausmaß und der Art wie sie bei der ALZHEIMERschen Fibrillenveränderung beobachtet werden.

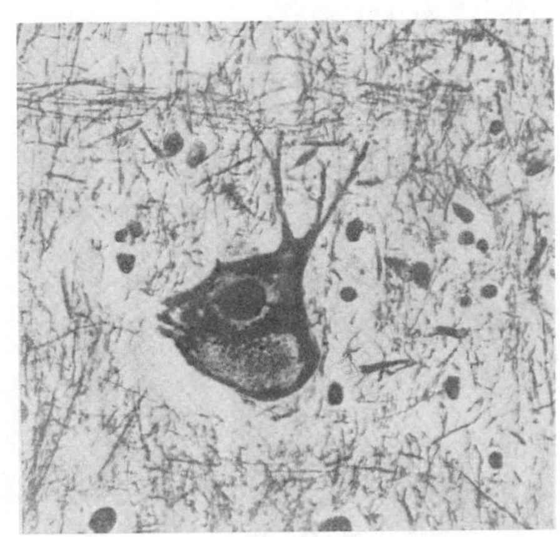

Abb. 20. Sog. senile Gigantocytose. Aus der Frontalrinde bei seniler Demenz. Eigene Silbermethode.

Sog. senile Gigantocytose. In der Frontal- und Orbitalregion wie im Ammonshorn und Hippocampus einer 100jährigen Frau hat MINEA neben spärlichen Plaques und ALZHEIMERschen Fibrillenveränderungen eigentümliche Nervenzellen in der 2. und 3. Rindenschicht nachgewiesen, die sich sowohl durch Größe wie durch tiefdunkle Imprägnation mit dem Silbersalz auszeichnen. Während im Innern dieser Ganglienzellelemente fibrilläre Strukturen nicht nachweisbar sind, zeigen sich die groben Zellausläufer außerordentlich weit verzweigt, plump und stark dunkel imprägniert. Sie lagern oft dicht nebeneinander und teilen sich dichotomisch (Abb. 20). MARINESCO und BISTRICEANU sahen bei 3 sehr alten Leuten Zellen gleicher Art im Ammonshorn und in der 2. und 3. Schicht des Frontalhirns. Nach MINEA sollen diese Zellen mit denselben Stoffwechselstörungen zusammenhängen, die für die Bildung von Plaques und Fibrillenveränderungen verantwortlich gemacht werden müssen. Ob das Stoffwechselprodukt im Innern der Zelle entsteht oder von außen her eindringt und so die Hypertrophie veranlaßt, bleibt für die Autoren fraglich. — Wir selbst haben unter Hunderten von Silberpräparaten aus Gehirnen Seniler erst in 4 Fällen von seniler Demenz solche Riesenzellen vom Typ der Betzschen Zellen gefunden. Einmal lag eine solche Zelle in der 5. Schicht der 2. Frontalwindung; das andere Mal fanden sich 3 kleinere, nahe beieinander liegende Elemente im Bereich des Ammonshorns (lockeres Band). Die Zellen erinnern an jene atypischen Elemente nervöser Abkunft, die man bei der tuberösen Sklerose findet. Von einer „senilen Gigantocytose“ zu sprechen und sie mit der Stoffwechselabartung des alternden und altersentarteten Gehirns in Beziehung zu setzen, ist wohl nicht erlaubt. Vielleicht liegen diesen Bildern Störungen der Parenchymanlage zugrunde. Jedenfalls kommt ihnen keine Bedeutung für die senile Parenchymerkrankung zu.

b) Regressive Veränderungen am Stützgewebe und an den Gefäßen.

α) Meningen.

Die weichen Häute zeigen sich so gut wie immer verändert. Leichte Trübung und Verdickung im Bereich des Stirnhirns ist ein gewöhnlicher Befund; in den hinteren Gehirnabschnitten ebenso wie im Kleinhirnbereich vermißt man diese Veränderungen (Abb. 21). Viel seltener stößt man auf eine Verdünnung der Pia (Léri). Simchowicz berichtet über 2 Fälle schwerer seniler Demenz, die sich in den vorderen Hirnpartien der Pia gewuchert, in den occipitalen Abschnitten dagegen verdünnt zeigten. Mehrere Fälle unserer Beobachtung zeigten eine ganz dünne, durchscheinend-pergamentartige Pia; die Maschen der Arachnoidea waren in diesen Fällen mit Flüssigkeit durchtränkt, die Membranen vorgewölbt (bullöses Ödem). — Im histologischen Bild zeigen sich in den Fällen mit atrophischer Pia Bindegewebszüge dünn, die Zellen im Plasma und Kern schmal. Besonders merkwürdig ist oft die fadenförmige Gestalt der Kerne. Bei verdickter Pia lagern mehr oder weniger deutlich gebündelte Bindegewebszüge unter der Endothelschicht, welche selbst wieder aus mehrfachen Zellreihen gebildet wird. Die subendothelialen Bindegewebsschichten sind entweder locker und kernreich, oder aber dicht und kernarm (Simchowicz). Dichte Bindegewebszüge können ausgiebiger hyaliner Entartung anheimfallen. Die Fältelung der für das atrophische Gehirn zu „weiten“ Meningealhülle kann sehr ausgesprochen sein (Abb. 22). In den lockeren Maschen des meningealen Bindegewebes lagern sehr verschiedenartige Elemente wie Pigmentzellen mit gelben, grünen oder blauschwarzen Körnchen, oder aber ausgiebig verfettete Fibroblasten. Frei im Gewebe liegende

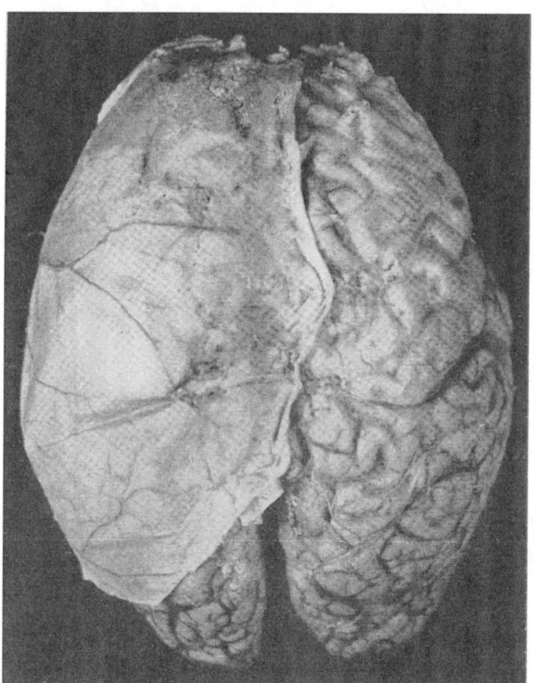

Abb. 21. Hochgradige Verdickung und Trübung der Pia über dem Gehirn eines Senil-Dementen (63jähriger).

Fettstoffe kommen vor. Mitunter lagern kleinere oder größere violette Granula in den Bindegewebszügen. Blaue Granula, die vielleicht ALZHEIMERs basophilen Granulationen entsprechen (SIMCHOWICZ), sieht man dann und wann. Wie SIMCHOWICZ hervorhebt, können außerdem noch vielerlei körnige oder krümelige Massen in die Pia eingelagert sein, welche zum Teil Niederschläge aus der Gewebsflüssigkeit darstellen. Diese Stoffe färben sich mit Scharlachrot oder Carbolfuchsin rot. Corpora amylacea findet man bisweilen in Gefäßnähe. Seltener sind ROBERTSONs „Concentric bodies" mit mehr oder weniger deutlicher Schichtung, die sich im Eosinbild in hellroter Farbe zeigen. Bei der in ihren Lamellen zumeist verdickten harten Hirnhaut wäre die im mikroskopischen Bild mitunter hervortretende Kalkeinlagerung hervorzuheben. Wie SCHMIDT näher ausführt, können solche Kalkdepots bei Senilen ungefähr im 17. Lebensjahr auftreten; sie werden vom 40. Lebensjahr an reichlicher. An bestimmten umschriebenen Stellen (im Gebiet der Hinterhauptschuppe, der Tubera frontalia und parietalia) gruppieren sich dabei lange schmale, an den Enden mehr oder weniger zugespitzte Stäbchen in der Richtung des Duragewebes. Außer in den Bindegewebszellen selbst, die für die Formbildung der Kalkniederschläge maßgebend sind, lagert auch in den Spalten zwischen den Bindegewebsfibrillen und um die elastischen Fasern Kalk. Man kann an einen lokalen Transport von Kalk aus den Schädelknochen in die Dura denken. Daß im Alter die Verkalkung größere Ausmaße erfährt, mag neben der an sich langsamen Lymphzirkulation in der harten Hirnhaut mit einem größeren Kalkreichtum des Blutes in Zusammenhang gebracht werden (SCHMIDT).

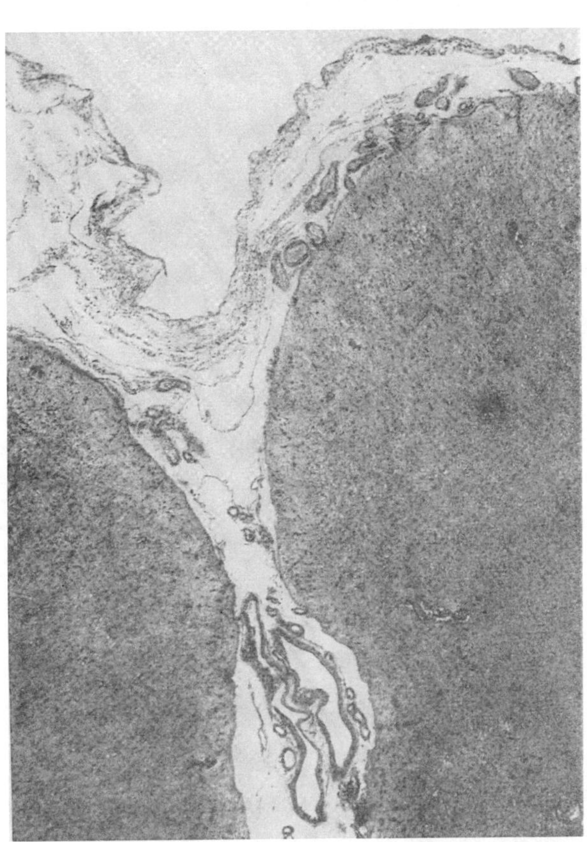

Abb. 22. Zellreiche, mehrfach gespaltene Meningeallamellen über geschrumpften Gehirnwindungen. Man beachte die Fältelung der für das atrophische Gehirn „zu weiten" Meningealhülle und ferner die Schlängelung der Pialgefäße, die in zahlreichen Gefäßanschnitten ihren Ausdruck findet. Senile Demenz. Hämatoxylin-Eosinfärbung.

β) Gefäße.

Bei der Schilderung der Gefäßveränderungen tut man gut, die Gefäßveränderungen im Alter überhaupt von den hier zu besprechenden *Alterserkrankungen* des cerebralen Gefäßsystems im eigentlichen Sinn zu scheiden. Arteriosklerotische Gefäßveränderungen, die ja zumeist schon makroskopisch hervortreten, finden sich vorab in ihren mannigfachen Formen: Als Atherosklerose im engeren Sinne, als Arteriolosklerose, als Mediaverkalkung. Wir haben diese Dinge nicht zu besprechen, da es sich ja nicht um einfache Altersveränderungen handelt. Dagegen nennen wir als reine Alterserscheinungen des cerebralen Gefäßsystems die von der Arteriosklerose zu trennende Capillarfibrose und die sog. drusige Entartung der Hirngefäße (SCHOLZ) bzw. die von uns so benannte senile Gefäßwandnekrobiose, wobei Endstadien unserer Bezeichnung zugrunde gelegt wurden.

Die Gehirnarterien als solche darf man unter die Arterien mit rein muskulösem Bau rechnen; eine dicke Lamina elastica interna (aus einer schwächer

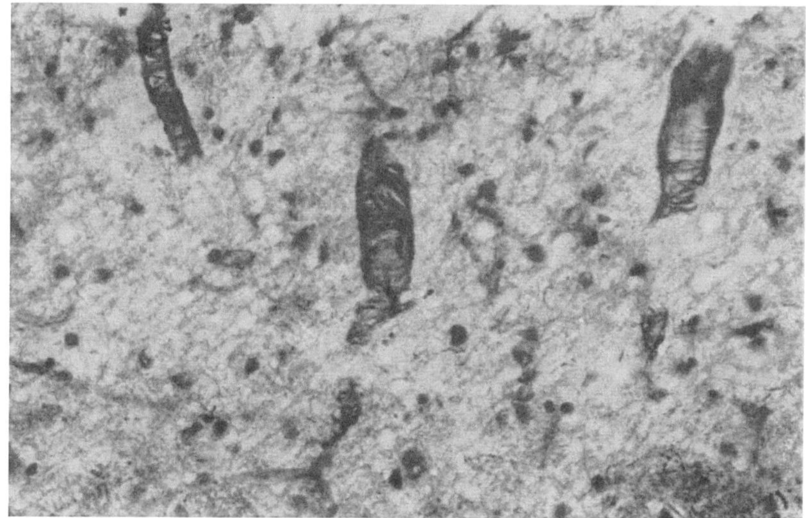

Abb. 23. Capillarfibrose bei seniler Demenz (Gefäße aus der Frontalrinde). BIELSCHOWSKY-Methode.

färbbaren Mittelsubstanz und zwei stärker färbbaren Grenzschichten bestehend), das Fehlen der äußeren elastischen Lamella und die schwach entwickelte Adventitia zeichnen sie aus. Zunehmende Spaltung der inneren elastischen Platte in zwei oder mehrere Platten ist als Zeichen fortschreitenden Alterns zu werten. Die Anfangsstadien dieser komplizierten und an den einzelnen Gefäßen verschieden ablaufenden Vorgänge erscheinen nach HACKEL schon im frühen Kindesalter und lokalisieren sich zuerst bei größeren Arterien an den Abgangsstellen der Seitenäste. Später tritt außerdem auch in den kleineren Arterien eine Aufspaltung der Platten auf (Einzelheiten und Literatur bei HACKEL). — Die *Capillarfibrose* muß man von der hyalinen Entartung trennen (PERUSINI, SPIELMEYER, SCHOLZ gegenüber KLISSUROW und PENTSCHEW). Einige Autoren wollen die zu schildernden Bilder als „fibroide Degeneration“ oder „faserige Entartung“ (PRÉVOST) in den Formenkreis der Arteriosklerose einreihen. Bei den Veränderungen handelt es sich um eine Wucherung von Mesenchymfibrillen, die im VAN GIESON-Präparat leuchtend rot gefärbt hervortreten. Das NISSL-Präparat zeigt recht wenig von diesen Vorgängen; manchmal findet man allerdings auch im Toluidinblaupräparat die Gefäße verdickt, kernarm und von glasigem Aussehen. Die Silbermethoden geben guten Aufschluß über die mächtige Zunahme der „Silberfibrillen“, die von der Adventitia der Präcapillaren ausgehen und die Capillaren mit einem dichtmaschigen Netz zarter, vielfach gewundener und oft wirr angeordneter Fasern umspinnen (Abb. 23). Derbere, mehr strangartige, das Gefäßchen umfassende Bündel sieht man zuweilen. Hyaline Degeneration fehlt (PERUSINI, SPIELMEYER, NEUBUERGER); von einer hyalinen Entartung kann nach SCHOLZ und NIETO nicht gesprochen werden. — SCHOLZ möchte übrigens in diesem Zusammenhang die Unterscheidung zwischen Kollagen und Hyalin durch eine Einengung des Hyalinbegriffes vermieden wissen; er schlägt die Bezeichnung „Kollagenisierung" vor.) Genaue Untersuchungen zeigen, daß jene Veränderungen die Gefäßwand nicht gleichmäßig betreffen, wie Quer- und Längsschnitte das lehren. Schon beim Normalen trifft man ja Capillaren, die auf eine kürzere Strecke ihres Verlaufs seitlich leistenförmige Verstärkungen des adventitiellen Bindegewebes zeigen (PERUSINI, CERLETTI). Unter pathologischen Bedingungen

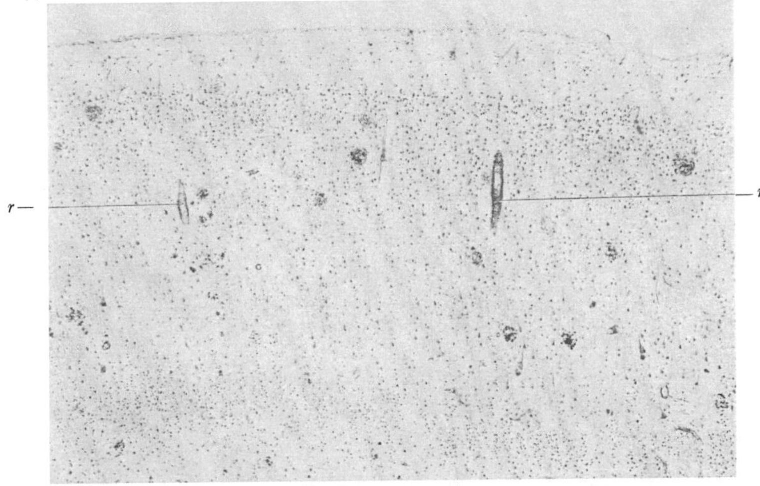

Abb. 24. Übersichtsbild über eine Frontalrinde mit senilen Gefäßwandnekrosen, d. h. schweren Wandveränderungen an Rindengefäßen (*r*) und Ablagerung argentophilen Detritus, der aus zerfallenden Gefäßen stammt. Senile Plaques fehlen im gesamten Gehirn. Eigene Silbermethode.

tritt das besonders deutlich hervor („starke Muffe" von CERLETTI, „hyaline-fibroid thickenings" ROBERTSONs). — Dort, wo diese Gefäßveränderungen schön entwickelt sind und überdies die Hirnrinde deutliche Verschmälerung aufweist, kann man am alternden Gehirn die „relative reticuläre Gefäßvermehrung" CERLETTIs besonders schön studieren. Da ja das Zusammenrücken des Parenchyms das Ausschlaggebende ist, sehen wir diese Bilder am besten in der senil entarteten Rinde. — Weit charakteristischer als die eben kurz aufgezählten Befunde sind jene Veränderungen der Gehirngefäße, die SCHOLZ unter der vorläufigen Bezeichnung „*drusige Entartung der Hirnarterien und -capillaren*" ausführlich dargestellt hat und die von uns unter der Bezeichnung „*senile Gefäßwandnekrobiose*" neuerdings studiert wurde, nachdem früher schon FISCHER und SIMCHOWICZ und namentlich OPPENHEIM und LOEWENBERG u. a. eine gute morphologische Beschreibung dieser Bilder gegeben haben. Die in Rede stehende spezifisch senile Gefäßveränderung betrifft nach SCHOLZ größere, intracerebrale Arterien, Arteriolen, Präcapillaren und Capillaren der Hirnrinde, des Kleinhirns, selten des Striatum. So weit man heute sieht, werden die Gefäße der weißen Substanz verschont. Nach SCHOLZ errechnet sich eine Häufigkeit dieser Gefäßerkrankung von etwa 12% der untersuchten Personen über 60 Jahre. Klinisch gehen die Fälle meist als cerebrale Arteriosklerose, was die Sektion im Allgemeinen bestätigt. Indes kommen Fälle ohne arteriosklerotische Veränderungen vor. Hirnatrophie scheint mit den Veränderungen nicht verbunden zu sein.

Histologisch handelt es sich bei dieser Gefäßerkrankung um die Ablagerung einer homogen aussehenden Substanz in die Gefäßmedia, die deutlich verdickt und in ihren Muskelfasern und Kernen verquillt. Abgesehen von dem fortschreitenden Untergang der Elastica interna bis zum körnigen Zerfall nimmt diese Gefäßschicht nicht an den Veränderungen Anteil. Die abnorme Weite der erkrankten Gefäße wird durch die Elasticaschädigung erklärt. Die Erkrankung hat mit der hyalinen Gefäßentartung nichts zu tun, auch wenn die eingelagerte Substanz in ihrem Aussehen weitgehend dem Hyalin gleicht. So kommt es nicht zur Einlagerung von staub- und tropfenförmigen Fettsubstanzen in das homogene

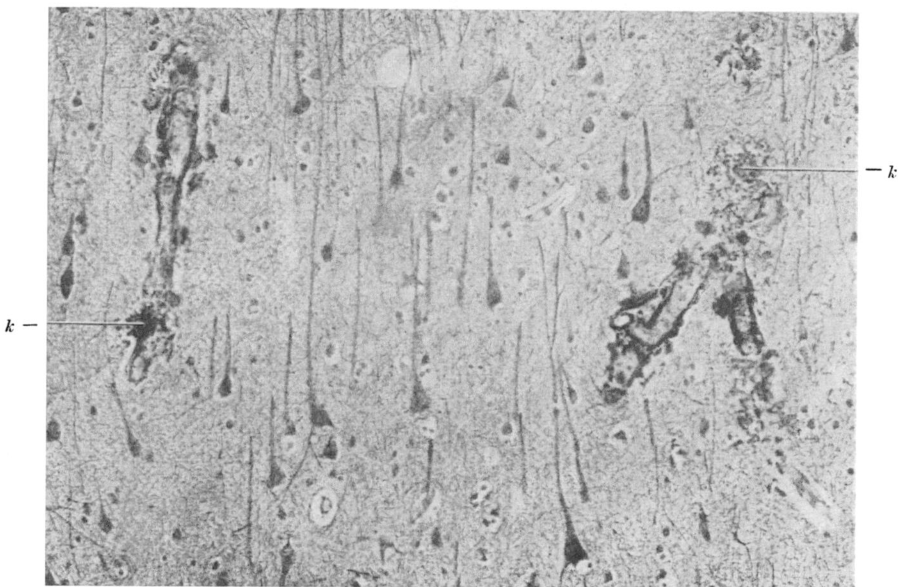

Abb. 24a. Senile Gefäßwandnekrobiose mit plaqueskernartig angeordnetem Gewebsdetritus (*k*). Man beachte die Lage des nekrobiotischen Materials.

Material; diffus rötliche Anfärbung der homogenen Substanz wird indes beobachtet. Für die Besonderheit der Gefäßerkrankung spricht vor allem das Fortschreiten auf die Adventitia, die ihrer kollagenen Fasern beraubt wird. Es kommt zu massigen Einlagerungen der homogenen Substanz, die mit zunehmendem Alter krystalloide Beschaffenheit zeigen und nach SCHOLZ rhythmische ringförmige Verdichtungen bilden können, aneinandergereihten senilen Plaques vergleichbar (s. später). An umschriebenen Stellen kommt es nach SCHOLZ zum Hinauswachsen der krystalloiden Massen unter Überschreiten der gliösen Grenzmembran. Hinsichtlich der Farb- bzw. der chemisch-physikalischen Reaktionen verhalten sich diese Gefäßwandablagerungen nach SCHOLZ ganz wie senile Plaques, die homogene Substanz zeigt Metachromasie mit basischen Anilinfarben, Färbbarkeit mit Kongorot und BESTschem Carmin, schwache (nicht durchgängige) Doppelbrechung bei Kongorotfärbung. Das Verhalten gegen Jod ist unterschiedlich; die Bräunung in der Gefäßwand ist selten. An den Capillaren führt der Gefäßprozeß vor allem zu hochgradiger Einengung des Gefäßrohres. Solche Bilder sieht man nach SCHOLZ besonders schön in der Area striata der Occipitalrinde (wo man übrigens auch Pseudokalkablagerung prädilektiv antrifft). Über die Natur der Substanzen und den komplizierten Mechanismus der Ab- und Einlagerungen sieht man heute noch nicht klar. Das sei gerade im Hinblick auf unsere Serienuntersuchungen der letzten Jahre nachdrücklich hervorgehoben. SCHOLZ meint, daß es sich bei diesen Vorgängen im mesenchymalen Gewebe um die gleichen Vorgänge handelt, wie sie sich bei der Bildung seniler Plaques im ektodermalen Gewebe abspielen. Daß es sich um eine echte Amyloidose handelt, ist abzulehnen (s. später). Merkwürdig ist, daß amorphe Plaques ın der Hirnrinde nicht kongophil sind, während jene in die Gefäßwände eingelagerten argentophilen Strukturen — die man nach ihrer Substanz mit den amorphen Plaques gleichsetzen will — so gut wie immer Kongophilie zeigen. SCHOLZ betont schließlich den Mangel jedweder kreislaufbedingten Schädigung des Hirngewebes im Gefolge der beschriebenen Gefäßveränderungen. Mit LOEWENBERG sah ich indes bei einschlägigen Fällen enorme astrocytäre Gliawucherung, Stäbchenzellbildung und Speicherung eigentümlich grobscholligen braunen oder gelben Pigments in Gliazellen in Nähe der geschädigten Gefäße. Eigene Studien über die senilen Gefäßwandnekrobiosen und senilen Gefäßwandnekrosen zeigen die Vorgänge in etwas anderem Licht. Morphologisch betrachtet gestaltet sich der Vorgang nach unseren Befunden folgendermaßen (vgl. Abb. 24—26):

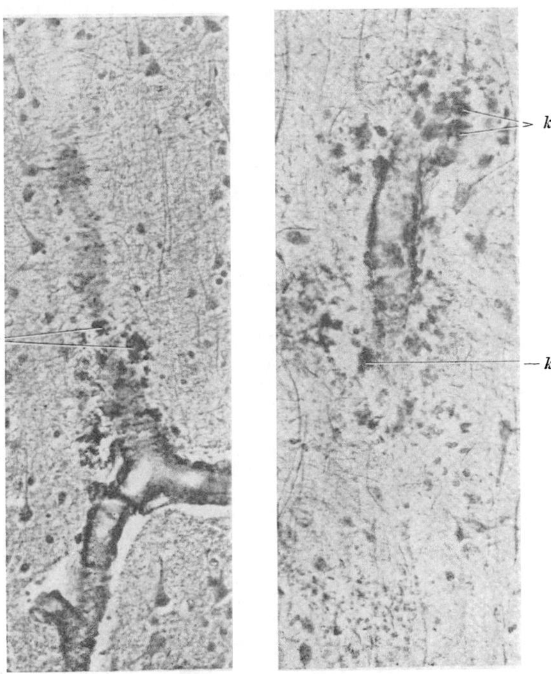

Abb. 25. Schwere senile Gefäßwandnekrosen mit Zerfall der gesamten Gefäßwand und Häufung von Gewebsdetritus in plaquesähnlicher Anordnung. „Kern"-Substanzen (k), die gleichfalls aus der Gefäßwand selbst stammen. Eigene Silbermethode.

Unter starken Quellungsvorgängen dehnt sich die Gefäßwand in allen Schichten und splittert sich auf, wobei in den Saftspalten der Media anfänglich feinste silbergierige Körnchen auftreten, die schließlich zu dünnen, argentophilen Spangen zusammensintern und die einzelnen Muskellamellen in weiter Ausdehnung einscheiden. Unter Zunahme der Argentophilie massieren sich in den Saftlücken diese zweifellos aus dem Gewebsstoffwechsel stammenden Schlackenstoffe, so zwar, daß schließlich die Gefäßwand, die weiter quillt, nekrobiotisch zerfällt. Beim Zusammensintern der Gefäßwand entstehen aus rein physikalischen Fällungsmechanismen Bilder, die an senile Plaques erinnern, wenn auch der perivasculäre Raum und die noch erhaltenen Gefäßwandschichten Fällungen in größerem Ausmaß nicht gestatten. Wo zusammengesinterte Massen aufzuzeigen sind, liegen sie immer in unmittelbarer Nähe der Gefäße, aus denen sie sich herleiten. Eine Apposition plaquefähiger Stoffe aus dem Hirnparenchym ist nach unseren Befunden nirgends nachzuweisen. Die perivasculären Plaques, die man im Verein mit diesen Veränderungen findet, haben genetisch mit den Gefäßnekrosen bzw. dem Gewebsdetritus nichts zu tun. Dort wo strahlige Bildungen um die Gefäße beobachtet werden, liegen die Massen unmittelbar an den Gefäßen. Sie stammen aus Fällungen im perivasculären Raum und sind nicht durch Apposition plaquesfähiger Stoffe aus dem Hirnparenchym entstanden. — Grundsätzlich sind es zwei Vorgänge, die bei der senilen Gefäßwandnekrobiose eine ausschlaggebende Rolle spielen, nämlich einmal Quellung und Fällung innerhalb der Saftlücken der Media und zum zweiten Störungen des Stoffaustausches von Gefäß zum Parenchym und umgekehrt, wodurch die nekrobiotischen Vorgänge ihrerseits verstärkt werden. Und da die Media teils durch ihre Lage, teils durch ein empfindliches Gewebe besonders ausgezeichnet ist, kommt ihre starke Schädigung nicht von ungefähr.

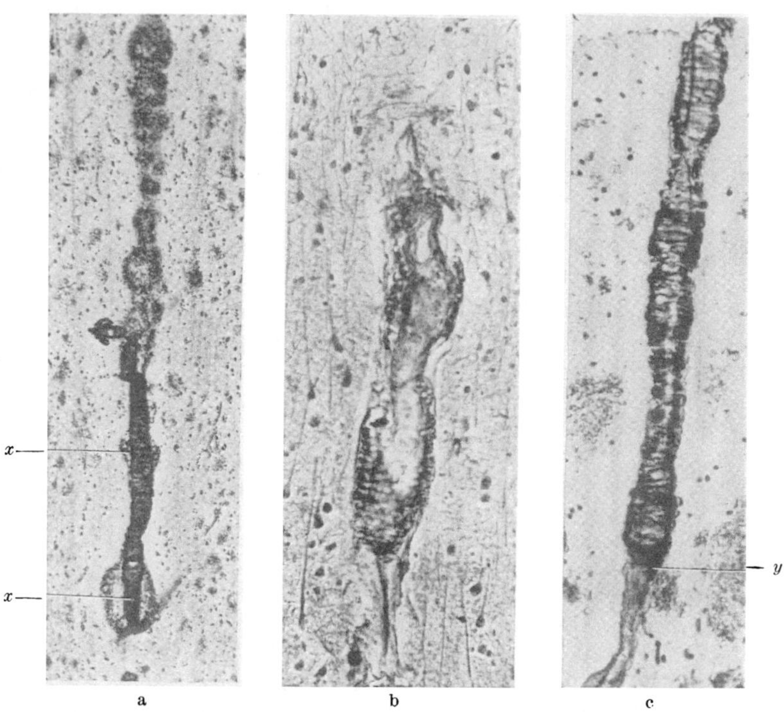

Abb. 26a—c. Senile Gefäßwandnekrosen in verschiedenen Stadien. Bei a nekrobiotische Gefäßwand mit starker Argentophilie der Saftlücken der Media. Das schwer veränderte Gefäß scheint sich gegen die Rinde zu in „senilen Drusen" völlig aufzulösen, während es sich nur um massive perivasculäre Ablagerungen seniler Plaques handelt, die dem Gefäß aufliegen. An 2 Stellen (x) perivasculäre Plaques mit deutlichem Abstand des Plaquekranzes vom Gefäß. Bei b tangential angeschnittenes Rindengefäß mit totaler Nekrobiose der Gefäßwände (Aufsplitterung, scholliger Zerfall und argentophile Spangenbildung). Bei c nekrotisches Gefäß mit manschettenförmig angeordneten argentophilen Ringen. Zerfall der Gefäßwand. Man beachte die Stelle y, wo die Veränderung am Gefäß ziemlich unvermittelt einsetzt. Silberbild.

Sind die Bilder seniler Gefäßnekrosen in der Hirnrinde verhältnismäßig eintönig, so überraschen einschlägige Veränderungen im *Kleinhirn* (Abb. 27 und 27a). Wo wir sie nämlich im Kleinhirn antreffen, sind sie von erstaunlicher Mannigfaltigkeit, zeigen Besonderheiten, ja scheinen — wie unsere weiteren Studien lehren — eine Sonderstellung einzunehmen, wie das auch SCHOLZ vermerkt. Feinste Capillaren der Kleinhirnrinde, ja das Bindegewebe der Meningen können massiver Quellung anheimfallen, wobei das so veränderte Gewebe wieder einer langsamen Nekrobiose und folgender fettiger Degeneration überantwortet wird. Ganze Rindengefäße treten als homogene Fettstränge hervor. Dazu füllt sich der perivasculäre Raum mit eigenartig krümeligen Massen, die mehr oder weniger argentophil sind, Fettreaktionen geben und sich vor allem nach kurzer Formolfixierung mit Kresylviolett anfärben. Bei entsprechender Schnittführung findet man verschieden strukturierte Gebilde frei im Gewebe, sei es als homogene kompakte, mehr oder weniger argentophile Körper, sei es als seltsam geformte unregelmäßige Gebilde, die sich schwach-bräunlich imprägnieren und in deren Nähe stärker argentophile Granula liegen. Die Bilder weisen ohne Zweifel auf Ausfällungen hin. Meines Wissens sind solche Gebilde, wie sie in Abb. 27a wiedergegeben sind, noch nicht beschrieben worden. Jüngste Erfahrungen zeigen, daß sie mit echten Plaquesbildungen nichts zu tun haben. Auch hier haben wir uns nicht überzeugen können, daß diese so verschieden gefärbten Produkte aus der Gefäßwand austreten. Wenn sie mit aus der Gefäßwand selbst stammen, so deshalb, weil auch hier die zarten Gefäßwände zerfallen. Darüber hinaus treten, wie schon oben erwähnt, im perivasculären Raum massive Fällungen auf; die gefällten Stoffe lagern sich bald pilzartig an die Gefäßwand an, bald umscheiden sie das gesamte Gefäß, das seinerseits stark quillt. Dort, wo feinste Capillaren eingescheidet werden, wird nun ganz klar, daß die Stoffe hier nicht aus der Gefäßwand selbst stammen können. Diese Stoffwechselschlacken rühren vielmehr primär aus einer Störung *im Stoffaustausch zwischen Gefäßwand und umgebendem Gewebe* her und werden an den Grenzflächen zur Ausfällung gebracht. Interessant ist in diesem Zusammenhang, daß sowohl in der Großhirnrinde als auch namentlich im Kleinhirn bei der senilen Gefäßnekrose die Kongorotfärbung entweder völlig fehlt oder aber überraschend ausgeprägt ist, alles Beweise für die variable chemische Struktur und Zusammensetzung der in Rede stehenden, noch nicht zu definierenden Stoffe. Für ihre *Genese* mögen uns gerade am Kleinhirn mit seinen wenig ausgeprägten primären Veränderungen an den Gefäßen Gedankengänge leiten, wie sie HUECK u. a. etwa bei der Bildung von Hyalin und Amyloid anführen: „Man kann sich vorstellen, daß gerade auch am alternden und altersentarteten Gehirn ‚große Mengen von hochmolekularen (‚abbaubedürftigen‘) Eiweißkörpern unmittelbar aus den Geweben in die Blutbahn — unter Umgehung des Magen-Darmkanals — gelangen“. HUECK spricht davon, „daß hochmolekulare Eiweißkörper, die eigentlich nur im Magen-Darmkanal ‚verdaut‘ werden können, regelwidrig direkt in die Gewebe unseres Körpers gelangen. Wir werden sehen, daß dann gerade das Bindegewebe an den eben genannten Stellen (Milz, Leber, Lymphdrüsen usw.) die Verdauungsarbeit übernimmt. Wir dürfen uns wohl vorstellen, daß die Verdauungsarbeit hier — analog der regelmäßig im Magen-Darmkanal erfolgenden — durch fermentative Kräfte zur Aufschließung und zum Abbau der hochmolekularen Eiweißkörper führt, die schließlich in lösliche Körper übergeführt werden, wie sie jeder lebenden Substanz zum Aufbau dienen können. . . . Das Krankhafte bei der Hyalin-Amyloidbildung läge dann darin, daß bei großem Anfall derartiger abbaubedürftiger Eiweißkörper es nicht zu einem wirklichen Abbau (d. h. Auftreten löslicher Stoffe), sondern zu einer Ausfällung und Niederschlagsbildung kommt. Wir werden später (bei der ‚Entzündung‘) noch sehen, daß die regelwidrige Verdauungsarbeit (außerhalb des Magen-Darmkanals) eine sehr eigentümliche Mobilisation von Zellen im Gewebe erfordert;

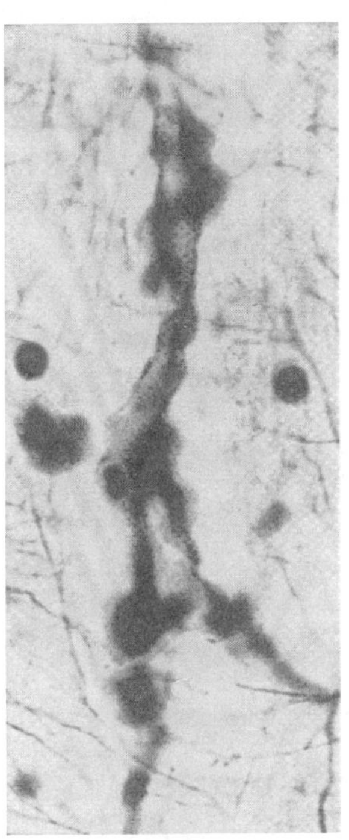

Abb. 27. Quellung und fortschreitende Homogenisierung einer Rindencapillare aus dem Kleinhirn bei seniler Demenz. Einlagerung homogenen Materials, das die Gefäßwand einscheidet. Eigene Silbermethode (modifiziert).

diese fehlen beim Vorgang der Amyloidose ganz, hier spielt sich alles in der Grundsubstanz ab. Vielleicht, daß auch hierauf die Neigung zur bloßen Niederschlagsbildung beruht.“

P. Divry hat die in Rede stehenden Veränderungen und Vorgänge an den Gefäßen als *cerebrale Gefäßamyloidose, Amyloidose der Meningen* bzw. sogar als « méningopathie amyloïde » bezeichnet.

«Les lésions intéressent au premier chef les artères de moyen calibre et les artérioles; on y retrouve les mêmes figures qu'au niveau du cortex; l'amyloïde strie les vaisseaux transversalement d'une façon frappante. Mais on se rend compte aussi combien l'imprégnation amyloïde s'établit suivant un mode segmentaire: parfois, sur toute la longueur d'un vaisseau, on ne voit qu'une seule ‹bague› amyloïde, plus ou moins large, à hauteur de laquelle la surface du vaisseau est un peu boursouflée; parfois, sur un même vaisseau, on observe toute une série de ces renflements qui lui confèrent un aspect soit annelé, soit moniliforme, suivant leur espacement. On a ainsi sous les yeux la démonstration du fait que la substance amyloïde, en précipitant dans la media, y subit un gonflement, qui se traduit par un légère ectasie de la paroi vasculaire; ce phénomène est à rapprocher du refoulement que les plaques hyalino-amyloïdes du cortex, notamment dans ses couches profondes, exercent parfois, d'une façon manifeste, sur les fibres myéliniques voisines. Il est vraisemblable que la précipitation de l'amyloïde résulte de la transformation d'un sol en gel (Leupold); or, on sait que les gels peuvent subir des phénomènes d'hydratation et par conséquent de dilatation, d'où des actions de pression sur les éléments ambiants.

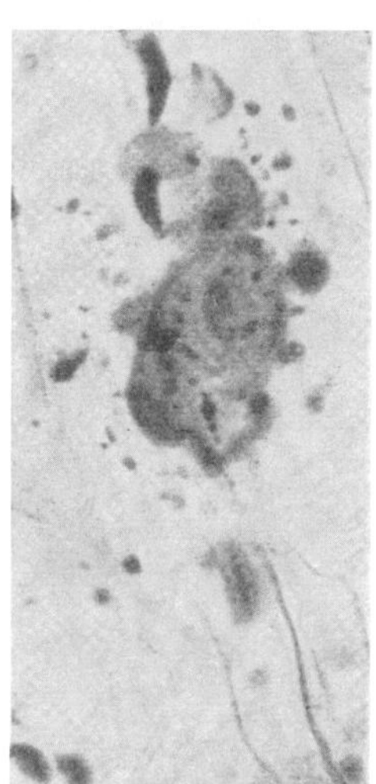

Abb. 27a. Schwach argentophile, eigentümlich strukturierte „Plaque“ in der Kleinhirnrinde bei schwerer seniler Gefäßnekrose. In der Umgebung des unregelmäßig geformten Gebildes stark ausgeprägter argentophiler Detritus. Eigene Silbermethode (modifiziert).

Par l'étude en surface des vaisseaux méningés, on se rend compte que les artères volumineuses peuvent aussi être intéressées par la dégénérescence amyloïde; ici encore, l'attainte est souvent limitée à des segments restreints du vaisseau et même à des secteurs de sa circonférence; au Lugol comme au rouge Congo, on y voit des sortes de ‹coups de pinceau› disposés perpendiculairement à son axe; parfois, on peut suivre une artère dont la paroi est mouchetée, de-ci de-là, de cette imprégnation amyloïde discrète.

L'amyloïdose vasculaire meningée accompagne, en général, celle des vaisseaux du cortex et lui est plus ou moins parallèle. Toutefois, on rencontre parfois une discordance entre les lésions méningées et corticales; j'ai observé un cas, notamment, dans lequel le cortex était fortement touché, alors que les méninges ne l'étaient que d'une façon modérée. Plus fréquent est le rapport inverse: dans plusieurs observations, l'amyloïdose méningée était très accusée, tandis que les vaisseaux corticaux n'étaient que très modérément atteints ou même pas du tout. Aux cas de l'espèce, dans lesquels l'atteinte méningée est plus ou moins autonome, on pourrait, à juste titre, appliquer la dénomination de *méningopathie amyloïde*.

Souvent, l'amyloïdose méningée est diffuse, plus ou moins accusée suivant les endroits; dans quelques cas, je l'ai vue prédominer d'une façon nette à la région occipitale.

Les *méninges cérébelleuses* peuvent également être le siège du même processus. Je n'ai pas exploré les plexus choroïdes d'une manière systématique, à ce point de vue; je l'ai fait cependant dans quelques cas qui présentaient de l'amyloïdose marquée des vaisseaux des méninges et du cortex, tant cérébelleux que cérébral; le résultat de mes recherches a été négatif, contrairement à ce que l'on pouvait attendre; rappelons par contre que, dans des cas d'amyloïdose généralisée, on a parfois noté une atteinte des plexus choroïdes.»

In einer Studie «Sur une affection particulière, simulant, au point de vue clinique, la sclérose en plaques et ayant pour substratum des plaques spéciales du type sénile» beschreibt Marinesco vor Divry bei einem Fall von allgemeiner Amyloidose perivasculäre Plaquesbildung in Form seniler Plaques und führt beide Veränderungen auf *einen* Nenner zurück. «Enfin, au point de vue anatomo-pathologique, il faut souligner la relation intime entre la genèse des plaques et l'altération des vaisseaux, qui offrent une transformation hyaline et amyloïde comme on ne l'a jamais décrit jusqu'à présent, en cas de plaques séniles.... De plus, cette transformation amyloïde a été constatée non seulement dans les centres nerveux, mais aussi dans le viscères. Il s'agit par conséquence d'une espèce d'amyloïdose généralisée.»

γ) Kongophile Angiopathie.

In ausgedehnten histopathologischen Untersuchungen, deren Veröffentlichung bislang leider nicht möglich war, haben wir versucht, uns ein abschließendes Bild über jene, augenscheinlich besonderen senilen Gefäßveränderungen zu machen, die man gut unter der Bezeichnung „*kongophile Angiopathie*“ (PANTELAKIS) zusammenfaßt. Unsere Untersuchungen kommen den grundsätzlichen Fragen insofern entgegen, als uns ein selten umfangreiches Studiengut hierfür zur Verfügung

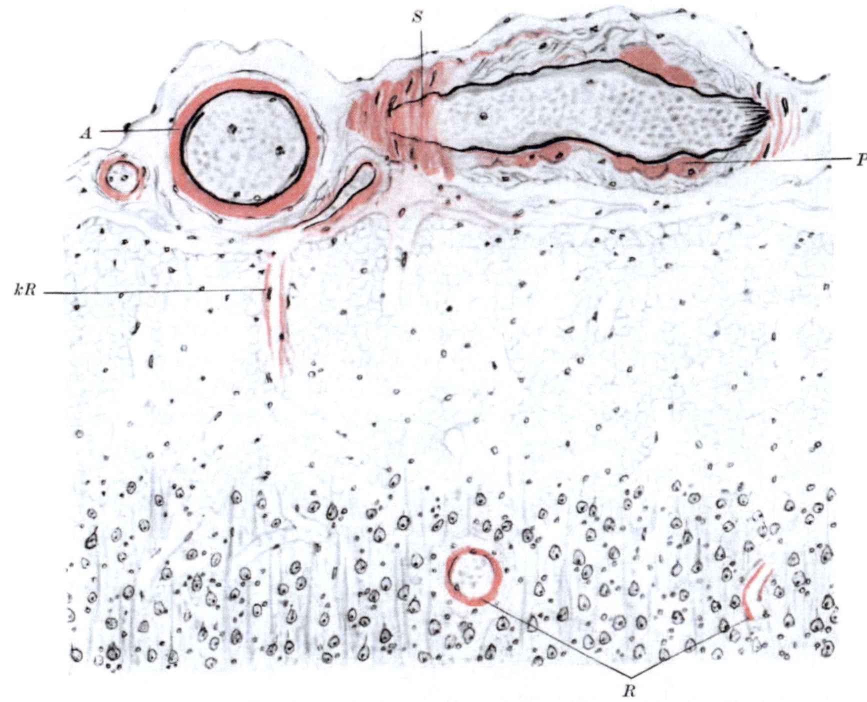

Abb. 28. Kongophile Angiopathie beim senilen Hund. In den gespaltenen und leicht geschwollenen Meningeallamellen schwer kongophil veränderte Gefäße auf dem Quer- (*A*) und Schrägschnitt (*S*). Die kongophile homogene Substanz liegt im Bereich der untergehenden Muscularis und tritt (bei entsprechender Schnittführung) stellenweise in perlschnurartiger Anordnung hervor (*P*). Kongophile Angiopathie der kleinen Rindenarterien (*R*). Man beachte besonders die Umscheidung einstrahlender kleiner Rindencapillaren (*kR*) mit kongophiler Substanz, die die Gefäßscheide nicht überschreitet. Markgefäße frei von kongophilen Einlagerungen. Zeichnung nach einem Präparat aus dem Frontalhirn. Resorcinfuchsin-Hämatoxylin-Kongorotfärbung.

stand und steht. Einzelheiten sollen zu gegebener Zeit ihre Darstellung finden. Hier erscheint der Hinweis wichtig, daß es sich bei den in Rede stehenden Veränderungen augenscheinlich um ganz eigenartige Stoffwechselstörungen des altersentarteten Gehirns und besonders seiner Häute bzw. der Meningealgefäße handelt, für die man ohne die Annahme besonderer physiko-chemischer Mechanismen nicht auskommt. Hiefür spricht eine geradezu elektiv anmutende Beteiligung der Occipitalrinde, deren Anfälligkeit für ischämische Veränderungen ja seit langem bekannt ist. Die Veränderungen erscheinen auch deswegen besonders interessant, weil man bisher am Gehirn charakteristische, den übrigen Organen fremde besondere Stoffwechselabartungen im Senium kaum aufzeigen konnte. PANTELAKIS kommt in seiner sehr ausführlichen Studie auf die kongophile Angiopathie zurück, die vor allem den in die Groß- und Kleinhirnrinde eindringenden Arteriolen eigen ist, ohne daß sie die Capillaren verschont. Mit Kongorot erscheint die homogenisierte Muscularis lebhaft rot oder rosa, wobei die gesamte Arteriolenwand von der Adventitia bis zu den Endothelzellen gleichmäßig angefärbt ist. Pantelakis verweist (gleich Divry) auch auf die diskontinuierliche Kongophilie der Meningealgefäße und (wie wir hinzufügen) der Arteriolen im Kleinhirn. Dabei ist dem Autor augenscheinlich entgangen, daß „Amyloid" im polarisierten Licht eine andere Farbe hat als die glatten Muskelfasern der ungefärbten Gefäßwände, die schon normalerweise doppelbrechend sind. Die Wandveränderungen sind im Gegensatz zur Hyalinose sehr gering. Auch Pantelakis verweist auf die ständige Beteiligung der Occipitalrinde und deutet sie im Sinne der Pathoklise. Pantelakis' Untersuchungen an Körperorganen stimmen mit unseren Befunden überein: Nirgendwo findet sich eine Gefäßkongophilie, die mit der im Gehirn zu vergleichen wäre. Hirnarteriosklerotische Demenzen unterliegen nach Pantelakis nicht der kongophilen Degeneration, die bei 31,7% des untersuchten, nicht ausgewählten psychiatrischen Krankengutes gefunden wurde. Weitere Untersuchungen müssen über diesen Punkt noch Klarheit bringen. Mit Recht trennt Pantelakis die kongophilen Gefäßveränderungen grundsätzlich von den Fällen mit cerebraler Paramyloidose. Das Vorkommen seniler Plaques bei allen Fällen kongophiler Angiopathie (ausgenommen einen Fall Pickscher Krankheit) wird hervorgehoben. Wir kennen *einen* Fall, bei dem trotz fehlender Plaques kongophile Gefäßveränderungen gefunden wurden. Von 12 mit Kongorot gefärbten Fällen Alzheimerscher Krankheit wiesen sämtliche kongophile Angiopathie auf.

Zur Frage „kongophile Angiopathie" und „drusige Entartung". Wir führen gewisse *gleiche* bzw. *ungleiche* Merkmale zwischen kongophiler Angiopathie auf der einen Seite und sog. drusiger Entartung («Angiopathie dishorique») auf der anderen Seite an. Pantelakis hebt als *gleiche Merkmale* hervor: Kongophilie, Argentaffinität, senile Plaques, Doppelbrechung. *Ungleiche Merkmale* sind: Periarterielle kongophile Ablagerungen im Parenchym («Symphyse glio-adventitielle»), Wahrung des perivasculären Raums bei reiner kongophiler Angiopathie im Gegensatz zur drusigen Entartung.

Bei einem guten Drittel der Fälle von kongophiler Angiopathie wurde nach Pantelakis die sog. drusige Entartung gefunden, die sich topographisch sehr gut mit den kongophilen Veränderungen decke. Sie sprechen nach Pantelakis sehr zugunsten einer gewissen Verwandtschaft beider Veränderungen. Wörtlich schreibt der genannte Autor: «Les différences, qui existent entre elles sont essentiellement d'ordre histologique, par la participation du *parenchyme nerveux périvasculaire* dans l'angiopathie dyshorique. Ainsi on peut concevoir que l'angiopathie congophile est purement une dégénérescence des parois artériolaires, relativement fréquente dans les démences. Elle serait *le substratum artériolaire indispensable á l'angiopathie dishorique* qui, pour apparaître, necessiterait des *troubles de la perméabilité* en plus de l'altération des parois artériolaires, *aboutissant au passage et à la précipitation de substances étrangéres á l'intérieur même du parenchyme nerveux.* (Hervorhebungen vom Ref.) Dans l'état actuel de nos connaissances, nous ne pouvons pas préciser les facteurs modifiant la perméabilité ni prévoir les raisons et le moment de leur apparition.»

Zur vergleichenden Pathologie der kongophilen Angiopathie. Jüngste eigene Untersuchungen an *senilen Hunden* sind für die Fragestellung über die pathologische Anatomie der kongophilen Angiopathie von besonderer Bedeutung, zumal die Bilder (Abb. 28) denen beim Menschen völlig gleichen. Betroffen sind von dieser eigenartigen Veränderung beim senilen Hund vor allem die großen Gefäße der Meningen und die Meningeallamellen über Groß- und Kleinhirn selbst («Méningopathie amyloide» von Divry), betroffen sind fallweise auch die kleinen und kleinsten Gefäße im Hirnmantel, während die Markgefäße durchweg verschont bleiben. Eine eingehende Beschreibung könnte sich Satz für Satz an die Arbeiten von Scholz und Pantelakis halten, auch in *der* Hinsicht, daß in Meningen und Rindengefäßen die besagten Veränderungen nur streckenweise auftreten. Es entstehen dann eigenartige Gefäßbilder, an „Regenwürmer" erinnernd, die gewisse in Abständen auftretende Verdickungen (Generationsorgane) ihres Leibes zeigen. Ein wesentlicher Unterschied der kongophilen Angiopathie beim Hund gegenüber dem Menschen liegt freilich darin, daß die Beteiligung der Gefäße von kranial nach caudal abnimmt, daß die Zentralregion verhältnismäßig stark beteiligt ist, während die Ammonshornformation merkwürdigerweise wenig betroffen erscheint. Der in die Gefäße eingelagerte Stoff liegt in der Media (um es einmal kurz zu sagen). Die Einlagerung beginnt in kleinen Gefäßen und schreitet dann unaufhörlich bis zur völligen Zerstörung der Muscularis und Adventitia der Gefäße fort. Alle Schichten der Gefäßwand sind bei dem augenscheinlich sehr langsam einsetzenden und langsam ablaufenden Prozeß insofern beteiligt, als die Wandschichten in ihrer Gänze mehr oder weniger gequollen erscheinen. Die Quellung im Bereich der Muscularis darf wohl als das erste Phänomen angesprochen werden, das der Einlagerung des unbekannten Stoffes selbst vorangeht und ihn begleitet. Wie beim Menschen ist das Parenchym um kongophile Gefäße merkwürdig wenig geschädigt. An einem großen menschlichen Studiengut werden wir später zeigen, daß die auch beim Hund zu beobachtenden rhythmischen Anordnungen der kongophilen Substanz innerhalb der Media selbst nicht den Drusenkernen des Parenchyms gleichzusetzen und als rhythmische Drusenfällungen innerhalb der Gefäßwand aufzufassen sind (Scholz). Die rhythmische Struktur wird allein durch die ringförmige Anordnung der Muscularis bedingt, insofern sich *zwischen* den quellenden Muskellamellen die ersten Fällungen und Einlagerungen abspielen. Bilder beweisen, daß der kongophile Stoff die gesamte Gefäßwand schließlich einscheidet, und zur totalen Nekrobiose bringen kann — merkwürdigerweise ohne besondere Schädigung des Parenchyms, wie das bereits gesagt wurde. Hier wird meines Erachtens der „Zeitfaktor" eine ausschlaggebende Rolle spielen. Angemerkt sei, daß wir einen senilen Hund mit 20 Jahren untersucht haben, bei dem interessanterweise keinerlei kongophile Gefäßveränderungen aufgezeigt werden konnten. Fälle dieser Art können zweifellos mit Beobachtungen an menschlichem Krankengut verglichen werden, bei denen man trotz hohen Alters kongophile Gefäßveränderungen vermißt.

δ) Plexus und Ependym.

Die Veränderungen am Plexus und Ependym mögen, soweit sie in Beziehung zum Altern des Organismus gesetzt werden können, in aller Kürze abgehandelt werden (Näheres s. auch Beitrag Biondi). — Im Plexusepithel wird mit zunehmendem Alter die Vacuolisierung der fast stets einschichtigen epithelialen Zelllage sehr deutlich; die sudanfärbbare, verschieden große Lipoidkugel (Valentin) des Epithels wechselt in ihrer Größe. Bei Senilen erscheint nach Biondi (Literatur) der große lipoide Tropfen nicht so regelmäßig rund, sondern manchmal höckerig. Vor dem 40. Lebensjahr findet man sehr selten Pigmentablagerungen. Im vorgerückten Alter hingegen sind runde, scharf begrenzte, stark lichtbrechende Pigmentkörnchen, die an Stelle der größeren und kleineren Lipoidtropfen auftreten, ein recht gewöhnlicher Befund. Bei der Pigmentbildung kann die Sudanfärbbarkeit beträchtlich abnehmen. Das Pigment darf, zumal es an Ort und Stelle der lipoiden Bestandteile auftritt, als Lipofuscin bezeichnet werden (Biondi, v. Zalka). Es gibt keine Eisenreaktion. — Die im Alter oft deutliche Abflachung der Plexusepithelzellen wird von v. Zalka auf Wucherungsvorgänge im Bindegewebsstroma mit ziehender und dehnender Wirkung auf das Epithel zurückgeführt. Hyalinisierung und Nekrose der Epithelzellen, die zuweilen als

Altersveränderungen angesprochen werden, konnten von v. Zalka nicht nachgewiesen werden. Recht interessant sind argentophile Bildungen in den Plexusepithelzellen, wie sie jüngst Biondi und Gellerstedt unabhängig voneinander wieder beschrieben haben, nachdem sie schon früher Luschka und Pellici (vgl. Biondi) gesehen und abgebildet hatten. Untersucht man den Plexus älterer, jenseits des 60. Lebensjahres stehender Menschen nach der Biondi-Methode, so finden sich in den Epithelzellen Ringe, die in ihrem Umfange kaum hinter dem der Zelle zurückstehen (Abb. 29). Statt vollständiger Ringe können die Zellen auch unvollständige Ringbildungen oder bald größere, bald kleinere rauten- und fadenförmige Strukturen tragen. Die Ringe können miteinander

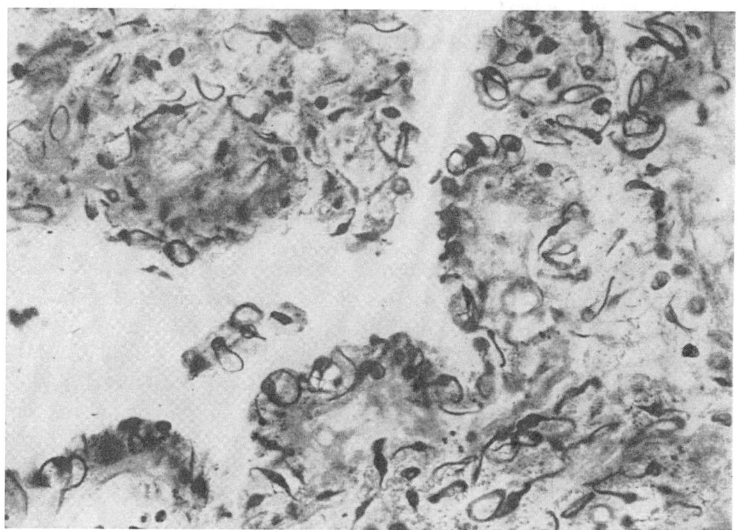

Abb. 29. Argentophile Ringe im Plexusepithel bei einem 67jährigen Senilen. Biondi-Methode.

kommunizieren. Bei Herxheimer-Färbung (nach vorausgegangenen Silberimprägnationen) sieht man deutlich, wie in diesem Ring der großen Epithelzellen Lipoidtropfen (Valentin) eingelassen sind. Wendet man ausschließlich Fettfärbung an, so kann man im Plexus älterer Individuen vollständige sudangefärbte Ringe finden, die genau denjenigen der Silberpräparate entsprechen (Biondi). Am ungefärbten Gefrierschnitt kann der Pigmentring durch seine Eigenfarbe hervortreten. Es ist nachzutragen, daß man die Bildungen außer bei Thioninfärbung am Celloidinschnitt auch bei Eisenhämatoxylinfärbung oder bei Supravitalfärbung mit Brillantkresylblau (Pellici) zu Gesicht bekommen kann. Nach Hess geben die proteinartigen Substanzen keine Kalkreaktion; auch die Eisenreaktionen fallen negativ aus. Was die eigenartigen Ringbildungen zu bedeuten haben, ist nicht klar; es scheint, daß es sich um Sekretkanäle handelt (Gellerstedt). Auch Biondi betont ihre canaliculäre Natur. Hess hingegen, der die Frage der intra- oder extracellulären Lagerung der Gebilde genauestens studiert hat, kommt darüber zu keinem Schluß. Feststeht, daß ein Zusammenhang der Ringe und ihrer Variationsformen mit zunehmendem Alter zu beobachten ist. Ebenso sicher ist es aber, daß Entwicklung und Ausbreitung der Silberbildungen keine Parallelität zu der Schwere der senilen Gehirnerkrankung zeigen (Biondi). Auch die übrigen Altersveränderungen am Plexus (desgleichen Arteriosklerose) scheinen ohne Einfluß auf das Auftreten und die Ausprägung der

Silberbildungen zu sein. Neuere Angaben von HESS gehen dahin, daß die argentophilen Plexusringe bei jedem Individuum über dem 50. Lebensjahre gefunden werden, auch wenn keine organische Erkrankung des Zentralnervensystems vorliegt. — DIVRY konnte an den ring- und fadenförmigen Gebilden im Plexusepithel eindeutige Doppelbrechung und Kongophilie nachweisen. Der genannte

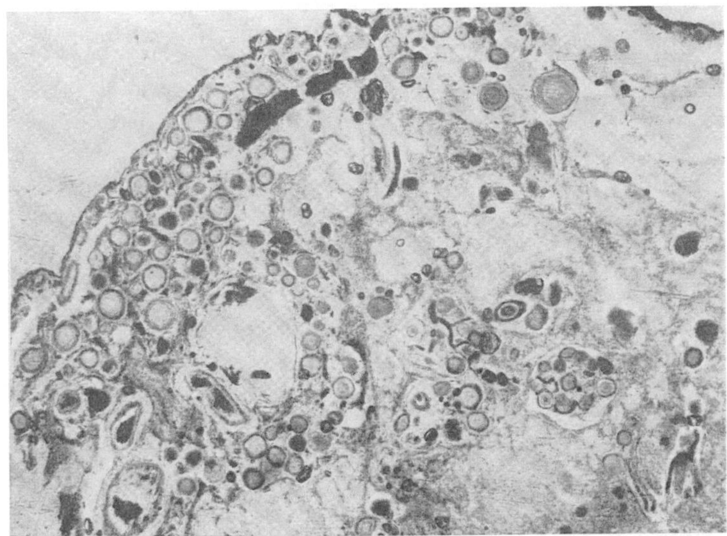

Abb. 30. Mannigfaltig strukturierte und tingierte Ablagerungen und konzentrische Fällungen aus einem senilen Plexus mit Epithelreduktion, Sklerose und Lückenbildung im bindegewebigen Anteil. 75jähriger Senil-Dementer. NISSL-Bild.

Autor stellt die Plexusveränderungen auf Grund dieser Befunde den ALZHEIMERschen Fibrillenveränderungen an die Seite. Abschließendes kann dazu nicht gesagt werden. Wir konnten bei einer 90jährigen Frau (senile Demenz) diese Befunde ebenfalls erheben.

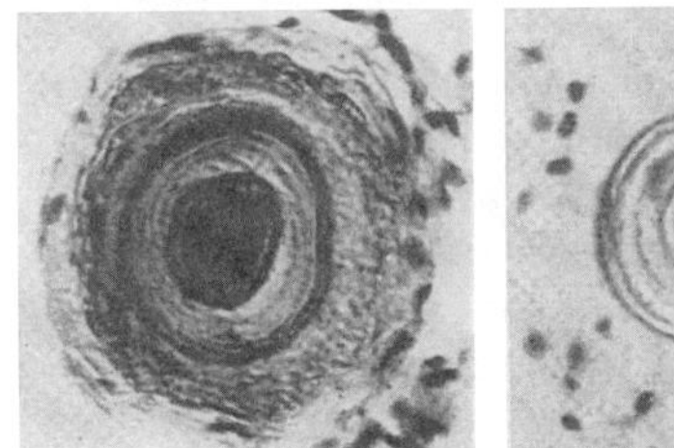
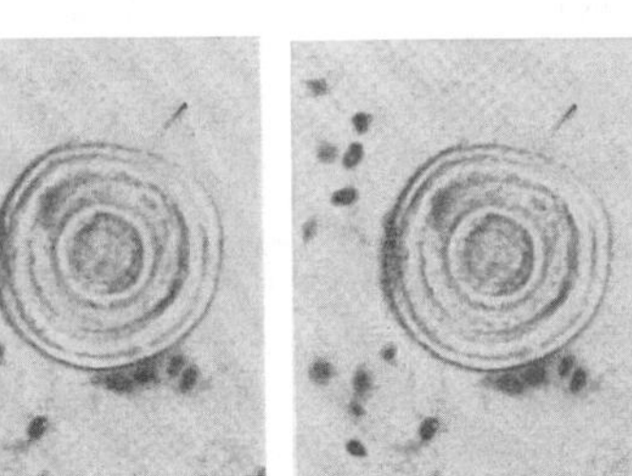
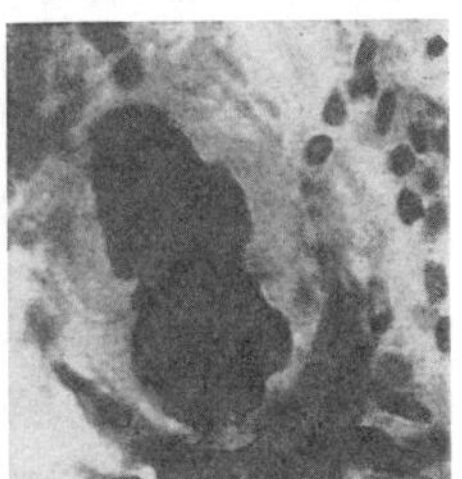

Abb. 31. Ablagerungen aus dem Plexus eines Senilen. NISSL-Bild.

Als Altersveränderungen des bindegewebigen Plexusanteils werden genannt: Bindegewebsvermehrung (sog. Plexussklerose), hyaline Degeneration, Bildung von Psammomkörperchen, Entwicklung von Plexuscysten und Ablagerungen verschiedener Art in den Bindegewebsmaschen oder frei im Gewebe (Abb. 30 und 31) (s. dazu v. ZALKA, BRACK, vor allem aber BIONDIs Beitrag in diesem Handbuch).

Ependym. Das einschichtige, im Senium an lipoiden Körnchen reiche ependymale Epithel kann bei Senilen auf kurze Strecken hin fehlen. Bei Senilen und Senil-Entarteten finden sich weiter kurze Ependymstrecken, auf denen die geschichteten Epithelzellen lockere Anordnung zeigen und statt eine geschlossene Schicht zu bilden, zum Teil in der subependymären Schicht lagern (BIONDI). Besonders interessieren Silberbildungen im Ependymepithel (HORTEGA, BIONDI), die mit der gleichen Technik wie die Silberstrukturen des Plexus dargestellt werden können (Abb. 32). BIONDI vermerkt, daß die ependymären Silberbildungen (soweit sich das heute sagen läßt) nur in jenen Fällen auftreten, bei denen der Befund am Plexus positiv ist. Doch kann der Befund am Ependym ausgesprochener sein als am Plexus. Die Gebilde selbst erscheinen meist als fadenförmige, leicht gewundene Fasern; Ringbildungen kommen vor. Interessant ist, daß auch hier die Silberbildungen innige Beziehungen zu lipoiden Zelleinschlüssen haben. Man sieht nach BIONDI im Innern der größeren Ringe

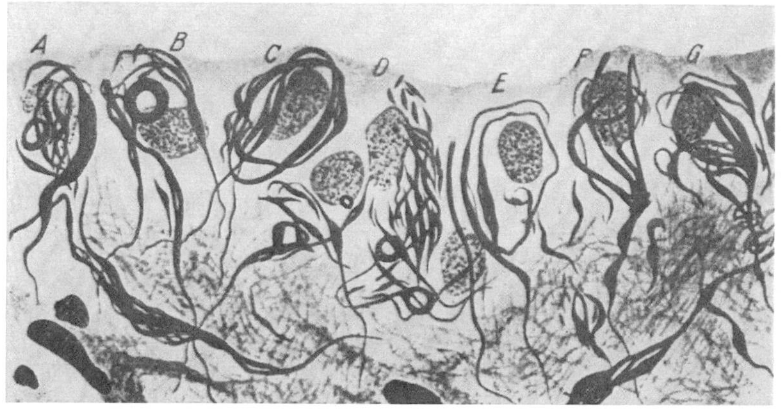

Abb. 32. Fibrilläre Strukturen im Ependymepithel (*A—G*) eines senilen Gehirns. (Nach HORTEGA.)

einen sudanfärbbaren lipoiden Inhalt und es gelingt mitunter, im Innern der fadenförmigen Bildungen lipoide Körnchen aufzufinden. Auch in subependymären Gliazellen treten solche Silberstrukturen auf. Sie als Gliafasern anzusprechen (HORTEGA), scheint BIONDI vor allem wegen ihrer Beziehungen zu den lipoiden Einschlüssen nicht erlaubt. — Die subependymäre Schicht enthält reichlich Corpora amylacea. Zu einer dem Alter eigenen Verdickung kommt es nach BIONDI nicht; regressive Erscheinungen sind spärlicher als im Plexusstroma und die Sonderstellung einer ,,Ependymitis atrophica senilis" (REDAELLI) scheint zweifelhaft. — Eigenartige fädchenförmige und körnchenartige argentophile Strukturen im *Subependym*, die manchmal an drusige Bildungen gemahnen, seien für das Senium und für die senile Entartung vermerkt. Jedenfalls haben wir sie bei alten Leuten häufiger und reichlicher gesehen als bei jungen Individuen, bei denen sie allerdings auch nicht fehlen. Mit senilen Plaques haben diese bei v. BRAUNMÜHLs Methode besonders hervortretenden Bildungen wohl nichts zu tun. BIONDI, der auch auf sie aufmerksam wurde, hat sie bei Fällen von Epilepsie und multipler Sklerose gesehen, die das 4. Lebensdezennium nicht überschritten hatten. Was diese Bildungen zu bedeuten haben, müssen erst genaue Studien klären.

ε) Status spongiosus.

Der ,,Status spongiosus", der bei atrophisierenden Prozessen interessiert, ist in den allgemeinen Kapiteln dieses Beitrages schwer unterzubringen. Wir wollen ihn hier abhandeln, auch wenn später zu erläuternde pathogenetische Prinzipien vorweggenommen werden müssen.

Wir finden mehr oder weniger ausgeprägte spongiöse Staten in der Rinde bei der senilen Demenz und weit ausgesprochener bei der ALZHEIMERschen Krankheit. Ganz allgemein kann man sagen, daß die eigenartigen Gewebsbilder, die für unsere spätere physikalisch-chemische Analyse von großer Bedeutung werden, dort gefunden werden können, wo auch reichlich Plaques und ALZHEIMERsche Fibrillenveränderungen auftreten, also etwa bei ALZHEIMERscher Krankheit in der 2. und 3. Rindenschicht schwer atrophischer Schläfenlappen (Abb. 33).

Die mannigfachen anatomischen Bilder haben in älteren Arbeiten von O. FISCHER, LISSAUER und PROBST wie in den neueren Studien von BIELSCHOWSKY, SPIELMEYER und STRÄUSSLER und KOSKINAS eine erschöpfende Beschreibung

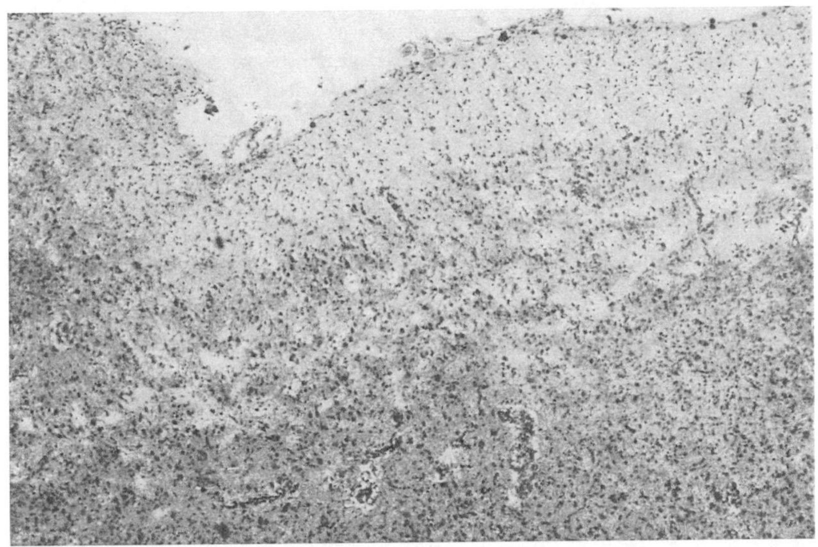

Abb. 33. Schwerer Status spongiosus (Temporalpol) bei ALZHEIMERscher Krankheit. Die unregelmäßigen Lückenherde nehmen vor allem die mittleren Anteile der schwer atrophischen Rinde ein, verschonen aber auch die oberen Rindenbezirke nicht. Hämatoxylin-Eosinfärbung.

gefunden. Uns interessieren vor allem die Theorien über das *Wesen* und die *Ursache* des Status spongiosus, zumal die Anschauungen der einzelnen Autoren in prinzipiellen Punkten auseinandergehen. Während bekanntlich O. FISCHER bei dem spongiösen Rindenschwund die Gewebslücken durch Ausfälle von Nervenzellen entstehen ließ, geht SPIELMEYER bei der Deutung vom Gesamtprozeß aus. Ungewöhnlich stürmischer Untergang großer Gewebsmassen auf der einen, relativ geringe Neigung der Glia zur Faserbildung auf der anderen Seite sind für SPIELMEYER ausschlaggebend für die Entstehung eines Status spongiosus. Auf eine Formel gebracht, heißen die maßgebenden Faktoren also: Tempo, Eigenart des Prozesses, lokale Gliaverhältnisse. Dafür, daß bei degenerativen Rindenerkrankungen Lymphstauungen unter anderem pathogenetisch wirksam wären, hat SPIELMEYER keine Anhaltspunkte gefunden. Die pathophysiologischen Deutungen anderer Autoren wie BIELSCHOWSKY, STRÄUSSLER und KOSKINAS zielen in anderer Richtung. So betonen STRÄUSSLER und KOSKINAS vorab, daß der Untergang der Ganglienzellen nicht das primäre sei. Im Prinzip schließen sie sich BIELSCHOWSKY an, daß es sich um einen Prozeß in der Grundsubstanz handle und eine seröse Durchtränkung des Gewebes von ungewöhnlicher Stärke vorliege.

Unsere Anschauungen über den Status spongiosus lassen sich kurz fassen. Fehl ist es wohl, wenn man sich bei der Pathogenese um einen *Generalnenner* bemüht. Die Vorgänge laufen nicht einheitlich ab. Soviel wir heute sehen, gibt es zwei große Gruppen mit dem *Syndrom:* „Status spongiosus". Bei der ersten Gruppe ist Spielmeyers Formel: Stürmischer Untergang großer Gewebsmassen bei relativ geringer Neigung der Glia zur Faserproduktion absolut ausschlaggebend; sie definiert den Vorgang restlos. Hier wären die spongiösen Staten bei der Wilsonschen Krankheit, bei der amaurotischen Idiotie und bei der funikulären Spinalerkrankung einzureihen. Bei einer zweiten und allem Anschein nach größeren Gruppe spielen sich Vorgänge ab, die wir einmal als „seröse Durchtränkung des Grundgewebes von ungewöhnlicher Stärke" bezeichnen wollen. Dieses Phänomen leitet Bielschowsky bei der Paralyse z. B. aus einer örtlich gesteigerten Exsudation seröser Blutbestandteile her (progressive „entzündliche Malacie"). Für die senile Demenz und andere nicht entzündliche Prozesse wird von dem gleichen Autor eine gesteigerte Transsudation infolge von Störungen im Mechanismus der Lymphzirkulation (Verlegung der Lymphwege durch schwere fibröse Veränderungen in den adventitiellen Scheiden) verantwortlich gemacht. Mit Recht stellen Sträussler und Koskinas zur Diskussion, ob für solch abnorme Ansammlungen von Flüssigkeit im Gewebe nicht auch geänderte Mischungsverhältnisse der Gewebssäfte, durch welche wieder geänderte chemische und physikalische Bedingungen für die Diffusion von Flüssigkeiten aus dem Blut- und Lymphgefäßsystem geschaffen werden, maßgebend sind.

Erklärt ist mit den angeführten Deutungen letzten Endes wenig. Störungen im Mechanismus der Lymphzirkulation, Abartungen im Flüssigkeitsaustausch zwischen Gewebe und Blutgefäßwand kommen bei einer Reihe sehr verschiedenartiger cerebraler Erkrankungen vor, ohne daß wir Bilder eines Status spongiosus sehen. Wie erklären sich diese Differenzen, vor allem wie gestaltet sich der primäre Vorgang? Nach unserer Auffassung gibt es einen „*Status spongiosus aus Dehydratation*". Ursprünglich gebundenes Gewebswasser wird dabei durch einen intensiven, sicherlich schnell ablaufenden Dehydratationsvorgang frei. Die frei gewordene Flüssigkeit lockert die Gewebsmaschen; die Grundsubstanz bekommt in der Folge das bekannte schwammige Aussehen. Bei diesem „Status spongiosus aus Dehydratation", wie wir ihn bei den degenerativen Rindenerkrankungen der senilen Demenz, der Alzheimerschen und Pickschen Krankheit in seiner reinsten Ausbildung zu sehen glauben, ist der Gewebsuntergang verhältnismäßig gering. Jedenfalls lassen sich aus ihm solche ausgedehnte Lückenbildungen sicher nicht erklären. Ältere und neuere Untersucher haben wohl deswegen immer wieder auf die Gewebsverdrängung hingewiesen. Zuletzt hat Heidenhain in seiner Arbeit über eigenartige präsenile Erkrankungen ausdrücklich betont, daß eine Verdrängung der färbbaren Gewebsbestandteile durch den unfärbbaren flüssigen Inhalt der Lücken statthat. Was wir also am Gewebsbild analysieren, ist eine sekundäre Veränderung, wirklich ein „Status", ein *Zustand* nach Dehydratation. — Daß bestimmte Schichten mit Vorliebe befallen werden, hat sicher zum Teil rein mechanische Gründe. Es ist sehr plausibel, daß sich eine schnell ins Gewebe eintretende Flüssigkeit dort sammelt, wo sie den geringsten mechanischen Widerstand findet. Daraus mag sich die Schädigung der 3. Schicht mit ihrem zarten plasmatisch-gliösen Grundnetz herleiten. Auf der anderen Seite möge nicht vergessen werden, daß jene Schichten, die vorzugsweise spongiös entarten, bei der Analyse im Zellpräparat die frühesten und deutlichsten Zeichen des speziellen atrophisierenden Prozesses bieten. Die anatomische Auffälligkeit würde also in diesen Fällen mit der physikalisch-chemischen Besonderheit zusammenfallen — richtiger gesagt, diese Phänomene sind nicht voneinander zu trennen.

Mit dieser Auffassung des Status spongiosus aus Dehydratation bekommt ein Satz aus der alten Arbeit von O. FISCHER über den spongiösen Rindenschwund besonderen Sinn. Wir lernen verstehen, wenn FISCHER meint: „Der Prozeß verläuft, dem histologischen Bilde nach zu schließen, in Schüben.“ Es ist unseres Erachtens ganz sicher, daß Dehydratationsvorgänge schubweise ablaufen und sich schubweise wiederholend verstärken. Solche Schübe mit ihren plötzlichen Dehydratationen werden aber auch für die Ausfällung ursprünglich gelöster Substanzen von größter Bedeutung. Gerade bei der Drusenbildung wird dieses Moment ausschlaggebend sein und „Drusenschübe“, die über ein Gehirn gehen, erklären.

Eine *klinische* Bemerkung sei im Zusammenhang mit diesen „Drusenschüben“ hier angefügt. Die Frage der sog. „epileptiformen“ Anfälle bei ALZHEIMERscher und PICKscher Krankheit ist von E. KRAPF an einem in jeder Hinsicht sorgfältig durchuntersuchten Material angegangen worden. KRAPF mißt dem arteriellen Hochdruck, also einer Komplikation des Grundleidens, besondere Bedeutung für solche Erscheinungen bei. *Vielleicht muß man aber auch daran denken, daß für diese Anfälle, namentlich aber für die „Erschlaffungszustände“ intensive, plötzliche Dehydratationsabläufe eine pathogenetische Rolle spielen.* Möglich wäre auch, daß das cerebrale Gefäßsystem mit funktionellen Gefäßstörungen darauf antwortet, dies namentlich dann, wenn es durch andersartige Zustände bereits in seiner Ansprechbarkeit verändert ist.

c) Stoffwechselabartungen im weitesten Sinn.

α) Extrapyramidale Gebiete (Pallidum und Nigra) und ihr Lipoid- und Eisenstoffwechsel. Pseudokalk und andere Ablagerungen. Abnutzungspigment.

Wir wissen, daß im Globus pallidus und in der Zona reticulata der Substantia nigra physiologischerweise beim Erwachsenen ein gelbes bis gelbbraunes, eisenfreies *Abnutzungspigment* vorkommt; auch im Striatum vermißt man dieses nie ganz. Es ist zum Großteil intercellulär gelagert, kommt aber auch in Form größerer gelber Haufen im Zelleib von Gliazellen vor. In Gefäßnähe trifft man größere Pigmenthaufen, die sich durch ihre intensiv braune Färbung auszeichnen. Kommen normalerweise beträchtliche Unterschiede in der Pigmentverteilung vor, so wechselt das Bild unter pathologischen Zuständen nach unseren Erfahrungen außerordentlich. Man kann unseres Erachtens nur sagen, daß das Abnutzungspigment im Alter durchweg vermehrt ist. Alle anderen (und so vielgestaltigen) Bilder tragen eine individuelle Note. Am regelmäßigsten kommt starke Vermehrung des Abnutzungspigmentes im Globus pallidus und in der ganglienzellarmen Zone der Substantia nigra vor. Gerade hier tritt bei Toluidinblaufärbung neben gelben (vorwiegend intercellulär gelagerten) Körnern massenhaft grünes oder blauschwarzes (vorwiegend intracellulär gelagertes) Pigment feineren und mittleren Kornes hervor. Auch im Pallidum neigt das vermehrte Abnutzungspigment dazu, sich von der basischen Anilinfarbe überdecken zu lassen; hingegen behält das Pigment im benachbarten Putamen vielfach seine gelbe Naturfarbe bei (SPATZ). Bei starker Häufung jenes in Gliaelementen gespeicherten Abnutzungspigmentes bekommt man aber auch hier jene schwarzgrüne Deckfarbe zu Gesicht. Beziehungen des schwarzgrünen Pigments zu Gliakernen haben wir auch bei stärkster Anhäufung von Abnutzungspigment nie beobachtet. Bei der Färbung mit anderen Farbstoffen (HANSENs und HEIDENHAINs Hämatoxylin, Alauncarmin) beobachtet man alle Übergänge von völliger Ablehnung der Pigmentkörner gegenüber dem Farbstoff bis zur vollständigen Deckung (SPATZ). Im Scharlachrotpräparat nimmt das Abnutzungspigment zum größten Teil die Färbung an. Es gibt allerdings Fälle, bei denen uns das Toluidinblaubild reichlich Abnutzungspigment vorführt, während das Fettpräparat nichts heraushebt. Die rote Zone der Substantia nigra steht bezüglich der Intensität der Ablagerung von Abnutzungspigment neben dem Globus pallidus an erster Stelle. Es reihen sich in abnehmendem Intensitätsgrad Striatum, Zahnkern, Olive, Corpus Luysi und Nucleus ruber an. Daß hin und wieder das Striatum mehr Abnutzungspigment birgt als Pallidum und Nigra, sei vermerkt. Sehr auffällig ist, daß der Pigmentreichtum eines Kerngebietes keineswegs parallel geht mit Pigmentreichtum der Ortsglia. Die Nervenzellen des Zahnkerns sind gleich den Olivenzellen ausgesprochen lipophil; in der Glia dieser Kerngebiete dagegen beobachtet man durchschnittlich nur einen sehr mäßigen Gehalt an gelbem Pigment. In genannten Gebieten, also im Globus pallidus, in der Substantia nigra, aber auch im Putamen, kann man bei Senilen eisenhaltiges Pigment mittleren Kalibers in intercellulärer und intracellulärer Lagerung vermehrt finden. Es handelt sich um Abnutzungspigment, das sich vom übrigen Abnutzungspigment einzig und allein dadurch unterscheidet, daß es eben Eisen enthält (SPATZ). Daneben kommen in diesen Gebieten noch mehr weniger grobe Pigmentklumpen vor, die zu kleineren Schollen und Körnern verbacken. Solche Gebilde von gelber oder mehr brauner Naturfarbe liegen zumeist frei in den Adventitialräumen großer Gefäße oder längs der Capillaren, seltener ohne Zusammenhang mit den Gefäßen frei im Gewebe. Bei Eisenfärbung sind die Körner meist tiefblau; manche treten allerdings auch nur leicht hellblau hervor. — Was das vornehmlich in den äußeren Teilen des oralen Pallidumanteils auftretende *physiologische Fett* („Pallidumfett") anlangt, so haben darauf hingerichtete, ausgedehnte Untersuchungen gelehrt, daß jedenfalls keine Mengenzunahme mit dem Alter vorkommt (v. BRAUNMÜHL). Das steht in guter Übereinstimmung mit den früheren Angaben KODAMAS. Damit ist aber nicht gesagt, daß nicht in diesem oder jenem Fall, sei es von normalem Greis, sei es bei seniler Entartung, große Mengen jener Lipoide im weiteren Sinne des Wortes im Globus pallidus lagern. Dieses typische Pallidumfett zeigt weder Abhängigkeit vom Lipoidgehalt der hier lagernden Nerven- oder Gliazellen noch von perivasculären Fettansammlungen; gerade an dem großen Material von Senilen und Senil-Entarteten konnten wir das sehr gut studieren. Pseudokalk und andere ihrer Natur nach nicht sicher definierbare Substanzen findet man bei Senilen häufig. GELLERSTEDT gibt für sein Material normaler Seniler etwa 65% für das Vorkommen von Pseudokalk an. Eine ähnliche Zahl erhält man für die senile Entartung. Prädilektionsgebiet für diese Ablagerung ist das Pallidum; es folgen Putamen, Ammonshorn, Zahnkern und Nigragegend. GELLERSTEDT sah einmal Pseudokalk im Orbitalmark, wir in der Olive. Daneben findet man in senilen Gehirnen mannigfache freie, eisenpositive oder eisennegative Ablagerungen, Einschlüsse und Entmischungsprodukte. Hämatoxylinfärbbare Zelleinschlüsse sahen wir gleich GELLERSTEDT und CIARLA in Olivenzellen; weiter zeigten sich ähnlich tingierbare schwarze hämatoxylinaffine Körnchen im dorsalen Vaguskern, im dorsalsten Teil der Ponsraphe (GELLERSTEDT). Ähnliche, aber gröbere und unregelmäßige Körner, die in Astrocyten lagern, finden sich mitunter in medialen Putamenanteilen und (perivasculär) im Pallidum. In der Hirnrinde zeigen sich ähnliche Substanzen in Gliazellen der Molekularschicht der peripheren Läppchenkuppen. Die Natur der Stoffe steht bislang nicht fest; vielleicht handelt es sich um komplizierte Lipoide. GELLERSTEDT denkt daran, daß bei rasch vor sich gehendem Abbau eine Anhäufung von Abbaustoffen statthabe, die zum Teil dem Myelin angehören und in noch unverarbeitetem Zustand auch von Hirnzellen aufgenommen werden. Daß solche Produkte gelegentlich Eisenreaktion geben, sei vermerkt.

β) Über den Eisenstoffwechsel bei seniler Involution und seniler Entartung. Vergleichend-Anatomisches.

Über das Gehirneisen im Senium und bei seniler Entartung sind noch systematische Untersuchungen notwendig. „Es ist keine Frage, daß das Gehirneisen, sei es nun in farblosen Körnchen vorkommend, sei es diffus verbreitet, sei es mit Pigment zusammen auftretend, öfters bei älteren Leuten besonders reichlich gefunden werden kann. Gesetzmäßig ist aber eine solche Zunahme ganz sicher nicht. Ich habe bei Leuten über 60 Jahre wiederholt durchaus mittlere Verhältnisse angetroffen, ja einmal sogar solche, wie sie als unter dem Durchschnitt der Fälle von Erwachsenen bezeichnet werden mußten" — so Spatz (Literatur). Nach Gellerstedt „läßt sich ohne weiteres bestätigen, daß das darstellbare Eisen sich mit dem Alter vermehrt, d. h. im Senium vermehrt ist". Der Autor fand zugleich, daß es sich auf größere Hirngebiete verbreitet, als man früher geglaubt hat, ferner, daß die Befunde in den Zentren der I. und II. Gruppe (also Pallidum und Nigra bzw. Nucleus ruber, Putamen, Caudatum, Corpus Luysi und Zahnkern) qualitativ und quantitativ große individuelle Schwankungen aufweisen. Schon früher hat übrigens Guizetti (bei Spatz) auf eine mit zunehmendem Alter deutlich werdende Verfärbung der unteren Schichten der Großhirnrinde, eine Anfärbung des Corpus Luysi bei alten Leuten und eine leichte Blaufärbung des tiefen Markes (welche hier und da schon bei jungen Leuten auffällt) hingewiesen und letzten Endes (entgegen Spatz) eine regelmäßige Abhängigkeit der Intensität der Eisenreaktion vom höheren Alter festgestellt. Eigene Untersuchungen lassen keinen Zweifel, daß mit zunehmendem Alter eine Vermehrung des Gehirneisens statthat. Große individuelle Schwankungen tun dieser Feststellung keinen Abbruch. Leider fehlen systematische Untersuchungen an extrauterinem Material fast ganz.

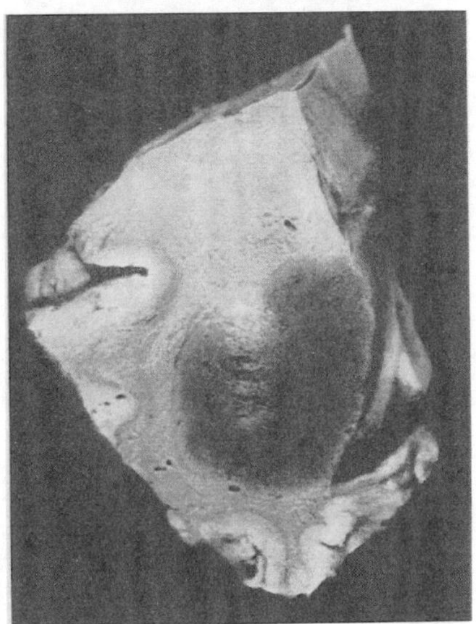

Abb. 34a. Sehr ausgeprägte Eisenreaktion an einer Gehirnscheibe aus dem vorderen Striatumanteil. Senile Demenz. 70jähriger. Schwefel-Ammonium-Reaktion.

Bei menschlichen Feten mit unvollendeter Markscheidenbildung in der inneren Kapsel fand Guizetti die Reaktion (Berlinerblaumethode) völlig negativ. Beim Kind mit vollkommener Markscheidenbildung in der Capsula interna beginnt sie nach genanntem Autor allein im Globus pallidus. Bei Kindern von 9 Monaten bis zu 1 Jahr erstreckt sie sich sicher nicht auf die Substantia nigra. Von 2 Jahren an tritt der Nucleus ruber in Erscheinung; zuletzt folgt der Nucleus dentatus, frühestens von 3 Jahren an, manchmal aber auch erst später bis zu 7 Jahren. In all diesen Formationen tritt die Färbung in dem Alter, in dem die Reaktion beginnt, langsam auf und bleibt blaßblau; mit steigendem Alter kommt sie immer rascher und fällt auch intensiver aus. Der Globus pallidus ist anfangs gleichmäßig gefärbt, später mit leichter Prävalenz im inneren Glied; vom 8. Jahre an hat er das Maximum der Blaufärbung erreicht, welches er dann das ganze Leben beibehält. Die Substantia nigra beginnt sich von der lateralen Seite zur medialen zu färben und erst später (mit etwa 16 Jahren) hat sie den vollen Grad der Färbung erreicht, welche dann endgültig ist. Die Nuclei dentati beginnen sich von der latero-ventralen Seite aus zu färben und erreichen, ebenso wie der Nucleus ruber, das Maximum nach dem 25. Jahre. Im gesamten Zentralorgan von Frühgeburten fand Spatz „auch nicht die Spur einer Eisenreaktion". Bei ausgetragenen Neugeborenen war das eine Mal der Ausfall ebenfalls völlig negativ, das andere

Mal fand sich eine ganz schwache, undeutliche Reaktion im Gebiet des Globus pallidus bei 12stündiger Einwirkung des Schwefelammoniums. Mit zunehmendem Alter wird dann in den bekannten Zentren die Latenzzeit bis zum Eintritt der Reaktion immer kürzer, die Intensität der Färbung immer stärker. SPATZ stellte fest, daß lange bevor irgendwelches Pigment sichtbar wird, bei der Entwicklung bereits eine deutliche Eisenreaktion im Globus pallidus und der Zona reticulata auftritt.

Ein genaues Studium des Gehirneisens bei alten Leuten und bei seniler Entartung zeigt, daß die Eisenreaktion an der Gehirnscheibe mit Schwefelammonium in viel kürzerem Abstand eintritt als bei jüngeren Individuen jenseits des 16. Lebensjahres und vor allem, daß Hirngebiete eine Reaktion geben, die sonst ganz oder fast frei von Eisen sind (Abb. 34 und 35). Unverkennbar spielt bei der Vermehrung des Gewebseisens die diffuse Reaktion eine wichtige Rolle. Es ist dabei notwendig, eine diffuse Durchtränkung von einer diffusen Färbung zu scheiden (SPATZ). — Diffuse Durchtränkung findet man bei seniler Involution und Entartung in individuell wechselnder Weise im Mark des Hirnmantels, insbesondere an der Rindenmarkgrenze. Auf starker diffuser Durchtränkung beruht (zum allergrößten Teil) die deutliche Eisenreaktion im Striatum und in der inneren Kapsel, wenn auch im letztgenannten Gebiet eine diffuse Färbung einzelner Markfaserzüge statthat. Außer diesem als Speicherung in hochdisperser Lösung anzusprechenden Vorgang kommt es in gleichen Gebieten auch zu feingranulärer Speicherung in Oligodendrogliazellen, im Striatum mitunter auch in HORTEGA-Elementen. Vermehrte granuläre Speicherung kommt in Nerven- und Gliazellen des Pallidum und der roten Zone der Nigra vor; die Befunde sind aber keineswegs so regelmäßig wie die diffuse Färbung, und es läßt sich nicht sagen, daß die senile Entartung stets ausgiebigere Befunde zeitige als die senile Involution. Bei der ALZHEIMERschen Krankheit fanden sich sehr oft die ausgeprägtesten Bilder, namentlich was die diffuse Färbung der erkrankten Markanteile anbelangt. GOODMAN geht jüngst gar so weit, dem cerebralen Eisenstoffwechsel bei ALZHEIMERscher Krankheit besondere pathogenetische Bedeutung zuzumessen. Es komme dabei zum sekundären Untergang der Mikroglia (oder aber die Mikroglia degeneriere schon primär). Anhaltspunkte für einen primären Eisenstoffwechselschaden bei ALZHEIMERscher Krankheit fehlen nach allen Erfahrungen. — Über die *Herkunft* des Eisens wissen wir nichts. Man denkt an Abbauvorgänge, wobei anfänglich maskiertes Eisen (MACALLUM) durch Untergang von Nervengewebe, vor allem der Markscheiden, frei wird. Die

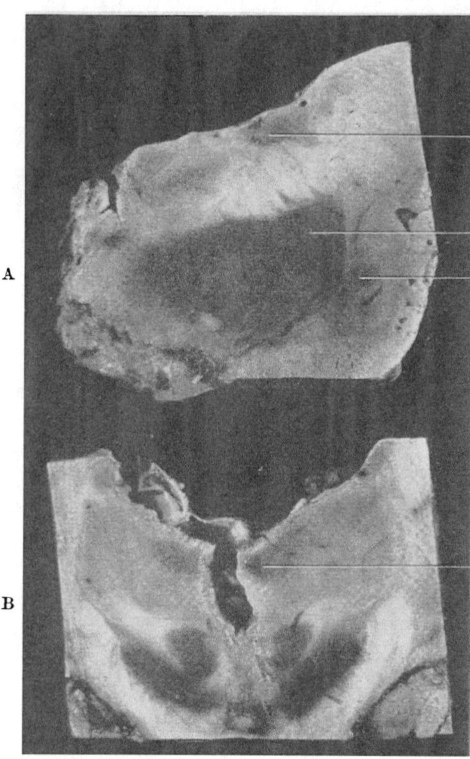

Abb. 34 b. Starke Eisenreaktion am Stück bei seniler Demenz (80jähriger). Bei A intensive Anfärbung des Schwanzkerns (*S*) in seinem caudalen Abschnitt sowie des Putamens (*P*) und des Inselrindenmarkes (*J*). Bei B stärkste Eisenreaktion in Nigra und N. ruber sowie im medialen Thalamuskern (*Th*).

letztere Annahme hat manches für sich. Andere Autoren sprechen von Eisenstagnation durch Überangebot oder herabgesetzten Verbrauch; ganz unbewiesen ist die Annahme einer hämatogenen Abkunft (MÜHLMANN). Es ist übrigens möglich, daß allein schon das „Grobdisperswerden" des alternden kolloidalen Systems „Gehirn" (s. darüber später) veränderte Löslichkeitsbedingungen hochdisperser Eisenlösungen nach sich zieht.

Auch beim Pferd nehmen bestimmte Bezirke des Gehirns (die im wesentlichen mit denen beim Menschen übereinstimmen) bei Behandlung mit Ferricyankalium-Salzsäure eine blaue oder blaugraue Färbung an (Eisenreaktion). Die Reaktion ist im allgemeinen bei jungen Pferden weniger ausgeprägt als bei alten; dort tritt sie auch schneller ein. Auch im mikroskopischen Bild ist die Zahl der eisenhaltigen Zellen vermehrt wie auch ihr Verbreitungsgebiet zunimmt. Die Zunahme des Eisens im höheren Alter ist nach KIKUCHIS (Literatur) Befunden so regelmäßig, daß man hierin eine normale Alterserscheinung erblicken muß. Auch GUIZETTI (s. bei SPATZ) hat an jungen Tieren Beobachtungen angestellt. Bei Kälbern und jungen Kaninchen fehlte die Reaktion zuerst in allen Teilen völlig, um dann wie bei anderen jugendlichen Tieren zuerst langsam im Globus pallidus und nachher in der Substantia nigra und schließlich eventuell im Zahnkern aufzutreten.

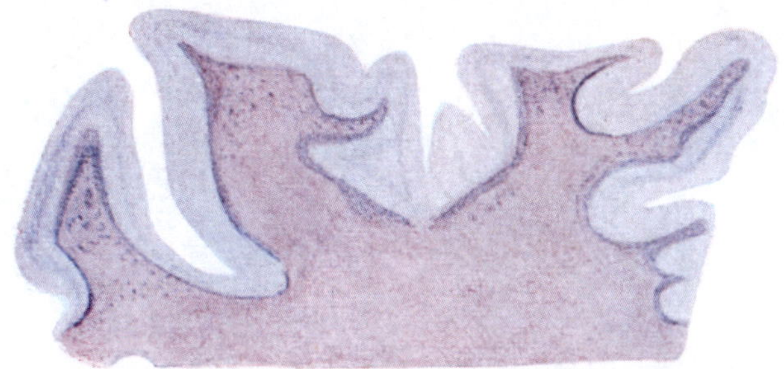

Abb. 35. Starke Eisenreaktion am Schnittpräparat aus der Orbitalgegend eines 75jährigen Senilen. Turnbullblau-Carmin. Zeichnung. Die Kuppen des Rindenbandes wie der Markleisten sind stärker betroffen. BAILLARGERscher Streifen wie das Gebiet der Rinden-Markgrenze werden durch eine scharfe blaue Linie besonders herausgehoben. Perivasculäre diffuse Durchtränkung führt zu leichter Marmorierung rindennaher Markbezirke. Nach einer (verkleinerten) Abbildung von GELLERSTEDT.

γ) Senile Plaques. Tatsachen und Probleme ihrer Morphologie und Morphogenese.

Das Plaquesproblem, das in zahlreichen Arbeiten über die senile Entartung ausschließlich die Fragestellung beherrscht, führt in ein bislang wenigstens ungeklärtes und wenig befriedigendes Kapitel von den Hirnveränderungen im Senium und bei der senilen Entartung. Wie wenig wir über das Wesen der von SIMCHOWICZ (Literatur) so bezeichneten „senilen Plaques" eigentlich wissen, lehrt das Studium eines kaum mehr übersehbaren Schrifttums. Unsere Darstellung wird dem Zwecke dieses Handbuches wohl am besten gerecht, wenn wir bei der Entwicklung der viel umstrittenen Fragen einen Mittelweg wählen und jene Arbeiten ausführlicher berücksichtigen, die gewisse Etappen des schwierigen Forschungsweges kennzeichnen. Wir leiten das Kapitel mit einer kurzen historischen Betrachtung ein. Klinische Gesichtspunkte, wie sie in den Arbeiten über die senilen Plaques immer wieder herangezogen wurden, müssen dabei kurz gestreift werden. Im Abschnitt über die Beziehungen von anatomischem Befund und klinischem Verlauf werden diese Fragen genauer zu besprechen sein.

Die ersten, allerdings kurzen Angaben über diesen Gegenstand verdanken wir BLOCQ und MARINESCO, die im Jahre 1892 im Gehirn einer alten Epileptikerin kleine rundliche Gebilde als « véritables nodules des scléroses neurogliques » beschrieben haben. Jene Gebilde stimmen, wie MARINESCO später angab, in jeder Hinsicht mit den senilen Plaques überein. Mehrere Jahre nachher

(1898) studierte Redlich seine „miliaren Sklerosen“ an Carminpräparaten aus dem Gehirn von Senilen mit Anfällen und gleich ihm fanden sie Seiler (1901) und Léri (1906) in einigen Fällen sog. seniler Epilepsie. Es nimmt nicht wunder, daß jene Autoren einen ursächlichen Zusammenhang von Plaques und epileptischen Anfällen vermuteten. Wie die Redlichsche Bezeichnung „miliare Sklerose“ sagt, neigte der Autor wie ursprünglich Blocq und Marinesco dazu, modifizierte Gliazellen für die Plaquebildung verantwortlich zu machen: Atrophie und Schwund der Gliazellen werden als primäres, die Gliawucherung bedingendes Moment aufgefaßt. Mijake, der gleichfalls die Veränderungen studierte, sah in den Plaques Neurogliarosetten. Eine Reihe sehr ausführlicher Darstellungen

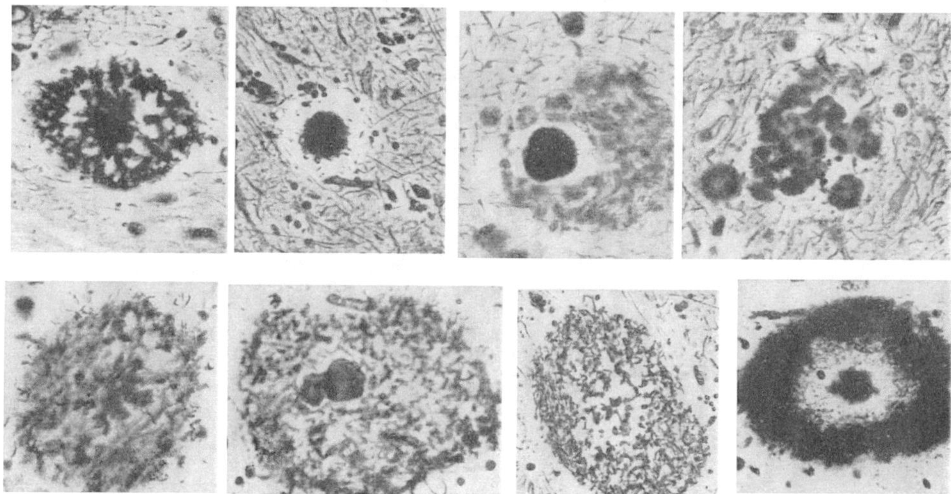

Abb. 36. Verschiedene Plaquesformen im Silberbild. Eigene Silbermethode.

folgt diesen anfänglichen Plaquesstudien. Die Arbeiten waren auch für den Kliniker von Wichtigkeit, insofern man sich immer wieder die Frage vorlegte, ob man vielleicht jene eigentümlichen Plaques als histologisches Substrat einer noch unbekannten Erkrankung werten dürfe. Nachdem Alzheimer schon 1904 mitgeteilt hatte, daß es bei Senil-Dementen in der Hirnrinde häufig zur Bildung von miliaren Plaques komme, die einen Filz feinster, wirr durcheinanderlaufender Gliafäserchen darstellen, beschrieb er 1906 bei einem später noch eingehend zu besprechenden Fall präseniler Erkrankung zahlreiche miliare Herdchen in den oberen Rindenschichten. 1907 hat dann Fischer, dem scheinbar die Alzheimersche Beschreibung entgangen war, eine größere Anzahl von Gehirnen bei seniler Demenz untersucht und in den meisten Fällen seine „drusigen Nekrosen“ gefunden. Fischer, der hauptsächlich mit der Bielschowskyschen Methode arbeitete, kam zu dem klinisch bedeutungsvollen Ergebnis, daß die Fälle ohne drusige Nekrosen einfache senile Demenzen mit einfacher Abnahme aller geistigen Fähigkeiten wären, während die mit Drusen behafteten Fälle der Presbyophrenie mit Konfabulationen und gröberen Störungen der Merkfähigkeit entsprächen. Fischer hat auch als erster auf regenerative Erscheinungen an den Achsenzylindern in den Randpartien der größeren Plaques hingewiesen. Die Plaque selbst wurde als eine fremde, an Nekrose erinnernde Einlagerung gedeutet, die durch ihren Reiz Neurofibrillenwucherungen verursache. Wegen der Ähnlichkeit vieler Plaques mit Actinomycesdrusen sprach Fischer von „drusigen“ Nekrosen, Oppenheim später einfach von „Drusen“. Nicht lange darauf teilte Fischer weitere Untersuchungsergebnisse mit. Nachdrücklich wurde auf die Ähnlichkeit der Plaques mit Streptotricheendrusen hingewiesen; bei seiner „Sphaerotrichea multiplex cerebri" stellte FISCHER überdies Zuchtversuche auf Nährböden an und fahndete nach einer Komplementablenkung.

In der Folge gingen die Meinungen über prinzipielle Fragen zur Morphologie und Morphogenese der senilen Plaques mehr denn je auseinander, und kein Kapitel der Histopathologie des Zentralnervensystems hat eine solche Flut von Arbeiten gezeitigt wie das Problem der senilen Plaques. So wäre für eine

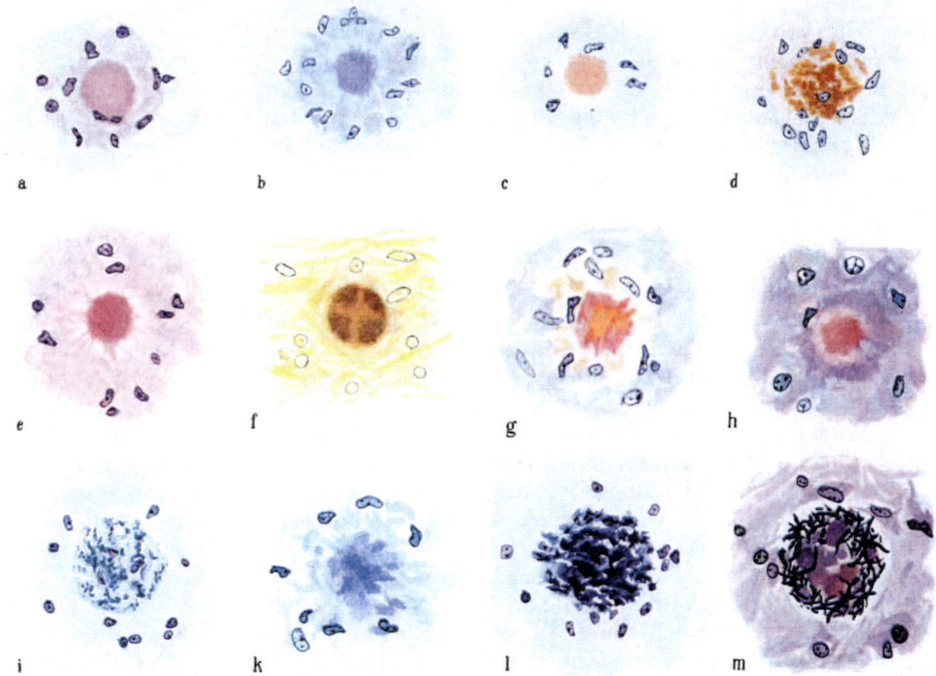

Abb. 37a—m. Verschieden geformte senile Plaques, wie sie sich bei wechselnden Färbungen anfärben können a im Kresylviolettbild, b im Markscheidenbild nach SPIELMEYER, c und d im Fettbild (HERXHEIMER bzw. ROMEIS) e bei Hämatoxylin-Eosinfärbung, f bei Jodreaktion (Plaquekern), g Plaquekern bei Kongorotfärbung (f und g im polarisierten Licht hier doppelbrechend), h bei Methylviolettfärbung, i Anfärbung im Thioninbild, k Plaque bei GIEMSA-Färbung (modifiziert), l Plaque im Thioninbild (und zwar in Form einer Imbibition drusiger Substanzen mit Pseudokalk), m bei kombinierter Silber-Methylviolettfärbung, wobei fädige argentophile Strukturen neben klumpigen, mit Methylviolett intensiv angefärbten Kernstrukturen lagern (Zeichnung).

historische Darstellung jeder Autor mit seiner Sondermeinung aufzuzählen. Ich sehe davon ab und verweise auf die Studien von AGOSTINI, BIELSCHOWSKY, BONFIGLIO, v. BRAUNMÜHL, CIARLA, CORTEN, CREUTZFELDT, CRITCHLEY, ELEKES, GIERLICH, GRÜNTHAL, HERXHEIMER, HILPERT, HÜBNER, JACOB, LEY, LÖWENBERG, METZ, PERUSINI, RIZZO, SARTESCHI, SCHÖNFELD, SIMCHOWICZ, STRUWE, TIMMER, URECHIA, UYEMATSU, VERHAART u. a. Nun ist klar, daß ein so umstrittenes Problem wie das der Morphologie und Morphogenese der senilen Plaques subjektive Anschauungen zeitigt. Auch meine Darstellung wird subjektiv gehalten sein, subjektiv vielleicht im guten Sinne, insofern wir die Ausdeutung der anatomischen Bilder nur so weit treiben, als morphologische Mittel jederzeit eine Prüfung erlauben. Besonderer Wert wird gerade hier auf *photographische* Darstellung des Beschriebenen gelegt und von einer zeichnerischen Wiedergabe Abstand genommen.

Vorbemerkung über die Technik. Je nach der technischen Methode, die zur Anwendung gelangt, wechselt das Bild der senilen Plaques im Schnitt. Die Frage, welche Methode die vollständigsten und aufschlußreichsten Bilder vermittelt, beantwortet sich beim Studium der vielen Arbeiten: Fast alle wichtigen Feststellungen wurden bis vor kurzem mit dem Silberimprägnationsverfahren gewonnen (Bielschowsky-Methode bzw. deren Modifikation mit Eisessig-Pyridin). Nun werden bei der vorzüglichen Methode Bielschowskys, die ja für die Darstellung der Achsenzylinder gedacht ist, erfahrungsgemäß nicht alle Plaquesstrukturen zur Darstellung gebracht. Manche Autoren arbeiten deshalb mit der Levaditi-Methode, die seinerzeit Hauptmann zur Plaquesdarstellung empfohlen hat. Grünthal gibt der Jahnel-Methode am Gefrierschnitt den Vorzug, Rizzo verwendet seine panoptische Drusenmethode. Wir arbeiten durchweg mit einer *eigenen* Silbermethode, nach der alle hier wiedergegebenen Bilder gewonnen wurden. Bei entsprechender Technik werden damit die feinsten Plaquesstrukturen auf hellem Untergrunde in besonderer Vollständigkeit wiedergegeben. — Die Silbermethoden der spanischen Schule geben wertvolle Aufschlüsse, sind aber umständlich und unsicher.

Morphologische Bilder. Die einzelnen *Plaquesformen* haben in den Arbeiten früherer Autoren eine ausführliche Beschreibung erfahren. Namentlich Fischer hat sich besonders bemüht, die mannigfaltigen Formen in allen Einzelheiten herauszuarbeiten. So hat er nicht weniger als 8 „Stadien" von Plaquesbildung verzeichnet — es seien hier nur die Kern-, Speichen- und Rädchenbildung, die Morgensternfiguren und die „pelzartigen Destruktionen" der Gefäßwand genannt — und dargetan, wie sich nach seiner Ansicht die einzelnen Formen auseinander entwickeln. Gerade dieses Bestreben, das Auseinander, das „Wachstum" der einzelnen Formationen darzutun, läßt die auch in Arbeiten späterer Untersucher sicher viel zu weit getriebene beschreibende Darstellung verstehen, der sich neuerdings H. Jacob wieder zugewandt hat. Wir fassen uns hier kurz, zumal die morphogenetische Betrachtung lehren wird, daß sich die Formvariabilität der Plaques im wesentlichen aus der Art der bei ihrer Bildung sich abspielenden, in sich mannigfachen Fällungsvorgänge herleitet. — Nach rein morphologischen Gesichtspunkten unterscheiden wir: a) senile Plaques oder „Drusen" im eigentlichen Sinne des Wortes; b) Filzwerke; c) Primitivplaques. Von vornherein sei aber betont, daß die Gestaltungsformen im wesentlichen wohl gradweise Unterschiede ein und desselben Vorganges sind.

Die senile Plaque im eigentlichen Sinne des Wortes, bestehend aus Kern, Hof und Kranz, verdient in ihrer vollen Ausbildung den Namen „Druse". Der zentral gelegene Kern erscheint im Silberbild entweder rund, oder aber seine Kontur ist unregelmäßig, facettiert, fein- bis grobzackig. Sporenrädchenartige Bilder entstehen dann, wenn von der mehr oder weniger homogenen Kernmasse radiär angelegte, bald zarte, bald grobe Speichen durch den Hof zum Plaquekranz ziehen. Manchmal zeigt der zentral gelegene Drusenanteil eine ausgeprägte Sternfigur; die Hofbildung ist dann spärlich. Ist der Hof gut ausgebildet, so umgibt er als weiter, lichter Bezirk den Kern. Vom eigentlichen Grundgewebe wird im Silberbilde wenig sichtbar. Unregelmäßige, bald schollige, bald mehrfädige Strukturen, Ganglien- und Gliaelemente mit wechselnd schweren Veränderungen im Sinne der Schrumpfung und ausgesprochener Argentophilie können im Hofbezirk lagern. Der Kranz erscheint in der Rinde gewöhnlich kreisrund, geschlossen, schmal; manchmal umgibt er den Hof breit und bandartig; mitunter erscheint er in Ellipsenform, wie dies namentlich an den Markdrusen zu beobachten ist. Die den Kranz formierenden Strukturen erweisen sich als ein Geflecht feiner und gröberer Fäserchen, die eng über- und nebeneinander lagern, sich durchflechten und manchmal wie ein dichter Pelz lediglich einen Kranz formen. Ganz andere Bilder entstehen, wenn sich die Plaque ausschließlich aus lockeren oder geschlossenen Fädchen aufbaut. Kern und Hof vermißt man an solchen Strukturen, die in ihrer vollen Ausbildung, wenn ich so sagen darf, an „Webervögelnester“ erinnern. Mitunter sehen wir bei diesen Formen statt der ausgesprochenen Faser- und Fädchenstrukturen Bildungen, die sich im Silberpräparat nur ganz schwach imprägnieren und aus kleinen, verfilzten Krümeln bestehen. Gerade an diesen Strukturen fehlen Kern und Hof durchweg; das Zentrum dieser Plaques kann allerdings viel heller und weniger

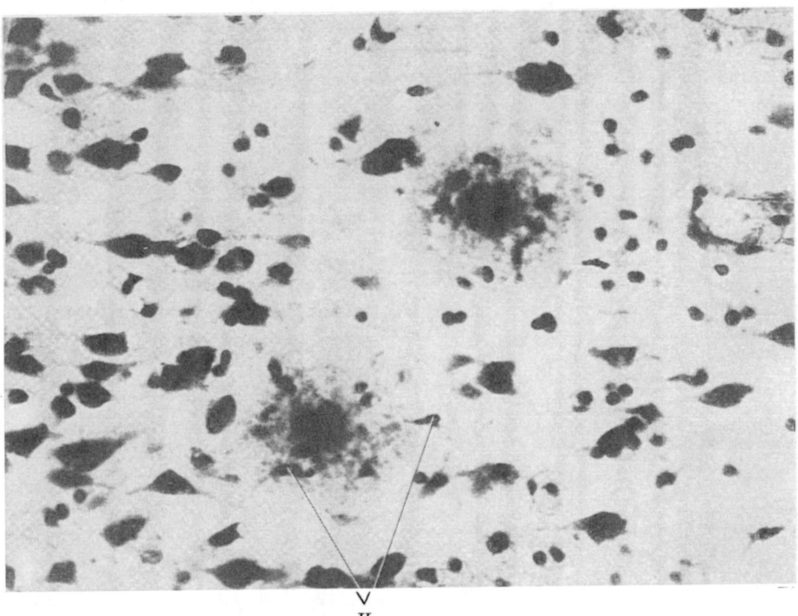

Abb. 38. Senile Plaques im NISSL-Bild (senile Demenz, 72 Jahre). Um den hier bei Toluidinblaufärbung tief dunkelblauen Kern lagern deutlich kenntliche HORTEGA-Zellen (*H*).

silbergierig sein als die peripherische Zone. Eine Übersicht über die kaum zu beschreibenden bunten Bilder gibt eine Betrachtung der Abb. 36 und 37 sowie Abb. 51 mit 54. Sie orientieren auch über die anderen Plaquesformen. — Als *Filzwerke* kann man mit CREUTZFELDT und METZ Gebilde bezeichnen, die aus lockeren oder dichteren Geflechten von feinen, dunkel imprägnierten Fäserchen bestehen und weite Rindengebiete einnehmen können. Die sie zusammensetzenden Fäserchen sind ziemlich gleich dick, unregelmäßig gewunden, oft winkelig abgeknickt. Durchgehende Netzbildung ist nicht vorhanden. Ganglienzellen und gliöse Elemente liegen in den Filzwerken, wie es dem örtlichen Gewebsbau entspricht. Sie brauchen nicht erkrankt zu sein; vielfach sehen wir aber Erscheinungen, die auf eine ausgesprochene Schädigung hindeuten (Argentophilie, Schrumpfung, schlechte Anfärbbarkeit der Achsenzylinder). Unter dem Sammelnamen der „*Primitivplaques*“ fassen wir eine Reihe besonderer Plaquesbildungen zusammen. Als Primitivplaques bezeichne ich einmal jene Formen, die sich als unregelmäßig begrenzte, lichte, oft wie angenagt aussehende Herdchen aus dem Grundgewebe herausheben. In der Randzone lagern vereinzelte stark argentophile Fäserchen von unregelmäßiger Form. Krümelige Struktur des Grundgewebes ist deutlich. Bei entsprechender Abblendung hat man den Eindruck, als ob im Zentrum feine schollige Massen in dichter Anordnung lagern. Mitunter erscheint eine Primitivplaque gleichsam aus dem Grundgewebe herausgestanzt; eine stark argentophile Randzone ist dann recht auffällig. In diesen Primitivplaques liegen sämtliche Strukturelemente so, wie es sich aus der von vornherein gegebenen topographischen Gewebsanordnung ergibt. Bleibt das Grundgewebe geschlossen und werden an umschriebener Stelle unregelmäßig begrenzte Gewebsbezirke ausgesprochen argentophil, so entstehen Bilder, die von einigen Autoren als Flächenherde bezeichnet werden. Soviel ich sehe, faßt sie DIVRY unter der Bezeichnung «substance trichosique filamento-granuleuse» zusammen. Ganglienzellen werden in diesen kleinen Herden selten gefunden; am Rande liegende nervöse oder gliöse Elemente erweisen sich oft als geschrumpft und deutlich argentophil. Die Primitivplaques gehören wohl den von SIMCHOWICZ als „Verdichtungen des Grundgewebes" hervorgehobenen Bildungen an: „Auch im BIELSCHOWSKY- und CAJAL-Präparat kann man gelegentlich Bilder sehen, die diesem Stadium der Gliareticulumverdichtung vollständig zu entsprechen scheinen. Besonders in schweren Fällen mit sehr vielen Plaques lassen sich hier in der Rinde Inseln von verschiedener Größe und Form beobachten, die sich durch stärkere Imprägnation mit Silber von Grundgeweben abheben, in denen aber die Einlagerungen fehlen. Meist tritt in diesen Herdchen eine besonders reichliche Zahl stark geschwärzter Fäserchen hervor, deren Zugehörigkeit zur Glia oder zu feinsten Nervenfasern nicht leicht festzustellen ist. Diese Herdchen sind in der Regel kleiner als die entwickelten senilen Plaques, ihre Form ist sehr mannigfaltig, man sieht eckige, ovale, seltener rundliche" (SIMCHOWICZ).

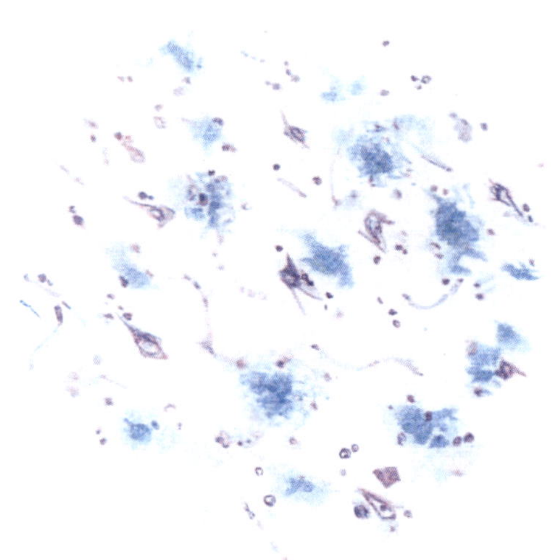

Abb. 39. Amorphe Plaques aus der Frontalrinde einer 69jährigen Senil-Dementen. Die Plaques treten hier bei Kresylviolettfärbung in selten klarer Weise hervor. (Zeichnung.)

Die sonst in der Histopathologie des Zentralnervensystems üblichen Färbemethoden geben über die Plaques wenig Aufschluß, mit ein Grund, warum diese Bildungen so lange den Beobachtungen entgingen. Im NISSL-Bild kann sich der Plaquekern als ein mehr oder weniger homogenes, scheibenförmiges Gebilde in bläulichem oder mehr metachromatisch-rötlichem Farbton herausheben; seltener treffen wir die Strukturen im Thioninbild eigentümlich gelblich-braun herausgehoben. Namentlich wenn längere Formolfixierung vorangegangen ist, werden Plaques mit ihren speichenförmigen Strukturen bei Anwendung von Anilinfarben deutlich (Abb. 38). Umschriebene Anfärbung des „Grundgewebes", aus der man die vorhin erwähnte Verdichtung seines Maschenwerkes als Anfang der Plaquesbildung abgelesen hat, beobachtet man im Thioninbild nur sehr selten. Im ALZHEIMER-MANN-Präparat treten außer den typischen und vollentwickelten senilen Plaques die sog. Verdichtungen des Grundgewebes und Primitivplaques als bläuliche Stippchen heraus. Jene weite Rindenabschnitte einnehmenden Grundgewebsverdichtungen, die SIMCHOWICZ gerade bei ALZHEIMER-MANN-Färbung so gut hervortreten sah, entsprechen wohl ausgebreiteten feinen

Filzwerken. Sucht man an Markscheidenpräparaten nach Plaques, so kann man sie mitunter an gut durchchromiertem Material und bei nicht zu starker Diffe-

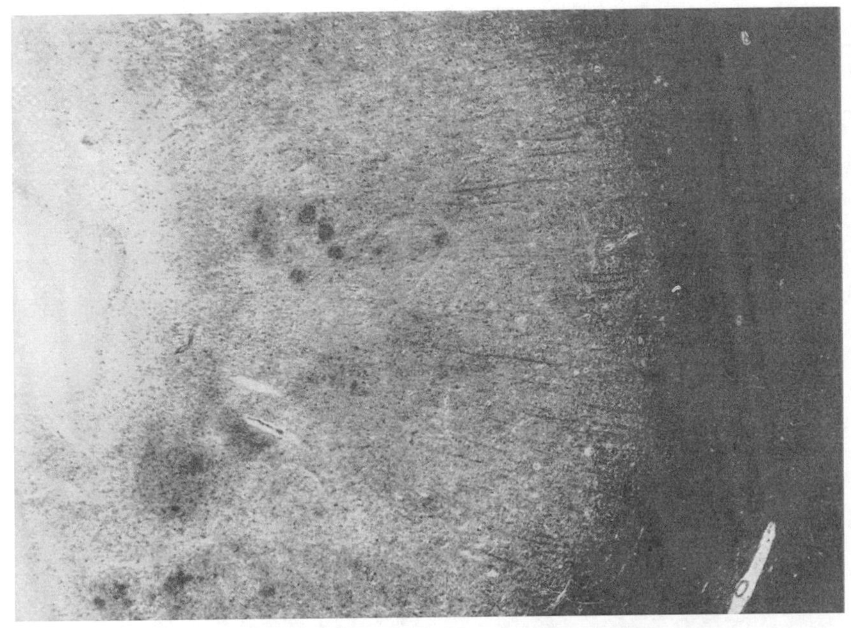

Abb. 41. „Positivbild" (bei einem anderen Fall von ALZHEIMERscher Krankheit). Große senile Plaques als dunkle Strukturen in der Rinde. Markscheidenfärbung nach SPIELMEYER. (Vgl. Abb. 40.)

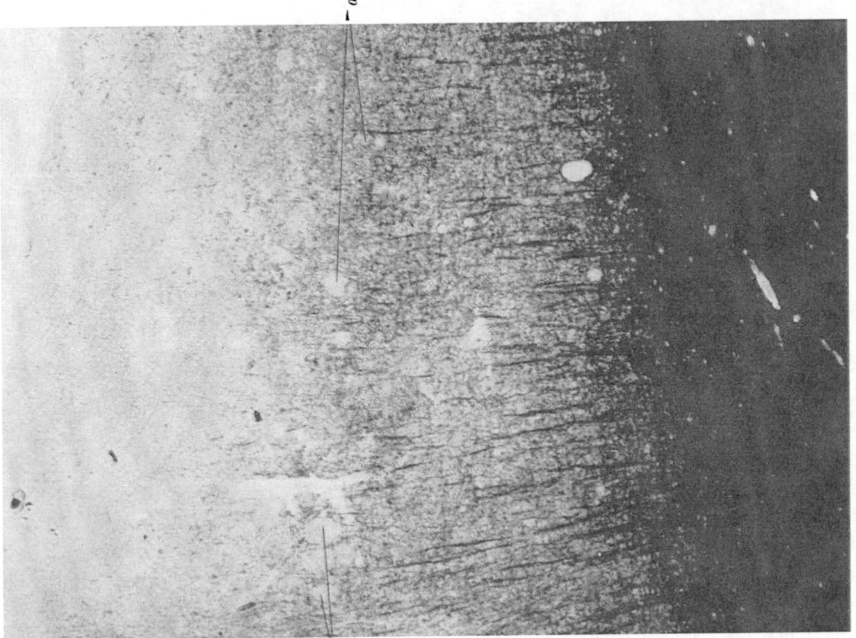

Abb. 40. Hirnrinde bei ALZHEIMERscher Krankheit. Neben schwerem Markfaserausfall in oberen Rindenschichten findet man die Markfasern in der mittleren Rinde durch große Plaques unterbrochen, die bei dieser Färbung als helle Aussparungen (bei a) deutlich werden (Negativbild). Markscheidenfärbung nach SPIELMEYER.

renzierung als bräunliche Flecken finden. Sie treten im Markscheidenpräparat viel deutlicher hervor, wenn das Material im frischen Zustand in Kaliumbichromat eingelegt wurde. Außerdem müssen die Schnitte noch für einige Tage in Chromsäure eingelegt werden (SIMCHOWICZ). Bei der SPIELMEYERschen Markscheidenfärbung kann man in einer senilen Hirnrinde beim Vorliegen von hellen, schmutzigweißen oder hellgelben, wechselnd großen Flecken, die zwischen die dunkelgefärbten Markfasern eingestreut sind und diese verdrängen, auf sie schließen (Negativbild) (Abb. 40). Nur einige Male sah ich im Markscheidenbild nach SPIELMEYER ein Positivbild: Unscharf begrenzte, im Zentrum dunkler angefärbte

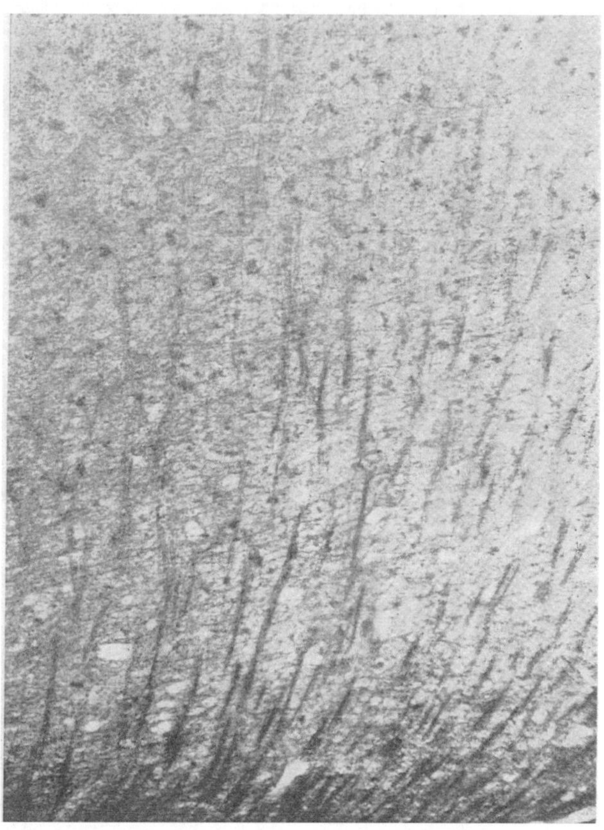

Abb. 42. Hirnrinde bei seniler Demenz. Kleindrusige, über die ganze Frontalrinde verstreute Bildungen treten hier bei SPIELMEYERs Markscheidenfärbung als dunkelblaue Stippchen hervor.

bläuliche Flecken von wechselnder Größe in der hellen Rinde (Abb. 41 und 42). — Wer viele Rindenstücke mit Plaques im Fettpräparat untersucht hat, tut sich schwer, Allgemeingültiges über das Verhalten der Plaques gegen fett- bzw. lipoiddarstellende Stoffe zu berichten. Es gibt Fälle, wo man bei der Scharlachrotfärbung nicht eine Spur der Plaquesubstanz angefärbt bekommt. Nicht so selten wird der blaue Ton des zum Nachfärben benutzten Hämatoxylins festgehalten. In einer Reihe von Fällen sieht man aber Plaques und insbesondere ihren Kern in eigentümlich hellorangerotem Ton und in homogener Struktur hervortreten. So hat HILPERT bei einem schweren Fall von ALZHEIMERscher Krankheit in den Plaques vorwiegend grobkörniges Lipoid mit Neigung zu zentraler Homogenisierung nachgewiesen. Kleinere Plaques traten bei HILPERTs Beobachtung als „Körnchenkugeln" hervor. LIEBERS spricht in wohl ganz ähnlich gelagerten Fällen von „Lipoidophilie" seniler Plaques. Der Autor fand sie unter einem Material von etwa 40 Fällen Seniler 2mal. Es handelt sich dabei um drusenähnliche, aus kleinen Fetttropfen zusammengesetzte Gebilde, die in der Hirnrinde bei Scharlachrotfärbung nach HERXHEIMER kräftig hervortreten (Abb. 44). Wir verfügen nur über einen, allerdings recht eindrucksvollen Fall, bei dem sich die ganze Plaque diffus anfärbte (stets ist bei solchen Bildern auf Kunstprodukte zu achten!). STRUWE erwähnt, daß gerade jene im Fettbilde nachweisbaren Plaques auch im Thioninbild häufig in hellbrauner Farbe her-

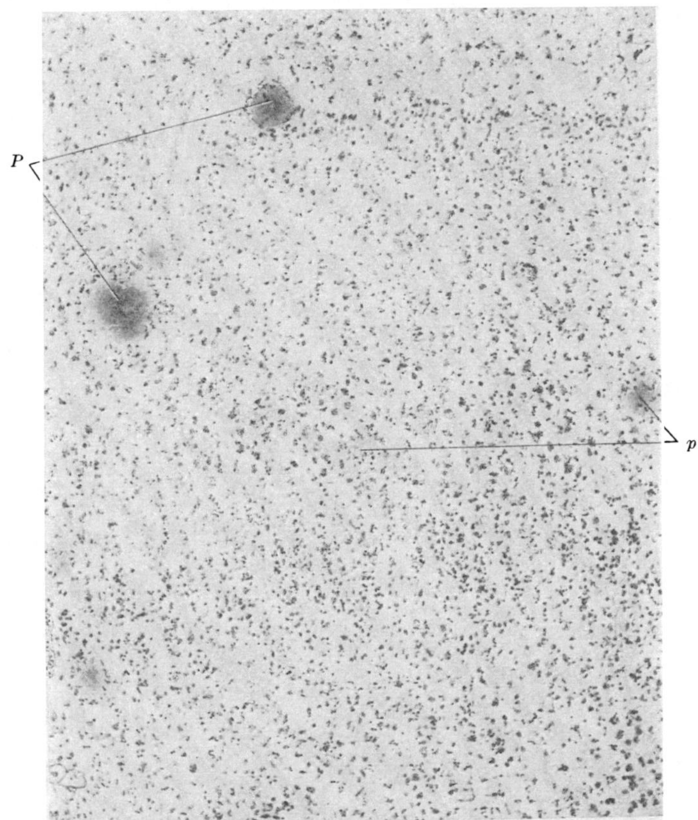

Abb. 43. Große „Plaques“ (*P*), die im Fettbild sehr klar hervortreten und verschiedentlich fälschlicherweise als senile Plaques aufgefaßt wurden. Die Substanzen zeigen Doppelbrechung. Bei *p* kleinere Plaques, in deren Umgebung HORTEGA-Zellen Fett speichern (senile Demenz, Cerebralsklerose). HERXHEIMER-Methode.

vortreten. ALZHEIMER vermerkt in einem besonders untersuchten Fall, „F“, daß der Kern der Druse mit lipoiden Körnchen bedeckt war, die sich mit Scharlachrot färbten und nach BIELSCHOWSKY schwärzten. ALZHEIMER hebt weiter hervor, daß diese Gebilde vergänglicher Natur seien, sich jedenfalls von den anderen lipoiden Stoffen unterscheiden; er schließt mit dem Hinweis, daß derlei Substanzen jedenfalls nichts Wesentliches für die Plaques ausmachen. Schließlich gibt ALZHEIMER an, daß bei Material, das bald nach dem Tode aus Formol nach HERXHEIMER verarbeitet wurde, in den Plaques feine, ziemlich gleichgroße, rote Körnchen hervortreten, während sich die Körnchen an dem gleichen älter gewordenen Formolmaterial viel weniger zahlreich nachweisen ließen und der blaßbläuliche Ton des Hämatoxylins viel deutlicher hervortrat. Ganglien- und Gliazellen der Umgebung zeigten jedoch reichlich leuchtend-rot gefärbte Lipoide.

Man kann sich dieses Verhalten kaum anders erklären, als daß hier ein eigenartiger lipoider Stoff gefärbt worden ist, der sich rascher als die übrigen sonstigen lipoiden Stoffe umwandelt (ALZHEIMER). Selten tritt die Plaque (insbesondere ihr Kern) im Eisenbild deutlich heraus. — Angefügt sei, daß die Argentophilie nichts über die chemische Zusammensetzung besagt. „Die Imprägnation bezeichnet nur eine Kapazität, in gewissem Grade das adsorbierte Silbersalz zu reduzieren und es scheint, nach Untersuchungen von v. BRAUNMÜHL, als ob diese Kapazität nicht von Beginn an vorhanden sei, sondern erworben wird (durch Wechselwirkung mit den Biokolloiden)" (SJÖVALL).

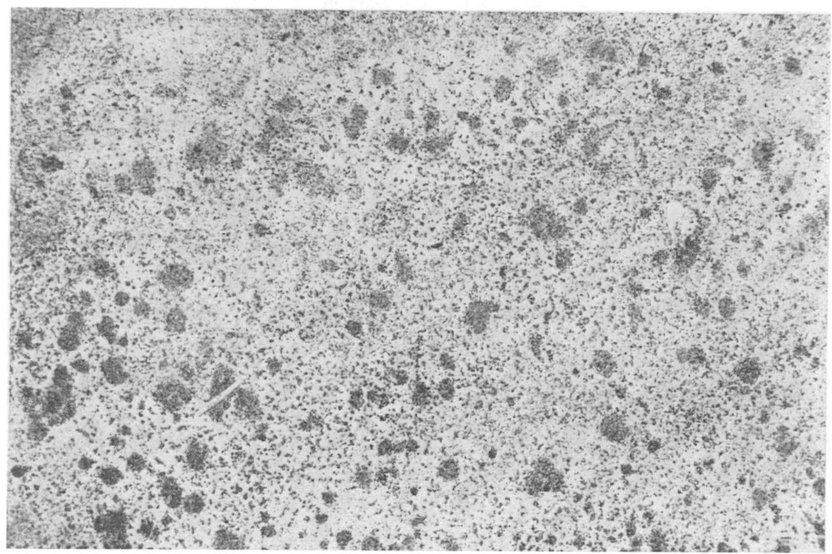

Abb. 44. Ausgesprochene Lipoidophilie großer amorpher Plaqueshaufen aus der Inselrinde (ALZHEIMERsche Krankheit). HERXHEIMER-Methode.

Morphogenetische Betrachtung. Auch die ausführlichste morphologische Beschreibung der nach vielerlei Methoden gewonnenen Drusenbilder kann ebensowenig den vielgestaltigen Formen gerecht werden, wie sie uns Auskunft darüber geben kann, wieso jene merkwürdigen Strukturbilder zustande kommen. Woher jenes Bild der typischen Druse mit Kern, Hof und Kranz? Wieso breite, vom Kern abzweigende, durch den Hof ziehende Speichen, warum hier ein mehr kreisrunder, dort ein elliptisch geformter Kranz und anderes mehr? Man hat sich bislang über solche Strukturdifferenzen wenig Gedanken gemacht und die morphogenetische Betrachtung vernachlässigt. Gerade sie führt uns aber in das Strukturbild der Plaquesformationen verstehend ein. Wir wollen deshalb in einem gesonderten Kapitel diese grundlegenden Fragen besprechen.

Der Modellversuch; seine Auswertung für das Drusenbild. Geht man von der schon von ALZHEIMER gemachten Annahme aus, daß es sich bei den Plaques um *Ablagerungen* einer bisher nicht näher definierbaren Substanz im Gewebe handelt, so hat man das zu *beweisen.* Weil eine solche Beweisführung bislang nicht versucht wurde, konnten in all den Jahren die widersprechendsten Anschauungen Fuß fassen. Wie aber kann der strikte Beweis für die Ablagerungsnatur der Plaques erbracht werden? Von vornherein ist festzustellen: Eine *direkte* Beweisführung ist nicht möglich, da man Plaques weder beim Menschen noch beim Tier experimentell erzeugen kann. So bleibt nur eine *indirekte* Beweisführung übrig, die von *morpho-*

genetischen Prinzipien ausgehen muß. Sie gipfelt in der Frage: Erklärt sich das Strukturbild der typischen Plaque, also das der Druse mit Kern, Hof und Kranz aus einem Ablagerungsvorgang? Wir haben die Lösung dieser Frage an Hand eines *Modellversuches* angegangen und glauben überzeugend dargetan zu haben, daß Ablagerungen, besser und genauer gesagt, *Fällungen* eine ausschlaggebende Rolle spielen. Das Fällungsprinzip erklärt die Strukturform der typischen Plaque restlos. Sehr klar zeigt sich das bei den Drusen im eigentlichen Sinne des Wortes. Solchen typischen drusigen Bildungen aus der Hirnrinde bei seniler Demenz sind in Abb. 45 einige „künstliche Drusen" unseres Modellversuches gegenüber-

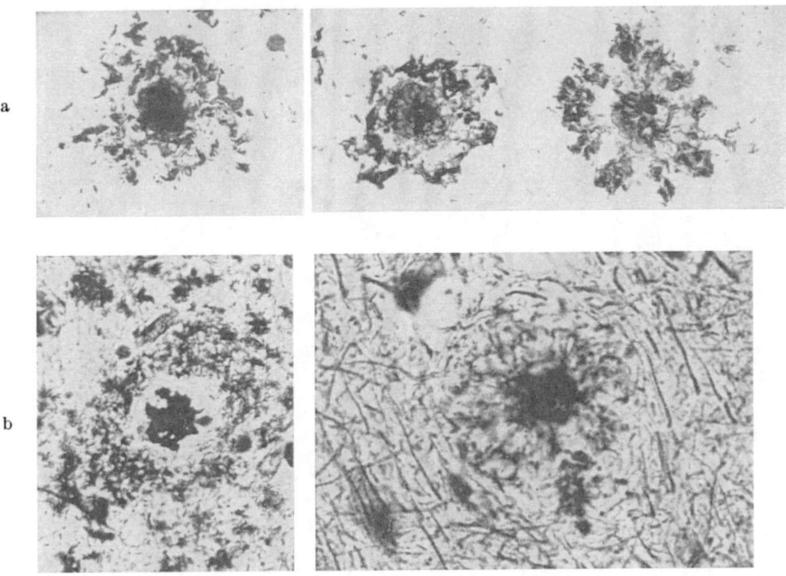

Abb. 45 a u. b. a Serie von Fällungsbildern unseres Drusenmodellversuches, b senile Drusen aus der Hirnrinde.

gestellt. Wir gingen dabei so vor, daß wir in eine alte 10%ige Lösung von gelbem Blutlaugensalz aus verschiedenkalibrigen Pipetten und aus wechselnder Höhe 10% Kupfersulfat eintropfen ließen (Tropfmethode) oder mittels einer kleinen Flaschenbürste, die in besagte Kupfersulfatlösung getaucht war, die Lösung in feintropfiger Form in die Blutlaugensalzlösung einsprengten (Spraymethode). Zweck unseres Vorgehens und unseres Vergleiches ist — wie wir von Anbeginn mit Nachdruck betonten — einzig und allein *der*, aus den Fällungsbildern Anschauungsmaterial dafür zu gewinnen, daß die spezielle Strukturform der senilen Druse aus einem bei ihrer Entstehung ablaufenden Fällungsvorgang sich herleiten läßt. Jenes in seiner Deutung selten umstrittene morphologische Bild: typische Plaque mit Kern, Hof und Kranz, verdankt also einem *Fällungsphänomen* diese strukturelle Besonderheit (Abb. 46). Auch *atypische* Plaques können in ihren Besonderheiten nur aus besonders gearteten Fällungsvorgängen erklärt werden, für die sie selbst sprechen. Einige charakteristische Beispiele mögen das zeigen: Beim Studium von Silberpräparaten aus sehr drusenreichen Gehirnen fällt es auf, daß jene dort auch in der Marksubstanz lagernden Plaques in ihrer Struktur von denen der Rinde abweichen. Die Drusen der Rinde zeichnet ein schöner Hof und ein diesen konzentrisch umgebender Kranz aus; an den Markdrusen sieht man wohl einen gut ausgebildeten Kern, vermißt jedoch öfters einen ausgeprägten Hof. Insbesondere umgibt der Kranz den Kern nicht kreisförmig, räumlich gesprochen kugelig, sondern lagert um ihn im Sinne einer Ellipse bzw. in einer langgezogenen Eiform (Abb. 47a u. b). Über diese an sich unwesentlich erscheinenden Dinge kann man sich nur klar werden, wenn man sich an den Fällungsvorgang erinnert, für den sie selbst sprechen. Jene straffen, parallel gelagerten Faserzüge des Markes beeinflussen nämlich den Fällungsvorgang, insofern sie der Ausbildung eines Hofes hinderlich sind. Sie weisen der gefällten Masse statt der Kugel- die Eiform an (Abb. 48). Rein mechanische

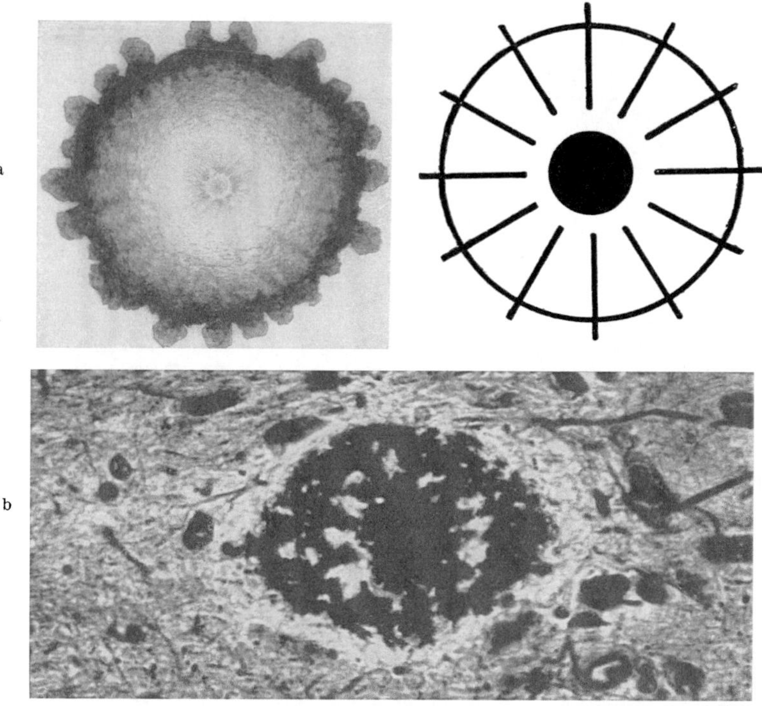

Abb. 46 a u. b. „Stilisierte Druse" im Fällungsbild und Schema bei a. Große Druse aus der Hirnrinde von prinzipiell gleicher Struktur bei b.

Prinzipien in der Drusengestaltung wirken sich auch an der Rindenmarkgrenze aus, namentlich dort, wo kräftige Radiärfasern in die Rinde einstrahlen. Dort können Plaques mit ovalären Kränzen auftreten; erst gegen die oberen Rindenschichten zu formen sich dann die Plaqueskränze kugeliger. Abb. 49a u. b verdeutlichen das sehr gut, da zudem das Markscheidenbild die vergleichende Betrachtung unter solchen morphogenetischen Gesichtspunkten erleichtert. Auch jene Verdichtungen des gliösen Grundgewebsnetzes mögen an Hand des Modellversuches analysiert werden. Läßt man im Versuch die Kupfersalzlösung auf ein feines, mit Blutlaugensalzlösung getränktes Stoffnetz (Stramin) als dem Modell des Grundgewebes tropfen, so entstehen feinste krümelige Strukturen, die sich infolge Oberflächenwirkung an die Maschen dieses „Grundgewebenetzes" anlagern und es als „verdichtet" wiedergeben. So sind also diese von den Autoren besonders gewerteten „Verdichtungen des Grundgewebes" unseres Erachtens nicht „Anfangsstadien" seniler Plaques, sondern eine ihrer besonderen Formen; als Ablagerungen sind sie bereits sekundäre Phänomene. Das schließt nicht aus, daß nicht auch Veränderungen in der Grundsubstanz ihrerseits Zeitpunkt, Art und Ausmaß von Ablagerungen und Fällungen beeinflussen. Leider kann man über jene immer wieder angeführten primären Vorgänge am Grundgewebe gar nichts aussagen. — Kommt man gerade an Hand des Modellversuches zu der Überzeugung, daß physikalisch-chemische Prinzipien im Sinne der Fällung eine ausschlaggebende Rolle spielen, so lassen sich nicht nur die bekannten Drusenbilder erklären und abweichende Drusenformationen ausdeuten, sondern auch strittige Einzelfragen lösen. Namentlich das Problem, ob Plaquesformationen sich auseinander entwickeln, insbesondere, ob die Drusen „*wachsen*",

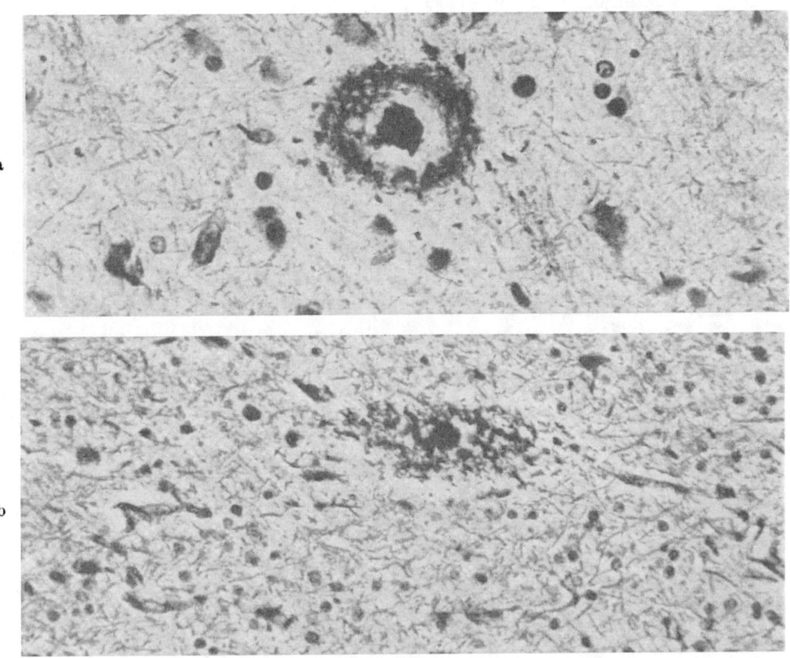

Abb. 47a u. b. a Druse aus der Rinde mit kreis- bzw. kugelförmiger Kranzanordnung; b Druse aus dem Mark mit elliptischem bzw. eiförmigem Kranz. Eigene Silbermethode.

scheint an Hand unseres Modellversuches eindeutig beantwortet. Vergleichende Studien lehren, daß beispielsweise bei Primitivplaques eine Entwicklung von Kern und Hof nicht mehr statthat, daß ein „Wachstum" jener Formationen nicht möglich ist. Andere Plaquesformen leiten sich nicht davon ab. Ihr Kern vergrößert sich nicht und bildet sich, wenn ursprünglich fehlend, nicht mehr aus. STRUWE weist mit Recht darauf hin, daß man schon kleinste Drusen mit voll ausgebildetem Kern, Hof und Flächenkranz antrifft. Größe und Strukturbild einer Plaque sind unseres Erachtens von vornherein, das ist im Augenblick ihrer Entstehung, also Fällung, festgelegt. Den von verschiedenen Autoren, zuletzt von BOUMAN beschriebenen und an Hand ausgewählter Bilder abgelesenen „Übergangsstadien" von „jungen" bis zu „ältesten" Plaquesformen stehen wir durchaus ablehnend gegenüber. Wir glauben bei der Plaquesbildung nicht an ein „Auseinander", sondern ein „Neben- bzw. Nacheinander" der einzelnen Formen. Daß die Annahme eines „Nacheinander" gerechtfertigt ist, zeigen vor allem jene seltenen Bilder, bei denen strukturell völlig abweichende Formationen argentophiler Strukturen sich ineinanderlagern. Sicherlich entstehen Plaques nicht gleichzeitig, sondern schubartig, wobei die zum selben Zeitpunkt entstandenen Drusenstrukturen im morphologischen Bild und in ihrer Argentophilie wohl weitgehend übereinstimmen. Auch BOUMANN meint, daß wenigstens der größte Teil der Plaques bei einer bestimmten Person ungefähr zum selben Zeitpunkt des Lebens entstehe. In diesem Sinne spricht auch, wie CORTEN betont, daß bei ein und demselben Individuum fast stets nur eine Plaqueform gefunden wird. Nach unseren Erfahrungen darf man wohl sagen, daß Form und Aussehen der drusigen Bildungen — und dazu gehört auch die Argentophilie — bestimmt werden durch Art und Menge des in das Gewebe abgelagerten Stoffes. Diese Faktoren aber beeinflussen wieder den speziellen Modus der Ablagerung bzw. Fällung in Richtung: Druse im eigentlichen Sinn des Wortes mit Kern, Hof und Kranz; oder aber Filzwerk oder Primitivplaque. Auch die Ortsstruktur, also die Art des Grundgewebes, in welches die Einlagerung erfolgt, beeinflußt das Bild nachdrücklich. Letzteres gilt namentlich für die Drusenstrukturen in Markgebieten. Weiterhin gibt gerade der Modellversuch Auskunft, daß zeitlich genau definiert die Bildung des Kernes das Primäre ist und sogar das Einzige sein kann. Die Bildung von Hof und Kranz ist (strenggenommen) sekundär. Tritt sie ein, so gehört sie einem von vornherein genau bestimmten Fällungsmodus an. Über die Hofbildung wird man sich erst an Hand des Modells völlig klar: Sie stellt ein Glied in der Kette des Fällungsphänomens dar. Abbau- oder Aufbauvorgänge für die Bildung des Hofes verantwortlich zu machen, scheint mir unrichtig. Auch die von sehr vielen Autoren mehr oder weniger klar ausgedrückte Anschauung, daß sich das Strukturbild der eigentlichen Druse daraus herleite, daß in der einmal niedergeschlagenen Masse Schrumpfungsvorgänge und Auskrystallisationen sich einstellen, wobei die Kernbildung etwas Sekundäres wäre, trifft wohl nicht zu. Ebenso unrichtig ist es auch, die Kranzstruktur im Zusammenhang mit irgendwelchen cellulären Vorgängen zu bringen. Die Kranzbildung ist einem bestimmten Fällungsvorgang eigen. Sie kann ebenso wie die Kernbildung ausbleiben oder für sich isoliert stattfinden, je nachdem die Fällungsabläufe vor sich gehen. GOZZANOs Auffassung über die Entstehungsweise der „radförmigen Gebilde“ (worunter GOZZANO die typisch gebaute Druse versteht), als durch Diffusionsvorgänge nach Art der sog. LIESEGANGschen Ringe bedingt, widerspricht den physikalisch-chemischen Vorgängen in alternden Solen ganz und gar und wird vor allem durch die Gewebsbilder in keiner Weise gestützt.

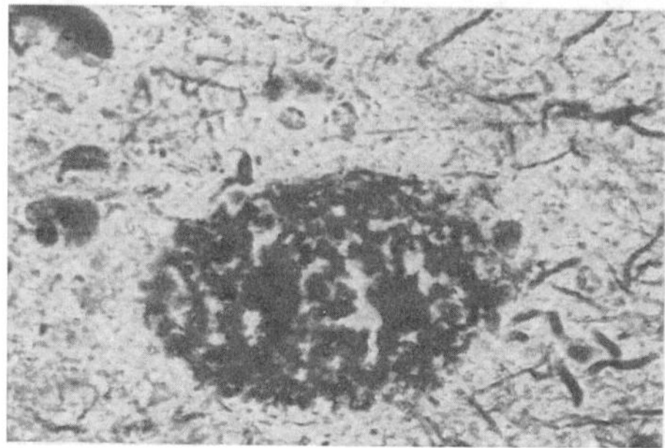

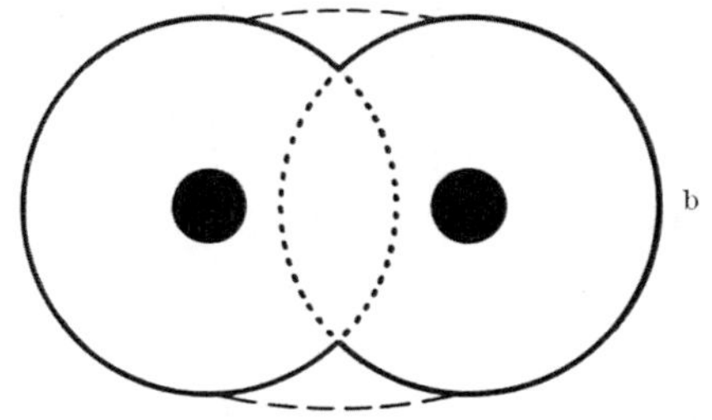

Abb. 48a u. b. Große doppelkernige Druse mit geschlossenem ovalärem Kranz. Die formale Genese dieser Druse läßt sich zwanglos aus dem Fällungsschema in b ableiten.

Wer sich für die Frage der *Plaquessystematisierung* näher interessiert, wird außer den länger zurückliegenden Studien von FISCHER, SIMCHOWICZ u. a. die Darstellung von JACOB zu Rate ziehen. Der Autor bemüht sich um eine Gruppeneinteilung der senilen Plaques, die darauf baut, daß jeder Fall mit „drusiger Entartung“ eine durch das Gesamt der verschiedenen Drusenformen und durch die

Menge der Drusen bedingte individuelle Note erhalte. Das ist mit gewissen Einschränkungen richtig. Übergänge kommen jedoch allerorts vor und das

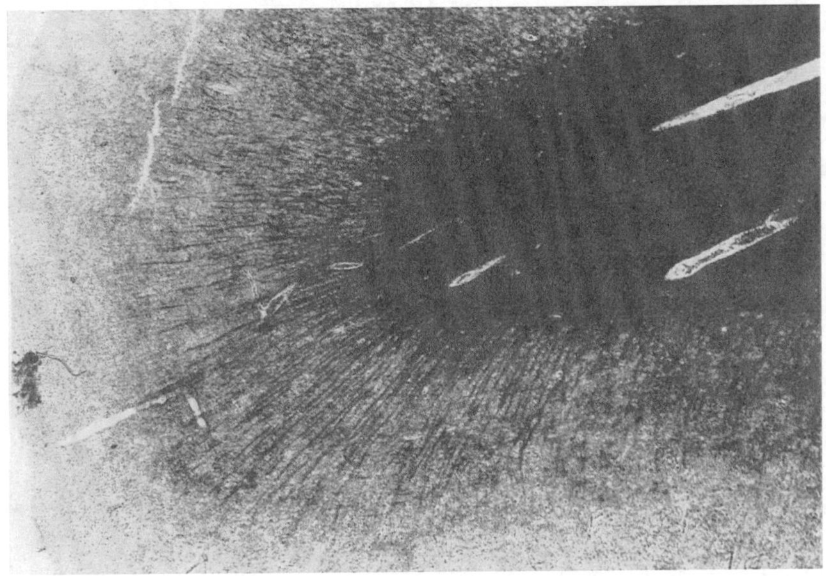

Abb. 49b. Entsprechendes Markscheidenbild zu Abb. 49a als Beleg dafür, daß die kräftigen Markfaserzüge der tiefen Rinde mitbestimmend sind für die Ausbildung kompakter Drusenformationen in eben diesem Bereich. Markscheidenfärbung nach SPIELMEYER.

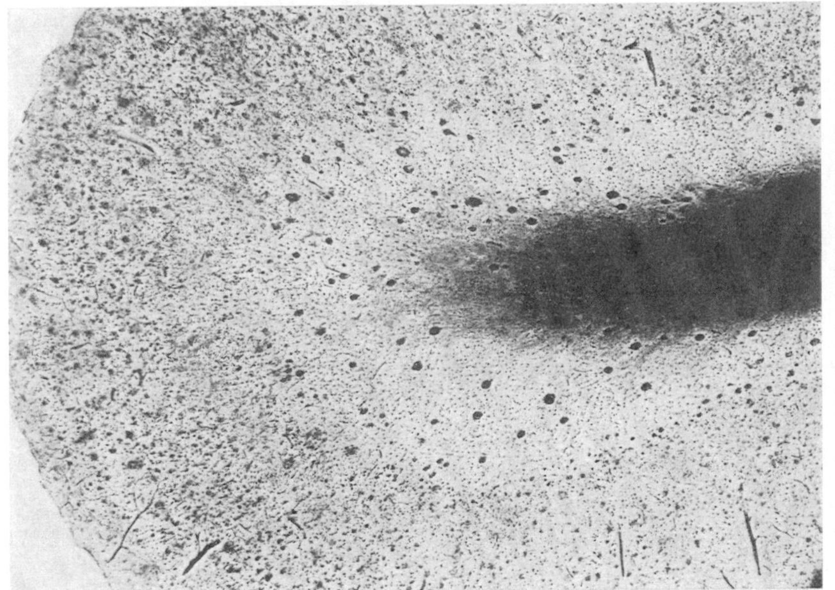

Abb. 49a. Selten eindrucksvolle Strukturunterschiede seniler Plaques in der tiefen bzw. mittleren und oberen Rinde. ALZHEIMERsche Krankheit. Eigene Silbermethode.

Ammonshorn mit seinen so variablen Plaquesformationen lehrt zu deutlich die Grenzen dieser Betrachtungsweise.

Die von FISCHER erstmalig beschriebenen „Knäueldrusen", die nicht sehr häufig sind, bzw. nur bei sehr schweren Fällen vorkommen, werden von JACOB als für die Drusengenese besonders wichtig herausgehoben. Sie sind im Übersichtsbild durch stärkere Argentophilie, erhebliche Größe und Dichte der Struk-

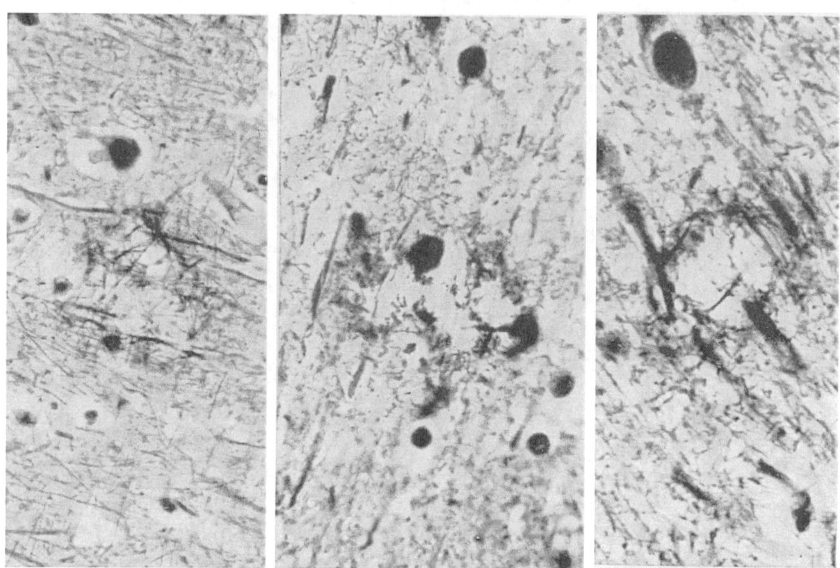

Abb. 50. Fleckförmige, zackig begrenzte und nur in den Randbezirken argentophile Primitivplaques aus einer senilen Hirnrinde. Eigene Silbermethode.

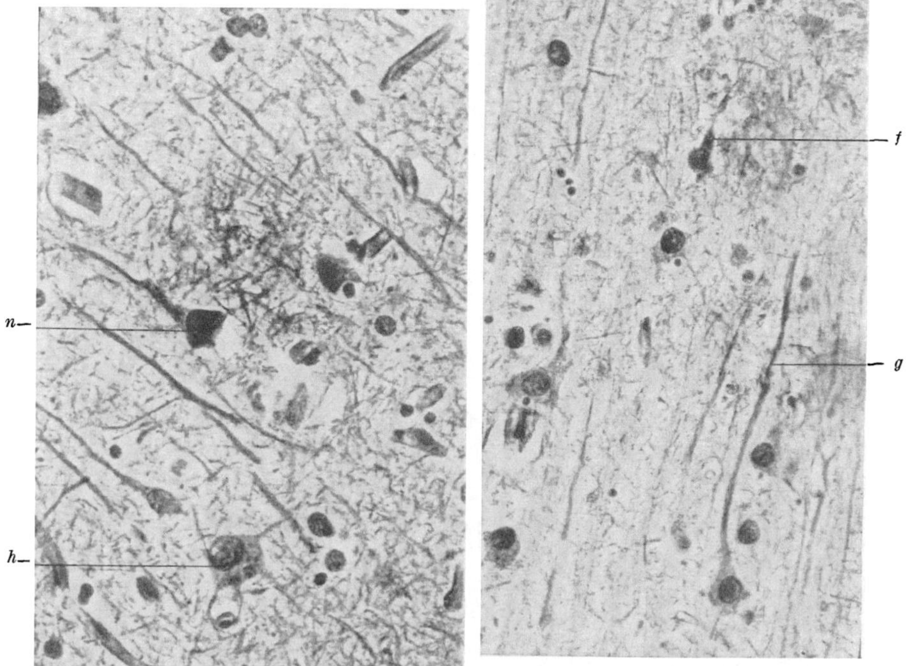

Abb. 51. Primitivplaques aus einer senilen Hirnrinde. Man beachte die geschrumpfte argentophile Nervenzelle (*n*) und die gut erhaltenen Ganglienzellen bei *h*. b Bei *f* argentophile geschrumpfte Ganglienzelle mit abgeschmolzenem Fortsatz in der Verdickungszone, bei *g* sehr deutliche Argentophilie und Aufsplitterung eines Ganglienzellausläufers im Bereich der Primitivplaques.

tur besonders gekennzeichnet. Häufig lagern sie einzeln; Fälle, die nur Knäueldrusen bieten, sind nicht bekannt. Kernlose Verdichtungsdrusen, die bei meiner Methode am deutlichsten hervortreten, sich bald flockig-fädig, bald kernhaltig

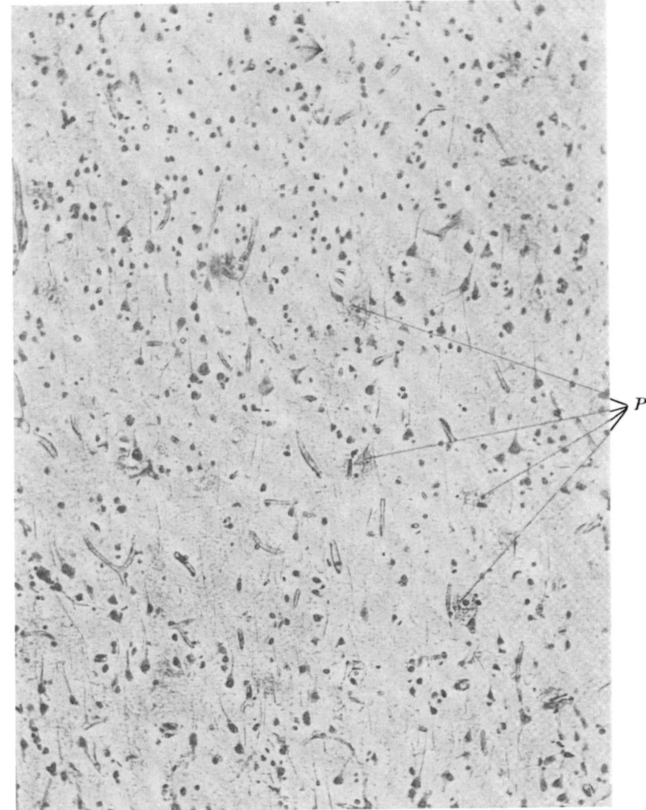

Abb. 52. Primitivplaques (*P*) aus der Frontalrinde einer 57jährigen Frau. Klinische Diagnose: Melancholie im Rückbildungsalter. Eigene Silbermethode. (Nur der helle Untergrund bei dieser Spezialmethode läßt diese so zarten Primitivplaques erst hervortreten.)

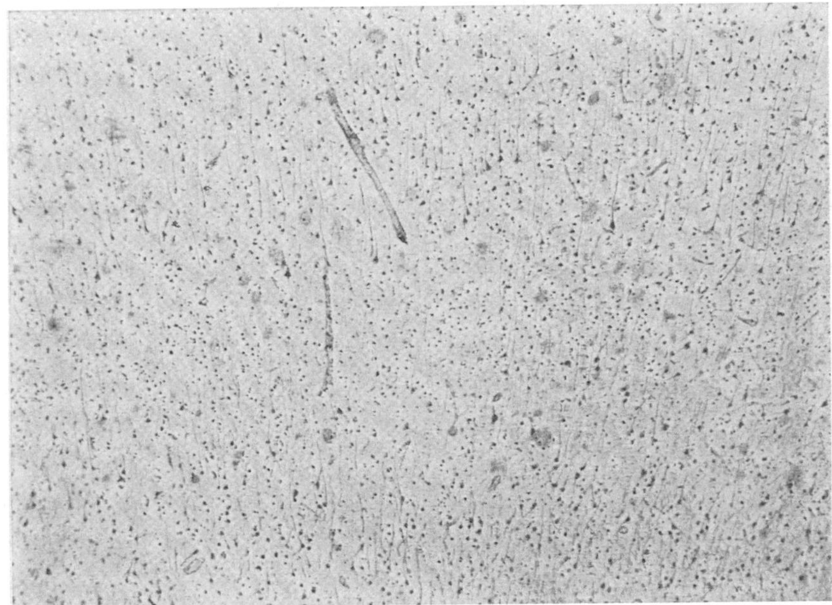

Abb. 53. Schwach argentophile „Primitivplaques" aus der Rinde bei seniler Demenz. Eigene Silbermethode. (Im wohlgelungenen BIELSCHOWSKY-Präparat dieses Falles waren diese zarten Strukturen nicht aufzuzeigen.)

erweisen (JACOB), gehen unter meiner Nomenklatur als amorphe Plaques. Die „pelzartige Destruktion“ der Gefäßwand, die schon von FISCHER beschrieben wurde, ist gesondert zu betrachten und meist mit der Ausbildung von amorphen Plaques vergesellschaftet. Merkwürdigerweise findet man in vielen Fällen mit „pelzartiger Destruktion der Gefäßwand“ und starker Ausbildung amorpher Plaqueshaufen in der Rinde nicht so selten zahlreiche Plaques in der Kleinhirnrinde. Aufs Ganze gesehen steht das Mühen um eine Differenzierung morphologischer Plaquesbilder in keinem Verhältnis zu dem Erarbeiteten oder gar

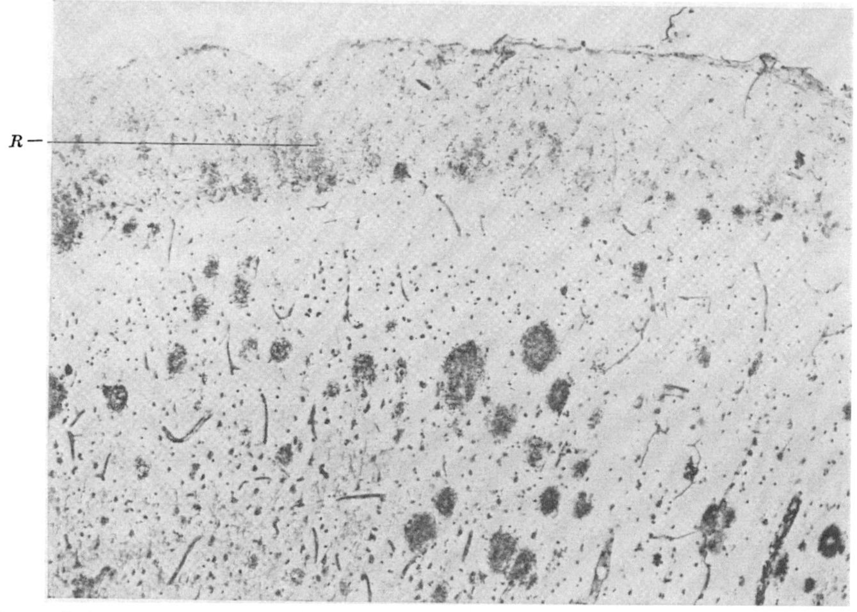

Abb. 54. Äußerst zarte, nur mit der speziellen Drusenmethode klar darstellbare amorphe Plaques im Randsaum und in der obersten Rindenschicht (*R*). Massive amorphe Plaques in der tieferen Rinde. Schwere senile Demenz. 70jähriger. Eigene Silbermethode.

zur Wichtigkeit der speziellen Fragestellungen. Man darf deshalb für künftige Arbeiten auf diesem Gebiet folgendes vorausschicken:

Für die formale Genese der Plaques sind letzten Endes ausschlaggebend a) die (zweifelsohne sehr variable) Zusammensetzung des Gefällten oder zu Fällenden bzw. des Ein- oder Abzulagernden, b) die Menge der „plaquesfähigen“, also *noch nicht gefällten* Stoffe, c) die Intensität des Fällungs- oder Ablagerungsvorganges als solchem, d) der „örtliche Faktor“, also der Ortscharakter des Gewebes, aus dem oder in das hinein gefällt wird, e) die besonderen kolloidalen Voraussetzungen, nicht zuletzt die Imponderabilien, die sich nun aus Menge sowie Fällungsintensität plaquesfähiger Substanzen herleiten und mit den Zeitpunkt der „Drusenschübe“ bestimmen. Denn darüber, daß „*Plaquesschübe*“ über senile Gehirne hingehen, kann kein Zweifel sein. Einige der oben angeführten Faktoren habe ich dem Modellversuch zugrunde legen können. (Näheres im theoretischen Teil S. 511.)

Kritik des Modellversuches. Bei der Besonderheit der Fragestellung und der Methodik konnte es nicht ausbleiben, daß unser Modellversuch, der nichts anderes als die morphologische Struktur des Drusenbildes ausdeuten wollte, verkannt wurde und verkannt wird. Nichts, aber auch gar nichts hat unser Modellversuch mit jenen PFEFFERschen Gebilden zu tun, die man je nach Wahl der Konzentration der Ingredienzien (Kupfersulfat und Blutlaugensalzlösung) und der Schnelligkeit ihrer Vereinigung in buntem Wechsel, ja fast spielerisch erzeugen kann. Auch der jüngst von chemischer Seite gemachte Versuch, einige Begriffe der Physik und Chemie auf die Deutung morphologischer Befunde am Zentralnervensystem anzuwenden (F. PRUCKNER), scheint das Prinzip unseres Modellversuches gründlich zu verkennen. Es geht nämlich beim Drusenmodellversuch ganz und gar nicht um *chemische Reaktionen* von Kupfersulfat und Blutlaugensalz, auch nicht um die Frage von *physikalischen Lösungsverhältnissen*, wie F. PRUCKNER meint. Nirgendwo haben wir den „speziellen Einzelfall, bei dem in der zu fällenden Lösung eine semipermeable Niederschlagsmembran entsteht, die zunächst den Tropfen des Fällungsmittels umhüllt, dann infolge der Osmose zerreißt, worauf eine zweite solche Membran mit etwas größerem Radius entsteht und abermals zerreißt und jenes Bild von Kern und Hof bleibt", für die Genese und Deutung der Drusenstruktur angewandt. Kupfersulfat und Blutlaugensalz wurde nur deshalb verwendet, weil hier die *Fällungsbilder* photographisch gut wiedergegeben werden können. Ansonsten hätte man geradesogut einen Wassertropfen auf eine staubige Tischplatte fallen lassen können, wie wir denn auch zu Beginn solcher Modellversuche an einem heißen Sommertag beim Fall großer Regentropfen auf eine staubige Straße „Fällungsbilder" aus Kern, Hof und Kranz erstmals zu Gesicht bekamen. Also nichts von „Chemie", nichts von „Physik" im eigentlichen Sinn, nichts von kolloidchemischen Gedankengängen, die bei der Einführung des Drusenmodellversuches keine Rolle spielten.

Es wird auffallen, daß wir bislang die *Bedeutung cellulärer Formationen* für die Genese und den Aufbau der Plaques ganz vernachlässigt haben. Unsere Studien haben uns zu der Überzeugung geführt, daß sich nervöse oder gliöse Elemente am Aufbau der Plaques nur in sehr untergeordnetem Maße beteiligen. *Treten nämlich Nervenzellen oder gliöse Elemente primär in Beziehung zu Drusen, Filzwerken, Fädchenherden oder Primitivplaques, so durch ihre von vornherein gegebene gewebliche Topographie.* Also: Dort, wo Ganglienzellen und Gliaelemente oder sonstige Strukturen aus rein lagemäßigen Beziehungen in den Bereich jener abgelagerten Stoffe fallen, werden sie in diese Bildungen eingebaut; genetisch haben sie nichts damit zu tun.

Die Frage nach der *Gefäßabhängigkeit* der Plaques ist auch heute noch für viele Autoren ein strittiger Punkt. Klarheit ist schon in der Namengebung notwendig. Wenn Plaques um Gefäße liegen, so darf man doch nicht sagen, sie wären gefäßabhängig. Der Terminus „gefäßabhängig" schließt schon eine genetische Komponente in sich. Nach unseren ausgedehnten Untersuchungen spricht (in Übereinstimmung mit den Forschungen von BIELSCHOWSKY, CREUTZFELDT u. a.) nichts für eine solche Annahme (FISCHER, SIMCHOWICZ, LÖWENBERG, URECHIA u. a.). Sicherlich findet man Plaques in unmittelbarer Nähe von Gefäßen, mitunter zweifelsohne auch in enger Beziehung zu solchen (Abb. 55). Da wir für die Plaquesgenese physikalisch-chemische Vorgänge heranziehen, liegt die Deutung perivasculärer Plaques im Sinne dieser Gedankengänge. Zustandsänderungen und Phasenverschiebungen, die letzten Endes für Fällungen verantwortlich sind, spielen sich als komplexe Reaktionen zumal an der Grenze differenter Medien ab. Daß Gefäßveränderungen an sich, und zwar im Sinne der Sklerose mit ihrer Erschwerung der Austauschvorgänge, eine Diffusion von Stoffwechselschlacken hemmen oder verhindern, ist wohl denkbar. Für die Plaquesgenese haben unseres Erachtens solche Vorgänge wenig zu tun, zumal man ausgeprägteste Plaquesbildung ohne Gefäßsklerose findet und nach unseren Erfahrungen gerade der von CORTEN betonte Zusammenhang von Sklerose der

Gefäße und Drusenbildung nicht besteht. Neuerdings hat SCHOLZ in seinen Studien über die drusige Entartung der Hirnarterien darauf hingewiesen, daß bei dieser Form der senilen Gefäßerkrankung perivasculäre Plaquesbildung im Zusammenhang mit den Veränderungen der Gefäßwand beobachtet wird. Die aus der Gefäßwand austretende Substanz bildet nach SCHOLZ den Kern der Plaque, während die den Kranz formenden Substanzen aus dem Hirngewebe selbst hinzu-

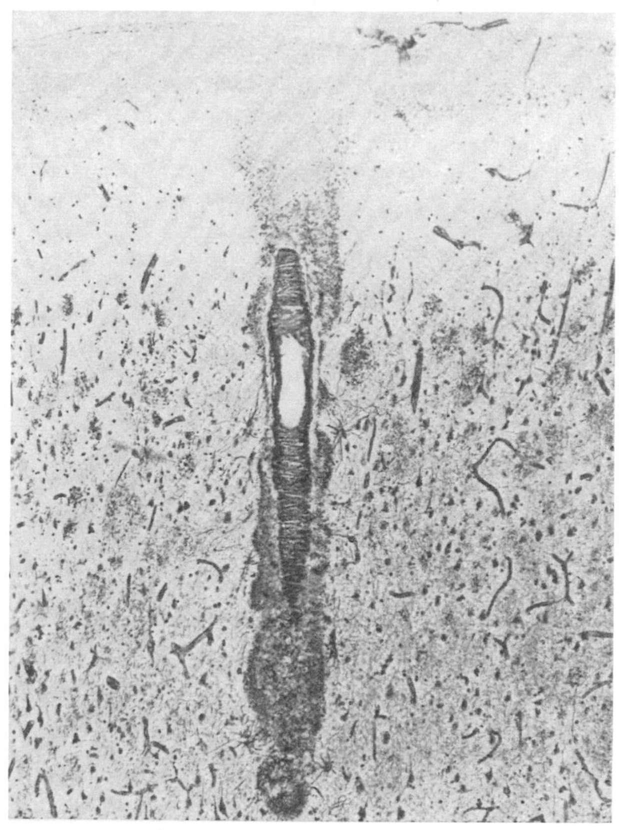

Abb. 55. Senile Gefäßnekrobiose (sog. drusige Entartung) eines Rindengefäßes mit perivasculärer Ansammlung massigen drusigen Materials, das nicht der Gefäßwand entstammt. Eigene Silbermethode. (Das Bild stammt von einem Fall klinisch eindeutiger, anatomisch abartiger ALZHEIMERscher Krankheit.)

zutreten pflegen. Für die drusig entarteten Capillaren, an denen die Verhältnisse freilich wenig klar zu studieren sind, schreibt SCHOLZ: „..., schließlich vermag die Wand die abgelagerten Substanzen nicht mehr zu fassen, sie tropfen gewissermaßen in das umgebende Hirngewebe aus, bilden hier Kerne von senilen Plaques, die sich durch Ablagerung von aus dem Hirngewebe ausgefälltem Plaquesmaterial vergrößern und ihren Aufbau zur charakteristischen Plaquesform aus Kern, Hof und Kranz durch Apposition vollenden können. Denn ebenso wie bei den größeren Arterien zeigt sich auch hier das Hirngewebe alsbald bereit, Substanzen zu liefern, die sich mit dem aus den Gefäßen stammenden Material zu komplexeren Strukturen vereinigen." Ich kann SCHOLZ in der Deutung der Bilder nicht folgen, vor allem nicht darin, daß bei dieser Form von Plaques der *Kern* anderer Herkunft sein soll als der Plaques*kranz* und daß ein „*Aufbau*" zur typischen Plaque mit Kern, Hof und Kranz vor sich gehe. Dieser Aufbau ist nirgends aufzuzeigen und kann auch nicht aufgezeigt werden, weil ja „Hof" und „Kranz" einer ausgebildeten senilen Druse nicht durch Apposition entstehen, sondern durch und mit einem bestimmten Fällungsvorgang festgelegt sind. Auch ein Anschluß an die bekannten Bilder perivasculärer Plaquesbildung läßt sich nicht finden. So eng verknüpft die Vorgänge nach den Gewebsbildern zu sein scheinen, so haben diese Bilder doch mit der perivasculären Plaquesbildung als solcher genetisch nichts zu tun. Was wir früher schon dazu sagten, läßt sich auch hier klar nachweisen: Daß sich Fällungen als kolloidale Phänomene an Grenzmembranen besonders intensiv abspielen und daß die Intensität solcher Fällungen zunimmt, wo die Grenzmembranen selbst (hier die Gefäße) geschädigt sind. Und dort, wo gewisse strahlige Bildungen um die Gefäße beobachtet werden, kommt eine Apposition durch plaquefähige Substanzen aus dem Hirngewebe nicht in Frage, sondern in den erweiterten perivasculären Räumen fällt massenhaft Gewebsdetritus an und diese ursprünglich im Solzustand befindlichen Massen gehen in den Gelzustand über. Solcherweise findet man dann gefälltes Material unter Umständen auch in radiärer Anordnung um ein Gefäß. All das zeigen unsere Silberbilder. Insbesondere kann man das an exakten Querschnitten durch die erkrankten Rindengefäße besonders schön studieren. Perivasculäre Plaques findet man stets in einem gewissen räumlichen Abstand zu den argentophilen Detritusmassen innerhalb des perivasculären Raumes. Gerade nach diesen Querschnittbildern, die ja auch über den anatomischen Bau der Gefäßwand und ihrer Umgebung unterrichten, kann hier von der Apposition plaquefähiger Substanzen aus dem Hirngewebe keine Rede sein. Diese Substanzen können sich auch mit den aus der Gefäßwand stammenden „Kernen" nicht vereinigen.

Die Bedeutung des *Liquors* für die Plaquesbildung ist zweifelhaft. Stief will die Plaquesbildung in der Rinde mit der ausgiebigen Liquorumspülung in Zusammenhang bringen und Löwenberg gibt zu denken, daß durch die beim Altersvorgang entstehenden Stoffwechselgifte dem Liquor schädigende Stoffe mitgeteilt werden, die bei einer bestehenden Gefäßerkrankung mit ihren Verklebungen der perivasculären Räume gerade in der Umgebung der Gefäße am ehesten und hochgradigsten das Zentralnervensystem schädigen können. Beweise für diese Anschauungen fehlen. — Haben wir uns nicht allein durch das rein morphologische Studium, sondern auch an Hand des Modellversuches davon überzeugt, daß für die Plaquesbildung Fällungsvorgänge ausschlaggebend sind, so bleibt die letzte und wichtige Frage: *Was wird gefällt?* Leider müssen wir die Antwort auf diese Frage schuldig bleiben. Wir berichten nur über einige Daten aus der *Histochemie.* Simchowicz und Perusini (Literatur) haben in ihren Arbeiten festgestellt, daß kein Anteil der Plaques die Reaktionen des Hyalins, des Kolloids, des Fibrins gibt; auch die Reaktionen auf Calcium und Glykogen fallen negativ aus. Scharlachrot und Sudan färben die Plaques mitunter rötlich an. Die Amyloidreaktionen geben die Plaques nach Perusini nicht. Auch bei der Jodreaktion bekommt man nur selten Spuren von Plaques zu Gesicht. Über die chemische Natur haben sich nur wenige Untersucher genauer geäußert. Nach Schönfeld sollen die Plaques wegen der Anfärbung mit Sudan, Neutralrot und Nilblau aus einer Mischung von Cholesterin-Glycerinestern bestehen. Ziveri glaubt, daß in den Plaques das Amyloid als Grundsubstanz mit Calcium chemisch gebunden sei. Entsprechend früheren Angaben Marinescos wären die Plaques aus Monoaminophosphatiden aufgebaut. Dias denkt daran, daß die ursprüngliche Drusensubstanz aus Eiweiß bestehe; die in Plaques zuweilen nachzuweisenden Fettstoffe könnten nach diesem Autor durch Umwandlung von Eiweißsubstanzen hervorgerufen werden. Nach Bielschowsky, der schon früh mit histochemischen

Methoden an die Frage herangegangen ist, erscheint die gewöhnliche Jodreaktion der amyloiden Substanz auch in den Drusen positiv, wenngleich sie nur in abgeschwächter Weise erzielt werden kann. Der Autor betont ausdrücklich, daß sich die Drusen färberisch ziemlich indifferent verhalten, was ganz im Sinne unserer Erfahrungen und in Übereinstimmung mit Struwes Studien liegt. Man findet ja schon im Silberbild mannigfache Unterschiede und alles spricht dafür, daß die Zusammensetzung der die Plaques formenden Substanzen wechselt. Überdies spielen sich an der einmal ausgefällten Substanz Veränderungen ab, die allem Anschein nach die histochemische Reaktion wesentlich beeinflussen. — Gerade Divergenzen in den Anschauungen einzelner Untersucher über den Aufbau der Plaques aus Lipoiden werden so verständlicher. Lipoide kommen in den Plaques sicher vor. Damit ist aber nicht gesagt, daß nun Lipoidstoffe die Plaque als Ganzes aufbauen. Wären die Plaques nichts weiter als Lipoide, so müßte man sie durch intensive Behandlung mit fettlösenden Stoffen aus dem Gewebe herausholen können. Nun hat Divry nachdrücklich auf die absolute Unempfindlichkeit der Plaques gegenüber verschiedenen lipoidlösenden Substanzen hingewiesen. Urechia und Elekes haben nach Vorbehandlung der Schnitte in Chloroform, Äther und Alkohol (5 Std bei 40^0 im Brutschrank) bei der Bielschowsky-Methode die Plaques allerdings nur sehr unvollständig dargestellt bekommen. Bei Anwendung der Hortega-Färbung traten die Plaques an so vorbehandelten Stücken aber klar hervor. Man sieht, wie technische Besonderheiten hier auf eine falsche Fährte führen können. Hochprozentige Schwefelsäure, Wasserstoffsuperoxyd und Eisessig zeigten nach etwa 20stündiger Einwirkung keine nachhaltige Wirkung auf die Imprägnierung, vielmehr ließen sich nach W. Müller die Schnitte besonders gut versilbern. 40% Natronlauge hob bei längerer Einwirkung jegliche Imprägnierbarkeit auf. Bei Vorbehandlung der Schnitte mit Xylol oder Aceton (ohne Entwässerung durch Alkohol) zeigten sich bei der Plaquesimprägnation Abweichungen, die darauf hindeuten, daß Bestandteile aus den Drusen herausgelöst wurden. Vielleicht handelt es sich um Substanzen, die mitunter im Scharlachrotpräparat und mit Osmium gefärbt werden können (W. Müller).

Seit Divry, Marinesco, Hechst u. a. neuerdings wieder auf die Amyloidnatur der Plaques hingewiesen haben, ist die histochemische Analyse intensiver betrieben worden. Die Annahme, die Drusen wären echtes Amyloid, ist umstritten. Zwar sprechen die Plaques auf eine Reihe von Reaktionen an, die dem Amyloid zukommen (Metachromasie, Anfärbbarkeit mit Jod, positive Kongorotreaktion), doch ist dieser histochemische Ausfall erstens nicht regelmäßig, zweitens dauert es viel länger, bis eine entsprechende Reaktion eintritt, und drittens ergeben sich deutliche Unterschiede insofern, als z. B. Fädchenherde und Primitivplaques keine oder nur sehr unvollständige Reaktionen geben. Beim Amyloid findet man aber gleich zu Beginn der Ablagerung ausgesprochene Kongorotreaktion; zudem ist die Lichtbrechung beim Amyloid bedeutend stärker als bei den Plaques. Gerade bei Anwendung der Jodreaktion wird man nach unserer Erfahrung oft enttäuscht. Nimmt der Kern eine mahagonibraune Farbe an, so bleibt doch der Drusenkranz davon frei. Er färbt sich höchstens etwas intensiver als das umgebende Gewebe. Vermerkt sei, daß Alzheimer in einem Fall fast regelmäßig im Kern der Plaques einen zentralen, durch Jod gebräunten Fleck fand. Die Jodschwefelsäurereaktion fällt nach unseren Befunden fast immer negativ aus. Manchmal ist ein schmutzig-grüner Farbton zu erzielen. Auch die Kongorotreaktion ist keineswegs immer positiv. Daß man mitunter auch nach einwandfreier Differenzierung tiefrote Anfärbungen des Drusenkerns bekommt, ist nicht zu leugnen; das ist aber eine Seltenheit. Dias, der mit dem neuen, von BENNHOLD angegebenen, elektiven Amyloidfärbeverfahren (ohne nachherige Differenzierung) gearbeitet hat, fand nie eine Kongorotreaktion, im Gegensatz zu den vergleichsweise mitgefärbten Schnitten aus Amyloidorganen. Auch Corpora amylacea, die sich bei dem alten BENNHOLDschen Verfahren hie und da einmal anfärbten, blieben ungefärbt. Die Metachromasie mit allen möglichen Anilinfarben, welche DIVRY genau analysiert hat, kann ich mit DIAS nicht bestätigen; jedenfalls ist sie nicht so prägnant wie beim Amyloid. Sehr selten scheinen „*Pseudokalkdrusen*" zu sein, die H. JACOB bei einem Senil-Dementen dicht entlang des dem SOMMERschen Sektor entsprechenden Bogenteiles der Fascia dentata innerhalb der Lamina medullaris circumscripta fand. In unmittelbarer Nähe dieser Drusenansammlung fand sich ein Erweichungsherd im Fettkörnchenstadium. Im Farbton gleichen die Drusen dem sog. Pseudokalk im Pallidum oder den Pseudokalkkonkrementen, wie sie im gleichen Bezirk des Ammonshorns mitunter auftreten. In VAN GIESON-Präparaten zeigten die Drusen ausgesprochene Affinität zu WEIGERTs Hämatoxylin. Im Hämatoxylin-Eosinbild färbten sie sich bläulich. (Keine Anfärbung im Sudanpräparat; bei KOSSA-Methode klumpige, schwarz bis schwarzbraun angefärbte, unscharfe Brocken.) Eisen konnte (an dem mehrere Monate in Formol gelegenen) Material nicht nachgewiesen werden. — Über *physikalische Phänomene an Drusen* haben wir selbst keine größeren Erfahrungen. Sicherlich ist die Angabe von DIVRY, daß man die Plaques bei entsprechender Abblendung im ungefärbten Schnitt immer nachweisen kann, nicht richtig. Der gleiche Autor berichtet für manche Plaques, insbesondere für solche mit gut entwickeltem Kern, von einer Doppelbrechung im polarisierten Licht. Sie soll bei Zusatz von LUGOLscher Lösung auch bei anderen, ursprünglich isotropischen Plaquesformen erst hervortreten. Der Kranz bleibt dabei einfachbrechend. Ist der Plaquekern von einer gewissen Größe, so zeigt er ein Polarisationskreuz, das mit der Drehung des Analysators seine Lage ändert (DIVRY). Dreht man abwechselnd nach links oder rechts, so leuchten nach DIVRY zwei diagonale Felder auf, während die anderen zwei erlöschen, und umgekehrt. Läßt man durch Einschalten eines Gipsplättchens Interferenzfarben auftreten, so erscheinen zwei von den Quadranten des Drusenkernes blau, zwei gelb. Die zwei blauen Quadranten sind der obere rechte und der untere linke, die zwei gelben der obere linke und der untere rechte. Dieses Phänomen kommt nach DIVRY vielen flüssigen und festen Sphärokrystallen (Cephalin, Lecithin u. a.) zu. Der Autor betont die Sphärokrystallnatur des Drusenkernes und hebt die merkwürdige Erscheinung, daß die Doppelbrechung erst bei Zusatz von Jod hervortritt, besonders hervor. Für DIVRY sind die Plaques der Ausdruck einer miliaren „Hyalino-Amyloidose" der Hirnrinde. MARINESCO bestätigt die DIVRYschen Angaben über die physikalischen Phänomene im Polarisationsmikroskop. DIAS wie HILPERT konnten sich von dem Phänomen der Doppelbrechung nicht überzeugen. Bei dem in frischem Formol fixierten Material von DIAS waren sämtliche Drusen isotrop. Bei einigen, allerdings längere Zeit in Formol fixierten Fällen fanden sich jedoch in Rinde und Mark doppelbrechende, kugelförmige Gebilde, welche die Zeichnung eines Malteserkreuzes aufwiesen.

Zur Begründung seiner Auffassung, daß die senilen Plaques Ausdruck einer „Hyalino-Amyloidose" seien, bezieht sich DIVRY neuerdings nicht nur auf die von ihm angeführten färberischen Eigenschaften des Drusenkernes (Metachromasie mit basischen Anilinfarben, Jodaffinität, Jodschwefelsäurereaktion und Doppelbrechung nach Kongorotfärbung), sondern vor allem auf eine neue Reaktion, der eine größere chemische Spezifität zugesprochen wird. Die Drusen geben nach DIVRY positive Tryptophanreaktion bei Anwendung von

Eisenchlorid und Schwefelsäure am Schnitt. Da die ALZHEIMERschen Fibrillenveränderungen und die von SCHOLZ beschriebene drusige Entartung der Gefäße die gleichen färberischen Eigenschaften zeigen, werden auch sie von DIVRY als der Ausdruck einer Hyalino-Amyloidose angesehen. Der größere Teil der Plaques, der aus einer körnig-fädigen Substanz besteht, die Verfasser in Anlehnung an die FISCHERsche Bezeichnung Sphaerotrichia cerebri multiplex als «substance trichosique» bezeichnet, ist stark argentophil und zeigt nach DIVRY gewisse Analogien zu dem Fibrinogen A des Blutplasmas (leichte Metachromasie, starke Silberaffinität und eine gewisse Tryptophanreaktion). Diese Analogie mache es wahrscheinlich, daß dieser Drusenteil durch Niederschlag aus dem interstitiellen Milieu entstehe. Alle Veränderungen seien daher auf eine Stufe zu stellen mit denen lokalisierter Amyloidose, wie man sie im Senium auch in anderen Organen findet (GELLERSTEDT). Die Niederschlagsbildungen an Gewebsstrukturen oder in Gewebsmaschen sind Präcipitate im Sinne von LETTERER oder beruhen wie die «substance trichosique» auf einer Ausflockung von Plasmakolloiden. Bei dem letzteren Vorgang könnten zwei Faktoren wirksam sein: eine Alteration des interstitiellen Milieus durch Stoffwechselstörungen im gealterten Organ oder eine kolloidale Labilität im Alter. HECHST, der sich ausführlich mit der Histochemie der senilen Plaques beschäftigt hat, schließt bündig, „daß sich in der senilen Demenz eine an das Zentralnervensystem lokalisierte Amyloidose findet". — Unter solchen Gesichtspunkten hat CORTEN die Frage einer möglichen Identität der Drusen und des Amyloids sehr eingehend geprüft und es ist nützlich, die Ergebnisse CORTENs hier nochmal zusammenzufassen. Vorab betont CORTEN, daß es sich beim Amyloid „um eine durch länger dauernde Sensibilisierung des Körpers bedingte Ablagerung von Eiweißstoffen handle und daß Amyloid in seinem Vorkommen an das Mesenchym gebunden sei. Der Autor schließt seine Untersuchungen mit der Feststellung, daß das Gehirn auch bei stärkster Amyloidose im Körper stets frei von Amyloid gefunden werde. „Hätte sich wirklich das Vorkommen von Amyloid an dieser Stelle und unter diesen Bedingungen beweisen lassen, so müßten wir entweder unsere ganzen jüngst gewonnenen Anschauungen über die Entstehungsbedingungen des Amyloids über den Haufen werfen oder noch eine zweite völlig von der ersten unabhängige Entstehungsmöglichkeit einräumen."

Im einzelnen stellt CORTEN folgendes fest: „Gemeinsam sind Drusen und Amyloid die Eigenschaft, sich metachromatisch zu färben sowie sich mit Jod anzufärben und die Kongoreaktion zu geben. Die beiden Farbreaktionen beanspruchen aber viel längere Zeit und fallen bei der Druse viel schwächer aus. Bildet beim Amyloid die mangelnde spezifische Färbbarkeit eine Ausnahme, so liegt die Sache bei den Drusen gerade umgekehrt. Gerade die ganz jungen Drusen, kenntlich an der geringeren Verdichtung, der Kleinheit und der schwächeren Reaktion der Glia geben meist keine Reaktion, während sie beim Amyloid gleich zu Beginn der Ablagerung positiv ist und gerade beim älteren Amyloid zuweilen fehlen kann. Es ist also zu betonen, daß schon bei den Reaktionen, die zu der Gleichsetzung den Anlaß gaben, wichtige Unterschiede bestehen. Doch sind das keineswegs die einzigen Differenzen zwischen den beiden Substanzen. Sowohl im Hell- wie im Dunkelfeld ist die Lichtbrechung des Amyloids bedeutend größer als die der Drusen, ferner sieht das Amyloid meist völlig homogen aus, optisch nahezu leer, während sich die Drusen als Verdichtungen und Trübungen vom Untergrund abheben und ihren helleren und homogenen Kern erst später bekommen. Wo Amyloid zu finden ist, kann man nur selten einen Aufbau aus verschiedenen Schichten feststellen, während die Drusen stets aus einem Kern und einer Randzone bestehen. Das Amyloid ist stets zellgebunden, entweder an das Protoplasma oder die spezifische Intercellularsubstanz, die Drusen liegen sehr oft ohne erkennbare Beziehungen zu irgendwelchen zelligen Bestandteilen mitten in der grauen Substanz. Die Begrenzung der Drusen ist unscharf, sie gehen allmählich in das unveränderte Gewebe über wiederum im Gegensatz zum Amyloid, das überhaupt im voll ausgebildeten Zustande als echte Einlagerung erscheint. Unscharf ist die Grenze des Amyloids nur innerhalb der Zelle oder der Fibrillen, dann gibt aber die Zelle selbst die scharfe, natürliche Begrenzung. Am deutlichsten sind die Unterschiede an den Gefäßen. Das Amyloid liegt in der Gefäßwand, die Drusen, wenn sie gefäßabhängig sind, liegen als Verdichtungen im Nervengewebe der gliösen Grenzmembran an. Die Amyloidbildung erfolgt auf Grund einer allmählichen Sensibilisierung des Organismus meist durch das Eiweiß zerfallender Leukocyten. Eine Abhängigkeit vom Lebensalter besteht nicht. Die Drusen bilden sich ohne bis jetzt erkennbare äußere Ursache nur im höheren oder höchsten Lebensalter.“ (In der Diskussionsbemerkung zum Vortrag CORTENs bestätigt NEUBUERGER, „daß von engeren Beziehungen zwischen Amyloid und Drusen nicht die Rede sein kann“).

In jüngster Zeit hat sich besonders KRÜCKE bemüht, unter Berücksichtigung neuerer allgemein-pathologischer Studien über Amyloid und Paramyloid (APITZ, RANDERATH, WUHRMANN u. a., siehe im einzelnen bei KRÜCKE und PETERS) die Natur der senilen Plaques auszudeuten. Auf Grund eigener Beobachtungen und unter Berücksichtigung eines ausführlich dargestellten Falles von MARINESCO über Gehirnveränderungen bei allgemeiner Amyloidose vertritt KRÜCKE (gleichwie schon vordem DIVRY) die Auffassung, daß senile Plaques, ALZHEIMERsche Fibrillenveränderungen und die drusige Entartung der Hirngefäße, ja die ALZHEIMERsche Krankheit als solche Ausdruck einer Amyloidose bzw. einer *Paramyloidose* seien. (REISS und STAEMMLER finden bei der ALZHEIMERschen Krankheit keine Amyloidreaktion.) — Soviel wir sehen, liegen jedenfalls bei den angeführten Fällen ganz spezielle tiefgreifende Eiweißstoffwechselstörungen des Gesamtorganismus vor, die schwerlich den diskreten Störungen im Gewebsstoffwechsel bei der senilen Involution und senilen Entartung gleichgestellt werden können. Bleibt schließlich immer die Frage, warum man bei schwerer allgemeiner Amyloidose keine senilen Plaques und keine ALZHEIMERschen Fibrillenveränderungen findet. Nur allzu leicht verallgemeinert man augenscheinlich Einzelbefunde. Die Feststellung, daß amyloide bzw. paramyloide Substanzen besondere Affinität zum Pseudokalk oder zu Kalkeinlagerungen haben und diese Besonderheit mit den Kernsubstanzen der Plaques teilen (KRÜCKE), ist kein Beweis für die Amyloidnatur der Plaques, weil Pseudokalkablagerungen in senilen Plaques zu den größten Seltenheiten gehören. Die Beobachtung von H. JACOB war durch einen Erweichungsherd in Nähe der Pseudokalkdrusen kompliziert (dazu HUECK s. S. 379, ferner „Nachtrag“ S. 426).

Möglich ist, daß bei einer physikalischen Analyse unter anderem Gebilde unterkommen, auf die erstmals RIZZO und dann TINEL und LAIGNEL-LAVASTINE in den Gehirnen Seniler wie auch anderer Kranker hingewiesen haben und die unter dem Namen „*Fettplaques*“ gehen. DIAS hat zuletzt diese eigenartigen, farnblattähnlich aussehenden, krystalloiden Gebilde studiert. Der Autor kommt zu Ergebnissen, die im wesentlichen mit denen von TINEL übereinstimmen. Bei entsprechender Abblendung treten besagte Gebilde im Rindengewebe in schmutzig-grauer Tönung hervor. Untersucht man die Schnitte mit dem Polarisationsmikroskop, so zeigen die Gebilde Doppelbrechung. Gleich TINEL konnte DIAS feststellen, daß diese doppelbrechenden Krystalle fast immer in kaltem Alkohol, Äther, Carbolxylol und Chloroform nur sehr schwach löslich sind. Erwärmt man die Reagentien, so lassen sich die Krystalle sehr leicht lösen. Sie haben einen Schmelzpunkt zwischen 65 und 80^0 (nach TINEL zwischen 64 und 68^0). Durch Osmiumsäure werden sie nicht imprägniert. Mit Scharlachrot und Sudan färben sie sich leicht an, intensiv mit warmem Nilblausulfat. Von Anilinfarbstoffen färben sie Fuchsin und Magentarot intensiv. Nach DIAS färben sich die Krystalle auch kalt, doch verschwinden sie bei der Differenzierung in Essigsäure leicht.

Tinel hält die Substanzen für Fettsäuren, Dias für eine Mischung von Fettsäure und einer anderen, die Doppelbrechung bedingenden Substanz (Myelingruppe ?). Auch im Silberbild kann man die Fettplaques sehen. Sie dürfen jedoch nicht mit senilen Plaques verwechselt werden. Fettplaques sind keineswegs für die senile Demenz oder Alzheimersche Krankheit pathognomonisch. Mit senilen Plaques haben sie nichts zu tun: sie sind nach Rizzo u. a. als Kunstprodukte anzusehen, die bei längerem Liegen in Formol entstehen können. Lange Fixation in Formol scheint auch für die Bildung der „Plaques cristallines" von Lhermitte, Thiébault und Trelles eine Rolle zu spielen. Die genannten Autoren fanden in der Hirnrinde eines 80jährigen, an einer (wohl fraglichen) Seydenhamschen Chorea von 2jähriger Dauer verstorbenen Mannes büschel- und quastenförmige Strukturen, die aus feinen Krystallnadeln zusammengesetzt waren. Die Nadeln färbten sich intensiv mit Hämatoxylin, Mucicarmin, reduzierten Silber nicht und waren mit den gewöhnlichen Färbemitteln für Neutralfette nicht darzustellen. Gliöse oder mesodermale Reaktionen um diese Substanzen fehlten; Beziehungen zur Neuroglia, zu Nervenfasern oder Gefäßen waren nicht nachzuweisen. Die Substanzen werden von den französischen Autoren aus einer Umformung der Hirnlipoide hergeleitet. Beziehungen zu den von Tinel beschriebenen Bildungen scheinen zu bestehen, wenngleich Tinels Strukturen sich (im Gegensatz zu den hier beschriebenen) mit Silber imprägnierten und mit Magentarot in der Wärme färbten. Lhermitte und seine Mitarbeiter schreiben für ihren Fall: „Die Veränderungen sind das Resultat physikalisch-chemischer Umsetzungen in der Hirnrinde, die postmortal ablaufen und an eine lange Fixation im Formol gebunden sind. Da solche Strukturen in jugendlichen Gehirnen spärlich sind und hier im Frontal- und Kleinhirnbereich auftreten — den Gebieten, in denen sich bei der akuten Chorea öfters Veränderungen finden —, weisen sie auf eine pathologische Gewebsbereitschaft hin."

Nach unseren letzten Reihenuntersuchungen lassen sich folgende Ergebnisse herausstellen:

Kongorot. Die im Silberbild argentophilen, tiefschwarz oder bräunlich verfärbten Plaqueskerne sind kongopositiv und im polarisierten Licht doppelbrechend (Achsenkreuz!). Bei größeren Plaqueshaufen, insbesondere solchen, die durch schnupftabakartige Körnchenbildung imponieren, findet man meist keine deutliche Achsenkreuzbildung; es leuchten kleinere Körnchen oder Stippchen auf. Ausgebildete Drusen und Fibrillenveränderungen erscheinen im Gegensatz zu den weißlichen Bindegewebsfasern im polarisierten Licht grünlich. Gleiches gilt für stark kongopositive Ablagerungen in der Gefäßwand.

Methylviolett. Kerne manchmal metachromatisch rotviolett angefärbt.

Jod. Anfärbung von Kernen in Drusen seltener wie bei Kongorot; Fibrillenveränderungen und Gefäßveränderungen positiv, jedoch oft nur schwach sichtbar. Trotzdem findet man klare Polarisationsbilder.

Polarisation. Im *ungefärbten Präparat* (mit Kanadabalsam eingedeckter *Celloidinschnitt*) treten Bindegewebe und Corpora amylacea am stärksten hervor (letztere als Achsenkreuze), schwächer Plaqueskerne und Fibrillenveränderungen. Eine Trennung von Plaques und Corpora amylacea gelingt nicht, da auch die Corpora amylacea verschieden hell erscheinen. *Kongorot* s. oben; grünliches Aufleuchten der Plaques und Fibrillenveränderungen. Bei *Thioninfärbung* an *Celloidinmaterial* leuchten die Plaqueskerne und Fibrillenveränderungen sowie kongopositive Gefäßwandeinlagerungen rot auf, Corpora amylacea und Bindegewebsfasern weiß.

In letzter Zeit fand für das Studium seniler Gehirne die *Perjodsäure-Schiff-Reaktion* (PJS) nach McManus vorteilhaft Verwendung (Margolis). — Die Methode wurde in unserem Laboratorium an Celloidinschnitten geübt, die zur völligen Entfettung über Nacht in ein Gemisch von Chloroform und Methanol zu gleichen Teilen bei 60^0 (nach Angaben von W. Müller) gebracht wurden, und Gefrierschnitten, die man auf dieselbe Weise vorbehandelte. Gomori schließt für seine Untersuchungen Gefrierschnitte wegen des Fettgehaltes aus, indes gelingt es mit der oben angeführten Methode die Fettstoffe völlig zu entfernen. Die Gefrierschnitte geben dann das gleiche klare Bild wie eingebettetes Material.

Die senilen Plaques stellen sich dabei als amorphe rosa Schollen von verschiedener Größe dar, wobei Plaqueskerne etwas stärker angefärbt sind. Sie heben sich nicht sehr intensiv, doch in Struktur und Farbe deutlich vom Grundgewebe ab; in gleicher Weise werden Alzheimersche Fibrillenveränderungen und „drusige" Gefäßveränderungen dargestellt, ebenso die besonderen Gefäßveränderungen in der Kleinhirnrinde (vgl. S. 379). Plaques, und zwar in erster Linie Kernplaques, sind häufig umgeben von einer wechselnden Zahl von Hortega-Zellen, die unter Umständen auch in dichten radiärem Kranz angeordnet sind. Ihr Plasma enthält tiefrot gefärbte Granula (PJS-positiv). Wie eine Kombination der Silberimprägnation mit PJS zeigt, liegen diese Gliazellen vorwiegend im Plaqueshof, während sie im Kranz nur selten zu finden sind. Der im Silberbild manchmal nicht tief geschwärzte Kern zeigt eine deutliche rötliche Überfärbung im Gegensatz zum Kranz, in dem sich höchstens zartrosa Schollen finden. Bei dieser technisch ungemein ansprechenden Kombination zeigt sich weiter, daß die aus gröberem Filzwerk bestehenden Plaques öfter phagocytierende HORTEGÀ-Zellen enthalten wie die aus ganz zarten Fasern bestehenden, die nur Einlagerung von leicht rosa Schollen zeigen und im einfachen PJS-Präparat fast wie ein Negativ zur Silberimprägnation wirken.

Behandlung mit Speichel ergab keine Änderung der Bilder.

Die Kernplaques und Gefäßveränderungen werden mit *Azan* (Anilinblau) und der GOLDNERschen Modifikation der Trichomfärbung nach MASSON (Lichtgrün) gut, jedoch nicht elektiv dargestellt.

Die Plaques im Kleinhirn einer hereditär-familiären Erkrankung (vgl. Abb. 109 und 110) sind sowohl in der Körnerschicht wie in der Molekularschicht deutlich rosa angefärbt, besonders die Kerne der größeren Rindenplaques sind intensiver in der Farbe. Gliazellen mit Granula sind verhältnismäßig selten.

Unsere Befunde stimmen mit denen von MARGOLIS weitgehend überein. Seiner Deutung, daß die Plaquessubstanzen durch den Untergang von Neuronensystemen im Gefolge der ALZHEIMERschen Fibrillenveränderungen sich bilden, können wir nicht zustimmen, zumal ja Plaques in großen Mengen auch dann vorhanden sein können, wenn ALZHEIMERsche Fibrillenveränderungen fehlen.

Es ist außerordentlich zu bedauern, daß seit der lange zurückliegenden Arbeit von ALLERS Studien über die Chemie des senilen Gehirns, insofern sie ausdrücklich Bezug auf morphologische Besonderheiten wie etwa die senilen Plaques nehmen, spärlich sind, ja praktisch fehlen. ALLERS berichtet in seinem orientierenden Beitrag über drei abnorme Stoffe in der senilen Hirnrinde: 1. ein gesättigtes Phosphatid, welches Galaktose enthält und das als Kupferverbindung isoliert wurde; 2. ein ebenfalls gesättigtes Phosphorsulfid und 3. ein ungesättigtes Phosphatid. Vielleicht handelt es sich um Spaltungsprodukte kompliziert gebauter, normaler Lipoide. Ein Teil der Phosphogalaktoside und der Phosphosulfatide scheint zu kleineren Molekülen abgebaut zu werden. Mit anderen Methoden sind ALEXANDER LEO und J. M. LOONEY an diese Fragen herangegangen. Normale endocelluläre Fibrillen geben keinen Ascherückstand. Dagegen zeigen neurofibrilläre Strukturen, die im BIELSCHOWSKY-Präparat argentophil erscheinen (wie Zellen mit ALZHEIMERscher Fibrillenveränderung), auch einen erhöhten Mineralgehalt im veraschten Schnitt. — Analytische Ergebnisse, Stoffwechseluntersuchungen und umfangreiche histochemische Befunde über das alternde Gehirn gibt H. B. VOELKER aus den letzten Jahrzehnten (vgl. hier insbesondere Zeitschrift für Altersforschung). — In gleicher Zeitschrift hat vor allem BÜRGER in den letzten Jahren über seine Forschungsergebnisse am alternden Gehirn berichtet (mit ausführlichen Schrifttumshinweisen). Nach BÜRGER geht der Altersschwund des menschlichen Gehirns im wesentlichen auf Kosten der lipoiden Anteile vor sich, wobei der Gesamtlipoidgehalt des männlichen Gehirns (nach Untersuchungen an über 200 Gehirnen) in allen Altersstufen höher ist als der des weiblichen. Mit zunehmendem Alter verliert das Gehirn an Phosphatiden und in den höchsten Altersstufen auch an Sulfatiden. Weiter wächst mit dem Alter der silberfällbare Anteil in den Gesamtlipoiden. BÜRGER sieht in diesem Phänomen des Anstiegs silberfällbarer Lipoide ein charakteristisches Altersmerkmal. Für Einzelheiten der chemischen Analysen muß auf die Originalarbeiten verwiesen werden (Arbeit VOELKER mit umfangreichem Schrifttum).

Die im Gewebe abgelagerten Substanzen, die als Plaques bezeichnet werden, bewirken zweierlei: 1. kommt es, wie FISCHER schon richtig gesehen hat, im Bereich der Ablagerung zu einer *Schädigung des Grundgewebes*; 2. spielen sich dort und in der Umgebung eine Reihe *reaktiver Vorgänge* ab. Unter diesen reaktiven Erscheinungen sind die Achsenzylinderveränderungen im Drusenbereich eingehend studiert worden. Man sieht verschiedenartige Bilder. Die längeren Achsenzylinder, welche in der nächsten Umgebung der Plaques verlaufen, biegen um die Druse herum und sind meist nicht weiter verändert. Manchmal zeigen sich allerdings in Plaquesnähe ausgebildete, spindelförmige Auftreibungen. Bei einer großen Zahl dieser kolbigen Gebilde (Fischer) kann man einen deutlichen Zusammenhang des fädigen, zentral gelegenen Endes mit den Achsenzylindern der Umgebung nachweisen. Mitunter aber täuschen derbe, im Drusenbereich gelegene Astrocyten bzw. deren Fortsätze. Außer den mehr regelmäßig geformten breiten Keulen kommen (weit seltener) verschiedenartige, unregelmäßig gestaltete Auftreibungen vor. Man sieht bandförmige, am Ende mit einem kleinen Knopf versehene; andere haben einen kürzeren oder längeren Stiel; sie gehen einzeln oder multipel vom Achsenzylinder ab. Weiter zeigen viele Achsencylinder in der Nähe der Druse spindelförmige Auftreibung und Ringbildung. Ein Achsenzylinder hat entweder eine einzige oder mehrere Auftreibungen. Kolbige Wucherungen an den Achsenzylindern findet man nach Fischer in 50% aller Fälle; Spaltungen sind selten. Die Frage, ob man es hier mit Degenerationserscheinungen zu tun hat, oder ob diese Achsenzylinderveränderungen regenerativer Natur sind, wird nicht einheitlich beantwortet. Soviel wir sehen, spricht nichts dafür, daß die Nervenfasern mit Endformationen regenerativer Natur sind. Bielschowsky denkt übrigens daran, daß hier, ähnlich wie bei den „strähnigen Degenerationen" der Ganglienzellen, Einlagerungen einer eigenartigen Substanz in die Nervenfasern eine Rolle spielen. Divry spricht auch hier von Amyloideinlagerung.

Seit langem ist bekannt, daß die Plaques von Gliazellen abgebaut werden (Abb. 56a, c u. d). Die Untersuchungen mit den neuen spanischen Silbermethoden haben auf die Art der *Abbauvorgänge* Licht geworfen. Man weiß, daß es Hortega-Zellen sind, die sich bei ausgebildeten Plaques in der Umgebung und namentlich im Drusenhof befinden; ja, daß diese gliösen Elemente die Plaques teilweise umstellen und in sie hineinwachsen. Zuwanderung dieser Gliaelemente kann wohl nicht in Abrede gestellt werden. Jene oft so auffallende radiäre Anordnung von Hortega-Zellen um Plaques findet darin ihre Klärung. Es sind zum Teil eigenartige, unipolare Gliaformen, deren verbreiterter Kernanteil im Hof liegt, während der Fortsatz den Kranz durchdringt und sich im Gewebe verzweigt. Der nahe dem Plaquekern liegende Abschnitt der Hortega-Zellen ist oft verbreitert. Elemente mit ausgedehntem, perivasculärem Protoplasma und kurzen Fortsätzen sind im Hof zu finden. Sie zeigen sich öfter mit argentophilen Krümelchen und Brocken beladen, die aus dem Plaqueskern stammen. Bei der Scharlachrotfärbung tingieren sich dann gelbliche oder orangerote, manchmal auch leuchtend rote Körnchen (Struwe, Creutzfeldt, Metz u. a.). In seltenen Fällen sind Hortega-Zellen im Bereich der Plaques entweder diffus mit Eisen durchtränkt oder sie speichern granuläres Eisen, insbesondere in den Anteilen, die dem Plaqueszentrum naheliegen (Hechst). Davon, daß Hortega-Zellen den Plaqueskern bilden, wie das verschiedentlich angenommen wurde, konnten wir uns ebensowenig überzeugen wie davon, daß vielleicht Hortega-Zellfortsätze an der Struktur des Fädchenkranzes beteiligt sind. Wir betonen hier noch einmal, daß keinerlei gliöse Elemente genetisch in Beziehungen zu Plaques stehen. — Runden sich die Hortega-Zellen zu Körnchenzellen ab, so fangen auch die umgebenden Astrocyten an zu wuchern. Man bekommt im Cajal-Präparat ganz ungewöhnlich große Faserbilder zu Gesicht, die oft um die ganze Plaque lagern und mit ihren Fortsätzen den Gewebsbezirk abstützen oder ihn förmlich einhüllen (Abb. 56c u. d). Die reaktiven Veränderungen in den anderen Plaquesformen treten hinter denen an den eigentlichen Drusen ganz zurück, wohl deshalb, weil die Gewebsschädigung viel weniger intensiv ist als bei den massigen „Drusen". Achsenzylinderauftreibungen, Spaltungen und zunehmende

Argentophilie von Achsenzylindern sahen wir an Filzwerken. HORTEGA-Zellen sind selten proliferativ verändert, die Astrocyten so gut wie immer unverändert. Bei Fädchenherden werden ausgiebige gliöse Reaktionen nicht beobachtet. Im allgemeinen kann man sagen, daß HORTEGA-Zellen am frühesten in Beziehung zu Plaques treten, Astrocyten folgen erst später. Oligodendrogliazellen spielen bei diesen Vorgängen in und an den Plaques keine Rolle. Wohl zeigen auch

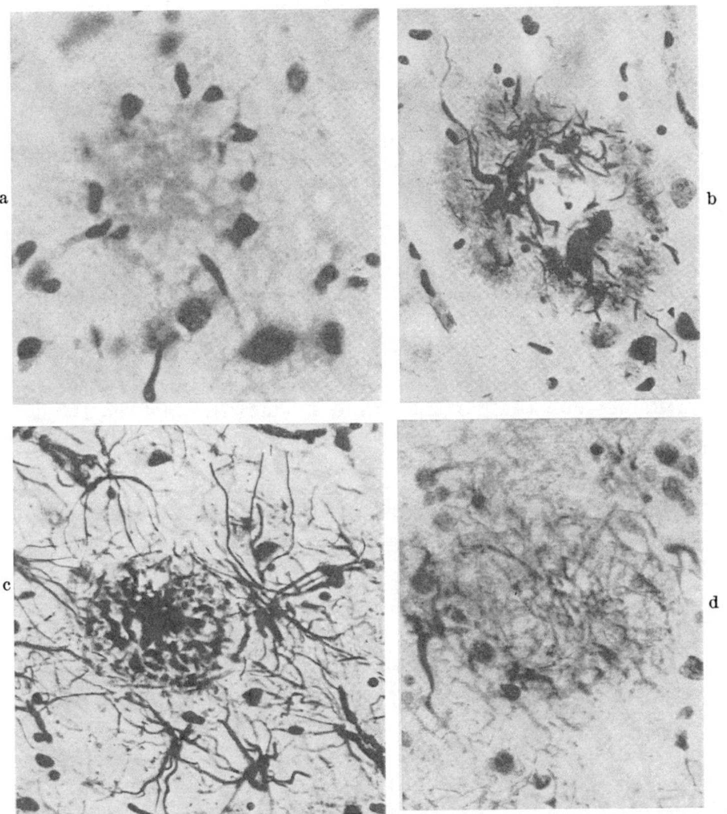

Abb. 56 a—d. Gewebsreaktionen um senile Plaques. a HORTEGA-Zellwucherungen um eine Druse. NISSL-Bild b Spindelförmige und kolbige Achsenzylinderveränderungen im Plaquebereich. Eigene Silbermethode. c Astrocytenwucherung um eine Plaque. GORRIZ-Methode. d Gliafaserkorb um eine große Druse (sog. „Knäueldruse“) HOLZER-Bild.

sie oft regressive Veränderungen, wie Schrumpfung, Argentophilie; an Abbauvorgängen beteiligen sie sich jedoch nicht. Wir gehen mit STRUWE darin einig, daß Plaques nicht nur als Fremdkörper einen Reiz ausüben, sondern daß sie unter anderem nekrobiotische Vorgänge auslösen können. HORTEGA-Zellen besorgen den Abtransport, Astrocyten können den Gewebsbezirk abstützen; daß große Plaquesformen je ganz verschwinden, halten wir für ausgeschlossen.

Plaques sind bei Tieren vordem nicht beschrieben worden. Nur PERUSINI erwähnt in seiner Arbeit ein Meerschweinchen, das DOINIKOW in ALZHEIMERS Laboratorium untersucht hat und bei dem eigentümliche, an Plaques erinnernde Gebilde gefunden wurden. Die Lokalisation dieser Gebilde entsprach ungefähr der, wie sie PERUSINI in seinen Fällen ALZHEIMERscher Krankheit beobachtet hat. Leider sind PERUSINIS Angaben zu knapp, als daß man sich über die Veränderungen an diesem Meerschweinchengehirn ein Bild machen könnte. Eigene ausgedehnte Untersuchungen von früher (BIELSCHOWSKY-Methode) über das *Vorkommen von Plaques und sonstigen argentophilen Strukturen bei Tieren* fielen durchweg negativ aus. Weder im Gehirn alter Pferde noch in solchen von alten Hunden und Kaninchen wurden Plaques gefunden. Auch bei einem nachweislich sehr alten Menschenaffen waren keine Drusen vorhanden, sondern lediglich eigentümliche, ausschließlich im Mark gelagerte, homogene kugelige Gebilde. Sie färbten sich mit Thionin rotviolett und traten im Silberbild als unregelmäßige Flecken von hellgelber Farbe heraus. Diese Bildungen haben sicher nichts mit senilen Plaques zu tun; sie sind Niederschlagsprodukte, die vielleicht erst bei der Fixation entstanden; das Affengehirn war in ,,Susa" fixiert. — Warum bei Tieren Plaques und Fibrillenveränderungen fehlen, ist unbekannt. W. MÜLLERS Meinung, daß Hunde, Pferde und Katzen einfach nicht das Lebensalter erreichen, das zum Auftreten bzw. zur Ausfällung argentophiler Substanzen notwendig ist, trifft sicher nicht zu. Im übrigen sollte man sich heute weniger darum bemühen, festzustellen, daß das menschliche Gehirn ähnliche oder gleiche Stoffwechselabläufe zeigt wie etwa ein alterndes Affen- oder Pferdegehirn als vielmehr alle Mühe darauf verwenden, gerade das *Andersartige* im Stoffwechsel aufzuzeigen. *(Neue Befunde siehe später!)*

HOLLANDER, RUBBENS und VAN BOGAERT haben bei Greisen homogene und körnige Herde beschrieben, die sich mit Hämatoxylin ganz schwach violett, mit Mucicarmin rosa, mit Thionin und polychromem Methylenblau metachromatisch und mit Sudan orange tingieren. Sie sind sehr auf Kunstprodukte verdächtig. Die eigenartigen Bildungen sind nach den Autoren von rundlicher oder länglicher Gestalt und liegen in der grauen Substanz zumeist als perivasculäre Plaques. Auch im Gefäßinneren und in der Pia können diese Stoffe vorkommen. — Ähnliche Bilder hat GRYNFELT als eigenartige Degeneration gewisser gliöser Elemente (sog. Mucocyten) beschrieben. Es handelt sich um anfängliche Schwellung und schließliche Umwandlung des Protoplasmas dieser Oligodendrogliazellen in eine Substanz, die alle für Mucin charakteristischen Farbreaktionen gab. Nach GRYNFELT liegt das Mucin als runder oder maulbeerförmiger Fleck im Gewebe, so daß nach dem Verschwinden der Kerne der Mucocyten nur runde Löcher im Gewebe auffallen. Die Mucinmassen sollen sogar in die HISschen Räume und von dort aus in die VIRCHOW-ROBINschen Räume übergehen. Wir selbst haben solcherlei Bilder, in deren Beurteilung man nicht vorsichtig genug sein kann, nie gefunden.

Zur vergleichenden pathologischen Anatomie der senilen Plaques.

Haben wir in den vorausgegangenen Zeilen auf Grund der bisherigen Angaben im Schrifttum ausdrücklich das *Fehlen* von senilen Plaques bei Tieren vermerkt, so konnten wir selbst in jüngsten Untersuchungen einen Beitrag zum Drusenproblem bei Tieren geben.

Bei *vergleichend-anatomischen Studien am senilen Hundegehirn*, die von der kongophilen Angiopathie ausgingen, gewannen wir neue Einsichten. Von vorneherein schien es klar, daß neue Studien zur vergleichenden Pathologie des senilen Tiergehirns nichts Neues bringen konnten, zumal WALTER MÜLLER in seinen vergleichenden pathologisch-anatomischen Untersuchungen ein ungewöhnlich großes Material seniler Tiere, darunter allein 40 Hunde, bearbeitet hat, freilich ohne brauchbare Befunde erzielen zu können. Zahlreiche angesehene Histopathologen haben zudem Gehirne seniler Tiere, in Sonderheit alter Hunde, sehr genau studiert (SIMCHOWICZ, SPATZ und ROMEIS) und dabei *das* aufgezeigt, was hier als durchgängige senile Gewebsveränderungen immer wieder nachzuweisen ist, nämlich Pigmentatrophie der Ganglien- und Gliazellen, Verdichtung der gliösen Grenzschichten, aufs Ganze gesehen Volumenabnahme des Organs unter langsamer Abnahme der Zahl der funktionstragenden Zellen und ihrer Fortsätze, sonach Atrophie s. str. des Parenchyms, primär synäretische Veränderungen einer kolloidchemischen Betrachtungsweise. Senile Plaques, jene so eindrucksvollen Veränderungen des alternden und altersentarteten menschlichen Gehirns wurden von *keinem Autor* und zu keiner Zeit beim Tier gefunden. Alle Untersucher betonen übereinstimmend, ihre diesbezüglichen Untersuchungen seien in diesem Punkt völlig negativ ausgefallen. SPATZ schreibt im BUMKEschen Lehrbuch dazu ausdrücklich: ,,Sehr bemerkenswert ist es ferner, daß sie (die Plaques nämlich) im Gehirn alternder Tiere noch nie nachgewiesen wurden. Eigene Untersuchungen zusammen mit B. ROMEIS an ganz alten Hunden ergaben schwerste

Erscheinungen der Atrophie, aber *völliges Fehlen der Altersveränderungen im Silberbild.*" Einen Grund — und zwar den Hauptgrund — für diese so wenig erfreulichen Feststellungen wollte man darin sehen, daß eben die untersuchten Tiere, hier die Hunde, nicht so alt würden, als daß es zur Bildung sekundär synäretischer Phänomene aus Fällung komme: Das Tier erreiche unter den obwaltenden Umständen zivilisatorischer Haltung das ihm angemessene Alter nicht — (oder doch noch am ehesten!). Und die andere Deutung: Die Stoffwechselverhältnisse des alternden Tiergehirns lägen anders als beim Menschen und deshalb ständen Stoffe für die Fällung nicht zur Verfügung, auch wenn die physikalischen Voraussetzungen an sich gegeben wären.

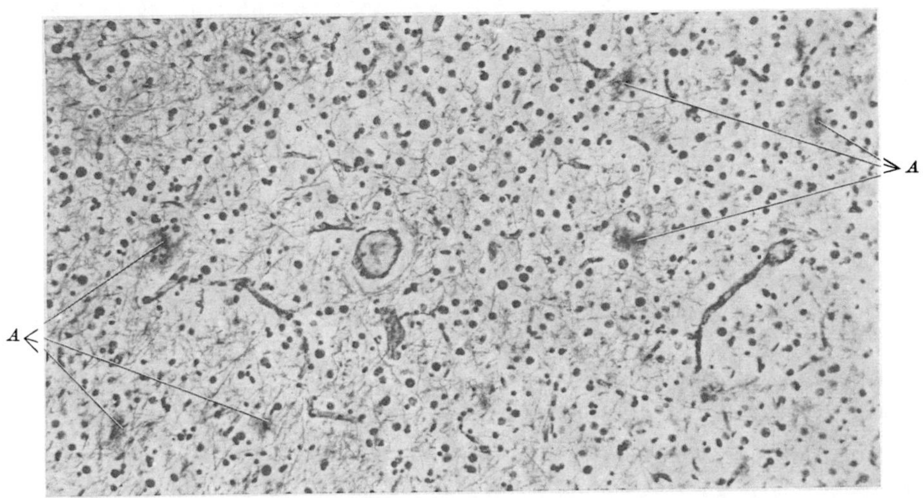

Abb. 57. Fädchenherde und Primitivplaques aus der Rinde eines senilen Hundes. Die argentophilen Strukturen (A) heben sich vom hellen Gewebsgrund klar ab. Eigene Silbermethode.

Freilich kann man diese Feststellungen in der vorgetragenen apodiktischen Art nicht teilen, zumal wenn man gerade nach unseren jetzigen Erfahrungen mit Bestimmtheit sagen kann, *daß die* BIELSCHOWSKY-*Methode für eine gründliche Drusensuche nicht weiterführe*. Die negativen Befunde erwuchsen und erwachsen also nicht zuletzt aus Mängeln der Technik, kann doch das BIELSCHOWSKY-Präparat über die feinsten drusigen Strukturen keine Rechenschaft ablegen. Minutiöse Technik an geeigneten Hundegehirnen war also grundsätzliche Vorbedingung für jeden weiteren Fortschritt. Noch wesentlicher aber scheint ein anderer Gesichtspunkt: Daß es nämlich falsch sei, geradewegs die beim Menschen bekannten Bilder der senilen Plaques mit ihrem Kern, Hof und Kranz beim Tier zu erwarten, wo man sich doch klarmachen muß, daß es auch beim Menschen andersartige und — wie ich mich ausdrücken will — feinere Plaquesbilder gibt. Diese Plaques, als da sind Primitivplaques, Fädchenherde, mannigfache amorphe Plaques weichen auch hinsichtlich gewisser chemischer Eigenschaften und damit hinsichtlich ihrer charakteristischen Färbbarkeit von den Drusen im eigentlichen Sinne des Wortes ab. Gibt es doch Fälle schwerer seniler Entartung beim Menschen, ja Fälle von ALZHEIMERscher Krankheit, bei denen das Gehirn von „amorphen Plaques" übersät ist, ohne daß man gerade bei diesen Beobachtungen schwerer seniler Entartung typische Plaques mit Kern, Hof und Kranz aufzeigen kann. Dabei wurde vorab alles in Frage gestellt, was im Silberbild nur im entferntesten an Kunstprodukte erinnern konnte. Tadellose Silberpräparate mit hellem Untergrund fanden Verwendung.

Bei intensiver Drusensuche im Gehirn seniler Hunde mußte man sich nach „Spähern" umsehen. Solche trefflichen „Späher" — das lernten wir bei der mühevollen Suche nach Plaques im Hundegehirn — sind HORTEGA-*Zellen*, von denen wir am menschlichen alternden Gehirn mit seinen Plaques sehr genau wissen, wie sich diese Zellen radiär um die Plaquessubstanzen stellen und phagozytierend Aufbaustoffe in sich aufnehmen. So suchten wir denn die Rinde seniler

Hunde nicht im Silberbild, sondern im NISSL-Bild nach gerichteten HORTEGA-Zellansammlungen ab, fanden solche und konnten erstmals nach entsprechender Abblendung an Ort und Stelle eigentümlich krümelige, meist metachromatische Massen im Parenchym aufzeigen («substance trichosique filamento-granuleuse» nach DIVRY). *Völlig amorph* waren diese krümeligen Massen gleich amorphen Plaques aus der senilen Hirnrinde beim Menschen — nicht kongophil, jedoch mehr oder weniger zart *argentophil*, als wir gemach lernten, unsere Silberbilder nach diesen feinen Gebilden systematisch abzusuchen und auszudeuten. Solch amorphe

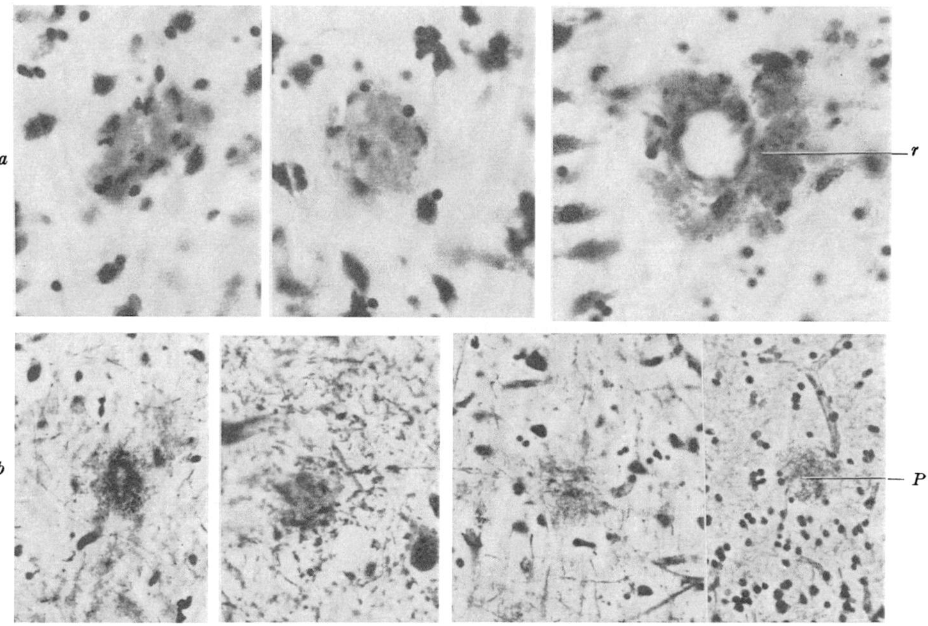

Abb. 57a. Senile Plaques aus der Rinde seniler Hunde. Bei *a* amorphe Plaquessubstanzen, die sich mit Thionin metachromatisch anfärben. HORTEGA-Zellen (an den Kernen kenntlich) umlagern die amorphen Plaques, die bei *r* einem kleinen Gefäß dicht anliegen; bei *b* argentophil imprägnierte Primitivplaques und Fädchenherde, die sich vom hellen Untergrund klar abheben. Die amorphe Plaque im Bild (*P*) stammt aus dem Gehirn eines etwa 65jährigen Eingeborenen aus dem Spital Dr. SCHWEITZERs (Lambarene).

argentophile Plaques bei Hunden lagerten in der gesamten Rinde, vielfach ganz unabhängig von Gefäßen (Abb. 57), manchmal aber auch im engen Anschluß an ein kleines Gefäß (Abb. 57a bei *r*). Sie waren nicht „gefäßabhängig" im engeren Sinn. Vielmehr kamen (wie am senilen menschlichen Gehirn) diese krümeligen Plaquesmassen dort besonders zur Ausfällung, wo zwei physikalisch verschiedene Grenzflächen aneinandergrenzen. Interessant, daß also zuerst nicht zu stark differenzierte NISSL-*Präparate* es waren, die uns die *amorphen Plaques* am senilen Hundegehirn aufzeigten. So konnte eine noch nicht durchgesehene Rindenregion an Hand von HORTEGA-Zellansammlungen im NISSL-Bild nach senilen Plaques durchsucht und im Silberbild überprüft werden. Die Kongorotfärbung war, wie gesagt, bei diesen amorphen Plaques völlig negativ. Wir haben indes bei jüngsten Untersuchungen auch kongopositive Plaques im Frontalhirn eines senilen Hundes gefunden. Die Dinge liegen wie beim menschlichen senilen Gehirn, bei dem die Kongoreaktion massivster amorpher Plaques im allgemeinen negativ ausfällt, wobei man freilich hin und wieder auch in diesen amorphen Massen kleine kongophile Stippchen aufzeigen kann. Abb. 57a zeigt eine Reihe von Bildern amorpher Plaques aus senilen Hundegehirnen sowie auch eine amorphe Plaquestruktur aus dem Gehirn eines senilen Kongoeingeborenen von etwa 65 Jahren aus Dr. SCHWEITZERs Arbeitsstätte in Lambarene. Abb. 57 b lehrt darüber hinaus, daß beim senilen Hund auch Plaques von einer Größe gefunden werden können, *die der seniler Plaques beim Menschen gleichkommt.* — Nirgendwo gelang uns beim Hund bislang der Nachweis, daß die Membrana limitans gliae perivascularis von amorphen Plaquesmassen durchbrochen würde. Die amorphen Substanzen (augenscheinlich aus der Gefäßwand stammend) liegen entweder *innerhalb* des geweiteten Perivasculärraumes (wo man letzten Endes die Grenze zwischen mesodermalem Gewebe und dem Organgewebe selbst suchen zu

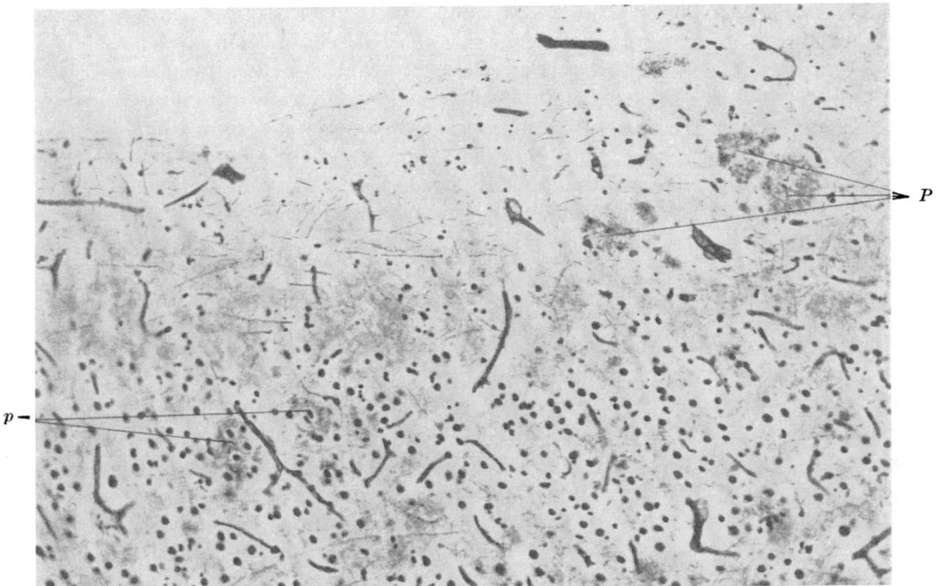

Abb. 57 b. Senile Plaques aus der Hirnrinde eines greisen Hundes und zwar kleine amorphe Plaques (*p*) neben ungewöhnlich großen Plaquesstrukturen (*P*) in der oberen Rinde. Eigene Silbermethode.

dürfen glaubt). Oder aber die Plaquesmassen liegen im Parenchym selbst, unter anderem an die Membrana gliae perivascularis unmittelbar angrenzend — „perivasculär".

Eindrucksvolle Bilder, die dafür sprechen könnten, daß eine krankhafte *Durchlässigkeit des Gefäßendothels* und der übrigen Schichten bei senilen Hunden vorliege, sahen wir indes verschiedentlich. Es wäre so möglich, daß pathologische (toxische ?) Plasmaanteile durch die Gefäßwände diffundieren („Dysorie" von SCHÜRMANN und MCMAHON), ihren Weg ins Parenchym nehmen und im perivasculären Raum oder im Parenchym selber zur Ausfällung gelangen, wobei diese Stoffe als Fremdkörper wirken und HORTEGA-Zellen anlocken. Beim Fehlen aller vitalen Reaktionen in den uns zur Verfügung stehenden Präparaten mit Auflockerung und ungewöhnlicher Anfärbbarkeit des perivasculären Grundgewebes im NISSL-Bild möchten wir hierüber keine bündige Aussage über diese Bilder machen, muß man doch bedenken, daß ein seniler Hund durch Einspritzung von Magnesiumsulfat getötet sein könnte. Ob dadurch „Schrankenstörungen" gesetzt werden, muß erforscht werden.

Beim Studium der senilen Plaques des senilen Hundes kommen wir zu der Auffassung, daß in der Mehrzahl der Fälle die amorphen Plaques durch Fällungen aus dem Parenchym selbst sich herleiten, wobei über die Natur der gefällten amorphen Plaques des Hundes ebensowenig etwas gesagt werden kann wie über die Plaques beim Menschen. Auf die „*Amyloidfrage*" komme ich in ihrer speziellen Auswirkung nicht mehr zurück. Alles Grundsätzliche, was wir für das Plaquesproblem beim Menschen sagten, gilt auch für das Tier, insbesondere die Unterscheidung von „plaquesfähigen Stoffen" und „gefällten Plaques". Vielleicht könnten Fachkollegen, die mich so liebenswürdig mit Material versorgten, das Problem der senilen Plaques am Beispiel von Fütterungsversuchen, Eiweiß- und Fettüberernährung u. dgl. angehen, freilich Arbeiten auf lange Sicht. Wichtigster Faktor wird über allem jedoch immer das in der Keimbahn festgelegte *individuelle biologische Moment* des Alterns der „Spezies Hund" sein, wo uns Modellversuche im Stich lassen[1]. Für unsere künftige Arbeit gilt es darüber hinaus insbesondere zu klären, ob und welche *exogenen* Momente Einfluß auf die unerbittlich ablaufende Synäresis gewinnen, im speziellen, wie es mit der Relation „*Drusenbefund und körperliche Erkrankung*" beim Tier stehe. Am vorliegenden Studienmaterial konnte darauf nicht Rücksicht genommen werden. — Wie interessant ist schließlich die psychiatrische Frage, ob es „senil demente" Hunde mit Plaques gäbe, die sich in ihrem Verhalten von Hunden mit blander Atrophie ohne Plaques unterscheiden. Wir glauben heute schon sagen zu dürfen, *daß eine Differenzierung nicht gelingt.* Der Suche nach ALZHEIMERschen Fibrillenveränderungen am Hundegehirn gilt unsere künftige Arbeit, der sich freilich große technische und Materialschwierigkeiten entgegenstellen. Theoretisch könnten sich nach der Synäresislehre auch beim Hund ALZHEIMERsche Fibrillenveränderungen ausbilden.

Nachtrag zum Plaquesproblem.

Im Hinblick auf die immer noch ungeklärten Fragen über Natur und Genese der senilen Plaques folgende Anmerkung:

Es besteht wohl kein Zweifel, daß eine kolloidchemische Betrachtungsweise der Morphologie und Morphogenese der senilen Plaques einen wesentlichen Fortschritt bedeutet. Freilich werden auch heute bei der Unklarheit der Materie Meinungen über die Plaques genese vorgetragen, wie sie zu Zeiten der ersten Untersuchungen über diesen Gegenstand angeführt wurden (s. dazu PETERS: S. 145/146 seines Lehrbuches). „... Nach anderen Autoren sind die senilen Plaques Produkte *veränderter Glia.* Durch die histologischen Bilder ist nach GRÜNTHAL lediglich die Entstehung der Drusen aus einer *Verdichtung des gliösen Grundnetzes* belegbar. Für einen Teil der Drusen hält es JACOB für wahrscheinlich, daß sie einer Umwandlung des gliös-protoplasmatischen Reticulums im Sinne einer Verdickung und Verdichtung oder aber eines flocken- und fädchenförmigen Zerfalls oder besser Entartung ihren Ursprung verdanken. Bei anderen Formen von Drusen nimmt er die Entartung vorwiegend paraplastischer Substanz als Grundlage an ..." GOODMAN spricht jüngst für die Histogenese der ALZHEIMERschen Fibrillenveränderungen und der senilen Plaques gar von einer (unbewiesenen) *Insuffizienz der Mikroglia.*

Was die Frage nach der *Amyloidnatur der senilen Plaques* anlangt, so wird man sich zu allererst verständigen müssen, was man unter „Amyloid" verstehe. Wenn man unter Amyloid diejenige Erscheinung versteht, welche bei der allgemeinen Amyloidose üblicher Art auftritt, dann ist die Plaquesubstnaz im Gehirn kein Amyloid (LETTERER). Zudem ist gewiß nicht alles Amyloid, was sich mit Amyloidfarbstoffen färben läßt bzw. dessen Reaktionen gibt. Es ist nach LETTERER hinreichend wahrscheinlich, daß „gewisse Amyloidreaktionen gebunden sind an die Kohlenhydrate im Eiweißkörper und es ist selbstverständlich, daß solche Eiweißgruppen bei Abscheidungsprozessen anderer Art auch eimal in besonderer

[1] Für Hunde liegt das höchste Lebensalter in den meisten Fällen unter 20 Jahren. Nach BUSACK wird der Altersbeginn bei Hunden zwischen 5 und 8 Jahren angegeben.

Weise frei und reaktionsfähig werden können, wobei wir dann keineswegs eine Amyloidkrankheit, sondern lediglich eine Eiweißabscheidung mit amyloidähnlicher Reaktion haben".

Herrn Prof. LETTERER verdanke ich weiter folgende Hinweise: Die Entscheidung darüber, ob amyloide Substanz im Gewebe oder im Faserreticulum zur Ablagerung kommt, sei viel weniger eine Frage der allgemeinen humoralen Verhältnisse als eine solche von lokaler Bedeutung. Zweierlei Vorgänge spielen mit herein: eine *Veränderung der Faser* und eine Verschiebung im Blutplasma im Sinne einer *Globulinvermehrung*. Diese Faserveränderungen können ein generalisierter Prozeß sein (generalisierte Amyloidose bzw. Paramyloidose) oder schließlich auch eine lokale Amyloidose, „wobei es eben nur an einigen wenigen Stellen und unter anderem auch im Gehirn in Form der senilen Plaques zur Amyloidablagerung kommt". ... Das einzige, was verändert ist, sind die Globuline, d. h. sie sind vermehrt in Form einer absoluten oder nur relativen Zunahme. Das, was die Amyloidose lokal oder allgemein aber erst effektiv macht, ist die Faserveränderung. Die Faserveränderung führt dazu, daß die Globuline sich zwischen den Fasern ablagern ... und die sog. Amyloidreaktionen dann mehr oder weniger deutlich auftreten". Das Konstanteste ist wohl die Kongorotreaktion, wobei das Kongorot sich in die Ablagerungen in einer bestimmten gerichteten Weise einlagert. Die Methylviolettreaktion ist wohl mehr eine Frage der Grundsubstanzen, die sich an Ort und Stelle befinden und die Jodreaktion gehört wahrscheinlich überhaupt nicht zum Amyloid, sondern ist der Beweis für die Gegenwart eines noch hypothetischen Stoffes im Blutplasma, der in die Amyloidsubstanz imprägniert wird.

Um es nochmal zu wiederholen: Nach LETTERER (der besonders auf die Arbeiten von MISSMAHL verweist) ist also das erste, was man für eine sog. amyloide Ablagerung benötigt, eine Erkrankung der Strukturen d. h. der Faserstrukturen, ob das nun Gliafasern oder Reticulumfasern sind. Daraufhin kommt es erst zur Einlagerung von Eiweißsubstanzen aus dem Blutplasma und das Ganze gibt das sog. Amyloid. Man kann aber dabei weder auf eine sog. Paraproteinose noch auf eine allgemeingültige Ursache, die zu einer totalen Amyloidose führt, rekurrieren. „*Die Gründe, welche zu dieser Fasererkrankung führen, müssen letzthin noch erforscht werden*". Im einzelnen schreibt Herr Prof. LETTERER, der dabei auf die Notwendigkeit der Neueinteilung des Amyloidbegriffes hinweist, folgendes: „Der morphologische Befund an einer Sagomilz, etwa bei einer chronischen Eiterung oder bei einer Tuberkulose und derjenige in einer Druse bei ALZHEIMERscher Krankheit ist, soweit es sich um die färberischen Bedingungen handelt, also Kongorot, etwa Methylviolett, vielleicht auch Jod, vor allem aber auch die Silberfärbung und in erster Linie das polarisationsoptische Verhalten — völlig der gleiche. Dabei ist noch nichts auszusagen über die *Ursachen*, welche zu diesen Faser- und Reticulumerkrankungen geführt haben. Genetisch sind die Dinge wahrscheinlich sehr verschieden, wenngleich sie in ihrem morphologischen Endbild außerordentlich gleichartig sind, nur mit dem Unterschied, daß sie einmal generalisiert über den ganzen Organismus auftreten und einmal nur in bestimmten Organen, wie etwa im Gehirn."

Diese Ausführungen von Herrn Prof. LETTERER wurden vorangestellt um zu zeigen, wie schwierig das Plaquesproblem gerade von der allgemein-pathologischen Seite her heute noch ist. — Es folgen nun einige andere einschlägige Hinweise, wobei auf eigene Ausführungen am Schluß dieses Kapitels verwiesen werden darf.

SCHOLZ hat 1938 darauf hingewiesen, daß die Frage der Amyloidnatur der Plaques heute noch nicht spruchreif sei. „Betrachtet man die Amyloidose in dem engeren Rahmen einer Reaktion des gesamten Organismus auf zerfallendes

Leukocyteneiweiß oder parenteral zugeführte hochmolekulare Eiweißkörper, so kommt eine Gleichsetzung natürlich nicht in Frage. Andererseits kann man an den Übereinstimmungen, die nicht nur die Natur der Substanzen, sondern auch den morphologisch kontrollierten Vorgang ihrer Abscheidung betreffen, nicht ohne weiteres vorübergehen. In beiden Fällen kommen hochmolekulare Eiweißkörper, deren sich der Organismus nicht entledigen kann, zur Ablagerung, einmal in vielen Organen, das anderemal nur in einem, nämlich dem Gehirn" (SCHOLZ). — Wählt man nun für die Plaques ganz allgemein den Ausdruck „Ablagerungen", so drückt man nach meinem Dafürhalten damit aus, daß es sich um die Ablagerungen gewisser *organfremder* Substanzen handle, was bei den senilen Plaques wohl nicht der Fall ist. Plaques entstehen in innigstem Zusammenhang mit dem Ortsgewebe; die örtliche Gewebsstruktur bestimmt das Bild der Plaques wesentlich. In etwas anderem Sinn liegen Anschauungen von DIVRY, der zwar von den senilen Plaques, der ALZHEIMERschen Fibrillenveränderung und den Gefäßveränderungen von «diverses *productions du cerveau* sénile» spricht, dann aber auf eine *«infiltration amyloïde»* oder *«paramyloïde»* zurückgreift. In einer jüngsten Studie frägt indes auch DIVRY: «Sont elles (les plaques) l'expression d'une *condensation* particulière de la substance fondamentale du cortex? Résultent-elles de la *précipitation* d'une substance exogène, c'est á dire étrangère au tissu nerveux? Jusqu'ici, il ne m'a pas été possible de résoudre ce problème; je puis seulement verser au début le document suivant: du plasma sanguin, on peut obtenir la précipitation d'une substance particuliérement labile, correspondant au fibrinogène A de WOOLDRIDGE, qui se présente sous une forme surtout granuleuse, mais parfois filamento-granuleuse, et qui se montre très argentophile, comme la substance trichosique.»

Eindeutig spricht sich KRÜCKE an Hand eines Falles von generalisierter Paramyloidose des Zentralnervensystems dahin aus: „Wenn auch durch diese Feststellung keineswegs alle Fragen über das Altern und besonders das vorzeitige Altern des Gehirns geklärt sind, so kann man doch sagen, daß derartige Vorgänge von Ausfällungen paraproteiner Substanzen aus der Blutbahn im Gewebe, wie sie von SCHOLZ in gleicher Weise bei der drusigen Entartung der Hirngefäße in senilen Gehirnen so eindrucksvoll beschrieben wurden, in Zukunft in Anbetracht des ganz gleichartigen Vorganges bei der Amyloidablagerung im Gehirn bei morphologischen Untersuchungen der senilen Demenz und der ALZHEIMERschen Krankheit zu berücksichtigen sind. Für die Amyloidosen ist das Vorliegen einer Eiweißstoffwechselstörung nachgewiesen, bei den senilen Veränderungen dürfte die Pathologie des Eiweißstoffwechsels erst im Beginn ihrer Erkenntnisse stehen" (im gleichen Sinne bei PETERS).

MISSMAHL und HARTWIG verweisen bei ihren jüngsten polarisationsoptischen mikroskopischen Untersuchungen über die Beziehungen zwischen Drusen und Fibrillenveränderungen im Gehirn bei Senilen und bei ALZHEIMERscher Krankheit wiederum auf Beobachtungen bei Paramyloidose. Sie betonen besonders die Doppelbrechung von reticulären Fasern bei experimentellem Amyloid. Amyloide Rundherde im Knochenmark, in der Milz und in der Nebenniere sollen nach dem Befund der Doppelbrechung in ihrer Struktur den senilen Drusen im Gehirn völlig gleichen. Auf jüngste Studien von MISSMAHL bzw. MISSMAHL und HARTWIG sei ausdrücklich verwiesen. Einzelheiten würden hier zu weit führen.

Bleiben gerade im Hinblick auf die allgemein-pathologischen Ausführungen und Deutungen einige grundsätzliche Anmerkungen: Am Beispiel eines eigenen Falles von *Herdparalyse mit* ALZHEIMER*schen Fibrillenveränderungen und Primitivplaques* konnte dargetan werden, daß hier wie auch beim postencephalitischen Parkinsonismus mit seinen Fibrillenveränderungen die Frage nach der *Amyloidnatur* der Plaques und Fibrillenveränderungen bislang nicht beantwortet werden konnte und auch nicht beantwortet werden kann. — Man spricht bei den ALZHEIMERschen Fibrillenveränderungen mit großer Selbstverständlichkeit davon, daß es sich um eine „Amyloidose der Nervenzellen" handle. Gleiches wird für die Plaques behauptet, obwohl man Fälle aufzeigen kann, deren Fibrillen und Plaques auf *keine der Amyloidreaktionen ansprechen.* Die ALZHEIMERsche Krankheit wird gar als „Amyloidose des Gehirns" definiert (DIVRY, KRÜCKE). Beweise dafür fehlen. Besonders interessant ist unter diesen Fragestellungen die Beobachtung eines Falles von ALZHEIMERscher Krankheit ohne Plaques und Fibrillenveränderungen (s. GRÜNTHAL und WENGER S. 496). *Wäre die ALZHEIMERsche Krankheit eine Amyloidose des Gehirns, dürften ja die prozeßdefinierenden Zeichen, eben die Plaques und Fibrillenveränderungen, in keinem Fall fehlen.* — (Im übrigen handelt es sich doch bei den mitgeteilten Fällen von Paramyloidose um *ganz besondere Raritäten,* die man nur mit großer Vorsicht für die Plaquesgenese auswerten darf. Bei der Paramyloidose wird heute die Bedeutung des Mesenchyms (im Sinne einer veränderten Funktion der Bindegewebselemente) nachdrücklich hervorgehoben. Vergleichspunkte zu den senilen Erkrankungen fehlen hier völlig.) Auch HANS JACOB betont gegenüber den Auffassungen von MOREL und DIVRY, daß bei lokalen Hyperproteinosen auf dem Boden eiweißreicher seröser Entzündungen bisher keine Drusenbildungen beobachtet wurden. Gegenüber der ausgeprägten Argentophilie seniler Drusen zeigen sich paramyloide Substanzen weitgehend argentophob (HANS JACOB). —

Stellen wir am Ende dieses Abschnittes nochmal die Frage, wie man sich das Auftreten gewisser „amyloider" oder „paramyloider" Substanzen — nämlich am Beispiel der jeweils beobachteten ALZHEIMERschen Fibrillenveränderungen (bzw. der „senilen Plaques") beim postencephalitischen Parkinsonismus, bei Fällen von Herdparalyse (v. BRAUNMÜHL), bei Spätformen amaurotischer Idiotie (HALLERVORDEN), ja ganz allgemein bei einer Reihe heredodegenerativer Erkrankungen (spastische Spinalparalyse, amyotrophische Lateralsklerose), nicht zu vergessen die Beobachtung von J. E. MEYER (kombinierte Systemerkrankung im Klein-, Mittel- und Endhirn — Dégénérescence systematisée optico-cochléo-dentelée), ich sage, wie man sich bei all diesen Erkrankungen das Auftreten amyloider oder paramyloider Substanzen in Form von Plaques und Fibrillenveränderungen nach allgemein-pathologischen Gesichtspunkten erklären soll. Die Antwort steht noch aus. Eine unter *allgemein-pathologischen* Fragestellungen unternommene Analyse von Plaques und Fibrillenveränderungen darf an diesen sehr speziellen, jedoch grundsätzlichen Überlegungen einer Neuropathologie nicht vorübergehen. Es bleibt ja immer die elementare Frage, was bei einem krankhaften Prozeß nun *durchgängig* und *prozeßdefinierend* und was nebensächlich, also akzessorisch ist. Bislang sind diese der Neuropathologie geläufigen grundsätzlichen Fragen bei einer allgemein-pathologischen Analyse von Plaques und Fibrillenveränderungen sicher zu kurz gekommen.

δ) Corpora amylacea.

Seit langem gelten die von PURKINJE entdeckten und von WAGNER so bezeichneten Corpora amylacea als Abnützungsprodukte des normalen und kranken Zentralorgans, weshalb wir ihrer kurze Erwähnung tun, für Einzelheiten aber auf Arbeiten von AXMACHER, REDLICH, SAXÉN, STÜRMER (Literatur), SCHMIDT, KAWATA (Literatur) verweisen. Wenngleich man STÜRMER recht geben darf, daß das Vorkommen dieser Gebilde durch Prozesse bedingt sei, welche (wie bei der senilen Involution in physiologischer Weise) ganz allgemein eine chronische Abnützung der parenchymatösen Elemente darstellen, so wird immer daran zu erinnern sein, daß eben außer dem Alter andere Faktoren mit im Spiele sind. Denn Corpora amylacea können auch bei jugendlichen Individuen auftreten. So hat sie, um ein besonders eindrucksvolles Beispiel zu nennen, Tuczek bei einem 9jährigen Mädchen gefunden. Stürmer sieht sie in den 30iger Jahren zuerst auftreten und findet sie vom 40. Lebensjahr an als ständige Erscheinung. Redlich setzt den Termin für ihr Auftreten gegen Ende des 3., Kawata des 2. Lebensjahrzehntes (Kawatas Beobachtung: 24jähriger Mann mit vereinzelten Corpora amylacea am 3. Ventrikel und im Gyrus hippocampi). Wenngleich mit zunehmendem Alter tatsächlich eine Mehrung der Corpora amylacea erfolgt, so besteht doch kein völliger Parallelismus. Die Gehirne fast gleichaltriger Menschen können einen sehr verschieden starken Gehalt an Amyloidkörperchen aufweisen. Hauptkrankheiten spielen hier allem Anschein nach eine bisher unbekannte Rolle (Kawata). Kawata weist darauf hin, daß das Auftreten der Corpora amylacea nicht gleichzeitig an allen sog. Prädilektionsstellen erfolge, sondern nacheinander. Gebiete wie der Gyrus hippocampi und die Seitenventrikel können schon befallen sein, während sonst keine Corpora amylacea zu finden sind. In abnehmender Reihenfolge schließen sich nach Kawata Occipital- und Parietallappen und erst später der Frontallappen an. Die Gebilde selbst erscheinen in ungefärbtem Zustand als runde oder mehr ovale, durchscheinende Scheibchen von hohem Lichtbrechungsvermögen. Manchmal tritt eine konzentrische Schichtung deutlich hervor. Im gefärbten Präparat läßt sich unter Umständen eine Sonderung in einen dunkleren Kern und einen helleren Hof unterscheiden. Doch spricht man besser von einer peripheren Schale als von einem Hof. Die mikrochemischen Reaktionen sind von Stürmer und neuerdings von W. Schmidt (Literatur) ausführlich studiert worden. Als positiv bezeichnet Stürmer die Jodaffinität, die Bestsche Methode, die Nilblausulfatfärbung (tiefblau, wie hauptsächlich Fettsäuren und Seifen) und die Neutralrotfärbung (Fettsäuren und Seifen). Nach W. Schmidt werden die inkonstanten Jodschwefelsäure- und Jodreaktionen durch Behandlung mit verschiedenen, vorwiegend sauerstoffreichen Stoffen verstärkt bzw. hervorgerufen. Bei Anwendung der Perjodsäure-Schiff-Reaktion (Darstellung von Polysacchariden) erscheinen die Corpora amylacea tiefrot gefärbt. Im Silberpräparat treten die Körperchen mitunter als tiefschwarze oder mehr blaßgraue Strukturen hervor. Gerade an solchen argentophilen Amyloidkörperchen läßt sich der tiefdunkle zentrale Kern und die hellere Schale, die manchmal sehr deutlich geschichtet ist, gut analysieren. Über die Entstehung der Strukturen herrscht heute noch keine völlige Klarheit, doch sind die sog. gliogenen und hämatogenen Theorien verlassen. Die lymphogene Theorie, nach der die Körperchen durch Niederschläge aus dem zirkulierenden Gewebssaft entstehen, hat am meisten für sich. Fraglich ist dabei nur die Bedeutung der Glia. Daß die Körperchen, wie Obersteiner und jüngst Ferraro und Damon meinten, in bzw. aus Gliazellen (nach Ferraro und Damon aus Mikroglia und Oligodendroglia) gebildet werden, läßt sich nicht halten. Vielmehr kann man die Bilder durchaus in dem Sinn deuten, daß die Glia, ähnlich wie bei den senilen Plaques, eine abstützende Funktion ausübt und die Corpora amylacea als Fremdkörper behandelt. Man findet Amyloidkörperchen jedenfalls in Gliazellen eingebettet und Alzheimer hat im Säurefuchsin-Lichtgrünpräparat die zarten gliösen Grenzhäutchen der abkapselnden Gliaelemente demonstriert. Daß auch Gliafaserbildung um die Körperchen statthat, ist sicher, ohne der Auffassung von Iwata beizupflichten, daß „circumscripte Aufquellung der Kittsubstanz“ in den Fortsätzen faserbildender Astrocyten für die Bildung der Corpora amylacea verantwortlich sei. Alzheimer sah Bergmannsche Fasern, die die Corpora amylacea so umwickelten, wie man einen Faden um ein Knäuel wickelt. Für die Entstehung der Corpora amylacea darf man wohl daran denken, daß in einer übersättigten Lösung die Ausfällung eines Kolloides durch einen Elektrolyten stattfindet und daß dieser Elektrolyt eine bei dem Abbau der nervösen Substanz aus Eiweißsubstanzen und Lipoiden freiwerdende Phosphorsäure oder Fettsäure ist (STÜRMER). Appositionelle Anlagerung von neuen kolloidalen Massen von außenher kann stattfinden. Der Umstand, daß die Ablagerung gerade vor den als Filterflächen zu betrachtenden Grenzmembranen in so großer Menge statthat (Abb. 58), spricht sehr dafür, daß sie aus den Gewebssäften niedergeschlagen wird (ALZHEIMER). Allerdings gelang es KAWATA nicht, die Ablagerungsstätten der Corpora amylacea mit einem bestimmten cerebralen Lymphstrom in Beziehung zu setzen, wenngleich die Amyloidkörperchen mit Vorliebe entlang von Liquorstrombahnen sich nachweisen lassen. Eine besondere Disposition der befallenen Gebiete für die Ablagerung der Körperchen wird wohl auch eine Rolle spielen. Vielleicht sind jene in der Rückbildung begriffenen Gebiete des zentralnervösen Gewebes (*Ammonshorn*, Praeolfactorius, Velum medullare) besonders disponiert (KAWATA). Die Ablagerungsorte der Corpora amylacea sind von REDLICH und KAWATA erschöpfend behandelt. — Der Vollständigkeit halber sei erwähnt, daß A. SAXÉN zu der Auffassung kommt, die Corpora amylacea seien Gebilde, „die aus den Achsenzylindern durch Zusammenwirken der de- und regeneratorischen Metamorphose“ der letzteren entstünden. Als Frühformen der Corpora amylacea könnten die Wachstumskolben (sog. „cônes de croissance“) angesehen werden, die sich am Ende eines sich regenerierenden Achsenzylinders oder bei Auffaserung und Spaltung des Axonenendes am Ende einzelner Neurofibrillen bilden. „Diese Wachstumskolben werden allmählich größer, bekommen eine aus der fibrillären Glia hervorgegangene Kapsel, die Verbindung mit der Nervenfaser wird aus der einen oder anderen Ursache unterbrochen und wir haben ein typisches Corpus amylaceum vor uns.“ Außer bei der Kapselbildung nehme das Gliagewebe auch insofern an der Entstehung der Corpora amylacea teil, als die syncytialen (die sich regenerierenden Achsenzylinder umgebenden) Gliabänder in den sich neubildenden Neurofibrillen oder an den an ihren Enden entstehenden Wachstumskolben bzw. den Corpora amylacea aufgehen. Die Anschauungen von SAXÉN sind unbewiesen.

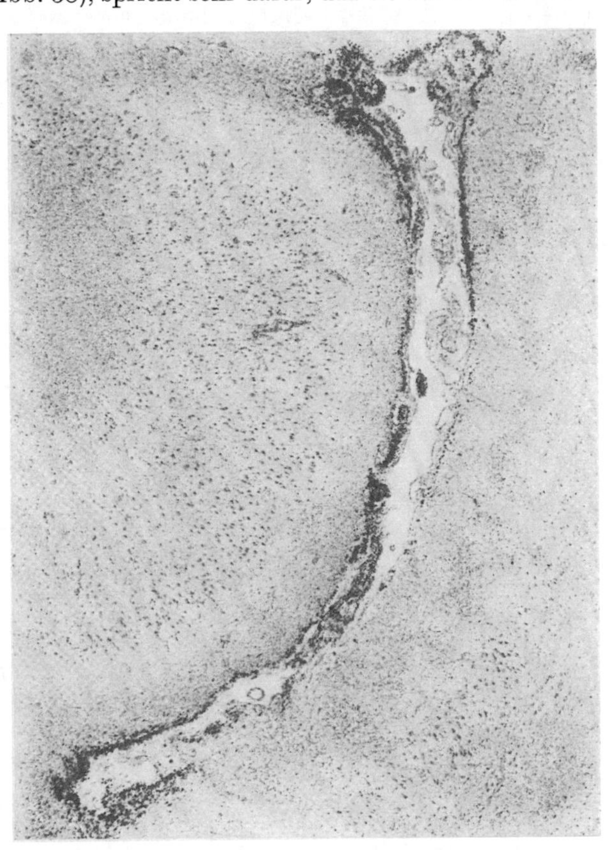

Abb. 58. Haufen von Corpora amylacea in der Grenzschicht der Rinde und in pialen Maschenräumen bei seniler Demenz. NISSL-Bild.

2. Spezieller Teil.

a) Über Art und Ausbreitung des Parenchymprozesses bei der senilen Involution und bei der senilen Entartung.

Nachdem wir in den vorausgehenden Abschnitten eine Reihe morphologischer Veränderungen am senilen und senil entarteten Gehirn studiert haben, versuchen wir Klarheit über *Art* und *Ausbreitung* des eigentlichen Parenchymprozesses zu gewinnen (Abb. 59). Entsprechend der bislang geübten Methode behandeln wir senile Involution, senile Demenz und Alzheimersche Krankheit gemeinsam. Gerade bei jenen Entartungen, die man mit dem Altern in Zusammenhang

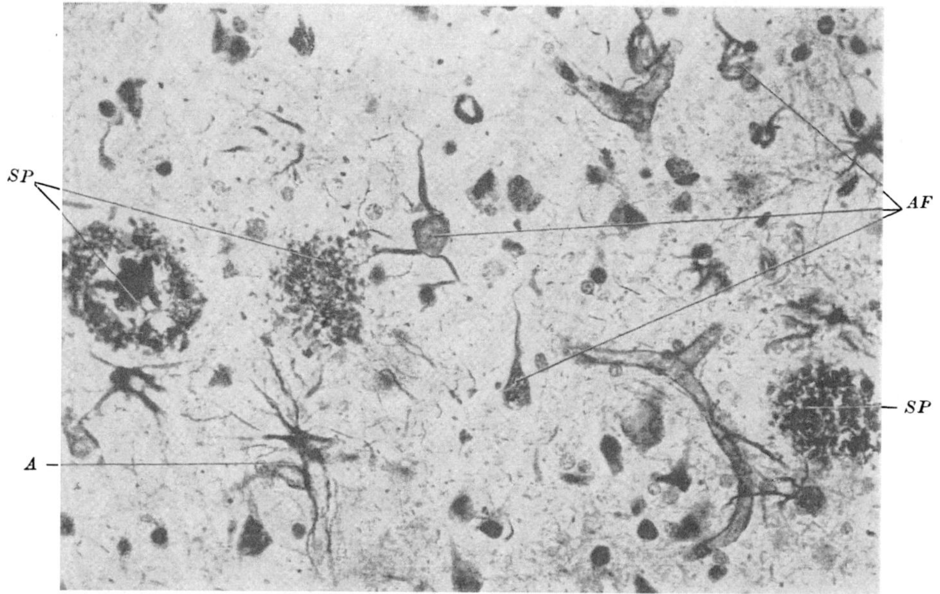

Abb. 59. „Veränderungen im Silberbild“: Senile Plaques (*SP*), Alzheimersche Fibrillenveränderungen (*AF*), Astrocytenwucherung (*A*) und relative Gefäßvermehrung aus einer Rinde bei seniler Demenz. Eigene Silbermethode.

bringen zu dürfen glaubt, kann der Anatom bislang nur gewisse quantitative Unterschiede aufzeigen. Und er muß zugeben, daß auch sie nicht immer weiterhelfen, denn es gibt Fälle klinisch ganz einwandfreier seniler Demenz, die sich anatomisch nicht von mittelschweren Fällen Alzheimerscher Krankheit unterscheiden, oder aber, die hinwieder nicht mehr Plaques und Fibrillenveränderungen aufweisen als Geistesgesunde. Sehr weite Überschneidungen kommen also vor. Immerhin wird man versuchen dürfen, gewisse Beziehungen von anatomischem Befund und klinischem Verlauf herauszuarbeiten; wir werden auf diese Fragestellungen noch zurückkommen. — Vergleichen wir die Stirnhirnrinde eines gesunden Mannes aus den 30iger Jahren mit der Frontalrinde eines 90jährigen, so wird die ziemlich gleichmäßige Verschmälerung von Rinden- und Marksubstanz und die kenntliche Lichtung der Rinde, die sich nicht allein aus einem Ausfall von Parenchymelementen, sondern mehr noch aus einfach atrophischen Vorgängen an den Ganglienzellen herleitet, auffällig. Solche einfache atrophische Vorgänge an Nerven- und Gliazellen kommen bei der senilen Involution am Zentralnervensystem vor; sie sind bislang ob der übrigen Zellschäden vielleicht etwas vernachlässigt worden. Es handelt sich dabei nicht um eigentliche Schrumpfung der Zelle und Verklumpung der Nissl-Substanz, sondern mehr um eine einfache Verkleinerung des ganzen Zellkörpers unter Beibehaltung der Zellform und unter Verschmälerung und Verarmung der Fortsätze (SPIELMEYER). Daß uns die heutigen histopathologischen Methoden über den damit verbundenen Untergang feinster Zellstrukturen oft nichts sagen, wird man bei diesem langsamen Parenchymuntergang immer bedenken müssen. So hat z. B. ALZHEIMER am senilen Rückenmark mit seiner einfacheren Struktur an Hand von Säurefuchsin-Lichtgrünpräparaten gezeigt, daß bei der Pigmentatrophie der Ganglienzellen neben einem Erhaltenbleiben ihrer großen Formen ein massenhafter Untergang feinerer nervöser Gewebsbestandteile stattfinden kann, indem weitverzweigte

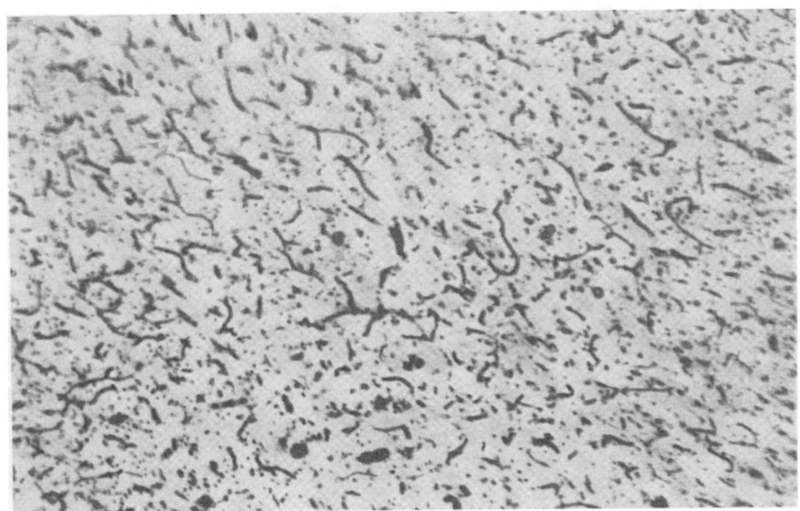

Abb. 60. Relative reticuläre Gefäßvermehrung in einer senilen Hirnrinde. Schwere senile Demenz. Eigene Silbermethode.

Dendriten der Zellen und die feinen, an sie herantretenden Achsenzylinder wie die pericellulären nervösen Anordnungen zugrunde gehen.

Da die Prinzipien der Rindenerkrankung bei der senilen Entartung viel eindrucksvoller hervortreten und prinzipiell den bei der senilen Involution beobachteten entsprechen, behandeln wir sie an Hand von Fällen seniler Entartung. Hier, wie auch bei dem einfach senil-involutiv veränderten Gehirn kann die Rindenlichtung außerordentlich gering sein; oft wird man sich erst unter Zuhilfenahme von Vergleichspräparaten in etwa darüber klar. In anderen Fällen wieder sind bei Senilen wie bei Senil-Dementen Ausfälle deutlich. Bei genauen Untersuchungen lassen sich zwanglos gewisse Typen der Rindenreduktion herausstellen. In langdauernden Fällen betrifft die Rindenlichtung gleichmäßig das ganze Band. Häufig und ausgeprägt ist eine Schädigung der 3. Schicht. In anderen Fällen sind die drei oberen Schichten kenntlich gelichtet, während die untere Rinde tadellos erhalten ist. Ein auffallendes Zusammenrücken der erkrankten Laminae tritt gerade in solchen Fällen in Erscheinung. Besonders deutlich sieht man das auch, wenn man die sog. relative reticuläre Gefäßvermehrung in einer senil entarteten Rinde studiert, wo schichten- und fleckweise die zum Teil wandverdickten endothelreichen Capillaren besonders eng zusammenliegen und so Gefäßwucherungen vortäuschen (Abb. 60). Doch bleiben auch die unteren Schichten von Ausfällen nicht verschont. Die 5. und 6. Schicht weisen besonders gern Lichtungen auf. STIEF hat darauf hingewiesen, daß in vielen

Fällen seniler Muskelstarre gerade die unteren Rindenschichten mit in den senilen Prozeß einbezogen werden. Die häufige Schädigung der 3. Schicht wird von allen Untersuchern erwähnt. Die speziellen Nervenzellveränderungen sind schon ausführlich besprochen. Schrumpfungserscheinungen treten namentlich an den Zellen der oberen Rinde (2. Brodmannsche Schicht) besonders deutlich in Erscheinung. Die zellige Glia zeigt sich in der Rinde vermehrt. Namentlich in den tieferen Schichten und an der Rindenmarkgrenze tritt kleinzellige Gliaproliferation besonders deutlich in Erscheinung. Gliarasen findet man in der Molekularschicht. Die Verdichtung und Verdickung der Randgliaschicht ist sehr wechselnd; die Windungstäler scheinen bevorzugt. Das Markscheidenbild bietet wenig. Wohl scheinen hin und wieder die Tangentialfasern und supraradiären Geflechte gelichtet; aber das sind nur unbedeutende und schwer exakt nachweisbare Veränderungen. Die Marchi-Methode zeigt nirgendwo Zerfall von Markfasern auf. Varicöse Auftreibungen der Fasern, wie man sie namentlich in den oberen Schichten zu sehen bekommt, sind ohne besondere Bedeutung. Im Fettbild wird die Art der Zellerkrankung sehr deutlich. Überall zeigen sich die lipoiden Pigmentstoffe vermehrt; die Gliazellen sind mit solchen beladen. Gelbes Pigment lagert auch in Gefäßscheiden und in Adventitiazellen. Die gliaarmen Schichten (2 und 3a) führen wenig Gliafett; streckenweise Verstärkung der Speicherung wird beobachtet. Im Mark erscheinen die Markleisten gegenüber den tieferen Anteilen bevorzugt, wobei Gellerstedt auch hier wieder eine periphere Zunahme der Veränderungen feststellen konnte. Diese „periphere Lipoidose“ des Markes war gewöhnlich im Frontal-Orbital- und Temporalgebiet am stärksten. Das Mark der vorderen Zentralwindung zeigt sich zumeist eher etwas fettärmer als das der hinteren. — Es braucht nicht eigens betont zu werden, daß der ganze Modus des Gewebsabbaues sich im gliösen Verband vollzieht. So ist der senile Parenchymprozeß auch in seiner stärksten Ausbildung das Paradigma für den Typ des fixen Abbaues. Das Gliafaserbild zeigt die Faserglia in Rinde und Mark vermehrt. Im Mark, wo uns schon im Zellbild die kleinzellige Gliavermehrung auffällt, folgen dickere Gliafasern den Gefäßen. In der Rinde erscheint die gliöse Deckschicht verbreitert. Feine lange Fasern strahlen bis in die oberen Schichten ein und schließen sich Gefäßen an (Abb. 61). Das Cajal-Bild stellt die Astrocyten gut dar. Sie liegen in den oberen Schichten zahlreicher und dort oft in Abständen ziemlich regelmäßig verstreut. Auch in der Marksubstanz sind sie deutlich vermehrt; um die Gefäße lagern sie dichter. Das Eisenbild zeigt in der Rinde im Senium meist leichte + bis ++ granuläre

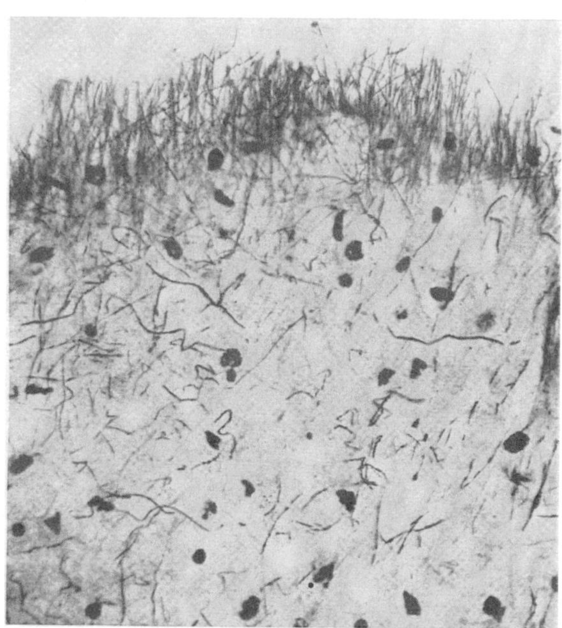

Abb. 61. Pinselförmig vorwuchernde Faserglia im Rindensaum bei schwerer seniler Demenz (70jähriger). Holzer-Bild.

Speicherung[1], die namentlich die Oligodendroglia besonders im Bereich der kleinen supracapillären Ästchen (GELLERSTEDT) betrifft. Selten nehmen HORTEGA-Zellen an der granulären Speicherung teil. Diffuse Durchtränkung als Vorstufe granulärer Speicherung kommt vor. Interessant ist das Vorkommen feinster Eisengranula in BETZschen Pyramidenzellen (LHERMITTE, GELLERSTEDT), die an Stärke dem Eisengehalt der Rinde nicht parallel geht. Nach GELLERSTEDT sind die motorische Rinde (insbesondere die A. giganto-cellularis und die A. para-

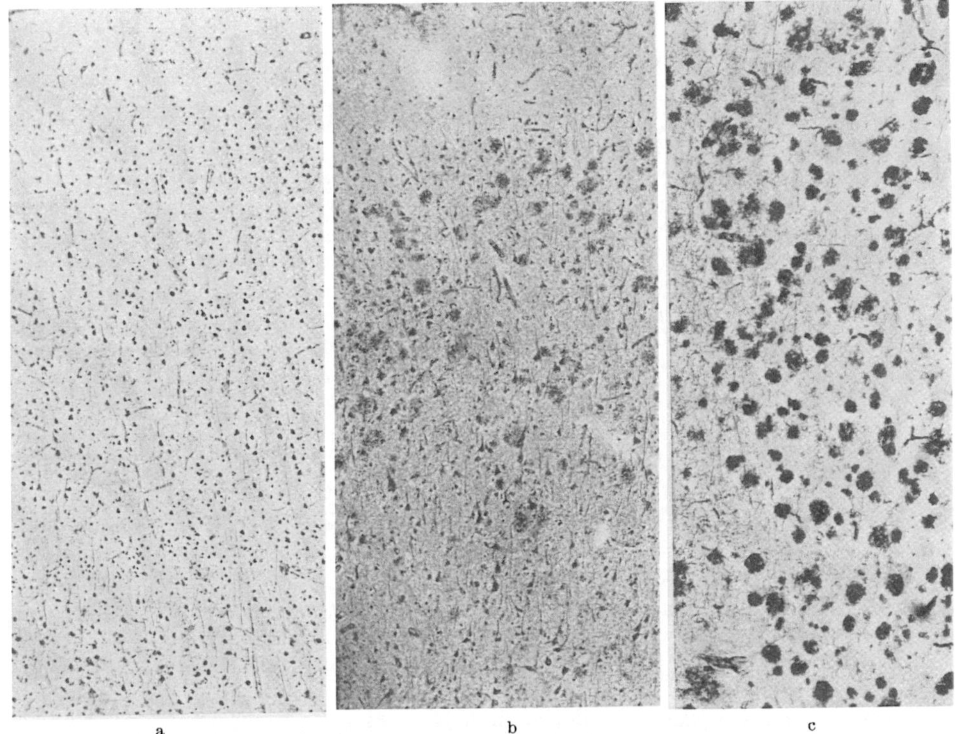

Abb. 62a—c. Übersichtsbilder über die Frontalrinde bei einem 80jährigen geistig klaren Greis (a) ohne Plaques und bei einem 72jährigen Senil-Dementen (b) mit zahlreichen Drusen in allen Rindenschichten, endlich bei einer schweren ALZHEIMERschen Krankheit (c) mit massenhaften, stark argentophilen großen Plaques, die die gesamte Rindenbreite einnehmen. Eigene Silbermethode.

und peristriata) durch ihre kräftige Eisenreaktion ausgezeichnet. Unter Umständen kann man in der motorischen Rinde schon eine makroskopisch deutliche Reaktion erhalten. Molekularzone und die tieferen Schichten (von 3b ab) sind am ausgiebigsten betroffen. VICQ D'AZYRscher und (bei höheren Graden) BAILLARGERsche Streifen heben sich schon makroskopisch ab. Der Eisengehalt in den einzelnen Areae schwankt. Auf die vordere Zentralregion folgt die hintere; es schließen sich Frontal-Orbital- und Temporalrinde und zuletzt die lateralen Occipitalgyri an. Im Großhirnmark findet man öfter diffuse Durchtränkung; in Gefäßnähe nimmt sie gewöhnlich an Stärke zu. In manchen Fällen kommt spärliche granuläre Speicherung in Oligodendrogliazellen vor. Spitzenwärts

[1] Als Speicherung 1. Grades (+) bezeichnet GELLERSTEDT bei seinen Eisenuntersuchungen am alternden Gehirn einen Immersionsbefund von nur vereinzelten, nicht in jedem Gesichtsfeld zu findenden Gliazellen mit ganz wenigen (1—3) Körnchen. Beim 2. Grad (++) sind solche Zellen spärlich und beim 3. Grad reichlich und mit 4—6 oder mehr Körnchen beladen und in jedem Gesichtsfeld der betreffenden Region zu sehen.

in den Markleisten häufen sich nach GELLERSTEDTS Befunden die Granula; Lamina VIb kann mit dem angrenzenden Markanteil unter Umständen schon makroskopisch als feiner blauer Streifen heraustreten. Nach unseren Erfahrungen sind die Befunde an Eisenbildern in der Hirnrinde recht wechselnd; es gibt jedenfalls Fälle schwerer seniler Entartung, wo man in der Rinde so gut wie keine Eisenspeicherung aufzeigen kann. (Genaue Eisenuntersuchungen bei ALZHEIMERscher Krankheit fehlen.)

Suchen wir die Hirnrinde bei Senil-Dementen im Silberbild ab, so werden wir so gut wie immer auf jene argentophilen Substanzen stoßen, die wir in ihren morphologischen Einzelheiten ausführlich besprochen haben (Abb. 62b): Senile Plaques lagern namentlich im Windungstal und seiner Umgebung besonders dicht; auf der Höhe der Windung nehmen sie an Zahl gewöhnlich ab. Zahl und Größe der Drusen kann in den einzelnen Schichten sehr verschieden sein. Im allgemeinen lagern Plaques in der 2. und 3. Schicht am zahlreichsten; namentlich Lamina III erscheint in schweren Fällen übersät. Wenn auch die oberen und unteren Schichten nicht von Plaques verschont bleiben, so nehmen sie doch an Zahl wie an Größe ab. (MARINESCO und MINEA geben für die Drusenverteilung in einzelnen Schichten folgende Reihenfolge an: 3., 5., 1.. 2., 6. Schicht; nach BOLSI sind Plaques in Lamina I und VI am seltensten.) In der Molekularschicht findet man kleine Plaquesexemplare oder Formen im Sinne der Fädchenherde und Primitivplaques; doch kann man ausnahmsweise auch einmal Riesenplaquesstrukturen im Molekularsaum finden. Im allgemeinen folgen die Plaques in ihrer Ausbreitung über das Gehirn den sonstigen Zeichen seniler Parenchyminvolution. Nach SIMCHOWICZ sieht man sie in fallender Frequenz in der Frontal-, Ammonshorn-, Subikular-, Präsubikular-, Temporal-, Parietal-, Zentral- und Occipitalregion. GRÜNTHAL will keine eigentlichen Prädilektionsstellen angeben. Sicher ist jedenfalls, daß die Occipitalregion (von Ausnahmefällen abgesehen) am spärlichsten Plaques aufweist. Betont sei, daß gerade Primitivplaques ganz unregelmäßig über die Rinde verstreut sind. Im Markanteil fehlen Drusen ganz oder sind spärlich. Wenn sie dort vorhanden sind, wie beispielsweise öfter bei schweren Fällen ALZHEIMERscher Krankheit, so bevorzugen sie die Rindenmarkgrenze, wenngleich hin und wieder auch im tiefen Mark eine Druse angetroffen wird. — Das eigentliche nervöse Fasergeflecht des Grundgewebes ist nach BIELSCHOWSKY und BRODMANN bei der senilen Demenz über die ganze Rindenbreite hin stark gelichtet. Fasern aller Kategorien scheinen ziemlich gleichmäßig davon betroffen zu sein. An der Bildung des noch leidlich dichten intercellulären Fasergeflechtes sind zahlreiche, verhältnismäßig gut erhaltene Dendriten beteiligt. Auch in Gebieten schwerer Erkrankung findet man oft Zellexemplare kleinerer Art, welche Gestalt und Dendriten auffallend gut konserviert haben (BIELSCHOWSKY und BRODMANN). Die eben genannten Autoren weisen noch mit ALZHEIMER darauf hin, daß in der senilen Hirnrinde stark veränderte und fast normale Bezirke eng nebeneinander liegen. Im Fibrillenbild findet man nach ihren Untersuchungen Inseln von normal aussehenden Zellen, die von schwer verändertem Gewebe umschlossen werden.

Unsere kurze Übersicht über die Rindenerkrankung mußte bei den mannigfachen individuellen Besonderheiten schematisieren und konnte nur die wichtigsten Gesichtspunkte herausgreifen. Die verschiedenen Typen der Rindenschädigung, die man an einem großen Material herausarbeiten kann, habe ich gestreift. Im übrigen ist die Menge jener drusigen Bildungen für das Aussehen der Rinde von großer Bedeutung. Das wirkt sich ebensosehr im Zellbild wie im Markscheiden- und Faserbild aus. Das Maximum an Rindenschrumpfung, an Abweichungen der Art der Rindenreduktion, an Ablagerung seniler Plaques, an Markfaserausfällen und zelliger und faseriger Gliaproliferation kann man bei Fällen finden, die klinisch unter der Diagnose ALZHEIMERsche Krankheit gehen.

Zum Studium der *Ausbreitung* der einschlägigen histologischen Veränderungen über das Zentralorgan halten wir uns wieder an die senile Entartung. Im Prinzip könnte man diese Prozeßausbreitung auch an einem Gehirn mit sehr ausgesprochenen senil-involutiven Veränderungen studieren. Entsprechend dem makroskopischen Bild finden wir auch bei mikroskopischer Untersuchung die Rinde des Hirnmantels keineswegs gleichmäßig stark betroffen. Nach übereinstimmenden Angaben ist die frontale Rinde am regelmäßigsten und ausgesprochensten erkrankt. Es folgt die temporale Rinde, die in besonderen Fällen wieder schwerer betroffen sein kann als das Stirnhirn. Gewöhnlich finden sich auch in der parietalen Rinde Veränderungen; sie sind allerdings schwächer als die in der temporalen. Viel weniger geschädigt ist die motorische Rinde, in der allerdings STIEF bei seinen Fällen seniler Muskelstarre Ausfälle und Verminderung der großen Pyramidenzellen gefunden hat. K. BALTHASAR hat in mühevollen Studien die „Lebensgeschichte" der Riesenpyramiden- und großen Pyramidenzellen der vorderen Zentralwindung des Menschen untersucht. In denjenigen Zellen, deren Kern in der Mitte oder oberhalb der Mitte gelegen ist, liegt das „lipophile Zentrum" basal in der Zelle, in den Zellen mit basal gelegenem Kern apikal (Auszählung von 1774 Zellen). Bei embryonalen und kindlichen Gehirnen liegen die Kerne der untersuchten Zellen überwiegend basal, später überwiegt dagegen die zentrale oder apikale Kernlage. Bei besonders starker Lipofuscinansammlung in höherem Alter kommt bei den zentronucleären Zellen zu dem basalen Lipofuscinherd noch eine apikale Lipofuscinansammlung hinzu. Diese Bipolarität ist aber nur für diese eine Zellart charakteristisch. — Plaques zeigen sich dort sehr spät und sind klein. Am wenigsten nimmt die occipitale Rinde, insbesondere die Calcarinaformation, am Involutionsprozeß teil. Die ALZHEIMERsche Krankheit folgt im wesentlichen denselben Prinzipien der Ausbreitung; ja, jene frontalen, temporalen und parietalen Atrophietypen sind hier oft am ausgesprochensten. Hinzu kommt freilich daß bei manchen Fällen dieses Leidens der Parenchymprozeß in der Parieto-Occipitalgegend besondere Betonung findet. In solchen Fällen trifft man dann deutliche Rindenschrumpfung, massige Fasergliose in Rinde und Mark und ausgeprägte Markfaserdefekte gerade im Scheitel- und Occipitalhirn. Auch Drusen häufen sich außerordentlich. Bei der einfachen senilen Involution habe ich nie diese ausgesprochene Miterkrankung parieto-occipitaler Rindenfelder gesehen. Bei der senilen Demenz findet man indessen öfter ausgeprägte Schädigung des Parietalhirns. — Bevor wir die Hirnrinde verlassen, müssen noch jene Veränderungen studiert werden, die senile Entartungsvorgänge am Ammonshorn hervorrufen, von dem SIMCHOWICZ seinerzeit sagen konnte, daß dieses phylogenetisch alte Gebiet ontogenetisch einen rascheren Involutionsprozeß durchzumachen scheint. Schon physiologischerweise zeigen die Zellen der einzelnen Bandabschnitte des Ammonshorns Unterschiede in der Baustruktur, namentlich

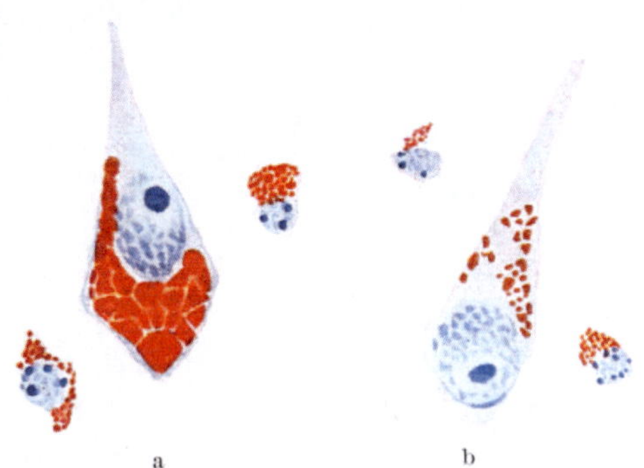

Abb. 63 a u. b. Ganglienzellen mit gliösen Trabantzellen aus dem lockeren (*a*) bzw. dem dichten (*b*) Band des Ammonshorns bei HERXHEIMERscher Fettfärbung. Die Bilder stammen von ein und demselben Fall von seniler Demenz. Sie zeigen die Verschiedenheiten nach Art und Ausmaß pigmentatrophischer Vorgänge in Nerven- und Gliazellen.

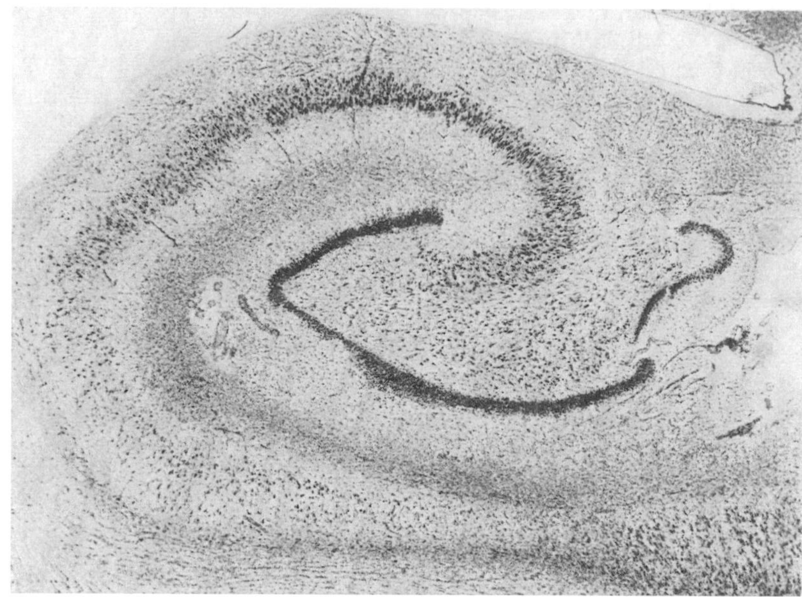

Abb. 64. „System-“ oder „Parenchymtyp“ der Ammonshornschädigung bei atrophisierenden Prozessen, hier am Beispiel der ALZHEIMERschen Krankheit. NISSL-Bild.

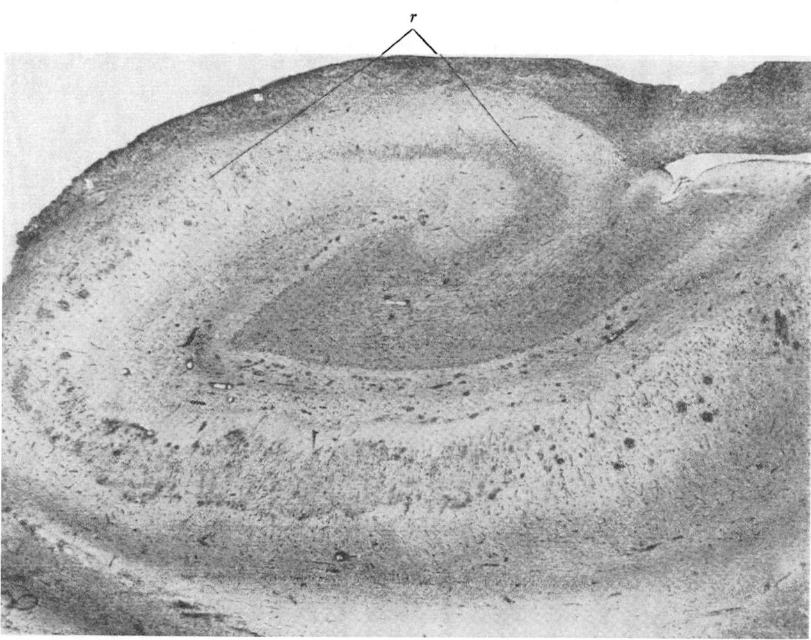

Abb. 65. Ammonshorn bei ALZHEIMERscher Krankheit mit massenhaft senilen Plaques und Fibrillenveränderungen im SOMMERschen Sektor und in angrenzenden subiculären Gebieten. Man beachte das Freibleiben des sog. „resistenten“ Bandanteils (r). LEVADITI-Methode.

in der Anordnung physiologischer Fettsubstanzen innerhalb des Zellplasmas (Abb. 63). Die Zellen des dichten Bandabschnittes sind ausgesprochen lipophil. Sie enthalten schon bei jüngeren Individuen reichlich körnige Fettgranula, die

Zellen des schmalen Bandes hingegen viel weniger davon. Feinere Unterschiede ergeben sich noch insofern, als die Zellen des lockeren Bandes das Fett in feinsten

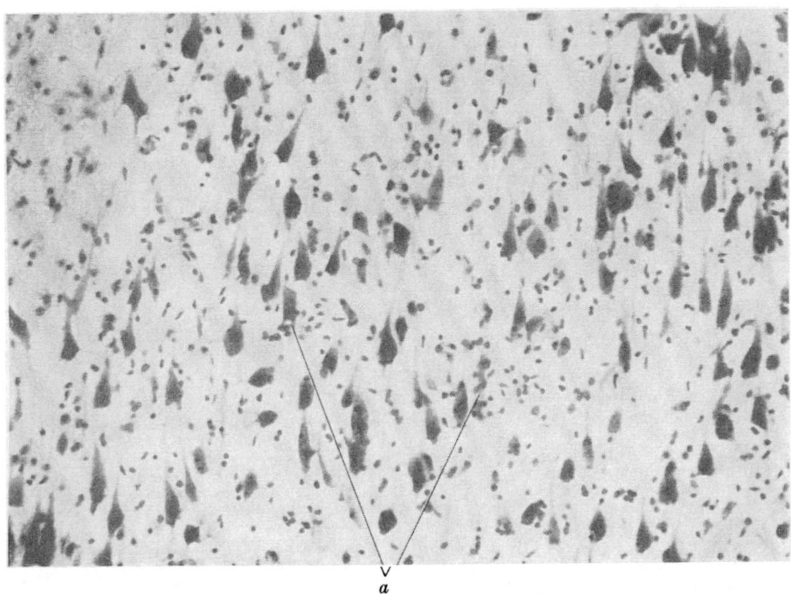

Abb. 66. Ammonshorn bei seniler Demenz. Gegend des lockeren Bandabschnittes. Deutlicher Nervenzellausfall, neuronophagische Bilder um untergehende Nervenzellen (*a*); sehr ausgeprägte Stäbchenzellwucherung. NISSL-Bild.

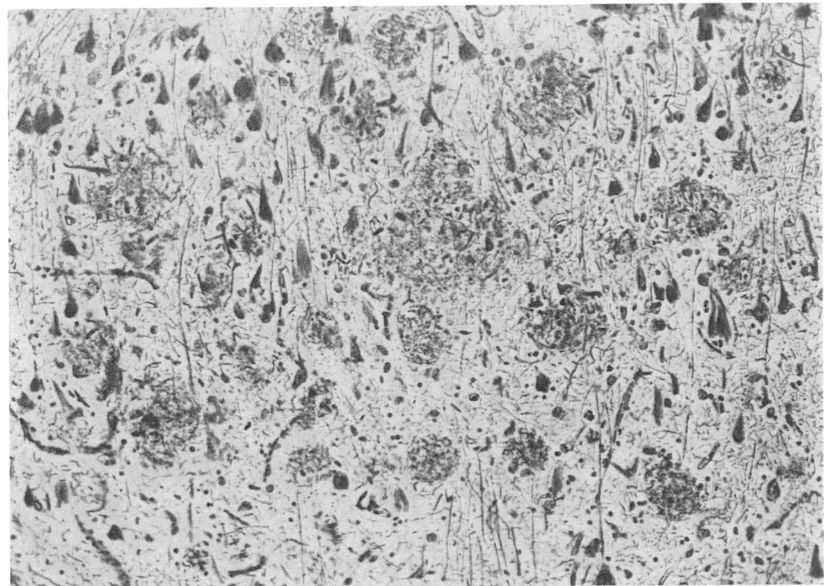

Abb. 67. Aus dem Ammonshorn bei seniler Demenz. Gegend des lockeren Bandabschnittes (entspricht ziemlich genau dem in Abb. 66 wiedergegebenen Bezirk). Große kernarme Plaques; ausgeprägte ALZHEIMERsche Fibrillenveränderungen. Eigene Silbermethode.

Tröpfchen über die Zelle hin verstäubt aufweisen, während im dichten Band viel gröbere Fettballen liegen (OBERSTEINER, WEIMANN, GRÜNTHAL). Bei alten

Individuen werden diese Verhältnisse besonders klar. Auch Unterschiede in der Art der Lipoidspeicherung in der Ortsglia werden besonders deutlich. Die Glia des dichten Bandanteils enthält nämlich besonders viel Fett, dies im Gegensatz zu den fettarmen Gliaelementen im schmalen Bandabschnitt. Es ist wichtig, diese Bauunterschiede im Hinblick auf die in der Folge zu behandelnden Gewebsveränderungen zu kennen[1]. Man weiß seit langem, daß vor allem jenes „lockere Band“ des SOMMERschen Sektors (der ECONOMOs Area HE. Iβ entspricht), besonders früh und intensiv vom senil-atrophischen Prozeß ergriffen wird. Die Pyramidenzellen sind dort früh im Sinne der ALZHEIMERschen Fibrillenveränderungen erkrankt, wobei verschiedene Erkrankungstypen unterschieden werden

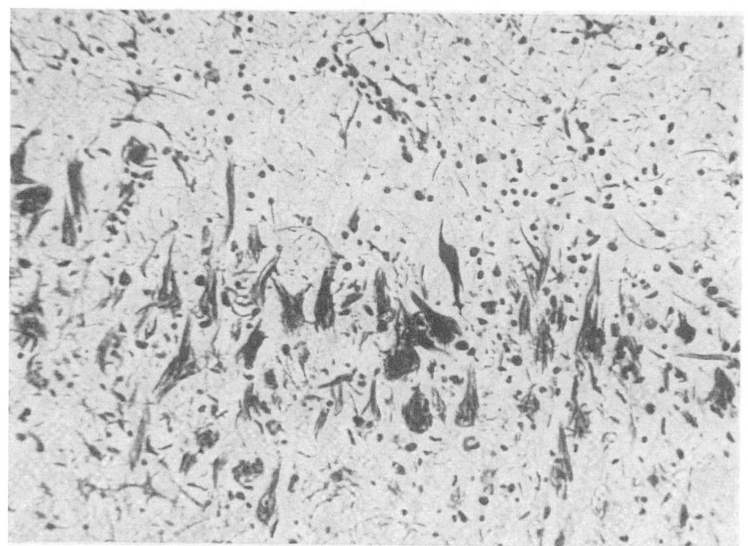

Abb. 68. Ganglienzellen des dichten Ammonshornbandes mit sehr ausgeprägter ALZHEIMERscher Fibrillenveränderung. ALZHEIMERsche Krankheit. GORRIZ-Methode.

können (Abb. 64 und 65 als Übersichtsbilder, Abb. 66, 67 und 68 als Ausschnitt). — Gehen wir gegen das dichte Band des Sektors zu, so hört mit dieser Tektonik in sehr vielen Fällen die ALZHEIMERsche Zellerkrankung auf. Erst in einigen wenigen Fällen seniler Entartung habe ich im Anfangsabschnitt des dichten Zellbandes Nervenzellen mit sehr ausgeprägter ALZHEIMERscher Fibrillenerkrankung gesehen (Abb. 68). Die granulo-vacuoläre Zellentartung findet sich hingegen gerade hier häufig, wobei es in schweren Fällen auch zur Ausbildung fädiger und netzartig angeordneter Strukturen in den erkrankten Ganglienzellen kommt, wie das in Abb. 13 gezeigt wird. Plaques finden sich im lockeren Band meist zahlreich; im dichten Band sind sie sehr selten, klein und so gut wie immer ohne Kernbildung. Auch im Endblatt sind Plaques spärlich und oft kernlos. Fibrillenveränderungen sind hier selten; noch seltener sind sie in der Fascia dentata. Gegen das Subiculum hin nimmt die ALZHEIMERsche Fibrillenveränderung gewöhnlich ab, um im Praesubiculum spärlicher zu werden. Ausnahmen kommen vor, das gilt ganz besonders für die ALZHEIMERsche Krankheit, wo Fälle zu finden sind, die keine Zelle in genannten Gebieten ohne Fibrillenveränderungen lassen. In der Hippocampusrinde ist das Prädilektionsgebiet der ALZHEIMERschen Fibrillenveränderung die

[1] Einzelheiten und Abbildungen s. bei v. ECONOMO: Zellaufbau der Großhirnrinde des Menschen. Berlin: Springer 1927.

Area uncinata (ECONOMO), Area entorhinalis (BRODMANN). — Die großen Nervenzellen der 2. Schicht dieses Feldes sind sehr oft im Sinne der ALZHEIMERschen Fibrillenveränderung verändert. VOGT sah bei einem Fall von BIELSCHOWSKY besonders die 3. Schicht verändert, was aber nicht durchgängig ist. GRÜNTHAL vermerkt, daß in der Area uncinata ein regelmäßiges Befallensein einzelner Schichten nicht nachzuweisen sei. In der Area paruncinata sind die großen Zellhaufen („Glomeruli") häufig erkrankt. Interessant sind Angaben von GELLERSTEDT, daß die Häufigkeit der Fibrillenveränderung in der Ammonshorn-Hippocampusformation in occipitaler Richtung allmählich ab-, nach dem Uncus jedoch

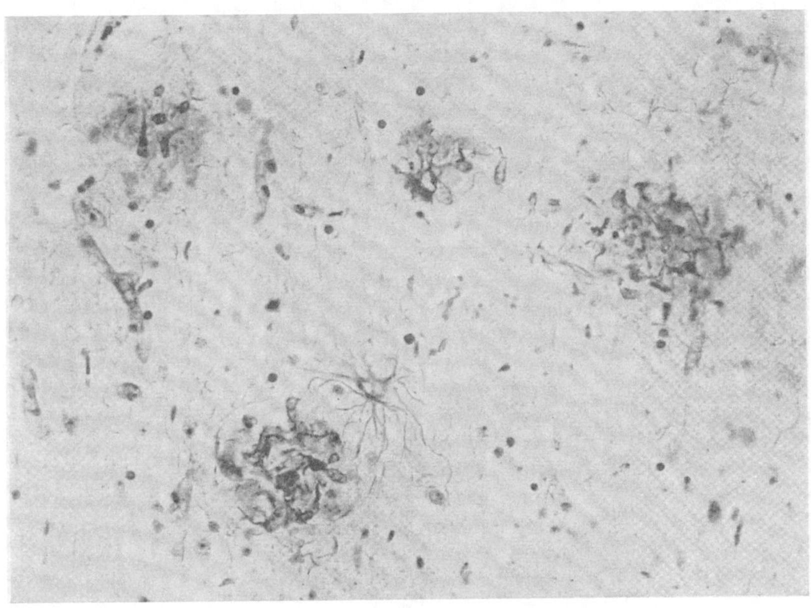

Abb. 69. Senile Plaques aus dem Ammonshorn bei ALZHEIMERscher Krankheit. Die kugelförmigen amorphen Plaqueshaufen sind von gewucherten HORTEGA-Zellen umlagert. Modifizierte HORTEGA-Methode.

zunehme. Wichtig ist die Beobachtung, daß die Drusen- und übrigens auch die Fibrillenbilder im Bereich der einzelnen Rindenformationen sehr wechseln. Ein so gut wie immer plaquefreies Gebiet muß noch vermerkt werden; es ist die Area praesubiculi granulosa limitans. Nochmals sei erwähnt, daß man von einzelnen Plaques und ALZHEIMERschen Fibrillenveränderungen im lockeren Ammonshornband bei seniler Involution bis zur schwersten Schädigung der ganzen Ammonshorn- und Hippocampusformation bei seniler Entartung und namentlich bei ALZHEIMERscher Krankheit alle Übergänge findet. Während sich bei der senilen Involution im Zellbild des Ammonshorns kaum nennenswerte diffuse Lichtungen im lockeren Band des Sektors sowie in der anschließenden Area pyramidalis subiculi simplex (HE. 1 β, ECONOMO) finden, treten bei seniler Entartung und bei ALZHEIMERscher Krankheit ausgeprägte und unseres Erachtens arttypische Ausfälle auf: Es kommt vor, daß die Area subiculi simplex so gut wie ganz ausgefallen ist; oder man findet nur unregelmäßig verstreute, geschrumpfte Ganglienzellen. In diesen schweren Fällen greifen die Ausfälle auch auf die Area subiculi glomerulosa (HE. 12) über, wobei sich bei einer frontalen Schnittführung in der Mitte des Gyrus hippocampi ein schwerst geschädigtes (subiculares) und besser erhaltenes präsubiculares Gebiet in geschwungener

Begrenzungslinie deutlich voneinander absetzen. In diesem Atrophiezentrum häufen sich auch zellige und faserige gliöse Proliferation; gerade hier kann man mitunter auch recht ausgedehnte granuläre Eisenspeicherung in Oligodendroglia- und auch Hortega-Elementen finden. Gegen den dichten Bandanteil zu trifft man auch bei schwerer Ammonshornschädigung wieder mehr und mehr gut erhaltene Zellinseln. Bei mittelschweren Fällen sieht das subiculäre Pyramidenzellband wie „ausgenagt" aus. Das dichte Band selbst ist auch im Zellbild so gut wie immer gut erhalten; schwere Zellsklerose und kenntliche Ausfälle sah ich nur in einigen wenigen Fällen von Alzheimerscher Krankheit. Einen

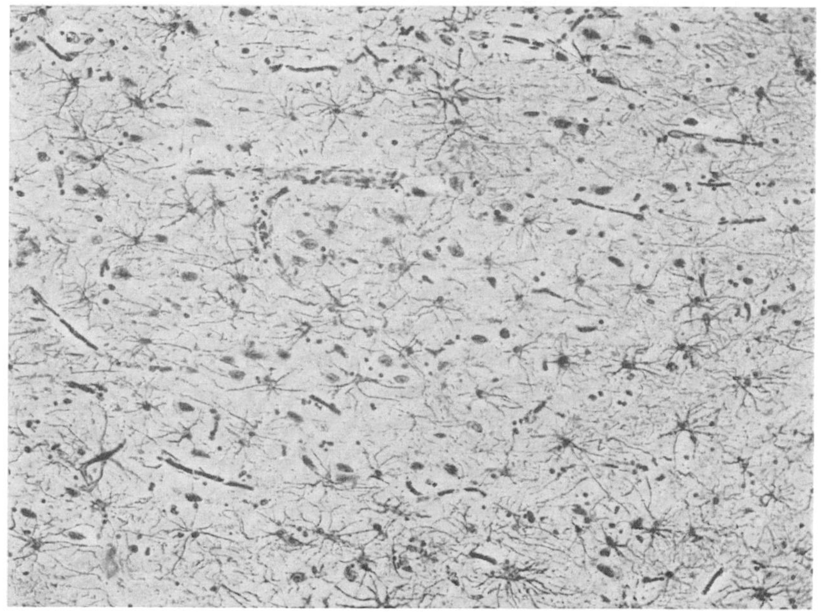

Abb. 69 a. Ammonshorn bei seniler Demenz. Gegend des lockeren Bandabschnittes. Mächtige Astrocytenwucherung. Gorriz-Methode.

kurzen Hinweis verdienen noch die Gliaverhältnisse dieses Hirnteils. Schon im normalen Senium kann im Endblatt des Ammonshorns (namentlich in den Ecken der Fascia dentata) Fasergliose deutlich werden. Unter krankhaften Bedingungen finden sich nicht nur im Endblatt große zellige Gliaelemente und Faserbildner; vielmehr kommt es zu ausgesprochener Astrocytenproliferation im geschädigten lockeren Band des Sektors (Abb. 69a). In seltenen Fällen kann man von einer ausgesprochenen „senilen Ammonshornsklerose" sprechen. — Charakteristisch sind noch Veränderungen in der Ammonshornformation, wie wir sie bei Fällen seniler Entartung und namentlich bei Alzheimerscher Krankheit eigentlich nie vermissen. Bekanntlich gibt es in dieser Gegend Deck- oder Gliaschichten, die durch Einstülpungen oder Verwachsungen meist in die weiße Substanz der Ammonshorn-Hippocampusformation zu liegen kommen. Diese Gliastreifen nennt Weigert „Kielstreifen". Diese Kielstreifen erscheinen oft schon für das freie Auge verbreitert; im Gliafaserpräparat ist hier grobe Faserbildung sehr deutlich. — Eisenbild: In der Molekularschicht des Ammonshorns sah Gellerstedt immer makroskopisch +-Reaktion, im mikroskopischen Bild fast nur Speicherung in Oligodendrogliazellen. Das Pyramidenband (besonders des Subiculums) zeigte öfter denselben mikroskopischen Befund; im Präsubiculargebiet ist die markreiche Molekularschicht betroffen. GELLERSTEDT hebt für diese Hirngegend hervor, daß die granuläre Speicherung sich offenbar und vorzugsweise an die markreicheren Rindenteile halte.

Die Darstellung zeigt, daß die Ammonshornformation bei den uns interessierenden Krankheiten in ganz ausgesprochener Weise in Mitleidenschaft ge-

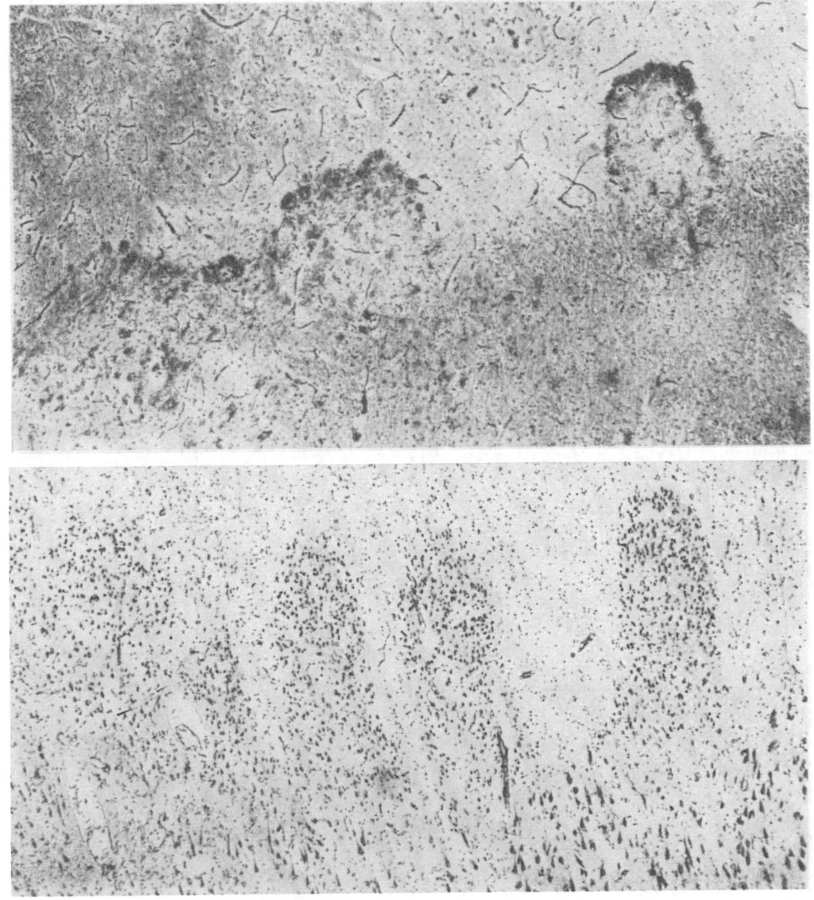

Abb. 70. Oben: Zapfenförmig vorspringende Plaqueshaufen aus der Area praesubicularis granulosa. Eigene Silbermethode. Unten: NISSL-Bild aus der Area praesubicularis granulosa zum Vergleich.

zogen wird. Die senilen Ausfälle sind insonderheit keine Ausfälle vom ,,vasalen Typ'', also nicht symptomatischer Art und den epileptischen Ammonshornausfällen keineswegs gleichzustellen. Wir haben es vielmehr mit einer *Prozeßerkrankung* dieser Formation zu tun. Daß auch im Alter symptomatische Schädigungen auf dem Boden von Gefäßfunktionsstörungen erwachsen, ist sicher, und es ist zuzugeben, daß in diesem oder jenem Fall konstellative Faktoren eine Rolle spielen. Mitunter kann man an der Art der Zellerkrankung die Bedeutung ,,vasaler Faktoren'' ablesen. An Hand des Gliafaserbildes darf man sich allerdings nicht an die pathogenetische Analyse der senilen Ammonshornsklerose machen. Daß es sich bei den Ammonshornschädigungen tatsächlich um Prozeßerkrankungen handelt, mögen wir auch aus vergleichenden Betrachtungen der Ammonshornschädigung bei der PICKschen Krankheit entnehmen. Wir können bei diesem Leiden völlig gleiche Gewebsbilder und Ausfallstypen vorfinden, von denen wir hier mit Sicherheit sagen können, daß vasale Momente ohne pathogenetische Bedeutung sind.

Auch die *zentralen Ganglien* nehmen an der senilen Involution und Entartung teil. Gerade hier tritt die Einförmigkeit und die Dürftigkeit der morphologischen Bilder besonders in Erscheinung; zudem sind individuelle Schwankungen nach Intensität und Ausbreitung des atrophisierenden Prozesses besonders deutlich. Makroskopisch können wir in Parallele zur allgemeinen Atrophie der Hirnrinde eine gleichmäßige Verkleinerung des ganzen Stammganglienabschnittes finden. Mitunter erscheint das Striatum in seinen kranialen Anteilen sehr deutlich abgeflacht. Auch Pallidum und subpallidäre Zentren, Substantia nigra, Corpus Luysi sind gleich dem Thalamus gleichmäßig verschmälert. Es handelt sich zum Teil um einfache Schrumpfungserscheinungen, wie beispielsweise im lateralen oberen und namentlich im medialen Kern des Thalamus. Sicherlich erkranken alle diese Kerne primär mit. In manchen Fällen ist mir eine ausgesprochen rostbraune Verfärbung des Pallidums und der roten Zone der Nigra aufgefallen. Eine konzentrische Atrophie können wir gerade im Stammganglienbereich in sehr klarer Weise bei Senil-Dementen und Alzheimer-Kranken antreffen. Im histologischen Bild ist der zweifelsohne vorhandene Schwund des Grundgewebes schlecht zu fassen. Die Parenchymelemente sind zusammengerückt. Ausfälle können nicht sicher aufgezeigt werden; jedenfalls sind sie nicht bedeutend. Dann gibt es Fälle von seniler Involution und namentlich von seniler Entartung, bei denen man im *Striatum* auf einen unverkennbaren Ausfall von Ganglienelementen, und zwar von großen Nervenzellen, stößt. Die noch erhaltenen großen Ganglienelemente sind gerade in solchen Fällen reich an lipoidem Pigment. Deutliche Zellschädigung im Sinne einer Aufblähung oder einer Lockerung des Zellplasmas sind gewöhnliche Bilder; Sklerosen sind seltener. Die kleinen Zellelemente sind durchweg viel besser erhalten. Nur sind sie reicher an Pigmentstoffen und weniger gut anfärbbar. Ausfälle kleiner Nervenzellen sah ich vereinzelt in kranialen Schwanzkernabschnitten. Fünfgeld gibt an, daß bei seinen Alzheimer-Fällen die großen Zellen des Caudatum etwa um ein Drittel vermindert waren. Die kleinen Zellen des Putamens zeigen sich dabei gut erhalten. Die zellige Glia ist vermehrt; Faserbildner, die Lipofuscin speichern, liegen im Parenchym verstreut. Das Abnutzungspigment kann stark vermehrt sein. Nach Gellerstedt kann man unter Benützung der Pigmentatrophie als Gradmesser sagen, daß zuerst das Pallidum und die großzelligen lateralen Kerngruppen des Thalamus befallen werden; es folgen die großen Putamenzellen und die medialen Thalamusanteile. Das Grenzgebiet zwischen Pallidum und Putamen scheint bevorzugt; hier wie in lateralen Thalamusgebieten und in Claustrumzellen kommt es zu grobkörniger Pigmententartung. Auf die besonders eindrucksvolle Pigmententartung der Zellen des Nucl. subst. innomin. sei besonders hingewiesen. — Eisenspeicherung kann völlig fehlen. In anderen Fällen (namentlich bei schwerer seniler Entartung) fällt die diffuse Eisendurchtränkung der Markfaserzüge besonders auf. In den Markstrahlen speichern Oligodendrogliazellen Eisen; im Striatum können sich Astrocyten, Oligodendroglia- und Hortega-Zellen daran beteiligen. Nach meinen Erfahrungen überwiegt die feingranuläre Speicherung in der Oligodendroglia, wenn man auch große speichernde Astrocyten zu sehen bekommt. Im Markscheidenbild erscheint das Striopallidum oft ganz intakt. Manchmal sieht man allerdings Veränderungen, die an den Vogtschen Status marmoratus erinnern. Es handelt sich um fleckförmige Anhäufungen von dunkel gefärbten Markscheiden mit dazwischenliegenden hellen Partien. Dünne Markfasern laufen ziemlich regellos durcheinander und zeigen sich namentlich in Gefäßnähe verdichtet (STIEF). Im Pallidum sind Lichtungen der Markfasern nichts Ungewöhnliches (Abb. 71). Die Linsenkernschlinge zeigt öfter deutliche Ausfälle. Die Markfasern selbst sind schmal und blaß (OSEKI). Senile Plaques finden sich im Striatum, wie viele Untersucher übereinstimmend feststellen, selten. Ausnahmen kommen vor, wie die Abb. 72 und 73 zeigen. BOUMANN und BOCK fanden allerdings bei 9 Fällen (von 10 untersuchten) neben Plaques in der Rinde solche auch in Stammganglien. Sie glauben, daß frühzeitige Einwirkung der Fixierungsflüssigkeit (Schnitt durch das Gehirn) in ihren Fällen günstige Vorbedingungen für ihre Darstellung geschaffen hat. Wir haben auf die Bedeutung

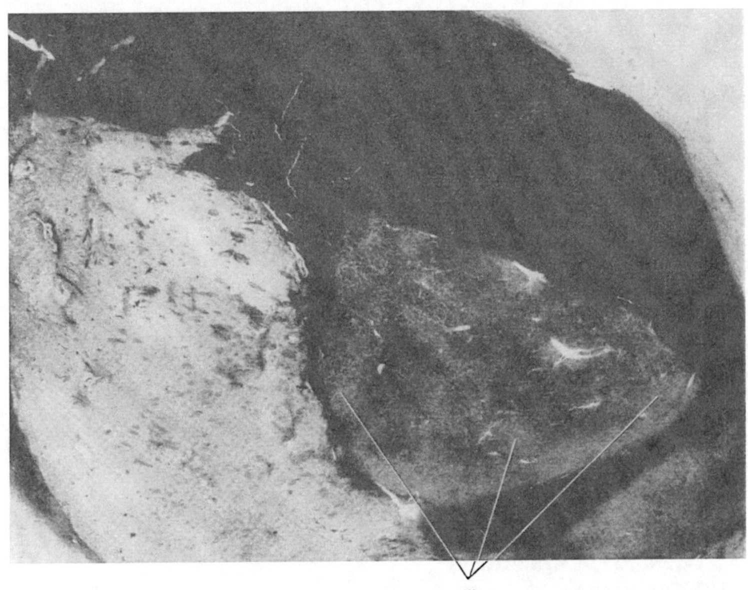

Abb. 71. Striopallidum bei einem Fall schwerer seniler Demenz. Fleckförmige Markfaserausfälle (*m*) im Globus pallidus. Markscheidenfärbung nach SPIELMEYER.

solcher Fixierungseinflüsse geachtet, können aber nichts für die BOUMAN-BOCKsche Auffassung beitragen, sondern nur das spärliche Vorkommen der Plaques bestätigen. Übrigens können Ungeübten Fehlschlüsse unterkommen, insofern, als kleine Markinseln im Striatum, die sich je etwas dunkler imprägnieren, für Plaques oder argentophile Verdichtungen gehalten werden. Auch wenn die ganze Rinde mit Drusen übersät ist, findet man nach unseren Erfahrungen im *Pallidum* nur selten Plaques. Das hat auch für die ALZHEIMERsche Krankheit Geltung, bei der wir nur in zwei ausnehmend schweren Fällen kleine, sehr kernreiche hof- und kranzarme Plaques gefunden haben (Abb. 74). Auch FÜNFGELD sah bei ALZHEIMERscher Krankheit im Pallidum einzelne drusenähnliche Verdichtungen. VISSER und FRETS haben bei ihrem Fall neben Fibrillenveränderung im Pallidum und in der Substantia nigra in beiden Kernen Plaques nachweisen können. Die ALZHEIMERsche Zellerkrankung ist im Strio-Pallidum nicht häufig; man sucht so erkrankte Ganglienzellen am besten bei schweren Fällen ALZHEIMERscher Krankheit (große Nervenzellen des Striatum!). — Gefäßveränderungen im Bereich des Stammganglienabschnittes sind bei alten Leuten recht häufig. Es handelt sich zumeist um Hyalinisierung der Gefäßwände. Mehr Beachtung fand die damit einhergehende, oft recht ausgesprochene

Erweiterung perivasculärer Lymphräume mit Schwund des umliegenden Parenchyms und intakter Glia. Diese Bilder, die man auch in der Groß- und Kleinhirnrinde und zumal in Markanteilen des Schläfenlappens ganz gesunder Greise antreffen kann, bezeichnet man als „état criblé" (P. Marie) oder als Criblüren (O. und C. Vogt). Bei der Paralysis agitans hat letztere Erscheinung große Beachtung gefunden (s. dort). Simma hat sich ausführlich mit *Thalamusveränderungen* bei seniler Demenz und Alzheimerscher Krankheit befaßt und dabei festgestellt, daß sich die Thalamusveränderungen bei Alzheimerscher Krankheit wesentlich von denen bei seniler Demenz unterscheiden. So sah Simma (7 Fälle

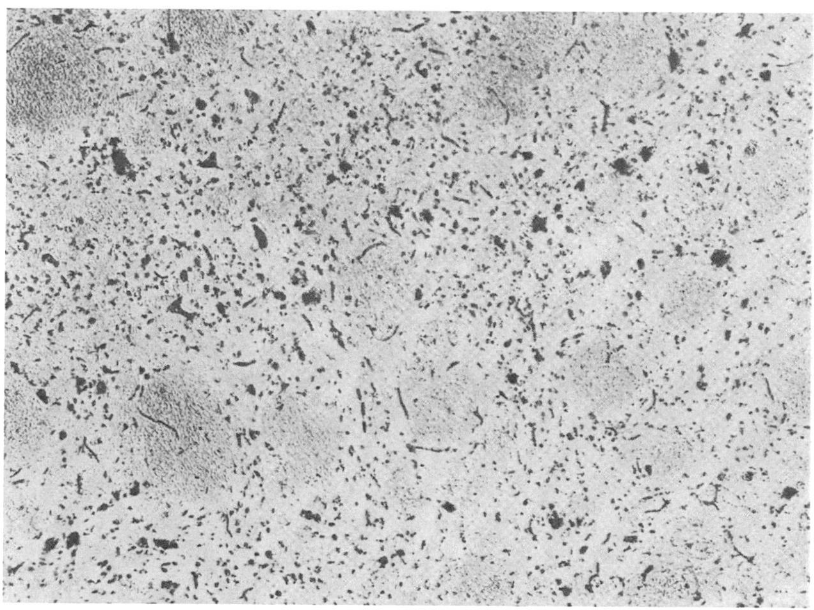

Abb. 72. Plaquesbildung im Schwanzkern. Senile Demenz. Eigene Silbermethode.

von seniler Demenz) im Thalamus lediglich wechselnd starke perivasculäre Verödungsbezirke und mitunter „etwas dichte Zellagerung", die auf einen gewissen Faserschwund und den allgemeinen Wasserverlust zurückzuführen seien. „Mit Vorsicht" dürfe deshalb angenommen werden, daß bei seniler Demenz im Thalamus weder primäre, durch den Krankheitsprozeß unmittelbar verursachte, noch sekundäre, d. h. retrograd bedingte Ganglienzellausfälle mit Sicherheit nachgewiesen werden können. Die Rindenausfälle erreichen nach Simma offenbar bei seniler Demenz nie oder äußerst selten jene Grade, die Voraussetzung für das Auftreten grober (und damit sichtbarer) retrograder Nervenzellausfälle im Thalamus sind. — Bei Alzheimerscher Krankheit hingegen sind (abgesehen von leichten Fällen) im Thalamus unterschiedlich starke Nervenzellausfälle festzustellen (Simma), die durchwegs retrograden Veränderungen entsprechen, weil sie stets nur in jenen Kernen auftreten, die nachweislich mit den am stärksten veränderten Rindenteilen in Verbindung stehen. (Die mitunter im Thalamus nachweisbaren senilen Plaques werden von Simma als „primäre Veränderung" gewertet. Siehe dazu später.) Die retrograden Thalamusveränderungen sind nach ihrer Lage von den Rindenausfällen abhängig. Entsprechend der Beteiligung von Stirnhirn und temporoparieto-occipitaler Region finden sich die Herde meist im gleichen Thalamusabschnitt. Bei Schädigung der Frontalrinde ist hauptsächlich der Nucl. internus (mediodorsalis) retrograd degeneriert (Einzelheiten bei SIMMA). — Rindenausfälle der temporoparieto-occipitalen Region zeigen retrograde Degenerationen in beiden Pulvinarkernen sowie in den hinteren (im Pulvinar gelegenen) Lateralkernen, im Nucl. lat. princ. 6 und Nucl. lat. princ. 7. *Klinisch* lassen sich nach SIMMA die Ganglienzellausfälle in der Rinde als auch die retrograden Thalamusherde eher mit der Krankheitsdauer denn mit der Krankheitsschwere in Parallele bringen. Nach dem gleichen Autor verbirgt sich wohl hinter jeder ausgeprägten, lange bestehenden Stirnhirndemenz eine sichere retrograde Degeneration der mit dem Frontalhirn verbundenen Thalamuskerne

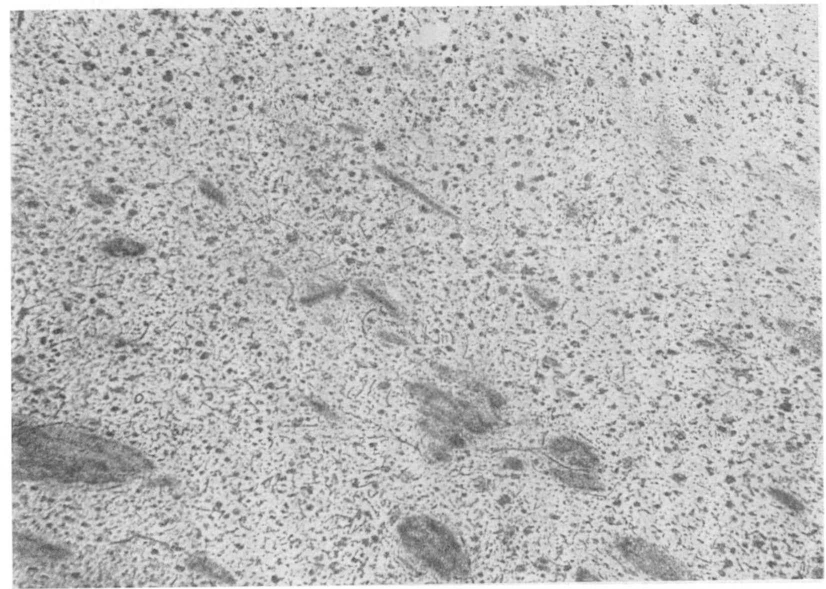

Abb. 73. Enorme Plaquesbildung im Schwanzkern. ALZHEIMERsche Krankheit. Eigene Silbermethode.

(Demenz bei alleiniger bilateraler Schädigung des Stirnhirnmarkes oder des Nucl. mediodorsalis) (GRÜNTHAL, STERN, SIMMA). — Die *Substantia nigra* weist bei der reinen senilen Involution wenig charakteristische Veränderungen auf. Das Parenchym erscheint zusammengerückt; so gut wie immer findet man einige untergehende Ganglienelemente. Es kommt dabei zur Ausstreuung von melaninhaltigem Pigment, das in den Zellen der Ortsglia und bei starker Ausbildung in perivasculären Gliamänteln und Adventitiazellen der Gefäße gespeichert wird. Neuronophagische Bilder werden beobachtet. Wirklich schwere Ausfälle sind bei der senilen Involution ebenso selten wie bei der senilen Demenz und bei der ALZHEIMERschen Krankheit. In der roten Zone ist der Nervenzellausfall deutlicher; vor allem wird Abnutzungspigment von schwarzer oder grüner Deckfarbe gegen die Gefäßscheiden hin abgeführt. Kleinzellige Gliavermehrung ist kenntlich; sie wird aber mehr durch Zusammenrücken der Elemente, denn durch Proliferation betont. Die Veränderungen dürfen sicher als Ausdruck senilen Parenchymabbaues gewertet werden. Zudem finden sich in diesem Hirngebiet hin und wieder senile Plaques und ALZHEIMERsche Fibrillenveränderungen, dies, soviel wir sehen, nur bei der senilen Demenz und bei der ALZHEIMERschen Krankheit.

Der Befund der ALZHEIMERschen Fibrillenveränderung in der Substantia nigra bei der senilen Entartung ist deshalb beachtenswert, weil ja auch beim postencephalitischen Parkinsonismus in diesem Bereich Alzheimersche Fibrillenveränderungen gefunden werden (Fénjes und besonders Hallervorden und zuletzt ausführlich v. Braunmühl). An einem eingestellten Schnitt könnte man tatsächlich daran denken, differentialdiagnostische Überlegungen zwischen diesen beiden Erkrankungen anzustellen. Wie überall, entscheidet der gesamte Gehirnbefund und nicht zuletzt die Tatsache, daß wir es im Narbengebiet der chronischen Encephalitis im allgemeinen mit einigen wenigen veränderten Zellen zu tun haben, und weiter, daß bei der senilen Demenz Gewebsbilder mit so intensivem Ganglienzelluntergang unbekannt sind. (Daß man bei den verschiedensten

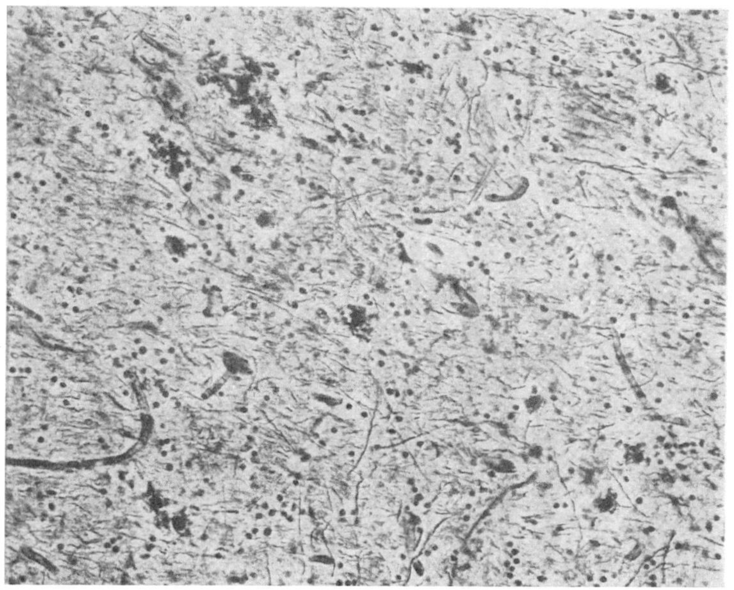

Abb. 74. Senile Plaques im Pallidum. Alzheimersche Krankheit. Eigene Silbermethode.

Encephalitiden nach Alzheimerschen Fibrillenveränderungen suchen muß, zeigt die Beobachtung 3 von Malamud, Haymaker und Pinkerton, über Einschlußencephalitis. Die Autoren fanden bei einem 17jährigen Mädchen, das im 10. Lebensjahr unter Anfällen, Muskelsteifigkeit, Bewußtlosigkeit, Abnahme der Sprache, Nachlassen der Sehkraft, Schwäche der Extremitäten und schließlich völliger Demenz erkrankte, außer weitgehender Entmarkung der zentralen weißen Substanz und lymphocytären und plasmacellulären Infiltraten in den Hirnhäuten sowie perivasculären Infiltraten in der Rinde, im Thalamus, in Nigra, Brücke und Zahnkern zahlreiche Alzheimersche Fibrillenveränderungen in eben diesen Gebieten.)

In *vegetativen Kerngruppen* erreicht die Pigmentatrophie bei seniler Involution und Entartung nach unseren Erfahrungen nie besondere Grade. Auch Gellerstedt sagt, daß die Nuclei tuberis und tubero-mamillares paramediani und paraventriculares und die Corpora mamillaria nur selten stärker geschädigt sind als die Thalamuskerne. Gleiches gilt auch für die Zellgruppen des zentralen Graues. Auch die zellige und faserige Gliawucherung ist in den erwähnten Kernen keineswegs stark vermehrt. Senile Plaques findet man hin und wieder in sämtlichen dieser Kerne. Die Bildungen bleiben aber immer spärlich und sind klein. — Noch wenig untersucht ist die Mitbeteiligung basaler Hirnteile bei der senilen

Involution und Entartung. Bei Senil-Dementen fand DIVRY in den hypothalamischen Kernen (Nucleus supraopticus und paraventricularis, Nucleus tuberis, Nucleus infundibulo-mamillaris, Corpus mamillare und dazugehörige Substantia reticularis) senile Plaques, und zwar bei 35 untersuchten Fällen 30mal (86%). ALZHEIMERsche Fibrillenveränderungen konnten bei 22 von den untersuchten 35 Fällen nachgewiesen werden (63%). Im Nucleus supraopticus und paraventricularis fehlten die Fibrillenbilder. Im MALONEschen Kern sah DIVRY kugelige Zelleinschlüsse, die bei Amyloidmethoden ansprachen. Für die ALZHEIMERsche Krankheit haben HERZ und FÜNFGELD eingehendere Angaben gemacht. Im Hirnstamm zweier einschlägiger Fälle zeigten sich vereinzelt Plaques. (Vordere basale Teile des Putamen, zentrales Höhlengrau und Pallidum.) ALZHEIMERsche Fibrillenveränderungen ließen sich im Thalamus, im Pallidum und im Basalkern nachweisen. Im Tuber cinereum und im zentralen Höhlengrau waren die großen Zellen geschädigt, während die kleinen Zellen intakt erschienen. Der Nucleus paraventricularis war deutlich gelichtet, der Nucleus mamillo-infundibularis fast ganz verschwunden; die Nuclei tuberis und pallido-infundibularis und das Corpus mamillare wiesen deutliche Verringerung ihrer Zellen auf. Die Degeneration großer Zellen in vegetativen Gebieten ließ sich durch die Brücke bis zum dorsalen Vaguskern im ganzen zentralen Höhlengrau verfolgen. HILPERT führt eine Erkrankung des Nucleus ambiguus auf. STERN vermerkt, daß eine besondere graduelle Abstufung innerhalb der einzelnen Mittelhirnzentren, vor allem eine besondere lokale Betonung der physiologischen Involution in einem bestimmten Kern nicht festzustellen sei. Was die Pigmentatrophie betrifft, so gibt es nach STERN Kerne, die eine besonders starke Neigung dazu zeigen,vor allem der Nucleus ruber, die „vegetativen" Augenmuskelkerne, die Zellen der mesencephalen Trigeminuswurzeln, aber auch die übrigen Zentren erleiden in beträchtlichem Maße diese Veränderung, und eine ausgesprochen „lipophobe" Formation gibt es hier nicht; dabei sehen wir von den kleinsten Ganglienzellen ab, für die hier dasselbe gilt wie in der Hirnrinde, im Striatum und im Rückenmark. Eigenartige Bilder sieht man an den Zellen der mesencephalen Trigeminuswurzel; bei der beginnenden Pigmentatrophie wird das Elliptoid zunächst vom Rande her mit körnigem gelbem Pigment angefüllt, bis ein ganzes scharf abschneidendes Segment durch das Pigment gleichsam ersetzt ist. Eine besonders starke Neigung zur Pigmentatrophie hat der sog. vegetative Trochleariskern; hier fanden sich auch einmal hochgradige ALZHEIMERsche Fibrillenveränderungen im BIELSCHOWSKY-Bild. Im gleichen Falle zeigten sich auch zahlreiche Drusen im Bereich des zentralen Höhlengraues des Aquädukts. — Für die Zellgruppen der Brücke und des verlängerten Markes lassen sich keine allgemeingültigen Angaben machen. Die Oliven sollen gesondert behandelt werden. Die übrigen Kerne weisen recht beträchtliche Schwankungen im Lipoidgehalt auf. Reichlich Lipoid findet sich unter Umständen in den motorischen Kernen, weiter in den Nn. raphes dorsal; im sympathischen Anteil des Trochlearis, in den Nn. magnocellulares. Die Brückenkerne können ganz pigmentlos bleiben. — Das *Kleinhirn* erweist sich durchweg viel weniger geschädigt als das Großhirn. Nach Wägungen von PARCHAPPE soll das Kleinhirngewicht des Greises sogar etwas höher sein als beim erwachsenen Mann, während das Großhirn beträchtlich im Gewicht abnimmt. REICHARDTs Untersuchungen weisen indes auf niedrige Kleinhirngewichte im Senium auch ohne allgemeine Hirnschrumpfung. Sieht man von gefäßbedingten Veränderungen und ihren Folgezuständen ab, die gerade die Kleinhirnrinde sehr oft in Mitleidenschaft ziehen und die von älteren Untersuchern nicht reinlich von den Altersveränderungen geschieden wurden, so darf man eine oft erwähnte numerische Atrophie der PURKINJE-Elemente, wie man sie übrigens auch bei alten Tieren findet (HARMS), als Zeichen des Alterns werten (Abb. 75). Dieser Zellschwund ist allerdings schwer nachzuweisen. Dazu kommt, daß Baueigentümlichkeiten der Kleinhirnrinde die Beurteilung von Zellausfällen überhaupt erschweren. GELLERSTEDT konnte bei seinen Untersuchungen einen besonderen senilen Verteilungstyp der Ausfälle feststellen: Die Ausfälle erschienen am deutlichsten an den Kuppen der Einzelläppchen und wurden um so deutlicher, je weiter man nach der äußeren Oberfläche des Organs kam. Grobanatomisch ließ sich eine Prädilektion in den dorsalen (dorsocaudalen) Kleinhirnläppchen nachweisen. Außer einfach atrophischen Vorgängen (Verkleinerung, Blaßfärbung

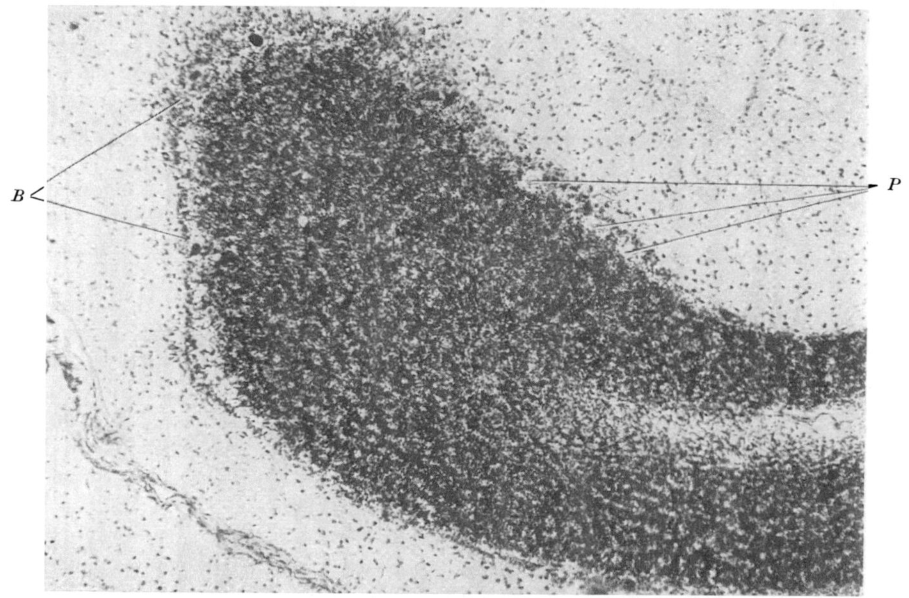

Abb. 75. Ausfall von PURKINJE-Zellen (P) und Wucherung der BERGMANNschen Zellen (B) bei seniler Demenz. NISSL-Bild.

der PURKINJE-Elemente) findet man namentlich bei der senilen Demenz an den lipophoben Nervenelementen Zeichen ausgeprägter Zellschädigung wie Auflockerung der plasmatischen Substanz, leichte Schwellung des Zelleibs, Aufhellung der NISSL-Substanz in den peripheren Zellanteilen, während um den Kern herum häufig noch große, dunkel gefärbte NISSL-Schollen in Form eines dunklen Halbmondes lagern (SIMCHOWICZ). Schiefliegende Zellelemente oder solche in die Molekularschicht verlagerte haben wenig Bedeutung. Im Fettbild können auch bei ganz alten Leuten und Senil-Entarteten Lipoidstoffe vollkommen fehlen. Manchmal finden sich im Zellplasma verstreut liegende Lipoide; seltener sammeln sich größere Pigmentmengen am Abgang des Spitzenfortsatzes. In schweren Fällen seniler Entartung sah SIMCHOWICZ gelegentlich PURKINJE-Zellen vollkommen verfettet. Nach unseren Erfahrungen sieht man das viel eher bei schwerer cerebraler Arteriosklerose (dahingehörend Befunde von ANGLADE und CALMETTE) als bei Senilen. Die Molekularschicht erscheint fast durchweg frei von Lipoiden. Höchstens in den Adventitialräumen der Gefäße finden sich solche. Hingegen zeigen sich in der Gliaschicht in Höhe der PURKINJEschen Zellen oft reichlich lipoidhaltige Pigmentstoffe, die allerdings in recht wechselnder Menge auftreten. Sie nehmen manchmal eine grüne Deckfarbe an und können sogar frei von Lipoiden sein (Abb. 76). Im Zellbild findet man dieses gliöse Band namentlich dort breiter, wo die PURKINJE-Zellen ausgefallen sind (OBERSTEINER u. a.). Auf der Höhe des Läppchens ist die zellige Gliaproliferation am dichtesten. Das Gliafaserbild zeigt bei alten Leuten und bei Senil-Entarteten reichlich korbartige Faserbildungen um die PURKINJEschen Zellen (WEIGERT), während man in jugendlichen Gehirnen nur feine, spärliche Fäserchen findet. Auch die BERGMANNschen Fasern sind bei jugendlichen Individuen spärlicher als bei älteren Leuten. An der Rindenoberfläche zeigen sich die Faserstrukturen öfter eingebogen; sie bilden eine feine Schicht; WEIGERT faßt das schon als Alterserscheinung auf. Typische Drusen sind in der Molekularzone bei seniler Involution selten; eher sieht man noch Filzwerke. ALZHEIMERsche Fibrillenveränderungen habe ich bei unserem großen Material an PURKINJE-Zellen nie gefunden, oft dagegen Verklumpung der fibrillären Substanz. Im ganzen sind die Veränderungen im Silberbild wenig eindrucksvoll. Manchmal täuscht die Verdickung von Einzelfasern eine Vermehrung der Korbfasern vor (Abb. 77). Auf eigenartige Verdickungen und Schwellungen der Axone von PURKINJE-Zellen hat BOUMANN bei der senilen Demenz als konstanten Befund hingewiesen. Er hält diese Bildungen sogar für konstanter als die senilen Plaques. Nach BOUMANN ist die Form dieser sog. „Torpedos“ überaus monoton. In weitaus den meisten Fällen haben sie die Form einer Spindel, die sich in ihrer leicht violetten Farbe gut von dem tiefschwarz imprägnierten Axon abhebt. Im Inneren ist der Torpedo entweder völlig homogen oder aber vacuolige, helle Bildungen durchsetzen ihn (Abb. 78). Diese Gebilde, die in Zwei- oder Dreizahl am Axon auftreten können, liegen meistens in dem obersten Drittel der Körnerschicht. Doch können sie auch oberflächlicher, ja sogar in oder über der PURKINJE-Zellenschicht lagern. Zwischen Zelleib und Torpedo ist zumeist ein kleiner Abstand. GELLERSTEDT fand die Bildungen, die auf Kuppen und in Tälern gleich verbreitet auftreten, besonders in dorsalen Kleinhirnläppchen (Lob. quadrangularis und semilunaris sup.), daneben finden sich gar nicht so selten PURKINJE-Dendriten auf längere Strecken ihres Verlaufes in der Molekularzone gleichmäßig verdickt. — Es ist sehr wahrscheinlich, daß die von GELLERSTEDT bei Senilen beschriebenen „Fettsäcke“ in der Molekularschicht der Kleinhirnrinde mit den Achsenzylinderauftreibungen bzw. ihren weiteren Degenerationsformen etwas zu tun haben. Nach GELLERSTEDT findet man kleine, spindelige oder sackförmige, körnige Fettstoffe enthaltende Auftreibungen in 2 Typen: Teils sieht man Spindelformen, die senkrecht oder seltener mehr horizontal zur Oberfläche gerichtet sind (dies in tieferen Teilen der Molekularschicht); teils zeigen sich große, rundliche, mit groben Fettkörnern gefüllte Gebilde, die meist in Höhe der PURKINJE-Zellen liegen. Die in den Auftreibungen liegenden körnigen Substanzen färben sich mit

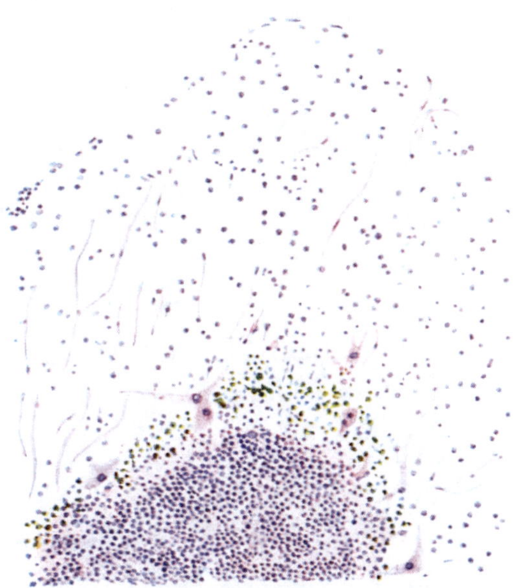

Abb. 76. BERGMANNsche Zellen des Kleinhirns, die große Mengen von Abnutzungspigment führen, werden durch einen Pigmentsaum herausgehoben. Das Abnutzungspigment, von basischer Anilinfarbe überdeckt, liegt zum Teil auch frei im Gewebe. NISSL-Bild. Zeichnung.

Scharlachrot blaßgelb; bei HEIDENHAIN-Färbung tingieren sie sich nicht. Im Silberpräparat sind sie erst bei genauem Suchen als schaumig-wabige, anscheinend von Fibrillenresten umlagerte Auftreibungen zu finden. Die Torpedos haben nach unseren Erfahrungen für die senile Entartung keine spezifische Bedeutung; sie finden sich im normalen Senium und bei einer Unzahl exogener oder endogener Erkrankungen. Bei der ALZHEIMERschen Krankheit können sie gleichfalls vorkommen; sie sind dabei nach meinen Erfahrungen nicht reichlicher als bei der senilen Demenz. — Die Körnerschicht des Kleinhirns kann völlig intakt sein. Lichtungen und schlechte Anfärbbarkeit der Zellelemente sieht man öfters;

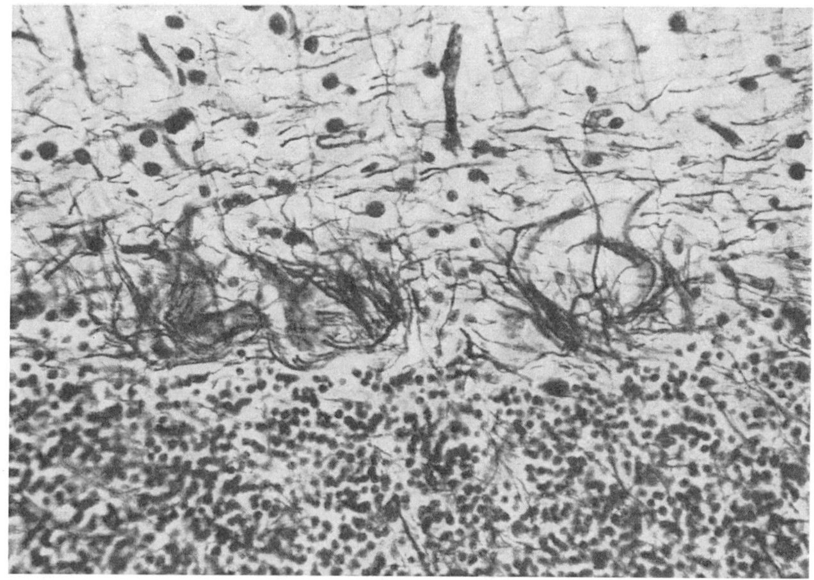

Abb. 77. Dichte Faserkörbe um PURKINJE-Zellen. Senile Demenz. Eigene Silbermethode.

auch hier sind periphere Läppchenbezirke dorsaler Kleinhirnanteile bevorzugt. Recht beachtliche Erweiterung der perivasculären Räume innerhalb der Körnerschicht findet man bisweilen. Das Kleinhirnmark zeigt sich reich an kleinzelliger Glia; die Faserglia erweist sich im Marklager zarter als im Markbaum. In der Nähe von Gefäßen reihen sich gliöse Elemente zelliger und faseriger Art besonders dicht. Großzellige Gliaformen, wie sie OBERSTEINER im Kleinhirnmark in Gefäßnähe besonders hervorhebt, entsprechen Faserbildnern. Diese Zellformen, die in ihrer Kernformstruktur an HORTEGA-Zellen erinnerten, häufen sich als „Gliaknoten" an den Verzweigungsstellen der Marklamellen wie überhaupt diese Gebiete Prädilektionsgebiete mehr oder weniger dichteren Faserfilzes sind. Das Markscheidenbild zeigt im zentralen Marklager keine nennenswerten Lichtungen. Dagegen findet man bei Senilen und namentlich bei Senil-Dementen so gut wie immer herdförmige Lichtungen an den Verzweigungspunkten der Marklamellen (SPIEGEL und SOMMER). Architektonische Besonderheiten, wie sie im winkligen Zusammenlaufen von Markfasern gegeben sind, und jene im Alter ausgesprochene Verschmälerung der Einzelfaser liefern die Vorbedingungen für diese Lückenbildung. Stärkere diffuse Marklichtungen in der Körnerschicht waren nach meinen Befunden bei Hirnarteriosklerotikern öfter zu finden als bei Senilen. — Ausgesprochene Veränderungen regressiver Natur kann man im Zahnkern antreffen. Es handelt sich um Lichtungen, hochgradige Pigmentatrophie der an sich lipophilen Nervenzellen, ausgesprochene zellige und gliöse Proliferation und Speicherung von Abnutzungspigment in der Ortsglia. Im Hilusgebiet wie im Zellband selbst und im Vliesanteil kann die faserige Gliaproliferation sehr ausgeprägt sein. Dabei darf man die Vermehrung zelliger und faseriger Glia gerade im Vliesbezirk als Resultate des hier deutlich faßbaren Unterganges der PURKINJE-Neurone werten (Abb. 79). — Anzufügen wären noch einmal die Untersuchungen von HÖPKER über den alternden Zahnkern. Es wurde bei 27 Gehirnen im Alter von 6—99 Jahren der N. dentatus studiert, wobei sich folgende Befunde ergaben:

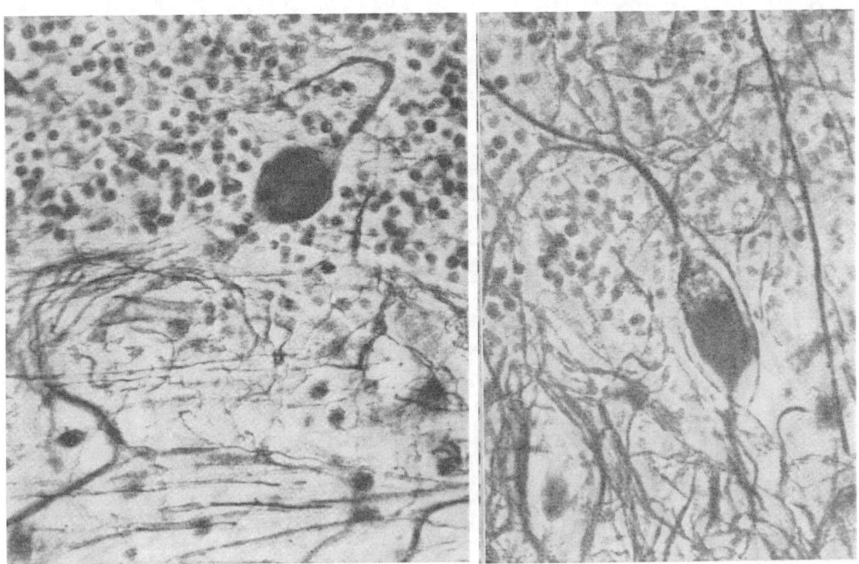

Abb. 78. Axonauftreibungen von PURKINJE-Zellen (sog. „Torpedos") aus der Kleinhirnrinde bei seniler Demenz. Eigene Silbermethode.

Erstens eine Volumenverminderung des Zahnkernes im Alter um durchschnittlich 30% bei gleichzeitiger Abnahme der Zelldichte (30%), so daß die absolute Zellzahl annähernd konstant bleibt. Selbst eine Reduktion der Zellzahl um 30% wird übrigens noch nicht in einer verminderten Zelldichte erkennbar. Schrumpfungen der Zellen treten nur etwa in der Hälfte in besonderem Grade auf, dagegen wird konstant eine in frühester Jugend einsetzende und mit dem Lebensalter nahezu synchrone zunehmende Lipofuscineinlagerung beobachtet. Die weiteren Ausführungen HÖPKERs sind hypothetisch. So will der Autor schließen, daß beim Zahnkern die Sklerose als morphologisches Substrat des physiologischen Alterns nicht anerkannt werden könne, „jedenfalls nicht innerhalb des beobachtenden Zeitraumes von 100 Jahren". Ja, HÖPKER fragt, ob beim N. dentatus überhaupt ein physiologisches Altern vorkomme. Für Einzelheiten muß auf die HÖPKERsche Studie verwiesen werden. Die übrigen Kleinhirnkerne bieten keine Besonderheiten. Über die Eisenbefunde des Kleinhirns sei zusammenfassend berichtet: Auffallend ist bei seniler Involution und Entartung eine mitunter deutliche diffuse Durchtränkung der Marksubstanz unter Bevorzugung jener zum Lob. semilunaris sup. gehörigen Marklamellen. Spärliche granuläre Speicherung findet sich in den BERGMANNschen Zellen, mitunter auch in den PURKINJE-Elementen (GELLERSTEDT). Die Molekularzone bleibt von Eisen frei. Wo sich im Mark Eisenspeicherung zeigt, wird sie von Oligodendrogliazellen und astrocytären

Elementen besorgt. Im Zahnkern und mitunter auch im Vlies und Mark treten Eisengranula auf, die nach unseren Beobachtungen vorwiegend von der Oligodendroglia gespeichert werden. — Um bei diesen Fragen weiterzukommen ist es wichtig, besondere *Einzelfälle* genau zu untersuchen und zur Darstellung zu bringen. Hiller hat das jüngst für eine mit örtlicher Pigmentspeicherung einhergehende Kleinhirnatrophie bei einer 103jährigen Frau ohne die Zeichen einer senilen Demenz und ohne neurologische Störungen getan. Der Fall war gekennzeichnet durch die enorme Pigmentierung der Kleinhirnkerne und des Rindengraues der marknahen Kleinhirnwindungen, weiter durch eine prädilektive Pigmentatrophie der Oliven und schließlich durch eine Pseudokalkablagerung der Gefäße im

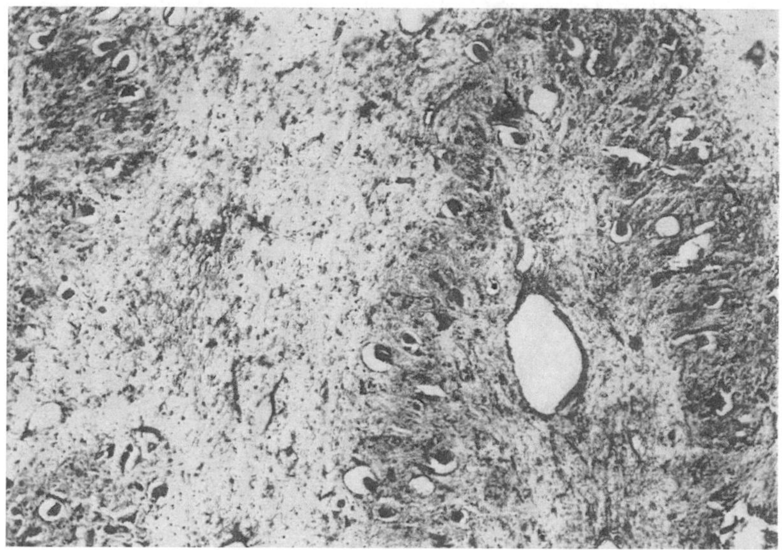

Abb. 79. Fasergliose im Zahnkern (Band und Hilus) bei einem 80jährigen Senil-Dementen. Holzer-Bild.

Kleinhirnmark und im Ammonshorn. Das Pigment erwies sich als nicht lipoider Natur und wies nach seinem färberischen und chemischen Verhalten die Qualitäten jener Art von Abnutzungspigment auf, das nach Brahn und Schmidtmann charakteristisch für ein melanotisches Pigment albuminoider Herkunft ist. Für die Deutung seiner Befunde greift Hiller auf eine Läsion von pathoklinem Typ zurück und schließt sich unserer Feststellung an, daß die atrophisierenden Prozesse im Greisengehirn dazu beitragen, genetisch unklare systematische Atrophien des Zentralnervensystems zu verstehen. — In diesem Sinne liegt auch eine ältere Studie von Fickler, der bei seiner Systematisierung cerebellarer Erkrankungen an Hand ausführlich beschriebener Fälle unter anderem eine *senile Cerebellarataxie* und eine *vorzeitige Senescenz des Kleinhirnsystems* beschrieben hat. Freilich waren zu Zeiten Ficklers Gehirnbefunde auf dem Boden funktioneller Gefäßstörungen unbekannt — und gerade bei der „vorzeitigen Senescenz des Kleinhirnsystems" scheinen bei Ficklers Fall (Fall 2 seiner Studie, 50jähriger Imbeziller + Epilepsie) solche Befunde der Berücksichtigung wert. Im einzelnen beschreibt Fickler *eine systemartige, über motorische und koordinatorische Zentren sich erstreckende hochgradige Pigmentatrophie der Ganglienzellen.* Am stärksten befallen erwiesen sich die Clarkeschen Säulen, der Monakowsche Kern, der Nucl. dentatus nebst den anderen zentralen Kernen des Kleinhirns, Thalamus und N. caudatus; weniger stark die Vorderhornzellen des Rückenmarks, untere

Oliven, Nucl. triang. vestib., Nucl. ruber; in geringem Grade die Ganglienzellen der Zentralwindungen, der Brückenkerne und DEITERSschen Kerne. Außer der Pigmentatrophie der Ganglienzellen fand sich eine mäßige Gliawucherung in der weißen Substanz des Kleinhirns, in den Zentralganglien und in den GOLLschen

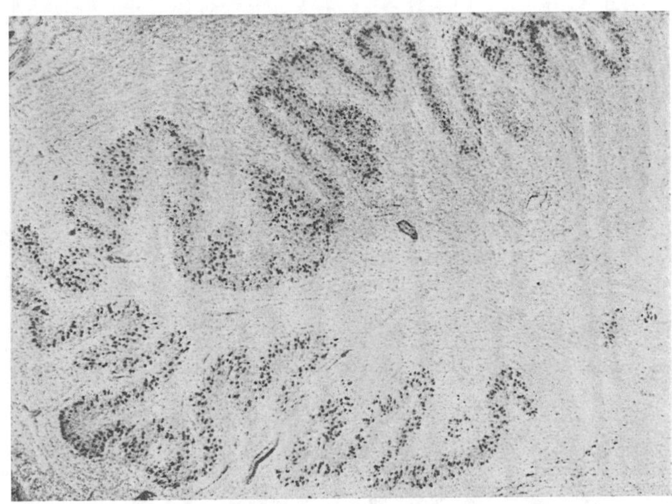

Abb. 80 a. Normale Olive eines 20jährigen. NISSL-Bild.

Strängen, die um die Gefäße meist etwas stärker war wie anderwärts, ferner eine Verdickung des Ependyms, besonders des 4. Ventrikels, eine geringe chronische Leptomeningitis an Gehirnbasis und Kleinhirn sowie eine Arteriosklerose der

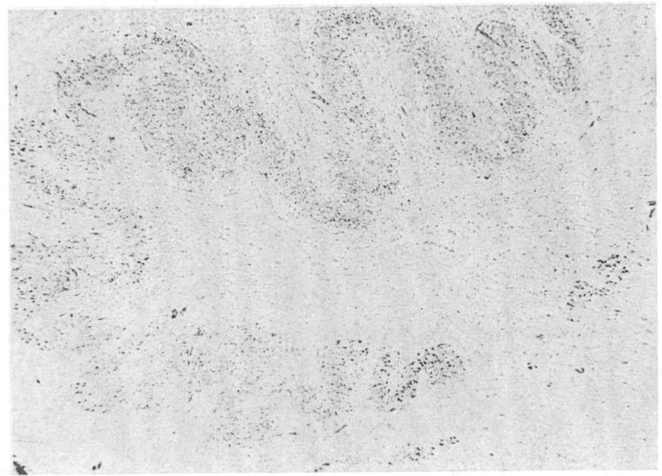

Abb. 80 b. Senile Olive mit fast völligem Nervenzellausfall (75jähriger Seniler). NISSL-Bild.

Hirngefäße, die am stärksten im Mark des Kleinhirns und im Thalamus entwickelt war. Der Fall wird als eine vorzeitige Alterung koordinatorischer und motorischer Systeme insbesondere des spino-cerebellaren und des cerebello-rubro-thalamischen Systems aufgefaßt.

Wir besprechen die senilen Veränderungen an der *unteren Olive* (Abb. 80 a u. b und 81 a u. b). Es kann bei Senilen schwerfallen, das sonst im Zellpräparat so deutlich hervortretende geschwungene großzellige Band der Olive zu finden. Die dort lagernden Nervenzellen treten nur als blaßgelbe Strukturen hervor; sie

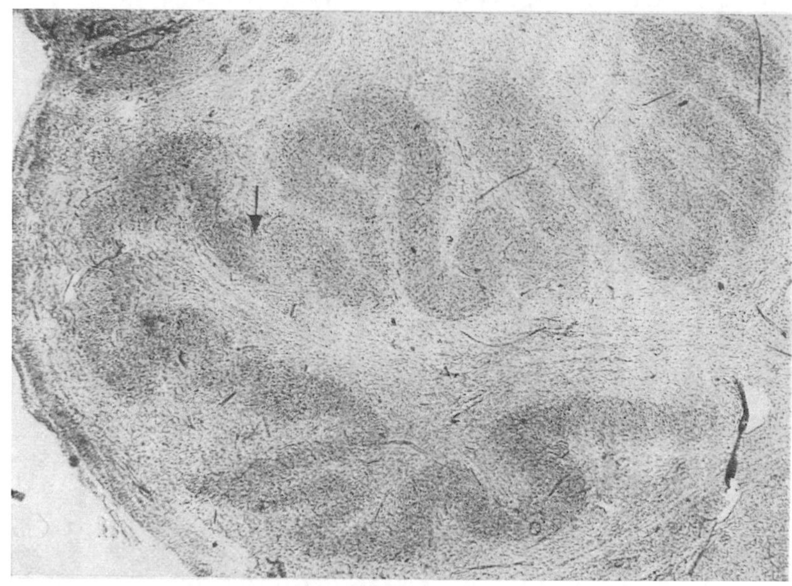

Abb. 81a. Senile Olive mit totalem Ganglienzellausfall und sehr ausgeprägter zelliger und faseriger Gliose im Olivenband. Man beachte die besondere Beteiligung des ventrolateralen Bandanteils. Ausnahmsweise ist hier einmal der dorsale Bandanteil (ab ↓), jedenfalls hinsichtlich der Ausbildung der zelligen und faserigen Gliose, weniger geschädigt.

erweisen sich als hochgradig pigmentatrophisch (Abb. 83). An der gleichlaufenden, diffusen gliösen Proliferation haben Oligodendrogliazellen, Hortega-Zellen

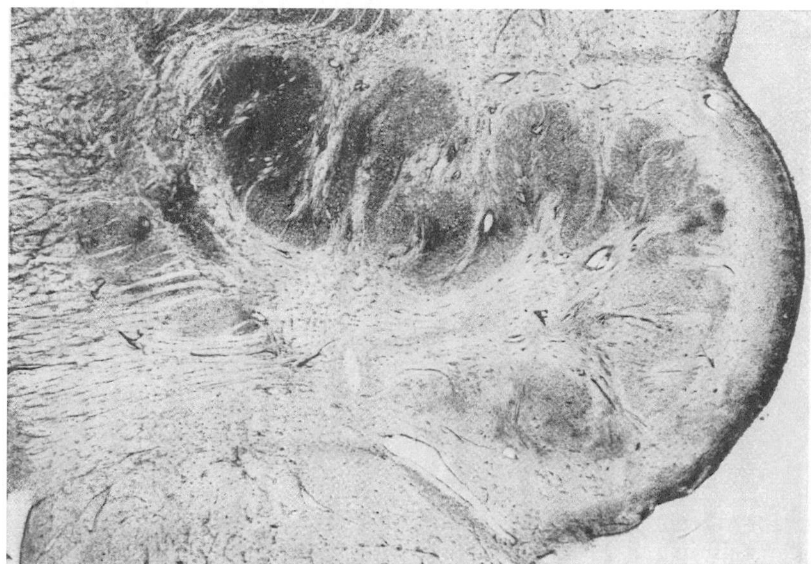

Abb. 81b. Senile Olivensklerose mit besonderer Schädigung des dorsalen Bandanteils im Holzer-Bild.

und namentlich große Faserbildner Anteil. Da überdies die normale Gliaanlage sehr ausgeprägt ist, können bei den Olivenerkrankungen im Alter und bei seniler

Entartung *Olivensklerosen* zur Ausbildung kommen. Vielleicht hat PETRONE, der die Oliven auf ihre Gliaverhältnisse studiert hat, solche Fälle von senilen Olivensklerosen vor sich gehabt, die ihm den bewundernden Ausruf: „Chi non lo vede non lo crede!“ entlockten (Abb. 82). Besondere gliöse Reaktionen syncytialen Charakters, die an Strauchwerkbildungen erinnern, kommen in seltenen Fällen vor; auch neuronophagische Bilder an untergehenden Olivenzellen haben wir bei Senilen gesehen. Bei den „Strauchwerkbildungen“ (Abb. 84), wie bei den einfachen Gliaproliferationen, darf man daran denken, daß im Gefolge des rein degenerativen chronischen Prozesses Nervenzellelemente und Fortsätze primär untergehen und durch Glia substituiert werden. Auf der anderen Seite

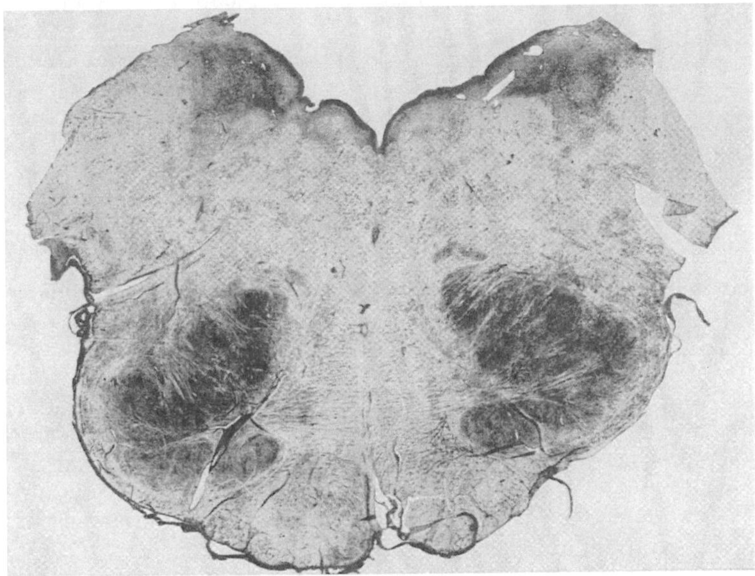

Abb. 82. Gliafaserwucherung in einer senilen Olive. 80jähriger Senil-Dementer. HOLZER-Methode.

ist es wohl möglich, daß erst Kreislaufstörungen für diese Veränderungen verantwortlich gemacht werden müssen. Die Mängel unserer Untersuchungsmethoden und die Unzulänglichkeit der Analyse komplexer Erscheinungen auf dem Umweg über nicht eindeutige Gliareaktionen werden hier besonders deutlich.

Das Studium der senilen Olivenveränderungen, für die wir vorab einen Systemfaktor im Krankheitsgeschehen verantwortlich machen, ist deshalb so anregend, weil wir gerade hier noch die Bedeutung des „vasalen Faktors“ für chronisch ablaufende senil-regressive Prozesse kennenlernen. In sehr vielen Fällen ist nämlich der dorsale Kernanteil der Olive stärker erkrankt als der ventrale bzw. der laterale (v. BRAUNMÜHL). (In Ausnahmefällen, die sehr selten sind, kann man auch einmal den ventro-lateralen Anteil besonders geschädigt finden, wie das in Abb. 81a in eindrucksvoller Weise gezeigt werden kann.) Wir haben die stärkere Schädigung ventraler Anteile auf Unterschiede in der normalen Gefäßanlage zurückgeführt. Man wird daran denken dürfen, daß jene unter schlechteren Ernährungsbedingungen stehenden dorsalen Randabschnitte des Kernsystems früher und ausgesprochener geschädigt werden als andere. Der „vasale Faktor“ ist und wird ausschlaggebendes Moment für die Ernährungsbedingungen des Parenchyms; er bestimmt unter krankhaften Verhältnissen weitgehend, wann und wo Parenchym untergeht. Wenngleich der wesentlichste

Fortschritt für die Auffassung der senilen Involutionsvorgänge überhaupt in der anatomischen Abgrenzung gegen die Gefäßprozesse im Sinne der Arteriosklerose (Alzheimer) liegt, so darf man solche vasale Einflüsse nicht ganz vernachlässigen. Stellt man die Reihe auf: Rein senile, rein gefäßbedingte (arteriosklerotische) Parenchymschäden, so wird man den Gefäßfaktor im Sinne eines gewissen funktionellen Momentes auch bei den rein involutiven Vorgängen einführen dürfen. Die nervösen Einstellungsstörungen am alternden Gefäßsystem (Rotter) arbeiten uns solche feine Unterschiede im Ablauf der involutiven Prozesse wohl erst heraus. Wir müssen uns ja immer vor Augen halten, wie sehr wir schematisieren. — Für die Beurteilung der senilen Oliven- und Dentatumveränderungen hat man sich vorab an die allgemeine Anfälligkeit dieses Kerngebietes zu erinnern. Als eindeutig senile Olivenerkrankungen sehen wir solche an, bei denen uns ausgesprochenste Pigmentatrophie an den Zellelementen und eine gleichlaufende gliöse Proliferation zelliger und faseriger Natur Ausweis für das Vorliegen eines senil-involutiven Prozesses ist. Warum sich in diesem oder jenem Fall die Olive so ausgiebig an diesen regressiven Vorgängen beteiligt, kann heute ebensowenig beantwortet werden wie die Frage nach der hin und wieder ausgesprochenen Miterkrankung basaler Ganglien oder nach der Verschiebung des senilen Parenchymprozesses gegen die Parieto-Occipitalregion. — O. und C. Vogt deuten die Ausfälle und Schäden an diesem Kerngebiet nach ihren Lehren. Dabei wird die untere Olive in 5 Unterkerne gegliedert und (unter Vernachlässigung einschlägiger *histopathologischer* Bilder, die doch für die Pathogenese allergrößte Bedeutung haben) Erkrankungen „merotopistischer", „topistophiler" oder „topistoider" Art herausgestellt. Unter Heranziehung angioarchitektonischer Untersuchungen (Alexander und Suh u. a.) konnte nun Hermann Jakob die partiellen Olivenausfälle in ihrer Gesamtausdehnung als vasal bedingt nachweisen und unsere seinerzeitigen Befunde bestätigen. Insbesondere wird von Jakob dargetan, daß das dorsale Band der Olive hinsichtlich seiner Ausgleichsmöglichkeiten benachteiligt ist: Die dafür verantwortlichen Arterien verhalten sich wie Endarterien. Multiple kleine fleckige Ausfälle werden auf periphere Eigenreaktionen kleiner Arterien oder Capillargebiete zurückgeführt. Die großen systemartigen Ausfälle muß man nach Hermann Jakob offenbar auf den Sitz der vasomotorischen Störung in größeren extramedullären Gefäßen beziehen, wobei bei den nahezu totalen Olivenausfällen auch die großen Basisgefäße (A. basilaris und vertebrales) beteiligt sind. Anhaltspunkte für die Deutungen von O. und C. Vogt fand Hermann Jakob nicht. Auch Gagel und Bodechtel deuten die Befunde nicht im Sinne von O. und C. Vogt und empfehlen für die Olivenuntersuchungen auch Horizontalschnitte. Weiter vermerken sie, daß die akzessorischen Nebenoliven (die obere und die untere Nebenolive) auch bei ausgedehnter Hauptolivenschädigung nur äußerst selten vom nämlichen Prozeß (etwa Erbleichung oder Zellausfall) befallen sind, ein Umstand, der nicht näher erklärt werden könne, dessen Untersuchung aber im Zusammenhang mit der Nebenolivenfrage wichtig erscheint. Bekanntlich werden die Nebenoliven als phylo-

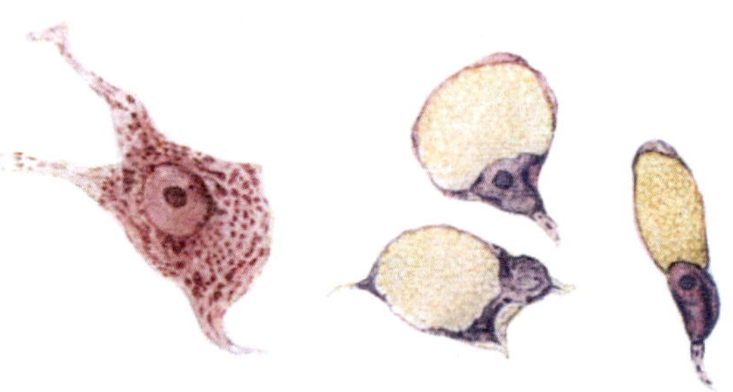

Abb. 83. Pigmentatrophische Ganglienzellen aus der unteren Olive. 60jähriger Senil-Dementer. Daneben eine Nervenzelle aus der unteren Olive eines 7jährigen. Nissl-Bild. (Zeichnung.)

genetisch ältere Kerngruppen bezeichnet. Die sog. obere Olive, die morphologisch grundsätzlich verschieden von den anderen ist, nimmt auch in der Pathologie eine besondere Stellung ein. — Für die starke Lipoidspeicherung wird vermerkt, daß die Zellen des lateralen untersten Winkels weniger Fett speichern, so daß die Zellen dieses Bandanteils bei Lupenvergrößerung besser hervortreten. Bei den im Senium zu beobachtenden außerordentlich starken Lipoidspeicherungen der Olivenzellen handelt es sich nach GAGEL und BODECHTEL nicht um eine degenerative Erscheinung. So sahen die beiden Autoren bei gewissen Kreislaufstörungen älterer Patienten die lipoidgespeicherten Zellen unförmig aufgebläht. In fortgeschrittenen Stadien dieser Zellerkrankung zeigt sich dann Zellauflösung mit Kernschwund. Bei ausgesprochenen Kreislaufstörungen wurden sektorförmige Ausfälle der Oliven beobachtet, welche die sektorförmige Gefäßversorgung der Olive gut demonstrieren. Die unterschiedlichen Schädigungen des ventralen bzw. dorsalen Bandes der Hauptolive bei einzelnen Schädigungen (v. BRAUNMÜHL) werden bestätigt.

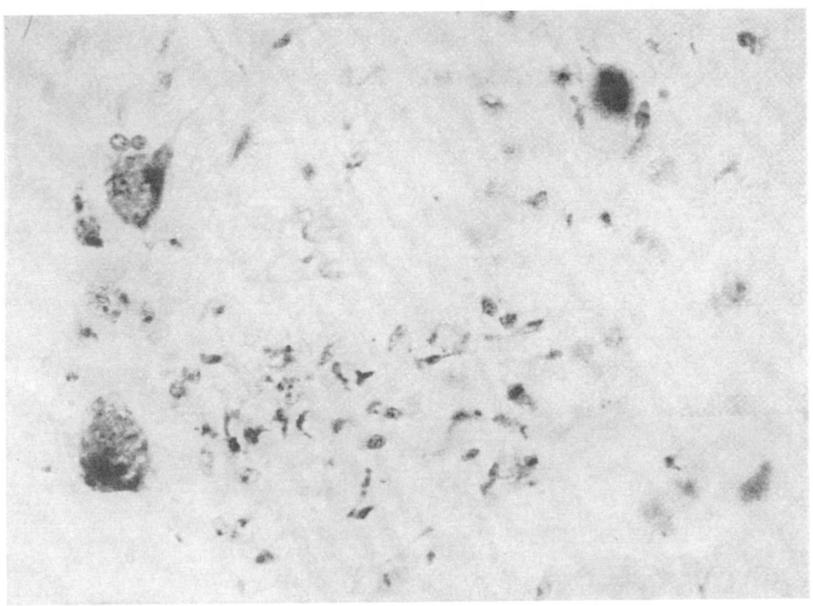

Abb. 84 a. Zartes „Gliastrauchwerk" (vorwiegend HORTEGA-Zellen) aus der unteren Olive eines Senilen (75jähriger). Hochgradige Pigmentatrophie der Olivenzellen. NISSL-Bild.

Die Veränderungen des *Rückenmarks* im Senium und die senile Entartung sind ungemein eintönig. Länger zurückliegende Untersuchungen stammen von CAMPBELL, NONNE, RHODE, SANDER, FÜRSTNER, WEIGERT (Literatur s. bei SIMCHOWICZ). Makroskopisch fällt außer einer gewissen Gesamtverkleinerung des Rückenmarkstranges öfter ein stärkeres Vorspringen der Hinterstränge auf, woraus sich die mehr dreieckige Querschnittsfigur herleitet. Im mikroskopischen Bild scheiden alle jene Bilder aus, die unzweifelhaft als Folgen gefäßbedingter Schäden zu werten sind. Eine Reihe von Befunden älterer Autoren (SANDER u. a.) braucht deshalb nicht besprochen zu werden. — Dem Senium und seinen krankhaften Abweichungen gehören auch hier wieder recht wechselnde Bilder der Pigmentatrophie an. Im Fettbild aus dem Rückenmark eines normalen Greises fallen vor allem die großen motorischen Vorderhornzellen mit ihren eng gelagerten Fettkörnchen besonders auf. Nach STERN sind Zellschrumpfung und

Sklerose in den motorischen Elementen der thorakalen und hohen cervicalen Segmente ausgeprägt; die Segmente der Extremitätenanschwellung sind hingegen häufig davon frei. In den Nervenelementen der CLARKEschen Säule lagern die Lipoidkörnchen weniger gedrängt und füllen den größten Teil des Zelleibes aus. Sie reichen eine Strecke weit in einen Dendriten hinein. An Osmiumpräparaten treten die Zellen der Substantia gelatinosa besonders klar hervor (OBERSTEINER). Sie zeichnen sich durch verhältnismäßig grobe Lipoidkörnchen aus. Im einzelnen läßt sich über die verschiedenen Typen pigmentatrophischer Zellen des Rückenmarkes wenig sagen. OBERSTEINERs Vermerk, daß die Zellen

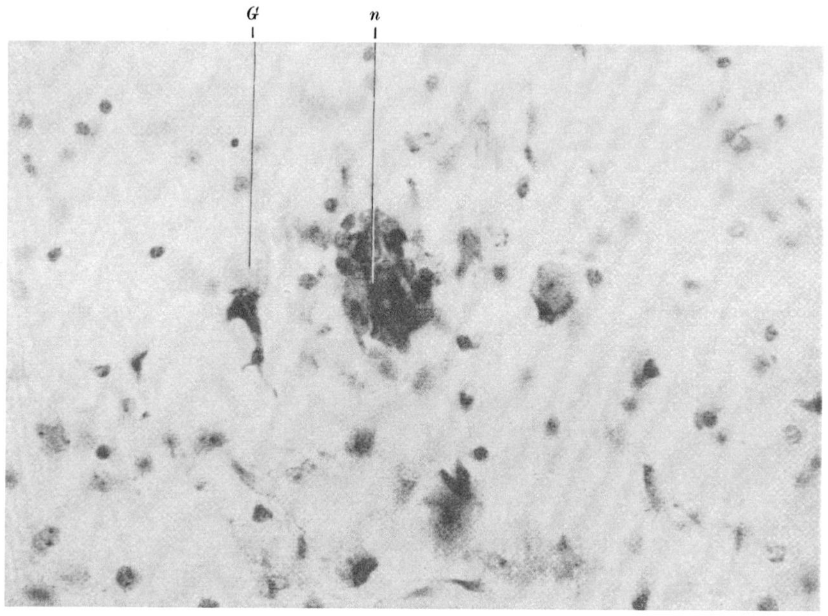

Abb. 84b. Neuronophagische Bilder (n) an hochgradig pigmentatrophischen Ganglienzellen (G) der unteren Olive. NISSL-Bild. Senile Demenz (73jähriger).

um so lipoidreicher sind, je größer sie sind, darf man im allgemeinen als Regel gelten lassen. Zellausfälle sind selten. Am ehesten trifft man noch eine gewisse Verminderung der Vorderhornzellen. Über Faserausfälle gibt das Gliafaserpräparat bessere Auskunft als das Markscheidenbild (Abb. 85). Deutliche Gliaersatzwucherung finden wir nach einstimmigen Befunden aller Untersucher in den Hintersträngen. Dabei sind die physiologischerweise schon gliareicheren GOLLschen Stränge stärker beteiligt als die BURDACHschen Stränge. Das dorsale Feld ist meist ausgesprochener verändert als das ventrale (OBERSTEINER). Nächst den Hintersträngen findet sich Gliavermehrung besonders häufig und intensiv in der Randzone. Entweder betrifft sie die ganze Peripherie in annähernd gleicher Weise, oder es sind die ventralen Anteile stärker betroffen (MALAISÉ). Auch in der Nachbarschaft von Gefäßen und namentlich entlang größerer Septen erscheint zellige und faserige Glia vermehrt. Auf die senile Fasergliose im Bereich der Vorderhörner sei besonders verwiesen. Plasmatische Gliastrukturen sind allerdings nur in geringer Anzahl zu sehen (SIMCHOWICZ). Besonders hervorgehoben sei der durchaus unsystematische Charakter aller Erscheinungen. Das spricht sich auch in der mehr fleckförmigen Anordnung der mitunter auch im Markscheidenbild kenntlichen Lichtungen aus. Gesellen sich zu den Ausfällen im Hinterstrangbereich noch solche im Pyramidenareal, so können Bilder entstehen, die an gewisse Systemerkrankungen (amyotrophische Lateralsklerose) gemahnen.

Von umschriebenen Läsionen der grauen Substanz gibt es nach STERN im senilen Rückenmark 2 Typen: nämlich herdförmige Ganglienzellausfälle, die ohne weiteres deutlich gefäßabhängig und „unsystematisch" sind, und daneben — besonders bei hochgradiger Pigmentatrophie der Nervenzellen — eigentümliche Atrophien motorischer Vorderhornkerne, die etwa den sektorförmigen Atrophien der Olive im Senium gleichzusetzen sind und bei denen die vasculäre Genese

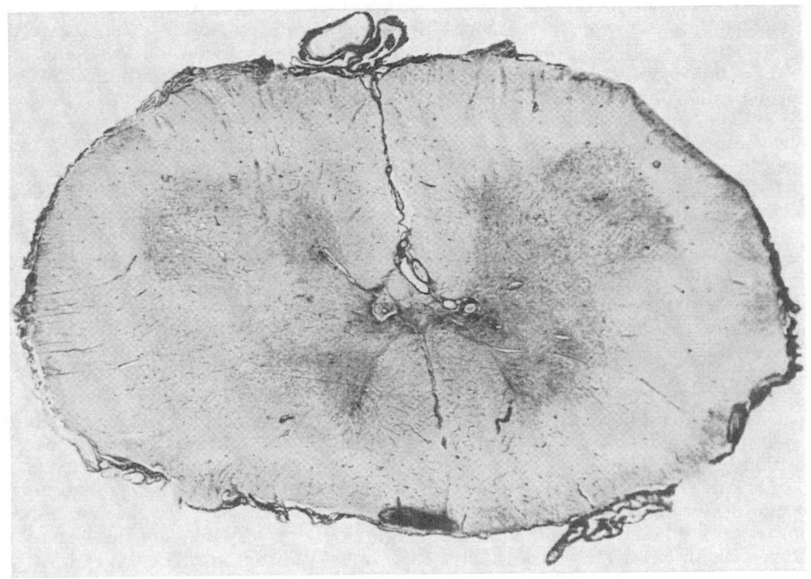

Abb. 85. Rückenmarksquerschnitt eines 82jährigen Greises. Randgliose, Gliose der Vorderhörner. Erweiterung und Wandverdickung der Gefäße. HOLZER-Methode.

nicht so klar erweisbar ist. In der weißen Substanz gibt es uncharakteristische kleinere Entmarkungsherde neben einer Randentmarkung, die aber auch nicht bestimmte Systeme herausgreift. Strangdegenerationen im Sinne faseranatomischer Einheiten habe ich nicht gesehen. Ganglienzellsklerosen und Schrumpfungen der motorischen Vorderhornzellen sind im hohen Halsmark und im Brustbereich typisch, dagegen sind häufig die Segmente der Extremitätenanschwellungen frei davon. Das hängt offenbar nicht nur mit der an und für sich schon schmächtigeren Struktur der Zellen in den zuerst genannten Regionen zusammen. Die vegetativen Zellen der Seitenhörner im Thorakalbereich sind relativ resistent gegen die senile Pigmentatrophie, d. h. verglichen mit anderen vegetativen Zentren des Zentralnervensystems und mit den motorischen Vorderhornzellen.

Die Glia zeigt deutlich die für das Altern der Zelle (RÖSSLE) charakteristischen Verschiebungen in der Kern-Plasmarelation. Die Gliafaserproliferation des Seniums hat im übrigen bestimmte Prädilektionsorte: 1. Vorderhörner, besonders im Randgebiet, 2. äußere Oberfläche und Umgebung des Zentralkanals, 3. ein dorsomediales Feld im Grau, besonders die CLARKEsche Säule, 4. ein ventrales Feld in den Hintersträngen. Die im postembryonalen Leben zunehmende Fibrose, besonders der Adventitia der kleinen Rückenmarksgefäße, ist im Senium gesteigert. Nach R. DOLCINI, der freilich Fälle von Arteriosklerose bei seinen

Untersuchungen mitverwendet hat, ist der Hirnmantel von den senilen Gefäßveränderungen am meisten, das cervicodorsale Mark am wenigsten befallen, während das lumbosacrale Mark eine Mittelstellung einnimmt.

Hier sind auch Studien von STAEMMLER über das senile Rückenmark zu erwähnen. STAEMMLER macht darauf aufmerksam, daß dort die hyaline Venenerkrankung außerordentlich verbreitet sei und vorzugsweise im höheren Alter auftrete, so daß man sie fast als eine regelmäßige Altersveränderung des Rückenmarks bezeichnen könne. Venen jeden Kalibers werden betroffen, von den größten Stämmen der Tractus spinales bis zu den präcapillären Ästchen des Rückenmarks selbst. Im ersten Stadium sieht man nach STAEMMLER gewöhnlich eine beträchtliche Verdickung und Aufquellung der Wand. Die Wandschichten sind verwischt, die Intima ist stets unbeteiligt, die Lichtung nicht verengt. Im zweiten Stadium ist nach STAEMMLERS Befunden die Wand völlig homogen. Fasern sind kaum noch zu erkennen. Eine völlige Homogenisierung sieht man besonders in den kleinen Venen des Rückenmarks selbst, ganz besonders in den Hintersträngen, aber auch in den vorderen und hinteren Wurzeln. Für das Zustandekommen dieser Erkrankung deuten die anatomischen Befunde darauf hin, daß hier eine Durchtränkung der Gefäßwand von außen her das Entscheidende ist. Man muß nach STAEMMLER wohl daran denken, daß irgendwelche abnorme Zusammensetzung des Liquors, der von außen die Gefäßwand umspült, vielleicht gleichzeitig mit Veränderungen des kolloidchemischen Aufbaus der Bindegewebsfasern der Adventitia eine Rolle spielt. — Greift die Wandveränderung auf die kleinsten Verzweigungen des Gefäßsystems, im besonderen auf die Capillaren und Präcapillaren über, so könnte wohl die Ernährung des Parenchyms Schaden leiden. So werden von MAGLIULO sowie von REDLICH und LEYDEN und GOLDSCHEIDER gewisse senile Atrophien der Fasern, besonders im Bereich der Hinterstränge, mit Gefäßerkrankungen in Zusammenhang gebracht. Nach STAEMMLER gewinnt man den Eindruck, als werde für diese Befunde zwischen Arterien- und Venenveränderung vielfach nicht klar genug unterschieden. Was besonders in den Hintersträngen des Rückenmarks alter Leute an Blutgefäßen mit stark verdickter, hyaliner Wand beobachtet ist, sind nach STAEMMLER durchweg Venen, während Arterien und Arteriolen fast niemals irgendwelche Veränderungen zeigen. Auch STAEMMLER kennt in den Hintersträngen bei alten Leuten einen gewissen Schwund der Fasern mit Wucherung der Glia. Fettkörnchenzellen sind dabei fast nie zu sehen, indes findet man umfangreiche Ansammlungen von Corpora amylacea, die mit irgendwelchen Ernährungsstörungen und Faseruntergängen in Zusammenhang stehen. Starke Fibrohyalinose der Rückenmarksgefäße mit Gefäßpaketbildung, diffuses Ödem der Marksubstanz und der grauen Formation, insbesondere der Vorderhörner mit Zeichen chronischer Ernährungsstörung des Parenchyms und spongiöser Lückenbildung, schließlich deutliche Gefäßlakunen im unteren Hals- und oberen Brustmark werden von NEUMAYER als charakteristische Formen einer Erkrankung des Rückenmarks im Greisenalter hervorgehoben.

Plaques und Fibrillenveränderungen haben wir im Rückenmark nie gefunden. FLÜGEL sah allerdings unter 6 untersuchten Fällen von über 80 Jahre alten Greisen in 2 Fällen die ALZHEIMERsche Fibrillenveränderung in den motorischen Ganglienzellen. Angemerkt sei, daß feinste argentophile Fasern, die Capillaren umschlingen, in ähnlicher Anordnung wie ALZHEIMERsche Fibrillenveränderungen auftreten und diese dann vortäuschen. ALZHEIMER erwähnt nur einmal eine einzige kleine Druse im Hinterhorn aus dem Brustmark. — Corpora amylacea sind ein häufiges Vorkommnis. Sie treten in der peripheren Zone zuerst auf. (Über die mehr klinisch wichtigen Bilder der senilen Paraplegien s. bei GRÜNTHAL: Handbuch der Neurologie, Bd. XI, 1936.)

b) Über die Beziehungen von anatomischem Befund und klinischem Verlauf.

α) Senile Demenz.

Klinische Vorbemerkungen. Der den Altersblödsinn kennzeichnende psychische Schwächezustand wird vor allem durch Abnahme der Merkfähigkeit und des Gedächtnisses charakterisiert. Während die Erinnerungen für lange zurückliegende Erlebnisse gut, ja manchmal sogar ungewöhnlich klar zutage liegen, weist das Gedächtnis zahlreiche Lücken für die Ereignisse der jüngsten Vergangenheit auf. Dabei sind die Kranken geneigt, ihre Gedächtnislücken durch allerlei Erdichtungen auszufüllen (Konfabulationen). Bei fortschreitendem Versagen der Merkfähigkeit und des Gedächtnisses kommt es notwendigerweise zu einer zunehmenden Verarmung des Vorstellungsschatzes mit der sich daraus herleitenden Dürftigkeit und Einförmigkeit des Gedankeninhaltes. Daß die Anpassungsfähigkeit und Beweglichkeit des Denkens leidet, ist eine oft früh zu beobachtende Erscheinung. In gleicher Richtung liegt der Mangel, Erfahrungen zu verarbeiten und Urteile zu gewinnen. Neben starrem Eigensinn entwickelt sich kindische Leichtgläubigkeit oder sinnloses Mißtrauen. Wahnhafte Vorstellungen finden so ihre Grundlage. In schweren Fällen führt die Unklarheit und Zusammenhanglosigkeit der Wahrnehmungen wie die Erschwerung des Denkens zu einer gewissen Trübung des Bewußtseins (KRAEPELIN). Die Kranken erscheinen benommen und verwirrt. Depressions- und Stuporzustände werden gelegentlich beobachtet. — Das äußere Verhalten der Kranken zeigt bemerkenswerte Verschiedenheiten. Ein Großteil der Senil-Dementen ist ruhig, freundlich, lenksam und mit einfachen Arbeiten beschäftigt. Andere hingegen werden gegen den Abend hin lebhaft, drängen fort, packen aus und ein und begleiten ihre planlosen Handlungen mit lauten Selbstgesprächen. Besonders lebhafte Unruhe als Dauerzustand kennzeichnet eine kleinere Gruppe von Kranken, die wegen ihres fortwährenden Schwätzens und ihrer planlosen Geschäftigkeit in den gewöhnlichen Altersheimen nicht zu finden sind und der Anstaltspflege bedürfen. Delirante und (wenn länger dauernd) meist tödliche Erregungszustände pfropfen sich solchen Zuständen mitunter auf. Einzelheiten über das klinische Bild der senilen Demenz und differentialdiagnostische Hinweise gegen die cerebrale Arteriosklerose findet man in allen Lehrbüchern der Psychiatrie. — Erwähnt sei die sog. Presbyophrenie. Von Presbyophrenie spricht man mit WERNICKE und KAHLBAUM dann, wenn trotz ausgiebiger Störung der Merkfähigkeit und des Gedächtnisses die geistige Regsamkeit, die Ordnung des Gedankenvorganges und bis zu einem gewissen Grad auch die Urteilsfähigkeit erhalten bleiben. Die Kranken dieser Art benehmen sich im allgemeinen geordnet, zeigen Teilnahme für ihre Umgebung. Sie sind allerdings zeitlich und örtlich völlig desorientiert. KRAEPELIN hält es für wahrscheinlich, daß die Presbyophrenie nur eine Zustandsform der senilen Demenz darstellt. Im gleichen Sinne weisen neuere Untersuchungen BOSTRÖMs (senile Demenz bei pyknischer Konstitution). — Ausdrücklich betont BÜRGER-PRINZ, der die großen Schwierigkeiten für die Sammlung eines brauchbaren Krankengutes hervorhebt, daß die Betrachtung der senilen Demenz lediglich als einer quantitativen Steigerung „normaler psychischer Abbauvorgänge nicht allein genügen könne..." Je sorgfältiger man die Anamnese ausbaut, um so häufiger wird man feststellen, daß die unter der Diagnose senile Demenz zusammengefaßten Niveausenkungen, Leistungsverminderungen und Wesensänderungen prozeßhaft verlaufende Krankheitsformen sind, d.h. daß sie akut bzw. subakut beginnen und innerhalb recht kurzer Zeit — 2 Jahre sind schon recht lang — zu einer gewissen Symptomhöhe hinführen. Natürlich gibt es auch die anderen, ganz chronisch schleichend verlaufenden, einem gesteigerten Altern parallel gehenden Verläufe, aber diese stehen nicht so im Vordergrund, als daß sie die Prototypen „normaler" seniler Demenz sein könnten. Es zeigt sich bei den senilen Veränderungen auch, daß äußere und innere Anlässe bedeutend wesentlicher, zum mindesten an der Auslösung der Krankheitserscheinungen sind, als dies im allgemeinen angenommen wird. Nach jedem erheblicheren Zwischenfall, sei das eine fieberhafte Erkrankung oder eine eingreifendere Milieuveränderung, kann ein alter Mensch plötzliche Leistungsminderungen und Veränderungen zeigen, die ihn innerhalb ganz kurzer Zeit aus der Reihe einfach alternder Menschen in die pathologische Gruppe hineingleiten lassen, d.h. es wird dann plötzlich ein Mensch so dement, wie er eigentlich schon lange sein müßte. Der Verlust eines bestimmten körperlichen Gleichgewichtes oder eines Milieu„gerüstes", das ihn bis dahin noch gehalten und gestützt hat, ruft einen Zusammenbruch hervor, der nie mehr reparabel ist. Im allgemeinen verändert der Krankheitsprozeß weitgehend die Struktur der Trägerpersönlichkeit. Klinische und zusammenfassende Übersichten bei RUNGE, E. KEHRER, H. HOFF und FR. SEITELBERGER und in den Fortschritten der Neurologie sowie jüngst bei MALLISON: Handbuch der inneren Medizin, Bd. 5, III. Teil (1953), schließlich auch unter dem Titel „Ergebnisse" (senile und präsenile Hirnerkrankungen) von POST und STENGEL, Zbl. Neur. **107**, 161 und 352 (1949).

Wer sich für eine Darstellung neuerer Forschungsergebnisse bei hirnatrophischen Prozessen interessiert, sei auf das Sammelreferat von MERTENS in der Zeitschrift für Altersforschung, Bd. VI, 50 und 93 (1952) verwiesen.

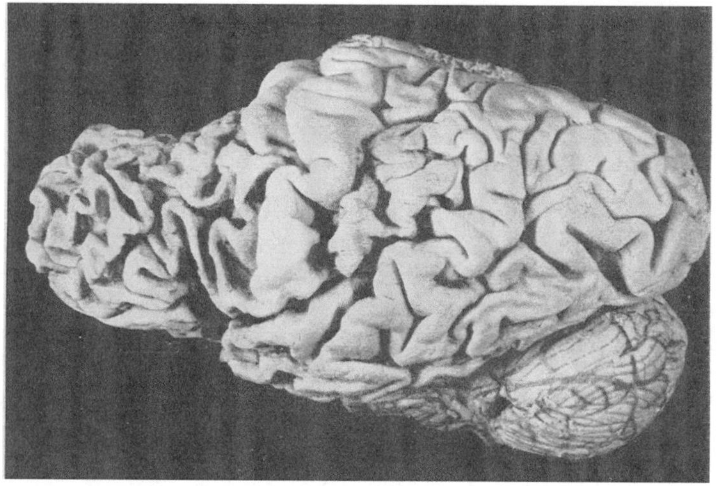

Abb. 86. Umschriebene Hirnschrumpfung bei PICKscher Krankheit. Zum Vergleich (Abb. 87) gleichmäßige Hirnschrumpfung bei ALZHEIMERscher Krankheit.

Anatomische Vorbemerkungen. So wenig man die anatomischen Grundlagen der eigentlichen Altersinvolution studiert hat, so sehr war man bestrebt, das morphologische Substrat der eigentlichen Alterspsychosen zu klären. Die Anatomie sollte Führerin sein. So konnte ALZHEIMER, dem wir mit seinen Schülern grundlegende Arbeiten über die Anatomie der senilen Psychosen verdanken, im Jahre 1895 über die strittigen Fragen und Probleme schreiben: „Bisher hat man wohl allgemein die Fälle von arteriosklerotischer Atrophie des Gehirns der Paralyse zugerechnet. Sie unterscheiden sich aber durch den mehr herdförmigen Charakter der Degeneration histologisch wesentlich von diffusen paralytischen Veränderungen wie auch von denen der Dementia senilis und deren Frühformen." Und wir lesen weiter, daß man allen Grund habe, die arteriosklerotischen Atrophien des Gehirns als eine selbständige Krankheitsform von den erwähnten Gehirnerkrankungen abzutrennen. War man sich bezüglich der Abgrenzung gegen die Paralyse hin restlos klar, so herrschten Zweifel über die anatomische Grundlage und die Abgrenzung der senilen Demenz. ALZHEIMER meinte noch 1898, daß bei dem Großteil der Forscher Einigkeit darüber herrsche, daß die atheromatöse Degeneration der Hirnrindengefäße von wesentlicher Bedeutung für das Zustandekommen der senilen Atrophie sei. Doch gibt er in der gleichen Arbeit — entgegen seiner früheren Auffassung — zu bedenken, ob die Arteriosklerose der Hirngefäße als alleinige Ursache der senilen Demenz anzusehen sei und ob nicht vielleicht primär atrophische Vorgänge an den Ganglienzellen von Bedeutung werden könnten. Wir finden den bedeutsamen Hinweis, daß vielleicht, abgesehen von Ernährungsstörungen, die durch die Gefäßerkrankung bedingt sind, eine durch erbliche Anlage erworbene Schwäche des Zentralnervensystems eine frühzeitige Atrophie der Ganglienzellen zur Folge habe. — In der großen Arbeit von 1904 ist die Stellungnahme zu dem Problem klar: Die arteriosklerotische Hirnerkrankung ist eine ausgesprochene Herderkrankung. Diffuse Veränderungen im Sinne einer senilen Demenz können sich dazugesellen. Die größte Zahl der eigentlichen senilen Psychosen, namentlich die Fälle von Dementia senilis im engeren Sinne, werden in 2 Gruppen geteilt. In der 1. Gruppe finden

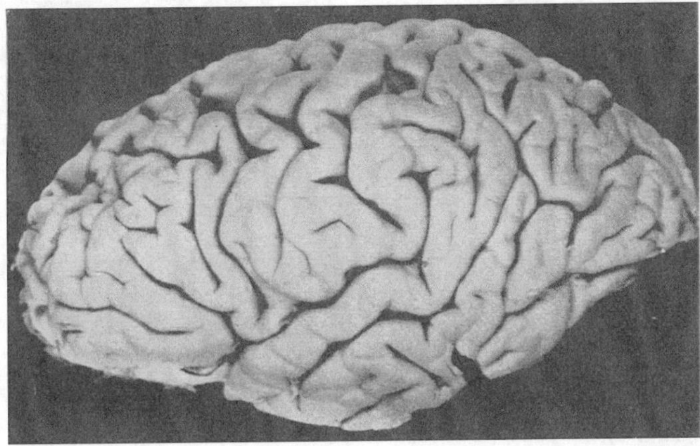

Abb. 87. Gleichmäßige Hirnatrophie bei ALZHEIMERscher Krankheit (s. Abb. 86).

sich jene Fälle, deren Veränderungen auch in Gehirnen von nicht eigentlich geisteskranken Greisen angedeutet sind. In der 2. Gruppe sind die Fälle zusammengefaßt, bei welchen neben den Anzeichen der senilen Rückbildung Erkrankungsherde auftreten, die deutliche Beziehungen zur Arteriosklerose haben: Die arteriosklerotische Demenz.

Der Weg, auf dem diese Systematisierung gewonnen wurde, ist klar: Aus der Gruppe der Erkrankungen des Rückbildungsalters wird gegen die Paralyse eine sichere Grenze gezogen. Es wird ferner die Trennung der eigentlichen senilen Erkrankungen des Zentralnervensystems von der cerebralen Arteriosklerose durchgeführt. Und jene noch bleibenden senilen Prozesse, die wir hier als senile Entartung bezeichnen, tragen nach ALZHEIMER im Grunde genommen im anatomischen Bild eigentlich alle Züge der senilen Involution: Die senile Demenz wird deshalb, wie ALZHEIMERs Schüler SIMCHOWICZ ausdrücklich sagt, als Beschleunigung und Steigerung der physiologischen Involution der Rinde betrachtet.

Die Frage nach Beziehungen von anatomischem Befund und klinischem Verlauf ist wohl bei keiner organischen Hirnerkrankung so ausgiebig abgehandelt worden wie bei der senilen Demenz. Nirgends hat man auch eine morphologische Abweichung so ausgewertet und zum Maßstab einer Systematik gemacht, wie man es hier mit den senilen Plaques getan hat. Es wäre unseres Erachtens ganz unfruchtbar, gerade im Rahmen dieses Handbuches die Forschungswege aufzuzeigen, auf denen man sich immer wieder vom Leitgebilde der senilen Plaques Klarheit erhoffte. Wir halten uns vorab an eigene Erfahrungen. Fest steht, daß Plaques, ganz abgesehen von der ALZHEIMERschen Krankheit, die wir später gesondert behandeln, einmal bei senilen Psychosen, dann aber auch bei alten Leuten vorkommen, die an irgendeiner anderen Geisteskrankheit gelitten haben. Fest steht, daß Plaques bei völlig gesunden Leuten vorkommen können. Fest steht endlich, daß man diese Gebilde ganz ausnahmsweise auch bei jüngeren Individuen findet. Solche Ausnahmefälle werden im Schrifttum immer wieder aufgezählt. Es handelt sich da um einen 31jährigen Tabiker ALZHEIMERS, einen gleichaltrigen und an derselben Krankheit leidenden Patienten von TIFFANG, um einen 46jährigen Epileptiker von KLARFELD, um

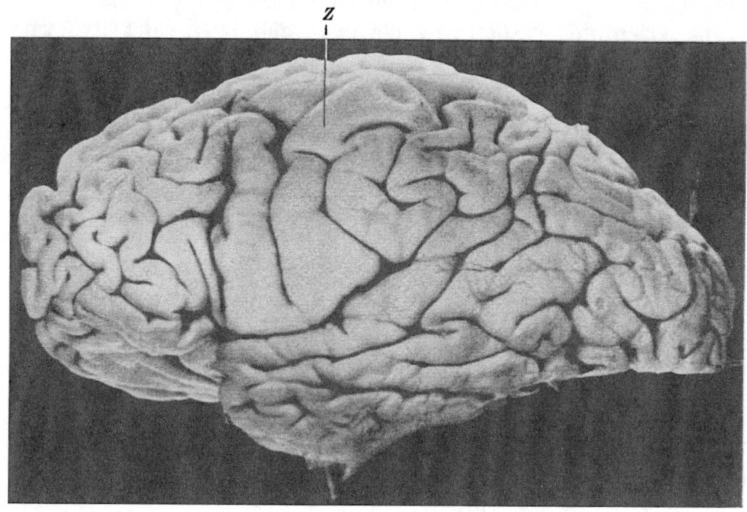

Abb. 88. Ausgeprägte gleichmäßige Atrophie im Bereich des Stirnhirns, des Schläfenlappens und im Parietalgebiet bei ALZHEIMERscher Krankheit (50jährige Frau). Man beachte die breit hervortretende, gut erhaltene vordere und hintere Zentralwindung (*Z*).

einen 61jährigen Carcinomkranken LAFORAS. GRÜNTHAL sah Plaques bei einem 55jährigen Schizophrenen in der Stirnhirnrinde zahlreicher als bei leicht Senil-Dementen. STRUWE fand solche bei einer 37jährigen Mongoloiden, G. A. JERVIS in 3 Fällen gleichen Leidens (neben ALZHEIMERschen Fibrillenveränderungen) bei einer 47jährigen Frau, die mit 42 Jahren erkrankte, einer 42jährigen und schließlich einer 37jährigen Frau, die schon mit 31 Jahren auffällig wurde und allmählich verblödete. [Drei Fälle von (nicht dementen) Mongoloiden mit 40, 63 und 83 Jahren sind übrigens (klinisch) beschrieben (SIMON und SPEIJER).] BERTRAND und KOFFAS sahen schließlich zahlreiche senile Plaques bei einem 42jährigen Mongoloiden. Wir selbst haben Plaques außer bei ganz normalen, in Krankenhäusern verstorbenen Personen im 7. Lebensjahrzehnt in 6 Fällen bei völlig gesunden Frauen im 51., 52., 58. (3mal) und 59. Jahre gesehen. Darauf wird noch zurückzukommen sein. In einem weiteren Falle, der von jeher als reine traumatische Demenz gegolten hatte, konnten NEUBUERGER und v. BRAUNMÜHL bei einem 56jährigen Manne (Trauma vor 34 Jahren) interessanterweise zahlreiche „senile“ Drusen in der Rinde finden, ferner pseudolaminäre Ausfälle vorwiegend in der III. Rindenschicht in weiter Umgebung des alten Verletzungsherdes. Auch Fibrillenveränderungen sahen wir bei ganz gesunden Greisen im 7. und im 8. Lebensjahrzehnt wiederholt. LAFORA beschrieb früher eine 46jährige Negerin, die im Ammonshorn Fibrillenveränderungen zeigte, BOGAERT und BERTRAND sahen Plaques und Fibrillenveränderungen im

Ammonshorn und einmal auch im Stirnhirn bei einer amyotrophischen Lateralsklerose. SCHAFFER berichtet über Fibrillenerkrankung im Sinne ALZHEIMERs in der Zentralregion bei einem 28jährigen Kranken mit erblicher spastischer Spinalparalyse. GRÜNTHAL erwähnt sie bei einem 59jährigen verunglückten Geistesgesunden seiner Beobachtung. W. MÜLLER erwähnt schließlich Plaques bei einem 44jährigen Kranken mit multipler Sklerose und bei einem 57 Jahre alten Paralytiker. ALZHEIMERsche Fibrillenveränderungen wurden (nach INOSE) weiterhin gefunden bei 4 Idioten unter 40 Jahren im Ammonshorn und in der Frontalrinde (GOTO), bei einem 36jährigen Patienten, der klinisch als Katatonie geführt wurde (HAYASHI), bei einem 58jährigen Paralytiker (SEKINE) und schließlich bei einem 53jährigen Patienten mit Unterkiefermetastasen eines Tumors (INOSE). Bislang einmalig sind schließlich die Beobachtungen von J.-E. MEYER über das Vorkommen „seniler" Plaques bei Mädchen im Alter von 7 und 4 Jahren (!), die an einer dégénérescence systématisée optico-cochléo-dentelée nach VAN BOGAERT und NYSSEN litten. Gerade solche Angaben lassen von vornherein berechtigte Zweifel aufkommen, ob man den Fibrillen- und namentlich den Drusenbefund für eine klinische Einteilung auswerten darf. Man kann dazu wohl nichts Besseres und Bündigeres sagen als KLARFELD: „Die Hauptschwierigkeit beginnt, sobald die Frage aufgeworfen wird, ob denn in allen Fällen seniler Demenz die Plaques zu finden sind oder nur bei einer bestimmten Gruppe. Die Schwierigkeit liegt vor allem darin, daß die klinische Einteilung der senilen Demenz von Schule zu Schule, von Autor zu Autor variiert; oder aber die Namen bleiben dieselben, doch die damit verbundenen Begriffe variieren ... Ist es schon schwer, angesichts dieser schwankenden Systematik festzustellen, ob die anderen klinischen Formen gesetzmäßig mit einem Plaquesbefund einhergehen, so wächst noch die Schwierigkeit, wenn man sieht, daß viele Autoren, besonders die anatomisch orientierten, den Plaquesbefund zum Einteilungsprinzip erheben und danach die klinische Systematik einrichten wollen. Denn im Grunde genommen geht FISCHER vom Plaquesbefund aus, faßt die Fälle mit Drusen zu einer besonderen Gruppe zusammen, erklärt dieselbe für eine wohl charakterisierte Krankheitsform, die Sphaerotrichia cerebri multiplex, und projiziert sie dann in die Klinik als eine besondere klinische Form, die presbyophrene Demenz. Andere wieder, wie SIMCHOWICZ, SPIELMEYER, UYEMATSU, erwählen den Plaquesbefund zum Kriterium der senilen Demenz überhaupt und scheiden die plaquesnegativen Fälle aus dem Rahmen der senilen Demenz aus. Die Verwirrung kommt daher, daß hier auf dem Gebiet der senilen Psychosen klinische und anatomische Gesichtspunkte durcheinandergekommen sind, daß das Inbeziehungsetzen klinischer und anatomischer Befunde allzu generell gehandhabt wird ... Die Schwierigkeit wird aber sofort behoben, wenn das Problem richtig formuliert wird. Es soll nicht gefragt werden, ob die Plaques ein Kriterium der senilen Demenz, sondern ob sie notwendiges Merkmal senilregressiver Hirnveränderungen sind." — Diese Frage wäre dahin zu beantworten, *daß das Altern die Vorbedingungen für die Bildung von Plaques und von Fibrillenveränderungen schafft, sie aber nicht mit Notwendigkeit herbeiführt. Plaques und Fibrillenveränderungen sind also nicht das Altern selbst, sondern nur, wie* ALZHEIMER *sagt, eine Begleiterscheinung der senilen Involution. Ebensowenig sind Plaques und Fibrillenveränderung Ursache der senilen Entartung.* Die senile Entartung bzw. der ihr zugrunde liegende Vorgang begünstigt allem Anschein nach ganz besonders die Entstehung dieser Bildungen.

Nun findet man Plaques und Fibrillenveränderungen auch bei klinisch gesunden Leuten (Abb. 89). Die Gedankengänge ALZHEIMERs und seiner Schüler, daß die senile Demenz mit ihren reichlichen Plaques und Fibrillenveränderungen nur eine *quantitative* Steigerung des Altersprozesses ist, wird so verständlich. Hält man an diesen Gedankengängen einmal fest, so müßten also Senil-Demente — da ja die senile Demenz verstärkte Involution und diese wieder Plaques und Fibrillenveränderungen zeitigt — durchweg viele Plaques aufweisen. Es dürfte also keine senile Demenz mit nur wenigen Plaques oder Filzwerken und noch viel weniger ohne solche geben! Nun wurden alle Angaben, die von senilen Demenzen ohne Plaques berichten, jedenfalls früher von Grünthal angezweifelt. *Nach meinen Erfahrungen können die klinischen Erscheinungen einer senilen Demenz bestehen, ohne daß auch bei genauem Suchen Plaques nachzuweisen wären.* Auch Stief hat bei seiner vergleichenden Betrachtung von Rinde und Stammganglien bei Senilen darauf hingewiesen, daß Plaques und Fibrillenveränderungen kein unumgängliches Kennzeichen der senilen Demenz sind. Man kann solchen Angaben natürlich immer entgegenhalten, daß eben die klinische Diagnose (die allerdings kein Kunststück ist) nicht gestimmt habe; oder daß die Fälle histopathologisch nicht genügend untersucht worden seien. Man kann bei solcher Einstellung ebensowenig diskutieren wie dann, wenn man Fälle klinisch einwandfreier seniler Demenz nun kurzweg als nicht senildement erklärt, weil man keine Plaques findet. Im übrigen sollte schon das Beispiel der Alzheimerschen Krankheit in dieser Hinsicht zur Vorsicht mahnen: Findet man doch Fälle von Alzheimerscher Krankheit ohne Plaques und gerade Grünthal sollte nicht nur einen Fall von Alzheimerscher Krankheit ohne Plaques und ohne Fibrillenveränderungen, sondern (zusammen mit Wenger) *einen 93jährigen Senil-Dementen beschreiben, bei dem trotz enormer Verkleinerung des Gehirns (Gewicht 993 g, Differenzzahl 26,8%) senile Plaques fehlten.* Hierher gehört auch eine jüngste, besonders eindringliche Beobachtung einer 74jährigen Senilen, die wegen „Verblödung und Gewalttätigkeit“ in unsere Anstalt verbracht wurde. Die Patientin wies *hochgradige Gedächtnis-* und *Merkfähigkeitsstörungen auf* — sog. „Sekundengedächtnis“, wie es im Krankenblatt heißt. Die Gehirnuntersuchung ergab außer unbedeutenden arteriosklerotischen Veränderungen an den Basisgefäßen und einem gefäßabhängigen Ausfall im Ammonshorn trotz des massiven klinischen Befundes *keinerlei Drusen und* Alzheimersche *Fibrillenveränderungen.*

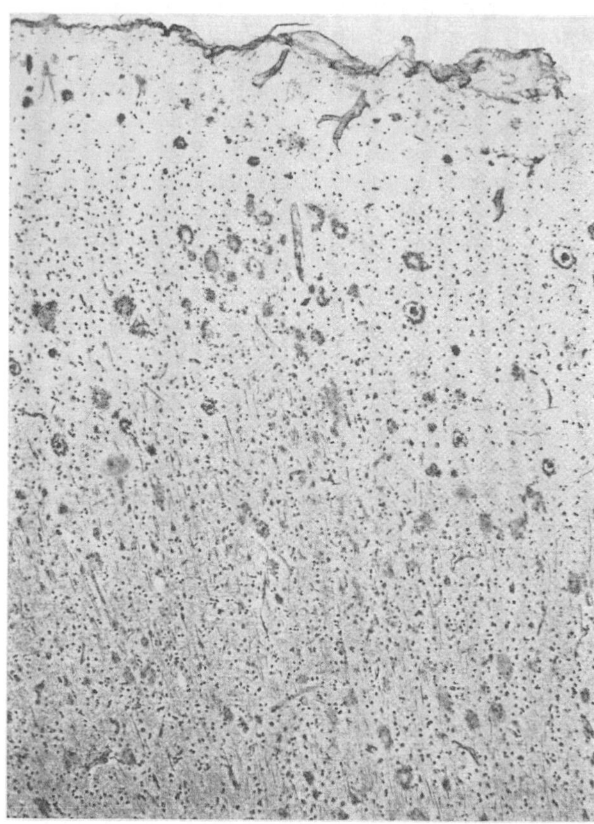

Abb. 89. Zahlreiche senile Plaques in der Frontalrinde eines 75jährigen, geistig völlig klaren und interessierten Mannes. Eigene Silbermethode.

Diese Dinge sind wegen der theoretischen Auswertung der Synaeresislehre von ganz besonderer Bedeutung und jüngste Untersuchungen von HANS JACOB liegen im gleichen Sinne. Die Untersuchungen (nach Diskussionsreferat auf dem 1. Internationalen Kongreß für Histopathologie des Nervensystems, Rom 1952) ergaben bei 12 Fällen von „einfacher seniler Demenz" völliges Fehlen von Drusen und Fibrillenveränderungen bei durchschnittlicher Hirnatrophie. Untersucht wurden dabei 217 Fälle von senilen Psychosen. JACOB deutet diese Befunde als „unspezifische Hirnatrophie" und stellt sie den Atrophien der übrigen Organe zur Seite. Der Befund beschränkt sich auf Ganglienzellverfettungen und -sklerosierungen sowie leichte Gliawucherungen.

Der Vollständigkeit halber sei noch angeführt, daß ausgebreitete, sehr chronische und mild verlaufende Abbauprozesse im Gefolge arteriosklerotischer Kreislaufstörungen Markschädigungen setzen können, bei denen es zu einem organischen Demenzzustand kommt, der klinisch auf eine diffuse Rindenerkrankung weist und unter Umständen die Wahrscheinlichkeitsdiagnose auf PICKsche oder ALZHEIMERsche Krankheit stellen läßt. GRÜNTHAL hat darauf besonders hingewiesen und die grundlegenden Zeichen dieser Demenz als allgemeines „hirnatrophisches Syndrom" herausgestellt. Ihm würden alle die Krankheitsprozesse zugrunde liegen, die mit histologisch feststellbaren, wenig intensiv verlaufenden chronischen, einigermaßen diffusen Abbauprozessen der Rinde wie auch des Großhirnmarkes einhergehen. Auf die *Markschädigung* ist dabei besonderer Nachdruck zu legen. — In diesem Sinne eines allgemein hirnatrophischen Syndroms mit dem klinischen Bild der PICKschen oder ALZHEIMERschen Krankheit deuten auch Beobachtungen von SJÖGREN. Der Autor hat gemeinsam mit N. GELLERSTEDT unter seinem Krankengut 10 Fälle von „neuro-psychiatrischem Syndrom" mit seniler Gehirnatrophie gefunden, ohne daß diese Diagnose durch die histologische Untersuchung bestätigt werden konnte. Man darf also annehmen, daß weder Plaques noch Fibrillenveränderungen gefunden wurden. Der Autor kündigt eine spätere Veröffentlichung dieses Untersuchungsgutes an.

Wir heben das Vorkommen von *plaquesnegativen* senilen Demenzen nochmals hervor, betonen aber ausdrücklich, daß Fälle dieser Art doch ziemlich selten sind. Unter dem großen Material, das wir überschauen, kenne ich nur 3 Fälle einwandfreier seniler Demenz ohne senile Plaques. Solche plaquesarme und plaquesnegative Fälle zeigen deutlich, daß sich die ALZHEIMERsche Auffassung vom Wesen der senilen Demenz als einer verstärkten senilen Involution anatomisch nicht gut begründen läßt. Für die ALZHEIMERsche Schule waren ja doch Plaques und Fibrillenveränderungen die Brücke von der senilen Involution zur senilen Demenz. Ob man nach klinischen Gesichtspunkten von der Psyche des Greises zur senilen Demenz überleiten darf, steht heute wieder zur Diskussion und einige Autoren halten dafür, daß doch Besonderheiten für die senile Entartung zu berücksichtigen sind. Auch die Genealogie weist für die senile Entartung auf solche anlagemäßigen Besonderheiten hin. Nach Studien von MEGGENDORFER und WEINBERGER erscheint es wahrscheinlich, daß bei der Entstehung des Altersblödsinns vielleicht ein dominant erblicher Faktor eine Rolle spielt. So kommen die alten Anschauungen von SIEMERLING und FISCHER wieder mehr zur Geltung. HANSEMANN drückt das am schärfsten in dem Satz aus: „Senile Atrophie des Gehirns und senile Demenz sind also zwei verschiedene Dinge ...", auch wenn die gefundenen anatomischen Bilder sich weitgehend decken können, wie man hinzusetzen darf.

Wie KLARFELD mit Recht hervorhebt, wird man in der Praxis senile Prozesse im Sinne der senilen Entartung vor allem am Vorkommen der Plaques erkennen. Deswegen darf man auch an einem gut bekannten Material versuchen, engere

Beziehungen zwischen anatomischem Befund und klinischem Verlauf herauszuarbeiten. GRÜNTHAL hat diese Frage unter einheitlichen Gesichtspunkten angegangen. Plaques werden im BIELSCHOWSKY-Bild in einer größeren Anzahl von Gesichtsfeldern nach dem Vorgang von SIMCHOWICZ bei einer Vergrößerung mit Leitz Ok. 3, Obj. 3 = 80fach ausgezählt. Die gefundene Plaqueszahl wurde als „seniler Index" (SIMCHOWICZ)[1] dieser Gegend gewertet. SIMCHOWICZ arbeitete übrigens vorteilhafter mit 20 μ dicken Schnitten, die nach ALZHEIMER-MANN gefärbt wurden. Auch die Stärke von Fibrillenveränderung, Gliawucherung, Fettvermehrung wurde vielfach abgestuft. Nach solchen Prinzipien durchgearbeitete Fälle wurden in einer Tabelle übersichtlich geordnet. Es ergibt sich bei der Auswertung, daß die Gliawucherung mit dem klinischen Bild ziemlich übereinstimmt. Auch die Plaqueszahlen stimmen nach GRÜNTHAL „immerhin einigermaßen" mit der klinischen Schwere zusammen. Im allgemeinen darf man nach diesem Autor sagen, daß bei der vorhin skizzierten klinischen Abstufung ein Fall, der an irgendeiner Rindenstelle mehr als 40—50 Plaques bei der angegebenen Vergrößerung im Gesichtsfeld enthält, zu den schweren senilen Demenzen zu rechnen ist. Irgendwelche Beziehungen des Pigments zur Schwere des Zustandsbildes lassen sich mit Sicherheit nicht nachweisen.

Niemand denkt heute mehr daran, mit Hilfe der Plaques eine besondere klinische Gruppe aus den senilen Psychosen herauszuarbeiten. KEHRER hat in seinem Übersichtsaufsatz die Einwände gegen die zahlreichen klinisch-anatomischen Statistiken und ihre Auswertung formuliert. H. JACOB sowie H. HOGREFE nahmen freilich in jüngster Zeit ähnliche Arbeiten wieder auf, um „an einer Reihe von Fällen ein objektives, einer bloßen Schätzung möglichst entzogenes Bild über Anzahl und Verteilung der verschiedenen Drusenformen im Hirn zu gewinnen, um dadurch vielleicht später in der Lage zu sein, diese Unterformen (BÜRGER-PRINZ) in nähere Beziehung zu setzen" (HOGREFE). Wir werden im Abschnitt über primär und sekundär synäretische Abläufe am altersentarteten Gehirn dartun, warum *solche Bemühungen aus grundsätzlichen Erwägungen zum Scheitern verurteilt sind.* — Bezüglich der Auswertung der ALZHEIMERschen Fibrillenveränderung für eine klinische Systematisierung liegen die Dinge nicht günstiger. Diese Veränderung in irgendwelche ursächliche und konstante Beziehung zur klinischen Schwere des Falles zu bringen, hält einer strengen Kritik nicht stand. Wohl vermissen wir die ALZHEIMERsche Fibrillenveränderung in schweren Fällen seniler Demenz und insbesondere bei der ALZHEIMERschen Krankheit fast nie. Und doch gibt es Fälle mit schwerster seniler Entartung, bei denen man trotz genauesten Suchens nichts von ihnen findet, wogegen sie uns bei ganz frühen Fällen seniler Demenz, ja sogar bei geistig gesunden Greisen (mitunter ohne Plaques) reichlich entgegentreten. GELLERSTEDT vermerkt bei seinem Normalmaterial für ALZHEIMERsche Fibrillenveränderungen 82%. Im Spezialfall der senilen Demenz liegen Angaben älterer Untersucher vor, die in 20—25% der Fälle Fibrillenveränderungen sahen. RIZZO sah sie jedoch viel häufiger (bei 12 Fällen 11mal), GRÜNTHAL bei 13 Senil-Dementen 11mal (also in ungefähr 84%). GRÜNTHAL glaubt, daß sie bei genauester Untersuchung fast immer gefunden werden. Solche Fragen lassen sich erst an einem sehr großen Material

[1] Die senile Formel von SIMCHOWICZ setzt sich aus folgenden Indizes zusammen: Index des Frontallappens (I.F.), des Temporallappens (I.T.), des Ammonshorns (I.A.), des Parietallappens (I.P.), der motorischen Region (I.M.) und des Occipitallappens (I.Occ.). Formel für die Rinde bei einer senilen Demenz: IF. : I. T. : I. A. : I.P. : I. M. : I. Occ. = 52 : 26 : 26 : 17 : 8 : 5. Normaler alter Mann von 104 Jahren: = 8 : 5 : 3 : 0 : 0 : 0. ALZHEIMERsche Krankheit: = 45 : 42 : 44 : 62 : 30 : 74. Über die Bedeutung von I.F./I.Occ. s. S. 485 bei ALZHEIMERscher Krankheit.

in etwa klären; die Auswertung von einem oder zwei Dutzend Fällen führt unter Umständen zu ganz falschen Ergebnissen. Es trifft sicher nicht zu, daß man bei gründlicher Untersuchung immer ALZHEIMERsche Fibrillenveränderungen findet. Im übrigen ist mit zahlenmäßigen Angaben über die Häufigkeit der Fibrillenveränderung nach dem, was wir heute über diese Dinge wissen, wenig gewonnen. Das beweisen auch Zahlen von DIVRY, die wir lediglich der Vollständigkeit halber noch anführen. DIVRY gibt für das normale Senium bzw. die senile Demenz hinsichtlich der Plaques und Fibrillenveränderungen folgende Prozentzahlen an: I. Senile Plaques. a) Normales Senium: 84% der Fälle (davon ein Drittel mäßig). b) Senile Demenz: etwa 94% (davon 5,5% mäßig). II. ALZHEIMERsche Zellveränderung. a) Normales Senium: 82% der Fälle (mit Beschränkung auf den Gyrus hippocampus und das Ammonshorn). b) Senile Demenz: 88,5% (davon mehr als 25% — 8 von 31 — mit Ausdehnung auf die gesamte Rinde). — Auch DIVRY betont wieder, daß Plaques und ALZHEIMERsche Fibrillenveränderungen keine konstanten Bilder des physiologischen oder des krankhaften Alterns seien. Es sei auch unmöglich, irgendwelche Wechselbeziehungen zwischen den klinischen Erscheinungsformen der senilen Demenz und der Bildung von Plaques und Fibrillenveränderungen nachzuweisen. So werden senile Plaques und ALZHEIMERsche Fibrillenveränderungen als nicht dem Altern wesentlich herausgestellt und als „Epiphänomene" bezeichnet (DIVRY). Nicht unerwähnt sei, daß nach Meinung SCHAFFERs und MISKOLCZYs die ALZHEIMERsche Fibrillenveränderung lediglich als allgemeine, unspezifische Äußerung des erkrankten Neurons aufzufassen ist. Hinsichtlich der *Vergesellschaftung von senilen Plaques und arteriosklerotischen Gehirnveränderungen* gibt UYEMATSU an Hand eines Untersuchungsgutes von 100 Fällen folgende Zahlen: In 73% der untersuchten Gehirne mit Plaques fehlten arteriosklerotische Veränderungen. Auf der anderen Seite zeigten 60% der Fälle von cerebraler Arteriosklerose keine Plaques. „Das gleichzeitige Vorkommen der beiderartigen Veränderungen ist mithin vom anatomischen Gesichtspunkt als Kombination zweier voneinander unabhängigen Vorgänge zu betrachten" (MISKOLCZY). Im gleichen Sinn spricht sich auch A. ARAB in einer jüngst erschienenen Studie über senile Plaques und Arteriosklerose aus. Der Autor hat 297 psychiatrisch-neurologische Fälle im Alter von 65 Jahren an aufwärts untersucht und dabei Gruppeneinteilungen nach Art der Lokalisation arteriosklerotischer Veränderungen vorgenommen. Sämtliche Gruppen wurden auf das Vorhandensein und die Menge seniler Plaques im Bereich des Stirnhirns untersucht. Es ergab sich, daß keine der Formen der Arteriosklerose zur Bildung seniler Plaques disponiere. Beide Prozesse treten völlig unabhängig auf.

β) Über das Vorkommen von Plaques und Fibrillenveränderungen überhaupt.

Allgemeine Gesichtspunkte. Nachdem es bei kritischer Durcharbeitung eines klinisch-anatomisch wohl ausgewählten Materials Seniler und Senil-Entarteter in Hinsicht auf das Vorkommen und auf die Bedeutung von Plaques und Fibrillenveränderungen nicht gelang, genügende Klarheit über den Wert dieser morphologischen Bilder zu gewinnen, lag es nahe, den Rahmen der Untersuchung weiterzuspannen und sich folgende Fragen vorzulegen: 1. Wie steht es mit dem Vorkommen von Plaques und Fibrillenveränderungen bei sicher geistig normalen alten Individuen? 2. Wie dort, wo wir es mit alten, geistig besonders hochstehenden Leuten zu tun haben (Elitegehirne)? 3. Wie steht es (und das ist eine notwendige Vorfrage) nicht zuletzt mit den Folgen körperlicher Erkrankung; haben Fieberzustände, schwere Kachexie oder Störungen im inkretorischen Apparat Bedeutung für Entstehung von Plaques und Fibrillenveränderungen?

aa) Plaques und Fibrillenveränderungen bei einfacher seniler Involution. Im großen und ganzen bestätigten unsere Untersuchungen die Zahlenangaben Gellerstedts über Drusen bei seniler Involution. Gellerstedt fand in 84% seiner Fälle senile Plaques; wir kommen auf 80%. Die Alzheimersche Fibrillenveränderung fanden wir im Gehirn normaler Greise gleichfalls, und zwar vorab in der Hippocampusrinde und im Ammonshorn. Gellerstedt gibt für sein Normalmaterial 82% an; unsere Zahl beträgt 78%. Man sieht daraus, daß es also mehr Fälle sind, die Plaques aufweisen als solche, die die Alzheimersche Fibrillenveränderung zeigen. Man könnte so zu dem Schluß verleitet werden, die Plaquesbildung wäre nicht nur das häufigere, sondern (wenn der Ausdruck erlaubt ist) das einfachere und harmlosere. Studiert man viele senil-involutive Gehirne, so wird man jedoch eines anderen belehrt: Es gibt eine Anzahl normaler Seniler, die keine oder nur wenige Plaques aufweisen, hingegen an den vorhin genannten Prädilektionsstellen reichlich Fibrillenveränderungen zeigen. Dieser Befund läßt also den vorhin angedeuteten Schluß nicht zu. Und es ist in dieser Hinsicht sehr lehrreich, was Lafora schon vor Jahrzehnten schrieb: „Meines Erachtens nach ist die Meinung, die von einigen Forschern (Simchowicz, Bielschowsky u. a.) ausgesprochen ist, nach der Drusen ohne Körbe (gemeint ist die Alzheimersche Fibrillenveränderung), nie aber Körbe ohne Begleitung von Drusen vorkommen und nach der die Drusenbildung das erste Stadium der senilen Erkrankung ist, während die Körbe etwas Sekundäres bedeuten und von der schweren Natur des Prozesses abhängen, nicht für jeden Fall gültig. Ich konnte in 3 Fällen das Vorhandensein von Körben ohne Drusen konstatieren. Besonders ist es im Ammonshorn keine Seltenheit, einige Körbe in Fällen, die keine andere senile Veränderung im ganzen Gehirn aufzeigen, zu finden."

bb) Elitegehirne und senile Plaques und Fibrillenveränderungen. Recht interessant ist es, Elitegehirne gerade unter den Fragestellungen vom Altern und von der Altersentartung und ihren Beziehungen zum klinischen Befund einer Untersuchung zu unterziehen. Leider beschränken sich die bisherigen Studien so gut wie ganz auf das makroskopische Aussehen, insbesondere die genaue Furchendarstellung der untersuchten Altersgehirne. Damit ist unserer Arbeitsmethodik nicht viel gedient.

So haben die ausführlichen Mitteilungen Hansemanns über die Gehirne Mommsens, Bunsens und Menzels eigentlich nur historisches Interesse. Ich führe sie kurz an: Mommsen, gestorben mit 86 Jahren. Auffallend schmale Gyri, Furchen breit und tief. Kleinhirn 220 g, Großhirn 1205 g, Gesamtgewicht 1425 g. — Bunsen, gestorben mit 88 Jahren. Nicht unerhebliche Altersatrophie. Gesamtgewicht 1295 g. — Menzel: Trotz des hohen Alters des Verstorbenen fehlen irgendwelche Altersveränderungen am Gehirn vollständig. — Mehr Interesse hat die Feststellung Hansemanns über die senile Gehirnatrophie bei Mommsen und Bunsen. Der Autor schreibt: „Denn es ist von beiden bekannt, daß sie bis in die allerletzte Zeit ihres Lebens noch imstande waren, mit größter Geistesschärfe zu handeln und zu denken und daß durch die jedenfalls schon vorhandenen atrophischen Zustände die Tätigkeit des Gehirns bei ihnen nicht merklich beeinflußt wurde, daß also diese Atrophie an und für sich nicht die Grundlage für die senile Demenz sein kann, sondern daß, um diese zu erzeugen, noch ganz besondere pathologische Veränderungen hinzutreten müssen, die in diesen beiden Fällen gefehlt haben. — Histopathologisch genauer bearbeitet ist das Gehirn von E. Haeckel. Es seien die Befunde kurz dargestellt, da Haeckel allem Anschein nach bis zu seinem Tode geistig rüstig war. Der Anatom Maurer schreibt: „Vom Jahre 1901 bis zu seinem Tode 1919 stand ich in regem Verkehr mit ihm. Besonders in den letzten Jahren, da er mehr ans Zimmer gefesselt war, besuchte ich ihn regelmäßig und erfreute mich an seiner außerordentlich regen geistigen Tätigkeit. Ernst Haeckel, geboren 16. 2. 1834, starb am 9. 8. 1919 in Jena im 86. Lebensjahr. Aus dem Sektionsprotokoll: Körperlänge 175 cm, Körpergewicht 60 kg. Hirngewicht 1575 g, Schädelumfang 57,5 cm; Schädelkapazität 1700 cm^3. Schädeldach schwer, reichlich Diploe. Die Schädelknochen im Bereich des Hinterhauptes 1 cm dick, vorn 1,3 cm. Die Dura vom Schädel sehr schwer, stellenweise nur mit Substanzverlust ablösbar; die Innenfläche des Schädels zeigt starke Reliefzeichnung durch die tief einschneidenden Gefäßfurchen und Impressiones digitatae. Gewicht der linken Hemisphäre (nach längerer Formolfixierung) 632,9 g, der rechten Hemisphäre 619,9 g. Kleinhirn mit Stamm: 252,9 g. — WEIMANN faßt seinen ausführlich gegebenen histopathologischen Befund am Gehirn HAECKELS kurz so zusammen: „Es handelt sich also um eine allgemeine leichte Atrophie und Schrumpfung der Hirnrinde, diffuse Markfaserausfälle in ihr, und zwar besonders in den oberen Schichten, ausgedehnte und hochgradige Pigmentatrophie der Ganglienzellen mit lebhaftem Fettabbau in Gliazellen und Abtransport zu den Gefäßwänden, Vermehrung der faserbildenden Glia in Rinde und Mark, sehr intensive Erkrankung der Ganglienzellen in den oberen Schichten des Subiculum beider Ammonshörner im Sinne der ALZHEIMERschen Fibrillenerkrankung und endlich im Auftreten vereinzelter, in den Anfangsstadien ihrer Entwicklung befindlicher seniler Drusen in der Rinde. Sämtliche Veränderungen sind auf die normale physiologische senile Involution des Gehirns zurückzuführen. Sie überschreiten in keiner Weise den Grad, wie er bei dem hohen Alter HAECKELS zu erwarten ist, sind also nicht als pathologisch aufzufassen. Auch die geringe Zahl der senilen Drusen und das circumscripte Auftreten der ALZHEIMERschen Fibrillenerkrankung nur in den Ammonshörnern bei Freibleiben der gesamten Großhirnrinde sind bei dem Alter HAECKELS als normal aufzufassen und rechtfertigen in keiner Weise die Annahme einer senilen Demenz." — Auch GELLERSTEDT bringt Angaben über die Gehirne zweier weltbekannter deutscher Forscher. — Fall 49 seiner Arbeit (86 Jahre, ♂): „War bis zur Todesstunde geistig sehr regsam; hat lebhaft an allem teilgenommen, über alle Probleme diskutiert, sich sogar über sich selbst aufgeregt, was schon viel bedeutet" (ASCHOFF). Todesursache: Prostatacarcinom, Herzruptur. — Fall 50 seiner Arbeit (84 Jahre, ♂): „War bis zuletzt musikalisch interessiert." Todesursache: Atrophische Lebercirrhose. — GELLERSTEDT faßt die histologischen Befunde beider Hirne so zusammen: „Unsere beiden Elitegehirne zeigten sowohl die ALZHEIMERsche Fibrillenveränderung wie die Drusen, allerdings nicht hochgradig, aber die letztgenannten schon in solcher Zahl (15 bzw. 18 Drusen im Gesichtsfelde), wie sie nach der heutigen Auffassung auf eine ‚physiologische Demenz' hinweisen würden. Niemand wird jedoch behaupten wollen, daß diese notorisch bis zuletzt wissenschaftlich interessierten und psychisch hochstehenden Forscher auch nur an einer physiologischen „senilen Demenz gelitten hätten".

cc) Über das Vorkommen von Plaques und Fibrillenveränderungen bei Körpererkrankungen. Mit der Klärung der wichtigen Frage, ob und welche Beziehungen zwischen dem Auftreten seniler Plaques und allgemeinen Körpererkrankungen bestehen, haben sich schon zu ALZHEIMERs Zeiten und noch früher verschiedene Forscher beschäftigt. So dachte LAFORA anfänglich an irgendwelche Einflüsse des Anasarkas oder des Gehirnödems. In einem Fall seiner Beobachtung, einer während 10 Jahren an Schizophrenie leidenden 46jährigen Negerin (die an parenchymatöser Nephritis und Herzfehler litt und unter starkem Anasarka ad exitum kam), fanden sich nämlich im Gehirn (neben akuten Zellveränderungen und Ganglienzellverfettungen) mehrere „circumcellare" Körbe (ALZHEIMERsche Fibrillenveränderung) im Ammonshorn und kleine senile Plaques in der Zentral- und Frontalrinde. In einem zweiten, recht ähnlich gelagerten Fall (59jähriger Neger) mit Nephritis und Gehirnödem hingegen fehlten Plaques und Fibrillenveränderungen. — In Fortführung SCHNITZLERscher Gedankengänge gingen LAFORAs Untersuchungen auch der Frage nach, ob vielleicht irgendwelche Schilddrüsenstörungen in konstanter Beziehung zu Plaques oder zu ALZHEIMERschen Fibrillenveränderungen stünden. Das Ergebnis war in dieser Hinsicht durchaus negativ. — Interessant, weil jüngst von NEUBUERGER und RÖSCH diskutiert (s. später), sind bisher übersehene Hinweise LAFORAs auf jene „anderen Umstände, die man vermuten konnte, die besondere metabolische Störung, welche die senilen Veränderungen erzeugt, zu begünstigen und deren vermuteten ursächlichen Einfluß ich untersucht habe, nämlich die malignen Tumoren" (LAFORA). Doch hat schon vor LAFORA OPPENHEIM das Gehirn eines geistig ungewöhnlich frischen 70jährigen Mannes untersucht, der an Kachexie infolge eines Magencarcinoms gestorben war. Im Gehirn fanden sich Drusen in ganz ungewöhnlicher Zahl. Auch LAFORA selbst sah bei einem 62jährigen Mann mit einem Tumor im 4. Ventrikel und einem Angioma pontis zahlreiche senile Plaques. Hinwieder ließen andere Fälle mit großen Neubildungen Befunde dieser Art vermissen, so unter anderem ein 70jähriger Arteriosklerotiker mit Magencarcinom ohne jede Plaques und ohne ALZHEIMERsche Fibrillenveränderung; desgleichen vermerkt LAFORA einen 61jährigen Neger mit fortschreitender Kachexie bei Magenkrebs ohne Fibrillenbefund; jedoch sah der gleiche Autor nach ,,mühsamer Durchsuchung zahlreicher BIELSCHOWSKY-Präparate nur zwei senile Plaques" im Frontallappengebiet. Auch für Gehirne von Tuberkulösen mit schwerer Kachexie wird das Fehlen von senilen Plaques und ALZHEIMERschen Fibrillenveränderungen besonders hervorgehoben (LAFORA und neuerdings FÉNJES). Zusammenfassend kommt LAFORA (auch auf Grund anderweitiger Untersuchungen) in der Frage nach den ursächlichen Beziehungen von Carcinom bzw. von Tumorkachexie und senilen Plaques zu dem Ergebnis, ,,daß die besondere metabolische Störung, die diese Veränderungen, nämlich Plaques und Fibrillenveränderungen erzeugt, eine ganz eigentümliche ist und nicht von anderen pathologischen Prozessen (Carcinomkachexie, tuberkulöser Kachexie, Läsionen der Thyreoidea) bedingt sein kann, obwohl alle diese somatischen Erkrankungen wahrscheinlich die Bildung der senilen Veränderungen beschleunigen können. — Hier wären die Befunde von Plaques (und ALZHEIMERschen Fibrillenveränderungen) bei senilen und wohl fraglich (!) senil-dementen Mongoloiden im 4. und 5. Lebensjahrzehnt nochmal zu erwähnen (STRUVE, JERVIS).

Die Ergebnisse dieser länger zurückliegenden Arbeiten wurden ausführlicher dargestellt, weil das genaue Studium der Beziehungen von Körpererkrankungen zu Gehirnschäden manches zur Klärung des Problems vom Wesen und der Ursache der senilen Plaques beitragen kann. — NEUBUERGER hat in Gemeinschaft mit RÖSCH die Frage nach den Beziehungen von Carcinom und argentophilen Strukturen angegangen. Die Studie verdient vor allem schon wegen des unverhältnismäßig großen bearbeiteten Materials Beachtung; zudem bot dabei die Anwendung der BRAUNMÜHLschen Silbermethode die Gewähr für möglichst vollkommene Plaquesdarstellung. NEUBUERGER fand in 23 Fällen bei Geistesgesunden bzw. nicht an präsenilen Hirnerkrankungen leidenden Leuten unter 60 Jahren Drusen in wechselnder Menge. Vorwiegend hatte es sich dabei um Krebsfälle gehandelt. (Alles in allem wurden 120 Fälle untersucht, darunter 60 maligne Tumoren und 60 andersartige Erkrankungen.) Unter ersteren waren 9 Fälle, unter letzteren waren 4 Fälle mit Drusen. So darf nach diesen Untersuchungen bei fast einem Drittel der jüngeren Krebskranken mit dem Vorkommen von Drusen gerechnet werden. (In keinem der Fälle wurden ALZHEIMERsche Fibrillenveränderungen gefunden.) — Die Fundorte der Drusen bei Krebskranken entsprechen im wesentlichen den bei der senilen Hirninvolution festgestellten. Was der feinere Bau anlangt, so kommen alle Arten vor; besonders charakteristisch sind jedoch ,,die kleinen, zarten, schwach argentophilen zum Teil feinen Filzwerken ähnlichen oder filigranartigen Strukturen, die wir geradezu als ,,Krebsdrusen" bezeichnen können und die den Primitivplaques (v. BRAUNMÜHL) zuzurechnen sind. Die anfängliche Meinung NEUBUERGERs, daß die Stoffwechselstörung, die zur Drusenausfällung führt, etwas mit der Krebskachexie zu tun hat, ließ sich nicht halten. Heute meint der Autor bei der völligen Verschiedenheit der Krebsformen und Krebsstadien mit den Drusenbefunden, daß primär eine Stoffwechselstörung vorhanden sei, die einerseits die Entstehung eines Krebses begünstige und andererseits auch auf die Ausfällung der Drusen Einfluß gewinne. Man würde also damit zu rechnen haben, daß die kolloidchemischen Bedingungen, unter denen es ganz allgemein zur Plaquesbildung kommt, von vornherein auch bei Krebskranken oder zu Krebs Disponierten eintreten können. — Die Ergebnisse der NEUBUERGERschen Studie wurden ausführlicher gebracht, da sie auf die Bedeutung des Drusenproblems als eines Stoffwechselproblems im allgemeinen hinweisen. Wo NEUBUERGER Drusen bei Leuten unter 50 Jahren fand, lag eine Struma maligna vor. W. MÜLLER freilich stimmt auf Grund eines Untersuchungsgutes von 55 Fällen mit bösartigen Geschwülsten der oben erwähnten Auffassung NEUBUERGERs nicht zu. MÜLLERs Untersuchungsbefunde sind indes nicht eindeutig, da der Autor ausschließlich mit BIELSCHOWSKYs Imprägnationsmethode

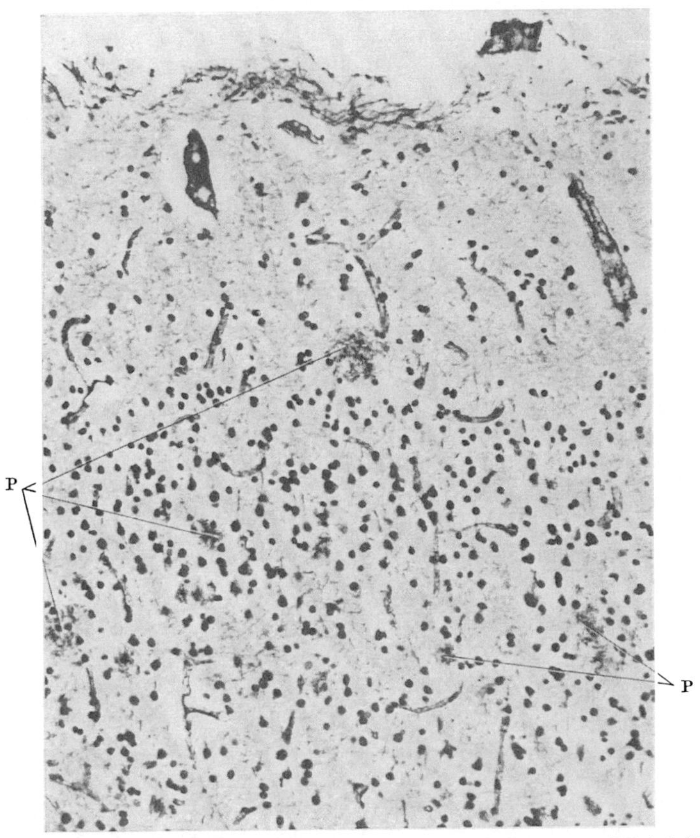

Abb. 89a. Senile Plaques (*P*) aus der Hirnrinde eines etwa 65jährigen Eingeborenen aus Belgisch-Kongo, Hospital von Dr. SCHWEITZER, Lambarene. Eigene Silbermethode.

gearbeitet hat. Vielfache eigene vergleichende Untersuchungen an Hand von BIELSCHOWSKY-Präparaten und solchen, wie sie mit meiner Silbermethode gewonnen wurden, haben dargetan, daß „Primitivplaques" (v. BRAUNMÜHL) und andere zarte Plaquesstrukturen auch im wohlgelungenen BIELSCHOWSKY-Präparat gar nicht oder nicht klar hervortreten (vgl. Abb. 51—53).

dd) Senile Plaques und Rassenunterschiede. Zur Klärung der interessanten Frage, ob Drusen und ALZHEIMERsche Fibrillenveränderungen bei alten Leuten verschiedener Rassen mit gleicher Häufigkeit vorkommen oder nicht, müßten sehr genaue, systematische Untersuchungen angestellt werden. Das Material, das F. H. LEWY und SCHÜKRY beibrachten, ist nicht nur zu spärlich, sondern erfüllt auch die Bedingungen einer besonders sorgfältigen klinisch-anatomischen Durcharbeitung nicht. Der Wichtigkeit der Frage wegen seien aber die Vorarbeiten von H. LEWY und SCHÜKRY kurz erwähnt: Um einen Überblick darüber zu gewinnen, was eigentlich zu den involutiven Befunden gehört, hat Lewy eine Anzahl seniler Gehirne im Inneren Kleinasiens gesammelt, die von Leuten stammen, bei denen cerebrale Arteriosklerose auszuschließen war und welche ohne Anzeichen einer besonderen Erkrankung starben. Bei keinem von ihnen fanden sich Drusen und Alzheimersche Fibrillenveränderungen; auch die Pigmentatrophie war nicht überall stark ausgesprochen. Schükry fand bei zwei alten Kleinasiaten mit klinisch diagnostiziertem arteriosklerotischem Irresein Atherosklerose, allgemeine Atrophie, Piaverdickung, multiple Erweichungsherde, Nervenzellveränderungen und perivasculäre Gliose. Bei 2 Anatoliern von 60 bzw. 70 Jahren, welche klinisch als Senil-Demente angesprochen worden waren, fanden sich nur Windungsatrophie, Gliaverdickung, Verkleinerung der Nervenzellen mit Zunahme des Abnutzungspigmentes, Verarmung an markhaltigen Rindenfasern sowie perivasculäre Gliose. Senile Drusen wurden völlig vermißt. Auch bei einem 50jährigen Mann, welcher ein der Alzheimerschen Krankheit ähnliches Bild geboten hat, fehlten Plaques wie Fibrillenveränderungen; lediglich körniger Neurofibrillenzerfall wurde beobachtet. Des gleichen Autors „ältestem Mann der Welt", der angeblich mehr als 130 Jahre alt gewesen sein soll, waren im Gehirn starke lipoide Einlagerungen in Ganglien- und Gliazellen, weiter merkwürdige plasmaarme große blasse Gliakerne und an einer Stelle der Frontalrinde senile Drusen eigen. — Sehr interessant ist Verhaarts Feststellung an Hand jüngster Erfahrungen in Niederländisch-Ostindien: „Plaquesbildung im hohen Alter kommt in gleicher Frequenz vor wie bei den westlichen Rassen; Fibrillendegeneration ist im Osten wahrscheinlich viel weniger frequent!" — Auf die Plaques- und Fibrillenbefunde bei körperlich kranken Negern (Lafora, Oppenheim) sei nochmals verwiesen. Abb. 89a zeigt argentophile Strukturen (Primitivplaques und Fädchenherde) aus der Hirnrinde eines etwa 65jährigen Eingeborenen aus dem Kongogebiet. (Ich verdanke Herrn Professor Albert Schweitzer in Lambarene das Studiengut.)

γ) Senile Entartung und extrapyramidal-motorisches System (Senium; sog. senile Muskelstarre; sog. senile Chorea; Marasmus senilis).

Die Zuordnung bestimmter klinischer Erscheinungen extrapyramidal-motorischen Charakters bei Senilen und Senil-Entarteten zum anatomischen Befund ist außerordentlich schwierig. Nach klinischen Gesichtspunkten hat man die im Alter zu beobachtenden akinetisch-hypertonischen Bilder in senile Muskelstarre und arteriosklerotische Starre geschieden. Doch geben die Kliniker zu, daß diese Scheidung nicht reinlich durchgeführt werden könne. Anatomisch sollen ersterem striopallidären Syndrom senil-involutive Prozesse, letzterem Parenchymausfälle im Striopallidum auf dem Boden einer cerebralen Arteriosklerose zugehören. Nach den Anschauungen einiger Autoren lassen sich aber des weiteren senile Muskelstarre und Paralysis agitans nicht trennen. So schreibt A. Jakob in seiner Monographie: „So führen klinisch und histologisch einmal fließende Übergänge von der genuinen Paralysis agitans über die Alzheimersche Krankheit zur senilen Muskelstarre mit Demenz und Psychose, auf der anderen Seite auch zur echten arteriosklerotischen Muskelstarre." Der Satz zeigt die Unklarheit der Auffassungen, wie sie auch in dem von Stief aufgestellten Schema zur Gruppierung der Involutionserkrankungen des Großhirns zum Ausdruck kommt. Es ist hier nicht der Ort, auf diese schwierigen Fragen einzugehen. Auch die Paralysis agitans gehört nicht in unseren Fragekreis. Wenngleich bei letztgenannter Erkrankung die Parenchymschädigung in morphologischer Hinsicht dem senilen Involutionsprozeß sehr ähnlich ist (F. H. Lewy, A. Jakob), so darf man die beiden Prozesse nicht ohne weiteres gleichstellen. HALLERVORDEN hat das ausdrücklich hervorgehoben. — Man kann sich übrigens beim Studium des Schrifttums des Eindruckes nicht erwehren, daß Befunde, die man bei genauer und unvoreingenommener anatomischer Analyse auch bei ganz normalen Greisen findet, als anatomisches Substrat bestimmter klinischer Störungen gedeutet werden. Die Verhältnisse liegen also sicherlich ungemein kompliziert. So sieht man etwa bei sehr hochbetagten normalen Senilen immer wieder mehr weniger ausgeprägte vasculäre Schäden auf dem Boden seniler Gefäßveränderungen in den Stammganglien, ohne daß nun klinisch ausgeprägte extrapyramidal-motorische Zeichen auftraten (in diesem Sinne auch HALLERVORDEN). Anatomische Bilder können sogar an einen ausgesprochenen Status desintegrationis erinnern; Rarefizierung und Resorption des Gewebes in Nähe der Blutgefäße (Status praecribratus und cribratus) kann sehr deutlich sein. Man sieht solche Bilder ja nicht nur in den Stammganglien, sondern besonders ausgeprägt in den Polanteilen von Schläfenlappen Seniler. Zudem bleibt immer zu bedenken, daß ja die immer vorhandene Rindenerkrankung diese extrapyramidalen Symptomenbilder beeinflußt (VOGT, A. JAKOB). Auch die Miterkrankung anderer Kerngruppen ist zu beachten. Namentlich hat man an Oliven- und Dentatumschädigungen zu denken (v. BRAUNMÜHL, ROTTER). Einzelheiten über den Gegenstand findet man unter anderem in dem Beitrag von GRÜNTHAL im Handbuch der Neurologie von BUMKE und FÖRSTER, Bd. XI, S. 502. An anderen Orten wird darüber zumeist nicht bei den Alterskrankheiten, sondern bei den Erkrankungen der Stammganglien abgehandelt. (Schrifttum bei FREUND und ROTTER, GRÜNTHAL, HALLERVORDEN, A. JAKOB, KLAUE, F. H. LEWY, LEYSER, MEYJES, PETER, STIEF.)

Senium. A. St., geb. 1850, gest. mit 79 Jahren an Pneumonie. Hochgradig altersgebrechliche Kranke mit seniler Osteoporose und Neigung zu Hautblutungen. *Keinerlei pyramidale oder extrapyramidale Störungen.* Gehirn: Sehr klein, gleichmäßig atrophisch. Hydrocephalus externus und internus. Präfibrose. Auf Frontalschnitten das Striopallidum in gesamter Ausdehnung *gleichmäßig* verkleinert, Pallidum verschmälert und von auffallend rostbrauner Farbe. Thalamus, Corpus subthalamicum, Substantia nigra makroskopisch ohne wesentlichen Befund. Diese Kerngebiete sind gleich den sie umgebenden Markanteilen ausgiebig gleichmäßig verkleinert. Mikroskopisch: Gesamte Frontal-, Temporal- und Parietalrinde gleichmäßig verschmälert, licht. Frontal deutliche Ausfälle in den oberen Schichten, namentlich in Lamina IIIa. Im Ammonshorn keine nennenswerten Veränderungen. ALZHEIMERsche Fibrillenveränderungen fehlen überall. Drusen finden sich in einigen wenigen kleinen Exemplaren in der Frontalrinde; in den basalen Kernen fehlen sie. Das Zellbild deckt im Striopallidum keine nennenswerten Parenchymausfälle auf. Sämtliche Strukturelemente sind jedoch stärkstens zusammengerückt. Die großen Ganglienzellen mit allen Zeichen hochgradiger Schrumpfung. Die kleinen Ganglienzellen im Plasma sehr licht, schlecht anfärbbar, reich an gelben Pigmentstoffen. Überall Vermehrung der kleinzelligen Glia. Studiert man bei Cresylviolettfärbung die großen Zellelemente im Putamen und die lipoidreichen Nervenzellen im Pallidum genauer, so findet man in deren Zellplasma tiefschwarz tingierte Körnchen und Schollen. Bei Toluidinblaufärbung treten diese kaum hervor; bei Heidenhain und Hämatoxylinfärbung sieht man sie kaum. Im Scharlachrotbild nehmen die Körnchen einen gelbgrünlichen Farbton an. Stoffe gleichen färberischen Verhaltens finden sich ungewöhnlich reichlich in der Glia des Striopallidums. Namentlich um die Gefäße werden sie in HORTEGA-Zellen und plasmatischer Glia gespeichert. Es handelt sich um vermehrtes Abnützungspigment, das in dieser eigenartigen und selten ausgesprochenen Weise von bestimmten Anilinfarbstoffen überlagert wird. Im Markscheidenbild starke Markfaseraufhellung im gesamten Pallidum. Im Gliafaserbild große Faserbildner im Striatum. Die subpallidären Zentren bieten keine besonderen Veränderungen. Im Corpus Luys verhältnismäßig viel Abnützungspigment. In der Substantia nigra vereinzelt untergehende Ganglienelemente und deutliche Pigmentausstreuung. Die rote Zone ärmer an Parenchymelementen. Abnützungspigment dort stark vermehrt; es tritt in blaugrüner bis völlig schwarzer Färbung hervor. Im Zahnkern und in der Olive deutliche Zellausfälle, hochgradig pigmentatrophische Nervenelemente. Kleinhirn und Rückenmark mit Ausnahme einer Verschmälerung der Markanteile ohne nennenswerten Befund.

Senile Muskelstarre. Nach A. JAKOB kommt es bei schweren Formen des Altersblödsinns mit Herdsymptomen im Sinne apraktischer und aphasischer Störungen ganz allgemein gesagt zu „Parkinsonismen", die das Bild der *arteriosklerotischen Muskelstarre* (FOERSTER) [„syndrom strié d'origine lacunaire" (LHERMITTE)] nachahmen. Kontrakturen in den unteren Extremitäten kommen bei Bettlägerigen häufig vor. Im histologischen Bild findet man in der Rinde senile Veränderungen. Drusen und Fibrillenveränderungen sind häufig, können aber auch fehlen. Im Zellbild finden sich ausgesprochene Schichtdegenerationen in der 3. und 5. Schicht, namentlich im Frontal- und Temporalhirn. Die Zellen der basalen Stammganglien sind hochgradig verfettet; im Striopallidum fallen regelmäßig schwere diffuse Parenchymstörungen auf. Die großen Striatumzellen sind am schwersten betroffen. Kleine senile Drusen kommen im Striatum vor. ALZHEIMERsche Fibrillenveränderungen sind im Striatum und Pallidum nicht nachzuweisen. Das Pallidum fällt durch Verarmung an Ganglienzellen auf. Die Elemente sind teils geschrumpft, teils ausgiebig mit Lipoid beladen. In der Substantia nigra vermißt man schwere Entartungen. Doch finden sich geschrumpfte, melaninarme Ganglienzellen bei reichlicher Melaninabwanderung in die gewucherte Glia und die Gefäßlymphscheiden. Das Markscheidenbild ist überall (beim Fehlen deutlicher Gefäßschäden) uncharakteristisch. Diffuser Ausfall feinerer und dickerer Markfasern wurde beobachtet. — ROTTER findet bei der senilen Muskelstarre die (zum Teil recht geringgradigen) Veränderungen des extrapyramidalen Systems in erster Linie im Striatum, in zweiter Linie im Pallidum. Eine Beteiligung tieferer Zentren wie des LUYSschen Körpers und der Substantia nigra erscheint hier ebenso selten wie bei der genuinen Paralysis agitans sie oft gemeinsam mit Erkrankung des übrigen Hypothalamus bzw. Oblongata häufig ist (dazu besonders FREUND und ROTTER).

Senile Chorea. Die bislang mitgeteilten Fälle (PETER, LEYSER, JAKOB) verdienen den Namen nicht. Wenn man so will, spricht man besser von *sogenannter* seniler Chorea. Als echte senile Chorea darf man nämlich nur Fälle ansprechen, die weder späte Manifestation einer HUNTINGTONschen Chorea sind (PETERS, wohl auch der LEYSERsche Fall einer 64jährigen Frau, die 10 Jahre lang choreatische Störungen bot!), noch durch Arteriosklerose (Chorea arteriofibrotica von F. H. LEWY) oder durch anderweitige Prozesse hervorgerufen werden (HALLERVORDEN) — Fälle also, bei denen eine „. . . symptomatische Chorea als Teilerscheinung eines senilen Gehirnprozesses" auftritt. HASSLER sagt jüngst: „Unter seniler Chorea würden zwei etwas verschiedene Krankheitsbilder verstanden: 1. ein choreatisches Syndrom im Rahmen der senilen Demenz, was A. JAKOB anatomisch zuerst belegt hat; 2. ein choreatisches Syndrom im Präsenium ohne erbliche Belastung und ohne psychische Veränderung auch nicht im Sinne einer Choreophrenie. Die letzteren Formen werden von vielen Erbforschern als selbständige Krankheiten bezweifelt. Sowohl bei seniler Demenz wie bei ALZHEIMERscher Krankheit kommen gelegentlich choreatische Bewegungsstörungen vor." Ein Fall unserer Beobachtung (eigene Beobachtung 1), der klinisch unter der Diagnose „senile Chorea" ging, bot histologisch bei Fehlen von Plaques und Fibrillenveränderungen neben den gewöhnlichen Altersveränderungen (hochgradig pigmentatrophische Erscheinungen) das typische Bild einer HUNTINGTONschen Chorea. Wir rechnen ihn nicht der „senilen Chorea" zu. Erbbiologisch ließ sich nichts in dieser Richtung klären. Nicht unerwähnt sei in diesem Zusammenhang, daß unter Umständen die PICK*sche Krankheit* frühzeitig mit Veränderungen im Striopallidum einsetzen kann und differentialdiagnostisch mit in den Kreis der Erörterungen gezogen werden muß (v. BRAUNMÜHL). Überprüft man die Fälle „seniler Chorea" des Schrifttums kritisch, so bleibt bislang nur der Fall VII aus der JAKOBschen Monographie, der nicht angefochten ist.

Senile Chorea (Fall VII der Monographie von JAKOB). Bei einer 75jährigen Frau entwickelt sich neben den Zeichen einer senilen Demenz ein deutlicher Tremor an den oberen Extremitäten, der an das Zittern der Paralysis agitans erinnert, und ferner ein kleinschrittiger Gang. Drei Jahre später werden die Zittererscheinungen der Kranken von ausgesprochener choreatischer Bewegungsunruhe abgelöst, die den ganzen Körper, besonders das Gesicht, die Sprachmuskulatur und die Arme befiel. Die Kranke verfiel psychisch immer mehr; Gehen ist wegen der starken Bewegungsunruhe nicht mehr möglich. Schließlich entwickeln sich $1^1/_2$ Jahre später Beugekontrakturen in den Beinen bei Wegfall der Bewegungsunruhe in diesen Gebieten und bei Fortbestehen der Chorea in der Gesichts-, in der Sprach- und Armmuskulatur. Die Kranke stirbt hochgradig marantisch in tiefster Verblödung. — Anatomischer Befund. Gehirnsektion: Atrophisches Gehirn (1070 g bei Schädelinhalt von 120 cm^3 und Duragewicht von 50 g) mit leichter Piaverdickung über der ganzen Gehirnkonvexität. Gehirnwindungen von normaler Anlage; namentlich in beiden Schläfenlappen deutlich atrophisch. Basale Gefäße mit ganz geringen sklerotischen Wandveränderungen. Im Marklager des rechten Stirnhirns nahe dem vorderen Pole eine erbsengroße herdförmige Veränderung, die sich scharf gegen die Umgebung absetzt, etwas härter ist und sich von gelbroter, gesprenkelter Farbe erweist. Seitenventrikel leicht erweitert, Ependym aller Ventrikel zart. Nirgends sonst herdförmige Störungen oder besondere Atrophien. Die basalen Stammganglien von normaler Größe und Färbung. Ebenso Brücke, Kleinhirn und ganze Medulla. Körpersektion: Alte Lungenspitzentuberkulose, eitrige Bronchitis mit bronchopneumonischen Herden, Arteriosklerose der Abdominalaorta und Parenchymatrophie der inneren Organe.

Mikroskopisch. Pia und Großhirnrinde zeigen Veränderungen im Sinne einer sehr schweren senilen Demenz. In der Rinde auffallend große Mengen seniler Plaques, wie man sie in solcher Anzahl und Größe nur selten in senilen Fällen zur Beobachtung bekommt. Schwere Ganglienzellveränderungen (Lipoidentartung, chronische Sklerose), Gliaproliferationen und ab und zu auch die ALZHEIMERsche Fibrillenveränderung. Am hochgradigsten sind Stirnhirn und Temporalwindungen mit dem Ammonshorn betroffen, während die vordere Zentralwindung keine schweren Degenerationserscheinungen erkennen läßt. Insbesondere sind die BETZschen Pyramiden gut erhalten und eine Pseudokörnerschicht ist nicht entwickelt. Leichte Veränderungen im Sinne seniler Gefäßwandfibrose. An den größeren Gefäßen des Hirnstammes leichte, echte arteriosklerotische Veränderungen. Der schon makroskopisch sichtbare Herd im Marklager des rechten Stirnhirns erweist sich mikroskopisch als ein ganz eng umgrenzter Erweichungsherd in Vernarbung und deutlicher Abhängigkeit von Gefäßen. Sonst nirgends Erweichungsherde arteriosklerotischer Natur. Hochgradige Parenchymstörungen in den nicht geschrumpften Striata. In der vordersten Hälfte schwere diffuse Parenchymstörung. Kleine Ganglienzellen mancherorts ausgefallen, so daß kleine Verödungsherde entstehen. Die Elemente selbst schwer geschädigt: blasse Gebilde mit zumeist deutlichen hellen Kernen und geschrumpftem, diffus dunkler sich färbendem, mit kleinen Vacuolen durchsetztem Protoplasma. Häufige Schattenbildung dieser Zellform. Die großen, relativ gut erhaltenen Ganglienzellen im Zustand chronischer Sklerose und fettiger Degeneration. Gliagewebe deutlich protoplasmatisch gewuchert; gut gezeichnete kleine Gliakerne lagern häufig zu dreien und vieren zusammen und mit zart gestipptem strahligem Protoplasma verbunden. Im Silberpräparat körniger Zerfall der intracellulären Fibrillen, vornehmlich in den kleinen Striatumzellen. Keine ALZHEIMERsche Fibrillenbildung, nirgends senile Plaques. Im Fettpräparat diffuse Fettanhäufung in den Ganglienzellen wie in dem gliösen Protoplasma. Abbauprodukte in den Gefäßlymphscheiden stark vermehrt. Keine Körnchenzellbildung. Eisenfärbungen ergeben im Gliaplasma vermehrtes Abbaueisen in Form etwas gröberer Körnchen. — Die diffuse Parenchymerkrankung steht weitaus im Vordergrunde; kleinere Verödungsherde treten ganz zurück. In solchen liegen gewöhnlich kleine Capillaren mit fibrösen Gefäßwandveränderungen ohne sonstige Besonderheiten. Erweichungsherde fehlen völlig. Gegen die Mitte des Striatums zu und weiter caudalwärts nimmt die Intensität der Erscheinung etwas zu. Es handelt sich auch hierbei um prinzipiell den gleichen histologischen Vorgang, der aber zu einem wesentlich hochgradigeren Ausfall an kleineren und größeren Striatumzellen geführt hat. Dabei ist zu betonen, daß man auch im caudalen Striatumabschnitt auf weniger hochgradig veränderte Gebiete stößt. Immerhin ist der Wechsel in der Intensität auffallend. Im gesamten Pallidum finden sich die gleichen Vorgänge, nur in wesentlich verminderter Schwere. Ganglienzellen etwas reduziert, zumeist gut erhalten, mit reichlicher Lipoideinlagerung. Das gliöse Protoplasma in zarter Wucherung. Ähnliche Veränderungen wie im Pallidum im ganzen Thalamus, im LUYSschen Körper und im Dentatum des Kleinhirns. Substantia nigra und Roter Kern geringgradiger betroffen. Im Pallidum und in der Substantia nigra vermehrtes Abbaueisen im Gliaprotoplasma; zahlreiche Ganglienzellen zeigen gegenüber der Norm gröbere blaue Tüpfelung. Im Markscheidenpräparat keine Schrumpfung der basalen Stammganglien; ausgesprochene geschlossene Faserdegenerationen fehlen. Pyramidenbahnen intakt. Nur das Striatum und in gewissem Sinne auch das Pallidum zeigen im Markscheidenbild greifbare Veränderungen. Striatum hochgradig verarmt an dünneren und auch dickeren Faserzügen, so daß es auch in den oralsten Partien nirgends den Status fibrosus erkennen läßt. Ein deutlicher Unterschied zwischen den oralen und caudalen Partien ist nicht sicherzustellen. Das Pallidum in seinen Lamellen leicht reduziert; in seinem Parenchym etwas verarmt an dünnen und dicken Fasern. Linsenkernschlinge stellenweise etwas aufgehellt; FORELsche Faserzüge, LUYSsche Körper, Strahlungen des Roten Kerns, Substantia nigra, Kleinhirnstrahlungen im wesentlichen intakt.

Senile Chorea. (Eigene Beobachtung 2). Auch bei einem zweiten Fall seniler Chorea unserer Beobachtung waren erbbiologische Nachforschungen ohne Ergebnis. Die Deutung des interessanten anatomischen Bildes wurde dadurch erschwert. — Es handelt sich um eine früher stets gesunde Frau, die erstmals in ihrem 66. Lebensjahr auffiel. Während die Kranke bislang ihrem Haushalt nachkam, vernachlässigte sie ihn zusehends und verschlampte selbst; sie wurde deshalb von ihrer Tochter in einem Spital untergebracht. Zu dieser Zeit fiel ein gewisser geistiger Rückgang auf; auch das körperliche Befinden war schlechter. Die Frau schien ziemlich unvermittelt abgemagert. Bis gegen ihr 69. Lebensjahr blieb die Patientin in Spitalpflege; sie war unauffällig. Dann aber machte ihr ziemlich plötzlich auftretendes streitbares und aggressives Verhalten Klinikaufnahme notwendig. — Das Zustandsbild war während der ganzen Zeit recht gleichförmig. Es bestanden sehr ausgeprägte choreatische Bewegungen in Armen und Beinen; auch Rumpf und Kopf nahmen an der schweren choreatischen Bewegungsunruhe teil. Psychisch war die Kranke, soweit zu beurteilen, desorientiert, weitgehend dement, läppisch euphorisch und unkritisch. Schimpfende Erregungen, nächtliche Unruhe wurden häufig beobachtet. Am Ende des 5jährigen Anstaltsaufenthaltes (und nach einer Krankheitsdauer von etwa 6 Jahren) war die Kranke weitgehend verblödet. Ihre einzigen Äußerungen bestanden nur noch in unartikulierten Lauten, die sie mit dauernden ausfahrenden Armbewegungen begleitete. — Bei schlechter Nahrungsaufnahme ging die Patientin ohne besondere Krankheitserscheinungen zugrunde. Diagnose: Chorea (HUNTINGTON? senilis?). Allgemeine vegetative Schwäche. *Anatomische Diagnose* (gekürzt): Senium. Senile Atrophie des Gehirns und der inneren Organe. Wandverkalkung der Gallenblase nach früherer Gallenblasenentzündung. Atherosklerose ersten Grades der Aorta descendens. Am Gehirn, das im ganzen und vornehmlich im Frontalbereich deutlich verkleinert war, fiel die Schrumpfung des Striatums besonders auf.

Histologisch. In der gesamten Hirnrinde (namentlich frontal) zahlreiche Plaques; keine Fibrillenveränderungen. Im deutlich verkleinerten Striatum große und kleine Ganglienzellelemente ganz gleichmäßig geschrumpft. Daselbst keine Plaques und keine Fibrillenveränderungen.

Bei einem anderen Fall (kürzer dauernder) „seniler Chorea" jüngster Beobachtung (eigene Beobachtung 3) war von einer Stammganglienatrophie nichts zu sehen. Auch im Zellbild vermißte man einen Ausfall kleiner Ganglienzellen. Hingegen zeigten sich im ganzen Striatum zahlreiche amorphe Plaques, die freilich auch bei Fällen ohne jede choreatische Störungen gefunden werden.

P. MEYJES hat zu dieser schwierigen Frage gleichfalls Stellung genommen. Wir bringen im Auszug seine beiden Fälle:

Fall seniler Chorea I (Frau Kü.). Eine bis zum 83. Lebensjahr unauffällige Patientin erkrankte mit psychischen Veränderungen, die bald das Bild einer gewöhnlichen senilen Demenz boten. Körperlich wurden außer einer ziemlichen Blutdrucksteigerung keine Abweichungen gefunden. Nach einer Pneumonie stellte sich eine zunehmende choreatische Unruhe in allen Extremitäten sowie im Gesicht ein. Dabei wurde die Sprache völlig unverständlich; nach zweiwöchiger Dauer der Bewegungsunruhe Tod an Bronchopneumonie.

Gehirnuntersuchung. Veränderungen im Sinne einer ausgesprochenen senilen Demenz wie diffuse unspezifische Ganglienzelldegenerationen, Drusen und Fibrillenveränderungen, Verfettung in der Rinde und in den subcorticalen Zentren. Am meisten betroffen sind außer der Rinde Caudatum, Putamen und Nucleus anterior thalami. Senile Plaques sowie Fibrillenveränderungen sind hier weniger zu finden als in manchen Fällen gewöhnlicher seniler Demenz, Ganglienzelldegenerationen und Verfettung dagegen sind im Striatum sehr ausgeprägt. Daneben zeigten Caudatum und Putamen kleinere, gliös gedeckte Erweichungsherde, die sonst nirgends zu finden sind. Die übrigen Zentren des Zwischen- und Mittelhirns sind weit besser erhalten.

Fall seniler Chorea II (Frau N.). Eine 68jährige Frau erkrankte an plötzlich einsetzender choreatischer Unruhe in Gesicht und Armen, welche nach ungefähr 3 Monaten abklingt. Sie war dann einige Jahre angeblich gesund; erkrankte aber dann wieder nach einem leichten Schlaganfall an hochgradiger choreatischer Unruhe, die wieder hauptsächlich Gesicht und Arme befällt, ohne sonstige neurologische Störungen sowie ohne Zeichen stärkerer Demenz. Acht Tage nach Krankenhausaufnahme stirbt die 74jährige Frau in starkem Marasmus. Die mikroskopische Untersuchung ergibt nach dem Autor die charakteristischen Befunde der senilen Demenz, jedoch in nicht so ausgeprägtem Maße als in dem ersten Fall und im Fall 7 von A. JAKOB. Das Striatum hingegen, namentlich das Putamen, ist sehr stark in Mitleidenschaft gezogen und zwar durch zahlreiche Verödungen, deutlichen Verlust der Ganglienzellen, namentlich der kleineren, wenngleich auch die großen vermindert erscheinen. Auch hier finden sich wieder Veränderungen im Nucleus anterior thalami.

MEYJES meint zur „senilen Chorea", daß außer den diffusen, über das ganze Gehirn verbreiteten typischen Veränderungen der senilen Demenz eine Affektion des Striatums gefunden werde, „welche über die Veränderungen der übrigen Zentren von Zwischen- und Mittelhirn überwiegt und im allgemeinen stärker ausgesprochen ist als bei der gewöhnlichen senilen Demenz und ALZHEIMERschen Krankheit ohne schwere extrapyramidale motorische Symptome".

Die mitgeteilten Beobachtungen scheinen mir jedoch keine überzeugenden Beispiele „seniler Chorea" zu sein. Vielmehr scheint es, daß diese Bilder „symptomatischer Chorea" nicht auf dem Boden eines senilen Prozesses, sondern einer vasalen Schädigung erwuchsen, finden sich doch bei den Fällen von JAKOB und MEYJES eindeutige Zeichen gefäßbedingter Schäden.

Bemerkenswert ist übrigens im Fall I der senilen Chorea von MEYJES, daß sich die choreatische Unruhe nach einer *Pneumonie* einstellte. In solchem

Zusammenhang darf auch ein Fall von GRÜNTHAL angeführt werden, wo bei einem mit $73^1/_2$ Jahren verstorbenen Patienten, der 3—4 Jahre vor seinem Tod an langsam zunehmendem Zittern des Kopfes und der Arme erkrankte, 3 Wochen vor dem Tode eine erhebliche choreatische Unruhe zur Beobachtung kam. GRÜNTHAL spricht von einem „Symptomenwandel", für den eine Schädigung des gesamten vitalen Turgors (Herzinsuffizienz ?) verantwortlich gemacht werden kann.

Die anatomischen Grundlagen *des senilen Marasmus* sind wenig studiert.

Fall von STIEF. STIEF hat die Infundibulargegend bei einer Senilen untersucht, die körperlich besonders auffällig heruntergekommen war. Es handelte sich um eine 70jährige Frau mit dem klinischen Bild einer schwer desorientierten, aber geistig noch ziemlich regsamen senilen Demenz. Die Kranke wog zur Zeit der Aufnahme bei einer Körperlänge von 151 cm nur 34,5 kg. Trotz anfänglich sehr schlechter Nahrungsaufnahme stellte sich das Gewicht zunächst auf 33 kg ein, dann aber trat bei einer erheblich besseren Nahrungsaufnahme eine allmählich immer mehr zunehmende Abmagerung ein. Als die Kranke starb, wog sie nur noch 28 kg. Bei der Obduktion zeigten sich bei der schwerst abgemagerten Patientin — abgesehen von einer Arteriosklerose — keine wesentlichen Veränderungen an den Organen der Brust- und Bauchhöhle. Das Gehirn war stark atrophisch; im Großhirnmark und in den Stammganglien fanden sich Kriblüren. Die mikroskopische Untersuchung zeigte in der Rinde typische Drusen und Fibrillenveränderungen. Am ausgesprochensten erkrankt war das Corpus mamillare. (Drusen in reichlicher Menge; ALZHEIMERsche Fibrillenveränderungen fanden sich dort allerdings nicht, wohl aber an anderen Stellen des Zwischenhirns.) So zeigten z. B. die Zellen des Nucleus paraventricularis deutliche Fibrillenverklumpung. Schwere Veränderungen fanden sich auch im zentralen Höhlengrau, wo das BIELSCHOWSKY-Präparat eine merkwürdige Auflockerung des Gewebes zeigte, in dem wenige, aber auffällig grobe Nervenfibrillen lagen. Auch die Ganglienzellelemente waren an Zahl recht erheblich vermindert. — Bei anderen Fällen von STIEF, die übrigens in ihrem klinischen Verhalten nicht besonders aufgefallen waren, konnten wesentliche Veränderungen im Zwischenhirn nicht nachgewiesen werden.

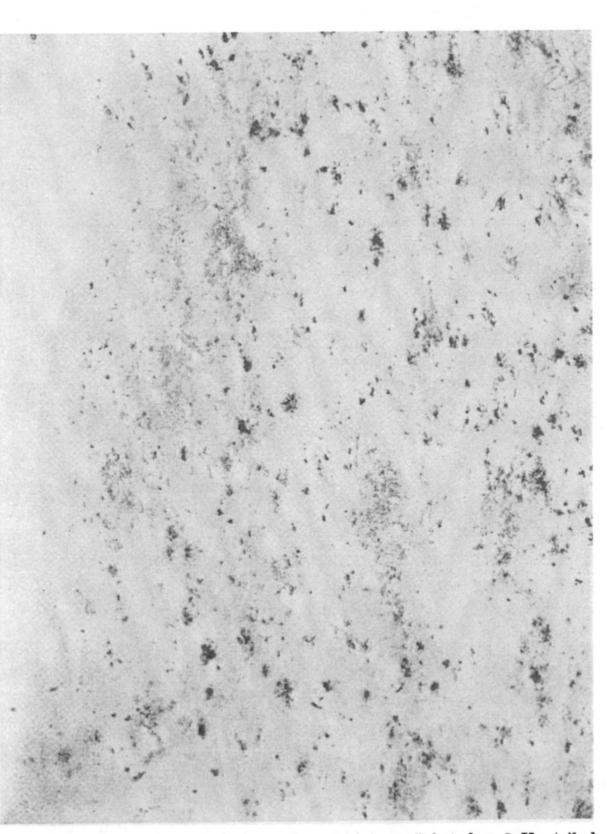

Abb. 90. Amorphe Plaques in Kerngebieten nächst dem 3. Ventrikel. Senile Demenz („Marasmus senilis"). Eigene Silbermethode.

Eigene Beobachtung (S. 1/31, H. N., ♂, 70 Jahre). Seit dem 68. Lebensjahr zunehmend vergeßlich, läuft planlos herum und kann deswegen zu Hause nicht mehr gehalten werden. Bei der Aufnahme völlig desorientiert, verkennt Personen. Schwerste Merkstörung, amnestisch-aphasische Erscheinungen, konfabulierend. In der Anstalt völlig desorientiert, immerfort schwätzend und in einförmiger motorischer Unruhe. Neurologisch keine Besonderheiten. Keine Pyramidenzeichen. Kein Rigor. Geringer Tremor der Hände. Aufnahmegewicht 56,5 kg bei einer Größe von 169 cm. Endgewicht 35,5 kg. Gesamter Gewichtsverlust in den 7 Monaten des Anstaltsaufenthaltes trotz entsprechender Nahrungsaufnahme

21 kg: Gewichtsverlust im letzten Monat allein 6 kg. Klinische Diagnose: Seniler Marasmus (wahrscheinlich aus cerebraler Ursache). Atrophie der inneren Organe. Chronisches Lungenemphysem. Beginnende annuläre Sklerose des Mitralringes. Geringgradige Coronarsklerose. Geringgradige Ektasie der Aorta. Mediahyperplasie der peripheren Gefäße. Hämorrhagische und pseudomembranöse Urocystitis. Großer, zum Teil hämorrhagischer Kropfknoten rechts. Gehirngewicht 1255 g. — Neben frontaler Atrophie findet man nach Abziehen der Meningen im Parieto-Occipitalgebiet die Rindenschrumpfung am stärksten ausgeprägt. Meningen getrübt, ödematös. Basisgefäße zart. Innerer und äußerer Liquor vermehrt, Seitenventrikel erweitert. Nirgendwo herdförmige Veränderungen. Histologisch: Die Hirnrinde in ganzer Ausdehnung übersät mit senilen Plaques. Steigerungen aller Erscheinungen im Parieto-Occipitalgebiet. Fibrillenveränderungen fehlen in der Hirnrinde. Besonders auffällig sind schwere degenerative Erscheinungen im Stammganglienbereich. Striatum übersät von kleinen Plaques, desgleichen der Globus pallidus. Während die bislang genannten Kerne im Zellbild verhältnismäßig intakt erschienen, weisen die Kerne des zentralen Höhlengraues eine erhebliche Verminderung der Ganglienzellelemente auf; besonders eindrucksvoll ist der Zellausfall im Nucleus paraventricularis und Nucleus tuberis. In allen Anteilen des Zwischenhirns lagern reichlich Plaques; Fibrillenveränderungen werden indes hier nirgends beobachtet (Abb. 90).

Schließlich darf noch ein Fall GRÜNTHALS (Lorenz M.) erwähnt werden. Nach leicht fieberhaften Durchfällen trat bei dem Patienten ein Gewichtssturz von 6 kg innerhalb von 6 Tagen ein. Bei der anatomischen Untersuchung zeigte dieser Fall im Vergleich zu den übrigen Fällen die größte Plaqueszahl im Höhlengrau um den 3. Ventrikel. GRÜNTHAL denkt daran, daß die Veränderungen möglicherweise als Herdsymptom *(Widerstandsunfähigkeit der vom senilen Prozeß betroffenen regulatorisch-vegetativen Zentren)* zu werten sind. Das Versagen der Zwischenhirnzentren im Greisenalter will CREPET auf Altersveränderungen der Zwischenhirncapillaren zurückführen. Nach CREPETS Untersuchungen erweist sich das Kaliber der Capillaren im Zwischenhirn bei Greisen als enger und unregelmäßiger als bei Leuten im mittleren Lebensalter.

III. ALZHEIMERsche Krankheit.

Das morphologische Substrat der ALZHEIMERschen Krankheit ist mit den Beschreibungen der Gehirnveränderungen bei der senilen Involution und Entartung in jeder Hinsicht anatomisch zugrunde gelegt. So werden lediglich die besondere *örtliche Intensität* sowie die ungewöhnlich *diffuse Ausbreitung* eines atrophisierenden Prozesses unter anatomischen Gesichtspunkten *fallweise* zur Abgrenzung gegen die senile Demenz verwandt werden können. Grundsätzlich verschiedene Gewebsbilder gegenüber der senilen Involution und der senilen Entartung stehen uns also für eine Systematisierung nicht zur Verfügung. Das zu wissen, ist für alle Einteilungsversuche bei der ALZHEIMERschen Krankheit wichtig. Indes müssen auch in einem Handbuch der pathologischen Anatomie die wichtigsten anatomisch-klinischen Gesichtspunkte erörtert werden, da heute jeder Fortschritt im Wissen um die ALZHEIMERsche Krankheit aufs engste an die klinische Forschung, ja an die Kasuistik gebunden ist.

Historisches. Auf der 37. Versammlung südwestdeutscher Irrenärzte in Tübingen im November 1906 berichtete ALZHEIMER über eine eigenartige Erkrankung der Hirnrinde: Bei einer Frau von 51 Jahren machte sich anfänglich eine rasch zunehmende Gedächtnisschwäche bemerkbar; sie fand sich nicht mehr zurecht, verschleppte Gegenstände, war zuweilen erregt. In der Anstalt trug ihr ganzes Gebaren den Stempel der Ratlosigkeit. Sie war zeitlich und örtlich gänzlich desorientiert, zeitweise völlig delirant. Ihre Merkfähigkeit zeigte sich aufs schwerste gestört. Sie benannte Gegenstände zumeist richtig, vergaß aber gleich darauf wieder alles. Paraphasische Ausdrücke (Milchgießer statt Tasse) und Kleben wurde beobachtet. Zum Gebrauch einzelner Gegenstände war sie völlig unfähig. Eine Reihe von Fragen faßte sie offenbar nicht auf. — Die allgemeine Verblödung machte zunehmende Fortschritte. Die Kranke war schließlich völlig stumpf, lag mit angezogenen Beinen im Bett, ließ unter sich. Der Tod trat nach $4^1/_2$jähriger Krankheitsdauer ein. Die Sektion ergab ein gleichmäßig atrophisches Gehirn ohne makroskopische Herde. An Präparaten nach Bielschowskys Methode zeigten sich sehr merkwürdige Veränderungen der Neurofibrillen, die wir schon als Alzheimersche Fibrillenveränderungen kennengelernt haben. Etwa ein Viertel bis ein Drittel aller Ganglienzellen der Rinde war in diesem Sinne verändert und zahlreiche Nervenzellen in den oberen Rindenschichten waren ganz ausgefallen. Über die ganze Rinde verstreut, besonders zahlreich in den oberen Schichten, fanden sich „miliare Herdchen“ (Drusen).

Diese erste Beobachtung Alzheimers (der Name „Alzheimersche Krankheit“ stammt von Kraepelin) wurde durch eine Reihe neuer Fälle (Bonfiglio, Perusini) ergänzt. Im Jahre 1911 hat dann Alzheimer selbst nochmal einen Fall mitgeteilt, bei dem Scheitel- und Schläfenlappen besonders stark und jedenfalls stärker als das Stirnhirn befallen waren. Alzheimer bekannte sich in dieser Arbeit bezüglich der nach ihm benannten Erkrankung nicht mehr zu der früheren Annahme eines besonderen Krankheitsprozesses, sondern kam für die beschriebenen Fälle zu dem Schluß: „Es sind senile Demenzen, atypische Formen der senilen Demenz.“ Der Unterschied gegen letztere lag für die Alzheimersche Schule in der Stärke, also in der Quantität der Veränderungen. Doch bemerkte Alzheimer gelegentlich eines in der Folge noch zu besprechenden Falles, daß trotz der Bezeichnung „präsenile Demenz“ ganz unklar bleibe, warum hier das Präsenium schwerere Veränderungen setze als das Senium. Vergleichende Hinweise auf vorzeitige arteriosklerotische Erkrankungen (Spielmeyer) oder auf die atypischen Paralysen im Sinne Lissauers (Bonfiglio, Simchowicz, Creutzfeldt) wurden gegeben, ohne daß damit das Problem eine wesentliche Klärung erfuhr. Die Hauptsache des Atypischen in der Alzheimerschen Krankheitsgruppe schien Schnitzler in dem Nichtvorhandensein eines natürlichen, im engeren Sinne senilen Zustandes zu liegen. — Wenn wir hier das Leiden im Rahmen der eigentlichen Alterserkrankungen des Zentralnervensystems, insbesondere der senilen Entartung, abhandeln, so bedenken wir, daß eigentlich recht ungleichwertige symptomatologische Bilder wie Plaques und Fibrillenveränderungen für diese nach anatomischen Gesichtspunkten vorgenommene Zuordnung maßgebend sind. Vielleicht gelingt es späterer Forschung, das Leiden anders einzuordnen. Allerdings müßten, insoweit das von anatomischer Seite erfolgen sollte, krankheitsspezifische anatomische Kriterien erst gefunden werden. Die Aussichten, sie zu finden, sind nach Sachlage nicht günstig (s. theoretischer Teil).

Klinische Vorbemerkungen. Seit Alzheimer und Kraepelin gilt eine rasch sich entwickelnde, zu tiefsten Graden fortschreitende Verblödung, wobei sich von vornherein Andeutungen verschiedenartiger Herdsymptome bemerkbar machen, als kennzeichnend für die Alzheimersche Krankheit. Gleichgültigkeit, traurige Verstimmung, Kopfschmerzen werden in der Vorgeschichte genannt. In der Folge stellen sich zunehmende Gedächtnis- und Merkstörungen ein; der Vorstellungsschatz wird immer dürftiger, die Auffassung zusehends schlechter. Aphasische und apraktische Erscheinungen gehören zum gewöhnlichen Bild. Lesen, Schreiben und Rechnen sind schwer beeinträchtigt. Im allgemeinen ist die affektive Ansprechbarkeit anfänglich gut erhalten. Beeinträchtigungs- und Verfolgungsideen, die mitunter vorgebracht werden, wirken bald einförmig. Unter weitgehendem, langsamem Abbau der geistigen Leistungen gelangen die Kranken oft in ein Stadium eigentümlicher, einförmiger, motorischer Unruhe — dauerndes Zupfen, Reiben, Wischen, Nesteln — (sog. iterative Beschäftigungsunruhe). Auch auf sprachlichem Gebiet findet man solcherlei Iterationen. Eine besondere Form stellt die bei weit fortgeschrittenen Fällen zu beobachtende Logoklonie dar, bei der nicht Sprachgebilde als Ganzes, sondern zumeist einzelne Silben mehrmals wiederholt werden. Anfälle kommen vor und können sich im Endstadium häufen. Eigenartige Spannungszustände in der Muskulatur, die weder pyramidaler noch extrapyramidaler Natur sind, werden beobachtet und fördern das Auftreten der Kontrakturen bei den bettlägerigen und unreinen Kranken. Beginn des Leidens im 5. und 6. Lebensjahrzehnt, seltener früher oder später. Dauer mehrere Jahre bis Jahrzehnte. — Unter Berücksichtigung des Schrifttums lassen sich nach H. SJÖGREN, der eine Serie von ALZHEIMER-Kranken klinisch untersuchte, 2 Verlaufsformen dieses Leidens abgrenzen: eine passiv-hypokinetische und eine agitierte Form. PARKINSON-Syndrome mit Läsion der basalen Ganglien sowie frontal-akinetische Zustandsbilder ohne Beteiligung der Stammganglien kommen vor. Das durchschnittliche Erkrankungsalter lag bei 56,3 Jahren. Die Krankheitsdauer betrug im Minimum 5 Jahre, im Maximum 16 Jahre. Bei der Einteilung der klinischen Bilder in 3 Stadien ergab sich: 1. zu *Beginn* sind die Symptome uncharakteristisch. Es wird zumeist an Neurosen, Arteriosklerose, Tumoren u. a. gedacht. Kopfschmerzen und Schwindel sind häufig, Depressionszustände von klimakterischem Typus nicht selten. Auffällig ist der Wechsel in der Symptomatik. Bei 3 Fällen wurden Synkopen, offenbar vasomotorischen Ursprungs, beobachtet. 2. im *weiteren Verlauf* treten Herdsymptome auf, man kann von einem aphasisch-agnostisch-apraktischen Stadium sprechen. Bei 14 von 24 Fällen fand sich eine einseitige zentrale Facialisparese. Bei 13 Fällen kamen Pupillenstörungen vor. Vier Kranke litten an epileptiformen Anfällen. 3. Im *Endstadium* sind die Bilder einförmig. Die Züge sind ausdruckslos; manchmal sieht man eine Art risus sardonicus. Die Akinese wird von Zwangsweinen oder Zwangslachen unterbrochen. Sieben Fälle erinnerten an postencephalitische Zustände mit „Brüllen unartikulierter Laute und Iterieren von Satzfragmenten“.

Psychotische Bilder bei der ALZHEIMERschen Krankheit sind nach EIDEN und LECHNER verhältnismäßig einheitlich. Es handelt sich um depressiv-paranoide, auch halluzinatorische, ängstlich gefärbte Wahnideen und Verwirrtheitszustände. Die örtlich-räumliche Desorientiertheit steht im Vordergrund. Immer ist bei atypischen Psychosen im mittleren und präsenilen Lebensalter an die Möglichkeit hirnatrophischer Prozesse zu denken.

Die Diagnose der ALZHEIMERschen Krankheit ist gerade nach anatomischen Erfahrungen heute ausschließlich Sache des Klinikers, dem das letzte Wort über die im deutschen Sprachgebiet wohl allseitig anerkannte *Sonderstellung des Leidens* zukommt. Der Anatom kann bei differentialdiagnostischen Erörterungen beachtliche Hinweise geben, allerdings nur, wenn er im Einzelfall über Alter und klinischen Verlauf orientiert ist. Dort, wo dem Untersucher Präparate mit massenhaft Plaques und Fibrillenveränderungen aus dem Gehirn eines im Präsenium stehenden Individuums vorliegen, darf er mit größter Wahrscheinlichkeit eine ALZHEIMERsche Krankheit diagnostizieren. Absolut Sicheres freilich läßt sich an Hand des anatomischen Bildes allein nicht aussagen; eine einwandfreie anatomische Diagnose dieser Erkrankung gibt es also bislang nicht. Man muß immer bedenken, daß sich die ALZHEIMERsche Krankheit spät manifestieren kann. Dann aber helfen die an und für sich schon unsicheren quantitativen Unterschiede im anatomischen Bild nicht viel weiter. Jedenfalls lassen sie gegen die senile Demenz keine scharfen Grenzen ziehen, denn es steht fest, daß sich leichte Fälle von ALZHEIMERscher Krankheit nicht von senilen Demenzen mittlerer Schwere anatomisch scheiden lassen. Überschneidungen kommen aber vor und sie mahnen bei der anatomischen Differenzierung zur Vorsicht. Alles, was man bislang als unterschiedlich herausgearbeitet hat, ist nicht durchgehend. Nicht einmal die quantitative Unterscheidung PERUSINIS läßt sich halten, wenn auch zugegeben sei, daß in der Mehrzahl ausgebildeter ALZHEIMER-Fälle schwere

Rindenausfälle und gliöse Ersatzwucherung (insbesondere vom Stäbchenzelltyp) gefunden werden, wie sie in solcher Stärke der senilen Demenz fremd sind. Auf die besondere Größe der Plaques als Unterscheidungsmerkmal (ZIVERI) läßt sich nicht bauen. VERHAART will verschiedene graduelle Unterschiede im Gewebsbild von seniler Demenz und ALZHEIMERscher Krankheit finden, die eine mikroskopische Diagnose möglich machen sollen. So glaubt der Autor, daß sich die senilen Plaques bei der ALZHEIMERschen Krankheit schneller entwickeln, stärker degenerieren und im Gegensatz zu den Drusen bei der senilen Demenz unregelmäßigere Formen haben. Der SIMCHOWICZsche senile Index, auf Grund dessen sich bei der ALZHEIMERschen Krankheit im Occipitalhirn mehr Plaques als in der Frontalrinde finden sollen, während sich die Dinge bei der senilen Demenz umgekehrt verhalten, stimmt nicht immer. Wenn wir einen Fall von ALZHEIMERscher Krankheit mit besonderer Beteiligung der Parieto-Occipitalregion haben, trifft es für diesen Fall natürlich zu. Geht man, wie GRÜNTHAL das getan hat, auch an diese Fälle mit einer quantitativen Analyse heran, so kann man zu dem Schluß kommen, daß die Zahl der Plaques der klinischen Schwere entspricht. Für GRÜNTHALs Material ergibt sich, daß eine Plaqueszahl von 60—70 im Gesichtsfeld bei 80facher Vergrößerung für klinisch schwere Störungen spricht. Die zumeist schweren Veränderungen bei ALZHEIMERscher Krankheit lassen sich nach GRÜNTHALs Meinung so klären, daß infolge des jüngeren Erkrankungsalters mehr Aussicht besteht, daß das Leiden länger dauert und sich ausgeprägter entwickelt. Im übrigen entsprechen nach GRÜNTHAL örtlich den schwersten Plaquesbefunden die häufigsten Fibrillenveränderungen. Sind Plaques und Fibrillenveränderungen gleichzeitig vorhanden, wie das zumeist der Fall ist, so trifft das zu. MUTRUX hat an Hand 6 klinisch beobachteter Fälle von ALZHEIMERscher Krankheit zuletzt versucht, histopathologische Unterschiede gegenüber der senilen Demenz herauszuarbeiten. Bei seinen Kranken mit Störungen des Sprachverständnisses von transcorticaler Aphasie bis zur totalen Worttaubheit und gelegentlich Störungen der Gnosis für Geräusche ergab die histologische Untersuchung der temporalen Felder T_C T_B T_{A^1} T_E links „einen gewissen Zellausfall und eine erhebliche Zahl von senilen Plaques“. In 4 Fällen seniler

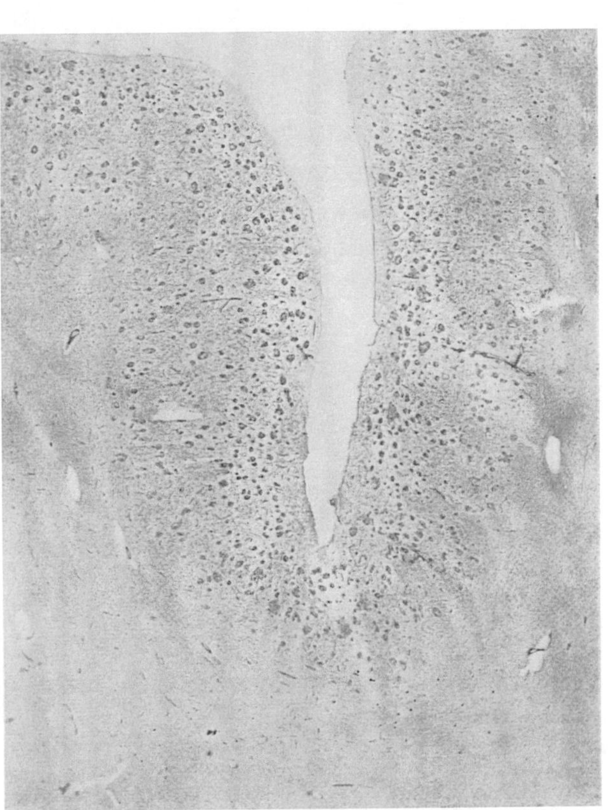

Abb. 91. Übersichtsbild aus einer drusenreichen Frontalrinde bei ALZHEIMERscher Krankheit. Eigene Silbermethode.

Demenz ohne aphasische Symptome waren die Zellausfälle und die senilen Plaques in derselben Region (mit Ausnahme von T_E) wesentlich geringer. Braucht nicht gesagt zu werden, daß damit keine *histopathologischen* Unterschiede gegenüber der senilen Demenz aufgezeigt wurden. Sehr merkwürdig ist, daß es Fälle klinisch einwandfreier ALZHEIMERscher Krankheit gibt, die nur Plaques aufweisen, wie das ALZHEIMER selbst zuerst vermerkt hat, ja daß jüngst ein Fall ALZHEIMERscher Krankheit (und zwar einer familiärer Art) beschrieben wurde (GRÜNTHAL und WENGER), bei dem sich nirgendwo senile Plaques und Fibrillenveränderungen fanden! Da man im Auftreten von Plaques und Fibrillenerkrankungen ein Kardinalzeichen der ALZHEIMERschen Krankheit sah und sieht — hat doch ALZHEIMER seinerzeit mit der scharf charakterisierten Fibrillenveränderung und den senilen Plaques die Zustände wenigstens anatomisch fundieren zu können geglaubt —, beweisen solche Beobachtungen wiederum den zweifelhaften Wert der anatomischen Zeichen. „Die ALZHEIMERsche Krankheit ist von der ALZHEIMERschen Zellveränderung nicht ganz abhängig und noch weniger von den Drusen“, hat SCHNITZLER im Jahre 1911, also nicht lange nach der Aufstellung des Krankheitsbildes geschrieben. Und GRÜNTHAL und WENGER haben über eine Familie mit erblicher ALZHEIMERscher Krankheit berichtet, wo bei dem einen Fall (♂) reichlich senile Plaques und Fibrillenveränderungen gefunden wurden, bei der Schwester des Patienten jedoch nirgends senile Plaques und ALZHEIMERsche Fibrillenveränderungen zu sehen waren. An der klinischen Diagnose „ALZHEIMERsche Krankheit“ bestand kein Zweifel.

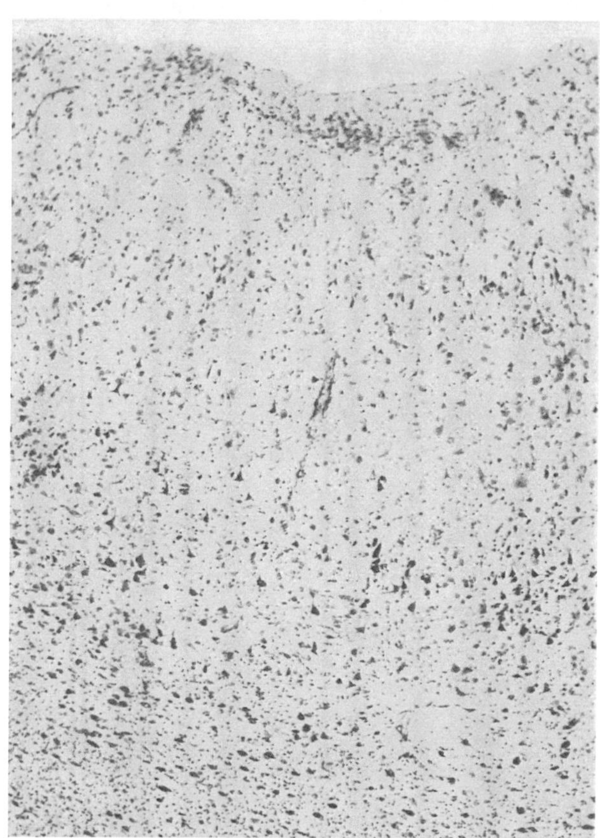

Abb. 92. Schläfenlappenrinde (Übergang zum Windungstal von T_3) bei schwerer ALZHEIMERscher Krankheit. Totaler Schichtausfall von L III bei noch leidlich kenntlicher L II. Teilweise völlige Schichtverwerfung, die sich bis in die untersten gelichteten Schichten erstreckt. Wucherung von HORTEGA-Zellen in allen Rindenanteilen. Massiver Gliawall im Randgebiet. Gliarasen, insbesondere mächtig gemästete Gliazellen im Bereich der Zellausfälle. Markgliose.

Über Art und Ausbreitung der Gewebsveränderungen bei klinisch als ALZHEIMERsche Krankheit diagnostizierten Fällen darf auf die einzelnen Kapitel verwiesen werden, die sich mit den senilen Parenchymstörungen beschäftigen. Wo es notwendig war, wurde jedesmal auf die ALZHEIMERsche Krankheit hingewiesen bzw. Sonderbefunde vermerkt. In der Folge wollen wir eine Serie besonders eindrucksvoller *Bilder* bringen (Abb. 91—104). Bei der ALZHEIMERschen

Krankheit scheint es mir übrigens besonders gewagt, Zusammenhänge zwischen anatomischem Befund und klinischem Verlauf aufdecken zu wollen. Ich sah z. B. einen Fall von seniler Demenz mit aphasischen Störungen, dem anatomische Veränderungen entsprachen, wie ich sie nur bei ganz schwerer ALZHEIMERscher Krankheit in diesem Ausmaß gesehen habe. Auf der anderen Seite wieder gibt es Fälle klinisch schwerer ALZHEIMERscher Krankheit, bei denen wir spärliche Plaques und keine Fibrillenveränderungen zu sehen bekommen; ja Fälle, bei denen man bei dem weitgehend erhaltenen Zellbild der gesamten Rinde nie an so schwere psychische Ausfälle gedacht hätte. Bemerkenswert sind Versuche, für die beobachteten *Herderscheinungen* Beziehungen zum anatomischen Bild herauszuarbeiten. Einwandfreie Rindenblindheit bei Betonung des Prozesses in der Area striata (SIMCHOWICZ, LHERMITTE und NICOLAS, GRÜNTHAL), sensorische Aphasie mit vorwiegender Schädigung des linken Schläfenlappens (LUA, CREUTZFELDT), corticale Herdsymptome bei Befallensein des Gyrus angularis (PERUSINI, FREY) werden beobachtet. Ausfälle der großen Nervenzellen im Schwanzkern werden mit der iterativen Unruhe (KLEIST, HERZ und FÜNFGELD) in Zusammenhang gebracht. FRETS und DONKERSLOOT leiten dagegen Starrezustände, die von STERTZ als psychisch-reaktiv gedeutet werden, vom Ausfall der großen Striatumzellen her. Anatomisches Bild und klinischer Verlauf stimmen gerade bei den extrapyramidalen Schäden dieser Krankheit sicher nicht immer zusammen. So haben wir bei Senilen mit deutlichem Ausfall großer Zellelemente im Striatum nichts von Starre oder von Iterativbewegungen gesehen. GRÜNTHAL, der sich ganz besonders um klinisch-anatomische Gegenüberstellungen bemüht hat, kommt zu dem Schluß: „Der Prozeß verläuft im allgemeinen durch Jahre langsam fortschreitend, doch gibt es schubweise in kurzer Zeit zu schwersten histologischen Veränderungen führende und schleichend bis zu 20 Jahre lang verlaufende Fälle. Ausdehnung und Lokalisation sind ohne durchgehende Regelmäßigkeit, in den einzelnen Fällen recht verschieden, ohne dabei im

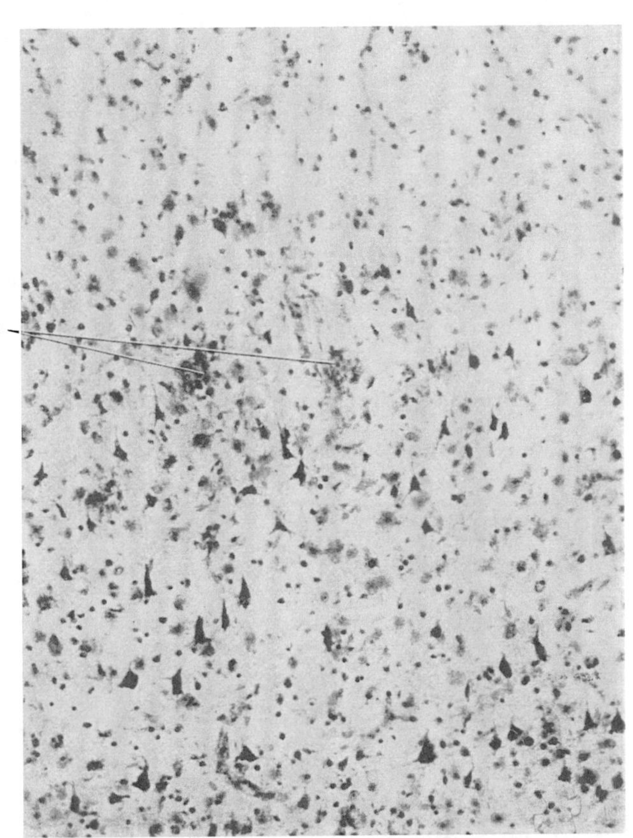

Abb. 93. Schläfenlappenrinde bei schwerer ALZHEIMERscher Krankheit. Völlige Rindenverwerfung. Die spärlich erhaltenen Nervenzellen chronisch erkrankt. Enorme Wucherung der protoplasmatischen und faserigen Glia; herdförmige Mikrogliaproliferation (*h*). NISSL-Bild.

allgemeinen deutlich klinische Verschiedenheiten zu verursachen. Wir werden die überall sich findenden verwaschenen Herderscheinungen mit STERTZ als Ausdruck der allgemeinen Schädigung, nicht aber durch die besondere Lokalisation stärkerer Gewebsveränderungen bedingt, zu deuten haben.“

TH. LÜERS sagt dazu am Beispiel ihrer Beobachtungen über familiäre juvenile Formen der ALZHEIMERschen Krankheit: „Wir neigen aber eher zu der Auffassung, daß es gewisse Frühformen von ALZHEIMERscher Krankheit gibt, bei denen die

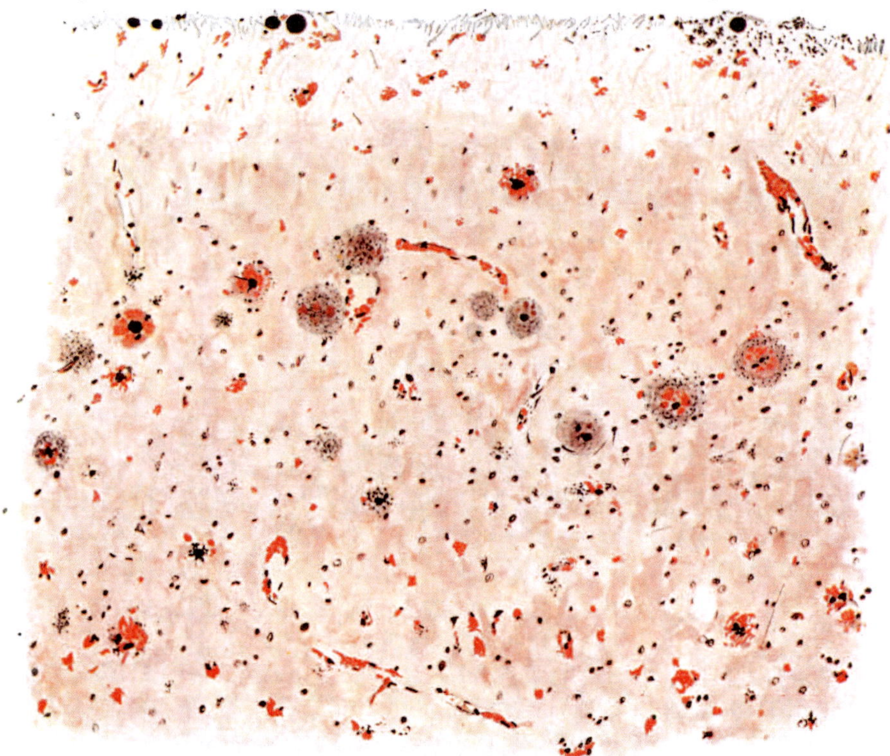

Abb. 94. Sog. fixer Typ des gliösen Abbaus bei einem schwer atrophisierenden Rindenprozeß im Sinne der ALZHEIMERschen Erkrankung. Der Abtransport der Abbaustoffe erfolgt im gliösen Verband gegen die Gefäße zu. In allen Rindenschichten (Polbezirk des Schläfenlappens) liegen wechselnd ausgebildete senile Plaques, die reichlich Lipoidsubstanzen enthalten. Im Rindensaum Corpora amylacea (tiefschwarz) neben feinsten argentophilen Strukturen, die in der Randschicht liegen. Zeichnung nach einer *kombinierten* Fettfärbung (ROMEIS) mit (modifizierter) Silbermethode (v. BRAUNMÜHL).

Läsion umschriebener Regionen durch drusige Entartung der Hirnsubstanz derart schwer ist, daß es zu einer Degeneration des abhängigen Systems kommt.“ (Mit Recht wird dabei angemerkt, daß die quantitative und topographische Übereinstimmung zwischen Ganglienzell- und Faserausfall, womit erst der schlüssige Beweis zu führen wäre, äußerst schwierig sei. Und man wird in diesem Zusammenhang jene Fälle nicht vergessen dürfen, bei denen es eben *nicht* zu Ausfällen im Pyramidenareal oder anderswo kommt, wiewohl die diffuse Rindenschädigung fallweise keineswegs geringer ist.) Freilich findet man unter Umständen Fälle mit ausgesprochener umschriebener Atrophie wie etwa Kleinhirnhemiatrophie links, Hemiatrophie des Großhirns rechts, bei dem bisher einzig dastehenden Fall von R. E. HEMPHILL und E. STENGEL:

“A case of ALZHEIMER's disease with various uncommon features has been described. The first symptoms appeared after a late pregnancy eighteen years before death. There was an extreme degree of atrophy, the weight of the brain being 870 g. The atrophy was diffuse but asymmetrical, affecting the right cerebral and the left cerebellar hemispheres much more than the corresponding contralateral halves. There was an extreme degree of the pathological changes characteristic of ALZHEIMER's disease, the argentophile nervous tissue being most severely affected. The great majority of the pyramidal cells of the cerebral cortex showed ALZHEIMER's neurofibrillary change. The axis cylinders in the cortex had numerous excrescences. The predominance of the affection of the argentophile nervous elements in an unusually advanced case of ALZHEIMER's disease seems to argue in favour of the theory that the development of the argentophile plaque is due to a process affecting primarily the argentophile tissue.

The crossed cerebro-cerebellar hemiatrophy is to be regarded as partly the expression of the anatomical and functional correlation of those parts of the brain."

Auf Ausfälle im Rückenmark bei ALZHEIMERscher Krankheit hat schon ALZHEIMER selbst hingewiesen: „Im Rückenmark sieht man an WEIGERTschen Markscheidenpräparaten nicht viel, aber an MANNschen gewinnt man den Eindruck, daß in den Hintersträngen eine leichte diffuse, in den Pyramidensträngen eine erhebliche Gliavermehrung stattgefunden hat. Man sieht auch in den Seitensträngen nicht wenige stark vergrößerte und protoplasmareiche, faserbildende Gliazellen. Was aber noch beweisender dafür ist, daß in den Seitensträngen ein Zerfall von Markfasern stattfindet, ist das Vorhandensein vereinzelter Körnchenzellen, einzelner Makrophagen und schließlich von zerfallenen kleinen, gliösen Elementen innerhalb der Markscheiden, wie sie besonders schön im MANNschen Präparat zu erkennen sind."

Es ist schwierig, an Hand des neueren Schrifttums Fälle von ALZHEIMERscher Krankheit mit neurologischen Störungen, insbesondere mit *Schädigung des Rückenmarkes* zusammenzustellen. Die Schwierigkeit liegt schon darin, daß meist die klinischen Angaben sehr kurz gehalten sind und anatomische Untersuchungen der einschlägigen Fälle fehlen. Als Beispiel mag die vielfach erwähnte Facialisparese zentraler Natur bei ALZHEIMERschen Kranken gelten wie etwa bei der Beobachtung VII von SCHOTTKY, wo Vater und Tochter (beide ALZHEIMERsche Krankheit) diese zentrale Facialislähmung aufwiesen. — Jüngst vermerkt KLAGES, daß bei ALZHEIMERscher Krankheit neurologische Ausfälle häufiger gefunden werden, die freilich „in ihrer Buntheit Anlaß zur Verwechslung mit anderen Erkrankungen geben". — „Wenn wir hören, daß sich Ataxie, spastische Paresen, Fehlen der Bauchdeckenreflexe und Nystagmus finden können, so werden wir leicht in die Richtung einer multiplen Sklerose gelenkt. In der Tat beginnen Fälle von ALZHEIMERscher Erkrankung, besonders wenn sie sehr früh auftreten und dann nach v. BRAUNMÜHL um so atypischer sind, mit der multiplen Sklerose so konformen Erscheinungen, daß diese Diagnose das Leben hindurch bestehen bleibt. v. BOGAERT, MARINESCO und TH. LÜERS haben von solchen Fällen berichtet. SJÖGREN fand bei seinen ALZHEIMER-Kranken eine seltsam unruhige Gangart mit stark ausgeprägtem Wechsel des Muskeltonus (‚pronounced changes in muscletonus') und stellte dieses Syndrom als ein ganz wesentliches Charakteristikum gegenüber der PICKschen Krankheit heraus. Auch wir sahen bei 2 Patienten (A. K. und J. B.) von unseren 5 ALZHEIMER-Kranken dieses Syndrom (KLAGES)."

Wie immer die verfügbaren Beobachtungen liegen, das Studium der Rückenmarksveränderungen bei ALZHEIMERscher Krankheit ist deshalb wichtig, weil wir hier vielleicht bei weiterem Studium etwas für die Systematisierung des Krankheitsbildes unter klinischen und anatomischen Gesichtspunkten gewinnen können. — Scheidet man die anatomisch zu wenig studierten Fälle ALZHEIMERscher Krankheit mit spinalen Veränderungen grundsätzlich aus, so bleiben nur die Fälle von BARRETT («... dégénérescence inégale se poursuivant depuis la capsule interne jusque dans la moelle sacrolombaire»), von LOEWENBERG und WAGGONER (fraglich), die Familie D... C... von VAN BOGAERT und Mitarbeitern («Paraplégie, puis quadriplégie spasmodique avec troubles mentaux débutant entre 25 et 30 ans») sowie schließlich unsere Beobachtung eines Falles von spastischer Spinalparalyse mit nachfolgender schwerer organischer Demenz, wobei die neurologischen Erscheinungen den psychischen Ausfallserscheinungen jahrelang vorausgingen. Unserer Beobachtung stehen Fälle von THEA LÜERS am nächsten, die wegen des besonderen klinischen Bildes kurz angeführt seien. Bei der Beobachtung 1 von TH. LÜERS begann die Erkrankung mit Verlangsamung des Ganges und der Sprache, Unsicherheit beim Gehen (fiel vom Rad) sowie Kältegefühl und Tremor in der Wadenmuskulatur. Der Gesichtsausdruck wurde steif und unbeweglich. Später traten Zungentremor, grobschlägiger Tremor der Hände mit ataktischem Ausfahren, Tonuserhöhung im Bereich der oberen Extremitäten, spastische Parese mit Pyramidenzeichen im Bereich der unteren, fehlende Bauchdeckenreflexe, wellenförmige Muskelzukkungen über den ganzen Körper, fehlerhafte Lokalisation taktiler Reize. Im Verlauf kam es zu progredientem geistigem Abbau. Bei der Schwester traten als erste Krankheitszeichen stechende Schmerzen in den Waden auf, später Reflexsteigerungen an den unteren Extremitäten, Pyramidenzeichen, Fußkloni, spastisch-ataktischer Gang, Parese des linken Beines, Nystagmus, Silbenstolpern. Psychisch fiel zunächst nur eine etwas läppische Euphorie auf, später fortschreitender geistiger Abbau. — TH. LÜERS bemerkt für ihre Beobachtungen (klinisch als multiple Sklerose diagnostiziert), daß auch hier psychische Veränderungen lange Zeit mehr im Hintergrund standen, neurologische Lokalzeichen zuerst auftraten und führend waren und daß die Erkrankung in einem Alter begann, da von Präsenium noch keine Rede sein konnte (26. und 43. Lebensjahr (Anatomischer Befund s. S. 498).

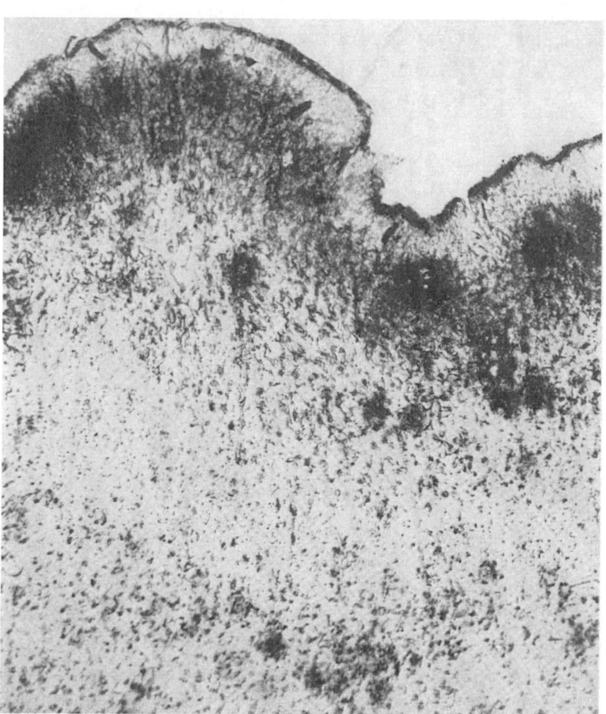

Abb. 95. Schläfenlappenrinde bei schwerer ALZHEIMERscher Krankheit. Schwere Fasergliose in den oberen Rindenschichten; verstärkte Faserbildung um Gefäße und Plaques. HOLZER-Bild.

Über die Pathogenese der ALZHEIMERschen Krankheit sind wir noch ganz im unklaren. Es ist unbewiesen, daß es sich bei dem Leiden um „eine auf inkretorisch-toxischer Basis entstehende, mit dem Klimakterium in Beziehung stehende Erkrankung der Hirnrinde“ handelt (HILPERT). Bei dem SCHOB-GÜNTZschen Fall handelt es sich sicher um ein zufälliges Zusammentreffen eines innersekretorischen Leidens (SIMMONDSsche Kachexie) mit einer ALZHEIMERschen Krankheit. Was vielleicht in Richtung endokriner Ursachen weist, ist die zweifelsohne höhere Erkrankungsziffer des weiblichen Geschlechtes. VERHAARTs Mitteilung, daß in Niederländisch-Ostindien weder bei Einheimischen noch bei Chinesen sichere Fälle von ALZHEIMERscher Krankheit festgestellt wurden, ist interessant. Freilich werden dort die Verhältnisse zur Klärung so schwieriger Diagnosen nicht sehr günstig liegen. Soviel man heute sieht, spricht alles dafür, daß es sich bei der ALZHEIMERschen Krankheit um ein heredofamiliäres Leiden handelt (wichtige Beobachtungen in diesem Sinne auch bei SCHOTTKY, JAMES, LOEWENBERG und WAGGONER, FRANC, McMENEMEY, WORSTER-DROUGHT und FLIND, WILLIAMS, BOSTROEM, KOCH, ESSEN-MÖLLER). Familiäres, ja erbliches Vorkommen sind beobachtet, wofür die beiden beigegebenen Stammbäume Beweis sind. Eine wichtige Beobachtung stammt von BUTTICAZ (4 Fälle von ALZHEIMERscher Krankheit in einer Familie, und zwar 2 Brüder, deren Mutter und der Vater der Mutter). Zwei Fälle wurden anatomisch untersucht (typische Befunde). Zuletzt haben GRÜNTHAL und WENGER eine Familie mit 4fachem familiärem Auftreten der ALZHEIMERschen Krankheit in 2 Generationen beschrieben, von denen zwei klinisch beobachtet sind und ein anatomischer Befund vorliegt. (BONFIGLIO lehnt jüngst die These von der hederodegenerativen Natur der ALZHEIMERschen Krankheit ab, da wir über senile Plaques und ALZHEIMERsche Fibrillenveränderungen nichts Sicheres aussagen können. Der Autor betont aber ausdrücklich, daß die ALZHEIMERsche Krankheit keine atypische Form der senilen Demenz sei.) Ganz allgemein betrachtet liegen die Dinge bei der ALZHEIMERschen Krankheit ganz ähnlich wie bei der (sicher heredodegenerativen) PICKschen Krankheit, mit der sie die weite Spanne des Krankheitsbeginnes teilt: Frühfällen im 3. Lebensiahrzehnt stehen Spätfälle im 7. Lebensjahrzehnt gegenüber; die Mehrzahl der Beobachtungen fällt in die Wende des 4.—5. Lebensjahrzehntes (s. unten). Gleichwie bei der PICKschen Krankheit sind *die* Fälle ALZHEIMERscher Krankheit um so *atypischer*, was *klinisches Zustandsbild, Verlauf und Art des Gewebsprozesses* anlangt, je früher die Erkrankung einsetzt. Deswegen macht die Gruppierung der sog. atypischen Fälle besondere Schwierigkeiten, da gerade sie den Rahmen der ALZHEIMERschen Krankheit im Sinne der ursprünglichen klinischen Gruppierung sprengen. LOEWENBERG und WAGGONER schlagen daher folgende klinische Typeneinteilung der ALZHEIMERschen Krankheit vor: a) Präseniler Typ

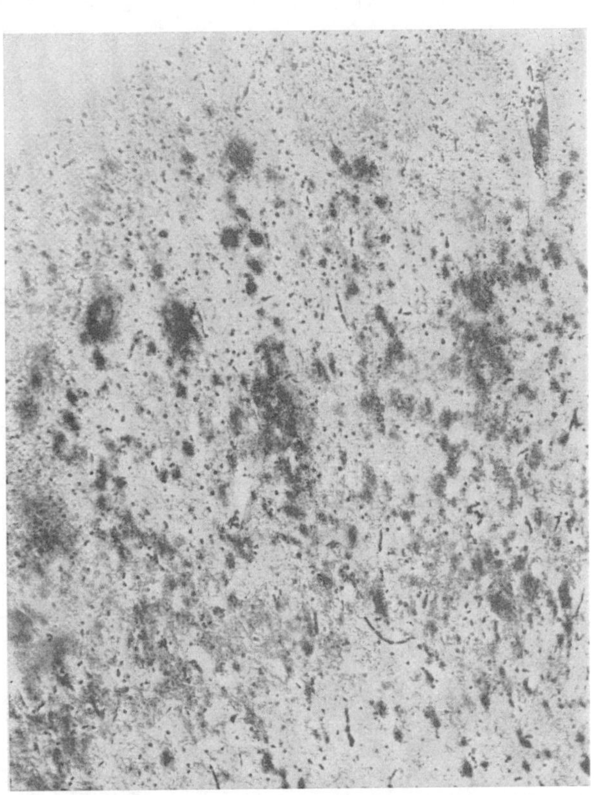

Abb. 96. Massige amorphe Plaques in einer gewöhnlich von Plaques verschonten Rindenformation des Praesubiculum. ALZHEIMERsche Krankheit. Eigene Silbermethode.

(Erblichkeit nicht bekannt), b) intermediärer Typ mit erblichen Zügen, c) juveniler Typ (Erblichkeit nicht bekannt). JERVIS und GOLTZ lehnen die von LOEWENBERG und WAGGONER vorgeschlagene Herausstellung eines „juvenilen Typs“ ab, wie sie überhaupt der Ansicht sind, daß die Zurechnung der atypischen Fälle zur ALZHEIMERschen Krankheit die ursprüngliche Erfassung des Krankheitsbildes entstelle. VAN BOGAERT, MAERE und DE SMEDT, deren Beobachtungen wir später ausführlicher bringen, kommen zu folgender Auffassung: Die (juvenile) Frühform der ALZHEIMERschen Krankheit kann gleich dem klassischen präsenilen Typ als *familiär-erbliche Form* in Erscheinung treten. In gewissen Familien

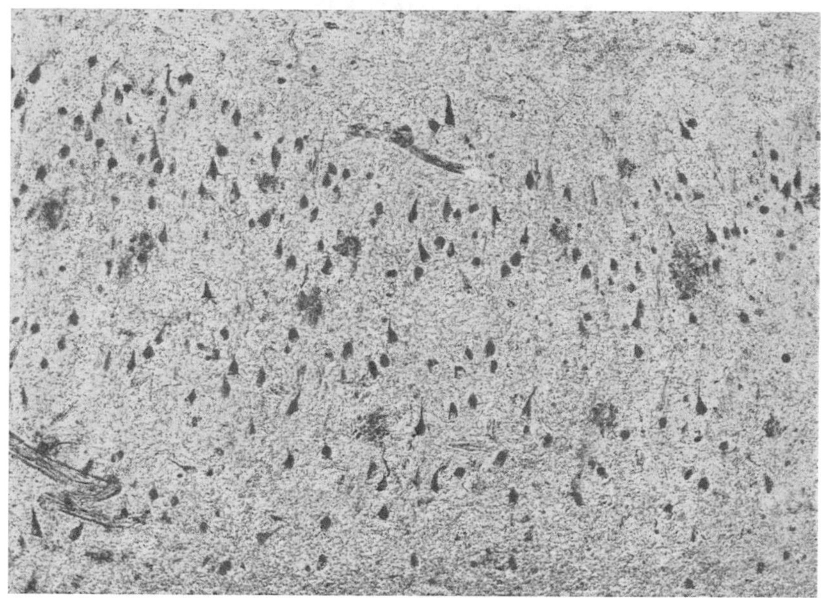

Abb. 97. Plaques und massenhafte argentophile Kugeln (neben ALZHEIMERschen Fibrillenveränderungen) aus dem Ammonshorn bei ALZHEIMERscher Krankheit. LEVADITI-Methode.

findet sich dabei eine spastische Paraplegie, die langsam fortschreitet und oft einseitig betont ist. Derartige spastische Zeichen gibt es auch bei einigen Beobachtungen der klassischen, nicht erblichen Form der Erkrankung. Dieser spastischen Form liegt anatomisch eine primäre systematische Degeneration der Pyramidenbahnen zugrunde. Andererseits gibt es Fälle mit pseudobulbären Syndromen, Klonismen, generalisierter und lokalisierter Art, mit und ohne epileptische Anfälle. Diesen Zustandsbildern entsprechen anatomisch in der Hauptsache diffuse Rindenschädigungen, die freilich das klinische Bild nicht erklären. Nach Auffassung der Verfasser gesellt sich dazu eine 3. Form, die durch Pyramiden- und Kleinhirnstörungen (GERSTMANN und Mitarbeiter) bzw. durch choreatische Bilder (KUFS) gekennzeichnet ist. Die hyperkinetischen Formen sind selten, die akinetisch-hypertonischen häufig. Letztere stellen einen Endzustand dar, hinter dem dann die verschiedenen anderen Formen zu verschwinden pflegen. Die neurologischen Formen sind nicht nur der frühzeitigen ALZHEIMERschen Krankheit eigentümlich, wenn sie sich auch dort am deutlichsten finden; sie sind andeutungsweise bei den klassischen präsenilen Formen gelegentlich vorhanden. Die Sonderformen der frühzeitigen ALZHEIMERschen Krankheit scheinen dadurch zustande zu kommen, daß schon physiologischerweise besonders in Anspruch genommene Systeme von vorzeitigen Rückbildungsprozessen stark befallen werden, wobei andere Systeme, welche der senile Prozeß sonst zu ergreifen pflegt, erhalten sein können. Am Beispiel zweier selbstbeobachteter Fälle von ALZHEIMER-Kranken mit 33 und 38 Jahren stellen A. FERRARO und G. A. JERVIS einen „*Adult Type*" dieses Leidens heraus. Die Autoren zeigen ähnliche Fälle

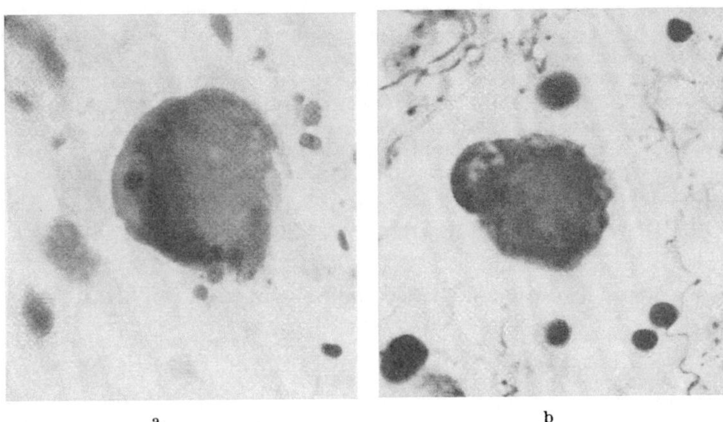

Abb. 98a u. b. a Geblähte Ganglienzelle aus der Frontalrinde einer schweren ALZHEIMERschen Krankheit (65jährige Frau). NISSL-Bild. b Geblähte Ganglienzelle aus der Frontalrinde der gleichen Beobachtung (nämlich einer klinisch eindeutigen ALZHEIMERschen Krankheit). Im Silberbild tritt die argentophile Kugel, die den Kern verdrängt, deutlich hervor.

aus dem Schrifttum auf (PERUSINI: Beginn der Erkrankung mit 39, Tod mit 46 Jahren. URECHIA und DANETZ: Beginn der Erkrankung mit 37, Tod mit 48 Jahren. SCHOTTKY: Beginn der Erkrankung mit 38, Tod mit 45 Jahren.

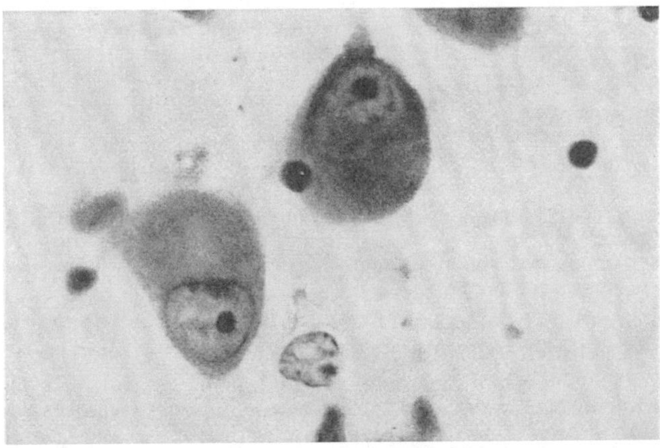

Abb. 99. Geblähte Nervenzellen aus dem Ammonshorn (lockeres Band) bei ALZHEIMERscher Krankheit. Schon im NISSL-Bild erscheinen im Zellplasma die argentophilen Kugeln deutlich abgegrenzt.

LOEWENBERG und WAGGONER: Beginn der Erkrankung mit 34, Tod mit 40 Jahren. KUFS: Beginn der Erkrankung mit 28, Tod mit 39 Jahren).

Im übrigen meinen A. FERRARO und G. A. JERVIS: "Of the various theories on senescence, the one recently brought forward by BRAUNMÜHL appears to offer interesting clues for the problem under discussion. According to this authority who bases his conclusions upon physico-chemical laws, aging of the brain is essentially a manifestation of primary changes of the unstable brain colloids from a highly dispersed to a less dispersed condition, eventually resulting in condensation and coagulation. This process is known as 'syneresis' and is highly characteristic of the aging of any colloidal system. The formation of senile plaques and neurofibrillary changes is a secondary manifestation of these colloidal changes. In BRAUNMÜHL's words, 'What is called syneretic process in colloidal chemistry is equivalent to atrophic process in neuropathology.'

Basing on this theory, it is conceivable that 'syneretic' mechanisms which operate during the physiologic aging, may act at an earlier age and with particular intensity, upon colloidal systems constitutionally predisposed. It will be noted that in case 1 constitutional familial factors can be surmised since two siblings were affected by mental diseases. Additional factors are likely to play a rôle in the causation of early colloidal changes. Among others, vascular mechanisms should be kept in mind. It is known, in fact, that in cases of widespread brain arteriosclerosis extreme cortical atrophy may be found, due to diffuse interference with the blood supply of the cortex. To be sure, morphologic changes of the brain blood vessels are usually absent in ALZHEIMERS disease, but one can reasonably conceive that transitory impairment of the cerebral circulation due to vasomotor disturbances may have some rôle in the interplay of various factors bringing about the pathologic changes."

Wir bringen zum Abschluß des Kapitels über ALZHEIMERsche Krankheit in der Folge eine Kasuistik heredofamiliärer Fälle.

Kasuistik (anatomisch untersuchter) heredofamiliärer Fälle ALZHEIMERscher Krankheit.

Beobachtungen von LOEWENBERG *und* WAGGONER: *Familial organic psychosis* (ALZHEIMERS *Type*).

Der Krankheitsverlauf war bei all den beobachteten Familienmitgliedern (vgl. Abb. 99a) so gut wie gleich: Die Krankheit begann in frühen Jahren des 4. Lebensjahrzehntes. Bei Louis R. sen., dem Vater des klinisch-anatomisch genau untersuchten Ausgangsfalles, und bei Lillian R. G., einer Schwester des Probanden, mit 31 Jahren. Bei Louis R. jr. mit 32 Jahren, bei Mabel, einer weiteren Schwester mit 33 Jahren, desgleichen bei der Schwester Ella mit 34 Jahren. — Das Leiden begann schleichend mit Nervosität, leichter Erregbarkeit und fortschreitendem Gedächtnisschwund. Bei allen Kranken (Lillian ausgenommen) zeigten sich epileptiforme Anfälle; auch myoklonische Erscheinungen wurden vermerkt. Auffallende Dysarthrie! Im Verlauf der Erkrankungen gingen die Patienten geistig mehr und mehr zurück; sie waren verwirrt, unansprechbar und vegetierten schließlich nur mehr dahin. — *Neurologisch:* Keine abnormen Reflexe, ausgenommen + Romberg, + Babinski bei Ella. Anatomisch zeigte sich bei Louis R. jr. eine allgemeine Gehirnatrophie; im histologischen Bild massenhaft senile Plaques und Fibrillenveränderungen. Bei Mabel wurde eine Atrophie der Frontalwindungen besonders vermerkt.

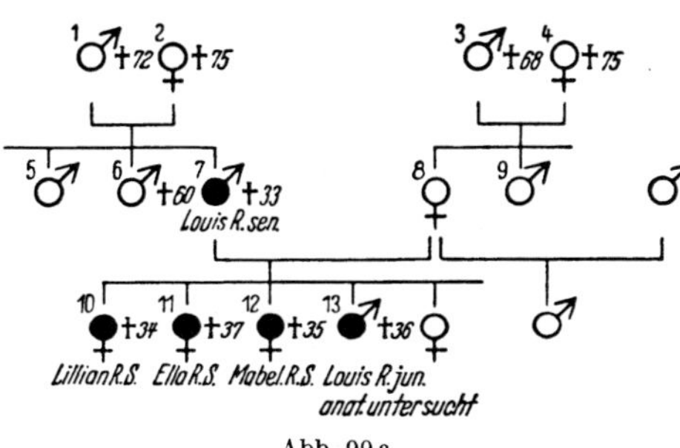

Abb. 99a.

Beobachtungen von VAN BOGAERT, MAERE *und* DE SMEDT: *Sur les formes familiales précoces de la maladie d'*ALZHEIMER.

In der *ersten* Familie wurden in mehreren Generationen dominant und ohne Geschlechtsbevorzugung auftretende Erkrankungsfälle an Demenz mit spastischer Paraplegie gefunden. Von 6 Geschwistern erkrankten 3 (2 Brüder und 1 Schwester) an schwerer organischer Demenz mit progredienter fortschreitender Tetraplegie im Alter von 24—28 Jahren. Der Tod trat innerhalb von 7 bzw. 5 Jahren im Zustand schwerer Kachexie ein. Die Mutter litt nach Angaben des Hausarztes seit ihrem 33. Lebensjahr an einer Geisteskrankheit, verbunden mit Lähmung der Beine und starb im Alter von 41 Jahren. Der Großvater mütterlicherseits bot eine fortschreitende Lähmung der Beine mit Versteifung, die mit 38 Jahren einsetzte. Mit 53 Jahren war er an allen Extremitäten gelähmt, die Sprache war unverständlich. Im Alter von 50 Jahren traten grobe psychische Störungen (Anmesie, nächtliche Unruhe, zeitliche Desorientiertheit, Größenideen, Gewalttätigkeiten und eine Sprachstörung im Sinne der Anarthrie auf. Der Tod trat im Alter von 58 Jahren ein. Bei dem ältesten Bruder (s. oben) ergab die Sektion folgende Veränderungen: Mäßige diffuse Hirnatrophie mit schwerem Hydrocephalus externus und leichtem Hydrocephalus internus. Hirngewicht 1230 g. Makroskopisch erschienen vor allem die Stirnhirnwindungen ein wenig atrophisch. Körperlich:

Megacolon. *Histologisch:* Ausgedehnte Zelldegenerationen in der ganzen Rinde. Die motorische Region ist ebenso schwer verändert wie die Orbitalwindungen. Die BETZschen Zellen sind ausgefallen. Die Hinterhauptpole sind nur leicht befallen. Es finden sich reichlich senile Plaques und ALZHEIMERsche Fibrillenveränderungen, letztere in geringer Zahl in den BETZschen Riesenzellen. Die Stammganglien sind atrophisch. Im Neostriatum Ausfälle aller großen und einer gewissen Zahl kleiner Zellen. Leichte Ausfälle im Pallidum und Corpus Luys. In der Substantia nigra beiderseits Zellausfälle und Pigmentstreuung. Die Pyramidenseitenstränge sind in ihrem ganzen bulbospinalen Verlauf degeneriert, die Pyramidenvorderstränge wenig verändert, die Randzonen aufgehellt. Im Kleinhirn leichte Ausfälle von PURKINJE-Zellen, Proliferation der BERGMANNschen Zellen und senile Plaques. — Bei der zweiten Familie, in der eine organische Demenz mit Epilepsie und myoklonischen Krämpfen

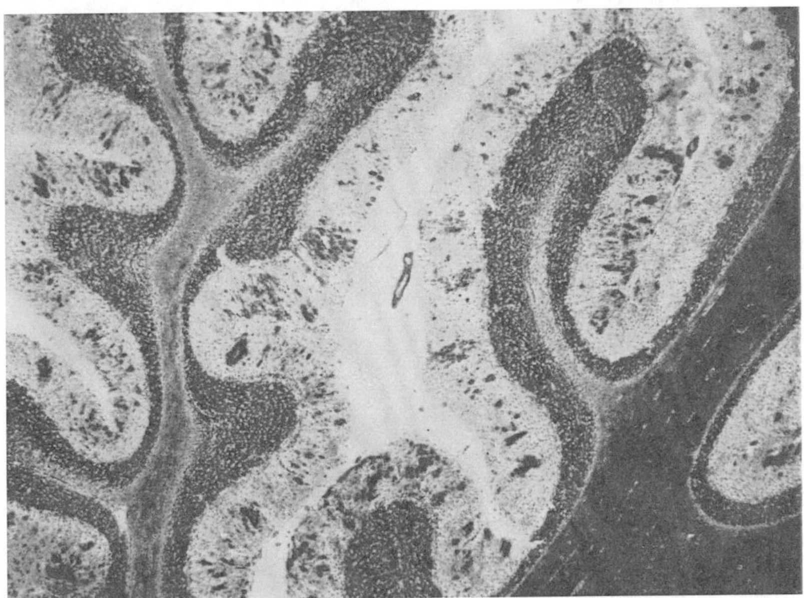

Abb. 100. Senile Plaques in der Molekularzone des Kleinhirns. ALZHEIMERsche Krankheit. Eigene Silbermethode.

in 3 Generationen auftrat, gingen die Verfasser von einem 40 Jahre alten, zur Obduktion gekommenen Manne aus, der zwischen dem 32. und 36. Lebensjahr an Verschlimmerung einer Dysarthrie und von Gehstörungen, die schon seit seiner Jugend bestanden hatten, an Charakterveränderungen, Schwäche und Somnolenz erkrankte. Während des Krankenhausaufenthaltes vervollständigte sich das Krankheitsbild: Es traten völliger Sprachverlust, zunehmende tiefe Demenz, arrhythmische myoklonische Krämpfe, epileptische Anfälle, pseudobulbärer Gang mit Retropulsion, Pyramiden- und Kleinhirnsymptome und eine Tonussteigerung mit passiven Bewegungen auf. Anatomisch: Mäßige diffuse Hirnatrophie. Hirngewicht 1250 g. Verschmälerung der Stirnhirnwindungen. *Histologisch:* Schwere Veränderungen in der gesamten Hirnrinde mit geringer Beteiligung der motorischen und temporooccipitalen Region sowie der Area striata. Zahlreiche senile Plaques und ALZHEIMERsche Fibrillenveränderungen. Stammganglien intakt außer der Ansa lenticularis. Zahlreiche Zellveränderungen, aber wenig Plaques in den hypothalamischen Zentren. Leichte Veränderungen in der Kleinhirnrinde und der Substantia nigra. Im Hirnstamm einzelne Plaques und Zellveränderungen. — Ein Onkel starb im Alter von 54 Jahren, nachdem er 5 Jahre an fortschreitender Demenz mit Gehstörungen und seltenen epileptischen Anfällen gelitten hatte. Die Mutter des Patienten erkrankte mit 35 Jahren an zunehmender Gedächtnis- und Sprachstörung, epileptischen Anfällen und Versteifung. Ein weiterer, wahrscheinlich an ALZHEIMERscher Krankheit leidender Bruder starb mit 35 Jahren. Außerdem fanden Verfasser in den 3 Generationen der Sippe 3 weitere Mitglieder, die an organischer Demenz (ALZHEIMERsche Krankheit nicht sichergestellt) oder Epilepsie mit psychischen Störungen gelitten hatten. (Nach einem Referat von FRIEDRICH. Die 2 Stammbäume müssen in der für das Studium der ALZHEIMERschen Krankheit wichtigen Originalarbeit eingesehen werden.)

Beobachtungen von E. Grünthal *und* O. Wenger: *Nachweis von Erblichkeit bei der* Alzheimer*schen Krankheit nebst Bemerkungen über den Altersvorgang im Gehirn.*

Die Verfasser fügen den von Schottky und James mitgeteilten klinischen Fällen von familiärem Auftreten der Alzheimerschen Krankheit eine weitere Beobachtung hinzu. In der Familie fanden sich in 2 Generationen mit größter Wahrscheinlichkeit 4 Patienten, die an Alzheimerscher Krankheit litten. Zwei davon wurden klinisch beobachtet, einer kam zur Obduktion. Bei ihm begann die Krankheit um das 60. Lebensjahr. Es bestanden Merkfähigkeits- und Gedächtnisstörungen, planloses Davonlaufen, verstärkte Reizbarkeit, eintönige, reibende Gesten, Logoklonie, ferner Stirnhirnsymptome in Form von zwangshaftem Festhalten von Gegenständen und Spasmen und Gegenhalten der Arme und des Nackens sowie parkinsonistische Haltung und Tremor der Arme. Der Tod trat im 3. Krank-

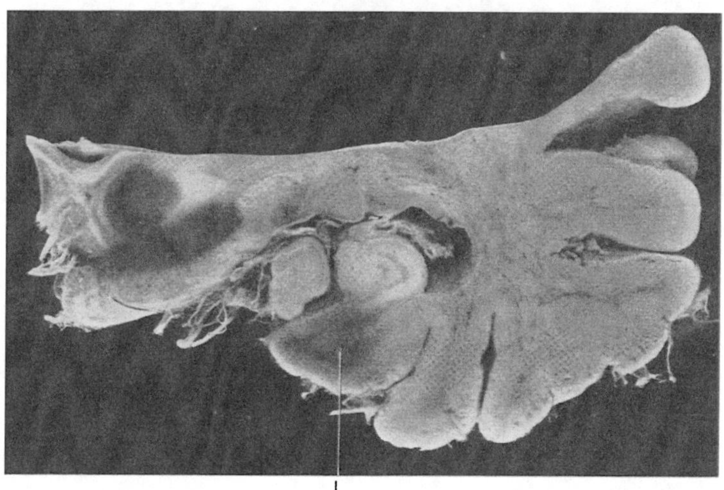

Abb. 101. Eisenreaktion an der Gehirnscheibe (Schläfenlappen und angrenzende Mittelhirnanteile). Schwere Alzheimersche Krankheit. Man beachte die intensive Eisenreaktion im Bereich des Gyrus hippocampi (*f*) sowie die ausgesprochen fleckförmige Eisenreaktion in Markgebieten der 2. und 3. Schläfenlappenwindung. Intensivste Eisenreaktion in Substantia nigra und Nucleus ruber. Schwefelammoniumreaktion.

heitsjahre ein. Anatomisch fand sich eine Atrophie des Stirnhirns (Hirngewicht 1190 g) mit Erweiterung der Hirnventrikel in diesem Gebiet; mikroskopisch wurden nur an der Konvexität des Stirnhirns erhebliche Zellausfälle in den obersten 3 Schichten mit Gliawucherung gefunden. Senile Plaques waren im Stirnhirn (auch im Orbitalhirn), im Schläfenlappen und im Nucleus caudatus, in geringer Zahl im Scheitel- und Hinterhauptslappen, im Thalamus und Putamen vorhanden. Alzheimersche Fibrillenveränderungen fehlten. Eine *Schwester* des Patienten (s. unten) leidet seit 5 Jahren, ihrem 56. Lebensjahre, ebenfalls an Vergeßlichkeit, Unachtsamkeit, fortschreitender Verblödung, planlosem Davonlaufen, Logoklonie, organischem Zwangsaffekt und zwangsmäßigem Festhalten, so daß auch hier die Diagnose Alzheimersche Krankheit gesichert erscheint. Eine andere, inzwischen verstorbene Schwester erkrankte im gleichen Alter mit ähnlichen Erscheinungen, der Vater der 3 Geschwister erlitt im präsenilen Alter dasselbe Schicksal. In 2 Generationen finden sich also 4mal völlig gleichaltrige Verblödungsprozesse im Sinne der Alzheimerschen Krankheit. Später kam auch die an *Alzheimerscher Krankheit leidende Schwester* zur Obduktion.

Klinisch. Nach etwa 6jähriger Krankheitsdauer Bettlägerigkeit und körperlicher Rückgang, Betasten aller Gegenstände nach Kinderart, häufiges Gähnen und Zwangslachen, Zwangsgreifen und zwangsmäßiges Umklammern des Stuhlbeines mit den Beinen. Weiterhin eigentümliche, stundenlang dauernde, anfallsartige rhythmische Krampfzustände. Babinski angedeutet, links > rechts. Oppenheim links deutlich, rechts schwach positiv. Exitus nach 7jähriger Krankheit.

Sektionsbefund. Starke symmetrische Verkleinerung beider Stirnlappen, leichte Beteiligung der vorderen Zentralregion, Hirngewicht 786 g.

Histologische Besonderheiten. Orbitalrinde viel besser erhalten als die Rinde der Konvexität, deutlicher Pigmentabbau in der Substantia nigra ohne gröbere Zellausfälle, sehr

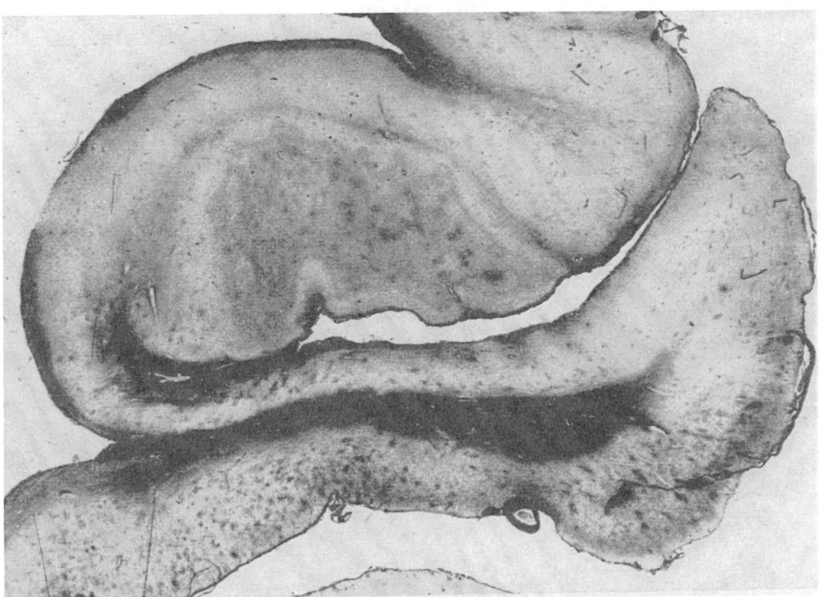

Abb. 102. Enorme Mark- und Rindengliose (zum Teil in mehr fleckförmiger perivasculärer Anordnung) im Ammonshorn, Gyrus hippocampi und Gyrus fusiformis bei schwerer ALZHEIMERscher Krankheit. Übersichtsbild. HOLZER-Methode.

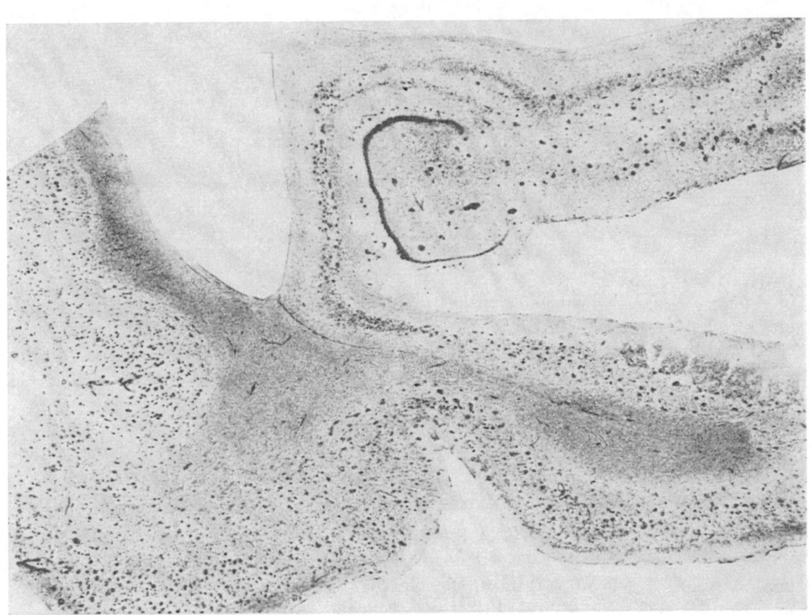

Abb. 103. Übersichtsbild über das Ammonshorn und die angrenzenden Windungen, die mit massenhaften senilen Plaques übersät sind. Die Übersichtsaufnahme soll die Brauchbarkeit der Silbermethode für die Darstellung seniler Plaques in weiten Rindengebieten zeigen. Eigene Silbermethode in Modifikation.

starker Markfaserschwund im Stirnhirn, *nirgends senile Plaques und* ALZHEIMER*sche Fibrillenveränderungen.*

Die klinische Diagnose des Falles ist gesichert. Um so interessanter ist das Fehlen der ALZHEIMER*schen Fibrillenveränderungen und senilen Plaques.*

Beobachtungen von Th. Lüers: *Familiäre, juvenile Formen der* Alzheimer*schen Krankheit mit neurologischen Herderscheinungen.*

Klinisch standen neurologische Zeichen im Vordergrund zweier Fälle, die mit 26 und 43 Jahren erkrankten und beide unter der Fehldiagnose „multiple Sklerose" gingen.

Bei dem ersten Fall von Th. Lüers setzte die Erkrankung mit einer Verlangsamung des Ganges und der Sprache, Unsicherheit beim Gehen, Kältegefühl und Tremor in der Wadenmuskulatur ein. Der Gesichtsausdruck wurde steif und unbeweglich. Zungentremor, grobschlägiger Tremor der Hände mit Ataxie, Tonuserhöhungen im Bereich der oberen Extremität, spastische Parese mit Pyramidenzeichen im Bereich der unteren, fehlenden Bauchdeckenreflexe usw. traten hinzu. Im Verlauf des Leidens kam es zu fortschreitendem

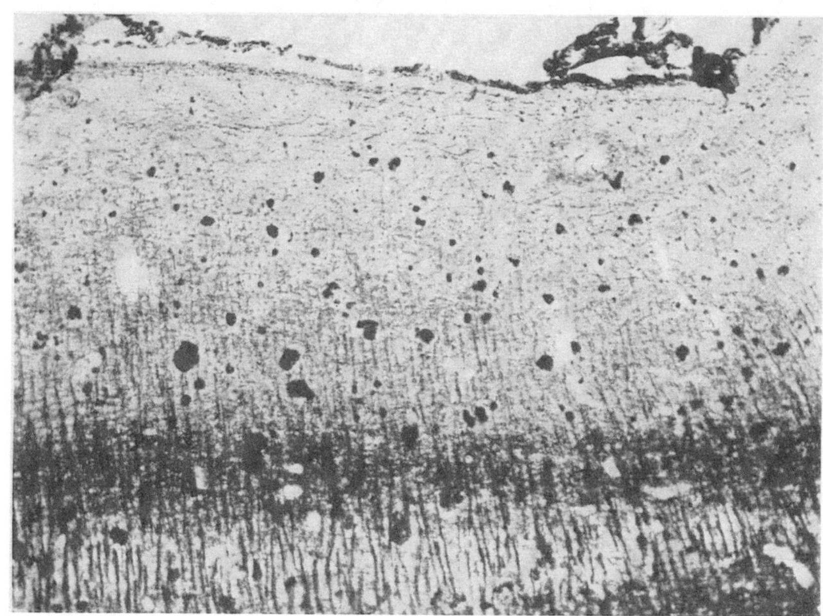

Abb. 104. Senile Plaques in der Regio occipitalis. Kombinierte Methode von Markscheidenfärbung nach Spielmeyer mit der eigenen Silbermethode in einer Modifikation, die die gleichzeitige Darstellung von Markscheiden und senilen Plaques erlaubt. Alzheimersche Krankheit.

geistigem Abbau. Beim zweiten Fall, der Schwester des Patienten, traten als erste Krankheitserscheinungen stechende Schmerzen in den Waden auf, später Reflexsteigerungen an den unteren Extremitäten, Pyramidenzeichen, Fußkloni, spastisch-ataktischer Gang, Parese des linken Beines, Nystagmus, Silbenstolpern. Psychisch fiel zunächst nur eine etwas läppische Euphorie auf, später fortschreitender geistiger Abbau.

Histologisch. Einheitlicher Drusentyp (Verdichtungsdrusen) in der Hirnrinde, im Putamen, Claustrum, Kleinhirn in massenhafter Ausbreitung bei beiden Fällen. Im Rückenmark keine Plaques. Alzheimersche Fibrillenveränderungen in der Rinde und im Ammonshorn.

Eigene Beobachtung I: Ein Schwesternpaar mit Alzheimer*scher Krankheit.*

Therese Sch., geboren 27. 11. 79, † 8. 10. 28.

Vater gesund. Mutter mit etwa 40 Jahren an Schlaganfall gestorben. Eine Schwester in der Anstalt (Alzheimersche Krankheit). Eine andere Schwester von 50 Jahren zunehmend vergeßlich. Sieben normale Geburten. Fünf Kinder starben in den ersten Monaten bzw. Jahren an „Fraisen". Zwei Söhne von 23 und 24 Jahren gesund. Seit ihrem *43. Lebensjahr* langsam fortschreitende geistige Veränderung. Anfänglich sprach sie selten zusammenhanglos und machte hin und wieder im Haushalt etwas verkehrt. Später ließ sie beispielsweise alle Türen offen; konnte mit dem Geld nicht mehr umgehen. Seit 2 Jahren kann man mit ihr nicht mehr reden; seit 1 Jahr muß das Essen löffelweise eingegeben werden. Schläft nachts nur stundenweise. Nur mit Schreien und Widerstreben aufs Klosett zu bringen.

Eintrag aus dem Krankenblatt (4. 9. 29): Stark abgemagerte und hinfällige Kranke. Lallt eintönig vor sich hin. Am ganzen Körper steif, setzt jeder Lageänderung Widerstand entgegen. Unrein. Häufig epileptiforme Anfälle und Zuckungen. In den letzten Wochen vor dem Tod völlig unansprechbar. Tod an Pneumonie.

Sektionsbefund. Atrophie des Gehirns im Präsenium. Schlaffe croupöse Pneumonie der rechten Lunge in grauer Hepatisation. Fibrinöse Pleuritis rechts. Abmagerung und Atrophie der inneren Organe. Schrumpfgallenblase mit kompletter Steinausfüllung und strangförmigen Verwachsungen mit der Umgebung. Decubitalgeschwüre in der Kreuzbeinregion. Gehirn 840 g. — Das Schädeldach ist derb. Die Dura der Konvexität etwas faltig, der Liquor kaum wesentlich vermehrt. Das Gehirn ist außerordentlich atrophisch (Gewicht nur 840 g). Die Leptomeningen zart, mäßig blutreich, die basalen Gefäße ohne Einlagerungen. Die Atrophie betrifft, so sich das ohne Abziehen der Leptomeningen erkennen läßt, das ganze Gehirn ziemlich gleichmäßig. Die Windungen sind sehr verschmälert, die Furchen klaffen stark, ganz besonders im Bereich der caudalen Hälfte des Frontallappens. Die Occipitalpole erscheinen zugespitzt. Auf einem Horizontalschnitt ziemlich erhebliche Erweiterung der Seitenventrikel sowie eine diffuse, ziemlich beträchtliche Reduktion der Marksubstanz, die leicht zurücksinkt und sich nicht verhärtet anfühlt. Herdförmige Veränderungen fehlen. Die Basalganglien sind verhältnismäßig wenig atrophisch. — *Histologisch.* Frontal und temporal massenhaft Drusen und ALZHEIMERsche Fibrillenveränderungen; solche auch in den Stammganglien.

Adelheid W. (Schwester von Therese Sch.), geboren 13. 11. 77, † 5. 6. 29. Immer gesund. Acht Kinder; 5 klein gestorben. Seit ihrem 48. Lebensjahr verändert. Scheint geistesabwesend, vergaß viel. Zunehmen der Vergeßlichkeit mit 50 Jahren. Konnte sich nichts mehr merken. Die Sprache wurde schlechter, brachte schließlich kein Wort mehr heraus. Kannte die Leute nicht mehr. Verlief sich. Zunehmend unsauber. Nahrungsverweigerung. Nächtlich störend. — In der Anstalt: Hilflos und ängstlich. Faßt Fragen nicht auf, kann nicht mehr sprechen. Völlig desorientiert. Drängt fortgesetzt aus dem Bett.

Neurologisch. Leicht gesteigerte Sehnenreflexe. WaR. ∅. — In der Folge: Zunehmende Verblödung. Steif. Viel unrein. Schmiert. Zunehmende „Spasmen" am ganzen Körper. Häufig treten kurze tonische Zuckungen am ganzen Körper mit Einschluß der Gesichtsmuskulatur auf. Tod an Lungenentzündung. — Sektion bietet nichts Besonderes. — Hirngewicht 850 g.

Histologisch. Völlig gleicher Befund wie bei *Therese Sch.*

Besonders interessant ist die vorliegende Mitteilung über das klinisch und anatomisch diagnostizierte Schwesternpaar mit ALZHEIMERscher Krankheit deshalb, weil eine *dritte Schwester* (Anna R.) mit 57 Jahren an einer schweren organischen Verblödung in der gleichen Anstalt verstarb wie das Schwesternpaar. Leider hat man verabsäumt, die Familienvorgeschichte zu erheben und später das Gehirn untersuchen zu lassen. Die klinische Diagnose lautete auf „senile Demenz". Im Sektionsprotokoll wird die Hirnatrophie besonders erwähnt. — Beim nachträglichen Studium des Krankenblattes ergibt sich einwandfrei, daß es sich klinisch bei der organisch schwer verblödeten, iterierenden und triebhaft widerstrebenden Patientin um einen Fall *schwerer ALZHEIMERscher Krankheit* gehandelt hat. Neurologisch war außer der Steifigkeit in Arm und Bein kein Befund zu erheben.

In diesem Zusammenhang darf noch auf eine Vortragsmitteilung[1] von H. FRANK (wahrscheinlich Tagung der Bayerischen Psychiater in Nürnberg 1933) verwiesen werden, wo der Autor über eine ALZHEIMER-Familie berichtete und mir seinerzeit eine erste Aufstellung über diese Beobachtung überließ. Der vorliegende Stammbaum ist in Abb. 104a aufgezeichnet.

Abb. 104a. *1* † mit 40 Jahren. Klinische Diagnose: Organische (präsenile) Demenz. Anatomische Diagnose: Makroskopisch und mikroskopisch ALZHEIMERsche Krankheit. — *2* mit 52 Jahren untersucht und längere Zeit beobachtet. Klinisch: Typische ALZHEIMERsche Krankheit. — *3* † mit 49 Jahren. Klinisch: „Paralyse". Anatomisch: Atrophie des Gehirns mit Hydrocephalus ex vacuo. Befragung von Familienangehörigen ergibt: Die Krankheit bei *3* und *1* und *2* sei „geradezu photographisch" gleichartig gewesen. Nach Durchsicht der Krankengeschichte besteht an der Diagnose einer ALZHEIMERschen Krankheit kein Zweifel. — *4* Zwillingsschwester von *3* „blödsinnig"; soll „die gleiche Krankheit

[1] Im Tagungsbericht fehlt ein Vortrag von H. FRANK.

gehabt haben wie *3*". Genaueres nicht zu ermitteln. — *5* Großvater von *1* und *2*, Vater von *3* und *4*. Starb an „Gehirnerweichung". Einzelheiten sind nicht mehr zu ermitteln. — Anatomisch-klinisch gesichert ist nur Fall 1, klinisch Fall 2. Bei sämtlichen anderen Krankheitsfällen dieser Sippe besteht begründeter Verdacht auf ALZHEIMERsche Krankheit, die zu Lebzeiten der Fälle 3, 4 und 5 noch nicht als solche bekannt war.

Eigene Beobachtung II: ALZHEIMER*sche Krankheit mit Herderscheinungen im Sinne einer spastischen Spinalparalyse.*

Anton K., geboren 30. 5. 80, erkrankte mit etwa 49 Jahren mit Lähmungserscheinungen. Im Krankenblatt einer internen Station wird wie folgt berichtet:

Vorgeschichte. Früher nie krank. Vor $2^1/_2$ Jahren habe sein linkes Bein angefangen, steif zu werden. Allmählich sei es immer steifer geworden. Er habe aber noch gehen können. Im letzten Winter sei auch das rechte Bein ergriffen worden. Seit März/April dieses Jahres könne er nicht mehr gehen. Vor 4—6 Wochen habe die Steifheit auch auf die Arme übergegriffen, und zwar sei der rechte Arm stärker befallen. Das Gedächtnis habe nachgelassen. Nie Schmerzen in den Gliedmaßen. Augen, Blase und Mastdarm hätten stets gut funktioniert. Die Sprache habe sich auch nicht verändert, er habe früher fließender gesprochen, jetzt dagegen stoße er häufig an. Die Beine könne er jetzt kaum mehr bewegen, Gehen und Stehen sei unmöglich geworden. Die Kraft der Arme habe nachgelassen, die Bewegungen seien unsicher. Stuhlgang, Wasserlassen o. B. Kein Alkohol- und Nicotinabusus. Infectio veneris negativ.

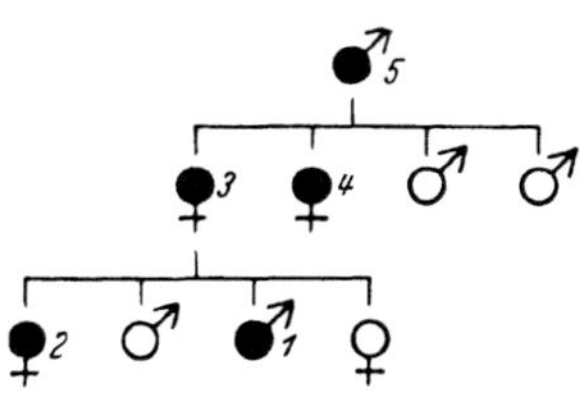

Abb. 104 a. Erläuterungen des Stammbaumes im Text.

Familienvorgeschichte. Vater an Schlaganfall, Mutter an Magenkrebs gestorben. Ein Bruder sei im Alter von 49 Jahren an einem „Nervenleiden" gestorben, das so ähnlich gewesen sei wie das seinige. Nachforschungen darüber waren ergebnislos.

Befund. Mittelgroßer Mann in ordentlichem Ernährungszustand. — Kräftezustand schlecht. Patient wird mit dem Auto gebracht, kann allein nicht gehen und stehen. Schädel o. B. Hirnnerven o. B. Augen: Pupillen rund, gleich weit, Reaktion auf Licht und Konvergenz prompt. *Kein Nystagmus.* Augenmuskeln o. B. Gesichtsfeld normal. Augenhintergrund o. B. Wa.R. ∅. Mund: Zunge wird gerade herausgestreckt. Rachen: Bewegungen des Gaumensegels normal. Hals o. B. Brustkorb: Gut geformt, gut beweglich. Lungen o. B. Herz o. B. Leib weich, nicht aufgetrieben, kein Tumor, keine Resistenz fühlbar. Milz, Leber o. B. Extremitäten: Mäßig hochgradige Spasmen der Arm-, Bein- und Bauchmuskulatur. Muskulatur insgesamt etwas atrophisch (Inaktivitätsatrophie) (keine typische, etwa auf einzelne Muskelbezirke beschränkte Atrophie). Nervensystem: Patellar- und Achillessehnenreflexe, ebenso Prevost und Sehnenreflexe an den Armen mäßig gesteigert, rechts > links. Beiderseits rasch erschöpflicher Patellarklonus. Keine Fußkloni. Babinski, Oppenheim, Strümpell ∅, Romberg negativ. Gang stark spastisch und sehr unsicher. Lageempfindung normal. Sensibilität völlig intakt. Intentionstremor nicht deutlich. Sprache langsam, etwas skandierend. Bauchdeckenreflexe fehlen bis auf den rechten oberen. Starke Spasmen der Bauchmuskulatur! Cremasterreflexe fehlen. Deutliche Adiadochokinese!

Psychisch. Häufig unmotiviertes Lachen (Zwangslachen!). Keine Intelligenzdefekte Stimmung gleichgültig, zufrieden.

Verlauf. Erhielt Bäder, Massage, Neurosmon. Konnte am Gehbänkchen ganz ordentlich gehen. Am 4. 8. auf dringenden Wunsch entlassen.

Diagnose. Beginnende (atypische) multiple Sklerose. Symptomenkomplex einer spastischen Spinalparalyse.

In der *Anstalt* (Aufnahme 16. 9. 31): Seit ungefähr 1 Jahr spüre der Patient Schmerzen im linken Fuß. Er glaubte, es würde sich um Rheumatismus handeln. Nach wieder einem halben Jahr traten Schmerzen im rechten Fuß auf. Seit einem Vierteljahr kann Patient nicht mehr gehen und kaum mehr stehen (nur mit Unterstützung). Doppelsehen hatte er während der Dauer seiner Erkrankung nicht. Zittern an beiden Armen seit 4—5 Monaten, in der letzten Zeit wurde es schlimmer. Sprachveränderungen konnten nicht bemerkt werden. Vor einem Jahr hatte er noch viel Durst, trank viel, aber wenig Bier. Starker Raucher war der Patient noch nie. Weiterhin leidet Patient an starker Schlaflosigkeit und nächtlicher Unruhe. Jammert nachts, er könne nicht richtig liegen.

Patient war wegen obiger Beschwerden im Ulmer Krankenhaus (s. vorher). Er wurde von den Angehörigen nach Hause genommen und wegen Pflegeschwierigkeiten in die Heilanstalt eingeliefert.

Patient war in den letzten Wochen zeitweise verwirrt. Redet unsinniges Zeug daher oder fing plötzlich unmotiviert zu singen an. Die Unruhe war besonders nachts auffallend. Es ist eine merkliche Gedächtnisschwäche eingetreten.

Patient ist ruhig, macht einen kranken, müden Eindruck. Das Sitzen macht ihm Beschwerden. — 20. 9. 31. Patient ist ruhig, jammert nicht mehr. Redet mit leiser unverständlicher Sprache. Verwirrt. — Andauernd Temperaturen und hoher Puls, 120. Über beiden Oberlappen verschärftes Atemgeräusch. 28. 9. 31. Decubitus an der linken Gesäßbacke. 29. 9. 31. Durchleuchtung der Lungen. Beiderseits Schatten in der Hilusgegend. 5. 10. 31. Sehr hohe Temperaturen, deren Ursache sich klinisch nicht feststellen läßt. Temperaturen bis 41°. Körperlich äußerst reduziert. Sehr schwach. Kann nicht mehr sprechen. Lallt nur zeitweise. Will sprechen, versteht scheinbar noch, was man sagt. Schmerzlicher hilfloser Gesichtsausdruck. Es treten Decubiti an der Gesäßpartie und an beiden Fersen auf. Kann sich nicht mehr bewegen. Hilflos. Nahrungsaufnahme fast unmöglich. Nur mit Mühe können ihm noch einige Löffel Flüssigkeit täglich beigebracht werden. Stöhnt und jammert leise. 8. 10. 31. Zustand verschlimmert sich zusehends. Hohe Temperaturen bestehen fort. Exitus.

Interessant ist bei der Beobachtung Anton K., *daß die neurologischen Erscheinungen längere Zeit vor den psychischen Störungen einsetzten* (mindestens 1—2 Jahre vorher) und dann erst ein schweres organisches Syndrom zur Auslösung kam. [Gleiches gilt für die Beobachtungen von THEA LÜERS: „Das Bemerkenswerte bei unseren Kranken ist demnach, daß psychische Veränderungen lange Zeit mehr im Hintergrund standen, daß neurologische Lokalzeichen zuerst auftraten und führend waren und daß die Erkrankung in einem Alter begann, da von Präsenium noch keine Rede sein konnte (26. und 43. Lebensjahr).“]

Histologisch fanden sich massenhaft senile Drusen und ALZHEIMERsche Fibrillenveränderungen im Stirnhirn und in den Schläfenlappen und vor allem sehr große typisch gebaute senile Plaques in der vorderen Zentralwindung. Die Plaques waren — im Gegensatz zur Beobachtung von LÜERS — von ausgeprägter Argentophilie. — Daneben Degeneration des ersten motorischen Neurons. Zweites motorisches Neuron in Ordnung. Keine Plaques, keine ALZHEIMERschen Fibrillenveränderungen im Rückenmark bzw. in den Vorderhörnern.

Inwieweit die klinisch wie anatomisch gleicherweise besonders interessanten Beobachtungen von W. H. MCMENEMEY, C. WORSTER-DROUGHT, J. FLIND und H. G. WILLIAMS zur ALZHEIMERschen Krankheit mit neurologischen Störungen zu rechnen sind, ist nicht sicher zu entscheiden. Es scheint jedoch notwendig, diese Fälle hier anzuführen, zumal enorme (atypische) Plaques und reichlich ALZHEIMERsche Fibrillenveränderungen gefunden wurden. Nach den Abbildungen zu schließen, liegen jedenfalls im Kleinhirn und Ammonshorn auch *typische* senile Plaques und mächtige Filzwerke vor.

Beobachtungen von W. H. MCMENEMEY, C. WORSTER-DROUGHT, J. FLIND *und* H. G. WILLIAMS (1. Mitteilung): *Familiäre präsenile Demenz. Bericht über einen Fall von* ALZHEIMER*scher Krankheit mit klinischen und pathologisch-anatomischen Befunden.*

Es handelt sich im vorliegenden Fall um einen 51jährigen Mann, der im Alter von 46 Jahren erkrankte und bei der Aufnahme Intelligenz- bzw. Gedächtnis-, Merkfähigkeits-, Rechen- und Orientierungsstörungen, Paraphasie und Perseveration zeigt. Außerdem bestanden Spasmen und leichte Beugestellung der Arme und Beine, häsitierende Sprache und Incontinentia alvi et urinae. Unter Zunahme der Intelligenzdefekte, Unruhe und Schlaflosigkeit, Gewichtsverlust und Bettlägerigkeit trat der Exitus ein. Bei der Sektion (Hirngewicht 1470 g) fand man makroskopisch eine Windungsverschmälerung in beiden Stirnlappen und einen leichteren Hydrocephalus internus und mikroskopisch das typische Bild der ALZHEIMERschen Krankheit (sehr reichlich senile Plaques und ALZHEIMERsche Fibrillenveränderungen). In der vorhergehenden Generation litten 3 männliche von insgesamt 4 Geschwistern einschließlich des Vaters des Patienten an einer präsenilen Demenz mit einem Krankheitsbeginn im Alter von 56 bzw. 63 und 50 Jahren und einer Krankheitsdauer von

4 bzw. 4 und 2 Jahren. Die 4. Schwester litt an einer Involutionsmelancholie, die kurz vor ihrem Tode (im 65. Lebensjahr) zu einem Rückfall führte. Der Großvater väterlicherseits wird als neurotisch, exzentrisch und zu Schlaflosigkeit neigend bezeichnet und bot in den letzten Lebensjahren am Ende des 8. Lebensjahrzehntes vielleicht psychische Störungen. Leider waren nicht immer ausreichende klinische Angaben zu erhalten. Die Eltern der ersten erkrankten Generation waren Vettern und Basen.

Beobachtungen von W. H. MCMENEMEY, C. WORSTER-DROUGHT, J. FLIND *und* H. G. WILLIAMS (2. Mitteilung): *Eine Form präseniler Demenz mit spastischer Lähmung.*

47jähriger Mann; seit einem Jahre zunehmende Sprachstörung, Gedächtnisschwäche. Bei der ersten Untersuchung (1929) verwaschene Sprache, Muskeltonus an den Beinen erhöht, wozu sich später Gangstörungen gesellten. Bei der Spitalaufnahme (1932): Korsakoff-ähnliches Zustandsbild, Enuresis nocturna, Sprachstörung mit starken Mitbewegungen. Keine Sensibilitätsstörungen. Sehnenreflexe der oberen Gliedmaßen gesteigert, spastischer Gang, Sehnenreflexe der Beine gesteigert, doch nicht klonisch. Bauchdeckenreflexe nicht auslösbar, leichter Romberg. Wa.R. im Serum und Liquor negativ. Blutdruck 140/90. Im weiteren Verlaufe zunehmende allgemeine Demenz; Patient wird unrein, gehunfähig. Rechte Pupille lichtstarr, linke träge reagierend, spastische Lähmung aller Gliedmaßen, der Beine mehr; kein Babinski. Exitus März 1936. Obduktion: Schädel und Wirbelsäule auffallend „elfenbein"-hart und dicht. Hirngewicht 1340 g. Keine merkliche Arteriosklerose. Linke Hemisphäre größer. Leichte Atrophie der Stirnlappen, Leptomeningen milchig getrübt. Weiße Substanz des Kleinhirns merklich geschrumpft, in linker Hälfte zwei kleine subcorticale Cysten. Balken stark atrophisch. Hemisphären weißfleckig und grau verfärbt, stellenweise kleine Höhlungen aufweisend. Seitenventrikel leicht erweitert. Histologisch ergab sich eine ausgedehnte Demyelinisation des Markes, eigenartige perivasculäre Veränderungen der kleinen Gefäße im subcorticalen Marklager, ebenso im Kleinhirn und Ammonshorn. Ähnliche plaquesartige Befunde auch in den Vorderhörnern. Hyaline Degeneration im Plexus chorioideus.

Schwester von obigem Patienten. Zuerst im Alter von 44 Jahren untersucht. Seit etwa 2 Jahren ständiges Kältegefühl, das nach Angabe der Familie bei allen erkrankten Mitgliedern dem Auftreten von Lähmungserscheinungen vorausgegangen sein soll. In der letzten Zeit reizbar, verlor das Gedächtnis. Allgemeine Steigerung der tiefen Reflexe (1935). Später Sprachstörung, zunehmende Gedächtnisschwäche, Gang wird ataktisch, Romberg positiv. 1936 Brechanfälle bei internistisch negativem Befund, Blutdruck 130/90. Wa.R. im Serum und Liquor negativ. Psychischerseits presbyophrenes Zustandsbild, gelegentlich gegenüber allgemeiner Apathie auch Phasen stärkerer Reizbarkeit. 1940 Korsakoff-Bild. Verwaschene Sprache. Spastische Parese der oberen Gliedmaßen. Gang spastisch-ataktisch, Achillesklonus, Bauchdeckenreflexe vorhanden. Encephalogramm ergab Erweiterung der Seitenventrikel.

Jüngere Schwester im Alter von 45 Jahren zum ersten Male untersucht, klagt über ständiges Kältegefühl, sowie darüber, daß ihre Beine immer mehr versagen, daß ihr Gedächtnis nachlasse und daß sie Schwierigkeiten beim Sprechen habe. Verwaschene Sprache, alle Sehnenreflexe gesteigert, Romberg positiv. Gedächtnisschwäche.

Eine genaue Erhebung der *Familiengeschichte* ergab in der 1. Generation bei Großmutter und Großtante mütterlicherseits dasselbe Leiden (Beginn mit 40, Exitus mit 53 Jahren); in der 2. Generation war ein Onkel, 3 Tanten mütterlicherseits und die Mutter von demselben Leiden befallen. Die 3. Generation umfaßt die oben erwähnten 3 Fälle und außerdem noch eine Schwester (Beginn mit 44, Exitus mit 54 Jahren). — In den epikritischen Bemerkungen erörtern die Verfasser ähnliche Krankheiten wie ALZHEIMERsche bzw. PICKsche Krankheit, BINSWANGERsche Encephalitis subcorticalis, spastische Pseudosklerose, denen gegenüber das Eigenartige ihrer Fälle hervorgehoben wird.

In einer 3. Mitteilung: "*A Form of Familial Presenile Dementia with Spastic Paralysis*" wird ein neuer Fall derselben Familie mit ähnlichen anatomischen Befunden mitgeteilt. Die gefundenen Plaques werden als «curious plaque-like structures» bezeichnet. (Stammbäume in den Originalarbeiten.)

Beobachtung von KUFS: *(Frühform der* ALZHEIMER*schen Krankheit (28. bis 39. Lebensjahr) mit Olivensklerose und hochgradiger Atrophie der Stammganglien (terminaler Chorea).*

Klinisch zog man wiederholt einen organischen, fortschreitenden atrophischen Hirnprozeß in Erwägung, konnte sich aber wegen des völlig negativen Ergebnisses der serologischen Untersuchung und wegen des Fehlens charakteristischer neurologischer Symptome zu keiner Diagnose entschließen. Da im klinischen Bild von Anfang an die Erscheinungen der fortschreitenden intellektuellen und gemütlichen Abschwächung und außerdem gewisse motorische Symptome wie Haltungs- und Bewegungsanomalien im Vordergrund standen, wurde schließlich die Diagnose auf kataton-schizophrenes Zustandsbild gestellt. Als zuletzt eine über einen Monat anhaltende typisch-choreatisch-athetotische Bewegungsunruhe sich entwickelte, wurde man in der Diagnose wieder wankend und hielt einen atrophisierenden Krankheitsprozeß des Gehirns mit starker Beteiligung der Stammganglien für wahrscheinlich. Die Gehirnsektion ergab fortgeschrittenen Marasmus, Hydrocephalus externus und internus, hochgradige Atrophie des Gehirns am stärksten an den Stirnpolen, nach occipital abnehmend. Hirngewicht 950 g, starke Verkleinerung der Stammganglien, besonders beider Striata. Histologisch: In der Rinde massenhaft Plaques und Fibrillenveränderungen. Mäßig Drusen im Striatum. Dort sind die Ganglienzellen in großer Zahl zugrunde gegangen, vor allem die kleinen Elemente. Die noch vorhandenen Nervenzellen sind geschrumpft. Gliawucherung im Stammganglienbereich. Im Thalamus stellenweise reichlich Plaques. Hochgradige faserige Gliawucherung in beiden Oliven. Dentatum frei von Gliose.

Besondere Fälle organischer Erkrankungen mit Drusen- und Fibrillenveränderungen.

Beobachtung von SCHNITZLER.

Bei einer 36jährigen Frau bestand seit ungefähr $3^1/_2$ Jahren eine eigenartige, langsam fortschreitende Erkrankung, als deren Hauptsymptom eine apathische Demenz mit schwerer Hemmung in den Vordergrund trat. Die Patientin war zudem auffallend dick; Arme und Beine erschienen wie formlose Massen. Das Gesicht sah gedunsen aus. Die Gesichtshaut erschien beim Befühlen etwas myxödematös. Nach dem Hinzutreten von etwas verwaschenen und vorübergehenden Herderscheinungen (Facialislähmung, Ptosis, schwere bulbäre Erscheinungen, Fingerparese links) führt eine komplizierende Bronchopneumonie zum Tode. Gehirnsektion: Gleichmäßig stark atrophisches Gehirn, das bei einer Schädelkapazität von 1500 cm^3 nur 1000 g wog. Windungen erheblich verschmälert, Pia verdickt und getrübt. Histologisch: In allen Rindenregionen die für die ALZHEIMERsche Zellerkrankung charakteristischen Veränderungen. Daneben größere oder rundliche oder mehr argentophile Klumpen, die neben dem Kern lagernd die Zelle fast ganz ausfüllten. Keine Schädigung der Rindenarchitektur. Deutliche Schichtenlichtung im Gyrus hippocampi. Senile Plaques fehlten vollkommen. Erheblicher diffuser Markscheidenausfall, der die Tangentialfaserung und beiderseits die Pyramidenbahn betraf. Vielleicht wäre hier auch PERUSINIS 3. Fall einer klinisch und anatomisch einwandfreien ALZHEIMERschen Krankheit anzufügen. Die Patientin bot während des Lebens ein „etwas kretinenhaftes Aussehen". Die Nase war breit, der Nasenrücken eingesunken, das Gesicht stark gedunsen, die Finger kurz und dick, die Behaarung war spärlich; an den hochgradig geschwollenen Unterschenkeln zeigten sich elephantiasisartige Hautverdickungen. Leider sind bei diesem Fall die Drüsen mit innerer Sekretion nicht untersucht worden. — Sehr ausführlich wurden die innersekretorischen Organe bei der Beobachtung von SCHOB und GÜNTZ bearbeitet. Es handelt sich bei diesem bemerkenswerten Fall von ALZHEIMERscher Krankheit in Kombination mit SIMMONDSscher Erkrankung um eine 64jährige Frau, bei der sich $2^1/_2$ Jahre vor ihrem Tode zunehmende Schwäche, stärkste Gewichtsabnahme und zunehmender geistiger Verfall bis zur endlichen völligen Demenz ausbildeten. Das Körpergewicht sank bis unter 32 kg. Unter stärkstem körperlichem und geistigem Verfall erloschen schließlich sämtliche Lebensfunktionen. — Die inneren Organe waren sämtlich außerordentlich klein. Schwere Veränderungen deckte die mikroskopische Untersuchung in der Hypophyse auf. Das Vorderlappengewebe war nur noch in spärlichen Resten vorhanden. Das Restgewebe bestand zur Hälfte etwa aus Bindegewebszügen, zwischen denen sich meist eosinophile Hypophysenzellen fanden, Hinter- und Mittellappen waren intakt. — Das klinische und anatomische Bild entspricht der von SIMMONDS beschriebenen „hypophysären Kachexie". — Hier interessiert die Frage, ob und welche ursächlichen Zusammenhänge bei der SCHOB-GÜNTZschen Beobachtung zwischen der SIMMONDSschen Kachexie und der ALZHEIMERschen Krankheit vorhanden sein können. Nach den genannten Autoren kann die Möglichkeit, daß die SIMMONDSsche Kachexie direkt durch die ALZHEIMERsche Erkrankung oder indirekt auf dem Wege über eine starke Mitbeteiligung der vegetativen Kerne bei eben dieser ALZHEIMERschen Krankheit bedingt wäre, mit großer Wahrscheinlichkeit verneint werden, da im vorliegenden Fall die SIMMONDSsche Kachexie offenbar eher eingesetzt hat als die ALZHEIMERsche Krankheit.

Beobachtung von BARRETT.

Die Kranke wurde im Alter von 35 Jahren aufgenommen und starb 2 Jahre später. Sie erkrankte anfänglich mit Unruhe und Verwirrtheit. Allmählich kam es zu Unsicherheit beim Stehen mit geschlossenen Füßen, zu schwerfälligem Gang und zu Zuckungen in Arm und Bein. Die Sprache wurde undeutlich, stotternd. Zunehmende Demenz, Stimmungswechsel, Unruhe, Anfälle von Bewußtlosigkeit stellten sich ein. Schließlich war die Kranke bei ihrer Ataxie und der spastischen Armstellung ganz hilflos. Die Zunge zeigte sich atrophisch; auch an den Beinmuskeln kam es zu Muskelschwund. Anfänglich bestand Babinski. Augenhintergrund normal. Gehirn mit Dura 880 g. — In allen Gegenden der Rinde findet man zahlreiche Plaques und Fibrillenveränderungen. Auch im Kleinhirn zahlreiche Plaques. In der Brücke beträchtlicher Verlust an Pyramidenfasern und Degenerationen in beiden lateralen und ventralen Strängen; Blässe der GOLLschen Stränge. — Die Kombination der geistigen Störungen mit den neurologischen Symptomen legte die Annahme einer Paralyse nahe, später ähnelte das Bild mehr der amyotrophischen Lateralsklerose.

GERSTMANN, STRÄUSSLER und SCHEINKER meinen dazu: „Der Autor, welcher diese Beobachtung als „ALZHEIMERsche Krankheit mit ungewöhnlichen neurologischen Störungen" veröffentlichte, nimmt eine Kombination mit einer amyotrophischen Lateralsklerose an. Zieht man aber die ausgesprochenen ataktischen Störungen im klinischen Bilde, die vom Autor beschriebenen schweren Veränderungen im Kleinhirn, welche neben der Atrophie bestanden hatten, und weiter den Umstand in Betracht, daß neben einer beiderseits vom Hirnschenkelfuß bis ins Sacralmark bestandenen Pyramidendegeneration auch die GOLLschen Stränge und die ventrolateralen Anteile der Seitenstränge von der Erkrankung betroffen waren, so muß man erklären, daß die Bedeutung des Falles durch die vom Autor geäußerte Auffassung nicht erschöpft ist. Der Gedanke ist nicht von der Hand zu weisen, daß es sich um einen Erkrankungsfall gehandelt hat, welcher eine gewisse Verbindung zwischen den senilen Prozessen und unserer Beobachtung schafft. Bezüglich der hereditären Verhältnisse wurde in dem Fall nichts ermittelt."

Beobachtung von WEIMANN.

Die Einordnung eines von WEIMANN beschriebenen Krankheitsfalles in diese Gruppe bereitet Schwierigkeiten. Es handelt sich um einen Patienten, der an einer mit 37 Jahren einsetzenden progressiven Verblödung unter Ausbildung von Herderscheinungen und später sich einstellenden myoklonusartigen Zuständen erkrankte. Tod mit 47 Jahren. — Histologisch fand sich ein eigenartiger Rindenprozeß mit Rindenschrumpfung, Ausbildung ALZHEIMERscher Fibrillenveränderungen in vereinzelten Nervenzellen der oberen Rinde und einem eigenartigen Verkalkungsvorgang mit Ablagerung von Kalk im Parenchym und in den Lymphbahnen der Hirngefäße. Drusen fehlten.

Diskussionsbemerkung KRAEPELINs zur Beobachtung von WEIMANN.

„Der berichtete Fall weicht aber in einer Reihe von Punkten von diesem gewöhnlichen Bilde wesentlich ab. So scheint vor allem die Sprachstörung, in der die Aphasie überwog, nicht gerade dem eigenartigen Zerfall der Sprache in taktmäßig wiederholte, sinnlose Silben entsprochen zu haben, wie wir sie bei der ALZHEIMERschen Krankheit zu sehen pflegen. Ferner beobachten wir hier schon früh ausgeprägte Muskelspannungen, und wir sehen, daß die affektive Anregbarkeit in ganz auffallender Weise bis in die letzten Abschnitte der Krankheit bei tiefster Verblödung fortbesteht. Eine Lymphocytose haben wir in unseren Fällen niemals beobachtet. Unter diesen Umständen gehörte der Kranke jedenfalls nicht zu der bekannten Gruppe, die in dem ALZHEIMERschen Krankheitsbilde zusammengefaßt wird. Selbstverständlich müssen wir darauf gefaßt sein, daß der gleiche Befund vielleicht auch bei anders gestalteten klinischen Bildern einmal festgestellt wird."

Beobachtung von MALAMUD *und* LOEWENBERG.

Bei einem 7jährigen Jungen stellten sich nach Scharlach geistige Störungen ein. Der Kranke war zur Schularbeit unfähig, neigte zu asozialen Handlungen. Zunehmende Erregung, Schlaflosigkeit, Neigung zu Gewalttaten ließen zuerst seine Aufnahme in eine Hilfsschule und dann in eine Irrenanstalt geboten erscheinen. In der Anstalt nehmen die geistigen Fähigkeiten zusehends ab. Plötzliche Erregungen wechseln mit ruhigen Krankheitszeichen. Auf eine Periode mit ausgesprochener Ruhe und eigentümlichen klinischen Erscheinungen (muskuläre Spannung, Verwirrtheit) folgte ein länger dauerndes Remissionsstadium, während welchem der Patient nach Hause genommen werden konnte. Unter genauer Beaufsichtigung geht es dort 4 Jahre leidlich. Die schließliche Verschlechterung begann ungefähr 6 Monate vor seinem Tode, der im Alter von 23 Jahren an einem tuberkulösen Prozeß erfolgt. Patient war in der genannten Zeit schlaflos, verwirrt, hochgradig unsauber, unruhig. Das Gehirn zeigte histologisch das Bild einer typischen, weit fortgeschrittenen ALZHEIMERschen Krankheit mit zahlreichen Plaques, ALZHEIMERschen Zellveränderungen und einem nicht spezifischen degenerativen Prozeß im ganzen Hirnmantel und in den basalen Ganglien. Im Plexus chorioideus stieß man auf einen ausgeprägten degenerativen Prozeß der Plexusgefäße. Das Gefäßlumen war durch Einlagerung einer strukturlosen, konzentrisch angeordneten Substanz vollkommen obliteriert. Einige wenig durchgängige Gefäße enthielten Blut. Das perivasculäre Stützgewebe war vermehrt. Zeichen eines entzündlichen Prozesses fehlten.

Beobachtung von KUFS *(nicht veröffentlicht): Akuter „Alzheimer" (?) im Gefolge eines infektiösen Prozesses.*

Dr. K., geboren 28. 3. 89, † 21. 3. 49. In der Familie keine Nerven- und Geisteskrankheiten. Vater, Großvater und Urgroßvater litten an Diabetes. Er hat zwei Brüder und eine Schwester, die gesund sind. Schule und Gymnasium habe er normal durchlaufen. In Leipzig studiert. 1917 Staatsexamen. Im ersten Weltkrieg von einer Granate mehrere Meter weit fortgeschleudert, Schädelfraktur (2 Wochen besinnungslos). Doppelbilder. Schließlich sei das Sehen wiedergekommen. Aber das eine Auge sehe seitdem schlechter. 1924 wurde Diabetes festgestellt. Doch seien von der Verwundung keine Beschwerden übriggeblieben. Er habe gern seinen Beruf ausgeübt, habe viel medizinische Literatur gelesen.

Vor 2 Jahren habe er schon einmal einen Karbunkel am Bein gehabt. Seit Weihnachten 1948 habe er einen Karbunkel im Nacken und sei deswegen zweimal operiert worden. Nach der zweiten Operation habe sich eine psychische Veränderung bei ihm bemerkbar gemacht. Wenn seine Frau nicht da war, sei er unruhig geworden. Seit dem 30. 1. 49 habe er verwirrt gesprochen und habe fortgedrängt. Wenn man ihn festhalten wollte, sei er gewalttätig geworden, habe gebrüllt und geschrien. Einmal habe er seine Frau für eine Kollegin gehalten. Er sei sehr vergeßlich geworden. Der Verwirrtheitszustand habe zugenommen. Er habe häufig phantasiert, besonders nachts, habe dann das Steuerrad in die Hand genommen und chauffiert und dabei geäußert: „Da ist ja der Herr Pastor. Wenn er mir nicht aus dem Wege geht, muß ich ihn überfahren." Besonders oft habe er Sprechstunden gehalten. In den letzten Tagen sei die Sprache schlechter geworden. Er habe sein Haus auf dem Bilde nicht mehr erkannt. Nur vorübergehend wurde er etwas klarer.

9. 3. 49. Befund: 60 Jahre alter Patient, mäßiger Ernährungszustand. Kopf frei beweglich. Im Nacken eine etwa handtellergroße granulierende Wundfläche. Status nach zweimaliger schwerer Karbunkeloperation. Lunge o. B. Herz normale Grenzen, etwas verbreitert. Abdomen o. B.

Neurologisch: Kopf frei, Pupillen reagieren träge. Facialis-Trigeminus o. B. Zunge gerade herausgestreckt. Obere Extremitäten frei beweglich. Untere Extremitäten auch. Patellarsehnenreflex sehr schwach. Psychisch: Kaum ansprechbar, halluziniert zeitweise, ist zeitlich und räumlich nicht orientiert. Bei der Untersuchung sehr gereizt, macht einen benommenen, deliranten Eindruck.

10. 3. Nachts sehr unruhig. Patient verkennt die Situation. 14. 3. Psychischer Zustand gleichbleibend, delirant; er sei gestern nach Hause gefahren. 17. 3. Die psychische Verwirrtheit hat zugenommen; gar nicht mehr ansprechbar. 19. 3. Völlig teilnahmslos. 21. 3. 17 Uhr Herzlähmung, Exitus.

Sektionsdiagnose: Zustand nach frischer Excision eines großen Nackenkarbunkels. Akute Splenitis, Herzdilatation. Leber verfettet. Entfettung der Nebennieren. Diabetes mellitus, Braunfärbung des Schädeldaches. Stenosierende Coronarsklerose. Bei der histopathologischen Untersuchung: Ausgedehnte ALZHEIMERsche Erkrankung (massenhaft Plaques und Fibrillenveränderungen in der gesamten Rinde).

„Da Dr. K. bis zu seiner plötzlichen Erkrankung an Nackenkarbunkel als Arzt in angestrengter Tätigkeit sich befand, ein sehr beliebter und gesuchter Arzt war, muß man annehmen, daß die Synäresis im Gehirn sich sehr rasch entwickelt hat und daß der infektiöse Prozeß als auslösendes Moment dabei eine besondere Rolle gespielt hat." Nach brieflicher Mitteilung von Herrn Professor KUFS, Leipzig. (Vgl. dazu auch Fall von MALAMUD und LOEWENBERG.)

Zur Anatomie seltener präseniler Erkrankungen vgl. FÜNFGELD, HEIDENHAIN, KRAEPELIN, OKSALA, ZIVERI. Die dort mitgeteilten Fälle haben vorwiegend psychiatrisch-anatomisches Interesse.

IV. Das synäretische Syndrom als cerebrale Reaktionsform.

Dargestellt am Beispiel der Gewebsveränderungen bei der senilen Involution und senilen Entartung.

„Vivere nostrum siccescere est.“
Baglivi (1668—1701): De anatome fibrarum.

Das kurze Anhangskapitel über organische Gehirnerkrankungen mit Plaques und Fibrillenveränderungen, mit dem wir den speziellen anatomischen Teil abgeschlossen haben, zeigt eindrucksvoll die ganze Schwierigkeit, richtiger gesagt, die Unzulänglichkeit einer ausschließlich deskriptiv-anatomisch eingestellten Arbeitsweise. Was sehen wir bei den in Rede stehenden Schäden? Bei der Alzheimerschen Krankheit, die uns zuletzt beschäftigte, Fälle mit zahlreichen Plaques und Fibrillenveränderungen als gewöhnlichen Befund. Daneben Fälle klinisch definierter Alzheimer-Kranker, die im anatomischen Bild nur durch Plaques oder (das mit Einschränkung) nur durch Fibrillenveränderungen auffallen, bei der senilen Demenz so gut wie immer reichlich Plaques und gewöhnlich Fibrillenveränderungen. Aber auch hier, bei Ausbildung aller klinischen Symptome, unter Umständen spärliche Plaques und keine Ganglienzellveränderungen im Sinne der Alzheimerschen Form. Die senile Involution, an sich gegebener Ausgangspunkt für die Wertung der Gewebsbilder im Sinne der senilen Entartung, unzulänglich, da das „normale“ Greisengehirn oft Fundort reichlicher Plaques und Fibrillenveränderungen. — Vor dieses absichtlich in solcher Kürze gezeichnete Bild sieht sich der Neuropathologe gestellt, wenn er sich bei der erstrebten klinisch-anatomischen Systematisierung seniler Erkrankungen Plaques und Fibrillenveränderungen als Leitgebilde wählt. Wer sich so um Klarheit bemüht, wird nur zu bald das Unbefriedigende der Arbeitsweise empfinden und jener Resignation zuneigen, die gerade auf diesem Arbeitsfeld die Forscher teilen. Deswegen gilt es vorab festzulegen, wo anatomische Arbeit und morphologische Forschung Lücken füllen und vorwärts führen kann, und anderseits, wo sie haltzumachen hat, deswegen haltzumachen hat, weil von ihr Antwort auf etwas verlangt wird, was sie aus rein im Wesen morphologischer Betrachtung verankerten Prinzipien nicht zu beantworten vermag. Schon diese Klärung, also die *Erkenntnis der Grenzen anatomischer Arbeit*, ist bei den uns interessierenden Schäden ein Fortschritt.

Freilich sind solche Fortschritte und neue Ergebnisse entweder auf dem Weg über neue Methoden oder aber über eine neue Betrachtungsweise zu erreichen. Neue Methoden stehen uns leider nicht zur Verfügung; dagegen bedeutet eine neue Betrachtungsweise einen Fortschritt. Eine *physikalisch-chemische Pathologie*, um deren Anwendung am Zentralnervensystem wir uns bemühen, ist unsere Methode der Wahl. Kein Organ ist ja für eine physikalisch-chemisch orientierte Arbeitsmethode und Forschungsrichtung geeigneter als das Gehirn, das in seiner ganzen Beschaffenheit im lebenden Organismus wie auch noch im toten Körper auf den allgemein möglichen Zustand der Materie, den *kolloidalen*, mit Notwendigkeit hinweist. Mit solcher Erkenntnis wird uns die Aufgabe gestellt, vom Standpunkt der Kolloidchemie das Zentralorgan überhaupt zu analysieren und physikalisch-chemische Prinzipien auf ganz spezielle, hier die senilen und präsenilen Gewebsveränderungen, anzuwenden. Wir werden dieser Aufgabe um so eher gerecht, je konsequenter wir gerade als Morphologen das fixierte Gehirn und seinen präparierten Gewebsschnitt aus unserem Denken ausschalten und zweitens je strenger wir uns daran halten, *Grundmechanismen* herauszuarbeiten, uns also bei solcher kolloidchemischer Gewebsbetrachtung voraussetzungslos an fundamentale, allen Kolloiden gemeinsame Reaktionen und Abläufe halten. Gerade das Studium der Alterserkrankungen des Gehirns eignet sich ganz besonders für diese Arbeitsmethodik. Zur Einführung der Gedankengänge mögen einige grundsätzliche kolloidchemische Tatsachen vorausgeschickt werden: Es ist eine dem Kolloidchemiker bekannte Tatsache, daß Kolloide im Gegensatz zu den in ihren physikalischen Eigenschaften stabilen Krystalloiden mit der Zeit Veränderungen erfahren, die man von jeher als „Altern" bezeichnet hat. Diese Alterserscheinungen in Solen (mit solchen hat man es gewöhnlich zu tun) charakterisieren Variationen des kolloidalen Zustandes im Sinne einer *Änderung des Dispersitätsgrades* — der dispersen Phase — bzw. ihres Hydratationsgrades. *In ursprünglich stark disperser Lösung lagern sich die Teilchen zusammen (Dispersitätsverringerung) und vereinigen sich unter Wasserabgabe (Dehydratation) zu größeren Komplexen.* So gehen metastabile Systeme in weniger disperse und stabilere über. In dem Maße, als solche Zustandsveränderungen ablaufen, ändern sich andere (sekundäre) Eigenschaften des kolloidalen Systems, z. B. das Adsorptionsvermögen oder die Fähigkeit, andere kolloidale Stoffe in Lösung zu halten. Einige Beispiele mögen das Gesagte demonstrieren: Frisch zubereitete Kieselsäure dialysiert, verliert diese Fähigkeit nach einigen Tagen. Frisch gefälltes Eisenoxydhydrogel löst sich leichter in verdünnter Salzsäure als gealtertes; frisch gefälltes Mangandioxyd katalysiert weit stärker als gealtertes. Die wesentlichen Veränderungen, die solch alternde Systeme erleiden, sind einerseits eine *Dispersitätsverringerung des ganzen Systems*, andererseits eine *Aufteilung des Dispersionsmittels in zwei disperse Anteile von verschiedenem Kolloidgehalt.* Das letztgenannte, für biologische Vorgänge äußerst wichtige Phänomen war bereits Graham unter der Bezeichnung „*Synäresis*" bekannt. Man kann diesen Vorgang beim Gelatinieren gut verfolgen, wo unter gewissen Kautelen (Vermeidung der Verdunstung) eine Trennung in zwei zusammenhängende Schichten auftritt; eine konzentriertere Kolloidphase mit relativ wenig Wasser und eine verdünnte wäßrige Phase mit wenig Kolloid. Solche „tropfige Entmischungen" bei Gelatinierungsvorgängen sind durch direkte mikroskopische Untersuchung von Kolloidlösungen nachzuweisen. Ein synäretisches System, wie wir es soeben kennengelernt haben, kann durch Quellung zur Gallerte werden. *Quellung ist Umkehr der Synäresis.* Wir schreiben die Vorgänge so: Synäresis $\rightleftharpoons$ Quellung. Wie viele Kolloidreaktionen sind Abläufe der Synäresis *reversibel*, allerdings nur soweit und solange, als „*Hysteresis*" ausbleibt. Unter Hysteresis versteht man partielle Irreversibilität von Zustandsänderungen. Anders ausgedrückt besagt das, daß der alte Zustand des kolloidalen Systems nicht wieder völlig erreicht wird (Nachwirkung). Hysteresis ist die Ursache entropischer Erscheinungen in kolloidalen Systemen.

Es hat nicht an Versuchen gefehlt, am Beispiel alternder kolloidaler Systeme mit ihrer „Vorgeschichte", ihren besonderen Alterserscheinungen, kurz ihrer „Lebenskurve", die Vorgänge der organischen Welt auszudeuten und zu erklären. So hat z. B. Rocasolano seine Alterstheorie auf dem Übergang der Biokolloide aus dem Sol- in den Gelzustand aufgebaut; und der Neuropathologe Marinesco hat die Vermutung ausgesprochen, daß das Altern der Zellen auf der Alterung ihrer Biokolloide, d. h. einer Herabsetzung ihrer Dispersität infolge Wasserverlustes zurückzuführen sei. Daß die Mehrzahl dieser physikalisch-chemisch orientierten Arbeiten die Lehre von den Alterserscheinungen nicht wesentlich beeinflußte, hat unseres Erachtens 2 Hauptgründe: Einmal wurden viel zu schwierige Einzelfragen in Angriff genommen. Ich erinnere nur an die

Marinescoschen ultramikroskopischen Studien der alternden Nervenzellen des Hunderückenmarks. Und nicht zuletzt blieben die Arbeiten den Beweis für ihre aus kolloidalen Systemen übernommenen Ableitungen schuldig, d. h. Gewebsbild und kolloidchemisches Modell wurden nicht in engste Beziehung gesetzt. Und doch sind die Vorgänge exakter wissenschaftlicher Forschung zugänglich, wenn man sich auf das wirklich Nachweisbare beschränkt. Die Beweisführung muß darin gipfeln, physikalisch-chemische Abläufe an den uns vorliegenden morphologischen Bildern zu *demonstrieren.* Das ist erstes und wichtiges Arbeitsprinzip einer kolloidchemischen Pathologie des Zentralnervensystems. Wir fragen deshalb: Lassen sich jene Vorgänge der Synäresis, wie wir sie als Grundphänomene an alternden anorganischen Kolloiden gewonnen haben, am alternden Zentralorgan tatsächlich nachweisen?

Nun entziehen sich leider synäretische Mechanismen dem *direkten* morphologischen Nachweis. Und doch liefert die morphologische Betrachtung und morphogenetische Ausdeutung bestimmter Gewebsbilder untrügliche Beweise für den Ablauf dieser physikalischen Vorgänge: So haben wir am Beispiel der klaren Strukturformen der senilen Plaques mit ihrem Kern, Hof und Kranz deren formale Genese abgeleitet und sie als Resultat von *Fällungsabläufen* erkannt. Das Prinzip der *Quellung* wurde an den so merkwürdigen Fibrillenveränderungen herausgearbeitet und, so meine ich, überzeugend dargetan. — Was bedeutet nun dieser Nachweis von Fällungs- und Quellungsmechanismen für eine Gesamtschau des senilen Gehirns; inwieweit lassen uns diese physikalischen Vorgänge in das Wesen der Gewebsvorgänge tiefer eindringen.

Fürs erste meinen wir, daß die Deutung des Plaquesbildes aus Fällungsabläufen weit über das rein Morphologische hinaus grundsätzliche Bedeutung gewinnt. Fällungsmechanismen deuten nämlich darauf hin, daß sich im kolloidalen System des alternden Gehirns Änderungen des Dispersitätsgrades abspielen. Dabei dürfte die Überlegung nicht abwegig sein, daß mit einem Grobdisperswerden, einer Kondensation des Systems, Änderungen in der Oberflächenspannung der Flüssigkeitshüllen eintreten. Jenes „déséquilibre des phases colloidales", von dem Marinesco einmal spricht, wirkt sich auf die Löslichkeitsbedingungen kolloidaler Stoffe, zu denen auch Stoffwechselschlacken gehören, aus und ermöglicht Fällungen jeder Art. Die Dinge scheinen ganz ähnlich zu liegen wie bei den von Bürger und Schlomka studierten „bradytrophen" Geweben, wo die Autoren als Grund für die Ausfällung der Schlackenstoffe Cholesterin und Kalk einen primären Verdichtungsprozeß, also eine Kondensation der lebenden Substanz, nachweisen konnten. „Die Gewebsverdichtung einerseits und die damit verbundene Strukturveränderung schaffen Bedingungen, welche ganz allgemein die Aufrechterhaltung der herrschenden Löslichkeitsbedingungen stören. Da aber die Löslichhaltung in den Körpersäften enthaltener schwer löslicher Substanzen, wie gewisser Formen von Calciumverbindungen und des Cholesterins und seiner Ester, an ganz bestimmte (zum großen Teil noch unbekannte) Bedingungen gebunden ist, wird durch den primären Verdichtungsprozeß sekundär die Neigung derartiger schwer löslicher Substanzen zu Niederschlagsbildung in alternden bradytrophen Geweben zweifellos begünstigt. Die zunehmende Anhäufung solcher, in dieser Form und Menge zweifellos zellfremder Schlackenstoffe beeinträchtigt dann ihrerseits ganz allgemein den Gewebszustand in der Richtung eines sich selbst beschleunigenden Prozesses." In Bürgers und Schlomkas Befunden an bradytrophen Geweben glauben wir Modelle für die Plaquesbildung des alternden und altersentarteten Gehirns sehen zu dürfen. Die drusigen Gebilde erscheinen als Resultate von Fällungsabläufen, als Indicatoren primärer Verdichtungsprozesse. Fürs zweite lernen wir mit der Deutung der ALZHEIMERschen Fibrillenveränderungen als Quellungsphänomene wiederum für das primäre Hirngeschehen. Kommt es zu Quellungserscheinungen an Gewebsstrukturen, so müssen außer gewissen (heute nicht definierbaren) Beziehungen von Stoff- und Quellungsmittel primär Vorgänge abgelaufen sein, welche Quellungen überhaupt ermöglichen. Da aber (nach dem, was wir über die Kolloidchemie der Quellung gehört haben) ein quellendes System im wesentlichen ein emulsoides System mit Synäresis darstellt, erkennen wir in eben jener Synäresis den primären Vorgang. In der Synäresis der Gewebskolloide, die durch Dehydratation jenes zur Quellung notwendige freie Wasser liefert, sehen wir das ausschlaggebende physikalisch-chemische Geschehen im alternden Gehirn. Waren es bislang besondere Strukturformen und besonders Abweichungen an cellulären Elementen, die uns als Phänomene aus Fällung und Quellung Schlüsse auf den Ablauf synäretischer Mechanismen erlaubten, so bleiben noch andere intercelluläre Gewebsveränderungen als nicht weniger wichtige Belege. Wir haben Einschlägiges etwa an senilen Gefäßen studiert, in deren Wandschichten sich Quellungen und Fällungen abspielen. Kommt es in den per diffusionem ernährten Geweben infolge der allgemeinen Alternsgewebsverdichtung ... zu Niederschlagsbildungen, so werden diese naturgemäß dort zunächst und dort am stärksten einsetzen, wo die schwerlöslichen Schlackenstoffe zuerst und in stärkster Konzentration mit dem altersveränderten Gewebe in Berührung kommen. Dadurch werden aber eben diese gefäßnahen Partien am stärksten sekundär ... in ihrer Struktur verändert: Damit ist ein Mechanismus gegeben, der die Niederschlagsbildung in diesen gefäßnahen Partien automatisch beschleunigt. Ja, man sei beim histologischen Studium bradytropher Gewebe und dem Imprägnierungsprozeß mit Lipoiden, speziell mit Cholesterin, fast geneigt, diese sekundär eintretenden Gewebsveränderungen einfach mechanisch aufzufassen, und zwar als eine Art zunehmender Filterverstopfung. „Deren Folge muß naturgemäß eine stärkere und schnellere Anhäufung von außen hereindiffundierenden Cholesterins gerade in den äußersten Schichten des gedachten Filters, d. h. also in den gefäßnahen Gewebspartien, sein“ (BÜRGER und SCHLOMKA).

Eine Rückschau über das Gesagte zeigt eindringlich, wie solche physikalisch-chemische Betrachtungsweise spezieller Gewebsveränderungen des alternden und altersentarteten Gehirns zu neuer Deutung und Wertung altbekannter Gewebsveränderungen führt. Mehr noch weist diese Analyse die so umstrittenen Probleme des Alterns und der Altersentartung in neue Bahnen und fördert ihre Klärung. Bevor wir auf diese mehr allgemeinen Fragen zu sprechen kommen, möchte ich die Leitidee unserer bisherigen Fragestellung nochmals aufzeigen: an Hand wohlcharakterisierter Gewebsveränderungen Schlüsse auf physikalisch-chemische Abläufe der zentralnervösen Substanz zu ziehen. Am Beispiel seniler Hirnveränderungen kamen wir zum Schluß, daß *das alternde Gehirn durch primäre Abläufe der Synäresis sekundäre Phänomene aus Fällung und Quellung ermöglicht und nach sich zieht.* — Mit der Erkenntnis vom primären und sekundären Geschehen lernen wir neue Gewebsbilder richtig deuten und vor allem diagnostisch werten. Das wird am Beispiel der senilen Plaques kurz darzustellen sein. Wir fragen: Welche grundsätzliche Wertung erfährt der umstrittene Fragenkomplex „Plaquesbefund und klinischer Verlauf“ mit der Einführung eines Fällungsprinzips für die Morphogenese der senilen Plaques? Nach vielfältigen Erfahrungen wissen wir, daß den klinischen Erscheinungen einer schweren senilen Entartung in der Regel eine ausgiebige Reduktion des funktiontragenden Parenchyms zugrunde liegt. Abbaustoffe und Stoffwechselschlacken häufen sich, soweit man das aus den Gewebsbildern erschließen kann. Da man nun heute Plaques als irgendwie entartete Produkte des Gewebsstoffwechsels auffaßt, wird man sie in solchen Fällen erwarten; und man findet sie ja so gut wie immer in reichlicher Ausbildung. Nur darf eines prinzipiell nicht vergessen werden! Mit der Häufung von Stoffwechselschlacken im Gehirn bzw. in dessen interstitieller Zirkulation ist noch nicht gesagt, daß wir eben diese Häufung immer und ohne weiteres aus dem Gewebsbild erschließen. Es müssen sich nach früher Gesagtem erst Vorgänge im Sinne einer Fällung einschieben, die uns die bekannten Bilder der Plaques demonstrieren. Hält man sich diesen wesentlichen Punkt vor Augen, so wird manches klarer; zudem geht man vorsichtiger an eine Wertung der anatomischen Bilder. So wird man vorab fragen müssen: Können nicht im Gehirn eines gesunden Hochbetagten „*plaquesfähige Stoffe*" (wie wir sie nennen wollen) in verhältnismäßig großer Zahl vorhanden sein, ohne daß wir sie sehen, deshalb nicht sehen, weil eben die *Bedingungen für ihre Ausfällung* am normal alternden Gehirn nicht bzw. zu einem so frühen Zeitpunkt nicht oder noch nicht gegeben sind? Denn darüber wird man sich vor allem klar werden müssen: Die Zahl der „Plaques" läuft nicht mit der Menge „plaquesfähiger Stoffe" gleich. In einem Fall von seniler Demenz mögen vielleicht, absolut genommen, die „plaquesfähigen Stoffe" nicht größer sein als bei einem gesunden Greis. Allein jene im Wesen der senilen Entartung liegenden Zustände des kolloidalen Systems „Gehirn" fördern Fällungen jeder Art und demonstrieren so auch plaquesfähige Stoffe früher und ausgiebiger. Bei der Plaquesbildung spielt also ein morphologisch nicht faßbares, deswegen aber nicht zu vernachlässigendes Zwischenglied herein. Über diese Imponderabilien freilich kann man nur Vermutungen anstellen. Innersekretorische Momente darf man wohl bei der mongoloiden Idiotie in Rechnung stellen, wenngleich man hier zuerst einmal darauf hinweisen muß, daß Mongoloide (die ja nur ausnahmsweise so alt werden) mit 40 Jahren schon steinalt sind. Die Lebenskurve ihres kolloidalen Systems Gehirn ist eben sehr flach. — Was man über einen Vitaminmangel im Greisenalter (vorab Vitamin C) als eine mögliche Vorbedingung für das Auftreten von senilen Plaques sagt, ist durchaus hypothetisch. Grünthal stellt bei einem Fall seiner Beobachtung (einer schweren senilen Demenz ohne Plaques) die Frage, ob das Fehlen der senilen Plaques etwa mit dem langen Tropenaufenthalt seiner Kranken zusammenhänge. Man kann sich freilich nicht recht vorstellen, wie solche klimatischen Faktoren Drusen in ihrer Entstehung zurückhalten können. Die Befunde von Verhaart sprechen übrigens in anderem Sinn. — Nicht erwiesen ist, daß senile Plaques bei chronischem Alkoholismus oder bei Hirntraumen vorzeitig und örtlich gehäuft auftreten, wie Grünthal angibt. So wie die Dinge liegen, ist die endliche Drusenzahl jedenfalls eine *Resultante*, in welche die Schwere der Parenchymschädigung als ein sehr wichtiger Faktor mit eingeht. Klar wird, daß uns das Gewebsbild in keiner Weise sichere Auskunft über die Menge „plaquesfähiger" Stoffe gibt. Es sagt ja nur über jene plaquesfähigen Stoffe aus, die sich bis zum letzten Fällungstermin angesammelt haben, richtiger gesagt, die zu diesem genau definierten Zeitpunkt als Plaques *gefällt* wurden. Seit diesem Termin mögen sich sehr wohl wieder plaquesfähige Stoffe im Zentralnervensystem gemehrt haben, ohne daß für sie die Bedingungen für ihre Fällung optimale geworden wären. Das darf an einem einfachen Schema (vgl. Abb. 105) deutlicher gemacht werden. Bei *a*, *b* und *c* wären jene Fällungstermine bzw. Fällungsabläufe verzeichnet, die zur Ausbildung von Plaques geführt haben. Die im Schema eingetragene Strecke *a*—*d* wäre die Zeit vom letzten Fällungstermin bis zum Tode, wobei der gestrichelte Kurvenanteil jene plaquesfähigen Stoffe andeuten soll, die unserer anatomischen Wertung entgehen. Auf solch kolloidchemischer Betrachtungsweise bauend, messen wir bei der Plaquesbildung vor allem zwei Faktoren grundsätzliche Bedeutung zu: 1. Der *Anwesenheit plaquesfähiger Stoffe* und 2. gewissen *optimalen Bedingungen für ihre Fällung.* Bei der senilen Entartung scheinen beide Voraussetzungen weitgehend erfüllt zu sein. Ob aber plaquesfähige Stoffe ausschließlich im alternden bzw. senil entarteten Zentralnervensystem vorkommen, ist nicht gesagt. Eine endgültige Entscheidung hierüber ist sehr schwierig. Nimmt man einmal an, daß auch bei anders gearteten Prozessen plaquesfähige Stoffe vorkommen, so brauchen dabei die optimalen Bedingungen für ihre Fällung nicht ohne weiteres gegeben zu sein. Wir können also diese Stoffe nicht zu Gesicht bekommen. Wie richtig unsere Gedankengänge über Plaques und plaquesfähige Stoffe übrigens sind, zeigen nicht zuletzt jene Fälle seniler Demenz bzw. ALZHEIMERscher Krankheit ohne Plaques. Ich wüßte nicht, wie man solche klinisch eindeutige Beobachtungen ohne unsere kolloidchemisch wohlbegründete Theorie ausdeuten sollte. GRÜNTHAL hat daran Kritik geübt, ohne Besseres an die Stelle zu setzen. Seine jüngsten eigenen Beobachtungen über ALZHEIMERsche Krankheit ohne Plaques und ohne Fibrillenveränderungen — wir betonen: *Einen klinisch untersuchten Fall von familiärer* ALZHEIMER*scher Krankheit ohne Plaques und Fibrillenveränderungen* — ja, seine Mitteilung über einen Fall schwerer seniler Demenz ohne Plaques kehren sich gegen den Autor selbst und nehmen unseren Gedankengängen jedwede hypothetische Note. Auch die Befunde von JACOB am Beispiel von 217 untersuchten Fällen von senilen Psychosen, wobei in 12 Fällen „unspezifische Hirnatrophie" mit Ganglienzellverfettung und -sklerosierung sowie leichte Gliawucherungen, jedoch keine Drusen und Fibrillenveränderungen gefunden wurden, sprechen in unserem Sinn. *Im übrigen würden manche klinisch-anatomischen Betrachtungen über die senile Involution und senile Entartung an Klarheit gewinnen, wollte man im Bereich der morphologischen Analyse die grundsätzliche und notwendige Unterscheidung von „plaquesfähigen Stoffen" und (gefällten) „Plaques"* machen. Nur bei solcher Scheidung lassen sich nämlich senile Demenzen oder gar Fälle von ALZHEIMERscher Krankheit ohne Plaques befriedigend deuten. Jedenfalls darf eine kolloidchemische Betrachtungsweise der senilen Hirnveränderungen es für sich in Anspruch nehmen, daß auf Grund rein theoretischer Überlegungen senile Demenzen ohne Plaques, ja ALZHEIMERsche Erkrankungen ohne Plaques und Fibrillenveränderungen *postuliert* werden mußten. Ich wüßte nicht, wie sich diese Arbeitsmethodik besser ausweisen könnte als durch solche Überlegungen.

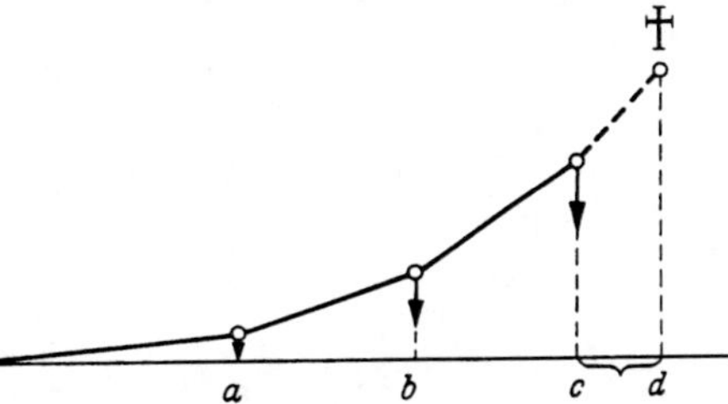

Abb. 105. Erläuterung des Schemas im Text.

Daß man sich auch heute noch so ausführlich mit den senilen Plaques auseinandersetzt und sie in ihrer Bedeutung sicher überschätzt, hat übrigens einen äußeren Grund: Die Plaques gehören nämlich zu jenen Gewebsveränderungen, von denen SPIELMEYER einmal sagt, daß sie besonders aufdringlich erscheinen und unsere Aufmerksamkeit unwiderstehlich anziehen. Ähnlich liegen die Dinge auch bei der ALZHEIMERschen Fibrillenveränderung. Ja, es hat den Anschein, als ob wir hier noch weniger als bei den senilen Plaques die konstellativen Momente aufzeigen können, die eine Aufnahme vorhandenen Wassers, also die Quellung der micellaren Strukturen bedingen. Sicher aber ist für die Fibrillenveränderungen ebenso wie für die senilen Plaques dieses: *Die genannten Gewebsphänomene sind als Erscheinungen aus Fällung und Quellung sekundär und deswegen nicht prozeßdefinierend.* Tatsächlich ist es ja so, daß wir sie in diesem oder jenem Fall vermissen, was bei einem prozeßdefinierenden Phänomen ja nicht der Fall sein dürfte. Finden wir aber diese fakultativen Gewebsbilder, so sind sie wieder kein absoluter Maßstab für die Intensität der übergeordneten und prozeßcharakterisierenden synäretischen Abläufe.

Aus all diesen Gründen sind Plaques und Fibrillenveränderungen für eine klinische Systematisierung seniler Erkrankungen ungeeignet, wie denn auch VAN BOGAERT und J. BERTRAND schon früher darauf hingewiesen haben, daß man sich in der Histopathologie von der Suche nach spezifischen Zellerkrankungen freimachen müsse. Jedenfalls kann man an Hand der senilen Plaques nie und nimmer klinisch-anatomische Abgrenzungen vornehmen, wie ja auch alle alten und jüngsten Versuche dieser Art gescheitert sind. Warum das so sein *muß*, kann nur eine kolloidchemische Betrachtungsweise mit der von ihr durchgeführten Scheidung von primären und sekundären Abläufen im Gewebsgeschehen lehren, Scheidungen, die um so wertvoller sind, als ja auch das Mesenchym der Gefäßwände letzten Endes den gleichen primären und sekundären Phänomenen der Synärese unterliegt. Was über die kolloidchemischen Vorgänge bei der senilen Gefäßnekrobiose zu sagen war, ist auf S. 379 gesagt. Interessant ist in diesem Zusammenhang ein biologisches Modell, nämlich der sog. Arcus senilis der Hornhaut, der in vergleichender Gewebsbetrachtung ein gutes Stück weiterführt. Auch beim Arcus senilis kommt es nämlich in mehr oder weniger Abhängigkeit von Gefäßen zu Einlagerungen, Ablagerungen, ja Fällungen von Stoffwechselschlacken in Saftlücken des Gewebes, wobei die Stoffe sowohl Fettreaktionen geben, wie sie sich teils mit Silber imprägnieren. Auch die Kongorotreaktion beobachtet man an ihnen in sehr wechselnder Stärke. Niemand wird deshalb behaupten, daß es sich hier um senile Drusen handle, auch wenn die Schlackenstoffe, wie ausdrücklich angeführt sei, im Polarisationsmikroskop deutliche Doppelbrechung zeigen. Niemand wird sagen, daß diese variablen Stoffwechselprodukte in einem bradytrophen Gewebe nun „Amyloid" seien, weil sie auf Kongorot ansprechen. Gerade am biologischen Modell des Arcus senilis — bei dem keineswegs eine Störung des Cholesterinstoffwechsels vorliegt (BÜRGER) — lernen wir, wie aus den primär synäretischen Mechanismen wiederum sehr variable Einlagerungen von Schlackenstoffen erwachsen.

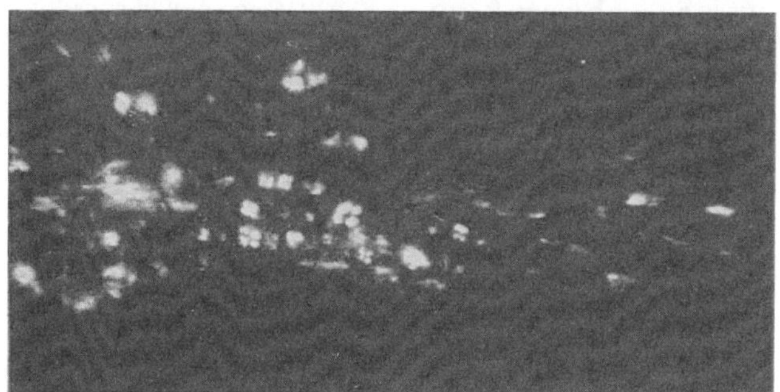

Abb. 106. Arcus senilis mit doppelbrechenden Lipoidsubstanzen (Cholesterinester) in den Bindegewebslamellen der Hornhaut (nach ROHRSCHNEIDER) als Beispiel der Ablagerung doppelbrechender Lipoide in bradytrophen Geweben.

Indem wir von speziellen, fakultativen, sekundär-involutiven Zeichen zu allgemeinen, prozeßdefinierenden, primär-involutiven schreiten, schließt sich der Kreis einer biologischen Betrachtung des alternden und altersentarteten Gehirns. Ging unsere Betrachtung bislang im wesentlichen um jene sekundären Gewebsbilder aus Synäresis, so bleibt als letztes ein ausdrücklicher Hinweis auf den *primären synäretischen* Mechanismus selbst: Synärese in ihrer primären Auswirkung am Gewebe. Wir meinen dazu: Wenn wir mit morphologischen Methoden ein normal alterndes Gehirn studieren, analysieren wir am Gewebsschnitt ein synäretisches Moment in seiner Auswirkung am Parenchym. Wir können also, wenn ich so sagen darf, Gleichungen aufstellen: Synäretisches Syndrom der physikalischen Chemie = atrophisierender Prozeß der Histopathologie; im einzelnen: Zusammenlagerung der Teilchen, Kondensation = Atrophie s. str., blander Substanzschwund. Im Sinne dieser Betrachtungsweise darf das physiologische Altern als Prototyp jener physikalisch-chemischen Gewebsabläufe gelten, die kolloidchemisch so definiert werden mögen: *Alterserscheinungen sind Vorgänge in der lebenden Substanz, bei denen infolge der häufigen Wiederholung alle Grundabläufe samt und sonders zunehmend irreversibel werden, samt und sonders zunehmend mehr Hysterese zeigen.* Wir kennen damit die fundamentalen Vorgänge an alternden Organen, wissen, was Altern ist. Es sind biologisch sicher nicht Veränderungen an einem bestimmten Organ oder Organsystem; und es ist nicht so, wie das die Alterstheorien wollen, daß man mit gutem Grund vom primären Altern des Gefäßsystems, des Nervensystems oder des innersekretorischen Apparates sprechen könnte, wenn auch manche Autoren (s. C. SZABÓ) nach wie vor den Standpunkt vertreten, daß einzelne Organe und Gewebe früher als andere von Altersveränderungen betroffen werden, was ja die konstitutionelle Betrachtungsweise nicht ausschließt, sondern diese gerade unterbaut. Altern bedeutet aufs Ganze gesehen letzten Endes Änderung der strukturellen und funktionellen Gesamtsituation und das Altersproblem ist notwendigerweise ein konstitutionelles (HIRSCH). Die einzelnen Organe altern gleichzeitig und harmonisch, indem jedes einzelne Organ und Gewebe einem gleichen und durch die individuelle Konstitution und Artzugehörigkeit gegebenen Altersgesetz folgt (BÜRGER und SCHLOMKA). Die beiden Autoren, denen wir wertvolle Studien über diese Fragen verdanken, haben am Beispiel der bradytrophen Gewebe die Gültigkeit eines gleichartigen Altersgesetzes überzeugend dartun können. Dieses Gesetz, das nicht nur für gewisse am Betriebsstoffwechsel nur dürftig beteiligte Gewebe gilt, sondern auch für ein so gut durchblutetes Organ wie das subcutane Bindegewebe Gültigkeit hat, lautet auf eine kurze Formel gebracht: *Fortschreitende primäre Wasserverarmung — sekundäre Einlagerung von Schlackenstoffen.* BAGLIVIS Satz, den wir diesem allgemeinen Kapitel vorausgesetzt haben, drückt das in klassischer Kürze aus. Es bleibt ein Hinweis auf zwei in der Altersforschung zu wenig beachtete Hauptprinzipien, die nur durch eine kolloidchemische Betrachtungsweise ihre letzte Wertung finden können. In einem alternden kolloidalen System findet man das *konstitutionelle* Moment ab ovo klar verkörpert. Kolloide sind ja physikalisch-chemische Individuen und jene Abläufe von Synärese und Hysterese spielen sich in ihnen in durchaus individueller Weise ab. Das spezielle Phänomen der Hysteresis aber führt uns zu einem Verständnis der Entropie. Wie schon angedeutet, spielen sich hysteretische Vorgänge an der lebenden Substanz vom Beginn der Entwicklung des Individuums bis zu seinem Tode kontinuierlich ab. Wenngleich gerade die Vorgänge im normalen lebenden Plasma weitgehend reversibel sind, so erlangt doch das kolloidale System im Gefolge jener inneren Zustandsänderungen nie mehr den früher innegehabten Zustand. Diese Protoplasmahysteresis, wie sie der Physiologe RŮŽIČKA (Literatur) genannt und mit seinen Schülern in wichtigen Arbeiten studiert hat, ist eine *entropische* Erscheinung und führt zum physiologischen Tod. Altern und natürlicher Tod, so sagt TSCHERMAK, sind eine allen Lebewesen gemeinsame Folge der endogen begründeten, exogen geförderten Hysteresis oder absteigenden gelotischen Veränderungen der Plasmakolloide. Bedeutungsvoll, daß man dabei die Stabilisierung im Sinne einer fortschreitenden Herabsetzung des Löslichkeitsvermögens nicht ausschließlich durch Anhäufung unlöslicher Produkte, also von Schlackenstoffen, erklären kann! RŮŽIČKAs Untersuchungen haben vor allem den Beweis erbracht, daß die Umwandlung die lebende Substanz *selbst* betrifft.

P. DIVRY hat jüngst in einem Übersichtsaufsatz diese Probleme wieder zusammenfassend dargestellt, wobei leider Arbeiten, die sich um die anatomische Grundlegung kolloidchemischer Abläufe bemühen, nicht angeführt werden.

Eine syndromatische Gewebsbetrachtung nach physikalisch definierten Abläufen von Synärese und Hysterese spannt Physiologisches und Pathologisches, senile Involution und senile Entartung in gemeinsamen Rahmen. Dies mit Notwendigkeit, und zwar deshalb, weil nach unserer These hier wie dort synäretische Mechanismen das Grundgeschehen ausmachen. Daß aber von der blanden Atrophie der senilen Involution bis zur schwersten Entartung im Sinne der

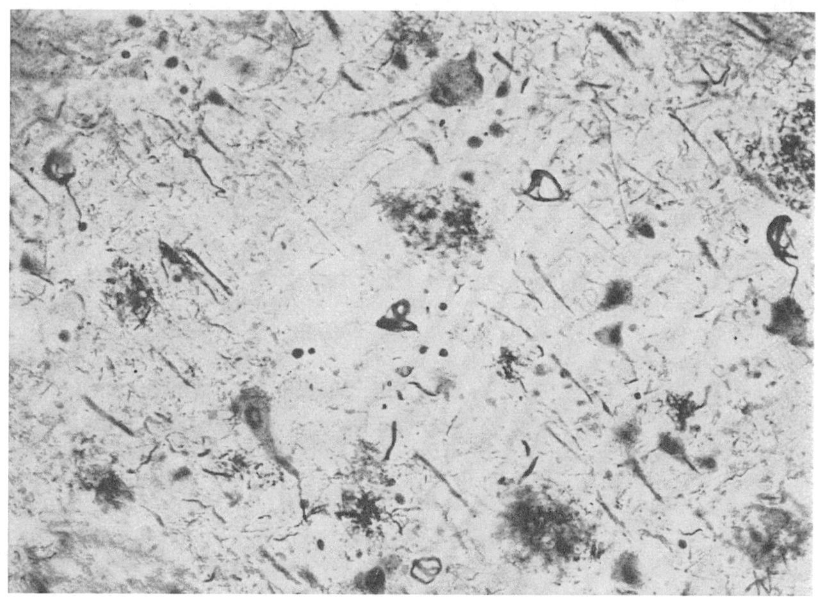

Abb. 107. Drusen und Fibrillenveränderungen bei spastischer Spinalparalyse und nachfolgender schwerer organischer Demenz („ALZHEIMERsche Krankheit"). Zentralregion. Eigene Silbermethode.

Altersdemenz irgendwelche, wenn auch anatomisch nicht definierbare Unterschiede bestehen, wird wohl nicht von der Hand zu weisen sein. Füglich wird man auch nicht bezweifeln können, daß solche Differenzen nicht allein in der Intensität jener als sekundär-involutiv erkannten Phänomene — also in der Art und Menge plaquesfähiger Stoffe, Plaques oder ALZHEIMERscher Fibrillenveränderungen — liegen, sondern daß diese Differenzen schon im *Primär-Involutiven*, in der Konstitution des Gehirns verankert sind. Wir kennen ja schon im Physiologischen, um einmal auch Klinisches zu streifen, die weiten Grenzen und Schwankungen des Alterns: Menschen, die früh und solche, die spät altern; besser ausgedrückt, Familien, ja Generationen, deren Glieder als langlebig bekannt sind. Wenn schon im Physiologischen „Synärese" und „Synärese" nicht ein und dasselbe sind, so gilt das noch viel mehr für die Synärese des altersentarteten Gehirns: Trotz prinzipieller Gleichheit der Gewebsmechanismen haben wir Abläufe von sehr verschiedener „*Tönung*" vor uns. Wir sagen deshalb nicht, die senile Demenz sei eine durch besondere In- und Extensität ausgezeichnete einfache Altersinvolution und wir können es mit unserem heutigen Wissen nicht vereinen, die ALZHEIMERsche Krankheit als eine früh einsetzende, schwere und atypische senile Demenz anzusprechen. Physiologisches Altern, senile Demenz und Entartung und ALZHEIMERsche Krankheit sind krankhafte

Entwicklungen, die trotz mancher Parallelen nach Beginn, Verlauf und Ausgang ihre Sonderstellung nicht verleugnen.

Das synäretische Moment oder Syndrom, wie es letzten Endes durch die ontogenetische und phylogenetische Bahn festgelegt ist, findet sich im Parenchym verankert, es ist *Parenchymsyndrom*. Als solches studieren wir es bei den reinen Parenchymschäden der senilen Involution am eindeutigsten. Die senile Involution ist uns aber mehr als Paradigma eines reinen, das Parenchym betreffenden atrophisierenden Prozesses. *Physiologisches Altern ist letzten Endes Ausdruck einer allgemeinen*, nämlich *physiologischen, erblich festgelegten Heredodegeneration*,

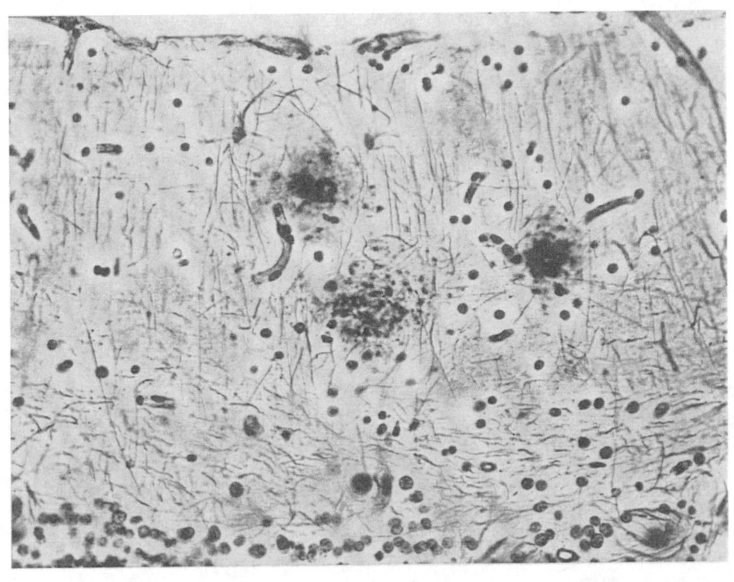

Abb. 108. Mächtige „senile Plaques" in der Kleinhirnrinde bei einem Fall eigenartiger hereditär-familiärer Erkrankung des Zentralnervensystems. Eigene Silbermethode.

der niemand entgeht. Ihr gesellen sich *spezielle* Heredodegenerationen gemäß synäretischen Abläufen hinzu, bei denen aus anlagemäßigen, im kolloidalen System Gehirn selbst verankerten Faktoren an mehr oder weniger umschriebenen Stellen synäretische Mechanismen früh und besonders intensiv einsetzen und ablaufen. Da der Protoplasmasynärese eben ein entropisches Moment innewohnt, kann in örtlich umschriebenen Bezirken „Altern", ja „Tod" herrschen, wo synäretische Vorgänge irreversibel geworden bzw. zum Stillstand gekommen sind. Im Sinne einer kolloidchemischen Betrachtungsweise läßt es sich darum wohl vertreten, wenn man bei abiotrophischen Schäden von vorzeitigem Altern spricht, anders ausgedrückt, wenn man in der reinen Altersinvolution den anatomischen Prototyp gewisser systematischer Atrophien sieht. Es würde zu weit führen, dies an Hand einschlägiger (vornehmlich den Neurologen und Psychiater interessierenden) Arbeiten zu besprechen (dazu H. Spatz). Grundsätzlich geht es dabei um die Deutung der Pathogenese der so merkwürdigen und häufigen Vergesellschaftung heredodegenerativer Erkrankungen nach Art der sog. *Abiotrophien* mit Gewebsbildern von Plaques und Fibrillenveränderungen, also jener sekundär synäretischen Phänomene aus Fällung und Quellung.

Es ist unrichtig, wenn Schaffer in seiner mit Miskolczy herausgegebenen Arbeit über „Anatomische Wesensbestimmung der hereditär-organischen Nerven-Geisteskrankheiten"[1]

[1] Acta med. scand. (Stockh.) **75**, 46 (1936).

sagt, daß wir „bei den grundlegenden Veränderungen der Heredodegeneration allein senile und präsenile Vorgänge beachten, mit der Tendenz, *damit sämtliche* Formen der Heredodegeneration zu erklären. „Dieser Tendenz widerspricht" — so schreibt SCHAFFER weiter — „doch am entschiedensten das histopathologische Bild der infantil-amaurotischen Idiotie, denn wie möchten wir hier die höchstgradigen primären Schwellungserscheinungen bei 8—10monatigen Säuglingen mit einem Altern der Kolloide erklären, birgt doch das Säuglingsmaterial einen unbesiegbaren Widerspruch in sich gegenüber einer Erklärung auf Grund des Alterns". Wir stellen den SCHAFFERschen Sätzen die einschlägigen aus unserer Arbeit über „Kolloidchemische Betrachtungsweise usw." gegenüber: „Geht man ... an Einzelfragen heran und versucht bestimmte heredodegenerative Erkrankungen nach hysteretischen Prinzipien festzulegen, so muß man *elektiv* verfahren. Von den bekannteren heredodegenerativen Leiden ist unseres Erachtens die WILSON-Pseudosklerose auszuschalten. *Abzutrennen ist auch die amaurotische Idiotie. Nur die Gruppe der „atrophisierenden" Prozesse folgen nach unserer These synäretischen Syndromen.*" Wegen der grundsätzlichen Bedeutung einer kolloidchemischen Betrachtungsweise war das hier anzumerken.

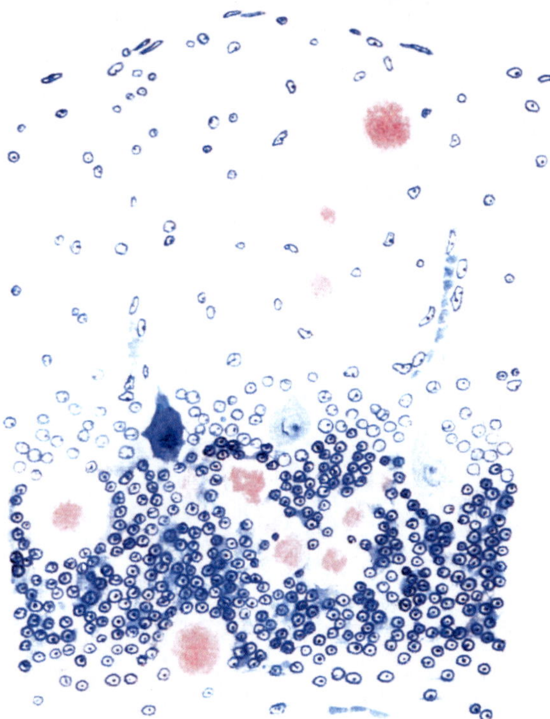

Abb. 109. Eigenartige heredofamiliäre Erkrankung mit drusigen Ablagerungen in der Molekularschicht wie im Mark des Kleinhirns. Bei Kongorotfärbung am Gefrierschnitt lagern kongopositive Plaques sowohl in der Rinde wie in großer Zahl im Markanteil eines Kleinhirnläppchens. Daneben PURKINJE-Zelle im Stadium schwerster Zellschrumpfung (chronische Zellerkrankung) Zeichnung.

Anzumerken bleibt bei der Frage: „Altern und allgemeine bzw. spezielle Heredodegeneration" (s. oben), daß MOREL und WILDI in einer soeben erschienenen Studie versuchen, am Beispiel der verschiedenartigen Schädigungen des alternden und altersentarteten Gehirns (Zellausfälle, degenerative Zellerkrankungen, Gefäßbeteiligung) darzutun, daß sich die eben genannten Schädigungen in *bestimmten topographischen Systemen* abspielen. Greisengehirne würden nicht einer degenerativen Atrophie im ganzen unterworfen sein, sondern die degenerative Atrophie spiele sich nach Art der systematischen degenerativen Atrophien wie PICKsche, HUNTINGTONsche Atrophie oder amyotrophischer Lateralsklerose ab, wobei als unterscheidendes Moment das Auftreten der Veränderungen im hohen Alter eingehe. Der „Zufallsfaktor" verliere für die Befunde seine Wichtigkeit in *dem* Maße, in dem sich die Untersuchungsmethoden verbessern und die Befunde sich häufen. Soweit MOREL und WILDI. — Dennoch wird man mit der Gleichstellung der senilen Schäden mit echten degenerativen Schäden im Sinne der systematischen Atrophien vorsichtig sein. Man vergleiche dazu etwa die diffusen senilen Olivenerkrankungen und stelle ihnen die Systematrophien im Bereich der unteren Olive gegenüber. Wie oben gesagt, gibt das physiologische Altern zweifelsohne das *Modell* für gewisse schleichend verlaufende Abiotrophien von Systemcharakter ab.

Unüberwindlich erschienen bislang die Schwierigkeiten dann, wenn im Gefolge atrophisierender Prozesse bei jugendlichen Individuen im 2. und 3. Lebensjahrzehnt massenhafte senile Plaques und ALZHEIMERsche Fibrillenveränderungen im Frontalhirn und in der Zentralregion zur Beobachtung kamen, etwa wie in einem selbst beobachteten Fall spastischer Spinalparalyse mit nachfolgender schwerer Demenz (Abb. 107). Dazu auch Beobachtungen von SCHAFFER, WORSTER-DROUGHT, HILL, MCMENEMEY und neuerdings VAN BOGAERT und Mitarbeiter.

Gerade hier einschlägige jüngste Studien von GERSTMANN, STRÄUSSLER und SCHEINKER sowie von KUFS zeigen eindeutig den Wert der Synäresislehre für eine biologische Betrachtung und Systematisierung. KUFS hat das auch (gegenüber GRÜNTHAL) mit allem Nachdruck hervorgehoben und die interessante Beobachtung einer PIERRE MARIEschen Erkrankung mit multiplen Plaques im Gehirn, besonders im Kleinhirn, ließen GERSTMANN, STRÄUSSLER und SCHEINKER die Feststellung machen, daß ihr Fall „den Schlußpunkt für die Beweisführung v. BRAUNMÜHLs liefert“. Wir haben versucht, dies am Beispiel einer zweiten, völlig gleichartigen Beobachtung (Schwester des Falles von GERSTMANN, STRÄUSSLER und SCHEINKER!) weiterzuführen, sind doch solche Fälle mit „senilen“ Veränderungen im Rahmen atrophisierender Systemerkrankungen am besten geeignet, die große Linie der Betrachtung von Altern und Heredodegeneration aufzuzeigen (Abb. 109 und 110).

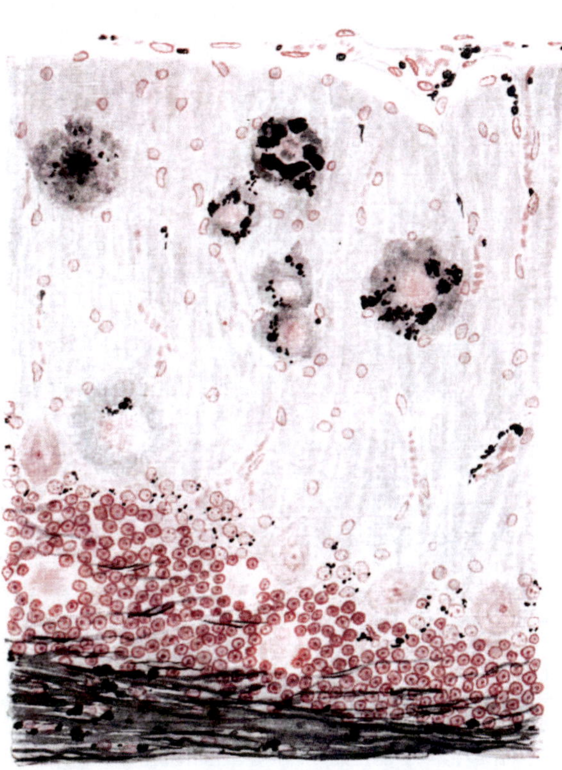

Abb. 110. Eigenartige heredofamiliäre Erkrankung mit drusigen Ablagerungen in der Molekularschicht wie im Mark des Kleinhirns. Bei Markscheiden-Fettfärbung nach LISON und DAGNELLE mächtige Plaques mit Kern und Kranz. Die Kernanteile sprechen teils bei der Nachfärbung mit Kernechtrot an, teils treten andere in ihrer Kernsubstanz grauschwarz hervor. In zahlreichen Plaques tiefschwarz angefärbte Fettsubstanzen, die von HORTEGA-Zellen gespeichert in mehr oder weniger radiärer Anordnung Plaquekern oder Plaquekranz umgeben. Schwarz angefärbtes Fett in den Gefäßscheiden sowie in den Meningen. Feinste Fettkörnchen in BERGMANNschen Zellen sowie in abgelösten Gliaelementen lagernde Fettsubstanzen im Mark (mobiler Abbau) Zeichnung.

Über „senile“ Veränderungen im Rahmen atrophisierender Systemerkrankungen sehen wir heute doch klarer als früher. Ganz allgemein weist uns die Synäresislehre das primäre Geschehen aus, insbesondere führt uns die empfindliche Spezialmethode für senile Plaques weit sicherer diese Bilder vor und läßt sie uns dort suchen und finden, wo wir bisher Plaques nicht zu finden glaubten (PICKsche und HUNTINGTONsche Krankheit, Herdparalyse usw.). Treffen wir Plaques und Fibrillenveränderungen bei Systemerkrankungen im Sinne atrophisierender Prozesse, so werten wir sie als „Beigaben“, jedenfalls als sekundäre Phänomene aus primärer Synäresis. J.-E. MEYER hat am Beispiel seiner einzigartigen Beobachtung über das Vorkommen seniler Plaques bei 2 Mädchen im Alter von 7 und 4 Jahren (Dégénérescence systématisée optico-cochléo-dentelée nach VAN BOGAERT und NYSSEN) klar herausgestellt, warum die *Annahme einer Kombination zwischen Systemerkrankung und* ALZHEIMER*scher Krankheit* in seinem Fall wie auch bei anderen atrophisierenden Systemerkrankungen nicht zutrifft. So fehlen einmal entsprechende genealogische Befunde über das Vorkommen von ALZHEIMER-Kranken und Trägern einer Systemerkrankung in einer Familie.

Weiter sei es schwer vorzustellen, wie sich eine diffuse Atrophie des Hirnparenchyms im Sinne der ALZHEIMERschen Krankheit mit einem bestimmte Neuronensysteme elektiv befallenden Prozeß kombinieren solle. „Wenn man den Umfang der bei der ALZHEIMERschen Erkrankung veränderten Hirngebiete (Großhirn- und Kleinhirnrinde, Ammonshorn, zuweilen auch Stammganglien) bedenkt, erscheint es kaum möglich, diese insgesamt als ein System aufzufassen, also von einer Systemerkrankung im Sinne der Definitionen von SPIELMEYER, SCHAFFER und SPATZ zu sprechen." Schließlich sei der Befund seniler Plaques bei einer Systemerkrankung im ersten Lebensjahrzehnt völlig ungewöhnlich. Wenn bei diesen Kindern senile Plaques auftreten, so wird ihnen keine *unmittelbare* diagnostische Bedeutung zukommen können.

Eine syndromatische Betrachtungsweise seniler Gehirnveränderungen gemäß synäretischen Prinzipien gewinnt schließlich für die *Systematisierung atypischer Erkrankungen* im Präsenium und Senium besondere Bedeutung, da ja die Einordnung solch abweichender Beobachtungen, sei es ausschließlich unter klinischen, sei es ausschließlich unter anatomischen Gesichtspunkten, unüberwindliche Schwierigkeiten bereitet. Das gilt beispielsweise für Fälle, bei denen im anatomischen Bild neben ALZHEIMERschen Fibrillenveränderungen auch noch argentophile Kugeln aufgezeigt werden können [„Presenile Sclerosis (ALZHEIMER's Disease) with Features Resembling PICK's Disease." L. BERLIN, eigene Beobachtungen]. Man darf auf Grund solcher Befunde nicht zu Diagnosen „ALZHEIMERsche Krankheit mit PICKscher Atrophie" kommen, die Sonderstellung der PICKschen Krankheit leugnen oder gar die senile Demenz zusammen mit der ALZHEIMERschen und PICKschen Krankheit in ein bald mehr klinisch, bald mehr anatomisch unterbautes System einer „Démence par encéphalose" zwängen und die Bilder als Varietäten der gleichen Hirnaffektion auffassen wollen (MARCHAND, DEMAY und NAUDASCHER). Gleiches gilt auch für die Ausführungen von HAŠKOVEC, der davon spricht, daß der Involutionsprozeß unter dem Einfluß konstitutioneller und besonders hereditärer Faktoren nicht bloß quantitativen, sondern auch qualitativen Veränderungen unterliege, woraus die verschiedenen klinischen Bilder der senilen Demenz, der präsenilen Demenz im Sinne der PICKschen und ALZHEIMERschen Krankheit oder der neurologischen Störungen des Greisenalters (Parkinsonismus, seniler Tremor) oder gar die heredodegenerativen Erkrankungen bei Erwachsenen (HUNTINGTONsche Chorea) entstehen. HAŠKOVEC lehnt eine Unterteilung in präsenile und senile Psychosen ab und faßt alle diese Prozesse unter der Bezeichnung „Erkrankungen der pathologischen Involution" zusammen. — An der „Démence par encéphalose" ist nur insofern etwas Richtiges, als man diesen Begriff syndromatisch faßt und feststellt: *Dem Zentralnervensystem stehen nur begrenzte Gewebsreaktionen zur Verfügung. Verschiedenen klinischen Erscheinungen können anatomisch ähnliche, ja gleichartige Bilder zukommen.* Für die ALZHEIMERsche Krankheit hat das ROTHSCHILD unter Heranziehung unserer Gedankengänge so ausgedrückt:

"... there are good grounds for believing that this colloidal alteration can occur in different physiologic and pathologic settings. It may be a manifestation of aging of the brain in some instances and of exogenous processes in others. The hysteretic syndrome thus represents a general type of reaction on the part of the cerebrum. In my opinion this is the most satisfactory theory that has been offered to the present time, for it enables one to explain the exceptional as well as the typical features of the ALZHEIMER syndrome in a manner which apparently does justice to all the facts."

Auch in einer umfangreichen Dissertationsarbeit des Holländers J. VAN MANSVELT findet man eine sehr gründliche Darstellung unserer Gedankengänge unter dem Titel "The colloido-chemical considerations of v. BRAUNMÜHL and the relation between PICK's atrophy and other atrophic processus of the central nervous system".

Synäretische Mechanismen im Rahmen der Entzündung. Über symptomatisches (reaktives) Altern.

Letzter Prüfstein für die Synäresislehre und damit für die Richtigkeit unserer Anschauungen über die Pathogenese von Plaques und Fibrillenveränderungen finden wir schließlich in Beobachtungen, die um so beweiskräftiger sind, als sie

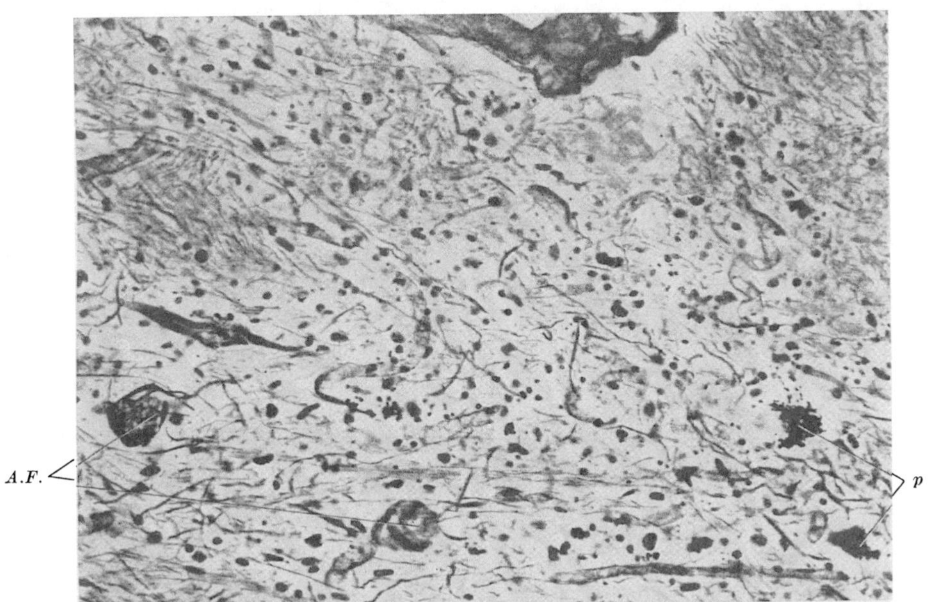

Abb. 111. Ganglienzellen mit ALZHEIMERscher Fibrillenveränderung (*A.F.*) aus der Substantia nigra beim postencephalitischen Parkinsonismus. Melaninpigmentführende Ganglienzellen (*p*) der Substantia nigra. Eigene Silbermethode.

— ins Kapitel der *Entzündung* gehörend — nach unserem Dafürhalten ohne Synäresislehre überhaupt nicht gedeutet werden können. Beim postencephalitischen Parkinsonismus findet man in der geschädigten Substantia nigra bzw. in den dort noch lagernden Nervenzellen und in weiten Gebieten des zentralen Höhlengraues Veränderungen nach Art der ALZHEIMERschen Zellerkrankung (Abb. 111 und 112). Das ist ganz ungewöhnlich, da ja gerade die ALZHEIMERsche Fibrillenveränderung seit Anbeginn einer histologischen Forschung als unbestrittenes Kennzeichen (wie man sich auszudrücken pflegte) *rein degenerativer* Zellerkrankung gilt. Warum nun diese Befunde? Kurz gesagt deshalb, weil in das entzündliche Gewebsgeschehen, das sich ja vornehmlich am Gefäßbindegewebsapparat abspielt, eine mehr oder weniger ausgeprägte degenerative, auf das Parenchym abzielende Komponente eingeht, auf die das Gehirn gemäß ihm innewohnenden synäretischen Mechanismen antworten kann, über die später noch Wesentliches gesagt werden soll. *Jene primär in der Rinde gelegenen physikalisch-chemischen Faktoren bestimmen letzten Endes Ausbreitung und Intensität der eigentlichen atrophisierenden Prozesse, wie sie auch entzündliche Veränderungen in ihrem degenerativen Anteil beeinflussen können.* Wir haben früher einmal zu zeigen versucht, daß mit dieser Auffassung jenes biologisch so eigenartige Ausbreitungsprinzip der paralytischen Encephalitis geklärt wird. Keine rein anatomisch fundierte Theorie der paralytischen Hirnerkrankung kann ja daran vorübergehen, daß vordere Frontalgegend, Ammonshorn, T 2 und T 3, der Temporalpol, Vorderanteil des Gyrus fornicatus, Insel und Parietalabschnitt besonders befallen sind. Die Prozeßausbreitung entspricht nun weitgehend der, wie wir sie bei der senilen Demenz, jener rein degenerativen Erkrankung, finden. Wir haben in diesem Zusammenhang unter den Gesichtspunkten von Synäresis und Entzündung schon im Jahre 1933 folgendes zur Paralyseentstehung gesagt.

Denkt man die Gedankengänge von den zwei Faktorenreihen im krankhaften Geschehen der Paralyse zu Ende, so kommt man auf das biologische Problem vom Wesen der paralytischen Erkrankung. Es ist gewagt, der Vielzahl der Paralysetheorien eine neue hinzuzufügen. Ich möchte hier auch keine neue Theorie in dem Sinne entwickeln, daß ich

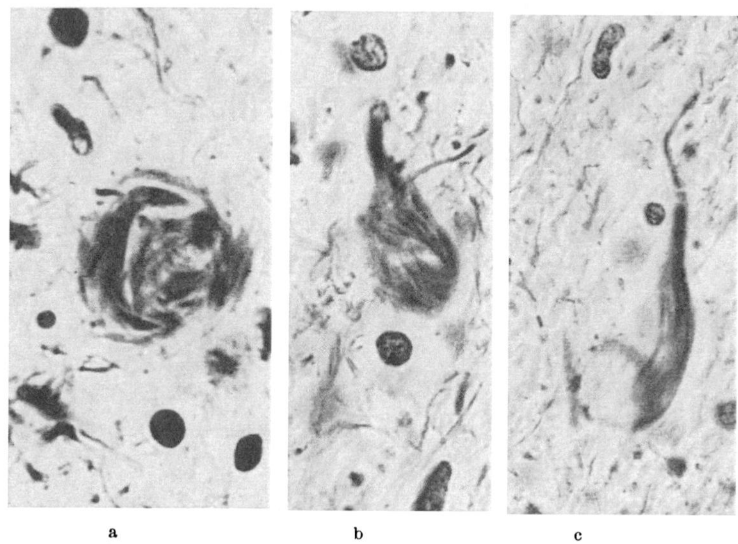

Abb. 112a—c. Alzheimersche Fibrillenveränderungen bei jugendlichen Parkinsonisten. a Ganglienzellen aus dem dorsalen Vaguskern, b aus der Substantia nigra, c aus dem Globus pallidus. Eigene Silbermethode.

unsere Anschauungen an den bisher bekannten Tatsachen und Fragestellungen prüfe; dazu wäre eine gesonderte Arbeit nötig. Es kommt mir nur darauf an, jene Gesichtspunkte zu entwickeln, die sich folgerichtig aus unserer Auffassung ergeben.

Der synäretische Mechanismus ist ein *endogenes*, dem Gewebe eigenes Moment, dessen *Ausmaß* nach den Erfahrungen der senilen Hirnprozesse wechselt. Diese *Variabilität* ist durch die „Konstitution" des jeweiligen kolloidalen Systems bedingt. Wohl sind *äußere* Faktoren dafür maßgebend, zu welchem Zeitpunkt, mit welcher Intensität synäretische Abläufe statthaben. In der „synäretischen Disposition", wie ich sie nennen möchte, liegt aber ein nicht weniger wichtiger Faktor begründet. Er definiert die „Resonanz" des kolloidalen Systems auf *exogene* Noxen. Denn wenn „äußere Einflüsse nichts machen, als der inneren Einrichtung den Anstoß zur Tätigkeit zu erteilen", wird eben dieser endogene Mechanismus ausschlaggebend für den Gesamtablauf. Wir fragen: Besteht beim Paralytiker, besser gesagt beim Paralysekandidaten, eine *synäretische Disposition*? Ist es so, daß das Gewebe auf die dort seit langem lagernden Erreger mit synäretischen Abläufen antwortet — synäretische Abläufe, die vielleicht dann besonders manifestiert werden, wenn Hysteresis einsetzt? Stehen am Ende die Lissauer-Paralysen als Ausdruck stärkster synäretischer Disposition? Ich möchte, wie ausdrücklich betont, diese Fragen nicht weiter erörtern und sie an den alten Problemen der Paralysetheorien messen. In der *Problemstellung* sehen wir die Aufgabe dieser Arbeit. Und diese Problemstellung kann ihre Lösung finden. Denn die Bedeutung *exogener* und *endogener* Faktoren, ihr gegenseitiges Ausmaß für synäretische Mechanismen kann durch eine genealogische Forschungsrichtung klargelegt werden. Die Fragestellung müßte lauten: Besteht im Erbkreis der Paralytiker eine besondere Disposition zu synäretischen Mechanismen? Die Vorfrage, was wir als *Manifestation* synäretischer Mechanismen werten dürfen, ist im wesentlichen durch unsere frühere Studie gelöst. Es handelt sich um die Krankheiten der senilen Demenz, der Alzheimerschen Krankheit und anderer abiotrophischer Leiden, wie der Pickschen und Huntington-Krankheit und schließlich der Amyotrophien. Untersuchungen im Sinne dieser speziellen Fragestellung liegen meines

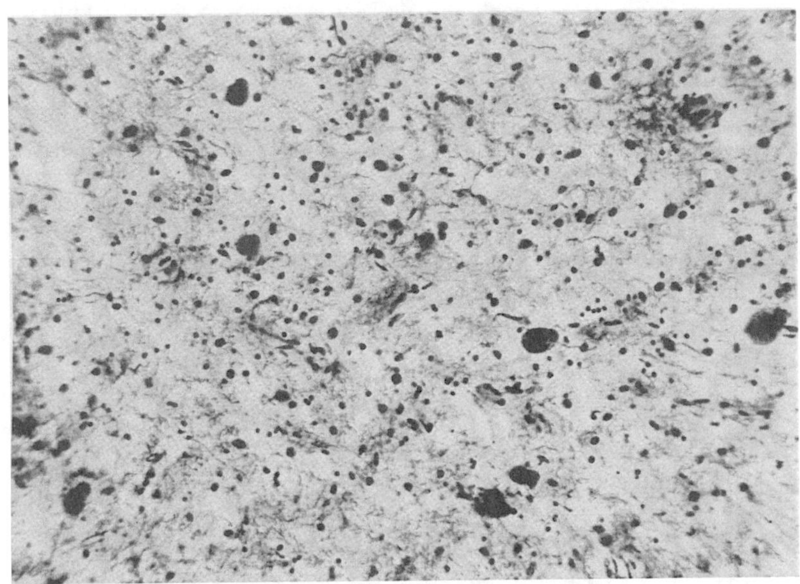

Abb. 113. Verstreut liegende Ganglienzellen mit argentophilen Kugeln aus einer schwer atrophischen Rinde bei Herdparalyse. Status spongiosus. Eigene Silbermethode.

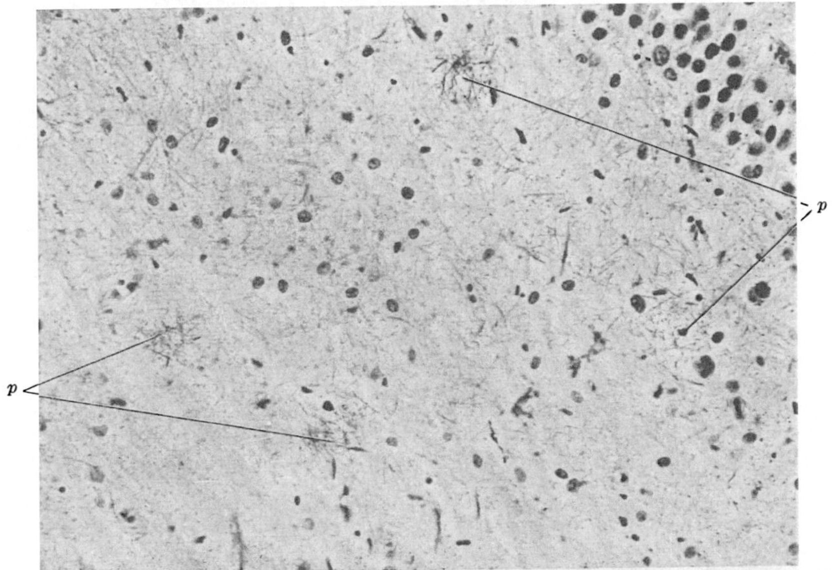

Abb. 114. Primitivplaques (*p*) im Endblatt des Ammonshorns bei Herdparalyse. Eigene Silbermethode.

Wissens nicht vor. Was bislang hierüber bekannt ist, genügt natürlich nicht. Jahnel vermerkt ein Geschwisterpaar mit Paralyse und eine Alzheimersche Krankheit bei der Schwester einer Paralyse. *Wir* haben 3 Fälle Pickscher Krankheit, bei denen jedesmal je ein Geschwister an Paralyse erkrankt war; in einem Fall war der Vater Paralytiker, der Sohn an Pickscher Krankheit leidend.

Im Sinne dieser Betrachtungsweise erscheint wieder der Paralyticus natus — allerdings im ganz anderen Lichte, als es sich seinerzeit NÄCKE gedacht hat. Daß es das Prinzip dieser Auffassung ist, die Grenzen zwischen Lues cerebri und Paralyse abzutragen, versteht sich von selbst. Die biologische Sonderstellung der Paralyse erwächst einzig und allein in der besonderen synäretischen Disposition. Die Mechanismen *an sich* sind der Lues cerebri im gleichen Maße eigen, wie das ja die vielen Übergangsfälle zur Genüge beweisen. Wenn ich mich so ausdrücken darf, handelt es sich bei der Lues cerebri mit ihren synäretischen Vorgängen aus Entzündung mehr um eine *reaktive*, symptomatische, sekundäre Synäresis, während bei der Paralyse den synäretischen Abläufen schließlich *primäre* Bedeutung zukommt. Insoferne bei der Paralyse das synäretische Parenchymsyndrom diese Durchschlagskraft gewinnt, kann man von ihr als von einer „parenchymatösen Syphilis" sprechen.

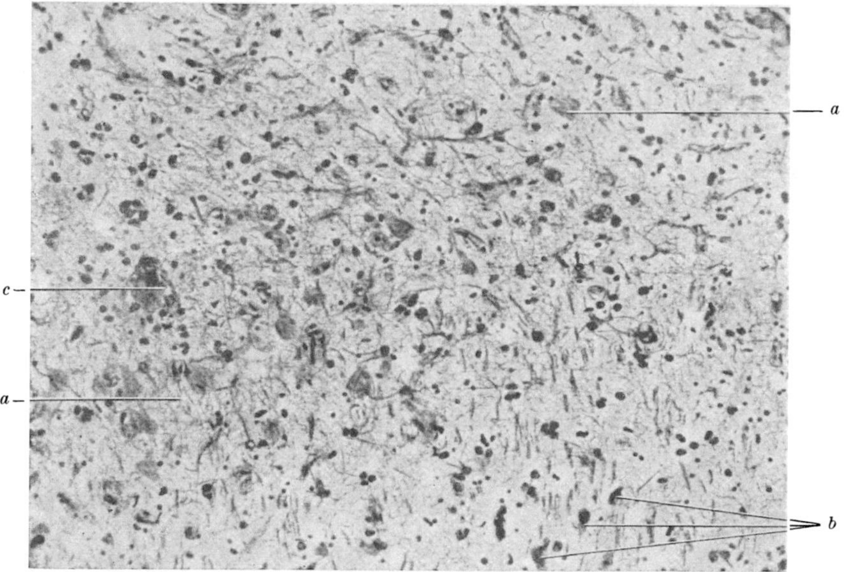

Abb. 115. ALZHEIMERsche Fibrillenveränderungen in einem gliösen Narbengebiet des subiculären Abschnittes des Ammonshorns bei Herdparalyse. Die veränderten Ganglienzellen liegen in dichten Nestern (*a*) oder in nächster Umgebung des an zelliger und faseriger Glia reichen subiculären Gebietes (*b*). Bei *c* wandverdicktes Gefäß mit spärlichen Infiltratzellen. Eigene Silbermethode.

Es stützt sich diese Definition also nicht wie bisher und zu Unrecht auf Besonderheiten in der Lagerung und Verteilung der *Erreger*, sondern fußt auf den grundsätzlichen *Besonderheiten der cerebralen Parenchymreaktion*. In dieser Erkenntnis von den synäretischen Parenchymmechanismen der Paralyse glaube ich, nicht zuletzt eine Ausdeutungsmöglichkeit für jene „formes frustes" der Paralyse und ganz besonders jener so interessanten Beobachtungen *unerkannter Paralysen* zu finden. SPIELMEYER sagt in seiner Arbeit: „Jeder kennt Fälle von Paralyse, die lange Jahre hindurch kein charakteristisches Zeichen geboten haben, auf Grund dessen man eine Paralyse hätte diagnostizieren können, in welchen aber doch Umwandlungen der psychischen Persönlichkeit für den Näherstehenden zu beobachten waren, die dem Ausbruch der Krankheit vorausgehend, sich Jahre hindurch geltend machten. Möglich, daß hier der paralytische Prozeß in seinem entzündlichen Anteil und auch in geringen degenerativen Vorgängen schon lange Zeit bestanden hat, ohne daß jedoch die Intensität des anatomischen Prozesses einen klaren klinischen Ausdruck gefunden hätte." — Ich möchte hier an senile Erkrankungen erinnern, bei denen sich nicht selten außerordentlich langsam und nur für die nähere Umgebung des Kranken kenntlich Persönlichkeitsveränderungen und Störungen der Merkfähigkeit und des Gedächtnisses entwickeln, für die wir ganz diffuse synäretische Abläufe verantwortlich machen. Und auch bei diesen *sich einschleichenden* Paralysen möchte ich meinen, daß es mit mehr oder weniger ausgeprägten entzündlichen Veränderungen *vor allem* zu langsamen synäretischen Vorgängen kommt. Damit möchte ich als *Programm* für die weitere anatomische Arbeit anregen, ganz systematisch wassermannpositive Leute jenseits des 40. Lebensjahres zu untersuchen. WOHLWILLS Befunde an Luikern ermuntern zu solchen Studien. Wir glauben, daß sich noch häufiger zentrale Veränderungen paralytischer Art nachweisen lassen; allerdings werden wir darüber eben nur *insoweit* Aufschlüsse bekommen, als entzündliche Veränderungen vorhanden sind.

Patzig hat unsere früheren, auf einen „synäretischen Erbkreis“ weisende Problemstellung zum Ausgang einer Studie über progressive Paralyse und senile Demenz gemacht, auf die nur verwiesen werden kann. — Ausschließlich von anatomischen Befunden ausgehend, hat A. Jakob darauf hingewiesen, daß die verschonten Gebiete als grobmarkfaserreichste zu erachten sind, denen mit dem spezifisch gearbeiteten Markfaserbau wieder besondere Glia- und Gefäßverhältnisse zugehören (Freedom und Schroeder). „Wir können bei den markfaserärmeren Gebieten von einer generellen Pathoklise im Sinne C. und O. Vogt sprechen und diese generelle Pathoklise scheint mir für die regionäre

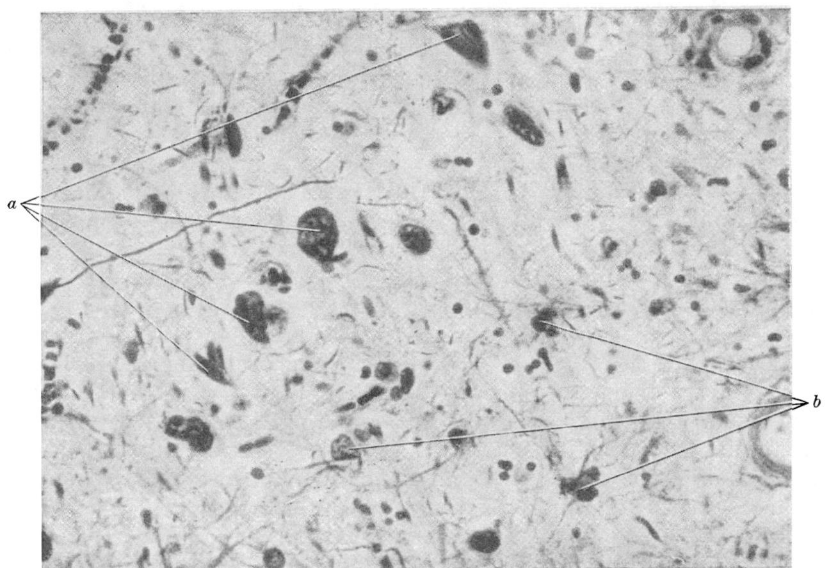

Abb. 116. Alzheimersche Fibrillenveränderungen (*a*) aus dem Randgebiet des in Abb. 115 gebrachten subiculären Gewebsbezirkes. Mächtige Faserbildner bei *b*.

Ausbreitung des paralytischen und senilen Krankheitsprozesses von gewisser Bedeutung zu sein.“ Wie Alzheimer und Simchowicz schon früher vermutet hatten, müssen die Ursachen für die Ausbreitung in der Rinde selbst liegen und es ist hier schon so, wie Virchow einmal sagt, „daß äußere Einflüsse nichts machen als der inneren Einrichtung den Anstoß zur Tätigkeit zu erteilen“ — der uns heute bekannten inneren Einrichtung nämlich, die wir „synäretischen Mechanismus“ oder „synäretisches Syndrom“ nennen.

Besonders fruchtbar erweisen sich solche Gedankengänge bei der Anwendung der Synäresislehre auf die Encephalitis epidemica bzw. auf den *postencephalitischen Parkinsonismus*. Bei diesem Leiden findet sich histologisch bekanntlich im Bereich jener Bezirke des Hirnstamms, die erfahrungsgemäß von der akuten Entzündung in erster Linie betroffen sind, ein mehr oder weniger intensiv ablaufender degenerativer, oder wie es heißt „*atrophisierender*“ Prozeß, der augenscheinlich in jedem Stadium stationär werden bzw. wieder in Gang kommen kann und der gerade im Hinblick auf das Gewebsgeschehen bei den senilen Erkrankungen interessiert. Der atrophisierende Prozeß wird neben anderem dadurch besonders gekennzeichnet und vor allem besonders markiert, daß in weiten Gebieten Ganglienzellen im Sinne der Alzheimerschen Fibrillenerkrankung verändert sind oder aber, daß typische argentophile Kugeln in Nervenzellen liegen. Dort, wo entzündliche Veränderungen nach den Erfahrungen über die Ausbreitung der akuten

Krankheitsstadien *am ausgeprägtesten* sind oder waren, findet man diese Art der Ganglienzellerkrankung am regelmäßigsten, so nach dem Grad der Häufigkeit aufgezählt: Substantia nigra, Locus coeruleus, Brückenhaube, Vierhügelgebiet, Hypothalamus, Kerne am 3. Ventrikel, Corpus Luys, Nucleus ruber, Pallidum, Striatum, Nucleus dentatus, Ammonshorn, Inselrinde, übrige Hirnrinde.

Diese uns nun zur Genüge bekannten sekundär synäretischen Phänomene, also vor allem die Fibrillenveränderungen führen zum primär synäretischen Vorgang selbst, zu dem beim postencephalitischen Parkinsonismus vieldiskutierten fortschreitenden, *selbständigen Parenchymprozeß*. Verkleinerung, Schrumpfung, Ausfall der funktionstragenden Zellen, eben *Substanzschwund*, *Atrophie* sind seine Kennzeichen. Nach zwei Richtungen muß diese Aussage ergänzt werden, und zwar zuerst an Hand der *Ausbreitung* dieses selbständigen Parenchymprozesses. Kein Zweifel, daß der primär synäretische Parenchymprozeß in erster Linie im Bereich der Prädilektionsgebiete des akut-entzündlichen Stadiums abläuft. Manches spricht dafür, daß die Stärke des entzündlichen Reizes von wesentlicher Bedeutung für den ,,*Anstoß*" wird, auf den das Gewebe antwortet. Darüber hinaus lehrt jedoch eine vergleichende Betrachtung zahlreicher akuter und chronischer Fälle von postencephalitischem Parkinsonismus, daß die entzündliche Reaktion — und sei sie noch so geringfügig und augenscheinlich noch so vorübergehender Natur — wo immer sie bei der akuten epidemischen Encephalitis auftritt, einen fortschreitenden Parenchymprozeß *auslösen* kann. Nun ist und bleibt die schwere Schädigung der schwarzen Zone der Substantia nigra beim postencephalitischen Parkinsonismus gewiß eindrucksvoll. Aber weit wichtiger als diese so augenfälligen Befunde sind jene *diskreten* (sekundären) Bilder aus Synäresis. Überall dort nämlich, wo wir weitab von der nun so ausgiebig beforschten Substantia nigra auch nur *eine einzige* Alzheimersche Fibrillenveränderung finden, sagt sie außerordentlich viel aus. Sie ist ein unverdächtiger Zeuge primär synäretischer Abläufe im Bereich jenes Gehirnabschnittes, wo wir sie eben finden, so etwa im Pallidum, im Nucleus substantiae innominatae, im Caudatum, im zentralen Höhlengrau, ja in der Rinde. Nach früher Gesagtem wissen wir, was sich beim Vorliegen dieser sekundär synäretischen Zeichen an Ort und Stelle abgespielt haben muß und wohl noch abspielt: *Dehydratation*, die Quellungswasser freimacht, also *primär Synäresis*. *Wie uns erratische Blöcke Ort und Ausbreitung früherer Gletschermassen künden, so sind im Sinne dieses Vergleiches die* Alzheimer*schen Fibrillenveränderungen beim postencephalitischen Parkinsonismus wichtige Gewebsmarken für die Topik primär synäretischer Abläufe, die ja zweifelsohne den endlichen Schaden bestimmen.* Um Synäresis aus Entzündung aber geht es letzten Endes und dieser *biologische Mechanismus* gewinnt weit über die Frage der Encephalitis epidemica grundsätzliche Bedeutung für die Lehre von der Entzündung überhaupt. Das Wesen des chronisch-encephalitischen Prozesses der Economoschen Krankheit erfaßt man also erst, wenn man sich den Mechanismus des langsam verlaufenden, aber *prozeßdefinierenden Parenchymuntergangs* klarmacht. Er läßt sich definieren als fortschreitende Synäresis aus Entzündung.

Eine zweite grundlegende Frage zielt nach den *zeitlichen Zusammenhängen* von Synäresis und Entzündung. Theoretisch gibt es zwei Möglichkeiten. Der synäretische Mechanismus ist selbständig, dem sog. entzündlichen gleichgeordnet und wird direkt oder indirekt durch ihn ausgelöst und in Gang gebracht. Virchows weitschauender Satz, daß ,,Besonderheiten der Gewebsreaktion viel mehr von der inneren Einrichtung der Teile abhängen als von äußeren Einflüssen, die dabei nichts machen, als daß sie der inneren Einrichtung den Anstoß zur Tätigkeit erteilen", ist die beste Definition für diesen Mechanismus. Oder aber, die Beziehungen sind noch weit *enger*, insofern eben jene alterative Komponente des

Entzündungskomplexes bereits nach synäretischem Mechanismus abläuft und ihn darstellt. Letztere Annahme wäre mit der Lehre von der Entzündung sehr wohl in Einklang zu bringen, da alterative Veränderungen schon von jeher als den entzündlichen Vorgängen nebengeordnete Phänomene angesehen werden.

Noch viel schwieriger ist die dritte Frage zu entscheiden, die gerade für den postencephalitischen Parkinsonismus allergrößte Bedeutung gewinnt, soll sie doch Antwort auf das Problem des „*Intervalls*" von akuter Entzündung und postencephalitischem Parkinsonismus geben. Die Frage lautet: Wieweit bzw. wie intensiv müssen synäretische Mechanismen ablaufen bzw. abgelaufen sein, bis wir auf dem Weg über das Gewebe zu ihrer Analyse gelangen können? Es dürfte hier folgende Vorstellung nicht abwegig sein: Anfänglich sind diese elementaren kolloidchemischen Mechanismen wie viele biologische Abläufe und Reaktionen weitgehend reversibel. Je mehr sich aber *Hysteresis* (also letzten Endes ein entropisches Moment) einschiebt, um so mehr nimmt die Reversibilität ab. Auf das Gewebe übertragen, bedeutet aber eine mehr oder weniger ausgeprägte Irreversibilität synäretischer Abläufe mehr oder minder ausgeprägte *Schäden aus Synäresis*, stelle er sich nun dar als Atrophie im engeren Sinne wie bei den rein degenerativen Schäden, sei es als Narbe bei abgelaufener Entzündung. Kolloidchemisch wären diese histologischen Bilder des Pathos durch weitgehendes sekundäres stabiles Gleichgewicht in einem primär veränderten kolloidalen System zu definieren. Man kann das etwa so auf das Gewebe übertragen: *Die akut entzündlichen Vorgänge am Gefäßbindegewebsapparat können bei einzelnen entzündlichen Krankheiten Parenchymresonanz in sehr verschiedenem Abstand als chronisch-encephalitische Reaktion aus Synäresis finden.* Dieser „*Abstand*", der kolloidchemische *Zeitfaktor*, definiert unseres Erachtens treffend das, was Hoffmann z. B. bei der Paralyse als „*Nachhinken*" des Gewebes bezeichnet hat und was bei der Postencephalitis als „*Intervall*" eingeht. Man muß ja immer bedenken, daß kolloidchemische Abläufe mit Hysteresis *sehr lange* Zeit beanspruchen, bis sie sich am Gewebe auswirken.

Gerade in diesem Zusammenhang gewinnen neue eigene Untersuchungen über Altersvorgänge und synäretische Abläufe bei Entzündungen insofern besondere Bedeutung, als sog. rein degenerative Hirnprozesse biologisch umfassender analysiert werden können. Indem wir für die Gewebsanalyse den Rahmen des „rein degenerativ" hier, des „rein entzündlich" dort mit Bedacht sprengen, gewinnen die bekannten Scheidungen von primär und sekundär synäretischen Abläufen in *ganz anderem Sinn* Bedeutung: In der Analyse, näherhin in der Differenzierung von Alterungsvorgängen sui generis, dem Altern im Sinne des „senectus ipse morbus", und einem „*seneszierenden Reaktionskomplex*", den wir als Begleiterscheinung oder Folgeerscheinung gewisser entzündlicher Abläufe kennenlernen. Der Begriff des „*symptomatischen Alterns*", des „*reaktiven Seneszierens*" wird einzuführen sein, um das biologische Geschehen zu fassen. Dabei sind wir uns bewußt, daß wir überall Grenzen ziehen, die die Natur nicht kennt. Um es deutlicher zu sagen: Wir unterscheiden in *Analogie zur „entzündlichen Krankheit" auf der einen Seite, einer „symptomatischen Entzündung" auf der anderen Seite* das „eigentliche Altern" als fortschreitende Gewebsdegeneration und daneben ein „Seneszieren" als mehr weniger umschriebene *Gewebsreaktion,* so im Gefolge einer Entzündung (reaktives, symptomatisches Altern). Leider sind wir für den sicheren Nachweis solch reaktiven Seneszierens stets an den Nachweis jener sekundär synäretischen Gewebsbilder aus Fällung und Quellung (also der Plaques und Fibrillenveränderungen) gebunden. Das ist am Beispiel eines in seiner Art einzigartigen Falles darzustellen: Die Beobachtung ist auch ein Musterbeispiel für die Einführung des Begriffes des „reaktiven Alterns".

Untersucht wurde eine Herdparalyse bei einer 52jährigen Frau, die sich mit 26 Jahren an Lues infizierte und in den folgenden Jahren wegen der rasch fortschreitenden, einer Therapie (Pyrifer, später Malaria) trotzenden Behandlung wiederholt stationär untergebracht war. Kurzdauernde Remissionen wechselten mit lange währenden Schüben, die sich durch paralytische Anfälle und zunehmende Herderscheinungen auszeichneten. Hochgradig dement und aphasisch starb die Patientin in einem paralytischen Status nach einer Krankheitsdauer von 26 Jahren.

Das Gehirn wies stärkste Rinden- und Markatrophien im Stirnhirn, Schläfenlappen und Parietallappen auf. Die Hirnschrumpfung erstreckte sich bis zur vorderen Zentralwindung, ließ die Occipitalregion frei und gemahnte durchaus an Bilder eines schweren Stirn-Schläfenlappen-Pick. *Histologisch* fand sich im Bezirk der vorhin erwähnten Atrophie ein enormer Rinden- und Markschwund, dazu ein grobmaschiger Status spongiosus der Rinde, Gliose im Mark u. a. m. Entzündliche Erscheinungen traten in allen atrophischen Gebieten ganz zurück, zeigten sich aber im Striatum und in der Inselrinde deutlich. In der atrophischen Rinde fanden sich *massenhaft Zellblähungen bzw. argentophile Kugeln*, insbesondere in besser erhaltenen tiefen Rindenbezirken.

Neben den diffusen degenerativen paralytischen Rindenveränderungen treten ganz *spezielle Veränderungen im rechten Ammonshorn* hervor, das in Gänze geschrumpft und der tastenden Hand knorpelartig hart erscheint. Gliafaserfärbung läßt die schwere Gliose deutlich werden, an der sich riesige Faserbildner beteiligen. Der ganze SOMMERsche Sektor und die angrenzenden Windungen sind von der Fasergliose eingenommen. Im Zellbild entspricht der massiven Gliose der fast völlige Ausfall des Parenchyms. Soweit noch Nervenzellen im Bereich des dichten Bandes liegen, bieten sie gleichwie die Nervenzellen im lockeren Bandanteil Veränderungen, die sich noch am ehesten bei Bildern der „chronischen Zellerkrankung" unterbringen lassen.

Die *besonderen Gewebsveränderungen* unseres Falles setzen nun dort ein, wo die Area pyramidalis simplex ihren Anfang nimmt. In einem verhältnismäßig umschriebenen Bezirk, der reich an Faserglia ist, sind sämtliche, hier zahlenmäßig gut erhaltenen Nervenzellen *im Sinne der* ALZHEIMER*schen Zellerkrankung* verändert. Teils imprägniert sich dieses große Ganglienzellnest in seinen Fibrillen leicht rötlich (wie man solches bei schweren senilen Demenzen gerade im SOMMERschen Sektor des Ammonshornes hin und wieder sieht), teils findet man ganz typische Fibrillenbilder, wie sie in Abb. 115—116 gezeigt werden. Fügen wir hinzu, daß im Endblatt des gleichen rechten Ammonshornes in der Fascia dentata feinste Primitivplaques aufgezeigt werden konnten, wie sie nur eine Spezialfärbung zur Darstellung bringt. Bemerkenswert, daß die Zellen mit ALZHEIMERscher Fibrillenveränderung nur an *sehr umschriebener Stelle* — freilich hier in ungewöhnlichem Ausmaß — aufgezeigt werden können; Stufenserien beweisen das deutlich. In der übrigen Rinde finden sich nirgendwo ALZHEIMERsche Fibrillenveränderungen und Primitivplaques, dagegen, wie schon gesagt, massenhaft Zellblähungen und argentophile Kugeln.

Bei diesem ungewöhnlichen Bild haben wir es nun nicht mit einem *Zufallsbefund* zu tun, insofern wir gelegentlich der Untersuchung einer LISSAUER-Paralyse auf diesen Befund stießen. *Vielmehr haben wir auf Grund theoretischer Überlegungen über „Synäresis und Entzündung" seit Jahren nach* LISSAUER-*Paralysen gefahndet, denen nach unserer Auffassung über „Synärese und Entzündung"* ALZHEIMER*sche Fibrillenveränderungen eigen sein müßten.* Es ging hier also wie beim postencephalitischen Parkinsonismus, wo gleichfalls die theoretische Betrachtung die Möglichkeit der Bildung von ALZHEIMERschen Fibrillenveränderungen gegeben erscheinen ließ. Das ist für die Brauchbarkeit einer so gearteten Gewebsanalyse wichtig, ist ja jedes *Postulat*, das durch die Praxis, d. h. durch das Gewebsbild belegt wird, ein neuer Stein für die Richtigkeit unserer Gesamtbetrachtung. — Daß man nun bei Herdparalysen so lange nach ALZHEIMERschen Fibrillenveränderungen suchen muß, ist nicht ungewöhnlich. Herdparalysen sind an sich nicht häufig. Außerdem bieten die meisten Herdparalysen in atrophischen Gebieten zwar Zellblähungen und argentophile Kugeln, wichtige sekundäre Phänomene aus Synäresis. Sie sind in ihrer Art nicht so selten (jedoch in ihrer letzten Deutung noch unklar), somit nicht so beweiskräftig wie Plaques oder gar Fibrillenveränderungen im vorliegenden Fall einer schweren Ammonshornsklerose. Diese Sklerose ist als eine *entzündliche Sklerose* im Rahmen der paralytischen Hirnentzündungen zu deuten. Die Bilder entsprechen denen, wie man sie im typischen *Narbengebiet der Encephalitis epidemica, der Substantia nigra*, findet. Auch hinsichtlich ihrer *Pathogenese* liegen die Befunde gleichartig. Das ist um so interessanter, als bemerkenswerterweise durch ganz *verschiedene Noxen* das *gleiche* Gewebsbild gemäß einer Synäresis durch Entzündung zustandekommt. So sagen auch die Primitivplaques, daß ein primär synäretischer Prozeß aus Entzündung durch die Phänomene von Fällung und Quellung belegt wird. Ja, das Auftreten der Primitivplaques führt uns in der grundsätzlichen Betrachtung insofern ein Stück weiter, als wir sehen, *daß das Parenchym durch den schweren entzündlichen Reiz so antwortet, wie es ihm durch den kolloidchemischen Mechanismus der Synärese zukommt.* Wir haben das früher eingehend auseinandergesetzt. Auch hier finden wir, wie verschiedene Noxen den „Anstoß zur Tätigkeit" erteilen, wenn nur eine schwere (*spezifische* ? ?) Entzündung die Vorbedingungen schafft. Der vorliegende Fall bietet nun so viele glückliche Umstände, daß man ihn als klassisch bezeichnen kann. Im Ammonshorn, das nach seiner biologischen Struktur an sich zu synäretischen Mechanismen neigt, kommt es zu schweren entzündlichen Veränderungen. Durch eben diesen schweren entzündlichen Prozeß wird der Ammonshornabschnitt gleichsam *isoliert* und in einen besonderen synäretischen Mechanismus versetzt, aus dem sich die Vorgänge am Parenchym ableiten. All das wurde beim postencephalitischen Parkinsonismus erörtert. Wir lernen daraus: *Freisein von entzündlichen Gewebsreaktionen bedeutet nie Freisein von Parenchymabläufen im Sinne der Synärese.* Diese sind für den *Parenchymuntergang* mit verantwortlich zu machen, auch wenn dieser noch so langsam vor sich geht.

Haben wir im Vorausgegangenen bei zwei entzündlichen Prozessen mit sehr merkwürdigen „*Nachkrankheiten*" gezeigt, wie hier synäretische Mechanismen in mehr oder weniger ausgeprägter Weise eingehen, so interessiert bei einem bislang in seiner Art einzigartigen Fall, den BRANDENBURG und HALLERVORDEN mitteilen, das traumatische Moment als *vielleicht* eine schwere Synäresis auslösender Faktor. Es sei im einzelnen wörtlich das wiedergegeben, was die genannten Autoren über den Fall berichten.

„Der 51 Jahre alt gewordene Mann widmete sich seit dem 18. Lebensjahr dem *Boxsport*, wurde deutscher Meister der Mittelgewichtsklasse und hielt diesen Titel 6 Jahre hindurch. Mehrmals wurde er k.o. geschlagen. Mit dem 29. Lebenjahr zog er sich vom Sport zurück und war als Angestellter seines Bruders tätig. Mit 38 Jahren wurde er reizbar, vergeßlich, die Sprache wurde verwaschen. Im 46. Lebensjahr wurde in einer neurologischen Klinik ein fragliches Rückenmarksleiden diagnostiziert; bei erneuter Behandlung im 50. Jahr bestand ein unzweifelhafter Parkinsonismus mit Demenz. Nach einem weiteren Jahr starb er an einer Apoplexie." (Die Mutter soll im Alter zwischen 40 und 50 Jahren an einer Rückenmarkserkrankung gestorben sein.) „Bei der Sektion wurden eine Massenblutung in den vorderen Anteilen der rechten Hemisphäre, eine mäßige Hirnatrophie mit Erweiterung der Ventrikel, nirgends jedoch Kontusionsherde gefunden. Die basalen Hirngefäße waren zartwandig. Einige Gefäße im Subarachnoidalraum und im Stammgangliengebiet zeigten intramurale, dissezierende Blutungen. In den inneren Organen keine Veränderungen, insbesondere auch nicht am Gefäßsystem."

Histologisch fand sich eine ausgedehnte „*drusige Entartung der Hirngefäße*" sowie eine ungewöhnlich reichliche Bildung von *senilen Plaques*, unter denen die Verdichtungsplaques überwogen. Sie erfüllten nicht nur die gesamte Rinde, sondern auch Striatum und Thalamus; sie waren in wesentlich geringeren Mengen auch im ganzen Hirnstamm anzutreffen. Ferner kamen Kernplaques in der Molekular- und Körnerschicht des Kleinhirns vor. Reichliche ALZHEIMER*sche Fibrillenveränderungen* der Ganglienzellen waren in der Rinde und im Striatum vorhanden, aber auch in Hypothalamus, Substantia nigra und im Locus coeruleus. Im Rückenmark bestand eine mäßige Degeneration der Pyramidenseitenstrangbahnen.

Anatomisch wird das histologische Bild von Plaques und Fibrillenveränderungen sowie von der drusigen Entartung der Gefäße beherrscht. Dabei ist es freilich auffallend, daß sich reichlich ALZHEIMERsche Fibrillenveränderungen im Striatum, ja sogar im Hypothalamus, in der Substantia nigra und im Locus coeruleus finden. Die von BRANDENBURG und HALLERVORDEN beschriebenen Veränderungen „stehen mit den klinischen Symptomen der fortschreitenden Verblödung, verbunden mit Erscheinungen des Parkinsonismus, in gutem Einklang". — Aber, so schreiben die Autoren, in welche Krankheitsgruppe soll man diese Beobachtung einreihen? Differentialdiagnostisch kommen in Betracht Paralysis agitans, der postencephalitische Parkinsonismus und die ALZHEIMERsche Krankheit. Die Paralysis agitans scheidet aus wegen der Verblödung und der reichlichen Plaquesbildung, die nicht zu dieser Krankheit gehören. Ferner sind in der Substantia nigra in diesem Alter bisher nur argentophile kugelige Zelleinschlüsse gefunden worden, aber keine Fibrillenveränderungen (HALLERVORDEN, v. BRAUNMÜHL, HASSLER). Ein sich schleichend entwickelnder postencephalitischer Parkinsonismus ohne akutes Vorstadium ist ebenfalls auszuschließen, weil reichliche Plaquesbildungen dabei nicht vorkommen, sondern nur Fibrillenveränderungen. Am ehesten trifft die Diagnose einer ALZHEIMERschen Krankheit zu. Anatomisch sind Plaques und Fibrillenveränderungen in reichstem Maße vorhanden, dazu die drusigen Veränderungen der Hirngefäße, klinisch ein 13jähriges progressives Siechtum, welches zwar erst im 38. Lebensjahre manifest wurde, aber in seinen Anfängen recht weit zurückreichen dürfte. Dies alles paßt zur ALZHEIMERschen Krankheit, weniger jedoch der gleichzeitig vorhandene Parkinsonismus. Immerhin sind in anderen Fällen, die der ALZHEIMERschen Krankheit zugerechnet wurden, auch einzelne Symtome, wie Zittern, Versteifung und starre Mimik gelegentlich erwähnt worden, z. B. in einem Falle von van Bogaert und Mitarbeiter (1940), wobei auch — wie in unserer Beobachtung — eine Schädigung der Substantia nigra, sowie Plaques und Fibrillenveränderungen in den Stammganglien vorhanden waren. Aber gerade für diese Fälle und einige andere, meist früh beginnende, zum Teil erbliche Beobachtungen mit spastischer Spinalparalyse oder amyotrophischer Lateralsklerose, wird geltend gemacht, daß die Plaques oder Fibrillenveränderungen nur sekundäre Erscheinungen bei einer systematischen Atrophie darstellen, diese Fälle also nicht als Alzheimersche Krankheit angesehen werden dürfen (Kufs, Lüers u. a.). Besonders v. Braunmühl hat dies soeben auf Grund der Untersuchungen einer Schwester des von Gerstmann, Sträussler und Scheinker beschriebenen Falles von Heredoataxie mit reichlichen Plaques auseinandergesetzt; er verweist auch auf die von J.-E. Meyer mitgeteilte kombinierte systematische Atrophie bei 4- und 7jährigen Geschwistern mit Plaques im Nucleus dentatus. Auch unsere Beobachtung muß von der Alzheimerschen Krankheit getrennt werden. Es handelt sich um eine posttraumatische Demenz mit Parkinsonismus. Die Ähnlichkeit mit der Alzheimerschen Krankheit beruht auf der gemeinsamen Grundlage, nämlich dem synäretischen Syndrom.

Verfolgt man die Entwicklung der Krankheit bei unserem Patienten, so ergibt sich aus den wenigen anamnestischen Daten, daß er seine Boxerlaufbahn aufgab, nachdem er in Trainingskämpfen zahlreiche Kopftreffer erhalten hatte, die „sehr beeinträchtigend" waren; seine Kameraden hielten ihn für „etwas weich" geworden. Über seine Tätigkeit als Angestellter im Geschäft seines Bruders ist zwar nichts bekannt geworden, aber daß er nicht eine selbständige Stellung anstrebte, dürfte im Sinne einer gewissen Unfähigkeit aufzufassen sein. Schließlich wurden die Veränderungen seines Wesens immer auffälliger und endeten mit einer vollständigen Verblödung. Dieser langsam fortschreitende Verfall wurde auch bei anderen älteren Boxern beobachtet."

Abschließend vermerken die Autoren für ihren Fall, daß so „allmählich das synäretische Syndrom mit seinen anatomischen Kennzeichen der Hirnatrophie und der Niederschlagsbildung der Plaques und Fibrillenveränderungen, klinisch ein frühzeitiges Altern mit psychischen und neurologischen Ausfallserscheinungen entsteht. Daß diese letzteren oft in parkinsonistischen Symptomen bestehen, könnte damit zusammenhängen, daß gerade das Mittelhirn im Zentrum der Stoßwellen liegt, worauf de Morsier (1943) aufmerksam gemacht hat. Dort liegt die Substantia nigra, deren Erkrankung den Parkinsonismus verursacht, sowohl bei der Paralysis agitans wie beim postencephalitischen Parkinsonismus (Hassler). Auch in unserem Falle zeigt sie einen geringen Zellzerfall und etliche Fibrillenveränderungen. Was schließlich die leichte Degeneration der Pyramidenbahn betrifft, so dürfte sie auf die diffuse schwere Schädigung der Hirnrinde zu beziehen sein."

Wir betonen nochmals die *Besonderheit* dieses bislang alleinstehenden Falles und die Notwendigkeit der Untersuchung ähnlich gelagerter Fälle. Was in dem Falle stört, ist unseres Erachtens das lange Intervall, anatomisch die enorme Beteiligung basaler Gebiete sowie die Größe der Plaques und die Menge der Fibrillenveränderungen, die vorsichtig stimmen. Gleichwohl ist die Studie durch die schöne Analyse im Sinne der Synäresislehre besonders lesenswert (s. S. 539).

Wir kehren zu Ausgangsbetrachtungen zurück. Am Beispiel einiger entzündlicher Erkrankungen wie der Paralyse und dem postencephalitischen Parkinsonismus haben wir Vorgänge, die ja nach allgemeiner Ansicht nicht im entzündlichen Geschehen unterzubringen sind, im Sinne einer kolloidchemischen Betrachtungsweise gefaßt und sie als synäretischen Prozeß mit seinen primären und sekundären Auswirkungen am Gewebe ausgedeutet. Was nun solche Gewebsanalyse in anderen Fällen so erschwert, sind gerade jene *sekundär* synäretischen Mechanismen bzw. Gewebsbilder, die — wenn ich mich so ausdrücken darf — unbestimmt und launisch sind. Je mehr Einblick wir in die kolloidchemischen Abläufe bekommen, um so deutlicher wird, *daß die Fällung der Plaques und die Quellung der Fibrillen aus Imponderabilien erwachsen*, die wir nicht fassen, die aber doch recht nebensächlich sein müssen oder jedenfalls sein können. Prozeßdefinierend sind Plaques und Fibrillenveränderungen, so sehr sie sich dem Auge als Besonderheiten darbieten, jedenfalls nicht. Das ist bei der Synäresis der paralytischen Hirnentzündung leicht, bei der senilen Demenz oder der Alzheimerschen Krankheit *ohne* Plaques und *ohne* Fibrillenveränderungen schwer klarzumachen. Wie im einzelnen die Dinge liegen, *eines* steht fest: Solche syndromatische Betrachtung im Sinne einer kolloidchemischen Pathologie bahnt den Weg von den reinen Degenerationen zu gewissen entzündlichen Schäden und umgekehrt. Sie lehrt das Gehirn als *Ganzes* betrachten und analysiert seine *Eigenreaktionen.* Wohl die wichtigste Eigenreaktion dieses so schwer durchschaubaren Organs haben wir in der Synärese der Gewebskolloide in ihrer Auswirkung auf das Gewebe kennengelernt. Einen großen Schritt vorwärts im Sinne dieser biologisch so wichtigen Eigenreaktion des Gehirns bedeutet wohl unsere jüngst geglückte Feststellung der *generellen Wirksamkeit kolloidchemischer Prinzipien im Sinne der Synäresis beim alternden Tier.* Endlich konnte mit dem *Nachweis seniler Plaques im Gehirn greiser Hunde* dargetan werden, daß die allen alternden Organismen eigene primäre Synäresis *auch beim Tier* zu sekundären Phänomenen aus primärer Synäresis, d. h. zu Fällungen, näherhin zur Bildung seniler Plaques führt oder führen kann, ja, daß weitgehende Stoffwechselähnlichkeiten des alternden menschlichen und tierischen Gehirns bestehen müssen.

Wenn man nun sagt, das Altersproblem sei zuerst einmal ein biologisches und erst in zweiter Linie ein physikalisch-chemisches (Grünthal), so ist das wohl nicht bezweifelt worden. Indes werden solche biologische Vorgänge — hier wie anderwärts — erst dann wirklich *erklärt,* wenn man sie auf elementare physikalisch-chemische Abläufe zurückführen kann, wie das nunmehr beim Altern gelungen ist. Am Beispiel der Altersinvolution und Altersentartung hat eine Synäresislehre ihre Brauchbarkeit zur Klärung morphologischer Fragen voll und ganz erwiesen.

Literatur.

Der Plan, das bereits vollständig gesammelte einschlägige Schrifttum vom Jahre 1900 ab in umfassender Darstellung zu bringen, mußte aus Platzgründen fallen gelassen werden. Dafür sind eine Reihe von *Leitarbeiten* mit ausgedehnten Hinweisen auf das Schrifttum herausgestellt bzw. als solche im Text der einschlägigen Kapitel unter dem Vermerk (Literatur) besonders hervorgehoben. *An Einzelarbeiten werden nur die im Text angeführten näher belegt.* Soweit es sich um fremdsprachliche Studien handelt, wurde nach Möglichkeit ein Vermerk über das entsprechende Referat im Zentralblatt für die gesamte Neurologie und Psychiatrie gegeben. Anatomische Berichte über die erworbenen Verblödungen findet man unter anderem in den Fortschr. Neur. **1** (1929), **4** (1932), **7** (1935), **9** (1938). — Über Einzelarbeiten berichtet das Zbl. Neur. fortlaufend. Besonders verwiesen sei für alle hier einschlägigen Fragestellungen auf die „Zeitschrift für Altersforschung", beginnend mit Bd. I, H. 1, Juli 1938. Dresden und Leipzig: Theodor Steinkopff.

Leitarbeiten.

Critchley: The neurology of old age. Lecture I—III. Lancet **1931 I**. Ref. Zbl. Neur. **61**, 169 (1932); **64**, 311 (1932).

Ewald: Das Altern und Sterben. Wien 1913.

Gellerstedt: Zur Kenntnis der Hirnveränderungen bei der normalen Altersinvolution. Uppsala Läk.för. Förh., N. F. **38** (1933).

Grünthal: (a) Die präsenilen und senilen Erkrankungen des Gehirns und Rückenmarks. Handbuch der Neurologie, Bd. 11. 1936. (b) Die pathologische Anatomie der senilen Demenz. Handbuch der Geisteskrankheiten, Bd. 11. 1930.

Hirsch: (a) Das Altern und Sterben des Menschen. In Handbuch der normalen und pathologischen Physiologie. Berlin 1926. (b) Altern und Krankheit. Erg. inn. Med. **32** (1927).

Jakob, A.: Normale und pathologische Anatomie und Histologie des Großhirns, Bd. 1 u. 2. Leipzig u. Wien 1927 u. 1929. (Aus Aschaffenburgs Handbuch der Psychiatrie, Allg. Teil, Abt. 1, Teil 1, 1. bzw. 2. Bd.)

Kehrer: (a) Die Psychosen des Um- und Rückbildungsalters. Kritisches Übersichtsreferat. Zbl. Neur. **25**, 1 (1921). (b) Die krankhaften psychischen Störungen der Rückwandlungsjahre vom klinischen Standpunkt aus. (Referat anläßlich der 1. Sitzg der Ges. Dtsch. Neurol. u. Psychiater am 26. März 1939 in Wiesbaden.) Z. Neur. **167** (1939). — Korschelt: Lebensdauer, Altern und Tod. Jena 1922.

MOYANO: Demencia senil y Demencias preseniles. Buenos Aires 1933. — MÜHLMANN: (a) Über die Ursache des Alterns. Wiesbaden 1900. (b) Altern und der physiologische Tod. Jena 1910. (c) L'état actuel de la question du vieillissement. Scientia (Milano) **60** (1936). Ref. Zbl. Neur. **85**, 609 (1937).

PERUSINI: Über klinisch und histologisch eigenartige psychische Erkrankungen des späteren Lebensalters. Histol. Arb. Großhirnrinde **3** (1909).

RIBBERT: Der Tod aus Altersschwäche. Bonn 1908. — RÖSSLE: Wachstum und Altern. München 1923. — ROMEIS: Altern und Verjüngung. Handbuch der inneren Sekretion, Bd. 2. Leipzig 1931.— RUNGE: Die Geistesstörungen des Umbildungsalters, der Involutionszeit und des Greisenalters. Handbuch der Geisteskrankheiten, Bd. 8. 1930.

SIMCHOWICZ: Histologische Studien über die senile Demenz. Histol. Arb. Großhirnrinde **4** (1910). — SPIELMEYER: (a) Die Psychosen des Rückbildungs- und Greisenalters. ASCHAFFENBURGS Handbuch der Psychiatrie. Spezieller Teil, Abt. 5. 1912. (b) Histopathologie des Nervensystems, Bd. I. Berlin 1922.

ULLMANN: Die Lebensdauer des Menschen. In LEWY-BRUGSCH: Biologie der Person, Bd. I. 1926.

WETZEL: Altersanatomie. Anat. Anz. **75**, Erg.-H. 15 (1932).

Einzelarbeiten.

ACHUCARRO: (a) Zur Kenntnis der pathologischen Histologie des Zentralnervensystems bei Tollwut. Histol. Arb. Großhirnrinde **3** (1909). (b) Some pathological findings on the neuroglia and in the ganglion cells of the cortex in senile conditions. Bull. No 2, Gov. Hosp. f. Insane. Washington, D. C. 1910. (Zit. nach MARINESCO.) — AGOSTINI: Contributo alla conoscenza della distribuzione e della morfologia delle placche nel mantello cerebrale dei dementi senili. Lav. neuropsichiatr. (Roma) **10** (1952). — AGOSTINI e BENINCASA-STAGNI: Su un caso di demenza senile con un particolare reperto istopatologico: l'angiopatia disorica. Lav. neuropsichiatr. (Roma) **12** (1953). — AKIYAMA: Arb. med. Univ. Okayama **1** (1930). Zit. nach SCHAFFER u. MISKOLCZY, wo eine Textangabe der Arbeit fehlt. — ALEXANDER and LOONEY: (a) Physicochemical properties of brain, especially in senile dementia and cerebral edema. Differential ratio of skull capacity to volume, specific weight, water content, water-binding capacity and p_H of the brain. Arch. of Neur. **40** (1938). Ref. Zbl. Neur. **93**, 10 (1939). (b) Histologic changes in senile dementia and related conditions. Studied by silver impregnation and microincineration. Arch. of Neur. **40** (1938). Ref. Zbl. Neur. **93**, 563 (1939). — ALLERS: Tatsachen und Probleme der Stoffwechselpathologie in ihrer Bedeutung für die Psychiatrie auf Grund neuerer Arbeiten. Z. Psychol. u. Neur. **16** (1910). — ALTSCHUL: Über das sog. Alterspigment der Nervenzellen. Virchows Arch. **301** (1938). — ALZHEIMER: (a) Über den Abbau des Nervengewebes. Ref. Allg. Z. Psychiatr. **63**, 568 (1906). (b) Über eine eigenartige Erkrankung der Hirnrinde. 37. Verslg Südwestdtsch. Irrenärzte, Tübingen, November 1906. Ref. Allg. Z. Psychiatr. **64**, 146 (1907). (c) Über eigenartige Krankheitsfälle des späteren Alters. Z. Neur. **4** (1911). — ARAB: Plaques séniles et artériosclérose cérébrale. Absence de rapports de dépendance entre les deux processus étude statistique. Revue neur. **91** (1954). Zit. nach Zbl. Neur. **132**, 158 (1955). — ARNDT: La forma familiar de la enfermedad de ALZHEIMER. Neuropsiquiatr. **2** (1951). — ASCHOFF: Zur normalen und pathologischen Anatomie des Greisenalters. Med. Klin. **1937**, 257, 291. — AXMACHER: Zur Pathogenese der Corpora amylacea bzw. histogener Konkremente. Virchows Arch. **281** (1931).

BALTHASAR: Anatomie und Lebensgeschichte der Riesenzellen und der großen Pyramidenzellen in der Area gigantopyramidalis. Nervenarzt **20**, H. 11 (1949). — BARRETT: A case of ALZHEIMERS disease with unusual neurological disturbances. J. Nerv. Dis. **40** (1913). — BERLIN: Presenile Sclerosis (ALZHEIMERS disease) with features resembling PICKS disease. Arch. of Neur. **61** (1949) (ohne Ref.). — BERTRAND et KOFFAS: Cas d'idiotie mongolienne adulte avec nombreuses plaques séniles et concrétions calcaires pallidales. Revue neur. **78** (1946). — BIELSCHOWSKY: Zur Kenntnis der ALZHEIMERschen Krankheit (präsenile Demenz mit Herdsymptomen). J. Psychol. u. Neur. **18** (1912). — BIELSCHOWSKY u. BRODMANN: Zur feineren Histologie und Histopathologie der Großhirnrinde. J. Psychol. u. Neur. **5** (1906). — BIONDI: (a) Sul cosidetto pigmento giallo dei centri nervosi. Riv. ital. neuropatol. **6** (1913). (b) Histopathologie des menschlichen Plexus chorioideus und des Ependyms. Arch. f. Psychiatr. **101** (1934). (c) Über eine Alterserscheinung an den Gliazellen des menschlichen Gehirns. Arch. f. Psychiatr. **104** (1935). — BISCHOFF, v.: Das Hirngewicht des Menschen. Bonn 1880. — BÖNING: Zur Kenntnis des Spielraums zwischen Gehirn und Schädel. Z. Neur. **94** (1925). — BOGAERT, VAN, and BERTRAND: Pathologic changes of senile type in CHARCOTS disease. Arch. of Neur. **16** (1926). Ref. Zbl. Neur. **45**, 453 (1927). — BOGAERT, v., MAERE u. SMEDT: Sur les formes familiales précoces de la maladie d'ALZHEIMER. Mschr. Psychiatr. **102** (1940). Ref. Zbl. Neur. **98**, 606 (1941). — BOLSI: (a) Placche senili e mikroglia. Nota prelim. Riv. pat. nerv.

32 (1927). Ref. Zbl. Neur. **49**, 620 (1928). (b) Sulla natura e genesi delle placche senili. Riv. pat. nerv. **32** (1927). Ref. Zbl. Neur. **48**, 143 (1928). — BONFIGLIO: a) L'anatomia patologica delle psicosi dell'età senile. Riv. sper. im. difreniatr. Arch. ital. per le malatt. nerv. e ment. **45** (1922). Ref. Zbl. Neur. **29**, 382 (1922). — (b) L'istopatologia delle psicosi dell'età senile e presenile (Proposizioni conclusive). Roma, 8.—13. IX. 1952. Atti 1. Congr. internaz. Istopat. Sistema nerv. (Milano) **2**, 297—311 (1954). Zit. nach Zbl. Neur. **133**, 277 (1955). — BOSTROEM: (a) Über Presbyophrenie. Arch. f. Psychiatr. **99** (1933). (b) Senile und präsenile Erkrankungen. In Handbuch der inneren Medizin, Bd. V, Krankheiten des Nervensystems. Teil 1: Allgemeines. Spezielle Pathologie I. Teil 2: Spezielle Pathologie II. Berlin 1939. — BOUMAN: (a) Über die Entwicklung der senilen Plaques. Z. Neur. **94** (1924). (b) Die Axonschwellung der PURKINJEschen Zellen, insbesondere bei Dementia senilis. Z. Neur. **113** (1928). (c) Senile Plaques. Brain **57** (1934). — BOUMAN u. BOK: Senile Plaques im Corpus striatum. Z. Neur. **85** (1923). — BOYD: Tables on the weight of the human body and intern organs in the Sane and Insane. Philosoph. Transact. Vol. 151. London 1862. — BOZLER: Untersuchungen über das Nervensystem der Coelenteraten. II. Teil: Über die Struktur der Ganglienzellen und die Funktion der Neurofibrillen nach Lebenduntersuchungen. Z. vergl. Physiol. **56** (1927). — BRACK: Über den Plexus chorioideus. Z. Neur. **129** (1930). — BRANDENBURG u. HALLERVORDEN: Dementia pugilistica mit anatomischem Befund. Virchows Arch. **325** (1954). — BRATZ u. GROSSMANN: Über Ammonshornsklerose. Z. Neur. **81** (1923). — BRAUNMÜHL, v.: (a) Zur Histopathologie der Oliven unter besonderer Berücksichtigung seniler Veränderungen. Z. Neur. **112** (1928). (b) Eine einfache Schnellmethode zur Darstellung der senilen Drusen. Z. Neur. **122** (1929). (c) Zur Pathogenese örtlich elektiver Olivenveränderungen. Z. Neur. **120** (1929). (d) Über Ganglienzellveränderungen und gliöse Reaktionen in der Olive. Z. Neur. **126** (1930). (e) Neue Gesichtspunkte zum Problem der senilen Plaques. Z. Neur. **133** (1931). (f) Contribution à l'étude de la morphologie et de la morphogenèse des plaques séniles. Riv. Pat. nerv. **38** (1931). (g) Kolloidchemische Betrachtungsweise seniler und präseniler Gewebsveränderungen. Das hysteretische Syndrom als cerebrale Reaktionsform. Z. Neur. **142** (1932). (h) Bemerkungen zur Arbeit von HANS-JOACHIM SCHERER über extrapyramidale Störungen bei der olivo-ponto-cerebellaren Atrophie. Z. Neur. **147** (1933). (i) Synäresis und Entzündung. Z. Neur. **148** (1933). (k) Versuche um eine kolloidchemische Pathologie des Zentralnervensystems. (Das synäretische Syndrom als cerebrale Reaktionsform.) Klin. Wschr. **1934 I**. (l) Die psychischen Störungen des Rückbildungsalters. Anat. Teil. (Referat anläßlich der 1. Sitzg der Ges. Dtsch. Neurol. u. Psychiater am 26. März 1939 in Wiesbaden.) Z. Neur. **167** (1939). (m) Encephalitis epidemica und Synäresislehre. Grundsätzliches zur Anatomie und Pathogenese des postencephalitischen Parkinsonismus. Arch. f. Psychiatr. **181** (1949). (n) Über senile Gefäßnekrosen. Arch. f. Psychiatr. **185** (1950). (o) Über eine eigenartige hereditär-familiäre Erkrankung des Zentralnervensystems. Arch. f. Psychiatr. u. Z. Neur. **191** (1954). — BRONISCH: Hirnatrophische Prozesse im mittleren Lebensalter und ihre psychischen Erscheinungsbilder (Samml. psychiatr. u. neurol. Einzeldarstellungen). Stuttgart: Georg Thieme 1951. — BÜRGER: (a) Die chemischen Altersveränderungen im Organismus und das Problem ihrer hormonalen Beeinflußbarkeit. Verh. dtsch. Ges. inn. Med. (46.Kongr.Wiesbaden) **1934**. (b) Stoffliche und funktionelle Alterserscheinungen beim Menschen. (Referat anläßlich der 1. Sitzg der Ges. Dtsch. Neurol. u. Psychiater am 26. März in Wiesbaden.) Z. Neur. **167** (1939). (c) Altern und Krankheit. Stuttgart: Georg Thieme 1947. — (d) Die chemischen Alternswandlungen des menschlichen Gehirns. Z. Altersforsch. 8, H. 1 (1954). BÜRGER u. SCHLOMKA: Beiträge zur physiologischen Chemie des Alterns der Gewebe. I. Mitteilung: Untersuchungen am menschlichen Rippenknorpel. Z. exper. Med. **55** (1927). II. Mitteilung: Untersuchungen an der Rinderlinse. Z. exper. Med. **58** (1928). III. Mitteilung: Untersuchungen an der Rinderhornhaut. Z. exper. Med. **61** (1928). IV. Mitteilung: Untersuchungen an der menschlichen Haut. Z. exper. Med. **63** (1928). — BÜTTNER u. MASSEN: Encephalographische Studien bei Apoplexien und senilen Demenzen. Aussprache anläßlich der III. Gem. Sitzg d. Dtsch. Ges. Inn. Med. mit Ges. Dtsch. Neur. u. Psychiater am 28. März 1939 in Wiesbaden. Z. Neur. **167** (1939). — BUTTICAZ, A.: Observation de plusieurs cas de maladie d'ALZHEIMER dans une famille. Diss. Lausanne 1947.

CARIMATI: Sul "malum senile biparietale". Biol. Lat. (Milano) **6** (1953). Ref. Ber. allg. u. spez. Path. **22**, 209 (1954). — CERLETTI: Die Gefäßvermehrung im Zentralnervensystem. Histol. Arb. Großhirnrinde **4** (1910). — CHIARI: Über senile Einsenkung der Schädelknochen in der Sutura coronalis. Z. Morph. u. Anthrop. **18** (1914). — CORTEN: Über die senilen Drusen und ihre Beziehungen zum Hyalin und Amyloid. Verh. dtsch. path. Ges. (25. Tagg 3.—5. April Jena) **1930**. — COWDRY, E. V. (Edit.): Problems of Ageing. Baltimore 1952. — COWE: Der gliöse Anteil der senilen Plaques. Z. Neur. **29** (1915). — CREPET: Über die Altersveränderungen der Zwischenhirnkapillaren beim Menschen. Z. Altersforschg **1** (1939). — CREUTZFELDT: Beitrag zur ALZHEIMERschen Krankheit. Zbl. Neur. **29**, 249 (1922). (18. Jverslg. Norddtsch. Psychiater u. Neurol. Bremen 1921.) — CREUTZFELDT u. METZ:

Über Gestalt und Tätigkeit der Hortega-Zellen bei pathologischen Vorgängen. Z. Neur. **106** (1926). — Critchley: The nature and significance of senile Plaques. J. of Neur. **10** (1929). Ref. Zbl. Neur. **55**, 664 (1930). — Critchley, Gillespie, Armstrong, Jones, James, Stewart, Fairfield and Hill: Discussion on the mental and physical symptoms of the praesenile dementias. Proc. Roy. Soc. Med. **26** (1933). Ref. Zbl. Neur. **69**, 231 1934. — Critchley and Greenfield: Jakobs syndrome. (Senile dementia with parkinsonism.) Proc. Roy. Soc. Med. **30** (1937). Ref. Zbl. Neur. **89**, 204 (1938). — Csermely: Seltenere Zellveränderungen bei Dementia senilis. Arch. f. Psychiatr. **109** (1939). — Cunha-Lopes da: Senilidad y demencia. Consideraciones acerca de las atrofias cerebrales. Fol. clin. internac. **1** (1951). Ref. Zbl. Neur. **121** (1935).

Dias: Untersuchungen über die senilen Plaques. Z. Neur. **128** (1930). — Divry: (a) Étude histo-chimique des plaques seniles. J. belge Neur. **9** (1927). Ref. Zbl. Neur. **49**, 619 (1928). (b) De la nature de l'altération fibrillaire d'Alzheimer. J. belge Neur. **34** (1934). Ref. Zbl. Neur. **72**, 602 (1934). (c) De la nature des altérations cylindroxiles au niveau des plaques séniles. J. belge Neur. **34** (1935). Ref. Zbl. Neur. **76**, 9 (1935). (d) Des lésions de l'infundibulum dans la démence senile. J. belge Neur. **35** (1935). Ref. Zbl. Neur. **79**, 208 (1936). (e) Les plaques séniles et la dégénérescence d'Alzheimer sont-elles des processus essentiels de la démence sénile? J. belge Neur. **35** (1935). Ref. Zbl. Neur. **79**, 255 (1936). (f) Confrontation morphologique et histochimique de l'amyloide et des productions analogues du cerveau sénile. J. belge Neur. **36** (1936). Ref. Zbl. Neur. **81**, 246 (1936). (g) Maladie d'Alzheimer ayant évolué comme une maladie de Pick. J. belge Neur. **39** (1939). Ref. Zbl. Neur. **95**, 228 (1940). (h) Le problème des plaques séniles. J. belge Neur. **39** (1939). Ref. Zbl. Neur. **96**, 217 (1940). (i) Le phénomène de l'enrobage amyloide dans la dégénérescence dite fibrillaire d'Alzheimer. J. belge Neur. **40** (1940). Ref. Zbl. Neur. **101**, 606 (1942). (k) Considérations sur le vieillissement cérébral. J. belge Neur. No 2 (Février 1947) (ohne Ref.). — (l) La pathochimie générale et cellulaire des processus séniles et préséniles. The proceedings of the First International Congress of Neuropathology, Rome, 8.—13. Sept. 1952. (m) De la nature des formations argentophiles des plexus choroëdes. Acta neurol. et psychiatr. belg. **1955**. — Divry, Ley et Titeca: Maladie d'Alzheimer avec atrophie frontale prédominante. J. belge Neur. **35** (1935). Ref. Zbl. Neur. **78**, 496 (1936). — Divry et Moreau: Un cas de maladie d'Alzheimer (Observation anatomoclinique). Encéphale **29** (1934) u. Psychiatr. Bl. (holl.) **39** (1935). Ref. Zbl. Neur. **75**, 448 (1935); **76**, 499 (1935). — Donaggio: Effeti dell' azione combinata del digiunoe del freddo nei mammiferi adulti. Riv. sper. Freniatr. **33** (1906). — Donaggio e Fragnito: Lesioni del reticolo fibrillare endocellulare nelle cellule midolari per lo strappo dello scitico etc. Cong. Soc. ital. Freniatria Genova **1904**. — Dormanns: Die vergleichende geographisch-pathologische Reichs-Carcinomstatistik 1925—1933. In Referate des 2. internationalen Kongresses für Krebsforschung und Krebsbekämpfung, Bd. 1. Brüssel 1936. — Driesch: Zur Problematik des Alterns. Z. Altersforsch. **3** (1941).

Eiden u. Lechner: Über psychotische Zustandsbilder bei der Pickschen und Alzheimerschen Krankheit. Arch. f. Psychiatr. u. Z. Neur. **184** (1950). — English: Alzheimers disease. Review of the literature and report of one case. Psychiatr. Quart. **14** (1940). Ref. Zbl. Neur. **100**, 688 (1941). — Essen-Moeller, E.: Acta psychiatr. (Københ.) **21** (1946). Zit. Zbl. Neur. **107**, 170 (1949).

Favre: Maladie d'Alzheimer et maladie de Pick. Schweiz. med. Wschr. **1941 II**. — Fénjes: Alzheimersche Fibrillenveränderungen im Hirnstamm einer 28jährigen Postencephalitikerin. Arch. f. Psychiatr. **96** (1932). — Ferraro: The origin and formation of the senile plaques. J. Nerv. Dis. **72** (1931). Ref. Zbl. Neur. **60**, 750. — Ferraro and Damon: The histogenesis of amyloid bodies in the central nervous system. Arch. of Path. **12** (1931). Ref. Zbl. Neur. **62**, 565 (1931). — Ferraro and Jervis: Alzheimers disease. An attempt at establishing the adult type of the disease. Psychiatr. Quart. **15** (1941) (ohne Ref.). — Fickler: Klinische und pathologisch-anatomische Beiträge zu den Erkrankungen des Kleinhirns. Dtsch. Z. Nervenheilk. **41** (1911). — Fischer: Miliare Nekrosen mit drusiger Wucherung usw. Mschr. Psychiatr. **22** (1907). — Flügel: (a) Quelques recherches anatomiques sur la dégénérescence sénile de la moelle épinière. Revue neur. **34** (1927). Ref. Zbl. Neur. **48**, 105 (1928). (b) Zur Diagnostik der Alzheimerschen Krankheit. Z. Neur. **120** (1929). — Franc: Die familiale Form der Alzheimerschen Krankheit. Sovet Psichonevr. **12** (1936). Ref. Zbl. Neur. **86**, 680 (1937). — Frets: Die Alzheimersche Krankheit. Nederl. Tijdschr. Geneesk. **59**, 2 (1915). Ref. Zbl. Neur. **12**, 666 (1916). — Frets u. Donkersloot: Dementia senilis en de siekte van Alzheimer. Nederl. Tijdschr. Geneesk. **67**, 1, 2 (1923). Ref. Zbl. Neur. **34**, 496 (1924). — Freudenberg: Die natürliche Lebensdauer des Menschen. Z. Altersforsch. **5** (1951). — Freund u. Rotter: Über extrapyramidalmotorische Erkrankungen des höheren Alters mit einem Beitrag zur Pathogenese seniler Parenchymveränderungen. Z. Neur. **115** (1928). — Frey: Beiträge zur Klinik und pathologischen Anatomie der Alzheimerschen Krankheit. Z. Neur. **27** (1914). — Friedrich: Die zerebralen Systemerkrankungen. Fortschr. Neur. **13** (1941). — Frigerio: L'anatomia patologica delle psicosi senili. Federici, Pesaro **1923**.

Ref. Zbl. Neur. **36**, 481 (1924). — FÜNFGELD: Klinisch-anatomische Untersuchungen über die depressiven Psychosen des Rückbildungsalters. J. Psychol. u. Neur. **45** (1933). — FULLER: (a) A study of the miliary plaques found in brains of the aged. Amer. J. Insan. **68** (1911). Ref. Zbl. Neur. **31**, 569 (1912). (b) Ein Fall von ALZHEIMERscher Krankheit. Z. Neur. **10** (1912). — FULLER and KLOPP: Further observations on ALZHEIMERS disease. Amer. J. Insan. **69** (1912). Ref. Zbl. Neur. **31**, 1433 (1912).

GELLERSTEDT: (a) Über das Vorkommen von Sekretkapillaren im Epithel des Plexus chorioideus. Zbl. Path. **56** (1932). — (b) Zur Kenntnis der Hirnveränderungen bei der normalen Altersinvolution. Inaug.-Diss. Uppsala 1933. — GERSTMANN, STRÄUSSLER u. SCHEINKER: Über eine eigenartige hereditär-familiäre Erkrankung des Zentralnervensystems. Zugleich ein Beitrag zur Frage des vorzeitigen lokalen Alterns. Z. Neur. **154** (1936). — GIERLICH u. HERXHEIMER: Studien über die Neurofibrillen im Nervensystem. Wiesbaden 1907. — GIROUD: L'acide ascorbique dans la cellula et les tissues. Berlin 1918 (Protoplasma-Monographie Bd. 16). Zit. nach PFUHL. — GÖTZE u. KRÜCKE: Über Paramyloidose mit besonderer Beteiligung der peripheren Nerven und granulärer Atrophie des Gehirns und über ihre Beziehungen zu den intracerebralen Gefäßverkalkungen. Arch. f. Psychiatr. **114** (1941). — GOMORI, G.: The periodic acid-Schiff stain. Amer. J. Clin. Path. **22** (1952). — GOODMAN: ALZHEIMER'S Disease. A clinico-pathologic analysis of twenty-three cases with a theory on pathogenesis. J. Nerv. Dis. **117** (1953). — GOTO: Zit. nach INOSE. — GOZZANO: Sul meccanismo di formazione delle placche senili „aruota". Boll. Soc. Biol. sper. **9** (1934). Ref. Zbl. Neur. **73**, 9 (1934). — GRODDECK: Sektionsbefunde bei über Achtzigjährigen. (Feststellungen am Leichengut des Pathologischen Instituts Rostock in den Jahren 1921—1938.) Z. Altersforschg **1** (1939). — GROTE: Das Problem des Todes unter dem Gesichtspunkt der biologischen Zeit. Synopsis, herausgeg. von A. JORES, Hamburg 1949. — GRÜNTHAL: (a) Über die ALZHEIMERsche Krankheit. Z. Neur. **101** (1926), (b) Klinisch-anatomisch vergleichende Untersuchungen über den Greisenblödsinn. Z. Neur. **111** (1927). (c) Zur hirnpathologischen Analyse der ALZHEIMERschen Krankheit. Psychiatr.-neur. Wschr. **1928 I**, 401. (d) Zur Klinik und Anatomie des arteriosklerotischen Großhirnmarkschwundes. Ref. Arch. f. Psychiatr. **88**, 849 (1929). (e) Vitamine und Nervensystem. Z. Vitaminforschg **9** (1939). — GRÜNTHAL u. WENGER: (a) Nachweis von Erblichkeit bei der ALZHEIMERschen Krankheit nebst Bemerkungen über den Altersvorgang im Gehirn. Mschr. Psychiatr. **101** (1939). (b) Ergänzende Untersuchungen und Bemerkungen zu der Arbeit: Nachweis von Erblichkeit bei der ALZHEIMERschen Krankheit usw. Mschr. Psychiatr. **101** (1939); **102** (1939). — GRUHLE: Das seelische Altern. Z. Altersforschg **1** (1939). — GRYNFELT: Mucocytes et leur signification dans le processus d'inflammation chronique des centres cérébrospinaux. C. r. Soc. Biol. Paris **89** (1923). Ref. Zbl. Neur. **40**, 497 (1925). — GUIZETTI: Principali risultati dell' applicazione grossolona a fresco delle reazioni istochimiche del ferro sul sisteme nervoso centrale del l'uomo e di alcuni mammiferi domestici. Riv. Pat. nerv. **20** (1915). — GUTNER, I. I., u. G. D. NOVOSA: Über Altersveränderungen der besonderen „fuchsinophilen" Körnelung der Nervenzellen des menschlichen Hirns. Dokl. Akad. Nauk SSSR, N. S., **85** (1952). Zit. nach Ber. allg. u. spez. Path. **17**, 6 (1953).

HACKEL: Über den Bau und die Altersveränderung der Gehirnarterien. Virchows Arch. **266** (1927). — HALLERVORDEN: (a) Die extrapyramidalen Erkrankungen. In Handbuch der Geisteskrankheiten, Bd. 11. 1930. (b) Zur Pathogenese des postencephalitischen Parkinsonismus. (Vorläufige Mitteilung.) Klin. Wschr. **1933 I**, 692. (c) ALZHEIMERsche Fibrillenveränderungen im chronischen Stadium der Encephalitis epidemica. Berl. Ges. Psychiater u. Neurcl., Sitzg vom 18. Juni 1934. Ref. Zbl. Neur. **73**, 724 (1934). — (d) Spätfälle von amaurotischer Idiotie. Verh. dtsch. path. Ges. (31. Tagg) **1938**. — HANDMANN: Zit. nach BÜRGER. — HANSEMANN, v.: Über die Gehirne von TH. MOMMSEN, R. W. BUNSEN und A. v. MENZEL. Stuttgart 1907. — HARMS: (a) Über Versuche zur Verlängerung des Lebens und Wiedererweckung der Potenz. Zool. Anz. **51** (1920). (b) Morphologische und experimentelle Untersuchungen an alternden Hunden. Z. Anat. **71** (1924). (c) Alterserscheinungen im Hirn von Affen und Menschen. Zool. Anz. **74** (1927). Ref. Zbl. Neur. **50**, 664 (1928). — HAŠKOVEC, V.: PICKsche Krankheit. Zbl. Neur. **73** (1934). — HAYASHI: Zit. nach INOSE. — HECHST: Zur Histochemie und Histogenese der senilen Plaques. Arch. f. Psychiatr. 88 (1929). — HEIDENHAIN: Klinische und anatomische Untersuchungen über eine eigenartige organische Erkrankung des Zentralnervensystems im Präsenium. Z. Neur. **118** (1927). — HEINRICH: Das normale Enzephalogramm in seiner Abhängigkeit vom Lebensalter. Z. Altersforschg **1** (1939). — HEMPHILL and STENGEL: ALZHEIMERS disease with predominating crossed cerebro-cerebellar hemiatrophy. J. of Neur. **2** (1941) (ohne Ref.). — HERZ u. FÜNFGELD: Zur Klinik und Pathologie der ALZHEIMERschen Krankheit. Arch. f. Psychiatr. **84** (1928). — HESS: Über die BIONDIschen Gebilde des Plexusepithels. Arch. f. Psychiatr. **102** (1934). — HILLER: Eine mit örtlicher Pigmentspeicherung einhergehende Kleinhirnatrophie im Greisenalter. Ein Beitrag zu den systematischen Atrophien des Zentralnervensystems. Arch. f. Psychiatr. **113** (1941). — HILPERT: Zur

Klinik und Histopathologie der Alzheimerschen Krankheit. Arch. f. Psychiatr. **76** (1926). — Höpker: Das Altern des Nucleus dentatus. Z. Altersforsch. **5** (1951). — Hoff, H., u. Fr. Seitelberger: Das alternde Gehirn. Wien. Z. Nervenheilk. **7** (1953). — D'Hollander, Rubbens et van Bogaert: Recherches sur la dégénérescence muqueuse dans le cerveau. J. de Neur. **25** (1925). Ref. Zbl. Neur. **43**, 823 (1926). — Hogrefe: Einzelfälle von seniler Demenz im histopathologischen Bild. Z. Psychiatr. **113** (1939). — Hortega: Sobre la verdadera significacion de las células neuróglicas lamadas amiboides. Bol. Soc. españ. Biol. 8 (1918/19). (Mit Hinweisen auf das Schrifttum.) — Hueck: Morphologische Pathologie. Leipzig: Georg Thieme 1948. — Hultgren: Das Hirngewicht des Menschen in Beziehung zum Alter und zur Körpergröße. Kungl. svenska Vetenskapsakad. Handl. **49** (1912).

Ingvar: Das Altern und die klinische Symptomatologie. Anat. Anz. **75**, Erg.-H. (1932). — Inose.: Die Pathologie des Gehirns im Praesenium und Senium. Yokohama Med. Bull. **5** (1954).

Jacob, Hans: (a) Beiträge zur Histopathologie präseniler und seniler Gewebsveränderungen des Zentralnervensystems. I. Über die Strukturmöglichkeiten seniler Drusen und über die fallweise verschiedenen Verläufe „drusiger Entartung" der grauen Hirnsubstanz. Z. Neur. **166** (1939). (b) Beiträge zur Histopathologie präseniler und seniler Gewebsveränderungen des Zentralnervensystems. II. Über „verkalkte" senile Drusen (Pseudokalkdrusen). Z. Neur. **172** (1941). (c) Zur klinischen und neuropathologischen Klassifikation der „präsenilen Psychosen" (Alzheimersche Krankheit, Picksche Krankheit, Jakob-Creutzfeldsche Krankheit). Diskussionsref. 1. Internat. Kongr. für Histopathologie des Nervensystems, Rom 1952. — Jaeger: Inhaltsberechnungen der Rinden- und Marksubstanz des Großhirns durch planimetrische Messungen. Arch. f. Psychiatr. **54** (1914). — Jakob, A.: Die extrapyramidalen Erkrankungen. Monographien Neur. **1923**, H. 37. — Jakob, Hermann: Zur Frage systematischer Veränderungen der unteren Olive. Arch. f. Psychiatr. u. Z. Neur. **186** (1951). — Jervis: Early senile dementia in mongoloid idioty. Amer. J. Psychiatry **105** (1948). Ref. Zbl. Neur. **106**, 400 (1949). — Jervis and Goltz: Alzheimers disease, the so called juvenile type (with report of a case). Amer. J. Psychiatry **93** (1936). Ref. Zbl. Neur. **83**, 351 (1937). — Joest: Spezielle pathologische Anatomie der Haustiere, Bd. 2. Berlin 1937.

Kaplan, O. J. (Edit.): Mental disorders of later life. Stanford: University Press 1945. Zit. nach Zbl. Neur. **107**, 161 (1949). — Kawata: Was bedeutet die eigenartige Lokalisation der Corpora amylacea. Z. Neur. **120** (1929). — Keck: Sektionsbefunde von 60 Über-90jährigen. Z. Altersforsch. **9**, H. 1/2 (1955). — Kehrer: Die krankhaften psychischen Störungen der Rückwandlungsjahre vom klinischen Standpunkt aus. Z. Neur. **167** (1939). — Kikuchi: Über die Altersveränderungen am Gehirn des Pferdes. Arch. Tierheilk. **58** (1928). — Klages, W.: Zur Psychopathologie der Pickschen und Alzheimerschen Krankheit. Arch. f. Psychiatr. u. Z. Neur. **191** (1954). — Klarfeld: Die Anatomie der Psychosen. 1924. — Klaue: Parkinsonsche Krankheit (Paralysis agitans) und postencephalitischer Parkinsonismus. Arch. f. Psychiatr. **111** (1940). — Klissurow: Zur Frage der hyalinen Entartung der Großhirnkapillaren. Arch. f. Psychiatr. **90** (1930). — Koch: Zur Erbpathologie der Alzheimerschen Krankheit. Erbarzt **9** (1941). — Kodama: Über den Fettgehalt des Globus pallidus. (Das Pallidumfett.) Z. Neur. **102** (1926). — Köhler: Mehrkernigkeit in sympathischen Ganglienzellen bei sehr alten Tieren. Z. Altersforsch. **7** (1953). — Kraepelin: Klinische Psychiatrie, 8. Aufl., Bd. 2. — Krapf: Über die epileptiformen Anfälle bei Alzheimerscher und die Anfälle bei Pickscher Krankheit. Arch. f. Psychiatr. **93** (1931). — Krücke: Das Zentralnervensystem bei generalisierter Paraamyloidose. Arch. f. Psychiatr. **185** (1950) (s. auch Götze). — Kufs: Über eine Frühform der Alzheimerschen Krankheit (28.—39. Lebensjahr) mit Olivensklerose und hochgradiger Atrophie der Stammganglien (terminaler Chorea). Arch. f. Psychiatr. **107** (1937). — Kuczinsky: Von den körperlichen Veränderungen bei höchstem Alter. Krkh.forschg **1** (1925).

Ladame u. Morel: Contribution à la topographie des lésions histologiques du cerveau sénile. Schweiz. Arch. Neur. **27** (1931). — Lafora: (a) Zur Frage des normalen und pathologischen Seniums und der Pathologie der Senilität. Z. Neur. **13** (1912). — (b) Néoformations dentritiques dans les neurones et altérations de la neuroglie chez le chien sénile. J. Psychol. u. Neur. **21** (1915). — Laignel-Lavastine et Tinel: Présence d'acides gras dans certaines plaques corticales de la démence sénile. C. r. Soc. Biol. Paris **85** (1921). Ref. Zbl. Neur. **28**, 183 (1921). — Lampert: Die kolloidchemische Seite des Alterns und ihre Bedeutung für die Entstehung und Behandlung einiger Krankheiten. Z. Altersforschg **1** (1939). — Lange: Seelische Störungen im Greisenalter. Münch. med. Wschr. **1934 II**, 1959. — Lechler: Die Psychosen der Alten. Arch. f. Psychiatr. u. Z. Neur. **185** (1950). — Léri: Le cerveau sénile. Lille 1906. — Lewy: (a) Die Veränderungen des fibrillären und caniculären Apparates der Ganglienzellen im Senium. Dtsch. Pathol. Ges. Jena, Sitzg vom 12.—14. April 1921. Ref. Zbl. Neur. **26**, 25 (1921). (b) Experimentelle Untersuchungen zur Pathogenese der senilen Demenz und der Ursache ihrer Lokalisation in den subcorticalen Ganglien bei der

Paralysis agitans. XI. Jverslg Ges. Dtsch. Nervenärzte, Braunschweig, Sitzg vom 16. u. 17. Sept. 1921. Ref. Zbl. Neur. **26**, 493 (1921). (c) Die Lehre vom Tonus und der Bewegung. Berlin 1923. (d) Primär und sekundär involutive Veränderungen des Gehirns. Krkh. forschg **1** (1925). — LEY: La sénilité. Partie anatomique. J. de Neur. **21** (1921). Ref. Zbl. Neur. **27**, 2 (1922). — LEY et ALEXANDER: La sénilité. Encéphale **16**, Nr 6, 320—325. — LEYSER: Zur pathologischen Anatomie der senilen Chorea. Beitr. path. Anat. **71** (1923). — LEYDEN-GOLDSCHEIDER: NOTHNAGELS Handbuch, Bd. 10. 1897. — LHERMITTE et NICOLAS: (a) La démence sénile et ses formes anatomocliniques. Paris méd. **13** (1921). Ref. Zbl. Neur. **35**, 430 (1921). (b) Sur la maladie d'ALZHEIMER. Ann. méd.-psychol. **81** (1923). Ref. Zbl. Neur. **34**, 496 (1924). — LHERMITTE, THIÉBAULT et TRELLES: Les plaques cristallines en aigrettes du cortex cérébral et cérébelleux. (Leurs rapports avec les plaques de la démence sénile de TINEL.) Revue neur. **40** (1933). Ref. Zbl. Neur. **69**, 8 (1934). — LHERMITTE et TRELLES: Plaques séniles de l'infundibulum. Revue neur. **41** (1934). Ref. Zbl. Neur. **73**, 9 (1934). — LIEBERS: (a) ALZHEIMERsche Krankheit mit PICKscher Atrophie der Parieto-Occipitallappen. Arch. f. Psychiatr. **100** (1933). (b) Über Lipoidophilie bei senilen Drusen. Mschr. Psychiatr. **90** (1935). — LIESEGANG: Altern des Nichtlebenden. Eine Einführung. Z. Altersforschg **1** (1938). — LIGNAC: Siehe bei QUAST. — LÖWENBERG: Zur Histopathologie und Histogenese der senilen Plaques. Z. Neur. **95** (1925). — LOEWENBERG and ROTHSCHILD: ALZHEIMERS Disease. Its occurence on the basis of a variety of etiologic factors. Amer. J. Psychiatry **11** (1931). Ref. Zbl. Neur. **63**, 87 (1931). — LOEWENBERG and WAGGONER: Familial organic psychosis (ALZHEIMERS Type). Arch. of Neur. **31** (1934). Ref. Zbl. Neur. **73**, 344 (1934). — LOTMAR: Die Stammganglien und die extrapyramidalmotorischen Syndrome. Berlin 1926. — LUA: Zur Kasuistik der ALZHEIMERschen Krankheit. Z. Neur. **55** (1920). — LUBARSCH: Über das sog. Lipofuscin. Virchows Arch. **239** (1922). — LÜERS: Über die familiäre juvenile Form der ALZHEIMERschen Krankheit. Arch. f. Psychiatr. u. Z. Neur. **179** (1948). — LUSCHKA: Siehe bei BIONDI.

MAGLIOLU: Riv. path. nerv. **33** (1918). — MALAMUD, HAYMAKER and PINKERTON: Inclusion encephalitis. Amer. J. Path. **26** (1950). — MALAMUD and LOEWENBERG: ALZHEIMERS disease. A contribution to its etiology and classification. Arch. of Neur. **21** (1929). Ref. Zbl. Neur. **53**, 631 (1929). — MALLISON: Senile und präsenile Hirnkrankheiten. In Handbuch der inneren Medizin, Bd. XXIV, Teil 3. Berlin-Göttingen-Heidelberg: Springer 1953. — MANOUÉLIAN: Altérations massives du réseau neurofibrillaire dans la rage. Dégénérescence neuro-hyaline des cellules nerveuses des ganglions cérébro- spinaux (Grobe Veränderungen des Neurofibrillennetzes in der Wut. Neurohyaline Degeneration der Nervenzellen in den cerebrospinalen Ganglien). C. r. Soc. Biol. Paris **119** (1935). Ref. Zbl. Neur. **81** (1936). — MANSVELT, VAN: PICK's disease. A syndrome of lobar cerebral atrophy, its clinico-anatomical and histopathological types. Diss. Utrecht 1954. — MARCHAND: (a) Das Hirngewicht des Menschen. Leipzig 1902. Nr IV des XXVII. Bds. d. Abh. d. math.-phys. Kl. d. Kgl. Sächs. Ges. d. Wissensch. (b) Recherches sur l'origine des plaques séniles dans le cortex cérébral. Ann. d'Anat. path. **9** (1932). Ref. Zbl. Neur. **65**, 474 (1933). (c) La démence sénile sans athérome cérébral. Ses rapports avec la maladie d'ALZHEIMER et la maladie de PICK. Considérations sur les encéphaloses. Ann. méd.-psychol. **95** (1937). Ref. Zbl. Neur. **86**, 679 (1937). — MARCHAND, ANGLADE, FRETET, ROUGEAR et ROYER: La maladie de PICK, la maladie d'ALZHEIMER et la démence sénile sans athérome cérébral, sont-elles les trois modalités d'un même processus dégénératif? Ann. méd.-psychol. **96** (1938). Ref. Zbl. Neur. **92**, 61 (1939). — MARCHAND, DEMAY et NAUDASCHER: A propos de deux cas de démence dite présénile. Ann. méd.-psychol. **98** (1940). Ref. Zbl. Neur. **97**, 493 (1940). — MARCHAND et NOUET: Étude anatomo-clinique dela presbyophrenie. Encéphale **7** (1912). — MARGOLIS, G.: Observations on senile cerebral deposits using the periodic acid-Schiff's technique. Amer. J. Path. **29** (1953). — MARIE PIERRE: Le cerveau sénile. Progrès méd. **48** (1921). Ref. Zbl. Neur. **25**, 117 (1921). — MARINESCO: (a) Recherches sur les granulations et les corpuscules colorables des cellules du système nerveux central et périphérique. Z. allg. Physiol. **3** (1903). (b) Recherches sur le „pigment jaune" des cellules nerveuses. Rev. Psychiatr. et de Psych. exp. **9** (1905). (c) La cellule nerveuse. Paris 1909. (d) Sur le mécanisme chimico-colloidal de la sénilité et le problème de la mort naturelle. C. r. Soc. Biol. Paris **74** (1913). (e) Études sur le mécanisme histo-biochimique de la vieillesse et du „rajeunissement". Verh. 1. internat. Kongr. Sexualforschg **1** (1927) u. mit gleichem Titel: Hommage Mém. Cantacuzéne. Paris: Masson & Co. 1934. Ref. Zbl. Neur. **75**, 14 (1935). (f) Nouvelles recherches sur les plaques séniles. Arch. roum. Path. exper. **1** (1928). Ref. Zbl. Neur. **54**, 19 (1930). (g) Sur une affection particulière, simulant, au point de vue clinique, la sclérose en plaques et ayant pour substratum des plaques spéciales du type sénile. Arch. roum. Path. exper. et de Microbiol. **4** (1931) (ohne Ref.). — MARINESCO u. BISTRICEANU: Untersuchungen über die Gigantocytose. Spital (rum.) **45** (1925). Zbl. Neur. **41**, 135 (1925). — MARINESCO u. MINEA: Untersuchungen über die senilen Plaques. Mschr. Psychiatr. **31** (1912). — MATZDORF: Grundlagen zur Erforschung des

Alterns. Frankfurt a. M.: Dietrich Steinkopff 1948. — MAURER u. WEIMANN: Das Gehirn ERNST HAECKELS. Jena 1924. — MEGGENDORFER: Über die hereditäre Disposition zur Dementia senilis. Z. Neur. **101** (1921). — MCMENEMEY, WORSTER-DROUGHT, FLIND and WILLIAMS: Familial presenile dementia. Report of case with clinical and pathological features of ALZHEIMERS disease. J. of Neur. **2** (1939). Ref. Zbl. Neur. **96**, 686 (1941). — MERTENS: Über präsenile hirnatrophische Prozesse. Neuere Forschungsergebnisse und ungeklärte Fragen. Z. Altersforsch. **6** (1952). — MEYER, A.: Neuropathology. J. Ment. Sci. **15**, No 378 (1944). — MEYER, J. E.: (a) Über eine kombinierte Systemerkrankung im Klein-, Mittel- und Endhirn (Dégénérescence systematisée optico-cochléo-dentelée). Arch. f. Psychiatr. u. Z. Neur. **182** (1949). (b) Die Brückenatrophien (olivo-ponto-cerebellare Atrophie). Sitzgsber. Ver. Dtsch. Neuropathologen, IV. Tagg München 1953. Ref. Zbl. Neur. **127** (1954). — MEYJES, F. E. P.: Zur Lokalisation und Pathophysiologie der choreatischen Bewegung. Z. Neur. **133** (1931). — MINEA: (a) Sur la réaction névroglique des plaques séniles. C. r. Soc. Biol. Paris **84** (1921). Ref. Zbl. Neur. **26**, 151 (1921). (b) Gigantocytose cérébrale sénile. C. r. Soc. Biol. Paris **85** (1921). Ref. Zbl. Neur. **27**, 259 (1921). (c) Über Gigantocytose des Gehirns im Senium. Cluju med. (rum.) **2** (1921). Ref. Zbl. Neur. **27**, 418 (1921). (d) Contribution à l'étude des lésions des cellules nerveuses dans la sénilité. Arch. internat. Neur. **2** (1921). Ref. Zbl. Neur. **28**, 12 (1922). — MISKOLCZY: Anatomische Wesensbestimmung der hereditär-organischen Nerven-Geisteskrankheiten. Acta med. scand. (Stockh.) Suppl. **75** (1936). (Abschn.: Die hereditären Geisteskrankheiten des fortgeschrittenen Lebenalters.) — MISSMAHL, H.-P., u. M. HARTWIG: Polarisationsoptische Untersuchungen über die Beziehungen zwischen den Drusen und Fibrillenveränderungen im Gehirn bei ALZHEIMERscher Erkrankung und drusenartigen Ablagerungen amyloider Substanz in anderen Organen. Dtsch. Z. Nervenheilk. **171** (1954). — MONTMOLLIN, DE: Hyperostose frontale interne familiale. (Considérations sur le syndrome de l'hyperostose frontale interne. Revue neur. **73** (1941). Ref. Zbl. Neur. **101**, 509 (1942). — MOREL: L'hyperostose frontale interne. Paris 1930. — MOREL u. WILDI: Contribution à la connaissance des différentes altérations cérébrales du grand âge. Schweiz. Arch. Neur. **76** (1955). — MOYANO, A.: Präsenile Demenzformen. I. ALZHEIMERsche Krankheit. II. PICKsche Atrophie. Arch. Argent. (span.) **7** (1932). Ref. Zbl. Neur. **67**, 767 (1933). — MÜHLMANN: (a) Altersveränderungen der vegetativen Hirnzentra und deren Zusammenhang mit der Alterns- und der Todesfrage. Zbl. Path. **36**, 1 (1925). (b) Das Pigment der Substantia nigra. Anat. Anz. **38** (1911). (c) Untersuchungen über das lipoide Pigment der Nervenzellen. (Ist das Nervenpigment ein Abnutzungsprodukt der Zelle?) Virchows Arch. **202** (1911). (d) Lipoides Nervenpigment und die Altersfrage. Virchows Arch. **212** (1913). (e) Wachstum, Altern und Tod. Erg. Anat. **27** (1927). (f) L'état actuel de la question du vieillissement. Scientia (Milano) **60** (1936). Ref. Zbl. Neur. **85**, 609 (1937). (Mit Angaben über MÜHLMANNS zahlreiche Arbeiten zu dieser Frage.) — MÜLLER, WALTER: Ergebnisse vergleichender pathologisch-anatomischer Untersuchungen des Gehirns unter besonderer Berücksichtigung der Altersveränderungen. Arch. f. Psychiatr. **109** (1939). — MÜLLER, WILLI: Die Perjodsäure-Schiffreaktion. Röntgen- u. Laborat.-Prax. **6/9** (1953). — MUTRUX: Diagnostic différential histologique de la maladie d'ALZHEIMER et de la démence sénile. Pathophobie de la zone de projection corticale. Mschr. Psychiatr. **113** (1947). Ref. Zbl. Neur. **109**, 236 (1950).

NAYRAC et DUBRUILLE: Sur la maladie d'ALZHEIMER dans ses rapports avec la démence sénile. Ann. méd.-psychol. **83** (1925). Ref. Zbl. Neur. **43**, 228 (1926). — NEUBUERGER: Beiträge zur Histologie, Pathogenese und Einteilung der arteriosklerotischen Hirnerkrankung. Veröff. Kriegs- u. Konstit.path. **6** (1930). — NEUBUERGER u. v. BRAUNMÜHL: Hirnverletzungen. In Handbuch der Geisteskrankheiten, Bd. XI, spez. Teil VII. Die Anatomie der Psychosen. Berlin 1930. — NEUBUERGER u. RÖSCH: Über argentophile Ablagerungen im Gehirn bei Krebskranken. Virchows Arch. **294** (1935). — NEUMAYER: Veränderungen am Rückenmark im Senium bei einem der amyotrophischen Lateralsklerose ähnlichen klinischen Bild. Wien. Z. Nervenheilk. **11**/H. 2 (1955). — NISSL: Siehe bei JAKOB, A. u. SPIELMEYER. — NORBURY: Ageing and ALZHEIMERS disease. Illinois Med. J. **48** (1925). Ref. Zbl. Neur. **43**, 823 (1926).

OBERSTEINER: (a) Über das hellgelbe Pigment der Nervenzellen usw. Arb. neur. Inst. Wien **10** (1903). (b) Weitere Bemerkungen über die Fett-Pigmentkörnchenzellen im Zentralnervensystem. Arb. neur. Inst. Wien **11** (1904). (c) Bemerkungen über die Genese der Corpora amylacea. Arb. neur. Inst. Wien **21** (1916). — ODEFEY: Untersuchungen über das Vorkommen fetthaltiger Körner und Pigmente in den nichtnervösen Teilen des Gehirns unter normalen und krankhaften Bedingungen. Arch. f. Psychiatr. **59** (1918). — OKSALA: Ein Beitrag zur Kenntnis der präsenilen Psychosen. Z. Neur. **81** (1923). — OMOROKOW: Über die Entstehung der Corpora amylacea im Gehirn usw. Z. Neur. **100** (1926). — OSEKI: (a) Das Hirnrindenbild bei den senilen Psychosen. Arb. neur. Inst. Wien **26**. (b) Über die Veränderungen des Striatum im normalen Senium. Arb. neur. Inst. Wien **26**.

PANTELAKIS, Un type particulier d'angiopathie sénile du système nerveux central: l'angiopathie congophile. Topographie et fréquence. Mschr. Psychiatr. **128** (1954). — PATZIG: Progressive Paralyse und senile Demenz. Z. menschl. Vererblehre **23** (1939). — PELLICI: Siehe bei BIONDI. — PERUSINI: (a) Über klinisch und histologisch eigenartige psychische Erkrankungen des späteren Lebensalters. Histol. Arb. Großhirnrinde **3** (1909). (b) Sul valore nosografico di alcuni reperti istopatologici caratteristici per la senilità. Riv. ital. Neuropat. ecc. **4** (1911). Ref. Zbl. Neur. **4**, 279 (1912). — PETER: Beitrag zur Klinik und Pathologie der Chorea im Greisenalter. Mschr. Psychiatr. **56** (1924). — PETERS: (a) Paraproteinose und Zentralnervensystem. Dtsch. Z. Nervenheilk. **161** (1949). (b) Stoffwechselstörungen und Zentralnervensystem. Dtsch. Z. Nervenheilk. **169** (1953). — PETRON: Zit. nach WEIGERT. — PFUHL: Die histologisch nachweisbaren Beziehungen des Abnutzungspigmentes (Lipofuscins) zum Vitamin-C-Stoffwechsel. Klin. Wschr. **1941**. — PILCZ: Beitrag zur Lehre von der Pigmententwicklung in den Nervenzellen. Arb. neur. Inst. Wien **3** (1895). — PÖTZL: Alterserkrankungen des Gehirns. Wien. klin. Wschr. **1942**, Nr 1. — POLLAK: Die Rolle der involutiven Gewebsveränderungen in der Pathologie des Zentralnervensystems. Wien. med. Wschr. **1926 I**, 734. Ref. Zbl. Neur. **44**, 521 (1926). — PRÉVOT: Über faserige Entartung der Gehirncapillaren im Alter. Z. klin. Med. **110** (1929). — PRUCKNER: Die Anwendung einiger Begriffe der Physik und Chemie auf die Deutung morphologischer Befunde am Zentralnervensystem. I. Strukturelemente und Denaturierung. Arch. f. Psychiatr. **184** (1950).

QUAST: Beiträge zur Histologie und Cytologie der normalen Zirbeldrüse des Menschen. I. Das Parenchympigment der Zirbeldrüse. Zugleich ein Beitrag zur Neurologie und Mikrochemie der Abnützungspigmente. Z. mikrosk.-anat. Forschg **23** (1930).

RASDOLSKY: Histologische Veränderungen in dem zentralen und peripherischen Nervensystem der Tiere mit exstirpierten Schild- und Nebenschilddrüsen. Z. Neur. **106** (1926). — REDLICH: (a) Über miliare Sklerose der Hirnrinde bei seniler Atrophie. Jb. Psychiatr. **17** (1898). (b) Über senile Epilepsie. Wien. med. Wschr. **1900 I**. (c) Über senile Epilepsie, insbesondere deren Beziehung zur senilen Demenz und der sog. ALZHEIMERschen Krankheit. Allg. Z. Psychiatr. **76** (1920/21). — REED and STERN: Amer. J. Psychiatry **102** (1945). Ref. Zbl. Neur. **107**, 170 (1949). — REICHARDT: (a) Arb. psychiatr. Klin. Würzbg H. 1. (b) Über das Gewicht des menschlichen Kleinhirns. Allg. Z. Psychiatr. **63** (1906). (c) Die Anlageforschung in der Psychiatrie und die sog. physikalische Hirnuntersuchung. Z. Neur. **84** (1923). — REISS u. STAEMMLER: Beitrag zur Beteiligung des Stammhirns bei der ALZHEIMERschen Krankheit. Arch. f. Psychiatr. u. Z. Neur. **183** (1950). — RIBBERT: Die morphologischen Verhältnisse bei Gegenwart von Fett in den Zellen und ihre Verwertung für die Frage nach der Herkunft des Fettes. Verh. dtsch. path. Ges. (6. Tagg Kassel) **1903**. — RIZZO: (a) Contributo all'istologia patologica della senilità. Riv. Pat. nerv. **19** (1924). Ref. Zbl. Neur. **40**, 830 (1925). (b) Nuovo metodo impregnazione del sistema nervoso. Sperimentale **78** (1924) (nicht referiert). (c) J nuovi metodi impregnazione per la nevroglia. Un metodo semplice ad impregnazione panottica dei centri nervosi umani. Cervello **3** (1924). Ref. Zbl. Neur. **38**, 1 (1924). (d) Le placche grassose nel cervello umano ed in quello degli animali. Riv. Pat. nerv. **29** (1924). Ref. Zbl. Neur. **40**, 266 (1924). — ROBERTSON: A Text-Book of Pathology in relation to mental diseases. Edinburgh med. J. **1900**. — ROCASOLANO: Physikalisch-chemische Hypothese über das Altern. Kolloidchem. Beitr. **19** (1924). — ROMEIS, B.: Altern und Verjüngung. In Handbuch der inneren Sekretion. Bd. II. Leipzig 1931. — ROTHSCHILD: (a) ALZHEIMERS disease. A clinicopathologic study of five cases. Amer. J. Psychiatry **91** (1934). Ref. Zbl. Neur. **75**, 447 (1935). (b) Pathologic changes in senile Psychoses and their psychobiologic significance. Amer. J. Psychiatry **93** (1937). Ref. Zbl. Neur. **86**, 679 (1937). — ROTHSCHILD and KASANIN: Clinicopathologic study of ALZHEIMERS disease. Relationship to senile conditions. Arch. of Neur. **36** (1936). Ref. Zbl. Neur. **64** (1937). — RUDOLPH: Untersuchungen über Hirngewicht, Hirnvolumen, Schädelkapazität. Beitr. path. Anat. **58** (1914). — RŮŽIČKA: Die Protoplasmahysteresis als Entropieerscheinung. Arch. mikrosk. Anat. **101** (1934). — Pflügers Arch. **194** (1922).

SAXÉN: Über die Genese der Corpora amylacea im Zentralnervensystem. Virchows Arch. **300** (1937). — SCHAFFER: Zur Pathologie und pathologischen Histologie der spastischen Heredodegeneration. Dtsch. Z. Nervenheilk. **73** (1922). — SCHMIDT, W.: Die Farbreaktionen der Corpora amylacea des Rückenmarks, der Lungen und der Prostata und ihre Beeinflußbarkeit am Schnittpräparat. Virchows Arch. **260** (1926). — SCHNITZLER: Zur Abgrenzung der sog. ALZHEIMERschen Krankheit. Z. Neur. **7** (1911). — SCHOB: Über Gehirnbefunde bei ALZHEIMERscher Erkrankung. (Verein mitteldeutsch. Path., Dresden, 23. April 1922.) Zbl. Path. **33**, 66. — SCHOB u. GÜNTZ: ALZHEIMERsche Krankheit kombiniert mit SIMMONDSscher Erkrankung. (Hypophysäre Kachexie.) Allg. Z. Psychiatr. **97** (1932). — SCHÖNFELD: Über Vorkommen und Bedeutung der drusigen Bildungen in der Hirnrinde. Mschr. Psychiatr. **36** (1914). — SCHOLZ u. NIETO: Studien zur Pathologie der Hirngefäße. I. Fibrose und Hyalinose. Z. Neur. **162** (1938). — SCHOLZ, W.: Studien zur Pathologie der Hirngefäße.

II. Die drusige Entartung der Hirnarterien und Capillaren. Z. Neur. **162** (1938). — Schottky: Über präsenile Verblödungen. Z. Neur. **140** (1932). — Schükrü: (a) Histopathologische Untersuchungen an Gehirnen von alten Leuten aus Kleinasien. (Türkisch.) Stambul Seriryati **7** (1925). Ref. Zbl. Neur. **43**, 228 (1926). (b) Über das Gehirn des „ältesten Mannes der Welt". Arch. f. Psychiatr. **106** (1937). — Schuhwirth: Zit. nach Bürger. Hoppe-Seylers Z. **263** (1940). — Sehrt: Zur Kenntnis der fetthaltigen Pigmente. Virchows Arch. **177** (1904). — Sekine: Zit. nach Inose. — Sigg: Versuch einer retrospektiven Diagnostik der senilen Psychosen nach dem Drusenbefund. Z. Neur. **24** (1914). — Simchowicz: (a) Über die Alzheimersche Krankheit und ihre Beziehungen zu der senilen Demenz. Gaz. Lekarska **40** (1913). Ref. Jb. Neur. **1913**, H. 2, 1214. (b) La maladie d'Alzheimer et son rapport avec la démence sénile. Encéphale **3** (1914). (c) Sur la signification des plaques séniles et sur la formule sénile de l'écorce cérébrale. Revue neur. **1** (1924). Ref. Zbl. Neur. **38**, 227 (1924). — Simons u. Speijer: Einige seltene Fälle von mongoloider Idiotie mit hohem Alter. Nederl. Tijdschr. Geneesk. **81** (1937). — Sjögren: Twenty-four cases of Alzheimer's disease. A clinical analysis. Acta med. scand. (Stockh.) **138**, Suppl.-Bd. 246 (1950). — Sjögren, T., H. Sjögren and A. G. H. Lindgren: Morbus Alzheimer and Morbus Pick. Copenhagen: Ejnar Munksgaard 1952. — Sjövall: Die Bedeutung der Altersveränderungen im Zentralnervensystem. Anat. Anz. **75**, Erg.-H. (1932). — Soniat: Histogenesis of senile plaques. Arch. of Neur. **46** (1941). Ref. Zbl. Neur. **101**, 605 (1942). — Spatz: (a) Über den Eisennachweis im Gehirn, besonders in Zentren des extrapyramidal-motorischen Systems. I. Teil. Z. Neur. **77** (1922). (b) Über Stoffwechseleigentümlichkeiten in den Stammganglien. Z. Neur. **78** (1922). (c) Anatomischer Befund eine Falles von präseniler Verblödung. Ref. Zbl. Neur. **40**, 735 (1925). (d) Die systematischen Atrophien. Eine wohlgekennzeichnete Gruppe der Erbkrankheiten des Nervensystems. Arch. f. Psychiatr. **108** (1938). — Spiegel u. Sommer: Über die histologischen Veränderungen des Kleinhirns im normalen Senium. Arb. neur. Inst. Wien **22** (1919). — Staemmler, M.: Beiträge zur normalen und pathologischen Anatomie des Rückenmarkes. I. Zur Pathologie der Blutgefäße des Rückenmarkes. Z. Neur. **164** (1939). — Stern, F.: Beitrag zur Histopathologie des senilen Rückenmarks. Z. Neur. **155** (1936). — Stern K., and Elliott: Experimental observations on the so-called senile changes of intracellular neurofibrils. Amer. J. Psychiatry **106** (1949). Ref. Zbl. Neur. **110**, 39 (1950). — Stern, K.: Der Zellaufbau des menschlichen Mittelhirns. Mit einem histopathologischen Anhang. Z. Neur. **154** (1936). — Stertz: (a) Zur Frage der Alzheimerschen Krankheit. Allg. Z. Psychiatr. **77** (1922). (b) Hyperostosis frontalis interna bei einem Fall von präseniler Demenz. 58. Wanderverslg Südwestdtsch. Neurol. u. Psychiater in Baden-Baden, Juni 1933. Ref. Zbl. Neur. **69**, 115 (1934). — Stief: (a) Beiträge zur Histopathologie der senilen Demenz mit besonderer Berücksichtigung der extrapyramidalen Bewegungsstörungen. Z. Neur. **91** (1924). (b) Über die anatomischen Grundlagen der vegetativen Störungen bei Geisteskrankheiten. Dtsch. Z. Nervenheilk. **97** (1927). — Strecker: Untersuchungen über die physiologischen Liquorverhältnisse an der Leiche, sowie über das postmortale Quellungsvermögen des Gehirns mit besonderer Berücksichtigung der Reichardtschen Hirnschwellung. Zbl. Neur. **40**, 360 (1925). — Struwe: Histopathologische Untersuchungen über Entstehung und Wesen der senilen Plaques. Z. Neur. **122**, 291 (1929). — Stürmer: Die Corpora amylacea des Zentralnervensystems. Histol. Arb. Großhirnrinde **5** (1913).

Thoma: Virchows Arch. **245**, 78 (1923). — Tilney and Rosett: The value of brain lipoids as an index of brain development. Bull. Neur. Inst. N. Y. **1** (1931). Ref. Zbl. Neur. **61**, 312 (1932). — Timmer: Der Anteil der Makro- und Mikroglia am Aufbau der senilen Plaques. Z. Neur. **98** (1925). — Les processus anatomo-pathologiques de la démence sénile. Revue neur. **2** (1924). Ref. Zbl. Neur. **40**, 103 (1934). — Tschermak, v.: Allgemeine Physiologie, Bd. I. Berlin 1924. — Tumbelaka: (a) In Ziekte van Redlich-Alzheimer. Inaug.-Diss. Utrecht 1919. (b) In Ziekte van Redlich-Alzheimer. Psychiatr. Bl. (holl.) **24** (1920). Ref. Zbl. Neur. **21**, 348 (1920).

Ugurgieri: Sulla scelta di un metodo istologico rapido per la dimostrazione delle placche senili. Riv. Pat. nerv. **35** (1930). Ref. Zbl. Neur. **57**, 598 (1930). — Urechia: Deux cas de la maladie de Pick. Un cas de maladie d'Alzheimer. Existe-il des rapports entre ces maladies? Arch. internat. Neur. **54** (1935). Ref. Zbl. Neur. **77**, 387 (1935). — Urechia et Danetz: Quelques considérations sur la maladie d'Alzheimer. Encéphale **19** (1924). Ref. Zbl. Neur. **39**, 177 (1925). — Urechia et Elekes: Contribution à l'étude des plaques séniles. Rôle de la microglie. Bull. Acad. Méd. Paris **94** (1925). Ref. Zbl. Neur. **42**, 126 (1926). — Urechia etKernbach: Syphilis cérébrale et plaques séniles chez une femme de 62 ans. Etude sur les concrétions colloïdo-calcaires. Arch. internat. Neur. **45** (1926). Ref. Zbl. Neur. **44**, 482 (1926). — Uyematsu: (a) A study of some peculiar changes found in the axons and dendrites of the Purkinje cells. Arch. of Neur. (1924). Ref. Zbl. Neur. **25**, 384 (1921). (b) On the pathology of senile psychosis. The differentialdiagnostic significance of Redlich-Fischers miliary plaques. J. Nerv. Dis. **57** (1923). Ref. Zbl. Neur. **33**, 297 (1923).

VALENTIN: Siehe bei BIONDI. — VERHAART: (a) Die Entwicklung der senilen Plaques. Psychiatr. Bl. (holl.) **1925**, H. 3/4. Ref. Zbl. Neur. **41**, 867 (1925). (b) Klinik en anat. onderz. over de Ziekte van ALZHEIMER. Inaug.-Diss. Utrecht 1925. (c) On the development of the senile plaques in ALZHEIMERS disease and other senile cerebral diseases examined by applying DEL RIO HORTEGAS method of impregnation. Acta psychiatr. (Københ.) **4** (1929). Ref. Zbl. Neur. **55**, 827 (1930). (d) Die mikroskopische Diagnose der ALZHEIMERschen Krankheit. Nederl. Tijdschr. Geneesk. **1930 I**. Ref. Zbl. Neur. **57**, 502 (1930). (e) Über das Vorkommen der PICKschen Krankheit und der Krankheit von ALZHEIMER bei den Malaien und Chinesen in Niederländisch-Ostindien. Entnommen aus den Mededeelingen v. d. Dienst d. Volksgezondheid in Ned. Indien. Teil III. 1936. (In deutscher Sprache.) — VETTIGER, G., A. JAFFÉ, A. VOGT: Alte Menschen im Altersheim. Basel: Benno Schwabe & Co. 1951. — VIERODT: Daten und Tabellen. Jena 1893. — VISCHER: Bericht über Obduktionsergebnisse von 1836 Insassen des Alters- und Pflegeheims Basel. Rev. méd. Liège **5** (1950). Zit. Z. Altersforsch. **5** (1951). — VISCHER u. ROULET: Beobachtungen an zwei Hundertjährigen. Virchows Arch. **321** (1952). — VISSER u. FRETS: Ein Fall von ALZHEIMERscher Krankheit. Psychiatr. Bl. (holl.) **1926**, Nr 1. Ref. Zbl. Neur. **43**, 822 (1922). — VOELKER: Chemische Forschungsergebnisse über Alternsvorgänge im Gehirn. Z. Altersforschg **3** (1942). — VOGT, A.: Die Vererbung des Alterns. (120. Jverslg Locarno, Sitzg vom 28.—30. Sept. 1940.) Verh. schweiz. naturforsch. Ges. **1940**, 47. — VOGT, C. u. O.: (a) Zur Lehre der Erkrankungen des striären Systems. 1920. (b) Morphologische Gestaltungen unter normalen und pathogenen Bedingungen. Ein hirnanatomischer Beitrag zu ihrer Kenntnis. J. Psychol. u. Neur. **50** (1942).

WEIGERT: Beiträge zur Kenntnis der normalen menschlichen Neuroglia. Frankfurt 1895. — WEIMANN: (a) Über einen atypischen präsenilen Verblödungsprozeß. (Wiss. Sitzg der Dtsch. Forschungsanstalt für Psychiatrie vom 30. Nov. 1920.) Zbl. **23** (1921). (Mit Diskussionsbemerkung von KRAEPELIN.) Mschr. Psychiatr. **50** (1921). (b) Siehe bei MAURER. — WEINBERGER: Über die hereditären Beziehungen der senilen Demenz. Z. Neur. **106** (1921). — WILHELM: (a) Über Reaktivierung seniler Ganglienzellen. Vorl. Mitt. Biol. gen. **2** (1920). Ref. Zbl. Neur. **45**, 538 (1927). (b) Erfahrungen der experimentellen Reaktivierungsmethoden mit besonderer Berücksichtigung der Histophysiologie der Ganglienzellen. Verh. 2. internat. Kongr. Sex.forschg **139** (1931). — WINKLER-JUNIUS: Die Bedeutung der Mikroglia für die Entstehung der senilen Plaques. Z. Neur. **144** (1933). — WORSTER-DROUGHT, HILL, MCMENEMEY: Familial presenile dementia with spasticparalysis. J. of Neur. **14** (1933). Ref. Zbl. Neur. **69**, 783 (1934).

ZALKA, V.: (a) Beiträge zur Pathohistologie des Plexus chorioideus. Arch. f. Psychiatr. **102** (1934). (b) Beiträge zur Pathologie des Plexus chorioideus. Virchows Arch. **267** (1928). — ZEGLIO: La deposizione del pigmento melanico nelle cellule nervose dell' uomo in relazione alla età. Boll. Soc. Biol. sper. **7** (1932). Ref. Zbl. Neur. **65**, 474 (1933). — ZIVERI: (a) Su di un caso di demencia presbiofrenica. Riv. Pat. nerv. **18** (1913). Ref. Jber. Neur. **1913**, H. 2. 1497. (b) Nuovo contributo per la „malattia di ALZHEIMER". Rass. Studi psichiatr. **3** (1913). (c) Beitrag zur Kenntnis des präsenilen Irreseins. Z. Neur. **8** (1912).

Nachtrag.

BRAUNMÜHL, V.: (p) „Kongophile Angiopathie" und „senile Plaques" bei greisen Hunden. Arch. f. Psychiatr. u. Z. Neur. **194** (1956).

BÜRGER: (e) Die chemische Biomorphose des menschlichen Zentralnervensystems. Medizinische **15** (1956).

Nachtrag zu S. 527 (Beobachtung von BRANDENBURG und HALLERVORDEN): Herrn Prof. HALLERVORDEN verdanke ich die Mitteilung über eine jüngste Beobachtung von ULE, der einen 48jährigen Boxer mit Demenz untersucht und in dessen Gehirn verstreut Fibrillenveränderungen gefunden hat. ULE hatte die Freundlichkeit mitzuteilen, daß in der Substantia nigra zwar Zellausfälle vorhanden sind, Veränderungen im Silberbild jedoch spärlich seien. Zahlreich sind bei seiner Beobachtung Fibrillenveränderungen unterhalb des Aquädukts sowie besonders reichlich im Gyrus hippocampi (Plaques und drusige Gefäßentartung fehlten). Diese Feststellung von ULE rechtfertigt um so mehr die ausführliche Mitteilung der Beobachtung von BRANDENBURG und HALLERVORDEN im Rahmen dieses Handbuches.

Familiäre amaurotische Idiotie.

Von

Georg Friedrich-Berlin[1].

Mit 24 Abbildungen.

Aus einer Reihe von Gründen wird hier der familiären amaurotischen Idiotie ein im Verhältnis zu ihrer Seltenheit breiterer Raum gewährt.

In ihrer Stellung unter den degenerativen Prozessen des Nervensystems zeichnet sie sich durch die leicht sichtbare Erscheinung einer Stoffwechselstörung aus. In der Neuropathologie sprechen wir nach alter Tradition auch dort von „Degeneration", wo wir nichts anderes finden als den Schwund der funktionstragenden Nervensubstanz oder auch nur den Defekt nach unbestimmten Zerfallsvorgängen. An dieser Stelle ist nicht auf die Frage einzugehen, ob es späteren Untersuchungen gelingen wird, den nach pathologisch-anatomischen Gesichtspunkten gebildeten Sammelbegriff der degenerativen Erkrankungen so lange lediglich als „provisorisch" anzusehen, bis die Ätiologie der vorliegenden Prozesse endgültig geklärt sein wird (Bodechtel). Denn gerade hier ist der regressive Prozeß klar bestimmt durch die dabei auftretenden pathologischen Stoffwechselprodukte.

Die zentralnervösen Merkmale des gestörten Stoffwechsels weisen hier wie bei bisher nur wenigen anderen Nervenkrankheiten über das Nervensystem hinaus in die Pathologie der Körperorgane und des Gesamtorganismus.

Erschließt sich also ihr Wesen nur im Zusammenhang mit der allgemeinen Pathologie, so ist doch wieder ihre anatomische Erkennbarkeit auf ein *einziges* morphologisches Symptom abgestellt. Im Gegensatz zu fast allen Krankheiten des Nervensystems brauchen wir nicht erst die verschiedenen Einzelzüge des Gesamtprozesses zu ermitteln, sondern das Bild von der Ganglienzelle allein genügt zur Diagnose. Die Ganglienzellveränderung ist spezifisch. So ist es möglich, die anatomische Diagnose am Lebenden mittels Hirnpunktats zu stellen, wie es W. Scholz in einem Falle von Hässler getan hat.

Weiter ist die familiäre amaurotische Idiotie (f.a.I.) ein gutes Beispiel dafür, wie bei der sie charakterisierenden ganz diffusen Ausbreitung des Prozesses — dies gilt allerdings nicht mehr einschränkungslos (s. u.) — doch gewisse Organgebiete vornehmlich betroffen sein können, und wie es zu einer Bevorzugung bestimmter Systeme durch den Prozeß kommen kann.

Für die Idiotieforschung schließlich ist die Erkenntnis und scharfe Krankheitsbestimmung der f.a.I. eine grundsätzlich wichtige Tatsache.

Die amerikanischen Kliniker Warren Tay und B. Sachs haben die klinische Symptomatologie und den Verlauf des Prozesses zuerst erkannt: Beginn der Erkrankung im 1. Lebensjahr, bis zur Lähmung fortschreitende muskuläre Schwäche (schlaffe, später spastische

[1] In der 1940 in Korrektur vorliegenden Bearbeitung wurde das 1935 hinterlassene Manuskript von Spielmeyer benutzt, gekürzt und ergänzt. Neuere Ergebnisse besonders auf physiologisch-chemischem und pathologisch-anatomischem Gebiet machten jetzt eine Neubearbeitung mit wesentlichen Änderungen und Ergänzungen erforderlich.

Tetraplegie), frühzeitige Unterbrechung der geistigen Entwicklung (eventuell) bis zur Idiotie, Erblindung mit dem charakteristischen Befund des roten Fleckes in der Maculagegend, tödlicher Ausgang des Leidens meist noch vor Ablauf des 2. Lebensjahres. Mädchen und die jüdische Rasse werden bevorzugt betroffen. — Damit schien die oft geäußerte Meinung gerade an diesem Beispiele erwiesen, daß es im frühesten Kindesalter Krankheiten des Zentralnervensystems gibt, denen ein Analogon am Zentralnervensystem des Erwachsenen fehlt.

Es zeigte sich jedoch, daß der gleiche Prozeß auch in späteren Lebensjahren auftreten kann. Zunächst wurde eine juvenile Form *klinisch* von HEINRICH VOGT und *anatomisch* von SPIELMEYER erschlossen. SPIELMEYER konnte an Fällen, die er zunächst klinisch von der f.a.I. trennen zu sollen glaubte, einen höchst charakteristischen Ganglienzellbefund erheben, dessen Zusammengehörigkeit mit den um die gleiche Zeit gemachten Feststellungen SCHAFFERS bei der TAY-SACHSschen Form sich dann herausstellte. SPIELMEYER wies schon 1907 auf die Häufigkeit der Retinitis pigmentosa bei dieser Form hin. Der Prozeß beginnt bei dieser juvenilen Form durchschnittlich zur Zeit der zweiten Dentition und hat einen viel langsameren Verlauf; er dauert nach SPIELMEYERS Erfahrungen durchschnittlich 6 bis 7 Jahre, kann aber auch noch protrahierter sein. 1931 hat SJÖGREN an einem großen eigenen Material von über 100 in Schweden beobachteten Fällen eine relative Einförmigkeit des klinischen Bildes (mit ausgesprochenen extrapyramidalen Symptomen) und des Verlaufes festgestellt; die gewöhnliche Erscheinungs- und Verlaufsform ermöglichte hier die klinische Diagnose.

Zwischen beiden Formen steht die zuerst von BIELSCHOWSKY beschriebene spätinfantile Form, die im 3.—4. Lebensjahr beginnt, chronischen Verlauf und Schwachsinn zeigt. Der rote Fleck in der Maculagegend ist nur ausnahmsweise vorhanden, Opticusatrophie dagegen häufiger. Besonders charakteristisch sind Kleinhirnsymptome.

Einen weiteren großen Fortschritt unserer Kenntnis von der f.a.I. verdanken wir KUFS. Er konnte nachweisen, daß es auch eine Spätform gibt, die sich erst nach jahrzehntelangem normalem psychischen und neurologischen Verhalten entwickelt und in einem sehr protrahierten, etwa 2 Jahrzehnte sich erstreckenden Verlauf zum Tode führt. Diese Fälle können Jahre hindurch ein stationäres, auf ein progressives Hirnleiden nicht verdächtiges Krankheitsbild zeigen und nur durch die Familiarität die mit der f.a.I. identische Grundlage verraten. An solchen Fällen stellte KUFS überraschende erbbiologische Zusammenhänge zwischen der f.a.I. und gewissen heredodegenerativen Erkrankungen des Auges und Ohres fest. Es ergab sich daraus, daß der der f.a.I. zugrunde liegende Prozeß entweder universell diese oder jene Form der f.a.I. oder circumscript andere Phänotypen (Sinnesepithelien des Auges und Ohres) verursachen kann. Auch hier erwies die anatomische Untersuchung die inneren Zusammenhänge. KUFS fand dabei ein paralyseähnliches Bild, Rigidität und kleinschrittigen Gang. In Übereinstimmung mit der Beschreibung extrapyramidal-motorischer Erscheinungen bei der juvenilen Form durch SJÖGREN (progrediente Hockstellung, Marche à petits pas, démarche trépidante, progressive Hypertonie von überwiegend rigidem Typus), WESTPHAL und SIOLI (Athetose), BÖHMIG und SCHOB (Parkinsonismus), SJÖVALL und ERICSSON, DIDE und VAN BOGAERT, MARINESCO, VOGT, ROGALSKI, SCHÖNFELD u. a. sahen A. MEYER und HALLERVORDEN auch bei der Spätform striopallidäre Symptome (an Pseudosklerose erinnernden Tremor und zum Schluß Rigidität) bzw. das Bild einer Paralysis agitans. In einem weiteren unveröffentlichten eigenen Leipziger Spätfall wurde in längerer klinischer Behandlung eine Chorea Huntington diagnostiziert (Fall Sta.).

SJÖGREN und LANDEGGER wiesen besonders darauf hin, daß die juvenile Form nur der Retinitis pigmentosa ähnliche Augenhintergrundveränderungen zeigt, die mit dieser nicht identifiziert werden dürfen. Als gesicherte juvenile Formen ohne Amaurose sind die von WALTER, SCHOB, ZIERL, MÜLLER und REYN mitgeteilten Fälle zu nennen. Andererseits sind ophthalmologisch als progressive Maculadegeneration bezeichnete Fälle (BATTEN, OATMAN, NETTLESHIP, SCHALL, STARGARDT) wohl mit Sicherheit der juvenilen Form der f.a.I. zuzurechnen. KUFS hielt heredofamiliäre Augenleiden (Retinitis pigmentosa, progressive Maculadegeneration, erbliche Opticusatrophie besonderer Art) und bestimmte Formen recessiv vererbbarer Taubstummheit und nervöser Schwerhörigkeit für Varianten der f.a.I.

HALLERVORDEN wies 1938 darauf hin, daß nicht alle Patienten, die zur Spätform gegerechnet werden, aus voller Gesundheit erkranken und schlug deshalb vor, bei diesen Fällen von protrahierten Erkrankungen zu sprechen. Er betonte die Schwierigkeit der Grenzziehung zwischen echten Spätformen und altgewordenen spätinfantilen und juvenilen Krankheitsfällen. Hierher rechnet er die Beobachtungen von WALTER, BEHR und ROGALSKI.

NORMAN und WOOD beschrieben noch eine kongenitale Form. Das von Vatersbruder mit Schwachsinn belastete, nur 18 Tage alt gewordene Kind zeigte Mikrocephalie (Schädelumfang 28 cm), bei einem Hirngewicht von 87 g eine Kleinhirnatrophie (Gewicht von Kleinhirn und Hirnstamm 5,5 g), einen Hydrocephalus internus und externus sowie eine Konsistenzvermehrung und einen Status spongiosus des Hemisphärenmarkes. Im Gegensatz zu den anderen Formen der f.a.I. fanden sich extracelluläre Cholesterinablagerungen. Außer dem Ganglienzellbefund der f.a.I. im Großhirn und Kleinhirn und einer Pachygyrie des Stirnhirns zeigte das reticuloendotheliale Gewebe der Körperorgane die gleichen lipoiden Einlagerungen wie das zentrale Nervensystem. Diese Form ist zweifellos sehr selten. SCHETTLER nimmt an, daß 2 Fälle von EPSTEIN und SCHICK, die in der 2. und 4. Lebenswoche beobachtet wurden, ebenfalls hierher gehören könnten.

Zu erwähnen ist noch, daß HAGEN 1953 der f.a.I. ähnliche Hirnveränderungen bei zwei Hunden beschrieb.

So führte die Zusammenarbeit der anatomischen, erbbiologischen und klinischen Forschung zu einer wohlumschriebenen Krankheitsumgrenzung. Die sichere Basis dafür gab der pathologisch-anatomische Befund, an dem sich die Zusammengehörigkeit klinisch scheinbar weit voneinander abweichender Bilder erweisen ließ.

Eine klar umrissene pathologisch-anatomische Diagnose dieser Krankheit gibt es seit dem Jahre 1905. Damals haben SCHAFFER für die TAY-SACHSsche Krankheit und SPIELMEYER für die jetzige juvenile oder SPIELMEYER-VOGTsche Form der f.a.I. den charakteristischen Befund ermittelt, die Ganglienzellerkrankung, die unter dem Namen des „SCHAFFER-SPIELMEYERschen Zellprozesses“ geht.

A. Makroskopischer Befund.

Das makroskopische Verhalten ist wenig kennzeichnend; eine Diagnose lediglich auf Grund des Sektionsbefundes erlaubt es nicht. Oft finden wir bei der infantilen Form eine erhebliche Atrophie und Gewichtsabnahme des Gehirnes, mitunter aber auch im Gegenteil eine auffällige Gewichtszunahme (SAVINI, BIELSCHOWSKY, STEEGMANN und KARNOSH, WENDEROWIC, JERVIS u. a.) oder ein äußerlich normales Gehirn. Bei der juvenilen und bei der Spätform weisen die Gehirne meist keine wesentlichen Abweichungen von der Norm auf, abgesehen von einer gewissen Volumenreduktion. Bei anderen sehr langsam verlaufenden juvenilen Fällen tritt wieder der Verlust an Masse und Gewicht stark in Erscheinung. Sehr hohe Grade der Atrophie kommen bei der Form vor, die keine Rasse bevorzugt, zuerst von JANSKY beschrieben wurde, und die wir seit BIELSCHOWSKY (1914 und 1920) als die spätinfantile bezeichnen. In einem solchen von BRODMANN kurz mitgeteilten Falle der Sammlung der Deutschen Forschungsanstalt München betrug das Hirngewicht nur 450 g. Gewichte von 750 g, von 685—760 g bzw. 670 g stellten WESTPHAL und SIOLI, BIELSCHOWSKY bzw. SCHOB fest. An Gehirnen mit dieser exzessiven Atrophie sind gewöhnlich die Meningen schwartig verdickt und hydropisch, die Windungen schmal, die Furchen klaffend. Die Rinde selbst ist verschmälert; mehrfach fanden wir einen Status spongiosus der mittleren Rindenpartien.

In anderen Fällen ist die Volumenverringerung nicht allgemein über das Gehirn verbreitet, sondern auf bestimmte Hirnteile beschränkt (s. S. 548/49). Bei der spätinfantilen Form gibt es diesen Befund ziemlich häufig. Das hatte bereits BIELSCHOWSKY am Kleinhirn gezeigt. Die Häufigkeit der Kleinhirnatrophie kann schon makroskopisch die Diagnose der f.a.I. wahrscheinlich machen, doch sind hier die neueren Untersuchungsergebnisse von ULE zu berücksichtigen (s. S. 549). Später ist das auch an verschiedenen anderen Stellen des Zentralorgans gesehen worden, so z. B. von A. MEYER am Hirnstamm. In einem Falle der Sammlung der Forschungsanstalt für Psychiatrie war besonders das Rückenmark geschrumpft (s. S. 549).

Früher hat man wohl — unter dem Einfluß der verbreiteten Annahme von Entwicklungshemmungen bei Idioten — viel von Mißbildungen des Gehirns gesprochen und hat manche an sich bedeutungslose Windungsanomalie und manche Abart des Furchenverlaufes überschätzt. So hat SCHAFFER gemeint, daß sich die minderwertige Anlage des Gehirns in einer pithekoiden Organisation geltend mache; aber seine Schlüsse auf eine Pathotopik sind nach O. und C. Vogt und nach Bielschowsky unhaltbar. Nur ausnahmsweise trifft man einmal Abweichungen, die den Charakter wirklicher Mißbildungen haben, wie z. B. Pachygyrien und echte Mikrogyrien (Ostertag, Norman und Wood).

Mit Rücksicht auf die nosologische Stellung dieses Prozesses in der Reihe der Idiotien und der Erbkrankheiten erscheinen endlich gewisse makroskopisch hervortretende Veränderungen des Markes wichtig. Gemeint sind nicht solche Markatrophien eventuell mit leichterer Konsistenzvermehrung, die als Folge grober Zerstörungen grauer Massen aufgefaßt werden müssen; Schwund und Verdichtung des Marklagers sind bei schweren Fällen selbstverständlich. Sondern es handelt sich um Fälle, bei denen über solche Folgeerscheinungen hinaus das Mark in beträchtlichem Maße zugrunde gegangen ist, und wo das Marklager des Großhirns eine holzig derbe Beschaffenheit aufweist (Bielschowsky) oder wo es in eine gallertige, zerfließliche Masse umgewandelt erscheint (Ostertag).

B. Mikroskopischer Befund.

Das histologische Substrat wird durch die eigentümliche Ganglienzellerkrankung bestimmt. Wenn wir von gewissen Gliazellveränderungen, die mit dem Wesen des Prozesses zu tun zu haben scheinen (s. S. 553 und 555), und von gewissen komplizierenden Erscheinungen absehen, so stellen sich bei den reinen Fällen die Veränderungen an den anderen Bestandteilen des Nervensystems ganz oder doch zum überwiegenden Teil als Folge der Ganglienzellerkrankung und ihrer Zerstörung dar.

Wir demonstrieren die Art der Ganglienzellveränderung zunächst an ein und demselben Zelltypus, nämlich an den großen Pyramidenzellen der motorischen Rinde (Abb. 1a—d). Man erkennt daran ihre Schwellung; sie verursacht eine partielle oder totale Auftreibung der Zelle. Nicht selten setzt sie sich auf einen Dendriten fort und macht aus diesem einen Ballon, der der Zelle anhängt (Abb. 1c). Der Kern ist nach oben, nach unten oder auch nach der Seite verlagert. Die Nissl-Substanz ist größtenteils geschwunden. Hier und da sind noch Reste davon zu sehen, die vielfach zusammen mit dem Kern verdrängt sind. Mitunter sind zwei voneinander entfernte Partien des Zelleibes aufgetrieben (Abb. 1b) und der dazwischenliegende Teil erscheint im Verhältnis zu dem geschwollenen Abschnitt taillenartig eingeschnürt. Die aufgetriebene Partie der Zelle zeigt im Anschnitt ein feines Maschenwerk, das stellenweise auch größere Lückenräume umfaßt, und das sich, ähnlich wie im gewöhnlichen Pigmentfleck der Ganglienzelle, im Nissl-Präparat blau färbt. Ein weiteres Bild von derart veränderten Betzschen Zellen aus der motorischen Rinde zeigt die Abb. 1a. An allen Arten von Ganglienzellen sind die Veränderungen grundsätzlich die gleichen wie hier an den großen motorischen Rindenzellen, z. B. an einer Zelle des Vorderhorns des Rückenmarks (Abb. 1d). Abb. 2 zeigt die Zellveränderungen der Substantia nigra.

Mit diesen Bildern stimmen die Befunde an den peripheren Nervenzellen überein, so besonders in den Zellagen der Netzhaut, in den Spinalganglien und an den peripherischen Apparaten des vegetativen Nervensystems.

Zwei Bilder (Abb. 3 und 4) zeigen den verschiedenen Grad und die verschiedene Lokalisation der Auftreibung im Verhältnis zu den erhaltenen Zellgebilden. In den Zellhäufchen der Subiculargegend (Abb. 3) schmiegen sich die enorm aufgetriebenen Ganglienzellen eng aneinander, so daß sie sich gegenseitig abplatten. An dem Präparat vom Vorderhorn des Rückenmarks (Abb. 4) kann man sich von den verschiedenen Graden der Schwellung und Deformation und von den wechselnden Verlagerungen der noch erhaltenen Zelleibsubstanzen und des Kernes ein Bild machen.

Wie der Kern und die NISSL-Substanz, solange und soweit solche vorhanden ist, verdrängt werden, so auch die Neurofibrillen. Es war schon SCHAFFER und SPIELMEYER aufgefallen, daß bei enormster Auftreibung der Zelle und völliger

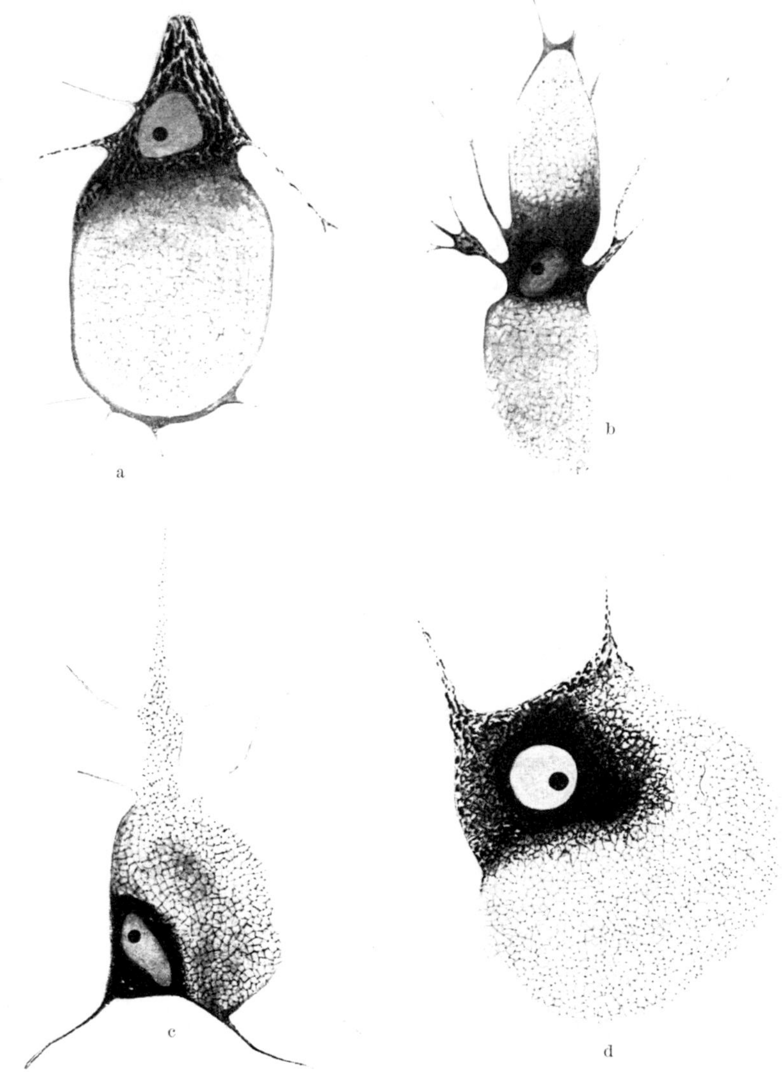

Abb. 1a—d.[1] Ganglienzellen aus Hirnrinde und Rückenmark. a Große Pyramidenzelle der motorischen Rinde mit sackförmiger Umwandlung der übrigen Zellbasis. b Starke Auftreibung des Zelleibs in der oberen und unteren Hälfte. Der Kern ist mit der erhaltenen NISSL-Struktur in der Mitte geblieben. c Große Pyramidenzelle. Kern und Hirnsubstanz sind in die linke Ecke der Basis verdrängt; der übrige Teil der Zelle ist stark aufgebläht, besonders auch der Spitzenfortsatz. d Vorderhornzelle des Rückenmarks; deutliche Maschenstruktur. Färbung nach NISSL.

[1] Soweit nichts anderes vermerkt, liegen Photogramme des Hirnpathologischen Instituts der Deutschen Forschungsanstalt für Psychiatrie, Max-Planck-Institut, München vor.

Auflösung der NISSL-Substanz noch reichliche Mengen Fibrillen an der Zelloberfläche gefunden werden. Man ist immer wieder überrascht über die reichen, sich überkreuzenden Züge der endocellulären Neurofibrillen, die man bei einem Anschnitt der Oberfläche zu sehen bekommt. Das von ihnen gebildete Maschenwerk ist durch die Überdehnung der Zelle in vergrößertem Maßstabe sichtbar gemacht. An den Neurofibrillenpräparaten werden außer den Blähungen des Zelleibs die Veränderungen der Dendriten besonders klar zur Darstellung gebracht, weil die Silberimprägnation die Konturen scharf hervorhebt (Abb. 5). Die vorhin erwähnten Dendritenballons heben sich hier scharf vom Untergrund ab, ebenso gewisse schaufelförmige Auftreibungen der Dendriten, z. B. in den PURKINJE-Zellen (Abb. 6). Auch im Silberpräparat tritt wieder das Maschenwerk im

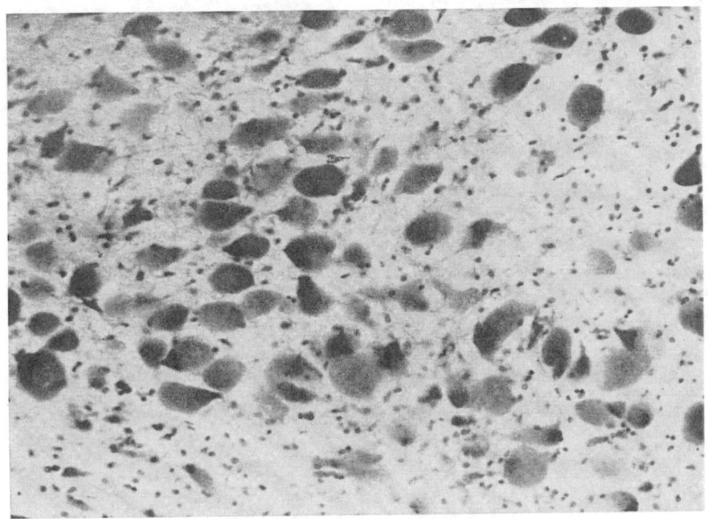

Abb. 2. Substantia nigra. Die lipoiden Stoffe sind durch Melanin angefärbt. (Spätfall Sta. mit dem Bilde der Chorea Huntington.) NISSL-Färbung.

Bereiche der Zellblähung in Erscheinung. Über seine Bedeutung war man sich anfangs nicht klar; manchen Autoren erschien es als ein vergröbertes endocelluläres Neurofibrillennetz; es ist aber das gleiche plasmatische Netzwerk, das wir in der NISSL-Zelle sehen, und das in unseren Bildern hier illustriert ist: Wie bei anderen Schaumstrukturen ist zwischen den Tröpfchen und Körnern die plasmatische Zellsubstanz netzartig ausgebreitet.

Die Axone sind an der Aufblähung nicht beteiligt. Die den Zellen oft anhängenden Ballons sind Auftreibungen der Dendriten und nicht der Achsenzylinderfortsätze.

Es ist nicht richtig, wenn SCHAFFER gewisse Axonschwellungen, die man häufig an den PURKINJE-Zellen findet, den Dendritenballons analog setzte und diese zum Prozeß der f.a.I. selbst rechnete. Sie sind homogene Auftreibungen, kommen bei Kleinhirnatrophien im Gefolge der verschiedenartigsten Prozesse vor und haben nichts mit dem Wesen der f.a.I. zu tun. Man sieht sie besonders dort, wo die Gliose im Mark sehr stark ist; es ist möglich, daß diese einen Widerstandsreiz abgibt, welcher die Bildung solcher spindelförmigen Schwellungen verursacht (vgl. hierzu die Abb. 7 einer eigenen Beobachtnng). Diesen auch als Axonkugeln bezeichneten Gebilden ähnliche und in analoger Weise als unspezifische Reaktionsphänomene zu erklärende (SCHOLZ) Auftreibungen in Form von „Stachelkugeln“ und „Torpedos“ an den Dendriten und Neuriten der PURKINJE-Zellen hat ULE 1952 beschrieben (s. S. 549).

In dem geschilderten Zustand starker Auftreibung können die Ganglienzellen offenbar fortbestehen. Das läßt sich zumal aus den langsam verlaufenden Fällen

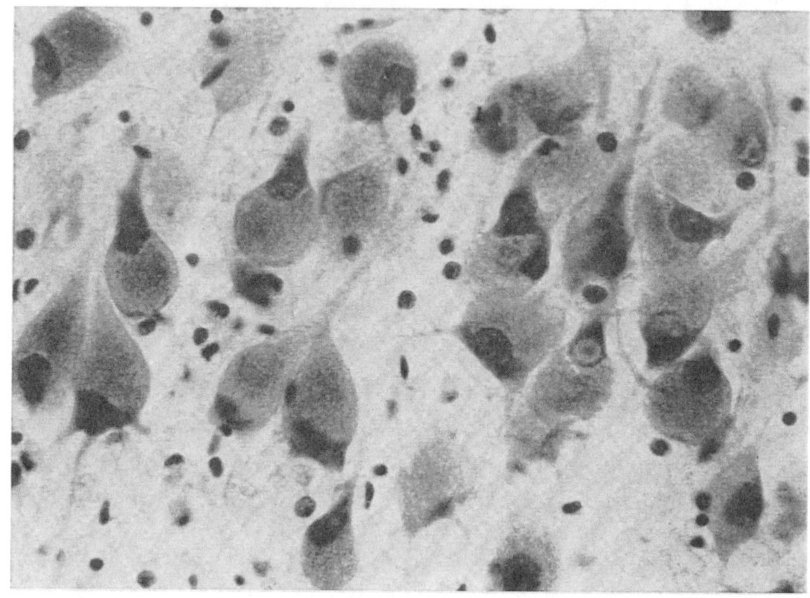

Abb. 3. Subiculargegend. Bezüglich der Formveränderung der Ganglienzellen in Anpassung an die ursprüngliche Lagerung in der entsprechenden Hirnregion s. Text. NISSL-Färbung.

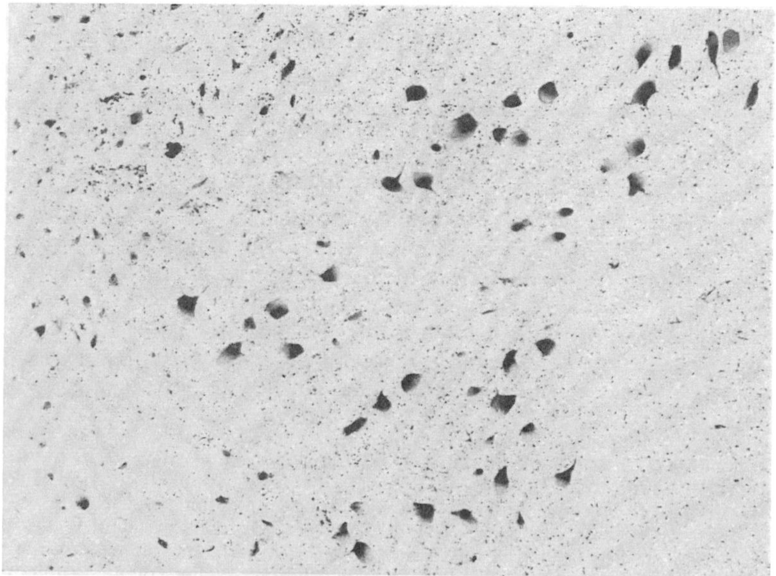

Abb. 4. Rückenmark, Vorderhorn. Beschreibung der Einzelheiten s. Text (vgl. Abb. 16). NISSL-Färbung.

schließen. Nicht selten verbindet sich, besonders bei den juvenilen Formen, mit der Aufblähung im Hauptteil der Zelle eine Schrumpfung in dem von Einlagerungen nicht betroffenen Gebiet; man kann von einer Kombination des spezifischen Zellprozesses mit der Sklerose sprechen (SPIELMEYER). Diese Schrumpfungserscheinungen der Ganglienzellen bei infantiler f.a.I. hat BIELSCHOWSKY 1936 besonders hervorgehoben. Das 2 Jahre 7 Monate alt gewordene, aus einer eingesessenen Bauernfamilie stammende Kind zeigte allgemeine Hypertonie, athetotische Bewegungen und keinerlei Augenhintergrundsveränderungen. Die typischen Lipoideinlagerungen ließen Schwärzung mit Hämatoxylin vermissen. Außerdem bestanden unregelmäßige Entmarkungsflecke ohne Achsenzylinderschädigung, die an die PELIZAEUS-MERZBACHERsche Krankheit erinnern konnten.

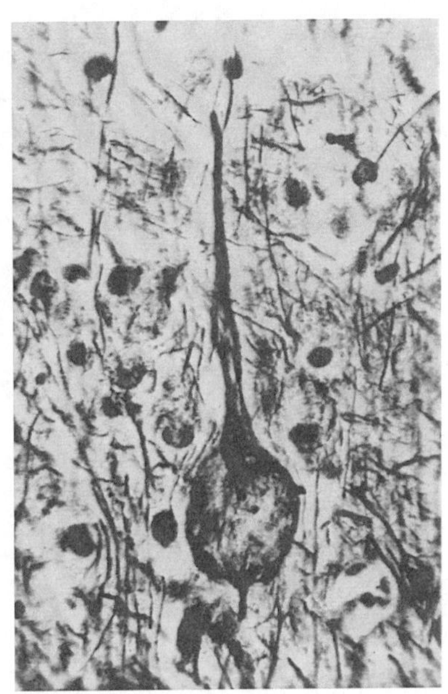

Abb. 5. Randverdrängung der endocellulären Fibrillen durch Lipoidanhäufung. (Eigene Aufnahme.) BIELSCHOWSKY-Färbung.

Die Ganglienzellerkrankung führt schließlich zum Untergang der Zelle. Die Ganglienzellen werden so aufgetrieben und kugelig abgerundet, daß sie vielfach wie Körnchenzellen aussehen (Abb. 8a und b). Bei dem rasch verlaufenden und schweren Prozeß der infantilen Form sieht man zahlreiche geblähte Ganglienzellen in Auflösung begriffen; der verunstaltete und geschrumpfte Kern buchtet die Zellkontur etwas vor; oft findet man Kerntrümmer außerhalb des restlichen Zellschattens. Diese Zerfallsvorgänge sind bei der TAY-SACHSschen Form meist nicht im einzelnen verfolgbar, während man die Zunahme der Blähung und die Schädigung und schließliche Ausstoßung des Kernes bei anderen Formen häufiger zu Gesicht bekommt. Am klarsten liegen die Verhältnisse dort, wo die begleitenden gliösen Erscheinungen von der Art der sog. Neuronophagie die Vorgänge deutlich machen. Warum mit dem Untergang der Zelle hier und da dieses gliöse Phänomen auftritt, und warum es in der Regel zum Zerfall der Zelle ohne diese spezielle gliöse Substitution kommt, das ist auch bei diesem Prozeß nicht bekannt. Wir sehen nur, daß die neuronophagischen Phänomene gewisse graue Massen bevorzugen, so die Substantia nigra und die untere Olive. Abb. 9 zeigt eine Neuronophagie. Auf die Farbreaktion der Lipoide ist später einzugehen. Je nach Intensität und Tempo des Ganglienzellprozesses stellen sich Gewebsdefekte ihrem Quantum nach sehr verschieden dar. Bei den juvenilen Fällen braucht ein Ganglienzellausfall z. B. im Übersichtsbild von der Rinde gar nicht hervorzutreten. Selbst in Spätstadien dieser Fälle kann das nach langem Krankheitsverlauf so sein. So ist in Abb. 10 der Rindenaufbau wohl gewahrt, und Zellausfälle sind nur in der untersten Rinde angedeutet. Dabei sind in diesem Falle die Rindenzellen in fast allen Lagen zum großen Teil spezifisch erkrankt. Doch sieht man auch wieder bei anderen Fällen der juvenilen Form selbst bei wesentlich kürzerer Dauer stärkere Lichtungen im Zellbild, wie z.B. in Abb. 11 in der 3. Schicht und im Übergang der Rinde zum Mark. Der Prozeß bei der TAY-SACHSschen infantilen Form führt regelmäßig zu schwersten Zerstörungen. Auf weite Strecken erscheint die Rinde oft enorm gelichtet. Die schattenhaften, noch erhaltenen, kugeligen Zellen werden von den hier regelmäßig gewucherten Gliazellen stark in den Hintergrund gedrängt; die dunklen Elemente, die sich in Abb. 12 von dem vielfach leer erscheinenden Untergrund bzw. von den blassen Zellschatten abheben, sind größtenteils faserbildende Astrocyten und gemästete Gliazellen. Eine andere Form schwerer Zerstörung endlich führen die spätinfantilen und

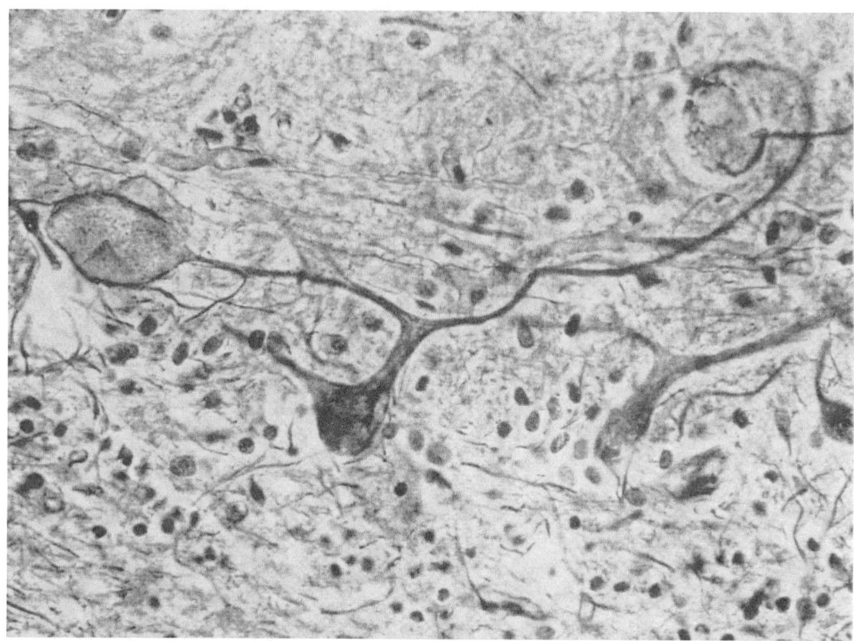

Abb. 6. Purkinje-Zelle mit Ausbildung von 2 Lipoidsäcken an ihren Dendriten. Bielschowsky-Präparat.

juvenilen Prozesse herbei, die gewisse Bezirke bevorzugen. Nur noch Reste einzelner Schichten, wie in Abb. 13 in den obersten Partien, bleiben erhalten,

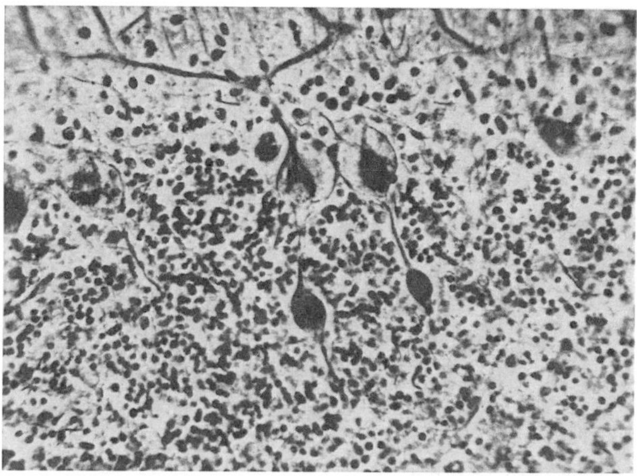

Abb. 7. Kleinhirnveränderungen bei infantiler Form. Hochgradige Lipoidanhäufung in den Purkinje-Zellen. Mit ihnen zusammenhängend 2 Axonkugeln. Lichtung der Körnerschicht. Färbung nach Bielschowsky.

und an der im übrigen völlig zerstörten, geschrumpften und gliadurchwucherten Rinde heben sich nur noch vereinzelte erhaltene Gliazellen heraus (s. Abb. 14).

Die Befunde an den Nervenfasern stehen zu denen der Ganglienzellen im allgemeinen im Verhältnis von Wirkung zu Ursache. Aus dem, was wir über das auffallend lange Erhaltenbleiben selbst enorm geblähter Ganglienzellen und über das Fortbestehen von Neurofibrillenzügen in den Zellkörpern und ihren Fortsätzen sagten, erklärt sich das häufig intakte oder kaum geschädigte Nervenfaserbild. In vielen juvenilen Fällen pflegt der Markfasergehalt in den grauen Massen nicht gelitten zu haben. Anders bei anderen juvenilen und spätintantilen

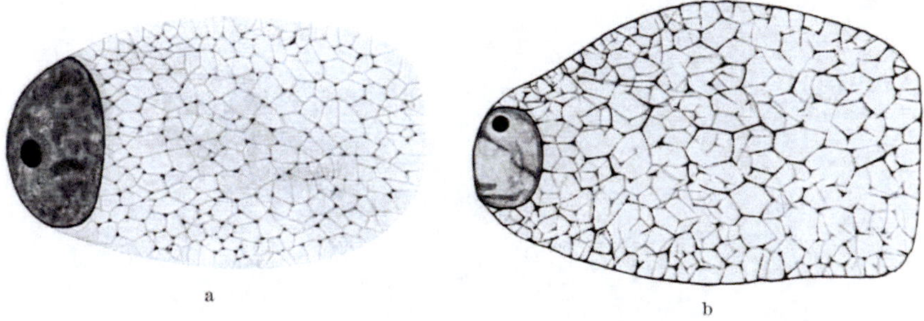

Abb. 8a u. b. a Ganglienzelle bei N.-P.K. + f.a.I. Die Zelle ähnelt einer Körnchenzelle bzw. der in b abgebildeten Schaumzelle in der Milz bei N.-P.K.

Fällen. Hier ist nicht nur die Rinde mehr oder weniger markfaserleer, sondern es weist auch das Marklager oft einen enormen Verlust an Nervenfasern auf, der sich schon makroskopisch in einem Schwund desselben und in Sklerose

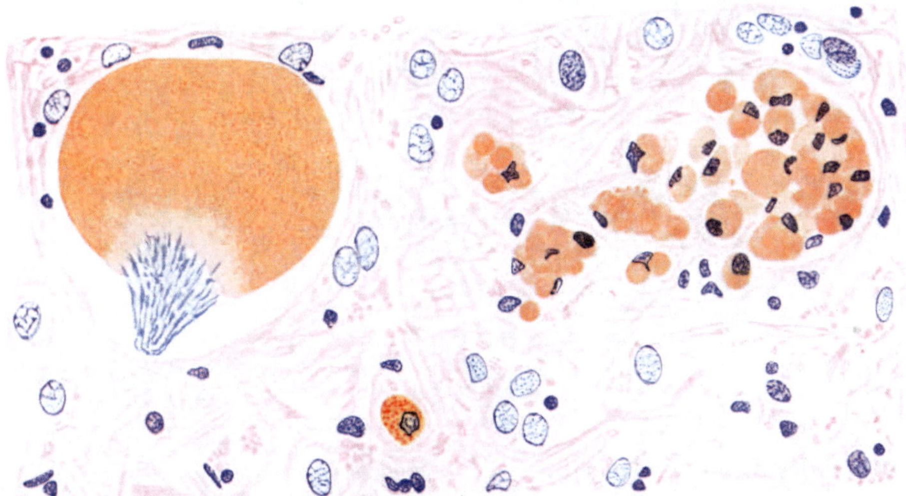

Abb. 9. Scharlachrotpräparat aus dem Vorderhorn des Rückenmarkes. Hochgradige Aufblähung einer Vorderhornzelle links infolge Einlagerung von lipoiden Substanzen. Daneben Reste einer zerfallenen Ganglienzelle, kenntlich durch gliöse Substitution. Die Gliazellen enthalten die gleichen lipoiden Substanzen in gleicher Färbung. Eine in der Mitte unten befindliche Gliazelle enthält neben den genannten Stoffen auch scharlachrotgefärbte Körnchen (juvenile Form).

kundgibt. Da in solchen Fällen die örtliche Verstärkung des Prozesses oft nur bestimmte Abschnitte der Hirnrinde betrifft, so läßt sich daran leicht zeigen, wie die Markschädigung in unmittelbarem Zusammenhang mit der Rindenzerstörung steht, wie sie sich also als eine Folge dieser letzteren darstellt und nicht als eine selbständige Miterkrankung des Markes.

Viel weniger klar liegen die Verhältnisse an der Marksubstanz bei den infantilen Fällen. Gewiß läßt sich die oft völlige Entmarkung der Rinde auch hier zwanglos als eine Folge der Nervenzellzerstörung erklären, wobei gleichzeitig mitspielt, daß die Rinde in den ersten Lebensjahren überhaupt noch relativ wenig Markfasern führt. Und die Dürftigkeit der Markfaserung in dem großen Marklager ist ebenfalls zum Teil die Folge der Erkrankung der grauen Massen,

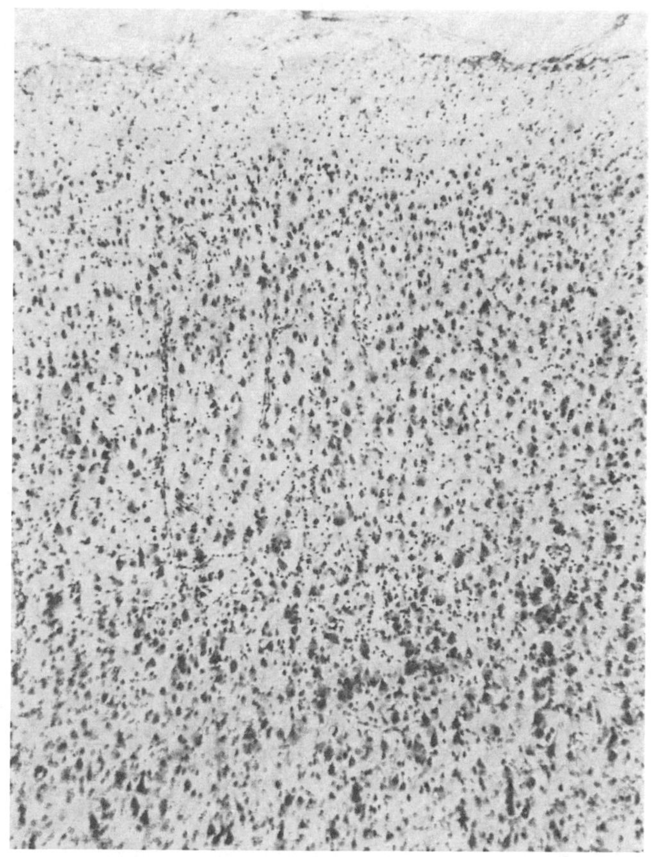

Abb. 10. Juvenile Form mit mäßigen Ganglienzellausfällen in den oberen Schichten der Großhirnrinde. NISSL-Färbung.

zum Teil der Ausdruck der noch nicht völligen Markreifung. Es gibt viele Fälle der infantilen Form, wo das Verhalten der Markfaserzüge durchaus das der Markentwicklung in dem betreffenden Lebensalter entsprechende Maß erreicht (SCHOB u. a.); wo also besonders die spätreifenden Systeme und Gebiete noch markarm sind. Es ist aber andererseits von den verschiedensten Autoren immer wieder betont worden, daß hier offenbar auch eine Hemmung der Markentwicklung eine Rolle spielt; sie betrifft besonders die entwicklungsgeschichtlich am spätesten reif werdenden Systeme (NAVILLE u. a.). Auffallend starke Veränderungen im Markfaserbild haben SCHAFFER, NAVILLE, DOLLINGER, SAVINI und SAVINI-CASTANO und RICHTER und PARMELEE beschrieben. Viel genannt werden in diesem Zusammenhang die Beobachtungen von BIELSCHOWSKY, GLOBUS und OSTERTAG. Außer der Hemmung der Markentwicklung spielen in

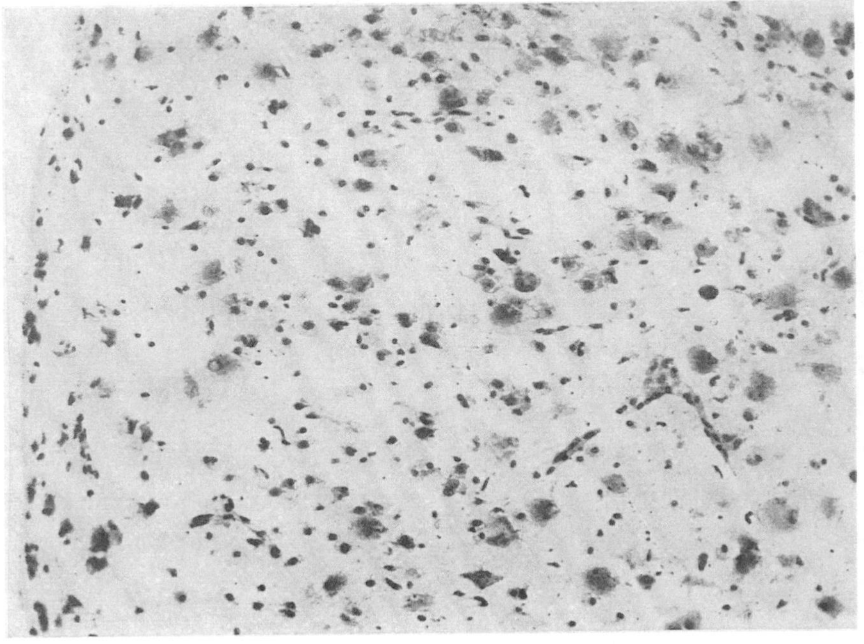

Abb. 12. Hochgradiger Ganglienzellausfall in den oberen Schichten der Hirnrinde mit starker reparatorischer Makrogliawucherung (gleiche Verhältnisse wie in Abb. 11). NISSL-Färbung.

Abb. 11. Starke Ganglienzellausfälle und lebhafte Gliazellwucherung in der Großhirnrinde (die dunklen unscharf sichtbaren Zellen sind gemästete Gliazellen). NISSL-Färbung.

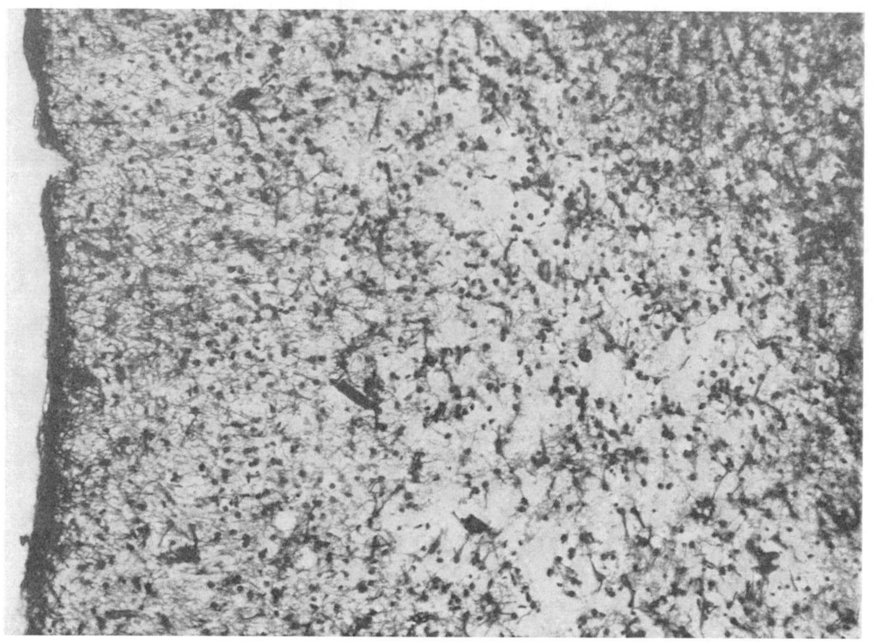

Abb. 14. Gleiche Verhältnisse wie in Abb. 13 im Gliafaserpräparat nach Holzer. Starke Gliafaserverarmung mit Auflockerung im Bereich des Status spongiosus.

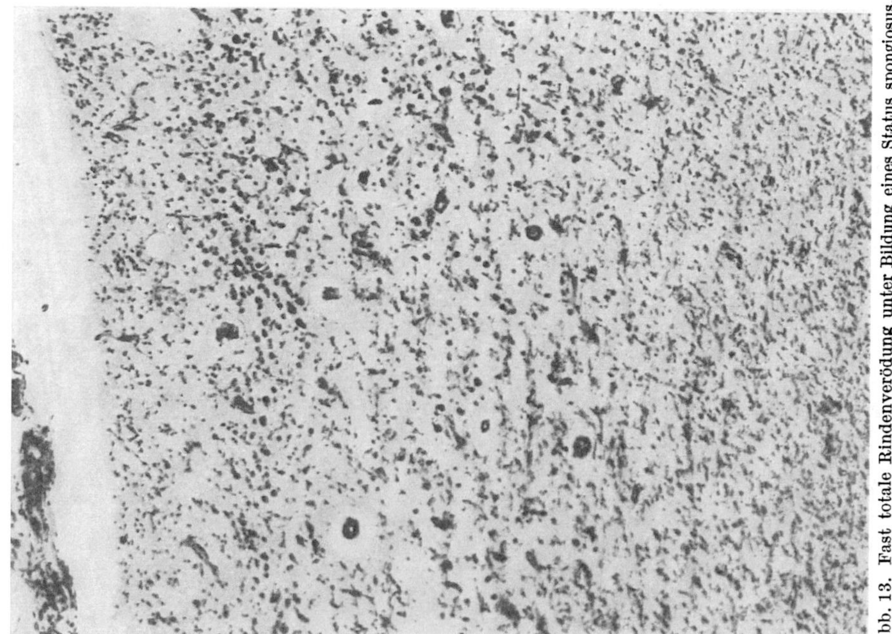

Abb. 13. Fast totale Rindenverödung unter Bildung eines Status spongiosus.

manchen Fällen schwerste Auflösungserscheinungen des Centrum semiovale eine Rolle; dieses kann wie erweicht aussehen (Abb. 15). Von OSTERTAG, BIELSCHOWSKY u. a. wird diese Art schwerster Markzerstörung nicht als eine zum pathologischen Prozeß der f.a.I. gehörende Erscheinung aufgefaßt. Auch SPIELMEYER glaubte unter Anlehnung an die genannten Autoren und an die Studien von SCHOLZ über familiäre Markerkrankungen, daß wir es hier mit einer Komplikation bzw. Kombination zu tun haben (s. Schluß). Hier ist die neuere Arbeit von WICKE von Interesse.

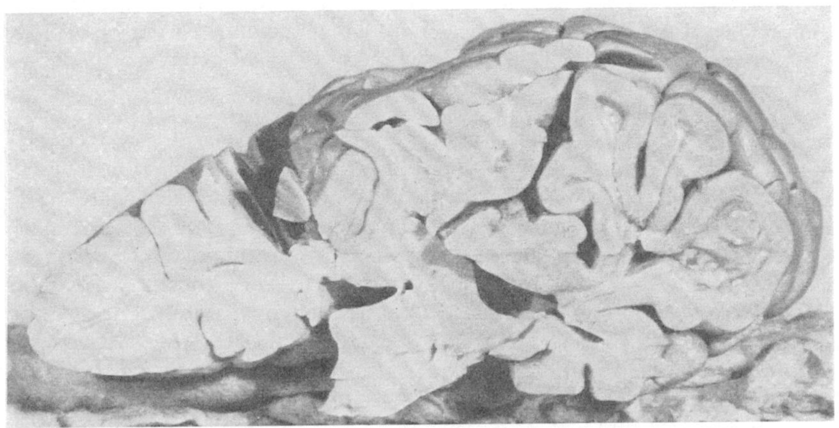

Abb. 15. Frontalschnitt durch die Großhirnhemisphäre. Die Markkegel der Temporalwindungen sind zum Teil ausgehöhlt wegen Ausfließens der schleimig veränderten Marksubstanz. (Nach M. BIELSCHOWSKY.)

1. Glia und Mesenchym.

Das Verhalten der faserigen und zelligen Neuroglia ist ganz abhängig von dem Prozeß am nervösen Parenchym, also in erster Linie wieder von den Ganglienzellschädigungen. Die pathologischen Reaktionen der Glia haben als solche nichts Charakteristisches für die Krankheit. Sie brauchen deshalb hier nicht im einzelnen abgehandelt zu werden. Daß allerdings in einzelnen Fällen von der Ganglienzellveränderung unabhängige Erkrankungserscheinungen der Gliazellen in Form von Lipoideinlagerungen vorkommen, zeigen die Beobachtungen von BIELSCHOWSKY und SJÖVALL. Bei der bloßen Befundbeschreibung können wir hier summarisch darauf hinweisen, daß sich die Reaktionen, insbesondere die Faserwucherungen und die Hypertrophie bzw. Proliferation pathologischer Gliazellformen ganz nach der Schwere und dem Tempo der Veränderungen richten. Gerade bei der f.a.I. sieht man, daß nicht einfach die Art des Prozesses die Besonderheit der proliferativen Vorgänge an der Glia bestimmt, sondern daß dem Tempo und dem Grade eine erhebliche Bedeutung dabei zukommt. Denn wo die Zerfallsvorgänge sich langsam abspielen, bleibt es bei der Inanspruchnahme der fixen gliösen Elemente. Im Gefolge grober und schneller Zerfallsvorgänge, also bei der TAY-SACHSschen Form, und in Fällen mit lokaler Prozeßverstärkung werden gliöse Elemente mobilisiert und vielfach zu Körnchenzellen umgewandelt (s. S. 561). Bei solchen groben Zerstörungen sieht man nicht mehr eine Vermehrung feiner Faserbildner, sondern auch die Bildung gewaltiger Astrocyten und gemästeter Gliazellformen mit milchglasartigem Zelleib und durchschnittlich nur kleinen, stummelartigen Fortsätzen (s. Abb. 12).

Daß es sich bei der f.a.I. um eine Erkrankung des nervösen Parenchyms handelt, geht auch aus dem Befund am Mesoderm hervor. Die Meningen und die Blutgefäße sind in der Regel in Ordnung. Wir finden nur hier und da sekundäre Störungen. Die häufigste Veränderung ist eine Verdickung und Trübung der Meningen über stark atrophischen Gehirnen oder im Bereich lokaler Akzentuierung des Prozesses. An den Gefäßen findet man Abbauprodukte in Form scharlachfärbbarer Lipoidstoffe, die von den Adventitialelementen gespeichert werden (s. Abb. 13 und 11), und in wenigen Fällen eine Infiltration mit Lymphocyten oder auch mit Plasmazellen. Die infiltrativen Erscheinungen sind der Ausdruck der Aufsaugung bei rascheren und schnelleren Zerfallsvorgängen im Sinne der symptomatischen oder sekundären Entzündung und waren besonders schwer in dem von OSTERTAG beschriebenen Fall mit sehr schweren Zerfallserscheinungen.

2. Lokalisation des Prozesses.

Auch für die f.a.I. ist neben der Qualität des Prozesses seine *Lokalisation* charakteristisch: Die Verbreitung über das ganze Nervensystem einschließlich der Elemente der Netzhaut, der Spinalganglien, der sympathischen Ganglien und der vegetativen Zellgruppen in den Organen ist ein hervorstechendes Merkmal der Krankheit. Man nennt diese Ausbreitung der Zellerkrankung nach dem Beispiel von SCHAFFER gewöhnlich „ubiquitär". Aber dieses Wort ist nicht nur sprachlich unerfreulich, sondern es kann auch irreführend wirken und hat das getan. „Ubiquitär" oder „allörtlich", wie SCHAFFER gerne sagte, würde ja bedeuten, daß man wirklich an allen Orten des Nervensystems die Ganglienzellen erkrankt findet. Das ist jedoch nicht der Fall. Sie ist nicht „allgegenwärtig", sondern sie betrifft das Nervensystem in seiner Gesamtheit; sie ist allgemein, universell darüber verbreitet.

Dabei ist keineswegs immer jede Stelle betroffen. Schon bei SPIELMEYERs juvenilen Fällen erwiesen sich die caudalen Abschnitte des Hirnstammes und die obersten Teile des Rückenmarks mehr oder weniger unversehrt. Überhaupt ist es nicht selten, daß manche Kerne im Mittel- und Zwischenhirn und im Nachhirn (GLOBUS, SCHOB, BERGER, WALTER u. a.) verhältnismäßig wenig in Mitleidenschaft gezogen sind, speziell im Vergleich mit der Rinde. Mitunter beobachtet man eine Abnahme des Prozesses auch innerhalb des Großhirnmantels in der Richtung von vorne nach hinten (KUFS, SPIELMEYER, A. MEYER). Eine Seltenheit stellen die Beobachtungen WALTERs und TSCHERNYSCHEFFs dar, wo das Zellbild des Kleinhirnes völlig normal war.

Besonders wichtig ist auch das unterschiedliche Verhalten der Netzhaut bzw. des peripheren optischen Apparates überhaupt bei den juvenilen und späteren Typen. Es gibt eine nicht geringe Reihe von Fällen amaurotischer Idiotie ohne Amaurose (SPIELMEYER und die oben genannten Autoren). — Im allgemeinen kann man sagen, daß man, je langsamer der Prozeß sich vollzieht und je später er beginnt, desto eher intakte Bezirke bei im übrigen diffuser Ausbreitung zu Gesichte bekommt (KUFS). Dagegen ist es bei der TAY-SACHSschen durchschnittlich rasch fortschreitenden Krankheit die Regel, daß hier alle oder fast alle Ganglienzellen in Mitleidenschaft gezogen sind.

Eine Sonderstellung hinsichtlich ihrer Lokalisation hat jene Gruppe, bei der der an sich diffuse Prozeß — wie bei der LISSAUERschen Paralyse — Verstärkungen an bestimmten Partien erfährt. Am häufigsten ist das Kleinhirn das bevorzugte Gebiet. Hierher gehören die Fälle von STRÄUSSLER, JANSKY, HALLERVORDEN, HASSIN, STEEGMANN und KARNOSH, eigene Beobachtung u. a. HALLERVORDEN betont, daß der Zellprozeß in seinem ersten Fall zwar überall vorhanden, aber nicht „ubiquitär" war, in seinem zweiten Fall mit seinen Hauptveränderungen im Rückenmark und Kleinhirn sogar Großhirnrinde und Hirnstamm (mit Ausnahme des Ammonshorns) gering beteiligt waren. Dasselbe sah ich in einem altgewordenen spätinfantilen Fall. SCHEIDEGGER u. a. setzen sich unseres Erachtens mit Recht dafür ein, das Dogma von der „Ubiquität" fallen zu lassen. Bei einigen Fällen ließ die hochgradige Schädigung des Kleinhirns zunächst an einen ganz anderen Prozeß, z. B. im Falle von STRÄUSSLER an eine Kleinhirnatrophie, im Falle von BIELSCHOWSKY an eine Kombination mit der MARIEschen Form der Kleinhirnatrophie denken. Eine besondere Rolle spielen hier die spätinfantilen Fälle (BIELSCHOWSKY, MARINESCO, SCHOB, BRODMANN u.a.). Selten ist bei der infantilen Form das Kleinhirn stärker betroffen als das Großhirn (WESTPHAL). Eine Verstärkung des Prozesses in den basalen Ganglien wird in verschiedenen Veröffentlichungen erwähnt, so im Falle von WESTPHAL und SIOLI mit doppelseitiger Athetose, im Fall von LIEBERS mit Myoklonuserscheinungen, in den Fällen von BÖHMIG und SCHOB sowie HALLERVORDEN mit PARKINSON-Symptomen, und vor allem im Falle von A. MEYER, der an das Bild der Pseudosklerose erinnerte. SJÖVALL und ERICSSON fanden an dem regelmäßig durch extrapyramidale Symptome gekennzeichneten Material SJÖGRENs keine Akzentuierung des Ganglienzellprozesses im Striopallidum usw., wohl aber eine Veränderung der Makroglia mit Lipoideinlagerungen und sehen darin das anatomische Korrelat zu jenen klinischen Zeichen. LIEBERS fand in Teilen der Stammganglien und im Nucleus dentatus neben dem Zellprozeß der f.a.I. Myoklonuskörperchen. Eine andere kleine Gruppe bilden Fälle mit frühzeitiger Entwicklung der Geschlechtsorgane und -merkmale (WESTPHAL und SIOLI, TSCHUGUNOFF, WELT-KAKELS, DE BRUIN, RUSSETZKIJ), Erscheinungen, die auf das Hypophysen-Zwischenhirngebiet hinweisen. Auf eine lokale Akzentuierung des Prozesses in dieser Gegend bezieht RITTER auch in seinem Fall die Fettsucht, die Schwierigkeiten in der Abgrenzung gegen das LAURENCE-BIEDLsche Syndrom machte. (Fettsucht sahen auch ZIERL, ERDMANN und SCHALL.) Sehr häufig ist eine verstärkte Erkrankung des Ammonshornes (s. u.). Selten ist eine Prozeßverstärkung im Rückenmark. Abb. 16 zeigt bei einer klinisch nicht diagnostizierbaren Erkrankung schwerste Ausfälle in den Vorderhörnern des Lumbalmarks. Klinisch bestand nach RUNGEs Beobachtung eine Quadricepslähmung mit degenerativer Muskelatrophie. Schwere Veränderungen zeigte das Rückenmark auch in dem Kleinhirnfall von HALLERVORDEN und im Fall von HÖRA. Hier waren ganz ausgesprochen hochgradig neben den Hypoglossuskernen die motorischen Vorderhornzellen des Rückenmarks betroffen. Selten ist endlich eine Bevorzugung bestimmter Rindenpartien, wie sie BRODMANN zuerst mitgeteilt hat. Hier waren die spätmarkreifen Gebiete vorzüglich befallen, ähnlich wie in einem Falle unserer Beobachtung. Man könnte solche Fälle am ehesten mit der LISSAUERschen Herdparalyse vergleichen.

Bei Fällen der letzteren Art hat man trotz allen Bemühens keinen Anhalt für die tieferen Gründe solcher örtlicher Prädilektion gefunden. Will man sich nicht in Spekulationen einlassen, so kann man weiter nichts aussagen, als was man sieht: daß gewisse Organteile bevorzugt sind. Bei den Kleinhirnatrophien wird man allerdings von vornherein geneigt sein, an eine systematische Erkrankung zu denken. BIELSCHOWSKY hat zuerst darauf hingewiesen, daß der Prozeß der f.a.I. die Neigung hat, sich gerade im Kleinhirn einzunisten und hier in erster Linie die Körner und die aufsteigenden Apparate zu zerstören, während die PURKINJE-Zellen und das corticofugale Neuronensystem leidlich erhalten bleiben (Abb. 17). In mancherlei ähnlichen Fällen jedoch fand ich diese Beschränkung auf das cerebello-petale Kleinhirnsystem nicht; gewöhnlich leidet auch der PURKINJE-Apparat Not. Man sieht das oft nebeneinander: In Abb. 18 sind an den Läppchen rechts die PURKINJE-Zellen verhältnismäßig gut erhalten,

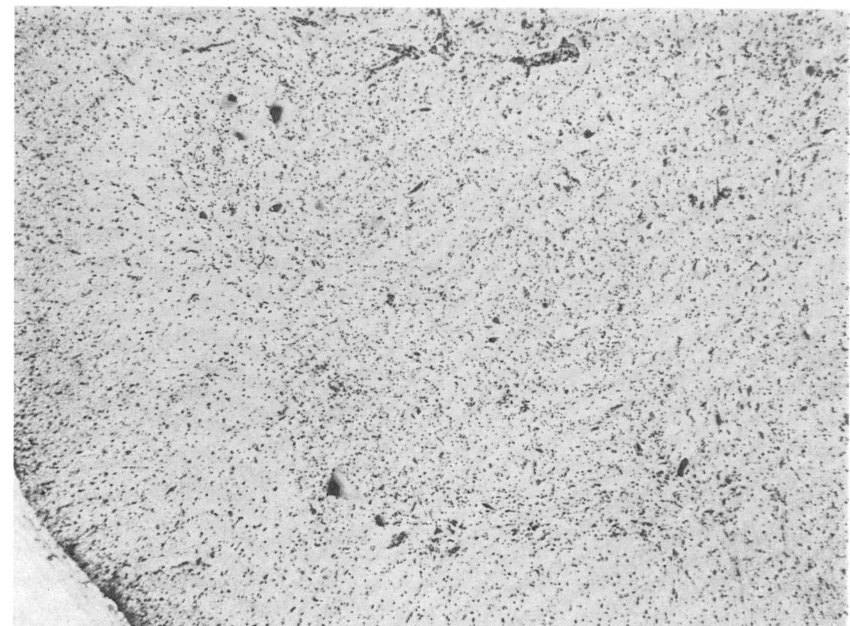

Abb. 16. Im Vergleich mit Abb. 4 schwerste Ganglienzellausfälle der motorischen Vorderhornzellen im Lendenmark. Nissl-Färbung.

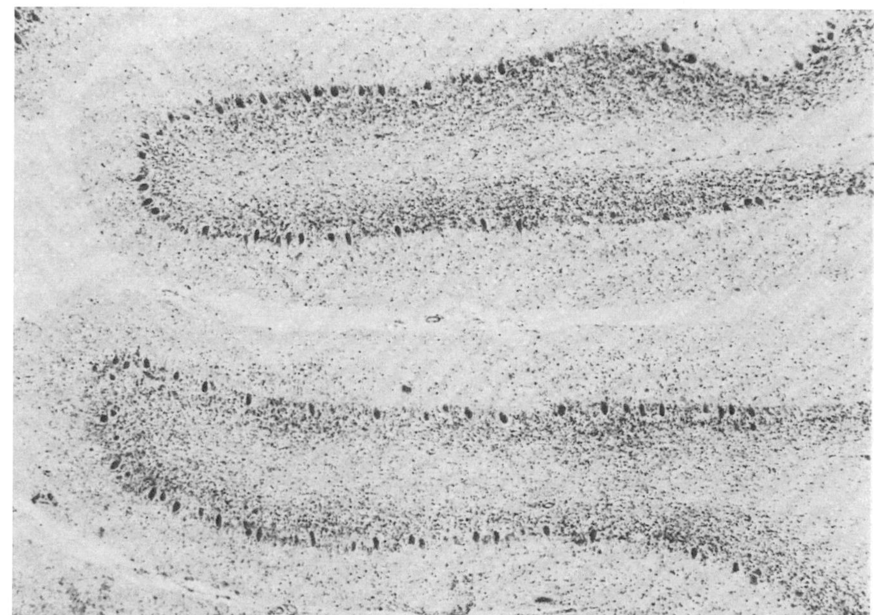

Abb. 17. Charakteristische Kleinhirnveränderung. Cerebellopetaler Degenerationstyp Bielschowskys. Weitgehendes Erhaltenbleiben der Purkinje-Zellen bei starker Lichtung de Körnerschicht. (Nissl-Präparat.)

während die Körner weitgehend zugrunde gegangen sind. In dem Läppchen links dagegen sind beide Apparate der Kleinhirnrinde auf das Schwerste betroffen.

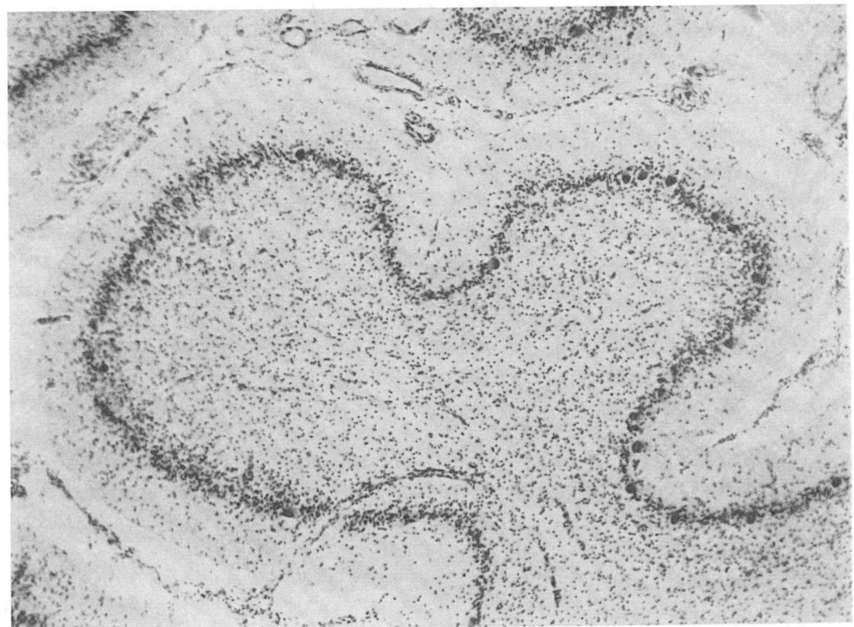

Abb. 18. Fortgeschrittenes Stadium der in Abb. 17 dargestellten Kleinhirnveränderung mit völligem Schwund der Körnerschicht, hochgradigen Veränderungen der PURKINJE-Zellen im Sinne der amaurotischen Idiotie und Wucherung der BERGMANNschen Gliazellschicht. (NISSL-Präparat.)

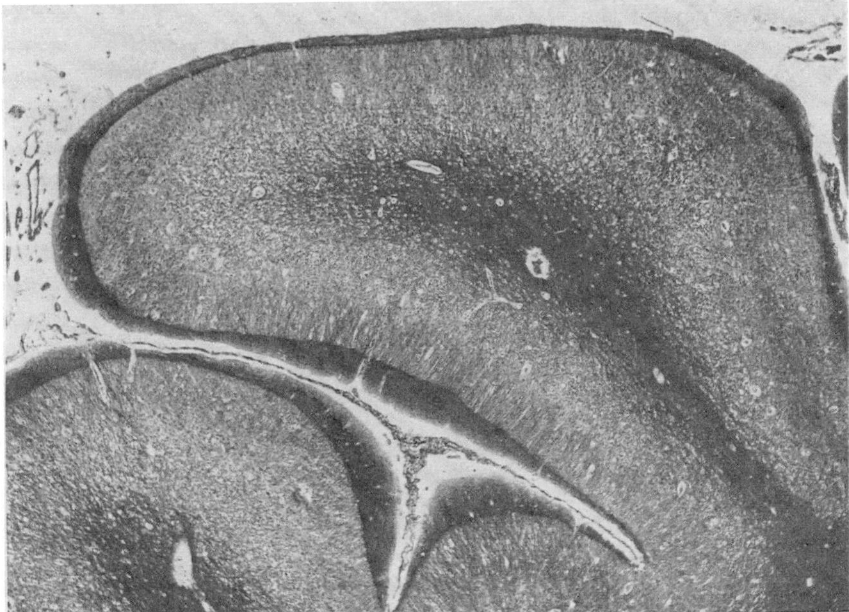

Abb. 19. Hochgradige Gliafaserwucherung im Kleinhirn mit Ausbildung einer dichten Gliafaserdeckschicht. Färbung nach HOLZER.

Es gibt aber auch Fälle mit wechselnder Bevorzugung der cerebellaren Systeme. So kann man ganz verschiedene Bilder auswählen: Vor allem Läppchen mit corticopetaler Degeneration, weniger Bezirke vom zentrifugalen Degenerationstypus und wieder andere, wo alle Schichten der Kleinhirnrinde ziemlich gleichmäßig betroffen sind. Ein Bild von der Schwere der Gliafaserwucherung im Kleinhirn gibt Abb. 19.

Da bei allen Krankheiten, die wir gewöhnlich Systemerkrankungen nennen, der Ausfall nicht ausschließlich auf einen anatomisch-physiologisch geschlossenen Apparat beschränkt zu sein pflegt, werden wir auch bei der f.a.I. damit rechnen dürfen, daß beim Zustandekommen gewisser örtlicher Akzentuierungen spezielle Systemanfälligkeiten eine Rolle spielen. Das scheint mir wenigstens dort berechtigt, wo analog den BIELSCHOWSKYschen Beobachtungen der corticopetale Apparat in mehr oder weniger elektiver Weise betroffen ist. ULE weist neuerdings auf eine Ausdrucksform atrophisierender Prozesse am Kleinhirn hin, die sich durch Untergang der Körner bei relativ gut erhaltenen PURKINJE-Zellen auszeichnet und nur bei angeborenem Schwachsinn bzw. bei Schwachsinn im jugendlichen Alter gefunden wird, was mit den weniger bekannten Beobachtungen von H. VOGT und ASTWAZATUROW (1912) übereinstimmt. Bei ULEs 7 Schwachsinnsfällen aus HALLERVORDENs Untersuchungsgut konnte das Bestehen einer amaurotischen Idiotie ausgeschlossen werden. Die Erkrankungen zeigten keine Neigung zur Progredienz. In Übereinstimmung mit VOGT und ASTWAZATUROW, BIELSCHOWSKY, HALLERVORDEN u. a. fand ULE in 6 Fällen eine Bevorzugung der neocerebellaren Anteile gegenüber dem Palaeocerebellum, während nur in einem Fall ein umgekehrtes Verhalten vorlag. Dabei besteht aber die Tendenz des Prozesses, sich auch auf die Nachbarbezirke des anderen phylogenetischen Systems auszubreiten, ohne aber in der überwiegenden Mehrzahl der Fälle die neocerebellare „Systembezogenheit“ zu verlieren. Da das Wesentliche und zeitlich Primäre des Prozesses im Untergang der Körnerzellen zu erblicken ist und die übrigen Veränderungen der Kleinhirnrinde als Ausdruck transneuronaler Degenerationsvorgänge aufzufassen sind, schlägt ULE die allgemeine Bezeichnung „Kleinhirnrindenatrophie vom Körnertyp“ vor. Fünf seiner Fälle rechnet er zu den angeborenen oder in frühester Kindheit aufgetretenen primären systematischen Kleinhirnrindenatrophien, während in den beiden letzten mehr an eine Kleinhirnschädigung im Rahmen der cerebralen Kinderlähmung (Ödemschaden) zu denken ist. Gegen die Annahme einer ätiologischen Krankheitseinheit dieser Art von Atrophie spricht die Tatsache, daß verschiedene pathogenetische Faktoren (Hypoxydose-Ödem-Komplex bei entzündlichen Erkrankungen, CO-Vergiftung, hypoglykämisches Koma mit frischen Zellnekrosen) die Veränderung herbeiführen können, sie aber auch bei heredodegenerativen Erkrankungen zu finden ist. Diese Annahme findet in den Untersuchungen über die Konglutination der Körnerschicht von FERRARO und MORRISON, WILLIAMS, CHRISTOMANOS und SCHOLZ, WINKELMAN, UPNERS und LEIGH und A. MEYER eine Stütze. ULE schließt, daß der sog. cerebellopetale Degenerationstyp bei f.a.I., der zur Gruppe der Kleinhirnrindenatrophien vom Körnertyp gezählt wird, nicht allein als Folge der Lipoidstoffwechselstörung, sondern vielmehr als Ausdruck einer Anlageschwäche bzw. anlagemäßigen Empfindlichkeit gegenüber bestimmten Noxen anzusehen ist. Damit ist seine pathognomonische Bedeutung für die f.a.I. eingeschränkt.

Vielleicht gilt das auch für die etwas selteneren Fälle in extrapyramidalmotorischen Systemen. — Viel schwieriger liegen die Dinge beim Ammonshorn. Nach den Untersuchungen von SCHERER halten sich die Hauptausfälle ganz und gar nicht an bestimmte funktionell topistische Einheiten bzw. Areae. Jedesmal war in den Fällen mit schwer erkranktem Ammonshorn der dorsale Bandabschnitt zusammen mit dem Endblatt ausgefallen, und hier und da war auch die Fascia dentata mitbetroffen, der SOMMERsche Sektor dagegen nicht (Abb. 20). Subicularwärts nimmt der Grad der Zellerkrankung auch in den Fällen ohne schwere Ausfälle ab. Dieses Verhalten entspricht der physiologischen Lipophilie der Zellen im Ammonshorn. Eine derartige Beziehung ist für andere Teile des Zentralnervensystems nicht regelmäßig nachzuweisen. Diese Art der Ammonshornerkrankung weicht vollständig von der auf Kreislaufstörungen zurückzuführenden Ammonshornsklerose ab.

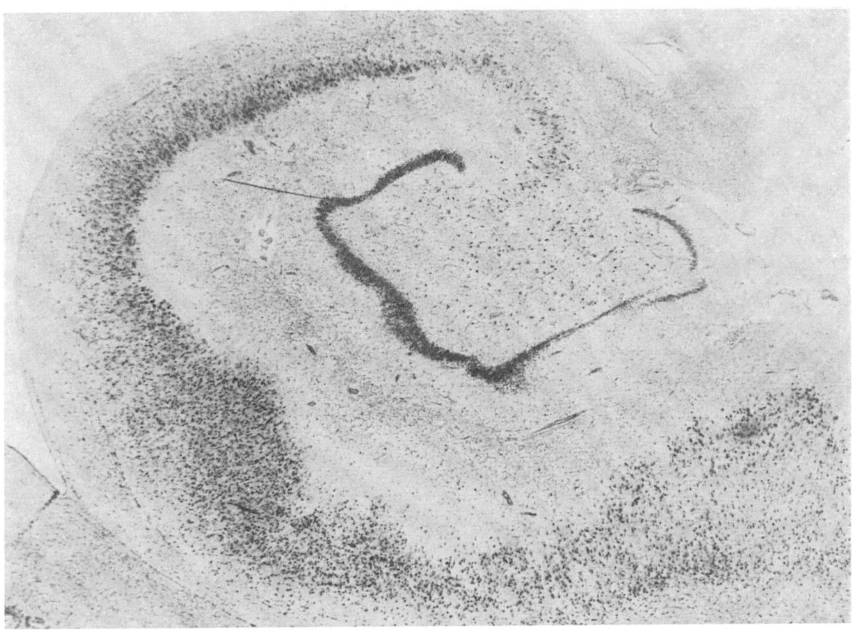

Abb. 20. Lokale Prozeßbetonung im Ammonshorn mit hochgradiger Lichtung von Endblatt, Stiel und medialem Abschnitt des dorsalen Bandes. (Nach SCHERER.) Färbung nach NISSL.

Schließlich teilt die f.a.I. die Neigung zu pseudolaminären Ausfällen mit vielen anderen Prozessen der verschiedensten Genese. Hierzu hat GLOBUS betont, daß sich für die wechselnde Bevorzugung einzelner Schichten, die man sogar innerhalb ein und desselben Feldes findet, keine Gesetze aufstellen lassen. In den Fällen, in denen es zu schwerer Rindenzerstörung kommt, ist vielfach die tiefe 3. Schicht oder auch die ganze obere Rindenhälfte bevorzugt, mitunter in der Form der Verödung, mitunter in der Form des Status spongiosus. Dabei handelt es sich nicht um die systematische Erkrankung einer bestimmten Schicht; die Ausfälle greifen vielmehr bald in die darüber, bald in die darunter gelegenen Schichten über, oder sie setzen sich von einer in die andere Schicht hin fort. Das ist besonders von KUFS, A. MEYER und GLOBUS im Gegensatz zu C. und O. VOGT und MARTHE VOGT betont worden.

C. Anatomische Differentialdiagnose.

Das anatomische Bild ist durch einen universell über das Nervensystem ausgebreiteten spezifischen Ganglienzellprozeß so wohl charakterisiert, daß wir alle anderen hier in Betracht kommenden Prozesse ausscheiden können. Höchstens könnte man einmal gewisse Spätfälle übersehen, wenn man den Ausdruck

„ubiquitär" allzu ernst nimmt. Auch Fälle mit ganz besonders stark ausgebildeten und weitgehend örtlich eingeschränkten Prozeßakzentuationen, wie die von STRÄUSSLER und HALLERVORDEN beschriebenen und der von mir beobachtete spätinfantile, fügen sich in das Bild ein, seitdem wir wissen, daß die f.a.I. ihre Prädilektionsstellen haben kann. Selbstverständlich wird man nicht aus einer einzigen Zelle die Diagnose stellen wollen. Denn es gibt Zellen, z. B. im Senium, die eine gewaltige Blähung durch eingelagerte Lipoidmassen erfahren und im NISSL-Präparat auf den ersten Blick denen der f.a.I. gleichen können. Diese Ähnlichkeit des histologischen Bildes hat auch SJÖVALL und ERICSSON veranlaßt, den Prozeß der f.a.I. mit einem Vorgang vorzeitigen Alterns zu vergleichen. BALTHASAR fand neuerdings in O. VOGTs Institut bei den beiden pathophysiologisch weit voneinander verschiedenen Prozessen der Lipofuscininvolution des alternden Gehirns und der f.a.I. weitgehende Übereinstimmung der Lokalisation der Lipofuscin- bzw. der Lipoiddepots in den großen Pyramidenzellen der 5. Rindenschicht der vorderen Zentralwindung. Die Ähnlichkeiten und Entsprechungen der Zellbilder geben einen Hinweis auf deren vorwiegend topistische Bestimmtheit. Für die Differentialdiagnose nicht ernstlich wichtig erscheint STEEGMANNs Feststellung, daß die Zellen des Corpus geniculatum externum, besonders häufig bei alten und arteriosklerotischen Individuen, starke Auftreibungen mit Abrundung des ganzen Zelleibes oder mit Blähung einer mehr umschriebenen Partie erfahren; der Kern mit dem Rest der NISSL-Substanz ist verlagert. Schließlich kann die Zelle ganz in der Schwellung aufgehen.

Am ehesten kann es zu einer Verwechslung mit f.a.I. wohl an Präparaten von PICKscher Hirnatrophie kommen (STIEF). Diese Krankheit setzt (v. BRAUNMÜHL) oft sehr erhebliche Veränderungen an den Stammganglien und die Zellen werden hier unter Verdrängung der noch erhaltenen Zellbestandteile ganz besonders kugelig aufgetrieben. Allerdings wird man sich vor Irrtümern leicht schützen können, wenn man Schnitte aus der Hirnrinde betrachtet und nicht nur das NISSL-Präparat, sondern auch andere Färbungen zu Rate zieht. Diese äußerliche Ähnlichkeit erscheint mir für die viel erörterte Frage nach dem Wesen des Zellprozesses bei der f.a.I. von Bedeutung. Gerade bei dem Vergleich zwischen den Zellen bei PICKscher Hirnatrophie einerseits und f.a.I. andererseits ist die Unhaltbarkeit der SCHAFFERschen Lehre leicht demonstrierbar, wonach der spezifische Zellprozeß bei der f.a.I. auf einer primären Schwellung beruht. Bei der PICKschen Atrophie erscheint die Zellschwellung gerade anfangs eigenartig homogen, dagegen ist die Auftreibung bei der f.a.I. von vornherein durch Ablagerung einer körnigen Masse charakterisiert.

Auf die wichtige Frage der pathologisch-anatomischen Differentialdiagnose von f.a.I., NIEMANN-PICKscher Krankheit und der in den letzten Jahren häufig beschriebenen PFAUNDLER-HURLERschen Krankheit ist später einzugehen.

D. Unterschiede der einzelnen Formen.

Wenn wir im folgenden versuchen, einen Überblick über die Verschiedenheiten der einzelnen Formen zu geben, so ist von vornherein selbstverständlich, daß es sich hier nur um die Heraushebung des Durchschnittlichen handeln kann. Es ist BIELSCHOWSKY durchaus zuzustimmen, wenn er sagt, jede Familiengruppe, ja jeder einzelne Fall habe eine besondere Note. Wir sehen das schon daran, daß *klinisch* zwischen den 3 Hauptformen — der infantilen, juvenilen und der Spätform — Zwischengruppen und Übergangsfälle stehen. Es sind einmal die Erkrankungen, die man nach BIELSCHOWSKY als spätinfantile bezeichnet. Andere Fälle (BEHR, BERGER, ROGALSKI, GLOBUS, eigene Beobachtungen) halten wieder sozusagen die Mitte zwischen juveniler und spätester Form. Aber darüber hinaus gibt es Beobachtungen, die auch nicht in unseren Zwischengruppen glatt unterzubringen sind (WALTER, BRODMANN u. a.). Darum hat HALLERVORDEN auch bei den Spätfällen zwischen echten Spätfällen und protrahierten Formen mit frühzeitigem Beginn unterschieden.

Trotz dieser Unterschiede nimmt die Krankheit durchschnittlich einen desto langsameren Verlauf, je später sie beginnt. Der Prozeß ist bei der TAY-SACHSschen Form am intensivsten, bei den spätesten Fällen am mildesten (KUFS). Das drückt sich auch im anatomischen Bilde aus. Beim TAY-SACHS ausgesprochene Neigung zum Zellzerfall, daher grobe Ausfälle nicht nur der Nervenzellen, sondern in ihrem Gefolge auch der Nervenfasern, massenhafte Abbauprodukte und ihre Verarbeitung in gewucherten Gliazellen, beträchtliche Proliferation von Gliafaserbildnern, daher auch vielfach schon makroskopisch grobe Läsionen; bei den Spätfällen die immer wieder erstaunliche Resistenz der Ganglienzellen gegenüber diesem Prozeß, und darum oft die auffällige Unberührtheit des Nervenfaser- und Gliabildes und das normale makroskopische Verhalten. Trotz universeller Ausbreitung bleiben hier Zellgruppen oder größere Teile des Nervensystems verschont. Bei der juvenilen Form kann es ähnlich sein, doch ist der Prozeß in der Regel schwerer. Hier kommen abgesehen von schweren diffusen Schädigungen (GLOBUS, ROGALSKI u. a.) lokale Akzentuierungen des Prozesses in bestimmten Gegenden vor, die schließlich gröbsten sklerotischen Schwund hervorrufen. Solche lokalisierte gliös faserige Schrumpfungsbezirke sind viel häufiger als bei der spätinfantilen Form; selten kommen sie bei infantilen und spätinfantilen Fällen vor.

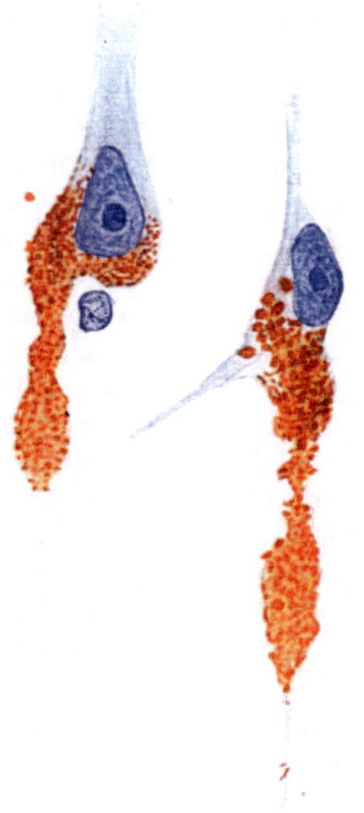

Abb. 21. Diese Abbildung SPIELMEYERS (Histopathologie des Nervensystems) von lipoiden Einlagerungen in Ganglienzelldendriten bei Dementia praecox zeigt im Gegensatz zu Abbildung 9 die leuchtende Farbe der Körnchen (Scharlachrot-Hämatoxylin nach HERXHEIMER).

Mit der im allgemeinen fortschreitenden Milderung des Prozesses von den frühesten zu den spätesten Fällen hängen zwei *histologische* Erscheinungen zusammen, die ebenfalls vom einen zum anderen Ende hin abnehmen. Das sind einmal die Dendritenballons, von denen Abb. 1c, 6 und 22 eine Illustration geben. Trotz des Einwandes von SCHOB glaubte SPIELMEYER, daß doch bei der TAY-SACHSschen Form die Dendritenballons viel reichlicher und großartiger bzw. grotesker sind als in der Regel bei den juvenilen und späten Formen; die spätinfantilen Fälle nähern sich in dieser Hinsicht mehr der infantilen Form (Abb. 21). Das zweite histologische Merkmal ist die Mobilisierung von Gliazellen zum Zwecke des Abbaues und der Abräumung. Auch beim Prozeß der f.a.I. bestehen jene engen Zusammenhänge zwischen Alterationen nervöser Elemente und Reaktionen der Gliazellen, die uns seit NISSL auch bei anderen Krankheiten bekannt sind. Für die Abbauart ist nicht allein die Qualität des Prozesses bestimmend, sondern auch mehr quantitative Momente, wie das Tempo und die Intensität. Die Masse des angebotenen Zerfallsmaterials ruft die phagocytäre Tätigkeit der Glia in verschiedenem Grade wach. Mehr oder weniger große Mengen gliöser Körnchenzellen bevölkern das nervöse Gewebe, besonders der Rinde. Die Körnchenzellen sind prall mit den Stoffen angefüllt, die aus den untergegangenen Nervenzellen stammen. Im sekundär betroffenen Mark folgt der Degeneration der Nervenfasern natürlich ebenfalls die Bildung von Körnchenzellen. Bei spätinfantilen Fällen gibt es diese Überschwemmung der Nervensubstanz mit Körnchenzellen im allgemeinen nur dort, wo der Prozeß seine Prädilektionsstelle hat und das Gewebe weitgehend zugrunde gegangen ist. Schon bei den juvenilen Fällen — abgesehen von den Stellen mit lokaler Prozeßverstärkung (BRODMANN, GLOBUS u. a.) — ist das Aufgebot von Körnchenzellen (der mobile Abbau) nicht nötig, die Verarbeitung und Weiterschaffung in fixen Gliaelementen genügt (fixer, rein gliöser Abbau).

Die vereinzelten Neuronophagien, die man bei juvenilen und späteren Formen ab und zu einmal sieht, scheiden hier aus. Sie haben jedenfalls nichts mit dem allgemeinen Tempo eines Prozesses zu tun.

Aber auch in qualitativer Hinsicht läßt sich bei den einzelnen Formen eine gewisse Besonderheit erkennen: das färberische Verhalten der eingelagerten körnigen Massen. Diese Stoffe stellten sich SPIELMEYER schon 1905 als dem lipoiden Pigment des alternden Gehirnes vergleichbare Fettsubstanzen dar, zumal sie eine Eigenfarbe hatten. In ihnen sah er das Wesentliche des spezifischen Ganglienzellprozesses. Die lipoiden Einlagerungen zeigen bei den infantilen Fällen keine Sudan- bzw. Scharlachfärbung, bei den juvenilen Fällen eine mattrote, stumpf-orangerote oder rosarote Anfärbung; bei den späten Fällen (KUFS) nähert sich der Ausfall der Scharlachrotfärbung immer mehr dem Farbton gewöhnlicher Neutralfette bzw. dem des gewöhnlichen Ganglienzellpigmentes, nur wird das Scharlachrot nicht ganz so leuchtend wie sonst. — In einem gewissen, nicht festen Zusammenhang steht damit die Osmiumreaktion: Sie fehlt bei den infantilen und meist auch bei den juvenilen Fällen, findet sich aber bei den spätjuvenilen und spätesten Formen nicht selten (STRÄUSSLER, WALTER, KUFS, A. MEYER u. a.). Dabei kann der Ausfall der Färbung nicht nur in einzelnen Fällen, sondern auch in ein und demselben Falle in den verschiedenen Abschnitten des Zentralorgans verschieden sein (SCHOB, Spätfälle von A. MEYER und HALLERVORDEN). — Die Eigenfarbe dieser lipoiden Einlagerungen wird in gleicher Richtung immer stärker. Der Ganglienzellinhalt ist bei der TAY-SACHSschen Form ungefärbt. Schon bei einer Reihe spätinfantiler Fälle (SCHOB, BRODMANN, BEHR, BERGER, BIELSCHOWSKY) wurde eine gelbgrüne Eigenfarbe der Einlagerungen beobachtet. Bei den späten Fällen sind die Stoffe durchschnittlich intensiver gefärbt. — Umgekehrt ist es mit der Hämatoxylinlackfärbung. Beim TAY-SACHS färbt sich der Nervenzellinhalt nach den verschiedenen Markscheidenfärbungen und der SMITH-DIETRICHschen Methode schwarz; deshalb erhält man von diesen Präparaten ein gutes Übersichtsbild über die Intensität der Erkrankung, über die ballonförmigen Auftreibungen der Dendriten usw. (s. Abb. 22 und 23). Bei den juvenilen und späten Fällen findet man diese Reaktion in der Regel nicht (SPIELMEYER, SJÖVALL und ERICSSON). Dagegen sieht man bei den nicht infantilen Fällen häufig eine Färbung einzelner größerer und kleinerer Körnchen, wenn man die HEIDENHAINsche Färbung auch am alkoholfixierten und eingebetteten Material anwendet. Auch örtliche Schwankungen kommen vor. Im zweiten Fall HALLERVORDENs färbten sich z. B. die Lipoide nach HEIDENHAIN grau bis schwärzlich, dagegen nicht nach SPIELMEYER und SMITH-DIETRICH. Nur im Olfactorius zeigten sie auch bei dieser spätinfantilen Form tiefschwarze Farbe, was bei Spätfällen noch nicht beobachtet war. Daraus muß man auf verschiedene chemische Zusammensetzung der Fettsubstanzen schließen (s. u.). Abgesehen von der Tatsache, daß es sich immer um Lipoidgemische handelt, könnten verschiedene Zentren verschiedene Prozeßstadien zeigen.

Mit der wechselnden Qualität der Ganglienzelleinlagerungen — zum Teil wohl auch mit dem Tempo und der Intensität des Prozesses — hängen die färberischen

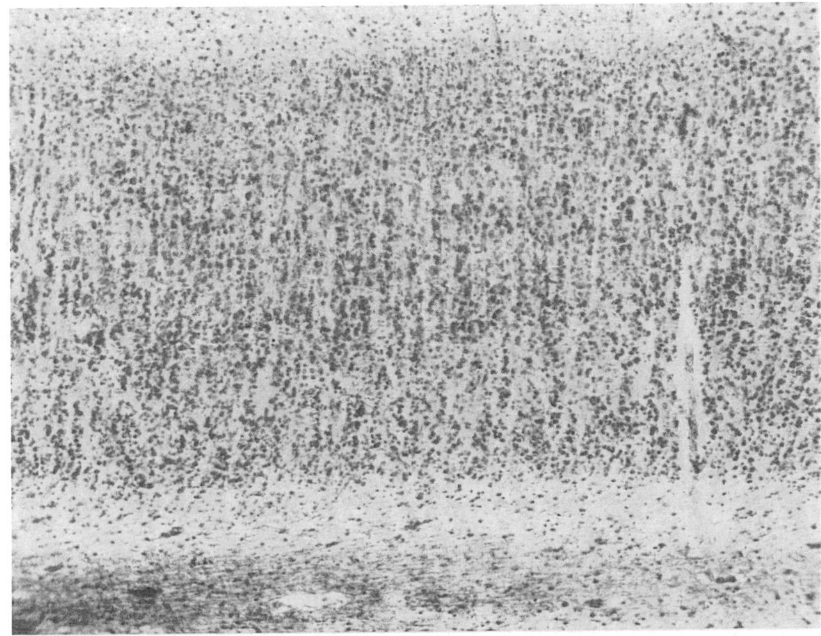

Abb. 22. Infantile Form der amaurotischen Idiotie. Die Nervenzellen der Großhirnrinde und auch ein großer Teil der Gliazellen kommen hier durch die Färbbarkeit der eingelagerten lipoiden Substanzen mit Hämatoxylin zur Darstellung. Markscheidenfärbung.

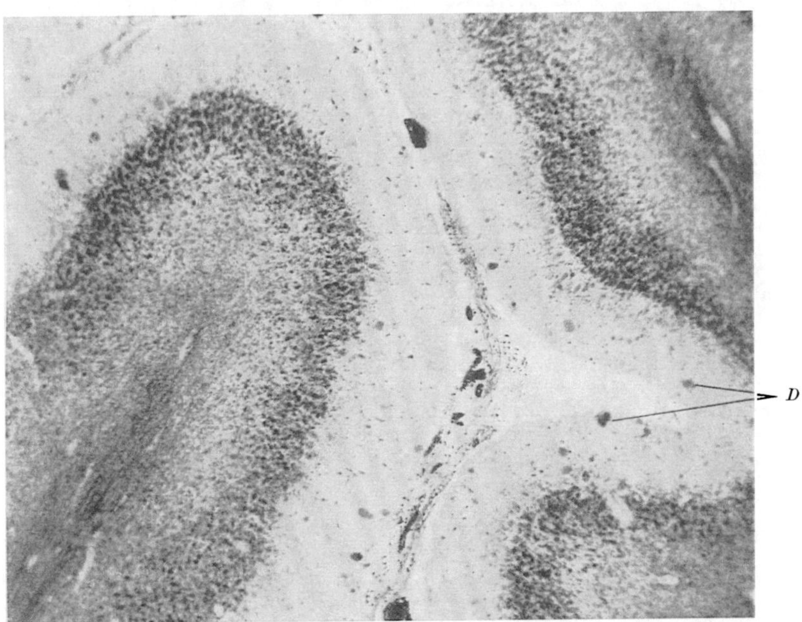

Abb. 23. Kleinhirn des erwähnten eigenen altgewordenen spätinfantilen Falles. Dendritenballons der PURKINJE-Zellen geben Hämatoxylinlackreaktion bei Markscheidenfärbung (*D*); ebenso enthalten die Körnerzellen mit Hämatoxylin färbbare Substanzen.

Reaktionen der von den Gliazellen aufgenommenen Zerfallstoffe zusammen. Bei der infantilen Form ist es die Regel, daß die hier meist zu Körnchenzellen mobilisierten Gliaelemente (s. S. 562) die aus den untergegangenen Ganglienzellen übernommenen Lipoide [Phosphatide (?) s. S. 567] zu Neutralfetten oder — vorsichtiger gesagt — zu einfacheren scharlachfärbbaren Fetten abbauen. Wir sehen in den Gitterzellen die körnigen Stoffe teils noch hämatoxylinlackfärbbar, teils leuchtend rot dargestellt. Auch bei den spätinfantilen Fällen ist dies der Fall. Bei den juvenilen und späteren Fällen gehen die durch Zerfall freigewordenen Einlagerungen so wie sie sind in die Gliazellen über und bleiben darin gewöhnlich färberisch unverändert. An den neuronophagischen Figuren ist das besonders gut sichtbar (s. Abb. 9). Auf die Wiederherstellung weiterer farbiger Zeichnungen mußte verzichtet werden. Verwiesen sei auf die Abbildungen in SPIELMEYERs Histopathologie und SCHOBs Artikel in BUMKEs Handbuch, Band XI. Erst in den mesodermalen Elementen an den Gefäßen erscheinen die dorthin abgeräumten Stoffe in den Farben von Neutralfetten; die Glia baut sie nicht zu einfacheren Fettstoffen ab. Auch hier gibt es Ausnahmen. So fand A. MEYER in seinem Spätfall, daß vielfach schon in den Gliazellen die darin aufgenommenen Lipoide scharlachrotfärbbar sind. Das gleiche Verhalten zeigt eine Gliazelle in Abb. 9.

Als Wesentlichstes erscheint nach Gesagtem, daß die lipoiden Einlagerungen in ihrem färberischen Verhalten den einfachen Fettstoffen (Neutralfetten) näher oder ferner stehen können, und zwar im allgemeinen entsprechend dem Lebensalter und dem Tempo des Prozesses, und daß in der Regel diese Erkrankung desto milder ist, je später sie eintritt.

Die Veränderungen in der Ganglienzellschicht der *Netzhaut* sind vom gleichen Charakter wie im Zentralorgan. Auch hier bestehen im allgemeinen die gleichen quantitativen Unterschiede zwischen den verschiedenen Formen. Bei der TAY-SACHSschen Form kommt es viel eher zur Zerstörung der Netzhautganglienzellen als bei den juvenilen Fällen. Nach mancherlei Beobachtungen können die Veränderungen der Netzhautganglienzellen bei juvenilen Formen lange Zeit oder völlig ausbleiben. Mit den Frühstadien der Netzhautveränderungen beschäftigten sich besonders die Untersuchungen von GREENFIELD, HOLMES, PATOU und JOSEPHY. Gewisse klinische Beobachtungen sprechen außerdem dafür, daß auch einmal bei der TAY-SACHSschen Form die Beteiligung der Netzhaut im Gegensatz zur Regel spät einsetzen kann, so daß klinisch die Blindheit und auch der rote Maculafleck fehlen (Fälle von SMETANA, HASSIN und frühere klinische Beobachtungen von SACHS, HIGIER, KOLLER, HEVEROCH, MÜLBERGER u. a.). SCHAFFER bestreitet das allerdings.

In qualitativer Hinsicht besteht insofern ein wesentlicher Unterschied zwischen der infantilen Form und den meisten juvenilen bzw. Spätfällen, daß bei letzteren die Sehschwäche oder Blindheit nicht auf der durchschnittlich mäßigen Erkrankung der Ganglienzellen, sondern auf schwerster Schädigung bzw. Vernichtung des Neuroepithels beruht. STOCK hat das als erster an SPIELMEYERs Fällen gezeigt: die Stäbchen und Zapfen waren hier völlig vernichtet. ICHIKAWA, RÖNNE, BIELSCHOWSKY u. a. haben das bestätigt. Die genannten Autoren und FELDMANN formulieren diesen Gegensatz dahin, daß der Prozeß bei den späteren Formen vorwiegend die äußeren Schichten betreffe, während bei der SACHSschen Krankheit gerade die inneren Schichten einem schnellen Untergang anheimfallen. Die Erkrankung des Neuroepithels stellt nicht nur eine Komplikation dar. Die zuerst von STOCK erwiesenen Pigmenteinwanderungen, die der Retinitis pigmentosa ähnlich sehen können, haben besondere Bedeutung durch die Feststellungen KUFS bei spätesten Fällen und durch seine Aufdeckung erbbiologischer Zusammenhänge zwischen der f.a.I. und den retinalen Degenerationen erlangt (s. S. 541).

Auch hier gibt es Ausnahmen. So fand SAVINI in einem typischen infantilen Fall neben den inneren Netzhautschichten auch die Stäbchen und Zapfen zerstört.

Hier sei schon der Befund erwähnt, den DIDION bei dem klinisch von FREUDENBERG beobachteten, wahrscheinlich eineiigen Zwillingspaar mit NIEMANN-PICKscher Krankheit (N.-P.K.) an der Netzhaut (ophthalmoskopisch kirschroter Fleck der Macula mit dem charakteristischen graugrünen Ring) erheben konnte. Der rote Fleck der Macula kann allein durch Lipoideinlagerung in die Ganglienzellen bedingt sein und ist lediglich als ein Symptom aufzufassen, das auch bei N.-P.K. vorkommen kann, wenn das Zentralnervensystem ergriffen ist. Nach DIDION liegt in N.-P.K.-Fällen mit dem amaurotisch-idiotischen Symptomenkomplex keine Kombination mit der TAY-SACHSschen Krankheit, sondern nur ein fortgeschrittenes Stadium der N.-P.K. vor.

E. Wesen des Prozesses.

Wenn man nach dem Wesen der f.a.I. fragt, so beschäftigt den Anatomen vor allem das spezifische Grundsymptom: die Ganglienzellerkrankung. SPIELMEYER hat seit seinen ersten Untersuchungen im Jahre 1905 im Gegensatz zu SCHAFFER die Meinung ausgesprochen, daß der Grund zu dieser besonderen Erkrankungsform der Nervenzelle die Einlagerung feinkörniger, fettartiger Stoffe ist; alle Schwellungen und Verunstaltungen der Zelle und ihrer Dendriten und ihr schließlicher Untergang erklärten sich für ihn aus dieser Grundstörung. Auch bei seiner späteren lehrbuchmäßigen Gruppierung der verschiedenen Ganglienzellerkrankungen hat er deshalb den Zellprozeß der f.a.I. nicht etwa — nach dem zunächst auffallenden Symptom der Blähung — zu den Schwellungszuständen gerechnet, sondern zu jener Gruppe, die durch Einlagerungen oder Ablagerungen abnormer Zellstoffe bestimmt wird. Die Gründe hierfür wurden oben angeführt (s. S. 560). Diese Auffassung wurde von den verschiedensten Autoren angenommen und weiter begründet, so insbesondere von ALZHEIMER, BIELSCHOWSKY, SCHOB, MARINESCO, MOTT, KUFS u. a.

Demgegenüber hat SCHAFFER von vornherein eine ganz andere Auffassung von dem hier vorliegenden Zellprozeß vertreten und diese Anschauung während seines Lebens mit großer Energie verteidigt. Für ihn handelte es sich hier um eine Erkrankung bzw. Schwellung des Hyaloplasmas, der er eine ganz besondere Bedeutung für die Anatomie der sog. Heredodegenerationen überhaupt beimaß. Sie machte nach seiner Ansicht zusammen mit der sog. SCHAFFERschen Trias: Keimblatt-, System- und Segmentwahl das Wesen der Heredodegeneration aus. Nach SCHAFFER beginnt die Zellerkrankung mit einer Aufquellung des strukturlosen Cytoplasmas = Hyaloplasmas und die Ablagerungen lipoider Stoffe erfolgen erst nachträglich in die aufgetriebene Zelleibspartie. SCHAFFER sprach hier von einer Fällung feiner, später gröberer lipoider Körnchen und sah darin eine sekundäre Erscheinung. SPIELMEYER hat sich ebensowenig wie die meisten anderen Autoren von diesem von SCHAFFER geschilderten Ablauf der Vorgänge überzeugen können. Wie grundsätzlich verschieden die eigentlichen Schwellungszustände von dem Zellprozeß bei der f.a.I. sind, davon kann man sich am besten überzeugen, wenn man die diffusen akuten Schwellungen der Ganglienzellen bei manchen Infektionen und Intoxikationen und weiterhin bei dem wohlcharakterisierten Schwellungsprozeß bei der primären Reizung nach Achsenzylinderunterbrechung mit der Zellerkrankung der f.a.I. vergleicht. Jene Schwellungen des Cytoplasmas, die übrigens in Anbetracht ihrer exogenen Natur ganz und gar nicht zu SCHAFFERs Lehre von der heredodegenerativen Keimblattwahl passen, sind grundsätzlich von den hier in Rede stehenden Einlagerungen lipoider Stoffe in den Nervenzellen unterschieden. Gewiß ist es an manchen Zellen bei der f.a.I. nicht immer leicht, die Verursachung der Schwellung durch lipoide Ablagerungen zu beweisen. Aber dann helfen in der Regel die im folgenden erwähnten Reaktionen bei gewissen Färbemethoden die schon im Beginn des Prozesses vorhandene Ablagerung der Körnchen erkennen. Und vor allem ist es leicht, in der geblähten Partie des Zelleibes schon von vornherein die *Schaumstruktur* nachzuweisen; wir sehen hier bei Anwendung der Silberimprägnation, aber meist auch in anderen Präparaten (z. B. NISSL-Bildern) das charakteristische Maschenwerk (Abb. 24). Dieser heftig geführte Meinungsstreit ist inzwischen zugunsten von SPIELMEYER entschieden worden, wie wir glauben.

Für die Frage nach der Art der eingelagerten Massen ist also zunächst die besondere Struktur der aufgetriebenen Zelleibspartie wichtig: Die sog. Schaumstruktur, die wir gemeinhin für den Ausdruck einer im Zellplasma fein verteilten körnigen Substanz ansehen. Die Bilder von dem Gitterwerk, wie sie in vielen der hier gegebenen Abbildungen (z. B. Abb. 1, 5, 6, 8) hervortreten, zeigen das deutlich und besonders auch die schließliche Umbildung der Ganglienzellen zu Elementen, die auf den ersten Blick ganz an die gliösen Körnchenzellen des Nervensystems erinnern, denen ja NISSL nach ihrer Struktur den Namen „Gitterzellen" gegeben hatte. Wie an diesen Gitter- oder Körnchenzellen die Gitterräume in dem alkoholfixierten und in Celloidin eingebetteten Material leer erscheinen, so auch hier an den Ganglienzellen der f.a.I.: Durch die Prozeduren der Alkohol- und Ätherbehandlung werden die eingelagerten Körnchen größtenteils extrahiert. Nur wenig bleibt gewöhnlich von diesen Stoffen zurück. Sie färben sich dann meist mit Eisenhämatoxylin und lassen auch oft eine Eigenfarbe erkennen.

Diese extrahierbaren Substanzen lassen sich andererseits in manchen Fällen mit Scharlachrot in einem Farbton darstellen, der fast der Farbnuance des gewöhnlichen Neutralfettes entspricht (Schob, Spätfälle von Kufs u. a.). Von diesem ausgesprochenen Rot, das in der Regel nicht wirklich leuchtend ist, gibt es alle Übergänge über mattziegelrote Farbtöne bis zu einer nur leicht

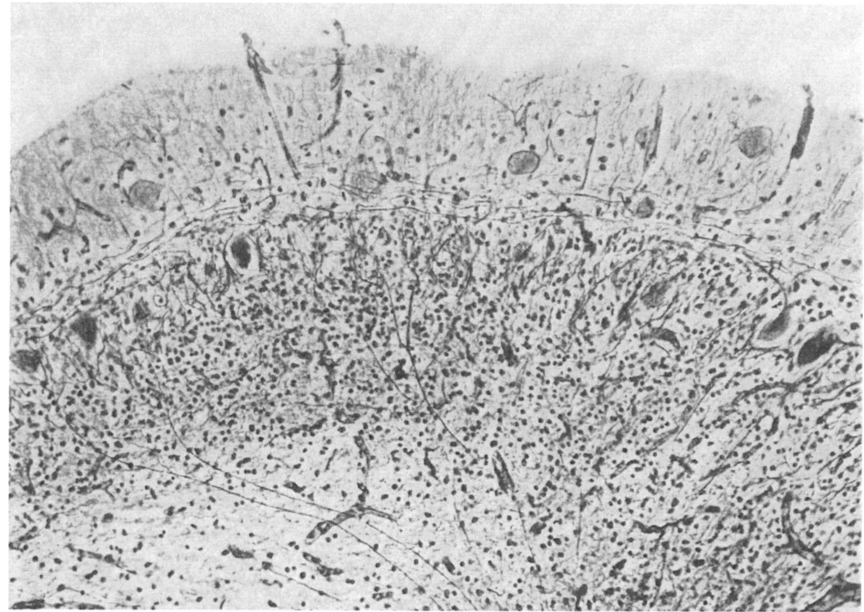

Abb. 24. Kleinhirnatrophie mit starker Lichtung der Körnerschicht im Bielschowsky-Präparat. Hochgradige Faserverarmung; am besten erhalten sind die Korbfasern der Purkinje-Zellen. In der Molekularschicht zahlreiche Lipoidsäcke von Purkinje-Dendriten.

rosaroten Anfärbung. Auch eine mehr oder weniger ausgesprochene Osmiumreaktion (Sträussler, Kufs, Walter u. a.) kann vorkommen. So läßt die Farbreaktion auf recht verschiedene Grade der Fettähnlichkeit dieser Substanzen schließen. Das Ergebnis dieser Fettfärbungen gestattet keine exakte Klärung der Frage nach der chemischen Natur der Einlagerungen, denn eine wirkliche Trennung der einzelnen Lipoide nach dem Ausfall der histochemischen Farbreaktionen ist nur teilweise möglich (v. Kutschera-Aichbergen u. a.), zumal fast immer Lipoidgemische vorliegen. Außerdem ist immer die Frage zu prüfen, ob bei lokalen Unterschieden der Färbbarkeit nicht Unterschiede im Prozeßstadium die Ursache sein können. Wesentlich ist jedoch die in nicht seltenen Fällen weitgehende Annäherung der Farbreaktion an den positiven Ausfall der Scharlach- bzw. Sudanfärbung. Alzheimer nannte die Substanzen „prälipoid“. Er wollte damit die Kompliziertheit dieser Lipoide und ihre beim Abbau erfolgende Umwandlung zu einfachen Fettstoffen kennzeichnen.

Wesentlich wichtiger, als es anfangs schien, ist für die Artbestimmung der hier abgelagerten Lipoide der positive Ausfall der Hämatoxylinlackreaktion geworden, die zuerst Schaffer bei Tay-Sachs-Fällen am Markscheidenpräparat und Spielmeyer bei der juvenilen Form an Heidenhain-Präparaten, aber nicht im Markscheidenbilde erhalten hatte (s. S. 562). Diese Befunde werden ergänzt durch den vielfach positiven Ausfall der SMITH-DIETRICHschen Färbung. Dieser Hämatoxylinlackfärbbarkeit wird im allgemeinen die Bedeutung eines Merkmals des Lecithins bzw. der Phosphatide zuerkannt. Viele Gründe führten SPIELMEYER zu der Überzeugung, daß es sich bei der f.a.I. und der N.-P.K. um eine im Wesen und Erscheinungsbilde gleichartige Erkrankung handelt, um eine Phosphatidlipoidose. Seiner Auffassung haben sich besonders nachdrücklich BIELSCHOWSKY und KUFS angeschlossen. Bei der N.-P.K., bei welcher die Ablagerung von Phosphatiden in den Organen durch die chemische Analyse sicher erwiesen ist (BRAHN und PICK, BLOOM und KERN, EPSTEIN, LETTERER, KLENK u. a.) färben sich die PICKschen Schaumzellen in den Körperorganen (Abb. 8) ebenfalls mit Eisenhämatoxylin und gleichen in dieser Farbreaktion den aufgeblähten Ganglienzellen bei der infantilen Form der f.a.I. Es bedeutete einen wesentlichen Fortschritt in der Erkenntnis des Wesens der f.a.I., als man feststellte, daß diese N.-P.K., die PICK 1922 vom Morbus Gaucher abgetrennt hatte, mit der f.a.I. verbunden auftreten kann. Der Hirnbefund von einigen Fällen von N.-P.K. entspricht genau dem der infantilen Form der f.a.I. Die ersten Beobachtungen dieser Art stammen von KNOX, WAHL und SCHMEISSER und von BIELSCHOWSKY an dem von HAMBURGER publizierten Fall. KNOX, WAHL und SCHMEISSER hatten bereits betont, daß in Anbetracht der ähnlichen Gewebsveränderungen in den Körperorganen und dem Nervensystem das Wesen des degenerativen Prozesses hier und dort von ähnlicher Art sei. Ebenso sah HAMBURGER in der Kombination beider Krankheiten die Wirkung tieferer Zusammenhänge. BIELSCHOWSKY betonte die Gleichheit der Ganglienzellveränderungen mit denen bei infantiler f.a.I., daneben aber als „atypisch" eine Lipoideinlagerung auch in die mesenchymalen Elemente der Tela chorioidea, der Plexus und der Gefäßwände. Letzteres deutete er als eine zusätzliche, aber nicht grundsätzlich verschiedene Veränderung. Er schloß sogar, daß die heredodegenerative f.a.I. als Teilerscheinung einer Gesamterkrankung des Organismus auftreten kann, die selbst nur als Störung des Lipoidstoffwechsels zu deuten ist. Einen dritten Fall haben CORCAN, OBERLING und DIENST veröffentlicht, und der Pathologe OBERLING äußerte sich ähnlich wie BIELSCHOWSKY und PICK über die Bedeutung dieser Fälle. Inzwischen ist eine größere Zahl von N.-P.K.-Fällen mitgeteilt worden, bei denen der Gehirnbefund dem der f.a.I. entsprach. Es sind die Fälle von SMETANA, EPSTEIN-LICHTENSTEIN, GLOBUS, SOBOTKA, HASSIN, v. MEYENBURG und KILCHHERR und WEISE (aus dem HUEBSCHMANNschen Institut); ferner von BAUMANN, SCHEIDEGGER und KLENK, LETTERER und HÖRA, sowie von OP DEN WINKEL, BADANOV und KUFS (1952). VERSÉ fand nach früherer persönlicher Mitteilung an den Gehirnen der von FREUDENBERG klinisch beobachteten Zwillinge mit N.-P.K. im Großhirn, im Kleinhirn und in der Retina in der Gegend der Macula lutea ebenfalls die für f.a.I. typischen geblähten Zellen. Auf die an diesen Zwillingen von DIDION gemachten Beobachtungen und seine Schlußfolgerungen ist später einzugehen. DAVISON und JACOBSON teilten weiterhin einen Fall von TAY-SACHSscher Krankheit mit, bei dem das Gesamtbild der Fettablagerungen in Milz, Leber und Nieren eine so große Ähnlichkeit mit dem der N.-P.K. aufweist, daß die Autoren an eine gemeinsame Entstehungsursache beider Krankheiten denken.

Bei allen diesen Fällen handelt es sich wie gewöhnlich bei der N.-P.K. um Kinder in den ersten beiden Lebensjahren, und der Hirnbefund war der der infantilen Form der f.a.I. Dabei besteht ein interessanter Unterschied zwischen den Veränderungen der Körperorgane und denen des Nervensystems in folgendem: Nach der mehrfach bestätigten Feststellung PICKs werden in der Leber, Milz und Niere usw. Reticulumzellen, Sinusendothelien und andere mesenchymale Elemente vornehmlich betroffen; erst in zweiter Linie erfahren auch Parenchymzellen etwa der Leber, Niere usw. Einlagerungen von Lipoidstoffen. Im Zentralnervensystem ist es gerade umgekehrt. Denn hier sind ganz überwiegend Parenchymzellen betroffen, nämlich die Nervenzellen selbst. Und das gilt sowohl für die f.a.I., wo sie gesondert vorkommt, wie für die Koppelung einer N.-P.K. mit f.a.I. Darin zeigt sich zugleich eine merkwürdige und unseres Erachtens recht wichtige Übereinstimmung im Hirnbefunde zwischen der reinen f.a.I. einerseits und der mit N.-P.K. kombinierten f.a.I. andererseits: Bei beiden erfolgt die Ablagerung lipoider Stoffe ausschließlich oder doch vornehmlich in Ganglienzellen und nicht in gliösen Elementen. Gerade auf diesen histologischen Unterschied gründen sich Einwände, besonders auch französischer Autoren gegen eine unigenetische Auffassung beider Krankheiten. Interessant ist hier die von Josephy gezogene Parallele zur Glykogenspeicherungskrankheit v. Gierkes, bei der auch die Ganglienzellen mit Glykogen vollgestopft sein können.

Die Feststellungen über die häufige Koppelung von N.-P.K. mit der infantilen Form der f.a.I. gewinnen an grundsätzlicher Bedeutung noch durch morphologische Erhebungen an juvenilen und Spätfällen. Schob fand bei einer juvenilen f.a.I. die charakteristischen Pickschen Schaumzellen in Milz, Lymphknoten usw. Kufs hat an einem Spätfall dargelegt, daß auch hier die Grundlage der Erkrankung eine familiäre Lipoidstoffwechselstörung ist. Die Fettspeicherung in den Organen unterschied sich insofern von der infantilen mit Splenohepatomegalie verbundenen Form, als es nur in den Lymphknoten zur Bildung der charakteristischen großen „Lipoidophagen“ gekommen ist. Weiterhin hat Marinesco einen Fall von spätinfantiler Form beschrieben, in welchem er außer einer Lipämie große Schaumzellen in Milz und Leber gefunden hat. Auch Sjövall fand bei der Untersuchung von 21 juvenilen Fällen aus den schwedischen Familien Sjögrens Lipoidstoffwechselstörungen im gesamten Organismus. Diese Feststellungen sichern die von Spielmeyer vertretene Auffassung, daß das Wesen des Zellprozesses bei der f.a.I. in der Ablagerung lipoider Stoffe in die Ganglienzellen besteht. Darüber hinaus sprechen sie dafür, daß es sich hier um eine Störung des Lipoidstoffwechsels handelt, und zwar um die Form, die man die phosphatidzellige(?) Lipoidose nennt.

Eine Kombination der f.a.I. mit anderen Lipoidosen ist nur in einem Falle von Morbus Gaucher von Lindau beobachtet worden. Er beschrieb das Bild der f.a.I. bei einem Säugling. Für diese früh einsetzenden Fälle von Morbus Gaucher hatte bereits Hamperl dargelegt, daß sich die Krankheit weiter über den Organismus verbreitet als in den gewöhnlichen Fällen. Lindau schloß, daß bei den genannten Krankheiten (f.a.I., N.-P.K. und Morbus Gaucher) das gleiche pathogenetische Prinzip wirksam sein müsse, die einzelnen Krankheitsformen aber als selbständige Biotypen auseinanderzuhalten seien. Man könne auch nicht die N.-P.K. und die f.a.I. als Krankheitseinheit nur mit verschiedener Organlokalisation zusammenfassen. Wenn sich allerdings Lindau auf das Fehlen eines gleichzeitigen Vorkommens dieser Krankheitsformen berief, so ist hier an das Vorkommen von infantiler und juveniler Idiotie bei Geschwistern (Greenfield und Nevin) und das Vorkommen von f.a.I. und N.-P.K. in einer Familie (van Bogaert) zu erinnern. Im übrigen muß hier auf die neueren Arbeiten von Hallervorden, Schairer, Peters, Diezel u. a. über die pathologische Anatomie des Morbus Gaucher verwiesen werden.

Viel größere Bedeutung als der zu den Cerebrosidlipoidosen gerechneten Gaucherschen Krankheit mit Kerasinspeicherung und dem seltenen Angiokeratoma Fabry — bei dem nur in dem Falle von Scriba Sphingomyelin nachgewiesen werden konnte — das, wie es schien, keine Beziehung zur f.a.I. (Klenk, s. u.) hat, kommt infolge der großen Zahl von klinischen und anatomischen Mitteilungen der Pfaundler-Hurler*schen Krankheit* zu, deren Stellung unter den Lipoidosen noch zu klären ist. Zur Entscheidung stehen besonders die Fragen, ob sie mit der ebenfalls zur Gruppe der Dysostosis enchondralis zu rechnenden MORQUIOschen Krankheit zu identifizieren oder von ihr zu trennen ist, und schließlich die Frage ihrer Stellung zur f.a.I.

Die Krankheit wurde 1917 von HUNTER (allerdings unter anderer Bezeichnung) und unter dem Namen der Dysostosis multiplex 1919 und 1920 von GERTRUD HURLER und M. v. PFAUNDLER beschrieben. Im angelsächsischen Schrifttum erscheint sie seit ELLIS, SHELDON und CAPON 1936 als Gargoylism wegen der Ähnlichkeit der Gesichtszüge der Kinder mit den grotesken Wasserspeierfiguren an gotischen Domen (französisch gargouille). Ihre Bezeichnung als Lipochondrodystrophie (WASHINGTON 1937) wurde aufgegeben, da eine Lipodystrophie des Skelets oft fehlt und anatomisch früher nur von M. B. SCHMIDT, von WASHINGTON und von LINDSAY an den Knorpelzellen der Epiphysen beobachtet wurde. ZIERL fand 1931 am HURLERschen und TUTHILL 1934 an einem SPIELMEYERschen Fall am Gehirn das Bild der f.a.I. Pathologisch-anatomisch von besonderer Bedeutung sind unter den jetzt auf etwa 200 angewachsenen Veröffentlichungen die neueren Arbeiten von HENDERSON und Mitarbeitern, LINDSAY und Mitarbeitern, JERVIS, GREEN, von STRAUSS, MERLISS und REISER sowie die älteren von ELLIS, SHELDON und CAPON, von KNY, DE LANGE und Mitarbeitern und ASHBY und Mitarbeitern.

Klinisch werden infantile, spätinfantile, juvenile und Spätformen (SMITH) unterschieden (BENDA). Familiäres Auftreten fanden HUNTER, NONNE, RUGGLE, C. DE LANGE und WOLTRING, ASHBY und Mitarbeiter. Eine geschlechtsgebundene Vererbung nimmt NJÁ an. In über 50% der Fälle fand WOLFF familiäres Vorkommen. Zum typischen Krankheitsbild sind folgende Symptome zu rechnen: Schwachsinn oder Idiotie, meist in Form einer fortschreitenden Demenz; Zwergwuchs und Knochendeformitäten der Extremitäten mit Verkürzung der Hand- und Fingerknochen. Schädelmißbildungen in Form von Akro-, Scapho-, Brachy-, Oxy-, Klino- und Makrocephalie mit vorstehenden Stirnknochen und eingedrückter Nasenwurzel (eventuell mit Hypertelorismus), ferner dorsolumbale Kyphose, Splenohepatomegalie, die nach JERVIS in etwa 20% der Fälle fehlen kann. Dagegen fehlt die charakteristische, meist angeborene doppelseitige Hornhauttrübung, die WAARDENBURG besonders studiert hatte, nur in 8% der Fälle. Es handelt sich nach ihm um eine wenig progressive irreversible Lipodystrophie besonders der tieferen Hornhautschichten, bei der BERLINER, ROCHAT, ZEEMANN, CORDES und HOGAN, LINDSAY und Mitarbeiter Lipoidablagerungen nachwiesen. In einzelnen Fällen von f.a.I. sind ebenfalls lipoidführende Hornhauttrübungen nachgewiesen worden (CACCHIONE, VILLANI). Dagegen fand sich eine tapetoretinale Degeneration bei Morbus Hurler nur einmal bei der Beobachtung von ULLRICH und WIEDEMANN. Opticusatrophie bestand in den Fällen von TUTHILL, ZIERL und von DAVIS und Mitarbeitern. Ichthyosisartige Hautveränderungen, Sehschwäche und besonders Taubheit, die HARTUNG und SCHOLZ auch bei juveniler f.a.I. fanden, können hinzutreten (vgl. hierzu KUFS). Im Gegensatz zur f.a.I. fehlen zunehmende Muskelschwäche, Spasmen, epileptische Anfälle fast ganz, Hinfälligkeit und Schwäche mindestens sehr häufig. Der Schwachsinn kann sich in mäßigen Grenzen halten, die Agilität ist auffällig (GREEN). CATEL u. a. treten für die Abtrennung der Krankheit vom Morbus Morquio ein.

Anatomisch fanden SPIELMEYER, TUTHILL, GREEN, ZIERL, ASHBY, STEWART und WATKIN, KRESSLER und AEGERTER, STRAUSS, MERLISS und REISER sowie HALLERVORDEN, KNY, JERVIS u. a. am Gehirn das typische Bild der Ganglienzellerkrankung der f.a.I. in ihrer juvenilen Form und in örtlich recht wechselnder Verteilung, ebenso aber auch Lipoidspeicherungen an den inneren Organen, besonders Leber und Milz. Dies scheint die Regel zu sein, denn die Veränderungen fanden sich sogar in den formes frustes von JERVIS. Nur in einigen Fällen fehlten die Gehirnveränderungen, z. B. in einem eigenen Falle von HÄSSLER, der nur Zellveränderungen im Sinne der akuten Zellerkrankung zeigte. Übereinstimmend konnte KUTZIM (bei KLENK) in diesem Falle keine Gangliosidvermehrung feststellen. Eine Akzentuation des Zellprozesses im Hirnstamm, besonders in der Substantia nigra, den Hirnnervenkernen, den Oliven und dem Nucleus dentatus wird unter anderen von TUTHILL, KNY, GREEN, ASHBY und Mitarbeitern hervorgehoben. Das Kleinhirn wurde fast immer verschont gefunden, was selten auch bei f.a.I. der Fall ist (s. o.). Die Lipoide färbten sich im allgemeinen mit Scharlachrot, zum Teil mit gelblichrotem (ASHBY) oder schwachrotem Farbton (KNY). Mit Eisenhämatoxylin färbten sie sich schwarz. Derartige Fälle zeigen auch färberisch am Gehirn auffallende Ähnlichkeiten mit der juvenilen f.a.I., was bei zahlreichen Beobachtungen der oben genannten Autoren ergänzt wird durch die Ähnlichkeit der Körperorganbefunde mit der N.-P.K. Kressler und Aegerter sahen z. B. Lipoidspeicherung in Leber, Milz, Lymphknoten, Hypophysenvorderlappen, Thymus und Hoden und große vacuolisierte Endothelzellen in der Lunge. Kny fand den größten Teil der Leberzellen vacuolig degeneriert, in einem anderen Teil der Leberzellen ein wabig-schaumiges Protoplasma. Innerhalb der Vacuolen konnte er färberisch Neutralfette nachweisen. Henderson und Mitarbeiter beschreiben Intimaverdickungen an den Hirnbasis- und Kranzarterien des Herzens, stellenweise unter Ausbildung regelrechter Polster, die reichlich Schaumzellen enthalten. Sie leiten über zu den Beobachtungen lipoidführender Zellen im Endokard (Lindsay, Njá, de Lange und Lettinga), in der Intima der Aorta und größerer Arterien (Strauss), in den Sinusendothelien der Milz usw. Henderson weist besonders darauf hin, daß sowohl das reticuloendotheliale System als auch Organparenchyme befallen sind. Bei Hurlerscher Krankheit liegen aber auch noch andere, bei der f.a.I. nicht beobachtete und auch schwer rubrizierbare Prozesse vor, da die einschlägigen Fett- und Glykogenfärbemethoden ein negatives Resultat ergaben. So erreichten Kressler und Aegerter auch mit den gewöhnlichen Fettfärbemethoden keine Anfärbung, dagegen schwarze Tingierung einzelner Körnchen nach Smith-Dietrich und Lorrain-Smith. *Inter*cellulär abgelagerte Lipoidsubstanzen und Schaumzellen in den Meningen beschrieben Green und Magee. Auch Green sah in den Bindegewebszellen des Herzens, der großen Gefäße und der Knochen große Vacuolen, deren Inhalt weder Lipoid- noch Glykogenreaktion gab. Schließlich beschrieb Josephy noch einen Erkrankungsfall eines 7jährigen Mädchens mit Schwachsinn, Gangstörungen und Leberschwellung. Mit Vorbehalt nimmt er eine forme fruste der Hurlerschen Krankheit an, da Knochenveränderungen fehlten, am Gehirn (in Stammganglien und Hirnnervenkernen) die Lipoideinlagerungen der amaurotischen Idiotie, dagegen in der Leber eine Glykogenspeicherung nachzuweisen war. Einen positiven Glykogenbefund beschrieb übrigens schon Marinesco im Gehirn eines spätinfantilen Falles von f.a.I. Erwähnenswert sind noch weitverzweigte perivasculäre Lacunenbildungen besonders im Marklager mit einer Hypertrophie der Gefäßadventitia (Naidoo).

Reilly fand im Blutbild eine grobe Granulierung der Leukocyten, die als Reillysche Granulationsanomalie bezeichnet und von Brugsch, Alder u. a. bestätigt wurde. Die Granula enthalten eine Hyaluronsäureverbindung und kommen bei der „konstitutionellen Dysostosis enchondralis" vor, einer Gruppe von Knochenerkrankungen, der die Morquiosche und die Hurlersche Krankheit angehören. Die letztgenannten Befunde gewinnen im Zusammenhang mit den Ergebnissen und Erwägungen von Schettler und Diezel (s. unten) besondere Bedeutung. Außerdem fanden v. Bagh und Hortling sowie van Bogaert bei der juvenilen Form der f.a.I. im Cytoplasma der Lymphocyten Vacuolen, die sie auf Störungen des Lipoidstoffwechsels zurückführen.

Spielmeyer vertrat schon seit 1905, später besonders durch Bielschowsky und Kufs gestützt, die Auffassung, daß es sich bei der f.a.I. und der N.-P.K. um eine im Wesen und im Erscheinungsbild gleichartige Erkrankung, eine Lipoidspeicherkrankheit handelt. Nach seinem Tode sind besonders nachdrücklich auch Baumann und Scheidegger für seine Überzeugung eingetreten. Wenn van Bogaert bei der Schilderung des oben erwähnten Vorkommens von N.-P.K. und f.a.I. in einer Familie äußerte, daß die anatomisch-klinische Fragestellung abgeschlossen sei und der Chemiker das Wort habe, so wird man darin wie in den Untersuchungsergebnissen Klenks einen Hinweis auf die Notwendigkeit erblicken müssen, Einwände zu prüfen und vorerst das Trennende nicht zu bagatellisieren. Auch für die HURLERsche Krankheit wies JERVIS auf die starke Variationsbreite der klinischen Symptomatologie der formes frustes hin, während die Krankheit zunächst nur vom pathologisch-anatomischen Befund aus gesehen eine Einheit darstellt.

Die 1922 von PICK isolierte N.-P.K. tritt nach anfänglicher Gesundheit in den ersten Lebensmonaten auf und führt unter schwerster Schwellung von Leber und Milz bald zum Tode an allgemeiner Kachexie. Histologisch finden sich mit Phosphatiden, besonders Sphingomyelinen beladene „Schaumzellen" im reticuloendothelialen System, in den Milzpulpazellen, Endothelien der Lymphsinus und der Blutgefäße, aber auch in den Organparenchymen der Niere, Leber, Nebenniere, Schilddrüse, des Magen-Darmkanals, des Pankreas. Betroffen sind auch Herzmuskelzellen und nervöse Elemente. Von 26 sicheren Fällen betrafen 22 Mädchen gegenüber 4 Knaben, 19 jüdische gegenüber 7 nichtjüdischen Kindern (BAUMANN, SCHEIDEGGER und KLENK). Nach BAUMANN hatten alle 26 Kinder Zeichen einer Hirnschädigung, 8 hatten „red spots", 3 weitere waren blind ohne Augenhintergrundveränderungen.

Die Einwände gegen die unigenetische Auffassung SPIELMEYERs waren verschiedener Art. Man wird heute leichter als früher den Nachdruck verstehen, mit dem SPIELMEYER SCHAFFERs Lehren von der Hyaloplasmaschwellung und Keimblattelektivität, die das anatomische Substrat der Heredodegenerationen darstellen sollten, entgegentrat. Die Zahl der Beobachtungen, in denen die f.a.I. und die N.-P.K. gekoppelt vorkommen, wächst ständig. Trotzdem werden auch jetzt noch Fälle von f.a.I. mitgeteilt, bei denen die inneren Organe völlig frei waren (MARTEN, SIEGMUND, DIETRICH, v. SÁNTHA, SAGHER). Die Koppelung beider Krankheitsbilder ist vielleicht seltener als es die reinen Fälle von f.a.I. sind. Sonst wäre die bedeutsame Verbindung beider Krankheiten nicht so lange unbekannt geblieben. Es ist deshalb überflüssig, sich auf neue Fälle von reiner f.a.I. zu berufen (v. SÁNTHA), sondern es kommt vielmehr darauf an, weitere Kombinationsfälle von f.a.I. mit N.-P.K. zu sammeln. Bei der bisher bekannt gewordenen großen Zahl von Beobachtungen können diese Kombinationsfälle nicht nur ein zufälliges Zusammentreffen zweier seltener Erbleiden bedeuten. Sie sind beweisend für ein gemeinsames pathogenetisches Prinzip. Dabei ist uns noch ganz unbekannt, welche Faktoren die verschiedene Art der Ausbreitung des Prozesses bedingen: Wie es insbesondere zu den 3 Hauptformen des Sitzes und der Ausdehnung kommt, nämlich, daß es reine N.-P.K.-Fälle und reine Fälle von f.a.I. gibt und drittens Fälle, wo die Störung des Lipoidstoffwechsels sich in allen möglichen Organen und eben auch im Zentralnervensystem auswirkt, indem sie dort das anatomische Bild der f.a.I. macht. Wie schon PICK und EPSTEIN hervorgehoben haben, hält sich die phosphatidzellige Lipoidose keineswegs an bestimmte Keimblätter; sie betrifft zwar in erster Linie mesenchymale Elemente, dann aber auch Parenchymzellen, die vom Entoderm oder vom Ektoderm abstammen. Dieses Argument, das SPIELMEYER 1932 bereits nachdrücklich gegen die SCHAFFERsche Lehre von der Keimblattelektivität (bei der infantilen f.a.I. eine ektodermale Elektiverkrankung, bei der die Ganglienzellen von der Großhirnrinde bis zum intramuralen Sympathicus ergriffen sind, bei der N.-P.K. dagegen eine primäre Affektion des mesenchymalen Apparates) besteht meines Erachtens auch heute noch zu Recht. Es gibt die Berechtigung zur gemeinsamen Betrachtung und Behandlung der N.-P.K., f.a.I. und der PFAUNDLER-HURLERschen Krankheit als Stoffwechselstörungen, und zwar Lipoidstoffwechselstörungen im Sinne einer cellulären Dystrophie (BAUMANN, SCHEIDEGGER und KLENK, LETTERER), obgleich vorerst noch Zweifel bestehen, ob eine identische Lipoidstoffwechselstörung vorliegt (s. u.). Aus diesem Grunde hat PETERS kürzlich mit Recht außer den 3 genannten „Syndromen" auch noch die familiäre diffuse Sklerose einbezogen und die 4 Krankheiten schematisch durch vier sich überschneidende Kreise dargestellt in der Überzeugung, daß bei ihnen gemeinsame erbbiologische, klinische, pathomorphologische und pathogenetische Merkmale vorhanden sind. Das Festhalten an der gemeinsamen pathogenetischen Betrachtungsweise führt auch FEYRTER trotz Betonung der morphologischen Unterschiede zu der Formulierung, daß die N.-P.K. und die infantile f.a.I. nicht verschiedene Erscheinungsformen ein und derselben Krankhcit, sondern verschiedene Erkrankungen sind, die als Störungen des Lipoidstoffwechsels mit massiger Lipoidablagerung in gewissen Zellarten einander nahestehen. Unter Ergänzung der SCHAFFERschen morphologischen Untersuchungen durch andere Färbungen (darunter die eigene Thionin-Weinsteinsäure-Methode) unterstrich und erweiterte er die von SCHAFFER angegebenen trennenden morphologischen Kriterien am Kleinhirn (feinschaumige Auftreibung des Plasmas der PURKINJE-Zellen ohne Annahme der Sudanfärbung bei N.-P.K., neben geblähten auch geschrumpfte PURKINJE-Zellen ohne Sudanfärbbarkeit bei f.a.I.). FEYRTER fand weiter bei N.-P.K. ein Freibleiben der Kleinhirnkörnerschicht von Lipoideinlagerungen im Gegensatz zum Ergriffensein der mesodermalen Elemente (weiche Häute, Gefäßwände, Plexus), während er bei f.a.I. das Gegenteil fand. Diese morphologischen Unterschiede führten ihn zu der Annahme chemischer Verschiedenheit der Lipoideinlagerungen. FEYRTER fand auch in den inneren Organen strukturelle und lokalisatorische Unterschiede, die nach ihm gegen eine Gleichstellung beider Leiden sprechen. Dagegen wird man allerdings mit LETTERER auf die Gefahr, den hier vorliegenden Befunden von 2 Einzelfällen generelle Gültigkeit zuzuschreiben, ebenso hinweisen dürfen wie auf die mehrfach erwähnten Unterschiede der Lokalisation (STRÄUSSLER, HALLERVORDEN, HÖRA, SCHEIDEGGER u. a.), und schließlich die schon von BIELSCHOWSKY erfolgte Beschreibung von Zellschrumpfung usw. Auch in diesem Sinne sei nochmals hervorgehoben, daß schon SPIELMEYER 1932 sich gegen die generelle Anwendung des Begriffes der Ubiquität wandte. In diesem Sinne erscheint mir auch die Formulierung DIDIONs, daß die Forschungen auf klinischem, pathologisch-anatomischem und vor allem auf chemischem Gebiet dafür den Beweis erbracht haben dürften, „daß die beiden Krankheiten voneinander verschieden sind und daß der amaurotisch-idiotische Symptomenkomplex keine echte TAY-SACHS-Idiotie ist", nicht völlig unbedenklich. Wenn auch im britischen Schrifttum die Abschaffung des Begriffes amaurotische Idiotie angeregt wurde, so scheint mir dadurch wenig gewonnen, denn eine gemeinsame morphologische Betrachtungsweise der hier erörterten Krankheiten ist trotz der heute erkennbaren Differenzen erforderlich, obwohl Bedenken gegen die unigenetische Auffassung der N.-P.K. und der f.a.I. nicht mit letzter Beweiskraft zu zerstreuen sind (PETERS).

LETTERER wirft zunächst die Frage auf, ob zwei im Wesen ganz verschiedene Krankheiten am Substrat des Gehirns mit einem außerordentlich ähnlichen, wenn nicht völlig gleichen Bilde verlaufen können, oder ob aus der morphologischen Gleichheit auch auf eine Wesensgleichheit geschlossen werden darf. Wenn er auch — namentlich mit Rücksicht auf die noch zu erwähnenden Ergebnisse der Verfütterungsversuche — diesen Schritt von vornherein weder allgemein noch speziell für statthaft erachtet, so kommt er doch zum Schluß zu ähnlichen Überlegungen, wie sie hier erörtert werden sollen. Entscheidend ist dabei, daß die N.-P.K. nicht mehr wie früher von PICK und SCHAFFER als Infiltrationslipoidose angesprochen werden kann (s. u.).

SPIELMEYER nahm in seinem Manuskript länger Stellung zur Beurteilung der zu beobachtenden Formen von lipoidführenden Zellen, die hier mit Rücksicht auf die früheren Differenzen der Lehrmeinungen dem Sinne nach unverändert Platz finden soll. Er hat selbst auf die Schwierigkeit der morphologischen Abgrenzung von gliogenen und mesodermalen Körnchenzellen bei anderen Prozessen früher hingewiesen, versuchte aber hier eine Trennung, wie auch LETTERER, der bei N.-P.K. im Gegensatz zum Morbus Gaucher von Lipoid- und nicht von Schaumzellen spricht, da gegenüber den xanthösen Zellen deutliche morphologische Unterschiede bestehen: Wenn man im Gehirn von Kombinationsformen von N.-P.K. und f.a.I. gliöse Gitterzellen sieht, so sind sie nicht ohne weiteres den Pickschen Schaumzellen gleichzusetzen. Meist handelt es sich um die gewöhnlichen gliösen Abbau- oder Körnchenzellen, die mit lipoiden Zerfallsprodukten beladen sind und gerade bei der infantilen Form, aber auch bei spätinfantilen Fällen mit lokaler Prozeßverstärkung meist sehr reichlich vorkommen. Das hängt mit dem Tempo und der Intensität des Prozesses zusammen (s. S. 22 und Abb. 8a und b). Solche mit dem Gewebszerfall auftretenden Körnchenzellen enthalten fast immer scharlachfärbbare Stoffe, daneben nicht selten auch hämatoxylinophile Körnchen. Diese Lipoide stammen aus den zugrunde gegangenen Ganglienzellen, was sich besonders klar an sog. Neuronophagien nachweisen läßt, und sind bereits weitgehend zu scharlachfärbbaren Fettstoffen abgebaut. Wie immer bei Zerfallsprozessen sehen wir diese phagocytären Abräumzellen in der Richtung nach den Gefäßen und nach der Pia ziehen; sie sammeln sich vielfach in kleinen Häufchen und Beeten unmittelbar am Rande unter der Pia an. Darnach ist es, wie Spielmeyer betont, nicht berechtigt, gliöse Gitterzellen ohne weiteres den Pickschen Schaumzellen gleichzusetzen und darin einen Unterschied sehen zu wollen, daß sie bei Fällen von N.-P.K. + f.a.I. zahlreich seien und bei der reinen f.a.I. nicht vorkämen. Spielmeyer sah solche Elemente bei beiden Gruppen und hat sie als Körnchenzellen im Zerfalls- und Abbauprozeß beim reinen Tay-Sachs in seiner Histopathologie (Abb. 195) abgebildet. Es gibt sogar Tay-Sachs-Fälle, bei denen die Körnchenzellen, die „natürlich im Grunde den Bau von Schaumzellen" haben, sehr reichlich sind — reichlicher als z. B. in einem Fall von Kombination der N.-P.K. mit f.a.I.

Anders steht es mit jenen Gitterzellen, die mit hämatoxylinophilen Phosphatidkörnchen angefüllt sind. Es gibt bei N.-P.K. + f.a.I. gliöse Picksche Schaumzellen mit hämatoxylinophilen Körnchen in großen Massen, und zwar zahlreicher, als das etwa dem Abbau und der Abräumung der Zerfallsstoffe entsprechen würde. Und nicht nur bei den Koppelungen von N.-P.K. mit f.a.I., sondern auch bei der reinen f.a.I. sprechen manche Befunde dafür, daß auch die Glia von vornherein an der Lipoidspeicherung beteiligt sein kann. Auf eine sich darin ausdrückende Insuffizienz der Glia oder eine Minderleistung im Sinne von Scholz hat Bielschowsky früher schon Wert gelegt. Auch haben Sjövall und Ericsson auf eine vom Ganglienzellprozeß unabhängige Erkrankung der Glia hingewiesen, nämlich auf gleichartige Lipoideinlagerungen in der Makroglia.

Ähnlich liegen die Dinge für die lipoidgefüllten Elemente des Mesenchyms, nämlich für die Gefäßwände, die Meningen und die Plexus. Schon Bielschowsky hatte in seinem Falle von N.-P.K. + f.a.I. darauf hingewiesen, daß diese mesenchymalen Elemente, unter denen sich auch Schaumzellen fänden, oft mit hämatoxylinophilen Körnchen dick bestäubt seien, und darin eine Besonderheit seines Kombinationsfalles gesehen (vgl. auch Hassin u. a.). Es sind jedoch nach Spielmeyers Erfahrungen auch hier viele in den Gefäßen wie in den Meningen vorkommende „Schaumzellen" gewöhnliche Körnchenzellen, die aus dem Zentralorgan abgeräumte und meist zu scharlachrot färbbaren Lipoiden abgebaute Zerfallsstoffe enthalten. Unter dem Material der Münchener Forschungsanstalt gibt es Fälle von reiner f.a.I., bei denen die Gefäße, besonders auch die Meningen, reichlich abräumende Gitterzellen enthalten, während wirkliche Picksche Schaumzellen bei den mit f.a.I. gekoppelten Splenohepatomegalien spärlich sein können.

Über die tieferen Ursachen der Ablagerung von Phosphatiden bzw. anderen Lipoiden (s. u.) bei der N.-P.K. und der f.a.I. wissen wir zwar noch nichts Sicheres, die Ergebnisse von histologischen und chemischen Untersuchungen sowie von Tierversuchen lassen aber Wahrscheinlichkeitsschlüsse zu.

Pick maß bekanntlich der hochgradigen Lipämie eine besondere Bedeutung bei, die bei einem Überangebot von lipoiden Stoffen und normaler Assimilationsfähigkeit der Zellen zu einer Speicherung der den Organismus überschwemmenden Lipoidsubstanzen führen soll. Hier interessieren die Ergebnisse von Verfütterungsversuchen. Nachdem bereits Pérez Fontana, Manilla und Collazo über eine Lipoidspeicherung in der Milz nach Verfütterung von großen Dosen bestrahlten Ergosterins berichtet hatten, führten Kimmelstiel und Laas an Mäusen intraperitoneale und intravenöse Injektionen von kolloidalen Cholesterin-, Cholesterinester- und Phosphatid-(Lecithin-)Lösungen und deren Kombinationen aus. Mit der Verabreichung eines Lipoids begannen sich auch die anderen Lipoide in den Organen zu vermehren. Bei der Injektion von reinem Phosphatid (Lecithin) kam es jedoch nicht zu einer Schaumzellenbildung. Diese setzte erst bei gleichzeitiger Gegenwart von Cholesterin ein. Beumer und Gruber haben Kaninchen in sehr großen Dosen kolloidales Sphingomyelin injiziert. Sie erreichten eine Sphingomyelinspeicherung mit der Ausbildung typischer Pickscher Schaumzellen, die sich von Reticulumzellen herleiteten. Auch in den Sternzellen der Leber und in Knochenmarkszellen fand sich Sphingomyelin. Damit ist zwar der Beweis erbracht, daß die morphologischen Kennzeichen der Schaumzellen mit einer Sphingomyelinstapelung ursächlich zusammenhängen, es ist aber noch nicht gelungen, die N.-P.K. als ubiquitären Prozeß zu erzeugen. Ein einfaches humorales Überangebot von Sphingomyelin kann also nicht der Grund für die Entstehung der N.-P.K. sein. Es ist demnach wesentlich wahrscheinlicher, daß eine Störung des Zellstoffwechsels vorliegt.

Schon früher hatte die Mehrzahl der Autoren die Ursache der Erkrankung in einer an die Zellen gebundenen, durch das Fehlen bestimmter Fermente entstandenen Funktionsstörung gesucht (PARHON und GOLDSTEIN, BENDERS, MARINESCO, BIELSCHOWSKY, SOBOTKA). Dem morphologischen Bilde war jedoch nicht zu entnehmen, ob die Assimilation und die Dissimilation in gleichem Maße oder in ungleichem Verhältnis betroffen sind. Nach BIELSCHOWSKY und OSTERTAG liegt bei der infantilen Form der f.a.I. auch eine gleichartige Störung der trophischen Funktion der Gliazellen vor. Es ist hier zunächst bedeutungslos, ob bei dieser Stoffwechselstörung eine den Fermentstörungen übergeordnete Erkrankung der Drüsen mit innerer Sekretion eine Rolle spielt oder nicht (PARHON und GOLDSTEIN, SAVINI und SAVINI-CASTANO, BIELSCHOWSKY, OSTERTAG, TSCHUGUNOFF). BAUMANN, SCHEIDEGGER und KLENK betonten, daß sehr viele Gründe für die Annahme einer gemeinsamen Ursache bei der N.-P.K. und der f.a.I. sprechen. Die verschiedene Organvulnerabilität führe dabei zu verschiedenen Ausdrucksformen einer einheitlichen Phosphatid-Cholesterin-Fettstoffwechselstörung. Bei allen N.-P.K.-Fällen war das Gehirn miterkrankt; es bestanden Imbezillität, Idiotie, zentrale Amaurose oder der typische Maculafleck. Eine Anzahl von Gründen, darunter die verschiedene chemische Zusammensetzung des Sphingomyelins im Gehirn und in den Körperorganen, veranlassen auch BAUMANN, SCHEIDEGGER und KLENK zu der Schlußfolgerung, daß der Erkrankung eine primäre intermediär-celluläre Dysfunktion zugrunde liegt. LETTERER führt vor allem aus, daß die N.-P.K. und die f.a.I. sich wieder ein wesentliches Stück näher gekommen sind, wenn man die N.-P. K. nicht mehr als eine Infiltrationslipoidose ansieht.

Die früheren chemischen Organuntersuchungen bei N.-P.K. und f.a.I. führten zum Teil deshalb nicht zu eindeutigen Ergebnissen, weil das Untersuchungsmaterial verschieden und teilweise sehr lange fixiert worden war (EPSTEIN, EPSTEIN und LORENZ). 1938 betonte EPSTEIN, daß er schon 1932 das Sphingomyelin bei N.-P.K. nachgewiesen habe. Später vertrat er den Standpunkt, daß die Lipoidchemie vorderhand gegen die Zusammengehörigkeit der N.-P.K. und der f.a.I. entscheide. Den Hirnveränderungen bei der infantilen f.a.I. und bei der N.-P.K. dürften nach seiner Ansicht zwei verschiedene Krankheitsprozesse zugrunde liegen, auch wenn sie erbbiologisch in naher Beziehung zu stehen scheinen. Unter Anlehnung an VERZÁR sieht er die Ursache der N.-P.K. in einer auf der Hyperfunktion der Nebenniere beruhenden Hyperphosphorylierung der Fette. Unseres Erachtens betonen LETTERER und HÖRA mit Recht das Hypothetische dieser Deutung, solange Bestätigungen ausstehen. An dem Fall von BAUMANN, SCHEIDEGGER und KLENK gelang KLENK der Nachweis, daß der hohe Phosphatidgehalt der verschiedenen Organe bei N.-P.K. im wesentlichen auf eine sehr starke Anreicherung von Sphingomyelin zurückzuführen ist. Dabei bestehen Unterschiede zwischen den Körperorganen und dem Gehirn. Während das Sphingomyelin des Gehirns praktisch reines Stearosphingomyelin darstellt, ist das Sphingomyelin der NIEMANN-PICK-Milz und -Leber ein Gemisch von Palmito-, Stearo-, Lignocero- und Nervosphingomyelin. Die Einlagerung der Lipoide in alle Körperzellen beruht nach den Autoren auf der oben erwähnten primären intermediär-cellulären Dysfunktion der Gewebe, die am wahrscheinlichsten in der dissimilatorischen Phase des Phosphatidstoffwechsels zellgebunden stattfindet. TROPP und ECKHARDT fanden ebenfalls bei N.-P.K. eine Zunahme des Sphingomyelins, wobei TROPP aber eine Überfunktion der lipoidassimilierenden Fermente als Grundstörung annimmt. Nach LETTERER beruht die Sphingomyelinvermehrung wahrscheinlich nicht auf einer absoluten Zunahme, sondern einer Verschiebung der einzelnen Lipoidkomponenten. BAUMANN, SCHEIDEGGER und KLENK hielten die unigenetische Auffassung der N.-P.K. und der f.a.I. erst dann für gesichert, wenn die Organanalyse das gleiche chemische Substrat nachweisen könne. KLENK hatte schon früher bei der infantilen f.a.I. ein neues, bei der N.-P.K. fehlendes zuckerhaltiges Lipoid nachgewiesen, das er zunächst als Substanz x bezeichnete. Die eingehenden Untersuchungen KLENKS bestimmten es später als ein neuraminsäurehaltiges, phosphatidfreies Lipoid, das er unter Berücksichtigung seiner Glykosidnatur und seiner Bindung an die Ganglienzellen als Gangliosid bezeichnete. Es findet sich in geringen Mengen auch in der grauen Substanz des normalen Gehirns, fehlt aber unter normalen Verhältnissen in der weißen Substanz. Es enthält nach den genauen Analysen KLENKS Fettsäuren (hauptsächlich Stearinsäure), Sphingosin oder eine sphingosinähnliche Base, Neuraminsäure und Zucker (überwiegend Galaktose und kleine Mengen Glykose). Die chemische Zusammensetzung der Ganglioside läßt vermuten, daß sie den Sphingomyelinen einerseits und den Cerebrosiden andererseits nahestehen. Nach diesen chemischen Erhebungen KLENKS gehört die infantile f.a.I. nicht zu den Phosphatidlipoidosen. Andererseits läßt die große Zahl voneinander verschiedener Ergebnisse der chemischen Analyse bei der PFAUNDLER-HURLERschen Krankheit noch LETTERERS Warnung vor übertriebenen Hoffnungen auf die Lösung dieser Fragen durch die chemische Analyse von Einzelfällen berechtigt erscheinen. Er hält es mit Recht für vollkommen verständlich, wenn eine Störung des cellulären Lipoidstoffwechsels im wachsenden Kindergehirn sich in erster Linie am Sphingomyelin bemerkbar macht, und daß im späteren Alter auch die Auswirkungen einer cellulären Dystrophie hinsichtlich morphologischer, histologisch-färberischer, chemischer und schließlich auch klinischer Ausdrucksformen jeweils andere sein müssen. Hier sind die Dinge, besonders auf physiologisch-chemischem Gebiet, noch im Fluß. Der Nachweis der Ganglioside durch KLENK ist andererseits eine wesentliche Stütze für die Auffassung der Grundstörung als einer (an die Ganglienzellen gebundenen) cellulären Dystrophie bei der reinen f.a.I. und wahrscheinlich auch der PFAUNDLER-HURLERschen Krankheit. KLENK konnte zunächst in juvenilen und Spätfällen keine charakteristischen Lipoide darstellen, was inzwischen durch DIEZEL für die spätinfantile und juvenile Form geschehen konnte. Diese durch eine Störung des Fermentsystems, eine Enzymopathie (KLENK) bedingte Grundstörung hängt andererseits wohl noch von übergeordneten Faktoren ab, worauf das gleichzeitige Befallensein verschiedener Organe und Gewebsarten in einer großen Zahl von Fällen hinweist.

Es bestehen noch viel größere Unklarheiten über den Chemismus der eingelagerten Substanzen bei der PFAUNDLER-HURLERschen Krankheit. Die Ergebnisse der Analysen stehen sich zum Teil schroff gegenüber. Sie sollen ohne Anspruch auf Vollzähligkeit nur kurz erwähnt werden: Im Gehirn fanden Ganglioside KUTZIM (bei KLENK) und BRANTE bei 3 Fällen, der in den Körperorganen dagegen Mucopolysaccharide (die der Chondroitin- oder Mucoitinschwefelsäure ähnlich oder mit ihr identisch sein können) nachwies. Bei einem unveröffentlichten Fall HALLERVORDENS mit typischen Veränderungen der a.I. im Gehirn ohne Lipoidablagrung in den Knochen (M. B. SCHMIDT) fand KLENK die vierfache Menge des Gangliosidgehalts im Gehirn, was für eine Verwandtschaft mit der TAY-SACHSschen Form der amaurotischen Idiotie sprechen würde. Auch bei JERVIS wurden im Gehirn Ganglioside, in Leber und Milz keine Speicherstoffe nachgewiesen. Er betont die übrigens immer wieder festzustellende morphologische Übereinstimmung von f.a.I. und Morbus Hurler. THANNHAUSER fand bei eingehender Organanalyse keine Abweichung von der Norm, R. ABDERHALDEN (zit. bei DIDION) wies in Leber und Milz Sphingomyelin nach. Während sich einige Autoren nach HALLERVORDEN für eine Eiweiß-Lipoidverbindung entschieden haben, nehmen LINDSAY, REILLY und Mitarbeiter „eine Speicherung eines wahrscheinlich mit Protein kombinierten Polysaccharids, vermutlich Glykogen“ (nach ULLRICH und WIEDEMANN) an. Nach GREEN liegt im Gehirn eine Cerebrosidspeicherung, nach ASHBY und Mitarbeitern liegen Cerebroside mit Phrenosin und Kerasin vor (nach PETERS). JELKE spricht bei klinisch nachgewiesener flacher und hingezogener Glykämiekurve (ähnlich wie bei Glykogenspeicherkrankheit) von Speicherung eines Lipoids und eines Polysaccharids, worauf die Farbreaktion des Lebergewebes hinwies. In diesem, wie im Knorpel und im Gehirn, wiesen DE LANGE und LETTINGA Glykogen nach. HENDERSON und Mitarbeiter schließen auf eine komplexe Glykogenverbindung, wahrscheinlich auf ein Glyko- oder Mucoproteid. Nach JERVIS liegt ein Lipoid vor, das sich von den bei N.-P.K., TAY-SACHS und Morbus Gaucher zu findenden Lipoiden unterscheide. Noch nicht klar sei, ob sich dieses Lipoid auch von dem der juvenilen Form unterscheidet. Bei Injektionsversuchen mit Methyl-Cellulose (W. C. HUEPER 1942) trat bei Kaninchen eine sich vom Gargoylismus unterscheidende Hornhauttrübung auf, bei der sich bei Spaltlampenuntersuchung auch das Epithel betroffen erwies.

Die geschilderten Diskrepanzen in den morphologischen und chemischen Befunden des Einzelfalles erklären hinreichend den Standpunkt von FEYRTER, SCHETTLER, DIDION und anderen Autoren, die Phosphatid- und Gangliosidlipoidosen endgültig voneinander trennen wollen, den vermittelnden Standpunkt von LETTERER u. a. und schließlich die Stellungnahme der Autoren, die trotz aller erörterten Bedenken eine gemeinsame Betrachtungsweise der Lipoidosen für erforderlich halten. Zu den letzteren gehört neuerdings DIEZEL, der 3 Fälle von infantiler, 3 Fälle von spätinfantiler a.I., je einen Fall von juveniler a.I., von Gargoylismus, von NIEMANN-PICKscher und von GAUCHERscher Krankheit mit den neueren Methoden der Histochemie untersuchte. Zuletzt untersuchte er auch Fälle von diffuser Sklerose vom Typus KRABBE. Unter Anwendung der Sudanschwarz B-Methode (LISON), der PAS-Reaktion (McMANUS, LILLIE und HOTCHKISS), des Acetylierungs- und Bromierungstestes (zusammenfassende Darstellung bei PEARSE und GEDIGK), der Phosphorlipoidreaktionen (UEDA, OKAMOTO) und andere — insgesamt 17 — Methoden fand er in wesentlicher Ergänzung früherer Befunde, daß in allen Fällen von amaurotischer Idiotie in den Ganglienzellen neben Gangliosiden auch Sphingomyeline in geringerer Menge gespeichert werden. Die Zell- und Gewebetrennung nach BEHREND erlaubte auch histologisch den Schluß, daß beim Gargoylismus in den Ganglienzellen ebenfalls Ganglioside und Sphingomyeline abgelagert werden im Gegensatz zu den den Gargoylismus von der amaurotischen Idiotie unterscheidenden Ablagerungen im Binde- und Stützgewebe — z. B. in den Herzklappen, im Bindegewebe der parenchymatösen Organe — und in Leukocyten, die aus Mucopolysacchariden bestehen. Diese Mucopolysaccharide lassen sich besonders deutlich mit der Perjodsäure-SCHIFF-Reaktion nachweisen.

Sie sind wasserlöslich und nicht sudanophil und sind als Folge der cellulären Stoffwechselstörung im Binde- und Stützgewebe auch extracellulär zu finden. Umgekehrt werden bei der NIEMANN-PICKschen Krankheit mengenmäßig überwiegend Sphingomyeline, daneben in geringerer Menge Ganglioside gespeichert. Dieses Ergebnis stimmt mit den Feststellungen von TERRY, SPERRY und BRODOFF an einem adulten Fall von N.-P.K. bei einem 52 Jahre alt gewordenen Mann überein. Damit rücken die N.-P.K. und die f.a.I. wieder näher aneinander, die DIEZEL als wesensverwandte Speicherungskrankheiten ansieht. Er weist auch besonders auf die nahe chemische Verwandtschaft der einzelnen gespeicherten Stoffe, besonders der Ganglioside, Sphingomyeline, Cerebroside und Mucopolysaccharide untereinander hin. Besonders wichtig ist jedoch der erstmals von ihm erbrachte Nachweis, daß die Ganglienzellen auch bei spätinfantiler und juveniler a.I. Ganglioside speichern, also der TAY-SACHSschen Krankheit in dieser Hinsicht gleichzustellen sind. Dabei nimmt mit zunehmendem Lebensalter das Ausmaß des Speicherprozesses ab und die Glykolipoidkomponente tritt innerhalb der Speichersubstanzen zurück. Bei der Resorption der aus den Ganglienzellen freiwerdenden Stoffe in Gliazellen erfolgt nach DIEZEL eine Bindung der Ganglioside an Eiweißsubstanzen, was aus dem Ausfall der gekoppelten Tetrazoniumreaktion zu entnehmen ist, bei der sich die gliogenen Körnchenzellen rot färben, während die Ganglienzellen mit ihren Speicherstoffen farblos bleiben. DIEZEL fand bei Nachuntersuchung des seinerzeit von SMETANA beschriebenen Falles im Gegensatz zu FEYRTER, daß die morphologischen Befunde am zentralen Nervensystem eine Differentialdiagnose zwischen f.a.I. und N.-P.K. nicht erlauben. Überraschend war die Feststellung an einem N.-P.K.-Falle, daß die reticulohistiocytären Zellen der Milz und die KUPFFERschen Sternzellen der Leber neben kleinen sudanophilen Lipoidgranula, die sich in dieser Hinsicht wie Sphingomyeline verhielten, ein Glykolipoid enthielten, das histochemisch den bei den Morbus GAUCHER zu findenden Cerebrosiden entspricht. Diese reticulo-histiocytären Zellelemente in Leber und Milz bilden bei N.-P.K., offenbar im Gegensatz zu den Leberparenchymzellen, nicht nur Sphingomyelin, sondern auch Glykolipoide. Die erkrankten reticulo-histiocytären Zellen bei Morbus GAUCHER (in Milz, Leber, Lymphknoten, Knochenmark) enthalten neben an Eiweiß gebundenen Cerebrosiden ein leichtlösliches Glykolipoid, das vermutlich aus Gangliosiden besteht.

Ihre Ergänzung finden die morphologischen und chemischen Erhebungen durch die Ergebnisse der Erbbiologie. BAUMANN, SCHEIDEGGER und KLENK machten unter Betonung der Seltenheit des familiären geschwisterlichen Auftretens der N.-P.K. geltend, daß erbbiologische Bedenken gegen eine Gleichsetzung der N.-P.K. und der f.a.I. sprechen. MERKSAMER und KRAMER fanden inzwischen die N.-P.K. bei 3 Geschwistern, GOEBEL fand sie bei zwei Geschwistern. Dabei fehlen leider Autopsien. DRIESSEN sah bei 2 Geschwistern eine autoptisch verifizierte N.-P.K. und eine f.a.I. Neuerdings hat außerdem VAN BOGAERT den Stammbaum einer Familie mitgeteilt, in der ein Fall von N.-P.K. und ein Fall von f.a.I. nebeneinander beobachtet wurden. Die f.a.I. ist anatomisch festgestellt worden, die N.-P.K. durch histologische Untersuchung der Milz sichergestellt. KUFS war es schon vor langer Zeit gelungen, die tieferen erbbiologischen Zusammenhänge zwischen verschiedenen heredofamiliären Erkrankungen des Auges (Retinitis pigmentosa) und Ohres (gewisse Formen von recessiv vererbbarer Taubstummheit und Schwerhörigkeit, vgl. Fälle von ZIERL, SCHOLZ-HARTUNG und MÜLLER) und der f.a.I. aufzudecken. An Spätformen der f.a.I. konnte er den identischen Genotypus der Retinitis pigmentosa und der Spätform der f.a.I. durch den Erbgang nachweisen. Er mißt dem Wechsel des Phänotypus im Erbgang deshalb mit Recht eine sehr große Bedeutung bei, weil er mit Sicherheit beweist, „daß man auch die reinen Fälle der Heredodegeneration des Neuroepithels des Auges ohne cerebrale Symptome, die Retinitis pigmentosa und familiäre progressive Maculadegeneration (Fälle von OATMAN, BATTEN, NETTLESHIP, SCHALL, STARGARDT u. a.) als selbständige Phänotypen im Rahmen der erbbiologischen Einheit „lipoidzellige Splenohepatomegalie + f.a.I. betrachten darf“. Für die Wirksamkeit des gleichen pathogenetischen Prinzips bei der N.-P.K. einerseits, der TAY-SACHSschen Krankheit andererseits sprechen nach KUFS die gleiche Rassendisposition, der ungefähr gleiche Beginn und Ablauf in den ersten 2 Lebensjahren, der beiden Krankheiten gemeinsame recessive Vererbungsmodus und der ungewöhnlich hohe

Prozentsatz ihrer Verbindung miteinander, woraus sich eben der Schluß auf eine konstitutionelle Lipoidstoffwechselanomalie ergibt.

Bei PFAUNDLER-HURLERscher Krankheit wurde Erblichkeit 18mal (Konkordanz) bei Zwillingen, 3mal bei Drillingen (HENDERSON und NJÁ) und noch einmal bei Zwillingen (Diskordanz) nachgewiesen. Konsanguinität bestand bei LUNDSTRÖM. Im Gegensatz zur MORQUIOschen Krankheit besteht keine Geschlechtsbindung, Geschlechtsgebundene Vererbung läßt es in der Beobachtung von NJÁ fraglich erscheinen, ob ein Zwischentyp zwischen Gargoylismus und Morbus Morquio vorliegt. Zwei Drittel aller Fälle der Literatur betreffen Knaben (nach FAIRBANK Verhältnis von Knaben zu Mädchen = 4:3). CORBO unterscheidet zwei Formen des Gargoylismus: eine monomer-recessive Frühform *mit* Hornhauttrübung und eine seltenere, später auftretende, recessiv-geschlechtsgebundene Form *ohne* Hornhauttrübung.

Was vererbt wird, ist also nicht irgendeine Fehlanlage am Nervensystem selbst, sondern eine Anomalie des Stoffwechsels. Und darin berühren sich die eben genannten Prozesse mit der WILSONschen Krankheit (KINNIER WILSON, v. BRAUNMÜHL) und der familiären diffusen Sklerose (SCHOLZ, SCHOLZ und VAN BOGAERT, WICKE). Dieser Prozeß hat trotz großer morphologischer Differenzen doch hinsichtlich der Störung des Lipoidstoffwechsels Beziehungen zur f.a.I. und kann sich einmal mit den Veränderungen der f.a.I. im Gehirn vergesellschaften (Fälle von BIELSCHOWSKY, OSTERTAG, WENDEROWIC u. a.). SCHOLZ hat für diese nach ihm benannte familiäre diffuse Sklerose auseinandergesetzt, daß es sich dabei um Störungen des Lipoidstoffwechsels handelt, die sich im Mark und in den Gliaelementen kundgeben. Bezeichnenderweise ist hier das Produkt, das beim Zerfall der Markscheiden im großen Marklager auftritt, eine nicht scharlachrot färbbare Masse; diese bleibt im allgemeinen auf Stufen vor den scharlachrot färbbaren Neutralfetten stehen, wenigstens solange sie in Gliazellen eingeschlossen ist. SCHOLZ hat dies zusammen mit VAN BOGAERT neuerdings wieder dargelegt. Uns interessiert hier die Besonderheit des Lipoidstoffwechsels, der von den ektodermalen Gewebselementen nicht in der gewöhnlichen Weise zu Ende geführt wird. Ich erinnere an die oben erwähnten Bilder von Neuronophagien bei f.a.I., wo aus der gleichen Farbe der Substanzen in den Ganglienzellen und den Gliazellen geschlossen werden kann, daß die Zerfallsstoffe in den phagocytären Gliazellen auch nicht in der gewöhnlichen Weise abgebaut werden. Wir haben darin einen Hinweis, daß es Fälle von f.a.I. gibt, bei denen die gliösen Elemente ihre Stoffwechselfunktionen — ähnlich wie bei der diffusen Sklerose — nicht in normalem Umfange zu leisten vermögen. Daß bei Spätfällen eine Funktionsschwäche der Glia nicht nachweisbar zu sein braucht (FRIEDRICH), könnte durch das langsamere Tempo und die geringere Intensität des Prozesses genügend erklärt werden. Die pathologischen Stoffe selbst sind sowohl bei den familiären diffusen Sklerosen wie bei der f.a.I. komplizierte Lipoide und stehen in ihren färberischen Eigentümlichkeiten den Lecithinen nahe. So stellen die Fälle von f.a.I. mit selbständiger Markerkrankung eine Verbindung her zwischen zwei sonst morphologisch und klinisch weit voneinander unterschiedenen Erbkrankheiten. Ob man aus dem Vorkommen geblähter Ganglienzellen bei diffuser Sklerose (WICKE) sichere Schlüsse auf die Wirksamkeit eines ähnlichen pathogenetischen Prinzips bei familiärer diffuser Sklerose und f.a.I. ziehen kann, erschien zunächst noch als offene Frage. Neuerdings hat DIEZEL in den Globoidzellen der infantilen Form der diffusen Sklerose vom Typus KRABBE in den Abräumzellen reichlich Glykolipoide, aber nur wenig Sphingomyeline nachgewiesen, die aus zugrunde gegangenen Markscheiden stammen dürften und deren extrem schwere Löslichkeit er auf eine intracellulär erfolgte Eiweißbindung zurückführen möchte. Durch diese Befunde werden die f.a.I. und die diffuse Sklerose vom Typus KRABBE einander wiederum genähert (vgl. PETERS, S. 560). Die hier vorgebrachten

Argumente für eine gemeinsame Betrachtungsweise der hierher gehörigen Erkrankungen lassen es vielleicht verständlich erscheinen, daß Schettler die Phosphatidlipoidosen und die Gangliosidosen voneinander abtrennt, diese Lösung aber nicht als die unbedingt abschließende ansieht.

Literatur.

Die ältere Literatur ist zusammengestellt bei Spielmeyer: Zbl. Ophthalm. **10**, 161 (1923). Neuere zusammenfassende Darstellungen: Atkinson (1937), Baumann, Scheidegger und Klenk (1936), Epstein (1937), Josephy (1936), Letterer (1938), Klenk (1938—1947), Peters (1951), Catel (1951), Becker (1953), Schettler (1955), Duspiva (1955).

Abrikosoff: Ein Fall von Skeletform der Niemann-Pickschen Krankheit. Verh. dtsch. path. Ges. **1928**. — Abrikosoff u. Herzenberg: Zur Frage der angeborenen Lipoidstoffwechselanomalien. Virchows Arch. **274**, 146 (1929/30). — Abt and Bloom: Essential lipoidhistiocytosis. J. Amer. Med. Assoc. **90**, 2076 (1928). — Aegler, O.: Kann der M. Morquio vom Gargoylismus als Morbus sui generis abgetrennt werden? Ann. paediatr. (Basel) **176**, 159 (1951). — Aider, O., y L. de Assis: Degeneracao lipoidico do neuro-aixo. Arqu. Neuro-Psyquiatr. **9**, 276 (1951). — Albrecht: Juvenile amaurotische Idiotie (Demonstration in 3 Fällen). Mschr. Psychiatr. **80**, 240 (1931). — Alder, A.: Schweiz. med. Wschr. **1950**, 1095. — Ardie, W. J.: Spastic paralysis. Brit. Med. J. **1926**, 1208. — Ashby, W. R., R. M. Stewart and J. H. Watkin: Chondro-osteo-dystrophy of the Hurler type (gargoylism): A pathological study. Brain **60**, 149 (1937). — Atkinson: Niemann-Pick's disease. Brit. J. Childr. Dis. **34**, 245 (1937).

Badanov, B. L.: Un cas de maladie de Niemann-Pick et de Tay-Sachs. Pediatr. (russ.) **1940**, H. 7/8, 76. — Baffi, Vincenzo, e Giacinto Auricchio: Considerazioni sulla patogenesi dell'idiozia amaurotica familiare. Pediatria (Napoli) **59**, 537 (1951). — Bagh, K. v., u. H. Hortling: Ergebnis einer Blutanalyse bei juveniler amaurotischer Idiotie. Nord. Med. **38**, 1072 (1948). — Bagley, Charles: Cerebral lesions, postmortem in mentally defective children. Amer. J. Surg. **28**, 282 (1935). — Baker and Platou: Cerebral changes in amaurotic family idiocy (Tay-Sachs). Arch. of Path. **25**, 75 (1938). — Bathy: Lipoidhistiocytosis. Amer. J. Dis. Childr. **39**, 573 (1930). — Baumann: Zur Klinik und Pathogenese der Niemann-Pickschen Krankheit. Klin. Wschr. **1935 II**, 1743. — Baumann-Scheidegger u. Klenk: Die Niemann-Picksche Krankheit. Eine klinische, chemische und histopathologische Studie. Erg. Path. **30**, 183 (1936). — Bauwens, van Bogaert et Danis: Un cas d'idiotie familiale amaurotique de Tay-Sachs. Bull. Soc. belge Ophtalm. **56**, 44 (1928). — Becker: Familiäre amaurotische Idiotie. In Mohr-Staehelin, Bd. V/3, S. 1028. 1953. — Behrend, M.: Zell- und Gewebetrennung. In Abderhalden, Handbuch der biologischen Arbeitsmethoden, Abt. V, Teil 10, S. 136. 1930. — Benda: Developmental disorders of mentation and cerebral palsies. New York 1952. — Berliner, M. L.: Lipin keratitis of Hurler's syndrome. (Gargoylism or dysostosis multiplex.) Arch. of Ophthalm. **22**, 97 (1939). — Berman, S. L.: Lipoidhistiocytosis. Amer. J. Dis. Childr. **36**, 102 (1928). — Bertrand et van Bogaert: Etudes généalogiques, cliniques et histopathologiques sur la forme infantile de l'idiotie amaurotique familiale (Warren-Tay-Sachs). Encéphale **29**, 505 (1934). — Beumer, H.: Zur Chemie der Gaucher-Substanz. Klin. Wschr. **1928 I**, 258. — Beumer, H., u. G. B. Gruber: Versuche zur experimentellen Erzeugung der Niemann-Pickschen Krankheit. Jber. Kinderheilk. **146**, 125 (1936). — Bickel, Georges: Considérations cliniques sur les lipoidoses. Schweiz. med. Wschr. **1938 I**, 192. — Bielschowsky, Max: (a) Amaurotische Idiotie und lipoidzellige Splenohepatomegalie. J. Psychol. u. Neur. **36**, 103 (1928). — (b) Über amaurotische Idiotie. Psychiatr. Bl. (holl.) **40**, 711 (1936). — (c) Über eine bisher unbekannte Form von infantiler amaurotischer Idiotie. Z. Neur. **155**, 321 (1936). — (d) Über spätinfantile familiäre amaurotische Idiotie mit Kleinhirnsymptomen. Dtsch. Z. Nervenheilk. **50**, 7 (1914). — (e) Zur Histopathologie und Pathogenese der amaurotischen Idiotie mit besonderer Berücksichtigung der cerebellaren Veränderungen. J. Psychol. u. Neur. **26**, 123 (1920). — Binswanger, E., u. O. Ullrich: Über die Dysostosis multiplex (Typus Hurler) und ihre Beziehungen zu anderen Konstitutionsanomalien. Z. Kinderheilk. **54**, 699 (1933). — Bird, A.: Die Lipoidosen und das centrale Nervensystem. Brain **71**, 434 (1948). — Bjelkhagen, Ingemar: A case of infantile amaurotic family idiocy. Acta paediatr. (Stockh.) **39**, 445 (1950). — Bloom: Splenomegalie (type Gaucher) and lipoid histiocytosis, type Niemann. Amer. J. Path. **1**, 595 (1925). — Bloom and Kern: Spleens from Gaucher's disease and lipoidhistiocytosis. Arch. Int. Med. **39**, 456 (1927). — Böhmig-Schob: Pathologisch-anatomische Demonstrationen. Arch. f. Psychol. **87**, 689 (1929). — Bogaert, L. van: (a) L'idiotie amaurotique et les maladies du metabolisme lipidien. Bull. Acad. roy.

Méd. Belg. **14**, 323 (1934). — (b) Intérêt lipiodoses à cérébrosides pour la neuropathologie. I. Les lipoidoses à phosphatides. II. Les lipoidoses à cérébrosides. Presse méd. **1937 I**, 587 bis 591; **1937 II**, 698—701. — (c) El problema neurologico de las lipoidoses. Actas luso-españ. Neurol. y Psiquiatr. 8, 1 (1949). — (d) Sur une forme familiale très tardive de l'idiotie amaurotique. (Deuxième observation de la famille Ae.....) Dtsch. Z. Nervenheilk. **168**, 267 (1952). — (e) Evolution de nos connaissances sur les neurolipoidoses dites phosphatidiques. Bull. Acad. roy. Méd. belg., Ser. 6 **18**, 9 (1953). — (f) Sur une idiotie amaurotique du type infantile précoce, sans lésions caracteristiques du fond d'oeil, dans une couche israelite. Fol. psychiatr. néerl. **56**, 419 (1953). — BOGAERT, L. VAN, u. BORREMANS: Über eine adulte, sich bis ins Präsenium hinziehende Form der familiären amaurotischen Idiotie. Z. Neur. **159**, 136 (1937). — BOGAERT, L. VAN, I. SWEERTS et L. BAUWENS: Sur l'idiotie amaurotique familiale du type WARREN-TAY-SACHS. Encéphale **27**, 196 (1932). — BOOY, JOH.: The lipoidoses. Fol. psychiatr. néerl. **56**, 614 (1953). — BRAHN u. PICK: Zur chemischen Organanalyse bei der lipoidzelligen Splenohepatomegalie Typus NIEMANN-PICK. Klin. Wschr. **1927 II**, 2367. — BRANTE, G.: (a) Gargoylismus als Lipoidose. Fette u. Seifen **1951**. — (b) Gargoylism — a mucopolysaccharidosis. Scand. J. Clin. a. Labor. Invest. **4**, 43 (1952). — BRAUNMÜHL, V.: (a) Kolloidchemische Betrachtungen. Z. Neur. **142**, 1 (1932). — (b) Versuche um eine kolloidchemische Pathologie des Zentralnervensystems. Klin. Wschr. **1934 I**, 897. — BROWN, N., B. D. CORNER and M. C. H. DODGSON: A second case in the same family of congenital familial cerebral lipoidosis resembling amaurotic family idiocy. Arch. Dis. Childh. **29**, 48 (1954). — BRÜCKNER, J.: Über Erkennung und Bestimmung verschiedener Hexosen nebeneinander. Hoppe-Seylers Z. **277**, 181 (1943). — BRUGSCH, H.: Die REILLYsche Granulocytenanomalie bei familiärem dystostotischem Zwergwuchs. Z. inn. Med. **4**, 1 (1949). — BÜRGER, M.: (a) Chemische Blutbefunde bei Lipoidosen und Psoriasis. Verh. dtsch. path. Ges. **1938**, 88. — (b) Verdauungs- und Stoffwechselkrankheiten. Berlin: Volk u. Gesundheit 1953.

CACCHIONE, A.: Su tre casi atipici d'idiozia amaurotica familiare con particulare reperto degenerativo della cornea. Note Psichiatr. **64**, 149 (1935). — CATEL, WERNER: Differentialdiagnostische Symptomatologie von Krankheiten des Kindesalters. Stuttgart: Georg Thieme 1951. — CHEVEREL, CHEVEREL-BODIN, CORMIER et DIVET: Maladie de GAUCHER et maladie de NIEMANN-PICK. Ann. d'Anat. path. **14**, 297 (1937). — CHIARI: Über eine eigenartige Störung des Fettstoffwechsels. Zbl. Path. **48**, Ergh., 347 (1930). — CHODKOWSKA: Wydziol. Lek. **1936**, Nr 1. Zit. bei H. MÜLLER. — CHRISTOMANOS u. SCHOLZ: Z. Neur. **144**, 1 (1933). — CHWALIBOGOWSKI u. SCHUSTEROWNA: Über die Splenohepatomegalie von NIEMANN-PICK. Polska Gaz. lek. **1929 II**, 590. Ref. Zbl. Kinderheilk. **24**, 59 (1930). — CLARA, R., et L. THYS: La lipochondrodystrophie. J. belge Radiol. **32**, 230 (1949). — CLÉMENT, ROBERT, I. GRUNER, P. RAMEIX et I. BRETAGNE: Idiotie amaurotique de TAY-SACHS. Presse méd. **1953**, 253. — COBB, W., F. MARTIN and G. PAMPIGLIONE: Cerebral lipoidosis. An electroencephalographic investigation. Brain **75**, 343 (1952). — COCCHI, U.: (a) Polytope erbliche enchondrale Dysostosen. Fortschr. Röntgenstr. **72**, 435 (1950). — (b) In SCHINZ, BAENSCH, FRIEDEL, ÜHLINGER, Lehrbuch der Röntgendiagnostik. Stuttgart: Georg Thieme 1950. — COHEN et L. VAN BOGAERT: Remarques cliniques sur un cas d'idiotie amaurotique du type infantile avec lésions oculaires atypiques. J. belge Neur. **33**, 456 (1933). — COLE jr., H. N., R. C. IRVING, H. Z. LUND, R. D. MERCER and R. W. SCHNEIDER: Gargoylism with cutaneous manifestations. Arch. of Dermat. **66**, 371 (1952). — CONDES, F. C., and HORNER: Juvenile familiäre amaurotische Idiotie bei 2 japanischen Familien. Amer. J. Ophthalm. **52**, 558 (1929). — CORBO, SALVATORE: Il gargoilismo. Pediatria (Napoli) **61**, 934 (1953). — CORCAN, OBERLING et DIENST: La maladie de NIEMANN-PICK. Rev. franç. Pédiatr. **3** (1927). — CORDES and HOGAN: Dysostosis multiplex. Arch. of Ophthalm. **27**, 637 (1942). — CUBE, RUTH V., E. SCHMITZ u. I. WIENBECK: Leichte bis mittelschwere NIEMANN-PICKsche Krankheit. Virchows Arch. **310**, 631 (1943). — CUMINGS, J. N.: The cerebral lipids in dissiminated sclerosis and in amaurotic family idiocy. Brain **76**, 551 (1953).

DAVISON and JACOBSEN: Generalized lipoidosis in a case of amaurotic familial idiocy. Amer. J. Dis. Childr. **52**, 345 (1936). — DAWSON, J. M. P.: The histology and histochemistry of gargoylism. J. of Path. **67**, 587 (1954). — DEBUCH, HILDEGARD: Biochemie der Lipoide. Acta histochemica **2**, 135 (1955). — DENZLER, FRITZ: Kasuistischer Beitrag zum Krankheitsbild der familiären amaurotischen Idiotie. Inaug.-Diss. Erlangen 1935. — DIDE, MAURICE, et LUDO VAN BOGAERT: Sur l'idiotie amaurotique familiale (type SPIELMEYER-VOGT). Contribution à l'étude de sa sémiologie extrapyramidale, de la repartition et de la cytologie de ses lésions. Revue neur. **69**, 1 (1938). — DIDION, HANS: (a) Vergleichend-histopathologische Untersuchungen an einem Zwillingspaar mit NIEMANN-PICKscher Krankheit. Frankf. Z. Path. **60**, 194 (1949). — (b) Die anatomischen Veränderungen des Augenhintergrundes bei der NIEMANN-PICKschen Krankheit. Klin. Mbl. Augenheilk. **116**, 131 (1950). — DIENST u. HAMPERL: Lipoidzellige Splenohepatomegalie vom Typ NIEMANN-PICK. Wien. klin. Wschr. **1927 II**, 1432. — DIETRICH: Diskussionsbemerkung zum Vortrag LETTERER. Verh. dtsch. path. Ges. **1936**, 259. — DIEZEL, P. B.: (a) Histochemischer Nachweis des Gangliosids in Ganglien- und Gliazellen bei amaurotischer Idiotie und Isolierung der lipoidspeichernden Zellen nach der Methode von M. Behrend. Dtsch. Z. Nervenheilk. **171**, 344 (1944). — (b) Histochemische Untersuchungen an primären Lipoidosen: Amaurotische Idiotie, Gargoylismus, Niemann-Picksche Krankheit, Gauchersche Krankheit, mit besonderer Berücksichtigung des Nervensystems. Virchows Arch. **326**, 89—118 (1954). — (c) Histochemische Untersuchungen an den Globoidzellen der familiären infantilen diffusen Sklerose vom Typus Krabbe. Virchows Arch. **327**, 206 (1955). — Driessen, O. A.: Über die Identität der Krankheit von Tay-Sachs mit der Krankheit von Niemann-Pick. Mschr. Geneesk. **21**, 242 (1953). — Druss: Pathologic changes in the ear in Niemann-Pick's disease. Arch. of Otolaryng. **15**, 592 (1932). — Duspiva, F.: Enzymatische Histochemie. In Hoppe-Seyler-Thierfelder, Handbuch der physiologisch- und pathologisch-chemischen Analyse, Bd. 2, S. 345. Berlin: Springer 1955.

Eichenberger, Kurt: Kann die Dysostosis Morquio als selbständiges Krankheitsbild vom Gargoylismus getrennt werden? Ann. paediatr. (Basel) **182**, 107 (1954). — Ellis, R. W. B., W. Sheldon and M. B. Capon: Gargoylism (Chondro-osteo-dystrophy, corneal opacities, hepatosplenomegaly and mental deficiency). Quart. J. Med., N. S. **5**, 119 (1936). — Eppinger, Hans: Die Klinik der Lipoidosen. Verh. dtsch. path. Ges. **1938**, 51. — Epstein, E.: (a) Beitrag zur Chemie der Gaucherschen Krankheit. Biochem. Z. **145**, 398 (1924). — (b) Amaurotische Idiotie. Vier amaurotische Kinder in einer Familie. Arch. of Pediatr. **42**, 236 (1925). — (c) Über den Phosphatid- und Cerebrosidgehalt von Milz und Leber eines Falles von Morbus Gaucher im Säuglingsalter (mit Vergleichswerten von Normalmilz und Milz bei Niemann-Pickscher Krankheit). Virchows Arch. **274** (1929). — (d) Phosphatidzellverfettung der Milz bei Niemann-Pickscher Krankheit. Hoppe-Seylers Z. **192**, 145 (1930). — (e) Der gegenwärtige Stand der Lehre vom Chemismus der Zellen und Gewebe in Beziehung zur Pathologie der allgemeinen Lipoidosen. Klin. Wschr. **1931 II**, 1601. — (f) Über die chemischen Veränderungen des Gehirns bei phosphatidzelliger Lipoidose (Niemann-Pickscher Krankheit) und Tay-Sachsscher Form der amaurotischen Idiotie, im Vergleich mit den chemischen Befunden bei Morbus Gaucher und bei Normalhirnen. Zbl. Neur. **61**, 501 (1931). — (g) Beiträge zur Pathologie und Systematik der allgemeinen Lipoidosen nach chemischen und physikalisch-chemischen Gesichtspunkten (Lipoidverfettung und Lipoidzellspeicherung). Virchows Arch. **281** (1931). — (h) Über die ursächliche Bedeutung der chemischen Veränderung für die Pathologie des Gehirns bei Niemann-Pickscher Krankheit. Beziehungen zwischen Niemann-Pickscher Krankheit und infantiler amaurotischer Idiotie (Typus Tay-Sachs). Virchows Arch. **284**, 867 (1932). — (i) Zur Pathochemie der Phosphatidzellverfettung bei der Niemann-Pickschen Krankheit. Vereinig. path. Anat. Wien 1932. — (k) Zur pathologischen Physiologie der Phosphatidzellverfettung bei Niemann-Pickscher Krankheit. Zugleich ein Beitrag zur Kenntnis der physiologischen Funktion der Leber als Regulator des Cholesterinstoffwechsels. Klin. Wschr. **1933 I**, 56. — (l) Über das gegensätzliche Verhalten der lipoidchemischen Beschaffenheit des Gehirns bei Niemann-Pickscher Krankheit und infantiler amaurotischer Idiotie vom Typus Tay-Sachs und über die Beziehung der Pathochemie zur Pathologie beider Krankheiten. Virchows Arch. **293**, 135 (1934). — (m) Beiträge zur Pathologie der allgemeinen Lipoidosen. Erg. Path. **33** (1937). — Epstein, E., u. Lorenz: (a) Die Phosphatidzellverfettung in Gehirn, Leber und Milz bei Niemann-Pickscher Krankheit. Hoppe-Seylers Z. **211**, 217 (1932). — (b) Über die Aufspaltung der Hirnphosphatide durch wäßrige Formalinlösung in wasserlösliche Spaltprodukte. Virchows Arch. **293**, 147 (1934). — Epstein, J.: Amaurotic family idiocy. New York Med. J. **106**, 887 (1917). — Erdmann: Beitrag zur Differentialdiagnose der juvenilen Form der familiären amaurotischen Idiotie (Spielmeyer-Vogt). Z. Augenheilk. **54**, 84 (1925). — Ernould, H. J.: Considerations sur la pathogénie endocrinienne de la dystrophie de Hurler ou gargoylisme. Ann. d'Endocrin. **10**, 119 (1949). — Espinos, Uribes y Vilaplana: Zum Studium der Histiocytomatose infolge Lipoidimprägnation (Typus Niemann-Pick). Ann. Med. int. **5**, 307 (1936). — Esser: Eigenartige morphologische und bakteriologische Befunde im Blute bei Niemann-Pickscher und Schüller-Christianscher Krankheit. Schweiz. med. Wschr. **1936 I**, 8.

Fairbank, H. A. Thomas: Gargoylism-Synonyms: Hurler's syndrome, Dysostosis multiplex. J. Bone Surg. B **31**, 302 (1949). — Ferraro, A., and L. R. Morrison: Illuminating gas poisoning. An experimental study of the lesions of the nervous system in acute and chronic stages. Psychiatr. Quart. **2**, 566 (1928). — Feyrter, F.: (a) Zur Frage der Tay-Sachs-Schafferschen amaurotischen Idiotie. Verh. dtsch. path. Ges. **1938**, 107. — (b) Zur Frage der Tay-Sachs-Schafferschen amaurotischen Idiotie. Virchows Arch. **304**, 481 (1939). — Fränkel, F., Bielschowsky u. Thannhauser: Untersuchungen über die Lipoidose der Säugetierleber. Hoppe-Seylers Z. **218**, 1 (1933). — Freedman, R.: Hyaluronidase effects on thionin-stained sections of brain. Anat. Rec. **115**, 265 (1953). — Frets, G. P., u. Overborch: Ein Fall von frühjuveniler familiärer amaurotischer Idiotie. Nederl. Tijdschr. Geneesk. **67**, 1091 (1923). — Freudenberg: Klinische Beobachtungen und

Untersuchungen an einem Zwillingspaar mit NIEMANN-PICKscher Krankheit. Z. Kinderheilk. **59**, 313 (1937). — FRIEDRICH, GEORG: Untersuchungen über den Fett- und Lipoidabbau in anämischen Nekroseherden bei einem Spätfall von amaurotischer Idiotie. Z. Neur. **160**, 713 (1938).

GEDIGK, PETER: (a) Histochemische Darstellung von Kohlehydraten. Klin. Wschr. 1057. — (b) Histochemische Darstellung von Kohlehydraten mit Perjodsäure-Leukofuchsin. Verh. dtsch. Ges. Path. **1952**, 416. — (c) Zur Histochemie des Zentralapparates der Zelle. Virchows Arch. **325**, 366 (1954). — GEDIGK, P., u. G. STRAUSS: Zur Histochemie des Hämosiderins. Virchows Arch. **324**, 373 (1953). — GIANNI: Contributo clinico allo studio dell'idiozia amaurotica familiare e forme eredodegenerative affini. Ann. Ottalm. **61**, 241 (1933). — GLOBUS, J. H.: (a) Ein Beitrag zur Histopathologie der amaurotischen Idiotie (mit besonderer Berücksichtigung der Beziehungen zu den hereditären Kleinhirnerkrankungen und zur PELIZAEUS-MERZBACHERschen Krankheit). Z. Neur. **85**, 424 (1923). — (b) Amaurotic family idiocy. J. Mt. Sinai Hosp. **9**, 451 (1942). — GOLDSTEIN, J., and D. WEXLER: Red spots in the macula by NIEMANN-PICK's disease. Arch. of Ophthalm. **5**, 704 (1931). — GRADLE and FOLK: Amaurotic family idiocy. Amer. J. Ophthalm. **10**, 600 (1927). — GREEN, MARTIN A.: Gargoylism (lipochondrodystrophy). J. of Neuropath. **7**, 399 (1948). — GREENFIELD and HOLMES: The histology of juvenile amaurotic idiocy. Brain **48**, 183 (1925). — GREENFIELD and NEVIN: Amaurotic family idiocy: Study of a late infantile case. Trans. Ophthalm. Soc. U. Kingd. **53**, 170 (1933). — GRINKER, ROY R.: The microscopic anatomy of infantile amaurotic idiocy with special reference to the early cell changes and the intracellular lipoids. Arch. Path. a. Labor. Med. **3**, 768 (1927). — GUCCIONE: Su di una particolare forma di splenoepatomegalia tipo NIEMANN-PICK. Pediatria (Riv.) **44**, 575 (1936).

HADDENBROCK: Zur Pathogenese systematischer Bahndegenerationen bei amaurotischer Idiotie und zur Frage dieses Leidens zur Myoclonusepilepsie. Arch. f. Psychiatr. u. Z. Neur. **185**, 129 (1950). — HÄSSLER, ERICH: (a) HURLERsche Erkrankung. Dtsch. Z. Verdgs- usw. Krkh. **4**, 124 (1941). — (b) Die Beziehungen der HURLERschen Krankheit zum Kretinismus. Mschr. Kinderheilk. **86**, 96 (1941). — HÄSSLER u. SCHOLZ: (a) Amaurotische Idiotie (VOGT-SPIELMEYER). Mschr. Kinderheilk. **49**, 324 (1931). — (b) Zur Kasuistik der amaurotischen Idiotie vom juvenilen Typ. (Anatomische Diagnose am Lebenden mittels Hirnpunktion.) Mschr. Kinderheilk. **50**, 400 (1931). — HAGEDORN, A.: Amaurotic idiocy and relates conditions. Pathology of the retina in infantile amaurotic idiocy. Amer. J. Ophthalm., III. s. **23**, 735 (1940). — HAGEN, L. O.: Lipid dystrophic changes in the central nervous system in dogs. Acta path. scand. (København.) **33**, 22 (1953). — HALLERVORDEN, J.: (a) Juvenile amaurotische Idiotie. Zbl. Neur. **73**, 725 (1934). — (b) Spätform der amaurotischen Idiotie unter dem Bilde der Paralysis agitans. Mschr. Psychiatr. **99**, 74 (1938). — (c) Spätfälle von amaurotischer Idiotie. Verh. dtsch. path. Ges. **1938**, 103. — HALPERIN, S. L.: A clinical, genetical study of mental defect. Amer. J. Ment. Defic. **50**, 8 (1945). — HALPERIN, S. L., and G. M. CURTIS: Genetics of gargoylism. Amer. J. Ment. Defic. **46**, 298 (1942). — HAMBURGER: Lipoidzellige Splenohepatomegalie (Typus NIEMANN-PICK) in Verbindung mit amaurotischer Idiotie bei einem 14 Monate alten Mädchen. Jb. Kinderheilk. **116**, 41 (1927). — HAMPERL: Über die pathologisch-anatomischen Veränderungen bei Morbus Gaucher im Säuglingsalter. Virchows Arch. **271**, 147 (1929). — HANHART, E.: Ergebnisse der Erbforschung von Erbkrankheiten und Mißbildungen in der Schweiz. Arch. Klaus-Stiftg **18**, 632 (1943). — HANSEN: NIEMANN-PICK's disease. Pathology of a case. Arch. of Neur. **24**, 61 (1930). — HASSELT, VAN: Zit. bei BIELSCHOWSKY 1936. Nederl. Tijdschr. Geneesk. **1934**, III. — HASSIN: (a) A study of the histopathology of amaurotic family idiocy (infantile type of TAY-SACHS). Arch. of Neur. **12**, 640 (1924). — (b) A case of amaurotic family idiocy. Late infantile type (BIELSCHOWSKY), with clinical picture of decerebrate rigidity. Arch. of Neur. **16**, 708 (1926). — (c) Amaurotic family idiocy. Clinical and pathological studies. Amer. J. Psychiatry 8, 969 (1929). — (d) NIEMANN-PICK's disease. Pathologic studies of a case. Arch. of Neur. **24**, 61 (1930). — HENDERSON, I. L.: Gargoylism, a review of the principal features with a report of cases. Arch. Dis. Childh. **15**, 201 (1940). — HENDERSON, I. L., AGNES MACGREGOR, S. I. THANNHAUSER and R. HOLDEN: The pathology and biochemistry of gargoylism. Arch. Dis. Childh. **27**, 230 (1952). — HERSEY: Two cases of amaurotic family idiocy, juvenile type, in a brother and sister. Arch. of Neur. **22**, 1085 (1929). — HERZENBERG: Die Skelettform der NIEMANN-PICKschen Krankheit. Virchows Arch. **269**, 614 (1928). — *Histochemische Methoden.* Eine Sammlung, herausgeg. von WALTER LIPP, H. 1. München: R. Oldenbourg 1954. — HÖRA, JULIUS: (a) Ein Fall von NIEMANN-PICKscher Erkrankung mit besonderer Beteiligung des Rückenmarks. Beitr. path. Anat. **99**, 16 (1937). — (b) Familiäre Chondrodystrophieartige Erkrankung des Kleinkindes. Virchows Arch. **305**, 298 (1939). — HOLMES and PATOU: Cerebromacular degeneration (the juvenile form of amaurotic idiocy). Trans. Ophthalm. Soc. U. Kingd. **45**, 447 (1925). — HOTCHKISS, R. D.: Arch. of Biochem. **16**, 131 (1948). — HOYER, KNUD: Gargoylism in a ten-month-old boy with cerebral atrophy, lipaemia, cataract and skin eruptions. Nord. Med. **51**, 578 (1954). (Dänisch.) — HUNTER, C. A.: A rare disease in two brothers. Proc. Roy. Soc. Med. **10**, 104 (1917). — HURLER, G.: Über einen Typ multipler Abartungen, vorwiegend am Skelettsystem. Z. Kinderheilk. **24**, 220 (1919). — HURST: A study of the lipoids in neuronic degeneration in amaurotic family idiocy. Brain **48**, 1 (1925).

IBRAHIM: Handbuch der Kinderheilkunde. 1924. — INABA: Zur Frage der amaurotischen Idiotie. Arb. neur. Inst. Wien **30**, 360 (1928).

JAKOBSEN, JAKOB: Un cas solitaire d'idiotie amaurotique juvenile familiale de SPIELMEYER-STOCK. Encéphale **32** (II), 266 (1937). — JELKE, H.: Gargoylism. Report of a case. Ann. paediatr. (Basel) **177**, 355 (1951). — JENNY: Beitrag zur Kenntnis der Varianten des M. Gaucher und der NIEMANN-PICKschen Krankheit. Inaug.-Diss. Basel 1930. — JERVIS, GEORGE A.: (a) Amaurotic family idiocy. Study of a case of late infantile type. Amer. J. Dis. Childr. **60**, 88 (1940). — (b) Juvenile amaurotic family idiocy. Six cases of its occurence in siblings. Amer. J. Dis. Childr. **61**, 327 (1941). — (c) Familial mental deficiency akin to amaurotic idiocy and gargoylism. Arch. of Neur. **47**, 943 (1942). — (d) Familial idiocy due to neuronal lipoidosis (so called late amaurotic idioty). Amer. J. Psychiatr. **107**, 409 (1950). — (e) Gargoylism (lipochondrodystrophy). A study of 10 cases with emphasis to the formes frustes of the disease. Arch. of Neur. **63**, 681 (1950). — JOSEPHY, H.: (a) Familiäre amaurotische Idiotie. In BUMKE-FOERSTERS Handbuch der Neurologie, Bd. XVI, S. 394. 1936. — (b) Lipoidosis of the brain combined with glycogenosis of the liver. J. of Neuropath. **8**, 214 (1949). — JUNIUS: Familiäre amaurotische Idiotie. Erscheinungsformen. Neuer „Übergangs"fall. Z. Augenheilk. **76**, 225 (1932).

KIELLAND, JAN: Die juvenile amaurotische Idiotie. Med. Rev. (norw.) **53**, 401 (1936). — KIMMELSTIEL: (a) Über den Einfluß der Formalinfixierung von Organen auf die Extrahierbarkeit der Lipoide. Hoppe-Seylers Z. **184**, 143 (1929). — (b) Zur Kenntnis des Galaktosidstoffwechsels (mit einem Beitrag zur Arteriosklerosefrage). Virchows Arch. **282**, 402 (1931). — KIMMELSTIEL u. LAAS: Morphologische Studien zur Frage des Lipoidantagonismus (nebst einem Beitrag zur künstlichen Cerebrosidose). Beitr. path. Anat. **93**, 417 (1934). — KLENK: (a) Über die Cerebrosidose des Gehirns. Hoppe-Seylers Z. **166**, 268 (1927). — (b) Über die ungesättigten Fettsäuren der ätherlöslichen Phosphatide des Gehirns. Hoppe-Seylers Z. **206**, 25 (1932); **209**, 112 (1932); **218**, 1 (1933). — (c) Die ungesättigten Fettsäuren der Phosphatide. Z. angew. Chem. **47**, 271 (1934). — (d) Über die Natur der Phosphatide bei der NIEMANN-PICKschen Krankheit. Hoppe-Seylers Z. **229**, 151 (1934). — (e) Phosphatide und Lipoide bei NIEMANN-PICKscher Krankheit. Hoppe-Seylers Z. **235** (1930). — (f) Lipoidosen. Physiologisch-chemisches Referat. Verh. dtsch. path. Ges. **1936**, 6. — (g) Beiträge zur Chemie der Lipoidosen. III. N.-P.K. und a.I. Hoppe-Seylers Z. **262**, 128 (1939). — (h) Über die Verteilung der Neuraminsäure im Gehirn bei der f.a.I. und der N.-P.K. (Beiträge zur Chemie der Lipoidosen, 6. Mitt.) Hoppe-Seylers Z. **282**, 84 (1947). — (i) In Physiologische Chemie, S. 362. Berlin-Göttingen-Heidelberg: Springer 1951. — (k) Zur Kenntnis der Ganglioside. Hoppe-Seylers Z. **288**, 216 (1951). — (l) Der chemische Aufbau des Nervensystems. Dtsch. Ges. für Neurochirurgie, 25.—27. Sept. 1952. — KLENK u. SCHOENEBECK: (a) Über die hochungesättigten Fettsäuren der Phosphatide aus verschiedenen Organen. Hoppe-Seylers Z. **194**, 191 (1931). — (b) Über die Fettsäuren der Phosphatide und des Neutralfettes der Rindsleber. Hoppe-Seylers Z. **209**, 112 (1932). — KLENK, E.: Über die Ganglioside, eine neue Gruppe von zuckerhaltigen Gehirnlipoiden. Z. physiol. Chem. **273**, 76 (1942). — Über die Ganglioside des Gehirns bei der infantilen amaurotischen Idiotie vom Typ TAY-SACHS. Ber. dtsch. chem. Ges. **75**, 1632 (1942). — Die Lipoide im chemischen Aufbau des Nervensystems. Naturwiss. **40**, 449 (1953). — KLENK, E., u. H. LANGERBEINS: Mikromethode zur quantitativen Bestimmung der Ganglioside. Z. physiol. Chem. **270**, 185 (1941). — KLENK, E., u. K. LAUENSTEIN: (a) Über die zuckerhaltigen Lipoide der Formbestandteile des menschlichen Blutes. Hoppe Seylers Z. **288**, 220 (1951). — (b) Über die Glykolipoide und Sphingomyeline des Stromas der Pferdeerythrocyten. Hoppe-Seylers Z. **295**, 164 (1953). — KLENK, E., u. K. RENNKAMP: Über die Ganglioside und Cerebroside der Rindermilz. Hoppe-Seylers Z. **273**, 253 (1942). — KNEWITZ, KURT: Ein Beitrag zur Frage der Augenerscheinungen bei der NIEMANN-PICKschen Krankheit. Inaug.-Diss. Königsberg 1935. — KNOX, ROBERT and RAMSEY: NIEMANN-PICK's disease. (Essential lipoid histiocytosis.) Ann. Int. Med. **6**, 218 (1932). — KNY, W.: Zur Kenntnis der Dysostosis multiplex PFAUNDLER-HURLER. Z. Kinderheilk. **63**, 366 (1942). — KRAMER: Lipoidzellensplenohepatomegalie. Med. Clin. N. Amer. **11**, 905 (1928). — KRESSLER u. E. E. AEGERTER: HURLER's syndrome (gargoylism). J. of Pediatr. **12**, 579 (1938). — KUFS, H.: (a) Über eine Spätform der amaurotischen Idiotie und ihre heredofamilären Grundlagen. Z. Neur. **95**, 169 (1925). — (b) Über die Bedeutung der optischen Komponente der amaurotischen Idiotie in diagnostischer und erbbiologischer Beziehung und über die Existenz „spätester" Fälle bei dieser Krankheit. Z. Neur. **109**, 453 (1927). — (c) Über die konstitutions- und vererbungspathologischen Grundlagen der Kombination der lipoidzelligen Splenohepatomegalie (NIEMANN-PICK) mit der infantilen Form der amaurotischen Idiotie. Z. Neur. **117**, 753 (1928). — (d) Über einen Spätfall von amaurotischer Idiotie mit atypischem Verlauf und mit terminalen Störungen des Fettstoffwechsels im Gesamtorganismus. Z. Neur. **122**, 395 (1929). — (e) Sind die familiure amaurotische Idiotie (TAY-SACHS) und die Splenohepatomegalie (NIEMANN-PICK) in ihrer Pathogenese identisch? Arch. f. Psychiatr. **91**, 101 (1930). — (f) Über einen Fall von spätester Form der amaurotischen Idiotie mit dem Beginn im 42. und Tod im 59. Lebensjahre in klinischer, histologischer und vererbungspathologischer Beziehung. Z. Neur. **137**, 432 (1931). — (g) Grundsätzliche Bemerkungen zur Pathogenese der amaurotischen Idiotie, zugleich eine Erwiderung auf die letzten Arbeiten von SCHAFFER über das gleiche Thema. Z. Neur. **139**, 802 (1932). — (h) Sind die lipoidzellige Splenohepatomegalie (Typus NIEMANN-PICK) und die amaurotische Idiotie einander koordiniert und sind beide nur Teilerscheinungen einer konstitutionellen Lipoidstoffwechselstörung des ganzen Organismus? Z. Neur. **145**, 565 (1933). — (i) Über die verschiedenen Formen der amaurotischen Idiotie und die Beziehungen zur NIEMANN-PICKschen Krankheit und über zwei neue Fälle dieser Krankheit. Verh. Berl. Neurol. Ges. 16. Juni 1952. Ref. Zbl. Neur. **122**, 271.

LANDEGGER: Zur Kenntnis der familiären amaurotischen Idiotie, Typus SPIELMEYER-STOCK. Z. Augenheilk. **72**, 179 (1930). — LANG, K., u. G. SIEBERT: (a) Die chemischen Leistungen der morphologischen Zellelemente. In FLASCHENTRÄGER-LEHNARTZ, Physiologische Chemie, Bd. 2/1, S. 1064—1156. Berlin: Springer 1954. — (b) Aufarbeitung von Geweben und Zellen. In HOPPE-SEYLER-THIERFELDERS Handbuch, Bd. 2, S. 537—594. Berlin: Springer 1955. — LANGE, C. DE: Pathologic anatomy of gargoylism. Psychiatr. Bl. (holl.) **46**, 2 (1942). — LANGE, C. DE, P. G. GERLINGS, A. DE KLEYN u. T. W. LETINGA: Some remarks on gargoylism. Acta paediatr. (Basel) **31**, 398 (1944). — LEIGH and A. MEYER: Degeneration of the granular layer of cerebellum. J. of Neur., N. S. **12**, 287 (1949). — LEINER and GOODHART: The infantile type of family amaurotic idiocy. Report of two cases. Arch. of Neur. **17**, 616 (1927). — LETTERER, E.: (a) Die Untersuchung eines weiteren Falles von NIEMANN-PICKscher Krankheit mit TAY-SACHSscher Idiotie in erbbiologischer, morphologischer und chemischer Hinsicht. Verh. dtsch. path. Ges. 1936. Zbl. Path. **66**, Ergh., 253 (1936). — (b) Über Zunahme des Gehirns an Phosphatiden während des Wachstums. Ein Vergleich chemisch-analytischer und histochemisch färberischer Methodik. Verh. dtsch. path. Ges. **1937**. — Zbl. Path. **68**, Ergh., 183 (1936). — (c) Allgemeine Pathologie und pathologische Anatomie der Lipoidosen. Verh. dtsch. path. Ges. **1938**, 12. — (d) Speicherungskrankheiten. Dtsch. med. Wschr. **1948**, 147. — LERY, SOL, and OLGA A. LITTLE: Juvenile familial amaurotic idiocy (VOGT-SPIELMEYER'S disease). Arch. of Neur. **44**, 1274 (1940). — LEWIN: Über die amaurotische Idiotie der jüdischen Kinder in Weißrußland. Arch. argent. Neur. **5**, 66 (1930). — LEY, RODOLPHE-ALBERT: Étude neuropathologique de la maladie de NIEMANN-PICK. J. belge Neur. **40**, 57. — LIDZKA, P.: Ein Fall von TAY-SACHSscher Krankheit. Pedjatr. polska **14**, 317 (1934). — LIEB, HANS: (a) Cerebrosidspeicherung bei Splenomegalie, Typus Gaucher. Hoppe-Seylers Z. **140**, 305 (1924). — (b) Cerebrosidspeicherung bei Morbus Gaucher. Hoppe-Seylers Z. **170**, 60 (1925); **181**, 280 (1929). — LIEB u. MLADENOVICS: Über den Einfluß der Formalinfixierung von Organen auf die Extrahierbarkeit der Lipoide. Hoppe-Seylers Z. **181**, 221 (1929). — LIEBERS, MAX: Zur Histopathologie der amaurotischen Idiotie und Myoklonusepilepsie. Z. Neur. **111**, 465 (1927). — LILLIE, R. D., and H. J. BUTNER: J. of Histochem. a. Cytochem. **1**, 87 (1953). — LINDAU, ARVID: Neuere Auffassungen über die Pathogenese der familiären amaurotischen Idiotie. Acta psychiatr. (Københ.) **5**, 167 (1930). — LINDSAY, R., W. A. REILLY, T. S. GOTHAM and R. SKAHEN: Gargoylism. Study of pathologic lesions and clinical review of twelve cases. Amer. J. Dis. Childr. **76**, 239 (1948). — LISON, L.: (a) Alcian blue 8 G with chlorantine fast red 5 B. A technic for selective staining of mucopolysaccharides. Stain. Technol. **29**, 131 (1954). — (b) Histochimie et cytochimie animales. Paris: Gauthier-Villars. 1953. — LOEBELL: NIEMANN-PICKsche Erkrankung und Ohr. Hals- usw. Arzt **1**, 119 (1938). — LÖKEN, AA. CHRISTIE, and K. CYVIN: A case of clinical juvenile amaurotic idiocy with the histological picture of ALZHEIMER'S disease. J. of Neur., N. S. **17**, 211 (1954). — LUBARSCH, O.: Bemerkungen zur Arbeit H. HERZENBERGS, Die Skelettform der NIEMANN-PICKschen Krankheit. Virchows Arch. **269**, 823 (1928). — LUPP: Beitrag zur Klinik und Histopathologie der TAY-SACHSschen familiären amaurotischen Idiotie. Arch. Kinderheilk. **79**, 10 (1926). — LURIE, L. A., and S. LEVY: Gargoylism. Review of literature, report of 5 cases. Amer. J. Med. Sci. **207**, 184 (1944).

MACNAMARA, CARNEGIE DICKSON and HILL: Cerebromacular degeneration. Proc. Roy. Soc. Med. **24**, 1463 (1931). — MAERE, M., et G. MUYLE: Un syndrôme d'ataxie cérébelleuse progressive. J. belge Neur. **38**, 96 (1938). — MAGEE, KENNETH R.: Leptomeningeal changes associated with chondrodystrophy (gargoylism). Arch. of Neur. **63**, 282 (1950). — MAITLAND-JONES: Amaurotic family idiocy (TAY-SACHS' disease). Proc. Roy. Soc. Med. **29**, 742 (1936). — MAJLUF, EMILIO y NIZA CHIOK: Idiotéz amaurotica. Caso anatomo-clinico. Rev. Neuro-psiquiatr. (Lima) **13**, 601 (1950). — MARINESCO, G.: (a) Contribution à l'étude anatomoclinique et à la pathogénie de la forme tardive de l'idiotie amaurotique infantile. J. Psychol. u. Neur. **31**, 210 (1924). — (b) Die Rolle der hydrolytischen Fermente und der acidobasischen

Gleichgewichtsstörungen im Mechanismus der familiären und abiotrophischen Erkrankungen; ihre Verbindungen mit der Autolyse. Spital (rum.) **45**, 335 (1925). — (c) Nouvelles recherches sur la forme de SPIELMEYER-VOGT de l'idiotie amaurotique. Bull. Sect. sci. Acad. roum. **10**, 1 (1927). — (d) Nouvelles recherches sur la forme de SPIELMEYER-VOGT de l'idiotie amaurotique et son mécanisme biochimique. Encéphale **22**, 605 (1927). — (e) Nouvelles contribution à l'étude de la forme tardive de l'idiotie amaurotique (type BIELSCHOWSKY) et à son mécanisme biochimique. J. Psychol. u. Neur. **41**, 1 (1930). — (f) Sur un cas d'idiotie amaurotique du type VOGT-SPIELMEYER et ses relations aves la maladie de NIEMANN-PICK. Bull. Sect. sci. Acad. roum. **16**. 84 (1933). — (g) Sur un cas d'idiotie amaurotique du type VOGT-SPIELMEYER et ses relations avec la maladie de NIEMANN-PICK. Bull. Acad. Méd. Paris, III. s. **110**, 76 (1933). — Vgl. auch Rev. d'Otol. etc. **12**, 39 (1934). — (h) Sur l'idiotie amaurotique juvenile. Revue neur. **69**, 449 (1938). — MARINESCO et RADOVICI: Idiotie amaurotique et rigidité décérébrée. Encéphale **17**, 145 (1923). — MARQUE, ALBERTO, and CAMAUËR: Histologisches Studium eines Falles von familiärer amaurotischer Idiotie. Prensa méd. argent. **11**, 41 (1925). Ref. Zbl. Neur. **45**, 143 (1927). — MARQUEZ, ALUIZIO: Dystonic form of amaurotic familial idiocy. Report of a case. Arch. of Neur. **58**, 46 (1947). — MARR: Beitrag zur familiären amaurotischen Idiotie. Zbl. Neur. **89**, 195 (1938). — MARTEN, LIESELOTTE: Ein Fall von amaurotischer Idiotie. Inaug.-Diss. Würzburg 1935. — MAYEDA, TARO, and KITAMURA: Amaurotic family idiocy of the TAY-SACHS kind. Acta Soc. ophthalm. jap. **36**, 177 (1932). — MCMANUS, J. F. A.: Nature (Lond.) **158**, 202 (1946). — MCMANUS, J. F. A., and J. E. CASON: J. of Exper. Med. **91**, 651 (1950). — MENSCHIK, Z.: Nile blue histochemical method for phospholipoids. Stain. Technol. **28**, 13 (1953). — MERKSAMER, D., and B. KRAMER: NIEMANN-PICK's disease. J. of Pediatr. **14**, 51 (1939). — MERZ: Untersuchungen über das Sphingomyelin. Hoppe-Seylers Z. **193**, 59 (1930). — MEYENBURG, V., u. KILCHHERR: Beitrag zur Kenntnis der NIEMANN-PICKschen Krankheit. Inaug.-Diss. Zürich 1930. — MEYER, A.: Über Spätformen und extrapyramidale Symptomenkomplexe bei familiärer amaurotischer Idiotie. Arch. f. Psychiatr. **94**, 211 (1931). — MEYERS: A case callied clinically to TAY-SACHS' disease and the related disease groups. Arch. of Neur. **22**, 1086 (1929). — MILLMANN, L. GUY, and I. W. WHITTICK: A sex-linked variant of gargoylism. J. of Neur., N. S. **15**, 253 (1952). — MORQUIO: Sur une forme de dystrophie osseuse familiale. Arch. Méd. Enf. **32**, 129 (1929); **36**, 5 (1935). — MOSCHEL, RENATE: Amaurotische Idiotie mit einer besonderen Form von Pigmentablagerung. Dtsch. Z. Nervenheilk. **172**, 102 (1954). — MÜLLER, ELSA: Über amaurotische Idiotie; insbesondere ihre Paarung mit Taubstummheit. Inaug.-Diss. Leipzig 1931. — MÜLLER, HELMUTH: Über die primären Lipoidosen. Z. Kinderheilk. **59**, 476 (1938). — MUGGIA e VITA: Idiozia amaurotica familiare infantile. Malattia di TAY-SACHS. Minerva med. (Torino) **1930**, 5.

NAIDOO, D.: Gargoylism (HURLER's disease). A neuropathological report. J. Ment. Sci. **99**, 74 (1953). — NAVILLE: A propos de l'idiotie amaurotique familiale de SACHS. Schweiz. med. Wschr. **1931 II**, 850. — NISBET, N. W., and B. F. CUBIT: Gargoylism. Report of a case. Brit. J. Surg. **41**, 404 (1954). — NJÁ, A.: A sex-linked type of gargoylism. Acta paediatr. (Stockh.) **33**, 267 (1946). — NORMAN, R. M.: A case of juvenile amaurotic family idiocy. J. of Neur. **15**, 219 (1935). — NORMAN, R. M., and N. WOOD: A congenital form of amaurotic family idiocy. J. of Neur., N. S. **4**, 175 (1941).

OBERLING: La maladie de GAUCHER. Ann. d'Anat. path. **3** (1926). — OBERLING et WORINGER: La maladie de GAUCHER chez les nourrissons. Rev. franç. Pédiatr. **3**, Nr 4 (1927). — OPPIKOFER, E.: Histologische Ohrveränderungen bei NIEMANN-PICKscher Krankheit. Z. Hals- usw. Heilk. **39**, 77 (1935). — OSTERTAG, B.: Entwicklungsstörungen des Gehirns und zur Histologie und Pathogenese, besonders der degenerativen Markerkrankung bei amaurotischer Idiotie. Arch. f. Psychiatr. **75**, 355 (1925).

PATERNOSTRO: Contributo clinico alla forma giovanile di idiozia amaurotica famigliare. Ann. Ottalm. **65**, 561 (1937). — PEARSE, A. G. E.: Histochemistry, theoretical and applied. London 1953. — PEIFFER, J.: Zur formalen Genese der globoid cells bei diffuser Sklerose. Arch. f. Psychiatr. **192** (1955). — PÉREZ FONTANA, V., A. MANILLA y J. A. COLLAZO: Essentielle Histiocytosis lipoidica (NIEMANN-PICK) der Milz infolge von großen Dosen bestrahlten Ergosterins. An. Fac. Med. Montevideo **14**, 1075 (1929). Ref. Zbl. Kinderheilk. **24**, 60 (1930). — PESME, P., et VERGER: Forme juvénile de l'idiotie amaurotique familiale avec dégénérescénce maculaire du type TAY-SACHS. Arch. d'Ophtalm., N. s. **7**, 406 (1947). — PETERS, GERD: (a) Stoffwechselstörungen und Zentralnervensystem. Dtsch. Z. Nervenheilk. **169**, 446 (1953).— (b) Spezielle Pathologie des zentralen und peripheren Nervensystems. Stuttgart: Georg Thieme 1950. — PICK, L.: (a) Über den Morbus Gaucher, seine Klinik, pathologische Anatomie und histogenetische Abgrenzung usw. I., II. u. III. Med. Klin. **1924 II**; **1925 I**. — (b) Der Morbus Gaucher und die ihm ähnlichen Erkrankungen. (Die lipoidzellige Splenohepatomegalie Typus NIEMANN und die diabetische Lipoidzellenhyperplasie der Milz.) Erg. inn. Med. **29**, 520 (1926). — (c) Morbus Gaucher (Diskussion zum Vortrag MÜHSAM). Med. Klin. **1929 II**. — (d) Einige Bemerkungen zu dem vorstehenden Aufsatz (ABRIKOSOFF und

HERZENBERG). Virchows Arch. **274**, 152 (1929). — (e) NIEMANN-PICK's disease and other forms of so called xanthomatosis. Amer. J. Med. Sci. **185**, 601 (1933). — PINÉAS: Juvenile Form der amaurotischen Idiotie (SPIELMEYER-VOGT). Zbl. Neur. **46**, 378 (1926). — PONCHER, H. G.: Lipoid histiocytosis (NIEMANN-PICK's disease). Amer. J. Dis. Childr. **42**, 77 (1931). — POSTIC, SVETOZAR: Zur Histologie der amaurotischen Idiotie (TAY-SACHS). Klin. Mbl. Augenheilk. **115**, 339 (1949). — POUNDERS, CAROLL: The lipoid degenerative diseases. Discussion of intanfile amaurotic idiocy (TAY-SACHS' disease) and essential lipoid histiocytosis (NIEMANN-PICK's disease). Report of case of each type in gentiles. J. of Pediatr. **2**, 216 (1933). — PRICK, J. J. G., and CORNELIA DE LANGE: On the juvenile form of amaurotic idiocy. Fol. psychiatr. jap. **52**, 318 (1949).

RADERMECKER, I.: Relations anatomo-cliniques et electrencephaliques dans le groupe des idiocies amaurotiques. Rev. neur. **86**, 358 (1952). — RADIMSKÁ-JANDOVÁ: Histologischer und klinischer Beitrag zu den atypischen Formen der amaurotischen Idiotie. Bratislav. lék. Listy **6**, 28 (1926). — RADOVICI, E., et M. SCHACHTER: Contribution à l'étude de l'idiotie amaurotique du type TAY-SACHS. (Dislipoidose hérédofamiliale.) Rev. franç. Pédiatr. **11**, 201 (1935). — REFSUM, S.: Heredopathia atactica polyneuritiformis. Oslo 1946. — REILLY, W. A.: The granules in the leukocyts in gargoylism. Amer. J. Dis. Childr. **62**, 489 (1941). — RENNKAMP, F.: Untersuchungen über das Sphingomyelin und die ätherunlöslichen Glycerinphosphatide des Gehirns. Hoppe-Seylers Z. **284**, 215 (1949). — RICHTER, RICHARD, and ARTHUR H. PARMELEE: Late infantile amaurotic idiocy with marked cerebral atrophy. Clinical and anatomic report of a case. Amer. J. Dis. Childr. **50**, 111 (1935). — RINTELEN, F.: Die Histopathologie der Augenhintergrundsveränderungen bei NIEMANN-PICKscher Lipoidose. Zugleich ein Beitrag zur Frage der Beziehungen zwischen TAY-SACHSscher Idiotie und NIEMANN-PICKscher Lipoidose. Arch. Augenheilk. **109**, 332 (1935). — RITTER, F. H.: Klinischer Beitrag zum Formenkreis der familiären amaurotischen Idiotie. Abgrenzung gegen das LAURENCE-BIEDLsche Syndrom. Z. Neur. **141**, 402 (1932). — ROCHAT, G. F.: Die Corneaveränderungen bei der Dysostosis multiplex. Ophthalmologica (Basel) **103**, 333 (1942). — ROF, I. H., and E. W. RICE: A photometric method for the determination of free pentoses in animal tissues. J. of Biol. Chem. **173**, 507 (1948). — ROOS, ALLAN: Amaurotic idiocy (infantile type of TAY-SACHS' disease). Report of an other case in an infant of nonyewish ancestry. J. of Pediatr. **7**, 488 (1935). — ROSENGREN, BENGT: Über Augenveränderungen bei juveniler amaurotischer Idiotie. Uppsala Läk.för. Förh., N. F. **39**, 151 (1934). — ROTHSTEIN, I. L., and S. WELT: Infantile amaurotic family idiocy. Amer. J. Dis. Childr. **62**, 801 (1941). — ROUSSY u. OBERLING: Experimentelle Beiträge zur Pathologie der Gliazellen. Zbl. Path. **48**, Ergh., 162 (1930). — RUDDER, DE: (a) Über „Phosphatiddiathese" und ihr Verhältnis zur Dysostosis multiplex und Dysostosis Morquio. Z. Kinderheilk. **63**, 407 (1942). — (b) Über familiär-dysostotischen Zwergwuchs. Fortschr. Erbpath. **6**, 57 (1942). — RUSSETZKIJ: Sur une forme atypique de l'idiotie amaurotique, type VOGT-SPIELMEYER. Encéphale **22**, 642 (1927).

SACHS, B.: Amaurotic family idiocy and general lipoid-degeneration. Arch. of Neur. **21**, 247 (1929). — SACHS, B., and L. HAUSMAN: Nervous and mental disorders from birth through adolescence. New York: Paul B. Hoeber 1926. — SAGHER: TAY-SACHSsche Erkrankung bei einem nichtjüdischen Kinde. Klin. Mbl. Augenheilk. **98**, 404 (1937). — SÁNTHA, V.: (a) Neuer Beitrag zur Histopathologie der TAY-SACHS-SCHAFFERschen Krankheit. Arch. f. Psychol. **86**, 665 (1929). — (b) Über drei reine, von NIEMANN-PICKscher Krankheit verschonte Fälle von infantil-amaurotischer Idiotie. Arch. f. Psychol. **93**, 675 (1933). — (c) Über das Verhältnis zwischen TAY-SACHS und NIEMANN-PICK mit besonderer Berücksichtigung des histochemischen Mechanismus der beiden Prozesse. Arch. f. Psychiatr. **101**, 593 (1934). — SCHAFFER, KARL: (a) Contribution à l'histopathologie des ganglions rhachidiens dans l'idiotie amaurotique (type TAY-SACHS). Trav. Labor. Invest. biol. Univ. Madrid **20**, 81 (1923). — (b) General significance of TAY-SACHS disease. Arch. of Neur. **14**, 731 (1925). — (c) Über das morphologische Wesen und die Histopathologie der hereditär-systematischen Nervenkrankheiten. Berlin: Springer 1926. — (d) Über die Bedeutung der optischen Komponente für die familiäre Idiotie. Mschr. Psychiatr. **67**, 1 (1928). — (e) Über die feineren Verhältnisse der Ganglienzellschwellung bei der infantil-amaurotischen Idiotie. Arch. f. Psychol. **84**, 491 (1928). — (f) Die werktätigen Prinzipien in der Histologie organischer Hirn-Geisteskrankheiten. Arch. f. Psychol. **86**, 16 (1929). — (g) Pathogenesis of amaurotic idiocy. Arch. of Neur. **24**, 765 (1930). — (h) Sind die familiäre amaurotische Idiotie (TAY-SACHS) und die Splenohepatomegalie (NIEMANN-PICK) in ihrer Pathogenese identisch? Arch. f. Psychol. **89**, 814 (1930). — (i) Epikritische Bemerkungen zur Frage des Verhältnisses NIEMANN-PICK und TAY-SACHS, sowie über die letztere Form im allgemeinen. Arch. f. Psychiatr. **93**, 767 (1931). — (k) Revision in der Pathohistologie und Pathogenese der infantil-amaurotischen Idiotie. Arch. f. Psychiatr. **95**, 714 (1931). — (l) Grundsätzliche Bemerkungen zur Pathogenese der amaurotischen Idiotie. Mschr. Psychiatr. **84**, 117 (1932). — (m) Bemerkungen zu M. BIELSCHOWSKYs Referat über meinen Aufsatz: Revision usw. Arch. f. Psychiatr.

97, 461 (1932). — (n) Über die 3 Formen der „amaurotischen Idiotie", richtiger der „ganglio-cellulären heredodegenerativen Demenz". Z. Neur. **139**, 790 (1932). — (o) Histopathologische Reaktionsformen des Zentralnervensystems. Jb. Psychiatr. **51** (1934). — (p) Gibt es eine pathogenetische Identität zwischen infantiler amaurotischer Idiotie und Splenohepatomegalie? Wien. med. Wschr. **1935 I**, 315. — (q) Biochemie und Heredodegeneration. Arch. f. Psychiatr. **103**, 171 (1935). — (r) Über die wahre pathologische Natur der infantilen amaurotischen Idiotie. Dtsch. Z. Nervenheilk. **135**, 11 (1935). — (s) Über den Entwicklungsgang unserer histopathologischen und pathogenetischen Kenntnisse von der infantilen amaurotischen Idiotie. Psychiatr.-neur. Wschr. **1937 I**, 5—8, 32—36, 41—45. — Schaffer, Karl, u. Miskolczy: Histopathologie des Neurons, S. 173—212. Leipzig: Johann Ambrosius Barth 1938. — Schall, E.: Zur Frage der „familiären progressiven Maculadegeneration". Graefes Arch. **117**, 702 (1926). — Scheidegger, Siegfried: Das Verhalten der Niemann-Pickschen Krankheit und der Tay-Sachsschen amaurotischen Idiotie. Verh. naturforsch. Ges. Basel **1937**, 177. — Schenk, Martin: Grundriß der physiologischen Chemie. Jena: Gustav Fischer 1955. — Scherer, H. J.: Die Ammonshornveränderungen bei der familiären amaurotischen Idiotie. Z. Neur. **138**, 481 (1932). — Schettler, G.: Die Gangliosidosen. In Mohr-Staehelin, Handbuch der inneren Medizin, Bd. VII/2, S. 657ff. 1955. — Schiff: Im Leben diagnostizierte lipoidzellige Splenohepatomegalie. Jb. Kinderheilk. **112**, 1 (1926). — Schinz: Dysostosis multiplex Hurler und identische Krankheitsbilder. Erbarzt **11**, 142 (1943). — Schlesinger, Greenfield and Stern: A case of late infantile amaurotic idiocy. Arch. Dis. Childh. **9**, 1 (1934). – Schmidt, M. B.: Die amaurotischen Veränderungen des Skeletts bei der Hurlerschen Krankheit. Zbl. Path. **79**, 113 (1942). — Schmitz u. Thoenes: Zum Problem der lipoidzelligen Splenohepatomegalie Niemann-Pick. Mschr. Kinderheilk. **43**, 341 (1929). — Schob, Franz: (a) Zur pathologischen Anatomie der juvenilen Form der amaurotischen Idiotie. Z. Neur. **10**, 303 (1912). — (b) In Spezielle Pathologie und Therapie der inneren Krankheiten von Kraus-Brugsch, Bd. 10, Teil 3. Berlin u. Wien 1924. — (c) Die amaurotische Idiotie. In Bumkes Handbuch der Geisteskrankheiten, Bd. XI, spez. Teil 7: Die Anatomie der Psychosen. 1928. — Schönfeld: Zur Kasuistik der familiären amaurotischen Idiotie (Typus Spielmeyer-Vogt). Allg. Z. Psychiatr. **93**, 155 (1930). — Schoenheimer: Über Lipoidosen. Klin. Wschr. **1934 I**, 161. — Schrappe: Akute Körnerzellveränderungen bei Intoxikationen. Zbl. Neur. **127**, 6 (1954). — Scriba: Pathogenese des Angiokeratoma corporis diffusum Fabry mit cardio-vasorenalem Symptomenkomplex. Verh. dtsch. Ges. Path. (34. Tagg) **1950**, 221. — Scymanski: Recherches anatomo-pathologiques des altérations de la rétine dans la maladie de Tay-Sachs. Soc. franç. Ophtalm. **40**, 449 (1928). — Seitelberger, Franz: (a) Die systematischen Kleinhirnatrophien bei Lipoidosen. Sitzg der Ver.igg Dtsch. Neuropathologen, München 1953. — Zbl. Neur. **127**, 6 (1954). — (b) Eine bisher unbekannte cerebrale Thesaurismose. Sitzungsbericht der Vereinigung der pathologischen Anatomen Wiens. Zbl. Path. **92**, 314. — (c) Eine eigenartige Stoffwechselerkrankung der Ganglienzellen des zentralen Nervensystems. Internat. Kongr. der Neurologen, Lissabon, 1953 (persönliche Mitteilung). — Shumway and Buchanan: Histologic examination of the eyes in a case of amaurotic family idiocy. Ophthalm. Rec. **1904**. 284. — Siebert, G.: Biochemie der Enzyme. Acta histochemica **2**, 122 (1955). — Siegmund: Diskussionsbemerkung zu Vortrag Letterer. Verh. dtsch. path. Ges. **1936**, 261. — Sievers: Vergleichende histologische und chemische Untersuchungen über die gegenseitigen Beziehungen von Morbus Niemann und Morbus Gaucher auf Grund neuer Fälle. Zbl. Path. **47**, (1930). — Sinclair: Metabolism of phosphatolipoids. J. of Biol. Chem. **96**, 103 (1932). — Sjögren, Torsten: Die juvenile amaurotische Idiotie. Klinische und erblichkeitsmedizinische Untersuchungen. Hereditas (Lund). **14** (1931). — Sjövall, Einar: Die Bedeutung der pathologisch-histologischen Veränderungen im Zentralnervensystem bei der juvenilen amaurotischen Idiotie. Verh. Dtsch. Path. Ges. Zbl. Path. **60**, Ergh., 185 (1934). — Sjövall, Einar, u. Eric Ericsson: The anatomical type in the swedish cases of juvenile amaurotic idiocy. Acta path. scand. (København.) Suppl. **16**, 460 (1933). — Smetana, Hans: a() Ein Fall von Niemann-Pickscher Erkrankung (lipoidzellige Splenohepatomegalie). Virchows Arch. **274**, 697 (1929). — (b) Ein Fall von Niemann-Pickscher Erkrankung bei 19 Monate altem Mädchen jüdischer Abstammung. Sitzg Ver. Path. Anat. Wien. Zbl. Path. **47** (1930). — Smith, E. B., Th. C. Hampelmann, S. Moore and D. P. Barr: Gargoylism (Dysostosis multiplex): two adult cases with one autopsy. Ann. Int. Med. **36**, 652 (1952). — Sobotka: Über Umesterungen im Lipoidstoffwechsel. Naturwiss. **18**, 619 (1930). — Sobotka, Epstein and Lichtenstein: The distribution of lipoid in a case of Niemann-Pick's disease associated with amaurotic family idiocy. Arch. of Path. **10**, 677 (1930). — Solis-Cohen, Meyer, Hadler and Winkelmann: Amaurotic family idiocy. Clinicopathologic study of a case. Arch. of Neur. **19**, 149 (1928). — Somoza: Über eigenartige zweikernige Purkinje-Zellen bei der infantilen amaurotischen Idiotie. Trav. Labor. Invest. biol. Univ. Madrid **25**, 149 (1928). — Spielmeyer, Walter: (a) Histopathologie des Nervensystems. Berlin: Springer 1922. — (b) Familiäre amaurotische Idiotie. Zbl. Ophthalm. **10**, 161 (1923). — (c) Vom Wesen des anatomischen Prozesses bei der familiären amaurotischen Idiotie. J. f. Psychiatr. **38**, 120 (1929). — (d) Familiäre amaurotische Idiotie. Arch. brasil. Neuriatr. **15**, 153 (1932). — (e) Störungen des Lipoidstoffwechsels bei Erbkrankheiten des Nervensystems. (Am Beispiel der familiären amaurotischen Idiotie.) Klin. Wschr. **1933 II**, 1273. — STEEGMANN and KARNOSH: Infantile amaurotic family idiocy. With megalocephalie and cerebellar atrophy. Amer. J. Psychol. **92**, 143 (1936). — STEINBERG: Erbliche Augenkrankheiten und Ohrenleiden. Z. Hals- usw. Heilk. **42**, 320 (1937). — STOCK, W.: Retinitis pigmentosa mit degenerativem Prozeß der Ganglienzellen der Hirnrinde, des Hirnstammes und des Rückenmarks. Klin. Mbl. Augenheilk. **97**, 577 (1936). — STRANSKY, E.: Über großzellige Splenohepatomegalie. Jb. Kinderheilk. **126**, 204 (1930). — STRAUSS, L.: The pathology of gargoylism. Amer. J. Path. **24**, 855 (1948). — STRAUSS, R., MERLISS and REISER: Gargoylism. Review of literature and report of sixty autopsied cases with chemical studies. Amer. J. Path. **17**, 671 (1947).

TERRY, R. D., W. M. SPERRY and B. BRODOFF: Adult lipoidosis resembling NIEMANN-PICK's disease. Amer. J. of Path. **30**, 263 (1954). — THANNHAUSER: (a) Über Lipoidosen. Klin. Wschr. **1934 I**, 162. — (b) Lipoidoses. Diseases of the cellular lipid metabolism, Bd. 4, S. 214. New York: Oxford Univ. Press 1940. — THIERFELDER u. KLENK: Die Chemie der Cerebroside und Phosphatide. Berlin: Springer 1930. — THOENES: Zum Problem der lipoidzelligen Splenohepatomegalie. Mschr. Kinderheilk. **43**, 341 (1929). — THOMAS, E.: Amaurotische Idiotien. Mschr. Kinderheilk. **29**, 660 (1925). — TROPP u. ECKHARDT: (a) Sphingomyelin bei NIEMANN-PICKscher Krankheit. Hoppe-Seylers Z. **243**, 38 (1936). — (b) Gehirn-Sphingomyelin bei NIEMANN-PICKscher Krankheit. Hoppe-Seylers Z. **245**, 163 (1937). — TROPP u. WIEDERSHEIM: Untersuchungen über die Lipoide tierischer Organe. VIII. Mitt. Über das Vorkommen des Lignocerylsphingosins in der Rindermilz. Hoppe-Seylers Z. **222**, 39 (1933). — TROPP, CASPAR: (a) Das Vorkommen von Lignoceryl-Sphingosin in der Rinderlunge. Hoppe-Seylers Z. **237**, 178 (1935). — (b) Beitrag zur Pathogenese der GAUCHERschen und der NIEMANN-PICKschen Erkrankung. Klin. Wschr. **1936 I**, 562. — TSCHERNYSCHEFF: Über pathologisch-anatomische Veränderungen des Gehirns in einem Fall kindlicher amaurotischer Idiotie. Moskow. med. Ž. **9** (1928). — TURPIN, R., et J. LAFOURESDE: Contributions à l'etude du gargoylisme. Semaine Hôp. **1953**, 2312—2328. — TUTHILL: Juvenil amaurotic idiocy. Arch. of Neur. **32**, 198 (1934).

UEDA, M.: Histochemical studies of lipids. I. Histochemical examination of GAUCHER's. disease. Hyogo J. Med. Sci. **1**, 117 (1952). — ULE, G.: Kleinhirnrindenatrophie vom Körnertyp. Dtsch. Z. Nervenheilk. **168**, 195 (1952). — ULLRICH: Die PFAUNDLER-HURLERsche Krankheit. Erg. inn. Med. **63**, 929 (1943). — ULLRICH u. WIEDEMANN: Zur Frage der konstitutionellen Granulationsanomalien der Leukocyten in ihrer Beziehung zu enchondralen Dysostosen. Klin. Wschr. **1953**, 107. — UPNERS: Experimentelle Untersuchungen über die lokale Einwirkung des Thiophens im ZNS. Z. Neur. **166**, 623 (1939).

VALADE, P.: Recherches histo-chimiques sur les lipides de l'écorce cérébrale. Bull. Histol. appl. **26**, 75 (1949). — VERGA DO ESPINO, LINO: Die familiäre kindliche amaurotische Idiotie in Mexiko. An. Soc. mexic. Oftalm. y Otol. etc. **1937 II**, 179. — VERZÁR u. JEKER: Histologische Untersuchungen über die Fettresorption nach Exstirpation der Nebennieren. Pflügers Arch. **237**, 14 (1936). — VILLANI: Su un particularo reperto degenerative della cornea in tre casi atipici di idiozia amaurotica familiare. Boll. Ocul. **12**, 1328 (1933). — VOGT, C., u. O. VOGT: Allgemeine Ergebnisse unserer Hirnforschung. J. f. Psychiatr. **25**, Ergh. 1. — VOGT, MARTHE: Sur la déstruction laminaire et aréale de l'écorce cérébrale dans un cas d'idiotie amaurotique. Remarques sur la théorie de la pathoclise. Encéphale **24**, 509 (1929).

WAARDENBURG, P. J.: Über Dysostosis multiplex Hurler und die dabei vorkommenden Augensymptome. Ophthalmologica (Basel) **99**, 307 (1940). — WALZ: Über das Vorkommen von Kerasin in der normalen Rindermilz. Hoppe-Seylers Z. **166**, 210 (1927). — WASCOWITZ: NIEMANN-PICK's disease (essential lipoid histiocytosis). Amer. J. Dis. Childr. **42**, 356 (1931). — WENDEROWIC, SOKOLANSKY u. KLOSSOWSKY: Beiträge zur Histopathologie der TAY-SACHSschen Krankheit mit besonderer Berücksichtigung der dabei stattfindenden Faserveränderungen und ihre Charakteristik. Mschr. Psychiatr. **78**, 305 (1931). — WERNECKE: Über TAY-SACHSsche familiäre amaurotische Idiotie. Klin. Mbl. Augenheilk. **100**, 665 (1938).— WESTPHAL u. SIOLI: Über einen unter dem Bilde einer doppelseitigen Athetose verlaufenden Fall von Idiotie mit dem anatomischen Hirnbefund der juvenilen Form der amaurotischen Idiotie. Arch. f. Psychiatr. **73**, 145 (1925). — WICKE, R.: Ein Beitrag zur Frage der familiären diffusen Sklerosen einschließlich der PELIZAEUS-MERZBACHERschen Krankheit und ihrer Beziehung zur amaurotischen Idiotie. Z. Neur. **162**, 741 (1938). — WIEDEMANN: (a) Zur PFAUNDLER-HURLERschen und MORQUIOschen Krankheit. Mschr. Kinderheilk. **97**, 138 (1949). — (b) Zur Spätform der PFAUNDLER-HURLERschen Krankheit. Helvet. pediatr. Acta **4**, 77 (1949). — (c) Zur konstitutionellen Dysostosis enchondralis, insbesondere zur PFAUNDLER-HURLERschen und MORQUIOschen Krankheit. Z. Kinderheilk. **66**, 391 (1949). —

(d) Beiträge zur PFAUNDLER-HURLERschen Krankheit. Z. Kinderheilk. **70**, 81 (1951). — WILDI, E.: Contribution à l'étude anatomo-pathologique et chimique de la maladie de TAY-SACHS. These Nr 1978. Genève 1950. — WILLIAMS, E. Y.: Structural changes in the granular layer of the cerebellum. Arch. of Path. **17**, 206 (1934). — WOLFF: Über das Syndrom von PFAUNDLER-HURLER. Z. menschl. Vererbgs- u. Konstit.lehre **27**, 682 (1944). — WOLMAN, M.: Staining of lipids by the periodic-acid-SCHIFF reaction. Proc. Soc. Exper. Biol. a. Med. **75**, 583 (1950). — WYBURN-MASON, R.: On some anomalous forms of amauroti, idiocy and their bearing on the relationship of the various types. Brit. J. Ophthalm. **27** 145—178, 193—207 (1943).

YOKOTI, YOSITUGU: Über die sog. Übergangsform der Netzhautveränderungen bei familiärer amaurotischer Idiotie. Psychiatr. et neur. jap. **44**, 854 (1940).

ZEEMANN: Gargoylismus. Acta ophthalm. (København.) **20**, 40 (1942). — ZELLWEGER, H., L. GIACCAI and S. FIRZLI: Gargoylism and MORQUIO's disease. Amer. J. Dis. Childr. **84**, 421 (1952). — ZIERL, F.: Über Skeletveränderungen bei der juvenilen amaurotischen Idiotie. Z. Neur. **131**, 400 (1930).

Die Myoklonusepilepsie.

Von

H. Noetzel-Freiburg i. Br.

Mit 4 Abbildungen.

Die Myoklonie — blitzartig unregelmäßig auftretende Muskelzuckungen — als Symptom wird bei verschiedenartigen Hirnprozessen, besonders aber bei der Epilepsie und nicht selten auch als Folge der epidemischen Encephalitis beobachtet. Aus der Zahl der mit Myoklonien einhergehenden Erkrankungen wurden am Ende des letzten Jahrhunderts zwei verschiedene Krankheitsbilder herausgestellt:

1. Die Myoklonusepilepsie (Unverricht 1891).
2. Der Paramyoklonus multiplex (Friedreich 1881), ein mit Myoklonien ohne Epilepsie und ohne Progredienz einhergehendes Syndrom, welchem ein typischer morphologischer Befund fehlt.

Als Symptomenkomplex sind hier noch die Myoklonien des Gaumensegels, des Schlundes und des Kehlkopfes infolge einer umschriebenen Läsion (Erweichung, Blutung, Trauma, Granulome usw.) im Bereich des Nucleus dentatus und der Olive zu erwähnen (Hunt 1921).

Hier interessiert lediglich die Myoklonusepilepsie.

Diese wurde von Unverricht (1891) erstmalig als eigenes Krankheitsbild mit familiärem Einschlag beschrieben und von Lundborg (1912) auf Grund einer breit angelegten Sippenuntersuchung als recessiv erbliches Leiden erkannt. Im Hinblick auf den unaufhaltsam fortschreitenden Verlauf fügte er der von Clark und Prout (1903) stammenden Bennennung „Myoklonusepilepsie“ noch das Beiwort „progressiva“ hinzu.

Lange Zeit bemühte man sich vergebens, diesem eindrucksvollen Krankheitsbild einen entsprechend markanten anatomischen Befund an die Seite zu setzen. — So vermuteten Unverricht und Bressler (1896) den Sitz der morphologischen Veränderungen in der Medulla oblongata, Friedreich (1881) und Volland (1911) in einer Alteration der Vorderhornzellen des Rückenmarks, Vanlair (1889) in den Ganglienzellen der Hinterhörner, Dide (1914) in den Rückenmarkszellen, Nothnagel und Marshall Hall im Bulbus, Manquat und Grasset (1888) in Störungen des peripheren Neurons und der Muskeln, Seppili (1895), Rossi und Gonzales (1900), Mott (1907), Murri, Pattela, Massalongo und Grawitz (zit. nach Zylberlast-Zand 1921) suchten das Grundübel in der Hirnrinde, bis es Lafora (1911) gelang, in den Ganglienzellen des Zentralnervensystems bisher nicht gesehene Einschlußkörperchen festzustellen. Dieser Befund wurde zunächst zwar von Stürmer (1913) angezweifelt, erwies sich aber, wie spätere Untersuchungen lehrten, als typisch, wenn auch nicht allgemein geltend.

Lafora und Glück (1911) faßten diese Zelleinschlüsse zunächst als Amyloidkörperchen auf. Die histochemischen Untersuchungen von Sioli (1913), eine spätere Veröffentlichung von Lafora (1923) und besonders die eingehenden Untersuchungen Ostertags (1925) lehrten, daß diese Einschlußkörperchen nicht alle für Amyloid typischen Reaktionen ergaben. Deshalb schlug Ostertag hierfür den chemisch nichts bestimmenden Namen „Myoklonuskörperchen“ vor. Roizin und Ferraro (1942) kamen bei ihren histochemischen Untersuchungen zu analogen Ergebnissen und wählten für die Körperchen eine neue Bezeichnung „heteromorphic inclusions“.

Eine eingehende Schilderung der klinischen Symptome findet sich bei Marchand (1934), Wilke (1936) und besonders bei Prochnow-Pichler und Märk (1940). Hier genüge eine Aufzählung der hervorstechendsten klinischen Symptome:

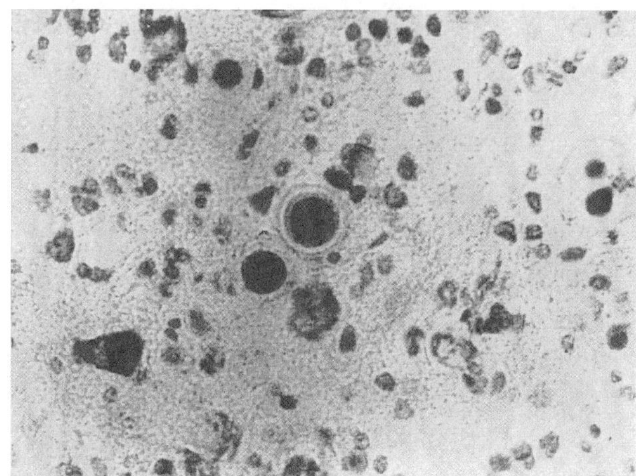

Abb. 1. Aus dem Putamen: Im ganzen Gesichtsfeld keine intakte Ganglienzelle mehr. Es finden sich Übergänge von der aufgetriebenen aufgehellten Zelle bis zu Einlagerungen mit intensiv gefärbtem Zentrum mit Radiärstruktur. (Nach Ostertag.)

1. Häufig familiäres bzw. erbliches Vorkommen der Krankheit.
2. Beginn der Erkrankung im Jugendalter (zwischen dem 6. und 16. Lebensjahr) mit Epilepsie.
3. Myoklonien, meist erst später hinzukommend.
4. Allmählich zunehmende psychische und Intelligenzdefekte mit Ausgang des Leidens in schwere Demenz und Parkinsonismus.

Lundborg (1913) beobachtete bei der von ihm untersuchten Sippe gelegentlich die Kombination der Myoklonusepilepsie mit dem Morbus Parkinson und auch mit anderen Systemerkrankungen (s. unten), Befunde also, die auf eine heredodegenerative Basis der Myoklonusepilepsie hinweisen (Prochnow, Pichler, Märk), wobei das weibliche Geschlecht etwas häufiger befallen zu sein scheint (Marchand 1934). Auch Kehrer (1928) und van Bogaert heben bei der Myoklonusepilepsie die Häufigkeit der parkinsonistischen Bilder hervor und verweisen auf die zahlreichen Fälle von Morbus Parkinson in der Verwandtschaft solcher Kranken.

Der *makroskopische* Befund am Zentralnervensystem ist unauffällig. Von Ostertag (1925) und Marchand wird lediglich eine Fibrose der weichen Häute als besonderes Merkmal beschrieben, wobei die Pia der Hirnrinde fest anhaftet. Roizin und Ferraro (1942) erwähnen in ihrem Fall Teleangiektasien und Aneurysma-ähnliche Erweiterungen der Gefäße der weichen Häute und des Gehirns.

Der *histologische* Befund ist nicht einheitlich. Den Fällen mit typischen Myoklonuskörperchen in den Ganglienzellen stehen solche gegenüber, bei denen sich ganz andersartige Befunde oder sogar nur unwesentliche Veränderungen am Zentralnervensystem nachweisen lassen.

Die Myoklonuskörperchen finden sich meist in einer großen Zahl von Ganglienzellen oder seltener in ihren Fortsätzen eingelagert. Sie erreichen nicht selten die mehrfache Größe des Zellkerns (2—23 μ, nach Marchand) wobei der Zellkern selbst an den Rand der Zelle gedrängt und halbmondförmig zusammengedrückt werden kann. Die Körperchen, welche in der Ein- oder Mehrzahl innerhalb einer Ganglienzelle vorhanden sein können sind rund, homogen oder geschichtet und zeigen manchmal eine zentrale radiäre Streifung. In ihrer Mitte findet man oft nadelförmige Kristalle. Die einzelnen Schichten der sphärischen Körperchen nehmen, mit bi- oder trichromatischen Farbstoffen gefärbt, verschieden kontrastierende Farbennuancen an. Die Myoklonuskörperchen finden sich gelegentlich, wahrscheinlich bedingt durch Untergang der Zelle, auch außerhalb der Zelle frei im Gewebe. Dies führte HOLZER (1948) zu der im Gegensatz zu allen anderen Autoren stehenden, wenig überzeugenden Ansicht, daß die Myoklonuskörperchen außerhalb der Zelle frei im Gewebe entständen und den Ganglienzellen nur angelagert seien. Die Ganglienzelle selbst scheint durch die Einlagerung der Körperchen erst später in ihrer Funktion beeinträchtigt zu werden. Die Fibrillen und auch die NISSL-Substanz sind noch in fortgeschrittenen Stadien nachweisbar.

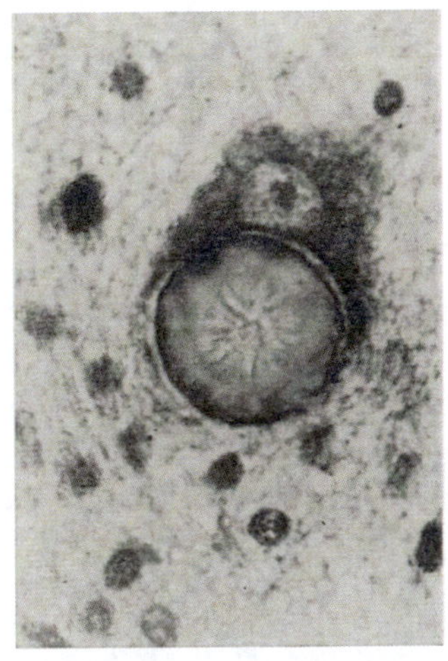

Abb. 2. Kern und Kernkörperchen wie auch die NISSL-Substanz nach oben gedrängt. Die Hauptmasse des Zelleibes ist von der homogenen Kugel mit der eigenartigen Struktur im Zentrum ausgefüllt. Immersionsaufnahme. Färbung Kresylviolett. (Nach OSTERTAG.)

WESTPHAL und SIOLI (1921) beschreiben außer diesen Myoklonuskörperchen auch noch „glykogenoide Granula", die jedoch vorwiegend extracellulär zu liegen scheinen. Sie machen auch auf eine leichte Vermehrung der Gliazellen und der Gliafasern der Deckschicht und auf das Vorkommen von Pigment in den Gefäßscheiden, sowie auf Ablagerung von Lipoid in den Ganglienzellen aufmerksam.

Eine eingehende histochemische Analyse der Myoklonuskörperchen wurde von OSTERTAG (1925) durchgeführt, bei welcher er nicht nur alle üblichen Färbungen und Silberimprägnationen zur Klärung heranzog, sondern auch die Körperchen auf doppelbrechende Substanzen untersuchte. Er bringt folgende Übersicht:

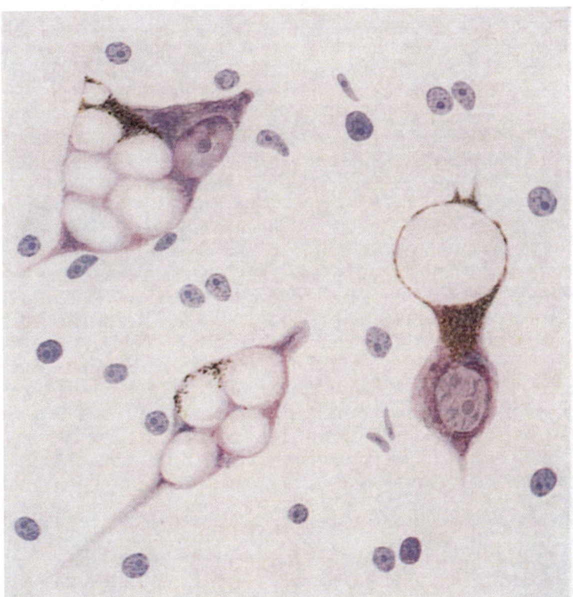

Abb. 3. Ganglienzellen mit Einlagerung solcher nicht strukturierten Kugeln. Färbung Kresylviolett.

1. Scharlachrot: Keine Anfärbbarkeit.

2. Herxheimer (alkalisches Scharlachrot): Ganz selten rötliche Anfärbung am Rande.

3. Nilblausulfat: Keine Färbung des Zentrums, mitunter am Rande Dunkelblauanfärbung wie Fettsäuren oder undefinierbare Blaurotfärbung am Rande, entsprechend 2.

4. Mit Osmiumsäure: Stellenweise leichte Braunfärbung, jedoch nur am frischen Material, keine Schwärzung, s. hierzu die Bemerkung in SCHMORL, 9. Aufl., S. 171.

5. Untersuchung auf Cholesterinester der Fettsäuren negativ, keine Doppelbrechung.

6. Nachweis von Fettsäuren und Seifen (nach FISCHLER) negativ. Es färben sich zwar die Einlagerungen teilweise konzentrisch schwarz, doch beruht dies weniger darauf, daß etwa Fettsäuren oder Seifen vorhanden wären, als daß sich die Grundsubstanz der Einlagerungen von einem gewissen Altersstadium ab mit jedem Hämatoxylin intensiv schwarz färbt.

7. Kalk nach derselben Methode konnte durch Salzsäure und Oxalsäureprobe, Eisen durch negative Eisenreaktionen ausgeschlossen werden (Seifen wurden nicht nachgewiesen); s. unter 11.

8. Methode nach LORRAIN SMITH-DIETRICH: Keine Substanzen, die eine Farbreaktion geben.

9. Prüfung auf Cholesterin mittels LUGOLscher Lösung ergibt eine strohgelbe bis braunrote Reaktion, die sich aber unter Schwefelsäurezusatz nicht verändert. Eine Färbung mit Schwefelsäure nach GOLODEZ färbt nur das Gewebe gelb.

10. Der Eisengehalt ist negativ, sogar im Pallidum und in der Substantia nigra zeigen die Einlagerungen keine Reaktion.

11. Bei den Kalkreaktionen bekommt man kein positives Resultat, nur bei der KOSSAschen Methode bekommen wir Bilder, die von den nach der BIELSCHOWSKY-Methode (s. unten) hergestellten nicht abweichen.

12. Amyloidreaktionen: Bei Färbung mit Jod-Jodkaliumlösung färben sich die Einlagerungen tiefbraun, erfahren aber durch Zusatz von Schwefelsäure keine Veränderungen. Bei Anwendung der Methylviolettreaktionen färbt sich nur ein kleiner Teil der Körper metachromatisch rötlich, während der größte Teil ungefärbt bleibt oder ein tiefdunkelblau gefärbtes Zentrum enthält. Dieselbe Reaktion tritt schon bei Anwendung anderer basischer Anilinfarben deutlich hervor.

13. Glykogenreaktion: Mit BESTscher Carminlösung färbt sich ein erheblicher Teil der Einlagerungen in der Farbe des Glykogens. Nach Vorbehandlung mit Speichel und langem Liegen in Wasser tritt keine Veränderung ein.

14. Untersuchung auf hyaline Substanzen: Eine Lösung in Kalilauge und Salzsäure tritt nicht ein, erst bei Anwendung so starker Konzentration, daß das Gewebe zerstört wird. Bei Anwendung des WEIGERTschen Fibrins und der entsprechenden HOLZERschen Gliafärbung tritt keine Färbung der Einlagerungen auf. Die RUSSELsche Carbolfuchsinmethode färbt nur einen ganz geringen Teil der Körperchen rosa an, entsprechend der Abbildung im SPIELMEYERschen Handbuch (MINKOWSKI-Färbung).

15. Mit Hämatoxylin färben sich die Einlagerungen von einem gewissen Stadium an entweder nur an der Peripherie, oder nur intensiv im Zentrum oder schichtenförmig intensiv an. Bemerkenswert ist das Auftreten von intensiv Hämatoxylin gefärbten Granula, die die beginnenden intracellulären Abscheidungen vom Rande her inkrustieren.

16. Das färberische Verhalten gegenüber basischen Anilinfarben, Kresylviolett usw. ist fast dasselbe wie das des Hämatoxylins, abgesehen von der Metachromasie s. oben, die aber nicht nur amyloiden Stoffen eigentümlich ist.

17. Besonders hervorzuheben ist die Argentophilie der Einlagerungen, die in den BIELSCHOWSKY-Bildern gut wiedergegeben ist, sich aber auch in LEVADITI-Präparaten genau so findet wie in mit anderen Silbermethoden behandelten Schnitten.

18. Nach Veraschung des Gewebeschnittes auf dem Objektträger bleiben von den Einlagerungen nur die konzentrischen Ringe übrig. An diesen wurden unter dem Mikroskop chemische Reaktionen versucht, von denen aber, in Anbetracht der chemisch kaum als exakt zu bezeichnenden Methodik, nur der Nachweis von Phosphor mit einiger Wahrscheinlichkeit als gelungen gelten kann. Im Gegensatz zu anderen Stoffwechselprodukten des Nervensystems sei besonders darauf hingewiesen, daß weder im Pallidum, noch in der Substantia nigra unsere Einlagerungen eine Eisenreaktion annehmen.

Ferner ist auffallend die meines Wissens noch nicht beobachtete metachromatische Anfärbbarkeit der Zellen in der pigmentführenden Substantia nigra-Zone, die die typischen „Amyloidreaktionen" mit Methyl- und Gentianaviolett geben, ohne daß jedoch eine Jodreaktion an den Zellen eintritt; ob ein Anteil des melanotischen Pigments diese Reaktion gibt, oder ein anderer Bestandteil des Protoplasmas, kann nicht festgestellt werden.

Doppelbrechende Substanzen finden sich nur vereinzelt und in ganz geringen Mengen in den Randpartien. Eine besondere Lichtbrechung kommt ihnen nicht zu. Nur am frischen Präparat, das kaum der Formolfixierung ausgesetzt war, finden sich auch die doppelbrechenden Substanzen stark lichtbrechend.

Die meist blaurötlichen Außenzonen an Hämatoxylin-Eosin-Präparaten erscheinen bei stärkerer Lichtbrechung ausgesprochen rötlich. Doch sei betont, daß das färberische Verhalten, besonders bezüglich der „acidophilen" Schichten ein von physikalischen Umständen abhängiges und wechselndes ist. Der Ausfall der Reaktion ist an frischem Formolmaterial anders als an altem. Es läßt sich ändern durch Einlegen in Wasser, wobei die Reaktion zum Schwinden gebracht werden kann.

Die bereits erwähnte kristallinische Innenstruktur tritt erst bei guter optischer Auflösung deutlich hervor (z. B. geben die kürzeren Lichtwellen bei Gebrauch des ZETTNOW-Filters deutlich unterschiedliche Bilder gegenüber der Beobachtung bei Tages- oder gewöhnlichem Licht).

Abweichend von den Befunden OSTERTAGS stellten ROIZIN und FERRARO (1942) vorwiegend in den zentralen Abschnitten der Körperchen eine positive Eisenreaktion fest.

OSTERTAG kommt auf Grund seiner Untersuchungen zu dem Ergebnis, daß es sich um eine einheitliche Substanz handele, aber weder um Amyloid, noch um Hyalin, Glykogen oder Fett. Er schreibt: „Was wir mit Sicherheit auf Grund unserer Untersuchungen sagen können, ist nur, daß den Einlagerungen, so wie wir sie sehen, die Ausfällung einer hauptsächlich albuminoiden Substanz zugrunde liegt, die offenbar nach dem Alter verschiedene Reaktionen zeigt."

Die Anfänge dieser Körperchen sind ganz kleine Granula. Es ist STÜRMER (1913) wohl zuzustimmen, daß sie durch Ausfällung von Eiweiß im Cytoplasma entstehen und durch Apposition an Größe zunehmen, wobei man daran denken muß, daß durch einen in bestimmter Richtung fehlgesteuerten Metabolismus der Zelle Eiweißstoffe infolge Übersättigung der Lösung ausfallen.

Außer diesen „Myoklonuskörperchen", die histochemisch durch gleichartige Reaktionen charakterisiert sind, kennt man noch andere pathologische Zelleinschlüsse in den Ganglienzellen. Eine gewisse formale Ähnlichkeit damit haben, wenn sie sich auch in wesentlichen Reaktionen unterscheiden, die *„argentophilen Kugeln"*. Diese findet man gelegentlich bei dem postencephalitischen Parkinson und auch bei einer pathogenetisch ganz anders gelagerten Erkrankung, der PICKschen Atrophie. Sie wurden schon von PURKINJE (1837) und REDLICH (1891), später von LEWY (1923), CIARLA (1915), NISHII (1929) und GODLOWSKI (1931) näher beschrieben. Besonders fiel den Autoren die Schwärzung dieser im Zellplasma liegenden rundlichen Niederschläge bei der Silberimprägnation auf. Die Anschauungen über diese Gebilde gehen weit auseinander. Nach den Untersuchungen v. BRAUNMÜHLS färben einige Anilinfarben diese Kugeln gelegentlich an. Aber auch die für die Darstellung von Einzelheiten brauchbare Silberfärbung versagt nicht selten bei diesen argentophilen Kugeln. Nach v. BRAUNMÜHL handelt es sich um ein kolloidales Entmischungsphänomen, um eine Synäresis, ein Phänomen, das er auch für die Entstehung der ALZHEIMERschen Fibrillenveränderung, auf die hier nicht eingegangen wird, angewendet wissen will.

Die gleiche Deutung wendet er auch für eine andere Zellveränderung an, für die *„granulovasculäre Zellentmischung"*, welche auch bei der PICKschen Atrophie in der atrophischen Rinde, besonders aber bei senil entarteten Gehirnen und hier besonders in den Ganglienzellen des lockeren Ammonshorns angetroffen wird. Die Granula liegen zumeist 3—4 an der Zahl im Zelleib. In ALZHEIMER-MANN-Präparaten wird sehr deutlich, wie jedes der tiefblau tingierten Körner in eine Vacuole zu liegen kommt. Diese Vacuolen bleiben aber bei allen anderen Methoden ungefärbt. Nach v. BRAUNMÜHL (1932) handelt es sich auch hier um ein kolloidales Entmischungsphänomen, um eine Trennung des Kolloids in eine konzentrierte Phase — den zentralen Kern — und um eine wäßrige Phase mit wenig Kolloid — die Vacuole.

Anders geformte, hiermit nicht zu verwechselnde Zelleinschlüsse beschreibt BIONDI (1932) in einem in der Literatur bislang allein stehenden Fall. Klinisch stand ein Parkinsonismus im Vordergrund. Anatomisch fanden sich neben anderen morphologischen Veränderungen eigenartige kolloidale Einschlüsse in Nervenzellen, besonders zahlreich im Vorderhorn des Rückenmarkes, dann in den CLARKEschen Säulen, in einigen Hirnnervenkernen, im Nucleus substantiae innominatae und vereinzelt im Thalamus. Im Gegensatz zu den Myoklonuskörperchen und auch zu den argentophilen Kugeln handelt es sich hierbei nicht um große runde Kugeln, sondern um unregelmäßige Schollen und Klumpen aus dicht aufeinanderfolgenden, oft in einem hell umsäumten Hohlraum der Ganglienzellen liegenden Körnchen und Tropfen. Ihre Darstellung gelingt am eindeutigsten mit der Methode nach ALZHEIMER-MANN.

Auf die Kolloideinschlüsse in den Ganglienzellen des Zwischenhirns (SCHARRER und GAUPP 1934 und PETERS 1935), die schon in die physiologischen Zellvorgänge hineinspielen, braucht hier nicht mehr näher eingegangen zu werden.

Es liegt somit nahe, daran zu denken, daß auch den Myoklonuskörperchen ein in anderer Richtung verlaufender synäretischer Prozeß zugrunde liegt.

An Fällen mit Myoklonuskörperchen sind noch zu nennen die Beobachtungen von BELLAVITIS (1923), SCHOU (1925), CATALANO (1926), KRAKORA (1929), DIMITRI (1932), MARCHAND (1934), BUDULS und VILDE (1938), DE CARO (1940), DAVISON und KESCHNER (1940) und ELLIS und MURPHY (1946/47), sowie die Veröffentlichung von HODSKINS und YAKOVLEV (1930), welche die damals bekannten Fälle der Weltliteratur zusammenstellten.

Die Fälle von LIEBERS (1927) und HADDENBROCK (1950) sind deshalb bemerkenswert, da sie bei klinisch als Myoklonusepilepsie imponierenden Krankheitsbildern neben Myoklonuskörperchen von lecithinoid-lipoidem Charakter in den Stammganglien und im atrophierten Nucleus dentatus einen für die amaurotische Idiotie typischen Befund aufweisen.

Das Vorkommen der Myoklonuskörperchen wird fast durchweg als ubiquitär beschrieben, und zwar immer in der grauen Substanz des Zentralnervensystems, während die Marksubstanz verschont bleibt. Angaben über den Ort des gehäuften Vorkommens schwanken nur in geringen Grenzen. Am häufigsten werden sie im Thalamus beschrieben. Quantitativ am stärksten treten sie im Nucleus dentatus und in der Substantia nigra hervor, wo häufig keine Zelle mehr normal ist (BELLAVITIS, SCHOU, OSTERTAG, DAVISON und KESCHNER), dann folgen Thalamus, Nucleus ruber, Olive und Großhirnrinde.

Neben den Myoklonuskörperchen wird gelegentlich eine Schwellung der Gefäßendothelien beschrieben. OSTERTAG beobachtete in der Rinde und im Centrum semiovale eine Proliferation des mesodermalen Gewebes, wobei lipoide Produkte und insbesondere Fettkörnchenzellen vermißt werden. Die in diesem Fall beschriebene Ammonshornsklerose ist wohl als Folge der Epilepsie aufzufassen. Häufiger werden eine Gliaproliferation, eine Verminderung der Ganglienzellen und im Falle MARCHANDs eine diffuse Sklerose des Globus pallidus und des Putamens beschrieben. In diesem Fall war auch der Sehnerv entmarkt und um die Venen des Gehirns beobachtete MARCHAND runde embryonale Zellen mit Pigmentspeicherung.

Die Erweichungsherde, welche LAFORA in den Gyri recti und auch an den Nervi olfactorii beschrieb, dürfen nach dem Stand unserer heutigen Kenntnisse wohl als Folge eines Traumas aufgefaßt werden.

Es wurde schon darauf hingewiesen, daß sich die Myoklonuskörperchen bei der UNVERRICHTschen Krankheit nicht immer nachweisen lassen. Hinzuzufügen ist jetzt noch, daß sie gelegentlich auch bei anderen Erkrankungen beschrieben wurden, z. B. von PILOTTI (1921) bei einem Fall von Polyklonien ohne Epilepsie — auch schon in dem erwähnten Fall von BUDULS und VILDE (1938) fehlten Myoklonien —, bei Athétose double von BIELSCHOWSKY (1912) im Globus pallidus; bei einem Fall von zunehmendem Schwachsinn und Muskelatrophie von SPIELMEYER (1913) (SPIELMEYER machte als erster auf die Argentophilie dieser Körperchen aufmerksam) und bei einer Encephalitis epidemica von WEIMANN (1922). Wahrscheinlich aber handelt es sich hier um „argentophile Kugeln“.

Es wird gelegentlich diskutiert, ob die Myoklonuskörperchen Ursache oder Folge der Myoklonien seien (LAFORA 1911). Die Antwort ist eigentlich aus dem vorhergesagten schon gegeben. Die Tatsache, daß sie einerseits ohne Myoklonien Vorkommen (s. unten), andererseits bei bestehender Myoklonie fehlen können, spricht dafür, daß die Myoklonuskörperchen für die Entstehung der Myoklonien nicht in Frage kommen. Ihr Vorhandensein deutet vielmehr, wie OSTERTAG, MARCHAND und HADDENBROCK hervorheben, auf das Vorliegen einer endogenen

Stoffwechselstörung, vergleichbar der diffusen Sklerose (Typ SCHOLZ) oder der amaurotischen Idiotie. Eine Untersuchung der Körperorgane oder eine chemische Analyse, die diese Ansicht bestätigen könnte, liegen bisher noch nicht vor.

Neuerdings wurden von HARRIMAN und MILLAR im Cytoplasma von Zellen des Herzmuskels und Leber basophile, den Myoklonuskörperchen vergleichbare Schollen beschrieben, bei denen es sich nach histochemischen Reaktionen um Mucopolysaccharide handelt, die dem Amyolid gleichen und zum Teil die Amyolidreaktion ergeben. Auch von H. JACOB, J. PFEIFFER und F. SEITELBERGER wurden in einem Fall solch Einschlüsse in Herzmuskel und Leber gesehen (persönliche Mitteilung). Diese Zelleinschlüsse haben auffallende Ähnlichkeit mit der basophilen oder mucoiden Degeneration des Herzmuskels (HERWITT,

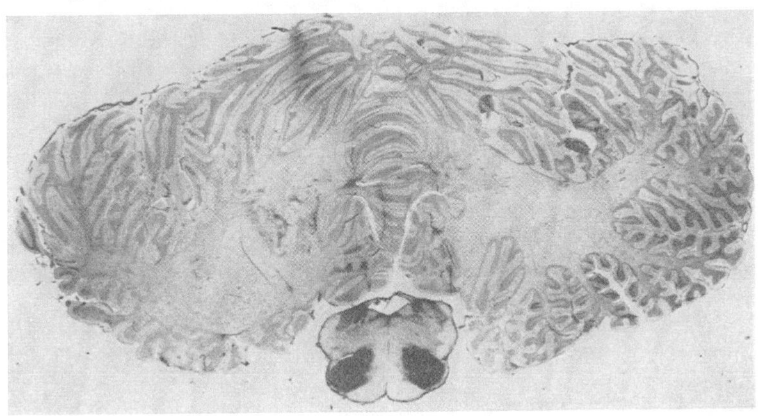

Abb. 4. Starke Fasergliose beider Oliven. Fall REISCH-SPATZ. (Nach AMMERMANN.)

Literatur bei ALTMANN, DOERR), die im hypertrophierten Herzmuskel und im Myxödemherzen beobachtet wurde. Inwieweit hierbei verwandte Stoffwechselvorgänge vorliegen, bleibt noch zu klären.

Fälle ohne Myoklonuskörperchen.

Die Fälle, bei denen typische Myoklonuskörperchen fehlen, weisen Unterschiede auf, die eine gemeinsame Betrachtung nicht zulassen. Eine Gruppe zeichnet sich durch umschriebene degenerative Veränderungen im Bereich des Nucleus dentatus und der Olive aus.

Zunächst ist hier eine Beobachtung von AMMERMANN (1940) zu erwähnen. Er untersuchte einen der von PROCHNOW, PICHLER und MÄRK klinisch beschriebenen Fälle (Fall 3) und fand hierbei eine isolierte Schädigung der unteren Olive mit unregelmäßigen Zellausfällen und starker Fasergliose. In dieser Arbeit zitierte AMMERMANN einen von REISCH beobachteten, nicht veröffentlichten Fall bei einer Frau in mittleren Lebensjahren, bei welchem SPATZ anatomisch eine starke Gliose beider Oliven mit beträchtlichem Zellausfall und eine mäßige Zellschädigung des Nucleus dentatus fand (Abb. 4).

Einen ähnlichen Befund erhob SCHOLZ, der uns diesen ebenfalls nicht veröffentlichten Fall freundlicherweise überließ: In diesem Fall litt der Großvater mütterlicherseits an Epilepsie, desgleichen eine Schwester. Zwei Geschwister des Probanden im Alter von 10 und 12 Jahren hatten leichte Anfälle und litten an Zittern. Proband normal geboren, lernte mit $1^1/_2$ Jahren Laufen und Sprechen, mit 7 Jahren stellten sich epileptische Anfälle ein, mit 13 Jahren kam er in die Anstalt. Hier bot er eine stockende, verwaschene Sprache, häufig Zuckungen und choreiforme Bewegungen, täglich Anfälle und Zuckungen. Mit 15 Jahren verstärkten sich die Zuckungen, mit 17 Jahren war ein spastischer Zustand mit Kontrakturen in Armen und Beinen eingetreten. Im weiteren Verlauf stellten sich Schluckbeschwerden ein.

Anatomisch fand sich eine Schwellung der Ganglienzellen, besonders ausgeprägt in der motorischen Rinde. Ein Teil dieser Zellen war auffallend lipoidhaltig. Das Kleinhirn bot Verfettungs- und Verflüssigungszustände der Dentatumzellen, einzelne kleinste Erweichungen im Mark, starke Gliose der Medulla und des oberen Halsmarkes. Die Ganglienzellen des Ammonshornblattes enthielten häufig Vacuolen. In den Oliven waren einzelne Zellen ausgefallen und durch eine Gliafaserwucherung ersetzt. Keine Degeneration der olivo-cerebellären Bahnen, keine PURKINJE-Zellausfälle.

VAN BOGAERT (1949) beschrieb neuerdings ähnliche Veränderungen bei einer 31 Jahre alten Frau aus gesunder Familie, bei welcher mit 13 Jahren die ersten Anfälle von Myoklonien auftraten, welche bis zum Tode bestehen blieben. Im weiteren Verlauf der Krankheit kamen extrapyramidale Zeichen wie Akinesie, Amimie, Anfälle von Schwitzen und Speichelfluß, Beugekontrakturen und Schluckstörungen hinzu. Die Patientin wurde in zunehmendem Maße dement.

Anatomisch wurden umschriebene Ausfälle in Olive, Substantia nigra, Corpus Luys und Nucleus dentatus gefunden. Die Kleinhirnrinde war weniger befallen, Großhirnrinde, Ammonshorn und Striatum unversehrt. Myoklonuskörperchen ließen sich in diesem Fall nicht nachweisen.

VAN BOGAERT wies auf die Verwandtschaft der morphologischen Fälle dieser Gruppe hin und auf den degenerativen Charakter des Prozesses. Der Ausgang der Myoklonusepilepsie in Versteifungen wie beim Parkinsonismus wird besonders hervorgehoben und die Häufigkeit parkinsonistischer Bilder in der Verwandtschaft dieser Patienten betont.

SIOLI (1913) untersuchte einen Fall aus der von RECKTENWALD (1912) klinisch beschriebenen Familie, bei dem sich im Rückenmark eine Degeneration der HELLWEGschen Dreikantenbahn, in der Großhirnrinde Veränderungen an den Ganglienzellen, in nicht besonders umschriebener Form an den großen Pyramidenzellen der motorischen Rinde sowie eine leichte Vermehrung von Lipoid in Glia- und Ganglienzellen, sehr erhebliche Gliavermehrung mit Auftreten mehrkerniger Exemplare und starke Faserbildung in der Randschicht des Gehirns, besonders ausgeprägt in der Zentralregion, fanden. Im Kleinhirn beobachtete er eine kolossale Lipoidanhäufung um den Nucleus dentatus und im Mark des Kleinhirns eine etwas in die Brücke hineinreichende Gliavermehrung. Sichere Markscheidenausfälle wurden nicht beobachtet. Diesen Befund hielt er für das Substrat der Erkrankung. [Nach HALLERVORDEN (1938) handelte es sich hierbei jedoch um eine Cholesterinose.]

MYSLIVECEK (1928) fand bei einem 17 Jahre alten Mädchen aus gesunder Familie, das im 13. Lebensjahr den ersten epileptischen Anfall, mit 15 Jahren myoklonische Zuckungen und skandierende Sprache bekam, im Plasma zahlreicher Nervenzellen des Gehirns und des Rückenmarkes unter Bevorzugung von Thalamus, in Corpus Luys und Nucleus dentatus intracelluläre Granulationen. Diese gaben die Lipoid- oder Fettreaktion, dagegen fielen Untersuchungen auf Eisen oder Glykogen negativ aus. Diese Granulationen waren auch nicht argentophil. Eine Schädigung der Nervenzellen durch diese Einschlüsse war nicht eingetreten. Im Striatum, hauptsächlich in den vorderen Anteilen, fanden sich außerdem große, chronisch degenerierte Ganglienzellen.

Der Fall von HUNT (1921), welcher in der Jugend schon durch seine Ungeschicklichkeit auffiel, begann im 21. Lebensjahr mit einem Anfall von Bewußtlosigkeit, an den sich langsam steigernde myoklonische Zuckungen anschlossen. Später traten Zittern, undeutliche Sprache, leichte Verminderung der geistigen Fähigkeiten hinzu.

Anatomisch zeigte er im Rückenmark die typischen Veränderungen der FRIEDREICHschen Ataxie und zusätzlich eine Atrophie der Zellen des Nucleus dentatus und der oberen Kleinhirnschenkel. Ähnliche Beobachtungen machten CERNACEK und BÖHM (1947), ferner DIMITRI und ARANOWICH (1948).

Der häufig zitierte Fall von HÄNEL und BIELSCHOWSKY (1915) zeigte bei schon klinisch atypischer Symptomatologie und atypischem Verlauf morphologisch einen starken Ausfall der cerebello-fugalen Neurone erster Ordnung bei relativer Intaktheit der cerebello-petalen Fasern, so daß das Ganze mehr das Gepräge einer Systemerkrankung gewinnt.

FRIGERIO (1922) fand bei einem 16 Jahre alten Mädchen mit typischer Krankengeschichte um einige Gefäße Lymphocytenanhäufungen, uncharakteristische Ganglienzellveränderungen in der Groß- und Kleinhirnrinde und als wichtigsten Befund basophile metachromatische Produkte im Mark des Nucleus dentatus und ähnliche Veränderungen in den Ganglienzellen des gesamten Rückenmarkes.

VOLLAND (1911) berichtete über 4 Fälle von Paramyoklonus multiplex mit Epilepsie. Morphologisch fanden sich uncharakteristische Abbauvorgänge im Rückenmark und Zellarmut der Pyramidenschicht mit Kleinheit der Elemente in der Zentralregion. Ferner beschrieb er „Kernkörperchen" außerhalb der Kerne und manchmal außerhalb der Zelle. Ob diese Zelleinlagerungen mit den Myoklonuskörperchen etwas gemein haben, muß dahingestellt bleiben.

CLARK und PROUT (1903), ROSSI und GONZALES (1900), JAQUIN und MARCHAND (1913) und MOTT (1907) beschreiben offenbar nichtspezifische Befunde der Hirnrinde, an den BETZschen Riesenzellen und in den Vorderhörnern des Rückenmarkes. GRINKER (1938) fand in einer Probeexcision aus der parieto-occipitalen Region des Großhirns reichlich Zellausfälle und geschwollene, sich teilweise dunkel anfärbende, homogene Ganglienzellen ohne deutliche NISSL-Zeichnung.

Eine weitere Beobachtung, in der sich auch klinisch 2 Krankheitsbilder überschneiden[1], wird von VAN BOGAERT (1929) mitgeteilt. In einer Familie mit gehäuftem Vorkommen von Epilepsie wurde zweimal das Krankheitsbild der Myoklonusepilepsie mit Choreaathetose beobachtet. Morphologisch fanden sich ein Verlust der BETZschen Zellen, eine auffällige Rarefikation der Pyramidenzellen der 3., 4. und 5. Schicht, ein Status marmoratus des Striatums, in den hinteren und ventralen Abschnitten des Putamens und des Nucleus caudatus, Verminderung dieses Kernes einschließlich des Nucleus caudatus und eine hypertrophische Sklerose der Oliven. Ein analoger Befund wurde bei einem zweiten Angehörigen der gleichen Sippe erhoben. Auf Grund weiterer Erfahrungen möchten BAR und VAN BOGAERT (1947) diese Fälle nicht mehr zur Myoklonusepilepsie gerechnet wissen.

Über Fälle ohne nennenswerte Befunde am Zentralnervensystem berichteten BURR (1906), LAIGNEL-LAVASTINE (1907) und PARHON und STEFANESCU (1930).

PARHON und MARINESCU-BALODU (1936) fanden bei einem klinisch als Myoklonusepilepsie imponierenden Fall entzündliche Veränderungen, die sie als Folge einer Encephalitis (epidemica ?) deuteten. Diese Veränderungen wurden namentlich im Striatum, Nucleus dentatus, Globus pallidus und in der Rinde festgestellt. Hier waren die Ganglienzellen zum Teil zerstört. In der nervösen Substanz fand sich darüber hinaus reichlich Glykogen. Bevorzugt waren hierbei die Rinde

[1] Klinisch wurden derartige Kombinationen häufiger beschrieben, z. B. von SCHULZE (1922) Myoklonusepilepsie und HUNTINGTONsche Chorea; ferner von WESTPHAL (1928) Myoklonusepilepsie und RECKLINGHAUSENsche Erkrankung.

und die Kerne des Striatums. Auch bei dem 2. Fall von PROCHNOW, PICHLER und MÄRK, den HALLERVORDEN (persönliche Mitteilung) morphologisch untersuchen konnte, handelte es sich ebenfalls um eine epidemische Encephalitis.

Zum Schluß seien noch 2 Beobachtungen erwähnt, bei welchen man im Zweifel sein kann, ob sie noch als zur Myoklonusepilepsie gehörig gerechnet werden sollen. WESTPHAL (1918) beschrieb klinisch einen Fall unter Hinweis auf ähnliche Beobachtungen LUNDBORGs, wobei eine familiäre Myoklonie mit Dystrophia adiposo-genitalis kombiniert war. Über eine ähnliche erbbiologische Beobachtung berichten PANSE und ELSÄSSER (1939). Diese beiden letzten Fälle leiten zu den vielfältigen Kombinationen über, die aber nicht mehr zu dem Syndrom der Myoklonusepilepsie gehören, da wesentliche Symptome fehlen, wie z. B. im Fall DÖRING (1938), bei dem Myoklonien bei einer amyotrophischen Lateralsklerose bestanden. MORSE II (1949) beschrieb unter dem Titel Myoklonusepilepsie 2 Geschwister. Sowohl nach der Anamnese, als nach dem morphologischen Befund liegt der Verdacht auf eine frühkindliche Schädigung näher, so daß die Myoklonusepilepsie nur als symptomatisch angesehen werden muß.

Bei dem Krankheitsprozeß der Myoklonusepilepsie scheint das extrapyramidale System, besonders aber die Systeme, die in enger Verbindung mit der Olive und dem Nucleus dentatus stehen, bevorzugt befallen zu sein. Daß insbesondere die Beteiligung der Oliven und des Nucleus dentatus bei dieser Erkrankung eine wesentliche Rolle spielt (vgl. AMMERMANN, VAN BOGAERT) geht auch hervor daraus, daß bei den symptomatischen Myoklonien des Gaumensegels, des Schlundes und des Kehlkopfes Läsionen der Olive ein- oder doppelseitig regelmäßig vorliegen. Im Gegensatz zu den symptomatischen Myoklonien findet man aber bei der Myoklonusepilepsie einen progredienten Verlauf mit Auftreten von Akinesen, parkinsonistischen Bildern und Versteifungen. Bei dem Krankheitsprozeß stellen die Myoklonuskörperchen wohl einen typischen, aber keineswegs regelmäßigen Befund dar.

Literatur.

ALTMANN, H. W.: Allgemeine morphologische Pathologie des Cytoplasmas. In Handbuch der allgemeinen Pathologie, S. 520. Berlin: Springer 1955. — AMMERMANN, O.: Isolierte Schädigung der unteren Olive bei Myoklonusepilepsie. Arch. f. Psychiatr. **111**, 213 (1940).

BELLAVISTIS, C.: Contributo all'anatomie patologica della sindrome di UNVERRICHT. Note Psichiatr. **11**, 459 (1923). — BIELSCHOWSKY, M.: Zur Histopathologie der Ganglienzellen (Corpora amylacea in Ganglienzellen). J. Psychol. u. Neur. **18**, 516 (1911). — BIONDI, G.: Ein Fall von nicht encephalitischem jugendlichem Parkinsonismus mit eigenartigem anatomischem Befund (kolloidale Degeneration der Ganglienzellen). Z. Neur. **140**, 226 (1932). — BOGAERT, L. v.: Sur une variété non descrite d'affection familiale. L'épilepsie myoclonique avec chorea athetose. Revue neur. **52**, 385 (1929). — Sur l'épilepsie myoclonique progressive d'UNVERRICHT-LUNDBORG. Etude d'un cas anatomic et de la semilogie du syndrome amyostatic terminal. Mschr. Psychiatr. **118**, 170 (1949). — BRAUNMÜHL, A. v.: Kolloidchemische Betrachtungsweise seniler und präseniler Gewebsveränderungen. Z. Neur. **142**, 1 (1932). — BRESSLER: Über Spinalepilepsie. Neur. Zbl. **15**, 1015 (1896). — BUDULS, H., u. J. VILDE: Über einen zur Gruppe der Myoklonusepielpsie gehörenden Erkrankungsfall. Z. Neur. **163**, 382 (1938). — BURR: A case of Myoclonusepilepsy. New York Med. J. **85**, 625 (1896).

CARO, D. DE: Klinische und histopathologische Untersuchungen in einem Fall von Myoklonusepielpsie (UNVERRICHT). Osp. psichiatr. 8, 383 (1940). Ref. Zbl. Neur. **99**, 383. — CATALANO, A.: Über die Myoklonusepilepsie, klinische und histopathologische Studie. Riv. sper. Freniatr. e Arch. ital. Mal. nerv. e ment. **50**, 39 (1926). — CERNACEK, I., u. M. BÖHM: Dyssynergia cerebellaris myoclonia of HUNT combined with FRIEDREICH's ataxia (familial occurence). Bratislav. lék. Listy **27**, 69 (1947). Autoreferat: Excerpta med. neur. **1** (1948). — CIARLA, E.: Ein Beitrag zum histologischen Bild der Hirnrinde. Arch. f. Psychiatr. **55**, 223 (1915). — CLARK and PROUT: Nature and pathology of myoclonusepilepsy. J. Nerv. Dis. **1903**, 234. — A propos de l'épilepsie. Med. Rec. **1903**. — CLARK, L. P.: The etiology of myoclonusepilepsy. Amer. J. Med. Sci. **172**, 6 (1926).

DAVISON, CH., and M. KESCHNER: Myoclonus epilepsy. Arch. of Neur. **43**, 524 (1940). — DIDE, M.: Myoclonie et épilepsie. Soc. de Neur. **1914**. — DÉSAGE: Un cas de myoclono-épilepsie progressive. Bull. Soc. méd. Hōp. Paris **38**, 658 (1922). Ref. Zbl. Neur. **31**, 157 (1923). — DIMITRI, V.: Beobachtungen von familiärer Myoklonusepilepsie mit histologischen Studien. Prensa méd. argent. **18** (1932). Ref. Zbl. Neur. **65**, 377. — DIMITRI, V., and J. AROCHNOWITSCH: Disinergia cerebrale mioclonica. Estudio clinico e histopatologico. Rev. Asoc. méd. argent. **62**, 639 (509—516) (1948). Ref. Excerpta med., Sekt. VIII **2** (1949).— DÖRING, G.: Myoclonussyndrom bei amyotropher Lateralsklerose. Dtsch. Z. Nervenheilk. **147**, 26 (1938). — DOERR, W.: Die basophile (mucoide) Degeneration des Herzmuskels. Z. Kreislaufforsch. **41**, 43 (1952).

ELLIS, V., and L. E. MURPHY: Myoclonic epilepsy. Irish J. Med. Sci. **6**, 253 (1947). — Trans. Roy. Acad. Med. Ireland **8**, 11 (1946).

FRIEDREICH, N.: Paramyoclonus multiplex. Virchows Arch. **86**, 421 (1881). — FRIGERIO: Su l'istopatologia della mioclonoepilepsia. Note Psichiatr. **10**, 319 (1922). Ref. Zbl. Neur. **32**, 196 (1923).

GODLOWSKI, W.: Die Ganglienzelleinschlüsse in der Substantia nigra. Arb. neur. Inst. Wien **33**, 14 (1931). — GRAWITZ: Zit. bei ZYLBERLAST-ZAND. — GRINKER, R., H. SEROTA and S. I. STEIN: Myoclonic epilepsy. Arch. of Neur. **40**, 968 (1938).

HADDENBROCK, S.: Zur Pathogenese systematischer Bahndegenerationen bei amaurotischer Idiotie und zur Frage der Beziehungen dieses Leidens zur Myoclonusepilepsie. Z. Neur. **185**, 129 (1950). — HÄNEL, H., u. M. BIELSCHOWSKY: Olivocerebelläre Atrophie unter dem Bilde des familiären Myoclonus. J. Psychol. u. Neur. **21**, 113 (1915). — HALLERVORDEN, J.: Gehirnbefunde bei CHRISTIAN-SCHÜLLERscher Krankheit und allgemeinen Cholesterinosen. Z. Neur. **161**, 384 (1938). — HARRIMAN, D. G. F., and J. H. D. MILLAR: Progressive familial myoclonic epilepsy in three families. Its clinical features and pathological basis. Brain **78**, 325 (1955). — HERWITT, J. H.: A peculiar degeneration found in heart muscle cells. A preliminary report. Bull. Johns Hopkins Hosp. **21**, 279 (1910). — HODSKINS, M. B., and P. I. YAKOVLEV: Anatomisch klinische Beobachtungen über Myoclonusepilepsie und verwandte Symptomkomplexe. Amer. J. Psychiatr. **9**, 827 (1930). — HOLZER, W.: Zur Histologie der Myoclonusepilepsie. Beiträge zur Histopathologie des Gehirns, S. 11. Heidelberg: Scherer 1948. — HUNT, R.: Dyssynergia cerebellaris myoclonica-primary atrophy of the dentate system. Brain **44**, 490 (1921).

JAQUIN, G., et L. MARCHAND: Myoclonie épileptique progressive. Encéphale **1913**, Nr 3. Ref. Neur. Zbl. **1913**, 580.

KEHRER, E.: Erblichkeit und Nervenleiden. Berlin: Springer 1928. — Erbliche organische Nervenleiden. In BUMKE-FOERSTERS Handbuch der Neurologie, Bd. XVI, S. 222. Berlin: Springer 1936. — KRAKORA, ST.: Amyloidkörper im Zentralnervensystem und myoclonische Epilepsie. Revue neur. **26**, 299 (1929).

LAFORA, G.: Beitrag zum Studium der Veränderungen im Rückenmark bei Dementia arteriosclerotica und senilis. Mschr. Psychiatr. **1911**. — Les myoclonies et les corps amylacées dans les cellules nerveuses. Rev. neur. **2**, 399 (1923). — Arch. de Neurobiol. **1**, 1 (1924). — LAFORA, G., u. B. GLUECK: Beitrag zur Histopathologie der myoklonischen Epilepsie. Z. Neur. **6**, 1 (1911). — LAIGNEL-LAVASTINE: Encéphale **1910**. — LEWY, F. H.: Tonus und Bewegung. Berlin: Springer 1923. — LUNDBORG, H.: Om paramyoclonus multiplex och s. k. familiär myocloni. Hygiea (Stockh.) **61**, 1 s. 1 (1899). Ref. Neur. Zbl. **1900**, 107. — Über die Beziehungen der Myoclonia familiaris zur Myotonia congenita. Dtsch. Z. Nervenheilk. **22**, 166 (1902). — Die progressive Myoclonus-Epilepsie. Upsala: Almquist u. Wiksell 1903. — Der Erbgang der progressiven Myoclonus-Epilepsie. Z. Neur. **9**, 353 (1912). — Medizinisch-biologische Familienforschung innerhalb eines 2232-köpfigen Bauerngeschlechtes in Schweden. Jena: S. Fischer 1913. — LOUIS-BAR, D., u. L. v. BOGAERT: Sur la dyssinergia cérebelleuse myoclonique (HUNT). Mschr. Psychiatr. **113**, 215 (1947).

MANQUAT et GRASSET: Bull. méd. **1888**. Zit. bei MARCHAND. — MARCHAND, L.: Les myoclonies épileptiques. Encéphale **29**, 217 (1934). — Dégénerance amyloide de la cellule nerveuse. Les corpuscules spérulaires amyloides. Ann. d'Anat. path. **12**, 1 (1935). — MASSALONGO: Die familiären Nervenkrankheiten. Ital. Kongr. für Inn. Med. in Rom 1908. Ref. Neur. Zbl. **182**, 425 (1909). — MORSE, W. J.: Erbliche Myoclonusepilepsie, zwei Fälle mit pathologischem Befund. Bull. Hopkins Hosp. **84**, 116 (1949). — MOTT: Paramyoclonus multiplex with epilepsy, affecting four members of a family etc. Arch. of Neur. **3**, 180 (1907). — MURRI: Sul paramiocloni moleplioe. Riv. crit. Clin. med. **1**, 217 (1892). — MYSLIVECEK: Histologischer Befund bei myoclonischer Epilepsie. Bratislav. lék. Listy 8, 10 (1928). Ref. Zbl. Neur. **49**, 470 (1928).

NISHII, R.: Über Ganglienzelleinschlüsse und Kerndegenerationen bei Encephalitis lethargica. Arb. neur. Inst. Wien **31**, 96 (1929).

OSTERTAG, B.: Zur Histopathologie der Myoclonusepilepsie. Arch. f. Psychiatr. **73**, 633 (1925).

PANSE, F., u. G. ELSÄSSER: Zwischenhirnfettsucht mit Myoclonien bei 2 Schwestern. Erbarzt **7**, 70 (1939). — PARHON et MARINESCU-BALODU: Epilepsie myoclonique d'origine encéphalitique. Présence de glycogen en grande quantité dans le cerveau de ce malade. Bull. Acad. Méd. Roumanie **2**, 617 (1936). — PATELLA: Zit. bei ZYLBERLAST-ZAND. — PETERS, G.: Über das Vorkommen von „Kolloid"-Einschlüssen in den Zellen der Medulla oblongata bei Menschen. Z. Neur. **153**, 779 (1935). — Die Kolloidproduktion in den Zellen der vegetativen Kerne des Zwischenhirns des Menschen und ihre Beziehungen zu physiologischen und pathologischen Vorgängen im menschlichen Organismus. Z. Neur. **154**, 331 (1935). — PILOTTI, G.: Sulle presenza de corpi hialini nel protoplasma delle cellule nervose del midolla-spinale in un caso di policlonia. Quad. Psichiatr. **18**, Nr 5/6. — Sulle mioclinie. Contributo clinico et anatomico patologico. Policlinico, Sez. med. **28**, H. 4. Ref. Zbl. Neur. **26**, 70 (1921). — PROCHNOW, PICHLER-MÄRK: Drei Fälle von Myoclonusepilepsie. Z. Kinderforsch. **48**, 260 (1940). — PURKINJE: Bericht über die Prager Naturforscherversammlung 1837. Zit. nach REDLICH.

RECKTENWALD: LUNDBORG-UNVERRICHTS familiäre Myoclonie bei 3 Geschwistern. Z. Neur. 8, 500 (1912). — REDLICH, E.: Die Amyloidkörperchen im Zentralnervensystem. Jb. Psychiatr. **10** (1891). — ROIZIN, L., and FERRARO: Myoclonusepilepsy. J. of Neuropath. **1**, 297 (1942). — ROSSI, E., et P. GONZALES: Autopsie d'un cas d'épilepsie avec myoclonus. Ann. de Neur. **4** (1900).

SCHARRER u. R. GAUPP: Die Zwischenhirnsekretion bei Mensch und Tier. Z. Neur. **153**, 327 (1925). — Neuere Befunde am Nucleus supraopticus und Nucleus paraventricularis des Menschen. Z. Neur. **148**, 766 (1933). — SCHOU, J. H.: Myoclonusepilepsie mit eigentümlichen Gehirnveränderungen. Z. Neur. **95**, 12 (1925). — SEPPILI: Mioclonia ed epilessia. Riv. sper. Psichaitr. **1895**. Ref. Neur. Zbl. **1901**, 407. — SIOLI, FR.: Über den histologischen Befund bei familiärer Myoclonusepilepsie. Arch. f. Psychiatr. **51**, 30 (1913). — SPIELMEYER, W.: Zur Frage der sog. spezifischen Ganglienzellerkrankungen. Z. Neur. **5**, 967 (1912). — Zur Frage nach den sog. spezifischen Ganglienzellerkrankungen. Arch. f. Psychiatr. **50**, 606 (1913). — Histopathologie des Nervensystems. Berlin: Springer 1922. — STÜRMER, R.: Die „Corpora amylacea" des Zentralnervensystems. Histol. Arb. Großhirnrinde **5**, 417 (1913).

UNVERRICHT: Die Myoclonie. Leipzig u. Wien: Franz Deuticke 1891. — Über familiäre Myoclonie. Dtsch. Z. Nervenheilk. **7**, 32 (1895).

VANCLAIR: Des myoclonies rythmiques. Rev. Méd. **1889**. — VOLLAND: Bericht über zwei Fälle mit der Kombination Epilepsie-Paramyoclonus multiplex. Z. Neur. **7**, 180 (1911).

WEIMANN, W.: Über das Vorkommen „amyloider Substanzen" im Gehirn bei der Encephalitis epidemica. Mschr. Psychiatr. **51**, 300 (1922). — WESTPHAL u. SIOLI: Weitere Mitteilungen über den durch eigenartige Einschlüsse in den Ganglienzellen (Corpora amylacea) ausgezeichneten Fall von Myoclonusepilepsie. Arch. f. Psychiatr. **63**, 1 (1921). — WESTPHAL, A.: Über familiäre Myoclonie und über Beziehungen derselben zur Dystrophie adiposogenitalis. Dtsch. Z. Nervenheilk. **58**, 1 (1918). — Über eigenartige Einschlüsse in den Ganglienzellen bei einem Fall von Myoclonusepilepsie. Arch. f. Psychiatr. **60**, 769 (1919). — WILKE, G.: Eine symptomatische Form der Myoclonusepilepsie. Inaug.-Diss. Würzburg 1936.

ZYLBERLAST-ZAND: Le syndrome épilepto-myoclonique et son traitement. Revue neur. **1927**, 1071.

Zusammenfassende Arbeiten.

SANTHA, K. v.: Myoclonusepilepsie. In Handbuch der inneren Medizin, 3. Aufl., Bd. V, S. 1479. Berlin: Springer 1939. — SCHOLZ, W.: Epilepsie bei dysgenetischen und heredodegenerativen Gehirnkrankheiten. In BUMKES Handbuch der Geisteskrankheiten, Bd. 11, Spez. Teil VII, S. 727. Berlin: Springer 1930. — STERZ, G.: Die Myoklonusepilepsie. In BUMKE-FOERSTERS Handbuch der Neurologie, Bd. XVI, S. 899. Berlin: Springer 1936.

Die CREUTZFELDT-JAKOBsche Krankheit.
(Spastische Pseudosklerose.)

Von

H. Noetzel - Freiburg i. Br.

Mit 7 Abbildungen.

1920 berichtete CREUTZFELDT über einen Fall mit einer eigenartigen, herdförmigen Erkrankung des Zentralnervensystems. Unabhängig davon stellte A. JAKOB im gleichen Jahr 3 Fälle mit sowohl klinisch als auch anatomisch gleichartigem Erscheinungsbild zusammen, denen er 1921 und 1923 einen 4. und 5. Fall hinzufügte. JAKOB benannte diese Erkrankung wegen der entfernten Ähnlichkeit mit der STRÜMPELLschen Pseudosklerose und der WILSONschen Erkrankung „Spastische Pseudosklerose". In den folgenden Jahren wurden dann mehrere Fälle, welche in allen wesentlichen Punkten den früheren Beschreibungen entsprachen, von KIRSCHBAUM (1924), FLEISCHHACKER (1924), VERHAART (1927), ZIMMERMANN (1928), MEGGENDORFER (1930), JANSEN und MONRAD-KROHN (1939) mitgeteilt, so daß die Darstellung dieser eigenartigen, wenn auch seltenen Fälle als eigenes Krankheitsbild gerechtfertigt erschien. Durch neuere Untersuchungen aus dem anglo-amerikanischen Schrifttum von WILSON (1940), DAVISON und RABINER (1940), JERVIS, HURDUM und O'NEILL (1942), MCMENEMY und POLLAK (1941), WORSTER-DROUGHT, GREENFIELD und MCMENEMY (1944), STENGEL und WILSON (1946) und A. MEYER (1949) über welche POST und STENGEL (1949) zusammenfassend berichten, wurde die Kasuistik um 16 Fälle erweitert. Im Anschluß an einen eigenen Fall geben AJURIAGUERRA, HECAEN, LAYANI und SADOUN eine ausführliche Besprechung der in der Literatur beschriebenen Fälle.

Die CREUTZFELDT-JAKOBsche Erkrankung wurde schon von A. JAKOB in Beziehung zu den heredo-degenerativen Erkrankungen gebracht, obwohl die Heredität eindeutig nur in der Familie „Backer" durch die genealogischen Untersuchungen MEGGENDORFERs nachgewiesen wurde. Für diese Familie wurde neuerdings von H. JACOB, PYRKOSCH und STRUBE (1950), welche 3 weitere Probanden der Familie erfassen konnten, der Stammbaum aufgestellt.

Die Vorfahren der Familie Backer stammen aus Flandern. Es ist bekannt, daß 7 von den 9 Geschwistern der Großmutter väterlicherseits unter dem Bilde einer „Gehirnerweichung" erkrankt und verstorben sind (6, 7, 8, 10, 11, 12, 13). Bei der Großmutter selbst (4) wurde im Alter von 54 Jahren eine starke Abnahme des Gedächtnisses beobachtet. Eine Diagnose wurde nicht gestellt. Sie starb nach $1^1/_2$ Jahren an „Apoplexia cerebri", nachdem sie rasch verfiel, unsauber wurde und 4 Tage vor dem Tod „die Sprache verlor". Bei ihr wie bei ihren 7 Geschwistern wurde keine Sektion durchgeführt. Angesichts einer doch recht ungewöhnlichen Häufung „paralytischer" Erkrankungen in der Geschwisterreihe und im Hinblick auf die klinischen Ähnlichkeiten mit der CREUTZFELDT-JAKOBschen Krankheit hegte MEGGENDORFER bereits den Verdacht, daß es sich bei den Geschwistererkrankungen und derjenigen der Großmutter um eine CREUTZFELDT-JAKOBsche Krankheit gehandelt habe. Der Großvater (3) väterlicherseits war anscheinend gesund. Der Urgroßvater (1) soll an Gehirnerweichung gestorben sein. Von den 3 Kindern aus der Ehe von Ludwig B. (3) und

Felitia B. (4) sind 2 an neuropathologisch bestätigter Creutzfeldt-Jakobscher Krankheit im 5. Lebensjahrzehnt gestorben [16 (Kirschbaum) und 17 (Meggendorfer und Stender)]. Aus der Ehe des 3. Geschwisters (15) stammen 2 Söhne und 1 Tochter, von denen der eine Sohn (37) in einer Nervenheilanstalt in der Schweiz untergebracht werden mußte; die Diagnose konnte leider nicht erfahren werden. Von den 7 Enkelkindern (18, 19, 20, 21, 22, 23, 24) ist eines — der von H. Jacob und Mitarbeitern Beschriebene (18) — an anatomisch bestätigter Creutzfeldt-Jakobscher Krankheit gestorben. Seine Schwester (19) erkrankte unter dem gleichen klinischen Bild. Eine Sektion wurde leider nicht durchgeführt. Ein weiteres Geschwister, der 44jährig in Amerika verstorbene Bruder Otto (20), war seit 1949 mit gleichen Symptomen erkrankt. (Nach persönlicher Mitteilung von Prof. H. Jacob

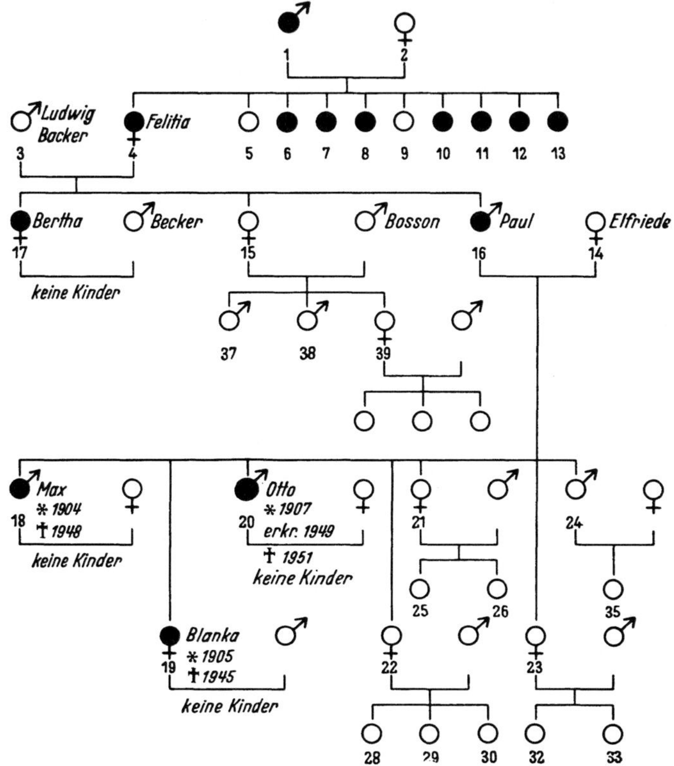

Abb. 1. Stammbaum der Familie Backer. (Aus H. Jacob, Pyrkosch und Strube.)

zeigte die Krankheit bei Otto ein rasches Fortschreiten mit für die Creutzfeldt-Jakobsche Krankheit immer deutlicher werdenden Symptomen.)

Familiäres Vorkommen der Krankheit beobachtete Davison und Rabiner bei 3 Geschwistern. Zu erwähnen ist in diesem Zusammenhang auch die Beobachtung Creutzfeldts, bei welcher 2 Geschwister der Patientin idiotisch bzw. psychisch abnorm waren. Für alle anderen Fälle von Creutzfeldt-Jakobscher Krankheit ließ sich eine hereditäre oder familiäre Belastung nicht ergründen.

Das *klinische Bild* der Creutzfeldt-Jakobschen Erkrankung ist folgendermaßen charakterisiert: Die Krankheit setzt zunächst mit sich langsam entwickelnden nervösen Störungen des Bewegungsapparates und der Gefühlssphäre ein. Die Patienten klagen über Schwäche in den Extremitäten, vornehmlich in den Beinen. Beim Gehen knicken sie häufig ein und fallen hin. Dabei ist der objektive Befund in der ersten Zeit noch völlig negativ. Es können sich aber schon spastische Phänomene in Andeutung zeigen. Die Bewegungsstörungen der Kranken haben zu Beginn des Leidens zunächst einen funktionellen Charakter und zeigen eine wechselnde Erscheinung in Art von Remissionen. Allmählich treten sie deutlicher hervor, stellen aber ein zunächst noch schwer zu analysierendes Gemisch von spastischen und striären Erscheinungen dar. Selbst ohne nachweisbare Lähmungen zu zeigen, ist der Gang der Kranken auffallend unkoordiniert. Schließlich wird das Gehen und Stehen dem Patienten unmöglich. Dabei können Spasmen oder aber auch hypotonische Zustände vorherrschen. Deutliche striäre Symptome im Sinne einer ausgesprochenen Bewegungsarmut und charakteristischen Zitterns, die manchmal an Parkinsonismus erinnern, sind mitunter, aber keineswegs immer, vorhanden. Die Sehnenreflexe sind zumeist gesteigert,

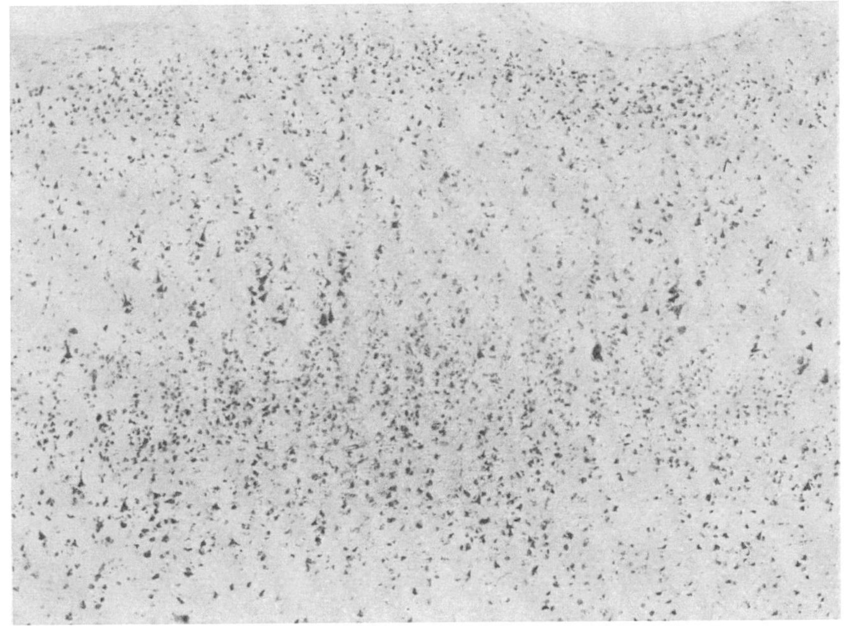

Abb. 2. Fall von A. JAKOB (Backer II). Temporalrinde. Erhebliche herdförmige Ganglienzellausfälle besonders in der Lamina III. NISSL. Vergr. 60mal.

können aber auch normal sein oder sogar fehlen. Das BABINSKIsche Phänomen ist in gewissen Phasen der Krankheitsentwicklung angedeutet oder schon positiv. Die Bauchdeckenreflexe sind abgeschwächt oder fehlen. Der Augenhintergrund ist normal. Blut- und Liquoruntersuchungen haben in der Regel ein negatives Ergebnis. Die Sprache ist langsam, monoton und offenbar mehr im Sinne der Dysarthrie gestört.

In Zeiten, in denen die nervösen Reizerscheinungen stärker hervortreten, gesellen sich ausgesprochene psychische Störungen im Sinne von Apathie, Negativismus und ängstlicher, deliröser, halluzinatorischer Verwirrtheit hinzu. Je nach der Dauer der Erkrankung kann es dabei zu starkem psychischem Zerfall, nicht selten bis zur Demenz kommen. Schließlich treten cerebrale Reizerscheinungen mit bulbären Kernstörungen in den Vordergrund. Nach einem raschen Ablauf der Krankheit tritt in schwerer Benommenheit, häufiger nach epileptiformen Zuständen, der Tod unter fieberhaften Temperaturen ein. Der Verlauf der Krankheit ist ein subakut progredienter. Alle Patienten sind nach wenigen Monaten oder spätestens nach $2^1/_2$ Jahren (Fall von KIRSCHBAUM) bzw. $3^3/_4$ Jahren

(Fall von DAVISON und RABINER) gestorben. Eine Bevorzugung des männlichen oder des weiblichen Geschlechtes ist nicht festzustellen.

Das Prädilektionsalter liegt um das 4. Jahrzehnt, wobei nur der Fall von CREUTZFELDT, bei welchem das Leiden offenbar schon vor dem 20. Lebensjahr begonnen hatte, eine Ausnahme darstellt. Die Bevorzugung des mittleren Lebensalters gab den Anlaß, bei der CREUTZFELDT-JAKOBschen Erkrankung auch

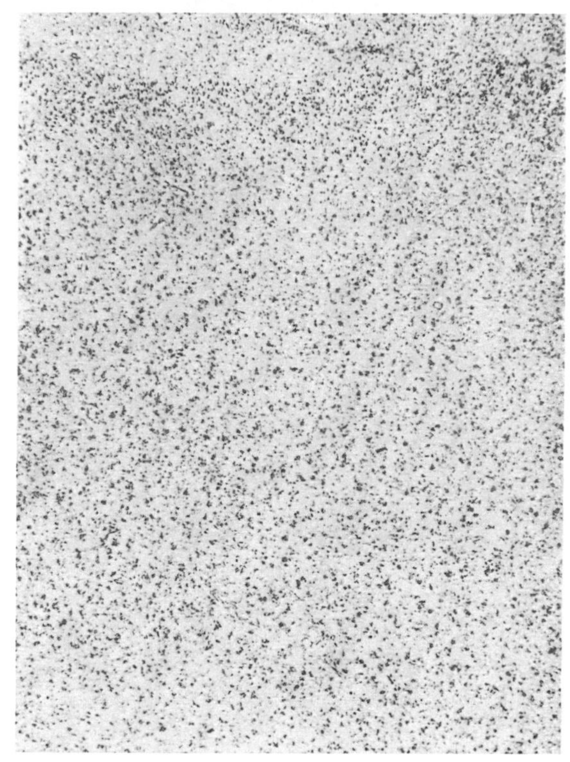

Abb. 3. Max B. Präzentrale Frontalrinde. Weitgehende Auflösung der Rindenschichtung bei diffuser Wucherung, vorwiegend protoplasmatischer und faserbildender Glia. Färbung Kresylviolett. Photo Prof. JACOB.

Beziehungen zu den sog. „präsenilen Erkrankungen" (PICKsche und ALZHEIMERsche Krankheit) zu diskutieren (HEIDENHAIN, JERVIS, HURDUM und O'NEILL, WORSTER-DROUGHT, GREENFIELD und MCMENEMY).

Dem eigenartigen klinischen Bild liegt ein charakteristischer morphologischer Befund zugrunde.

Der *makroskopische* Befund ist im allgemeinen wenig auffällig. Es besteht meist nur eine geringgradige Gehirnatrophie mit leichter Verschmälerung der Rinde und geringer Ventrikelerweiterung. Gelegentlich kann die Atrophie der Rinde aber auch schon so erheblich sein, daß sie bei der Betrachtung der Schnittflächen auffällt. Die weichen Häute werden verschiedentlich als leicht getrübt und verdickt beschrieben.

Mikroskopisch stellt sich der Krankheitsprozeß als eine ausgebreitete, reine Parenchymdegeneration dar. Es finden sich herdförmige Ausfälle von mikroskopischer Kleinheit in der grauen Substanz des ganzen Zentralnervensystems.

Die mehr oder minder deutlich verschmälerte Rinde läßt bei schwächerer Vergrößerung schon eine fleckige Zeichnung insofern erkennen, als nämlich auffallend dunkel gefärbte und stark hervortretende Ganglienzellen mit solchen von blasserem Aussehen untermischt sind. An vielen Stellen sind auch Ganglienzellen ausgefallen (Abb. 2). Sitz der Veränderungen sind meist die 3—4 unteren Rindenschichten; manchmal, wie im Falle von KIRSCHBAUM, erstrecken sie sich aber auch auf die ganze Rinde. Hierdurch entsteht der Eindruck einer mehr oder minder stark hervortretenden Schichtenauflösung (Abb. 3).

Die Ganglienzellveränderungen sind mannigfaltig; von ausgesprochen sklerotischen Zellen mit geschrumpftem, dunklem Kern und geschlängelten Fortsätzen angefangen bis zu auffallend geblähten, fahleren Gebilden, die mehr den Eindruck

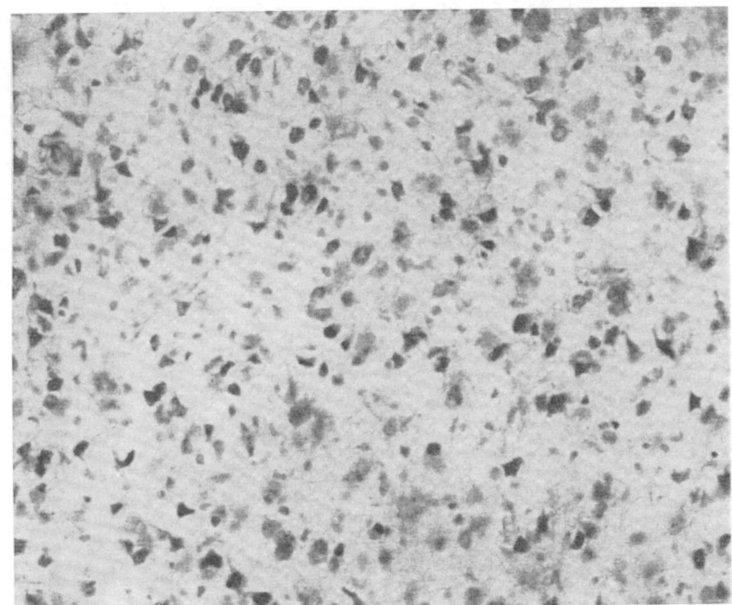

Abb. 4. Fall von A. JAKOB (Backer II). Starke Gliawucherung in den unteren Schichten der 3. Temporalwindung; Pyknose der Ganglienzellen. Färbung Kresylviolett. Vergr. 250mal.

akuter Veränderungen machen. Ihr Kern ist gequollen, exzentrisch gelagert mit verwaschener Chromatinzeichnung, aber deutlich sichtbarem Kernkörperchen. Das staubig zerfallende Protoplasma verliert sich unregelmäßig in der Umgebung. Die großen Pyramidenzellen sind stärker und einheitlicher betroffen als die kleinen. An Stelle der NISSL-Schollen findet man ein feinkörniges, sich dunkel anfärbendes Protoplasma. Nur an einzelnen Elementen kommen die NISSL-Schollen noch am Rande der Zelle zur Darstellung. Recht häufig begegnet man im Zelleib unregelmäßigen Vacuolen. An manchen derart veränderten Zellen fallen perinucleäre, basophile Stippchen auf, ähnlich wie bei der schweren Ganglienzellveränderung. Im Protoplasma findet man Fetttröpfchen, die Vacuolen sind aber frei davon. Auch hier sind die BETZschen Riesenzellen stärker betroffen. Viele Ganglienzellen sind nur noch als glasige, helle, meist abgerundete Scheiben ohne Kern zu erkennen, andere zeigen plumpe Birnenform mit dunklem, diffus gefärbtem, ovalem Kern und undeutlichem Nucleolus, oder sie erscheinen als unregelmäßig begrenzte Masse.

Charakteristisch sind die Gliareaktionen, welche diffus im Grau des Zentralnervensystems zu finden sind. Besonders die Astrocyten sind vermehrt. (Abb. 4

und 5). Überall begegnet man vergrößerten, deutlich gewucherten protoplasmatischen Gliazellen und faserbildenden Astrocyten (Abb. 6), deren meist runder Kern aber noch ein deutliches Chromatingerüst enthält. Im Protoplasma solcher Gliazellen findet sich häufig eine feine, reticuläre Struktur und manchmal

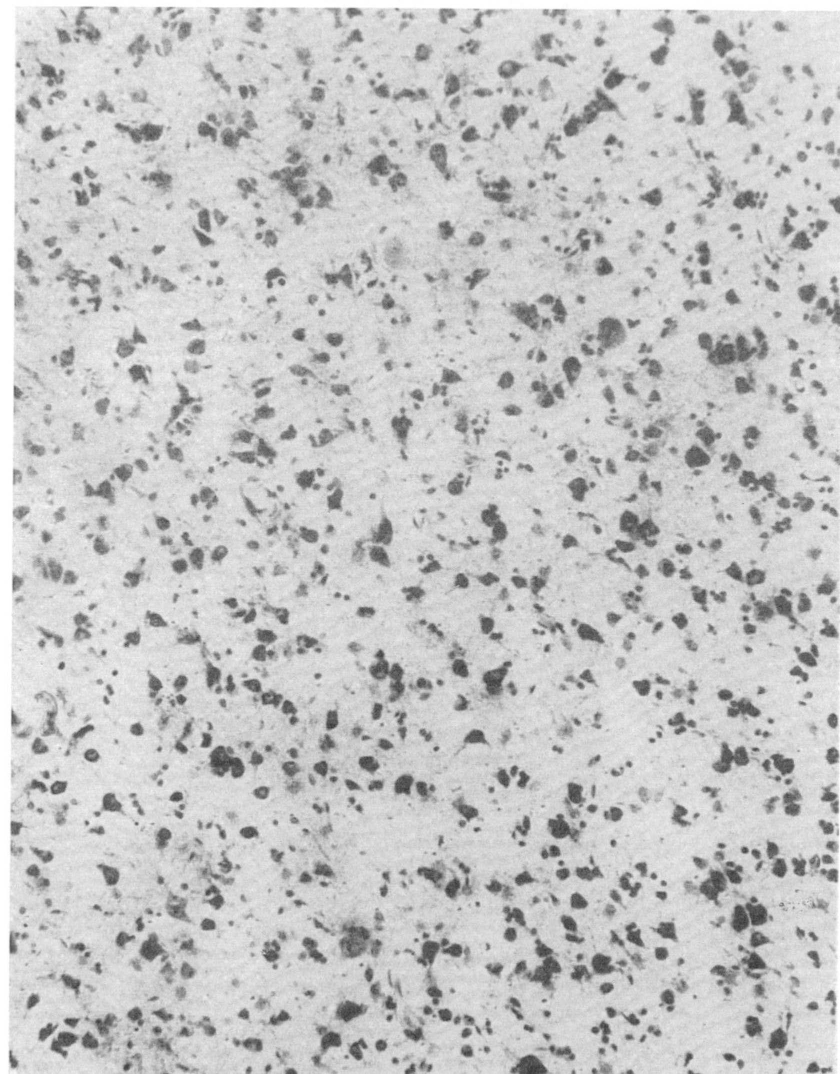

Abb. 5. Max B. Primär gereizte Ganglienzellen und deutliche Gliazellenwucherung. Färbung Kresylviolett. Photo Prof. JACOB.

ein hellglänzender, stark lichtbrechender, zum Teil gelblich-grün schillernder Inhalt. Solche Gliaformen beherrschen die ganze Rinde. Sie bevorzugen namentlich die 3. Rindenschicht, aber auch die unteren Rindenschichten (Abb. 7a und b). Die HORTEGA-Glia ist nicht auffällig vermehrt. Stellenweise trifft man Gliarosetten nicht selten auch regelrechte Neuronophagien um schwer geschädigte oder untergegangene Ganglienzellen. Es wird betont, daß nur die

Glia an dem Prozeß beteiligt ist, während mesodermale Reaktionen fehlen. Recht häufig zeigen sich kleine Lückenherde in der Rinde, welche ebenfalls dazu beitragen, die klare Rindenstruktur zu verwischen. Ähnliche Veränderungen

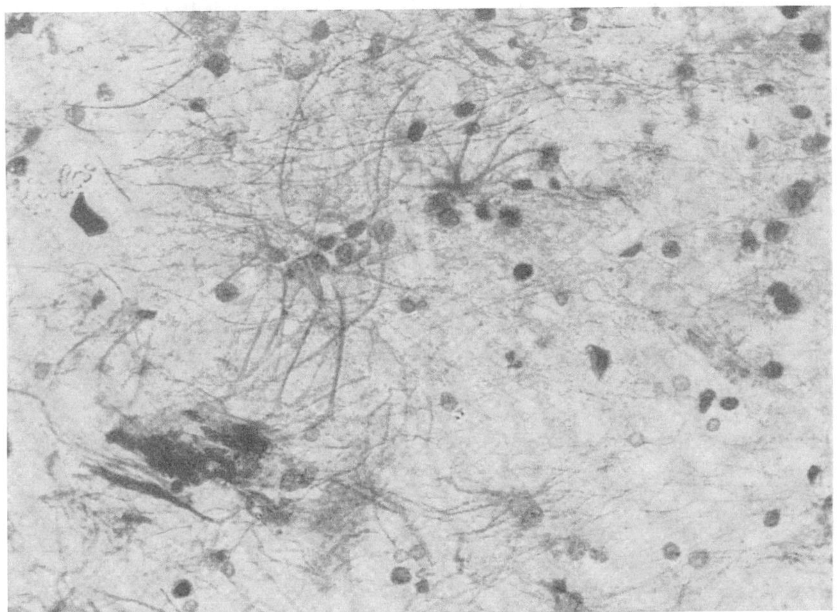

Abb. 6. Wucherung faserbildender Astrocyten der Großhirnrinde. Färbung HOLZER. Photo Prof. JACOB.

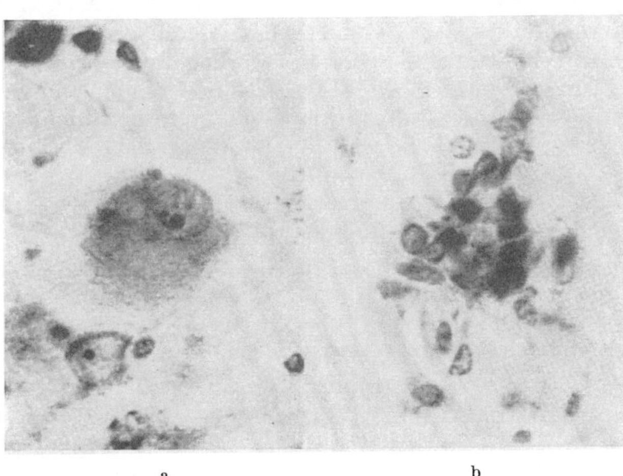

a b

Abb. 7 a u. b. Max B. a Primär gereizte Ganglienzelle aus der Hirnrinde; b Neuronophagie. Färbung Kresylviolett. Photo Prof. JACOB.

finden sich auch an den grauen Kernen des Markes. Im Mark, besonders im Marklager der Zentralregion, werden ebenfalls Gliarosetten beschrieben.

Bei Fettfärbung findet man eine leichte, nur im Falle CREUTZFELDT eine etwas stärkere, feintropfige Verfettung in den geschädigten Ganglienzellen. Die Speicherung von Neutralfetten ist ausgeprägter in den gewucherten protoplasmatischen Astrocyten und in den Adventitialzellen der kleinen Rindengefäße. Nirgends finden sich aber Fettkörnchenzellen.

Im Markscheidenpräparat beobachtet man eine diffuse, leichte Auflockerung des Grundgewebes, nirgends aber herdförmige Ausfälle, in der Rinde auch eine leichte Verringerung der Tangentialfasern. A. JAKOB stellte auch Anzeichen eines Markscheidenunterganges im MARCHI-Präparat fest.

Im BIELSCHOWSKY-Bild erkennt man nur in den schwerst degenerierten Ganglienzellen eine Verklumpung der intracellulären Fibrillen. Wie auch H. JACOB wieder hervorhebt, fehlen scharf begrenzte Einschlüsse, ALZHEIMERsche Fibrillenveränderungen wurden nur von JERVIS, HURDUM und O'NEILL beobachtet. Auch senile Drusen fehlen, abgesehen von dem Fall von STENGEL und WILSON, in der Regel. Keine pathologischen Veränderungen an den Gefäßwänden, geringfügige Verdickung der weichen Häute, vereinzelt Endothelzellschwellungen der Piagefäße (H. JACOB).

Die Topik der morphologischen Veränderungen schwankt von Fall zu Fall etwas. So ist z. B. im 3. Fall JAKOBs die CLARKEsche Säule und die Kleinhirnrinde erheblich miterkrankt, während im Falle STENDERs das Rückenmark nicht mitbefallen ist. Im Falle HEIDENHAINs sind die hauptsächlichsten Veränderungen in der Occipitalrinde zu finden, während die vordere Zentralwindung, die Pyramidenbahn und der Thalamus im wesentlichen frei bleiben.

Die wechselnde Bevorzugung bestimmter Areale führte dazu, daß WILSON für die CREUTZFELDT-JAKOBsche Krankheit die Bezeichnung „cortico-striato-spinale Degeneration" und DAVISON und RABINER die Bezeichnung „cortico-pallido-spinale Degeneration" vorschlugen.

Im allgemeinen findet man die Veränderungen am hochgradigsten in der vorderen Zentralregion — manchmal übergreifend auf die sensible Sphäre —, in den motorischen grauen Kernen der Brücke, der Medulla oblongata und des Rückenmarkes, ferner im Striatum — hier die vorderen Anteile bevorzugend —, im Pallidum und im Thalamus — hier namentlich im ventro-medialen Kern. Im Kleinhirn fehlen gelegentlich die PURKINJE-Zellen. Manchmal finden sich auch Zelldegenerationen in der Substantia nigra und im N. dentatus.

Die *Pathogenese* der CREUTZFELDT-JAKOBschen Krankheit ist auch heute noch unklar. Die verschiedenartigsten Vermutungen wurden diskutiert. Ihre Verwandtschaft mit der Gruppe der heredo-degenerativen Erkrankungen wurde schon bei der Besprechung des erblichen bzw. familiären Vorkommens erwähnt.

A. JAKOB (1923) begründete seine Hypothese, bei der er besonders auf die Verwandtschaft zur amyotrophen Lateralsklerose hinwies, mit dem rein degenerativen Charakter der histologischen Veränderungen, wobei er aber auch auf die trennenden Merkmale, vor allem auf das Fehlen von Ausfällen der großen Pyramidenzellen, welche die amyotrophe Lateralsklerose charakterisieren und auf die diffusen Ausfälle im Großhirn bei der spastischen Pseudosklerose aufmerksam machte. Die gelegentliche Kombination mit Muskelatrophien, wie in den Fällen von STENDER, JANSEN und MONRAD-KROHN, TEICHMANN (1935) und A. MEYER, sowie die an Parkinsonismus erinnernden klinischen Symptome und die gelegentlichen Ausfälle im Nucleus niger könnten für diese Ansicht sprechen. HEIDENHAIN, MARCHAND und ABÉLY (1948) und JERVIS, HURDUM und O'NEILL (1942) diskutieren eine Verwandtschaft mit der ALZHEIMERschen und PICKschen Atrophie.

Andererseits wird von STADLER (1939), aber auch von anderen Autoren, wegen der im Verlauf der Erkrankung gelegentlich zu beobachtenden eigenartigen Hautveränderungen eine Verwandtschaft der CREUTZFELDT JAKOBschen

Erkrankung mit der Pellagra diskutiert. STENDER macht auf die auffallend ähnlichen Veränderungen, welche OKHUMA (1930) bei chronischem Alkoholismus fand, aufmerksam und diskutiert, ob nicht toxische Einwirkungen diese Erkrankung hervorrufen können. Auch RAUCH (1948) und MCMENEMY und POLLAK (1941) denken an toxische Faktoren in der Ätiologie der Erkrankung. STENGEL und WILSON (1946) weisen auf die Ähnlichkeit der pathologisch-anatomischen Befunde mit denen der Avitaminosen hin. Diese Anschauungen sind aber durch die genealogischen Untersuchungen von H. JACOB und JANSEN und MONRAD-KROHN eigentlich widerlegt.

Literatur.

AJURIAGUERRA, J. DE, H. HECAEN, F. LAYANI et SADOUN, R.: Dégénération cortico-strio-spinale. Etude anatomo-clinique. A propros de la maladie de CREUTZFELDT-JAKOB. Revue neur. 89, 81 (1953). —

CARRARA, E.: La malattia di JAKOB-CREUTZFELDT. Riv. Pat. nerv. **67**, 107 (1946). — CREUTZFELDT, H. G.: Über eine eigenartige herdförmige Erkrankung des Zentralnervensystems. Z. Neur. **57**, 1 (1920). — Über eine eigenartige herdförmige Erkrankung des Zentralnervensystems. Histol. Arb. Großhirnrinde (Erg.-Bd.) **1** (1921).

DAVISON, C. H., and A. M. RABINER: Spastic pseudosclerosis (disseminated encephalomyelopathy, corticopallidospinal degeneration. Familial and non familial incidence) (a clinicopathologic study). Arch. of Neur. **44**, 578 (1940).

FLEISCHHACKER, H.: Afamiliäre chronisch-progressive Erkrankung des mittleren Lebensalters vom Pseudosklerose Typ. Z. Neur. **91**, 1 (1924).

GARCIN, R., I. BERTRAND, L. VAN BOGAERT, J. GRUNER et S. BRION: Sur un type nosologique spécial de syndrome extrapyramidal avec mouvements in volontaires particuliers, composante psychique variable, d'évolution rapidement mortelle. Etude anatomo-clinique Revue. neur. **83**, 161 (1950).

HEIDENHAIN, A.: Klinische und anatomische Untersuchungen über eigenartige organische Erkrankungen des Zentralnervensystems im Präsenium. Z. Neur. **118**, 49 (1928). –

JACOB, H., W. PYRKOSCH u. H. STRUBE: Die erbliche Form der CREUTZFELDT-JAKOBschen Krankheit (Familie Backer). Arch. f. Psychiatr. u. Z. Neur. **184**, 653 (1950). — JAKOB, A.: Über eigenartige Erkrankungen des Zentralnervensystems mit bemerkenswertem anatomischem Befunde. (Spastische Pseudosklerose. Encephalopathie mit disseminierten Degenerationsherden.) Z. Neur. **64**, 147 (1921). — Über eigenartige Erkrankungen des Zentralnervensystems mit bemerkenswertem anatomischem Befunde. (Spastische Pseudosklerose. Encephalopathie mit disseminierten Degenerationsherden.) Dtsch. Z. Nervenheilk. **70**, 132 (1921). — Über eine der multiplen Sklerose nahestehende Erkrankung des Zentralnervensystems. (Spastische Pseudosklerose mit bemerkenswertem anatomischem Befunde.) Med. Klin. **1921**, 372. — Die extrapyramidalen Erkrankungen. (Monographie aus dem Gesamtgebiet der Neurologie und Psychiatrie. H. 37.) Berlin: Springer 1923. — JANSEN, J., u. G. H. MONRAD-KROHN: Über die CREUTZFELDT-JAKOBsche Krankheit. Z. Neur. **163**, 670 (1938). — On the CREUTZFELDT-JAKOB disease (spastic pseudosclerosis). Acta psychiatr. (Københ.) **14**, 179 (1939). — JERVIS, G. A., H. W. HURDUM and F. J. O'NEILL: Presenile psychosis of the JAKOB type. Amer. J. Psychiatry **99**, 101 (1942).

KIRSCHBAUM, W.: Zwei eigenartige Erkrankungen des Zentralnervensystems nach Art der spastischen Pseudosklerose (JAKOB). Z. Neur. **92**, 175 (1924).

MARCHAND, L., et ABÉLY: Atrophie et sclérose cérébrale rapidement évolutive chez une femme de 40 ans (maladie de CREUTZFELDT-JAKOB). Ann. méd.-psychol. **1948**. — MCMENEMY, W. D., and E. POLLAK: Presenile disease of the central nervous system. Report of an unusual case. Arch. of Neur. **45**, 683 (1941). — MEGGENDORFER, F.: Chronische Encephalitis epidemica. Z. Neur. **75**, 189 (1922). — Klinische genealogische Beobachtungen bei einem Fall von spastischer Pseudosklerose (JAKOB). Z. Neur.**128**, 337 (1930). — MEYER, A.: (zit. bei POST u. STENGEL).

OKHUMA, H.: Zur pathologischen Anatomie des chronischen Alkoholismus. Z. Neur. **126**, 94 (1930).

POST, F., u. E. STENGEL: Senile und präsenile Hirnerkrankungen. Übersichtsreferat. Zbl. Neur. **107**, 161 (1948).

RAUCH, H. J.: Klinische und histologische Untersuchungen einer eigenartigen, zur spastischen Pseudosklerose (CREUTZFELDT-JAKOBschen Krankheit) gehörenden Erkrankung des Rückbildungsalters. Beiträge zur Histopathologie des Gehirns, S. 92. Heidelberg: Scherer 1948.

Stadler, A.: Über Beziehungen zwischen Creutzfeldt-JakobscherKrankheit (spastische Pseudosklerose) und Pellagra. Z. Neur. **165**, 326 (1939). — Stender, A.: Weitere Beiträge zum Kapitel „Spastische Pseudosklerose Jakobs". Z. Neur. **128**, 528 (1930). — Stengel, E., u. W. E. Wilson: Jakob-Creutzfeldt disease. J. Ment. Sci. **92**, 370 (1946).

Teichmann, E.: Über einen der amyotrophischen Lateralsklerose nahestehenden Krankheitsprozeß mit psychischen Symptomen. Z. Neur. **154**, 32 (1935).

Verhaart, W. J. E.: Psychiatr. Bl. (holl.). **1927**, Nr 5, 346.

Wilson, K.: Zit. bei Post u. Stengel, Neurology. London 1940. — Worster-Drought, C., J. G. Greenfield and W. H. McMenemy: A form of familial presenile dementia with spastic paralysis. Brain **67**, 38 (1944).

Zimmermann, R.: Ein weiterer Fall von Pseudosclerosis spastica. Z. Neur. **116**, 1 (1928).

Zusammenfassende Arbeiten.

Bostroem, A.: Spastische Pseudosklerose (Jakob-Creutzfeldtsche Krankheit.) Handbuch der inneren Medizin, 3. Aufl., Bd. V, S. 700. Berlin: Springer 1939.

Hallervorden, J.: Eigenartige nicht rubrizierbare Prozesse. Handbuch der Geisteskrankheiten von Bumke, Bd. XI, S. 1086. Berlin: Springer 1930.

Josephy, H.: Jakob-Creutzfeldtsche Krankheit (spastische Pseudosklerose Jakob). Handbuch der Neurologie von Bumke-Foerster, Bd. XVI, S. 882. Berlin: Springer 1936.

Poliodystrophia cerebri progressiva (infantilis) (CHRISTENSEN-KRABBE).

Von

H. Noetzel-Freiburg i. Br.

1949 berichteten CHRISTENSEN und KRABBE über ein Krankheitsbild mit auffälligen Veränderungen an der Großhirnrinde. Diese nach ihrer Ansicht seltene Erkrankung stellten sie der Leucodystrophia cerebri progressiva gegenüber und schlugen die Bezeichnung „Poliodystrophia cerebri progressiva“ (infantilis) vor.

Bei dem dieser Veröffentlichung zugrunde liegenden Fall handelt es sich um ein normal geborenes Kind aus einer Verwandtenehe zwischen Vetter und Base. Vier Angehörige der Sippe der Ehefrau wiesen Zahnanomalien auf, wobei die Milchzähne vorzeitig braun und brüchig wurden. Auch bei dem Patienten wurden die zunächst normal ausgebildeten Milchzähne im Alter von einem Jahr dunkel und brüchig und brachen ab. Im Alter von 18 Monaten konnte das Kind nur mit Unterstützung gehen, war ängstlich, konnte nicht alleine essen und schlief nachts schlecht. Mit 22 Monaten beobachtete man einen Entwicklungsstillstand. Das Kind war uninteressiert, spielte nicht und schrie einen großen Teil der Nacht. Da es nicht kaute, mußte man es mit halbflüssiger Nahrung füttern. Bei der Untersuchung wurde auch ein Megasigmoid festgestellt. Bei der neurologischen Untersuchung fand man eine normale Lichtreaktion, Speichelfluß, Reflexe nicht gesteigert, Gehen und Stehen nicht möglich. Im Alter von 2 Jahren wurde eine Amaurose festgestellt. Mit $2^1/_2$ Jahren bestand eine Gingivitis. Das Kind war affektlos und reagierte nicht, wenn es angesprochen wurde. Zur Nahrungsaufnahme mußte man ihm den Mund öffnen. Die Arme wurden gebeugt, die Hände zur Faust geballt gehalten. Tonuserhöhung und Spasmus der Muskulatur. Tiefensensibilität und Schmerzempfindung nicht gestört. Nur geringe Eigenbewegungen. Manchmal angedeutete myoklonische Zuckungen. Die Gelenke der unteren Extremitäten konnten frei bewegt werden, gelegentlich aber auch hier eine leichte Tonuserhöhung. PSR lebhaft, kein Klonus. Babinski stark positiv. Trockene Haut mit scharf begrenzten Flecken am Rumpf und an den Extremitäten. Im Liquor 147/3 Zellen, keine Eiweißvermehrung. Blutsenkung nicht erhöht. Urin o. B. Im Encephalogramm bestand eine symmetrische Erweiterung der Hirnkammern. In den folgenden Monaten lag das Kind ständig auf dem Rücken. Eine zunehmende Papillenabblassung wurde beobachtet. Tod im Alter von 2 Jahren und 7 Monaten.

Bei der *Autopsie* fand sich an den inneren Organen kein auffälliger Befund. Am Gehirn wurde eine beiderseitige Atrophie des Stirnhirns und eine Pachygyrie der oberen Stirn-, Prä- und Postzentral-Windungen festgestellt. Die Arachnoidea war verdickt. Das Gehirn zeigte eine feste Beschaffenheit. Auf Frontalschnitten ließ die geschrumpfte Hirnrinde eine schwammige Beschaffenheit der tieferen Schichten erkennen. Weiße Substanz und Stammganglien waren normal. Die Hirnkammern waren symmetrisch erweitert, wobei eine auffällige Erweiterung des 3. Ventrikels besonders erwähnt wird.

Bei der *histologischen* Untersuchung erschienen die weichen Hirnhäute zellreicher als normal und zeigten einige Plasmo- und Lymphocyten. Die atrophische Hirnrinde bot mit nur graduellen Unterschieden überall einen Verlust der Rindenschichtung mit Untergang von Ganglienzellen. Der Ausfall an Ganglienzellen war durch eine Proliferation fibrillärer und protoplasmatischer Astrocyten ersetzt. Die Mikroglia in der veränderten Hirnrinde hatte Fett gespeichert. An den erhalten gebliebenen Ganglienzellen fehlte die NISSL-Substanz, die Kerne lagen exzentrisch. In den tiefen Schichten der Rinde war die Struktur besser erhalten. In der 3. und 4. Schicht wurde eine schwammige Auflockerung festgestellt. Das Ependym war, abgesehen von Ependymbreschen an der Basis des 3. Ventrikels normal. Die weiße Substanz, das Mark, die Stammganglien, das Kleinhirn und der Hirnstamm erschienen gut erhalten.

Nach Ansicht der Verfasser deuten die gestörte Architektonik der Hirnrinde und das Vorkommen vieler Neuroblasten auf eine verspätete fetale Entwicklung hin, sowie auf das Vorliegen eines fortschreitenden destruktiven Prozesses mit Ersatzwucherung durch fibrilläre Neuroglia. Wir gewannen den Eindruck, daß es sich um den Folgezustand eines Rindenödems handelt.

Die von FORD, FREEDOM und ALPERS veröffentlichten Fälle werden als einzige vergleichbare Krankheitsbilder mit Hirnrindenschädigung herangezogen. Im Falle von FORD handelt es sich um ein Kind, das mit 6 Monaten an Fieberkrämpfen erkrankte, später blind, taub und hilflos wurde und im Alter von 16 Monaten an Krämpfen starb. An den inneren Organen wurde kein pathologischer Befund erhoben. Das Gehirn zeigte eine Atrophie, vor allem der rechten Hemisphäre, über der sehr viel Flüssigkeit im Subduralraum beobachtet wurde. Die Rinde dieser rechten Hemisphäre war weich und geschrumpft. Histologisch zeigte sich ein Verlust der Ganglienzellen der 3. und 4. Schicht und ein schwammartiges Reticulum aus Gliazellen und eine mäßige Proliferation fettgespeicherter Mikrogliazellen.

Nach dieser Beschreibung wird man an das Vorliegen einer Hemiatrophia cerebri denken.

In ALPERS' Fall begann die Krankheit bei einem untergewichtigen Kind im Alter von 3 Monaten mit Krämpfen. Im Anschluß daran entwickelten sich ein allgemeiner Rigor, eine Pupillenstarre, ein Strabismus alternans und eine Amaurose. Das Kind starb etwa 1 Monat danach unter Krämpfen. In diesem Fall, bei dem nur das Gehirn untersucht wurde, fand man außer einer Weichheit des Markes keine Besonderheiten. Bei der histologischen Untersuchung zeigten sich aber außer laminären Rindenausfällen auch Nekrosen in der Rinde, im Thalamus und im Striatum.

Auch in diesem Fall sprechen die plötzlich auftretenden Symptome und der morphologische Befund für eine exogene Noxe. Da nur das Gehirn untersucht wurde, läßt sich jedoch die genaue Pathogenese nicht mehr eruieren.

In FREEDOMs Fall handelt es sich um ein beim Tode 19 Jahre altes Mädchen, bei dem einen Tag nach der Geburt ein eigenartiges Drehen und Rollen der Augen beobachtet wurde. Auf dem Kopf hätten sich Pusteln mit wäßrigem Inhalt gebildet, die im Laufe von einigen Wochen schwanden. Bis zum 3. Lebensjahr konnte sie nicht sitzen und bis zum 5. nicht laufen. Mit 5 Jahren traten Krämpfe auf. Beim Gehen wurden die Knie gebeugt gehalten. Es bestand Debilität. Tod an doppelseitiger Pneumonie.

Die Untersuchung des Gehirns ergab außer einer leichten Vertiefung der Windungstäler bei der makroskopischen Untersuchung eine fleckige Zeichnung des Striatum, so daß der Verdacht auf einen Status marmoratus entstand. Histologisch fanden sich in der 3. Schicht der Stirnhirnrinde geringe Verödungsherde, um die herum die Ganglienzellen degeneriert erschienen. Ihre NISSL-Substanz war verklumpt, die Makro- und Mikroglia vermehrt. Die BETZschen Zellen in der schwer veränderten Regio Rolandi waren geschwollen, zeigten einen exzentrischen Kern und eine staubförmige Umwandlung der Tigroidschollen. Die Capillaren waren vermehrt. Gelegentlich hatte die Rinde ein streifiges Aussehen. In Striatum und Pallidum wurden an vielen Stellen Ganglienzellausfälle beobachtet. Eine reaktive Gliaproliferation bestand nicht.

Bei den Deutungsversuchen wird unter anderem auch auf die Ähnlichkeit der hier beschriebenen Rindenveränderungen mit einem von ONARI beschriebenen Fall von Status marmoratus hingewiesen. Letztlich sei aber eine Zugehörigkeit zu einem bisher bekannten Krankheitsbild, auch zu der CREUTZFELDT-JAKOBschen Krankheit nicht vorhanden. Die Zellveränderungen und die progressiven Gliaveränderungen, wie sie in den Fällen beschrieben werden, lassen sich als Folge sich summierender Krampfschäden erklären (vgl. SCHOLZ).

Ähnliche Rindenveränderungen wurden neuerdings von ALTEGOER bei Säuglingsintoxikationen beschrieben und in gleicher Weise wie von I. E. MEYER, als Folge eines Gehirnödems gedeutet. Laminäre Ganglienzellausfälle in der Hirnrinde und ein Status spongiosus kommen auch beim Erwachsenen als Folge einer toxischen Schädigung oder von Kreislaufstörungen vor. HALLERVORDEN erkannte diesen Parenchymprozessen mit Ausbildung eines Status spongiosus der Hirnrinde keine selbständige Bedeutung zu[1]. Nach seiner Ansicht handelt es sich nur um eine Teilerscheinung von Prozessen, bei denen das Tempo, die Intensität und Eigenart der Erkrankung das morphologische Bild bestimmen. Selbst in dem Fall von CHRISTENSEN und KRABBE und den in der Arbeit zitierten Fällen gewinnt man den Eindruck, daß den Rindenveränderungen keine einheitliche Ursache zugrunde liegt. Nach unserer Ansicht ist deshalb in der Anerkennung der „Poliodystrophia cerebri progressiva" als eigenes Krankheitsbild Zurückhaltung geboten.

Literatur.

ALPERS, B. J.: Diffuse progressive degeneration of the gray matter of the cerebrum. Arch. of. Neur. **25**, 469 (1931). — ALTEGOER, E.: Zur Morphologie und Genese des akuten Hirnödems bei ernährungsgestörten Säuglingen. Beitr. path. Anat. **112**, 205 (1952).

CHRISTENSEN, E., and K. KRABBE: Poliodystrophia cerebri progressiva (infantilis). Arch. of Neur. **61**, 28 (1949).

FORD, F. R.: Diseases of the nervous system in infancy, childhood and adolescence, 2. Aufl., S. 334. Springfield, Ill.: Ch. C. Thomas 1954. — FREEDOM, L.: Über einen eigenartigen Krankheitsfall des jugendlichen Alters unter dem Symptomenbild einer LITTLEschen Starre mit Athetose und Idiotie. Zbl. Neur. **46**, 196 (1927). — Cerebral birth palsies. Arch. of Neur. **26**, 524 (1931).

HALLERVORDEN, J.: Eigenartige nicht rubrizierbare Prozesse. In Handbuch der Geisteskrankheiten, Bd. XI, S. 1094. Berlin: Springer 1930. — Kreislaufstörungen in der Ätiologie des angeborenen Schwachsinns. Z. Neur. **167**, 527 (1939).

MEYER, J. E.: Über eine Ödemkrankheit des Zentralnervensystems im frühen Kindesalter. Arch. f. Psychiatr. u. Z. Neur. **185**, 35 (1950).

ONARI, K.: Über zwei klinisch und anatomisch kompliziert liegende Fälle von Status marmoratus. Z. Neur. **98**, 457 (1925).

SCHOLZ, W.: Die Krampfschäden des Gehirns. Berlin: Springer 1951.

[1] Siehe Kapitel HALLERVORDEN: Degenerative diffuse Sklerose.

Picksche Krankheit*.

(Progressive umschriebene Großhirnatrophie.)

Von

Th. Lüers-Berlin und **H. Spatz**-Gießen.

Mit 33 Abbildungen.

Herrn Professor Willibald Scholz zum 65. Geburtstag gewidmet.

Einleitung.

Arnold Pick (1851—1924) — Professor der Psychiatrie und Neurologie an der ehemaligen deutschen Universität in Prag — beschrieb zur Zeit der letzten Jahrhundertwende in einer Reihe von Veröffentlichungen Fälle von „seniler Demenz", deren aphasische, apraktische und agnostische Herdsymptome nicht in den Rahmen der gewöhnlichen cerebralen Altersinvolution paßten. Die makroskopische Untersuchung (gemeinsam mit dem damaligen Prager Pathologen Chiari) ergab neben einer mäßigen allgemeinen Gehirnatrophie eine hochgradige umschriebene Schrumpfung in bestimmten Lappen. Obwohl verwertbare histologische Untersuchungen noch fehlten, stellen die Beobachtungen Picks auch heute noch eine feste Basis dar, zu der man immer wieder zurückkehren soll.

Zunächst war Pick eine „umschriebene Atrophie des Schläfenlappens", besonders links, aufgefallen („linksseitiger Schläfenlappenkomplex"). Später wurden Fälle mit gleichzeitiger oder auch vorwiegender Atrophie der Stirnlappen (unter Umständen beidseitig) beobachtet, und es wurde auch bereits eine gleichzeitige Atrophie der Insel und des unteren Parietalgebietes erwähnt (bezüglich einer heute fraglich gewordenen Occipitallappenatrophie s. S. 646).

Bei den Patienten Picks hat es sich um ältere Leute gehandelt, bei denen er voraussetzte, daß die „umschrieben stark betonte Hirnatrophie" auf dem Boden einer *senilen* Involution entstanden sei. Die umschriebene Hirnatrophie, sagt Pick, verhält sich zur gewöhnlichen diffusen Hirnatrophie des Senium oder Präsenium ähnlich wie die umschriebene Lissauersche Paralyse zur einfachen Paralyse. Diese Vorstellung war zunächst richtunggebend, obwohl sich F. Reich[1] schon 1907 dagegen gewandt hatte. Als 1911[2] Alzheimer genauere mikroskopische Untersuchungen bei 2 Fällen von lokaler Hirnatrophie anstellte, erwartete er — eben unter dem Einfluß der Vorstellung Picks — daß sich in den schwer atrophischen Gebieten die inzwischen von O. Fischer (1906) sowohl bei der senilen als bei der präsenilen Demenz festgestellten sog. Plaques und etwa auch die von ihm selber beschriebene Neurofibrillenveränderung in besonderer Anhäufung vorfinden würden. Alzheimer war überrascht, als er bei Anwendung der Bielschowsky-Methode sowohl die Plaques als auch seine

---

* Aus dem Max-Planck-Institut für Hirnforschung, Neuroanatomische Abteilung in Gießen (Prof. H. Spatz). Wir danken der Akademie der Wissenschaften und der Literatur in Mainz.

[1] Reich denkt bereits an eine Krankheit eigener Art, ohne sich allerdings hierüber näher auszusprechen. Seine Bezeichnung „Alogie" hat sich nicht eingebürgert.

[2] Vorher sind von Stransky (1903) und Rosenfeld (1909) histologische Untersuchungen vorgenommen worden.

Fibrillenveränderung völlig vermißte (bezüglich der von ihm bei der PICKschen Krankheit festgestellten „Argentophilen Kugeln" s. S. 663). Er überlegte daher, ob die lokale Atrophie nicht als Ausdruck einer *vasculären Schädigung* aufzufassen sei, obwohl auch bei seinen Fällen keine direkten Anhaltspunkte für eine Gefäßerkrankung vorlagen. Auch der gleichmäßig-progrediente Verlauf des Leidens und das Fehlen von Insulten sprachen nicht zugunsten dieser Auffassung. Eine neue Wendung erfolgte, als 1918 H. RICHTER (aus der Schule von K. SCHAFFER) einen Fall von hochgradiger Frontallappenatrophie beschrieb. Wir wissen heute, daß dieser Fall zur PICKschen Krankheit gehört; RICHTER sind aber offenbar die Publikationen PICKs unbekannt gewesen. Da seine Patientin bereits im 42. Lebensjahr erkrankt war, ist es zu verstehen, daß RICHTER eine Zugehörigkeit zu den senilen Prozessen kaum erwogen hat. Er erwähnt dagegen erstmalig (wenn auch nur kurz) eine Ähnlichkeit mit den Befunden bei den, von der SCHAFFERschen Schule bevorzugt untersuchten endogenen Systemkrankheiten, den „Heredodegenerationen", wie man damals sagte.

Dieser Rückblick mag die wesentlichen klassifikatorischen Möglichkeiten andeuten. Auch heute geht die Diskussion hauptsächlich darum, ob eine lokale Akzentuierung der gewöhnlichen senilen Altersrückbildung des Gehirns vorliegt oder ob es sich um ein in die Gruppe der Systemkrankheiten gehöriges Leiden von eigener Art handelt (Näheres s. S. 680) und schließlich wird auch heute noch manchmal erwogen, ob nicht doch Kreislaufstörungen für das Leiden verantwortlich zu machen seien.

1923 ist der Holländer A. GANS in einer richtunggebenden Arbeit an Hand eines Falles von „PICKscher Atrophie des Stirnhirns", der schon von anderen Autoren angeschnittenen Frage nach der Ursache der eigenartigen Auswahl des Prozesses nachgegangen. Ebenso wie REICH erkannte er, daß die schwer betroffenen Hirnterritorien auf keinen Fall vasculären Versorgungsgebieten entsprechen. Während REICH, ähnlich wie PICK, die Verteilung der umschriebenen Atrophie mit der Topographie der in der *Ontogenese* spät markreif werdenden Rindengebiete verglichen hatte, betonte GANS eine Relation zur Verteilung *phylogenetisch* späterer Rindenterritorien. Auch GANS verweist auf Beziehungen zu den Heredodegenerationen. Der nämliche Gedanke ist dann 1926 von ONARI und SPATZ näher geprüft worden. Diese Autoren betonten, daß das Leiden (im Gegensatz zur Ansicht von PICK) eine „Krankheitseinheit" im Sinne KRAEPELINs darstelle und schlugen deshalb die Bezeichnung „PICK*sche Krankheit*" (an Stelle von „PICKscher Atrophie"[1]) vor. Diese Bezeichnung hat sich bald im internationalen Schrifttum eingebürgert (s. PICK's disease, maladie de PICK, malattia di PICK, enfermedad de PICK, PICKsche ziekte usw.). ONARI und SPATZ führen aus, daß die PICKsche Krankheit die Prädilektion für bestimmte Systeme (z. B. *innerhalb* des Temporallappens), die Qualität der Veränderungen („Atrophisierender Prozeß") und die langsam gleichmäßige Progredienz im klinischen Verlauf mit bekannten Systemkrankheiten, nämlich mit der HUNTINGTONschen Krankheit (Atrophie des Striatum) und der PIERRE-MARIEschen Krankheit (Atrophie der Kleinhirnrinde) gemeinsam haben. Es fehlte damals aber noch der Nachweis der Erblichkeit, die gerade bei der zum Vergleich herangezogenen HUNTINGTONschen Krankheit so evident ist. Einen wesentlichen Fortschritt bedeutete es daher, als E. GRÜNTHAL (1930) das Vorkommen von PICKscher

[1] GANS hatte in einer holländischen Veröffentlichung schon vorher von „Ziekte van PICK" gesprochen. Ältere Bezeichnungen sind: Umschriebene Atrophie der Großhirnrinde, circumscripte systemartige Hirnatrophie, Sclerosis lobaris progressiva et symmetrica u. a. Neuerdings wollen F. CARDONA u. a. wieder zur älteren Bezeichnungsweise zurückkehren.

Krankheit bei mehreren Angehörigen einer Familie feststellte. Weitere Beobachtungen dieser Art folgten. Gleichzeitig mehrten sich die Mitteilungen von „Frühfällen" mit Beginn weit vor dem Präsenium; bei einem Fall von K. LÖWENBERG, A. BOYD und E. SALON (1939) begann das Leiden bereits im 21. Lebensjahr. Solche Erfahrungen bestärkten die Zweifel an der Richtigkeit der Konzeption von der lokalen Akzentuierung der gewöhnlichen senilen Involution des Gehirns. Auf das Problem der vorzeitigen lokalen Altersrückbildung kommen wir S. 690 zu sprechen. SPATZ hat 1938, 1939 und 1952 weiterhin zu begründen gesucht, daß die PICKsche Krankheit zur Gruppe der „*Progressiven cerebro-spinalen Systematrophien*" gehört. Der durchschnittliche Manifestationstermin im Präsenium komme auch bei anderen Formen dieser Gruppe vor und könne nicht für die Klassifizierung maßgeblich sein. Dieser Auffassung wurde in diesem Handbuch insofern Rechnung getragen, als die PICKsche Krankheit hier nicht, wie es bisher üblich war, bei den senilen bzw. präsenilen Erkrankungen abgehandelt wird, sondern in einem Kapitel, das die charakteristische Bevorzugung bestimmter Abschnitte des Zentralnervensystems durch regressive Prozesse zum Kennzeichen hat[1]. Allerdings hat diese Betrachtungsweise auch Gegner gefunden, wie z. B. A. FERRARO und G. A. JERVIS (1936). Die Hypothese der letzteren Autoren besteht in einer Kombination der Vorstellung PICKs mit der vasculären Theorie (S. 694).

Eine wichtige Erweiterung der Erfahrungen ist der stärkeren Berücksichtigung der *konstanten* Veränderungen in bestimmten Abschnitten der *weißen Substanz* zu verdanken (besonders durch A. v. BRAUNMÜHL betont). Die Läsion der weißen Substanz ist so charakteristisch, daß es besser ist, von umschriebener Atrophie des „Großhirns" (als der „Großhirnrinde") zu sprechen. SPATZ legt ferner Wert auf die Veränderung des Tractus frontopontinus, weil er hierin die primäre Atrophie einer langen Bahn sieht, analog den bekannten Bahnenläsionen bei den spino-cerebellaren Systematrophien. — Die neuen Befunde lassen ferner das interessante Problem des Ausgangspunktes des „Atrophisierenden Prozesses" innerhalb des Neurons in einem neuen Lichte erscheinen (S. 678).

Schon seit längerem wurde eine vom Typus des „Atrophisierenden Prozesses" abweichende *Tempobeschleunigung* beobachtet, welche sich anatomisch im Auftreten von massenhaften Fettkörnchenzellen und intensiver plasmatischer Reaktion der Glia in der weißen Substanz äußert. M. NEUMANN will hier sogar auf Grund dieser und anderer Kriterien eine eigene Form abgrenzen (S. 659).

Während bei den Schläfenlappenfällen PICKs aphasische, apraktische und agnostische Herderscheinungen im Vordergrund standen, wurde später das Problem der Zuordnung *bestimmter* seelischer Störungen zu Gehirnveränderungen von bestimmtem Sitz ventiliert. Hierbei wird ein Grundproblem der Zuordnungslehre berührt. Unter den seelischen Störungen spielen „*Persönlichkeitsveränderungen*" eine Rolle, die bei bestimmten Typen der PICKschen Krankheit frühzeitig feststellbar sind, während bei der ALZHEIMERschen Krankheit Merkfähigkeitsstörung zu den initialen Symptomen gehört. Wir wissen jetzt ferner, daß bei einem gewissen Bruchteil der Fälle „*Nebenlokalisationen*" in bestimmten Abschnitten der Stammganglien auftreten, und daß hierdurch (noch zu wenig untersuchte) extrapyramidal-motorische Störungen hervorgerufen werden. In letzter Zeit wurde ferner eine sehr bemerkenswerte andere atypische Lokalisation der Veränderungen beobachtet, nämlich eine Ausdehnung des Prozesses auf den Gyrus praecentralis und die Pyramidenbahn bzw. auch auf die Vorder-

[1] G. PETERS trennt in seinem Lehrbuch der speziellen Pathologie des Nervensystems (1951) die PICKsche Krankheit ebenfalls von den senilen und präsenilen diffusen Atrophien ab und reiht sie in ein Kapitel „Systematische Atrophien" ein.

hörner des Rückenmarks; dadurch werden zuzüglich Erscheinungen der Amyotrophischen Lateralsklerose hervorgerufen (v. BRAUNMÜHL, MISKOLCZY, FRIEDRICH, v. BAGH, s. S. 636).

Diese einleitenden Bemerkungen sollen nur einen Teil der vielgestaltigen Probleme andeuten, welche in letzter Zeit zur Diskussion gestellt wurden. Die Probleme berühren den Allgemeinpathologen, den Hirnforscher, den klinischen Neurologen und nicht zuletzt den Psychiater.

Hinweis auf das Schrifttum.

Manches, was in den ausgezeichneten Handbuchbeiträgen von A. v. BRAUNMÜHL (1930) und E. GRÜNTHAL (1936) enthalten ist, braucht hier nicht wiederholt zu werden. Eine neuere Literaturübersicht gab G. FRIEDRICH 1941. Auch auf die Zusammenstellungen des Schrifttums durch L. BINI (1948) und T. SJÖGREN, H. SJÖGREN und A. G. H. LINDGREN (1952), SPATZ (1952) sowie VAN MANSVELT (1954) sei verwiesen. Noch wenig bekannt ist die in Finnland erschienene Monographie der PICKschen Krankheit aus der Feder unseres Mitarbeiters K. v. BAGH (1946). Dieser Monographie (mit ausführlichem Literaturverzeichnis) liegen 30 anatomisch untersuchte Fälle zugrunde, von denen ein Teil auch von uns an verschiedenen Orten zu Publikationen benutzt worden ist. Das gesamte, uns zur Verfügung stehende Material von PICKscher Krankheit mit anatomischen Befunden umfaßt zur Zeit 40 Fälle. Dies ist bei der Seltenheit des Leidens ziemlich viel. Amerikanische Autoren bemerken, daß das Schrifttum 200 Fälle umfasse. J. VAN MANSVELT fand 171 „mehr oder weniger typische" Fälle, bei welchen die Diagnose PICKsche Krankheit gestellt worden war[1].

Bezüglich der BAGHschen Monographie sei auf seine hier wiedergegebene Übersichtstabelle aufmerksam gemacht; wir werden wiederholt auf einzelne Fälle dieser Tabelle Bezug nehmen, die nach dem Alter (beim Tode) geordnet sind.

A. Allgemeines.

Bisher liegen keine genügend sicheren Anhaltspunkte dafür vor, daß das Auftreten der PICKschen Krankheit geographisch oder rassenmäßig beschränkt wäre. Wenn sich in der älteren Literatur vorwiegend Mitteilungen aus dem deutschsprachigen und holländischen Schrifttum finden, so ist das damit zu erklären, daß das Leiden in diesen Gebieten zuerst bekannt wurde. Heute liegen Befunde aus fast allen europäischen Ländern, aus Südamerika und reichlich auch aus Nordamerika vor. VERHAART (1936) hat in Indonesien bei 2 Einheimischen den charakteristischen Hirnbefund festgestellt (während er Fälle von ALZHEIMERscher Krankheit dort vermißt hat). LÖWENBERG (1936) hat bei einem Neger den typischen Hirnbefund konstatiert. Aus der japanischen Literatur sind uns Mitteilungen von WATANABE und von HURUKAWA (in Referaten) bekannt geworden.

ONARI (persönliche Mitteilung) konnte in der Mandschurei allerdings keine diesbezüglichen Beobachtungen machen.

Wir haben keinen Anhaltspunkt für die Richtigkeit der Meinung von W. GILJAROWSKY (1932) gefunden, wonach Kopfarbeiter weniger erkranken sollen als Handarbeiter.

Es wird meist angenommen, daß etwas mehr Frauen als Männer erkranken. J. LEY (1935) stellte fest, daß sich unter 44 anatomisch verifizierten Fällen aus der Literatur 26 Frauen und 18 Männer befanden und LINDGREN hatte unter 18 anatomisch verifizierten Fällen 11 Frauen und 7 Männer. Bei den 30 Fällen v. BAGHs aber standen 14 Frauen 16 Männern gegenüber, bei der Sippe von SANDERS, SCHENK und VAN VEEN waren 8 Frauen und 9 Männer betroffen und auch BINI fand kein Überwiegen des weiblichen Geschlechtes[1].

[1] *Anmerkung bei der Korrektur:* VAN MANSVELT, auf dessen die Literatur sehr genau berücksichtigende Monographie wir leider nicht mehr genügend eingehen können, hat die 171 „typischen" Fälle von PICKscher Krankheit aus der Literatur tabellarisch zusammengestellt, worunter sich 94 Frauen und 77 Männer befanden, was etwa einem Verhältnis von 6:5 entspricht. 25 „atypische" Fälle mit eingerechnet, war das Verhältnis 5:4.

Tabelle 1. *Anatomisch untersuchte Fälle von* PICK*scher Krankheit; abgeändert nach* v. BAGH[1]

Nr.	Name, Geschlecht	Alter beim Tod	Beginn	Krankheitsdauer	Grad der				
		in Jahren			Frontallappen	Temporallappen	Parietallappen	Gyrus praecentralis	Caudatum
1	Min., ♂, 89/38	43	39	4	+++	++	—	der unterste Teil +	totaler Schaden ++++
2	Mey., ♀, 136/37	43	39	4	+++	+++	+	die unteren Partien ++	totaler Schaden ++++
3	Mina., ♂, 32.16 (H)	46	39	7	+++	+	—	die untere Hälfte ++	totaler Schaden ++++
4	Erz., ♀, 88/35	49	39	10	+++	+++	++	die untere Hälfte ++	totaler Schaden ++++
5	Kett., ♀, 238/38	49	42	6	+++	++	+	die untere Hälfte ++	totaler Schaden ++++
6	Stradt., ♂, 146/38	53	50	3	+++	—	—	in der ganzen Länge[2] +++	+
7	Elg., ♂, 2608 (Mü)	57	52	5	+++	+	+	das untere Drittel +	++++
8	Buch., ♂, 147/39	57	53	4	+++	+	—	nicht festzustellen	+
9	Wol., ♂, 97/37	57	45	12	+	++++	+	—	+
10	Gi., ♀, 3035 (Mü)	59	48	11	+	+++	+	die untere Hälfte +	+++
11	He., ♂, 3486 (Mü)	60	49	11	++	+++	—	die opercularen Teile +	+
12	Ku., ♀, 3896 (Mü)	61	53	8	li. ++ re. +	+++ +++	++ +	— —	+ —
13	Bugg., ♂, 32/15 (H)	61	54	7	li. ++ re. +	+++ +++	+++ +	der unterste Teil +	+ +
14	La., ♂, 3545 (Mü)	62	47	15	++	+++	++		+

[1] Die Verhältnisse im Thalamus wurden in dieser Tabelle durch v. BAGH nicht berücksichtigt. Wir kommen später in diesem Kapitel über den Thalamus darauf zurück.

[2] „Totale Frontalatrophie“.

(Annalen der Finnischen Akademie der Wissenschaften, Helsinki 1946)

Atrophie						
Putamen	Pallidum	Substantia nigra	Tractus fronto-pontinus	Tractus temporo-pontinus	Tractus pyramidalis	Bemerkungen
oral, besonders kapselnahe Zone +++	oral und kapselnahe Zone +++	++	+++	—	—	Mobiler Lipoidabbau im Mark des Stirnhirns und in der frontopontinen Bahn. Keine allgemeine Atrophie
oral, besonders kapselnahe Zone +++	oral und kapselnahe Zone +++	++++	++	+(?)	+(?)	Mobiler Lipoidabbau im Mark des Stirnhirns, in der frontopontinen Bahn, im Caudatum und in der kapselnahen Zone des Putamen
oral, besonders kapselnahe Zone +++	oral und kapselnahe Zone +++	+++	++	—	—	
oral, besonders kapselnahe Zone +++	oral und kapselnahe Zone +++	++++	+++	—	—	Erhebliche allgemeine Atrophie
oral, besonders kapselnahe Zone +++	oral und kapselnahe Zone +++	+++	+++	++	+(?)	
—	—	schwarze Zone +++	++	—	+++	Totale Frontalatrophie. Mobiler Lipoidabbau in der vorderen Zentralwindung und in der Pyramidenbahn
oral, besonders kapselnahe Zone +++	oral und kapselnahe Zone +++	+++	+++	—	—	Mobiler Lipoidabbau im Caudatum und der kapselnahen Zone des Putamen. Fall E. KAHN-H. SPATZ
—	—	—	+(?)	—	—	
—	oral und kapselnahe Zone +	+	+	+	+	Lichtung der Pyramidenbahn im Seitenstrang des obersten Halsmarkes und im verlängerten Mark
oral und kapselnahe Zone ++	oral und kapselnahe Zone ++	—	+	—	—	
—	oral und kapselnahe Zone +	—	+(?)	+	+(?)	Ziemlich hochgradige allgemeine Atrophie
— —	oral und kapselnahe Zone +	— —	++ +	+ (+)	— —	Linke Hemisphäre schwerer atrophisch als die rechte
— —	oral und kapselnahe Zone +++ +++	+ —	+ —	nicht untersucht	— —	Linke Hemisphäre schwerer atrophisch als die rechte
—	—	—	+	(+)	—	

Tabelle 1.

Nr.	Name, Geschlecht	Alter beim Tod	Beginn	Krankheitsdauer	Grad der Frontallappen	Temporallappen	Parietallappen	Gyrus praecentralis	Caudatum
		in Jahren							
15	König., ♂, 35/31 (H)	63	unbekannt		re. +++ li. +	++++ +++	+++ ++	die untere Hälfte ++	+++
16	Rein., ♂, 26/33 (H)	63	57	6	re. ++ li. +	+++ ++	— —	— —	— —
17	Schwei., ♂, 103/36	64	58	6	+−±	++	—	—	—
18	Schwan., ♀, 33/38	64	56	8	+++	+++	++	untere Hälfte + opercular +++	+
19	Jok., ♀, 27/43 (H)	65	61	4	re. +++ li. +++	+++ ++	+ + (?)	der unterste Teil +	++ +
20	Kra., ♂, 3574 (Mü)	65	59	6	+++	—	—	der unterste Teil +	+
21	Wo., ♀, 319/39	66	55	11	li. ++ re. +	+++ ++	— —	— —	nicht untersucht re. +
22	Borch., ♀, 3496 (Mü)	67	unbekannt		+++	+++	+	die untere Hälfte +	+
23	Wer., ♀, 3110 (Mü)	67	60	7	+	+++	—	das operculare Gebiet +	+
24	Herz., ♀, 32/38	68	58	10	+++	+++	—	das untere Drittel +	+
25	Quan., ♂, 28/41 (H)	68	60	8	li. +++ re. ++	+−++ +	++ —	der unterste Abschnitt ±	nicht untersucht
26	Sch., ♀, 30/38	70	64	6	+++	—	—	die untere Hälfte +	+
27	Straub., ♂, 4086 (Mü)	70	66	4	re. +++ li. +++	+++ +	+++ +	re. und li. der unterste Teil +	+ nicht untersucht
28	Zich., ♀, 3516 (Mü)	73	unbekannt		+++	++++	++	der unterste Teil +	+
29	Puj., ♀, 126/37	75	unbekannt		++	+++	—	—	+
30	Schm., ♂, 2/36	77	unbekannt		li. +++ re. ++	+++ ++	++ +	re. und li. die untere Hälfte +	+ nicht untersucht

(Fortsetzung.)

Atrophie						Bemerkungen
Putamen	Pallidum	Substantia nigra	Tractus fronto-pontinus	Tractus temporo-pontinus	Tractus pyramidalis	
oral und kapselnahe Zone +	oral und kapselnahe Zone +	rote Zone ++ rote Zone +	++ +	++ +	— —	Schwerste allgemeine Atrophie. Rechte Hemisphäre schwerer atrophisch als die linke
— —	— —	— —	nicht untersucht	nicht untersucht	nicht untersucht	Rechte Hemisphäre schwerer atrophisch als die linke
—	—	+ (?)	—	—	—	
—	—	rote Zone +	+	—	—	Schwere allgemeine Atrophie
+ —	oral und kapselnahe Zone +	— —	nicht untersucht +	nicht untersucht —	nicht untersucht —	
—	oral und kapselnahe Zone +	+++	+	—	—	Linke Hemisphäre schwerer atrophisch als die rechte
— nicht untersucht	rechts oral und kapselnah +	+ +	+ —	(+) —	— —	Schwere allgemeine Atrophie. Linke Hemisphäre schwerer atrophisch als die rechte
—	—	—	nicht untersucht	nicht untersucht	nicht untersucht	Leichte allgemeine Atrophie
—	—	—	+	—	—	Mittelschwere allgemeine Atrophie
—	—	+	+	—	—	
nicht untersucht	nicht untersucht	— —	+ +	— —	— —	Linke Hemisphäre schwerer atrophisch als die rechte
—	oral und kapselnahe Zone ++	++	+	—	—	Schwere allgemeine Atrophie
+ (?) nicht untersucht	rechts oral und kapselnahe Zone +++	+ +	+++ +++	(+) (+)	— —	Schwere allgemeine Atrophie. Rechte Hemisphäre weit hochgradiger atrophisch als die linke
—	—	—	+	(+)	—	Erhebliche allgemeine Atrophie
—	—	—	+	(+)	—	Schwere allgemeine Atrophie
— nicht untersucht	— nicht untersucht	— nicht untersucht	(+) nicht untersucht	— nicht untersucht	— nicht untersucht	Linke Hemisphäre weit schwerer atrophisch als die rechte

Bei solchen Statistiken können auch anatomisch nicht verifizierte Fälle *mit Vorbehalt* mitbenützt werden, nachdem die *Encephalographie* heute die Diagnosestellung zu Lebzeiten erleichtert (auf das ausgedehnte Schrifttum über die encephalographischen Erfahrungen kann hier nicht eingegangen werden).

Bezüglich der *Häufigkeit des Leidens* berichtet BINI, daß unter 8500 Kranken, die während 8 Jahren in einer Irrenanstalt aufgenommen waren, nur 5 Fälle von PICKscher Krankheit vertreten waren (3 anatomisch, 2 bioptisch verifiziert). H. JOSEPHY (1953) hat bei 1000 Sektionen am Chicago State Hospital nur einen Fall von PICKscher Krankheit gehabt. ALZHEIMERsche Krankheit kommt sowohl nach den Angaben BINIs als nach denjenigen von THORSTEN SJÖGREN etwas häufiger vor. SJÖGREN berechnete, daß für die schwedische Bevölkerung die Gefahr, an PICKscher oder ALZHEIMERscher Krankheit zu erkranken, 0,1% beträgt. Gegenwärtig sollen in Schweden etwa 800 Patienten mit diesen Diagnosen leben. Mit etwa 75 neuen Fällen pro Jahr sei zu rechnen. Wir vermuten, daß auch heute noch ein erheblicher Bruchteil der Patienten mit PICKscher Krankheit nicht diagnostiziert wird.

1. Manifestationstermin und Dauer des Leidens.

Der *durchschnittliche* Beginn der Manifestation des Leidens fällt in das *Präsenium.* Es gibt aber, wie einleitend gesagt, genügend Beweise dafür, daß die Krankheit schon sehr viel früher beginnen kann; ebenso sind Fälle, bei welchen die Krankheitserscheinungen erst im Senium auftreten, wiederholt beobachtet worden (W. RIESE 1952, E. BECKER, STIEF, v. BAGH u. a.). Die Patienten PICKs waren alle im vorgeschrittenen Alter erkrankt.

Wir haben im Schrifttum 25 anatomisch verifizierte „*Frühfälle*" gefunden mit Beginn zwischen 20 und 40 Jahren. (Oft ist der erste Beginn wegen der fast unmerklichen Erscheinungen schwer genau festzustellen; vermutlich ist der wirkliche Anfang meist früher gewesen als angegeben wird.) Es handelt sich um folgende Fälle:

LÖWENBERG, BOYD und SALON (22)[1], GUILLAIN, BERTRAND und MOLLARET (24), LÖWENBERG, Fall 4 (24), MALAMUD und WAGGONER (25), LINDENBERG (32), v. BRAUNMÜHL und LEONHARD (29, 31), POLSTORFF (31), SJÖGREN (Fall 27: Anfang 30, Fall 36: 35), WINKELMAN und BOOK (32), MARCHAND, KOECHLIN, CHAIGNEAU und DÉVERBIZIER (34), FRIEDRICH (35), DEWULF (35), BINI (36), BONFIGLIO (37), RICHTER (38), ROSENFELD (38), SANDERS, SCHENK und VAN VEEN (28,35), v. BAGH (Fall 1 und Fall 2 der Tabelle: 39), v. BRAUNMÜHL (Fall mit Erscheinungen der amyotrophischen Lateralsklerose 40), SPRINGLOVA (40), DIVRY, TITECA und VERMEYLEN (40).

Die „*Frühfälle*" (mit Beginn zwischen 20 und 40) haben klinisch und anatomisch gesehen gewisse Besonderheiten. Wenn man von den Fällen PICKs ausgehend diese als typisch (oder klassisch) bezeichnet, so kann man wohl mit v. BAGH und BINI sagen, daß *Frühfälle meistens „atypisch"* sind. Von den atypischen Merkmalen seien genannt: 1. Häufung familiären Auftretens (s. S. 688). 2. Durchschnittlich kürzere Krankheitsdauer (Ausnahmen kommen vor) und eine Tempobeschleunigung, die histologisch in Fettkörnchenzellen, lebhafter, plasmatischer Gliareaktion usw. (S. 671) zum Ausdruck kommen kann. 3. Neigung zu selteneren Komplikationen (Beteiligung des Pyramidenbahnsystems, totaler Schaden des Nucleus caudatus usw.). — Auch bei Leuten, die bald nach 40 zu erkranken beginnen, werden solche Merkmale noch öfters beobachtet. Man kann zwar nicht sagen, daß bei den Fällen der präsenilen Hauptgruppe

[1] Die Nummern in den Klammern bedeuten das Lebensjahr, in dem die Erkrankung manifest wurde.

atypische Kennzeichen völlig fehlen, aber sie sind hier entschieden seltener. Auf die vorstehende Tabelle v. BAGHs (S. 618—621) sei verwiesen.

Wenn wir die „*Spätfälle*“ betrachten und darunter solche Fälle verstehen, bei denen die Initialsymptome erst vom 70. Lebensjahr an auftreten, so kann man auch hier gewisse Besonderheiten feststellen. (Bemerkenswerterweise spielen auch bei dieser Gruppe Plaques und Fibrillenveränderung meist keine Rolle). Nach den übereinstimmenden Angaben von v. BAGH und von W. RIESE (1952) besteht bei den im späteren Alter erkrankten Patienten eine gewisse Prädilektion für den Temporallappen. Der 80jährige Fall Rei. von E. BECKER war sogar ein reiner Schläfenlappenfall. Auch die Temporallappenfälle PICKs waren meist Spätfälle. Die Fälle mit vorwiegender Erkrankung des Schläfenlappens haben auch durchschnittlich eine längere Krankheitsdauer, wie aus der Tabelle 1 und den Feststellungen von VAN MANSVELT hervorgeht.

Wenn man also auch daran festzuhalten hat, daß das Prädilektionsalter der PICKschen Krankheit das Präsenium (zwischen 50 und 60 Jahren) ist, so besteht doch eine sehr starke Streuung sowohl in Richtung eines früheren als eines späteren Manifestationstermines. Die Fälle mit Beginn im Präsenium entsprechen meist dem „klassischen“ Bild, während die Frühfälle häufig „atypische“ Züge aufweisen.

Die *Dauer des Leidens* ist sehr verschieden (s. Tabelle 1, S. 618). Die kürzeste Krankheitsdauer wurde bei dem 1. Fall JANSENs registriert ($^3/_4$ Jahr). Die längste Krankheitsdauer, die v. BAGH beobachtete, betrug 15 Jahre; im Mittel ist die Krankheitsdauer über 7 Jahre. GRÜNTHAL schreibt: „Die Dauer schwankt von 2 Jahren bis über 10 Jahre.“ Auf die merkwürdige Tatsache der durchschnittlich kürzeren Krankheitsdauer bei den Frühfällen sei nochmals hingewiesen.

Bemerkenswert ist, daß die Kranken wenigstens im Beginn meist keineswegs vorgealtert erscheinen (R. LEMKE 1934 u. a.). Im Endstadium besteht meist allgemeiner Marasmus, der wohl auch die häufigste Todesursache darstellt.

2. Vorbemerkungen bezüglich der makroskopischen Befunde.

Das *makroskopische Aussehen* der lokalen Rindenatrophie ist bekannt. In der „Nußrelief“- oder „knife-blade“-Form werden Grade erreicht, wie sie der Atrophie bei seniler oder präseniler Demenz fremd sind. Zum Studium der Verteilung der Atrophie ist es zweckmäßig, die weichen Häute abzuziehen (Vorsicht bei Status spongiosus!). Die Oberfläche der geschrumpften Windungen, zwischen denen die Furchen in verschieden starkem Grade (v. BAGH) klaffen, ist immer etwas rauh, aber nicht so stark granuliert wie bei der „Granulären Atrophie“ von PENTSCHEW und SPATZ. Die rauhe Beschaffenheit ist ein wichtiges Merkmal; besonders, wenn man mit der glatten Oberfläche der intakten oder nur leicht geschädigten Gebiete vergleicht. Endlich vermißt man selten eine leicht bräunliche Verfärbung im schwer atrophischen Bereich.

Der Verminderung der Rindensubstanz entspricht in den gleichen Gebieten eine Vermehrung des intraleptomeningealen Liquors, also ein circumscripter „*Hydrocephalus externus*“. Von Ödem sollte man hier nicht sprechen, da es sich offenbar um eine *Flüssigkeitsvermehrung ex vacuo* (Unterdruck) zum Ausgleich des Substanzverlustes handelt. Bezüglich des obligaten Hydrocephalus internus s. S. 657.

Der schon makroskopisch erkennbare *Status spongiosus* des schwer atrophischen Rindengraues ist ein häufiger Befund[1]. SPATZ neigt zu der Annahme,

[1] Herrn W. SCHOLZ verdanken wir die Mitteilung, daß er diesen Befund bei seinen Fällen von PICKscher Krankheit immer angetroffen hat (vgl. Abb. 27).

daß die Ursache in einer Vermehrung der Gewebsflüssigkeit zu suchen ist, die — ähnlich wie die Vermehrung des Liquors in den Leptomeningen und in den Ventrikeln — ex vacuo entsteht und dem Ausgleich des Substanzverlustes dient (besonders bei geringer Proliferationstendenz der Glia).

Manchmal beteiligt sich an der Raumausfüllung (ähnlich wie bei Hirndefekten im Kindesalter) auch eine Verdickung der Lamina interna des Schädels, *Hyper-*

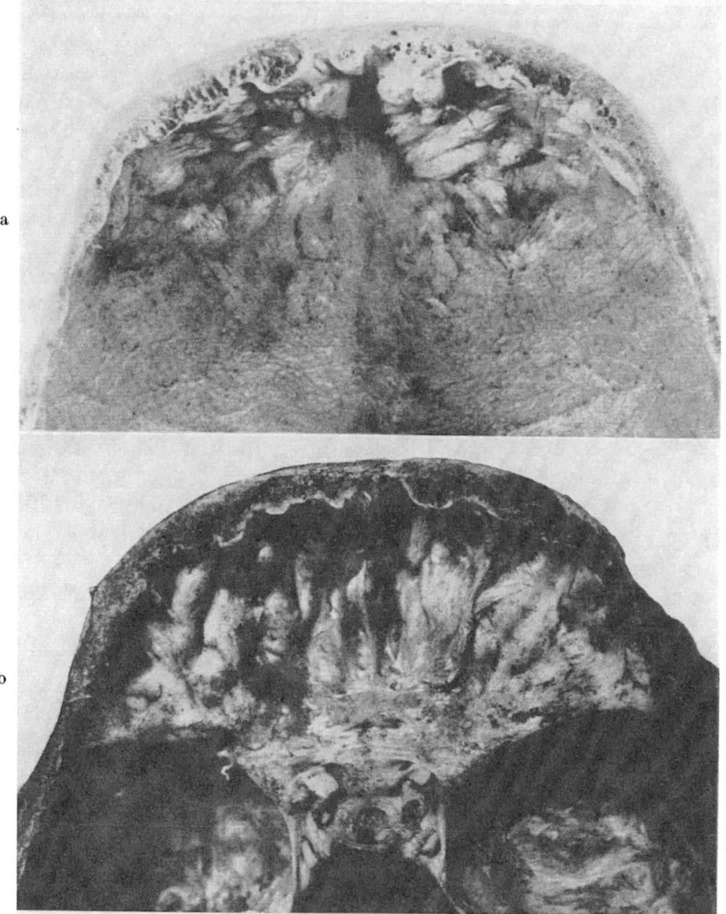

Abb. 1a u. b. Hyperostosis frontalis interna in genauer Entsprechung der Ausbreitung der umschriebenen Gehirnatrophie. — a An der Kalotte, b in der vorderen und mittleren Schädelgrube (entsprechend der Atrophie des „Basalen Neocortex"). Herz., 32/38 (HALLERVORDEN), Nr. 24[1] (fronto-temporaler Typus).

ostosis interna (s. auch bei BINI und K. HARTMANN), jedoch, soweit bekannt, keine Vergrößerung der Nebenhöhlen. Unsere Abb. 1a und b stammen von einem Fall HALLERVORDENs; es ist zu beachten, daß die Verdickung der Lamina interna und auch der Lamina spongiosa sich an allen Teilen der Endokranialwand findet, welche den schwer atrophischen Hirnbezirken entsprechen, also nicht nur an der Konvexität des Os frontale, sondern auch an den vorderen und mittleren Schädelgruben, welche den geschrumpften „Basalen Neocortex" beherbergen.

[1] Diese Nummer und die entsprechenden Nummern in folgenden Abbildungen beziehen sich auf die Tabelle S. 618.

L. Bini (1948), Schenk (1951) sowie Delay, Brion und Sadoun (S. 708) sahen *Pachymeningitis haemorrhagica*. Wir haben einmal auch eine Pachymeningitis haemorrhagica mit Blutcyste gefunden. Man wird bei solchen Vorkommnissen an eine Wirkung des Unterdrucks denken können. Für gewöhnlich geschieht aber der Ausgleich bzw. die Raumausfüllung durch Vermehrung des äußeren Liquors.

Nach unserer Meinung sind alle genannten Phänomene — der Hydrocephalus externus et internus, der Status spongiosus der Rinde, die lokale Hyperostosis interna und auch die gelegentlich vorkommende Pachymeningitis interna — sekundär, nämlich Folgeerscheinungen der Substanzverminderung des Gehirns.

Wenn der Liquor bei der Sektion abgeflossen ist, sinken die Leptomeningen über den atrophischen Rindengebieten ein (Abb. 2.) Sie sind höchstens ein

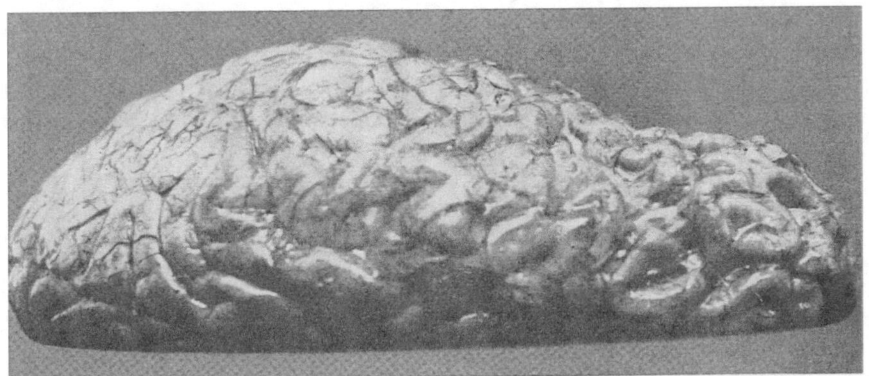

Abb. 2. Elg., 2608 (Mü) (Kahn-Spatz), Nr. 7, Stirnhirnfall. Zustand frisch nach Herausnahme des Gehirns, Ansicht der linken Hemisphäre von oben; kaum veränderte Leptomeningen über dem geschrumpften Stirnhirn nach Abfluß des Liquors eingesunken.

wenig verdickt, aber meist nicht getrübt. Lindgren vermerkt leichte Hämosiderose der Leptomeningen. Die meningealen Gefäßäste über den atrophischen Gebieten sind nicht verändert. Allenfalls vorkommende arteriosklerotische Veränderungen an den großen basalen Gefäßen halten sich im Rahmen dessen, was dem Alter entspricht.

Schwere Arteriosklerose haben wir nicht beobachtet und nur gelegentlich bei älteren Leuten, wie bei dem Fall Elg. (S. 694), kleine Herde gefunden, die auf Kreislaufstörungen hinweisen. Spatz hat den Eindruck, daß bei der Pickschen Krankheit sowie bei den anderen Systematrophien die Gefäße sogar für das Alter besonders zart sind. Winkelman und Book fiel bei ihrem Frühfall eine gewisse Arteriosklerose der basalen Gefäße auf. Solche Beobachtungen sind vereinzelt. Eigenartig ist ein Fall von Liebers (1931).

Der *Gewichtsverlust* des Gehirns ist meist erheblich. A. v. Braunmühl (1930) gibt das Durchschnittsgewicht bei Frauen mit 942 g, bei Männern mit 1022 g an. A. G. H Lindgren (1942, 44 Fälle) fand ein Durchschnittsgewicht bei Frauen von 1005 g, bei Männern von 1075 g (maximal 1200 g und minimal 690 g).

Wie bei den anderen Systematrophien, so sind auch bei der Pickschen Krankheit *fast immer beide Hemisphären erkrankt*, und zwar gewöhnlich in entsprechenden Gebieten. Selten aber liegt ein streng symmetrisches Verhalten vor. Vielmehr ist oft deutlich eine Hemisphäre stärker und ausgedehnter betroffen als die andere, und zwar die linke etwas häufiger als die rechte. Es ist historisch interessant, daß Pick von Fällen mit linksseitiger Betonung der umschriebenen Atrophie, und zwar des Temporallappens, ausgegangen ist; so gelangte er zunächst zur Aufstellung der „Symptomatologie des linken Schläfenlappens“.

Auch bei dem Stirnhirnfall Richters war in erster Linie die linke Hemisphäre betroffen. — v. Bagh fand unter 30 Fällen von Pickscher Krankheit 10mal deutliche Seitendifferenzen; 6mal war die linke, 4mal die rechte Hemisphäre stärker befallen[1]. Bei ausgesprochener Seitendifferenz hat man oft den Eindruck, daß auf der geringer betroffenen Seite der Prozeß die gleichen Gebiete befällt, aber noch weniger weit vorgeschritten ist. Unter Umständen ist er hier sogar auf das Gebiet der „Schrumpfungszentren" beschränkt. Die Seitendifferenzen lassen sich nach unserer Auffassung durch verschiedene „Expressivität" (Vogt, Timoféeff) der Veränderungen erklären; das Verteilungsmuster bleibt unseres Erachtens grundsätzlich das gleiche.

In einem Fall von Pasqualini wurde ausschließlich links temporo-parietal schwere Atrophie festgestellt, neben diffus ausgebreiteten Veränderungen leichteren Grades.

B. Topographische Verteilung der Veränderungen der Großhirnrinde.

Wir gehen von den Veränderungen in der Großhirnrinde aus, wobei es zunächst dahingestellt sei, ob der zur Atrophie führende Prozeß im Rindengrau beginnt oder nicht vielmehr in zugehörigen Abschnitten der weißen Substanz (S. 678).

Auch heute noch wird man die bewährte Gruppierung in *Haupttypen* nach den von der schweren Atrophie befallenen Lappen voranstellen. Wir wollen im Sinne der Haupttypen in Temporal-, Frontal-, Insel- und Parietalatrophie einteilen. Die Inselatrophie ist allerdings noch nie, die Parietalatrophie nur einmal als selbständiger Befund erhoben worden. Wir beginnen mit der Temporalatrophie, nicht nur aus historischen Gründen, sondern weil sie am häufigsten ist. Es folgt der Häufigkeit nach die Frontalatrophie. Meist sind beide Lappen zugleich betroffen. Eigentlich gibt es keine „reinen" Fälle, aber es gibt doch solche mit ganz eindeutiger Bevorzugung eines Lappens; wir sprechen dann von Schläfenlappen- bzw. Stirnlappenfällen. K. v. Bagh hat mit Rücksicht auf die verschiedenartige klinische Symptomatologie solche Fälle abgesondert und die Fälle mit mehr oder weniger gleich starker Atrophie mehrerer Lappen in einer Gruppe der „Kombinationen" für sich besprochen. Er unterscheidet bei den 30 Fällen der Tabelle S. 618 sechs mit „reiner" oder vorwiegender Frontalatrophie, 9 mit vorwiegender Temporalatrophie und 15 Fälle von Kombinationen (davon 9 mit Beteiligung des Parietallappens). Lindgren hat 4 Stirnlappenfälle („only the frontal lobes"), 4 Schläfenlappenfälle und 10 mit fronto-temporaler Atrophie (ohne parietale Beteiligung). Die Angaben stimmen darin überein, daß Kombinationen am häufigsten vorkommen[2]. Bei der Kombination mit Parietalatrophie kann von temporo-parietaler, fronto-parietaler oder temporo-fronto-parietaler Atrophie gesprochen werden. Kombination mit Inselatrophie ist die Regel. Wir verzichten hier auf die Unterscheidung von vorwiegender Atrophie eines Lappens und von Kombinationen, da die Zuweisung zur einen oder anderen Gruppe manchmal zweifelhaft ist und weil die wichtige Frage der intralobären Ausbreitung hiervon nicht berührt wird.

Wir betonen die Tatsache — hier ist eine gewisse Korrektur der Angaben Picks nötig —, daß sich der Prozeß in den einzelnen Lappen nicht gleichmäßig ausbreitet, sondern daß innerhalb derselben sehr erhebliche lokale Unterschiede

[1] Auf Grund von Literaturangaben fand van Mansvelt, daß 67mal über annähernd symmetrische Atrophie berichtet wurde. 85mal war die Atrophie links ausgesprochener als rechts und 32mal war es umgekehrt.

[2] Nach van Mansvelts Zusammenstellung aus der Literatur wird in 43 Fällen eine vorwiegend frontale und in 29 Fällen eine vorwiegend temporale Atrophie registriert, während 94mal der Typus der gemischten Atrophie angenommen wird.

vorliegen, die gewissen Regeln folgen. Mit E. GRÜNTHAL unterscheiden wir „*Schrumpfungszentren*" (oder Schrumpfungsherde); das sind Orte innerhalb der Lappen, die als Ursprungsorte des Prozesses angesehen werden dürfen (S. 641). Am anderen Ende der Reihe stehen die „resistenten" Gebiete, die durchschnittlich seltener und geringer befallen werden. Da die Schrumpfungsherde variieren, entstehen gewisse Typen 2. Ordnung, z. B. der „Temporale Sektortypus" oder der „Frontale Basaltypus", von denen die Rede sein wird.

Bei der folgenden Darstellung der topographischen Verteilung gehen wir von makroskopischen Befunden an Gehirnen und an den von uns oft benützten Poller-Abformungen aus, auf die wir aus prinzipiellen Überlegungen den Nachdruck legen. Ferner benützten wir große histologische Schnitte, die nach der Methode von HOLZER gefärbt sind. Diese Methode ermöglicht eine fast elektive Darstellung der die schweren Parenchymausfälle begleitenden Fasergliose, besonders in den zugehörigen Markgebieten, und eignet sich dadurch für eine schnelle Übersicht über die Verteilung der Veränderungen.

1. Temporalatrophie.

Vorbemerkung. Wir unterscheiden im Temporallappen einen sehr viel umfangreicheren neocorticalen Anteil (architektonisch mit dem Isocortex weitgehend zusammenfallend) und einen kleineren paläocorticalen (architektonisch zum Allocortex gehörig). Zum letzteren, der nach neueren Forschungen keineswegs ausschließlich Riechgebiet darstellt, rechnen wir auch Ammonshorn, Uncus und Gyrus hippocampi; auch der Nucleus amygdalae kann hier angeschlossen werden. Innerhalb des neocorticalen Bereichs kann man ein entwicklungsgeschichtlich früheres Gebiet abgrenzen, zu dem die Hörrinde im Bereich der Gyri transversi (also in der Tiefe der Fossa Sylvii) und benachbarte Anteile der 1. Temporalwindung gehören; dieses Gebiet entspricht der *Regio supratemporalis* BRODMANNS. Die anderen neocorticalen Anteile können (wenn auch nicht gebräuchlich) als „*Regio infratemporalis*" zusammengefaßt werden.

PICK sprach zunächst (1901 und 1904) vom Schläfenlappen als Ganzem (speziell links). Doch schon bei seinem 1914 veröffentlichten Fall kann man auf der Photographie erkennen[1], daß hintere Teile der 1. Temporalwindung[2] weniger geschrumpft sind, und 1906 nennt PICK ausdrücklich eine stärkere Atrophie der 2. und 3. Temporalwindung. Dieses unterschiedliche Verhalten wurde 1907 (mit Hinweis auf die verschiedene Markreifung) von F. REICH hervorgehoben und auch bei ROSENFELD (1908) und ALZHEIMER (1911) ist davon die Rede[3]. Abb. 3a zeigt das bessere Erhaltensein der T 1 (abgesehen von den Polanteilen) gegenüber dem schwer atrophischen Gebiet von T 2 und T 3 und dem Pol (Fall Nr. 10 der Tabelle 1).

REICH schreibt nach Schilderung eines atrophischen Bezirkes im unteren Parietalgebiet: „Er setzt sich nach unten fort in einen ausgedehnten atrophischen Bezirk, der die ganze Gegend der 2. und 3. Temporalwindung sowie der im Schläfenlappen gelegenen Partien des Gyrus occipito-temporalls ... einnimmt und an der Spitze des Temporallappens auch auf den vorderen Teil des Gyrus temporalis I übergeht. Es ist also links von den sämtlichen Windungen des Temporalhirns nur gut erhalten die Gegend des hinteren Teiles der 1. Temporalwindung, d. h. die WERNICKEsche Stelle". Auf der rechten Seite werden geringere, aber in der Verteilung entsprechende Veränderungen festgestellt. Mit Bezug auf die Ausbreitung der Atrophie im gesamten Gehirn wird gesagt: „Erhalten geblieben sind tatsächlich in elektiver Art alle diejenigen Gebiete, die der sinnlichen Wahrnehmung dienen." ... „Atrophisch sind dagegen, und zwar in ganzer Ausdehnung, alle diejenigen Bezirke, die von FLECHSIG als Assoziationszentren in Anspruch genommen sind." Die Schilderung REICHS schließt also ein, daß auch der Temporalpol zum schwer atrophischen Gebiet gehört. Nur

[1] Im Text ist von „Atrophie en masse" die Rede.

[2] Wir haben geschwankt, ob nicht die in der offiziellen Nomenklatur gültige Einteilung (Gyrus temporalis superior, medius, inferior) vorzuziehen sei, haben uns aber schließlich entschlossen, die mehr verbreitete und einfachere Bezeichnungsweise nach Zahlen beizubehalten.

[3] Bei ALTMAN (1923) ist das genannte Verhalten aus der Abb. 15 zu entnehmen, es wird aber im Text nicht erwähnt.

von den Querwindungen ist noch nicht die Rede. Ihr besseres Erhaltenbleiben paßt aber zur Grundvorstellung Reichs.

a) Onari und Spatz (1926) haben an Hand von 2 Schläfenlappenfällen (ihren Fällen 1 und 2) eine bestimmte Auswahl innerhalb des Temporallappens betont und darauf hingewiesen, daß außer den schon von Reich erwähnten hinteren und oberen Abschnitten der 1. Temporalwindung (mit der Wernickeschen Stelle) auch die Querwindungen (mit der Hörrinde), das ist also die ganze *Supratemporale Region*, von der schweren Atrophie verschont geblieben sind.

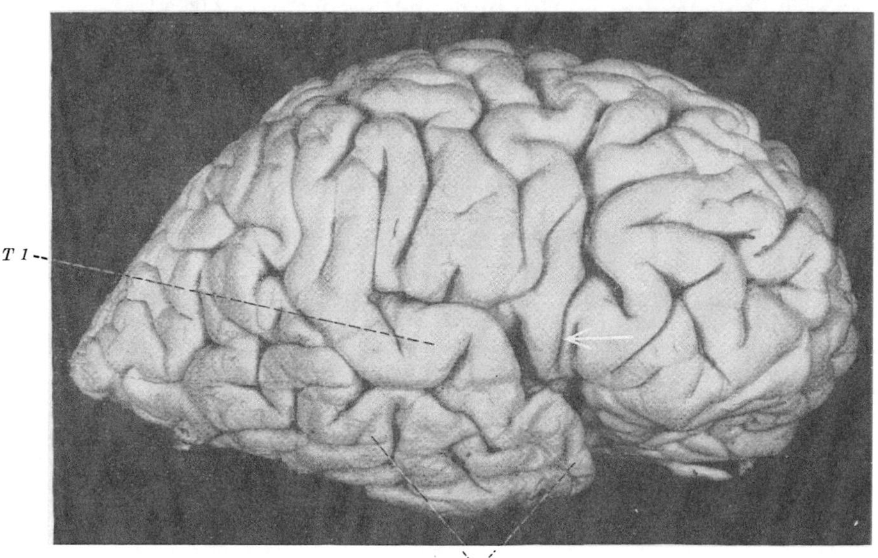

Abb. 3a. Gi., 3035 (Mü) (Spatz, v. Bagh), Nr. 10, Schläfenlappenfall. Rechte Hemisphäre von außen. Hinterer Teil der 1. Temporalwindung intakt; darunter geschrumpftes Gebiet. Vom Stirnhirn ist der Schrumpfungsherd in der Pars opercularis der 3. Frontalwindung zu beachten (Pfeil).

Ferner war auch das Ammonshorn (bis zum Subiculum) sowie wenigstens in dem einen Fall auch der Gyrus hippocampi, also der allocorticale Anteil, geringer betroffen. Schwer atrophisch waren der Temporalpol und die 2., 3. und 4. Temporalwindung[1], also, wenn man will, die Infratemporale Region (Infratemporaler Neocortex). Das zugehörige Mark war geschrumpft, während die einem anderen System angehörige Sehbahn gut erhalten war. Auf dem Querschnitt durch den Temporallappen liegt das schwer atrophische Gebiet in einem *Sektor* zwischen der besser erhaltenen supratemporalen Region dorsal und dem ebenfalls besser erhalten gebliebenen allocorticalen Anteilen des Schläfenlappens ventromedial. Wir sprechen bei mehr oder weniger isolierter Erkrankung dieses Sektors vom „*Temporalen Sektortypus*". Das Vorkommen dieses Typus ist wiederholt — „Braunmühl sagt 1930 sogar mit einer „gewissen Eintönigkeit" — bestätigt worden. Markante Abbildungen finden sich unter anderem bei v. Braunmühl (1930, Abb. 2—4) und Malamud und Boyd (1940, Abb. 2). Spatz hat Querschnittsbilder durch den Schläfenlappen von 6 Fällen dieses Typus nebeneinandergestellt (1937, Abb. 9, 10 und 11). Der atrophische Sektor, also die infratemporale Region des temporalen Neocortex, entspricht dem temporalen Anteil

[1] Als 4. Temporalwindung bezeichnen wir mit O. Vogt den Gyrus collateralis seu fusiformis (früher auch als Gyrus occipito-temporalis lateralis benannt). Manchmal sind die Veränderungen hier besonders schwer (C. Schneider).

des „Basalen Neocortex" (nach SPATZ). Allerdings greift der atrophische Sektor öfters auch auf das allocorticale Hippocampusgebiet über, wie das auch beim

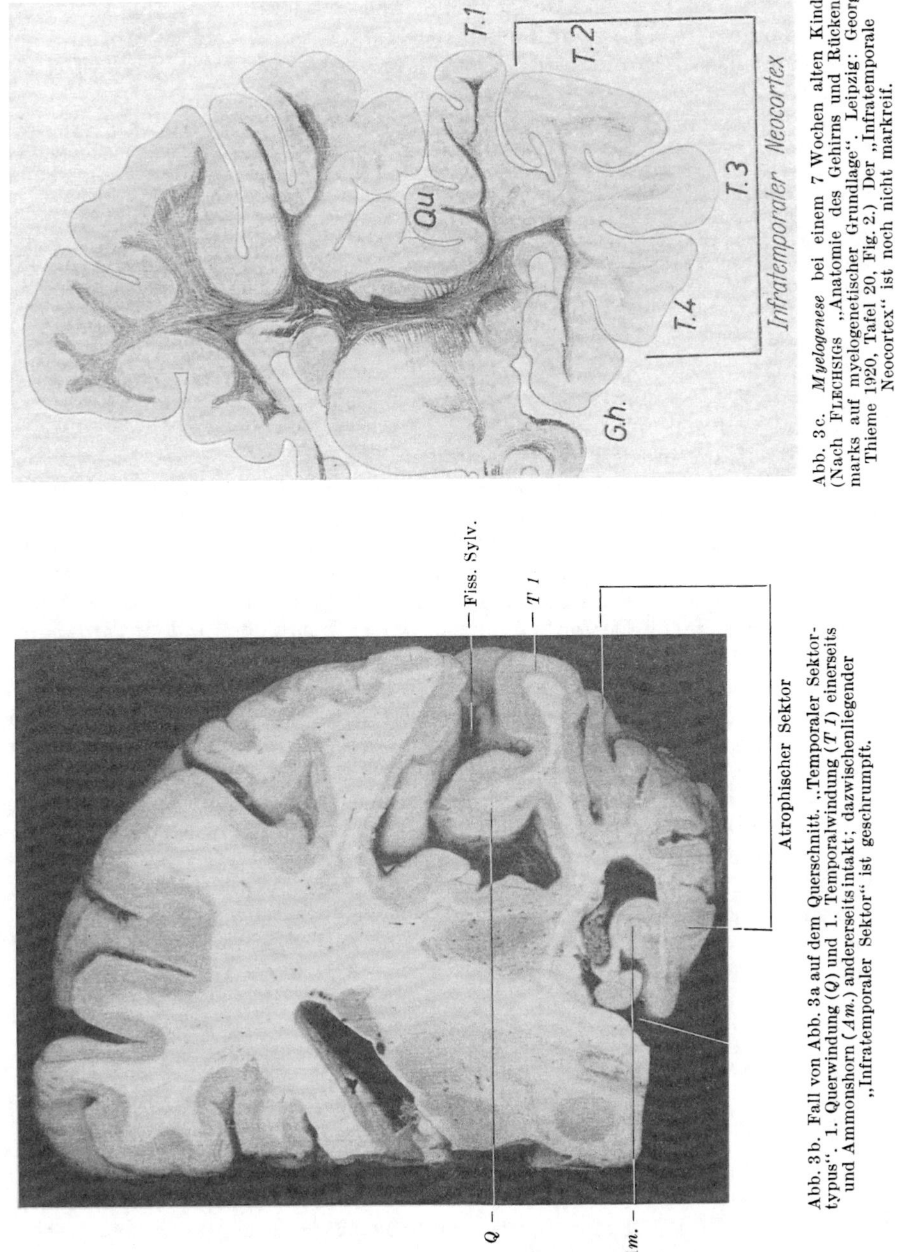

Abb. 3b. Fall von Abb. 3a auf dem Querschnitt. „Temporaler Sektortypus". 1. Querwindung (*Q*) und 1. Temporalwindung (*T 1*) einerseits und Ammonshorn (*Am.*) andererseits intakt; dazwischenliegender „Infratemporaler Sektor" ist geschrumpft.

Abb. 3c. *Myelogenese* bei einem 7 Wochen alten Kind. (Nach FLECHSIGS „Anatomie des Gehirns und Rückenmarks auf myelogenetischer Grundlage". Leipzig: Georg Thieme 1920, Tafel 20, Fig. 2.) Der „Infratemporale Neocortex" ist noch nicht markreif.

Fall unserer Abb. 3b der Fall ist. Doch den Hauptteil des Sektors bildet stets die neocorticale infratemporale Region. Eben diese Region wird spät markreif, wie aus der Abb. 3c zu ersehen ist. Das Polgebiet tritt allerdings nach FLECHSIG früher in die Myelogenese ein.

b) Bei einem zweiten, selteneren Verteilungstypus ist das bei dem erstgenannten Typus intakte oder besser erhaltene *Ammonshorn* besonders schwer, manchmal isoliert, betroffen. Hieraus ist zu ersehen, daß nicht nur entwicklungsgeschichtlich späte, sondern manchmal auch entwicklungsgeschichtlich frühe Systeme bevorzugt befallen sein können (S. 677). Mit den Veränderungen innerhalb des Ammonshornes und seiner Umgebung hat sich V. W. D. SCHENK (1938) auf Grund histologischer Untersuchungen beschäftigt.

C. und O. VOGT (1937, S. 338) sowie POLSTORFF haben die Veränderungen besonders im SOMMERschen Sektor gefunden; Feld h^1 ist im VOGTschen Fall am geringsten betroffen. In einem Fall v. BRAUNMÜHLS (1928) hat der Prozeß anscheinend vom Gyrus hippocampi über das Subiculum auf das lockere Band des Ammonshornes übergegriffen. Beobachtungen v. BAGHS zeigen, daß manchmal der SOMMERsche Sektor ein getrennt erkranktes Gebiet darstellt, wenn auch die Atrophie sich meist nicht auf ihn beschränkt, sondern das Subiculum und fallweise auch den Gyrus hippocampi einschließt. Bei dem Fall Min. (v. BAGH, Abb. 29) erscheint dieses Gebiet isoliert erkrankt, so daß es als Atrophiezentrum erscheint, wie dies bereits GRÜNTHAL angenommen hat.

Öfters verschmilzt die Ammonshornatrophie mit der Atrophie des Sektors. Man kann dann von einer Kombination der beiden Typen sprechen. Hintere Abschnitte der 1. Temporalwindung (hinteren Teilen des Feldes 22 BRODMANNS entsprechend) pflegen auch dann mehr oder weniger intakt zu bleiben. Ein Übergreifen auf dieses den Querwindungen benachbarte Gebiet kommt aber bei sehr starker Atrophie manchmal vor. ONARI und SPATZ haben darauf hingewiesen, daß dann zuerst der ventrale, an die 2. Temporalwindung angrenzende Abhang der 1. Temporalwindung ergriffen wird. Eine Ausnahme stellt der Fall 1 von C. VAN DER HEIDE (1934) dar; hier wird angegeben, daß das Feld 22 stärker betroffen sei als Feld 38 (Temporalpol) (links stärker als rechts)[1]. Eine weitere Ausnahme bildet der Fall von G. GUILLAIN, I. BERTRAND und P. MOLLARET, bei welchem auf der linken, hochgradiger betroffenen Hemisphäre die 1. Temporalwindung stärker befallen ist als die 2. und 3. Temporalwindung. — Besonders resistent verhält sich nach unseren Erfahrungen das Gebiet der Querwindungen. Dies fällt um so mehr auf, als die benachbarten Inselwindungen, die auch in der Tiefe der Fossa Sylvii liegen, meist erheblich atrophisch sind. Daß indessen auch hier Ausnahmen vorkommen, das geht unter anderem aus Beobachtungen von v. BRAUNMÜHL und LEONHARD (1934) sowie von E. BECKER hervor. Sicher ist die Ausnahme aber sehr selten.

c) Veränderungen im *Nucleus amygdalae* sind von v. BRAUNMÜHL und LEONHARD, von LÖWENBERG, D. A. BOYD und D. D. SALON sowie von v. BAGH festgestellt worden. In einem neu hinzugekommenen Fall fanden wir dieses Verhalten sehr ausgesprochen. Hier mag erwähnt werden, daß auch das *Claustrum*, samt Capsula externa und extrema, oft Veränderungen aufweist.

2. Frontalatrophie.

Vorbemerkung. Auch im Gebiet des Frontallappens steht dem gewaltigen neencephalen Hauptteil ein beim Menschen sehr reduziertes paläencephales Gebiet gegenüber, das unter anderem Bulbus und Tractus olfactorius, Tuberculum olfactorium und Area perforata anterior umfaßt. Innerhalb des neencephalen Gebietes ist die vor der Rolandischen Furche gelegene, agranuläre, motorische Regio praecentralis BRODMANNS[2] mit den Feldern 4 und 6 abzu-

[1] Beim 4. Fall VAN DER HEIDES wird angegeben, daß das Feld 38 atrophisch sei und links besonders der vordere Teil des Feldes 22.

[2] Wir halten uns an die Einteilung BRODMANNS („Vergleichende Lokalisationslehre", Johann Ambrosius Barth 1901, und „Physiologie des Gehirns" in F. KRAUSES „Allgemeiner Chirurgie der Gehirnkrankheiten", 1. Teil, 1914). G. v. BONIN faßt den „Precentral motor cortex" auf Grund moderner tierexperimenteller Erfahrungen viel weiter („The Frontal Lobes", Williams & Wilkins 1948, sowie in BUCYS „The Precentral Motor Cortex", University of Illinois Press 1949).

sondern; makroskopisch entsprechen dieser Region etwa der Gyrus praecentralis (ausschließlich seines opercularen Anteiles), das hintere Drittel der 1. und etwa das hintere Fünftel der 2. Frontalwindung. Das übrige neocorticale granuläre Stirnhirn bildet die „Frontale Hauptregion" mit Ausnahme bestimmter agranulärer Anteile an der Medianseite, die zur Regio cingularis gerechnet werden.

a) Frontalatrophie ohne Beteiligung des Gyrus praecentralis.

Pick hatte bei seinen Stirnhirnfällen festgestellt, daß die vordere Zentralwindung (Gyrus praecentralis) intakt geblieben war. Dieses Verhalten kann als das typische bezeichnet werden. Wie wir sehen werden, kommt aber — häufiger als bisher angenommen wurde — eine mehr oder weniger ausgedehnte

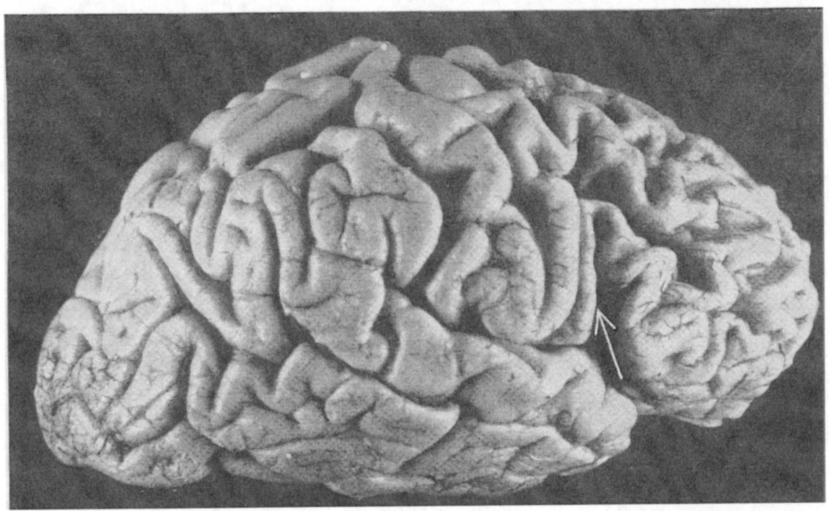

Abb. 4. Elg., 2608 (Mü) (Kahn-Spatz), Nr. 7, Stirnhirnfall. Der Pfeil weist auf die zu einer Lamelle verschmälerte Pars opercularis der 3. Frontalwindung. Der Gyrus praecentralis kaum verändert.

Ausbreitung der Atrophie auf den Gyrus praecentralis vor. Hiervon werden wir im Absatz b) sprechen.

Wenn der Prozeß nicht zu weit vorgeschritten ist, erweist es sich, daß auch innerhalb des eigentlichen Frontalbereiches (ohne den Gyrus praecentralis) Verschiedenheiten im Grade der Atrophie hervortreten, welche die Unterscheidung von 2 Verteilungstypen erlauben. Miskolczy gibt 1938 an, daß es 2 Typen der Stirnhirnatrophie gebe, bei dem einen beginne der Prozeß an der Basis, beim anderen an der Konvexität. Beim ersteren Typus würden Charakterveränderungen, moralische und soziale Hemmungslosigkeit hervortreten, während beim anderen eine Einbuße der Spontaneität im Vordergrund stehe. Th. Lüers (1950) hat 2 Fälle vom Orbitaltypus (Nr. 3 und 7 der Tabelle), 1 Fall vom Konvexitätstypus (Nr. 26 der Tabelle) und 1 Übergangsfall (Nr. 25 der Tabelle) miteinander verglichen. Obwohl die beiden Typen zweifellos vielfach miteinander verbunden sind, werden wir dem Vorgehen Miskolczys folgen und sie gesondert betrachten.

α) Frontaler Basaltypus. Dieser Typus ist der häufigere; man findet ein Verteilungsmuster, welches die basalen Abschnitte und den Pol stärker und ausgedehnter betroffen zeigt als die Konvexität. Dies bestätigt sich bei mikroskopischer Untersuchung. Auf das „Orbitale Schrumpfungszentrum" im mediocaudalen Bereich des Orbitalanteiles kommen wir S. 642 zurück.

Die Abb. 4 und 5 stammen von unserem Fall Elg. (Nr. 7 der Tabelle), der in der Literatur öfters erwähnt worden ist; über ihn wurde von Eugen Kahn (1925) klinisch und von Spatz (1925 und 1937) klinisch sowie anatomisch berichtet. Es handelt sich um einen ausgesprochenen „Stirnhirnfall“; vom Schläfenlappen erwies sich bei der histologischen Untersuchung nur der Pol und der Sommersche Sektor des Ammonshornes mitbeteiligt (außerdem bestand eine Komplikation durch schwere Veränderungen im Striatum und in der Substantia nigra). Ein Querschnitt (Abb. 5) läßt erkennen, daß in den basalen Abschnitten des Stirnhirns die Atrophie einen höheren Grad erreicht hat als an der Konvexität; auf die Veränderung der zugehörigen weißen Substanz des Orbitalanteils sei schon hier aufmerksam gemacht (s. Abb. 13a und b).

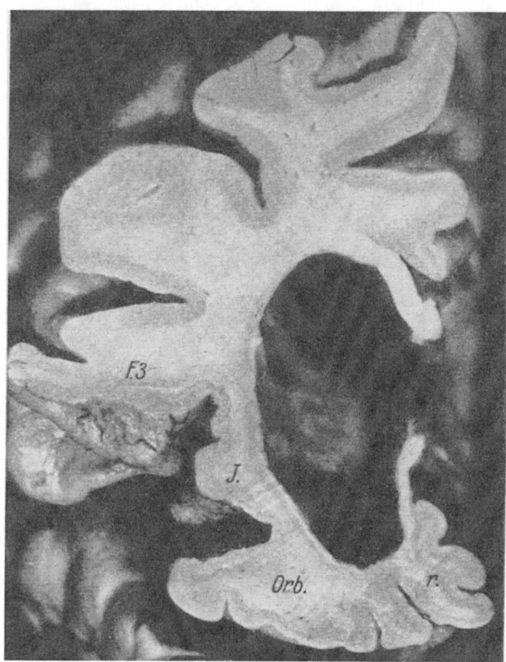

Abb. 5. Fall der Abb. 4. Querschnitt. Besonders schwere Atrophie (auch an der Veränderung des zugehörigen Markes erkennbar) im Orbitalgebiet mit dem Gyrus rectus (*r.*), in der vorderen Insel (*3*) und im opercularen Anteil der 3. Frontalwindung (*F.3*).

Die schwere Atrophie des Orbitalgebietes (hier ohne Beteiligung des Olfactorius) zeigt bei der Ansicht von unten die Abb. 7a. Da bei diesem Fall auch eine schwere temporale Veränderung besteht, sehen wir hier ein Beispiel der Atrophie des gesamten „*Basalen Neocortex*“ (im Sinne von Spatz).

Wir heben ferner hervor, daß sich der dem Orbitalgebiet benachbarte Gyrus frontalis inferior (= 3. Frontalwindung) fast ebenso schwer atrophisch erweist wie jenes. Sehr bemerkenswert ist dabei, daß der hinterste Abschnitt („Fußgebiet“) dieser Windung mit der Pars opercularis (etwa Brodmanns Feld 44) ganz besonders schwer betroffen ist, während die davor gelegene Pars triangularis (Feld 45) etwas geringer geschrumpft zu sein pflegt. Wir nehmen in der Pars opercularis ein eigenes „Operculares Schrumpfungszentrum“ an (S. 643). Dieses Gebiet schließt auf der linken Seite die Brocasche Stelle ein. Es besteht also ein unterschiedliches Verhalten der Brocaschen Stelle gegenüber der Wernickeschen Stelle, die sich so viel resistenter erweist. Manchmal ist das zu einer dünnen Lamelle verschmälerte Windungsstück im Fußgebiet der 3. Frontalwindung tief eingesunken (Abb. 3a, 4, 6 und 9). Wir möchten die Aufmerksamkeit auf diesen von v. Bagh und Lüers hervorgehobenen Befund hinlenken, der auf allen unseren Bildern mehr oder weniger deutlich wiederkehrt. Er ist zwar schon Mingazzini (1914), Richter (1918), Gans (1923), Riese (1952) u. a. aufgefallen und man kann ihn an vielen Abbildungen anderer Autoren ablesen, er hat aber bisher unseres Erachtens noch nicht genügend allgemeine Beachtung gefunden. Es liegt nahe, die bekannte „Sprachverödung“, die bei unserem Fall Elg. und den anderen einschlägigen Fällen im Endzustand bestanden hatte, diesem Befund zuzuordnen.

Wenn im Fall 2 von Ferraro und Jervis (1936) das Brocasche Gebiet ausgespart war, so bedeutet dieses Verhalten unseres Erachtens eine große Ausnahme. Jervis schreibt 1947, daß der Gyrus frontalis inferior bei der PICKschen Krankheit weniger atrophisch sei als die beiden anderen Stirnhirnwindungen; dem widersprechen unsere Erfahrungen, nach welchen caudale Abschnitte der 3. Frontalwindung besonders schwer betroffen zu sein pflegen. — Die Prädilektion der Pars opercularis des Gyrus frontalis inferior findet sich auch manchmal beim frontalen Konvexitätstypus. Ebenso begegnet man ihr bei den Fällen mit Beteiligung des Fußgebietes der 2. und 1. Frontalwindung sowie des Gyrus praecentralis (Abb. 9). Dies trifft z. B. auch für den 1. Fall von MALAMUD und WAGGONER, für die Fälle VAN DER HEIDES (besonders seinen 1. Fall) sowie für unseren Fall Dodd. zu. Manchmal sieht man, wie der Prozeß auf der weniger geschrumpften Seite die hinteren Anteile von F 1 und F 2 noch verschont, während diese auf der anderen Seite schon in Mitleidenschaft gezogen sind.

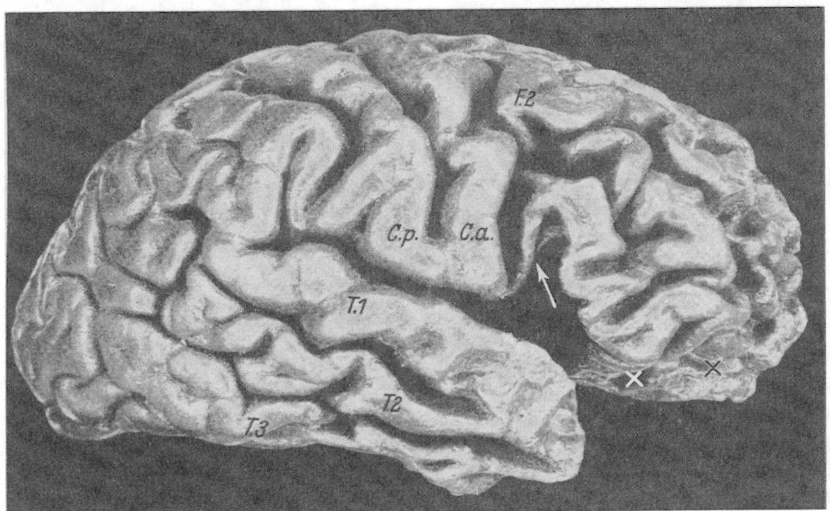

Abb. 6. Herz., 32/38 (HALLERVORDEN) (fronto-temporaler Typus), Nr. 24. Orbitalgebiet (×) und Frontalpol schwerstens geschrumpft. Pars opercularis der 3. Frontalwindung zu einer dünnen Lamelle reduziert (Pfeil); Fuß der 2. Frontalwindung (*F. 2*) geringer betroffen, Gyrus praecentralis (*C. a.*) erhalten. *Pol* sowie 2. und 3. Temporalwindung (*T. 2* und *T. 3*) schwer atrophisch; hintere Teile von *T. 1* besser erhalten.

An der *Konvexität* nimmt die Atrophie bei dem in Rede stehenden Typus in Richtung gegen die Scheitelhöhe hin allmählich an Intensität ab. Das Fußgebiet der 2. und noch mehr das der 1. Frontalwindung, also ungefähr das agranuläre Feld 6, bleiben — im Gegensatz zum geschilderten Verhalten des Fußgebietes der 3. Frontalwindung — oft mehr oder weniger frei (REICH, GANS, MISKOLCZY, v. BAGH u. a.). Dieses Verhalten zeigt die Abb. 7b.

Die *Medianseite* des Stirnlappens wird, wie auch von der Mehrzahl der Autoren angegeben, vom Prozeß ebenfalls ergriffen (Abb. 7c). Der Gyrus cinguli ist in seinem vorderen Abschnitt betroffen (obwohl er agranuläres, entwicklungsgeschichtlich frühes Gebiet enthält); ebenso sind vordere Abschnitte des Gyrus fronto-limbicus von BROCA (*F. li.*) und vordere Teile der Medianseite des Gyrus frontalis superior (*F. 1m*) atrophisch. Eine allmähliche Abnahme der Atrophie vom Pol nach hinten zu ist deutlich. Es bleiben wieder der hintere Anteil von F 1 sowie der Lobulus paracentralis (*L. para.*) frei. Der Fall von GANS[1], bei dem *nur* die granuläre Hauptregion atrophisch und das gesamte agranuläre Gebiet einschließlich der Regio cingularis ausgespart war, steht, wie wir heute wissen, vereinzelt da.

Daß die Atrophie bei diesem Typus an der Basis am schwersten ist, während sie an der Konvexität von vorne nach hinten abnimmt, wird besonders auch

[1] Der Fall von GANS gehört übrigens nicht zum basalen Frontaltypus, da der Gyrus rectus gut erhalten ist.

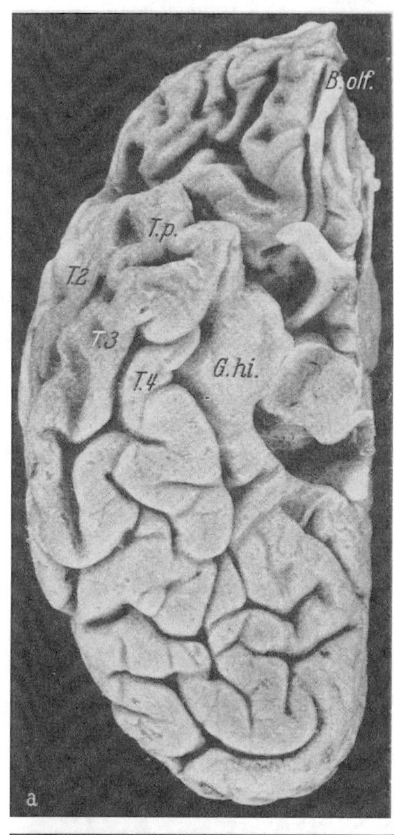

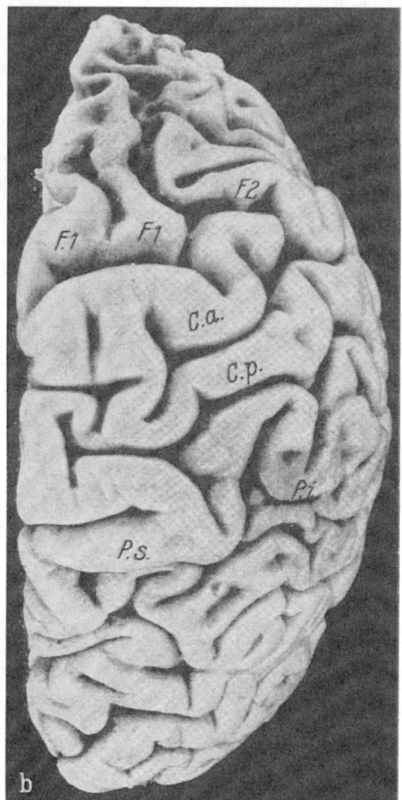

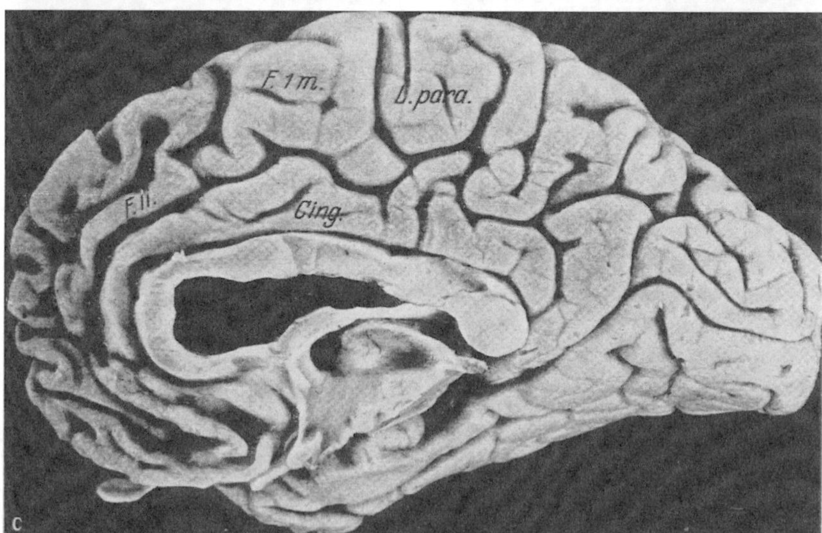

Abb. 7a—c. Feld., 83/40, fronto-temporo-parietaler Typus. — a Ansicht von unten. Atrophie des basalen Neocortex des Orbitalgebietes — außer Bulbus olfactorius (*B. olf.*) —, des Schläfenlappenpoles (*T. p.*) und der 2.—4. Temporalwindung (*T. 2—4*). Gyrus hippocampi (*G. hi.*) besser erhalten. — b Ansicht von oben. Schwere Atrophie des Frontalpoles; Fußgebiete der 1. und 2. Frontalwindung (*F. 1* und *F. 2*) besser erhalten. Die schwere Schrumpfung des Fußgebietes der 3. Frontalwindung siehe auf Abb. 12 (S. 641) vom gleichen Fall. Gyrus praecentralis (*C. a.*) intakt. Lobulus parietalis inferior (*P. i.*) schwer atrophisch, Lobulus parietalis superior (*P. s.*) intakt. — c Ansicht von median — *L. para.* Lobulus paracentralis; *F. 1 m.* Medianseite des Gyrus frontalis superior; *F. li.* Gyrus fronto-limbicus.

auf sagittalen Schnitten deutlich; dabei ist auf die Veränderung in den entsprechenden Markanteilen zu achten (Abb. 11 unten). — Bezüglich der Anfänge der Veränderungen im Gyrus rectus s. S. 642.

Die *paläencephalen Anteile* des Stirnhirns, nämlich Bulbus olfactorius, Tractus olfactorius, Trigonum olfactorium und Substantia perforata anterior, sind zwar meist unverändert, manchmal aber findet man sie gleichfalls schwer befallen, so auch bei mehreren Fällen unseres Materials. Hier sei erwähnt, daß der *Nucleus amygdalae* öfters erheblich atrophiert ist (LEY, TITECA, DIVRY und MOREAU; LÖWENBERG, BOYD und SALON u. a.).

β) Frontaler Konvexitätstypus. Bei diesem selteneren Typus ist die Konvexität des Stirnhirns stärker betroffen als die Basis. Der Schwerpunkt scheint hier am Pol und manchmal auch in der 1. Frontalwindung zu liegen. Hierher

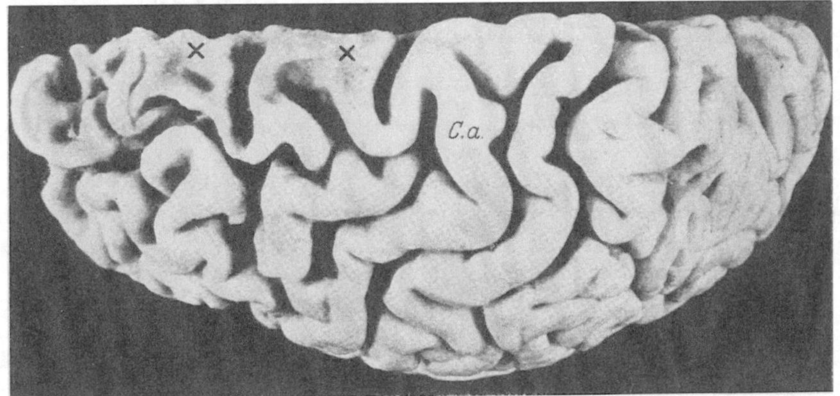

Abb. 8. Schmi., 2/36 (v. BAGH), Nr. 30, frontaler Konvexitätstypus, Ansicht von oben. × Schrumpfungsherd in der 1. Frontalwindung.

gehört v. BAGHS Fall Nr. 26 der Tabelle, bei dem neben dem Pol (und dem Fuß der 3. Frontalwindung) die 1. Frontalwindung, und zwar besonders in ihrem hinteren (sonst besser erhaltenen) Teilen, schwer geschrumpft war (Abb. 8); histologisch fand sich hier Status spongiosus. Die orbitalen Anteile mit dem Gyrus rectus erwiesen sich dagegen besser erhalten. Der Fall ist auch von TH. LÜERS (1950) bearbeitet worden.

Aus der Literatur scheinen unter anderen PICKS 1. Stirnhirnfall, die Fälle von RICHTER und GANS, beide Fälle von JANSEN, C. SCHNEIDERS Fälle Jatzel (1927) und Naumann (1929) sowie diejenigen von KUFS, POLSTORFF und GRASSE diesem Typus anzugehören. Auf seine klinische Bedeutung kommen wir S. 704 zurück.

Bei v. BAGHS Fällen 25 und 30 der Tabelle handelt es sich um *Kombinationen der beiden frontalen Typen.* Hier ist das gesamte Stirnhirn (außer den beiden oberen Dritteln des Gyrus praecentralis) mehr oder weniger umschrieben, an Basis und Konvexität gleichmäßig betroffen, einschließlich Area 6. Bei Fall 1 (Abb. 15) v. BAGHS herrschen die Merkmale des basalen Frontaltypus vor; aber es findet sich gleichzeitig ein Schrumpfungsherd im hinteren Drittel der 1. Frontalwindung. Eine Kombination der beiden Typen liegt wahrscheinlich auch bei den Fällen von DIVRY, TITECA und VERMEYLEN vor.

b) Frontalatrophie mit Beteiligung des Gyrus praecentralis; „Totale Frontalatrophie". Kombination mit Amyotrophischer Lateralsklerose.

Wie gesagt, greift der Prozeß öfters vom granulären Stirnhirn aus auf die agranuläre Area 6 der Regio praecentralis über. K. v. BAGH hat ferner gezeigt, daß auch eine Ausdehnung auf den Gyrus praecentralis häufiger vorkommt, als dies bisher angenommen wird — trotz gelegentlicher älterer Feststellungen

(SPIELMEYER, VERHAART, v. BRAUNMÜHL und LEONHARD, VAN HUSEN, VAN DER HEIDE; GUILLAIN, BERTRAND und MOLLARET u. a.). K. v. BAGH sah — worauf bis dahin wenig geachtet worden ist — besonders oft *unterste* Teile der vorderen Zentralwindung verändert. Dies macht sich oft schon makroskopisch an einer Schrumpfung bemerkbar, wenn man mit den entsprechenden Anteilen des Gyrus postcentralis vergleicht, die breiter sind und eine glatte Oberfläche aufweisen. v. BAGH nimmt an, daß sich der Prozeß von dem früher genannten Schrumpfungszentrum in der Pars opercularis der 3. Frontalwindung auf den unmittelbar benachbarten unteren (ebenfalls granulären) Abschnitt des Gyrus praecentralis ausdehnt; hier fand er in der Mehrzahl seiner Fälle von Frontalatrophie mehr oder weniger deutliche Veränderungen (s. Tabelle 1). Von diesem Opercularen Schrumpfungsherd des Gyrus praecentralis (× bei Abb. 9a—d) schreitet der atrophisierende Prozeß nach SPATZ (1952) nicht selten auf etwa die unteren zwei Drittel der vorderen Zentralwindung weiter fort. Die Schädigung nimmt dabei von unten nach oben an Intensität ab. Die auf Abb. 9b und d durch Pfeile angedeutete Ausbreitung des Prozesses erfolgt in umgekehrter Richtung wie die Ausbreitung der Myelogenese (S. 677).

Offenbar auf dem Wege dieser Ausbreitung des atrophisierenden Prozesses entlang dem Gyrus praecentralis von unten nach oben kommt es schließlich in seltenen Fällen zu einer Atrophie des *gesamten* Gyrus praecentralis, wobei aber der vom Focus am weitesten entfernte Anteil im Lobulus paracentralis relativ am geringsten befallen ist. Bei Vorliegen dieses atypischen Verhaltens, das mit ausgesprochener Pyramidenbahndegeneration verbunden ist, sprechen wir von „*Totaler Frontalatrophie*“. Besonders interessant ist die Erfahrung, daß bei solchen Fällen zur Läsion des Gyrus praecentralis und der Pyramidenbahn auch eine Atrophie der peripheren motorischen Neurone im Rückenmark hinzutreten kann. Dann wird also die Frontalatrophie durch Veränderungen kompliziert, welche an diejenigen der *Amyotrophischen Lateralsklerose* erinnern. Als erster hat v. BRAUNMÜHL (1932 und 1939) über dieses vom gewöhnlichen Typus abweichende Vorkommen berichtet.

Weil der Fall v. BRAUNMÜHLS wenig bekannt ist, sei kurz darüber berichtet. Am Anfang standen psychische Störungen, die auf eine Wesensveränderung hinwiesen. Patient warf das Geld hinaus, log sinnlos, stahl alles, was er erreichen konnte, belästigte hochgestellte Personen, hatte eine Vorliebe für zweideutige Witze und wurde gleichgültig gegenüber seinen Angelegenheiten und denen seiner Angehörigen, wobei seine erhebliche Urteilsschwäche zutage trat. Neurologisch fand sich zunächst kein Befund. Schon früh perseverierte er und später traten in charakteristischer Weise „stehende Redensarten“ auf. Die Diagnose PICKsche Krankheit (Frontalatrophie) wurde zu Lebzeiten gestellt. In den letzten 2 Jahren schritt der Verblödungsprozß schneller fort und erst 3 Monate vor dem Tode traten die Erscheinungen einer Lateralsklerose hinzu. Die anatomische Untersuchung bestätigte, daß eine schwere Frontalatrophie im Sinne der PICKschen Krankheit vorlag. Dazu fand sich eine wenn auch nicht hochgradige Atrophie der vorderen Zentralwindungen mit cytoarchitektonischen Veränderungen und Schwund der Riesenpyramidenzellen bis auf einzelne atrophische Exemplare. Die Pyramidenbahn war beiderseits degeneriert, und zwar nucleodistal (!); schwere Zellausfälle im Vorderhorn des Rückenmarks, besonders cervical; degenerative Erscheinungen an den peripheren Nerven und an den Muskeln. v. BRAUNMÜHL weist auf die Neigung heredodegenerativer Erkrankungen zu Kombinationen hin (z. B. HUNTINGTONsche Krankheit und FRIEDREICHsche Ataxie) und denkt in seinem Fall an das Vorliegen einer Kombination von PICKscher Krankheit mit Amyotrophischer Lateralsklerose.

Bei einem Fall von MISKOLCZY und H. CSERMELY (1939) traten Erscheinungen der Lateralsklerose (besonders rechts) ebenfalls erst im Stadium vorgeschrittener Verblödung auf. Die Schrumpfung hatte (besonders links) auf die vordere Zentralwindung übergegriffen; die Pyramidenbahn war entmarkt (S. 662). Bei einem von G. FRIEDRICH (1940) beobachteten familiären Frühfall von PICKscher Krankheit (offenbar frontaler Konvexitätstypus) sollen spastische Symptome den psychischen Störungen sogar vorausgegangen sein. Hier bestand eine schwere Atrophie des gesamten Gyrus praecentralis, besonders rechts, sogar einschließlich

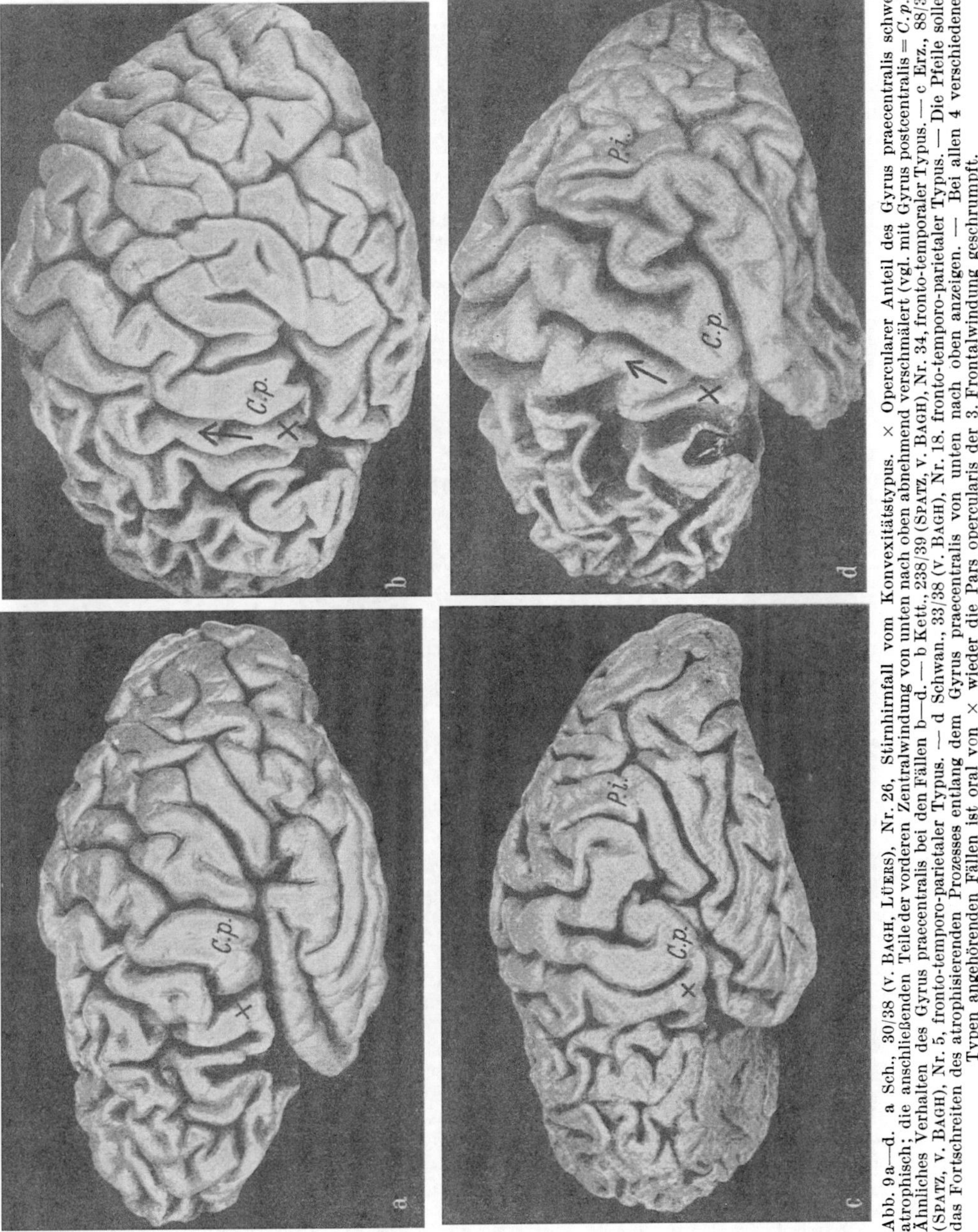

Abb. 9a—d. a Sch., 30/38 (v. BAGH, LÜERS), Nr. 26, Stirnhirnfall vom Konvexitätstypus. × Opercularer Anteil des Gyrus praecentralis schwer atrophisch; die anschließenden Teile der vorderen Zentralwindung von unten nach oben abnehmend verschmälert (vgl. mit Gyrus postcentralis = *C.p.*). Ähnliches Verhalten des Gyrus praecentralis bei den Fällen b—d. — b Kett., 238/39 (SPATZ, v. BAGH), Nr. 34, fronto-temporaler Typus. — c Erz., 88/35 (SPATZ, v. BAGH), Nr. 5, fronto-temporo-parietaler Typus. — d Schwan., 33/38 (v. BAGH), Nr. 18. fronto-temporo-parietaler Typus. — Die Pfeile sollen das Fortschreiten des atrophisierenden Prozesses entlang dem Gyrus praecentralis von unten nach oben anzeigen. — Bei allen 4 verschiedenen Typen angehörenden Fällen ist oral von × wieder die Pars opercularis der 3. Frontalwindung geschrumpft.

oraler Abschnitte des Lobulus paracentralis. Unsere Abb. 10 zeigt das Aussehen bei einem einschlägigen Fall v. BAGHs (Nr. 6 der Tabelle); man sieht eine gleichmäßig schwere Atrophie des gesamten Frontallappens (an Konvexität und Basis) bis zur Fissura centralis Rolandi, hinter welcher der Gyrus postcentralis intakt hervortritt. Die mikroskopische Untersuchung ergab bei diesem Fall neben den üblichen Veränderungen völliges Fehlen der BETZschen Riesenpyramidenzellen, Entmarkung der Pyramidenbahn (s. Abb. 23a)[1] und Nervenzellausfälle im Vorderhorn des Rückenmarks. — Ferner scheint uns, daß der Fall 7 von M. NEUMANN (1949) mit Veränderungen im Gyrus praecentralis und in der Pyramidenbahn hierher gehört[2, 3]. Bei unserem oben abgebildeten Fall sieht es so aus, als sei die Erkrankung des Pyramidenbahnsystems damit zu erklären, daß sich der Atrophisierende Prozeß kontinuierlich vom davorliegenden Frontalhirn auf den Gyrus praecentralis ausgedehnt hat. Doch wie ist das Betroffensein des Systems der peripheren motorischen Neurone in diesem und in anderen Fällen zu erklären?

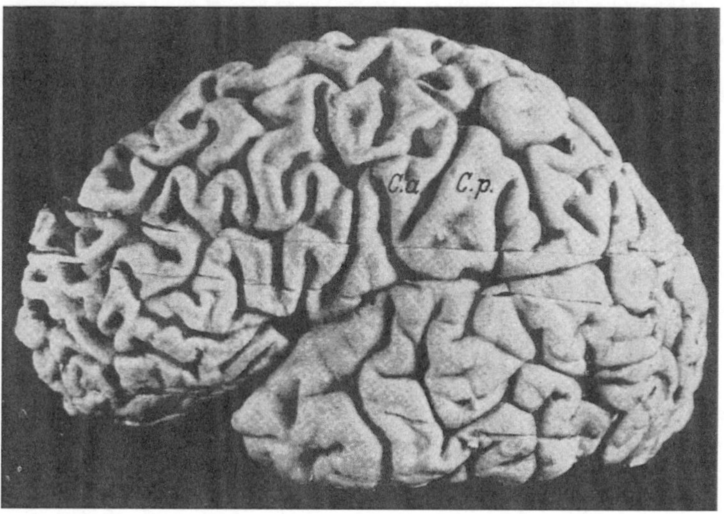

Abb. 10. Stradt., 146/38 (v. BAGH), Nr. 6, totale Stirnhirnatrophie mit schwerer Schrumpfung des gesamten Gyrus praecentralis. Pyramidenbahndegeneration desselben Falles s. auf Abb. 23b. Kombination von Pickscher Krankheit und amyotrophischer Lateralsklerose.

Auf die Vorstellungen von H. BECKER über das Zustandekommen transneuronaler Läsionen sei hingewiesen.

Das Erkrankungsalter der angeführten 5 Fälle lag etwas vor dem Durchschnittsalter der PICKschen Krankheit; es betrug bei v. BRAUNMÜHL 40, bei MISKOLCZY und CSERMELY 50 (oder früher), bei FRIEDRICH 35, bei v. BAGH 50 und bei NEUMANN 43 Jahre. Soweit daraufhin

[1] Klinisch hatten im späteren Verlauf der Erkrankung BABINSKIsche Zeichen, fibrilläre Zuckungen der Zunge und Daumenballenatrophie auf eine ungewöhnliche Komplikation hingewiesen.

[2] Eigenartig ist ein Fall, den VAN MANSVELT mitteilt. Bei dem bei der Aufnahme 51jährigen Patienten bestanden zuerst die Zeichen einer fortschreitenden Demenz mit eigenartigen Sprachstörungen und darauf folgten diejenigen der Amyotrophischen Lateralsklerose, so daß klinisch die Diagnose: „PICKsche Krankheit mit Amyotrophischer Lateralsklerose" gestellt wurde. Anatomisch wurde die letztere bestätigt. Lokale Rindenschrumpfung war aber nicht ausgesprochen [bis auf die Pars opercularis des Gyrus frontalis inferior (!)]; auch die mikroskopischen Veränderungen waren nur mäßig, doch kam der Autor auf Grund seiner Zählmethode zur Überzeugung, daß ein lobärer Typus der Rindenatrophie vorliegt.

[3] Soeben berichten P. LECHELLE, A. BUGE und R. LEROY] Bull. Soc. méd. Hôp. Paris IV **70**, 1090—1094 (1954)] über einen neuen Fall von „coexistence" von PICKscher Krankheit und Amyotrophischer Lateralsklerose. Die Erscheinungen der letzteren (zuletzt voll ausgebildet) folgten den für PICKsche Krankheit typischen Störungen nach. Obwohl Sektion nicht möglich war, erscheint die Diagnose nach den vorliegenden Angaben gesichert. Beginn des Leidens mit 41, Tod (an Bulbärparalyse) mit 45 Jahren. — Einen noch nicht veröffentlichten Fall (mit anatomischem Befund) hat W. KRÜCKE beobachtet (persönliche Mitteilung).

untersucht, fanden sich bei diesen Fällen auch Fettkörnchenansammlungen (S. 671). TRONCONI hat aber bei einem 58jährigen Patienten Veränderungen von Art der PICKschen Atrophie und solche der Amyotrophischen Lateralsklerose gesehen.

Es gibt Übergänge von solchen Fällen, bei denen nur die 2 unteren Drittel des Gyrus praecentralis atrophisch geworden sind, zu diesen Fällen mit Totaler Stirnhirnatrophie. — Um die Frage beantworten zu können, ob es sich bei letzterer wirklich um eine Kombination von Veränderungen der PICKschen Krankheit mit denen der Spastischen Spinalparalyse bzw. der Amyotrophischen Lateralsklerose handelt, sind noch weitere darauf gerichtete Untersuchungen notwendig.

3. Inselatrophie.

Eine isolierte Atrophie der Insel[1] ohne gleichzeitige schwere Atrophie anderer Lappen ist, soweit wir sehen, noch nie beobachtet worden. In Begleitung der Frontal- oder Temporalatrophie bzw. beim fronto-temporalen Typus aber kommt die Inselatrophie häufig vor (s. Abb. 11). Sie ist bereits von PICK, REICH und ALTMAN gesehen worden. K .v. BAGH hat sogar bei allen seinen Fällen *vordere* Teile der Insel beteiligt gefunden. Immerhin hat M. NEUMANN unter 7 Fällen 2mal eine Atrophie der Insel vermißt. Auch andere Autoren, wie z. B. GANS, haben die Insel intakt gefunden (manche allerdings erwähnen sie nicht). Die Anfälligkeit der Insel steht im Kontrast zur Resistenz der benachbarten, ebenfalls opercularisierten Querwindungen (Abb. 11 oben).

A. v. BRAUNMÜHL sagt: „Im Gebiet der an den Frontallappen sich anschließenden Inselregion scheinen die vorderen Windungen stärker und regelmäßiger von der Atrophe betroffen zu sein als die hinteren. Ob aber bei Stirnhirnatrophien gerade die regionär zugehörigen Inselwindungen, Gyri breves, die anders gebaut sind als die hinteren (BRODMANN), regelmäßig betroffen sind, bei Schläfenlappenatrophien dagegen die hinteren Abschnitte dieses Hirngebietes, bedarf noch der Klärung." K. v. BAGH schreibt: Die Veränderungen sind sowohl bei vorwiegenden Stirnhirnatrophien als auch bei vorwiegenden Schläfenlappenatrophien in dem vorderen Teil der Insel am schwersten; nach hinten zu nimmt der Grad der Atrophie ab, am weitesten nach hinten erstrecken sich die Ausfälle in die ventralen Teile. Die Ausfälle in den vorderen Windungen können sich stets, was ihre Intensität betrifft, mit den Ausfällen der hinteren Abschnitte des Gyrus rectus und des Schläfenlappenpols messen. *Die Insel gehört also zu den am schwersten betroffenen Gebieten.*" — GUILLAIN und BERTRAND (1935) fanden in ihrem 2. Fall die hintere Hälfte der Insel betroffen. SCHAFFER und MISKOLCZY (1938) schreiben, daß bei frontaler Atrophie „nicht selten" die vorderen Gyri der Insel atrophieren, bei temporaler Atrophie greift der Prozeß auf das hintere Gebiet über (Gegensatz zu den Befunden v. BAGHS). Weitere Untersuchungen scheinen hier erforderlich.

4. Parietalatrophie.

Bei dem interessanten Fall Hu. von LHERMITTE und TRELLES (1933), bei welchem auch klinisch Parietalsymptome (Apraxie mit Störungen der räumlichen Orientierung des Körperschemas) festgestellt wurden, war isoliert und bilateral nur der Parietallappen und von diesem fast nur der Lobulus parietalis inferior mit dem Gyrus supramarginalis und angularis betroffen. Bei einem Fall von MOYANO steht die Parietalatrophie wenigstens im Vordergrund. Doch für gewöhnlich manifestiert sich die Atrophie des Scheitellappens, so wie dies für die Inselatrophie obligat zu sein scheint, in Begleitung der temporalen oder der fronto-temporalen Atrophie. Im letzteren Fall liegt der fronto-temporo-parietale Typus vor (Abb. 12). Die Parietalatrophie ist zweifellos seltener als

[1] Die meisten Autoren rechnen das Inselgebiet zum Isocortex, einige wenige zum Allocortex. Es ist eben ein Grenzgebiet, das trotz teilweise später Myelogenese zu den früheren Hirnteilen gehört. Die Funktion ist unklar; wir halten die Annahme von KLEIST am besten begründet, nach der Beziehungen zum Geschmack anzunehmen sind.

die Inselatrophie. K. v. BAGH fand sie unter seinen 30 Fällen 4mal hochgradig, 5mal mittelschwer. LINDGREN hat überraschenderweise bei seinen 18 Fällen überhaupt keine Parietalatrophie gesehen.

a) Das *gewöhnliche Verhalten* ist, wie auch im Falle von LHERMITTE und TRELLES, durch die Prädilektion des *Lobulus parietalis inferior* (einschließlich

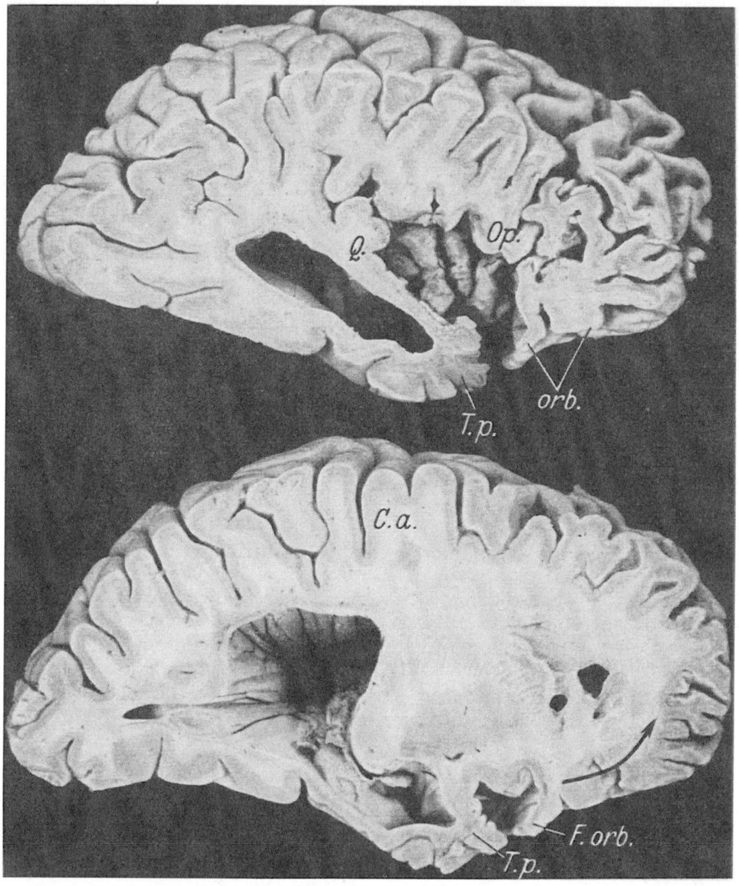

Abb. 11. Kett., 238/38, Nr. 4. Fall der Abb. 9d. Fronto-temporaler Typus. — Oben: Lateraler Sagittalschnitt durch die rechte Hemisphäre. Schrumpfung der *Insel* und der Windungen um den Eingang in die Fissura Sylvii (*orb.* Orbitalgebiet; *Op.* Operculum frontale; *T.p.* Temporalpol). Querwindung (*Q*) intakt. — Unten: Sagittalschnitt weiter medial. Abnahme des Grades der Stirnhirnatrophie vom hinteren Orbitalgebiet (*Orb.*) über den Stirnhirnpol zur Konvexität. Verwaschene Rindenmarkgrenze im Gebiet der schweren Schrumpfung zu beachten!

angrenzender Teile des Gyrus supramarginalis und angularis) gekennzeichnet. Schon REICH hat dies bei seinem erwähnten Fall festgestellt und das bessere Erhaltensein des Lobulus parietalis superior hervorgehoben (ebenso GILJAROWSKY). Bei gleichzeitiger Temporalatrophie kann ein kontinuierlicher Übergang der Veränderungen auf das atrophische Temporalgebiet, meistens auf die 2. Temporalwindung, stattfinden. Dieses Verhalten zeigt unsere Abb. 12 von einem eigenen Fall mit fronto-temporo-parietaler Atrophie. Hintere Abschnitte der 1. Temporalwindung sind dabei ausgespart. Ein ähnliches Bild bringt MOYANO (1932) in seiner Fig. 11. Auch bei dem Fall von STRANSKY und bei dem Fall „Bär" v. BRAUNMÜHLs war die Ausbreitung entsprechend. Bei Seitendifferenzen kommt es vor, daß die Parietalatrophie nur auf der einen, stärker befallenen Hemisphäre deutlich hervortritt, während sie auf der anderen nur angedeutet ist.

b) Seltener sind Fälle mit Veränderungen an der Medianseite des Parietallappens, nämlich in ventromedialen Partien des *Praecuneus* (z. B. bei dem Fall „Julia" von Moyano, 1951). Unter Umständen sind auch entsprechende hintere Anteile des Gyrus cinguli befallen. Veränderungen in dieser Gegend können mit denen des unteren Parietalgebietes kombiniert auftreten (Abb. 20 v. Baghs).

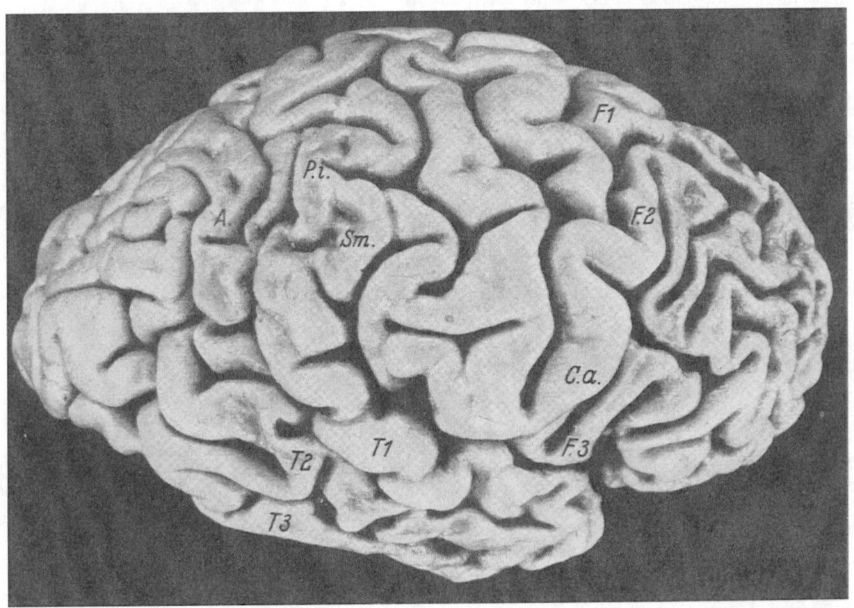

Abb. 12. Feld., 83/40. Fronto-temporo-parietaler Typus. Es ist nötig, die Abb. 7a—c vom nämlichen Fall zu vergleichen! *P.i.* Lobulus parietalis inferior; *A.* Gyrus angularis; *Sm.* Gyrus supramarginalis. Man beachte ferner, daß das Fußgebiet von *F. 3* wieder stärker geschrumpft ist als das Fußgebiet von *F. 2* und *F. 1* sowie das bessere Erhaltensein von *T. 1.*

Gelegentlich kommt es auch vor, daß der Lobulus parietalis superior an der Lateralfläche geschrumpft ist, wie das z. B. für den Fall von Löwenberg, Boyd und Salon, für den der Abb. 9 von Moyano sowie für die linke Hemisphäre des Falles von Guillain, Bertrand und Mollaret zutrifft. K. v. Bagh sah nur 2mal den Lobulus parietalis superior mitbetroffen, und zwar nur in seinen hinteren Abschnitten.

Wir heben hervor, daß die Atrophie im Parietallappen nur ausnahmsweise (und bei solchen Ausnahmen nur in geringem Grade) auf den Gyrus postcentralis und die zugehörigen hinteren Abschnitte des Parazentralläppchens übergreift. Ein Fall ganz für sich ist offenbar die „Esclerosis birrolandica" von Chr. Jakob und Montanaro (zit. nach Moyano 1932).

5. Schrumpfungszentren. Gedanken über die Ausbreitungsrichtung des Prozesses in der Rinde.

E. Grünthal gebrauchte 1930 die Bezeichnung „primäre Schrumpfungsherde" zur Kennzeichnung derjenigen Gebiete (auch in den Stammganglien), von denen man annehmen darf, daß sie besonders frühzeitig schwer erkranken. Wir glauben, daß der Prozeß nicht primär innerhalb der grauen Substanz beginnt, sondern daß er von den zugehörigen Fasersystemen der weißen Substanz seinen Ausgang nimmt (S. 678). Jedenfalls ist bei den Zentren der Schrumpfung („Schrumpfungszentren") auch immer an die im Holzer-Bild so eindrucksvoll nachweisbaren Veränderungen im zugehörigen Markbereich zu denken. Grünthal nennt folgende Schrumpfungsherde: im orbitalen Stirnhirn, im Schläfenlappenpol, in der vorderen Insel und in der Ammonshorngegend sowie ferner in subcorticalen Kernen, wie im Nucleus caudatus und im medialen Thalamus. Der Gesichtspunkt Grünthals hat sich uns als sehr fruchtbar erwiesen. Wir meinen, daß sich aus seiner Verfolgung auch gewisse Anhaltspunkte für die Ausbreitungsrichtung des Prozesses ergeben können.

Wir haben 3 Möglichkeiten benützt, um Schrumpfungszentren festzustellen: 1. haben wir bei ausgedehnter Atrophie bestimmter Lappen innerhalb derselben

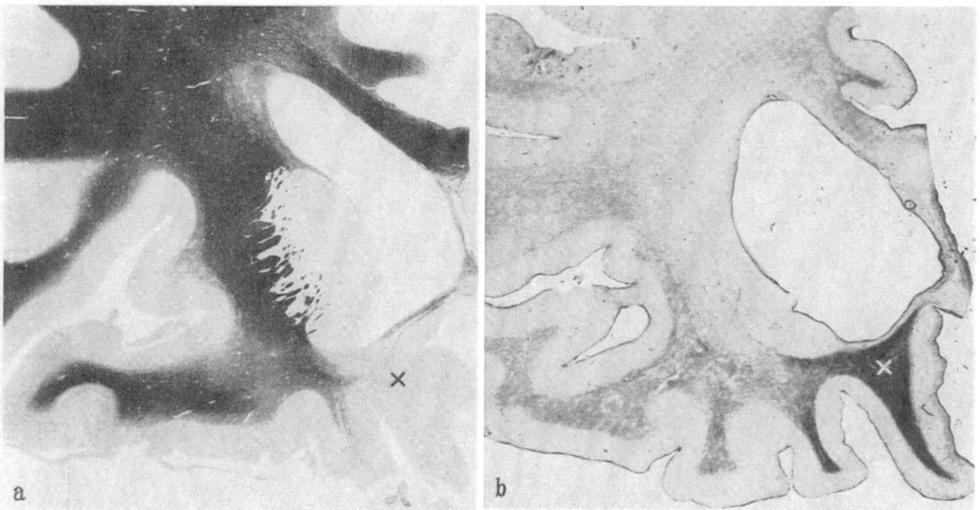

Abb. 13a u. b. Orbitale Schrumpfungsherde (×) bei Temporalatrophie. — a Bei Fall Rein., 26.33 (Hallervorden, v. Bagh), Nr. 16; Markscheidenfärbung. — b Bei Fall Wo., 319/39 (v. Bagh, Lüers), Nr. 21; Gliafaserfärbung nach Holzer.

nach Orten gesucht, welche nach dem Grad des Parenchymausfalles und der Art der Gliafaserwucherung (im zugehörigen Mark) als die ältesten erscheinen; 2. wurde die Erfahrung benützt, daß bei vorwiegend schwerer Atrophie nur eines Lappens in anderen Lappen circumscripte Veränderungen an ganz bestimmten Stellen auftreten, die den Prozeß im Anfangsstadium zeigen; so haben wir bei Schläfenlappenfällen den Stirnlappen und umgekehrt bei Stirnlappenfällen den Schläfenlappen mikroskopisch untersucht; 3. haben wir beim Vorliegen starker Seitendifferenzen die ausgedehnten Veränderungen der einen Seite mit den mehr circumscripten Veränderungen der anderen Seite verglichen. Die 3 Wege führten zu übereinstimmenden Resultaten:

1. Unsere Abb. 13a zeigt das am besten bekannte *„Orbitale Schrumpfungszentrum"* bei einem Schläfenlappenfall im Markscheidenbild. *Vom Stirnhirn ist hier lediglich der Marksektor des hinteren Abschnittes des Gyrus rectus entmarkt und nur die unmittelbar darüberliegende Rinde zeigt entsprechende Nervenzellausfälle* (sonst gibt es bei diesem Fall außer der Schläfenlappenatrophie noch einen ganz umschriebenen Schrumpfungsherd im unteren Parietalläppchen). Beim Schläfenlappenfall Nr. 17 der Tabelle fand v. Bagh an der nämlichen Stelle ein Orbitales Schrumpfungszentrum, das sogar noch umschriebener war. Die Abb. 13b zeigt einen solchen Herd von etwas größerer Ausdehnung im Glia-

faserbild bei dem Schläfenlappenfall Nr. 21 der Tabelle. Hier ist nicht nur der intensiv violett gefärbte Bezirk größer, sondern hier findet man auch in entfernteren Teilen des Stirnhirnmarks eine Gliafaservermehrung leichteren Grades. Man vergleiche hiermit die Ausdehnung der Gliafaservermehrung bei Stirnlappenfällen vom frontalen Basaltypus (SPATZ 1937, Abb. 4). Trotz der großen Ausdehnung der Schrumpfung ist auch hier noch das Mark des mediocaudalen Orbitalbereiches an der besonders intensiven Färbung im Gliafaserbild als Focus erkennbar. Wenn man eine größere Anzahl von Fällen mit verschieden

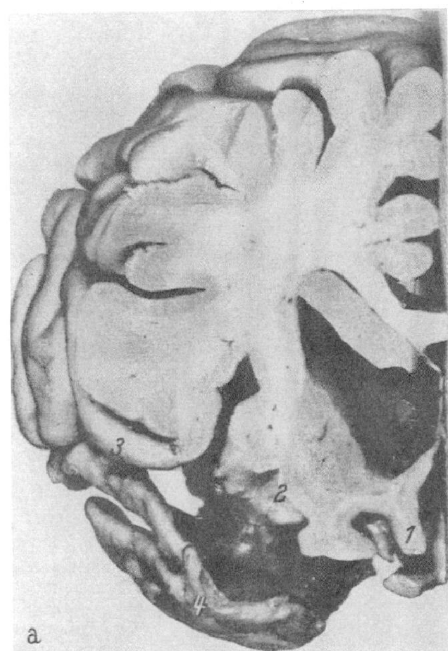

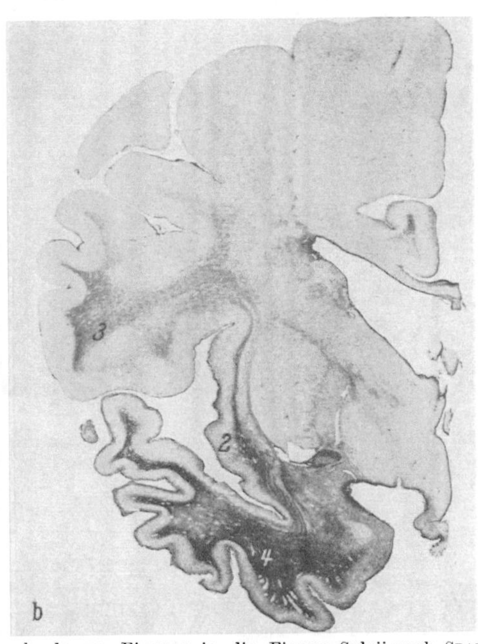

Abb. 14a u. b. Gruppierung mehrerer Schrumpfungsherde am Eingang in die Fissura Sylvii nach SPATZ. *1* Focus orbitalis; *2* Focus insularis; *3* Focus opercularis; *4* Focus temporo-polaris. — a Puj., 126/37 (v. BAGH), Nr. 29. Vorwiegend Schläfenlappenatrophie. — b Ku., 38/96 (Mü) (SPATZ, v. BAGH), Nr. 126. Vorwiegend Schläfenlappenatrophie (Gliafaserbild).

weiter Ausdehnung der Veränderungen überblickt, so wird man zu der Vorstellung gelangen, daß sich der Prozeß beim frontalen Basaltypus vom Ausgangspunkt im hinteren Gyrus rectus (Abb. 14a bei *1*) in Richtung zum Frontalpol (und gleichzeitig gegen die Medianseite zu) ausdehnt, um dann an der Konvexität schrittweise in Richtung gegen die Rolandische Furche fortzuschreiten (Abb. 15a und b).

2. Ein „*Insuläres Schrumpfungszentrum*" ist in vorderen Teilen der Insel (GRÜNTHAL) anzunehmen (Abb. 14 bei *2*).

3. Ein weiteres, bisher nicht beachtetes Schrumpfungszentrum, das sowohl beim frontalen Basaltypus als beim frontalen Konvexitätstypus häufig vorkommt, fanden wir in der Pars opercularis der 3. Frontalwindung. Man sieht es ganz isoliert auf der Abb. 14b bei *3* in einem unserer Fälle von Schläfenlappenatrophie. Wir nennen diesen Focus: „*Operculares Schrumpfungszentrum*". S. 632 wurde hervorgehoben, daß bei Frontalatrophie dieses Gebiet durch den besonders schweren Grad seiner Schrumpfung ausgezeichnet ist. Dieser Focus betrifft, wie erwähnt, bei linksseitigem Sitz die BROCAsche Region und schließt die Area 44 BRODMANNs ein. Aus der Zusammenstellung VAN DER HEIDEs z. B.

geht hervor, daß bei seinen 4 architektonisch untersuchten Fällen die Area 44 immer (und zwar links hochgradig) betroffen war; ähnlich ist der Befund bei den 3 Fällen von SANDERS, SCHENK und VAN VEEN. Dagegen ist die davorgelegene

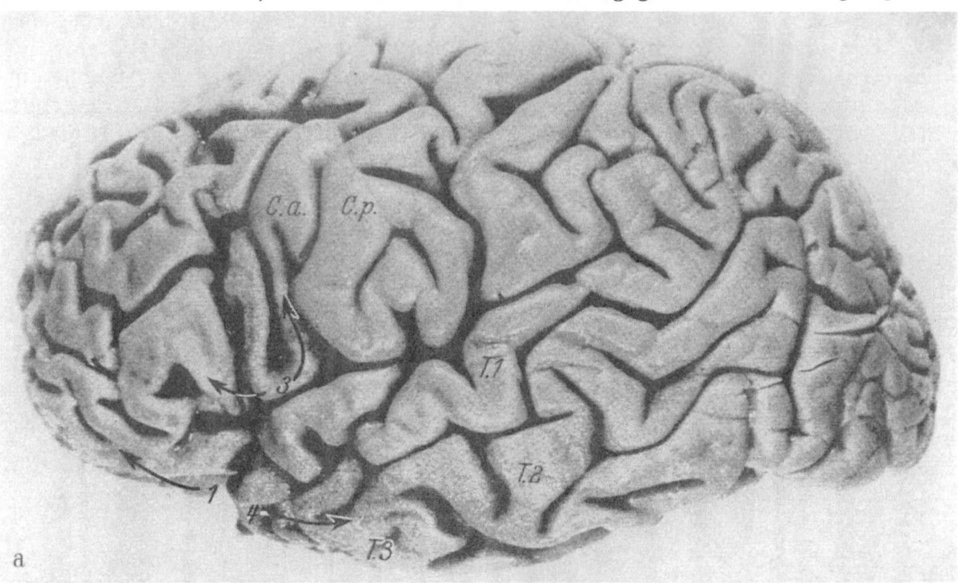

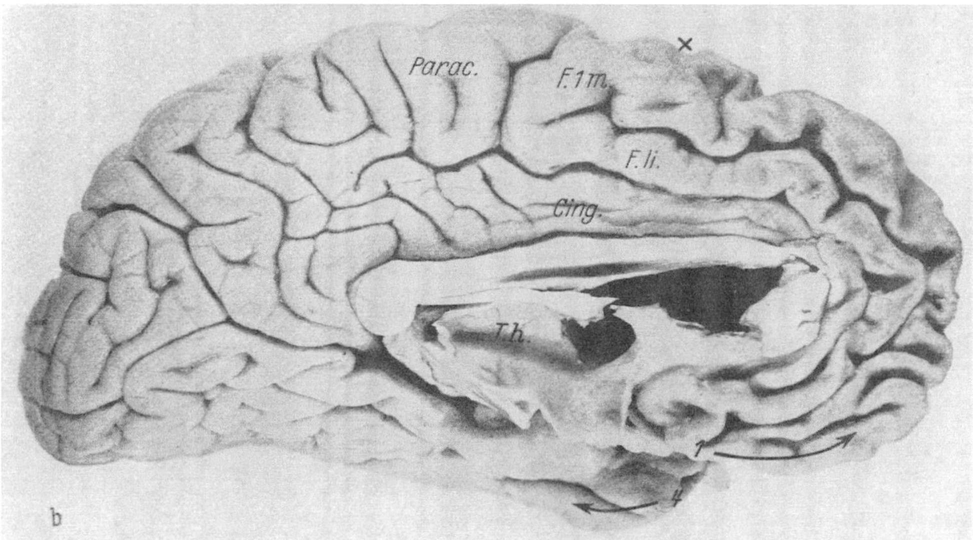

Abb. 15 a u. b. *1* Focus orbitalis; *3* Focus opercularis; *4* Focus temporo-polaris. Die angenommene Ausbreitungsrichtung von den Schrumpfungszentren aus ist durch Pfeile angegeben. Abkürzungen s. Abb. 6 und 7c. *Th.* Schrumpfung des Thalamus; × Schrumpfungsherd der 1. Frontalwindung. Min., 89/38 (BERINGER, V. BAGH), Nr. 1. Fronto-temporaler Typus. „Frühfall", Beginn der Erkrankung mit 39, Tod mit 43 Jahren.

Pars triangularis der 3. Frontalwindung, in deren Bereich sich die Area 45 befindet, in vielen Fällen etwas weniger stark betroffen. So kam SPATZ zu der Vorstellung, daß der Prozeß von diesem Schrumpfungsherd auch wieder polwärts (und gleichzeitig wohl in Richtung zur Konvexität) fortschreitet (Abb. 15a). — In vielen Fällen setzt sich der Prozeß offenbar von der Pars opercularis der

3. Frontalwindung auf den unmittelbar benachbarten Opercularanteil des Gyrus praecentralis fort (Abb. 9 ×). SPATZ (1952) vermutet, wie gesagt, auf Grund mehrerer Beobachtungen, daß sich der Prozeß dann von hier aus schrittweise entlang des Gyrus praecentralis in Richtung gegen den Lobulus paracentralis ausdehnen kann (Abb. 9 und 15a, Pfeile). Auf diese Weise kann man sich das Zustandekommen der „Frontalen Totalatrophie“ vorstellen.

4. Innerhalb des Schläfenlappens sehen wir mit GRÜNTHAL das „*Temporopolare Schrumpfungszentrum*“ (Abb. 14 bei *4*). Bei seinen Stirnhirnfällen 20 und 26 konnte v. BAGH lediglich eine ganz geringe Atrophie im Temporalpol nachweisen, während sich im übrigen Schläfenlappen überhaupt keine nennenswerten Veränderungen vorfanden. Bei den Stirnhirnfällen 3, 7 und 8 war das temporo-polare Schrumpfungszentrum weiter ausgedehnt, und zwar in Richtung zur 2.—4. Temporalwindung, während die 1. Temporalwindung, selbst im Polbereich, kaum verändert war. Bei noch weiterer Ausbreitung nach hinten — es gibt hier alle Übergänge — entsteht der obengenannte „temporale Sektortypus“. Bei den Fällen mit weit ausgedehnter Temporalatrophie findet sich fast stets (es gibt Ausnahmen) im Temporalpol ein Schwerpunkt.

SPATZ hat 1952 darauf hingewiesen, daß die 4 genannten Schrumpfungszentren, das orbitale, das operculare, das temporo-polare und das insuläre, topographisch benachbart sind. Sie gruppieren sich nämlich alle um den Eingang in die Fossa Sylvii, wie unsere Abb. 14 zeigt. Auf der Abb. 15a ist durch Pfeile angedeutet, wie man sich die Ausbreitung des atrophisierenden Prozesses von diesen Schrumpfungszentren aus vorstellen kann.

Es gibt aber auch Schrumpfungszentren, die mit der eben genannten, entwicklungsgeschichtlich sehr interessanten Örtlichkeit nichts zu tun haben. Hierher gehört das bereits von GILJAROWSKY (1932) angenommene *Schrumpfungszentrum im Lobulus parietalis inferior.* Erst bei weiterer Ausdehnung kann es zu der S. 640 erwähnten Vereinigung mit dem temporalen Atrophiebezirk kommen. Selten findet man einen Herd im Praecuneus. Eine selbständige Stellung nimmt auch der ziemlich seltene Schrumpfungsherd in der *1. Frontalwindung* ein (Abb. 8), der vielleicht beim Zustandekommen des frontalen Konvexitätstypus eine Rolle spielt (?). Ferner gibt es Anhaltspunkte dafür, daß der Prozeß auch ein Ursprungszentrum im *Frontalpol* (GRÜNTHAL) haben kann, um sich von hier aus sowohl auf die Konvexität als auf die Basis auszudehnen. Endlich spielt der schon erwähnte Schrumpfungsherd im *Ammonshorn* eine Rolle (GRÜNTHAL, v. BAGH).

Offenbar können bei ein und demselben Fall auch innerhalb eines Lappens mehrere Schrumpfungsherde nebeneinander bestehen; bei der Ausdehnung des Prozesses von ihnen aus können dann komplizierte Verteilungstypen zustande kommen. — Die Erforschung der Schrumpfungszentren steht noch am Anfang. *Die hier mitgeteilten Vorstellungen von der Ausbreitung des Prozesses und des Zustandekommens einzelner Verteilungstypen sind nur als ein Ansatz zu betrachten.*

6. Die „resistenten“ Rindenteile und die „diffusen Veränderungen“.

Den Gegensatz zu den Schrumpfungszentren bilden die „resistenten“ Teile. Hierunter sollen diejenigen Abschnitte der Rinde verstanden werden, welche dem Prozeß am längsten widerstehen, d. h. die nur ausnahmsweise makroskopisch erkennbar schrumpfen und dann verhältnismäßig geringer als die Prädilektionsgebiete. Die hier gemeinte Resistenz ist also relativ; auf das Fehlen einer schweren lokalen Atrophie in diesen Gebieten kommt es an. — PICK hat sich bereits ausführlich mit der Frage der relativen Resistenz gewisser Rindenterritorien beschäftigt. Wenn er dabei an einen Vergleich mit den Projektionszentren im Sinne Flechsigs denkt, so läßt sich dieser Vergleich heute allerdings nicht mehr uneingeschränkt aufrechterhalten (S. 677). Pick vermutet übrigens, daß wohl keine Gegend gegenüber einer umschriebenen Atrophie grundsätzlich gefeit sei. Die Abb. 16 stammt von einem Fall mit besonders schwerer Fronto-temporo-parietaler Atrophie. Man sieht dabei die „resistenten" Gebiete, die unseres Erachtens folgende sind:

1. *Der Occipitallappen* mit der Sehrinde (Area striata). Ein der Pickschen Krankheit nachweislich zugehöriger Fall mit schwerer Atrophie des Occipitallappens ist bis heute noch nicht mitgeteilt worden. Auch im übrigen ist das optische System auffällig resistent (ein Fall von W. I. Bruetsch mit Opticusatrophie kann unseres Erachtens nicht zur Pickschen Krankheit gerechnet werden).

Ein Fall Picks aus seiner Arbeit „Zur Symptomatologie des atrophischen Hinterhauptlappens" — dieser Fall war eine Zeitlang für die Prager und die Wiener psychiatrische Schule der Anlaß, bei Seelenblindheit an Picksche Krankheit zu denken — kann bei dem Mangel eines mikroskopischen Befundes heute nicht mehr als beweisend für das Vorkommen einer lokalen Occipitallappenatrophie bei Pickscher Krankheit gelten. Der Fall von Horn und Stengel wird wegen des massenhaften Auftretens von Plaques und Fibrillenveränderungen heute wohl allgemein zur Alzheimerschen Krankheit gerechnet. Bei dem oft zitierten 2. Fall Rosenbergs lag eine „Einschmelzung und Auflösung des Gewebes mit Hohlraumbildung", also offenbar ein Erweichungsherd, vor; auch der Beginn der cerebralen Sehstörung war ein rascher. Ferner geht aus den Abbildungen hervor, daß es sich hier um keinen Fall von Pickscher Krankheit gehandelt haben kann. Bemerkenswert ist aber der 1. Fall von Guillain und Bertrand, der leider nur kurz beschrieben ist.

2. Die *Gyri transversi* mit der Hörrinde (im engeren Sinn). Die Ausnahme bei dem Fall Schall. des von v. Braunmühl und Leonhard[1] beschriebenen Schwesternpares wurde bereits erwähnt.

3. Die den Querwindungen benachbarten *hinteren und oberen Anteile der 1. Temporalwindung* mit der Wernickeschen Stelle. *Hier sind allerdings* öfters Ausnahmen festgestellt worden. Schon der 1. Fall von Pick und der von Mingazzini scheinen zu den Ausnahmen zu gehören.

4. Der *Gyrus postcentralis* mitsamt dem zugehörigen Anteil des *Lobulus paracentralis*, also die Tastrinde (Abb. 16). Spatz (1953) betont, daß die hintere Zentralwindung auch bei den höchsten Graden fronto-temporo-parietaler Atrophie (eventuell mit Ausnahme eines kleinen opercularen Anteils) intakt bleibt. Im Endzustand kann der wohlerhaltene Gyrus postcentralis, von geschrumpften Windungen umgeben, fast isoliert hervorragen[2]. Immerhin scheint bei dem Fall Julia von Moyano (1951) auch der Gyrus postcentralis erheblich mitbetroffen zu sein[3].

Bei der Atrophia birrolandica von Chr. Jakob und Montanaro ist uns die Zugehörigkeit zur Pickschen Krankheit zweifelhaft, wenn der Fall auch zu der großen Gruppe der Systematrophien gehören mag.

Früher hielt man auch den Gyrus praecentralis für resistent und kam dann zur Schlußfolgerung, daß alle Projektionsgebiete (im Gegensatz zu den „Assoziationszentren") resistent seien. Diese Vorstellung ist heute nicht mehr aufrechtzuerhalten, nachdem wir wissen, daß die vordere Zentralwindung (im Unter-

---

[1] Auch E. Becker vermerkt deutliche Erkrankung der Heschlschen Querwindung.

[2] Einen ähnlichen Endzustand bildet v. Braunmühl (1930, Abb. 1) ab. Allerdings sieht er in der gut erhaltenen Zentralwindung die vordere, während wir davon überzeugt sind, daß es sich auch in diesem Fall um die hintere Zentralwindung handelt; die vordere ist, besonders in ihren unteren Abschnitten, schwer atrophisch (die Neigung der vorderen Zentralwindung, öfters an der Erkrankung teilzunehmen, war damals noch fast unbekannt). Erkrankt ist ferner auch im Falle v. Braunmühls wieder das hinter der gut erhaltenen hinteren Zentralwindung gelegene Parietalgebiet.

[3] Weitere Literaturangaben s. bei van Mansvelt (l. c. S. 87).

schied zur hinteren) oft partiell und manchmal sogar total schwer atrophisch wird (Näheres S. 636). — Auch die olfaktorische Region gehört nicht zu den resistenten Gebieten.

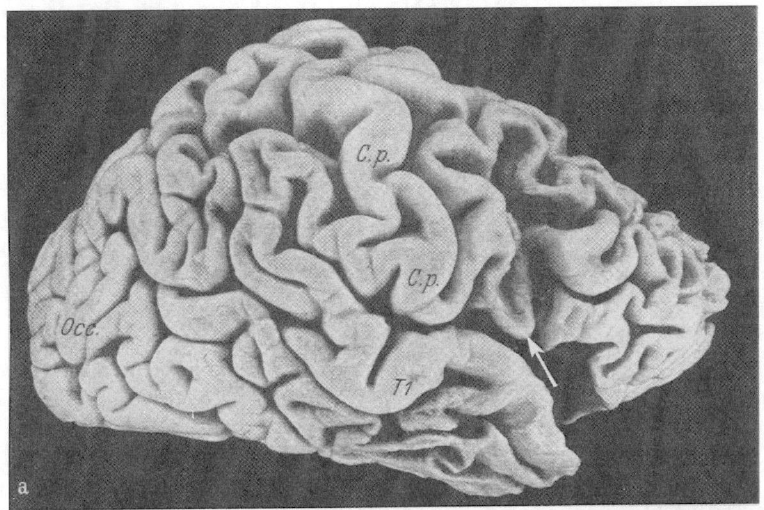

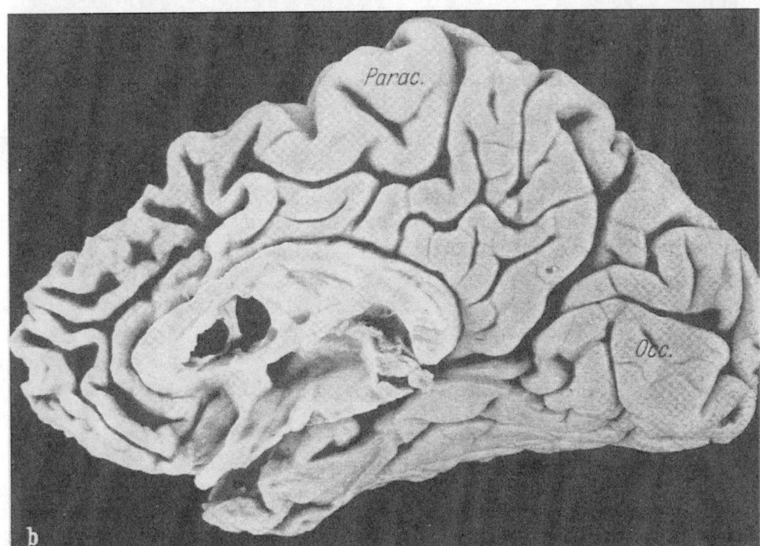

Abb. 16 a u. b. Dodd., 94/40, 75 Jahre alt. Vorgeschrittener Zustand bei fronto-temporo-parietaler Atrophie. Resistente Gebiete: Occipitallappen (*Occ.*), 1. Temporalwindung (*T. 1*), Gyrus postcentralis (*C. p.* zwischen dem atrophischen Gyrus praecentralis und dem atrophischen Lobulus parietalis inferior) sowie Lobulus paracentralis (*Parac.*, besonders in seinen hinteren, sensiblen Anteilen). Der Pfeil deutet auf die besonders schwer geschrumpfte Pars opercularis der 3. Frontalwindung. Das Stirnhirn zeigt die sog. Schnabelform.

Auf den ersten Blick könnte es so aussehen, als wäre die Resistenz der genannten 4 Gebiete dadurch zu erklären, daß sie von den Schrumpfungszentren am weitesten entfernt liegen, was für den Occipitallappen tatsächlich zutrifft. Doch diese Deutung befriedigt nicht, denn sie erklärt nicht, weshalb sich der Prozeß von der Insel nicht auf die Querwindungen und vom Lobulus parietalis inferior nicht auf den benachbarten Gyrus postcentralis ausdehnt. — Es bleibt nur übrig festzustellen, was den 4 genannten Gebieten gemeinsam ist; dies ist, daß sie alle Endstätten sensibler Bahnen enthalten. Man erinnert sich an den Ausspruch REICHS (S. 627), daß diejenigen Gebiete erhalten seien, „die der sinnlichen Wahrnehmung dienen". Neuerdings haben MALAMUD und WAGGONER auf die Resistenz der „sensory centers" hingewiesen. Doch auf der anderen Seite gibt es auch sensible Gebiete, wie die Riechzentren, welche nicht resistent sind.

Diffuse Rindenveränderungen. PICKS eigene Fälle haben alle neben den umschriebenen Atrophien eine leichtere allgemeine Hirnverkleinerung gezeigt, welche auch die „resistenten" Gebiete nicht verschont. Heute wissen wir, daß die generelle Rindenverkleinerung in höherem Alter öfters sehr ausgesprochen ist[1]; doch bei jüngeren Patienten kann sie unter Umständen vermißt werden. So fehlen bei dem jüngsten Fall unseres Materials (Nr. 1 der Tabelle) — eines Patienten, der mit 39 Jahren erkrankt und mit 43 verstorben ist — makroskopisch alle Zeichen einer allgemeinen Hirnatrophie (Abb. 15). Mikroskopisch waren allerdings in den nichtgeschrumpften Gebieten leichte diffuse Veränderungen nachweisbar.

K. v. BAGH vermißte bei Fällen mit allgemeiner Verschmälerung der Windungen mikroskopisch in den nicht akzentuiert betroffenen Windungen gröbere Nervenzellausfälle oder -lichtungen in bestimmten Schichten. Meist wurde aber eine leichte Gliafaservermehrung im Mark festgestellt. Wir unterschätzen die Bedeutung dieser diffusen Veränderungen, die schon BONFIGLIO betont hat, und die bemerkenswerterweise bei den Systematrophien ganz allgemein eine Rolle spielen, keineswegs. Es ist aber unseres Erachtens nicht glücklich, wenn G. B. HASSIN so weit geht, den Prozeß bei der PICKschen Krankheit einen diffusen zu nennen. Es ist zu befürchten, daß durch diesen Ausspruch gerade das Wesentliche verwischt werden könnte, das ist die lokale Auswahl des Prozesses, durch welche sich die Atrophie bei der PICKschen Krankheit schon makroskopisch von der mehr oder weniger gleichmäßigen Gehirnatrophie bei der senilen oder der präsenilen Demenz unterscheidet. Während wir meinen, daß der Prozeß in bestimmten Schrumpfungszentren beginnt, sich von hier auf prädilektive Gebiete ausdehnt und schließlich auch in den sog. resistenten Regionen, wenigstens mikroskopisch nachweisare Spuren hinterläßt, gelangt VAN MANSVELT, wenn wir ihn recht verstehen, gewissermaßen zur umgekehrten Ansicht; er sieht in den lokalen schweren Veränderungen eine Reaktion auf die diffusen. „Das PICKsche Syndrom ist nicht ‚das lokale Altern', wie SPATZ es formuliert, sondern es ist eine *lokale* Reaktionsart auf das *diffuse* Altern."

C. Veränderungen subcorticaler Grisea.

Unter dem Eindruck der schon am unzerlegten Gehirn deutlich hervortretenden lokalen Schrumpfung der Großhirnrinde hat man zunächst an Veränderungen in den Stammganglien wenig gedacht. Erst 1930 hat A. v. BRAUNMÜHL auf Grund 12 eigener Fälle in einer besonderen Arbeit über mehr oder weniger schwere Stammganglienveränderungen bei der PICKschen Krankheit berichtet, nachdem vorher MINGAZZINI, SPATZ (1927), SCHNEIDER, GRÜNTHAL schon Hinweise gebracht hatten. Von 1930 an häuften sich die Beobachtungen über eine Beteiligung subcorticaler Grisea, besonders des Nucleus caudatus. Doch alle Veränderungen in den Stammganglien sind inkonstant; wir sehen in ihnen „*Nebenlokalisationen*" gegenüber dem konstanten Befallensein der Rinde und der zugehörigen Markanteile.

---

[1] Einen Fall von einwandfreier PICKscher Krankheit (aus HALLERVORDENS Sammlung) mit besonders schwerer diffuser Atrophie bildet GRÜNTHAL ab (1936, Abb. 11 und 13).

1. Veränderungen im Striopallidum und in der Substantia nigra.

So groß die Bedeutung des Vorkommens von Veränderungen in diesen Stammganglien ist, so darf doch auch hier nicht aus dem Auge verloren werden, daß nur in einer Minderzahl von Fällen *schwere* mit Schrumpfung verbundene Veränderungen, z. B. im Nucleus caudatus, zu den Rindenveränderungen komplizierend hinzutreten. v. Bagh fand solche (trotz besonders hierauf gelenkter Aufmerksamkeit) unter 30 Fällen immerhin nur 6mal, Lindgren unter 14 Fällen sogar nur 1mal, Bonfiglio (1937) unter 7 Fällen auch nur 1mal (Fall VII).

Meist scheint es so zu sein, wie es in unserem Fall Elg. (Tabelle Nr. 7) war, daß nämlich die schweren Veränderungen im Striatum und die hierauf zu beziehenden extrapyramidal-motorischen Symptome auf die Rindenveränderungen und auf die ihnen zuzuordnenden Symptome nachfolgen. Doch wird man v. Braunmühl zustimmen, wenn er vermutet, daß gelegentlich auch einmal das Striopallidum der Rinde in der Erkrankung voraneilt. Ein von Bonfiglio (1937) veröffentlichter Fall und der von Grasse könnten vielleicht in diesem Sinne gedeutet werden. Diese Annahme wird gestützt durch eine neuere Beobachtung von de Boor, Spiegelhoff und Stammler: Bei der 63jährigen Patientin, die an einer hypophysär-diencephalen Fettsucht litt (ähnlich wie der Fall von Mancini), hatte der Prozeß offenbar in den Stammganglien begonnen (zunächst mit Erscheinungen eines „iterativen Sprachsyndroms“), um erst später auf die Rinde überzugreifen.

Bemerkenswert ist ferner, daß v. Braunmühl bei Fällen mit partiellem Ausfall im Striatum feststellte, daß öfters die großen Nervenzellen besser erhalten waren als die kleinen. *Wir betonen, daß der Prozeß innerhalb des Striopallidum, ähnlich wie in der Rinde, eine bestimmte Auswahl verrät.*

Von Autoren, die Veränderungen im Striopallidum beschreiben, seien genannt: van Bogaert (1934), E. Becker, J. Grasse, Caron, Divry-Titeca-Vermeylen, Bonfiglio, J. Jansen, Sanders-Schenk-van Veen, Miskolczy-Csermely, Malamud-Waggoner, Polstorff, v. Bagh, Edwards-Swan, Akelaitis, Buchanan-Overholt-Neubürger, M. Neumann, Simma.

a) Caudatum. Bei den Fällen mit schweren Veränderungen hat sich uns fast immer der Nucleus caudatus als weitaus am schwersten betroffen erwiesen. Schon bei makroskopischer Betrachtung (Abb. 17a) fällt öfters auf, daß der Schwanzkern nicht mehr als Hügel in den Ventrikel vorspringt, sondern zu einer flachen, leicht bräunlich verfärbten Platte reduziert ist. Bei der mikroskopischen Untersuchung fanden sich im Fall Nr. 7 im Nissl-Bild noch vereinzelte, oft stark zusammengerückte, geschrumpfte Nervenzellen. Die Bündel von markhaltigen Nervenfasern waren nach Art des „Status fibrosus“ zusammengerückt, bei höheren Graden fehlten sie (Abb. 17b). Die Gliazellen stehen dicht, aber eine erhebliche Gliafaservermehrung konnte nur in einem der in Betracht kommenden 6 Fälle v. Baghs nachgewiesen werden; die Gliafaserwucherung geht hier also keineswegs dem Grad des Parenchymausfalles parallel. Vermehrung des eisenhaltigen Pigmentes kommt vor. Meistens erstrecken sich die Veränderungen ziemlich gleichmäßig auf den ganzen Schwanzkern. *Eine Abhängigkeit der Caudatumveränderung von der Rindenatrophie besteht sicher nicht.* In dem einen Fall tritt diese Nebenlokalisation auf, in dem anderen mit nicht geringerer und vielleicht sogar ausgebreiteter corticaler Atrophie fehlt sie.

Häufiger sind allerdings leichte Parenchymausfälle, die man vielleicht den diffusen Ausfällen in der Rinde an die Seite setzen könnte.

Ein überraschender Befund ist zuerst durch Dewulf beschrieben worden: Hier ist der Nucleus caudatus in ganzer Ausdehnung in eine äußerst schmale gliöse Lamelle umgewandelt; die parenchymatösen Elemente sind hier so gut wie vollständig verschwunden. DEWULF sagt treffend: «Le noyau caudé n'est' pas en voie d'atrophie, il n'existe plus.» AKELAITIS schreibt, der Kern war "almost completly destroyed bilaterally, the structures being replaced by a deep brown area of pigmentation". Bei diesem „*Totalen Schaden des Caudatum*", wie wir sagen wollen, handelt es sich um einen Zustand, der tatsächlich nicht mehr in das gewohnte Bild der Atrophie (S. 667) paßt und dessen Entstehung offenbar durch einen accelerierten, degenerativen Vorgang zu erklären ist (S. 670). Die Fälle, bei welchen dieses Bild vorkommt, sind auch sonst meist durch *atypische*

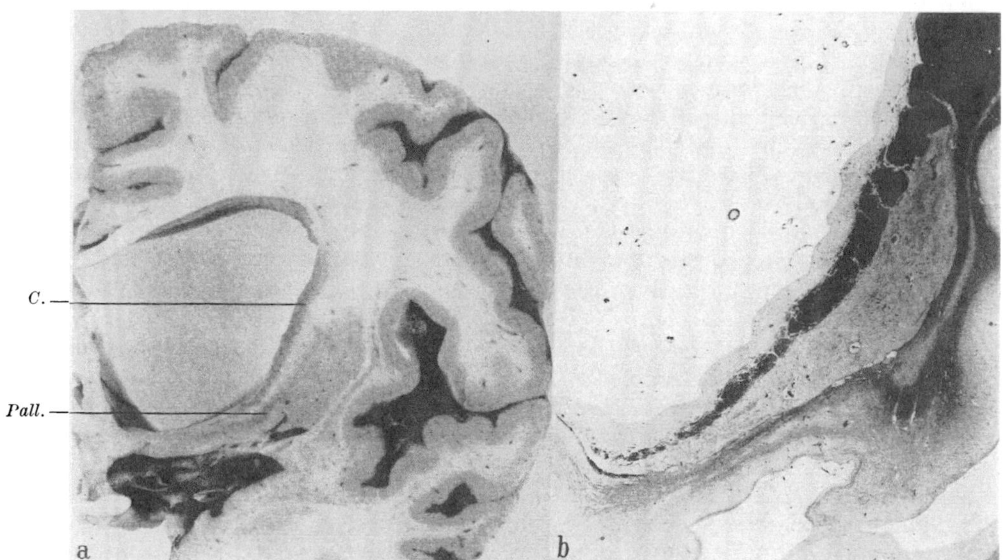

Abb. 17a u. b. Schwere Schrumpfung des vorderen Striopallidum. *C.* Caudatum; *Pall.* Pallidum. a Makroskopisch. b Markscheidenbild. Auch der vordere Anteil des Putamen ist schwer geschrumpft (Status fibrosus). Min. (BERINGER, v. BAGH), Nr. 1. Fall der Abb. 15.

Merkmale gekennzeichnet. Wenn man die Tabelle v. BAGHs (S. 618) betrachtet, so fällt auf, daß seine Fälle mit ganz schweren Veränderungen im Nucleus caudatus (und auch in anderen subcorticalen Grisea) durchschnittlich bei den ersten Fällen auftreten, das ist bei denjenigen mit dem frühesten Beginn und mit besonders ausgedehntem mobilen Lipoidabbau (S. 670). Bei Nr. 1 und 2 der Tabelle liegt totaler Schaden des Caudatum vor. Dasselbe gilt offenbar bezüglich des Brüderpaares von GRÜNTHAL, dem Fall von LÖWENBERG, BOYD und SALON[1] sowie bei dem 1. Fall von WINKELMAN und BOOK. Dies waren auch Frühfälle und bei den meisten bestand ausgedehnter mobiler Lipoidabbau. Allerdings kommt schwere Schädigung des Caudatum auch bei älteren Patienten vor (Fall BECKER und 2. Fall von WINKELMAN und BOOK). Bei dem Patienten von AKELAITIS hatte das Leiden etwa mit 46 Jahren begonnen und mit 51 Jahren tödlich geendigt.

b) Das Putamen ist bei solchen Fällen in seinen vordersten Abschnitten ebenfalls schwer betroffen (Abb. 17b), aber doch etwas geringer als das Caudatum.

[1] Der von MALAMUD und WAGGONER erhobene Befund beim ebenfalls früh erkrankten Bruder des Falles von LÖWENBERG, BOYD und SALON zeigte gleichfalls Veränderungen im Caudatum, aber weniger hochgradige. Die Ausbreitung der Rindenveränderungen war bei beiden Brüdern sehr ähnlich (Abb. 32, S. 686).

Außerdem fand v. Bagh, daß das Putamen bei den schweren Fällen eine Prädilektionsstelle in einer schmalen Zone in der Nachbarschaft der inneren Kapsel („Kapselnahe Zone“) aufweist, und zwar auch in den vorderen Abschnitten. Nach hinten zu nehmen die Veränderungen rasch an Intensität ab.

c) Pallidum. Hier ist eine Entmarkung von Art des état dysmyélinique mit Verminderung der Nervenzellen und Pigmentvermehrung von G. Guillain, I. Bertrand und P. Mollaret (1934) beschrieben worden, und zwar im inneren Glied des Pallidum; das Striatum war im betreffenden Fall intakt. v. Bagh

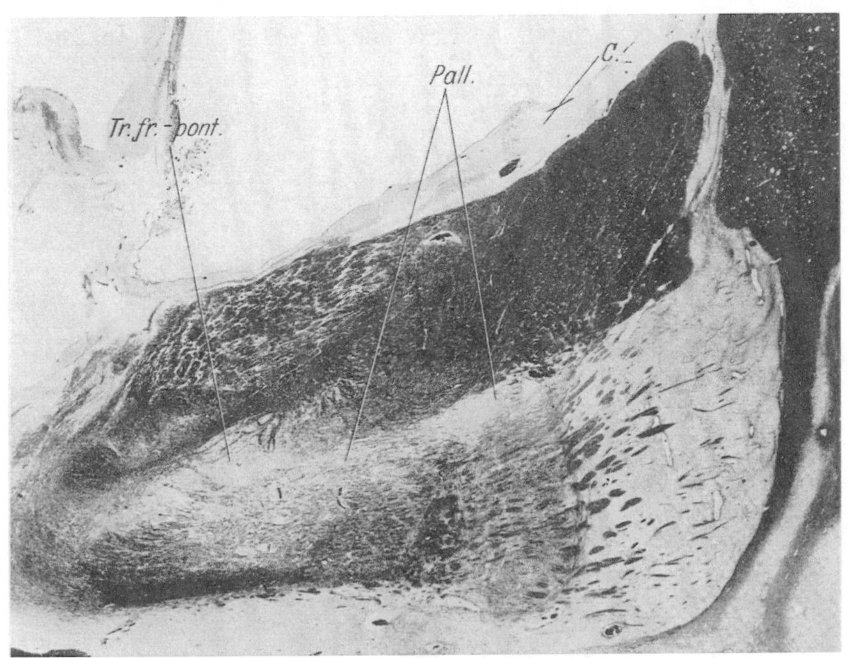

Abb. 18. *C.* Schrumpfung des Caudatum; *Pall.* Entmarkung der kapselnahen Zone des Pallidum; *Tr.fr.-pont.* Entmarkung des Tractus fronto-pontinus. Erz. (Spatz, v. Bagh), Nr. 5. Fronto-temporale Atrophie; Fall der Abb. 9c.

wies auch hier einen charakteristischen Prädilektionsort nach: Die schwersten Veränderungen betreffen nämlich vordere Anteile (Abb. 17), während sie sich weiter hinten wieder auf eine „Kapselnahe Zone“ beschränken. Die kapselnahe Zone im Pallidum ist auch auf der Abb. 21 von Grünthal (1930a) erkennbar. Man kann daran denken, in dieser „Kapselnahen Zone“ einen eigenen Schrumpfungsherd anzunehmen. Bei Markscheidenfärbung sieht man an dieser Stelle eine deutliche Lichtung (Abb. 18). C. und O. Vogt (1936) sehen in der Entmarkung der kapselnahen Zone des Pallidum eine Degeneration des Tractus strio-nigralis. Bei der Gliafaserfärbung tritt sowohl hier als in der Lamina medullaris interna und externa und in der Ansa lenticularis eine deutliche Gliafaservermehrung in Erscheinung (Abb. 29, S. 676). Bei der Mehrzahl der v. Baghschen Fälle mit diesen auffälligen Veränderungen im Pallidum bestand gleichzeitig auch eine schwere Schrumpfung im Caudatum, doch bei dem Fall 28 der Tabelle war das Caudatum nur mäßig verändert. — Die Angaben v. Baghs über Veränderungen des Striopallidum sind kürzlich durch Simma im wesentlichen bestätigt worden. Bezüglich der Unterschiede gegenüber den Veränderungen bei der Huntingtonschen Krankheit s. S. 683. Nucleus amygdalae und Claustrum wurden S. 630 erwähnt.

Die von v. BAGH näher beschriebenen und bei 9 Fällen von PICKscher Krankheit festgestellten Veränderungen der Kapselnahen Zone des Pallidum finden sich auch in Abbildungen von anderen Autoren wieder. v. BRAUNMÜHL spricht bereits von einem „Atrophiezentrum in den vorderen und medialen Teilen des Pallidum". Diese lokale Veränderung ist ferner bei einem Fall von HUNTINGTONscher Krankheit (C. und O. VOGT 1936), bei einem Fall von HALLERVORDEN-SPATZscher Krankheit sowie in einem der JAKOB-CREUTZFELDTschen Krankheit zugerechneten Fall von A. MEYER erwähnt worden.

d) Die Substantia nigra steht in der Häufigkeitsskala der Mitbeteiligung subcorticaler Zentren bei v. BAGH an 3. Stelle; er hat hier 7mal (Nr. 2—7 und 20) schwere Veränderungen gefunden. Schon v. BRAUNMÜHL stellt die Frage, inwieweit die Nigraschäden primärer und inwieweit sie sekundärer Natur sind (d. h.

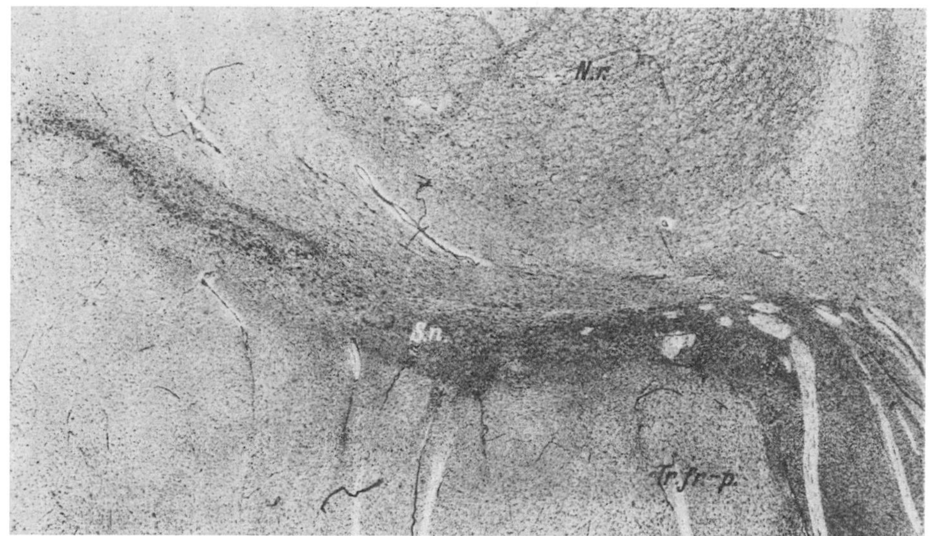

Abb. 19. *S.n.* Substantia nigra (der linken Seite) in ihren medialen Teilen schwer geschädigt; *N.r.* Nucleus ruber intakt; *Tr.fr.-p.* Gliazellvermehrung im Tractus fronto-pontinus. Elg. (KAHN-SPATZ), Nr. 7, Stirnhirnfall der Abb. 4, 5 und 22c und d. Quer, NISSL-Färbung, 14mal vergrößert.

abhängig von der Atrophie des übergeordneten Striopallidum). *Wir konnten keinen gesetzmäßigen Zusammenhang der Nigraatrophie weder mit der Rindenatrophie noch mit der Atrophie des Striopallidum erkennen.* Bei 2 eigenen Fällen war die Substantia nigra hochgradig atrophisch, während sich im Striatum nur leichte Ausfälle vorfanden und das Pallidum (von dem die Substantia nigra erfahrungsgemäß stark abhängt) war praktisch frei von Veränderungen. In der Mehrzahl der Fälle allerdings findet man Striopallidum und Substantia nigra gleichzeitig betroffen (s. Tabelle 1). Bei Erkrankung in jüngerem Alter kommen schwere Nigraschäden öfters vor als später. Die Abb. 19 zeigt schwere Atrophie der Substantia nigra in medialen Abschnitten bei dem Fall von KAHN und SPATZ.

C. und O. VOGT (1942, S. 417ff.) berichten, daß sie bei der PICKschen Krankheit neben Fällen ohne Veränderungen in den Stammganglien bei einem Fall eine schwere Miterkrankung der Substantia nigra, bei einem anderen eine solche des Striatum und in einem 3. Fall eine Miterkrankung der beiden Grisea gesehen haben. Dabei zeigte die Erkrankung der Substantia nigra eine Lokalisation, die von derjenigen bei der Paralysis agitans und bei der olivo-ponto-cerebellaren Atrophie abweicht. Ob die 3 Fälle mit Beteiligung der Stammganglien die gleiche Hauptätiologie haben und die ungleiche Manifestierung unter dem Einfluß von Modifikatoren erfolgt ist, könne nicht entschieden werden. Jedenfalls bestünden bei der PICKschen Krankheit und bei der olivo-ponto-cerebellaren Atrophie „differente Hauptlokalisationen", die sich auf „identische Nebenlokalisationen" ausdehnen.

Innerhalb der Substantia nigra erkrankt sowohl die schwarze Zone (Zona compacta) als die rote Zone (Zona reticulata). Die Depigmentierung der schwarzen Zone fällt manchmal schon makroskopisch auf. Mikroskopisch betrifft nach v. BAGH der Ausfall die medialen (mit Ausnahme der am weitesten medial gelegenen) und vorderen Nervenzellgruppen der schwarzen Zone. Meist sieht man reichlich Pigmentausstreuung und Zeichen des Abtransportes zu den Gefäßen; die Glia ist vermehrt. Im Endstadium ähnelt das Bild dem des Endzustandes der Encephalitis epidemica oder auch dem der Paralysis agitans (S. 683). Die rote Zone ist oft hochgradig geschrumpft und die Gliazellen stehen sehr dicht, während die Nervenzellausfälle hier öfters relativ gering sind.

Bei verschiedenen Autoren findet man Angaben über Veränderungen des *Nucleus ruber*, die hier jedoch durchschnittlich geringgradiger sind als diejenigen in der Substantia nigra.

Angaben über Zellveränderungen des in der Substantia innominata ventral vom Pallidum gelegenen Basalkernes finden sich bei K. v. BUTTLAR-BRENTANO.

2. Thalamus und Hypothalamus.

a) Thalamus.

Beim Thalamus liegen insofern besondere Verhältnisse vor, als hier bei schwerer Stirnhirnatrophie mehr als in einem anderen Hirngebiet *sekundäre* (retrograde und transneuronale) Veränderungen auftreten. Wir sind der Meinung, daß außerdem im Thalamus auch primäre Atrophien vorkommen können, die denjenigen in anderen subcorticalen Gebieten an die Seite zu stellen sind.

ALTMAN (1923) fand bei seinem 1. Fall in einzelnen Kerngebieten des Thalamus, insbesondere im gesamten medialen Thalamuskern, aber auch in dem lateralen hochgradige Atrophien, welche er auf die Erkrankung des Frontalhirns bezog. Auch v. BRAUNMÜHL (1930) betrachtet die Schäden in bestimmten Thalamuskerngebieten als sekundär, nämlich abhängig von der schweren Stirnhirnrindenerkrankung. LIEBERS (1931) fand bei einer kombinierten Rindenatrophie mit Bevorzugung des Stirnhirns den vorderen lateralen Thalamuskern mitbetroffen. Bei dem Fall von VERHAART mit ähnlicher Verteilung der Rindenerkrankung war der vordere mediale Thalamuskern atrophisch. C. VAN DER HEIDE (1934) hat eine charakteristische Abbildung einer schweren Schrumpfung medialer Thalamusabschnitte gebracht. LÖWENBERG fand (1936) an den Nervenzellen des Thalamus ähnliche Veränderungen wie an den Nervenzellen der erkrankten Rindengebiete, jedoch waren die Thalamuszellen nicht an Zahl vermindert. E. BECKER (1936) und J. JANSEN (1938) erwähnen das Vorkommen von Thalamusatrophie bei PICKscher Krankheit ohne Kommentar. Auch FERRARO und JERVIS (1940) weisen nur auf einen gewissen Grad von Atrophie im Thalamus hin. SANDERS, SCHENK und VAN VEEN (1939) fanden bei 2 Angehörigen derselben Familie neben den Rindenveränderungen erhebliche Ausfälle im Thalamus. Bei dem 1. Fall waren die medialen und lateralen Thalamuskerne am schwersten betroffen, bei dem 2. zeigte der Nucleus anterior die meisten Zellausfälle und bei dem 3. fanden sich neben den Schäden im Nucleus anterior auch erhebliche Ausfälle in den lateralen, ventralen und medialen Kernen. LÖWENBERG, BOYD und SALON (1939) beschreiben bei fronto-temporo-parietaler Atrophie gliöse Reaktionen im Nucleus anterior und medialis thalami sowie im Pulvinar. M. NEUMANN (1949) sah bei 3 von 7 Fällen eine mäßige Astrocytenproliferation im Thalamus. C. und O. VOGT (1948) berichten über einen Fall, bei dem „die Erkrankung des Gyrus callosomarginalis zu einem fast vollständigen retrograden Nervenzellausfall im lateralen Teil des Nucleus anterior geführt hat, diejenige präfrontaler Teile zu einem solchen im lateralen Teil des Nucleus medialis“.

K. HARTMANN (1943) ist auf Grund eingehenden Studiums von 2 Fällen den sekundären Veränderungen näher nachgegangen. In Verbindung mit andersartigen Fällen von Rindenläsion führten seine Untersuchungen zu dem Ergebnis, daß die granuläre Stirnhirnrinde, die bei der PICKschen Krankheit besonders oft schwer geschädigt ist, mit dem Nucleus anterior und dem Nucleus internus (dorso-medialis anderer Autoren) verbunden ist: die 2. und 3. Temporalwindung haben keine Verbindungen zum Thalamus, während der Gyrus angularis aus den Nuclei laterales principales, der Gyrus lingualis aus dem 1. Pulvinarkern

Zuflüsse erhält. Es wird die Frage erörtert, ob die Veränderungen im Thalamus für die psychischen Störungen bei der PICKschen Krankheit mitverantwortlich gemacht werden müssen. Der Autor vermutet, daß diese Veränderungen im Thalamus bei genügend fortgeschrittenen Veränderungen regelmäßig zu finden seien. K. v. BAGH, TH. LÜERS (1949) und K. SIMMA (1952) haben sich mit dem Problem der sekundären oder primären Natur der Thalamusläsion bei der PICKschen Krankheit beschäftigt. Während GRÜNTHAL 1930 (bei seinem Brüderpaar mit PICKscher Krankheit) noch einen „primären Schrumpfungsherd" im medialen Thalamus angenommen hatte, legt sein Mitarbeiter K. SIMMA[1] Wert darauf, daß die Ausfälle lediglich sekundär seien. Wir sind auf Grund von Beobachtungen v. BAGHs bezüglich einer gelegentlichen starken Diskrepanz zwischen dem Grad der Frontalatrophie und dem der Veränderungen im Thalamus der Meinung, daß auch primäre Atrophien im Thalamus vorkommen (s. auch H. BECKER).

Auf Grund histologischer Merkmale ist die Entscheidung ob sekundär oder primär oft nicht zu treffen, worauf C. und O. VOGT wiederholt hingewiesen haben (zuletzt 1941). Auf das Vorkommen von argentophilen Kugeln im Thalamus ist anscheinend noch nicht geachtet worden. Ein positiver Befund wäre zwar nicht beweisend für die primäre Natur (weil diese Gebilde auch nicht prozeßspezifisch sind), er könnte aber immerhin einen Hinweis geben.

H. BECKER (1952, Literatur) weist in seiner Monographie über „Retrograde und transneuronale Degeneration der Neurone" darauf hin, daß bei den sekundären Thalamusläsionen bisher mit MONAKOW vorausgesetzt wurde, daß die thalamischen Großhirnanteile direkt-retrograd degenerieren, d. h. daß sie cortico-petal mit der Rinde verbunden sind. Doch besonders auf Grund der neueren Vorstellungen müssen bei den mit der Rinde eng verbundenen thalamischen Kernen auch mit einer cortico-fugalen Erregungsleitung gerechnet werden (HASSLER spricht davon, daß die Verbindung mit den Thalamuskernen und den ihnen zugeordneten Rindenfeldern stets doppelläufig sei). H. BECKER kommt zu dem Schluß, daß zur Erklärung schwerer sekundärer Läsionen des Thalamus die Annahme einer transneuronalen Degeneration heranzuziehen sei. Diese Überlegung gelte auch für die Thalamusläsionen bei der PICKschen Krankheit.

Im Gegensatz zum Verhalten bei der HUNTINGTONschen Krankheit fand SIMMA bei 2 Fällen von PICKscher Krankheit mit erheblicher Striatumatrophie sehr schwere Nervenzellausfälle im Centrum medianum des Thalamus, die er ebenfalls als retrograd (in bezug auf die Striatumatrophie) deutet. — Es darf heute als gesichert betrachtet werden, daß bei den Beziehungen zwischen Stirnhirn und Thalamus anatomisch, genetisch und funktionell zusammengehörige „Neuronenkreise" (HASSLER) in Erscheinung treten. Näheres bezüglich der Bedeutung dieser Neuronenkreise im Rahmen der PICKschen Krankheit siehe bei TH. LÜERS, 1950 (hier S. 707).

b) Hypothalamus und Subthalamus.

Vorbemerkung. SPATZ unterscheidet grundsätzlich zwischen einem „Markarmen Hypothalamus", der durch seine Beziehungen zur Hypophyse ausgezeichnet ist, und einem „Markreichen Hypothalamus", zu dem das Corpus mamillare gehört. Markreich ist ferner der „Subthalamus", der heute mit Recht vom Hypothalamus abgetrennt wird (er enthält Zentren des Extrapyramidal-motorischen Systems).

Im allgemeinen ist der Hypothalamus in seinen beiden Anteilen nicht oder nicht erheblich in Mitleidenschaft gezogen; doch gefeit ist er nicht. v. BAGH hat bei seinen 30 Fällen 2mal (bei Nr. 1 und in etwas geringerem Grade bei Nr. 5 der Tabelle) erheblich atrophische Veränderungen im markarmen Hypothalamus, speziell in den beiden großzelligen Kernen festgestellt.

[1] In seiner Arbeit „Die Ergebnisse der Thalamusforschung im letzten Jahrzehnt" äußert sich SIMMA zurückhaltender: „Wir sind . . . zur Überzeugung gelangt, daß die thalamischen Kerngebiete bei den präsenilen Hirnerkrankungen (PICKsche und ALZHEIMERsche Krankheit) größtenteils nur sekundär beteiligt sind."

Löwenberg, Boyd und Salon schreiben bei ihrem wiederholt zitierten Frühfall: "In the entire hypothalamus the glia was greatly proliferated, forming a dense scar, and the parenchyma of its numerous nuclei was considerably reduced, but there were no inflated elements." Von dem von Malamud und Waggoner untersuchten Bruder dieses Falles heißt es: "An occasional inflated cell in the hypothalamus." — Als Unikum sei erwähnt, daß M. Manzini bei einem Fall von Pickscher Krankheit mit Fettsucht vom diencephalen Typus im Hypophysenstiel eine Epithelcyste vorfand.

Vom Gebiet des markreichen Hypothalamus und des Subthalamus sind einige Male über Veränderungen im *Corpus subthalamicum* von Luys berichtet worden. Vor allem hat van Bogaert bei einem klinisch durch das Auftreten von choreatisch-athetotischen Hyperkinesen bemerkenswerten Fall neben Veränderungen im Pallidum schwere Ausfälle im Corpus subthalamicum festgestellt. Bei dem Fall 4 von Simma war das Corpus Luys links „völlig verschwunden", während rechts die Ausfälle weniger massiv waren; hierauf zu beziehende klinische Erscheinungen waren nicht beobachtet worden. v. Bagh gibt nur einmal mäßige Veränderungen an. Sehr schwere Ausfälle beobachtete Akelaitis.

Eine schwere Atrophie des *Corpus mamillare* mit Veränderungen im Fornix und im Tractus mamillo-thalamicus fand v. Bagh bei Fall 5 der Tabelle. Bezüglich des Fornix s. Abb. 29 Das Corpus mamillare wird gelegentlich auch von anderen Autoren erwähnt. Simma (1952) fand in einem Fall Vermehrung der Gliazellen und Pyknose von Ganglienzellen.

3. Tiefer Hirnstamm, Kleinhirn und Rückenmark.

In diesen Gebieten sind, soweit wir sehen, bisher kaum je so hohe Grade der Schrumpfung gefunden worden, wie sie in den subcorticalen Zentren vorkommen. Jedoch Veränderungen leichteren Grades findet man oft und manchmal in beträchtlicher Ausdehnung.

An erster Stelle sind die Kerne des *Brückenfußes* zu nennen, auf die schon Giljarowsky und Jansen hingewiesen haben. v. Bagh fand hier Veränderungen in nicht weniger als 15 Fällen. Vor allem begegnete er der Nervenzellschwellung (Abb. 25), was wohl auf eine akute Phase hindeutet (S. 665). Diese Veränderung war „häufig über das gesamte Kerngebiet ausgebreitet". Bemerkenswerterweise waren aber nur in einem seiner Fälle deutliche Nervenzellausfälle nachweisbar und nie war es zu einer Schrumpfung der Brücke gekommen von der Art, wie sie für die Ponto-olivo-cerebellare Atrophie charakteristisch ist (man vergleiche z. B. E. Welte). (Winkelman und Book sprechen allerdings in einem Fall von einer leichten Verschmälerung der Brücke.) — Es erscheint uns wenig wahrscheinlich, daß die Nervenzellveränderungen im Brückenfuß eine transneuronale Reaktion infolge des Ausfalles der frontopontinen Bahn darstellen könnten, denn dann wäre es schwer zu verstehen, daß v. Bagh in Fällen mit hochgradiger Atrophie dieser Bahn, aber ohne Veränderungen der temporopontinen Bahn *alle* Brückenfußkerne ziemlich gleichmäßig verändert fand. Die ponto-cerebellaren Bahnen waren nicht nachweisbar verändert.

In der Brückenhaube begegnet man seltener Veränderungen als im Fuß. Nach v. Bagh kommen hier verhältnismäßig oft Nervenzellblähungen sowie auch Ausfälle im Locus caeruleus vor und zwar meist vergesellschaftet mit schweren Veränderungen in der Substantia nigra.

Angaben über eine Beteiligung des *Kleinhirns* sind nicht sehr zahlreich. v. Bagh hat 3mal deutliche Ausfälle im Bereich der Purkinje-Zellen der Kleinhirnrinde gesehen. Scholz, Verhaart, Giljarowsky, Lua, Löwenberg, Boyd und Salon, Hassin und Akelaitis haben über Kleinhirnveränderungen berichtet. Die letzte Mitteilung ist die von Buchanan, Overholt und Neubürger. Bei dem Fall dieser Autoren war es zu einem nahezu totalen Ausfall der PURKINJE-Zellen in weiten Gebieten der Kleinhirnrinde gekommen. Die gleichzeitig vorhandenen atrophischen Veränderungen in der Großhirnrinde zeigen ein für PICKsche Krankheit ungewöhnliches Verteilungsmuster (Temporalpole, Gyri hippocampi, Inselwindungen rechts und Schwanzkerne). Die Autoren geben eine Übersicht über das Schrifttum und über die Beziehungen von Systematrophien des Großhirns und des Kleinhirns untereinander.

Auch in der *Medulla oblongata* sind wiederholt Nervenzellveränderungen und Ausfälle sowie Gliafaserwucherung verzeichnet worden. Besonders oft kehren Angaben über eine Gliose im Gebiet der *unteren Oliven* wieder. Diese ist allerdings bei älteren Leuten nach GELLERSTEDT mit Vorsicht zu beurteilen. Doch v. BAGH konstatierte bei seinem schon mit 39 Jahren erkrankten Patienten mit PICKscher Krankheit (Nr. 1) eine erhebliche Fasergliose in dem die Oliven umgebenden Mark, besonders im Hilus (Abb. 20). Im Grau der Oliven lag bemerkenswerterweise kein Nervenzellausfall vor, sondern hier zeigte wieder fast jede Nervenzelle das Bild der Schwellung! Die Nervenzellschwellung ist unseres Erachtens der sekundäre, der durch die Gliafaservermehrung im Mark angezeigte Axonuntergang der primäre Vorgang (S. 679).

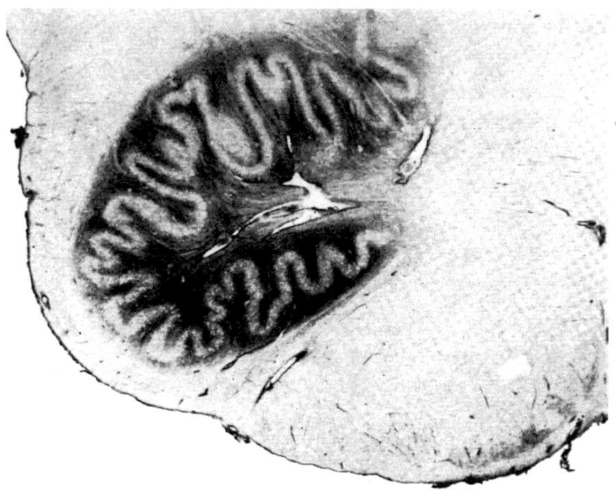

Abb. 20. Fasergliose um die linke untere Olive. Min., Nr. 1 (s. Abb. 15 und 17). 7mal vergrößert.

G. GUILLAIN, I. BERTRAND und P. MOLLARET (1934) haben bei einem ausgesprochenen Frühfall (Beginn mit 24 Jahren), bei welchem außerdem eine Atrophie im Pallidum vorlag (S. 651), schwere Veränderungen im Komplex der unteren Olive konstatiert; es bestand eine hochgradige Entmarkung nicht nur in der Hauptolive selber, sondern auch sowohl im Hilus als in der äußeren Umgebung, besonders im Feld der rubro-pallido-olivären Bahn (der zentralen Haubenbahn). Die Autoren sprechen von «dégénerescence systématisée pallido-olivaire». Im NISSL-Bild fand sich ein kompletter *Ausfall* der Nervenzellen (nicht nur in der Hauptolive, sondern sogar in den sonst bei den Systematrophien resistenten Nebenoliven). Offenbar liegt hier eine spätere Phase vor als in unserem Fall, bei dem die Nervenzellen der Olive erhalten waren, aber das Aussehen der Schwellung darboten.

Auch in den Hirnnervenkernen sind vereinzelt Läsionen registriert worden. Wenn solche Veränderungen leichteren Grades nicht isoliert auftreten, so kann man sie wohl den diffusen Veränderungen, denen wir schon in der Großhirnrinde begegnet sind und die unter Umständen das gesamte Gehirn betreffen können, an die Seite stellen.

Im Rückenmark liegen (abgesehen von den Fällen mit Degeneration der Pyramidenbahn) ebenfalls einige positive Befunde über uncharakteristische, leichtere Veränderungen vor, wie z. B. von WINKELMAN und BOOK. K. v. BAGH konnte nur ganz geringe Befunde erheben. Zweifellos sollte in Zukunft noch genauer auf Veränderungen im Rückenmark geachtet werden.

D. Veränderungen der weißen Substanz.

Veränderungen der weißen Substanz stellen keine fakultative „Nebenlokalisation" dar, so wie die Veränderungen in den Stammganglien, sondern sie sind ein konstantes, integrierendes Merkmal des anatomischen Bildes der PICK*schen Krankheit.* Sie sind zwar PICK und den folgenden Beobachtern, so besonders MINGAZZINI und C. SCHNEIDER, keineswegs entgangen, aber das Augenmerk war zunächst doch in erster Linie auf das Rindengrau gerichtet. Erst v. BRAUNMÜHL (1930, 1934) hat die außerordentliche Bedeutung dieser Veränderungen erkannt, die auch uns besonders wichtig erscheinen.

1. Veränderungen im Hemisphärenmark.

Schon mit bloßem Auge sieht man eine leichte graue Verfärbung des Markes unterhalb des schwer atrophischen Rindengebietes und fühlt hier eine an Radiergummi erinnernde Beschaffenheit (v. BRAUNMÜHL). Das Aussehen zeigt unsere Abb. 11b bei einem Fall von frontalem Basaltypus (mit gleichzeitiger Temporalatrophie). Beim Vergleich mit den besser erhaltenen Gebieten an der Konvexität sieht man hier, daß die Rindenmarkgrenze im geschrumpften Gebiet verwaschen ist; bei der Atrophie infolge des paralytischen Rindenprozesses pflegt sie besser erhalten zu bleiben. Zweifellos ist die Schrumpfung des Hemisphärenmarkes die Hauptursache des bei allen vorgeschrittenen Fällen von PICKscher Krankheit so ausgesprochenem *Hydrocephalus internus* (vgl. Erfahrungen der Ventrikulographie). Ganz besonders hochgradig ist die Ventrikelerweiterung dann, wenn gleichzeitig mit dem Mark auch der Nucleus caudatus geschrumpft ist (Abb. 17a).

Deutlich ist auch eine Schrumpfung vorderer Anteile des *Corpus callosum* bei Frontalatrophie.

Mikroskopisch tritt die schwere Veränderung im Mark am eindrucksvollsten im Gliafaserpräparat hervor, wobei die betreffenden Stellen intensiv violett gefärbt sind. Nach unseren Erfahrungen folgt die Ausbreitung der Atrophie in der Rinde der Ausdehnung der Fasergliose im subcorticalen Mark (Abb. 21b). Im tieferen Rindengrau ist die Fasergliose bei den typischen Fällen nicht so hochgradig wie im Mark (Abb. 26b). Es sieht oft so aus, als ob die Veränderungen im subcorticalen Mark unmittelbar unter dem Rindengrau, das ist im Gebiet der Fibrae arcuatae, beginnen (Abb. 21c; s. auch GULLOTTA und LEUSSER). Erst später greifen sie auch auf das tiefe Mark über. Die Ausbreitung der Fasergliose im Mark ist so charakteristisch, daß sie bei Lupenvergrößerung als Wegweiser bei der Verfolgung der Ausdehnung des Schadens, auch in der Rinde, benützt werden kann.

Im Markscheidenbild ist zwar oft eine der Gliafaserwucherung etwa entsprechende Lichtung der markhaltigen Nervenfasern nachweisbar (Abb. 13a), aber andere Male fällt hier eine *merkwürdige Diskrepanz* auf. Wir können uns das wiederholt (so neuerdings von HASSIN und LEVITIN sowie von M. NEUMANN) festgestellte und auch von uns bestätigte Zurücktreten oder Fehlen eines entsprechenden Befundes im Markscheidenbild bei Vorliegen einer deutlichen Fasergliose nur dadurch erklären, daß der Ausfall der Nervenfasern ein partieller ist und daß die *erhalten gebliebenen Nervenfasern unter Umständen zusammenrücken können.* Der Annahme einer vom Parenchymschwund unabhängigen Veränderung der Glia des Markes können wir nicht zustimmen. Im NISSL-Bild fällt im Gebiet der Fasergliose eine deutliche Vermehrung der Gliazellen auf, wodurch das geschrumpfte subcorticale Mark öfters fast ebenso dunkel gefärbt erscheint wie die Rinde (Abb. 21a links).

Giljarowsky hat bereits festgestellt, daß die Atrophie der weißen Substanz „bei weitem das übertrifft, was in der Rinde beobachtet wird". Auch tiefer gelegene Teile seien betroffen. A. v. Braunmühl hat schon die Vermutung ausgesprochen, daß die Veränderungen im Mark „primär" sein könnten. Eine Reihe von Beobachtungen spricht für die Richtigkeit dieses Gedankens. Spatz (1952) ist der Meinung, daß der Prozeß grundsätzlich an der Peripherie der Neurone beginnt und sucht dadurch die konstante und frühzeitige Erkrankung des Markes zu erklären (S. 679).

Manches spricht dafür, daß öfters die Nervenfasern kurzer sog. Assoziationsbahnen, welche Rindengebiete untereinander verbinden, zuerst erkranken. Doch stehen hier genauere Untersuchungen noch aus.

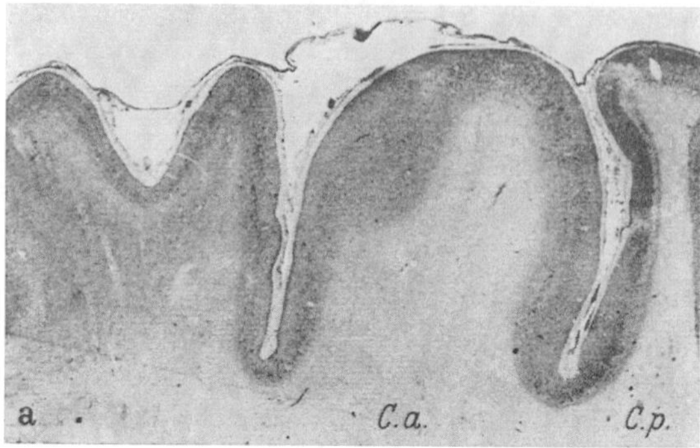

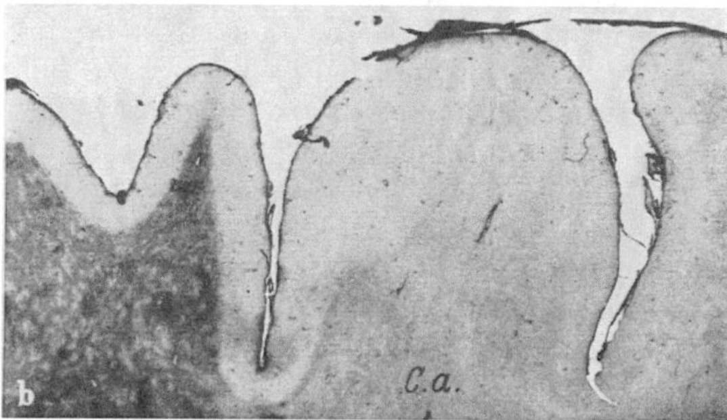

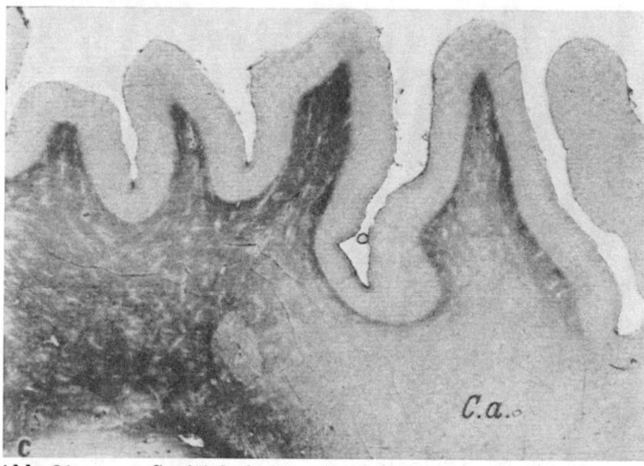

Abb. 21a—c. Sagittalschnitte durch Gyrus praecentralis und davorliegende Frontalrinde; 2mal vergrößert. — a und b Elg., Stirnhirnfall, Nr. 7. a Nissl-Färbung, b Gliafaserfärbung. Die tief ins subcorticale Mark reichende Gliose hört vor dem nicht geschrumpften Gyrus praecentralis (*C.a.*) auf. — c stammt von dem Fall Stradt., Nr. 6, bei dem der Prozeß am Ende auf den Gyrus praecentralis übergriff (s. Abb. 10). In diesem ist die Fasergliose vorwiegend auf das Gebiet der Fibrae arcuatae beschränkt.

Bei den *atypischen* Fällen, zu denen wir das Schwesternpaar, das v. Braunmühl und Leonhard (1934) untersucht haben, rechnen und zu denen z. B. auch die Fälle 1 und 2 der Tabelle v. Baghs gehören, ist auch das tiefe Mark in den befallenen Lappen in sehr großer Ausdehnung schwer mitbetroffen. Auf den ersten Blick mag dieses Verhalten als Ausdruck eines unsystematischen Prozesses erscheinen. Doch Systeme, die mit den resistenten Rindengebieten zusammenhängen, bleiben verschont. In solchen atypischen Fällen begegnet man bemerkenswerterweise oft gleichzeitig großen Mengen von Fettkörnchenzellen und proliferierten Makrogliazellen vom protoplasmatischen Typus — unseres Erachtens Zeichen eines accelerierten Tempos (S. 670).

Die Intensität und Ausdehnung der gliösen Veränderungen im Mark bei solchen atypischen Fällen berechtigt unseres Erachtens nicht dazu, hierin den Ausdruck eines eigenen, von dem Rindenprozeß abzutrennenden Vorganges zu sehen. Schon v. Braunmühl wendet sich gegen den Vergleich mit dem progressiven familiären Hemisphärenmarkschwund, bei dem man als Ursache eine Insuffizienz des Gliastoffwechsels annimmt (Scholz). *Wir sind zu der Über-*

zeugung gelangt, daß immer eine Beziehung zwischen den Umwandlungen im Mark und denen in der Rinde besteht — wobei unseres Erachtens die Markveränderungen das Primäre sind. Unter dieser Voraussetzung sind bei Tempobeschleunigung im Mark besonders intensive Veränderungen zu erwarten. Wir sehen keinen genügenden Grund für die Meinung, daß bei Fällen dieser Art eine besondere Erkrankung vorliege, wie dies M. NEUMANN will (S. 672).

„Primär" in unserem Sinn soll besagen, daß der zur Atrophie des Rindengraues führende Prozeß nicht in den Nervenzellen beginnt, sondern an den Nervenfasern, deren Masse in der weißen Substanz liegt (S. 679). GULLOTTA und LEUSSER (1935) sprechen in einem anderen Sinn von primärer Läsion der weißen Substanz. Sie denken (auf Grund von Beobachtungen bei ihrem Fall) an eine selbständige Bedeutung der Markveränderungen, besonders der Gliaproliferation. Die Autoren werden dabei schließlich zu der Vorstellung geführt, daß sich die PICKsche Krankheit den Leukoencephalopathien nähert. Diese Auffassung können wir nicht akzeptieren. Die Gliaproliferation im Mark ist unseres Erachtens Folge des Nervenfaserschwundes nach Art der gliösen Ersatzwucherung.

Wir sehen also keinen triftigen Grund für die Meinung, daß bei Fällen mit lebhafter Gliaproliferation im Mark eine Erkrankung eigener Art vorliege, wie dies GULLOTTA und LEUSSER sowie neuerdings unter anderen M. NEUMANN wollen. *Wir erblicken vielmehr in den verschiedenen Gradstufen der Gliawucherung lediglich den Ausdruck von Tempounterschieden ein und derselben Reaktion.* Bei Acceleration des Tempos kommt es zu einem relativ akuten Parenchymuntergang und diesem entspricht eine mehr akute „Ersatzwucherung" der Glia. — Doch die Ansichten stehen sich hier zur Zeit diametral gegenüber. Ähnlichen Meinungsverschiedenheiten begegnet man bezeichnenderweise bei den ebenfalls oft durch besondere Akuität ausgezeichneten Gliawucherungen im Kleinhirnmark bei der „Olivo-ponto-cerebellaren Atrophie", also einer anderen Systematrophie. Auch hier ist, wie bei der Gliawucherung im Großhirnmark bei der PICKschen Krankheit, eine eigene Erkrankung der Glia angenommen worden — ohne genügenden Grund, wie wir meinen.

Historisch interessant ist, daß GOWERS bereits 1902 gegen die Auffassung, daß die Gliawucherung bei spinalen Systemerkrankungen primär sei, Stellung genommen hat.

Natürlich kann die ausgedehnte Sklerose des Markes bei diffusen Entmarkungserkrankungen im Bereich des Stirnhirns ähnliche klinische Symptome verursachen, wie der Ausfall in Rinde und Mark bei der PICKschen Krankheit. Ein Beispiel dieser Art wurde z. B. von K. SIMMA (1948) mitgeteilt.

2. Veränderungen langer Bahnen.

Bei den spinocerebellaren Systematrophien ist die Läsion von Bahnen zuerst aufgefallen; bei der PICKschen Krankheit ist man auf vergleichbare Veränderungen ziemlich spät aufmerksam geworden. Am häufigsten begegnen wir einer Erkrankung des Tractus fronto-pontinus, worauf SPATZ (1938) und v. BAGH (1946) nachdrücklich hingewiesen haben.

Bei der PICKschen Krankheit ist von Veränderungen langer Bahnen im älteren Schrifttum nicht die Rede. RICHTER (1918) bemerkt sogar ausdrücklich, daß die Lichtung der Nervenfasern im Mark des Frontallappens nicht in die innere Kapsel zu verfolgen sei. Den ersten Hinweis auf eine Schädigung des Tractus fronto-pontinus fanden wir wieder bei v. BRAUNMÜHL (in seinem Handbuchbeitrag 1930 bezüglich seines Falles Bär); ähnliche Notizen kehren bei GILJAROWSKY (1932), VERHAART (1936) und bei JANSEN (2. Fall, 1938) wieder. SPATZ hat die Atrophie des Bündels, erkennbar an der Lichtung im Markscheidenbild und der Gliafaservermehrung im HOLZER-Bild, auf dem Mittelhirnquerschnitt im medialen Feld des Hirnschenkelfußes bei dem oben genannten Fall Elg. abgebildet. Ähnliche Bilder brachten später v. BRAUNMÜHL (1939), LÖWENBERG, BOYD und SALON (1939), AKELAITIS (1944), MANCINI (1952) und S. CARRILLO (1952, s. dort weitere Literatur). CARRILLO hat die Pathologie des Bündels auch unter anderen pathologischen Bedingungen untersucht.

Abb. 22 zeigt bei 2 Fällen links die Entmarkung und rechts die Gliafaservermehrung im Areal des Tractus fronto-pontinus. Es fällt auf (besonders deutlich im Gliafaserpräparat), daß das Degenerationsfeld des Tractus in das des medialen

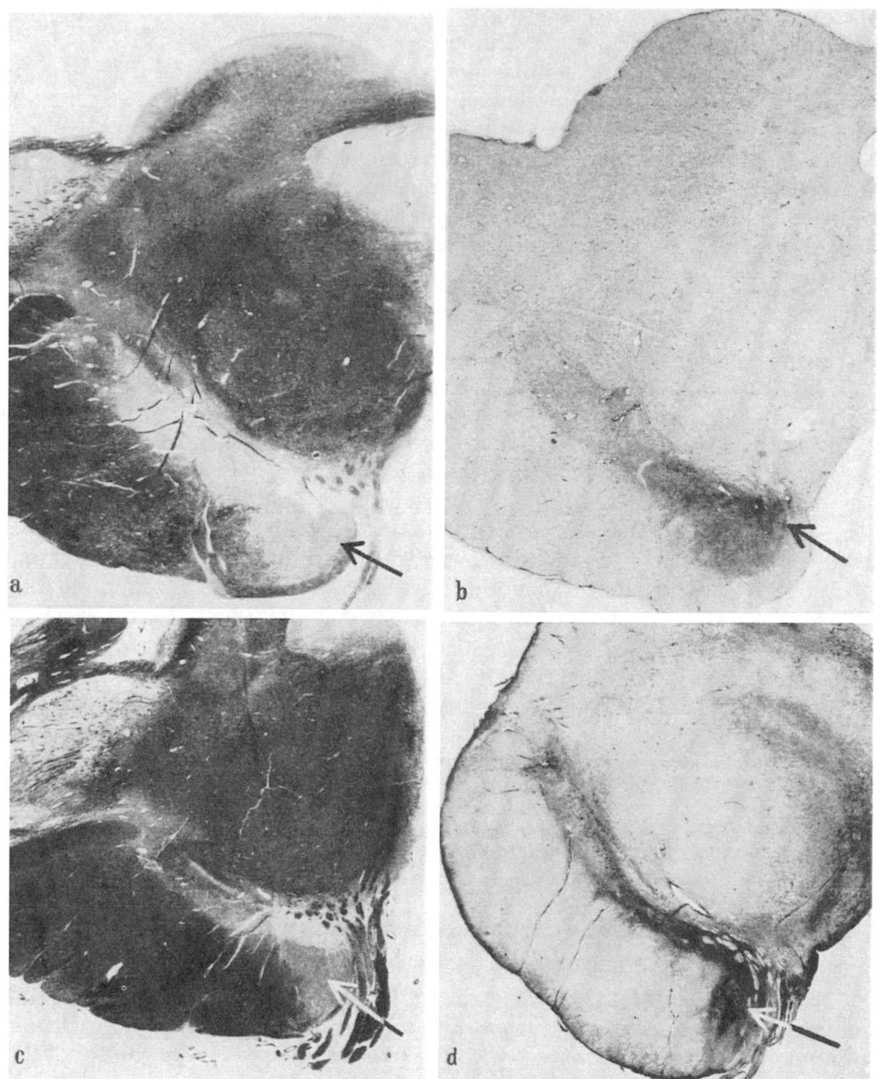

Abb. 22a—d. Atrophie des Tractus fronto-pontinus; links im Markscheidenbild, rechts im Gliafaserbild (nach HOLZER). a und b Min., Nr. 1 (fronto-temporaler Typus), vgl. Abb. 15 und 19. — c und d Elg. (KAHN und SPATZ), Nr. 7, Stirnhirnfall, vgl. Abb. 2 und 4.

Abschnittes der Substantia nigra (Abb. 30) überzugehen scheint. Der Unkundige könnte hier vielleicht eine unsystematische Ausbreitung des Prozesses vermuten; in Wirklichkeit handelt es sich aber um die topographischen Beziehungen von zwei gleichzeitig erkrankten Systemen, die unter Umständen auch gesondert erkranken können.

v. BAGH (s. Abb. 11, 20, 21, 33 und 34 seiner Monographie) stellt fest, daß bei 17 Fällen mit schwerer Frontalatrophie die fronto-pontine Bahn 5mal nahezu vollständig entmarkt war; 5mal war sie schwer und 6mal leicht gelichtet, während 1mal nur eine Verstärkung der Gliafaserdeckschicht auf eine Läsion hinwies. Die Gradunterschiede gingen nicht genau dem Grad der Stirnhirnatrophie parallel. Einerseits können auch hier unter Umständen die erhaltenen Nervenfasern derart zusammenrücken, daß der Ausfall nicht genügend erkennbar wird. Andererseits dürfte der Grad des Ausfalles auch von der Verteilung des Musters

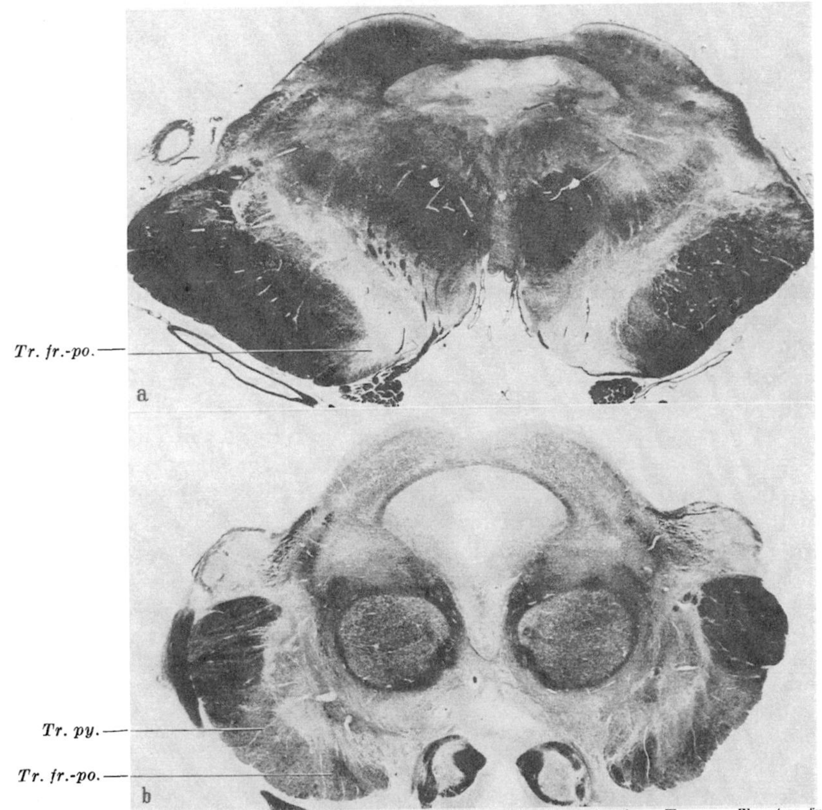

Abb. 23a u. b. a Straub. (v. BAGH), Nr. 27. Fronto-temporo-parietaler Typus. Tractus fronto-pontinus (*Tr.fr.-po.*) entmarkt, Tractus temporo-pontinus trotz schwerer Temporalatrophie fast intakt. — b Stradt. (v. BAGH), 136/38, Nr. 6. Totale Stirnhirnatrophie (vgl. Abb. 10). Entmarkung des Tractus fronto-pontins und der Pyramidenbahn (*Tr.py.*). Markscheidenfärbung.

der Stirnhirnatrophie abhängig sein; doch hierüber wissen wir noch zu wenig. — Oft fanden wir die Bahn auch an ihrer Stelle in der inneren Kapsel verändert — wie dies LÖWENBERG, BOYD und SALON angegeben haben —, aber nicht immer (hierauf kommen wir S. 679 zurück). Wenn das Areal des Tractus in der inneren Kapsel verändert ist, so steht es in einer topographischen Beziehung zum Atrophieareal des Pallidum (Abb. 29). Zu Unrecht hat man dies im Sinne einer unsystematischen Ausbreitung des Prozesses gedeutet.

v. BAGH hat 2mal (bei den Fällen 1 und 2 der Tabelle) auch Fettkörnchenansammlungen als Ausdruck des ,,mobilen Lipoidabbaues“ im Areal der frontopontinen Bahn gesehen (S. 670). Die gewöhnliche Ansicht ist die, daß die Veränderungen dieser Bahn einer sekundären Degeneration entsprechen; SPATZ hält sie dagegen für primär (analog der angenommenen primären Natur der Veränderungen im Hemisphärenmark) und die Veränderungen in der Rinde für retrograd.

v. BAGH hat ferner festgestellt, daß der *Tractus temporo-pontinus* viel seltener Veränderungen aufweist als der Tractus fronto-pontinus. Er fand bei 17 Fällen mit schwerer Temporalatrophie die Bahn nur 1mal schwer gelichtet, 4mal war sie leicht und 5mal nur ganz leicht gelichtet, während bei den übrigen 8 Fällen überhaupt keine auf die Temporalatrophie zu beziehenden Veränderungen nachweisbar waren. Dieser Unterschied im Verhalten der fronto- und der temporo-pontinen Bahn erklärt sich nach v. BAGH wie folgt: Das Zellgebiet der fronto-pontinen Bahn liegt, soweit bekannt ist, in solchen Teilen der Stirnhirnrinde, welche von den Veränderungen bevorzugt werden. Dagegen ist das der temporo-pontinen Bahn entsprechende Rindengebiet nach den Untersuchungen von FLECHSIG und von PÖTZL (entgegen anderslautenden Angaben) im Bereich der 1. Temporalwindung zu suchen, deren durchschnittlich größere Resistenz bei der PICKschen Krankheit bekannt ist. v. BAGH fand nun, daß gerade bei den seltenen Fällen, welche deutliche Veränderungen der temporopontinen Bahn aufwiesen, die 1. Temporalwindung schwerer betroffen war, als es der Regel entspricht. Auch diese Tatsachen sprechen unseres Erachtens wieder für die Annahme einer „Systembezogenheit" und gegen die Annahme einer wahllosen Ausbreitung des Prozesses. Abb. 23a zeigt das Erhaltensein des Tractus temporo-pontinus trotz schwerer Temporallappenatrophie; der Tractus fronto-pontinus ist entmarkt.

Wenn sich der Prozeß von vorn her auf größere Abschnitte des Gyrus praecentralis ausbreitet oder wenn er diese Windung ganz ergreift („Totale Frontalatrophie"), so addiert sich zur Läsion der fronto-pontinen Bahn eine entsprechende Veränderung der *Pyramidenbahn.* Unsere Abb. 23b zeigt dies bezüglich des Falles 6 v. BAGHS. In diesem Fall ist das Gebiet der beiden genannten Bahnen entmarkt und geschrumpft. Im Areal der offenbar später erkrankten Pyramidenbahn konstatierte v. BAGH außerdem die Anzeichen des mobilen Lipoidabbaues (ebenso im Mark des Gyrus praecentralis, S. 670).

Schwere Schädigung der Pyramidenbahn wurde ferner im Fall von MISKOLCZY und CSERMELY sowie in dem von M. NEUMANN gefunden; leichtere werden unter anderen von v. BRAUNMÜHL und LEONHARD, von VAN HUSEN und von KORBSCH erwähnt.

LÖWENBERG, BOYD und SALON beschreiben Veränderungen im Gebiet der *Commissura anterior* und der Stria terminalis, die sie mit dem Befallensein des Nucleus amygdalae in Zusammenhang bringen. Wir haben ähnliche Beobachtungen gemacht (Abb. 29). — Eine Lichtung der Nervenfasern der Ansa lenticularis ist mit entsprechender Schädigung des Pallidum in Verbindung zu bringen.

Endlich ist des Fornix zu gedenken, der bei unserem Fall 5 ebenso wie das Corpus mammilare schwer verändert war (Abb. 29).

E. Feinere mikroskopische Befunde.

1. Der typische histopathologische Befund. Der „Atrophisierende Prozeß".

Die erste wesentliche, wenn auch nur kurz mitgeteilte mikroskopische Untersuchung verdanken wir, wie schon in der Einleitung gesagt, A. ALZHEIMER (1911). Ihm fiel zunächst auf, daß im BIELSCHOWSKY-Bild die erwarteten „senilen" Plaques (O. FISCHER) und die von ihm selber bei präseniler Demenz entdeckte Neurofibrillenveränderung *nicht* zu finden waren — eine sehr wichtige negative Feststellung, die sich später für die typischen Fälle immer wieder bestätigt hat. Besonders bemerkenswert ist es, daß Plaques und ALZHEIMERsche Fibrillenveränderung sogar bei sehr alten Personen mit PICKscher Krankheit meistens fehlen. RIESE (1952) vermißte sie bei 6 Fällen von PICKscher Krankheit zwischen 67 und 85 Jahren (4 Frauen und 2 Männer) vollkommen. Dasselbe gilt für den 75jährigen Fall von STIEF, für den 80jährigen Patienten Rei. von E. BECKER (1935) sowie für die Spätfälle v. BAGHs. Gewiß kommt es auch bei Senildementen vor, daß dieser Befund fehlt (zuletzt von H. JACOB bemerkt), aber hier handelt es sich um eine kleine Minderzahl. Bei den Mitteilungen über das Vorkommen von Plaques bei PICKscher Krankheit (ALTMAN, v. BRAUNMÜHL 1928, KUFS, AUSTREGESILO, E. BECKERs Fall Me., SPRINGLOWA, H. MARCUS, G. D. FRETS, M. NEUMANNs 2. Fall sowie ALEXANDER und LOONEY) fällt es auf, daß es sich fast immer um vereinzelte und kleine Plaques handelt; die Fibrillenveränderung wird auch hierbei meist vermißt. Bei einem Fall von BUCHANAN, OVERHOLT und NEUBÜRGER wird das Auftreten von Drusen durch gleichzeitig bestehende

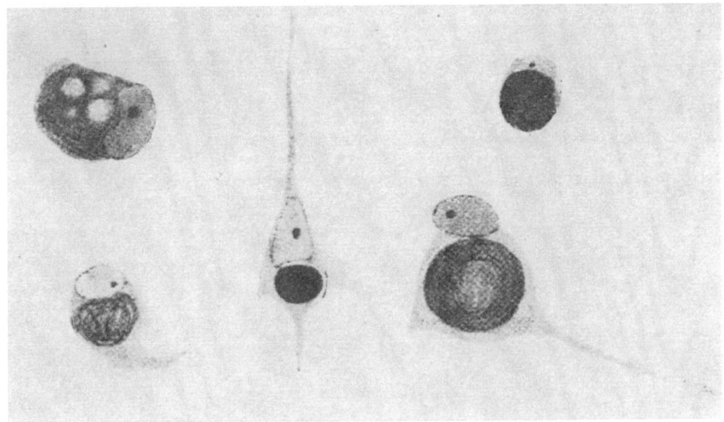

Abb. 24. „Argentophile Kugeln“ nach A. ALZHEIMER.

Carcinomatose erklärt (s. diesbezügliche frühere Arbeiten NEUBÜRGERs). P. E. BECKER (in Zusammenarbeit mit HASSLER) hat 1948 bei einem Fall über gehäuftes Auftreten von Drusen berichtet, die sich aber auf die 3. Schicht beschränken[1].

Eigenartig ist der Befund R. PASQUALINIS (1937), der bei einem 61jährigen Patienten bei völligem Fehlen von Plaques in den schwer atrophischen temporo-parietalen Rindengebieten (auffälligerweise war die schwere Atrophie nur links) ALZHEIMERsche Fibrillenveränderung feststellte (keine argentophile Kugeln).

Eine bemerkenswerte Ausnahmestellung nehmen die Fälle von C. MOYANO (1931) und ein Fall von M. LIEBERS (1939) ein, weil hier über massenhaftes Auftreten von Plaques und Fibrillenveränderung in weiter Ausdehnung berichtet wird. Womit diese Besonderheit bei den genannten Fällen, deren Zugehörigkeit zur PICKschen Krankheit nicht zu bezweifeln ist, zusammenhängt, bleibt ungeklärt. (Bezüglich der Differentialdiagnose zur ALZHEIMERschen Krankheit s. S. 696.)

Weiterhin hat ALZHEIMER das Verdienst, als erster das Auftreten einer eigenartigen Veränderung an Pyramidenzellen der Rinde beschrieben zu haben, die bei der PICKschen Krankheit auch später oft (keineswegs immer) wiedergefunden wurde. Es handelt sich um die sog. *„argentophilen Kugeln“* von ALZHEIMER im Zelleib, welche strukturlos sind und den Kern „verschieben“ (Abb. 24 aus

[1] Vielleicht vergleichbare umschriebene Befunde kommen gelegentlich auch bei anderen Systematrophien vor (J.-E. MEYER); man darf daraus nicht ohne weiteres auf eine Kombination mit ALZHEIMERscher Krankheit schließen.

der Arbeit Alzheimers). Im Nissl-Bild erkannte Alzheimer diese Veränderung wieder an dem aus der Zelle „herausgerückten“ oder „kappenförmig aufsitzenden“ Kern sowie an „einer eigentümlich matt glänzenden Färbung“ der Stelle, an welcher im Bielschowsky-Bild die argentophile Masse liegt. Über die argentophilen Kugeln gibt es heute ein ausgedehntes Schrifttum. J. Ley (1935) hat festgestellt, daß sie bei 36 Fällen Pickscher Krankheit (aus der Literatur), bei welchen nach ihnen gesucht wurde, 12mal gefunden und 24mal vermißt wurden. Auf der anderen Seite kommen sie bei anderen Krankheiten, besonders bei

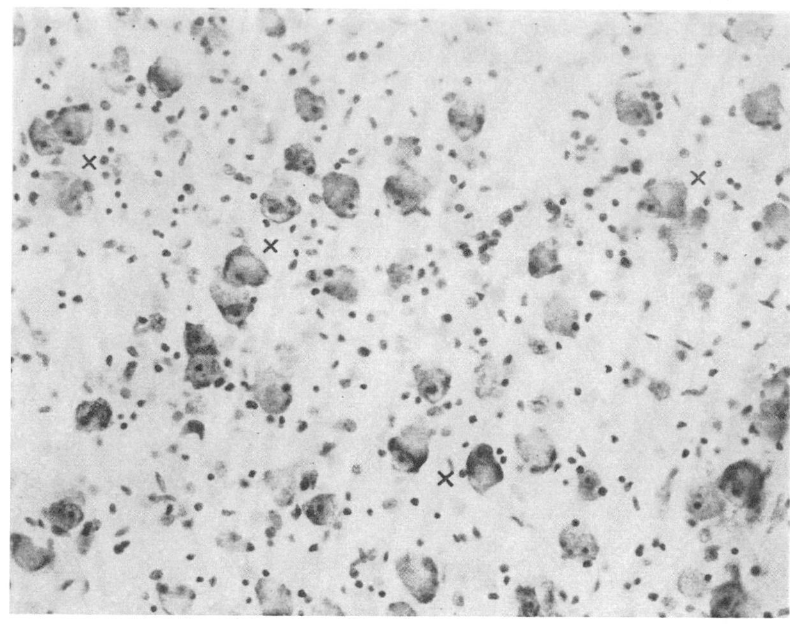

Abb. 25. Massenhaftes Auftreten der Nervenzellschwellung (×) von Art der retrograden Reaktion im nicht geschrumpften Brückenfußgrau. Nissl-Färbung. Vergr. 250mal. Min., Nr. 1. Vgl. Abb. 15, 17 und 20.

solchen aus dem Kreis der Systematrophien, vor (v. Braunmühl, Merrit, Springlova u. a.).

C. Schneider (1927 und 1929) hat hervorgehoben, daß die argentophilen Kugeln in einer gewissen Beziehung zu *Nervenzellschwellungen* stehen, die vorher schon Spielmeyer (1912) und Richter (1918) beobachtet hatten; von dem letzteren waren sie mit der „Hyolaplasmaschwellung“ K. Schaffers in Beziehung gebracht worden. Schneider, der verschiedene Gradstufen der mit Auflösung der Nissl-Substanz verbundenen Schwellung des Zelleibes und der Randverdrängung des Kernes unterscheidet, hat schon betont, daß sich diese Veränderung keineswegs in den Partien der stärksten Atrophie finden, sondern im Gegenteil vorwiegend in Bezirken, in welchen der Schaden noch geringer ist. Dies gilt auch für das Beispiel, das wir auf Abb. 25 von dem Vorkommen der Nervenzellschwellung im Brückengrau bringen. Wie zu sehen ist, befindet sich die überwiegende Mehrzahl der Zellen im Zustand der Schwellung, doch besteht noch keine Schrumpfung der Brücke. Ferraro und Jervis (1936) schreiben sehr richtig: “This lesion was practically absent in the areas of considerable atrophy and in the normal areas, whereas in slightly atrophic zones it was frequent.” Es ist allerdings hinzuzufügen, daß die Nervenzellschwellung bei stark protrahiertem Verlauf unter Umständen fehlen kann. Schneider nimmt direkt eine Korrelation zur Akuität des Prozesses an. Ausnahmen hiervon kommen aber vor; so vermißte v. BRAUNMÜHL die Schwellung bei einem seiner stürmisch verlaufenden Fälle. JANSEN (1936) hält die Nervenzellschwellung für eine initiale Erscheinung. Er findet sie, ähnlich wie v. BAGH, gehäuft in den Brückenkernen, wo noch keine Atrophie vorliegt. Besonders eindrucksvoll ist der stürmisch verlaufene Fall von DELAY, BRION und SADOUN; hier bestand noch keine Rindenatrophie, während sich massenhaft Zellschwellungen vorfanden und zwar an den Prädilektionsorten der Atrophie (s. S. 708).

Nicht zustimmen können wir amerikanischen Autoren, wenn sie die Nervenzellschwellung für „specific“ erklären, denn diese Veränderung wird bei den meisten Systematrophien wiedergefunden und ist bei der PICKschen Krankheit nicht konstant; sie ist auf keinen Fall für diese pathognomonisch.

Einen Fortschritt brachte unseres Erachtens eine Mitteilung von H. W. WILLIAMS 1935 (aus der Deutschen Forschungsanstalt für Psychiatrie in München). Nachdem schon anderen Autoren, wie C. SCHNEIDER, STIEF und JANSEN, die Ähnlichkeit der Zellschwellung mit der „primären Reizung“ NISSLs (= akutes Stadium der retrograden oder axonalen Zellreaktion) aufgefallen war, hat WILLIAMS unter Bezugnahme auf die Erfahrungen bei experimenteller Axonunterbrechung (RAMON Y CAJAL, SPATZ, MISKOLCZY) sich für die morphologische Übereinstimmung zwischen der in Rede stehenden Nervenzellschwellung und der axonalen Reaktion eingesetzt. Er vermerkt schon, daß das Vorkommen der Zellblähungen von der Anwesenheit von Veränderungen in der weißen Substanz abhängig ist, was wir für entscheidend halten. Die Axonschädigung geht unseres Erachtens dem Auftreten der Nervenzellschwellung voraus; diese erfolgt erst dann, wenn die Läsion des Axons nahe an das Perikaryon herangerückt ist (Abb. 31 s. S. 679).

Auch bei Beteiligung der subcorticalen Zentren wird über Nervenzellschwellung und argentophile Kugeln berichtet, so von SANDERS, SCHENK und VAN VEEN, von FERRARO und JERVIS (1936) sowie von v. BAGH im Striatum.

Bezüglich der argentophilen Kugeln steht fest, daß sie in Beziehung zur Nervenzellschwellung stehen, wie auch bereits aus der oben zitierten Beschreibung durch ALZHEIMER hervorgeht. Doch findet man oft im NISSL-Bild Nervenzellschwellung, ohne daß im BIELSCHOWSKY-Bild argentophile Kugeln nachweisbar wären. In einem Fall von STIEF waren die argentophilen Kugeln auf das dichte Band des Ammonshornes beschränkt, während Zellschwellung an vielen Stellen auftrat. Offenbar müssen besondere Bedingungen dazukommen, damit sich im Zelleib geschwollener Nervenzellen argentophile Kugeln bilden. — Die argentophilen Kugeln sind nach der vorherrschenden Meinung von der ALZHEIMERschen Fibrillenveränderung scharf zu trennen, von der übrigens nicht feststeht, ob sie etwas mit den Neurofibrillen zu tun hat. — v. BRAUNMÜHL ist von der kolloidchemischen Seite her zu einer Trennung gekommen (Näheres siehe in seinen Arbeiten von 1932 und 1939). BERLIN allerdings glaubt auf Grund der Beobachtungen an seinen eigenartigen Fällen (S. 697), daß es intermediäre Formen zwischen den argentophilen Kugeln und der „Fibrillenveränderung“ gibt.

Die übrigen histologischen Veränderungen — und es sind die wichtigsten — fallen unter den Begriff „*Atrophie*“. An dieser Stelle müssen wir auf den Atrophiebegriff in der Neurologie eingehen. Übereinstimmung besteht wohl insofern, als unter Atrophie der Zustand einer *erworbenen* Verkleinerung des Gehirns oder Teile desselben ohne Störung des Gewebszusammenhanges zu verstehen ist. Doch ein solcher Zustand kann auf sehr verschiedenen Entstehungswegen zustande kommen und das wird vielfach nicht genügend berücksichtigt. Was die Kliniker, wie z. B. BRONISCH, unter „Hirnatrophischen Prozessen“ zusammenfassen, ist zum großen Teil etwas ganz anderes als was den Systematrophien einschließlich der PICKschen Krankheit zugrunde liegt. — Nach der verschiedenen Entstehungsweise unterscheiden wir mit SPATZ zwei Gruppen der Hirnatrophie:

1. Sekundäre oder uneigentliche Hirnatrophie. Hier sind es Prozesse der verschiedensten Art, die im Endzustand, also sekundär, zu einer Hirnverkleinerung mit entsprechender Vergrößerung der Liquorräume führen. Die „Granuläre Atrophie der Großhirnrinde“ (Spatz und Lindenberg) z. B. ist das Endergebnis multipler kleiner Nekroseherde im Gefolge der Thromboendangiitis obliterans. Man spricht ferner von Atrophie im Endzustand entzündlicher Entmarkungskrankheiten wie der Multiplen und der Diffusen Sklerose. Ein andersartiger entzündlicher Prozeß in der Rinde führt bei der progressiven Paralyse zur Rindenatrophie. Auch degenerative Prozesse wie etwa der der Amaurotischen Idiotie können zur Hirnatrophie führen. Die Fälle, welche Bronisch in seiner Monographie „Hirnatrophische Prozesse im mittleren Lebensalter“ — in erster Linie auf Grund encephalographischer Befunde — zusammenstellt, gehören zum überwiegenden Teil zu den uneigentlichen Hirnatrophien, wobei die Multiple Sklerose an erster Stelle steht. Wir sagen hier „uneigentlich“, weil vom pathologisch-anatomischen Standpunkt aus gesehen die zugrunde liegenden entzündlichen, nekrotischen und degenerativen Prozesse der Atrophie fremd sind.

2. *Primäre oder echte Hirnatrophie.* Zu dieser Gruppe gehören sowohl die Systematischen Atrophien als auch die mehr oder weniger diffuse Senile Atrophie. Hier wie dort besteht von Anfang an, d. h. primär, das Bild eines partiellen Schwundes von parenchymatösen Gewebsbestandteilen, und dieses monotone Bild verändert sich in vorgerückten Stadien nicht qualitativ. Ältere Veränderungen findet man in den „Schrumpfungszentren“ (S. 641), während am Rande derselben, entsprechend der Ausdehnungsrichtung (Abb. 15), frischere Veränderungen zu erwarten sind; hier sind die Unterschiede im histologischen Bild nur quantitativ. Um den Vorgang, wie er aus der Aneinanderreihung von verschiedenen Phasen zu erkennen ist, scharf hervorzuheben, schlugen Onari und Spatz die Bezeichnung **„Atrophisierender Prozeß“** vor. Der Begriff ist notwendig zur Abgrenzung gegenüber dem vagen klinischen Begriff „Hirnatrophischer Prozeß“, worunter völlig verschiedenartige Vorgänge zusammengefaßt werden. Eine folgenschwere Eigentümlichkeit des Atrophisierenden Prozesses sehen wir in seinem unaufhaltsamen Fortschreiten. Bei der uneigentlichen Atrophie ist das anders; hier können die verschiedenartigen zugrunde liegenden Prozesse unter Umständen zum Stillstand kommen, so daß dann schon zu Lebzeiten der Endzustand erreicht wird.

Der Atrophisierende Prozeß ist durch die Abwesenheit von Erscheinungen der Nekrose, der Degeneration und der entzündlichen Reaktion gekennzeichnet. Die parenchymatösen Gewebsbestandteile, nämlich Nervenfasern und Nervenzellen, verschwinden ohne deutliche Zerfallserscheinungen, sozusagen unmerklich[1]. Sie erleiden eine „allmähliche Verkümmerung und zum Teil einen schleichenden Schwund“, wie Büchner[2] zutreffend sagt. Der Ausfall ist gewöhnlich partiell, die übriggebliebenen Elemente sind verkleinert und diese Verkleinerung oder Schrumpfung steht offenbar auch am Beginn des Schwundes. In den typischen Fällen fehlen auch, selbst im Mark, die Erscheinungen des Abbaues (Fettkörnchenzellen), welche degenerative Prozesse zu begleiten pflegen. Dagegen können Stoffwechselschlacken wie Pigmente in vermehrter Menge auftreten. Die Reaktion des bradytrophen Stützgewebes kommt hauptsächlich in einer Vermehrung der Gliafasern, besonders im Mark und in den oberen Rindenschichten, zum Ausdruck. Die plasmatische Reaktion der Glia bleibt in den

[1] Hamperl (persönliche Mitteilung) bringt in seinen Vorlesungen ein anschauliches Gleichnis. Er vergleicht den Atrophisierenden Prozeß mit dem Verlöschen der Lichter einer Stadt während der Nacht. Von einer Höhe aus kann man feststellen, wie die Lichter immer weniger werden, aber nur in seltenen Fällen gelingt es, das Verlöschen selber zu beobachten.

[2] Büchner, F.: Allgemeine Pathologie, 2. Aufl., S. 223. München: Urban & Schwarzenberg, 1956.

typischen Fällen in mäßigen Grenzen; gemästete Gliazellen, Stäbchenzellen und neuronophagische Erscheinungen gehören nicht zum Bild. Eine Reaktion von seiten des mesodermalen Bindegewebes ist für gewöhnlich nicht feststellbar. In allen diesen Merkmalen zusammen sahen ONARI und SPATZ den Ausdruck eines *langsamen Tempos*[1] des Atrophisierenden Prozesses, das auch dem chronischen Verlauf des Leidens entspricht. Auf atypische Abweichungen dieses Bildes, die auf eine Acceleration des Tempos zurückzuführen sind, gehen wir im nächsten Kapitel (S. 670) ein.

Die bei Hunger vorkommende Hirnatrophie hat nach neueren Untersuchungen (s. G. WILKE[2]) Besonderheiten; besonders kann dabei Hirnödem eine noch nicht geklärte Rolle spielen.

Die Zeichen des Atrophisierenden Prozesses sind wie gesagt auch der mehr diffusen Atrophie bei der Altersinvolution eigentümlich. Die senile Atrophie des Gehirns, die sich nicht grundsätzlich von der Altersatrophie anderer Organe bei Mensch und Tier unterscheidet, ist also auch eine „Primäre Atrophie". *Die Besonderheit der Systematrophien liegt in der lokalen Auswahl.* Auf die Verwandtschaft der lokalen und der diffusen Atrophie kommen wir im Kapitel über die Hypothese vom vorzeitigen lokalen Altern zurück (S. 690). In humoraler Hinsicht ist die Wasserverarmung (BÜRGER) eine typische Erscheinung des Atrophisierenden Prozesses[3]. Bezüglich der kolloidalen Umwandlungen sei auf die Arbeiten v. BRAUNMÜHLs verwiesen.

Der Ausfall des Parenchyms betrifft sowohl die Nervenzellen als auch die Nervenfasern (BIELSCHOWSKY-Bild); vgl. Abb. 7a—c bei ONARI und SPATZ. Die erhalten gebliebenen Elemente des Parenchyms können aber unter Umständen bei der Schrumpfung des gesamten Gewebes so stark zusammenrücken, daß der Ausfall (besonders im Mark) dadurch teilweise verdeckt werden kann, während in anderen Fällen ein solches Zusammenrücken aus unbekannten Gründen nicht oder weniger stark stattfindet. Der Prozeß pflegt in den Randpartien fortzuschreiten, bevor in den Schrumpfungszentren ein totaler Ausfall des Parenchyms erreicht ist. Die erhalten gebliebenen Nervenzellen zeigen eine Verkleinerung, die zur obengenannten Nervenzellschwellung in einem gewissen Gegensatz steht. Mit dem Zelleib ist oft auch der Kern etwas verkleinert. v. BRAUNMÜHL spricht von einer einfachen Verkleinerung des gesamten Zellkörpers unter Beibehaltung der Form, mit Verschmälerung und Verarmung der Fortsätze. Wabenbildung im Zelleib kommt öfters vor. Die extracellulären Neurofibrillen der Rinde fanden schon ONARI und SPATZ sehr stark reduziert, ohne daß sie Zerfallserscheinungen

[1] In der Allgemeinpathologie spielt bei den vielfachen Definitionsversuchen des Atrophiebegriffes (s. unter anderen bei J. G. MÖNCKEBERG, Handbuch der allgemeinen Pathologie, Bd. III, S. 1. 1915) das Kriterium des langsamen Tempos keine Rolle. Eine Einigung über den Begriff der Atrophie ist ebensowenig erzielt wie über den der Degeneration [A. TERBRÜGGEN: Verh. dtsch. Ges. Path. **33**, 37 (1950)]. Immerhin steht fest, daß bei den als „degenerativ" bezeichneten Vorgängen das Auftreten bestimmter Stoffe (fettige, hyaline, amyloide usw. Degeneration), eine Rolle spielt, bei der Atrophie nicht oder nur in geringerem Maße. Eine scharfe Abgrenzung von Atrophie und Degeneration bleibt aber oft schwierig.

[2] WILKE, G.: Dtsch. Z. Nervenheilk. **171**, 388—402 (1954).

[3] Von dem Vorkommen einer hochgradigen, durch Wasserverlust bedingten Schrumpfung (bei der senilen Demenz) *ohne* gleichzeitige einfache und numerische Atrophie sind wir nicht überzeugt. GRÜNTHAL und WENGER berichten über den Fall einer 93jährigen senil dementen Frau, bei der sie annehmen, daß die mit Wasserverarmung einhergehende „enorme Verkleinerung des Gehirns ohne jeden ins Gewicht fallenden Zell- oder Faserausfall" zustande gekommen sei. Hiergegen ist einzuwenden, daß der Ausfall nervösen Parenchyms, wie gesagt, durch Zusammenrücken der erhalten gebliebenen Elemente verdeckt werden kann. Das Zusammenrücken der Nervenzellen wird unseres Erachtens durch den Ausfall der zwischen ihnen liegenden feinen Nervenfasern ermöglicht.

nachweisen konnten. Die intracellulären Neurofibrillen sind schlecht darstellbar, wie auch Guillain, Bertrand und Mollaret festgestellt haben.

Eine erhebliche Vermehrung der Bestandteile des *Mesoderms* gehört, wie gesagt, nicht zum typischen Bild; die Gefäße der Rinde und des Markes zeigen für gewöhnlich nur unbedeutende Veränderungen; eine Vermehrung kann dadurch vorgetäuscht werden, daß sie bei der Schrumpfung des Gewebes zusammenrücken. L. Alexander und J. M. Looney (1938) fanden in einem Fall Hyalinisation der Wände kleiner Gefäße, aber ohne Okklusion. Im übrigen stellen sie eine

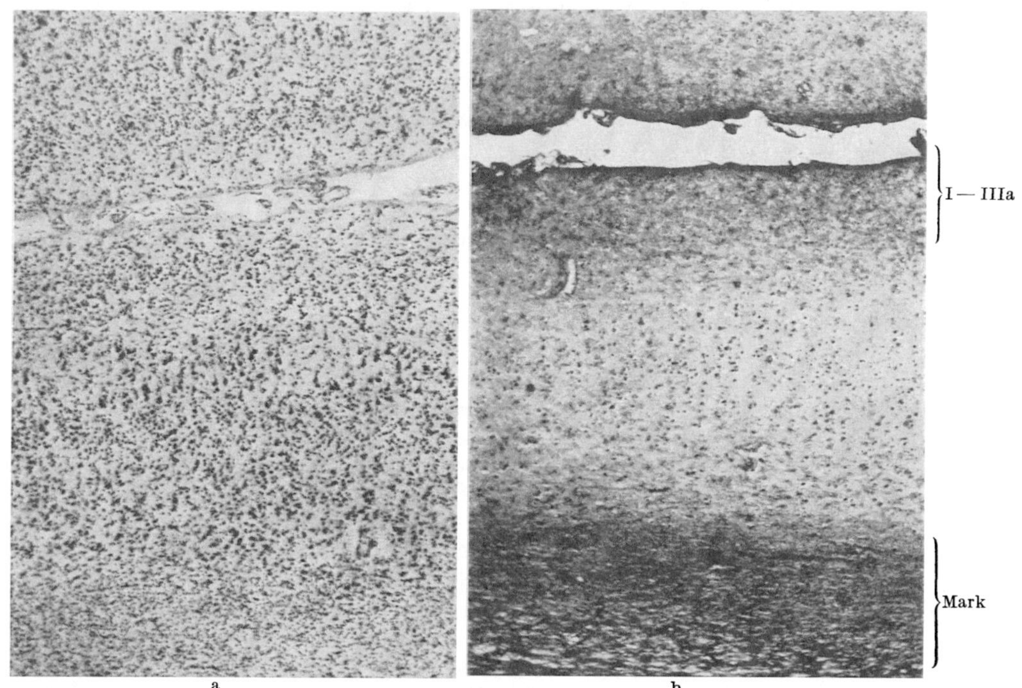

Abb. 26a u. b. a Nissl-Bild. Nervenzellausfall und Gliazellvermehrung in den oberen Rindenschichten I—IIIa und Gliazellvermehrung im subcorticalen Mark. — b Holzer-Bild. Fasergliose (besonders stark in der erweiterten Deckschicht) und am stärksten im subcorticalen Mark. Schläfenlappenfall aus Bradt. (Aus Onari und Spatz.) Vergr. 50fach.

„hypermineralization" (an veraschten Schnitten) im Gebiet der Gliose an der Grenze zwischen grauer und weißer Substanz fest.

Eine *Vermehrung der faserigen Bestandteile der Glia* im Gebiet des Parenchymausfalles kann im Sinne einer Ersatzwucherung gedeutet werden. In der Großhirnrinde fällt schon bei beginnender Atrophie nach übereinstimmendem Urteil auf, daß die Gliafaserdeckschicht unter der Pia verdichtet und verbreitert ist (Abb. 26b). Das Gebiet der Rindenschichten II bis IIIa ist mehr oder weniger von Gliafasern durchsetzt, zwischen denen vergrößerte faserbildende Astrocyten oft in beträchtlicher Anzahl zu sehen sind; die Gliafasern stehen hier aber nicht so dicht wie in der erweiterten Deckschicht (Abb. 26b). Wie auf der Abb. 26b zu sehen ist, folgt in der Tiefe der Rinde ein etwa der IIIb, IV und V entsprechendes Gebiet, welches deutlich weniger Gliafasern enthält und daher im Gliafaserpräparat heller erscheint. An der Grenze der Rinde gegen das Mark nimmt dann die Fasergliose wieder zu, um im subcorticalen Mark ihren Höhepunkt zu erreichen (s. auch bei L. ALEXANDER und LOONEY). Dieses Verhalten der Fasergliose, nämlich ihre Akzentuierung in den obersten Rindenschichten und im subcorticalen Mark, folgt einer weitverbreiteten Regel (Abb. 26b). Für gewöhnlich sind die Rindenschichten III b—V, selbst wenn sie auch einen schweren Parenchymausfall erleiden, nicht so dicht von Gliafasern erfüllt. Dies mag damit zusammenhängen, daß in diesem Gebiet nicht genügend Gliafaserbildner zur Verfügung stehen (SPIELMEYER, Histopathologie, S. 336ff.).

Mit diesem Umstand kann man die Entstehung des schon von ALZHEIMER beobachteten *Status spongiosus* in Zusammenhang bringen. Wie die Abb. 27,

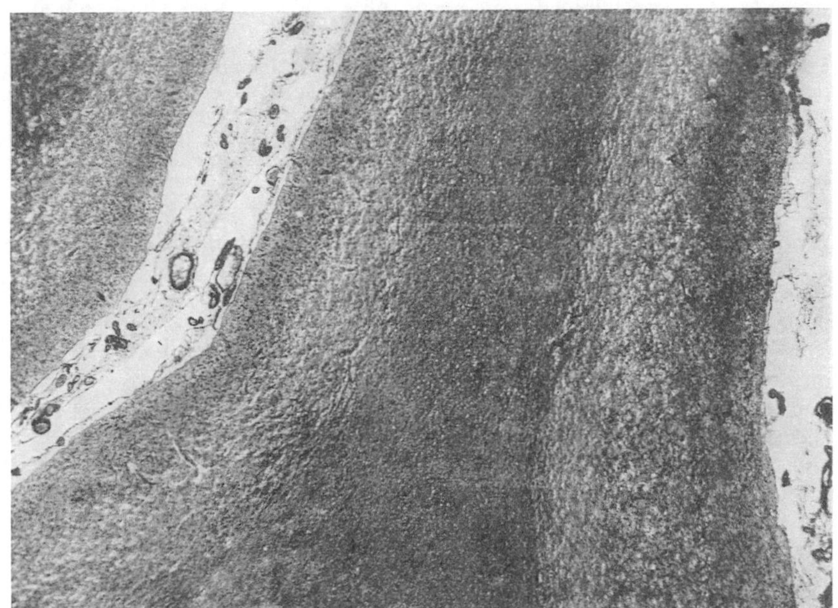

Abb. 27 Status spongiosus in den tieferen Schichten der frontalen Konvexitätsrinde. Fall von W. SCHOLZ. Hämatoxylin-Eosin. Vergr. etwa 10fach.

die wir der Freundlichkeit von Herrn Prof. W. SCHOLZ verdanken, zeigt, tritt der Status spongiosus gerade in den mittleren und tieferen Rindenschichten auf. In Anlehnung an SPIELMEYER sind wir der Meinung, daß die Flüssigkeitsansammlung, die dieser Art von Status spongiosus zugrunde liegt, der Raumausfüllung dient, wenn die Glia nicht in der Lage ist, ihre Funktion der „Organisation als raumausfüllende Stützsubstanz“ zu erfüllen. Von Ödem (als einem aktiven Vorgang) möchten wir hier nicht sprechen. Wir glauben, daß die Flüssigkeitsansammlung hier, wie in den weichen Häuten, ex vacuo zustande kommt. Wie S. 625 gesagt, gibt es verschiedene Möglichkeiten, wie die Raumausfüllung bei Schrumpfung des in seiner starren knöchernen Kapsel eingeschlossenen Gehirns bewirkt werden kann.

Ähnlich wie bei der senilen Atrophie findet sich auch bei der PICKschen Krankheit eine Zunahme des *lipoiden „Abnutzungspigmentes“*[1] in der Glia und auch in den Nervenzellen, wie unter anderen FERRARO und JERVIS (1940) hervor-

[1] Mit M. BÜRGER kann man im „Abnützungspigment“ Schlacken als Ausdruck eines verlangsamten Stoffwechsels im Zusammenhang mit der Hysteresis sehen. Der Ausdruck „Abnutzung“ ist bedenklich (M. BÜRGER), S. 18.

gehoben haben. Ein Teil des gliösen Pigmentes ist auch eisenhaltig (C. SCHNEIDER, v. BRAUNMÜHL, AUSTREGESILO jr., LUA u. a.).

Die Bedeutung der konstanten Veränderungen im *Mark* wurde schon auf S. 657 hervorgehoben. Im NISSL-Bild ist eine Zunahme der Gliazellen (Abb. 26a) deutlich, die durch das Zusammenrücken allein nicht zu erklären ist; die Rindenmarkgrenze erscheint dabei oft verwischt. An der Proliferation der Glia nehmen sowohl Astrocyten als auch Oligodendrogliazellen teil. Die Erscheinungen einer *akuten* gliösen Reaktion (proliferierte Astrocyten vom protoplasmatischen Typus, gemästete Gliazellen, Neuronophagie) treten auch hier ebenso zurück wie Fettkörnchenzellen. Der Parenchymausfall hat auch hier fast immer einen partiellen Charakter. In den typischen Fällen liegen also auch im Mark die Erscheinungen des Atrophisierenden Prozesses vor.

C. SCHNEIDER hat versucht, die *Gradunterschiede* des Nervenzellausfalles und der begleitenden Fasergliose in einem Schema auszudrücken. Er unterscheidet zwischen: 1. schwach atrophischen, 2. mittelstark atrophischen, 3. stark atrophischen und 4. verödeten Gebieten. Der letzte Grad ist durch den schwersten (aber selten totalen) Parenchymausfall (auch in den untersten Rindenschichten) sowie durch Status spongiosus (besonders in den oberen Rindenschichten) ausgezeichnet.

2. Atypische histopathologische Befunde (besonders als Ausdruck einer Tempobeschleunigung). Uncharakteristische Veränderungen.

Die „typischen“ Befunde, von denen die Rede war, sind für die ausgesprochen chronischen Verläufe charakteristisch, die beim Beginn des Leidens im Präsenium und im vorgerückten Alter die Regel darstellen. „Atypischen“ Befunden begegnet man besonders bei einer *Tempobeschleunigung* des Leidens, wie sie gerne (nicht ausschließlich) bei Frühfällen auftritt (S. 622). Mit solchen atypischen Verläufen haben sich schon C. SCHNEIDER, v. BRAUNMÜHL u. a beschäftigt; in neuerer Zeit ist ihnen besonders v. BAGH nachgegangen. Wie wir sehen werden, passen die atypischen Veränderungen oft nicht mehr in den Rahmen des „Atrophisierenden Prozesses“, für welchen wir den Mangel von Zeichen des akuten Parenchymunterganges, des Abbaues und der frischen gliösen Reaktion als kennzeichnend hingestellt haben. Man wird hier eher von „degenerativen“ Erscheinungen sprechen (S. 667, Fußnote 1).

Besonders auffällig ist das Auftreten von *freien Fettkörnchenzellen* als Ausdruck eines beschleunigten Abbaues („mobiler Lipoidabbau“ SPIELMEYERs). Im Rindengrau tritt dieser Befund auch bei den atypischen Fällen selten auf (hier findet sich manchmal „fixer Lipoidabbau“); dagegen ist er öfters im Nucleus caudatus beschrieben worden, wo er mit der Entstehung des „totalen Schadens“ in Zusammenhang stehen dürfte (sehr eindrucksvoll bei Fall 2 der Tabelle). Besonders bemerkenswert sind die Ansammlungen von manchmal massenhaften Fettkörnchenzellen[1] im Hemisphärenmark (nicht im Bereich der vermutlich ältesten Veränderungen) und in den langen Bahnen. K. v. BAGH begegnete bei seinen Frühfällen großen Mengen von Fettkörnchenzellen im Tractus fronto-pontinus (S. 661) und bei dem erwähnten Fall von „totaler Frontalatrophie“ in der Pyramidenbahn. Hier gleicht das Bild dann dem typischen Aussehen bei der Lateralsklerose, bei welcher ein relativ beschleunigtes Tempo die Regel ist. (Dies mag auch der Grund gewesen sein, weshalb man hier von jeher nicht von „Atrophie“, sondern von „Degeneration“ gesprochen hat.)

Wir haben zunächst geprüft, ob nicht vielleicht auch bei den typischen Fällen, etwa in den Randgebieten, Anzeichen einer akuten bzw. subakuten

[1] v. BRAUNMÜHL und LEONHARD fanden bei ihrem Fall Schall. auch „Eisenkörnchenzellen“.

„degenerativen Phase“ nachweisbar sein könnten; wir haben aber keine Anhaltspunkte dafür gewonnen. Wir begegneten auch in den Randgebieten nur immer wieder dem gleichen monotonen Bild, das für den Atrophisierenden Prozeß charakteristisch ist. Auch FRIEDRICH und v. BAGH lehnen die Möglichkeit ab, daß der mobile Lipoidabbau einer akuten Phase entsprechen könnte, die eventuell bei allen Fällen durchlaufen werde. Dann fanden sich bei den Fällen mit massenhaft Fettkörnchenzellen meist auch im klinischen Verlauf Hinweise auf eine Beschleunigung des Tempos der Erkrankung; bei einer größeren Zahl dieser Fälle hatte das Leiden wie gesagt relativ früh begonnen

Bei den ersten beiden Fällen v. BAGHS (vgl. Tabelle, Nr. 1 und 2) mit mobilem Lipoidabbau im Stirnhirnmark und in der fronto-pontinen Bahn begann das Leiden mit 39 Jahren und führte in der verhältnismäßig kurzen Zeit von 4 Jahren zum Tode. Bei beiden Fällen bestand auch „Totalschaden“ des Nucleus caudatus. Bei dem 3. Fall v. BAGHS mit mobilem Fettabbau in der Pyramidenbahn (Tabelle, Nr. 6), der wegen seiner ungewöhnlichen Ausbreitung S. 637 erwähnt wurde, waren die ersten Krankheitszeichen zwar erst mit 50 Jahren aufgetreten, sie hatten aber bereits nach 3 Jahren (der kürzesten Krankheitsdauer bei den 30 Fällen v. BAGHS) zum Tode geführt. Nachprüfung der Angaben im Schrifttum ergab, daß auch hier das Auftreten von Fettkörnchenzellen meist mit raschem Verlauf und frühem Beginn zusammentrifft. Dies gilt für den Fall von LÖWENBERG, BOYD und SALON (Beginn mit 21, Tod mit 27 Jahren), für den Fall 1 von MALAMUD und WAGGONER, den Bruder des vorigen (Beginn mit 24, Tod mit $26^1/_2$ Jahren, für den 1. Fall v. BRAUNMÜHLS und LEONHARDS (Beginn mit 31, Tod mit 35 Jahren) und für den Fall K. J. FRIEDRICHS (Beginn mit 35, Tod mit 39 Jahren). Auch bei dem Fall von DIVRY, TITECA und VERMEYLEN (Beginn im 40., Tod im 44. Lebensjahr) werden perivasculäre Fettansammlungen abgebildet und bei einem Fall von POLSTORFF (Beginn mit 31, Tod mit 34 Jahren) wird dieser Befund im „tieferen Marklager“ erwähnt. Totalschaden des Nucleus caudatus bestand bei dem Fall von LÖWENBERG, BOYD und SALON, bei einem Patienten von DEWULF (Beginn mit 35, Tod mit 39 Jahren), bei dem Brüderpaar GRÜNTHALS (Beginn mit 42 bzw. 45 und Tod mit 45 bzw. 50 Jahren) sowie bei dem 1. Fall von WINKELMAN und BOOK (Beginn mit 29, Tod mit 35 Jahren). Andererseits steht fest, daß Totalschaden des Nucleus caudatus (wie z. B. bei E. BECKER) und manchmal auch Fettkörnchenansammlungen (HASKOVÊC; GULLOTTA und LEUSSER) auch bei Spätfällen anscheinend ohne Hinweis auf accelerierten Verlauf vorkommen. Auch ist das Auftreten von Fettkörnchenzellen bei Frühfällen mit kurzer Dauer nicht obligat, denn bei dem 2. Fall v. BRAUNMÜHLS und LEONHARDS (Beginn mit 29, Tod mit 32 Jahren) waren sie gering.

Als Anzeichen eines beschleunigten Verlaufes sind wohl auch die von C. SCHNEIDER beschriebenen *Zerfallserscheinungen an Achsenzylindern und Markscheiden* (soweit letztere nicht Artefakte sind) anzusehen; sie wurden auch von SCHNEIDER in diesem Sinne aufgefaßt. — SCHOLZ hat in seinem verhältnismäßig stürmisch verlaufenen Fall Harder Nervenzellveränderungen festgestellt, die als Zeichen akuten Unterganges angesehen werden dürfen; sie werden vom Autor mit einer terminalen körperlichen Erkrankung in Zusammenhang gebracht. Zerfallserscheinungen an Nervenzellen sind auch von anderer Seite beschrieben worden.

Sehr bemerkenswert ist ferner bei atypischen Fällen das Auftreten von Zeichen einer *akuten protoplasmatischen Reaktion der Glia* sowohl in der Rinde als besonders im Mark (gemästete Gliazellen, Mitosen, unter Umständen auch Proliferation nicht nur der Oligodendroglia, sondern sogar der HORTEGAschen Mikroglia (GULLOTTA und LEUSSER, URECHIA und MIHALESCU sowie CARDONA). Vielfach ist mit den genannten atypischen Befunden eine ungewöhnliche Ausdehnung der Veränderungen sowohl in der weißen als in der grauen Substanz (Stammganglien, Pyramidenbahnsystem) verbunden.

Wir meinen, daß es nicht berechtigt ist, beim Vorliegen solcher atypischer Befunde eine eigene Krankheitsform anzunehmen (vgl. S. 659). Wir sind ferner skeptisch, wenn aus dem Vorliegen einer akuten gliösen Reaktion auf eine toxische Verursachung des Leidens geschlossen wird oder gar gewisse Reaktionsformen der Glia ohne weiteres als „toxisch“ bezeichnet werden. Auch der Fall CARDONAS, der kürzlich zu solchen Schlüssen Anlaß gegeben hat, ist durch kurze Krankheitsdauer ($2^1/_2$ Jahre) ausgezeichnet. Wir vermuten auch hier, daß Tempobeschleunigung die Ursache der vom Autor hervorgehobenen akuten Reaktionen gewesen ist.

M. NEUMANN hat 7 Fälle untersucht, die sie in 2 Gruppen einteilt, für welche sogar eine verschiedene Ätiologie vermutet wird. Wir haben den Versuch gemacht, das eigene Material nach den Kriterien der Autorin zu sichten, konnten uns aber nicht davon überzeugen, daß die beiden Gruppen zu Recht bestehen. Zur Kennzeichnung der 2. Gruppe NEUMANNS (3 Fälle) soll unter anderem eine weit ausgebreitete celluläre und fibrilläre Gliose in der weißen Substanz, Beteiligung der Stammganglien sowie der absteigenden motorischen Bahnen charakteristisch sein. Der S. 638 erwähnte Fall 7, der zu dieser Gruppe gerechnet wird, scheint nach der Ausbreitung (Pyramidenbahnsystem) und nach der lebhaften gliösen Reaktion zu unseren atypischen Fällen gerechnet werden zu können, bei welchen Prozeßbeschleunigung eine Rolle spielt (Beginn bei diesem Fall NEUMANNS mit 44, Tod mit 47 Jahren).

Auch bei dem Auftreten von ungewöhnlich hochgradiger Gliaproliferation bei andersartigen Atrophien im Präsenium ist unseres Erachtens an eine Acceleration des Prozesses zu denken, so z. B. bei der Beobachtung von MCMENEMY und POLLACK, bei welcher eine rapide Entwicklung der Krankheitserscheinungen bestanden hat.

Ganz ausnahmsweise sind Erscheinungen einer symptomatischen *Entzündung* beschrieben worden (KUFS, stürmischer Verlauf bei spätem Beginn; LEMKE, LUA, v. BRAUNMÜHL 1939). Dabei sei daran erinnert, daß bei anderen Formen der Systematrophien, nämlich bei der Amyotrophischen Lateralsklerose und der Paralysis agitans, dieser Befund ebenfalls vorkommen kann. Zweifellos wäre es verfehlt, aus dem gelegentlichen Vorkommen von entzündlichen Veränderungen etwa auf das Vorliegen von exogenen Noxen zu schließen.

Uncharakteristische Veränderungen. Verödungsherde und perivasculäre Gliose haben auch wir bei älteren Leuten, z. B. bei dem Fall Elg. (KAHN-SPATZ), gelegentlich festgestellt. Wir glauben aber nicht, daß man solche inkonstanten Befunde für die Annahme einer wesentlichen Beteiligung von Kreislaufstörungen (Angiospasmen) beim Zustandekommen des anatomischen Bildes der PICKschen Krankheit verwerten darf, wozu FERRARO und JERVIS (1936) neigen (S. 694).

Als atypisch ist endlich das Auftreten von massenhaften Plaques und der Fibrillenveränderung zu bezeichnen, wie dies bei Beobachtungen von MOYANO (S. 697) der Fall ist. Worauf dies beruht, ist allerdings unklar; die Entstehungsbedingungen dieser Veränderungen sind zur Zeit noch zu wenig geklärt.

3. Zur Pathoarchitektonik der Großhirnrinde.

a) Bezüglich der Laminae.

Das Bild eines schweren Parenchymausfalles in den oberen Rindenschichten (I—IIIa) bei mehr oder weniger besserem Erhaltensein aller oder eines Teiles der tieferen Schichten kehrt so häufig (wenn auch im einzelnen mit allerlei Varianten) wieder, daß man hier einen prädilektiven Typus unseres Erachtens anerkennen muß. GANS, ALTMAN, ONARI und SPATZ, KUFS, GILJAROWSKY, MALAMUD und WAGGONER u. v. a. haben Abbildungen hiervon gebracht. Abb. 28 zeigt dieses Verhalten. Endlich kann das seines Parenchyms beraubte Gebiet der Schichten I—IIIa zu einer fast nur mehr aus Glia bestehenden Zone zusammenschrumpfen (Abb. 26).

Der prädilektive Ausfall der oberen Schichten könnte vielleicht mit einem frühzeitigeren Untergang der Assoziationsfasern im subcorticalen Mark (S. 658) in Einklang gebracht werden. Eine annähernd entgegengesetzte Verteilung des Nervenzellausfalles kommt nach Unterbrechung der Projektionsfasern bei NISSLS Rindenisolierung[1] zustande, insofern als

[1] NISSL, F.: Völlige Isolierung der Hirnrinde beim neugeborenen Tier. Sitzgsber. Heidelberg. Akad. Wiss., Math.-naturwiss. Kl., Abh. 38 (1911). Der von NISSL erhobene Befund hat sich beim Menschen bestätigt.

hier die unteren Rindenschichten, speziell V und VI, stärker als die oberen leiden. Doch bleiben bei der PICKschen Krankheit, wie wir sahen (S. 659), die Projektionsfasern keineswegs verschont; vielleicht sind die bei vorgerückten Phasen stets nachweisbaren Ausfälle in den tieferen Schichten teilweise hiermit in Zusammenhang zu bringen.

MARTHE VOGT hat serienmäßige architektonische Untersuchungen angestellt und kommt dabei zur Aufstellung einer bestimmten Reihenfolge der einzelnen

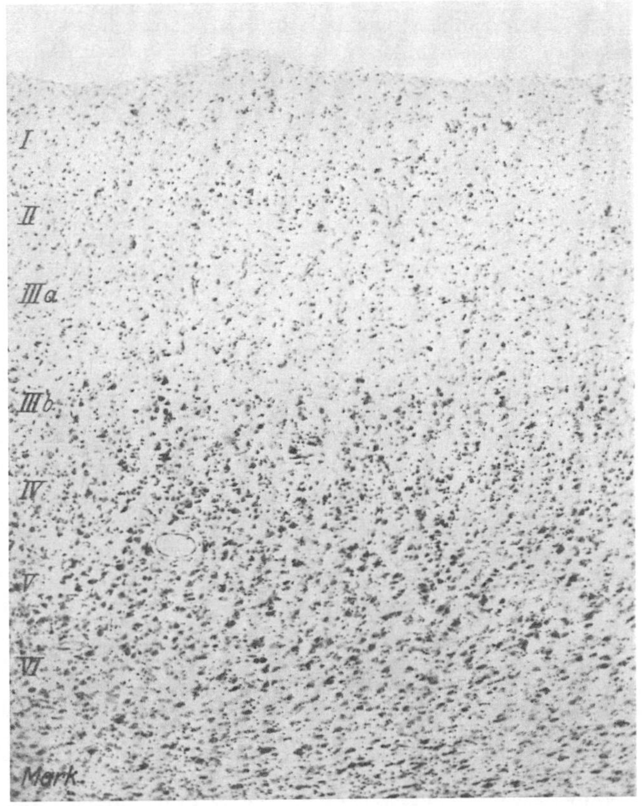

Abb. 28. Schwerer Nervenzellausfall in den oberen Rindenschichten bei besserem Erhaltensein der tieferen. NISSL-Bild. Vergr. 65fach. Borch. (v. BAGH), 3496 (Mü), Nr. 22.

Schichten und Unterschichten (unter Benutzung der VOGTschen Schichteneinteilung). „Beginn der Erkrankung in den unteren Teilen der III^1, dann III^2; Erkrankung von III^3 und I; weiterhin Erkrankung der II in ihren inneren Abschnitten und schließlich fast völlige Zerstörung der II bei ziemlich starker Schrumpfung der V, etwas geringere der VI und weitgehendem Gesundbleiben von IV und VII.“ Diese Reihenfolge in Hinsicht auf Chronologie und Intensität der Veränderungen wurde 1955 von D. SCHIFFER bestätigt.

Andere Untersucher haben aber, wie zuletzt SCHENK und VAN MANSVELT (1955), gefunden, daß Ausnahmen von diesem Schema eine erhebliche Rolle spielen. So kann z. B. die II. Schicht bei bereits schwerer Schädigung der tieferen und (unter Umständen auch der IV. Schicht) fast isoliert erhalten bleiben (siehe z. B. Abb. 11 bei v. BRAUNMÜHL 1930). Dieses von der Regel abweichende Verhalten fand sich bei den 30 Fällen v. BAGHs 4mal wieder (Nr. 1, 3, 4 und 5 der Tabelle), während die anderen Fälle mehr oder weniger dem zuerst genannten

Typus entsprachen. Wir können uns nach unseren Erfahrungen der negativen Einstellung von BONFIGLIO (1927) und von FERRARO und JERVIS (1936), die eine laminäre Auswahl fast ganz ablehnen, nicht anschließen. Das Vorkommen eines Befallenseins *allein* der inneren Schichten, wie dies die letztgenannten Autoren angeben, dürfte recht selten sein. Offenbar gibt es aber auch bezüglich der Beteiligung der Laminae und der Reihenfolge ihrer Erkrankung verschiedene Typen, genau so wie wir bezüglich der Ausbreitung an der Oberfläche verschiedene Typen kennengelernt haben. Es scheint auch, daß der Typus unter Umständen an verschiedenen Stellen bei ein und demselben Individuum wechseln kann. Dies ändert aber nichts an der Tatsache der besonderen Häufigkeit des zuerst beschriebenen Typus. Freilich tritt eine stärkere Vulnerabilität der oberen Schichten (besonders der IIIa) auch unter ganz anderen Umständen in Erscheinung.

SANDERS, SCHENK und VAN VEEN, welche in der Lage waren, die Gehirne von mehreren erkrankten Mitgliedern einer Sippe zu untersuchen und die unter Benutzung eines besonderen Verfahrens Zählungen vorgenommen haben, kommen auch zu dem Ergebnis, daß der Nervenzellausfall nicht immer in einer bestimmten Schicht beginnt; immerhin geben sie den geringeren Zellausfall in der IV. Schicht zu.

b) Bezüglich der Areae.

Die architektonischen Untersuchungen von BONFIGLIO, VAN DER HEIDE, SANDERS-SCHENK-VAN VEEN sowie MALAMUD-WAGGONER ergeben übereinstimmend, daß die Grenzen einzelner Areae keine Schranken gegenüber dem Prozeß darstellen, wie dies übrigens bereits ONARI und SPATZ festgestellt hatten. Wir finden aber, daß BONFIGLIO zu weit geht, wenn er (wenn wir ihn recht verstehen) eine areale Auswahl überhaupt negiert. Man wird nicht bestreiten können, daß sich die Felder 10, 11, 44, 38, 20 und 21 außerordentlich viel anfälliger gegenüber dem Prozeß verhalten, als etwa die Felder 1—3, 42 und 17. Näheres über das Befallensein einzelner Areae wurde im Kapitel B mitgeteilt.

GUILLAIN und BERTRAND (1936), die sich mit der cytoarchitektonischen Verteilung der cerebralen Atrophien bei 2 Fällen von PICKscher Krankheit beschäftigt haben, kommen zu dem Ergebnis, daß eine „Dégéneration systematisée“ bestimmter, weit auseinanderliegender cytoarchitektonischer Regionen des Isocortex vorliegt; im 1. Fall entsprachen diese Regionen dem Coniocortex v. ECONOMOS, im 2. Fall dem sog. frontalen und parietalen Bautypus v. ECONOMOS. Die Autoren betonen, daß andere Verteilungstypen vorkommen und daß der Typus des 1. Falles eine Rarität darstellt (S. 646). — Daß eine Beschränkung auf die frontale granuläre Hauptregion (im Sinne BRODMANNS), wie sie GANS bei seinem Fall vorgefunden hat, einem ungewöhnlichen Typus entspricht, wurde bereits S. 633 erwähnt.

Im ganzen gesehen ist unseres Erachtens zu sagen, daß der Prozeß auch an den Grenzen größerer architektonischer *Regionen* (ob man nun dem BRODMANNschen oder dem v. ECONOMOschen Schema folgt) ebensowenig halt macht wie an den Grenzen einzelner *Areae*. Dies zeigt klar das Übergreifen vom granulären auf das agranuläre Frontalgebiet, wenn dies auch nur bei einer Minderzahl der Fälle eintritt (S. 635, unten).

F. Pathogenetische und klassifikatorische Probleme.

1. Systembezogenheit. Entwicklungsgeschichtliche Parallelen.

Der Atrophisierende Prozeß hat bei der PICKschen Krankheit — im Gegensatz zur senilen Demenz und zur ALZHEIMERschen Krankheit — die Besonderheit der *lokalen Prädilektion*, und zwar in bilateraler Verteilung (S. 667). Die lokale Atrophie beruht, wie aus dem Vorangegangenen hervorgeht, nicht auf einer wahllosen Läsion bald dieses, bald jenes Hirnteiles; vielmehr ist eine *Auswahl* des Musters bei den einzelnen Typen, trotz vieler Variationen, nicht zu leugnen.

a) Die Systembezogenheit. Bereits PICK (1906, S. 106) hat vermerkt, daß der lokalen Auswahl etwas Systematisches anhaftet. RICHTER trat bestimmt für „Systemwahl", im Sinne der ungarischen Schule seines Lehrers K. SCHAFFER[1] ein und MISKOLCZY (1936—1939) (aus derselben Schule) hat diese Auffassung später weiter ausgebaut. GANS fand bei seinem Stirnhirnfall eine gute Übereinstimmung der Verteilung der Veränderungen mit der Ausdehnung einer übergeordneten architektonischen Einheit, nämlich der „Regio frontalis" (S. 633). Bald sind aber Einwände gegen die systematische Elektivität erhoben worden (BONFIGLIO, C. SCHNEIDER, A. JAKOB, VERHAART, GRÜNTHAL, VAN DER HEIDE, SANDERS-SCHENK-VAN VEEN, HASSIN und neuerdings SCHENK-VAN MANSVELT). Auch SPATZ hatte bereits 1926 (in seiner Arbeit mit ONARI) geschrieben: „Die Verschiedenheit der Ausbreitung bei verschiedenen Fällen wird uns abhalten müssen, an eine zu strenge ‚Systembeschränkung' zu glauben." Alle diese Autoren weisen darauf hin, daß sich die Atrophie nicht scharf an die Grenzen bestimmter Neuronensysteme hält und daß neben einer „Hauptlokalisation" bald diese, bald jene „Nebenlokalisationen" auftreten (und zwar bevor es im ersteren zum totalen Parenchymausfall gekommen ist). Das Verteilungsmuster kann sogar bei Angehörigen ein und derselben Familie variieren (SANDERS, SCHENK und VAN VEEN). Endlich wurde hervorgehoben, daß auch die sog. „resistenten Gebiete" in Wirklichkeit, zumindest bei mikroskopischer Betrachtung, nicht ganz frei von Befunden sind, daß also „diffuse" Veränderungen bestehen (S. 648). Alles dies ist durchaus zutreffend. Manche von den zitierten Autoren scheinen aber eines zu vergessen: *Alle diese Einwände gegen eine systematische Elektivität der* PICK*schen Krankheit gelten ganz genau ebenso bezüglich aller Krankheiten, die von jeher mit dem Beiwort „systematisch" belegt worden sind.* Jeder, der eine größere Anzahl von Fällen einer solchen Krankheit untersucht hat, wird dies zugeben müssen.

SPIELMEYER sagte 1934: „Keiner der seit langem als systematische Erkrankung bezeichneten Prozesse ist völlig elektiv in dem Maße, daß ausschließlich ein funktionell und anatomisch einheitliches System oder physiologisch zusammengehörige Komplexe rein befallen sind." Auch auf das Vorkommen „diffuser" Ausfälle weist SPIELMEYER bereits hin. Trotzdem kam er zu dem Schluß, daß die Bezeichnung „systematisch", wenn auch mit Einschränkung, beizubehalten sei.

Eine Systemelektivität im Sinne einer Beschränkung des Prozesses auf die Grenzen ganz bestimmter Systeme gibt es nicht — weder bei der PICKschen Krankheit, noch bei irgendeiner der traditionell als systematisch bezeichneten Krankheiten („Systematrophien", S. 681). Wenn man deshalb die Bezeichnung „systematisch" aufgeben will, so muß man dies bezüglich aller Formen dieser großen Gruppe tun. Dies wäre aber nicht ratsam, denn ohne Bezugnahme auf Neuronensysteme kann man weder bei der PICKschen noch bei den spinalen oder cerebellaren oder anderen Systematrophien die lokale Auswahl, die Prädilektion, charakterisieren. Wir schlagen vor, von „*Systembezogenheit*" zu sprechen, um zu vermeiden, daß an eine in dem Wort Elektivität enthaltene Beschränkung auf die Grenzen von Systemen gedacht wird.

Systembezogenheit ist nicht ohne weiteres ein Kennzeichen endogener Krankheiten, sie kommt auch bei exogenen Krankheiten — auch hier in bilateraler Verteilung — vor. Bei der progressiven Paralyse z. B. besteht eine Prädilektion, die sogar mit der Systembezogenheit bei der PICKschen Krankheit manche Ähnlichkeiten aufweist. Eine ganz all-

[1] Nach der Lehre SCHAFFERS, deren heuristischer Wert nicht verkannt werden soll, betrifft die Elektivität 1. das äußere Keimblatt („Keimblattwahl"), 2. ein bestimmtes Segment des Neuralrohres („Segmentwahl") und 3. ein oder mehrere Systeme („Systemwahl") Diese 3fache Elektivität soll nur bei endogenen Krankheiten vorkommen, was aber bestritten wird.

gemein erhöhte Vulnerabilität bestimmter Systeme steht außer Frage. Eine sehr verbreitete, irgendwie mit Besonderheiten der örtlichen Struktur zusammenhängende erhöhte Vulnerabilität bestimmter „topistischer Einheiten" ist anzunehmen (s. die VOGTsche Pathoklisenlehre). Zweifellos ist die PICKsche Krankheit eine ausgesprochene „topistische" (das ist an bestimmte örtliche Strukturen gebundene) Krankheit, aber dieser Begriff ist etwas sehr weit gefaßt und vermag unseres Erachtens die Bezeichnung „systematisch" nicht ganz zu ersetzen.

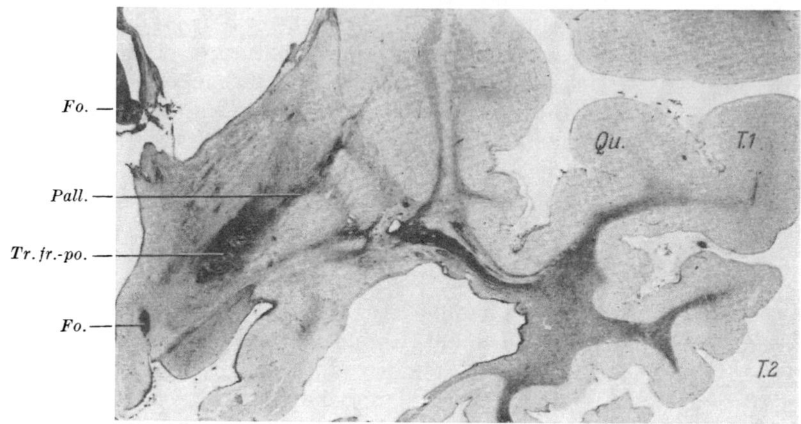

Abb. 29. Gliafaserfärbung. Fasergliose im Tractus fronto-pontinus (*Tr. fr.-po.*) und in der kapselnahen Zone des Pallidum (*Pall.*) und in der Ansa lenticularis (*A. l.*). Ferner im Fornix (*Fo.*) und in der Commissura anterior sowie im Mark der 2. und 3. Temporalwindung (*T. 2*), aber nicht im Mark der 1. Temporalwindung (*T. 1*) und der Querwindung (*Qu*). Erz., Nr. 5 (fronto-temporaler Typus). Vgl. Abb. 18.

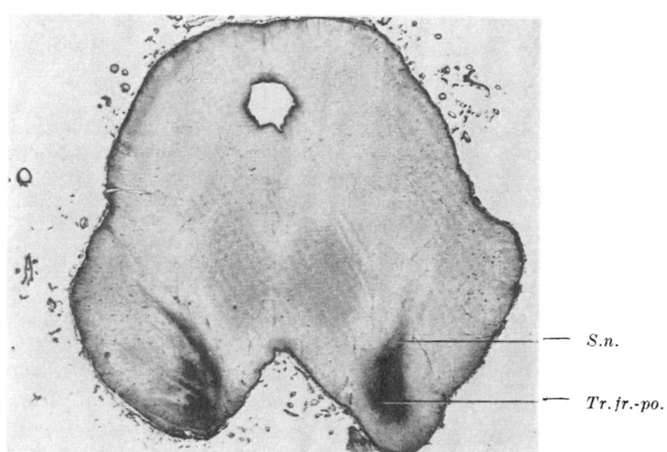

Abb. 30. Scheinbar unsystematische Ausbreitung der Fasergliose. *S. n.* Mediocaudaler Abschnitt der Substantia nigra; *Tr. fr.-po.* Tractus fronto-pontinus. Querschnitt durch caudale Abschnitte des Mittelhirns. HOLZER-Bild. Vergr. 3fach. Kett., Nr. 4. Fronto-temporaler Typus.

Als bei der PICKschen Krankheit die Befunde von sehr ausgedehnten Veränderungen im Hemisphärenmark (besonders bei Frühfällen) bekannt wurden, schien es zunächst so, als würden diese gegen jegliche Systembezogenheit sprechen. Nach SPATZ (1952) trifft dies aber nur scheinbar zu. Auf den ersten Blick kann es z. B. so aussehen, als würde sich der Prozeß von der charakteristischen kapselnahen Atrophiezone des Pallidum „in unsystematischer Weise" auf die benachbarte innere Kapsel ausbreiten; in Wirklichkeit liegt aber an dieser Stelle der Querschnitt des atrophischen Tractus fronto-pontinus vor (Abb. 29). *Der Befund spricht also gerade zugunsten der Systembezogenheit.* Es ist hier eben eine Mehrzahl von benachbarten Systemen gleichzeitig betroffen, wodurch eine unsystematische Ausbreitung vorgetäuscht werden kann. Ein ähnliches Beispiel ist das gemeinsame Atrophiefeld von Tractus fronto-pontinus und von medialen Anteilen der Subtantia nigra (Abb. 30).

Wir halten also an der „Systembezogenheit" der PICK*schen Krankheit fest.*

b) Die Auswahl des atrophisierenden Prozesses im Lichte entwicklungsgeschichtlicher Parallelen[1]. Schon PICK und REICH verglichen die Ausbreitung der von der Atrophie bevorzugten Gebiete der Großhirnrinde mit der Topographie der Felder, die nach den Untersuchungen von FLECHSIG spät in die Myelogenese eintreten. Sie erwähnen auch, daß die früh markreif werdenden Felder von der Atrophie kaum betroffen seien. GANS rückte als erster phylogenetische Parallelen in den Vordergrund. Er meinte, daß die vom krankhaften Prozeß bevorzugten Hirngebiete die „phylogenetisch jüngeren" seien, d. h. die dem Menschen eigentümlichen. SPATZ hat 1937 die Prädilektion der *basalen Anteile des frontalen und temporalen Neocortex*, von ihm unter der Bezeichnung „Basale Rinde"[2] zusammengefaßt, betont; der basale Neocortex gehöre sowohl in ontogenetischer als in phylogenetischer Hinsicht zu den spätesten Hirnteilen. Tatsächlich begegnen wir bei der PICKschen Krankheit einer Prädilektion des gesamten basalen Neocortex, und zwar bei der häufig vorkommenden Kombination von frontalem Basaltypus und temporalem Sektortypus (S. 628). Beim seltenen reinen frontalen Konvexitätstypus jedoch wird die basale Rinde weniger betroffen. Unsere Abb. 3b und c (S. 629) zeigen die Ausbreitung der Atrophie im Neocortex des Temporallappens im Vergleich mit der retardierten Myelogenese im selben Gebiet. Sehr interessant ist, besonders in evolutioneller Hinsicht, die von uns betonte Prädilektion der hinteren Abschnitte des Gyrus frontalis inferior mit der BROCAschen Region.

Gegen die Gültigkeit entwicklungsgeschichtlicher oder phylogenetischer Parallelen sind von verschiedener Seite, so besonders von VAN DER HEIDE, Bedenken geltend gemacht worden. Tatsächlich kann von einer gesetzmäßigen Auswahl entwicklungsgeschichtlich später und einer gesetzmäßigen Verschonung entwicklungsgeschichtlich früher Gebiete heute keine Rede mehr sein. Ontogenetisch und phylogenetisch frühe Gebiete, wie der Bulbus und Tractus olfactorius verhalten sich nicht resistent, wenn sie auch häufiger verschont bleiben, als daß sie befallen sind. Das Ammonshorn kann in seltenen Fällen sogar isoliert erkranken. Selbst der Hypothalamus ist, wie v. BAGH gezeigt hat, nicht völlig gefeit. Im Bereich des Neocortex werden motorische Rinde und Pyramidenbahn, wie von uns betont, bei der PICKschen Krankheit nicht selten vom atrophisierenden Prozeß mitergriffen. Bei einer anderen Form der Systematrophien, der Lateralsklerose, ist dieses relativ früh reifende System bekanntlich sogar prädilektiv befallen. Interessant ist es aber, daß SPATZ (bezüglich der PICKschen Krankheit) bei der Ausbreitung des Prozesses auf den Gyrus praecentralis vom Operculum in Richtung auf die Mantelkante doch wieder eine Parallele zum Ablauf der Myelogenese sah, insofern diese in den opercularen Anteilen am spätesten und in den oberen, das ist in den zuletzt betroffenen Anteilen (Parazentralläppchen) am frühesten eintritt. Eine gewisse Übereinstimmung mit der Regel besteht auch bei der Parietalatrophie, da der am häufigsten und

[1] GANS, SANDERS-SCHENK-VAN VEEN, SCHAFFER, MISKOLCZY sowie MALAMUD-WAGGONER bringen Skizzen von der Verteilung der Atrophie bei ihren Fällen, die sie den Skizzen von der Verteilung der spät markreif werdenden Felder (nach FLECHSIG) gegenüberstellen. Der Grad der Übereinstimmung ist bei den einzelnen Autoren verschieden.

[2] Weiteres über die Basale Rinde und ihre gegensinnige Rotation um die Inselachse s. bei SPATZ 1949.

manchmal isoliert befallene Lobulus parietalis inferior später markreif wird als der Lobulus superior. Freilich erweist sich bei einer Minderzahl der Fälle auch der letztere als schwer atrophisch. Wir finden auch in dieser Hinsicht wieder Parallelen bei anderen Systematrophien. Es ist z. B. keine Frage, daß bei den cerebellaren Systematophien das Neocerebellum oft eine sehr auffällige Prädilektion gegenüber dem Palaeocerebellum aufweist (BROUWER), aber bei zunehmender Erfahrung fanden sich auch hier wieder Ausnahmen von der Regel. *Auch bei der PICKschen Krankheit entspricht die Prädilektion für entwicklungsgeschichtlich späte (junge) Gebiete einer Regel, aber keinesfalls einem Gesetz.* MALAMUD und WAGGONER sprechen in diesem Sinne von einer „aproximativen" Beziehung. Wenn man ein größeres Material überblickt, so wird man feststellen, daß bei der PICKschen Krankheit statistisch betrachtet eine Vorliebe für entwicklungsgeschichtlich späte Systeme nicht geleugnet werden kann.

Wenn REICH seinerzeit gemeint hat, daß alle Sinnesgebiete der Rinde resistent seien, so stimmt dies nicht bezüglich des Rhinencephalon; aber es hat sich bestätigt, daß alle wirklich als „resistent" zu bezeichnenden Gebiete entwicklungsgeschichtlich frühe Sinneszentren sind (S. 648, oben). Dies bleibt eine bemerkenswerte Tatsache.

2. Beginn des Atrophisierenden Prozesses innerhalb des Neurons bestimmter Neuronensysteme.

Die bisher herrschende Annahme besagt, daß der krankhafte Prozeß in der Zelle, also im Perikaryon des Neuron[1] beginnt; die Veränderungen im subcorticalen Mark oder im Bereich langer Bahnen, z. B. im Tractus fronto-pontinus, werden im Sinne der WALLERschen sekundären Degeneration aufgefaßt. Diese Meinung wird besonders konsequent von K. SCHAFFER und D. MISKOLCZY (1936 und 1938) vertreten. Der Prozeß soll, wie diese Autoren sich ausdrücken, „neurocytogen" sein und zentrifugal fortschreiten; diese Meinung vertritt MISKOLCZY auch noch in seiner Arbeit zusammen mit CSERMELY (1936), obwohl ihm hier, wegen des Befundes in der Pyramidenbahn, Bedenken aufzutauchen scheinen. Der primäre Vorgang in der Zelle besteht nach SCHAFFER in einer „Schwellung des Hyaloplasma", in der er 1936 das „primäre anatomische Substrat" bei den heredodegenerativen Nervenkrankheiten (bei den systematischen und bei den ubiquitären) sucht.

Dagegen vertritt SPATZ (1952) — ähnliche Vorstellungen hatten bereits GOWERS, MOTT und STRÜMPELL geäußert — die Hypothese, daß der *Atrophisierende Prozeß „nucleo-distal", das ist an der Peripherie des Neuron, beginne*, um langsam *zentripetal* gegen das Perikaryon fortzuschreiten. Das Schema auf der Abb. 31 soll die Hypothese vom nucleo-distalen Beginn illustrieren. Sehr anschaulich wird die nucleo-distale Hypothese durch das Gleichnis von STRÜMPELL mit dem alternden Baum illustriert, bei dem die vom Stamm am weitesten entfernten Äste zuerst verdorren. Diese Hypothese hat den Vorteil, daß durch sie mehrere merkwürdige Tatsachen, sowohl bei der PICKschen Krankheit als bei anderen Systematrophien, eine gemeinsame Erklärung finden können:

1. Bei der Lateralsklerose, später teilweise auch bei Fällen von totaler Frontalatrophie der PICKschen Krankheit, ist gezeigt worden, daß die Entmarkung der Pyramidenbahn im lumbosacralen Abschnitt des Rückenmarkes beginnt, dann allmählich bis zum Niveau des verlängerten Markes, bei anderen Fällen bis zum Niveau der Brücke bzw. des Hirnschenkelfußes aufsteigt, schließlich

[1] Bezüglich der Neuronenlehre s. H. SPATZ (Münch. med. Wschr. **1952**, 1153—1161, 1209—1218, 1255—1262) und bei H. BECKER (1952).

auch die innere Kapsel erreicht, aber nur in selteneren, weit vorgeschrittenen Phasen die ganze Länge der Bahn betrifft. Diese Tatsachen führten bereits P. SCHROEDER und G. MARINESCO zur Annahme eines nucleo-distalen Beginns des Prozesses; die entgegengesetzte Annahme SCHAFFERS ließ sich nur durch Hilfshypothesen verteidigen. Interessant ist, daß auch die Läsion des Tractus fronto-pontinus manchmal nur auf der Höhe des Hirnschenkelfußes deutlich und im Bereich der inneren Kapsel nicht nachweisbar ist, während man sie in anderen Fällen bis in die innere Kapsel verfolgen kann. Auch in dem Fall von AKELAITIS scheint es so gewesen zu sein. Solche Befunde lassen sich durch die Annahme eines nucleo-distalen Beginns des Prozesses erklären. Weitere Untersuchungen in dieser Richtung sind aber erwünscht.

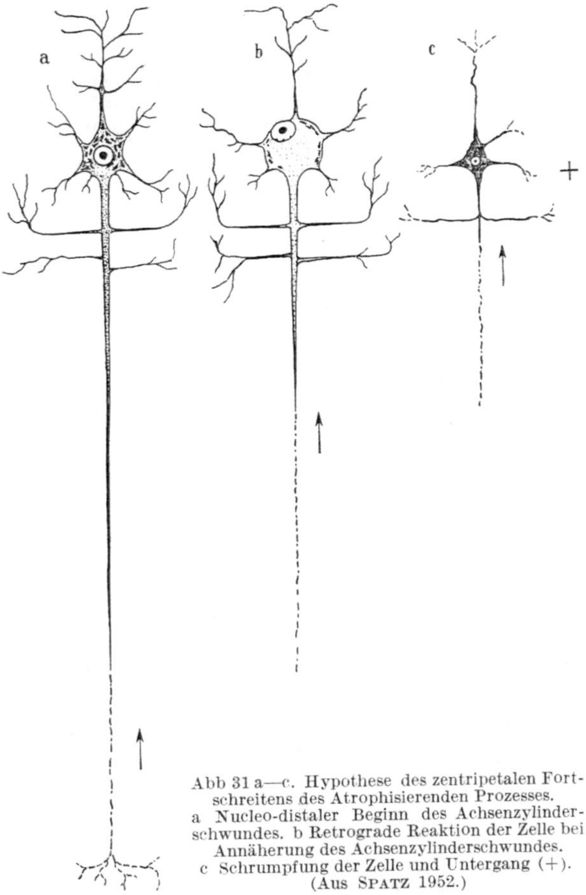

2. Die frühzeitig feststellbaren konstanten Veränderungen im subcorticalen Mark, die oft schwerer erscheinen als die gleichzeitigen Veränderungen im Rindengrau, sprechen ebenfalls für einen nucleo-distalen Beginn. Die weite Ausdehnung hochgradiger Veränderungen in der weißen Substanz, besonders bei kombiniertem Befallensein mehrerer Systeme, haben auch v. BRAUNMÜHL bereits veranlaßt, an eine primäre Erkrankung des Markes zu denken (S. 658). Wir glauben, daß die Tatsachen ebenfalls durch die Annahme zu erklären sind, daß der Prozeß die Nervenfasern vor den zugehörigen Nervenzellen ergreift. Wir haben soeben die Markveränderungen mit denen bei der progressiven Paralyse und der LISSAUERschen Herdparalyse verglichen, weil angenommen werden darf, daß hier die Nervenzellen zuerst betroffen werden. Begreiflicherweise finden sich dabei unter Umständen auch erhebliche Veränderungen im Mark, aber sie sind nie hochgradiger als die in der Rinde. Bei der Betrachtung mit bloßem Auge fällt auf, daß die Rinden-Markgrenze durchschnittlich besser erhalten ist als bei der PICKschen Krankheit. Die Befunde sprechen dafür, daß in diesen Fällen das Mark sekundär, das ist mit dem auf den Ausfall deı Nervenzellen folgenden zentrifugalen Untergang der Axone, in Mitleidenschaft gezogen wird.

Abb 31 a—c. Hypothese des zentripetalen Fortschreitens des Atrophisierenden Prozesses. a Nucleo-distaler Beginn des Achsenzylinderschwundes. b Retrograde Reaktion der Zelle bei Annäherung des Achsenzylinderschwundes. c Schrumpfung der Zelle und Untergang (+). (Aus SPATZ 1952.)

Das Phänomen des Zusammenrückens der Nervenzellen in noch nicht ganz schwer geschädigten Rindengebieten könnte vielleicht damit erklärt werden, daß die umgebenden feinen terminalen Nervenfasern im „Grau" zuerst reduziert werden.

3. Die Nervenzellschwellung wird von uns im Sinne der retrograden Reaktion aufgefaßt (S. 665). Wir sehen in ihr eine Reaktion der Zelle auf die Annäherung des Axonunterganges (Abb. 31 b). (Die Reaktion der Zelle kann im Sinne eines vergeblichen Restitutionsversuches gedeutet werden.) Die Nervenzellschwellung stellt eine vorübergehende (vielleicht kurze) akute Phase im Ablauf des Atrophisierenden Prozesses dar. Auf die Schwellung der Zelle folgt ihre Schrumpfung (Abb. 31), welche zum Schwund des letzten Restes des Neurons führt. So erklärt sich auch, daß die Nervenzellschwellung nicht obligat ist.

L. VAN BOGAERT und I. BERTRAND (1929) haben, ähnlich wie H. J. SCHERER (1933), bei Studien über eine andere Systematrophie, nämlich die ponto-olivo-cerebellare Atrophie, Gründe dafür angeführt, daß der Prozeß nicht in den Brückenkernen und in den Oliven selber beginnt, sondern im Kleinhirnmark. Nervenzellschwellung in den Brückenfußganglien und in den Oliven könnte auch hier im Sinne der retrograden Reaktion beim Fortschreiten des Prozesses gegen die Zelle zu aufgefaßt werden.

Soweit wir heute sehen können, kann auch der nucleo-distale Beginn des Prozesses mit der im Sinne der retrograden Reaktion zu deutenden Nervenzellschwellung (und den anderen genannten Folgeerscheinungen) als gemeinsam für die ganze Gruppe der Systematrophien aufgefaßt werden. Die Nervenzellschwellung erscheint im Rahmen der Hypothese vom zentripetalen Fortschreiten des Prozesses als Anzeichen einer akuten Reaktion des Perikaryon auf die näherrückende Axonläsion[1]. Diese Vorstellung dürfte die Tatsachen besser erklären als die SCHAFFERsche Theorie der primären Hyaloplasmaschwellung.

3. Die PICKsche Krankheit im Rahmen der „Progressiven cerebrospinalen Systematrophien“.

Eine Verwandtschaft der PICKschen Krankheit mit den „degenerativen Systemerkrankungen“[2] (oder Heredodegenerationen, wie man früher sagte) wurde von PICK einmal kurz angedeutet, von RICHTER und GANS klar ausgesprochen sowie von ONARI und SPATZ näher begründet. SPATZ hat später zur Kennzeichnung der übergeordneten Gruppe, welcher er die PICKsche Krankheit einreiht, die Bezeichnung „Systematische Atrophien“ vorgeschlagen (1938) bzw. genauer: „*Progressive cerebrospinale Systematrophien*“ (1952). Diese Bezeichnung enthält einen Hinweis auf die Systembezogenheit (S. 674) und auf den langsam fortschreitenden, zur Atrophie führenden Prozeß. Systembezogenheit und Atrophisierender Prozeß sind also die gemeinschaftlichen morphologischen Merkmale dieser Gruppe, die Krankheiten des Großhirns, des Kleinhirns und des Rückenmarkes umfaßt. Dieser Begriff ist morphologisch orientiert und enthält (im Gegensatz zur „Systemwahl“ von K. SCHAFFER) absichtlich keinen ätiologischen Hinweis — obwohl es Tatsache ist, daß bei allen Formen dieser Gruppe die Heredität eine Rolle spielt.

Die Tabelle 2 bringt eine Zusammenstellung der wichtigsten in dieser Gruppe vereinigten Krankheiten. Von den anatomischen Beziehungen ist bereits im Vorstehenden wiederholt die Rede gewesen. In klinischer Hinsicht bestehen ebenfalls viele, allen Systematrophien gemeinsame Züge, so der fast unmerkliche Beginn (wodurch die exakte Feststellung der Krankheitsdauer erschwert wird), der langsam progrediente, unaufhaltsame Verlauf (der gewöhnlich nicht von

[1] Die sog. ubiquitäre Nervenzellschwellung bei der amaurotischen Idiotie hat mit diesem Vorgang nichts zu tun; sie ist durch einen Speicherungsprozeß bedingt (SPIELMEYER gegen SCHAFFER).

[2] Es sei besonders auf LUDO VAN BOGAERTS Darstellung in „Maladies nerveuses systematisées et problèmes de l'hérédité“ [J. belge Neur. 48, 308—379 (1948)] verwiesen. — Auf die schwierige Frage, ob die Systematrophien mit andersartigen Erbkrankheiten morphologisch verbunden sind, kann hier nicht eingegangen werden.

Tabelle 2. *Progressive cerebrospinale Systematrophien.*

Autor	Krankheit	Hauptlokalisation
PICK	Progressive umschriebene Großhirnatrophie	Frontale, temporale und parietale Systeme
ERB, CHARCOT	Spastische Spinalparalyse	Pyramidenbahnsystem
CHARCOT	Amyotrophische Lateralsklerose	Pyramidenbahnsystem + peripheres motorisches Neuronensystem
HUNTINGTON	Progressive Chorea	Striäres System
PARKINSON	Paralysis agitans[1]	System der Substantia nigra
LEBER	Primäre Opticusatrophie	Optisches System
PIERRE MARIE, NONNE	Kleinhirnrindenatrophie	Cerebello-fugales System } Heredoataxien
DÉJÉRINE, ANDRÉ-THOMAS	Olivo-ponto-cerebellare Atrophie	Olivo-ponto-cerebellares System } Heredoataxien
HUNT	Bindearmatrophie	Nucleus dentatus-Bindearm-System } Heredoataxien
FRIEDREICH	FRIEDREICHsche Krankheit	Hinterstrangsystem, spinocerebellares System } Heredoataxien
ARAN, DUCHENNE	Progressive spinale Muskelatrophie	Peripheres motorisches System

Exacerbationen und Remissionen unterbrochen wird) sowie endlich das Hervortreten von Herderscheinungen. Das durchschnittliche Manifestationsalter (S. 622) ist bei den einzelnen Krankheiten der Gruppe verschieden; während es bei der FRIEDREICHschen Krankheit in die Jugend fällt, finden wir es bei der PICKschen Krankheit im Präsenium (doch mit einem großen Streuungsbereich nach beiden Richtungen).

Bei allen Formen dieser Gruppe steht eine Lokalisation im Vordergrund („*Hauptlokalisation*" nach C. und O. VOGT, lésion fondamentale VAN BOGAERTS). Diese ist für das klinische Achsensyndrom verantwortlich. Dazu kommen sehr häufig gleichzeitig „*Nebenlokalisationen*". Diese betreffen bemerkenswerterweise solche Systeme, welche bei anderen Formen der Gruppe die Hauptlokalisation darstellen. F. RAYMOND sah hierin schon 1908 ein Zeichen für die innere Verwandtschaft der damals bekannten (spinalen und cerebellaren) Formen, die nach ihm zusammenhängen „wie die Glieder einer Kette".[2] Einige dieser Formen haben offenbar nur die Bedeutung von „Typen", die sich häufig und vielfältig miteinander kombinieren. So ist es offenbar bei den verschiedenen Heredoataxien. Auch die PICKsche Krankheit gliedert sich, wie wir sahen, in eine Reihe von Typen, wie Temporal-, Frontal- und Parietalatrophie, und bei diesen haben wir wieder Untertypen unterschieden (z. B. frontalen Basaltypus und temporalen Sektortypus). Durch Kombinationen der verschiedenen Typen und Untertypen und dem variablen Hinzutreten von Nebenlokalisationen in subcorticalen Zentren (S. 648) kommt es zu einer großen Verschiedenartigkeit

[1] Bei der Lateralsklerose und der Läsion des Systems der peripheren Motoneurone spricht die Häufigkeit der Kombination, die zum Bilde der Amyotrophischen Lateralsklerose führt, im Sinne einer besonders engen Verwandtschaft.

[2] Die Paralysis agitans wurde in früheren Veröffentlichungen von SPATZ nicht zu dieser Gruppe gerechnet.

des Verteilungsmusters. Schließlich hat jeder einzelne Fall, wie aus Sippenuntersuchungen hervorgeht, individuelle Besonderheiten des Musters. — Einigen Formen der Gruppe kommt offenbar der Rang echter „Krankheiten" zu. Doch, wie VAN BOGAERT sagt, wird es die Aufgabe der Genetiker der Zukunft sein, dies genauer zu präzisieren. Was die PICKsche Krankheit betrifft, so spricht viel dafür, daß sie, ähnlich wie die HUNTINGTONsche Krankheit, als eigene Krankheit anzusprechen ist. Auch hier kommt es gelegentlich zu Komplikationen durch das Hinzutreten von Nebenlokalisationen, welche solche Systeme betreffen, die bei anderen Formen der Gruppe prädilektiv befallen sind. *Das heißt auch hier gilt: die Nebenlokalisationen stellen bei anderen Systematrophien die Hauptlokalisationen dar.* So kommt es bei der PICKschen Krankheit, wie wir sahen, manchmal zur Atrophie des Gyrus praecentralis (sei es teilweise, sei es ganz) mitsamt der Pyramidenbahn und unter Umständen kann gleichzeitig auch das System der peripheren motorischen Neurone mitbetroffen sein, so daß anatomisch wie klinisch eine große Ähnlichkeit mit der Lokalisation bei der Amyotrophischen Lateralsklerose resultiert[1]. Häufiger findet sich eine Komplikation durch schwere Caudatumatrophie, wodurch eine Ähnlichkeit der Lokalisation mit der bei der HUNTINGTONschen Krankheit zustande kommt. Das nicht seltene Auftreten einer Nigraatrophie erinnert an die Bedeutung derselben bei der Paralysis agitans, und die Läsion des Brückenfußes sowie der Kleinhirnrinde ähnelt der Lokalisation bei der Pontoolivo-cerebellaren Atrophie und der Kleinhirnrindenatrophie. Wir sprechen von Ähnlichkeit, nicht von Identität.

Umgekehrt können bei den letztgenannten Krankheiten Rindenatrophien vorkommen, die mit psychischen Störungen, ähnlich denen der PICKschen Krankheit, einhergehen. Das Auftreten von örtlich betonter Atrophie des Stirnhirns (teilweise auch des Schläfenlappens) mit entsprechenden psychischen Störungen bei der Ponto-olivo-cerebellaren Atrophie ist von FICKLER (1911), von VAN BOGAERT und BERTRAND (1929) sowie von ROSENHAGEN (1943, Fall 10) beobachtet worden. Nigraveränderungen von ähnlicher Art wie bei der Paralysis agitans sind bei der Ponto-olivo-cerebellaren Atrophie von SCHERER (1936b) sowie von E. WELTE beschrieben worden; sie kommen auch bei der HUNTINGTONschen Krankheit vor.

In der letzten Zeit sind Stimmen laut geworden (HASSIN, FERRARO und JERVIS, GRÜNTHAL und WENGER, BONFIGLIO 1952, SCHENK, sowie besonders entschieden GRÜNTHAL 1952), welche sich gegen den Versuch wenden, die PICKsche Krankheit in die Gruppe der Systematrophien einzugliedern. Zunächst wird der PICKschen Krankheit der systematische Charakter abgesprochen. Doch dieser Einwand gilt, wie eben betont wurde, in gleichem Maße auch für die anderen Systematrophien — wenn nämlich bei dem Wort „systematisch" an eine nicht bestehende systematische „Elektivität" gedacht wird. Was allen Systematrophien, einschließlich der PICKschen Krankheit, tatsächlich eignet, ist aber die „Systembezogenheit" (S. 675). — GRÜNTHAL und WENGER fassen unseres Erachtens den Begriff der „Systematrophien" zu weit, indem sie auch die ALZHEIMERsche Krankheit wegen gelegentlicher örtlicher Akzentuierungen dazu rechnen (s. Kapitel Differentialdiagnose). Recht zu geben ist ihnen, wenn sie eine Selbständigkeit der PICKschen Krankheit betonen. Tatsächlich soll die Annahme einer inneren Verwandtschaft der einzelnen Formen der System-

[1] Das Pyramidenbahnsystem (allein oder mit dem System der peripheren motorischen Neurone zusammen) zeigt auch sonst manchmal eine erhöhte Empfindlichkeit. So sind Veränderungen bei der CREUTZFELDT-JAKOBschen Krankheit (CREUTZFELDT, A. MEYER, KIRSCHBAUM, JANSEN und MONRAD-KROHN) — man vergleiche auch die eigenartigen Beobachtungen von WORSTER-DROUGHT, GREENFIELD und MCMENEMY 1944) — und bei der ALZHEIMERschen Krankheit (v. BRAUNMÜHL 1939, VAN BOGAERT-MAERE-SMEDT, TH. LÜERS, TRONCONI) beobachtet worden. Es ist sehr bemerkenswert, daß bei der ALZHEIMERschen Krankheit solche atypischen Lokalisationen wieder gerade bei den Frühfällen auftreten, bei welchen auch öfters familiäre Häufung vorkommt (S. 698).

atrophien nicht dazu führen, Grenzen zwischen ihnen zu verwischen. Bei einem gewissen Prozentsatz der Fälle von PICKscher Krankheit kommt es, wie gesagt, zur Komplikation mit schwerer Atrophie des Striopallidum, welche daran erinnert, daß bei der HUNTINGTONschen Krankheit eine Atrophie dieses Gebietes im Vordergrund steht; doch, wie v. BAGH zeigte und SIMMA (1952) bestätigte, sind die Veränderungen des Striopallidum bei beiden Krankheiten nicht identisch.

Während bei der PICKschen Krankheit bei Komplikation mit Striopallidumveränderung eine besonders schwere Schädigung des Caudatum im Vordergrund steht, ist bei der HUNTINGTONschen Krankheit das Striatum mehr gleichmäßig befallen und das Putamen zeigt nicht die merkwürdige Auswahl in der Verteilung, wie sie v. BAGH für die PICKsche Krankheit als charakteristisch beschrieben hat. Auch bei den Veränderungen im Pallidum finden sich Verschiedenheiten. SIMMA (1952) fand, daß das Centrum medianum des Thalamus in Fällen von PICKscher Krankheit mit Schädigung des Striopallidum atrophisch wird, bei der HUNTINGTONschen Chorea jedoch trotz Striatumläsion nicht. Auch dies spreche für eine Verschiedenheit der Striatumläsion bei den beiden Krankheiten.

Bei Komplikation der PICKschen Krankheit durch Nigraveränderung entsteht zwar eine große Ähnlichkeit mit dem Befund bei der PARKINSONschen Krankheit, jedoch auch hier handelt es sich nicht um Identität (siehe v. BAGH). Ähnlich verhält es sich, wenn bei der PICKschen Krankheit Veränderungen im Brückenfuß oder in der Kleinhirnrinde an die Ponto-olivo-cerebellare Atrophie oder die Kleinhirnrindenatrophie erinnern. Werden bei der PICKschen Krankheit das Pyramidenbahnsystem und die Vorderhornzellen des Rückenmarkes in Mitleidenschaft gezogen, so wird zwar niemand an der Ähnlichkeit mit der Amyotrophischen Lateralsklerose vorbeisehen können, aber ob die Veränderungen die gleichen sind, das müßte erst bewiesen werden.

Ferner ist bisher, soweit wir sehen, noch nicht festgestellt worden, daß innerhalb einer Sippe sichere Manifestationen der PICKschen Krankheit und einer anderen Krankheit der Gruppe nebeneinander auftreten. Bei einem oft zitierten Fall von KORBSCH schien es so zu sein (nämlich bezüglich des gleichzeitigen Vorkommens von PICKscher und HUNTINGTONscher Krankheit); doch gegen die Stichhaltigkeit dieser Beobachtung sind ernste Bedenken erhoben worden.

Eine Selbständigkeit einzelner Formen der Systematrophien, so speziell auch der PICKschen Krankheit, wird von uns also durchaus anerkannt; SPATZ hatte mit ONARI die Bezeichnung PICKsche „Krankheit" (mit Hinweis auf den Begriff der „Krankheitseinheit" KRAEPELINs) vorgeschlagen, um gerade die Selbständigkeit zu betonen. Dies ändert aber nichts an der Tatsache, daß die Formen der Gruppe, welche einen Anspruch auf den Rang einer echten Krankheit haben mögen, durch zahlreiche Züge ihre Zusammengehörigkeit mit den anderen Formen beweisen. Sie sind, um im RAYMONDschen Bilde zu bleiben, Glieder einer Kette, die für sich bertachtet jeweils eine Einheit darstellen.

Zusammenfassend seien die wichtigsten Gemeinsamkeiten hervorgehoben, welche die Aufstellung der Gruppe der „Progressiven cerebrospinalen Systematrophien" mit Einschluß der PICKschen Krankheit rechtfertigen: *Bei allen Formen dieser Gruppe finden sich die Merkmale eines unaufhaltsam fortschreitenden, langsamen „Atrophisierenden Prozesses", wenn auch Acceleration mit Erscheinungen der Degeneration vorkommt. Bei allen besteht eine lokale Auswahl, die „systembezogen" ist, ohne daß sie sich aber an die Grenzen von Systemen hält. Bei allen Formen sind Typen unterscheidbar, deren Verteilungsmuster sich untereinander kombinieren können. Bei allen Krankheiten dieser Gruppe kommen „Nebenlokalisationen" vor, bei denen gerade solche Systeme betroffen werden, deren Läsion bei anderen Krankheiten die „Hauptlokalisation" darstellt. Bei allen Formen sind entsprechende Anteile der weißen Substanz verändert* (diese Veränderungen sind bei den spinalen Formen sogar zuerst aufgefallen, bei anderen, wie bei der PICKschen Krankheit, werden sie erst jetzt gewürdigt). *Bei allen Formen finden sich, in von Fall zu Fall wechselndem Ausmaß, neben der üblichen Verkleinerung der Nervenzellen, öfters Zellschwellungen von Art der Reaktion auf axonale Läsion, die durch die Annahme erklärbar ist, daß der Prozeß nucleo-distal beginnt und zentripetal fortschreitet. Bei allen Formen spielt ferner Erblichkeit eine Rolle.* Hierauf werden wir im folgenden Kapitel eingehen.

H. JACOB (1952) wendet ein, die PICKsche Krankheit unterscheide sich von den Systematrophien dadurch, daß bei ihr im klinischen Bild psychische Leistungsstörungen und geistiger Abbau führend seien, während die neurologische Symptomatik in den Hintergrund trete; bei den Systematrophien sei es umgekehrt. Dieser Einwand ist historisch betrachtet begreiflich. Früher dachte man bei den Systemkrankheiten nur an die spinalen, cerebellaren und striären Formen und diese verursachen eben entsprechend ihrer Hauptlokalisation in erster Linie neurologische Symptome. Bei der PICKschen Krankheit, die erst später in den Rahmen der Systematrophien einbezogen wurde, kommt es infolge der Hauptlokalisation in der Großhirnrinde zu psychischen Erscheinungen als Achsensyndrom; neurologische Symtome kommen aber hinzu, sobald entsprechende Nebenlokalisationen auftreten. Selbstverständlich sind das klinische Symptomenbild der typischen PICKschen Krankheit und etwa das der Amyotrophischen Lateralsklerose sehr verschieden und ihre Zusammenfassung mag den Kliniker zunächst befremden. Doch unseres Erachtens liegt der Unterschied eben an der verschiedenen Lokalisation eines prinzipiell gleichen Prozesses; die innere Verwandtschaft zeigt sich bei den atypischen Fällen von PICKscher Krankheit mit „Totaler Frontalatrophie". — Wir glauben, daß man sich in Zukunft daran gewöhnen wird, daß es auch cerebrale Formen der Systematrophien gibt, bei denen infolge der Lokalisation der anatomischen Veränderungen begreiflicherweise psychische Störungen im Vordergrund stehen. Wir sehen also in dem Einwand JACOBS keinen überzeugenden Grund gegen unsere Aufstellung der übergeordneten Gruppe der „Progressiven cerebrospinalen Systematrophien", der die PICKsche Krankheit als Glied angehört.

G. Zur Ätiologie.

1. Die Heredität[1].

Die Systemkrankheiten oder Systematrophien, wie wir sagen, wurden eine Zeitlang wegen der Rolle, welche die Erblichkeit bei ihnen spielt, als „*Heredodegenerationen*" bezeichnet. Die Konzeption der Zugehörigkeit der PICKschen Krankheit zur Gruppe der Systematrophien erhielt eine Stütze, als Stammbäume mit familiärer Häufung des Leidens bekannt wurden. Der Atrophisierende Prozeß und die Systembezogenheit sind an und für sich noch kein Beweis für Heredität. Im Gegensatz zu K. SCHAFFER (zuletzt 1938) können wir auch nicht anerkennen, daß die von ihm aufgestellte Trias „Systemwahl—Segmentwahl—Keimblattwahl" für das Vorliegen eines erblichen Leidens maßgeblich sei. Systembezogenheit, wie wir sagen, kommt auch bei nachweislich exogenen Krankheiten vor. Die Feststellung der Erblichkeit bleibt immer Sache der Genetik.

Lediglich auf Grund anatomischer Analogien haben zwar bereits RICHTER, GANS, ONARI und SPATZ u. a. die Zugehörigkeit der PICKschen Krankheit zu den „*Heredodegenerationen*" diskutiert; doch der Nachweis familiären Auftretens ist erst GRÜNTHAL (1930) geglückt, als er die Gehirne eines Brüderpaares untersuchen konnte. Weitere Beobachtungen mit dem Nachweis des Leidens bei mehreren Generationen folgten.

Die erblichen Verhältnisse bei den Systematrophien sind bei den einzelnen Formen sehr verschieden. Die jüngste Darstellung verdanken wir VAN BOGAERT (1948). Kurz sei daran erinnert, daß bei der HUNTINGTONschen Krankheit heute allgemein dominanter Erbgang (ENTRES) angenommen wird, während bei einer Kerngruppe der FRIEDREICHschen Krankheit recessiver Erbgang nachgewiesen ist (HANHART). Bei mehreren anderen Krankheiten der Gruppe liegen komplizierte Verhältnisse vor. Vielfach ist nur in einzelnen Sippen Familiarität nach-

[1] H. NACHTSHEIM und H. LÜERS danken wir für die Beratung in Fragen der Genetik.

weisbar, während die weitaus überwiegende Mehrzahl der Fälle „isoliert“ auftritt; dies ist z. B. bei den progredienten Kleinhirnrindenatrophien und bei der Amyotrophischen Lateralsklerose der Fall. Bei der PICKschen Krankheit ist es ähnlich; d. h. *einer kleinen Gruppe von Fällen mit ausgesprochener familiärer Häufung steht die große Menge von isolierten Fällen gegenüber.* So fand TH. SJÖGREN unter 18 Fällen von histologisch verifizierter PICKscher Krankheit nur 4mal Vorkommen von weiteren Erkrankungen in der Sippe. Wie wir sehen werden, spricht bei einzelnen Sippen die Art der Häufung in aufeinanderfolgenden Generationen für dominanten Erbgang. Die Bedeutung der isolierten Fälle wird, auch bei den Kleinhirnrindenatrophien und der Amyotrophischen Lateralsklerose, verschieden beurteilt. Immer wieder wird die Vermutung geäußert, daß diese Fälle von denen mit nachweislicher Familiarität scharf zu trennen seien. Wir kommen hierauf zurück.

Wiederholt ist es möglich gewesen, bei mehreren Mitgliedern einer Familie die Diagnose durch Untersuchung der Gehirne sicherzustellen. Von solchen Fällen soll ausgegangen werden, weil sie von besonderer Wichtigkeit sind: 1. Bei dem schon erwähnten GRÜNTHALschen Brüderpaar (Erkrankungsalter 42 und 45 Jahre) waren die klinischen Bilder im Anfangsstadium „frappierend ähnlich“ und auch anatomisch wurden „außerordentliche Ähnlichkeiten in der Art und Lokalisation“ festgestellt. In der Aszendenz fanden sich keine auf PICKsche Krankheit verdächtigen Fälle (ENTRES). 2. Bei dem Schwesternpaar von v. BRAUNMÜHL und LEONHARD (1934) (Erkrankungsalter 29 und 31 Jahre) spricht viel dafür, daß auch die Mutter an demselben Leiden erkrankt war. Bei dem kürzer dauernden Fall fand sich eine gleichmäßige Atrophie des Stirnhirns bei geringer Erkrankung des linken Schläfenlappens; bei der länger kranken Schwester zeigte sich neben außerordentlich schwerer diffuser Hirnatrophie eine umschriebene Schrumpfung entsprechend dem fronto-temporo-parietalen Typus. Bei beiden Schwestern bestand auch eine schon bei makroskopischer Betrachtung auffallende Schrumpfung subcorticaler Zentren und des Markes. 3. SANDERS, SCHENK und VAN VEEN (1939) beschrieben eine Familie mit gehäuftem Auftreten, darunter 3 Fälle mit eingehender Untersuchung des Gehirns (2 Schwestern — bereits von VERHAART 1930 voruntersucht — und 1 Vetter). In 4 aufeinanderfolgenden Generationen war annähernd die Hälfte der Kinder vom Leiden befallen, während die Gesunden mit allen ihren Kindern und Enkelkindern gesund blieben. *Die Autoren schließen auf dominanten Erbgang.* Hier gab es keine Frühfälle und die Krankheitsdauer war durchschnittlich nicht verkürzt.

Bei allen drei architektonisch untersuchten Gehirnen waren die Schläfenlappen ziemlich gleichartig erkrankt. Sehr schwer verändert waren stets der Pol beiderseits und die benachbarten Areae 20, 22, 34 und 36, besonders links. Die Areae 41 und 42 (Querwindungen) sowie die Area 22 (hintere Teile der 1. Temporalwindung) waren intakt bzw. geringer betroffen. Ammonshorn und Gyrus hippocampi waren mehr oder weniger mitbefallen. Bezüglich der Stirnlappen fanden sich größere Abweichungen, auch bei den beiden Schwestern, doch ist bei den letzteren übereinstimmend die Area 45 im BROCAschen Gebiet stärker betroffen als die davor liegenden Areae 45 und 46.

4. FRIEDRICH (1940) hat erstmalig familiäres Auftreten, in 2 aufeinanderfolgenden Generationen, durch anatomische Befunde verifiziert, mitgeteilt. Es handelt sich um Sohn und Mutter (der Hirnbefund von der letzteren war von C. SCHNEIDER veröffentlicht worden). Bei beiden (Erkrankungsalter bei der Mutter 47, beim Sohn 35 Jahre) lag der seltene frontale Konvexitätstypus vor; beim Sohn hatte der Prozeß aber auch die gesamten vorderen Zentralwindungen betroffen (S. 636).

5. Aus der Familie „W“ von MALAMUD und WAGGONER (1930) liegt ein architektonischer Gehirnbefund von 2 Brüdern vor (Abb. 32). Der eine Bruder (B)

ist der von Löwenberg, Boyd und Salon publizierte, S. 622 erwähnte Frühfall, bei dem die Krankheit schon mit 21 Jahren begann und mit 27 zum Tode führte. Der Bruder A erkrankte auch frühzeitig, nämlich mit 24 Jahren, und starb mit $26^1/_2$ Jahren. Die Ausbreitung der Veränderungen ist, wie Abb. 32 zeigt, sehr ähnlich; beide Male liegt der fronto-temporo-parietale Typus vor. Die Mutter der beiden Brüder (nicht seziert) hat mit 26 Jahren Zeichen intellektueller

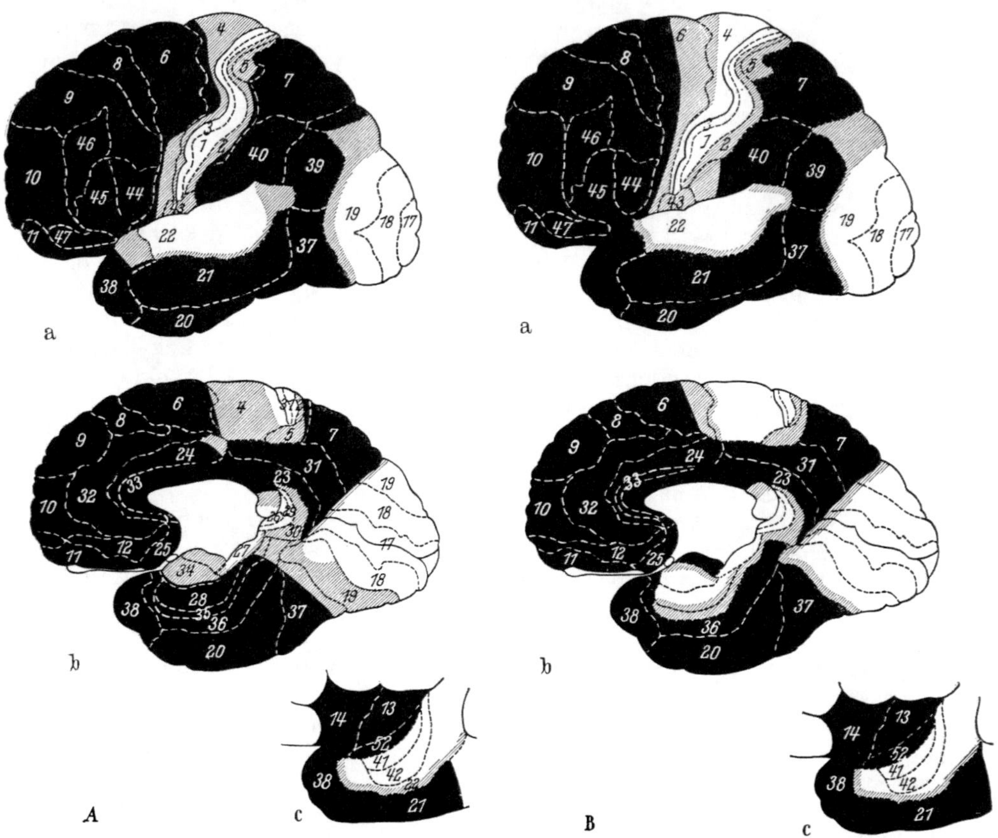

Abb. 32 A u. B. Verteilung der Veränderungen auf die cytoarchitektonischen Felder von Brodmann bei 2 Brüdern aus Malamud und Waggoner. A Fall 1 dieser Autoren; B Fall von Löwenberg, Boyd und Salon. Schwarz: Areae mit schweren Veränderungen; grau: Areae mit mäßigen Veränderungen; weiß: Areae mit geringen Veränderungen. a von lateral; b von median; c Insel und gegen die Sylvische Furche gerichtete Oberfläche des Temporallappens.

Abnahme gezeigt, die in komplette Demenz überging; Tod nach 2jähriger Krankheitsdauer. In der übrigen Familie gab es mehrere Fälle von seniler Demenz (?) und anderen psychischen Besonderheiten (“unstable personality, mental deficiency”).

6. Malamud und Waggoner haben weiterhin eine Familie „D-G“ untersucht (Stammbaum s. auf unserer Abb. 33). Von 2 Vettern dieser Familie werden die Hirnbefunde mitgeteilt.

Der eine Proband (G 1 auf unserer Abbildung) gehört dem frontalen, der andere (I 7) dem fronto-temporalen Typus an. Wie aus der Abbildung zu ersehen ist, haben die Mutter (D 1) von G 1 und der Vater (D 7) von I 7, welche Geschwister sind, beide nach klinischen Angaben an Pickscher Krankheit gelitten, ebenso wie die gemeinsame Großmutter der Probanden. Ferner sollen nach klinischen Angaben 2 Geschwister von D 1 und 3 Geschwister von I 7 an derselben Krankheit leiden und das einzige Kind (Q) von I 7 soll Anfangssymptome aufweisen.

MALAMUD und WAGGONER *nehmen sowohl bei der Familie W als bei der Familie D-G dominanten Erbgang an.* Bemerkenswert ist, daß bei der Familie W die sicheren Fälle (Mutter und beide Söhne) ausgesprochene Frühfälle waren.

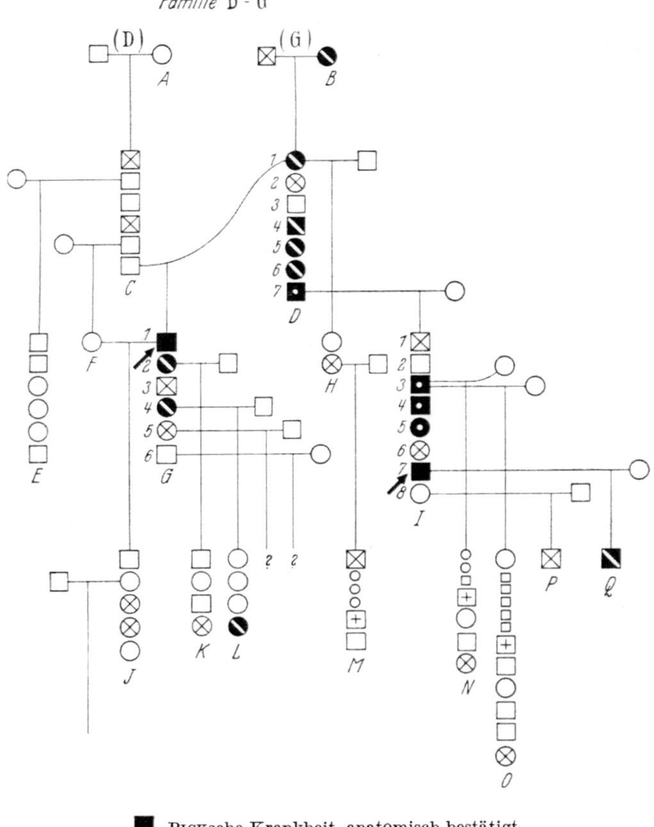

PICKsche Krankheit, anatomisch bestätigt
PICKsche Krankheit, Hospitalbeobachtung
PICKsche Krankheit, nach Berichten
Totgeburt oder Fehlgeburt
In der Kindheit gestorben
Andere Abnormalitäten

Abb. 33. Stammbaum der Familie D-G von MALAMUD und WAGGONER. Von 2 Fällen (Propositi) liegt eine anatomische Untersuchung des Gehirns vor.

Bei der Familie D-G lag dagegen der Beginn der Erkrankung zwischen dem 50. und 65. Lebensjahr, während bei der folgenden Generation eine Tendenz zu früherem Beginn bemerkbar ist. Auf eine familiäre „Stigmatisation" wird, wie in anderen Arbeiten, hingewiesen.

Nicht gering ist die Zahl von Beobachtungen, bei welchen außer dem Probanden (mit oder ohne Hirnbefund) bei weiteren Angehörigen der Familie klinische Anhaltspunkte für PICKsche Krankheit vorliegen.

Hierher gehört eine Beobachtung von KUFS (1927), wo ein typischer Fall anatomisch mitgeteilt wird, bei dessen Schwester REICH (1927) klinisch dasselbe Leiden feststellte.

GRÜNTHAL (1931) teilt den Stammbaum einer Familie mit, bei der sich in mehreren aufeinanderfolgenden Generationen, einmal bei Geschwistern, Geisteskrankheiten vermutlich von Art der PICKschen Krankheit vorfanden. (Außerdem gab es in der Familie gehäuftes Vorkommen von angeborenem Schwachsinn in 2 Geschwisterschaften, zusammen mit einem bestimmten Psychopathentyp.) H. SCHMITZ und A. MEYER (1933) beschreiben den charakteristischen Hirnbefund einer Patientin, deren Schwester nach dem klinischen Bild offenbar an derselben Krankheit gelitten hat (in der Aszendenz sind mehrere Mitglieder hierauf verdächtig). HASKOVÊC (1934) beschrieb den charakteristischen Hirnbefund einer Probandin, deren Großmutter und 2 Schwestern klinisch verdächtig sind, an demselben Leiden erkrankt zu sein. — Bei dieser Zusammenstellung sind solche Veröffentlichungen nicht berücksichtigt, bei denen nur Angaben über das Vorkommen von andersartigen geistigen Störungen gemacht wurden.

Eine interessante, aber schwer zu deutende genealogische Mitteilung ist die von P. E. BECKER (1948). Die Probandin (anatomischer Befund von HASSLER, leider ohne Abbildungen) hatte eine eineiige Zwillingsschwester, die gesund blieb.

Der Vater und 2 Geschwister derselben sowie der Vaters-Vater sind im Alter verändert gewesen (senile Demenz oder PICKsche Krankheit ?). Die Probandin ist mit etwa 48 Jahren erkrankt und mit 55 Jahren an ihrem Leiden verstorben. Die Zwillingsschwester — Eineiigkeit wurde infolge des genau erhobenen körperlichen Ähnlichkeitsbefundes angenommen — war 1947 62 Jahre alt und war bis dahin gesund. Der Autor nimmt an, daß sich das Zwillingspaar bezüglich der PICKschen Krankheit diskordant verhält. Diskordanz bestand fernerhin auch bezüglich der körperlichen und seelischen Entwicklung im Kindesalter und in der Involutionszeit. Der Autor schließt aus den Erkrankungen in der Aszendenz auf dominanten Erbgang (? Ref.) und will die Diskordanz mit der Annahme einer, bei eineiigen Zwillingen öfters zu beobachtenden „Entwicklungslabilität" (LENZ) erklären.

Eine weitere uns bekannt gewordene genetische Untersuchung ist die von TH. SJÖGREN (leider wird dabei nur bei den anatomisch untersuchten Fällen zwischen PICKscher und ALZHEIMERscher Krankheit unterschieden). Bei den 4 familiären Fällen von histologisch verifizierter PICKscher Krankheit war 3mal ein Elter und 1mal ein Geschwister des Probanden erkrankt.

Es fällt, wie gesagt, auf, daß in einem erheblichen Prozentsatz familiäres Auftreten mit mehr oder weniger frühzeitigem Beginn des Leidens zusammenfällt. Dies trifft auch für eine soeben veröffentlichte Beobachtung von MARCHAND, KOECHLIN, CHAIGNEAU und DÉVERBIZIER zu. Der Proband (pathologisch-anatomisch: Frontalhirntypus) erkrankte mit 34, 2 Schwestern mit 30 bzw. 31 und die Mutter mit 35 Jahren.

Die Probandin MALLISONS Fr. Sch. (pathologisch-anatomisch: fronto-temporo-parietaler Typus) erkrankte mit 49, die Mutter mit 45 Jahren, eine Cousine zwischen 45 und 50, während bei 2 Brüdern der Mutter das Leiden zwischen dem 50. und 60. Lebensjahr begonnen hatte.

Beurteilung. Die Fälle, bei welchen familiäres Vorkommen nachgewiesen ist, sind zwar weit in der Minderzahl, immerhin beweisen sie, wenn man die Seltenheit des Leidens berücksichtigt, daß der Heredität eine ätiologische Rolle zukommt. Besonders bemerkenswert sind unter den Stammbäumen diejenigen, bei welchen Anzeichen für einen dominanten Erbgang vorliegen (SANDERS-SCHENK-VAN VEEN sowie MALAMUD-WAGGONER). Für die Annahme von CURTIUS (1935), daß „der Erbgang am ehesten recessiv" sei (vor Kenntnis der letztgenannten Fälle), hat sich keine Stütze gefunden[1]. SJÖGREN hat keine Verwandtschaftsehen unter den Vorfahren seiner Fälle nachgewiesen. Auch hatten die Probanden verschiedener Sippen keine gemeinsamen Vorfahren.

Große Schwierigkeiten bereitet die Tatsache, daß die weitaus überwiegende Mehrzahl der Fälle isoliert (sporadisch) auftaucht. Keinesfalls ist diese Feststellung

[1] R. R. GATES sagt (1946, S. 1065): "It thus appeares probably that a recessive as well as a dominant form exists."

aber ein Argument gegen die Einreihung der PICKschen Krankheit in unsere Gruppe, denn bei den Kleinhirnrindenatrophien und bei der Amyotrophischen Lateralsklerose, die schon früher zu den erblichen Systemkrankheiten gerechnet wurden, verhält es sich genau ebenso. Bei diesen systembezogenen Krankheiten ist bei der großen Mehrzahl der Fälle ebenfalls keine gleichsinnige Erkrankung in der Familie nachweisbar; auch bei der Paralysis agitans ist nach HASSLER[1] das Ergebnis der genealogischen Untersuchung in 60% negativ.

Manche neueren Autoren, wie kürzlich F. W. KROLL, meinen, daß man die sporadischen Fälle von einer „Kerngruppe" mit nachweislicher Familiarität scharf absondern müsse. Vom genetischen Standpunkt aus ist aber eine solche Schlußfolgerung nicht zwingend. Bei der PICKschen Krankheit finden sich jedenfalls phänomenologisch (klinisch und anatomisch) keine Unterschiede, wenn man nicht als einen solchen die Erfahrung werten will, daß bei nachweislicher Familiarität relativ früher Beginn und andere Atypien etwas häufiger zu sein scheinen als bei den isolierten Fällen (S. 622).

Dieselbe Problematik besteht bei der Amyotrophischen Lateralsklerose und bei den Kleinhirnrindenatrophien. Manche haben sich, wie gesagt, bemüht, die weitaus größere Gruppe der isolierten Fälle von einer kleinen familiären „Kerngruppe" abzutrennen. Doch andere Autoren, wie z. B. MUNCH-PETERSEN, lehnen es bezüglich der Amyotrophischen Lateralsklerose ab, zwei verschiedene Krankheiten anzunehmen und dieser Autor neigt dazu, „die Amyotrophische Lateralsklerose überhaupt als eine heredodegenerative Erkrankung anzusehen", wie das vor ihm auch andere Autoren getan haben. Bemerkenswerterweise sind die selteneren Fälle mit nachweislicher Familiarität meist auch solche mit frühem Manifestationstermin und diese haben oft gleichzeitig auch atypische Symptome. Hier bestehen also wieder Ähnlichkeiten mit der PICKschen Krankheit. Auf der anderen Seite sind aber merkwürdigerweise die Frühfälle von Amyotrophischer Lateralsklerose durch protrahierten Verlauf ausgezeichnet (s. auch bei RÜTENIK). — Mit den Kleinhirnrindenatrophien hat sich 1948 K. J. ZÜLCH beschäftigt. Er gehört zu denjenigen Autoren, welche die Fälle ohne nachweisbare Familiarität (also die große Mehrzahl) von den familiären zu trennen suchen; er will die Benennung „NONNE-MARIEsche Krankheit" für das klinische Syndrom der familiären Fälle reservieren.

Wenn man von der Annahme einer gemeinschaftlichen, nämlich erblichen Ätiologie ausgeht, wozu wir neigen, so gibt es 2 Deutungsmöglichkeiten bei den isolierten Fällen: Die eine besteht in der Annahme von Neumutationen (die relative Häufigkeit der isolierten Fälle spricht aber nicht zugunsten dieser Annahme). Die andere Möglichkeit liegt in der Annahme von *Manifestationsschwankungen.* Wiederholt ist das Vorkommen von *abortiven Fällen* ventiliert worden (GRÜNTHAL 1931), deren klinische Erkennbarkeit schwierig sein kann. Es ist auch nicht zu vergessen, daß infolge des durchschnittlich späten Manifestationstermins manche Belasteten das Erkrankungsalter nicht erreichen. Offenbar spielen bei vielen Erbleiden Manifestationsschwankungen eine Rolle, wie sie in der experimentellen Genetik exakt festgestellt worden sind (Lehre von den „schwachen Genen", TIMOFÉEFF-RESSOVSKY). Auch die Beobachtung von P. E. BECKER könnte vielleicht so gedeutet werden. — SJÖGREN neigt dazu, ein dominantes Hauptgen (dominant major gene) mit modifikatorischen Genen (modifying genes) anzunehmen. Doch eine exakte Bestimmung der Art der Vererbung bei der PICKschen Krankheit hat sich bisher nicht ergeben (SJÖGREN). Weitere genealogische Untersuchungen sind abzuwarten.

TIMOFÉEFF bezeichnet mit „Penetranz" den Prozentsatz des Auftretens, mit „Expressivität" den Grad der Ausprägung eines erblichen Merkmals. Es sieht so aus, als kämen bei der PICKschen Krankheit Manifestationsschwankungen sowohl bezüglich Penetranz als Expresivität vor. Jedoch muß man bei der Übertragung von Begriffen aus der experimentellen Genetik auf die Humangenetik vorsichtig sein.

[1] HASSLER: Handbuch der inneren Medizin, 4. Aufl., Bd. V/3, S. 823. 1953.

2. Hypothese vom vorzeitigen lokalen Altern nervöser Systeme.

F. RAYMOND[1] sprach schon 1908 bei den damals bekannten familiären Systemerkrankungen (spinalen, cerebellaren und pontobulbären Formen) von «sénescence prématurée localisée à certains systèmes organiques». SPATZ (1938) erweiterte den Rahmen, indem er diese Hypothese auf die telencephalen Formen der Systematrophien, besonders auf die PICKsche Krankheit, ausdehnte.

SPATZ weist dabei darauf hin, daß in manchen Familien Rückbildungserscheinungen bestimmter Organe oder Teile von solchen, wie z. B. Ergrauen der Haare, bei anderen Familien Abnützungserscheinungen in bestimmten Gefäßgebieten, bei wieder anderen Nachlassen des Hörvermögens usw., dem Eintritt des Alterns des Gesamtorganismus weit vorauseilen können *(„heterochrones Altern")*.

Es steht fest, daß die durchschnittliche Lebensdauer einer Art und der Eintritt des physiologischen Alterns *erblich* festgelegt ist. Die populäre Vorstellung, daß beim Menschen überdurchschnittlich hohes Alter mit bestimmten Lebensweisen zusammenhänge, hat sich wissenschaftlich nicht bestätigt. Auch „heterochrones Altern" ist erblich fixiert. Zwischen vorzeitigem lokalem Altern bestimmter nervöser Systeme und der Erblichkeit dieses Vorkommens besteht also kein Widerspruch. — Wenn es zunächst so aussah, als stünden sich (bei der PICKschen Krankheit) die Vorstellungen von PICK und von RICHTER, GANS usw. (s. Einleitung) schroff gegenüber, so erscheinen sie im Lichte der Hypothese vom erbbedingten vorzeitigen lokalen Altern nervöser Systeme weniger unvereinbar.

Vom morphologischen Standpunkt aus gesehen ist allerdings zu sagen, daß wir keine für das Altern pathognomonische Veränderungen kennen, ebensowenig wie es unseres Erachtens für Erblichkeit pathognomonische Gewebsveränderungen gibt (abweichend von der Meinung K. SCHAFFERs). Es schien einmal so, als seien Plaques und ALZHEIMERsche Fibrillenveränderung „spezifisch senile" Phänomene und ihr Fehlen bei der PICKschen Krankheit wurde früher gegen die Annahme einer senilen Involution angeführt. Doch hier ist heute eine bemerkenswerte Wandlung der Auffassungen erfolgt, die auf dem 5. Tag des Internationalen Neuropathologenkongresses in Rom (1952, s. Bericht von G. WILKE) deutlich zum Ausdruck kam: Die genannten Veränderungen gelten nämlich heute nur mehr als (statistisch sehr häufige) fakultative Begleiterscheinungen des Altersvorganges des Großhirns des Menschen.

Diese Veränderungen kommen bei der Carcinomatose vor (K. NEUBUERGER) und sie können auch sonst unabhängig vom Altersvorgang auftreten (z. B. beim Myxödem, beim postencephalitischen Parkinsonismus, HALLERVORDEN). Nach DIVRY und KRÜCKE sind sie der Ausdruck einer Paramyloidose. Das Vorkommen von Plaques und ALZHEIMERscher Fibrillenveränderung in größeren Mengen ist meist auf die graue Substanz des menschlichen Großhirns beschränkt. SPATZ (BUMKEs Lehrbuch der Geisteskrankheiten) vermißte sie in den Gehirnen der von ihm untersuchten senilen Hunde von ROMEIS, die sehr ausgesprochene atrophische Veränderungen aufwiesen, völlig[2]. Hieraus wurde damals schon geschlossen, daß die atrophischen Veränderungen, die nicht nur beim Altern des Gehirns, sondern auch bei der senilen Involution anderer Organe ein obligates, wenn auch nicht pathognomonisches Kennzeichen der Altersumwandlung sind, während es sich bei den Plaques und bei der Fibrillenveränderung lediglich um fakultative Begleiterscheinungen des Altersvorganges handelt.

Plaques und Fibrillenveränderungen kommen auch gelegentlich sowohl bei der PICKschen Krankheit (S. 663 und 697) als bei anderen Systematrophien vor,

---

[1] Schon 1902 hatte W. R. GOWERS seine Abiotrophielehre aufgestellt, mit der die Vorstellung RAYMONDs viel Ähnlichkeit hat. Doch spricht GOWERS nicht von Altern; für ihn ist die mangelnde Vitalität entscheidend. Die Aufbrauchtheorie EDINGERs ist sowohl von der Vorstellung RAYMONDs als von derjenigen von GOWERS verschieden.

[2] *Anmerkung bei der Korrektur:* Dagegen berichtet soeben A. v. BRAUNMÜHL, Arch. f. Psychiatr. u. Z. Neur. **194**, 396—414 (1956), daß es ihm erstmalig gelungen ist, mit besonderer Technik bei sehr alten Hunden Plaques in ihrer amorphen Form nachzuweisen.

meist in den besonders schwer veränderten Gebieten und unter Umständen sogar bei jüngeren Leuten.

So hat K. SCHAFFER (1926) bei einem im Alter von 28 Jahren verstorbenen Patienten mit hereditärer spastischer Spinalparalyse besonders im Gyrus praecentralis die Fibrillenveränderung gefunden. GERSTMAN, STRÄUSSLER und SCHEINKER (s. dort weitere Literatur) beobachteten bei einer mit 26 Jahren erkrankten Frau, deren Leiden zum Bereich der erblichen NONNE-MARIEschen Krankheit gehört, in der Kleinhirnrinde (und allerdings auch in der Großhirnrinde) Plaques. J. E. MEYER (1949) endlich fand bei 2 Schwestern, die mit 4 und 7 Jahren unter dem Bilde der dégénérescence systématisée optico-cochléo-dentelée (NYSSEN-VAN BOGAERT, Revue neur. **1934 II**, 321) erkrankt waren, im besonders schwer geschädigten Band des Nucleus dentatus zahlreiche „senile" Plaques. Der Autor betont, daß es verfehlt wäre, hier an eine Kombination mit ALZHEIMERscher Krankheit zu denken.

Man hat hieraus auf eine enge Verwandtschaft der senilen Demenz und der ALZHEIMERschen Krankheit mit den Systematrophien schließen wollen. Doch abgesehen von dem nur gelegentlichen Vorkommen bei den Systematrophien ist dem entgegenzuhalten, daß Plaques und Fibrillenveränderung auch bei Folgezuständen von entzündlichen Prozessen festgestellt wurden. *Zusammengefaßt* läßt sich sagen, daß der Nachweis von Plaques und Fibrillenveränderung heute nur mehr einen sehr bedingten Wert für die Entscheidung senil oder nicht senil besitzt.

SPATZ hat wiederholt darauf aufmerksam gemacht, daß der *atrophisierende Prozeß in viel engerer Beziehung zur Altersinvolution steht als die Plaques und die* ALZHEIMER*sche Fibrillenveränderung*, weil er im Gegensatz zu diesen bei Mensch und Tier in gleicher Weise sowohl am Zentralnervensystem als auch an anderen Organen Ausdruck der senilen Involution ist. Auch bei der senilen Demenz des Menschen fehlt die Atrophie nach unseren Erfahrungen nie; sie kann auch völlig unkompliziert durch Plaques und Fibrillenveränderung auftreten[1].

Im Sinne der Hypothese vom vorzeitigen lokalen Altern bei den Systematrophien haben sich unter anderen J. H. SCHERER (1933), J. GERSTMANN, E. STRÄUSSLER und I. SCHEINKER[2] (1936) sowie A. v. BRAUNMÜHL (1939, auf Grund kolloidchemischer Betrachtungen) ausgesprochen. GRÜNTHAL und WENGER haben bezüglich der PICKschen Krankheit den Einwand erhoben, daß die histopathologischen Bilder bei dieser und bei der senilen Demenz, als dem Prototyp einer cerebralen Alterskrankheit, so sehr verschieden sind (vgl. S. 696). Dies ist zweifellos richtig und deshalb teilen wir auch nicht die Meinung von PICK, daß die Veränderungen bei der nach ihm benannten Krankheit lediglich eine lokale Verstärkung des gewöhnlichen Prozesses bei der senilen Demenz darstellen[3]. *Doch das Gemeinschaftliche (außer der Erblichkeit) bleibt der unaufhaltsam fortschreitende Atrophisierende Prozeß.*

Freilich auch die Merkmale des atrophisierenden Prozesses sind nicht streng pathognomonisch für die Altersrückbildung. Sie können auch unter anderen ätiologischen Bedingungen auftreten, wenn dies auch bezüglich des Gehirns gar nicht häufig zu sein scheint. Auch die Verdichtung des Gewebes durch Wasserverarmung, auf die GRÜNTHAL und WENGER hinweisen (Literatur hierüber s. bei M. BÜRGER 1947) ist zwar eine bedeutsame, unseres Erachtens mit der Atrophie eng verbundene Erscheinung, aber auch sie dürfte kaum als

[1] Dies wurde früher von GRÜNTHAL in Abrede gestellt. Doch 1939 hat GRÜNTHAL, zusammen mit WENGER, selber über eine entsprechende Beobachtung berichtet. JACOB (1952) erwähnt eine größere Zahl solcher Feststellungen.

[2] *Anmerkung bei der Korrektur:* Der Befund bei einer Schwester der Patientin dieser Autoren wurde soeben von A. v. BRAUNMÜHL mitgeteilt [Arch. f. Psychiatr. u. Z. Neur. **191**, 419—449 (1954)].

[3] Vgl. ONARI und SPATZ, S. 501.

pathognomonisch für die Altersinvolution anzusehen sein[1]. Die Konzeption vom vorzeitigen lokalen Altern bei den Systematrophien im allgemeinen und bei der PICKschen Krankheit im besonderen, die auf dem gemeinsamen Vorkommen der Zeichen des atrophisierenden Prozesses hier und bei der Altersinvolution beruht, ist also zur Zeit eine Hypothese, die allerdings gut fundiert ist.

Eine Stütze für unsere Auffassung ist die Feststellung, daß sowohl bei der Senilen Demenz als auch bei der normalen Involution im Greisenalter heterochrones Altern innerhalb des Gehirns vorkommt. Wir beziehen uns auf Beobachtungen der VOGTschen Schule: Nachdem HASSLER schon 1938 auf Nervenzellausfälle im Nucleus substantiae innominatae des Greisengehirns hingewiesen hatte (die bei der Paralysis agitans eine Intensivierung erfahren), fanden C. und O. VOGT bei ihren Thalamusstudien (1941) sowohl bei seniler Demenz als bei 4 nicht dementen alten Menschen eine verschieden stark ausgeprägte primäre Veränderung des Griseum centrale (Centrum medianum) des Thalamus. Dieser Thalamuskern zeigte „in sämtlichen Fällen eine gesteigerte Neigung zur Altersinvolution gegenüber den benachbarten Grisea".

Eben dieser Kern kann auch bei der PICKschen Krankheit schwer verändert sein (SIMMA). Die genannten VOGTschen Befunde bei Senilen wurden von COZZO (1953) bestätigt, während SIMMA (1949) bei seinem Material Zellausfälle vermißt hatte.

In ihren „Morphologischen Gestaltungen usw." (1942) haben C. und O. VOGT weitere Beispiele von zeitlich verschiedener „Involution bestimmter topistischer Einheiten" gebracht; dabei zeigt „das einzelne Griseum von Individuum zu Individuum verschieden starke Neigungen zur Involution". Bei den pathologischen topistischen Involutionen kann, wie unter anderen im Falle der PICKschen Krankheit, eine ausgesprochene Involution bestimmter Grisea ganz in den Vordergrund treten. Die Autoren schreiben S. 424: „Wir wollen diese Gruppe topistischer Erkrankungen unter Anlehnung an die für sie verwandte SPATZsche Bezeichnung ‚Systematische Atrophien' als *Systeminvolutionen* bezeichnen. Wir schließen uns damit der SPATZschen Auffassung an, daß es sich bei diesen Erkrankungen um ein *vorzeitiges Altern* bestimmter Systeme handelt."

Früher wurden manche Systematrophien — wohl weil man irrtümlicherweise einen notwendigen Zusammenhang zwischen Erbkrankheiten und angeborenen Entwicklungsstörungen voraussetzte — mit angeborener Kleinheit, das ist mit *Hypoplasie*, in Verbindung gebracht (wobei z. B. zwischen Kleinhirnatrophie und Kleinhirnhypoplasie nicht scharf unterschieden wurde). Heute nimmt man meist an, daß ein zur Atrophie führender Prozeß (auf dem Boden von Genmutationen) in verschiedenen Zeiten des postnatalen Lebens, also auch im Präsenium, ein vorher intaktes Substrat befallen kann. C. und O. VOGT, die in diesem Prozeß ebenfalls einen vorzeitigen lokalen Altersvorgang sehen, neigen allerdings dazu, ihn — wenigstens teilweise — mit einer angeborenen Unterentwicklung der betreffenden Systeme in Beziehung zu bringen (1942, S. 424). Hier wären wohl weitere Untersuchungen notwendig. Auf die VOGTsche Grundauffassung (1937 und 1938) von dem Vorhandensein enger Beziehungen zwischen „topistischen" Hirnkrankheiten und dem Variieren erblicher Merkmale in der Zoologie sei ausdrücklich verwiesen.

3. Bedeutung von Umweltfaktoren.

Die Feststellung, daß bei der Mehrzahl der Fälle von PICKscher Krankheit in der Familie keine gleichsinnige Erkrankung aufgedeckt werden kann, berechtigt unseres Erachtens noch nicht den Schluß, daß in diesen Fällen ohne weiteres die Wirksamkeit exogener Schädlichkeiten anzunehmen ist.

[1] Es ist wenig wahrscheinlich, daß Wasserverarmung bei Atrophien exogener Ätiologie, z. B. bei Druckatrophie, ausbleibt.

Bisher hat sich kein sicherer Anhaltspunkt dafür ergeben, daß bei der PICKschen Krankheit exogene Schädlichkeiten eine maßgebliche ätiologische Rolle spielen. Der Versuch CARDONAs (unter Hinweis auf ähnliche Gedankengänge von HASSIN und LEVITIN), aus bestimmten Besonderheiten des histopathologischen Bildes auf das Vorliegen von chronischen Intoxikation zu schließen, ist unseres Erachtens nicht geglückt (S. 671, unten). Auch der Nachweis einer Avitaminose ist bisher nicht erbracht. — Das Fehlen von bestimmten Umweltfaktoren gilt für die isolierten Fälle ebenso wie für die Fälle mit nachgewiesener Familiarität. — Wir wissen nichts davon, inwiefern bestimmte Umweltfaktoren modifizierend auf den Ablauf des Leidens einwirken können. — Für die Therapie hat sich bisher noch kein Weg eröffnet.

Anmerkung bei der Korrektur: Nach VAN MANSVELT (1954, Literatur s. dort) stehen bei der Entstehung zwar endogene Faktoren im Vordergrund, der Prozeß könne aber „durch allerlei exogene Faktoren, unter denen das Trauma einen verhältnismäßig bedeutenden Platz einzunehmen scheint, aktiviert und modifiziert werden". Nach unserer Ansicht lassen die bisher bekannt gewordenen Tatsachen diesen Schluß nicht zu; wir meinen aber auch, daß in dieser Richtung weitergeforscht werden soll. Besondere Vorsicht halten wir gegenüber der gelegentlichen Angabe von leichten Traumen geboten. Das subdurale Hämatom erklären wir, wenn es vorkommt, als Folgeerscheinung der Atrophie (S. 625).

H. Anatomische Differentialdiagnose.

1. Diagnose gegenüber gefäßbedingten Hirnschäden.

STRANSKY und ALZHEIMER hatten zuerst an eine Beziehung der circumscripten Hirnatrophie zu Gefäßprozessen, insbesondere zur Arteriosklerose, gedacht. Seitdem ist dieser Gedanke immer wieder gelegentlich aufgetaucht (GILJAROWSKY, K. KLEIST, FERRARO und JERVIS, LAFORA). Doch die meisten Autoren, die über eine größere pathologisch-anatomische Erfahruug über PICKsche Krankheit verfügen, sind zu der Einsicht gelangt, daß solchen Beziehungen keine wesentliche Bedeutung eingeräumt werden kann. Es hat sich immer wieder bestätigt, daß die an den basalen Hirngefäßen im Alter so häufige Arteriosklerose ebensowenig zum Bilde der PICKschen Krankheit gehört wie zu dem anderer im vorgerückten Alter manifest werdender Systematrophien. Dementsprechend sind auch Massenblutungen und größere Erweichungen, wie z. B. bei dem Fall RICHTERs, ziemlich seltene Vorkommnisse akzidenteller Art.

Als erster hat GANS auf den fundamentalen Unterschied zwischen der Ausbreitung der Stirnhirnatrophie und der Ausbreitung der arteriellen Versorgungsgebiete hingewiesen (vgl. seine Abb. 11 und 12 mit seinen Abb. 17 und 18). Ein ähnlicher Kontrast findet sich bezüglich der Ausbreitung der Atrophie im Schläfenlappen beim Vergleich mit der Ausbreitung der dort vorkommenden gefäßbedingten Schäden (ONARI und SPATZ). Auch zu den venösen Versorgungsgebieten besteht keinerlei Kongruenz. Es braucht an dieser Stelle nicht näher ausgeführt werden, daß auch die Art der Veränderungen bei zirkulatorisch bedingten Erweichungen in allen Stadien grundverschieden ist (vgl. SPATZ 1939[1]).

Bezüglich der Art der Veränderungen besteht am ehesten eine Ähnlichkeit mit der „*granulären Atrophie der Großhirnrinde*" (A. PENTSCHEW 1933[2]), wie sie keineswegs ausschließlich, aber vorwiegend im Gefolge der Thrombendarteriitis obliterans der Hirngefäße festgestellt worden ist (H. SPATZ 1935[3], R. LINDENBERG

[1] SPATZ, H.: Pathologische Anatomie der Kreislaufstörungen des Gehirns. Z. Neur. **167**, 301—357 (1939).

[2] PENTSCHEW, A.: Die granuläre Atrophie der Großhirnrinde. Arch. f. Psychiatr. **101**, 80—136 (1933).

[3] SPATZ, H.: Über die Beteiligung des Gehirns bei der v. WINIWARTER-BUERGERschen Krankheit. Dtsch. Z. Nervenheilk. **135**, 86—131 (1935).

und H. SPATZ 1939[1], TH. LÜERS 1943[2] und F. LLAVERO 1944[3]). Bei der PICKschen Krankheit sind Gefäßveränderungen von Art der Thrombendarteriitis obliterans nicht beobachtet worden, aber, wie S. 623 erwähnt, fällt öfters eine Unebenheit der Oberfläche der geschrumpften Windungen auf, welche an die granuläre Atrophie erinnern kann. Doch bei der granulären Atrophie ist der höckerige Charakter viel ausgesprochener und die Einziehungen erweisen sich histologisch als Folge von multiplen, kleinen, vorwiegend gliösen Narben von Art der perivasculären Gliose ALZHEIMERs. Diese gliösen Narben (die im Markscheidenbild vielfach das Bild der auf Hyperregeneration beruhenden Plaques fibromyeliniques aufweisen) sind nachweislich der Endzustand der Reparation von kleinen Nekroseherden. Zwischen den Narben ragen intakte Rindengebiete höckerartig vor. Dieses charakteristische histopathologische Bild der granulären Atrophie ist also grundverschieden von dem der PICKschen Atrophie. Auch die Ausbreitung der ersteren, wie sie besonders von LINDENBERG und SPATZ charakterisiert wurde, folgt ganz anderen Regeln. Die granuläre Atrophie der Großhirnrinde entsteht (ähnlich wie die arteriosklerotische Granularatrophie der Niere) auf dem Boden zirkulatorisch bedingter Nekrosen. Sie ist also eine „uneigentliche" oder sekundäre Atrophie im Gegensatz zu der echten oder primären Atrophie, wie sie bei der PICKschen Krankheit vorliegt (S. 666).

Schwere Arteriosklerose kann durch allgemeine Verschlechterung der Hirndurchblutung auch zu einer gewissen allgemeinen Atrophie führen und uncharakteristische „diffuse Parenchymreduktionen" (SPIELMEYER, NEUBUERGER[4], F. HILLER) verursachen. Doch solche diffuse Veränderungen kommen differentialdiagnostisch nicht in Frage.

Da Arteriosklerose, Endarteriitis obliterans und andere organische Gefäßkrankheiten bei der PICKschen Krankheit fehlen bzw. keine Rolle spielen, hat man *„funktionelle Kreislaufstörungen"* (bei morphologisch intakten Gefäßen) zur Erklärung der Atrophie heranzuziehen gesucht. Doch, soweit dabei totale Nekrose des Hirngewebes mit den folgenden Stadien der Erweichung entstehen, ist Art und Ausbreitung nicht weniger vom Bild der PICKschen Atrophie verschieden als bei den Herden infolge organischer Gefäßveränderungen. Differentialdiagnostisch kommen höchstens die *elektiven Parenchymnekrosen* in Betracht, deren Prototyp die Ammonshornveränderung bei der Epilepsie darstellt und bei welchen man im Anfangsstadium die SPIELMEYERsche Erbleichung, im Endstadium umschriebene Gliosen findet (Näheres s. bei W. SCHOLZ). Als Ursache werden unter anderem *Angiospasmen* angenommen. In diesem Sinne deuteten FERRARO und JERVIS 1936 die Entstehung von herdförmig umschriebenen Zellausfällen in der Rinde bei 2 Fällen von PICKscher Krankheit (s. auch DAVISON sowie SCHENK 1951). Daß solche Herde auch bei der PICKschen Krankheit vorkommen können, ist unbestritten. Wir haben sie bei unserem Material ebenfalls gelegentlich gesehen, z. B. beim Fall 7 Elg., KAHN-SPATZ 1927. Die vasculäre Entstehung solcher Herde darf als sicher angenommen werden; doch diese Veränderungen sind nichts Regelmäßiges. Auch FERRARO und JERVIS haben 1940 bei einem weiteren Fall solche Veränderungen nicht so deutlich wiedergefunden. Keineswegs hat die Entstehung der umschriebenen Atrophie mit solchen akzidentellen Veränderungen etwas zu tun. Auch bei diesen verläuft der Prozeß ja

[1] LINDENBERG, R., u. H. SPATZ: Über die Thrombendarteriitis obliterans der Hirngefäße. Virchows Arch. **305**, 531—557 (1939).

[2] LÜERS, TH.: Weitere Mitteilungen zur Klinik und Anatomie der cerebralen Form der Thromboendangiitis obliterans. Arch. f. Psychiatr. **115**, 319—348 (1943).

[3] LLAVERO, F.: Thromboendangiitis obliterans des Gehirns. Basel: Benno Schwabe & Co. 1948.

[4] NEUBUERGER, K.: Beiträge zur Histologie, Pathogenese und Einteilung der arteriosklerotischen Hirnerkrankungen. Jena: Gustav Fischer 1930.

über ein nekrotisches Stadium, das bei der PICKschen Atrophie fehlt. Auch die Art des bilateralen Fortschreitens des Prozesses, von bestimmten Schrumpfungsherden aus, paßt nicht zu einer zirkulatorischen Entstehung. Bilateralität kommt zwar, wie LAFORA mit Recht hervorhebt, auch bei vasculären Prozessen vor; doch die Gewebsveränderungen sehen dann ganz anders aus als bei der primären Atrophie.

Mit der Seltenheit von Gefäßveränderungen und von zirkulatorisch bedingten Hirnherden stimmt der *klinische Verlauf des Leidens* gut überein, nämlich der fast unmerkliche Beginn und das gleichmäßig langsame, nicht durch Remissionen unterbrochene Fortschreiten der Symptome. Das fast regelmäßige Fehlen von Insulten und Krampfanfällen sowie auch die relative Seltenheit von Erschlaffungs- und selbst kurzdauernden Bewußtseinsstörungen von Art der Ohnmachtanfälle auch bei älteren Kranken ist bekanntlich ein wichtiges differentialdiagnostisches Merkmal der PICKschen Krankheit gegenüber der cerebralen Arteriosklerose und anderen Kreislaufstörungen. Wenn aber solche Erscheinungen auftreten, so beruhen sie auf Komplikationen, deren gelegentliches Vorkommen bei Patienten in vorgerücktem Alter nicht überraschend ist. Wir erinnern an das recht häufige gleichzeitige Auftreten von senilen und von arteriosklerotischen Veränderungen im höheren Alter, die aber ebensooft unabhängig voneinander vorkommen.

KRAPF (1931) erinnert an die „Erschlaffungsanfälle" der 65jährigen Patientin Bradt (klinisch beobachtet von E. KRAEPELIN und G. STERTZ, anatomisch untersucht von ONARI und SPATZ). Die Patientin hatte eine Erhöhung des Blutdruckes von 180/120 und mäßige Arteriosklerose der basalen Gefäße. Klinische Beobachtungen ähnlicher Art siehe bei KRAPF. J. LEY hat bei einer Zusammenstellung von 44 anatomisch verifizierten Fällen aus der Literatur 9mal Anzeichen für Erschlaffungsanfälle gefunden, während sie H. SJÖGREN bei seinen anatomisch verifizierten Fällen vermißte. Dieser Autor sah einmal in einem Fall einen epileptiformen Krampfanfall.

Wir wollen nochmals den eigenen Standpunkt kurz skizzieren: Die führende Veränderung bei der PICKschen Krankheit ist eine „primäre" Atrophie auf dem Boden eines Atrophisierenden Prozesses, der von bestimmten Schrumpfungszentren ausgeht. Mit mangelnder Ernährung hat diese Atrophie (trotz des irreführenden Namens) nichts zu tun. Auf Hypoxie beruhende Atrophien infolge Kreislaufstörungen gehören zur „sekundären" Atrophie. Die beiden Arten der Atrophie lassen sich sehr wohl unterscheiden. Vasculäre Herde kommen bei der PICKschen Krankheit, besonders bei älteren Leuten, gelegentlich vor, haben aber mit dem Wesen des Leidens nichts zu tun.

2. Differentialdiagnose gegenüber den Veränderungen bei der senilen Demenz[1].

Bei der zur senilen Demenz führenden Altersinvolution liegt ebenso wie bei der PICKschen Krankheit eine „primäre" Atrophie vor. Der Unterschied liegt zunächst in der *lokalen Auswahl des Atrophisierenden Prozesses im Falle der* PICK*schen Krankheit, in der wir den Ausdruck einer Systembezogenheit sehen* (S. 675). *Dagegen ist die Atrophie bei der senilen Demenz grundsätzlich mehr diffus.* Bei der senilen Demenz kann wohl die generalisierte Atrophie im Stirnhirn eine Verstärkung erfahren, aber nie entstehen dabei Bilder, wie sie etwa unsere Abb. 16 zeigt mit der scharfen Begrenzung des tief eingesunkenen lokalen Atrophiebezirkes. Dazu kommt, daß bei der PICKschen Krankheit in den typischen Fällen Plaques und Fibrillenveränderung fehlen. Es gibt aber noch weitere differentialdiagnostische Merkmale, wie aus der untenstehenden Tabelle von

[1] Auf die Kapitel Senile Demenz und ALZHEIMERsche Krankheit in diesem Handbuch sei verwiesen.

GRÜNTHAL und WENGER zu ersehen ist. Auf diese Unterschiede sei besonders hingewiesen, weil L. MARCHAND und seine Mitarbeiter und zum Teil auch CLAUDE und CUEL sowie URECHIA und seine Mitarbeiter, ähnlich wie früher HASKOVÊC sowie HORN und STENGEL, der Ansicht sind, daß die PICKsche Krankheit, die senile Demenz und auch die ALZHEIMERsche Krankheit nur Variationen ein und derselben Hirnaffektion seien.

PICK*sche Krankheit*	*Senile Demenz*
1. Atrophie einseitig stärker betont.	1. Atrophie beiderseits gleich stark.
2. Hirnstamm meist stark betroffen.	2. Hirnstamm nicht oder wenig betroffen.
3. Orbitalhirn stark ergriffen.	3. Orbitalhirn fast nie ergriffen.
4. Nie occipital lokalisiert.	4. Oft occipital lokalisiert.
5. Erhebliche Marklichtung.	5. Keine Marklichtung.
6. Geblähte Nervenzellen und Silberkugeln.	6. — — —
7. — — —	7. Plaques und Fibrillenveränderungen so gut wie immer vorhanden.

[Nach GRÜNTHAL und WENGER: Mschr. Psychiatr. **101**, 19 (1939).]

Zu dieser Tabelle möchten wir bemerken, daß die einseitig stärkere Betonung der Atrophie und das Mitbetroffensein des Hirnstamms nicht für alle Fälle von PICKscher Krankheit gelten. Auf der anderen Seite scheint durch Plaques und Fibrillenveränderung nicht komplizierte Atrophie bei der senilen Demenz nicht so extrem selten zu sein, wie GRÜNTHAL und WENGER annehmen; so hat neuerdings H. JACOB bei 12 Fällen von seniler Demenz Drusen und Fibrillenveränderung völlig vermißt (bei durchschnittlicher Hirnatrophie) . Für differentialdiagnostisch wichtig halten wir den Nachweis von „Schrumpfungszentren", unter denen der in der Tabelle genannte orbitale nur einer ist (s. S. 641). Ferner spricht zugunsten der PICKschen Krankheit die so häufige Atrophie des Tractus fronto-pontinus und die Tatsache, daß die Marklichtung im subcorticalen Mark mit einer starken Gliafaservermehrung einhergeht. — Es ist wohl noch nicht genügend geprüft worden, ob die Nervenzellblähung bei der generellen Altersatrophie grundsätzlich fehlt (Punkt 6 obiger Tabelle).

Eine örtliche Akzentuierung der Atrophie im Frontal- und Temporallappen kommt auch bei der senilen Demenz, wie auch bei der sog. physiologischen Altersinvolution vor; sie pflegt aber hier nicht solche Grade zu erreichen, wie sie im Bilde des Walnußreliefs zum Ausdruck kommen.

LINDGREN beschreibt kurz den anatomischen Befund (ohne Krankengeschichten) von 3 alten Leuten (83, 85 und 86 Jahre), bei welchen er makroskopisch umschriebene Atrophie von Art der PICKschen Krankheit fand und mikroskopisch neben Plaques und Fibrillenveränderung auch Nervenzellschwellung in den schwer geschrumpften Gebieten. Es sei daran erinnert, daß bei einwandfrei PICKscher Krankheit von anderer Seite auch im höheren Alter Plaques mit Fibrillenveränderung vermißt wurden (RIESE u. a., S. 663).

3. Differentialdiagnose gegenüber der ALZHEIMERschen Krankheit.

Diese Differentialdiagnose ist deswegen so wichtig, weil bei der ALZHEIMERschen Krankheit[1] der durchschnittliche Manifestationstermin auch in das Präsenium fällt. Dieses Zusammentreffen ist aber unseres Erachtens keineswegs ein ausreichender Grund, um PICKsche und ALZHEIMERsche Krankheit unter der Rubrik „präsenile Psychosen" zu vereinigen, wie das heute vielfach üblich ist. Sehr entschieden äußert sich soeben H. JOSEPHY: "The grouping together of ALZHEIMER's disease and PICK's disease as presenile dementia is unjustified and should be abolished." Wir sind der Überzeugung, daß die beiden Krank-

[1] Heute wird bestritten — zuerst von v. BRAUNMÜHL (1939) —, daß die ALZHEIMERsche Krankheit eine präsenile Abart der senilen Demenz darstellt; die meisten modernen Autoren, so zuletzt M. NEUMANN und R. COHN, sind der Meinung, daß die ALZHEIMERsche Krankheit eine Krankheit eigener Art ist.

heiten und die ihnen zugrunde liegenden anatomischen Hirnveränderungen prinzipiell voneinander zu trennen sind, geben aber zu, daß die Differentialdiagnose in einzelnen Fällen sehr schwierig sein kann und es nicht ausgeschlossen ist, daß Mischungen gelegentlich vorkommen.

Auch gegenüber der ALZHEIMER*schen Krankheit ist das wichtigste Unterscheidungsmerkmal die lokale Auswahl des Atrophisierenden Prozesses, welche den Wesenszug der* PICK*schen Krankheit darstellt, während bei den typischen Fällen von* ALZHEIMER*scher Krankheit die Atrophie mehr oder weniger diffus ausgebreitet ist.* Dies ist der Grund, weshalb wir die ALZHEIMERsche Krankheit, wenn auch manchmal lokale Akzentuierungen (so z. B. bei den noch zu erwähnenden familiären Frühfällen) vorkommen, *nicht* zu den Systematrophien rechnen (mit G. FRIEDRICH 1941, gegen GRÜNTHAL und WENGER u. a.). Ferner erreicht die Atrophie hier nicht den Grad des Walnußreliefs, wie dies für die ausgebildete PICKsche Krankheit charakteristisch ist. Auch spielen die bei der PICKschen Krankheit beschriebenen Schrumpfungszentren, soweit wir sehen, bei der ALZHEIMERschen Krankheit keine Rolle. Die Mitbeteiligung entsprechender Abschnitte der weißen Substanz ist bei der ALZHEIMERschen Krankheit nicht so ausgesprochen (W. RIESE 1952), und wir haben bisher keine Anhaltspunkte dafür gefunden, daß bei der ALZHEIMERschen Krankheit der Tractus frontopontinus in systematischer Weise verändert ist, so wie das bei sehr vielen Fällen von PICKscher Krankheit der Fall ist. Weitere Untersuchungen in dieser Richtung wären aber erwünscht.

Ein auch heute noch wenigstens in statistischer Hinsicht brauchbares differentialdiagnostisches Merkmal liegt endlich wieder in dem Vorkommen bzw. Fehlen von Plaques und Fibrillenveränderung. Diese Veränderungen pflegen bei der PICKschen Krankheit, sogar bei den ausgesprochenen Spätfällen, zu fehlen oder sie sind doch sehr spärlich (S. 663), während sie bei der ALZHEIMERschen Krankheit meist in Massen auftreten, und zwar auch bei Frühfällen (hier unterUmständen in eigenartiger Qualität, TH. LÜERS). Bei der PICKschen Krankheit findet man dagegen oft die argyrophilen Kugeln und die Zellschwellung. Doch von diesen Regeln gibt es Ausnahmen. Auf der einen Seite stehen die seltenen Fälle, die man wegen ihres Reichtums an Plaques und Fibrillenveränderung der ALZHEIMERschen Krankheit zurechnen möchte, während andere Merkmale für PICKsche Krankheit sprechen. Bei mehreren sehr gut illustrierten Fällen von MOYANO ist makroskopisch zweifellos das charakteristische Bild der lokalen Atrophie im Sinne der PICKschen Krankheit gegeben; dasselbe gilt für den Fall von LIEBERS (1939). Bei den beiden Fällen von BERLIN ist dies zwar weniger überzeugend, aber hier finden sich histologisch neben der ALZHEIMERschen Fibrillenveränderung auch argentophile Kugeln (in fokaler Anhäufung) und die Zellschwellung. BERLIN schließt: "There may be conditions which are intermediate between the two diseases". Doch, da die Nervenzellschwellung nicht spezifisch ist, erscheint die Beobachtung für die Frage des Vorkommens von Mischfällen zwischen PICKscher und ALZHEIMERscher Krankheit nicht entscheidend. — Auf der anderen Seite scheinen nach einer bisher allerdings einzigartigen Beobachtung von GRÜNTHAL und WENGER (1940) Plaques und Fibrillenveränderung auch keine conditio sine qua non bezüglich der Diagnose ALZHEIMERsche Krankheit zu sein. Es muß also nach dem augenblicklichen Stand unseres Wissens festgestellt werden, daß das Vorkommen bzw. Fehlen von Plaques und Fibrillenveränderung in differential-diagnostischer Hinsicht etwas an Wert verloren hat.

GRÜNTHAL und WENGER untersuchten zwei mit sehr ähnlichen, für ALZHEIMERsche Krankheit sprechenden klinischen Symptomen erkrankte Geschwister, von denen das Gehirn des Bruders den erwarteten Befund im Silberbild darbot, während er bei der Schwester überraschenderweise vollkommen fehlte. Die Autoren vermuten eine zusätzliche Hypovitaminose und glauben, daß diese im Fall des Bruders ihrer Beobachtung bestanden hat, während sie bei der Schwester gefehlt haben soll. Weitere Untersuchungen sind hier abzuwarten.

Erblichkeit spielt nach neueren Erfahrungen auch bei der Alzheimerschen Krankheit eine Rolle, und zwar auch hier besonders bei den Frühfällen („juvenile Form"). Auch bei der Alzheimerschen Krankheit steht dem Gros der isolierten Fälle eine Minderzahl von familiären Fällen gegenüber (bezüglich des hypothetischen Erbganges s. bei T. Sjögren). Wie bei den Frühfällen der Pickschen Krankheit finden sich auch bei den familiären Frühfällen der Alzheimerschen Krankheit gleichzeitig *Atypien in Art und Ausbreitung der Veränderungen und im klinischen Verlauf*. Hierauf hat v. Braunmühl bereits 1939 hingewiesen (er sagte sogar, diese Atypien seien desto ausgeprägter, je früher die Erkrankung eintritt). Die Fälle von van Bogaert, Maere und de Smedt (1930) sowie die von Th. Lüers (1947) bestätigen diese Feststellung, wenn solche Atypien auch „gelegentlich" bei der klassischen präsenilen Form „andeutungsweise vorkommen" (van Bogaert und Mitarbeiter). Eine Akzentuierung der Veränderungen in bestimmten Regionen ist dabei unverkennbar; doch sind hier nicht die Orte der Hauptlokalisation der Pickschen Krankheit betroffen, sondern unter anderen das Pyramidenbahnsystem. Th. Lüers neigt zu der Auffassung, daß hier weniger eine Kombination von Alzheimerscher Krankheit und spastischer Spinalparalyse in Betracht komme, sondern daß eine besonders schwere regionale drusige Entartung zugrunde liege. Es besteht also wohl auch bei diesen atypischen Fällen kein zwingender Grund zur Annahme einer engen Verwandtschaft zwischen der Alzheimerschen Krankheit und den Systematrophien. Auf jeden Fall muß daran festgehalten werden, daß bei den typischen Fällen von Alzheimerscher Krankheit solche lokale Akzentuierungen nur gelegentlich vorkommen, während sie bei den Systematrophien zum Wesen gehören.

Viele neuere[1] Autoren sind der Ansicht, daß Picksche und Alzheimersche Krankheit *klinisch* nur schwer oder gar nicht unterscheidbar seien. So machen z. B. soeben T. und H. Sjögren nur dann einen Unterschied zwischen den beiden Krankheiten, wenn ein histopathologischer Befund vorliegt. Wenn das nicht der Fall ist, so halten sie die Unterscheidung für unmöglich und sprechen von „Pick-Alzheimer-Syndrom". In dieser Hinsicht können wir den schwedischen Autoren nicht zustimmen. Für die Endzustände allerdings trifft es zu, daß die Differentialdiagnose allein nach dem Zustandsbild oft kaum möglich ist; auch ist es richtig, daß Symptome wie Hyperaktivität oder das Gegenteil, wie Logoklonismen, Iterationen und schließlich Kontrakturen im Verlauf beider Krankheiten auftreten können. Doch es kommt auf die ersten Stadien der Erkrankung an. *Nach Spatz besteht das wichtigste differentialdiagnostische Merkmal in klinischer Hinsicht darin, daß bei der Alzheimerschen Krankheit bereits im Beginn echte Störungen der Merkfähigkeit (nicht notwendig des Gedächtnisses) vorliegen, die frühzeitig zu Orientierungsstörungen und Ratlosigkeit führen;* bei der Pickschen Krankheit fehlen diese Erscheinungen zumindest am Anfang, um sich erst später hinzuzugesellen, offenbar dann, wenn zur lokalen eine diffuse Atrophie hinzutritt (s. S. 648).

Die Frage, ob Picksche und Alzheimersche Krankheit prinzipiell voneinander zu scheiden sind (dualistische Auffassung, der wir zuneigen,) oder ob sie eng zusammengehören, ist auf dem 1. Internationalen Neuropathologentag in

[1] Siehe dagegen die Gegenüberstellung der differentiadiagnostisch in Betracht kommenden Symptome bei J. Ley (1935).

Rom 1952 von verschiedenen Seiten ventiliert worden (unter anderen von AJURIAGUERRA, LAFORA, BINI), ohne daß eine Einigung erzielt wurde. Weitere Untersuchungen sind erforderlich.

Bei den „Vorzeitigen Versagenszuständen“ von MALLISON (1953) scheint Hirnatrophie bisher im wesentlichen encephalographisch nachgewiesen zu sein, so daß sich zur Differentialdiagnose gegenüber der PICKschen oder ALZHEIMERschen Krankheit vom pathologisch-anatomischen Standpunkt aus zurzeit kaum etwas aussagen läßt.

4. Unterscheidung gegenüber der lobären Sklerose und der LISSAUERschen Paralyse.

a) Lobäre Sklerose.

Unter lobärer Sklerose[1] versteht man Schrumpfungen und Verhärtungen der Hemisphären, die einzelne oder auch mehrere Lappen betreffen (meist einseitig, manchmal auch doppelseitig), ohne sich auf deren Gebiet zu beschränken. Die lobäre Sklerose gehört zu den angeborenen oder in früher Kindheit erworbenen Hirnschäden und findet sich meist bei Schwachsinnigen mit oder ohne Epilepsie. Von der Mikrogyrie unterscheidet sie sich dadurch, daß die normale Anordnung der Windungen noch erkennbar bleibt. Die Hirnveränderungen werden als Folge von organischen oder funktionellen Zirkulationsstörungen angesehen (HALLERVORDEN), welche intrauterin, bei der Geburt oder in frühkindlichem Alter unter anderen durch Intoxikationen, Infektionen (unter anderen Toxoplasmose) und eventuell durch epileptische Anfälle (SCHOLZ) verursacht sein können. F. SCHOB (1930) unterscheidet 2 Formen: 1. Die durch Narbenbildung der Rinde charakterisierte lobäre Ulegyrie und 2. die progressive sklerosierende Rindenatrophie mit gleichmäßiger Verkleinerung der Windungen.

Differentialdiagnostisch gegenüber der PICKschen Krankheit, zu deren integrierenden Merkmalen der progrediente Verlauf gehört, kommt höchstens die letztgenannte Form in Betracht, bei der es durch schubweise Verschlimmerungen (im Anschluß an epileptische Anfälle) zu einem progredienten Verlauf kommt (Prototyp: Hemiatrophia cerebri, SPIELMEYER, BIELSCHOWSKY, A. JAKOB). Die von Gliafaserwucherungen begleiteten Nervenzellausfälle bevorzugen auch die oberen Rindenschichten; die erhalten gebliebenen Nervenzellen sind verkleinert. Auch Status spongiosus in der Rinde und Gliose im subcorticalen Mark kommen vor. Jedoch wird, abgesehen von der Verschiedenheit des klinischen Verlaufes, auch anatomisch die Differentialdiagnose nicht schwierig sein, denn von der charakteristischen systembezogenen Prädilektion der Atrophie innerhalb einzelner Lappen, wie sie für die verschiedenen Typen der PICKschen Atrophie charakteristisch ist, kann auch bei dieser Form der lobären Sklerose keine Rede sein. — Die Frage, ob es Prozesse von Art der PICKschen Krankheit gibt, welche schon in der Kindheit beginnen, läßt sich zur Zeit nicht beantworten. Wir halten die Möglichkeit für gegeben.

Ein 1902 von M. PROBST beschriebener Fall einer zunehmenden Demenz (Beginn mit 21, Tod mit 37 Jahren) sei deshalb erwähnt, weil der Autor die umschriebenen Veränderungen der Rinde (und des zugehörigen Markes) als „Mikrogyrie“ anspricht. Es handelt sich aber nicht um das, was wir heute unter echter Mikrogyrie verstehen, sondern eher um Ulegyrie (die aber gewöhnlich früher beginnt). Manche Bilder erinnern an Endzustände [gefäßbedingter (?) Erweichungsherde]. Der heute nicht mehr zu klärende Fall wird von H. RICHTER u. a. zitiert, hat aber unseres Erachtens mit der PICKschen Krankheit nur wenig gemeinsam.

---

[1] Literatur bei F. SCHOB (Handbuch der Geisteskrankheiten, Bd. 11, S. 927—938, 1930) und H. JOSEPHY (Handbuch der Neurologie, Bd. 16, S. 26—30, 1936). Vgl. dieses Handbuch, Bd. XIII/4 (HALLERVORDEN und J. E. MEYER).

b) LISSAUERsche Paralyse.

Schon bei der gewöhnlichen progressiven Paralyse erinnert die Verteilung der Veränderungen insofern etwas an die der PICKschen Krankheit, als auch bei der Paralyse Zentralregion und Occipitalgebiet die geringsten Veränderungen aufweisen. Die Atrophie, welche im Endzustand nach Abklingen der entzündlichen Veränderungen hervortritt, ist natürlich eine uneigentliche Atrophie (S. 666). Unter LISSAUERscher Paralyse versteht man heute eine atypische, örtliche Akzentuierung der Veränderungen mit Bevorzugung des Parieto-Temporalgebietes (besonders regelmäßig befallen Gyrus supramarginalis und angularis); hier sind sog. „selbständig-degenerative" Veränderungen angenommen worden (wahrscheinlich ist aber auch hier ein entzündliches Geschehen vorausgegangen). Bei einem Fall von SPATZ (BUMKEs Lehrbuch der Geisteskrankheiten, 1948, Abb. 62) ist die hochgradige Atrophie im Parieto-Temporalgebiet auf die rechte Hemisphäre beschränkt; es gibt aber auch Fälle mit doppelseitiger Läsion (GILJAROWSKY, v. BRAUNMÜHL). K. v. BRAUNMÜHL (1933)[1] hat bei einem Fall mit fast fehlenden infiltrativen Erscheinungen im hochgradig geschrumpften Parietalgebiet mikroskopisch Störungen der Rindenarchitektonik festgestellt, die von den Bildern bei der PICKschen Krankheit „nicht zu unterscheiden waren". Auch das Mark ist miterkrankt und Status spongiosus in der Rinde kommt vor. Endlich fand v. BRAUNMÜHL bei 2 Fällen auch argentophile Kugeln und geblähte Nervenzellen. Er erinnert daran, daß HALLERVORDEN an den Prädilektionsstellen des abgelaufenen entzündlichen Prozesses beim postencephalitischen Parkinsonismus nicht nur ALZHEIMERsche Fibrillenveränderung, sondern auch öfters argentophile Kugeln gefunden hat. v. BRAUNMÜHL glaubt, daß bei der LISSAUERschen Paralyse, so wie bei der PICKschen Krankheit, vom kolloidchemischen Standpunkt aus gesehen synäretische Mechanismen, als weit verbreitete cerebrale Reaktionsform, eine Rolle spielen. — Ähnliches mag vielleicht bei der umstrittenen ERBschen „syphilitischen Spinalparalyse"[2] in Betracht kommen. Bestimmte Regionen, die bei den Systematrophien der Involution verfallen, erweisen sich also unter Umständen auch exogenen Noxen gegenüber besonders anfällig. So kann bei der LISSAUERschen Paralyse das Bild der PICKschen Krankheit durch den syphilitischen Prozeß gewissermaßen imitiert werden. Man wird fragen, weshalb es nur eine kleine Minderzahl von Paralytikern ist, welche die herdförmige Akzentuierung im Sinne der LISSAUERschen Paralyse aufweist. Vielleicht darf man vermuten, daß bei den Betroffenen eine besondere konstitutionelle Anlage[3] des Parieto-Temporalgebietes eine Rolle spielt, die auch dem Parietaltypus der PICKschen Krankheit zugrunde liegt.

Diese Parallelen zwischen PICKscher Krankheit und LISSAUERscher Paralyse sind theoretisch sehr interessant, aber praktisch gibt es wohl kaum ernstliche differentialdiagnostische Schwierigkeiten. Schon die Ausbreitung der Atrophie bei der LISSAUERschen Paralyse entspricht nur ungefähr dem des parietalen Typus bei der PICKschen Krankheit. So zeigt die obengenannte Abbildung eine Ausdehnung auf den Gyrus postcentralis, die wir bei der PICKschen Krankheit niemals gefunden haben, und beim Übergreifen auf den Temporallappen können hintere Teile des Gyrus temporalis superior befallen werden, während das temporale Prädilektionsgebiet frei bleibt. Auch wenn das schwer atrophische

[1] BRAUNMÜHL, A. v.: Synäresis und Entzündung, dargestellt am Beispiel der LISSAUERschen Paralyse. Z. Neur. **148**, 1—27 (1933).

[2] NONNE, M.: Syphilis und Nervensystem. Berlin: S. Karger 1921.

[3] B. PATZIG (1939) sieht genetische Beziehungen zwischen der PICKschen Krankheit und der LISSAUERschen Paralyse, so wie er solche Beziehungen zwischen seniler Demenz und gewöhnlicher Paralyse annimmt.

Gebiet von Entzündungserscheinungen frei ist, so wird man doch an anderen Stellen wenigstens Resten der Entzündung begegnen und zumindest Hinweise auf den durchgemachten syphilitischen Prozeß finden.

Bezüglich der Differentialdiagnose gegenüber der HUNTINGTON*schen Krankheit* sei auf S. 683 verwiesen.

J. Versuche einer Zuordnung klinischer Störungen zur Lokalisation der anatomischen Veränderungen.

Im Rahmen dieses Handbuches können bezüglich der klinischen Symptomatologie der PICKschen Krankheit nur einige Punkte herausgestellt werden; es sind solche, die uns nach eigenen Erfahrungen besonders wichtig erscheinen. Von dem sehr ausgedehnten klinischen Schrifttum kann hier wegen Raummangels nur auf einige wenige markante Arbeiten hingewiesen werden. Die folgenden Ausführungen stellen also nur eine skizzenhafte und subjektive Übersicht dar.

Wir vermeiden es grundsätzlich, von „Lokalisation“ neurologischer oder psychischer Störungen oder gar von Lokalisation normaler psychischer Erscheinungen oder Leistungen zu reden. Mit JASPERS *sprechen wir von „Zuordnung“. Die Bezeichnung „Lokalisation“ verwenden wir lediglich für die Verteilung anatomischer Veränderungen.*

Der hier durchgeführte verschiedene Gebrauch der Bezeichnungen „*Störungen*“ einerseits und „*Veränderungen*“ andererseits soll ein Vorschlag sein, um die kategoriale Verschiedenartigkeit dessen, was einander zugeordnet wird, hervorzuheben. Um es nochmals ganz unmißverständlich zu sagen: *eine Lokalisation von Seelischem in Hirnteilen gibt es nicht; es gibt nur Versuche einer Zuordnung von psychischen Störungen zu anatomischen Veränderungen bestimmter Lokalisation.*

Wenn eine organische Krankheit die Eigentümlichkeit hat, mit Regelmäßigkeit bestimmte umschriebene Teile des Großhirns in ihrer Struktur schwer zu verändern, während andere Teile mindestens lange Zeit intakt bleiben, so müssen sich hieraus Möglichkeiten für die Zuordnungslehre ergeben. Diese Chance war es, die schon ARNOLD PICK erkannte, als er demonstrierte, daß gewisse Störungen der Sprache, welche er bei seinen Patienten mit Temporalatrophie festgestellt hatte, als „Herdsymptome“ zu werten sind und nicht als Ausdruck einer allgemeinen Verblödung gelten können. PICK widerlegte das bis dahin geltende Dogma WERNICKEs, daß „Atrophie, welche einen einzelnen Windungsbereich befällt, nie einen Ausfall desselben bewirkt, nie Herderscheinungen macht“. Bereits 1901 konnte PICK mitteilen, daß der „linksseitige Schläfenlappenkomplex“ bei umschriebener Hirnatrophie schon intra vitam diagnostizierbar ist. 1904 berichtete er, daß dies „in den letzten Jahren wiederholt in vivo gelungen“ sei.

Die umschriebene Atrophie bietet für die Zuordnungslehre gegenüber den gefäßbedingten Erweichungen und Blutungen, sowie gegenüber den Verletzungen und Tumoren, bei welchen die Unterscheidung von Herdsymptomen und Fern- bzw. Allgemeinsymptomen oft Schwierigkeiten bereitet, Vorteile; es gibt aber auch Nachteile. Jedenfalls ist im Auge zu behalten, daß der für die Atrophie typische partielle Ausfall andere Erscheinungen verursachen wird als der totale Ausfall, z. B. nach vasculären Erweichungen. Während bei den vasculären Herden ferner eine Rückbildung der Störungen bis zu gewissen Restsymptomen erfolgt, entspricht dem progredienten Charakter des atrophisierenden Prozesses gerade umgekehrt eine zunehmende Verstärkung und Ausbreitung der Störungen (MOYANO, TH. LÜERS). Auch auf die bekannte Stadieneinteilung C. SCHNEIDERs sei hier verwiesen. Wir wissen heute, daß bei der PICKschen Krankheit eine Reihe von Typen mit recht verschiedener Lokalisation der anatomischen Veränderungen unterscheidbar ist. Man sollte daher bei Versuchen der Zuordnung nicht von Symtomen der PICKschen Krankheit schlechthin ausgehen, sondern von Symptomen bestimmter Typen, genauer gesagt von Symptomen einer bestimmten Phase dieses oder jenes Typus.

Die Kernfrage betrifft heute die Möglichkeit einer Zuordnung von seelischen Störungen bestimmter Art zu atrophischen Gehirnveränderungen bestimmter Lokalisation. *Die initialen Störungen bei gewissen Typen der PICKschen Krankheit tangieren nicht die formale Intelligenz und die Merkfähigkeit, sondern den Charakter und die Persönlichkeit; sie treffen den innersten Kern des Menschen*[1]. Die initialen Veränderungen bei solchen Fällen sind im „Basalen Neocortex" lokalisiert. Erfahrungen anderer Art haben ergeben, daß eben der Basale Neocortex in ontogenetischer und phylogenetischer Hinsicht zu den spätesten (jüngsten) Regionen des Großhirns gehört. Aus diesen Gegebenheiten entstand die Frage, ob nicht eine Zuordnungsbeziehung besteht zwischen höchsten, dem Menschen eigenen psychischen Leistungen auf der einen Seite und dem Basalen Neocortex andererseits.

Dagegen sind zunächst von BUMKE und neuerdings zum Teil auch von GRUHLE[2] Einwände grundsätzlicher Art erhoben worden. Die Autoren leugnen nicht, daß dem seelischen Geschehen Vorgänge im Gehirn entsprechen, sie bestreiten auch nicht, daß ein Zusammenhang bestimmter Körperfunktionen mit bestimmten Hirnstellen nachgewiesen ist. Doch gegenüber allen Versuchen, seelische Teilfunktionen mit bestimmten Hirnteilen in einen Zusammenhang zu bringen, verhalten sie sich skeptisch. Wir meinen, daß gerade die PICKsche Krankheit für dieses Problem der Zuordnung bei kritischer und vorsichtiger Betrachtung Chancen bietet, die bisher nicht ausgeschöpft sind. Man sollte sich unseres Erachtens nicht durch prinzipielle Bedenken abhalten lassen, in dieser Richtung weiter zu forschen.

Ein Einwand spezieller Art wurde von BUMKE geäußert. Er wies darauf hin, daß die Kranken mit PICKscher Krankheit meist im Zustand einer tiefen allgemeinen Verblödung sterben, und daß der Anatom dann außerordentlich ausgedehnte Hirnschäden (nicht nur lokaler, sondern meist auch diffuser Art) vor sich hat. Dieser Einwand trifft für die meisten Fälle zu. Doch eben deswegen fragen wir nach den *initialen* klinischen Störungen und nach solchen Gehirnveränderungen, die als die ältesten anzusehen sind (Kapitel B 5). Im klinischen Endzustand kommt es, wie C. SCHNEIDER einmal gesagt hat, zum „Aussterben der Herdsymptome". Im Endzustand ist ohne Berücksichtigung der Anamnese auch in vielen Fällen die klinische Diagnose zwischen PICKscher und ALZHEIMERscher Krankheit nicht möglich. *Auf die Feststellung der initialen klinischen Symptome und der Orte der primären anatomischen Veränderungen kommt es an.*

Störungen des Charakters und der Persönlichkeit als Herdsymptome finden sich zunächst in initialen Phasen beim „basalen Frontaltypus" und bei fronto-temporalen Typen, wenn der gesamte „basale Neocortex" betroffen ist. Beim „basalen Frontaltypus" ist der Ausgangspunkt der Veränderungen im Orbitalgebiet und im Frontalpol sowie in hinteren Teilen des Gyrus frontalis inferior zu suchen. Auch aus Beobachtungen bei gedeckten Verletzungen, bei Tumoren und bei Lappenresektionen geht hervor, daß Veränderungen im Orbitalbereich

[1] SPATZ, H.: Aussprache zu SCHALTENBRAND, Das Lokalisationsproblem der Hirnrinde. Dtsch. med. Wschr. **1950**, 553—556.

[2] GRUHLE, H. W.: Die Hirnlokalisation seelischer Vorgänge. Psychol. Forsch. **24**, 1—10 (1952). Ohne direkte Bezugnahme auf die PICKsche Krankheit.

solche Störungen (personality changes) nach sich ziehen; die formale Intelligenz kann dabei unberührt bleiben (L. WELT, E. GRÜNTHAL, K. KLEIST, JOH. LANGE u. a.[1]).

Die Erscheinungen der Charakterumwandlung (manchmal im Sinne eines „Verfalls der Gesittung", MEYNERT), werden also beim frontalen Basaltypus in einem initialen Stadium beobachtet; später werden auch die formale Intelligenz und elementare psychische Leistungen betroffen. Ein Musterbeispiel ist der Fall von E. KAHN und H. SPATZ (Nr. 7 der Tabelle). SPATZ berichtet 1937 von 2 weiteren Kranken (Nr. 5 und 12 der Tabelle); auch diese Patienten waren, bevor sie wegen ihres Verhaltens in die Klinik kamen, noch berufstätig; die Merkfähigkeit war intakt und die eine Patientin (Nr. 5) zeichnete sich durch eine überdurchschnittliche Gewandtheit im Rechnen aus. Auch die Auffassung war anfangs noch gut. Im weiteren Verlauf war das Schicksal der 3 Kranken sehr ähnlich. Sie wurden, offenbar in Zusammenhang mit dem Fortschreiten des Prozesses auf die Konvexität des Stirnhirns, zunehmend antriebsloser und stumpfer und die sprachlichen Äußerungen beschränkten sich immer mehr auf „stehende Redensarten" (C. SCHNEIDER). Im Endstadium „versandete" die Sprache, vermutlich durch Zunahme des Ausfalles im BROCAschen Gebiet, und schließlich bestand eine tiefe, allgemeine Verblödung; als Ausdruck einer triebhaften Enthemmung wird auch im Endstadium manchmal noch eine enorme Freßsucht beobachtet (Näheres über die Krankengeschichten der Fälle s. bei v. BAGH). Beispiele dieser Entwicklung sind in der Literatur oft beschrieben worden. Wohl die erste Beobachtung dieses charakteristischen Verlaufes mit Hinweis auf die Zuordnung der Initialerscheinungen (Hemmungslosigkeit und „Mangel an affektiver Selbstkontrolle") zum orbitalen Schrumpfungsherd stammt von E. GRÜNTHAL (1930) bei dem von ihm beschriebenen Brüderpaar. — Es ist zu bemerken, daß der Beginn mit lehrbuchmäßigen „Stirnhirnsymptomen" im Sinne von läppischer Euphorie und triebartiger Hemmungslosigkeit oder gar Witzelsucht nicht obligat ist. Manchmal erscheinen Kranke mit ähnlicher Lokalisation von Anfang an mehr still und apathisch. H. SJÖGREN hat etwa in der Hälfte seiner Fälle das „Moria-Syndrom" vermißt (allerdings ohne näher auf die Lokalisationstypen einzugehen). Auch v. BAGH hat hierauf hingewiesen und das Ausbleiben solcher Erscheinungen zu erklären versucht[2]. In diesen Fällen ist manchmal die initiale Senkung des Persönlichkeitsniveaus doch durch eine sehr eingehende Erhebung der Anamnese, die überhaupt von entscheidender Bedeutung ist, feststellbar. Ein Verlust von früher vorhandenen höheren Interessen oder schöpferischen Fähigkeiten kann zu einer Zeit bemerkbar sein, in der eingefahrene, mehr automatische Leistungen noch ungestört verlaufen. Auch das Nachlassen der affektiven Einstellung zu nahestehenden Personen (ohne Störung der Wiedererkennung) und öfters noch ein unmerklich sich steigernder Mangel an Takt, ohne daß es zu groben Entgleisungen kommt, können auf eine Persönlichkeitsstörung hinweisen.

Persönlichkeitsstörungen werden bemerkenswerterweise auch bei mehr oder weniger reinen Schläfenlappenfällen beobachtet (Fälle 9, 12, 17 und 22 der Tabelle); s. ferner bei MALAMUD und BOYD. Inwieweit der hierbei nachweisbare, aber unter Umständen ganz kleine orbitale Schrumpfungsherd verantwortlich gemacht werden kann, ist fraglich (s. auch bei v. BAGH). Nach SPATZ bilden die beim temporalen Sektortypus am stärksten betroffenen infratemporalen Abschnitte des neocorticalen Temporalhirns mit den basalen Abschnitten des neocorticalen Frontalhirns zusammen die entwicklungsgeschichtlich späte „*Basale Rinde*" (= basaler Neocortex). Er nimmt an, daß auch den Veränderungen der temporalen Anteile der basalen Rinde Persönlichkeitsstörungen zuzuordnen sind. Weitere Untersuchungen in dieser Richtung bei möglichst reinen Temporalatrophien wären notwendig. Fest steht, daß bei den Schläfenlappenfällen die amnestisch-aphasischen Störungen den Störungen der Persönlichkeit vorausgehen können (MOYANO, LÜERS).

Unberührtheit der elementaren Leistung des Merkens und der räumlichen Orientierung sind im Anfangsstadium, wie bereits S. 698 gesagt, unseres Erachtens ein wichtiges Kennzeichen bestimmter Typen der PICKschen Krankheit. Dies wird besonders deutlich beim Vergleich mit der ALZHEIMERschen Krankheit und der Presbyophrenie. Es gilt auch für die Temporallappenatrophie. Wir befinden uns hier im Einklang mit vielen Beobachtern (G. STERTZ, E. KAHN, C. SCHNEIDER, R. LEMKE, J. LEY, N. MALAMUD und D. BOYD, K. v. BAGH u. a.). Doch diese Erkenntnis hat sich bisher keineswegs allgemein durchgesetzt. So führt z. B. H. SJÖGREN unter den Frühsymptomen der PICKschen Krankheit an erster Stelle gerade „mnestic disturbances" an. Ähnlich ist wohl auch MALLISON eingestellt. Und wenn man sich auf die

---

[1] WELT, L.: Über Charakterveränderungen des Menschen infolge Läsionen des Stirnhirns. Dtsch. Arch. klin. Med. **42**, 339—390 (1888). — KLEIST, K.: Gehirnpathologie. Leipzig: Johann Ambrosius Barth 1934. — GRÜNTHAL, E.: Über die Erkennung der traumatischen Hirnverletzung. Berlin: S. Karger 1936. — LANGE, J.: Hirnchirurgie und Lokalisationslehre. Mschr. Psychiatr. **99**, 130—144 (1938).

[2] Prämorbide Auffälligkeiten der Persönlichkeit scheinen eine pathoplastische Rolle spielen zu können (s. auch EIDEN und LECHNER).

anamnestischen Angaben in vielen Krankengeschichten verlassen würde, so möchte es wirklich so aussehen, als sei „Vergeßlichkeit" ein regelmäßiges Frühsymptom der PICKschen Krankheit. Unsere Erfahrungen haben uns aber dazu gebracht, solchen Angaben, wenn sie nicht ausführlich begründet sind, zu mißtrauen. Laien, von denen die Angaben gewöhnlich stammen, sprechen bei Versagen verschiedener Art von „Vergeßlichkeit". Besonders ist es so bei den amnestisch-aphasischen und Wortverständnisstörungen bei Beteiligung des Temporallappens. Es heißt in der Anamnese, um ein Beispiel von TH. LÜERS zu zitieren, die Kranke sei vergeßlich, denn sie habe sogar vergessen, was Reis ist; in Wirklichkeit leidet die Patientin unter Wortverständnisstörungen; ihre Merkfähigkeit ist erhalten. R. LEMKE weist darauf hin, daß Ablenkung des Willens und der Aufmerksamkeit eine Merkfähigkeitsstörung vortäuschen können. Sehr bezeichnend und aufklärend ist der Fall der Patientin von K. GOLDSTEIN und S. KATZ (1937), bei welcher (leider ist dies selten) eine vorbildliche psychopathologische Untersuchung vorgenommen worden ist. Wenn man nach der Anamnese geht, so sieht es so aus, als wenn Gedächtnisstörungen den Anfang der Krankheitserscheinungen gebildet hätten. Die sorgfältige Examination in verschiedenen Situationen ergab aber, daß ihre Fehler „are not due to lack of memory". In einer konkreten Situation z. B. erinnert sie sich der Notwendigkeit, einen Schlüssel zu gebrauchen, weil sie nicht vergessen hat, daß eine bestimmte Tür, die sie öfters passieren muß, stets abgeschlossen ist, und sie fragt nach dem Schlüssel. Es bestehen keine gröberen Defekte im unwillkürlichen Merken. Doch das Gedächtnis erscheint schlecht, wenn die Situation von ihr erfordert, vom Willen her Eindrücke zu reproduzieren. (Dies erscheint uns wichtig, weil es zeigt, daß das Merkenlassen von Zahlen ein Test von nur beschränktem Wert ist.) Während sich die Patientin bei Leistungen konkreten Inhalts ganz entsprechend verhält (z. B. auch beim Nachzeichnen vorgezeichneter Muster) versagt sie, wenn die Aufgabe eine abstrakte ist und eine mehr aktive, mit Nachdenken verbundene Leistung erfordert. Der Abbau abstrakter Leistungen aber entspricht nach GOLDSTEIN und KATZ dem einer höheren Funktion; erst später werden auch mehr elementare Leistungen gestört.

Auch noch in späteren Stadien sind Patienten mit PICKscher Krankheit gewöhnlich *räumlich orientiert*; wenn sie auch vielleicht nicht angeben können, wo sie sich aufhalten, so finden sie doch automatisch ihr Bett wieder. Ist die räumliche Orientierung aber nachweislich gestört, so ist an Beteiligung des Parietallappens zu denken. Zeitlich sind die Kranken oft nicht orientiert, was damit zusammenhängen mag, daß sie kein Interesse daran haben, das Datum zu wissen. GRÜNTHAL gelang es, auf experimentellem Wege bei Kranken, die sich kaum mehr sprachlich äußerten, doch den Nachweis einer gewissen Merkfähigkeit zu führen. Eine solche Patientin erhielt Schokolade und diese wurde dann vor ihren Augen in einem Schrank untergebracht. Einige Tage später in den Raum verbracht, ging sie sofort auf den Schrank zu.

Im Gegensatz hierzu besteht bei der ALZHEIMER*schen Krankheit und bei der Presbyophrenie* unseres Erachtens regelmäßig schon frühzeitig (anfänglich vielleicht unter Umständen geschickt verdeckt) eine Störung der räumlichen Orientierung. Auch H. SJÖGREN erkennt hierin ein differentialdiagnostisches Merkmal der ALZHEIMERschen Krankheit an. Doch während SJÖGREN sowie EIDEN und LECHNER in der räumlichen Desorientiertheit ein Herdsymptom sehen, meint SPATZ, daß sie eine Folge der nachweislichen *Merkschwäche* ist. Die Störung der Merkfähigkeit ist nach SPATZ (1936) das Achsensymptom der ALZHEIMERschen Krankheit und wird von ihm mit der hier vorliegenden diffusen Schädigung der Rinde in Zusammenhang gebracht. Auch hier besteht Übereinstimmung mit der Annahme von GOLDSTEIN und KATZ. Mit dem Hinzutreten einer diffusen Schädigung wird endlich erklärt, daß in späteren Stadien auch bei der PICKschen Krankheit die mnestischen Fähigkeiten leiden.

Störungen der Initiative. Es ist begreiflich, daß beim „*frontalen Konvexitätstypus*" (S. 635) der klinische Verlauf ein anderer ist als beim Basaltypus. MISKOLCZY hat 1938 hervorgehoben, daß bei solchen Fällen Störungen des Charakters fehlen und solche der Initiative von Anfang an im Vordergrund stehen. TH. LÜERS (1950) hat 2 Fälle des frontalen Basaltypus (Nr. 3 und 7 der Tabelle), einen Fall des Konvexitätstypus (Nr. 26 der Tabelle) und einen Übergangsfall (Nr. 25 der Tabelle) miteinander verglichen. Während beim Basaltypus am Anfang Störungen der Persönlichkeit mit Hyperaktivität und manchmal rhythmischem Bewegungsdrang eine Rolle spielten, fanden sich beim Konvexitätstypus Störungen der Antriebsfunktion. Gemeinsam ist den beiden Typen der Schwund der produktiven, kombinatorischen Fähigkeiten, des Anpassungsvermögens an neue Situationen und der Selbstkritik, während eingeschliffene Leistungen lange erhalten blieben. Durch die Störung des Willens, der Initiative und der Spontaneität kann eine allgemeine Demenz vorgetäuscht werden. *Das Werkzeug ist noch vorhanden, aber es wird nicht mehr benützt.* Bei Presbyophrenen findet man oft das umgekehrte Verhalten; sie täuschen über ihre Defekte hinweg.

Aphasische und apraktische Störungen. Von der allmählichen „Sprachverödung" bei der Frontalatrophie war schon die Rede; wir ordnen sie der schweren Schädigung der Pars opercularis der 3. Stirnhirnwindung zu (s. auch MINGAZZINI). LÜERS (1947) hat das Verhalten der Sprache bei 6 Fällen von vorwiegender Stirnhirnatrophie mit verstärkter Schrumpfung der BROCAschen Stelle beschrieben. Als erste Störung fällt der Mangel an spontanem Sprechantrieb und die Langsamkeit des Sprechens bei intaktem Sprachverständnis auf. Später antworten die Kranken nur mehr mit ja und nein, um schließlich völlig zu verstummen. Der Kranke Elg. (KAHN und SPATZ) hat in diesem Stadium im Cocainversuch noch seinen Namen genannt, und zwar durchaus richtig. Die aphasischen Störungen infolge Atrophie des Temporallappens wurden schon von PICK eingehend studiert. 1904 bemerkt er bereits, daß „das weit in den späteren Verlauf hinein nachweisliche Fehlen irgendwie schwerer Worttaubheit" mit geringerer Schädigung der 1. Temporalwindung zu erklären sei. Später ergab es sich, daß tatsächlich in der Regel obere Abschnitte des Gyrus temporalis superior intakt bleiben. G. STERTZ (1926) hat das klinische Bild von 2 Fällen des „temporalen Sektortypus" (anatomisch von ONARI und SPATZ untersucht) beschrieben. Als Eigenart der sensorischen Aphasie dieser Fälle wird hervorgehoben, „daß in systematischer Weise die feinsten, daher verwundbarsten Leistungen zuerst, die primitivsten zuletzt, abgebaut werden". Das Erhaltensein des Hörvermögens wird mit der Intaktheit der Gyri transversi (HESCHL) in Verbindung gebracht; die „Unversehrtheit des inneren Wortes" wird mit dem Verschontsein der benachbarten Teile des Gyrus temporalis superior erklärt. MOYANO (1931 und 1951) sowie THEA LÜERS (1947) haben hervorgehoben, daß die Reihenfolge des Sprachabbaues bei den Schläfenlappenatrophien der Restitution der Aphasie infolge vasculärer Schläfenlappenherde in umgekehrter Richtung entspricht. TH. LÜERS, die 9 Fälle von vorwiegender Schläfenlappenatrophie (darunter die Fälle 9, 10, 12, 13, 16, 21, 23 und 29 unserer Tabelle) zum Ausgangspunkt nahm, zeigte, daß man nicht von einem bestimmten Typus der temporal bedingten Aphasie bei der PICKschen Krankheit sprechen kann, sondern daß man mehrere fließend ineinander übergehende Phasen unterscheiden muß, die jeweils eine verschiedene Symptomatologie aufweisen. Das oft jahrelang währende 1. Stadium ist durch zunehmende Störung der Wortfindung im Sinne der amnestischen Aphasie gekennzeichnet. Im 2. Stadium treten Sprachverständnisstörungen zu den Wortfindungsstörungen hinzu. Die Kranken suchen sich oft wie Ausländer, die die Sprache nicht beherrschen, verständlich zu machen. Automatenhafter Rededrang und Kauderwelsch mit stereotypen Phrasen durchsetzt, kommen vor; schließlich bleiben nur die „stehenden Redensarten" über. In der 3. Phase kommt es zum völligen Verstummen. Die Kranken verstehen nichts mehr und sprechen nichts mehr. Dieses Verstummen soll auch bei intakter BROCAscher Stelle vorkommen. Gegenüber vergleichbaren vasculären Herden ist die Doppelseitigkeit der Läsion zu bedenken. Näheres siehe im Original der Arbeiten von LÜERS, MOYANO sowie von MALAMUD und BOYD.

Zahlenmäßig stehen die *Kombinationen* von Frontal- und Temporalatrophie an erster Stelle. Hier kommen Fälle zur Beobachtung, bei denen sich Moria-artige Bilder mit Sprachverwirrtheit und Sprachtaubheit verbinden. Der Ausgang ist auch hier wieder die stumpfe Verblödung.

Die apraktischen und optisch-agnostischen Störungen, die der *Parietalatrophie* zuzuordnen sind, wurden besonders von LHERMITTE und TRELLES (1933) bei ihrem ziemlich reinen Fall genau untersucht.

Pyramidenbahnzeichen. Auf die Störungen beim Übergreifen der Veränderungen auf den Gyrus praecentralis (totale Frontalatrophie, S. 636), welche durch Pyramidenbahnzeichen gekennzeichnet sind, wurde bereits hingewiesen. Wenn gleichzeitig das System der peripheren motorischen Neurone ergriffen ist, so resultiert das Syndrom der amyotrophischen Lateralsklerose (S. 638). Nicht geklärt ist es, ob es Störungen gibt, welche der von uns hervorgehobenen, häufiger vorkommenden Atrophie nur der unteren Anteile der vorderen Zentralwindung zuzuordnen wären.

Ammonshorntypus. Schwierig dürfte es sein, dem Ammonshorntypus besondere Störungen zuzuordnen, zumal Veränderungen dieser Gegend bisher nicht in reiner Form beobachtet worden sind. Man kann hier nur Hinweise für die Zukunft geben: PAPEZ (1937) vermutet, daß das Ammonshorn, dessen Zugehörigkeit zum Rhinencephalon sehr fraglich geworden ist, und die mit ihm verbundenen Rinden- und Hirnstammanteile als „anatomic basis of the emotion" in Betracht kommt. GRÜNTHAL (1947) nimmt an, daß das archicorticale System die „Aktivierung der höchsten intellektuellen Leistungen des Neocortex fördere". Die Zuordnungslehre ist also auf diesem Gebiet noch in dem Stadium der ersten tastenden Versuche.

Extrapyramidal-motorische Störungen. Wie ausgeführt, zieht der Atrophisierende Prozeß bei der PICKschen Krankheit bei einer nicht geringen Minderzahl der Fälle das extrapyramidal-motorische System in Mitleidenschaft. Besonders schwer ist dabei das Caudatum und öfters auch die Substantia nigra, mehr circumscript das Putamen und das Pallidum betroffen. Wenn WINKELMAN und BOOK (1948) (bei 2 Fällen) von „asymptomatic" extrapyramidal involvement sprechen, so können wir ihnen hierin nicht beistimmen. Richtig ist, daß besonders im Endstadium, wenn die Zeichen allgemeinen Abbaues vorliegen, erfahrungsgemäß oft eine genaue Prüfung des Tonus, der Haltung und besonders des Ganges unterbleibt und eventuelle Kontrakturen ohne weiteres mit der Bettlägerigkeit der Kranken abgetan werden. Der Mangel entsprechender klinischer Symptome ist unseres Erachtens scheinbar. v. BAGH sagt mit Recht: „Die Tatsache, daß bei der PICKschen Krankheit öfters schwere Veränderungen der Stammganglien vorkommen, macht es dringend notwendig, daß in Zukunft bei jedem Fall an die Möglichkeit der Entwicklung extrapyramidal-motorischer Störungen gedacht wird. Gerade im Endstadium des so ausgesprochen progredient verlaufenden Leidens sind wiederholte Prüfungen der motorischen Leistungen nötig." Bei unserem Standardfall Elg. (Nr. 7) war die Motorik zur Zeit der Untersuchung durch E. KAHN (1925) unaufffällig. Erst ein Vierteljahr vor dem Tode (Bericht von H. SPATZ 1927) wurde eine Veränderung bemerkt: Der Oberkörper ist stark nach vorne gebeugt; der Kranke geht mit kleinen Schritten mit gebeugten Knieen (STRÜMPELLS „Mimegang"). Auch in der Ruhe werden die Beine stark im Kniegelenk gebeugt gehalten, ohne daß eine Fixierung in dieser Stellung eintritt. Noch später wurde Tremor und bei passiven Bewegungen das Zahnradphänomen festgestellt. Diese Erscheinungen wurden zu Lebzeiten auf die encephalographisch nachgewiesene Stirnhirnatrophie bezogen; bei der anatomischen Untersuchung fand sich aber außerdem eine schwere Atrophie des Caudatum und der Substantia nigra neben örtlichen Veränderungen im Putamen und im Pallidum (von dem später durch v. BAGH festgestellten Prädilektionstypus). Die Zeichen des mobilen Lipoidabbaues im Caudatum und in der kapselnahen Zone des Putamen (Nachuntersuchung durch v. BAGH) führen zu dem Schluß, daß die Schädigung hier frischer ist als diejenige im Frontalhirn, wo Fettkörnchenzellen fehlten. Unseres Erachtens sind die zuletzt festgestellten extrapyramidal-motorischen Erscheinungen den Stammganglienveränderungen zuzuordnen. Ob dies auch für die schon von KAHN beobachtete motorische Unruhe sowie das Zwangslachen und Zwangsweinen gilt, erscheint unsicher. In anderen Fällen entwickeln sich im Endstadium Kontrakturen der unteren Extremitäten in Beugehaltung, wie sie schon von C. SCHNEIDER beobachtet wurden. Auch bei den Fällen Nr. 3 und 5 der Tabelle ist vermerkt, daß sie mit fest an den Leib gezogenen Beinen dalagen; der Gang bei dem Fall Nr. 5 war „automatenhaft steif und ausdruckslos". AKELAITIS (1944) berichtet von seinem Fall mit totalem Schaden des Nucleus caudatus, daß schon 3 Jahre vor dem Tode Zahnradphänomen (cogwheel rigidity), Maskengesicht, Tremor und Neigung zu Propulsionen bestanden haben. In diesem Fall waren die Veränderungen in den Stammganglien älterer Art. v. BRAUNMÜHL und LEONHARD vermerken bei der einen Schwester im Endstadium eigenartige Haltungsanomalien und Tonusveränderungen mit Gegenhalten. LÖWENBERG, BOYD und SALON registrierten extreme Rigidität in Rumpf und Extremitäten sowie Haltungsanomalien. Bei dem Fall von DEWULF heißt es nur am Schluß der Krankengeschichte: «Il ne sait plus marcher, ne rester assis sans aide sur le W. C.»

VON BAGH berichtet, daß bei seinen Fällen mit Stammganglienveränderung eine Neigung zu rhythmischen Bewegungen und rhythmischen lautlichen Äußerungen schon in früheren Stadien deutlicher waren als bei Fällen ohne Stammganglienveränderungen. Bei den Fällen 1 und 4 fiel besonders rhythmisches Hände- und Schenkelklatschen auf. DIVRY und Mitarbeiter (1935) beobachteten sonderbare motorische Hyperaktivität iterativer und stereotyper Art und sie neigen dazu, diese der sehr schweren Schädigung des Caudatum ihres Falles zuzuordnen. R. LEMKE erwähnt Bewegungsdrang, Palilalie und Amimie. Palilalie und Echolalie wurden unter anderen auch von CARON angegeben. — Manchmal wird es freilich schwierig sein, zu entscheiden, ob solche Störungen den Veränderungen der Stammganglien oder solchen des Stirnhirns zuzuordnen sind. Beachtenswert sind aber die Fälle von GRASSE (1934) und BONFIGLIO (1937), bei welchen sich der atrophisierende Prozeß besonders an den Stammganglien abgespielt hat, während die Rindenatrophie an Intensität zurücktrat. Bei dem Fall von GRASSE stand Echolalie[1] und Palilalie im Vordergrund, bei dem von BONFIGLIO bestand Palilalie, Logoklonie und Palikinesie. Bei dem Fall von DE BOOR, SPIEGELHOFF und STAMMLER (1952) bestand zwanghaftes Nachsprechen.

Choreatische Hyperkinesen sind auffällig selten. Die den Veränderungen des extrapyramidal-motorischen Systems zuzuordnenden Störungen sind eher denen des Parkinsonismus zu vergleichen als denen der HUNTINGTONschen Chorea. Der Fall von VAN BOGAERT (1934), bei dem choreatische Erscheinungen auftraten, ist atypisch (Veränderungen des Corpus Luys). Ob der Mangel an choreatischen Störungen auf die andersartige Verteilung der Veränderungen im Striatum gegenüber derjenigen der HUNTINGTONschen Chorea zu beziehen ist, ist fraglich. Wahrscheinlicher ist uns, daß das Ausbleiben choreatischer Erscheinungen durch die gleichzeitige Erkrankung der Rinde und eventuell des Pallidum und der Substantia nigra zu erklären ist. — Es ist nicht zu verkennen, daß die Chancen für die Zuordnungslehre desto mehr sinken, je mehr Zentren von dem Prozeß gleichzeitig betroffen werden.

---

[1] SIMONYI (1951) fand bei einem Fall vorwiegend von Frontalatrophie (offenbar vom Konvexitätstypus) mit Abplattung der Schwanzkerne ausgesprochene (vom Autor auf die Rinde bezogene) Echolalie.

Sekundäre Atrophien im Thalamus. Endlich ist auf die neuartigen Vorstellungen hinzuweisen, welche THEA LÜERS (1950) bezüglich der sekundären Atrophien im Thalamus bei den Stirnhirnatrophien entwickelt hat. Sie weist darauf hin, daß nach Ergebnissen des Tierexperimentes und der menschlichen Pathologie jeweils ein frontales Rindenfeld und ein zugehöriger Thalamuskern eine *Funktionseinheit* bilden. *Bei der Zuordnungslehre ist beim Ausfall bestimmter frontaler Rindengebiete stets an die gleichzeitige Affektion der entsprechenden Thalamusteile zu denken.* Beim frontalen Basaltypus und beim frontalen Konvexitätstypus sind, wenigstens anfänglich, jeweils verschiedene „Neuronenkreise" betroffen. Beim ersteren Typus sind im Anfangsstadium die emotionellen und charakterlichen Störungen dem Neuronenkreis der Area 11 — magnocellulärer Anteil des Nucleus medialis thalami mit den zugehörigen doppelläufigen Faserverbindungen zuzuordnen. Beim Fortschreiten des atrophisierenden Prozesses findet nicht nur eine zunehmende Reduktion im genannten Neuronenkreis statt, sondern es werden weitere Neuronenkreise nacheinander in Mitleidenschaft gezogen. Beim frontalen Konvexitätstypus, bei dem Antriebsstörungen im Vordergrund stehen, leiden in erster Linie die Neuronenkreise Area 10 — hinterer fibröser Medialkern, Area 9 — innerer caudaler Medialkern. Bei beiden Formen ist die Sprechunlust, die sich bis zur Stummheit steigert, auf die Atrophie des Systems der BROCAschen Stelle (Area 44 — äußerer caudaler Medialkern) zu beziehen.

Klinische Fehldiagnosen. Unter den klinischen Fehldiagnosen steht bei den jüngeren Kranken die katatone oder hebephrene Form der Schizophrenie an erster Stelle (bei den Patienten v. BAGHs 5mal); weiterhin findet man die Diagnosen „Paralyse ohne Wassermann" und gelegentlich auch „Stirnhirntumor". Bei den älteren Patienten wird Gehirnarteriosklerose (trotz fehlender Insulte!), senile Demenz und besonders ALZHEIMERsche Krankheit öfters zu Unrecht angenommen. Bei unserem Fall 6 der Tabelle ist Amyotrophische Lateralsklerose diagnostiziert worden. Bei dem Kranken von AKELAITIS war zuerst an Parkinsonismus gedacht worden.

K. Schluß. Fragestellungen für künftige Forschung.

Das Wesen des Prozesses der PICKschen Krankheit beruht auf einer langsam, stetig fortschreitenden Reduktion von Neuronen ausgewählter Komplexe, nach unserer Meinung mit Beginn an der Peripherie des Neurons. Zu den bevorzugten Gebieten gehören unter anderen solche entwicklungsgeschichtlich späten Bezirke, welche noch vor wenigen Jahrzehnten als „stumm" angesehen wurden. Der Veränderung dieser Gebiete kann unseres Erachtens die Beeinträchtigung höchster seelischer Leistungen des Menschen, die in der Persönlichkeit ihren Ausdruck finden, zugeordnet werden. Wir werten diese Störungen als Herdsymptome. Dazu kommt sowohl bei den frontalen als bei den temporalen Typen der Abbau der dem Menschen eigenen Sprache, der bei den feinsten Leistungen beginnt und erst allmählich auch die elementaren ergreift. Im Gegensatz zur ALZHEIMERschen Krankheit fehlen am Anfang Störungen der elementaren unwillkürlichen Merkfähigkeit, die unseres Erachtens auf diffuser Rindenschädigung beruhen.

Bei der Erforschung der PICKschen Krankheit macht man eine Erfahrung, die wohl auch sonst einem Sammler nicht fremd ist: Wenn man am Anfang nur eine kleine Zahl von Beobachtungen überblickt, scheint es zunächst möglich, Gesetze abzuleiten. Wenn man mehr Material zu Gesicht bekommt, entsteht der Eindruck eines Chaos. Doch wenn man lange genug gesammelt hat, erkennt man, daß sehr wohl Regeln bestehen, nur liegen die Dinge viel komplizierter, als es ursprünglich schien. Wir sind auch heute noch weit davon entfernt, die Gesetzmäßigkeiten zu durchschauen, und es lohnt sich sehr, weiterzuforschen. Aus diesem Grunde sei auf einige Punkte aufmerksam gemacht, an denen unseres Erachtens zukünftige Forschung ansetzen könnte:

1. Weiterer Ausbau der Lehre von den Schrumpfungszentren durch Untersuchungen der betreffenden Stellen innerhalb makroskopisch intakt erscheinender Lappen sowie Untersuchung der weniger atrophischen Hemisphäre bei ausgesprochener Asymmetrie und Vergleich mit der stärker befallenen Hemisphäre.

Auch durch Vergleich von Fällen mit geringerer und größerer Ausdehnung innerhalb eines Lappens wird man die Wege der Ausbreitung des Prozesses (trotz der verschiedenen Varianten) besser kennenlernen. — 2. Erforschung des Beginns des Prozesses innerhalb des Neurons. Hierzu erscheint unter anderem die Verfolgung der Veränderungen im Tractus fronto-pontinus besonders geeignet (zentrifugales oder zentripetales Fortschreiten?). — 3. Sammlung von atypischen Fällen, so unter anderen von solchen mit den Erscheinungen der Amyotrophischen Lateralsklerose und Feststellungen über den Beginn der Atrophie innerhalb der Pyramidenbahn. — 4. Erforschung der Eigentümlichkeiten der „Frühfälle" in klinischer, genealogischer und anatomischer Hinsicht (eventuell Accelerationserscheinungen). Vergleich der Frühfälle mit ausgesprochenen Spätfällen. — 5. Verfeinerung der klinischen Differentialdiagnose gegenüber der Alzheimerschen Krankheit mit besonderer Berücksichtigung des Beginns sicherer Merkfähigkeitsstörungen. — 6. Bezüglich der Zuordnungslehre sind möglichst reine Typen am wertvollsten. Genaueste Erhebung der Anamnese und eingehende psychopathologische Untersuchung (mit Experimenten). — 7. Anatomische Untersuchung von abortiven Fällen und eventuell von Fällen, die in einer früheren Phase des Leidens zum Exitus kommen. — 8. Genaue klinische Untersuchung auf Störungen der unwillkürlichen Motorik; Prüfung auf Störungen des Geschmackes mit Hinsicht auf die Inselatrophie. — 9. Vergleich der Pickschen Krankheit mit anderen Systematrophien in klinischer, genealogischer und anatomischer Hinsicht (Frage der Kombinationen). — 10. Physikalisch-chemische und histochemische Untersuchungen mit Vergleich schwer atrophischer Gebiete (z. B. Stirnhirn oder Schläfenlappen) mit makroskopisch unveränderten Gebieten (z. B. Occipitallappen) bei ein und demselben Fall. — 11. Genauere Untersuchung der extracerebralen Organe, besonders bei Jugendlichen. — 12. Die bisher ergebnislosen Bemühungen, exogene (eventuell modifizierende) Faktoren aufzudecken, mögen fortgesetzt werden, und zwar sowohl bei Fällen fehlender als auch bei solchen nachweislicher Familiarität.

Anmerkung bei der Korrektur: Bei Abschluß dieses Beitrages wurden wir auf die Arbeit von J. Delay, S. Brion und R. Sadoun: Lésions anatomiques de la maladie de Pick à la phase préatrophique; Revue neur. **91**, 81—91 (1954) aufmerksam. Der hier beschriebene Fall erscheint uns besonderer Beachtung wert.

Eine 57jährige Frau ist $1^1/_2$ Monate vor der Aufnahme ziemlich rasch an einem Erregungszustand mit Verwirrtheitserscheinungen erkrankt, nachdem 2 Jahre vorher schon einmal eine ähnliche Episode bestanden hatte (über die Zwischenzeit fehlen Angaben). Nachdem die Erregung zurückgegangen ist, wird festgestellt, daß ein hochgradiger intellektueller Abbau und schwere mnestische Störungen vorliegen. Stumpfe Euphorie wechselt mit stereotypen Erregungen, Mutismus mit Logorrhoe ab. Echolalie, Iterationen, stehende Redensarten. Die klinische Diagnose lautet: präsenile organische Demenz. Der Tod erfolgt $^1/_2$ Jahr nach der Aufnahme (an Bronchopneumonie).

Wenn man auch nicht genau weiß, wie lange die Demenz bestanden hat, so liegt doch offenbar ein recht schneller Verlauf und eine relativ kurze Krankheitsdauer vor. Bei der Sektion findet sich keine Rindenatrophie(!). Die mikroskopische Untersuchung deckt aber in typischen Prädilektionsgebieten der Pickschen Krankheit (unter anderem Unterseite des Frontallappens, untere Windungen und Pol des Temporallappens, Insel) neben Ausfällen (und stellenweisem Status spongiosus) in symmetrischer Ausbreitung das Bild der Schwellung in verschiedenen Stadien auf. Stellenweise ist die Mehrzahl der Nervenzellen davon betroffen. Die oberen Rindenschichten, besonders die dritte, haben meist schwerer gelitten als die unteren. Motorische und occipitale sowie der größte Teil der parietalen Rinde werden als normal bezeichnet. Allein im Sommerschen Sektor des Ammonshornes fanden sich außer der Nervenzellschwellung auch argentophile Kugeln (also ähnlich wie in den Fällen von STIEF u. a.). Nucleus caudatus und Putamen sind verkleinert. *Die Nervenzellschwellung in den Prädilektionsstellen wird als Ausdruck einer „präatrophischen Phase" gedeutet*[1]. Wir erinnern an das massenhafte Auftreten der Nervenzellschwellung in der Brücke bei manchen Fällen von PICKscher Krankheit (S. 665); auch hier ist gewöhnlich noch nichts von Atrophie festzustellen. Andererseits lehrt die allgemeine Erfahrung, daß in Gebieten mit vorgeschrittener Atrophie die Nervenzellschwellung zu fehlen pflegt. Sicher ist der Fall von DELAY und seinen Mitarbeitern etwas extraordinär Seltenes; der Wert der Beobachtung liegt darin, daß der Tod in einem relativ frühen Stadium erfolgt ist[2]. An der Zugehörigkeit zur PICKschen Krankheit kann bei der prädilektiven Verteilung wohl kaum gezweifelt werden. Unsere Vorstellung, daß die Nervenzellschwellung eine retrograde Reaktion auf eine axonale Läsion darstellt, findet eine Stütze darin, daß in der weißen Substanz des Stirn- und Schläfenlappens partielle Entmarkungen und eine stellenweise dichte Gliose vorliegen, also offenbar Veränderungen etwas älterer Art.

Literatur[3].

AJURIAGUERRA, J. DE: Diskussion zum Thema „Istopatologica della Senilitá". Atti 1. Congr. internaz. di Istopatologia del Sistema nervoso, Rom 1952, Bd. 2, S. 412—421. — AKELAITIS, A. J.: Atrophie of basal ganglia in PICK's disease. Arch. of Neur. **51**, 27—34 (1944). — ALEXANDER, L., and J. M. LOONEY: Histologic changes in senile dementia and related conditions. Arch. of Neur. **40**, 1075—1110 (1938). — ALTMAN, E.: Über die umschriebene Gehirnatrophie des späteren Alters. Z. Neur. **83**, 610 (1923). — ALZHEIMER, A.: Über eigenartige Krankheitsfälle des späteren Alters. Z. Neur. **4** 356—385 (1911). — AUSTREGESILO jr.: Umschriebene PICKsche Gehirnatrophie. Z. Neur. **143**, 627 (1933). — Arqu. brasil. Neuriatr. **20**, 249 (1937). Ref. Zbl. Neur. **90** (1938).

BAGH, K. V.: Über anatomische Befunde bei 30 Fällen von systematischer Atrophie der Großhirnrinde. Vorl. Mitt. Arch. f. Psychiatr. **114**, 68—70 (1941). — Klinische und pathologisch-anatomische Studien an 30 Fällen von umschriebener Atrophie der Großhirnrinde (PICKsche Krankheit). Ann. Acad. Sci. fenn., Ser. A., V. Medica **10**, 1—132 (1946). — BAONVILLE, H., J. LEY et J. TITECA: Maladie de PICK et maladie d'ALZHEIMER. J. belge Neur. **35**, 441 (1933). — BARTOLONI, M.: Malattia di PICK e sclerosi laterale amiotrofica. Lav. Neuropsichiatrico **7**, 64—80 (1950). — BECKER, E.: Klinische und anatomische Beiträge zur PICKschen Krankheit. Mschr. Psychiatr. **92**, 107—121 (1935). — BECKER, H.: Retrograde und transneuronale Degeneration der Neurone. Abh. Math.-naturwiss. Kl. Akad. Wiss. u. Lit. in Mainz **1952**, Nr 10. — BECKER, P. E.: Genetische und klinische Fragen bei PICKscher Krankheit. Nervenarzt **19**, 355—364 (1948). — BENDERS, A. M.: Präsenium und Psychosen. Nederl. Tijdschr. Geneesk. **59**, 159 (1915). Ref. Zbl. Neur. **11**, 597 (1915). — BERINGER, K., u. R. MALLISON: Vorzeitige Versagenszustände. Z. Psychiatr. **124**, 100—130 (1949). — BERLIN, L.: Presenile sclerosis (ALZHEIMER's disease) with features resembling PICK's disease. Arch. of Neur. **61**, 369 (1949). — BINGEL: Über PICKsche Atrophie. Vortr.-Ref. Zbl. Neur. **63**, 830 (1932). — BINI, L.: Le demenze presenili. Rom 1948. — 1. Internat. Kongr. für Neuropathologie, Rom 1952. Bd. II, S. 444. — BOETERS, H.: Erbleiden des Nervensystems beim Menschen. In Handbuch der Erbbiologie des Menschen, Bd. V/1. Berlin: Springer 1939. — BOGAERT, L. VAN: Les atrophies cérébelleuses avec troubles mentaux. Congr. des Médecines Aliénistes et Neurologistes, Anvers, Juillet 1928. — Syndrome extrapyramidal au cours d'une maladie de PICK. J. belge Neur. **34**, 315—320 (1934). — Maladies nerveuses systématisées et problèmes de l'hérédité. J. belge Neur. **48**, 308—329, 339—379 (1948). — L'atrophie circonscrite corticale essentielle d'A. PICK. Traité de méd., Bd. XVI. 1949. — BOGAERT, L. VAN, M. MAERE u. E. DE SMEDT: Sur les formes familiales precoces de la maladie d'ALZHEIMER. Mschr. Psychiatr. **102**, 249—301 (1930). — BONFIGLIO, F.: Circa la diagnosi clinica dell'atrofia cerebrale circoscritta di PICK e della malattia di ALZHEIMER-PERUSINI. Atti Accad. med. Roma **52**, 26 (1925). Zit. nach BINI. — La patoarchitettonica corticale nello studio della

[1] Die Autoren schreiben: «Dans le cas de notre observation, il semble que nous ayons eu affaire à un stade préatrophique de la maladie caractérisé par la grande abondance de telles cellules dans les zones d'élection du processus».

[2] Angaben über Auftreten von Fettkörnchenzellen in der weißen Substanz liegen nicht vor.

[3] Rein klinische Mitteilungen wurden hier nur ausnahmsweise berücksichtigt.

malattia di PICK. Riv. Psicol. **5**, 20 (1927). Zit. nach BINI. — La patoarchitettonica della corteccia cerebrale in psichiatria. Ann. Nevrol. **41**, 146—150 (1927). Ref. Zbl. Neur. **50**, 493 (1928). — Circa la diagnosi della malattia di PICK. Boll. Acad. med. Roma **61**, 103 (1935). Ref. Zbl. Neur. **79** 669 (1936). — Clinica ed anatomia patologica dell'atrofia circoscritta del cervello. L'ospedale psichiatrico **5** (1937). — Die umschriebene Atrophie der Basalganglien. Z. Neur. **160**, 306—333 (1937). — Histopathologie des psychoses de l'âge sénile et présenile. 1. Internat. Kongr. für Neuropath. Rom 1952. — BOOR, W. DE, W. SPIEGELHOFF u. A. STAMMLER: Zur Psychopathologie, Pathophysiologie und Morphologie atypischer hirnatrophischer Prozesse. Arch. f. Psychiatr. u. Z. Neur. **188**, 57—11 (1952). — BORNSTEIN, M.: Ein Fall von circumscripter Hirnatrophie (PICK). Warschauer Med. Ges., Sitzg 16. März 1912. Ref. Zbl. Neur. **16**, 453 (1912). — BOUMAN, K. H.: Einige Bemerkungen zur PICKschen Krankheit. Verh. Internat. Neurol. Kongr. Bern 1931. Ref. Zbl. Neur. **61**, 473 (1932). — BOUMAN, L.: Lobaire atrophie ? Nederl. Tijdschr. Geneesk. **1921**, 1516. — Involutions- und präsenile Psychosen. Psychiatr. Bl. (holl.) **33**, 309 (1929). — BOUTON, M.: PICK's disease. Clinico-pathology case reports. J. Nerv. Dis. **91**, 9—30 (1940). — BRAUNMÜHL, A. v.: Zur Histopathologie der umschriebenen Großhirnrindenatrophie (PICKsche Krankheit). Virchows Arch. **270** (1928). — PICKsche Krankheit. In Handbuch der Geisteskrankheiten, Bd. XI, S. 673—715. Berlin: Springer 1930. — Über Stammganglienveränderungen bei PICKscher Krankheit. Z. Neur. **124**, 214—221 (1930). — Kolloidchemische Betrachtungsweise seniler und präseniler Gewebsveränderungen. Das hysteretische Syndrom als cerebrale Reaktionsform. Z. Neur. **142**, 1 (1932). — PICKsche Krankheit und amyotrophische Lateralsklerose. Allg. Z. Psychiatr. **96**, 364 (1932). — Versuche um eine kolloidchemische Pathologie des Zentralnervensystems. Klin. Wschr. **1934**, 897—901, 937—940. — Über die gerichtsärztliche Bedeutung der PICKschen Krankheit. Dtsch. Z. gerichtl. Med. **25**, 349 (1936). — Die psychischen Störungen des Rückbildungsalters. Z. Neur. **167**, 78—104 (1939). — BRAUNMÜHL, A. v., u. K. LEONHARD: Über ein Schwesternpaar mit PICKscher Krankheit. Z. Neur. **150**, 209 (1934). — BRONISCH, F. W.: Hirnatrophische Prozesse im mittleren Lebensalter. Sammlung Psychiatrischer und Neurologischer Einzeldarstellungen. Stuttgart: Georg Thieme 1951. — BRUETSCH, W. I.: Optic atrophy in PICK's disease. Abstract in the 1947 Trans. Amer. Neur. Assoc. — BUCHANAN, A. R., L. C. OBERHOLT and K. T. NEUBUERGER: Parenchymatous cortical cerebellar atrophy associated with PICK's disease. J. of Neuropath. **6**, 152—165 (1947). — BÜRGER, M.: Altern und Krankheit, 2. Aufl. Leipzig: Georg Thieme 1954. — Die chemische Biomorphose des menschlichen Zentralnervensystems. Medizinische **1956**, Nr 15, 561—567. — BUMKE, O.: Diskussionsbemerkung zu SPATZ. Verh. Ges. Dtsch. Neurol. u. Psychiatr. in Z. Neur. **158**, 333 (1937). — BUTTLAR-BRENTANO, K. v.: Das Parkinsonsyndrom im Lichte der lebensgeschichtlichen Veränderungen des Nucleus basalis. J. f. Hirnforsch. **2**, 56—76 (1955).

CARDONA, F.: Sulla atrofia cerebrale circoscritta di PICK. Riv. Pat. nerv. **67**, 70—87 (1946). — CARON, L.-M.: Etude clinique de la maladie de PICK. Thèse de Paris 1934. Zit. nach GUILLAIN, BERTRAND und MOLLARET. — CARP, E.: Über die circumscripte Hirnatrophie von PICK. Nederl. Mschr. Geneesk. **17**, 687 (1931). Ref. Zbl. Neur. **63**, 87 (1932). — CARRILLO, S.: El haz fronto pontino en el hombre. Tesis de doctorado. Buenos Aires 1952. — CLAUDE, H., et J. CUEL: Contribution à l'étude des démences préséniles. Encéphale **34**, 243—260 (1939). — COZZO, G.: Il centro mediano del talamo nella demenza senile. Lavoro neuropsichiatr. **13**, 28—47 (1953). — CURTIUS, F.: Die organischen und funktionellen Erbkrankheiten des Nervensystems. Stuttgart: Ferdinand Enke 1935.

DAVISON, CH.: Circumscript cortical atrophy in the presenil psychosis, PICK's disease. Amer. J. Psychiatry **94**, 801 (1938). Ref. Zbl. Neur. **90**, 311 (1938). — DELAY, S., P. NEVEN et P. DESCLAUX: Les dissolutions du language dans la maladie de PICK etc. Revue neur. **76**, 37—38 (1944). — DEWULF, A.: Un cas de maladie de PICK avec les lésions prédominantes dans les noyaux gris de la base du cerveau. J. belge Neur. **35**, 508 (1935). — DIVRY, P.: Maladie de PICK. Anatomopathologie. J. belge Neur. **35**, 481 (1935). — DIRVY, P., J. TITECA et G. VERMEYLEN: Atrophie de PICK. Examen anatomo-pathologique. J. belge Neur. **35**, 486 (1935). Ref. Zbl. Neur. **78**, 496 (1936). — DÜRCK, H.: Diskussionsbemerkung. Zbl. Neur. **27**, 176 (1921).

EDWARDS, K., F. and C. SWAN: PICK's atrophy: Case. Med. J. Austral. **9**, 145 (1942). Zit. nach M. NEUMANN. — EIDEN, H., u. H.-F. LECHNER: Über psychotische Zustandsbilder bei der PICKschen und ALZHEIMERschen Krankheit. Arch. f. Psychiatr. u. Z. Neur. **184**, 393—412 (1950). — ENTRES: Über ein Brüderpaar mit PICKscher Krankheit. Allg. Z. Psychiatr. **94**, 222 (1931).

FERRARO, A., and G. A. JERVIS: PICK's disease. Clinico-pathologic study with report of two cases. Arch. of Neur. **36**, 739—676 (1936). — Clinico-pathologic study of a case of PICK's disease. Psychiatr. Quart. **14**, 1—13 (1940). — FRACASSI, T.: PICKsche Atrophie und ALZHEIMERsche Krankheit. Diagnostische, encephalographische und pathologischphysiologische Betrachtungen zu vier klinischen Fällen. Rev. argent. Neur. **4**, 36—51 (1939).

Ref. Zbl. Neur. **98**, 152 (1941). — FRETS, G.: Die linksseitige Atrophie des Schläfenlappens von PICK. Nederl. Tijdschr. Geneesk. **1933**, 4261. — FRIEDRICH, G.: Pathologisch-anatomischer Nachweis des Vorkommens der PICKschen Krankheit in 2 Generationen. Zugleich ein Beitrag zur atypischen Lokalisation des Krankheitsprozesses. Z. Neur. **170**, 311—330 (1940). — Die cerebralen Systemerkrankungen. Fortschr. Neur. **13**, 413—435 (1941).

GANS, A.: Betrachtungen über Art und Ausbreitung des krankhaften Prozesses in einem Fall von PICKscher Krankheit des Stirnhirns. Z. Neur. **80**, 10 (1923). — Zwei Fälle von PICKscher Atrophie des Stirnhirns. Wiss. Sitzg Dtsch. Forschungsanst. Psychiatr. Ref. Zbl. Neur. **33**, 516 (1923). — De ziekten van PICK en van ALZHEIMER. Nederl. Tijdschr. Geneesk. **17** (1925). — GERSTMANN, J., E. STRÄUSSLER u. I. SCHEINKER: Über eine eigenartige hereditär-familiäre Erkrankung des Zentralnervensystems. Zugleich ein Beitrag zur Frage des vorzeitigen lokalen Alterns. Z. Neur. **154**, 736—762 (1936). — GILJAROWSKY, W.: Zur Pathologie der Rückentwicklungsprozesse. Z. Neur. **139**, 509 (1932). — GOLDSTEIN, K., and S. KATZ: The psychopathology of PICK's disease. Arch. of Neur. **38**, 473—490 (1937). — GOWERS, W. R.: Abiotrophy. Lancet **1902**, 1004—1007. — GRASSE, J.: Über einen atypischen Fall von PICKscher Krankheit mit Echolalie und Palilalie. Arch. f. Psychiatr. **102**, 689—705 (1934). — GREENWOOD jr., J.: A possible case of PICK's disease. Arch. of Neur. **35**, 414 (1936). — GROSCH, H.: Klinisch-hirnpathologische Studien bei der ALZHEIMERschen und PICKschen Krankheit. Arch. f. Psychiatr. u. Z. Neur. **179**, 568—599 (1947). — GRÜNTHAL, E.: Über die PICKsche umschriebene Großhirnrindenatrophie. Verh. physik.-med. Ges. Würzburg **52**, H. 1. — Zur Kenntnis der Psychopathologie des KORSAKOWschen Symptomenkomplexes. Mschr. Psychiatr. **53**, 89—132 (1923). — Zur hirnpathologischen Analyse der ALZHEIMERschen Krankheit. Psychiatr.-neur. Wschr. **1928**, 401—407. — Die erworbenen Verblödungen. Fortschr. Neur. **1**, 235 (1929). — Über ein Brüderpaar mit PICKscher Krankheit. Z. Neur. **129**, 350—375 (1930). — Klinisch-genealogischer Nachweis von Erblichkeit bei PICKscher Krankheit. Z. Neur. **136**, 464—482 (1931). — Die PICKsche Krankheit. In Handbuch der Neurologie von BUMKE-FOERSTER, Bd. 11, S. 484—497. 1936. — Pathologie des zentralen Nervensystems 1939—1946. Zbl. Neur. **111**, 121 (1950/51). — 1. Internat. Kongr. für Neuropathologie, Rom 1952, s. Bericht G. WILKE. — GRÜNTHAL, E., u. O. WENGER: Nachweis von Erblichkeit bei der ALZHEIMERschen Krankheit nebst Bemerkungen über den Altersvorgang im Gehirn. Mschr. Psychiatr. **101**, 8—25 (1939). — Ergänzende Untersuchungen und Bemerkungen zu obenstehender Arbeit. Mschr. Psychiatr. **102**, 302—311 (1940). — GUILLAIN, G., et J. BERTRAND: Distribution architectonique des atrophies cérébrales dans deux cas de maladie de PICK. C. r. Soc. Biol. Paris **119**, 391 (1935). — GUILLAIN, G., J. BERTRAND et P. MOLLARET: Considérations anatomo-cliniques sur un cas de maladie de PICK. Ann. Méd. **36**, 294 (1934). — GUIRAUD, P., et M. CARON: Maladie de PICK. Ann. méd.-psychol. **92**, 234 (1934). Ref. Neur. Zbl. **72**, 83 (1934). — GUIRAUD, P., et H. EY: Diagnostic clinique et examen anatomique d'un cas de maladie de PICK. Ann. méd.-psychol. **94**, 823 (1936). Ref. Zbl. Neur. **85**, 570 (1937). — GULLOTTA, S.: L'atrofia cerebrale circoscritta o malattia di PICK. (Übersichtsreferat.) Riv. Pat. nerv. **39**, 600—622 (1932). — GULLOTTA, S., e M. LEUSSER: Contributo anatomo-clinico alla conoscenca della malattia di PICK. Riv. sper. Freniatr. **59**, 33—82 (1935).

HALLERVORDEN, J.: HUNTINGTONsche Krankheit. In BUMKES Handbuch der Geisteskrankheiten, Bd. 7, S. 1019. Berlin: Springer 1930. — PICKsche Atrophie. Neur. Zbl. **57**, 845 (1930). — HARTMANN, K.: Über Thalamusveränderungen bei der PICKschen Krankheit. Mschr. Psychiatr. **107**, 165—179 (1943). — HASCOVÊC, V.: PICKsche Krankheit. Revue neur. **31**, 33 (1934). — HASSIN, G., and D. LEVITIN: PICK's disease. Clinico-pathologic study and report of a case. Arch. of Neur. **45**, 814 (1941). — HASSLER, R.: Zur Pathologie der Paralysis agitans und des postencephalitischen Parkinsonismus. J. Psychol. u. Neur. **48**, 387—476 (1938). — HEIDE, C. VAN DER: Klinisch-anatomische Studie over PICKsche Ziekte. Diss., van Camper, Amsterdam 1934, S. 1—144. — HORN, L., u. E. STENGEL: Zur Klinik und Pathologie der PICKschen Atrophie. Über die nosologische Stellung der „PICKschen Krankheit". Z. Neur. **128**, 673—701 (1930). — HURUKAWA, M.: Über Herdsymptome bei der PICKschen Krankheit. Psychiatr. jap. **42**, 368 (1938). Ref. Zbl. Neur. **90**, 475 (1938). — HUSEN, TH. VAN: Über einen Fall von PICKscher Krankheit. Allg. Z. Psychiatr. **101**, 381 (1934).

JACOB, H.: Atti Primo Congresso internaz. di Istopatologia del Sistema Nervoso, 1952, Bd. 2, S. 422—428. — JAKOB, A.: Bemerkung zur Arbeit ALTMAN (s. dort). — Die Histopathologie im Dienste der psychiatrischen Krankheitsforschung. Arch. f. Psychiatr. **81**, 90 (1927). — JAKOB, CHR.: Encefalosis progressiva simétrica fronto-caudal. Bol. Acad. nac. Med. Buenos Aires **1944**. — Revist. neur. **11**, 81 (1946). — JANSEN, J.: Über anatomische Veränderungen bei der PICKschen Krankheit. Acta psychiatr. (København.) **13**, 631—648 (1938). Ref. Zbl. Neur. **95**, 254 (1940). — JERVIS, G. A.: The presenile dementias in KAPLANS Mental disorders in later life. Stanford University Press 1945. — JOSEPHY, H.: PICK's disease. Chicago Neur. Soc. Arch. Neur. a. Psychiatr. **69**, 637—638 (1953).

KAHN, E.: Demonstration präseniler Verblödungsprozesse. Neur. Zbl. **40**, 733 (1925). — KAHN, E., and L. J. THOMPSEN: Concerning PICK's disease. Amer. J. Psychiatr. **13**, 937 (1934). Ref. Zbl. Neur. **73**, 346 (1934). — KAPLAN, O. J.: Mental disorders of later life. Stanford Univ. Press 1945. — KAPLINSKY, M.: Zur Frage der Herdatrophien des Gehirns (PICKsche Krankheit). Z. Neur. **118**, 670—684 (1929). — Über PICKsche Krankheit. Arch. argent. Neur. **5**, 33 (1930). Ref. Zbl. Neur. **56**, 419 (1930). — KEELER, C. E.: A detailed study of PICK's disease. J. Hered. **30** (1939) (kurzer Auszug aus SANDERS, SCHENK u. VAN VEEN). — KLEIST, K.: Gehirnpathologie. Leipzig: Johann Ambrosius Barth 1934. — Bericht über die Gehirnpathologie in ihrer Bedeutung für Neurologie und Psychiatrie. Z. Neur. **158** 159—193 u. Aussprache ebenda 329—340 (1937). — KORBSCH, H.: PICKsche und HUNTINGTONsche Krankheit bei Geschwistern. Arch. f. Psychiatr. **100**, 326 (1933). Ref. Zbl. Neur. **69**, 785 (1934). — Zur Ätiologie der PICKschen Krankheit. Z. Psychiatr. **99**, 241 (1942). Autoref. Zbl. Neur. **64**, 260 (1932). — KRAEPELIN, E.: Einführung in die psychiatrische Klinik, Bd. 3, S. 182—186. 1921. — KRAPF, E.: Über die epileptiformen Anfälle bei ALZHEIMERscher und die Anfälle bei PICKscher Krankheit. Arch. f. Psychiatr. **93**, 409—422 (1931). — KROLL, F.: Systemerkrankungen des Rückenmarks, Degenerativerkrankungen. Fortschr. Neur. **7**, 1—29 (1935). — KUFS, H.: Beitrag zur Histopathologie der PICKschen umschriebenen Großhirnrindenatrophie. Z. Neur. **108**, 786—802 (1927).

LAFORA, G. R.: Valorisation critique des découvertes histopathologiques dans la sénilité. Atti 1. Congr. internaz. di Istopatologia del Sistema nervoso, Rom 1952, Bd. 2, S. 471—517. — LEMKE, R.: Ein Beitrag zum Krankheitsbild der PICKschen Atrophie. Arch. f. Psychiatr. **101**, 623 (1934). — LEY, J.: Symptomatologie de la maladie de PICK. J. belge Neur. **35**, 425—440 (1935). — LEY, J., J. TITECA, M. MOREAU et P. DIVRY: Atrophie de PICK. Etude anatomo-clinique. J. belge Neur. **34**, 285—314 (1934). — LHERMITTE et TRELLES: Sur l'apraxie pure constructive etc. Encéphale **28**, 413—444 (1933). — LIEBERS, M.: Zur Klinik und Histopathologie der PICKschen Hirnatrophie. Z. Neur. **135**, 131 (1931). — ALZHEIMERsche Krankheit mit PICKscher Atrophie der Parieto-Occipitallappen. Arch. f. Psychiatr. **100**, 100 (1933). — ALZHEIMERsche Krankheit mit PICKscher Atrophie der Stirnlappen. Arch. f. Psychiatr. **109**, 363—370 (1939). — LIEPMANN, H.: Ein Fall von Echolalie. Beitrag zur Lehre von den lokalisierten Atrophien. Neur. Zbl. **19** (1900). — LINDENBERG, R.: PICK's disease. Depart. of mental hygiene. Baltimore 1952. — LINDGREN, A G. H.: Siehe unter SJÖGREN, TH. — LÖWENBERG, K.: PICK's disease. Clinicopathologic contribution. Arch. of Neur. **36**, 768—789 (1836)— Ref. Neur. Zbl. **84**, 354 (1937). — LÖWENBERG, K., D. BOYD and S. SALON: Occurrence of PICK's disease in early adult years. Arch. of Neur **41**, 1004—1020 (1939). — LÖWENBERG, K., and R. WAGGONER: Familial organic psychosis (ALZHEIMER's type). Arch. of Neur. **31**, 737—754 (1934). — LUA, M.: Zur Pathologie der PICKschen Krankheit. Z. Neur. **128**, 281 (1930). — LÜERS, TH.: Über den Verfall der Sprache bei der PICKschen Krankheit. Arch. f. Psychiatr. **179**, 94—131 (1947). — Über die juvenile Form der ALZHEIMERschen Krankheit usw. Arch. f. Psychiatr. **179**, 132—145 (1947). — Die Atrophie der „Sprachregion". Festschrift zum 70. Geburtstag von Prof. O. PÖTZL, Innsbruck 1949. — Über fronto-thalamische Syndrome bei der PICKschen Krankheit. Dtsch. Z. Nervenheilk. **164**, 179—198 (1950).

MALAMUD, W., and J. BOYD: PICK's disease with atrophy of the temporal lobes. Arch. of Neur. **43**, 210 (1940). — MALAMUD, N., and K. LÖWENBERG: ALZHEIMER's disease. A contribution to its etiology and classification. Arch. of Neur. **21**, 805—827 (1929). — MALAMUD, N., and R. WAGGONER: Genealogic and clinico-pathologic study of PICK's disease. Arch. of Neur. **50**, 288—303 (1943). — MALLISON, R.: Zur Klinik der PICKschen Atrophie. Nervenarzt **6**, 247—256 (1947). — PICKsche Krankheit. In Handbuch der inneren Medizin, Bd. V/3, S. 1049—1064. 1953. — MANCINI, E.: Malattia di PICK in soggetto affetto da obesità diencefaloipofisaria da cisti del peduncolo ipofisario. Note Psichiatria **72**, 1—22 (1952). — MANSVELT, J. VAN: PICK's disease. Diss. Utrecht 1954. — MARCHAND, L.: La démence sénile sans athérome cérébral. Ses rapports avec la maladie d'ALZHEIMER et la maladie de PICK. Ann. méd.-psychol. **85**, 689 (1937). Ref. Zbl. Neur. **86**, 679 (1937). — MARCHAND, L., R. ANGLADE, J. FRETET, M. ROUGEAU et P. ROYER: La maladie de PICK, la maladie d'ALZHEIMER et la démence sénile sans athérome cérébral, sont-elles les trois modalités d'un même processus dégénératif? Ann. méd.-psychol. **96**, 249 (1938). Ref. Neur. Zbl. **92**, 60 (1939). — MARCHAND, L., G. DEMAY et J. NAUDASCHER: A propos de deux cas de démence dite présénile. Ann. méd.-psychol. **98**, 40—48 (1940). Ref. Neur. Zbl. **97**, 493 (1940). — MARCHAND, L., P. KOECHLIN, H. CHAIGNEAU et J. DÉVERBIZIER: Une forme familiale et précoce de la maladie de PICK. Ann. méd.-psychol. **111**, 497—501 (1953). — MARCUS, H.: Stirnhirnatrophie (präsenile Demenz). Hygiea (Stockh.) **92**, 893 (1930). Ref. Zbl. Neur. **59**, 485 (1931). — MCMENEMY, W. H.: Senility. Atti Primo Congresso internaz. di Istopatologia del Sistema Nervoso, Bd. 2, S. 432—436. 1952. — MCMENEMY, W. H., and E. POLLACK: Presenile disease of central nervous system. Arch. of Neur. **45**, 683—697 (1952). — MEIGNANT: La maladie de PICK. Presse méd. **1932**, 1320. — MEYER,

J. E.: Über eine kombinierte Systemerkrankung in Klein-, Mittel- und Endhirn. Arch. f. Psychiatr. u. Z. Neur. **182**, 741—758 (1949). — MINGAZZINI, G.: On aphasia due to the atrophy of the cerebral convolutions. Brain **36** (1914). — MISKOLCZY, D.: Zur Diagnose der PICKschen Krankheit. Magy. Röntgen Közl. **8**, 1 (1934). Ref. Neur. Zbl. **72**, 81 (1934). — PICKsche Krankheit. Hirnpathologische Beiträge, herausgeg. von K. SCHAFFER u. D. MISKOLCZY. Leipzig: Johann Ambrosius Barth. Siehe auch Acta Litt. ac Sci. Univ. Hung., Budapest **18**, 116—136 (1938). — MISKOLCZY, D., u. H. CSERMELY: Ein atypischer Fall von PICKscher Demenz. Allg. Z. Psychiatr. **110**, 304—315 (1939). — MOYANO, B.: Histopatologia de la esclerosis lobar progressiva y simétrica. Semana méd. (Buenos Aires) **1931**, 1921—1927. — Demencias seniles. Arch. argent. Neur. **7**, 231—279 (1932). Ref. Zbl. Neur. **67**, 767—769 (1933). — Aspectos clinicos de la atrofia de PICK (atrofia circunscripta del cerebro) sobre la desintegracion de las funciones del lenguaje. Neuropsiquiatr. (Buenos Aires) **2**, 8—35 (1951). — MUNCH-PETERSEN, C. J.: Studien über erbliche Erkrankungen des Zentralnervensystems. II. Die familiäre amyotrophische Lateralsclerose. Acta psychiatr. (København.) **6**, 55—78.

NEUMANN, M.: PICK's disease. J. Neuropath. a. Exper. Neur. **8**, 255—282 (1949). — NEUMANN, M., and R. COHN: Incidence of ALZHEIMERS disease in a large mental hospital. Arch. of Neur. **69**, 615—636 (1953). — NICHOLS, J., and W. WEIGNER: PICK's disease: A review of the literatur and presentation of a case. Arch. of Neur. **32**, 241 (1934). — PICK's disease. A specific type of dementia. Brain **61**, 237 (1938). Ref. Zbl. Neur. **92**, 61 (1939).

O'LEARY, J. L.: Ageing in the nervous system. COWDRYS' Problems of Ageing. 3. Aufl. 223—238: Williams & Wilkins 1952. — ONARI, K., u. H. SPATZ: Anatomische Beiträge zur Lehre von der PICKschen umschriebenen Großhirnrindenatrophie (PICKsche Krankheit). Z. Neur. **101**, 470—511 (1926). — OUTES, D. L.: Sobre la degeneracion sistematica primitiva de la via piramidal su asociación con la degeneración sistemática de las vias temporo y frontopontinas. Monografias neuropsiquiatricas (Buenos Aires) **2**, 9—87 (1951).

PASQUALINI, R.: L'atrofia cerebrale circoscritta o malattia di PICK. Riv. Pat. nerv. **49**, 273 (1937). — PATZIG, B.: Erbbiologie und Erbpathologie des Gehirns. In Handbuch der Erbbiologie des Menschen, Bd. V/1, S. 303. 1939. — PETERS, G.: Spezielle Pathologie der Krankheiten des zentralen und peripheren Nervensystems. Stuttgart: Georg Thieme 1951. — PICK, A.: Neue Beiträge zur Pathologie der Sprache. Arch. f. Psychol. **28**, 1—52 (1896). — Beiträge zur Pathologie und pathologischen Anatomie des Zentralnervensystems. Berlin: S. Karger 1898. — Senile Hirnatrophie als Grundlage von Herderscheinungen. Wien. klin. Wschr. **14**, 403—404 (1901). — Über Symptomenkomplexe, bedingt durch die Kombination subcortikaler Herdaffectionen mit seniler Hirnatrophie. Wien. klin. Wschr. **14**, 1121—1124 (1901). — Zur Symptomatologie der linksseitigen Schläfenlappenatrophie. Mschr. Psychiatr. **16**, 378—388 (1904). — Über einen weiteren Symptomenkomplex im Rahmen der Dementia senilis, bedingt durch umschriebene stärkere Hirnatrophie (gemischte Apraxie). Mschr. Psychiatr. **19**, 97—108 (1906). — Die umschriebene senile Hirnatrophie als Gegenstand klinischer und anatomischer Forschung. Arbeiten aus der Dtsch. Psychiatr. Univ.-Klinik Prag. Berlin: S. Karger 1908. — Zur Symptomatologie des atrophischen Hinterhauptlappens. Arbeiten aus der Dtsch. Psychiatr. Univ.-Klinik Prag. Berlin 1908. — PINERO, H. M., u. R. ORLANDO: Zum Studium der PICKschen Krankheit [Spanisch]. Arch. argent. Neur. **12**, 113 (1935). Ref. Zbl. Neur. **78**, 363 (1936). — PÖTZL, O.: Bemerkungen über die Schläfenlappen-Brücken-Bahn. Psychiatr.-neur. Wschr. **1938**. — Alterskrankheiten des Gehirns. Das Altern und seine Beschwerden. Berlin: Springer 1942. — POLATIN, P., P. HOCH, W. HORWITZ and L. ROIZIN: Presenile psychosis; report of two cases with brain biopsy studies. Amer. J. Psychiatry **105**, 96—101 (1948). — POLSTORFF, F.: Beitrag zur umschriebenen Rindenatrophie (PICKsche Krankheit). Arch. f. Psychiatr. **112**, 221 (1940). — POST, F., u. E. STENGEL: Senile und präsenile Hirnerkrankungen. (Übersichtsreferat.) Zbl. Neur. **107**, 161—173 (1949). — PROBST, M.: Über durch eigenartigen Rindenschwund bedingten Blödsinn. Arch. f. Psychiatr. **36**, 762—792 (1902).

RAYMOND, F.: The relationship of the so-called family diseases to a premature physiological senescence localised to certain organic systems. Lancet **1908**, 1859—1962. — Bull. méd. **1908**, 583. — REICH, F.: Ein Fall von alogischer Aphasie und Asymbolie. Allg. Z. Psychiatr. **62**, 825 (1905). — Der Gehirnbefund in dem in der Sitzung des psychiatrischen Vereins zu Berlin vom 18. 3. 1905 vorgestellten Fall von „Alogie". Allg. Z. Psychiatr. **64**, 380—388 (1907). — Aphasie oder Alogie? Arch. f. Psychiatr. **46**, 1234 (1908). — Zur Pathogenese der circumscripten, respektive systemartigen Hirnatrophie. Z. Neur. **108**, 803—812 (1927). — RICHTER, H.: Eine besondere Art von Stirnhirnschwund mit Verblödung. Z. Neur. **38**, 127 (1918). — RIESE, W.: 1. Internat. Kongr. für Neuropathologie. Rom 1952. Bd. II, S. 437—443. — ROSENFELD, M.: Die partielle Gehirnatrophie. J. Psychol. u. Neur. **14**, 115—130 (1909).

SAGARRA, J. S.: Pathologisch-anatomischer Befund bei einem Fall von HUNTINGTONscher Chorea. Arch. f. Psychiatr. **115**, 49—60 (1942). — 1. Internat. Kongr. für Neuropathologie, Rom 1952. Bd. II, S. 453—462. — SANDERS, J., V. SCHENK u. P. VAN VEEN: A family with PICK's disease. Verh. k. niederl. Akad. Wetenschappen, 2. Sec. **38**, 1—124 (1939). — SCHAFFER, K.: Über ein eigenartiges histopathologisches Gesamtbild endogener Natur. Arch. f. Psychiatr. **69**, 489—509. Vgl. kritisches Referat von H. SPATZ, Z. Neur. **36**, 5 (1924). — Über das morphologische Wesen und die Histopathologie der hereditär-systematischen Nervenkrankheiten. Monographien Neur. **1926**, H. 46. Siehe dort im Schlußkapitel Auseinandersetzung mit SPATZ. — SCHAFFER, K., u. D. MISKOLCZY: Anatomische Wesensbestimmung der hereditär-organischen Nerven- und Geisteskrankheiten. Acta med. scand. Suppl. **75**, 1—171 (1936). — Histopathologie des Neurons. Leipzig: Johann Ambrosius Barth 1938. — SCHENK, V.: Lobair-atrophie von PICK. J. belge Neur. **39**, 581 (1939). — Maladie de PICK. Ann. méd.-psychol. **109**, 574—587 (1951). — SCHENK, V., u. J. VAN MANSVELT: The cortical degeneration in PICK's syndrome. Fol. psychiatr. néerl. **58**, 42—62 (1955). — SCHIFFER, D.: Contribution à l'histopathologie de la maladie de PICK. J. f. Hirnforsch. **1**, 497—515 (1955). — SCHMITZ, H., u. A. MEYER: Über die PICKsche Krankheit mit besonderer Berücksichtigung der Erblichkeit. Arch. f. Psychiatr. **99**, 747 (1933). — SCHNEIDER, C.: Über PICKsche Krankheit. Mschr. Psychiatr. **65**, 230 (1927). — Weitere Beiträge zur Lehre von der PICKschen Krankheit. Z. Neur. **120**, 340 (1929). — SCHOLZ, W.: Fall Harder. Nissls Beitr. **2**, 101—128 (1923). — SIMMA, K.: Das Centrum medianum thalami im Greisenalter und bei seniler Demenz. Mschr. Psychiatr. **118**, 44—60 (1949). — Die subcorticalen Veränderungen bei PICKscher Krankheit im Vergleich zur Chorea Huntington. Mschr. Psychiatr. **123**, 205—238 (1952). — Die Ergebnisse der Thalamusforschung im letzten Jahrzehnt (1940—1950). Fortschr. Neur. **20**, 51—65 (1952). — SIMONYI, G.: Echolalie im Rahmen der Aphasie bei PICKscher Atrophie. Mschr. Psychiatr. **122**, 100 (1951). — SJÖGREN, T., H. SJÖGREN u. A. LINDGREN: Morbus ALZHEIMER and Morbus PICK. Acta psychiatr. (København.) Suppl. **82** (1952). — SJÖVALL, E.: Die Bedeutung der Altersveränderungen im Zentralnervensystem. Ergh. z. Anat. Anz. **75**, 37—46 (1932). — SPATZ, H.: Anatomischer Befund eines Falles von präseniler Verblödung. Zbl. Neur. **40**, 735 (1925). — Über „PICKsche Krankheit". Zbl. Neur. **47**, 873 (1927). — Grundriß der pathologischen Anatomie der Geisteskrankheiten. In BUMKES Lehrbuch der Geisteskrankheiten, 4. Aufl. München: J. F. Bergmann 1936. — Über die Bedeutung der basalen Rinde. Auf Grund von Beobachtungen bei PICKscher Krankheit und bei gedeckten Hirnverletzungen. Z. Neur. **158**, 208—231 (1937). — Die „systematischen Atrophien". Eine wohl gekennzeichnete Gruppe der Erbkrankheiten des Nervensystems. Arch. f. Psychiatr. **108**, 1—18 (1938). — Über die „Systematrophien" und die PICKsche Krankheit im Rahmen dieser Gruppe. ROGGENBAUS Gegenwartsprobleme der psychiatrisch-neurologischen Forschung. Stuttgart 1939. — Gegensätzlichkeit und Verknüpfung bei der Entwicklung von Zwischenhirn und „basaler Rinde". Allg. Z. Psychiatr. **125**, 166—177 (1949). — PICKsche Krankheit, Systematrophien und vorzeitiges, lokales Altern. Internat. Neurologentag in Rom, 1952. Siehe G. WILKE. — La maladie de PICK, les atrophies systematisées et la sénéscence cérébrale prématurée localisée. Atti 1. Congr. internaz. di Istopatologia del Sistema Nervoso, Bd. 2, S. 375—406. 1952. — SPIELMEYER, W.: Die Psychosen des Rückbildungs- und Greisenalters. In Handbuch der Psychiatrie von ASCHAFFENBURG, spez. Teil, 5. Abt. 1912. — Zum Problem der Systemerkrankungen. Jb. Psychiatr. **51**, 256—266 (1934). — SPRINGLOVA, M.: PICKsche lobäre Atrophie. Čas. lék. česk. **65**, (1926). Ref. Neur. Zbl. **46**, 135 (1927). — STENGEL, E.: Symptomatology and differential diagnosis of ALZHEIMER's disease and PICK's disease. J. Ment. Sci. **89**, 120 (1943). — STERTZ, G.: Über die PICKsche Atrophie. Z. Neur. **101**, 729 (1926). — STIEF, A.: Zur Kasuistik der PICKschen Krankheit. Z. Neur. **128**, 544 (1930). — STRANSKY, E.: Zur Lehre von den aphasischen, asymbolischen und katatonen Störungen bei Atrophie des Gehirns. Mschr. Psychiatr. **13**, 464—486 (1903). — Kurzer ergänzender Beitrag zur Kenntnis der Stirnrindenveränderungen bei Herderscheinungen auf Grund senil-arteriosklerotischer Atrophie. Jb. Psychiatr. **25**, 106 (1906).

THORPE, F.: PICK's disease (circumscripted senile atrophy) and ALZHEIMER's disease. J. Ment. Sci. **78**, 302 (1932). Ref. Zbl. Neur. **65**, 403 (1933). — TRONCONI, V.: Sindrome demenziale presenile e sclerosi laterale amiotrofica. Riv. sper. Freniatr. **65**, 811—813 (1944).

URECHIA, C.: Sur quatres cas probables de la maladie de PICK. J. belge Neur. **40**, 271—275 (1940). — Maladie de PICK, diagnostique pendant la vie. Mschr. Psychiatr. **103**, 353—358 (1941). — URECHIA, C., L. DRAGOMIR et N. ELEKES: Deux cas de la maladie de PICK. Un cas de la maladie d'ALZHEIMER. Existe-t-il des rapports entres ces maladies ? Arch. internat. Neur. **54**, 55—83 (1935). Ref. Zbl. Neur. **77**, 387 (1935). — URECHIA, C., et S. MIHALESCU: La maladie de PICK. (Atrophie sénile circumscripte.) Encéphale **23**, 803—820 (1928). — Contribution à l'étude de la maladie de PICK. Encéphale **25**, 728 (1930).

VERHAART, W.: Over de ziekte van PICK. Nederl. Tijdschr. Geneesk. **74**, 5586 (1930). Ref. Zbl. Neur. **59**, 485 (1931). — Über das Vorkommen der PICKschen Krankheit und der Krankheit von ALZHEIMER bei den Chinesen und Malaien in Niederländisch-Ost-Indien. Meded. Dienst Volksgezh. Nederl.-Indië **25**, 341—345 (1936). Ref. Zbl. Neur. **86**, 287 (1937). — VERMEYLEN, G.: Un cas d'encéphalose agnoso-apraxique (maladie de PICK). J. belge Neur.

35, 453—457 (1935). — VOGT, C., u. O. VOGT: Sitz und Wesen der Krankheiten im Lichte der topistischen Hirnforschung und des Variierens der Tiere. J. Psychol. u. Neur. **47**, 237 bis 457 (1937). — Thalamusstudien. J. Psychol. u. Neur. **50**, 32 (1941). — Morphologische Gestaltungen unter normalen und pathogenen Bedingungen. J. Psychol. u. Neur. **50**, 417 (1942). — VOGT, M.: Die PICKsche Atrophie als Beispiel für die eunomische Form der Schichtenpathoklise. J. Psychol. u. Neur. **36**, 124—129 (1928).

WATANABE, M.: Beiträge zur Klinik und Histopathologie von PICKscher Hirnatrophie. I. Mitt. Psychiatr. jap. **40**, 197 (1936). Ref. Zbl. Neur. **82**, 379 (1936). — WEBER, P., and J. G. GREENFIELD: PICK's disease. Brain **65**, 220 (1947). — WILKE, G.: Bericht über den 5. Kongreßtag des 1. Internat. Neuropathologenkongr. in Rom. Z. Altersforsch. **7**, 85—92 (1953). — WILLIAMS, H.: The peculiar cells of PICK's disease. Arch. of Neur. **43**, 508—519 (1935). — WINKELMAN, N., and M. BOOK: Asymptomatic extrapyramidal involvement in two cases of PICK's disease. J. of Neuropath. **8**, 30—42 (1949). — WORSTER-DROUGHT, C., J. GREENFIELD and W. MCMENEMY: A form of presenile dementia with spastic paralysis. Brain **63**, 237 (1940); **67**, 38 (1944).

ZÜLCH, K. J.: Über die anatomische Stellung der Kleinhirnrindenatrophie und ihre Beziehung zur NONNE-MARIEschen Krankheit. Dtsch. Z. Nervenheilk. **159**, 501—513 (1948).

Anmerkung bei der Korrektur: DELAY, J., S. BRION et J. GARCIA BADRACCO: Le diagnostic différentiel des maladies de PICK et d'ALZHEIMER a propos de 12 observations anatomo-cliniques. Encéphale **44**, 454—499 (1955). — Die Autoren kommen auf Grund ihres Materials zur Auffassung, daß PICKsche und ALZHEIMERsche Krankheit sowohl anatomisch als klinisch voneinander abzutrennen sind, und daß sie auch von der senilen Demenz unterscheidbar sind. Dies steht in Einklang mit unserer Meinung und im Gegensatz zu der von MARCHAND u. a. (s. S. 696 oben und S. 699 oben).

Mehreren Autoren und auch uns ist aufgefallen, daß die Beziehung von Nervenzellausfall und Schrumpfung des betreffenden Areals manchmal nicht so evident ist, wie das gewöhnlich der Fall ist. So zeigt z. B. unsere Abb. 28 (S. 673) schwerste Nervenzellausfälle in den oberen Rindenschichten bei nur mäßiger Schrumpfung dieses Gebietes.

Im Nachtrag zu den Kapiteln „Heredität" (S. 684) und „Hypothese vom vorzeitigen lokalen Altern nervöser Systeme" (S. 690ff.) sei auf Ausführungen von F. KEHRER in seinem Bericht „Die krankhaften psychischen Störungen der Rückwandlungsjahre" [Z. Neur. **167**, 35—78 (1939)] hingewiesen. Bezüglich der Beziehungen zwischen Altern und Vererbung im allgemeinen und bei der PICKschen Krankheit im besonderen besteht weitgehende Übereinstimmung mit den Auffassungen der Autoren dieses Beitrages.

Im Nachtrag zu den Fragestellungen für zukünftige Forschung (S. 708) sei — angeregt durch eine Bemerkung von MCMENEMEY (1952) — noch folgender Punkt genannt: Untersuchungen darüber, ob vielleicht Beziehungen des gelegentlichen Überwiegens der Atrophie auf der rechten Hemisphäre zur Linkshändigkeit bestehen?

Die degenerative diffuse Sklerose
(PELIZAEUS-MERZBACHERsche Krankheit, Leukodystrophie Typus SCHOLZ, diffuse Sklerose Typus KRABBE).

Von

J. Hallervorden - Gießen.

Mit 31 Abbildungen.

Einleitung.

Bei den meisten Schädigungen des Marklagers entwickelt sich eine reaktive Gliafaserwucherung, welche der normalerweise weichen Beschaffenheit der Marksubstanz eine derbe Konsistenz verleiht. Diesen bei der Sektion auffallenden Zustand nannte man rein beschreibend „*diffuse Sklerose*", d. h. eine allgemeine Verhärtung, ohne damit eine bestimmte Krankheit zu meinen. Man sah diese Veränderung bei den verschiedensten Prozessen, z. B. bei Paralyse, bei den Endstadien frühkindlicher Erkrankungen usw. Mit zunehmender Kenntnis der zugrunde liegenden Ursachen schränkte sich die Bezeichnung diffuse Sklerose immer mehr auf eine Gruppe von Krankheiten ein, welche ohne nachweisbare Ätiologie nur durch die ausgedehnte herdförmige, meist symmetrisch auf das Marklager der Hemisphären beschränkte Entmarkung mit Fasergliose gekennzeichnet war (STRÜMPELL 1879, 1898/99, SCHMAUS 1888). HEUBNER (1897) schilderte das Krankheitsbild mit Beginn in frühester Kindheit, Lähmung der Beine, später der Arme sowie psychischen Veränderungen und tiefer Demenz, zuletzt Sprach- und Schluckstörung, eventuell Erblindung; eine histologische Untersuchung fehlte. Dazu kamen noch andere Beobachtungen, so daß FRANKL-HOCHWART (1903) bereits 22 Fälle zusammenstellen konnte. Eine Klärung der verschiedenartigen Krankheitsbilder wurde erst von SCHILDER (1912) angebahnt, welcher bei einem 14jährigen Mädchen mit $4^1/_2$monatlicher Krankheitsdauer eine unter den Erscheinungen eines Hirntumors verlaufende symmetrische Entmarkung beider Großhirnhälften histologisch genau untersuchen konnte. Er erkannte die Verwandtschaft seines Falles mit der akuten multiplen Sklerose und bezeichnete das Leiden als „Encephalitis periaxialis diffusa", entsprechend der von MARBURG als „Encephalitis periaxialis scleroticans" benannten multiplen Sklerose. Sehr bald (1913) konnte er in diesem akuten Prozeß einen chronischen familiären gegenüberstellen (Fall von HABERFELD und SPIELER).

Gegenüber den ähnlich aussehenden, aber nicht dazugehörigen Entmarkungsprozessen kann man mit SCHILDER (1912) die gemeinsamen Grundzüge der diffusen Sklerose folgendermaßen charakterisieren:

1. Die Gesamtkonfiguration des Gehirns bleibt erhalten; es kommen diffuse Hirnatrophien vor, aber auch Volumenvermehrungen.

2. Das Hauptkennzeichen sind die großen symmetrischen Entmarkungsherde in beiden Hemisphären des Großhirns eventuell auch des Kleinhirns, bei fast völligem Verschontbleiben der Hirnrinde und meist auch der U-Fasern. Diese Entmarkungsherde pflegen sich von der Ventrikelwand nach der Rinde hin kontinuierlich auszubreiten.

3. Im allgemeinen entwickelt sich in den entmarkten Gebieten eine beträchtliche Gliafaserwucherung mit entsprechender Konsistenzvermehrung der Hirnsubstanz.

4. Meist kommt es zu einer Degeneration der Pyramidenbahnen.

Es zeigte sich aber bald, daß innerhalb dieses Rahmens recht verschiedenartige Gewebsprozesse vorkommen und sich demnach auch besondere Krankheitsbilder unterscheiden lassen, für welche auch dieser Rahmen mitunter zu eng wird. Blastomatöse Formen waren schon beschrieben worden von CENI (1896), ROSSOLIMO (1897), von ANGYÁN (1912) u. a. Im Jahre 1910 hatte MERZBACHER bei einem Angehörigen der von PELIZÄUS beobachteten Sippe eine besondere Form von diffuser Entmarkung festgestellt, die er auf eine Entwicklungsstörung zurückführte; später erkannte SPIELMEYER (1923), daß ein degenerativer Krankheitsprozeß vorliegt (LIEBERS 1928). KRABBE (1916) beschrieb eine infantile familiäre Form von diffuser Sklerose, die durch eigentümliche mehrkernige Zellelemente ausgezeichnet ist.

NEUBÜRGER (1921) unterschied *drei Formen der diffusen Sklerose:* eine *blastomatöse*, eine *entzündliche* und eine *degenerative.* Der Wert dieser Einteilung wurde von GUTTMANN (1925) in einem Sammelreferat über die bis dahin veröffentlichten Krankheitsfälle aufgezeigt. In demselben Jahre fügte SCHOLZ zu der erblichen PELIZÄUS-MERZBACHERschen Krankheit und der familiären KRABBEschen infantilen Form als eine neue Krankheitseinheit in klinischer, anatomischer und erbbiologischer Hinsicht die „familiäre diffuse Hirnsklerose“ bei Jugendlichen hinzu. Er erkannte das Wesen dieses Prozesses in einem stark verzögerten Abbau der Markfasern im Marklager des Großhirns, wobei die unvollständigen Abbauprodukte im Gewebe liegenbleiben, und bezog dies auf eine Insuffizienz der Oligodendroglia. Es folgte eine Arbeit von BIELSCHOWSKY und HENNEBERG (1928) mit gleichartigen Beobachtungen; die Autoren nahmen eine Stoffwechselstörung im Zentralnervensystem an und gaben der Krankheit den Namen: Leukodystrophia cerebri progressiva hereditaria. Schon vorher war von WITTE (1921) und KALTENBACH (1922) auf eine von ihnen beobachtete Metachromasie der erwähnten Abbauprodukte bei Anwendung basischer Anilinfarben hingewiesen worden. Das Besondere in der WITTEschen Beobachtung war aber der Nachweis dieser metachromatischen Produkte auch in inneren Organen. Namentlich EINARSON und NEEL (1938), VAN BOGAERT und DEWULF (1939) und letzthin NORMAN (1947), sowie BRAIN und GREENFIELD (1950) haben sich mit diesem Problem beschäftigt und die Metachromasie zum Kennzeichen einer besonderen Untergruppe der Leukodystrophie erheben wollen.

Diese recht unterschiedlichen Krankheitsformen sind noch heute Gegenstand lebhafter Kontroversen[1], schon deshalb, weil wir über die Ätiologie der Krankheiten nichts wissen und auch von dem der Entmarkung zugrunde liegenden Stoffwechsel nur geringe Kenntnisse haben. Immerhin ist aber die alte Einteilung von NEUBÜRGER noch heute maßgebend für eine summarische Gruppierung. Die blastomatöse Form der diffusen Hirnsklerose ist lediglich eine Schädigung der Markscheiden infolge einer sich allgemein ausbreitenden Geschwulst; davon soll hier nicht mehr die Rede sein. Die entzündliche diffuse Sklerose oder kurz „SCHILDERsche Krankheit“ genannt („sklerosierende Entzündung des Hemisphärenmarks“ von SPIELMEYER) wird heute von den meisten Autoren als eine der multiplen Sklerose zugehörige Form angesehen (vgl. Teil II). *Die degenerative Form — erblich, familiär oder sporadisch — ist das eigentliche Thema dieses Abschnittes.*

Ein Wort zu den *Entmarkungskrankheiten.* Da die Markscheiden besonders empfindlich sind und zuerst vor allen anderen Gewebsbestandteilen angegriffen zu werden pflegen, so werden unter dieser Bezeichnung ätiologisch völlig verschiedene Krankheiten zusammengefaßt, wie multiple Sklerose und andere Encephalitiden, funikuläre Myelose, Vergiftungen, Kreislaufschäden, Hirnödem usw. Dabei wird aber übersehen, daß die Markschädigungen

---

[1] Der Verschiedenartigkeit der Krankheitsbilder und der Vielfalt der Auffassungen entsprechen auch die Bezeichnungen, die ich zum Teil einem Referat von MOREAU (1932) entnehme: Encephalomyelitis periaxialis scleroticans (MARBURG). Sclérose cérébrale centrolobaire et symétrique (FOIX et MARIE). Encéphaloleucopathia scleroticans progressiva (FLATAU). Leucoencéphalite aigue (CLAUDE et LHERMITTE), Encephalomalacia diffusa (HERMEL), diffuse Hirnsklerose (GAGEL), Encephalitis extracorticalis chronica (D'ANTONA), progressive degenerative subcorticale encephalopathy (GLOBUS und STRAUSS), Encephalopathia periaxialis diffusa (DAVIDSON und SCHICK), Leucoencephalopathia diffusa (AUSTROGESILO usw.), diffuse infiltrative Encephalomyelitis (JAKOB), Leucoencephalopathia myeloclastica primitiva (PATRASSI), Leucoencephalosclerosis centrolobaris (GAREISO), Leucoencephalosis progressiva (JAKOB und GONZALES).

sehr unterschiedlich zu bewerten sind: Meist handelt es sich um nekrotisierende Vorgänge mit Untergang aller Gewebsarten. Die Markschädigung *ist dabei nur die erste Etappe* der Nekrose, wobei es unter Umständen auch einmal bleiben kann. Dagegen hat die multiple Sklerose mit ihren Formen (diffuse Sklerose Typus SCHILDER, konzentrische Sklerose, Neuromyelitis optica) am ehesten Anspruch auf diese Benennung. Die *Entmarkung* stellt hier einen *primären Vorgang* vor, weil nur die Markscheiden zugrunde gehen, die Achsenzylinder aber erhalten bleiben, daher die Bezeichnung „periaxialis". Diese Regel erleidet zwar gewisse Ausnahmen (akuter Verlauf, große Herde), bleibt aber im Prinzip richtig. Auch die degenerative diffuse Sklerose gehört zu den primären Entmarkungen. Es gibt ganz reine Fälle, in denen die Achsenzylinder fast sämtlich erhalten bleiben (z. B. die PELIZAEUS-MERZBACHERsche Krankheit)— infolgedessen tritt keine sekundäre Degeneration ein — und andere (Leukodystrophie), wo die Achsenzylinder nur wenig hinter dem Zerfall der Markscheiden zurückbleiben, wobei dann die Pyramidenbahnen gewöhnlich degenerieren.

Da die Markschädigung als ein hervorstechendes Symptom bei vielen Krankheiten vorkommt, haben einige Autoren sich zu einer *unitarischen Auffassung* der Entmarkungskrankheiten als *Folge eines allergischen Vorgangs* bekannt, wobei öfter auch Formen der degenerativen diffusen Sklerose mit einbezogen worden sind.

Eine große Zahl von Autoren, insbesondere in Amerika, hat durch Einspritzung von Hirnbrei ohne oder mit Adjuvantien (unter anderen abgetötete Tuberkelbacillen) bei Tieren eine isolierte Hirnerkrankung mit Entmarkung hervorgerufen, welcher von vielen eine Ähnlichkeit mit der multiplen Sklerose des Menschen zugeschrieben wird. Es handelt sich aber dabei keineswegs um reine Markschädigungen, sondern um Nekrosen infolge granulomatöser Entzündung. Besonders zahlreiche Experimente über diese interessanten Veränderungen verdanken wir FERRARO, welcher auf Grund dieser Erfahrungen eine Schädigung der Markscheiden als Ausdruck eines allergischen Geschehens ansieht. Ähnliche Anschauungen haben EINARSON und NEEL, PETTE u. a. vertreten, wobei allerdings verschiedene Modifikationen dieser Auffassung vorliegen. Auf diese Vorstellung braucht aber nicht weiter eingegangen zu werden, denn bisher sind bei den menschlichen als allergisch geltenden Krankheiten (z. B. Rheumatismus) und auch bei den Tierexperimenten Entmarkungsherde vom Typus der multiplen Sklerose *nicht* nachgewiesen worden. Die Bedeutung dieser Experimente liegt auf einem anderen Gebiet, zum Verständnis der Markschädigungen bei der multiplen und diffusen Sklerose haben sie bis jetzt nicht beigetragen. Neuerdings ist mehrfach nachgewiesen worden, daß die als adjuvans beigemischten abgetöteten Tuberkelbacillen allein eine Encephalomyelitis zu erzeugen vermögen (vgl. dazu FRICK 1955).

Eine *Gruppierung der Krankheitsfälle* kann nur nach dem anatomischen Befund vorgenommen werden, denn die klinische Symptomatologie hängt nicht so sehr von der Art des pathologischen Prozesses als vielmehr von seiner Lokalisation ab. Daher verlaufen die Erkrankungen, die im Stirnhirn beginnen, meist mit psychischen Störungen, während bei Herden im Parietooccipitalgebiet spastische Lähmungen und agnostische Störungen vorherrschen. Sehstörungen und Blindheit durch Miterkrankung des Sehnerven oder Zerstörung der Sehbahnen sind häufig. Seltener ist der Hörnerv und andere Hirnnerven beteiligt.

Im allgemeinen eignet ein akuter Verlauf der entzündlichen Sklerose, ein chronischer mehr den degenerativen Prozessen, doch gibt es davon so viele Ausnahmen, daß die Krankheitsdauer zur Sicherung der Diagnose wenig beitragen kann. Auch das Alter des Krankheitsbeginns sagt nicht allzuviel: Derselbe Gewebsprozeß kann beim Kinde wie beim Erwachsenen vorkommen. Daher erlaubt die Einteilung in Altersstufen (infantile, juvenile und adulte) meist nur eine oberflächliche Gruppierung.

Etwas mehr bedeutet schon die Feststellung, daß eines oder mehrere Geschwister an demselben Leiden erkrankt sind, wodurch der Verdacht auf eine vorwiegend endogene Komponente wachgerufen wird, wenn auch die Erfahrungen mit Infektionskrankheiten vor voreiligen Schlüssen bewahren werden. Erblichkeit ist bisher nur bei der PELIZAEUS-MERZBACHERschen Krankheit und bei der Leukodystrophie (SCHOLZ usw.) in einigen Fällen nachgewiesen, sehr viel häufiger Familiarität.

EINARSON und NEEL, denen wir die Kenntnis einer Reihe von seltenen hierhergehörigen Krankheitsfällen verdanken, haben eine detaillierte Gliederung der verschiedenen Krankheitsformen vorgenommen, welcher viele Autoren gefolgt sind, obwohl diese Gruppierung nicht nach einheitlichen Gesichtspunkten aufgestellt ist. Die Einteilung (1942, etwas verändert gegenüber 1938) ist folgende:

1. Die gliomatös reaktive Form.

2. Die entzündlich reaktive Form (SCHILDER) und nahe verwandt die konzentrische Sklerose.

3. Die sporadisch auftretenden degenerativen Formen:

a) die rein metachromatischen Typen; b) die metachromatischen Typen mit Fettabbau.

4. Die familiären heredodegenerativen Formen:

a) der akute infantile Typus (KRABBE); b) der subakute juvenile Typus (SCHOLZ); c) der adulte Typus (FERRARO); d) der chronische Typus (PELIZAEUS-MERZBACHER).

Die beiden Autoren fassen den Begriff diffuse Sklerose sehr weit und betrachten ihre Krankheitsformen als „variable Typen einer konstitutionellen Krankheitseinheit“ (1942). Sie erwägen als pathogenetische Faktoren: allergische Reaktion auf äußere Einflüsse, Störungen des Gewebsstoffwechsels und Einfluß endokriner Störungen auf den Lipoidstoffwechsel. Innerhalb des Nervengewebes unterscheiden sie verschiedene Gewebsfaktoren, durch deren Kombination die einzelnen Typen zu verstehen wären: 1. the extrinsic dystrophic tissue factor (d. h. Insuffizienz der fasciculären Glia beim Markscheidenstoffwechsel), 2. the extrinsic catabolic tissue factor (Unfähigkeit der Mikroglia zur Verarbeitung der Prälipoide), 3. the extrinsic histochemical tissue factor (Einfluß der Abbauprodukte auf die Astrocyten hinsichtlich der Faserbildung), 4. the intrinsic dysplastic tissue factor (Tendenz der Makroglia zur Proliferation und Tumorbildung).

Diese Einteilung ist von GREENFIELD (1950) kritisiert worden, er will die Tumorgruppe ausscheiden, billigt die entzündliche Gruppe mit Beziehungen zur multiplen Sklerose und hebt einen metachromatischen Typus und die Fälle von KRABBE mit den Riesenzellen heraus.

Solange die diffuse Sklerose noch so viele ungelöste Probleme bietet, bleibt nur übrig, histologisch zusammengehörig erscheinende Krankheitsbeobachtungen in vorläufige Gruppen zusammenzufassen. Bei den oft differenten Befunden besteht die Gefahr, sich zu zersplittern, andererseits ist es bei dem Mangel unserer Kenntnisse nicht immer leicht zu beurteilen, welchen Veränderungen eine prinzipielle Bedeutung zukommt.

Nach den Untersuchungen von SPERRY und WAELSCH (1950) werden die *Lipoide der Markscheiden im Gehirn selbst synthetisiert* sowohl in der Entwicklung als auch im späteren Leben. Daraus folgt, daß bei den Entmarkungskrankheiten der Abbau auch im Gehirn selbst vor sich geht und nicht etwa die Folge von Stoffwechselstörungen in anderen Organen ist. Es kann als erwiesen gelten, daß ein ständiger An- und Abbau der Markscheidenbestandteile stattfindet; bei der erwachsenen Ratte werden die Hirnlipoide bis zu 10% in einer Woche ersetzt, wie durch Anwendung von Isotopen ermittelt wurde. *Die Entmarkungskrankheiten beruhen also auf einer Störung dieses Stoffwechselgleichgewichts zwischen An- und Abbau.*

Der Bau der *Markscheide* entspricht hinsichtlich ihrer Feinstruktur einer „überdimensionierten Zellemembran“, wie KLENK sich ausdrückt, ähnlich der Membran der roten Blutkörperchen (W. J. SCHMIDT 1935, F. O. SCHMITT und BEAR 1939 und 1950). Es ist polarisationsoptisch, röntgenanalytisch und elektronenmikroskopisch nachgewiesen, daß ihre Struktur aus vielen abwechselnd übereinandergelagerten Schichten von Lipoiden und Eiweiß besteht. Die Lipoide sind in einer molekularen Doppelschicht so ausgerichtet, daß die hydrophoben Paraffinketten in radiärer Stellung den inneren Teil der Schicht bilden, während die hydrophilen Gruppen nach außen gerichtet sind und in die wäßrige Eiweißschicht hineinragen. Dabei ist zu bedenken, daß die verschiedenartigen Lipoide eine große Mannigfaltigkeit von hydrophilen und hydrophoben Gruppen besitzen, welche alle „nach einem bestimmten sinnvollen, bisher noch unbekannten Bauplan in das Ganze eingefügt sein dürften“. Vieles spricht dafür, daß „diesen Lipoidschichten die Eigenschaft einer polarisierbaren Membran zukommt und sie so der Sitz einer Potentialspannung sind, durch deren Schwankungen man den Ruhe- und Aktionsstrom im Nerven erklären könnte" (KLENK 1952). Die Lipoide der Markscheide sind:

1. *Sphingolipoide:* Cerebroside und Sphingomyeline,
2. *Cholesterin,*
3. *Glycerinphosphatide:* Lecithin, Serinkephalin, Kolaminkephalin, Acetalphosphatide.

Die Sphingolipoide sind für die Markscheide charakteristisch, die übrigen kommen auch in anderen Organen vor[1]. Die Gesamtlipoide der Markscheiden betragen 97% des Trockengewichtes (BRANTE), davon entfallen auf:

Cholesterin	16,8%	Lecithin	4,8%
Cerebroside	19,6%	Kephalin	16.2%
Phosphatide	30,6%	Sphingomyelin	9,6%

Im Fetalleben fehlen die Cerebroside und Sphingomyeline noch vollständig, sie werden erst während der Markreifung im Gehirn gebildet. Zu diesen Sphingolipoiden gehört auch die von KLENK entdeckten Ganglioside, welche nicht in der Markscheide vorkommen, sondern in den Nervenzellen und den Achsenzylindern; ihr charakteristischer Baustein ist die Neuraminsäure. KLENK vermutet, daß das zum Aufbau der Markscheiden verwendete Shingomyelin durch eine fermentative Umwandlung aus den Gangliosiden des Achsenzylinders entsteht. Wahrscheinlich werden auch die Cerebroside aus den Gangliosiden durch besondere Fermente übergeführt. Sphingomyeline, Cerebroside und Ganglioside sind nach ihrer Konstitutionsformel nahe verwandt und dürfen nach KLENK als Glieder einer Genwirkkette gelten.

Die Eiweißkomponente der Markscheide wurde als Neurokeratin bezeichnet, weil es mit dem Keratin der Haut verwandt ist, doch gibt es darüber verschiedene Ansichten. DIEZEL (1956) hat den Nachweis geführt, daß der Eiweißkomponente die Hauptrolle bei den Markscheidenfärbungen mit den Hämatoxylinmethoden (WEIGERT, SPIELMEYER usw.) zukommt, denn die Markscheiden färben sich immer noch, wenn die Lipoide weitgehend extrahiert sind. Wahrscheinlich handelt es sich um Verbindungen von Eiweiß und Lipoiden. Für eine Darstellung der Lipoide empfiehlt sich Sudanschwarz und die CPR-Methode zum Nachweis der Phosphorlipoide (Copper-Phthalocyanin-Reaktion von PEARSE 1955), für Paraffinschnitte und, modifiziert nach DIEZEL, für Gefrierschnitte.

Für die folgende Darstellung der Zerfallsprodukte der Markscheiden sind die Ergebnisse der Markscheidendarstellung durch Thiofarbstoffe wichtig. Gefrierschnitte zentraler oder peripherer markhaltiger Fasern (frisch oder formolfixiert) geben mit diesen Farbstoffen eine Metachromasie, deren Entstehung teils aus Schwefelsäureestern der Cerebroside (WISLOCKI und SINGER), teils auf die Ladungsdichte negativer Gruppen in Molekülen zurückgeführt wird (BUNGENBERG DE JONG), jedenfalls sind die Einzelheiten des Vorganges noch nicht restlos geklärt.

DIEZEL (1956) hat am *gesunden* Nerven eine hellbraune Metachromasie mit essigsaurem Kresylviolett entdeckt und bei einem später zu erwähnenden Fall, welcher den für die Färbung verantwortlichen Stoff in größerer Menge enthielt, diese Substanz extrahiert und als ein mit einem Lipoid verbundenen Polyphenol erkannt. *Dies ist ein neuer, bisher unbekannter Bestandteil der normalen Markscheide.* Der Schnitt muß aber in Zuckerlösung oder Wasser eingedeckt werden und darf nicht mit Alkohol in Berührung kommen. Mit weinsteinsaurem Thionin erhält man eine grüne Metachromasie. Nach Behandlung der Schnitte mit Chloroform verschwindet der braune bzw. grüne Farbstoff, die Markscheide färbt sich jetzt mit allen Thiofarbstoffen metachromatisch rot. Zieht man einen unfixierten Schnitt mit Chloroform aus, so entsteht keine Metachromasie, dagegen erhält man vom formolfixierten Schnitt danach eine rote Metachromasie; dies zeigt, daß die Formalinfixierung eine festere Verankerung der Lipoide bewirkt.

[1] Diese und die folgenden Angaben entnehme ich zum Teil dem Vortrag von Prof. KLENK auf dem Kongreß für Innere Medizin in Wiesbaden 1955: Die Chemie der Markreifung und das Problem der Entmarkung. Prof. KLENK hatte die Liebenswürdigkeit, mir sein Manuskript für diesen Zweck zur Verfügung zu stellen.

Bei der WALLERschen *Degeneration* verschwinden die für die Markscheiden typischen Lipoide, nämlich die Cerebroside und Sphingomyeline, vollständig. Doch geht dieser Vorgang auffallend langsam vor sich, denn es dauert 3 Monate, bis die Cerebroside ganz verschwunden sind. Offenbar liegt dies daran, daß die zum Aufbau notwendigen Substanzen durch die Unterbrechung des Achsenzylinders nicht mehr in genügender Menge nachgeliefert werden (KLENK).

Die Entmarkung bei der multiplen Sklerose entspricht dem Vorgang bei der WALLERschen Degeneration (GEREBTZOFF 1954). Auch hier sind die typischen Lipoide in den Entmarkungsherden keineswegs ganz verschwunden. Dies dürfte daran liegen, daß das vorhandene Fett gar nicht aus den für die Markscheiden typischen Lipoiden, sondern aus den Glycerinphosphatiden entsteht; denn nach der Konstitution der Sphingomyeline ist es wenig wahrscheinlich, daß sie beim Abbau in Neutralfett übergehen. — Bei der multiplen Sklerose ebenso wie bei der WALLERschen Degeneration wird das freiwerdende Cholesterin zu einem wesentlichen Teil verestert, bei den degenerativen diffusen Sklerosen aber ist dies keineswegs der Fall. „Schon darin zeigt sich die Verschiedenheit der den einzelnen Entmarkungskrankheiten zugrunde liegenden Prozesse" (KLENK).

Man sieht aus diesen meist noch hypothetischen Angaben, daß wir auf diesem Wege bald mit neuen Erkenntnissen rechnen dürfen, welche unsere bisherigen Vorstellungen gerade auf dem Gebiet der degenerativen diffusen Sklerosen wesentlich verändern werden. Einstweilen müssen wir uns aber noch nach den bisher bekannten Tatsachen richten.

Wir sehen bei der multiplen Sklerose die Markscheiden in Brocken und Tropfen zerfallen. Diese werden von Körnchenzellen aufgenommen und in ihnen über verschiedene Zwischenstufen, die kaum in Erscheinung treten, zu Neutralfetten abgebaut. Anfangs färbt sich der Inhalt der Körnchenzellen noch mit Hämatoxylin schwärzlich bis rauchgrau an, kann aber auch gleichzeitig schon mit Scharlachrot einen leuchtend roten Ton geben, doch kann man gelegentlich eine Blaßrosafärbung und selbst eine Metachromasie antreffen.

Wenn aber wie z. B. bei der Leukodystrophie die Fermenttätigkeit beim An- und Abbau unzulänglich ist und der Zerfall dadurch verlangsamt wird, so treten diese einzelnen Abbaustufen in Erscheinung, die Abbauprodukte häufen sich an und geben je nach dem erreichten Stadium entsprechende Farbreaktionen („Prälipoide" nach ALZHEIMER). Dabei ist zu bedenken, daß die einzelnen Lipoide der Markscheiden in verschiedenem Maß und Tempo abgebaut werden können, wobei sehr wechselnde Bilder entstehen müssen. EINARSON und NEEL (1942) haben eine Skala der Abbauprodukte nach ihren histologischen Reaktionen aufgestellt, wie sie sich beim normalen Zerfall nacheinander darstellen:

1. Die Markscheide verliert bei einer entsprechenden Schädigung allmählich ihre Anisotropie und löst sich in Tröpfchen und Brocken auf, welche doppelbrechend sind.
2. Diese lassen sich bald mit basischen Anilinfarben metachromatisch anfärben.
3. Sie verlieren allmählich die anisotropen Eigenschaften, wobei zunächst die Metachromasie erhalten bleibt.
4. Geht auch diese verloren, so sind sie einfach basophil.
5. Die Produkte färben sich blau mit Hämatoxylin, zum Teil auch mit Eosin rot.
6. Dann färben sie sich blaßrosa oder rötlich mit Scharlachrot.
7. Schließlich nehmen sie eine leuchtend rote Fettfarbe an.

Diese sehr verschiedenen Stadien werden natürlich nicht immer gleichzeitig auftreten und oft ineinander übergehen, besonders die Stufen 4, 5, 6, während die beiden ersten verhältnismäßig selten vorkommen werden. Dabei ist aber vorausgesetzt, daß die vorhandenen Abbauprodukte den physiologischerweise vorkommenden Substanzen entsprechen und keine neuartigen Stoffe gebildet werden. Es ist wahrscheinlich hier ebenso wie bei den Speicherungskrankheiten, bei welchen nur diejenigen Substanzen zurückgehalten werden, die auch im gewöhnlichen Zellstoffwechsel auftreten. Bei den diffusen Sklerosen sind bis jetzt pathologische Lipoide nicht nachgewiesen worden; wohl aber kommen Bindungen von Lipoiden an Eiweiß vor, so daß sie schwer löslich werden können (Diezel). Es wird die Aufgabe der Zukunft sein, diese Vorgänge auf ihre chemischen Grundlagen zurückzuführen.

Daraus ergibt sich schon eine Trennung in Krankheiten mit normalem und solche mit verzögertem und unvollständigem Abbau.

Der *normale Abbau* findet sich nicht nur bei den entzündlichen diffusen Sklerosen (Typus Schilder), sondern auch in degenerativen Fällen, namentlich im kindlichen Alter. Hier ist begreiflicherweise die Differentialdiagnose gegen die Schildersche Krankheit sowie gegenüber toxischen Ursachen recht schwierig und mitunter unmöglich. Es sind dies meist akute und subakute Fälle. Ein gewöhnlicher Abbau zur Fettstufe findet sich ferner stets bei der Pelizaeus-Merzbacherschen Krankheit, bei einem so chronischen Leiden eigentlich recht überraschend. Bielschowsky wollte seinen sporadischen Fall der Leukodystrophie zurechnen, aber die späteren Untersuchungen haben diese Ansicht nicht stützen können (Seitelberger). Über die Berechtigung einer Zuordnung der verschiedenen mitgeteilten Fälle wird noch zu sprechen sein.

Der *verzögerte Abbau* mit den prälipoiden Zerfallsprodukten der Markscheiden umfaßt die Leukodystrophie ohne und mit Metachromasie (Scholz, Witte, Greenfield), wobei außer der gewöhnlichen herdförmigen Ausbreitung der Entmarkung in wenigen Fällen auch eine Erkrankung der *gesamten* Markfaserung vorkommt. Die charakteristische Eigenschaft der prälipoiden Abbauprodukte besitzen auch die kindlichen Fälle vom Typus Krabbe, doch sind diese durch die Besonderheit der eigentümlichen Riesenzellen ausgezeichnet, außerdem besteht in manchen Fällen eine von der grundsätzlichen diffusen Ausbreitung des Prozesses vom Ventrikel zur Rinde abweichende, mehr disseminierte Entmarkung, ähnlich der multiplen Sklerose.

Es bleiben dann noch eine Reihe von Einzelbeobachtungen übrig, die mit mehr oder weniger Recht zur degenerativen diffusen Sklerose gerechnet werden, weil sie eine ausgedehnte Entmarkung besitzen und meist klinisch ähnlich verlaufen. Großenteils handelt es sich um Kinder mit einem dysplastischen Einschlag. Außerdem sollen hier noch einige Beobachtungen erwähnt werden, welche bisher unter der Diagnose diffuse Sklerose beschrieben wurden, obwohl sie vorwiegend durch ein Hirnödem bedingt sind.

Es ergibt sich somit folgende vorläufige Gruppierung der degenerativen diffusen Hirnsklerosen:

A. Die degenerative diffuse Hirnsklerose mit normalem Myelinabbau:
   1. Die einfache degenerative diffuse Sklerose.
   2. Die Pelizaeus-Merzbachersche Krankheit.

B. Die degenerative diffuse Hirnsklerose mit anormalem (verzögertem) Abbau:
   1. Die familiäre diffuse Hirnsklerose Typus Scholz, Bielschowsky und Henneberg = Leukodystrophie.
      a) mit einfachen prälipoiden Abbaustoffen,
      b) mit metachromatischen prälipoiden Abbaustoffen.
   2. Die familiäre infantile diffuse Hirnsklerose Typus Krabbe.

C. Besondere Fälle.
   1. Diffuse Hirnsklerose mit dysplastischem Einschlag.
   2. Diffuse Sklerose mit Beziehung zum Hirnödem.

Die einzelnen Gruppen können weiter nach Bedarf in frühkindliche, kindliche und adulte Fälle unterteilt werden, wie dies im folgenden geschehen ist.

Die vorstehende Unterteilung der Hirnsklerose vom Typus SCHOLZ enthält eine bewußte Inkonsequenz: Die metachromatischen Produkte nehmen in der Stufenfolge des Abbaus wie vorher gesagt wurde, die erste Stelle und die einfachen prälipoiden die zweite Stelle ein; aus Gründen der Darstellung wurde aber die obenstehende Reihenfolge gewählt.

Wie bei jeder Erkrankung des Zentralnervensystems muß nicht nur nach der Art des Prozesses, sondern auch nach seiner Ausbreitung gefragt werden. Die *Ausbreitung der Entmarkung* ist bei den einzelnen Gruppen unterschiedlich, wenn man die Einteilung nach dem Gewebsprozeß vornimmt, der allein maßgebend bleibt. Dieser besteht nicht in einer systematischen Schädigung eines Neurons, d. h. der Zelle und ihrer Fortsätze, sondern nur in einem systematischen Zerfall der Markscheiden bei meist erhaltenen Achsenzylindern, doch gehen in manchen Fällen auch diese zugrunde.

Bei der Leukodystrophie gibt es einige bemerkenswerte Fälle, die sich durch eine *Erkrankung sämtlicher Markfasern* auszeichnen, und zwar sowohl bei der Sklerose mit prälipoiden als auch mit metachromatischen Abbaustoffen (VAN BOGAERT und SCHOLZ usw., sowie eigener Fall). Für diese ist die Vorstellung einer Insuffizienz der Glia oder einer enzymatischen Störung ohne weiteres einleuchtend. Viel häufiger ist freilich die herdförmige Ausbreitung vom Ventrikel gegen die Rinde mit Erhaltung der corticalen und subcorticalen Fasern, oft auch der Stammganglien, der Brücke und Medulla oblongata. Dabei versteht man nicht recht, wie die Insuffizienz der Glia auf Herde beschränkt sein soll. Da die gleiche Herdausbreitung bei der „sklerosierenden Entzündung des Hemisphärenmarks" vorkommt, so ist man versucht, bei der Leukodystrophie ebenfalls eine von dem Liquor herkommende Schädigung anzunehmen, wie dies HALLERVORDEN und SPATZ für die SCHILDERsche Krankheit vermutet haben; man könnte etwa an einen Stoff denken, welcher die fermentative Tätigkeit lähmt. Damit ist die Frage der Lösung aber auch nicht viel näher gebracht, denn neben der Herdbildung gibt es oft noch eine mehr systematische Entmarkung, wie z. B. der vorderen Commissur oder verschiedener Rückenmarksbahnen, wobei allerdings die Pyramidenbahn meist sekundär betroffen ist.

Die KRABBE*sche Form* besitzt meist eine recht bedeutende symmetrische Entmarkung, oft mit Einbeziehung der U-Fasern und des ganzen Hirnstammes, aber schon bei dem Fall von NEUBÜRGER liegen die Herde mehr subcortical mit Verschonung der Ventrikelwände und bei den Erwachsenen gibt es Einzelherde vom Verteilungsmodus, der Form und dem Aussehen der multiplen Sklerose.

Ganz anders ist es wieder bei der PELIZAEUS-MERZBACHER*schen Krankheit*. Hier breitet sich die Entmarkung nicht kontinuierlich aus, wie bei der Leukodystrophie, sondern diskontinuierlich vom Ventrikel zur Rinde mit Aussparung zahlreicher Markinseln; aber auch diese werden mit der Zeit angegriffen und man findet dann später noch allenfalls einige Markschattenherde. Ein ähnliches Bild sieht man manchmal bei der multiplen Sklerose, wenn mehrere Einzelherde im Marklager zusammentreffen und einige Stellen dazwischen verschont bleiben. Diese gelegentlich vorkommende äußere Ähnlichkeit darf aber nicht dazu verführen, hier etwa den vermutlichen Entstehungsmodus der multiplen Sklerose — nämlich die Diffusion eines markscheidenauflösenden Stoffes — auch für die PELIZAEUS-MERZBACHERsche Krankheit vorauszusetzen; dagegen sprechen klinische und anatomische Differenzen der beiden Krankheiten. Auch Markinseln, die zwischen Verödungsherden um Gefäße stehen bleiben, können auf den ersten Blick eine PELIZAEUS-MERZBACHERsche Krankheit vortäuschen, lassen sich aber histologisch durchaus davon unterscheiden. Dies trifft zu bei dem seltenen Krankheitskomplex der Mikrocephalie mit symmetrischen Verkalkungsherden, der sowohl familiär wie sporadisch vorkommt (LAUBENTHAL und HALLERVORDEN 1940, HALLERVORDEN 1950, JERVIS 1954) und auch schon einmal der PELIZAEUS-MERZBACHERschen Krankheit nahegestellt wurde (HECHST und A. MEYER 1930).

A. Die degenerative diffuse Sklerose mit normalem Myelinabbau.

1. Die einfache degenerative diffuse Sklerose.

Die Differentialdiagnose zwischen der SCHILDERschen Krankheit im Sinne eines primär entzündlichen Prozesses und einer degenerativen diffusen Sklerose mit normalem Markabbau ist, wie erwähnt, schwierig und oft nicht möglich. Denn einmal kann die frische Entzündung längst abgeklungen sein, so daß man es bestenfalls mit spärlichen Infiltratresten zu tun hat oder aber sie war von vornherein so geringfügig, daß die Infiltrate kaum ins Gewicht fallen; außerdem ist eine infektiös-toxische Schädigung mit oder ohne symptomatische Entzündung nicht sicher abzugrenzen. Im allgemeinen ist es natürlich so, daß die primäre Entzündung eines akuten oder subakuten Falles wesentlich bedeutender ist als eine symptomatische. Wenn die Lymphocyten und Plasmazellen die gliöse Grenze überschreiten und frei im Gewebe liegen und wenn damit noch eine überschießende Gliaproliferation einhergeht, so spricht dies am ehesten für eine primäre Entzündung. Aber auch dann darf man sich nicht zu sicher fühlen: A. MEYER und TENNENT haben ein solches Vorkommen bei einer familiären Beobachtung mit prälipoiden Abbauprodukten überzeugend dargelegt.

Man kann also auf die entzündlichen Veränderungen allein keine Diagnose gründen. Sie können nur in Kombination mit anderen Symptomen die Bewertung des Krankheitsbildes erleichtern, wenn z. B. neben den diffusen Entmarkungen einzelne Herde vom Typus der multiplen Sklerose vorkommen, wie bei A. MEYER und PILKINGTON, oder ein isolierter Herd einer Hemisphäre allein (HEERNU, MARTIN und VAN BOGAERT 1945) auf die Diagnose der SCHILDERschen Krankheit hinleiten. Man soll die entzündlichen Veränderungen cum grano salis beurteilen — sie vollständig zu ignorieren, wie manche Autoren dies wollen, scheint mir zu weit gegangen.

Wenn die entzündlichen Infiltrate fehlen oder wenn es wahrscheinlich gemacht werden kann, daß eine rein symptomatische Entzündung infolge eines Gewebsuntergangs vorliegt, so sprechen wir rein morphologisch von einem degenerativen Prozeß, wobei mit dem Wort „degenerativ" nichts über die Ätiologie der Krankheit präjudiziert wird, etwa im Sinne einer systematischen Atrophie oder einer Heredodegeneration.

Ein degenerativer Fall ist von SCHALTENBRAND (1927) mitgeteilt worden.

Es handelt sich um ein 14jähriges Mädchen, welches nach einer 2 Wochen vorhergegangenen Halsentzündung an Leib- und Kopfschmerzen und Erbrechen erkrankt war. Es entwickelte sich in kurzer Zeit eine rechtsseitige Schwäche, später Spasmen, Sensibilitätsstörungen, Benommenheit und Stauungspapille, Aphasie usw. Krankheitsdauer etwa 3 Monate. Es fand sich eine totale Entmarkung der weißen Substanz, Degeneration der Pyramidenbahn, ein Herd in der inneren Kapsel, der auch auf das Pallidum übergriff und einer im Chiasma, welche an Herde der multiplen Sklerose erinnerten. „Ungeheuerlicher fettiger Abbau mit Wucherung der Makroglia", perivasculär „Makrophagen und einzelne Lymphocyten", muköse Degeneration der Mikroglia; keine meningeale Beteiligung.

Trotz des Mangels entzündlicher Infiltrate dürften infektiös toxische Einflüsse maßgebend gewesen sein, denn die Einzelherde machen eine Zuordnung zur SCHILDERschen Krankheit sehr wahrscheinlich und die Anamnese spricht auch in diesem Sinne. Und doch liegt in dieser Beobachtung, die ganz auf einer exogenen Ursache zu beruhen scheint, eine bedeutende erbliche Belastung vor, die zwar nicht das gleiche Leiden betrifft, aber sicher nicht ohne Bedeutung sein kann: Die Mutter war mikrocephal und erkrankte an einem Verstimmungszustand mit katatonen Zügen, so daß sie in die Anstalt gebracht wurde; deren Mutter litt zur Zeit der Menopause an Verfolgungsideen. Die Patientin hat 2 Brüder, von denen wenigstens der eine schwachsinnig ist. Das Gehirn der Patientin war relativ klein und zeigte eine deutliche Verschmelzung der Windungen im Frontalgebiet. Es bestehen also hier eine Reihe von Tatsachen, welche auf eine Minderwertigkeit des Zentralnervensystems der Patientin hinweisen. Man darf also auch eine endogene Disposition voraussetzen, die bekanntlich auch bei der multiplen Sklerose eine Rolle spielt: Wie die Beobachtung von A. MEYER und PILKINGTON zeigt, kann die entzündliche diffuse Sklerose (mit Übergang zur multiplen Sklerose) auch familiär vorkommen.

Nicht so sicher ist der Befund eines Säuglings zu bewerten (SCHALTENBRAND 1943). Dieser war von Anfang an zurückgeblieben, er bekam eine Kyphoskoliose und litt an Durchfällen und Schnupfen. Im 7. Monat trat ein plötzlicher Rückgang auf, er konnte nicht mehr sitzen; eine Mandelentzündung mit hohem Fieber leitete eine weitere Verschlechterung ein; außerdem war er eine Zeitlang einer schweren Kälteeinwirkung ausgesetzt. Nach begonnener Versteifung starb er im 9. Monat. Mehrere Lumbalpunktionen ergaben normale Zellen- und Eiweißwerte. — Anatomisch fand sich eine ausgedehnte Entmarkung des Großhirns vom Ventrikel bis zu den tiefsten Windungstälern und im Kleinhirn symmetrisch neben den Nuclei dentati, leichte Degeneration der Hinterstränge und beginnende Zerfallserscheinungen in der Pyramidenbahn. Sehr starker Fettabbau, Proliferation von Astrocyten, keine entzündlichen Infiltrate.

Die Halsentzündung und die Kälteeinwirkung dürften wohl eine Verschlimmerung des Krankheitsbildes ausgelöst haben, welches wahrscheinlich schon durch die Ernährungsstörungen angebahnt war, wenn nicht überhaupt einer Anlage (Kyphoskoliose) der Vorrang unter den verschiedenen ursächlichen Momenten zukommt.

GLOBUS und STRAUSS (1928) haben 4 Fälle von „SCHILDERscher Krankheit" bei Kleinkindern beschrieben; sie sind nur summarisch geschildert und auch nicht gleichwertig, der erste aber dürfte hierher gehören. Der $3^1/_2$jährige Kranke entwickelte sich normal bis zum vollendeten ersten Jahr, dann machte er eine $3^1/_2$ Wochen anhaltende gastrointestinale Störung durch, von der er sich gut erholte, doch blieb er seitdem unruhig. Später brach er den linken Arm, der wieder ausheilte, und bekam eine Versteifung der Extremitäten, Sprachstörungen und epileptische Anfälle. Hirngewicht 1120 g. Degeneration der Marksubstanz mit zahlreichen Fettkörnchenzellen in sämtlichen Gebieten der weißen Substanz mit Wucherung der Astrocyten, Fasergliose, Untergang der Achsenzylinder. Nur gelegentlich waren Rundzellinfiltrate in den Meningen vorhanden, die als symptomatisch angesehen wurden.

Zu solchen schwer klassifizierbaren Fällen, bei denen die entzündlichen Veränderungen nicht besonders aufdringlich sind und die außerdem eine nicht zu übersehende endogene Komponente besitzen, gehört z. B. der viel diskutierte Fall von GAGEL [vgl. PETERS, ferner LAURITZEN und LUNDHOLM (1931) u. a.]

JERVIS (1955) berichtete über einen 25 Jahre alt gewordenen Mann, welcher seit frühester Jugend an erblicher progressiver Muskelsydtrophie litt und an einer diffusen Sklerose starb. Es fand sich eine bedeutende symmetrische Entmarkung vom Stirn- bis zum Occipitallappen, eine geringere im Kleinhirn, mit einer Degeneration der Pyramidenbahn. Die U-Fasern waren im wesentlichen erhalten, die Achsenzylinder erheblich geschädigt; es gab keine Anhäufung von Abbauprodukten im Mark, nur eine mäßige Vermehrung der Astrocyten. In den Gliazellen und frei im Gewebe war Fett vorhanden, aber relativ wenig in den Gefäßräumen; es färbte sich mit Fettfarben und Sudanschwarz, aber nicht mit PAS. Die Kombination dieser beiden Krankheiten ist bisher noch nicht beschrieben worden.

Die häufigen Erkrankungen der Säuglinge an akuter Sklerose hängen zweifellos damit zusammen, daß die Markreifung bei der Geburt noch nicht vollendet ist und dieser Prozeß besonders leicht gestört werden kann. Offenbar kommt dann ein Teil der unfertigen Markfasern gar nicht erst zur Anlage und die im Aufbau begriffenen zerfallen gleich wieder. Zweifellos hat in mehreren Fällen der

Prozeß bereits intrauterin begonnen, da die Kinder schon mit neurologischen Symptomen zur Welt kommen. Daß dabei Verwechslungen mit den Folgen von Geburtsschäden, Asphyxie und Kreislaufstörungen vorkommen, ist ohne weiteres verständlich (MACKAY u. a.). Erst der weitere Verlauf kann dies entscheiden, denn die diffuse Sklerose ist ein progressiver Prozeß, von ganz seltenen Ausnahmen abgesehen (SYMMONDS, 1. Fall von FOIX und MARIE); die Geburtsschäden dagegen pflegen mit Defekt auszuheilen. Ein Übergang von diesen frühkindlichen Schäden (die zur „cerebralen Kinderlähmung" führen können) zu dem Prozeß der diffusen Sklerose kommt nicht vor, wenn dies auch manchmal behauptet wird.

Bei Erwachsenen gibt es einige Fälle, die allerdings auch nicht ganz gesichert sind, so z. B. von FERRARO (1943):

Ein 23jähriger Mann erkrankte etwa im 19. Lebensjahr an einer Psychose mit Halluzinationen und wurde mehrfach einer Krampfbehandlung mit Metrazol unterzogen. In dem atrophischen Gehirn von 1080 g fand sich eine fast vollständige Entmarkung des Großhirns, aber auch der Stammganglien, der Capsula externa und interna, im Kleinhirn um die Nuclei dentati; Rückenmark nicht untersucht. Außer einer Fasergliose und einem erheblichen Untergang der Achsenzylinder fand sich ein ausgedehnter Fettabbau und hypertrophische Astrocyten. Mehrfach bestand ein perivasculärer Parenchymschwund (durch die epileptischen Anfälle ?).

JERVIS und KINDWALL (1942) haben einen 48jährigen Mann beschrieben, der sehr viel unter Kopfschmerzen litt und deshalb mit nicht geringen Mengen Ergotamin intravenös behandelt wurde; er wurde zuletzt asozial. Es bestand eine ausgedehnte symmetrische Entmarkung im Großhirn, wobei allerdings die Ventrikel relativ verschont blieben, mit gut erhaltenen Achsenzylindern ohne wesentliche Fasersklerose, reichlichen Fettkörnchenzellen und gemästeten Astrocyten; die Oligodendroglia war nicht geschädigt, es gab keine entzündlichen Infiltrate. Die Autoren sind geneigt, die Erkrankung als Ergotaminvergiftung anzusehen, lassen aber die (doch wohl wahrscheinlichere) Möglichkeit einer primären diffusen Sklerose zu[1]. BACK (1947) hat 2 Fälle mit symmetrischer Entmarkung bei älteren Patienten (65 Jahre) mit Psychosen kurz mitgeteilt.

2. Die PELIZAEUS-MERZBACHERsche Krankheit[2].

In den Jahren 1885 und 1899 hatte PELIZAEUS eine Sippe klinisch und genealogisch beschrieben, in welcher eine der multiplen Sklerose nicht unähnliche Krankheit erblich war. Später konnte MERZBACHER (1910) den Stammbaum ergänzen und einen Kranken anatomisch untersuchen. Nach seiner Schilderung verläuft das eigenartige Krankheitsbild fast regelmäßig folgendermaßen:

„Beginn in den ersten Lebensmonaten, rasche Progression bis zum 6. Lebensjahr, dann langsamere Entwicklung. Die Krankheit in ihrer vollen Entwicklung ist ausgezeichnet durch: Nystagmus horizontalis, Bradylalie, Erschwerung in der Verbreitung motorischer Impulse (Störung der Sukzession und Koordination der Bewegungen, Ataxie, Intentionstremor, Mitbewegung, maskenhafter Gesichtsausdruck), Paresen der Rücken-, Becken- und Bauchmuskulatur, Lähmungen und spastische Kontrakturen der unteren Extremitäten, Steigerung der Patellarsehnenreflexe, Babinski, Fehlen der Bauchdeckenreflexe. Dazu kommen als häufige Begleiterscheinungen: Trophische Störungen der Knochen, vasomotorische Störungen im Gebiet der unteren Extremitäten, Abnahme der geistigen Fähigkeiten. Die Kranken können ein hohes Alter erreichen und sterben an einer interkurrenten Erkrankung.

Ihren besonderen Charakter erhält die Krankheit noch dadurch, daß es sich um ein exquisit hereditär familiäres Leiden handelt, das jetzt bereits in der 4. Generation sich ausgebreitet hat. Die Vererbung erfolgt nach einem bestimmten Schema, das bisher keine Ausnahme zugelassen hat: Gesund bleibende Mütter übertragen die Krankheit auf ihre Kinder. Von den 14 Kranken sind nur 2 weiblichen Geschlechts. Durch die 4 Generationen hindurch ist die Erkrankung in ihrer Erscheinungsform sich völlig gleich geblieben" (Abb. 1).

---

[1] FERRARO (1934) hat 2 Fälle von Schizophrenie mit Entmarkungen beschrieben, die offenbar der multiplen Sklerose nahestehen. Diffuse Sklerose bei schizophrenen Psychosen von 2 Brüdern mit einem ausführlichen Stammbaum werden in einer Dissertation von MAERKER (1935) geschildert, doch wurde die Diagnose nur makroskopisch gestellt.

[2] Es sind nur die pathologisch-anatomisch untersuchten Beobachtungen berücksichtigt, rein klinische Arbeiten liegen vor von BATTEN und WILKINSON (1914), BASSOE (1931), FRIEDMANN und SCHEINKER (1932), PERKINS (1933), SCHEFTEL (1931), SMITT und SMITT (1933), FORSBERG und STROMME (1937).

Der von MERZBACHER untersuchte Fall O. R. Nr. 7 war 20 Jahre alt geworden. Schon im 4. Lebensmonat wurde Nystagmus bemerkt, mit $^3/_4$ Jahren Kopftremor, er lernte nie sitzen, gehen oder stehen. Er bekam Paresen und später Kontrakturen der unteren Extremitäten, in den Armen bestand eine Ataxie. Sprechen lernte er mit 3 Jahren, doch wurde die Sprache mit der Zeit unverständlich, das Sprachverständnis war aber gut, ebenso Gesicht und Gehör. Er hatte bedeutende Skeletveränderungen durch Osteoporose und Osteomalacie mit Verkrümmung der Wirbelsäule und der Extremitäten.

Das Gehirn war in allen seinen Teilen etwas verkleinert. Die Markscheidenpräparate von Frontalschnitten zeigen im Groß- und Kleinhirn ein überraschendes Bild: Die Marklager der Hemisphären und der einzelnen Windungen sind entmarkt, aber es sind immer einzelne kleine Reste der Faserzüge erhalten geblieben, so daß das Präparat ein *getigertes Aussehen* erhält. Die einzelnen Reste der Fasersysteme sind so zueinander orientiert, „daß die eine Insel als Fortsetzung einer benachbarten betrachtet werden kann". Zwischen den Markinseln liegt die ungefärbte Grundsubstanz. Die markhaltigen Fasern der Hirnrinde und anderer grauer Massen sind unversehrt, wie Capsula externa und interna, Hirnschenkel, Pons usw., ebenso auch die subcorticale Faserung. Die Ganglienzellen sind überall intakt.

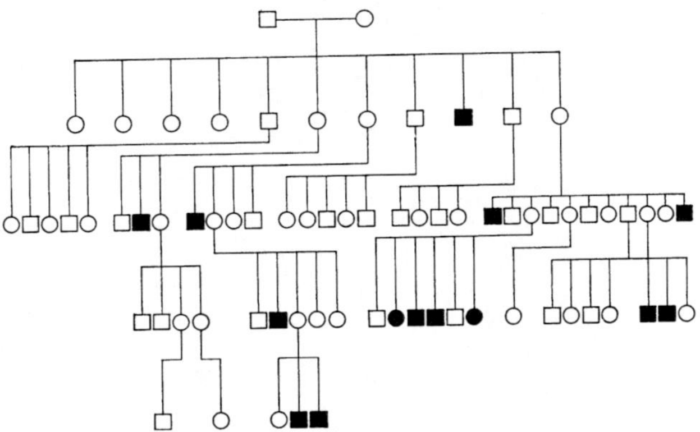

Abb. 1. Stammbaum der von PELIZAEUS-MERZBACHER beschriebenen Sippe (nach MERZBACHER 1910). [In der Umzeichnung von CAMP und LOEWENBERG: Arch. of Neur. **45**, 264 (1941).]

MERZBACHER nahm eine Aplasie der Markscheiden an und wollte deshalb diese Krankheit als „Aplasia axialis extracorticalis congenita" bezeichnet wissen.

SPIELMEYER hatte Gelegenheit, das Zentralnervensystem einer Schwester dieses Kranken zu untersuchen. Er stellte fest, daß es sich nicht um eine Mißbildung, sondern um einen fortschreitenden degenerativen Prozeß handelt. Die genaue Darstellung dieses Falles Emma Rieger gab LIEBERS (1928):

Die Krankheit begann schon in den ersten Monaten mit Wackeln des Kopfes und der Augen, dazu traten allmählich spastische Kontrakturen aller Extremitäten, starrer Gesichtsausdruck, skandierende Sprache, Tremor und choreatisch athetotische Bewegungsstörungen. Außerdem bestand eine osteoporotische Erkrankung des Skelets. Die Intelligenz soll nur wenig gelitten haben. In der Monographie von MERZBACHER ist der klinische Befund aus dem 16. Lebensjahre mitgeteilt.

Im Gehirn war das gesamte Marklager atrophisch. Hier fanden sich neben den stellenweise leicht geschädigten U-Fasern überall im Marklager zahlreiche kleine *unregelmäßig verteilte* Markinseln in dem entmarkten Gebiet (Abb. 2), die zum Teil blaßgrau gefärbt waren (Markschattenherde), sowie kleine Bündel und einzelne Markfasern, zum Teil mit Degenerationserscheinungen, wie Auftreibungen, Schlängelungen usw. Die Markfasern in den Inseln waren stets in der den Bündeln entsprechenden Faserrichtung orientiert. Auch im Kleinhirn, Opticus, Balken, Septum pellucidum gab es fleckförmige Ausfälle, die austretenden Hirnnerven waren stark verdünnt und meist markfrei. Im Rückenmark war eine Aufhellung der Randpartien und Lichtungen der Markfaserung in der grauen Substanz vorhanden, die austretenden Wurzeln meist gut erhalten, zeigten aber doch leichte Aufhellungen. Auch im Rindengrau gab es partielle Entmarkungen. — Die Achsenzylinder waren fast überall erhalten. Die Gliazellen lassen um ihre Kerne herum feine Fetttröpfchen erkennen, sowohl die Mikroglia wie die Oligodendroglia. Es gibt aber keine mobilen Fettkörnchenzellen, außer gelegentlich an einem Gefäß. Es handelt sich demnach um „einen sehr langsam fortschreitenden

Abbauprozeß", der teilweise zum Stillstand gekommen ist. Es bestand eine bedeutende Fasergliose. „Besonders hervorzuheben ist die starke subependymäre Entmarkung und Gliose wie bei der multiplen Sklerose und das *Übergreifen der Sklerose* hier und im Gebiet der Stammganglien von den weißen Massen *auf das Grau* der Stammganglien. Entzündliche Erscheinungen waren nirgends vorhanden. Die Architektonik der Rinde war ungestört, doch gab es vermehrten Lipoidgehalt in den Rindenzellen und Ganglienzellausfälle im Rückenmark. LIEBERS hebt hervor, daß im ersten Fall von MERZBACHER gewisse Fasersysteme, wie die Pyramidenbahnen, die Kleinhirnbrückenarme, die aufsteigenden sensiblen und Kleinhirnbahnen im Rückenmark von der Entmarkung mehr elektiv befallen waren, was bei Emma Rieger nicht vorkam.

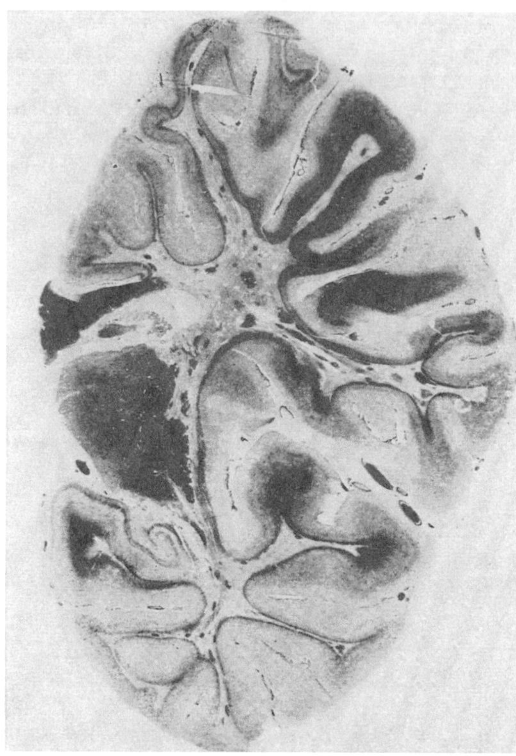

Abb. 2. PELIZAEUS-MERZBACHERsche Krankheit. Frontalschnitt durch den hinteren Teil des Thalamus. Markscheidenpräparat. [Aus LIEBERS: Z. Neur. **115** (1928).]

In den Fibrae arcuatae und in größeren Markinseln fielen eigentümliche dunkle Flecken und Lücken auf (Abb. 3); oft waren die Lücken von dunkleren Flecken umsäumt, oft zeigten die dunklen Flecken auch keine Lücken und ähnelten den Plaques fibromyeliniques, mit denen sie aber sicher nichts zu tun haben[1]. Die dunklere Färbung liegt anscheinend an einer Anfärbung des Zwischengewebes. Lücken und Flecke zeigten Beziehungen zu den Gefäßen, die stark gefüllt waren und eine bedeutende Erweiterung des perivasculären Lymphraumes aufwiesen. Auch die Achsenzylinder sind in diesen Flecken durch die Lücken dichter an den Rand gedrängt; Gliafaserpräparate zeigen hier keine stärkere Gliose, aber im NISSL-Präparat sieht man an den entsprechenden Stellen in der 3., 5. und 6. Schicht der Rinde lückenförmige Defekte und Flecke, an deren Rand die Kerne dichter zusammenliegen, so daß diese Lücken weniger durch Atrophie, als durch Auseinanderdrängung der vorhandenen Gewebssubstrate entstanden sein dürften. Ob sie etwas mit den BORSTschen Lichtungsbezirken zu tun haben, ist nicht sicher; daß es Kunstprodukte sein könnten, ist nach LIEBERS unwahrscheinlich[1].

[1] Hypermyelinisierte, meist rundliche Flecke in der Hirnrinde sind zuerst von KAES (1902) und dann von O. FISCHER (1909) beschrieben worden. Dieser sah sie in 8 Gehirnen (senile Demenz, Tabes, Paralyse, Normalfall) und konnte zeigen, daß es sich nur um eine lokale Verdickung der normalen Rindenfaserung handelt, welche einen klar umschriebenen kleinen Herd bildet. Er nahm an, daß eine abnorme Myelinumkleidung markloser Fasern vorliegt und erinnert als Analogon an die abnormen markhaltigen Fasern der Retina. MERZBACHER (1909) hat sie in seinem Fall gesehen und meint, daß sie sich zu einer Zeit gebildet haben, in dem der krankmachende Prozeß intrauterin bereits abgelaufen war und hält es für möglich, daß sie in späteren Epochen des extrauterinen Lebens entstehen; er sah sie auch im Marklager und bildet solche Herde mit „akzessorischen" Markscheiden, wie er sie nennt, in seiner Arbeit von 1910 ab. — Ich sah solche Flecke hier und da bei multipler und konzentrischer Sklerose und kann der Beschreibung von O. FISCHER nur zustimmen. Auffällig ist nur die Begrenzung auf eine Stelle; warum strahlen die myelinisierten Fasern nicht unregelmäßig nach allen Seiten aus wie in der Retina, sondern bleiben auf einem eng begrenzten Fleck? Daraus möchte ich schließen, daß hier lokal eine mit Markscheidenfarben darstellbare Substanz (bei der Fixierung?) aus der Gewebsflüssigkeit ausgeschieden ist und sich an den in ihrem Bereich liegenden Fasern (und zwar auch markhaltigen) niedergeschlagen hat. Die Plaques fibromyéliniques entstehen dagegen durch Hyperregeneration von Markfasern im Bereich von kleinen Erweichungen (vgl. cerebrale Kinderlähmung).

Über das Wesen des Prozesses sagt LIEBERS: „Da . . . jeder Gewebszerfall und Abbau durch fermentative Spaltung bedingt wird und diese wieder abhängig sind von dem jedenfalls auch endokrin mitgesteuerten Säuren- und Basenhaushalt, auf dessen Störungen die osteoporotischen Vorgänge am Knochen hinweisen, kann vielleicht auch in diesen Faktoren die Ursache der Erkrankung mit gesucht werden. Die primäre Störung braucht jedenfalls durchaus nicht im Gehirn selbst, sondern kann ebensogut im endokrinen Apparat liegen."

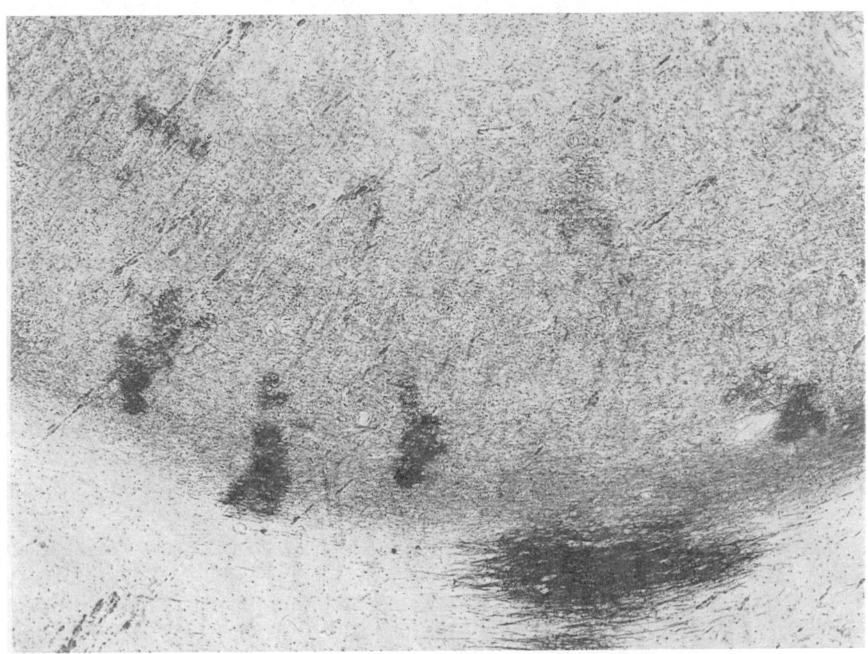

Abb. 3. Dunkle Flecken in der Gegend der Fibrae arcuatae und der Rinde. Markscheidenpräparat. [Aus LIEBERS: Z. Neur. **115** (1928).]

MERZBACHER hat noch einen Einzelfall angeführt, der schon früher von ZAHN (1901) und E. MÜLLER (1907) publiziert worden war, den sog. „Würzburger Fall":

Ein 17jähriges Mädchen mit der typischen Entwicklung des Krankheitsbildes, jedoch ohne Familiarität, mit den gleichen Markscheidenveränderungen, aber einer mehr systematischen Degeneration der Pyramidenbahnen, der GOLLschen Stränge und aufsteigenden Kleinhirnbahnen, Verödung der CLARKEschen Säule.

SCHAFFER veröffentlichte einen ausführlichen Krankheitsbericht über einen 21jährigen Idioten mit angeblicher PELIZAEUS-MERZBACHERscher Krankheit, doch hat LIEBERS diese Diagnose im einzelnen widerlegt, so daß es sich erübrigt, hier darauf einzugehen.

BIELSCHOWSKY und HENNEBERG (1925) untersuchten einen 15 Jahre alt gewordenen Knaben, der seit dem 6. Lebensjahr in Anstalten lebte. Wegen der Kontrakturen in den Beinen hatte er mehrere orthopädische Operationen durchgemacht, er litt an Kopfwackeln, Intensionstremor, Kontrakturen und mäßigem Schwachsinn. Es bestand ferner Nystagmus, die Sprache war skandierend; Atrophie und Parese der Interossii, Lähmung der Bauchmuskeln. — Der anatomische Befund entsprach durchaus dem bereits geschilderten, die U-Fasern waren stellenweise angegriffen. Vielfache Markschattenherde, bedeutende Fasergliose, Erhaltung zahlreicher Achsenzylinder, keine sekundäre Degeneration und kein primärer Faserausfall in der Brücke und Medulla oblongata. Fettkörnchenzellen an den Gefäßen in Markschattenherden und in den Randgebieten der Entmarkung. Es fanden sich prälipoide Stoffe, nach HERXHEIMER gelb gefärbt, mit Hämatoxylin schwärzlich, in den Randgebieten der Herde und in gliogenen Körnchenzellen an den tiefen Rindengefäßen.

Daß diese Beobachtung mit den PELIZAEUS-MERZBACHERschen Fällen in allen Einzelheiten übereinstimmt, ist trotz der nicht erwiesenen Erblichkeit nicht zweifelhaft. In dem Vorkommen der Prälipoide wollen die beiden Autoren die innere Zugehörigkeit nicht nur ihres Falles, sondern der PELIZAEUS-MERZBACHERschen Krankheit überhaupt zu der Leukodystrophie begründen. Ich habe mich aber an den vorhandenen Präparaten überzeugen müssen, daß die Prälipoide gegenüber dem gewöhnlichen Fettabbau bedeutend zurückstehen, ganz anders wie bei den Fällen von SCHOLZ, wo sich die prälipoiden Substanzen aufdrängen und man Mühe hat, die Körnchenzellen mit Neutralfetten zu finden. Daß man geringe Mengen prälipoider Substanzen gelegentlich als Durchgangsstadium des Markabbaues z. B. bei der multiplen Sklerose sieht, ist bekannt. Jedenfalls kann mit diesem relativ geringfügigen Befund die Zugehörigkeit zur Leukodystrophie nicht bewiesen werden; in diesem Sinne hat sich auch schon JACOBI geäußert und letzthin SEITELBERGER. Übrigens ist das Vorkommen von Prälipoiden bei keinem der später mitgeteilten Fälle von PELIZAEUS-MERZBACHERscher Krankheit beschrieben worden, nur SEITELBERGER erwähnt nebenbei in seinem ersten Fall einige prälipoide Tröpfchen in einigen Körnchenzellen, denen aber keine Bedeutung zukommt.

Die Tatsache, daß bei der PELIZAEUS-MERZBACHERschen Krankheit trotz der langen, sich durch Jahrzehnte erstreckenden Krankheitsdauer kein „verzögerter Abbau“ und keine Prälipoide, sondern nur ein *normaler Myelinabbau* vorkommt, zeigt schon, wie grundverschieden diese Krankheitsbilder sind, und wie richtig die Konzeption von SCHOLZ war, seinen Fällen eine andere Stellung zuzuweisen. Übrigens scheint auch bemerkenswert, daß so gar *keine entzündlichen Erscheinungen* erwähnt werden, dazu kommt ferner der von LIEBERS und BIELSCHOWSKY hervorgehobene *gute Erhaltungszustand der Achsenzylinder,* ferner der *Mangel einer ausgesprochenen sekundären Degeneration,* wie sie bei der Leukodystrophie selten fehlt[1].

Es ist selbstverständlich, daß dieses Durchschnittsbild gewisse Variationen erfährt, so sind z. B. die Markinseln mitunter so weit abgebaut, daß sie nur noch an wenigen Stellen nachweisbar sind. Das wesentliche bleibt aber, daß die Markschädigung so diskontinuierlich ist, während bei den übrigen diffusen Sklerosen mehr der Zusammenhang gewahrt ist. Man wird also auch dann, wenn von den Markinseln kaum noch etwas zu sehen ist, aus dem Gesamtbefund doch zu der Diagnose der PELIZAEUS-MERZBACHERschen Krankheit gelangen, wenn die übrigen Symptome sich dem Gesamtbild einfügen lassen.

Weitere familiäre Beobachtungen stammen von BODECHTEL (1929) sowie von WICKE (1938), JOSEPHY (1936), HAGEN und SULT (1939), SEITELBERGER (1954). Dazu kommen Einzelfälle von EINARSON und NEEL (1938), JACOBI (1947), BLACKWOOD und CUMINGS (1954) und schließlich die familiären Späterkrankungen von LÖWENBERG und HILL (1933).

BODECHTEL beschreibt 2 Schwestern; von der ältesten liegt ein anatomischer Befund vor. Diese Patientin wurde $16^1/_2$ Jahre alt; sie erkrankte mit 5 Jahren an Nervenzuckungen, ohne Nystagmus und psychischem Rückgang. Allmählich bekam sie Spasmen an den Extremitäten und ataktisch-choreiforme Bewegungsstörungen, Kopftremor und Spracherschwerung, zuletzt Augenmuskelparesen und Schwindelanfälle. Im Gehirn liegt eine diffuse, symmetrische Entmarkung vor, wobei auch die U-Fasern weitgehend betroffen sind, bei Erhaltung einzelner perivasculärer Inseln und Markschattenherde (Abb. 4). Die Rindenfaserung ist mehrfach fleckig gelichtet und zum Teil vom Mark her „angenagt“. Die Markfaserung im Putamen

[1] Ein besonderes Kennzeichen ist die tigerfellartige Zeichnung des Marks durch die Erhaltung von Markinseln auf einem entmarkten Untergrund, sie sind aber keineswegs immer an ein Gefäß gebunden. Diese Inseln sind zwar sehr charakteristisch, aber keineswegs pathognomonisch für die PELIZAEUS-MERZBACHERsche Krankheit, sie kommen durchaus auch gelegentlich bei anderen Prozessen vor, wie z. B. bei einem Ödem nach CO-Vergiftung (A. MEYER 1927) und bei der SCHILDERschen Krankheit (A. MEYER und PILKINGTON 1936, LENNARTZ und B. SCHMIDT 1938, KÖRNYEY 1952 u. a.).

ist aufgehellt, in der Brücke bestehen auch starke Ausfälle, die Achsenzylinder sind mäßig erhalten, die Fasergliose bedeutend. Fettkörnchenzellen finden sich hauptsächlich an den Gefäßen, in einzelnen Gliazellen zum Teil große Fetttröpfchen; die Gliazellen des Marks sind mit feinen Fetttröpfchen beladen und auch die Adventitialzellen enthalten gelegentlich Fett. Im Kleinhirn Lichtung der Körnerschicht.

Die jüngere Schwester war unterentwickelt, *mikrocephal*, erkrankte im 5. Jahre an Sprachstörung und Inkontinenz, Unruhe des Kopfes und der Extremitäten, sie starb nach einem halben Jahr. — Eine genealogische Nachforschung ergab keinen ähnlichen Fall in der Familie.

In dieser Beobachtung ist von Knochenerkrankungen nichts bemerkt. Es fehlen Lähmungen und Atrophie, aber sonst ist die Übereinstimmung mit den früher beschriebenen Krankheitsbildern überzeugend.

EINARSON (1938, Fall 2): 24jähriger Mann, seit Kindheit zurückgeblieben. Gehstörungen seit dem 10. Lebensjahre, später Unsicherheit der oberen Extremitäten, Kopfwackeln und Nystagmus. Außer Deformitäten des Fußes, des Thorax und Ankylose des Hüftgelenks waren Symptome von Dystrophia adiposogenitalis vorhanden. — Der histologische Befund entspricht etwa dem Fall von BODECHTEL. Die Achsenzylinder sind im allgemeinen gut erhalten, wenige perivasculäre Fettkörnchenzellen. Starke Fasergliose, Atrophie der Körnerschicht des Kleinhirns, Lichtung der queren Brückenfasern.

Aus einer neuen von BOSTROEM (1927) mitgeteilten Sippe hat WICKE (1938, Fall 1) den anatomischen Befund eines 25jährigen Kranken beschrieben. Von den 14 Geschwistern hatten 5 Brüder die gleiche Krankheit, 3 Schwestern und 1 Bruder waren gesund, die übrigen klein gestorben. Von den kranken Brüdern waren 4 bereits gestorben. Bei dem 5. war die Geburt normal, im Alter von 1—2 Monaten traten Zuckungen der Augäpfel und des Kopfes auf, Gehen war unmöglich, er konnte auch nicht sprechen und verblödete als einziger der Brüder. Es bestanden Kyphoskoliose und Kontrakturen, temporale Ablassung der Papillen und in der letzten Zeit epileptische Anfälle. Es zeigte sich eine diffuse Entmarkung auch der U-Fasern, sowie Lichtungen in den Markfasern der Rinde, aber nur wenige vereinzelte übriggebliebene Markinseln. Sehr dichte Fasergliose. Nur wenige perivasculäre Fettkörnchenzellen und Fetttropfen an der Gefäßwand und an Gliazellen. Auch die Nervi optici waren entmarkt. Im Kleinhirn ist die Schicht der PURKINJE-Zellen und Körner etwas gelichtet. Hirnstamm und Rückenmark zeigen einen diffusen Markmangel in Grau und Weiß. Die Achsenzylinder waren gut erhalten.

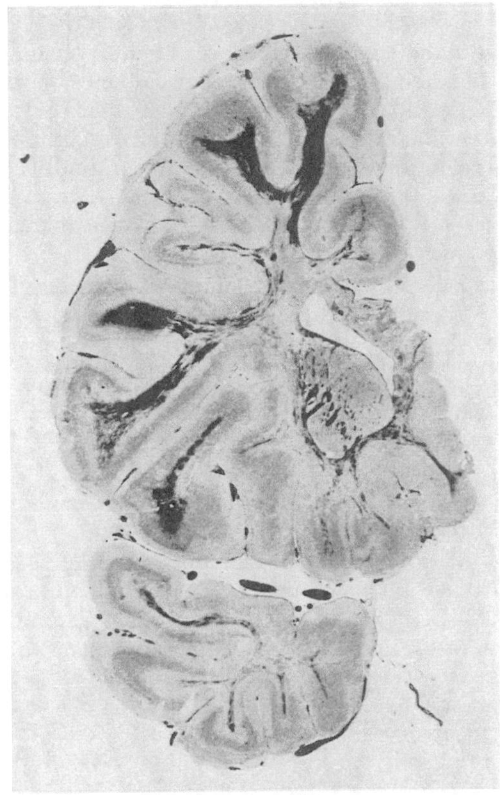

Abb. 4. PELIZAEUS-MERZBACHERsche Krankheit, Fall von BODECHTEL. Frontalschnitt in Höhe des Kopfes des Nucleus caudatus. Markscheidenpräparat. [Aus BODECHTEL: Z. Neur. **121** (1929).]

JACOBI (1947, Fall 2): Horst B. (eigener Fall 43. 111), 5jähriger Knabe, schon bei Geburt keine Spontanbewegungen. Im 3. Monat Dauernystagmus, konnte den Kopf nicht halten, nicht sitzen, stehen und gehen und lernte auch nicht sprechen. Spasmen und Pyramidenzeichen an den Beinen, athetoide Bewegungen an den Armen, zeitweises Wackeln des Kopfes. — Diffuse mäßige Entmarkung in weißer und grauer Substanz. Einzelne Fasersysteme sind weniger stark betroffen, aber auch die U-Fasern nicht verschont. In den entmarkten Gebieten findet man überall Markfasern, die weniger gut angefärbt sind und Degenerationserscheinungen zeigen. Im Hemisphärenmark gibt es fleckförmig etwas besser erhaltene Markgebiete, aber nirgends ist die Entmarkung total. Im Rückenmark sind die Hinterstränge und die Vorderseitenstränge am stärksten gelichtet. Die Achsenzylinder sind nur wenig ausgefallen, bedeutende Fasergliose. Rinde und Ganglienzellen sind unversehrt. Auffällige Gliareaktionen bestehen nicht. An den Gefäßen im Mark gibt es nur wenig Fettkörnchenzellen. Atypische Abbauprodukte und entzündliche Erscheinungen fehlen. Hirnnerven und Rückenmarkswurzeln sind im Gegensatz zum Zentralnervensystem gut markhaltig.

Jacobi sagt dazu: „Der prägnante Gegensatz zwischen total entmarkten Gebieten und erhaltenen Markinseln der typischen Pelizaeus-Merzbacherschen Krankheit ist hier stark verwischt, weil einerseits die Entmarkung unvollständig, andererseits aber die Markinseln selbst bereits aufgehellt sind; man erkennt aber die Grundzüge des charakteristischen Bildes doch noch wie durch einen Schleier." Aber der klinische Befund trotz nicht nachweisbarer Erblichkeit, der normale Myelinabbau und das Fehlen entzündlicher Erscheinungen gab den Ausschlag für die Diagnose. Diese Befunde traten um so deutlicher hervor, als Jacobi diesen Fall einer kindlichen Leukodystrophie mit massenhaften abnormen Abbauprodukten gegenübergestellt hatte.

Sehr ähnlich ist ein Fall von Blackwood und Cumings (1954, Fall 2):

Ein 14 Jahre alt gewordenes Mädchen, von Anfang an zurückgeblieben, lernte spät sprechen und laufen. Sie war spastisch, hatte choreiforme Bewegungsstörungen, dysarthrische Sprache und gelegentlich epileptische Anfälle. — Hirnrinde war normal, es gab spärliche Markfaserinseln um die Gefäße, sonst waren überall noch degenerierende Markfasern vorhanden; die Achsenzylinder waren erhalten. Gelegentlich Fettkörnchenzellen und einzelne Lymphocyten an den Gefäßen. Geringe Vermehrung der Astrocyten. Die chemische Untersuchung ergab eine allgemeine Verminderung der Lipoide bis zu dem Grade, der einem 2jährigen Kinde zukommt. Daher vermuten die Autoren, daß nur bis zum 2. Lebensjahre eine normale Myelinentwicklung stattfand, sie geben aber zu, daß auch danach noch ein weiterer Abbau vorgekommen sein muß.

Josephy hat in seinem Handbuchabschnitt (1936) zwei Knaben erwähnt, Kinder blutsverwandter Eltern, beide mikrocephal[1], körperlich und geistig zurückgeblieben, mit Skeletveränderungen, und zwar „einer dem Lebensalter weit vorauseilenden Ossifikation", nicht nur am Schädel, sondern auch am Handskelet. Der ältere wurde 16 Jahre alt, sprach nur wenige Worte, der jüngere gar nicht. Beide Brüder hatten Spasmen und Papillenveränderungen. Der jüngere starb mit 6 Jahren, sein anatomischer Befund ist von Bonhoff beschrieben[2].

Gehirngewicht 500 g. Bedeutende Erweiterung der Ventrikel, die Marksubstanz in Groß- und Kleinhirn ist verschmälert und hat das bekannte tigerfellartige Aussehen, jedoch sind Balken, Opticus, innere Kapsel, Brücke und Medulla oblongata weniger betroffen. Die Markfasern sind meist verdünnt und aufgetrieben, es gibt perivasculär einige wenige Fettkörnchenzellen und eine diffuse Verfettung von Astrocyten. Die Achsenzylinder sind recht gut erhalten.

Dieser Fall erinnert sehr an eine Mitteilung von Hechst und A. Meyer (1939):

Das 27 Jahre alt gewordene Mädchen war mikrocephal, wurde mit 6 Jahren in die Anstalt aufgenommen, damals waren Sehnenreflexe und Pupillen noch normal. Sie konnte sich nicht selbst versorgen, lernte aber mit der Zeit selbst essen und ging mit 13 Jahren zur Schule. Zu dieser Zeit wurden choreatische Bewegungen bemerkt. Sie ging geistig so weit zurück, daß sie mit 18 Jahren kaum noch sprechen konnte, mit 24 Jahren begann eine Raynaudsche Gangrän im linken Fuß. Hirngewicht 670 g. Allgemeine Entmarkung mit Markinseln ohne Beziehung zu Blutgefäßen, Achsenzylinder gut erhalten, Verdickung der Gefäßwände und Capillaren zum Teil hyalin verändert. Keine Zellausfälle in der Rinde, keine fettfärbbaren Substanzen. Fasergliose, Vermehrung von Astrocyten, Kalkniederschläge im Pallidum und um den Nucleus dentatus des Kleinhirns. Pigmentanhäufung im Pallidum und der roten Zone der Substantia nigra. Keine Degeneration der Pyramidenbahn.

---

[1] Die Schwester von Bodechtels Beobachtung war auch mikrocephal.

[2] Die Daten verdanke ich Herrn Dr. Bonhoff, welcher mir Einsicht in sein Manuskript gestattete; Herr Prof. H. Jacob überließ mir Präparate dieses Falles.

Die Autoren betonen die Abweichung von der PELIZAEUS-MERZBACHERschen Krankheit, nämlich die Mikrocephalie, die RAYNAUDsche Gangrän, den Mangel an Spasmen und die Kalkablagerungen; sie lassen die Diagnose offen.

HALLERVORDEN (1950) hat diese Beobachtung zusammen mit einem von ihm gemeinsam mit LAUBENTHAL (1940) veröffentlichten familiären Fall und einigen weiteren gleichartigen zusammengefaßt, bei denen diffuse symmetrische Kalkablagerungen mit Mikrocephalie vorlagen. Dabei wurde zwar auch eine tigerfellartige Marksubstanz gefunden, aber diese war entstanden durch Verödungsherde

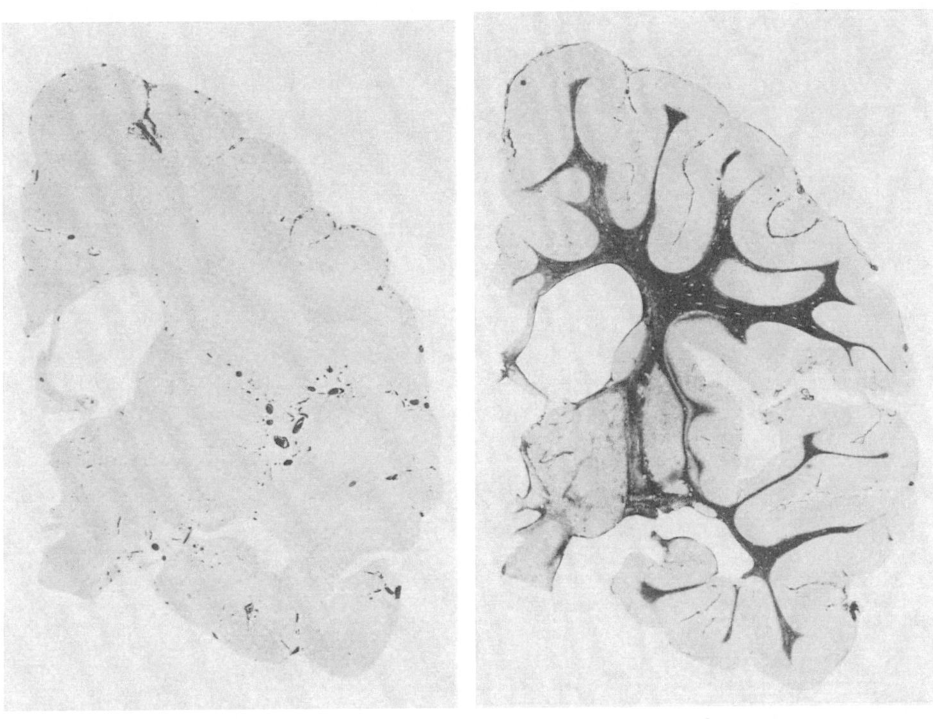

Abb. 5a u. b. PELIZAEUS-MERZBACHERsche Krankheit. 1. Fall von SEITELBERGER (K. A. 42.101). Frontalschnitt in Höhe der hinteren Stammganglien. a Markscheidenpräparat nach HEIDENHAIN-WOELCKE; b Gliafaserpräparat nach HOLZER. Schwache Markreste in Stirnhirnlappen und innerer Kapsel. Intensive Fasergliose mit fleckartigen Aussparungen in der inneren Kapsel. [Aus SEITELBERGER: Wien. Z. Nervenheilk. **9**, 228 (1954), Abb. 2 u. 10.]

um die Gefäße, zwischen denen die Reste von Marksubstanz stehen geblieben waren. Aus diesen und anderen Anzeichen schloß er auf eine lange vorher vorangegangene entzündliche Krankheit. Dasselbe hat JERVIS (1954) in 2 Fällen beobachtet.

HAGEN und SULT (1939) berichten über zwei Brüder von $4^1/_2$ und 9 Jahren mit Gehunfähigkeit, Athetose, zunehmender Demenz, Sprachverlust und Opticusatrophie. Bei dem älteren Bruder fanden sich Entmarkungen der Hemisphären mit Markinseln auch im Kleinhirn; sekundäre Degeneration der Pyramidenbahn und primärer Untergang extrapyramidaler Faserbündel im Rückenmark (nach einem Referat). Eine Mitteilung von SHERMAN und LIEBERT (1950) über ein 7jähriges Mädchen mit Ataxie, Nystagmus, Demenz usw. und einer Krankheitsdauer von 15 Monaten, ist nur kurz und unvollkommen beschrieben, auch wurde schon nach dem Vortrag des Autors die Diagnose in Zweifel gezogen. Ebenso unsicher ist die Beurteilung eines Falles von OUTES (1954).

SEITELBERGER (1954) hat über drei Brüder von $7^1/_2$, $2^3/_4$ und $1^1/_4$ Jahren berichtet. Eine Schwester der Mutter hatte ein idiotisches Kind, Mutters Vater war Trinker, dessen Vater ebenfalls, dieser endete durch Selbstmord. Der Vater des Vaters war nervenkrank, ebenso ein Bruder desselben, er hatte eine Nervenlähmung. Die Schwester des Vaters hat zwei Kinder mit Hasenscharte und Wolfsrachen. Eine Schwester ist gesund.

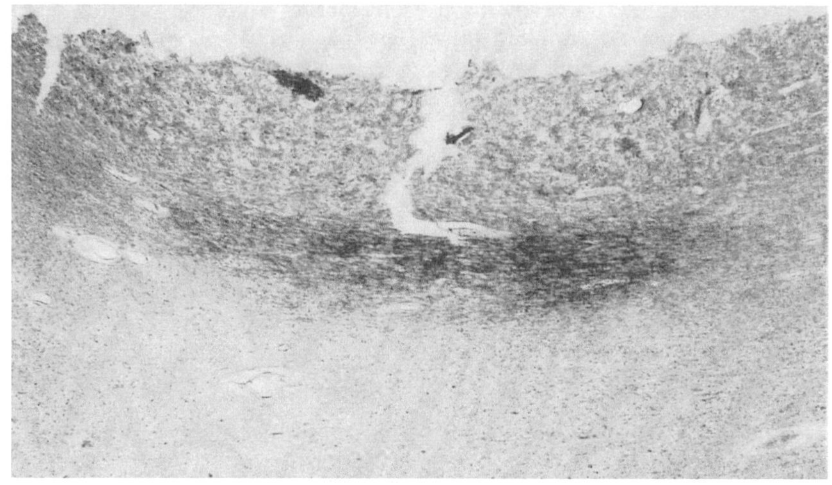

Abb. 6. PELIZAEUS-MERZBACHERsche Krankheit, 1. Fall von SEITELBERGER (K. A. 42.101). Markscheidenpräparat nach SPIELMEYER. Vergr. 30:1. Subcorticale Markinsel. [Aus SEITELBERGER: Wien. Z. Nervenheilk. **9**, 228 (1954), Abb. 5.]

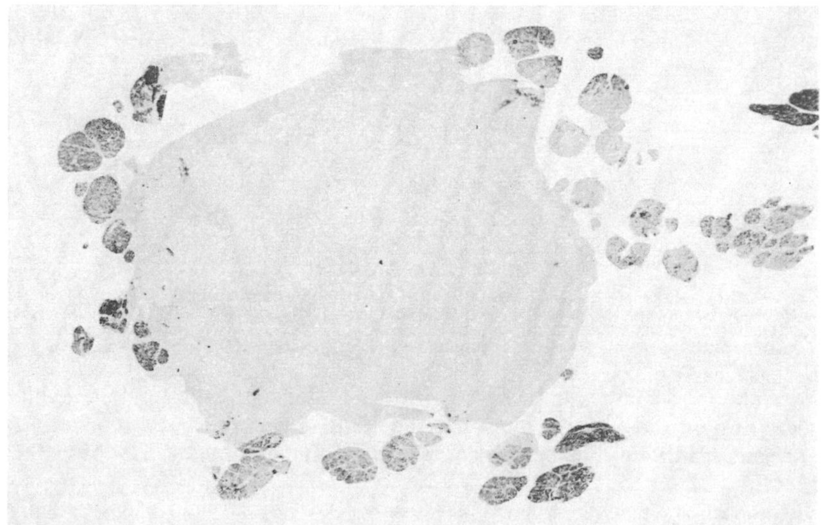

Abb. 7. PELIZAEUS-MERZBACHERsche Krankheit, 1. Fall von SEITELBERGER (K. A. 42.101). Rückenmark mit Caudawurzeln. Markscheidenfärbung nach HEIDENHAIN-WOELCKE. Vergr. 9:1. Totale Entmarkung des Rückenmarks, geringe Aufhellung einiger Wurzeln. [Aus SEITELBERGER: Wien. Z. Nervenheilk. **9**, 228 (1954), Abb. 4.]

Der älteste lernte weder gehen noch sprechen, Zähne bekam er erst im 5. Lebensjahr. Keinerlei Zeichen psychischer Leistung, läßt unter sich. Er kann den Kopf nicht halten; Spasmen, Babinski beiderseits. Ziemlich genau das gleiche gilt von dem zweiten Bruder. Der dritte hatte eine fliehende Stirn, Kyphoskoliose, Nystagmus, Parese der Augenheber und des Abducens. Ständige unkoordinierte Bewegungen, leichte Spasmen der Beine.

I. K. A. (eigener Fall 42, 101). Hirngewicht 900 g. Hydrocephalus internus mit gleichmäßiger Erweiterung aller Ventrikel. Die Markscheidenpräparate aus allen Teilen des Zentralnervensystems sind *ungefärbt* (Abb. 5), Rinde und Mark völlig durchsichtig, die Stammganglien ebenfalls marklos, schwarz ist nur der Inhalt der Gefäße. Hin und wieder sieht man einzelne verdünnte und abgeblaßte Markfasern, besonders in den Fibrae arcuatae, innere Kapsel usw. Nur hier und da ist eine schwache graue Tönung vorhanden (Abb. 6). Einzelne kleine inselartige Faserbündelreste sind in dem Brückenfuß und den Bindearmen sichtbar. Im Rückenmark ist der ganze Querschnitt farblos (Abb. 7), die vorderen und hinteren Wurzeln dagegen wesentlich besser, wenn auch nicht vollkommen schwarz gefärbt. Die Achsenzylinder sind gut erhalten und zeigen keine Zerfallserscheinungen. Es besteht eine sehr bedeutende Fasergliose, welche das Positiv zum Negativ des Markscheidenbildes darstellt. Wenige plasmaarme Astrocyten sind vorhanden. Die Ganglienzellen sind nur unwesentlich geschädigt, einzelne Ausfälle in der Rinde. Keine Gefäßwandveränderungen;

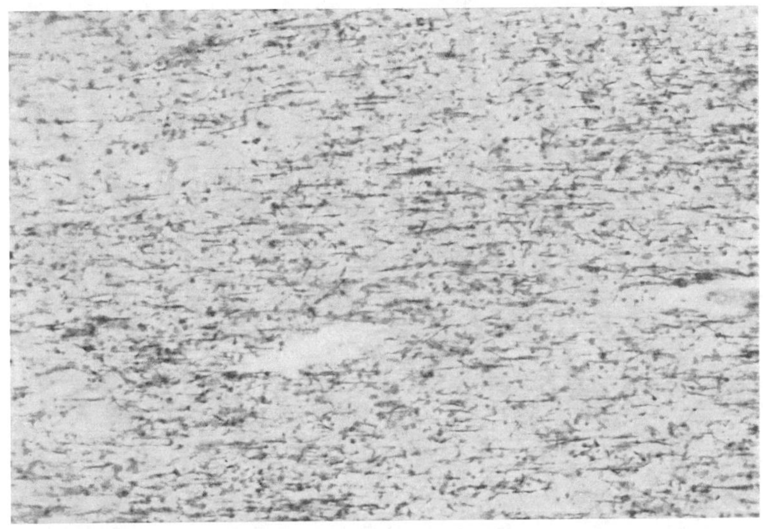

Abb. 8. PELIZAEUS-MERZBACHERsche Krankheit, 3. Fall von SEITELBERGER (K. H. 44.79). Markscheidenpräparat nach SPIELMEYER. Vergr. 150:1. Schwache Markschatteninsel um ein Gefäß im Hemisphärenmark. Streckenweise dunklere Anfärbung der verdünnten und „ausgelaugten" Markscheiden. [Aus SEITELBERGER: Wien. Z. Nervenheilk. 9, 228 (1954), Abb. 21.]

häufiger bedeutende Erweiterung der perivasculären Räume, öfter trifft man Körnchenzellen mit grünlichem Pigment (alkoholresistente Lipoide). Nirgends entzündliche Infiltrate. Einzelne Kalkkonkremente im hinteren Hemisphärenbereich. Die Achsenzylinder sind gut erhalten und zeigen keine Degenerationserscheinungen. Nirgends gibt es Zerfallsprodukte der Markscheiden. Gliazellen und besonders Astrocyten sind im Windungsmark und subcortical leicht vermehrt, auch Oligodendroglia ist hier vorhanden, jedoch im tiefen Mark vermindert. Man findet nur wenige Fettkörnchenzellen an den Gefäßen und einzelne Fetttropfen in den Adventitialzellen, nur an wenigen Stellen sieht man mehr, z. B. im Ammonshorn; in fixen Gliazellen des Marks geringe Fetttröpfchen. In einem Stirnpol findet sich an der Konvexität eine vermehrte und zum Teil unvollständige Faltung im Sinne einer Mikrogyrie.

II. K. G. (42, 102). Hirngewicht 1040 g. Im zweiten Fall sind nur wenig und deutlichere Markinseln vorhanden, in der Capsula extrema, Commissura anterior, Tractus mamillothalamicus. Auch im Rückenmark sind einige Fasern zu erkennen, besonders die einstrahlenden Fasern der hinteren Wurzeln. Auch hier sind die Achsenzylinder auffallend gut erhalten. Recht spärlicher Fettabbau.

III. K. H. (44, 79). Hirngewicht 850 g. Bei dem jüngsten Bruder ist zwar auch die Entmarkung ungewöhnlich stark, aber es sind mehr Markinseln, wenn auch meist als Markschattenherde vorhanden (Abb. 8). In dem Windungsmark und im Gebiet der Fibrae arcuatae ist eine leichte Graufärbung zu erkennen; Fornix, Commissura anterior und ventrale Teile der Capsula interna zeigen eine leicht schwärzliche Anfärbung, ebenso die Markbündel im äußeren Pallidumglied usw. Die Einzelfasern erreichen aber nie die normale Färbung. Bei stärkerer Vergrößerung sieht man überall einzelne blasse dünne Markfasern. Dasselbe gilt vom Rückenmark. Die Wurzeln sind zwar nicht normal markhaltig, aber doch wenigstens viel deutlicher angefärbt als das Rückenmark. Die Achsenzylinder sind nicht so dicht wie gewöhnlich, aber gut erhalten und ohne Degenerationserscheinungen. Bedeutende Fasergliose. Keine entzündlichen Infiltrate, Gliazellen überall deutlich vermehrt, besonders gemästete Astrocyten. Im Mark liegen auffallend viel Ganglienzellen verstreut, hier und da einige Kalkkonkremente. Vom Fettabbau ist hier wesentlich mehr zu sehen (Abb. 9): Fettkörnchenzellen an Gefäßen des Marks, vereinzelt an kleinen Gefäßen in Stammganglien und Rinde, ferner kleine Fetttröpfchen in Astrocyten im Centrum ovale und am Beginn der inneren Kapsel. Gefäße durchweg unauffällig.

Diese ganz ungewöhnlich radikale Entmarkung mit Einschluß der gesamten Rindenfaserung war so einzig dastehend, daß die Zuordnung dieser Fälle Schwierigkeiten machte, bis die frischeren Veränderungen bei dem jüngsten Bruder

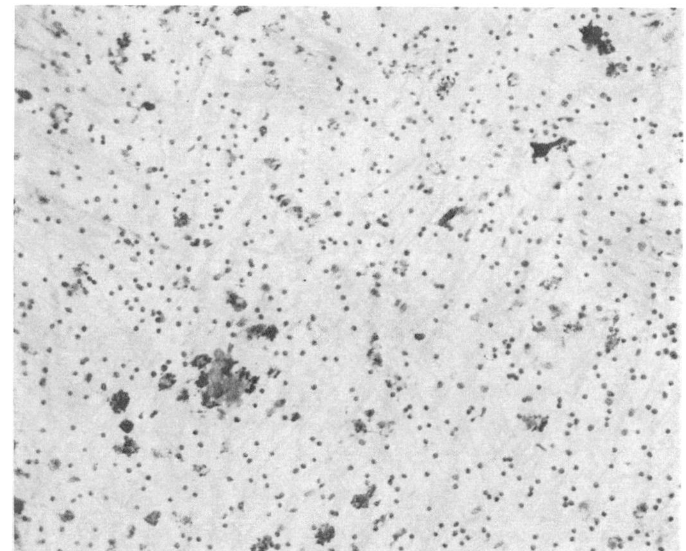

Abb. 9. PELIZAEUS-MERZBACHERsche Krankheit, 3. Fall von SEITELBERGER (K. H. 44.79). Fettpräparat (Scharlachrot). Vergr. 70:1. Markabbau im Einstrahlungsgebiet der inneren Kapsel. Neutralfett in fixen Gliazellen des Markes und in perivasculären Körnchenzellen. [Aus SEITELBERGER: Wien. Z. Nervenheilk. 9, 228 (1954), Abb. 27.]

im Verein mit der durch die ersten Befunde angeregten besseren Beobachtung der Symptomatologie auf die richtige Spur brachte. Die klinischen Erscheinungen paßten im wesentlichen in den Rahmen der PELIZAEUS-MERZBACHERschen Krankheit, wenn sie auch nicht alle Symptome der klassischen Fälle erreichen. Anatomisch wegweisend war insbesondere die bessere Andeutung der Markinseln und der normale Myelinabbau an Stelle der Anhäufung von prälipoiden Zerfallsprodukten. Die JACOBIsche Beobachtung bildet den Übergang von den typischen Fällen MERZBACHERS und BODECHTELS zu dieser Totalentmarkung.

In der gesamten Literatur gibt es meines Wissens keine derartige Beobachtung außer einer lange zurückliegenden von LÜTTGE (1912), die nie richtig gedeutet werden konnte, weil es an Vergleichsmöglichkeiten fehlte:

Zwei Jahre und zwei Monate alter Knabe. — Die Mutter hatte zwei Brüder mit derselben Krankheit (unter 5 Geschwistern): „Sie konnten den Kopf nicht halten, nicht sitzen. Sie blieben auch geistig zurück, lernten nie sprechen und starben in den ersten Lebensjahren." Patient ist normal geboren, konnte den Kopf nicht halten, er bekam Nystagmus, konnte nicht gehen, wurde immer schwächer, konnte nicht mehr sprechen und kannte die Eltern nicht mehr. Schwere Kyphoskoliose der Wirbelsäule. Vollkommen schlaffe Muskulatur, so daß an Werdnig-Hoffmann gedacht wurde. — Der jüngere Bruder zeigte die gleiche Entwicklung, doch bestanden außer der Muskelschwäche leichte Spasmen; die Papillen waren beiderseits porzellanweiß.

Bei dem älteren Bruder fanden sich allgemeine schwere Ganglienzellerkrankungen, dagegen waren sie im Rückenmark intakt. Im Zentralnervensystem fehlten überall bis in die Medulla oblongata die Markscheiden, während die Achsenzylinder erhalten waren, ebenso im Opticus. Nur gelegentlich sieht man einzelne Fasern. „Die Hirn- und Rückenmarksnerven verlieren sofort bei ihrem Eintritt in das Zentralorgan die Markscheiden." Keine absteigende Degeneration. Körnchenzellen waren nicht vorhanden. — Der Autor nimmt eine fehlerhafte Anlage und außerdem einen chronisch progressiven Krankheitsprozeß an. Die Anlage zeigt sich im Zusammenfließen des Sulcus Rolandi mit der Fossa Sylvii. Das entspricht der mikrogyren Rindenstörung im Stirnhirn des ersten Falles von SEITELBERGER.

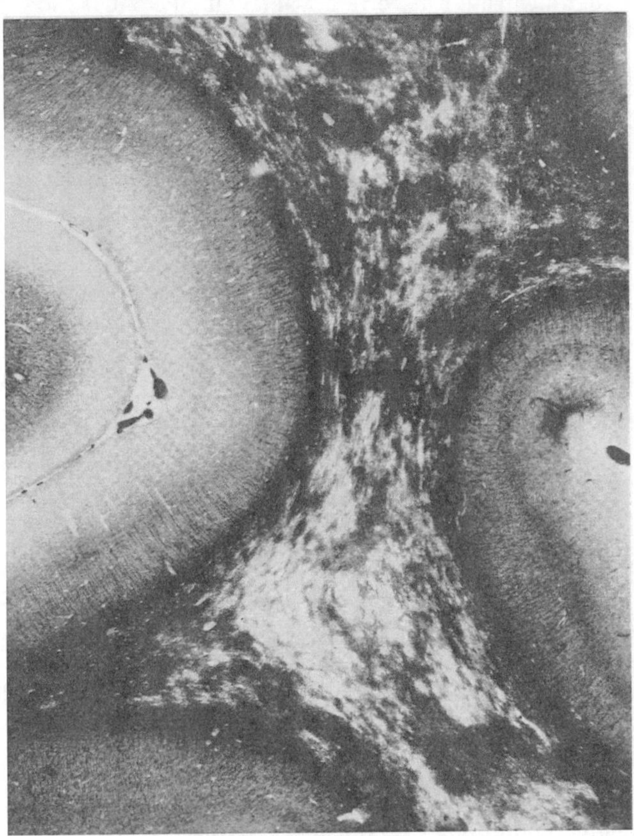

Abb. 10. Markscheidenpräparat des Falles von LÖWENBERG und HILL (nach einem Originalpräparat von Dr. LÖWENBERG). Vergr. 7:1.

SEITELBERGER weist darauf hin, daß hinsichtlich der universellen Ausbreitung des Markverlustes die Fälle von JACOBI und ihm[1] innerhalb des Prozesses der PELIZAEUS-MERZBACHERschen Krankheit eine ähnliche Stellung einnehmen, wie die Beobachtungen von VAN BOGAERT und SCHOLZ, JACOBI (Fall 1), FRANK sowie SCHEIDEGGER innerhalb der Leukodystrophien.

Es ist auffallend, daß die Fälle von PELIZAEUS-MERZBACHER mit starkem Achsenzylinderverlust und entsprechenden Degenerationen (Pyramidenbahn) vom typischen Bild der PELIZAEUS-MERZBACHERschen Krankheit auch in anderen Punkten abweichen, die Diagnose daher unsicher bleiben muß. Das trifft zu für den Würzburger Fall, die Beobachtung von HAGEN und SULT, SHERMAN und LIEBERT.

[1] Dazu gehört auch die Beobachtung von BLACKWOOD und CUMINGS.

Hinsichtlich der Lage der Markinseln um Gefäße hat LIEBERS darauf hingewiesen, daß man auch außerhalb dieser Inseln in den anscheinend ganz entmarkten Gebieten vielfach degenerierenden Fasern begegnet und daß ein großer Teil der Markinseln selbst in Auflösung begriffen ist, so daß die Frage der Gefäßgebundenheit wesentlich an Bedeutung verliert; die Inseln sind lediglich das ultimum moriens der Marksubstanz. Sie fallen nur darum so auf, weil sie die eigenartige Diskontinuität des Entmarkungsprozesses hervorheben, welcher im Gegensatz zu dem mehr kontinuierlich vom Ventrikel zur Rinde fortschreitenden Prozeß und den großen zusammendrängenden Herden der Leukodystrophie steht.

Nach den Befunden von SEITELBERGER ist die Ansicht JACOBIS nicht mehr haltbar, daß die peripheren Wurzeln bei der PELIZAEUS-MERZBACHERschen Krankheit nicht betroffen sind; wie die Abb. 7 zeigt, können sie erheblich gelichtet sein, wenn sie auch gegenüber dem markleeren Rückenmark immer noch relativ kräftig aussehen.

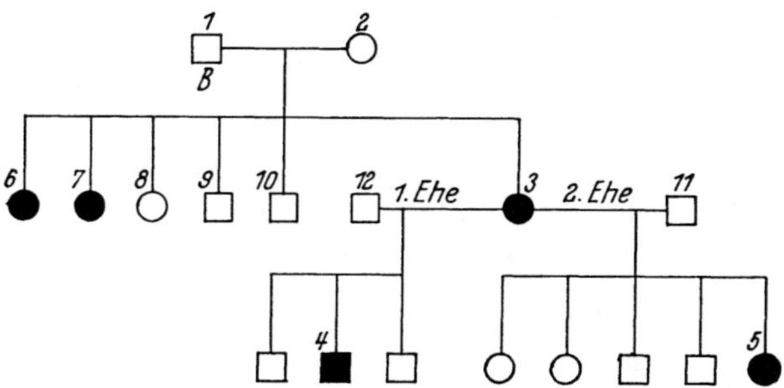

Abb. 11. Stammbaum über eine Sippe von PELIZAEUS-MERZBACHERscher Krankheit von CAMP und LÖWENBERG. [Aus CAMP und LÖWENBERG: Arch. of Neur. 45, 261 (1941).]

Das Wesen des Prozesses dürfte wohl in einer genetisch bedingten Störung zu suchen sein, darauf weist schon die Erblichkeit hin. Das Myelin der Markscheiden geht langsam zugrunde, ohne daß, wie SEITELBERGER betont, „im Zellapparat, der ihrem Erhaltungs- und Wachstumsstoffwechsel dient, irgendwelche morphologischen Abnormitäten feststellbar werden, noch daß der Myelinabbau in seinem Verlauf und Verhalten der beteiligten Strukturen einer pathologischen Reaktionsweise entspräche und ohne daß die reparatorische Leistung beeinträchtigt erscheint". Man denkt zunächst an eine Störung im Fermentstoffwechsel des Gehirns, der freilich hier ein anderer sein dürfte als bei der Leukodystrophie. SEITELBERGER meint, daß „die enzymatische Grundstörung einen distinkten Angriffspunkt im intracerebralen Stoffaufbau hat" und „in ihrer Auswirkung vielleicht an eine bestimmte chemische Strukturkomponente des Myelins im Zentralnervensystem — die nicht notwendig eine Lipoidsubstanz sein muß — gebunden ist und deren Bereitstellung im erforderlichen Maße unmöglich macht".

Während den bisher mitgeteilten Fällen ein frühkindlicher Beginn eigentümlich ist, der meist bis in das intrauterine Leben zurückzugehen scheint, betrifft die Beobachtung von LÖWENBERG und HILL (1933) ausgesprochene Spätfälle in höherem Lebensalter. Auch hiervon habe ich Dr. LÖWENBERG für Präparate zu danken.

54jähriger Patient, der mit 43 Jahren an Blasenstörung, Zittern des rechten Armes und Spastizität der Extremitäten erkrankte. Es traten ferner Anfälle mit Rechtsdrehung des Kopfes und Sprachverlust auf. In langsamer Progredienz kam es zu Tremor, Ataxie und Sprechschwierigkeiten, dann auch Kopfwackeln und Hyperreflexie. Die Pupillen reagieren langsam. Schließlich traten Symptome psychischen Abbaus, Enthemmung und paranoide Ideen auf.

Anatomisch findet sich eine leichte Rindenatrophie und eine starke Markreduktion mit Erhaltung der U-Fasern und perivasculären Markinseln (Abb. 10). Am entmarkten Gebiet sind Achsenzylinderausfälle vorhanden. Nur an den Gefäßen sind in wenigen Körnchenzellen Neutralfette zu sehen. Es besteht auch Entmarkung und Zellschädigung des Thalamus, der roten Zone der Substantia nigra und des Pallidum. Das Kleinhirn ist wenig betroffen.

In zahlreichen Gliazellen sind Ablagerungen eines feinkörnigen grünen Pigments vorhanden (nach SEITELBERGER).

Später stellte sich heraus (CAMP und LÖWENBERG 1941), daß noch weitere 4 Mitglieder der Familie an denselben Krankheitserscheinungen litten (Abb. 11). Es handelt sich um eine dominant vererbte Erkrankung beider Geschlechter, wobei das Leiden von der Mutter auf die Kinder übertragen wird. Dies wird besonders deutlich bei der Frau Nr. 3, welche von dem 1. Gatten einen kranken Sohn und von dem 2. eine kranke Tochter hatte. Vorwiegend sind Frauen betroffen. Die wesentlichsten klinischen Abweichungen von der klassischen PELIZAEUS-MERZBACHERschen Krankheit bildet der Beginn im späteren Alter vom 30. bis 40. Lebensjahr. In der Symptomatologie stimmen sie überein im Kopfwackeln, Intentionstremor, Ataxie, Spasmen und mäßige Abnahme der geistigen Fähigkeiten, dagegen fehlen bei den Fällen von LÖWENBERG die Kontrakturen, Muskelatrophien und Skeletanomalien. Anatomisch ist die Zuordnung zur PELIZAEUS-MERZBACHERschen Krankheit wohl zutreffend, wenn man berücksichtigt, daß die Erkrankung nicht in einem kindlichen Gehirn, sondern erst im späteren Alter begonnen hat.

B. Degenerative diffuse Hirnsklerose mit anormalem (verzögertem) Abbau = Leukodystrophie.

1. Die familiäre diffuse Hirnsklerose Typus SCHOLZ, BIELSCHOWSKY und HENNEBERG.

a) Mit einfachen prälipoiden Abbaustoffen.

α) Im Kindesalter.

Die grundlegende Arbeit von SCHOLZ (1925) beginnt mit einer ausführlichen Familiengeschichte des untersuchten Kindes. Der Großvater mütterlicherseits und sein Bruder waren etwa seit dem 30. Lebensjahr bis zum Tode mit 60 bzw. 65 Jahren rückenmarksleidend (spastische Spinalparalyse). Von der gesunden Mutter sind 3 Brüder gestorben. Der Vater litt seit dem 17. Lebensjahr an einer Schwäche des linken Beines mit Muskelatrophie (vermutlich Folge einer Neuritis) (Abb. 12).

Der älteste Sohn *Robert G.* erreichte ein Alter von 12 Jahren; er erkrankte mit $8^1/_2$ Jahren nach normaler Entwicklung an spastischen Lähmungen, Sehnervenatrophie und geistigem Rückgang. Das Befinden verschlechterte sich progressiv in 3 Jahren bis zu spastischen Kontrakturen, Blindheit und Verlust der Sprache; zuletzt litt er an Streckkrämpfen mit Schreien.

Der zweite Sohn *Eugen G.* wurde 13 Jahre alt; mit nicht ganz 8 Jahren erkrankte er in der gleichen Weise. Im 3. Krankheitsjahre kamen klonische Krämpfe und Taubheit dazu, zuletzt bestand völlige Versteifung und Opticusatrophie. Krankheitsdauer 4 Jahre und 10 Monate.

Ferner sind *2 Vettern* dieser Kinder in fast gleicher Weise im gleichen Alter erkrankt, der eine von SCHOLZ erwähnte starb im Alter von 9 Jahren (nicht untersucht), der andere wurde von PFISTER (1936 bzw. WALTHARD 1933) beschrieben. Dieser letztere (Rudi Br.) hatte eine seit dem 3. Lebensjahr zunehmende diffuse braune Hautpigmentierung. Im 7. Lebensjahre traten vorübergehend Augenbewegungsstörungen auf, sehr bald verschlechterte sich der Gang, im 8. Jahre war er völlig tetraplegisch. Anfälle von Streck- und Schreikrämpfen, Tod mit $8^1/_2$ Jahren.

In der Familie fanden sich außerdem andere Nervenkrankheiten: In der 1. Generation ein Sohn mit angeborener, totaler rechtsseitiger Hemiplegie, in der 2. Generation ein Sohn mit Lähmung durch Poliomyelitis, ein Sohn mit Klumpfuß, eine Tochter mit Lähmung einer Hand seit dem 2. Lebensjahr.

Es handelt sich um eine recessive Vererbung mit Begrenzung auf das männliche Geschlecht, wobei die Frauen gesunde Überträger sind. Der Phänotypus hat sich bei den Enkeln gegenüber der Großvatergeneration geändert. Es ist wahrscheinlich, daß die Stammeltern blutsverwandt waren.

Das *Gehirn von Eugen G.* war hochgradig atrophisch. Die Windungen kammartig, die Furchen klafften; Hirngefäße zart. Das Marklager beider Großhirnhemisphären ist grau und derb bis an die Rinde, in den mittleren Teilen schwammig und flüssigkeitshaltig. Die Seitenventrikel und der 3. Ventrikel sind erheblich erweitert. Schrumpfung des Thalamus, Abflachung des Nucleus caudatus bei im übrigen gut erhaltenen Stammganglien. Im Kleinhirn ist das Mark um den Nucleus dentatus ebenfalls derb und grau. Im Rückenmark Degeneration der Pyramidenbahn. Bei der Körpersektion fand sich ein Leistenhoden.

Es findet sich ein Ausfall der Markscheiden bis auf die im wesentlichen erhaltenen U-Fasern im ganzen Großhirn, auch Balken und vordere Commissur sind entmarkt, ebenso

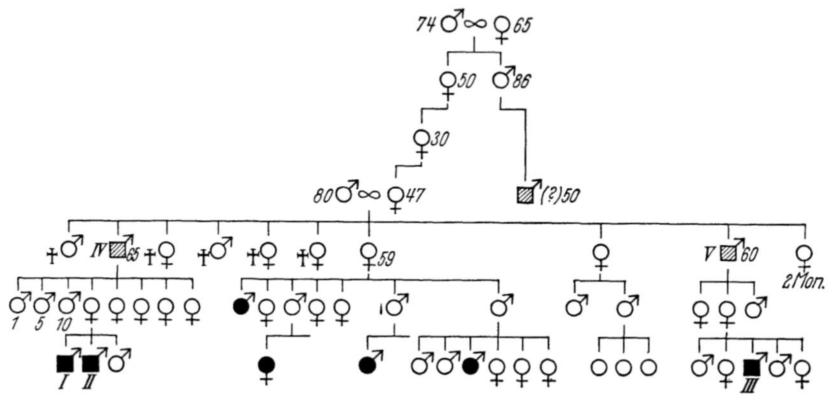

■ Infantile diffuse Hirnsklerose.

▨ Erkrankungen, welche unter dem Bilde der spastischen Spinalparalyse verliefen.

● Andersartige, unter sich verschiedene Erkrankungen des Nervensystems.

† Totgeborene.

Abb. 12. Stammbaum der familiären Sklerose von SCHOLZ. [Aus SCHOLZ: Z. Neur. **90**, 603 (1925), Abb. 1.]

der Thalamus, während Striatum, Globus pallidus und die subthalamische Region nur wenig Mark eingebüßt haben. Trotz der besseren Erhaltung des Fornix und Corpus mamillare ist der Fasciculus thalamo-mamillaris fast marklos: Auch Tractus und Nervi optici sind an Fasern verarmt. Die Rindenfaserung ist bis auf eine Lichtung der Markradii auffallend gut erhalten. Nirgends Einzelherde nach Art der multiplen Sklerose. Im Kleinhirn ist der Herd ziemlich scharf abgeschnitten, die Erkrankung setzt sich auf die Bindearme fort; der Hirnschenkelfuß enthält nur spärliche Fasern. Brücke und Medulla oblongata zeigen keine Veränderungen.

Histologisch findet man überall noch einzelne feine Markfasern erhalten, die Achsenzylinder sind entsprechend der Entmarkung ebenfalls geschwunden. Das Marklager enthält in der Gegend der U-Fasern reichlich gemästete Astrocyten, in den zentralen Teilen kleine lymphocytenartige Kerne. Die Gliafaserwucherung ist in den peripheren Teilen des Marklagers, an der Rinde und am Ventrikel sehr dicht, weniger in den mittleren Teilen. Das mesodermale Gewebe hat an der Organisation nicht teilgenommen. Der Prozeß, der im Innern abgeschlossen erscheint, ist an der Peripherie des Gewebes jünger. In diesem hat sich ein Teil der gliösen Zellen in Körnchenzellen umgewandelt. Von diesen werden die Abbauprodukte der Markscheiden aufgenommen; sie geben mit Markscheidenfarben (SPIELMEYER) einen leicht rauchgrauen Ton oder bleiben ungefärbt. Im HERXHEIMER-Präparat zeigen sie nur einen mattrosa Farbton; die am weitesten nach dem Herdrand liegenden Körnchenzellen haben nur einen grünlichen, sich gelb färbenden Inhalt. Dagegen sind die Körnchenzellen im Adventitialraum der Gefäße leuchtend rot gefärbt (Abb. 13). Körnchenzellen ohne Anfärbung des Inhaltes findet man übrigens auch im gesunden Markgewebe vereinzelt, z. B. im Kleinhirn, ohne daß eine Schädigung der Markfasern deutlich wäre. An den Gefäßen begegnet man Infiltraten von Lymphocyten, zum Teil auch einigen Plasmazellen.

Der Zellbestand der Hirnrinde ist erhalten, im Thalamus finden sich sekundäre Zellausfälle.

Es handelt sich um einen sehr langsam fortgeschrittenen degenerativen Prozeß mit mäßigen und ganz vereinzelten symptomatischen Entzündungserscheinungen. Die mangelhafte Anfärbung der Abbauprodukte mit Fettfarben und die schwache oder fehlende Darstellung durch Hämatoxylin zeigt, daß die Zerfallsstoffe der Markscheiden auf einer *Zwischenstufe zu den Neutralfetten* stehengeblieben sind. Sie sind meist im Gewebe liegen geblieben und nur ein kleiner

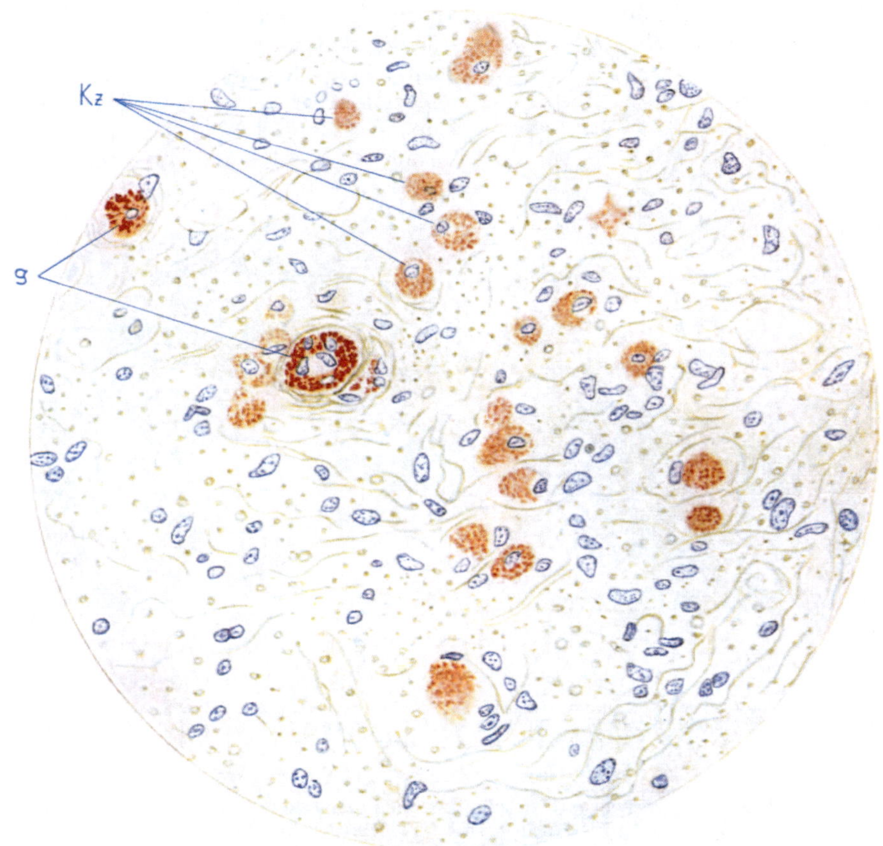

Abb. 13. Fettfärbung mit Scharlachrot nach HERXHEIMER, Nachfärbung mit EHRLICHs Hämatoxylin. Aus der progressiven Randzone eines Kleinhirnherdes. *Kz* Gliogene Körnchenzellen mit gelb-rötlich gefärbtem Inhalt; *g* Gefäß mit leuchtend rot gefärbten fettigen Abbauprodukten.
[Aus SCHOLZ: Z. Neur. **99**, 651 (1925), Abb. 12, S. 672.]

Teil ist bis zu den Gefäßen vorgedrungen. Dies bedeutet, daß die Funktion der Glia für den Stoffwechsel der Markscheiden versagt hat. Die Abbaustoffe gleichen den sog. prälipoiden Substanzen (ALZHEIMER) der amaurotischen Idiotie. Es handelt sich hier wohl um einen ähnlichen Stoff, doch besteht ein sehr wesentlicher Unterschied zwischen diesen beiden Krankheiten darin, daß die bei der amaurotischen Idiotie schwer betroffenen Ganglienzellen vom Prozeß der diffusen Sklerose gar nicht berührt werden: „Es besteht vielmehr eine Stoffwechselstörung der Glia", diese muß „auf eine von Haus aus bestehende Anomalie der den Stoffwechsel der Gliazellen regulierenden Faktoren" zurückgeführt werden; vielleicht liegt überhaupt eine genetische endokrine Störung auf einer höheren Ebene vor (SCHOLZ). Diese allgemeine Grundstörung führt örtlich an den Stellen des Gewebszerfalls zu einer quantitativen Steigerung, ist aber auch sonst wirksam, wo dieser Zerfall noch nicht eingetreten ist, wie die einzelnen Körnchenzellen mit nicht färbbarem Inhalt in verschonten Gebieten beweisen. Der Beginn im Marklager beruht vielleicht auf den Verhältnissen der Blutversorgung dieses Gebietes, da sich hier die Grenzgebiete der Hirnarterien überschneiden. Auch kann hier „eine der hereditären Anlage immanente regionale Lokalisationstendenz“ zum Ausdruck kommen, wie sie etwa bei der amaurotischen Idiotie in einer besonderen Beteiligung bestimmter Gebiete, z. B. des Kleinhirns, gegeben ist. SCHOLZ hält es für wahrscheinlich, daß die Synthese der Aufbaustoffe in den Gliazellen unzureichend ist oder daß fremdartige chemische Körper zu den Markfasern gelangen, jedenfalls aber liegt die Grundstörung in der Insuffizienz der Glia.

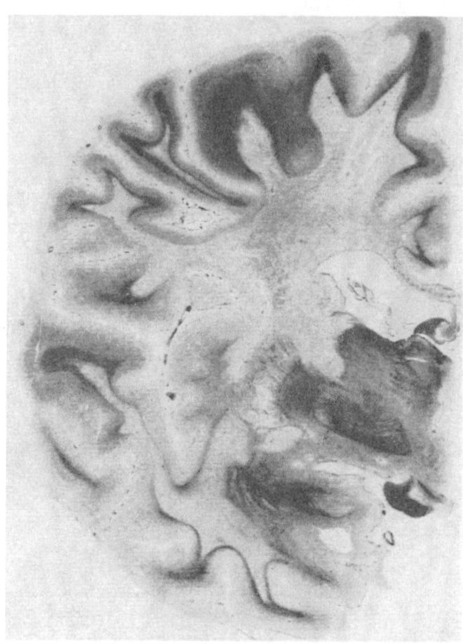

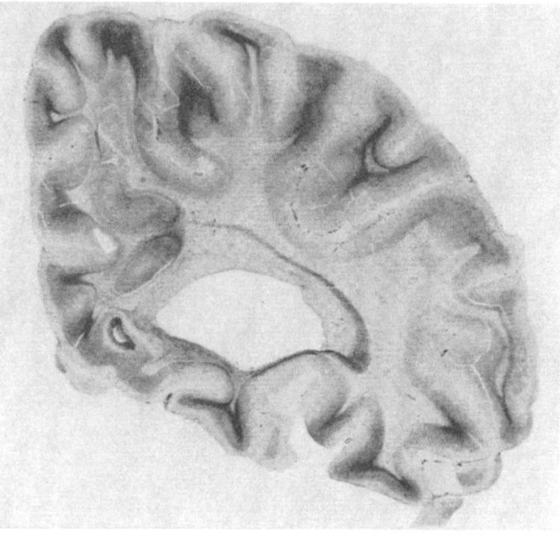

a b

Abb. 14a u. b. Fall von PFISTER (WALTHARD). (Eigener Fall 32.14a.) Frontalschnitt. Markscheidenpräparat nach HEIDENHAIN-WOELCKE. Natürliche Größe. a Durch die Mitte der Stammganglien; b durch den Occipitallappen (mit Erhaltung der Sehstrahlung).

Bei dem *Falle von* PFISTER ergab die Sektion eine schwere Atrophie der Nebennieren, Leistenhoden und eitrige Bronchitis, Hirngewicht 1235 g. Auch hier besteht eine ausgedehnte symmetrische Entmarkung, welche im Stirnhirn nur leichte Grade zeigt, nach occipital aber immer mehr zunimmt, doch ist inmitten der schweren Entmarkung der Fasc. longitudinalis inferior erhalten (Abb. 14). Überall sind noch einige Markfasern vorhanden, aber auch die U-Fasern sowie die in die Rinde aufsteigenden Markstrahlen sind nicht immer intakt. Die Achsenzylinder sind größtenteils ausgefallen. Vielfach sind lymphocytäre Infiltrate vorhanden. In den zentralen Partien ist der Abbau vollendet. In den Randpartien färben sich die Abbauprodukte in den gliogenen Körnchenzellen mit Hämatoxylin rauchgrau und gleichzeitig mit Fettfarbe weit besser an als in dem vorher beschriebenen Fall von SCHOLZ, sie besitzen aber einen matteren Farbton als die leuchtend roten Zellen an den Gefäßen. Es sind auch Stellen vorhanden, in denen die Fettfärbung der Glia den unzureichenden Abbau deutlicher offenbart. Es sind also nur quantitative Unterschiede, denen keine prinzipielle Bedeutung zukommt (SCHOLZ 1933). Von den Stammganglien ist nur der Globus pallidus an dem Prozeß beteiligt. Ferner zeigen die Nervi optici, die vordere und hintere Commissur Markzerfall. Das Kleinhirn ist intakt, die Pyramidenbahn im Rückenmark degeneriert. Verschiedentlich finden sich um Gefäße Bezirke von besser erhaltenen Markscheiden inmitten entmarkter Partien. Es besteht eine erhebliche Fasergliose.

PFISTER schildert noch einen weiteren, mit diesem nicht verwandten Patienten aus einer gesunden Familie. Dieser erkrankte im 8. Lebensjahr und zeigte ebenfalls eine Braunfärbung der Haut und einen fast gleichartigen klinischen Befund; er starb nach 2 Jahren. In diesem

Fall wurden die Nebennieren nicht untersucht, aber die auffällige Hautpigmentierung dürfte in beiden Fällen auf die Erkrankung dieser Organe zu beziehen sein[1].

Die Beobachtung von SCHOLZ erfuhr eine Bestätigung und Erweiterung durch ein von BIELSCHOWSKY und HENNEBERG (1928) beschriebenes Geschwisterpaar.

Die Eltern sind gesund, nicht verwandt, der Vater der Mutter litt an spastischer Spinalparalyse, ebenso ein Bruder von ihm. Die genaue erbbiologische Analyse der Familie (124 Personen) durch CURTIUS (1930) hat außerdem eine Häufung neuropathischer und psychopathischer Individuen ergeben. Die Ähnlichkeit mit der Beobachtung von SCHOLZ deutet auf enge Beziehung des Symptomenkomplexes der spastischen Spinalparalyse mit dieser Form der diffusen Sklerose, die aber hinsichtlich des Gewebsprozesses noch nicht verstanden werden kann.

Es fanden 4 Geburten statt: 1. Karl (Fall 2), 2. Kurt; starb plötzlich im Alter von 1 Jahr 5 Monaten nach einer Serie von kurzen Krampfanfällen; er hatte mit 8 Monaten schon etwas gehen können, verlernte es aber wieder. Es ist demnach sehr wahrscheinlich, daß es sich um dasselbe Leiden handelte. 3. Hermann (Fall 1), 4. Totgeburt.

Der *jüngere Bruder Hermann* erkrankte nach normaler Entwicklung gegen Ende des 8. Lebensjahres mit Abnahme des Gehörs und Spasmen in den Beinen. Nach 4 Monaten Erblindung durch Opticusatrophie und hochgradige Schwerhörigkeit. Geistiger Verfall, schreit viel, läßt unter sich, hört auf zu sprechen. Zuletzt Spasmen in Armen und Beinen, Pupillenstarre, Schreianfälle mit verstärkten Spasmen. Blut und Liquor normal. Tod nach noch nicht einjähriger Krankheitsdauer.

Anatomisch. Ausgedehnte symmetrische Entmarkung beider Großhirnhemisphären, besonders in der Parieto-Occipitalgegend; sie reicht zungenförmig nach vorn bis in den Stirnlappen hinein, zum Teil die U-Fasern und an einigen Stellen die ganze Rinde miteinbeziehend, z. B. das Ammonshorn. In der Calcarina ist der VIQD'AZYRsche Streifen erhalten. Die Optici sind in ihren mittleren Teilen entmarkt, ferner ist betroffen die vordere Commissur, der vordere Teil des Fornix, während der hintere Teil weniger entmarkt ist. Das Kleinhirn ist in gleicher Weise erkrankt, am stärksten die Umgebung der Nuclei dentati, ebenso die Kleinhirnbrückenschenkel. Degeneration der Pyramidenbahn im Rückenmark.

In den zentralen Teilen sind die Markscheiden und die Achsenzylinder fast vollständig ausgefallen und es findet sich eine spongiöse Glianarbe. In den Randzonen sind die Markfasern durch große Körnchenzellen auseinandergedrängt, der Inhalt färbt sich mit Eisenhämatoxylin rauchgrau an, gleichzeitig mit Scharlachrot „in einen helleren, sich mehr der Orangefarbe nähernden Ton" im Gegensatz zu der typischen Fettfarbe der Körnchenzellen in den Adventitialräumen der Gefäße. Außerdem gibt es feine mit Hämatoxylin und nach MARCHI sich färbende Körnchen und Stäubchen frei im Gewebe. Sehr bemerkenswert ist, daß in den anscheinend gesund gebliebenen Teilen, z. B. im Stirnhirnmark mit Eisenhämatoxylin (nach vorheriger Beizung mit schwacher Chromsäurelösung) färbbare Stäubchen nachweisbar sind, die sich mit Scharlachrot nicht anfärben, außerdem gibt es große Astrocyten sowie stellenweise große Körnchenzellen mit einzelnen feinen Körnchen dieser Art. Hier zeigen auch die Endothelien der Capillaren und die Intimazellen fast aller kleineren Gefäße Einlagerungen feinkörniger Substanzen, die auch ungefärbt durch Abblendung sichtbar zu machen sind.

Der $3^1/_4$ Jahr *ältere Bruder Karl*, normal geboren, hatte als kleines Kind Stimmritzenkrampf, Anfälle von „Wegbleiben", Pavor nocturnus und Noctambulismus. Die Erkrankung begann mit $10^1/_4$ Jahren mit Abnahme des Gehörs, nach $^3/_4$ Jahren Sehstörungen infolge Opticusatrophie und bald auch Spasmen in den Beinen, später epileptische Anfälle und schließlich Erblindung, Ertaubung, spastische Parese der Extremitäten und Verblödung, anfallsweise auftretendes Schreien und Lachen, Kachexie. Tod im Alter von $12^3/_4$ Jahren nach $2^1/_2$jähriger Krankheitsdauer.

Hier fand sich der Entmarkungsprozeß in den Optici und dem Großhirn in gleicher Ausdehnung und mit denselben histologischen Veränderungen; im Kleinhirn waren zwei symmetrische Aufhellungszonen vorhanden.

Die geringe Differenz der Befunde wird erklärt durch den akuten Verlauf bei dem jüngeren Bruder, der außerdem in einem früheren Lebensalter erkrankte. Die Ähnlichkeit mit den Beobachtungen von SCHOLZ wird betont. Die Autoren weisen darauf hin, daß der besondere Befund von hämatoxylinfärbbaren Körnchen in den Gefäßwandzellen intakter Gebiete auf eine Störung im Aufbau der

[1] Eine starke Pigmentierung und gleichzeitige Erkrankung der Nebennieren liegt noch vor in einem Fall von entzündlicher diffuser Sklerose von SIEMERLING und CREUTZFELDT (1923), von HAMPEL (1937) und von FOG (1937/38) (letztere nach EINARSON und NEEL 1938), WEBER (1940) sah eine Hypoplasie der Nebennieren.

Markscheiden hindeutet, da das Material für die Markscheidenbildung durch die Gefäße und die Gliazellen zugeführt wird; es kann hier eine „Insuffizienz des gesamten Aufbauapparates, des vasculären und gliösen" in Betracht kommen, es handelt sich also um eine „*Störung des cerebralen Lipoidstoffwechsels*". Wieder wird die amaurotische Idiotie zum Vergleich herangezogen. Worauf aber die Stoffwechselstörung beruht, ob auf mangelhafter Fermentation in den Zellen oder auf übergeordneten hormonalen Faktoren, muß dahingestellt bleiben.

Ähnliche kindliche Fälle in der gleichen spätinfantilen Altersstufe von 6—10 Jahren mit prälipoiden Abbauprodukten sind mitgeteilt von HABERFELD und SPIELER (1910 = SCHILDER 1913) mit 2 Geschwistern, VAN BOGAERT und BERTRAND (1933, Fall 1) mit zwei Geschwistern, JAKOB und GONZALES (1936) mit 3 Geschwistern, DE LANGE (1946) 1 Mädchen und (1947) mit 2 Brüdern, ferner WALDÈS und PIANTONI (1933) mit 3 Geschwistern. Von diesen starben 2 im Alter von 10 und 6 Jahren, während das 3. bereits in gleicher Weise erkrankt war. Bei dem 6jährigen Kind fand sich ein großer Entmarkungsherd mit Degeneration der Achsenzylinder, gemästeten Astrocyten, vielen Oligodendrogliazellen, jedoch ohne Körnchenzellen an den Gefäßen, während in den Randpartien des Herdes spärliche Körnchenzellen mit Lipoiden zu sehen waren. Es bestand eine schwere Belastung von seiten der Mutter (Stammbaum).

Möglicherweise gehören noch hierher (nur im Referat zugänglich): GAREISO, KÄFER und RASCOVSKY (1938) mit einem Knaben, BRUSA (1953) mit einem Knaben.

Die sehr bemerkenswerte Beobachtung von A. MEYER und TENNENT (1936) bei einem Geschwisterpaar vereinigt degenerative Züge mit einer bedeutenden entzündlichen Reaktion.

Die Mutter dieser Kinder erkrankte an einem progressiven Nervenleiden, bei dem es offen blieb, ob es sich um die gleiche Krankheit oder um eine multiple Sklerose handelt; der weitere Verlauf konnte nicht geklärt werden (laut brieflicher Mitteilung des Autors). Wenn nicht der sichere Nachweis der prälipoiden Substanzen erbracht worden wäre, würde man wahrscheinlich trotz der Familiarität an eine exogene Erkrankung gedacht haben.

Der 10jährige Knabe bekam im 2. Jahr epileptische Anfälle, mit 6 Jahren Gelbsucht und seitdem Gallenanfälle und Durchfall; zuletzt wurde er taub und ataktisch, schließlich blind und spastisch. Es fand sich eine Entmarkung von der Mitte des Hirns an bis zum Occipitalpol, eine Degeneration der Pyramidenbahn, doch waren Rückenmark und Kleinhirn sonst intakt; Hirnrinde ungestört. Es bestanden Ausfälle von Achsenzylindern und eine beträchtliche Fasergliose. Am Herdrande war eine Wallbildung mit gemästeten Astrocyten, Mikroglia und Körnchenzellen vorhanden. Im Herdbereich gab es eine bedeutende entzündliche Reaktion von Lymphocyten und Plasmazellen, die auch in das Gewebe vorgedrungen waren, doch fehlten sie außerhalb des Herdbereichs. Am Herdrande enthielten die Körnchenzellen reichlich Neutralfett, im Zentrum dagegen beschränkte sich dieses auf die Körnchenzellen an den Gefäßen, während im Gewebe prälipoide Substanzen vorherrschten. Diese Stoffe ließen sich im Pyridin, Chloroform und vielen anderen Fettlösungsmitteln nicht auflösen, während die Neutralfette leicht gelöst wurden. Auch eine Erwärmung auf 50^0 hatte keinen Effekt auf die prälipoiden Substanzen. In den inneren Organen fanden sich in Leber und den gewundenen Harnkanälchen der Nieren eine mäßige fettige Degeneration, aber keine Prälipoide, auch nicht in Milz, Hypophyse, Nebennieren, Pankreas, Thyreoidea und Lymphdrüsen.

Der jüngere Bruder wurde 9 Jahre alt, er hatte fast gleiche Symptome und der Befund entsprach in jeder Beziehung dem des Bruders, ebenso waren auch die entzündlichen Infiltrate vorhanden, die gleichfalls ins Gewebe ausgestreut waren, aber auch nur in den betroffenen Bezirken. Hier jedoch ließen sich selbst die mit Scharlachrot rosa angefärbten lipoiden Substanzen in den Körnchenzellen ohne weiteres von den Fettlösungsmitteln auflösen. Der Prozeß war hier also weiter fortgeschritten als bei dem älteren Bruder.

Es ist lehrreich, dieser Beobachtung eine andere von A. MEYER und PILKINGTON (1936) gegenüberzustellen, welche trotz des familiären Vorkommens anders zu beurteilen ist. Es handelt sich um einen 10 Jahre alten Knaben, einen Bruder des von STEWART, GREENFIELD und BLANDY (1927 1. Fall) beschriebenen $8^1/_2$jährigen Knaben. Hier liegen die großen Entmarkungsherde in den Stirnlappen bis zur Mitte der Stammganglien, welche zum Teil mit einbezogen sind. Es finden sich beträchtliche entzündliche Infiltrate auch außerhalb der Herde. Mitten in der Entmarkung gibt es kleine Myelininseln um die Gefäße wie bei der PELIZAEUS-MERZBACHERschen Krankheit, die aber bereits zerfallen, sowie ferner zahlreiche Einzelherde, zum Teil auch angedeutet konzentrisch, in den anderen Hirngebieten, die durchaus an die multiple Sklerose erinnern und vorwiegend Neutralfette enthalten. Ferner gibt es eine Entmarkung des Opticus, Degeneration der Pyramidenbahnen und Andeutung von Markschattenherden in den Hintersträngen des Rückenmarks und im Kleinhirn. Bei den von STEWART und Mitarbeitern beschriebenem Bruder wurde nur das Großhirn untersucht. Im Gegensatz zu dem Bruder betraf die Entmarkung hier die hinteren Abschnitte, über Einzelherde ist nichts ausgemacht. Wegen der engeren Beziehung zur multiplen Sklerose in dem Fall von A. MEYER würde man diese beiden Fälle der SCHILDERschen Krankheit zurechnen müssen.

Die Beobachtung von SYMONDS (1938) muß besonders hervorgehoben werden, weil die Krankheit entgegen der allgemeinen Erfahrung bei 2 Geschwistern erhebliche Stillstände aufwies:

Von 13 Kindern einer Familie starb ein 6jähriger Knabe; dieser sowie ein Mädchen von 20 und ein Knabe von 13 Jahren haben dasselbe Leiden. Fünf weitere Kinder von 7 Monaten bis 13 Jahren starben an „Meningitis“ und „Krämpfen“, einer an Lungentuberkulose, einer an unbekannter Krankheit, drei sind gesund. Die Mutter starb an Lungentuberkulose, der Vater ist gesund.

Der 6jährige Knabe lernte erst mit 3 Jahren gehen; 5 Monate vor dem Tode zunehmende Schwäche, Spasmen, Nystagmus; keine Aphasie, keine epileptischen Anfälle. Normaler Augenhintergrund. Liquor frei. — Das Marklager war gelatinös, Entmarkung besonders in Stirn- und Occipitalhirn mit Verschonung der U-Fasern. Prälipoide Abbauprodukte, Gliafaserwucherung.

Das 20jährige Mädchen war von Kindheit an zurückgeblieben, schwachsinnig; mit 11 Jahren spastische Kontrakturen an allen Extremitäten, später blind, epileptische Anfälle. *Stillstand des Leidens in den letzten Jahren.* — Später wurde der gleiche anatomische Befund erhoben wie bei dem älteren Bruder (GREENFIELD 1950).

Der 11jährige Knabe, von jeher schwachsinnig, epileptische Anfälle, beginnende Opticusatrophie, keine Kontrakturen, läuft herum und spielt. *Ebenfalls keine Fortschritte der Erkrankung in den letzten Jahren.*[1]

β) Im frühkindlichen Alter.

Prinzipiell den gleichen unvollständigen Abbau hat man auch im *frühkindlichen Alter* beobachtet. Der wichtigste Fall stammt von VAN BOGAERT und SCHOLZ (1933) und betrifft 2 Geschwister (Ros. . . .) mit spastischer Lähmung aller Extremitäten.

Das eine Mädchen starb im Alter von 6 Jahren, das andere im 4. Lebensjahr; ein Kind von $4^1/_2$ Jahren in einer Seitenlinie scheint das gleiche Leiden gehabt zu haben. — Das 4jährige Mädchen war $1^1/_2$ Jahre krank; pseudobulbäre Erscheinungen, Starre und zahlreiche JACKSONsche Anfälle, jedoch fehlten akustische und optische Störungen.

Im Gehirn findet sich ein *ubiquitärer Ausfall von markhaltigen Nervenfasern*, er betrifft Markscheide und Achsenzylinder (Abb. 15 und 16): „Es gibt keine Stelle, wo er nicht sichtbar ist“, in der Rinde, in subcorticalen Fasern, Zwischen- und Mittelhirn und Kleinhirn sowie in den Nervi optici. Überall sieht man zwischen den zugrunde gehenden Fasern im Markscheidenpräparat die schwärzlich angefärbten Abbauprodukte; die Pyramidenbahnen sind degeneriert. Dagegen haben die Ganglienzellen wenig gelitten, hier und da finden sich einzelne Ausfälle in der Hirnrinde, nur Dentatum und besonders Thalamus sind schwerer betroffen. Die dicken Markfasern haben Auftreibungen und tropfige Ausscheidungen, die dünnen einen nur staubförmigen Zerfall. Es besteht eine bedeutende Fasergliose.

---

[1] Diese Fälle erinnern an die von FOIX und MARIE (1927) sog. sclérose centro-lobaire à tendence symmétrique, wo Dauerstillstände beschrieben werden. Es handelt sich aber, wie im Abschnitt cerebrale Kinderlähmung näher erörtert ist, um angeborene und frühkindlich erworbene lokalisierte Narben in der Marksubstanz einiger Windungen infolge vasculärer Schäden. Eine Ausnahme macht nur der erste Fall der Autoren, ein 28 Jahre alt gewordenes Mädchen, das mit 18 Jahren innerhalb von 14 Tagen eine Lähmung und Versteifung beider Beine und eines Arms bekam (ohne bekannte Ursache). Dieser Zustand hielt 10 Jahre hindurch unverändert an. Es fand sich eine diffuse Sklerose im Mark beider Parieto-Occipitalgebiete mit Fasergliose, aber mit Verschonung der Rinde und U-Fasern und des Kleinhirns, nirgends entzündliche Erscheinungen; hier könnte man vielleicht an eine ausnahmsweise ausgeheilte SCHILDERsche Erkrankung denken, doch bleibt da noch manches unklar.

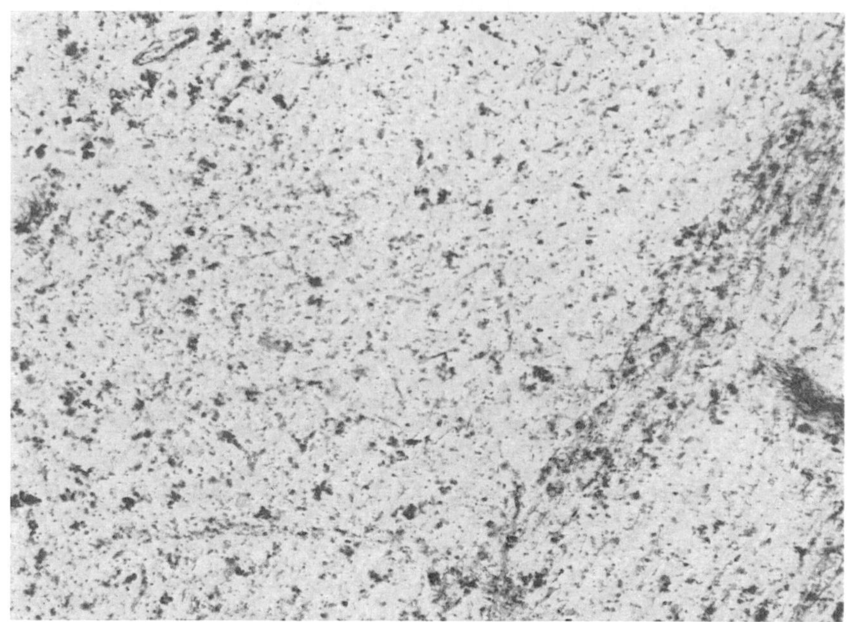

Abb. 15. Fall von VAN BOGAERT und SCHOLZ. Putamen. Markscheidenfärbung nach KULTSCHITZKY. Feinkörniger Zerfall der Markscheiden fast der gesamten Faserung. [Aus VAN BOGAERT u. SCHOLZ: Z. Neur. **141**, 510 (1932), Abb. 7.]

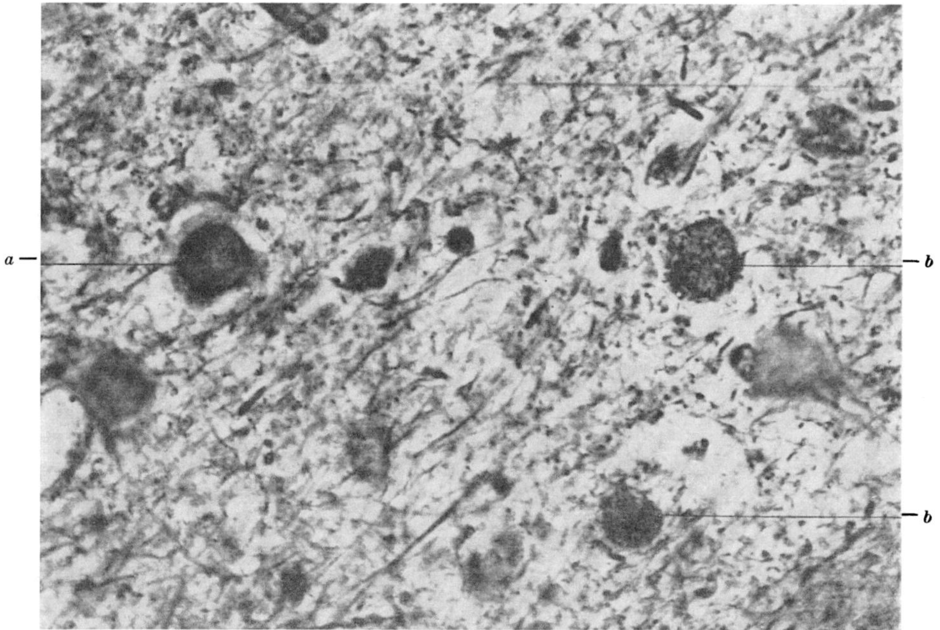

Abb. 16. Fall von VAN BOGAERT und SCHOLZ. Silberimprägnation von BIELSCHOWSKY. Verschiedene Formen der Achsenzylinderveränderung im Großhirnmark. Links ein dünner Achsenzylinder mit kugeliger, homogener, noch von einem Markscheidenrest umgebener Endanschwellung (*a*), rechts zwei dunkle, runde, körnige Körper (*b*), welche ein späteres Stadium solcher kugeligen Endanschwellungen darstellen. Es ist ein beträchtlicher Achsenzylinderausfall feststellbar. [Aus VAN BOGAERT u. SCHOLZ: Z. Neur. **141**, 510 (1932).]

Auffallend ist die Armut an Gliazellen: die Mikroglia fehlt ganz, das Bild wird beherrscht von großen plasmareichen gemästeten Astrocyten, die in weiten Abständen im Mark liegen, dazwischen einzelne große Körnchenzellen, die sich aus den Astrocyten entwickelt haben, sonst sind nur noch spärliche Oligodendrogliazellen vorhanden. Die massenhaften krümeligen Abbauprodukte färben sich nach SPIELMEYER schwarz, nach HERXHEIMER überfärben sie sich nur mit Hämatoxylin; von scharlachfärbbaren Lipoiden ist keine Spur vorhanden. Mit Nilblausulfat

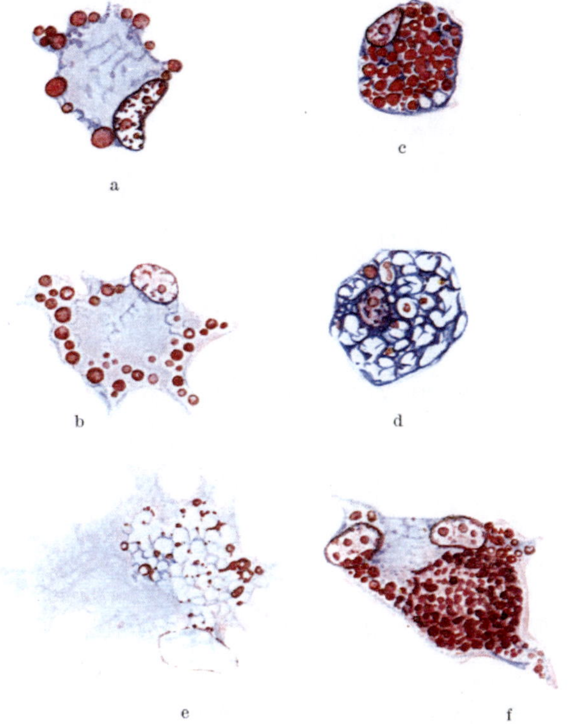

Abb. 17a—f. Fall von VAN BOGAERT und SCHOLZ. Azanmethode nach M. HEIDENHAIN. Die gemästeten Gliazellen haben an der dem Kern abgewandten Seite kleine pseudopodienartige Protoplasmafortsätze, mit denen sie Zerfallsstoffe umfließen und in den Zelleib aufnehmen (a—d). e gemästete Gliazellen mit teilweiser Vacuolisation des Plasmas und zahlreichen Azocarmingranulis; f gemästete Gliazelle mit Azocarmingranulis, die einen körnig zerfallenden Achsenzylinderrest umfließt.
[Aus VAN BOGAERT u. SCHOLZ: Z. Neur. **141**, 510 (1932), Abb. 17.]

werden sie dunkelblau, und die Azanmethode zeigt auffallend viele Achsenzylinderauftreibungen. Die Abbaustoffe liegen frei und in den großen Gliazellen (Abb. 17), ihr Plasma umfließt pseudopodienartig die Abbaustoffe, welche mit zunehmender Menge in die Zelle bis zum Kern vordringen; dadurch verwandelt sich die ganze Zelle in eine Körnchenzelle, wobei die Fortsätze verloren gehen. Die Einschlüsse lösen sich zum Teil bei der Einbettung, woraus hervorgeht, daß sie in der Zelle eine weitere Umwandlung in Stoffe erfahren haben, die sich mit Fettlösungsmitteln extrahieren lassen; zum anderen Teil besetzen die Zellperipherie der gemästeten Artrocyten mit Azocarmin leuchtend rot gefärbte Kügelchen. Sehr auffällig ist die *Passivität* der mobilen Zellen gliöser Herkunft *beim Abtransport*; sie sind keineswegs in der Nähe der Gefäße vermehrt anzutreffen, auch nicht in den Adventitialräumen. Die Menge scharlachfärbbarer Substanzen in den Adventitialzellen ist sehr gering. Dies gilt für alle Hirngebiete.

Das wesentlich Neue dieser Beobachtung ist die *über das ganze Zentralnervensystem* ausgebreitete Markschädigung im Gegensatz zu der mehr herdförmigen der übrigen Fälle, ferner die besonders schwere Beeinträchtigung des Abbaus, nicht nur durch das gänzliche Versagen der Mikroglia, sondern durch die „Lähmung der Funktion des gliösen Gewebes“, welche vielleicht auf eine hormonale Störung zurückzuführen ist.

Den gleichen allgemeinen Markzerfall einschließlich der Achsenzylinder bis in das Sacralmark hat FRANK (1947) bei einem $2^1/_2$jährigen Mädchen festgestellt, welches nach anfänglich normaler Entwicklung im ersten Halbjahr Spasmen aller Extremitäten bekam; es bestand

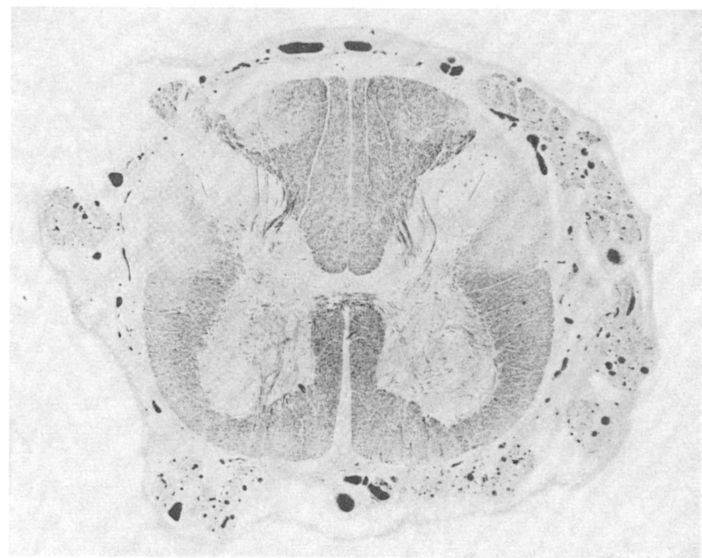

Abb. 18. Fall von JACOBI (M. Sch. 44.22). Lendenmark. Markscheidenfärbung nach HEIDENHAIN-WOELCKE. Vergr. 9:1. Degeneration der Pyramidenbahn, leichte diffuse Aufhellung. Entmarkung der vorderen und hinteren Wurzeln. [Aus JACOBI: Virchows Arch. **314**, 460 (1947), Abb. 2.]

keine Opticusatrophie. Die Marklager waren aufgehellt, die Körnchenzellen enthielten Abbaustoffe, die sich mit Hämatoxylin schwärzlich cder rauchgrau, mit Fettfarben mattrosa darstellen ließen; leuchtend rot gefärbte Lipoide gab es nur an den Gefäßwänden, von einer wirklichen Abräumung war wenig zu merken. Im Kleinhirn war die Körnerschicht entmarkt mit Lichtung der Körnerzellen, sonst waren die Ganglienzellen erhalten, nur im Nucleus dentatus waren in den Zellen prälipoide Abbaustoffe vorhanden, wie in dem dritten Fall von WICKE.

Abgesehen von einer Einzelbeobachtung eines 4jährigen Kindes von DUBOIS und LEY (1949) und 2 Fällen im Alter von $2^1/_2$ Jahren von MARKGRAF (1948), sowie von HEUYER, LHERMITTE und VOGT (1934) bei einem $2^1/_2$jährigen Mädchen, die wohl hierher gehören dürften, verdient ein Fall von JACOBI (1947, Fall 1) besondere Beachtung.

M. Sch. (eigener Fall 44, 22). Der $2^1/_2$ Jahre alte Knabe erkrankte am Ende des 1. Lebensjahres mit Gehstörungen und progressiver Versteifung. Die ganze Marksubstanz ist etwas aufgehellt, mit Bevorzugung der Marklager des Großhirns. Die Rinde ist fast ganz frei von Markfasern, auch das Rückenmark und die dazugehörigen Wurzeln sind aufgehellt (Abb. 18); eine Degeneration der Pyramidenbahn ist deutlich, ebenso auch eine Aufhellung der Hinterstränge. Überall sind die mit Markscheidenfarben schwärzlich angefärbten, zahlreich ausgestreuten Abbauprodukte vorhanden, die sich auch nur schwach rosa mit Fettfarben darstellen lassen. Sie liegen auch vereinzelt in allen Gebieten, in denen die Marksubstanz noch kaum geschädigt zu sein scheint. Der Abbau ist behindert, man sieht nur wenig an den Gefäßen und nur ganz selten geringe Fetttröpfchen. Die Ganglienzellen sind im wesentlichen erhalten. In diesem Fall wurden erstmalig auch *in den peripheren Nerven* (Ischiadicus) *die gleichen Abbauprodukte* gefunden (Abb. 19).

Sehr ähnlich ist die letzthin veröffentlichte familiäre, vielleicht sogar erbliche Beobachtung von BERTRAND und Mitarbeitern (1954): Der Knabe erkrankte nach normaler Entwicklung mit 15 Monaten an Gehstörungen und endete im Alter von $2^1/_2$ Jahren mit progressiver Versteifung und Demenz. Ein Bruder starb unter den gleichen Erscheinungen. — Der Vater hatte 17 Geschwister, von denen 6 klein starben, sowie 2 erwachsene Schwestern an Kindbettfieber, die anderen sind gesund. Von diesen hat ein Bruder und ebenso eine Schwester je 2 Kinder im frühkindlichen Alter verloren, eine andere Schwester hat ein schwachsinniges Kind. — Von seiten der Mutter keine Belastung.

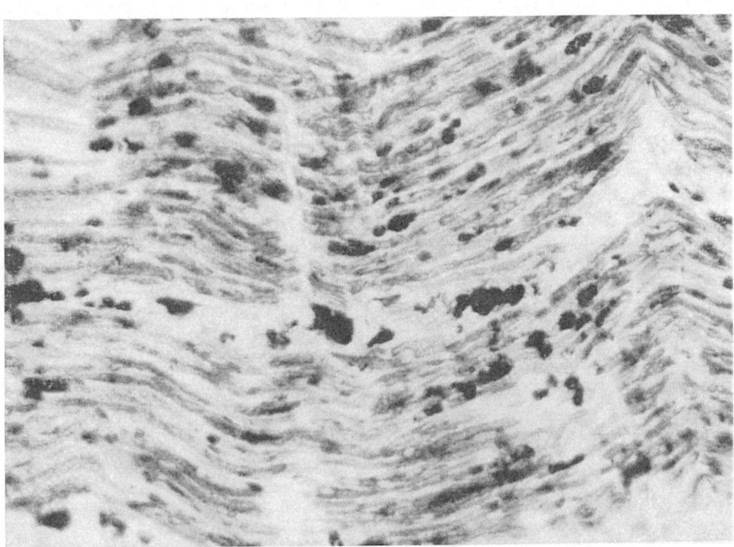

Abb. 19. Fall von JACOBI (M. Sch. 44.22). Ischiadicus. Färbung nach FEYRTER. Vergr. 200:1. Die zahlreichen Abbauprodukte haben sich ebenso rotviolett angefärbt wie die Markscheiden, nur in etwas dunklerem Farbton. [Aus JACOBI: Virchows Arch. **314**, 460 (1947), Abb. 4.]

Es fand sich eine vollständige Entmarkung des Groß- und Kleinhirns einschließlich der U-Fasern, Aufhellung der Markfasern in der Rinde, ebenso der vorderen Commissur, des Brückenfußes im Gegensatz zur Haube. Die Achsenzylinder sind entsprechend degeneriert. Die massenhaften Abbauprodukte von prälipoidem Charakter liegen meist in den Randgebieten, teils frei im Gewebe, teils in mikrogliösen Körnchenzellen, zum Teil auch in gemästeten Astrocyten. Neutralfett gibt es nur spärlich an den Gefäßen. Die Oligodendroglia ist in den entmarkten, aber auch in den noch anscheinend unversehrten Gebieten verschwunden. Eine *Metachromasie* war an Gefrierschnitten *nicht nachzuweisen*[1]; es gibt keine mucoiden Substanzen, die Färbung nach SMITH-DIETRICH ist negativ. Ein Teil der Abbauprodukte, frei oder in Zellen, gibt eine positive PAS-Reaktion[2]. Die Pyramidenbahn im Rückenmark ist sekundär degeneriert und enthält keine Abbauprodukte. Dagegen sind in den *peripheren Nerven* wieder dieselben Zerfallsstoffe wie im Gehirn vorhanden.

Die Nervenzellen der subthalamischen Gebiete der Substantia nigra, der Substantia reticularis des Hirnstammes und des Nucleus dentatus enthalten Substanzen, die sich mit Myelin schwarz färben, die Zellen sind aber nicht sonderlich gebläht, zeigen keine Kernverdrängungen, sind also kaum durch die Aufnahme dieser Substanzen verändert.

In der Milz enthalten die vermehrten Zellen des reticuloendothelialen Systems einen Stoff, der sich zwar mit Hämatoxylin nicht anfärbt, aber die PAS-Reaktion gibt. Die Leber

---

[1] Vgl. aber S. 757.

[2] Die PAS-Reaktion (= periodic acid SCHIFF-reaction) ist eine Perjodsäure-Leukofuchsin-Reaktion von MCMANUS, LILLIE und HOTCHKISS (vgl. GEDIGK 1952).

hat acidophile Granula im Plasma der KUPFFERschen Zellen und in den Kernen einiger Parenchymzellen. Wie die Autoren selbst betonen, bildet ihre Beobachtung den Übergang zwischen dem SCHOLZschen Typus zu den Fällen von GREENFIELD.

γ) Nach der Pubertät.

Es gibt noch einige Beobachtungen im Alter *nach der Pubertät*, die sog. *adulte Form.* Die bekanntesten Fälle sind die 3 Geschwister von FERRARO (1927). Die drei einzigen Kinder waren erkrankt:

1. Sohn, 31 Jahre, Beginn mit 21 Jahren, er wurde rasch ermüdbar, war ungeschickt schwindlig; Zittern, Gedächtnisschwäche, uneinsichtig und euphorisch, es bestand Intentionstremor und eine progressiv verlaufende spastische Ataxie sowie eine bitemporale Opticusatrophie. Kein Nystagmus, kein Babinski. Entmarkung des Großhirns nach hinten zunehmend mit erhaltenen U-Fasern, Inselregion und Temporalwindungen ebenfalls betroffen. Geringere Herde im Kleinhirn.

2. Sohn, 45 Jahre, Beginn mit 30 Jahren, immer unstet, Berufswechsel, paranoide Züge und Halluzinationen, unsicherer Gang, bitemporale Abblassung der Papillen, keine Sprachstörung und keine Ataxie. Die gleiche Erkrankung des Großhirns.

3. Tochter, 32 Jahre alt, Beginn mit 20 Jahren. Sie war ein 7-Monatskind, aber normal entwickelt. Die Erkrankung schloß sich an ein Trauma durch einen Fall an: mit Erschwerung der Sprache und unsicherem Gang; Depression mit Suicidversuch, zuletzt Paraplegie.

In allen 3 Fällen bestand eine Entmarkung des Großhirns, die nicht ganz vollständig war. Um die Blutgefäße waren oft normale myelinhaltige Partien erhalten, sehr zahlreiche Abbauprodukte prälipoider Natur in Körnchenzellen, aber auch frei im Gewebe; Fett gab es nur an den Gefäßen. Hochgradiger Ausfall der Achsenzylinder, zahlreiche gemästete Gliazellen, beträchtliche Gliafaserwucherung, aber keine Beteiligung des Mesenchyms. Das Kleinhirn war bei 1. schwer, bei 2. weniger betroffen. Degeneration der Pyramidenbahn, bei 1. erhebliche Läsion der Temporal- und Parietalrinde sowie des Ammonshorns. Auch im Rückenmark leichte Entmarkung der Hinter- und Seitenstränge.

Aus den vielen Abbaustoffen, die frei im Gewebe liegen, schließt Verfasser auf eine Insuffizienz der Oligodendrogliazellen und auf eine Unabhängigkeit des Abbaues von Zellen, denn die Abbauprodukte kommen auch frei in den Gefäßscheiden vor.

Andere Fälle dieser Art sind beschrieben von SLASZKA (1937): Patient von 22 Jahren mit 5jähriger Krankheitsdauer, dessen Bruder offenbar das gleiche Leiden hatte; AUSTREGESILO, GALLOTTI und BORGES (1930): 18jähriges Mädchen mit 5jähriger Krankheitsdauer, WEBER (1940): 28jähriger debiler Mann, dessen ebenfalls schwachsinniger Bruder im 25. Lebensjahr nach schizophrener Verblödung starb, WICKE (1938, Fall 2) beobachtete ein 24 Jahre alt gewordenes Mädchen, bei welchem im 19. Lebensjahr ein plötzlicher Erregungszustand mit Halluzinationen ausbrach; sie zeigte bis zu ihrem Tode ein katatones Verhalten, ohne daß grobe neurologische Ausfälle in der Anstalt aufgefallen wären. Auch hier fand sich eine diffuse symmetrische Entmarkung im Großhirn mit prälipoiden Abbauprodukten, Neutralfette nur in den Gefäßscheiden. — Ein 37jähriger Mann, den VAN BOGAERT und NYSSEN (1933) beschrieben haben, machte eine 5 Jahre dauernde Krankheit durch mit progressiver Tetraplegie, Sprach- und Schluckstörungen sowie Opticusatrophie. Ein Bruder zeigte das gleiche Leiden im Beginn. Es fand sich eine mäßig starke Entmarkung mit prälipoiden Zerfallsprodukten, kompliziert durch mehrere kleine arteriosklerotische Erweichungsherde.

Es sind noch kurz 2 Fälle zu erwähnen, deren Stellung nicht ganz gesichert erscheint. WALTER (1918) beschrieb einen 40jährigen Mann, dessen Schwester idiotisch und dessen Großvater geistig nicht normal war. Er litt in den letzten 5 Jahren an zunehmender Verwirrtheit, Gedächtnisschwund, amnestisch-agnostischen Störungen und verblödete. In dem atrophischen Gehirn fand sich eine Marklichtung und verschiedene kleine Entmarkungsherdchen unterhalb der subcorticalen Fasern; reichlich große Fettkörnchenzellen, die sich aus progressiven Astrocyten entwickelt hatten; Kleinhirn, Brücke, Medulla oblongata frei von Herden. Man ist versucht eher an eine SCHILDERsche Krankheit zu denken. Die andere Beobachtung stammt von SIMMA (1947/48). Sie bezieht sich auf eine diffuse Stirnhirnmarksklerose bei einem 41jährigen Mann, die sich im Laufe von 3 Jahren entwickelt hatte. Der Kranke hatte dementsprechend Stirnhirnsymptome, der Herd reichte etwa bis zur vorderen Zentralwindung und ließ auch den Temporallappen intakt, die Hirnrinde war gut erhalten. Es gab einige gelblich-rote Fettkörnchenzellen im Mark, eine erhebliche Fasergliose, ferner eine Aufhellung im Hilus des N. dentatus des Kleinhirns infolge einer Kleinhirnrindenatrophie mit Ausfall der PURKINJE-Zellen und Lichtung der Körner.

b) Mit metachromatischen prälipoiden Abbaustoffen.

Hält man an dem Vorhandensein der abnormen Abbauprodukte und ihrer verlangsamten Verarbeitung als grundsätzliches Leitmotiv der Leukodystrophie fest, so müssen auch die Fälle mit metachromatischen Zerfallsprodukten zu dieser Form der diffusen Sklerose gerechnet werden. Sie stellen nur eine wegen des auffälligen Farbunterschieds besonders hervorstechende Variante dar, sie gehören zu den Lipoiden und verhalten sich wie diese. Wie früher angedeutet, ist die *Metachromasie der Abbaustoffe* nur eine Etappe in der Reihe der Zerfallsstufen.

Wie wenig geklärt der Wert der Metachromasie noch ist, wurde oben kurz gestreift, doch hat sie sich bisher als differentialdiagnostisch wichtiges histochemisches Merkmal bewährt. In den gleich zu besprechenden Fällen von BRAIN und GREENFIELD ließen sich die prälipoiden Abbaustoffe im Gefrierschnitt mit basischen Farbstoffen metachromatisch darstellen, jedoch verschwand die Metachromasie sofort bei Anwendung von Alkohol und Xylol und natürlich auch bei der Einbettung in Paraffin und Celloidin. Andererseits waren schon lange Beobachtungen mit metachromatischen prälipoiden Substanzen am eingebetteten Material bekannt; diese letzteren betrafen Erwachsene, jene aber meist Kinder.

Die von BRAIN und GREENFIELD (1950) beschriebenen *4 Kinder* waren nahezu alle 3 Jahre alt und erkrankten nach anfänglich normaler Entwicklung oder im Anschluß an eine Infektionskrankheit im Laufe des 2. Lebensjahres an Gehstörungen und progressiver Versteifung, zum Teil mit Blindheit und Demenz. Sie bezeichneten das Leiden als „spätinfantile, metachromatische Leukoencephalopathie mit primärer Degeneration der interfasciculären Oligodendroglia". Zwei ganz gleichartige Fälle hatte GREENFIELD schon 1933 mitgeteilt. Von diesen Patienten waren 5 einzeln erkrankt, nur im 2. Falle von 1933 war ein Bruder offenbar an der gleichen Krankheit gestorben. Klinisch war noch der hohe Eiweißgehalt des Liquors (0,1—0,2%) bemerkenswert.

Anatomisch sind diese Fälle gekennzeichnet durch eine ausgedehnte Entmarkung von Groß- und Kleinhirn, wobei immer noch einzelne Fasern erhalten geblieben sind; die Rinde ist intakt. Vorwiegend betroffen sind bei der Geburt noch nicht markhaltige Bezirke und diejenigen, bei welchen die Markreifung sich bis zum dritten extrauterinen Monat hinzieht. Dies zeigt sich in der relativen Intaktheit der Sehstrahlung, der Olfactorii, des Fornix, des Wurms und der oberen vorderen Teile der Kleinhirnhemisphären, ferner darin, daß die Pyramidenbahnen und Projektionsfasern der postzentralen Rinde weniger vollständig entmarkt sind als die frontopontinen und temperopontinen Faserzüge. Für ein auffälliges Merkmal dieser Fälle halten die Autoren das *Fehlen der Oligodendrogliazellen* in dem erkrankten Gebiet, aber auch in noch nicht ergriffenen Markbezirken; daraus schließen sie auf einen primären Untergang der Oligodendrogliazellen, dessen mutmaßliche Ursache aber im Unklaren bleibt.

In den entmarkten Gebieten finden sich sudanophile Lipoide nur an den Gefäßen. Anstatt der Fettkörnchenzellen im Gewebe gibt es zahlreiche „granula-bodies". Die Körnchen in ihnen färben sich zum Teil wie das Myelin mit Scharlachrot, Azan und Hämatoxylin, d. h. sie haben einen prälipoiden Charakter, andere dagegen färben sich rot mit Mucicarmin und metachromatisch mit Toluidinblau, mit Azanblau und mit der PAS-Reaktion rot. Die *Metachromasie* ist aber *nur am Gefrierschnitt* zu erzielen, die Schnitte dürfen nicht mit Xylol in Berührung kommen, deshalb fehlt auch die Metachromasie nach Einbettung mit Celloidin oder Paraffin. Das metachromatische Material findet sich außerdem in den *Ganglienzellen* des Nucleus dentatus und des Globus pallidus, in der *Leber*. in den HENLEschen Schleifen der *Niere*, wobei geringe Unterschiede in den chemischen Reaktionen dieser Produkte der einzelnen Organe vorkommen. In den Abbauprodukten der weißen Substanz blieb die PAS-Reaktion auch nach der Einbettung in Celloidin erhalten. Da die metachromatischen Substanzen in Xylol und Chloroform gut, in Alkohol aber nur relativ löslich sind, schließen die Verfasser auf einen Gehalt an Galaktolipoiden. Sie vermuten, daß die metachromatischen Substanzen in Leber und Niere aus dem Gehirn eingeschwemmt sein könnten. Sehr beachtlich ist das Vorkommen der metachromatischen Abbauprodukte zwischen den Fasern der *ventralen Rückenmarkswurzeln* in der Cauda equina in dem 4. Falle. Dies erinnert an die Anhäufung der Prälipoide in den peripheren Nerven bei der Beobachtung von JACOBI (Fall 1, vgl. S. 748), welche GREENFIELD seinen Fällen zugerechnet wissen will.

Eine Beobachtung von LESLIE (1952) über einen $3^1/_2$jährigen Knaben entspricht den GREENFIELDschen Fällen; auch hier waren metachromatische Substanzen in der Niere vorhanden.

Ähnlich liegt ein Fall von SCHEIDEGGER (1950), einem Knaben, der im Alter von 14 Monaten erkrankte. Es gab eine Entmarkung ohne Fettkörnchenzellen, jedoch fanden sich blaßrötliche Massen in den Gliazellen und den Gefäßwandzellen. Prälipoide waren auch in den teilweise geblähten Nervenzellen vorhanden. „In den Follikeln der Milz sind ebenso große wabige Zellen vorhanden, die feine Einschlüsse zeigen", und zwar die gleichen „teilweise metachromatischen Produkte" wie im Gehirn. FEIGIN (1954) beschreibt metachromatische Veränderungen bei einer nicht sicher zu beurteilenden Beobachtung eines 6 Wochen alten Kindes von einer Frau mit Diabetes.

Eine *familiäre* Erkrankung dieser Art ist von BRANDBERG und SJÖVALL (1940) mitgeteilt worden. Ein Mädchen im Alter von 2 Jahren, deren beide älteren Brüder nach gleichem klinischen Verlauf im 3. Lebensjahr gestorben waren, entwickelte sich normal bis zu $1^1/_4$ Jahren und erkrankte dann an progressiver Versteifung. Hier bestand eine totale Entmarkung mit Einschluß der Rindenfasern, aber intakten Ganglienzellen. Die Achsenzylinder sind „überall in normaler Anzahl und gut erhalten". Die Oligodendroglia ist weitgehend reduziert, die Mikroglia ist in Körnchenzellen umgewandelt, die Abbauprodukte färben sich mit Scharlachrot grauviolett, mit Toluidinblau metachromatisch orangegelb. Auch in den Astrocyten liegen metachromatisch gefärbte Körnchen am Rande. An den Gefäßen gibt es etwas rot gefärbtes Fett. Die gleichen Veränderungen bestehen im Kleinhirn und den Nervi optici, die Pyramidenbahn ist degeneriert.

Neuerdings haben PEIFFER und v. HIRSCH (1955) den Befund eines $3^1/_2$jährigen Mädchens mitgeteilt (Fall KINATEDER), welcher auch von DIEZEL histochemisch untersucht wurde. Die Erkrankung begann im Alter von 15 Monaten. Es handelt sich um eine ausgedehnte Entmarkung mit teilweiser Erhaltung der U-Fasern und zahlreichen Zerfallsprodukten der Markscheiden, sowohl frei im Gewebe wie in großen Makrophagen; auch die Astrocyten beteiligen sich an dem Abbau. Diese Stoffe färben sich mit Thionin grün, mit Kresylviolett braun metachromatisch, ferner mit Sudanschwarz grauschwärzlich, mit Scharlachrot gelborange; außerdem geben sie eine deutliche PAS-Reaktion. Die Metachromasie verschwand bei Anwendung von Alkohol. Die Abbaustoffe lösten sich schwerer in Aceton als die Glykolipoide der normalen Markscheiden. Es handelt sich um saure Glykolipoide, die vielleicht enge Beziehungen zu den Cerebrosiden der Markscheiden haben. Nach der Einbettung in Paraffin war zwar die Metachromasie nicht mehr vorhanden, aber es gab noch Abbaustoffe mit positiver PAS-Reaktion, wie dies schon BRAIN und GREENFIELD festgestellt hatten. Es ließ sich zeigen, daß diese Stoffe an Eiweiß gebunden sind, ebenso wie die Lipoide in den Globoidzellen der KRABBEschen Krankheit. „Beide Male liegen wahrscheinlich celluläre Verarbeitungsprodukte der Markscheidencerebroside vor" (DIEZEL).

Ob eine Metachromasie alkoholresistent ist oder nicht, ist von geringer Bedeutung. Wenn die Metachromasie auch nach der Einbettung noch nachweisbar ist, so bedeutet das nur, daß von den metachromatischen Substanzen noch Reste (vielleicht durch chemische Bindungen) erhalten geblieben sind (DIEZEL).

Schon lange bekannt ist die Metachromasie *bei Erwachsenen*, die bisher am eingebetteten Präparat nachgewiesen wurde. Nachdem schon NISSL (1910) bei einem Mann mit paralyseähnlicher Erkrankung mit basischen Anilinfarben metachromatisch darstellbare Abbauprodukte gesehen hatte, hat ALZHEIMER (1911) in seiner Gliaarbeit einen von BARONCINI untersuchten, aber nicht veröffentlichten Fall mit derartigen Abbauprodukten im Großhirn beschrieben. Diese Abbauprodukte lagen zum Teil in großen plasmatischen faserbildenden

Gliazellen, zum Teil waren sie in Form wolkiger Massen abgelagert. Es gab Übergänge dieser Stoffe in echte fettige, die sich in Adventitialzellen ablagerten, auch war ein Transport nach den Gefäßen zu verfolgen. Später wurden solche Beobachtungen mitgeteilt von WITTE (1921), KALTENBACH (1922), INZER (1937), EINARSON und NEEL (1938) und EINARSON (1954), VAN BOGAERT und DEWULF (1939), CARDONA (1940), NORMAN (1947), auch möchte ich den 3. Fall von WICKE (1938) hierher rechnen. Es handelt sich meist um erwachsene Personen, die aber schon immer auffällig waren, so war WITTEs Fall ein „imbeziller Landstreicher", welcher in den letzten Jahren an einer paralyseähnlichen Demenz litt und 42jährig in der Anstalt verstarb. KALTENBACHs 25jähriger Patient hatte „nie etwas getaugt", bot zuletzt das Bild „dementer Euphorie". Der Kranke von VAN BOGAERT und DEWULF, fing nach einem Sturz im 21. Lebensjahre an zu trinken, wurde dement und bot, wie die vorigen, das Bild einer Paralyse, bis er im 38. Lebensjahre starb, Krankheitsdauer 17 Jahre. Die erste Beobachtung von EINARSON und NEEL betrifft einen Kranken, der im Alter von 20 Jahren wegen cerebraler Erscheinungen im Verlauf einer langjährigen Ohrenkrankheit trepaniert wurde; er behielt jahrelang einen Prolaps, der sich zurückbildete, aber nach 10jähriger Remission traten die alten Symptome wieder auf, dazu gesellte sich eine Demenz. Nach seinem Tode im 42. Lebensjahre zeigte die Sektion in der rechten Kleinhirnhemisphäre eine alte Cyste (meines Erachtens offenbar Rest eines alten abgekapselten Abscesses) und das Bild einer diffusen Sklerose mit metachromatischen Abbauprodukten. Weiterhin beobachteten diese Autoren (Fall 11) einen 21jährigen schwachsinnigen Mann, der im 16. Lebensjahr psychisch auffällig wurde und Spasmen bekam.

Während es sich bisher immer um Einzelfälle handelte, beschrieb NORMAN eine *familiäre* Erkrankung. Die 18jährige Patientin, deren ältere Schwester unter ähnlichen Krankheitserscheinungen gestorben war, war ebenfalls von Anfang an zurückgeblieben und kam mit 14 Jahren in eine Anstalt für Schwachsinnige; sie litt an epileptischen Anfällen, progressiver Versteifung und Demenz. CARDONA (1940) beschrieb eine diffuse Sklerose bei 2 Brüdern im Alter von 23 und 24 Jahren, welche klinisch einen besonders schweren geistigen Verfall ohne Sehstörung gezeigt hatten. Ferner schilderte INZER (1936) ein junges Mädchen von 17 Jahren mit progressiver Demenz. Es fanden sich bei ihr metachromatische Prälipoide auch in den Nervenzellen, welche dadurch an das Zellbild der amaurotischen Idiotie erinnerten (nur im Referat zugänglich). Wahrscheinlich trifft dies auch für den 3. Fall von WICKE zu (16jähriges ebenfalls imbezilles Mädchen mit schizophrenem Wesen), welcher an verschiedenen Stellen geblähte Ganglienzellen vom Typus der amaurotischen Idiotie beschrieben hat und eine Verwandtschaft mit dieser Krankheit vermutete. Später habe ich an dem Material seines Falles festgestellt, daß die Abbauprodukte im Mark nach Celloidineinbettung sich metachromatisch anfärbten, daher möchte ich seine Beobachtung auch dieser Gruppe zuschreiben.

Die anatomischen Befunde sollen zunächst an einem Fall erläutert werden, den mir OSTERTAG vor vielen Jahren einmal zur Untersuchung und freundlicherweise auch zur Verwendung an dieser Stelle überlassen hat.

M. H. (eigener Fall, 31, 23b) wurde 30 Jahre alt. In der Familie keine ähnliche Erkrankung. Abgesehen von einem Sturz 1917 und einer kurzen Bewußtlosigkeit bei Granateinschlag — beides blieb ohne Folgen — war er gesund. Im 24. Lebensjahr begann eine Unsicherheit in den Beinen und im Laufe der folgenden Jahre entwickelte sich eine Erblindung infolge einer zentralen Sehstörung ohne Veränderung des Augenhintergrundes, der Gang wurde spastisch-ataktisch, die Sprache verlangsamt; schließlich war er völlig hilflos, dement und euphorisch. Keine Apraxie, kein Zwangslachen, keine Sensibilitätsstörung. Tod nach 6jähriger Krankheitsdauer. Bei der Sektion ist an den inneren Organen nichts Besonderes aufgefallen.

Es besteht eine diffus symmetrische Entmarkung vom Stirn- bis zum Occipitalpol, die vom Ventrikel ausgehend gegen die Rinde zu verebbt und die Markstrahlen der Windungen meist verschont (Abb. 20). Ferner sind betroffen: Balken, Fornix, vordere Commissur, Capsula externa, der Anfangsteil der Capsula interna und Tractus opticus. Dagegen sind verschont: Striatum, Pallidum und Thalamus. In der Brücke und der Medulla oblongata sind die Markfasern etwas aufgehellt, ebenso auch im Kleinhirn. Es besteht eine Degeneration der Pyramiden-Vorder- und Seitenstrangbahnen, geringe Aufhellung der Vorderstränge, vordere und hintere Wurzeln sind unversehrt. Damit sind aber nur die schwersten und

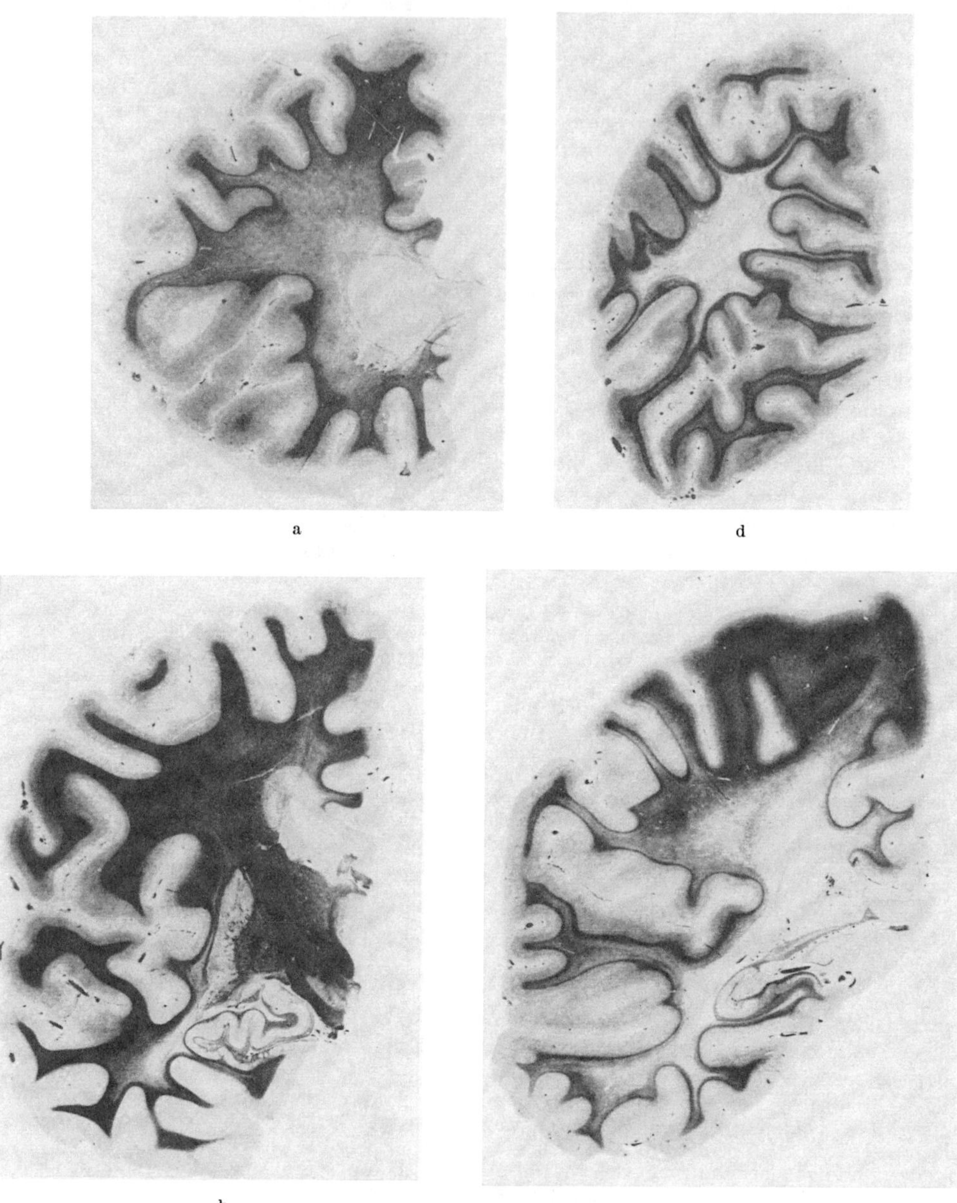

Abb. 20 a—d. a Frontal; b zentral; c parietal; d occipital. (M. H. 31.23 b.) Leukodystrophie mit metachromatischen Abbauprodukten. Frontalschnitte durch das Großhirn. Markscheidenfärbung nach KULTSCHITZKY. Natürliche Größe.

ältesten Ausfälle bezeichnet, denn histologisch zeigt sich, daß der Prozeß sehr viel weiter gegriffen hat. Selbst in den anscheinend gut erhaltenen Teilen des Marks findet man verdünnte und zerfallende Markfasern; der Verlust der Achsenzylinder geht damit annähernd parallel und man begegnet vielen Achsenzylinderauftreibungen.

Das Zellbild zeigt statt des Walles von Fettkörnchenzellen an den Randgebieten des Prozesses im HERXHEIMER-Präparat ein überraschend buntes Bild (Abb. 21). In den Gebieten stärkster Entmarkung ist das Gesichtsfeld übersät mit vereinzelten oder in Gruppen liegenden großen runden Körnchenzellen, deren Inhalt aus braunen, bläulichen, mattgelb oder schwarzgrau getönten feinen und gröberen Körnchen besteht. Die Zellen liegen zwischen den weiten Maschen der Gliafasern mit Markscheidenresten und Achsenzylinderauftreibungen. Die Körnchenzellen mit dem bunt gefärbten Inhalt sind an manchen Gefäßen dicht gelagert. Es läßt sich zeigen, daß sie größtenteils aus gemästeten Astrocyten hervorgegangen sind. Nur an wenigen Gefäßen gibt es spärliche Körnchenzellen mit leuchtend rotem Inhalt. Außerdem finden sich unregelmäßige Anhäufungen von graublau oder rötlich-braun gefärbten Körnchen, die frei im Gewebe liegen. Unterläßt man die Überfärbung des Fettpräparates mit Hämatoxylin, so gibt es nur noch einförmig blaßrosa getönte Abbauprodukte auch in den Körnchenzellen. Im Thioninpräparat sind in mäßiger Menge gemästete Astrocyten verstreut, die Oligodendroglia aber liegt völlig reaktionslos daneben, ist aber nicht vermindert. Die Zerfallsprodukte sind größtenteils metachromatisch in hell rotbrauner Farbe getönt (Abb. 22), sie sind durchweg doppelbrechend. Diese Körnchenzellen und Abbauprodukte liegen im Mark auch dort, wo dieses kaum geschädigt erscheint, so besonders auch in der Brücke und im ganzen Kleinhirnmark, in den Markbündeln des Striatums und im Pallidum, ferner im ganzen Querschnitt des Rückenmarks, am häufigsten in den Hintersträngen, aber nicht in den Wurzeln, in der Hirnrinde findet man sie nur an den Stellen, in welchen der Gewebsprozeß im Mark in die U-Fasern vordringt, sonst ist die Rinde gut erhalten, bis auf einzelne Zellausfälle. Nirgends finden sich Zellblähungen nach Art der amaurotischen Idiotie und auch keine metachromatischen Ablagerungen in den Gliazellen. Entsprechend der Entmarkung besteht eine beträchtliche Fasergliose. Es gibt an den Gefäßen im Mark vielfach lymphocytäre Infiltrate, aber keine Plasmazellen.

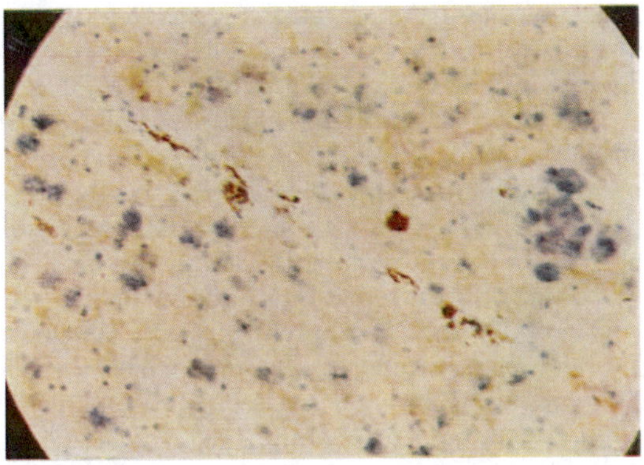

Abb. 21. (M. H. 31.23 b). Leukodystrophie mit metachromatischen Abbauprodukten. Farbphotographie eines HERXHEIMER-Präparates aus dem Marklager. — In gliogenen Körnchenzellen und im Gewebe liegende schwachgelblich-rosa angefärbte Abbauprodukte, zum Teil auch in großen Körnchenzellen mit bläulich und schwärzlich getonten Zerfallsstoffen. An den Gefäßen spärliche, aber leuchtend rot gefärbte Körnchen.

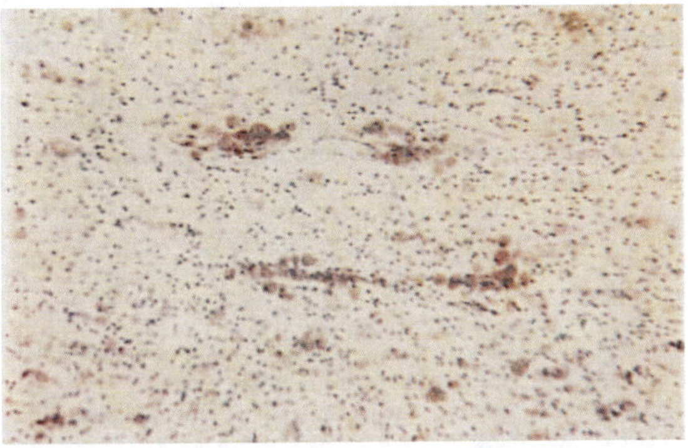

Abb. 22. (M. H. 31.23 b). Leukodystrophie mit metachromatischen Abbauprodukten. Farbaufnahme eines in Celloidin eingebetteten Kresylviolettpräparates aus dem Marklager des Occipitallappens. — Zahlreiche rotbraun gefärbte körnige Zerfallsstoffe im Gewebe und in Körnchenzellen an den Gefäßen.

Außerdem ist hervorzuheben, daß die Zerfallserscheinungen fast überall vorhanden sind, mit Ausnahme der grauen Substanz. Einzelne Körnchenzellen oder kleinste Fetttröpfchen an den Gefäßen sieht man auch in Gegenden, die durchaus intakt erscheinen, so auch im Rückenmark, so daß sie hier wie bei WITTE „in allen Regionen vom Stirnhirn bis zum Sacralmark“ vorkommen. Demnach ist also der Zustand der *totalen Markschädigung*, wie ihn VAN BOGAERT und SCHOLZ geschildert haben, nahezu erreicht.

Die gleiche diffuse Ausbreitung der Abbauprodukte findet sich außer bei WITTE auch in den beiden Fällen von CARDONA, und zwar ebenfalls mit Bevorzugung der Astrocyten beim Abbau. Dasselbe gilt auch von KALTENBACHs Fall;

er sagt zwar, daß er auffallend wenig Astrocyten bemerkt habe, offenbar aber nur deshalb, weil sie zu Körnchenzellen umgewandelt sind, wie dies nach den Abbildungen wahrscheinlich ist (vgl. dazu das bunte Bild der metachromatischen Abbaustoffe in A. JAKOBS Lehrbuch I, S. 297, Abb. 179). VAN BOGAERT und DEWULF betonen ebenfalls die weite Ausbreitung der metachromatischen Körnchenzellen im normal aussehenden Gewebe, so z. B. in dem makroskopisch nicht entmarkten Kleinhirn und im Rückenmark, in welchem die GOLLschen Stränge und die Pyramidenbahnen leicht aufgehellt waren. Die Autoren bemerken ausdrücklich, daß nach ihrer Ansicht die Körnchenzellen aus der Mikroglia entstanden sind und daß die Oligodendroglia an dem Prozeß keinen Anteil hatte. Auch in NORMANS Fall sollen die Körnchenzellen aus der Mikroglia stammen.

Gegenüber der grundsätzlichen Tatsache der Insuffizienz der Glia ist eine Metachromasie der prälipoiden Substanzen weniger wichtig.

Dieser Meinung ist auch VAN BOGAERT und DEWULF. Schon WITTE sah die prälipoiden Substanzen als „Zerfallsprodukte eines pathologischen Abbaus" an und betonte, daß es sich um „Gemische von Substanzen" handelt, welche „Beziehungen zu dem Protogon und den Lipoiden besitzen". Wir haben es fast überall mit solchen Gemischen zu tun, wie es z. B. bei den Speicherungskrankheiten schon längst bekannt ist. Wenn also metachromatisch reagierende Substanzen stärker hervortreten, so braucht das nicht ein neues wesentliches Merkmal zu sein. Es ist übrigens die Frage, ob nicht in anderen Fällen, in denen nicht besonders darauf geachtet wurde, ebenfalls eine Metachromasie zu finden gewesen wäre (wie ich dies bei dem WICKEschen Fall 3 feststellen konnte, bei welchem jedoch die Anisotropie fehlte)[1].

Ebenso wie in den frühkindlichen Fällen von GREENFIELD gibt es auch hier eine Metachromasie in *Ganglienzellen* und in entsprechenden Substanzen der inneren Organe. Das hat schon WITTE gesehen, er meint, daß das Lipochrom in manchen Ganglienzellen die gleichen färberischen Eigenschaften wie die metachromatischen Abbaustoffe zeigt. Auch VAN BOGAERT und DEWULF sagen, daß gerade lipoidreiche Ganglienzellen ein metachromatisches Aussehen hatten (Substantia nigra, Corpus Luys, Thalamus opticus). Bei CARDONA waren es einige Ganglienzellen der Rinde, der Hirnnervenkerne und in Vorderhornzellen des Rückenmarks. WICKE fand in seinem 3. Fall die Prälipoide (eine Reaktion auf Metachromasie hat er nicht angestellt) im Präsubiculum des Ammonshorns, im Corpus subthalamicum, Corpus geniculatum laterale, Nucleus dentatus, den Kernen des Oculomotorius, Hypoglossus, Ambiguus und den Oliven. NORMAN fand sie im Nucleus dentatus, in den subthalamischen Bezirken und in den Kernen des Oculomotorius und Trochlearis.

Die *inneren Organe* wurden bei KALTENBACHS Patienten leider nicht untersucht, es wurde aber eine Vergrößerung von Leber und Milz bei der Sektion festgestellt. Bei WITTE fanden sich Einlagerungen metachromatischer Natur im Vorderlappen der Hypophyse, Hoden, Leber und in den gewundenen Harnkanälchen; außerdem gab es metachromatische Harnzylinder. Er betont, daß es sich nicht um eine Verschleppung aus dem Gehirn handeln könne, sondern daß die metachromatischen Stoffe an Ort und Stelle gebildet sein müßten. NORMAN fand diese Substanzen in Makrophagen der Gallenblasenwand und in der Niere, sowohl in Makrophagen der Rinde als auch frei im fibrösen Gewebe sowie in den Tubulusepithelien bei bestehender chronischer Glomerulonephritis. Besonders haben auch VAN BOGAERT und DEWULF daraufhin ihren Patienten untersucht, haben aber weder in den inneren Organen, noch in den Drüsen der inneren Sekretion etwas finden können. EINARSON und NEEL sahen die Abbaustoffe ebenfalls in den HENLEschen Schleifen der Niere, aber in den übrigen Organen fehlten sie vollständig.

---

[1] Eine von CARRILLO (1934) veröffentlichte „sklerosierend-atrophische Encephalitis" wird nach EINARSON und NEEL wegen des Vorkommens metachromatischer Substanzen zur Leukodystrophie gerechnet, obwohl der Autor selbst die entzündliche Natur des Leidens bei der 57jährigen Frau zweifelsfrei begründete. Die fraglichen Substanzen sind aber nicht die prälipoiden Abbauprodukte der Leukodystrophie, sondern jene eigentümlichen Niederschläge, welche bei der Fixierung und Alkoholbehandlung aus Markscheiden herausgelöst werden (Glykolipoide nach WEIL) und sich leicht metachromatisch anfärben (sog. „BUSCAINOsche Schollen" oder „metachromatic bodies" von MARION C. SMITH 1949). Darauf haben auch BRAIN und GREENFIELD und ebenso VAN BOGAERT und DEWULF hingewiesen.

Eine etwas abweichende, nicht ganz geklärte Beobachtung von BALÒ (1933) mag hier ihren Platz finden.

BALÒs Patientin wurde 33 Jahre alt, sie erkrankte im 26. Lebensjahre nach einer 7 Monate zurückliegenden Entbindung an Neuritis retrobulbaris und erblindete fast vollständig. Dazu kamen dann allmählich noch Versteifungen und Kontrakturen aller Extremitäten, doch blieb sie fast bis zum Ende psychisch intakt. In dem nur 900 g schweren atrophischen Gehirn fand sich eine symmetrische Entmarkung der hinteren Hirnhälften von den Zentralwindungen einschließlich bis zum Occipitallappen. Hirnstamm und Kleinhirn unversehrt, Degeneration der Pyramidenbahnen. Die Achsenzylinder waren erhalten. Im Hinterlappen der Hypophyse gab es eine erbsengroße Cyste, der Vorderlappen war normal. Außer Fettkörnchenzellen waren *acidophile Tröpfchen* (mit Eosin rot, mit Toluidinblau kornblumenblau) in vermehrten Gliazellen noch frei im Gewebe. Diese Körnchen wurden in den Gliazellen in ein braunes Pigment verwandelt, dasselbe fand sich auch in der Umgebung der Cyste in der Neurohypophyse. Verglichen mit den Abbauprodukten der Leukodystrophie nimmt dieses Pigment eine Sonderstellung ein. Die Frage, ob die Cyste Ursache oder Folge der Gehirnkrankheit gewesen ist, wird diskutiert, aber offen gelassen.

Anhang (Nachtrag bei der Korrektur).

TH. v. HIRSCH und PEIFFER haben mit essigsaurer, wäßriger Kresylviolettlösung (ohne Alkoholbehandlung) am Gefrierschnitt die Abbauprodukte der Markscheiden bei der Leukodystrophie systematisch untersucht. Sie fanden eine braune Metachromasie, während sich an den Herdrändern die speichernden Gliazellen oft in dem für Markscheiden typischen rot-violetten Ton darstellen. Die Speicherstoffe der amaurotischen Idiotie färbten sich aber einfach blau.

In 8 Fällen von Leukodystrophie stellten sie eine braune Metachromasie der Abbauprodukte am Gefrierschnitt fest, aber auch an Einlagerungen in den Ganglienzellen bestimmter Kerngebiete. Unter diesen Fällen befanden sich auch die früheren Beobachtungen von SCHOLZ (1925), VAN BOGAERT und SCHOLZ (1932), SCHOLZ (1933), VAN BOGAERT und BERTRAND (1933), WICKE (1938), von denen bisher nur einfach prälipoide Abbaustoffe bekannt waren. Eine Speicherung von metachromatischen Lipoiden in den Ganglienzellen war schon bekannt in den Fällen von NISSL (1910), WITTE (1921), WICKE (1938), VAN BOGAERT und DEWULF (1939), CARDONA (1939), NORMAN (1947), BRAIN und GREENFIELD (1950), LESLIE (1952). Man muß daraus wohl den Schluß ziehen, daß es sich bei der Leukodystrophie wahrscheinlich um eine intracelluläre Störung, vermutlich fermentativer Art, handelt, ähnlich wie bei den Lipoidosen.

Wenn es zuträfe, daß die Leukodystrophie so nahe den Lipoidosen steht, so müßten sie aus dem Rahmen der degenerativen diffusen Sklerosen herausgenommen werden. Zu einem ähnlichen Schluß kommt EDGAR (1951), welcher in 9 Fällen von Leukodystrophie eine Vermehrung hexosaminhaltiger Substanzen gefunden hat. DIEZEL hat aber eine einleuchtendere Erklärung gefunden; wenn die Annahme von KLENK zutrifft, daß die Cerebroside und Sphingomyeline der Markscheiden sich durch fermentative Prozesse von dem Achsenzylinder her entwickeln, so würde dies bedeuten, daß diese Stoffe auch im Plasma der Ganglienzellen enthalten sein müssen.

Wie früher erwähnt, hat DIEZEL (1956) die bemerkenswerte Entdeckung gemacht, daß die Substanz, welche die braune Metachromasie hervorruft, ein neuer Bestandteil der normalen Markscheide ist.

Bei den schon früher erwähnten Beobachtungen von JACOBI (1947), von BERTRAND, THIEFFRY und BARGETON (1944), PEIFFER und HIRSCH (1945), VAN BOGAERT und DEWULF (1939), die er ausführlich nachuntersuchen konnte, sowie bei einem von RICHARDSON und DIEZEL bearbeiteten Fall eines 13jährigen Knaben fand er diese braune Metachromasie. Es handelt sich also hier wieder nur um die Vermehrung und Ansammlung eines normalen Stoffwechselproduktes. In dem letztgenannten Fall von RICHARDSON war die innere Kapsel bereits makroskopisch dunkelbraun. Neben den metachromatisch braun gefärbten Lipoiden, welche übrigens auch in den noch intakten Markscheiden leicht vermehrt waren, gab es feine, dunkelbraune bis schwarze Körnchen in den Abräumzellen sowie auch in den Ganglienzellen bestimmter Gebiete, welche auch im ungefärbten Präparat erkennbar waren. Eine Reihe von histochemischen Eigentümlichkeiten macht es sehr wahrscheinlich, daß es sich um Melanin handelt. Wie früher bereits mitgeteilt, besteht der braune metachromatische Stoff aus einem Gemisch von Lipoiden mit einem Polyphenol. Mit Thionin geben sowohl die schwarzen Körnchen als auch die Lipoide der braunen Abbauprodukte eine grüne Metachromasie, was auf die innere Verwandtschaft dieser beiden Substanzen hinweist: „Offenbar liegen hier für den besonderen Metachromasie-Effekt gleichartige Säureradikale vor.“ Vermutlich handelt es sich bei dem Melanin um ein weiteres Stoffwechselprodukt der vermehrt anfallenden polyphenolhaltigen Substanz.

Gegenüber dieser Gruppe meist kindlicher Fälle haben RICHARDSON und DIEZEL noch eine ganz *neue Form* von Leukodystrophie beschrieben, welche erst im höheren Alter auftritt, weshalb man hier von Spätfällen sprechen kann. Es handelt sich um einen 59jährigen Mann mit 12jähriger Krankheitsdauer und einem Mann von 61 Jahren, ferner um einen von SIMMA (1948) beschriebenen 41jährigen Mann und den Fall von VAN BOGAERT und NYSSEN (1936) (47 Jahre). Charakteristisch dafür sind: feine bis grobkörnige Lipoide in Körnchenzellen, welche aber *nicht* metachromatisch reagieren, C.P.-negativ sind mit hellbrauner Eigenfarbe. Sie entsprechen nicht den sonst vorkommenden Lipoiden, sondern sind wahrscheinlich Lipofuscin. Ganglienzellspeicherungen fehlen.

Wenn auch nicht von allen bisher beschriebenen Beobachtungen von Leukodystrophie nachgewiesen werden kann, ob sie braune metachromatische Abbauprodukte besessen haben und auch immer die Ganglienzellen beteiligt waren, so ist ein positives Vorkommen in so vielen Fällen gesichert, daß keine Berechtigung mehr besteht, die eingangs herausgestellten beiden Gruppen der Leukodystrophie mit einfachen Prälipoiden und mit metachromatisch prälipoiden Abbauprodukten zu unterscheiden. Diese Nebeneinanderstellung ist nur der Ausdruck unserer früheren unvollkommenen Kenntnisse und konnte daher auch nur eine vorläufige sein, wie ausdrücklich gesagt wurde. Nachdem wir nun eine neue Gruppe der Spätfälle kennengelernt haben, werden wir uns einstweilen der von DIEZEL vorgeschlagenen Einteilung der Leukodystrophie anschließen. Er unterscheidet:

1. Fälle mit metachromatischen Markscheidenzerfallsprodukten und Ganglienzellspeicherung.
2. Fälle mit orthochromatischen Markscheidenzerfallsprodukten und hellbrauner Eigenfarbe (und ohne Ganglienzellspeicherung).

2. Die familiäre infantile diffuse Hirnsklerose Typus KRABBE.

Diese Form unterscheidet sich von den bisher beschriebenen Formen durch das Auftreten zahlreicher charakteristischer mehrkerniger Zellelemente (Riesenzellen) im Entmarkungsgebiet. Die klinische und anatomische Übereinstimmung der von dieser Krankheit bisher mitgeteilten Beobachtungen ist überraschend und rechtfertigt ihre Herausstellung als eine besondere Krankheitsgruppe.

An einem eigenen Fall eines kindlichen Gehirns (G. 43.78 — Verh. Dtsch. Ges. Path. **1948**), von dem keinerlei anamnestische Angaben vorliegen, sollen hier die wichtigsten Veränderungen kurz geschildert werden. Die Abb. 23a zeigt das Markscheidenpräparat des Frontalschnittes einer Hemisphäre, welcher durch die Stammganglien und den roten Kern geht, aber Brücke, Kleinhirn und Medulla oblongata horizontal trifft, da diese Teile nicht wie gewöhnlich durch den Mittelhirnschnitt abgetrennt waren. Es besteht eine Entmarkung im Marklager des Großhirns nebst innerer Kapsel, Kleinhirn usw., aber mit Erhaltung der U-Fasern, auch ist die weiße Substanz des Schläfenlappens wesentlich besser erhalten als im Großhirn, ebenso sind die Markfasern im Putamen und Pallidum relativ gut erhalten. Das Zellpräparat (Abb. 23b) verhält sich zu diesem Schnitt wie das Positiv zum Negativ: Die entmarkten Bezirke sind hier durch die Ansammlung dichter Zellmassen dunkel gefärbt, das gilt besonders von der inneren Kapsel. Im Marklager des Großhirns gruppieren sich die Zellansammlungen zu schmalen Streifen entlang den Markvenen, sowie unmittelbar unter den U-Fasern. Gleichartige, wenn auch schwächere Zellansammlungen gibt es im Mark des Schläfenlappens, der Brücke, des Kleinhirns und der Medulla oblongata. Es handelt sich um alle Arten von Gliazellen, besonders gemästeten Astrocyten, sowie um gewucherte Adventitialzellen und sehr zahlreichen, großen Riesenzellen mit mächtigem Plasmaleib und mehreren (2—20) schmalen, leicht gebogenen und meist randständigen Kernen (sog. globoid-cells). Diese umgeben in dichter Lage die Gefäße (Abb. 24) und häufen sich um Capillaren, so daß morulaartige Bilder entstehen (GUILLAIN und Mitarbeiter) (Abb. 25). Sie kommen auch frei im Gewebe vor, wo besonders große Exemplare zu finden sind, die zum Teil Vacuolen enthalten und in manchen Fällen auch vereinzelte kleine Fetttröpfchen. Diese Riesenzellen sind etwas dunkler gefärbt als die Gliazellen, ihr homogenes Plasma hat ein eigentümlich samtartiges Aussehen und läßt im allgemeinen keine Strukturen erkennen. Diese Zellen sind von recht wechselnder Größe, die kleineren entsprechen in ihrem Umfang etwa den gemästeten Astrocyten. Sie färben sich mit Azan bläulich wie die Gliazellen und geben im Fettpräparat einen schwach rosa opak durchscheinenden Ton. Irgendwelche Stoffe lassen sich in ihnen nicht darstellen, weder Glykogen noch Amyloid. Seit BLACKWOOD und CUMMING (1954) weiß man, daß das Plasma in den Gliazellen und in den Riesenzellen bei Anstellung der PAS-Reaktion rot gefärbt wird. Diese Gebilde kommen niemals in der Hirnrinde oder den grauen Kernen vor, sondern nur dort, wo Markfasern

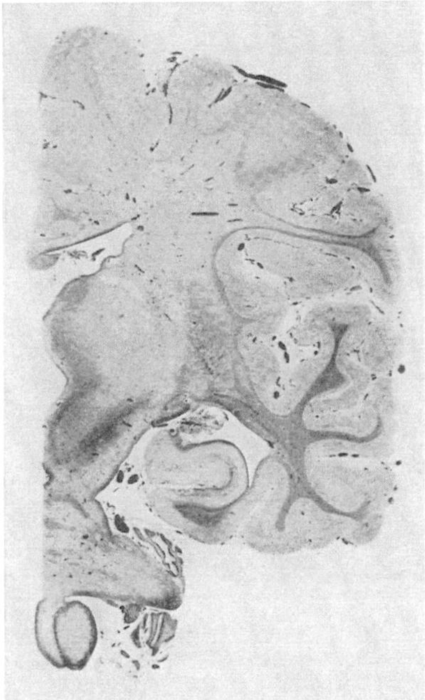

a

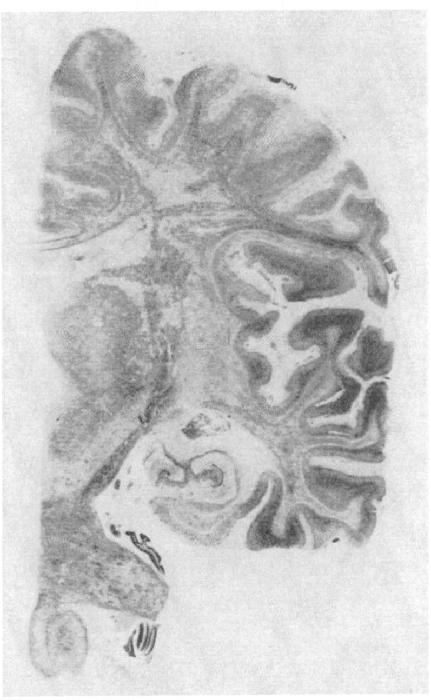

b

Abb. 23a u. b. (G. 43.78.) Hirnsklerose. Typus KRABBE. Frontalschnitt. Natürliche Größe. a Markscheidenpräparat nach HEIDENHAIN-WOELCKE; b NISSL-Färbung (Kresylviolett). Entmarkung mit teilweiser Erhaltung der U-Fasern. Geringe Entmarkung im Schläfenlappen. Im NISSL-Präparat fällt die reichliche Zellansammlung in den entmarkten Partien auf.

zugrunde gehen, so z. B. auch in den kleinen Markfaserbündeln im Putamen. Sie finden sich vorwiegend in Gebieten, in denen die frischesten Veränderungen anzutreffen sind, z. B. nahe der subcorticalen Faserung. Fettkörnchenzellen gibt es nur selten einmal an den Gefäßen. Es besteht eine beträchtliche Fasergliose in den entmarkten Gebieten. Die Rindenarchitektonik ist nicht gestört, nur gelegentlich sind in den unteren Rindenschichten plasmatische Astrocyten vermehrt anzutreffen. Gefäßwandveränderungen sind nicht vorhanden. Es finden sich hier und da mäßige Infiltrate von Lymphocyten und vereinzelten Plasmazellen, die Meningen sind nicht verändert.

Die Krankheit wurde zuerst von BENEKE (1908) bei einem $1^3/_4$jährigen Knaben mit Entmarkung (ohne klinische Angaben) beschrieben. Ihm fielen „sehr große runde, vielkernige homogene Zellen auf, deren Kerne meist ringförmig am Zellrande lagen. Die letztere Zellform bildet meist dichte Lager um größere oder kleinere Gefäßstämmchen herum, oder auch isolierte maculaförmige Gruppen mitten im Gliagewebe". In der sonst sehr kurz gehaltenen Beschreibung ist damit aber das Wesentlichste über das Aussehen und die Lagerung dieser Gebilde gesagt. Auf diesen Fall bezieht sich auch KRABBE (1916). Dieser Autor berichtete über ein Geschwisterpaar, die beide 1 Jahr alt wurden.

Die älteste Schwester, 1 Jahr alt, war von Geburt an steif, im 4. Monat Stillstand der Entwicklung, Anfälle von Steifwerden und Schreien, Erbrechen, Sehnervenatrophie. Der jüngere Bruder war 13 Monate alt, er war normal geboren; bei ihm setzten die gleichen Erscheinungen im 5. Monat ein. — Bei beiden bestand eine diffuse symmetrische Entmarkung im Groß- und Kleinhirn und Degeneration der Pyramidenbahnen. Es fanden sich zahlreiche

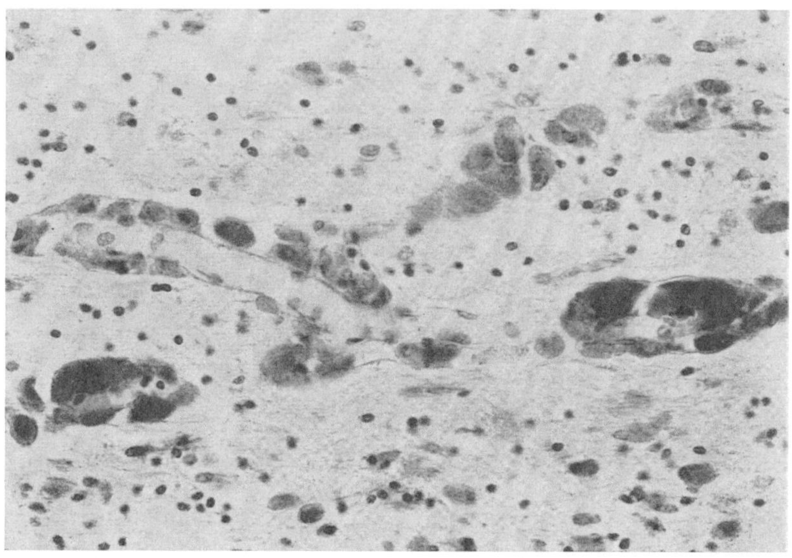

Abb. 24. „Globoid-cells" an Gehirngefäßen. PAS-Reaktion. Vergr. 300:1. (Nach einem Präparat des von BLACKWOOD freundlichst überlassenen Materials.)

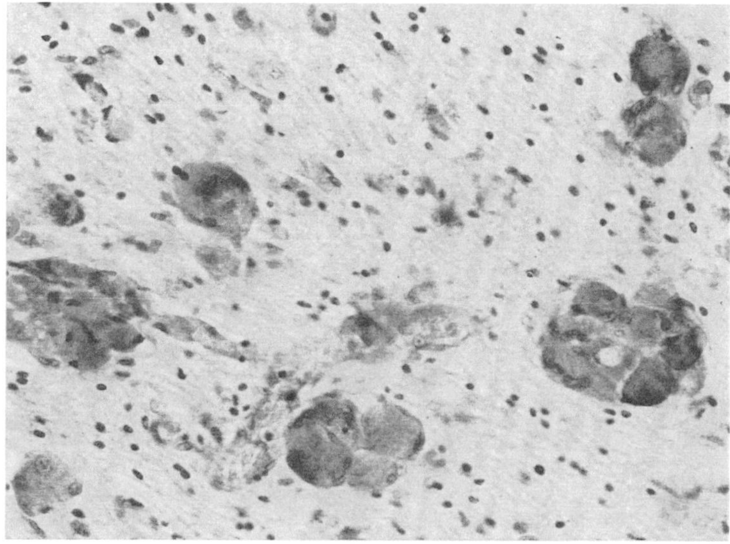

Abb. 25. Globoid-cells, „morulaartige" Ansammlung um Gehirngefäße und Capillaren (G. 43.78). PAS-Reaktion. Vergr. 280:1.

große Zellen der beschriebenen Art in allen erkrankten Markgebieten, auch im Rückenmark. KRABBE bezeichnete sie als „epitheloide Zellen", hielt sie aber für Abkömmlinge der Glia. Die Erkrankung ist nach seiner Meinung rein degenerativ und hat Beziehungen zur PELIZAEUS-MERZBACHERschen Krankheit einerseits, sowie zur amaurotischen Idiotie andererseits. — Ein weiteres in dieser Arbeit beschriebenes einjähriges Geschwisterpaar, sowie ein Einzelfall eines einjährigen Kindes mit diffuser Sklerose sind nur makroskopisch diagnostiziert, so daß über das Vorkommen dieser besonderen Zellen bei ihnen nichts bekannt ist.

Unabhängig davon teilten COLLIER und GREENFIELD (1924) den Befund eines fünfjährigen Mädchens mit (Fall 2: Ivy K.), welches erst 13 Monate vor dem Tod erkrankte. Von dieser Patientin gab es noch zwei gleichartig erkrankte Geschwister (GREENFIELD 1952), über eines derselben berichtete MCNAMARA (1938). COLLIER und GREENFIELD beschrieben die Riesenzellen eingehend in allen ihren Beziehungen und nannten sie „*globoid-cells*", auch sie rechneten sie der Glia zu. SPIELMEYER stellte an den Präparaten GREENFIELDs die Identität dieser Zellen mit den mesodermalen Riesenzellen fest, die NEUBÜRGER kurz vorher (1922) bei seinem Falle von „multipler Sklerose im Kindesalter" beschrieben hatte.

Dieses Kind, $4^1/_2$jähriges Mädchen, hatte eine Krankheitsdauer von $1^1/_2$ Jahren. Beginn mit Gehschwäche, Progression, Versteifung und Demenz, Opticusatrophie. Nach persönlicher Mitteilung des Autors ist später eine Schwester der Patientin einem gleichartigen Krankheitsprozeß erlegen. — Im Mark gab es graue Herde, besonders in der Umgebung des Hinter- und Unterhorns des Seitenventrikels, zum Teil als schmale mehrfach gewundene Bänder parallel zur Rinde, aber mit Verschonung der U-Fasern. Die tiefen Markmassen waren frei von Herden bis auf die Ventrikelnähe. Auffallend war die Symmetrie der Veränderungen. Im Rückenmark: Degeneration der Pyramidenbahnen und Lichtung der GOLLschen Stränge.

In den Herden mäßiger Fettabbau durch Körnchenzellen und gemästete Glia mit peripheren Fetttröpfchen. Entzündliche Infiltrate von Lymphocyten und Plasmazellen, besonders in frischen Herden. Das Bild wird beherrscht von den Riesenzellen, deren *mesodermale Herkunft aus den Adventitialzellen der Gefäße* wahrscheinlich gemacht wird. Sie entstehen nicht durch Verschmelzung gliogener Zellen, sondern vermutlich durch „Konglutination" der adventitiellen Elemente; sie bilden selbst niemals Fasern, werden aber von Gliafasern umsponnen, wenn sie isoliert im Gewebe liegen; Lipoide konnten in ihnen nicht nachgewiesen werden. Die Anwesenheit dieser Riesenzellen wird als Reaktion auf die Anwesenheit eines mutmaßlichen Erregers gedeutet.

EISNER (1924) beschrieb eine ähnliche Beobachtung und schloß sich der Erklärung NEUBÜRGERs über die mesodermale Natur der fraglichen Elemente an.

Der $4^1/_2$ Monate alt gewordene Knabe, der trotz normaler Geburt nicht recht gedieh, erkrankte mit Erbrechen und Spasmen; er starb nach kurzem Klinikaufenthalt nach wechselnden Temperaturanstiegen. — Die Verteilung der Entmarkung entsprach etwa dem NEUBÜRGERschen Fall. Auch fanden sich die gleichen Riesenzellen. „Nahezu identische" *Riesenzellen* gab es außerdem in den *Lungen*, die pneumonisch infiltriert waren. Ferner bestand *eine Hämosiderose der Leber und Milz*, doch wird auf diese Befunde nicht weiter eingegangen.

Wahrscheinlich gehört hierher auch ein Fall von VAN BOGAERT und BERTRAND (1933): Fall 2 Rans. Eltern nicht verwandt, 6 Kinder. Bruder des Vaters litt seit 27. Lebensjahr an linksseitigen JACKSONschen Anfällen mit Geruchsaura, die später geringer wurden. Von seinen Kindern leiden zwei an Epilepsie, davon hat das eine gleichartige Anfälle wie der Vater und außerdem eine Opticusatrophie.

Von den 6 Kindern bekam das 1. nach dem 10. Lebensjahr Anfälle von Absenzen mit Erbrechen, linksseitige Hemiparese, rechtsseitige Schmerzanfälle, Amaurose, Dysarthrie und Anarthrie. Sein jüngerer Bruder, der 5. von den 6 Geschwistern, war im 7. Lebensjahr erkrankt mit Gehörs- und Gesichtshalluzinationen und Tic. Später Tetraplegie, Taubheit, rotatorischer Nystagmus. Geruch und Gesicht normal. (Nicht untersucht.)

Bei dem ältesten fand sich eine völlige Entmarkung nach frontal abnehmend mit Erhaltung der U-Fasern und leidlichem Bestand an Achsenzylindern. Pyramidenbahndegeneration. Reichliche Fettkörnchenzellen und große Zellen vom Typus der globoid-cells (?). Über Prälipoide ist nichts gesagt.

CORNELIA DE LANGE (1940) berichtete über eine Familie von 4 Kindern, die alle im Alter von 8—15 Monaten nach kurzer normaler Entwicklung an progressiver Versteifung erkrankten. An 2 Kindern wurde der Befund einer diffusen symmetrischen Entmarkung erhoben mit zahlreichen Riesenzellen, welche die Autorin als „*Epitheloidzellen*" bezeichnet und als eine abnorme Gliazellbildung ansieht, die bereits im Fetalleben begonnen haben müsse und der „Myelinisationsgliose" von ROBACK und SCHERER (1935) nahestehen dürfte.

EINARSON, NEEL und STRÖMGREN (1944) beschrieben einen 9 Monate alten Knaben. Er war bei der Geburt etwas asphyktisch, hatte eine leichte einseitige Facialisschwäche, die nach einigen Tagen verschwand; nach 5 Monaten Erbrechen, zunehmende Versteifung, tetanische Anfälle. Die Autoren schreiben den Epitheloidzellen einen blastomatösen Charakter zu und wollen Übergänge zwischen diesen Zellen und den Astrocyten beobachtet haben. Keine Erblichkeit, gesunde Geschwister (Stammbaum).

Kaijser und Lundquist (1948) schildern in einer kurzen Arbeit ein 13 Monate alt gewordenes Mädchen mit Beginn der Erkrankung im 4. Monat, ein Bruder der Patientin hatte dieselbe Krankheit. Das Vorhandensein epitheloider Zellen wird ohne nähere Angaben erwähnt. Die chemische Untersuchung ergab ein fast völliges Fehlen der Lipoide in der weißen Substanz. Bemerkenswert ist, daß 2 Tanten des Vaters seit dem 25. Lebensjahr an einer progressiven Lähmung der Extremitäten litten.

Eine andere Beurteilung erfuhren die mehrkernigen Zellelemente durch Hallervorden (1948).

Er teilte die Befunde von einem einjährigen Knaben, dessen Bruder anscheinend dieselbe Erkrankung hatte, mit progressiver Versteifung und Krämpfen mit. Dazu ein weiteres, mit diesem nicht verwandtes Kind ohne jede Anamnese (vgl. oben). Auch hier bestanden symmetrische Entmarkungen in Groß- und Kleinhirn, Brücke und Medulla oblongata mit geringem Fettabbau und sehr zahlreichen Riesenzellen. Er hielt mit Neubürger ihre Herkunft aus adventitiellen Zellen für erwiesen. Lipoide oder andere Substanzen ließen sich im Zelleib nicht nachweisen. Wegen der Blähung des Plasmaleibes vermutete er in ihnen *Speicherzellen*, welche für den Markaufbau wichtige Stoffe zurückhalten, sich von den Gefäßen ablösen und im Gewebe zerfallen. Er verglich sie mit den Gaucher-Zellen der Milz, die sich nach L. Pick ebenfalls aus der Adventitia ablösen, im Gewebe zugrunde gehen und auch keine Darstellung der gespeicherten Substanz erlauben. Nach dem Modell der Gaucher-Zellen schloß er auf das Vorliegen einer noch unbekannten „Speicherungshistiocytose". Freilich war damals nur der Fall von Collier und Greenfield, Neubürger und Eisner in Betracht gezogen und die Mitteilung von C. de Lange erst nachträglich bekannt geworden.

Lüthy (1952) erwähnt einen 10 Monate alten Knaben mit diffuser Sklerose und globoid-cells, die er von den Astrocyten ableitet. Er denkt wegen der Erhaltung der Marksubstanz in Rinde und Stammganglien an ein Stoffwechselgift oder eine angeborene Stoffwechselstörung ähnlich wie durch Porphyrin, eine Speicherungskrankheit u. dgl.

Blackwood (1952) und Blackwood und Cumings (1954) berichten über einen 3 Jahre und 3 Monate alt gewordenen Knaben, der 3 gesunde Geschwister hatte. Von der Geburt ab war er etwas zurückgeblieben, lernte nie richtig gehen, sprach mit 8 Monaten und war geistig aufgeweckt. Es bestand eine leichte linksseitige Hemiparese, welche sich nach einer Masernerkrankung mit 15 Monaten verschlimmerte. Mit 2 Jahren stellten sich epileptische Anfälle der linken Körperseite ein, später Spasmen. Keine Augenhintergrundveränderungen. Schädelaufnahme und Ventrikulogramm normal, im Liquor 180 mg Eiweiß auf 100 cm^3. Im Elektroencephalogramm kleine Wellen, keine einseitigen Veränderungen, kein Focus.

Das Gehirn zeigte ausgedehnte symmetrische Entmarkungen in Groß- und Kleinhirn mit Erhaltung der U-Fasern. Die Markfaserung der Stammganglien und des Fornix, der Bindearme und einiger anderer Bündel waren unversehrt. Das Rückenmark wurde nicht untersucht. Es fanden sich entzündliche Infiltrate und eine starke Gliazellwucherung. Aus der Mikroglia stammende Körnchenzellen in frischer erkrankten Teilen enthalten Substanzen, die sich sowohl mit Fettfarben als auch mit PAS anfärben. Außerdem gibt es große Elemente, die als globoid-bodies beschrieben werden: Strukturlose oder fein granulierte unscharf begrenzte Massen ohne Kerne; in diese globoid-bodies wandern nach Ansicht der Autoren Mikrogliazellen ein, welche auch abnormes PAS-positives Material phagocytieren. Es gibt kleine Formen mit 1—2 Kernen und sehr große (20—50 Mikra Durchmesser) mit vielen Kernen (6—15); diese liegen an der Peripherie, sind meist oval oder abgeplattet. Die kleineren Gebilde gruppieren sich um kleine Blutgefäße, während die größeren frei im Gewebe liegen. Sie färben sich mit PAS rot, bräunlich mit Sudanschwarz und mitunter enthalten sie einzelne kleine Tröpfchen von lipoidem Material. Die zahlreichen gemästeten Astrocyten verhalten sich färberisch anders, es gibt auch keine Übergänge zu den globoid-bodies. Chemische Untersuchungen haben ergeben, daß das PAS-positive Material ein Cerebrosid darstellt.

Während es sich bisher stets um Kinder des 1. bis höchstens 5. Lebensjahres handelt, gibt es auch hierhergehörige Beoabchtungen an 2 Erwachsenen.

1. Guillain, Bertrand und Gruner (1941) beschrieben die Krankheit bei einem 37jährigen Manne. Der Patient bekam 14 Monate vor seinem Tod eine rechtsseitige Facialisschwäche, Kau- und Schluckstörungen und Gleichgewichtsstörungen; der Augenhintergrund war intakt. Dazu kamen weitere Hirnnervenlähmungen, cerebellare Erscheinungen und Babinski.

Histologisch fanden sich scharf begrenzte Entmarkungsherde nach Art der multiplen Sklerose, und zwar symmetrisch an der Grenze von Putamen und Pallidum, in der Brücke, der Medulla oblongata und besonders im Gebiet der Kerne der betroffenen Hirnnerven, sowie ferner einige im Kleinhirn, während das Rückenmark mitsamt der Pyramidenbahn intakt war. Im Großhirn fehlten die Ventrikelherde; Markstrahlen und Centrum semiovale waren normal, dagegen gab es Herde im Ammonshorn und Nucleus Amygdalae. In allen Herden fanden sich neben einer bedeutenden Vermehrung der Gliazellen und Gliafasern eigenartige von den Astrocyten abstammende große Körnchenzellen. Im Striatum waren sie auf die kleinen Markfaserbündel beschränkt, es waren sehr große Zellen (30 Mikra), die in Gruppen zusammengedrängt sich gegenseitig polyedrisch verformten. Sie schienen sich amitotisch zu teilen und blieben an Ort und Stelle liegen; sie waren auf die Herde beschränkt und bildeten häufig eine kleine Gruppe: „un nodule gliogène morulé très spécial." Sie werden in Beziehung zu Astrocyten gebracht und mit den globoid-cells von COLLIER und GREENFIELD verglichen; die Autoren vermuten eine blastomatöse Tendenz der Glia. In der Hirnrinde gibt es zahlreiche Verödungsherde an den Gefäßen und Nervenzellausfälle, nirgends entzündliche Infiltrate.

2. VERHAART (1931): Ein etwa 30 Jahre alter, eingeborener Indonesier litt seit 2 Jahren an einer Halbseitenlähmung rechts und hatte gegen Ende bulbäre Störungen der Sprache und des Schluckens. Es fand sich eine große Zahl von scharf begrenzten derben Entmarkungsherden in Gehirn und Rückenmark, also das Bild einer multiplen Sklerose. Diese Diagnose war damals schwer zu stellen, weil die Krankheit bis dahin bei Eingeborenen noch nicht beobachtet worden war. In den Herden gab es neben reichlich entzündlichen Infiltraten eine bedeutende Anzahl von globoid-cells im Sinne von COLLIER und GREENFIELD, sie sind nach den Abbildungen unverkennbar.

Nicht jeder in der Literatur als diffuse Sklerose vom Typus KRABBE angeführter Fall gehört hierher. Bei vielen soll mit dieser Einordnung nur das frühkindliche Alter charakterisiert werden, ohne daß an die eigenartigen Zellen gedacht wird. Es ist deshalb notwendig, jeden Fall auf die Anwesenheit der globoid-cells zu überprüfen. In den hier angeführten Beobachtungen sind die globoid-cells sicher nachgewiesen, alle anderen, in denen sie fehlen oder trotz der Bezeichnung globoid-cells nicht diesem Typus entsprechen, müssen ausgeschieden werden, so z. B. auch die von GREENFIELD zitierte Beobachtung an 3 erwachsenen Geschwistern von FERRARO (1927). Dieser Autor hat ausdrücklich zu der Bezeichnung globoid-cells das deutsche Wort Gitterzellen in Klammern hinzugefügt; auch fehlen in den reichlichen Abbildungen die charakteristischen Zellhaufen an den Gefäßen. Seine Myelinbodies sind lediglich Konglomerate von Abbaustoffen der Markscheiden, welche unverdaut im Gewebe liegengeblieben sind, wie im Falle von VAN BOGAERT-SCHOLZ, sie sind aber mit den globoid-bodies hinsichtlich ihrer färberischen Reaktion und wegen des Fehlens der zahlreichen Zellkerne nicht identisch.

In letzter Zeit sind noch einige Beobachtungen hinzugekommen, welche zeigen, daß dieser Krankheitsprozeß doch nicht so selten ist:

VAN GEHUCHTEN (1952) beobachtete ein $2^1/_2$jähriges Kind, das nach Angina und Stomatitis erkrankte. Es fand sich eine mehr fleckige Entmarkung im Großhirn bei Verschonung des Kleinhirns, sehr zahlreiche Astrocyten und Globoidzellen, deren astrocytärer Charakter betont wird[1].

HÜBNER und HALLERVORDEN (1956) konnten ein Geschwisterpaar, ein Mädchen von $^3/_4$ Jahren und deren jüngeren Bruder von $1^1/_2$ Jahren, untersuchen. Beide hatten die gleichen Veränderungen: Völlige Entmarkung, starke Wucherung der Glia und zahlreiche Riesenzellen, welche die PAS-Reaktion gaben. Die Autoren leiten sie von den Adventitialzellen ab. Von dem Bruder liegt eine chemische Untersuchung des Gehirns von KLENK (1943) vor.

STAMMLER (1956): Einjähriges Kind mit einer ungewöhnlich großen Zahl von Globoidzellen. Eine ausgesprochen granulomatöse Wucherung der Adventitialzellen, sowie einige kleine, aus Riesen-, Adventitial- und Gliazellen bestehende Granulome. Klinisch ist bemerkenswert, daß in dem 8monatigen Krankheitsverlauf nicht wie sonst in allen Fällen

[1] Herrn Prof. VAN GEHUCHTEN verdanke ich den Einblick in sein Manuskript, auch die anderen genannten Herren haben mir freundlichst ihre Präparate überlassen.

ein körperlicher Verfall, sondern eine auffällige Gewichtszunahme bestand und ein stetig ansteigender Titer der Sabin-Feldmann-Reaktion auf Toxoplasmose.

Born (1956) schilderte einen typischen Fall, bei welchem auch Riesenzellen in der Lunge gefunden wurden (wie bei Eisner), aber nicht in den anderen Organen. Es handelt sich mit Sicherheit um Fremdkörperriesenzellen, welche mit den Globoidzellen nichts zu tun haben und auch andere Reaktionen geben, wie gleichfalls auch Diezel (1956) nachgewiesen hat.

Gleichartige Riesenzellen in der Lunge fand auch Noetzel in seinem Fall, welcher ebenso wie einer von Peiffer und von Bonhoff noch nicht veröffentlicht ist.

Es ist bisher über mindestens 24 anatomisch untersuchte Kinder berichtet worden, welche von der Geburt bis zum Alter von $5^1/_2$ Jahren erkrankten. Von diesen ist die Krankheit 10mal bei Geschwistern beobachtet worden, gegenüber 9 Einzelfällen, doch liegen von manchen nur unvollständige Daten vor. Außerdem gibt es 2 Mitteilungen über Erkrankungen im Erwachsenenalter bei einem 37jährigen Franzosen und einem etwa 30jährigen eingeborenen Indonesier. Dreimal ist über eine erbliche Belastung von seiten des Vaters berichtet (Bonhoff: Vater stammt aus Familie, in der Schwachsinn, manisch-depressives Irresein und Epilepsie vorkommt; van Bogaert: Vaters Bruder hat Jackson-Anfälle und zwei von dessen Kindern leiden an Epilepsie; Kaijser und Lundquist: 2 Tanten des Vaters haben seit dem 25. Lebensjahr eine progressive Lähmung).

Klinik. Die Krankheit setzt bei Kindern nach normaler Geburt und Entwicklung gewöhnlich in den ersten Monaten ein, doch sind einige dieser Patienten schon von Geburt an kränklich gewesen (Eisner, Hallervorden, Blackwood usw.). Der frühe Beginn läßt daran denken, daß der Grund zur Erkrankung schon im Fetalleben gelegt sein könnte (C. de Lange), falls es sich nicht überhaupt um ein genetisch bedingtes Leiden handelt. Über einen späteren Beginn im 3. Lebensjahr berichten Neubürger sowie Collier und Greenfield. Die Krankheit fängt ziemlich regelmäßig mit Schwäche in den Beinen und Gangstörungen an, daran schließen sich ataktische Erscheinungen und eine progressive Versteifung mit Kontrakturen, Opisthotonus, eventuell tetanische oder epileptoide Anfälle, meist auch Blindheit und geistiger Verfall. Im Falle von Blackwood bestand eine Hemiparese. Die Dauer beträgt einige wenige Monate bis $1^1/_2$ Jahre. Eine Unterscheidung dieser Krankheitsform von den übrigen diffusen Sklerosen ist klinisch nicht möglich. — Bei den beiden Beobachtungen an Erwachsenen entsprach der Verlauf etwa dem einer multiplen Sklerose, doch waren in dem Fall von Guillain usw. vorwiegend Hirnnerven betroffen.

Anatomisch. Gewöhnlich besteht eine beträchtliche Hirnatrophie (im frühkindlichen Alter bis 600 g Hirngewicht durchschnittlich) mit Ventrikelerweiterung und ein diffuser symmetrischer Markverlust der weißen Substanz mit Erhaltung der U-Fasern und der Hirnrindenfaserung; auch in den Stammganglien pflegt der Markgehalt nicht verändert zu sein, soweit sie schon ausgereift sind. Groß- und Kleinhirn sowie besonders Brücke und Medulla oblongata sind betroffen, auch das Rückenmark ist, wo es untersucht wurde, diffus oder herdförmig erkrankt (Beneke, Krabbe, Neubürger, Kaijser und Lundquist). Es handelt sich also nicht um eine Schädigung sämtlicher Markscheiden, sondern um eine herdförmige, wenn auch sehr ausgedehnte Erkrankung der Marksubstanz. Die Neubürgersche Beobachtung weicht aber davon insofern ab, als nur die Teile unterhalb der Hirnrinde betroffen sind, während die Marksubstanz in Ventrikelnähe erhalten ist, so daß sich sein Fall wieder mehr der herdförmigen Verteilung der multiplen Sklerose nähert, was bei den Erwachsenen noch ausgesprochener ist, so daß die Bezeichnung diffuse Sklerose nach unserer früher gegebenen Definition nicht mehr recht zutrifft! Die Hirnrinde ist im allgemeinen unversehrt, in einigen Fällen sind mäßige Ganglienzellausfälle beobachtet, und gelegentlich sind die Astrocyten in den unteren Schichten vermehrt, wenn der Prozeß einmal etwas weiter in das Gebiet der U-Fasern vordringt. Die Entmarkungsbezirke sind nicht scharf abgegrenzt, die Achsenzylinder sind etwa entsprechend der Schwere des Markverlustes mitbetroffen. Man findet stets geringere oder auch reichlichere lymphocytäre Infiltrate; das Fehlen von Plasmazellen wird gewöhnlich hervorgehoben. Die Gliazellen sind stark vermehrt, insbesondere auch gemästete Astrocyten, die gelegentlich am Rande einige Fettkörnchen enthalten. Der Fettabbau durch Körnchenzellen ist zwar immer vorhanden, bleibt aber selbst in frischen Herden auffallend spärlich, wie allgemein angegeben wird.

Der Prozeß bekommt sein Gepräge durch die globoid-cells, welche Fremdkörperriesenzellen gleichen, wie sie vorher beschrieben sind.

Die sehr unterschiedliche Beurteilung dieser globoid-cells wurde schon erwähnt. Wir können jetzt mit Bestimmtheit sagen, daß es sich nicht um blastomatöse Gebilde handelt. Von den meisten Autoren werden sie von den Astrocyten abgeleitet, so auch letzthin von PEIFFER sowie auch VAN GEHUCHTEN, während BLACKWOOD und CUMINGS die Mikroglia in den Vordergrund stellen. Neuerdings hat DIEZEL (1955) eingehende histochemische Untersuchungen an dem Material des BLACKWOODschen und des PEIFFERschen Falles vorgenommen und die Ergebnisse den Veränderungen der GAUCHERschen Krankheit gegenübergestellt im Hinblick auf den oben erwähnten Vergleich von HALLERVORDEN. DIEZEL ist der Auffassung, daß die globoid-cells höchstwahrscheinlich *mesodermaler Abkunft* sind: darauf deute ihre Lagebeziehung zu den Capillaren, ferner spricht die Form und der Chromatingehalt der Kerne für eine Abstammung aus den Adventitialzellen und schließlich liegt die Bildung mehrkerniger Riesenzellen in „dem Leistungsbereich mesodermaler Zellelemente“[1]. Es kann aber sein, daß auch aus der Mikro- oder der Makroglia ähnliche Bilder zustande kommen können. Diese Zellelemente enthalten Stoffe glykolipoider Natur, und zwar offenbar eine den Cerebrosiden nahestehende Substanz; das gleiche gilt für die im Gewebe liegenden PAS-positiven Gebilde und tropfenförmigen Massen. Außerdem enthalten die Gliazellen und ganz besonders die Globoidzellen Eiweiß und saure Mucopolysaccharide. Die schwere Löslichkeit der gespeicherten Stoffe spricht dafür, daß die Glykolipoide an Eiweiß gebunden sind, dasselbe gilt auch für die in den gliogenen Körnchenzellen und den gewucherten Astrocyten befindlichen Substanzen. In den Globoidzellen und einzelnen Körnchenzellen und Astrocyten gibt es auch Spuren von Sphingomyelin. Es besteht also ein Gemisch verschiedener Substanzen mit Vorherrschen der Glykolipoide. *Dem Prozeß liegt ein Zerfall der Markscheiden zugrunde* und nicht eine primäre Speicherung von Myelinsubstanzen in den Riesenzellen, wie HALLERVORDEN früher vermutet hatte.

Dieses Ergebnis bestätigte STAMMLER auf Grund seines Falles. Während die Globoidzellen gewöhnlich Capillaren, Präcapillaren und Venolen umlagern, sind an den größeren Gefäßen neben einzelnen Globoidzellen vorwiegend Adventitialzellen vermehrt. In dieser Beziehung sieht STAMMLER einen weiteren Grund für die mesodermale Abkunft der Globoidzellen; eine Bildung aus Astrocyten lehnt er auch deshalb ab, weil Astrocyten in solcher Zahl nicht in die Adventitialräume einzudringen pflegen. Histochemisch kommt er ebenfalls zu dem Resultat, daß es sich um Abbauprodukte der Markscheiden handelt, hauptsächlich Glykolipoide, die von den Adventitial-, Globoid- und Gliazellen aufgenommen und in ihnen zum größten Teil an Eiweiß gebunden sind; er fand eine Abnahme der Cerebroside, wie dies schon KLENK (1941) in einem der von HÜBNER und HALLERVORDEN (1956) untersuchten Fälle beschrieben hatte. Neutralfett war nur in geringer Menge vorhanden.

Danach scheint also doch die vorwiegend mesodermale Herkunft der Globoidzellen bedeutend wahrscheinlicher als die astrocytäre. Im übrigen ist mir kein Gehirnbefund

[1] Auch die Glia kann Riesenzellen bilden (CREUTZFELDsche Riesenzellen), sie entstehen durch Polyploidie und haben eine zentral gelegene Ansammlung von Kernen. Sie sind auch von PETERS als Ergebnis atypischer Mitosen von Astrocyten bei Encephalomyelitis disseminata beschrieben und abgebildet worden.

bekannt geworden, in welchem Astrocyten in so großer Zahl derartig kernreiche Formen bilden und noch dazu in dieser „morulaartigen" Anordnung. Der Markscheidenstoffwechsel ist schwer gestört und vollzieht sich nicht mehr bis zur Fettstufe, die Abbauprodukte werden nicht in hinreichender Menge fortgeschafft, sondern werden in den zahlreich mobilisierten Zellen an Eiweiß gekoppelt. So hatte man sich auch bisher den Prozeß bei der Leukodystrophie vorgestellt; warum aber hier für den Markzerfall so zahlreiche Riesenzellen aufgeboten werden, bleibt vorläufig ein Rätsel. NEUBÜRGER hatte vermutet, daß ihre Anwesenheit eine Reaktion auf einen Erreger bilden könnte, denn er hielt seinen Fall damals für eine multiple Sklerose. Während sonst meines Wissens keiner der Autoren darauf eingegangen ist, hat STAMMLER sich gefragt, ob nicht ein chronisch entzündlicher Prozeß vorliegen könnte, woran die lymphocytären Infiltrate und besonders auch die Wucherung der Adventitialzellen denken läßt. Dazu paßt wiederum nicht recht, daß die Hirnrinde von dem Prozeß unberührt geblieben ist, während bei den allgemeinen Encephalitiden auch diese mit einbezogen ist, dagegen wäre die SCHILDERsche entzündliche Sklerose eher damit zu vergleichen, weil sie ebenfalls die Rinde unberührt läßt, aber bei ihr kommen Riesenzellen dieser Art nicht vor. Auch ein anderer bisher nur in 2 Fällen bekanntgewordener Prozeß mit Entmarkungsherden und reaktiver Bildung ungewöhnlich großer Astrocyten (HALLERVORDEN 1930) kommt hier nicht in Frage.

Andererseits spricht für ein degeneratives Leiden die häufige Familiarität, die immerhin in der Hälfte der Fälle nachgewiesen ist; ferner sind die entzündlichen Infiltrate nicht so aufdringlich, daß man sie nicht auch als symptomatisch ansehen könnte und außerdem sind derart unzureichende und verzögerte Abbauerscheinungen bisher bei entzündlichen Erkrankungen der Marksubstanz nicht beobachtet worden. Wie dem auch sei, die Besonderheit der Riesenzellen gibt diesem Krankheitsprozeß ein eigenes Gepräge und rechtfertigt die Aufstellung einer weiteren Krankheitsgruppe neben der Leukodystrophie.

C. Besondere Fälle.

1. Diffuse Hirnsklerose mit dysplastischem Einschlag.

Unter den vielen vorkommenden ausgedehnten Entmarkungen gibt es etliche Fälle, die den vorher geschilderten Krankheitsbildern nahestehen, ohne sich doch nach der bisherigen Erfahrung in dieselben einreihen zu lassen. Eine derartige Beobachtung, die ich vor Jahren in einem Vortrag kurz erwähnt habe (1930), stand bisher völlig isoliert da.

M. J. (eigener Fall 29,76). Es handelt sich um die einzige Tochter gesunder Eltern, welche Geschwisterkinder sind, die Mutter litt an Basedow. Patientin wurde normal geboren und erreichte ein Alter von 19 Jahren. Seit dem 5. Lebensjahr litt sie an choreatisch-athetotischen Bewegungsstörungen erheblichen Ausmaßes mit starkem Wackeltremor und ging geistig allmählich zurück. Klinische Diagnose: PELIZAEUS-MERZBACHERsche Krankheit. Die gesamte Marksubstanz ist grau und geschrumpft, nur innere Kapsel, Fuß, Stammganglien, unterer Teil des Thalamus und alle Teile vom Mittelhirn ab sind normal, keine Degeneration im Rückenmark. Dementsprechend sind auch im Markscheidenbild die erwähnten Bezirke tadellos gefärbt, während das gesamte Marklager des Großhirns und die Rinde nahezu ungefärbt geblieben sind (Abb. 26). Man sieht nur schattenhaft Teile der Rindenfaserung, eine graue Anfärbung des Windungsmarks und vereinzelte Bündelchen und schwache Markinseln. Die Achsenzylinder sind in den gestörten Teilen etwas gelichtet, aber sonst auffallend gut erhalten. Die Ganglienzellen der Rinde sind intakt. Ganz abweichend von der PELIZAEUS-MERZBACHERschen Krankheit ist aber die *Glia*, und zwar nur *innerhalb der entmarkten Gebiete*: neben den gewöhnlichen Oligodendrogliazellen und den vermehrten Astrocyten gibt es viele eigentümliche Gliazellen mit länglichem Kern und bipolaren ausgezogenen feinen Plasmafortsätzen, aber auch einzelne unipolare Zellen (Abb. 27). Das Plasma dieser Zellen ist dicht mit feinen Körnchen eines *Pigments* von goldgelber Naturfarbe besetzt, welches sich mit Thionin grünlich oder schwärzlich anfärbt wie von den Pituicyten der Neurohypophyse. Dasselbe Pigment findet sich reichlich an Körnchenzellen an Gefäßen und den Gefäßwandzellen; es gibt zum Teil eine Eisenreaktion. Diese Gliazellen ordnen sich in der Richtung der Fasern; sie erinnern sehr an die von ROBACK und SCHERER beschriebenen unreifen Gliazellen des Neugeborenen. Im Thioninpräparat sind die stark verschmälerten Marklager der Windungen etwas dunkler durch das angefärbte Pigment und die zahlreichen Gliazellen hervorgehoben. Pigmenthaltige Zellen finden sich ferner in der obersten Rindenschicht unterhalb der Pia und hier und da unterhalb der Ventrikel. In den Gliazellen des Marks und in einzelnen Körnchenzellen an den Gefäßen sind spärliche Fetttröpfchen vorhanden; nirgends gibt es prälipoide Zerfallsprodukte, nirgends entzündliche Veränderungen.

Dieser Pigmentreichtum, der in örtlicher Beziehung zum Markscheidenverlust steht, sowie die vorwiegende Beschränkung der Entmarkung auf das Großhirn bei tadelloser Erhaltung der übrigen Markfasern in Kleinhirn, Hirnstamm und Rückenmark trennt meines Erachtens diesen Fall von der PELIZAEUS-MERZBACHERschen Krankheit.

Gewisse Beziehungen bestehen zu einer von WAGGONER, LÖWENBERG-SCHARENBERG und SCHILLING (1947) mitgeteilten Idiotie mit „Agenesie" der Markscheiden, eine erbliche Erkrankung, von welcher erst ein Fall beschrieben ist.

Dieser betrifft eine 29jährige, von Jugend auf idiotische Frau mit schweren cerebellaren Gangstörungen, die nach einer Serie von epileptischen Anfällen starb. Es war eine Entmarkung der Rinde und der Marklager des Großhirns vorhanden; innere Kapsel, Stammganglien, Seh- und Hörstrahlungen sowie die Pyramidenbahn waren im wesentlichen erhalten. Die Markstrahlen der Windungen haben noch einzelne Markfasern, es gab eine bedeutende Gliafibrose. An eigenen Präparaten[1] konnte ich feststellen, daß in den oberen Schichten des Gehirns in einfachen Gliazellen und auch in der Nähe des Ventrikels ein mit Thionin grünlich gefärbtes Pigment anzutreffen war, jedoch keine abnormen Gliazellen und kein Pigment im Mark. Nach einem mitgeteilten Stammbaum fanden sich noch mehrere anscheinend gleichartige Idioten in dieser Sippe. Der Erhaltungszustand der Markfasern ist jedenfalls weitaus besser als in dem beschriebenen eigenen Fall.

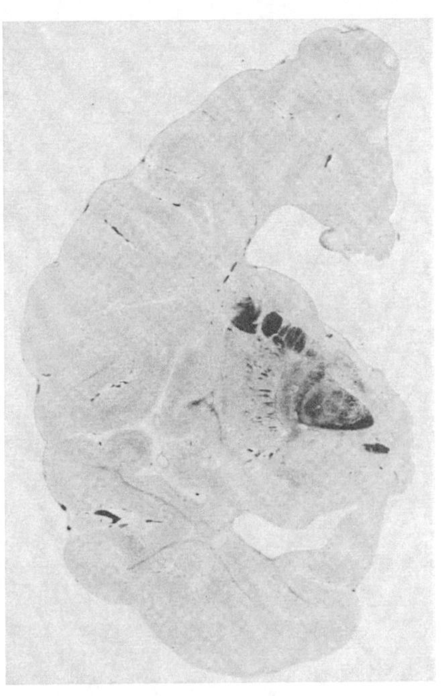

Abb. 26. (M. J. 29.76.) Frontalschnitt, Markscheidenpräparat. Natürliche Größe.

LÖWENBERG und COWIE (1932) berichten über einen 2 Jahre alt gewordenen Idioten mit Vielfingrigkeit und Syndaktylie an beiden Händen und Füßen. Er lernte nie gehen und sprechen, immerhin gab es im 1. Lebensjahre trotz schweren Erbrechens eine gewisse Entwicklung, die im 2. Jahre wieder zurückging. Die Sektion ergab einen angeborenen Herzfehler und am Hirn plumpe Windungen. Es fand sich eine diffuse Sklerose im Groß- und Kleinhirn mit erhaltenen U-Fasern, allgemeiner Verdünnung und Zerfall der Markfasern, auch der Rinde, entsprechender Untergang der Achsenzylinder, zahlreiche gemästete Astrocyten und diffus ausgestreute Gitterzellen im Mark, jedoch nur wenig Fett. Fleckförmig verteilte hellere Herde in der Marksubstanz sind durch Verödungen um die Gefäße zu erklären, wie die Präparate ausweisen[1]. Sehr bedeutende Fasergliose. Opticusatrophie. Die Autoren meinen, daß der Myelinuntergang bereits während der Entwicklung der Markscheiden begonnen hat.

CROME (1953) erwähnt eine ausgedehnte Entmarkung bei einem 2jährigen Idioten mit Megalencephalie von 1520 g. Es fanden sich zahlreiche „hyalin bodies" (Amyloid?). STEVENSON und VOGEL (1952) beschreiben einen sehr ähnlichen Fall mit Megalencephalie von 1970 g mit runden oder zylindrisch geformten Niederschlägen einer fibrinoiden oder lipoproteinhaltigen Substanz. Gleichartige Gebilde sah W. S. ALEXANDER (1949), aber ohne Entmarkung.

[1] Herrn Dr. LÖWENBERG-SCHARENBERG bin ich für Überlassung von Präparaten seiner Fälle zu Dank verpflichtet.

Eine besondere Stellung nimmt unter den diffusen Sklerosen die Beobachtung von KUFS, LANGE-COSACK und SUCKOW (1954) ein.

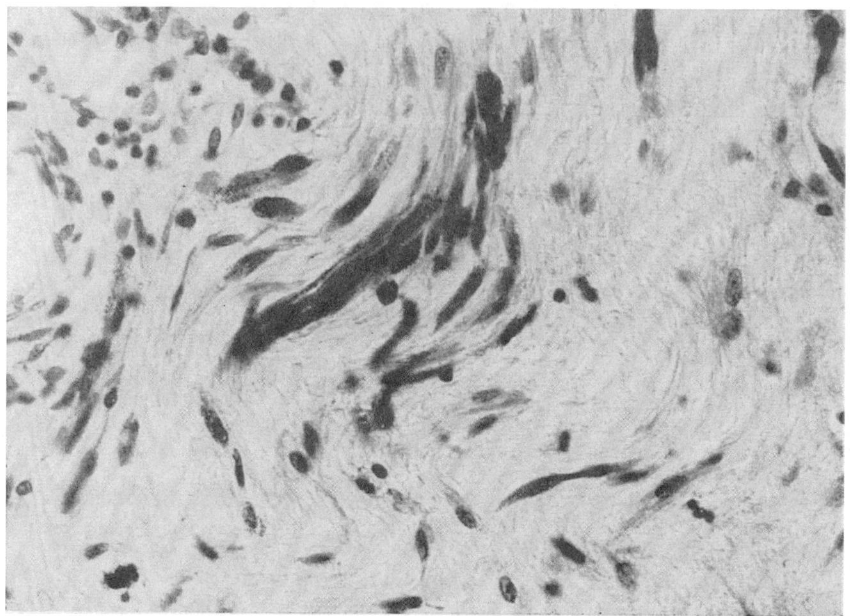

Abb. 27. (M. J. 29.76.) Eigenartige Gliazellen mit Pigmentkörnchen im Plasma. Aus dem Marklager des Stirnhirns. Kresylviolett. Vergr. 400:1.

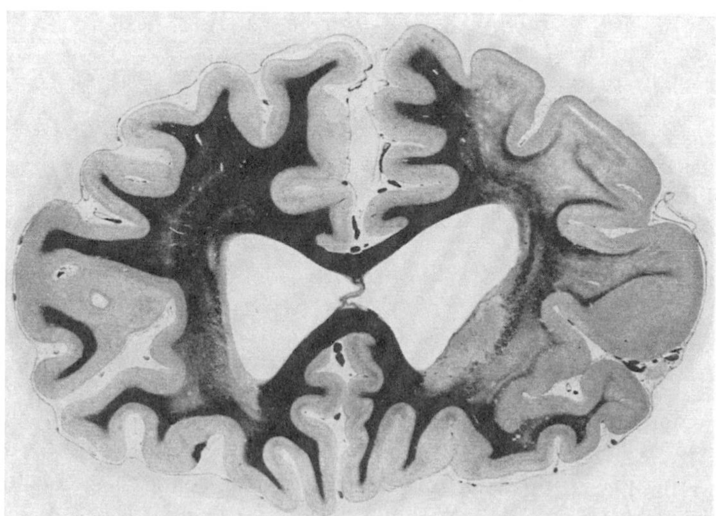

Abb. 28. Fall KUFS usw. Frontalschnitt durch beide Großhirnhemisphären. Markscheidenpräparat. Natürliche Größe. Starke Erweiterung beider Seitenventrikel. Markschwund in den Windungskegeln. [Nach KUFS-LANGE-COSACK u. SUCKOW: Psychiatr., Neurol. u. med. Psychol. **6**, 12 (1954).]

Die Erkrankung ist familiär und betrifft 3 Schwestern, die alle im 7. Lebensjahr Krampfanfälle bekamen und progressiv verblödeten. Die älteste hatte Spasmen, athetotische Bewegungsstörungen und starb nach 9 Jahren. Die jüngste bekam bulbäre Symptome und sensorische Aphasie; bei der Schädelaufnahme sah man doppelt konturierte Kalkschatten, die zur Diagnose STURGE-WEBERsche Krankheit Veranlassung gaben, es bestanden Spasmen und sie starb im 16. Lebensjahre. Die mittelste der Schwestern ist 18 Jahre alt, sie war — im Gegensatz zu den beiden anderen anfangs gesunden und sehr intelligenten Kindern — von jeher schwierig; sie hat außer den Anfällen apraktische Störungen und Spasmen. — Bei der ältesten Schwester fand sich eine Hirnatrophie mit bedeutendem Hydrocephalus internus und eine auf das Großhirn beschränkte Entmarkung, welche die Markstrahlen der Windungen und des subcorticalen Marks im Stirnlappen beiderseits betraf (Abb. 28), sowie — unter relativer Verschonung der zentralen Bezirke — die Schläfen-, Scheitel- und Occipitalgebiete sehr schwer geschädigt hatte. Dazu kommt eine ganz ungewöhnliche dichte Ablagerung von Kalkschollen, Verkalkung von Zellen und Gefäßen in den unteren Rindenschichten und subcortical, dem Windungsverlauf folgend (Abb. 29). Diese Veränderungen sind auf das Großhirn beschränkt; die Optici, Stammganglien, Hirnstamm, Kleinhirn und Rückenmark sind intakt. Wegen der Erhaltung der Zentralwindungen fehlt eine Degeneration der Pyramidenbahn. Die Destruktion in den hinteren Hirngebieten ist so groß, daß nur noch ein feinmaschiges Gewebsnetz stehengeblieben ist. Im verkalkten Gebiet und den weichen Häuten gibt es entzündliche Infiltrate von Lymphocyten und Plasmazellen, die als reaktiv angesehen werden. Prinzipiell gleichartig war der Befund bei der jüngsten Schwester, nur war hier die linke Hirnhälfte wesentlich stärker erkrankt als die rechte. Abbauerscheinungen wurden bei beiden Patientinnen nicht gefunden, der Prozeß wird als abgelaufen angesehen. Anzeichen einer STURGE-WEBERschen Erkrankung sind sonst nicht vorhanden; im Stammbaum fällt auf, daß geringfügige Andeutungen von Naevi bei der lebenden Schwester und der Mutter sowie in der weiteren Familie der Mutter vorkamen, worauf wegen der irrtümlichen Anfangsdiagnose besonders gefahndet wurde.

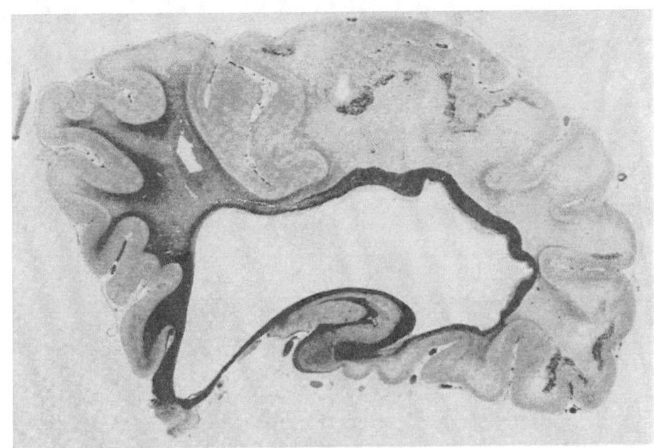

Abb. 29. Fall KUFS usw. Frontalschnitt durch Parietal- und Temporalgebiet. Markscheidenpräparat. Natürliche Größe. Mächtige Erweiterung des Ventrikels. Weitgehende Entmarkung und Kalkablagerung in den unteren Rindenschichten und der Rindenmarkgrenze. [Nach KUFS, LANGE-COSACK u. SUCKOW: Psychiatr., Neurol. u. med. Psychol. 6, 12 (1954).]

Dem Prozeß muß vorläufig eine Sonderstellung eingeräumt werden, denn die Erkrankung kann nicht als Leukodystrophie angesehen werden, weil die charakteristischen Zerfallsprodukte fehlen. Die enorme Kalkablagerung — nicht wie sonst gelegentlich mitten in der Marksubstanz (z. B. Fall von SEITELBERGER), sondern genau so angeordnet wie dies für die STURGE-WEBERsche Krankheit charakteristisch ist — und der Mangel jeglichen Abbaus spricht nicht gerade zugunsten einer primären Markerkrankung, welche die Grundlage für eine Verkalkung abgegeben haben könnte. Auch der klinische Verlauf ist völlig anders als bei irgendeiner der verschiedenen Formen der diffusen Sklerose; endlich sei auf die geringfügigen Naevi bei einer Patientin und in der mütterlichen Verwandtschaft verwiesen. — Alles würde eher zu der STURGE-WEBERschen Krankheit passen, wenn nicht das Wichtigste fehlte: die Angiomatose der weichen Häute.

Im Hinblick darauf muß auf eine von DIVRY und VAN BOGAERT (1946) mitgeteilte Familie verwiesen werden: Eine Angiomatose der weichen Häute und des Gehirns ohne Kalkablagerung mit einer gleichzeitig vorhandenen progressiven Entmarkung der weißen Substanz im Sinne einer Leukodystrophie.

Es handelt sich um 2 Brüder im Alter von 35 und 32 Jahren, die um das 20. Lebensjahr an Epilepsie erkrankten, sie bekamen eine linksseitige Hemiplegie mit Hyperkinese, der eine mit Parkinsonzittern, der andere mit Versteifung. Dazu hatten sie eine angeborene Angiomatose der Haut, symmetrisch und mit Pigmentanomalien, trophischen Störungen der

Nägel, abnorme Verdichtung des Schädels. Anatomisch fand sich bei dem ältesten eine Angiomatose der weichen Häute und des Gehirns mit nekrotischen Herden in der Rinde und den Stammganglien sowie eine Entmarkung des Marklagers, vom Ventrikel ausgehend mit prälipoiden Stoffen und Neutralfett an den Gefäßen; ein fixer Abbau hauptsächlich durch Astrocyten, geringe Infiltrate von Lymphocyten und Mastzellen; die Optici waren intakt, im Kleinhirn bestand eine Läppchenatrophie.

Bei einem 17jährigen Idioten von KUFS und von BRAUNMÜHL (1950, Fall 2) handelt es sich neben einem Hydrocephalus internus um eine Entwicklungshemmung mit blastomatösem Einschlag im Sinne eines Ganglioneuroms des Kleinhirns und eine unklar gebliebene Entmarkung.

2. Diffuse Sklerose mit Beziehung zum Hirnödem.

D. RUSSEL und TALLERMAN (1937) haben eine „familiäre progressive diffuse Hirnsklerose" bei einem Geschwisterpaar jüdischer Abstammung beschrieben, dessen Eltern Vetter und Base sind; zwei später geborene Kinder sind gesund. — Der Bruder erkrankte in der 2. Lebenswoche mit Ernährungsschwierigkeiten, bekam epileptische Anfälle und Spasmen und starb im Alter von 5 Wochen. — Die Schwester wurde 6 Monate alt, war von Anfang an schwer zu ernähren, vorübergehend bestand ein Lidödem (!); zunehmende Spasmen bis zur Enthirnungsstarre und schließlich Gastroenteritis mit blutigen Stühlen. Das Gehirn war atrophisch, die Furchen klafften. Gewicht 397 g. Die Marksubstanz des Großhirns war spongiös aufgelockert, besonders in den Markstrahlen der Windungen, ebenso auch — mit Ausnahme des Nucleus caudatus — in den Stammganglien; hier kamen cystische Hohlräume von 0,4 bis 0,2 cm vor. Die Nervenzellen waren größtenteils ausgefallen, in der Hirnrinde waren die Kuppen der Windungen besonders gut erhalten, während in den Seitenwänden der Windungstäler die Ganglienzellen fehlten, ebenso auch die Achsenzylinder. Die Fasergliose in den Windungstälern war fleckig, im Mark und Stammganglien diffus, im Putamen waren sie so dicht wie in einem Astrocytom. Der Markgehalt des Großhirns ist verringert, Fett findet sich in mäßiger Menge in den progressiven Astrocyten der Rinde und des Marks, ebenso an den Gefäßen. Es gab keine Verödungsherde um Gefäße. Im Kleinhirn sind die PURKINJE-Zellen und Körner vermindert, die Marklager völlig leer, die Läppchen verödet, wobei nur die Kuppen an der Peripherie erhalten geblieben sind (Abb. 30). Auch im Mittelhirn sind entmarkte Gebiete vorhanden, nehmen aber gegen die Medulla hin ab. Hypothalamus und Opticus sind frei. Es gibt nur spärliche Infiltrate von Lymphocyten und Plasmazellen, besonders in den Meningen der Konvexität. — Nach Ansicht der Autoren handelt es sich um einen rein degenerativen Prozeß; die Differentialdiagnose gegen amaurotische Idiotie, PELIZAEUS-MERZBACHER- und SCHILDERsche Krankheit werden besprochen.

Die Durchsetzung der weißen Substanz mit cystischen Hohlräumen, die Erhaltung der Kuppen in den Windungen von Groß- und Kleinhirn spricht ganz eindeutig für die Ausbreitung eines Ödems, welches zwangslos auf die Ernährungsschwierigkeiten zurückzuführen ist, insbesondere wenn man die weiterhin zu erwähnenden, ebenso verlaufenden Fälle bei Kleinkindern in Betracht zieht. Was aber diesem Fall eine besondere Note verleiht, ist die Ausdehnung des Prozesses aus dem Zentrum des Gehirns bis nahe an die Kuppen, wie eine Abbildung des Kleinhirns besonders schön zeigt, die ich der Liebenswürdigkeit von Frau Dr. RUSSEL verdanke. Bei einer so offen zutage liegenden exogenen Ursache ist das familiäre Vorkommen überraschend. Wenn infolge der Ausdehnung der Erkrankung über das ganze Gehirn die Symptomatologie dieses Falles der diffusen Sklerose ähnlich sein muß, so fällt der anatomische Befund aus dem vorgezeichneten Rahmen der diffusen Sklerose heraus, weil er sich nicht allein an die Marksubstanz hält, sondern die Rinde und alle grauen Massen mit einbezieht und weil er überhaupt einen ganz andersartigen Prozeß darstellt.

In anderen Fällen dieser Art ist mit dem Ödem eine progressive *Vergrößerung des Kopfes* verbunden, was zu der Diagnose Hydrocephalus Veranlassung gibt, zum Teil besteht auch da ein familiäres Vorkommen.

CANAVAN (1931) spricht schon von einer „spongiösen Degeneration". Seine Patientin ist ein 16 Monate alt gewordenes Kind, das im Alter von 11 Wochen an einem Infekt erkrankte und seitdem nicht mehr an Gewicht zunahm, häufiges Erbrechen. Mit 9 Monaten betrug der Kopfumfang 43 cm und stieg bis zum 11. Monat auf 50 cm. Hirngewicht 1890 g. Das Marklager war auffallend weich und rosa gefärbt. Im Markscheidenpräparat bestand eine erhebliche poröse Aufhellung der Markstrahlen der Windungen, doch war die Marksubstanz an den Ventrikeln erhalten. Keine Fasergliose. Das Kleinhirn war in der gleichen Weise verändert. Entzündliche Erscheinungen waren nirgends vorhanden.

Flora Eiselsberg (1937) schildert ein 8 Monate alt gewordenes Kind, das normal geboren war und im 4. Monat mit hohen Temperaturen erkrankte (Otitis media), später traten Krämpfe und Spasmen ein. Der Schädel war gedehnt *wie bei einem Hydrocephalus*. Es bestand eine fleckige, unvollständige Entmarkung im Marklager bei sonst gut erhaltener Marksubstanz mit ausgebreiteter Lückenbildung durch ein Ödem (Abb. 31). — Ein älterer Bruder starb $5^1/_2$ Monate nach der Geburt unter den gleichen klinischen Erscheinungen.

Blackwood und Cumings (1954) beschrieben ein Kind mit Krämpfen im 2. Monat, dessen Kopfumfang bis zum Tode im 23. Monat langsam zunahm. Das Kind war blind.

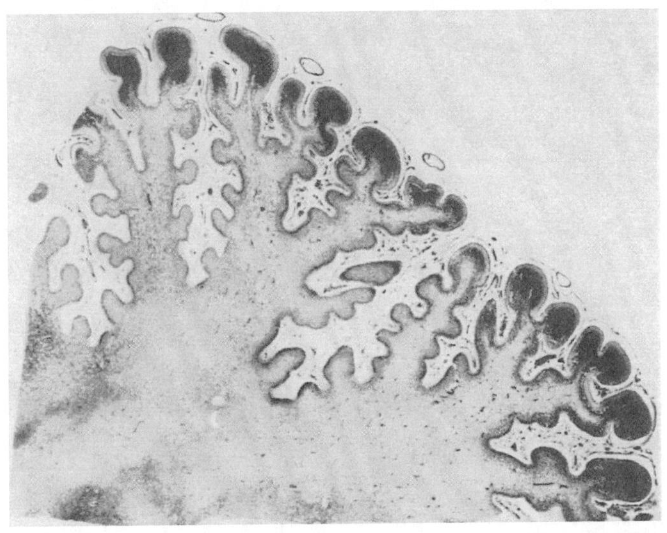

Abb. 30. Läppchenatrophie des Kleinhirns mit Verschonung der Kuppen. Markscheidenfärbung. Vergr. 4:1. [Aus Russel u. Tallerman: Arch. Dis. Childh. 12, 71 (1937), Abb. 7.]

Hirngewicht 1595 g, von kleinen Cysten durchsetzt, erhebliche Gliafaservermehrung in Groß- und Kleinhirn. Auch Bonhoff hat einen Fall von Ödem bei einem $8^1/_2$ Monate alten dystrophischen Kinde mitgeteilt.

Beobachtungen von van Bogaert und Bertrand (1940) über ein Geschwisterpaar und von J. E. Meyer (1950) über Ödemkrankheit im frühkindlichen Alter decken sich mit den Feststellungen des Hirnödems bei ernährungsgestörten Säuglingen von Altegör (1953, vgl. cerebrale Kinderlähmung). Dies Hirnödem ist zweifellos akut und irreversibel und Folge der Dystrophie. Eigenartig ist die Lokalisation an der Rinden-Markgrenze. Der Status spongiosus kann auch mehr diffus ausgebreitet sein. Vielleicht gehört hierher die von Christensen und Krabbe (1949) beschriebene Poliodystrophia cerebri progressiva, wo die Hauptveränderungen in der Rinde liegen, dasselbe gilt von den anderen in dieser Arbeit angeführten Publikationen (vgl. darüber den Abschnitt von Noetzel). Der ausgedehnte und diffuse Befall von Mark und Rinde durch einen mehr oder weniger feinporigen Status spongiosus scheint dafür charakteristisch zu sein. Diese Ausbreitung unterscheidet sich wesentlich von der auf das Marklager beschränkten, wie man sie z. B. bei der CO-Vergiftung oder bei Hirntumoren kennt.

Möglicherweise sind auch Befunde von Jervis (1942) als Ausdruck eines Ödems aufzufassen.

Es handelt sich um ein 17 Monate altes Mädchen von jüdischen, nichtverwandten Eltern. Die einzige Schwester war 2 Jahre alt, hatte Spasmen und Nystagmus und verblödete. Die Krankheit hatte im 5. Monat begonnen, dauerte also 1 Jahr. Die Patientin war bis zum 5. Monat normal, dann wurde sie teilnahmslos, bekam Spasmen der unteren Extremitäten, tonische Krampfanfälle und wurde dement. Blut und Liquor normal. Gehirn 1350 g, weiße Substanz gelatinös, vollständige Entmarkung des Groß- und Kleinhirns einschließlich der U-Fasern bis auf wenige erhaltene Fasern in der inneren Kapsel. Auch die Commissura anterior, Nervi optici, Thalamus und Corpus striatum waren entmarkt. Die Pyramiden waren abgeblaßt. Die Achsenzylinder sind bedeutend reduziert. Reichliche Fettkörnchenzellen mit rot gefärbtem Inhalt bei Sudanfärbung, schwarz mit Sudanschwarz und

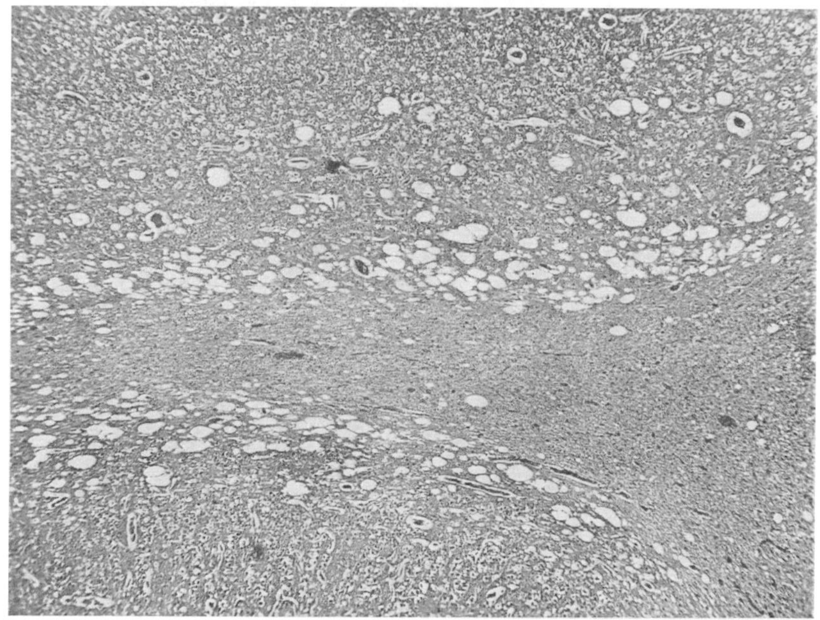

Abb. 31. Fall von EISELSBERG. van Gieson. Vergr. 30:1. Status spongiosus im Gebiet der unteren Rindenschichten und der Rindenmarkgrenze. (Nach einem von Dr. SEITELBERGER überlassenen Originalpräparat.)

löslich in Alkohol. Beträchtliche Fasergliose. In der grauen Substanz fanden sich überall große nackte Gliakerne von Typus ALZHEIMER II, die auch Nester bildeten. Im Kleinhirn war die embryonale Körnerschicht erhalten.

Ferner beschreibt JERVIS hier einen 2 Jahre 9 Monate alten Sohn blutsverwandter jüdischer Eltern, einziges normal entwickeltes Kind. Es wurde im 4. Monat apathisch, konnte den Kopf nicht mehr halten, Hypertonie mit tonischen Anfällen und Schreien, Opticusatrophie. Hirngewicht 960 g, kein Hydrocephalus. Totale Entmarkung von Groß- und Kleinhirn mit einigen Markinseln ohne Beziehung zu Gefäßen im Temporal- und Parietalhirn. Auch hier fanden sich große nackte Gliakerne in der grauen Substanz. In der Hirnrinde gab es mäßige Ausfälle in der 3. und 5. Schicht. Reduzierung der Achsenzylinder, Erhaltung der embryonalen Körnerschicht.

Im 1. Fall dürfte ein Ödem vorliegen, wenn man die kurze Dauer, das bedeutende Hirngewicht, die Vollständigkeit der Entmarkung mit normalem Abbau und besonders die zahlreichen großen nackten Gliakerne in Betracht zieht, welche nach SCHOLZ gerade für ein Ödem besonders charakteristisch sind, wie dies auch J. E. MEYER bestätigt hat. Im 2. Fall ist zwar keine Megalencephalie vorhanden, aber die Gliakerne im Verein mit den Zellausfällen sind bei normalem Abbau mindestens sehr verdächtig.

Es gibt auch eine „diffuse Leukoencephalopathie ohne Sklerose“ von JOSEPHY und LICHTENSTEIN (1943), bei der das Symptom einer *Vergrößerung des Kopfes* den Verdacht erwecken muß, daß wenigstens in den ersten Jahren ein Ödem mitgewirkt hat, um so mehr als die Schwester des Patienten ebenfalls eine Zunahme des Kopfumfanges gehabt hat.

Die Eltern der beiden Kinder sind Vettern 2. Grades, ein drittes 7jähriges Kind ist gesund. Der Knabe wurde normal geboren. Im 1. Lebensjahr fiel die Größe des Kopfes auf; er lernte mit 18 Monaten gehen, fiel aber oft hin; mit 7 Jahren konnte er nur noch kriechen. Die oberen Extremitäten gebrauchte er nicht in normaler Weise. Mit 9 Jahren konnte er nicht ohne Unterstützung sitzen. Seit dem 13. Lebensjahre hatte er epileptische Anfälle und verlor die Fähigkeit zu sprechen, verstand aber alles. Mit 16 Jahren betrug der Kopfumfang 57 cm. Gegen Ende wurden athetotische Bewegungen des Kopfes und der Extremitäten, Spasmen der unteren und ein doppelseitiger Babinski festgestellt. Das Hirngewicht betrug 1500 g; es bestand nur eine mäßige Ventrikelerweiterung. Bei Anlegung eines Frontalschnittes lief ein Teil der Marksubstanz aus, das restliche Mark war gelatinös, die U-Fasern erhalten. In der ausgelaufenen Substanz fehlten Körnchenzellen, das Material nahm im Ausstrich eine Fettfarbe an. Innere Kapsel, Balken und Temporallappen, sowie die hinteren Teile waren nur wenig betroffen. Die Endothelzellen in den Rindengefäßen waren mit Fett beladen. Es gab keine entzündlichen Erscheinungen und keine Proliferation der Gliazellen. „Der vollkommene Mangel einer Reaktion auf den Untergang der Markscheiden ist der bezeichnendste histologische Zug unseres Falles.“ Die Krankheitsdauer betrug 16 Jahre.

Die Schwester des Patienten hatte auch eine zunehmende Vergrößerung des Kopfes, mit 2 Jahren 58 cm Umfang; sie litt an epileptischen Anfällen und Versteifung ohne Athetose und starb im Alter von $13^1/_2$ Jahren. Eine anatomische Untersuchung fand nicht statt.

Aus dem anatomischen Befund geht hervor, daß kein Hydrocephalus, sondern eine Megalencephalie vorlag. Wieweit nach einem anfänglichen Ödem weitere Zerfallsvorgänge im Sinne einer Markscheidenauflösung stattgefunden haben, wofür der klinisch progressive Verlauf sprechen dürfte, läßt sich nicht beurteilen, jedenfalls hat ein normaler Abbau zu Neutralfetten stattgefunden. Die eigentümliche gelatinöse Beschaffenheit und Zerfließlichkeit, die auch im 1. Fall von Jervis vorkam, hat möglicherweise eine Beziehung zu der durch das Ödem bewirkten Schädigung der Myelinsubstanz. Ob dies auch für den folgenden Fall gilt, mag dahingestellt sein. Die Autoren heben jedenfalls die auffällige Ähnlichkeit mit dem von Junker (1939) beschriebenen Kranken hervor.

Dieser wurde normal geboren und entwickelte sich gut bis zum 3. Lebensjahr, dann wurde der Gang unsicher, mit 14 Jahren konnte er nur noch kriechen, dann setzte eine schwere Charakterveränderung ein und im 19. Lebensjahr bekam er epileptische Anfälle. Er erreichte ein Alter von 22 Jahren. Hirngewicht 1390 g. Beim Durchschneiden floß aus den Markstrahlen eine gallertig-breiige Flüssigkeit ab, sonst war das Mark grau-rötlich gefärbt, die Ventrikel waren nicht erweitert. Die U-Fasern waren erhalten. Keine entzündlichen Erscheinungen. Relativ spärliche Fettkörnchenzellen im Mark, gemästete Gliazellen. Die Fasergliose war stellenweise sehr dicht; es gab kleine Höhlen im Gewebe von Gliafasern umgeben, welche einen homogen angefärbten tropfenförmigen Stoff enthielten. Die Markverflüssigung erinnerte an ein ähnliches Vorkommen bei der infantilen amaurotischen Idiotie. Krankheitsdauer 19 Jahre. Die Mutter dieses Patienten starb im 48. Lebensjahre an einer multiplen Sklerose (Polstorff 1940), die aber erst längere Zeit nach der Erkrankung ihres Kindes begann.

Eine „diffuse Kleinhirnsklerose“ bei einer 50jährigen Frau mit ausgesprochenem Status spongiosus schildern Kecht und Pollak (1934).

Differentialdiagnose.

Die Abgrenzung verschiedener Formen der degenerativen diffusen Sklerosen gegen ausgebreitete blastomatöse Prozesse kann gelegentlich nicht ganz leicht sein, vergleiche dazu die Ausführungen über die Fälle von Kufs und Mitarbeiter und der Sturge-Weberschen Krankheit von Divry und van Bogaert. Eine diffuse Sklerose von Guttmann (1925) ließ sich als Erkrankung im Rahmen einer tuberösen Sklerose bei einem allerdings ungewöhnlich alt gewordenen Manne aufklären (Hallervorden 1930, Kufs 1933).

Kreislaufstörungen verschiedener Art sind am ehesten geeignet, Veränderungen hervorzurufen, welche den Verdacht einer diffusen Sklerose erwecken können. Ernährungsstörungen des Marks oder ein Ödem, oft beides zusammen in verschiedenen Anteilen, schädigen die Marksubstanz, wie z. B. die Endangiitis obliterans und die sog. Encephalitis subcorticalis chronica progressiva von BINSWANGER (1896), welche auf einer Arteriosklerose der subcorticalen Gefäße beruht. Darüber haben VAN BOGAERT und NYSSEN (1933) sowie DIVRY und VAN BOGAERT (1946) sich in differentialdiagnostischen Erwägungen geäußert. Der Zustand der Gefäße wird immer eine Entscheidung ermöglichen. Ähnlich ist es mit der Periarteriitis nodosa, wovon BALÒ (1926) einen einschlägigen Fall publiziert hat. Die ausgedehnten Schädigungen des Marklagers durch ein länger dauerndes Ödem, wie es z. B. infolge einer *Kohlenoxydvergiftung* nach einem Intervall vorkommt (H. JACOB), kann schon eher zu Verwechslungen führen, so hat z. B. SCHENK (1934) eine ,,subakute Markerkrankung mit Erhaltung der perivasculären Fasern" beschrieben und seine Beobachtung mit dem Fall von LÖWENBERG und HILL verglichen. Zu den häufigeren Entmarkungen infolge eines Ödems gehören die sog. luischen diffusen Sklerosen, namentlich bei hereditär-luischen Kindern (EINARSON und NEEL 1938, S. 20), doch entsprechen die Veränderungen keineswegs dem Prozeß der degenerativen diffusen Sklerose. Ausgedehnte Markschädigungen bei der *progressiven Paralyse* kennen wir aus den Schilderungen von BIELSCHOWSKY (1919), von MÜLLER (1931) u. a.

Bei der seltenen *Paramyloidose* des Gehirns, wie sie von PETERS (1949), sowie FROWEIN und KRÜCKE (1950) beschrieben ist, wozu auch eine anders gedeutete Mitteilung von GUILLAIN, BERTRAND und GRUNER (1944) gehört, gibt es ausgedehnte Entmarkungen, die wegen der enormen Ablagerungen und den dazugehörigen Gefäßveränderungen leicht zu diagnostizieren sind. Auf Grund seines Falles wirft KRÜCKE die Frage auf, ob es sich bei den degenerativen diffusen Sklerosen nicht um ,,eine Eiweißstoffwechselstörung handeln könnte, die in seinem Fall in dem Auftreten und der Ausfällung paramyloider Substanzen, nicht nur an den Gefäßen, sondern auch in dem Gewebe und den Nervenzellen ihren Ausdruck gefunden hat". Es wurde schon früher erwähnt, daß eine Eiweißkomponente, namentlich in Verbindung mit Lipoiden, vorkommt. Es ist aber wenig wahrscheinlich, daß Eiweißsubstanzen allein diesen Prozeß verursachen können, denn die Erfahrung zeigt immer wieder, daß gewöhnlich Gemische verschiedener Stoffe vorkommen.

Ausgedehnte Markveränderungen können bei *Cholesterinosen* auftreten, besonders bei der von VAN BOGAERT, SCHERER und EPSTEIN beschriebenen Form, die der diffusen Sklerose außerordentlich ähnlich sind. Eine meines Wissens nicht wieder beobachtete Erkrankungsform mit ,,hyalinen" Ausscheidungsprodukten haben LÖWENBERG und FULTON (1932) bei einem 26jährigen Mann beschrieben, der mit Spasmen, Muskelatrophie, epileptischen Krämpfen und Demenz progressiv erkrankte und nach 11jähriger Krankheitsdauer starb. Außer Entmarkungen kamen bedeutende Gefäßproliferationen, Gliafaserwucherungen und entzündliche Veränderungen vor.

Die recht beachtlichen Aufhellungen der Marklager bei den systematischen Atrophien kommen auch gelegentlich differentialdiagnostisch in Betracht. Es ist nicht unwahrscheinlich, daß die Beobachtung von BOSCH und ORLANDO (1937) über einen 43jährigen Mann eine PICKsche Atrophie betreffen, mindestens ist die Anamnese daraufhin sehr verdächtig. Auf die mögliche Verwechslung von diffuser Sklerose mit ausgedehnten Markherden im Rahmen der ,,cerebralen Kinderlähmung" wurde schon früher hingewiesen (S. 726).

Literatur.

AJURIAGUERRA, HÉCAEN et FRÉTET: Etude anatomo-clinique d'un cas de maladie de SCHILDER-FOIX. Revue neur. **89**, 64—65 (1953). — ALEXANDER, W. ST.: Progressive fibrinoid degeneration etc. Brain **72**, 373 (1949). — ALTEGÖR: Zur Morphologie und Genese des akuten Hirnödems bei ernährungsgestörten Säuglingen. Beitr. path. Anat. **112**, 205 (1951). — ALZHEIMER: Beiträge zur Kenntnis der pathologischen Neuroglia und ihrer Beziehung zu den Abbauvorgängen im Nervengewebe. Histol. Arb. Großhirnrinde **3**, 493, 521 (1910). — ANGYÁN, J. v.: Symmetrische Gliomatose der Großhirnhemisphären. Z. Neur. 8, 1—13 (1912). — AUSTREGESILO, GALLOTI et BORGES: Leukoencéphalopathie diffuse. Revue neur. **1930** (I), 1—25.

BACK, M.: Beitrag zur Ätiologie und Symptomatologie der diffusen Sklerose des Gehirns bei Erwachsenen. Inaug.-Diss. Basel 1947. — BAILEY, P., u. G. SCHALTENBRAND: Die muköse Degeneration der Oligodendroglia. Dtsch. Z. Nervenheilk. **97**, 231—237 (1927). — BALÒ, J. v.: Encephalitis periaxialis concentrica. Arch. of Neur. **19**, 242—264 (1928). — Die Erkrankungen der weißen Substanz des Gehirns und des Rückenmarks. Acta Litterarum a. Sci Univ. Szeged **10**, H. 1 (1940). — Die Ätiologie der diffusen Hirnsklerose. Z. Neur. **176**, 80—97 (1943). — BASSOE, P.: Familial disease related to MERZBACHER-PELIZAEUS disease. Arch. of Neur. **26**, 226—227 (1931). — BATTEN, F. E., and D. WILKINSON: Unusual type of hereditary disease of the nervous system (PELIZAEUS-MERZBACHER), aplasia axialis extra-corticalis congenita. Brain **36**, 341—351 (1914). — BENEKE: Ein Fall hochgradigster und ausgedehntester diffuser Sklerose des Zentralnervensystems. Arch. Kinderheilk. **47**, 420—422 (1908). — BERGAMINE, M.: Riflessi engenici in relazione alla varietà infanto-famigliare della malattia di SCHILDER. Arch. paediatr. **22**, 71—72 (1938). — BERTRAND, J., S. THIEFFRY et E. BARGETON: Leukodystrophie encéphalite et détermination spléno-hépatique caractérisant un trouble gènéral du métabolisme. Revue neur. **91**, 161 (1954). — BIELSCHOWSKY, M.: Über Markfleckenbildung und spongiösen Schichtenschwund in der Hirnrinde der Paralytiker. J. Psychol. u. Neur. **25**, 72 (1919). — BIELSCHOWSKY, M., u. R. HENNEBERG: Über familiäre diffuse Sklerose (Leukodystrophia cerebri progressiva hereditaria). J. Psychol. u. Neur. **36**, 131—181 (1928). — BINI, L., e G. SPACCARELLI: Unusual course of SCHILDER's disease. Three cases. Riv. Neur. **17**, 382—386 (1947). — BLACKWOOD, W.: Atti del Primo Congresso Internat. di Histopat. del Sistema nervoso, 1952, Rom I. 265. — BLACKWOOD, W., and J. N. CUMINGS: A histological and chemical study of three cases of diffuse cerebral sclerosis. J. of Neur. **17**, 33—89 (1954). — BODECHTEL, G.: Zur Frage der PELIZAEUS-MERZBACHERschen Krankheit. Z. Neur. **121**, 487—507 (1929). — Zur Pathologie und Klinik diffuser Markerkrankungen. Z. Neur. **138**, 544—583 (1932). — BODECHTEL, G., u. E. GUTTMANN: Diffuse Encephalitis und sklerosierende Entzündung des Hemisphärenmarkes. Z. Neur. **133**, 601—619 (1931). — BOETERS, H.: Diffuse und multiple Sklerose. In Handbuch der Erbbiologie, Bd. V/1, S. 171—183. 1939. — BOGAERT, L. VAN: La méthode histopathologique et les problèmes des maladies de la substance blanche. J. belge Neur. **47**, 82—110 (1947). — Maladies nerveuses systématisées et problèmes de l'hérédité. Acta neurol. et psychiatr. belg. **48**, 1 (1948). — BOGAERT, L. VAN, et J. BERTRAND: Les leucodystrophies progressives familiales. Revue neur. **40** (II), 249 bis 286 (1933). — Sur une idiotie familiale avec dégénérescence spongieuse du névraxe. Acta neurol. et psychiatr. belg. **49**, 572 (1949). — BOGAERT, L. VAN, et J. DE BUSSCHER: Sur la sclérose inflammatoire de la substance blanche des hémisphères (SPIELMEYER). Contribution à l'étude du scléroses diffuses non familiales. Revue neur. **71**, 220—221, 679—701 (1939). — BOGAERT, L. VAN, and A. DEWULF: Diffuse progressive leucodystrophy in the adult. With production of metachromatic degenerative products (ALZHEIMER-BARONCINI). Arch. of Neur. **42**, 1083 (1939). — BOGAERT, L. VAN, et R. NYSSEN: Le type tardif de la leucodystrophie progressive familiale. Revue neur. **65**, 21—45 (1936). — BOGAERT, L. VAN, SCHERER et EPSTEIN: Une forme cérébrale de la Cholestérinose généralisée. Paris 1937. — BOGAERT, L. VAN, u. W. SCHOLZ: Klinischer, genealogischer und pathologisch-anatomischer Beitrag zur Kenntnis der familiären diffusen Sklerose. Z. Neur. **141**, 510—541 (1932). — BONHOFF, G.: Die Problematik der Prozeßstruktur der diffusen Sklerose. 1954 (Manuskript). — BOREL, G.: Atrophie optique double dans la diplégie spastique familiale d'origine cérébrale et leur étiologie consanguine. Bull. Soc. franç. Ophtalm. **41**, 295. — BORN: Kasuistischer Beitrag zur diffusen Sklerose. Vortrag Ges. Psychiatrie u. Neurologie Leipzig, Juni 1956. — BOSCH, G., u. R. ORLANDO: Die Spätform der centro-lobären Encephalose. Rev. neur. Buenos Aires **1**, 271—279 (1937). Ref. Zbl. Neur. **87**, 269. — BOSTROEM, A.: Über die PELIZAEUS-MERZBACHERsche Krankheit. Dtsch. Z. Nervenheilk. **100**, 63—90 (1927). — BOUMAN: Diffuse sclerosis. Bristol 1934. — BRAIN, W. R., and J. G. GREENFIELD: Late infantile metachromatic leucoencephalopathy with primary degeneration of the interfascicular oligodendroglia. Brain **73**, 291 (1950). — BRANDBERG, O., u. E. v. SJÖVALL: Zur Kenntnis der diffusen Hirnsklerose. Ein Fall von familiärem spätinfantilem Typus. Z. Neur. **170**, 131—147 (1940). —

BRANTE, GUNNAR: Studies on lipids in the central nervous system etc. Acta physiol. scand. (Stockh.) **18**, Suppl. 63 (1949). — BROCK, S., P. M. CARROL and L. STEVENSON: Encephalitis periaxialis diffuse of SCHILDER. Report of a case. Arch. of Neur. **15**, 297—308 (1926). — BRUSA, A.: Su un caso di malattia tipo SCHILDER. Minerva pediatr. (Torino) **4**, 813—822 (1952). — BUNGENBERG DE JONG: In: Colloid Science. New York 1949. — BUNGENBERG DE JONG, H. G., u. O. BANK: Untersuchungen über Metachromasie. Protoplasma **32**, 442 (1939).

CAMP, C. D., and K. LÖWENBERG: American family with PELIZAEUS-MERZBACHER disease. Arch. of Neur. **45**, 261—264 (1941). — CANAVAN, M.: SCHILDER's encephalitis periaxialis diffusa. Arch. of Neur. **25**, 299—308 (1931). — CARDONA, F.: Istopatologia della malattia di SCHILDER famigliare. Riv. Pat. nerv. **54**, 1—73 (1939). Ref. Z. Neur. **96**, 548. — CARRILLO, R.: Sklerosierend-atrophische Encephalitis der Hemisphäre. Bol. Inst. Clín. quir. Univ. Buenos Aires **8**, 136 (1932) (Spanisch). — Semana méd. **1934 II**, 1033—1044, 1114 bis 1128. Ref. Zbl. Neur. **75**, 671. — CARTER, H. R.: Amer. J. Dis. Childr. **1946**. — CATOLA, G.: Due casi di encefalite diffusa (malattia de SCHILDER) a forma familiale. Arch. ital. Neuropsichiatr. **1**, Nr 2 (1939). — ČERNYŠEV, A., i K. TERIAN: Zur Klinik und pathologischen Anatomie der diffusen Sklerose. 1932. Sovet. Klin. **18**, 358 bis 387. Ref. Zbl. Neur. **69**, 633. — CHRISTENSEN, ERNA, and KNUD KRABBE: Polydystrophia cerebri progressiva (infantilis). Arch. of Neur. **61**, 28 (1949). — COLLIER, J., and J. G. GREENFIELD: Encephalitis periaxialis of SCHILDER; a clinical and pathological study with an account of two cases, one of which was diagnosed during life. Brain **47**, 489—519 (1924). — COMBY, J.: Maladie de MERZBACHER-PELIZAEUS. Arch. Méd. Enf. **37**, 293—300 (1934). — CORBOZ, J. R.: Beitrag zur Kenntnis der diffusen Hirnsklerose. Z. Kinderpsychiatr. **19**, 127—133 (1952). — CREUTZFELDT, G.: Zur Frage der sogen. akuten multiplen Sklerose. Zugleich Mitteilung einer besonderen Entstehungsart von Riesenzellen. Arch. f. Psychiatr. **68**, 485—517 (1923). — Eigenartige Riesenzellbildungen im Zentralnervensystem. Verh. dtsch. path. Ges. (19. Tagg) **1923**, 227—230. — Zur Genese der diffusen Sklerose. Verh. 3. Internat. Neur. Congr. 1939, S. 428—432. — CROME: Megalencephaly associated with hyaline pan-neuropathy. Brain **76**, 215 (1953). — CUMINGS, J. N.: Lipid chemistry of the brain in demyelinating diseases. Brain **78**, 554 (1955).

DELLAERT, R., M. MAERE u. L. VAN BOGAERT: Deux nouvelles observations de slérose diffuse inflammatoire de la substance blanche des hémisphères (SPIELMEYER). Contribution à l'étude chez démences infantiles. Mschr. Psychiatr. **110**, 103—124 (1945). — DIEZEL, P. B.: Histochemische Untersuchungen an primären Lipoidosen usw. Virchows Arch. **326**, 89 (1954). — Histochemische Untersuchungen an den Globoidzellen der familiären infantilen diffusen Sklerose vom Typus KRABBE. Zugleich eine differentialdiagnostische Betrachtung der zentralnervösen Veränderungen beim Morbus Gaucher. Virchows Arch. **327**, 206 (1955). — Histochemische Untersuchungen an den degenerativen diffusen Hirnsklerosen mit abnormalem, verzögertem Abbau der Markscheidenlipoide (Leukodystrophien). Histochemisches Symposion. Antwerpen 1955. — Die Stoffwechselstörungen der Sphingolipoide **1956**. — DIVRY, P., and L. VAN BOGAERT: Une maladie familiale caractérisée par une angiomatose diffuse corticoméningée non calcifiante et une démyélinisation progressive de la substance blanche. J. of Neur. **9**, 41—54 (1946). — DÖRING, G.: Zur Pathologie und Klinik der Entmarkungsencephalomyelitis. Dtsch. Z. Nervenheilk. **153**, 73—139 (1942). — DUBOIS, R., et R. A. LEY: Sur la sclérose diffuse du type dégéneratif. Acta neurol. et psychiatr. belg. **49**, 13—24 (1949).

EDGAR, G. W. F.: Approche biochimique des lipoidoses et des leucodystrophies. Revue neur. **82**, 277 (1955). — Myelination studied by quantitative determination of myelin lipids, with reference to the problem of demyelination. Utrecht 1955. — The neuron and its sphingolipids with reference to myelination and demyelination. (2. Internat. Congr. Neuropath. London.) Excerpta med., Sect. VIII **8**, Nr 9, 794 (1955). — Leukodystrophy as a possible type of deviation in sphingolipoid metabolism, comparable to lipoidosis. Excerpta med., Sect. VIII **8**, Nr 9, 801 (1955). — EINARSON, L.: On diffuse brain sclerosis and its histopathogenetic relationship specially to amaurotic idiocy. Acta psychiatr. (København.) Suppl. **74**, 180 (1951). — Structural changes and functional disturbances in the nervous system. Diffuse brain sclerosis. Anatomiske Skr. **1**, Nr 2 (1954). — EINARSON, L., u. AXEL V. NEEL: Beitrag zur Kenntnis sklerosierender Entmarkungsprozesse im Gehirn, mit besonderer Berücksichtigung der diffusen Sklerose (STRÜMPELL-HEUBNER). Acta jutlandica **10**, 2 (1938). — Notes on diffuse sclerosis, diffuse gliomatosis and diffuse glioblastomatosis of the brain with a report of two cases. Acta jutlandica **12**, 3 (1940). — Contribution to the study of diffuse brain sclerosis with a comprehensive review of the problem in general and a report of two cases. Acta jutlandica **14**, 2 (1942). — EINARSON, L., AXEL V. NEEL and STRÖMGREN: On the problem of diffuse brain sclerosis with special reference to the familial forms. Acta jutlandica **16**, 1 (1944). — EISELSBERG, F.: Über frühkindliche familiäre diffuse Hirnsklerose. Z. Kinderheilk. **58**, 702—725 (1937). — EISNER: Über einen Fall von herdförmiger disseminierter Sklerose des Gehirns bei einem Säugling unter besonderer Berücksichtigung eigenartiger Riesenzellbefunde. Virchows Arch. **248**, 153—162 (1924). — ERAK, P.: A contribution to the aetiology of familial infantile diffuse cerebral sclerosis. Acta psychiatr. (Københ.) **28**, 35—44 (1953).

FEIGIN, J.: Diffuse sclerosis in an infant. J. of Neuropath. **13**, 393 (1954). — Diffuse cerebral sclerosis (metachromatic-leucoencephalopathy). Amer. J. Path. **30**, 715—737 (1954). — FERGUSON, F. R., and M. CRITCHLEY: A clinical study of an heredofamilial disease resembling disseminated sclerosis. Brain **52**, 203 (1929). — FERRARO, A.: A familiar form of encephalitis periaxialis diffusa. J. Nerv. Dis. **66**, 329—354, 479—496. 616—620 (1927). Experimeptal toxic encephalomyelopathy. Diffuse sclerosis following subcutaneous injections of potassium cyanide. Psychiatr. Quart. **7**, 267 (1933). — Histopathological findings in two cases clinically, diagnosed dementia praecox. Amer. J. Psychiatr. **13**, 883—903 (1934). — Primary demyelinating processes of the central nervous system. Arch. of Neur. **37**, 1100—1160 (1937). — Pathologic changes in the brain of a case of clinically diagnosed dementia praecox. J. of Neuropath. **2**, 84 (1943). — Pathology of demyelinating diseases as an allergic reaction of the brain. Arch. of Neur. **52**, 443 (1944).— FERRARO, A., and C. A. JERVIS: Acute demyelinising disseminated encephalomyelitis. New York State J. Med. **36**, 139—155 (1936). — FISCHER, O.: Über abnorme Myelinausscheidung in der Großhirnrinde usw. Mschr. Psychiatr. **25**, 404 (1909). — FOGER, H., L. CORNIL, M. DONGIER u. BADIER: Leucoencéphalite à type de maladie de SCHILDER-FOIX. Rev. d'Otol. etc. **24**, 326—327 (1952). — FORSBERG, R. R., u. STROMME: On four cases of leucodystrophia cerebri hereditaria progressiva. Acta psychiatr. (København.) **12**, 639—642 (1937). — FOIX, CH., BARIÉTY, BERNIK et JULIEN MARIE: A propos d'un nouveau cas de sclérose intracérébrale centrolobaire et symétrique. Revue neur. **1926** (I), 930—942. — FOIX, CH., et J. MARIE: La sclérose cérébrale centro-lobaire à tendence symmétrique et l'encéphalite periaxiale diffuse. Encéphale **22**, 81—126 (1927). — Presse méd. **35**, 417—420 (1927). — FRANK, J.: Diffuse Erkrankung der Hemisphärenmarklager und Allgemeinerkrankung der myelinhaltigen Strukturen des Zentralnervensystems. Arch. f. Psychiatr. u. Z. Neur. **179**, 146—157 (1947). — FRANKL-HOCHWART, L. v.: Zur Kenntnis der Pseudosklerose. Arb. neur. Inst. Wien **10**, 1 (1903). — FRETS, G. P.: Ein Fall von diffuser Sklerose und ihre Erblichkeit. Nederl. Tijdschr. Geneesk. **1939**, 3987 bis 3994. — FRICK: Neuere Untersuchungen zur Pathogenese der parainfektiösen Encephalomyelitis. Münch. med. Wschr. **1955**, 806. — FRIEDMANN, R., u. J. SCHEINKER: Über eine familiäre Heredo-Degeneration vom Typus der PELIZAEUS-MERZBACHERschen Krankheit. Dtsch. Z. Nervenheilk. **127**, 62—73 (1932). — FROWEIN u. W. KRÜCKE: Klinisch-anatomische Untersuchungen bei diffuser Sklerose mit Schizophrenie. Dtsch. Z. Nervenheilk. **166**, 103 bis 136 (1951).

GAGEL, O.: Zur Frage der diffusen Sklerose. Z. Neur. **109**, 418—437 (1927). — GAREISO, A., J. P. PEREYRA-KÄFER, E. A. PEDACE y RASCOVSKY: Symmetrische, primäre und progressive leucoencephalosclerosis centrolobaris. Rev. méd. lat.-amer. **24**, 121 (1938). — Rev. neur. Buenos Aires **3**, 149 (1938). — GASUL, B. M.: SCHILDER's disease. Encephalitis periaxialis diffusa. Amer. J. Dis. Childr. **39**, 595 (1930). — GEDIGK, P.: Histochemische Darstellung von Kohlenhydraten. Klin. Wschr. **1952**, 1057. — GEHUCHTEN, P. VAN: Etudes sur la sclérose en plaques. II. Sclérose en plaques et sclérose diffuse. J. belge Neur. **41/42**, 281—297 (1941/42). — Etude histopathologique d'un cas de maladie des SCHILDER-FOIX. Excerpta med., Sect. VIII **8**, Nr 9, 811 (1955). — GEREBTZOFF: La gaine myélinique en dégénérescence expérimentale et dans la sclérose en plaques. Acta neur. belg. **54**, 273—282 (1954). — GLOBUS J. and J. STRAUSS: Progressive degenerative subcortical encephalopathy. Arch. of Neur. **20**, 1190—1228 (1928). — GREENFIELD, J. G.: A form of progressive cerebral sclerosis in infants associated with primary degeneration of the interfascicular glia. Proc. Roy. Soc. Med. **26**, 690 (1933). — J. of Neur. **13**, 269 (1933) u. Vol. jubil. en l'Honneur du Prof. MARINESCO, p. 257, Bucarest 1933. — GREENFIELD, J. G.: The classification of diffuse demyelinating sclerosis of the brain on the basis of pathogenesis. Fol. psychiatr. néerl. **53**, 255—267 (1950). — Spontaneous diseases associated with demyelination in man and animals. Atti del primo congr. internat. Rom 1952, I, 107. — GUILLAIN, BERTRAND e GRUNER: Sur un type anatomo-clinique special de leuko-eneéphalite à nodules morulés gliogènes. Revue neur. **73**, 401—414 (1941). — GUILLAIN, G., I. BERTRAND e J. GRUNER: Leuco-encéphalite à type néoplasique. Rev. Neur. **76**, 1 (1944). — GUTTMANN, E.: Zur Kasuistik der „sklerosierenden Encephalitis". Z. Neur. **94**, 62—71 (1925). — Die diffuse Sklerose. (Sammelreferat.) Zbl. Neur. **41**, 1 (1925).

HABERFELD, W., u. F. SPIELER: Zur diffusen Hirn- und Rückenmarkssklerose im Kindesalter. Dtsch. Z. Nervenheilk. **40**, 436—463 (1910). — HAGEN, K. O. v., and CH. W. SULT jr.: Familial diffuse sclerosis (PELIZAEUS-MERZBACHER disease). Bull. Los Angeles Neur. Soc. **4**, 23—30 (1939). — HALLERVORDEN, J.: Diffuse Sklerose und Entwicklungsstörungen. Zbl. Neur. **47**, 480 (1927). — Neue Krankheitsformen und andere Beiträge aus dem Gebiet der Entwicklungsstörungen mit blastomatösem Einschlag. Zbl. Neur. **53**, 559 (1929). —

Eigenartige, nicht rubrizierbare Prozesse. In Handbuch der Geisteskrankheiten von BUMKE, Bd. 11, S. 1013—1107. 1930. — Über gefäßabhängige Prozesse bei Idioten. Zbl. Neur. **64**, 730 (1930). — Eigenartiges Krankheitsbild mit Degeneration der Markscheiden. Zbl. Neur. **59**, 270—271 (1931). — Die zentralen Entmarkungskrankheiten. Dtsch. Z. Nervenheilk. **150**, 201 (1940). — Encephalitis und Polyneuritis. Nervenarzt **16**, 417—428 (1943). — Über Entmarkungsencephalomyelitiden. Klin. Wschr. **1948**, 613. — Eine Speicherungshistiocytose des kindlichen Gehirns. GAUCHERsche Krankheit? Verh. dtsch. Ges. Path. (32. Tagg) **1948**, 96—107. — Über diffuse symmetrsiche Kalkablagerungen bei einem Krankheitsbild mit Mikrocephalie und Meningoencephalitis. Arch. f. Psychiatr. u. Z. Neur. **184**, 579 (1950). — Die multiple Sklerose als Viruskrankheit. Nervenarzt **23**, 1—9 (1952). — L'histopathologie de la sclérose multiple et de la sclérose diffuse chez l'homme et chez animal. Acta neurol. et psychiatr. belg. **1953**, 507.— Anatomie und Pathogenese der multiplen Sklerose. Münch. med. Wschr. **1955**, 97, 509—516. — HALLERVORDEN, J., u. H. SPATZ: Über die konzentrische Sklerose und die physikalisch-chemische Faktoren bei der Ausbreitung von Entmarkungsprozessen. Arch. f. Psychiatr. **93**, 641—701 (1933). — HAMPEL, E.: Morbus Addisonii und sklerosierende Erkrankung des Hemisphärenmarks. Dtsch. Z. Nervenheilk. **142**, 186 (1937). — HEERNU, J., P. MARTIN u. L. VAN BOGAERT: Sur la situation de certaines formes dites inflammatoires de la sclérose diffuse vis-à-vis de la sclérose en plaques. Mschr. Psychiatr. **110**, 68—102 (1945). — HERMEL: Über einen Fall von Encephalomyelomalacia chronica diffusa bei einem 4jährigen Kinde. Dtsch. Z. Nervenheilk. **68/69**, 335—343 (1921). — HEUBNER: Über diffuse Hirnsklerose. Charité-Ann. **22**, 298—310 (1897). — HEUYER, G., J. LHERMITTE et CLAIRE VOGT: Forme familiale de l'encéphalite périaxile diffuse (maladie de SCHILDER). Revue neur. **1934 II**, 843—851. — HEUYER, M. G., CL. VOGT et MLLE. ROUDINESCO: Forme familiale de l'encéphalite périaxiale diffuse (maladie de SCHILDER). Revue neur. **1933 II**, 856—864. — Arch. Méd. Enf. **37**, 272—296. — HIGIER, H.: Zur Diagnostik und klinischen und pathologisch-anatomischen Klassifikation der seltenen, schwer erkennbaren Hirnkrankheiten. Z. Neur. **103**, 560—592 (1926). — HIRSCH, TH. v., u. J. PEIFFER: Über histologische Methoden in der Differentialdiagnose von Leukodystrophien und Lipoidosen. Arch. f. Psychiatr. u. Z. Neur. **194**, 88 (1955). — HORANYI-HECHST, B., and A. MEYER: Diffuse sclerosis with preserved myelin islands: a pathological report of a case with a note on cerebral involvement in RAYNAUD's disease. J. Ment. Sci. **85**, 22—28 (1939). — HÜBNER, O., u. J. HALLERVORDEN: Ein Geschwisterpaar von familiärer infantiler diffuser Sklerose vom Typus KRABBE. Zbl. Path. **94**, 461 (1956). — HURST, E. W.: A review of some recent observations on demyelination. Brain **67**, 103 (1944).

INNES, J. R. M.: „SWAYBACK" a demyelinating disease of lambs with affinities to SCHILDER's encephalitis and its prevention by copper. J. of Neur. **2**, 323 (1939). — „Sway-back" — a demyelinating disease of lamba with affinities to SCHILDER's encephalitis in man. Vet. Rec. **1936**, 1539. — INZER: Fall von diffuser Hirnsklerose. [Russisch.] Zbl. Neur. **81**, 367 (1936).

JACOB, H.: Über die diffuse Hemisphärenmarkerkrankung nach Kohlenoxydvergiftung bei Fällen mit klinisch intervallären Verlaufsformen. Z. Neur. **167**, 161—179 (1939). — Über diffuse Markdestruktion im Gefolge eines Hirnödems (diffuse Ödemnekrose des Hemisphärenmarks). Z. Neur. **168**, 382—395 (1940). — Zur histopathologischen Diagnose des akuten und klinisch rezidivierenden Hirnödems. Z. Neur. **179**, 158—162 (1948). — Strangulationsmyelopathie beim Kinde. Zbl. Neur. **116**, 339 (1952). — JACOBI, M.: Über Leukodystrophie und PELIZAEUS-MERZBACHERsche Krankheit. Virchows Arch. **314**, 460—480 (1947). — JAKOB, A.: Die diffuse Sklerose. In Normale und pathologisch-anatomische Histologie des Großhirns, Bd. 2, S. 849. 1929. — JAKOB, CH., u. T. GONZALEZ: Familiäre fortschreitende symmetrische centrolobäre Leukoencephalose. Arch. argent. Neur. **14**, 51—76 (1936). — JERVIS, G. A.: Early infantile „diffuse sclerosis" of brain (KRABBE's type): Report of two cases with review of literature. Amer. J. Dis. Childr. **64**, 1055—1072 (1942). — Microcephaly with extensive calcium deposits and demyelination. J. of Neuropath. **13**, 318 (1954). — Progressive muscular atrophy with extensive demyelination of the brain. J. of Neuropath. **14**, 376 (1955). — JERVIS, G. A., and I. A. KINDWALL: SCHILDER's disease of ergotamine intoxication Amer. J. Psychiatr. **98**, 650 (1942). — JOHNSON, A. C., A. R. McNABB and R. J. ROSSITER: Chemistry of Wallerian degeneration. Arch. of Neur. **64**, 105 (1950). — JOSEPHY, H.: Familiäre diffuse Sklerose. PELIZAEUS-MERZBACHERsche Krankheit. In BUMKE und FOERSTERs Handbuch der Neurologie, Bd. XVI, S. 887—894. Berlin: Springer 1935. — JOSEPHY, H. and LICHTENSTEIN: Diffuse leukencephalopathy without sclerosis. Arch. of Neur. **50**, 575—584 (1943). — JUNKER, W.: Beitrag zur Kenntnis der diffusen Sklerose. Arch. f. Psychiatr. **111**, 115 bis 128 (1940).

KAES: Neue Beobachtungen über WEIGERT-Färbung. Münch. med. Wschr. **1902**, 919. — KALTENBACH, H.: Über einen eigenartigen Markprozeß mit metachromatischen Abbauprodukten bei einem paralyseähnlichen Krankheitsbild. Z. Neur. **75**, 138—146 (1922). —

KASTAN, M.: Different form of diffuse sclerotic process-PELIZAEUS-MERZBACHER disease, STRÜMPELL's familial spastic spinal paralysis, leucodystrophy — in one family. J. Nerv. Dis. **101**, 357—362 (1945). — KÅSS, A.: Acute diffuse infantile sclerosis of the brain (KRABBE's disease). A report of two cases in sibs. Acta paediatr. Stockh. **42**, 70—75 (1953). — KAYSER, K., u. C. W. LUNDQUIST: Acute diffus infantil hjärnskleros (typ KRABBE). Nord. med. Tskr. **39**, 1355—1361 (1948). — KECHT, B., u. EUGEN POLLAK: Die diffuse Kleinhirnsklerose. Jb. Psychiatr. **53**, 45 (1934). — KLENK, E.: Der chemische Aufbau der Nervenzelle und der Nervenfaser. 3. Coll. der Ges. physiol. Chemie Mosbach, April 1952. — Die Lipoide im chemischen Aufbau des Nervensystems. Naturwiss. **1953**, 449. — The pathological chemistry of the developing brain. In: Biochemistry of the developing nervous system. New York 1955. — KÖRNYEY, S.: Die Entmarkungsencephalomyelitiden. Fortschr. Neur. **20**, 1—24 (1952). — Early stage of SCHILDER's disease and relation to other forms of leucoencephalomyelitis. Arch. of Neur. **68**, 683—697 (1952). — KRABBE, H.: Beitrag zur Kenntnis der Frühstadien der diffusen Hirnsklerose. Die perivasculäre Marksklerose. Z. Neur. **20**, 108—115 (1913). — KRABBE, K.: A new infantil form of diffuse brain-sclerosis. Brain **39**, 74—114 (1916). — KRAEMER: Kasuistischer Beitrag zur SCHILDERschen Krankheit. Arch. Kinderheilk. **126**, 119 (1942). — KUFS, H.: Über den Erbgang der tuberösen Sklerose usw. Z. Neur. **144**, 562 (1933). — KUFS, H., u. A. v. BRAUNMÜHL: Über zwei klinisch und histopathologisch bedeutungsvolle Fälle von multipler bzw. diffuser Sklerose. Dtsch. Z. Nervenheilk. **166**, 349—362 (1951). — KUFS, H., LANGE-COSACK, u. J. SUCKOW: Klinik, Histopathologie und Erbpathologie bei einer Familie mit familiärer juveniler diffuser Sklerose (Leukodystrophia cerebri progressiva hereditaria). Psychiatr., Neurol. u. med. Psychol. **6**, 12—24 (1954).

LANGE, C. DE: Über die familiäre infantile Form der diffusen Hirnsklerose (KRABBE). Ann. paediatr. (Basel) **154**, 140—179 (1940). — Über die familiäre infantile Form der diffusen Gehirnsklerose (KRABBE). 2. Mitt. Ann. paediatr. (Basel) **155**, 277—284 (1940). — Über die subakute, juvenile Form der familiären diffusen Hirnsklerose (Typus SCHOLZ). Ann. paediatr. (Basel) **167**, 169—187 (1946). — Weiteres zur Kenntnis der juvenilen Form der hereditären diffusen Hirnsklerose (Typus SCHOLZ). Ann. paediatr. (Basel) **168**, 138—147 (1947). — A not hitherto described variety of KRABBE's infantile form of diffuse hereditary brainsclerosis. Fol. psychiatr. **53**, 334—341 (1950). — LAURITZEN and LUNDHOLM: SCHILDER's disease. Arch. of Neur. **25**, 1233 (1931). — LENNARTZ, H., u. B. SCHMID: Zur Frage der „sklerosierenden Entzündung des Hemisphärenmarkes". Dtsch. Z. Nervenheilk. **145**, 290 (1938). — LEONHARDT, E., J. CHAPTAL, P. LONJOU u. A. BALMÈS: Triplégie spastique avec crises d'épilepsie souscorticale, déchéance intellectuelle et lésions du fond d'oeil. Maladie de SCHILDER. Arch. Soc. Sci. méd. et biol. Montpellier etc. **10**, 472—483. Ref. Zbl. Neur. **55**, 265. — LESLIE, D. A.: Diffuse progressive metachromatic leucoencephalopathy. J. of Path. **64**, 841 (1952). — LEVADITI, C., P. LÉPINE et R. SCHOEN: Maladie de SCHILDER-FOIX (sclérose cérébrale centro-lobaire) spontanée chez le singe. C. r. Soc. Bol. Paris **104**, 986 (1930). — LEWY, F. H.: Die diffuse Sklerose. In KRAUS-BRUGSCH' Handbuch der speziellen Pathologie und Therapie, Bd. 10/2, S. 155—164. 1924. — LHERMITTE, FAURE-BEAULIEU et POPP-VOGT: Encéphalomyélite démyelinisante. Revue neur. **75**, 134 (1943). — LHERMITTE, F.: Les leuco-encéphalites. Paris: Flammarion 1950. — LIEBERS, M.: Zur Histopathologie des zweiten Falles von PELIZAEUS-MERZBACHERscher Krankheit. Z. Neur. **115**, 487—509 (1928). — LISON: Histochimie et cytochimie animales. Paris 1953. — LÖWENBERG, K., and D. M. COWIE: Diffuse sclerosis and malformations of the brain in a child two years old. J. of Pediatr. **1**, 435—446 (1932). — LÖWENBERG, K., and M. FULSTOW: Atypical diffuse sclerosis. Arch. of Neur. **27**, 389—405 (1932). — LÖWENBERG, K., and T. S. HILL: Diffuse sclerosis with preserved myelin islands. Arch. of Neur. **29**, 1232—1245 (1933). — LONDEN, D. M. VAN, u. G. P. FRETS: Encephalitis periaxialis diffusa SCHILDER. Psychiatr. Bl. (holl.) **30**, 235 (1926). — LÜTHY: Demyelinating diseases. Atti del primo congr. int. di istopathologia del sistemo nervoso, **1**, 219 (1952). — LÜTTGE: Über einen besonderen histologschen Befund aus dem Gebiet der frühkindlichen familiären Erkrankungen des Nervensystems. Dtsch. Z. Nervenheilk. **50**, 30 (1913). — LUKAU and MONFREDI: Acute demyelinating leukoencephalopathy. Arch. of Neur. **70**, 528 (1951). — LUMSDEN, C. E.: Fundamental problems in the pathology of multiple sclerosis and allied demyelinating diseases. Brit. Med. J. **1951 I**, 1035—1043.

MACKAY, R. P.: Congenital demyelinating encephalopathy. Arch. of Neur. **43**, 111 bis 124 (1940). — MACNAMARA, E. D.: Encephalits periaxialis (SCHILDER). Proc. Roy. Soc. Med. **26**, 297 (1933). — MAERKER, E.: Über das Zusammentreffen von Schizophrenie in diffuser Sklerose in einer Familie. Diss. Tübingen 1935. — MARBURG, O.: Die sogenannte akute multiple Skerose (Encephalomyelitis periaxialis scleroticans). Jb. Psychiatr. **27**, 211—312 (1906). — Multiple Sklerose. In LEWANDOWSKYS Handbuch der Neurologie, Bd. II, S. 936. 1911. — Hereditary sclerosis. Arch. of Neur. **55**, 338 (1946). — MARIE, P. et FOIX: Sclérose intra-cérébrale centrolobaire et symétrique. Revue neur. **22**, 1—16 (1914). — MARKGRAF: Zur Frage der mit Lipoidspeicherung einhergehenden Heredodegenerationen des Gehirns.

Verh. path. Ges. **1938**, 108. — MERZBACHER: Ein neuer Beitrag zur „abnormen Myelinumscheidung“ in der Großhirnrinde. Mschr. Psychiatr. **26**, 1 (1909). — MERZBACHER, L.: Weitere Mitteilungen über eine eigenartige hereditär-familiäre Erkrankung des Zentralnervensystems. Med. Klin. **1908**, 1052. — Eine eigenartige familiäre Erkrankungsform (Aplasia axialis extracorticalis congenita). Z. Neur. **3**, 1—138 (1910). — Über die PELIZAEUS-MERZBACHERsche Krankheit. Zbl. Neur. **32**, 202 (1923). — MEYER, A., and F. PILKINGTON: Some problems of pathogenesis in SCHILDER-disease. J. Ment. Sci. **82**, 812—816 (1936). — MEYER, A., and T. TENNENT: Familial SCHILDER's disease. Brain **59**, 100—112 (1936). — MEYER, J. E.: Über eine „Ödemkrankheit“ des Zentralnervensystems im frühen Kindesalter. Arch. f. Psychiatr. u. Z. Neur. **185**, 35 (1950). — MICHAELIS, L.: The nature of the interaction of nucleic acids and nuclei with basic dyestuffs. Cold Spring Harbor Symp. Quant. Biol. **12** (1947). — MOREAU, M.: Les leucoencéphalites et autres affections diffuses de la substance blanche du cerveau. Paris: Masson & Cie. 1932. — MÜLLER, E.: Zur Pathologie der FRIEDREICHschen Krankheit. Dtsch. Z. Nervenheilk. **32**, 137—182 (1907). — Zur pathologischen Anatomie der FRIEDREICHschen Krankheit. Inaug.-Diss. Würzburg 1907. — MÜLLER, G.: Progressive Paralyse mit starker Marksklerose. Z. Neur. **133**, 620—630 (1931).

NEUBÜRGER, K.: Histologisches zur Frage der diffusen Hirnsklerose. Z. Neur. **73**, 336 bis 352 (1921). — Zur Histopathologie der multiplen Sklerose im Kindesalter. Z. Neur. **76**, 384—414 (1922). — NISSL: Encyklopädie der mikroskopischen Technik, Bd. 2, S. 284ff. Herausgeb. Krause, Berlin 1910. — NOBACK, CHARLES R.: Metachromasia in the nervous system. J. of Neuropath. **13**, 161 (1955). — NORMAN, R. N.: Diffuse progressive metachromatic leucoencephalopathy: A form of SCHILDER's disease related to the lipoidoses. Brain **70**, 234—250 (1947).

OTTONELLO, P.: Varietà infanto-famigliare della malattia di SCHILDER? Riv. Pat. neur. **42**, 416—477 (1933).

PEARSE, A. G. E.: Copper phthalocyanins as phospholipid stain. J. of Path. **70**, 554 (1955). — PEIFFER, J.: Zur formalen Genese der globoid-cells bei diffuser Sklerose. Arch. f. Psychiatr. u. Z. Neur. (im Druck). — PEIFFER, J., and V. HIRSCH: Histochemical studies in leucodystrophy. Excerpta med., Sect. VIII **8**, Nr 4, 802 (1955). — PELIZAEUS, F.: Über eine eigentümliche Form spastischer Lähmung mit Cerebralerscheinungen auf hereditärer Grundlage (multiple Sklerose). Arch. f. Psychiatr. **16**, 698—710 (1885). — Über eine eigenartige familiäre Entwicklungshemmung vornehmlich auf motorischem Gebiet. Arch. f. Psychiatr. **31**, 100—104 (1899). — PERDRAU, J. R.: SCHILDER's Encephalitis periaxialis diffusa bei einem Rhesusaffen. J. of Path. **33**, 991 (1930). — PERKINS, O. C.: Aplasia axialis extracorticalis congenita (MERZBACHER-PELIZAEUS disease). Amer. J. Dis. Childr. **46**, 1343—1355 (1933). — PETERS, G.: Paraproteinosen und Zentralnervensystem. Dtsch. Z. Nervenheilk. **161**, 359 (1949). — PETTE, H.: Die akut entzündlichen Erkrankungen des Nervensystems. Leipzig: Georg Thieme 1942. — PFISTER, R.: Beitrag zur Kenntnis der diffusen Hirnsklerose. Arch. f. Psychiatr. **105**, 1—16 (1936). — PICK, L.: Der Morbus Gaucher und die ihm ähnlichen Erkrankungen. Erg. inn. Med. **29**, 519 (1926). — PINTUS, G.: Contributo clinico alla conoscenca della sclerosi cerebrale diffuse famigliare. Riv. Pat. nerv. **58**, 121—153 (1941). — POLLAK, E.: Formen des Markscheidenzerfalls im Zentralnervensystem. Jb. Psychiatr. **51**, 180 (1934). — Über den Lipoidabbau im Zentralnervensystem, zugleich ein Beitrag zur Frage der Pseudo-Systemerkrankungen. Jb. Psychiatr. **52**, 219 (1934). — POLSTORFF, F.: Frage der Beziehungen zwischen multipler und diffuser Sklerose auf Grund familiären Vorkommens. Z. Neur. **170**, 85—97 (1940).

ROIZIN, L., and J. D. MORIARTY: Schizophrenic reaction syndrome in course of acute demyelination of central nervous system. Arch. of Neur. **54**, 201—211 (1945). — ROULET: Methoden der pathologischen. Histologie 1948. — RUGGERI, R.: Sui processi di demielinizzazione del sistema nervoso genitale nell'infanzia. Pediatria, Riv. **48**, 551 (1940). — RUSSELL, D. S., and K. H. TALLERMAN: Familial progressive diffuse cerebral sclerosis of infants. Arch. Dis. Childr. **12**, 71—86 (1937).

SCHAFFER, K.: Über ein eigenartiges histopathologisches Gesamtbild endogener Natur. Arch. f. Psychiatr. **69**, 489 (1923). — SCHALTENBRAND, G.: Encephalitis periaxialis diffusa. Arch. of Neur. **18**, 944—981 (1927). — Die multiple Sklerose des Menschen. Leipzig: Georg Thieme 1943. — Lehrbuch der Neurologie, Teil 3. Stuttgart: Georg Thieme 1951. — Die Entmarkungskrankheiten. Dtsch. med. J. **4**, 448 (1953). — SCHEFTEL, Y.: PELIZAEUS-MERZBACHER disease (familial centrolobar sclerosis). Arch. of Neur. **26**, 227 (1931). — SCHEIDEGGER, S.: Diffuse Entmarkungs-Encephalomyelitis. Schweiz. Z. allg. Path. u. Bakter. **13**, 74—80 (1950). — SCHEINKER, J.: Beitrag zur Frage der diffusen Sklerose (Diffuse Glioblastose des Zentralnervensystems). Dtsch. Z. Nervenheilk. **139**, 253—264 (1936). — SCHENK, V. W. D.: Subakute Markscheidenerkrankung mit Erhaltung der perivasculären Fasern. Acta psychiatr. (Københ.) **9**, 171 (1934). Ref. Zbl. Neur. **73**, 472. — SCHILDER, P.: Zur Kenntnis der sog. diffusen Sklerose. Über Encephalitis periaxialis diffusa. Z. Neur. **10**, 1—60 (1912). — Zur Frage der Encephalitis periaxialis diffusa (sog. diffuse Sklerose). Z. Neur.

15, 359—376 (1913). — Die Encephalitis periaxialis diffusa (nebst Bemerkungen über die Apraxie des Lidschlusses). Arch. f. Psychiatr. **71**, 327—356 (1924). — SCHMAUSS, H.: Zur Kenntnis der diffusen Hirnsklerose. Virchows Arch. **114**, 154—172 (1888). — SCHMIDT, W. J.: Doppelbrechung, Dichroismus und Feinbau des Außengliedes der Sehzelle vom Frosch. Z. Zellforsch. **22**, 485 (1935). — Über die Formdoppelbrechung der osmierten Markscheide des Nerven. Z. wiss. Mikrosk. **54**, 159 (1937). — SCHMITT, F. O.: The ultrastructure of the nerve myelin sheath in multiple sclerosis and the demyelination diseases. Res. Publ. **29** (1950). — SCHMITT, F. O., and R. S. BEAR: The ultrastructure of the nerve axon sheath. Biol. Rev. Revs. **14**, 27 (1939). — SCHOB, F.: Totale Erweichung beider Großhirnhemisphären bei einem 2 Monate alten Säugling. J. Psychol. u. Neur. **40**, 365—381 (1930). — Pathologische Anatomie der Idiotie. In BUMKES Handbuch der Geisteskrankheiten, Bd. XI, S. 779—995. Berlin: Springer 1930. — SCHOLZ, W.: Klinische, pathologisch-anatomische und erbbiologische Untersuchungen bei familiärer, diffuser Hirnsklerose im Kindesalter. Z. Neur. **99**, 651—717 (1925). — Über Wesen, nosologische und pathogenetische Bedeutung der atypischen Abbauvorgänge bei den familiären Markerkrankungen. Mschr. Psychiatr. **86**, 111 (1933). — Einiges über progressive und regressive Metamorphosen der astrocytären Glia. Z. Neur. **147**, 489 bis 504 (1933). — SCHULZ, B.: Allgemeine Erbpathologie der Nervenkrankheiten. In Handbuch der inneren Medizin, Bd. V/1, S. 904—954. Berlin-Göttingen-Heidelberg: Springer 1953. — SCHUPFER: Über infantile Hirnsklerose mit Betrachtungen über sekundäre Degeneration bei disseminierter Sklerose. Mschr. Psychiatr. **12**, 60—70, 89—122 (1902). — SCHWARTZ, RH., u. H. COHN: Eigenschaften der Ausdehnung anatomischer Erkrankungen im Zentralnervensystem. Z. Neur. **126**, 1—93(1930). — SEITELBERGER, F.: Die PELIZAEUS-MERZBACHERsche Krankheit. Klinisch-anatomische Untersuchung zum Problem ihrer Stellung unter den diffusen Sklerosen. Wien. Z. Nervenheilk. **9**, 228—289 (1954). — SHELDEN, W. D., I. B. DOYLE and I. W. KERNOHAN: Encephalitis periaxialis diffusa. Arch. of Neur. **21**, 1270—1298 (1929). — SHERMAN, J. C., and E. LIEBERT: Diffuse demyelinating disease of the central nervous system (PELIZAEUS-MERZBACHER type). Arch. of Neur. **63**, 329—330 (1950). — SIEMERLING, E., u. G. CREUTZFELDT: Bronzekrankheit und sklerosierende Encephalomyelitis. Arch. f. Psychiatr. **68**, 217 (1923). — SIMMA: Über das klinische Bild der diffusen Stirnhirnmarksklerose mit Kleinhirn-Rindenatrophie. Mschr. Psychiatr. **115**, 181—193 (1948). — SLACZKA, A.: Sogenannte „juvenile" Form der familiären Entartung der weißen Hirnsubstanz. Neur. polska **20**, 371 u. franz. Zusammenfass. 462 (1937). — SMITH, M.: Metachromatic bodies in the brain. J. of Neur. **12**, 100 (1949). — SMITT, W. G. S., u. W. SMITT: Über eine familiäre, der multiplen Sklerose ähnliche Erkrankung. Nervenarzt **6**, 175—179 (1933). — SPERRY, W. M., and H. WAELSCH: The chemistry of myelination and demyelination. Res. Publ. 28: Mult. sclerosis and the demyelinating diseases. Baltimore 1950. — SPIELMEYER, W.: Der anatomische Befund bei einem zweiten Fall von PELIZAEUS-MERZBACHERscher Krankheit. Zbl. Neur. **32**, 20 (1923). — STADLER, H. E., R. L. DRYER, O. T. BAILEY, M. MANN and A. M. DONATO: Heredofamilial infantile cerebral degeneration. J. of Pediatr. **44**, 364 (1954). — STÄMPFLI, R.: Bau und Funktion isolierter markhaltiger Nervenfasern. Erg. Physiol. **47**, 71 (1952). — STAMMLER, A.: Klinik, Pathologie und Histochemie der familiären infantilen diffusen Sklerose vom Typus KRABBE. Dtsch. Z. Nervenheilk. **174**, 505 (1956). — STEINER, G.: Multiple und diffuse Sklerose. II. Diffuse Sklerose. In BUMKES Handbuch der Geisteskrankheiten, Bd. XI, S. 305—320. Berlin: Springer 1930. — STEVENSON, LEWIS D., and F. ST. VOGEL: A case of macrocephaly etc. Ciencia **12**, 71 (1952). — STEWART, T. G., F. G. GREENFIELD and M. A. BLANDY: Encephalitis periaxialis diffusa. Brain **50**, 1—29 (1927). — STRÜMPELL: Über diffuse Hirnsklerose. Arch. f. Psychiatr. **9**, 268 (1879). — Über die WESTPHALsche Pseudosklerose und über diffuse Hirnsklerose insbesondere bei Kindern. Dtsch. Z. Nervenheilk. **12**, 115 (1898). — Ein weiterer Beitrag zur Kenntnis der sogen. Pseudosklerose. Dtsch. Z. Nervenheilk. **14**, 348 (1899). — SUCKOW, J., u. H. LANGE-COSACK: Klinik, Histopathologie und Erbpathologie bei einer Familie mit familiärer diffuser Sklerose (Leukodystrophia cerebri progressiva hereditaria). Psychiatr., Neurol. u. med. Psychol. **6**, 12—24 (1954). — SYMONDS,, C. P.: A contribution to the clinical study of SCHILDER's encephalitis. Brain **51**, 24—35 (1928).

THOMAS, E.: Ein seltener Fall von heredodegenerativer Nervenerkrankung (Leukodystrophia cerebri hereditaria progressiva typus SCHOLZ usw.). Kinderärztl. Prax. **6**, 301 bis 303 (1935).

VALDÈS, J. M., y C. PIANTONI: Über SCHILDERsche Krankheit. Arch. argent. Pediatr. **4**, 556—577 (1944). — VERHAART, W. J. C.: Zur Markdegeneration im Gehirn von Säuglingen. Z. Neur. **147**, 76—91 (1933). — A case of multiple sclerosis with an Indian in the Dutsch Indies. Psychiatr. Bl. (holl.) **35**, 511 (1931). — Zur WILSON-Pseudosklerose gehörende Erkrankung bei jungen Kindern. Z. Neur. **150**, 493—499 (1934). — Lead encephalomalacy simulating diffuse sclerosis in a chinese infant. Amer. J. Dis. Childr. **61**, 1246 (1941). — Multiple and diffuse sclerosis and related demyelinating diseases in Indonesia. Fol. psychiatr. neerl. **54**, 281 (1951).

WAELSCH, H., W. M. SPERRY and V. A. STOGANOFF: A study of the synthesis and destruction of lipids in brain and other tissues with deuterium as an indicator. J. of Biol. Chem. **135**, 291—296 (1940). — Lipid metabolism in brain during myelination. J. of Biol. Chem. **135**, 297—302 (1940). — WAGGONER, R. W., K. LÖWENBERG-SCHARENBERG and M. E. SCHILLING: Agenesis of the white matter with idiocy. Amer. J. Ment. Def. **47**, No 1 (1942). — WALTER, F. K.: Zur Symptomatologie und Anatomie der diffusen Hirnsklerose. Mschr. Psychiatr. **44**, 87—109 (1918). — WALTHARD: Familiäre diffuse Hirnsklerose. Schweiz. Arch. Neur. **32**, 251 (1933). Vgl. PFISTER. — WEBER, G.: Beitrag zur Histopathologie der diffusen Sklerose. Inaug.-Diss. Zürich 1940. — Schweiz. Arch. Neur. **46**, 288—306 (1941). — WICKE, R.: Ein Beitrag zur Frage der familiären diffusen Sklerosen einschließlich der PELIZAEUS-MERZBACHERschen Krankheit und ihrer Beziehung zur amaurotischen Idiotie. Z. Neur. **162**, 741—766 (1938). — WINCKELMAN and MOORE: Progressive degeneration encephalopathy. Vortrag 1942. J. of Neuropath. **1**, 127 (1942). — WISLOCKI and SINGER: The basophilic and metachromatic staining of myelin sheaths and its possible association with a sulfatide. J. Comp. Neur. **92**, 71 (1950). — WITTE, F.: Über pathologische Abbauvorgänge im Zentralnervensystem. Münch. med. Wschr. **1921**, 63—69. — WOLFSLAST, W.: Eine Sippe mit rezessiver geschlechtsgebundener spastischer Diplegie. Z. menschl. Vererbgs- u. Konstit.lehre **27**, 189—198 (1943).— WOLPERT, J.: Klinischer Beitrag zur progressiven familiären zerebralen Diplegie. Z. Neur. **34**, 343—349 (1916). — WORSTER-DROUGHT, C., and T. R. HILL: SCHILDER's periaxiale Encephalitis. Proc. Roy. Sci. Med. **24**, 320 (1931). Ref. Zbl. Neur. **59**, 792.

Erkrankungen mit vorwiegender Lokalisation im extrapyramidalen Apparat.

Einleitung.

Von

J. Hallervorden - Gießen.

Mit 6 Abbildungen.

Die Erkrankungen, welche die Zentren des extrapyramidal-motorischen Systems in Mitleidenschaft ziehen, zeichnen sich durch eine Abwandlung der normalen Motorik aus: unwillkürliche Bewegungen (Hyperkinesen) oder Versteifung (Akinesen). Je diffuser ein Krankheitsprozeß sich im Gehirn ausbreitet, um so mehr müssen Teile dieses ausgedehnten Systems geschädigt werden, wie z. B. bei Encephalitiden, Kreislaufschäden usw. Als extrapyramidal-motorische Krankheiten bezeichnen wir aber nur eine bestimmte Gruppe von Erkrankungen, welche vorwiegend diese Zentren betreffen und meist heredodegenerativer Natur sind. Diese Abgrenzung ist nur historisch zu verstehen.

Die Lokalisation der unwillkürlichen Bewegungsstörungen wurde zunächst in der Rinde gesucht. Erst allmählich rückte die Bedeutung der Stammganglien in den Vordergrund. Frühere Hinweise von Meynert (1868), Anton (1896) u. a. wurden wenig beachtet, bis 1911 Alzheimer die Bedeutung der Erkrankung des Striatums bei der Chorea erkannte, Wilson (1912) die nach ihm benannte Erkrankung beschrieb, C. Vogt den Status marmoratus entdeckte. Die große Arbeit von C. und O. Vogt (1920) und ihre Aufstellung des ,,striären Systems“ brachte eine grundsätzliche Erkenntnis. Die damals auftretende Encephalitis epidemica, von Economo (1918) meisterhaft dargestellt, ließ die Forschung auf diesem Gebiet nicht mehr ruhen. Das striäre System mußte zum extrapyramidal-motorischen erweitert werden, nachdem Spatz (1922) die Zusammengehörigkeit der verschiedenen Zentren durch ihren physiologischen Eisengehalt aufgedeckt hatte. Seine Einteilung eines extrapyramidal-motorischen Systems im engeren Sinne ist allgemein angenommen: Striatum, Pallidum, Corpus Luys, Substantia nigra, Nucleus ruber, Nucleus dentatus im Kleinhirn (Abb. 1).

Es gibt drei motorische Systeme: ,,*Das metamere System der peripheren motorischen Neurone* bildet die gemeinsame Basis; dieser sind übergeordnet einmal das *Pyramidenbahnsystem* und sodann das *extrapyramidale motorische System.* Das extrapyramidale motorische System im *weiteren Sinne* umfaßt ein sehr großes Gebiet; hierher gehören z. B. auch die Brückenfußkerne und die ihnen übergeordneten Zentren der frontopontinen und der temporopontinen Bahnen in der Großhirnrinde, die untere Olive und die so wichtige Substantia reticularis rhombencephalica; ja auch die Assoziationszellen des Rückenmarks (welche hier dem System der peripheren motorischen Neurone übergeordnet sind) sind letzten Endes zum extrapyramidalen motorischen System im weiteren Sinne zu rechnen.

Die uns hier allein interessierenden Basalganglien sind also nur ein Teil eines sehr ausgedehnten Systems. Deswegen fassen wir sie als *extrapyramidales motorisches System im engeren Sinne zusammen*" (SPATZ) (Abb. 2).

Dieses System reicht vom Endhirn bis zum Rautenhirn. Für die funktionelle Zusammengehörigkeit seiner einzelnen Kerne spricht außer den Leitungsverbindungen auch eine Stoffwechseleigentümlichkeit. Die genannten Zentren sind bei weitem die eisenhaltigsten des Gehirns (GUIZETTI 1915, SPATZ 1922), chemisch nachgewiesen von WUTH und von STEIN. Die stärksten Reaktionen geben Globus pallidus und die rote Zone der Substantia nigra, während in Nucleus ruber, Nucleus dentatus cerebelli, Nucleus hypothalamicus (Corpus Luys) und Striatum die Reaktion geringer ausfällt. Die Zentren zeigen eine streng auf ihre Grenzen beschränkte „diffuse Durchtränkung", eine „feingranuläre Speicherung" im Gliaplasma, im Globus pallidus und der roten Zone der Substantia nigra und öfter auch im Striatum; auch die Nervenzellen dieser Zentren können eisenhaltige Körnchen im Plasma enthalten (niemals im Kern). Es handelt sich hier um „Funktionseisen", mit dem Bluteisen hat es nichts zu tun (Abb. 3)[1].

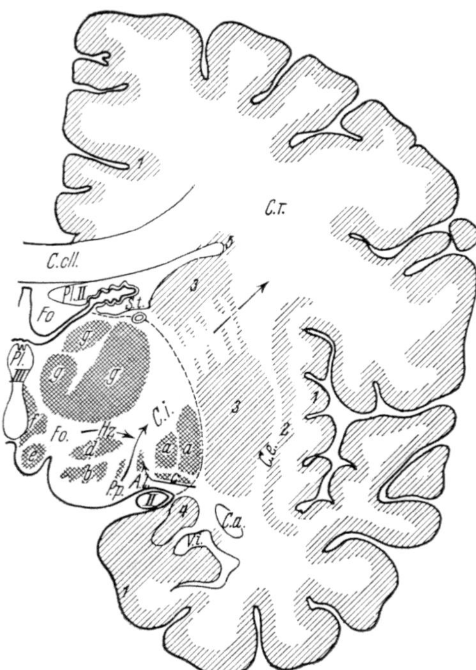

Abb. 1. Schematische Darstellung der Stammganglien nach H. SPATZ unter Berücksichtigung der End- und Zwischenhirnanteile. Die Grenze zwischen End- und Zwischenhirn ist als gestrichelte Linie eingezeichnet; sie verläuft am Seitenventrikel unter der Oberflächenschicht; diese ist aus der Lamina infrachorioidea der dünnbleibenden medialen Wand des Hemisphärenbläschens entstanden, welche erst sekundär mit der Oberfläche des Zwischenhirnbläschens verlötet und dann als Lamina affixa bezeichnet wird. Alle äußeren, d. h. an Bindegewebe der Pia bzw. der Tela chorioidea anstoßenden Grenzen sind dick konturiert. Endhirn (graue Substanz hellgrau). *1* Großhirnrinde; *2* Claustrum; *3* „Striatum" = Streifenhügel im engeren Sinne, oben Nucleus caudatus, unten Putamen des Linsenkerns; *4* Nucleus amygdalae; *5* Höhlengrau des Seitenventrikels; *Pl. II* Plexus chorioideus des Seitenventrikels; *V.i.* Unterhorn des Seitenventrikels. Zwischenhirn (graue Substanz dunkel). *a* „Pallidum" = Globus pallidus; *b* Substantia nigra oraler Teil; *c* Nucleus subst. innominatae = Kern der Hirnschenkelschlinge; *d* Corpus Luysi = subthalamischer Körper; *e* Corpus mamillare; *f* Höhlengrau des 3. Ventrikels (Nucleus paraventricularis u. a.); *g* Thalamus; *Pl. III* Plexus chorioideus des 3. Ventrikels. *II* Nervus opticus. *l.A.* Ansa lenticularis = Linsenkernschlinge; *C.a.* Commissura anterior; *C.c.II* Corpus callosum; *C.i.* Capsula interna; *C.e.* Capsula externa; *C.r.* Corona radiata; *Fo* Fornix; *H 2* FORELs Haubenbündel; *P.p.* Pes pedunculi; *S.t.* Stria terminalis. Die Pfeile an den Faserbündeln sollen nur die Verlaufsrichtung der Züge bezeichnen, sie sollen nichts darüber aussagen, ob die im Bündel enthaltenen Fasern zentripetal oder zentrifugal gerichtet sind; meist sind Fasern, die in beiden Richtungen laufen, vorhanden.
(Aus H. SPATZ: Münch. med. Wschr. **1921**, 1441.)

Der im Schrifttum sog. „Streifenhügel" setzt sich zusammen aus dem Schwanzkern (Nucleus caudatus) und dem „Linsenkern", dessen äußeres Glied das Putamen, dessen inneres Glied der Globus pallidus darstellt. Nucleus caudatus und Putamen haben den gleichen histologischen Bau und werden nur durch die innere Kapsel getrennt, innerhalb deren sie durch Inseln grauer Substanz verbunden sind. Sie werden zusammen als Striatum

[1] Nach den neuesten Untersuchungen von DIEZEL und TAUBERT (1954) sowie DIEZEL (1955) liegt das Funktionseisen als Eisen-Eiweiß-Verbindung vor; die Autoren konnten in den genannten Zentren vermehrt Ferritin entsprechend dem Gehalt an Funktionseisen nachweisen. — Der Lactoflavingehalt der Stammganglien geht der Menge des Funktionseisens parallel (LEEMANN und PICHLER 1941). Es übertrifft die für die Zellatmung notwendige Menge bei weitem; offenbar hat es die Aufgabe, Eisen für den Stoffwechsel in nicht zugänglicher Form bereit zu halten.

bezeichnet[1]. Dieses Striatum ist ein Grundplattenanteil des Endhirns und wird gleichzeitig mit ihm markreif, das Pallidum (Globus pallidus) gehört zum Zwischenhirn (SPATZ).

Das Striatum (Abb. 4) enthält zahlreiche kleine dichtstehende Ganglienzellen und einzelne gleichmäßig verteilte große Ganglienzellen. Die kleinen Nervenzellen haben einen chromatinreichen Kern, einen geringen Plasmaleib ohne NISSL-Schollen; ihre Dendritens plittern sich innerhalb des Striatums auf. Die großen Ganglienzellen besitzen einen großen hellen Kern mit wenig Chromatin, einzelne NISSL-Schollen im Plasma und haben lange Fortsätze, die sie zum Pallidum senden. Die Struktur entspricht der Großhirnrinde, auch hinsichtlich der Besetzung mit Gliazellen und des reichen Capillarnetzes; bei Krankheitsprozessen, welche die Rinde diffus befallen, pflegt es gleichsinnig mitzuerkranken.

Das Pallidum (Globus pallidus) gehört zum Zwischenhirn (Abb. 4). Seine Lage neben dem Putamen ist Folge des überwiegenden Wachstums der Großhirnhemisphäre. Im Gegensatz zum Striatum besteht es nur aus großen, länglichen Ganglienzellen mit langen dicken Protoplasmafortsätzen; Zellkörper und Dendriten sind von einer feinen Plasmahülle umgeben (BIELSCHOWSKY). Es ist reich an Markfasern. Gegen das Putamen ist es abgegrenzt durch die Faserzüge der Lamina pallidi externa und wird durch die Lamina pallidi interna in ein äußeres und inneres Glied geteilt. Die abführende Bahn ist die Linsenkernschlinge. Das Pallidum ist bei der Geburt markreif und das höchste funktionierende Zentrum des Neugeborenen.

Es ist durch Stoffwechseleigentümlichkeiten ausgezeichnet (SPATZ): Außer dem erwähnten Eisengehalt besitzt es normalerweise in der Glia Pigment von gelber Naturfarbe, welches sich mit basischen Anilinfarben grünlich oder bläulich anfärbt; gelegentlich gibt es „Pigmentkugeln“ (vgl. HALLERVORDEN-SPATZsche Krankheit“). Pseudokalkkonkremente (Abb. 5b) kommen frei im Gewebe oder an den Gefäßen vor[2]; große Fetttropfen teils frei, teils in Gliazellen-„Pallidumfett“ (Abb. 5a) gibt es vorwiegend im äußeren Glied (KODAMA 1926). HUNT (1916) faßte die großen Zellen des Striatums mit den Zellen des Pallidums zu einem „pallidären“ System zusammen, das er dem „neostriären“ System aus den kleinen Zellen des Striatums gegenüberstellte. Diese Ansicht ist aber als irrig aufgegeben worden.

Der Nucleus substantiae innominatae[3] unterhalb des Pallidums hat mit diesem nichts gemeinsam und gehört nicht zum System, er besteht aus ganz andersartigen Ganglienzellen und pflegt auch nicht gleichzeitig mit dem Pallidum zu erkranken.

Das Corpus Luys (Nucleus hypothalamicus) gehört ebenfalls zum Zwischenhirn. Es steht in enger Beziehung zum Pallidum, hat auch sehr ähnliche Nervenzellen, aber nicht die eigenartigen Stoffwechselprodukte desselben.

Die Substantia nigra des Mittelhirns besteht aus der Substantia compacta und der Substantia reticularis. Die Substantia compacta ist aus mehreren Gruppen von melaninhaltigen Ganglienzellen zusammengesetzt („schwarze Zone“, SPATZ); sie ist nicht eisenhaltig und unterscheidet sich grundsätzlich von der Substantia reticularis. Diese hat eine rötliche Naturfarbe ähnlich dem Globus pallidus („rote Zone“, SPATZ), mit welchem sie auch durch einzelne Inseln grauer Substanz zwischen den Fußfasern verbunden ist. Diese Zone ist eisenhaltig, besitzt ebenfalls gelbes Pigment, aber kein Fett, auch Pigmentkugeln können vorkommen. — Eine besondere Form der Erkrankung der melaninhaltigen Ganglienzellen („Skeletierung“) beschreibt STERN (1933) bei Kreislaufstörungen.

Der Nucleus ruber im Mittelhirn hat auch zwei verschiedene Teile: Der Hauptteil des Kerns beim Menschen besitzt kleine, verstreut liegende Nervenzellen; der großzellige phylogenetisch ältere Teil mit dem Tractus rubro-spinalis (MONAKOWsches Bündel) ist beim Menschen nur noch schwach entwickelt zugunsten des weitaus bedeutenderen kleinzelligen Anteils mit der zentralen Haubenbahn, welche die wichtigste abführende Bahn des extrapyramidal-motorischen Systems darstellt (SPATZ, WEISSCHEDEL).

Der Nucleus dentatus des Kleinhirns hat einen dorsalen kleinen älteren und einen größeren ventral gelegenen jüngeren Anteil (GANS 1924, DÉMOLE 1927). Seine Zuflüsse stammen aus den PURKINJE-Zellen der Kleinhirnrinde, die abführende Bahn ist der Bindearm zum roten Kern.

Der Thalamus ist als Flügelplattenanteil des Zwischenhirns von den bisher genannten Zentren grundsätzlich verschieden. „Er ist ebenso wie Vierhügelplatte und Kleinhirnrinde Endstätte zahlreicher sensibler Bahnen; von ihm und von den genannten Zentren, Flügelplattenderivaten des Mittel- und Rautenhirns, empfängt das extrapyramidal-motorische

[1] Der phylogenetisch ältere Globus pallidus wird zusammen mit dem sog. „Basalkern“ (Nucleus substantiae innominatae) auch als „Paläostriatum“ bezeichnet, im Gegensatz zu dem jüngeren „Neostriatum“ (Nucleus caudatus + Putamen).

[2] Über Pseudokalk vgl. „HALLERVORDEN-SPATZsche Krankheit“, ferner SPATZ (1922), OSTERTAG (1930), W. C. MEYER (1933), ALTSCHUL (1937).

[3] Die häufig dafür gewählte Bezeichnung „Basalkern“ sollte vermieden werden, weil unter diesem Namen von den Autoren sehr verschiedene Teile verstanden werden.

System im wesentlichen seinen Faserzufluß“ (SPATZ). Der Thalamus ist architektonisch reich gegliedert. Die meisten seiner Kerne sind mit Rindenfeldern zu „Neuronenkreisen“ (HASSLER) geschlossen; nur die Zellen des Nucleus parafascicularis und des Centrum medianum senden ihre Fasern zum Nucleus caudatus und zum Putamen.

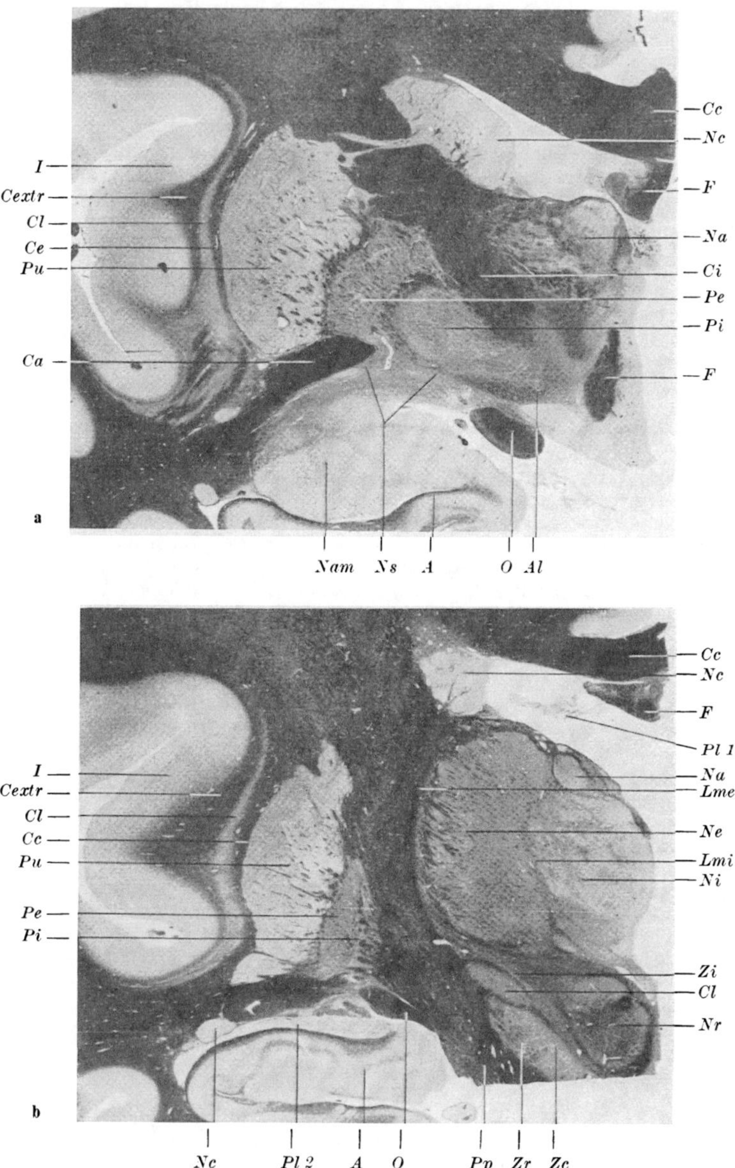

Es galt als feststehende Tatsache, daß das Striatum keine Verbindungen mit der Hirnrinde besitze (C. und O. VOGT), sondern ein selbständiges unabhängiges Zentrum für primäre Automatismen darstelle, welches dem Pallidum übergeordnet sei. Durch den Ausfall des Striatums sollte das Pallidum enthemmt werden, so daß dessen Eigenleistung (ungeordnete Bewegungsantriebe) in Form unwillkürlicher Hyperkinesen zutage tritt. Bei Ausfall der Pallidumfunktion kommt es zur Versteifung, weil die von ihm abhängigen Zentren der Zügelung entbehren („striäres System", C. und O. VOGT).

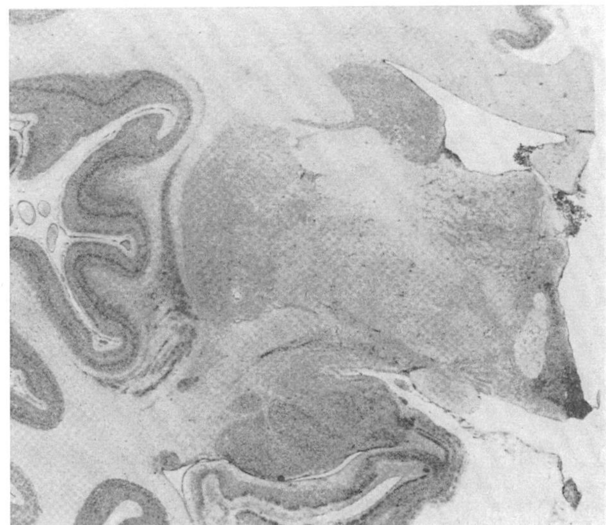

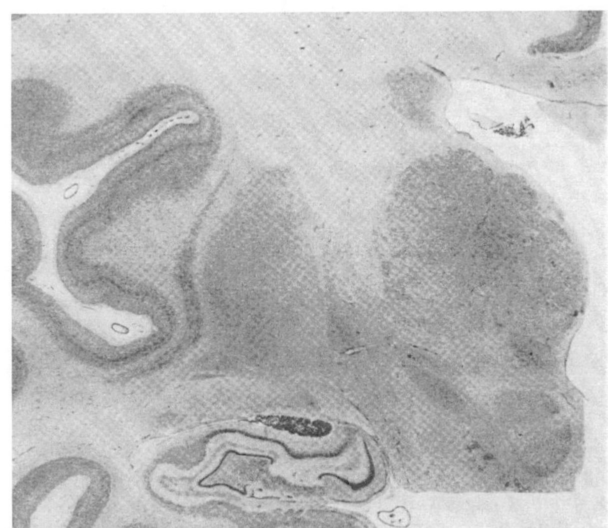

Abb. 2a—d. Normale Stammganglien, Vergr. 2mal. Frontalschnitte von Markscheiden- und Zellpräparaten. a und b in Höhe des Thalamusbeginns, c und d in Höhe des roten Kerns. *A* Ammonshorn; *Al* Ansa lenticularis; *Ca* Commissura anterior; *Cc* Corpus callosum; *Ce* Capsula externa; *Cextr* Capsula extrema; *Ci* Capsula interna; *Cl* Claustrum; *CL* Corpus Luys; *F* Fornix; *I* Inselrinde; *Lme* Lamina medullaris externa; *Lmi* Lamina medullaris interna; *Na* Nucleus anterior thalami; *Nam* Nucleus amygdalae; *Nc* Nucleus caudatus; *Ni* Nucleus interior thalami; *Nr* Nucleus ruber; *Ns* Nucleus substantiae innominatae; *O* Tractus opticus; *Pe* Pallidum externum; *Pi* Pallidum internum; *Pl 1* Plexus des Seitenventrikels; *Pl 2* Plexus des Unterhorns; *Pp* Pes pedunculi; *Pu* Putamen; *Zi* Zona incerta; *Zc* Zona compacta (schwarze Zone) der Substantia nigra; *Zr* Zona reticularis (rote Zone) der Substantia nigra.

Demgegenüber gab es schon lange eine andere Anschauung, die besonders von BONHOEFFER (1897) und WILSON vertreten wurde. Danach ist die choreatische Bewegung „eine Störung im Aufbau der Willkürbewegungen, bei der die *zentripetalen, der Zentralwindung zufließenden Impulse eine Schädigung bzw. Unter-*

brechung erfahren haben“ (BONHOEFFER 1936). WILSON dachte an eine Läsion eines cerebello-cerebralen Systems. BONHOEFFER hatte seine Vorstellungen aus der Beobachtung einer Herdchorea mit Unterbrechung eines Bindearms gewonnen.

Daß beide Theorien ihre Berechtigung haben, ist durch die anatomischen und physiologischen Forschungen der letzten Jahrzehnte erwiesen worden, welche besonders die *Verbindungen des extrapyramidal-motorischen Systems mit der prämotorischen Rinde* aufgedeckt haben.

Die motorische Rinde ist in beständiger Tätigkeit und sendet fortgesetzt Impulse aus, die einer Steuerung bedürfen. Dies geschieht durch die Zentren des extrapyramidal-motorischen Systems. Die Stammganglien empfangen von der prämotorischen Hirnrinde direkte Reize sowie indirekte über den Thalamus; da sie keine unmittelbaren Bahnen zum Rückenmark besitzen, so können sie nur durch Vermittlung subcorticaler Zentren und der Bahnen des Hirnstamms auf die Vorderhornzellen einwirken. Auf diese Weise sind die extrapyramidalen Zentren in „Neuronenkreise“ eingeschlossen, innerhalb deren sie durch Hemmung und Ausgleichung „*die Korrelierung verschiedener Bewegungsbestandteile*“ (HASSLER 1949) beeinflussen. Im folgenden sollen diese Verbindungen nach der neuesten Darstellung von HASSLER (1953), welcher selbst maßgeblich an diesen Forschungen beteiligt ist, kurz skizziert werden.

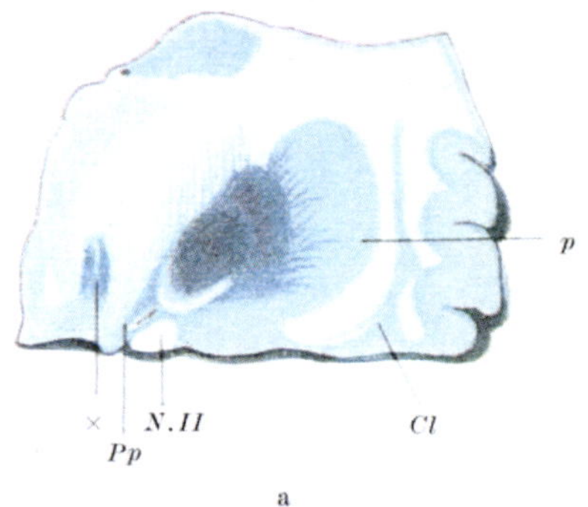

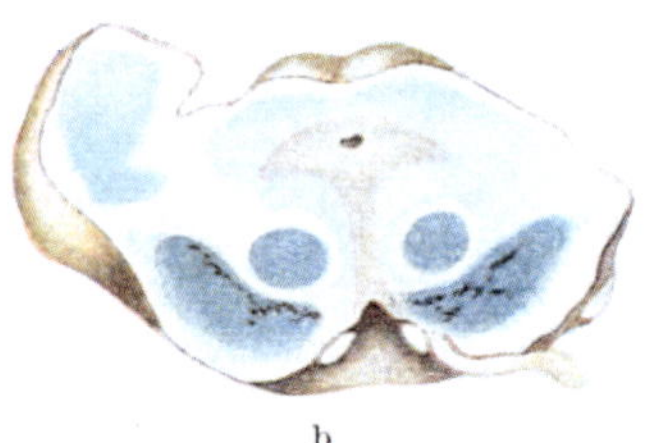

Abb. 3a u. b. Die Eisenreaktion des Globus pallidus und der roten Zone der Substantia nigra am frischen Schnitt (Berlinerblau). a Frontalschnitt aus der Gegend des Übergangs der inneren Kapsel in die vordersten Fußfasern Rechts von den Fußfasern intensive Reaktion des Globus pallidus, links — lateral vom Fornix — bei × intensiv gefärbte Stelle, die aus den vorderen Teilen des Corpus Luys und den oralen Teilen der roten Zone der Substantia nigra besteht, welche makroskopisch hier wie ein einheitliches Gebiet aussehen. *Cl* Claustrum; *N.II* Tractus opticus; *p* Putamen; *Pp* Pes pedunculi; × Beginn des Corpus Luys und der roten Zone. b Frontalschnitt durch das Mittelhirn. Stärkste Reaktion der roten Zone der Substantia nigra, schwächere des roten Kerns, geringere in den Vierhügeln und im angrenzenden Pulvinar. [Aus H. SPATZ: Über den Eisennachweis im Gehirn usw. Z. Neur. **77**, 261 (1922). a Tafel 3, Abb. 8, b Tafel 3, Abb. 11b.]

Das *Striatum* erhält seine Hauptzuleitung vom Nucleus centralis thalami, welcher selbst keine Verbindung mit der Rinde besitzt, aber Erregungszuflüsse durch die Bindearme von der Kleinhirnrinde (Lobus anterior) über den Nucleus emboliformis durch den Bindearm empfängt. Das Striatum kann also „die Tätigkeit ihm unterstellter Kerne nach der jeweiligen Körperstellung und Lage abstimmen“.

Das Striatum leitet ab 1. zum Pallidum und 2. zur Substantia nigra.

1. Das äußere Pallidumglied wird vom Striatum beherrscht. Das innere Glied erhält Zuleitungen von dem äußeren Gliede und gibt seine Hauptbahn über den Fasciculus lenticularis (H 2 von FOREL) und Fasciculus thalamicus (H 1 von FOREL) in Teile des oralen Ventralkerns des Thalamus ab. Dort wird umgeschaltet auf bestimmte Felder der präzentralen motorischen Rinde. — Auf diese Weise bekommt die motorische Rinde Meldungen der vom Striatum ausgesandten Erregungen. Umgekehrt gibt es Fasern von der Area 6 zum Putamen, von der Area 4s zum Caudatum. Die Verbindungen von diesen und anderen „Unterdrückerfeldern“ üben hemmende Wirkungen auf das Caudatum aus.

Es gibt ferner Faserbündel der motorischen Rinde zum äußeren Pallidumglied. „*Die Neuronenkette von den prämotorischen Feldern zum Striatum und Pallidum wird über die vorderen Ventralkerne des Thalamus zurück zur motorischen Rinde zu einem Kreis geschlossen. Sie dient offenbar der Koordination der pyramidalen und striären Impulse.*" Von den prä-

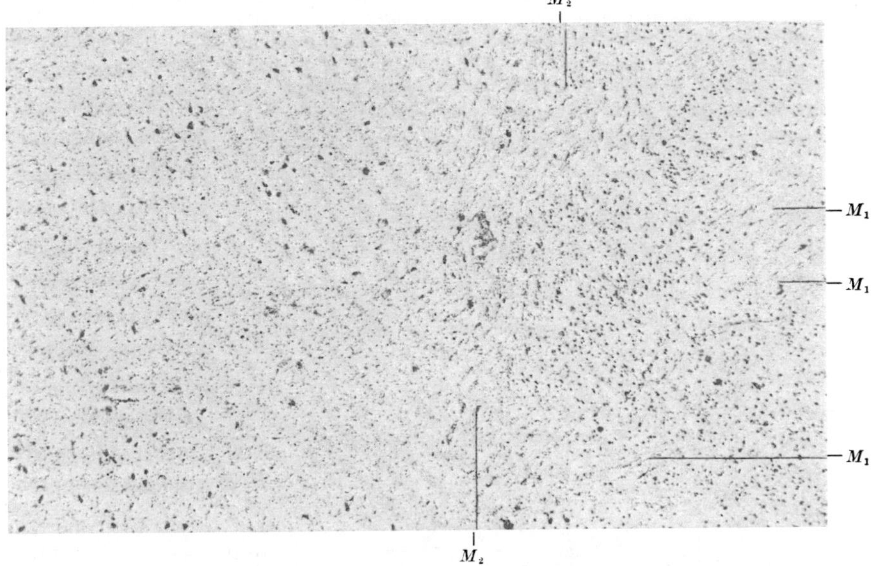

Abb. 4. Zellbild vom Putamen und Pallidum (externum), Vergr. 30mal. NISSL-Bild. Rechts: Putamen. Dichte Lage kleiner und einiger verstreuter großer Ganglienzellen. Die in das Pallidum einstrahlenden Markfasern des Putamens sind durch die begleitenden streifenförmig gelegenen Oligodendrogliazellen gekennzeichnet (M_1), ebenso die Fasern der Lamina pallidi externa (M_2), welche die Grenze zum äußeren Gliede des Pallidums darstellen; an ihrem inneren Rande liegt ein Gefäßquerschnitt. Links: Pallidum. Nur große Ganglienzellen in weiten Abständen, dazwischen Gliakerne.

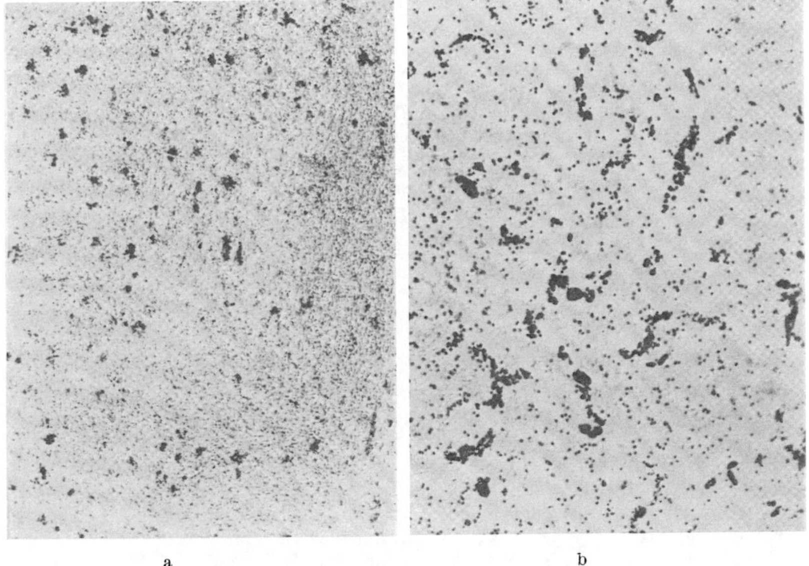

Abb. 5a u. b. Fett- und Kalkniederschläge im Pallidum. a Fettpräparat. Fetttropfen (schwarz) im äußeren Gliede: in Gliazellen, frei im Gewebe und an den Gefäßen. b NISSL-Präparat, Pseudokalkniederschläge an den Capillaren (Nach Präparaten von H. SPATZ.)

motorischen Feldern werden wahrscheinlich auch Fasern zur Pyramidenbahn abgegeben, so daß diese Felder direkte Impulse zum Rückenmark senden können; auf diesem Wege kann auch das striäre System auf das Rückenmark einwirken.

Das äußere Pallidumglied erhält eine direkte sensible Zuleitung durch die mediale Schleife aus dem Tractus spinothalamicus, ferner Zuflüsse aus phylogenetisch älteren Thalamuskernen (Lamella medialis, Nucleus limitans); sie sind unabhängig von der Großhirnrinde. Diese Kerne empfangen offenbar auch Zuleitungen verschiedener Sinnesgebiete. Die dem äußeren Glied zugehenden Impulse werden aber durch das Striatum gezügelt.

Die efferenten Fasern des äußeren Gliedes ziehen größtenteils zum Corpus Luys, einige zu den vegetativen Kernen des Hypothalamus, einige zum Nucleus ruber; ein Teil mit der zentralen Haubenbahn zur Substantia reticularis der Brücke und oblongata. (Von dort Weiterleitung durch die reticulospinale Bahn zum Vorderhorn des Rückenmarks.) Vom Corpus Luys führt wahrscheinlich ein Zug zum roten Kern, andere Fasern sind rückläufig zum inneren Pallidumglied.

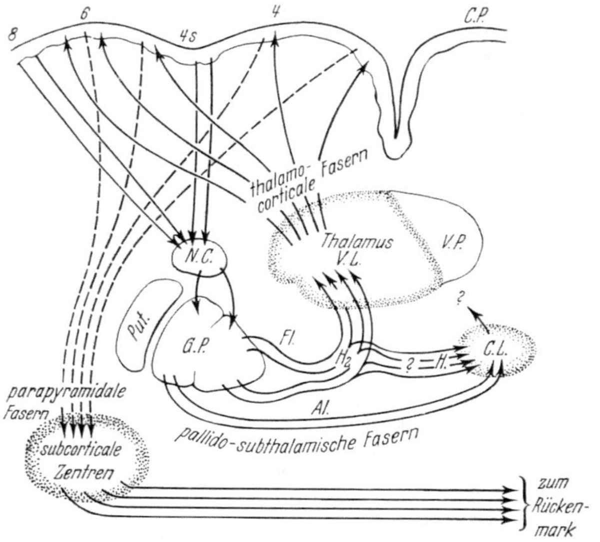

2. Das Striatum steht durch den Fasciculus strionigralis mit der Substantia nigra in Verbindung (diese erhält nach HASSLER keine direkte Zuleitung vom Pallidum). Außerdem bekommt die Substantia nigra Fasern aus der motorischen Rinde des Stirnhirns, sowie vom Scheitel- und Schläfenlappen. Jede Zellgruppe der Substantia nigra empfängt also sowohl striäre wie corticale Impulse. — Die abführende Bahn der Substantia nigra ist nicht bekannt. Doch besteht wohl sicher ein indirekter Einfluß der Substantia nigra auf die Vorderhornzellen des Rückenmarks.

Abb. 6. Schema des Neuromechanismus der Choreoathetose nach BUCY (1944). Die Unterdrückungsimpulse gehen von den Suppressorfeldern 8 und 4s zum Nucleus caudatus (*N.C.*) und von dort durch die strio-pallidären Fasern zum Globus pallidus (*G.P.*); von dort erreichen sie über den inneren Anteil des Globus pallidus den Fasciculus lenticularis (*Fl.*) und die Ansa lenticularis (*Al.*), das FORELsche Feld H 2 und H 1, den anterolateralen Abschnitt des ventrolateralen Thalamuskerns (*V.L.*). Von hier kehren die Impulse über thalamocorticale Fasern zur präzentralen Rinde zurück und zwar mehr zur Area 6 als zur Area 4. Ist dieser Suppressormechanismus im Striatum, Globus pallidus oder Thalamus unterbrochen, wird das parapyramidale System enthemmt, und es entstehen die unwillkürlichen choreoathetotischen Bewegungen. Aus diesem Schema sind auch Wege von Suppressorimpulsen zum Corpus subthalamicum (*C.L.*) zu entnehmen, deren Läsion ebenfalls zu unwillkürlichen Bewegungen führt; es ist jedoch noch nicht bekannt, wie diese Impulse zur Rinde zurückkehren. [Nach BUCY: J. of Neuropath. **1**, 224 (1942).]

Der *rote Kern*, und zwar sein umfangreicherer kleinzelliger Anteil, empfängt den größten Teil der Bindearmbahn aus dem Nucleus dentatus cerebelli (magnocellularis). Ferner erhält er corticale Fasern aus der motorischen Region, wohl vorwiegend aus der Area 4s, außerdem wahrscheinlich auch pallidäre Fasern. Er ist also ein wichtiges Zentrum für cortico-motorische, cerebellare und pallidäre Impulse.

Die abführende Bahn ist die zentrale Haubenbahn, die in der gleichseitigen unteren Olive endet. Von dieser gehen Verbindungen zur Kleinhirnrinde (außer dem Wurm) und den inneren Kleinhirnkernen. *Damit ist wieder ein Neuronenkreis geschlossen, welcher „allen motorischen Zentren des Großhirns die aus dem Kleinhirn ausgesandten Impulse nach weniger als 0,1 sec wieder zurückmeldet, damit sie bei der nächsten Impulsgebung der motorischen Zentren berücksichtigt werden können (Kontroll- oder Rückkoppelungssystem)*". Die Erregungen gelangen auch über Kleinhirn und Bindearm zur Area 4 γ, dem Ursprungsfeld der Pyramidenbahn. Diese kann also „die Erregungen des Rubersystems bei ihrer eigenen Tätigkeit mit berücksichtigen", aber auch selbst das Rubersystem über Brücke und Kleinhirn „bei jeder Impulsaussendung für Willkürbewegungen mit in Gang setzen". Andere ableitende Fasern des Nucleus ruber enden in der Substantia reticularis des Hirnstamms. Nach einigen Umschaltungen kann dann der Tractus reticulospinalis auf das Vorderhorn des Rückenmarks einwirken.

Die Erregung der Vorderhornzellen wird durch die „gemeinsame Endstrecke" erreicht und auf die Ganglienzellen durch die Endösen an ihrer Oberfläche übertragen.

Statt eines komplizierten Schemas soll hier ein einfacheres von BUCY (1944) (Abb. 6) wiedergegeben werden, welches den Mechanismus der Chorea zu deuten versucht; es weicht von der Auffassung HASSLERs etwas ab.

Dieser kurze Überblick zeigt, wie vieles noch hypothetisch geblieben ist. Daß man aber mit den hier dargelegten Anschauungen auf dem richtigen Weg zu sein scheint, ergibt sich aus der darauf gegründeten Therapie der Herdchorea: Entfernung der prämotorischen Rindenfelder der Gegenseite hebt die Bewegungsstörung auf, weil dadurch die Impulse, die durch niedere Zentren zum Rückenmark weitergeleitet werden, ausgeschaltet sind. Dasselbe kann erreicht werden durch die Durchschneidung des Vorderseitenstranges, weil die corticospinalen, dort verlaufenden Bahnen dadurch unterbrochen werden, so daß die Vorderhornzellen keine pathologischen Anregungen mehr empfangen können.

Die *Krankheitssymptome* dieses Systems bestehen in Bewegungsstörungen, sowie einer Abschwächung (Hypotonie) oder Verstärkung (Rigor) des Muskeltonus, Haltungsanomalien und extrapyramidal bedingten Kontrakturen. Die Bewegungsstörungen äußern sich in Hyperkinesen oder Akinesen, man unterscheidet danach einen hypokinetisch-dystonischen und einen akinetisch-hypertonischen Symptomenkomplex. Der erstere umfaßt das choreatische, athetotische, ballistische, torsionsdystonische und myoklonische Syndrom. Der akinetisch-hypertonische Symptomenkomplex entspricht dem PARKINSON-Syndrom.

Schon aus dem Aufbau des Systems und der Verbindungen seiner einzelnen Kerne ergibt sich, daß ein einzelnes Syndrom nicht einem bestimmten Zentrum zugeordnet werden kann, sondern daß alle Abschnitte des Systems „*Anteil an einer gemeinsamen Gesamtleistung*“ haben und daß „eine innere Verwandtschaft der Symptome“ besteht, welche auftreten, „wenn irgendein Glied dieses Systems erkrankt“ (SPATZ). Ein Syndrom entspricht durchaus nicht einer Krankheit, sondern bei derselben Krankheit können verschiedene Syndrome neben- oder nacheinander auftreten, wie z. B. der Ausgang mehrerer Formen von Hyperkinesen in Versteifung zeigt, und andererseits können verschiedene Krankheitsprozesse dasselbe Syndrom hervorrufen. Es wird deshalb in der folgenden Darstellung der spezielle *Krankheitsprozeß und sein histologisches Gesamtbild* in den Vordergrund gestellt, während sog. Herdfälle und Allgemeinerkrankungen mit extrapyramidal-motorischer Symptomatik nur ausnahmsweise berücksichtigt werden. Hinsichtlich der klinischen Symptome, die hier nur angedeutet werden können, sei auf die Lehrbücher der Neurologie und die speziellen Monographien verwiesen.

VAN BOGAERT (1949) hat die Frage aufgeworfen, ob es nicht im Thalamus ebenso eine degenerative Eigenerkrankung geben könnte, wie im Striatum bei der HUNTINGTONschen Chorea. Bei der engen Verbindung mit den Rindengebieten müßte ein Untergang von Thalamuskernen etwa dieselben Symptome hervorrufen, wie die Schädigung der zugehörigen Rindenfelder. Dies trifft tatsächlich zu: Durch Atrophie der vorderen Thalamusanteile kann eine Demenz zustande kommen, welche einer Verblödung durch Ausfall des Stirnhirns sehr ähnlich sein kann (STERN 1939, GRÜNTHAL 1942); aber in diesen Beobachtungen handelt es sich um gefäßbedingte Ausfälle. Bisher ist eine primäre Degeneration nicht erwiesen, denn die von C. und O. VOGT in einem Falle von Torsionsspasmus vermutete primäre Erkrankung des Centrum medianum bedarf noch der Bestätigung. In diesem Zentrum soll ferner nach C. und O. VOGT die Altersinvolution beginnen, was jedoch von SIMMA bestritten wird. Dagegen kann der Thalamus ebenso wie bei anderen diffusen Erkrankungen des Gehirns auch an degenerativen Prozessen teilnehmen, z. B. bei der PICKschen Atrophie, der HUNTINGTONschen Chorea usw., allerdings ist die Unterscheidung von gleichzeitig vorkommender retrograder Degeneration schwierig.

Literatur.

Einleitung.

ALTSCHUL: Pseudokalkbildung an der Wand von Hirngefäßen. Virchows Arch. **298**, 401 (1937).

BAUER: Die Substantia nigra Sömmeringi. Arb. Neur. Inst. Wien **17**, 435 (1909). — BIELSCHOWSKY: Einige Bemerkungen zur normalen und pathologischen Histologie des Schweif- und Linsenkerns. J. Psychol. u. Neur. **25**, 1 (1919). — Weitere Bemerkungen zur normalen und pathologischen Histologie des striären Systems. J. Psychol. u. Neur. **27**, 233 (1922). — BOGAERT, VAN et NYSSEN: Maladies extrapyramidales. Traité de Méd. **16**, 219 (1949). — BOGAERT, L. VAN: Approche d'une pathologie de la couche optique. 4. internat. Neurol. Congr., Sept. 1949. — BONHOEFFER: Die akuten und chronischen choreatischen Erkrankungen und die Myoklonien. Berlin 1936. (Beiheft 75 der Mschr.

Psychiatr.) — BOSTROEM: Der amyostatische Symptomenkomplex. Berlin 1922. — Die Krankheiten des extrapyramidalen Systems. In Handbuch der inneren Medizin, 3. Aufl., Bd. V/1, S. 668. 1939. — BROCKHAUS: Zur feineren Anatomie des Septum und des Striatum. J. Psychol. u. Neur. **51**, 1 (1942). — BUCY: The neural mechanisms of athetosis and tremor. J. of Neuropath. **1**, 224 (1942).

CLARA, M.: Das Nervensystem des Menschen, 2. Aufl. Leipzig 1953.

DÉMOLE: Structure et connexions des noyaux dentelés du cervelet. Schweiz. Arch. Neur. **21**, 73 (1927). — DERWORT: Das extrapyramidal-motorische System und seine Erkrankungen. Fortschr. Neur. **15**, 57 (1943). — DIEZEL, P. B.: Iron in the brain: a chemical and histochemical examination. Biochemistry of the Devel. Nerv. System. New York, N. Y.: Acad. Press Inc. 1955. — DIEZEL, P. B., u. TAUBERT: Untersuchungen am Gehirneisen. Verh. dtsch. Ges. Path. (38. Tagg) **1954**, 221. — *Diseases* of the basal ganglia. Res. Publ. Assoc. Ner. a. Ment. Dis. **21** (1940/42).

FINLEY: Angio-architecture of the substantia nigra and its pathogenic significance. Arch. of Neur. **36**, 118 (1936). — FOERSTER: Zur Analyse und Pathophysiologie der striären Bewegungsstörungen. Z. Neur. **73**, 1 (1921). — FULTON: Physiologie des Nervensystems. Stuttgart: Ferdinand Enke 1952.

GANS: Beitrag zur Kenntnis des Aufbaues des Nucleus dentatus aus zwei Teilen usw. Z. Neur. **93**, 750 (1924). — GOTTSCHICK: Die Leistungen des Nervensystems. Jena 1952. — GRÜNTHAL, E.: Über thalamische Demenz. Mschr. Psychiatr. **106**, 114 (1942). — GUIZETTI (1915): Zit. nach SPATZ (1922).

HALLERVORDEN: Die extrapyramidalen Erkrankungen. In Handbuch der Geisteskrankheiten von BUMKE, Bd. 11, S. 996. 1930. — HASSLER: Über die afferenten Bahnen und Thalamuskerne des motorischen Systems des Großhirns. Arch. f. Psychiatr. **182**, 759 (1949). — Über die Rinden- und Stammhirnteile des menschlichen Gehirns. Psychiatr., Neurol. u. med. Psychol. **1**, 181 (1949). — Über die afferente Leitung und Steuerung des striären Systems. Nervenarzt **20**, 537 (1949). — Über Kleinhirnprojektionen zum Mittelhirn und Thalamus. Dtsch. Z. Nervenheilk. **162**, 629 (1950). — Extrapyramidal-motorische Syndrome und Erkrankungen. In Handbuch der inneren Medizin, 4. Aufl., Bd. V/3, S. 676. 1953.

JAKOB, A.: Die extrapyramidalen Erkrankungen. Berlin 1923.

KLEIST: Zur Ausschaltung der subkortikalen Bewegungsstörungen usw. Arch. f. Psychiatr. **59**, 790 (1918). — Gehirnpathologie. Leipzig 1934. — KODOMA: Über den Fettgehalt des Globus pallidus (das „Pallidumfett"). Z. Neur. **102**, 236 (1926).

LEEMANN u. PICHLER: Über den Laktoflavingehalt des Zentralnervensystems und seine Bedeutung. Arch. f. Psychiatr. **114**, 265 (1941). — LOTMAR: Die Stammganglien und die extrapyramidal-motorischen Systeme. Berlin 1926. — Das extrapyramidal-motorische System und seine Erkrankungen. Fortschr. Neur. **3**, 245 (1931). — Allgemeine Symptomatologie der Stammganglien. In Handbuch der Neurologie von BUMKE-FOERSTER, Bd. V, S. 404. 1936.

MEYER, W. C.: Beiträge zur Frage des Pseudokalks im Zentralnervensystem. Z. Neur. **146**, 393 (1933).

OSTERTAG: Die an bestimmte Lokalisationen gebundenen Kalkkonkremente des Zentralnervensystems usw. Virchows Arch. **275**, 827 (1930).

PAPEZ: Reciprocal connections of the striatum and pallidum in the brain of Pithecus (Macacus) rhesus. J. Comp. Neur. **69**, 329 (1938).

SANO: Beitrag zur vergleichenden Anatomie der Substantia nigra des Corpus Luys und der Zona incerta. Mschr. Psychiatr. **27**, 28 (1910). — SIMMA, K.: Das Centrum medianum thalami im Greisenalter und bei seniler Demenz. Mschr. Psychiatr. **118**, 44 (1949). — Die Ergebnisse der Thalamusforschung im letzten Jahrzehnt (1940—1950). Fortschr. Neur. **20**, 51 (1950). — SPATZ: Zur Anatomie der Zentren des Streifenhügels. Münch. med. Wschr. **1921**, 1441. — Über den Eisennachweis im Gehirn, besonders in Zentren des extrapyramidal-motorischen Systems. Z. Neur. **77**, 261 (1922). — Die Substantia nigra und das extrapyramidale System. Dtsch. Z. Nervenheilk. **77**, 275 (1922). — Über Stoffwechseleigentümlichkeiten in den Stammganglien. Z. Neur. **78**, 641 (1922). — Physiologie und Pathologie der Stammganglien. In Handbuch der normalen und pathologischen Physiologie, Bd. X, S. 318. 1927. — STEIN: Über den quantitativen Eisennachweis im extrapyramidal-motorischen Kernsystem beim Menschen. Z. Neur. **85**, 614 (1923). — STERN: Über eine besondere Form der Ganglienzellerkrankung in der Substantia nigra. Z. Neur. **148**, 753 (1933). — STERN, K.: Severe dementia associated with bilateral symmetrical degeneration of the thalamus. Brain **62**, 157 (1939). — STERTZ: Der extrapyramidale Symptomenkomplex (das dystonische Syndrom) und seine Bedeutung in der Neurologie. Berlin 1922.

VOGT, C. u. O.: Zur Lehre der Erkrankungen des striären Systems. J. Psychol. **25** (1920). — Sitz und Wesen der Krankheiten usw. J. Psychol. **47** (1937). — Thalamusstudien. I. u. III. J. Psychol. **50**, 35 (1941). — Morphologische Gestaltungen unter normalen und pathologischen Bedingungen. J. Psychol. **50**, 105 (1942).

WEISSCHEDEL: Die zentrale Haubenbahn usw. Arch. f. Psychiatr. **107**, 443 (1937). — WILSON: Die zentralen Bewegungsstörungen. Berlin 1936. (Beiheft 75 der Mschr. Psychiatr.) — WUTH: Über den Eisengehalt des Gehirns. Z. Neur. **84**, 474 (1923).

HUNTINGTONsche Chorea (Chorea chronica progressiva hereditaria).

Von

J. Hallervorden-Gießen.

Mit 15 Abbildungen.

Die Bezeichnung Veitstanz (Chorea St. Viti) stammt von den psychischen Tanzepidemien im Mittelalter. Diese Tänze standen unter dem Schutze des heiligen Vitus oder auch des heiligen Johannes. PARACELSUS soll (nach HECKER) als erster verschiedene Arten unterschieden haben, wobei er psychisch bedingte von körperlich verursachten abtrennte (JOSEPHY). Chorea St. Viti benannte SYDENHAM die von ihm beschriebene Form (1686). Diese wird später als Chorea minor s. Anglorum von der Tanzepidemie, der Chorea major s. Germanorum, unterschieden. Erst ZIEMSSEN verschaffte der bereits vor ihm vertretenen Anschauung allgemeine Geltung, daß es sich hierbei um ganz verschiedene Krankheiten handelt (JOSEPHY).

Die *Chorea chronica progressiva hereditaria* (Erbveitstanz, KEHRER) wird nach dem amerikanischen Arzt HUNTINGTON (1872), von dem die erste klassische Beschreibung herrührt (Übersetzung von STEYERTHAL 1908), als HUNTINGTON*sche Chorea* oder richtiger als HUNTINGTON*sche Krankheit* bezeichnet, da die hyperkinetischen Bewegungsstörungen nicht immer vorhanden sind. Auch die Einzelfälle werden so benannt. Wenn auch viele als erblich erhärtet werden können, so bleibt es doch zweifelhaft, „ob man so weit gehen kann, zu sagen, daß jede fortschreitende chronische Chorea eine HUNTINGTONsche, d. h. eine Erbkrankheit ist (wie KEHRER geneigt scheint), ist noch nicht ausreichend gesichert“ (BONHOEFFER 1936).

HUNTINGTONS Vater und Großvater hatten die Krankheit in der Gegend von Long Island unter der dort ansässigen Bevölkerung beobachtet; auch der dominante Erbmodus war ihnen schon bekannt. VESSIE hat die Stammbäume dieser Familien bis zur Einwanderung 1630 verfolgt; sie ließen sich auf 3 Ehepaare zurückführen, welche untereinander verwandt waren (CRITCHLEY); sie kamen aus Bures in Suffolk, wo jetzt kein Erkrankungsfall mehr festzustellen war. Wegen der sonderbaren und damals unverständlichen körperlichen und psychischen Krankheitserscheinungen waren verschiedene Mitglieder jener Familien in Hexenprozesse verwickelt, andererseits fanden sich darunter auch hervorragend begabte Männer. Die Nachkommen dieser Ausgewanderten wurden in einer groß angelegten Untersuchung von DAVENPORT und MUNCIE (1916) erfaßt: 962 Erbchoreatiker aus einem Kreis von 4370 Personen.

Die Krankheit war schon früher bekannt. Nach JENDRASSIK stammt die erste Beschreibung von THILENIUS (1816). Eine weitere betrifft 3 Familien mit dominantem Erbgang von O. LYON (1863) aus New York. In Europa wurde das Leiden von I. C. LUND im Saetestaal im südlichen Norwegen (1860) bei 2 Familien beobachtet, in denen 5 bzw. 6 Generationen befallen waren, die sich bis zu Beginn des 18. Jahrhunderts zurückverfolgen ließen. Man kannte den erblichen Charakter und bezeichnete das Leiden als „Rykka“, d. h. Krankheit mit Zuckungen. Auch sonst finden sich verschiedene Hinweise: GREPPIN (1892) erwähnt, daß bereits SÉE (1850) erbliche Choreafälle beschrieben hat. SANDER (1868) trennte die Chorea minor von der erblichen Form ab.

Das Wesen der Krankheit, wie es HUNTINGTON in seinen Grundzügen erkannte, besteht in unwillkürlichen Muskelzuckungen und hyperkinetischen Bewegungen, ähnlich der Chorea minor, doch sind diese Bewegungen weniger heftig und nehmen namentlich in fortgeschrittenen Fällen einen mehr athetotischen und torsionsspastischen Charakter an. „Es beteiligen sich oft besonders stark die Rumpfmuskeln, die proximalen Extremitätenmuskeln und die Gesichts- und Sprachmuskulatur. Der Gang der Kranken hat durch die Drehbewegungen des Rumpfes und die ausfahrenden Bewegungen der Extremitäten, denen ausgleichende, aber doch nicht ausreichende willkürliche Gegenbewegungen entgegenwirken, etwas eigenartig um die Gleichgewichtsstellung herum balanzierendes Tänzelndes. Die Kranken pflegen in dieser Krankheitsphase, obwohl man es bei ihren vertrakten Bewegungen dauernd befürchtet, nicht zu fallen. Die Sprache zeigt dadurch, daß die willkürlichen Sprachbewegungen durch die interkurrenten Zuckungen oft gesteigert bzw. unterbrochen werden, einen verwaschenen, oft abgerissenen, von Grimassieren und Zwischenlauten begleiteten Charakter. In späterer Zeit wird sie meist ganz unverständlich" (BONHOEFFER 1936). Damit pflegt eine langsam fortschreitende Demenz einherzugehen, mitunter treten depressive Reaktionen und auch ausgesprochen psychotische Erscheinungen, Halluzinationen, paranoide Ideen und Wahnbildungen auf. Den Besonderheiten der psychischen Veränderungen hat HOCHHEIMER (1936) eine Studie gewidmet. Manche Kranken bleiben aber geistig intakt. In seltenen Fällen können psychische Störungen dem Beginn der Hyperkinese jahrelang vorausgehen (MEIERHOFER 1937). Ob sich der Prozeß allein als psychische Krankeit manifestieren kann (Choreopathie, KEHRER) ist schwer zu beweisen, da im genealogischen Umkreis der Choreatiker Psychopathen und psychisch Abnorme vielfach vorkommen. Nicht allzu selten zeigt die Erkrankung eine Tendenz zur Akinese und Versteifung, besonders bei den Frühfällen (vgl. Sonderformen). Die verschiedenen Abweichungen vom typischen klinischen Bilde hat KEHRER (1940) als Varietäten qualitativer und quantitativer Art beschrieben; dazu kommen noch Kombinationen mit anderen Krankheiten.

Vorkommen.

Es scheint, als ob die arische Rasse besonders von der Krankheit betroffen ist, wie namentlich amerikanische Autoren hervorheben. Es gibt auch geographische Unterschiede, so sind z. B. in Norddeutschland die Erkrankungen häufiger als in Süddeutschland. Die jüdische Rasse ist auffallend wenig beteiligt (GILULA 1930, KIHN 1937). Es gibt aber auch vereinzelte Beobachtungen bei Negern, Beduinen, bei Malaien, Indern, Japanern (PANSE), so daß man wohl sagen kann, daß die Erbchorea überall vorkommt.

In der deutschen Literatur liegen entsprechende Angaben vor in den Monographien von ENTRES (1921 und 1940) und von PANSE (1942). (Ältere Literatur bei WOLLENBERG 1899.) Ferner im Ausland DAVENPORT und MUNCIE (1916), SJÖGREN (1935), ZOLLIKER (1949).

PANSE hat in der Rheinprovinz 129 Sippen erfaßt mit 737 Erbchoreatikern aus einem Kreis von 8065 Personen, sowie 43 Einzelfälle. Die Häufigkeit der Erkrankungen betrug in der Bevölkerung 0,322 auf 10000 und $1{,}71^0/_{00}$ der Anstaltsaufnahmen, wobei zu berücksichtigen ist, daß fast die Hälfte der Erbchoreatiker bis zum Tode in der Familie gepflegt werden kann. Die Angaben anderer Autoren stimmen damit gut überein.

Altersverteilung.

Die Erkrankung kann in jedem Alter auftreten. Das mittlere Erkrankungsalter beträgt 36,19 Jahre (PANSE). Bevorzugt ist die Zeit vom 26.—45. Lebensjahr mit 61% der Fälle. Die durchschnittliche Dauer beträgt 13 Jahre, das Sterbealter liegt um 52 Jahre. Beide Geschlechter sind in gleicher Weise beteiligt. Es gibt seltene Spätmanifestationen nach dem 60. Lebensjahr.

Von besonderem Interesse sind die früh beginnenden Erkrankungen. PANSE fand in seinem Material:

Vom	1.— 4.	Lebensjahr	7 Fälle
„	10.—15.	„	6 „
„	16.—20.	„	11 „
„	21.—25.	„	50 „

Ein Teil dieser Frühfälle ist von vornherein schwachsinnig, sie neigen besonders zur Versteifung (vgl. REISNER 1944). Beginn im 2. Lebensjahr ist von RUNGE (1927), im 3. von KEHRER (1928), im 4. von OWENSBY (1925) mitgeteilt worden.

Erblichkeit.

Die Krankheit vererbt sich monohybrid dominant (Abb. 1). Dabei ist zu berücksichtigen, daß die Manifestation des Leidens von manchen Sippenangehörigen nicht erlebt wird, so daß ein Überspringen einer Generation vorgetäuscht werden kann. Die bei diesem Erbgang zu erwartende Verhältniszahl von Erkrankten und Gesunden ist überraschend gut eingehalten (ENTRES 1940); eineiige Zwillinge erkranken konkordant (PANSE 1938). Viele Einzelfälle wurden durch genaue Nachforschung aufgeklärt (KEHRER 1928), doch bleibt ein Rest, der trotz sorgfältigster Sippenuntersuchungen keine Erblichkeit erkennen läßt, in PANSEs Material waren es 43 Fälle.

Eine Zurückführung der Sippen von PANSE auf einige wenige Ahnenpaare ließ sich nicht durchführen, wie sie in den oben erwähnten amerikanischen Untersuchungen gelang.

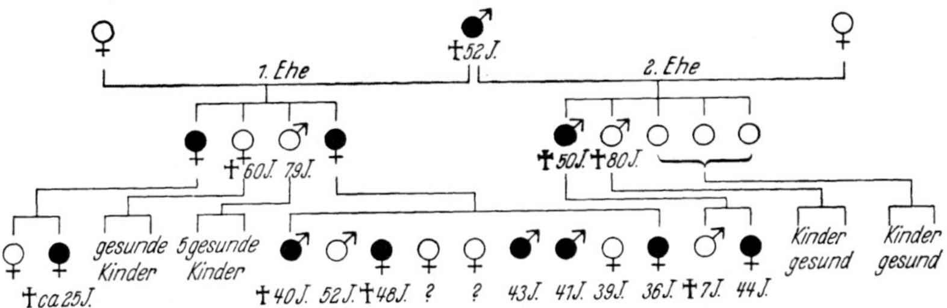

Abb. 1. Stammbaum von HUNTINGTONscher Chorea. (Vorfahren litten an Chorea.) (Aus ENTRES: Zur Klinik und Vererbung der HUNTINGTONschen Chorea. Berlin 1921.)

Einen solchen Zusammenhang konnte auch SJÖGREN (1936) in Schweden feststellen. In zwei kleinen Kirchdörfern fand er 88 Erkrankungen an Chorea. Von diesen gehörten 50 Fälle 21 Familien an, die von einem Ahnenpaar abstammten. Weitere 27 Choreatiker aus 12 Familien ließen sich ebenfalls auf ein Ahnenpaar zurückführen. Die anderen 11 Kranken stammten aus 7 Familien, von 3 Ahnenpaaren. Diese 5 Ahnenpaare lebten in nahe beieinanderliegenden Dörfern, so daß es wahrscheinlich ist, daß diese Linien auf ein einziges Paar zurückgehen.

1. Pathologische Anatomie.

Die Kenntnis der anatomischen Grundlage der Erbchorea reicht noch nicht weit zurück. Bei der Beurteilung der älteren Literatur ist zu berücksichtigen, daß nicht nur die Untersuchungsmethoden, sondern auch die Deutung der Befunde mangels genauerer Kenntnis der Stammganglien sowie der verschiedenen Zellelemente unzureichend war, ganz abgesehen davon, daß die Klinik noch mit der Abgrenzung des Krankheitsbildes zu tun hatte. Man hielt die erbliche Chorea für eine chronische Form der Chorea minor (CHARCOT 1888, JOLLY 1891 u. a.) und rechnete auch alle anderen Hyperkinesen dazu, wenn sich auch bald gewichtige Stimmen dagegen erhoben (MÖBIUS 1892). Im Vordergrund des Interesses standen die Veränderungen in der Rinde, besonders der Zentralwindungen, und im Rückenmark. Man bemerkte die Vermehrung kleiner Gliakerne im ganzen Gehirn, hielt sie aber für den Ausdruck einer Encephalitis (OPPENHEIM und HOPPE 1893, KRONTHAL und KALISCHER 1895, FACKLAM 1898, LANNOIS und PAVIOT 1898, KÉRAVAL und RAVIART, WEIDENHAMMER 1901 u. a.). STIER (1903) sah in der Gliawucherung den Ausdruck einer erblichen Anlage, ebenso später MARGULIES (1913). Doch gab es auch schon Stimmen, welche für eine primäre Degeneration der Ganglienzellen mit sekundärer Gliawucherung eintraten, wie CLARKE (1897), COLLINS (1898), DÉBUCK (1904), RAECKE (1909).

Schon früh wurde die Aufmerksamkeit auf die Stammganglien gelenkt. MEYNERT (1866) nahm bereits eine Beziehung der Bewegungsstörungen zu den zentralen Ganglien an, und zwar auf Grund der Veränderungen bei der Chorea minor. GOLGI (1874) fiel die eigenartige Färbung und Atrophie des Linsenkerns bei Chorea auf. Doch wurden diese Hinweise wenig beachtet, ebenso wie die wertvolle Arbeit von ANTON (1896), in welcher diese Beziehungen bereits klar erkannt waren. JELGERSMA (1908) wies auf die starke Schrumpfung des Nucleus caudatus hin. ALZHEIMER (1911) hat dann an 3 Fällen gezeigt, daß neben den Rindenveränderungen sich die schwersten Veränderungen im Corpus striatum finden, und zwar im Nucleus caudatus wie im „Linsenkern". In 2 Fällen waren die Veränderungen so weit fortgeschritten, „daß kaum mehr eine Zelle zu sehen war, der man hätte eine Funktion zutrauen können". Dabei gab es eine starke Vermehrung der kleinen Gliakerne. Die Kerne in der Regio subthalamica waren ebenfalls stark degeneriert, im Thalamus, Brücke und Medulla oblongata fand er dagegen nur leichte Veränderungen. Danach hat die Chorea chronica ihre Grundlage in einem degenerativen Prozeß, welcher die Hirnrinde, Corpus striatum und Regio subthalamica in Mitleidenschaft zieht, bei geringfügiger Beteiligung auch anderer Stellen des Zentralnervensystems. Die Ursache der Bewegungsstörungen sieht er nicht in den Rindenveränderungen, welche auch ohne Chorea vorkommen, sondern in der schweren Schädigung des Striatums. NISSL v. MEYENDORFF (1914) wies im roten Kern und im Kleinhirn Veränderungen nach, denen er besondere Bedeutung beimaß. Im allgemeinen wurde nun über die Bedeutung des Striatums und der Rindenveränderungen gestritten (PFEIFFER 1912/13, KALKHOFF und RANKE 1913, PIERRE MARIE und LHERMITTE 1914, KIESSELBACH 1914, KLEIST 1918, STERN 1921 u. a.). Der Unsicherheit in der Beurteilung machte die große Arbeit von C. und O. VOGT (1920) ein Ende. Sie legten durch ihr großes Material nicht nur den Grund für die Bedeutung der Stammganglien und ihre einzelnen Abschnitte für verschiedene Krankheiten, sondern zeigten auch, daß die Veränderungen im Striatum die Ursache der choreatischen Bewegungsstörungen seien und daß die psychischen Störungen auf die Ausfälle in der Rinde zurückgeführt werden müssen. Zahlreiche weitere Arbeiten von SPIELMEYER, JAKOB, BIELSCHOWSKY, KLEIST, SPATZ u. a. haben diese Befunde weiter vertieft. Doch bleibt noch vieles hinsichtlich des pathophysiologischen Mechanismus der Bewegungsstörungen aufzuklären (KIHN 1933). Von neueren Arbeiten mit anatomischen Befunden seien noch genannt: PFEIFFER (1912), FOSSEY (1922), WILSON und WINKELMAN (1923), SNESSAREW (1924), PROCHAZKA (1926), LIND (1927), SCHALLER (1928), ESTAPÉ (1929), QUIRIDO (1929), BELLAVITIS (1929), MARINESCO und NICOLESCO (1930), RIGGENBACH und WERTHEMANN (1933), WEISS (1934), VOS (1937), STONE und FALSTEIN (1938)[1], SOLÉ-SAGARRA (1950).

Makroskopische Untersuchung.

Das Gehirn ist im allgemeinen atrophisch. Hirngewichte von 900—1000 g sind in vorgeschrittenen Fällen nicht selten, doch besteht hier keine Parallelität zu der Dauer der Erkrankung. DUNLAP (1927) hat aus den absoluten Maßen einer größeren Anzahl von Gehirnen mit erblicher Chorea (17 Fälle), von chronischer Chorea ohne nachgewiesener Erblichkeit (12 Fälle) und von Vergleichsfällen (30) verschiedener Art errechnet, daß bei der HUNTINGTONschen Chorea das Großhirn durchschnittlich um 174 g zu leicht ist. Er hat das normale Durchschnittsgewicht des Kleinhirns (145 g) zu der des Großhirns (835 g) in Beziehung gesetzt und für seine Fälle ein Verhältnis von 1:5,8 errechnet, während dieser Quotient in den Kontrollfällen 1:7,2 beträgt. Dabei hat er aber nicht berücksichtigt, daß das Kleinhirn an der Atrophie teilhaben kann, was im Verhältnis zu dem stärker reduzierten Großhirn nicht ohne weiteres aufzufallen braucht.

Die Atrophie pflegt symmetrisch zu sein und betrifft meist das ganze Gehirn mit besonderer Bevorzugung des Stirnhirns. DUNLAP erwähnt einen Fall mit besonders starker Atrophie der Hinterhauptslappen.

Entwicklungsstörungen und Windungsanomalien wurden in der älteren Literatur hier und da erwähnt, z. B. verschiedene Entwicklung der Hirnhemisphären (STIER), abnorme Querfurchen in der vorderen Zentralwindung (NISSL v. MEYENDORFF, STERN), Erweiterung des Zentralkanals (SOLMERSITZ). Neuerdings führt SANTHA unbedeutende Anomalien in der Fissura calcarina und einen einseitigen Lobulus parieto-occipitalis (RETZIUS) an.

Die weichen Häute sind häufig fibrinös verdickt. Gelegentlich wird eine Pachymeningitis haemorrhagica beschrieben, die ja auch sonst bei atrophisierenden Hirnprozessen nicht allzu selten ist (DOST 1915, LOON und OUDENDAL 1926).

Auf Frontalschnitten (Abb. 2) fällt in typischen Fällen die symmetrische Erweiterung der Vorderhörner des Seitenventrikels auf und besonders die enorme Abflachung des Nucleus caudatus, der meist nur noch eine dünne Lamelle von grauer Substanz darstellt, während er normalerweise weit in die Ventrikel vor-

[1] Der Fall von LIPSHUTZ (1939) gehört nicht hierher, denn es handelt sich um eine symptomatische Chorea bei „idiopathischer nicht arteriosklerotischer intracerebraler Gefäßverkalkung“ (VOLLAND 1940).

gebuchtet ist und deren Gestalt bestimmt. Dies Bild ist außerordentlich charakteristisch, auch schon in weniger fortgeschrittenen Fällen, und ist encephalographisch wichtig (PANSE, KEHRER 1940). Nur bei der PICKschen Atrophie sieht man ähnliches. Daneben ist aber auch das Putamen in seinem Umfang stark reduziert, und zwar um die Hälfte und mehr. Der Globus pallidus ist ebenfalls verkleinert, besonders sein äußeres Glied. Ebenso bleibt der Thalamus hinter seinem normalen Umfang zurück. Infolge dieser Atrophie der Stammganglien erscheint die innere Kapsel relativ breit, ebenso die vordere Commissur.

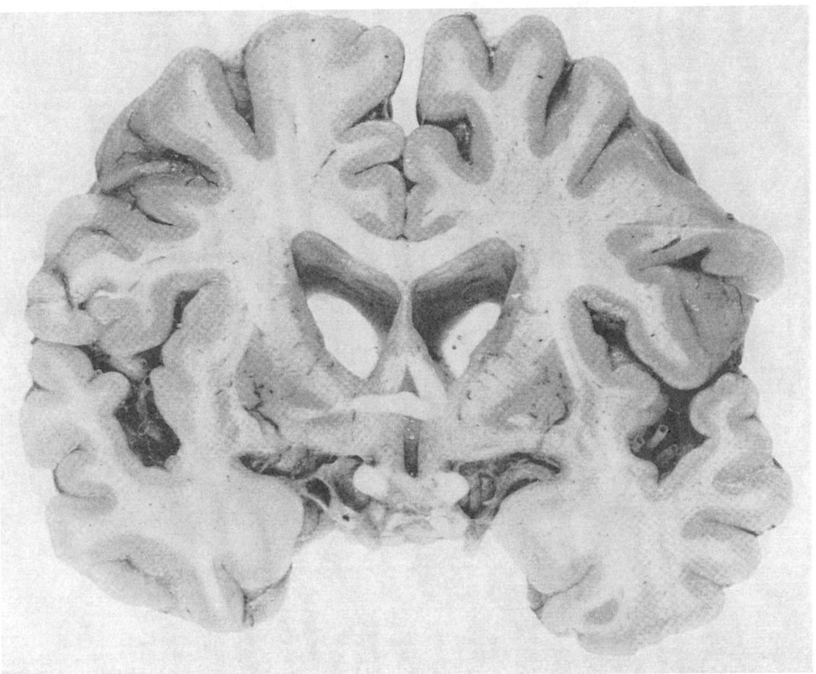

Abb. 2. (38.50 W.) Frontalschnitt in Höhe der vorderen Commissur. Atrophie des Stirnhirns, Ventrikelerweiterung, Abflachung des N. caudatus und Verkleinerung von Putamen und Pallidum. Innere Kapsel und vordere Commissur erscheinen deshalb relativ breit. 52jährige Frau, mindestens 22jährige Krankheitsdauer, lebte zuletzt vom Betteln. Hirngewicht 1026 g.

Die Hirnrinde ist verschmälert, die Marksubstanz hat ebenfalls an Volumen eingebüßt. Die Weite der Ventrikel bietet ein gutes Maß für den Gesamtverlust an Substanz, der natürlich von der Dauer und der Intensität des Prozesses abhängt. Entsprechend der Bevorzugung des Stirnhirns und der Stammganglien an der Atrophie sind vorwiegend die Vorderhörner erweitert, dagegen die hinteren Anteile der Seitenventrikel sehr viel weniger, doch kommen auch Ausnahmen vor.

Das Kleinhirn kann etwas reduziert sein, stärkere Atrophien sind selten (BIRNBAUM). Brücke, Medulla oblongata und Rückenmark pflegen makroskopisch nichts Auffallendes zu bieten, doch wird das Rückenmark manchmal als abnorm klein bezeichnet (OPPENHEIM und HOPPE, KRONTHAL und KALISCHER, RANKE).

Histologische Untersuchung.

Die histologische Untersuchung ergibt das Vorliegen eines rein degenerativen, nichtentzündlichen Prozesses mit besonderer Lokalisation im Striatum und der Rinde, wobei aber auch andere Gebiete in geringerem Grade in Mitleidenschaft gezogen zu werden pflegen, und auch das Rückenmark nicht immer verschont bleibt.

a) Striatum.

Im Markscheidenpräparat (Abb. 3) treten die schon makroskopisch beschriebenen Veränderungen noch prägnanter hervor: die enorme Verschmälerung des Nucleus caudatus, die starke Atrophie des Putamens, die geringere des Pallidums und damit im Zusammenhang die relative Verbreiterung der inneren Kapsel und vorderen Commissur. Die Linsenkernschlinge ist verschmälert. Die kleinen Markfaserbündel im Striatum sind infolge des Zellverlustes enger zusammengerückt (Status fibrosus von C. und O. VOGT). Man sieht in ihnen öfter eine

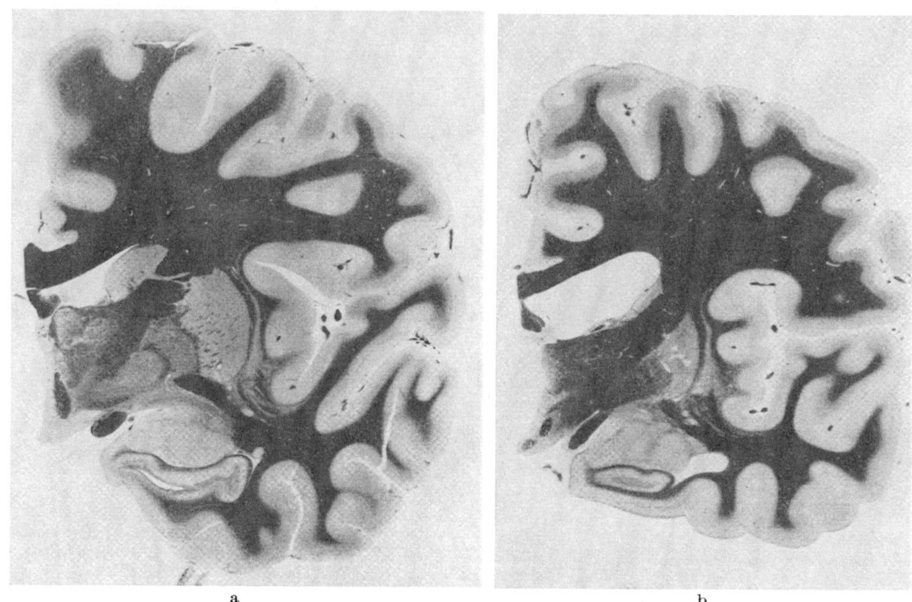

Abb. 3a u. b. Frontalschnitt durch die rechte Hirnhemisphäre einer HUNTINGTONschen Chorea (52.117) im Vergleich zum normalen Markscheidenpräparat. Natürliche Größe. a Normal. b HUNTINGTONsche Chorea. Allgemeine Hirnatrophie, Abflachung des N. caudatus mit Erweiterung des Seitenventrikels, Verschmälerung von Putamen und Pallidum. 49jährige Frau, Hirngewicht 1100 g.

teilweise oder vollständige Aufhellung einzelner Bündel (Abb. 4), welche auf dem Ausfall der markhaltigen langen Axone der großen Zellen des Striatums beruhen, wobei „wir den — zwar veränderten — Zellkernen nicht den Grad ihrer Funktionsherabsetzung ansehen können" (C. und O. VOGT 1942).

Im Zellpräparat (Abb. 5) ist das charakteristische Kennzeichen der Ausfall der kleinen Zellen im Nucleus caudatus und Putamen, verbunden mit einer erheblichen Zunahme der Gliakerne, während die großen Zellen besser erhalten zu sein pflegen. Infolge der Schrumpfung des Gewebes sind sie enger zusammengerückt und erscheinen daher in größerer Zahl im Gesichtsfeld als gewöhnlich. Der Nucleus caudatus ist wesentlich schwerer betroffen als das Putamen. Die Zellausfälle sind meist diffus über das ganze Zentrum verteilt. In manchen Fällen sind sie mehr fleck- oder streifenförmig angeordnet, etwa entsprechend der Richtung des Gefäßverlaufs. Vielfach sind die lateralen und dorsalen Teile des Putamens schwerer geschädigt als die medialen und unteren (K. SCHRÖDER, F. H. LEWY). Dieser besser erhaltene Teil entspricht dem sog. Fundus striati (BROCKHAUS). Ebenso sind die vorderen Anteile des Striatums oft mehr geschädigt als die hinteren.

Die noch vorhandenen Zellen sind zum großen Teil erkrankt, die Zellbilder sind aber sehr mannigfaltig, denn sie werden natürlich durch akzidentelle und letale Erkrankungen, besonders Kreislaufstörungen, mitbestimmt, so daß man Sklerosen, akuten und schweren Zellerkrankungen begegnen kann. Im allgemeinen überwiegt eine Art der Zellerkrankung, die von den meisten Autoren als „einfache Atrophie" bezeichnet wird (F. H. LEWY, SPIELMEYER, SANTHA, SCHOLZ); ROTTER spricht von „einfachem Nervenzellschwund mit Zellschattenbildung". Den Vorgang des Zellschwundes hat SCHOLZ näher beschrieben und abgebildet in seinem Beitrag über die morphologischen Veränderungen bei den sog. Degenerationsprozessen. Die Zellen scheinen mit ihrem deutlich angefärbten Plasmaleib, der sonst kaum auffällt, eher vergrößert, der Kern ist leicht geschwollen und hell durch Auflösung des Chromatins. Allmählich aber schmelzen die Fortsätze ab, so daß nur noch ein Zellschatten und schließlich bloß der helle Kern mit einem kaum bemerkbaren Plasmarest übrigbleibt, bis auch er schrumpft und verschwindet (F. H. LEWY). Eine andere Form des Untergangs ist gekennzeichnet durch einen tief dunkel gefärbten Kern, ein gequollenes, wabig verändertes oder auch vacuoliges Plasma mit plumpen Fortsätzen, in welche vereinzelte Degenerationsgranula eingelagert sind. Beide Formen kommen nebeneinander vor, doch überwiegt bald die eine, bald die andere.

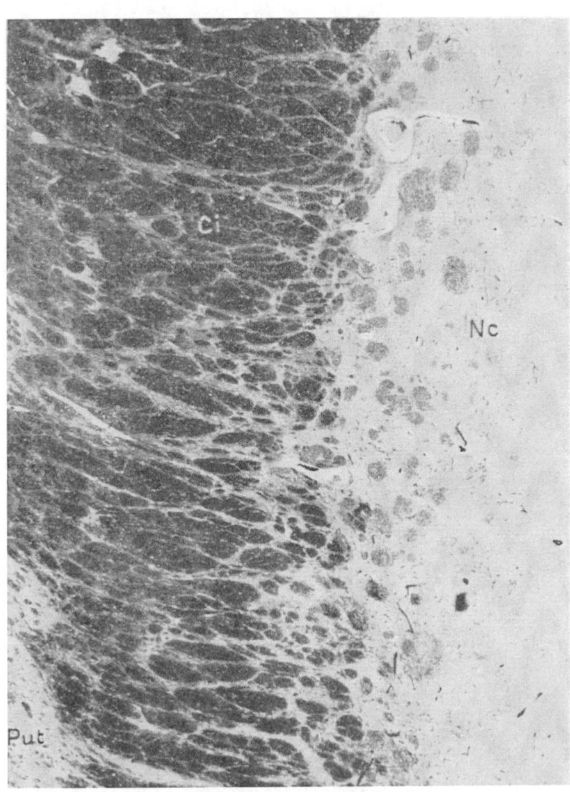

Abb. 4. HUNTINGTONsche Chorea. Markscheidenpräparat. Vergr. 20mal. Lateraler Teil des Caudatum (*Nc*) und medialer der Capsula interna (*Ci*). Starke Aufhellung der Markfaserbündel des *Nc* und der halblängs getroffenen *Ci*. 50jähriger Mann. [Aus C. und O. VOGT: J. Psychol. u. Neur. **47** (1936) (verkleinert).]

Außer diesen Zellerkrankungen kommen auch pigmentatrophische Nervenzellen vor, die besonders im höheren Alter das ganze Bild beherrschen. Wenn Zellformen mit pyknotischem Kern ohne deutlichen Nucleolus vorkommen, kann ihre Unterscheidung von Gliakernen recht schwierig sein (TERPLAN). Auch Neuronophagien an den kleinen und großen Zellen sind manchmal häufig, man sieht dann noch Reste der Zelle oder wenigstens noch etwas Pigment in den kleinen Gliahäufchen. Das Bild ist also keineswegs einheitlich und kann es auch nicht sein, weil wir in den einzelnen Fällen verschiedene Stadien des Prozesses zu Gesicht bekommen, doch pflegt im allgemeinen die einfache Atrophie der kleinen Ganglienzellen zu überwiegen.

Die großen Zellen sind zwar widerstandsfähiger als die kleinen, werden aber mit der Zeit doch auch angegriffen. Abgesehen von einem vermehrten Lipoidgehalt zeigen sie Auflösungserscheinungen oder Sklerosen, mitunter ist nur noch ein Pigmenthäufchen übriggeblieben.

Gelegentlich trifft man Einlagerungen von Formolpigment in dem Zelleib an, namentlich in der Umgebung von Gefäßen. Dies beruht auf einer Imbibition der Zellen von dem post-

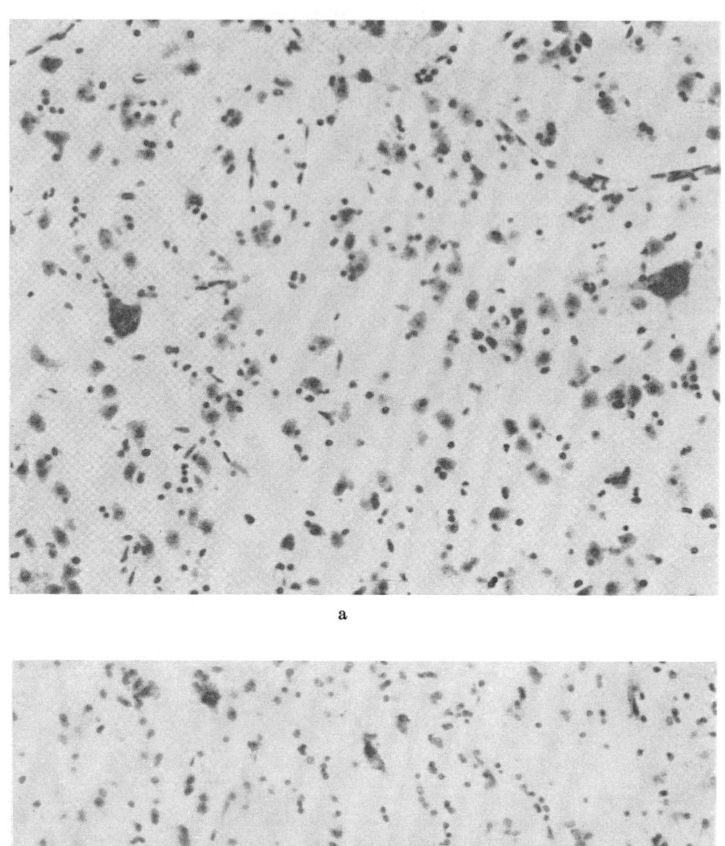

a

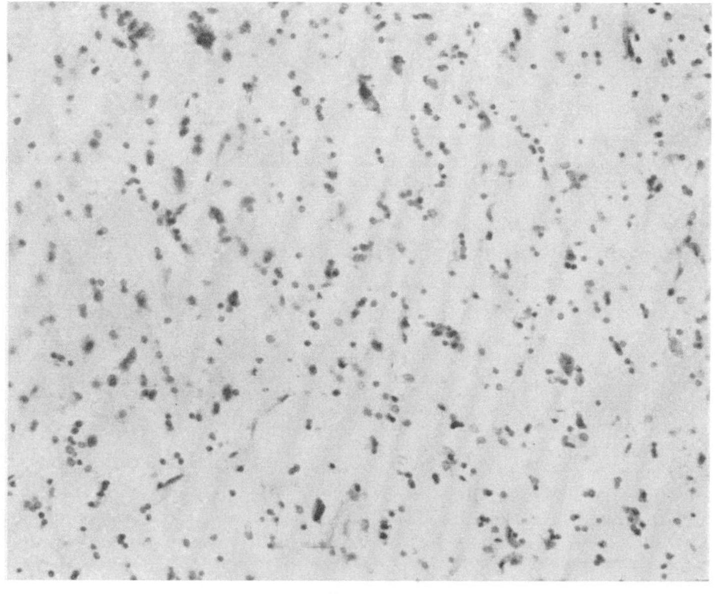

b

Abb. 5a u. b. (35.33a P.) Aus dem Putamen. NISSL-Bild. Vergr. 200mal. a Annähernd normales Vergleichsbild. b Einzelne große und zahlreiche kleine Ganglienzellen. Vermehrung der kleinen hellen Kerne der Astrocyten und der dunklen Kerne der Oligodendrogliazellen. 59jährige Frau, etwa 18jährige Krankheitsdauer. Hirngewicht 1020 g.

mortal aus den Gefäßen diffundierten Blutfarbstoff und dessen Reaktion mit Formol (HALLERVORDEN 1930, 1934, DIVRY 1935).

Die Glia pflegt in beträchtlichem Maße vermehrt zu sein, besonders die Astrocyten, daneben aber auch die Oligodendrogliazellen, während HORTEGA-Zellen

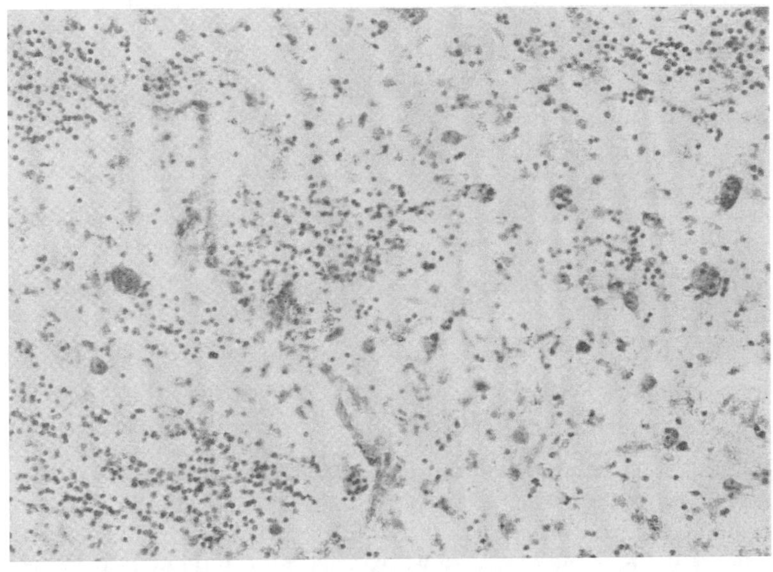

a

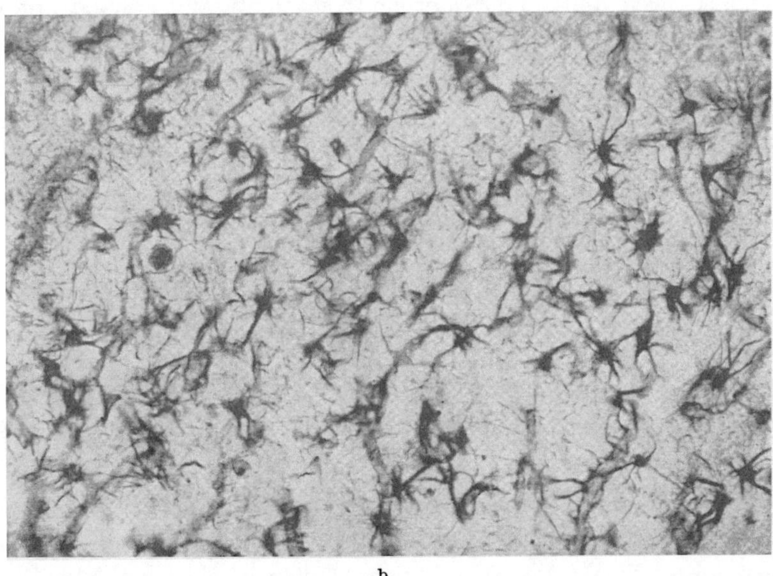

b

Abb. 6a u. b. (36.43 K.) Aus dem Putamen. Vergr. 200mal. a NISSL-Bild, große und kleine Ganglienzellen, erhebliche Vermehrung der hellen Astrocytenkerne, zum Teil mit feinkörnigem Pigment im Plasma, auffällige Verstärkung der die Markfaserbündel begleitenden Oligodendrogliazellen (infolge der fortschreitenden Degeneration dieser Markfasern). b CAJAL-Präparat aus derselben Gegend wie a. Nur die Astrocyten mit ihren mächtigen Faserfortsätzen, die zu den Gefäßen streben, sind dargestellt. 52jähriger Mann aus Choreatikerfamilie, etwa 7jährige Krankheitsdauer mit schweren Erregungszuständen. Hirngewicht 1000 g.

nur selten beobachtet werden. Dieser gemischte Typus ist der gewöhnliche. Es gibt aber auch Fälle, in denen die Astrocyten fast allein das ganze Bild beherrschen (Abb. 6), und andere, in denen vorwiegend die Oligodendroglia vermehrt ist.

C. und O. VOGT (1937) haben auf diese Unterschiede hingewiesen und betont, daß es sich bei dem Überwiegen der dunklen Kerne der Oligodendroglia nicht etwa um regressiv veränderte Astrocytenkerne handele; sie nehmen an, daß die Unterschiede auf einem „von Anfang an anders gestalteten histopathologischen Prozeß" beruhen und unterscheiden verschiedene Formen der Chorea (C. und O. VOGT 1951, DE BRUX 1945). Ob vielleicht doch an verschiedene Prozeßstadien gedacht werden darf, ist schwer zu entscheiden, jedenfalls soll daran erinnert werden, daß nach PENFIELD, PLENK u. a. eine Umwandlung von Oligodendroglia in Astrocyten vorkommt.

Die Astrocyten sowohl wie die Oligodendrogliakerne sind häufig von kleinen grünlichen oder bläulichen Pigmentkörnchen (bei Kresylviolettfärbung) begleitet, welche auch frei in der gliösen Zwischensubstanz vorkommen (TERPLAN u. a.). Dieses Pigment findet sich regelmäßig bei Chorea in vermehrter Menge. Es hat eine gelbliche Naturfarbe, offenbar handelt es sich um Lipofuscin. Man findet es auch an der Gefäßwand in Körnchenzellen, wo es dann infolge seiner dichteren Lagerung eine dunklere Farbe zeigt.

Von der Art der Glia hängt die Faserbildung ab. A. JAKOB fand in der Mehrzahl seiner Fälle keine wesentliche Faservermehrung, nur zwei seiner Fälle besaßen eine stärkere Proliferation. Auch SPIELMEYER beschrieb eine dichtfaserige Gliose und auch ich habe sie mehrfach gesehen. Auf eine Besonderheit der Astrocyten macht außer F. H. LEWY BIELSCHOWSKY (1922) aufmerksam: „Die großen Astrocyten bleiben in gleichmäßigem Abstand voneinander und zeigen keine besondere Beziehung zu der Umgebung der Ganglienzellen und den Grenzmembranen der Gefäße. ... Das Astrocytenstadium kann auch nach langer Krankheitsdauer noch in fast vollkommener Reinheit bestehen, d. h. die Gliafasern können fast sämtlich im morphologischen Zusammenhang mit den sie produzierenden Zellen bleiben."

Der Verlauf der Markfaserbündel im Striatum ist im Zellbild durch die dichter stehenden und etwas vermehrten Oligodendrogliazellen gekennzeichnet.

Die von ALZHEIMER bei der HUNTINGTONschen Chorea beschriebene amöboide Umwandlung der Glia ist inzwischen als Ausdruck einer Allgemeinschädigung erkannt worden, die häufig auch bei anderen Krankheiten vorkommt und mit dem Prozeß der Chorea nichts zu tun hat. Das dürfte auch für die von BIELSCHOWSKY beschriebenen kleinen Hohlräume im Grundgewebe zutreffen, die aber keineswegs immer vorhanden sind; vielleicht sind sie Folgen eines akzidentellen Ödems.

Die Eisenreaktion kann in Form der diffusen Durchtränkung so verstärkt sein, daß sie der des Pallidums nahekommt und dann die Grenzen zwischen den beiden Zentren nicht mehr deutlich zu erkennen sind (TERPLAN, RIGGENBACH und WERTHEMANN, SANTHA u. a.). Gewöhnlich enthalten die Nervenzellen kein Eisenpigment.

METZ (1926) beschreibt bei einer 68jährigen Frau eine starke Eisenspeicherung im Striatum, welches dem Pallidum an Eisengehalt gleichkam. Alle Gewebsbestandteile, Ganglienzellen, Gefäßwände usw. waren angefärbt. Außerdem fanden sich eisenhaltige Körnchen in den Oligodendrogliazellen, in den großen Ganglienzellen des Striatums, während die kleinen frei blieben.

Akute Abbauerscheinungen fehlen stets (TERPLAN), auch darin stimmt die HUNTINGTONsche Chorea mit den übrigen systematischen Atrophien überein. Eine geringe Vermehrung der Lipoide ist dagegen öfter anzutreffen, auch in der Glia; beträchtlichere Lipoidspeicherungen finden sich im höheren Alter oder bei akuten Krankheitsprozessen. Vereinzelte Kalkkonkremente in Maulbeerform kommen gelegentlich an den Gefäßen des Striatums vor, während sie im Pallidum auch normalerweise angetroffen werden können.

Diese Konkremente des Pallidums hielt man früher für pathognomonisch und bezeichnete sie als „Choreakörperchen" (FLECHSIG, JAKOWENKO 1888). Diese Anschauung ist bereits von WOLLENBERG widerlegt worden.

Merkliche Gefäßveränderungen gehören nicht zum Wesen des choreatischen Prozesses, wie solche auch sonst bei den systematischen Atrophien selten anzutreffen sind (SPATZ). Schon bei der Sektion fällt gewöhnlich die Zartheit des Gefäßsystems auf, selbst im höheren Alter. Natürlich kommt hier und da eine Arteriosklerose vor, aber sie bleibt immer eine Ausnahme. In der älteren Literatur wurden Gefäßveränderungen mehrfach beschrieben (MARIE und LHERMITTE und ihre Vorgänger), doch ist es schwer zu beurteilen, wieweit sie durch Komplikationen bedingt waren. Man findet meist nur fibröse Verdickungen der Gefäßwände, die besonders RANKE und BIELSCHOWSKY hervorheben. RANKE beschreibt sogar eine Bindegewebshyperplasie und Sproßbildung der Gefäße, BIELSCHOWSKY eine Capillarfibrose, Capillarvermehrung und eine geringe Zunahme der zwischen den Capillaren ausgespannten Bindegewebsfibrillen. Berücksichtigt man, daß das Striatum besonders reich an Capillaren ist, die bei der Atrophie des Parenchyms noch mehr zusammenrücken, so ist die Beurteilung der absoluten Vermehrung recht schwierig. Ebenso wie TERPLAN habe auch ich mich nicht von einer sicheren Capillarsprossung überzeugen können. Jedenfalls dürfte sie, wenn sie vorkommt, eher mit einer Komplikation zusammenhängen. Zu einer Bildung von Bindegewebsnetzen kommt es aber niemals. Dagegen sieht man häufig eine starke Erweiterung der Gefäßräume an den großen Gefäßen im Striatum. SPIELMEYER (1920) erklärte sie durch die Atrophie des Gewebes, das sich von den Gefäßen zurückziehe.

Bei der PICKschen Atrophie kann das Striatum in ähnlicher Weise erkranken, darauf hat schon v. BRAUNMÜHL (1930) hingewiesen. v. BAGH (1946) erwähnt 6 Fälle von PICKscher Atrophie mit besonders schweren Schädigungen des Striatums. Er findet aber doch Unterschiede, nicht gerade in den histologischen Veränderungen, aber in der Ausbreitung des Prozesses: Der Nucleus caudatus ist zwar bei der HUNTINGTONschen Chorea bedeutend atrophisch, aber er enthält immer noch etliche Zellen, während er bei der PICKschen Krankheit völlig verödet sein kann und sogar gelegentlich einen frischen Abbau durch Körnchenzellen besitzt, er ist praktisch in eine gliöse Lamelle verwandelt. Im Putamen ist eine schmale kapselnahe Zone fast ebenso schwer erkrankt, diese wird aber nach hinten immer schmäler und verschwindet bald. Auch sonst ist der übrige Teil des vorderen Striatums erheblich geschrumpft, aber auch diese Veränderungen nehmen nach hinten zu ab.

Das Fehlen choreatischer Bewegungsstörungen bei der PICKschen Krankheit bezieht SPATZ auf die oft schwere Erkrankung des Pallidums und der frontalen Rindenabschnitte. VAN BOGAERT (1934) beobachtete bei einer PICKschen Atrophie choreatische Bewegungen der oberen Extremitäten.

b) Pallidum.

Das Pallidum ist regelmäßig etwas verkleinert, wenn auch lange nicht in demselben Maße wie das Striatum. Besonders das äußere, dem Putamen benachbarte Glied ist betroffen, weil die von diesem Zentrum einstrahlenden Fasern vermindert sind. Die Ausfälle an den Nervenzellen mit der Vermehrung der Glia sind hier ausgesprochener als in dem inneren Glied, welches aber auch bei vorgeschrittenen Fällen nicht verschont bleibt (z. B. SOLÉ-SAGARRA 1950). Bei stärkerer Erkankung kann sogar das Bild des Status dysmyelinisatus entstehen.

Unabhängig davon findet sich mitunter in einer schmalen Zone nahe der inneren Kapsel ein umschriebener Ausfall von Markfasern, der als Aufhellung im Präparat hervortritt; an dieser Stelle sind auch die Gliazellen merklich vermehrt. C. und O. VOGT haben auf diesen nicht häufigen Befund hingewiesen, sie beziehen den Ausfall auf die Schädigung eines „Fasciculus strionigralis“ (Abb. 7). v. BAGH beschrieb den gleichen Befund bei PICKscher Krankheit. Er erwähnt auch das Vorkommen bei HUNTINGTONscher Chorea und verweist auf gleichartige Veränderungen bei einem Fall von HALLERVORDEN-SPATZscher Krankheit (HALLERVORDEN 1930), sowie bei einer der JACOB-CREUTZFELDTschen Krankheit zugeschriebenen Beobachtung von A. MEYER (1929).

Außerdem ist in Rechnung zu stellen, daß der choreatische Prozeß auch einmal das Pallidum primär in Mitleidenschaft ziehen kann. Wie bei allen das Pallidum betreffenden Krankheiten können die physiologischen Stoffwechselprodukte dieses Zentrums vermehrt sein: Der Pseudokalk in Form maulbeerartiger Konkremente und an den Gefäßen, das sog. Pallidumfett, das Pigment in den Gliazellen und die Pigmentkugeln. Nach der Schwere der Pallidumerkrankung richtet sich die Schädigung des Corpus Luys, der Linsenkernschlinge und des Haubenbündels, die meist etwas reduziert zu sein pflegen. Der Nucleus substantiae innominatae ist bei der Huntingtonschen Chorea nicht verändert.

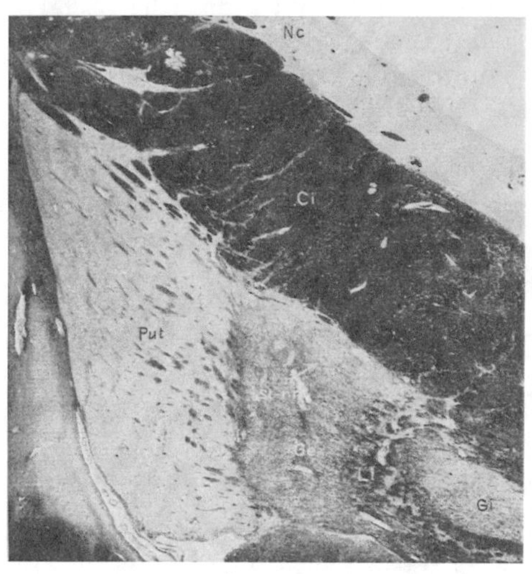

a

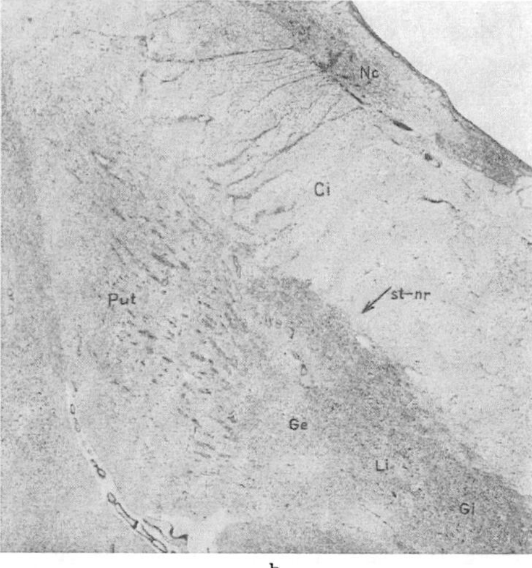

b

Abb. 7a u. b. Degeneration des Fasciculus strio-nigralis bei Huntingtonscher Chorea. Vergr. 10mal. a Markscheidenpräparat. b Nissl-Präparat. *Ci* Capsula interna; *Ge* Pallidum externum; *Gi* Pallidum internum; *Li* Lamella medullaris pallidi externa; *Nc* Caudatum; *Put* Putamen; *st-nr* Fasciculus strio-nigralis. Dieses Bündel zieht aus dem Nucleus caudatus durch die innere Kapsel zum dorsalen Rand des Pallidum externum. Diese Stelle ist im Markscheidenpräparat infolge seiner Degeneration aufgehellt, im Zellpräparat durch eine dichtere Lage von Gliakernen gekennzeichnet. [Aus C. und O. Vogt: J. f. Psychol. u. Neur. **47** (1937) (stark verkleinert).]

c) Thalamus.

Im Thalamus finden sich Zellausfälle infolge der fast regelmäßig vorhandenen Miterkrankung der Hirnrinde in den mit ihr verbundenen Kerngruppen, auch kann der Prozeß unmittelbar auf den Thalamus übergreifen wie bei der Pickschen Atrophie. Es kommt daher zu entsprechenden Gliavermehrungen.

Nach C. und O. Vogt erhält das Striatum Faserzuflüsse aus dem Centrum medianum des Thalamus. So kommt es in diesem zu einer retrograden Degeneration, wenn Striatumzellen zugrunde gehen. Das großzellige Gebiet des Centrum medianum soll mit dem Nucleus caudatus, der kleinzellige Anteil mit dem Putamen in Verbindung stehen (Hassler 1949). Demnach wären auch bei der Chorea Veränderungen in diesem Kern zu erwarten, doch war es in 2 Fällen von C. und O. Vogt (1942) nur zu einer stärkeren Schrumpfung der Ganglienzellen ohne stärkere Ausfälle und ohne wesentliche Gliavermehrung gekommen. Weitere Untersuchungen der Huntingtonschen Chorea durch McLardy (1948) an einem Fall und durch Simma (1950) in 5 Fällen haben aber echte retrograde Ganglienzellveränderungen nicht ergeben, so daß sich bis jetzt Zusammenhänge zwischen Striatum und Centrum medianum für die Huntingtonsche Chorea nicht haben nachweisen lassen. Dagegen hat Simma (1952) bei 2 Fällen von Pickscher Krankheit mit schwerer Striatumatrophie eine fast totale Degeneration des Centrum medianum gefunden, welche bei Pick-Fällen ohne Striatumschädigung fehlte.

d) Hypothalamus.

Im Hypothalamus hat Wahren in 50 Fällen Veränderungen im Nucleus tuberis lateralis und seiner Nachbarschaft, im Nucleus supraopticus, Nucleus paraventricularis und Nucleus mamillaris beschrieben (nach C. und O. Vogt 1952). Schöpe (1940) fand Zellblähungen und Lichtung der Nissl-Substanz im Nucleus supraopticus, Nucleus paraventricularis und

Nucleus tubero-mamillaris. Die klinischen Untersuchungen von PANSE (1938) über Zwischenhirnsymptome (Fett- und Magersucht usw.) fordern aber zu weiteren Untersuchungen dieses Gebietes auf.

e) Mittelhirn.

Im Mittelhirn, dessen Unversehrtheit vielfach besonders hervorgehoben wurde, sind bei genauerem Zusehen doch öfter Ausfälle festzustellen. K. STERN (1936) beschreibt solche in den Vierhügeln, im roten Kern erwähnt sie BIELSCHOWSKY, K. SCHRÖDER u. a. In der Substantia nigra sind in der schwarzen Zone vereinzelt Schädigungen von Ganglienzellen mit Pigmentausstreuung und eine entsprechende Vermehrung der Glia beschrieben worden (SPIELMEYER u. a.), doch sind diese Veränderungen meist nur geringfügig. Dagegen ist in der roten Zone schon makroskopisch eine Schrumpfung öfter zu erkennen, sowie eine Vermehrung des Pigments und eine starke Gliose (SPIELMEYER, ROTTER, K. SCHRÖDER, JAKOB u. a.).

f) Brücke.

In der Brücke ist hin und wieder die Haube in den Prozeß einbezogen, während die großen Kerne des Brückenfußes und dessen Fasern bemerkenswert gut erhalten sind. HASSIN (1936) meinte, daß die Ausfälle im Stirnhirn solche in der Brücke und im Kleinhirn nach sich ziehen müßten; GIORGI (1940) hat eine Aufhellung der Fibrae transversae und eine Hypertrophie der Glia gesehen, die auch in den Brückenganglien vorhanden war. WEISSCHEDEL (1938) beschrieb in 8 Fällen eine Erkrankung der *oberen Olive* mit Gliawucherung, welche einen geradezu systematischen Charakter offenbart (Abb. 8). Die gleiche Schädigung fand sich übrigens auch bei FRIEDREICHscher Ataxie. Wenn auch nach den Untersuchungen von WEISSCHEDEL die obere Olive nicht unmittelbar akustischen Funktionen dient, so mag in diesem Zusammenhang doch darauf hingewiesen werden, daß KLOOS (1938) gehäufte erbliche Taubheit bei HUNTINGTONscher Chorea beschrieben hat, doch sind entsprechende anatomische Befunde meines Wissens bisher nicht mitgeteilt worden (vgl. BONDUELLE u. Mitarb. 1953). In der Medulla oblongata lassen sich in den Hauptoliven nicht selten Zellausfälle und Gliawucherungen nachweisen. Bei der besonderen Anfälligkeit dieses Zentrums (v. BRAUNMÜHL 1928) würde einem solchen Befund nicht allzu viel Bedeutung für den vorliegenden Krankheitsprozeß zukommen, anders ist es freilich, wenn darin eine retrograde Degeneration infolge systematischer Atrophie der PURKINJE-Zellen zum Ausdruck kommt (vgl. S. 814).

g) Kleinhirn.

Im Kleinhirn wird mehrfach ein beträchtlicher Ausfall im Nucleus dentatus beschrieben (TERPLAN 1924, TOKAY 1930, WEISS 1934, HALLERVORDEN, HÖPKER 1953), doch ist dabei bisher noch niemals eine Degeneration der Bindearme beobachtet worden (Abb. 9). Doch wäre auch einmal mit einer solchen Kombination einer systematischen Atrophie zu rechnen. Andererseits wissen wir, daß die Zellen des Nucleus dentatus bei allgemeinen Prozessen leicht geschädigt werden (SCHERER 1932). Ausfälle von PURKINJE-Zellen sind öfter erwähnt worden, doch ist eine systematische Schädigung selten (vgl. S. 814).

h) Rückenmark.

Rückenmarksveränderungen (Abb. 10) kommen recht häufig vor, wenn auch keineswegs in jedem Fall. Sie sind, namentlich in der älteren Literatur, gut beschrieben (KRONTHAL und KALISCHER, OPPENHEIM und HOPPE u. a.). Verschiedentlich wird ihr Fehlen besonders hervorgehoben (FACKLAM, KATTWINKEL,

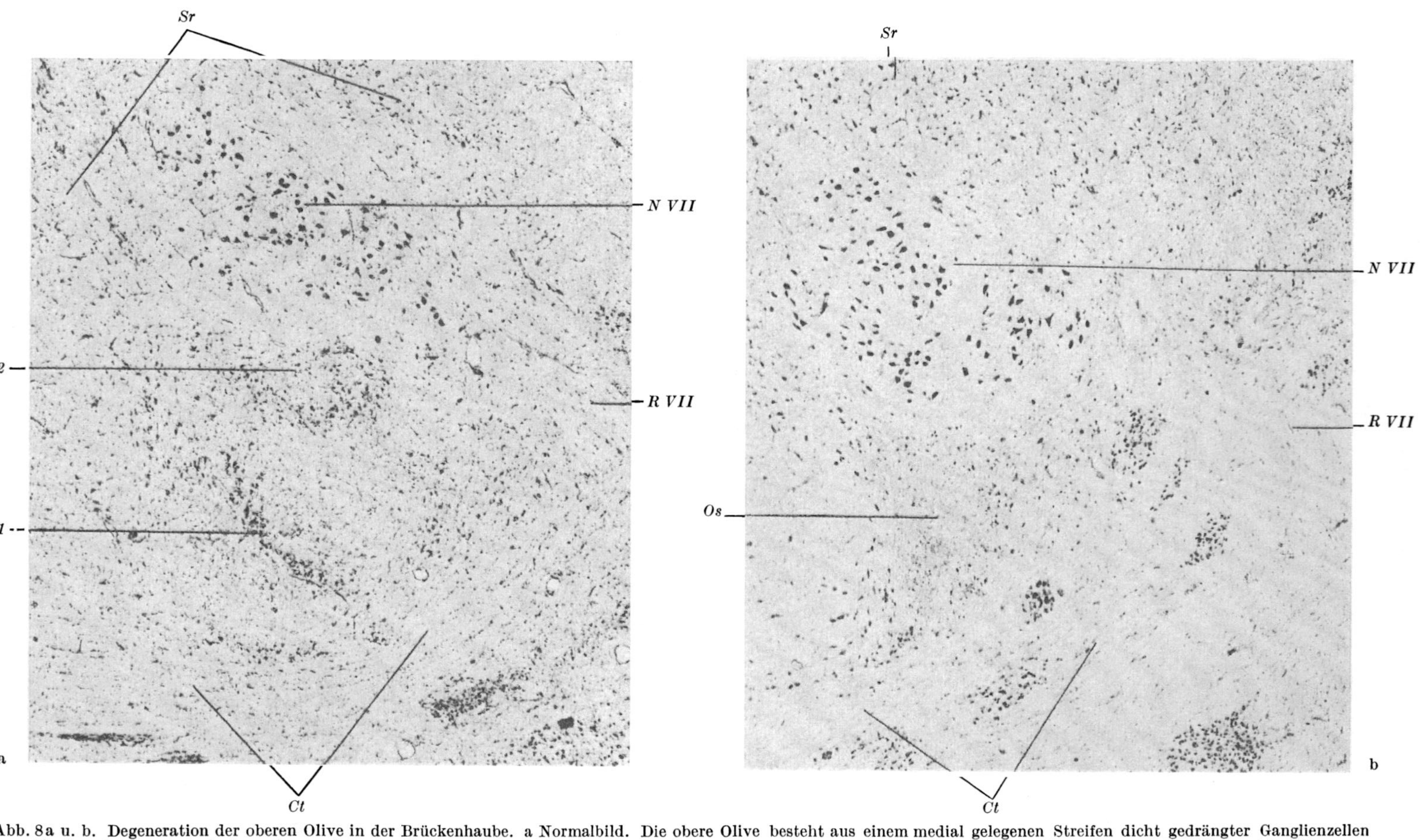

Abb. 8a u. b. Degeneration der oberen Olive in der Brückenhaube. a Normalbild. Die obere Olive besteht aus einem medial gelegenen Streifen dicht gedrängter Ganglienzellen (*Os 1*) und einem mehr locker gebauten lateralen Zellhaufen (*Os 2*). b Atrophie der oberen Olive und Ersatz durch Gliagewebe. *Os* Obere Olive; *N VII* N. nervi facialis; *R VII* Wurzel des Nervus facialis; *Ct* Corpus trapezoides; *Sr* Substantia reticularis. (Aus WEISSCHEDEL: Arch. f. Psychiatr. **108** (1938).]

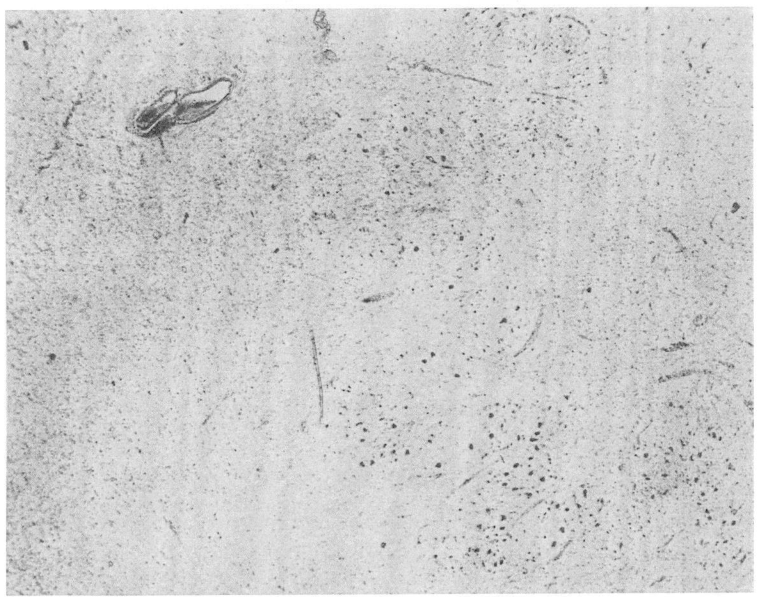

Abb. 9. (35.33 c P.) Aus dem Nucleus dentatus cerebelli. NISSL-Bild. Vergr. 20mal. Bedeutende Verödung des Zellbandes mit nur wenigen geschrumpften Zellen. Keine Bindearmatrophie.

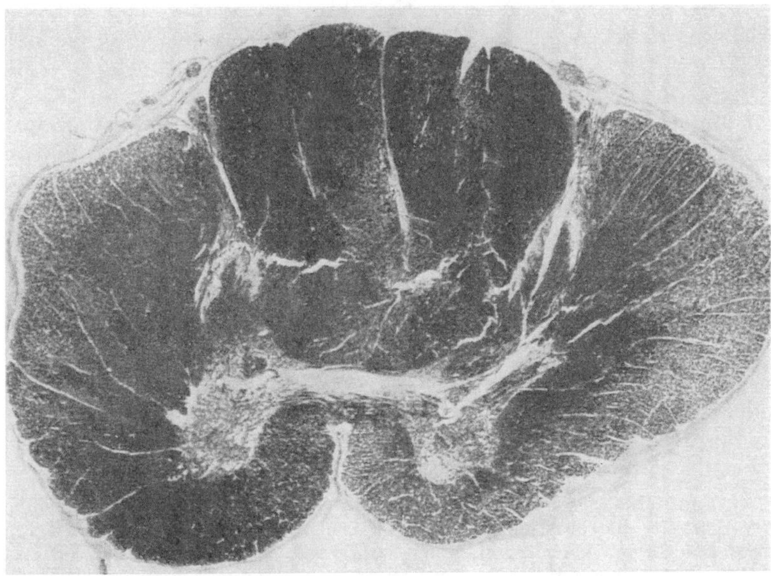

Abb. 10. Rückenmarksschädigung bei HUNTINGTONscher Chorea. Lichtung in breiter peripherer Zone der Vorderseitenstränge. Aufhellung in der Mitte der Hinterstränge. [Aus SPIELMEYER: Z. Neur. **101**, 701 (1926) (verkleinert).]

RÄCKE). Neuerdings wurden die Befunde von TERPLAN (1924) wieder genauer geschildert; SPIELMEYER (1926) hält sie sogar für ein wichtiges Merkmal der HUNTINGTONschen Chorea, *wenn* sie vorhanden sind, doch hat diese Beteiligung des Rückenmarks mit einer Systemerkrankung „ganz und gar nichts“ zu tun; er sagt darüber: „Es handelt sich hier regelmäßig um diffuse Lichtungen, besonders im Vorder- und Seitenstrang. Sie nehmen vielfach gerade die Peripherie ein, sind mitunter aber auch nach innen davon stärker ausgeprägt.“ Wo einmal die Hinterstränge beteiligt sind, pflegt in ihrer Mitte die Umgebung der mittleren und vorderen Partie des Septums betroffen zu sein. Bei den Seitensträngen ist häufig die vordere Seite stärker aufgehellt.

Diese Befunde SPIELMEYERS haben sich in einer großen Reihe von Fällen nachweisen lassen. K. SCHRÖDER (1935) hat die Meinung ausgesprochen, daß ataktische Symptome im Bilde der progressiven Chorea darauf bezogen werden können, weil diese peripheren Lichtungen vornehmlich die Kleinhirnseitenstrangbahnen schädigen. Damit würde übereinstimmen, daß auch die Zellen der CLARKEschen Säulen ausgefallen sein können, wie dies in der älteren Literatur mehrfach erwähnt wird. Diese Rückenmarksveränderungen sind aber recht variabel, so fand NEUSTÄDTER (1933) bei einem Patienten mit HUNTINGTONscher Chorea ausgesprochene Degenerationen im Rückenmark, bei deren gleichfalls erkrankter Schwester war dagegen das Rückenmark intakt. Im Gegensatz zu diesen unsystematischen Faserdegenerationen sind aber die Nervenzellen im wesentlichen unversehrt, wie denn auch die Muskeln und peripheren Nerven, die namentlich in früheren Jahren oft untersucht wurden, unversehrt zu sein pflegen.

i) Großhirnrinde.

Zum typischen Bilde der HUNTINGTONschen Chorea gehört die progressive Demenz. als deren anatomisches Substrat Zellausfälle in der Hirnrinde vielfach beschrieben sind. In seltenen Fällen bleiben die Patienten geistig intakt, wie verschiedene Autoren hervorgehoben haben; dann fehlen auch die Veränderungen in der Hirnrinde. C. und O. VOGT (1920) haben drei solcher Patienten genauer beschrieben und daraus die Berechtigung hergeleitet, die choreatischen Bewegungsstörungen auf den Ausfall des erkrankten Striatums zu beziehen.

Die richtige Beurteilung des Ausfalls von Ganglienzellen in der Großhirnrinde gehört zu den schwierigsten Aufgaben der Hirnpathologie — das zeigt die Diskussion über das anatomische Substrat der Schizophrenie (PETERS 1939)—, und hängt von der Erfahrung des Beobachters ab. Dazu kommt die individuelle Schwankungsbreite des Krankheitsprozesses, seine wechselnde Intensität und die Verschiedenheit der Stadien, in denen die Kranken zur Untersuchung kommen, schließlich auch die Überdeckung des Befundes durch hinzutretende körperliche Erkrankungen. So ist es nicht verwunderlich, daß die Angaben sehr verschieden ausfallen. Die Ansicht von KÖLPIN (1909), daß in den Zentralwindungen eine embryonale Körnerschicht erhalten bleiben kann, was er als Entwicklungshemmung deutete, hat sich als irrig herausgestellt; es handelt sich bei dieser „Pseudokörnerschicht“ um Gliazellen (C. und O. VOGT 1920).

Nach C. und O. VOGT, die wohl die kompetentesten Beurteiler der Hirnrinde sind, ist vorwiegend „die 4. Schicht bzw. in den sekundär agranulären Gebieten die Grenze zwischen III und V betroffen mit einer entsprechenden Vermehrung der Gliazellen“.

C. und O. VOGT (1937) haben eine verschiedene Entwicklung der 3 Unterschichten der 3. Schicht festgestellt, die schon an normalen Gehirnen zu beobachten ist. In 4 Fällen von HUNTINGTONscher Chorea liegt eine Unterentwicklung von III 2 und III 3 oder einer der beiden Unterschichten vor. Ihr geht eine Überentwicklung der III 1 parallel. Diese ist immer frei von Nervenzellausfällen. Letztere liegen in den unterentwickelten Unterschichten. Es handele sich also um eine prämorbide Strukturdifferenz und die Krankheit befalle nur die unterentwickelten Rindenteile.

Vergleicht man diese Befunde mit denen von A. JAKOB, TERPLAN, K. SCHRÖDER, ROTTER u. a., so stimmen sie wohl alle darin überein, daß hauptsächlich die 3., sehr oft auch die 5. und 6. Schicht betroffen sind; auf eine Verbreiterung der inneren Körnerschicht im Occipitallappen durch Zunahme der gliösen Zellen zusammen mit einer Schädigung der Ganglienzellen wird öfter hingewiesen

(Abb. 11 und 12). *Eine irgendwie für die Chorea charakteristische Schichtenerkrankung gibt es nicht;* dies deckt sich auch mit meiner Erfahrung. Man kann wohl aus dem Befund im Striatum, wenn er genügend ausgebildet ist, eine HUNTINGTONsche Chorea mit großer Wahrscheinlichkeit diagnostizieren, aber niemals aus dem Rindenbild.

Die Art der Zellschädigung ist ebenso variabel wie im Striatum: Atrophie, Sklerose, Pigmentatrophie usw. Vornehmlich sind die Astrocyten vermehrt, jedoch auch die Oligodendroglia, während HORTEGA-Zellen ganz zurücktreten.

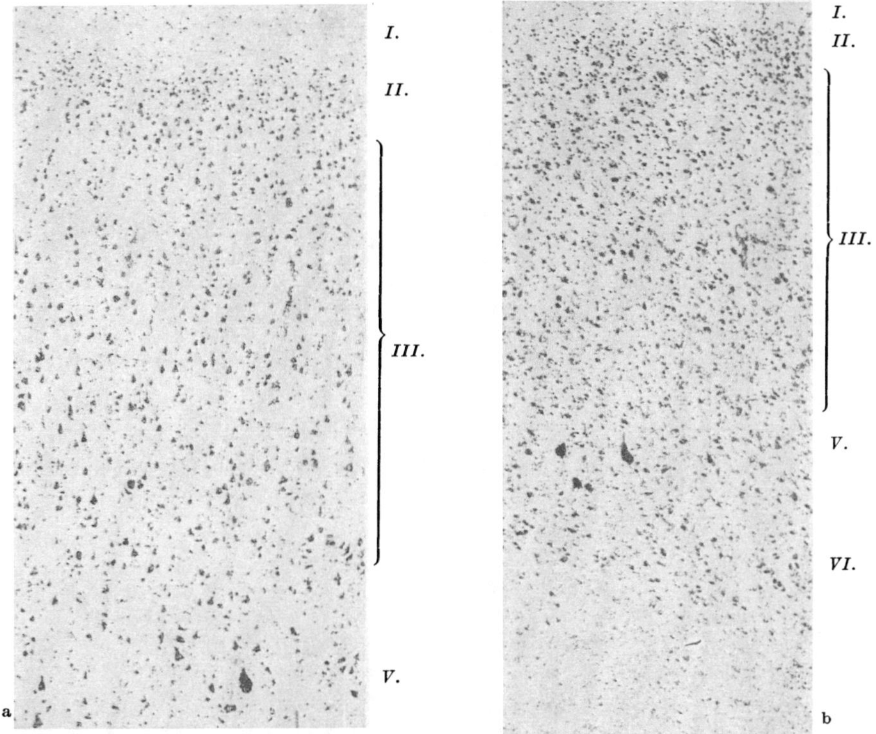

Abb. 11a u. b. Rinde der vorderen Zentralwindung. a Normalbild der vorderen Zentralwindung (vom Hingerichteten). *I.* Tangentialfaserschicht; *II.* äußere Körnerschicht; *III.* Schicht der Pyramidenzellen; *V.* Schicht der BETZschen Zellen. b HUNTINGTONsche Chorea. Vordere Zentralwindung in gleicher Vergrößerung. Rindenatrophie: Man erkennt unter der VI. Schicht, die in a gar nicht mehr im Bilde erscheint, noch ein breites Stück Marksubstanz. Verminderung der Ganglienzellen in der III. Schicht, diffuse Vermehrung der Gliazellen in Schicht II.—VI. 38jährige Frau, etwa 10jährige Krankheitsdauer. [Aus TERPLAN: Virchows Arch. **252**, 146 (1924), Abb. 2a und b.]

Das grünliche Pigment, das man im Striatum antrifft, kommt auch in Astrocyten und Oligodendrogliazellen der Hirnrinde vor, wenn auch viel spärlicher.

Die Markfasern in der Hirnrinde werden ebenfalls in Mitleidenschaft gezogen (K. SCHRÖDER), die Radii sind verschmälert und zeigen umschriebene Aufhellungen, die Tangentialfasern sind rarefiziert oder ausgefallen, die Markfasern in der 2.—6. Schicht abnorm dünn und verändert. Auch die Markkegel können verschmälert sein (ROTTER), wie überhaupt die Marksubstanz keineswegs intakt bleibt. Auf „ein wichtiges fakultatives Zeichen" legt SPIELMEYER Wert, nämlich auf eine beträchtliche Entmarkung im Occipitallappen.

TERPLAN (1924) beschrieb schon in seinem 2. Fall „im tiefen Mark des Hinterhauptsappens eine geringe diffuse Aufhellung, weniger deutlich im Mark des Stirnhirns; im Gliaaserbild sehr reichlich Faserglia, im Mark des Occipitallappens, und zwar besonders auch im tiefen Mark“. SPIELMEYER (1926) fand in seinen beiden Versteifungsfällen „einen herdförmigen Ausfall im Mark des Occipitallappens mit fettigem Zerfall, starker Lipoidspeicherung in Gliazellen, dabei keine mesenchymale Wucherung“. Auch ROTTER (1932) fand eine starke

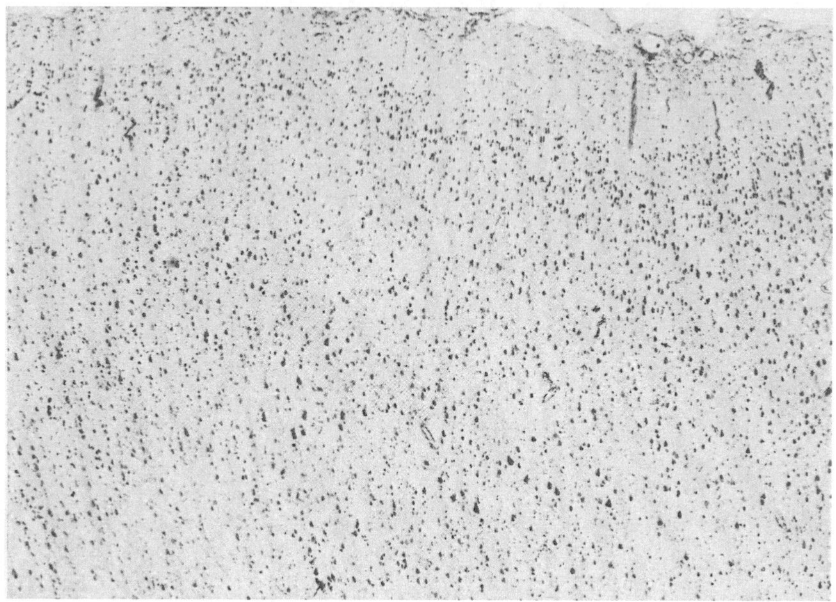

Abb. 12. (35.90c Z.) Rindenbild aus dem Stirnhirn. NISSL-Bild. Vergr. 40mal. Diffuse Ausfälle in allen Schichten.

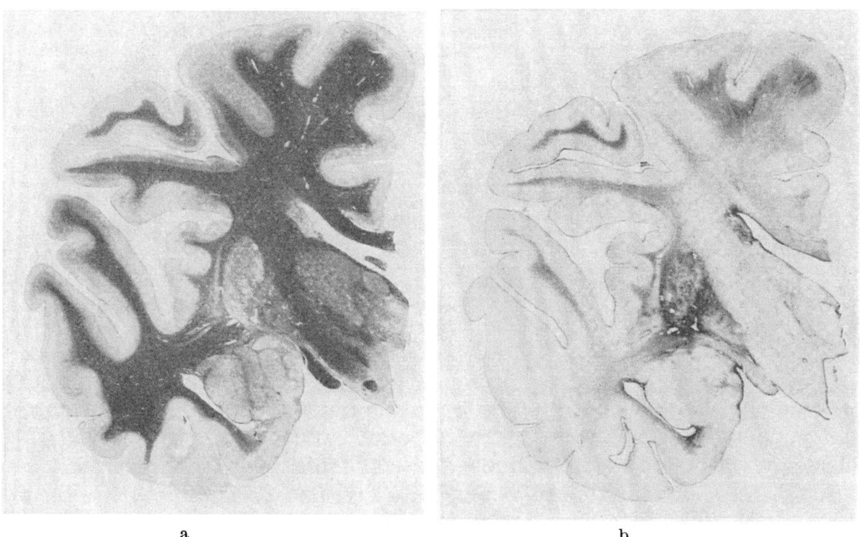

Abb. 13a u. b. Chorea Huntington. Frontalschnitt, natürliche Größe. a Markscheidenpräparat. b Gliafaserpräparat nach HOLZER. Trotz des anscheinend normalen Marklagers besteht eine beträchtliche Gliafaservermehrung (außer Striatum und Pallidum) besonders im Mark des Stirnhirns.

Gliafaserwucherung im subcorticalen Mark in der Parietal- und Occipitalregion beiderseits. Die Bedeutung dieser Veränderungen bleibt unklar, doch kann sie nicht ganz zufällig sein, da sie z. B. in SPIELMEYERs beiden Fällen gleichartig war. DAVISON (1935) untersuchte daraufhin 15 Fälle von HUNTINGTONscher Chorea systematisch; in 8 Fällen sah er eine leichte

Schädigung bereits im Markscheidenpräparat des Occipitallappens, die makroskopisch nicht besonders hervortrat, jedoch eine intensive Fasergliose zeigt. In einer seiner Beobachtungen bestand daneben eine Gliose im Ammonshorn und im Cerebellum, jedoch nicht in den Windungen des Großhirns.

Es ist hier wahrscheinlich ebenso wie bei den anderen systematischen Atrophien, bei denen auch die Marksubstanz mehr oder weniger mitbeschädigt sein kann, wie dies sehr prägnant bei der PICKschen Atrophie hervortritt. Man kann bei der HUNTINGTONschen Chorea schon mit bloßem Auge im Zellpräpraat öfter sehen, daß die Markkegel, manchmal auch das ganze Marklager, durch diffuse Vermehrung der Gliakerne etwas dunkler als gewöhnlich angefärbt sind. Das kommt freilich im Markscheidenpräparat wegen der dichten Lagerung nicht immer klar zum Ausdruck. Um so prägnanter treten diese Defekte in dem Positiv des Gliafaserpräparates hervor. Die Ausdehnung und Stärke der Fasergliose steht oft im Mißverhältnis zu dem relativ geringen Ausfall der Markscheiden (Abb. 13).

2. Sonderformen.

Die wichtigste Abweichung des typischen klinischen Bildes ist der Übergang der Chorea in eine Akinese und Versteifung. BONHOEFFER und KEHRER haben darauf hingewiesen, daß eine Tendenz zur Akinese auch anderen extrapyramidalmotorischen Krankheiten eigentümlich ist, wie z. B. der epidemischen Encephalitis, der HALLERVORDEN-SPATZschen Krankheit, der Myoklonusepilepsie usw.

Es kommt zu einer Verlangsamung der Bewegungen und schließlich zur Bewegungsarmut und Verlangsamung der Sprache; die choreatische Bewegungsstörung wird zu einer athetotischen abgewandelt oder es bleiben noch myoklonieartige Zuckungen, Zittern oder Erscheinungen von Tic übrig. Die Versteifung beginnt gewöhnlich in den unteren Extremitäten bis zur vollständigen Starre unter dem Bilde des Parkinsonismus, der sich von den postencephalitischen nur durch die progressive Demenz unterscheidet (SCHOB). KEHRER hat diese verschiedenen Bilder der veränderten Motorik als einzelne quantitative Varietäten beschrieben.

In manchen Familien ist der Krankheitstypus durch die Versteifungstendenz charakterisiert. Ein besonders instruktives Beispiel einer Familie, in der verschiedenartige Zustände einer Akinese sich aus der Chorea entwickelten, bringt SCHOB (1927). Es gibt aber auch Fälle von HUNTINGTONscher Krankheit, in denen die Akinese derart vorherrscht, daß sie als WILSONsche Krankheit oder als Paralysis agitans verkannt werden, bis die erbbiologische oder anatomische Untersuchung die Sachlage klarstellt. PANSE und ich konnten eine Familie beobachten, in der 4 Mitglieder um das 35. Lebensjahr mit „spastischen" Lähmungen und einer eigenartigen Psychose erkrankten; sie zeigten teils gar keine, teils nur rudimentäre Bewegungsstörungen. Die anatomische Untersuchung, die in allen 4 Fällen durchgeführt werden konnte, sicherte die Diagnose (nicht publiziert). WESTPHAL (1902) beschrieb eine Familie, in welcher parkinsonartige Erscheinungen viele Jahre lang dem Ausbruch der choreatischen Bewegungsstörungen vorangingen.

Bei Kindern und Jugendlichen aber besteht häufig von Anfang an nur eine progressive Versteifung, oft in Verbindung mit epileptischen Anfällen. PANSE hat darauf aufmerksam gemacht, daß diese Fälle häufig auch an angeborenem Schwachsinn leiden, der vielleicht schon eine Folge des früh beginnenden HUNTINGTONschen Prozesses ist. REISNER (1944) hat unter 28 HUNTINGTON-Erkrankungen bei Kindern aus der Literatur 19 primär und dauernd hyperkinetische sowie 6 primär und dauernd hypokinetische Fälle festgestellt, sowie 3 hyperkinetische und dann versteifende.

Das klassische Beispiel hierfür sind die Geschwister H., die von KRAEPELIN (1921) und STERTZ (1921) klinisch als WILSONsche Krankheit beschrieben wurden. Beide erkrankten im 5.—6. Lebensjahre mit Versteifung und litten an epileptischen Anfällen. Den anatomischen Befund bei der älteren Schwester (Bertha, 15 Jahre) hat SPIELMEYER (1920) in seiner Arbeit über die Pseudosklerose mitgeteilt; er trennte ihn als etwas Besonderes von den übrigen WILSON-Fällen ab. Erst die Untersuchung des Zentralnervensystems der 2. Schwester (Katharina, 15 Jahre) erlaubte die Zugehörigkeit zur HUNTINGTONschen Chorea sicherzustellen (SPIELMEYER 1926), was zur selben Zeit durch die genealogischen Nachforschungen von ENTRES (1925) erhärtet wurde: Der Vater, eine Vaterschwester und deren Vater hatten an Chorea gelitten.

Anatomisch fand sich bei beiden eine starke Atrophie des Striatums mit gliöser Ersatzwucherung, plasmaarme Gliazellen und dichtfaserige Gliose; ein atrophisches Pallidum, eine mäßige Schädigung des Corpus Luys, Verschmälerung der roten Zone der Substantia nigra mit Vermehrung der Glia, im 1. Fall auch in der schwarzen Zone mit geringen Zellausfällen. Im Großhirn ausgebreitete degenerative Verödungen ohne Bevorzugung bestimmter Schichten, Vermehrung der Glia im Marklager. In beiden Fällen herdförmige Ausfälle im Occipitallappen mit fettigem Zerfall und Lipoidspeicherung in Gliazellen ohne mesenchymale Wucherung. Zunahme der Stützsubstanz auch in Kleinhirn und Hirnstamm ohne Bevorzugung bestimmter Fasersysteme oder grauer Kerne. Im Rückenmark degenerative Ausfälle in den Vorderseitensträngen. — Im 1. Falle als Folge der epileptischen Anfälle eine Ammonshornsklerose.

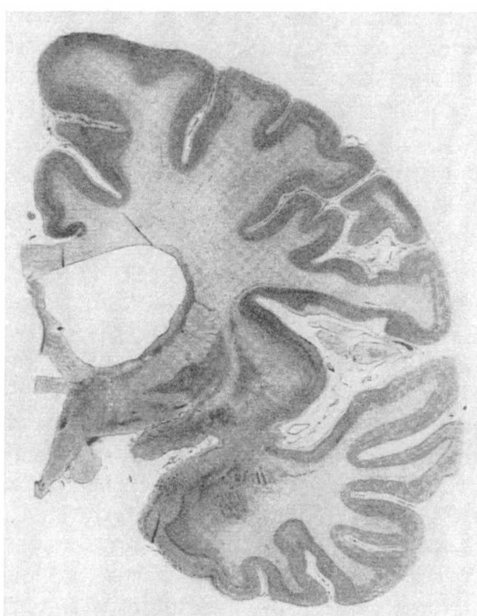

Abb. 14. (35.90c Z.) Frontalschnitt durch die rechte Großhirnhemisphäre in Höhe der vorderen Commissur. NISSL-Bild. Natürliche Größe. Hirnatrophie, starke Abflachung des Nucleus caudatus, Ventrikelerweiterung, enorme Verkleinerung von Putamen und Pallidum.

Als Beispiel sei ein eigener Fall kurz geschildert, welchen HEMPEL (1938) näher bearbeitet hat. Die 19 Jahre alt gewordene Patientin erkrankte im 5. bis 6. Lebensjahr an psychischem Rückgang und einer progredienten Versteifung, sie hatte ticartige Zuckungen im Gesicht und bei Intentionen Schüttel- und Ruckbewegungen. Diagnose: WILSONsche Krankheit (?). Es fand sich der typische Befund der HUNTINGTONschen Chorea (Abb. 14 und 15) mit intensiver Fasergliose des Striatums und des Pallidums. Die nachträgliche erbbiologische Untersuchung bestätigte die Diagnose der HUNTINGTONschen Chorea. SPIELMEYER meinte, daß die Ursache der Versteifung in seinen Fällen keineswegs geklärt sei, da die Schädigung des Pallidums nicht entfernt so hochgradig sei, wie er sie in gewöhnlichen Choreafällen ohne Versteifung gefunden habe, während C. und O. VOGT auch in diesen Fällen die Versteifung auf die besonders schwere Erkrankung des Pallidums beziehen wollten. Die unterschiedliche Beurteilung hat ihren Grund darin, daß „ein charakteristisches klinisches Symptomenbild durchaus nicht immer einem gesetzmäßigen charakteristischen, auf ein bestimmtes Zentrum lokalisierten anatomischen Befund entspricht" (SPATZ).

Weitere Fälle von Versteifung sind mitgeteilt worden von ENTRES (1921), FOSSEY (1922), BIELSCHOWSKY (1922), A. JAKOB (1923), MEERBURG (1923), MEGGENDORFER (1923 und 1924), TERPLAN (1924), FREUND (1925), OWENSBY (1925), TSCHIRN (1926), ROSENTHAL (1927), RUNGE (1927), GERATOWITSCH (1927), KEHRER (1928), REISCH (1929), CURRAN (1930), CLAUDE, LHERMITTE und MEIG-

NANT (1930), MEYJES (1931), K. MAYER (1932), ROTTER (1932), TIECKE (1934), LEROY (1935), ROSENHAGEN (1938), HEMPEL (1938), REISNER (1944) u. a.

a) Stoffwechselstörungen.

Eine weitere besondere Note des klinischen Bildes sind Stoffwechselstörungen. PANSE (1938) hat Magersucht mit Eßgier bei 25 von 313 Choreatikern beobachtet, Fettsucht bei 2 Patienten. Glykosurie trat in 16 von 154 Sippen auf, d. h. in rund 10% der Choreasippen kam Diabetes bei einigen Blutsverwandten der Erbchoreatiker „in genetischen Positionen vor, in denen auch die Chorea hätte

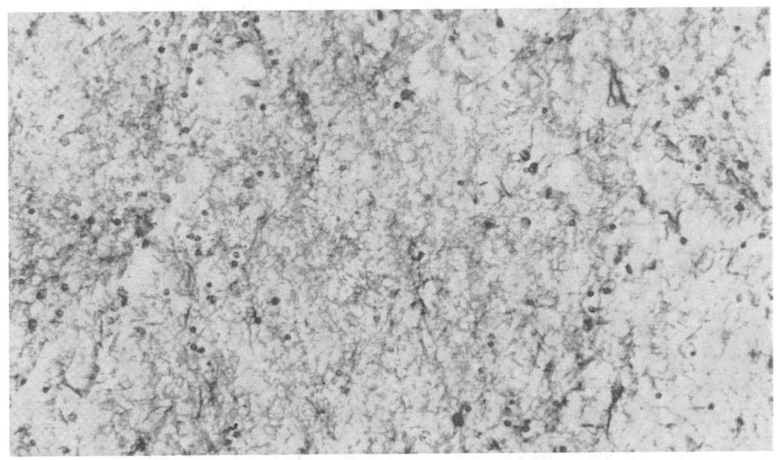

Abb. 15. (35.90c Z.) Aus dem Putamen. Vergr. 200mal. Gliafaserpräparat nach HOLZER.

vorkommen können“ (1943). Zwei Sippen dieser Art sind auch von NETOLITZKY und REISNER (1941) mitgeteilt worden. Ferner kommt augenscheinlich die Psoriasis, welche nach GRÜTZ und BÜRGER eine Lipoidstoffwechselstörung darstellt, vermehrt bei Erbchoreatikern vor, und zwar in einer gewissen konstitutionellen Verbindung mit Diabetes. REFSUM (1938) hat einen Fall von Polyurie, Akrocyanose und trophischen Störungen mitgeteilt.

H. GÜNTHER (1929) hat auf eine zentrale Form der *Polyglobulie* hingewiesen (Regulationszentrum der Hämatopoese im Zwischenhirn). DOLL und ROTHSCHILD (1922) beschrieben einen 44jährigen Choreatiker mit Milzschwellung, 115% Hämoglobin und 5,5 Millionen roten Blutkörperchen; alle 6 Geschwister litten an Chorea, das Blutbild der ältesten Schwester war normal, das der zweiten hatte 80% Hämoglobin, 5 Millionen rote Blutkörperchen ohne Milzschwellung, die jüngste, welche im Alter von 33 Jahren (noch?) keine Chorea hatte, besaß 95% Hämoglobin und 6 Millionen rote Blutkörperchen. Andere Fälle stammen von SCHIFF, TRELLES und AJURIAGUERRA (1936), CROSETTI (1929), KEHRER (1928), HERMANN und POTOK (1935); KOLMER und TRITT (1942) berichten über eine 64jährige Frau, bei der die Hirnsektion überall Thromben in den Gefäßen ergab ohne Bevorzugung der Basalganglien. TROTZENBURG und KOSTER (1954) berichten über eine 65jährige Frau mit Chorea, deren Bewegungsstörungen und Polycythämie durch radioaktiven Phosphor geheilt wurden. Eine besondere Blutveränderung, die für HUNTINGTONsche Chorea charakteristisch sein soll, will VON DER MARK (1937) in einer Vergrößerung der roten Blutkörperchen gesehen haben.

HÜHNERFELD (1938) hat weder im Zucker- und Calciumspiegel noch in der Blutsenkung oder im Hämogramm irgendwie verwertbare Ergebnisse gefunden. Eine ausführliche Untersuchung aller endokrinen humoralen Verhältnisse in einem Fall bringt BIZÉ (1934), über das Blutbild handelt CASPERS (1939).

Unvollständige Formen (formes frustes). Ob es solche überhaupt gibt, läßt sich erst entscheiden, wenn man den ganzen Verlauf übersieht.

Eine solche Familie hat PATZIG (1935) geschildert. Sein Proband hatte eine typische Chorea. In der Verwandtschaft fanden sich mehrere Personen mit schwachen unwillkürlichen, aber nicht progredienten Bewegungsstörungen. Die Mutter und eine Halbschwester der Mutter zeigten die gleichen für die Familie charakteristischen schwachen, unwillkürlichen Bewegungen, die Mutter mehr wie die Tante. Bei der Mutter trat in den letzten 10 Jahren eine deutliche Versteifung ein. Sie starb im Alter von 89 Jahren, die Tante im Alter von 77 Jahren. Bei beiden zeigte sich nach C. und O. VOGT (1937) eine Unterentwicklung des Striatums (Status subchoreaticus); das Zellbild war normal, aber die Gesamtzellzahl vermindert, es bestand keine Gliavermehrung und keine Faserbildung.

b) Kombinationen mit anderen Krankheiten.

Es ist auffallend, wie selten die HUNTINGTONsche Chorea mit anderen Erbkrankheiten verbunden ist, besonders wenn man an die häufigen Kombinationen anderer systematischer Atrophien untereinander denkt. Bei der HUNTINGTONschen Krankheit gibt es Verbindungen mit der PICKschen Krankheit, der amyotrophischen Lateralsklerose und spinalen Muskelatrophie, sowie mit der Kleinhirnrindenatrophie, ferner Muskeldystrophie und Syringomyelie.

v. BRAUNMÜHL (1930) hatte auf die Möglichkeit hingewiesen, daß die PICKsche Krankheit auch einmal mit einer Chorea beginnen könnte. KORBSCH (1933) beschrieb klinisch eine Kranke mit HUNTINGTONscher Chorea, deren Bruder an einer anatomisch nicht bestätigten PICKschen Krankheit litt. Es bleibt hier also unsicher, ob die Chorea als selbständiges Leiden aufzufassen ist oder bereits selbst einen Ausdruck der PICKschen Krankheit bildet. Das Vorkommen choreatischer Bewegungsstörungen im Verlaufe einer PICKschen Krankheit ist aber nur sehr selten (VAN BOGAERT 1934, WINKELMAN 1949) beschrieben worden. Viel öfter kommt das Erstaunen zum Ausdruck, daß klinische Symptome von seiten der Stammganglien trotz ihrer schweren Schädigung vermißt werden (WINKELMAN und BOOK 1949).

Amyotrophische Lateralsklerose kam zweimal in Choreasippen vor, ohne daß die Patienten selbst an Chorea erkrankt waren; der eine Fall ist anatomisch bestätigt worden (PANSE). JÉQUIER (1947) erwähnt eine anatomisch untersuchte amyotrophische Lateralsklerose mit Bulbärparalyse bei einem Erbchoreatiker; in zwei anderen Choreafällen gab es Nervenzellausfälle in den Vorderhörnern des Rückenmarks, aber ohne Strangdegenerationen. GROTJAHN (1934) hat eine spinale Muskelatrophie bei einem Choreatiker (ohne nachgewiesene Erblichkeit) anatomisch festgestellt. SOLTAU (1934) fand klinisch eine Degeneration der Rückenmuskulatur. BONDUELLE und Mitarbeiter (1953) berichten über spastische Paraplegie. SCHÖPE (1940) erwies als Ursache einer Facialisparese bei einem Choreatiker (ohne Erblichkeit) eine primäre Reizung der Ganglienzellen des Facialiskerns, ferner fand sich eine solche in den Vorderhornzellen des Rückenmarks und der BETZschen Zellen der motorischen Rinde; die Pyramidenbahn war nicht degeneriert. — Eine Kombination mit Ptosis erwähnt HAMILTON (PANSE); DÉREUX (1945) beschrieb eine Blicklähmung bei 2 Choreatikern, ANDRÉ-THOMAS (1945) einen weiteren Fall dieser Art (vgl. BR. SCHULZ 1953).

In 2 Fällen konnte ich eine Kombination mit *Kleinhirnrindenatrophie* beobachten (BIRNBAUM 1941). In dem ersten Fall handelt es sich um einen 60 Jahre alt gewordenen Mann, welcher etwa seit dem 52. Lebensjahre choreatische Symptome aufwies (keine Erblichkeit nachgewiesen). Neben dem typischen Striatumbefund gab es eine Atrophie der Kleinhirnrinde mit Ausfall der PURKINJE-Zellen und sekundärer Atrophie der Oliven. — Der zweite Patient war ein 30 Jahre alt gewordener Mann, welcher in der Pubertätszeit an Gehstörungen und Verschlechterung der Sprache litt. Im 23. Lebensjahre wurde in der Charité ein cerebellarer Gang beobachtet und die Diagnose auf FRIEDREICHsche Krankheit gestellt. Als er im letzten Jahre seines Lebens in die Anstalt aufgenommen wurde, bestand eine ausgesprochen schwere choreatische Bewegungsstörung, welche sich erst seit einigen Jahren entwickelt hatte. Es fand sich neben einer bedeutenden Kleinhirnrindenatrophie mit sekundärer Degeneration der Oliven eine relativ frische Erkrankung des Striatums im Sinne der HUNTINGTONschen Chorea. Die Eltern waren Vetter und Base, es bestand eine Belastung mit nervöser Schwerhörigkeit, Mutter und Muttersbruder litten an senilem Händetremor. LENZ (1939) teilte eine klinische Beobachtung von hereditärer Ataxie bei HUNTINGTONscher Chorea mit.

P. E. BECKER (1953) beschreibt eine Sippe, in welcher der Vater an HUNTINGTONscher Chorea und Muskeldystrophie litt; ein Sohn war ebenfalls von beiden Krankheiten betroffen, ein anderer hatte nur HUNTINGTONsche Chorea. Jedoch eine Tochter und zwei weitere Söhne litten allein an Muskeldystrophie.

Syringomyelie wurde beschrieben von KALKHOFF und RANKE, STERN, HOFMANN, DUCHENNE. Ein Bruder der von K. SCHRÖDER (1931) beschriebenen Kranken hatte Muskelatrophie; es fand sich bei ihm eine stiftförmige Einlagerung im Halsmark (ENTRES 1940). Auch PANSE erwähnt eine Atrophie im Schultergürtel bei einem Choreatiker, bei welchem die Obduktion eine kongenitale Spaltbildung im Brust- und Lendenmark ergab. Ein Fall von FACKLAM (1898), der hier immer zitiert wird, hatte keine Syringomyelie.

Diese wenigen Kombinationen fallen bei der großen Zahl der anatomisch untersuchten Choreafälle kaum ins Gewicht. Mit Ausnahme der Versteifungstendenz, welche die Chorea mit anderen extrapyramidalen Hyperkinesen gemeinsam hat, lassen die Varietäten die Grundzüge des Krankheitsbildes doch unverändert hervortreten, sie sind gewissermaßen nur zusätzliche Symptome; auch anatomisch bleiben die Hauptlokalisationen das Striatum und der Charakter der Veränderungen die gleichen. Nimmt man dazu die rein dominante Vererbung, so ergibt sich, daß die HUNTINGTONsche Chorea ein erbbiologisch klinisch und anatomisch gut umschriebenes Krankheitsbild darstellt. Sie ist denn auch Umwelteinflüssen nur wenig zugänglich. FLÜGEL (1928) will dem Trauma einen gewissen Einfluß zubilligen, was KEHRER ablehnt, während ENTRES (1934) einen mehr vermittelnden Standpunkt einnimmt. Eine Gravidität soll gelegentlich bei Belastung eine vorübergehende choreatische Periode hervorrufen können. Ein verschlimmernder Einfluß der Schwangerschaft wird von K. SCHRÖDER (1935) und FEISULAJEW (1934) mitgeteilt. ENTRES (1921) erwähnt, daß der Sohn eines seiner Choreatiker mit 17 Jahren während eines Pneumoniedelirs an Chorea erkrankte, die sich aber so zurückbildete, daß er ins Feld rücken konnte, wo er fiel. Eine ähnliche Beobachtung teilt MATZDORFF (1935) mit. Daß körperliche Krankheiten einen verschlimmernden Einfluß haben können, ist eigentlich selbstverständlich und wohl bei allen Erbkrankheiten beobachtet.

Pathophysiologie vgl. Einleitung.

Ätiologie. Die HUNTINGTONsche Chorea gehört zu den „systematischen Atrophien“ (SPATZ 1938); sie wird ebenso wie diese auf das lokale Altern der betroffenen Zentren zurückgeführt, eine Vorstellung, die bereits RAYMOND (1908) geäußert hatte.

3. Differentialdiagnose.

Da es bei der typischen choreatischen Bewegungsstörung Übergänge zu Athetose, Torsionsdystonie, Myoklonie und Tic gibt, kann die klinische Abgrenzung dieser Hyperkinesen untereinander recht schwierig sein, im übrigen kommen alle Krankheiten in Betracht, die eine choreatische *Bewegungsstörung* hervorrufen können: Die Arteriosklerose (LAMERS 1938), luische Gefäßprozesse, Encephalitiden, insbesondere die Encephalitis epidemica, gelegentlich die amaurotische Idiotie (WESTPHAL), die idiopathische cerebrale Gefäßverkalkung (LIPSHUTZ), die ALZHEIMERsche Krankheit (KUFS 1937, REISS und STRÄUSSLER 1950; vgl. auch Chorea minor). Bei den *Versteifungsfällen* sind zu berücksichtigen die WILSONsche Krankheit, die Paralysis agitans, der postencephalitische Parkinsonismus, die arteriosklerotische Muskelstarre, die olivo-pontocerebellare Atrophie (Brückenatrophie, WELTE) (HALLERVORDEN 1930, S. 1092, Fall Höppner; SCHERER 1933).

Aber auch anatomisch kann der Prozeß der HUNTINGTONschen Chorea diagnostische Schwierigkeiten bereiten. Dies gilt namentlich von den Frühfällen, wo die Veränderungen noch wenig ausgesprochen sind, sowie gelegentlich von der Chorea minor, wenn entzündliche Erscheinungen fehlen und die degenerativen

Veränderungen das Bild beherrschen, doch sind die Zellausfälle dort, wo sie vorhanden sind, meist mehr fleckförmig und an den Gefäßverlauf gebunden. Die ähnlichen Veränderungen bei der PICKschen Atrophie wurden schon besprochen.

Strittig war lange die Frage, ob eine *progressive Paralyse* eine choreatische Bewegungsstörung erzeugen könne (PAP 1931). Nicht nur klinische, sondern auch anatomische Beobachtungen schienen dafür zu sprechen, besonders nachdem C. und O. VOGT (1920) in zwei derartigen Fällen neben den entzündlichen Erscheinungen des paralytischen Prozesses im Striatum auch einen Schwund der kleinen Zellen beschrieben hatten. Dazu kommt, daß das Striatum bei der Paralyse fast regelmäßig miterkrankt, während das Pallidum nur äußerst selten betroffen ist, was besonders SPATZ und KALNIN (1924) nachgewiesen haben, STECK (1925) kam zu dem gleichen Resultat, betonte aber, daß die kleinen Striatumzellen immer gut erhalten sind. A. JAKOB hat Entmarkungsherde im Striatum bei reichlicher Anwesenheit von Spirochäten beschrieben. Bei der fast regelmäßigen Miterkrankung des Striatums muß auffallen, wie selten eine Chorea bei Paralyse beobachtet wird.

Nachdem KEHRER (1928) aber nachgewiesen hatte, daß in einer der VOGTschen sowie in anderen klinischen Beobachtungen dieser Art eine erbliche Belastung mit HUNTINGTONscher Chorea vorlag, darf man als erwiesen ansehen, daß es sich meist nur um ein Zusammentreffen zweier verschiedener Krankheiten handelt. Ob die Paralyse die erbliche Anlage zur Chorea manifestieren kann, bleibt unsicher. Bei dieser Sachlage scheint es zweifelhaft, ob es überhaupt eine auf dem paralytischen Prozeß beruhende Chorea gibt.

Literatur.

ALZHEIMER: Über die anatomische Grundlage der HUNTINGTONschen Chorea und der choreatischen Bewegungen überhaupt. Vortrag 1911. Z. Neur. Ref. **6**, 423. — ANDRÉ-THOMAS, AJURIAGUERRA et LENTIER: Troubles d'élévations des globes oculaires dans un cas de chorée de Huntington. Revue neur. **77**, 248 (1945). — ANTON: Über die Beteiligung der großen basalen Gehirnganglien bei Bewegungsstörungen und insbesondere über Chorea. Jb. Psychiatr. **14**, 141 (1896). — ARNDT, RUDOLF: Chorea und Psychose. (Störung des Koordinationssystems.) Arch. f. Psychiatr. **1**, 509 (1868/69).

BABONNEIX: Les chorées. Paris 1924. — BAGH, V.: Über anatomische Befunde bei 30 Fälle von systematischer Atrophie der Großhirnrinde (PICKsche Atrophie) mit besonderer Berücksichtigung der Stammganglien und der langen absteigenden Leitungsbahnen. (Vorläufige Mitteilung.) Arch. f. Psychiatr. **114**, 68 (1942). — Klinische und pathologisch-anatomische Studien an 30 Fällen systematischer umschriebener Atrophie der Großhirnrinde (PICKscher Krankheit). Ann. Acad. Sci. fenn., Ser. A, V **1946**. — BECKER, P. E.: Dystrophia musculorum progressiva. Eine genetische und klinische Untersuchung der Muskeldystrophie. Stuttgart 1953. — BELL, J.: The treasury of human inheritance, Bd. IV. London 1934 (nach KEHRER). — BELLAVITIS: Beitrag zur pathologischen Anatomie der chronischen Choreaformen. Riv. path. ment. **33**, 407 (1928). Ref. Zbl. Neur. **51**, 567. — Un caso di corea di Huntington. Note Psichiatr. **17**, **441** (1929). Ref. Zbl. Neur. **56**, 79. — BERKLEY: A contribution to the pathology of chorea. Philad. Med. News **43**, 200 (nach ENTRES). — BERTHA u. KOLMER: Über psychopathologische Erscheinungen bei der Chorea Huntington (Choreophrenie). (Ein Beitrag zur Psychologie der Persönlichkeit des Choreatikers.) Dtsch. Z. Nervenheilk. **151**, 26 (1940). — BIAGINI: Tre casi di corea progressiva dei quali una senza alterationi dello striato. Riv. Neur. **6**, 141 (1933). Ref. Zbl. Neur. **72**, 216. — BIELSCHOWSKY: Weitere Bemerkungen zur normalen und pathologischen Histologie des striären Systems. J. Psychol. u. Neur. **27**, 233 (1922). — BINSWANGER: Die deutsche Klinik am Eingang des 20. Jahrhunderts, Bd. VI/2, S. 106. 1906. — Beiträge zur Pathogenese und differentialen Diagnose der progressiven Paralyse. Virchows Arch. **154** (1898). — BIRNBAUM: Chronisch progressive Chorea mit Kleinhirnatrophie. Arch. f. Psychiatr. **114**, 160 (1941). — BIZÉ: Chorée Huntington. Considérations cliniques et humorales. Rev. neur. **1934 I**, 731. — BÖHM, JOHANNA: Die Chorea-Huntington-Sippe Fallhauser. Eine erbbiologische Arbeit. D. I. Heidelberg 1938. Ref. Zbl. Neur. **94**, 205. — BOETERS: Kreis der HUNTINGTONschen Chorea. In Handbuch der Erbbiologie des Menschen, herausgeg. von JUST, Bd. V/1, S. 130. 1939. — BOGAERT, VAN: Syndrome extrapyramidale au cours d'une maladie de Pick. J. belge Neur. **1934**, 315. — BONDUELLE, GRUNER et BOUYGNES: Chorée de Huntington avec paraplégie spasmodique etc. Revue neur. **88**, 126 (1953). — BONFIGLIO: Die umschriebene Atrophie der Basalganglien. Z. Neur. **160**, 306 (1938). — BONHOEFFER: Ein Beitrag zur Lokalisation der choreatischen Bewegungen. Mschr. Psychiatr. **1**, 6 (1897). — I. Klinische und anatomische Beiträge zur Pathologie des Sehhügels und der Regio subthalamica. Mschr. Psychiatr. **67**, 253 (1928). — II. Subthalamische Herde mit Hemichorea. Mschr. Psychiatr. **77**, 127 (1930). —

Die akuten und chronisch choreatischen Erkrankungen und die Myoklonien Berlin 1936. — Einige klinische Tages- und Zukunftsfragen im Schizophrenie- und Epilepsieproblem. Gegenwartsprobleme der psychiatrischneurologischen Forschung. Stuttgart 1939. — BOSTROEM: Striäre Störungen. In BUMKES Handbuch der Geisteskrankheiten, Bd. II, S. 207. 1928. — BRAUNMÜHL, v.: Zur Histopathologie der Oliven usw. Z. Neur. **112**, 213 (1928). — Die Stammganglienveränderungen bei PICKscher Krankheit. Z. Neur. **124**, 214 (1930). — BRENNER: Ein Beitrag zur Bindearmchorea. Mschr. Psychiatr. **45**, 107 (1919). — BROCKHAUS: Zur feineren Anatomie des Septum und des Striatum. J. Psychol. u. Neur. **51**, 1 (1942). — BRUX, DE: Formes anatomo-cliniques de la chorée progressive. (Maladie de Huntington et états Huntingtoniens.) Ann. Méd. **50**, 97 (1949). — BÜRGI: Zur Frage der Bindearmchorea. Nervenarzt **21**, 255 (1950).

CASPER: Chorea Huntington. Vortrag 1930. Ref. Zbl. Neur. **57**, 855. — CASPERS: Über das Blutbild der erblichen Chorea. D. I. Düsseldorf 1939. Ref. Zbl. Neur. **99**, 215. — CHRISTINGER: Die Krankheit der 3 Geschwister Weilemann. Mschr. Psychiatr. **34**, 456 (1913). — CLANCY: Chorea of Huntington with endocarditis and polyarthritis. Acta psychiatr. (Københ.) **2**, 89 (1927). Ref. Zbl. Neur. **48**, 806. — CLARKE: On Huntingtons chorea. Brain **1897**, 22. — CLAUDE, LHERMITTE et MEIGNANT: Le syndrome de rigidité postchoréique avec démence etc. Encéphale **25**, 417, 493 (1930). — Revue neur. **37**, I, 208 (1930). — COLLINS: The pathologic and morbid anatomy of Huntington-Chorea etc. Amer. J. Med. Sci. **116**, 275 (1898). — CREAK and GUTTMANN: Chorea, tics and compulsive utterances. J. Ment. Dis. **81**, 834 (1935). Ref. Zbl. Neur. **80**, 101. — CREUTZFELDT: Zur Frage der Bindearmchorea. Nervenarzt **70**, 97 (1949). — Noch einmal „Zur Frage der Bindearmchorea". Nervenarzt **71**, 257 (1950). — CRITCHLEY: Huntington chorea in Eastengland. J. State Med. **42**, 575 (1934). Ref. Zbl. Neur. **74**, 654. — CROSETTI: Polizitemia vera ed affezioni degenerative del sistema nervoso etc. Acta sci. med. **53**, 96 (1929). Ref. Zbl. Neur. **53**, 750. — CURRAN: Huntingtons chorea without choreiform movements. J. of Neur. **10**, 305 (1930). — CURSCHMANN: Eine neue Chorea Huntington-Familie. Dtsch. Z. Nervenheilk. **35**, 293 (1908).

DANA: The pathology of hereditary chorea. J. Ment. Dis. **1895**, 565. — DAVENPORT and MUNCIE: Huntingtons chorea in relation to heredity and eugenics. Amer. J. Insanity **73**, 195 (1916). — DAVISON: Gliosis of the occipital lobe in choreas. Arch. of Neur. **34**, 1098 (1935). — DAVISON, GOODHART and SHLIONSKY: Chronic progressive chorea. The pathogenesis and mechanism. A histopathologic study. Arch. of Neur. **27**, 906 (1932). — DÉREUX: Chorea chronique et paralysie hypotonique du regard. Revue neur. **77**, 207 (1945). — DIMITRI y BALADO: Chorea aguda del adulto. „Las Ciencias", Buenos Aires 1933 (juni). — DIVRY: A propos d'un artefact (précipités dus au formol) en histo-pathologic nerveuse. J. belge Neur. **1935**, 42. — DOLL u. ROTHSCHILD: Familiäres Auftreten von Polycythaemia rubra in Verbindung mit Chorea progressiva hereditaria Huntington. Klin. Wschr. **1922 II**, 2580. — DOST: Beitrag zur pathologischen Anatomie der HUNTINGTONschen Chorea. Z. Neur. **29**, 272 (1915). — DRAESEKE: Progressive Paralyse, Chorea. Mschr. Psychiatr. **17**, 232 (1905). — DUCHENNE: De l'électrisation localisée et de son application à la pathologie et à la thérapeutique, 3. Aufl. 1872 (nach HOFFMANN). (Fall 79, pag. 453.) — DUNLAP: Pathologic changes in Huntingtons chorea with special reference to the corpus striatum. Arch. of Neur. **18**, 867 (1927). — Brain **50**, 631, 650.

ENTRES: Über HUNTINGTONsche Chorea. Z. Neur. **73**, 541 (1921). — Genealogische Studie zur Differentialdiagnose zwischen WILSONscher Krankheit und HUNTINGTONscher Chorea. Z. Neur. **98**, 497 (1925). — Zur Klinik und Vererbung der HUNTINGTONschen Chorea. Berlin: Springer 1927. — Kriegsdienstbeschädigung und HUNTINGTONsche Chorea. Ärztl. Sachverst.ztg **40**, 117 (1934). — Mendelzahlen bei der HUNTINGTONschen Chorea. Allg. Z. Psychiatr. **173**, 164 (1939). — Der Erbveitstanz. Erbbiologischer Teil. In Handbuch der Erbkrankheiten, Bd. 3, S. 243. 1940. — ESSER, W.: Über HUNTINGTONsche Chorea. D. I. Berlin 1897. — ESTAPÉ: Die anatomisch-klinische Methode beim Studium der HUNTINGTONschen Chorea. Réc. méd. lat. amer. **15**, 48, 161 (1929). Ref. Zbl. Neur. **56**, 78.

FACKLAM: Beiträge zur Lehre vom Wesen der HUNTINGTONschen Chorea. Arch. f. Psychiatr. **30**, 137 (1898). — FALSTEIN and STONE: Juvenile Huntington chorea. Arch. of Neur. **45**, 151 (1941). — FEISULAJEW: Zur Frage der Choreaerkrankungen (Russ.). Sovet. Psichonerv. **10**, Nr 6, 146 (1934). Ref. Zbl. Neur. **78**, 253. — FLÜGEL: HUNTINGTONsche Chorea und Trauma. Z. Neur. **112**, 247 (1928). — FOERSTER, O.: Zur Analyse und Pathophysiologie der striären Bewegungsstörungen. Z. Neur. **73**, 159 (1921). — FOSSEY, HERBERT: A case of dystonia musculorum with remarkable familial history. N. Y. Med. J. a, Med. Rec. **116**, No 6, 329—330 (1922). — FREUND: Zur Vererbung der HUNTINGTONschen Chorea. Z. Neur. **99**, 333 (1925).

GERATOWITSCH: Über Erblichkeitsuntersuchungen bei der HUNTINGTONschen Chorea. Arch. f. Psychiatr. **80**, 513 (1927). — GILULA: Zur Frage der HUNTINGTONschen Chorea. Arch. f. Psychiatr. **89**, 780 (1930). — GIORGI: Sulla corea cronica progressiva ereditaria di Huntington. Uno studio anatomo-patologico. Riv. Pat. nerv. **55**, 533 (1940). Ref. Zbl.

Neur. **100**, 622. — GLANVILLE and G. RUSK: A case of Huntington chorea with autopsy. Amer. J. Insanity **1902**. — GOLGI: Sulla alterazioni degli organi centrali nervosi in uno caso di corea gesticulatoria associate ad alienazione mentale. Riv. clin. Bologna **4**, 361 (1874) (nach ENTRES). — GORDON: Huntingtons chorea on East-African. Proc. Roy. Soc. Med. **29**, 1469 (1936). Ref. Zbl. Neur. **84**, 516. — GREPPIN: Über einen Fall von HUNTINGTONscher Chorea. Arch. f. Psychiatr. **24**, 155 (1892). — GRIMM: Neue Fälle von Chorea hereditaria chronica, darunter einen mit Sektionsbefund. D. I. Bonn 1896. — GRONDONE: De l'epilepsie choréique. Thèse de Lyon 1905. — GROTJAHN u. CREUTZFELDT: Chronische progressive Chorea und spinale Muskelatrophie. Vortrag 1934. Ref. Zbl. Neur. **73**, 251. — GÜNTHER: Über „cerebrale Polyglobulie". Dtsch. Arch. klin. Med. **165**, 41 (1929).

HALLERVORDEN: Eigenartige Lokalisation von Formolpigment. Zbl. Neur. **73**, 725 (1939). — Die extrapyramidalen Erkrankungen. In BUMKES Handbuch der Geisteskrankheiten, Bd. 11, S. 1019. 1930. — Eigenartige und nicht rubrizierbare Fälle. In BUMKES Handbuch der Geisteskrankheiten, Bd. 11, S. 1063. — HAMILTON: A report of twenty-seven cases of chronic progressive chorea. Amer. J. Insanity **1908**. — HAMMERSTEIN: Über einen Fall von HUNTINGTONscher Chorea, kompliziert durch Trauma. Z. Neur. **62**, 294 (1920). — HANSEN, OLAV: Nouvelles recherches sur la chorée chronique du Saetesdal. Acta med. scand. (Stockh.) Suppl. **16**, 86 (1926). Ref. Zbl. Neur. **47**, 189. — HASKOVEC: Histopathologie der HUNTINGTONschen Chorea. Rev. Neur. (tschech.) **26**, 220 (1929). — HEMPEL: Ein Beitrag zur HUNTINGTONschen Erkrankung. Z. Neur. **160**, 563 (1938). — HERMANN et POTOK: Chorée aigue et hyperglobulie. Rev. neur. **1935 II**, 406 — HERZ: Die amyostatischen Unruheerscheinungen. J. Psychol. u. Neur. **43**, 3 (1931). — HINDRINGER: Eine neue Chorea-Huntington-Sippe mit einer kurzen Zusammenstellung des gesammelten Schrifttums der letzten 15 Jahre über HUNTINGTONsche Chorea. D. I. Erlangen 1936. — HOCHHEIMER: Zur Symptomatologie der Choreatiker. J. Psychol. u. Neur. **47**, 49 (1936). — Kritisches zur medizinischen Psychologie, dargestellt an der Chorea-Literatur. Fortschr. Neur. **1936**, 455. — HÖPKER, W.: Über Veränderungen des Nucleus dentatus bei der Chorea. Psychiatr., Neurol. u. med. Psychol. **5**, 258—262 (1953). — HOFFMANN: Zur Lehre von der Syringomyelie. Dtsch. Z. Nervenheilk. **3**, 1 (1893). — HÜHNERFELD: Über den Zucker- und Kalziumspiegel, der Blutsenkung und das Hämogramm bei der Paralysis agitans und der HUNTINGTONschen Chorea. Mschr. Psychiatr. **78**, 227 (1931). — HUÉT: De la chorée chronique. Paris 1889. — HUNTINGTON: Recolection of Huntingtons chorea as I saw it at East Hampton, Long Island, during my boyhood. J. Nerv. Dis. **37**, 255 (1910). — HUNTINGTON, G.: On chorea. Med. a. Surg. Rep. **26**, 317 (1872). — Über Chorea. Vortrag 15. Febr. 1872. Veröffentlicht und übersetzt von STEYERTHAL. Arch. f. Psychiatr. **44**, 656 (1908). — *Huntington-Nummer* Neurographs 1908.

ILJON, J. G.: Epilepsie und chronische progressive Hyperkinesen bei 5 Kindern männlichen Geschlechts in einer Familie. Z. Neur. **140**, 773 (1932).

JACOBI, W.: Über eine Tanzepidemie in Thüringen. Psychiatr.-neur. Wschr. **1924**, 14. — JACOBSOHN: Handbuch der pathologischen Anatomie des Zentralnervensystems, Bd. 2, S. 1326. 1904. — JAKOB, A.: Die extrapyramidalen Erkrankungen. Berlin: Springer 1923. — JAKOWENKO: Zur Frage der Lokalisation der Chorea. Neur. Abh. 8 (1889). Zit. nach JAKOB 1923. — JELGERSMA: Die anatomischen Veränderungen bei Paralysis agitans und chronischer Chorea (1908). Verh. Naturf. u. Ärzte, 80. Verslg Köln Bd. II, Teil 2, S. 383. 1909. — JELLIFFE, J. E.: Contribution à l'histoire de la chorée de Huntington. Neurographs 1908. — JENDRASSIK: Die hereditären Krankheiten. In LEWANDOWSKYs Handbuch der Neurologie, Bd. II, S. 321. 1911. — JÉQUIER: Remarques sur la chorée de Huntington. Schweiz. Arch. Neur. **60**, 405 (1947). — La chorée de Huntington. Arch. Klaus-Stiftg **20**, 77 (1945). — JOLLY: Über Chorea hereditaria. Neur. Cbl. **1891**, 321. — JOSEPHY: Die HUNTINGTONsche Chorea. In Handbuch der Neurologie von BUMKE u. FOERSTER, Bd. 16, S. 729. 1936.

KALKHOFF u. RANKE: Zwei neue Chorea-Huntington-Familien. Z. Neur. **17**, 256 (1913). — KALNIN: Der paralytische Prozeß und die Zentren des extrapyramidalmotorischen Systems. Z. Neur. **89**, 310 (1924). — KATTWINKEL: Ein Beitrag zu der Lehre von der pathologisch-anatomischen Grundlage der HUNTINGTONschen Chorea. Dtsch. Arch. klin. Med. **68**, 23 (1900). — KEHRER: Bericht über die erblichen Nervenkrankheiten. Dtsch. Z. Nervenheilk. **83**, 201 (1925). — Bemerkungen zu der Arbeit von ENTRES: „Genealogische Studien zur Differentialdiagnose zwischen WILSONscher Krankheit und HUNTINGTONscher Chorea". Z. Neur. **100**, 476 (1926). — Erblichkeit und Nervenleiden. I. Ursachen und Erblichkeitskreis von Chorea, Myoclonie und Athetose. Berlin 1928. — Der Erbveitstanz. In Handbuch der Erbkrankheiten, Bd. 5, S. 185. — Die Diagnose des Erbveitstanzes und seine rassenhygienische Bedeutung. Dtsch. med. Wschr. **1935**, 2039. — Die Diagnose des erblichen Veitstanzes. „Diagnose der Erbkrankheiten." Leipzig 1936. — Der Veitstanz der Schwangeren. Berlin 1942. — KÉRAVAL et RAVIART: Observations de chorée chronique héréditaire d'Huntington, examen histologique. Arch. de Neur. **9**, 54. — KIESSELBACH: Anatomischer Befund eines Falles von HUNTINGTONscher Chorea. Mschr. Psychiatr. **35**, 525 (1914). Diskussion

Arch. f. Psychiatr. **50**, 1015. — KIHN: Probleme der Choreaforschung. Nervenarzt **6**, 505 (1933). — Die Systematik der Heredogenerationen. Zbl. Path. **58**, 97 (1933). — Rasse und neurologische Erkrankungen. In SCHOTTKY, Rasse und Krankheit. München 1937. — KLEIST: Zur Auffassung der subkortikalen Bewegungsstörungen. Arch. f. Psychiatr. **59**, 790 (1918). — Psychomotorische Störungen und ihr Verhältnis zu den Motilitätsstörungen bei Erkrankungen der Stammganglien. Mschr. Psychiatr. **52**, 255 (1922). — Gehirnpathologie. Leipzig 1934. — KLOOS: Gehäufte erbliche Taubheit in einer Huntington-Familie. Münch. med. Wschr. **1938**, 94. — KÖLPIN: Zur pathologischen Anatomie der HUNTINGTONschen Chorea. J. Psychol. u. Neur. **12**, 57 (1909). — KOLMER and TRITT: Chorea complicating polycythaemia vera. Amer. Int. Med. **17**, 544 (1942). — KORBSCH: PICKsche und HUNTINGTONsche Krankheit (bei Geschwistern). Arch. f. Psychiatr. **100**, 326 (1933). — KRAEPELIN: Einführung in die psychiatrische Klinik, 4. Aufl., Bd. 3, S. 153. 1921. — KRÖMER: Zur pathologischen Anatomie der Chorea. Arch. f. Psychiatr. **23**, 538 (1892). — KRONTHAL u. KALISCHER: Weiterer Beitrag zur Lehre von der pathologisch-anatomischen Grundlage der chronischen progressiven Chorea. Virchows Arch. **138**, 303 (1895). — KUBOTA: Beiträge zur Klinik der Hyperkinesen. I. Über die HUNTINGTONsche Chorea und ihre Erblichkeitsverhältnisse. Psychiatr. jap. **42**, 907 (1938). Ref. Zbl. Neur. **93**, 648. — KUFS: Über eine Frühform der ALZHEIMERschen Krankheit. Arch. f. Psychiatr. **107**, 431 (1937).

LAMERS: Über die Beziehungen der Arteriosklerose zur HUNTINGTONschen Chorea. Allg. Z. Psychiatr. **111**, 278 (1939). — LANNOIS: Chorée hereditaire. Rev. Méd. **1888**, 645. — LANNOIS et PAVIOT: Deux cas de chorée hereditaire avec autopsie. Rev. Méd. **1898**, 206. — La nature de la lésion histologique de la chorée de Huntington. Revue neur. **1908** u. Neurographs 1908. — LANNOIS, PAVIOT et MOUISSET: Contribution à l'anatomie pathologique de la chorée héréditaire. Revue neur. **1901**, 453. — LENZ, HERMANN: Ein Fall von Chorea Huntington mit Symptomen einer hereditären Ataxie. Erbarzt **7**, 42 (1939). — LEROY: Chorée de Huntington sans mouvements choréiques. Psychiatr. B.l (holl.) **39**, 52 (1935). Ref. Zbl. Neur. **76**, 63. — LEWY, F. H.: Zur pathologisch-anatomischen Differentialdiagnose der Paralysis agitans und der HUNTINGTONschen Chorea. Z. Neur. **73**, 170 (1921). — Die Histopathologie der choreatischen Erkrankungen. Z. Neur. **85**, 622 (1937). — LHERMITTE et BOURGUINA: La chorea cruciata. Diagnostic differential des chorées d'origine striée-cérébelleuse. Encéphale **1923**. — LHERMITTE and DOUGLAS ALPINE: A clinical and pathological résumé of continued disease of the pyramidal and extrapyramidal system with special reference to a new syndrome. Brain **1926**, 157. — LHERMITTE, MEIGNANT et CUEL: Syndrome de rigidité musculaire postchoreique. Revue neur. **1930 I**, 208. — LIND: The mental symptoms and post mortem appearances in Huntington-Chorea. Med. J. Austral. **2**, 53 (1927). Ref. Zbl. Neur. **48**, 418. — LIPSHUTZ: Etude anatomo-pathologique des chorées chroniques. Revue neur. **1936 II**, 201. — Cerebral calcification in a case of chronic progressive chorea. Arch. of Neur. **42**, 1128 (1939). — LOON and OUDENDAL: Degeneration of the microcellular system of the neostriatum, together with a pachyleptomeningitis hemorrhagica totalis in a case of chorea chronica progressiva. Meded. volksgez. Nederl.-Indië **1926**, 279. Ref. Zbl. Neur. **47**, 188. — LOTMAR: Die Stammganglien und die extrapyramidal-motorischen Syndrome. Springer 1926. — Symptomatologie der Erkrankungen des Hirnstammes. Allgemeine Symptomatologie der Stammganglien. In Handbuch der Neurologie von BUMKE-FOERSTER, Bd. 5. 1936.

MARBURG: The pathological changes in Huntington chorea and their relation to the chorea mechanism. Mschr. Psychiatr. **117**, 307 (1949). — MARGULIES: Beiträge zur Lehre der Chorea chronica progressiva. Dtsch. Z. Nervenheilk. **50**, 470 (1914). — MARK, VON DER: Untersuchungsergebnisse der Bestimmung der Erythrozytendurchmessergröße bei Gehirnkrankheiten mit besonderer Berücksichtigung der Chorea major Huntington. Med. Klin. **1937**, 41. — MARIE, PIERRE, et LHERMITTE: Les lésions de la chorée d'Huntington. Etude anatomo-clinique et histologique de deux cas. Revue neur. **20**, 40 (1912). — Les lésions de la chorée chronique progressive etc. Ann. Méd. **1914**, 18. — MARINESCO et NICOLESCO: Contribution à l'étude anatomo-clinique de la chorée chronique. Bull. Sect. sci. Acad. roum. **13**, 79 (1930). Ref. Zbl. Neur. **59**, 361. — MATZDORFF: Frühdiagnose von Erbkrankheiten. Münch. med. Wschr. **1935 II**, 1758. — MAYER, C., u. O. REISCH: Zur Symptomatologie der HUNTINGTONschen Chorea. Arch. f. Psychiatr. **74**, 795 (1925). — MAYER, KARL: Chorea mit progressiver Versteifung. Vortrag 1932. Ref. Zbl. Neur. **64**, 714. — MCLARDY: Projection of the centromedian nucleus of the human thalamus. Brain **71**, 290 (1948). — MEERBURG: Bijdrage tot de Kennis van de Chorea Huntington. Diss. Utrecht 1923. — MEGGENDORFER: Die psychischen Störungen bei der HUNTINGTONschen Chorea. Klinische und genealogische Untersuchungen. Z. Neur. **78**, I (1923). — Eine interessante Huntington-Familie. Fälle bei Jugendlichen. Z. Neur. **92**, 655 (1924). — MEIERHOFER: Atypische Psychose in einer Chorea-Huntington-Familie. Mschr. Psychiatr. **97**, 13 (1937). — MEIGE u. FEINDL: Der Tic. Leipzig: Deuticke 1903. — MENZIES: Choreathetosis and infracortical nervous mechanism. J. Neur. Sci. **85**, 763 (1939). Ref. Zbl. Neur. **97**, 689. — Cases of hereditary chorea. J.

Ment. Dis. **92**; **93**. — MESSING: Die pathologische Anatomie der Huntington-Chorea. Now. psychiatr. (poln.) **13**, 235 (1936). Ref. Zbl. Neur. **87**, 86. — METZ: Die drei Gliazellarten und der Eisenstoffwechsel. Z. Neur. **100**, 428 (1926). — MEYER, A.: Über eine der amyotrophischen Lateralsklerose nahestehende Erkrankung. Z. Neur. **121**, 107 (1929). — MEYJES: Zur Lokalisation und Pathophysiologie der choreatischen Bewegung. Z. Neur. **133**, 1 (1931). — MEYNERT: Über die geweblichen Veränderungen in den Zentralorganen des Nervensystems bei einem Falle von Chorea minor. Allg. Wien. med. Ztg **1868**, Nr 8 u. 9. — MOEBIUS: Über Seelenstörungen bei Chorea. Münch. med. Wschr. **1892**, Nr 51 u. 52. — MÜLLER: Über drei Fälle von Chorea chronica progressiva. Dtsch. Z. Nervenheilk. **23**, 315 (1903).

NACHTSHEIM: Erbleiden des Nervensystems der Säugetiere. In Handbuch der Erbbiologie des Menschen, Bd. V, Teil 1, S. 1. Berlin 1939. — NATHAN: Psychische Störungen bei HUNTINGTONscher Chorea. D. I. Bonn 1913. — NETOLITZKY u. REISNER: Zwei Chorea-Huntington-Sippen kombiniert mit Diabetes mellitus. Erbarzt **9**, 243 (1941). — NEUSTÄDTER: Concerning the striatal localisation in chronic progressiv chorea. J. Nerv. Dis. **78**, 470 (1933). — NISSL v. MAYENDORF: Über die Bedeutung der Linsenkernschleife für das choreatische Phänomen. Mschr. Psychiatr. **68**, 802 (1928). — Chorea und Linsenkern. Mschr. Psychiatr. **74**, 273 (1930).

OPPENHEIM u. HOPPE: Zur pathologischen Anatomie der Chorea chronica progressiva hereditaria. Arch. f. Psychiatr. **25**, 617 (1893). — OSLER: Remarks on the variation of chronic chorea and a report upon two families of the hereditary form with one autopsy. J. Nerv. Dis. **1893**. — OWENSBY: Huntington chorea in a twin child. Case report. J. Ment. Dis. **61**, 466 (1925).

PACHECO E SILVA: Chorea und HUNTINGTONsche Krankheit. Vortrag 1937. Ref. Zbl. Neur. **91**, 680. — PANSE: Huntingtonsippen des Rheinlandes. Z. Neur. **161**, 550 (1938). — Über zwischenhirnabhängige Stoffwechselstörungen bei Chorea Huntington. Mschr. Psychiatr. **99**, 448 (1938). — Chorea Huntington. Fortschr. Erbpath. **2**, 30 (1938). — Erbbiologische und klinische Untersuchungen an 112 Chorea-Huntington-Sippen. Verh. Internat. Neur. Kongreß 1939, S. 338. — Der Stand der genetischen Fragestellung in der Neurologie. Erbarzt **8**, 49 (1940). — Erbchorea. Eine klinisch-genetische Studie. Leipzig: Georg Thieme 1942. — PANSE u. ELSÄSSER: Zwischenhirnfettsucht und Myoklonie bei zwei Schwestern. Erbarzt **7** (1939). — PAP: Choreatische und athetotische Bewegungsstörung bei progressiver Paralyse. Mschr. Psychiatr. **79**, 67 (1931). — PATZIG: Die Bedeutung der schwachen Gene in der menschlichen Pathologie, insbesondere bei der Vererbung. Naturwiss. **21**, 410 (1933). — Die Vererbung striärer Erkrankungen. Erbarzt **1935**, 161. — Vererbung von Bewegungsstörungen. Z. Abstammgslehre **70**, 476 (1935). — Erbbiologie und Erbpathologie des Gehirns. In Handbuch der Erbbiologie des Menschen, Bd. V, Teil 1, S. 233. 1939. — PERETTI: Über hereditäre choreatische Bewegungsstörungen. Berl. klin. Wschr. **1885**, 858. — PETER, ENNO: Beitrag zur Klinik und Pathologie der Chorea im Greisenalter. Mschr. Psychiatr. **56**, 283 (1924). — PETERS, G.: Anatomisch-pathologische Bemerkungen zur Frage der Schizophrenie. Allg. Z. Psychiatr. **112**, 51 (1939). — PFEIFFER: A contribution to the pathology of chronic-progressiv chorea. Brain **35**, 276 (1912/13). — POLLOCK: A case of chorea and erythremia. J. Amer. Med. Assoc. **78**, I, 724 (1922). — POPPI: Chorea degenerativa. Observazioni anatomo su otto casi. Rass. Studi psichiatr. **20**, 502 (1931). Ref. Zbl. Neur. **62**, 63. — PROCHAZKA: Klinisch-Pathologisches zur HUNTINGTONschen Chorea (1926) (tschechisch). Ref. Zbl. Neur. **44**, 87.

QUERIDO: Merkwürdige anatomische Abweichung in einem Fall von Chorea Huntington. Z. Neur. **122**, 438 (1929).

RAECKE: Beiträge zur pathologischen Anatomie der HUNTINGTONschen Chorea. Arch. f. Psychiatr. **46**, 727 (1909). — RAYMOND: Bull. méd. **1908**, Nr 50, 583. — REAL: Contribution à l'étude encephalographique de la chorée de Huntington. A propos de deux observations avec association d'une paraplégie spasmodique. Thèse de Med. Paris 1952. — REFSUM: Ein Fall von Chorea Huntington mit ausgesprochenen vegetativen Symptomen. Norsk Mag. Laegevidensk. **99**, 2101 (1938). Ref. Zbl. Neur. **93**, 366. — REISCH: Studien an einer HUNTINGTONschen Sippe. Arch. f. Psychiatr. **86**, 327 (1929). — REISNER: Chorea Huntington bei einem Kinde. Nervenarzt **1944**, 86. — REISS u. STAEMMLER: Beitrag zur Frage des Stammhirns bei der ALZHEIMERschen Krankheit. Arch. f. Psychiatr. **183**, 481 (1950). — RIGGENBACH u. WERTHEMANN: Untersuchungen bei einer Sippe von HUNTINGTONscher Chorea. Schweiz. Arch. Neur. **31**, 306 (1933). — ROSANOFF and HANDY: Huntington chorea in twins. Arch. of Neur. **33**, 389 (1935). — ROSENHAGEN: HUNTINGTONsche Chorea mit Versteifung. Vortrag 1938. Zbl. Neur. **91**, 311. — ROSENTHAL: Zur Symptomatologie und Frühdiagnostik der HUNTINGTONschen Chorea. Z. Neur. **111**, 254 (1927). — ROTTER: Zum Problem des Vorkommens progressiver Versteifung bei der HUNTINGTONschen Krankheit. Eine anatomische Studie. Z. Neur. **138**, 376 (1932). — RÜSGEN: Exogene Faktoren bei HUNTINGTONscher Chorea. Vortrag. Med. Klin. **1948**, 717. — RUNGE: Die Erkrankungen des extrapyramidalen Systems. Erg. inn. Med. **26**, 551 (1924). — Über atypische Fälle in Chorea-

Huntington-Familien. Vortrag 1926. Arch. f. Psychiatr. **79**, 610 (1927). — RUSSEL: Two cases of hereditary chorea, occuring in twins. Birmingham Med. Rev. **35**, 31 (1894) (nach ENTRES). — RYCHLO: Zur Kasuistik der Chorea hereditaria progressiva Huntington. Wien. klin. Wschr. **1925**, 834.

SAINTON: Les chorées chroniques. Revue neur. **1909**, Nr 16. — SANDER: Über Chorea minor. Vortrag 1868. Arch. f. Psychiatr. **2**, 226 (1870). — SANTHA, v.: Zur Pathologie der HUNTINGTONschen Chorea. Arch. f. Psychiatr. **95**, 455 (1931). — SCHALLER: Huntingtons Chorea etc. California Med. **28**, 195 (1928). — SCHEELE: Psychopathie-ähnliche Zustände und Selbstmordneigung bei der HUNTINGTONschen Chorea. Z. Neur. **137**, 621 (1931). — SCHERER, H. J.: Die Erkrankungen des Kleinhirnmarks und seiner Kerne, insbesondere des Nucleus dentatus. Z. Neur. **139**, 337 (1932). — Extrapyramidale Störungen bei der olivopontocerebellaren Atrophie. Z. Neur. **145**, 406 (1933). — SCHIFF, TRELLES et AJURIAGUERRA: Sur une syndrome particulier d'origine pallidale: erythremie avec chorée. Encéphale **31**, 153 (1936). Ref. Zbl. Neur. **84**, 77. — SCHOB: Über atypische Krankheitsbilder in einer Huntington-Chorea-Familie. Mschr. Psychiatr. **65**, 286 (1927). — SCHÖPE: Über Veränderungen im pyramidalmotorischen System bei einer Chorea Huntington. Z. Neur. **168**, 679 (1940). — SCHRÖDER, K.: Zur Klinik und Pathologie der HUNTINGTONschen Krankheit. J. Psychol. u. Neur. **43**, 183 (1931). — SCHULTZE, FR.: Über Poly-, Para- und Myoclonien und ihre Beziehungen zur Chorea. Dtsch. Z. Nervenheilk. **13**, 409 (1898). — SCHULZ, BRUNO: Allgemeine Erbpathologie der Nervenkrankheiten. In Handbuch der inneren Medizin, 4. Aufl., Bd. V, Teil 1, S. 904. 1953. — SÉE, GERMAIN: Mém. Acad. Méd. **1850** (nach GREPPIN). — SEIP: Ein Fall von Chorea Huntington und einige Bemerkungen zu dieser Krankheit. Acta psychiatr. (København.) **3**, 139 (1928). — SEVERIN: Über eine eigenartige, bisher nicht beschriebene Symptomenreihe bei Chorea Huntington und verwandten Störungen. Arch. f. Psychiatr. **83**, 59 (1928). — SIMMA: Das Centrum medianum thalami bei Chorea Huntington. Mschr. Psychiatr. **119**, 99 (1950). — Die subcorticalen Veränderungen bei PICKscher Krankheit im Vergleich zur HUNTINGTONschen Chorea. Mschr. Psychiatr. **123**, 205 (1952). — SJÖGREN: Vererbungsmedizinische Untersuchungen über Chorea Huntington in einer schwedischen Bauernpopulation. Z. menschl. Vererbgs- u. Konstit.lehre **19**, 131 (1936). — SNESSAREW: Zur Frage der pathologischen Anatomie der chronischen progressiven Chorea von HUNTINGTON. Z. Neur. **91**, 463 (1924). — SOLÉ-SAGARRA: Contribution à l'étude de la chorée de Huntington et de la paralysis agitante. Mschr. Psychiatr. **120**, 131 (1950). — SOLMERSITZ: Zur pathologischen Anatomie der HUNTINGTONschen Chorea. D. I. Königsberg i. Pr. 1903. — SOLTAU: Ein klinisch-genealogischer Beitrag zur Frage der heredodegenerativen Nervenerkrankungen: Krankheitsformen in einer mit Huntington-Chorea belasteten Familie. D. I. Berlin 1938. — SPATZ: Zur Pathologie und Pathogenese der Hirnlues und Paralyse. Z. Neur. **101**, 644 (1926). — Die „systematischen" Atrophien. Arch. f. Psychiatr. **108**, 1 (1938). — Über die „Systematrophien" und die PICKsche Krankheit im Rahmen dieser Gruppe. Gegenwartsprobleme der psychiatrisch-neurologischen Forschung. Stuttgart 1939. — SPIELMEYER: Die anatomische Krankheitsforschung am Beispiel einer HUNTINGTONschen Chorea mit WILSONschem Symptomenbild. Z. Neur. **101**, 701 (1926). — Die histopathologische Zusammengehörigkeit der WILSONschen Krankheit und Pseudosklerose. Z. Neur. **57**, 322 (1920). — SPILLANE and PHILIPPS: Huntington-Chorea in South Wales. Quart. J. Med., N. s. **6**, 403 (1937). Ref. Zbl. Neur. **90**, 79. — STECK: Der primäre Symptomenkomplex in der progressiven Paralyse. Z. Neur. **97**, 424 (1925). — STEFAN, HERMANN: Erbveitstanz-Chorea chronica progressiva herediteria-Huntington und Differentialdiagnose gegenüber extrapyramidalen Erkrankungen des Zentralnervensystems. Med. Klin. **1937 I**, 703. — STERN, F.: Beiträge zur Pathologie und Pathogenese der Chorea chronica progressiva. Arch. f. Psychiatr. **63**, 37 (1921). — STERN, KARL: Der Zellaufbau des menschlichen Mittelhirns. Z. Neur. **154**, 521 (1936). — STERTZ: Der extrapyramidale Symptomenkomplex und seine Bedeutung. Berlin 1921. — STEYERTHAL: Über HUNTINGTONsche Chorea. Arch. f. Psychiatr. **44**, 656 (1908). — STIER: Zur pathologischen Anatomie der HUNTINGTONschen Chorea. Arch. f. Psychiatr. **37**, 62 (1903). — STONE and FALSTEIN: Huntington chorea. Arch. of Neur. **37**, 689 (1937). — Pathology of Huntington-Chorea. J. Nerv. Dis. **88**, 602, 773 (1938). Ref. Zbl. Neur. **92**, 659. — Huntington-Chorea and luetic-meningo-encephalitis. J. Nerv. Dis. **87**, 450 (1938). Ref. Zbl. Neur. **90**, 346. — Genealogical studies in Huntington-Chorea. J. Nerv. Dis. **89**, 795 (1939). Ref. Zbl. Neur. **94**, 170. — STRAUSS: Untersuchungen über die postchoreatischen Motilitätsstörungen, insbesondere die Beziehungen der Chorea minor zum Tic. Mschr. Psychiatr. **66**, 361 (1927).

TERPLAN: Zur pathologischen Anatomie der chronischen progressiven Chorea. Virchows Arch. **252**, 146 (1924). — THILENIUS (1816): Zit. nach JENDRASSIK, Die hereditären Krankheiten. In LEWANDOWSKYS Handbuch der Neurologie, Bd. II, S. 397. — TIECKE: Über den Wandel des klinischen Bildes bei HUNTINGTONscher Chorea. Allg. Z. Psychiatr. **102**, 44 (1934). — TILNEY: Une famille, dans laquelle une trace de la chorée chronique peut être remontré jusqu'à la colonisation de Connecticut. Neurograph 1908. Ref. Revue neur. **1908**. —

TOKAY: Studien über die Chorea chronica und die Beziehungen des Striatums zu dieser. Obersteiners Arb. **32**, 209 (1930). — TRONCONI: Klinische und pathologisch-anatomische Betrachtungen über 2 Fälle von HUNTINGTONscher Chorea. Verh. 3. Internat. Neur. Kongr. 1939. Ref. Zbl. Neur. **98**, 301. — TROTZENBURG, LOUISE v., u. M. KOSTER: Chorea caused by polycythaemia vera and treated with radioactive phosphorus. Fol. psychiatr. néerl. **57**, 429 (1954). — TSCHIRN: Zur Frage der HUNTINGTONschen und WILSONschen Krankheit im gleichen Familienstamm. D. I. Breslau 1936.

URECHIA et ELEKES: Anatomie pathologique d'un cas de chorée chronique syphilitique. Revue neur. **1924 II**, 269. Ref. Zbl. Neur. **39**, 439. — URECHIA et MALESCU: La rigidité pallidale congénitale et la rigidité progressive. Revue neur. **1923 I**, 496. — URECHIA et RUSDEA: Un cas de chorée chronique avec autopsie. Revue neur. **30**, 473 (1923). Ref. Zbl. Neur. **34**, 452.

VESSIE: On the transmission of Huntington chorea for 300 years. The Bures family group. J. Nerv. Dis. **76**, 553 (1932). Ref. Zbl. Neur. **68**, 79. — VIGNON, A.: De la chorée héréditaire de Huntington examiné spécialement au point de vue anatomo-pathologique. Thèse Lyon 1902. — VOGT, C. u. O.: Erster Versuch einer pathologisch-anatomischen Einteilung striärer Motilitätsstörungen nebst Bemerkungen über seine allgemeine wissenschaftliche Bedeutung. J. Psychol. u. Neur. **24** (1918). — Zur Lehre der Erkrankungen des striären Systems. J. Psychol. u. Neur. **25**, Erg. 3 (1920). — Sitz und Wesen der Krankheiten im Lichte der topistischen Hirnforschung usw. I. J. Psychol. u. Neur. **47** (1937). — Thalamusstudien. I.—III. J. Psychol. u. Neur. **50**, 32 (1941). — Morphologische Gestaltungen unter normalen und pathogenen Bedingungen. J. Psychol. u. Neur. **50**, 161 (1942). — Precipitating and modifying agents in chorea. J. Nerv. Dis. **116**, 601 (1952). — VOLLAND: Über intracerebrale Gefäßerkrankungen usw. Arch. f. Psychiatr. **111**, 5 (1940). — VOS: Réflexion sur une observation anatomo-clinique de chorée de Huntington. J. belge Neur. **37**, 169 (1937).

WASUM: Chorea Huntington-Sippe. Arch. f. Psychiatr. **103**, 78 (1935). — WEBER: Über HUNTINGTONsche Chorea. Prag. med. Wschr. **1912**, 266. — WEIDENHAMMER: Zur pathologischen Anatomie der HUNTINGTONschen Chorea. Neur. Cbl. **1901**, **1161**. — WEISS: Beiträge zur Kenntnis der HUNTINGTONschen Chorea. D. I. Hamburg 1934. — WEISSCHEDEL: Über eine systematische Atrophie der oberen Olive. Arch. f. Psychiatr. **108**, 219 (1938). — WELTE: Die Atrophie des Systems des Brückenfußes und der unteren Olive. Arch. f. Psychiatr. **109**, 649 (1939). — WESTPHAL: Über eine dem Bilde der cerebrospinalen grauen Degeneration ähnliche Erkrankung des centralen Nervensystems ohne anatomischen Befund, nebst einigen Bemerkungen über paradoxe Kontraktion. Arch. f. Psychiatr. **14**, 87 (1883). — Über Chorea chronica progressiva. Dtsch. med. Wschr. **1902**. — Über die Diagnose der HUNTINGTONschen Chorea in ihren Frühstadien. Zbl. Nervenheilk. **28**, 674 (1905). — WILSON: Die Pathogenese der unwillkürlichen Bewegungen mit besonderer Berücksichtigung der Pathologie und Pathogenese der Chorea. Dtsch. Z. Nervenheilk. **108**, 4 (1929). — Die zentralen Bewegungsstörungen. Berlin 1936. — WILSON and WINKELMAN: A clinical-pathological study of acute and chronical chorea. Arch. of Neur. **9**, 170 (1923). — WINKELMAN: Pick disease: a general envey and report of a case with chronic chorea. Arch. of Neur. **62**, 375 (1949). — WINKELMAN and BOOK: Asymptomatic extrapyramidal involvement in Pick disease. J. of Neuropath. 8, 30 (1949). — WOLLENBERG: Zur pathologischen Anatomie der Chorea minor. Arch. f. Psychiatr. **23**, 167 (1892). — Chorea, Paralysis agitans, Paramyoklonus multiplex. Wien 1899. — WORSTER-DROUGHT and ALLEN: Huntington Chorea. A report of two cases. Brit. Med. J. **1929**, No 3598, 1149. Ref. Zbl. Neur. **56**, 79.

ZIMMERMANN: Erbliche Gehirnkrankheiten bei der Hausmaus. Erbarzt **2**, 119 (1935). — ZOLLIKER: Die Chorea Huntington in der Schweiz. Schweiz. Arch. Neur. **64**, 448 (1949).

Chorea minor, Chorea gravidarum, senile Chorea und andere Choreaformen.

Von

J. Hallervorden-Gießen.

Mit 3 Abbildungen (6 Einzelbilder).

A. Chorea minor.

Die *Chorea minor*, auch *Chorea infectiosa* ist eine vorwiegend rheumatisch bedingte Erkrankung, sie kommt aber auch nach anderen Infektionskrankheiten vor.

Das Krankheitsbild wurde bereits 1686 von Sydenham klar beschrieben, konnte aber erst sehr viel später von anderen Choreaformen unterschieden werden. Die erste deutsche Monographie stammt von Wollenberg (1899), die letzten Zusammenfassungen von Gamper (1935), Bonhoeffer (1936), Hassler (1953).

Die Krankheit kann in jedem Alter auftreten, bevorzugt aber das kindliche und jugendliche Alter zwischen dem 6. und 13. Lebensjahr, vor dem 6. Lebensjahr ist sie selten, im Säuglingsalter kommt sie überhaupt nicht vor; sie verschont aber auch das hohe Alter nicht (z. B. Noto 1937). Das weibliche Geschlecht wird 2—3mal so häufig betroffen als das männliche; zwischen dem 15. und 20. Lebensjahr erkranken gewöhnlich nur Frauen. Frühling und Herbst sind die Haupterkrankungszeiten. Gewöhnlich werden asthenische Personen befallen, die körperlich schwächlich und psychisch labil sind; auch intellektuell etwas zurückgebliebene sind stärker beteiligt (Straus 1927).

Das endogene Moment kommt auch darin zum Ausdruck, daß die Erkrankung bei mehreren Geschwistern auftreten kann. Gelegentlich haben auch die Eltern einmal daran gelitten. Nach Kildee (1938) hatten von 500 Fällen in 36% ein Elternteil, in 2 Fällen sogar beide Eltern Veitstanz gehabt. Eine Mutter mit mehreren Anfällen von Schwangerschaftschorea hatte 11 Kinder, von denen 4 eine Chorea minor durchmachten (Edgren 1938). Ein Zwillingspaar mit Hemichorea beschrieb Asperger (1939); Bonhoeffer hat bei eineiigen Zwillingen Einzelerkrankungen von Chorea beobachtet, was für eine exogene Ätiologie spricht. Eine sichere Heredität hat sich nicht feststellen lassen, dagegen ist eine Disposition neuropathischen Charakters recht deutlich (Guttmann 1927, B. Schulz 1928, Kehrer 1928, Osipowa 1930).

In der Pathogenese steht der Rheumatismus obenan: „*Chorea rheumatica*" (Pfaundler und Sethe 1921 u. a.). McCulloch (1938) spricht kurzerhand von einer „Encephalitis rheumatica", aber damit ist nur ein, wenn auch wichtiger Teil der Krankheitsfälle bezeichnet. Gehäuftes Auftreten von Chorea minor ist öfter beobachtet worden. Epidemisches Vorkommen in Südhannover im Jahre 1905 hat Wendenburg beschrieben. Das gleichzeitige Vorkommen von Gelenkrheumatismus und Chorea ist relativ selten. Nach Pfaundler geht der Gelenkrheumatismus der Chorea gewöhnlich voraus. Gamper erinnert an den Satz von Roger (1868), daß die Chorea die Gelenke in dem Maße ergreift, in welchem der Gelenkrheumatismus sie verläßt. Herzfehler haben Sutton und Mitarbeiter (1938) in 50%, Fleischhans (1940) in 60% der Fälle angegeben. Daraus folgt, daß nicht jede Chorea immer mit einer rheumatischen Erkrankung verbunden sein muß, man hat auch an ein Virus als Erreger gedacht.

Seltener kommt Chorea im Verlaufe anderer Infektionskrankheiten vor: Scharlach, Masern, Fleckfieber (FORSTER 1920, STEPHANESCU 1925), Malaria (SCHILF 1949), häufiger bei Diphtherie (z. B. GLOBUS 1923), einmal beim Mäusetyphus (FROMENTY 1951: 51jährige Frau). Ferner bei Erysipel, Grippe, Varicellen, Keuchhusten, Typhus, nach Blinddarmentzündung (BONHOEFFER 1936), bei lymphogranulomatöser Encephalitis (HALLERVORDEN, vgl. SCHÖPE 1939). Die im Blut gefundenen Erreger sind nicht beweisend für die Ätiologie, ebensowenig die durch Überimpfung von Blut und Schleim bei Tieren hervorgerufenen Gelenkschwellungen oder Bewegungsstörungen (HEUBNER 1902, ROSENOW 1923, HARVIER und LEVADITI 1920, F. H. LEWY 1922). HERTEL (1952) beschreibt 2 Fälle von Chorea nach Schutzimpfung gegen Scharlach und Typhus bei Kindern.

Die Erkrankung pflegt sich allmählich zu entwickeln. Gewöhnlich befällt sie beide Seiten symmetrisch, doch kommt auch Hemichorea vor. Die Hauptsymptome auf motorischem Gebiet sind: die unwillkürlichen Bewegungen, die Störung der Willkürbewegungen, die Mitbewegungen und die Herabsetzung des Tonus. Die Bewegungsstörung fällt zunächst nur als eine gewisse Ungeschicklichkeit auf: die unwillkürlichen Bewegungen werden in anscheinend gewollte übergeführt. Schwere Hyperkinesen können zur vollen Erschöpfung führen. Immer sind auch psychische Störungen, starke Affektlabilität, Weinerlichkeit und depressive Stimmung vorhanden, doch gibt es auch Delirien und schwere Psychosen vom exogenen Reaktionstypus (KLEIST, BONHOEFFER). In einigen Fällen wurde im Verlauf der Erkrankung eine Fettsucht beobachtet (13 Fälle: EVANS 1937), und zwar vom Typus der FRÖHLICHschen Krankheit, jedoch ohne Zeichen von Hypopituitarismus, offenbar durch Schädigung des Zwischenhirns.

Es gibt schwere Fälle, in denen einer Phase stärkerer Hyperkinese eine Periode von Lähmungen folgt, oder aber die Bewegungsunruhe tritt von vornherein gegenüber einer hypotonisch-ataktischen Störung zurück: *Chorea mollis* (oder Chorea paralytica, GOWERS 1881). Die Bewegungen sind kraftlos, auch fehlen häufig die Sehnenreflexe (Polyneuritis).

Die gewöhnlichen Angaben einer durchschnittlich 6wöchigen Dauer kann BONHOEFFER nicht bestätigen, er fand im allgemeinen 3—4 Monate, aber auch durchaus nicht selten 6—7 Monate. Rezidive kommen in 30% der Fälle vor, oft im Zusammenhang mit einer erneuten rheumatischen Erkrankung, einer Angina oder im Verlaufe einer Schwangerschaft. Auch wiederholte Rezidive sind beobachtet worden, 3—4 und mehr; sie pflegen bald aufeinander zu folgen, doch gibt es auch Intervalle von vielen Jahren. E. STRAUS (1927) hat bei 25 Patienten mit Chorea minor eine Nachuntersuchung nach etwa 15 Jahren vorgenommen und bei 10 Fällen leichte dyskinetische Störungen in Form von choreiformem, myoklonem oder ticartigem Charakter gefunden („chorée prolongée, BABONNEIX und GUILLY 1940). Die Chorea kann also eine Motilitätsstörung hinterlassen (GUTTMANN, KRAUSS 1934).

1. Pathologische Anatomie.

Die Tatsache, daß die Chorea minor auch in schweren Fällen vollständig ausheilen kann, zeigt schon, daß die pathologisch-anatomischen Veränderungen meist reversibel sind, andererseits aber geht aus dem Verbleiben klinischer Restsymptome hervor, daß es auch Ausfälle und Narbenbildungen geben muß. Es bleibt immer zu bedenken, daß wir die pathologischen Veränderungen nur an den ganz schweren Fällen zu sehen bekommen. Der Tod tritt meistens durch eine septische Erkrankung ein, bei welcher die Endokarditis fast stets vorhanden ist, ebenso wie eine septische Milz. Im Hirn findet man eine Encephalitis oder Meningoencephalitis, auch Folgeerscheinungen abgelaufener Entzündungen; es gibt auch rein degenerative Veränderungen infolge toxischer Einflüsse, gewöhnlich kommt aber beides nebeneinander vor. In vielen Fällen besteht eine Akzentuation dieser Schädigungen im Striatum, Thalamus, Nucleus dentatus und anderen Kernen, doch kann diese Lokalisation auch zurücktreten gegenüber einer ganz diffusen Erkrankung. Bei den akut verlaufenden rein toxischen Fällen findet man oft gar keine charakteristischen Veränderungen. Jedenfalls lassen sich für die lokalisatorische Bedeutung der Bewegungsstörung bei dieser Erkrankung keine Gesichtspunkte gewinnen.

Schon einer der gut untersuchten ersten Fälle von REICHARDT (1903) zeigte entzündliche Infiltrate in Rinde und Marksubstanz, im Thalamus, Mittelhirn und Medulla oblongata, zum Teil hämorrhagischen Charakters mit Untergang des Gewebes in diesem Bereich. ALZHEIMER (1911) fand kleine perivasculäre Herdchen und gewucherte Glia, bei septischer Chorea auch Kokkenembolien, vorwiegend im Striatum und Subthalamus, aber auch im Nucleus dentatus und Nucleus ruber. Naturgemäß sind embolische Herdchen als Folge der Endokarditis oft gefunden worden, aber doch in ihrer Bedeutung überschätzt, da sie meist erst im Verlaufe der Krankheit zunehmen, wie die vielen frischen Herde ausweisen, so daß der oft mehrere Wochen zurückliegende Beginn der Krankheit damit nicht erklärt werden kann. F. H. LEWY hat in 11 Fällen nur einmal Bakterienembolien und Entzündungserscheinungen gefunden; er betont die degenerativen

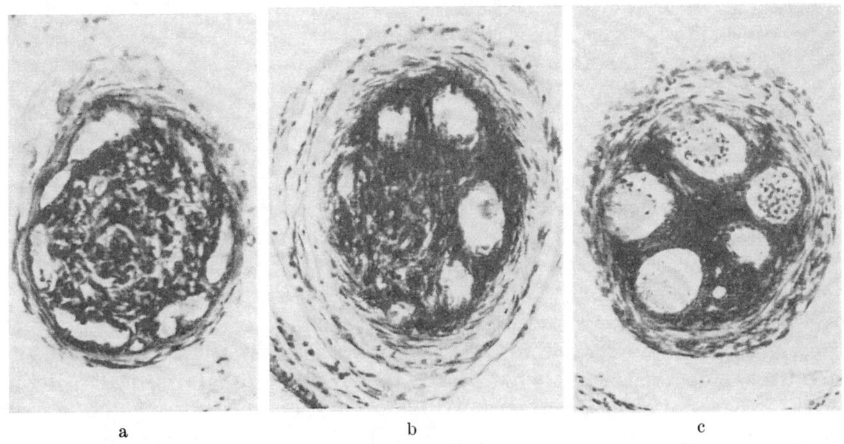

Abb. 1a—c. Obliterierende Thromben in pialen Gefäßen bei Chorea minor. Toluidinblaufärbung. a Thrombus in einer pialen Vene mit beginnender peripherer Kanalisation. b Organisierter Thrombus mit Rekanalisation. c Kleine Kanälchen in einer thrombosierten pialen Arterie. [Aus V. SANTHA: Virchows Arch. **287**, 405 (1932).]

Veränderungen der kleinen Striatumzellen von der Chromatolyse bis zum völligen Untergang, besonders auch in Form miliarer Nekrosen, doch fand er daneben Degenerationen der Ganglienzellen in Rinde und Hirnstamm. Es gibt aber auch verschiedene Beobachtungen, in denen die Veränderungen des Striatums ganz vermißt wurden.

So hat z. B. v. SANTHA (1932) den Befund eines 15jährigen Mädchens mitgeteilt, welches in einem Chorearezidiv mit Tetraparese vom zentralen Typus und rechtsseitiger Facialis- und Hypoglossusparese sowie Endokarditis starb. Es sind zahlreiche ältere, zum Teil rekanalisierte und frische Thromben in den Gefäßen der Pia (Abb. 1) und des Gehirns mit zahlreichen Verödungsherden und etlichen frischen Nekrosen, selten in der Marksubstanz, vorhanden; dabei geringe lymphocytäre Infiltrate, jedoch keine Bacillen. Außerdem bestand eine diffuse leichte Parenchymdegeneration. In den Stammganglien und im Hypothalamus fehlten die Nekrosen ganz.

v. LEHOCZKY (1940) schildert in 3 Fällen Jugendlicher mit einer 2—6wöchentlicher Chorea neben der Endokarditis Blutüberfüllung der Gefäße im Gehirn, Stasen, beginnende Thrombenbildung, Endarteriitis, diffuse entzündliche Infiltrate, einmal mit stärkerer Beteiligung des Striatums, ein anderes Mal in den Meningen, Nervenzellerkrankungen mit Chromatolyse, Zellschattenbildung und einzelne Zellausfälle ohne gliöse Reaktion im Großhirn, Kleinhirn und Hirnstamm. Im 3. Fall war nur ein kleiner, hämorrhagisch leukocytärer Herd im Nucleus caudatus und Nucleus dentatus vorhanden. Die Veränderungen schienen im Nucleus dentatus und Thalamus stärker ausgeprägt zu sein. Die großen und kleinen Zellen des Striatums waren in gleicher Weise betroffen.

Andere anatomische Befunde, die aber gegenüber den bisher berichteten Beispielen nichts Neues bieten, stammen von FIORE (1922), GREENFIELD und WOLFSOHN (1922), CASTRÉN

(1925), AYALA und ALTSCHUL (1927), URECHIA und MIHALESCU (1928), LHERMITTE und PAGNIEZ (1930), GEHUCHTEN (1931), BABONNEIX (1939), DIMITRI und BARLARO (1942), VAN BOGAERT und BERTRAND (1942), URECHIA (1936), CALLEWAERT (1940), ROUBICEK (1941) u. a.

Nach C. und O. VOGT zeigt sich die Disposition zu Chorea minor öfter in Neigung zu Unruhe oder Grimassieren, diese „Subchorea" kann erblich sein (PATZIG 1936). Die Autoren berichten in ihrer letzten Veröffentlichung (1952) darüber: in 5 Fällen, die früher eine Chorea minor durchgemacht hatten, fiel ihnen die Kleinheit des Striatums auf und ebenso die der Nervenzellen und ihrer Kerne. Sie schließen daraus auf einen „Zwergwuchs" der Nervenzellen, welchen man als Ursache des subchoreatischen Zustandes und der vermehrten Disposition für das Auftreten der Chorea betrachten kann.

Bei der *Chorea mollis* oder paralytica fand WESTPHAL Veränderungen der Ganglienzellen im Vorderhorn des Rückenmarks, doch wollte er diesem Befund keine regelhafte Bedeutung zumessen. JOLLY (1902) hat in mehreren Fällen eine Polyneuritis beschrieben, ebenso KIRCHHOF (1947) in 4 Fällen bei jungen Frauen, die geheilt wurden („Choreoneuritis"). Er verweist auf eine ältere Beschreibung von ELISCHER (1874). Dieser fand nicht nur eine interstitielle Neuritis des Medianus und Ischiadicus, sondern auch eine Polyneuroradiculoneuritis mit Beteiligung des Großhirns bei einer 22jährigen Wöchnerin mit vielfachen Schüben von Chorea minor. RINDFLEISCH (1903) beschrieb eine Schädigung der Muskeln bei intakten Nerven. Die Muskeln zeigten Rundzelleninfiltrate und kleine Hämorrhagien, Veränderungen einzelner Fasern und eine sehr beträchtliche Vermehrung der Muskelkerne mit Kernanhäufung. Er dachte an eine primäre Muskelerkrankung, machte sich aber selbst den Einwand, daß immer noch Reste einer aktiven Beweglichkeit vorhanden waren und die elektrische Entartungsreaktion fehlte. Auch spricht die rasche Wiederkehr der Bewegungen bei der Chorea mollis gegen das regelmäßige Vorkommen einer solchen Muskeldegeneration (wobei aber daran zu denken ist, daß solche Veränderungen reversibel sein können). Ähnliches haben MARINESCO und Mitarbeiter (1936) mitgeteilt. Sie fanden bei einem 15jährigen Mädchen mit 4 Wochen lang dauernder Chorea außer einer Endokarditis und einer interstitiellen Myokarditis fettige Degenerationen in der Extremitätenmuskulatur, leichte entzündliche Infiltrate im Zentralnervensystem und Rückenmark, dagegen keine degenerativen Veränderungen der Ganglienzellen im Striatum und Pallidum, wenn auch vermehrte Neuronophagien und mäßige Infiltrate von Lymphocyten und Plasmazellen vorhanden waren.

2. Differentialdiagnose.

Klinisch ist daran zu denken, daß eine Erbchorea auch einmal mit einem Rheumatismus beginnen kann, im übrigen unterscheidet sich die Chorea minor von der HUNTINGTONschen Krankheit durch die bedeutende Hypotonie, die schwere motorische Unruhe, die Endokarditis. Bei Restzuständen von Chorea minor kann die Unterscheidung schwierig sein, doch hilft hier die Anamnese und die erbbiologische Untersuchung. Die akute Encephalitis epidemica kann mit choreatischen Bewegungsstörungen einhergehen, doch pflegen die Hyperkinesen komplexer zu sein, im übrigen entscheidet der Verlauf. Wenn entzündliche Erscheinungen, frische Gewebsveränderungen und Embolien vorliegen, ist die Chorea minor leicht zu diagnostizieren, bei rein degenerativen Veränderungen oder geringfügigen Ausfällen, kann die Abgrenzung gegen Anfangsstadien der HUNTINGTONschen Chorea nicht leicht sein; bei fortgeschrittenen Fällen leitet die Schrumpfung des Putamens und besonders des Nucleus caudatus auf den richtigen Weg.

B. Chorea gravidarum.

Bei der Chorea gravidarum besteht im Prinzip kein wesentlicher Unterschied mit der Chorea minor (BONHOEFFER 1936, KEHRER 1942), nur verläuft die Erkrankung meist viel schwerer sowohl hinsichtlich der Bewegungsstörungen, als auch der psychischen Erscheinungen (vgl. PINELES 1913, WILSON und PREECE 1932, THIELE 1933).

Die Todesrate ist mit 20—25% höher als bei der gewöhnlichen Chorea minor. Unter 65 Fällen von Chorea der Erwachsenen in der BONHOEFFERschen Klinik wurde 18mal, d. h. in 28% eine Schwangerschaftschorea festgestellt. In vielen Fällen ist in der Kindheit bereits eine Chorea vorausgegangen: unter 126 Fällen von Schwangerschaftschorea 48mal (KRONER 1896), nach PINELES (1913) in 29%. Die Gegenprobe (ALLARD): von 112 Frauen, die eine Chorea in der Jugend durchgemacht hatten, bekamen 31, das ist der 4. Teil, einen Rückfall in der Gravidität (nach GAMPER). In der Hälfte der Fälle beginnt die Chorea im 3. Schwangerschaftsmonat, in einem Drittel in der Mitte der Gravidität (WILSON und PREECE 1932). Eine erst im Wochenbett beginnende Chorea ist nach PINELES 20mal unter 426 Fällen von Schwangerschaftschorea beobachtet worden. Wenn die Chorea auch schon gelegentlich vor der Geburt wieder ausheilt, pflegt sie jedoch gewöhnlich erst mit der Entbindung aufzuhören. Es gibt aber auch eine Verlängerung der Krankheit über den Geburtstermin hinaus, mitunter sogar mit Verschlimmerung und tödlichem Ausgang. Die Hälfte bis zu zwei Drittel der Schwangerschaftschorea betrifft Erstgebärende, namentlich zwischen 17.—23. Lebensjahr (GOWERS). In darauffolgenden Schwangerschaften kann die Chorea rezidivieren, wobei auch einmal eine Gravidität übersprungen wird; sie tritt gelegentlich aber auch zum erstenmal in einer späteren Schwangerschaft auf. Die Kinder sind in der Hälfte der Fälle verloren (WILSON und PREECE). Unter 50 obduzierten Fällen hat PINELES 33mal (66,6%) einen Herzfehler gefunden, 17% haben einen Gelenkrheumatismus durchgemacht. Nach WILSON und PREECE hatten von 46 obduzierten Patienten 40 Anzeichen eines Herzfehlers, meist eine akute Endokarditis.

Wegen des vorwiegenden Beginnes der Erkrankung im 3.—5. Schwangerschaftsmonat hat man als Ursache auch an eine Graviditätstoxikose gedacht, da die Erscheinungen einer solchen sich in derselben Zeit bemerkbar zu machen pflegt. Dagegen ist anzuführen, daß sich Symptome einer Toxikose bei einer Chorea nicht häufiger finden als sonst, vor allem aber, daß die Bewegungsstörungen keineswegs immer mit der Geburt aufhören und auch bei Unterbrechung der Schwangerschaft noch mehrere Wochen andauern. Choreapsychosen können sogar nach einer Graviditätsunterbrechung eine akute Verschlimmerung erfahren. Die in den meisten Fällen vorhandene Endokarditis und die Tatsache, daß vielfach früher Anfälle von Chorea vorausgegangen sind, spricht gegen die Ätiologie einer Graviditätstoxikose und für die rheumatische Genese (BONHOEFFER, KEHRER), doch dürften die „Besonderheiten des Schwangerschaftsstoffwechsels begünstigend einwirken“ (HASSLER). Die Unterbrechung der Schwangerschaft ist nicht angezeigt, sie kann sogar zur Verschlimmerung führen (BONHOEFFER).

Differentialdiagnostisch ist zu beachten, daß eine HUNTINGTONsche Chorea in der Gravidität zum erstenmal auftreten kann (KEHRER 1942).

Anatomisch besteht im allgemeinen kein Unterschied mit den Befunden der Chorea minor, es sind ebenfalls entzündliche und degenerative Veränderungen vorhanden, doch gibt es auch toxische (?) Fälle ohne jeden pathologischen Befund. A. JAKOB (1923) beschrieb auf embolischen Gefäßprozessen beruhende Gewebsnekrosen vornehmlich im Striatum bei einer 3 Wochen vor dem Partus erkrankten Patientin (Abb. 2), welche 4 Tage nach der Geburt starb. Nach mehrwöchentlichem Bestehen der Chorea am Ende der Schwangerschaft wurde das Krankheitsbild von allgemeinen cerebralen Reiz- und Lähmungserscheinungen abgelöst. Dementsprechend fanden sich in der Hirnrinde diffus eingestreute embolische Herde, zumeist deutlich jüngeren Alters. — Einen kleinen Erweichungsherd im linken Putamen und kleine Nekrosen beiderseits im Nucleus caudatus erwähnen auch URECHIA und ELEKES (1925). — PIERRE MARIE, BOUTTIER und TRÉTIAKOFF (1923) sahen bei einer 22jährigen Schwangeren, welche am Ende des 2. Monats starb, in der Hirnrinde, der Marksubstanz und im Striatum kleine perivasculäre Gliaknötchen und Untergang des benachbarten nervösen Gewebes ohne entzündliche Veränderungen.

CREUTZFELDT (1924) beschrieb eine 23jährige Frau, deren jüngere Schwester Veitstanz hatte. In der zweiten Gravidität erkrankte sie im 4. Monat an zuerst linksseitiger, später

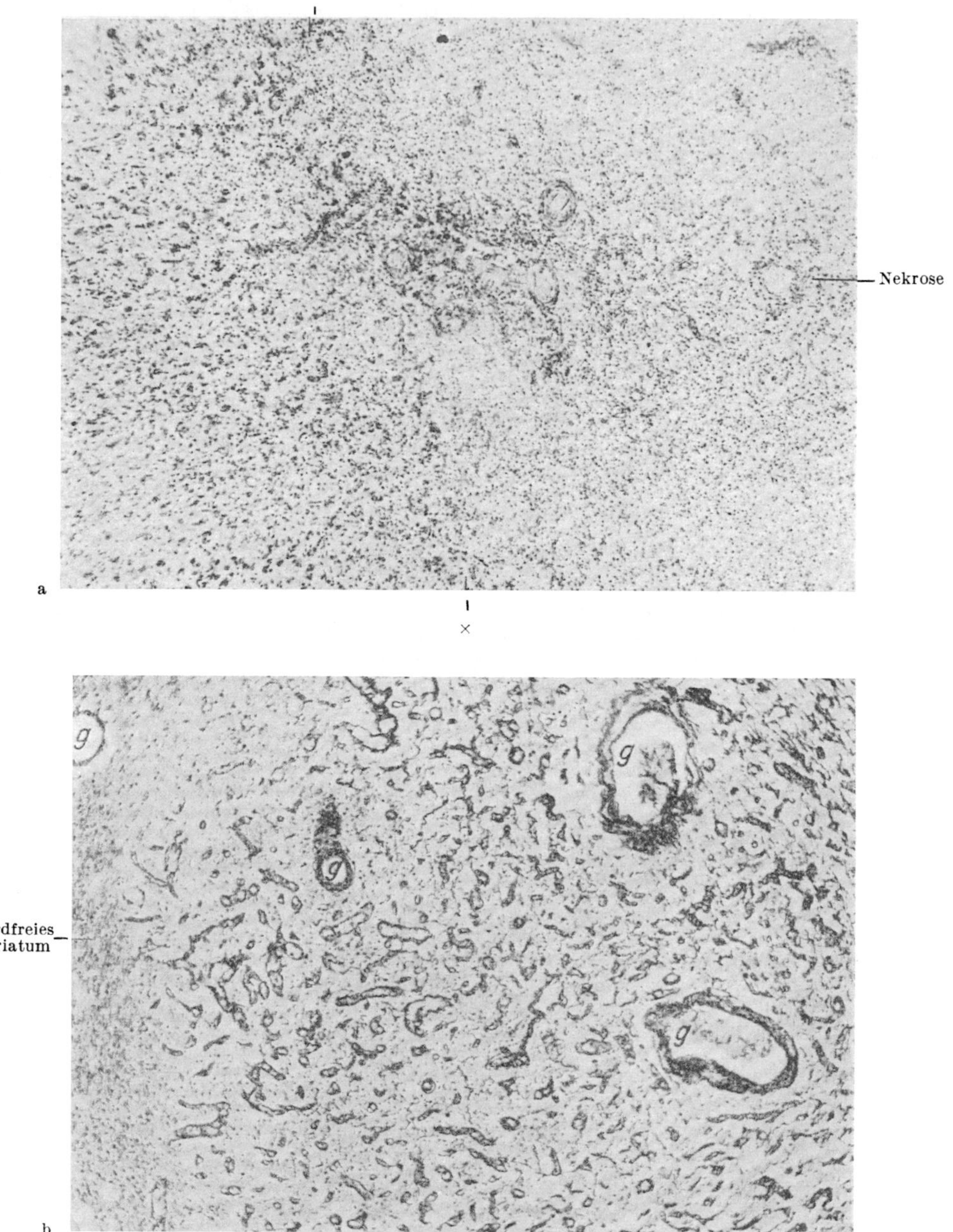

Abb. 2a u. b. Chorea gravidarum. Nekroseherde im Striatum. a NISSL-Bild. ×—× Übergang zu dem erhaltenen, aber mit starken Gliawucherungen durchsetzten Gewebe des Striatums. b Bindegewebsfärbung nach ACHUCARRO. Starke mesenchymale Wucherung im Herd. (Aus A. JAKOB: Die extrapyramidalen Erkrankungen. 1923.)

auch rechtsseitiger schwerer Chorea, die sich nach der Sturzgeburt heftig steigerte und innerhalb von 3 Tagen zum Tode führte. Nach dem sehr genauen histologischen Befund kamen entzündliche Veränderungen vorwiegend in der Marksubstanz vor, wo frische

Körnchenzellherde und ältere entmarkte Bezirke vorhanden waren; degenerative Veränderungen gab es in der Rinde und besonders im Striatum. „Es ist eine schwere Erkrankung mit massenhaftem Untergang nervöser Elemente im Striatum (namentlich der kleinen Ganglienzellen), die sich zwar nicht qualitativ, aber quantitativ von den Veränderungen von anderen Grisea erheblich unterscheiden.“

HALLERVORDEN (1930) berichtet über eine 22jährige Frau, die nach zwei normalen Geburten in der 3. Schwangerschaft erkrankte; sie hatte schon im 12. Lebensjahr eine Chorea durchgemacht. Bereits am 5. Tage der Erkrankung starb sie nach schweren Jaktationen. Die Sektion ergab einen Fetus vom 3.—4. Monat. Im Gehirn fanden sich degenerative Veränderungen an den Ganglienzellen mit diffus verteilten fleckweisen Ausfällen in Rinde und Striatum mit Vermehrung der Glia, jedoch ohne Bildung von Stäbchenzellen. Die Eisenreaktion war stärker als normal und zeigte auch eine feingranuläre Speicherung in den Nervenzellen. Es gab keine Spur von entzündlichen Infiltraten.

Eine bemerkenswerte Kombination mit WERNICKEscher Polioencephalitis haemorrhagica haben kürzlich C. und O. VOGT (1952) mitgeteilt. Die 29jährige Frau hatte im ersten Teil der Gravidität an sehr heftigem Erbrechen gelitten, so daß sie künstlich ernährt werden mußte; dadurch magerte sie innerhalb von 6 Wochen stark ab. Nach dem Aufhören des Erbrechens begann ein Verwirrtheitszustand mit choreatischen Bewegungsstörungen. Elf Tage später starb sie an einem Herzfehler. Das Striatum war klein, es gab darin Anhäufungen von zusammenliegenden Nervenzellen, diese waren teilweise klein und enthielten kein Tigroid. Die Neuroglia war vermehrt, es gab auch leichte Gefäßveränderungen. In verschiedenen Kernen des Hirnstamms waren die Veränderungen der WERNICKEschen Krankheit vorhanden. Aus der Kleinheit des Striatums und der Gruppenbildung der Nervenzellen wird von den Autoren auf eine Fehlentwicklung dieses Zentrums geschlossen, wodurch eine besondere Anfälligkeit des Striatums zu verstehen sei. Die Schädigung durch den Vitaminmangel erstreckte sich hier aber nur auf die bei der WERNICKEschen Krankheit gewöhnlich befallenen Hirnstammkerne.

C. Die senile Chorea.

Unter seniler Chorea versteht man eine Chorea, die auf den Veränderungen der senilen Involution beruht. Das Krankhafte dieses Altersvorganges kann in einer besonderen Intensität des senilen Prozesses im höheren Alter oder in einem zeitlich früheren Auftreten der Involution zum Ausdruck kommen.

Da die Vorgänge des Alterns in der Konstitution begründet, also erblich festgelegt sind, wäre auch hier ein hereditäres Vorkommen zu erwarten. Die senile Chorea müßte sich aber „im Gegensatz zur klassischen HUNTINGTONschen Chorea so vererben wie die senile Involution, nämlich in allen Generationen in den Lebensjahren, die durchschnittlich in der entsprechenden Bevölkerung als Greisenalter gelten“ (KEHRER 1928).

An Stelle des atrophisierenden Prozesses der HUNTINGTONschen Chorea wären hier weniger bedeutende Zellausfälle und eine weniger starke Schrumpfung des Putamens, insbesondere des Nucleus caudatus, zu erwarten, als vielmehr senile Zellerkrankungen mit erheblicher Vermehrung der Lipoide in Ganglien- und Gliazellen. Außerdem können senile Plaques vorkommen, wie sie KUFS (1937) bei ALZHEIMERscher Krankheit mit Chorea beschrieben hat, obwohl die Plaques an sich nicht ein notwendiges Charakteristikum des senilen Prozesses darstellen Eine sichere Entscheidung zwischen einer in diesem Sinne rein senilen Chorea und einem erst im Greisenalter manifest werdenden Spätfall von HUNTINGTONscher Chorea dürfte kaum möglich sein. Differentialdiagnostisch kann die Untersuchung der Erblichkeit, namentlich auch der Deszendenz, weiterhelfen.

Nach der Definition können die meisten der bisher als senile Chorea beschriebenen Fälle nicht zu dieser gerechnet werden; manche stellen eine Chorea minor im Alter dar (PAULY 1938), oder beruhen auf Herderkrankungen durch Gefäßveränderungen (F. H. LEWY, LAMERS 1938), manche sind auch Spätfälle von HUNTINGTONscher Chorea.

Dazu sind die beiden Fälle von PETER (1924) zu rechnen: eine 69jährige Frau mit $1^1/_2$jähriger Krankheitsdauer und eine 74jährige Frau, bei der die Krankheit bereits 10 Jahre bestand. Bei der einen wurde schon während der Untersuchung die Zugehörigkeit zur HUNTINGTONschen Chorea erkannt, bei der anderen führte KEHRER den Nachweis. LEYSER (1923) beschrieb eine 74 Jahre alt gewordene Frau, die Hausiererin gewesen war und zuletzt 10 Jahre lang an progressiver Chorea mit Demenz litt. Es fand sich eine Atrophie des Gehirns mit besonderer Betonung des Striatums und des Hinterhauptslappens, Zellausfälle im Nucleus dentatus und Putamen, Verfettung der Ganglienzellen und mäßige Gliawucherung; nirgends Drusen oder Fibrillenveränderungen. Nach KEHRER ist aber auch dieser Fall mangels Erblichkeitsuntersuchung nicht beweisend; der Befund, die lange Dauer und wohl auch das Vorleben spricht eher für eine HUNTINGTONsche Chorea. Bei einem 60jährigen Mann von TERPLAN (1924, Fall 4) mit 4jähriger Krankheitsdauer entspricht der Befund mehr einer HUNTINGTONschen Chorea, jedenfalls fand sich keine Lipoidvermehrung in den Zellen. Ebensowenig ist die Beobachtung von ALCOCK (1936) überzeugend.

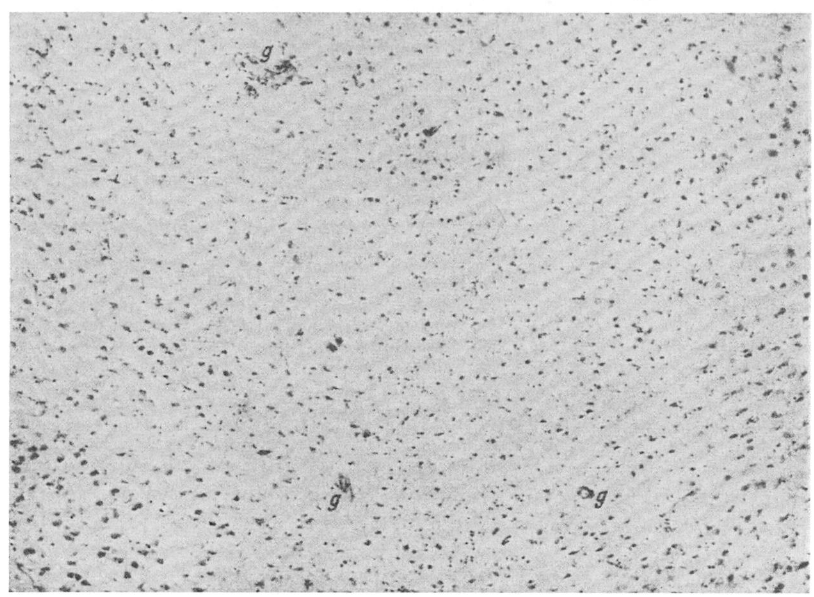

Abb. 3. Striatum (Mitte) von JAKOBS Beobachtung einer Chorea senilis. NISSL-Bild. Schwere Verödung vornehmlich der kleinen Ganglienzellen. Gefäße (*g*) nicht wesentlich verändert. (Aus A. JAKOB: Die extrapyramidalen Erkrankungen. 1923.)

Nach BONHOEFFER (1936) hat CREUTZFELDT bei einem 75jährigen Mann mit seniler Chorea „pigmentatrophische Veränderungen an Nervenzellen und Glia, Fibrillenzerfall, starke Lipoidanhäufung mit deutlicher Bevorzugung von Schwanzkern und Putamen“ gesehen. MEYJES (1931) brachte 2 Beobachtungen an einer 83jährigen und einer 74jährigen Frau mit relativ kurzer Erkrankung. Im ersten Falle waren ausgedehnte Drusen- und Fibrillenveränderungen auch in den Stammganglien vorhanden, im zweiten offensichtlich gefäßabhängige Veränderungen im Striatum.

Die einzige Beobachtung, die noch am ehesten zur senilen Chorea zu gehören scheint, aber auch hinsichtlich der Heredität nicht untersucht ist, findet sich bei A. JAKOB (Fall 7 der Monographie): Bei einer 37jährigen Frau entwickelte sich eine senile Demenz mit kleinschrittigem Gang und Tremor der oberen Extremitäten, welche in eine ausgesprochene choreatische Unruhe des ganzen Körpers überging. In den letzten $1^1/_2$ Jahren bestanden Beugekontrakturen in den Beinen, während die Chorea in Gesicht-, Sprach- und Armmuskulatur unverändert blieb. Anatomisch: Neben der Rinde, in welcher reichlich senile Plaques und ALZHEIMERsche Fibrillenveränderungen vorhanden waren, ist der senile Parenchymprozeß besonders im Striatum lokalisiert, aber ohne Plaques und Fibrillenveränderungen (Abb. 3). Hier ist es ohne makroskopische Schrumpfungen — auch des Caudatums — zu einer hochgradigen Degeneration der Ganglienzellen gekommen und daneben zu kleineren Verödungsherden bei zarter protoplasmatischer Gliawucherung und fettiger Imbibition des Parenchyms.

Weitere Beobachtungen von seniler Chorea bei v. BRAUNMÜHL, Alterserkrankungen.

D. Andere Choreaformen.

Angeborene Chorea. Es handelt sich um seltene Fälle, von denen nicht immer entschieden werden kann, wieweit eine Verwandtschaft zur cerebralen Kinderlähmung besteht, besonders wenn die Anamnese nicht von Anfang an klar ist.

So haben z. B. URECHIA und DRAGOMIR (1933) eine angeblich seit dem 1. Lebensjahr bestehende „angeborene Chorea“ bei einem 18jährigen Imbezillen beschrieben. Unter derselben Diagnose schildert KONOWA (1928) einen 7jährigen Idioten mit Chorea. Die Hirnuntersuchung ergab eine anormale Lage des Kleinhirns zwischen den Großhirnhemisphären; neben anderen ausgedehnten Veränderungen bestand eine Verkleinerung des Pallidums mit Markfaserverarmung und erheblichen Gefäßwucherungen im Putamen u. a. m. Auch einer „Sonderform“ der Chorea von HOPF (1952) liegt wahrscheinlich eine frühzeitige, vielleicht intrauterin abgelaufene Infektion zugrunde. Doch gibt es Fälle, die eine solche Ursache nicht erkennen lassen. BONHOEFFER (1936) teilt zwei eigene Beobachtungen mit, in denen „nichts außer der choreatischen Störung nachweisbar ist, nichts von Spasmus mobilis, keine Pyramidenbahnsymptome, keine Intelligenzstörungen, und anamnestisch bestimmt angegeben wird, daß die Störung von der allerersten Kindheit an bestanden habe. Die Entwicklung der Sprache und Gehfähigkeit war in diesen Fällen erheblich verlangsamt“. Differentialdiagnostisch ist auch ein abnorm früher Beginn einer HUNTINGTONschen Chorea in Rechnung zu stellen (KEHRER).

Es sind auch einige klinische Krankheitsbilder zu erwähnen, von denen anatomische Befunde bisher nicht vorliegen, die aber Beziehungen zum extrapyramidal-motorischen System haben. Die *Chorea electrica* von BERGERON und HENOCH (1888) mit myoklonischen heftigen Bewegungsstörungen (BRUNS 1902), welche nach VAN BOGAERT und SWEERTS (1931) arrhythmisch und asynchron sind. Ferner die *Chorea fibrillaris* von MORVAN (1890). Diese ist charakterisiert durch fibrilläre und fasciculäre Zuckungen mit vegetativen Symptomen verschiedener Art. Die Krankheit kann in Heilung ausgehen (ROGER u. Mitarb. 1953). Mehrere Autoren nehmen ein Virus an. MOUNT und REBACK (1940) beschreiben ein anfallsartiges Syndrom dieser Art aus einer Familie mit 27 Erkrankungen. Nach ihrer Angabe erinnern die choreo-athetotischen Bewegungen auf der Höhe der Anfälle an die HUNTINGTONsche Chorea. Ob es sich hier um ein einheitliches Krankheitsbild handelt und wieweit Beziehungen zu dem von KNY (1888) beschriebenen Myoclonus fibrillaris multiplex oder zur Myokymie von SCHULTZE (1895) bestehen, ist unsicher, auch an Folgezustände der Encephalitis epidemica wäre hier zu erinnern (KREBS 1922).

Symptomatische Chorea. Prozesse, welche herdförmige Ausfälle im Striatum verursachen, können die choreatische Bewegungsstörung herbeiführen; in vielen Fällen bleibt eine solche aber aus, wahrscheinlich weil dazu „eine weitere, verbreitete diffuse Schädigung des Parenchyms erforderlich ist“ (HASSLER).

Herderkrankungen im Striatum sind unter anderen beschrieben worden von C. und O. VOGT (1920, Fall 34), A. JAKOB (1923, Fall 17), BERNIS (1925, Fall 5), SOUQUES und BERTRAND (1926), FRAGNITO und SCARPINI (1926), SCHOTTKY (1934), DAVISON und GOODHART (1940); speziell in einem Caudatum: A. JAKOB (1923, S. 314), GRÜNTHAL und HARTMANN (1931), AUSTREGESILO und FORTES (1937).

Hierher gehört ferner eine Beobachtung von GRÜNTHAL (1950) bei einer 56jährigen Frau, die 3 Jahre lang an nicht erblicher progressiver Chorea litt; in dem nicht atrophischen Striatum gab es multiple, perivasculäre Verödungsherde mit zarter Glianarbe, welche nach Art des Status marmoratus von hyperregenerierten Markfasern durchsetzt waren. Bei einem anderen Patienten von 73 Jahren, der seit 3—4 Jahren an Kopftremor litt, setzte in den letzten 3 Wochen eine lebhafte choreatische Unruhe ein, Tod durch Herzinsuffizienz. Auch hier bestanden perivasculäre Verödungen im Striatum ohne Atrophie. Die Chorea war nicht durch neue Veränderungen der anatomischen Strukturen bewirkt, sondern offenbar funktionell durch den Zusammenbruch der Vitalität infolge der Kreislaufstörung verursacht. In einem weiteren Falle war eine choreatische Unruhe der letzten 2 Wochen bei einem 72jährigen Mann auf eine Cyste im linken Caudatum zurückzuführen. — C. und O. VOGT (1949/50) haben über 4 Fälle von nicht erblicher Chorea mit verschiedenen Stadien dyshorischer Zustände, zum Teil mit perivasculären Verödungsherden berichtet. E. BRIN (1947) untersuchte eine senile Athetose auf vasculärer Grundlage. — Akute, in wenigen Monaten zum Tode führende Erkrankungen mit Hyperkinesen im Präsenium, Zellverfettung und Ausfällen im Striatum, Thalamus und Hypothalamus sowie in der Rinde beschreiben GARCIN, VAN BOGAERT u. a. (1950). Eine akute symmetrische Totalnekrose im Striatum und Pallidum unklarer Natur ohne sonstige Veränderungen bei einem 13jährigen Mädchen mit Zittern, zuckenden Bewegungen, Hypotonie und Sprachstörungen haben HAWKE und DONOHUE (1951) mitgeteilt.

Tumoren, welche die Stammganglien durchwachsen, bewirken meist keine choreatischen Bewegungsstörungen (ODY 1932: 25 Fälle). NEGRIN (1951) hat über eine Choreaathetose von 13jähriger Dauer infolge eines verkalkten Astrocytoms im Striatum berichtet, nach dessen Operation die Bewegungsstörungen aufhörten (HASSLER).

Die Chorea ist keineswegs allein von einer Läsion des Striatums abhängig, sondern kann von jeder Stelle des extrapyramidalen Systems ausgelöst werden (SPATZ). So gibt es Beobachtungen von Herden in den Bindearmen (BONHOEFFER 1897, BREMME 1919) oder roten Kern (HALBAN und INFELD 1902) in der Vierhügelgegend (INFELD 1907), ferner im Thalamus (LEWANDOWSKY und STADELMANN 1912, MALAN und CIVALLERI 1921 u. a.) sowie Substantia nigra bei der Encephalitis epidemica. Herde im Kleinhirn sind strittig (vgl. LOTMAR 1926).

Bei Intoxikationen, CO-Vergiftung (MERGUET 1922 u. a.), nach Schwefelkohlenstoff und nach chronischer Quecksilbervergiftung (nach HASSLER) sind gelegentlich choreatische Störungen gesehen worden.

Anhangsweise sei erwähnt, daß Chorea bei Mäusen und Hunden beobachtet ist (NACHTSHEIM 1939); bei Mäusen sind Veränderungen im Striatum beschrieben (F. H. LEWY 1922, NACHTSHEIM). Bemerkenswert ist eine spontane Striatumdegeneration bei einem Affen (R. RICHTER und KLUEVER 1944).

Literatur.

Chorea minor, Chorea gravidarum, Chorea senilis.

ALCOCK: A note on the pathology of senile chorea. Brain **59**, 376 (1936). — ALLARD: Zit. nach KEHRER 1928. — ALZHEIMER: Über die anatomische Grundlage der HUNTINGTONschen Chorea und der choreatischen Bewegungen überhaupt. Neur. Zbl. **30**, 891 (1911). — ANDRÉ-THOMAS et AJURIAGUERRA: Observation anatomo-clinique d'un cas de chorée moelle. Presse méd. **55**, 575 (1945). — Revue neur. **79**, 151. — ASPERGER u. GOLL: Über einen Fall von Hemichorea bei einem eineiigen Zwillingspaar. Arch. Kinderheilk. **116**, 92 (1939). — AYALA i ALTSCHUL: Sulla istopatologia della chorea minor. Bull. Atti Reale Accad. med. Roma **53**, 127 (1927). Ref. Zbl. Neur. **48**, 807.

BABONNEIX: Les chorées. Paris 1924. — BABONNEIX et GUILLY: Chorées prolongées. Revue neur. **72**, 149 (1940). — BABONNEIX et LHERMITTE: Lésions histologiques de la chorée aigue. Revue neur. **71**, 303 (1939). — BOAS: Kritische Bemerkungen über den ätiologischen Zusammenhang zwischen Chorea minor und Syphilis. Z. Neur. **37**, 420 (1917). — BOGAERT, VAN, and BERTRAND: Haemorrhagic affection of cortico-neostriatal site revealed clinically by acute and fetal chorea. J. of Neur. **13**, 1 (1932). Ref. Zbl. Neur. **66**, 51. — BONHOEFFER: Klinisch-anatomische Beiträge zur Pathologie des Sehhügels und der Regio subthalamico. Mschr. Psychiatr. **67**, 253 (1928). — Die akuten und chronischen choreatischen Erkrankungen und die Myoklonien. Beih. zur Mschr. Psychiatr. **75** (1936).

CALLEWAERT: Etude anatomo-clinique d'un cas de chorée de Sydenham. J. belge Neur. **40**, 5 (1940). — CASTRÉN: Zur pathologischen Anatomie der SYDENHAMschen Chorea. Arb. path. Inst. Helsingfors (Jena) **3**, 371 (1925). Ref. Zbl. Neur. **42**, 291. — CREUTZFELDT: Ein Beitrag zur Klinik und Histopathologie der Chorea gravidarus. Arch. f. Psychiatr. **71**, 357 (1924).

DIMITRI y BARLARO: Akute Chorea des Erwachsenen. Rev. Asoc. méd. argent. **46**, 1612 (1932). Ref. Zbl. Neur. **70**, 103.

EDGREN: Einiges über die Ätiologie von Chorea minor. Acta med. scand. (Stockh.) **96**, 43 (1938). Ref. Zbl. Neur. **91**, 43. — EVANS: Obesity following chorea. Brit. J. Childr. Dis. **34**, 179 (1937). Ref. Zbl. Neur. **89**, 115.

FIORE: Contributo allo studio dell'anatomia patogenesi della corea del Sydenham. Riv. Clin. pediatr. **20**, 193 (1922). Ref. Zbl. Neur. **30**, 477. — FLEISCHHANS: Das Schicksal der Kranken mit akutem Gelenkrheumatismus und Chorea nach längerer Zeit. Čas. lék. česk. **1940**, 608 [tschechisch]. Ref. Zbl. Neur. **99**, 71. — FORSTER: Choreatischer Symptomenkomplex bei Fleckfieber. Vortrag 1920. Ref. Zbl. Neur. **21**, 298. — FROMENTY: Chorée progressive avec démence consécutive au typhus murin. Presse méd. **1951**, 91. Ref. Zbl. Neur. **116**, 291.

GAMPER: Chorea infectiosa. In Handbuch der Neurologie, herausgeg. von FOERSTER und BUMKE, Bd. XII, S. 47. 1935. — GEHUCHTEN, VAN: Un cas de chorée de Sydenham. Etude anatomique. Revue neur. **38**, I, 490 (1931). — GLOBUS: Über symptomatische Chorea bei Diphtherie. Z. Neur. **85**, 414 (1923). — GREENFIELD and WOLFSOHN: On pathology of Sydenhams chorea. Lancet **1922**, No 12, 603. Ref. Zbl. Neur. **31**, 256. — GUTTMANN: Beobachtungen über Chorea minor. Z. Neur. **107**, 584 (1927).

HALLERVORDEN: Die extrapyramidalen Erkrankungen. In BUMKES Handbuch der Geisteskrankheiten, Bd. XI, S. 996. 1930. — HARVIER et LEVADITI: Preuve anatomique et experimentale de l'identité de nature entre certains chorées graves aigues fébriles et l'encephalite lethargique. Soc. Méd. Hôp., 5. März 1920. Zit. nach LHERMITTE u. PAGNIEZ. (GAMPER.) — HASSLER: Chorea minor. In Handbuch der inneren Medizin, 4. Aufl., Bd. V/3, S. 707. — HERTEL: Chorea minor im Anschluß von Schutzimpfungen. Nervenarzt **1952**, 308. — HEUBNER (1902): Zit. nach GAMPER. — HOPF: Über eine pathologisch-anatomische Sonderform der Chorea. J. Nerv. Dis. **116**, 608 (1952).

JAKOB, A.: Die extrapyramidalen Erkrankungen. Berlin: Springer 1923.

KALNIN: Der paralytische Prozeß und die Zentren des extrapyramidal-motorischen Systems. Z. Neur. **89**, 310 (1924). — KEHRER, E.: Erblichkeit und Nervenleiden. I. Ursache und Erblichkeit von Chorea, Myoklonie und Athetose. Berlin 1928. — Der Veitstanz der Schwangeren (sog. Graviditätschorea). Leipzig: Georg Thieme 1942. — KILDEE: A study of 500 cases of chorea, with especial reference to the genealogical aspect. Med. Bull. Veterans Admin. **14**, 306 (1938). Ref. Zbl. Neur. **96**, 495. — KIRCHHOF: Über das Zusammentreffen von Polyneuritis mit Chorea minor bei jungen Frauen (Choreoneuritis). Nervenarzt **1947**, 417. — KLEIST: Über die psychischen Störungen bei der Chorea minor, nebst Bemerkungen zur Symptomatologie der Chorea. Allg. Z. Psychiatr. **64**, 769 (1907). — KONONOWA: Zur Pathogenese und pathologischen Anatomie der angeborenen Chorea. Z. Neur. **113**, 687 (1928). — KRAUSE: Klinische Mitteilung über schwere Defektzustände nach Encephalomyelitis postvaccinalis. Dtsch. Z. Nervenheilk. **114**, 214 (1930). — KRAUSS: Persönlichkeitsveränderungen nach Chorea minor. Schweiz. Arch. Neur. **34**, 94 (1934). — KRONER: Über Chorea gravidarum. D. I. Berlin 1896 (nach GAMPER). — KUFS: Über eine Frühform der ALZHEIMERschen Krankheit usw. Arch. f. Psychiatr. **107**, 431 (1937).

LAMERS: Über die Beziehungen der Arteriosklerose zur HUNTINGTONschen Chorea. Allg. Z. Psychiatr. **111**, 278 (1939). — LEHOCZKY, v.: Über die Gehirnveränderungen bei Chorea minor. Arch. f. Psychiatr. **113**, 463 (1941). — LEHOCZKY, v., u. SEMMELWEIS: Interessante Fälle von Chorea gravidarum. Orv. Hetil. (ung.) **70**, 110 (1926). Ref. Zbl. Neur. **43**, 542. — LÉVY-VALENSI, JUSTIN-BESANÇON et DELAY-LUDI: Chorée gravide mortale. Etude des lésions nerveuses. Bull. Soc. méd. Hôp. Paris III. s. **55**, 722 (1939). Ref. Zbl. Neur. **98**, 470. — LEWIS-JONSSON: Chorea etc. from Malmöhus county 1910—1914. Acta paediatr. (Stockh.) Suppl. **76** (1949). Ref. Zbl. Neur. **120**, 373. — LEWY, F. H.: Die histopathologische Grundlage experimenteller Hyperkinesen bei diphtherie-infizierten Mäusen. Virchows Arch. **238**, 252 (1922). — Die Histopathologie der choreatischen Erkrankungen. Z. Neur. **85**, 622 (1923). — Die infektiös-toxische Chorea (Chorea minor und gravidarum). In KRAUS-BRUGSCH, Spezielle Pathologie und Therapie innerer Krankheiten, Bd. 10, Teil 3. Berlin: Urban & Schwarzenberg 1924. — LEYSER: Zur Frage der senilen Chorea. Dtsch. Z. Nervenheilk. **75**, 64 (1922). — Zur pathologischen Anatomie der senilen Chorea. Beitr. path. Anat. **7**, 528 (1923). — LHERMITTE: Les syndromes anatomo-cliniques du corps strié chez le vieillard. Revue neur. **1922**, 406. — LHERMITTE et PAGNIEZ: Anatomie et physiologie pathologique de la chorée de Sydenham. Encéphale **25**, 24 (1930). Ref. Zbl. Neur. **56**, 671.

MARIE, PIERRE, BOUTTIER et TRÉTIAKOFF: Etude anatomo-clinique sur un cas de chorée aiguë graviditique. Bull. Soc. méd. Hôp. Paris **39**, 1127 (1923). Ref. Zbl. Neur. **35**, 334. — MARINESCO, DRAGANESCO, AXENTE et BRUCKNER: Etude anatomo-clinique d'un cas de chorée molle. Ann. Méd. **40**, 397 (1936). — MCCULLOCH: Encephalitis rheumatica (Chorea minor of Sydenham). Its diagnosis and course. J. of Pediatr. **13**, 741 (1938). Ref. Zbl. Neur. **93**, 359.

NOTO: Klinisch-anatomischer Beitrag zur Chorea minor. Z. Neur. **159**, 781 (1937).

OMOROKOV: Über die histopathologischen Veränderungen und die Pathogenese der Chorea mit epileptischen Anfällen. Trudy tomsk. med. Inst. **1**, 4, 68. Ref. Zbl. Neur. **67**, 442. — OSIPOWA: Über die konstitutionellen Eigenschaften bei Chorea minor. Z. Neur. **69**, 125 (1930).

PATZIG: Zur Vererbung striärer Erkrankungen. Erbarzt **3**, 161 (1936). — PAULY: Les chorées des vieillards. Encéphale **33**, II, 239 (1938). Ref. Zbl. Neur. **93**, 649. — PETER: Beitrag zur Klinik und Anatomie der Chorea im Greisenalter. Mschr. Psychiatr. **56**, 283 (1924). — PETERS: Chorea minor und Jahreszeit. Z. Kinderheilk. **66**, 515 (1939). Ref. Zbl. Neur. **93**, 648. — PFAUNDLER: Akuter Geburtsrheumatismus und Chorea minor. Z. Kinderheilk. **30**, 274 (1921). — PFAUNDLER u. v. SETHE: Über Syntropie von Krankheitszuständen. Z. Kinderheilk. **30**, 100 (1921). — Zum simultanen Veitstanz und Rheumatismus. Z. Kinderheilk. **41**, 397 (1926). — PINELES: Zit. nach GAMPER.

REICHARDT: Pathologische Anatomie der Chorea minor. Dtsch. Arch. klin. Med. **72**, 54 (1902). — RINDFLEISCH, W.: Über Chorea mollis sive paralytica mit Muskelveränderungen. Dtsch. Z. Nervenheilk. **23**, 143 (1903). — ROSENOW, E.: Experimental observations on the etiology of chorea. Amer. J. Dis. Childr. **26**, 323 (1923). Ref. Zbl. Neur. **36**, 76 (1920). — ROUBICEK: Beitrag zur sogenannten symptomatischen Chorea. Neur. a. Psychiatr. Česka **4**, 289 (1941). Ref. Zbl. Neur. **103**, 405.

SANTHA, v.: Über Gefäßveränderungen im Zentralnervensystem bei Chorea rheumatica. Virchows Arch. **287**, 405 (1932). — SCHILF: Spätfolgen am extrapyramidalen Nervensystem nach Malaria. Psychiatr., Neurol. u. med. Psychol. **1**, 317 (1949). — SCHÖPE: Zur Frage „Blastom"—„Encephalitis". Arch. f. Psychiatr. **109**, 755 (1939). — SCHULZ, B.: Beitrag zur Genealogie der Chorea. Z. Neur. **117**, 288 (1928). — SCHUSTER, I.: Beitrag zur Histopathologie und Bakteriologie der Chorea infectiosa. Z. Neur. **59**, 332 (1920). — STECK: Der striäre Symptomenkomplex in der progressiven Paralyse. Z. Neur. **97**, 424 (1925). — STEPHANESCU: Sur un cas du chorée postexanthématique. Bull. Soc. roum. Neur. etc. **2**, 24 (1925). Ref. Zbl. Neur. **42**, 291. — STRAUS, E.: Untersuchungen über die postchoreatischen Motilitätsstörungen, insbesondere die Beziehungen der Chorea minor zum Tic. Mschr. Psychiatr. **66**, 361 (1927). — SUTTON, PORTER and DODGE: The relationship of Sydenham's chorea to other rheumatic manifestations. Amer. J. Med. Sci. **195**, 656 (1938). Ref. Zbl. Neur. **96**, 519.

THIELE: Klinische Erfahrungen über Schwangerschaftschorea. Mschr. Psychiatr. **85**, 170 (1933).

URECHIA: Chorée aiguë avec examen anatomique. Encéphale **2**, 334 (1936). Ref. Zbl. Neur. **85**, 342. — URECHIA et DRAGOMIR: Chorée congenitale. Bull. Soc. méd. Hôp. Paris III.s. **49**, 1404 (1933). Ref. Zbl. Neur. **71**, 526. — URECHIA et ELEKES: Etude anatomoclinique sur un cas de chorée aiguë graviditique. Arch. internat. Neur. **44**, 41 (1925). Ref. Zbl. Neur. **42**, 399. — URECHIA et MIHALESCU: Examen anatomique d'un cas de chorée aiguë rheumatismale. Revue neur. **35**, I, 522 (1928). Ref. Zbl. Neur. **50**, 583. — URECHIA et RUSDEA: Un cas de chorée chronique avec autopsie. Revue neur. **30**, 473 (1923). Ref. Zbl. Neur. **34**, 452.

VOGT, C. and O.: Importance of neuroanatomy in the field of neuropathology. Neurology **1**, 205 (1951). — Precipitating and modifying agents in chorea. J. Nerv. Dis. **116**, 601 (1952). — VOGT, H.: Chorea minor. In Handbuch der Neurologie von LEWANDOWSKY, Bd. 3, S. 901. 1912.

WENDENBURG: Über Chorea infectiosa und Chorea hysterica. Mschr. Psychiatr. **28**, 232 (1910). — WILSON and PREECE: Chorea gravidarum. A statistical study of 951 collected cases, 846 from literature and 105 previously unreported. Arch. Int. Med. **49**, 471 (1932). Ref. in KING, Neurologic complications during pregnancy. Arch. of Neur. **63**, 471 (1950). — WINKELMAN: Ein Fall von 5 Monate dauernder Schwangerschaftschorea mit anatomischem Befund. Z. Neur. **102**, 56 (1926). — WOLLENBERG: Zur pathologischen Anatomie der Chorea minor. Arch. f. Psychiatr. **23**, 1 (1891). — Chorea. In Handbuch von NOTHNAGEL. Wien 1899.

ZIEGLER: The neuropathological findings in a case of Sydenham's chorea. J. Nerv. Dis. **65**, 273 (1927). Ref. Zbl. Neur. **47**, 547.

Andere Choreaformen.

AUSTREGESILO et BORGES FORTES: Sur un cas d'hemichorée avec lésion du noyau caudé. Revue neur. **67**, 477 (1937).

BERNIS: Zur Pathologie dystonisch-dyskinetischer Prozesse. Arb. neur. Inst. Wien **27**, 338 (1925) (Fall 5). — BOGAERT, VAN, et SWEERTS: Sur les myoclonies de la chorée électrique de Henoch-Bergeron. Revue neur. **1931 I**, 262. — BONHOEFFER: Ein Beitrag zur Lokalisation der choreatischen Bewegungen. Mschr. Psychiatr. **1**, 6 (1897). — Zur Auffassung der posthemiplegischen Bewegungsstörungen. Mschr. Psychiatr. **10**, 383 (1901). — BREMME: Ein Beitrag zur Bindearmchorea. Mschr. Psychiatr. **45**, 107 (1919). — BRIN, E.: Senile Athetose. Confinia neur. (Basel) **7**, 264 (1947). — BRUNS: Chorea electrica. Berl. klin. Wschr. **1902**, Nr 51.

DAVISON and GOODHART: Monochoera and somatotopic localisation. Arch. of Neur. **43**, 792 (1940). — DELMAS-MARSELAAT, LAFON et FAURE: Un cas de chorée fibrillaire. J. Méd. Bord. **118**, 691 (1941). Ref. Zbl. Neur. **102**, 228.

FRAGNITO e SCARPINI: Reporto anatomo-patologico in un caso di emicorea sintomatico. Riv. Pat. nerv. **31**, 524 (1926).

GERVIN, BERTRAND, VAN BOGAERT, GRUNER et BRION: Sur un type nosologique special de syndrôme extrapyramidal etc. Revue neur. **83**, 161 (1950). — GRÜNTHAL: Klinisch-pathologische Betrachtungen zur Frage der Entstehung choreatischer Unruhe bei Erkrankungen des Striatum. Mschr. Psychiatr. **120**, 335 (1950). — GRÜNTHAL u. HARTMANN: Über einen Fall von Hemichorea mit Striatumherd. Mschr. Psychiatr. **102**, 107 (1939).

HALBAN u. INFELD: Zur Pathologie der Hirnschenkelhaube usw. Arb. neur. Inst. Wien **9**, 328 (1902). — HAWKE and DONOHUE: Bilateral symmetrical necrosis of the corpora striata etc. J. Nerv. Dis. **113**, 120 (1951). — HENOCH: Chorea electrica. Berl. klin. Wschr. **1883**, 801. — HOPF, A.: Über eine pathologisch-anatomische Sonderform der Chorea. J. Nerv. Dis. **116**, 608 (1952).

INFELD: Zwei Fälle von Herderkrankung in der Vierhügelgegend. Münch. med. Wschr. **1907**, 1633.

KLESSEN: Chorée fibrillaire de Morvan, eine Diencephalose. Nederl. Tijdschr. Geneesk. **1939**, 2733. Ref. Zbl. Neur. **94**, 669. — KNY: Über ein dem Paramyoclonus multiplex (FRIEDREICH) nahestehendes Krankheitsbild. Arch. f. Psychiatr. **19**, 577 (1888). — KREBS: Myoclonies et mouvements involontaires dans l'encéphalite epidemique. Thèse de Paris 1922.

LAMBRECHTS: Contribution à l'étude de la chorée fibrillaire de Morvan. Revue neur. **41**, II, 115 (1934). — LEWANDOWSKY u. STADELMANN: Chorea apoplectica. Z. Neur. **12**, 530 (1912). — LEWY, F. H.: Die histologischen Grundlagen experimenteller Hyperkinesen bei diphtheriekranken Mäusen. Virchows Arch. **238**, 252 (1922). — LOTMAR: Die Stammganglien und die extrapyramidal-motorischen Syndrome. Berlin 1926.

MALAN e CIVALLERI: Contributo allo studio delle lesioni del talamo ottico. Policlinico, Sez. med. **28**, 242 (1921) (nach LOTMAR). — MERGUET: Ein Fall von Kohlenoxydvergiftung mit choreiformen Bewegungsstörungen. Arch. f. Psychiatr. **66**, 272 (1922). — MOLLARET, P.: Un cas de chorée fibrillaire de Morvan. Revue neur. **1937 II**, 552. — MORVAN: Chorée fibrillaire. Gaz. hebd. méd. et chir. **27**, 173, 186, 200 (1890). — MOUNT, L., and S. REBACK: Familial paroxysmal choreoathetosis. Preliminary report on a hitherto undescribed clinical syndrome. Arch. of Neur. **44**, 841 (1940).

NEGRIN: Choreoathetosis in a case of brain tumor with surgical treatment. Arch. of Neur. **65**, 111 (1951).

ODY: Tumors of the basal ganglia. Arch. of Neur. **27**, 249 (1932).

POROT: Un cas ancien mais inédit de chorée fibrillaire de Morvan. Revue neur. **41**, I, 581 (1934).

REISS u. STAEMMLER: Beitrag zur Frage des Stammhirns bei der ALZHEIMERschen Krankheit. Arch. f. Psychiatr. **183**, 481 (1950). — RICHTER, R., and KLUEVER: Spontaneous striatal degeneration in a monkey. J. of Neuropath. **3**, 49 (1944). — ROGER, H., JOSEPH ALLIEZ et J. ROGER: La chorée fibrillaire de Morvan. Bilan de 70 observations dont 30 30 personelles. Revue neur. **88**, 184 (1953). — ROGER, LONGEKAMPF et ALLIEZ: Considerations étiologiques sur la chorée fibrillaire de Morvan. Bull. Soc. méd. Hôp. Paris III. s. **51**, 677 (1935). — ROGER, PEKELIS et ALLIEZ: La chorée fibrillaire de Morvan. Sa localisation au niveau des centres neurovegetatifs de la base. Ses rélavation avec l'acrodynie infantile. Revue neur. **41**, I, 248 (1934).

SCHOTTKY: Über Hemichorea. Z. Neur. **150**, 305 (1934). — SOUQUES et BERTRAND: Sur la function motrice du corps strié, à propos d'un cas d'hémichorée suivis d'autopsion. Revue neur. **1926**, I, 988.

Die Hallervorden-Spatzsche Krankheit.

Von

W.-J. Eicke-Marburg.

Mit 7 Abbildungen.

Die Hallervorden-Spatzsche Krankheit ist eine mit langsam zunehmender Tonussteigerung und Spasmen in den Extremitäten einhergehende Erkrankung des extrapyramidal-motorischen Systems. Die Spasmen und Tonussteigerung beginnen in den unteren Extremitäten und greifen später auf die Arme über. Eine Equinovarusstellung der Füße fällt nicht selten als erstes auf. Öfters entwickelt sich dabei die Versteifung aus einer Hyperkinese choreatisch-athetotischen Charakters. Die Krankheit, die meist zuvor gesunde Kinder befällt und in der überwiegenden Zahl aller Fälle im 1.—2. Jahrzehnt beginnt, führt nach jahrelangem Verlauf im 2.—3. Jahrzehnt zum Tode. Mehrfach ist familiäres Auftreten beschrieben worden. Häufig ist die Krankheit mit einem progredienten Schwachsinn kombiniert.

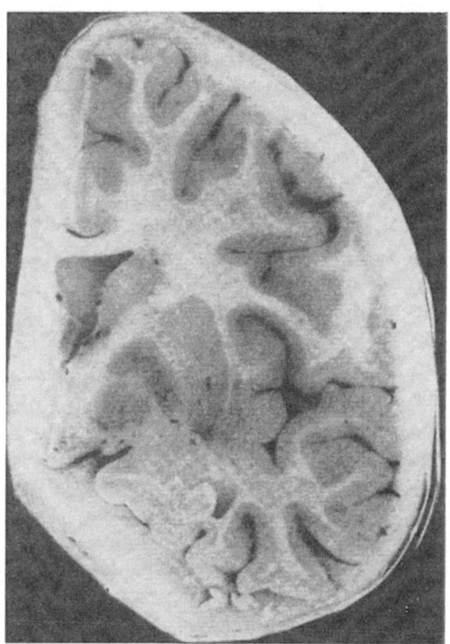

Abb. 1. Aufnahme einer in Celloidin eingebetteten Frontalscheibe durch die Stammganglien des Falles Cz. von Eicke mit deutlich dunkler Verfärbung des Pallidums.

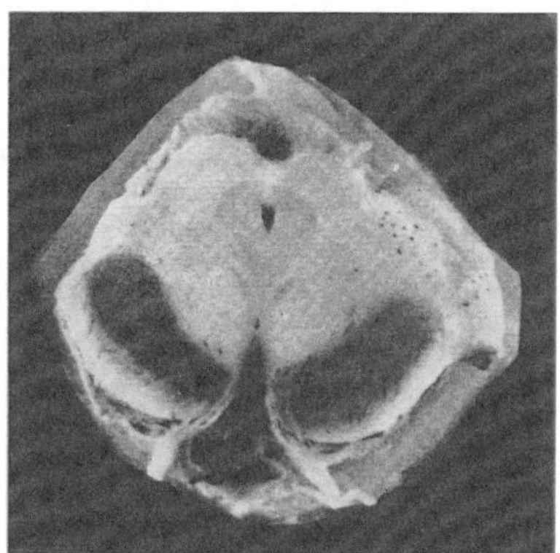

Abb. 2. Aufnahme des in Celloidin eingebetteten Mittelhirns vom Fall Cz. Durch den großen Pigmentreichtum tritt der Unterschied zwischen schwarzer und roter Zone kaum hervor, die rote Zone der Substantia nigra ist außerdem verbreitert.

Am Gehirn fällt schon makroskopisch eine rostbraune Verfärbung des Pallidums (Abb. 1) und der roten Zone der Substantia nigra (Abb. 2) auf. Das histologische Bild ist äußerst eindrucksvoll. Das Auffälligste sind in den beiden schon makroskopisch veränderten Zentren verschiedenartige Ablagerungen. Diese liegen teils intra-, teils extracellulär und bestehen aus gelblichen und grünlichen, zum Teil eisenpositiven, feineren und gröberen Pigmenten, sowie einer größeren Menge von Pseudokalk (Abb. 3). Das Bild ist besonders bei der Nissl-Färbung

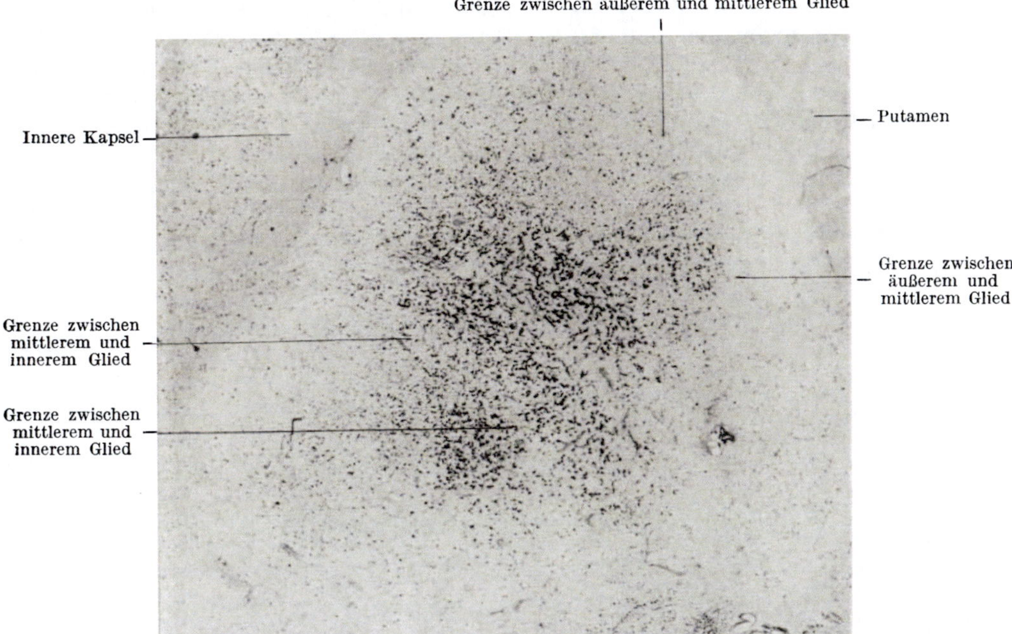

Abb. 3. NISSL-Färbung der Stammganglien, mittlerer Pallidumabschnitt. Vergr. 8mal, Fall Cz. Große Mengen von Pseudokalkkonkrementen.

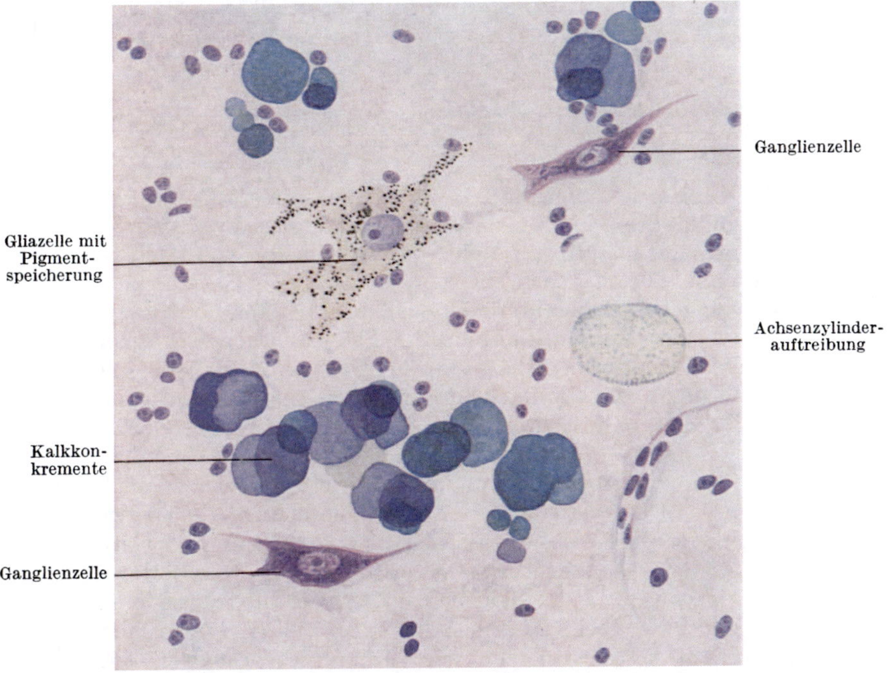

Abb. 4. NISSL-Färbung. Zeichnung aus mittleren Pallidumabschnitten bei etwa 600facher Vergrößerung mit typischem Befund.

recht bunt (Abb. 4), da hierbei der Pseudokalk eine grünschillernde bis blauschwarze Färbung annimmt und die Pigmente gelbliche bis grünliche Farbtöne aufweisen. Dazwischen liegen ovale, mit schwach grünlichen Granulis besetzte Scheiben, bei denen es sich wohl um Achsenzylinderauftreibungen handelt. Bei Eisenfärbung besteht in beiden Zentren eine ungewöhnlich hochgradige Eisenreaktion (diffuse Durchtränkung nach Spatz), ein Teil der Pigmente gibt ebenfalls eine solche. Die Glia ist in beiden Zentren beträchtlich vermehrt, zahlreiche Elemente fallen durch große blasse und vielgestaltige Kerne auf. Die Pseudokalkkonkremente haben ebenfalls verschiedene Größe; die kleineren sind häufig

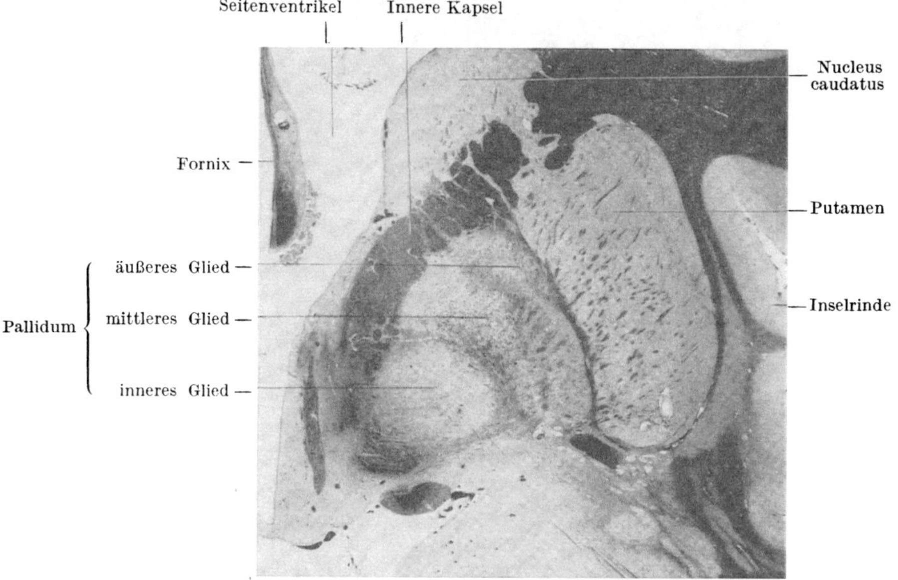

Abb. 5. Markscheidenfärbung der Stammganglien, mittlerer Pallidumabschnitt. Vergr. 3mal, Fall Cz. Deutlicher Status dysmyelinisatus im Pallidum, besonders im inneren Glied und den kapselnahen Teilen des mittleren und äußeren Gliedes.

zu sog. Maulbeerformen angehäuft. Neben diesen Veränderungen sieht man im Markscheidenbild des Pallidums meist einen Status dysmyelinisatus (Abb. 5). Die Veränderungen im übrigen Gehirn treten zurück und variieren in den verschiedenen Fällen beträchtlich.

Die erste eingehende Beschreibung des Krankheitsbildes stammt von Hallervorden und Spatz aus dem Jahre 1922. Schon vorher war außer einer kurzen Mitteilung von Rothmann (1915) und O. Fischer (1916) ein hierhergehöriger Fall mit anatomischem Befund (Vogt 1920) beschrieben worden. Hallervorden und Spatz teilen als erste ein familiäres Auftreten der Krankheit mit. Sie befiel 5 von 9 Geschwistern in der gleichen Art und Weise in der 2. Kindheit. Die Kinder waren normal geboren und entwickelten sich zunächst regelrecht. Im Alter von 7—9 Jahren traten Schwierigkeiten beim Gehen auf. Es bot sich das Bild einer progressiven spastischen Parese der unteren Extremitäten; bei einem Geschwister bestanden auch choreatisch-athetotische Bewegungsstörungen. Die Tonussteigerung und die Spasmen griffen im Laufe der Krankheit auf die oberen Extremitäten über. Zwischen dem 16. und 27. Lebensjahr trat der Tod ein. Anatomisch bestehen neben dem schon beschriebenen Hauptbefund in diesen Fällen diffuse Ganglienzellausfälle in der Rinde. Weiter zeigen die Ganglienzellen allgemeine, nicht übermäßig hochgradige Schädigungen und die Glia ist überall etwas vermehrt; die Markscheiden sind gering gelichtet. Hin und wieder sieht man auch im übrigen Gehirn die schon beschriebenen, im Schnitt scheibenartigen Gebilde, die HALLERVORDEN und SPATZ für Achsenzylinderauftreibungen halten und welche außerhalb des Pallidums keine Pigmente besitzen; sie sind neben dem Pallidum besonders im Corpus Luys zahlreich vorhanden. In der Kleinhirnrinde sind die PURKINJE-Zellen zum Teil ausgefallen, andere schwer geschädigt. Die Pyramidenbahnen sind mäßig aufgehellt. Später kamen noch weitere Beobachtungen hinzu.

Familiäre Fälle werden noch von WINKELMANN (klinisch zuerst beschrieben von DERCUM) (2 Brüder), MESSING (klinisch zuerst beschrieben von HIGIER) (3 Geschwister), KALINOWSKY (klinisch zuerst beschrieben von KRAMER und dann von WOLPERT) (3 Brüder), URECHIA, RETEZEANO und MALLER (Bruder und Schwester) sowie FISCHER (2 Geschwister) mitgeteilt. Über den Rahmen der engeren Familie greift die Krankheit nur in den Fällen von MESSING hinaus. Nach seiner Mitteilung haben der Vetter und die Tante mütterlicherseits dieselben Krankheitssymptome geboten wie die 3 Geschwister, über die berichtet wird. Sonst zeigen sich in keinem der familiären Fälle und von den später zu besprechenden Einzelfällen nur im 1. Fall von FÜNFGELD, im Fall von WAHLSTRÖM und im 2. Fall von EICKE (Schl.) noch gewisse geistige Auffälligkeiten in der Aszendenz. Die Abweichungen vom durchschnittlichen Krankheitsbilde sind bei den familiären Fällen gering, bei den Einzelfällen oft recht beträchtlich. Der Beginn der Erkrankung liegt im 1. oder 2. Jahrzehnt. Er ist in den Fällen von WINKELMANN bei 3—4 Jahren, in denen von HALLERVORDEN bei 7 bis 9 Jahren, in denen von MESSING bei 8—10 und in denen von KALINOWSKY bei 9—10 Jahren.

Mehrere Kinder zeigten bereits von Geburt an beträchtliche Schäden [Fall von MEYER und EARL, Fall von DE JONG, Fall 2 von FÜNFGELD, Fall von URECHIA, RETEZEANO und MALLER, Fall von WAHLSTRÖM, VOGTs Fall Oskar M. von THOMALLA, Fall 2 von EICKE (Schl.)]. Nur in 3 Einzelfällen traten die ersten für die HALLERVORDEN-SPATZsche Krankheit typischen Symptome später auf. Es sind dies der Fall von ONARI, der Fall K. G. von HALLERVORDEN und ein Fall von EICKE (K. S.). Dabei zeigte der Fall von ONARI doch schon von früher Kindheit an Auffälligkeiten. (Geistig immer zurückgeblieben, immer schwankender, stolpernder Gang, athetoseartige Bewegungen und eine verwaschene Sprache mit Verzerren des Gesichtes.) Im Alter von 35 Jahren setzte dann eine progrediente Versteifung der gesamten Körpermuskulatur und eine zunehmende Dysarthrie ein. Auffällig spät hatte das Leiden im Fall K. G. von HALLERVORDEN begonnen. Der Patient war bis zum 20. Lebensjahr in Ordnung. Das Leiden, das dann in 5 Jahren zum Tode führte, zeigte eine zunehmende Athetose, einen Torsionsspasmus und eine progrediente Demenz. Noch später zeigten sich im Spätfall K. S. von EICKE die ersten Symptome. Erst etwa $3^1/_2$ Jahre vor dem Tode zeigte sich bei dem $41^3/_4$ Jahre alt gewordenen Mann eine allgemeine Verlangsamung und Sprachschwierigkeit. Seine Sprache wurde schwer verständlich, die Zunge zitterte, er brachte schließlich nur noch schmatzende Laute hervor. Nach den Angaben der Angehörigen schlenkerte er beim Gehen eigentümlich mit den Armen. Psychisch war er intakt.

Die Dauer des Leidens dürfte im allgemeinen 10 Jahre nicht wesentlich überschreiten. Eine ungewöhnlich lange Dauer zeigt nur der Fall Schl. von EICKE. Bei dieser Patientin wurden bereits bei den ersten Gehversuchen Spasmen der Muskulatur beobachtet, die eine ganz langsame bis zum Tode im Alter von 30 Jahren dauernd zunehmende Progredienz zeigten. Die Spasmen griffen auch auf die oberen Extremitäten über. Es bestand schließlich eine weitgehende Versteifung.

Von dem typischen eingangs geschilderten Verlauf der Krankheit kommen nun auch häufig Abweichungen vor. So zeigten sich früh bei den Fällen von WINKELMANN, KALINOWSKY, HELFAND und WAHLSTRÖM Sehstörungen, die in den Fällen von WINKELMANN den übrigen Symptomen vorangingen. (Es bestand eine Retinitis pigmentosa. Die Veränderungen am Augenhintergrund führten zur Erblindung.) Öfter machte die Versteifung nicht an den oberen Extremitäten halt, sondern griff auch auf die Gesichts-, Hals- und Nackenmuskulatur über. Es wurden Sprachstörungen beschrieben, die bulbäre Herde vermuten ließen; die Sprache wurde kloßig und verwaschen. Nach KALINOWSKY wurde die Sprache langsam und gepreßt, sie ließ jede Modulationsfähigkeit vermissen; der Gesichtsausdruck wurde maskenhaft, es bestand ein Mangel an Spontanbewegungen. KALINOWSKY teilte in seinen Fällen außerdem noch als Zeichen der Störung des Pyramidenbahnsystems ein positives BABINSKIsches Zeichen mit. Nach der kurzen Mitteilung von O. FISCHER bei 2 Geschwistern[1] bestand der Symptomenkomplex einer amyotrophischen Lateralsklerose mit starker Betonung der spastischen Komponente, athetotischen Bewegungen und progressiver Demenz. Eine Vermischung mit der FRIEDREICHschen Ataxie (klinisch Gehstörung, Sprachschwierigkeiten, Dystonie mit vertrackten Haltungen und Torticollis, Ataxie und Intentionstremor, anatomisch typischer Befund der HALLERVORDEN-SPATZschen Krankheit und Degeneration der Hinterstränge sowie geringe Aufhellung der Kleinhirnseitenstrangbahnen) bestand im Fall von NETZKY, SPIRO und ZIMMERMANN.

Anatomisch bestätigte Einzelfälle sind mitgeteilt von FISCHER, FÜNFGELD (2 Fälle), HALLERVORDEN (Fall K. G.), HELFAND, DE JONG, JAKOB und MONTANARO, und MOYANO und MOLINA, MEYER und EARL, ONARI, OSMAN und SCHÜKRÜ, SCHARENBERG und DE JONG, VINCENT und VAN BOGAERT, C. und O. VOGT (Fall Oskar M. von THOMALLA), WAHLSTRÖM und EICKE (5 Fälle), Fall 4 von BENDA (eventuell auch Fall 3). Es bestand in fast allen Einzelfällen von Geburt an ein gewisser Grad von Demenz lange bevor die eigentliche Erkrankung in Erscheinung trat. Der Fall von HELFAND und der 1. und 3. Fall von EICKE stehen den familiären Fällen am nächsten. Der Fall von HELFAND eiinnerte anfangs durch die Kombination seiner Symptome sehr an eine multiple Sklerose. Er zeigte einen groben Intentionstremor, den der 2. Fall von KALINOWSKY nur im rechten Arm und der rechten Hand aufwies. Weiter seien noch an Besonderheiten im klinischen Bild der Einzelfälle vermerkt: Epileptische Anfälle (Fall 1 von FÜNFGELD, Fall Oskar M. von VOGT, Fall von MEYER und EARL, Fall von VINCENT und VAN BOGAERT); nicht genauer beschriebene Sprachstörungen (offenbar Artikulationsschwierigkeiten) (Fall 1 und 2 von FÜNFGELD, Fall von OSMAN und SCHÜKRÜ, 2. Fall von EICKE); Bewegungsstörungen (Zittern Fall 1 von FÜNFGELD, athetoide Bewegungen Fall 1 von FISCHER, Torsionsspasmus im Fall von OSMAN und SCHÜKRÜ, choreiforme Bewegungen im Fall von MEYER und EARL). Besonders mitbefallen war die Gesichtsmuskulatur in einem Fall von VINCENT und VAN BOGAERT. In diesem wurde anfangs die Diagnose auf eine atypische Chorea nach den unwillkürlichen Bewegungen, Gehstörungen und psychischen Alterationen gestellt. Hinzu kamen Spasmen der Kaumuskulatur, Lippen, Zunge und Orbitalmuskulatur sowie der rechten Gliedmaßen. Es bestand eine dauernde Hypotonie der gesamten Muskulatur mit Bevorzugung des Bucco-Pharyngealapparates. Kauen und Schlucken war sehr erschwert, die Sprache kaum verständlich. Auch der Fall von JAKOB und MONTANARO wies Spasmen und Störungen in der

[1] FISCHER, O.: Münch. med. Wschr. **1933 I**, 204.

Gesichtsmuskulatur als erstes und wesentlichstes Symptom auf, erst später kamen die Extremitätenspasmen hinzu. Der 1. Fall von FÜNFGELD erinnerte in seinem Krankheitsbild an eine WESTPHAL-WILSON-Pseudosklerose, er zeigte Zittern und eine progressive Versteifung.

Schließlich seien der Vollständigkeit halber kurz noch einige nur klinisch mitgeteilte Fälle erwähnt, die wohl in das Krankheitsbild der HALLERVORDEN-SPATZschen Krankheit eingeordnet werden müssen. Es sind dies:

Der Fall von ROTHMANN (Athetose und progressive Spasmen, anatomisch makroskopisch Braunfärbung des Pallidums, kein histologischer Befund);

die familiären Fälle von RAWACK und MUNCH-PETERSEN;

die 3 von HERMANN und SCHILDER mitgeteilten Geschwister (Neger);

die von HIGIER 1897 veröffentlichten 4 Geschwister;

der 2. Fall von URECHIA und MALESCU.

Die Einordnung in den Rahmen der HALLERVORDEN-SPATZschen Krankheit erscheint mir in den Fällen von MERZBACHER (zweite Familie, die durch KALINOWSKY geschieht), in dem Fall von H. VOGT und im Fall von GUILLAIN und MOLLARET nicht berechtigt, wie überhaupt jede Einordnung allein nach dem klinischen Bild in diese Krankheitsgruppe schwierig ist, wenn nicht familiäre Fälle und ein sehr typischer Verlauf dafür sprechen.

An dieser Stelle müssen auch die kürzlich von DAVISON mitgeteilten 5 Fälle erwähnt werden. Im klinischen Bild zeigen sie gewisse Ähnlichkeiten mit der HALLERVORDEN-SPATZschen Krankheit, wenn sie auch ganz ungewöhnlich langsam verliefen und neben den extrapyramidalen auch pyramidale und cerebelläre Symptome aufwiesen. Das anatomische Bild des einzigen, schon verstorbenen Falles zeigt mit einem Status dysmyelinisatus des Pallidums ebenfalls gewisse Ähnlichkeiten, läßt jedoch den typischen Befund der HALLERVORDEN-SPATZschen Krankheit vermissen und weist insbesondere noch eine Pyramidenbahnatrophie auf. Es ist sicher richtig, wie dies DAVISON macht, auf die Ähnlichkeit zur HALLERVORDEN-SPATZschen Krankheit und den von KALINOWSKY, WINKELMANN und VOGT beschriebenen Fällen dieser Krankheit hinzuweisen, seine Fälle jedoch dagegen abzugrenzen und zunächst als eigene Krankheitseinheit, eine „pallido-pyramidale Krankheit" zu bezeichnen.

Die oben beschriebenen Hauptbefunde des anatomischen Bildes sind zur Diagnosestellung unerläßlich. Die Diagnose ist auch anatomisch nicht sehr leicht. Schon an dieser Stelle muß betont werden, daß die anatomischen Veränderungen ja im wesentlichen nur eine extreme Steigerung schon normalerweise vorhandener Stoffwechselprodukte dieser Zentren darstellen. Sind also die Auffälligkeiten nur mäßig hochgradig, wird man nach dem anatomischen Befund allein keine Diagnose stellen können und bedarf unbedingt der klinischen Daten. Bei wesentlichen Abweichungen vom typischen Befund darf man überhaupt sicher nicht von einer HALLERVORDEN-SPATZschen Krankheit sprechen. Die auf das Pallidum und die rote Zone der Substantia nigra begrenzte Pigmentstoffwechselstörung ist zumindest in einem Teil des Pallidums immer vorhanden. Die Pseudokalkablagerungen werden mit Ausnahme des Falles von MEYER und EARL ebenfalls nicht vermißt, sie wechseln jedoch sehr beträchtlich in ihrer Menge und auch etwas in ihrer Form und sind bald mehr kleinschollig, zu Maulbeerformen angehäuft, oder mehr grobschollig. Die Substantia nigra ist gewöhnlich miterkrankt. Ihre Erkrankung wurde nur im Fall K. G. von HALLERVORDEN, in dem von OSMAN und SCHÜKRÜ, dem von JAKOB und MONTANARO und dem Oskar M. von VOGT vermißt. FISCHER erwähnt in seinem Fall in der kurzen Vortragsmitteilung 1933 die Substantia nigra leider nicht. Die geringsten Veränderungen bei einem klinisch ziemlich typischen Verlauf zeigt der Fall K. G. von HALLERVORDEN und der 1. Fall von FÜNFGELD; bei beiden ist nur der der inneren Kapsel anliegende Streifen des Pallidums in charakteristischer Weise verändert.

Die Aufhellung der Markfasern des Pallidums (Status dysmyelinisatus von C. und O. VOGT) ist zwar gewöhnlich vorhanden, fehlt aber bei MESSING, HELFAND und in dem Fall K. S. von EICKE. Die Markfaserschädigung ist unspezifisch und kommt bei den verschiedensten Erkrankungen vor, so auch bei Geburtsasphyxien. Man darf also nicht einfach den Status dysmyelinisatus mit der hier vorhandenen Krankheit identifizieren, wie das früher gelegentlich geschehen ist.

Die Ganglienzellen im Pallidum und in der roten Zone der Substantia nigra sind im Verhältnis zu den übrigen schweren Veränderungen meist auffallend wenig geschädigt. Sie sind in den Fällen von HALLERVORDEN und SPATZ „an Zahl etwas vermindert, neben vielen gut erhaltenen findet man zugrunde gehende oder erkrankte Exemplare" (desgleichen KALINOWSKY und EICKE). MEYER und EARL fanden ziemlich hochgradige Ganglienzellveränderungen im Pallidum und in der roten Zone der Substantia nigra, FÜNFGELD in seinem 2. Fall Ganglienzellausfälle in der roten Zone, ONARI schwere Veränderungen der Ganglienzellen. Die Glia ist in beiden Zentren, wie schon eingangs erwähnt, immer sehr beträchtlich vermehrt und progressiv verändert. An Besonderheiten in beiden Zentren ist noch eine sehr große Menge von Lipoiden in den Fällen von FÜNFGELD (besonders in seinem 2. Fall) und eine etwas geringere in den Fällen Cz. und Schl. von EICKE zu erwähnen. Schließlich gab es eine beträchtliche Verbreiterung („Pseudohypertrophie") und Entmarkung der roten Zone in den beiden Fällen Cz. (Abb. 6 und 7) und Schl. von EICKE, in deren medialem Drittel sich in EICKES 1. Fall außerdem symmetrische, sehr hochgradige Gefäßwucherungen fanden, etwas geringere auch in seinem 2. Fall, welche man mit den Gefäßproliferationen bei der WERNICKEschen Encephalitis haemorrhagica superior vergleichen kann; auch eine enorme Gliawucherung in der Nachbarschaft dieser Herde spricht für diese Deutung. Außerdem besteht in diesen beiden Fällen auch eine leichte Vermehrung der Capillaren im Pallidum; vielleicht handelt es sich hier um Anfangsstadien des gleichen Prozesses.

Während die schwarze Zone der Substantia nigra vom Krankheitsprozeß sonst verschont bleibt, war sie im Fall von HELFAND und im 1. Fall von FÜNFGELD mitbeschädigt. In FÜNFGELDS Fall hatten die Ganglienzellen auch reichlich Lipoide gespeichert. Im Fall K. S. von EICKE waren reichlich Pigmentausstreuungen sichtbar. Im Fall von HELFAND fehlte außerdem das Melanin im Locus coeruleus und in der Ala cinerea.

Neben diesen Veränderungen im Pallidum und in der roten Zone der Substantia nigra sind die übrigen Befunde recht verschiedenartig und treten in ihrer Bedeutung für das eigentliche Krankheitsbild stark zurück. Nur in den Geschwisterfällen von O. FISCHER (1933) sind die Schädigungen in der ganzen grauen Substanz so allgemein und bedeutend, daß der Autor seine Beobachtungen als einen neuen Krankheitstyp auffassen möchte. Das Striatum ist im allgemeinen wenig betroffen. Störungen im Pigmentstoffwechsel sind hier niemals beschrieben; nur gelegentlich finden sich einige Ablagerungen in den an das Pallidum angrenzenden Gebieten. In einzelnen Fällen werden etwas stärkere, in anderen geringere Ausfälle an Ganglienzellen und Gliawucherungen vermerkt. Besonders schwer sind diese im Fall von OSMAN und SCHÜKRÜ. Ein Status marmoratus ist in dem Fall von ONARI beschrieben, eine Andeutung eines solchen im Fall K. G. von HALLERVORDEN. KALINOWSKY teilt im Striatum neben schweren Nervenzellschädigungen eine Zunahme von Astrocyten und HORTEGA-Zellen mit. Beträchtlichere Ganglienzellschädigungen und Gliavermehrungen im Striatum sahen MESSING und EICKE in seinem 4. nicht ganz sicheren Fall K. S.

Im Corpus Luys wiesen einer der Fälle von HALLERVORDEN und SPATZ und der Fall Cz. von EICKE reichliche Achsenzylinderauftreibungen auf. Eine Verkleinerung des Corpus Luys teilen C. und O. VOGT in ihrem Fall mit; MEYER und EARL sahen eine Demyelinisation und eine beträchtliche Fasergliose an dieser

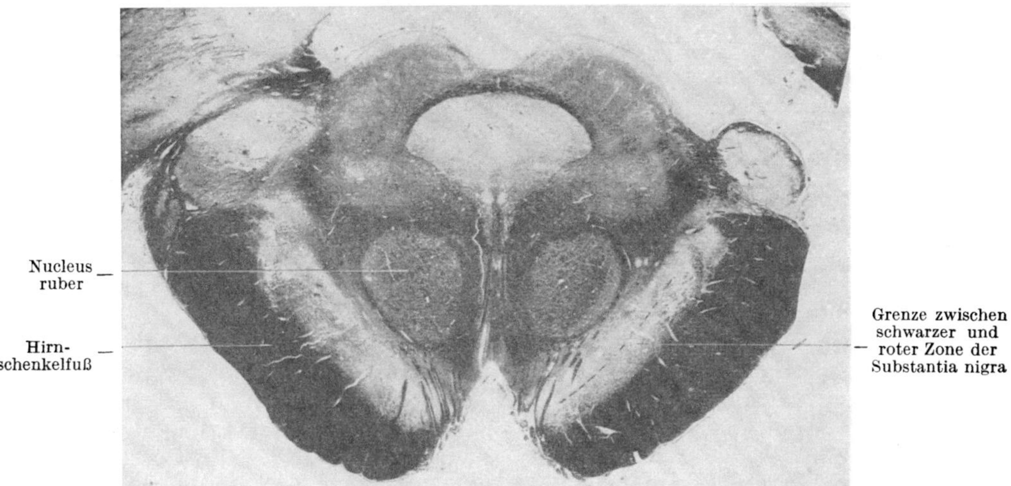

Abb. 6. Normales Mittelhirn, Färbung Markscheiden, Vergr. 3mal.

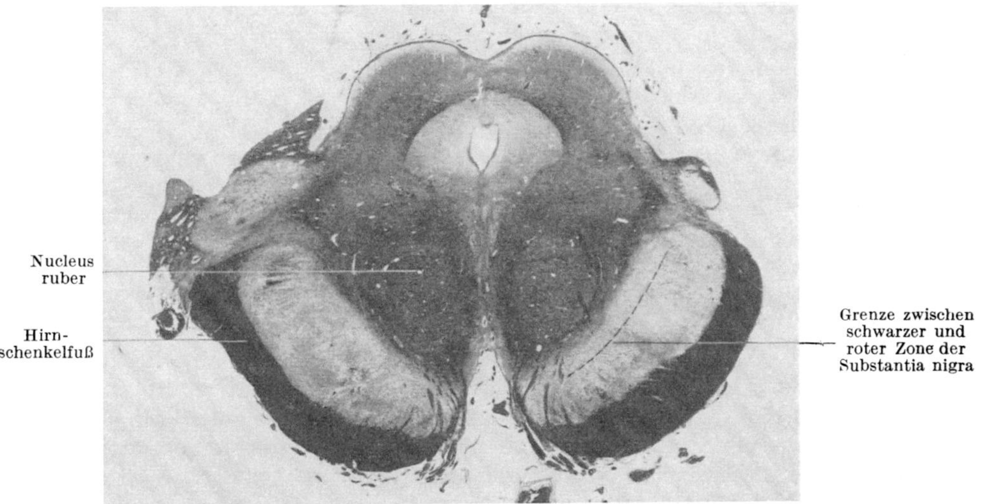

Abb. 7. Pseudohypertrophie der roten Zone der Substantia nigra im Fall Cz. von EICKE. (Vergleiche normales Mittelhirn aus gleicher Höhe bei gleicher Vergrößerung Abb. 6.) Färbung Markscheiden, Vergr. 3mal.

Stelle. ONARI weist auf eine Atrophie und Ganglienzellverarmung im lateralen Thalamuskern seines Falles hin.

Die Rindenveränderungen sind oft ziemlich beträchtlich. HALLERVORDEN und SPATZ fanden diffuse Ausfälle an Nervenzellen und Schädigungen der vorhandenen, eine Lipoidvermehrung in den Ganglienzellen und Fettansammlungen an den Gefäßen (ebenso OSMAN und SCHÜKRÜ) sowie zahlreiche Achsenzylinderauftreibungen. EICKE sah in seinen Fällen eine allgemeine Rindenschädigung, die wohl im wesentlichen die Ursache für die psychischen Veränderungen darstellt. Neben diffusen Ausfällen gab es verschiedentlich Bilder, die an die noch nicht ausgereifte Rinde in Form traubenartig aneinanderhängender Ganglienzellen erinnern. Eine Bevorzugung bestimmter Rindengebiete wurde in diesen Fällen nicht festgestellt, nur im Fall Schl. von EICKE war das Stirnhirn besonders betroffen. KALINOWSKY betont eine stärkere Bevorzugung der Zentralregion mit Ausfällen der BETZschen Zellen (ebenso ONARI). Besonders betroffen war im Fall von HALLERVORDEN die 3. Rindenschicht, KALINOWSKY betont außerdem Veränderungen in der 5. Man findet eine entsprechende Vermehrung der gliösen Zellen. HELFAND teilte schließlich Ganglienzellauftreibungen mit, die denen bei der PICKschen Krankheit gleichen sollen.

Kleinhirnveränderungen werden häufig beschrieben. Beträchtliche Ausfälle an PURKINJE-Zellen sahen HALLERVORDEN und SPATZ, die vorhandenen Ganglienzellen zeigten schwere Schädigungen; es bestand weiter eine lebhafte Wucherung der BERGMANNschen Glia (ebenso ein Fall von DE JONG). Im 1. Fall von KALINOWSKY besteht eine Armut an PURKINJE-Zellen und Untergangsformen an den verbliebenen, im 2. von KRAMER mitgeteilten ein fast völliger Schwund der PURKINJE-Zellen und eine Fasergliose im Kleinhirnmark. Auf PURKINJE-Zellausfälle weist auch MESSING hin. In EICKES Fall Cz. sind die Nervenzellen des Nucleus dentatus abgeblaßt, zum Teil ausgefallen; es besteht eine Gliafaservermehrung, das Vlies ist bei der Markscheidenfärbung aufgehellt, die Glia im ganzen Kleinhirnmark vermehrt. In EICKES Fall Schl. sind die Ganglienzellen im Wurm zum Teil geschwollen, ebenso die Ganglienzellen im Nucleus dentatus, im Mark sind zahlreiche Gliaknötchen vorhanden. Entsprechende Befunde erheben MEYER und EARL, diese fanden auch eine Olivensklerose. JAKOB und MONTANARO sahen eine Schädigung des Hypoglossuskernes.

Eine Pyramidenbahndegeneration findet sich in den Fällen von HALLERVORDEN und SPATZ, JAKOB und MONTANARO, MESSING, KALINOWSKY (1. Fall) und EICKE (Fall K. S.). Die Degeneration muß als eine primäre aufgefaßt werden, da Unterbrechungen der Pyramidenbahn nirgends nachweisbar sind. MESSING erwähnt außerdem eine Degeneration der Hinterstränge im Lumbalmark. Über eine teilweise Aufhellung der GOLLschen und BURDACHschen Stränge berichten auch HALLERVORDEN und KALINOWSKY. HALLERVORDEN beschreibt auch eine allgemeine Schädigung der Nervenzellen des Rückenmarks. Seiten- und Hinterstrangdegenerationen zeigte der schon weiter oben erwähnte Fall von NETZKY, SPIRO und ZIMMERMANN.

Eine Opticusatrophie findet sich bei WINKELMANNS Fall. So auffällig die aufgeführten übrigen Veränderungen auch im einzelnen Fall sein mögen, so steht doch immer im Vordergrund die konstante Schädigung des Pallidums und der roten Zone der Substantia nigra. Die übrigen Abweichungen vom normalen Befund können gelegentliche klinische Begleitsymptome erklären, haben aber mit der eigentlichen Krankheit nichts zu tun.

Besonders muß noch auf die feinpigmentierten ovalen oder rundlichen Gebilde eingegangen werden, welche HALLERVORDEN und SPATZ für Achsenzylinderauftreibungen halten, doch sind verschiedene Autoren anderer Meinung. VINCENT und VAN BOGAERT leiten sie von Zellkörpern ab: „Man sieht, wie die Elemente des Pallidums und der roten Zone der Substantia nigra ihre Verlängerungen verlieren, sich aufblähen, eine zweilappige abgerundete, ovale Form annehmen, während ihre Granulationen die Neigung haben, sich zu immer mächtigeren Körnern zusammenzulegen. Man kann manchmal sehen, daß sie von der plasmatischen Glia kommen, aber dieses Entstehen ist bestimmt nicht die Regel.“

Helfand sieht in ihnen umgebildete gemästete Astrocyten und vergleicht sie mit den gleichen Elementen, die in der Umgebung von Erweichungen vorkommen und sich zu Körnchenzellen umbilden können. Er hat sie häufig bei den verschiedensten Krankheiten gefunden, so bei chronischer epidemischer Encephalitis, Diabetes, progressiver Paralyse usw. Er lehnt die Anschauung ab, daß sie sich aus Ganglienzellen entwickeln könnten, was Kalinowsky und Winkelmann vermuten, denn der Reichtum dieser Gebilde stehe in keinem Verhältnis zu der geringen Zahl von Ganglienzellausfällen; sie seien vielmehr mit den Pigmentkörpern der Hypophyse zu vergleichen. Wahrscheinlich seien sie der Ausdruck eines Versagens der gliösen Elemente im Pigmentstoffwechsel. Auch Vilde ist der Ansicht, daß sie von der Glia herstammen. Auf Grund eigener Untersuchungen an 5 Fällen möchte ich mich der Ansicht von Hallervorden und Spatz anschließen, daß es sich um Achsenzylinderauftreibungen handelt. Mehrfach habe ich mich davon überzeugen können, daß Nervenfasern in solche Gebilde einmünden, oder daß sie in eine Faser eingeschaltet sind. Würden sie von Ganglienzellen oder Gliazellen ihren Ursprung nehmen, so müßte man gelegentlich Kerne oder Kernreste in ihnen antreffen, doch habe ich niemals Kernbestandteile in ihnen gefunden. Andererseits wissen wir, daß Achsenzylinderauftreibungen häufig bei der Degeneration von Nervenfasern entstehen und auch losgelöst lange im Gewebe liegenbleiben können. Sie nehmen leicht aus ihrer Umgebung Stoffe auf, Eisen oder Pigmente, und färben sich dementsprechend an. Sie sind in der Nachbarschaft von Erweichungen oder Kontusionsherden sehr häufig anzutreffen und oft noch lange nach Abheilung des Herdes vorhanden. Sehr eindrucksvoll treten sie dann in großen Mengen im Eisenpräparat als blaue Kugelformen hervor, weil sie mit Blutfarbstoffen durchtränkt oder mit Hämosiderinkörnchen beladen sind. Sie können auch Fett aus der Umgebung aufnehmen. Mit den Pigmentkugeln des Hinterlappens der Hypophyse können sie nicht gleichgestellt werden; diese sind nach Romeis pigmenthaltige Anschwellungen der Pituicyten, doch gibt es auch dort Nervenfaserauftreibungen; ob diese aber Pigment enthalten können, geht aus der Darstellung von Romeis nicht hervor. Übrigens hat man sie auch dort früher als Reste zugrunde gegangener Nervenzellen gedeutet. Die Achsenzylinderauftreibungen dürfen natürlich nicht mit den Dendritenauftreibungen bei der amaurotischen Idiotie verwechselt werden.

Eine sehr eindrucksvolle Kombination der Veränderung der Hallervorden-Spatzschen Krankheit mit der amaurotischen Idiotie wird von Jervis beschrieben: Der 11 Jahre alt gewordene Knabe erkrankte im Alter von 1 Jahr 7 Monaten; er hatte extrapyramidale Spasmen und Kontrakturen, doppelseitige Hornhauttrübung und Katarakt. Das Gehirn zeigte eine dunkelbraune Verfärbung des Globus pallidus und der roten Zone der Substantia nigra, es fanden sich die Ganglienzellveränderungen der amaurotischen Idiotie in der für die juvenile Form charakteristischen Art und Ausbreitung sowie ein mit Thionin grünlich gefärbtes Pigment in großen Mengen nicht bloß in den genannten Zentren, sondern im gesamten Groß- und Kleinhirn in der Glia und auch reichlich in den Meningen. Dieses Pigment war eisenhaltig und unabhängig von den Lipoiden der amaurotischen Idiotie; Hornhaut und Linse enthielten keine Lipoide. Ein fast gleicher Fall wurde jetzt von Moschel aus der Sammlung von Hallervorden mitgeteilt: Ein 39 Jahre alt gewordener Mann erkrankte etwa im Alter von 15 Jahren an einer Schwäche der Beine und einem Zittern der linken Hand. Bis zum 28. Lebensjahr blieb dieses Bild stationär, dann kam es zu einer Progredienz mit extrapyramidaler und pyramidaler Symptomatik. Es fanden sich die typischen Veränderungen der amaurotischen Idiotie und daneben eine hochgradige Ablagerung von grünlichem Pigment in den Meningen, Plexus und grauer Substanz in einer für die HALLERVORDEN-SPATZsche Krankheit atypischen Verteilung. In diesem wie in dem Fall von JERVIS dürfte die Grundkrankheit eine amaurotische Idiotie sein, doch sind bei dieser meines Wissens sonst keine derartigen Pigmentablagerungen beschrieben worden.

Nicht alle in der Literatur unter dem Namen der HALLERVORDEN-SPATZschen Krankheit beschriebenen Fälle dürften mit Recht diese Bezeichnung tragen. Bei einigen bleibt die Zuordnung strittig, andere sind ganz auszusondern. Zweifelhaft sind der 3. Fall von URECHIA und MALESCU, eine Beobachtung von VAN BOGAERT (1940) und der Fall Z. von EICKE.

Zunächst zum 3. Fall von URECHIA und MALESCU:

Ein mit 16 Jahren verstorbenes Mädchen zeigte seit dem 2. Lebensjahr auffällige Befunde. Das Leiden begann bei ihm mit Schlafstörungen und choreiformen Bewegungen und wurde für eine Encephalitis gehalten. Es kamen epileptische Anfälle und Rigidität hinzu. Das Mädchen war idiotisch und stumm. Die anatomische Untersuchung ergab eine schwere Schädigung der Ganglienzellen im Pallidum und an den Gefäßen reichlich Abbauprodukte, Eisenpigment und dunkelblaues Pigment. Etwas geringer waren die Veränderungen im Striatum, aber auch hier waren die Ganglienzellen hochgradig geschädigt. Etwa gleichartig war der Befund im Nucleus amygdalae. Die Glia war progressiv verändert. Die Substantia nigra zeigte eine mäßige Verminderung an Pigment. Schwer verändert war der Nucleus dentatus und der Vaguskern. Die Verfasser denken mehr an eine Chorea mit Versteifung wie sie BIELSCHOWSKY beschrieben hatte.

In dem von VAN BOGAERT (1940) mitgeteilten Fall einer Encephalitis lethargica, der anatomisch mit mäßig ausgeprägten Befunden der HALLERVORDEN-SPATZschen Krankheit kombiniert war, steht offenbar die Encephalitis im Vordergrund. Die Erkrankung begann mit einer Grippe mit Fieber, Doppeltsehen, häufigem Erbrechen und leichten geistigen Störungen. Nach 5 Jahren traten die ersten Symptome eines typischen postencephalitischen Parkinson auf. Anatomisch steht die schwere Schädigung der schwarzen Zone der Substantia nigra im Mittelpunkt mit Zellausfällen, einer entsprechenden Fasergliose und Pigmentausstreuungen, daneben sieht man einen Status fibrosus im Putamen, eine Gliose im Kleinhirnmark, Zellausfälle im Nucleus dentatus, sowie einen leichten Status dysmyelinisatus und Pigmentanhäufungen nach Art der HALLERVORDEN-SPATZschen Krankheit im Pallidum und in der roten Zone der Substantia nigra. Wahrscheinlich besteht hier eine Encephalitis lethargica in Verbindung mit einer Abortivform der HALLERVORDEN-SPATZschen Krankheit.

In EICKES Fall Z. handelt es sich um einen 51jährigen Patienten, von dem eine Anamnese nicht zu erheben war. Die Veränderungen der HALLERVORDEN-SPATZschen Krankheit waren angedeutet, aber sie gingen nicht so weit über das physiologische Maß hinaus, daß man sie mit Sicherheit für pathologisch halten müßte.

Einige Fälle werden von manchen Autoren zu Unrecht der Krankheit zugerechnet. Meist handelt es sich dabei um einen Status dysmyelinisatus infolge von Geburtsasphyxie. Pathologisch-anatomisch ist mit der Markschädigung eine mehr oder weniger bedeutende Verödung an Ganglienzellen vorhanden, und zwar ohne wesentliche Pigmentablagerung; klinisch liegt ein einmaliger Schaden vor, es fehlt die Progressivität im Krankheitsbild. Hierher gehören die Mitteilungen:

1. Der erste eigene Fall von VOGT (Gallus, Fall Gerhard F.). Frühgeburt im 7. Monat. Seit dem 6. Lebensmonat Krämpfe und Athetose mit Spannungserscheinungen. Das Kind hat nie gehen, stehen und sitzen gelernt. Das Leiden führte zur völligen Versteifung. Anatomisch besteht ein Status dysmyelinisatus des Pallidums, des Corpus Luys und des Thalamus, sowie eine Abnahme der Ganglienzellen im Pallidum.

2. Der Fall von LARUELLE und VAN BOGAERT. Das Kind war von Geburt an sehr unruhig. Es hatte eine Athetose mit LITTLE-Syndrom. Es wurde ein Torsionsspasmus aufgepfropft auf ein Symptom der Rigidität angenommen. Anatomisch bestand ein Status dysmyelinisatus des Pallidums und eine Schrumpfung der Ganglienzellen daselbst.

3. Der 3. Fall von SCHARAPOW und TSCHERNOMORDIK (VINCENT und VAN BOGAERT rechnen diesen Fall auch nicht zur HALLERVORDEN-SPATZschen Krankheitsgruppe). Das Kind war asphyktisch geboren. Seit dem 5. Lebensmonat bestanden eine Rigidität und unwillkürliche Bewegungen. Anatomisch liegt ein hochgradiger Status dysmyelinisatus und eine Verminderung der Ganglienzellen im Pallidum vor.

Ferner sind von der HALLERVORDEN-SPATZschen Krankheit abzutrennen die „angeborene Chorea“ von KONONOWA mit ganz andersartigem Befund, TONIETTIs Beobachtung einer spastischen Spinalparalyse mit einem Status dysmyelinisatus sowie ferner die von HUNT beschriebene juvenile Paralysis agitans mit Erkrankung der großen Zellen des Striatums und Pallidums (ein gleichartiger Fall ist von VAN BOGAERT beschrieben), worüber an anderer Stelle zu sprechen ist. Ein Fall von HILPERT ist strittig, gehört aber offenbar nicht hierher.

Die völlige Übereinstimmung der Veränderungen in der roten Zone der Substantia nigra und im Pallidum bei der HALLERVORDEN-SPATZschen Krankheit ist ein Beweis für den engen entwicklungsgeschichtlichen, anatomischen und funktionellen Zusammenhang dieser beiden Zentren (SPATZ 1922).

Der Krankheitsprozeß äußert sich nicht so sehr im Untergang des Parenchyms wie bei anderen degenerativen Erkrankungen, sondern in einer oft riesigen Anhäufung der physiologischen Stoffwechselprodukte, einschließlich des Eisens, in diesen beiden Zentren. Die Pseudokalkniederschläge sind ebenso wie das braungelbe Pigment in der Glia und das Eisen Bestandteile des normalen Stoffwechsels dieser Gebiete. Worauf diese Ansammlung beruht, ist nicht mit Sicherheit geklärt. Offenbar hat der normale Abbau und Abtransport dieser Produkte gelitten. Es wäre daran zu denken, daß ein Mangel entsprechender Fermente dafür verantwortlich zu machen sei: also hier eine spezielle lokale Stoffwechselstörung unklarer Natur bestände. Nach HALLERVORDEN und SPATZ handelt es sich bei dieser Erkrankung um eine „pathologische Steigerung physiologischer Besonderheiten dieser beiden Zentren“. Sie halten die Ablagerungen für „autogen, das will sagen: für das Produkt des Eigenstoffwechsels der Gliazellen gerade dieser Hirnzentren“. Die Pseudokalkkonkremente sind nach ihrer Auffassung Niederschlagsprodukte aus der Gewebsflüssigkeit. KALINOWSKY betont dabei die starke Beteiligung der Glia, „so daß man vielleicht mangelhafte Ernährung der Ganglienzellen seitens einer dysplastischen Glia im Sinne BIELSCHOWSKYs annehmen darf“. Eine erblich bedingte Störung des Pigmentstoffwechsels kann nach KALINOWSKY eventuell die mögliche Ursache des Krankheitsprozesses sein, während OSMAN und SCHÜKRÜ toxische Schädigungen unklarer, vielleicht innersekretorischer Natur dafür verantwortlich machen; sie verweisen auch auf die Anfälligkeit des Pallidums bei CO-Vergiftung. WINKELMANN hält die Pigmente für Ergebnisse von Zerfallsprodukten, HALLERVORDEN wendet dagegen mit Recht ein, daß die große Menge von Konkrementen und Pigment nicht auf einen Untergang von Parenchym bezogen werden könne, da die Abbauvorgänge dann viel beträchtlicher sein müßten, um so viele Abbauprodukte zu erzeugen; außerdem leide ja das Parenchym nur wenig. Die Grenze zwischen dem noch Physiologischen und dem schon Pathologischen ist also nach dem eben Gesagten bei der HALLERVORDEN-SPATZschen Krankheit schwer zu ziehen. Ablagerungen gleicher Art, wenn auch in weit geringerem Ausmaß werden übrigens auch gelegentlich in Begleitung anderer Erkrankungen gefunden, z. B. in Fällen von RECKLINGHAUSENscher Erkrankung (GAMPER, HALLERVORDEN, VAN BOGAERT), bei progressiver Chorea mit Versteifung (A. JAKOB), bei Dementia praecox (FÜNFGELD) und bei progressiver Muskeldystrophie (HALLERVORDEN).

Ein Verständnis für diese Befunde ist so lange nicht möglich, als bis die Stoffwechselvorgänge in den Zentren aufgeklärt sind.

Die HALLERVORDEN-SPATZsche Erkrankung ist nach Klinik und anatomischem Befund den heredodegenerativen Krankheitsprozessen zuzuordnen (HALLERVORDEN, KALINOWSKY, JAKOB und MONTANARO, FISCHER u. a.). Klinisch spricht hierfür die gute Übereinstimmung der familiären Fälle in Form, Erkrankungsalter und Symptomatologie. Ein Übergreifen über den Kreis der engeren Familie konnte allerdings nur in den Fällen von MESSING nachgewiesen werden, dies scheint aber häufiger vorhanden zu sein (HALLERVORDEN, KALINOWSKY).

Anatomisch steht wie bei anderen endogenen degenerativen Leiden die Erkrankung eines Systems im Vordergrund (Pallidum und Substantia nigra), welches die wesentlichen klinischen Ausfälle hervorruft, ohne daß deshalb andere Teile gänzlich verschont bleiben müssen; außerdem fehlen alle Anzeichen einer exogenen Ursache. Innerhalb der heredodegenerativen Krankheiten nimmt dieses Leiden eine Sonderstellung ein, da der Parenchymuntergang, der alle übrigen systematischen Atrophien charakterisiert, hier gegenüber der auffälligen Stoffwechselstörung zurücktritt, obwohl er keineswegs fehlt. Er kann sich mit anderen systematischen Atrophien kombinieren, wie der Degeneration des Opticus (WINKELMANN). Ähnliche Massen von liegengebliebenen Abbauprodukten gibt es z. B. im Marklager bei der degenerativen diffusen Sklerose von SCHOLZ (Leukodystrophie von BIELSCHOWSKY und HENNEBERG), aber da gehen sie aus den Markscheiden hervor, und ihre Menge sowie ihre Art entspricht der Markschädigung, während sie bei der HALLERVORDEN-SPATZschen Krankheit ihrem Wesen nach (Pseudokalk, Pigmente) nicht aus den Markscheiden oder Nervenzellen herstammen können, sondern als Ausdruck einer Behinderung des physiologischen Eigenstoffwechsels der Zentren angesehen werden müssen.

In *diesem* Sinne läßt sich dieser Vorgang mit der Ansammlung von Zellstoffwechselprodukten in den Nervenzellen der amaurotischen Idiotie vergleichen oder auch mit der Ablagerung von Glykogen bei der Glykogenspeicherkrankheit.

Klinisch handelt es sich vorwiegend um die Auswirkung der Pallidumerkrankung, das Pallidumsyndrom von C. und O. VOGT. Danach wird die Athetose durch die unvollständige Erkrankung des Pallidums hervorgerufen, während die Versteifung auf den völligen Ausfall des Zentrums zu beziehen ist. Die von HALLERVORDEN in seinem Fall K. G. beobachteten torsionsspastischen Erscheinungen werden von ihm als „lokales Athetosesyndrom“ (O. FOERSTER) aufgefaßt. Hinsichtlich der progressiven Versteifung ist hier aber auch die Erkrankung der roten Zone der Substantia nigra wesentlich zu berücksichtigen, deren Schädigung nach KOHNSTAMM auch bei der Encephalitis epidemica die Ursache für den Ausgang in Versteifung sein soll.

Literatur.

BENDA, CL. E.: Chronic rheumatic encephalitis, torsiondystonia and HALLERVORDEN-SPATZ disease. Arch. of Neur. **61**, 137—163 (1949). — BIELSCHOWSKY, M.: Weitere Bemerkungen zur normalen und pathologischen Histologie des striären Systems. J. Psychol. u. Neur. **25**, 1 (1920). — Einige Bemerkungen zur normalen und pathologischen Histologie des Schweif- und Linsenkerns. J. Psychol. u. Neur. **27**, 233 (1922). — BOGAERT, L. VAN: Contribution clinique et anatomique à l'étude de la paralysie agitante juvénile primitive. (Atrophie progressive du globe pâle de RAMSAY-HUNT.) Revue neur. **37**, II, 315—326 (1930). — Anatomisch-klinische Untersuchung einer Verbindung von pallido-nigraler Pigmentdegeneration (HALLERVORDEN-SPATZ) und chronischer Encephalitis lethargica. Revue neur. **72**, 448—456 (1940). — Sur une affection hérédo-familiale apparentée à la maladie d'HALLERVORDEN-SPATZ et aux atrophies cérébelleuses, caractérisée par un syndrome cérébello-myoclonique évoluant lentement et tardivement vers un état rigide au cours d'une neurofibromatose. Mschr. Psychiatr. **113**, 183 (1947).

DAVISON, CH.: Spastic pseudosclerosis (cortico-pallido-spinal degeneration). Brain **55**, 247 (1932). — Pallido-pyramidal disease. J. of Neuropath. **13**, 50—59 (1954). — DERCUM, F.: Schädigung des linken Linsenkerns und der anliegenden Zentren. Motorische und sensorische Aphasie; Bedeutung der Befunde für die Erklärung der aphasischen Störungen. Arch. of Neur. **12**, No 6 (1924).

EICKE, W.-J.: Neue Beobachtungen über die HALLERVORDEN-SPATZsche Krankheit. Arch. f. Psychiatr. **111**, 514—546 (1940).

FISCHER, O.: Zur Frage der anatomischen Grundlage der Athetose double und der posthemiplegischen Bewegungsstörung überhaupt. Z. Neur. **7**, 463 (1911). — Zur Histopathologie der degenerativen Erkrankungen des Zentralnervensystems. Münch. med. Wschr. **1933 I**, 202. — FOERSTER, O.: Zur Analyse und Pathophysiologie der striären Bewegungsstörungen. Z. Neur. **73**, 1—169 (1921). — FREUD, S.: Die infantile Cerebrallähmung. In Handbuch der speziellen Pathologie und Therapie, herausgeg. von NOTHNAGEL, Bd. 9. Wien 1897. — FÜNFGELD, E.: Zur Klinik und Pathologie frühkindlicher, das striäre System bevorzugender Hirnerkrankungen. J. Psychol. u. Neur. **40**, 85—98 (1930).

GAMPER, E.: Zur Kenntnis der zentralen Veränderungen beim Morbus Recklinghausen. J. Psychol. u. Neur. **39** (1929). — GRÜNTHAL, E., u. R. STÄHLI: Beiträge zur Kenntnis des extrapyramidal-motorischen Systems. Über Torsionsdystonie nach Encephalitis epidemica. Mschr. Psychiatr. **102**, 115—126 (1940). — GUILLAIN, G., et P. MOLLARET: Observation d'un cas d'état dysmyélinique du corps strié (syndrome de CÉCILE et OSCAR VOGT) avec atteinte hypothalamique. Bull. Soc. méd. Hôp. Paris, III. s. **47**, 592—597 (1931).

HALLERVORDEN, J.: Über eine familiäre Erkrankung im extrapyramidalen System. Dtsch. Z. Nervenheilk. **81**, 204—210 (1924). — Zentrale Neurofibromatose. Zbl. Neur. **56**, 143—144 (1930). — Athetose mit eigenartig pathologisch-anatomischem Befunde. Zbl. Neur. **56**, 144 (1930). — Die extrapyramidalen Erkrankungen. In Handbuch der Geisteskrankheiten, herausgeg. von BUMKE, Bd. XI. Berlin: Springer 1930. — HALLERVORDEN, J., u. H. SPATZ: Eigenartige Erkrankung im extrapyramidalen System mit besonderer Beteiligung des Globus pallidus und der Substantia nigra. Z. Neur. **79**, 254—302 (1922). — HELFAND, M.: Mitteilung eines Falles von HALLERVORDEN-SPATZscher Krankheit. Z. Neur. **143**, H. 1 u. 6 (1932/33). — Status pigmentatus, its pathology and its relation to HALLERVORDEN-SPATZ disease. J. Nerv. Dis. **81**, 662—675 (1935). — HERMANN, M., and P. SCHILDER: Familites pallidal disease with unimal features in negroes. Arch. of Neur. **29**, 1324—1329 (1933). — HIGIER, H.: Über die seltenen Formen der hereditären und familiären Hirn- und Rückenmarkskrankheiten. Dtsch. Z. Nervenheilk. **9**, 1—61 (1897). — HILPERT, P.: Ein Beitrag zur elektiven Erkrankung des Pallidum. Arch. f. Psychiatr. **79**, 269 (1927). — HUNT, R.: Progressive atrophie of the globus pallidus (primary atrophy of the pallidalsystem). A system disease of the paralysis agitans type, characterised by atrophy of the motor cells of the corpus striatum. Brain **40**, 58—148 (1917).

JAKOB, CH., et C. MONTANARO: Sindrome pallidal por esclerosis amarilla simetrica des globus pallidus. Rev. neur. B. Air. **3** (1938). — JAKOB, A.: Die extrapyramidalen Erkrankungen. Monographien Neur. **1923**, H. 37. — JERVIS, G. A.: HALLERVORDEN-SPATZ disease associated with atypical amaurotic idiocy. J. of Neuropath. **11**, 4—18 (1952). — JONG, R. N. DE: Clinical pathologic study of HALLERVORDEN-SPATZ syndrome. Arch. of Neur. **67**, 685—686 (1952).

KALINOWSKY, L.: Familiäre Erkrankung mit besonderer Beteiligung der Stammganglien. Mschr. Psychiatr. **66**, 168 (1927). — HALLERVORDENsche Krankheit. In Handbuch der Neurologie, herausgeg. von BUMKE u. FOERSTER, Bd. XVI, S. 874—881. Berlin: Springer 1936. — KOHNSTAMM, P.: Über die Beteiligung der beiden Schichten der Substantia nigra am Prozeß der Encephalitis epidemica. J. Psychol. u. Neur. **46**, 22—37 (1934). — KONONOWA, E.: Zur Pathogenese und pathologischen Anatomie der angeborenen Chorea. Z. Neur. **113**, 687—702 (1928). — KRAMER: Vorstellung dreier Fälle von familiärer spastischer Erkrankung. Allg. Z. Psychiatr. **71**, 531 (1914).

LARUELLE, M., et L. VAN BOGAERT: Etude anatomo-clinique d'un cas de syndrome rigide, avec spasme de torsion. Revue neur. **36** (1929). — LOTMAR, F.: Die Stammganglien und die extrapyramidalmotorischen Syndrome. Monographien Neur. **1926**. — Das extrapyramidal-motorische System und seine Erkrankungen. Fortschr. Neur. **3**, 245—308 (1931).

MERZBACHER, L.: Eine eigenartige familiär-hereditäre Erkrankungsform (Aplasia axialis extracorticalis congenita). Z. Neur. **3**, 1 (1910). — MESSING, Z.: Die HALLERVORDEN-SPATZsche Krankheit. Roczn. psychjatr. (poln.) **21** (1933). — Die HALLERVORDEN-SPATZsche Krankheit. Ref. von HIGIER, Zbl. Neur. **71**, 524 (1934). — MEYER, A., and C. J. EARL: Untersuchungen über Läsionen der Stammganglien bei Schwachsinnigen. I. Ein Fall von Status dysmyelinisatus (HALLERVORDEN-SPATZsche Krankheit). J. Ment. Sci. **82**, 798—811 (1936). — MOSCHEL, R.: Amaurotische Idiotie mit einer besonderen Form von Pigmentablagerung. Dtsch. Z. Nervenheilk. **172**, 102—110 (1954). — MOYANO, B. A., y C. A. MOLINA: Degeneración palidal tipo HALLERVORDEN-SPATZ y gastro-malacia. Neuropsiquiatr. (Buenos Aires) **1**, 97—109 (1952). — MUNCH-PETERSEN, C. J.: Studien über erbliche Erkrankungen des Zentralnervensystems. I. Fälle von hereditärem, striärem Symptomenkomplex. Acta psychiatr. (Københ.) **5**, 493 (1930).

NETZKY, M. G., D. SPIRO and H. M. ZIMMERMANN: HALLERVORDEN-SPATZ disease and dystonia. J. of Neuropath. **10**, 125—141 (1951).

ONARI, K.: Über zwei klinisch und anatomisch kompliziert liegende Fälle von Status marmoratus des Striatum (mit hochgradigen Veränderungen in anderen subcorticalen und corticalen Gebieten). Z. Neur. **98**, 456—486 (1925). — OSMAN, M., u. J. SCHÜKRÜ: Beitrag zur Histopathologie der HALLERVORDEN-SPATZschen Erkrankung. Dtsch. Z. Nervenheilk. **136**, 78 (1935).

RAWACK: Über atypische spastische Heredodegeneration. Zbl. Neur. **57**, 663 (1930). — ROMEIS, B.: Hypophyse. In Handbuch der mikroskopischen Anatomie, herausgeg. von W. v. MÖLLENDORFF, Bd. VI, Teil 3. Berlin: Springer 1940. — ROTHMANN, M.: Demonstrationen zu den Zwangsbewegungen des Kindesalters. Neur. Zbl. **34**, 444 (1915).

SCHARAPOW, B. J., u. P. M. TSCHERNOMORDIK: Zur Pathologie der Stammganglien (Ein Fall des Status marmoratus und des Status dysmyelinisatus.) J. Psychol. u. Neur. **35**, 279—282 (1928). — SCHARENBERG, K., u. R. DE JONG: HALLERVORDEN-SPATZsche Krankheit. Dtsch. Z. Nervenheilk. **168**, 183—194 (1952). — SPATZ, H.: Zur Anatomie der Zentren des Streifenhügels. Münch. med. Wschr. **1921**, 1441—1446. — Über Beziehungen zwischen der Substantia nigra, des Mittelhirnfußes und dem Globus pallidus des Linsenkerns. Anat. Anz. **55**, Ergh., 159—180 (1922). — Physiologie und Pathologie der Stammganglien. In Handbuch der normalen und pathologischen Physiologie, herausgeg. von BETHE-BERGMANN, Bd. X, S. 318—417. Berlin: Springer 1927. — Anatomie des Mittelhirns. In Handbuch der Neurologie, herausgeg. von BUMKE-FOERSTER, Bd. I, S. 474—540. Berlin: Springer 1935.

TONIETTI, F.: Paralisi spinale spastica familiare con „status dysmyelinicus". Policlinico, Sez. med. **34**, 636—645 (1927).

URECHIA, C. I., et MALESCU: La rigidité congénitale et la rigidité progressive. Revue neur. **30**, II, 496 (1923). — URECHIA, C. J., AL. RETEZEANO et O. MALLER: La maladie de HALLERVORDEN-SPATZ. Deux cas de rigidité progressive familiale avec un examen anatomique. Encéphale **39**, 197—219 (1950).

VINCENT, C., et L. VAN BOGAERT: Contribution à l'étude des syndromes du globe pâle. La dégénérescence progressive du globe pâle et de la portion réticulée de la substance noire. (Maladie d'HALLERVORDEN-SPATZ.) Revue neur. **65** (1936). — VILDE: Histopathologische Untersuchungen über das Zentralnervensystem der Leprakranken. Z. Neur. **133**, 119—136 (1931). — VOGT, C. u. O.: Erster Versuch einer pathologisch-anatomischen Einteilung striärer Motilitätsstörungen nebst Bemerkungen über seine allgemeine wissenschaftliche Bedeutung. J. Psychol. u. Neur. **24**, 1—19 (1919). — Zur Lehre der Erkrankungen des striären Systems. J. Psychol. u. Neur. **25**, Ergh. 3 (1920). — VOGT, H.: Über familiäre amaurotische Idiotie und verwandte Krankheitsbilder. Mschr. Psychiatr. **18**, 161—171, 310—357 (1905).

WINKELMANN, N. W.: Progressive pallidal degeneration. Arch. of Neur. **27**, No 1 (1932). — WOLPERT, I.: Klinischer Beitrag zur progressiven familiären cerebralen Diplegie. Z. Neur. **34**, 343 (1916). — WAHSLTRÖM, A. L.: Case of infrequent extrapyramidal disorder. HALLERVORDEN-SPATZ-disease. Sv. Läkartidn. **43**, 1832—1838 (1946). Ref. in Neurology a. Psychiatry being Sect. VIII of Excerpta Medica **1**, No 1 (1948).

WILSONsche Krankheit–Pseudosklerose.

Von

W.-J. Eicke-Marburg.

Mit 17 Abbildungen (25 Einzelbilder).

Einleitung.

C. WESTPHAL beschrieb 1883 ein Krankheitsbild mit Intentionstremor und spastischen Erscheinungen, welches der multiplen Sklerose ähnlich sah, aber bei der anatomischen Untersuchung ihre Herde vermissen ließ. Er sprach daher von Pseudosklerose. STRÜMPELL hat besonders die klinische Symptomatologie dieser Krankheit herausgearbeitet (1898). 1912 teilte WILSON eine Reihe von ähnlichen Krankheitsbildern mit, die meist mit einem extrapyramidalmotorischen Zustandsbilde, einem grobschlägigen Tremor, einem allgemeinen Rigor der Muskulatur, Dysarthrie und Dysphagie einhergingen und daneben verschieden stark ausgeprägte psychische Veränderungen aufwiesen. Die Obduktion ergab bei diesen Fällen WILSONs jedoch eine symmetrische Erweichung im Linsenkern sowie eine Lebercirrhose. Zugleich erkannte WILSON den familiären Charakter des Leidens und betonte die Ähnlichkeit des klinischen Bildes seiner Fälle mit der von WESTPHAL und STRÜMPELL beschriebenen Pseudosklerose. Er konnte schließlich auch auf einige ältere Mitteilungen hinweisen, die Ähnliches zeigten. So hatten bereits 1854 FRERICHS, 1888 GOWERS, 1890 ORMEROD und 1892 HOMÉN dieselbe Krankheit unter anderem Namen beschrieben. GOWERS nannte sie tetanoide Chorea und ANTON 1896 und 1908 „allgemeine Chorea mit beiderseitigen Herden im Linsenkern". Sicher wurde die Krankheit nicht selten als „Paralysis agitans im jugendlichen Alter" mitgeteilt (WILLIGE). Als ALZHEIMER 1911 in den Fällen von Pseudosklerose eine besondere Form großer Gliazellen feststellte, schien die Trennung der Pseudosklerose von den WILSONschen Fällen mit ihrer Erweichung des Linsenkerns gesichert und man bemühte sich, die Krankheitsbilder auch klinisch schärfer gegeneinander abzugrenzen. Bei der Pseudosklerose sollte der grobschlägige Tremor im allgemeinen etwas ausgesprochener sein. Es sollten mehr psychische Veränderungen bei ihr vorkommen. Der von KAYSER und FLEISCHER beschriebene Hornhautring wurde als Besonderheit und Unterscheidungsmerkmal der Pseudosklerose gegenüber der WILSONschen Krankheit angesehen. Erst SPIELMEYER zeigte in einer bedeutsamen Arbeit 1920, daß die ALZHEIMERschen Gliazellen auch bei der WILSONschen Krankheit vorkommen und daß andererseits bei der Pseudosklerose die Erweichungen im Linsenkern oder in anderen Gebieten des Gehirns, wenn auch oft nicht so ausgedehnt und so ausgesprochen, vorhanden sind. Das eine Mal sei die Pseudosklerosekomponente, das andere Mal die WILSON-Komponente deutlicher ausgeprägt. In einer Monographie hat HALL 1921 das ganze bis dahin beschriebene Material sowie eigene Fälle eingehend bearbeitet und für das Krankheitsbild die Bezeichnung Degeneratio hepato-lenticularis gewählt. Die Lebercirrhose fand sich in der überwiegenden Zahl aller Fälle. Die Annahme, der

Cornealring finde sich nur bei der Pseudosklerose, war bald widerlegt. Es wurde nachgewiesen, daß eine fließende Reihe zwischen der reinen WILSONschen Krankheit und ihren Zerfallserscheinungen im Gehirn und der reinen Pseudosklerose allein mit den ALZHEIMERschen Gliazellen besteht, wobei die Extreme äußerst selten sind und beide Komponenten sich fast immer mischen (VON BRAUNMÜHL, STERTZ). Die Richtigkeit dieser Ansicht wird jetzt von der überwiegenden Mehrzahl aller Untersucher vertreten; besonders wird sie noch einmal hervorgehoben von BIELSCHOWSKY, DIMITRI und BERCONSKY, EICKE, GEYER, HALLERVORDEN, JAKOB, KÖRNYEY, MAHAIM, ROTTER, SJÖVALL und WALLGREN, SLOANE sowie WOLFSON. Frühere Versuche, die PARKINSONsche Krankheit, die Chorea, die progressive Muskeldystrophie und die spastische Pseudobulbärparalyse dem Krankheitsbilde einzuordnen (SPILLER 1916, POLLOCK 1917 u. a.), dürften auf einer zur Zeit der Veröffentlichungen zum Teil noch unvollständigen Kenntnis des anatomischen Substrats der einzelnen Krankheiten, ihrer Ätiologie und ihres Verlaufes beruhen.

1. Klinik der WILSONschen Krankheit — Pseudosklerose.

Die Krankheit beginnt in der Mehrzahl der Fälle im 2. Lebensjahrzehnt, doch wird früheres (L. W. RAUH) wie späteres Auftreten beschrieben. CASSIRER teilt einen Fall mit, der mit 3 Jahren begann. LÜTHY hält diesen wie auch den von ZAPPAT (ebenfalls Beginn im 3. Lebensjahr) und den nicht autoptisch gesicherten Fall von HALL-THOMAS für zweifelhaft. Auch die BÄUMLINschen Fälle seien nicht sicher. Ein einwandfreier Frühfall sei der von HALLERVORDEN und BIELSCHOWSKY mit einem Beginn im 7. Lebensjahr. Es folgen dann die autoptisch gesicherten Fälle von BARNES und HURST, „Erna“ von ROTTER und KEHRER und der Fall von WOLFF (Inauguraldissertation Zürich 1922), die alle im 8. Lebensjahr begannen. Am häufigsten liegt der Krankheitsbeginn wie gesagt im 2. Lebensjahrzehnt. Bei jedem Fall von Lebercirrhose bei Jugendlichen muß man nach CORNELIA DE LANGE an die WILSONsche Krankheit — Pseudosklerose (W.-Ps.) denken. Anatomisch gesicherte Spätfälle wurden von RAMSAY-HUNT mit einem Beginn im 40., von DEMOLE und REDALIÉ mit einem solchen im 42. und VIDARI mit einem Beginn im 48. Lebensjahr beschrieben.

Die Krankheitsdauer ist sehr verschieden. BOSTROEM unterscheidet akute Fälle mit einer Krankheitsdauer von nur 2—3 Monaten von chronischen, die sich 3—5 Jahre und oft noch länger hinziehen können. JIMÉNEZ-DÍAZ, SANZ-IBÁÑEZ, RODA und MORALES-PLEGUEZUELO teilen einen eindrucksvollen Fall mit, in dem der Tod bei einem 12jährigen Mädchen bereits 3 Monate nach Manifestwerden der Krankheit eintrat. BIELSCHOWSKY teilt das Leiden in akute, subakute und chronische Formen ein. Für die akute Form rechnet er 6 Monate. KONOWALOW unterscheidet 1. eine frühe oder kindliche Form mit frühem Beginn und raschem Verlauf. Bei ihr stehe die zunehmende Rigidität im Vordergrund, anstatt des Zitterns seien choreatische und Torsionsbewegungen häufig. 2. Die rigide Form mit Zittern mit späterem Beginn und langsamem Verlauf. 3. Die zitternde oder späte Form mit noch späterem Beginn und langsamerem Verlauf, die statt Rigidität Hypotonie zeigt. 4. Die extrapyramidale oder extrapyramidal-corticale Form. Bei dieser Form seien sowohl Veränderungen an den Zentren des extrapyramidalen Systems wie auch an der Großhirnrinde und der subcorticalen weißen Substanz gefunden worden. Gefäßstörungen und Störungen der Gefäßmotoren spielten bei dieser Form eine Rolle. GREENFIELD, POYNTON und WALSHE beschreiben einen Fall, in dem der Tod bereits 5 Wochen nach Beginn des Leidens eintrat. Die Mitteilung von HOWART und

ROYCE dürfte sich wohl auf den gleichen Fall beziehen. Nach L. W. RAUH starb einer der Fälle von BARNES und HURST bereits 7 Wochen nach Krankheitsbeginn. Der Patient von R. GAUPP jr. war nur 3 Monate krank. Die durchschnittliche Dauer des Leidens dürfte zwischen 1 und 3 Jahren liegen. Am längsten ist die von LÜTHY beschriebene Patientin E. U. krank gewesen (54 Jahre). Dies ist keineswegs einzigartig (ESCUDER NUÑEZ). CURSCHMANN hebt ebenfalls den zuweilen sehr gutartigen Verlauf der W.-Ps. hervor. So lebte ein Fall von ihm, bei dem das Leiden mit 8 Jahren begann, noch im 40. Lebensjahr. Bei einem anderen 40 Jahre alten Patienten bestanden die Krankheitssymptome bereits 20 Jahre (ebenso CHASANOW, BIELSCHOWSKY). Ein Alter von 66 Jahren erreichte ein Patient von WERTHEMANN, der mit 34 Jahren erkrankte. Im allgemeinen ist es wohl so, daß einem späteren Beginn auch eine längere Dauer der Krankheit entspricht (LÜTHY u. a.).

Das Leiden befällt meist früher scheinbar völlig gesunde Menschen der verschiedensten Rassen (unter anderen CHENG bei Chinesen). Daß die Kranken von Geburt an nicht gesund sind (wie in 2 Fällen von EICKE und in 2 Fällen von PIERSON), ist selten. Männer und Frauen erkranken etwa gleichmäßig häufig. Die Krankheit ist nicht allzu selten. 1931 zählte LÜTHY bereits 79 autoptisch gesicherte und 41 nur klinisch mitgeteilte Fälle. Inzwischen hat sich die Zahl wesentlich erhöht (D. BRINTON, BOTHMAN und ROLF, DUNNAVAN und MOTTO, LARUELLE, CARRARA, BRAGE, LYONNET und PEDACE sowie AMELIA u. v. a.). Die Krankheit kann mit neurologischen, psychischen wie körperlichen Symptomen beginnen. Die anfänglichen Auffälligkeiten können später das Krankheitsbild beherrschen, genau wie sie auch anderen Symptomen Platz machen können. In der Mehrzahl der Fälle sieht man zunächst Ungeschicklichkeiten in der Bewegung und Zittern. Zu diesen Erscheinungen gesellen sich dann schwerere extrapyramidalmotorische Störungen, choreatische und athetotische Bewegungen (FORSTER) sowie ein Torsionsspasmus (MAHAIM, SPILLER). (Man muß dabei bedenken, daß der Torsionsspasmus ein rein klinischer Begriff ist, für den das anatomische Substrat in einer Erkrankung gewisser Teile der Stammganglien zu suchen ist, wobei die Art der Erkrankung von sekundärer Bedeutung ist.) Im weiteren Verlauf kommt es oft zu einer Versteifung, die häufig aber auch ohne vorhergehende Hyperkinesen eintritt. Dysphagie und Dysarthrie pflegen zum Ende fast nie zu fehlen. Zur besseren Übersicht über den Krankheitsverlauf hat man sich bemüht, eine Stadieneinteilung der Krankheit zu geben. Dies ist jedoch jeweils sicher nur für eine gewisse Zahl von Fällen möglich (LÜTHY u. a.).

Das reine Bild einer hypertonischen Akinese zeigte ein Fall von LEHOCZKY. Der typische Verlauf ist von VON BRAUNMÜHL und vielen anderen Autoren mitgeteilt worden. Die Form des Zitterns ist nach WILSON ein parkinsonähnlicher Tremor, der sich bei Willkürbewegungen verstärkt. Nach BOSTROEM handelt es sich um einen Intentionstremor neben einem Ruhetremor. KIRCHHOF beschreibt einen Antagonistentremor im Sinne von KLEIST. Ausgedehntere Untersuchungen über den Tremor bei der W.-Ps. stammen von GARCIN und KIRCHHOF sowie von HERZ. Von den neurologischen Komponenten stehen zuweilen nur einige im Vordergrund. So ist es einmal der Tremor (DIMITZ und VUJIC), in anderen Fällen die Versteifung.

DE LISI beschreibt zweimal eine sog. „Turnerstellung“, diese trete nur in aufrechter Haltung beim Stehen ein. Ihr Endstadium sei eine Starre. Der Verfasser vergleicht diese Stellung mit der Enthirnungsstarre der Versuchstiere.

Die großen Schwankungen im neurologischen Bild haben sogar noch nach der Feststellung der Einheit von WILSONscher Krankheit und Pseudosklerose wieder das Bestreben hervorgebracht, beide Krankheiten klinisch voneinander zu trennen.

So betonte RUNGE 1924 das angeblich mehr familiäre Auftreten der WILSONschen Krankheit und das höhere Alter der Pseudosklerosefälle. Bei der Pseudosklerose sollte auch die Rigidität ausgesprochener sein. Gelegentlich bestehe eine Hypotonie, die Sprache sei mehr skandierend, man finde bei ihr häufiger psychische Störungen, einen Pigmentring und zuweilen eine Glykosurie und Phosphaturie. Die WILSONsche Krankheit ähnele mehr der Paralysis agitans, die Pseudosklerose mehr der multiplen Sklerose. RUNGE muß Übergangsfälle zugeben. Auch BOSTROEM will 1922 noch zwischen den beiden Formen der Krankheit unterscheiden. Das Überwiegen des Rigors, der häufiger maskenartige Gesichtsausdruck, eine große Seltenheit von Anfällen und der nur vereinzelt zu findende Hornhautring sprächen für die WILSONsche Krankheit (ebenso 1930 BERETTA, KRASNOV 1928). Sogar noch im Jahre 1935 plädieren FROMENT, BONNET und MASSON vom klinischen Gesichtspunkt aus für eine schärfere Trennung der Pseudosklerose von der WILSONschen Krankheit. (Daß diese Trennung noch 1943 im „Textbook of Clinical Neurology" von WECHSLER durchgeführt wird und sich auch INOSE noch in gewissen Grenzen dafür einsetzt, erscheint allerdings erstaunlich.) Endlich betont auch STADLER gewisse Unterschiede, wenn er sagt: „Dem hypertonisch-akinetischen WILSON-Syndrom mit Hypertonie der Muskulatur, in vollkommene Versteifung übergehend, Gesichtsmaske, Schluckstörungen und Pyramidenbahnzeichen steht das hypotonisch-hyperkinetische Pseudosklerosesyndrom mit Hypotonie der Muskulatur, Antagonistenzittern, Wackeltremor und dem häufig vorhandenen KAYSER-FLEISCHERschen Cornealring gegenüber." STADLER betont Überschneidungen der Krankheitsbilder. Ebenso wollen VAN BOGAERT und WILLOCX das klinische Bild der WILSONschen Krankheit mit ihrer stärkeren Neigung zur Versteifung dem der Pseudosklerose mit ausgesprochenen Bewegungsstörungen gegenüberstellen. Anatomisch zeigte sich immer wieder der Zusammenhang der beiden Krankheiten. Man wird jedoch bei einem stärkeren Rigor und feinschlägigem Tremor mit Spasmus mobilis mehr an ein Überwiegen der WILSON-Komponente, bei grobem Tremor und einem Zurücktreten des Rigors mehr an ein solches der Pseudosklerosekomponente denken. Die meisten Autoren betonen die klinische Krankheitseinheit (WEGER und NATANSON) und heben hervor, daß nur gewisse quantitative Unterschiede vorhanden sind. Die meisten Fälle zeigen eine recht regellose Auswahl der aufgeführten Symptome (LOEVY, SCHOB, CHIAPPORI). Sogar unter erkrankten Geschwistern zeigt zuweilen ein Fall mehr das Überwiegen der Pseudosklerosekomponente und ein anderer mehr das der WILSONschen Krankheit (FRETS nach GEYER, HIGIER, VON DZIEMBOWSKY). Sonst ist der Verlauf bei Geschwistern recht ähnlich (STADLER, STEFAN, SCHWYN, KEHRER, RAUH, BARNES und HURST, HOMÉN, DZIEMBOWSKY, HAMILTON). Es bestehen höchstens, wie später gezeigt wird, insofern Unterschiede, als die Krankheitssymptome bei einzelnen Geschwistern noch nicht voll ausgebildet sind oder die abdominalen Erscheinungen überwiegen (KEHRER, BARNES und HURST, VAN BOGAERT und WILLCOX). Wesentliche Unterschiede bestanden nur in den Fällen von EICKE und STEINMANN. In den Fällen von EICKE zeigte die Schwester das Bild eines hochgradigen Schwachsinns mit epileptischen Anfällen und allmählichem geistigen Rückgang ohne neurologische Ausfälle oder extrapyramidale Störungen. Beim Bruder standen im Vordergrund des Krankheitsbildes neben dem Schwachsinn Rigorsymptome und ein grobschlägiges Zittern ohne epileptische Anfälle. Gemeinsam war bei beiden Geschwistern der von frühester Kindheit an erhebliche Schwachsinn mit zeitweiliger Erregbarkeit, der sich über viele Jahre hinziehende progrediente Verlauf und der Tod unter abdominalen Erscheinungen. In den Fällen von STEINMANN machte der eine Bruder den Eindruck eines Spätencephalitikers mit geistiger Verlangsamung bei pathologischer Zudringlichkeit und Dreistigkeit, Affektlabilität sowie Zwangsaffekten. Der andere Bruder zeigte einen mäßigen Infantilismus. Dann wurden ein manisches Bild mit gelegentlichem Umschlag ins Depressive und zum Schluß Größenideen, Selbstüberschätzung, völlige Hemmungslosigkeit und gelegentliche Erregungszustände beobachtet. Bei dem ersten Bruder begannen die körperlichen und psychischen Erscheinungen gleichzeitig und entwickelten sich langsam parallellaufend. Beim zweiten Bruder verlief die Krankheit sehr rasch mit so hochgradigen psychischen Auffälligkeiten, daß seine Unterbringung in einer Anstalt bereits im 2. Krankheitsjahr notwendig wurde. Wieso in dem einen Fall mehr die einen Symptome und im anderen mehr die anderen vorherrschen, ist nach VAN BOGARET und WILLOCX nicht zu sagen.

An Besonderheiten im neurologischen Bild sind (zum Teil nach LÜTHY) aufzuzählen: Torsionsspastische Symptome [in Fällen von THOMALLA, WIMMER, RODRIGUES-ARIAS, BARKMAN, SJÖVALL und WALLGREN, SYLLABA und HENNER, TSCHUGUNOFF, LEMMING, HALL (I), DE LISI (II), LÜTHY (II), CH. JACOB, VAN BOGAERT 1947, SOUQUES, CROUZON und BERTRAND, ZUCKER und PERSCHMANN]; Augenmuskelstörungen [in Fällen von C. WESTPHAL, HAMILTON, JONES (I und II), BOUMAN und BROUWER, HÖSSLIN und von ALZHEIMER, DZIEMBOWSKY (II), MEYJES (II), BOSTROEM 1918, SCHOB, RAUSCH und SCHILDER, LÜTHY]; eine Facialisparese (in Fällen von C. WESTPHAL, BOSTROEM 1918, RAUSCH und SCHILDER, SCHOB); eine mangelhafte Lichtreaktion (in Fällen von SIEMERLING und OLOFF, HEINE, LÜTHY); eine Mydriasis bei tonischen Anfällen (DE LISI). Dem Torsionsspasmus ähnliche Bewegungsstörungen zeigte ein Fall von CASSIRER-BIELSCHOWSKY. Eine als Torsionsspasmus gedeutete Bewegungsstörung wies schließlich der Fall von BONHOEFFER auf, den BURLAGE vorstellte. Auch das Bild der Athétose double wird gelegentlich bei der W.-Ps. beobachtet (SPILLER). Ein Nystagmus, eine linksseitige Opticusatrophie und fehlende Bauchdeckenreflexe zeigte ein Fall von CHASANOW. Eine Besonderheit ist der jahrelang als erstes und einziges Symptom bestehende Facialistik in einem Fall von A. und H. WERTHEMANN. Sprachstörungen sind stets vorhanden, sie fehlten nur in den Fällen von FLEISCHER (II), FILIMONOFF, HOWART und ROYCE. Pyramidenbahnzeichen fand LÜTHY in 21 von 110 Fällen. Sensibilitätsstörungen zeigten nur die Fälle von RAUSCH und SCHILDER, SÖDERBERGH (I) und RAUH. Ein Fall von RAMSAY-HUNT zeigte als einziges Symptom Zittern. Über Speichelfluß berichten unter anderen SCHOB, EICKE und HADFIELD. Das vegetative Nervensystem zeigt nur selten Störungen in Form von Akrocyanosen, Hyperthermien, Akroparästhesien, auffälliger Schweißsekretion, trophischen Störungen der Nägel (DZIEMBOWSKY und KONOWALOW, SÖDERBERGH, BOLTEN) sowie Osteoporosen (LÜTHY, VON ECONOMO, BRÜCKNER und KEHRER). MYSLIVEČEK und RADIMSKÁ-JANDOVÁ berichten von finalem Ausfall von Haaren und Zähnen. In diesem Zusammenhang muß auch eine auffallende Steigerung aller Symptome bei Auftreten einer Gravidität erwähnt werden, die nach dem Partus wieder zurückging (SILBERMANN).

In den meisten Fällen sind zumindest final Auffälligkeiten im psychischen Verhalten nachzuweisen (VÖLSCH, FRÄNKEL u. v. a.). Diese können bis zu tiefer Verblödung führen. Einige Patienten sind vollkommen dement, andere aggressiv, bösartig ,verwirrt oder unruhig. Eine geringe Zahl von Kranken bleibt psychisch unauffällig (z. B. die Fälle von LÜTHY und BORSARI und BIANCHI). Selten gehen dem Beginn des eigentlichen Krankheitsbildes psychische Symptome voraus, wie in den Fällen von EICKE. Zwei sehr ähnliche Fälle teilt RAUH mit, die anfangs infolge der psychischen Beeinflußbarkeit der Symptome für Hysterien gehalten wurden. KASTAN sah mehrere Jahre vor dem Auftreten der eigentlichen Krankheitssymptome einen Zustand von Desorientiertheit, Absperrung, Vorbeireden und Reizbarkeit. Im Fall von CADWALADER zeigten sich jahrelang Depressionszustände. Mit einem Depressionszustand begann auch der Fall von BABCOCK und BROSIN. Ein katatones Zustandsbild bot anfangs ein Fall von LISAK. In einem Fall von JAKOB bestand eine katatone Psychose. Ob im Fall von GYSIN und COOKE schizophrene Symptome als erste Krankheitszeichen auftraten oder ob es sich um ein zufälliges Zusammentreffen einer W.-Ps. mit einer Schizophrenie handelt, wird man nicht entscheiden können. Charakterveränderungen können zuweilen überhaupt das erste Symptom sein (C. SCHNEIDER, SCHWYN, VON LEHOCZKY, LHERMITTE und MUNCIE). Daß sie das einzige Symptom bleiben, ist sehr selten. Weiter werden als Frühsymptome Reizbarkeit, Labilität, Aufgeregtsein und Erotisierung betont.

Neben den Auffälligkeiten im neurologischen und psychischen Befund sieht man oft schon im Beginn des Leidens verschieden ausgesprochene Zeichen einer Leberstörung mit Ascites, Ikterus, Magen- und Darmbeschwerden, die auch lange das führende Symptom bleiben können (FRANKLIN und BAUMAN). Da sich die Fälle mit abdominalen Symptomen besonders häufig bei Geschwistern von Patienten mit typischer W.-Ps. fanden (KEHRER, BARNES und HURST, VAN BOGAERT und WILLOCX) und anatomisch in diesen Fällen fast auch immer am Gehirn ein typischer Befund erhoben werden konnte, hat dies zur Prägung des Begriffes des Abdominal-Wilson durch KEHRER bzw. der forme portale von VAN BOGAERT und WILLOCX geführt. So teilen die beiden letztgenannten Autoren sogar einen Fall mit, bei dem jahrelang Erscheinungen bestanden, die als Peritonitis tuberculosa gedeutet wurden. Erst 5 Tage vor dem Tode trat ein Zittern und unwillkürliche Bewegungen auf. In den einzelnen Familien erkranken zuweilen mehrere Geschwister in abgestuftem Grade. Während die ältesten schwere nervöse Ausfälle zeigen, haben die jüngsten nur die typische Lebercirrhose ohne Anzeichen einer Gehirnerkrankung. Fälle von Abdominal-Wilson werden mitgeteilt von KEHRER-ROTTER (Erna), RYSTEDT, BRÜCKNER (I), LARUELLE, BETTINGER und WEISS, JENDRALSKI, SCHMUND-SCHITTENHELM, LHERMITTE und MUNCIE (II und III), von DZIEMBOWSKY (III), BARNES und HURST (II und III) und DE LISI (II) sowie SAVY; infolge der Lebercirrhose kommt es bei dem engen Zusammenhang von Leber und Milz häufig zu Milztumoren. Interessante Beziehungen zwischen dem Verlauf der Krankheit und den Leberveränderungen fand HERZ. In akuten Fällen waren neben den cerebralen Erscheinungen die auf die Leber hinweisenden Symptome sehr ausgeprägt, während sie in chronischen Fällen zurücktraten. Manchmal steht die Milzstörung sogar so im Mittelpunkt des klinischen Bildes, daß eine BANTIsche Krankheit diagnostiziert und die Milz exstirpiert wurde (BRÜCKNER, RYSTEDT, LHERMITTE und MUNCIE, LARUELLE, A. M. RABINER, HENRY JOACHIM und I. S. FREIMAN). In direktem Zusammenhang mit den Störungen von Leber und Milz dürften auch die des Blutes stehen. Öfters wird eine hämorrhagische Diathese beschrieben (KEHRER). FRANK teilt in seinem Fall eine Leukothrombopenie mit Zeichen einer hämorrhagischen Diathese mit. Er betont, daß zum Symptomenkomplex der harten vergrößerten Leber, des Milztumors und der Leukothrombopenie sich meist auch noch Nieren- und Pankreasstörungen gesellen. Auf Nierenfunktionsstörungen führen COOPER, ECKHARDT, FALOON und DAVISON eine mehrfach (auch von DE VERDIER) beobachtete Vermehrung der Aminosäurenausscheidung im Harn zurück. DZIEMBOWSKI sah einmal eine Leukopiene. Ein Fall von R. GAUPP jr. zeigte Anfälle von komatöser Bewußtlosigkeit, die mit Temperatursteigerungen, Schweißausbruch und Blutungsneigungen einhergingen. Selten wird eine Glykosurie beschrieben (FLEISCHER). BOLTEN berichtet von einer Schilddrüseninsuffizienz.

An dieser Stelle muß schließlich auch noch der Fall von GJONYS und SCHRÖDER erwähnt werden. Das Leiden begann plötzlich mit einer Leber- und Milzvergrößerung, einer Eosinophilie und Myelocytose. Nach 3 Wochen erschien der Patient wieder gesund. Nach 5 Wochen bot er nochmals ein gleiches Bild; nach 18 Monaten kam es dann zu einem typischen Verlauf einer W.-Ps. Störungen der inneren Sekretion wirken sich bei Frauen als Menstruationsstörungen (WILSON, KEHRER u. a.) und bei Männern als Hypogenitalismen aus [HESSBERG, DZIEMBOWSKY (II), SEITZ nach LÜTHY, SJÖVALL, SÖDERBERGH, KÖRNYEY, KUBITZ[1], ECONOMO].

Wie schon gesagt, ist das Leiden recessiv erblich. Dies wurde außer in den grundlegenden Untersuchungen von KEHRER noch häufig von anderen Autoren (besonders GUTZEIT und LEHMANN) nachgewiesen (MCARDLE, HIGIER, VERGER und AUBERTIN, G. KOCH, W. MÜLLER, DE LISI, STERTZ, GÜNTHER, nach SVENDSEN weiter von ANDRE, HOMBURGER und KOZOL, GLAZEBROOK, ALTSCHUL und BROWN). Es ist bisher noch nicht geklärt worden, welches dabei im Erbgang die entscheidenden Faktoren sind. Nach VON LEHOCZKY soll die Erblichkeit des Leidens eventuell auf einer Fehl- oder Mißbildung von mehreren inneren Organen, bzw. auf den dadurch gestörten Stoffwechselvorgängen beruhen. LOEVY schließt aus der Tatsache, daß in ebenso vielen Fällen das Gehirnleiden wie in anderen das Leberleiden zeitlich vorausging, daß es sich um verschieden gekoppelte Erbfaktoren handeln müsse, die die Erkrankungsbereitschaft der Leber und des Gehirns bedingen. Er hebt das häufige Auftreten des Leidens in Familien hervor, die auch noch andere Nervenkrankheiten aufweisen (ebenso SCHENK). Bevor die Erblichkeit des Leidens endgültig durch KEHRER nachgewiesen war, gingen die Ansichten über die Ätiologie der Erkrankung lange Zeit erheblich auseinander, wenn auch hin und wieder schon früher das familiäre Auftreten des Leidens aufgefallen war (WILSON, RAUSCH und SCHILDER, CADWALADER u. a.). HOMÉN hielt die Krankheit für luischer Genese (ebenso KUBITZ und STAEMMLER). NAYRAC machte eine durch die Lues bedingte Keimschädigung verantwortlich. Auch WESTPHAL will noch 1927 der Lues in der Ätiologie der Krankheit eine Bedeutung beimessen. (Hierbei ist zu bemerken, daß in den Fällen HOMÉNs, die nach dem Krankheitsverlauf und dem anatomischen Befund mit Sicherheit W.-Ps. waren, die therapeutische Beeinflußbarkeit bei einzelnen Familienmitgliedern sehr an eine Lues denken ließ. Vielleicht lag auch eine Kombination mit einer Lues vor. Dies ist auch bei dem WESTPHALschen Fall möglich.) Recht ungewöhnlich ist die in neuerer Zeit von SELETZKI vertretene Auffassung, die W.-Ps. sei eine disseminierte Encephalitis. Ebenso stehen TSCHAIKA und JAKOUBOVSKAJA (1937) mit ihrer Ansicht allein, in einem ihrer Fälle habe eine Infektion und in einem zweiten eine langdauernde Narkose die Entstehung des Leidens verursacht.

In einer Reihe von Fällen tritt die Krankheit im Anschluß an ein Trauma oder in Verbindung mit einer Encephalitis epidemica ähnlichen Erkrankung auf. HALPERN nennt 2 Fälle bei Beginn nach einem stärkeren Trauma (ebenso CADWALADER und KRYSPIN-EXNER). Auch MYSLIVEČEK-RADIMSKÁ-JANDOVÁ und FRANK zeigen je einen Fall, in dem ein Trauma der Krankheit vorausging. In diesem Zusammenhang muß auch ein interessanter Fall von KIRCHHOF genannt werden, in dem das Leiden nach einer Verletzung des Daumens mit einem Tremor in der entsprechenden Hand begann. In einem Geschwisterfall sah der gleiche Autor den Beginn des Leidens bei einem bis dahin gesunden Geschwister im Anschluß an einen Unfall. Auch KEHRER erwähnt (ebenso nach SCHWYN auch J. GRAF, WOLFSON, BAU-PRUSSAK, WESTPHAL und SIOLI) die Annahme,

[1] Klin. Mbl. Augenheilk. **69** (1922); **84** (1930) nach LÜTHY.

daß ein körperliches wie seelisches Trauma die W.-Ps. auslösen könne. Auf den Zusammenhang des Krankheitsgeschehens mit einer Encephalitis epidemica weisen an Hand eindrucksvoller Fälle Bau-Prussak (zusammen mit Mackiewicz und allein), Kleine und A. E. Schemmel hin. Westphal und Sioli sehen in einer durchgemachten Encephalitis epidemica den auslösenden Faktor für das Auftreten der Erkrankung. Zusammenhänge mit einer Bleivergiftung zeigte ein Fall von Hagen und Butt. Einen Beginn der Erkrankung im Zusammenhang mit einem Gelenkrheumatismus teilt Pelnář mit.

Differentialdiagnostisch muß, wie schon aus der Bezeichnung Pseudosklerose hervorgeht, zu Beginn der Erkrankung bisweilen die multiple Sklerose in Betracht gezogen werden. So wurde z. B. der klassische Fall E. U. von Lüthy anfangs für eine multiple Sklerose gehalten. Es muß jedoch betont werden, daß noch in keinem Fall von W.-Ps. über eine temporale Abblassung der Papille, eines der Kardinalsymptome der multiplen Sklerose, berichtet wurde. In späteren Stadien sind zuweilen Verwechslungen mit der versteifenden Chorea (Entres 2 Fälle, Lehoczky, Schaltenbrand) und mit der Paralysis agitans (Spielmeyer) möglich. Differentialdiagnostisch müssen nach Lüthy folgende Krankheiten zuweilen in Erwägung gezogen werden: Die Hallervorden-Spatzsche Krankheit, die familiäre diffuse Sklerose nach Scholz, die Pelizäus-Merzbachersche Krankheit, die Myoklonusepilepsie, Folgen des Icterus neonatorum (Spiller) und der familiäre Parkinson. Neben diesen Krankheiten erwähnen Vizioli, Bostroem, Boehneim und Stöcker auch noch die juvenile Paralysis agitans (ebenso F. Schultze, Stier, von Strümpell und Handmann). Lafora betont, daß die als familiäre Form der Paralysis agitans beschriebenen Fälle sog. Spätpseudosklerosen seien. Auch Folgeerscheinungen der Encephalitis epidemica machen manchmal differentialdiagnostische Schwierigkeiten (A. E. Schemmel, Oeckinghaus, Dawidenkow, Rossi, Vizioli, Wilson). Endlich sollen mit der Manganvergiftung klinisch gewisse Ähnlichkeiten bestehen (Wilson). Es soll bei ihr sogar ein dem Kayser-Fleischerschen Hornhautring ähnlicher Ring auftreten können (Th. Butler). Daß die eigentlichen Krankheitssymptome gelegentlich einmal durch akute Symptome anderer Art überdeckt sein können, ist klar. So berichtet Naegeli von einem Patienten, der wegen Durchfalles und Fieber als Typhus eingewiesen wurde und in Wirklichkeit an einer Lebercirrhose bei W.-Ps. mit Darmblutungen und resorptivem Fieber litt.

Zum Schluß der klinischen Beschreibung des Krankheitsbildes seien noch einige unklare und Grenzfälle erwähnt, die teils von den Autoren selbst oder von anderen Untersuchern zum Krankheitsbild der W.-Ps. gerechnet werden. Diese Fälle müssen daher hier kurz genannt werden. Von rein klinischen Beobachtungen mit zweifelhafter Diagnose wird abgesehen, nur anatomisch untersuchte Fälle werden berücksichtigt.

Den Fall von Woerkom möchten wir zur W.-Ps. rechnen. Es handelt sich hier offenbar um ein erst sehr spätes Auftreten (im 59. Lebensjahr) der Krankheit. Auch der Fall von Pappenheim und Pollak (1927) ist im ganzen recht typisch. Klinisch bestanden neben Zeichen, die auf eine Pseudosklerose hindeuteten, vor allem cerebellare Erscheinungen. Ein Cornealring war nicht vorhanden. Anatomisch fanden sich spongiöse und lamelläre Erweichungen im Striopallidum und dem Nucleus dentatus sowie eine geringe Lebercirrhose. Alzheimer-Zellen wurden nicht nachgewiesen. Diese sind ja zuweilen nur in geringer Zahl vorhanden; möglicherweise wurden sie übersehen. Auch die Fälle von Inose dürften in den Rahmen der W.-Ps. gehören. Die Patienten erkrankten zwischen dem 30. und 50. Lebensjahr zunächst mit eigenartigen Bewußtseinsstörungen, später mit komatösen Zuständen, dann traten gröbere Gedächtnisstörungen sowie pyramidale, extrapyramidale und cerebelläre Symptome auf. In allen Fällen fand sich ein Status spongiosus in verschiedenen Rindengebieten und in den Stammganglien sowie kleine Erweichungsherdchen. Alzheimer II-Gliazellen waren ausgiebig nachweisbar. Die Leber war atrophisch und zeigte fettige Degenerationen, ließ allerdings eine Cirrhose vermissen. Alle anderen sonst im Rahmen der W.-Ps.

noch aufgeführten Fälle gehören nach unserer Ansicht nicht zum Krankheitsbild. Es sind dies die Geschwisterfälle von FRÖHLICH und HARBITZ. Klinisch bestanden gewisse Ähnlichkeiten mit dem Verlauf der W.-Ps. bei kleinen Kindern. Sie zeigten Krämpfe, Muskelspasmen und starben bald. Anatomisch bestanden symmetrische Erweichungsherde in beiden Putamina. Die Leber war in allen Fällen intakt. Es fehlt ein eingehender histologischer Befund. Vermutlich handelt es sich bei den Hirnveränderungen um Erweichungsherde auf der Basis von Durchblutungsstörungen. BOSTROEM lehnt die von den Verfassern vorgenommene Einordnung in den Rahmen der W.-Ps.-Gruppe ebenfalls ab. Die Fälle von MARINESCO und NICOLESCO wie von MARINESCO und DRAGANESCO dürften ebenfalls kaum in den Rahmen der W.-Ps. einzuordnen sein. In dem ersten Fall konnte man nach dem klinischen Befund an die WILSON-Pseudosklerose denken. Anatomisch handelt es sich um einen degenerativen Prozeß der Ganglienzellen im Striatum und geringer im Thalamus neben entzündlichen Erscheinungen. Im zweiten Fall traten plötzlich extrapyramidalmotorische Erscheinungen im Anschluß an eine Malaria auf. Anatomisch fanden sich ausgedehnte Ganglienzellausfälle in der Rinde und im Striatum neben Infiltraten in den Meningen und der Rinde. Das von PATTERSON und CARMICHAEL veröffentlichte eigentümliche Krankheitsbild hat auch nach unserer Ansicht nichts mit der W.-Ps. zu tun. Die Kranken (10 von insgesamt 12 Geschwistern) aßen plötzlich nichts mehr, wurden apathisch und starben schnell. Es fanden sich reichlich Infiltrate in den Meningen und in der Hirnsubstanz. Außerdem bestanden in den Stammganglien und in der Rinde Ganglienzellausfälle. Einen ähnlichen Fall teilt N. H. SCHUSTER mit. Wir können uns auch VERHAART nicht anschließen, der seine Fälle in die Gruppe der W.-Ps. einordnet. Es handelt sich um 2 Säuglinge und ein Kleinkind, die akut erkrankten und nach 7 Wochen, 12 Tagen bzw. 8 Tagen starben. Sie boten klinisch das Bild einer schweren Encephalitis. Anatomisch handelt es sich in dem letzten Fall sicher um ausgedehnte Erweichungen, die infolge Durchblutungsstörungen bei Krämpfen im Rahmen einer Allgemeinintoxikation auftraten. In den beiden anderen Fällen fanden sich Gliaproliferationen, die aus reichlich Stäbchenzellen und ALZHEIMERschen Gliazellen bestanden. Daneben wurden Ganglienzelluntergänge und herdförmige Erweichungen beobachtet. Weiter gehören die Fälle von WOODS und PENDLETON sicher nicht in die Gruppe der W.-Ps., wie dies die Autoren annehmen. Es handelt sich bei ihnen um eine offenbar infektiöse Krankheit, die in der Mehrzahl der Fälle ausheilte. Bei den Verstorbenen bestanden neben Erweichungen nach den Abbildungen hochgradige Infiltrationen. ALZHEIMER-Zellen wurden nicht nachgewiesen. Schwierigkeiten bereitet auch die Einordnung des Falles von ECONOMO und SCHILDER, wie dies die Autoren selbst betonen. Das Leiden begann hier im 50. Lebensjahr. Der Tod trat mit 55 Jahren ein. Eine deutliche Progression der Symptome bestand nur in den letzten 5 Monaten in Form eines zunehmenden Rigors und zeitweilig auftretender Verwirrtheitszustände. Anatomisch fand sich an der Leber eine interstitielle Hepatitis. Am Gehirn waren neben Gliawucherungen Abbauerscheinungen im Globus pallidum und im Kleinhirn zu beobachten. Der FLEISCHHACKERsche Fall zeigte klinisch eine atypische Paralysis agitans mit einem Wilson-ähnlichen Bilde. Am Gehirn bestand nur ein Ausfall der Ganglienzellen am Striatum, aber nichts für eine W.-Ps. Typisches. Auch der Fall von HENRICI gehört nicht hierher. Ein 58jähriger Säufer zeigte delirante Symptome, eine Lebercirrhose und frische Blutungen sowie perivasculäre Degenerationen im Linsenkern. Bei dem Fall von BARRÉ und REYS handelt es sich nach dem klinischen wie anatomischen Befund um einen versteifenden postencephalitischen Parkinsonismus mit Pyramidenbahnsymptomen.

2. Anatomischer Befund.

Der anatomische Befund am Gehirn weist 2 Hauptmerkmale auf, die in wechselnder Stärke bei den einzelnen Fällen auftreten. Es sind dies einmal die Zerfallsprozesse, die sog. Wilson-Komponente, und andererseits die Gliaveränderungen, die sog. Pseudosklerosekomponente. Diese beiden Komponenten des anatomischen Befundes stellen bildlich gesprochen Endpunkte einer Geraden dar, auf der sich die zahlreichen Fälle finden, die beide Komponenten in wechselndem Maße aufweisen. Fälle, in denen nur eine der beiden Komponenten vertreten ist, finden sich äußerst selten. Zumindest histologisch wird immer einiges von der Wilson- bzw. der Pseudosklerose-Komponente nachzuweisen sein.

Bei der äußeren Besichtigung des Gehirns sieht man im allgemeinen mit Ausnahme geringer Atrophien kaum etwas. Auf Frontalschnitten ist dagegen das Gehirn sehr selten völlig intakt. Man sieht an den verschiedensten Stellen Zerfallsprozesse (Abb. 1 und 2). Eine Verschmälerung und Braunfärbung des

Putamens (BIELSCHOWSKY, KLEINE u. v. a.) ist ebenfalls häufig zu finden. Auflockerungen und Zerklüftungen bis zu ausgedehnten Spaltbildungen und richtige Zerfallshöhlen nur in der Putamina, wie sie WILSON in seinen Fällen sah, sind dagegen recht selten. In zunehmendem Maße werden Fälle beschrieben, in denen die Zerfallsprozesse auch größere Teile des Markweißes, besonders das im Fuß der 1. und 2. Stirnwindung, aber auch die Rinde und den Nucleus dentatus befallen haben oder sogar auf diese Gebiete allein beschränkt sind (BOUMAN und BROUWER u. a.). Besonders ausgedehnt waren die Zerfallsprozesse in den

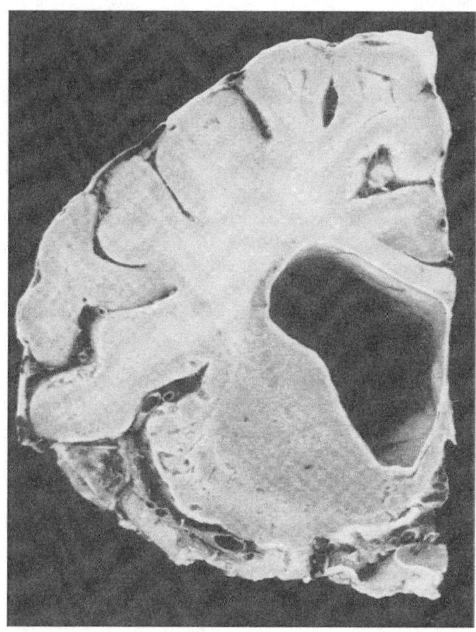

Abb. 1. Fall 38/2 Bo. Ausgedehnte Auflockerungen und Bildung kleinerer Höhlen in Stirnhirn- und Inselmark und -rinde. Mäßige Verschmälerung des Putamens und Abflachung des Nucleus caudatus. Verkl. auf $^7/_8$.

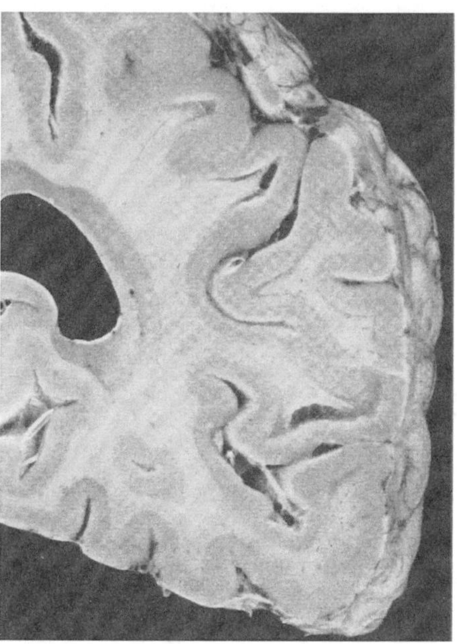

Abb. 2. Fall 38/2 Bo. Erhebliche Höhlenbildungen im Mark des Parietooccipitalgebietes. Verkl. auf $^7/_8$.

Fällen von EICKE, VON BRAUNMÜHL, OSTERTAG[1], JAKOB[1], MISKOLCZY, RICHTER, BARNES und HURST sowie HALLERVORDEN und BIELSCHOWSKY. In der überwiegenden Zahl der Fälle sind die Zerfallsprozesse im Mark allerdings auch in fortgeschrittenen Stadien auf das Stirnhirnmark beschränkt (SCHOB, O. MEYER, BIELSCHOWSKY und HALLERVORDEN, SCHÜTZE, SJÖVALL und WALLGREEN, HADFIELD, BROUWER, KUIPERS, BARNES und HURST (Phöbe B). Fast immer sind die Veränderungen symmetrisch, wenn auch nicht immer auf beiden Seiten gleich weit fortgeschritten. Ausnahmen bilden die Fälle von NAYRAC, ANTON, JAKAB und KÖRNYEY sowie KONOWALOW). Selten ist vorwiegend der Occipitallappen betroffen, wie im Fall von PONYATOVSKI nach JAKAB und KÖRNYEY. (Im Referat finden sich darüber keine Angaben.)

Während beim makroskopischen Bilde nur die Wilson-Komponente sichtbare Veränderungen setzt, ist der histologische Befund wesentlich vielseitiger. Zu den Zerfallsprozessen der Wilson-Komponente treten die Proliferationserscheinungen an den Gefäßen und die Gliaveränderungen der Pseudosklerosekomponente.

[1] Die Fälle von OSTERTAG und JAKOB sind erst seit den v. BRAUNMÜHLschen Veröffentlichungen in ihrer Einordnung zur W.-Ps. erkannt worden.

Die Gliaveränderungen seien zuerst besprochen. Seit der Entdeckung dieser Zellelemente durch ALZHEIMER unterscheidet man 2 Formen (Abb. 3). Die erste Form wird (Abb. 4a—c) von großen riesigen Exemplaren mit reichlichem, mit

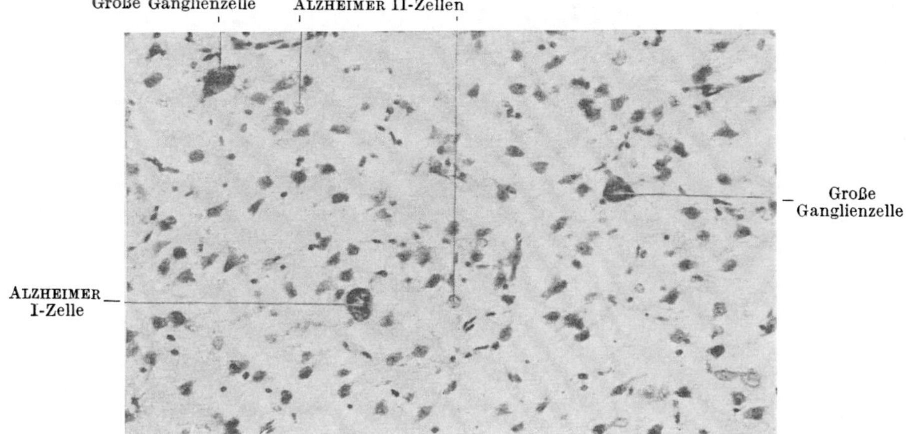

Abb. 3. Fall 28/6 Bo. Übersichtsbild aus dem Putamen mit ALZHEIMER I- und ALZHEIMER II-Gliazellen. Vergr. 170mal. Färbung NISSL.

der Umgebung verschwimmendem Plasmaleib dargestellt. Diese Zellen haben eine große Ähnlichkeit mit untergehenden Ganglienzellen. Ihre Kerne zeigen oft mehrfache Ausbuchtungen, so daß man den Eindruck hat, es handele sich

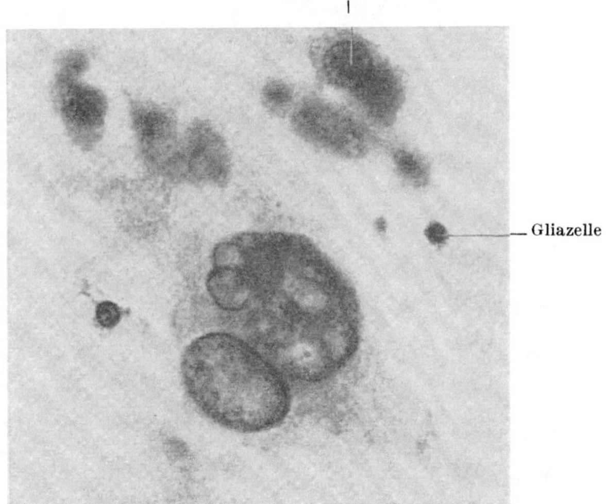

Abb. 4a. Fall 28/6 Bo. Stärkere Vergrößerung einer ALZHEIMER I-Gliazelle mit unscharfem Zellkörper und mehrfach gelapptem Zellkern aus dem Striatum. Vergr. 720mal. Färbung NISSL.

um mehrere Kerne oder gar mehrere Zellen. Häufig wird erst beim Gebrauch der Mikrometerschraube der Zusammenhang der verschiedenen Kernausbuchtungen deutlich. Die Kerne sind oft hyperchromatisch. Der Plasmaleib enthält meist ein feinkörniges grünliches Pigment. Bei der zweiten von ALZHEIMER beschriebenen Gliazellform (Abb. 5a und b) handelt es sich um kleinere Gebilde, deren Zellkörper kaum erkennbar ist. Ihr Kern hat ein großes blasses Aussehen.

Sie besitzen 1—2 Kernkörperchen, die in der blassen, ziemlich großen Scheibe des Zellkernes liegen. Bei diesen ALZHEIMERschen Gliazellen ist es zu einer Verschiebung im Verhältnis Zellkörper zu Kern zugunsten des Kernes gekommen

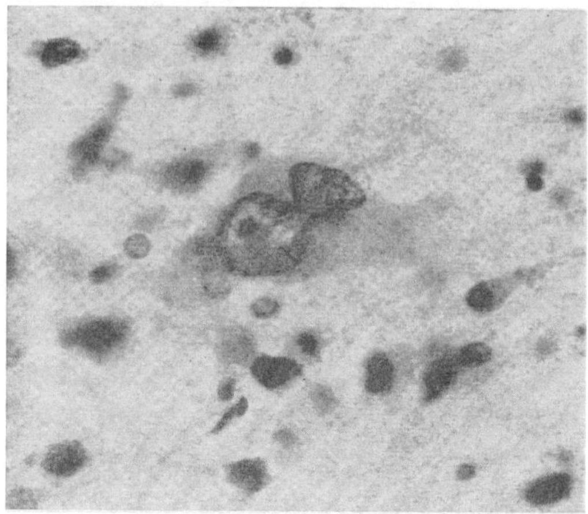

Abb. 4b. Fall 28/6 Bo. Stärkere Vergrößerung aus einer ALZHEIMER I-Gliazelle etwas anderen Aussehens wie in Abb. 4a aus dem Striatum. Vergr. 540mal. Färbung NISSL.

(KONOWALOW). Im allgemeinen werden die ALZHEIMERschen Gliazellen als Degenerationsformen der Astrocyten angesehen (A. JAKOB, SPIELMEYER, KÖRNYEY, OPALSKI u. v. a.). KONOWALOW hat ihre Entstehung aus der Makroglia in zahl-

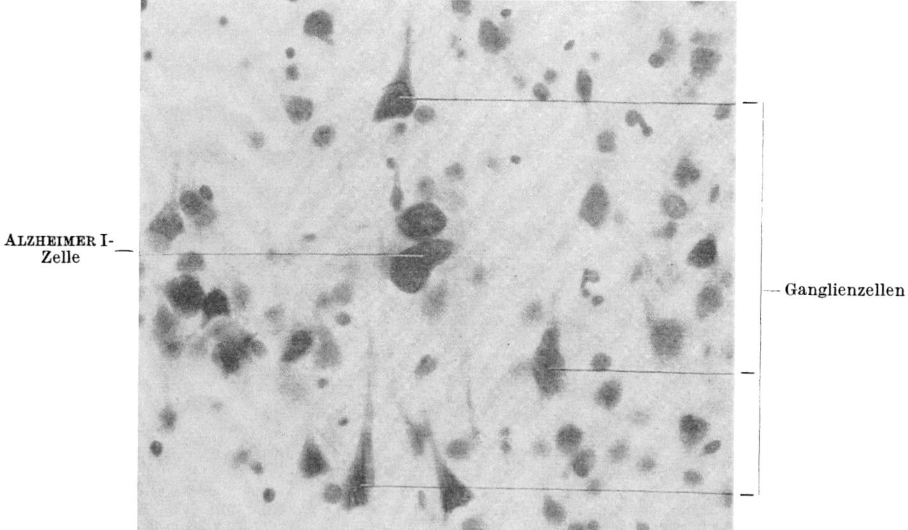

Abb. 4c. Fall 38/2 Bo. ALZHEIMER I-Gliazelle in der Rinde. Vergr. 380mal. Färbung NISSL.

reichen Bildern gezeigt. Man nimmt an, daß sich die Gliazellen zunächst progressiv und dann regressiv verändern und leicht zugrunde gehen (KONOWALOW, NICOLAJEV, KÖRNYEY, JAKOB). A. JAKOB spricht von eigenartig stürmisch verlaufenden Gliareaktionen mit stark degenerativem Einschlag. Am häufigsten findet man die ALZHEIMERschen Gliazellen im Striatum, sehr häufig in der Rinde

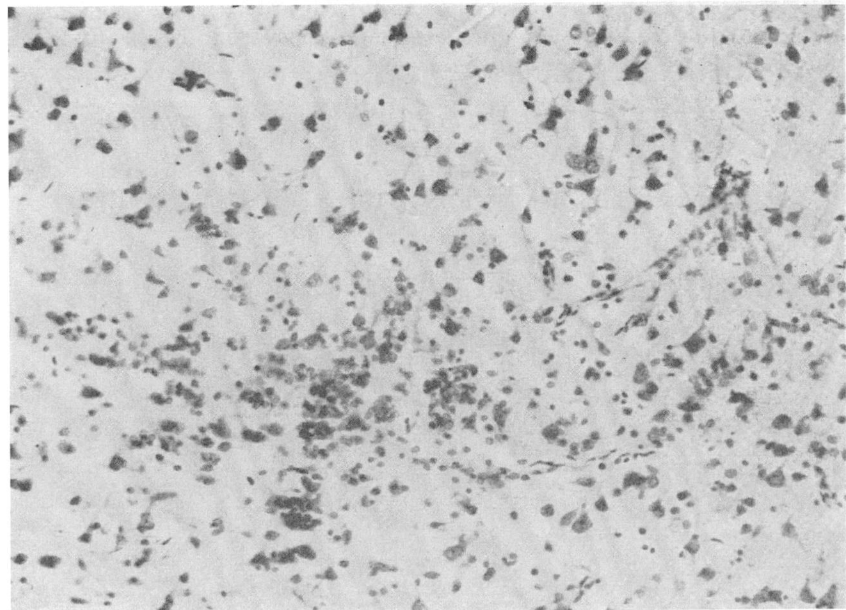

Abb. 5a. Fall 28/6 Bo. Hochgradige Anhäufung von ALZHEIMER II-Gliazellen in der Inselrinde. Vergr. 180mal. Färbung NISSL.

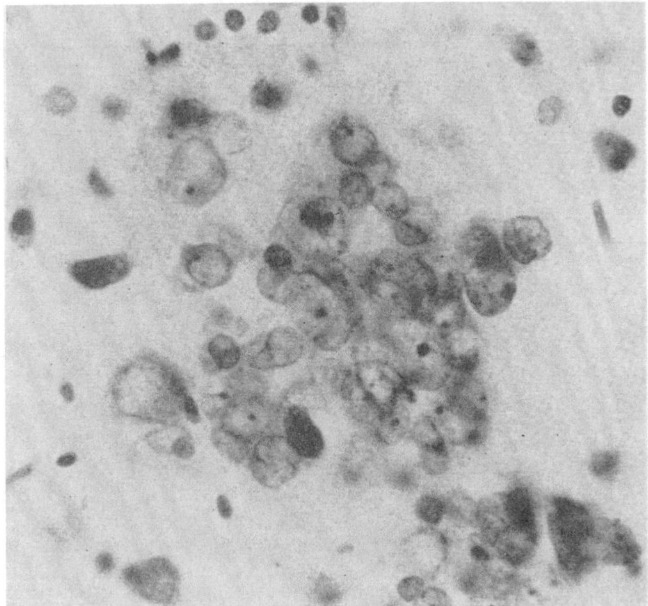

Abb. 5b. Fall 28/6 Bo. Anhäufung von ALZHEIMER II-Glia im Mark der Stirnhirnwindungen. Vergr. 775mal. Färbung NISSL.

und im Gebiet des Nucleus dentatus, wesentlich seltener im Markweiß und den übrigen Gebieten des Gehirns. Zuweilen kann man sie auch im übrigen Kleinhirn, der Brücke und der Substantia nigra usw. nachweisen. BIELSCHOWSKY war geneigt, wegen des Vorkommens ähnlicher Gebilde in den Tumoren bei der tuberösen Sklerose diese Zellen für blastomatöser Natur anzusehen; doch hat sich dies in keiner Weise bestätigen lassen.

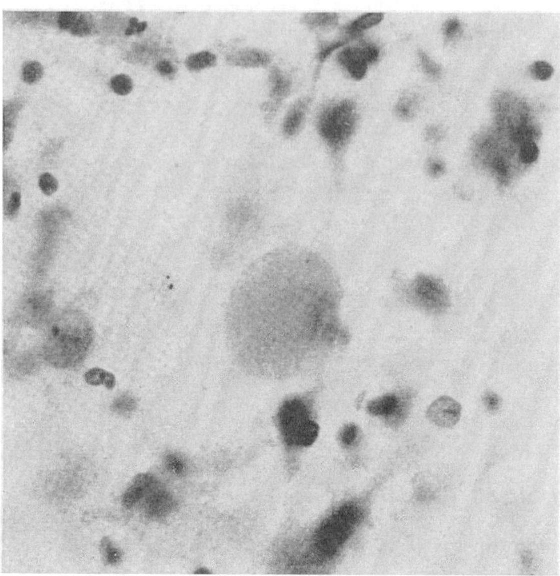

Abb. 6. Fall 116/40 Bl. OPALSKI-Zelle in der unteren Rindenschicht. Vergr. 800mal. Färbung NISSL.

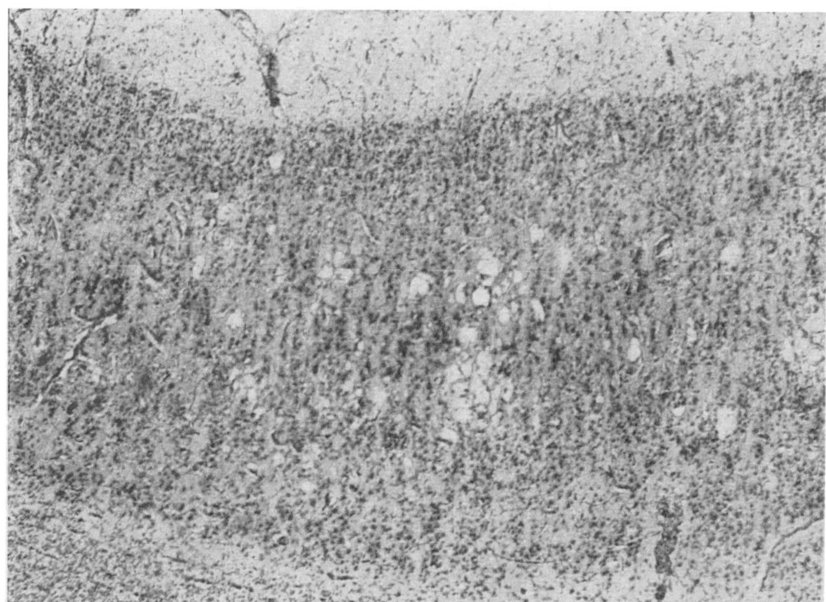

Abb. 7a. Fall 38/2 Bo. Status spongiosus in den mittleren und unteren Schichten der Konvexitätsrinde. Vergr. 40mal. Färbung NISSL.

Es bleibt noch eine dritte Form von eigentümlichen Gliazellbildungen zu erwähnen, die zuerst von OPALSKI beschrieben und nach ihm benannt worden sind (Abb. 6). Bei diesen Zellen handelt es sich um Gebilde mit einem riesigen

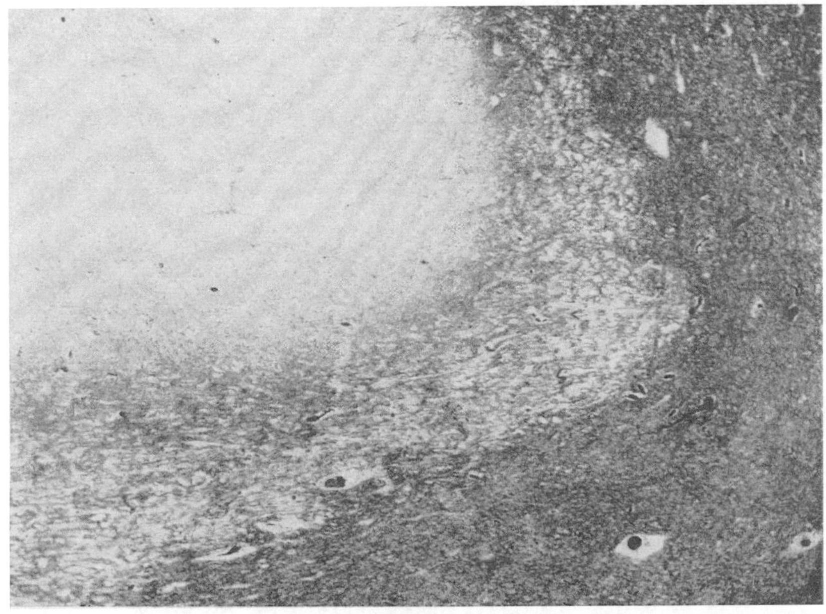

Abb. 7b. Fall 116/40 Bl. Status spongiosus im rindennahen Mark der 1. Stirnhirnwindung. Vergr. 30mal. Färbung HEIDENHAIN-WOELCKE.

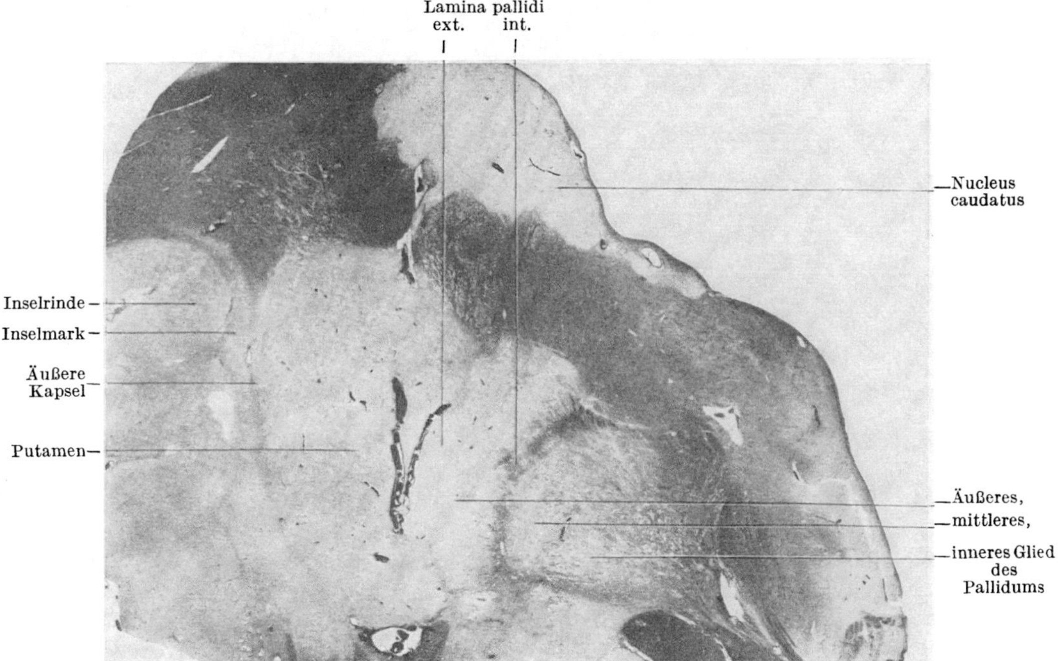

Abb. 7c. Fall 28/6 Bo. Hochgradige Entmarkung und Status spongiosus mäßigen Grades im Bereich der Stammganglien. Vergr. 3mal. Färbung HEIDENHAIN-WOELCKE.

spongiös aufgelockerten, sich matt anfärbenden Plasmaleib, deren großer Kern in der Mitte liegt oder auch seitlich verlagert ist. Gelegentlich sind in diesen

Zellen mehrere Kerne vorhanden. Sie kommen im ganzen ziemlich spärlich vor. Sie können leicht mit den von SPIELMEYER beschriebenen eigentümlich geblähten Ganglienzellen verwechselt werden, die man gerade bei der W.-Ps. nicht selten findet. OPALSKI hat die von ihm beschriebenen Zellen auch im Mark gefunden, so daß an ihrer Glianatur kein Zweifel ist. Im allgemeinen werden sie, wie schon von OPALSKI selbst, für Degenerationsformen der ALZHEIMER-Zellen des 1. Typs gehalten. Fast gleichzeitig wurden sie auch von KRYSPIN-EXNER beschrieben.

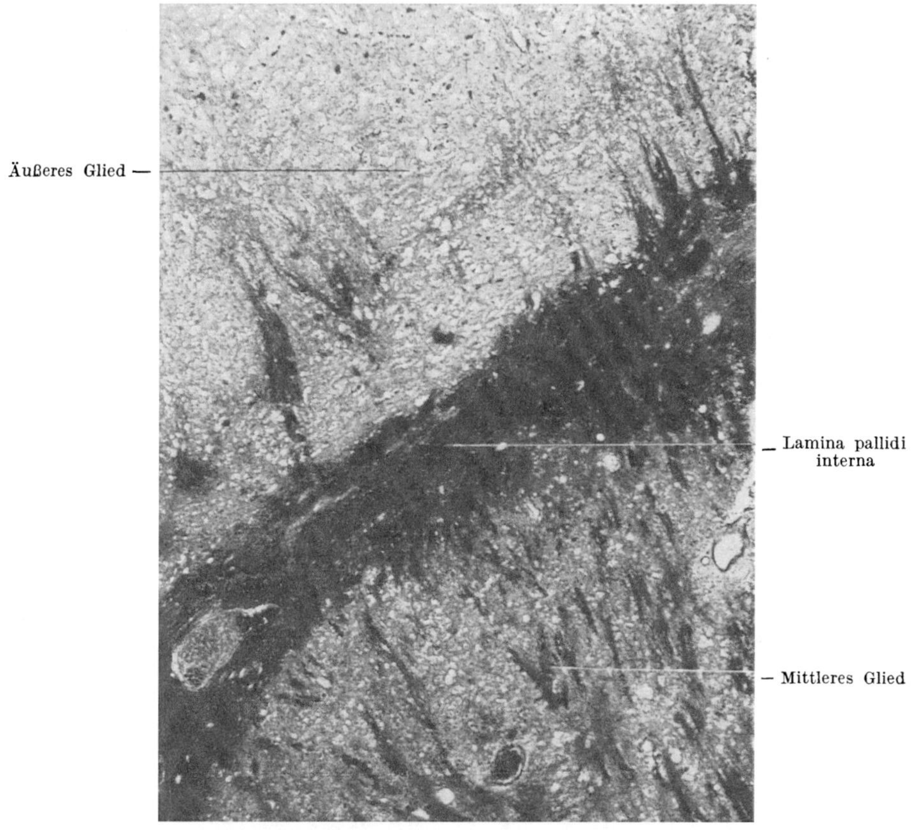

Abb. 7d. Fall 38/2 Bo. Hochgradiger Status spongiosus im Pallidum. Vergr. 40mal. Färbung HEIDENHAIN-WOELCKE.

Dieser möchte sie von der HORTEGA-Glia ableiten. Er beschreibt an ihnen einen etwas größeren Formenreichtum als OPALSKI und sah zuweilen mehrkernige Elemente. Er betont, daß er diese Zellen auch bei einem Fall von Lues cerebri gefunden habe. „Sie können daher nicht als für Pseudosklerose spezifisch angesehen werden.“ Sicher ist es, daß ALZHEIMER-Zellen, wenn auch nicht oft, bei anderen, das ganze Gehirn betreffenden Schädigungen gefunden werden. So sah sie z. B. BIELSCHOWSKY und nach ihm auch GETZOWA, SPIELMEYER und LEWY bei Paralysis agitans, Inanition, Salvarsanvergiftung, Körpergeschwülsten, tuberkulöser Meningitis und überhaupt im späteren Leben. JAKOB beschrieb sie bei Paralyse und Lues cerebri, TEBELIS bei juveniler Paralyse. Häufig werden die ALZHEIMER-Gliazellen im ursächlichen Zusammenhang mit Leberschädigungen gebracht (STADLER u. a.). Auf diese Frage kann erst bei der Besprechung des Verhältnisses Leber-Gehirn genauer eingegangen werden.

Die Wilson-Komponente, die sich makroskopisch in den Zerfallsprozessen dokumentiert, wird im histologischen Bild vom Status spongiosus und den Gefäßwucherungen verkörpert. Beide sind eng miteinander verknüpft. Das histologische Bild des Status spongiosus zeigt ein mehr oder weniger aufgelockertes Gewebe. Der Status spongiosus kann sich im Mark wie in der Rinde, in den Stammganglien wie im Nucleus dentatus finden (OSTERTAG, JAKOB, VON BRAUNMÜHL, EICKE, SCHÜTTE, SCHOB, SJÖVALL, BARNES und HURST, BIELSCHOWSKY und HALLERVORDEN, HADFIELD, SPIELMEYER, ROTTER u. v. a.) (Abb. 7a—e). Man hat den Eindruck eines gröberen oder feinmaschigen Netzes, in dem Ganglienzellen, Zellen mit Fettspeicherung und einzelne Nervenfasern liegen. Die Verödungen können so hochgradig sein, daß man einen richtigen Erweichungsherd vor sich zu haben glaubt. Es muß jedoch betont werden, daß es sich niemals um Erweichungen im typischen Sinne handelt. Unter solchen versteht man Zerfallsherde, die auf ein Gefäßversorgungsgebiet beschränkt sind und infolge Verschlusses des versorgenden Gefäßes plötzlich entstehen. Bei den sog. Erweichungen der W.-Ps. sind dagegen Ätiologie, Ausbreitung und Aussehen völlig anders. SPIELMEYER stellt bei der Erklärung der Entstehung des Status spongiosus den primären Untergang von Ganglienzellen und Nervenfasern in den Vordergrund. Hierdurch entstehen Lücken, die allmählich ineinanderfließen, weil die Glia nicht imstande ist, den Defekt zu schließen. Letzteres soll zum Teil an der Intensität und der Dauer des Prozesses, zum anderen aber auch an der lokalen Eigentümlichkeit der Glia liegen. Es soll eine Besonderheit der Erkrankung sein, daß die Glia hier nicht zum fixen Abbau, wie etwa bei dem degenerativen Prozeß der Chorea, sondern zur Körnchenbildung neigt, welche man einzeln oder in größeren Ansammlungen auch noch nach langer Dauer der Krankheit vorfindet. Nach BIELSCHOWSKY steht im Mittelpunkt des Prozesses die Degeneration der Nervenfasern (Abb. 8a und b) und Ganglienzellen. Es kommt zu einer Frühreaktion der Glia mit gesteigertem Abbau und Ersatzwucherung für das zugrundegegangene Parenchym. Es entstehen Fettkörnchenzellen (Abb. 9). Der lockere Gliafaserfilz hält dabei dem Zerfall nicht stand. Die Körnchenzellen findet man, wenn auch zuweilen nur in geringer Zahl, wohl in jedem Fall in Verbindung mit der Bildung des Status spongiosus. Sie werden als Zeichen dafür

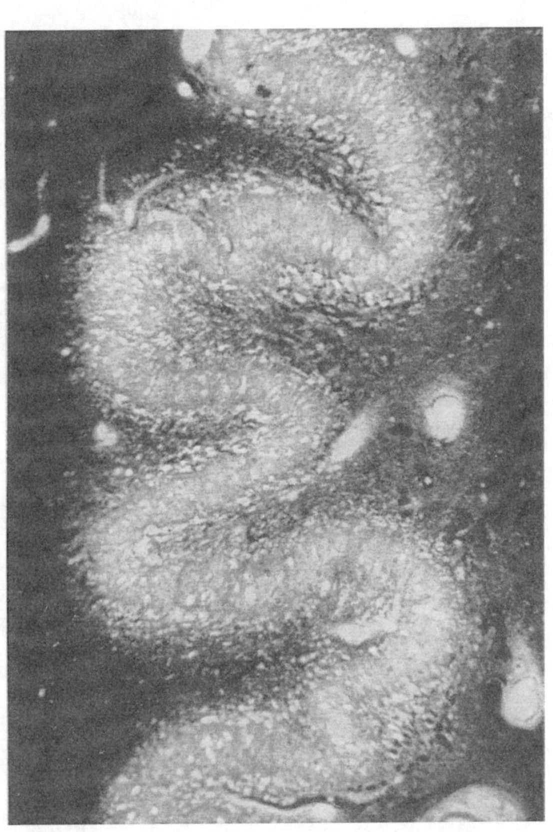

Abb. 7e. Fall 38/2 Bo. Kleinhirn, Nucleus dentatus mit Status spongiosus. Vergr. 40mal. Färbung HEIDENHAIN-WOELCKE.

angesehen, daß der Prozeß noch im Gange ist. Besonders große Mengen von ihnen in einem offenbar frisch entstandenen Herd beschreibt UCHIMURA. Über auffällig viele Fettkörnchenzellen berichten weiter VON LEHOCZKY und OPALSKI in dem von MACKIEWICZ klinisch mitgeteilten Fall. Vor allem zeigen wohl die

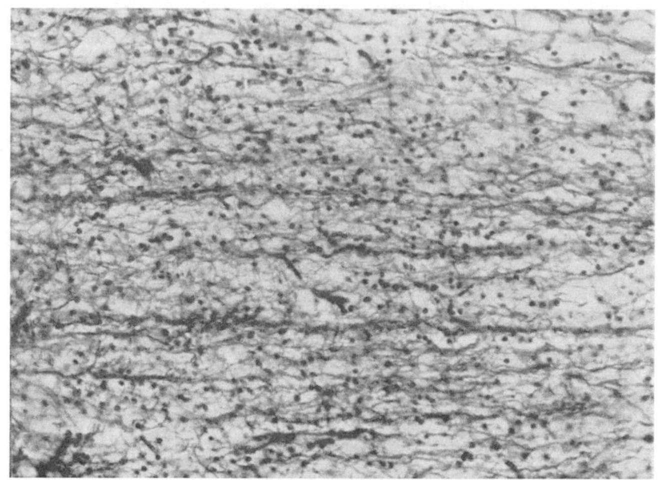

Abb. 8a. Fall 38/2 Bo. Ödematöse Durchtränkung und beginnender Untergang auseinandergedrängter Markscheiden. Vergr. 180mal. Färbung HEIDENHAIN-WOELCKE.

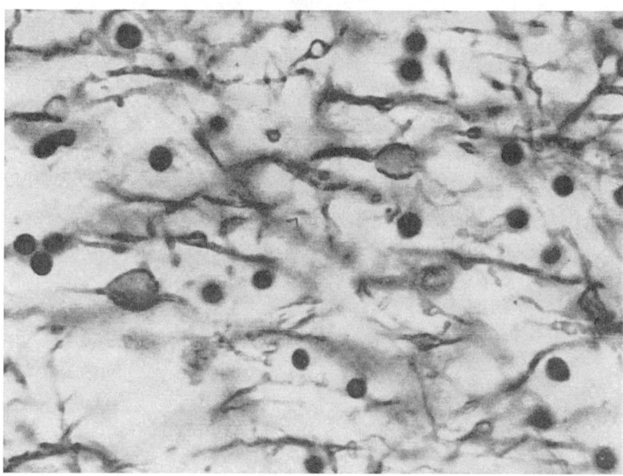

Abb. 8b. Fall 38/2 Bo. Der Ausschnitt aus Abb. 8a bei stärkerer Vergrößerung zeigt zahlreiche Markscheidenuntergänge mit Markscheidenauftreibungen und Ösenbildungen. Vergr. 1000mal. Färbung HEIDENHAIN-WOELCKE.

schnell verlaufenden Fälle mehr Fettkörnchenzellen (einer der Fälle VON ECONOMO, VON BRAUNMÜHL). VON BRAUNMÜHL meint, daß eine Besonderheit des Erkrankungsprozesses darin liege, daß die der Erweichung anheimgefallenen Gebiete allem Anschein nach über lange Zeit hin im Stadium des Fettkörnchenzellherdes verbleiben können. Auch der mesenchymale Proliferationsprozeß scheine stellenweise stationär zu bleiben. Die bevorzugte Lokalisation der Auflockerungen des Gewebes in der Nähe der Gefäße fiel häufig auf (Abb. 10). Es wurde daher die Annahme einer primären Degeneration von Ganglienzellen und

Nervenfasern von fast allen Untersuchern fallengelassen und die Wirkung einer toxischen über den Gefäßweg kommenden Noxe angenommen. Da zunächst besonders oft ein Status spongiosus im Striatum auffiel (Fälle von WILSON u. a.),

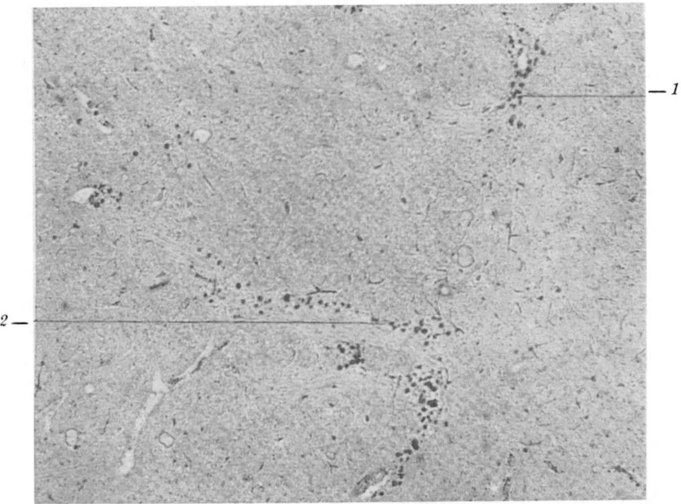

Abb. 9. Fall 28/6 Bo. Putamen. Zahlreiche Fettkörnchenzellen an den Markbündeln (*1*) und den Gefäßen (*2*). Vergr. 35mal. Färbung HERXHEIMER auf Fett.

wurde die Vermutung geäußert, es liege eine Prädilektion bestimmter Versorgungsgebiete für die schädigende Noxe vor (CREUTZFELDT). UCHIMURA glaubt

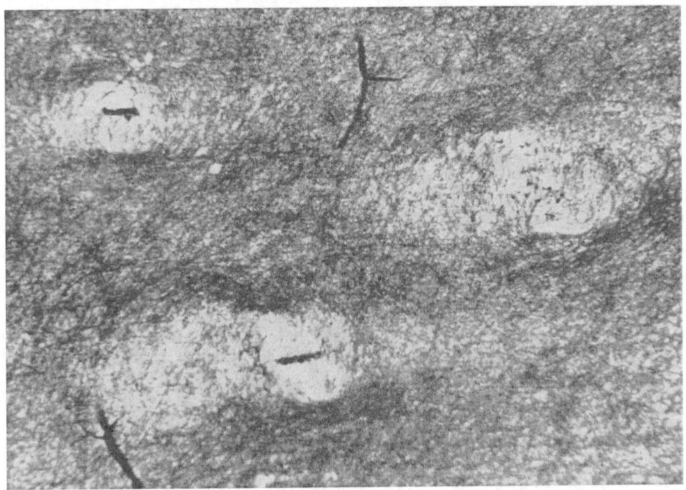

Abb. 10. Fall 38/2 Bo. Beträchtliche perivasculäre Auflockerungen um Markgefäße im Zentralwindungsgebiet. Vergr. 120mal. Färbung HEIDENHAIN-WOELCKE.

an eine örtliche Vulnerabilität des Striatums oder seiner Gefäße. LEHOCZKY meinte bei der scheinbaren Bindung der Veränderungen an gewisse Hirnteile von einer „aktuellen chemischen Affinität der betreffenden Zentren“ sprechen zu können. ROTTER möchte glauben, daß die Auflockerungsherde immer im Versorgungsgebiet der A. fossae Sylvii lägen. Er meint unter Zuhilfenahme der

Rickerschen Theorien, es liege an der Eigenart der Gefäße selbst, daß hier die Erregungen der Strombahn von stärkerer Wirkung als in vielen anderen Hirnprovinzen seien. Er verweist dabei auf die Angaben Kodamas, der ein verstärktes Befallensein der Striatumgefäße mit arteriosklerotischen Veränderungen feststellen zu können glaubte. Die Annahme, der Status spongiosus bevorzuge bei der W.-Ps. bestimmte Gebiete wie die Stammganglien, läßt alle die Fälle außer acht, in denen andere Gebiete betroffen sind oder bei denen der Status spongiosus in den Stammganglien nur gering, dagegen in anderen Gebieten hochgradig ist. Es lassen sich überhaupt bei genauer Betrachtung aller Fälle keinerlei Zusammenhänge zwischen bestimmten arteriellen Versorgungsgebieten oder ihren Grenzgebieten und dem Auftreten des Status spongiosus finden. Auch die von Lehoczky festgestellten 3 Hauptprädilektionsorte des Status spongiosus, die fronto-parietale Region, der Linsenkern und das Kleinhirn sind nicht mit arteriellen Gefäßversorgungsgebieten identisch. Scherer betont in diesem Zusammenhang außerdem, daß bei unmittelbaren Kreislaufschäden die Ganglienzellen besonders schwer betroffen werden. Bei der W.-Ps. könne es sich also auf keinen Fall um eine grob vasculär bedingte Schädigung handeln, da die Ganglienzellen bei ihr oft noch relativ gut erhalten sind. Er betont, daß die Vorstellung von einer Abhängigkeit der Veränderungen von bestimmten Gefäßversorgungsgebieten auch bereits von von Braunmühl abgelehnt worden sei, wenn er eine „toxische Noxe über das Gefäßsystem wirkend" annehme. Danach müssen die Veränderungen ohne Bevorzugung bestimmter Gebiete im Gehirn auftreten. Der Gefäßweg ist nun zugleich auch der einzige Weg, der einem möglicherweise im übrigen Körper entstandenen Stoff gestattet, in das Gehirn zu gelangen (von Braunmühl, Lehoczky, Lüthy u. v. a.). Daher sind die Veränderungen auch immer in der Nachbarschaft der Gefäße am hochgradigsten und treten dort am ersten auf (Ostertag, Bielschowsky, von Braunmühl, Spielmeyer, Lehoczky). Die Veränderungen spielen sich endlich in gleicher Weise an den funktionstragenden Elementen wie am Stützgewebe ab (von Lehoczky u. v. a.). Die reaktive Fähigkeit der Glia wird ebenfalls durch den Prozeß geschädigt. Hallervorden und Eicke vertreten die Ansicht, daß es durch die über den Gefäßweg wirkende Noxe zu einer serösen Durchtränkung und Gewebsschädigung komme. Ein Beweis dafür, daß die Noxe über den Gefäßweg kommt, sind schließlich auch die Wandveränderungen der Gefäße selbst, die schon oft beschrieben, aber häufig für nebensächlich bzw. als Folge der Parenchymveränderungen angesehen wurden. Bielschowsky betont sogar ausdrücklich, daß ein schwerer Gefäßprozeß nicht feststellbar sei. Man finde höchstens regressive Veränderungen. Auch Lüthy betrachtete die Veränderungen der Gefäße als sekundärer Natur. Die Gefäßwandveränderungen sind jedoch keineswegs selten, wie die Arbeiten von Wilson, von Braunmühl, von Lehoczky, Lüthy, Bielschowsky, Schaltenbrand, Bostroem, Rotter, Kryspin-Exner, Economo, Meyjes, Ostertag, Hadfield Guizzetti, Spielmeyer, Schütte, Homén, Pollak, Ponyatovski, Rothenberg und Tschassilow, Tschugunoff zeigen. Eicke beschreibt ebenso wie Konowalow an den Gefäßen und besonders an den Capillaren Endothelschwellungen und Wandauflockerungen. Er sah die Gefäßveränderungen auch außerhalb der grob veränderten Partien. Die Gefäßwände sehen im Elastica-van Gieson-Bild kernarm und rot aus. Im Silberbild hat man zuweilen den Eindruck, daß sich eine schwach angefärbte Substanz in die Wand eingelagert habe. Das Endothel ist offenbar im Sinne von Schürmann für Blutbestandteile durchlässig geworden, so daß seine Funktion als Schranke zwischen Blut und Gewebe leidet (Hallervorden und Eicke). Die Kerne der Media sind vermindert oder überhaupt nicht mehr zu sehen. Rotter, Konowalow wie Kryspin-Exner betonen besonders die Verdickung der Gefäßadventitia. Es kommt hierbei zu einer Durchtränkung und Quellung der Gefäßwand, zu einem eigentümlich homogenen Aussehen derselben und später zu Auflockerungen. Bei längerer Dauer des Prozesses entstehen fibröse Veränderungen und Verdickungen. (Ähnliche Veränderungen wurden von HODKARIAN auch einmal an den Capillaren der Extremitäten beobachtet.) In den perivasculären Räumen liegt zuweilen Pigment. Je nach der Dauer oder Intensität der von den Gefäßen ausgehenden Schädigung geht dann das umgebende Gewebe zugrunde. So bilden sich dann Verödungsherde um die Gefäße. Oft sieht man eine beträchtliche perivasculäre Gliose (Abb. 11). Das perivasculäre Gewebe ist außerdem häufig verquollen und auf-

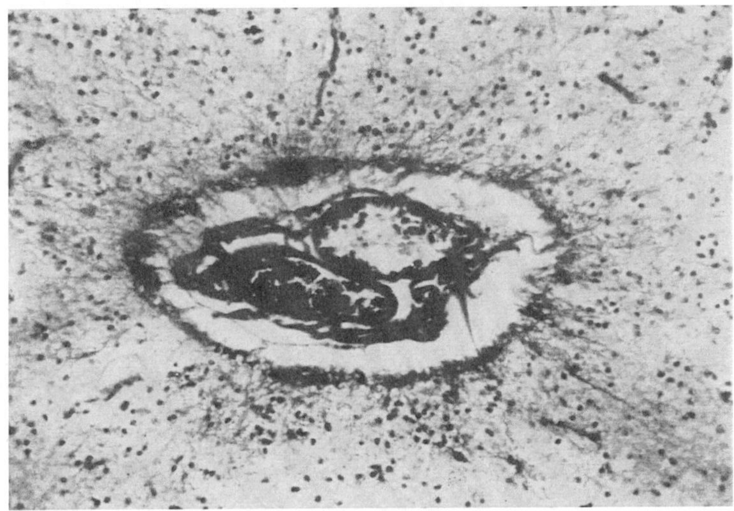

Abb. 11. Fall 38/2 Bo. Hochgradige perivasculäre Gliose und Erweiterung des perivasculären Raumes um ein Markgefäß. Vergr. 220mal. Färbung HOLZER.

gelockert. EPPINGER hat im Anschluß an RÖSSLE die seröse Entzündung für alle diese Veränderungen verantwortlich gemacht. Die Bezeichnung Entzündung ist dabei oft auf Widerstand gestoßen, da ein entsprechendes Exsudat nicht gefunden wurde. HALLERVORDEN und EICKE schlagen daher den indifferenteren Ausdruck der serösen Durchtränkung vor. „Diese seröse Durchtränkung ist zunächst ein lokaler Vorgang, der sich in der Umgebung einzelner Gefäße abspielt. Er kann schließlich an den Gefäßen eines ganzen Hirnbezirks auftreten, so daß ganze Lappen durchtränkt werden. Bei größerer Ausbreitung, wie etwa bei einer Meningitis, sieht man öfter, daß die Windungstäler, soweit sie tief in die Marksubstanz einschneiden, in diesen Abschnitten in ihrem Zellbestand leiden (HALLERVORDEN). Gerade die Windungstäler sind oft beim Ödem die bevorzugte Stelle für Schädigungen der Rinde. Hier kommt es zur stärksten Flüssigkeitsstauung und damit zur hochgradigsten Schädigung. Es entstehen so recht charakteristische Bilder, wie sie auch in unseren Fällen zu sehen sind, wo sich der Status spongiosus der Rinde besonders in den Windungstälern findet. Die ausgedehnte Fasergliose des Markes als Folge einer solchen Schädigung bestätigt diese Auffassung (Abb. 12). Der Komplex der serösen Durchtränkung infolge toxischer Gefäßschädigung erklärt also zwanglos die Art und Ausbreitung der Gefäß- und Gewebsveränderung, wobei die eigenartige Gliakernbildung eine besondere Note des Krankheitsbildes darstellt.“ KONOWALOW gelang es, in frischen

Fällen ein perivasculäres Exsudat durch Fibrinnachweis zu bestätigen, so daß der Ausdruck der serösen Entzündung von ihm mit Recht gebraucht wird. Die von ihm beschriebenen Verfettungen der Gefäßwandzellen sowie progressive Veränderungen bis zu einer Endarteriitis konnten sonst nicht nachgewiesen werden. Daß dazu dann noch Vorgänge im „Sinne der Allergielehre" kommen sollen, wie dies kürzlich von ELSAESSER vermutet, erscheint mir entschieden zu weit gegangen.

Im engen Zusammenhang mit den Gefäßveränderungen stehen auch, wie gesagt, die häufigen Gefäßwucherungen (VON BRAUNMÜHL, OSTERTAG, HALLERVORDEN, BIELSCHOWSKY, SPIELMEYER, EICKE u. v. a.) (Abb. 13). Sie finden sich oft in enger Beziehung zu den besonders stark befallenen und aufgelockerten Partien des Gehirns, den Stammganglien, dem Mark, der Rinde und dem Gebiet des Nucleus dentatus. Zuweilen sind sie auch unabhängig vom Status spongiosus. Auf ihr häufiges Vorkommen in der Rinde weist VON BRAUNMÜHL in seinen Fällen hin. Es sind mehr oder weniger dichte Netze und Geflechte von gewucherten Capillaren und kleinen Gefäßen. Sie entstehen nach TSCHUGUNOFF durch Wucherung der Adventitia der alten Gefäße, aus denen sich ein Netz neuer Gefäße entwickelt. Sie erinnern in ihrem Aussehen sehr an die Gefäßwucherungen bei der Encephalitis haemorrhagica superior, worauf VON BRAUNMÜHL hinweist. Zum Unterschied von diesen sind sie nicht an bestimmte Stellen des Gehirns gebunden. Man darf diese Capillar- und Gefäßwandsprossungen wohl sicher nicht für etwas für den Prozeß Spezifisches halten. Sie sind vielmehr höchstwahrscheinlich die Antwort auf einen über die Gefäße kommenden und ihre Wand angreifenden toxischen Reiz. TÖBEL fand sie bei lange bestehenden Hypoglykämien. Die Dauer und die Häufigkeit der Reizwirkungen ist sicher für die Entstehung der Gefäßsprossungen von Bedeutung. Auf Degenerationserscheinungen, die an den proliferierten Gefäßen vorkommen, weisen VAN BOGAERT und WILLOCX u. a. hin.

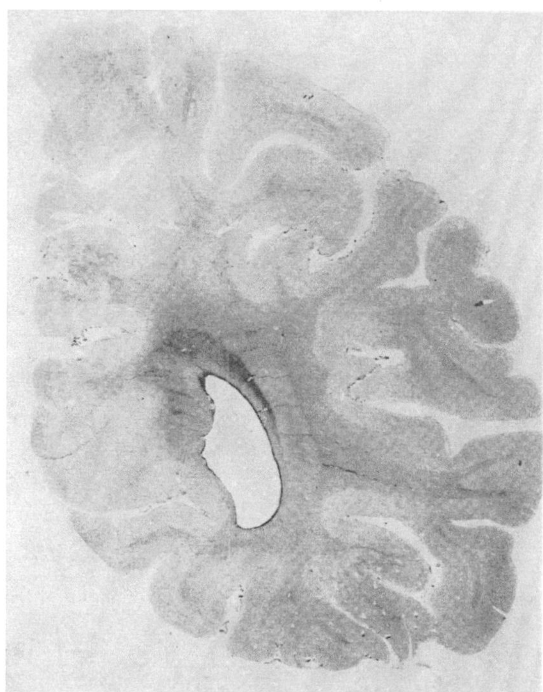

Abb. 12. Fall 38/2 Bo. Diffuse Gliose des Markes infolge Schädigung des ganzen Markes durch seröse Durchtränkung. Vergr. 1,2mal. Färbung HOLZER.

Neben diesen Besonderheiten des anatomischen Hirnbefundes bei der W.-Ps. finden sich bei ihr im Gehirn noch mehr oder weniger häufig unspezifische Veränderungen. Besonders ist hier auf die Ganglienzellblähungen zu verweisen, die SPIELMEYER als erster in diesem Zusammenhang beschrieben hat. Es sind eigentümliche degenerierte große Ganglienzellen, die in der Rinde, den Stammganglien und dem Nucleus dentatus vorkommen (Abb. 14). Ihr Zelleib ist hochgradig aufgetrieben und von einem feinmaschigen Netz durchzogen. Meist sieht er sogar ziemlich homogen aus. Kern und Kernkörperchen scheinen ebenfalls gebläht zu sein. Gelegentlich bestehen Schwierigkeiten, diese Gebilde von den ALZ-

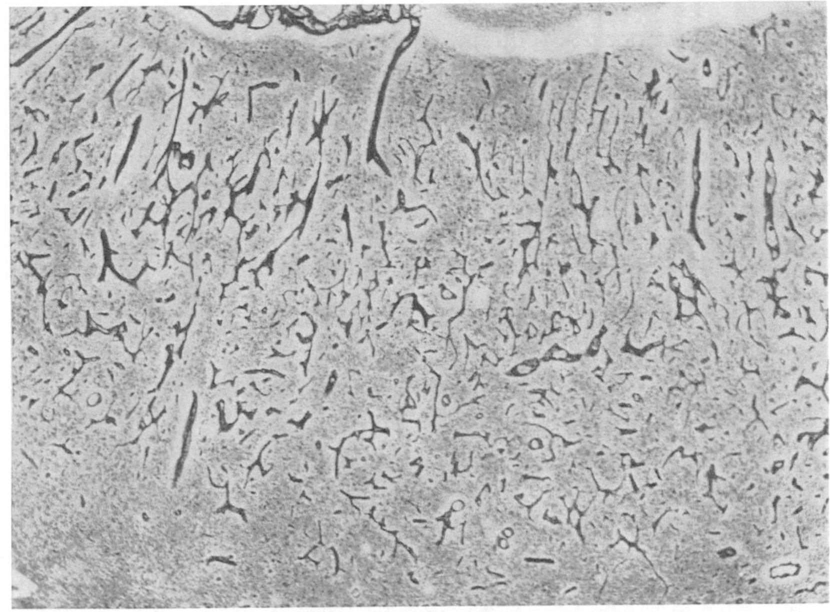

Abb. 13. Fall 116/40 Bl. Erhebliche Gefäßwucherungen in der Rinde des Stirnhirns bei beginnendem Status spongiosus. Vergr. 43mal. Färbung PERDRAU.

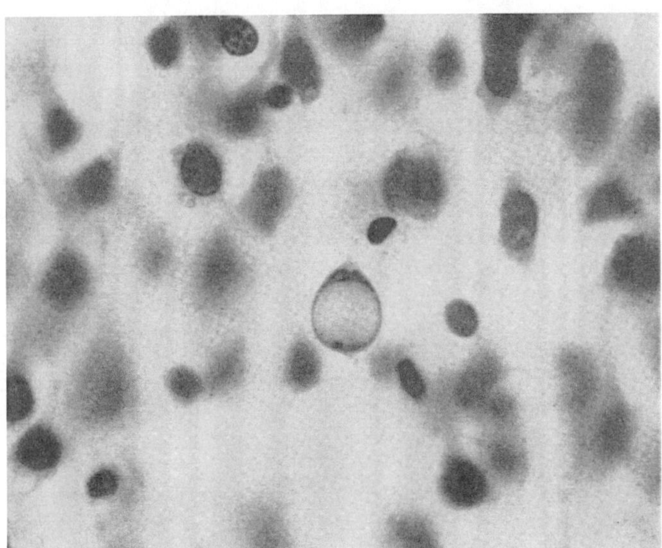

Abb. 14. Fall 38/2 Bo. Ganglienzellblähung einer Rindenganglienzelle von der Konvexität parietooccipital. Vergr. 900mal. Färbung NISSL.

HEIMERschen Gliazellen abzutrennen (MEYJES, ROTTER, KONOWALOW, SCHALTENBRAND, VON BRAUNMÜHL, OSTERTAG). KONOWALOW hat 2 Arten von Ganglienzellveränderungen beobachtet, und zwar sah er einmal ein Anschwellen und eine

Vergrößerung der Kerne bei gleichzeitiger Atrophie des Zellkörpers und zum anderen eine Auflösung und einen Untergang des Chromatins der Kerne bei relativem Erhaltenbleiben des Zellkörpers und seiner Fortsätze. Diese Veränderungen dürften im Wesen die gleichen sein, die an der Glia vorkommen und zur Bildung der ALZHEIMER-Glia führen. KONOWALOW beobachtete solche Veränderungen an den großen und kleinen Ganglienzellen des Striatums.

An weiteren Nebenbefunden sind Kalkablagerungen zu vermerken (LÜTHY: Eisen- und Pseudokalk im Pallidum, Pseudokalk bzw. Kalk im Nucleus triangularis, intercalatus und Acusticusgebiet; SIEMERLING-OLOFF-JAKOB: Pseudokalk im Nucleus triangularis; ROTTER: im Vestibulariskern; BARNES und HURST: im Pallidum).

Auch sind häufig allgemeine, allerdings nur mäßig hochgradige Schädigungen und Ausfälle der Ganglienzellen beschrieben worden. In einem Fall von BOUMAN und BROUWER (ebenso in einem Fall von LÜTHY) wiesen unter anderem auch die BEETZschen Zellen Degenerationszeichen auf. In den Stammganglien sind im allgemeinen die großen Zellen mehr geschädigt als die kleinen (LÜTHY, ROTTER, BARNES und HURST, BOUMAN und BROUWER, OLDMANNS nach LÜTHY). Hochgradige Schädigungen an großen und kleinen Ganglienzellen beschreibt VON BRAUNMÜHL. Eine Degeneration der Seitenstränge und der GOLLschen Stränge besonders in Brust- und Lendenmark neben dem typischen Befund der W.-Ps. bringen LEIGH und CARD mit einem Vitanim B-Mangel zusammen, der wieder mit der Leberstörung in Zusammenhang stehen soll.

In diesem Zusammenhang ist auch noch auf eine Variante des anatomischen Bildes hinzuweisen. ORZECHOWSKI und SKLODOWSKI teilen eine sog. „Degeneratio hepatolenticularis nigra“ mit. Bei einem klinisch typischen, ziemlich schnell verlaufenen Fall von W.-Ps. bei einem 36jährigen Manne fand sich neben einer Lebercirrhose und zahlreichen ALZHEIMERschen Gliazellen im Gehirn eine eigentümliche Besetzung der großen Ganglienzellen des Putamens mit schwarzen kristalloiden und amorphen Pigmentkörnern. Diese Pigmentkörnchen wurden nach Untergang der Ganglienzellen auch von Gliazellen aufgenommen. Sie bestehen nicht aus Melanin. Es handelt sich um Formolpigment (HALLERVORDEN).

Neben den Hirnveränderungen wird bei der W.-Ps. in der Mehrzahl der Fälle eine Lebercirrhose und sehr häufig ein Cornealring beobachtet.

Der Cornealring wird nach seinen Erstbeschreibern KAYSER (1902) und FLEISCHER benannt. Es handelt sich um einen 1—2 mm breiten, bräunlich-grünlichen Streifen an der Peripherie der Hornhaut in der DESCEMETschen Membran, der bei durchfallendem Licht goldgelb aufleuchtet. Er kann einseitig vorhanden sein und so schwach sein, daß er nur mit den stärkeren Vergrößerungen des Hornhautmikroskops oder gar nur auf Photographien (FRACASSI) sichtbar wird. Eine gute Beschreibung des Cornealringes stammt von BARNES und HURST sowie von KIRSCHENBERG und KURIKS. Manchmal tritt er erst nach jahrelangem Bestehen des Leidens auf. So wurde er in einem Fall von VAN BOGAERT und WILLOCX erst 17 Jahre nach dem Beginn der Krankheit gefunden. In anderen Fällen ist er als Frühsymptom beachtenswert (KEHRER, JENDRALSKI). In seltenen Fällen wird seine Rückbildung beschrieben (PELNÁŘ). Er soll nur bei gleichzeitiger Lebererkrankung vorkommen.

Der Cornealring entsteht durch Ablagerung eines feinkörnigen Pigments in der DESCEMETschen Membran. Die Ansichten über die Zusammensetzung dieses Pigments schwanken (s. unter anderen BONNET und GIRGIS). Intravitale Untersuchungen sind sehr schwierig (ČENZOV). Einzelne Untersucher nehmen an, es handele sich um Ablagerungen eines organischen Pigments (SALUS u. a.). Andere glauben, die Ablagerungen seien metallischer Natur. FLEISCHER (1909 und 1922) vertritt die Ansicht, der Cornealring setze sich aus Hämosiderin zusammen; es liege eine Hämochromatose der Hornhaut vor. HANTKE (ebenso FRANK) hält das Hornhautpigment für Bilirubin. ARCHANGELSKIJ betont, daß es sicher kein Bilirubin sei. HALL kommt auf Grund histochemischer Untersuchungen nach der Methode von HUECK zu der Ansicht, daß das Pigment aus dem Blutfarbstoff stammen müsse. Es gebe allerdings keine Eisenreaktion und könne daher nicht mit den bekannten Abarten des Hämosiderins identifiziert werden. KUBIK und HESSBERG sind nach spektroskopischen Untersuchungen der Ansicht, es müsse sich um Urobilin handeln. RUMPEL betont 1913, daß das Hornhautpigment aus Silber bestände, da histochemische Reaktionen die gleichen wie beim Silber seien. Er beschrieb dasselbe Pigment auch bei den W.-Ps.-Kranken in der Haut, den Meningen, dem Bindegewebe, der Leber und den Nieren. 1930 vertritt besonders VOGT diese Ansicht (ebenso WEGER und NATANSON). Er kommt zu diesem Schluß aus der auffälligen Ähnlichkeit des Hornhautpigments mit dem Hautpigment bei der Silbermedikation und den mikrohistologischen Reaktionen des Hornhautpigments. Das Pigment habe sich in Cyankali aufgelöst, organisches Pigment tue dies niemals. Er sah ähnliche Pigmentablagerungen in der Hornhaut bei Patienten, deren Augen mit kolloidalen Silbereiweißlösungen behandelt worden waren. Er hebt hervor, daß das Hornhautpigment nach seiner Ansicht verschiedener Natur sein könne, es also nicht unbedingt aus Silber zu bestehen brauche. Bei der W.-Ps. sei nämlich auch der Kupferstoffwechsel gestört. Die von KARRER durchgeführte mikrochemische Analyse des einen Bulbus der LÜTHYschen Patientin habe erhebliche Kupfermengen ergeben (1940). (Die Kupferstoffwechselstörungen bei der W.-Ps. zeigen auch Untersuchungen von MANDELBROTE, STANIER, CUMINGS, PORTER, THOMPSON und THRUSTON sowie VOLLAND.) Kupfer sei im Gehirn wie im übrigen Körper erheblich vermehrt. VOGT konnte auch genau wie SIEMERLING und OLOFF bei der W.-Ps. neben dem Cornealring einen Sonnenblumenkatarakt feststellen, wie man ihn sonst nur bei Verletzung des Auges durch Kupfersplitter findet (JESS). Er schließt daraus auf ein Speichervermögen der Organe für Metalle überhaupt, die mit der Nahrung in Spuren zugeführt werden. Er meint, daß diese Eigenschaft letzten Endes auf dem Unvermögen des Körpers beruhe, diese Metalle wieder auszuscheiden. Die allgemeine Störung des Metallstoffwechsels bei der W.-Ps. wird auch noch von LÜTHY hervorgehoben. 1934 stellten schließlich GERLACH und ROHRSCHNEIDER und GERLACH und FLEISCHER spektroskopisch mit der von GERLACH und SCHWEITZER angegebenen Methode der Verbrennung im Hochfrequenzfunken in einem Stückchen Hornhaut mit Pseudosklerosepigment fest, daß das Pigment aus Kupfer und nicht aus Silber bestand. Kürzlich wurde von BRAND und TAKÁTS histochemisch ebenfalls die Kupfernatur des Hornhautringes nachgewiesen.

An dieser Stelle seien auch noch einige außergewöhnliche Augenbefunde bei der W.-Ps. mitgeteilt. PILLAT fand grauweißliche, unscharf begrenzte, ovale bis runde, von den Gefäßen unabhängige Flecke in der Retina, die wahrscheinlich in den mittleren Schichten der Netzhaut lagen. Sie seien von Flecken, wie sie bei der Retinitis albuminurica vorkämen, deutlich zu unterscheiden. Daneben bestand in diesem Falle außerdem ein typischer Hornhautring, HOLZER beschreibt einen Hornhautring bei einer Encephalitis epidemica. Es muß in diesem Zusammenhang an die Fälle erinnert werden, in denen eine Encephalitis epidemica bzw. ein ihr ähnliches Krankheitsbild den eigentlichen Erscheinungen der W.-Ps. vorausging. so daß man auch im Falle von HOLZER annehmen muß, daß die W.-Ps. nur noch nicht manifest war. Von GÜNTHER wird ein Hornhautring bei einer Hemichorea beschrieben. Ob es sich nicht vielleicht um eine W.-Ps. gehandelt hat, wird vom Autor nicht diskutiert. Endlich teilen BORREMANS und VAN BOGAERT einen Cornealring bei einer Schlafkrankheit mit.

Wie schon zu Beginn des Abschnittes gesagt wurde, findet sich bei fast allen Fällen von W.-Ps. eine meist ziemlich typisch aussehende Lebercirrhose. Es sind bisher nur wenige einwandfreie Fälle beschrieben worden, bei denen die Leber keine Veränderungen zeigte (s. weiter unten). Bei der W.-Ps. ist die übliche Leberform im allgemeinen erhalten. Die Leber ist im ganzen verkleinert. Sie ist sehr derb. Über ihre Oberfläche springen zahlreiche Höcker vor. Die Höcker haben Erbs- bis Haselnußgröße. Auf der Schnittfläche sieht man in der ganzen Leber rundliche, durch feinere und gröbere Bindegewebssepten abgegrenzte Bezirke von Lebergewebe, die der Größe der über das Niveau hervorragenden Höcker entsprechen. Diese neuen Bezirke übertreffen ein ursprüngliches Leberläppchen in ihrer Größe um ein Vielfaches (Abb. 15). Bei der histologischen Untersuchung sieht man entsprechend dem makroskopischen Befund große, durch Bindegewebe voneinander abgegrenzte Parenchymbezirke (Abb. 16). In

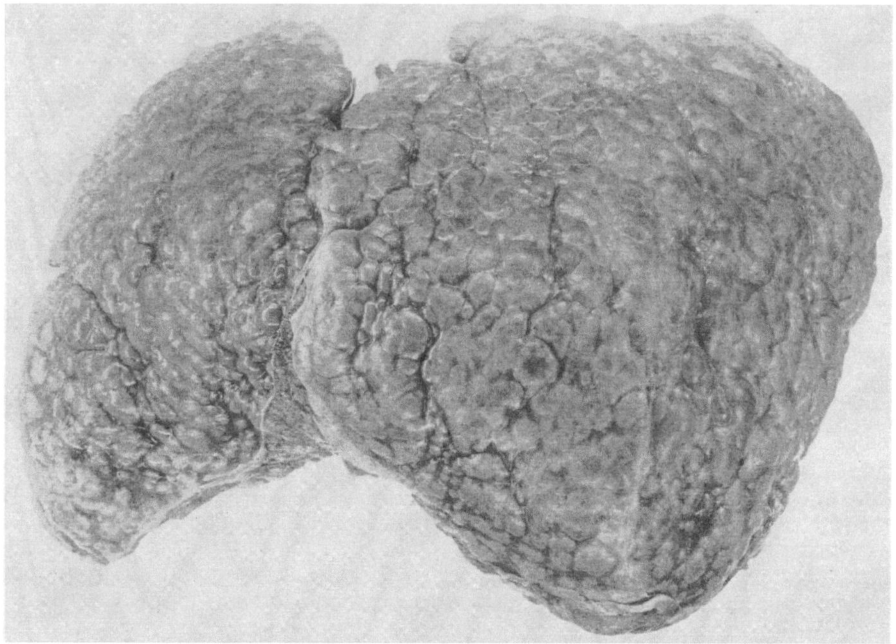

Abb. 15. Fall 30/41 Sch. Aufsicht eine auf typische WILSON-Pseudoskleroseleber. Vergr. 0,5mal.

diesen Bezirken sind nur noch selten einmal normal gebaute Läppchen erkennbar. Es kommt also zu einem Umbau des ganzen Lebergewebes (SCHMINCKE). Man sieht in einem derartigen neuen Läppchen meist alle Stadien der Veränderungen nebeneinander. Frische Nekrosen wechseln mit alten Narben ab. Dazwischen sind Stellen mit reichlich Übergangsstadien vorhanden. Besonders auffällig sind oft die Nekrosen. Ihre Ausdehnung ist dabei wieder ganz verschieden. In einem Fall erfaßt die Nekrose nur zentrale Partien eines noch im groben erhaltenen normalen Läppchens, im anderen Fall hat sie bereits mehrere normale Läppchen einbezogen. Auch bei lange bestehenden Prozessen werden immer noch Bezirke mit frischen Veränderungen gefunden. Ebenso kommt der Prozeß der Bindegewebsvermehrung wohl nie zum Abschluß (GEISMAR). Außerdem sieht man in ausgedehntem Maße fein- und grobtropfige Verfettungen. Es kommt zu einer intensiven Wucherung der Gallengänge und des interstitiellen Gewebes. Auf regenerative sehr hochgradige Gallengangswucherungen weisen besonders WEISS und BETTINGER hin. Trotz der reichlichen Regenerationsvorgänge wird niemals das Bild eines normalen Leberläppchens erreicht. Dies liegt besonders an der sehr mangelhaften Neubildung von Zentralnerven. In manchen Fällen kommt es auch zu beträchtlichen Gefäßwucherungen (RÖSSLE u. a.). Zuweilen werden große Partien fast bindegewebig organisiert. Bei genauerer Betrachtung fallen

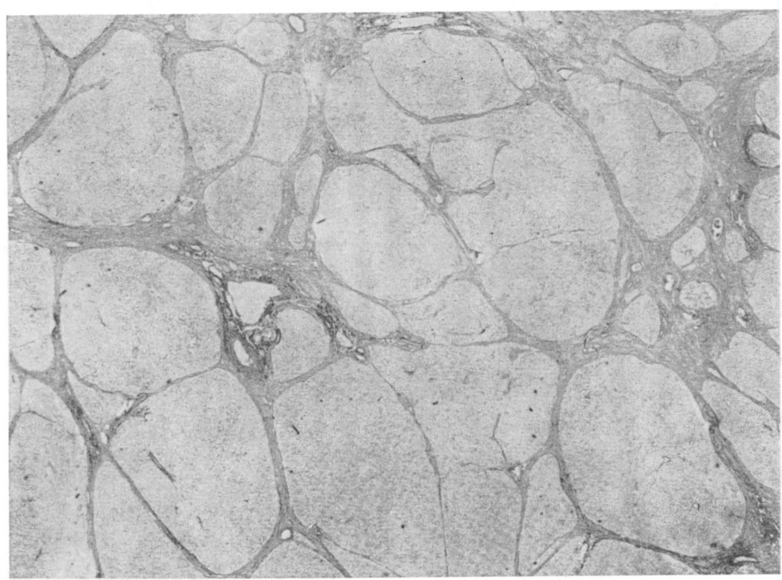

Abb. 16. Fall 116/40 Bl. Typische WILSON-Pseudoskleroseleber mit ausgedehnter grobknotiger Cirrhose und Bildung großer Pseudolobuli. Vergr. 7,5mal. Färbung PERDRAU.

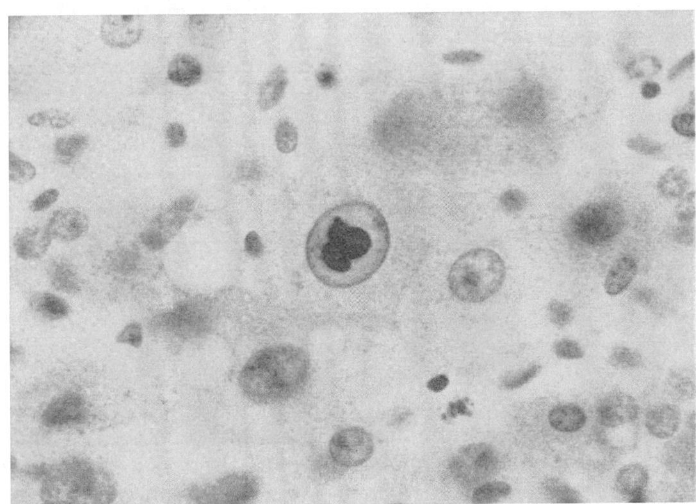

Abb. 17. Fall 116/40 Bl. Leberzelle mit STADLERschem Glykogenkern bei WILSON-Pseudosklerose. Vergr. 850mal. Färbung BEST-Glykogen.

eigentümliche, helle, große Leberzellkerne auf, die Glykogen enthalten (STADLERsche Glykogenkerne) (Abb. 17). In den bindegewebigen Scheiden sind nach SCHMINCKE oft reichlich lymphocytäre Infiltrationen vorhanden. Es bleibt zu erwägen, wieweit es sich hier um eine reaktive Entzündung handelt. Vereinzelt ist nach SCHMINCKE auch intralobulär eine fleckige entzündlich zellige Infiltration nachzuweisen. Neben diesen typischen Befunden sind auch Fälle beschrieben worden, in denen die Cirrhose noch nicht so weit fortgeschritten war und die Nekrosen nur einen mäßigen Umfang hatten. RÖSSLE betont, daß man überhaupt nicht von einer typischen Cirrhose sprechen könne. Die Lebercirrhose bei der W.-Ps. habe zwar meist eine bestimmte Form, diese sei aber keinesfalls pathognomonisch. Immerhin bevorzugt die Cirrhose bei der W.-Ps. meist das jugendliche Alter, während andere Cirrhoseerkrankungen der Leber fast durchweg im vorgeschrittenen Alter aufzutreten pflegen (ZILLIG). Das mikroskopische Bild der typischen Lebercirrhose hat verschiedene Deutungen gefunden. Die Ansichten von MEYER und RUMPEL verdienen wohl nur noch historisches Interesse. Sie glaubten, das Bild einer embryonalen Leber vor sich zu haben. Daraus schlossen sie auf eine Hemmungsmißbildung, deren Ursache eine Lues sein sollte. BARNES und HURST nehmen eine in Schüben verlaufende akute interstitielle Hepatitis mit temporären Ausheilungen an. ROTTER vermutet, daß eine vasculäre Komponente eine Rolle spiele. In neuerer Zeit werden besonders entzündliche Veränderungen im Sinne einer serösen Entzündung (RÖSSLE) für die Entstehung der Lebercirrhose verantwortlich gemacht (EPPINGER).

An dieser Stelle müssen wegen ihrer Bedeutung für die Pathogenese des Leidens jene wenigen Fälle etwas genauer erörtert werden, in denen es überhaupt nicht zur Bildung einer Lebercirrhose gekommen ist bzw. die überhaupt keine in dieser Richtung weisende Veränderungen zeigten. Es sind dies die beiden ersten Fälle von C. WESTPHAL (1883) und die beiden ersten Fälle von STRÜMPELL (1889) sowie die Fälle von WIMMER, NAYRAC, BRZEZICKI und EICKE. In allen diesen Fällen ist der Befund autoptisch bestätigt. Die Zweifel von LOTMAR, ob die 4 Fälle von WESTPHAL und STRÜMPELL überhaupt in den Rahmen der W.-Ps. gehören, da sie keine Lebercirrhose haben, erscheinen nicht begründet, nachdem jetzt in 5 weiteren Fällen mit einwandfreiem Hirnbefund Lebercirrhosen nicht nachgewiesen werden konnten. Es gibt also jetzt insgesamt 9 Fälle von W.-Ps. ohne Lebercirrhose. Auf die neueren Fälle dieser Art sei noch etwas ausführlicher eingegangen. Der Fall von NAYRAC (1924) zeigte bei älteren völlig typischen Gehirnveränderungen mit ALZHEIMER-Glia nur ganz akute frische Veränderungen an der Leber mit einer beginnenden Cirrhose. Klinisch handelte es sich um eine typische W.-Ps. mit einer $3^1/_2$jährigen Krankheitsdauer. Der Fall von WIMMER (1921) ließ ebenso wie der Fall von BRZEZICKI überhaupt keine Veränderungen an der Leber erkennen. In beiden Fällen war das klinische Bild sehr überzeugend. Im Hirn zeigten sich beide Male Zerfallsprozesse und Pseudosklerosezellen. Der WIMMERsche Fall wies sogar einen Cornealring auf. Auch bei den beiden letzten Fällen von EICKE handelte es sich anatomisch am Gehirn um typische W.-Ps. Klinisch zeigte nur der eine Fall — es waren 2 Geschwister — einen typischen Verlauf. In der Leber beider Fälle waren nur frische Infiltrate festzustellen. Die Leber war in beiden Fällen von gehöriger Größe und glatt. Man sah bei der Schwester besonders zentral eine beträchtliche Gallestauung und eine leichte frische interstitielle Entzündung ohne irgendeine Bindegewebsvermehrung. Beim Bruder lag das Bild einer frischen Cholangitis und Pylephlebitis ebenfalls ohne jede Bindegewebsvermehrung vor. Nirgends bestanden bei beiden Geschwistern Gallengangswucherungen oder ältere oder frische Nekrosen. Die Leberbefunde wurden von RÖSSLE bestätigt. Am Gehirn sah man bei beiden Geschwistern in ausgedehntem Maße Zerfallsprozesse und typische Pseudosklerosezellen beider Typen in reichlicher Menge [1].

---

[1] J. E. MEYER teilt kürzlich unter der Überschrift „Über eine ‚Ödemkrankheit‘ des Zentralnervensystems“ 2 Fälle mit, die im anatomischen Befund gewisse Ähnlichkeiten

Andere Fälle, die in dieser Reihe als W.-Ps. ohne Lebercirrhose zuweilen genannt werden, sind irrtümlich aufgeführt. So erwähnt WIMMER den Fall von MAAS. MAAS hat jedoch in seiner Mitteilung überhaupt nichts über die Leber vermerkt. Die Fälle von FRÖHLICH und HARBITZ sind in ihrer Gesamteinordnung zweifelhaft, ebenso der von SCHMINCKE erwähnte Fall H. von SPIELMEYER und der Fall von ECONOMO und SCHILDER. Im Fall von PINES wurde die Lebercirrhose nur makroskopisch ausgeschlossen. Der Fall läßt sich also in dieser Reihe ebenfalls nicht verwerten. Schließlich wird gelegentlich eine Beobachtung von BIELSCHOWSKY aus dem Jahre 1922 in dieser Reihe genannt. Der Autor beschreibt aber selbst eine Lebercirrhose. Es muß also ein Irrtum vorliegen.

Von Veränderungen anderer Organe sind besonders die Milzvergrößerungen zu erwähnen. Sie stehen in engem Zusammenhang mit der Lebervergrößerung. Ihre Hypertrophie hat zuweilen derartig beträchtliche Grade erreicht und stand so im Vordergrund des Krankheitsbildes, daß an eine BANTIsche Krankheit gedacht wurde (BRÜCKNER, RYSTEDT u. a.). Histologisch wird eine Fibrose der Milz beschrieben. Während man die Erkrankung der Milz bei dem engen Zusammenhang zwischen Leber und Milz als direkte Folge der Leberveränderungen ansehen kann, ist dies bei Erkrankungen anderer Organe nicht möglich. Man muß dann vielmehr an eine allgemeine, den ganzen Körper treffende Krankheit, etwa im Sinne einer Stoffwechselkrankheit, denken. In dieser Richtung weist auch die Mitteilung von THADDEA und OETTEL, die eine Hämochromatose der Haut bei einer W.-Ps. beobachteten, sowie der Fall von SÖDERBERGH (1922), der eine Kombination eines Bronzediabetes mit einer typischen W.-Ps. zeigte. (Atypisch waren dagegen die Hirnveränderungen, die McDOUGAL und ADAMS bei einer Reihe von Hämochromatosen am Gehirn sahen.) LEHOCZKY betont in Leber, Pankreas, Nieren und Nebennieren besondere Lipoidgemische. Weiter werden Gastroenteritiden beschrieben, die sowohl als sekundäre Folge der Leberveränderung angesehen wie auch als primärer Natur (BOSTROEM) gedeutet werden. In diesem Zusammenhang ist auf einen Fall von HADFIELD hinzuweisen, bei dem sich eine Colitis mit Schwellung und Hyperämie sowie Infiltraten und Defekten in der Schleimhaut fand. LINGJAERDE beschreibt Veränderungen in der Parathyroidea, W. MÜLLER eine Hodenatrophie und Hypoplasie der Schilddrüse. TSCHUGUNOFF teilt außer dem üblichen Befund noch Wucherungen des reticulären Gewebes und cirrhotische Veränderungen im Pankreas sowie eine Hyperplasie der Epithelkörper mit.

---

mit diesen Fällen von EICKE aufweisen. Es handelt sich um 2 Kinder, von denen das eine den Eltern im Alter von 7 Monaten durch einen ungewöhnlich großen Kopf, Zurückbleiben der statischen Funktionen und mangelnde Reaktionen auf optische und akustische Reize aufgefallen war. Es starb im Alter von 9 Monaten. Das 2. Kind starb unter der Diagnose diffuse Sklerose im Alter von 2 Jahren. In diesem Fall wird über den Krankheitsverlauf nichts mitgeteilt. Das gesamte Zentralnervensystem war in beiden Fällen mit blasigen Hohlräumen durchsetzt, wie sie in den Fällen von EICKE besonders im Pallidum, dem Nucleus dentatus, dem Striatum und in der Rinde vorhanden waren. Daneben beobachtete MEYER zahlreiche nackte Gliakerne vom 2. ALZHEIMER-Typ und einen diffusen Entmarkungsprozeß. Die Veränderungen sieht MEYER als Folge einer chronischen Gewebsdurchtränkung mit eiweißreicher, gewebsfremder Flüssigkeit an. Er glaubt, es handle sich bei seinen wie in den Fällen von EICKE um den gleichen Prozeß. Die Differenzen im anatomischen wie klinischen Befund zwischen seinen und EICKEs Fällen seien auf die lange Dauer der letzteren zurückzuführen. Man wird mit dieser Erklärung die beträchtlichen Differenzen im anatomischen wie klinischen Befund aber kaum überbrücken können. Die Veränderungen in den Fällen von MEYER sind diffus im ganzen Gehirn, in EICKEs nur an bestimmten Stellen. In den Fällen von MEYER ist keine Gliose vorhanden, die in EICKEs Fällen beträchtlich war. Es fehlt in den Fällen von MEYER der typische Status spongiosus der WILSON-Pseudosklerose, der gerade in den Fällen von EICKE so eindrucksvoll ist, und schließlich sind in den MEYERschen Fällen keine ALZHEIMER I-Gliazellen vorhanden. Da in den Fällen von EICKE wie von MEYER ein Ödem natürlich eine Rolle spielt, sind die Ähnlichkeiten im anatomischen Befund erklärlich. Aus Ähnlichkeiten im anatomischen Befund auf gleiche Krankheiten zu schließen, scheint aber bei der doch nur beschränkten Reaktionsfähigkeit des Gehirns auf die verschiedensten Noxen etwas gewagt. Man wird also weitere Fälle abwarten müssen.

3. Zum Verhältnis Leber-Gehirn im Rahmen der WILSONschen Krankheit — Pseudosklerose.

Eine Erkrankung, bei der so häufig ganz bestimmte Leber- und Gehirnveränderungen nebeneinander gefunden werden, regt natürlich zu zahlreichen Überlegungen über die Möglichkeit der Einwirkung des einen Organs auf das andere an. Viele Untersucher nehmen bei der W.-Ps. eine Abhängigkeit der Hirnveränderungen von denen der Leber an. Oft wird eine Parallelerkrankung beider Organe auf Grund der besonderen Konstitutionslage infolge von Stoffwechselstörungen vermutet. Selten wird eine Einwirkung des Gehirns auf die Leber bei der W.-Ps. in Erwägung gezogen. In einer großen Reihe von Experimenten suchte man der Klärung dieser Frage näherzukommen. Auch nach der Feststellung der Erblichkeit der W.-Ps. durch KEHRER u. a. hat das Problem nicht an Aktualität verloren.

Die Vorstellung, die Lebercirrhose sei die Folge einer Störung eines für ihre Funktion verantwortlichen Gehirnteiles, erscheint mehr theoretisch. Nur bei den Leberstörungen in den chronischen Stadien der Encephalitis epidemica (SCHARGORODSKY und SCHEIMANN, GRAZIANI, F. H. LEWY u. a.) wird noch nach ZILLIG zuweilen eine zentrale Regulationsstörung für die Leberveränderungen verantwortlich gemacht. Im Zusammenhang mit der W.-Ps. wird eine zentral verursachte Leberveränderung jedoch fast allgemein jetzt abgelehnt. Früher wurde diese Vorstellung von BOENHEIM, NAYRAC, RICKER und PAPADATO sowie nach letzterem auch von ROUSSY und CAMUS, SPIEGEL und LHERMITTE vertreten. OBERLING und KALLO glauben subkapsuläre Blutungen und Parenchymveränderungen in der Leber, die sie neben schweren Allgemeinveränderungen nach experimentell gesetzten Stammganglienläsionen sahen, auf diese zurückführen zu dürfen. KRAUS beobachtete Leberverfettungen bei chronischem Hirndruck, bei dem es zu einer Schädigung des Hypophysen-Zwischenhirnsystems gekommen war. In neuerer Zeit hat diesen Gedanken nur CURSCHMANN wieder aufgegriffen. Ein Hirntrauma soll über eine zentrale Regulationsstörung in einem seiner Fälle, nachdem sich ein pallidostriäres Syndrom entwickelt hatte, die Leberveränderung verursacht haben. Es dürfte jedoch höchstens zur Auslösung der W.-Ps. durch das Trauma gekommen sein, wie dies wohl auch bei den Mitteilungen von ROTHMANN und NATANSON der Fall ist, wenn man nicht überhaupt ein zufälliges Zusammentreffen zwischen dem Unfall und dem Beginn des Leidens annehmen muß.

Die Vorstellung, die Gehirnveränderungen seien eine Folge des Leberleidens, wurde schon von WILSON vertreten, der annahm, die Gehirnveränderungen seien toxischer Art und würden durch die Leberveränderungen — eine Hepatitis mit Ausgang in Sklerose — verursacht. Im Laufe der Zeit hat sich die Ansicht von der primären Bedeutung der Leberveränderungen bei der W.-Ps. derartig fest verankert, daß es in dem Artikel von JOSEPHY in der letzten Auflage des Handbuchs der Neurologie von BUMKE und FOERSTER heißt, daß andere Theorien widerlegt seien und „daß es wohl WILSON-Cirrhosen ohne oder noch ohne Gehirnveränderungen gebe, aber keine entsprechenden Gehirnerkrankungen ohne die Leber". Auch KEHRER stellt die Leberveränderungen in den Mittelpunkt des Krankheitsgeschehens. Das Ursprüngliche sei die fehlerhafte Anlage der Leber. Diese sei durch ein Gen mit recessivem Erbgang verursacht. Es komme in der Leber zur Bildung eines Toxins, das einerseits auf das Leberparenchym einwirke und andererseits neurotroph und im besonderen gliotroph sei. Ähnliche Vorstellungen vertreten STEINMANN, WEGER und NATANSON, GARTBERG, INSABATO, RAUH, SIEMERLING und OLOFF, J. A. F. PFEIFFER, DE LISI, JOSEPHY, KASTAN,

BARNES und HURST, LISAK, SCHOLZ, SJÖVALL und WALLGREEN, MISKOLCZY, POLLAK, KÖRNYEY, TSCHUGUNOFF, JAKAB und KÖRNYEY, BAKER, LÜTHY und nach RUNGE OPPENHEIM, RUMPEL und SCHMINCKE sowie GUILLAIN, FIESSINGER, MOLLARET und DELAY. Nach L. W. RAUH ist das Wesentliche dabei die durch die erkrankte Leber verursachte Störung im Wasserstoffwechsel. Nach TÖBEL sind die Störungen des Kohlenhydratstoffwechsels für die Entstehung der Hirnveränderungen von ausschlaggebender Bedeutung. Nach LOTMAR ist ein durch die Leberschädigung bedingter Vitamin B_6-Mangel von entscheidender Wichtigkeit. MISKOLCZY schließt aus den mannigfachen Schädigungen der neuronalen und gliösen Elemente bei der W.-Ps. auf eine aus mehreren Komponenten aufgebaute Noxe bzw. auf verschiedene hepatogene Toxine. Er möchte eine bereits in der Fetalzeit beginnende Leberatrophie mitverantwortlich machen. WEGER und NATANSON stellen einen toxisch infektiösen Prozeß in den Vordergrund, der sich an der Leber abspielen soll. Auch für SIEMERLING und OLOFF ist der wesentliche Faktor in der von der Leber ausgehenden Schädigung zu suchen. Es bedürfe jedoch für das Zustandekommen des Krankheitsbildes noch der Tatsache, daß das Gehirn oder Teile desselben von Haus aus minderwertig sind oder daß eine fehlerhafte Anlage vorliegt. In letzter Zeit hat PENTSCHEW das Fehlen des Antihypoxydins, eines von der Leber gebildeten, für den Oxydationsstoffwechsel des Gehirns maßgebenden Faktors für die Entstehung der Hirnveränderungen der WILSON-Pseudosklerose verantwortlich gemacht.

Weiter hat man die Abhängigkeit der Gehirnveränderungen von den Leberveränderungen bei der W.-Ps. aus Gehirnbefunden bei Lebererkrankungen anderer Genese hergeleitet. STADLER vertritt die Ansicht, jeder chronische Leberprozeß könne zu Hirnveränderungen führen, wie sie bisher ausschließlich als Substrat der W.-Ps. angesehen wurden. Er konnte bei 70 Fällen mit Leberschädigungen in 64% ALZHEIMER-Zellen des 2. Typs in Übergängen von Makrogliazellen zu nackten ALZHEIMERschen Gliazellen nachweisen. Letztere sieht er für absolut hepatogen an und bezeichnet sie als Leberglia. Die W.-Ps. würde durch eine endogene Stoffwechselstörung verursacht, in deren Mittelpunkt einer Erkrankung des hepatorenalen Systems stehe. Vermutlich sei es eine Kohlenhydratstoffwechselstörung. Es komme daher in den Leberzellen mit den hellen und großen Kernen zu besonders erheblichen Glykogenansammlungen. Dieses Glykogen müsse man auch in den blassen ALZHEIMER-Gliakernen im Gehirn nachweisen können. Dies gelang dann auch R. GAUPP jr. in einzelnen großen Ganglienzellen des Striatums, einigen großen Gliazellen und einigen ALZHEIMER II-Zellen. GAUPP betont aber zugleich, daß er diesen Befund für unspezifisch halte. Bei seinen Untersuchungen sah STADLER in einem Fall zahlreiche Gliasterne und Knötchen, die zum Teil in Abhängigkeit von Gefäßen lagen. Er glaubt sie ebenfalls auf die Wirkung eines Hepatotoxins zurückführen zu können. OPALSKI-Zellen, ein Degenerationsprodukt der ALZHEIMER-Glia des 1. Typs gelang es ihm nur in einem Fall unter den 70 Fällen nachzuweisen. Bemerkenswerterweise zeigte dieser Fall aber klinisch mäßige extrapyramidalmotorische Symptome. Schon vor STADLER hat SCHERER ähnliche Befunde erhoben. Ohne Rücksicht auf die Art der Lebererkrankung fand er in fast allen Fällen mit Leberschädigungen ausgedehnterer Art Veränderungen der Makroglia. Typische ALZHEIMER-Zellen sah er nur ganz ausnahmsweise, dagegen reichlich nackte helle chromatinarme vergrößerte Gliazellkerne. Diese seien so beständig, daß man aus dem Gehirn die Diagnose auf eine Lebererkrankung stellen könne. POLLAK fand in einem Fall eines Pankreaskopfcarcinoms mit Lebermetastasen und Leberschädigung im Gehirn ALZHEIMER-Glia. In einem anderen Fall entwickelte sich im Anschluß an eine Pfortaderthrombose ein cerebrales Bild. Beide Fälle hält er für Beweise der Vorstellung, daß die Leber im Zusammenspiel Leber-Gehirn die führende Rolle spiele (ebenso Rauh)[1]. Omaru konnte zum Teil ähnliche Befunde wie Stadler erheben, betont aber, man müsse vorsichtig sein, wenn man daraus auf die hepatogene Entstehung der veränderten Gliazellen schließen wolle.

Immer wieder wird betont, daß die Lebererkrankung längere Zeit bestehen müsse, damit man Gliazellveränderungen finden könne. Weltmann konnte aber auch bei chronischen Leberleiden keine Veränderungen im Zentralnervensystem feststellen. Bei akuten Lebererkrankungen konnten immer nur völlig unspezifische Veränderungen am Gehirn nachgewiesen werden (Gruber-Gric, Kirschbaum, Nicolajev, Spaar, Schob, Eisele und Crandall sowie nach letzterem Rapoport).

Endlich werden die im Verlauf der verschiedensten Lebererkrankungen auftretenden psychischen Auffälligkeiten (Siman und Scheresschefsky, Roger, Cornil und Alliez, Loverdo, G. Meyer, Serebrinsky, Zillig, Rosa) als Stütze für die Vorstellung herangezogen, daß auch bei der W.-Ps. die Gehirnveränderungen eine Folge des Leberleidens seien. Hiergegen hat sich jedoch häufig Widerspruch erhoben. Berkenau weist besonders auf die Inkonstanz der psychischen Auffälligkeiten hin. Ebenso betonen Berger und Rawkin die Inkonstanz der psychischen Reaktionen bei Leberleiden und beziehen diese auf die Gesamtstruktur der Persönlichkeit. „Sonst ist es unverständlich, warum bei derselben Lebererkrankung, bei einer und derselben Form der Gelbsucht gewisse Individuen eine krasse Reaktion geben, andere wieder fast gar nicht reagieren.“ Die meisten von Zillig bei Leberleiden beschriebenen Symptome wie die Mattigkeit, die Akinese und die Verarmung der Mimik sowie die Somnolenz bis zum Koma dürften viel eher Zeichen für die allgemeine schwere Erkrankung und das Darniederliegen aller Funktionen bei dem infolge des Leberleidens in seiner Gesamtheit gestörten Stoffwechsel sein. Man wird sie kaum als spezifische Anzeichen eines Leberleidens bzw. seiner Einwirkungen auf das Gehirn ansehen können. Es fehlen jedenfalls Fälle mit eindrucksvollen, sicheren klinischen Zeichen des extrapyramidalen Systems (Eicke). Andre und van Bogaert bringen allerdings einen Fall mit symmetrischen Hyperkinesen und choreatisch-athetotischen Bewegungsstörungen bei akuter gelber Leberatrophie und weisen zugleich auf die Ungewöhnlichkeit dieses Falles hin. Leyser sagt in diesem Zusammenhang auf Grund sehr eingehender Literaturstudien wie aus Kenntnis eigener Fälle: „Die Rolle der Leber bei Geistes- und Nervenkrankheiten ist nur selten primär, bisher konnte dies nur beim Delirium tremens wahrscheinlich gemacht werden.“ Es werden auch bei den verschiedensten anderen Krankheiten des Zentralnervensystems Leberschädigungen oft in einem hohen Prozentsatz der Fälle gesehen, ohne daß daraus Schlüsse auf die Erkrankung bzw. ihre Art gezogen werden können. Häufig sieht man Leberstörungen bei Schizophrenie (Cornil und Alliez), Paralyse und multipler Sklerose (Haug), wie aus einer ausgedehnten Zusammenstellung von Büchler und Sarudy her-

[1] In dieser Reihe auch den Fall von Borberg zu nennen, erscheint nicht recht begründet. Bei einer 58jährigen Frau kam es nach Ikterus und Schmerzen in der Gallengegend zunächst zu einer linksseitigen und dann einer doppelseitigen Parese, Tremor, klonischen Krämpfen und Areflexie. Bei der Obduktion zeigte sich ein Adenocarcinom des Pankreas mit Lebermetastasen. Am Rückenmark fand Borberg Veränderungen im Sinne der funikulären Myelose. Außerdem sah er am Gehirn Degenerationen mit Höhlenbildung im Linsenkern, eine Gliavermehrung und Ependymgranulationen. Die Gefäße zeigten weitgehende sklerotische Veränderungen. Wieso die Gehirnveränderungen und die Auffälligkeiten im neurologischen Befund nicht eine Folge der Arteriosklerose sind, sondern auf die Leberfunktion zurückgeführt werden, ist nicht erklärt.

vorgeht (ebenso RUNGE und HAGEMANN). Leberstörungen sind bei cerebralen Leiden so verbreitet, daß NEUSTADT nach KIRSCHBAUM sagt: „Es gibt keine Geistes- oder Nervenkrankheit, bei der die Leberfunktion nicht gestört sein kann.“ Auf eine „zentrale Genese“ dieser Leberschäden, „eine allgemeine vegetativ-diencephale Störung“, daraus schließen zu wollen, wie dies ALBERT kürzlich tut, ist in keiner Weise bewiesen. Man sieht daraus also, wie vorsichtig man bei der Beurteilung psychischer Störungen bei Leberveränderungen sein muß (vgl. auch HERZ und DREW).

In diesem Zusammenhang bedarf noch eine Erkrankung der Erwähnung, bei der es im Zusammenhang mit Stoffwechselstörungen sehr ausgedehnter Art zu neurologischen und dabei besonders extrapyramidalmotorischen wie psychischen Auffälligkeiten kommt. Es ist dies die Oligophrenia phenylpyruvica. Bei dieser Krankheit kommt es vermutlich infolge Fehlens eines Pankreasferments zu einem unvollständigen Abbau des Phenylalanins, welches normalerweise über Phenylbrenztraubensäure in der Leber zu niederen Körpern abgebaut wird. Bei der genannten Krankheit wird Phenylbrenztraubensäure, „Phenylpyruvic acid“ im Urin ausgeschieden.

Man hat nun schon lange in zahlreichen Fällen die klinischen Besonderheiten dieser Krankheit beschrieben und weiß, daß die Krankheit recessiv vererbbar ist (FÖLLING, JERVIS, KLEIN, BATES, JERVIS, BLOCK, BOLLING und KANZE, PENROSE, sowie nach SVENDSEN, JERVIS, FÖLLING, MOHR und RUUD, MUNRO, MEDLICOTT).

Den anatomischen Befund kannte man bisher nicht. Kürzlich ist nun auch diese Lücke geschlossen worden. Als erste teilen eindrucksvolle Befunde anatomisch ALVORD, STEVENSON, VOGEL und ENGLE mit. Bei Geschwisterfällen sahen sie ausgedehnte Entmarkungen des Opticus, des zentralen Marklagers der Hemisphären, des Mittelhirns und des gesamten Rückenmarksquerschnittes mit Gliavermehrungen, ohne daß es im NISSL-Bild zu gröberen Auffälligkeiten gekommen wäre. Fettfärbungen zeigten im Mark des Gyrus praecentralis erhebliche perivasculäre Fettablagerungen, wobei das Fett in der weißen Substanz teils intracellulär, teils perivasculär angeordnet war. Außerdem berichten die Autoren noch von atrophischen Veränderungen, die COQUET an Ganglienzellen der Rinde zusammen mit schmalen Nekrosen im Stirnhirnmark und Gliavermehrungen gesehen habe, während anatomische Untersuchungen anderer Autoren bei der Oligophrenia phenylpyruvica bisher keine wesentlichen Veränderungen ergeben haben.

In zahlreichen Experimenten wurde versucht, das Verhältnis Leber-Gehirn zu klären. Regelmäßig wurde von einer Leberschädigung verschiedenster Art ausgegangen. Häufig wurde eine ECKsche Fistel angelegt. BÁLÒ KORPÁSSI sah dabei entzündliche Gefäßinfiltrationen im Gehirn. MATTHIES berichtet von multiple Sklerose- ähnlichen Veränderungen. CRANDALL sah motorische Paralysen und Ataxien. PINKUSSEN, FIESSINGER und FUCHS beschreiben Meningoencephalitiden. FIESSINGER sieht dabei im Guanidin, das bei Fleischgenuß entsteht, den schädigenden Faktor. In anderen Versuchen wurde die Leber durch Einführung verschiedener Stoffe geschädigt. MAHAIM konnte bei 2 Hunden bei Injektionen von Alkohol in den Ductus hepaticus eine Vermehrung der kleinen Gefäße im Gehirn, eine Erweiterung der perivasculären Räume, hyperplastische Gliaveränderungen und allgemeine schwere Nervenzellveränderungen mit einer gewissen Bevorzugung der Schäden im Nucleus caudatus und Thalamus erreichen. Nach den Untersuchungen von E. und PH. HURST bewirkte Mangan eine periphere Lebercirrhose, Phenylhydrazin eine zentrale Leberzellstörung. Dabei erhöht letzteres die Wirkung des Mangans. Chloroform ergab keine Veränderungen, ebenso injizierte Galle. Guanidin verursachte schwere Nervenzellendegenerationen im Gehirn und amöboide Veränderungen der Glia, hatte aber keine Wirkung auf die Leber. Ähnliche Ergebnisse hatte KIRSCHBAUM bei Guanidinvergiftungen. MATSUMURA sah bei Injektionen von Manganchlorid in der Leber Blutungen und im Gehirn Schrumpfungen der Ganglienzellen sowie Schwellungen der Gefäßwandelemente und der Gliazellen, aber keinerlei typische Veränderungen. Ein Zusammenhang zwischen Hirn- und Leberveränderungen sei nicht nachzuweisen. [In Verbindung mit diesen Versuchen wird auch noch auf gewisse

Ähnlichkeiten des Krankheitsbildes der W.-Ps. mit der Manganvergiftung hingewiesen (BRÜCKNER). Die Veränderungen am Gehirn des Menschen bei der Manganvergiftung sind aber noch nicht geklärt. In 2 Fällen sah HALLERVORDEN keine Schädigungen in den Stammganglien.] NICOLAJEV gab zerriebene Lebersubstanz von gesunden und phosphorvergifteten Lebern subcutan und erhielt die gleichen Ergebnisse wie durch Schädigung der Leber mit Giften, die Parenchymzerfall erzielten. Diese „hepatogenen Toxine" hätten im Gehirn eine Degeneration zur Folge. NICOLAJEV erschienen 2 formalpathogenetische Vorgänge als maßgebend: Der Leberparenchymzerfall einerseits, der die Lebercirrhose und die ektodermo-mesodermotrophen Veränderungen im Gehirn nach sich ziehe (hepatogene Toxinwirkung), und die Leberfunktionsstörung andererseits, die die Gliainsuffizienz und die auffallende Gliaumwandlung bedinge.

Wieder andere Versuche arbeiten mit Unterbindung des Ductus hepaticus. CRANDALL und WEIL fanden dabei Substanzen im Serum der Versuchshunde, die auf das Rückenmark von Ratten zerstörend einwirkten. Dabei beschrieben sie bei den Versuchstieren selbst bei einem Hunde spongiöse Herde an der Innenwand der Seitenventrikel, beim zweiten Erweichungen im mittleren Drittel beider Striata und beim dritten ödematöse Herde und marklose Flecke in der Marksubstanz und in der Umgebung der Ventrikel. KIRSCHBAUM sah im Gehirn eine Verdickung der Media und einige Rund- und Plasmazellinfiltrate sowie an einigen Capillaren Schwellung der Endothelien bei entsprechenden Versuchen.

Untersuchungen von TÖBEL bei pankreaslosen Hunden zeigten Gefäßveränderungen im Gehirn im Sinne der WERNICKEschen Encephalitis. Er vergleicht diese Gefäßwucherungen mit denen, die man bei der W.-Ps. beobachtet. Weiter sah er einen groben Status spongiosus und ALZHEIMER II-Zellen. Für alle diese Veränderungen macht er die bei den Hunden bestehenden Hypoglykämien verantwortlich und vermutet eine entsprechende Genese der Hirnveränderungen bei der W.-Ps.

Zusammenfassend kann man über alle Versuche sagen, daß man durch massive Leberschädigungen sicher gewisse im ganzen recht unspezifische diffuse Veränderungen am Gehirn erzielen kann. Solche kann man aber auch bei anderen allgemeinen Toxikosen, z. B. den Basedowtoxikosen (HECHST, PIETZONKA) antreffen. Man muß weiter bei der Beurteilung der Resultate bedenken, daß es sich bei allen Versuchen immer um sehr grobe Methoden handelt, bei denen auch der ganze übrige Körper sehr erheblich in Mitleidenschaft gezogen wird. In diesem Zusammenhang sind besonders Untersuchungen von LEVANTOVSKIJ wichtig, der feststellte, daß der Übertritt der verschiedensten Stoffe vom Blut in den Liquor überhaupt nur vom Grade der Allgemeinintoxikation abhängt und nicht von der Art der gesetzten Schädigung. Nach E. und PH. HURST kann auf Grund der Ergebnisse der Versuche von einem Primat der Leber im Rahmen der Veränderungen der W.-Ps. nicht gesprochen werden. Das Zusammenspiel Leber-Gehirn ist trotz der großen Zahl von Experimenten, von denen nur eine ganz kleine Auswahl aufgeführt wurde, nicht geklärt worden. Man wird NICOLAJEV zustimmen können, daß Toxine, die beim Zerfall von Leberparenchym entstehen, auch auf das Gehirn einwirken können. Weiter wird man aber kaum gehen können. Die Vorstellungen, daß die Lebertätigkeit ungestört sein muß, damit die Neuroglia auf der Höhe ihrer Aufgaben bleibt und daß die Leber einen Stoff bildet, der den Ablauf gewisser Gliafunktionen und ihre Unversehrtheit gewährleistet, können auf Grund der Experimente nicht als erwiesen angesehen werden. Erst neuerdings heben wieder SCHARENBERG und DREW hervor, daß die bei gewöhnlichen Leberleiden auftretenden Gliaveränderungen nicht mit denen bei der W.-Ps. identisch sind.

Die 3. Gruppe von Untersuchern vertritt in der Diskussion über das Verhältnis Leber-Gehirn bei der W.-Ps. die Ansicht, daß beide Organe gleichgeschaltet sind und auf Grund einer Konstitutionsanlage, einer Stoffwechselstörung oder aus anderen, sie gemeinsam treffenden Schädigungen erkranken (JAKOB, A. und H. WERTHEMANN, LOEVY, RÖSSLE, BROUWER, VON LEHOCZKY, W. MÜLLER KUIPERS, BRÜCKNER, DINA und SERRA, EICKE, BIELSCHOWSKY). BOSTROEM und ebenso VON BRAUNMÜHL nehmen eine Schädigung toxischer Natur an, die auf Leber und Gehirn gleichmäßig einwirkt. Sie suchen die toxische Noxe im Darmgift. Auch SJÖVALL und SÖDERBERGH glauben, daß intestinale Affektionen verschiedener Ätiologie die Gehirnveränderung hervorbringen bzw. die cerebralen Läsionen verursachen können, sei es nun auf dem Wege über Leber und Milz oder von Anfang an über eine Affinität zu all diesen Organen. ANDRÉ und VAN BOGAERT vertreten die Ansicht, daß sich ein intestinales pathologisches Gen neben dem organisch-nervösen vererbe. Die Koordinierung der Veränderungen von Leber und Gehirn bei der W.-Ps. konnte VON BRAUNMÜHL eindrucksvoll in einem seiner Fälle zeigen. Die zur Wilson-Komponente gehörenden Veränderungen waren frischerer Natur und bildeten eine Parallele zu den frischen Veränderungen der Leber. Die Gliaveränderungen waren älter. Diese stellt er in Parallele zu den cirrhotischen Veränderungen der Leber. RÖSSLE vertritt den Standpunkt, es müsse „eine chemische Mißbildung des Stoffwechsels vorliegen, die zu abnormen, für Leber und extrapyramidales System giftigen Produkten führe". Die Vielgestaltigkeit der cirrhotischen Erkrankung hänge hierbei von den Abstufungen der gegen das Leberepithel und sein Mesenchym gerichteten Giftwirkungen ab. So entständen auch die verschiedenen Cirrhoseformen. R. RICHTER formuliert seine Vorstellungen in der Art und Weise, daß Leberschaden und Hirnveränderungen parallelgehende Ausdrucksformen der Tätigkeit eines spezifischen Toxins seien. BROUWER spricht von einer endogenen Stoffwechselstörung, die sich in den Organen lokalisiere, die von der Geburt an von geringerem Widerstand seien (ähnlich WELTMANN). Er zieht Vergleiche zur Hämochromatose und den Lipoidspeicherkrankheiten. Nach VON LEHOCZKY liegt eine Dysfunktion ganzer Organkomplexe vor. Er betont in diesem Zusammenhang, daß neben der Leber auch andere Organe Veränderungen aufweisen. Er weist auf die auffälligen Lipoidgemische in Pankreas, Nieren und Nebennieren bei 2 Fällen und in der Leber eines 3. Falles hin. Eine wesentliche Unterstützung für die Vorstellung, daß Leber- und Gehirnveränderungen bei der W.-Ps. parallel geschaltet sind, stellen schließlich die Fälle mit fehlender Lebercirrhose oder nur ganz frischen Veränderungen in der Leber bei ausgedehnten und typischen cerebralen Veränderungen dar. Denn nur bei einer Parallelschaltung von Leber und Gehirn im Rahmen der W.-Ps. ist es möglich — wenn man nicht gerade annimmt, daß eine anatomisch unversehrte Leber trotzdem über lange Zeiten in ihrer Funktion gestört sein könne —, daß die beiden Organe je nach ihrer individuell wechselnden Widerstandsfähigkeit einmal geringere und einmal stärkere Veränderungen aufweisen und daß einmal das Gehirn und ein anderes Mal die Leber die ersten Krankheitssymptome zeigt. Die hierfür wichtigen Fälle wurden von WESTPHAL, STRÜMPELL, WIMMER, NAYRAC, BRZEZICKI und EICKE mitgeteilt. Schon weiter oben wurde auf sie eingehend hingewiesen. An Hand dieser Fälle wird von EICKE eine Abhängigkeit der Hirn- von den Leberveränderungen abgelehnt. Er kommt zu der Anschauung, daß die Stärke der Veränderungen in Leber und Gehirn in den einzelnen Fällen wohl nur von der jeweiligen Resistenz jedes dieser Organe gegenüber einer dritten Schädigung abhänge. Mit dieser Vorstellung erkläre sich auch die Tatsache am besten, daß einmal die Hirnveränderungen hochgradiger und in anderen Fällen die Leberveränderungen ausgeprägter seien, und daß wieder in anderen Fällen an beiden Organen gleichmäßig hochgradige Veränderungen bestünden, oder daß es auch Fälle mit Hirnveränderungen ohne Leberveränderungen gebe.

Diese Annahme, daß Leber- wie Hirnveränderungen Folge einer dritten, übergeordneten Störung seien, findet in den Ergebnissen der letzten Jahre eine eindrucksvolle Stütze. Als erste (nach BOUDIN, PÉPIN und CALATCHI) fanden UZMAN und DENNY-BROWN bei der W.-Ps. 1948 eine Störung des Aminosäurestoffwechsels.

In zahlreichen weiteren Untersuchungen wurden diese Befunde bestätigt und ergänzt (JAKOB und PÁNZÉL; STEGER und STEGER, UZMAN und HOOD; ZIMDAHL, HYMANN und COOK; BLAHA, GASTAGER, TSCHABITSCHER und WEWALKA; FERRARIS; MATTHEW, MILNE und BELL; BOUDIN, PÉPIN und CALATCHI; HEUYER, BOUDIN, AZIMA, FAURE, JÉROME und SCHMITT; DENNY-BROWN und PORTER; HORNBOSTEL; CUMINGS; GREENFIELD; SCHEINBERG und GITLIN; SULLIVAN, MARTIN und MCDOWELL; DREW und SCHARENBERG; SPILLANE; KEYSER und PARKER; STREIFLER und FELDMAN). Es hat sich gezeigt, daß bei der W.-Ps. neben der Störung des Aminosäurestoffwechsels auch eine hochgradige Störung des Kupferstoffwechsels besteht. Die Aminosäurestoffwechselstörung zeigt sich in einer erhöhten Ausscheidung von α-Aminostickstoff, wobei keine Korrelation zwischen Aminosäurespiegel im Plasma und Aminosäureausscheidung im Urin besteht (COOPER, ECKHARDT, FALOON und DAVIDSON). Diese Störung wird daher von verschiedenen Untersuchern auch auf eine Erniedrigung der Ausscheidungsschwelle, also für eine renale Funktionsstörung gehalten, die sich auch noch durch renale Glykosurie und Phosphaturie zeigen lasse (UZMAN und DENNY-BROWN; COOPER, ECKHARDT, FALOON und DAVIDSON; MATTHEW, MILNE, BELL u. a.). Die Störung im Bereich des Kupferhaushalts zeigt sich in einer erheblichen Steigerung der Kupferspeicherung im Gewebe, einer hochgradigen Steigerung der Kupferausscheidung im Urin und einer Verminderung des Serumkupferspiegels. Sie wird auf einen Mangel an Coeruloplasmin, ein α_2-Globulin, zurückgeführt. Man spricht von einer Kupferspeicherkrankheit (BOUDIN und PÉPIN) bzw. einer Kupfer-Thesaurismose (HORNBOSTEL). Endlich wurde auch eine erhebliche Verminderung der Aktivität der p-Phenoloxydase festgestellt, die auf einen Mangel an spezifischem Fermenteiweiß zurückgeführt wird. Der Kupfermangel sei also nur sekundärer Art (GASTAGER, HORNYKIEWICZ und TSCHABITSCHER). Schließlich sei in diesem Zusammenhang erwähnt, daß BAL (British anti-Lewisite, 2,3-Dimercapto-propanol) zu einer verstärkten Kupferausscheidung und einer vorübergehenden deutlichen Besserung des Zustandsbildes führt. Man hat daher vorgeschlagen, diese Tatsache, die nur bei der W.-Ps. gefunden wurde, als differentialdiagnostischen Test zu verwenden (STEGER und STEGER). Man nimmt dabei an, daß die beiden SH-Gruppen mit dem Metall eine ringförmige Verbindung eingehen und so die Ausscheidung des Kupfers ermöglichen.

Literatur.

ALBERT, E.: Über Leberfunktionsstörungen bei phasischen und schubweise verlaufenden Psychosen. Nervenarzt **20**, 542 (1949). — ALTSCHUL, R., and J. S. BROWN: Parathyroid insufficiency in WILSON's disease. Canad. Med. Assoc. J. **46**, 231—240 (1942). Zit. nach SVENDSEN. — WILSON's disease. Canad. Med. Assoc. J. **55**, 436—437 (1944). Zit. nach SVENDSEN. — ALVORD, E. C., L. O. STEVENSON, F. ST. VOGEL and R. L. ENGLE: Neuropathological findings in phenyl-pyruvic oligophrenia (phenyl-ketonuria). J. of Neuropath. **9**, 298—310 (1950). — AMELIA, M.: Ittero nucleare, malattia di WILSON e fattore Rh: rilievi anatomo-patologici e considerazioni patogenetiche. Riv. Anat. Pat. **6**, 523—542 (1953). Ref. Zbl. Neur. **131**, 50 (1955). — ANDRÉ, M. J.: Des signes biologiques et des caractères cliniques de la cirrhose wilsonienne. Leur signification au point de vue de la physiopathologie de la «dégénérescence». Rev. belge Sci. méd. **17**, 185—258 (1946). Zit. nach SVENDSEN. — ANDRÉ, M. J., et L. VAN BOGAERT: IX. Sur des hypercinésies symmètriques et des mouvements chorèo-athétosiques apparus au cours de la dégénérescence aigue du foie. Mschr. Psychiatr. **113**, 7178 (1947). — L'hérédité dans la dégénérescence hépato-lenticulaire et le problème des rapports intrinsèques de la pseudo-sclérose de WESTPHAL-STRÜMPELL et de la maladie de WILSON. La situation nosologique de l'«Abdominal-Wilson» de KEKRER au sein de la D. H. L. Encéphale **39**, 1—54 (1950). — ANTON, G.: Über die Beteiligung der großen basalen Gehirnganglien bei Bewegungsstörungen und insbesondere bei Chorea. Jb. Psychiatr. **14**, 141—181 (1896). — Dementia choreo-asthenica mit juveniler knotiger Hyperplasie der Leber. Münch. med. Wschr. **1908**, 2369—2372. — ARCHANGELSKIJ, V.: Zur pathologischen Anatomie der Hornhautpigmentation von KAYSER-FLEISCHER. Russk. oftalm. Z. **9**, 3—6 (1929). Ref. Zbl. Neur. **54**, 481 (1930). — ARHELGER, E.-G.: Über einen Fall von WILSONscher Krankheit. Inaug.-Diss. Marburg 1937.

BABCOCK, C. G., and H. W. BROSIN: Hepaticular degeneration. Report of a case. Arch. of Neur. **45**, 431 (1941). Ref. Zbl. Neur. **102**, 108 (1942). — BÄUMLIN: Über familiäre Erkrankungen des Nervensystems. Dtsch. Z. Nervenheilk. **20**, 265 (1901). — BAKER, A. B.: The central nervous system in hepatic disease. J. of Neuropath. 8, 283—294 (1949). — BALTZAN, D. M.: A hepato-cerebral syndrome (WILSON's disease). Canad. Med. Assoc. J. **34**, 544—545 (1936). Ref. Zbl. Neur. **86**, 119 (1937). — BARKMAN, A.: Étude clinique sur un cas appartement au groupe pathologique de la dégénérescence hépato-lenticulaire de HALL. Acta med. scand. (Stockh.) **67**, 236—285 (1927). Ref. Zbl. Neur. **49**, 440—441 (1928). — BARNES, ST., and E. W. HUSRT: Hepato-lenticular degeneration. Brain **48**, 279—333 (1925). — A further note on hepato-lenticular degeneration. Brain **49**, 36—60 (1926). — Hepato-lenticular degeneration; a final note. Brain **52**, 1—5 (1929). — BARRÉ, J. A., et REYS: Syndrome parkinsonien avec signe de BABINSKI bilatéral. Lésion symétrique des putamens. Revue neur. **33**, 968—975 (1926). — BATES, R. M.: Three cases of phenylpyruvic oligophrenia. J. Ment. Sci. **85**, 273—275 (1939). Ref. Zbl. Neur. **95**, 418 (1940). — BAU-PRUSSAK, S.: Un cas de dégénérescence hépato-lenticulaire è début encéphalitique. Revue neur. **70**, 378 bis 379 (1938). — Un cas de dégénérescence hépato-lenticulaire è début léthargique et hyperthermique. Revue neur. **1934 II**, 149—150. — BAU-PRUSSAK, S., u. ST. MACKIEWICZ: Hepatolentikuläre Entartung und epidemische Encephalitis. Neur. polska **18**, 86—101 u. franz. Zusammenfassung 155—156 (1935). Ref. Zbl. Neur. **78**, 247—248 (1936). — BERETTA, F. P.: Contributo clinico alla studio della pseudosclerosi di WESTPHAL-STRÜMPELL con particulare riguardo alle prove di funzionalità epatica. Fol. med. (Napoli) **15**, 728—751 (1929). Ref. Zbl. Neur. **54**, 479 (1930). — BERGER, I. A., u. I. G. RAWKIN: Zur Frage der Psychosen bei Icterus catarrhalis. Z. Neur. **117**, 585—594 (1928). — BERKENAU, P.: The relationship between disturbance of liver function and mental disease. (Warneford Hosp. Oxford.) J. Ment. Sci. **86**, 514—525 (1940). Ref. Zbl. Neur. **98**, 657 (1941). — BIELSCHOWSKY, M.: Einige Bemerkungen zur normalen und pathologischen Histologie des Schweif- und Linsenkerns. J. Psychiatr. u. Neur. **25**, 1—111 (1920). — Weitere Bemerkungen zur normalen und pathologischen Histologie des striären Systems. J. Psychiatr. u. Neur. **27**, 233—288 (1922). — Die WILSONsche Krankheit. Jkurse ärztl. Fortbildg **14**, 1—10 (1923). — BIELSCHOWSKY, M., u. J. HALLERVORDEN: Symmetrische Einschmelzungsherde im Stirnhirn beim WILSON-Pseudosklerosekomplex. J. Psychiatr. u. Neur. **42**, 177—209 (1931). — BINSWANGER, H.: Leberuntersuchungen bei Alkoholpsychosen, gleichzeitig ein Beitrag zur funktionellen Pathologie der Leber. Arch. f. Psychiatr. **100**, 619—665 (1933). — BLAHA, H., H. GASTAGER, H. TSCHABITSCHER u. F. WEWALKA: Die Aminacidurie im Rahmen der Stoffwechselstörungen bei hepatolentikulären Erkrankungen (Morbus Wilson und Pseudosklerose). Wien. klin. Wschr. **1954**, 915—918. — BOENHEIM, F.: Beitrag zur Kenntnis der Pseudosklerose und verwandter Krankheiten unter besonderer Berücksichtigung der Beziehung zwischen den Erkrankungen des Gehirns und der Leber. Z. Neur. **60**, 10—58 (1920). — BOGAERT, L. VAN: Troubles extrapyramidaux, anneau cornéen et cirrhose pigmentaire au cours de la trypanosomiase africaine. Acta psychiatr. (København.) **9**, 495—509 (1934). — Sur la pseudosclérose de WESTPHAL. Bull. Acad. Méd. Belg. **1936**, 375—381.— Études anatomo-cliniques sur des dystonies de torsion d'origine hépato-lenticulaire et d'origine abiotrophique, dans une même famille. Mschr. Psychiatr. **114**, 334—356 (1947). — BOGAERT, L. VAN, et P. BORREMANS: Les manifestations extrapyramidales de la trypanosomiase chez l'Européen. J. belge Neur. **33**, 561—588 (1933). Ref. Zbl. Neur. **70**, 395—396 (1934). — BOGAERT, L. VAN, et E. WILLOCX: Études anatomo-cliniques sur la dégénérescence hépatolenticulaire. Forme portale de la maladie de WILSON, forme familiale de la pseudosclérose de WESTPHAL-STRÜMPELL. Revue neur. **66**, 461—497 (1936). Ref. Zbl. Neur. **85**, 95 (1937). — BOLTEN, G. C.: Die WILSONsche Krankheit. Nederl. Tijdschr. Geneesk. **68**, 1145—1153 (1924). Ref. Zbl. Neur. **37**, 351, 352 (1924). — BONNET, P., et GIRGIS: Le cercle vert de la cornée dans la pseudosclérose et la maladie de WILSON. Ophthalm. **4** (somm. libres), 334—336 (1938). Ref. Zbl. Neur. **96**, 600 (1940). — BORBERG, N. C.: Ein Fall von Lenticular- und Hinterstrangsdegeneration bei Adenocarcinoma pancreatis mit Heparmetastasen. Acta psychiatr. (København.) **2**, 201—220 (1927). Ref. Zbl. Neur. **49**, 260 (1928). — BORSARI, G., e G. BIANCHI: Contributo clinico e anatomico alla conoscenza della funzione del nucleo lenticolare. Un caso di malattia di WILSON. Quad. Psichiatr. **8**, 161—173 (1921). Ref. Zbl. Neur. **28**, 48 (1922). — BOSTROEM, A.: Über eine enterotoxische gleichartige Affektion der Leber und des Gehirns. Fortschr. Med. **32**, 8/9 (1914). — Demonstration eines Falles von Pseudosklerose. Neur. Zbl. **37**, 703 (1918). — Über Leberfunktionsstörung bei symptomatischen Psychosen, insbesondere bei Alkoholdelirien. Z. Neur. **68**, 48—60 (1921). — Der amyostatische Symptomenkomplex. Monographien Neur. **1922**, H. 33. — BOTHMANN, L., and D. E. ROLF: The KAYSER-FLEISCHER ring in WILSON's disease and microcephaly. Amer. J. Ophthalm., III. ser. **19**, 26—33 (1936). Ref. Zbl. Neur. **80**, 654 (1936). — BOUDIN, G., et B. PÉPIN: La dégénérescence hépato-lenticulaire, nouvelle affection métabolique. Presse méd. **1954**, 243—245. — BOUDIN, G., B. PÉPIN et CALATCHI: Cas familial de dégénérescence hépatolenticulaire. Troubles du métabolisme des acides aminés et du ciuvre. Effects du traitement par le B.A.L. Revue neur. **87**, 271—293 (1952). — BOUMANN, K. H., u. B. BROUWER: Über Pseudosklerose und die Kombination pyramidaler und extrapyramidaler Bewegungsstörungen. Psychiatr. Bl. (holl.) **1922**, Nr 5, 313—328. Ref. Zbl. Neur. **31**, 365 (1923). — BRAGE, D., J. H. LYONNET y E. A. PEDACE: Sindrome hepatolenticular de WILSON. Estudio clinícoquirúrgico y anatomopatológico. Prensa méd. argent. **1953**, 3367—3373. Ref. Zbl. Neur. **129**, 10/11 (1954). — BRAND, I., u. I. TAKÁTS: Histochemische Untersuchung des KAYSER-FLEISCHERschen Hornhautringes. Graefes Arch. **151**, 391—398 (1951). Ref. Zbl. Neur. **117**, 280 (1952). — BRAUNMÜHL, A. v.: Die Rinden-Markkomponente im anatomischen Bild der WILSON-Pseudosklerosegruppe nebst Bemerkungen zur Pathogenese des Leidens vornehmlich unter dem Gesichtspunkt einer vergleichenden Krankheitsforschung. Z. Neur. **130**, 1—65 (1930). — Über Pseudosklerose mit akutem tödlichem „Schub". Z. Neur. **138**, 453—480 (1932). — BRINTON, D.: WILSON's disease. Proc. Roy. Soc. Med. **40**, 556 (1947). Ref. Zbl. Neur. **105**, 127 (1948). — BROUWER, B.: The spleen, the liver, and the brain. Proc. Roy. Soc. Med. **29**, 27—39 (1936). — BRÜCKNER: Über doppelseitige fortschreitende Degeneration des Linsenkerns (Morbus Wilson). Jb. Kinderheilk. **110**, 284—296 (1925). — BRZEZICKI, E.: Über angio- und glioplastische Eigenschaften der WILSONschen Krankheit und der Pseudosklerose. Neur. polska **19**, 191—208 u. franz. Zusammenfassung 276—279 (1936). Ref. Zbl. Neur. **86**, 119 (1937). — BÜCHLER, P.: Leberfunktionsstörungen bei Geistes- und Nervenkrankheiten. Arch. f. Psychiatr. **73**, 610—632 (1925). — BÜCHLER, P., u. E. SARUDY: Die Gegenwirkung von Nervensystem und Leber auf Grund von 1000 Fällen. Orv. Hetil. (ung.) **1938**, 519—522. Ref. Zbl. Neur. **91**, 224 (1939). — BURLAGE, W.: Ein ungewöhnlicher Fall von Torsionsspasmus. Zbl. Neur. **78**, 544 (1936). — BUSCAINO, V. M.: Le zolle di disintegrazione a grappolo nell'encefalo di conigli. Ricerche sulla genesi di esse e sulla produzione sperimentale della degenerazione „epato-basilare". Riv. Pat. nerv. **34**, 382—409 (1929). Ref. Zbl. Neur. **54**, 425 (1930).

CADWALADER, W. B.: Progressive lenticular degeneration. J. Amer. Med. Assoc. **64**, 428—429 (1915). — A report of 3 cases resembling pseudosclerosis and progressive lenticular degeneration. Amer. J. Med. Sci. **150**, 556 (1915). Ref. Neur. Zbl. **35**, 393 (1916). — CARRARA, E.: Sulla degenerazione epato-cerebrale. (Pseudosclerosi di WESTPHAL-STRÜMPELL; morbo di WILSON; degenerazione epato-lenticulare; WILSON abdominale.) Riv. Pat. nerv. **73**, 133—150 (1952). Ref. Zbl. Neur. **123**, 154 (1953). — CASSIRER, J., et P. DE FONT-RÉAULT: Syndrome lenticulaire type WILSON. Discussion du rôle éventuel de la vaccination antityphique. Bull. Soc. méd. Hôp. Paris **1935**, Nr 11, 527. — Revue neur. **1935 I**, 1038. Ref. Zbl. Neur. **77**, 162 (1935). — ČENZOV, A.: Über den KAYSER-FLEISCHERschen Pigmentring der Cornea bei Pseudosklerose und bei der WILSONschen Krankheit. Russk. oftalm. Ž. **5**, 742—747 (1926). Ref. Zbl. Neur. **48**, 328 (1928). — CHASANOW, M.: Ein Beitrag zur Klinik der Pseudosklerose. Z. Neur. **116**, 171—180 (1928). — CHENG, YU-LIN: Hepatolenticular degeneration. (Pseudosclerosis, progressive lenticular degeneration and torsionspasm.) Review of literature and report of two cases. China med. J. **46**, 347—369 (1932). Ref. Zbl. Neur. **67**, 186 (1933). — CHIAPPORI, R.: WILSONsche Krankheit. Rev. Asoc. méd. argent. **34**, 199—206 (1921). Ref. Zbl. Neur. **28**, 203 (1922). — COOPER, A. M., R. D. ECKHARDT, W. W. FALOON and CH. S. DAVIDSON: Investigation of the aminoaciduria in WILSON's disease (hepato-lenticular degeneration): demonstration of a defect in renal function. J. Clin. Invest. **29**, 265—278 (1950). — CORNIL, L., et J. ALLIEZ: Foie et troubles mentaux. Nutrition (Paris) **7**, 125—142 (1937). Ref. Zbl. Neur. **88**, 148 (1938). — CRANDALL, L. A., and A. WEIL: Pathology of central nervous systems in diseases of the liver. Arch. of Neur. **29**, 1066—1083 (1933). — CREUTZFELDT: Zur Frage der Beziehungen zwischen Hirnherden und Gefäßverteilung. Jverslg Dtsch. Ver. für Psychiatr. in Danzig am 23. u. 24. Mai 1928. Allg. Z. Psychiatr. **93**, 45 (1930). Ref. Zbl. Neur. **53**, 670 (1929). — CRINIS, M. DE: Über die Bedeutung der Leberfunktionsstörungen für das Auftreten des Alkoholdeliriums und über eine ursächliche Behandlung desselben. Mschr. Psychiatr. **76**, 1—8 (1930). — CUMINGS, J. N.: The copper and iron content of brain and liver in the normal and in hepatolenticular degeneration. Brain **71**, 410—415 (1948). — The effects of B.A.L. in hepatolenticular degeneration. Brain **74**, 10—22 (1951). — Copper storage in hepatolenticular degeneration and allied diseases. Proc. Roy. Soc. Med. **47**, 152—154 (1954). Ref. Zbl. Neur. **130**, 159 (1954). — CURRAN, F. J.: Pseudosclerosis of STRÜMPELL-WESTPHAL in five members of a family. J. of Neur. **12**, 320—328 (1932). Ref. Zbl. Neur. **65**, 70 (1933). — CURSCHMANN, H.: Über eine sehr chronische und gutartige Form der WILSONschen Krankheit. Z. Neur. **89**, 579—585 (1924). — Gehirn und Leberkrankheit. Med. Klin. **1934**, 458—460. — Über eine atypische milde Form der „hepato-lentikulären" Degeneration. Dtsch. Z. Nervenheilk. **142**, 213—220 (1937).

DATTNER, B.: Ernährungsprobleme in der Neurologie und Psychiatrie. Z. Neur. **111**, 632—660 (1927). — DAWIDENKOW, S.: Zur Differentialdiagnose zwischen der WILSONschen Krankheit und dem postencephalitischen Wilsonismus. Z. Neur. **103**, 626—634 (1926). — DELAY, J., P. PICHOT, M. POLONOVSKI, P. DESGREZ et F. DELBARRE: L'oligophrénie phénylpyruvique. Semaine Hôp. **1947**, Nr 23/28, 1749—1758. Ref. Neurology a. Psychiatry being Section VIII of Excerpta Medica **1**, 710 (1948). — DEMOLE, V., et L. REDALIÉ: Syndromes extrapiramidaux apparentés à la dégénérescence hépato-lenticulaire. Revue neur. **1922**, 1248—1269. — DENNY-BROWN, D.: Abnormal copper metabolism and hepatolenticular degeneration. In: Metabolic and toxic diseases of the nervous system. London: Baillierè, Tindall & Cox 1953. — DENNY-BROWN, D., and H. PORTER: The effect of Bal (2,3 dimercaptopropanol) on hepatolenticular degeneration (WILSON's disease). New England J. Med. **245**, 917—925 (1951). Ref. Zbl. Neur. **121**, 194 (1953). — DETTBARN, G.: Beziehungen zwischen Leber und Gehirn. Inaug.-Diss. Rostock 1937. — DEUTSCH, H.: Ein Fall symmetrischer Erweichung im Streifenhügel und im Linsenkern. Jb. Psychiatr. **37**, 237—254 (1917). — DILLER, TH., and G. J. WRIGHT: A case of pseudo- or diffuse sclerosis. J. Nerv. Dis. **1911**, No 12. Ref. Neur. Zbl. **32**., 113 (1913). — DIMITRI, V., y I. BERCONSKY: Klinische und pathologisch-anatomische Studie über einen Fall von WILSONscher Krankheit. Bol. Inst. Clín. quir. Univ. Buenos Aires **4**, 489—514 (1928). Ref. Zbl. Neur. **54**, 479 (1930). — DIMITZ, L., u. V. VUJIC: Zur Kenntnis der Pseudosklerose (WESTPHAL-STRÜMPELL). (Mit einer Mitteilung über den Intentionstremor der multiplen Sklerose.) Wien. klin. Wschr. **1925**, 951—955, 991—993. Ref. Zbl. Neur. **42**, 663—664 (1926). — DINA, M. A., e P. SERRA: La pseudosclerose di WESTPHAL-STRÜMPELL nel quadro delle sindrome epato-encefaliche. (Die WESTPHAL-STRÜMPELLsche Pseudosklerose im Rahmen der hepato-cerebralen Syndrome.) Atti Conv. Soc. ital. Anat. Path. **1949**, 267—269. Ref. Zbl. Neur. **114**, 108—109 (1951). — DUNNAVAN, F. L., and M. P. MOTTO: KAYSER-FLEISCHER ring in WILSON's disease. Report of a case. Amer. J. Ophthalm. **111**, 16, 571—576 (1933). Ref. Zbl. Neur. **70**, 102 (1934). — DZIEMBOWSKY, S. v.: Zur Kenntnis der Pseudosklerose und der WILSONschen Krankheit. Dtsch. Z. Nervenheilk. **57**, 295—315 (1917).

ECONOMO, C. v.: WILSONS Krankheit und das Syndrome du corps strié. Z. Neur. **43**, 173—209 1918). — ECONOMO, C. v., u. P. SCHILDER: Eine der Pseudosklerose nahestehende Erkrankung im Präsenium. Z. Neur. **55**, 1—26 (1920). — EDELMANN, A., u. R. LEIDLER: Ein Fall von pankreo-hepatischem Syndrom mit toxisch-encephalitischen Herden in beiden hinteren Längsbündeln und im periaquäduktiellen Grau der hinteren Vierhügel. Confinia neur. (Basel) **1**, 202—215 (1938). Ref. Zbl. Neur. **92**, 187 (1939). — EICKE, W.-J.: WILSON-Pseudosklerose ohne Lebercirrhose. Arch. f. Psychiatr. **114**, 214—255 (1941). — Das Verhältnis Leber-Gehirn unter besonderer Breücksichtigung anatomischer Befunde. Fortschr. Med. **70**, 109—110 (1952). — EISELE, W., and L. A. CRANDALL: Effect of experimental hepatic damage on the hemato-encephalic barrier. Arch. of Neur. **28**, 1383—1389 (1932). — ELSAESSER, K.-H.: Gefäßfunktion und Gewebsflüssigkeit im nervösen Zentralorgan. I. Die WESTPHAL-STRÜMPELL-WILSONsche Krankheit. Leipzig: Joahnn Ambrosius Barth 1952. — ENTRES, J. L.: Genealogische Studie zur Differentialdiagnose zwischen WILSONscher Krankheit und HUNTINGTONscher Chorea. Z. Neur. **98**, 497—509 (1925). — EPPINGER, H.: Die Leberkrankheiten. Wien: Springer 1937. — ESCUDER NÚÑEZ, P.: Un cas de Pseudosclérose. Encéphale **23**, 527—532 (1928). Ref. Zbl. Neur. **52**, 223 (1929).

FANIELLE, G., et G. NEUJEAN: Contribution a l'étude de la dégénérescence hépatolenticulaire carátérisé par la prédominance des signes d'altération hépatique. Rev. belge Sci. Méd. **3**, 918—925 (1931). — FERRARIS, M.: Alcune moderne indagini biologiche nel morbo di WILSON. (Studio su 2 casi.) Sistema nerv. (Milano) **6**, 1—18 (1954). Ref. Zbl. Neur. **130**, 151 (1954). — FICKLER, A.: Ein Beitrag zur Pseudosklerose. Dtsch. med. Wschr. **1904**, 1886. Ref. Neur. Zbl. **25**, 132 (1906). — FIESSINGER, N.: Foie et système nerveux. Un. méd. Canada **67**, 679—687 (1938). Ref. Zbl. Neur. **92**, 147 (1939). — FILIMONOFF, I. N.: Ein eigenartiger Fall von hepotalenticulärer Degeneration. Z. Neur. **115**, 27—33 (1928). — FISCHLER, F.: Veränderungen der Leberfunktion als Voraussetzung von Störungen des Zentralnervensystems. Allg. Z. Psychiatr. **108**, 350—371 (1938). — FLEISCHER, B.: Die periphere grau-grünliche Hornhautverfärbung als ein Symptom einer eigenartigen Allgemeinerkrankung. Münch. med. Wschr. **1909**, 1120—1123. — Über eine der „Pseudosklerose" nahestehende bisher unbekannte Krankheit. (Gekennzeichnet durch Tremor, psychische Störungen, bräunliche Pigmentierung bestimmter Gewebe, insbesondere auch der Hornhautperipherie, Lebercirrhose.) Dtsch. Z. Nervenheilk. **44**, 179—201 (1912). — Über den Hämosiderinring im Hornhautepithel bei Keratokonus und über den Pigmentring in der Descemetschen Membran bei Pseudosklerose und Wilsonscher Krankheit. Klin. Mbl. Augenheilk. **68**, 41—50 (1922). Ref. Zbl. Neur. **29**, 210 (1922). — Fleischer, B., u. W. Gerlach: Zur Frage der Silberpigmentierung des Kayser-Fleischerschen Hornhautringes. Klin. Wschr. **1934 I**, 255. — Fleischhacker, H.: Afamiliäre chronisch-progressive Erkrankung des mittleren Lebensalters vom Pseudosklerosetyp. Z. Neur. **91**, 1—22 (1924). — Fölling, A.: Über die Ausscheidung von Phenylbrenztraubensäure in den Harn als Stoffwechselanomalie in Verbindung mit Imbecillität. Hoppe-Seylers Z. **227**, 169—176 (1934). Ref. Zbl. Neur. **77**, 368 (1934). — Fölling, A., O. L. Mohr u. L. Ruud: Oligophrenia phenylpyrouvica; a recessive syndrom in man. Norske Videnskap-Akad. Oslo, Mat.-Nat. Klasse 1944, Nr 13, 44 S. Zit. nach Svendsen. — Forster: Striärer Symptomenkomplex. Sitzg Berl. Ges. für Psychiatrie u. Nervenkrankheiten vom 14. März 1921. Zbl. Neur. **25**, 230 (1921). — Fracassi, T.: Progressive hepato-lentikuläre Degeneration, pseudo-sklerotischer Typ nach Westphal und Strümpell, mit Fleischerschem Ring, nur auf der Photographie sichtbar. Festschr. Marinesco, S. 229—240. 1933. Ref. Zbl. Neur. **70**, 102 (1934). — Fränkel, F.: Zur traumatischen Ätiologie der Pseudosklerose. Dtsch. med. Wschr. **1920**, 966. — Über die psychiatrische Bedeutung der Erkrankungen der subcorticalen Ganglien und ihre Beziehungen zur Katatonie. Z. Neur. **70**, 312—333 (1921). — Frank: Demonstration eines Falles von Morbus hepato-splenico-lenticularis. Sitzg Bresl. Schlesische Ges. für Vaterländische Kultur 24. Nov. 1922. Dtsch. med. Wschr. **1923**, 134. — Franklin, E. C., and A. Bauman: Liver dysfunction in hepatolenticular degeneration. A review of eleven cases. Amer. J. Med. **15**, 450—458 (1953). Ref. Zbl. Neur. **129**, 396/97 (1954). — Fröhlich, Th., u. F. Harbitz: Symmetrical familial lenticular degeneration (K. Wilson's disease). (With a supplement respecting anatomical findings in other lenticular lesions.) A contribution to the casehistory. Acta paediatr. (Stockh.) **8**, 112—129 (1928). — Froment, J., P. Bonnet et R. Masson: La pseudo-sclérose type Westphal-Strümpell. J. Méd. Lyon **16**, 393—408 (1935).

Garcin, R.: Contribution a l'étude sémiologique des tremblements intentionnels et des hyperkinésies volitionnelles. Revue neur. **70**, 64—75 (1938). — Gartberg, M.: Hepatolenticular degeneration. J. Amer. Med. Assoc. **100**, 482—484 (1933). — Gastager, H., O. Hornykiewicz u. H. Tschabitscher: Das Verhalten des Serumkupfers und der p-Polyphenoloxydaseaktivität bei klinischen und subklinischen Formen von hepatolentikulären Erkrankungen. Wien. Z. Nervenheilk. **9**, 312—319 (1954). — Gaupp jr., R.: Zur Frage hepatoencephaler Krankheitsbilder. Arch. f. Psychiatr. **107**, 422—426 (1938). — Fortschritte der Histopathologie des Z.N.S. Fortschr. Neur. **11**, 180—203 (1939). — Gehuchten, P. van: Un cas maladie de Wilson. J. de Neur. **31**, 567—571 (1931).— Geismar, J.: Über die Leberveränderung bei Wilsonscher Krankheit. Frankf. Z. Path. **18**, 305—332 (1916). — Gereb, T., u. G. Marton: Hepatolenticular degeneration, choreic form. Mschr. Psychiatr. **119**, 257—265 (1950). — Gerlach, W.: Der Elementennachweis im Gewebe. Virchows Arch. **282**, 209 (1931). — Untersuchungen über den Kupfergehalt menschlicher (und tierischer) Organe. Virchows Arch. **294**, 171 (1934). — Gerlach, W., u. W. Rohrschneider: Besteht das Pigment des Kayser-Fleischerschen Hornhautringes aus Silber? Klin. Wschr. **1934 I**, 48—49. — Gerstmann, J., u. P. Schilder: Zur Klinik pseudoskleroseähnlicher Krankheitstypen. Z. Neur. **54**, 156—165 (1920). — Zur Kenntnis der Bewegungsstörungen der Pseudosklerose. Z. Neur. **58**, 33—41 (1920). — Geyer, H.: Angeborene und früh erworbene Schwachsinnszustände. Fortschr. Neur. **12**, H. 8 (1940). — Giessen, E.: Sur la présence de l'acide phenylpyruvic dans l'urine des oligophrènes. Bull. Soc. Psychiatr. Bucarest **2**, 208, 209 (1937). Ref. Zbl. Neur. **88**, 480 (1938). — Gjonys, E., et G. E. Schröder: Dégénérescence hépato-lenticulaire de Wilson compliquée d'altération sanguines. Revue neur. **63**, 79—88 (1935). — Glazebrook, A. J.: Wilson disease. Edinburgh Med. J. **52**, 83—87 (1945). Zit. nach Svendsen. — Goldbach, L. J.: Kayser-Fleischer ring, Wilson's disease. Amer. J. Ophthalm. **111**, 1118—1128 (1938). Ref. Zbl. Neur. **92**, 657 (1939). — Graf, I.: Über Wilsonsche Krankheit. Z. Neur. **137**, 537—551 (1931). — Graziani, A.: Contributo allo studio del connettivo epatico nelle sindromi postencefalitiche e in diversi altri stati morbosi. Note Psichiatr. **14**, 263—291 (1926). Ref. Zbl. Neur. **45**, 754 (1927). — Greenfield, J. G.: Is hepatolenticular degeneration a clinico-pathological entity? Proc. Roy. Soc. Med. **57**, 150—152 (1954). Ref. Zbl. Neur. **130**, 159 (1954). — Greenfield, J. G., F. J. Poynton and F. M. R. Walshe: On progressive lenticular degeneration (hepatolenticular degeneration). Quart. J. Med. **17**, 385—403 (1924). — Grinker, R. R.: Neurology. Springfield u. Baltimore: Ch. C. Thomas 1944. — Gruber-Gric, D., i M. Frenkel: Über die Wechselbeziehungen zwischen der Pathologie der Leber und dem Corpus striatum. Vrač. Delo (russ.) **11**, 203—209 (1928). Ref. Zbl. Neur. **51**, 301 (1929). — Günther, H.: Wilsonscher Erbgang beim Menschen. Dtsch. med. Wschr. **1935 II**, 1881—1884. Ref.

Zbl. Neur. **79**, 701 (1936). — GUILLAIN, G., N. FIESSINGER, P. MOLLARET et J. DELAY: Sur un syndrome caractérisé par l'apparition d'une encéphalite chronique à prédominance lenticulaire au cours d'une cirrhose hépato-splénique ictérigène. Bull. Soc. méd. Hôp. Paris **111**, 54, 1789—1810 (1938). Ref. Zbl. Neur. **93**, 364 (1939). — GUIZZETTI, P.: Per l'anatomia patologica della degenerazione lenticolare progressiva con cirrosi epatica (malattia del WILSON). Riv. Pat. nerv. **30**, 89—130 (1925). Ref. Zbl. Neur. **42**, 289 (1926). — GUTZEIT, K., u. W. LEHMANN: Erbpathologie des Verdauungsapparates. In Handbuch der Erbbiologie des Menschen, Bd. IV. Berlin: Springer 1940. — GYSIN, W. M., and T. COOKE: Unusual mental symptoms in a case of hepato-lenticular degeneration. (Ungewöhnliche seelische Symptome bei einem Fall von hepatolentikulärer Degeneration.) Dis. Nerv. System **11**, 305—309 (1950). Ref. Zbl. Neur. **119**, 136 (1952).

HADFIELD, G.: On hepato-lenticular degeneration, with the account of a case and the pathological findings. Brain **46**, 147—178 (1923). — HAGEN, K. O. v., and E. M. BUTT: Hepatolenticular degeneration in a case with disturbed protein metabolism and probable lead intoxication. Bull. Los Angeles Neur. Soc. **5**, 107—112 (1940). Ref. Zbl. Neur. **98**, 351 (1941). — HALL, H. C.: La dégénérescence hépato-lenticulaire. Paris: Masson & Cie. 1921. — HALLERVORDEN, J.: Die extrapyramidalen Erkrankungen. In BUMKES Handbuch der Geisteskrankheiten, Bd. XI, Spez. Teil VII, S. 996—1062. Berlin: Springer 1930. — HALPERN, L.: Zur Frage einer traumatischen Entstehung WILSON-ähnlicher Zustände. Dtsch. Z. Nervenheilk. **127**, 229—247 (1932). — HAMILTON, A. S.: A report of two cases of progressive lenticular degeneration. J. Nerv. Dis. **43**, 297—323 (1916). — HAUG, K.: Leberfunktionsprüfungen bei multipler Sklerose. Mschr. Psychiatr. 88, 225—247 (1934). — HECHST, B.: Über die Bedeutung der Veränderungen im Zentralnervensystem bei BASEDOWscher Krankheit bzw. Psychose. Z. Neur. **141**, 718—743 (1932). — HEINE, L.: Über Augenveränderungen bei Pseudosklerose. KAYSER-FLEISCHER-Ring. Pupillen- und Akkomodationsstörung. Blickhebungslähmung. Klin. Mbl. Augenheilk. **91**, 433—437 (1933). Ref. Zbl. Neur. **71**, 525 (1934). — HENRICI, A.: Degeneration of the nucleus lentiformis associated with cirrhosis of the liver. Lancet **1913**, 797. — HERZ, E., and A. L. DREW: Hepatolenticular degeneration. Arch. of Neur. **63**, 843—874 (1950). — HESSBERG, R.: Klinischer Nachweis und Analyse des KAYSER-FLEISCHERschen Pigmentringes der Pseudosklerose in der Linse. Klin. Mbl. Augenheilk. **75**, 12—22 (1925). Ref. Zbl. Neur. **42**, 663 (1926). — HEUYER, G., A. BAUDOUIN, H. AZIMA, H. FAURE, H. JÉROME et Mme. H. SCHMITT: A propos de la maladie de WILSON. (Investigations généalogiques, cliniques, métaboliques portant sur 60 membres d'une famille.) Revue neur. **89**, 165—181 (1953). — HIGIER, H.: Zur Klinik familiärer Formen der WILSON- und Lentikulardegeneration und der WESTPHAL-STRÜMPELLschen Pseudosklerose. Z. Neur. **23**, 290—314 (1914). — Die gegenseitige Stellung in klinischer, pathogenetischer und anatomisch-pathologischer Hinsicht der selteneren Formen der entzündlichen, degenerativen und blastomatösen Hirnsklerosen im Lichte der neuesten Forschung. Dtsch. Z. Nervenheilk. **79**, 65—101 (1923). — HODENPIJL, A. K. A. GIJSBERTI: Die WILSONsche Krankheit. Mschr. Kindergeneesk. **18**, 415—521 u. engl. u. franz. Zus.fassg (1950) (Holländisch). Ref. Zbl. Neur. **119**, 261 (1952). — HODKARIAN, O. A.: Zur Klinik und Symptomatologie der hepatolentikulären Degeneration. Nevropat. i t. d. **7**, 90—96 (1938). Ref. Zbl. Neur. **91**, 679 (1939). — HÖSSLIN, V. v., u. A. ALZHEIMER: Ein Beitrag zur Klinik und pathologischen Anatomie der WESTPHAL-STRÜMPELLschen Pseudosklerose. Z. Neur. **8**, 183—209 (1912). — HOFF, H.: Zur Frage der Bedeutung der Barrière hémato-céphalique. Med. Klin. **1932**, 112—114. — HOLZER, P.: Der amyostatische Symptomenkomplex bei Encephalitis epidemica. Berl. klin. Wschr. **1921**, 1130—1133. — HOMBURGER, F., u. H. L. KOZEL: Hepato-lenticular degeneration. J. Amer. Med. Assoc. **130**, 6 (1946). Zit. nach SVENDSEN. — HOMÉN, E. A.: Eine eigentümliche bei drei Geschwistern auftretende typische Krankheit unter der Form einer progressiven Dementia in Verbindung mit ausgedehnten Gefäßveränderungen (wohl Lues hereditaria tarda). Arch. f. Psychiatr. **24**, 191—228 (1892). — Einige Worte in Betreff der Ätiologie der Krankheiten mit amyostatischem Symptomenkomplex und der verwandten Zustände. Dtsch. Z. Nervenheilk. **75**, 139—148 (1922). — HORANYI-HECHST, B.: Neurohistologische Untersuchungen bei experimentellem Hyperthyreoidismus. Beitr. path. Anat. **98**, 163—177 (1936/37). — HORNBOSTEL, H.: Neuere Erkenntnisse über das hepato-lentikuläre Syndrom. Schweiz. med. Wschr. **1954**, 7—11. Ref. Zbl. Neur. **130**, 158/59 (1954). — HOWART, W. P., and C. E. ROYCE: Progressive lenticular degeneration associated with cirrhosis of the liver (WILSON disease). Arch. Int. Med. **24**, 497—508 (1919). — HURST, E. W., and PH. E. HURST: The aetiology of hepato-lenticular degeneration; experimental liver cirrhosis: poisoning with manganese, chloroform, phenylhydrazine, bile and guanidin. J. of Path. **31**, 1, 303—342 (1928).

INOSE, T.: Hepatocerebral degeneration, a special type. J. of Neuropath. **11**, 401—408 (1952). — INSABATO, L.: Alcune osservazini sull'etiopatogenesi della degenerazioni epatolenticulari: l'alcoolismo come causa di degenerazione epatonevroglica. Arch. gen. di Neur. **4/5**, 14—22 (1924). Ref. Zbl. Neur. **38**, 371 (1924).

JACOB, CH.: Beitrag zur Kasuistik der Erkrankungen mit amyostatischem Symptomenkomplex. Arch. f. Psychiatr. **65**, 540—551 (1922). — JAHN, D.: Neue Erkenntnisse über den Leberstoffwechsel bei konstitutionellen und zentralnervösen Krankheiten. Klin. Wschr. **1939 I**, 410—414. — JAKAB, I., u. E. KÖRNYEY: Contributions à la pathologie de la maladie de WILSON-WESTPHAL-STRÜMPELL. Mschr. Psychiatr. **116**, 193—223 (1948). — JAKOB, A.: Über einen eigenartigen Krankheitsprozeß des Zentralnervensystems bei einer chronischen Psychose mit katatonen Symptomen. Z. Neur. **66**, 178—207 (1921). — Die extrapyramidalen Erkrankungen. Monographien Neur. **1923**, H. 37. — JAKOB, I., et MARTA PÁNCZÉL: Contribution à la pathomorphologie et pathochimie de la maladie de WILSON-WESTPHAL-STRÜMPELL. Acta med. (Budapest) **3**, 341—346 (1952). Ref. Zbl. Neur. **127**, 22 (1954). — JENDRALSKI, F.: Der FLEISCHERsche Ring bei WILSONscher Krankheit. Klinischer und anatomischer Beitrag nebst Bemerkungen über den Hämosiderinring bei Keratokonus. Klin. Mbl. Augenheilk. **69**, 750—753 (1923). Ref. Zbl. Neur. **32**, 486 (1923). — JERVIS, G. A.: Phenylpyruvic oligophrenia. Introductory study of fifty cases of mental deficiency associated with excretion of phenylpyruvic acid. Arch. of Neur. **38**, 944—963 (1931). Ref. Zbl. Neur. **89**, 194—195 (1938). — Genetics of phenyplyruvic oligophrenia. Amer. Assoc. ment. Deficiency. Proc. of 63 annual session **2**, 13—24 (1939). Zit. nach SVENDSEN. — Genetics of phenylpyruvic oligophrenia. J. Ment. Sci. **85**, 719—763 (1939). Zit. nach SVENDSEN. — JERVIS, G. A., R. J. BLOCK, D. BOLLING and E. KANZE: Chemical and metabolic studies on phenylalanine. 2. The phenylalanine content of the blood and spinal fluid in phenylpyruvic oligophrenia. J. of Biol. Chem. **134**, 105—113 (1940). Ref. Zbl. Neur. **101**, 326 (1942). — JESS, A.: Hornhautverkupferung in Form des FLEISCHERschen Pigmentringes bei der Pseudosklerose. Klin. Mbl. Augenheilk. **69**, 218—226 (1932). Ref. Zbl. Neur. **32**, 17 (1923). — Die Pigmenteinlagerung der Linse bei Pseudosklerose im histologischen Schnitt. Klin. Mbl. Augenheilk. **79**, 145—147 (1927). Ref. Zbl. Neur. **48**, 806 (1928). — JESSEN, H.: Considérations cliniques sur un cas de pseudosclérose. Acta psychiatr. (København.) **2**, 228 bis 250 (1927). Ref. Zbl. Neur. **49**, 259 (1928). — JIMÉNEZ-DÍAZ, C., J. SANZ-IBÁÑEZ, E. RODA y M. MORALES-PLEGUEZUELO: Degeneracion hepato-lenticular (enfermedad de WILSON) de forma aguda; estudio clinico y anatomo-patologico. Rev. clin. espan. **44**, 86—95 (1952). Ref. Zbl. Neur. **123**, 154/55 (1953). — Degeneracion hepatolenticular de forma aguda (enfermedad de WILSON). Estudio clinico y anatomo-patologico. Trab. Inst. Cajal Invest. biol. **43**, 43—63 (1951). Ref. Zbl. Neur. **131**, 217 (1955). — JOSEPHY, H.: Degeneratio hepatolenticularis. In Handbuch der Neurologie von BUMKE und FOERSTER, Bd. XVI. Berlin: Springer 1936.

KÄHLER: Zur Frage der subchronischen Leberatrophie, zugleich ein Beitrag zur Frage der Beziehungen zwischen Leber und Gehirn. Klin. Wschr. **1926 II**, 1928. — KASTAN, M.: Beitrag zur Kenntnis der mit Erhöhung der Rigidität der Muskeln einhergehenden erworbenen Krankheiten des Nervensystems (Pseudosklerose). Arch. f. Psychiatr. **60**, 477—520 (1919). — Die Bedeutung der Leberbefunde bei Linsenerkrankungen. Arch. f. Psychiatr. **66**, 709—714 (1922). — KEHRER, E.: Endokrinologie für den Frauenarzt in ihrer Beziehung zur Ovarialfunktion und insbesondere zur Amenorrhoe. Stuttgart: Ferdinand Enke 1937. — KEHRER, F.: Zur Ätiologie und Nosologie der Pseudosklerose WESTPHAL-WILSON. Z. Neur. **129**, 488—542 (1930). — Der Ursachenkreis des Parkinsonismus (Erblichkeit, Trauma, Syphilis). Arch. f. Psychiatr. **91**, 187—268 (1930). — KIRCHHOF, J.: Ein Beitrag zur Symptomatologie der WILSON-Pseudosklerose-Erkrankungen. Nervenarzt **14**, 117—124 (1941). — KIRSCHBAUM, W.: Gehirnbefund bei akuter Leberatrophie. 18. Jverslg Nordwestdtsch. Psychiater u. Neurologen, Bremen 5. u. 6. Nov. 1921. Ref. Zbl. Neur. **29**, 210 (1922). — Über den Einfluß schwerer Leberschädigungen auf das Zentralnervensystem. I. Mitt. Gehirnbefunde bei akuter gelber Leberatrophie. Z. Neur. **77**, 536—565 (1922). — Über den Einfluß schwerer Leberschädigungen auf das Zentralnervensystem. II. Mitt. Gehirnbefunde nach tierexperimentellen Leberschäden. I. Leberschädigungen nach Unterbindung der Arteria hepatica und Guanidinvergiftung. Z. Neur. **87**, 50—83 (1923). — Über den Einfluß schwerer Leberschädigungen auf das Zentralnervensystem. III. Mitt. Gehirnbefunde nach tierexperimentellen Leberschäden. II. Leberschädigungen nach ECKschen Fisteloperationen und Phosphorvergiftungen. Z. Neur. **88**, 487—532 (1924). — KIRSCHENBERG, E., u. O. KURIKS: Zur Kenntnis der WESTPHAL-STRÜMPELL-Pseudosklerose mit besonderer Berücksichtigung des Augenbefundes. Fol. neuropath. eston. **5**, 152—164 (1926). Ref. Zbl. Neur. **45**, 329 (1927). — KISCHKIN, N. M.: Zwei Fälle von Cerebropathia psychica toxaemica nach Ikterus. Zbl. Neur. **12**, 671 (1893).— KLEIN, D.: Über einen Fall von phenylpyruvischer Idiotie mit Zwergwuchs. Mschr. Psychiatr. **3**, Nr 5/6 (1946). — KLEINE, W.: Ein Fall von WILSONscher Krankheit mit Sektionsbefund. Ver.igg der Frankfurter Neurol. u. Psychiater, Sitzg vom 22. März 1923. Ref. Zbl. Neur. **33**, 139—140 (1923). — KOCH, G.: Kasuistischer Beitrag zur Erblichkeit der WESTPHAL-WILSONschen Pseudosklerose. Arch. f. Psychiatr. **112**, 101—109 (1940). — Zur Erbpathologie und Klinik der WESTPHAL-WILSONschen Pseudosklerose. Erbarzt **1943**, H. 1. — KÖRNYEY, ST.: Zur Nosographie und Histopathologie der striären Erkrankungen degenerativer Natur.

Dtsch. Z. Nervenheilk. **108**, 38—71 (1929). — Konowalow, N. W.: Klinik der hepatolentikulären Degeneration (Wilsons Krankheit, Pseudosklerosis Westphal-Strümpells). I. Mitt. Nevropat. i t. d. **6**, Nr 11, 33—50 (1937). Ref. Zbl. Neur. **90**, 78 (1938). — Klinik der hepato-lentikulären Degeneration. Nevropat. i t. d. **7**, 2, 60—74 (1938). Ref. Zbl. Neur. **91**, 558 (1939). — The histopathology of hepato-lenticulardegeneration. I. The origin of Alzheimer's glia. Nevropat. i t. d. **8**, Nr 8, 18—34 (1939). Ref. Zbl. Neur. **97**, 12 (1940). — Die Histopathologie des Zentralnervensystems bei hepato-lentikulärer Degeneration. Verh. 3. internat. Neur.-Kongr. 1939, S. 335. Ref. Zbl. Neur. **98**, 470 (1941). — Histopathologie der hepatolentikulären Degeneration. 1. Mitt. Über die Entstehung der Alzheimerschen Glia. Z. Neur. **169**, 220—245 (1940). — Klinik der hepato-lentikulären Degeneration. Nevropat. i t. d. **9**, Nr 10, 12—22 (1940). Ref. Zbl. Neur. **100**, 621 (1941). — Histopathologie der hepatolentilukären Degeneration. 2. Mitt. Histopathologie der Rindenerweichungen. Z. Neur. **171**, 201—228 (1941). — Über eigenartige Veränderungen der Nervenzellen bei hepatolentikulärer Degeneration und anderen hepatocerebralen Erkrankungen. Z. Neur. **171**, 229—238 (1941). — Histopathologie der hepato-lentikulären Degeneration. 3. Mitt. Über eigenartige Veränderungen der Nervenzellen. Nevropat. i t. d. **10**, Nr 3, 59—66 (1941). Ref. Zbl. Neur. **103**, 617 (1943). — Krasnov, D.: Zur Kasuistik der Pseudosklerose und der Wilsonschen Krankheit. Sovrem. Psichonevr. (russ.) **5**, 304—308 (1927). Ref. Zbl. Neur. **49**, 441 (1928). — Kraus, E. J.: Chronischer Hirndruck und Leberverfettung. Virchows Arch. **300**, 617, 640 (1937). Ref. Zbl. Neur. **89**, 37 (1938). — Kryspin-Exner, W.: Anatomische Befunde von Westphal-Strümpellscher Pseudosklerose. Jb. Psychiatr. **47**, 251—275 (1930). — Kubik, J.: Zur Kenntnis des Kayser-Fleischerschen Ringes (Pseudosklerosering) und zur Pathologie der Pseudosklerose und Wilsonschen Krankheit. Klin. Mbl. Augenheilk. **69**, 214—218 (1922). — Ref. Zbl. Neur. **32**, 17 (1923). — Über das Substrat des Pseudoskleroseringes (Kayser-Flfischerschen Ringes). Klin. Mbl. Augenheilk. **84**, 478—492 (1930). Ref. Zbl. Neur. **58**, 207 (1931). — Kubitz, A., u. M. Staemmler: Über die Leberveränderungen bei Pseudosklerose (Westphal-Strümpell) und progressiver Linsenkerndegeneration (Wilsonsche Krankheit). Beitr. path. Anat. **60**, H. 1 (1914). Ref. Zbl. Neur. **34**, 475 (1915). — Kuipers, E. C.: Over Haemochromatosis met hepato-cerebrale degeneratie. Haarlem 1932. Ref. Dtsch. Z. Nervenheilk. **128**, 120—122 (1932).

Lafora, G. R.: Die Spätpseudosklerose (familiäre und hereditäre Form). Archivos Neurobiol. **5**, 141—165 (1925). Ref. Zbl. Neur. **44**, 339 (1926). — Die Spätpseudosklerose. Siglo méd. **87**, Nr 3808, 540—543 u. Nr 3809, 571—574 (1926). Ref. Zbl. Neur. **46**, 837 (1927). — Lange, Cornelia de: Über einen atypischen Wilson-Pseudosklerosekomplex und über die Bedeutung der Kenntnis des Wilson-Komplexes für den Kinderarzt. Ann. paediatr. (Basel) **156**, 201—219 (1941). Ref. Zbl. Neur. **101**, 121 (1942). — Laruelle, L.: Un cas fruste de maladie de Wilson. Revue neur. **36**, 1, 927 (1929). Ref. Zbl. Neur. **54**, 821 (1930). — Lehoczky, T. v.: Zur Anatomie und Klinik der Wilson-Pseudosklerosegruppe. Arch. f. Psychiatr. **95**, 481—514 (1931). — Beiträge zur Pathogenese der Wilson-Pseudosklerosegruppe auf Grund von zwei Fällen. Arch. f. Psychiatr. **102**, 260—271 (1934). — Organveränderungen bei der Wilson-Pseudosklerose. Zugleich Bericht über die bei dieser Krankheit gefundenen Abbauprodukte. Arch. f. Psychiatr. **102**, 788—803 (1934). — Zur klinischen und anatomischen Diagnose der Wilson-Pseudosklerose-Krankheit. Dtsch. Z. Nervenheilk. **141**, 28—48 (1936). — Wilson-Pseudosklerose mit ungewohnter Symptomengruppe. Orv. Hetil. (ung.) **1936**, 917—919. Ref. Zbl. Neur. **84**, 134 (1937). — Leigh, A. D., and W. I. Card: Hepato-lenticular degeneration. A case associated with posterolateral column degeneration. J. of Neuropath. 8, 338—346 (1949). — Lemming, R.: Ein klinischer Beitrag zur Kenntnis von Morbus Wilson-Westphal-Strümpell (hepatolentikuläre Degeneration). Acta med. scand. (Stockh.) **90**, 405—426 (1936). Ref. Zbl. Neur. **85**, 95—96 (1937). — Levantovskij, M.: Pathologie der Leber und hämatoencephale Barriere. Med.-biol. Ž. (russ.) **6**, 205—213 u. dtsch. Zusammenfassung 213 (1930). Ref. Zbl. Neur. **61**, 768 (1932). — Lewy, F. H.: Die Lehre vom Tonus und der Bewegung. Monographien Neur. **1923**, H. 34. — Leyser, E.: Klinische Bemerkungen zur Frage nach der Rolle der Leber bei Geistes- und Nervenkrankheiten. Arch. f. Psychiatr. **68**, 58—73 (1923). — Lhermitte, J.: L'hépatite familiale juvénile à évolution rapide avec dégénérescence du corps strié: dégénération lenticulaire progressive de Wilson. Sem. méd. **32**, 121—125 (1912). — Lhermitte, J., et W. S. Muncie: La cirrhose familiale splénomégalique. Forme hépatique de la dégénération hépato-lenticulaire. Presse méd. **37**, 1495 (1929). — Hepatolenticular degeneration. Arch. of Neur. **23**, 750—760 (1930). — Lingjaerde, O.: Ein Fall von hepatolentikulärer Degeneration. Norsk. Mag. Laegevidensk. **98**, 1267—1282 (1937). Ref. Zbl. Neur. 88, 652 (1938). — Lisak, A.: Ein Fall von Wilson-Pseudosklerose mit katatonem Symptomenkomplex. Schweiz. med. Wschr. **1938**, 161—163. — Lisi, L. de: Sulla malattia del Wilson. Riv. pat. Nerv. **34**, 1—162 (1929). — Disturbi dell'attegiamento a tipo di pose ginniche in patologia extrapiramidale. Riv. pat. Nerv. **35**, 59—68 (1930). Ref. Zbl. Neur. **57**, 740 (1930). — Loevy, H.: Über die Zusammenhänge zwischen Striatum und Leber.

Nervenarzt 4, 653—660 (1931). — Lotmar, F.: Die Stammganglien und die extrapyramidal-motorischen Syndrome. Monographien Neur. **1926**, H. 48. — Wilsonismus und B_6-Mangel. Schweiz. Arch. Neur. **60**, 209—243 (1947). — Loverdo, G. de: Etat nerveux des hépatiques. Rev. méd.-chir. Mal. Foie etc. **7**, 294—298 (1932). Ref. Zbl. Neur. **66**, 259 (1933). — Lüthy, F: Über die hepato-lentikuläre Degeneration. (Wilson, Westphal, Strümpell.) Dtsch. Z. Nervenheilk. **123**, 101—181 (1931).

Mackiewicz, S.: Dégénération hépato-lenticulaire progressive avec début par encéphalite. Revue neur. **1930**, 1, 90—91. — Mahaim, I.: La dégénérescence hépato-lenticulaire. Étude clinique, anatomique et expérimentale. Schweiz. Arch. Neur. **17**, H. 1, 43—62 u. H. 2, 283—305 (1925). — Mandelbrote, B. M., M. W. Stanier, R. R. S. Thompson and M. N. Thruston: Studies on copper metabolism in demyelinating diseases of the central nervous system. Brain **71**, 212 (1948). Ref. Ber. allg. u. spez. Path. **1949**, H. 5/6, 262. — Marinesco, G., et S. Draganesco: Contribution anatomo-clinique à l'étude du syndrome de Foerster. Encéphale **24**, 685—699 (1929). — Marinesco, G., et M. Nicolesco: Un cas anatomo-clinique de dystonie contorsive spasmodique avec lésions du striatum et des centres sous thalamiques. Revue neur. **36**, 1, 973—980 (1929). Ref. Zbl. Neur. **55**, 277—278 (1930).— Markowits, G.: Leberfunktionsprüfungen mit Jodtetragnost bei Alkoholisten. Mschr. Psychiatr. **86**, 101—109 (1933). — Mass, O.: Klinisch-anatomischer Beitrag zur Kenntnis systematischer Linsenkerndegeneration. Neur. Zbl. **37**, 16—27 (1918). — Matsumura, T.: Über die Hirn- und Leberveränderungen nach Injektion von Mangansalzen. Fukuoka-Ikwadaigaku-Zasshi (jap.) **26**, Nr 6, dtsch. Zusammenfassung S. 61—62 (1933). Ref. Zbl. Neur. **69**, 294 (1934). — Matthews, W. B., M. D. Milne and M. Bell: The metabolic disorder in hepato-lenticular degeneration. Quart. J. Med., N.S. **21**, 425—446 (1952). Ref. Zbl. Neur. **125**, 185/86 (1953). — McArdle, M. J.: Wilson's disease with Kayser-Fleischer Ring. Proc. Roy. Soc. Med. **29**, 961—962 (1936). Ref. Zbl. Neur. **83**, 215 (1937). — Wilson's disease with Kayser-Fleischer Ring. Proc. Roy. Soc. Med. **30**, 858 (1937). Ref. Zbl. Neur. **87**, 215 (1938). — McDougal, B. D., and R. D. Adams: The Neuropathological Changes in Hematochromatosis. American Association of Neuropathologist Annual Meeting Atlantic City June 1949. J. of Neuropath. **9**, 117—118 (1950). — Medlicott, R. W.: Phenylpyruvic oligophrenia. New Zealand Med. J. **43**, 191—194 (1944). Zit. nach Svendsen. — Melanowski, W. H.: Pathologisch-anatomisch untersuchter Fall eines sog. Kayser-Fleischerschen Ringes bei Wilsonscher Krankheit. Klin. oczna (poln.) **7**, 185—187 (1929). Ref. Zbl. Neur. **56**, 797 (1930). — Merguet-Bassow, L.: Ein Fall von Pseudosklerose. Z. Neur. **108**, 244—254 (1927). — Meyer, G.: Über symptomatische Psychosen bei akuter gelber Leberatrophie. Arch. f. Psychiatr. **63**, 261—271 (1921). — Meyer, J.-E.: Über eine „Ödemkrankheit" des Zentralnervensystems im frühen Kindesalter. Arch. f. Psychiatr. u. Z. Neur. **185**, 35—51 (1950). — Meyer, O.: Dysplasie der Leber oder juvenile Cirrhose. Virchows Arch. **201**, 349—361 (1910). — Meyjes, F. E. P.: Über einen Fall von Pseudosklerose. Dtsch. Z. Nervenheilk. **115**, 27—45 (1930). — Miskolczy, D.: Wilsonsche Krankheit und Kleinhirn. Arch. f. Psychiatr. **97**, 27—63 (1932). — Müller, W.: Zur Pathologie und Erbbiologie der Wilson-Pseudosklerose. Z. Neur. **161**, 413—416 (1938). — Zur Pathologie und Erbbiologie der Wilson-Pseudosklerose. Dtsch. Z. Nervenheilk. **145**, 234—255 (1938). — Munro, T. A.: The genetics of phenylketonuria. Proc. VII. Genet. Congr. 1941, S. 223. Zit. nach Svendsen. — Phenylketonuria. Data an forty-seven British families. Ann. of Eugen. **1947**, 14, 60—88. Ref. Neurology a. Psychiatry being Section VIII of Excerpta Medica **1**, No 11 (1948). Ref. Ber. allg. u. spez. Path. **2**, H. 4/5, 246. — Mysliveček u. Radimská-Jandová: Ein Fall von Wilsonscher Krankheit. Bratislav. lék. Listy **5**, 497—507 (1926). Ref. Zbl. Neur. **44**, 587 (1926).

Nachtsheim, H.: Die Genetik einiger Erbleiden des Nervensystems des Kaninchens. In Gegenwartsprobleme der psychiatrisch-neurologischen Forschung. 1939. — Naegeli, O.: Differentialdiagnose in der inneren Medizin. Leipzig: Georg Thieme 1936. — Nayrac, P.: Sur l'étiologie de la dégénérescence hépato-lenticulaire. (A propos d'un nouveau cas.) Revue neur. **2**, 504—508 (1923). Ref. Zbl. Neur. **36**, 355 (1924). — Considérations nosologiques et pathogéniques sur la dégénérescence hépato-lenticulaire. Revue neur. **19 24**, **11**, 151—164. — Neustadt, R.: Leber und Gehirn (Übersicht der Forschungsergebnisse der letzten 10 Jahre). Nervenarzt **2**, 34, 96, 158 (1929). — Nicolajev, V.: Zur Frage der Beziehungen zwischen Leber und Gehirn. Virchows Arch. **299**, 309—315 (1937). — Nordgren, B.: Lebercirrhose und starke Veränderungen im Zentralnervensystem beim Säugling. Dtsch. Z. Nervenheilk. **133**, 298—303 (1934).

Oberling, Ch., et A. Kallo: Troubles circulatoires du foie consécutifs à des lésions expérimentales des noyaux gris centraux. C. r. Soc. Biol. Paris **102**, 916—917 (1929). Ref. Zbl. Neur. **56**, 507 (1930). — Oeckinghaus, W.: Encephalitis epidemica und Wilsonsches Krankheitsbild. Dtsch. Z. Nervenheilk. **72**, 294—309 (1921). — Olaizola, I. B.: Un caso de enfermedad de Wilson. Congr. de Neuro-Psiquiatr. **1951**, S. 7—11. Ref. Zbl. Neur. **116**, 290 (1952). — Omaru, I.: Zur Histopathologie des Gehirns von Leberkranken.

Fukuoka Acta med. **34**, Nr 3, dtsch. Zusammenfassung S. 22—23 (1941). Ref. Zbl. Neur. **101**. 8 (1942). — OPALSKI, A.: Über eine besondere Art von Gliazellen bei der WILSON-Pseudosklerose-Gruppe. Z. Neur. **124**, 420—425 (1930). — Une forme singulière de lésions nucléaires dans les cellules d'ALZHEIMER. Revue neur. **64**, 402—403 (1935). — Zur Entstehung der ALZHEIMERschen Gliazellen. Bull. internat. Acad. pol. Sci., Cl. Méd. **1936**, Nr 1/2, 1—6. Ref. Zbl. Neur. **82**, 436 (1936). — OPALSKI, A., et ST. MACKIEWICZ: Un cas de dégéneration hépato-lenticulaire. Revue neur. **1930**, 1, 496. — OPPENHEIM, H.: Zur Pseudosklerose. Zbl. Neur. **33**, 1202—1213 (1914). — ORZECHOWSKI, K.. u. J. SKLODOWSKI: Ein Fall von Degeneratio hepato-lenticularis nigra. Polska Gaz. lek. **6**, 845—847 (1927). Ref. Zbl. Neur. **48**, 805 (1928). — OSTERTAG, B.: Über eine neuartige heredo-degenerative Erkrankungsform, lokalisiert in Striatum und Rinde, mit ausgedehnter Myelolyse und ihre Abgrenzung gegen die Pseudosklerose. Arch. f. Psychiatr. **77**, 453—493 (1926).

PAPADATO, L.: Étude clinique et anatomique d'un cas de maladie de WILSON. Encéphale **20**, 14—26 (1925). — PAPPENHEIM, M., u. E. POLLAK: Beitrag zur Frage der kombinierten pyramidalen Erkrankungen. Wien. klin. Wschr. **1927**, 1141—1143. — PATTERSON, D., and A. CARMICHAEL: A form of familial cerebral degeneration chiefly affecting the lenticular nucleus. Brain **47**, 207—231 (1924). — PELNÁŘ, J.: WILSONsche Krankheit. Spornik lékařský **24**, 564—575 (1924). Ref. Zbl. Neur. **38**, 150 (1924). — PENTSCHEW, A.: Encephalopathia posticterica infantum. Arch. f. Psychiatr. u. Z. Neur. **180**, 118—201 (1948). — Über die Beziehungen zwischen Gehirn und Leber bei der Encephalopathia posticterica infantum im Lichte neuerer Forschungsergebnisse. Nervenarzt **20**, 220—224 (1949). — Probleme der Permeabilitätspathologie. Arch. f. Psychiatr. u. Z. Neur. **185**, 345—369 (1950). — PENROSE, L. S.: Two cases of phenylpyruvic amentia. Lancet **1935 I**, 23—24. Ref. Zbl. Neur. **77**, 368 (1931). — A contribution to the genetical study of phenylketonuria. Trans. Roy. Soc. Canada, Sect. V **35**, 81—83 (1941). Zit. nach SVENDSEN. — A search for linkage between the A, B, 0, agglutinogens and phenylketonuria. Amer. J. Ment. Def. **50**, 4—7 (1945). Zit. nach SVENDSEN. — Phenylketonuria. A problem in eugenics. Lancet **1946**, 949—953. Zit. nach SVENDSEN. — PFEIFFER, J. A. F.: The anatomical findings in a case of progressive lenticular degeneration. J. Nerv. Dis. **45**, 289—311 (1917). — PIERSON, H.: Two types of WLISON's disease; hepato-lenticular degeneration. Case reports. J. of Neuropath. **11**, 19 bis 33 (1952). — PIETZONKA, H.: Über Leberschädigungen bei Thyreotoxikose unter Berücksichtigung der Psychosen. Dtsch. Arch. klin. Med. **185**, 164—175 (1939). — PILLAT, A.: Changes of the eyeground in WILSON's disease (Pseudosclerosis). Amer. J. Ophthalm. **16**, 1—6 (1933). — PINES, L.: Klinisch-anatomischer Beitrag zur Frage der WILSON-Pseudosklerosegruppe. Z. Neur. **118**, 307—326 (1929). — POHLISCH, K.: Stoffwechseluntersuchungen beim chronischen Alkoholismus, Delirium tremens und der alkoholischen KORSAKOW-Psychose. Mschr. Psychiatr. **62**, 211—239 (1927). — POLLAK, E.: Beitrag zur Pathologie der extrapyramidalen Bewegungsstörungen. (Über WILSONsche Linsenkerndegeneration.) Z. Neur. **77**, 37—79 (1922). — Zur Frage der Beziehungen von Leber- und Gehirnerkrankungen. Arb. neur. Inst. Wien **30**, 148—162 (1928). — Lebererkrankung und Gehirn. Die Pathogenese der WILSONschen Krankheit und Pseudosklerose. Jb. Psychiatr. **47**, 195—250 (1930). — POLLOCK, L. J.: The pathology of the nervous system in a case of progressive lenticular degeneration. J. Nerv. Dis. **46**, 402—420 (1917). — PONYATOVSKI: Zur Klinik und pathologischen Anatomie der WILSONschen Krankheit und Pseudosklerose. Nevropat. i t. d. **5**, 57—74 u. engl. Zusammenfassung S. 74 (1936). Ref. Zbl. Neur. **81**, 345 (1936). PORTER, H.: Copper excretion in the urine of normal individuals and of patients with hepato-lenticular degeneration (WILSON's disease). [Die Kupferausscheidung im Urin beim Gesunden und bei Patienten mit hepatolentikulärer Degeneration (WILSONsche Krankheit).] Arch. of Biochem. a. Biophysics **31**, 262—265 (1951). Ref. Zbl. Neur. **116**, 290 (1952). —

RABINER, A. M., H. JOACHIM and I. S. FREIMANN: Hepato-lenticular degeneration (WILSON's disease) following splenectomy; interrelationship of the reticulo-endothelial and central nervous systems. Ann. Int. Med. **14**, 1781—1801 (1941). Ref. Zbl. Neur. **101**, 49 (1942). — RAMSAY-HUNT, J.: La forme tremblante de la dégénérescence hépato-lenticulaire. Revue neur. **1**, 137—147 (1925). — RAPOPORT, B. I.: Über die Wechselbeziehungen zwischen Leber und Gehirn. Z. Neur. **126**, 473—483 (1930). — RAUH, L. W.: Zur Klinik der progressiven Lentikulardegeneration WILSONs mit besonderer Berücksichtigung der kindlichen Fälle. Arch. Kinderheilk. **95**, 16—41 (1932). — RAUH, W.: Zwei Fälle von WILSONscher Krankheit Z. Neur. **123**, 669—678 (1930). — RAUSCH, R., u. P. SCHILDER: Über Pseudosklerose. Dtsch. Z. Nervenheilk. **52**, 414—435 (1914). — RAVIART, VULLIEN et NAYRAC: Contribution à l'étude de la dégénérescence hépatolenticulaire. Un cas de maladie de KINNIER WILSON. Revue neur. **30**, 97—101 (1923). — RICHTER, R.: The pallial component in hepato-lenticular degeneration. J. of Neuropath. **7**, 1—18 (1948). Ref. Excerpta Medica **1**, Nr 12 (1948). — RICKER, G.: Striatum und Skelettmuskulatur, Striatum, Hypothalamus und Leber in der WILSONschen Krankheit. Z. Neur. **140**, 725—741 (1932). — RODRIGUEZ-ARIAS, B., M. CORTÉS-LLADO et B. PERPINA-ROBERT: Sur un cas de maladie de WILSON avec symptomes de spasme de torsion. Revue neur. **36**, 980—982 (1929). — RÖSSLE, R.: Entzündungen der Leber. In HENKE-LUBARSCH' Handbuch der speziellen pathologischen Anatomie und Histologie, Bd. V, Teil 1. Berlin: Springer 1930. — Über die Veränderungen der Leber bei der BASEDOWschen Krankheit und ihre Bedeutung für die Entstehung anderer Organsklerosen. Virchows Arch. **291**, 1—46 (1933). — ROGER, H., L. CORNIL et J.-L. PAILLAS: Les manifestations neurologiques des cirrhotiques. Considérations cliniques et pathogéniques. Nutrition (Paris) **7**, 1—37 (1937). Ref. Zbl. Neur. **89**, 205 (1938). — ROHRSCHNEIDER, W.: Untersuchungen über den in der Hornhaut des Auges bei der hepatolentikulären Degeneration abgelagerten Farbstoff (KAYSER-FLEISCHERscher Ring). Arch. Augenheilk. **108**, 391—407 (1934). Ref. Zbl. Neur. **74**, 75 (1935). — Über die Art des in der Hornhaut abgelagerten Pigmentes bei einem Fall von Pseudosklerose (KAYSER-FLEISCHERscher Ring). Ber. dtsch. ophthalm. Ges. **1932**, 60—67. Ref. Zbl. Neur. **66**, 474 (1933). — ROSA, L.: Ein genesener Fall von extrapyramidalem Symptomenkomplex mit vorangehender Lebererkrankung. Wien. klin. Wschr. **1934 I**, 558—560. — ROSSI, O.: Cirrosi epatica, tipo WILSON, in soggetto malato di sindrome cosidetta parkinsonismile consecutiva ad encefalite epidemica. Siena: Stab. tipogr. S. Bernardino 1925. Ref. Zbl. Neur. **42**, 742 (1926). — ROTTER, R.: Zur Histopathologie der WILSONschen Krankheit. Arch. f. Psychiatr. **77**, 661 (1926). Ref. Zbl. Neur. **45**, 330 (1927). — Beitrag zur Histopathologie und Histopathogenese der WILSON-Pseudosklerosegruppe. Z. Neur. **111**, 159—222 (1927). — RUMPEL, A.: Über das Wesen und die Bedeutung der Leberveränderungen und der Pigmentierung bei den damit verbundenen Fällen von Pseudosklerose, zugleich ein Beitrag zur Lehre von der Pseudosklerose (WESTPHAL-STRÜMPELL). Dtsch. Z. Nervenheilk. **49**, 54—73 (1913). — RUNGE, W.: Die Erkrankungen des extrapyramidalen motorischen Systems. Erg. inn. Med. **26**, 351—511 (1924). — RUNGE, W., u. HAGEMANN: Über Leberfunktionsstörungen beim akinetisch-hypertonischen Syndrom der Encephalitis epidemica. Arch. f. Psychiatr. **72**, 114—140 (1925). — RYSTEDT, G.: Sur un cas de la maladie de WILSON. Acta med. scand. (Stockh.) **59**, 377—384 (1923).

SALUS: Grünliche Hornhautverfärbung bei multipler Sklerose. Med. Klin. **1908**, Nr 14. Ref. Zbl. Neur. **27**, 423 (1908). — SANTANGELO, G.: Sui rapporti tra le lesioni epatiche e quelle dello striato. Contributo istopatologica. Pisani **44**, 3—18 (1924). Ref. Zbl. Neur. **42**, 663 (1926). — SAVY, P. u. a.: Die abdominalen Formen der hepatolentikulären Degeneration. Ann. Méd. **49**, 113 (1948). Ref. Dtsch. med. Wschr. **1949**, 151. — SAWYER, J. E. H.: A case of progressive lenticular degeneration. Brain **35**, 222—242 (1912/13). — SCHALTENBRAND, G.: Über einen Fall von Chorea mit Lebercirrhose. Dtsch. Z. Nervenheilk. **91**, 174—218 (1926). — SCHARENBERG and DREW jr.: The histopathology of WILSON's disease. A study with silver carbonate. J. of Neuropath. **13**, 181—190 (1954). — SCHARGORODSKY, L. J., u. M. S. SCHEIMANN: Leberfunktion und Stoffwechselstörungen bei den chronischen Formen der epidemischen Encephalitis. Arch. f. Psychiatr. **81**, 239—268 (1927). — SCHEMMEL, A. E.: Ein Beitrag zur Kasuistik der WILSONschen Krankheit. Dtsch. Z. Nervenheilk. **106**, 38—49 (1928). — SCHENK, D.: Die Erbanlagen einer Familie, in der Pseudosklerose auftritt. Dtsch. Z. Nervenheilk. **133**, 160—166 (1934). — SCHERER, H.-J.: Zur Frage der Beziehungen zwischen Leber- und Gehirnveränderungen. Virchows Arch. **288**, 333—345 (1932). — Bemerkungen zur Empfindlichkeit der Ganglienzelle. Virchows Arch. **293**, 429 bis 437 (1934). — SCHILLING, V.: Initialer „abdominaler Wilson", eine polyglandulär und polyvalent wirksame Stoffwechselanomalie. Med. Welt **1937**, 340—344, 380—384. — SCHITTENHELM: Demonstration zur Pseudosklerose und WILSONschen Krankheit. Klin. Wschr. **1923**, 616. Med. Ges. Kiel, Sitzg 14. Dez. 1922. — SCHMIDT, MAX: Études sur la pathogénèse de la dégénérescence hépato-lenticulaire. Acta psychiatr. (Københ.) **5**, 163—165 (1930). — SCHMINCKE, A.: Leberbefunde bei WILSONscher Krankheit. Z. Neur. **57**, 352—358 (1920). — SCHNEIDER, C.: Beitrag zur Kenntnis der hepato-lentikulären Degeneration. Allg. Z. Psychiatr. **97**, 232—241 (1932). — SCHOB: Über Hirnveränderungen bei akuter gelber Leberatrophie. Ges. Dtsch. Naturforsch. u. Ärzte, Sitzg Leipzig 21. u. 22. Sept. 1922. Ref. Zbl. Neur. **31**, 49 (1923). — Zur pathologischen Anatomie der WILSON-Pseudosklerosegruppe. Dtsch. Z. Nervenheilk. **84**, 145—152 (1924). — Pathologisch-anatomische Demonstrationen auf der Tagg der Mitteldtsch. Psychiater u. Neurologen am 4. Nov. 1928. Halle a. S. (Zur Kenntnis der WILSON-Pseudosklerose.) Arch. f. Psychiatr. **87**, 689 (1929). — SCHOLZ, W.: Zur Kenntnis der WILSON-Pseudosklerose. Arch. f. Psychiatr. **87**, 689 (1928). — Erforschung anatomischer Prozesse in der Psychiatrie. Klin. Wschr. **1932**, 1489—1492. — SCHÜTTE: Ein Fall von gleichzeitiger Erkrankung des Gehirns und der Leber. Arch. f. Psychiatr. **51**, 334—349 (1913). — SCHULTZE, F.: Zur Lehre von der Pseudosklerose (WESTPHAL-STRÜMPELL). Zbl. Neur. **37**, 674—680 (1918). — SCHUSTER, N. H.: Cerebral degeneration in an infant. Brit. J. Childr. Dis. **22**, 206—214 (1925). — SCHWYN, H.: Über zwei Fälle von WILSONscher Krankheit bei einem Geschwisterpaar. Schweiz. Arch. Neur. **40**, 221—241 (1937/38). — SELETZKI, W.: Zur Lehre von der Pseudosklerose und der WILSONschen Krankheit. 2. russischer Kongr. für Psychoneurologie, Leningrad 3. bis 10. Jan. 1924. Ref. Zbl. Neur. **38**, 150 (1924). — Pseudosklerose, WILSONsche Krankheit und Encephalitis chronica disseminata (C. WESTPHAL, STRÜMPELL, WILSON und A. WESTPHAL). Arch. f. Psychiatr. **77**, 704—739 (1926). — SEREBRINSKY, B.: Das neuro-psychische Symptomenbild der Leberkranken. Semana méd. **1936**, 462—464. Ref. Zbl. Neur. **84**, 357 (1937). — SIEMERLING, E., u. A. JAKOB: Klinischer und anatomischer Beitrag zur Lehre von der Pseudosklerose WESTPHAL-STRÜMPELL mit Cornealring und doppelseitiger Scheinkatarakt (Spätfall). Dtsch. Z. Nervenheilk. **123**, 182—196 (1931). — SIEMERLING, E., u. H. OLOFF: Pseudosklerose (WESTPHAL-STRÜMPELL) mit Cornealring (KAYSER-FLEISCHER) und doppelseitiger Scheinkatarakt, die nur bei seitlicher Beleuchtung sichtbar ist und die der nach Verletzung durch Kupfersplitter entstehenden Katarakt ähnlich ist. Klin. Wschr. **1922**, 1087—1089. — SILBERMANN, M.: Über einen eigenartigen Verlauf einer Pseudosklerose. Mschr. Psychiatr. **89**, 214—218 (1934). — SIMAN, R. M., u. N. A. SCHERESCHEFSKY: Zur Frage der symptomatischen Psychosen bei Lebererkrankungen. Z. Neur. **119**, 646—656 (1929). — SJÖVALL, E.: Quelques problèmes concérnant la dégénérescence hépato-lenticulaire. Acta path. scand. (København.) **6**, 193—217 (1929). Ref. Zbl. Neur. **54**, 481 (1930). — SJÖVALL, E., u. G. SÖDERBERGH: A contribution to the knowledge of the pathogenesis in WILSON's disease. Acta med. scand. (Stockh.) **54**, 195—212 (1921). — SJÖVALL, E., u. A. WALLGREEN: Some aspects of hepato-lenticular degeneration and its pathogenesis. Acta psychiatr. (København.) **9**, 3—4, 435—464 (1934). — SLOANE, P.: Case of hepatolenticular degeneration. Arch. of Neur. **37**, 205—208 (1937). — SÖDERBERGH, G.: Eine semiologische Studie über einen Fall extrapyramidaler Erkrankung (WILSON's Krankheit bzw. Pseudosklerose). Arch. inn. Med. (Nord. med. Archiv) **51**, 71—96 (1919). — Eine semiologische Studie über einen Fall extrapyramidaler Erkrankung (WILSONS Krankheit bzw. Pseudosklerose). Dtsch. Z. Nervenheilk. **64**, 52—73 (1919). — Un syndrome singulier, probablement appartenant au groupe de WILSON-pseudosclérose. Une sorte de cachexie pigmentaire avec opacité en ceinture de la cornée primitive et avec troubles nerveux ressemblant à la sclérose en plaques. Acta med. scand. (Stockh.) **56**, 604—617 (1922). Ref. Zbl. Neur. **30**, 79 (1922). — SOUQUES, A., O. CROUZON et J. BERTRAND: Étude anatome-clinique d'un cas de dégénérescence lenticulaire. Revue neur. **35**, 1—13 (1928). — SPAAR, R.: Ein Beitrag zur Pathologie des Zentralnervensystems bei akuter gelber Leberatrophie. Z. Neur. **93**, 18—26 (1924). — SPIELMEYER, W.: Die histopathologische Zusammengehörigkeit der WILSONschen Krankheit und der Pseudosklerose. Z. Neur. **57**, 312—351 (1920). — Die anatomische Krankheitsforschung am Beispiel einer HUNTINGTONschen Chorea mit WILSONschem Symptomenbild. Z. Neur. **101**, 701—728 (1926). — Über örtliche Vulnerabilität. Z. Neur. **118**, 1—16 (1929). — SPILLANE, J. D., J. W. KEYSER and R. A. PARKER: Amino-aciduria and copper metabolism in hepatolenticular degeneration. J. Clin. Path. **5**, 16—24 (1952). Ref. Zbl. Neur. **126**, 260/61 (1954). — SPILLER, W. G.: The family form of pseudo-sclerosis and other conditions attributed to the lenticular nucleus. J. Nerv. Dis. **43**, 23—36 (1916). — Aquired double athetosis. Arch. of Neur. **4**, 370—386 (1920). — SPITZ, L.: Über Pseudosklerose. Inaug.-Diss. Straßburg 1911. — STADLER, H.: Histopathologische Untersuchungen zur Frage der Beziehung zwischen Leber- und Gehirnveränderungen. Z. Neur. **154**, 626—657 (1936). — Weitere Untersuchungen zum WILSON-Pseudosklerose-Problem. Z. Neur. **158**, 92, 93 (1937). — Die Erkrankungen der WESTPHAL-WILSONschen Pseudosklerose auf Grund anatomischer, klinischer und erbbiologischer Untersuchungen. Z. Neur. **164**, 583—643 (1939). — Die Erkrankungen der WESTPHAL-WILSONschen Pseudosklerose als Stoffwechselproblem. Dtsch. med. Wschr. **1940**, 1325. — Die Erkrankungen der WESTPHAL-WILSONschen Pseudosklerose als Stoffwechselproblem. Verh. 3. Internat. Neurologen-Kongr. Kopenhagen. Zbl. Neur. **98**, 655 (1941). — STEFAN, H.: Ein Beitrag zur Klinik und Ätiologie der Pseudosklerose WESTPHAL-WILSON. Med. Welt **9**, 752—754 (1935). — STEGER, J.: Zur Klinik und Therapie der hepato-cerebralen Degeneration. Vortr. Ges. Dtsch. Neur. u. Psychiatr., München 1953. Ref. Zbl. Neur. **128**, 338 (1954). — STEGER, J. u. R.: Die Störungen des Kupfer- und Aminosäuren-Stoffwechsels bei der hepato-cerebralen Degeneration und deren Behandlung mit BAL. Dtsch. Z. Nervenheilk. **172**, 321—351 (1954). — STEINMANN, I.: Genealogische Ermittlungen in 4 Familien mit WESTPHAL-WILSONscher Pseudosklerose; neurologische und psychische Besonderheiten im klinischen Bild bei 4 erkrankten Geschwisterpaaren. Arch. f. Psychiatr. **105**, 514—538 (1936). — STERTZ, G.: Der extrapyramidale Symptomenkomplex. Abh. Neur. usw. **1921**, H. 11. — STIER: WILSONsche Krankheit und Paralysis agitans. Vortr. Berl. Ges. für Psychiatr. u. Neurol. 12. Nov. 1917. Ref. Zbl. Neur. **36**, 1021 (1917). — STÖCKER, W.: Ein Fall von fortschreitender Lentikulardegeneration. Z. Neur. **15**, 251—272 (1913). — Anatomischer Befund bei einem Fall von WILSONSCHER Krankheit. Z. Neur. **25**, 217—228 (1914). — STREIFLER, M., and S. FELDMAN: Effect of dimercaprol (BAL) in hepato-lenticular degeneration. Report of a case, with clinical and electroencephalographic study. Arch. of Neur. **69**, 84—90 (1953). Ref. Zbl. Neur. **124**, 340 (1953). — STRÜMPELL, A.: Über die WESTPHALsche Pseudosklerose und über diffuse Hirnsklerose insbesondere bei Kindern. Dtsch. Z. Nervenheilk. **12**, 115—149 (1898). — Ein weiterer Beitrag zur Kenntnis der sog. Pseudosklerose. Dtsch. Z. Nervenheilk. **14**, 348 (1899). — Zur Kenntnis der sog. Pseudosklerose, der WILSONschen Krankheit und verwandter Krankheitszustände. Dtsch. Z. Nervenheilk. **54**, 207—254 (1916). — STRÜMPELL, A., u. HANDMANN: Ein Beitrag zur Kenntnis der sog. Pseudosklerose mit gleichzeitiger Veränderung der Hornhaut und der Leber. Dtsch. Z. Nervenheilk. **50**, 454—469 (1914). — SULLIVAN, F. L., H. L. MARTIN and F. McDOWELL: WILSON's disease (hepato-lenticular disease). A family study. Arch. of Neur. **69**, 756—759 (1953). Ref. Zbl. Neur. **126**, 412 (1954). — SVENDSEN, B. B.: Ergebnisse der Erbforschung auf den Gebieten der Oligophrenie, Epilepsie und anderer neurologischer Krankheiten 1939—1946. Zbl. Neur. **110**, 3—21 (1950). — SYDENSTRICKER, V. P.: WILSON's disease (progressive lenticular degeneration). Med. Clin. N. Amer. **12**, 1443—1449 (1929). Ref. Zbl. Neur. **54**, 480 (1930). — SYLLABA, L.: Pseudosclérose de WESTPHAL, cirrhose du foie à grosses nodosités, ascite, tumeur de la rate; les ongles d'émail. Revue neur. **1925**, 1054—1056. — SYLLABA, L., et K. HENNER: Contributione à l'indépendance de l'athétose double idiopathique et congénitale. Atteinte familiale, syndrome dystrophique, signe du résean vascularie conjunctival, intégrité psychique. Revue neur. **33**, 541—562 (1926). Ref. Zbl. Neur. **45**, 98 (1927).

TEBELIS, F.: Beitrag zur Klinik und Histopathologie der juvenilen Paralyse. Z. Neur. **166**, 178—220 (1939). — THADDEA, S., u. H. J. OETTEL: Isolierte Hämochromatose der Haut bei Morbus Wilson. Z. Neur. **170**, 551—582 (1940). — THOMALLA, C.: Ein Fall von Torsionsspasmus mit Sektionsbefund und seine Beziehung zur Athétose double, WILSONschen Krankheit und Pseudosklerose. Z. Neur. **41**, 311—343 (1918). — THOMAS, J. J.: A report of three cases of chronic progressive lenticular degeneration, with mental deterioration. J. Nerv. Dis. **46**, 321—332 (1917). — TÖBEL, F.: Über eigenartige Hirnschädigungen durch Depotinsulin bei Hunden. Arch. f. Psychiatr. u. Z. Neur. **180**, 569—591 (1948). — Klinische Untersuchungen über den Kohlehydratstoffwechsel (Kh.-St.) bei der hepatolentikulären Degeneration (hl.-D.). Dtsch. Z. Nervenheilk. **159**, 461—489 (1948). — Beitrag zur Frage der Störungen des Kohlehydratstoffwechsels bei der hepatolentikulären Degeneration. Schweiz. Arch. Neur. **63**, 328—348 (1949). — TSCHAIKA, T., i I. JAKOUBOVSKAJA: Zur Frage der sog. hepato-lentikulären Erkrankungen. Sovet Psichonevre **13**, 66—73 u. franz. Zusammenfassung S. 73—74 (1937). Ref. Zbl. Neur. **87**, 394 (1937). — TSCHUGUNOFF, S. A.: Zur Frage der pathologischen Anatomie und Pathogenese der WILSONschen Krankheit. Z. Neur. **86**, 506—532 (1923).

UCHIMURA, Y.: Zur Kenntnis der Histopathologie und Pathogenese der WILSON-Pseudosklerose. Z. Neur. **123**, 679—693 (1930). — URECHIA, C.-I.: Dystonie lenticulaire, apparaissant après la scarlatine. Revue neur. **39**, 120—121 (1932). Ref. Zbl. Neur. **64**, 76 (1932). — URECHIA, C.-I., et S. MIHALESCU: Examen anatomique d'un cas de chorée aigue rhumatismale. Revue neur. **35**, 522—526 (1928). Ref. Zbl. Neur. **50**, 583 (1928). — UZMAN, L. L.: On the relationship of urinary copper excretion to the amino-aciduria in WILSON's disease (hepatolenticular degeneration). Amer. J. Med. Sci. **226**, 645—652 (1953). Ref. Zbl. Neur. **130**, 382 (1954). — UZMAN, L. L., and HOOD: The familial nature of the amino-aciduria of WILSON's disease (hepatolenticular degeneration). Amer. J. Med. Sci. **223**, 392—400 (1952).

VERDIER, C.-H. DE: Paper chromatographic analysis of amino acid excretion in WILSON's disease. (Papierchromatographische Analyse der Aminosäurenausscheidung bei WILSONscher Krankheit.) Acta med. scand. (Stockh.) **138**, 344—347 (1950). Ref. Zbl. Neur. **114**, 109 (1951). — VERGER, H., et AUBERTIN: Sur trois cas d'une affection familiale rappelant la maladie de WILSON. Encéphale **21**, 433—441 (1926). Ref. Zbl. Neur. **45**, 98 (1927). — VERHAART, W. J. C.: Zur WILSON-Pseudosklerosegruppe gehörende Erkrankungen bei jungen Kindern. Z. Neur. **150**, 493—499 (1934). — VIDARI: Studio anatomo-patologico di un casa malatti epatolenticolare di WILSON. Riv. Pat. nerv. **50**, 520—547 (1937). Ref. Zbl. Neur. **90**, 8 (1938). — VINCENT, C.: Foyer de ramollissement limité au noyau lenticulaire et à la tête du noyau caudé. Aucun symptome strié. Revue neur. **1925**, I, 194—207. — VIZIOLI, F.: Sindrome Wilsoniana atipica con spasme di Torsione anteriore. Riv. Neur. **4**, 768—798 (1931). Ref. Zbl. Neur. **64**, 76 (1932). — VÖLSCH, M.: Beitrag zur Lehre von der Pseudosklerose (WESTPHAL-STRÜMPELL). Dtsch. Z. Nervenheilk. **42**, 335—352 (1911). — VOGT, A.: Untersuchungen über das Substrat des DESCEMETI-Pigmentringes bei Pseudosklerose. Klin. Mbl. Augenheilk. **82**, 433—449 (1929). Ref. Zbl. Neur. **54**, 480—481 (1930). — Weitere Untersuchungen über die Argyrose des Auges bei Pseudosklerose. Klin. Mbl. Augenheilk. **85**, 1—14 (1930). Ref. Zbl. Neur. **58**, 207 (1931). — Kupfer und Silber aufgespeichert in Auge, Leber, Milz und Nieren als Symptom der Pseudosklerose. Schweiz. med. Wschr. **1930**, Nr 4, 73. — Das Substrat des Pseudoskleroseringes nach KUBIK. Klin. Mbl. Augenheilk. **85**, 15—21 (1930). Ref. Zbl. Neur. **58**, 807 (1931). — VOGT, A. mit H. WAGNER u. H. SCHLÄPFER: Erbbiologie und Erbpathologie des Auges. In Handbuch der Erbbiologie des Menschen, Bd. 3. Berlin: Springer 1940. — VOLLAND, W.: Über Mineralstoffwechselstörungen des Gehirns. Med. Mschr. **1948**, 351—355; **1949**, 246—253.

WECHSLER, J. D.: A textbook of clinical neurology. Philadelphia u. London: W. B. Saunders Company 1943. — WEGER, A. M., u. D. M. NATANSON: Zur Lehre von der Pseudosklerose, der WILSONschen Krankheit und den Ringen von KAYSER-FLEISCHER. Arch. f. Psychiatr. **88**, 598—611 (1929). — WEISS, R., u. H. BETTINGER: Zur Frage der Lebercirrhose im Kindesalter. Klin. Wschr. **1923**, 1169—1171. — WELTMANN, O.: Die Beziehungen zwischen Leber und Nervensystem. Wien. med. Wschr. **1927**, 831—833. Ref. Zbl. Neur. **48**, 33 (1928). — WERTHEMANN, A. u. H.: Facialis-Tic bei hepatolentikulärer Degeneration mit schwerer perniciosaartiger sekundärer Anämie. Z. Neur. **126**, 758—780 (1930). — WESTPHAL, A.: Beitrag zur Lehre von der Pseudosklerose (WESTPHAL-STRÜMPELL), insbesondere über ihre Beziehungen zu dem eigenartigen durch Pigmentierungen, psychische und nervöse Störungen ausgezeichneten Krankheitsbilde (FLEISCHER). Arch. f. Psychiatr. **51**, 1—29 (1913). — Ein Fall von Pseudosklerose auf wahrscheinlich syphilitischer Grundlage. 102. Tagg der rhein. Ver. für Psychiatrie, Bonn Sitzg vom 18. Juni 1927. Ref. Zbl. Neur. **48**, 327 (1928). WESTPHAL, A., u. F. SIOLI: Klinischer und anatomischer Beitrag zur Lehre von der WESTPHAL-STRÜMPELLschen Pseudosklerose (WILSONschen Krankheit), insbesondere über Beziehungen derselben zur Encephalitis epidemica. Arch. f. Psychiatr. **66**, 747—781 (1922). — WESTPHAL, C.: Über eine dem Bilde der cerebrospinalen grauen Degeneration ähnliche Erkrankung des centralen Nervensystems ohne anatomischen Befund, nebst einigen Bemerkungen über paradoxe Contraction. Arch. f. Psychiatr. **14**, 87—134 (1883). — WILLIGE, H.: Über Paralysis agitans im jugendlichen Alter. Z. Neur. **4**, 520—587 (1911). — WILLOCX, E.: La forme portale de la dégénérescence hépato-lenticulaire. Le Scalpel **1931**, 1, 137—148. — WILSON, S. A. K.: Progressive lenticular degeneration: a familial nervous disease associated with cirrhosis of the liver. Brain **34**, 295—509 (1912). — Progressive lentikuläre Degeneration. In Handbuch der Neurologie von LEWANDOWSKY, Bd. V. Berlin: Springer 1914. — KAYSER-FLEISCHER-Ring in cornea in two cases of WILSON disease (progressive lenticular degeneration). Proc. Roy. Soc. Med. **27**, 297—298 (1934). Ref. Zbl. Neur. **72**, 214 (1934). — WIMMER, A.: Études sur les syndromes extra-pyramidaux; spasme de torsion progressiv infantile. (Syndrome du corps strié.) Revue neur. **28**, 952—968 (1921). — Fortgesetzte Studien über extrapyramidale Syndrome. I. Pseudosklerose ohne Leberleiden. Hosp.tid. (dän.) **64**, 561—573 (1921). Ref. Zbl. Neur. **27**, 370 (1922). — Le spasme de torsion. Revue neur. **1929**, 1, 904—915. — WOERKOM, W. VAN: La cirrhose hépatique avec altérations dans les ventres nerveux évoluant chez des sujets d'age moyen. Nouv. Iconogr. Salpêtrière **27**, 41—51 (1914). Ref. Zbl. Neur. **34**, 476 (1915). — Sur les troubles des mouvements actives dans deux cas de lésions bilaterale du corps strié. Nouv. Iconogr. Salpêtrière **27**, 273 (1914/15). WOLFSON, R. A.: Zur Frage über den familiären Charakter der Pseudosklerose. Nevropat. i t. d. **6**, Nr 8, 105—114 (1937). Ref. Zbl. Neur. 88, 652 (1938). — WOODS, A. H., u. L. PENDLETON: Fourteen simultaneous cases of an acute degenerative striatal disease. Necropsy in one case revealing gross necrosis of the globus pallidus (symmetrical) and substantia nigra. Arch. of Neur. **13**, 549 (1925). Ref. Zbl. Neur. **42**, 662 (1926).

YOKOYAMA, Y., u. W. FISCHER: Über eine eigenartige Form knotiger Hyperplasie der Leber, kombiniert mit Gehirnveränderungen. Virchows Arch. **211**, 305—320 (1913).

ZILLIG, G.: Neurologische und psychische Störungen bei Lebererkrankungen. Nervenarzt **18**, 297—313 (1947). — Neurologische und psychopathologische Befunde bei Lebererkrankungen. Arch. f. Psychiatr. u. Z. Neur. **181**, 21—52 (1948). — ZIMDAHL, W. T., J. HYMANN and A. O. COOK: Metabolism of copper in hepatolenticular degeneration. Neurology (Minneapolis) **3**, 569 (1953). — ZUCKER, M., i R. PERSCHMANN: Fall WILSONscher Krankheit mit doppelter Athetose. (Zur Klassifikation der subcorticalen Erkrankungen.) Nevropat. i t. d. **5**, 159—166 (1936). Ref. Zbl. Neur. **81**, 345 (1936).

Paralysis agitans.

(Anhang: Essentieller Tremor.)

Von

J. Hallervorden - Gießen.

Mit 9 Abbildungen (17 Einzelbilder).

Die Paralysis agitans wurde zuerst von PARKINSON (1817) als „shaking palsy" (Schüttellähmung) in ihren wesentlichen klinischen Erscheinungen beschrieben. Sie gilt als eine endogene (zum Teil erbliche) meist präsenil auftretende Erkrankung. Ihre Grundsymptome — Akinese, Rigor, Ruhetremor und bestimmte Haltungsanomalien — bilden das *Syndrom* des „Parkinsonismus", welches auch auf exogener Grundlage durch Vergiftungen, Gefäßleiden oder Infektionen hervorgerufen werden kann; es kommt häufig als Spätstadium der Encephalitis epidemica vor.

Die Paralysis agitans mußte zunächst gegen andere Krankheiten mit Tremor abgegrenzt werden, so z. B. gegen die multiple Sklerose (ORDENSTEIN 1867). CHARCOT stellte fest, daß sie nicht auf einer Lähmung beruhe und hielt sie für eine Neurose. Später sah man ihre Ursache in einer interstitiellen Neuritis (LEYDEN 1876, GEOFFROY 1871, REDLICH 1894 u. a.), oder in einer Erkrankung der Muskeln (DANA 1893, KETSCHER 1892, WOLLENBERG 1898, PETRI 1933 u. a.) und ganz besonders der Muskelspindeln (SCHIEFFERDECKER und SCHULTZE 1903, BYRNES 1926). DANA (1893) vermutete eine Infektionskrankheit, vielleicht Rheumatismus, mit schleichender Entwicklung im Gehirn. MÖBIUS (1898) nahm eine Schädigung der Thyreoidea an, LUNDBORG (1904) dachte an eine Erkrankung der Nebenschilddrüsen, was therapeutisch zur Verpflanzung von Epithelkörperchen führte (BERGMANN 1923, BREITNER 1923), schließlich sollte sie eine polyglanduläre Dystrophie sein, MARBURG (1914) sprach von einer Hormontoxikose, und zwar vorwiegend von den Nebennieren ausgehend. Inzwischen hatte aber die klinische Forschung die Besonderheit des Rigors gegenüber dem Spasmus erschlossen (FOERSTER, KLEIST). Die Aufmerksamkeit wandte sich nun den Stammganglien zu, auf die schon einmal MEYNERT hingewiesen hatte und später JELGERSMA (1908). F. H. LEWY (1923) beschrieb besondere Einschlüsse in den Ganglienzellen, namentlich der vegetativen Zentren und betonte unspezifische Veränderungen im Globus pallidus, als Ursache der Erkrankung vermutete er eine Unterfunktion der Schilddrüse. Zuletzt (1926) faßte er seine Meinung dahin zusammen, daß die Paralysis agitans eine allgemeine Erkrankung des Nervensystems vom Stirnpol bis zum Rückenmark sei und daß kaum zwei Fälle einander pathologisch gleichen, die Erkrankung des Pallidums stelle nur einen, wenn auch sehr markanten Befund dar. Inzwischen hatten C. und O. VOGT (1920) bei Paralysis agitans eine Erkrankung des Striatums und Pallidums in Form des Status desintegrationis beschrieben, d. h. kleine Erweichungen um die Gefäße (état lacunaire) und Verödungsherdchen um die Gefäße (état criblé) oder deren Vorstadium (état précriblé). Bei Überwiegen der Striatumerkrankung stand klinisch das Zittern im Vordergrund, während bei schwerer Versteifung mehr das Pallidum betroffen war. Dagegen wurde von OSEKI (1924) geltend gemacht, daß diese Veränderungen im senilen Gehirn auch ohne Paralysis agitans vorkommen. JAKOB (1923) betonte mehr die Parenchymveränderungen seniler Art in den extrapyramidalen Zentren. Allgemein wurde unter dem Eindruck des Pallidumsyndroms von FOERSTER (1921), den älteren Befunden von HUNT (1917), sowie LEWY (1923) diesem Zentrum besondere Beachtung geschenkt. So betonen FREUND und ROTTER (1928), LHERMITTE und CORNIL (1921), FOIX und NICOLESCO (1925), JUBA und SZATMARI (1937) u. a. die Bedeutung der Ausfälle im Pallidum für die Krankheitssymptome.

Das Auftreten der *Encephalitis epidemica* (v. ECONOMO 1918) gab der Frage der anatomischen Grundlage der Paralysis agitans eine neue Wendung. Im Anschluß an das akute Stadium der Encephalitis oder nach längerem Intervall stellte sich das Symptomenbild des Parkinsonismus ein. Der hervorstechendste Befund war ein schwerer Zerfall der melaninhaltigen Zellen der Substantia nigra. Zwar hatte schon früher BRISSAUD (1895) auf Grund eines von BLOCQ und MARINESCO (1893) beschriebenen Falles (von halbseitigem Parkinsonismus infolge Zerstörung der Substantia nigra der Gegenseite durch einen Tuberkel) die Vermutung ausgesprochen, daß die Substantia nigra ein Zentrum des Muskeltonus sei, dessen Untergang die Versteifung bedinge; auch MAILLARD (1907) hatte die Ursache im Mittelhirn, allerdings im roten Kern, angenommen. — Aber diese Hinweise blieben unbeachtet. TRÉTIAKOFF (1919) hat als erster in 9 Fällen die Schädigung der Substantia nigra als Ursache der Paralysis agitans entdeckt, jedoch waren darunter zweifellos auch Fälle von postencephalitischem Parkinsonismus. Unabhängig davon hat GOLDSTEIN (1922) die Bedeutung des Untergangs der Substantia nigra für den postencephalitischen Parkinsonismus hervorgehoben, bestätigt von LUKSCH und SPATZ (1923) u. a. FÉNYES (1932) beschrieb ALZHEIMERsche Fibrillenveränderungen in melaninhaltigen Zellen in einem Falle und HALLERVORDEN (1933) konnte ihr regelmäßiges Vorkommen in den Spätstadien nachweisen.

Infolge dieser Befunde beim postencephalitischen Parkinsonismus wurde auch der Substantia nigra bei der Paralysis agitans mehr Beachtung geschenkt. F. H. LEWY hatte in 11 von 50 Fällen eine Schädigung der Substantia nigra gesehen, vereinzelt auch C. und O. VOGT, A. JAKOB und BIELSCHOWSKY, aber sie hatten ihr keine wesentliche Bedeutung beigemessen. LHERMITTE und CORNIL (1921), FOIX (1922), SCHUSTER (1922), FÜNFGELD (1922), MESSING (1922), FREUND und ROTTER (1928), KESHNER und SLOAN (1931), JUBA und SZATMARI (1937) erhoben ähnliche Befunde, legten aber mehr Wert auf den Globus pallidus. Erst HASSLER (1937) konnte nach sorgfältiger Bearbeitung der Architektonik der Substantia nigra lokalisatorische Unterschiede der Veränderungen bei der Paralysis agitans und dem postencephalitischen Parkinsonismus für die meisten Fälle auffinden, während in einigen anderen eine klare Abgrenzung nicht zu erreichen war. Eine ausführliche, klinisch und anatomisch orientierte Arbeit von KLAUE (1940) konnte diese Ergebnisse im wesentlichen bestätigen. Weitere Beiträge zur Frage der Konstitution und Erblichkeit brachte MJÖNES (1949) an einem großen Material.

Vorkommen.

Die Paralysis agitans ist nach HASSLER die häufigste extrapyramidale Krankheit, wenn man von dem postencephalitischen Parkinsonismus absieht. In Deutschland überwiegt der letztere. Nach MENDEL beträgt das Vorkommen der Paralysis agitans 0,23—1,15% der Nervenkrankheiten. Sie soll in den nordischen Ländern häufiger sein als in anderen, nach MJÖNES ungefähr 0,16% der über 50 Jahre alten Bevölkerung. Das männliche Geschlecht scheint etwas zu überwiegen: 16—17 Männer auf 10 Frauen (MJÖNES u. a.), nach F. H. LEWY dagegen erkranken mehr Frauen als Männer. Die Kurve des Krankheitsbeginns zeigt 2 Gipfelpunkte: nach F. H. LEWY zwischen 40.—50. und zwischen 65. bis 75. Lebensjahr, d. h. durchschnittlich zwischen 62 und 64. Jahr. Andere Autoren fanden den Beginn zwischen 20. und 40. Jahr mit 25%, zwischen dem 50. und 60. mit 40%, nach MJÖNES liegt der Krankheitsbeginn zwischen 47. und 67. Lebensjahr. Das durchschnittliche Todesalter liegt um 66 Jahre (MJÖNES). Der jüngste anatomisch gesicherte Fall begann mit 34 bzw. 38 Jahren.

Über eine *juvenile Form* berichtete WILLIGE (1911) in einer Zusammenstellung der bis dahin beobachteten Fälle, ferner TRÖMMER (1926), KORBSCH (1924), doch sind diese nach unseren jetzigen Kenntnissen meist anders einzuordnen.

HUNT (1917) hat einen anatomisch geklärten Fall beschrieben, der im 15. Lebensjahr begann und 40 Jahre alt wurde (vgl. S. 928). Es handelte sich um eine Erkrankung des Globus pallidus ohne Beteiligung der Substantia nigra. Einen fast gleichen Fall hat VAN BOGAERT (1930) mitgeteilt. Der Patient erkrankte im Alter von 7 Jahren mit progressiver Versteifung, doch zeigte er auch eine Andeutung von Torsionsbewegungen des Rumpfes und feine choreiforme Bewegungen der Finger; er starb im Alter von 30 Jahren. Es fand sich eine Degeneration der Zellen des Pallidums, eine Verkleinerung der Linsenkernschlinge, der strio-hypothalamischen Fasern und besonders der Faserzüge zum Corpus Luys, welches selbst nur geringe Veränderungen aufwies; daneben gab es Ausfälle von einzelnen Zellen

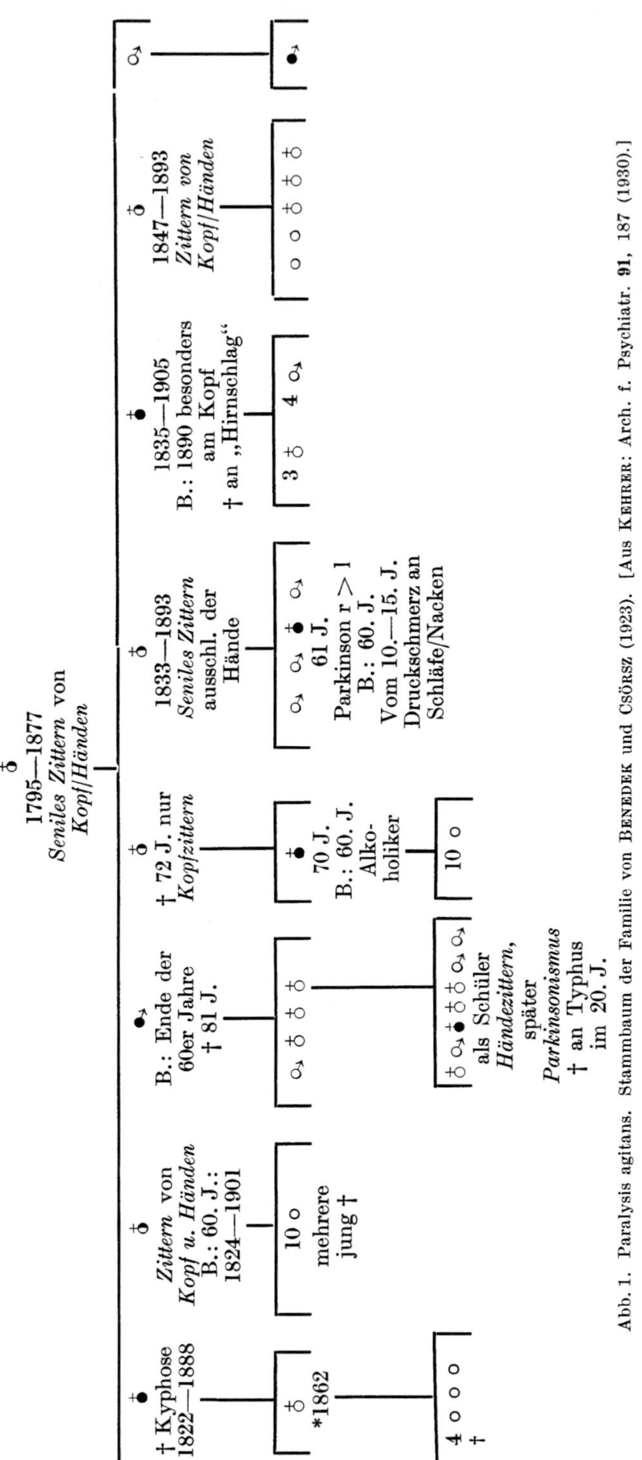

Abb. 1. Paralysis agitans. Stammbaum der Familie von BENEDEK und CSÖRSZ (1923). [Aus KEHRER: Arch. f. Psychiatr. **91**, 187 (1930).]

in der Substantia nigra, die aber keineswegs mit den postencephalitischen Veränderungen zu vergleichen waren. Sehr ähnlich scheint eine Beobachtung von DAVISON (1954) zu sein und vielleicht gehört hierher auch ein Fall von BIONDI (1932). Der Patient erkrankte im Alter von 10 Jahren (im Jahre 1912, also vor dem Ausbruch der Encephalitis epidemica) mit einer Gehstörung, und bald darauf unter dem Bilde der Paralysis agitans mit psychischen Defekten, zum Schluß bestanden Pyramidensymptome; Tod mit 17 Jahren. Abgesehen von Ganglienzellverfettungen in der Rinde gab es schwere Ausfälle in der Substantia nigra, nur kleine mediale und laterale Zellgruppen waren erhalten, keine entzündlichen Infiltrate; in den Vorderhörnern des Rückenmarks, der CLARKEschen Säule und in einigen Hirnnervenkernen waren kolloide Zelleinschlüsse vorhanden.

Vererbung.

Nachdem schon von GÜNTHER (1913), BENEDEK und CSÖRSZ (1923), LAFORA (1925) u. a. auf das erbliche Vorkommen von Paralysis agitans hingewiesen war, hat besonders KEHRER (1930) die Bedeutung der Erblichkeit betont (Abb. 1). Nach HASSLER ist die Paralysis agitans eine monohybride, autosomal-dominante Erbkrankheit. Weitere Arbeiten von NAGY (1935), WREDE (1936), WILLING (1938), ALLAN (1937), DELLAERT, NYSSEN und VAN BOGAERT (1937), BÖTERS (1939), SCAPALAZOS (1948) und letzthin MJÖNES (1949) bestätigten diese

Feststellung. MJÖNES fand unter den Verwandten von 79 Probanden der 194 Kranken mit Paralysis agitans 162 weitere Fälle, bei welchen teils einer der Eltern, teils die Geschwister erkrankt waren; 115 waren Einzelfälle. Nur 12 Fälle von juveniler Paralysis agitans mit Beginn vor dem 20. Lebensjahr kamen zur Beobachtung; sie unterschieden sich klinisch nicht von den älteren Patienten. In 60% der Fälle fehlt der Nachweis der Erblichkeit. HASSLER will Fälle, die erst im hohen Alter erkranken, als eine besondere senile Form ansehen. VAN BOGAERT und RADERMECKER (1954) haben eine Familie beschrieben, in welcher Paralysis agitans und amyotrophische Lateralsklerose zusammen vorkamen; eine Encephalitis epidemica kam ursächlich nicht in Frage. BIEMOND und SINNEGE haben eine Familie mit FRIEDREICHscher Krankheit und gleichzeitiger Degeneration der Substantia nigra als einen speziellen Typus erblichen Parkinsonismus mitgeteilt, BIEMOND und BECK eine familiäre Erkrankung von neuraler Muskelatrophie mit Degeneration der Substantia nigra (1955).

Klinik.

Die wesentlichen Symptome sind Akinese, Rigor, Tremor und Haltungsanomalien. Die Akinese kann auch ohne Rigor vorkommen (BOSTROEM). Das Zittern ist ein Ruhetremor oder Antagonistentremor, d. h. unabhängig von jeder willkürlichen Innervation; es erfolgen etwa 4—7 Ausschläge in der Sekunde. Das Zittern betrifft besonders die unteren Teile des Armes und ist mit einer charakteristischen Bewegung des Pillendrehens verbunden; häufig ist eine Seite stärker befallen als die andere. Der Tremor kann auch fehlen (Paralysis agitans sine agitatione). Das Gesicht zeigt starre Züge, zu denen der lebhafte Augenausdruck in eigentümlichem Gegensatz steht. Ferner gehört dazu die vornüber geneigte Haltung, der kleinschrittige Gang, die Neigung zu Propulsion und Retropulsion, sowie die bedeutende Verlangsamung aller Bewegungen.

Vegetative Symptome: Vermehrte Talgsekretion (Salbengesicht), Hyperhidrosis, Speichelfluß werden fast nie vermißt und können sehr auffällig sein. Psychisch besteht keine Demenz, sofern nicht senile Veränderungen dazutreten. Die Kranken sind nur durch die motorische Behinderung und durch eine allgemeine psychische Verlangsamung stark eingeengt; es kommen aber auch erhebliche Verstimmungen vor, zum Teil mit paranoiden Zügen. Im Affekt kann die motorische Hemmung durchbrochen werden und die sonst kaum beweglichen Kranken können dann eine Strecke weit laufen, lebhaft und heftig schimpfen u. dgl.

Es ist viel Mühe darauf verwandt worden, diagnostische Merkmale gegenüber dem postencephalitischen Parkinsonismus aufzufinden. Es hat sich aber gezeigt, daß alle Symptome, auch das Pillendrehen, beim postencephalitischen Parkinsonismus vorkommen. KLAUE (1940) hat sorgfältige Vergleiche an einer großen Reihe von Patienten angestellt, welche eigens zu diesem Zweck längere Zeit beobachtet wurden. Dabei war zu berücksichtigen, daß es beim postencephalitischen Parkinsonismus eine beträchtliche Zahl von Patienten gibt, bei welchen ein akutes encephalitisches Vorstadium *nicht* nachweisbar ist (nach NAGEL 14% von 40 Kranken aus den Aufnahmen der Münchner Klinik 1917—1937).

KLAUE teilte daher seine 100 Kranken (davon 74 anatomisch untersucht) in 3 Gruppen: 1. 38 Paralysis agitans (ohne Vorstadium, Alter nach 50 Jahren, Pillendrehen); 32 anatomisch untersucht. 2. 38 postencephalitischer Parkinsonismus (mit Vorstadium); 28 anatomisch untersucht. 3. 24 nicht sicher rubrizierbare Fälle; 14 anatomisch untersucht.

Die sorgfältige Abwägung der *klinischen* Symptomatologie ergab, daß *keine sicheren Unterscheidungsmerkmale* zwischen Paralysis agitans und postencephalitischem Parkinsonismus vorhanden sind, daß aber die Erscheinungen beim postencephalitischen Parkinsonismus stärker ausgeprägt sind als bei Paralysis agitans — mit anderen Worten: *die Paralysis agitans erscheint als ein abgeschwächter Zustand von postencephalitischem Parkinsonismus.* Einzig die Schauanfälle mit Zwangszuständen waren bei der Paralysis agitans nicht zu beobachten, aber sie gehören auch nicht notwendig zum Symptomenbild des postencephalitischen Parkinsonismus.

Pathologische Anatomie.

Das Gehirn ist makroskopisch nicht verändert, es sei denn, daß eine leichte Altersatrophie besteht. Die basalen Hirngefäße verhalten sich entsprechend. KLAUE hebt hervor, daß sie weniger arteriosklerotische Veränderungen aufweisen als der Durchschnitt gleichaltriger Gehirne ohne Bewegungsstörungen. Die Stammganglien sind ebenfalls normal, eine etwa vorhandene mäßige Erweiterung der Ventrikel entspricht dem Alter. Auf dem Mittelhirnschnitt ist eine Veränderung der Substantia nigra mit bloßem Auge nicht immer zu bemerken. KLAUE fand nur in 6 Fällen eine deutliche Verschmälerung und Depigmentierung der Substantia nigra, welche beim postencephalitischen Parkinsonismus die Regel ist.

Die von F. H. LEWY hervorgehobene Gehirnatrophie mit Gewichten von 1000—2000 g sowie andere gröbere Schädigungen der Stammganglien sind auf senile Veränderungen zu beziehen.

Histologisch.

In der Hirnrinde sind keine anderen Veränderungen zu finden, als sie auch sonst dem Alter entsprechend vorkommen. Daß es im Striatum gelegentlich eine Vermehrung des Lipoidpigments in den Ganglienzellen oder chronische Zellerkrankungen gibt, hat für den Krankheitsprozeß der Paralysis agitans keine Bedeutung, insbesondere gilt dies auch für die Kriblüren; diese Befunde sind auch sonst bei gleichaltrigen Personen zu finden (GELLERSTEDT, OSEKI). Im Pallidum hat KLAUE gelegentlich Veränderungen gesehen, wie z. B. die von JUBA und SZATMARI hervorgehobenen Zellausfälle in den dorsalen Anteilen des dorsalen Pallidumgliedes, aber sie kamen auch in den Kontrollen vor; nennenswerte Gliafaserwucherungen fehlten stets. Ebenso waren auch keine Veränderungen in den übrigen Hirngebieten, wie Thalamus, Corpus Luys, Nucleus ruber, Kleinhirn festzustellen. Das gilt auch für die untere Olive der Medulla oblongata, deren Anfälligkeit bei senilen Prozessen bekannt ist (v. BRAUNMÜHL 1930). In dem Nucleus substantiae innominatae war eine Involution recht deutlich. F. H. LEWY hat eine regelmäßige Schädigung hervorgehoben und argentophile Einschlüsse in den Zellen beschrieben, ebenso KLAUE, auch HASSLER spricht von einer „pathologisch gesteigerten Altersinvolution".

Die einzigen von HASSLER in seinen 10 und von KLAUE in seinen 32 Fällen *ohne Ausnahme beobachteten Veränderungen* bestanden in einer *symmetrischen Schädigung* der schwarzen Zone *der Substantia nigra*, und zwar in ganz bestimmten Zellgruppen, welche in gliöse Narben umgewandelt sind. Daneben sind auch andere Gebiete mit melaninhaltigen Nervenzellen an dem Prozeß beteiligt: der Locus coeruleus, der vegetative Vaguskern und das „schwarze System des Hirnstammes" (Nucleus dissipatus pigmentosus tegmenti peduncularis von JACOBSOHN 1909), welches aus einzelnen versprengten melaninhaltigen Zellen besteht.

Normalanatomische Vorbemerkungen.

Innerhalb des Mittelhirns erfolgt die fast rechtwinklige Knickung des Hirnstamms: Die FORELsche Achse (Endhirn-Zwischenhirn-Mittelhirn) geht hier in die MEYNERTsche Achse (Mittelhirn-Rautenhirn-Rückenmark) über (Abb. 2). Bei der üblichen Hirnsektion wird vor Anlegung der Frontalschnitte das Kleinhirn mit Brücke und Medulla oblongata durch den Mittelhirnschnitt abgetrennt (Abb. 2, *a*—*a*). Da die Grenze zwischen Mittelhirn und Zwischenhirn nicht in einer Ebene liegt, sondern etwas geschwungen verläuft, so bleibt dabei ein kleiner oraler Teil der Substantia nigra und der orale Anteil des Nucleus ruber in Verbindung mit dem unteren Teil des Thalamus, während der größere Abschnitt der Substantia nigra mit dem abgetrennten Hirnstamm zusammenhängt.

Nach HASSLER wird die Substantia nigra durch eine etwas gegen die Frontalebene geneigte Strukturgrenze, welche annähernd mit dem angegebenen Schnitt zusammenfällt, in zwei hintereinander liegende Hauptabschnitte geteilt. Jeder dieser Abschnitte besteht aus Feldern, sowohl der schwarzen, wie der roten Zone. Es gibt einige Differenzen in der Zellgröße und Zellanordnung der einzelnen Zellgruppen, die hier vernachlässigt werden können (Abb. 3).

Hassler und Klaue haben in der schwarzen Zone im *oralen* Abschnitt *die vorderen medialen Gruppen* und im *caudalen* Teil *die mittleren Gruppen* besonders schwer erkrankt gefunden. Diese letzteren sind offenbar dem Kopf und den Armen zuzuordnen, wo die Erkrankung zu beginnen pflegt, während die oralen Felder Beziehungen zu den unteren Extremitäten haben dürften.

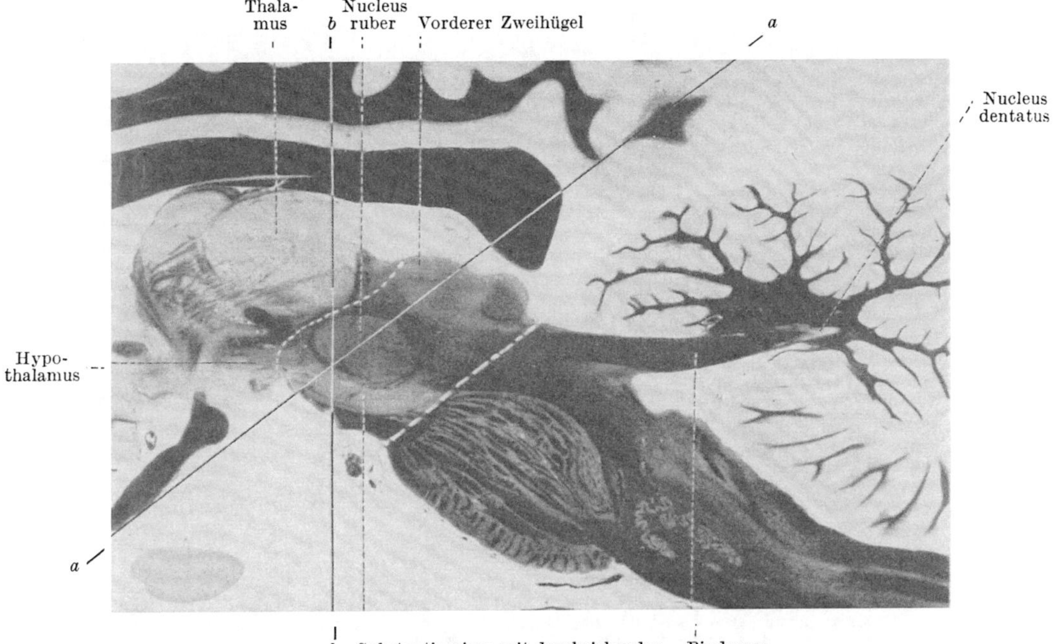

Abb. 2. Lage des Mittelhirns. Sagittalschnitt nahe der Medianlinie. Markscheidenfärbung. Die weiß gestrichelten Linien bezeichnen die orale und caudale Grenze des Mittelhirns. *a—a* Schnittebene senkrecht zur Meynertschen Achse; Nucleus ruber und Substantia nigra liegen hierbei der Zusammengehörigkeit entsprechend ventral vom Vierhügeldach. *b—b* Frontale Schnittebene senkrecht zur Forelschen Achse; Nucleus ruber und Substantia nigra liegen dabei ventral vom Thalamus. (Aus Spatz: Anatomie des Mittelhirns. In Handbuch der Neurologie von Bumke u. Foerster, Bd. I, S. 474. 1935.)

Im einzelnen waren nach Hassler (Abb. 4) von dem ventralen Zellstreifen des hinteren Abschnitts die mittleren Gruppen (sped, Spedd, Spez) völlig vernichtet, die anliegenden Gruppen Spev und eI nur in der Hälfte der Fälle, in der anderen Hälfte waren sie auf etwa ein Viertel ihres Bestandes reduziert. Die noch übrigen Gruppen dieser Reihe Spvl, Spvi, sowie die im vorderen Abschnitt gelegene Gruppe Sam haben in allen Gehirnen bis auf eines gut drei Viertel ihres Zellbestandes verloren. „Aber auch in den übrigen dichten Zellgruppen Sam, Spdd, Spdi, Saivl und Saivz sind durchschnittlich 50% der Nervenzellen ausgefallen, in Saim, Spzz und Spcd meist ein Drittel“, wobei die übrigen wechselnden geringen Zellausfälle in anderen Unterkernen nicht berücksichtigt sind.

Damit stimmen die Befunde von Klaue im wesentlichen überein[1]. (Beim Vergleich der Bilder ist aber zu berücksichtigen, daß die Präparate von Klaue senkrecht zur Meynertschen Achse, die von Hassler senkrecht zur Forelschen Achse geschnitten sind, so daß die Homologisierung der Zellgruppen an den Bildern nicht bis ins einzelne gesichert werden kann.)

[1] Als Kontrollen hat Klaue 12 senile Gehirne und weitere 10 Gehirne von senil Dementen und Schizophrenen untersucht.

Natürlich sind hier und da auch in anderen Zellgruppen geringere Schädigungen nachzuweisen. In den schwer betroffenen Gruppen sind die Zellen zum großen Teil ausgefallen, das Pigment ist von Gliazellen aufgenommen oder an den Gefäßen abgelagert (Abb. 5). Andere Zellen haben ihr Pigment zum Teil verloren und bieten das Bild der primären Reizung mit einem homogenen Protoplasma und Verdrängung des Pigments an den Rand. Viele dieser Zellen haben argentophile kugelige Einschlüsse im Plasma, die schon von LAFORA, F. H. LEWY u. a. gesehen wurden; nicht selten liegen sie auch frei im Gewebe. HECHST und NUSSBAUM (1931) haben ähnliche Einschlüsse auch in den Ganglienzellen der

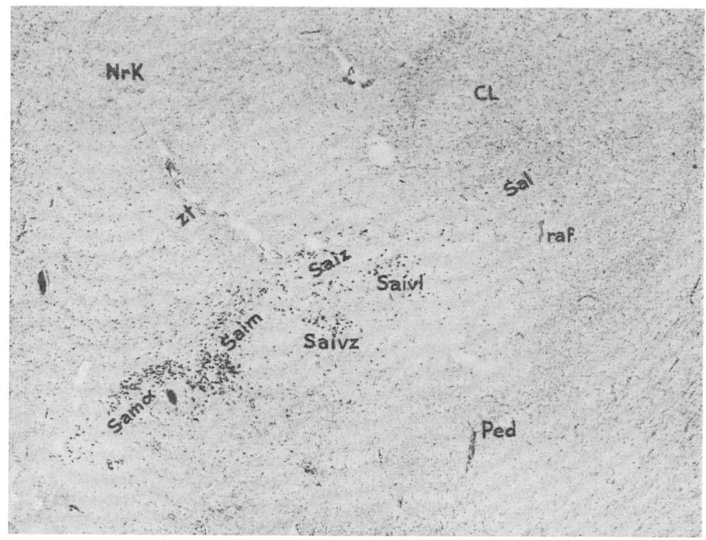

Abb. 3a.

Abb. 3a u. b. Normale Architektonik der Substantia nigra nach HASSLER. Frontalschnitte, senkrecht zur FORELschen Achse. Vergr. 8:1. Die Substantia nigra (*S.n.*) besteht aus der schwarzen Zone = Zona compacta (*Snc*) und der roten Zone = Zona reticulata (*Snr*). Die einzelnen Zellgruppen, die in beiden Zonen grundverschieden sind, werden durch zusätzliche Buchstaben bezeichnet. I. Oraler (vorderer) Abschnitt (*Sa*). II. Caudaler (hinterer) Abschnitt (*Sp*).

a Die Zona compacta des vorderen Hauptabschnittes (*Snca*) gliedert sich in 3 dorsale Zellgruppen: die mediale *Sam*, die dreigeteilte mittlere *Sai* (*Saim*, *Saiz*, *Sail*) und eine lockere laterale Zellgruppe *Sal*. Die ventralen Zellgruppen *Saivz* und *Saivl* gehören cytoarchitektonisch zur *Snca*. Die Zona reticulata des vorderen Hauptabschnittes (*Snra*) besteht aus dem Feld für die Fasern des Pes lemniscus medialis, dem dreigeteilten Feld *rab* (rab_0, rab_1, rab_2), den beiden *rad*-Feldern mit melaninhaltigen Zellgruppen (rad_0 mit der Zellgruppe *Saivz* und *radf* mit der Zellgruppe *Saivl*), sowie dem lateralen faserreichen Feld *raf* (*rafo*, *rafp*, *rafm*). *Nrk* Vordere Markkapsel; *zt* Zona transitoria Sano; *Cl* Corpus Luysi; *Ped* Pedunculus cerebri.

sympathischen Ganglien bei Paralysis agitans beschrieben. Diese Einschlüsse wurden bei einfacher seniler Involution ohne Paralysis agitans regelmäßig vermißt (KLAUE). Auch Neuronophagien kommen vor. Die Gliazellen pflegen etwas vermehrt zu sein; es gibt progressive Formen, auch gelegentlich Stäbchenzellen. Oft bildet sich eine Gliafasernarbe, doch ist sie keineswegs immer vorhanden; eine Beteiligung des Bindegewebes an der Narbe fehlt stets. Bei den Gefäßen, die mitunter hyaline Wandveränderungen zeigen, werden hier und da einmal geringfügige lymphocytäre Infiltrate beobachtet, denen aber eine differentialdiagnostische Bedeutung nicht zugemessen werden kann. Im Nucleus basalis (= N. substantiae innominatae) hat v. BUTTLAR-BRENTANO (1955) bei Paralysis agitans meist Silberkugeln, beim postencephalitischen Parkonsinismus dagegen Fibrillenveränderungen gefunden.

In der roten Zone, die enge Beziehungen zum Pallidum besitzt, sind nur vereinzelt Zellausfälle und Anhäufungen des gelben (Pallidum-)Pigments gefunden worden. Eine von KOHNSTAMM (1934) behauptete besondere Beteiligung der roten Zone in Fällen von stärkerer Versteifung ließ sich nicht feststellen (HASSLER). — Nennenswerte Faserausfälle sind nicht beobachtet worden.

Im Locus coeruleus sind die melaninhaltigen Zellen ebenfalls schwer verändert mit Abbau des Melanins, Gliavermehrung und Zelleinschlüssen gleicher

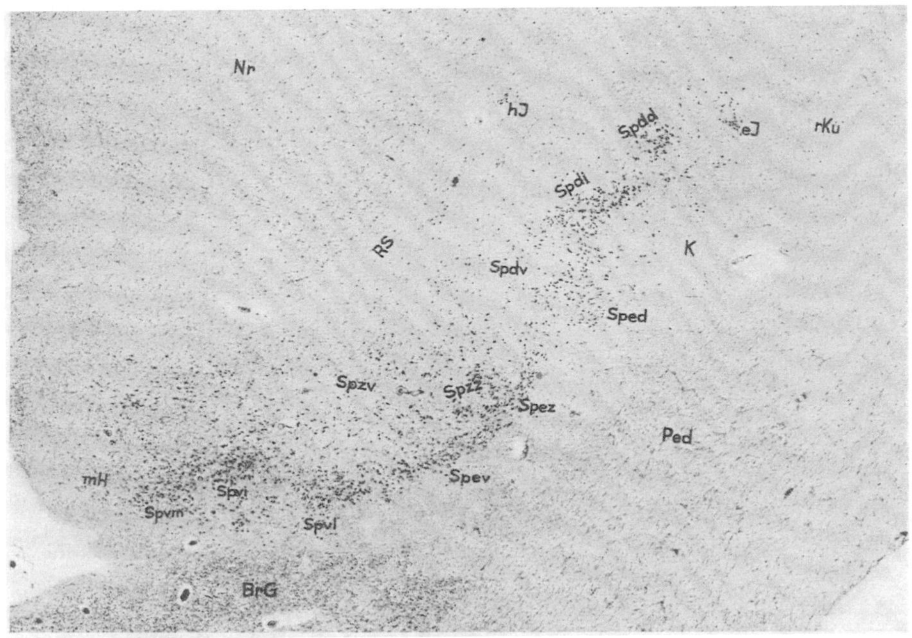

Abb. 3b.

b Die Zona compacta des hinteren Hauptabschnittes (*Sncp*) setzt sich zusammen aus 3 Obergruppen *(Spv, Spe, Spd)* zu je 3 Gruppen *(Spvm, Spvi, Spvl*; *Spev, Spez, Sped* und deren dorsalen Fortsatz *Spedd*; *Spdv, Spdi* und *Spdd)* aus der schmalen Begleitgruppe *Spzz*, der lockeren Zellansammlung *Spzv* und der weiter caudal liegenden großen Gruppe *Spcd*. Der Zellgruppe *spvm* ist eine kleine Gruppe dicht liegender Zellen vorgelagert *mH* (mediales Horn der *Snc*); *pm* melaninhaltige Zellgruppe, durchzogen von Faserzügen der FORELschen Haubenkreuzung) und *S III* (Nucleus pigmentosus linearis suboculomotorius Ferraro) sind kleine melaninhaltige Zellgruppen, die wegen einiger Besonderheiten nicht zur *Sn*, sondern zum „schwarzen System des Hirnstamms" gerechnet werden. In der Übergangszone zwischen *Cn* und *Nr* liegen noch zwei kleine melaninhaltige Zellinseln *hI* und *eI*. Die Zona reticulata des hinteren Hauptabschnittes (*Snrp*) zerfällt in das fast zellfreie Gebiet des Pes lemniscus profundus (*N*) und in das zellhaltige Feld *rKu*. *Nr* Nucleus ruber; *RS* Ruberschale; *K* Pes lemniscus profundus; *BrG* Brückengrau. [Nach HASSLER: Zur Pathologie der Paralysis agitans usw. J. Psychol. u. Neur. **48**, 394 (1938).]

Art, und zwar regelmäßig in allen Fällen; eine Gliafasernarbe pflegt nicht vorzukommen. Diese Zellveränderungen, welche zum Teil mit einer sekretorischen Tätigkeit der Ganglienzellen zusammenhängen könnten, sind besonders von BEHEIM-SCHWARZBACH (1952) eingehender geschildert worden. Auch im dorsalen Vaguskern (Nucleus alae cinereae) in der Medulla oblongata können die melaninhaltigen Zellen in gleicher Weise geschädigt sein, ferner auch im sog. „schwarzen System des Hirnstamms".

Es ist eine schöne Bestätigung dieser Befunde, daß sich die gleichen Veränderungen in der Substantia nigra auch in den älteren Fällen von C. und O. VOGT mit Status desintegrationis nachweisen ließen. HASSLER hat 10 dieser Fälle untersucht und in 6 derselben einwandfrei die gleichen Veränderungen festgestellt, in 4 anderen reichte das Material zu einer sicheren Beurteilung nicht aus.

Beim *postencephalitischen Parkinsonismus* sind im Gegensatz zur Paralysis agitans die Veränderungen der *Substantia nigra* nicht auf einige Zellgruppen beschränkt, sondern gewöhnlich sind fast alle ergriffen und *aufs schwerste geschädigt* (Abb. 6 und 7); oft ist die ganze schwarze Zone depigmentiert und in eine ausgedehnte Glianarbe verwandelt; doch gibt es auch Fälle, in denen nur vereinzelte Gruppen unregelmäßig erkrankt sind. Immer sind aber auch die übrigen melaninhaltigen Kerne beteiligt. Dies haben HASSLER an 10 und KLAUE an 28 Fällen festgestellt.

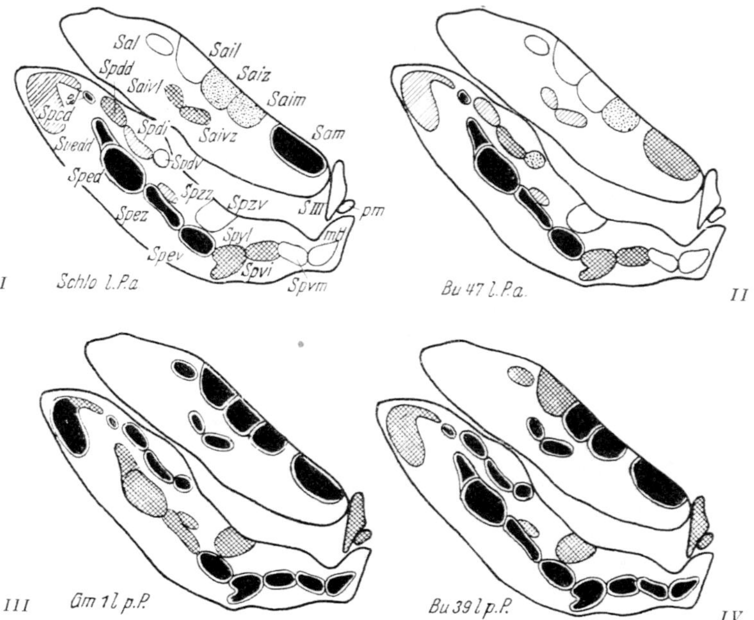

Abb. 4. Schematische Darstellung der Zellausfälle der Substantia nigra nach HASSLER bei der Paralysis agitans (*I* und *II*) und des postencephalitischen Parkinsonismus (*III* und *IV*) in je 2 Fällen; nur die linke Seite ist wiedergegeben. Der obere Teil des einzelnen Schemas entspricht dem oralen, der unten gelegene Teil dem caudalen Abschnitt der schwarzen Zone. Der Grad der Zellausfälle ist in der zunehmend dunklen Schraffur bis zur Schwärzung charakterisiert. — Bei der Paralysis agitans sind die lateralen Gruppen des oralen und die medialen Gruppen des caudalen Hauptabschnittes verschont, beim postencephalitischen Parkinsonismus sind die Zellausfälle regellos verteilt unter Einbeziehung der kleinen medialen Zellgruppen. *I.* Paralysis agitans. 48jähriger Mann. Cousine des Vaters litt an Paralysis agitans. Patient hatte immer einen affektiven Tremor. Beginn mit 38 Jahren (1914); später heftiger Tremor und völlige Versteifung. Tod nach 9jähriger Krankheitsdauer. *II.* Paralysis agitans. 68jähriger Mann. Beginn im 57. Lebensjahr. Mit 65 Jahren starker Tremor, Pillendrehen, enormer Rigor der Arme und Beine; Pro- und Retropulsion, Hyperhidrosis, dabei noch geistig rege. *III.* Postencephalitischer Parkinsonismus. $18^1/_2$jähriger Mann, mit 10 Jahren Kopfgrippe, danach Hilfsschule. 4 Jahre später Parkinsonismus und Charakterveränderung. Anstaltspflege. *IV.* Postencephalitischer Parkinsonismus. 46jähriger Mann. Mit 35 Jahren akute Encephalitis, 7 Jahre danach Beginn des Parkinsonismus. [Aus HASSLER: Zur Pathologie der Paralysis agitans. J. Psychol. u. Neur. **4**,8 387 (1938) (Fall 1, 4, 10, 13).]

Das akute Stadium der Encephalitis epidemica[1] ist vorwiegend eine Erkrankung der grauen Substanz, wie die Poliomyelitis und Lyssa, und zeigt, wie diese, in den typischen Fällen eine besondere Neigung zur Ausbreitung der entzündlichen Veränderungen im Hirnstamm, namentlich in der Nähe der Ventrikel (SPATZ 1930). Besonders betroffen sind im Zwischenhirn die vegetativen Zentren, im Mittelhirn Vierhügelgebiet und die Umgebung des Aquädukts mit den Augenmuskelkernen, insbesondere aber die Substantia nigra, ferner die dorsalen Teile von Brücke und Medulla oblongata und die Kleinhirnkerne, eventuell das Rücken-

[1] Von dieser Erkrankung wird hier nur soviel erwähnt, als zum Verständnis der Paralysis agitans erforderlich ist. Im übrigen wird auf das betreffende Kapitel verwiesen.

mark; dagegen ist die Hirnrinde und das Striatum sowie auch die Kleinhirnrinde im wesentlichen verschont. Natürlich gibt es auch Ausnahmen.

Wenn die entzündlichen Erscheinungen des akuten Stadiums zurückgehen, pflegen anschließend oder nach einem längeren Intervall (selbst bis zu 20 und mehr Jahren) degenerative Veränderungen in den erkrankt gewesenen Gebieten einzusetzen, regelmäßig aber in der Substantia nigra und den anderen melaninhaltigen Kernen; diesen Veränderungen kommt eine gewisse Selbständigkeit gegenüber dem primären Krankheitsprozeß zu (A. JAKOB, WILCKENS, SCHOLZ).

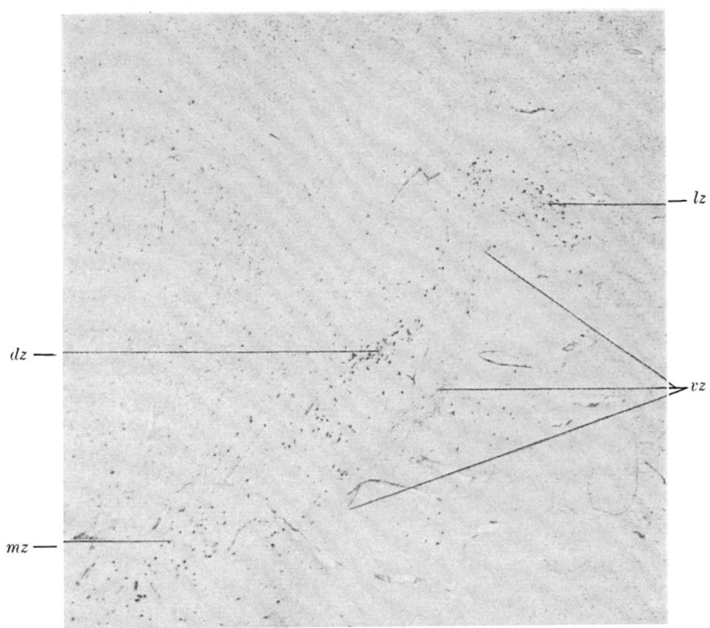

Abb. 5. Paralysis agitans. Substantia nigra rechts. NISSL-Färbung. Vergr. 12:1. Die Zellinseln sind in ihrer Zellzahl erheblich reduziert. An Stelle der schwersten Schädigungen in den ventralen Zellgruppen des caudalen Abschnittes der Substantia nigra (*vz*) streifenförmige Gliawucherung. Besser erhaltene laterale (*lz*), dorsale (*dz*) und mediale (*mz*) Inseln. 57jährige Frau, keine Belastung. Mit 50 Jahren Ellenbogenfraktur mit nachfolgendem „Nervenschock“. Nach 5 Wochen Zittern im rechten Fuß, später auch links; zunehmende Steifigkeit. Krankheitsdauer 7 Jahre. — Die Ganglienzellen der Substantia nigra enthalten zum Teil Einschlußkörperchen, ebenso die Zellen des Locus coeruleus. [Aus KLAUE: Arch. f. Psychiatr. **111**, 251 (1940).]

Insbesondere hat PETTE (1923) darauf hingewiesen, daß ein chronischer Degenerationsprozeß der Ganglienzellen einsetzt, der einen langsam fortschreitenden Zelluntergang zur Folge hat. Dieser vollzieht sich unter der Bildung von ALZHEIMERschen Fibrillenveränderungen: FÉNYES (1932) beschrieb in einem Fall das Vorkommen der ALZHEIMERschen Fibrillenveränderungen in den Zellen der Substantia nigra und anderer Gebiete des Hirnstammes und HALLERVORDEN (1933, 1935) konnte das *regelmäßige* Vorkommen beim postencephalitischen Parkinsonismus an einem großen Material nachweisen (Abb. 8). Danach sind diese Veränderungen immer in der Substantia nigra und den melaninhaltigen Zellen des Hirnstammes vorhanden, aber oft auch in den anderen Bezirken, in welchen der Prozeß sich ausgebreitet hatte. Die Fibrillenveränderungen fanden sich bei Patienten im Alter von 12—50 Jahren, jenseits dieses Alters waren statt dessen kugelige argentophile Einschlüsse (Abb. 9) vorhanden, wie sie von LUKSCH (1923), GODLOWSKI (1921), REDLICH (1939) beschrieben waren und wie sie auch bei der Paralysis agitans vorkommen. v. BRAUNMÜHL (1949) hat auf

Grund weiterer zahlreicher Fälle diese Ergebnisse bestätigt; er fand die Fibrillenveränderungen beim postencephalitischen Parkinsonismus in folgenden Gebieten, geordnet nach der Häufigkeit: Substantia nigra, Locus coeruleus, Brückenhaube, Vierhügelgebiet, Hypothalamus, Kerne am 3. Ventrikel, Corpus Luys, Nucleus ruber, Pallidum, Striatum, Nucleus dentatus, Ammonshorn, Inselrinde, übrige Hirnrinde.

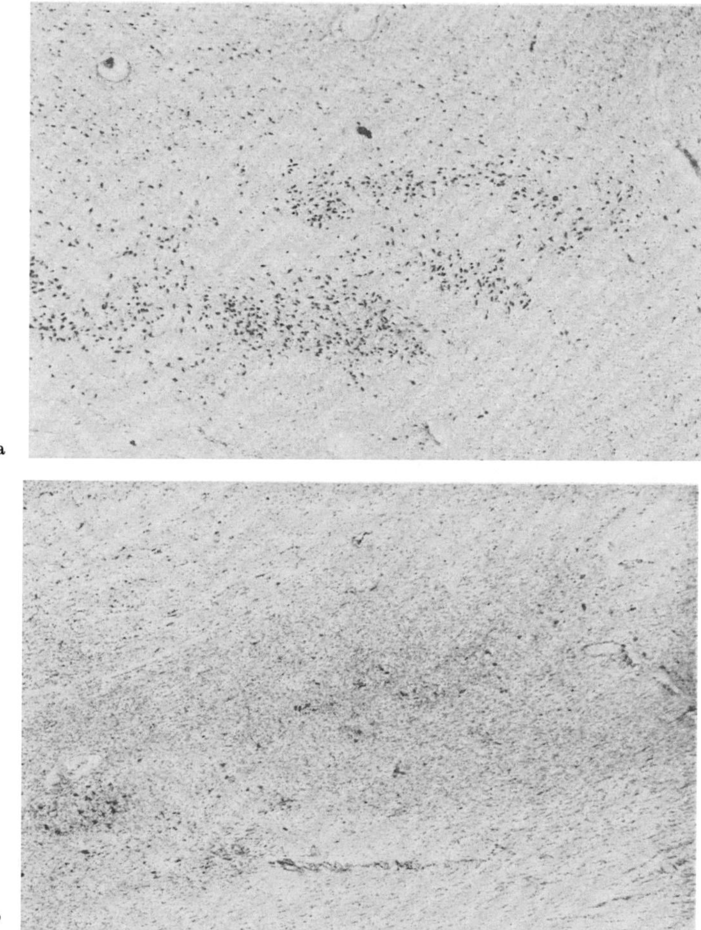

Abb. 6a u. b. (32.30d Sch.) Postencephalitischer Parkinsonismus. NISSL-Färbung. Vergr. 16mal. a Normale Substantia nigra des caudalen Abschnitts; mittlere, dorsale und ventrale Zellgruppen. b Erkrankte Substantia nigra des caudalen Abschnitts. Von den dorsalen Zellgruppen sind nur spärliche geschrumpfte Zellen erkennbar, an Stelle der ventralen ist nur eine diffuse Gliawucherung vorhanden. 11jähriges Mädchen, Beginn unbekannt, kein Schulbesuch. Progrediente Versteifung mit Kontrakturen, schließlich Schmerzanfälle mit lautem Schreien und Krämpfen.

Die Fibrillenveränderungen und die argentophilen Einschlüsse entstehen, wie v. BRAUNMÜHL (1932) einleuchtend klargestellt hat, infolge von kolloidchemischen Vorgängen im Zellplasma, welche durch die entzündliche Erkrankung in den von dieser betroffenen Gebieten hervorgerufen werden. Ihre Bedeutung liegt also darin, daß sie ein *Merkmal* der kolloidchemischen Veränderungen darstellen, welche sich jenseits des mikroskopisch Sichtbaren im Gehirn abspielen. Denn es handelt sich beim postencephalitischen Parkinsonismus nicht um ein Fortschreiten der Encephalitis, sondern um die Auslösung eines synäretischen Symptomenkomplexes.

Wie alle lebende Substanz kann auch die Gehirnmasse als ein kolloidales System aufgefaßt werden (wobei einmal von ihrer Struktur abgesehen werden soll). Alle Kolloide sind instabile Systeme, welche einem stabilen Zustand zustreben, d. h. einer zunehmenden Kondensation der micellaren Teilchen, wobei, wie z. B. bei der Gelatine, sich eine feste von einer flüssigen kolloiden Phase zu trennen pflegt. Diese „Synärese" ist in der lebenden Substanz zwar reversibel,

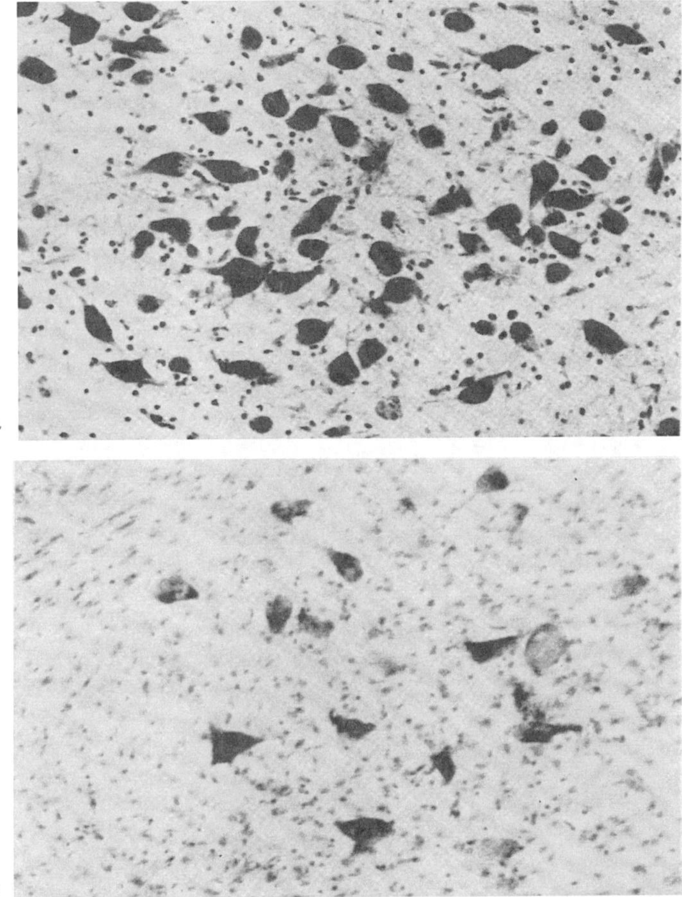

Abb. 7a u. b. (32.30d Sch.) Postencephalitischer Parkinsonismus. Substantia nigra. NISSL-Färbung. Vergr. 150mal. a Normal. b Geschrumpfte und geblähte melaninhaltige Zellen, zum Teil mit Fibrillenveränderungen. Reichliche Vermehrung der Gliakerne.

aber es bleibt mit der Zeit eine geringe irreversible Nachwirkung („Hysteresis") zurück, was von anorganischen Lösungen geläufig ist, aben auch an lebenden Substanzen (RUZICKA u. a.) nachgewiesen wurde. Diese Vorgänge sind die Ursache des Alterns der Organismen: „Alterserscheinungen sind Vorgänge in der lebenden Substanz, bei denen infolge der häufigen Wiederholung alle Grundabläufe samt und sonders zunehmend irreversibel werden, samt und sonders mehr Hysteresis zeigen" (v. BRAUNMÜHL 1949). Infolge der Synärese in dem Gewebe kommt es zur Atrophie, außerdem besteht eine Neigung zu Ausscheidungen (in Form der senilen Plaques) oder Quellungen der Fibrillen (ALZHEIMERsche Fibrillenveränderungen). Die Bildung von Plaques und Fibrillenveränderungen ist aber nicht obligat, sie können auch fehlen; daraus folgt, daß auf die Tatsache ihres Vorkommens kein Krankheitsprozeß gegründet werden kann. Wo aber Plaques oder Fibrillenveränderungen vorhanden sind, auch nur vereinzelt, sind sie ein Beweis dafür, daß sich synäretische Vorgänge in dem betroffenen Bezirk abgespielt haben müssen.

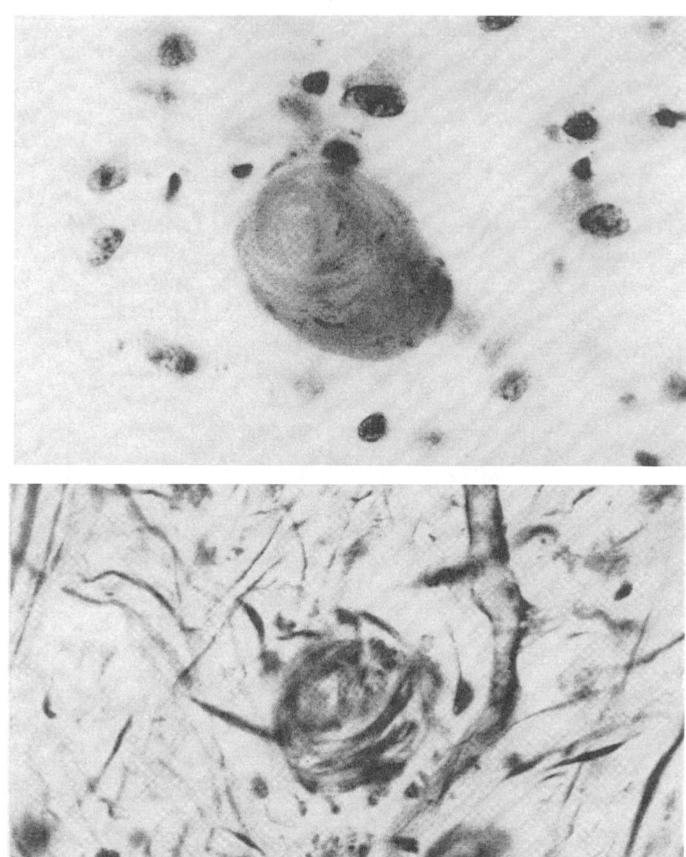

Abb. 8a u. b. (32.30d Sch.) Postencephalitischer Parkinsonismus. ALZHEIMERsche Fibrillenveränderungen in Zellen der Substantia nigra. Vergr. 800mal. a NISSL-Färbung. b BIELSCHOWSKYs Silberimprägnation.

Die Synärese ist also ein physiologischer Vorgang. Unter pathologischen Bedingungen aber kann Synärese auftreten:

1. *Endogen:* als verfrühtes Altern (präsenile Erkrankung), als lokales Altern bestimmter Hirnabschnitte, z. B. bei den Systemerkrankungen (Fibrillenveränderungen bei amyotrophischer Lateralsklerose, bei der Dégénérescence systématisée optico-cochléo-dentelée (NYSSEN und VAN BOGAERT, J. E. MEYER), Plaques bei spino-cerebellarer Degeneration (GERSTMANN u. Mitarb. 1936, v. BRAUNMÜHL 1953).

2. *Exogen:* durch pathologische Prozesse wie Entzündung, Stoffwechselkrankheiten usw. (Fibrillenveränderungen und Plaques bei LISSAUERscher Paralyse (v. BRAUNMÜHL 1952), Plaques bei Krebskranken (NEUBUERGER 1935).

Wenn man sich diese Gedankengänge zu eigen macht, so liegt dem post- encephalitischen Parkinsonismus ein exogener, der Paralysis agitans aber — als einer nach den bisher allgemein geltenden Ansichten degenerativen, zum Teil erblich bedingten Krankheit — ein endogener synäretischer Symptomenkomplex zugrunde. Bei beiden aber bildet die Substantia nigra den Schwerpunkt der Erkrankung.

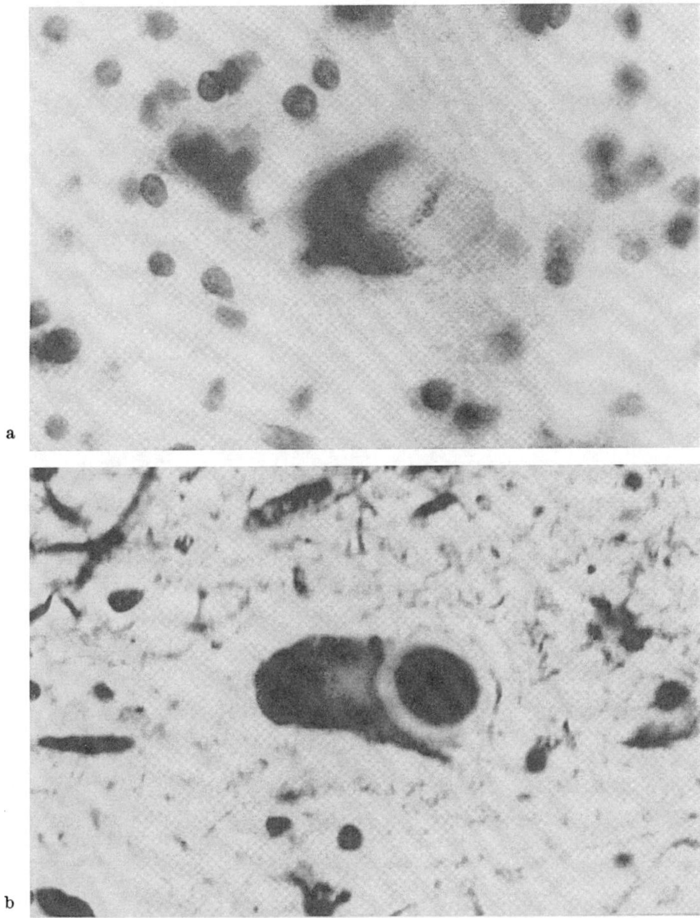

Abb. 9a u. b. (28.29 P.) Postencephalitischer Parkinsonismus. Argentophile Zelleinschlüsse in Zellen der Substantia nigra. Vergr. 800mal. a NISSL-Färbung. b BIELSCHOWSKYs Silberimprägnation. 58jähriger Mann mit schwerer Versteifung, allgemeine Verlangsamung. Beginn unbekannt.

HASSLER hält die Paralysis agitans für eine endogene degenerative Erkrankung, die auf der speziellen Pathoklise der Substantia nigra-Zellen für die Noxe der Paralysis agitans beruht, das gilt auch für den Nucleus coeruleus und den dorsalen Vaguskern. Demgegenüber sei der postencephalitische Parkinsonismus durch den diffusen Zerfall der Substantia nigra ausgezeichnet, wenn auch einzelne Zellen oder Zellgruppen verschont sind. In manchen Fällen könnten auch mesodermale und gliöse entzündliche Reaktionen für den postencephalitischen Parkinsonismus sprechen. Im Gegensatz zur Paralysis agitans sollen die Zellgruppen mH, mp, SIII ebenso wie die in cs und cbr beim postencephalitischen Parkinsonismus meist schwerer verändert oder gar vernichtet sein. Trotz dieser

Kriterien hat aber HASSLER in 4 Fällen keine klare Entscheidung aus dem histologischen Bilde gewinnen können.

Wenn auch KLAUE im wesentlichen die Resultate HASSLERs bestätigen konnte, so fand er doch auch *gelegentlich bei der Paralysis agitans einen fast vollständigen Untergang der schwarzen Zone* mit entsprechender Glianarbe (4 Fälle) und andererseits beim postencephalitischen Parkinsonismus geringfügigere Zellausfälle. Dies bedeutet also, daß ein *grundsätzlicher* Unterschied zwischen der Paralysis agitans und dem postencephalitischen Parkinsonismus auch anatomisch nicht aufzufinden ist.

Typische Fälle von postencephalitischem Parkinsonismus mit eindeutiger Krankengeschichte und ausgebreiteten Veränderungen sind ohne weiteres zu diagnostizieren. Schwierigkeiten machen nur die Fälle von postencephalitischem Parkinsonismus in mittlerem und höherem Alter, welche sich schleichend ohne Vorstadium entwickelt haben und gröbere vegetative Symptome und Zwangsvorstellungen vermissen lassen, und nur argentophile Einschlüsse, aber keine Fibrillenveränderungen besitzen (welche KLAUE bei der Paralysis agitans niemals gefunden hat). Auch die feinere histologische Auswertung gibt keine Anhaltspunkte, die sich für eine Differentialdiagnose verwerten lassen (KLAUE). Die Gliafaserbildung kann bei beiden Krankheiten in der Substantia nigra verschieden stark ausgeprägt sein; bei beiden Krankheiten kommen auch außerhalb derselben degenerative Veränderungen und entsprechende Fasergliosen vor, besonders allerdings beim postencephalitischen Parkinsonismus (HOLZER). Eine fehlende oder vorhandene Beteiligung der übrigen melaninhaltigen Zellgebiete ist ebenso nicht für eine Diagnose zu verwerten. GREENFIELD (1953) hat den Versuch gemacht, aus dem Vorkommen der Fibrillenveränderungen beim postencephalitischen Parkinsonismus und den Zelleinschlüssen bei der Paralysis agitans einen Unterschied zu finden. Er hielt die von LEWY beschriebenen Zelleinschlüsse im Zusammenhang mit dem Zelluntergang in bestimmten Gruppen der Substantia nigra für charakteristisch für die Paralysis agitans und findet sie bei keinem anderen Leiden. Aber auch er kann qualitative Differenzen zwischen den beiden Krankheiten nicht feststellen. KLAUE kommt zu dem Schluß, daß es in den Extremen beider Krankheiten *Übergänge* gibt, *sowohl klinisch wie anatomisch*. Danach erscheint — sagt SPATZ in seinem Vorwort zu der KLAUEschen Arbeit „*die Paralysis agitans als eine milder verlaufende symptomenärmere, sporadisch auftretende Altersform des postencephalitischen Parkinsonismus*“. In demselben Sinne hatten sich schon früher SOUQUES (1921) und NETTER (1921) geäußert.

Trotz der mehrfach nachgewiesenen Erblichkeit möchte KLAUE die Paralysis agitans nicht in die heredodegenerativen Erkrankungen einreihen; eine Heredität gäbe es auch für die Anlage zu Infektionskrankheiten. Bei den Erbkrankheiten müßte die Paralysis agitans der Gruppe der systematischen Atrophien zugeordnet werden; für diese ist aber eine bedeutende Atrophie des erkrankten Zentrums und eine ausgesprochene Fasergliose eine gesetzmäßige Bedingung, beides trifft aber für die Veränderungen der Paralysis agitans keineswegs regelmäßig zu. KLAUE räumt aber ein, daß es vielleicht eine heredodegenerative Gruppe der Paralysis agitans gibt, doch müßte dies durch weitere Untersuchungen erhärtet werden.

In seiner neuesten zusammenfassenden Darstellung über die Paralysis agitans hält HASSLER (1953) an der Existenz dieser erblichen Gruppe als einer Form der systematischen Atrophie fest; diese Ansicht wird auch von VAN BOGAERT (1949) geteilt.

Aus diesen Darlegungen ergibt sich, daß eine *sichere Entscheidung nicht möglich* ist, solange wir den Erreger der Encephalitis epidemica noch nicht kennen. Wir werden also *vorläufig* an einer heredodegenerativen Form des Parkinsonismus, der Paralysis agitans im eigentlichen Sinne, für die klinische Verständigung festhalten, aber stets daran denken, daß diese Abgrenzung in vielen Fällen nicht möglich ist und vielleicht überhaupt einmal aufgegeben werden muß.

Ätiologie.

Wenn man mit HASSLER die Paralysis agitans als eine systematische Atrophie auffaßt, so ergibt sich als ihre Ursache ein frühzeitiges lokales Altern der betreffenden Zentren. Das dominante Gen der Paralysis agitans scheint, wie HASSLER ausführt, keine sehr ausgesprochene Durchschlagskraft in seiner Manifestation zu besitzen und von anderen endogenen und epistatischen Einflüssen abhängig zu sein, denn die Stärke und Ausprägung der Symptome ist sehr wechselnd, selbst in derselben Sippe; er vermutet auch hormonelle oder autotoxische Einflüsse.

Über die Möglichkeit einer *traumatischen Entstehung* gibt es eine ungemein umfangreiche Literatur. Das kommt daher, daß begrifflich nicht immer streng unterschieden wird zwischen einem Parkinson-*Syndrom*, welches außer der Encephalitis epidemica die verschiedensten Ursachen haben kann (wie noch zu zeigen ist), und der Paralysis agitans, wie sie hier als Folge eines chronisch progressiven Untergangs der melaninhaltigen Zellen der Substantia nigra und anderer Kerne beschrieben wurde. Daß eine Schädigung der Substantia nigra, abgesehen von direkten Verletzungen, z. B. durch zirkulatorische Einflüsse möglich ist[1], läßt sich nicht bestreiten, doch dürften diese im allgemeinen über die Grenze dieses Zentrums hinausgehen und daher Nachbarschaftssymptome, z. B. von seiten des roten Kerns oder der Fußfasern bedingen. Bei Kopfverletzungen oder schwerer Hirnerschütterung ist ein Contrecoup-Herd im Gebiete des Mittel- und Zwischenhirns mit Schädigung der Substantia nigra möglich (DE MORSIER 1943). Ein Fall von JENTZER und DE MORSIER (1946) zeigte Parkinsonsymptome durch eine solche Verletzung bei Suicidversuch durch Pistolenschuß, doch wiesen die Symptome darauf hin, daß noch andere Zentren mitbetroffen waren, was durch die anatomische Untersuchung bestätigt wurde. W. SCHULTE hat einen linksseitigen Parkinsonismus 5 Jahre nach einem Längsdurchschuß durch die rechte Hemisphäre gesehen (nach HASSLER). — Bei *vorhandener* Erkrankung wird man eine Verschlimmerung durch ein Kopftrauma anerkennen müssen.

HEYDE (1932) hat unter 683 Fällen von sicherem Schädel- und Hirntrauma keine Paralysis agitans gefunden, doch gab es darunter 6 Fälle mit extrapyramidalmotorischen Symptomen, ähnlich der Paralysis agitans, aber diese ,,Symptome waren niemals allein oder in der charakteristischen Verkuppelung vorhanden, sondern immer mit ganz andersartigen neurologischen und psychischen Symptomen vergesellschaftet; auch in ihrem Verlauf unterscheidet sie sich wesentlich von der Paralysis agitans, denn sie bleiben stationär und zeigen keine Verschlechterung, wie dies zum klinischen Bild der Schüttellähmung gehört". In demselben Sinne sprechen sich auch neuerdings HEIDRICH (1951), LEONHARD (1953) und PETERS (1954) aus.

[1] EICKE (1942) fand bei einem 35jährigen Mann einen gefäßabhängigen vernarbten Herd, welcher die Substantia nigra einer Seite fast vollständig zerstört hatte ohne entsprechende klinische Ausfälle. Offenbar handelte es sich um eine sehr frühzeitige Schädigung im Kindesalter, die noch ausgleichsfähig war.

Eine besondere Form traumatischer Einwirkung muß hier noch erwähnt werden: Das Parkinson-Syndrom bei Berufsboxern in Verbindung mit progressiver Demenz (Dementia pugilistica: MILLSPAUGH), die klinisch wiederholt beobachtet wurde (MARTLAND 1929, JOKL und GUTTMANN 1933, JOKL 1941, 1950, GUILLAIN u. Mitarb. 1948, CRITCHLEY 1949, LA CAVA 1950/51); man hielt sie für die Folge zahlreicher kleiner Blutaustritte. In einem von BRANDENBURG und HALLERVORDEN (1953) untersuchten Fall waren besonders reichlich senile Plaques und ALZHEIMERsche Fibrillenveränderungen im ganzen Gehirn verbreitet, wobei auch die Substantia nigra nicht ganz verschont geblieben ist.

Psychische Einflüsse, Schreck u. dgl., die so oft als Ursache angegeben werden, lassen das schon latent vorhandene, aber nicht störend empfundene und daher nicht beachtete Leiden akut über die „Merkschwelle" treten (PETERS 1954), aber natürlich können sie nicht eine Degeneration der Substantia nigra hervorrufen. Hält man die KLAUEsche Auffassung für gegeben, dann entfällt überhaupt das Trauma als Ursache.

Pathophysiologie.

Da nicht das Pallidum, sondern regelmäßig die schwarze Zone der Substantia nigra bei der Paralysis agitans erkrankt ist, müssen die motorischen Krankheitssymptome von ihr abhängen. Dafür spricht schon, daß lokale Beziehungen zwischen bestimmten Zellgruppen zu den erkrankten Körperabschnitten bestehen. Auch sind die Beziehungen zum Pallidum besonders eng: Die rote Zone hat die gleiche histologische Struktur wie das Pallidum; die Substantia nigra degeneriert vollständig, wenn Striatum und Pallidum zerstört werden; ein markhaltiger Faserzug (Tractus entopeduncularis, SPATZ) verbindet das Pallidum mit der Substantia nigra, in welchem offenbar die pallido-nigralen Fasern überwiegen, so daß die Substantia nigra Anregungen von der Rinde über Thalamus und Pallidum erhalten kann, andererseits gibt es auch rückläufige nigro-pallidäre Fasern. — Efferente Bahnen sind nachgewiesen, aber ihr weiterer Verlauf nicht bekannt.

Schon lange aber hat man die Substantia nigra auch für ein vegetatives Zentrum gehalten (TRÉTIAKOFF u. a.), denn sie unterscheidet sich von anderen motorischen Kernen durch das schwarze Pigment, welches sich auch bei manchen vegetativen Zentren findet, sowie ferner durch ihre Markarmut, welche ebenfalls ein Kennzeichen vegetativer Gebiete (PACHE 1935, SCHEIBE 1938) darstellt. Dies gilt natürlich nur für die schwarze Zone; die rote Zone ist nach HASSLER und KLAUE nicht an dem Prozeß beteiligt.

Infolge der geringen Kenntnisse über die normale Tätigkeit der Substantia nigra können wir uns nur sehr hypothetische Vorstellungen von ihrer Pathophysiologie bei der Paralysis agitans machen. SPATZ (1927, 1930) und HASSLER (1953) haben diesen Versuch unternommen, da früher der Blick nur auf den Globus pallidus gerichtet war. Es ist wohl kein Zweifel, daß die melaninhaltige Zone der Substantia nigra Verbindungen zu den Vorderhornzellen haben muß, wenn auch die Wege im einzelnen noch nicht erforscht sind, andererseits kennen wir Zuflüsse aus der Hirnrinde zu den einzelnen Zellgruppen. Danach wäre die Akinese durch Ausfälle der Substantia nigra ohne weiteres begreiflich.

Beim Rigor ist die Steuerung der Muskelspannung von Bedeutung, sie wird durch die Muskelspindeln reguliert, deren kontraktile Fasern der gleichen Spannung unterworfen sind und Impulse zum Schaltapparat des Rückenmarks abgeben (Eigenreflex der Muskeln), sie orientieren aber auch das Zentralorgan und können ihrerseits von diesen gesteuert werden. Wenn man annimmt, daß der Substantia nigra diese Steuerung obliegt, so muß ihr Ausfall die Eigenreflexe der Muskulatur stören, um so mehr, als sie gleichzeitig auch nicht mehr auf den Schaltapparat dieser Reflexe im Rückenmark genügend einwirken kann.

Da operative Eingriffe an der Linsenkernschlinge und an bestimmten Teilen des Thalamus den Rigor günstig beeinflussen, so spricht dies für die erwähnte Verbindung der Substantia nigra zum Pallidum und weiter zu Thalamus und Rinde, „deren Ausfall beim Parkinsonismus zu unregulierten Impulsen im Pallidum und den prämotorischen Feldern führt" (HASSLER).

Über den Tremor vgl. S. 918.

Die vegetativen Symptome dürften mit der Erkrankung des Locus coeruleus, des dorsalen Vaguskerns und öfter auch von hypothalamischen Kernen in Zusammenhang stehen. — Die Antriebsschwäche und psychische Verlangsamung könnte nach HASSLER mit der Schädigung des Nucleus substantiae innominatae zu erklären sein, denn von diesem Kern entspringt ein Teil des unteren Thalamusstiels zum Medialkern des Thalamus, dessen Schädigung Stirnhirnsymptome gleicher Art hervorrufen kann.

Differentialdiagnose.

Das akinetisch-hypertonische Syndrom des Parkinsonismus mit oder ohne Tremor kann, wie bei der Encephalitis epidemica, auch bei anderen extrapyramidalen Erkrankungen sich einstellen, wobei das Pallidum allein, wie bei der HUNTINGTONschen Chorea, oder in Verbindung mit der Substantia nigra geschädigt sein kann (Myoklonusepilepsie, HALLERVORDEN-SPATZsche Krankheit); es kann ferner bei WILSON-Pseudosklerose und PICKscher Krankheit, bei Spätfällen von amaurotischer Idiotie (HALLERVORDEN 1938) vorkommen. Von anderen encephalitischen Erkrankungen sind zu nennen: Lues (A. JAKOB 1923, PETTE 1923, BOAS 1924, PAPPENHEIM 1926, BRZEZICKI 1927), nach Impfencephalitis (VAN BOUWDIJK-BASTIAANSE 1925 [nach HASSLER]), LEFEBVRE), als vorübergehendes (ASCHENBRENNER und v. BAEYER 1944) oder Dauersymptom (DUERDROTH, HASSLER 1953), während des Wolhynischen Fiebers (v. BAEYER und BAUMER 1944), bei multipler Sklerose (mit Herden in den Stammganglien, BRZEZICKI 1927). Unter den Intoxikationen steht die CO-Vergiftung obenan, ferner kommt es vor bei Vergiftung mit Blausäure (EDELMANN 1921 u. a.), Schwefelkohlenstoff (NEGRO 1930, RICHTER 1945), Mangan[1], Barbitursäure (ISBELL u. Mitarb. 1950).

Parkinsonismus wird beobachtet bei Herderkrankungen durch Gefäßprozesse[2], bei Tumoren verschiedener Art: Tuberkel (BLOCQ und MARINESCO, S. 901, ferner HASSLER 1953, S. 609), Geschwülste, die vom Schläfenlappen her einwachsen oder durch Druck auf den Hirnstamm wirken (LEYDEN 1864, SCHUSTER 1922, VAN BOGAERT u. Mitarb. 1927, BRZEZICKI 1929, NAYRAC u. Mitarb. 1947 u. a.); bei Sauerstoffmangel z. B. nach Erhängungsversuchen, bei schwerer Anämie und cerebraler Kinderlähmung; bei Hitzschlag (QUENSEL 1941, 1943).

Einzelheiten sind in den einschlägigen Kapiteln nachzusehen.

Tierkrankheiten.

Bei Tieren hat man eine der Paralysis agitans ähnliche Krankheit feststellen wollen. Sie soll bei Stieren in Ägypten vorkommen (PIOT-BEY 1913), die ein Alter von 10—15 Jahren erreichten und durch jahrelange Arbeit in einen Zustand der Erschöpfung gekommen waren; sie besaßen eine ausgesprochene Steifigkeit mit Zittern, besonders der Hinterbeine (FRAUCHIGER und HOFMANN); anatomische Befunde fehlen. Eine Schüttellähmung bei Kaninchen, die aber anatomisch mehr mit der WILSONschen Krankheit zu vergleichen ist, hat NACHTSHEIM (1934) beschrieben. Wesentlicher ist die von SEIFRIED und SPATZ (1930) verfaßte Studie über die *Bornasche Krankheit der Pferde*, einer Encephalitis, welche in ihrer Ausbreitung (auch auf dem Liquorwege) und in ihrer Beziehung zur Substantia nigra der Encephalitis epidemica nahesteht, aber auch, wie diese, eine engere Verwandtschaft zur Poliomyelitis und Lyssa besitzt.

Anhang: Der essentielle Tremor.

Der essentielle Tremor ist eine Krankheit, deren einziges Symptom das Zittern ist. Es kann erblich sein oder isoliert vorkommen. Vom parkinsonistischen Zittern unterscheidet es sich durch das Fehlen der übrigen Krankheitssymptome, besonders des Rigors. Der Tremor kann bald nur den Kopf, bald nur Gesichts-,

[1] In zwei eigenen Fällen von chronischer Manganvergiftung gab es keine Veränderungen in Stammganglien und Substantia nigra, sondern eine amyotrophische Lateralsklerose (VOSS 1939, 1941). Nach PARNITZKE und PEIFFER (1954) besteht nur ein Zellausfall im inneren Gliede des Pallidums.

[2] Aber nicht jede doppelseitige Erweichung des Pallidums und Striatums hat einen Parkinson zur Folge (bei Kopftrauma: ROTTER 1929, MALAMUD und HAYMAKER 1947).

Schlund- und Zungenmuskeln oder auch die Extremitäten, schließlich den ganzen Körper befallen. Das Zittern kann geringfügig sein und so kaum als Krankheit imponieren, kann aber auch so hohe Grade erreichen, daß der Patient auf fremde Hilfe angewiesen ist. Es kann zu allen Zeiten des Lebens beginnen, meist um die Pubertät herum, in 40% vor dem 10. und bei mehr als 50% vor dem 20. Lebensjahr (ELSÄSSER). Die Krankheit ist im allgemeinen nicht progredient. Bei kräftigen Bewegungen pflegt der Tremor nachzulassen, bei feinerem kann er zunehmen. Die Frequenz beträgt 4—8 bis 12 Schläge in der Sekunde, doch ist das Zittern ungleichmäßig und nicht immer von der gleichen Stärke. Die Erblichkeit ist dominant, darüber gibt es zahlreiche ausführliche Stammbäume (MINOR, ELSÄSSER). Oft sind besonders intelligente und sonst gesunde Menschen davon betroffen, Langlebigkeit und Kinderreichtum ist in den Familien aufgefallen (MINOR).

Es ist daher nicht erstaunlich, daß nur wenig anatomische Befunde vorliegen. Nach CRITCHLEY (1949) waren die älteren Fälle von CESTAN (1899), BERGAMASCO (1907), ein von MAASS beobachteter und von LEWANDOWSKY untersuchter Kranker (1922) negativ. HASSLER (1939) untersuchte einen 71jährigen Mann mit Tremor der Beine und Kopfwackeln, dessen Bruder ebenfalls daran litt. Patient war ein starker Trinker. Es fand sich eine bedeutende Arteriosklerose und im Striatum zahlreiche kleine Verödungsherdchen (Status cribratus und praecribratus von C. und O. VOGT), besonders in den dorsalen Teilen; die Substantia nigra war intakt. In einem zweiten erblichen Fall von 85 Jahren mit ausgebreiteter Arteriosklerose war ebenfalls das Striatum bevorzugt betroffen, und zwar in den hintersten zwei Dritteln, außerdem gab es zahlreiche kleine Erweichungsherde im Frontallappen, Thalamus und Kleinhirnrinde. Bei einem 84jährigen Mann mit *nicht* erblichem senilem Tremor lag gleichfalls eine Arteriosklerose mit Verödungsherden vor, und zwar wieder hauptsächlich im Striatum. Auf die Beteiligung dieses Zentrums wird das Auftreten des Tremors in allen 3 Fällen bezogen.

MYLE und VAN BOGAERT (1940) haben einen 61jährigen Mann mit erblichem Tremor beobachtet. Nach einem Schlaganfall mit linksseitiger Parese hörte auf dieser Seite das Zittern auf und blieb nur rechts bestehen. Außer einem entsprechenden Herd in der rechten inneren Kapsel fand sich im Pallidum und Striatum eine Fasergliose, Ausfälle von PURKINJE-Zellen, besonders im Wurmgebiet, Fasergliose des Kleinhirnmarks, Gliavermehrung im Nucleus dentatus, einzelne senile Plaques in der Großhirnrinde; roter Kern und Substantia nigra waren intakt. In einer anderen Familie sah VAN BOGAERT (1940) eine Verbindung von Kopfzittern mit Torticollis; hier stand das Pallidum im Mittelpunkt der Schädigungen (s. S. 928). VAN BOGAERT (1950) beobachtete ferner eine Familie, in welcher zahlreiche Mitglieder an Zittern des Kopfes und Unterkiefers und dystonischen Haltungen von Kopf und Hals litten. Er konnte 2 Fälle anatomisch untersuchen: Bei einem 85jährigen Manne gab es Zellverfettungen in den Stammganglien, Ausfälle in der Hirnrinde, in der Substantia nigra, der Kleinhirnrinde und im Nucleus reticularis pontis; in der anderen Beobachtung, einer 92jährigen Frau, war eine allgemeine Altersatrophie des Gehirns vorhanden und Zellausfälle im Nucleus ruber, Nucleus dentatus, eine Gliose der Bindearme und zum Teil der Oliven.

Aus diesen Fällen kann man trotz der sehr bedeutenden allgemeinen Veränderungen doch entnehmen, daß das Symptom des Zitterns deutliche Beziehungen zum extrapyramidal-motorischen System vom Striatum bis zum Kleinhirn haben muß, ohne daß man ein bestimmtes Zentrum dafür verantwortlich machen kann; doch darf man keineswegs immer das Vorhandensein morphologischer Veränderungen erwarten. Denn nach R. JUNG (1941) ist der Tremor als positives Symptom an ein intaktes Substrat gebunden, während „die bedingende Läsion mit ihrem Funktionsausfall an anderer Stelle, jedenfalls nicht in diesem Substrat liegen wird". Es handelt sich bei dem Tremor um das „Hervortreten einer primitiven Bewegungsform nach Ausfall oder Desintegrierung höherer Koordinationsmechanismen". Er kann „als Ausdruck spinaler Koordination im Schaltzellenapparat als Substrat der reziproken Innervation" aufgefaßt werden, wobei „übergeordnete Zentren bahnend oder hemmend einwirken". Er ist ein Symptom, das in der verschiedensten Weise ausgelöst werden kann im Senium, bei Herderkrankungen, toxischen Prozessen usw. (HASSLER 1937).

Bei Tieren sind gleichartige Zitterformen beobachtet worden: Bei Kaninchen, Mäusen, Rassehunden (NACHTSHEIM 1939). MINOR (1936) berichtet, daß RAYMOND und THAON (1905) eine Fasanenfamilie mit angeborenem erblichen Tremor demonstriert haben.

Literatur.

Paralysis agitans.

ALLAN: Inheritance in shaking palsy. Arch. Int. Med. **60**, 424 (1937). Ref. Zbl. Neur. 88, 653. — ANDRÉ et STIERNET: Nouvelle observation de parkinsonisme sulfocarboné probable. Presse méd. **58**, 437 (1950). — ANTON: Traumatischer Parkinsonismus. Med. Klin. **1934 I**, 132. — ASCHENBRENNER u. v. BAEYER: Epidemisches Fleckfieber. Stuttgart 1944.

BAEYER, v., u. BAUMER: Das Wolhynische Fieber — eine entzündliche Erkrankung des Nervensystems. Z. Neur. **178**, 136 (1944). — BANNWARTH: Die Erkrankungen des extrapyramidal-motorischen Systems. Fortschr. Neur. **74**, 95 (1938). — BAUMANN: Parkinsonismus und Schädeltrauma. Münch. med. Wschr. **1934**, 936. — BEHEIM-SCHWARZBACH: Über Zelleibveränderungen im Nucleus coeruleus bei Parkinson. J. Nerv. Dis. **116**, 618 (1952). — Lebensgeschichte der melaninhaltigen Nervenzellen des Nucleus coeruleus unter normalen und pathogenen Bedingungen. J. f. Hirnforsch. **1**, 61 (1954). — BENDA and COBB: On the pathogenesis of paralysis agitans (Parkinson disease). Medicine **21**, 95 (1942). — BELL and CLARK: A pedigree of paralysis agitans. Ann. of Eugen. **1**, 455 (1926). Ref. Zbl. Neur. **44**, 882. — BENEDEK u. CSÖRSZ: Heredofamiliarität bei Paralysis agitans. Dtsch. Z. Nervenheilk. **79**, 368 (1923). — BERGER: Paralysis agitans. Realencyklopädie. 1882. — BERGMANN: Behandlung der Paralysis agitans mit Kalbsepithelkörperchen. Münch. med. Wschr. **1923**, 243. — BIELSCHOWSKY: Weitere Beiträge zur normalen und pathologischen Histologie des striären Systems. Psychol. J. **27**, 233 (1922). — BIEMOND u. SINNEGE: Tabes of FRIEDREICH with degeneration of the substantia nigra, a special type of hereditary parkinsonism. Confinia neur. (Basel) **15**, 129 (1955). — BIEMOND, A., u. W. BECK: Neural muscle atrophy with degeneration of the substantia nigra. Confinia neur. (Basel) **15**, 142 (1955). — BING: Parkinsonismus, Paralysis agitans und Unfall. Schweiz. med. Wschr. **1929 II**, 717. — Zur Frage der traumatischen Schädigung extrapyramidaler Apparate. Schweiz. Arch. Neur. **27**, 193 (1931). — BIONDI: Ein Fall von nichtencephalitischem jugendlichem Parkinsonismus mit eigenartigem anatomischen Befund. (Kolloide Degeneration der Ganglienzellen.) Z. Neur. **140**, 226 (1932). — BLOCQ et MARINESCO: Sur un cas de tremblement parkinsonien, hémiplégique symptomatique d'une tumeur du pédoncule cérébral. Soc. de Biol. **27**, 5 (1893). — BOAS: Über pallido-striäre Syndrome im Gefolge von Lues. Arch. f. Psychiatr. **71**, 662 (1924). — BÖTERS: Paralysis agitans. In Handbuch der Erbbiologie des Menschen, Bd. 5, Teil 1, S. 149. 1939. — BOGAERT, VAN: Contrubition clinique et anatomique à l'étude de la paralysis agitante juvénile primitive. Revue neur. **37** II, 315 (1930). — BOGAERT, VAN, et NYSSEN: Le maladie de Parkinson. Traité Méd. **16**, 248 (1949). — BOGAERT, VAN, NYSSEN et LEY: Tumeur du troisième ventricule avec syndrome parkinsonien et thalamique etc. J. belge Neur. **27**, 779 (1927). — BOGAERT, L. VAN u. M. A. RADERMECKER: Sclérose latérales amyotrophiques typiques et paralysies agitantes héréditaires, dans une même famillie, avec une forme de passage possible entre les deux affections. Mschr. Psychiatr. **127**, 185—203 (1954). — BOSTROEM: Das Wesen der rigorfreien Starre. Arch. f. Psychiatr. **71**, 128 (1924). — BRANDENBURG u. HALLERVORDEN: Dementia pugilistica mit anatomischem Befund. Virchows Arch. **325**, 680 (1954). — BRAUNMÜHL, v.: Über Ganglienzellveränderungen und gliöse Reaktionen in der Olive. Z. Neur. **126**, 621 (1930). — Synäresis und Entzündung. Z. Neur. **148**, 1 (1933). — Encephalitis epidemica und Synäresislehre. Arch. f. Psychiatr. **181**, 543 (1949). — BREITNER: Heteroplastische Epithelkörperverpflanzung bei Morbus Parkinson. Dtsch. Z. Chir. **182**, 372 (1923). — BRISSAUD: Leçons sur les maladies nerveuses, S. 469. Paris 1895. — BRUETSCH and DE ARMOND: The parkinsonian syndrome due to trauma. J. Nerv. Dis. **81**, 531 (1935). Ref. Zbl. Neur. **78**, 153. — BRZEZICKI: Der Parkinsonismus symptomaticus. 1. Zur Frage des Parkinsonismus lueticus. Arb. neur. Inst. Wien **30**, 27 (1927). — 2. Zur Frage des Parkinsonismus polyscleroticus. Arb. neur. Inst. Wien **30**, 59 (1927). — 3. Zur Frage des Parkinsonismus apoplecticus. Arb. neur. Inst. Wien **30**, 198 (1928). — 4. Über den Parkinsonismus bei Tumoren. Schweiz. Arch. Neur. **25**, 56 (1929). — 5. Zur Frage des Parkinsonismus bei CO-Vergiftung. Arb. neur. Inst. Wien **32**, 108 (1930). — BÜSSOW: Postencephalitischer Parkinsonismus, ausgelöst durch Hirntrauma. Nervenarzt **1941**, 126. — BUTTLAR-BRENTANO, v.: Das Parkinson-Syndrom im Licht der lebensgeschichtlichen Veränderungen des Nucleus basalis. Z. Hirnforsch. **2**, 55 (1955). — BYRNES: A contribution to the pathology of paralysis agitans. Arch. of Neur. **15**, 407 (1926).

CALLIGARIS: Beitrag zum Studium der Zellen des Locus coeruleus und der Substantia nigra. Mschr. Psychiatr. **24**, 339 (1908). — CHARCOT: Paralysis agitans. Leçons du Mardi.

1889. Leçons sur les maladies du système nerveux. — Critchley: Arteriosclerotic parkinsonism. Brain **52**, 23 (1929). — The chronic traumatic encephalopathy of boxers. Volume de neurochirurgie en homage à Louis Vincent. Paris 1949. — Critchley and Greenfield: Jacobs syndrom. (Senile dementia with parkinsonism.) Proc. Roy. Soc. Med. **30**, 1100 (1937). Ref. Zbl. Neur. **89**, 204. — Crouzon et Justin-Besançon: Le parkinsonisme traumatique. Presse méd. **1929 II**, 1325. Ref. Zbl. Neur. **55**, 781.

Dana: Shaking palsy. N. Y. Med. J. **10** (1893). — Pathologic anatomy of cord in paralysis agitans. Amer. J. Med. Sci. **1900**. — Dellaert, Nyssen et van Bogaert: La paralysie agitante à caractère héréditaire et familiaire. J. belge Neur. **37**, 747 (1937). — Dimitri y Cia: Schädeltrauma und Parkinsonismus. Arch. Med. leg. **5**, 108 (1935) [Span.]. Ref. Zbl. Neur. **78**, 298. — Traumatischer Parkinsonismus. Rev. neur Buenos Aires **2**, 403 (1938) [Span.]. Ref. Zbl. Neur. **93**, 700. — Domnick: Betrachtungen zum Parkinsonismusproblem. Arch. f. Psychiatr. **117**, 400 (1944). — Drigalski: Über Parkinsonismus als Unfallfolge. Klin. Wschr. **1936 II**, 1306. — Duerdroth: Ursächlicher Zusammenhang zwischen Paralysis agitans und Fleckfieber. Ärztl. Sachverst.ztg **34**, 23 (1928). Ref. Zbl. Neur. **51**, 330.

Eckerström: Ein Fall von posttraumatischer extrapyramidaler Hirnaffektion. Acta psychiatr. (København.) **7**, 785 (1932). — Economo, v.: Die Encephalitis lethargica. Leipzig u. Wien: Franz Deuticke 1918. — Die Encephalitis lethargica. Wien u. Berlin: Urban & Schwarzenberg 1929. — Edelmann: Über Pallidumerkrankung bei einem Fall von Blausäurevergiftung. Dtsch. Z. Nervenheilk. **72**, 260 (1921). — Eicke: Beitrag zur Pathologie der Substantia nigra. Arch. f. Psychiatr. **115**, 549 (1943). — Eliasberg u. Jankau: Zur Frage des traumatischen Parkinsonismus. Dtsch. Z. Nervenheilk. **116**, 231 (1930). — Emma: Contributo alla conoscenza della istopatologia della substantia nigra. Riv. Pat. nerv. **36**, 483 (1930). — Erb: Paralysis agitans. In Deutsche Klinik, Bd. 6. 1900.

Faure, Beaulieu et Feld: Parkinsonisme et traumatisme peripherique. Revue neur. **70**, 500 (1938). — Fényes: Alzheimersche Fibrillenveränderungen im Hirnstamm einer 28jährigen Postencephalitikerin. Arch. f. Psychiatr. **96**, 700 (1932). — Foerster: Zur Analyse und Pathophysiologie der striären Erkrankungen. Z. Neur. **73** (1921). — Foix: Les lésions anatomiques de la maladie de Parkinson. Revue neur. **1921**, 593. — Foix et Nicolesco: Anatomie cérébrale. Les noyaux gris centraux et la région mésencephalo-sousoptique. Paris: Masson & Cie. 1925. — Forster u. F. H. Lewy: Die Paralysis agitans. In Lewandowskys Handbuch der Neurologie, Bd. 3, S. 920. 1912. — Frauchiger u. Hofmann: Die Nervenkrankheiten des Rindes. Bern 1941. — Freeman: The pathology of paralysis agitans. Ann. Clin. Med. **4**, 106 (1925). Ref. Zbl. Neur. **43**, 318. — Freund u. Rotter: Über extrapyramidale Erkrankungen des höheren Alters usw. Z. Neur. **115**, 198 (1928). — Fünfgeld: Zur pathologischen Anatomie der Paralysis agitans. Z. Neur. **81**, 187 (1923).

Gamper: Paralysis agitans. In Handbuch der Neurologie von Bumke u. Foerster, Bd. XVI, S. 757. 1936. — Gellerstedt: Zur Kenntnis der Hirnveränderungen bei der normalen Altersinvolution. Uppsala Läk.för. Förh. **38**, 193 (1933). — Godlowski: Die Ganglienzelleinschlüsse in der Substantia nigra. Arb. neur. Inst. Wien **33**, 14 (1931). — Goldstein: Über anatomische Veränderungen (Atrophie der Substantia nigra) beim postencephalitischen Parkinsonismus. Z. Neur. **76**, 627 (1922). — Greenfield and Bosanquet: The brainstem lesions in parkinsonism. J. of Neur. **16**, 213 (1953). — Grimberg: Paralysis agitans und Trauma. J. Nerv. Dis. **79**, 14 (1934). Ref. Zbl. Neur. **72**, 214. — Grinker and Bassoe: Parkinsonian states. Arch. of Neur. **15**, 218 (1926). — Gross: Ein akut entstandener Fall von Parkinson nach Unfall im Rangierdienst. Z. Bahnärzte **27**, 186. Ref. Zbl. Neur. **65**, 323. — Grünbaum: Traumatischer Parkinsonismus. D. I. Erlangen 1933. — Günther: Über Paralysis agitans. Dtsch. Z. Nervenheilk. **47/48**, 176 (1913). — Guillain, Sevileano et Fandre: L'encéphalite traumatique et les syndromes parkinsoniennes chez les boxeurs professionels. Bull. Acad. Nat. Méd. Paris **132**, 394 (1948).

Hallervorden: Zur Pathogenese des postencephalitischen Parkinsonismus. Klin. Wschr. **1933**, 692. — Anatomische Untersuchungen zur Pathogenese des postencephalitischen Parkinsonismus. Dtsch. Z. Nervenheilk. **136**, 68 (1935). — Spätform der amaurotischen Idiotie unter dem Bilde der Paralysis agitans. Mschr. Psychiatr. **99**, 74 (1938). — Halpern: Traumatische Entstehung Wilson-ähnlicher Zustände. Dtsch. Z. Nervenheilk. **127**, 229 (1932). — Hartung: Über Paralysis agitans. Vertrauensarzt u. Krankenkasse **2**, 9 (1934). — Hassin and Bassoe: Parkinsonien states. Clinico-pathologic studies. Arch. of Neur. **15**, 218 (1926). — Hassler: Zur Normalanatomie der Substantia nigra. J. Psychol. **48**, 1 (1937).— Zur Pathologie der Paralysis agitans und des postencephalitischen Parkinsonismus. J. Psychol. **48**, 387 (1937). — Zur pathologischen Anatomie des senilen und parkinsonistischen Tremors. J. Psychol. **49**, 193 (1937). — Das Parkinson-Syndrom. In Handbuch der inneren Medizin, 4. Aufl., Bd. V, Teil 3, S. 795. 1953. — Heath: Clinico-pathological aspects of parkinsonian states. Arch. of Neur. **58**, 484 (1947). — Hebestreit: Ein Fall von Schüttellähmung nach plötzlichem Schrecken. Ärztl. Sachverst.ztg **27**, 139 (1921). — Hechst u. Nussbaum: Beiträge zur Histopathologie der sympathischen Ganglien. Arch. f. Psychiatr.

95, 556 (1931). — HEIDRICH: Zum Problem des posttraumatischen Parkinsonismus. Psychiatr., Neurol. u. med. Psychol. **3**, 226 (1951). — HEUSSGE: Paralysis agitans und Trauma. Z. Neur. **110**, 796 (1927). — HEYDE: Zur Frage des traumatischen Parkinsonismus. Arch. f. Psychiatr. **97**, 600 (1932). — HOLZER: Die Glianarbe in Nach- und Zwischenhirn nach Encephalitis epidemica. Z. Neur. **104**, 503 (1926). — Über die anatomische Grundlage der Paralysis agitans. Arch. f. Psychiatr. **112**, 327 (1940). — HUNT, A.: A contribution to the pathology of paralysis agitans. J. Nerv. Dis. **1896**. — HUNT, I. R.: Progressive atrophy of the globus pallidus. Brain **40**, 58 (1917). — Primary atrophy of the pallidal systems of the corpus striatum. A contribution of the nature and pathology of paralysis agitans. Arch. Int. Med. **22**, 647 (1918). — Le système statique ou postural et ses relations avec les états hypertoniques des muscles de squelette, spasticité, rigidité et spasme tonique. Encéphale **17**, 376 (1922). — Progressive atrophy of the globus pallidus (primary atrophy of the pallidal system). Brain **40**, 58 (1917). — Primary paralysis agitans etc. Arch. of Neur. **30**, 1332 (1933).

ISBELL, ALTSCHUL, KORNETSKY, EISENMAN, FLANARY and FRASER: Chronic barbiturate intoxication: an experimental study. Arch. of Neur. **64**, 1 (1950).

JACOBSOHN: Paralysis agitans. In Handbuch der pathologischen Anatomie des Nervensystems von FLATAU, JACOBSOHN u. MINOR, Bd. II, S. 1331. 1904. — Über die Kerne des menschlichen Hirnstammes. Abh. preuß. Akad. Wiss. Berlin, Physik.-math. Kl. **1909** (nach HASSLER). — JAKOB, A.: Die extrapyramidalen Erkrankungen. Berlin 1923. — Der parkinsonistische Symptomenkomplex. Vortrag 1925. Zbl. Neur. **40**, 782. — JANZ: Über den Aufbau und die Entstehungsbedingungen cerebraler Krankheitsbilder nach Kohlenoxydvergiftung. Arch. f. Psychiatr. **114**, 538 (1942). — JELGERSMA: Die anatomischen Veränderungen bei Paralysis agitans und chronischer Chorea. Verh. der Ges. der Naturforsch. u. Ärzte, 80. Verslg Köln 1908, Bd. II, Teil 2, S. 383. — Die anatomischen Veränderungen bei Paralysis agitans und chronischer Chorea. Zbl. Neur. **1908**, 995. — JENTZER u. DE MORSIER: Hemiparkinsonisme droit posttraumatique avec lésion du noyau rouge et du locus niger gauche. Etude anatomo-clinique. Schweiz. Arch. Neur. **60**, 388 (1947). — JOHN: Über nach psychischem Trauma akut in Erscheinung getretenen postencephalitischen Parkinsonismus. Dtsch. Z. Nervenheilk. **153**, 213 (1942). — JOKL: The medical aspect of boxing. Pretoria 1941. — Punch drunkness. Brit. Med. J. **1950 II**, 1292. — JOKL u. GUTTMANN: Neurologisch-psychiatrische Untersuchungen bei Boxern. Münch. med. Wschr. **1933**, 560. — JUBA u. SZATMARI: Beiträge zur Histopathologie der Paralysis agitans. Arch. f. Psychiatr. **107**, 265 (1937).

KÄSLIN: Postencephalitische und sonstige Parkinsonismen nach Trauma (an Hand der in den Jahren 1930—1934 bei der Suva angemeldeten Fälle). Diss. Basel 1935. — KAWATA: Über die Fasersysteme der Substantia nigra und der Stammganglien nach Untersuchungen bei Parkinsonismus. Arb. neur. Inst. Wien **29**, 265 (1927). — KEHRER: Der Ursachenkreis des Parkinsonismus. Arch. f. Psychiatr. **91**, 187 (1930). — KESCHNER and SLOANE: Encephalitic idiopathic and arteriosclerotic parkinsonism. Arch. of Neur. **25**, 1011 (1931). — KETSCHER: Zur pathologischen Anatomie der Paralysis agitans, gleichzeitig ein Beitrag zur Anatomie des senilen Nervensystems. Z. Heilk. **13**, 445 (1892). — KLAUE: PARKINSONsche Krankheit (Paralysis agitans) und postencephalitischer Parkinsonismus. Arch. f. Psychiatr. **111**, 251 (1940). — KLEIST: Die psychomotorischen Störungen und ihr Verhältnis zu den Motilitätsstörungen bei Erkrankung der Stammganglien. Mschr. Psychiatr. **52**, 253 (1923). — Paralysis agitans, Stammganglien und Mittelhirn. Dtsch. med. Wschr. **1925**, 1725, 1768, 1813. — Bewegungsstörungen und Bewegungsleistungen der Stammganglien des Gehirns. Naturwiss. **1927**, 973. — Gehirnpathologie. Leipzig 1934. — KLUGE: Trauma und Parkinsonismus. Z. Neur. **117**, 1 (1928). — KOHNSTAMM: Über die Beteiligung der beiden Schichten der Substantia nigra am Prozeß der Encephalitis epidemica. J. Psychol. **46**, 22 (1934). — KORBSCH: Ein Beitrag zur Kenntnis der juvenilen Paralysis agitans (WILLIGE, HUNT). Arch. f. Psychiatr. **70**, 63 (1924). — KUBIK: Pathological findings in five cases of carbon monoxide poisoning. J. of Neuropath. **8**, 112 (1949). — KÜCKENS: Über Heredofamiliärität bei Paralysis agitans. Zugleich ein Beitrag zum hereditär bedingten Auftreten des Diabetes mellitus bei eineiigen Zwillingen. Klin. Wschr. **1925**, 2289. — KÜHL: Zur Klinik der Paralysis agitans und des Parkinsonismus. (Die klinische Bedeutung des typischen Intervalls zwischen dem Einsetzen der krankmachenden Ursache und des Ausbruchs des Symptomenbildes.) Münch. med. Wschr. **1925**, 1827. — KULKOW: On the problem of traumatic parkinsonism. J. Nerv. Dis. **75**, 361 (1932).

LA CAVA: La cranio-encéphalite traumatique des boxeurs. J. Brux. méd. **1940**, No 44 u. 45. — LAFORA: Familiäre Paralysis agitans, Differentialdiagnose gegen die WESTPHAL-STRÜMPELLsche Pseudosklerose. (Span.) Ref. Zbl. Neur. **43**, 853 (1925). — LEFEBVRE: Parkinson et vaccinations (mixtes et jennériennes). Arch. belge Neur. **50**, 131 (1950). — LEONHARD: Hirntraumen und extrapyramidale Erkrankungen. Fortschr. Neur. **21**, 341 (1953). — LÉPINE: Diagnostic entre la maladie de Parkinson et le syndrom postencéphalitique.

Revue neur. **1921**, 690. — LEWY, F. H.: Zur pathologischen Anatomie der Paralysis agitans. Dtsch. Z. Nervenheilk. **50**, 50 (1914). — Zur pathologisch-anatomischen Differentialdiagnose der Paralysis agitans und der HUNTINGTONschen Chorea. Z. Neur. **73**, 170 (1921). — Die Lehre vom Tonus und der Bewegung. Berlin 1923. — Paralysis agitans. In KRAUS-BRUGSCH, Spezielle Pathologie und Therapie innerer Krankheiten, Bd. 10, Teil 2. Berlin-Wien 1924. — Referat zu WILSON, 1926. Ref. Zbl. Neur. **42**, 662. — LEWINSON, M.: Über die Differentialdiagnose zwischen Parkinsonismus postencephaliticus und PARKINSONscher Krankheit (Paralysis agitans). Diss. Basel 1934. — LEYDEN, V.: Ein Fall von Paralysis agitans des rechten Armes infolge der Entwicklung eines Sarkoms im linken Thalamus. Virchows Arch. **29**, 202 (1864). — Beiträge zur pathologischen Anatomie der atrophischen Lähmungen usw. Arch. f. Psychiatr. **6**, 271 (1876). — LHERMITTE: Syndromes pallidal chez un vieillard syphilitique. Encéphale **17**, 341 (1922). — Les syndromes anatomo-cliniques du corps strié chez le vieillard. Revue neur. **29**, 406 (1922). — LHERMITTE et CORNIL: Un cas de syndrome parkinsonien; lacunes symmétriques dans le globus pallidus. Revue neur. **1921**, 189. — Recherches anatomiques sur la maladie de Parkinson. Revue neur. **1921**, 587. — Les syndromes des corps striée d'origine syphilitique. Presse méd. **30**, 284 (1922). — LOTMAR: Zur traumatischen Entstehung der Paralysis agitans. Nervenarzt **6** (1928). — Das extrapyramidalmotorische System und seine Erkrankungen. Fortschr. Neur. **245**, 271 (1931). — LUKSCH: Über die „Ganglienzelleinschlüsse" bei Encephalitis epidemica v. ECONOMO. Beitr. path. Anat. **71**, 201 (1922). — LUKSCH u. SPATZ: Die Veränderungen im Zentralnervensystem bei Parkinsonismus in den Spätstadien der Encephalitis epidemica. Münch. med. Wschr. **1923**, 1245. — LUNDBORG: Ein Fall von Paralysis agitans mit verschiedenen Myxödem-Symptomen kombiniert. Dtsch. Z. Nervenheilk. **19**, 268 (1901). — Die progressive Myoklonusepilepsie. Uppsala 1903. — Spielen die Glandulae parathyreoideae in der menschlichen Pathologie eine Rolle? Dtsch. Z. Nervenheilk. **27**, 217 (1904).

MAIER, HANS W.: Über traumatischen Parkinsonismus. Klin. Wschr. **1926**, 1827. — MAILLARD: Considérations sur la maladie de Parkinson. Thèse de Paris 1907. — MALAMUD and HAYMAKER: Cranial trauma and extrapyramidal involvement: cerebral changes simulating those of anoxia. J. of Neuropath. **6**, 217 (1947). — MARBURG: Zur Pathologie und Pathogenese der Paralysis agitans. Jb. Psychiatr. **36**, 405 (1914). — MARENHOLTZ: Parkinson nach Unfall. Ärztl. Sachverst.ztg **36**, 15 (1930). — MARTLAND: Punch drunk. J. Amer. Med. Assoc. **91**, 1103 (1929). — MATTHIEU, WEIL et OMMANSKY: Parkinsonisme traumatique. Revue neur. **1937**, I, 489. — MCALPINE: The anatomo-pathologic basis of the parkinsonian syndrome following epidemic encephalitis. Brain **49**, 525 (1926). — MENDEL: Die Paralysis agitans. Berlin 1911. — MESSING: Histologische Untersuchungsergebnisse in einem Fall von Paralysis agitans. Neur. polska **10**, 307 (1927). — METZ: Über Parkinsonismus als Unfallfolge. Klin. Wschr. **1937 I**, 203. — MEYNERT: Zit. nach F. H. LEWY. — MILLSPAUGH: Dementia pugilistica. U. S. Nav. Med. Bull. **35**, 297 (1937). Ref. Zbl. Neur. 88, 508. — MJÖNES, HENRY: Paralysis agitans. A clinical and genetic study. Acta psychiatr. (Københ.) Suppl. **1949**. — MÖBIUS: Neurologische Beiträge, H. 5, S. 19. 1898. — MORSIER, DE: Les encéphalopathies traumatiques. Schweiz. Arch. Neur. **50**, **161** (1943).

NACHTSHEIM: Schüttellähmung beim Kaninchen. Erbarzt **1**, 36 (1934). — NAGEL: Statistisches zur Frage der akuten und chronischen Encephalitis epidemica. Arch. f. Psychiatr. **108**, 94 (1938). — NAGY: Familiäres Vorkommen der PARKINSONschen Krankheit. ARGYLL-ROBERTSON-Symptom bei Parkinson. Mschr. Psychiatr. **91**, 179 (1935). — NAVILLE et MORSIER: Traumatismes et syndromes parkinsoniennes. Ann. Méd. lég. etc. **12**, 165 (1932). — NAYRAC, LAINE et FONTAU: Hémiparkinsonisme par gliome temporal contralatéral. Revue neur. **79**, 453 (1947). — NEGRO: Les syndromes parkinsoniens par intoxication sulfocarbonée. Revue neur. **37**, II, 518 (1930). — NETTER: Les relations entre l'encéphalite léthargique et la maladie de Parkinson. Revue neur. **37**, 573 (1921). — NEUBÜRGER, K.: Über argentophile Ablagerungen im Gehirn von Krebskranken. Virchows Arch. **294**, 537 (1935). — NEUSTÄDTER and LIBER: Concerning the pathology of parkinsonism. (Idiopathic, arteriosclerotic and post-encephalitic.) J. Nerv. Dis. **86**, 264 (1937). — Pathologic changes in parkonsinism. Arch. of Neur. **37**, 1212 (1937).

ÖSTERREICHER: Heredofamiliäres Syndrom: Morbus Parkinson juvenilis und spastische Spinalparalyse bei Inzucht in einer psychopathischen Familie. Med. Klin. **1936**, II, 1494. — OMODEI-ZORONI: Spätfolgen der Encephalitis epidemica und Substantia nigra Sömmeringi. Virchows Arch. **250**, 487 (1924). — ORDENSTEIN: Sur la paralysie agitante et la sclérose en plaques. Thèse de Paris 1867. — ORTHEIMER: Parkinsons essay on shaking palsy. Arch. of Neur. **7**, 61 (1922). — OSEKI: Über die Veränderungen des Striatums im normalen Senium. Arb. neur. Inst. Wien **26**, 339 (1924).

PACHE: Über die Markarmut central-vegetativer Gebiete des Gehirns. Arch. f. Psychiatr. **104**, 137 (1935). — PAPPENHEIM: Syphilitischer Parkinsonismus. Z. Neur. **100**, 81 (1926). — PARKINSON, J.: Essay on the shaking palsy. London 1817. Neugedruckt Arch. of Neur. **7**, 681 (1922). — PARNITZKE, K. H., u. I. PEIFFER: Zur Klinik und pathologischen Anatomie der chronischen Braunsteinvergiftungen. Arch. f. Psychiatr. u. Z. Neur. **192**, 405 (1954). — PELNAR: Das Zittern. Berlin 1913. — PETERS, GERD: Die häufigeren degenerativen Erkrankungen des Zentralnervensystems unter besonderer Berücksichtigung versorgungsärztlicher Gesichtspunkte. Fortschr. Neur. **22**, 139 (1954). — PETRI: Das Verhalten der peripheren Nerven und quergestreiften Muskulatur bei Paralysis agitans. Virchows Arch. **288**, 370 (1933). — PETTE: Klinische und anatomische Beiträge zur Frage der syphilitischen Ätiologie pallido-striärer Symptome. Dtsch. Z. Nervenheilk. **77**, 256 (1923). — Klinische und anatomische Betrachtungen zur Pathogenese der Folgezustände nach Encephalitis epidemica. Dtsch. Z. Nervenheilk. **87**, 60 (1925). — PINEAS: Parkinsonismus nach CO-Vergiftung. Vortrag 1927. Zbl. Neur. **89**, 58. — PLATH: Parkinsonismus nach CO-Vergiftung. Dtsch. med. Wschr. **1938 II**, 1543. — POLLOCK and DAVIS: Muscle tone in parkinsonian status. Arch. of Neur. **23**, 303 (1930).

QUENSEL: Hitzschlag und Parkinsonismus. Nervenarzt **14**, 529 (1941); **16**, 134 (1943).

REDLICH: Beitrag zur Kenntnis der pathologischen Anatomie der Paralysis agitans usw. Jb. Psychiatr. **12**, 384 (1894). — Arb. neur. Inst. Wien **2**, 1 (1894). — Über das Vorkommen von sog. Amyloidkörperchen in den Ganglienzellen der Substantia nigra bei metencephalitischem Parkinsonismus. Mschr. Psychiatr. **75**, 129 (1930). — RICHTER: Degeneration of the basal ganglia in monkeys from chronic carbone disulphide poisoning. J. of Neuropath. **4**, 324 (1946). — RIEDL: Parkinsonismus als Folge akuter Vergiftung mit Hypermangan. (Tschech.) 1938. Ref. Zbl. Neur. **92**, 453. — ROTTER: Über symmetrische Pallidumerweichung. Allg. Z. Psychiatr. **91**, 309 (1929). — Organischer Hirnprozeß als Spätfolge von Gehirnerschütterung. Z. Neur. **119**, 97 (1929). — RUNGE: Die Erkrankungen des extrapyramidalmotorischen Systems. Fortschr. Neur. **1936**, 109.

SACK: Beitrag zur Frage des traumatischen Parkinsonismus. D. I. Würzburg 1936. — SCHEIBE: Der Markgehalt der Hirnzentren bei der makroskopischen Färbemethode von MULLIGAN. Arch. f. Psychiatr. **109**, 46 (1938). — SCHIEFFERDECKER u. SCHULTZE: Myotonia congenita, die Tetanie mit myotonischen Symptomen, die Paralysis agitans usw. Dtsch. Z. Nervenheilk. **25**, I (1903). — SCHULTE: Zur Frage des traumatischen Parkinsonismus. Z. Neur. **168**, 669 (1940). — SCHUSTER: Kann ein Stirnhirntumor das Bild der Paralysis agitans hervorrufen? Zugleich ein Beitrag zur Anatomie der Paralysis agitans. Z. Neur. **77**, 1 (1922). — SCHWENN: Ein Beitrag zur Pathogenese der Paralysis agitans. Dtsch. Arch. klin. Med. **70** (1901). — SECKBACH: Paralysis agitans, Parkinsonismus und Trauma. Mschr. Psychiatr. **86**, 37 (1933). — SEIFRIED u. SPATZ: Die Ausbreitung der encephalitischen Reaktionen bei der Bornaschen Krankheit der Pferde und deren Beziehungen zu der Encephalitis epidemica, der HEINE-MEDINschen Krankheit und der Lyssa des Menschen. Z. Neur. **124**, 317 (1930). — SOUQUES: Les syndromes parkinsoniens. Revue neur. **1921**, 534, 689. — Leçons et causes de la paralysis agitante. Ses rapport avec le syndrome parkinsonien postencéphalique léthargique. Questions neur. d'actualité. Paris 1921. — SOURATE: Le syndrome parkinsonien chronique au cours de l'intoxication chronique par la manganese. Revue neur. **41**, 678 (1934). — SPATZ: Die Substantia nigra und das extrapyramidal-motorische System. Dtsch. Z. Nervenheilk. **77**, 275 (1923). — Physiologie und Pathologie der Stammganglien. In Handbuch der normalen und pathologischen Physiologie, Bd. 10, S. 318. 1927. — Encephalitis. In Handbuch der Geisteskrankheiten, Bd. 11, S. 157. 1930. — Ergebnis der anatomischen Untersuchung in 70 Fällen von Encephalitis epidemica. Zbl. Neur. **56**, 435 (1930). — Anatomie des Mittelhirns. In Handbuch der Neurologie von BUMKE und FOERSTER, Bd. I, S. 474. 1935. — STERN: Die epidemische Encephalitis, 2. Aufl. Berlin 1928. — Epidemische Encephalitis. In Handbuch der Neurologie von BUMKE u. FOERSTER, Bd. XIII, S. 307. 1936. — STRAUBE: Zur Frage der posttraumatischen Entstehung der Paralysis agitans. Dtsch. Z. Nervenheilk. **134**, 38 (1934).

TAKENO: Zur Frage der Differentialdiagnose zwischen dem postencephalitischen Parkinsonismus und der Paralysis agitans. (Jap.) 1932. Ref. Zbl. Neur. **62**, 633. — TIMMER: Parkinsonismus und Degeneration der Substantia nigra. Nederl. Tijdschr. Geneesk. **1939**, 2375. Ref. Zbl. Neur. **94**, 605. — Der Zusammenhang zwischen Degeneration der Substantia nigra und Parkinsonismus. Acta psychiatr. (København.) **15**, 157 (1940). — TRÉTIAKOFF: Contribution à l'étude de l'anatomie pathologique du locus niger de Soemmering etc. Thèse de Paris 1919. — TRÖMMER: Paralysis agitans, juvenilis. 1926. Ref. Zbl. Neur. **43**, 791.

VIZIOLI: Morbus Parkinson und postencephalitischer Parkinsonismus. Zbl. Neur. **83**, 100. — Sulla diagnosi differenziale tra morbo di Parkinson e sindromi parkinsonanie encefalitiche. Studi sassar. **14**, 108 (1936). Ref. Zbl. Neur. **83**, 180. — Il problema del parkinsonismo traumatico. Riv. Neur. **11**, 185 (1938). Ref. Zbl. Neur. **92**, 658. — VOGT, C. u. O.: Zur Kenntnis der pathologischen Veränderungen des Striatums und zur Pathophysiologie der dabei auftretenden Krankheitserscheinungen. Heidelberg, Akad. Wiss. Math.-naturwiss. Kl. B 1919, Nr 14. — Erster Versuch einer pathologisch-anatomischen Untersuchung striärer Motilitätsstörungen usw. J. Psychol. u. Neur. **24** (1920). — VOSS, H.: Progressive Bulbärparalyse und amyotrophische Lateralsklerose bei chronischer Manganvergiftung.

Arch. Gewerbepath. **9**, 464 (1939). — Rückenmark und peripheres Nervensystem bei chronischer Manganvergiftung. Arch. Gewerbepath. **10**, 550 (1941).

WILLIGE: Über Paralysis agitans im jugendlichen Alter. Z. Neur. **4**, 520 (1911). — WILLING: Über die Erblichkeit der PARKINSONschen Krankheit. Erbarzt **5**, 50 (1938). — WOLLENBERG: Die Paralysis agitans. In NOTHNAGELS Spezielle Pathologie und Therapie, Bd. 12. 1899. — WREDE: Über hereditären Parkinsonismus. Arch. f. Psychiatr. **104**, 597 (1936).

Anhang: Essentieller Tremor.

BOGAERT, VAN: Un torticollis héréditaire et familial avec tremblement. Mschr. Psychiatr. **103**, 321 (1940). — Situation de certains tremblements, syndromes dystoniques et cérébelleux hérédo-familiaux, à l'égard des processus abiotrophiques et vasculaires de l'involution. Méd. clin. (Barcelona) **15**, 209 (1950).

CRITCHLEY: Observations on essential (heredofamilial) tremor. Brain **72**, 113 (1949).

ELSÄSSER: Erblicher Tremor. Fortschr. Erbpath. **5**, 117 (1941).

FLATAU: Über hereditären, essentiellen Tremor. Arch. f. Psychiatr. **44**, 306 (1908).

HASSLER: Zur pathologischen Anatomie des senilen und parkinsonistischen Tremors. J. Psychol. **49**, 193 (1937). — Der essentielle Tremor. In Handbuch der inneren Medizin, 4. Aufl., Bd. V/3, S. 859. 1953. — HUNT: The spino-cerebellar tremor etc. Arch. of Neur. **8**, 664 (1922).

JUNG, R.: Physiologische Untersuchungen über den Parkinsontremor und anderen Zitterformen beim Menschen. Z. Neur. **173**, 263 (1941).

KEHRER: Über das erbliche Zittern usw. Dtsch. Z. Nervenheilk. **114**, 165 (1930). — KREISS: Über den hereditären Tremor. Dtsch. Z. Nervenheilk. **44**, 111 (1912).

MINOR: Das erbliche Zittern. In Handbuch der Neurologie von BUMKE u. FOERSTER, Bd. 16, S. 974. 1936. — MYLE u. VAN BOGAERT: Sur le tremblement familial. Mschr. Psychiatr. **103**, 28 (1940). — Du tremblement essentiel non familial. Mschr. Psychiatr. **115**, 80 (1947/48).

NACHTSHEIM: Erbleiden des Nervensystems bei Säugetieren. In Handbuch der Erbbiologie, Bd. V/1, S. 1. 1939.

PELNAR: Das Zittern. Berlin 1913.

SANTHA, v.: Zum Problem des pallidären Tremors. Arch. f. Psychiatr. **111**, 190 (1940).— STUTTE: Zur Nosologie monosymptomatischer Zitterformen. Dtsch. med. Wschr. **1948**, 15.

WESTPHAL: Über einen Stammbaum mit erblichem Kinnmuskelzittern. Z. Neur. **161**, 265 (1938).

Die Torsionsdystonie. Der Hemiballismus.

Von

J. Hallervorden - Gießen.

Mit 2 Abbildungen.

Die Torsionsdystonie wurde zuerst von SCHWALBE (1908) als „tonische Krampfform mit hysterischen Symptomen" bei 3 Geschwistern beschrieben, von ZIEHEN (1910) als „tonische Torsionsneurose", 1911 von OPPENHEIM als „Dysbasia lordotica progressiva" oder als „Dystonia musculorum deformans" bezeichnet. MENDEL schlug dafür den Ausdruck „Torsionsdystonie" vor, der sich allgemein eingebürgert hat, doch werden daneben in der Literatur noch viel die Bezeichnungen Torsionsspasmus, Tortipelvis, Dystonia lordotica progressiva, ZIEHEN-OPPENHEIMsche Krankheit gebraucht.

Es handelt sich dabei um eigentümlich drehende und schraubende Bewegungen des Rumpfes, des Kopfes und der proximalen Teile der Extremitäten, die mit starken unwillkürlichen Muskelkontraktionen einhergehen. Diese Muskelspannungen pflegen sich gewöhnlich in den Muskeln einzustellen, die gerade gebraucht werden sollen (Spasmus mobilis), und können meist aktiv gar nicht und passiv auch nicht immer überwunden werden, während die gleichen Bewegungen ein anderes Mal mühelos ausgeführt werden können; oft gelingt dies besser im Liegen als im Stehen. Bei Zunahme der Muskelkrämpfe können die unwillkürlichen Bewegungen verschwinden und es kommt zu Dauerkrämpfen; in manchen Fällen bestehen diese auch von vornherein. Eine Reihe von Fällen von isoliertem Torticollis gehören hierher, und nicht selten beginnt die Erkrankung mit einer solchen Verdrehung des Kopfes (STUTTE 1947). Im Laufe des Leidens bilden sich athetotische Haltungen, Lordosen und Skoliosen heraus, die Glieder nehmen vertrackte Stellungen ein, der Gang bekommt ein bizarres Aussehen und wird immer schwieriger, bis er schließlich ganz unmöglich wird.

Die Torsionsdystonie ist ein Symptomenkomplex des extrapyramidal-motorischen Systems, der von verschiedenen Stellen desselben ausgelöst werden kann, besonders vom Striatum und Pallidum, und daher mit den anderen Hyperkinesen, wie Chorea und Athetose, durch Übergänge verbunden ist. — O. FOERSTER sagt geradezu: „Das Krampus-Syndrom (Torsionsspasmus) ist ein lokales Athetosesyndrom." Ebenso wie diese Bewegungsstörungen kann auch die Torsionsdystonie in Versteifung übergehen. Dieser Symptomenkomplex kann durch die verschiedenen Krankheitsprozesse ausgelöst werden (KREYENBERG 1931). Es gibt aber eine kleine Gruppe *idiopathischer Torsionsdystonien*; sie wurde zuerst bei russischen Juden beschrieben; doch ist sie keineswegs rassegebunden. Die Krankheit kann familiär vorkommen, auch dominante (ROSE u. a.) und recessive Erblichkeit ist beschrieben worden, wobei zu berücksichtigen ist, daß in der Verwandtschaft nicht nur Torsionsdystonien, sondern auch andere extrapyramidale Störungen vorhanden sein können. Bei der Beobachtung von BEILIN (1935) mit recessivem Erbgang fehlt die anatomische Bestätigung. Klinisch ist eine Unterscheidung dieser Gruppe von den symptomatischen Fällen sehr schwierig. Die Tatsache der meist vorhandenen Erblichkeit macht die Abgrenzung auch nicht leichter, da einige Krankheiten mit symptomatischer Torsionsdystonie ebenfalls erblich sein können; doch können spezielle Symptome solcher Krankheiten auf die richtige Spur führen.

Anatomische Befunde idiopathischer Fälle sind selten und keineswegs eindeutig. Zunächst sei die klassische Beobachtung der russischen jüdischen Familie Lewin geschildert (Rose 1937). Von den 3 Geschwistern, welche Schwalbe, Ziehen und Oppenheim zum erstenmal als Torsionsdystonie beschrieben haben, ist eine Kranke von C. und O. Vogt und ein Nachkomme von Rose anatomisch (Abb. 1) untersucht worden.

Nach Rose soll der Großvater der 3 kranken Geschwister nach einer Verschüttung im türkisch-russischen Kriege an Zittern gelitten haben. Wulf war zur Zeit der Veröffentlichung (1937) noch in Behandlung von Rose, Chaim beging im 18. Lebensjahr nach 6jähriger Krankheitsdauer Selbstmord, Fanny starb nach 16jähriger Krankheitsdauer.

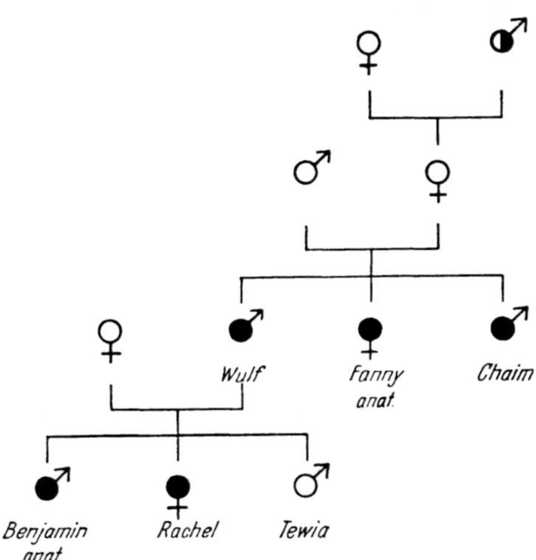

Abb. 1. Stammbaum der Familie Lewin.

Wulf erkrankte im 15. Lebensjahr (neu beschrieben von Regensburg 1930 und von Jankowska 1934). Sein Zustand hat sich seit der letzten Beschreibung nicht geändert. Er heiratete 1925 eine gesunde Frau und hatte von ihr 3 Kinder: Benjamin, geboren 1926, Rachel 1928, einen Sohn Tewia, geboren 1930.

Benjamin erkrankte im 6. Lebensjahr an Torsionsdystonie und starb bereits 15 Monate später. Im 2. Lebensjahre fiel er aus dem Fenster im Erdgeschoß (ohne Folgen), im 3. Lebensjahr hatte er zweimal Diphtherie, er entwickelte sich körperlich und geistig normal. Im Sommer 1931 fiel er mehrmals während des Spiels und schlug stark mit dem Kopf auf. Damals traten Gehstörungen mit Innenrotation des rechten Beines auf, dann eine Lordose der Lendenwirbelsäule und Sprachstörungen: Die Stimme wurde flüsternd und heiser. Später Kontrakturen der Flexoren des rechten Ober- und Unterschenkels und der Bauchmuskeln. 1932 unwillkürliche Bewegungen mit Rotation des Kopfes nach rechts hinten, unwillkürliche Bewegungen des linken Armes, rhythmische Streckung des rechten Beines. Die Bewegungen verschwanden im Schlaf und nach Scopolamin für kurze Zeit. Die spastischen Kontrakturen waren äußerst quälend. Er starb unter den Symptomen der Herzinsuffizienz.

Rachel erkrankte im 2. Lebensjahre in ähnlicher Weise, auch sie litt sehr unter den schmerzhaften Kontrakturen.

Tewia war zur Zeit der Veröffentlichung noch gesund.

Anatomischer Befund: Das Gehirn von *Benjamin* war ödematös (Rose 1937). Die Rinde besitzt eine normale Zellarchitektonik. Striatum und Pallidum zeigen keine auffällige Atrophie, das Markscheidenbild ist normal. Im Striatum besteht ein „mäßiger Schwund" der kleinen Zellen, während die großen in normaler Zahl erhalten sind. Im Pallidum ist lediglich die Glia etwas vermehrt; Corpus Luys und roter Kern sind nicht verändert. In Hirnrinde und Striatum findet sich ein auffallender Mangel an Astrocyten, die übrigen Gliaelemente sind in normaler Zahl vorhanden.

Bei *Fanny L.* (40 Jahre), der Tante des Benjamin, sind im Striatum „die großen Nervenzellen gut erhalten geblieben. Kern und Plasma der kleinen Nervenzellen sind stark atrophisch . . . Außerdem fehlt die Makroglia, die Oligodendroglia ist gewuchert" (C. und O. Vogt 1937). Die Veränderungen waren hier ungleich schwerer als bei Benjamin. Rose sagt dazu: „Charakteristisch für die Torsionsdystonie sind der fortschreitende Schwund der kleinen Nervenzellen im Striatum und der gleichzeitig vorhandene gänzliche oder weitgehende Mangel der Makroglia fast im ganzen Gehirn."

Dieser Befund ist von C. und O. Vogt später (1942) ergänzt worden. Sie haben eine Erkrankung des Nucleus centralis thalami festgestellt: er ist verkleinert und zeigt in seiner einen Hälfte (cp nach der Nomenklatur von C. und O. VOGT) „eine teilweise starke, teilweise sehr starke Schrumpfung der gleichzeitig abgeblaßten Nervenzellen bei einer mäßigen Vermehrung der Oligodendroglia und dem fast vollständigen Fehlen der Makroglia". — „Diesem Prozeß geht eine nicht so starke Schrumpfung der kleinen Nervenzellen im Putamen mit mäßiger Vermehrung der Oligodendroglia und dem Fehlen der Makroglia parallel." Die Autoren sehen in dieser „elektiven" Erkrankung des Nucleus centralis die Ursache der Torsionsdystonie und meinen, daß „die weniger ausgesprochenen Veränderungen im Striatum und Caudatum möglicherweise nur eine transneuronale Atrophie darstellen".

In diesem Fall sind Fettpräparate nicht untersucht worden, es fehlte aber das reichliche Pigment im Striatum; dennoch dürfte es sich hier, da im Striatum die Oligodendroglia gegenüber den Astrocyten vorherrschte, um sehr ähnliche Verhältnisse handeln, wie sie C. und O. VOGT bei der HUNTINGTONschen Chorea beschrieben haben (vgl. S. 801). Da auch eine dominante Vererbung vorliegt, könnten diese Fälle als eine Variante der HUNTINGTONschen Chorea angesehen werden, wie der Fall von FOSSEY (1922), der aus einer Huntington-Familie stammt.

Dieser Beobachtung nahe stehen die Fälle von CASSIRER (1912: 29jähriger Mann, Beginn im 7. Lebensjahr), RICHTER (1929: 45jährige Frau mit Beginn im 4. Lebensjahr), wohl auch ALPERS und DRAYER (1937) sowie CARDONA (1931).

Immer war das Striatum bevorzugt betroffen durch Schwund der kleinen Zellen, Vermehrung der Glia; von CASSIRER und RICHTER wird besonders der Fettgehalt der Ganglien- und Gliazellen erwähnt. Das gleiche gilt auch für die Beobachtung von SCHMITT und SCHOLZ (1931).

Der 53 Jahre alt gewordene, nicht jüdische Mann erkrankte im 22. Lebensjahr an Halsmuskelkrämpfen, anfangs nur im rechten Sternocleidomastoideus, bald darauf in der rechten Schulter. Nach 20 Jahren waren fast alle Muskelgebiete betroffen. In den Beinen kam es zu minutenlang andauernden Muskelkontraktionen, beim Gehen zu grotesken Umdrehungen um die Körperachse. In der Ruhe ließen die Bewegungsstörungen nach, im Schlaf hörten sie ganz auf. In den letzten Lebensjahren stundenlang anhaltende tonische muskuläre Krampfzustände. Tod an Bronchopneumonie.

Anatomisch: Makroskopisch nur mäßige Abflachung des Nucleus caudatus. Abgesehen von einer allgemein verbreiteten akuten Ganglienzellerkrankung infolge der letalen Krankheit findet sich im ganzen Zentralnervensystem eine beträchtliche Pigmentatrophie der Nervenzellen, sonst sind nur Veränderungen im Striatum vorhanden: Die kleinen Ganglienzellen sind nur unbedeutend vermindert, sie besitzen ebenso wie die großen Nervenzellen reichlich gelbes oder gelbgrünliches Pigment. Die Glia ist nur wenig vermehrt, darunter einige Astrocyten. In Ganglien- und Gliazellen eine überraschende Menge von Fett, an den Gefäßen nur wenige Fettkörnchenzellen. Im NISSL-Präparat sieht man an den Gliazellen reichlich gelbliche bis schwärzliche Pigmentkörnchen, die nur zum geringen Teil die Fettfarbe annehmen. Im Pallidum keine Veränderungen. Nach der Ansicht der Autoren kann die streng auf das Striatum beschränkte Fettspeicherung ohne wesentliche Parenchymausfälle oder gliöse Reaktionen — als eine Vermehrung des autochthonen lipoiden Pigments gedeutet werden, worauf auch das reichliche Vorkommen der kleinen Pigmentkörnchen hinweist, welche wahrscheinlich eine Vorstufe desselben darstellen. Es könnte sich aber auch um eine Transportstauung in der Glia handeln. Am nächsten stehe der Fall der Beobachtung von CASSIRER, doch sei auch eine Verwandtschaft mit dem RICHTERschen Fall vorhanden. Eine sichere Deutung läßt der Fall nicht zu.

Auch DAVISON und GOODHART (1933) beschrieben bei einer 28jährigen russischen Jüdin, die seit dem 6. Lebensjahr krank war, einen Zellschwund im Striatum mit lipoidreichen Ganglienzellen bei intaktem Pallidum, doch war auch der Nucleus amygdalae und der Thalamus ebenso betroffen; es gab ferner vacuolige Veränderungen der Vorderhornzellen des Rückenmarks und der motorischen Hirnnervenkerne, sowie kleine nekrotische Herde in Rinde und Striatum mit verkalkten Gefäßen. MARINESCO und NICOLESCO (1929) sahen bei einer russischen Jüdin von 16 Jahren außer der Striatumschädigung auch Ausfälle im Pallidum und Corpus Luys mit reichlichen Lipoiden in den Ganglienzellen.

Diese Beobachtung bildet den Übergang zu den Erkrankungen des Pallidum.

Unter der Bezeichnung „*progressive Pallidumatrophie*“ beschrieb HUNT (1917)[1] eine Beobachtung eines 40 Jahre alt gewordenen Mannes, der seit dem 15. Lebensjahr an Tremor und progressiver Versteifung litt. Er fand eine Degeneration der Zellen des Globus pallidus und der großen Zellen des Striatums, während die kleinen Nervenzellen intakt geblieben waren; die Linsenkernschlinge und die Faserzüge zum Corpus Luys waren verschmälert, die Substantia nigra war unversehrt. Andere Fälle hat VAN BOGAERT (1946) mitgeteilt. Es handelt sich um 2 Brüder, bei denen sich im Alter von 5 Jahren allmählich das Bild der Choreoathetose mit Torsionsspasmus entwickelte. Bei beiden fand sich eine schwere symmetrische Atrophie des Pallidums, besonders des äußeren Gliedes, mit Aufhellung der Markscheiden, Zellausfällen und dichter Fasergliose, während das Putamen, aber auch das Corpus Luys sowie die Substantia nigra intakt geblieben waren. Von der HALLERVORDEN-SPATZschen Krankheit unterscheiden sich diese Fälle vor allem durch den Mangel an Pigment und Abbauprodukten. Um eine reine Pallidumerkrankung mit sekundärer Atrophie der in das Corpus Luys einstrahlenden Fasern handelt es sich bei einem von VAN BOGAERT und SCHERER (1936) geschilderten jungen Mann, welcher klinisch einen Starrezustand mit Anfällen von Achsendrehung des Körpers darbot (BOUCHÉ und VAN BOGAERT 1933). In einem weiteren Fall (VAN BOGAERT 1941), einer Frau mit Torticollis und Kopfzittern, deren Mutter und Schwester dasselbe Leiden hatten, fand sich hauptsächlich eine Schädigung des Pallidums und eine geringere des Corpus Luys, während das Striatum nur unbedeutend erkrankt war. Daneben bestand infolge eines Uteruscarcinoms eine WERNICKEsche Polioencephalitis. Noch ausgesprochener war die Atrophie des Pallidums und des Corpus Luys bei einem 69jährigen Mann, bei welchem die Torsionsdystonie im 26. Lebensjahr eingesetzt hatte (VAN BOGAERT 1947).

Es ergibt sich also, daß einige Beobachtungen von Torsionsdystonie im anatomischen Befund sich kaum von der HUNTINGTONschen Chorea unterscheiden, andere sich trotz vorwiegender Erkrankung des Striatums durch die histologischen Besonderheiten mehr davon entfernen, wie z. B. die Beobachtung von SCHMITT und SCHOLZ, wieder bei anderen steht das Pallidum und andere Zentren im Vordergrund. Es zeigt sich also auch hier wieder, daß für einen Symptomenkomplex nicht ein einziges Zentrum allein verantwortlich gemacht werden kann.

Dies wird auch bei den sehr viel zahlreicheren *symptomatischen Torsionsdystonien* deutlich, denen bestimmte Krankheitsprozesse zugrunde liegen. Von diesen sollen hier nur einige Beispiele angeführt werden, soweit sie nämlich unter dem Titel dieses Symptomenkomplexes beschrieben und außerdem anatomisch geklärt worden sind.

Es gibt stationäre Erkrankungen und progressive Formen. Die stationären beruhen auf angeborenen oder frühkindlichen Erkrankungen, deren anatomische Grundlagen der Status marmoratus[2] oder der Status dysmyelinisatus[3] von C. und O. VOGT darstellt. Ihre Ursachen sind Geburtsasphyxie, Kernikterus, Infektionskrankheiten usw. (vgl. Abschnitt Cerebrale Kinderlähmung).

Die progressiven Formen haben ihre Grundlage in verschiedenen Erkrankungen: *degenerative Schädigung des Pallidums und der Substantia nigra* bei der HALLERVORDEN-SPATZschen Krankheit (HALLERVORDEN 1930, BENDA 1949). *Wilson-Pseudosklerose:* THOMALLA (1918), SPILLER (1920), WIMMER (1921), VAN BOGAERT (1947). *Encephalitische Erkrankungen* unbestimmter Ätiologie: URECHIA, MIHALESCU und ELEKES (1925), MUNCH-PETERSEN (1935), GORDIN (1935), GRINKER und WALKER (1939). *Encephalitis epidemica:* POPPI (1931), MOLLARET und BERTRAND (1934), AGOSTINI (1934), DIVRY und EVRARD (1937), GRÜNTHAL und STAEHLI (1940). *Idiopathische Verkalkung der Hirngefäße:* WESTPHAL und SIOLI (1925), MARQUES (1947). *Angiom der Stammganglien:* O. FOERSTER (1933).

Anhang: Die Tic-Krankheit.

Hier soll nur die generalisierte Tic-Krankheit erwähnt werden, die von GILLES DE LA TOURETTE 1888 beschrieben wurde. Der Tic breitet sich in der Gesamtmuskulatur aus, einschließlich Gesicht und Hals und ist mit Zwangshandlungen

[1] Vgl. Paralysis agitans juvenilis (S. 901).

[2] VAN BOGAERT (1929), DIMITRI (1932, 1935), DAVISON und GOODHART (1938), MASPES und ROMERO (1938).

[3] Zum Beispiel LARUELLE und VAN BOGAERT (1929).

und Koprolalie verbunden. Es kommt dabei zu grotesken Verdrehungen, Umsichschlagen, zu zwangsmäßigem Schimpfen und obszönen Redensarten, und zwar gegen den Willen des Kranken, die nur schwer und auch nur vorübergehend unterdrückt werden können. Der Beginn liegt meist in der Kindheit, nur 2 Fälle sind anatomisch untersucht worden. DEWULF und VAN BOGAERT (1941) konnten anatomisch keine Veränderungen nachweisen. Ein von CLAUSS beobachteter und schon früher von STRAUS (1927) beschriebener 42 Jahre alt gewordener Mann wurde von BALTHASAR (1953) untersucht. Außer offenbar frischen diffusen meningoencephalitischen Veränderungen fand er eine Verkleinerung der kleinen Striatumzellen ohne Gliawucherung, die besonders dicht standen. Er deutet sie als eine Anlagestörung.

Der Hemiballismus.

Der Hemiballismus ist ein Syndrom, welches gewöhnlich durch eine Schädigung des Corpus Luys der Gegenseite ausgelöst wird. In der älteren Literatur wird er meist als Hemichorea bezeichnet, der er auch im allgemeinen entspricht, nur sind die Bewegungsstörungen von ganz ungewöhnlicher Heftigkeit. Die Gliedmaßen werden plötzlich und rasch mit großer Kraft herumgeschleudert, so daß der Körper hin- und hergerissen wird und es zu ernsten Verletzungen kommen kann. Die Kranken grimassieren heftig, die Zunge wird gewaltsam und rhythmisch vorgestoßen; in einem von mir beobachteten Fall entstanden durch die Reibung an den Zähnen Geschwüre, die in kurzer Zeit eine Sepsis hervorriefen. Die Patienten werden durch die Wucht der Schleuderbewegungen und die oft pausenlose Fortsetzung der Hyperkinese schwer erschöpft; im Schlaf pflegt die Bewegungsstörung aufzuhören. In der Ruhe besteht eine Hemiparese der betroffenen Seite (Näheres bei HASSLER 1953).

Meist tritt dieses Syndrom nach einem Schlaganfall auf. Bei der Autopsie findet man dann eine isolierte Blutung im Corpus Luys der gegenüberliegenden Seite (TOUCHE 1901, O. FISCHER 1911, A. JAKOB 1923). Von 56 pathologisch-anatomisch untersuchten Fällen war bei 40 (71%) eine primäre Schädigung dieses Zentrums oder seiner Bahnen vorhanden. Die weiteren 16 Fälle (29%) hatten Veränderungen im Striatum und Pallidum, wodurch meist eine Degeneration des Corpus Luys erfolgt war (HASSLER nach WHITTIER). Neuerdings ist es WHITTIER und METTLER (1949) und CARPENTER (1950) gelungen, bei Affen durch Läsion des Corpus Luys eine starke choreiforme Bewegungsstörung hervorzurufen. Natürlich können neben Gefäßverschlüssen und Blutungen auch Traumen (SCHOB 1920, JANTZ 1944, HASSLER 1953) und Tumoren (BONHOEFFER 1930 u.a.) ätiologisch in Betracht kommen. Ein kongenitaler Hemiballismus ist offenbar auf ein Geburtstrauma zurückzuführen (URECHIA u. Mitarb. 1938). v. SÁNTHA (1927) sowie JUBA und RAKONITZ (1937) haben eine somatotopische Gliederung des Corpus Luys beschrieben.

Ein typisches Beispiel, das ich Herrn Prof. SCHOLZ verdanke, sei hier wiedergegeben:

G. K. (F. A. 265/52), 65jähriger Mann, ehemals Ringer und Kraftsportler, adipös, Blutdruck 250/126, Wassermann negativ. Patient erkrankte aus voller Gesundheit mit Unruhe im rechten Arm und Bein und häufigen unwillkürlichen Schleuderbewegungen. Die passiven Bewegungen waren ungestört, der Tonus im rechten Arm gesteigert. Keine Sensibilitätsstörungen; Patellarreflexe rechts vorhanden, links nicht sicher auslösbar; Achillesreflexe fehlten. Fallneigung nach rechts. Sprache undeutlich, sie wird bei Eintritt der Bewegungsunruhe durch Schreien unterbrochen wegen heftiger Schmerzen in einem schlecht verheilten Knochenbruch des rechten Beines. Psychisch gut orientiert, Krankheitsdauer 8 Tage, Tod an Pneumonie.

Es bestand eine Arteriosklerose, Herzhypertrophie und Bronchopneumonie. Im Gehirn zahlreiche kleinste Erweichungsherdchen im Balken und Stammganglien, Status cribrosus im Pallidum beiderseits. *Im linken Corpus Luys pflaumenkerngroße Blutung*, die das gesamte Gebiet dieses Kerns, die oberen und seitlichen Partien des Nucleus ruber und angrenzende Teile des Hirnschenkels betrifft (Abb. 2). — Im Innern dieser Blutung fand sich ein nekrotisches Gefäß, das eine aneurysmatische Wandausbuchtung zu haben schien.

Der pathophysiologische Mechanismus ist noch nicht ganz geklärt, offenbar wird durch die Zerstörung des Corpus Luys ein hemmender Einfluß aus dem roten Kern auf das Pallidum unterbunden, andererseits wird durch den Fortfall der vom Corpus Luys zum inneren Pallidumglied ziehenden Faserverbindung dieses enthemmt, so daß ungeordnete Erregungen vom Pallidum über den

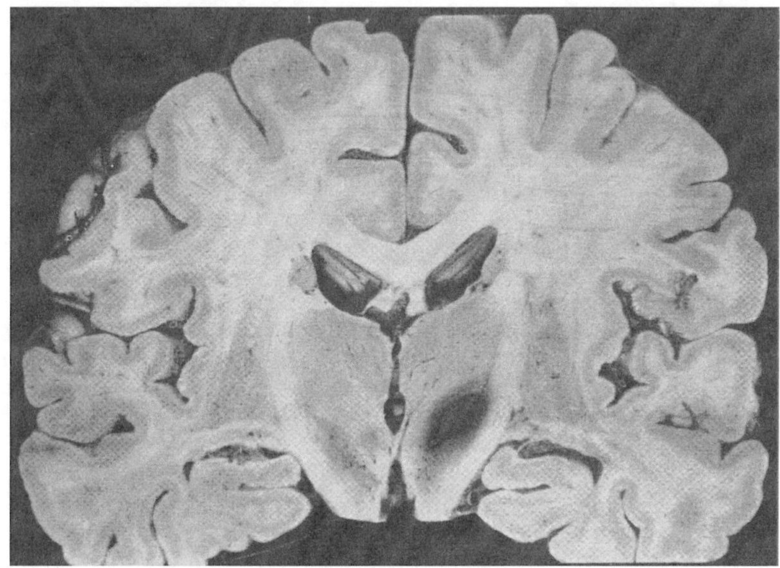

Abb. 2. Blutung im linken Corpus Luys bei Hemiballismus. (G. K. — F. A. 265/52.)

Thalamus zu den Rindenfeldern gelangen, weshalb auch deren Erregungen unreguliert sind und zu choreatischen Bewegungsstörungen führen. Eine therapeutische Beeinflussung der ballistischen Bewegungsstörungen durch Exstirpation entsprechender Felder der prämotorischen Rinde ist möglich, ähnlich wie bei Chorea (vgl. HASSLER).

Einen rein heredodegenerativen Hemiballismus gibt es nicht, dagegen sind ballistische Bewegungsstörungen *bei degenerativen Prozessen* beschrieben worden. Die von RAKONITZ (1933) mitgeteilte, progredient verlaufende Erkrankung (Beginn um das 40. Lebensjahr) bei 2 Brüdern, deren Großvater und dessen Schwester mit einem doppelseitigen symmetrischen Ballismus der Arme, aber auch der Beine, des Gesichts und der Zunge, ist nur klinisch beobachtet. Ein ebenfalls degenerativer Hemiballismus von BAUMANN ist ungeklärt.

Eine Beobachtung von MÉSZÁROS (1941) betrifft eine 54jährige Frau, die ein halbes Jahr vor dem Tode mit choreatischen und schleudernden Bewegungen erkrankte. Im Striatum fanden sich die typischen Zellausfälle der Chorea, ebenso in der Rinde, außerdem war das Corpus Luys beiderseits fast vollständig verödet, eine Erblichkeit bestand nicht.

TITECA und VAN BOGAERT (1946) beschrieben einen Kranken, der mit 44 Jahren an einer linksseitigen Katarakt erkrankte, sowie an schleudernden Bewegungen der linken Körperhälfte; er bekam später Wahnideen und wurde schwer dement. Eine Schwester von ihm hatte eine Kleinhirnatrophie. Es fand sich bei ihm eine beginnende Brückenatrophie mit Degeneration der Bindearme und des Nucleus dentatus, eine geringe Schädigung der Substantia nigra und Degeneration der GOLLschen Stränge. Das Corpus Luys der rechten

Seite war entmarkt und atrophisch, ferner waren Pallidumabschnitte derselben Seite degeneriert. Das linke Corpus Luys war ebenfalls entmarkt und zeigte beträchtliche Zellausfälle. Weitere Schädigungen des Corpus Luys mit Beteiligung des Pallidums bei heredodegenerativen Erkrankungen hat VAN BOGAERT (1946) mitgeteilt.

Literatur.

Torsionsdystonie.

AGOSTINI: Sopra un caso di spasmo di torsione in encefalitis epidemica. Riv. Pat. nerv. **43**, 440 (1934). Ref. Zbl. Neur. **73**, 479. — ALPERS and DRAYER: The organic background of some cases of spasmodic torticollis. Amer. J. Med. Sci. **193**, 378 (1937). Ref. Zbl. Neur. **85**, 668.

BALTHASAR: Über das System des Corpus Luys an Hand eines anatomisch untersuchten Falles von Hemiballismus. Z. Neur. **128**, 702 (1930). — Über Hirnverkalkung. 1934. Ref. Zbl. Neur. **73**, 728. — Über die Beteiligung des Globus pallidus bei Athetose und Hemiballismus. Dtsch. Z. Nervenheilk. **148**, 243 (1939). — BEILIN: Genetische und klinische Analyse des Torsionsspasmus. Z. Neur. **152**, 126 (1935). — BENDA: Chronic rheumatic encephalitis, torsionsdystonia and Hallervorden-Spatz-disease. Arch. of Neur. **61**, 137 (1949). — BOGAERT, VAN: Observations anatomiques et cliniques du spasme de torsion. Revue neur. **36** (I), 923 (1929). — Un torticollis héréditaire et familiaire avec tremblement. Mschr. Psychiatr. **103**, 321 (1941). — Aspects cliniques et pathologiques des atrophies pallidales et pallido-luysiennes progressives. J. of Neur., N. s. **9**, 125 (1946). — BOGAERT, VAN, u. SCHERER: Zur Frage der Beziehungen von Pallidum und Kleinhirnläsionen zum Syndrom der Drehbewegungen um die Körperachse. Mschr. Psychiatr. **93**, 140 (1936). — BOUCHÉ et VAN BOGAERT: Etude anatomo-clinique d'un état de rigidité unilatérale progressive avec choréoathétose et paroxysme de torsion autour de l'axe longitudinal. Revue neur. **64**, 886 (1935).

CARDONA: Sullo spasme de torsione. Riv. Pat. nerv. **38**, 572 (1931). Ref. Zbl. Neur. **63**, 201. — CARPENTER, WHITTIER and METTLER: Analysis of choreoid hyperkinesia in the rhesus monkey. J. Comp. Neur. **92**, 293 (1950). — CASSIRER: Halsmuskelkrampf und Torsionsspasmus. Klin. Wschr. **1922**, 153. — CLAUSS u. BALTHASAR: Zur Kenntnis der generalisierten Tic-Krankheit. Arch. f. Psychiatr. u. Z. Neur. **191**, 398 (1954).

DAVISON and GOODHART: Dystonia musculorum deformans. Arch. of Neur. **29**, 1108 (1933); **39**, 939 (1938). — DEWULF u. VAN BOGAERT: Une observation anatomo-clinique de maladie des tics. Mschr. Psychiatr. **104**, 53 (1941). — DIMITRI: Über einen Fall von Dystonia musculorum deformans. Semana méd. **1932 I**, 428. Ref. Zbl. Neur. **65**, 538. — Ein weiterer anatomisch-klinischer Fall von Dystonia mucsulorum deformans. Semana méd. **1935**, Nr 2. Ref. Zbl. Neur. **76**, 340. — DIVRY et EVRARD: Spasme du torsion postencéphalitique. J. belge Neur. **37**, 179 (1937).

FISCHER, O.: Zur Frage der anatomischen Grundlage der Athétose double usw. Z. Neur. **7**, 463 (1911). — FOERSTER: Zur Analyse und Pathophysiologie der striären Bewegungsstörungen. Z. Neur. **73**, 1 (1921). — Mobile spasm of the neck muscles and its pathological basis. J. Comp. Neur. **58**, 725 (1933). — FOSSEY: A case of dystonia musculorum with remarkable familial history. New York Med. J. **116**, 329 (1922). Ref. Zbl. Neur. **32**, 18.

GILLES DE LA TOURETTE: Etudes sur une affection nerveuse caractérisée par l'incoordination motrice, accompagnée d'écholalie et de coprolalie. Arch. de Neur. **9**, 19, 158 (1885). — Sem. méd. **19**, 153 (1899) (nach VAN BOGAERT). — GORDIN: A case of unilateral torsionsdystonia. J. Nerv. Dis. **90**, 344 (1939). Ref. Zbl. Neur. **97**, 391. — GRINKER and WALKER: The pathology of spasmodic torticollis with a note on respiratory failure from anesthesia in chronic encephalitis. J. Nerv. Dis. **78**, 630 (1933). — GRÜNTHAL u. STAEHLI: Beiträge zur Kenntnis des extrapyramidalmotorischen Systems. II. Über Torsionsdystonie nach Encephalitis epidemica. Mschr. Psychiatr. **102**, 115 (1940). — GUILLAIN, MOLLARET et BERTRAND: Etude clinique cinématographique et anatomo-pathologique d'un grand spasme de torsion postencéphalique. Revue neur. **41**, 342 (1934).

HASSIN and PONCHER: Dystonia musculorum deformans. Amer. J. Dis. Childr. **57**, 105 (1939). Ref. Zbl. Neur. **94**, 292. — HASSLER: Das ballistische Syndrom. In Handbuch der inneren Medizin, Bd. V/3, S. 723. 1953. — HERZ, E.: Dystonia. I. Historical view: Analysis of dystonic symptomes and physiologic mechanisms involved. Arch. of Neur. **51**, 305 (1944). — Dystonia. II. Clinical classification. Arch. of Neur. **51**, 319 (1944). — Dystonia. III. Pathology and conclusions. Arch. of Neur. **52**, 20 (1944). — HUNT, RAMSAY: Progressive atrophy of the globus pallidus. (Primary atrophy of the pallidal system.) Brain **40**, 58 (1917).

JAKOB, A.: Die extrapyramidalen Erkrankungen. Berlin 1923. — Zur Frage der nosologischen und lokalisatorischen Auffassung der torsionsdystonischen Krankheitserscheinungen. Dtsch. Z. Nervenheilk. **124**, 144 (1932). — JANKOWSKA: Beitrag zur Heredität der Torsionsdystonie. Neur. polska **16/17** (1933/34). Ref. Zbl. Neur. **74**, 359.

KEHRER: Der Erbveitstanz. In Handbuch der Erbkrankheiten, Bd. 3, S. 185. 1940. — KREYENBERG: Die verschiedenen Formen der Athetose mit besonderer Berücksichtigung der Pathologie. Vortrag 1931. Zbl. Neur. **59**, 574.

LANGE, C. DE: Dystonia musculorum progressiva. Ann. paediatr. (Basel) **164**, 169 (1945). Ref. Arch. of Neur. **58**, 82 (1947). — LARUELLE et VAN BOGAERT: Etude anatomo-clinique d'un cas de syndrome rigide avec spasme de torsion. Revue neur. **1929**, 36, I, 941.

MARINESCO et NICOLESCO: Un cas anatomo-clinique de dystonie contorsive spasmodique avec lésion du striatum et des centres sousthalamiques. Revue neur. **1929**, 973. — MARQUES: Dystonic form of amaurotic family idiocy, report of a case. Arch. of Neur. **58**, 46 (1947). — MASPES e ROMERO: Spasmo di torsione con atetosi. Riv. Pat. nerv. **52**, 1 (1938). Ref. Zbl. Neur. **92**, 658. — MEIGE u. FEINDL: Der Tic. Wien 1903. — MENDEL: Torsionsdystonie. In BUMKE-FOERSTERS Handbuch der Neurologie, Bd. 16, S. 848. 1936. — MUNCH-PETERSEN: Beiträge zur Frage des pathologisch-anatomischen Substrates der Torsionsdystonie. Acta psychiatr. (Københ.) **10**, 391 (1935). Ref. Zbl. Neur. **77**, 518.

OPPENHEIM: Über eine eigenartige Krampfkrankheit des kindlichen und jugendlichen Alters. (Dysbasia lordotica progressiva, dystonia musculorum deformans.) Neur. Zbl. **1911**, 1090.

POPPI: Fortschreitende Haltungsdystonie. Fronto-striäre nigrale Degeneration. Riv. Pat. nerv. **37**, 632 (1931). Ref. Zbl. Neur. **62**, 586.

REGENSBURG: Zur Klinik des hereditären torsionsdystonischen Symptomenkomplexes. Mschr. Psychiatr. **75**, 323 (1930). — RICHTER: Beiträge zur Klinik und pathologischen Anatomie der extrapyramidalen Bewegungsstörungen. Arch. f. Psychiatr. **67**, 226 (1923). — ROSE: Die morphologische Grundlage der Torsionsdystonie. Arch. biol. Sci. et lettres Varsovic **6** (1937). — ROSENTHAL: Die dysbatisch-dystatische Form der Torsionsdystonie. Arch. f. Psychiatr. **66**, 445 (1922). — Torsionsdystonie und Athétose double. Arch. f. Psychiatr. **68**, 1 (1923).

SANTHA, v.: Zur Klinik und Anatomie des Hemiballismus. Arch. f. Psychiatr. **84**, 665 (1928). — SCHMITT u. SCHOLZ: Klinischer und pathologisch-anatomischer Beitrag zur Torsionsdystonie. Dtsch. Z. Nervenheilk. **126**, 53 (1932). — SCHWALBE, W.: Eine eigentümliche tonische Krampfform mit hysterischen Symptomen. Inaug.-Diss. Berlin 1908. — SPILLER: Acquired double athetosis. Arch. of Neur. **4**, 370 (1920). — STIEFLER: Tic. In BUMKE-FOERSTERS Handbuch der Neurologie, Bd. 16, S. 1046. 1936. — STRAUS, E.: Untersuchungen über die psotchoreatischen Motilitätsstörungen. Mschr. Psychiatr. **66**, 261 (1927). — STUTTE: Über striären Schiefhals, insbesondere seine Beziehungen zu extrapyramidalen Bewegungsstörungen. Nervenarzt **1947**, 224.

THOMALLA: Ein Fall von Torsionsspasmus mit Sektionsbefund. Z. Neur. **41**, 311 (1918). — TITECA and VAN BOGAERT: Heredodegenerative hemiballism, a contribution to the question of primary atrophy of the corpus Luysi. Brain **69**, 251 (1946).

URECHIA, MIHALESCU et ELEKES: Contribution anatomo-clinique à l'étude de la dystonie lenticulaire. Revue neur. **1925**, 32, II, 177.

VOGT, C. u. O.: Morphologische Gestaltungen usw. J. Psychol. u. Neur. **50**, 165, 382 (1942).

WESTPHAL u. SIOLI: Über einen unter dem Bild einer doppelseitigen Athetose verlaufenden Fall von Idiotie usw. Arch. f. Psychiatr. **73**, 145 (1925). — WHITTIER: The graphic study of ballism and related hyperkinesia. J. of Neuropath. **11**, 300 (1952). — WILDER u. SILBERMANN: Beiträge zum Tic-Problem. Berlin 1927. (Beiheft 43 zur Mschr. Psychiatr.) — WIMMER: Etude sur les syndromes extrapyramidaux: Spasme de torsion progressive infantile. Revue neur. **1921**, 37, 952.

ZIEHEN: Fall von tonischer Torsionsneurose. Neur. Zbl. **1911**, 109.

Hemiballismus.

ALPERS, B. J., and R. JAEGER: Hemiballism and its control by ablation of the motor cortex. Arch. of Neur. **64**, 285 (1950). — ANGYAL, L. v., u. F. v. PETHE: Ein Fall von Monoballismus luischer Genese. Arch. f. Psychiatr. **113**, 120 (1941).

BALTHASAR, K.: Über das Syndrom des Corpus Luysi an Hand eines anatomisch untersuchten Falles von Hemiballismus. Z. Neur. **128**, 702 (1930). — Über die Beteiligung des Globus pallidus bei Athetose und Hemiballismus. Dtsch. Z. Nervenheilk. **148**, 243 (1939). — BAUMANN, C.: Ein Fall von reinem Hemiballismus auf dem Boden eines degenerativen Nervenleidens. Z. Neur. **162**, 126 (1938). — BERTRAND, I., et R. GARCIN: Etude anatomo-clinique d'un cas d'hémiballismus: Lésion dégénérative du corps de Luys et de la zona incerta. Revue neur. **1933**, II, 820. — BODECHTEL, G., u. W. HICKL: Hemiballismus bei doppelseitiger Schädigung des Corpus Luysi. Arch. f. Psychiatr. **102**, 654 (1934). — BOGAERT, L. VAN: Aspect clinique et pathologique des atrophies pallidales et pallido-luysiennes progressives. J. of Neur. **9**, 128 (1946). — BONHOEFFER: Klinische und anatomische Beiträge zur Pathologie des Sehhügels und der Regio subthalamica. II. Subthalamische Herde mit Hemichorea. Mschr. Psychiatr. **77**, 127 (1930).

CARPENTER, M. B., J. R. WHITTIER and F. A. METTLER: Analysis of choreoid hyperkinesia in the rhesus monkey. J. Comp. Neur. **92**, 293 (1950).

ECONOMO, C. v.: Beitrag zur Kasuistik und zur Erklärung der posthemiplegischen Chorea. Wien. klin. Wschr. **1910**, 12.

FISCHER, O.: Zur Frage der anatomischen Grundlage der Athétose double und der posthemiplegischen Bewegungsstörung überhaupt. Z. Neur. **7**, 463 (1911).

GREIDENBERG, B.: Über die posthemiplegischen Bewegungsstörungen. Arch. f. Psychiatr. **17**, 9 (1886). — GREIFF, F.: Zur Lokalisation der Hemichorea. Arch. f. Psychiatr. **14**, 598 (1883).

HASSLER, R.: Das ballistische Syndrom. In Handbuch der inneren Medizin, 4. Aufl., Bd. V/3, S. 723. 1953.

JAKOB, A.: Die extrapyramidalen Erkrankungen. Berlin 1923. — JANTZ, H.: Zur Klinik der ballistischen Hyperkinese. Monoballismus nach Kopftrauma. Dtsch. Z. Nervenheilk. **157**, 83 (1944). — JUBA, A., u. S. RAKONITZ: Über einen Fall von Hemiballismus. (Beitrag zur Somatotopie des Corpus Luysi.) Arch. f. Psychiatr. **106**, 629 (1937).

KUTSCH, TH.: Ein Beitrag zur Lokalisation des Hemiballismus. Z. Neur. **164**, 404 (1939).

LHERMITTE: Le syndrome des corps de Luys. Encéphale **23**, 181 (1928).

MACKEN, J.: Sur l'hémiballisme sans lésions du corps de Luys ou de ses connexions immédiates. Acta neurol. et psychiatr. belg. **49**, 909 (1949). — MARCUS, H., et H. SJÖGREN: L'hémiballisme et le corps de Luys. Revue neur. **70**, 1 (1938). — MARTIN, J. P.: Hemichorea resulting from a local lesion of the brain (syndrome of the body of Luys). Brain **50**, 637 (1927). — MARTIN, J. P., and N. S. ALCOCK: Hemichorea associated with lesions of the corpus Luysi. Brain **57**, 504 (1934). — MARTINET: Contribution à l'étude de l'hémiballisme. Thèse de Paris 1953. Ref. Zbl. Neur. **89**, 329 (1953). — MATZDORFF, P.: Beiträge zur Pathologie des extrapyramidal-motorischen Systems; das System des Corpus Luysi. Z. Neur. **109**, 538 (1927). — MÉSZÁROS, A.: Chronischer progressiver Choreoballismus. Z. Neur. **173**, 461 (1941). — MOERSCH, F. P., and J. W. KERNOHAN: Hemiballismus: A clinicopathologic study. Arch. of Neur. **41**, 365 (1939).

PELNÁR, J., et H. SIKL: L'hémiballisme, le ballisme aigu et le corps de Luys. Revue neur. **1929**, II, 328.

RAKONITZ, E.: Die Eigenerkrankung des Corpus Luysi; der erste heredodegenerative Ballismus-Fall. Z. Neur. **144**, 255 (1933).

SÁNTHA, K. v.: Zur Klinik und Anatomie des Hemiballismus. Arch. f. Psychiatr. **84**, 664 (1928). — Hemiballismus und Corpus Luysi: Anatomische und pathophysiologische Beiträge zur Frage des Hemiballismus nebst Versuch einer somatotopischen Lokalisation im Corpus Luysi. Z. Neur. **141**, 321 (1932). — SCHOB, F.: Hemichorea und Hemiathetose nach Schädeltrauma. Dtsch. Z. Nervenheilk. **65**, 210 (1920). — SJÖGREN: Du syndrome accompagnant les lésions du corps hypothalamique de Luys. Acta psychiatr. scand. (Stockh.) **6** (1931).

TITECA, J., and L. VAN BOGAERT: Heredodegenerative hemiballism; a contribution to the question of primary atrophy of the corpus Luysi. Brain **69**, 251 (1946). — TOUCHE: Deux cas d'hémichorée organique avec autopsie. Revue neur. **9**, 1080 (1904).

URECHIA, C. I., et M. BUMBACESCU: Hémiballisme congénital. Revue neur. **70**, 509 (1938).

WHITTIER, J. R.: Ballism and the subthalamic nucleus (nucleus hypothalamicus, corpus Luysi). Arch. of Neur. **58**, 672 (1947). — The graphic study of ballism and related hyperkinesia. J. of Neuropath. **11**, 300 (1952). — WHITTIER, J. R., and F. A. METTLER: Studies on the subthalamus of the rhesus monkey. I. Anatomy and fiber connections of the subthalamic nucleus of Luys. J. Comp. Neur. **90**, 281 (1949). — II. Hyperkinesia and other physiologic effects of subthalamic lesions, with special reference to the subthalamic nucleus of Luys. J. Comp. Neur. **90**, 319 (1949). — WULF, H.: Corpus Luysi und das hemiballistische Syndrom. Acta psychiatr. scand. (Københ.) **7**, 999 (1932).

ZECH u. SEITELBERGER: Hemiballismus (Syndrom des Corpus Luysi). Eine klinisch anatomische Studie. Wien. Z. Nervenheilk. **6**, 619 (1953).

Die systematischen Atrophien des Kleinhirns.

Von

Günter Ule-Kiel.

Mit 25 Abbildungen.

Einleitung.

a) Definition.

Die hier zu besprechenden Formen der Kleinhirnerkrankungen wurden als *endogene*, als *genuine*, als *parenchymatöse* oder auch als *primäre Kleinhirndegenerationen* bzw. *Kleinhirnatrophien* beschrieben. Man wollte damit den Unterschied zu den sekundären, herdförmigen Narben- und Endzuständen nach den verschiedensten exogenen Kleinhirnschädigungen (z. B. Kreislaufstörungen, Entzündungen usw.) hervorheben und das *Prozeßhafte* dieser Erkrankungen betonen, deren Entstehung man sich mehr oder minder ausschließlich auf der Basis einer Erbanlage dachte, und bei denen exogenen Faktoren allenfalls die Bedeutung einer auslösenden Noxe eingeräumt wurde. Diese Kleinhirnerkrankungen entsprechen als bilateral auftretende, im allgemeinen chronisch verlaufende atrophisierende Parenchymprozesse mit deutlicher Systembezogenheit und ohne Beteiligung des Mesenchyms dem Begriff der *systematischen Atrophie* (Spatz). Nicht hierher gehören demnach die verschiedenen Anlage- und Entwicklungsstörungen des Kleinhirns und die sekundären Kleinhirnatrophien einschließlich der Hemiatrophia cruciata.

Die Charakterisierung dieser nach Spatz und Scherer meist im Sinne eines *vorzeitigen lokalen Alterns* zu deutenden Prozesse durch den Zusatz „atrophisierend" weist darauf hin, daß es sich in der Regel nicht um ein akut ablaufendes degeneratives Geschehen handelt und dementsprechend die Zeichen eines raschen, mit dem Auftreten von Abbauprodukten einhergehenden Gewebsunterganges nicht zum typischen morphologischen Bild dieser Krankheitsgruppe gehören. Allerdings sah Spatz in diesem Merkmal keine conditio sine qua non. Für die spino-ponto-cerebellaren Atrophien hat erst kürzlich wieder v. Braunmühl auf den Einfluß der *Tempovariationen* hingewiesen, die maßgeblich an der Prägung des anatomischen Befundes beteiligt sind, ohne daß damit der Grundcharakter des Prozesses in Frage gestellt werde.

b) Anatomische und pathophysiologische Vorbemerkungen.

Es kann an dieser Stelle nur ein ganz grober, summarischer Überblick gegeben werden, der lediglich die wichtigsten, für das Verständnis der hier zu besprechenden Kleinhirnerkrankungen notwendigen Ergebnisse berücksichtigt. Eine umfassende Zusammenstellung findet sich bei A. Jakob (1928), Brodal (1950), Feremutsch (1952), Hassler (1953) und in der ausführlichen Darstellung von Jansen und Brodal (1954).

Die Hauptfunktionen des Kleinhirns sind die Gleichgewichtserhaltung, die Tonusregulierung und die Koordinierung der Bewegungsabläufe.

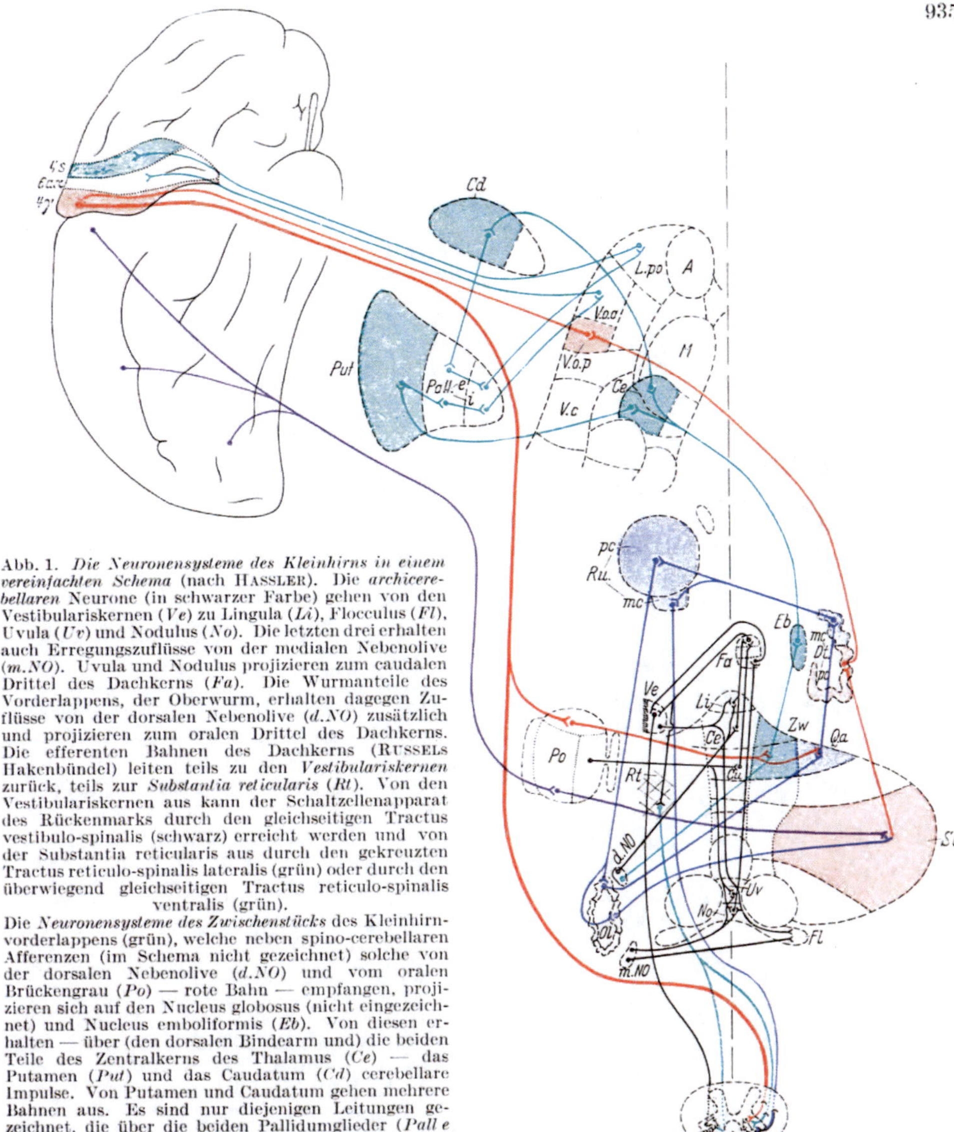

Abb. 1. *Die Neuronensysteme des Kleinhirns in einem vereinfachten Schema* (nach Hassler). Die *archicerebellaren* Neurone (in schwarzer Farbe) gehen von den Vestibulariskernen (*Ve*) zu Lingula (*Li*), Flocculus (*Fl*), Uvula (*Uv*) und Nodulus (*No*). Die letzten drei erhalten auch Erregungszuflüsse von der medialen Nebenolive (*m.NO*). Uvula und Nodulus projizieren zum caudalen Drittel des Dachkerns (*Fa*). Die Wurmanteile des Vorderlappens, der Oberwurm, erhalten dagegen Zuflüsse von der dorsalen Nebenolive (*d.NO*) zusätzlich und projizieren zum oralen Drittel des Dachkerns. Die efferenten Bahnen des Dachkerns (Russels Hakenbündel) leiten teils zu den *Vestibulariskernen* zurück, teils zur *Substantia reticularis* (*Rt*). Von den Vestibulariskernen aus kann der Schaltzellenapparat des Rückenmarks durch den gleichseitigen Tractus vestibulo-spinalis (schwarz) erreicht werden und von der Substantia reticularis aus durch den gekreuzten Tractus reticulo-spinalis lateralis (grün) oder durch den überwiegend gleichseitigen Tractus reticulo-spinalis ventralis (grün).

Die *Neuronensysteme des Zwischenstücks* des Kleinhirnvorderlappens (grün), welche neben spino-cerebellaren Afferenzen (im Schema nicht gezeichnet) solche von der dorsalen Nebenolive (*d.NO*) und vom oralen Brückengrau (*Po*) — rote Bahn — empfangen, projizieren sich auf den Nucleus globosus (nicht eingezeichnet) und Nucleus emboliformis (*Eb*). Von diesen erhalten — über (den dorsalen Bindearm und) die beiden Teile des Zentralkerns des Thalamus (*Ce*) — das Putamen (*Put*) und das Caudatum (*Cd*) cerebellare Impulse. Von Putamen und Caudatum gehen mehrere Bahnen aus. Es sind nur diejenigen Leitungen gezeichnet, die über die beiden Pallidumglieder (*Pall e* und *Pall.i*) und orale Ventralkerne des Thalamus (*V.o.a* und *L.po*) zu den präzentralen Feldern 4s und 6a α verlaufen. Es werden aber durch die cerebellaren Erregungszuflüsse auch die direkt efferenten Bahnen des extrapyramidalen motorischen Systems (vom Caudatum, Putamen und äußeren Pallidumglied), die unter anderem über die Tractus reticulo-spinales — grün — das Rückenmarksgrau erreichen, beeinflußt.

Die *Neuronensysteme des Nucleus ruber* sind blau gezeichnet. Sie nehmen ihren Ursprung im lateralen Abschnitt des Kleinhirnvorderlappens (*Q.a* = Lobulus quadrangularis anterior), verlaufen über den großzelligen Teil des Dentatum (*Dt.mc*) und den Bindearm zu beiden Abschnitten des Nucleus ruber (*Ru.pc* = Ruber parvocellularis; *Ru.mc* = Ruber magnocellularis). Vom letzteren geht die direkte rubro-spinale Bahn zum Vorderhorn. Vom kleinzelligen Hauptteil des Ruber dagegen entspringt die zentrale Haubenbahn, die überwiegend an der unteren Olive der gleichen Seite endigt. Von hier aus erfolgt eine Rückleitung zu allen Teilen der Kleinhirnhemisphären, insbesondere zu den neocerebellaren und zum Ausgangspunkt des rubralen Neuronensystems zurück, dem Lobulus quadrangularis anterior (*Qa*). Durch die letztere Rückführung von Impulsen zum Ausgangspunkt wird ein aus 4 Neuronen gebildeter Leitungskreis — blau gezeichnet — geschlossen, ein plurineuronaler Rückmeldekreis, funktionell betrachtet ein Selbststeuerungssystem des Kleinhirns.

Die *Neuronensysteme der Area giganto pyramidalis* (4 γ) beginnen im Neocerebellum. Sie sind rot gezeichnet. Das Neocerebellum (Lobulus semilunaris = *Sl*) erhält sowohl aus der unteren Olive (*Ol*) wie aus den mittleren Ponsganglien (*Po*) Faserzuflüsse. Über die Ponsganglien steht das Neocerebellum unter dem Einfluß zahlreicher nicht-pyramidaler Rindenfelder des Scheitel-, Schläfen-, Hinterhaupts- und Stirnlappens. Ihre Bahnen sind violett eingetragen. Über die unteren Oliven empfängt es Rückmeldungen über die Impulse des rubralen Systems. Das pyramidale System geht vom Neocerebellum über den kleinzelligen Dentatus (*Dt.pc*), den Bindearm und den hinteren Abschnitt des oralen Ventralkerns (*V.o.p*) zur Area 4 γ. Hier entspringen die meisten der dicken Pyramidenfasern zum Rückenmark, gleichzeitig aber auch eine Bahn zum oralen Brückengrau (*Po*), von wo aus Impulse den intermediären und lateralen Abschnitten des Kleinhirnvorderlappens zugeleitet werden (*Qa* und *Zw*). Über diese Bahnen kann sowohl das rubrale Neuronensystem wie das extrapyramidale zum Striatum (grün) beeinflußt bzw. in Gang gesetzt werden.

Der Gleichgewichtserhaltung dient der Lobus flocculonodularis *(Archicerebellum)*, der eine sehr enge, doppelläufige Verbindung mit dem Vestibularissystem besitzt. Störungen im Archicerebellum werden sich daher ähnlich auswirken wie eine Vestibulariskernschädigung. Nach Hassler sind bei einer Erkrankung des Unterwurmes Astasie, Abasie und Rumpfataxie zu erwarten, während die Gliedataxie bei den Zeigeversuchen, der Intentionstremor sowie Sprachstörungen fehlen würden.

Die Tonusregulierung ist eine wesentliche Funktion des Vorderlappens, jenes oral der Fissura prima gelegenen Abschnittes, der besonders mit seinen medialen Partien das Hauptprojektionsgebiet der spinocerebellaren Bahnen ist und unter dem Einfluß der von den Muskel- und Sehnenspindeln kommenden Impulse steht. Der Kleinhirnvorderlappen wird gewöhnlich als *Paläocerebellum* bezeichnet. Elektrophysiologische Untersuchungen haben gezeigt, daß die spinocerebellare Projektion eine somatotope ist. Die caudalen Körperabschnitte sind in oralen Vorderlappenbezirken vertreten. Reizung der spinocerebellaren Fasern aus dem Bereich der oberen Extremitäten führten beim Versuchstier zu Potentialschwankungen im Culmen und den seitlich angrenzenden Abschnitten des Lobus quadrangularis anterior. Die Projektion der entsprechenden Fasern aus der Schnauzenregion erfolgt bereits in den direkt hinter der Fissura prima gelegenen Lobus simplex (Declive und Lobus quadrangularis posterior). — Als klassisches Beispiel einer Kleinhirnvorderlappenerkrankung gilt die Atrophie tardive (s. S. 958).

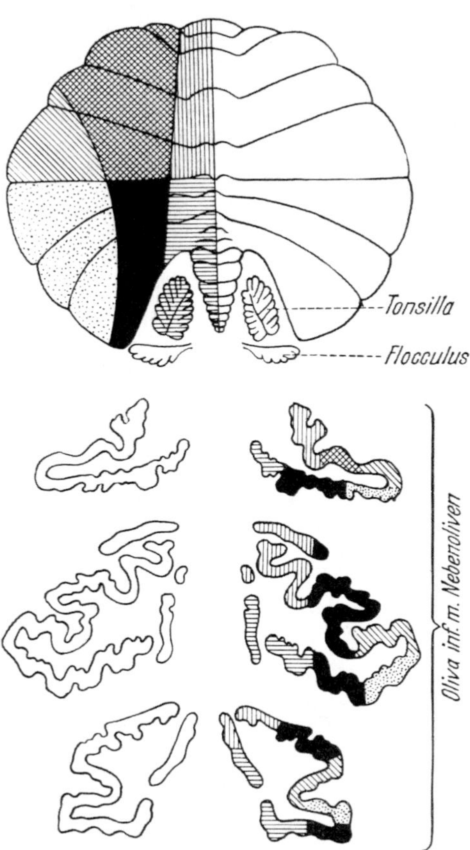

Abb. 2. Projektion der unteren Olive auf die Kleinhirnrinde (nach Holmes und Stewart 1908).

Unter dem *Neocerebellum* schließlich versteht man die restlichen Kleinhirnanteile, also im wesentlichen die Hemisphären mit den Tonsillen. Auch das Folium und Tuber vermis werden als Neuteile angesehen, während die Stellung der Pyramis umstritten ist. Die Hauptfunktion des Neocerebellum besteht in der Koordinierung der Willkürmotorik. Es bezieht seine dafür notwendigen Afferenzen über die Brückenfußkerne von der kontralateralen Großhirnhemisphäre, während die vom Rubersystem beeinflußten unteren Oliven mehr die Rolle eines Rückmeldeorgans für das Kleinhirn einnehmen (s. Abb. 1). Eine Erkrankung der Kleinhirnhemisphären führt zur Gliedmaßenataxie besonders im Bereich der Extremitätenenden mit Dysmetrie, Asynergie, Dysdiadochokinese, Intentionstremor und Asthenie. Durch einen Ausfall neocerebellarer Einflüsse auf die motorische Rinde werden die neocerebellare Hypotonie und das Symptom des Gewichtsverschätzens erklärt.

Unerläßlich für die Beurteilung pathologisch-anatomischer Kleinhirnbefunde im Rahmen der Systemerkrankungen ist die Kenntnis der neuronalen Zusammenhänge und Projektionen im Kleinhirnsystem, über die das Schema von Hassler recht gut Auskunft gibt (s. Abb. 1). Es ist dabei nicht erforderlich, die teilweise umstrittenen Ergebnisse der zahlreichen elektrophysiologischen Untersuchungen über die Organisation der Funktionsabläufe in den cerebellaren Systemen hier im einzelnen anzuführen. Abgesehen von ihrer nicht einheitlichen Interpretation ist ihre Bedeutung für die Anatomie der hier zu besprechenden Kleinhirnprozesse auch deshalb zur Zeit nicht zu übersehen, weil ihre anatomische Fundierung zu einem wesentlichen Teil noch aussteht. Es sei daher lediglich auf die Ausführungen von Snider (1950) und die kritischen Bemerkungen von Jansen und Brodal (1954) verwiesen.

Einige besonders wichtige Punkte zu dem von Hassler angegebenen Schema seien noch hervorgehoben:

Wie schon erwähnt, erfolgt die überwiegend homolaterale Projektion der spinocerebellaren Bahnen hauptsächlich zu den medialen Abschnitten des Vorderlappens und des Lobus simplex, und zwar derart, daß die caudalen Körperpartien in oralen Oberwurmregionen vertreten sind und die oralen Körperabschnitte in caudalen Vorderlappenbezirken und dem caudal an den Vorderlappen angrenzenden Lobus simplex. Eine auf das spinale Kleinhirn-

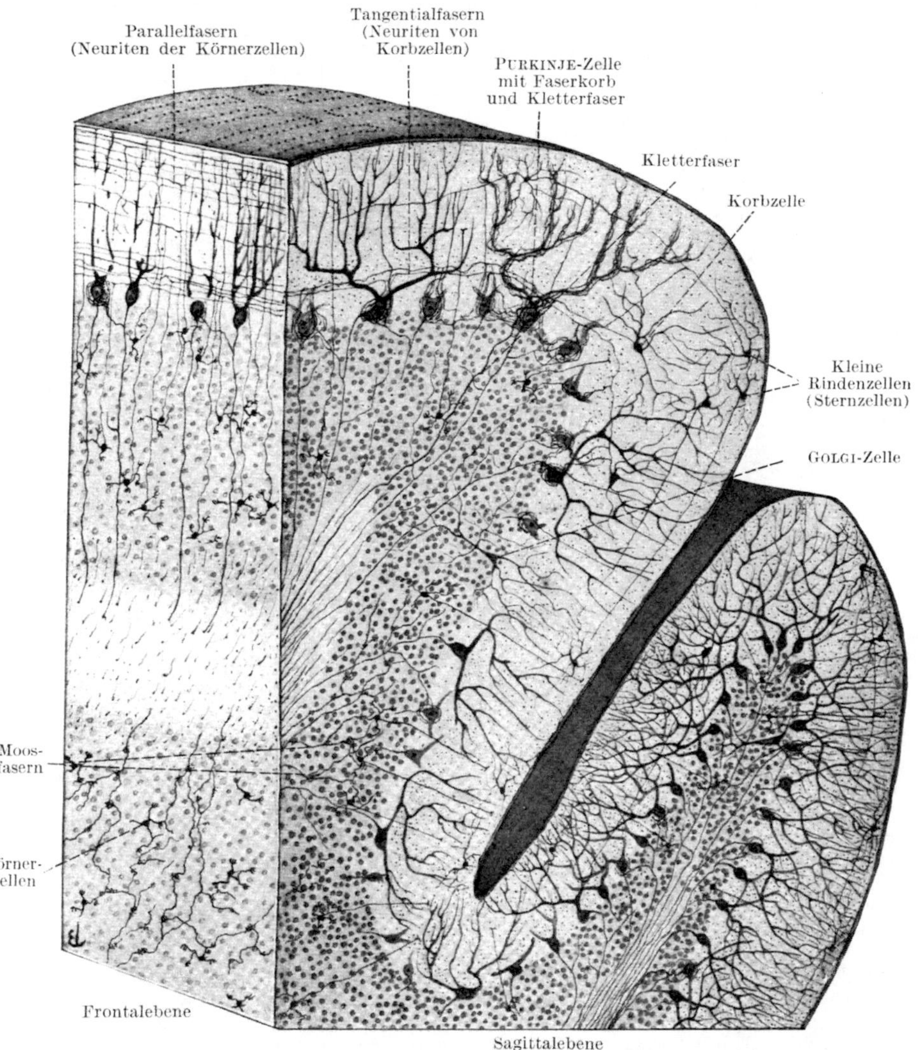

Abb. 3. Schema vom feingeweblichen Aufbau der Kleinhirnrinde (nach BRAUS-ELZE, etwas modifiziert).

stockwerk beschränkte Rindenatrophie wird daher bei vorhandener Degeneration der spinocerebellaren Bahnen in erster Linie an einen konsekutiven Charakter der Rindenatrophie denken lassen.

Auch die Projektionsverhältnisse der Brücke und der unteren Oliven sind bei der Auswertung der morphologischen Befunde zu berücksichtigen. Besonders schwierig ist das für das Brückenfußneuron. Hier sind die Ergebnisse, die sich zum Teil auf tierexperimentelle Studien, zum Teil auf Befunde bei Mißbildungen oder Fällen von gekreuzter Kleinhirnatrophie stützen, nicht einheitlich (TSCHERNYSCHEFF, WINKLER und BIEMOND, JUBA, MASUDA, BRODAL, ULE u. a.). Sicher ist aber, daß die topische Projektion des Brückenfußneurons auf die kontralaterale Kleinhirnrinde der Neuteile wesentlich weniger scharf ist als die der unteren

Oliven. Nach Masuda erfolgt sie so, daß die oralen Brückenfußareale ihre Axone zu kontralateralen caudalen Rindenabschnitten senden und die caudalen Brückenfußabschnitte zu oralen; das dorsocaudale Brückenfußgrau würde dabei zu den Seitenteilen des Vorderlappens und Lobus simplex projizieren, das mediale zum Lobus gracilis und Lobus biventer, das laterale zu den Semilunarlappen und das ventrale zum Lobus biventer.

Die topischen Korrelationen zwischen der medullären Olive und der gekreuzten Kleinhirnhälfte sind bedeutend exakter zu bestimmen (Stewart und Holmes, Brouwer, Brodal u. a.). Abb. 2 zeigt die Projektionsverhältnisse der unteren Oliven nach Stewart und Holmes. Ein differenzierteres, allerdings zum Teil hypothetisches Schema bringt Brodal (1940). Über die bei der Atrophie tardive konsekutiv erkrankenden Olivenabschnitte gibt die Abb. 9 (S. 948) Auskunft.

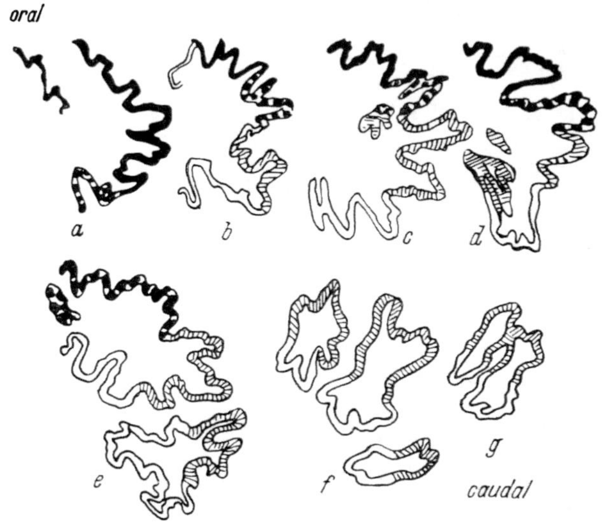

Abb. 4a—g. Projektion der Kleinhirnrinde auf den Zahnkern (nach Brouwer und Biemond 1938). Schwarz: Projektion des Wurmes. Punktiert: Projektion der Tonsille, des Lobus biventer und des Lobus gracilis. Schraffiert: Projektion der Lobi quadrangulares sup. und inf. Weiß: Projektion der Lobi semilunares sup. und inf. (vgl. Abb. 15).

Auf den feingeweblichen Aufbau der Kleinhirnrinde braucht hier nicht weiter eingegangen zu werden (s. Abb. 3). Unklarheiten bestehen im wesentlichen bezüglich der Moos- und Kletterfasern. Insbesondere die Herkunft der Kletterfasern wird von den verschiedenen Autoren sehr unterschiedlich beurteilt (s. bei Carrea, Reissig und Mettler), während für die Moosfasern jetzt wohl von der Mehrzahl der Autoren angenommen wird, daß sie die Endformationen sämtlicher extracerebellaren Afferenzen des Kleinhirns sind.

Eine ähnliche topische Korrelation, wie sie zwischen dem afferenten Brückenfuß-Oliven-System und der Kleinhirnrinde besteht, läßt sich auch zwischen dem efferenten Purkinje-Zellneuron und den zentralen Kleinhirnkernen feststellen (vgl. Abb. 4). Lediglich der Flocculus besitzt eine direkte Bahn, die ohne Zwischenschaltung in den zentralen Kernen das Kleinhirn verläßt. Nach Jansen und Brodal lassen sich drei nebeneinanderliegende sagittale Zonen der Kleinhirnrinde unterscheiden, die jeweils auf einen der drei von medial nach lateral nebeneinanderliegenden Kernkomplexe der gleichen Seite projizieren (Wurm → Dachkern; wurmnahe Hemisphärenabschnitte → Pfropf- und Kugelkern; laterale Hemisphärenabschnitte → Zahnkern), wobei auch die topischen Beziehungen in oro-caudaler Richtung gewahrt bleiben. Diese cortico-nucleären Longitudinalzonen haben auch, wie pathophysiologische Untersuchungen gezeigt haben, ganz verschiedene Funktionen (Chambers und Sprague 1955).

Über die Kleinhirnprojektion zum Mittelhirn und zum Thalamus hat Hassler auf Grund eingehender Untersuchungen genauere Abgaben machen können. Danach sendet der Pfropfkern seine Fasern zum Zentralkern des Thalamus. Vom Nucleus globosus gehen Fasern möglicherweise zum Oculomotoriuskerngebiet und den Kernen der hinteren Commissur. Der dorso-mediale großzellige Dentatumabschnitt, der phylogenetisch älter ist als der ausgedehntere kleinzellige Anteil und im Gegensatz zu diesem nur eine schwache Eisenreaktion gibt — wie auch die übrigen zentralen Kleinhirnkerne — projiziert zum Nucleus ruber. Die Fasern des kleinzelligen Dentatumabschnittes ziehen zum Ventralkerngebiet des Thalamus, zum Teil wohl auch aus den caudo-medialen Windungen als absteigende Bindearmfasern zum Nucleus pterygoideus der Brücke.

c) Aufgliederung der systematischen Kleinhirnatrophien nach morphologischen Gesichtspunkten.

Der Versuch einer übersichtlichen, klinische und anatomische sowie ätiologische Besonderheiten der einzelnen Formen in gleicher Weise als Leitpunkte herausstellenden Aufgliederung der systematischen Kleinhirnatrophien stößt auf unüberwindliche Schwierigkeiten. Die klinische Symptomatik der verschiedenen

Systematrophien des Kleinhirns ist im großen ganzen recht einförmig und erlaubt in der Regel keine bindenden Rückschlüsse auf eine bestimmte anatomische Form. Das gleiche gilt für die Ätiologie dieser Erkrankungen, die noch weitgehend unbekannt bzw. hypothetisch und bei den gleichen morphologischen Formen sicher auch nicht einheitlich ist. Der Kliniker wird in der Heredität mancher Kleinhirnatrophien das entscheidende Kriterium einer besonders abzugrenzenden Krankheitsgruppe sehen oder nach dem Zeitpunkt des Prozeßbeginns die angeborenen von den später auftretenden Fällen unterscheiden. Für den Morphologen ist damit aber nicht viel gewonnen. Einmal ist der morphologische Befund ätiologisch unspezifisch, zum anderen können im Rahmen der Heredoataxien bei recht einheitlicher klinischer Symptomatik ganz verschiedene Systeme des Kleinhirns erkrankt und der Befund im Einzelfall also sehr wechselnd sein. Ein Ordnungsschema, das alle diese Gesichtspunkte gleichermaßen berücksichtigen will, muß zwangsläufig an Übersicht verlieren und kann immer nur eine Kompromißlösung darstellen. Es bleibt somit als zuverlässigstes und übersichtlichstes Ordnunsprinzip die Gliederung nach anatomischen Merkmalen, wie sie ähnlich bereits von Cassirer, Hallervorden, Nicolesco, Welte, Brouwer und Biemond, Lichtenstein u. a. vorgeschlagen bzw. durchgeführt wurde. Nach der Aufteilung in anatomische Unterformen wäre dann eine Aufschlüsselung in nosologische Gruppen zu versuchen.

Abhängig von den jeweils erkrankten Systemen lassen sich anatomisch verschiedene Typen der systematischen Kleinhirnatrophie unterscheiden:

Wir sprechen von *Kleinhirnrindenatrophie*, wenn die Veränderungen sich auf die Kleinhirnrinde beschränken, wobei die Atrophie sowohl die Purkinje-Zellen wie auch die Körnerzellen oder schließlich sämtliche Ganglienzellen in der Kleinhirnrinde betreffen kann. Von den verschiedenen Systematrophien des Kleinhirns sind die der Rinde noch am häufigsten.

Die Erkrankung des mit dem Kleinhirn anatomisch und funktionell so eng gekoppelten Brückenfuß-Oliven-Systems (afferentes Kleinhirnsystem) ist als *olivo-ponto-cerebellare Atrophie* (Déjérine-Thomas), als *Atrophie des Systems des Brückenfußes und der unteren Oliven* (Welte) und — im Hinblick auf die durch den Ausfall der cerebello-petalen Brückenfuß- und Olivenaxone in den Kleinhirnhemisphären auftretende Entmarkung und Sklerose — als *Marksklerose* (Scherer) bzw. *Markerkrankung* (Hallervorden) *des Kleinhirns* beschrieben worden.

Seltener ist die systematische Atrophie der zentralen Kleinhirnkerne (efferentes Kleinhirnsystem), bekannt als *Dentatum-Bindearmatrophie* oder unter der Bezeichnung *Kernatrophie des Kleinhirns*. Relativ reine Fälle dieser Art sieht man kaum, während eine Beteiligung der zentralen Kleinhirnkerne bei Atrophien anderer Systeme schon häufiger beobachtet wird.

Jede der genannten Systematrophien kann mit einer Erkrankung anderer Systeme vergesellschaftet sein. Das ist nach Spatz bei den systematischen Atrophien ganz allgemein bis zu einem gewissen Grade die Regel. Neben der namengebenden „Hauptlokalisation" des atrophisierenden Prozesses sind die verschiedensten „Nebenlokalisationen" möglich, die bei anderen Formen der Systematrophien die „Hauptlokalisation" darstellen. Diese Nebenlokalisationen beschränken sich nicht auf die mit dem Kleinhirn anatomisch direkt verbundenen Systeme; auch die Großhirnrinde, die Stammganglien, das motorische Vorderhornsystem und schließlich der periphere Nerv oder gar das Erfolgsorgan, die Muskeln, können eine solche Nebenlokalisation darstellen (Werthemann). So entstehen die vielfältigsten Kombinationsformen. Allerdings ist der anatomische Befund in diesen „Nebenlokalisationen" nicht immer ganz identisch mit dem jener Fälle, in denen diese Systeme als „Hauptlokalisation" erkranken. Abgesehen von der geringeren Ausprägung bei qualitativer Gleichartigkeit („atrophisierender Prozeß") unterscheidet er sich oft durch ein etwas andersartiges Verteilungsmuster innerhalb dieser Systeme.

„Kombinationsformen" können — besonders bei den im höheren Lebensalter auftretenden Systematrophien — gelegentlich auch durch zusätzliche, prozeßunabhängige Veränderungen (z. B. arteriosklerotische Erweichungsherde in den zu- oder abführenden Kleinhirnbahnen mit sekundärer Degeneration) vorgetäuscht werden, worauf unter anderen Scherer aufmerksam gemacht hat. So hat sich z. B. die „olivo-rubro-cerebellare Atrophie" (Lejonne und Lhermitte) als eine Kombination von Kleinhirnrindenatrophie mit retrograd-transneuronaler Olivendegeneration und sekundärer Degeneration im Bindearmsystem nach Erweichung in der Bindearmkreuzung erwiesen.

Die Erfahrung, daß die einzelnen Formen der systematischen Kleinhirnatrophien kaum je auf ein System beschränkt sind, hat besonders von morphologischer Seite immer wieder zur Annahme einer *inneren Zusammengehörigkeit der verschiedenen Systematrophien geführt.* So entstand der Sammelbegriff der „*spinocerebellaren Heredoataxie*", unter dem Bing (1905) die Friedreichsche Form und die cerebellare Form der Heredodegeneration einschließlich der Übergangsfälle zusammenfaßte. Später ging Welte (1939) noch weiter, indem er die Kleinhirnrindenatrophie, die olivo-ponto-cerebellare Atrophie und die Dentatum-Bindearmatrophie zusammen mit der Friedreichschen Ataxie (s. S. 1043) unter den Begriff der *spino-ponto-cerebellaren Atrophien* als eine Gruppe der Systematrophien herausstellte, die sowohl die hereditären wie die sporadischen Fälle umgreift und deren Berechtigung auch von klinischer Seite keine grundsätzlichen Bedenken entgegenstehen (Rosenhagen, van Bogaert).

d) Die spino-ponto-cerebellaren Heredodegenerationen.

Sämtliche anatomischen Unterformen der systematischen Kleinhirnatrophien können *erblich-familiär* auftreten. Sie werden mit der erblichen Atrophie der zum Kleinhirn aufsteigenden spinalen Systeme (Friedreichsche Form) als hereditäre Form der spino-ponto-cerebellaren Atrophien (spino-ponto-cerebellare Heredodegenerationen) zusammengefaßt. Anatomisch lassen sich aber gegenüber den sporadischen Fällen keine grundsätzlichen Unterschiede erkennen; ihre Herausstellung ergibt sich allein aus der nachweisbaren Heredität. Daß damit die Grenzziehung gegenüber den sporadischen Fällen letztlich eine willkürliche ist, liegt auf der Hand. Es läßt sich nicht sicher ausschließen, daß eine scheinbar sporadische, isoliert auftretende Systemerkrankung auf recessivem Erbgang beruht. So glaubte man z. B. anfänglich, daß die olivo-ponto-cerebellare Atrophie nicht als Erbkrankheit vorkomme. Heute ist ihr teilweise sogar dominanter Erbmodus gesichert.

Die Erforschung der spino-ponto-cerebellaren Heredoataxien begann mit der klinischen Beobachtung. Umschriebene klinische Syndrome wurden mit den Namen bedeutender, an ihrer Herausarbeitung maßgeblich beteiligter Forscher benannt. Wie schon erwähnt, entspricht diesen klinischen Syndromen aber keineswegs immer ein ganz bestimmter anatomischer Befund. *Die Klinik der Heredoataxien läßt keine sicheren Rückschlüsse auf ein bestimmtes anatomisches Substrat zu.*

Dieser Umstand hat dazu geführt, daß die Nomenklatur der Heredoataxien vom Kliniker und vom Anatomen nicht einheitlich angewandt wird. Nachdem Friedreich 1861 und 1863 das klinische Syndrom der nach ihm benannten spinalen Form der Heredoataxie beschrieben und auch den anatomischen Befund von 3 Fällen mitgeteilt hatte, stellte Marie 1893 jene besondere Form der Kleinhirnerkrankung heraus, die enge Beziehungen zur FRIEDREICHschen Ataxie erkennen ließ und bald als cerebelläre Heredoataxie bzw. als PIERRE MARIEsche Krankheit in der Klinik bekannt wurde. Dabei stützte er sich auf die Fälle von NONNE, FRASER, SANGER-BROWN, KLIPPEL und DURANTE u. a. Als anatomisches Substrat postulierte er eine Atrophie bzw. Hypoplasie des Kleinhirns bei intaktem, allenfalls hypoplastischem Rückenmark. Es zeigte sich aber bald, daß eine scharfe Trennung zwischen den beiden Formen nicht möglich ist, und in der Folgezeit setzte sich die Mehrzahl der Autoren für die nosologische Einheitlichkeit der hereditären Ataxien ein. MARIE selbst hatte bereits die Möglichkeit erwogen, daß die FRIEDREICHsche Ataxie und die cerebelläre Heredoataxie nur verschiedene Varianten desselben heredodegenerativen Prozesses seien und sich nur durch die verschiedene Systemwahl unterscheiden würden. Heute weiß man, daß die Tendenz zur klinischen Übereinstimmung zwischen der spinalen und der cerebellaren Form um so größer ist, je weiter der Prozeß fortgeschritten ist und sich den Endstadien nähert (SJÖGREN). Auch die anatomischen Befunde sprechen in diesem Sinne. Gerade in den von MARIE der cerebellaren Heredoataxie zugerechneten Fällen von KLIPPEL und DURANTE und von SANGER-BROWN, soweit sie später anatomisch untersucht werden konnten, fanden sich die Rückenmarkbefunde der FRIEDREICHschen Ataxie teils mit einer Beteiligung des Kleinhirns (SWITALSKI, RYDEL), teils ohne Kleinhirnatrophie (BARKER, PATRIK, THOMAS und ROUX). BING und später WERTHEMANN sahen bei zwei Brüdern, die klinisch eine typische spinale Symptomatik geboten hatten, anatomisch außer den Strangdegenerationen eine ganz exzessive Kleinhirnatrophie (Kleinhirngewicht nur 43 g).

Eine weitere Schwierigkeit tauchte auf, als man feststellen mußte, daß dem von MARIE herausgestellten klinischen cerebellären Syndrom auch hinsichtlich der jeweils erkrankten Kleinhirnsysteme ganz verschiedene Befunde zugrunde liegen können, die Topik des Prozesses also auch innerhalb der cerebellaren Systeme sehr wechselt. In den 2 Fällen von NONNE war das Cerebellum angeblich nur auffallend klein, sonst aber normal gebildet („Kleinhirn en miniature")[1]. Die klinisch ebenfalls der cerebellären Heredoataxie zugerechneten Fälle von MENZEL und von MATHIEU und BERTRAND boten anatomisch das Bild einer olivo-ponto-cerebellaren Atrophie. Da man aber an dem Begriff der PIERRE MARIEschen oder — wie man später im deutschen Schrifttum oft sagte — der NONNE-MARIEschen Krankheit festhalten wollte, wurden in der Folgezeit anatomisch ganz verschiedene Krankheitsbilder unter diesem Namen geführt. Es hat nicht an Versuchen gefehlt, hier eine begriffliche Klärung herbeizuführen, doch konnte eine völlige Einigung bisher nicht erzielt werden. HASSIN und HARRIS sahen die olivo-ponto-cerebellare Atrophie als das morphologische Substrat der MARIEschen Heredoataxie an, während HOLMES, HALLERVORDEN u. a. die Auffassung vertreten, daß der MARIEschen Konzeption am ehesten die erblichen Kleinhirnrindenatrophien entsprechen würden.

Um eine einheitliche Nomenklatur zu bekommen, sollte man sich daher an den zuletzt wieder von ZÜLCH empfohlenen Vorschlag halten und den Begriff der MARIEschen Krankheit in der Anwendung für eine ganz bestimmte anatomische Form im neuropathologischen Sprachgebrauch fallen lassen. Dieser Begriff sollte als rein klinisches Syndrom der erblichen Kleinhirnataxie dem

[1] Die Abbildungen der Markscheidenpräparate dieser Fälle [Arch. Psychiatr. **39**, 1241, Fig. 6 (1905)] lassen aber an der Intaktheit der Rindenstruktur erhebliche Zweifel aufkommen. Das Gebiet des intragranulären Fasergeflechtes und des direkt angrenzenden Lamellenmarkes ist bei den meisten Läppchen auffallend hell und hebt sich deutlich vom zentralen Lamellenmark ab. Diese Bilder entsprechen ganz den bekannten Befunden der Kleinhirnrindenatrophie.

Kliniker vorbehalten bleiben, der ja die verschiedenen Möglichkeiten des morphologischen Substrates der Ataxie offen lassen muß. Wenn schon die einzelnen anatomischen Unterformen nach Autorennamen benannt werden sollen, könnte man sich dann an die von Greenfield im englischen Sprachbereich eingeführte Nomenklatur halten, die von jenen Autoren bestimmt wird, die als erste eine genaue anatomische Beschreibung der beiden Hauptformen gegeben haben. Danach entspricht der erblichen Kleinhirnrindenatrophie der sog. Holmes-Typ und der erblichen Brückenfuß-Olivenatrophie der sog. Menzel-Typ.

Um größere Wiederholungen zu vermeiden, werden die verschiedenen morphologischen Erscheinungsformen der cerebellaren Heredodegeneration im Anschluß an die einzelnen anatomischen Unterformen der systematischen Kleinhirnatrophien besprochen. Wenn der Friedreichschen Form der Heredodegeneration im Rahmen dieses Handbuches ein eigenes Kapitel gewidmet wurde, so ist das lediglich aus der historischen Entwicklung unserer Kenntnisse über dieses Krankheitsbild zu rechtfertigen, besagt aber nichts gegen die innere Zusammengehörigkeit der verschiedenen anatomischen Erscheinungsformen aus dem Kreis der spino-ponto-cerebellaren Heredodegenerationen, die wir mit van Bogaert lediglich als momentane Konstellationen eines Grundprozesses auffassen. Bei dem oft so ausgedehnten Systembefall ist überdies eine Zuordnung zu einer bestimmten anatomischen Unterform gar nicht immer möglich, so daß man sich in vielen Fällen mit der Feststellung einer spino-ponto-cerebellaren Heredodegeneration begnügen muß (s. auch das Kapitel Friedreichsche Ataxie, S. 1043). Allerdings wird gerade in letzter Zeit wieder den cerebellaren Heredoataxien auf Grund genealogischer Gesichtspunkte von einzelnen Autoren eine Sonderstellung gegenüber der spinalen Form eingeräumt (Sjögren).

I. Die systematischen Atrophien der Kleinhirnrinde.

A. Allgemeine Vorbemerkungen.

a) Neuronale Systemwahl.

Ein atrophisierender Prozeß in der Kleinhirnrinde kann sich morphologisch ganz verschieden auswirken, je nachdem, welche Rindenelemente erkranken *(neuronale Systembezogenheit)*. Erstreckt sich der Prozeß auf die Schicht der Purkinje-Zellen, dann entsteht durch ihren Ausfall das Bild der „*leeren Körbe*“ (siehe Abb. 5—7, S. 945 und 946). Bielschowsky hat diese Form der Kleinhirnatrophie als den zentrifugalen Typ bezeichnet und dem zentripetalen Typ gegenübergestellt, der durch den Untergang der aufsteigenden Moos- und Kletterfasern einschließlich des Assoziationsapparates der Körner gekennzeichnet sei (s. Abb. 10—12, S. 950 und 951). Zwar würde keiner dieser beiden Typen Anspruch auf Reinheit besitzen, man könne bei dem zentripetalen Typ auch eine gewisse Beteiligung der Purkinje-Zellen feststellen und umgekehrt; die quantitative Beteiligung der einzelnen Zell- und Faserkomplexe tendiere aber gewöhnlich deutlich nach der einen oder anderen Seite hin. Später hat Schob die Vermutung ausgesprochen, daß es neben dem cerebellofugalen und cerebellopetalen Typ noch eine weitere Form der Rindenatrophie geben müsse, bei welcher der Schwund der intracorticalen Apparate, nämlich der Körnerzellen und der Ganglienzellen der Molekularschicht mit ihren Fortsätzen, das Wesentliche darstelle. Schaffer nennt als Beispiel für diese intracorticale Form einen Fall von Sträussler (amaurotische Idiotie). Scherer hatte bereits gezeigt, daß diese verschiedenen „Degenerationstypen“ nicht unbedingt einen Endzustand darstellen, sondern ein *Querschnittsbild* sein können auf dem Wege zur vollständigen Rindenatrophie mit Untergang sämtlicher nervösen Elemente, der man es dann schließlich nicht mehr ansehen kann, ob sie mit einem Untergang der Körner oder der PURKINJE-Zellen begonnen hat oder etwa beide gleichzeitig zugrunde gegangen sind. Trotz dieser Erkenntnis hat aber die Aufteilung der Rindenatrophien nach dem Gesichtspunkt der neuronalen Systemwahl ihre Bedeutung und Berechtigung nicht verloren.

Allerdings hat sich die ursprüngliche Einteilung von BIELSCHOWSKY aus verschiedenen Gründen als korrekturbedürftig erwiesen. BIELSCHOWSKY hatte seinerzeit unter dem Eindruck der Befunde bei Silberimprägnation das Verhalten der Fasern als Kriterium der Einteilung genommen, nachdem ihm bei den Kleinhirnatrophien der amaurotischen Idiotie der Untergang der Moos- und Kletterfasern im Rindenbereich aufgefallen war. Das Wesentliche und zeitlich Primäre bei diesem Degenerationstyp ist aber offenbar nicht der Untergang der cerebellopetalen Fasern, sondern der Schwund der Körnerzellen, an den sich die weiteren Rindenveränderungen erst anschließen. Die cerebellopetalen Fasern gehen nämlich, wie schon BIELSCHOWSKY feststellte, nur in ihren distalen Abschnitten zugrunde. Wie bei allen Kleinhirnrindenatrophien ist auch hier das Erhaltenbleiben des Kleinhirnmarkes die Regel (SCHERER). Dieser sog. zentripetale Typ ist demnach eigentlich ein intracorticaler. Hinzu kommt, daß verschiedentlich eine ganz andere Form der Kleinhirnatrophie unter dem cerebellopetalen Typ verstanden wird (PETERS, J. E. MEYER u. a.), nämlich die olivo-ponto-cerebellare Atrophie, bei der sich der Ausfall der cerebellopetalen Fasern als ganz charakteristische Entmarkung in den Kleinhirnhemisphären auswirkt. Um allen diesen terminologischen Schwierigkeiten aus dem Wege zu gehen, empfiehlt es sich daher, die einzelnen Formen der *Kleinhirnrindenatrophie* nach dem Schwerpunkt der Veränderungen und damit dem mutmaßlichen Beginn durch den Zusatz „*vom Körnertyp*“ bzw. „*vom* PURKINJE-*Zelltyp*“ zu kennzeichnen. Wo sämtliche nervösen Rindenelemente ausfallen und sich damit der systemartige Charakter der Atrophie in zunehmendem Maße verliert, sprechen wir von *totaler Kleinhirnrindenatrophie*.

Die neuronale Systembezogenheit allein ist allerdingse kein beweisendes Kriterium für das Vorliegen eines atrophisierenden Prozesses im Sinne von SPATZ. Sie kommt gerade in der Kleinhirnrinde als Folge der verschiedensten exogenen Noxen vor (s. S. 956), z. B. auch bei den an nervöse Systeme gebundenen (topistischen) Kreislaufschäden (s. SCHOLZ, dieser Teilband S. 1326). Sie ist da auf die unterschiedliche Schichtenvulnerabilität der einzelnen Zellgattungen gegenüber dem Mangelkomplex der Oligämie zurückzuführen, wobei allerdings neben dem vasalen Faktor auch wieder ein systematischer Faktor angenommen werden muß.

b) Phylogenetische Systemwahl.

Nicht immer sind die Rindenveränderungen diffus im ganzen Kleinhirn anzutreffen. In der Regel kann man eine wahlweise Bevorzugung der verschiedenen phylogenetischen Kleinhirnanteile feststellen. Es besteht hier aber ebensowenig eine strenge, ausschließliche Systemgebundenheit wie bei der neuronalen Systemwahl. Nicht selten überschreitet der Prozeß im Verlaufe der Erkrankung die phylogenetischen Grenzen und greift auf Nachbargebiete über. Bei den angeborenen Kleinhirnrindenatrophien ist oft das Neocerebellum der bevorzugte Sitz (s. Abb. 13, S. 954), bei den später erworbenen und den hereditären Formen sind vorwiegend die Altteile betroffen. Wo sich der Prozeß auf den Kleinhirnvorderlappen beschränkt, entsteht das schon makroskopisch charakteristische Bild der „Atrophie cérébelleuse tardive à prédominance corticale“ (s. Abb. 15, S. 958).

Brouwer und Biemond, v. Santha u. a. haben diese Fälle als lokalisierte Rindenatrophien von jenen abgegrenzt, bei denen sich der Prozeß über das spinale Stockwerk (Paläocerebellum) hinaus auch auf die übrigen Kleinhirnrindenabschnitte erstreckt, und die sie als diffuse Rindenatrophien bezeichnen (s. weiter unten). Die phylogenetische Systembezogenheit des atrophisierenden Prozesses kommt gelegentlich noch darin zum Ausdruck, daß außer dem Paläocerebellum auch die Flocken (Archicerebellum) miterkranken (Kirschbaum und Eichholz, Scherer u. a.).

Es erheben sich andererseits aber gerade in letzter Zeit wieder Stimmen, die eine phylogenetische Systemwahl bei den Kleinhirnrindenatrophien ablehnen und das damit begründen, daß bei der lokalisierten Form auch neocerebellare Abschnitte erkrankt angetroffen werden können (z.B. Tonsillen), während bestimmte Altgebiete in solchen Fällen verschont gefunden wurden (Courville und Friedmann, Richter u. a.). Marburg und Mitarbeiter sind der Auffassung, daß die einzelnen Ausbreitungstypen sich mit den Versorgungsgebieten der verschiedenen Kleinhirnarterien decken. Die einzelnen Atrophieformen kämen dadurch zustande, daß sich eine Noxe jeweils nur in bestimmten Gefäßbezirken ausbreite. Schon Scherer hatte darauf aufmerksam gemacht, daß bei der Atrophie tardive die von der Arteria cerebelli inferior posterior versorgten Abschnitte frei bleiben. Er hat allerdings bewußt aus dieser Feststellung keine Folgerungen hinsichtlich der Pathogenese der Spätatrophie abgeleitet.

Es trifft sicher zu, daß von einer ausschließlichen Gebundenheit des atrophisierenden Prozesses an bestimmte phylogenetische Systeme in der Mehrzahl der Fälle nicht die Rede sein kann. Spatz sprach daher auch von *Systembezogenheit* im Sinne einer bevorzugten, keinesfalls ausschließlichen Topik. Der so interpretierte Begriff der phylogenetischen Systemwahl erscheint zurzeit noch am ehesten geeignet, die merkwürdigen Verteilungstypen der Rindenatrophien unserem Verständnis näherzubringen.

1. Die Kleinhirnrindenatrophie vom Purkinje-Zelltyp.

a) Der Rindenbefund und seine formale Genese.

Die Kleinhirnrindenatrophie vom Purkinje-Zelltyp ist die bei weitem häufigere Form der Rindenatrophie und tritt bei ätiologisch ganz verschiedenen Erkrankungen auf. Sie ist durch den primären Untergang des Purkinje-Neurons charakterisiert, der nach Thomas, Scherer, Spatz u. a. in der Peripherie des Neurons beginnt, während Zolotowa (1940), J. E. Meyer u. a. bei den systematischen Atrophien einen Beginn des Prozesses in der Zelle selbst annehmen.

Je langsamer der Prozeß abläuft, um so reiner ist das Bild des atrophisierenden Prozesses mit Zellschrumpfung und Chromatinanreicherung im Kern und schließlich spurlosem Zellschwund (s. Abb. 5); je rascher das Prozeßtempo, um so mehr treten akute degenerative Zellveränderungen in den Vordergrund (schlechte Anfärbung und Homogenisierung, Tigrolyse, Vacuolenbildungen, Kernpyknose und Kernverlagerung). In diesen Fällen läßt sich dann in der Rinde als Folge des rascheren Gewebsunterganges oft Fett nachweisen (Schob). Eine Fettspeicherung in den sonst als lipophob bekannten Purkinje-Zellen beschreibt Zülch (Fall 2). Die manchmal zu beobachtenden „Heterotopien" erkrankter Purkinje-Zellen sind bei den nach abgeschlossener Rindenbildung einsetzenden Prozessen meist durch mechanische Momente bedingt (Schob) und weniger im Sinne von Entwicklungsstörungen bzw. mikrodegenerativen Stigmata zu deuten (v. Santha).

Bei Silberfärbung sieht man in frischeren Stadien nicht selten spindel- und ballonförmige Auftreibungen an den Axonen der erkrankten PURKINJE-Zellen, die den Untergang des Zellkörpers überdauern können, und gelegentlich auch Dendritenanschwellungen nach Art der Elchschaufeln, Morgensterne oder Stachelkugeln (vgl. Abb. 11b und c, S. 950). SCHERER vermutete, daß die Axonauftreibungen (Torpedos), die bei den verschiedensten Kleinhirnerkrankungen anzutreffen sind, ein Äquivalent der primären Reizung NISSLs darstellen, die angeblich an der PURKINJE-Zelle nicht vorkommen soll (s. hierzu S. 1059, Abb. 16b). HECHST, v. SÁNTHA und BIELSCHOWSKY hielten die Dendritenbefunde für mikrodegenerative Stigmata. Es kann aber als sicher gelten, daß derartige Veränderungen — ähnlich wie die Torpedos — als banale Reaktionsphänomene (SPIELMEYER) auftreten können.

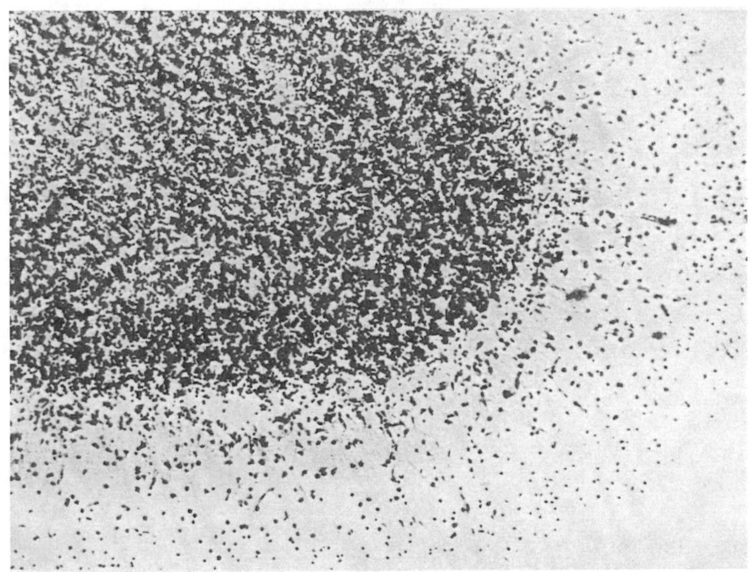

Abb. 5. Kleinhirnrindenatrophie vom PURKINJE-Zelltyp. Zellbild. (Nach RICHTER 1950.) Ausfall der PURKINJE-Zellen bei erhaltener Körnerschicht. Leichte Wucherung der BERGMANNschen Glia. Vermehrung der Gliakerne in der Molekularschicht.

Wo die PURKINJE-Zellen ausgefallen sind, resultiert das Bild der „leeren Körbe“ (s. Abb. 6), die — abgesehen von einer Faserverdickung wechselnden Ausmaßes — relativ gut erhalten bleiben, obwohl die Korbzellen im Laufe der Zeit auch in den Krankheitsprozeß einbezogen werden. Auch die Kletterfasern verfallen nach dem PURKINJE-Zelluntergang der transneuronalen Degeneration, werden allerdings von manchen Autoren [KUFS, ZÜLCH (Fall 3), s. auch BROUWER und BIEMOND] als noch intakt angegeben. Sie ließen sich, deutlich rarefiziert, in frischeren Stadien auch in schon PURKINJE-zellfreien Lamellen noch bis zur Mitte der Molekularschicht hin verfolgen. Die Moosfasern dagegen bleiben erhalten, wenn nicht ein stärkerer Körnerausfall vorliegt — was allerdings häufig der Fall ist (s. Abb. 7).

Es läßt sich nicht sicher sagen, wieweit diese Körnerausfälle primär oder sekundär, auf dem Wege einer retrograd-transneuronalen Degeneration, zustande kommen. Das gilt auch für das Verhalten der Ganglienzellen in der Molekularschicht, die wahrscheinlich ebenfalls der konsekutiven Degeneration anheimfallen. Dabei bleiben die Korbzellen als geschrumpfte Elemente mit ihren Tangentialfasern sehr lange nachweisbar (s. Abb. 6). Als bemerkenswert wird in den meisten

Fällen der gute Zustand der verschiedenen GOLGI-Zellen in der Körnerschicht hervorgehoben. Im Wurm findet man gelegentlich abnorm in der Molekular-

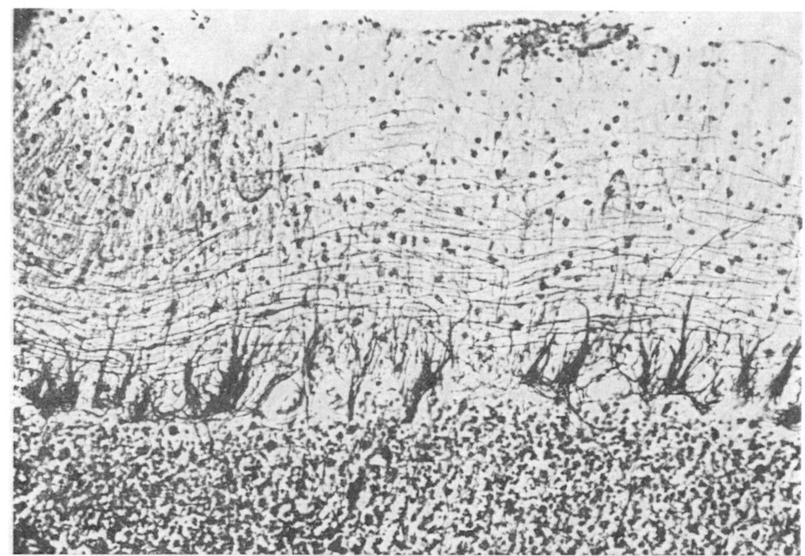

Abb. 6. Derselbe Fall wie Abb. 3. Silberimprägnation. „Leere Körbe." Tangentialfasern und Körnerschich noch gut erhalten.

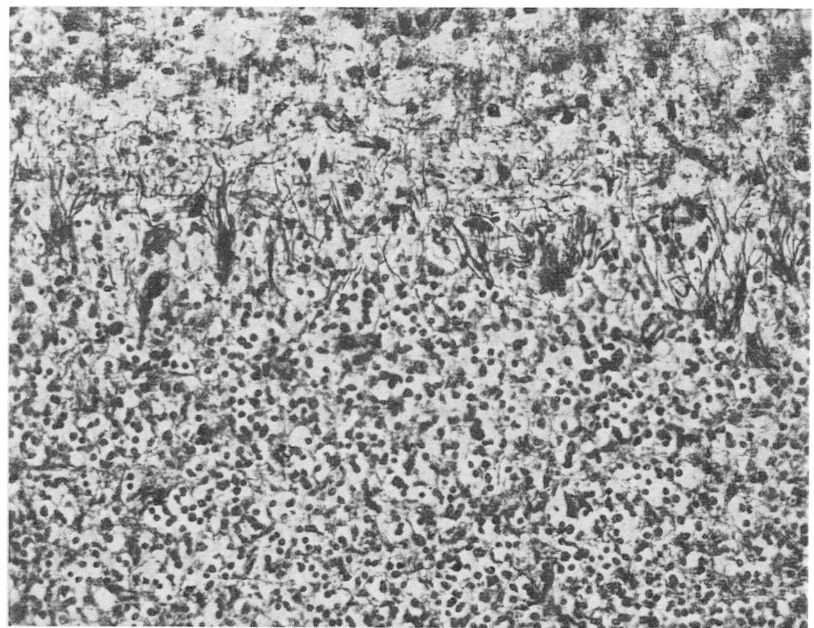

Abb. 7. Kleinhirnrindenatrophie vom PURKINJE-Zelltyp. Silberimprägnation. Der Prozeß ist hier schon weiter fortgeschritten. Auch die Körnerzellen sind bereits stärker gelichtet. Die Tangentialfasern sind nicht mehr dargestellt.

schicht verlaufende markhaltige Fasern (CAJAL-SMIRNOWsche Fasern) teils mit (v. SANTHA), teils ohne Arkaden- oder Schlingenbildung (ZÜLCH).

Die BERGMANNsche Glia reagiert auf den PURKINJE-Zelluntergang mit einer stärkeren Zell- und Faserwucherung, die meist besonders deutlich an den Läppchenkuppen ausgeprägt ist, wo die BERGMANNsche Glia schon normalerweise oft mehrreihig erscheint. Gliastrauchwerkbildungen sieht man bei den systematischen Rindenatrophien nur ganz selten, und zwar in jenen Fällen, die relativ rasch verlaufen oder gegen Lebensende einen akuten Progreß durchmachen (PARKER und KERNOHAN). Sie weisen dann auf akzidentelle exogene Faktoren hin. Gelegentlich ist der atrophisierende Prozeß in der Läppchenperipherie schon weiter fortgeschritten als im marknahen Gebiet (BIELSCHOWSKY, SCHOB) oder umgekehrt (v. BRAUNMÜHL) und zeigt damit eine Topik, wie sie bei den verschiedenen Formen der sekundären Kleinhirnatrophien als charakteristisch bekannt ist (vgl. ULE 1954). Im SCHOBschen Fall waren auch noch ganz diskrete entzündliche Veränderungen nachweisbar (kongenitale Lues) und es muß offenbleiben, wieweit sie bei der Gestaltung des morphologischen Bildes mit eine Rolle gespielt haben.

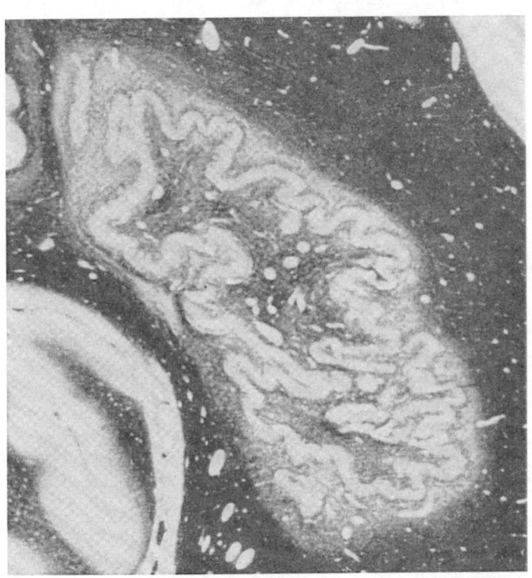

Abb. 8. Degeneration der Markscheiden im Vlies des Nucleus dentatus bei Kleinhirnrindenatrophie vom PURKINJE-Zelltyp. Markscheidenfärbung (KULTSCH.) 7mal vergrößert.

Diese Zellausfälle und gliösen Reaktionen führen zu einer Verkleinerung und Abrundung der Kleinhirnläppchen mit Konsistenzvermehrung und zu einer Verbreiterung der Furchen. Das mesodermale Gewebe nimmt am atrophisierenden Prozeß nicht teil. Die Molekularschicht kann so bis auf ein Drittel ihrer ursprünglichen Breite und weniger zusammensintern. Das Kleinhirnmark dagegen bleibt erhalten, weil die PURKINJE-Axone hier hinter der Vielzahl der übrigen Fasern völlig zurücktreten. Lediglich die zentralen Partien des Läppchenmarkes, die von den sich dort sammelnden PURKINJE-Axonen eingenommen werden, sind gewöhnlich gelichtet, ebenso wie der supra- und infraganglionäre Plexus in der Kleinhirnrinde, der sich überwiegend aus den rückläufigen Kollateralen der PURKINJE-Axone zusammensetzt. Deutlich macht sich der Ausfall der PURKINJE-Neurone im Vlies des Nucleus dentatus bemerkbar (s. Abb. 8). Bei den subakut verlaufenden Fällen ist hier die Fettfärbung positiv.

b) Das Verhalten der degenerativ abhängigen Kerngebiete.

Die Ganglienzellen der zentralen Kleinhirnkerne und der Bindearm pflegen in der Regel intakt zu bleiben. Ein Übergreifen der Atrophie auf den Zahnkern infolge transneuronaler Degeneration (s. Abb. 4, S. 938 und Abb. 17, S. 965) gehört zu den Ausnahmen (RICHTER, VAN BOGAERT, GARCIN, BERTRAND und GODET-GUILLAIN u. a.). Zwar sind bei den subakut verlaufenden diffusen Kleinhirnrindenatrophien degenerative Zellveränderungen im Nucleus dentatus und den übrigen zentralen Kleinhirnkernen nicht so selten, doch handelt es sich dann in der

Regel wohl nicht um konsekutive, sondern dem Rindenbefund pathogenetisch gleichgeordnete Veränderungen (vgl. S. 960).

Dagegen stellt sich, abhängig von der Dauer des Prozesses, sowohl bei den Kleinhirnrindenatrophien vom PURKINJE-Zelltyp wie auch den totalen Rindenatrophien ziemlich regelmäßig ein Zellausfall in den unteren Oliven ein (s. Abb. 2, S. 936 und Abb. 9). Früher glaubte man, in dieser Olivenatrophie einen selbständigen, der Kleinhirnatrophie gleichgeschalteten Prozeß vor sich zu haben (SCHAFFER), und sprach daher von „olivo-cerebellarer Atrophie“ als einer Sonderform bzw. sah in ihr das Initialstadium der olivo-ponto-cerebellaren Atrophie (BAKKER,

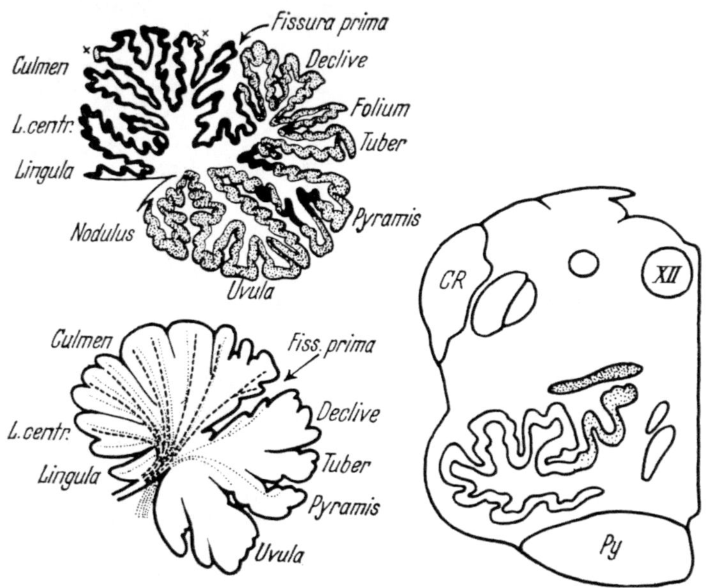

Abb. 9. Ausdehnung der konsekutiven Olivenatrophie bei der lokalisierten Kleinhirnrindenatrophie (Fall von v. SÁNTHA 1948). Erkrankte Rindenabschnitte schwarz. Beteiligte Olivenbezirke punktiert. Projektion der spino-cerebellaren Fasern links punktiert und gestrichelt.

HASSIN und HARRIS); heute wissen wir, daß diese Olivenausfälle mit Reduktion der olivo-cerebellaren Bahnen auf dem Wege einer retrograd-transneuronalen Degeneration zustande kommen. CRITCHLEY und GREENFIELD sprechen daher auch von „cerebello-olivärer Atrophie“. Diese Bezeichnung läßt aber ebenfalls die Möglichkeit eines Mißverständnisses offen, weil sie primäre und sekundäre Veränderungen nebeneinanderstellt, sodaß man besser auf sie verzichtet.

Die konsekutive Olivenatrophie steht in deutlicher topischer Abhängigkeit vom Kleinhirnrindenbefund (s. S. 937). Dabei entsprechen medialen Rindenabschnitten mediale Olivenbezirke der kontralateralen Seite, und laterale, dorsale und ventrale Rindenanteile korrespondieren entsprechend (s. Abb. 2 und 9). Die Vorstellung einer degenerativen Abhängigkeit der Oliven vom Zahnkern (VOGT und ASTWAZATUROW) hat sich in der Humanpathologie nicht sicher bestätigen lassen. Nicht ganz befriedigend geklärt ist allerdings bis heute, auf welche Zellausfälle in der Kleinhirnrinde die Olivenbeteiligung letztlich zu beziehen ist, d. h. welcher Fasertyp als Endglied der olivo-cerebellaren Bahn anzusprechen ist. Während JELGERSMA, BROUWER, BIELSCHOWSKY, HALLERVORDEN u. a. eine Endigung als Kletterfasern vermuteten und den Untergang der PURKINJE-Zellen für das Auftreten der konsekutiven Olivenatrophie verantwortlich machen, nehmen zahlreiche andere Autoren — insbesondere erst kürzlich wieder v. SÁNTHA — eine

Endigung als Moosfasern an und beziehen die Olivendegeneration auf den Körnerausfall. Es ist aber auffallend, daß gerade bei der Kleinhirnrindenatrophie vom Körnertyp (s. weiter unten) die Olivenzellen im wesentlichen erhalten zu bleiben pflegen, was sich mit dieser Vorstellung vorerst nicht in Einklang bringen läßt. Diese Unklarheiten bezüglich der Herkunft der Moos- und Kletterfasern bereiten auch der Einordnung des Kleinhirnrindenbefundes bei den gekreuzten Kleinhirnatrophien Schwierigkeiten (ULE). Sie werden durch die von CARREA, REISSIG und METTLER kürzlich auf Grund experimenteller Befunde wieder geäußerte Vermutung noch vergrößert, daß sämtliche cerebellopetalen Systeme als Moosfasern endigen und die Kletterfasern ein intracerebellares System darstellen würden.

Auch die Bedeutung des Zeitfaktors für das Auftreten der retrograd-transneuronalen Olivendegenerationen scheint nicht so einheitlich zu sein, wie man im Hinblick auf die experimentellen Befunde vermuten möchte (s. H. BECKER, ULE 1954). Es gibt einzelne Fälle von Kleinhirnrindenatrophie (PURKINJE-Zelltyp) mit recht langer Verlaufsdauer ohne deutliche Olivenatrophie (LHERMITTE, JELGERSMA, MOYANO, CRITCHLEY und GREENFIELD), und es kann andererseits auch bei relativ kurzer Krankheitsdauer die transneuronale Degeneration in den Oliven schon recht erheblich sein (AKELAITIS).

Differentialdiagnostische Schwierigkeiten bei der Beurteilung von Olivenbefunden können gelegentlich dann einmal auftreten, wenn sich außer der Systematrophie akzidentelle Kreislaufschäden im Gehirn finden. Es kann bei Kreislaufstörungen zu scheinbar „systemartigen" Ausfällen in den unteren Oliven kommen (H. JAKOB), obwohl hierbei der Systemfaktor keine nennenswerte Rolle spielt und die Lokalisation und Ausdehnung der Parenchymnekrose allein von angioarchitektonischen Gegebenheiten bestimmt wird.

Merkwürdigerweise bleibt der Brückenfuß, obwohl er der gleichen Matrix entstammt wie die unteren Oliven und auch seine Axone zur Kleinhirnrinde sendet, von einer retrograd-transneuronalen Atrophie faßbaren Ausmaßes verschont, während umgekehrt die degenerative Abhängigkeit der Kleinhirnrinde vom Brückenfuß sowohl bei der primären Brückenfuß-Olivenatrophie wie auch der gekreuzten Kleinhirnatrophie immer wieder nachweisbar ist. Nach SCHERER ist gerade der Zustand des Brückenfußes bei der Differentialdiagnose zwischen der primären Kleinhirnrindenatrophie und der olivo-ponto-cerebellaren Atrophie neben dem Verhalten des Kleinhirnmarkes das entscheidende Kriterium. Einen hiervon abweichenden Standpunkt vertreten DIMITRI und VICTORIA sowie MARBURG und RIESE, die eine stärkere retrograd-transneuronale Atrophie des Brückenfußes für möglich halten.

2. Die Kleinhirnrindenatrophie vom Körnertyp.

a) Der Rindenbefund.

Die Kleinhirnrindenatrophie vom Körnertyp galt eine Zeitlang als geradezu pathognomonisch für die spätinfantile Form der amaurotischen Idiotie. Sie kommt aber auch außerhalb dieser Lipoidstoffwechselstörung vor, bei der man andererseits auch den PURKINJE-Zelltyp antreffen kann. Die Mehrzahl der relativ seltenen Fälle von Kleinhirnrindenatrophie vom Körnertyp außerhalb der amaurotischen Idiotie wird als angeborene Atrophie beobachtet. Sie zeigt dann oft eine vorwiegend neocerebellare Lokalisation oder ist diffus ausgebreitet.

Das histologische Bild ist durch den primären Ausfall der Körnerzellen bei wesentlich besser erhaltenen PURKINJE-Zellen gekennzeichnet (s. Abb. 10 und 11a). In den Randgebieten der atrophischen Bezirke kann man unter Umständen

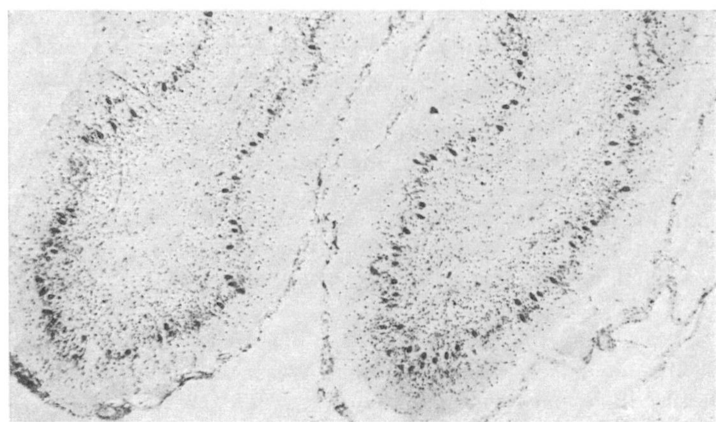

Abb. 10. Kleinhirnrindenatrophie vom Körnertyp. Zellfärbung (NISSL). 40mal vergrößert. Körnerschicht verschwunden. PURKINJE-Zellen bei etwas unregelmäßiger Lagerung relativ gut erhalten.

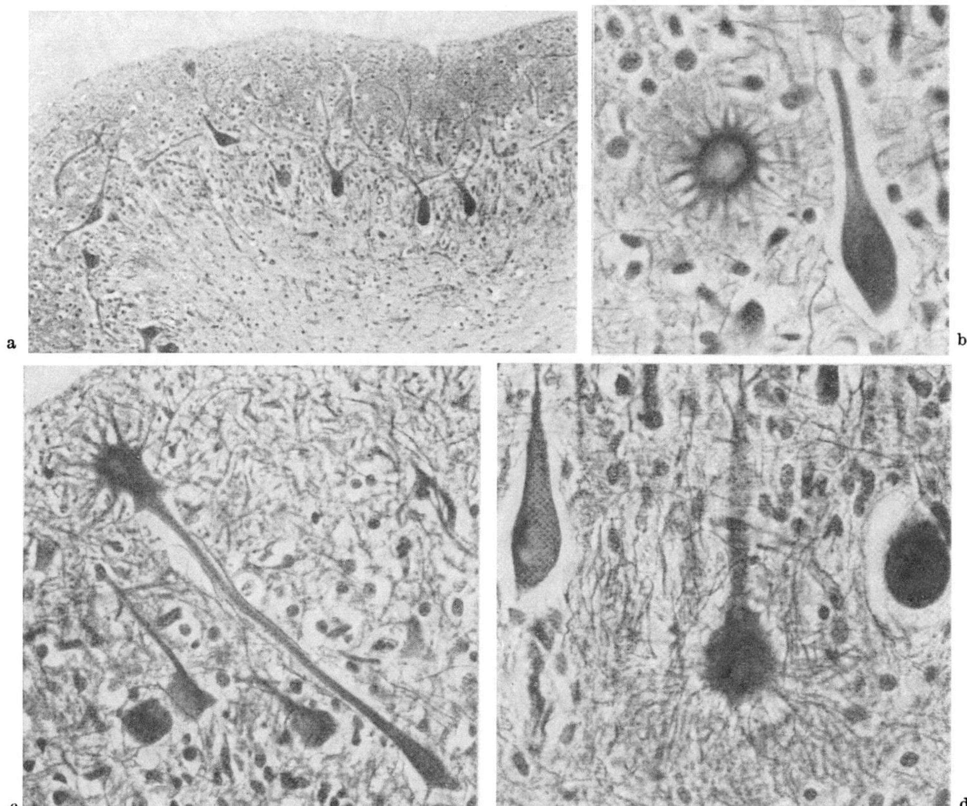

Abb. 11a—d. Kleinhirnrindenatrophie vom Körnertyp. Silberimprägnation. a 87mal vergrößert. Fehlen der Körner bei relativ gut erhaltenen PURKINJE-Zellen. b 400mal vergrößert. „Stachelkugel" in der Molekularschicht neben einer PURKINJE-Zelle. c 280mal vergrößert. Dendrit mit „Morgenstern"-Bildung und erhaltener Kletterfaser. d 400mal vergrößert. PURKINJE-Zelle mit zahlreichen, vom Zelleib ausgehenden Radiärfasern.

die von SCHOB beschriebenen Untergangsformen der Körner antreffen. Sie sind um so häufiger, je frischer der Prozeß und je akuter er abgelaufen ist. Wo er weiter fortgeschritten ist, fehlen die Körner vollständig, während die verschiedenen Typen der GOLGI-Zellen in der Regel als auffallend gut erhalten angegeben werden (s. Abb. 10). Sie sind dann zwar meist geschrumpft und hyperchromatisch, zahlenmäßig jedoch — soweit sich das beurteilen läßt — nicht wesentlich vermindert. Die Schicht der PURKINJE-Zellen zeigt gewöhnlich auch eine mehr oder minder deutliche Lichtung, kontrastiert aber immer sehr charakteristisch mit der hochgradigen Atrophie der Körnerschicht.

Bei den angeborenen Fällen wurden wiederholt gröbere Unregelmäßigkeiten in der Schichtbildung der PURKINJE-Zellen beschrieben, die in diesen Fällen auf eine gestörte Migration dieser Elemente hinweisen können und damit anzeigen,

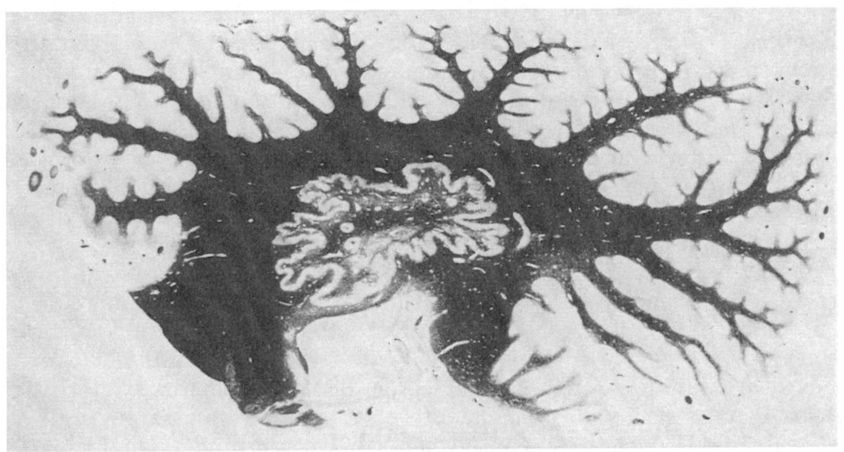

Abb. 12. Kleinhirnrindenatrophie vom Körnertyp. Markscheidenfärbung (HEIDENHAIN-WÖLKE). Etwa 2,5mal vergrößert. Atrophie und Abrundung der Läppchen, in deren Bereich die Zeichnung des intragranulären Fasergeflechtes nicht überall so scharf ist wie normalerweise. Zentrales Mark und Nucleus dentatus intakt.

daß der Krankheitsprozeß bereits vor Abschluß der Rindenentwicklung eingesetzt hat (Abb. 10). Häufig zeigen die PURKINJE-Zellen Axonauftreibungen und Dendritenveränderungen in Form von Elchschaufeln und Morgensternen und Stachelkugeln (s. Abb. 11b und c). Die Stachelkugeln können auch nach Untergang der tertiären und sekundären Dendritenverzweigungen ohne mehr nachweisbare Beziehung zum PURKINJE-Neuron in der Molekularschicht lange als Residuen erhalten bleiben, ähnlich wie die Axonauftreibungen den Untergang der PURKINJE-Zelle überdauern.

Die marklosen Tangentialfasern fehlen zwar in den oberen Teilen der verschmälerten Molekularschicht, sind aber in den tieferen Abschnitten gewöhnlich verhältnismäßig gut erhalten, wenn auch etwas verdickt. In den kongenitalen Fällen lassen die senkrecht von ihnen abgehenden und in das Stratum ganglionare ziehenden Fasern die Anordnung zu Faserkörben vermissen und bilden in der PURKINJE-Zellschicht gewissermaßen eine „Gardine“ (NORMAN). Dieses Ausbleiben der Faserkorbbildung kann ebenfalls als Ausdruck einer gestörten Rindenentwicklung aufgefaßt werden. Der periganglionäre Plexus zeigt nur mäßige Ausfälle. Die Parallelfasern als Axone der Körnerzellen fehlen. Kletterfasern sind nur dort nachweisbar, wo die PURKINJE-Dendriten noch einigermaßen erhalten sind. Im Stratum granulosum ist das Markfasergeflecht deutlich reduziert. Die Moosfasern sind hier weitgehend ausgefallen. Auch die randständigen Partien des Läppchenmarkes erscheinen gelichtet. Das Kleinhirnmark bleibt aber wie bei allen Rindenatrophien erhalten (s. Abb. 12).

b) Das Verhalten der degenerativ abhängigen Kerngebiete. Formale Genese.

Während beim PURKINJE-Zelltyp Olivenausfälle — abhängig von der Dauer des Prozesses — die Regel sind, pflegen sie beim Körnertyp zu fehlen. Bei 20- bzw. 44jähriger Erkrankungsdauer fand NORMAN in dem einen Fall nur eine unbedeutende Fasergliose, bei sonst normalem Zellbefund, während der andere Fall nur eine stärkere Gliose und an den Zellen der unteren Oliven Veränderungen im Sinne einer sog. Pigmentatrophie zeigte. Gröbere Zell*ausfälle* wurden nicht gefunden und traten auch in den Fällen von ULE nicht deutlich in Erscheinung. Auch in den Brückenfußkernen kann ohne sichtbaren Zelluntergang eine leichte Gliose auftreten. Die Zellen des Nucleus dentatus und der Bindearm bleiben erhalten.

Es dürften kaum Zweifel daran bestehen, daß der Krankheitsprozeß hier an den Körnern beginnt. Die weiteren Veränderungen schließen sich dann wohl im Sinne einer transneuronalen Degeneration an, wenngleich sich nicht ausschließen läßt, daß auch die weiteren Rindenveränderungen direkte Auswirkung der dem atrophisierenden Prozeß wohl zugrunde liegenden Stoffwechselstörung sein können. Die verschiedenen Stadien des Rindenbefundes in den einzelnen Fällen lassen sich aber zwanglos mit der Annahme transneuronaler Degenerationen erklären. An den Untergang der Körner schließt sich retrograd-transneuronal eine Degeneration der distalen Moosfaserabschnitte an. Doch gehen diese Fasern praktisch nur in ihrer (intracorticalen) Endstrecke zugrunde. Das restliche Moosfaserneuron bleibt erhalten. Lediglich eine gewisse Gliose im (mutmaßlichen) Ursprungsgebiet, also den unteren Oliven bzw. den Brückenfußkernen, kann auf eine Alteration des ganzen Neurons hinweisen. Antegrad-transneuronal kommt es nach dem Körnerausfall zu einem Untergang der Ganglienzellen in der Molekularschicht, und auch die tertiären und sekundären PURKINJE-Dendriten gehen auf diesem Wege zugrunde. Die Elchschaufel- und Morgensternbildungen an den PURKINJE-Dendriten sind hier wohl Ausdruck transneuronal-degenerativer Vorgänge, die allerdings nicht zum völligen Untergang des PURKINJE-Neurons führen, sondern in der Regel nur das einsteigende Fibrillensystem in Mitleidenschaft ziehen, nämlich die Dendriten, von deren Zustand wiederum das Verhalten der Kletterfasern abhängt. Wenn die tertiären und sekundären PURKINJE-Dendriten ausgefallen sind, lassen sich auch meist keine Kletterfasern mehr in der Molekularschicht nachweisen.

3. Die totale Kleinhirnrindenatrophie.

Wo sich der Befund des PURKINJE-Zelltyps mit dem des Körnertyps summiert, verliert die Atrophie in zunehmendem Maße den Charakter der neuronalen Systembezogenheit. Wir sprechen in diesen Fällen von vollständiger bzw. totaler Kleinhirnrindenatrophie. Die derben atrophischen Läppchen enthalten dann keine Ganglienzellen mehr. Es findet sich eine starke Gliose mit hochgradiger Faserwucherung, von der am ehesten noch die ehemalige Körnerschicht einigermaßen verschont bleibt. Das Läppchenmark ist gewöhnlich stärker entmarkt, während sich im Mark der Kleinhirnhemisphären, abgesehen von der Lichtung des Dentatumvlieses, keine gröberen Markfaserausfälle nachweisen lassen. Doch liegt auch hier meist eine deutliche Gliafaservermehrung vor.

Der Zahnkern mit dem Bindearm bleibt — abgesehen von der Degeneration des Vlieses — weitgehend erhalten, während die Oliven retrograd-transneuronal atrophieren.

Bei diesen vollständigen Rindenatrophien, soweit sie nicht sekundäre Läppchensklerosen darstellen, handelt es sich ganz überwiegend um frühkindliche Kleinhirnatrophien; die im späteren Leben auftretenden Formen erreichen nur selten ein solches Ausmaß. Das hängt offenbar mit der besonderen Reaktionsweise des kindlichen unreifen Gehirns zusammen, die sich auch bei den gekreuzten Kleinhirnatrophien in der rascheren und intensiveren Ausprägung der morphologischen Veränderungen bemerkbar macht (ULE 1954).

Abzugrenzen von diesen totalen Kleinhirnrindenatrophien ist die *sklerotische Atrophie des Kleinhirns* („sclerotic atrophy of the cerebellum“ [HASSIN 1934, LICHTENSTEIN und LEVINSON 1946]), die von HASSIN zwar der PICKschen Atrophie an die Seite gestellt wurde, klinisch jedoch symptomlos verläuft und anatomisch eine *herdförmige*, wie HALLERVORDEN bereits bei der Besprechung der HASSINschen Arbeit seinerzeit zum Ausdruck brachte, *wohl sekundäre Kleinhirnatrophie* mit völligem Parenchymschwund und anschließender Sklerosierung darstellt.

B. Nosologische Aufgliederung der Kleinhirnrindenatrophien.

Die systematischen Kleinhirnrindenatrophien können ganz verschiedene Ursache haben, wobei im Einzelfall konstitutionelle und akzidentelle Faktoren in wechselndem Maße beteiligt sind. Auf der einen Seite einer langen Kette verschiedener Möglichkeiten stehen jene Kleinhirnrindenatrophien, die erblich familiär auftreten und bei denen ein Einfluß exogener Momente nicht nachweisbar ist (HOLMES-Typ der PIERRE MARIEschen Heredoataxie nach der GREENFIELDschen Nomenklatur). Zahlenmäßig treten sie hinter den sporadischen Fällen zurück. Auf der anderen Seite sind jene isolierten, nicht familiären Fälle zu nennen, bei denen auch eine Anlage- oder Systemschwäche bestimmter Neurone aus der Art und Topik des Prozesses zu erschließen ist, bei denen aber zum Auftreten der Atrophie meist noch andere, zusätzliche Faktoren hinzukommen müssen, ohne daß freilich bisher über den genauen Wirkungsmechanismus dieser zusätzlichen Schädlichkeiten Einzelheiten bekannt sind. Vielleicht handelt es sich in einzelnen Fällen um ein Vitamin B_{12}- oder einen Thiamin-Aneurin-Mangel. Doch sind dies nur Vermutungen (ZÜLCH). Wir wissen nur so viel, daß bei der Häufigkeit der angeschuldigten Noxen (Alkoholismus, Neoplasmen, gastrointestinale Störungen, Infektionen usw.) und der relativen Seltenheiten der Kleinhirnrindenatrophien die angeschuldigte Noxe nicht die alleinige Ursache sein kann, sondern ein örtlicher, disponierender Gewebsfaktor bereits vorliegen muß.

In Anlehnung an die Klinik kann man die systematischen Kleinhirnrindenatrophien in die angeborenen Fälle, die später sporadisch auftretenden und die familiär-erblichen Fälle unterteilen, wobei sich freilich die Grenzen dieser einzelnen Gruppen bis zu einem gewissen Grade überschneiden. Die Abgrenzung der angeborenen systematischen Kleinhirnatrophien — es handelt sich praktisch immer um Rindenatrophien — ergibt sich aus gewissen Besonderheiten der Fälle. Ihnen wurde daher bereits in früheren zusammenfassenden Darstellungen eine Sonderstellung eingeräumt (CASSIRER, HALLERVORDEN, HASSLER u. a.). Die später auftretenden sporadischen Rindenatrophien kommen in zwei anatomisch voneinander abgrenzbaren Formen vor, von denen zwar VAN BOGAERT meint, daß sie nur verschiedene Stadien des gleichen Prozesses darstellen, denen aber auch gewisse klinische Unterschiede entsprechen und die — soweit wir das heute sagen können — auch hinsichtlich ihrer Ätiologie nicht einheitlich sind. Die erblichen Kleinhirnrindenatrophien schließlich sind das Bindeglied zu jenen Erkrankungsformen, die in der Klinik unter dem umfassenden Begriff der Heredoataxie geläufig sind.

1. Die angeborene Kleinhirnrindenatrophie.

Klinik. Es handelt sich in der Regel um jugendliche Schwachsinnige, die erst verspätet und nur mangelhaft oder gar nicht laufen und sprechen lernen. Die geistige Entwicklung bleibt aus. Der Schwachsinn umfaßt alle Grade von Debilität bis Idiotie. Die Koordinationsstörungen wechseln von einer leichten Ungeschicklichkeit bei feineren Bewegungen bis zur ausgesprochenen Ataxie. Das klinische Bild pflegt weitgehend stationär zu bleiben und zeigt allenfalls gegen Lebensende einen gewissen Progreß. Familiäres Auftreten wurde wiederholt beobachtet und läßt dann an eine kongenitale Form der cerebellaren Heredoataxie oder an amaurotische Idiotie denken. Die Kranken können relativ alt werden, sind aber in der Regel anstaltsbedürftig und sterben nicht selten schon früh an interkurrenten Krankheiten. Klinische Beobachtungen, die hier einzuordnen sein dürften, wurden von GOLDSTEIN und REICHMANN, BEYERMANN u. a. als „Imbecillitas cerebello-atactica" beschrieben. Gelegentlich wurde in diesen Fällen röntgenologisch eine Verkleinerung der hinteren Schädelgrube gefunden, doch ist dieser Befund auch bei der FRIEDREICHschen Ataxie beschrieben worden. Weniger sicher ist, wieweit die klinischen Fälle von BATTEN hierhergehören, die zwar eine verspätete Entwicklung der Kleinhirnfunktion mit zum Teil bleibenden cerebellaren Störungen aufwiesen, teilweise aber auch eine gewisse Rückbildungstendenz der Kleinhirnsymptome und auch keine gröberen Intelligenzdefekte zeigten. Schwierig kann unter Umständen einmal die klinische Abgrenzung gegenüber einer sehr früh einsetzenden FRIEDREICHschen Ataxie sein (HALLERVORDEN).

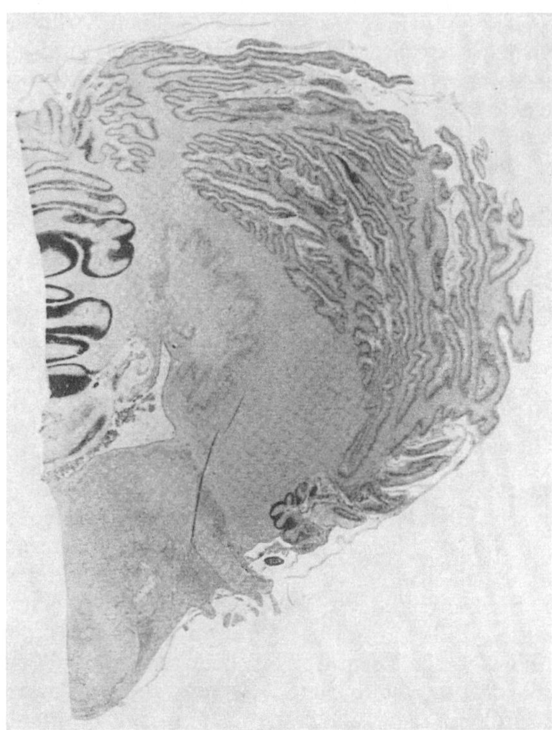

Abb. 13. Angeborene Kleinhirnrindenatrophie vom Körnertyp. Neocerebellarer Ausbreitungstyp. DeutlicherKontrast zwischen den körnerfreien Hemisphären und Tonsillen und den noch körnerhaltigen Flocken und demWurm.

Pathologische Anatomien, und Histologie. Bei den angeborenen Kleinhirnatrophien, soweit sie Systemcharakter haben und nicht in das ätiologisch vielseitige Gebiet der cerebralen Kinderlähmung gehören, handelt es sich um Rindenatrophien, die sich von den später einsetzenden Systematrophien der Kleinhirnrinde dadurch unterscheiden, daß die morphologischen Veränderungen ein stärkeres Ausmaß zu erreichen pflegen und vorwiegend das Neocerebellum (s. Abb. 13) oder mehr oder minder diffus die ganze Kleinhirnrinde betreffen.

Die angeborene Kleinhirnatrophie ist schon makroskopisch deutlich zu erkennen. Während normalerweise die Basis der Occipitallappen vom Kleinhirn ganz bedeckt wird, überragen in diesen Fällen die Hinterhauptspole das atrophische und oft sehr derbe Kleinhirn ganz erheblich (s. Abb. 14). Diese gewöhnlich gleichmäßige Verkleinerung des Cerebellum ist aller Wahrscheinlichkeit nach nicht allein die Folge der Atrophie, sondern zum Teil wohl auch im Sinne einer Hypoplasie zu deuten. Abgesehen von der oft sehr erheblichen Reduktion des Kleinhirns legen besonders jene Fälle eine solche Annahme nahe, bei denen auch das Rückenmark, die Medulla oblongata und die Brücke bemerkenswert klein sind, aber keinen Hinweis für einen atrophisierenden Prozeß in diesem Bereich geben. Da das Schädelknochenwachstum vom Wachstum des Gehirns beeinflußt wird, bleibt die hintere Schädelgrube infolge der früh einsetzenden Kleinhirnatrophie nicht selten hypoplastisch. Die Hirngewichte liegen zum Teil wesentlich (bis zu 400 g und mehr) unter den von RÖSSLE und ROULET ermittelten Durchschnittsgewichten. Diese Differenz läßt sich durch die Kleinhirnatrophie allein nicht genügend erklären, sondern weist auf eine mangelhafte Massenentwicklung des ganzen Gehirns hin. Gelegentlich werden auch weitere Entwicklungsstörungen in Form von Heterotopien bzw. Diplomyelie beobachtet.

Histologisch finden sich neben dem Bild der *totalen Kleinhirnrindenatrophie* (SCHERER), sowohl der PURKINJE-*Zelltyp* (v. SÁNTHA, ZÜLCH [Fall 2]) wie auch der *Körnertyp* (NORMAN, ULE, JERVIS). Als Ausdruck des schon vor Abschluß der Rindenentwicklung einsetzenden Prozeßbeginnnes können Unregelmäßigkeiten der Rindenschichtbildung auftreten.

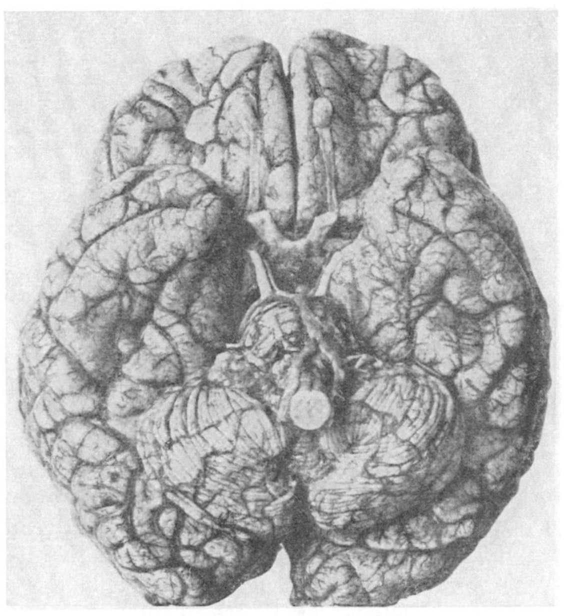

Abb. 14. Angeborene Kleinhirnrindenatrophie. Das Kleinhirn ist in seinen Ausmaßen so reduziert, daß die Basis der Occipitallappen nur unvollständig bedeckt wird. (Nach v. SÁNTHA 1930). Klinisch: 42 Jahre alte, schwachsinnige Frau, die verspätet und nur schlecht sprechen lernte und erst mit 7 Jahren anfing zu gehen. Gang immer breitspurig, taumelnd und unsicher. Im Alter von 1—2 Jahren wurde erstmalig eine Abducensparese bemerkt. Klinischer Verlauf ohne wesentlichen Progreß. Hat nie einen Beruf ausgeübt. — Anatomisch: Hirngewicht 1050 g. Windungsanomalien des Großhirns. Diffuse Ganglienzellausfälle besonders in der 3. Rindenschicht. Im Kleinhirn Rindenatrophie vom PURKINJE-Zelltyp mit konsekutiver Olivenatrophie und Verschmächtigung der Strickkörper. Die Zellen des Brückenfußes sind auch leicht atrophisch, zahlenmäßig jedoch nicht verringert. Brückenarme intakt. Atrophie der Hinterstrangkerne. Inkomplette Diplomyelie. Zahlreiche Spinalganglienzellen in den Caudawurzeln.

Ätiologie. Klassifizierung. Differentialdiagnose. Wiederholt wurde die angeborene Kleinhirnrindenatrophie familiär angetroffen (NORMAN, JERVIS). Ähnliche Beobachtungen konnte man auch in der Veterinärpathologie machen.

Ein familiäres Auftreten der Kleinhirnrindenatrophie vom Körnertyp wurde wiederholt bei Katzen beschrieben (s. S. 979), die nach SCHERER eine „besondere Tendenz zur Entwicklung familiärer, bei Geschwistern auftretender angeborener oder in frühester Jugend erworbener Kleinhirnatrophien“ haben. Da in dem VERLINDEschen Fall das Muttertier zu Beginn der Trächtigkeit eine Virusinfektion durchgemacht hatte und die früheren und späteren Würfe normal waren, denkt dieser Autor an eine Mißbildung, wie sie nach Rubeolen in der Schwangerschaft vorkommen kann. Von den übrigen Veterinärpathologen wurden zum Teil Meningitiden ursächlich für die Körneratrophie verantwortlich gemacht. Nach den allgemeinen Erfahrungen sind aber lokale Entzündungsprozesse allein wenig geeignet, das ausgeprägte Bild der diffusen Körneratrophie zu erklären, wenn sie nicht Hinweise für ein vom Mark oder der Lamina dissecans auf die Körnerschicht übergreifendes Ödem ergeben (SCHOLZ, ULE).

JERVIS vermutet in seinen Fällen, daß genetische Faktoren eine wesentliche Rolle spielen. CASSIRER hatte bereits darauf hingewiesen, daß bei den Eltern derartiger Patienten oft Vetter-Basen-Ehen vorlagen. Man kommt im allgemeinen um die Annahme anlagebedingter Faktoren bei der Erklärung dieser Atrophien kaum herum, wenngleich nicht zu bestreiten ist, daß exogene Momente auslösend und fördernd mit im Spiele sein können.

Ein systemartiger Ausfall in der Kleinhirnrinde kann nachgewiesenermaßen durch exogene Noxen ausgelöst werden. Der Purkinje-Zelltyp wurde als Folge einer Viruserkrankung von Johnston und Goodpasture beobachtet und ist beim „looping ill" der Schafe bekannt. Zülch machte in der deutschen Literatur auf das „eosinophile Prinzip" aufmerksam und wies auf die Arbeiten von Meyer und Foly u. a. hin, die nach intrathekaler Injektion von Lymphdrüsenextrakten und Knochenmark eine Degeneration der Purkinje-Zellen beobachteten. Freeman und Dumoff sowie Krainer fanden bei Patienten, die an Hitzschlag verstorben waren, ausgedehnte Purkinje-Zellausfälle. Grünthal beschrieb den Purkinje-Zelltyp nach Druckwirkung bei Pagetscher Erkrankung des Schädels. Der Körnertyp kann bei Kohlenoxydvergiftung (Williams, Winkelmann), nach Thiophenvergiftung (Christomonas und Scholz, Upners) und Vergiftung mit Quecksilberverbindungen (Hunter, Bomford und Russel, Russel zit. nach Ule, Noetzel) auftreten, aber auch beim hypoglykämischen Koma (Leigh und Meyer, Ule), bei Carcinomen, beim akuten Darmbrand (H. Jacob) usw. Allerdings führen diese Noxen nicht zu einem „atrophisierenden Prozeß" im Sinne von Spatz, sondern zu akuten Körnerveränderungen (Schrappe) bzw. rasch ablaufenden Nekrobiosen und Nekrosen der Körner- oder Purkinje-Zellschicht. Ihre narbigen Endzustände sind aber histologisch von einem „spurlos" vor sich gehenden „atrophisierenden Prozeß" nicht sicher abzugrenzen.

Schwierig ist die Einordnung jener sporadischen Kleinhirnatrophien, die außer der Rindenatrophie noch eine Beteiligung anderer Systeme aufweisen. Zu erwähnen sind hier die Fälle II und III von Vogt und Astwazaturow, die außer einer Rindenatrophie vom Körnertyp mit gröberen Migrationsstörungen der Purkinje-Zellen und Heterotopien noch Rückenmarkveränderungen im Sinne einer Friedreichschen Ataxie boten und damit dem Begriff der „isolierten spino-cerebellaren Ataxie" (Mingazzini) entsprachen. Man kann die Auffassung vertreten, daß solche Beobachtungen als sporadische Fälle der Heredoataxie (s. S. 1051) zuzurechnen sind, bei der allerdings der Körnertyp sonst kaum bekannt ist. Bei den seltenen familiären Fällen (Norman, Jervis) ist die Einordnung in die spino-ponto-cerebellaren Heredodegenerationen zu erwägen.

Ähnliche Schwierigkeiten bereitet der von Schob beschriebene Fall mit vorwiegend neocerebellarem Purkinje-Zellausfall und stärkeren Körnerlichtungen, der zusätzlich noch Hinterstrangveränderungen bot und bei dem die Frage der Lues ätiologisch noch eine besondere Rolle spielt.

Die früher vielfach behaupteten Beziehungen zwischen Lues und Heredoataxie wurden von Bielschowsky nach eingehender Prüfung dieses Fragenkomplexes, der auch die Stellung der amaurotischen Idiotie einbezog, abgelehnt. Vor allem Sträussler hatte sich für einen Zusammenhang zwischen diesen beiden Krankheiten eingesetzt und glaubte, in den Kleinhirnbefunden bei juveniler Paralyse eine Stütze für seine Auffassung zu sehen. Bielschowsky konnte aber zeigen, daß die bei Paralyse auftretenden Kleinhirnrindenatrophien in deutlicher Abhängigkeit von den entzündlichen Veränderungen stehen (peripherer Verteilungstyp) und wahrscheinlich durch den Entzündungsprozeß bedingt sind, was allerdings von anderen später wieder in Zweifel gezogen wurde (Ostertag). Die Bedeutung mehrkerniger Purkinje-Zellen als Mikrozeichen einer Heredodegeneration (Schaffer, Sträussler u. a.) lehnte Bielschowsky ab. — Hinsichtlich der Frage Kleinhirnatrophie — amaurotische Idiotie vertrat Bielschowsky die Auffassung, daß die Kleinhirnläsionen bei der amaurotischen Idiotie als Folge des frühzeitigen Beginns und der besonderen Intensität des Spielmeyer-Schafferschen Zellprozesses an dieser Stelle anzusehen sind. Hallervorden betont den systematisch-degenerativen Charakter der Befunde, der auch in den Kleinhirn-unabhängigen Fasersystemen zum Ausdruck komme. Van Bogaert nimmt eine Kombination des metabolischen und systematischen Typs der Heredodegeneration an. Haddenbrock möchte dem cerebralen Krampfgeschehen die Rolle eines wesentlichen pathogenetischen Faktors für die Entstehung der Bahndegenerationen zusprechen. Seitelberger führt sie auf systemgebundene enzymatische Fehlabläufe im Rahmen der metabolischen Allgemeinerkrankung zurück (s. auch S. 1059).

Die Abgrenzung der angeborenen primären Kleinhirnatrophien von den sekundären Atrophien kann im Einzelfall fast unmöglich sein. Auch im Rahmen der cerebralen Kinderlähmung kommen gelegentlich als Folge von Kreislaufstörungen, seltener Entzündungen, bilaterale und sehr ausgedehnte Läppchenatrophien vor, die in Anbetracht der größeren Ausdehnung der neocerebellaren Anteile häufiger in den Neuteilen des Kleinhirns anzutreffen sind. CASSIRER sprach bereits in Anlehnung an OPPENHEIM von „cerebellarer Kinderlähmung". HALLERVORDEN hat solche Fälle beschrieben. Dabei kann unter Umständen das Bild einer neuronalen Systembezogenheit vorliegen, die sich aus der gestaffelten Schichtenvulnerabilität der verschiedenen Zellgattungen in der Kleinhirnrinde erklärt. Gegenüber dem im Rahmen der oligämischen Zustände in Frage kommenden Mangelkomplex haben sich als am empfindlichsten die PURKINJE-Zellen gezeigt und in weiterer gradueller Reihenfolge die kleinen Ganglienzellen der Molekularschicht, die Körnerzellen und schließlich die GOLGI-Zellen. Wo sich im Großhirn Veränderungen im Sinne der cerebralen Kinderlähmung finden, sollte man daher mit der Annahme einer primären Kleinhirnrindenatrophie zurückhaltend sein, auch wenn der Kleinhirnrindenbefund eine Akzentuierung in bestimmten Neuronensystemen aufweist (s. ULE 1954). Die differentialdiagnostischen Schwierigkeiten werden dadurch noch vermehrt, daß der klinische Verlauf die sonst bei den systematischen Atrophien zu erwartende Progression bei den angeborenen Systemerkrankungen des Kleinhirns oft vermissen läßt (SCHOB). Die klinischen Symptome treten zwar — abhängig von der Funktionsreifung der betroffenen Systeme — gewöhnlich erst während der frühkindlichen Entwicklung in Erscheinung, bleiben dann aber in der Regel stationär.

Die morphologische Differentialdiagnose gegenüber der amaurotischen Idiotie ergibt sich aus dem Fehlen des SPIELMEYER-SCHAFFERschen Zellprozesses.

2. Die nicht angeborene sporadische Kleinhirnrindenatrophie.

Die bei Erwachsenen sporadisch auftretenden Kleinhirnrindenatrophien bieten in der überwiegenden Mehrzahl histologisch das Bild einer Rindenatrophie vom PURKINJE-Zelltyp. Nach ihrer Ausdehnung kann man mit BROUWER und BIEMOND zwei verschiedene Formen unterscheiden, denen auch gewisse klinische Unterschiede entsprechen. Die eine Form ist die „lokalisierte Kleinhirnrindenatrophie"[1], die auch als „Spätatrophie" bzw. „Atrophie tardive" bezeichnet wird. Die andere Form ist die „diffuse Kleinhirnrindenatrophie".

BROUWER und BIEMOND und später u. a. v. SANTHA haben sich um die Herausarbeitung dieser beiden Formen bemüht und versucht, sie auch ätiologisch voneinander abzugrenzen, was aber nicht ganz gelang. Wenn sich dabei auch gewisse Faustregeln für beide Formen ergeben haben, so bleibt doch immer noch eine Anzahl von Rindenatrophien übrig, die sich bei Berücksichtigung ihres Verlaufes, ihrer vermutlichen Ätiologie und ihres anatomischen Befundes ohne Zwang keiner dieser beiden Gruppen eindeutig zuordnen lassen. Es ist bezeichnend, daß v. SÁNTHA verschiedene Fälle der Literatur (MURRI 1900, ANDRÉ THOMAS 1905, ROSSI 1907, LASALLE-ARCHAMBAULT 1918, JELGERSMA 1919) zu den diffusen Rindenatrophien zählt, die BROUWER und BIEMOND ursprünglich der lokalisierten Form zugerechnet hatten. Die von v. SANTHA in diesem Zusammenhang genannten Fälle von THORPE, HOLMES und von RICHTER waren familiär-erblich und gehören zur cerebellaren Heredodegeneration (s. S. 963).

[1] Nicht zu verwechseln mit den „lokalen Veränderungen der Kleinhirnrinde" (SCHERER) als Folge exogener Schäden, bei denen es sich um sekundäre Atrophien handelt. Diese können allerdings, z. B. bei Oligämie, als an nervöse Systeme gebundene Kreislaufschäden auftreten. Sie zeigen aber eine andere, unregelmäßig-herdförmige Anordnung und sind gewöhnlich nur Teilerscheinung eines größeren, bestimmte Hirngebiete in einer gewissen Gesetzmäßigkeit betreffenden Schadens (s. SCHOLZ, dieser Teilband S. 1326).

a) Die lokalisierte Kleinhirnrindenatrophie[1]. (Atrophie tardive — Spätatrophie des Kleinhirns.)

Klinik. Beginn meist nach dem 55. Lebensjahr mit allmählich einsetzender und ganz langsam fortschreitender Gang- und Standunsicherheit. Männer und Frauen werden in gleicher Weise von der Krankheit befallen, die gelegentlich auch einmal wesentlich früher (mit 20 Jahren im Fall von KIRSCHBAUM und EICHHOLZ) oder „apoplektiform" (SCHERER) beginnen kann. Die oberen Extremitäten bleiben weitgehend von der Ataxie verschont, was auf die besondere Lokalisation des atrophisierenden Prozesses zurückzuführen ist. Gröbere intellektuelle Störungen pflegen auszubleiben. Sprachstörungen treten gewöhnlich erst in späteren Stadien in Erscheinung. Die durchschnittliche Verlaufsdauer dieser Erkrankung beträgt 10—20 Jahre und mehr.

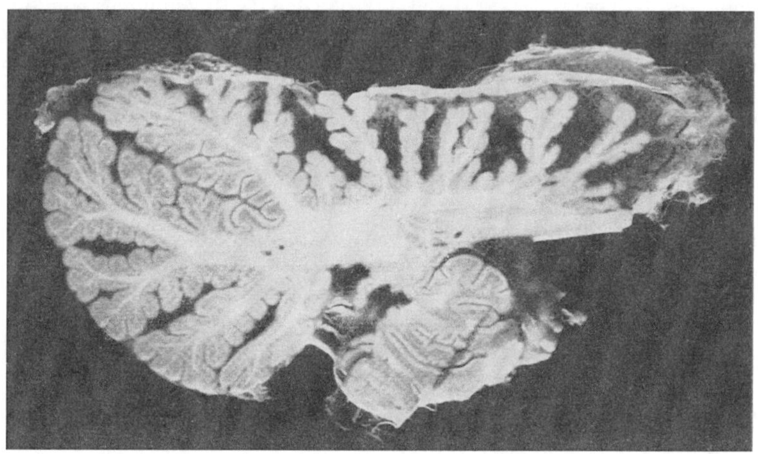

Abb. 15. Atrophie tardive (nach SCHERER 1933). Hochgradige Atrophie der Windungen des Kleinhirnvorderlappens (Paläocerebellum), in dessen Bereich die Furchen klaffen.

Pathologische Anatomie und Histologie. Die klassische Beschreibung dieser Form stammt von MARIE, FOIX und ALAJOUANINE (1922), die ihr die Bezeichnung „*atrophie cérébelleuse tardive à prédominance corticale*" gaben. Es handelte sich um eine symmetrische, auf die orodorsalen Kleinhirnabschnitte beschränkte Rindenatrophie, welche die Unterfläche des Kleinhirns frei ließ. Sie betraf also im wesentlichen nur den Oberwurm und Lobulus quadrangularis anterior (Paläocerebellum). Die Rinde zeigte in diesen Gebieten einen Ausfall der PURKINJE-Zellen mit leeren Körben, doch waren auch die übrigen Rindenabschnitte nicht völlig intakt. Im Vlies des Zahnkerns war es zu einer Lichtung gekommen, und in den unteren Oliven fand sich ein Zellausfall im dorso-medialen Band und der dorsalen Nebenolive mit entsprechender Reduktion der olivo-cerebellaren Bahn. Von den zentralen Kleinhirnkernen zeigten nur die Dachkerne leichte Veränderungen. Weitere Veröffentlichungen dieser Art mit nur unwesentlichen Abweichungen stammen von LHERMITTE (1922), LÜTHY (1930), STENDER und LÜTHY (1931), KIRSCHBAUM (1931), KIRSCHBAUM und EICHHOLZ (1932), SCHERER (1933), MAAS und SCHERER (1933), LHERMITTE (1935), ZÜLCH (1936), DE HAENE (1937), MOYANO (1937), GUILLAIN, BERTRAND und GUILLAIN (1940), v. SANTHA (1948) u. a. GARCIN, BERTRAND und GODET-GUILLAIN sahen bei einem 71jährigen Mann außer dem typischen Befund der Atrophie tardive mit Olivenbeteiligung auch eine konsekutive Atrophie der dorsalen Zahnkernabschnitte. Nicht ganz typisch hinsichtlich der Ausbreitung war der Fall von VAN BOGAERT und BERTRAND mit

[1] Siehe Fußnote S. 957.

einer Krankheitsdauer von 20 Jahren, bei dem ebenfalls eine transneuronal gedeutete Zahnkernatrophie vorlag. Bemerkenswert ist, daß in dem Fall von MOYANO (1937) mit 12jähriger Krankheitsdauer die Oliven nicht atrophisch waren, obgleich die Rindenatrophie sogar einen diffuseren Charakter hatte, so daß dieser Fall auch im Hinblick auf die fehlende Olivenbeteiligung von manchen Autoren den diffusen Rindenatrophien zugerechnet wird. — Eine Sonderstellung nimmt weiterhin der von LEY (1924) publizierte Fall ein mit dem Rindenbefund einer Spätatrophie und zusätzlich den Veränderungen einer olivo-ponto-cerebellaren Atrophie (einschließlich Nigrabeteiligung), einer Dentatum-Bindearmatrophie und einer leichten Aufhellung der Seitenstränge im Halsmarkbereich. Kompliziert wurde dieses Bild noch durch entzündliche Infiltrate in der Brücke.

Der anatomische Befund ist in den typischen Fällen so charakteristisch, daß er schon makroskopisch die Diagnose erlaubt (s. Abb. 15). Man findet ein hochgradiges Klaffen der Furchen des Oberwurmes (Lingula, Lobus centralis, Culmen und Vorderfläche des Declive) und der Lobuli quadrangulares anteriores mit allmählicher Abnahme nach lateral, hinten und unten. Die Kleinhirnläppchen sind hier derb und atrophisch. Das Klaffen der Furchen ist viel ausgeprägter als bei den diffusen Rindenatrophien selbst mit Untergang aller nervösen Rindenelemente. SCHERER erklärt das damit, daß da immer eine — im Markscheidenbild zwar nicht als Ausfall nachweisbare — Reduktion des Markkörpers eintrete, während bei der lokalisierten Form die atrophische Rinde gewissermaßen auf „unverändert breiter Basis" sitzen würde. Es ist aber wohl so, daß auch die eigenartige Anordnung der den Arbor vitae bildenden Lamellen bei einem umschriebenen Schrumpfungsprozeß die sekundäre Verbreiterung der Furchen besonders begünstigt.

Histologisch findet sich eine Kleinhirnrindenatrophie vom PURKINJE-Zelltyp mit mehr oder minder deutlicher Beteiligung auch der übrigen Rindenelemente und langsamem Übergang in die gesunde Umgebung. Die Atrophie ist in der Läppchenperipherie meist schon weiter fortgeschritten als in den marknahen Abschnitten. Die gewöhnlich sich auf den Ausfall der PURKINJE-Zellen einstellende Wucherung der BERGMANNschen Glia kann einmal ausbleiben und durch eine Proliferation der HORTEGA-Glia ersetzt werden (SCHERER). ZÜLCH fand in der verschmälerten Molekularschicht abnorm verlaufende markhaltige Fasern, die an die CAJAL-SMIRNOWschen Fasern erinnern. Verlagerungen von PURKINJE-Zellen in die Molekularschicht und von Körnern in das Mark wurden von KIRSCHBAUM und EICHHOLZ auch in den nicht atrophischen Bezirken beschrieben und als Mißbildung gedeutet. Doch sind derartige Befunde selten und gehören nicht zum typischen Bild der „Spätatrophie". Die Lichtung des Dentatumvlieses betrifft besonders die orodorsalen Abschnitte. Das Kleinhirnmark ist bis auf eine axiale Aufhellung des Lamellenmarkes im atrophischen Gebiet intakt. Abhängig von der Dauer des Prozesses stellt sich eine konsekutive Degeneration der dorsalen Olivenabschnitte (s. Abb. 9, S. 948) mit entsprechender Verschmächtigung der Corpora restiformia ein, die allerdings gelegentlich auch einmal fehlen kann, wie z. B. in dem Falle von LHERMITTE mit 13jähriger Krankheitsdauer, in dem v. SÁNTHA ihr Ausbleiben auf den guten Zustand der Körnerschicht zurückführt.

b) Die diffuse Kleinhirnrindenatrophie.

Klinik. Innerhalb kürzester Zeit entwickelt sich meist in der 4. oder 5. Lebensdekade und ohne deutliche Geschlechtsbevorzugung ein schweres cerebelläres Syndrom mit statischer und lokomotorischer Ataxie, die sich auch an den oberen Extremitäten sehr rasch bemerkbar macht. Bald treten Sprachstörungen auf. Häufig besteht ein Nystagmus. Fast immer kommt es zu einer organischen Demenz. Die oft kachektischen Kranken gehen innerhalb mehrerer Monate oder weniger Jahre zugrunde. In einem Teil der Fälle lagen Carcinome vor.

Pathologische Anatomie und Histologie. Das makroskopische Bild der diffusen Kleinhirnrindenatrophie ist uncharakteristisch. Oft ist das Kleinhirn bei Betrachtung mit bloßem Auge unauffällig. In manchen Fällen klaffen die Furchen leicht und das Kleinhirn wirkt im ganzen etwas atrophisch. Nur selten liegt eine Atrophie stärkeren Ausmaßes vor (im Fall von MUNCH-PETERSEN z. B. wird eine Reduktion um $^1/_3$ angegeben).

Histologisch handelt es sich fast immer um Rindenatrophien vom PURKINJE-Zelltyp. Entsprechend dem raschen Verlauf überwiegen an den noch erhaltenen PURKINJE-Zellen die akut degenerativen Veränderungen gegenüber dem Bild der einfachen Zellatrophie. Oft läßt sich in der Rinde Fett nachweisen. Nach v. SANTHA ist die Beteiligung der Körnerschicht geringer als bei der lokalisierten Form. Eine konsekutive Olivenatrophie fehlt in diesen Fällen, was man wohl so erklären kann, daß die zeitlichen Voraussetzungen zu ihrem Auftreten nicht gegeben waren. Oft zeigen die Zellen des Zahnkernes degenerative Veränderungen, doch handelt es sich hierbei offenbar nicht um eine transneuronale Degeneration, sondern um einen dem Rindenbefund pathogenetisch gleichgeschalteten Prozeß. Im Falle von MUNCH-PETERSEN boten die Capillarschlingen im Bereich des Zahnkerns als zusätzlichen Befund zahlreiche kleine Pseudokalkablagerungen.

Der Prozeß beschränkt sich also in diesen Fällen nicht auf das Paläocerebellum, sondern erstreckt sich auf das ganze Kleinhirndorsum und greift noch auf die basalen Abschnitte über. BROUWER und BIEMOND haben daher für diese Fälle die Bezeichnung „diffuse Kleinhirnrindenatrophie“ vorgeschlagen. Hierher gehören die Fälle von ZÜLCH (1936), KENNARD (1935), PARKER und KERNOHAN (1933), BRAIN, DANIEL und GREENFIELD (1951), BARRAQUER-BORDAS und LÖWENTHAL (1954) u. a. Auch die von ERHARDT (1943) mitgeteilte primäre Kleinhirnrindenatrophie dürfte wohl eher den diffusen Rindenatrophien zuzuordnen sein als der lokalisierten Form, obgleich ERHARD seinen Fall der „Atrophie tardive“ gleichsetzt.

Es handelte sich um eine bei ihrem Tode 53 Jahre alte Frau, bei der bereits im Alter von 33 Jahren die Menopause eingetreten war. 17 Jahre später setzte eine fortschreitende Gewichtsabnahme ein (von 52 kg bei einer Länge von 150 cm auf 23 kg bei ihrem Tode). Einige Monate nach Beginn der Gewichtsabnahme traten Gangstörungen auf, die aber diagnostisch nicht weiter geklärt wurden. Ein neurologischer Befund fehlt leider. Bei der Krankenhausaufnahme fiel eine hochgradige Kachexie auf. Die Achselbehaarung fehlte, die Schambehaarung war sehr dürftig. Nach Ausschluß einer anfangs vermuteten Lues cerebri wurde diagnostisch an eine SIMMONDSsche Kachexie gedacht. Pathologisch-anatomisch fand sich eine biglanduläre Blutdrüsensklerose (thyreogenitaler Typ) und eine Kleinhirnrindenatrophie vom PURKINJE-Zelltyp. Leider ist der Hirnbefund unvollständig. Das Rückenmark wurde nicht untersucht. Über den makroskopischen Zustand des Kleinhirns wird nichts gesagt, und auch über die Verteilung der PURKINJE-Zellausfälle finden sich keine näheren Angaben. Soweit sich aus der Beschreibung der Lichtung des Dentatumvlieses Rückschlüsse ergeben, dürfte die Rindenatrophie aber eher diffus gewesen sein. Auch der relativ rasche Verlauf spricht mehr für eine diffuse Kleinhirnrindenatrophie. Die unteren Oliven waren nicht atrophisch, die Zellen des Zahnkerns zeigten keine Besonderheiten. ERHARD hält einen ursächlichen Zusammenhang zwischen der schon länger bestandenen Blutdrüsensklerose und der Kleinhirnrindenatrophie für möglich.

c) Nebenbefunde bei den sporadischen Kleinhirnrindenatrophien.

Sowohl bei den lokalisierten wie bei den diffusen Kleinhirnrindenatrophien weist auch das übrige Zentralnervensystem oft pathologische Veränderungen auf. Auf den interessanten Fall von LEY wurde schon hingewiesen. Vielfach liegt eine allgemeine Hirnatrophie vor. Gelegentlich ist die Atrophie des Großhirns umschriebener und entspricht dem Bild der PICKschen Krankheit (BUCHANAN, OVERHOLT und NEUBÜRGER). Eine Sonderstellung nimmt die Beobachtung von DE BOOR, SPIEGELHOFF und STAMMLER ein, die bei einer PICKschen Atrophie eine diffuse

Kleinhirnrindenatrophie vom Körnertyp fanden. Die Autoren lassen es offen, ob es sich um eine primäre Kleinhirnrindenatrophie oder um eine sekundäre, durch ein Hirnödem bedingte Atrophie handelt. Der relativ gute Zustand des intragranulären Markfasergeflechtes wäre jedoch für die Körneratrophie nach Ödemwirkung nicht ganz typisch. Eine Kombination des PURKINJE-Zelltyps mit dem Stammganglienbefund einer chronisch progressiven Chorea beschrieb BIRNBAUM. Der PURKINJE-Zellausfall wird als diffus angegeben. SIMMA berichtet über eine diffuse Kleinhirnrindenatrophie bei sporadischer diffuser Sklerose des Stirnhirnmarkes.

Wiederholt wurden Rückenmarksbefunde im Sinne einer funikulären Myelose mitgeteilt (ZÜLCH, ROSSI, MAAS und SCHERER u. a.), und zwar besonders in jenen Fällen, die einen subakuten Verlauf hatten. GREENFIELD (1934) fand eine frische Degeneration in den spino-cerebellaren Bahnen, den Hintersträngen und dem spinalen Pyramidenbahnenteil sowie eine Degeneration des Corpus Luysi mit seinen striären Verbindungen. Im Fall 3 von ZÜLCH lag eine Syringomyelie vor. v. SÁNTHA sah bei einer Spätatrophie als zusätzlichen Befund eine Pseudoencephalitis WERNICKE. Im höheren Lebensalter sind arteriosklerotische Veränderungen nicht selten. Sehr eigenartig war der Befund in einem Fall von GUILLAIN und BERTRAND, wo sich außer der Atrophie tardive eine schwere Hirnatrophie mit zahlreichen herdförmigen eosinophilen Nekrosen fand.

d) Ätiologie. Klassifikation.

Ätiologisch werden verschiedene Faktoren angeschuldigt. SCHERER zog zur Erklärung der lokalisierten Form, also der Atrophie tardive, die Vorstellung vom vorzeitigen lokalen Altern heran und wies auf die Gleichartigkeit der Topik bei den Involutionsvorgängen hin, wie sie von GELLERSTEDT u. a. beschrieben worden ist.

VAN BOGAERT gibt allerdings an, daß die Involution des Kleinhirns im Senium die Gegend der Semilunarlappen bevorzugt und nach der Art der „atrophie marginale bibasale de CHR. JAKOB“ (ARANOVICH 1937) auftrete. Interessant und hinsichtlich ihrer Klassifizierung schwer zu beurteilen ist die von HILLER beschriebene Kleinhirnatrophie mit örtlicher Pigmentspeicherung bei einer 104 Jahre alten Frau. Außer einer allgemeinen Hirnatrophie mit Akzentuierung im Stammganglienbereich fand sich im Kleinhirn ein diffuser, offenbar aber nicht sehr erheblicher PURKINJE-Zellausfall. Das Besondere dieses Falles waren jedoch eine hochgradige Pigmentablagerung („Abnützungspigment“) in den Kleinhirnkernen und der Körnerschicht mit entsprechenden Zellausfällen und ausgedehnte Pseudokalkablagerungen an den Gefäßen des Kleinhirnmarkes und des Ammonshornes. Die Oliven zeigten das Bild der sog. „Pigmentatrophie“. Klinisch hatten keine gröberen Kleinhirnstörungen vorgelegen. RABL (1955) konnte in zwei ähnlichen Fällen mit gleichartigen Pigmentablagerungen in der Körnerschicht und im Zahnkern das Pigment spektrographisch als einen Farbstoff identifizieren, der dem Pentdyopent nahezustehen scheint.

SCHERER machte darauf aufmerksam, daß bei der Atrophie tardive die von der Arteria cerebelli inferior posterior versorgten Gebiete vom Prozeß frei bleiben, zog allerdings daraus hinsichtlich der Pathogenese keine weiteren Schlüsse, wie das später MARBURG und RIESE taten (s. S. 944). Von anderen Autoren wurde exogenen Faktoren eine größere Bedeutung eingeräumt (COURVILLE und FRIEDMAN). PARKER und KERNOHAN wollten im Hinblick auf die Kleinhirnbefunde beim „looping ill“ für manche PURKINJE-Zellatrophien eine vorausgegangene Virusinfektion verantwortlich machen. In einem Fall von KUFS kam einer luischen Meningitis die Rolle des auslösenden Faktors zu. Auch in den Fällen von ANDRÉ THOMAS, CASPAR, GUILLAIN, BERTRAND und DECOURT hatte eine Lues vorgelegen. In einer größeren Anzahl von Fällen hatten gastro-intestinale Störungen bestanden, wie z. B. in der Beobachtung von MURRI, wo sich der Kleinhirnprozeß im Anschluß an eine Gastroenteritis entwickelte. Auf die Körnerdegeneration beim akuten Darmbrand (H. JACOB) wurde schon hingewiesen. Bei den rasch verlaufenden Kleinhirnrindenatrophien fanden sich in einem auffallend hohen Prozentsatz als Grundleiden bösartige Geschwülste. (BROUWER [1919]: polymorphzelliges Sarkom des Beckens. — CASPAR [1929]: Mammacarcinom. — KENNARD [1935]: Ovarialcarcinom. — PARKER und KERNOHAN [1933]: Ovarialcarcinom. — ZÜLCH [1936]: Ovarialcarcinom. — BRAIN, DANIEL und GREENFIELD [1951]: Ovarial- bzw. Bronchialcarcinome. — BARRAQUER-BORDAS und LÖWENTHAL [1953]: Bronchialcarcinom). Die Beobachtung von ALESSI (1940) unterscheidet sich von diesen Fällen dadurch, daß hier bei einem Uteruscarcinom die PURKINJE-Zellausfälle gegenüber einer schweren Schädigung des Markes mehr in den Hintergrund traten. ERHARD (1943) hält einen Zusammenhang mit inkretorischen Störungen für möglich. STENDER und LÜTHY (1931) und in letzter Zeit wieder v. SÁNTHA messen dem chronischen Alkoholismus bei der isolierten Form eine besondere Bedeutung zu. Klinische Fälle dieser Art wurden von ROMANO, MICHAEL und MERRIT als „alcoholic cerebellar degeneration“ und von DOSUŽKOV, KOČKA und UTTL beschrieben. Experimentell konnten LHERMITTE, AJURIAGUERRA und GARNIER[1] durch Alkoholintoxikation PURKINJE-Zellausfälle hervorrufen. v. SÁNTHA weist darauf hin, *daß die Mehrzahl der in der Literatur mitgeteilten Fälle von lokalisierter Kleinhirnrindenatrophie in der Vorgeschichte Angaben über chronischen Alkoholabusus enthält, während bei der diffusen Kleinhirnrindenatrophie maligne Geschwülste der inneren Organe oder gastro-intestinale Störungen vorgelegen hatten.* In Anlehnung an die Vorstellungen von BROUWER und BIEMOND nimmt v. SÁNTHA an, daß es sich weniger um eine direkte Wirkung der angeschuldigten Noxen auf das Parenchym handeln würde, als vielmehr um eine indirekte Schädigung infolge gestörter Resorption und Funktion lebenswichtiger Stoffe, wobei jedoch eine individuelle Disposition Voraussetzung zum Auftreten der Kleinhirnatrophie sei. Diese individuelle Disposition sei bei der lokalisierten Form eine lokale Abiotrophie, bei der diffusen Form eine allgemeine Vulnerabilität der PURKINJE-Zellen.

Sicher ist, daß die sporadischen Kleinhirnrindenatrophien *keine einheitliche Krankheitsgruppe* darstellen und die Unterscheidung zwischen der lokalisierten und der diffusen Form schon ihre Berechtigung hat. Im großen Ganzen kann man wohl sagen, daß die Zugehörigkeit der subakut verlaufenden diffusen Kleinhirnrindenatrophien zur Gruppe der Systematrophien im Sinne von SPATZ eine wesentlich lockerere ist und bei ihnen die zusätzlichen Noxen ätiologisch ein größeres Gewicht besitzen als bei den lokalisierten chronischen Rindenatrophien. So hat ZÜLCH z. B. auch gegen die Einbeziehung der primären Kleinhirnrindenatrophien in die Gruppe der Systematrophien Einwände erhoben. Bei den diffusen Kleinhirnrindenatrophien mit raschem Verlauf verliert sich in zunehmendem Maße der Charakter des „atrophisierenden Prozesses“; das Bild verschiebt sich in Richtung der akuten degenerativen Parenchymschäden, wie sie mit systematischer Verteilung in der Kleinhirnrinde nach den verschiedensten Intoxikationen bekannt sind (vgl. S. 956). Andererseits muß man sich vor Augen halten, daß der Begriff der Systematrophien kein starres Schema darstellt und diesem Phänotypus ein sehr kompliziertes Zusammenspiel von Genen und Umweltfaktoren zugrunde liegt. Von den gewissermaßen „spurlos“ ablaufenden, chronisch-atrophisierenden Prozessen bei den hereditären Erkrankungen bis zu den systembezogenen Parenchymschäden des Kleinhirns bei chronischen oder akuten Intoxikationen gibt es fließende Übergänge. Jeder Grenzziehung haftet hier etwas Willkürliches an. Es ist lediglich eine Frage der Intensität der Noxe

[1] Zit. nach v. SÁNTHA.

und der Akuität des Prozesses, ob das Bild eines chronischen Parenchymschwundes zustande kommt oder der Befund die Zeichen eines akuten degenerativen Gewebsunterganges bietet. Daß bei der Häufigkeit der angeschuldigten Ursachen die Kleinhirnrindenatrophien doch nur recht selten auftreten, beweist, daß konstitutionelle Voraussetzungen dazu gegeben sein müssen. Ohne die Annahme einer systemgebundenen Bereitschaft zur Atrophie sind sie nicht zu erklären. Die so charakteristische Eigentümlichkeit der Systembezogenheit und der symmetrischen bzw. bilateralen Ausbreitung geht entschieden über den allgemeineren Begriff der Atrophie im weiteren Sinne hinaus, unter den ZÜLCH die primären Kleinhirnrindenatrophien fassen will; sie rechtfertigt die Herausstellung dieser Fälle als eine besondere Atrophieform, auch wenn sich der Prozeß nicht elektiv auf das im Vordergrund stehende Neuronensystem beschränkt, was bei pathobiologischen Vorgängen ja auch nicht zu erwarten ist.

3. Die erblich-familiäre Kleinhirnrindenatrophie.

(Sogenannter HOLMES-Typ der spino-ponto-cerebellaren Heredodegeneration.)

a) Klinik der cerebellaren Heredoataxie.

Wie schon wiederholt erwähnt (s. S. 940), ist es in der Regel nicht möglich, schon zu Lebzeiten aus dem klinischen Bild die einzelnen anatomischen Unterformen sicher zu unterscheiden. Wir werden uns daher darauf beschränken, an dieser Stelle die wichtigsten klinischen

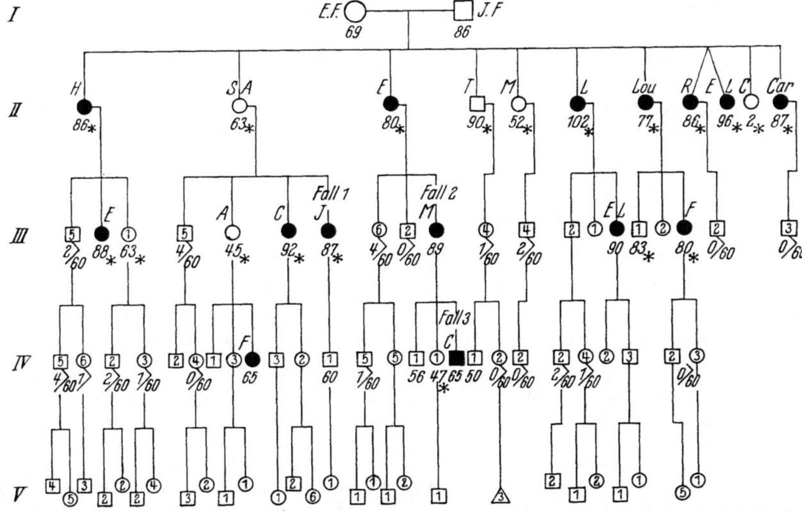

Abb. 16. Sippentafel einer Familie mit erblicher Kleinhirnrindenatrophie (nach RICHTER 1950). Die Kleinhirnstörungen machten sich in dieser Familie immer erst nach dem 60. Lebensjahr bemerkbar. Die Kreise bezeichnen die weiblichen Mitglieder, die Quadrate die männlichen. Weiß: gesunde Mitglieder; schwarz: kranke Mitglieder. Die Zahl innerhalb der Symbole gibt die Anzahl der Individuen der jeweiligen Linie und Generation an. Die Zahlen unterhalb der Symbole beziehen sich auf das Alter. $n > 60$ gibt Auskunft über die Anzahl jener gesunden Mitglieder, die ein Alter von 60 Jahren und mehr erreicht haben. Die durch Sterne gekennzeichneten Zahlen bedeuten das Sterbealter, die unmarkierten Zahlen das Alter im Jahre 1948. In der 5. Generation sind bisher keine Kleinhirnstörungen beobachtet worden. Allerdings war das älteste männliche Individuum erst 49 Jahre alt, als diese Tafel aufgestellt wurde, das älteste weibliche 47 Jahre alt. Anatomisch untersucht wurde Fall 1 (vgl. Abb. 5 und 6, sowie Abb. 8 S. 945—947).

Daten der cerebellaren Heredoataxie zu nennen. Soweit gewisse klinische (durchaus nicht konstante) Besonderheiten der einzelnen anatomischen Formen bekannt sind, sollen sie kurz erwähnt werden.

MARIE und später LONDE hatten als charakteristisch eine dominant vererbte Ataxie mit Intentionstremor und choreiformer Unruhe angegeben, die nach der Pubertät — meist im 3. Lebensjahrzehnt — beginnen und zu der sich Hirnnervenstörungen einschließlich Opticusatrophie und später auch eine Demenz hinzugesellen würden. Von der FRIEDREICHschen Ataxie unterscheidet sich dieses Syndrom durch den dominanten Erbgang (s. Abb. 16), den späteren Beginn, das Erhaltenbleiben der Sehnenreflexe, die sogar nicht selten gesteigert gefunden werden, und das weitgehende Zurücktreten von Skeletveränderungen und trophischen Störungen. Nicht so selten sind dagegen Muskelatrophien, gelegentlich mit Pseudohypertrophien, und auch eine Kombination mit Epilepsie, chronisch-progressiver Chorea, parkinsonistischen Symptomen (beim sog. MENZEL-Typ) oder Hemiballismus können vorkommen.

Überblickt man eine größere Anzahl von autoptisch aufgeschlüsselten Fällen (s. GREENFIELD), dann fällt auf, daß beim sog. HOLMES-Typ das durchschnittliche Erkrankungsalter mit 45,5 Jahren (von 27—60 Jahren) etwa 10 Jahre später liegt als beim MENZEL-Typ. Während beim HOLMES-Typ das klinische Bild bei den verschiedenen erkrankten Mitgliedern einer Sippe offenbar recht einheitlich bleibt, variiert es beim MENZEL-Typ unter Umständen ganz erheblich. In der von SCHUT und HAYMAKER beschriebenen Familie konnten drei verschiedene klinische Formen unterschieden werden: Eine Verlaufsform mit Erkrankungsbeginn unter 20 Jahren mit Reflexverlust nach Art der FRIEDREICHschen Ataxie; eine cerebellare Verlaufsform mit schweren Kleinhirnstörungen und normalen Reflexen oder leichten cerebellären Störungen und gesteigerten Reflexen; schließlich eine 3. Form, die klinisch als spastische Spinalparalyse imponierte und nur diskrete ataktische Zeichen bot.

Besonderer Erwähnung bedürfen noch die bei der cerebellären Heredoataxie auftretenden Seh- und Hörstörungen. SJÖGREN fand in seinem klinischen Material unter 26 von ihm als cerebellare Heredoataxie klassifizierten Fällen 11mal Opticusatrophie. ANDRÉ VAN LEEUWEN unterscheidet zwischen der seltenen isolierten Degeneration des maculo-papillären Bündels und der ausgedehnteren Opticusatrophie, die wiederum in 2 Verlaufsformen auftreten kann. FERGUSON und CRITCHLEY beschrieben die Kombination von MARIEscher Heredoataxie und LEBERscher Opticusatrophie. FRANCESCHETTI und KLEIN fanden in der Literatur 12 Fälle mit einer atypischen Retinitis pigmentosa oder einer Maculadegeneration vom Typ STARGARDT. Eine zentrale Schwerhörigkeit wurde von SJÖGREN in 15% der Fälle festgestellt, während nach MONTANDON die Schwerhörigkeit bei der Heredoataxie meist peripher-nervöser Natur ist.

Nach SJÖGREN ist der Erbgang der cerebellaren Heredoataxie überwiegend dominant monohybrid. Das mittlere Erkrankungsalter berechnete er mit $34 \pm 1{,}9$ Jahren. Die Erkrankungswahrscheinlichkeit beträgt nach ihm in Schweden 0,0014%. In Deutschland kommen nach LEERS und SCHOLZ auf etwa 10000 Einwohner ein Erkrankungsfall.

b) Pathologische Anatomie und Histologie der erblich-familiären Kleinhirnrindenatrophie.

Die familiär-erblichen Kleinhirnrindenatrophien treten hinter den sporadischen Formen an Zahl zurück. Die erste anatomisch gesicherte Beobachtung dieser Art stammt von HOLMES (1907). Außer einer hochgradigen Kleinhirnrindenatrophie vom PURKINJE-Zelltyp mit besonderer Ausprägung in oro-dorsalen Abschnitten und einer konsekutiven Olivenatrophie fand sich im Rückenmark eine fragliche leichte Aufhellung der Pyramidenseitenstrangbahn. Erkrankt waren noch drei weitere Geschwister des Patienten. THORPE (1935) beschreibt aus einer Familie mit 3 Erkrankungsfällen aus einer Generation eine in ihrer Ausbreitung etwa der Atrophie tardive entsprechende Rindenatrophie ohne Olivenbeteiligung bei relativ kleinem, aber sonst intaktem Rückenmark, während in den Fällen von ACHARD, BERTRAND und ESCALIER (klinisch als spastische Spinalparalyse verlaufen) und von RICHTER (1940) die Rindenatrophie mehr diffus war. In der Beobachtung von MATHIEU und BERTRAND (1929) bestand auch eine Degeneration der spinocerebellaren Bahnen. Weitere Veröffentlichungen erblich-familiärer Kleinhirnrindenatrophien mit dominantem Erbgang stammen von AKELAITIS (1938), PENNACHIETTI (1936), HALL, NOAD und LATHAM (1941), WEBER, PARKES und GREENFIELD (1942), ZOLOTOWA (1940), VAN BOGART (1947) und RICHTER (1950).

In dem von RICHTER (1950) publizierten Fall begann die Erkrankung im Alter von 70 Jahren und erstreckte sich über 16 Jahre hin. Auch bei den übrigen erkrankten Mitgliedern dieser Sippe (s. Stammbaum, Abb. 16) traten die ersten Erscheinungen immer erst in der zweiten Hälfte des 7. Lebensjahrzehntes in Erscheinung. Anatomisch fand sich in dem berichteten Fall eine in der Topik über das Verteilungsmuster der Atrophie tardive hinausgehende Rindenatrophie mit konsekutiver Atrophie der dorsalen Olivenabschnitte

(s. Abb. 17). Bemerkenswert ist, daß auch der Zahnkern im Projektionsgebiet der atrophischen Rinde eine transneuronale Degeneration zeigte (s. Abb. 17). Unabhängig vom atrophisierenden Prozeß war ein état criblé. Das Rückenmark zeigte keinen pathologischen Befund.

Eine Beteiligung des Zahnkernes wurde außer von RICHTER unter anderen auch von DRETLER (1939, Fall 2) und von ZOLOTOWA (1940) beschrieben.

c) Befunde im übrigen Zentralnervensystem. Atypische Fälle.

In vielen Fällen erblich-familiärer Kleinhirnrindenatrophie ist das Rückenmark — im Gegensatz zum MENZEL-Typ — unauffällig. Es können aber Rückenmark und Hirnstamm bemerkenswert klein sein (ZOLOTOVA) oder Strangdegene-

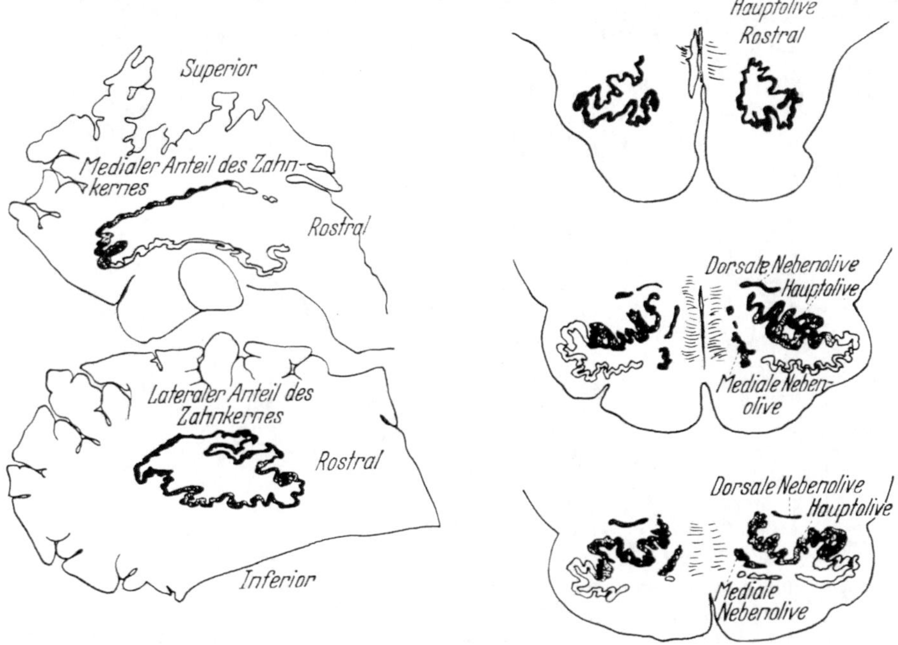

Abb. 17. Ausbreitung der konsekutiven Zahnkern- und Olivenveränderungen in dem von RICHTER (1950) untersuchten Fall (Fall 1 der Abb. 16). Der Grad der Schattierung entspricht der Intensität der Veränderungen.

rationen (MATHIEU und BERTRAND, ACHARD, BERTRAND und ESCALIER) mit Atrophie der CLARKEschen Säulen oder Vorderhornzellausfälle vorliegen. Ebenso kommen gelegentlich Atrophien im Bereich der Hirnnervenkerne vor (ZOLOTOVA). Opticusatrophien sind beim HOLMES-Typ selten. Der Fall von PENNACHIETTI mit gleichzeitiger Atrophie der Brücke und Verschmächtigung der ponto-cerebellaren Fasern bei einer Kleinhirnrindenatrophie vom Typ der Atrophie tardive bildet die Brücke zum MENZEL-Typ und erinnert mit seiner Brückenbeteiligung an den sporadischen Fall von LEY. Häufig findet sich eine diffuse oder lokal betonte (frontal und parietal) Atrophie der Großhirnrinde (AKELAITIS). Die erstmalig von GERSTMANN, STRÄUSSLER und SCHEINKER beschriebene Familie H. mit hereditärer Ataxie zeigte als Besonderheit zahlreiche plaquesartige Ablagerungen (s. Abb. 18) in der Großhirnrinde und Kleinhirnrinde (besonders Körnerschicht). In dieser Beobachtung trat allerdings die Kleinhirnrindenatrophie gegenüber den übrigen Systembefunden in den Hintergrund. Obwohl sich die Degeneration der spinocerebellaren Bahnen im v. BRAUNMÜHLschen Fall aus dieser Familie bis in den Wurm verfolgen ließ, lag hier doch eine primäre Kleinhirnrindenatrophie vor. Die PURKINJE-Zellausfälle gingen über das spinale Kleinhirnstockwerk hinaus und ließen sich im Sinne einer transneuronalen Atrophie nicht mehr erklären. v. BRAUNMÜHL geht auch näher auf die Histochemie der eigenartigen Plaques ein, die sich durch ihre Größe, Struktur und Lipoidophilie von den eigentlichen senilen Plaques unterscheiden.

Während in diesen beiden Fällen, denen eine weitere, bisher nicht veröffentlichte klinisch-anatomische Beobachtung (s. Abb. 18) aus dieser Sippe durch SEITELBERGER anzufügen ist, ALZHEIMERsche Fibrillenveränderungen nicht vorlagen, konnten

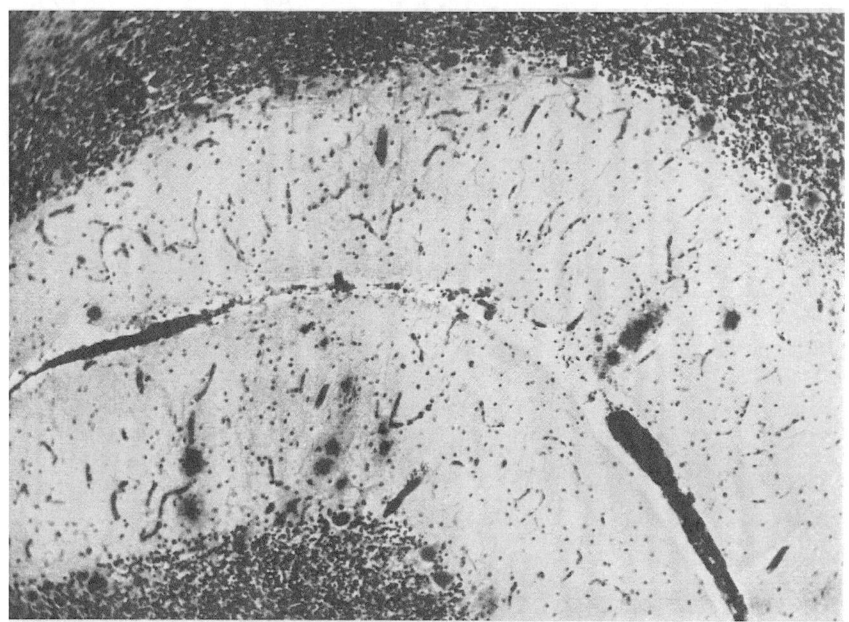

Abb. 18. Plaquesartige Ablagerungen in der Kleinhirnrinde des von SEITELBERGER untersuchten Falles (♂) aus der Familie „H" mit spino-cerebellarer Heredoataxie. [Fall 12 der Sippentafel von v. BRAUNMÜHL, Arch. f. Psychiatr. u. Z. Neur. **191**, 422 (1954).] Beginn der Erkrankung im Alter von 45 Jahren mit Gang- und Sprachstörungen. Chronisch-progredienter Verlauf bis zu dem 4 Jahre später erfolgten Tode. Anatomisch: Ähnlicher Befund wie im Fall v. BRAUNMÜHLS. Deutliche Degeneration der cortico-spinalen Bahnen im Rückenmark und erhebliche Zellausfälle in den Vorderhörnern. Keine gröbere Kleinhirnrindenatrophie. (Persönliche Mitteilung von Dr. SEITELBERGER.)

sie in einem von BIELSCHOWSKY, BOUMAN und SMITT beschriebenen Fall aus einer Familie mit cerebellarer Heredoataxie nachgewiesen werden, der auch wegen seiner übrigen Befunde ein besonderes Interesse verdient.

In diesem Fall handelte es sich um einen 54 Jahre alten Mann, von dem noch ein Bruder erkrankt war. Der Vater und Großvater waren durch Suicid geendet. Bei dem Probanden war bereits im Alter von 27 Jahren eine gewisse Ungeschicklichkeit der Bewegungen und eine leise und undeutliche Sprache aufgefallen. Erst im Alter von 40 Jahren machte sich aber die Ataxie stärker bemerkbar. In den letzten Jahren wurden Absencen und seltene Krampfanfälle beobachtet. Der Mann wurde auch zunehmend interesselos und depressiv. Die spätere Sektion ergab eine *schwere Kleinhirnrindenatrophie vom* PURKINJE-*Zelltyp mit Verödung der unteren Oliven* und deutlicher, durch das ganze Rückenmark zu verfolgender *Aufhellung der* GOLL*schen Stränge*. Außerdem fanden sich in der Medulla oblongata zwei fast *symmetrische Ganglioneurome* und im ganzen Gehirn eine *diffuse Vermehrung der Gliakerne*, die stellenweise knötchenartig angeordnet waren und zum Teil eine *an die zentrale Neurinomatose erinnernde Polymorphie* aufwiesen bzw. in den Stammganglien den Charakter von *Pseudosklerosezellen* hatten. Im Frontal- und Temporallappen zeigten die Pyramidenzellen der 3. Schicht ALZHEIMER*sche Fibrillenveränderungen*. Senile Plaques waren nicht nachweisbar. BIELSCHOWSKY und Mitarbeiter halten diese Befunde für eine der Kleinhirnatrophie koordinierte, genetisch mit ihr in dieser Sippe verankerte Störung.

II. Die systematische Atrophie des Brückenfußes und der unteren Oliven.

(Olivo-ponto-cerebellare Atrophie — Marksklerose des Kleinhirns.)

Klinik. Beginn im höheren Lebensalter mit cerebellarer Ataxie zuerst an den Beinen, später auch an den Armen. Gewöhnlich machen sich die ersten Erscheinungen nach dem 50. Lebensjahr bemerkbar, können aber auch schon wesentlich früher auftreten (im Fall

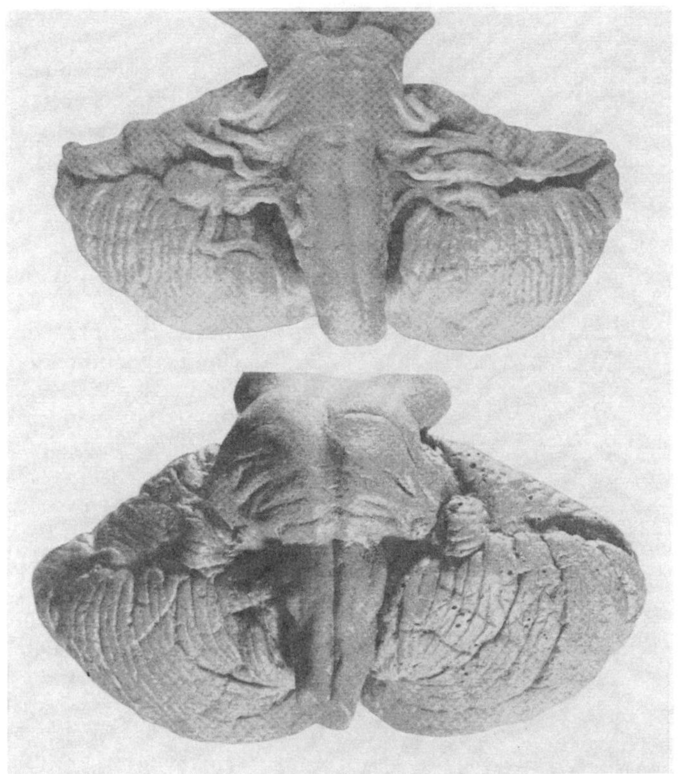

Abb. 19. Olivo-ponto-cerebellare Atrophie (Fall Altendorf von Prof. SPATZ; vgl. WELTE 1939). Unten: Normales Vergleichsbild.

von NOICA, NICOLESCO und BANU z. B. im 17. Lebensjahr) und zeigen dann auch in der Regel eine längere Verlaufsdauer (ARANOVICH). Die Bauchdeckenreflexe können erlöschen und pathologische Zehenzeichen auftreten. Hirnnervenstörungen kommen vor. Sehr oft stellen sich Blasen- und Mastdarmstörungen ein. Im weiteren Verlauf entwickelt sich oft ein PARKINSON-Syndrom mit Überwiegen des Rigors, das die Kleinhirnsymptomatik weitgehend überdecken kann und seine Ursache wahrscheinlich in der recht konstanten Miterkrankung der Substantia nigra hat (ROSENHAGEN). In einzelnen Fällen verlief die Erkrankung von Anfang an unter dem Bilde einer Paralysis agitans, so daß klinisch gar nicht an einen Kleinhirnprozeß gedacht wurde (HALLERVORDEN). Regelmäßig kommt es zu einer organischen Demenz. Die Erkrankung befällt Frauen und Männer im gleichen Maße und führt im allgemeinen in wenigen Jahren zum Tode.

Pathologische Anatomie und Histologie. Bereits Ende des vorigen Jahrhunderts wurden einzelne Beobachtungen bekannt, bei denen sich als morphologisches Substrat der progredienten klinischen Kleinhirnstörungen eine schon makroskopisch erkennbare Atrophie der Brücke und der unteren Oliven fand. DÉJÉRINE und THOMAS gaben dieser Form die Bezeichnung „atrophie olivo-ponto-cerebelleuse". Im deutschen Schrifttum haben sich besonders SCHERER und WELTE mit dieser Erkrankung beschäftigt.

Makroskopisch fällt in den ausgeprägten Stadien bei der äußerlichen Betrachtung eine starke Verschmächtigung des Brückenfußes und eine Abflachung und Verkleinerung der Olivenwülste auf (s. Abb. 19, oben). Auch das Kleinhirn kann deutlich reduziert sein, wobei die Atrophie hauptsächlich das Hemisphärenmark betrifft.

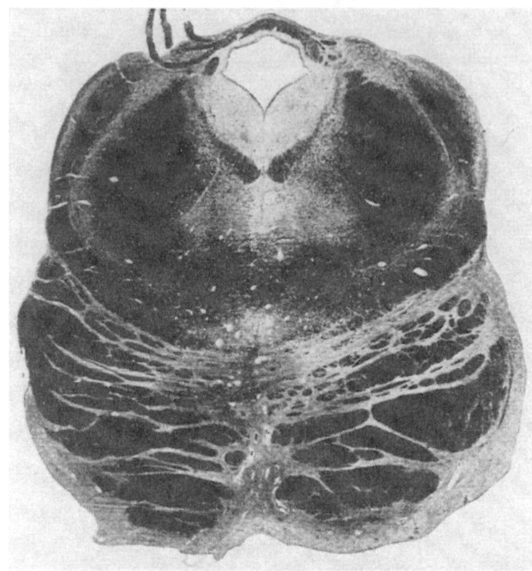

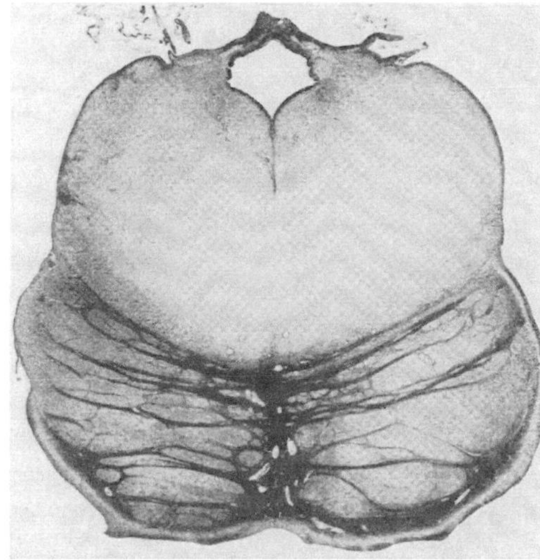

Abb. 20. Olivo-ponto-cerebellare Atrophie. Oben: Markscheidenfärbung, unten: Gliafaserfärbung nach HOLZER. Im Bereich der untergegangenen Brückenfußzellen und Querfasern des im Verhältnis zur Haube deutlich verschmälerten Brückenfußes erkennt man eine hochgradige Gliose (Fall Altendorf von Prof. SPATZ; vgl. WELTE 1939).

Die Verkleinerung der Brücke beschränkt sich fast ausschließlich auf den Brückenfuß, dessen Kerne und Querfasern zugrunde gehen (s. Abb. 20 und 21). Die einzelnen Teile des Brückenfußgraues sind ziemlich gleichmäßig betroffen. Soweit noch Ganglienzellen erhalten sind, zeigen sie das Bild der primären Reizung (Fischaugenzellen), sind geschrumpft oder im Zustand des körnigen Zerfalls. J. E. MEYER konnte in den primär gereizten Zellen argentophile Kugeln und ALZHEIMERsche Fibrillenveränderungen nachweisen. Im Markscheidenpräparat treten die Faszikel der Pyramidenbahnen, die erhalten zu bleiben pflegen (HASSIN), in dem atrophischen Brückenfuß besonders deutlich hervor. Entsprechend dem Ausfall der pontocerebellaren Bahn ist der Brückenarm verschmächtigt und entmarkt.

Gleichartig ist der Befund an den unteren Oliven, deren Neurone ebenfalls dem Schwund anheimfallen. Das Olivenband ist verschmälert, die Olivenzellen sind weitgehend verschwunden, die restlichen stark geschrumpft (s. Abb. 22). Die Glia zeigt hier — wie auch im atrophischen Brückenfuß — eine deutliche Kernvermehrung und einen dichten Faserfilz (vgl. Abb. 20 und 23 unten). Im Markscheidenbild sind der Hilus und oft auch das Vlies der bulbären Oliven abgeblaßt, desgleichen die äußeren ventralen und dorsalen Bogenfasern und der Tractus olivo-cerebellaris. Diese Faserausfälle führen zu einer deutlichen Verschmälerung der Corpora restiformia. GUILLAIN, BERTRAND und THUREL beschrieben eine „Pseudohypertrophie" der unteren Oliven. In diesem Falle war jedoch auch die zentrale Haubenbahn erkrankt (s. unten), und man darf wohl annehmen, daß

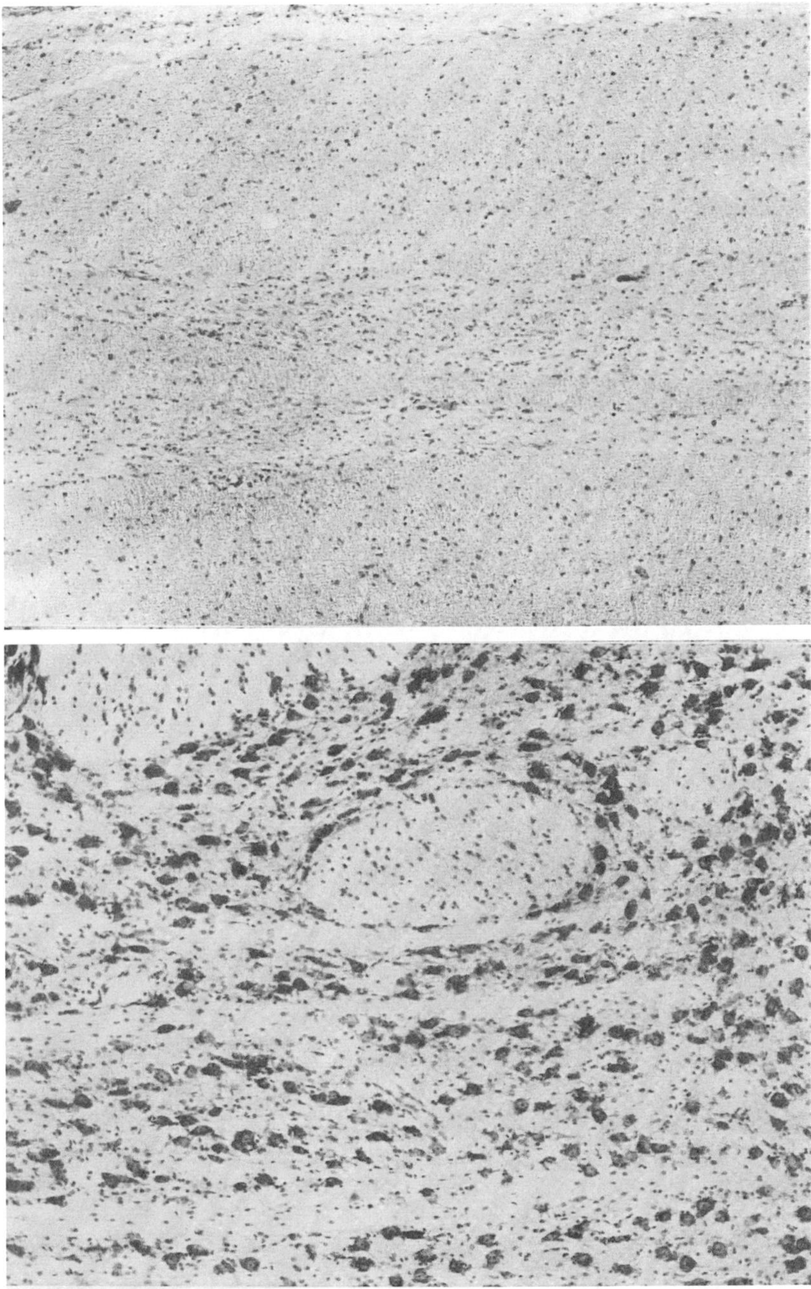

Abb. 21. Olivo-ponto-cerebellare Atrophie. NISSL-Bild, etwa 75mal vergrößert (Fall von Prof. SPATZ; vgl. WELTE 1939). Querschnitt durch den atrophischen Brückenfuß. Unten: Normales Vergleichsbild.

die Degeneration der Olivenafferenzen für die „Pseudohypertrophie" verantwortlich zu machen ist, da derartige Befunde nach Läsion der zentralen Haubenbahn bekannt sind (s. WEISSCHEDEL, BIONDI, H. JAKOB).

Das Olivenband erscheint dann verbreitert; die Olivenzellen zeigen Veränderungen, die zum Teil an das Bild der primären Reizung erinnern (Schwellung der Ganglienzellen, die teilweise auf das Mehrfache vergrößert sind und Vacuolisierungserscheinungen aufweisen können und deren Kerne randständig verlagert sind. An den Dendriten können Faserproliferationen auftreten. Die Axone sind vielfach aufgetrieben).

In seltenen Fällen, die dann als inkomplette Formen der olivo-ponto-cerebellaren Atrophie aufgefaßt werden können, bleibt die untere Olive vom atrophisierenden Prozeß weitgehend verschont (MESSING, COSTA und FORTES).

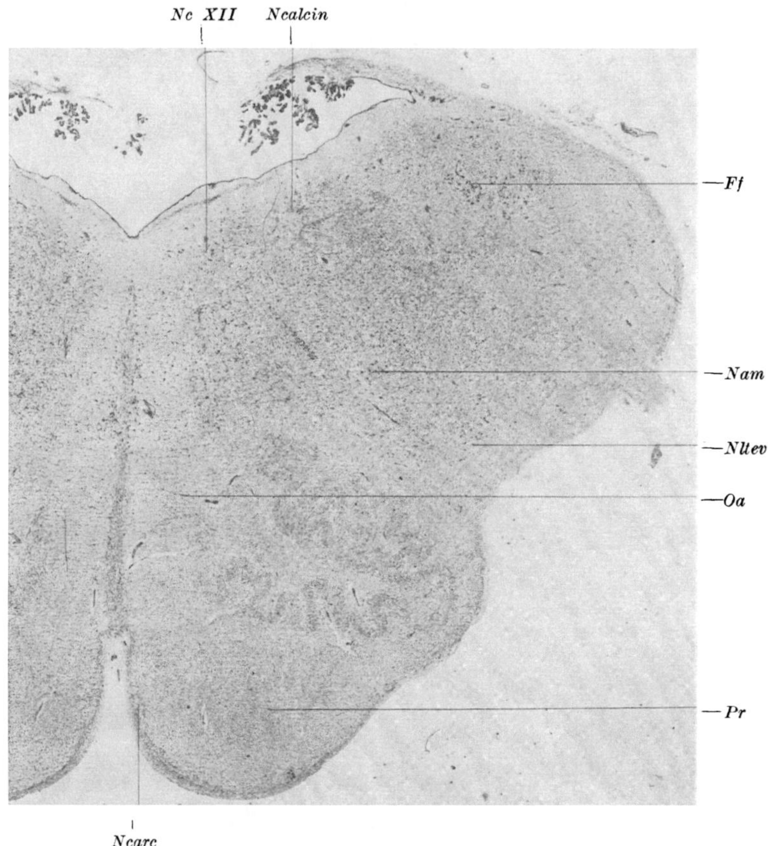

Abb. 22a. Olivo-ponto-cerebellare Atrophie (Fall Scherer von Prof. SPATZ; vgl. WELTE 1939). NISSL-Bild. Querschnitt durch die rechte Hälfte der Medulla oblongata auf der Höhe der größten Ausdehnung der unteren Oliven. Fast vollständige Atrophie der unteren Oliven, des Nucl. arcuatus und der Lateralkerne. Zellausfall im Nucl. hypoglossus und im Nucl. alae cinereae. *Ff* Formatio fasciculata; *Nam* Nucl. ambiguus; *Ncalcin* Nucl. alae cinereae; *Ncarc* Nucl. arcuatus; *NcXII* Nucl. hypoglossus; *Nltev* Nucl. lat. ext. ventralis; *Oa* Oliva accessoria; *Pr* Pyramidenbahn.

Der aus der gleichen Matrix wie die Oliven und das Brückenfußgrau stammende Nucleus arcuatus ist gewöhnlich ebenfalls mit seinen Fasern in den Prozeß mit einbezogen. — In sämtlichen atrophischen Kern- und Bahngebieten findet sich eine hochgradige Zell- und Faserwucherung der Glia.

Der Ausfall der cerebellopetalen Fasern macht sich im Kleinhirn in einer Entmarkung des neocerebellaren Hemisphärenmarkes bemerkbar, in den ausgeprägten Fällen besonders in seinen caudalen Abschnitten (s. Abb. 23). Dabei entsteht ein ganz charakteristisches Bild, denn das Dentatum-Bindearmsystem mit dem von den PURKINJE-Axonen gebildete Vlies bleibt von dem Prozeß verschont und hebt sich deshalb scharf vom übrigen degenerierten Hemisphärenmark ab. Gelegentlich zeigt die Entmarkung einen wabigen (WELTE) oder kleinfleckigen

Charakter (Tigerfellzeichnung, SCHERER). Im Wurmbereich pflegt sie nicht so hochgradig zu sein. Die Flocken und die Tonsillen bleiben oft intakt (THOMAS).

Der Kleinhirnrindenbefund entspricht dem Verteilungstyp der Entmarkung, ist also an das Projektionsgebiet der atrophisierenden Systeme gebunden. Während der Untergang der Moosfasern sich noch im Rahmen des cerebellopetalen Neurons

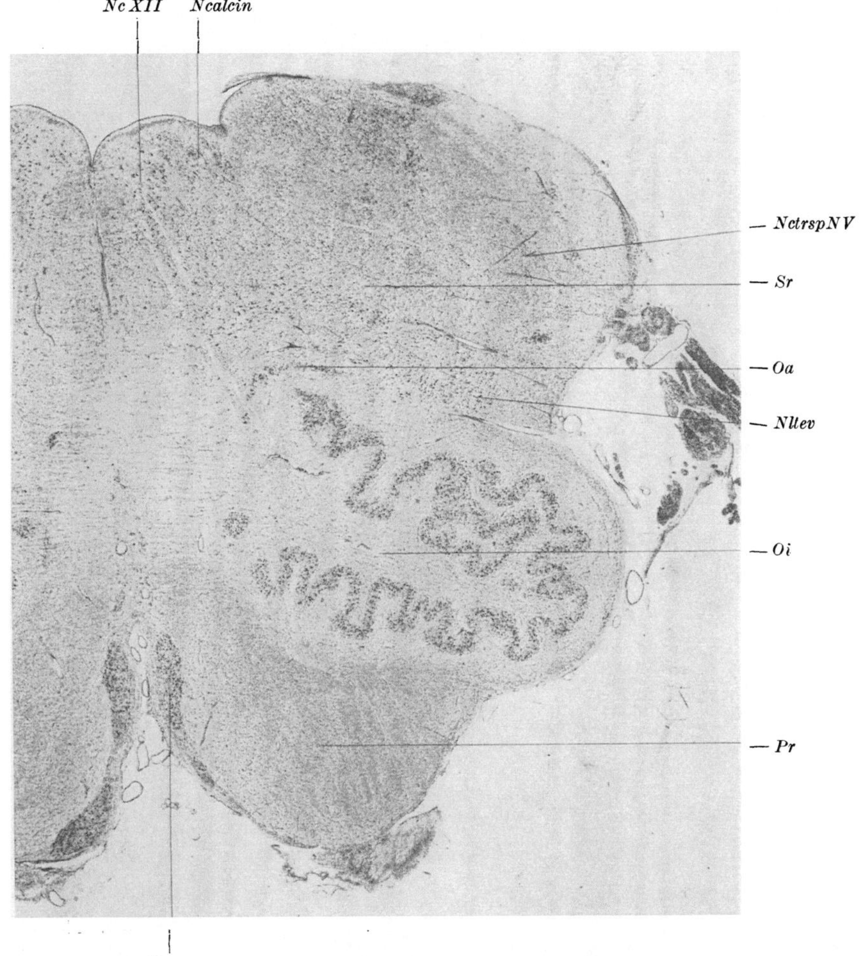

Abb. 22b. NISSL-Bild. Querschnitt durch die rechte Hälfte der Medulla oblongata auf Höhe der größten Ausdehnung der unteren Oliven. Normales Vergleichsbild. *NctrspNV* Nucl. tractus spin. N. V.; *Sr* Substantia reticularis; *Oi* Hilus der unteren Olive.

abspielt und dementsprechend noch eine direkte Auswirkung des atrophisierenden Prozesses darstellt, sind die weiteren Rindenveränderungen transneuronaler Natur. Unklar bleibt die Stellung der Kletterfasern (vgl. S. 948), die oft als besser erhalten angegeben werden. Die PURKINJE-Zellen können hochgradig reduziert und die Körnerschicht stärker gelichtet sein. Abhängig von dem Ausmaß der PURKINJE-Zellausfälle kommt es dann zu einer Lichtung des Dentatumvlieses. Die transneuronale Degeneration kann sich unter Umständen über das PURKINJE-Neuron auch auf den Zahnkern fortsetzen (antegrad-transneuronale Degeneration 2. Ordnung, vgl. ULE 1954). Die dem Brückenfußgrau und den unteren Oliven vorgeschalteten Neurone werden gelegentlich auch atrophisch gefunden [zentrale

Haubenbahn (GUILLAIN, BERTRAND und THUREL); corticopontine Bahnen mit Verschmälerung des Hirnschenkelfußes (WELTE, CRITCHLEY und GREENFIELD u. a.)].

Die Gliose, die sich in den atrophischen Gebieten einstellt, tritt schon sehr frühzeitig auf und geht über das Ausmaß einer lediglich reparativen Wucherung

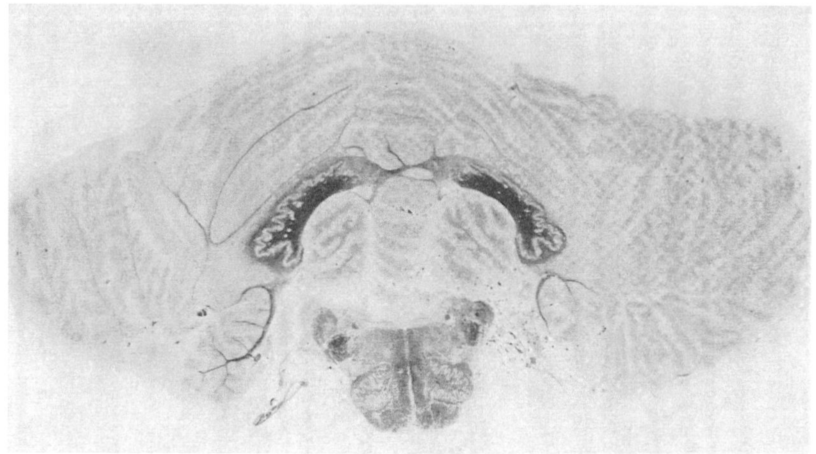

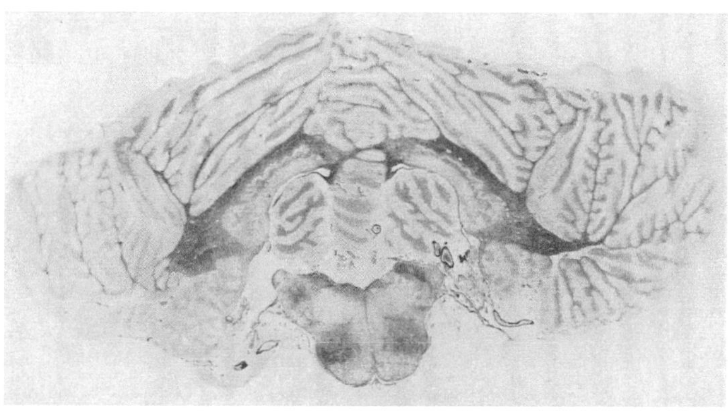

Abb. 23. Olivo-ponto-cerebellare Atrophie. Markscheidenfärbung. (Fall Altendorf von Prof. SPATZ; vgl. WELTE 1939.) Oben: Entmarkung der Hemisphären bei erhaltenem Zahnkern-Bindearmsystem (Markscheidenfärbung). Unten: Massive Fasergliose in den betroffenen Gebieten (HOLZER-Färbung).

oft ganz erheblich hinaus, so daß der Gedanke einer ebenfalls primären Gliawucherung naheliegt (SCHERER). Sie ist am ausgeprägtesten in der Läppchenperipherie und den Lamellenverzweigungen, wo nach SCHERER der atrophisierende Prozeß beginnt. Diese Akzentuierung erinnert an das von GELLERSTEDT beschriebene Verteilungsmuster der senilen Gliaveränderungen. Manchmal enthalten die Gliazellen Pigment und bei akuter verlaufenden Fällen auch Fett (fixer Markscheidenabbau). Wie bei allen Systematrophien ist das Gefäßbindegewebe an dem atrophisierenden Prozeß nicht beteiligt.

Befunde im übrigen Zentralnervensystem. Dieses Bild der olivo-ponto-cerebellaren Atrophie trifft man gewöhnlich nicht in reiner Form an. Meist ist auch eine

Atrophie anderer Systeme nachzuweisen. Eine recht umfassende Übersicht gibt die Literaturzusammenstellung von WELTE. Sehr oft wird das Rückenmark als auffallend klein beschrieben oder zeigt Strangdegenerationen im Bereich der spinocerebellaren Bahnen mit Atrophie der CLARKEschen Säulen oder vom Typ FRIEDREICH (MAAS und SCHERER, HASSIN und HARRIS, NOICA, NICOLESCO und BANU, GEARY, EARLE und ROSE). Recht konstant ist eine primäre Atrophie der schwarzen Zone der Substantia nigra, besonders in jenen Fällen, die klinisch parkinsonistische Züge geboten hatten. Auch die übrigen melaninhaltigen Kerne des Hirnstammes können atrophieren und zeigen dann Zelluntergänge und Pigmentverstreuung. Nach C. und O. VOGT soll die Verteilung der Nigraausfälle allerdings anders sein als bei der Paralysis agitans und dem postencephalitischen Parkinsonismus. J.E. MEYER hält es auch für zweifelhaft, ob sie allein zur Erklärung des schweren PARKINSON-Syndroms ausreichen, und denkt an eine Mitwirkung des Striatums. Atrophische Veränderungen wechselnden Ausmaßes in den Stammganglien wurden schon von den älteren Autoren gesehen und werden auch in der neueren Literatur immer wieder hervorgehoben (VAN BOGAERT 1947, VAN BOGAERT und BORREMANS 1947). Neben dem Striatum und Pallidum werden das Corpus Luysi und die Hypothalamuskerne genannt (KONOWALOW). Striatumausfälle sind nach SCHERER sogar recht häufig und deuten auf Beziehungen zur Chorea HUNTINGTON hin. SCHERER empfiehlt zur Erfassung der Initialstadien der Atrophie in den Stammganglien die Gliafaserfärbung nach HOLZER als zuverlässigste Methode. Im Fall von TÖBEL war der Striatumbefund besonders schwer und maßgeblich an der Prägung des klinischen Bildes beteiligt.

Weitere Nebenlokalisationen des Prozesses können die Hirnnerven sein, hauptsächlich die Hypoglossuskerne, aber auch die Kerne VII, IX, X und die Vestibulariskerne (KONOWALOW). Besonderes Interesse verdient die von FRANCOIS und DESCAMPS beschriebene tapeto-retinale und cochleo-vestibuläre Degeneration bei einem allerdings nur klinisch beobachteten Fall, bei dem die Autoren eine olivo-ponto-cerebellare Atrophie vermuten. In diesem Fall lagen außerdem endokrine Störungen nach Art des BARDET-BIEDLschen Syndroms vor. Oft wird eine Atrophie der Vorderhörner (MENZEL, THOMAS, SWITALSKI, BARKER, RYDEL, WELTE u. a.) und eine Degeneration der vorderen Spinalwurzeln beschrieben (Beziehungen zur spinalen und neuralen Muskelatrophie). Eine deutliche Atrophie der Großhirnrinde geben FICKLER, V. STAUFFENBERG, VAN BOGAERT und BERTRAND, SCHERER u. a. an. Zum Teil erinnern die Befunde an das Bild der PICKschen Atrophie. CHANDLER und BEBIN fanden in der Großhirnrinde zahlreiche senile Plaques und ziehen sie als Erklärung für die beobachteten psychischen Auffälligkeiten (Demenz, Psychose) dieses Falles heran. Selten trifft man eine als primär zu deutende Kleinhirnrindenatrophie vom Typ der Atrophie tardive an (GUILLAIN, MATTHIEU und BERTRAND, LEY) oder eine primäre Dentatum-Bindearmatrophie (vgl. S. 976). Die Kleinhirnrindenatrophie kann dann als primär bezeichnet werden, wenn sie hinsichtlich ihrer Topik nicht dem Hauptprojektionsgebiet der atrophisierten cerebellopetalen Systeme entspricht, wenn also das Bild einer „lokalisierten Kleinhirnrindenatrophie“ mit weitgehender Beschränkung auf den Lobus anterior vorliegt, wie in dem Falle von LEY.

Formale Genese. Ätiologie. Hinsichtlich der formalen Genese der olivo-ponto-cerebellaren Atrophie sind die Auffassungen nicht ganz einheitlich. In Anbetracht der Tatsache, daß die Anfangsstadien in den peripheren Lamellenabschnitten mit herdförmiger Akzentuierung an den Lamellenverzweigungen zu finden sind, und zu diesem Zeitpunkt bei noch recht gut erhaltenen Brückenfuß- und Olivenzellen die entsprechenden Bahnen schon erhebliche Ausfälle zeigen können, sah SCHERER in der olivo-ponto-cerebellaren Atrophie einen „primären Markprozeß", der diskontinuierlich im Neuriten beginne und erst ganz allmählich auf das Kerngebiet übergreifen würde. Eine ähnliche Auffassung hatten bereits v. STAUFFENBERG und VAN BOGAERT und BERTRAND geäußert, und auch WELTE schloß sich ihr an. Die an das Bild der primären Reizung NISSLs erinnernden Befunde an den Brückenfußzellen (Fischaugenzellen) schienen ihm diese Ansicht zu stützen. v. STAUFFENBERG glaubte allerdings noch, daß die Verbindung zwischen Kleinhirnrinde und Oliven eine überwiegend cerebellofugale sei und faßte die PURKINJE-Zellausfälle im Sinne einer retrograden Degeneration und die Brückenfuß-Olivenatrophie als transneuronal auf. CRITCHLEY und GREENFIELD legen Wert auf die Feststellung, daß die Entmarkung in den Kleinhirnhemisphären keine „periaxiale" sei und die Markscheiden und Achsenzylinder gleichzeitig zugrunde gehen, neigen aber sonst auch zu der Auffassung, daß der Prozeß in der Peripherie beginne. Dagegen hat sich J. E. MEYER kürzlich gegen diese Vorstellung ausgesprochen mit dem nicht ganz überzeugenden Einwand, daß die in den Brückenfußnervenzellen nachweisbaren argentophilen Kugeln und Fibrillenveränderungen als Zeichen einer irreversiblen Zellstoffwechselstörung anzusehen sind und damit die Annahme eines Prozeßbeginns im distalen Neuronabschnitt nicht mehr erforderlich sei.

Nach SCHERER handelt es sich bei der olivo-ponto-cerebellaren Atrophie um ein vorzeitiges lokales Altern des Brückenfuß- und Olivensystems. Er führte als Begründung seiner Auffassung die Parallelen zwischen der Topik dieses Prozesses und dem Verteilungsmuster der involutiven Altersveränderungen im Kleinhirn an. WINKLER und BAKKER hatten schon früher darauf aufmerksam gemacht, daß die der Atrophie anheimfallenden Systeme, nämlich der Brückenfuß, die unteren Oliven und der Nucleus arcuatus, nach den Untersuchungen von ESSICK, INGVAR u. a. eine gemeinsame Matrix haben. Sie vermuteten im Hinblick auf die gleichzeitige Erkrankung dieser räumlich getrennten Systeme eine Schädigung bzw. Schwäche der gemeinsamen Matrix. Diese Vorstellung wurde später auch von anderen Autoren übernommen („Abiotrophie der Abkömmlinge des ESSICKschen Zellbandes"). Von den französischen Autoren wird exogenen Faktoren eine auslösende Rolle zugeschrieben (Alkohol, Lues, Intoxikationen). Auf die erblich-familiären Fälle im Rahmen der cerebellaren Heredoataxie wird weiter unten noch eingegangen.

Differentialdiagnose. Das anatomische Kardinalsymptom der olivo-pontocerebellaren Atrophie ist die symmetrische gleichzeitige Atrophie des Brückenfußes und der unteren Oliven mit der charakteristischen Entmarkung der Kleinhirnhemisphären. Entscheidend ist das Verhalten des Brückenfußes, der retrograd-transneuronal beim Menschen nicht zu atrophieren pflegt (SCHERER), jedenfalls nicht in einem makroskopisch erkennbaren Ausmaße, so daß die Abgrenzung von den primären Kleinhirnrindenatrophien mit konsekutiver Olivenbeteiligung keine Schwierigkeiten bereiten dürfte. — Bei der gekreuzten Kleinhirnatrophie nach Großhirnläsion trifft man zwar, wenn sie sich über die corticopontinen Bahnen entwickelt hat, außer der Kleinhirnatrophie immer eine Atrophie des vorgeschalteten Brückenfußes und meist auch eine der unteren Oliven (retrograd-transneuronal abhängig von der sekundären Kleinhirnatrophie), doch ist hier die Atrophie des Kleinhirns wie auch die der Brücke bei einseitigen Großhirnherden halbseitig und entsprechend dem gekreuzten Verlauf dieser cerebellopetalen Fasern auf die der Kleinhirnatrophie kontralaterale Seite beschränkt.

Die von SUSMAN, TURNER, WILES und LATHAM beschriebene *halbseitige Kleinhirnatrophie* ist wohl kaum zu den primären und schon gar nicht zu den systematischen Atrophien zu rechnen. Obwohl makroskopisch Großhirnveränderungen nicht bestanden haben sollen, ist die Annahme einer konsekutiven Kleinhirnatrophie doch am wahrscheinlichsten, wenn man die Seitenangaben über die Topik der Veränderungen aus der Befundbeschreibung zugrunde legt. Die Seitenangaben der Zusammenfassung weichen von denen des Befundes ab und sind offensichtlich falsch.

Die erblich-familiäre Brückenfuß-Olivenatrophie.

(Olivo-ponto-cerebellare Heredodegeneration. — Sogenannter MENZEL-Typ der Spino-ponto-cerebellaren Heredodegeneration.)

Die erblich-familiären Brückenfuß-Olivenatrophien sind zum Teil bereits bei der Besprechung der sporadischen Fälle dieser Systematrophie erwähnt worden. Weil sie vom Kliniker auf Grund der Heredität von den isoliert auftretenden cerebellaren Ataxien abgegrenzt werden, hatte DESTUNIS für sie die Bezeichnung „olivo-ponto-cerebellare Heredoataxie" vorgeschlagen. Da aber der Begriff der Ataxie ein klinischer ist, spricht man besser von olivo-ponto-cerebellarer Heredodegeneration bzw. erblicher Brückenfuß-Olivenatrophie oder — wenn man sich an die von GREEFNIELD eingeführte Terminologie halten will — vom MENZEL-Typ der Heredodegeneration, nachdem MENZEL (1891) als erster diese Form ausführlich anatomisch beschrieben hat.

Die bisher vorliegenden Fälle dieser Art zeigen einen wechselnden Erbmodus mit Tendenz zur Dominanz. Rein dominant war der Erbgang in der von KEILLER beschriebenen Negerfamilie, aus der drei anatomisch untersuchte Fälle vorliegen. Der dritte Fall wurde von HASSIN und HARRIS mitgeteilt, die in der olivo-ponto-cerebellaren Atrophie das Substrat der MARIEschen Heredoataxie sehen (s. S. 941). Auch in den Familien von MENZEL (1891), von SANGER-BROWN (Fall XVI und XX anatomisch untersucht von BARKER 1903), von STELZNER (1908), von WAGGONER und LÖWENBERG (1938) und von CREUTZFELDT und KNOSPE (ein Fall anatomisch beschrieben von DESTUNIS 1944) sowie von CHANDLER und BEBIN (1956) war der Erbgang dominant oder doch überwiegend kontinuierlich. Dagegen ist in den Fällen von FICKLER (Fall IV), WINKLER (1923) und teilweise auch von ROSENHAGEN (1943) ein recessiver Erbgang anzunehmen.

Morphologisch lassen die erblichen Fälle keine grundsätzlichen Unterschiede gegenüber den sporadischen Beobachtungen erkennen. Man kann allenfalls mit einem gewissen Vorbehalt sagen, daß der atrophisierende Prozeß bei den hereditären Fällen oft in ausgeprägterem Maße auch in „Nebenlokalisationen" aufzutreten scheint. Übergänge zur FRIEDREICHschen Form sind nicht selten. In den hereditären Fällen kann der Parenchymschwund gelegentlich besonders langsam fortschreiten und der Prozeß eine sehr lange Verlaufsdauer zeigen. So war z. B. in dem von DESTUNIS beschriebenen Fall der morphologische Befund bei einer für die olivo-ponto-cerebellare Atrophie ungewöhnlichen Verlaufsdauer von 20 Jahren nur mäßig ausgeprägt. — Der anatomisch untersuchte Fall von CHANDLER und BEBIN aus einer Sippe mit 7 erkrankten Mitgliedern ist durch zahlreiche senile Plaques in der Großhirnrinde gekennzeichnet, die von den Autoren als Korrelat der psychischen Störungen dieses Falles angesehen werden.

Differentialdiagnostisch sind vom MENZEL-Typ der Heredodegeneration die bei amaurotischer Idiotie vorkommenden Kleinhirnatrophien mit gleicher Topik des Prozesses (MARBURG und RIESE) auf Grund des SPIELMEYER-SCHAFFERschen Zellprozesses anatomisch abzugrenzen.

III. Die systematische Atrophie der Kleinhirnkerne.

a) Klinische Erscheinungen.

Klinische Symptome dieser chronischen Erkrankungen der Kleinhirnkerne sind nach Rosenhagen und Louis-Bahr und van Bogaert ein besonders schweres Zielwackeln, hochgradige artikulatorische Sprachstörungen und Myoklonien (Dyssynergia cerebellaris myoclonica Hunt). Allerdings scheinen Myoklonien nur dann aufzutreten, wenn ein Teil der Bindearmneurone noch erhalten ist (Diezel). Bostroem und Spatz führen die Athetose ihres Falles auf die Zahnkern-Bindearmatrophie zurück (s. weiter unten). Choreatisch-athetotische Hyperkinesen wurden nach akuten exogenen Schädigungen des Bindearmsystems wiederholt beobachtet. Bei akuter unvollständiger Zerstörung dieses Systems kann gelegentlich ein halbseitiger Starrezustand (Grünthal) auftreten.

b) „Reine" Fälle der Dentatum-Bindearmatrophie.

Von den verschiedenen Kleinhirnkernen erkrankt im Rahmen der systematischen Atrophien wohl am häufigsten der Zahnkern. Jedenfalls liegen hier die meisten Befunde vor, was jedoch zum Teil sicher daran liegt, daß oft auf die übrigen zentralen Kleinhirnkerne (Nucleus emboliformis, Nucleus globosus und Nucleus fastigii) nicht genügend geachtet wurde. Während eine Beteiligung der Kleinhirnkerne bei systematischen Prozessen als „Nebenlokalisation" nicht so selten ist, stellt die isolierte primäre Dentatum-Bindearmatrophie eine Rarität dar. Eine zusammenfassende Darstellung der Kernatrophien des Kleinhirns brachte Diezel kürzlich. Als einziger „reiner" Fall galt bisher die Beobachtung von Spatz und Bostroem, die klinisch unter dem Bilde einer idiopathischen Athetose mit epileptischen Anfällen verlaufen war. Aber auch hier erwies sich das übrige Gehirn als nicht ganz einwandfrei. Es bestand außerdem eine stärkere Verschmächtigung des Brückenfußes, und C. und O. Vogt fanden bei einer Nachuntersuchung noch eine diffuse Schädigung des Globus pallidus.

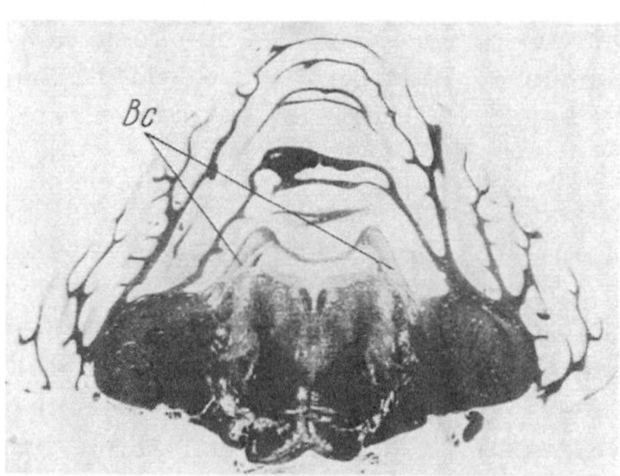

Abb. 24. Primäre Zahnkern-Bindearmatrophie (Fall von Prof. Spatz). Markscheidenfärbung. 1,2mal vergrößert. Die Bindearme sind praktisch völlig entmarkt. *Bc* Bindearm.

Die symmetrische Atrophie des Zahnkern-Bindearmsystems fiel schon makroskopisch auf (s. Abb. 24). Histologisch erwies sich von den Kleinhirnkernen besonders der großzellige, phylogenetisch ältere Anteil des Dentatums betroffen, dessen Axone durch den Bindearm zum kontralateralen Nucleus ruber ziehen (s. Abb. 25). Doch fanden sich auch im kleinzelligen, zum gegenseitigen Ventralkern des Thalamus projizierenden Dentatumabschnitt Zellausfälle mit einer Reduktion der entsprechenden Bindearmfasern; im zum Zentralkern des Thalamus ausgerichteten Pfropfkern war ebenfalls eine größere Anzahl von Nervenzellen zugrunde gegangen. Die Dach- und Kugelkerne erwiesen sich als intakt. Bezüglich des klinischen Verlaufes nimmt dieser Fall unter den primären Dentatum-Bindearmatrophien eine Sonderstellung ein. C. und O. Vogt führen die Athetose dieses Falles auf die Pallidumschädigung zurück, während Hassler den vollständigen Ausfall aller Markfaserbündel im roten Kern dafür verantwortlich machen möchte.

Ob der klinisch von Grinker und anatomisch von Ford untersuchte Fall als „reine" Dentatum-Bindearmatrophie zu bezeichnen ist, läßt sich nicht sicher sagen, weil das Rückenmark im Befund nicht erwähnt wird.

c) Die Beteiligung der Kleinhirnkerne bei anders lokalisierten Systemerkrankungen und ihre Abgrenzung gegenüber der konsekutiven Dentatumatrophie.

[Dyssynergia cerebellaris myoclonica (HUNT). Dégénérescence systématisée optico-cochléo-dentelée (NYSSEN und VAN BOGAERT).]

Eine Beteiligung des Zahnkern-Bindearmsystems ist grundsätzlich bei allen Unterformen der spino-ponto-cerebellaren Atrophien möglich und kommt auch

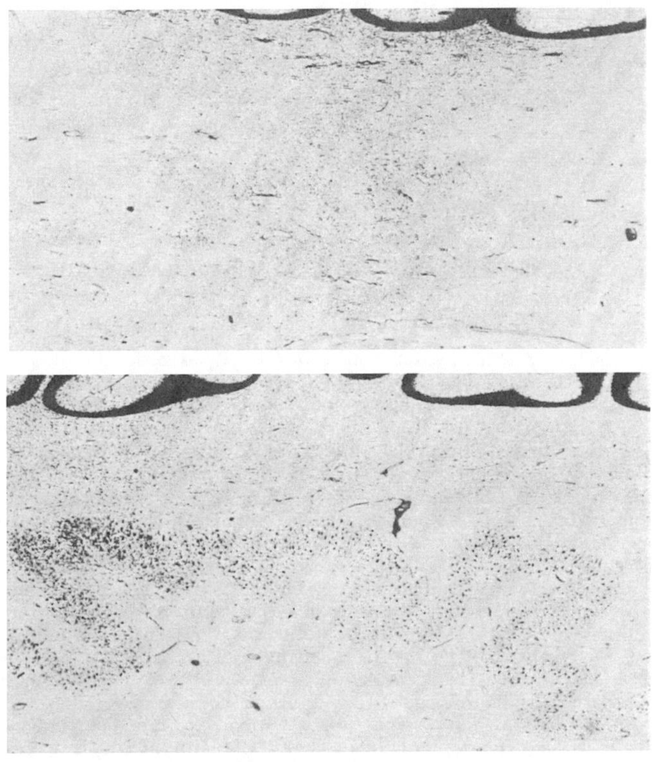

Abb. 25. Der gleiche Fall wie Abb. 24. Im Zellpräparat sind kaum mehr die Umrisse des Zahnkernes zu erkennen Unten ein normales Vergleichspräparat.

bei atrophisierenden Prozessen anderer Systeme als Nebenlokalisationen vor, z. B. bei der Chorea Huntington (WEISSCHEDEL, VAN BOGAERT, CREUTZFELDT).

Enge Beziehungen zur FRIEDREICHschen Krankheit besitzt das von HUNT (1921) beschriebene Krankheitsbild der *Dyssynergia cerebellaris myoclonica*. Von den Zwillingsbrüdern, die außer der Myoklonie die Zeichen einer FRIEDREICHschen Ataxie aufwiesen, bot der eine anatomisch untersuchte neben den entsprechenden Strangdegenerationen als ausgeprägtesten Befund eine Atrophie des Zahnkern-Bindearmsystems. Die übrigen Kleinhirnkerne waren intakt. In dem von LOUIS-BAHR und VAN BOGAERT veröffentlichten sporadischen Fall hatte sich die Atrophie antegrad-transneuronal auch auf den roten Kern ausgebreitet, der Zellausfälle und eine Fasergliose zeigte. Die Dachkerne, die Vestibulariskerne und die oberen Oliven waren ebenfalls atrophisch. Zusammen mit ANDRÉ-VAN LEEUWEN beschrieb VAN BOGAERT eine Zahnkern-Bindearmatrophie bei hereditärer Ataxie mit Atrophie der GOLLschen Stränge und der ventralen Kleinhirnseitenstrangbahnen, einer Atrophie der unteren Oliven, des Corpus Luysi und des Globus pallidus und einer Opticusatrophie vom Typ der retrobulbären Neuritis mit Degeneration des maculo-papillären Bündels. Welte berichtet über eine Kombination von Friedreichscher Heredodegeneration und spinaler Muskelatrophie mit hochgradiger Dentatumatrophie bei nur geringfügigen Ausfällen in der Kleinhirnrinde (Fall 4). Im Fall 1 von Weisschedel (Friedreichsche Ataxie) war der Zahnkern ebenfalls stärker atrophisch. Auch in den durch zahlreiche plaquesartige Niederschläge besonders gekennzeichneten Fällen von Gerstmann, Sträussler und Scheinker sowie v. Braunmühl mit einem über das Ausmaß der Friedreichschen Ataxie hinausgehenden Systembefall lag eine erhebliche Zahnkern-Bindearmatrophie vor.

Einer besonderen Besprechung bedarf die von Nyssen und van Bogaert erstmalig beschriebene *Dégénérescence systématisée optico-cochléo-dentelée,* ein seltenes, familiäres in der Kindheit auftretendes Krankheitsbild mit wahrscheinlich recessivem Erbgang. Bei diesen Kindern entwickelte sich früh einsetzend und chronisch fortschreitend eine cerebellare Ataxie mit Sprachstörungen, sowie Seh- und Hörstörungen. Anatomisch wurde eine hochgradige Atrophie des Zahnkernes mit Bindearmatrophie bei intaktem Nucleus ruber und ein geringer Purkinje-Zellschwund mit normalem Befund an den unteren Oliven festgestellt. Die Optici waren degeneriert und das Cochlearissystem atrophisch. Zwei ähnliche Beobachtungen aus einer Familie mit 4 Erkrankungsfällen in einer Generation stammen von J. E. Meyer.

Klinisch hatte man hier ursprünglich eine cerebrale Kinderlähmung angenommen, doch war wenigstens im 2. Fall eine gewisse Progredienz deutlich. Die Kinder lernten weder gehen noch stehen und waren idiotisch. Sie boten eine allgemeine Hypotonie der Muskulatur mit Areflexie, Athetosen und mobilen Spasmen, Augenmuskelstörungen und eine Opticusatrophie. Sprachverständnis und Sprachvermögen fehlten. Die Untersuchung der deutlich untergewichtigen Gehirne ergab einen atrophisierenden Prozeß in verschiedenen Systemen des Kleinhirns, des Mittelhirns und des Endhirns: Der Tractus olfactorius, das Trigonum olfactorium, die Fornixsäulen und die Fimbrien zeigten eine Degeneration und Gliose. Die Nervi und Tractus optici waren bei erhaltener zentraler Sehbahn entmarkt, desgleichen die Hirnnerven III und IV, deren Kerne atrophisch waren. Eine Atrophie bzw. stärkere Gliose lag auch in den Cochleariskernen, der lateralen Schleife, den oberen Oliven und im Trapezkörper vor, während das Vestibularissystem keine Veränderungen zeigte. Im Bereich der dorsalen Kleinhirnseitenstrangbahn und der Pyramidenbahn fand sich eine leichte Gliose und Entmarkung. Die Dentatum-Bindearmatrophie war nicht so hochgradig wie in dem anatomisch untersuchten Fall von Nyssen und van Bogaert, und die Kleinhirnrinde wird hier als normal angegeben. Vielleicht ist allerdings die leichte Lichtung im Dentatumvlies bereits als Ausdruck einer beginnenden Atrophie des Purkinje-Neuronensystems aufzufassen. Eine solche Annahme erscheint im Hinblick auf die Vorstellung vom nucleo-distalen Beginn des atrophisierenden Prozesses (Spatz, Scherer) naheliegend.

Bemerkenswert ist bei diesen 4 bzw. 7 Jahre alten Kindern der Meyerschen Beobachtung die Anwesenheit seniler Plaques in dem vom atrophisierenden Prozeß am stärksten betroffenen Dentatumband, die als Gewebsmarken erkennen lassen, daß „kolloidchemische Vorgänge bei dem schleichenden Untergang der Nervenzellen wirksam gewesen sind.“ Sie sind lediglich fakultative, sekundärsynäretische Erscheinungen und können nicht als Beweis für das Vorliegen einer Alzheimerschen Krankheit in diesen Fällen herangezogen werden (v. Braunmühl).

Von diesen teils als Haupt-, teils als Nebenlokalisation des Prozesses auftretenden primären Zahnkern-Bindearmatrophien ist die *transneuronale Degeneration des Dentatum* zu unterscheiden. Allerdings kann die Beurteilung der Zahnkernbefunde bei der Kleinhirnrindenatrophie vom Purkinje-Zelltyp und der olivo-ponto-cerebellaren Atrophie äußerst schwierig werden. Besonders bei den Rindenatrophien vom Purkinje-Zelltyp erhebt sich immer wieder die Frage, ob die Zahnkernveränderungen wirklich als gleichgeschaltete, primäre Atrophie aufzufassen sind oder lediglich als Ausdruck einer transneuronalen Degeneration wie in den Fällen von Richter, Hänel und Bielschowsky,

Lejonne und Lhermitte u. a. Eine konsekutive Zahnkernatrophie ist um so wahrscheinlicher, je ausgeprägter das Intensitätsgefälle zwischen Rinden- und Zahnkernbefund ist und je mehr die Topik der Kernatrophie dem Projektionsbereich der erkrankten Rindenabschnitte entspricht, wie z. B. bei Richter (vgl. Abb. 17, S. 965). Es ist allerdings auffallend, wie resistent der Zahnkern gerade bei ausgesprochen chronisch verlaufenden Kleinhirnrindenatrophien gegenüber der transneuronalen Degeneration sein kann. Die Beteiligung des Zahnkernes bei manchen subakut verlaufenden diffusen Kleinhirnrindenatrophien dürfte pathogenetisch der Rindenatrophie gleichgeschaltet und kaum im Sinne einer konsekutiven Atrophie zu deuten sein.

Bei der olivo-ponto-cerebellaren Atrophie wird von Welte ebenfalls eine transneuronale Zahnkernatrophie angenommen, wobei die Dentatumbeteiligung nach der allgemeinen Auffassung dann als antegrad-transneuronale Degeneration zweiter Ordnung anzusehen wäre (vgl. Ule 1954). Im Fall VII von Rosenhagen war die Atrophie des Zahnkerns jedoch wesentlich intensiver als die der Kleinhirnrinde, so daß die Annahme einer primären Zahnkernatrophie hier mehr Wahrscheinlichkeit besitzt, wenn man sich nicht auf die Hilfshypothese der „transneuronalen Übersprungsreaktion" (H. Jacob) beziehen will, deren Anwendbarkeit für die gekreuzten Kleinhirnatrophien jedenfalls noch recht fragwürdig erscheint (Ule). Die Nachuntersuchung dieses Falles durch Diezel deckte außer der Zahnkernatrophie einen noch intensiveren Zellschwund des Nucleus emboliformis auf, während sich die Dach- und Kugelkerne wieder als intakt erwiesen. Der Nucleus ruber zeigte eine transneuronale Degeneration. Das Rückenmark bot die Befunde der Friedreichschen Ataxie und der progressiven spinalen Muskelatrophie, und auch das Striatum, der Globus pallidus und das Corpus Luysi waren leicht atrophisch.

Transneuronal deuteten Myle und van Bogaert den Zahnkernbefund in einem Fall, bei dem klinisch die Diagnose einer hereditären Ataxie mit Myoklonismen[1] gestellt worden war. Anatomisch entsprach dem ein spino-cerebellares Bild. Später hat van Bogaert (1951) die ursprüngliche Diagnose korrigiert und diesen Fall der amaurotischen Idiotie zugerechnet.

IV. Degenerative Kleinhirnerkrankungen in der Tiermedizin.

Auch in der Tierwelt kommen degenerative Kleinhirnerkrankungen vor, für die der Verdacht auf eine systematische Atrophie naheliegen kann.

Bei Katzen, die nach Scherer (1944) „eine besondere Tendenz zur Entwicklung familiärer, und zwar bei Geschwistern auftretender angeborener oder in frühester Jugend erworbener Kleinhirnatrophie haben", wurden wiederholt Befunde erhoben, die zum Teil dem Bild einer Kleinhirnrindenatrophie vom Körnertyp entsprechen. Derartige Beobachtungen stammen von Herringham und Andrews (1881), Jelgersma (1918), Spuhler (1944), Verlinde (1949) u. a. Sie wurden jedoch meist auf exogene Noxen zurückgeführt. Spuhler nimmt in seinen Fällen, bei denen sich auch Störungen im Aufbau der Großhirnrinde fanden,

[1] Die myoklonischen Formen der Heredoataxie sind von dem engeren Kreis der Myoklonusepilepsie abzugrenzen (van Bogaert), bei der sich meist als Ganglienzelleinschlüsse Laforasche Myoklonuskörperchen besonders im Zahnkern, der Substantia nigra und den unteren Oliven, aber auch in anderen grauen Hirngebieten finden. Die Laforaschen Myoklonuskörperchen können allerdings auch fehlen. Der Befund besteht manchmal nur in Zellschrumpfungen und Zellausfällen. Auch ist der Zahnkern nicht regelmäßig befallen. Ammermann fand als einzige Veränderung eine isolierte Schädigung der unteren Oliven (s. Noetzel, S. 589 dieses Teilbandes).

ursächlich eine Meningo-Encephalitis an. VERLINDE weist darauf hin, daß bei der kongenitalen familiären Kleinhirnatrophie der Katze gewöhnlich nur die Tiere eines Wurfes erkrankt und die früheren und späteren Würfe normal sind. Da in der Humanpathologie bekannt ist, daß in der Schwangerschaft durchgemachte Rubeolen zu Mißbildungen des Feten führen können, vermutet er für die kongenitale familiäre Kleinhirnatrophie der Katze eine ähnliche Genese, nachdem sich in seinem Fall herausstellte, daß das Muttertier 7 Wochen vor dem Werfen eine Virusinfektion durchgemacht hatte. Auch COLLET, AJURIAGUERRA, FANKHAUSER und VAN BOGAERT (1954) sehen als Ursache für die bei 3 Katzen beobachtete Hypoplasie des Kleinhirns[1] mit cytoarchitektonischen Störungen einen fetalen entzündlichen Prozeß an. CARPENTER und PENNY (1952) beschreiben eine erhebliche Kleinhirnatrophie mit fast vollständigem PURKINJE-Zellausfall, starker Lichtung der Körnerschicht und Atrophie der Dachkerne bei normalem Zahnkern. Die Zellen der Hauptoliven waren geschrumpft. Entzündliche Veränderungen lagen nicht vor. Die Erkrankung hatte bei der 5 Jahre alten Katze mit den Erscheinungen eines Nierensteines und einer Infektion der unteren Harnwege begonnen. Dann waren Streckkrämpfe aufgetreten, die auf Barbiturate wieder verschwanden. Seit dieser Zeit bestand jedoch eine Ataxie, so daß die Katze einige Wochen später getötet wurde. Bei der Körpersektion fand sich eine Hypertrophie der Blasenmuskulatur mit Divertikelbildung und eine Degeneration des Epithels der Tubuli contorti. — Eine ähnliche Erkrankung beim Hund beschreiben CORDY und SNELBAKER.

Echte, progressive Kleinhirnrindenatrophien kommen bei Schafen vor (VAN BOGAERT und INNES). Sie sind von einer in England und Kanada beobachteten, familiären cerebellaren Erkrankung („daft lambs") abzugrenzen, bei der die Gewebsveränderungen nicht dem Bild einer Heredodegeneration entsprechen, sondern eher einem Ödem des Kleinhirns mit Körnerzellausfällen und PURKINJE-Zelluntergängen (VAN BOGAERT und INNES).

Befunde nach Art der olivo-ponto-cerebellaren Atrophie wurden von verschiedenen Autoren bei Katzen und Hunden beschrieben (BROUWER 1934, FINLEY 1935, SCHUT 1946 u. a.) und zum Teil als Hypoplasie gedeutet.

Literatur.

ACHARD, BERTRAND et EACALIER: Hérédo-ataxie cérébelleuse à type de paraplégie spasmodique. Revue neur. **39**, 345 (1932). — ADRIAN, E. D.: J. of Physiol. **98**. — AKELAITIS, A. J.: Hereditary form of primary parenchymatous atrophy of the cerebellar cortex associated with mental deterioration. Amer. J. Psychiatr. **94**, 1115 (1938). — ALAJOUANINE, BERTRAND et THUREL: Sur un cas d'atrophie cérébelleuse avec un trouble spéciale de la tonicité musculaire. Revue neur. **1933 I**, 504. — ALCOCK: Progressive cerebellar degeneration. Proc. Roy. Soc. Med. **28**, 1078 (1935). Ref. Zbl. Neur. **77**, 533. — ALESSI, D.: Lesioni parencimatose del cerveletto da carcinoma uterino. Ref. Zbl. Neur. **98**, 187 (1941). — AMMERMANN, O.: Isolierte Schädigung der unteren Oliven bei Myoklonusepilepsie. Arch. f. Psychiatr. **111**, 213 (1940). — ANDRÉ-VAN LEEUWEN, M., J. BABEL, L. VAN BOGAERT, A. FRANCESCHETTI, D. KLEIN et MONTANDON: Hérédoataxies par dégénérescence spino-ponto-cérébelleuse. Leurs manifestations rétiniennes, optiques et cochléaires. I—VI. Rev. d'Otol. etc. **20**, 109 (1948). — ANDRÉ-VAN LEEUWEN, M., and L. VAN BOGAERT: Hereditary ataxia with optic atrophy of the retrobulbar neuritis type, and latent pallidoluysian degeneration. Brain **72**, 340 (1949). — ANGLADE et CALMETTES: Sur le cervelet sénile. Nouv. iconogr. Salpêtrière **1907**, 357. — ANTON, G., u. H. ZINGERLE: Genaue Beschreibung eines Falles von beiderseitigem Kleinhirnmangel. Arch. f. Psychiatr. **54**, 8 (1914). — ARANOVICH, J.: Die bibasale Atrophie des Kleinhirnrandes nach CHR. JAKOB. Ref. Zbl. Neur. 88, 658. — Beitrag zum Studium der olivo-ponto-cerebellaren Atrophien. (Span.) Ref. Zbl. Neur. **95**, 613. — ARCHAMBAULT, LA SALLE: Parenchymatous atrophy of the cerebellum. J. Nerv. Dis. **48**, 273 (1918). — ARIEFF, A. J., and L. A. KAPLAN: Cerebellar type of ataxia associated with cerebral signs. J. Nerv. Dis. **100**, 135 (1944). — ARNDT: Zur Pathologie des Kleinhirns.

[1] Revue neur. **91**, 175 (1954).

Arch. f. Psychiatr. **26**, 404 (1894). — AUSTREGESILO: La petit cérébellisme. Rev. S. Amer. Méd. et Chir. **1930**.

BAKKER, S. P.: Atrophia olivo-ponto-cerebellaris. Z. Neur. **89**, 213 (1924). — BARKER, L. F.: A description of the brain and spinal cord of two brothers dead of hereditary ataxia. Trans. Amer. Assoc. Physicians **18**, 637 (1903). — BARRAQUER-BORDAS, L., et A. LOWENTHAL: Le syndrome cérébelleux préterminal des carcinoses. Mschr. Psychiatr. **125**, 239 (1953). — BATTEN: Ataxia in childhood. Brain **1905**, 484. — Case of progressive cerebellar ataxia. Proc. Roy. Soc. Med. **1911**, 19. — BECKER, H.: Retrograde und transneuronale Degeneration der Neurone. Akad. Wiss. u. Lit., Mainz, Abh. math.-naturwiss. Kl. **1952**, Nr 10. — BEERS and F. S. CHEEVER: Hereditary ataxia. J. Hered. **36**, 335 (1950). — BERTRAND, I., et F. SMITH: Sur une type spécial d'atrophie croisée du cervelet. Revue neur. **40 II**, 554 (1933). Ref. Zbl. Neur. **71**, 701. — BEYERMANN: Über angeborene Kleinhirnstörungen. Arch. f. Psychiatr. **57**, 610 (1917). — BIELSCHOWSKY, M.: Zur Kenntnis des FRIEDREICH-Komplexes. Z. Neur. **150**, 373 (1934). — BIELSCHOWSKY, M., L. BOUMAN u. W. G. SILLEVIS SMITT: Über eine ungewöhnliche Form von cerebellarer Heredoataxie. Jb. Psychiatr. **51**, 1 (1934). — BIELSCHOWSKY, M. u. HÄNEL: Olivocerebellare Atrophie unter dem Bilde des familiären Paramyoclonus. J. Psychol. u. Neur. **21**, 385 (1915). — BIELSCHOWSKY, M. u. HIRSCHFELD: Cerebellare progressive Paralyse. J. Psychol. u. Neur. **45**, 185 (1933). — BIEMOND, A.: Neurotische Muskelatrophie und FRIEDREICHsche Tabes in derselben Familie. Dtsch. Z. Nervenheilk. **104**, 133 (1928). — BING, R.: Eine kombinierte Form der heredofamiliären Krankheiten (spinocerebellare Heredoataxie mit Dystrophia musculorum). Dtsch. Arch. klin. Med. **85**, 199 (1905). — BIONDI: Die Ganglienzellveränderung bei der Pseudohypertrophie der unteren Olive. Arch. f. Psychiatr. **102**, 670 (1934). — BIRNBAUM, G.: Chronisch-progressive Chorea mit Kleinhirnatrophie. Arch. f. Psychiatr. **114**, 160 (1941). — BOGAERT, L. VAN: Les atrophies cérébelleuses avec troubles mentaux. Congr. Méd. alién. et neur. Anvers 1928. — Sur une atrophie cérébelleuse tardive du type MARIE-FOIX-ALAJOUANINE héréditaire et familiale avec une atrophie pallidale partielle cliniquement muette. J. belge Neur. **47**, 268 (1947). — Sur la valeur et la signification de quelques corrélations d'hérédodégénérescences. Encéphale **39**, 1 (1948). — Les atteintes optiques, rétiniennes cochléaires dans les dégénérescences spino-ponto-cérébelleuses. VI. Conclusions générales. Rev. d'Otol. etc. **20**, 215 (1948). — Maladies nerveuses systématisées et problèmes de l'hérédité. Acta neurol. et psychiatr. belg. **48**, 308 (1948). — Les maladies systématisées. Traite Méd. **1949**. — Les hérédodégénérescences spino-cérébelleuses. (Première lecture.) Acta neurol. et psychiatr. belg. **51**, 621—647 (1951). — Sur ces formes d'hérédoataxie de l'enfant et de l'adolescent qui comportant une atteinte grave des noyaux moteurs spino-bulbo-mésencephaliques. Revue neur. **84**, 121—130 (1951). Ref. Zbl. Neur. **120**, 382. — Sur une encéphalite cérébelleuse chez deux jeunes chats. Fol. psychiatr. néerl. **53**, 165 (1950). — BOGAERT, L. VAN, et I. BRETRAND: Types d'atrophie olivo-pontine à évolution subaiguë avec troubles démentiels. Revue neur. **51**, 165 (1929). — La rigidité tardive dans les formes ponto-cérébelleuses de la paralysie pseudo-bulbaire. Revue neur. **37 II**, 617 (1930). Ref. Zbl. Neur. **59**, 608. — Sur une forme hyperspasmodique de l'atrophie cérébelleuse tardive. Revue neur. **39 II**, 55 (1932). Ref. Zbl. Neur. **66**, 68. — BOGAERT, L. VAN, et P. BORREMANS: Sur une atrophie cérébelleuse corticale avec début de sclérose axiale et atteinte des noyaux gris centraux. Troubles mentaux. Lipomatose symetrique. J. belge Neur. **47**, 249 (1947). — BOGAERT, L. VAN, et J. R. M. INNES: Cerebellar disorders in lambs. A study in animal neuropathology with some comments on ovine neuroanatomy. Arch. of Path. **50**, 36—62 (1950). — BOGAERT, L. VAN, et M. MOREAU: Combinaison de l'amyotrophie de CHARCOT-MARIE-TOOTH et de maladie de FRIEDREICH chez plusieurs membres d'une même famille. Encéphale **34**, 312 (1939/40). — BONHOEFFER, K.: Ein Beitrag zur Lokalisation der choreatischen Bewegungen. Mschr. Psychiatr. **1**, 6 (1897). — Die akuten und choreatischen Erkrankungen und die Myoklonien. Berlin 1936. — BOOR, DE, SPIEGELHOFF u. A. STAMMLER: Zur Psychopathologie, Pathophysiologie und Morphologie atypischer hirnatrophischer Prozesse. Arch. f. Psychiatr. **188**, 51 (1952). — BOSCHI: Ataxie héréditaire avec paramyoclonus multiplex: Type UNVERRICHT. J. de Neur. **18**, 141 (1913). — BOSTROEM, A., u. H. SPATZ: Bindearmatrophie bei idiopathischer Athetose. Zbl. Neur. **48**, 560 (1927). — Arch. f. Psychiatr. **82**, 271 (1928). — BRAIN, W. R., P. M. DANIEL and J. GREENFIELD: Subacute cortical cerebellar degeneration and its relation to carcinoma. J. of Neur. a. Psychiatr. **14**, 59 (1951). — BRAUNMÜHL, V.: Bemerkungen zur Arbeit von SCHERER über extrapyramidale Störungen bei der olivo-pontocerebellaren Atrophie. Z. Neur. **147**, 73 (1933). — Über eine eigenartige hereditär-familiäre Erkrankung des Zentralnervensystems. Arch. f. Psychiatr. **191**, 419 (1954). — BRAUS-ELZE: Anatomie des Menschen, 2. Aufl., Bd. III. — BREMER: Le cervelet. ROGER et BINETS Traité de physiologie, Bd. 10. — BREMME: Ein Beitrag zur Bindearmchorea. Mschr. Psychiatr. **45**, 107 (1919). — BRODAL, A.: Experimentelle Untersuchungen über die olivo-cerebelläre Lokalisation. Z. Neur. **169**, 1 (1940). — Die Verbindungen des Nucleus cuneatus mit dem Kleinhirn beim Kaninchen und bei der Katze. Z. Neur. **171**, 167 (1941). — BRODAL, A., u. J. JANSEN:

Beitrag zur Kenntnis der spinocerebellaren Bahnen beim Menschen. Anat. Anz. **91**, 185 (1941). — The ponto-cerebellar projection in the rabbit and cat. J. Comp. Neur. **84**, 31 (1946). — Les bases anatomiques des localisations cérébelleuses. Acta neurol. et psychiatr. belg. **53**, 657 (1953). — BROUWER, B.: Hemiatrophia neocerebellaris. Arch. f. Psychiatr. **51**, 539 (1913). — Beiträge zur Klinik der diffusen Kleinhirnerkrankungen. Neur. Zbl. **1919**, 673. — Hypoplasia ponto-neocerebellaris (holl.), 1924. — Zbl. Neur. **40**, 270. — Familial olivo-ponto-cerebellar hypoplasia in cats. Psychiatr. Bl. (höll.) **38**, 352 (1934). Ref. Zbl. Neur. **73**, 431. — BROUWER, B., et A. BIEMOND: Les affections parenchymateuses du cervelet et leur signification au point de vue de l'anatomie et de la physiologie de cet organe. J. belge Neur. **38**, 691 (1938). — BROWN, S.: On hereditary ataxy with a series of 21 cases. Brain **15**, 250 (1892). — BRUN, R.: Zur Kenntnis der Bildungsfehler des Kleinhirns. Schweiz. Arch. Neur. **1**, 61 (1917); **2**, 48; **3**, 13 (1918). — BUCHANAN, A. R., L. C. OVERHOLT and K. T. NEUBÜRGER: Parenchymatous cortical cerebellar atrophy associated with PICK's disease. J. of Neuropath. **6**, 152 (1947).

CARPENTER, M. B., and ST. PENNY: Feline truncal ataxia associated with degeneration of the cerebellar cortex and roof neucli. J. of Neuropath. **11**, 421 (1952). — CARREA, R. M. E., M. REISSIG and F. A. METTLER: The climbing fibers of the simian and feline cerebellum. J. Comp. Neur. **87**, 321 (1947). — CASPAR, J.: Toxische Kleinhirnatrophie bei Brustkrebs. Zbl. Neur. **53**, 854 (1929). — CASSIRER: Die chronischen diffusen Kleinhirnerkrankungen. LEWANDOWSKYS Handbuch der Neurologie, Bd. 3. 1912. — CASTEX, CAMANER u. BATTRO: Chronische Atrophie des Cerebellums (span.). Zbl. Neur. **49**, 150. — CHAMBERS, W. W., and J. M. SPRAGUE: Functional localization in the cerebellum. J. Comp. Neur. **103**, 105 (1955). — Arch. of Neur. **74**, 653 (1955). — CHANDLER, J. H., and J. BEBIN: Hereditary cerebellar ataxia — olivopontocerebellar type. Neurology (Minneapolis) **6**, 187 (1956). — CHAVATUROV u. KONIOVSKAJA: Zur Klinik der familiären Kleinhirnerkrankungen (russ.), 1929. Zbl. Neur. **56**, 530. — CHRISTOMANOS, A., u. W. SCHOLZ: Klinische Beobachtungen und pathologisch-anatomische Befunde am Zentralnervensystem mit Thiophen vergifteter Hunde. Z. Neur. **144**, 1 (1933). — CLAUDE, H.: A propos de l'atrophie cérébelleuse dans la démence précoce. Encéphale **1909 I**, 161. — Atrophie tardive du cervelet ou des connexions cérébelleuses. Revue neur. **1922 II**, 122. — CLAUDE, H., et M. LOYEZ: Un cas d'atrophie croisié du cervelet par lésions traumatique de la capsule interne. Encéphale **7**, 345 (1912). — CORDY, D. R., and H. A. SNELBAKER: Cerebellar hypoplasia and degeneration in a family of airedale dogs. J. of Neuropath. **11**, 324 (1952). — COSTA, R.: Beitrag zum Studium der ursprünglichen cerebellaren Atrophie (port.), 1934. Zbl. Neur. **76**, 74. — COSTA, RODRIGUES, u. A. BORGES FORTES: Beitrag zum Studium der Kleinhirnatrophien (port.), 1932. Zbl. Neur. **67**, 452. — COURVILLE, C. B., and A. B. FRIEDMANN: Chronic progressive degeneration of the superior cerebellar cortex (parenchymatous cortical cerebellar atrophy). Bull. Los Angeles Neur. Soc. **5**, 171 (1940). Zit. nach RICHTER. — CREUTZFELDT, H. G.: Chronische, progressive Chorea und spinale Muskelatrophie. Zbl. Neur. **73**, 251 (1934). — CREUTZFELDT, H. G. u. KNOSPE: Familiäre Kleinhirnerkrankung. Zbl. Neur. **51**, 852 (1929). — CRITCHLEY, MCDONALD and D. G. GREENFIELD: Olivo-ponto-cerebellar atrophy. Brain **71**, 343 (1948). — CURTIUS, F., F. K. STÖRRING u. K. SCHÖNBERG: Über FRIEDREICHsche Ataxie. und Status dysrhaphicus. Z. Neur. **153**, 719 (1935).

DANA: Congénital cérébellar ataxia. N. Y. Med. J. **1915**, 1295. — DANARAY, T. J.: The cerebellar aspect of nutritional spinal ataxia. Trans. Roy. Soc. Trop. Med. Lond. **43**, 343 (1949). — DAVIES, D. L.: Psychiatric changes associated with FRIEDREICH's ataxia. J. of Neur. **12**, 246 (1949). — DAVIS, C. H., and E. C. KUNGLE: Benign assentiel (heredofamilial) tremor. A. M. A. Arch. Int. Med. **87**, 808 (1951). — DAWIDENKOW, S. u. ZOLOTOWA: Über die hereditäre Ataxie. J. Psychol. u. Neur. **44**, 377 (1932). — DÉJÉRINE, J., et A. THOMAS: L'atrophie olivo-ponto-cérébelleuse. Nouv. iconogr. Salpêtrière **13**, 330 (1900). — DÉMOLE, V.: Structure et connexions des noyaux dentelées du cervelet. Schweiz. Arch. Neur. **20**, 271; **21**, 73 (1927). — DESTUNIS, G.: Die olivo-ponto-cerebellare Heredoataxie. Z. Neur. **177**, 683 (1944). — DIEZEL, P.: Die Kernatrophien des Kleinhirns. Zbl. Neur. **127**, 4 (1954). — DIMITRIE et VICTORIA: Rigidité parkinsonienne par atrophie cérébelleuse tardive chez un syphilitique. Encéphale **29**, 396 (1934). Ref. Zbl. Neur. **73**, 698. — Zum Studium der späten Kleinhirnatrophie mit Starrheit (span.), 1934. Zbl. Neur. **72**, 229. — DOSUZČOV, KOŽKA u. UTTL: Kleinhirnstörung und erhöhte Vestibularisreizbarkeit nach akuter Alkoholvergiftung (tschech.), 1931. Zbl. Neur. **61**, 112. — DRETLER, J.: Sur l'éclosion des maladies familiales par le processus de la sénescence. Ref. Zbl. Neur. **98**, 356 (1940).

EHRHARDT, L.: Die primäre Kleinhirnrindenatrophie. Virchows Arch. **330**, 713 (1943). — ESSICK: The development of the nuclei pontis and the nucleus arcuatus in man. Amer. J. Anat. **13**, 2 (1912).

FATTOVICH, G.: Anatomisch-klinische Beobachtung eines Falles von cerebello-ataktischer Idiotie. Ref. Zbl. Neur. **94**, 454 (1939). — FEREMUTSCH, K.: Das Kleinhirn. Fortschr. Neur. **20**, 24 (1952). — FERGUSON, F. R., and M. CRITCHLEY: A clinical study of an heredofamilial disease resembling multiple sclerosis. Brain **52**, 203 (1929). — FICKLER, A.: Klinische und pathologisch-anatomische Beiträge zu den Erkrankungen des Kleinhirns. Dtsch. Z. Nervenheilk. **41**, 306 (1911). — FINLEY, KNOX H.: An anatomical study in familial olivo-pontocerebellar hypoplasia in cats. Proceedings **38**, No 8 (1935). — FRANCESCHETTI, A., et D. KLEIN: Siehe ANDRÉ VAN LEEUWEN. — FRANCOIS, J., et L. DESCAMPS: Hérédo-ataxie par dégénérescence spino-ponto-cérébelleuse avec manifestations tapétorétiniennes et cochléo-vestibulaires. Acta neurol. et psychiatr. belg. **49**, 631 (1949). — FRASER, D.: Defect of the cerebellum occuring in a brother and a sister. Glasgow Med. J. **13**, 199 (1880). — FREEMAN, W., and E. DUMOFF: Cerebellar syndrome following neat stroke. Arch. of Neur. **51**, 67 (1944). — FREUND u. ROTTER: Über extrapyramidale Erkrankungen des höheren Alters usw. Z. Neur. **115**, 198 (1928). — FRIEDREICH, N.: Über degenerative Atrophie der spinalen Hinterstränge. Beilage zum Tagbl. 36. Verslg Dtsch. Naturforscher u. Ärzte, Speyer, 18. Sept. 1861. — Über degenerative Atrophie der spinalen Hinterstränge. Virchows Arch. **26**, 391, 433; **27**, 1 (1863). — Über Ataxie mit Berücksichtigung der hereditären Formen. Virchows Arch. **68**, 145 (1876); **70**, 140 (1877). — FRITSCHE: Eine familiär auftretende Form von Oligophrenie mit röntgenologisch nachweisbaren systematischen Kalkablagerungen im Gehirn, besonders in den Stammganglien. Schweiz. Arch. Neur. **35**, 11 (1935). — FUCHS: Über chronisch-diffuse Kleinhirnerkrankungen. Dtsch. Z. Nervenheilk. **97**, 51 (1927). — FULTON, J. F., LIDDELL and RIOCH: Relation of the cerebrum to the cerebellum. Arch. of Neur. **28**, 542 (1932). Ref. Zbl. Neur. **66**, 256.

GAGEL, O.: Anatomie des Kleinhirns. In BUMKE-FOERSTERS Handbuch der Neurologie, Bd. I/1. Springer 1935. — GARCIN, R., I. BERTRAND et GODET-GUILLAIN: Étude anatomo-clinique d'un cas d'atrophie cérébelleuse tardive à prédominance corticale avec lésions neuro-ganglionaires des noyaux denteléfs. Revue neur. **1940 II**, 721. — GARLAND, H., and C. E. ASTLEY: Hereditary spastic paraplegia with amyotrophy and pes cavus. J. of Neur., N. S. **13**, 130 (1950). — GEARY, J. R., K. M. EARLE and A. S. ROSE: Olivopontocerebellar atrophy. Neurology (Minneapolis) **6**, 218 (1956). — GELLERSTEDT: Zur Kenntnis der Hirnveränderungen bei der normalen Altersinvolution. Uppsala Läk.för. Förh. **38**, 139 (1933). — GERSTMANN, J., E. STRÄUSSLER u. I. SCHEINKER: Über eine eigenartige hereditär-familiäre Erkrankung des Zentralnervensystems. Zugleich ein Beitrag zur Frage des vorzeitigen lokalen Alterns. Z. Neur. **154**, 736 (1936). — GEYELIN and PENFIELD: Cerebral calcification epilepsy. Arch. of Neur. **21**, 1020 (1929). — GÖTZE, W.: Neurale Muskelatrophie und Heredoataxie als Erscheinungsformen einer einheitlichen Erkrankung. Arch. f. Psychiatr. **113**, 550 (1941). — GOLDSTEIN u. REICHMANN: Beiträge zur Kasuistik und Symptomatologie der Kleinhirnerkrankungen. Arch. f. Psychiatr. **56**, 466 (1916). — GREENFIELD, J. G.: Subacute spino-cerebellar degeneration occuring in elderly patients. Brain **57**, 161 (1934). — The spino-cerebellar degenerations. Oxford: Blackwell Scientific Publications 1954. — GRINKER, R. R.: Neurology, 3. Aufl. Springfield 1944. — GRIFFITH: Acute cerebellar ataxia in children, report of a case with rapid and complete recovery. Amer. J. Med. Sci. **1914**, 24. — GRÜNTHAL: Über den Befund bei PAGETscher Krankheit des Schädels. Z. Neur. **136**, 656 (1931). — Über einen besonderen Starrezustand nach Schädigung des Nucleus dentatus im Kleinhirn. Mschr. Psychiatr. **85**, 113 (1933). — GUILLAIN, G., et I. BERTRAND: Sur une type anatomo-clinique spéciale d'atrophie cérébrale et cérébelleuse subaiguë avec foyers nécrotiques dissemines. Revue neur. **1929 I**, 577. — GUILLAIN, G., I. BERTRAND et DÉCOURT: Atrophie cérébelleuse progressive d'origine syphilitiques. Étude anatomique. Revue neur. **1929 I**, 1212. — GUILLAIN, G., I. BERTRAND et J. GUILLAIN: Étude anatomo-clinique d'un cas atrophie cérébelleuse corticale progressive. Ref. Zbl. Neur. **94**, 302 (1939). — GUILLAIN, G., I. BERTRAND et LEREBOULLET: Einseitige rhythmische Myoklonie der Gliedmaßen infolge Läsion des Nucleus dentatus cerebelli. Revue neur. **41 II**, 73 (1934). Ref. Zbl. Neur. **74**, 724. — GUILLAIN, G., I. BERTRAND et ROUQUÈS: Sur une affection dégénérative spéciale pallido-dentelée. Revue neur. **65**, 737 (1936). Ref. Zbl. Neur. **81**, 660. — GUILLAIN, G., I. BERTRAND et R. THUREL: Étude anatomo-clinique d'un cas d'atrophie olivo-ponto-cérébelleuse avec symptomes pseudobulbaires. Revue neur. **40 II**, 138 (1933). Ref. Zbl. Neur. **70**, 256. — GUILLAIN, G. et DÉCOURT Atrophie cérébelleuse progressive d'origines syphilitiques. Progrès méd. **56**, 989 (1928). Ref. Zbl. Neur. **51**, 120. — GUILLAIN, G., GARCIN et I. BERTRAND: Sur un syndrom cérébelleux précédé d'un état hypertonique de type parkinsonien. Revue neur. **38 I** (1931). Ref. Zbl. Neur. **62**, 76. — GUILLAIN, G., P. MATHIEU et I. BERTRAND: Étude anatomo-clinique sur deux cas d'atrophie olivo-ponto-cérébelleuse avec rigidité. Ann. Méd. **20**, 417 (1926). Ref. Zbl. Neur. **46**, 460. — GUILLAIN, G., THÉVENARD et JONESCO: Un cas de syndrome cérébelleux du type de l'atrophie olivo-ponto-cérébelleuse avec dévelopment progressive d'un état hypertonique. Revue neur. **1928 II**, 890.

HADDENBROCK, S.: Systematische Bahndegeneration bei amaurotischer Idiotie. Arch. f. Psychiatr. **185**, 129 (1950). — HAENE, A. DE: Contribution à l'étude clinique et anatomique de l'«Atrophie cérébelleuse tardive à prédominance corticale». J. belge Neur. **1937**, Nr 7. — HÄNEL, H., u. M. BIELSCHOWSKY: Olivocerebellare Atrophie unter dem Bilde des familiären

Paramyoclonus. J. Psychol. **21** (1915). — HAGEN, P. B., K. B. NOAD and OLIVER LATHAM: The syndrome of lamellar cerebellar degeneration associated with retinitis pigmentosa, heterotopias, and mental deficiency, with report of a case. Med. J. Austral. **1951 I**, 217. — HALL: Two cases of cerebellar ataxy. Proc. Roy. Soc. Med. **25**, 1534 (1932). Ref. Zbl. Neur. **65**, 684. — HALL, B., K. B. NOAD and O. LATHAM: Familial cortical cerebellar atrophy. Brain **64**, 178 (1941). — Med. J. Austral. **1945 I**, 101. — HALLERVORDEN, J.: Ein Fall von ausgedehnten Verkalkungsherden usw. Zbl. Neur. **33**, 520 (1923). — Eigenartige und nicht rubrizierbare Prozesse. In BUMKEs Handbuch der Geisteskrankheiten, Bd. 11, S. 1063. 1930. — Die hereditäre Ataxie. In Handbuch der Neurologie, Bd. XVI, S. 657. 1936. — Die Kleinhirnatrophien. In Handbuch der Neurologie, Bd. XVI, S. 697. 1936. — HANHART, E.: Weitere Ergebnisse einer Sammelforschung über die FRIEDREICHsche Krankheit in der Schweiz. Schweiz. Arch. Neur. **13**, 297 (1923). — HANON: Kleinhirnsklerose der Erwachsenen (span.), 1927. Zbl. Neur. **49**, 776. — Die lamelläre Sklerose des Kleinhirns (span.), (1928) Zbl. Neur. **52**, 95. — HASSIN, G.: Sclerotic atrophy of the crebellum. Report of two cases. Arch. of Neur. **31**, 1205 (1934). Ref. Zbl. Neur. **73**, 197. — MARIE's ataxia. Arch. of Neur. **38**, 288(1937). — FRIEDREICH's ataxia. Arch. of Neur. **39**, 116 (1938). — HASSIN and HARRIS: Olivo-ponto-cerebellar atrophy. Arch. of Neur. **35**, 43 (1936). — HASSLER, R.: Über Kleinhirnprojektionen zum Mittelhirn und Thalamus. Dtsch. Z. Nervenheilk. **163**, 629 (1950). — Erkrankungen des Kleinhirns. In Handbuch der inneren Medizin, Bd. V/3. Berlin: Springer 1953. — Über Anatomie und Physiologie des Kleinhirns. 4. Tagg Vereinigg Dtsch. Neuropathologen, München, 1953. Ref. Zbl. Neur. **127**, 1 (1954). — HECHST, B.: Gehirnanatomische Untersuchung eines Hingerichteten. Arch. f. Psychiatr. **89**, 131 (1930). — HERRINGHAM and ANDREWS: Two cases of cerebellar diseases in cats with staggery. St. Bart. Hosp. Rev. **24**, 241 (1888). — HILLER, F.: Eine mit örtlicher Pigmentspeicherung einhergehende Kleinhirnatrophie im Greisenalter. Ein Beitrag zu den systematischen Atrophien des Zentralnervensystems. Arch. f. Psychiatr. **113**, 574 (1941). — HODKINS and YAKOVLEV: Anatomico-clinical observations on myoclonus in epileptics and on related symptom complexe. Amer. J. Psychiatry **9**, 827 (1930). — HOENEVELD: De beteekenis der olivo-pontino atrophia. Diss. Utrecht 1923. — HOLMES, G.: A form of familial degeneration of the cerebellum. Brain **30**, 466, 545 (1907). Ref. Neur. Zbl. **1909**, 87. — HUBER: Partielle und generalisierte Kleinhirnsklerosen. J. Psychol. u. Neur. **37**, 625 (1929). — HUNT, R.: Dyssynergia cerebellaris myoclonica, primary atrophy of the dentatum system. Brain **44**, 490 (1921). Ref. Zbl. Neur. **29**, 130. — HUNTER, D., R. B. BOMFORD and D. S. RUSSELL: Poisoning by methyl mercury compounds. Quart. J. Med., N.S. **9**, 193 (1940). — HUNTER, D., and D. S. RUSSELL: Focal cerebral and cerebellar atrophy in a human subject due to organic mercury compounds. J. of Neurol., Neurosurg. a. Psychiatry **17**, 235 (1954). — HUPFERT, M.: Hochgradige Kleinheit des Cerebellum. Ataktische Motilitätsstörungen an den Extremitäten und der Wirbelsäule. Arch. f. Psychiatr. **7**, 98 (1877).

JACOB, H.: Diskussionsbemerkung Neuropathologentagung 1950. — Zur Histopathologie der retrograden und transneuronalen Degeneration. Dtsch. Z. Nervenheilk. **166**, 146 (1951). — JAKOB, A.: Zur Klinik und pathologischen Anatomie des chronischen Alkoholismus, zugleich ein Beitrag zu den Erkrankungen des Kleinhirns. Zbl. Neur. **13**, 132. — Zur Pathologie der extrapyramidalen Erkrankungen. Zbl. Neur. **38**, 120. — Das Kleinhirn. In v. MÖLLENDORFFs Handbuch der mikroskopischen Anatomie, Bd. 4, Teil 1. 1928. — JAKOB, H.: Zur Frage systemartiger Veränderungen der unteren Olive bei Kreislaufstörungen. Arch. f. Psychiatr. u. Z. Neur. **186**, 535 (1951). — Konsekutive Olivenschäden bei vasculär bedingten Kleinhirndefekten. Zbl. Neur. **127**, 6 (1954). — Zur Analyse konsekutiver Olivenschäden bei vasculär bedingten Kleinhirndefekten. Arch. f. Psychiatr. u. Z. Neur. **193**, 583 (1955). — JANSEN, J., and A. BRODAL: Aspects of cerebellar anatomy. Oslo: Tanum 1954. — JELGERSMA, J.: Drei Fälle von Cerebellaratrophie bei der Katze. J. Psychol. u. Neur. **23** (1918). — Eine Systemerkrankung im Kleinhirn. J. Psychol. u. Neur. **25**, 42 (1920). — Das Kleinhirn in anatomischer, physiologischer und pathologischer Hinsicht. J. Psychol. u. Neur. **44**, 505 (1932). — JERVIS, G. A.: Early familial cerebellar degeneration. (Report of three cases in one family.) J. Nerv. Ment. Dis. **111**, 398 (1950). — Concordant primary atrophy of the cerebellar granules in monozygotic twins. Acta genet. med. (Roma) **3**, 153 (1954). Ref. Ber. Path. **24**, 200 (1955). — JOHNSTON, L. M., and E. W. GOODPASTURE: Acute encephalitis in a child with cerebellar lesions like those of louping ill in monkeys. Ref. Zbl. Neur. **87**, 628 (1938). — JUBA, A.: Über gekreuzte Kleinhirnatrophie. Arch. f. Psychiatr. **105**, 504 (1936).

KARHOFF, B.: Beitrag zur Frage der kombinierten Systematrophien des Zentralnervensystems. Dtsch. Z. Nervenheilk. **171**, 443 (1954). — KEHRER: Erblichkeit und Nervenleiden. Berlin 1928. — KEILLER, W.: Four cases of olivo-ponto-cerebellar atrophy giving a history of heredity with three autopsias. South Med. J. **19**, 518 (1926). Ref. Zbl. Neur. **45**, 334. — KENNARD: Clinical and histological observations on a case of primary cortical degeneration of the cerebellum. Proc. roy. Acad. Amsterd. **38**, 544 (1935). — KILBOURNE, E. D.: Heredofamilial cerebellar ataxia with spastic paralysis and spinal muscular atrophy. Report of two cases of an unusual syndrome. J. Nerv. Dis. **109**, 409 (1949). — KIRSCHBAUM, W.: Zur Systematik und Histopathologie erworbener generalisierter Kleinhirnerkrankungen. Zbl. Neur. **62**, 636 (1931). — KIRSCHBAUM, W., u. A. EICHHOLZ: Über primäre Kleinhirnrindenatrophie. Dtsch. Z. Nervenheilk. **125**, 21 (1932). — KLARFELD: Die Erkrankungen des Rautenhirns. In KRAUS-BRUGSCH' Pathologie und Therapie innerer Krankheiten, Bd. 10, Teil 2, S. 256. 1924. — KLEIN, D.: Klinische und genealogische Untersuchungen über eine Friedreich-Familie. Arch. Klaus-Stiftg **17**, 465 (1942). — KLEIST, K.: Die psychomotorischen Störungen und ihr Verhältnis zu den Motilitätsstörungen bei Erkrankungen der Stammganglien. Mschr. Psychiatr. **52**, 253 (1923). — KLIEN: Über kontinuierliche rhythmische Krämpfe bei Kleinhirnherden. Münch. med. Wschr. **1918 I**, 374. — Über die kontinuierlichen rhythmischen Krämpfe des Gaumensegels und der Schlingmuskulatur. Mschr. Psychiatr. **43**, 80 (1918). — Beitrag zur anatomischen Grundlage und zur Physiopathologie der kontinuierlichen rhythmischen Krämpfe nach Herderkrankungen des Kleinhirns usw. Mschr. Psychiatr. **45**, 1 (1919). — KLIPPEL, M., and G. DURANTE: Affections nerveuses familiales et héréditaires. Rev. Méd. **12**, 745 (1892). — KNOEPFEL, K., et J. MACKEN : Le syndrome psycho-organique dans les hérédo-ataxies. J. belge Neur. **47**, 314 (1947). — KOBOZIEFF, N., et J. GRUNER: Atrophie cérébelleuse familiale du chat. Étude anatomoclinique, présentation d'un animal. Revue neur. **91**, 63 (1954). — KORNMÜLLER, A.: Die Elemente der nervösen Tätigkeit. Stuttgart 1947. — KRAINER, L.: Lamellar atrophy of the PURKINJE cells following heat stroke. Arch. of Neur. **61**, 441 (1949). — KUFS, H.: Über einen Fall von Atrophia olivo-cerbellaris auf der Basis einer luetischen Frühmeningitis mit nach $8^1/_2$ Jahren nachfolgender progrssiver Paralyse. Z. Neur. **96**, 275 (1925).

LANDAU, W. M., and J. J. GITT: Hereditary spastic paraplegia and hereditary ataxia. Arch. of Neur. **66**, 346 (1951). — LANGELAAN: Kat met congenitale ataxie. Versl. Akad. Wetensch. Amsterd. Wis.-en natuurkd. Afd., 1907. — LANNOIS et PAVIOT: Les lésions histologiques de l'écorce dans les atrophies du cervelet. Nouv. iconogr. Salpêtrière **15**, 512 (1902). — LARSELL, O.: The development of the cerebellum in man in relation to its comparative anatomy. J. Comp. Neur. **87** (1947). — LEERS, H., u. E. SCHOLZ: Korrelationspathologische Untersuchungen. II. Die erbliche Ataxie. Z. menschl. Vererbgs- u. Konstit.-lehre **21**, 703 (1939). — LEIGH, A. D., and A. MEYER: Degeneration of the granular layer of the cerebellum. J. of Neur. **12**, 287 (1949). — LEJONNE et J. LHERMITTE: Atrophie olivo-rubro-cérébelleuse. Nouv. iconogr. Salpêtrière **22**, 603 (1909). — Revue neur. **1909 I**, 109. — LEY, R. A.: Sur une forme atypique d'atrophie cérébelleuse ayant évolué en syndrome rigide. Arch. Int. Med. **1**, 277 (1924). Ref. Zbl. Neur. **43**, 679. — Forme atypique d'atrophie cérébelleuse ayant évolué en syndrome rigide. J. de Neur. **25**, 92 (1925). Ref. Zbl. Neur. **42**, 292. — Sur l'atrophie olivo-ponto-cérébelleuse familiale. J. belge Neur. **47**, 287 (1947). — LHERMITTE, J.: L'astasie-abasie cérébelleuse par atrophie vermienne chez le vieillard. Revue neur. **38**, 313 (1922). — Cortical cerebellar degeneration. Proc. Roy. Soc. Med. **28**, 379 (1935). Ref. Zbl. Neur. **76**, 360. — LHERMITTE, J. et KLARFELD: Étude anatomique d'un cas d'atrophie croisée du cervelet. Revue neur. **1911 II**, 73. — LHERMITTE, J., et DE MASSARY: Un cas d'atrophie cérébelleuse progressive. Le phénomène de l'hypertonie statique con-trastant avec l'hypotonie du décubitus. Revue neur. **59**, 509 (1932). Ref. Zbl. Neur. **64**, 651. — LICHTENSTEIN, BEN W.: Cerebellar atrophy. 1. An analysis of the various forms and an analytical schema for their study (Review). J. of Neuropath. **4**, 379 (1945). — LICHTENSTEIN, BEN W., and SAMUEL A. LEVINSON: Cortical cerebellar atrophy without ataxia. 2. Primary circumscribed variety. J. of Neuropath. **5**, 29 (1946). — LIEBERS, M.: Zur Histopathologie der amaurotischen Idiotie und Myoclonusepilepsie. Z. Neur. **111**, 465 (1927). — Über Kleinhirnatrophie bei Epilepsie nach epileptischen Krampfanfällen. Z. Neur. **113**, 739 (1928). — LISI, DE: Dyssynergia cerebellaris myoclonica oder cerebellare Form der UNVERRICHTschen Myoclonus-Epilepsie. Riforma med. **1933**, 1322. Ref. Zbl. Neur. **79**, 201. — LOEW: L'atrophie olivo-ponto-cérébelleuse. Thèse de Paris 1903. — LÖWENBERG, K., and R. W. WAGGONER: FRIEDREICH's ataxia associated with multiple cerebral lesions. J. Nerv. Dis. **76**, 467 (1932). — LONDE, P. F. L.: L'hérédo-ataxie cérébelleuse. Thèse de Paris. Paris: Battaille & Cie. 1895. — LOTMAR: Die Stammganglien und das extrapyramidalmotorische Syndrom. Berlin 1926. — LOUIS-BAR, D., et L. VAN BOGAERT: Sur la dyssynergie cérébelleuse myoclonique (HUNT). Mschr. Psychiatr. **113**, 215 (1947). — LÜTHY: Rindenatrophie des Kleinhirns im späten Alter. Zbl. Neur. **57**, 319 (1930).

MAAS, O., u. H. J. SCHERER: Zur Klinik und Anatomie einiger seltener Kleinhirnerkrankungen. Z. Neur. **145**, 420 (1933). — MARBURG, O.: The route via the arteries. A link connecting some degenerative diseases. Confinia Neurologica, Philadelphia 1946—1947, 5, 225—237. Excerpta med. I 12 (1948). — MARBURG, O., and W. RIESE: Chronic progressive spino-cerebello-cortical lipodystrophy affecting certain arterial supply areas. J. of Neuropath. **6**, 61 (1947). — MARCHAND: Les myoclonies epileptiques. Encéphale **29**, 217 (1934). — MARIE, P.: Sur l'hérédoataxie cérébelleuse. Semaine méd. **13**, **444**, **447** (1893). — MARIE, P., C. FOIX et T. ALAJOUANINE: De l'atrophie cérébelleuse tardive à prédominance corticale.

Revue neur. **29**, 849, 1082 (1922). Ref. Zbl. Neur. **34**, 189. — MASUDA: Zit. nach GAGEL. — MATHIEU, P., et I. BERTRAND: Études anatomo-cliniques sur les atrophies cérébelleuses. Revue neur. **51**, 721 (1929). — MELLO, A. R.: Heredo-degeneracao cerebello espinhal (acerca de une caso anatomo-clinico). Arch. brasil. Med. **32**, 109 (1942). — MENZEL: Beitrag zur Kenntnis der hereditären Ataxie und Kleinhirnatrophie. Arch. f. Psychiatr. **22**, 160 (1891). — MERRIT, H. H.: Parenchymatous cerebellar degeneration. Arch. of Neur. **57**, 235 (1947). — MESSING, Z.: Atrophie olivo-ponto-cérébelleuse dans un cas de maladie de PARKINSON. Revue neur. **1**, 498 (1930). — MEYER, J. E.: Über eine kombinierte Systemerkrankung in Klein-, Mittel- und Endhirn. Arch. f. Psychiatr. u. Z. Neur. **182**, 731 (1949). — MEYER, J. S., and J. M. FOLEY: The encephalopathy produced by extracts of eosinophils and bone marrow. J. of Neuropath. **12**, 349 (1953). — MEYJES, F. E. POSTHUMUS: The morbid anatomy of the heredo-degenerative affections of the nervous system. Fol. psychiatr. néerl. **54**, 198 (1951). — MINGAZZINI: Klinischer und pathologisch-anatomischer Beitrag zum Studium der Kleinhirnatrophien beim Menschen. Mschr. Psychiatr. **18**, 76 (1906). — Pathogenese und Symptomatologie der Kleinhirnerkrankungen. Erg. Neur. **1911 I**, 1. — MISKOLCZY u. DANCZ: Atrophia cerebello-cerebellaris cruciata. Arch. f. Psychiatr. **101**, 637 (1934). — MOLLARET, P.: L'hérédo-dégénérescence spino-cérébelleuse. Encycloped. Medico-chirurg. Systeme nerveux. 1939. — MONTANDON, A.: Siehe ANDRÉ VAN LEEUWEN. — MOYANO, B. A.: Greisenatrophie des Kleinhirns. Ref. Zbl. Neur. **89**, 477. — MÜLLER: Die Rolle der Kleinhirnerkrankungen bei der angeborenen Paralyse. Mschr. Psychiatr. **86**, 364 (1933). — MUNCH-PETERSEN, C. J.: Ataxia sucacuta, atrophia cerebelli primaria. Acta psychiatr. (København.) Suppl. **46**, 213 (1947). — MURRI: Degeneracione cerebellare da intossicazione enterogena. Riv. crit. Clin. med. **1** (1900). — MUSSIO-FOURNIER et REMAK: Encephalographie bei einem Fall von Kleinhirnatrophie. Revue neur. **65**, 662 (1936). Ref. Zbl. Neur. **81**, 291. — MYLE, G., et L. VAN BOGAERT: Sur une hérédoataxie avec démence, épilepsie-myoclonie et arachnodactylie. Sa situation vis-à-vis de la dyssynergie cérébelleuse myoclonique de HUNT. Mschr. Psychiatr. **118**, 364 (1949).

NEUBURGER u. EDINGER: Einseitiger, fast totaler Mangel des Cerebellums usw. Berl. klin. Wschr. **1898 I**, 69. — NICOLESCO, J.: Inst. Acta Grafica Bucovina, Bucarest **1936**. — NOETZEL, H.: Schädigung und Verkalkung der Körnerschicht des Kleinhirns bei chronischer experimenteller Sublimatvergiftung. Beitr. path. Anat. **115**, 226 (1955). — NOICA, D., J. NICOLESCO et E. BANU: Contribution à l'étude de l'atrophie olivo-ponto-cérébelleuse. Revue neur. **66**, 285 (1936). — NONNE, M.: Über eine eigentümliche familiäre Erkrankungsform des Centralnervensystems. Arch. f. Psychiatr. **22**, 283 (1891). — Ein weiterer anatomischer Befund bei einem Fall von familiärer Kleinhirnataxie. Arch. f. Psychiatr. **39**, 1225 (1905). — NORMAN, R. M.: Primary degeneration of the granular layer of the cerebellum: an unusual form of familial cerebellar atrophy occuring in early life. Brain **63**, 365 (1940). — NYSSEN, M. R., et L. VAN BOGAERT: La dégénérescence systématisée optico-cochléo-dentelée. Étude anatomo-clinique d'un type familial. Revue neur. **60**, 836 (1933).

OHMORI: Über einen Fall der die cerebellare Ataxie begleitenden akuten Alkoholamaurose (jap.). Zbl. Neur. **43**, 77. — OSTERTAG: Die an bestimmte Lokalisation gebundenen Konkremente des Zentralnervensystems usw. Virchows Arch. **275**, 828 (1930). — Die Rolle der Kleinhirnerkrankungen bei altgewordenen juvenilen Paralysen. Zbl. Neur. **61**, 141 (1931).

PARKER, H. L., and J. KERNOHAN: Parenchymatous cortical cerebellar atrophy (chronic atrophy of PURKINJE's cells). Brain **56**, 191 (1933). — Parenchymatous cortical cerebellar atrophy (subacute cerebellar encephalitis). Arch. of Neur. **33**, 959 (1935). — PARODI e RICCA: Atrophia contributo conoscenca della atrofia olivo-ponto-cerebellaris. Riv. Pat. nerv. **30**, 973 (1925). Ref. Zbl. Neur. **43**, 305. — PATRICK, H. T.: Hereditary cerebellar ataxia. J. Nerv. Dis. **29**, 129 (1902). — PELNÁŘ, J.: Das Zittern. Berlin: Springer 1913. — PENNACHIETTI, MARIO: Über einen Fall von cerebellarer Heredoataxie mit Läsion des Vermis und der Lobuli quadrangulares vom Typus der cerebellären Spätatrophie. Zbl. Neur. **82**, 505 (1936). — PETERS, G.: Spezielle Pathologie der Krankheiten des zentralen und peripheren Nervensystems. Stuttgart: Georg Thieme 1951. — PETERSEN: Ataxia cerebellaris congenita (dän.), 1932. Zbl. Neur. **66**, 68. — PFEIFFER: Kontinuierliche, klonische, rhythmische Krämpfe des Gaumensegels und der Rachenwand in einem Fall von Schußverletzung des Kleinhirns. Mschr. Psychiatr. **45**, 96 (1929). — PINELES: Zur Lehre von den Funktionen des Kleinhirns. Arb. neur. Inst. Wien **6**, 182 (1899). — POLLAK: Zur Histologie und Pathologie der Kleinhirnsklerose. Arb. neur. Inst. Wien **21** (1915). — PŘECECHĚL: Hypoplasia of the cerebellum and of the inferior olivary system in myoclonus. Psychiatr. Bl. (holl.) **1927**, 147. Ref. Zbl. Neur. **48**, 235. — PREISIG: Étude anatomique et anatomo-pathologique sur un cas d'atrophie du cervelet. J. Psychol. u. Neur. **19**, 1 (1912). — PRITCHARD, E. A. BLAKE: Delayed cortical cerebellar atrophy. Familial tremor. Proc. Roy. Soc. Med. **27**, 672 (1934). Ref. Zbl. Neur. **73**, 75.

RABL, R.: Pigmentablagerungen im Gehirn. Dtsch. Z. Nervenheilk. **174**, 15 (1955). — REFSUM, S.: Heredopathia atactica polyneuritiformis; a familial syndrome not hitherto described. Oslo 1946. 330 S. — RICHTER, R. B.: A clinico-pathologic study of parenchymatous cortical cerebellar atrophy: report of a familial case. J. Nerv. Ment. Dis. **91**, 37 (1940). — Late cortical cerebellar atrophy. A form of hereditary cerebellar ataxia. Amer. J. Human. Genet. **2**, 1 (1950). — RÖSSLE u. ROULET: Maß und Zahl in der Pathologie. Berlin: Springer 1932. — ROMANO, J., M. MICHAEL jr. and H. H. MERRITT: Alcoholic cerebellar degeneration. Arch. of Neur. **44**, 1230 (1940). — ROSENHAGEN, H.: Die primäre Atrophie des Brückenfußes und der unteren Oliven (dargestellt nach klinischen und anatomischen Bertachtungen). Arch. f. Psychiatr. **116**, 163 (1943). — ROSSI: Atrophie primitive parenchymateuse du cervelet à localisation corticale. Nouv. iconogr. Salpêtrière **20**, 66 (1907). Ref. Neur. Zbl. **27**, 168 (1908). — RYDEL, A.: Sur l'anatomie pathologique d'une forme d'hérédoataxie cérébelleuse. Nouv. iconogr. Salpêtrière **17**, 289 (1904).

SÁNTHA, KÁLMÁN v.: Über das Verhalten des Kleinhirns in einem Falle von endogen-familiärer Idiotie. Z. Neur. **123**, 117 (1930). — Lokalisierte Atrophie der Kleinhirnrinde beim chronischen Alkoholismus. Mschr. Psychiatr. **116**, 346 (1948). — SCHAFFER, K.: Zur Lehre der cerebellaren Heredodegeneration. J. Psychol. u. Neur. **27**, 12 (1921). — Über ein eigenartiges histopathologisches Gesamtbild endogener Natur. Arch. f. Psychiatr. **69**, 489 (1923). — In SCHAFFER u. MISKOLCZY, Histopathologie des Neurons. — In Hirnpathologische Beiträge, Bd. 18. Leipzig 1938. — SCHERER, H.-J.: Beiträge zur pathologischen Anatomie des Kleinhirns. I.—III. Z. Neur. **136**, 559 (1931); **139**, 337 (1932); **145**, 335 (1933).— Extrapyramidale Störungen bei der olivo-ponto-cerebellaren Atrophie. Z. Neur. **145**, 406 (1933). — Vergleichende Pathologie des Nervensystems der Säugetiere. Leipzig: Georg Thieme 1944. — SCHOB, FR.: Eine Spätform der cerebellaren Heredoataxie. Mschr. Psychiatr. **65**, 276 (1927). — Weitere Beiträge zur Kenntnis der Friedreich-ähnlichen Krankheitsbilder. Z. Neur. **73**, 188 (1921). — SCHRAPPE: Akute Körnerzellveränderungen bei Intoxikation. Zbl. Neur. **127**, 6 (1954). — SCHROEDER, A. H., u. W. KIRSCHBAUM: Über eigenartige degenerative Erkrankungen des Zentralnervensystems mit vorwiegender Beteiligung des olivo-cerebellaren Systems und Großhirnveränderungen. Z. Neur. **114**, 691 (1928). — SCHUSTER: Die im höheren Lebensalter vorkommenden Kleinhirnerkrankungen nebst Bemerkungen über den cerebellaren Wackeltremor. Z. Neur. **91**, 531 (1924). — SCHUT, J. W.: Hereditary ataxia. Clinical study through six generations. Arch. of Neur. **63**, 535 (1950). — Olivopontocerebellar atrophy in a cat. J. of Neuropath. a. Exper. Neur. **5**, 71 (1946). — SCHUT, J. W., and W. HAYMAKER: Hereditary ataxia. J. of Neuropath. **1**, 183 (1951). — SCHWEIGER: Zur Kenntnis der Kleinhirnsklerose. Arb. neur. Inst. Wien **13** (1906). — SIMMA, K.: Über das klinische Bild bei diffuser Stirnhirnmarksklerose mit Kleinhirn-Rindenatrophie. Mschr. Psychiatr. **115**, 181 (1948). — SJÖGREN, T.: Klinische und erbbiologische Untersuchungen über die Heredoataxien. Acta psychiatr. (København.) Suppl. **27** (1943). — SMYTH, G. E.: The significance of lesions in the dentate nuclei apparently consecutive to disease of the frontal lobe. Brain **64**, 63 (1941). — SNIDER, R. S.: Recent contributions to the anatomy and physiology of the cerebellum. Arch. of Neur. **64**, 196 (1950). — SOMMER: Zur Kasuistik der Kleinhirnsklerose. Arch. f. Psychiatr. **15** (1884). — SPATZ, H.: Die „systematischen Atrophien". Arch. f. Psychiatr. **108**, 1 (1938). — SPIEGEL u. SOMMER: Über die histologischen Veränderungen des Kleinhirns im normalen Senium. Arb. neur. Inst. Wien **22**, 80 (1929). SPIELMEYER, W.: Histopathologie des Nervensystems. Berlin: Springer 1922. — SPUHLER: Über kongenitale zerebellare Ataxie mit gleichzeitiger Affektion der Großhirnrinde bei Felis domestica. Schweiz. Arch. Tierheilk. **86**, 349, 422, 463 (1944). — STAUFFENBERG, v.: Zur Kenntnis des extrapyramidal-motorischen Systems und Mitteilung eines Falles von sog. „Atrophie olivo-ponto-cérébelleuse". Z. Neur. **39**, 1 (1918). — STEWART, T. G., and G. M. HOLMES: On the connection of the inferior olives with the cerebellum in man. Brain **31**, 125 (1908). — STENDER, A., u. F. LÜTHY: Über Spätatrophie der Kleinhirnrinde bei chronischem Alkoholismus. Dtsch. Z. Nervenheilk. **117/119**, 604 (1931). — STONE, T. T.: Primary familial degeneration of the cerebellum—report of two cases (clinical). J. Nerv. Dis. **78**, 131 (1933). Ref Zbl. Neur. **69**, 653. — STRÄUSSLER, E.: Zur Kenntnis der angeborenen Kleinhirnatrophie mit degenerativer Hinterstrangerkrankung des Rückenmarks. Z. Heilk. **1906**, 27. — Über Entwicklungsstörungen im Zentralnervensystem bei der juvenilen progressiven Paralyse und die Beziehungen dieser Erkrankung zu den hereditären Erkrankungen des Zentralnervensystems. Z. Neur. **2**, 30 (1910). — SUSMAN, E., B. TURNER, R. B. WILES and O. LATHAM: A case of unilateral cerebellar degeneration with a note on the Golgi type II neurons. Med. J. Austral. **1953**, 919. — SWITALSKI: Sur l'anatomie pathologique de l'hérédoataxie cérébelleuse. Nouv. iconogr. Salpêtrière **14**, 373 (1901).

THOMAS, A.: Le cervelet. Thèse de Paris **1897**. — (1) Atrophie lamellaire des cellules de PURKINJE. Revue neur. **13**, 917 (1905). Ref. Neur. Zbl. **1906**, 40. — (2) Pathologie du cervelet. Nouv. Traité Méd. **19**, 754 (1925). — Zit. nach VAN BOAGERT. — (3) Equilibre et équilibration. Paris: Masson & Cie. 1940. — THOMAS, ANDRÉ, et R. CORNÉLIUS: Un cas d'atrophie croisée du cervelet. Revue neur. **15**, 197 (1907). — THOMAS, ANDRÉ, et E. KONONOWO: L'atrophie croisée du cervelet chez l'adulte. Revue neur. **1912 I**, 321. — THOMAS, A., et J. C. ROUX: Sur une forme d'hérédo-ataxie cérébelleuse. Rev. Méd. **21**, 762 (1901). —

THORPE, F. T.: Familial degeneration of the cerebellum in association with epilepsy. Brain **58**, 97 (1935). — TITECA, J., and L. VAN BOGAERT: Olivo-ponto-cerebellare Atrophie. Brain **69**, 241 (1946). — TÖBEL, FR.: Klinischer und anatomischer Beitrag zur Entstehung der extrapyramidalen Symptome bei cerebellären Erkrankungen. Arch. f. Psychiatr. u. Z. Neur. **188**, 328 (1952). — TSCHERNYSCHEFF, A.: Zur Frage der pathologischen Anatomie in den Leitungsbahnen des Kleinhirns bei Hirnaffektionen. Arch. f. Psychiatr. **75**, 301 (1925).

ULE, G.: Über eine ungewöhnliche Form der Kleinhirnatrophie bei jugendlichen Schwachsinnigen. Zbl. Path. **86**, 175 (1950). — Kleinhirnrindenatrophie vom Körnertyp. Dtsch. Z. Nervenheilk. **168**, 195 (1952). — Die gekreuzten und andere sekundäre Kleinhirnatrophien. Dtsch. Z. Nervenheilk. **171**, 490 (1954). — UPNERS, T.: Experimentelle Untersuchungen über die lokale Einwirkung des Thiophens im Zentralnervensystem. Z. Neur. **166**, 623 (1939).

VERHAART, W. S. C.: Über die PICKsche Krankheit. Nederl. Tijdschr. Geneesk. **1930 II**, 5586. Ref. Zbl. Neur. **59**, 485. — VERHAART, W. S. C., and M. A. KENNARD: J. of Anat. **74**, 239 (1940). — VERHAART, W. S. C., and G. A. VAN WIERINGER-RAUWS: On cerebro-cerebellar atrophy. Fol. psychiatr. néerl. **53**, 481 (1950). — VERLINDE, J. D.: Congenitale cerebellaire Ataxie bij Katten in Samenhang met een vermoedelijke Virusinfectie bij de Moeder gedurende de Graviditeit. Tijdschr. Diergeneesk. **1949**, 659. — VILLAVERDE: Les lésions cérébelleuses dans un cas d'idiotie. Trav. Labor. Invest. biol. Univ. Madrid **23** (1925). — Les lésions cérébelleuses dans l'idiotie mongoloide. Trav. Labor. Rech. biol. Univ. Madrid **27** (1931). — VOGT, C.: J. Psychol. u. Neur. **12**, 285 (1909). — VOGT, C. u. O.: Neuro-Biol, Arb., Ser. I **1** (1902). — Handbuch der mikroskopischen Anatomie, Bd. 4/I. 1928. — J. Psychol. u. Neur. **47**, 237 (1937). — Morphologische Gestaltungen unter normalen und pathogenen Bedingungen. J. Psychol. u. Neur. **50**, 382 (1942). — Morphologische Gestaltungen unter normalen und pathologischen Bedingungen. J. Psychol. u. Neur. **50**, 165—524 (1942). — VOGT, H., u. M. ASTWAZATUROW: Über angeborene Kleinhirnerkrankungen mit Beiträgen zur Entwicklungsgeschichte des Kleinhirns. Arch. f. Psychiatr. **49**, 75 (1912). — VOGT, O.: J. Psychol. u. Neur. **5**, 235 (1905). — Über strukturelle Hirnzentren. Verhdl. Anat. Ges. 1906. — VOISIN et LÉPINAY: Syndromes cérébelleux congénitaux. Revue neur. **1907**, 395.

WAGGONER, R. W., K. LÖWENBERG and K. G. SPEICHER: Hereditary cerebellar ataxia. Arch. of Neur. **39**, 570 (1938). — WAGLEY, P. F.: Bull. John Hopkins Hosp. **77**, 218 (1945). — WALKER, A. E.: The primate thalamus. Chicago 1938. — Confinia neur. (Basel) **1**, 99 (1938). — J. of Neurophysiol. **1**, 16 (1938). — WALKER, A. E., and E. H. BOTTERELL: Brain **60**, 329 (1937). — WALLENBERG, A.: Arch. f. Psychiatr. **34**, 923 (1901). — Dtsch. Z. Nervenheilk. **27**, 436 (1904). — WALTER, CH. P. J., and R. W. LAIDLOW: Arch. of Neur. **43**, 472 (1940). — WEBER, F. P., J. G. PARKES and G. GREENFIELD: Cerebello-olivary degeneration; an example of heredo-familial incidence. Brain **65**, 220 (1942). — WEISSCHEDEL, E.: Arch. f. Psychiatr. **107**, 443 (1937). — WEISSCHEDEL, E., u. R. JUNG: Z. Anat. **109**, 374 (1939). — WELTE, E.: Die Atrophie des Systems des Brückenfußes und der unteren Oliven. Arch. f. Psychiatr. **109**, 649 (1939). — WERTHEMANN: Über kombinierte familiäre Nerven- und Muskelkrankheiten. Z. Neur. **111**, 683 (1927). — WILLIAMS, E. Y.: Structural changes in the granular layer of the cerebellum. Arch. of Path. **17**, 206 (1934). — WILSON, G., and J. S. DEAN: Hereditary ataxia in identical twins affecting the cerebellum and certain of its physiologically related structures. Arch. of Neur. **45**, 1044 (1941). — WINKELMANN, N. W.: Diskussionsbemerkung. J. of Neuropath. **2**, 413 (1943). — WINKLER, C.: A case of olivo-pontine cerebellar atrophy and our conceptions of neo- and palaeo-cerebellum. Schweiz. Arch. Neur. **13**, 684 (1923). — WINKLER, C. u. BIEMOND: Zit. nach JUBA. — WITTE: Ein Fall von Atrophie olivo-ponto-cérébelleuse. Allg. Z. Psychiatr. **70**, 179 (1913). — WOHLFAHRT, G., and O. HÖÖK: A clinical analysis of myoclonus epilepsy (UNVERRICHT-LUNDBORG), myoclonic cerebellar dyssynergy (HUNT) and hepatolenticular degeneration (WILSON). Acta psychiatr. (Københ.) **26**, 219 (1951). — WOOLSEY, C. N.: Federat. Proc. **2**, 55 (1943). — WOOLSEY, C. N., and D. FAIRMAN: Surgery **19**, 684 (1946). — WOOLSEY, C. N., and G. H. WANG: Federat. Proc. **4**, 79 (1945). — WORSTER-DROUGHT: Cerebellar ataxia of doubtful aetiology. Proc. Roy. Soc. Med. **25**, 1536 (1932). Ref. Zbl. Neur. **65**, 684.

YODA, S., u. Y. KATAGIRI: Z. mikrosk.-anat. Forsch. **50**, 256 (1941).

ZIEHEN, TH.: Handbuch der Anatomie, Bd. IV, Teil 1. 1899—1934. — ZIMMERMANN, H. M., and H. FINLEY KNOX: Congenital hypoplasia of the olivo-ponto-cerebellar traits. Arch. of Neur. **27**, 1402 (1932). Ref. Zbl. Neur. **66**, 776. — ZISLIN: Olivo-ponto-cerebellare Atrophie, pontocerebellare Encephalitis und die sogenannte akute LEYDEN-WESTPHAL-Ataxie (russ.), 1932. Zbl. Neur. **66**, 776. — ZOLOTOWA, N.: Contribution à l'étude de l'anatomie pathologique de l'ataxie cérébelleuse héréditaire de PIERRE MARIE. Ref. Zbl. Neur. **98**, 356 (1940). — ZÜLCH, K. J.: Über die primäre Kleinhirnrindenatrophie. Z. Neur. **156**, 493 (1936). — Über die anatomische Stellung der Kleinhirnrindenatrophie und ihre Beziehung zur NONNE-MARIEschen Krankheit. Dtsch. Z. Nervenheilk. **159**, 501 (1948). — Die primären Kleinhirnrindenatrophien. Ref. Zbl. Neur. **127**, 3 (1954). — As atrofias cerebelares corticais primárias. Medicina, Cirurgia, Farmacia **1954**, Nr 222, 435.

Erkrankungen mit besonderer Bevorzugung motorischer Leitungsbahnen und Kerne.

Von

Georg Friedrich - Berlin.

Mit 9 Abbildungen.

A. Einleitung.

Im Rahmen dieses Handbuches sind die Krankheiten der motorischen Leitungsbahnen und Kerne in die Gruppe der degenerativen Erkrankungen mit charakteristischer Bevorzugung bestimmter Abschnitte des Zentralnervensystems eingereiht worden. Dadurch ist ihre Stellung in der pathologischen Anatomie gekennzeichnet und zum Ausdruck gebracht, daß das Zentralnervensystem nicht in seiner Gesamtheit erkrankt, wie das — in der Regel — bei der familiären amaurotischen Idiotie der Fall ist. Man rechnet sie seit langem zu den „degenerativen Prozessen", bei denen wir regressive Zerfallserscheinungen am funktionstragenden Nervengewebe finden. Dabei fehlen nicht nur bestimmte Stoffwechselprodukte, wie sie etwa bei der familiären amaurotischen Idiotie, der NIEMANN-PICKschen Krankheit oder bei bestimmten Formen der familiären diffusen Sklerose (Leukodystrophia progressiva hereditaria BIELSCHOWSKY, juvenile diffuse Sklerose SCHOLZ) zu finden sind, sondern es treten in der Regel überhaupt nur spärliche und uncharakteristische Degenerationsprodukte auf. Es kommt zum Untergang langer Bahnen und zum Schwund grauer Massen, wobei es lange umstritten blieb, ob die ganze Bahn gleichzeitig befallen wird, oder der schleichende Zerfallsprozeß an bestimmten Stellen des Zentralnervensystems beginnt. Hinzu kommt, wie SPIELMEYER es ausdrückte, das mehr negative Charakteristikum, daß diese Degenerationen selbständiger Art sein sollen, d. h. daß sie nicht Begleiterscheinungen einer Entzündung oder Folge von Zirkulationsstörungen sind. Diese Begriffsbestimmung der „degenerativen" Erkrankungen des Zentralnervensystems erfolgte lediglich nach pathologisch-anatomischen Gesichtspunkten und vermag nichts über die Ätiologie des Krankheitsprozesses auszusagen. BODECHTEL hat neuerdings die Hoffnung ausgesprochen, daß der nach pathologisch-anatomischen Gesichtspunkten gewählte Begriff der degenerativen Erkrankungen des Zentralnervensystems nur als Provisorium anzusehen ist, bis es uns gelingt, diesen Sammelbegriff durch Gewinnung sicherer Kenntnisse über die Ätiologie der hierhergehörigen Krankheiten aufzulösen. Davon sind wir heute noch entfernt. Schon die Tatsache, daß 1936 im BUMKE-FOERSTERschen Handbuch der Neurologie die Systemerkrankungen der motorischen Leitungsbahnen und Kerne von OTTO MARBURG unter dem Sammelnamen der chronisch progressiven nucleären Amyotrophien und anschließend die spastische Spinalparalyse und die amyotrophische Lateralsklerose von KARL SCHAFFER bearbeitet wurden, gibt einen Hinweis auf die heute noch bestehende Problematik der Ätiologie, besonders des Zusammenwirkens exogener und endogener Faktoren. Da bei den

Erkrankungen motorischer Leitungsbahnen und Kerne wie bei analog gelagerten Erkrankungen anderer Systeme nur bestimmte anatomisch einheitliche und physiologisch zusammengehörige Systeme des Zentralorgans befallen werden, spricht man auch von Systemerkrankungen. Der Begriff der Systemerkrankung war immer stark umstritten und blieb es bis heute, weil man bei allen Erkrankungen dieser Gruppe immer wieder darauf hinweisen mußte, daß die Grenzen der Systeme nicht strikte gewahrt werden und auch andere Faserzüge und Kerne ergriffen werden können, daß z. B. bei der amyotrophischen Lateralsklerose der Vorderseitenstrang, die CLARKEschen Säulen, die DEITERSschen Kerne, die Hinterhornzellen, die Hinterstränge, die Kleinhirnseitenstränge und andere Elemente mitbetroffen sein können. Außerdem kann man namentlich bei einzelnen Krankheiten dieser Gruppe und besonders in vorgeschrittenen Stadien auch in anderen Hirnabschnitten keineswegs selten diffuse Ausfälle sehen. Dabei handelt es sich jedoch nicht um Gesetzmäßigkeiten und auch nicht um das Wesentliche dieser Prozesse, denn die atypischen und akzidentellen Veränderungen treten gegenüber der kennzeichnenden Erkrankung des Hauptsystems an Häufigkeit, Schwere und klinischer Bedeutung zurück. Deshalb hat sich auch SPIELMEYER aus anatomischen Gründen für die Beibehaltung des Begriffes der Systemerkrankungen mit der Einschränkung eingesetzt, daß die erkrankten Systeme *eben nur bevorzugt* befallen werden. Aber auch andere Einschränkungen erwiesen sich als notwendig. Die funikuläre Spinalerkrankung bei perniziöser Anämie und anderen körperlichen Erkrankungen, die früher als eine sog. kombinierte Systemerkrankung, eine systematische Degeneration der langen Rückenmarksbahnen, besonders der Pyramidenseitenstränge und der Hinterstränge angesehen worden war, mußte aus der Gruppe der systematischen Rückenmarkserkrankungen ausgeschieden werden, als man ihre exogene Entstehung erkannt und das Wesen des morphologischen Prozesses am Rückenmark näher kennengelernt hatte. Ebenso die Tabes dorsalis, bei welcher man die ätiologische Bedeutung der Lues erkannte und eine materielle Schädigung nach NAGEOTTE und RICHTER oder eine morphologisch nicht faßbare Erkrankung der hinteren Wurzeln (SPIELMEYER u. a.) als Ursache der Hinterstrangdegeneration anschuldigen konnte.

Die Erkrankungen des motorischen Systems umfassen die spastische Spinalparalyse (ERB-CHARCOT-STRÜMPELL) als Erkrankungsform des ersten motorischen Neurons, die chronisch progressiven spinalen Muskelatrophien vom Typus ARAN-DUCHENNE, VULPIAN-BERNHARD und WERDNIG-HOFFMANN als Erkrankungsformen des zweiten in den Vorderhornzellen des Rückenmarks gelegenen Neurons (eventuell unter Einbeziehung der Myatonia congenita OPPENHEIM, deren Stellung heute noch umstritten ist), die chronisch progressive Bulbärparalyse (DUCHENNE-WACHSMUTH-LEYDEN) mit bulbärer Prozeßlokalisation, die von SCHAFFER als mesencephale Form bezeichneten chronisch progressiven Ophthalmoplegien und schließlich die amyotrophische Lateralsklerose (CHARCOT) als Erkrankungsform beider motorischer Neuronen.

Zwischen den spinalen Muskelatrophien, der chronisch progressiven Bulbärparalyse und der amyotrophischen Lateralsklerose bestehen zahlreiche Übergangsformen, z. B. beginnende Pyramidenbahndegeneration bei spinaler Muskelatrophie, die die enge Zusammengehörigkeit dieser Leiden beweisen. KAHLER hat hierauf schon 1884 hingewiesen und LEYDEN, DÉJÉRINE und EISENLOHR erblickten in der chronisch progressiven Bulbärparalyse keine selbständige Krankheit, sondern nur einen wesentlichen Bestandteil der amyotrophischen Lateralsklerose. Das sehr häufige Zusammentreffen dieser beiden Leiden spricht ebensosehr für die Richtigkeit dieser Auffassung wie die Tatsache, daß die

Bulbärparalyse sowohl den Beginn als auch das Endstadium einer amyotrophischen Lateralsklerose bilden kann, worauf die genannten Autoren ebenfalls schon hinwiesen. Im gleichen Sinne ist das Auftreten der amyotrophischen Lateralsklerose und der spastischen Spinalparalyse in derselben Familie zu deuten (SCHAFFER u. a.).

Obgleich CHARCOT in der amyotrophischen Lateralsklerose ein auf endogener Grundlage entstehendes, degenerativ-systematisches Leiden erblickte, und STRÜMPELL nicht nur die spastische Spinalparalyse, sondern 1893 auch die amyotrophische Lateralsklerose, die Bulbärparalyse und die chronische spinale Muskelatrophie als Erbleiden ansprach, wird auch heute die Frage nach der endogenen oder exogenen Entstehung aller hierhergehörigen Erkrankungen lebhaft diskutiert. Solange die Tatsachen unbestritten sind, daß auch exogene Faktoren ähnliche Gewebsveränderungen hervorzurufen vermögen (Stovain, Alkohol, Poliomyelitis, Triorthokresylphosphatvergiftung, Lathyrismus, Pellagra), andererseits bei der amyotrophischen Lateralsklerose und den spinalen Muskelatrophien sporadische Fälle häufiger als familiäre nachzuweisen sind, besteht SPIELMEYERs und BODECHTELs Warnung zu Recht, die Begriffe degenerativ, endogen und hereditär ohne weiteres zu identifizieren. Trotzdem vertritt auch BODECHTEL die Ansicht, daß gerade für die motorischen Systemerkrankungen endogene, hereditäre Momente von großer Bedeutung sind, und bei diesen Krankheiten eine erbliche Krankheitsbereitschaft als endogener Faktor vorliegt, zu dem in den meisten Fällen noch ein exogener Faktor hinzukommen muß, um zur Manifestation der Erkrankung zu führen. Für die degenerative und endogene Natur der motorischen Systemerkrankungen sind vor allem SCHAFFER, SPIELMEYER, v. SÁNTHA, ROJAS, FÜNFGELD, SÖDERBERGH und SJÖVALL, FENYES und SZÁTMARI, v. LEHOCZKY, v. BRAUNMÜHL, HECHST u. a., für die exogene Genese MARBURG, MATZDORFF, NAKAMURA, WIMMER und NEEL, MARGULIS, OTTONELLO u. a. eingetreten. SCHAFFER sieht auch bei den primären Erkrankungen des motorischen Systems das von ihm aufgestellte elektive Prinzip, seine „Faktorentrias" verwirklicht, die nach seiner Lehre das Wesen der *Heredodegenerationen überhaupt* ausmachen soll: Die Keimblatt-, System- und Segmentwahl. Wenn man auch den Versuch SCHAFFERs und seiner Schule, bei *allen* Erbkrankheiten des Zentralnervensystems ein einheitliches und charakteristisches anatomisches Substrat aufzudecken, heute als gescheitert ansehen muß — dies zeigen die Beispiele der familiären amaurotischen Idiotie, bestimmte Formen der familiären diffusen Sklerose, der tuberösen Hirnsklerose usw. unseres Erachtens zweifelsfrei —, so ist und bleibt es doch das große Verdienst von SCHAFFER, immer wieder nachdrücklich auf die endogene und erbliche Natur gerade der motorischen Systemerkrankungen oder, wie wir glauben, wenigstens einer Kerngruppe von ihnen hingewiesen zu haben. Er trägt wesentlich zu einer Klärung der ätiologischen Fragestellung bei, wenn er 1936 im Handbuch der Neurologie eine primäre oder endogene Form der amyotrophischen Lateralsklerose und der spastischen Spinalparalyse scharf von exogenen, nur symptomatischen Formen abtrennte. Die letzteren werden, wie er sagte, „nur durch die zufällige Lokalisation einer äußeren Schädigung auf die Pyramidenbahn sowie die Vorderhörner zustande gebracht". Er sprach von syphilitischen, encephalitischen und multipelsklerotischen „Pseudoformen" — MARBURG nennt dazu noch die Poliomyelitis chronica — der amyotrophischen Lateralsklerose, die sich in ihrem Verlauf (mehr oder minder plötzliche Ausbildung, mit Intermissionen verbundener chronischer Verlauf) von dem unaufhaltsam progredienten Verlauf der endogenen Form unterscheiden. Wenn auch klinisch eine derart scharfe Trennung nicht selten auf Schwierigkeiten stoßen wird, so kann doch das Bemühen um eine derartige Abtrennung einzelner Formen wesentlich zur weiteren Klärung der pathologisch-anatomischen Tatbestände beitragen. Es hieße sich unseres Erachtens sogar wesentlichen Erkenntnismöglichkeiten bewußt oder unbewußt zum Schaden aller ätiologischen Forschung verschließen, wollte man diesen Teil des Schafferschen Lehrgebäudes als irrig abtun. Denn jeder Erfahrene, besonders jeder verantwortungsbewußte Internist, Psychiater und Neurologe weiß, daß familiäre Häufung zu den Seltenheiten gehört und die durch die ärztliche Ethik gebotene Handlungsweise nicht beeinflussen darf und wird. Für die Poliomyelitis acuta und die hier besonders interessierende Poliomyelitis chronica anterior (Rosenthal) gilt weiterhin die Warnung Spielmeyers einschränkungslos, alle möglichen Krankheiten in dem Begriff der Systemerkrankungen aufgehen zu lassen. Er selbst hat für derartige Fälle entzündlicher oder anders gearteter Krankheiten die Bevorzugung bestimmter Systeme durch die örtliche Vulnerabilität, d. h. Empfindlichkeit bestimmter „funktionell und topistisch zusammengehöriger Einheiten" erklärt. Gerade bei den Befunden von entzündlichen Veränderungen oder Entzündungsresten wird man mit Spielmeyer an der Unterscheidung zwischen selbständigen und nur symptomatischen Entzündungen auch bei der Gruppe der motorischen Systemerkrankungen festhalten müssen. Unseres Erachtens würden durch stärkere Beachtung dieses Kriteriums manche Kontroversen über die Ätiologie hinfällig werden oder an Bedeutung verlieren. Rubinstein hat sich gegen die Bezeichnung „Pseudoform" gewendet, da nach seiner Ansicht auch bei den symptomatischen Formen eine Erkrankung der motorischen Neuronen vorliegt und eine endogene, konstitutionelle Komponente mitwirken kann. Er möchte außerdem das Vorkommen einer seltenen polyarthritischen Form bejahen. Bodechtel hat jüngst ausgedehnte statistische Erhebungen über die Bedeutung der Polyarthritis an seiner Klinik anstellen lassen (Wild und Madlener).

Eine kurze Erörterung der exogenen Faktoren, die man für die Entstehung der motorischen Systemerkrankungen verantwortlich oder mitverantwortlich gemacht hat, zeigt, daß selbst extreme Vertreter der Auffassung von der exogenen Genese, wie etwa Marburg, den zahlenmäßigen Anteil der exogenen Entstehungsursachen nur sehr gering veranschlagen. Was die einzelnen Infektionskrankheiten angeht (Marburg und Ottonello erwähnen Typhus, Influenza, Malaria, Trichinose, Herpesvirus, Tuberkulose, Rheumatismus und Osteoarthritis), so hält auch Marburg die von Starker angegebene Zahl (20,2%) für zu hoch gegriffen und möchte den genannten Infektionskrankheiten, die in ihrer Bedeutung auch keineswegs gleichwertig sind, höchstens eine prädisponierende oder manifestierende Bedeutung beimessen. Eine wesentliche Bedeutung erkennt er nur der Encephalitis epidemica, der Lues und der Poliomyelitis zu. Er trennt ähnlich wie Schaffer in Berücksichtigung der Untersuchungsergebnisse anderer Autoren (Raymond, Vix, Léri, Léri und Lerouge, Margulis, Falkiewicz, Ugurgieri u. a.) die syphilitischen (nach ihrer Lokalisation polyneuritischen, meningo-myelitischen oder myelo-encephalitischen) Muskelatrophien von den originären begrifflich ab und rechnet zu den ersteren die durch Tabes oder Paralyse komplizierten Fälle (Kötzler, Moll, Vedsmond und andere), da die heutige Auffassung von der Pathogenese der Tabes in diese Richtung weist. Nach ihm findet man nur bei 3% aller nuclearen Muskelatrophien Anhaltspunkte für eine durchgemachte syphilitische Infektion. Bei einer kritischen Würdigung der umfangreichen Literatur über die Bedeutung von Traumen für die Entstehung chronisch progressiver Muskelatrophien — Jelliffe hat 96 Fälle von amyotrophischer Lateralsklerose zusammengestellt und jüngst befaßte sich wieder Rizzatti kritisch mit diesem Problem — kommt auch Marburg zu dem Schluß, daß Traumen nur eine geringfügige Bedeutung zukommt. Er schätzt den Prozentsatz gegenüber der Angabe Starkers (10,1%) auf höchstens 2%. Scheiffarth äußert sich in seiner Arbeit über neuropathologische Syndrome nach Elektrotrauma ebenfalls in dem Sinne, daß weder Kliniker noch Histopathologen das Problem lösen können, solange nicht der experimentelle Beweis erbracht ist. Das Trauma stelle wahrscheinlich nur einen pathogenetischen Faktor dar, während die wesentlichen Bedingungen in der Konstitution des Erkrankten gegeben sind. Man wird auch Curschmann und Reichel zustimmen müssen, daß Traumen nur dann eine auslösende oder manifestierende Rolle zuzusprechen ist, wenn die traumatische Schädigung schwer genug war und ein örtlicher und zeitlicher Zusammenhang einwandfrei nachgewiesen ist. Eine Beziehung zu Kriegstraumen lehnt MARBURG aus eigener Erfahrung sogar ab. Eine besondere Rolle spielen trotz SCHEIFFAHRTS Schlußfolgerungen anscheinend Starkstrom- und Blitzschlagverletzungen (HOEHL, FINKELNBURG, HORN, JELLINEK, CHARTIER, PANSE, STRANSKY, LINCK, CASO). Histologische Befunde liegen allerdings nur bei den Fällen von JELLINEK und LINCK vor (s. XIII/3 S. 340). MARBURG u. a. konnten auch die von DANA und STARKER (26,6%) angegebene hohe Prozentzahl des Vorkommens eines chronischen Alkoholismus nicht bestätigen. Auch andere Intoxikationen und Autointoxikationen spielen kaum eine Rolle. VOSS nimmt neuerdings an, daß in seinem Falle die Manganvergiftung einen anlagemäßig zur Krankheit disponierten Mann betroffen und deshalb eine modifizierte amyotrophische Lateralsklerose hervorgerufen hat. Es halten also auch nach Ansicht von Verfechtern der Wirksamkeit exogener Faktoren nur wenig Anhaltspunkte, die für eine exogene Entstehung systematisierter chronisch progressiver Muskelatrophien sprechen, einer strengen Kritik stand.

Dagegen spricht eine Reihe von Gründen für die Richtigkeit der schon von CHARCOT und STRÜMPELL, später namentlich von SCHAFFER und SPIELMEYER verfochtenen Anschauung. In neuerer Zeit hat SPATZ die Erkrankungen des motorischen Systems mit anderen Systemerkrankungen des Zentralnervensystems [der PICKschen, HUNTINGTONschen und FRIEDREICHschen Krankheit, der Atrophie des Brückenfußes und der unteren Olive (ROSENHAGEN-WELTE) = der olivoponto-cerebellaren Atrophie (DÉJÉRINE und THOMAS), der Kleinhirnrindenatrophie, der Atrophie des Dentatum-Bindearmsystems und der Atrophie der oberen Olive (WEISSCHEDEL)] unter dem Begriff der systematischen Atrophien, „einer wohlgekennzeichneten Gruppe von Erbkrankheiten des Nervensystems“ zusammengefaßt. Der leitende Gesichtspunkt ist auch bei dieser Zusammenfassung die Übereinstimmung des histologischen Befundes bei den genannten Krankheiten, nämlich die Atrophie, die ein Prozeßstadium oder schließlich den Endzustand eines langsam fortschreitenden, morphologisch kaum faßbaren atrophisierenden Prozesses darstellt. Abbauprodukte der Markscheiden fehlen, wenn man von ausnahmsweise lokal auftretenden stürmischer ablaufenden primären oder sekundären Degenerationen (v. BRAUNMÜHL und LEONHARD, GULOTTA und LEUSSER, HASKOVEC, FRIEDRICH, v. BAGH z. B. bei der amyotrophischen Lateralsklerose oder der PICKschen Krankheit) absieht. Dadurch unterscheidet sich der Krankheitsprozeß von nekrotischen und rascher ablaufenden „degenerativen“ Vorgängen anderer Art, wie sie z. B. bei Erweichungsherden, der sekundären Degeneration, den Entmarkungskrankheiten oder der funikulären Spinalerkrankung bei perniziöser Anämie vorliegen. Die Atrophie befällt Zentrum und Leitungsbahnen gemeinsam und nimmt nach SCHAFFER, MISKOLCZY und CSERMELY und nach SPATZ wahrscheinlich von der Peripherie der Systeme ihren Ausgangspunkt. Sie kann aber auch wohl an mehreren Stellen der Leitungsbahnen gleichzeitig einsetzen (SPATZ). Infolge der inneren Verwandtschaft der systematischen Atrophien sind Kombinationen nicht selten, so daß diese Krankheiten „zusammenhängen wie die Glieder einer Kette“ (RAYMOND). Beispiele hierfür sind die Verbindung der spinalen Muskelatrophien mit der spastischen Spinalparalyse zur amyotrophischen Lateralsklerose, die Verbindung von spinalen Muskelatrophien mit chronisch progressiver Bulbärparalyse und chronisch progressiven Ophthalmoplegien, die Verbindung von Stirn-, Schläfen- und Scheitellappenatrophie bei der PICKschen Krankheit. Ebenso zu deuten sind die Kombinationsformen von amyotrophischer Lateralsklerose mit PICKscher (v. BRAUNMÜHL) oder FRIEDREICHscher Krankheit (GUIRAUD und ACHURIAGUERRA), von HUNTINGTONscher Krankheit mit spinaler Muskelatrophie (Beobachtung von GROTJAHN und CREUTZFELDT) oder cerebellarer Ataxie (BIRNBAUM) oder von PICKscher Krankheit mit Heredoataxie (VAN BOGAERT und BERTRAND). In pathogenetischer Hinsicht kommt SPATZ ebenso wie MARBURG, KEHRER, OTTONELLO u. a. zu dem Schluß, daß weder die EDINGERsche Aufbrauchtheorie im

Sinne einer funktionellen Überbeanspruchung bestimmter Systeme noch die weniger scharf definierte GOWERSsche Lehre von der „Abiotrophie“ eine befriedigende Erklärung für die Entstehung der systematischen Atrophien geben können. Er selbst schuldigt einen erblich bedingten, vorzeitigen Alternsvorgang bestimmter Systeme als Ursache an, glaubt aber nicht, daß der histopathologische Befund der systematischen Atrophie nur für die erbliche Ätiologie charakteristisch ist, da man immer auf Befunde am Phänotypus angewiesen ist, die als Endprodukte eines verwickelten Zusammenspiels von Genen und Umweltfaktoren zu denken sind. Die Entscheidung, ob eine Krankheit erblich ist oder nicht, ist nicht vom pathologischen Anatomen (SPIELMEYER, SPATZ), sondern vom Erbpathologen zu treffen. Daß es nicht erlaubt ist, die Begriffe endogen, degenerativ und erblich gleichzusetzen und daß selbst hereditär und familiär auftretende Krankheiten nicht notwendig erblich sein müssen, wurde schon betont, bzw. lehrt das häufig zitierte Beispiel der multiplen Sklerose.

An dieser Stelle erscheint es besonders notwendig, die Ergebnisse der Erbbiologie und Erbpathologie zu streifen, wobei im einzelnen auf die zusammenfassende Darstellung von BOETERS verwiesen sei. Sie kann uns ätiologische Aufschlüsse geben, wo der rein morphologischen Betrachtung Grenzen gezogen sind. Gerade infolge des außerordentlich chronischen Verlaufes der Krankheiten dieser Gruppe bestehen ja, wie SPIELMEYER bis zuletzt betonte, erhebliche Schwierigkeiten, die primäre und selbständige Art des Gewebsunterganges, die ein wesentliches, wenn auch negatives Charakteristikum dieser Prozesse darstellt, zu beweisen und pathogenetisch andersartige Prozesse auszuschließen. Daß daneben alle morphologischen Hilfsmittel zur Unterscheidung primärer und sekundärer Faserdegenerationen z. B. im Falle der amyotrophischen Lateralsklerose erschöpft werden müssen, bedarf keiner besonderen Begründung.

Für die HUNTINGTONsche Krankheit und die spino-cerebellaren Heredoataxien ist die Bedeutung der Erblichkeit lange anerkannt, für die PICKsche Krankheit kann sie durch neuere Untersuchungen, besonders durch die monographische Darstellung von SANDERS, SCHENK und VAN VEEN als gesichert gelten. Diese Monographie kann heute als vorläufiger Abschluß betrachtet werden, zumal bei drei hirnanatomischen Beobachtungen aus derselben Familie eine außergewöhnlich günstige Gelegenheit gegeben war, an Hand von Hirnkarten die Ausdehnung des Krankheitsprozesses zu vergleichen. Es erübrigt sich, auf die Erhebungen weiter einzugehen. Die entscheidende Rolle der Erblichkeit bei der echten spastischen Spinalparalyse — die großen Schwierigkeiten, nach klinischen und anatomischen Gesichtspunkten tatsächlich reine Fälle zu sammeln (SPECHT u. a.) sind noch zu erörtern — ist auch durch neuere Untersuchungen (RHEIN, BREMER u. a.) bestätigt worden. BREMER fand sie 1mal in 6 Generationen und bei der Durchsicht des Schrifttums 1mal in 5, 3mal in 4, 4mal in 3 und 23mal in 2 Generationen. In 20% der Fälle war nach BREMER bei recessivem Vererbungsmodus Blutsverwandtschaft nachweisbar. Er beobachtete in einem eigenen Fall dominanten Erbgang und konnte bei der Durchsicht des Schrifttums in 15% der Fälle dominanten, in 60% recessiven und in den restlichen 25% nicht klargestellten, wahrscheinlich aber ebenfalls recessiven Erbgang feststellen. Die dominanten Fälle sind die leichteren, die recessiven die schwereren (BREMER, SPECHT).

Sehr viel schwieriger liegen die Dinge bei den chronisch progressiven, spinalen und bulbären Muskelatrophien und der amyotrophischen Lateralsklerose. Eine Reihe von Autoren (SCHAFFER, v. SÁNTHA, SPATZ, BODECHTEL, J. LANGE, BOETERS, CURTIUS, BREMER u. a.) vertritt heute den Standpunkt, daß auch hier die endogenen und hereditären Momente eine entscheidende Rolle spielen, wenn auch die erbbiologischen Unterlagen bei den einzelnen Krankheiten und im Einzelfalle noch lückenhaft sind oder einer strengen Kritik nicht immer standhalten, solange ein zahlenmäßig ausreichendes und erbbiologisch genau genug untersuchtes Beobachtungsgut fehlt. Hinzu kommen die Schwierigkeiten des exakten Nachweises der Erblichkeit im Falle der Bulbärparalyse infolge des durchschnittlich hohen, der WERDNIG-HOFFMANNschen Krankheit infolge des frühen Erkrankungsalters bzw. der frühen Mortalität.

BOETERS führt insgesamt 12 familiäre Beobachtungen von ARAN-DUCHENNEscher spinaler Muskelatrophie, darunter die neueren Fälle von MOLEEN, JOHNSON und DIXON, GORDON und BIEMOND an. Gegenüber der großen Zahl isolierter Beobachtungen können sie jedoch nicht entscheidend ins Gewicht fallen. Die Art des Erbganges ist aus Mangel an systematischen Untersuchungen nicht zu beurteilen. Wahrscheinlich ist mit STRÜMPELL eine anlagemäßige Schwäche und Anfälligkeit vor allem des Vorderhornsystems vorauszusetzen, deren Grad im Zusammenhang mit Umweltfaktoren und exogenen Schädigungen die Manifestation und Ausprägung des ph notypischen Krankheitsbildes bestimmen würde. Hervorzuheben ist allerdings, daß OBBISON eine ARAN-DUCHENNEsche und eine WERDNIG-HOFFMANNsche Form der Muskelatrophie bei Brüdern beobachtete. Bei der WERDNIG-HOFFMANNschen Form (Übergangsformen zwischen dieser und der Myatonia congenita OPPENHEIM s. unten) handelt es sich, wie man der nicht geringen Zahl familiär-hereditärer Fälle entnehmen kann, vorwiegend um recessive Erbfaktoren. Wegen der vollständigen Letalauslese der Merkmalsträger bei dieser Krankheit ist den Eltern dringend von weiterer Fortpflanzung abzuraten. Familiäre Fälle von amyotrophischer Lateralsklerose wurden in den letzten Jahren wiederholt mitgeteilt. Sie sind namentlich bei Frühfällen häufig (v. SÁNTHA). Eine direkte Vererbung war in den Fällen von GEE, KALINOWSKI, DITTEL, MONTANARO und LOPEZ sowie DAVIDENKOW nachzuweisen. Der primär degenerative Charakter der Erkrankung steht nach BOETERS in Übereinstimmung mit anderen Autoren (nach Aussonderung der symptomatischen Formen) fest. Systematische genealogische Untersuchungen, die, wie Beobachtungen von DAVIDENKOW — gegen dessen genealogische Anschauungsweise allerdings sehr berechtigte Einwände geltend gemacht wurden — zeigen, besonders bei der chronisch verlaufenden infantilen Form der Erkrankung Erfolg versprechen würden, fehlen jedoch. Die wenigen Fälle von familiärer progressiver Bulbärparalyse des Erwachsenenalters (COOPER, LOVELL, SACK, VIALETTO) zeigen auffallenderweise ausnahmslos einen direkten Erbgang über 2 oder mehr Generationen. Bei den infantilen Fällen von progressiver Bulbärparalyse, die auch nach der besonders kritischen Sichtung ZAPPERTS nicht grundsätzlich von der Bulbärparalyse des Erwachsenenalters abgetrennt werden muß, erkrankten stets Geschwister (FAZIO, BERNHARDT, LONDE, BRISSAUD und MARIE, MARINESCO). Trotz des Fehlens systematischer Familienuntersuchungen ist es in diesem Zusammenhang bemerkenswert, daß H. CURSCHMANN bei der Mitteilung seiner familiären Beobachtung von amyotrophischer Lateralsklerose ausdrücklich hervorhebt, daß hereditäres und familiäres Auftreten auch von Nervenleiden weit häufiger als früher zu finden sei (1939!). Andererseits ist zu bedenken, wenn gegen die Erblichkeit z. B. der amyotrophischen Lateralsklerose und der spinalen Muskelatrophie die größere Häufigkeit der sporadischen Beobachtungen des Erwachsenenalters ins Feld geführt wird, daß es weniger darauf ankommt, ob der Nachweis der Erblichkeit mit unzureichenden Mitteln im Einzelfalle gelang oder nicht, als vielmehr darauf, daß überhaupt familiäre Fälle einwandfrei beobachtet sind. Weitere erbbiologische Erhebungen werden daher künftig zeigen müssen, ob bei den Krankheiten dieser Gruppe zu einer Sippenanfälligkeit gegenüber bestimmten Erkrankungen im Sinne der Genenklise von C. und O. VOGT noch äußere Schädlichkeiten hinzutreten müssen, wie das besonders MARBURG annimmt, oder ob echte Erbkrankheiten im Einzelfall vorliegen können. Zugunsten der letzteren Annahme sprechen die oben — mit der Stellungnahme der Kritiker — erwähnten Untersuchungen von DAVIDENKOW, der bei Familienangehörigen von an amyotrophischer Lateralsklerose leidenden Patienten häufig Reflexanomalien fand und diese Dysreflexie als dominant erbliches Symptom im Sinne einer Schwäche des motorischen Systems ansieht. Im gleichen Sinne ist die interessante Mitteilung von DITTEL zu bewerten, der in einer Familie insgesamt 9 Fälle von amyotrophischer Lateralsklerose des Erwachsenenalters in 3 Generationen beobachtete.

Erkrankt bei der spastischen Spinalparalyse das zentrale, bei der progressiven spinalen Muskelatrophie das periphere motorische Neuron, so sind bei der amyotrophischen Lateralsklerose beide motorischen Neuronen befallen. Die chronisch progressive Bulbärparalyse und die chronisch progressiven Ophthalmoplegien sind gleichsinnige Affektionen der motorischen Hirnnerven (besonders XII, X, VII und V bzw. III), die funktionell dem peripheren motorischen Neuron, den Vorderhornzellen des Rückenmarks, gleichzusetzen sind. Wegen der engen Zusammengehörigkeit der im Einzelfall in ihrer Lokalisation differierenden Krankheitsbilder (s. oben) sind die primär degenerativen Erkrankungen der verschiedenen motorischen Kerne und Bahnen ausgiebig zu behandeln. Die symptomatischen Formen, die auf eine mehr oder weniger zufällige Unterbrechung der motorischen Leitungsbahnen oder zufällige Affektion der Kerne an beliebiger Stelle des Systems zurückzuführen sind, werden im Gegensatz dazu nur relativ kurz Erwähnung finden können. Hier muß auf die anderen Abschnitte dieses Handbuchs (Encephalitis epidemica, Poliomyelitis anterior, Lues cerebrospinalis, multiple Sklerose, Tabes dorsalis usw.) verwiesen werden. Andererseits ist infolge der stark umstrittenen Stellung der chronisch progressiven bzw. angeborenen äußeren Ophthalmoplegien und der Myatonia congenita auf die Problematik dieser Krankheitsbilder ausgedehnter einzugehen.

B. Die spastische Spinalparalyse.

Erb und Charcot stellten 1875/76 das Krankheitsbild der „spastischen Spinalparalyse" in ihrer endogenen oder essentiellen Form auf, das infolge der Läsion des zentralen motorischen Neurons durch eine spastische Paraparese der unteren und eventuell auch der oberen Extremitäten gekennzeichnet ist. Strümpell wies dann nachdrücklich auf die Existenz einer hereditären Form der spastischen Spinalparalyse hin, die er als kombinierte Systemerkrankung ansprach, da er neben der Degeneration der Pyramidenvorder- und -seitenstränge auch die Gollschen Stränge und die Kleinhirnseitenstrangbahnen degeneriert fand. Der seltenen hereditären Form steht die große Zahl der symptomatischen Formen der spastischen Spinalparalyse bei Rückenmarkstumoren, Folgezuständen nach Geburtstraumen im Sinne der Littleschen Krankheit, multipler Sklerose, Lues, Meningitis und Spondylitis gegenüber, die auf eine sekundäre Degeneration der Pyramidenseitenstränge infolge Bahnunterbrechung an beliebiger Stelle zurückzuführen sind. Trotz ihrer Seltenheit kann die Existenz der echten familiär-hereditären spastischen Spinalparalyse nach den zahlreichen klinischen Mitteilungen (Jendrassik, Specht, Bremer, Thums, Voss u. a.) und der allerdings nur in geringer Zahl vorliegenden pathologisch-anatomischen Untersuchungen (Schaffer u. a.) als gesichert gelten. Sie tritt fast nur familiär auf. Nur in seltenen Fällen (van Bogaert) war der Nachweis der Erblichkeit nicht zu erbringen. Die traumatische Entstehung ist wenig diskutiert worden (v. Sarbó, Störring) und im allgemeinen nicht in Betracht zu ziehen. Anatomisch ist eine Degeneration der Pyramidenbahnen in ihrem ganzen Verlauf zu finden.

Klinik.

Die spastische Spinalparalyse beginnt als überwiegend infantil-juvenile Krankheit (Bremer, Thums, Zipperlen) hauptsächlich zwischen dem 3. und 6., dem 20 und 30. Lebensjahr (Strümpell). Das männliche Geschlecht wird bevorzugt befallen. Bremer fand sogar nur in 11% der Fälle einen Erkrankungsbeginn zwischen dem 18. und 50. und in 2% nach dem 50. Lebensjahr. Die Fälle des höheren Lebensalters sind nie rein, sondern bilden durch bulbo-spinale Muskelatrophien, besonders der kleinen Handmuskeln, Übergänge zur amyotrophischen Lateralsklerose. Sie zeigen auch häufiger Zwangsweinen und Zwangsphonation. Grünewald ließ von 64 Literaturfällen nur 28 als typenrein, Specht sogar nur 11 als reine Fälle gelten. Das innerhalb der Familien sehr gleichförmige Krankheitsbild wird von dem „Symptomenquartett" Erbs beherrscht: Motorische Schwäche, Muskelspasmen, meist hochgradige Steigerung der Sehnenreflexe und positives Babinskisches Zeichen, das sich allmählich aus einem Initialstadium mit Schwäche, leichter Ermüdbarkeit und Schwere der Beine entwickelt. Hemiplegische Formen kommen selten vor (Bodechtel). Muskelatrophien, Sensibilitäts-, Blasen- und Mastdarmstörungen und ataktische Erscheinungen fehlen. Adduktorenspasmen mit Gehbehinderung unter Reiben der leicht gebeugten Knie führen bis zur völligen Versteifung. In leichten Fällen besteht Steppergang. Bei Armbeteiligung sind diese dem Rumpf genähert, im Ellenbogen gebeugt, die Finger proniert. Die von Jendrassik 1896 genannten Komplikationen: Seh- und Sprachstörungen, Nystagmus, Athetose und Zittern, Ataxie, Opticusatrophie, Myoklonie, Chorea und Verblödung wurden von Bremer, Guillain und Bize, Miskolczy und Benedek, Eickhoff und Higier in wechselnder Zusammenstellung gesehen. Bremer erwähnt noch Muskelatrophien, Strabismus und Grimassieren, Higier launenhaftes und infantiles Verhalten. Greift der Prozeß auf andere Systeme über, so entstehen das Bild der amyotrophischen Lateralsklerose oder Kombinationen von spastischer Spinalparalyse und Friedreichscher Ataxie. Schaffer sieht in dem Auftreten von Zittern und choreo-athetotischen Bewegungen eine Kombination mit einer Beteiligung des extrapyramidal-motorischen Systems. Bodechtel zweifelt allerdings die Zugehörigkeit von choreiformen und athetoiden Bewegungen, Nystagmus und bulbären

Sprachstörungen zur eigentlichen spastischen Spinalparalyse an und möchte sie eher mit anderen gleichzeitig vorliegenden cerebralen Schäden in Verbindung bringen. Er verweist dabei auf die Beobachtungen grober Hirnveränderungen durch SCHAFFER, PASKIND und STONE u. a. [Affenspalte, Mikrocephalie, Pachy- und Agyrie (s. unten)]. Einen weiteren Beweis für die Endogenese der Erkrankung sieht SCHAFFER in der Verbindung von spastischer Spinalparalyse mit Mißbildungen anderer Keimblätter und besonders des Knorpel-Knochensystems die TESCHLER und SOÓS (Aplasie des Atlas und Epistropheus, Mißbildung der ersten Rippe und des Os occipitale), HIGIER (Hohlfuß und Hyperextension der großen Zehe), MARINESCO (Spaltbildung der Lumbosacralwirbel und Dermoidcyste), BÜSCHER (offener Rücken) und SALUS (Kyphoskoliose, Hallux valgus, Hohlfuß und Spina bifida) sahen. Der Verlauf erstreckt sich über 2—3 Jahrzehnte. Namentlich die Frühfälle zeichnen sich durch gutartigen Verlauf aus. Interkurrente Leiden (Tuberkulose, Herzschwäche, bei Beugekontrakturen Decubitus) können den Tod vorzeitig herbeiführen.

Die klinisch beschriebenen Fälle betreffen meist familiäre Erkrankungen. BOETERS hat von 1891—1900 insgesamt 10, nach 1900 weitere 38 familiäre Fälle zusammengestellt. Von ihnen erschienen allerdings die Diagnosen echter spastischer Spinalparalysen oder ihre Typenreinheit fraglich bei den Beobachtungen von EICKHOFF, BREMER (Übergang zur amyotrophischen Lateralsklerose), WORSTER und Mitarbeiter (gleichzeitig präsenile Demenz), GARCIN (multiple Sklerose?) und SUGIMOTO. Unsicher oder nicht typenrein erschienen auch die Fälle von CASSINIS (Übergang von spastischer Spinalparalyse zur LITTLEschen Krankheit mit Nystagmus, Sprach- und geistigen Störungen), MONTANARO und HANÓN (ERBsche syphilitische spastische Spinalparalyse bei Mutter und Sohn, bei letzterem infolge Lues congenita) und CURTIUS (Nachweis des gleichzeitigen Vorkommens der spastischen Spinalparalyse mit diffuser Hirnsklerose in der von BIELSCHOWSKY und HENNEBERG beschriebenen Familie). Ähnliches gilt von den Fällen von FUTER, KLEIN (wenig typenrein mit insultartigem Beginn bei Mutter und 2 Schwestern), BABONNEIX (FRIEDREICH-Fuß bei verhältnismäßiger Typenreinheit bei 2 Geschwistern), BARRAQUER (klinisch sehr kompliziert), GUERRINI, PASKIND und STONE (Pachygyrie und Agyrie), STERLING, THUMS, ACHARD (Beziehung zur cerebellaren Ataxie), TRABEUD und MREDDEN, GORDY (klinisch typenrein, aber geistige Hemmung bei beiden Geschwistern) und PAMBOUKIS (wahrscheinlich beginnende amyotrophische Lateralsklerose bei Geschwistern).

Die Notwendigkeit, schon vom klinischen Standpunkt Beobachtungen als unreine, komplizierte Fälle bzw. als Übergangsformen besonders zur FRIEDREICHschen Ataxie oder zur LITTLEschen Krankheit (KORGANOW, ACHARD, BERTRAND und ESCALIER, BABONNEIX und LANGE u. a.) auszuschalten, führte HIGIER und später SCHAFFER zur Aufstellung einer Reihe von Kriterien für eine Kerngruppe von ätiologisch einheitlichen erblichen Erkrankungsfällen: Homochronie, Homotypie, progressiv-fataler Zug im Verlauf und das Fehlen exogen veranlassender oder auslösender Momente. Hinzu kommt das Auftreten in mehreren Generationen (BREMER, THUMS) und der Nachweis der Blutsverwandtschaft der Eltern (BREMER, VOSS, SCHAFFER, THUMS).

Auf die Aussonderung der typenreinen Beobachtungen aus der klinischen Literatur kann hier nicht eingegangen werden; es muß auf die Arbeiten von GRÜNEWALD, DOBROCHOTOW, RHEIN u. a., von PRICE (1939), der 158 erkrankte Familien sammelte, und von BELL und CARMICHAEL, die ebenfalls im Jahre 1939 nur 74 Familien mit insgesamt 316 Mitgliedern zusammenstellten, verwiesen werden.

Eine von mir durchgeführte Durchsicht von etwa 45 pathologisch-anatomischen Veröffentlichungen zeigt noch deutlicher, wie oft die klinische Diagnose einer spastischen Spinalparalyse nur ein Syndrom bei anderem Grundleiden verschiedener Art ist. Erwähnt seien folgende Fälle: Weit fortgeschrittene Degeneration des spinocerebellaren Systems mit Parkinsonismus (ACHARD, BERTRAND und ESCALIER), FRIEDREICHsche Ataxie (EICKHOFF), FRIEDREICHsche und MARIEsche Ataxie bzw. WESTPHAL-STRÜMPELLsche Pseudosklerose (BÄUMLIN), Kleinhirnatrophie, eventuell auch LITTLEsche Krankheit (BOURNEVILLE und CROUZON), Hydromyelie (DEMOCH), Verdacht auf funikuläre Myelose (DONAGGIO), Entwicklungshemmung des Pyramidenbahnsystems mit Zügen von FRIEDREICHscher Ataxie bzw. MARIEscher cerebellarer Heredoataxie (HEILIG), dysontogenetische angeborene Entwicklungsstörungen (besonders der Seitenstränge des Rückenmarks (KOELICHEN), fehlerhafte Anlage mit Abiotrophie (KOLLARITS), Hydrocephalus mit terminaler Blutung (O. MAAS), Verdacht auf funikuläre Myelose (NEWMARK, Fall 1), Atrophie des Gehirns, Hydrocephalus internus und externus, Degeneration der Pyramidenseitenstränge (PESKIN),

Mikrocephalie, Pachy- und Agyrie mit Heterotopien (PASKIND und STONE), schwere Hypoplasie des Gehirns und Rückenmarks mit besonders schweren Läsionen in der weißen Substanz, ähnlich der Beschreibung einer multiplen Sklerose von PELIZÄUS 1885 (PESKER). Daß leichtere Entwicklungsstörungen mit Verkleinerung des Rückenmarks nicht gegen die Annahme eines Erbleidens sprechen, wissen wir z. B. auch von der FRIEDREICHschen Ataxie. Abgesehen von den Fällen, in denen man Übergangsformen der spastischen Spinalparalyse in FRIEDREICHsche bzw. cerebellare Ataxie oder besser gesagt Kombinationsformen von diesen Krankheiten erblicken kann, gehören die genannten Beobachtungen nicht zu den reinen primären spastischen Spinalparalysen oder deren Kombinationsformen. Ihnen sind die wesentlich selteneren Fälle spastischer Spinalparalyse gegenüberzustellen, für die SCHAFFER die Bezeichnung als endogene oder essentielle Form der spastischen Spinalparalyse vorgeschlagen hat. Auch die ERBschen Ausgangsfälle waren nicht reine Seitenstrangerkrankungen und boten schon klinisch fibrilläre Zuckungen, Parästhesien und Sensibilitätsstörungen, Blasenstörungen oder bulbäre Symptome.

Von STRÜMPELL stammt die erste Autopsie und histologische Untersuchung seines langjährigen Patienten Polster. Durch ihn wurde das Vorkommen einer primären Pyramidenbahndegeneration als anatomische Grundlage der reinen spastischen Spinalparalyse (ERB) völlig sichergestellt. Daneben fanden sich aber meist auch geringe degenerative Veränderungen in den GOLLschen Strängen und Kleinhirnseitensträngen, die STRÜMPELL zur Annahme einer kombinierten Systemerkrankung veranlaßten, aber klinisch keine Bedeutung haben. Die Strangdegeneration beginnt nach STRÜMPELL stets nucleo-distal. Auf die genannten spinalen Veränderungen an den Pyramidenseitensträngen vom Lendenmark bis in Höhe der Pyramidenkreuzung legten später auch BRISSAUD, DÉJÉRINE-SOTTAS, DEMOCH, KATTWINKEL, NEWMARK, RÖHRICHT und LORRAIN besonderen Wert. NEWMARK sah dabei Zellschwund in der CLARKEschen Säule, J. HOFFMANN eine Degeneration der FLECHSIGschen Bahn. Wie STRÜMPELL bei seinem 2. Fall wiesen in der Folgezeit auch BISCHOFF, SCHMINK und HEINZE, SCHAFFER (2. Fall) und TESCHLER und SOÓS auf mehr oder minder ausgeprägte Übergänge zur amyotrophischen Lateralsklerose hin. Während STRÜMPELL noch das Großhirn intakt fand — SPIELMEYER sah 1909 die Erklärung derartiger spastischer Lähmungen bei intakter Pyramidenbahn in seiner intracorticalen Hemiplegie und Diplegie infolge der Ausschaltung von der Pyramidenbahn offenbar übergeordneten Neuronen — sah BISCHOFF eine Veränderung der Pyramidenzellen in der motorischen Region und NEWMARK einen ausgesprochenen Mangel an BETZschen Riesenzellen. Die Formulierung, daß die Pyramidenbahnen primär und autochthon im Rückenmark erkranken (DEMOCH), reicht nach dem heutigen, zuerst besonders nachdrücklich von SCHAFFER vertretenen Anschauungen nicht mehr aus.

Vor der Besprechung der SCHAFFERschen Befunde und seiner Schlußfolgerungen sowie der neueren anatomischen Arbeiten sei auf die eingehende Kritik von GABRIEL SCHWARZ eingegangen, der namentlich die älteren histologischen Befunde von STRÜMPELL, EICHHORST, PESKER, PESKIN, BÄUMLIN, BOURNEVILLE und CROUZON, BISCHOFF, NEWMARK, KOLLARITS, PELLIZZI, MERZBACHER, JAKOB, RAYMOND und ROSE, LEDERER, SCHAFFER und KAHLSTORF analysiert. Er selbst sah 4 Familien mit 32 Erkrankten, die reinen Formen angehörten, schildert eine Teilautopsie und glaubt auch unseres Erachtens im wesentlichen das Rechte zu treffen, wenn er nur 7 Fälle (STRÜMPELL 2 Fälle, NEWMARK 3 Fälle, JAKOB 1 Fall und KAHLSTORF 1 Fall) unter die Diagnose „hereditäre (familiäre) spastische Paraplegie“ zusammenfassen will. Auf gewisse, von uns hierzu gemachte Einschränkungen (Fall 2 von STRÜMPELL, 1 Fall von NEWMARK) sei verwiesen. Bemerkenswert ist noch im Falle von KAHLSTORF die Atrophie des Thalamus, von Teilen der Regio subthalamica, des Corpus striatum und des Kleinhirns. Aus diesen 7 Befunden liest SCHWARZ eine Einförmigkeit der pathologischen Befunde heraus: 3mal fand sich eine Atrophie oder zahlenmäßige Verminderung der BETZschen Zellen, einmal eine Läsion der inneren Kapsel, der Hirnschenkel, der Brücke und der Medulla oblongata. Dagegen waren die Pyramidenseitenstränge des Rückenmarks in allen 7 Fällen beteiligt, besonders im Brustmark, weniger im oberen Cervicalmark. 4mal fanden sich leichtere Ausfälle in den ungekreuzten Pyramidenbahnen. In allen 7 Fällen war der Funiculus gracilis GOLL symmetrisch entmarkt, besonders im Halsmark, zweimal waren die CLARKEschen Säulen, einmal die Vorderhornzellen reduziert, einmal fanden sich Läsionen im Kleinhirn, in den Stammganglien und im Tractus rubro-spinalis. SCHWARZ schließt auch auf eine nucleo- bzw. cortico-distale Schädigung. Diesen 7 Fällen sind nach seiner Ansicht eventuell noch die Fälle von RAYMOND und ROSE, BISCHOFF (2 Fälle) und FARAGO hinzuzufügen. Gegenüber der vielleicht aufzugebenden Abiotrophielehre betont SCHWARZ, daß noch Untersuchungen über Angioarchitektonik, Gefäßfunktion und nutritive Funktion der interfasciculären Oligodendroglia fehlen.

Makroskopischer Befund.

Die vordere Zentralwindung als Ursprungsstätte des zentralen motorischen Neurons weist ähnlich wie bei der amyotrophischen Lateralsklerose makroskopisch eine am oberen Drittel besonders stark erkennbare Windungsatrophie auf, die nicht selten auf den zugehörigen Windungsanteil in der Medianspalte, den Lobulus paracentralis, übergreift, während der Gyrus postcentralis sich kaum beteiligt. Häufiger als die völlig reinen Fälle von spastischer Spinalparalyse sind Kombinationsformen mit der Erkrankung des peripheren motorischen Neurons zum anatomischen Bilde der amyotrophischen Lateralsklerose. Makroskopisch beschrieben noch SCHAFFER (Fall 2) und KAHLSTORF Windungsanomalien der Parieto-occipitalspalte am Hinterhauptslappen bzw. am Stirnlappen, die sie als Affenspalte deuten.

Als mikroskopisch nachweisbare Entartungszeichen fand SCHAFFER dysplastische BETZsche Riesenzellen und doppelkernige, formlose und schiefgestellte Pyramidenzellen in der 3. Rindenschicht der vorderen Zentralwindung. Man wird sich allerdings auch hier der Warnung BIELSCHOWSKYs und SPIELMEYERs erinnern, makro- und mikrodegenerative Stigmata in ihrer Bedeutung als Zeichen einer Anlageschwäche zu überschätzen. Aus der fast vollständigen Marklosigkeit des Stratum supraradiatum des Gyrus centralis anterior im WEIGERTschen Markscheidenpräparat schließt SCHAFFER auf schwere Störungen in der 3. Rindenschicht. Dem entsprechen nach ihm schwere Ganglienzellausfälle in der 3. Rindenschicht, besonders in der Sublamina magno-pyramidalis im NISSL-Bilde. Dabei maß SCHAFFER wohl im Ausbau seiner bekannten Hyaloplasmaschwellungstheorie zwei Formen der Schwellung des Cytoplasmas der Ganglienzellen dieser 3. Schicht eine besondere Bedeutung bei: einmal in Form einer Blähung des ganzen Zelleibes, andererseits einer ampullenförmigen Auftreibung des ventral vom Kern liegenden Protoplasmas. Der Kern wird dabei in den Apikaldendriten verdrängt, es kann auch zur Chromatolyse und Pyknose des Zelleibes und zu Neuronophagien kommen. Die 5. Rindenschicht zeigt außerdem Zeichen des einfachen und progressiven Schwundes der BETZschen Riesenpyramiden. Außerhalb des Gyrus centralis anterior wurden nur normale Ganglienzellen gefunden. Am Rückenmark war eine Lichtung beider Pyramidenseitenstränge und eine leichte Lichtung der Gollschen Stränge vom oberen Dorsalmark bis zu den Gollschen Kernen zu sehen. Schaffer nahm hier wegen des Fehlens eines sichtbaren Pyramidenvorderstranges eine totale Pyramidenkreuzung an. Das Bild stimmte bei beiden Brüdern überein. Oberhalb des untersten Oblongataabschnittes war die Pyramidenbahn regelrecht markhaltig. Außerdem fand Schaffer bei beiden Verstorbenen im Bielschowsky-Bilde die Alzheimersche Fibrillenveränderung — bemerkenswerterweise nur im Gyrus centralis anterior — in den Pyramidenzellen der 3. Schicht und in der 6. Rindenschicht, dagegen nie in den Betzschen Riesenpyramidenzellen; besonders zahlreich waren sie auch im corticalen Facialiszentrum. Er schloß daraus, daß der Fibrillenveränderung eine besondere Bedeutung für den Krankheitsprozeß zukommt. Nach seinen Abbildungen finden sie sich hauptsächlich im Apikaldendriten der Pyramidenzellen. Diese Alzheimerschen Fibrillenveränderungen wurden erstmalig von Schaffer bei der spastischen Spinalparalyse beschrieben. Bielschowsky äußerte Bedenken gegen die Schaffersche Deutung des morphologischen Befundes. Abgesehen davon, daß Teschler und Soós bei ihrem Fall keine Alzheimerschen Fibrillenveränderungen fanden, entsprachen die Vergröberungen und Verklumpungen der endocellulären Fibrillen nicht dem üblichen wesentlich gröberen Bild der sonst (bei senilen und präsenilen Psychosen) in Ganglienzellen zu sehenden Alzheimerschen Fibrillenveränderungen mit groben Knäuel- oder Ösenbildungen bzw. den spießförmig gestalteten Fibrillenverklumpungen. Zweifellos hat in den letzten Jahrzehnten die Bedeutung des Befundes der senilen Drusenbildung und der Alzheimerschen Fibrillenveränderung viel von ihrer pathognomonischen Einschätzung als Substrat der senilen Demenz oder der Alzheimerschen Krankheit verloren. Seit den 1931 in Breslau mitgeteilten kolloidchemischen Modellversuchen v. Braunmühls und seiner Arbeit über Synäresis und Entzündung (1934) sind wir gewohnt, die senilen Plaques bzw. die Alzheimerschen Fibrillenveränderungen als fakultative, qualitativ gleichwertige Veränderungen, und zwar als Phänomen der Fällung bzw. der Quellung anzusehen. v. Braunmühl sieht in den genannten Strukturen sekundäre Bildungen, denen primäre Abläufe der Kondensation bzw. Aufteilung des kolloidalen Systems in zwei Anteile verschiedenen Kolloidgehaltes entsprechen. Er verweist darauf, daß atrophisierende Gewebsprozesse nach synäretischen Mechanismen ablaufen und daß Synäresis und Altern in Systemen von großer biologischer Bedeutung ist. Inzwischen fand man senile Plaques und Alzheimersche Fibrillenveränderungen nicht nur bei entzündlichen oder exogenen Erkrankungen wie der Paralyse (v. Braunmühl) oder bei Krebskachexie (Neubürger). Der Befund der senilen Plaques war weiterhin vorhanden bei einem 31jährigen Tabiker (Alzheimer), bei einem 37jährigen Mongoloiden (Struwe), bei weiteren Mongoloiden (Jervis), bei amyotrophischer Lateralsklerose (van Bogaert und Bertrand), bei einer 18jährigen Trägerin eines Ponstuberkels (Bielschowsky), bei einer 31jährigen, an hereditärer Ataxie erkrankten Patientin (Gerstmann, Sträussler und Scheinker), bei der Schwester dieser Patientin (v. Braunmühl), bei einem 4 bzw. 7 Jahre alt gewordenen Schwesternpaar mit kombinierter Systemerkrankung im Klein-, Mittel- und Endhirn (Joachim-Ernst Meyer); Alzheimersche Fibrillenveränderungen fanden sich bei postencephalitischem Parkinsonismus und amaurotischer Idiotie (Hallervorden). Diese Befunde bei exogenen und endogenen, bei dem Beispiel der familiären amaurotischen Idiotie sogar eindeutig erblichen Erkrankungen machen den Schluß v. Braunmühls sehr überzeugend, daß dem Gehirn nur wenige Reaktionsformen, darunter die synäretische zur Verfügung stehen. Sie unterstreichen jedoch auch die durch v. Braunmühl selbst betonten Grenzen anatomischer Forschung in dem Sinne, was man unter dem Begriff des Gewebsalterns zu verstehen hat. Auf die Fragen nach der chemischen Zusammensetzung der Drusen — wobei auf die neueste Arbeit v. BRAUNMÜHLs zu verweisen ist — und die andere, inwieweit Veränderungen der ,,Verfassung" (EGER und OHR) und Reaktionslage, besonders in kritischen Lebensperioden die Abläufe beeinflussen, kann hier nicht eingegangen werden. Bei dem 2. Fall SCHAFFERs, der intra vitam eine Atrophie der kleinen Handmuskeln, des Triceps surae und des Tibialis anticus geboten hatte, fanden sich im Gegensatz zum jüngeren Bruder in der lateralen und zentralen Gruppe der Vorderhörner Zellschwellungen und angedeutete oder meist weniger fortgeschrittene, selten voll ausgebildete Neuronophagien. In den Spinalganglien fanden sich neben fenestrierten Zellelementen dysplastische Spinalganglienzellen in Form von Zwillingszellen, mehrkernigen sog. Ganglienzellkolonien und sog. biaxonalen Ganglienzellen. Für den Zerfall von Spinalganglienzellen sprechen häufiger nachweisbare, aus Satellitenkernen bestehende Restknötchen, die die Degeneration der GOLLschen Stränge erklären können. Völlige Intaktheit der Häute und Gefäße des Zentralnervensystems lassen eine mesodermale Komponente am Prozeßgeschehen ausschließen. Für die Spastik möchte SCHAFFER analog den SPIELMEYERschen Schlüssen die Ausfälle der 3. (und 6.) Rindenschicht, für die Parese die Ausfälle der 5. Rindenschicht des Gyrus centralis anterior verantwortlich machen, so daß er auch rein intracortical den Tatbestand einer kombinierten Systemerkrankung gegeben sieht. Er nimmt die Erkrankung von 3 Neuronensystemen bei der spastischen Spinalparalyse an: 1. der tonusbedingenden Lamina pyramidalis (III), 2. der bewegungsbewirkenden Pyramidenbahnen oder des motorischen Protoneurons (V), 3. des sensiblen Protoneurons der GOLLschen Stränge, dessen Affektion sich nach STRÜMPELL klinisch nicht fühlbar macht infolge eines Antagonismus zur motorischen Bahn (s. oben). Schließlich sieht SCHAFFER auch bei der spastischen Spinalparalyse seine Trias (Keimblatt-, System- und Segmentwahl) gewahrt.

FARAGO sah die spastische Spinalparalyse bei 8 Mitgliedern derselben Familie ohne Geschlechtsbevorzugung in 3 Generationen, darunter bei eineiigen konkordanten männlichen Zwillingen. Atypisch waren Sphincterstörungen und eine Hypästhesie der unteren Körperhälfte. Autoptisch fand sich im stark verkleinerten Gehirn mit primitivem und anomalem Windungstyp, mit Affenspalte eine Atrophie des ganzen linken und des unteren Drittels der rechten vorderen Zentralwindung. Histologisch fand er, dessen Ergebnisse starke Übereinstimmung mit den SCHAFFERschen Befunden zeigen, starke Verminderung und schwere pathologische Veränderungen (Quellung, Schrumpfung und Pigmentspeicherung, Neuronophagien mit Totenladenbildung) der BETZschen Riesenzellen und schwere Ausfälle in der 3. und 6. Rindenschicht der vorderen Zentralwindung. Dort fand er auch Fibrillenveränderungen, die den ALZHEIMERschen Veränderungen an Schwere kaum nachstanden. Die Pyramidenbahnen waren in der Medulla oblongata gelichtet, während schwere Ausfälle der Pyramidenbahnen, der Kleinhirnseitenstrangbahnen und der Randpartien im Rückenmark vorherrschten. Den schweren Veränderungen der Kleinhirnseitenstrangbahnen, die auch noch durch die Medulla oblongata verfolgbar waren, entsprachen wie im KAHLSTORFschen Falle schwere Ausfälle in den CLARKEschen Säulen. Den Ausfällen in den GOLLschen Strängen entsprachen schwere Zellausfälle in den Spinalganglien wie bei SCHAFFER und bei TESCHLER und SOÓS. SCHWARZ, dessen klinische Fälle kein Lebensalter bevorzugten, zum Teil subjektive sensorische Vorstadien zeigten und anfänglich Bevorzugung einer Seite erkennen ließen, beschreibt den pathologischen Befund eines früher von BAILEY und SPILLER klinisch mitgeteilten Falles. Das Gehirn konnte wegen mangelnder Fixierung nicht untersucht werden.

Am Rückenmark fand sich: (bei WEIGERT-PAL-Färbung) in der Lumbalregion beiderseits eine vollständige Entmarkung der Pyramidenseitenstränge, des Tractus rubrospinalis und vielleicht des Tractus spino-cerebellaris. Die Entmarkung zeigte periphere Lokalisation unter Akzentuation einer Seite; leichte Beteiligung des Pyramidenvorderstranges. In der unteren Cervicalregion leichte diffuse Marklichtung der Funiculi graciles, starke Beteiligung der Vorder- und Seitenstränge, besonders auch wieder der Peripherie. Leichtere Affektion der ventralen und dorsalen Kleinhirnseitenstrangbahn, Lichtung des Tractus tectospinalis, der Pyramidenvorderstrangbahn, besonders auch des Tractus vestibulospinalis medialis und lateralis. Vorderhornzellen des Rückenmarks intakt. In der Medulla oblongata nur eine gewisse Aufhellung der Pyramidenbahnen, stärker im ventromedialen Teil. Brücke, obere Kleinhirnschenkel und Tegmentum ohne Befund.

Besondere Beachtung verdienen zwei neue anatomische Veröffentlichungen von VAN BOGAERT bzw. von APPEL und VAN BOGAERT, obwohl ihrer Rubrizierung unter die typenreinen Fälle gewisse Schwierigkeiten entgegenstehen. VAN BOGAERT fand unter 5 erkrankten Familienmitgliedern aus 3 Generationen mit klinisch ziemlich reiner spastischer Spinalparalyse in der 1. und 3. Generation je einmal Sehnervenschwund, der in der 3. Generation rascher zur Erblindung führte (außer einer neurologisch gesunden paranoischen Schwester werden häufiger Sphincter- und trophische Störungen erwähnt). Anatomisch fand sich neben Zellausfällen in der Brücke und im Hypothalamus und einer Gliose im Hirnstamm, den Hinterstrangkernen, im GOLLschen Strang und im Hirnschenkelfuß (hier geringer) eine Lipoidvermehrung in den Zellen des Nucleus dentatus und eine Pyramidenseitenstrangdegeneration. Brücke und Kleinhirn intakt. VAN BOGAERT schließt auf das Vorhandensein mehrerer (dominanter oder recessiver) Untergruppen erblicher spastischer Paraplegie (mit oder ohne Schwachsinn bzw. Sprachstörungen). Hier erscheint es von Interesse, daß JÉQUIER, MICHAIL und STREIFF in 5 von 14 Fällen derselben Familie (langsam progrediente spastische Paraplegie mit Sensibilitätsstörungen von „neuritischem“ Typ) die juvenile Form der Maculadegeneration fanden, wie sie bisher nur bei Fällen von FRIEDREICHscher und MARIEscher Krankheit bekannt waren. LOUIS-BAR und PIROT sahen sie ebenfalls bei 2 Brüdern. Die 2. Beobachtung von APPEL und VAN BOGAERT erscheint noch wichtiger, weil hier 3 Geschwister ein zu der großen und schwer auflösbaren Gruppe der LITTLEschen Krankheit zu rechnendes Krankheitsbild von „angeborener cerebraler Kinderlähmung“ boten. Die Entwicklung des klassischen Bildes einer hereditären spastischen Spinalparalyse vom Typ STRÜMPELL führte jedoch später zu dem Gedanken, in den angeborenen Fällen sich besonders frühzeitig manifestierende Formen derselben einfach dominanten und autosomalen Erbkrankheit zu erblicken und eine Brücke zu schlagen zu den anscheinend erblichen Fällen angeborener cerebraler Kinderlähmung (HANHART, OPPENHEIM, BOETERS, LENZ-WOLFSLAST), die sich ohnehin von den exogen bedingten übrigen LITTLE-Fällen unterscheiden. Bemerkenswerterweise fanden sich bei der histologischen Untersuchung zweier Fälle keine cerebralen Veränderungen, sondern nur ein „abiotrophischer“ Rückenmarksprozeß, der sich von der STRÜMPELLschen spastischen Spinalparalyse nur durch die Beteiligung der Vorderhörner und der Tractus olivocerebellares unterschied. Erwähnt sei noch, daß in dem klinisch beobachteten Fall von RAYMOND und ROSE unseres Erachtens im Gegensatz zu SCHWARZ keine typenreine spastische Spinalparalyse, sondern, wie dies auch die Autoren tun, ein Übergangsfall von der spastischen Spinalparalyse zur FRIEDREICHschen bzw. MARIEschen Krankheit zu erblicken ist, der neben Intelligenzschwäche, Gesichtsfeldeinschränkung, artikulatorischer

Sprachstörung, FRIEDREICH-Fuß und cerebellaren Symptomen noch eine doppelseitige Ptosis und Abducensparese bot.

Die nosologische Einheit einer seltenen endogenen Kerngruppe der familiären spastischen Spinalparalyse (STRÜMPELL) oder, synonym gesprochen, ihrer essentiellen Form im Sinne von SCHAFFER zwingt zur eingehenden klinischen und anatomischen Erfassung und Untersuchung und einer möglichst klaren Herausarbeitung von Übergangs- und Kombinationsformen.

Die früher ungenügend beachteten und erst seit den Arbeiten von BISCHOFF, NEWMARK, SCHAFFER u. a. genauer gewürdigten Veränderungen des ersten motorischen Neurons und besonders der motorischen Rinde veranlassen neuerdings BODECHTEL und SCHRADER, von der spastischen Spinalparalyse als einer laminären Atrophie bzw. Degeneration der Regio centralis anterior zu sprechen. Auf die abweichenden und vom Autor anders gedeuteten histologischen Veränderungen, die P. SCHRÖDER bei der amyotrophischen Lateralsklerose in der vorderen Zentralwindung ermittelte, ist später einzugehen. Abb. 1 zeigt die hochgradige Atrophie der vorderen Zentralwindung bei einem Fall von amyotrophischer Lateralsklerose, wie sie auch bei reiner spastischer Spinalparalyse zu finden ist. Abb. 2 läßt die völlige Degeneration der Pyramidenseiten- und -vorderstränge bei spastischer Spinalparalyse erkennen. Im Gegensatz zu den wohlerhaltenen Hintersträngen greift der Markdegenerationsprozeß von den Pyramidenseitenstrangbahnen auf den Tractus spinocerebellaris und das GOWERSsche Bündel über, wobei die Arealgrenzen besonders verwaschen erscheinen. Im Bereich des Vorderseitenstrangareals ist ebenfalls ein Markscheidenausfall in der Randzone, aber auch zentral davon erkennbar. Auffallend ist die ausgesprochene bilaterale Symmetrie der Veränderungen. In Analogie zu den histologischen Veränderungen der amyotrophischen Lateralsklerose (s. unten) kann bei der spastischen Spinalparalyse sowohl eine kontinuierliche Degeneration der Pyramidenbahn vom Hemisphärenmark durch die innere Kapsel und den Hirnschenkel bis zum Rückenmark im Einzelfall erwartet werden, bzw. verfolgbar sein, als auch eine diskontinuierliche Bahndegeneration an einer oder mehreren für den besonderen Fall nicht vorher festzulegenden Stellen. Da meist nur fortgeschrittene oder gar Endstadien zur Obduktion kommen werden, können die zu untersuchenden Stellen je nach dem Stadium und Tempo des Prozesses das Bild der Makrogliaproliferation mit gemästeten Gliazellen oder häufiger einer

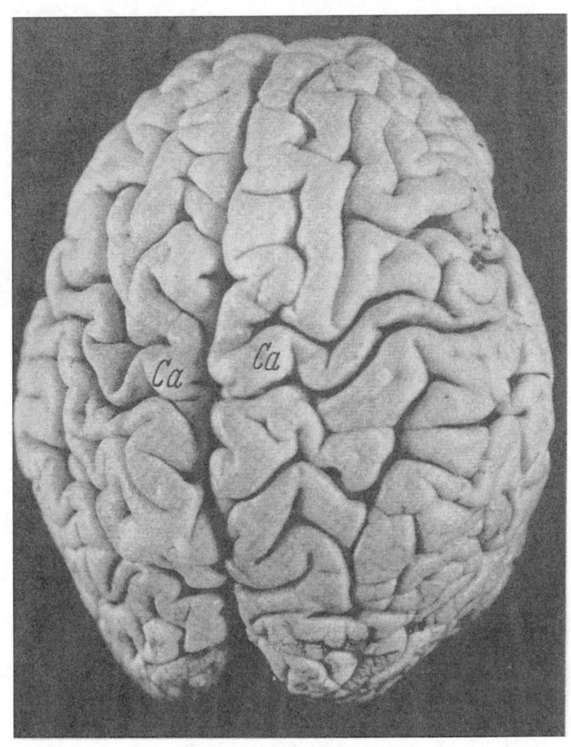

Abb. 1. F. A. 80/47. Fall W. Hochgradige Atrophie der vorderen Zentralwindung (*Ca*) beiderseits.

Gliafasernarbe, dagegen wohl nur in Ausnahmefällen das des Abbaues in Fettkörnchenzellen (mobiler Abbau, eventuell auch sekundäre Degeneration) zeigen. Vom Prozeßstadium ist es abhängig, ob die Achsenzylinder noch Zerfallserscheinungen erkennen lassen oder bereits ganz ausgefallen sind. Es ist zu hoffen, daß die neueren histochemischen Methoden, wie die zur Lokalisation der Cholinesterase in den interneuronalen Synapsen (KOELLE und FRIEDENWALD, COUTEAUX, SZENTAGOTHAI und Mitarbeiter) die Frage klären helfen, ob der Prozeßbeginn in der Peripherie, etwa an der Synapse, zu suchen ist (STRÜMPELL, SPATZ) und retrograde Veränderungen in der vorderen Zentralwindung herbeiführt, ob er (SCHAFFER, BODECHTEL) in der vorderen Zentralwindung liegt, oder sogar

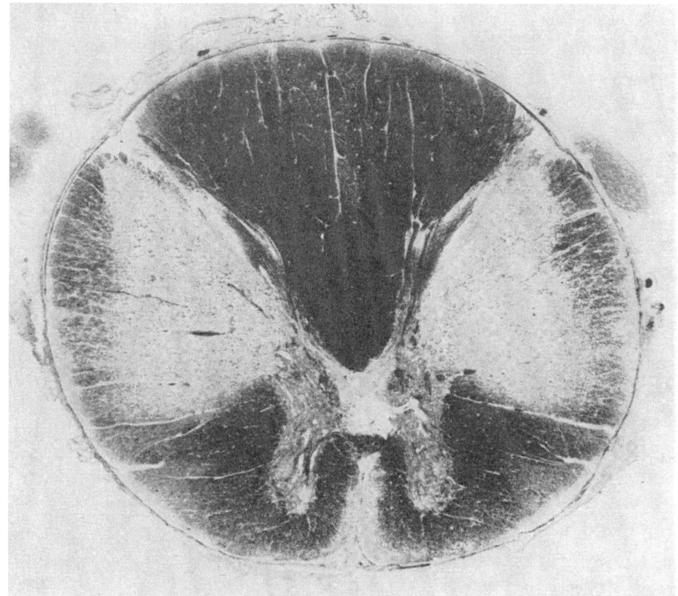

Abb. 2. F. A. Neg 2596, K. 519. Spastische Spinalparalyse. Markscheidenfärbung nach SPIELMEYER.

an mehrere Stellen der Bahn zu gleicher Zeit zu lokalisieren ist. SZENTAGOTHAI bestätigte an den Synapsen des Ganglion ciliare seiner untersuchten Tiere COUTEAUX' Ermittlungen an motorischen Endplatten, daß die Cholinesterase zum größeren Teil an den präsynaptischen Endigungen der präganglionären Fasern, zum geringeren Teil an den postsynaptischen Berührungsflächen der Ganglienzellen lokalisiert sind.

Die große Zahl heterogener Krankheitsprozesse, die wenigstens zeitweilig das klinische Bild der spastischen Spinalparalyse hervorbringen oder imitieren kann, macht schon hier ein Eingehen auf die symptomatischen Formen der spastischen Spinalparalyse im Sinne von SCHAFFER erforderlich.

Exogene oder symptomatische Form der spastischen Spinalparalyse.

Die 1902 von ERB als selbständige Krankheitsform aufgestellte syphilitische spastische Spinalparalyse ist nach SCHAFFER symptomenärmer, zeigt meist nur ataktisch-hypästhetische und spastisch-paretische Zustandsbilder und eine größere individuelle Schwankungsbreite des klinischen Bildes je nach dem Überwiegen des Befallenseins des Hinterstrangsystems und der hinteren Wurzeln oder des motorischen Systems. Bei der einschlägigen Beobachtung von SOSTAKOVIČ bestanden neben der Symptomatik der spastischen Spinalparalyse noch nystagmoide Zuckungen, Anisokorie, Lateropulsion und psychische Retardation, die gegen die Beschränkung des Prozesses auf das motorische System sprachen. SCHAFFER beschrieb selbst eine von syphilitisch erkrankten Arteriae laterales des Rückenmarks ausgehende, nicht ganz symmetrische Sklerose der Pyramidenseitenstränge und eines Teils der Kleinhirnseitenstränge von zwickelartiger Gestalt, die ihm die spastische Paraparese verständlich machte. BODECHTEL wies schon früher darauf hin, daß bei derartigen Beobachtungen Zirkulationsstörungen auf dem Boden einer Endarteriitis luica im Bereich des Brückenfußes zu spastischen Symptomenbildern führt, und hält auch neuerdings gemeinsam mit SCHRADER den Begriff der syphilitischen spastischen Spinalparalyse nicht mehr für berechtigt, soweit damit eine selbständige Krankheitsform gemeint ist, die das Bild der kleinen Zahl reiner Fälle spastischer Spinalparalyse in Einzelheiten und im Gesamtverlauf getreu kopieren könnte. Diese Ansicht deckt sich mit der oben gegebenen und immer gemeinten Definition des selbständigen Degenerationsprozesses ohne vasculäre und ohne entzündliche Komponente. Von besonderer Bedeutung für die Rolle, die luische Gewebs- und Gefäßveränderungen bei der Entstehung spinaler Muskelatrophien oder anderer hierhergehöriger Krankheitsbilder spielen, ist die neuere Arbeit von STAEMMLER über die syphilitischen Myelosen an Hand von 9 Obduktionsfällen. Die allgemeine Erwartung des Pathologen, daß am Rückenmark mehr vasculäre Prozesse und davon abhängige Strangdegenerationen vorkommen, als klinisch erfaßt werden, scheint mir auch aus der Mühe hervorzugehen, die ZÜLCH neuerdings verwandte, um die durch die Folgen von Zirkulationsstörungen besonders gefährdeten Rückenmarksabschnitte anatomisch zu ermitteln. Im Falle von MONTANARO und HANÓN liegt eine Beobachtung bei Mutter und Sohn, im Falle von LIEPELT eine funikuläre Myelose bei perniziöser Anämie bei Mutter und Tochter vor. Von einer toxischen Form der spastischen Spinalparalyse in allgemeinerer und weniger scharf definierter Bedeutung spricht MUCHIN. BODECHTEL und SCHRADER fassen neuerdings ihre Auffassung früherer Mitteilungen über eine ausschlaggebende ätiologische Bedeutung der Schwangerschaft für die Entstehung der spastischen Spinalparalyse dahin zusammen, daß es sich bei derartigen Beobachtungen um Fälle von funikulärer Myelose oder multipler Sklerose gehandelt hat. Häufig wird bei den hier erörterten symptomatischen Formen die Typenreinheit, die erörterte charakteristische Verlaufsform, die Erblichkeit und die Wahrung der systematischen Ausbreitung vermißt werden.

Bei der LITTLE*schen Krankheit* nach Geburtstrauma werden häufiger cerebrale Symptome (Sprachstörungen, Athetose, Epilepsie, Strabismus) neben der „allgemeinen Starre“ vorhanden sein, wenn auch die Diagnosestellung dadurch erschwert sein kann, daß die Eltern erst nach der Markreifung der Pyramidenbahn die Ausfälle bei dem Kinde bemerken. Die spinale Form der LITTLEschen Krankheit führt zur paraplegischen Starre der Beine und wird meist von cerebralen Symptomen frei sein. Die Mitteilung von CURTIUS von gleichzeitigem Vorkommen familiärer diffuser Sklerose und spastischer Spinalparalyse in derselben Familie weist besonders eindringlich auf die klinischen Abgrenzungsschwierigkeiten beider Krankheiten hin. Die diffuse Sklerose zeigt neben der Sklerose des Hemisphärenmarkes mit ihren Symptomen eine Para- oder Tetraspastik, wobei Nystagmus und Opticusveränderungen vorhanden sein oder fehlen können. BODECHTEL wies darauf hin, daß frühere Untersucher den autoptischen Nachweis der diffusen Hirnsklerose unterlassen haben könnten und sich dadurch zum Teil die verschiedenen in der Literatur erwähnten pyramidalen oder extrapyramidalen Mischbilder der „spastischen Spinalparalyse“ erklären lassen.

Nach dem 2. Weltkriege gewann bei Entlassenen vor allem aus französischen und nordafrikanischen Kriegsgefangenenlagern der *Lathyrismus* an Bedeutung (klinische Mitteilungen vor allem von Kessler, aber auch von Mertens, Meinertz, Schilf, Werthemann, Ortner, Habermann), bei dem sich ein neurologisches Zustandsbild mit Paraspastik nach längerer einseitiger Verpflegung mit Platterbsen (Lathyrus sativus) entwickelt. Klinisch zeigt der Lathyrismus nach Bodechtel und Schrader eine Mittelstellung zwischen der spastischen Paralyse und dem spastischen Stadium der Triorthokresylphosphatvergiftung, ein Bild, das infolge des Fehlens von Sensibilitäts-, Blasen- und Mastdarmstörungen nicht ohne weiteres mit dem der funikulären Myelose identifiziert werden kann. Sie rechnen den Lathyrismus wie andere Autoren zu den Mangelkrankheiten, da das wesentlichste pathogenetische Moment in der *Einseitigkeit* der Ernährung zu erblicken ist, obwohl über den fehlenden Vitaminkomplex nichts bekannt ist. Klinisch findet man anfänglich ein Prodromalstadium mit fibrillären Zuckungen, Crampi und Störungen des Gedächtnisses, später Gang- und Haltungsstörungen, schwere Kloni, Zittern, Blasen-, Mastdarm- und Potenzstörungen sowie vegetative Störungen. Die anatomischen Ergebnisse der Tierversuche (Fumarola-Zanelli, Mingazzini und Buglioni, Mirté u. a., Zusammenstellung bei Schlesinger) vermochten keine eindeutige Klärung der pathologischen Veränderungen und ihre Beziehung zu den klinischen Symptomen zu geben. Filimonoff beschrieb bei einem lange Zeit nach Eintritt der Lähmungen verstorbenen Patienten eine leichte Degeneration der Pyramidenseitenstränge nach Art der absteigenden Bahndegeneration vom oberen Brustmark bis zum Lendenmark, eine leichte Sklerose der Gollschen Stränge im oberen Halsmark und ein schweres Befallensein der Kleinhirnseitenstrangbahn. Im Rückenmark bestand eine leichte diffuse Erkrankung der Ganglienzellen. In der motorischen Rinde fanden sich als retrograd gedeutete Veränderungen der Betzschen Riesenzellen. Außerdem bestand eine Randsklerose im Rückenmark. Filimonoff nahm an, daß zu Beginn des mit Entmarkung einhergehenden Krankheitsprozesses kleine disseminierte Herde vorgelegen haben. Die Befunde von Filimonoff, die sich nicht nur auf die Pyramidenareale beschränken, führen Bodechtel und Schrader auf eine sekundäre Degeneration der Pyramidenbahn zurück bei einem Prozeß, den sie als exogene Form der spastischen Spinalparalyse auffassen.

In der Blickrichtung eindeutig und schlüssig, aber im einzelnen anatomisch noch zu belegen und zu unterbauen sind die pathogenetischen Schlußfolgerungen im Falle der *Triorthokresylphosphatvergiftung,* die früher in Deutschland nach Kreosotphosphatverordnung bei Tuberkulösen und nach Verwendung von Apiol als Abortivum und in Amerika zur Zeit der Prohibition als Massenvergiftung nach Genuß von Ingwer-Fluid-Extrakten, die mit *Triorthokresylphosphat* versetzt waren, beobachtet worden war. Während der Kriegs- und Nachkriegszeit sah man sie nach Genuß von Torpedoöl (Grunz) und bei Verwendung von Kunstfolien (Igelit) (Mertens, Elsässer, Scheid, Vogel, Habermann, Walthard). Das Gift ist gut löslich in Fett und Öl, wird technisch vor allem als Weichmachemittel verwandt und kann auch percutan dem Körper einverleibt werden (Bonduelle und Brisset). Klinisch ist ein Anfangsstadium mit Gastroenteritis charakteristisch, an das sich nach einer Latenzzeit von 2—3 Wochen eine früher als typisch angesehene Polyneuritis entwickelt. Unter Rückbildung der Sensibilitätsstörungen gehen die zunächst schlaffen Lähmungen bei einem Teil der Fälle in spastische Paresen über, die schon 1937/38 Weber und Zeligs in Amerika gesehen hatten. Nach den spastischen Symptomen können irreparable Defektzustände verschiedener Schwere zurückbleiben. Anatomische Beobachtungen bzw. Deutungsversuche stammen von EARL und THOMPSON, BERGMANN und HUNOLD, GRUNZ, HUMPE, MERTENS, MICHAUD, QUENSEL und BÖHLAU, ROTT, VOGEL und WALTHARD. Daraus ergibt sich unseres Erachtens überzeugend für VOGEL und SCHELLER die Notwendigkeit, diese Vergiftung aus der Gruppe der Polyneuritiden, der sie früher zugerechnet wurde, herauszunehmen. SCHELLER weist besonders darauf hin, daß ein Krankheitsbild vorliegt, bei dem das ganze motorische System, einschließlich seiner zentralen Abschnitte betroffen ist. Anatomisch wurden bisher herdförmige Degenerationen der Markscheiden und Achsenzylinder in den peripheren Nerven und eine als retrograd gedeutete Schwellung der Vorderhornzellen des Rückenmarks nachgewiesen. VOGEL spricht im Hinblick auf die oben erwähnte Latenzzeit die Vermutung aus, daß sie durch einen langfristigen kolloidchemischen Vorgang an den Markscheiden nach Art einer Fermentwirkung bedingt sei, und sieht in der Vergiftung geradezu ein Modell für eine Pathoklise im Sinne von C. und O. VOGT. Eine abschließende Beurteilung scheint allerdings vorerst nicht möglich, da das anatomische Beobachtungsgut noch nicht ausreicht. Trotzdem erscheint es sehr wichtig, daß ZELIGS und VOGEL die klinische Ähnlichkeit des Krankheitsbildes mit dem der amyotrophischen Lateralsklerose betonen, wobei SCHEID allerdings die Annahme eines fortschreitenden degenerativen Prozesses verneint. BODECHTEL hält es für möglich, daß von Anfang an eine, zunächst nur überlagerte, Schädigung des zentralmotorischen Neurons vorliegt, oder, daß die Affektion des zentralmotorischen Neurons als Spätschädigung aufzufassen ist. WALTHARD diskutiert die Frage, ob es sich nicht um eine primäre Muskelerkrankung handeln könne, bei der das periphere motorische Neuron höchstens mitbefallen ist, da er an excidierten Muskelstücken eine Atrophie fand, während Nervenfasern und Endplatten pathologische Veränderungen vermissen ließen. Der Einwand von BODECHTEL und SCHRADER, daß die einwandfrei beobachteten spastischen Symptome dadurch nicht erklärt erscheinen, ist unseres Erachtens nicht zu entkräften, hat sogar die größere Wahrscheinlichkeit für sich. Das gleiche gilt vom Hinweis der letztgenannten Autoren, daß nach ihrer Ansicht eine isolierte Läsion der Pyramidenfasern oder der BETZschen Riesenzellen zu postulieren ist, wie das auch bei der Einwirkung anderer exogener Faktoren, z. B. bei der Bleivergiftung oder der Hämatoporphyrinurie zutrifft.

C. Die chronisch progressiven spinalen Muskelatrophien.

Die spinale Genese der chronisch progressiven spinalen Muskelatrophien vom Typus ARAN-DUCHENNE, die diese Autoren 1849/50 beschrieben, wurde erst 1862—1867 durch CLARKE und 1869 durch HAYEM, CHARCOT und JEOFFROY erwiesen, nachdem CRUVEILHIER 1853 die Veränderungen der vorderen Wurzeln und der Muskeln und VALENTINER 1855 auch Vorderhornveränderungen beschrieben hatten. ERB trennte sie über 10 Jahre später von den Muskeldystrophien ab. Unter primären spinalen progressiven Muskelatrophien (Nuclearatrophien MARBURGs) sind nur chronisch progressive Muskelatrophien ohne jedes Strangsymptom und ohne Sensibilitätsstörungen, anatomisch also nur degenerative Prozesse zu verstehen, die über das Vorderhornareal nicht wesentlich hinausgehen.

Klinik.

Die Erkrankung tritt meist zwischen dem 30. und 40., selten vor dem 20. Lebensjahr ein. Sie bevorzugt keines der beiden Geschlechter. Die Muskelatrophien beginnen bei dem (distalen oder cervicalen Hand-Arm-) Typus ARAN-DUCHENNE am Daumenballen, dem Interosseus I und greifen auf den Kleinfingerballen und die übrigen Interossei über. Allmählich kommt es zur Ausbildung der Krallen- oder Affenhand. Dann schwinden die Lumbricales und die Unterarmmuskeln, besonders die Beuger. Unter Überspringung der Oberarmmuskulatur wird in der Regel besonders der Deltoideus ergriffen. Gelegentlich können auch die Unterarmstrecker zuerst befallen werden.

Bei dem seltenen Typus Vulpian-Bernhard = cervicaler, scapulo-humoraler Typ wird zunächst der Schultergürtel (besonders der Deltoideus, Infra- und Supraspinatus und der Serratus anterior), erst später die Ober-, Unterarm- und Handmuskulatur befallen. Ein frühes Befallensein der Beinmuskulatur, die sonst erst spät zu atrophieren pflegt, kommt nur selten vor.

In äußerst seltenen Fällen wurde eine primäre Erkrankung der Beinmuskulatur autoptisch bestätigt. Bodechtel und Schrader trennen diesen Typus als lumbosacralen Unterschenkel-Oberschenkeltyp ab. Zuerst werden Peroneal- und Wadenmuskulatur oder die kleine Fußmuskulatur befallen. Aufsteigend ergreift der Prozeß dann Bauch- (Paresen der Bauchpresse!), Rücken- und Brustmuskulatur. Es folgen die Arme und die Kau-, Gaumen- und Zungenmuskulatur. Bei den 40—50 Jahre alten Patienten tritt nach $^1/_2$—1jähriger Dauer der Tod im Inanitionszustand an zentraler Atemlähmung oder Aspirationspneumonie ein. Abweichungen der elektrischen Erregbarkeit treten bei diesem Typus auch bei hochgradigen Paresen erst spät ein.

Zu erwähnen ist noch die isolierte Abductor-Opponensatrophie, die hauptsächlich bei Frauen auftritt, stationär bleibt und nach Scheid im Gegensatz zu den anderen Typen Parästhesien und Schmerzen zeigt. Befallen sind besonders Mm. opponens und flexor pollicis. Einseitigkeit ist häufig. Ätiologisch ist an Gefäßprozesse im Vorderhornbereich zu denken. Die ebenfalls gefäßbedingte *Tephromalacie* (Marie und Foix, Lhermitte und Nicolas) des Greisenalters ist dagegen doppelseitig. Wormser faßt die Abductor-Opponensparese als Folge einer Kompression des N. medianus am Ligamentum carpi auf und spricht ebenso wie andere, die die Freilegung propagieren, von Carpaltunnelsyndrom.

Von besonderem Interesse sind die Arbeiten von Hemmer, in denen er neuerdings die Verlaufsformen der einzelnen in diese Krankheitsgruppe gehörigen Atrophietypen herausarbeitete. Diagnostisch wichtig sind Muskelatrophien, fibrilläre Zuckungen und das Auftreten der elektrischen Entartungsreaktion bzw. die Aufhebung elektrischer und mechanischer Erregbarkeit und Areflexie. Abgesehen von selten zu beobachtenden Parästhesien fehlen Sensibilitätsstörungen, ebenso fehlen Strangsymptome. Zu eigentlichen Lähmungen kommt es erst in den Endstadien. Die manchmal noch überraschend gut erhaltene Funktion hochgradig atrophischer Muskelgruppen ist von differentialdiagnostischem Wert gegenüber den neuritischen Atrophien. Führen nicht bulbärparalytische Symptome oder die Affektion der Atmungsmuskulatur vorzeitig den Exitus herbei, so dauert die Krankheit unter steter Progredienz 2—3 Jahrzehnte. Bodechtel u. a. sahen früher einschränkungslos — wie wir glauben für viele Fälle mit Recht — keine Veranlassung, bei einer raschen Ausbildung der Atrophien und einem an sich atypischen raschen Gesamtverlauf einen andersgearteten Prozeß anzunehmen und ihn, wie das eine Reihe von Autoren tun, nur aus diesem Grunde als Poliomyelitis chronica zu bezeichnen. Neuerdings läßt Bodechtel den postpoliomyelitischen Zuständen breiteren Raum.

Hinsichtlich der klinischen Differentialdiagnose gegenüber der Polyneuritis, der akuten Poliomyelitis, der Syringomyelie, dem intramedullären Tumor und der Pachymeningitis cervicalis hypertrophicans usw. ist aus Raumgründen auf die älteren Darstellungen von Marburg und auf die einschlägigen Kapitel dieses Handbuches zu verweisen.

Familiäres Auftreten der spinalen Muskelatrophie der Erwachsenen ist selten. Es wurde gesehen von Strümpell, Krabbe und Gowers, doch zweifelte Curtius daran, ob es sich dabei nur um reine Fälle der spinalen Muskelatrophie gehandelt hat. Es ist ja hinreichend bekannt, daß eine Komponente im Sinne der amyotrophischen Lateralsklerose klinisch unbemerkt bleiben kann. Im Falle von Gowers waren z. B. auch bulbäre Symptome vorhanden. Boeters führt als familiäre Fälle noch die Beobachtungen von Nylander, Bruining, Browning sowie Thompson an, Marburg die Fälle von Fuchs, Dana, von Moleen, Johnson und Dixon (bulbäre Symptome), Gordon (Typ Vulpian mit Übergang zur Friedreichschen Krankheit). Schließlich sind noch die Beobachtungen von Robinson und Biemond zu erwähnen. Den als exogene Ursachen angeschuldigten Infektionskrankheiten (Typhus, Influenza, Malaria, Tuberkulose) kann wohl — wenigstens in der Regel — nach Auffassung einer großen Zahl von Autoren nur eine vorbereitende Rolle für die Entstehung von Myatrophien infolge erheblicher Beeinträchtigung des Allgemeinbefindens zugesprochen werden.

Pathologische Anatomie.

Makroskopisch ist die Atrophie des Vorderhornkomplexes namentlich in der Hals- und Lendenanschwellung, schlecht dagegen im Brustmark wegen der relativ geringen Ausdehnung des Areals in dieser Höhe zu erkennen. Infolge der Atrophie und des Unterganges der Markscheiden zeigen die vorderen Wurzeln geringes Kaliber und graue Farbe, während die hinteren Wurzeln normale Dicke und weiße Farbe erkennen lassen (Abb. 3a und b). Dem makroskopischen Befund entsprechen die Ausfälle im Markscheiden- und Achsenzylinderbilde (Abb. 4 und 5). Es kommt hier zu einer Wucherung der Zellen der SCHWANNschen Scheide und des endoneuralen Bindegewebes. Histologisch ist das Wesentliche des anatomischen Substrates der spinalen Muskelatrophie in dem primären

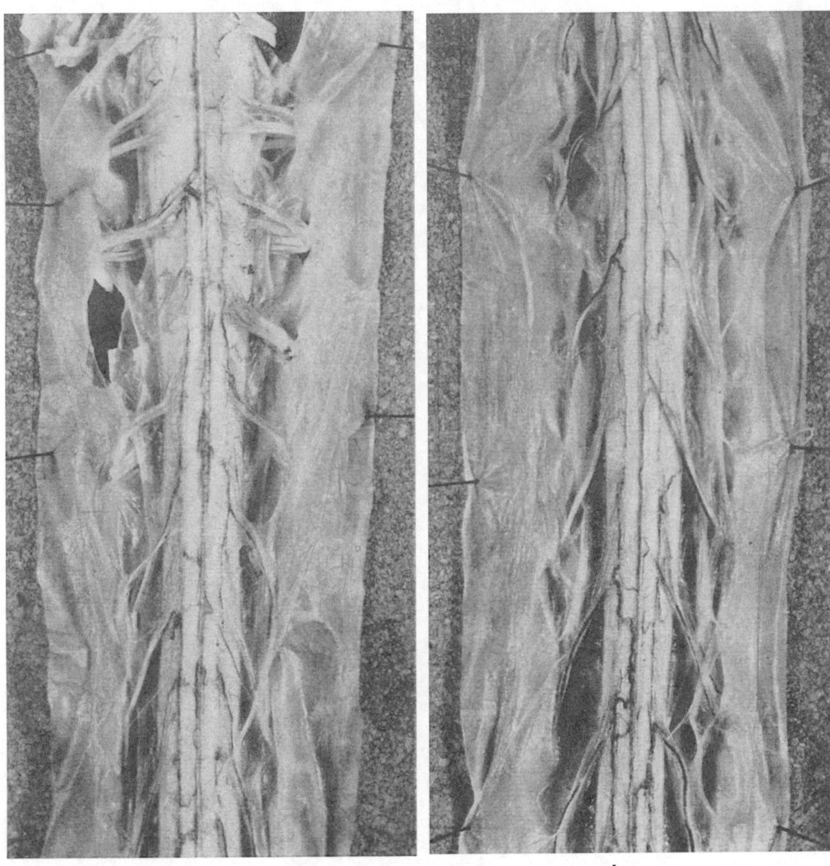

Abb. 3a u. b. Pio... 38/45, Beobachtung von Prof. HALLERVORDEN. Atrophie und Verfärbung der vorderen Wurzeln, die nach unten zunimmt und in b daher besonders erkennbar ist.

degenerativen Prozeß der motorischen Vorderhornzellen bis zum totalen Ausfall der Ganglienzellen mit mehr oder minder stark ausgeprägter reaktiver Gliawucherung zu erblicken. Im NISSL-Bild kann dabei die Gliawucherung sehr gering sein oder fast ganz fehlen (Abb. 6), was sich nicht ohne weiteres durch die geringere Intensität oder das langsamere Tempo des Prozesses erklären läßt. Häufiger ist sie jedoch stärker ausgeprägt (Abb. 7), es kommt dann auch im HOLZER-Bild zu einer beträchtlichen Wucherung der faserbildenden Makroglia an der Stelle der ausgefallenen Zellkomplexe, die das Narben- bzw. Endstadium auszeichnet. Besonders deutlich ist an HOLZERschen Gliafaserpräparaten abzulesen, daß der Prozeß der spinalen Muskelatrophie etwas über die Grenzen der Vorderhörner hinausreicht. Die restierenden Ganglienzellen zeigen Veränderungen

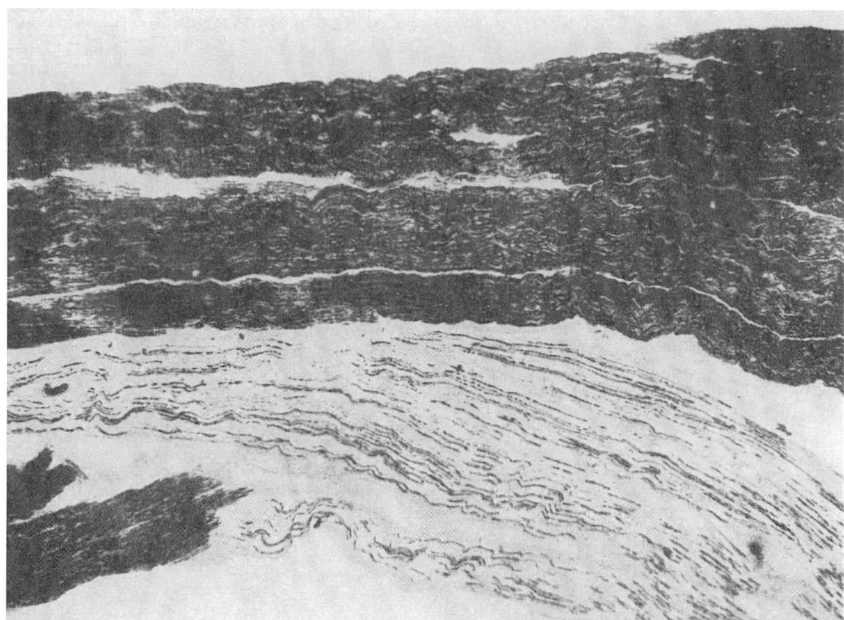

Abb. 4. F. A. 34/46. Spinale Muskelatrophie. Oben intakte sensible, unten verödete motorische Wurzel der Cauda equina im Markscheidenpräparat.

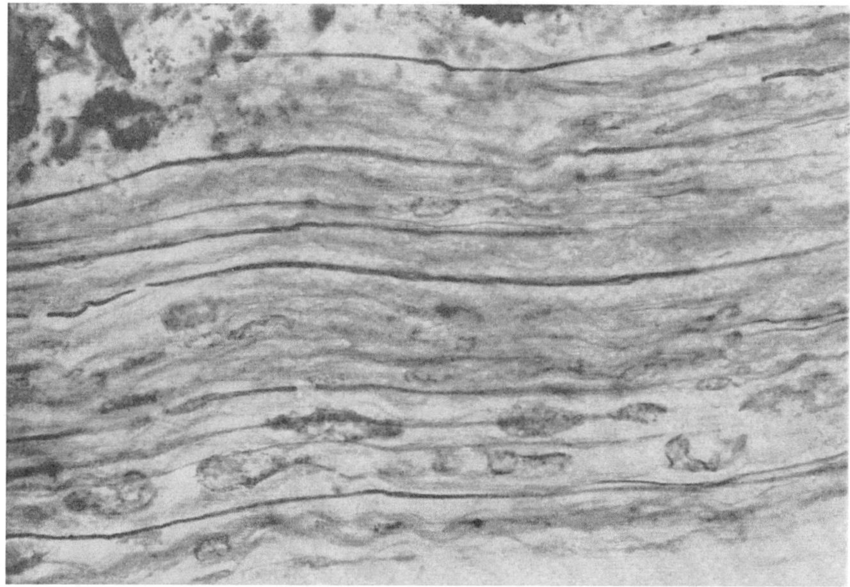

Abb. 5. F. A. 30/46. Spinale Muskelatrophie. Gemischter Nerv im BIELSCHOWSKY-Präparat. Intakte und mit Anschwellungen versehene, in Kugeln und Fragmente zerfallende Achsenzylinder.

im Sinne der Schrumpfung und Pigmentatrophie oder einer Zunahme der Lipoide im Cytoplasma. Diese lipodystrophische Form hält die Mehrzahl der Autoren für die klassische Form der Ganglienzellveränderung bei dieser

Krankheit. Nach MARBURG steht nur bei den Muskelatrophien des Kindesalters die einfache Atrophie und der nachfolgende Zellschwund stärker im Vordergrund. Nach BERTRAND und VAN BOGAERT, NAKAMURA und OTTONELLO geht der Lipodystrophie eine Zellschwellung mit typischer Tigrolyse in der Nähe des Kernes voraus. Eine Verflüssigung geschwollener Ganglienzellen sah SPIELMEYER nur einmal bei einer akuten Bulbärparalyse. Es kommt allmählich zur Verkleinerung

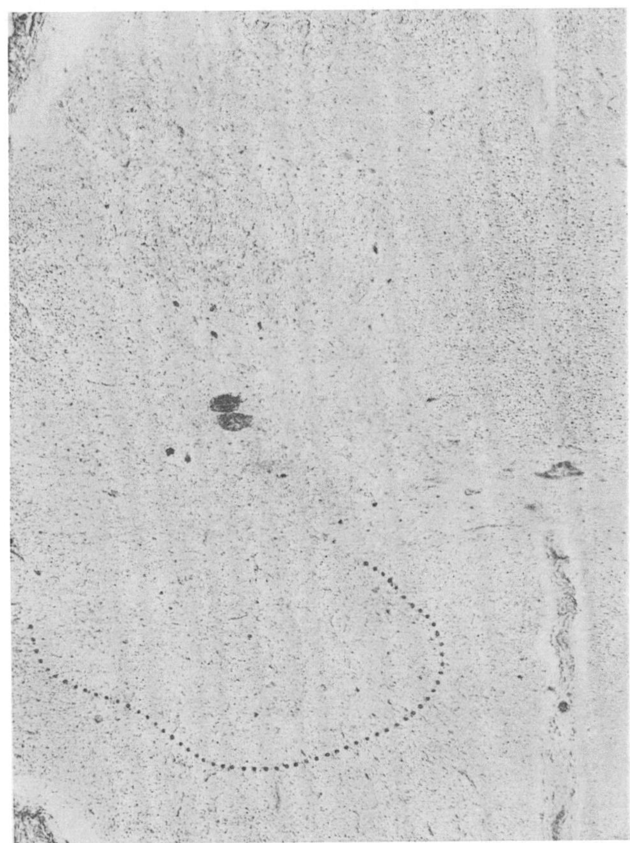

Abb. 6. F. A. 34/46. Spinale Muskelatrophie. NISSL-Präparat. Lendenmark. Vollständige Verödung der Vorderhörner. Links Vorderhorn durch punktierte Linie markiert. Rechts Zentralkanal und Sulcus spinalis anterior.

der Ganglienzelle, zum Schwinden und zur Zerstäubung der Tigroidsubstanz. Gleichzeitig mit einem Zugrundegehen der Dendriten wächst der Lipoidgehalt des Cytoplasmas. Der Kern zeigt dabei eine Homogenisierung und Schrumpfung. Er schwindet mit der Zelle. Hier zeigen sich außerdem Ganglienzellveränderungen, wie sie auch im Senium vorkommen. MARBURG sprach dabei von Koagulationsnekrosen, BERTRAND und VAN BOGAERT von Veränderungen von senilem Typus, SÖDERBERGH und SJÖVALL von vorzeitigem Altern. Dabei gibt es eine von der Peripherie nach dem Zentrum fortschreitende Zelldegenerationsform, die SCHAFFER sogar als charakteristisch für endogene Prozesse ansprach. Schwerer einzuordnen sind Zellveränderungen im Sinne der wabigen Degeneration, einer Blähung der Ganglienzellen und ungewöhnliche Formen der Chromatolyse. Selten ist dagegen die typische axonale Degeneration (v. LEHOCZKY, NAKAMURA), die meist nicht im Bereich der Vorderhörner, aber in ihrer Umgebung zu beobachten ist (SPILLER, HOLMES u. a.). Man sah sie als Ausdruck stärkerer Akuität des Prozesses an. MARBURG sah mit NAKAMURA — PETERS erwähnt sie ebenfalls — Verbackung der Neurofibrillen und körnchenförmige Auflösung der endocellulären Fibrillen, TESTA fand ein Schwinden des perinucleären Fibrillennetzes DONAGGIOs. Im Rückenmark und in der Medulla oblongata sind die großen motorischen Zellen am stärksten betroffen, die motorischen Zellen der Vorderhörner besonders in den Anschwellungen des Rückenmarks (bei bulbärem Beginn gewöhnlich zuerst der Hypoglossuskern). Zunächst erkranken im Vorderhorn die lateralen, von den medialen die dorsomedialen Zellgruppen (VAN BOGAERT

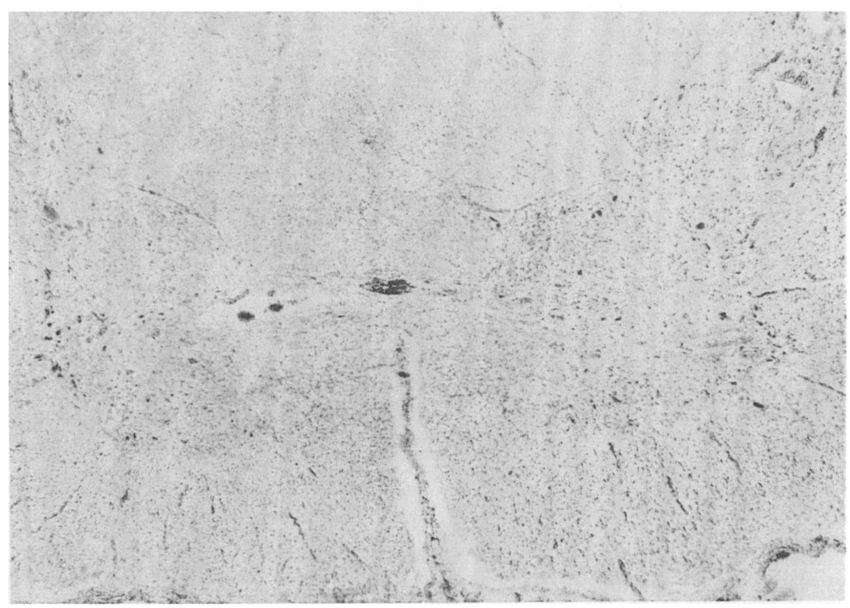

Abb. 7. F. A. 34/46. Spinale Muskelatrophie. NISSL-Präparat. Halsmark des gleichen Falles. Hochgradiger Ausfall der Vorderhornzellen mit konsekutiver Gliose nur mäßigen Grades.

OTTONELLO, NAKAMURA), wobei sich allerdings in aufeinanderfolgenden Schnitten starke Unterschiede ergeben können. Es leiden in der Medulla oblongata aber auch die nichtmotorischen großen Zellelemente. Stärkere Abbauerscheinungen fehlen infolge des langsam verlaufenden Zerfallsprozesses in der Regel wie bei allen systematischen Atrophien. Man findet daher auch nur geringe Mengen von Fettkörnchenzellen in den Gefäßwänden (s. Abb. 8). Im Gegensatz zu den Ausfällen der motorischen Vorderhornzellen sind die Ganglienzellen der Seitenhörner, der CLARKEschen Säulen und der Intermediärzone, die nach KEN KURÉ als Zentren der sympathischen und parasympathischen Innervation der Muskulatur anzusehen sind, von dem Degenerationsprozeß im allgemeinen verschont (Abb. 9). MARBURG weist allerdings darauf hin, daß die CLARKEschen Säulen häufig auch mitergriffen sind (GOMBAULT, OPPENHEIM, PAL, MIURA, KEN KURÉ, MEDEA, GORDON, NAKAMURA, OTTONELLO), nicht selten in Form der axonalen Degeneration. BERTRAND und VAN BOGAERT sahen sie in 5 von 19 Fällen mitbetroffen. Affektionen der Mittelzellen (PHILIPE, GUILLAIN, HOLMES), der Seitenhornzellen (PROBST, TOOTH, KÖRNER), der Substantia gelatinosa (FREYOWNA, KEN KURÉ u. a.) und der Hinterhornzellen (OPPENHEIM, BURNAZJAN, HASSIN) kommen ebenfalls vor, wie MARBURG, der sie nicht als Zufallsbefunde gelten lassen will, besonders gegen SCHAFFER und seine Schule sowie gegen BERTRAND und van Bogaert betont. Die oben erwähnte Besonderheit der Ganglienzellreaktionsform bei kindlichen Fällen erinnert Marburg an die senilen Involutionsprozesse.

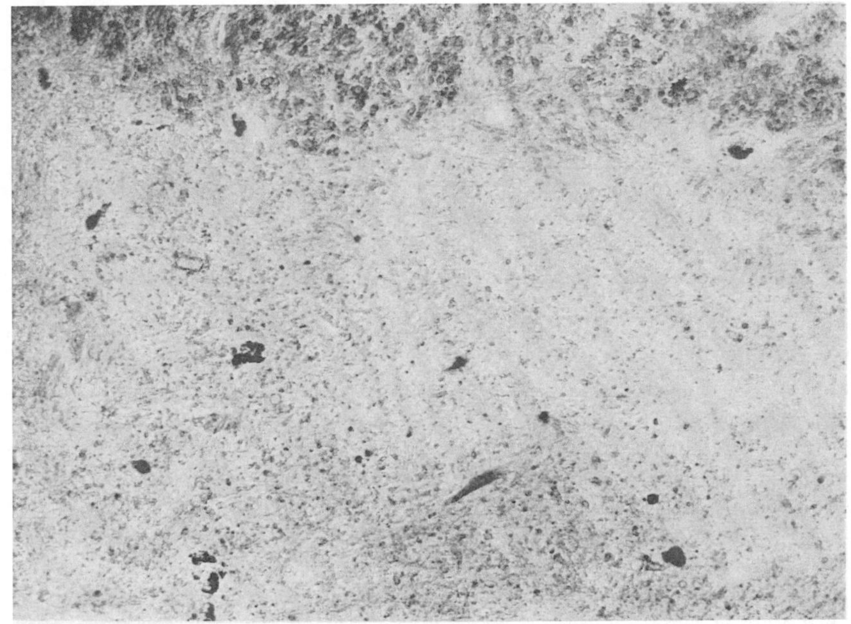

Abb. 8. F. A. 34/46. Spinale Muskelatrophie. Sudanpräparat. An den Gefäßen der Vorderhörner fettige Abbauprodukte.

Marinesco sieht die Ganglienzellveränderungen vom physikochemischen Standpunkt aus als das Resultat eines primären Zellprozesses, vielleicht der Wirkung verschiedener oxydierender oder hydrolysierender Fermente an. Entzündliche

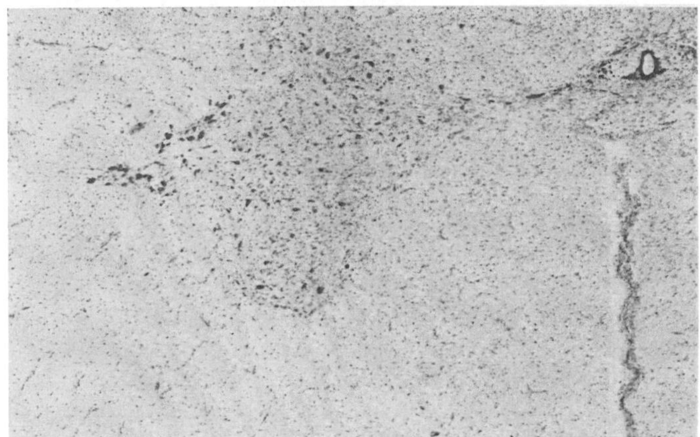

Abb. 9. Mi 1804. Nissl-Präparat. Histopathologische Abteilung, Institut für Hirnforschung, Berlin-Buch. Spinale Muskelatrophie. Im Vorderhorn sind noch einige motorische Ganglienzellen vorhanden. Mäßige Ersatzgliose. Clarkesche Säule und Intermediärzellen erhalten.

Veränderungen fehlen in dem Bild dieser „nuclearen Atrophie", wie sie Marburg nennt. In dem geschrumpften Vorderhorngebiet ist im Markscheidenpräparat bei reiner spinaler Muskelatrophie ein Markscheidenmangel festzustellen, während eine nicht selten anzutreffende leichte Degeneration der Pyramidenseitenstrangbahnen auch dann als Übergang zur amyotrophischen Lateralsklerose anzusprechen ist, wenn intra vitam nichts für ihr Vorliegen sprach. Im peripheren Nerven findet man nach dem Wallerschen Gesetz einen Ausfall der motorischen Fasern, sofern es sich nicht auch hier um eine Zentrum und Bahn gleichzeitig betreffende Teilerscheinung der systematischen Atrophie mit sehr geringer Produktion von Zerfallsstoffen und mit dem fixen Abbautypus handelt.

Klinische Beobachtungen von Hämatoporphyrinurie meistens mit Muskelatrophien sind von Barlechner, Löffler, Ehrenberg, Melkersson, Erlandsson-Lundqvist, Johnsson, Wohlfahrt und Mitarbeitern, Difiori u. a. beschrieben worden. Bostroem sowie Courville und Mason beschrieben bei dieser Erkrankung eine Degeneration der motorischen Vorderhornzellen in Form der schweren Zellerkrankung Nissls. Abderhalden fand nur die zur atrophischen Muskulatur gehenden motorischen Nervenfasern degeneriert. Wohlfahrt und Wohlfart beschrieben in 2 Fällen autotoxische Veränderungen, hauptsächlich, wie es schien, primärer Art. Sie fanden sich einmal herdförmig und besonders im Halsmark, bei dem 2. Falle im ganzen Rückenmark und zeigten die Bilder der primären Reizung und der Pigmentatrophie. Eine Affektion der Seitenhörner und der Intermediärzellen vermißten die Autoren wie die früheren Untersucher. Sie lassen die Frage offen, ob es sich dabei um eine primäre toxische Schädigung der Nervenfasern oder um eine unmittelbare Reaktion auf eine toxische Zellreizung handelt, wie sie von Pentschew und Winkelmann bei der Pellagra angenommen wurde. Überzeugend wenden sie sich unter Berufung auf die eigenen Beobachtungen einer toxischen spinalen Muskelatrophie gegen die Bezeichnung des Leidens als Polyneuritis.

Neuere Untersucher bestätigten am Rückenmark die schwere Erkrankung der Vorderhornzellen (Grogg, Olmstead, Paarmann, Micheli und Domenici, Mason und Fernham), der Hinterhornzellen (Grogg, Paarmann) bis zum vollständigen Untergang der Zellen mit Gliose und der Seitenhornzellen (Paarmann). Im Großhirn sah man Erbleichungen (Grogg), woraus auf die Wirkung eines toxischen und eines vasalen Faktors geschlossen wurde, fleckige Degeneration der Markscheiden und Achsenzylinder des Marklagers (Baker und Watson, Denny-Brown und Sciarra), besonders perivenös (Paarmann); dabei waren die gegen Sauerstoffmangel besonders empfindlichen Großhirnpartien intakt. Außer den genannten Faktoren schließt Paarmann auf etwaige Leberfunktionsstörungen mit nachfolgenden Gefäßpermeabilitätsstörungen im Zentralnervensystem als wirksames pathogenetisches Moment. In Übereinstimmung damit berichtet Noël auf Grund der Durchsicht von etwa 30 Obduktionsbefunden, daß bei paroxysmaler Porphyrie keine Befunde zu erheben sind. Die Ganglienzellen zeigen klassische Bilder der Tigrolyse und Kernverlagerung zur Peripherie und eventuell Kernpyknose. Im allgemeinen werden die motorischen Vorderhornkerne befallen, doch sind ähnliche Veränderungen auch an den motorischen Hirnnervenkernen, den Olivenzellen, im Thalamus, an den Purkinje-Zellen und sogar an den motorischen Zellen der Hirnrinde beschrieben. Die Pathogenese bleibt vorerst unklar. Vanotti bestätigt das Fehlen oder die besondere Geringfügigkeit der histologischen Hirnbefunde bei akuter Porphyrie.

Wie die beigefügten Abbildungen erkennen lassen, findet man im Rückenmark häufig entweder gar keine oder, wie aus anderen eigenen Beobachtungen und den Beschreibungen anderer Autoren hervorgeht, nur geringfügige exsudativ-entzündliche Veränderungen an den Gefäßen, die über das Maß einer rein resorptiven, also nur symptomatischen Entzündung nicht hinausgehen. Ebenso wurde eine end- bzw. panarteriitische oder andersartige Beteiligung des Gefäßbindegewebsapparates vermißt, die an die Wirksamkeit einer spezifischen oder unspezifischen infektiösen oder toxischen Noxe denken ließe. Diese Tatsachen führten den erwähnten großen Teil der Autoren um so mehr zu der Annahme eines rein degenerativen Krankheitsgeschehens, als bei der WERDNIG-HOFFMANNschen Krankheit, der entsprechenden Affektion des Kindesalters, ein derartiger Krankheitsprozeß einschränkungslos anzunehmen ist. In gleichem Sinne sind die Beobachtungen von gleichzeitigem Vorkommen primär degenerativer spinaler Muskelatrophie mit anderen Erkrankungsformen des motorischen Systems zu deuten, wie die nicht seltene Kombination von spinaler Muskelatrophie mit Bulbärparalyse (TROUSSEAU, HECHST, MORGAN, KIKUCHI, TANTURRI, familiäre Fälle BERNHARDs) oder mit Ophthalmoplegien (DENNY-BROWN, DEREUX u. a.). Eine weitere Stütze ist das Vorkommen der Bulbärparalyse auch bei der WERDNIG-HOFFMANNschen Krankheit (WERDNIG, BRUNS). Jede entzündliche Komponente fehlte auch bei dem jüngst von KARHOFF mitgeteilten Fall aus der Untergruppe der spino-ponto-cerebellaren Atrophien (Heredoataxien) in Kombination mit Rückenmarksveränderungen von Art der spinalen Muskelatrophie. Bei der 33jährigen, nach 6jähriger Krankheit verstorbenen, sicher erblich belasteten Frau — Schwester der Mutter und deren 2 Söhne starben an „Nervenkrankheiten" — bestand außerdem eine Atrophie der unteren Oliven und der olivo-cerebellaren Bahnen sowie eine Atrophie des Nucleus dentatus mit mäßiger Atrophie und stärkerer Gliose der Bindearme. Durch eine luische Erkrankung der Patientin ist nach KARHOFF das Leiden, wenn nicht ausgelöst, so doch verschlimmert worden. An der Brückenbasis fand sich außerdem noch ein Chordom. KARHOFF weist auf die Ähnlichkeit seiner Beobachtung mit einem anatomisch untersuchten Fall von ROSENHAGEN (dort S. 192) und den Fällen von SCHUT und HAYMAKER (Fall 2 und 4) hin. Schließlich erwähnt SPATZ noch einen Kombinationsfall von spino-ponto-cerebellarer Atrophie mit spinaler Muskelatrophie von WELTE.

Im Gegensatz hierzu sahen unter anderen MARBURG und SCHMELZ 1913 bei Fällen von amyotrophischer Lateralsklerose eine Meningofibrose mit entzündlichen Infiltraten in der Nähe der pathologischen Veränderungen des Hirngewebes, wie sie auch von OTTONELLO, D'ANTONA, BÜSCHER, PUUSSEPP, RIVES u. a. beschrieben wurden. Lymphocyteninfiltrate in den Adventitialräumen der Gefäße sahen 1901 MARBURG und CZYLHARZ wie auch HÄNEL und MEYER, STRÜMPELL und LÖSEWITZ, MARGULIS, CREUTZFELDT, NAKAMURA u. a. Mit NAKAMURA fand sie MARBURG nicht nur im Bereich der Vorderhörner des Rückenmarks, sondern auch im ganzen Ausbreitungsgebiet der Arteria spinalis anterior. NAITO wies sie auch in der Hirnrinde nach. Wie die zahl- und umfangreichen Kontroversen zwischen den Vertretern beider Auffassungen gezeigt haben, wird es naturgemäß dem subjektiven Ermessen des einzelnen Untersuchers nach Würdigung der Gesamtlage der Einzelbeobachtung überlassen bleiben, ob er leichtere chronisch entzündliche Infiltrate, besonders in den adventitiellen Räumen der Gefäße noch zur symptomatischen Entzündung im Sinne von SPIELMEYER rechnen oder sie als Zeichen einer selbständigen Erneuerung ansprechen will. Wenn wir auch glauben, daß man den Begriff der symptomatischen Entzündung nicht zu eng fassen sollte, so ist doch unbestreitbar, daß der Prozeß der Encephalitis epidemica beispielsweise im Narbenstadium auch an Stellen erheblicher Parenchymausfälle nur minimale Infiltrationsreste zurücklassen kann oder stellenweise sogar diese vermissen läßt. Gleiche Überlegungen haben wohl auch für andere Entzündungsprozesse zu gelten, vor allem für die Viruserkrankung der Poliomyelitis chronica anterior (s. unten).

Symptomatische Formen der spinalen Muskelatrophien.

Die atrophische, makroskopisch gelb gefärbte Muskulatur zeigt bei spinalen Muskelatrophien charakteristische Veränderungen, die eine Abgrenzung von der Muskeldystrophie gestatten (SLAUCK, WOHLFAHRT). Man sieht auch schon in Frühstadien „Felder“ oder Gruppen von atrophischen Muskelfasern unter großen Mengen normaler Fasern, während bei den Muskeldystrophien hypertrophische, normale und atrophische Fasern in regelloser Verteilung nebeneinander liegen. Hypertrophische Fasern kommen auch bei der spinalen Muskelatrophie vor, erreichen aber nicht dieselbe Fasergröße wie bei den Muskeldystrophien. Schließlich zeigen die Muskeldystrophien zentral liegende Kerne der Muskelfasern, während bei den spinalen Formen nur eine randständige Vermehrung der Kerne vorkommt.

Daß ihrer Natur nach in der Regel als diffuse Erkrankungen des Zentralnervensystems anzusehende Krankheitsprozesse wie die familiäre amaurotische Idiotie bei herdförmiger Akzentuation oder besonderer Lokalisation Muskelatrophien im Schultergürtel und an den kleinen Handmuskeln hervorrufen können, zeigt unter anderem die Beobachtung von HALLERVORDEN. Dabei ist allerdings wichtig, daß der Prozeß der familiären amaurotischen Idiotie nicht zu selten eine Neigung zur Bevorzugung bestimmter Systeme mit entsprechender Degeneration langer Bahnen erkennen läßt (HALLERVORDEN, FRIEDRICH). Andererseits kann auch z. B. die lymphatische Leukämie spinale Muskelatrophien hervorrufen (SEGA), wobei die Lokalisation des Prozesses wohl mehr vom Zufall abhängig ist. Daß auch durch cervicalen Bandscheibenvorfall neben zirkulatorisch bedingten auf- und absteigenden sekundären Degenerationen der langen Rückenmarksstränge erhebliche Ganglienzellausfälle an der komprimierten Stelle in den Vorderhörnern mit Achsenzylinderausfällen in den vorderen Wurzeln herbeigeführt werden können, zeigten 1954 MAIR und DRUCKMAN an 4 systematisch untersuchten Fällen. Sie führen die Rückenmarkschädigung auf Durchblutungs- = Kompressionsstörungen im Gebiet der Arteria spinalis anterior und besonders ihrer distalen Äste zurück. Nach ERIK KROGH sind die lateralen Abschnitte der Vorderhörner reichlich, die medialen Abschnitte dagegen viel weniger mit Arteriolen versorgt, woraus sich nach SKINHØJ die besondere Symptomatik des Syndroms der vorderen Spinalarterie auch bei Arteriosklerose ergibt. Muskelatrophien mit Entartungsreaktion bei Conusangiom beschrieben KUHLENDAHL und FELTEN.

Die Zahl der histologisch systematisch untersuchten Fälle von *Lues spinalis* mit Muskelatrophien ist nicht allzu groß. KAISER hat 13 Fälle im Jahre 1931 genau analysiert. Man wird sie mit ihm zweckmäßig trennen in Fälle mit Überwiegen ausgeprägter entzündlicher Veränderungen an den Meningen und am Gefäßapparat des Rückenmarks und seiner Häute (RAYMOND, OLIVIER und HALIPRÉ, VIX, SPILLER, MARGULIS, MARTIN, MARINESCO, FALKIEWICZ) und Fälle mit Überwiegen der parenchymatösen Veränderungen des Rückenmarks, wobei die geringen entzündlichen Veränderungen nur den Charakter einer Begleiterscheinung tragen (LEOPOLD, POPOW u. a.). Bei der ersten Gruppe mit Veränderungen der chronischen Meningitis wird Sitz und Ausdehnung des Prozesses darüber entscheiden, ob das Gebiet der Arteria spinalis anterior mit entsprechenden Vorderhornläsionen und Muskelatrophien oder das der Aa. spinales posteriores mit Sensibilitätsstörungen, Blasen- und Mastdarmstörungen, Hinterstrangdegeneration usw. besonders befallen ist. Gegen das Vorliegen einer echten Atrophie vom Typ ARAN-DUCHENNE wird die Asymmetrie und die große Unregelmäßigkeit der Verteilung der Muskelatrophien sprechen (LÉRI). Bei der parenchymatösen

Form der Lues spinalis wird es schon leichter zu namentlich auch in sagittaler Richtung ausgedehnteren Gewebsschäden mit Ganglienzellausfällen und Atrophie der Vorderhörner und systematischer Degeneration der Pyramidenseiten- und -vorderstränge kommen können. Für die leptomeningealen Prozesse der Lues spinalis und für die spezifische oder unspezifische Pachymeningitis hypertrophica interna cervicalis und spinalis gilt nach OSTERTAG unverändert die seit SCHMAUS, STRÜMPELL u. a. bekannte Regel, daß das Hinterstrangsystem für Kompressionsschäden anfälliger ist als das Vorderstrangsystem. Akuterer Verlauf und besonders das Bild der Poliomyelitis acuta syphilitica (PREOBRASHENSKY, BÉRIEL und MESTRAILLET) sprechen für das Vorliegen einer Lues spinalis. Autoptisch untersuchte Fälle von Lues spinalis unter dem Bilde der amyotrophischen Lateralsklerose sind von NONNE, SPILLER, LÉRI, MARTIN, ARTOM (nur klinisch) und WOHLFAHRT und WOHLFART beschrieben worden. Eine leichte diffuse Markscheidendegeneration, die die genuine amyotrophische Lateralsklerose nach MARTIN von der syphilitischen unterscheidet, fehlte bei WOHLFAHRT und WOHLFART. Auch ein Fehlen der Mitbeteiligung der Seitenhörner und der Intermediärsubstanz spricht für die Ansicht der Autoren, daß eine primäre Schädigung der Vorderhornganglienzellen anzunehmen ist, wobei retrograde Degenerationserscheinungen der Vorderhornzellen vermißt werden und auch aus diesem Grunde eine sekundäre Schädigung durch eine spezifische Meningitis ausgeschlossen werden kann. Bei diesen Formen von ausgesprochenem Systemcharakter der Parenchymdegeneration wird man allerdings unseres Erachtens auch häufig einwenden können, daß die Lues den systematischen Degenerationsprozeß nur in Gang gebracht hat, wie das auch KARHOFF annimmt. STAEMMLER betont ebenfalls die große Seltenheit von Meningomyelitis luica-Fällen auf dem Sektionstisch und den unsystematischen Charakter der von ihm gefundenen, schleichend verlaufenden, aber fortschreitenden Strangerkrankungen des Rückenmarks bei Syphilitikern, die aber meist diffuse Ausbreitung zeigten. Zuerst, nicht selten allein befallen fand er die Randbezirke in allen Strängen, ferner manchmal die Hinterstränge, öfter auch gleichzeitig die hinteren Wurzeln. Erst später greift der Prozeß auf die Seitenstränge, manchmal auch auf die Vorderseitenstränge über. Die Degenerationsherde zeigen die Gestalt langgezogener Herde, deren Kern gewöhnlich im Brustmark liegt, während die Veränderungen nach oben und unten abklingen. Gelegentlich fand STAEMMLER auch mehrere Einzelherde, die aber grundsätzlich die gleiche Lokalisation zeigten. Sekundäre Degenerationen fand er im Halsmark in den GOLLschen Strängen ähnlich wie bei der Tabes. Histologisch sieht man einen Schwund der Markscheiden und der Achsenzylinder mit Abbau in massenhaft vorhandenen Fettkörnchenzellen, später die Ausbildung wabiger Lückenfelder oder gliöser Sklerosen. Trotz des gelegentlichen Auftretens phlebitischer oder arteriitischer Gefäßveränderungen stellte er jedoch niemals Gefäßprozesse fest, die die Rückenmarkserkrankung erklären könnten. Die Bilder erinnerten STAEMMLER bei diesen in 8 Fällen im Verlauf von 5 Jahren gefundenen syphilitischen Myelosen an Veränderungen nach Stovainvergiftungen, so daß man pathogenetisch für diese Beobachtungen an eine Giftwirkung denken könnte. Klinisch hatten Bilder der Tabes, der spastischen Spinalparalyse oder der Querschnittsmyelitis vorgelegen. Zuweilen wurden die Bilder erst gefunden, als auf dem Sektionstisch eine Erklärung für eine schwere Cystitis oder einen Decubitus gesucht wurde. Im übrigen muß bezüglich der Lues spinalis und der Muskelatrophien bei Tabes, die nach KINO und STRAUSS in Form des echten Typus ARAN-DUCHENNE nur in 4—8% der Tabesfälle vorkommen, auf die Sonderdarstellungen in diesem Handbuch hingewiesen werden.

Auf die Wandlung der Anschauungen über die klinische und pathogenetische Bedeutung des von DÉJÉRINE-THOMAS und von ALLEN STARR geprägten Begriffes der *Poliomyelitis chronica anterior* im Laufe der Zeit kann aus Raumgründen im einzelnen nicht eingegangen werden. DUCHENNE, OPPENHEIM, CHARCOT, NONNE, EWALD, CASSIRER u. a. setzten sich dafür ein, daß die Poliomyelitis chronica anterior das klinische Bild einer progressiven spinalen Muskelatrophie herbeiführen kann. Der Hauptgrund für die Auffassung dieser Autoren ist wohl darin zu erblicken, daß es, wie aus dem großen Schrifttum hervorgeht, derartig chronisch verlaufende Poliomyelitiden gibt, daß man sie aus einer Reihe von guten Gründen in Analogie zu der Encephalitis epidemica mit ihren Folgezuständen setzen zu müssen glaubte. MARBURG erblickte das Wesen der Poliomyelitis chronica anterior in einer chronisch interstitiellen Entzündung im Gegensatz zu der degenerativen parenchymatösen Entzündung, die er für die Entstehung der nuclearen Atrophien verantwortlich machte (s. unten). Hinsichtlich der historischen Entwicklung ist auf die Darstellung von MARBURG zu verweisen. Da er vorsichtige Zweifel an der Berechtigung des Begriffes offenbar nicht unterdrücken wollte, hat er 1936 in seiner Handbuchdarstellung besonders die Fälle von PASTINE sowie von RENAULT, ATHANASIO, BENISTY und SIBERT als gesichert benannt. Der letztere betraf einen 12jährigen Patienten mit den Folgen einer durchgemachten Poliomyelitis, bei dem sich nach jahrelanger Latenzzeit in den von der Poliomyelitis ergriffenen, aber auch in von ihr verschonten Muskelgruppen eine langsam fortschreitende Atrophie entwickelte. 1944 hat HADDENBROCK zwei weitere Fälle mitgeteilt, die kaum noch an dem Vorkommen einer Poliomyelitis chronica anterior zweifeln lassen. Der erste von ihnen betraf einen $5^1/_2$jährigen Jungen, der 13 Wochen nach einer Poliomyelitis verstarb und den schweren eindeutigen Befund einer Poliomyelitis anterior bei der histologischen Untersuchung zeigte, wobei ausgedehnte Ganglienzellausfälle in allen Rückenmarksabschnitten in den verschiedenen Höhen mit unterschiedlichen Begleit- und Organisationsvorgängen einhergehen, die Rückschlüsse auf verschiedenes Alter der Parenchymalteration in den einzelnen Segmenten zulassen. Während hier die später hinzutretenden Lähmungen ausreichende anatomische Erklärung fanden, mußte bei dem zweiten der atypischen Poliomyelitisfälle, die durch protrahierten Verlauf mit schubweise rezidivierenden bzw. fortschreitenden Innervationsstörungen gekennzeichnet sind, eine eingehendere pathogenetische Analyse gegeben werden. Bei dem 17jährigen Mädchen von vasolabil-lymphatischem Habitus, das nach 11jähriger Krankheitsdauer starb, wird als Substrat der schubweisen, mit Temperatursteigerung und Meningismus einhergehenden Hirnnervenparesen, Schauanfälle und Atemkrisen ein rezidivierendes QUINCKEsches Ödem der tieferen Hirnabschnitte bei der allergisch-hyperergisch komplizierten Poliomyelitis zugrunde gelegt. Durch die fast regelmäßige Mitschädigung des Hirnstammgraus bei der Poliomyelitis wird dieses Hirngebiet nach Verfasser zu einem Locus minoris resistentiae mit verstärkter allergischer Reaktionsbereitschaft, die in Parallele zu der Serumkrankheit gesetzt werden kann. Die klinischen Abgrenzungsschwierigkeiten der nuclearen Atrophien, der spinalen Muskelatrophie und der Poliomyelitis chronica anterior im Einzelfall finden ihre Erklärung in der Beschränkung der Narbenzustände auf die Vorderhornareale bei beiden Krankheiten und auf die vordere Zentralwindung bei der Poliomyelitis. Wenn auch die neueren histologischen Erhebungen von KALM u. a., das von jedem Untersucher festzustellende Vorkommen von akuten poliomyelitischen Entzündungsherden bei Epidemien im Stirnhirn und in anderen

Rindenabschnitten und die Argumentation J. Beckers eindeutig dafür sprechen, daß mindestens neben der Neurotropielehre des Poliomyelitisvirus die alte Lehre von der hämatogenen Ausbreitung (Charcot, Wickmann) der Diskussion bedarf, so ist an der Systembezogenheit der hauptsächlichen Prozeßlokalisation und vor allem der schweren Narbenzustände im motorischen System kein Zweifel. Dafür spricht auch das Vorkommen von Pyramidenbahndegenerationen bei der Poliomyelitis chronica anterior (Bodechtel). Bodechtel hat ebenfalls 3 Fälle mitgeteilt, bei denen etwa 20—25 Jahre vor Eintritt der Atrophien eine sichere Poliomyelitis bestanden hat. Nach Bodechtel, J. Becker u. a. ist bei der Heine-Medinschen Krankheit ähnlich wie bei der Encephalitis epidemica die Möglichkeit einer latenten oder larvierten Infektion zuzugeben, wenn hier auch chronische Formen und Fälle mit langem Intervall zwischen Infektion und Ausbildung der Atrophien wesentlich seltener sind als bei der Encephalitis epidemica. Immerhin konnten Schäfer, Bodechtel und Geiger 21 Beobachtungen spinaler Muskelatrophien bei defektgeheilten Poliomyelitikern sammeln, die lange Jahre nach der Infektion aufgetreten waren. Bodechtel möchte die Möglichkeit, daß eine Poliomyelitis chronica anterior auch das Bild einer amyotrophischen Lateralsklerose und einer Bulbärparalyse hervorrufen kann, bejahen, wie dies für die Bulbärparalyse auch van Bogaert getan hat. Bodechtel, J. Becker u. a. bejahen jetzt auch, wie früher schon Marinesco, Manicatide und Draganesco die Möglichkeit von Rezidiven, die Pette u. a. bestritten. Jacob hat am Rückenmark von 2 Jahre nach dem Infekt interkurrent verstorbenen Defektgeheilten ausgebreitete Gefäßwandveränderungen innerhalb und außerhalb der Rückenmarksnarben festgestellt, die er als postpoliomyelitische Angiopathien bezeichnet und auf Alterationen der Gefäßwand im akuten Schub zurückführt. Da entzündliche Veränderungen in den Narbenstadien fast oder ganz fehlen können, wird man einerseits eine Parallele zu den Narbenstadien der Encephalitis epidemica in dieser Hinsicht erblicken dürfen, andererseits den Standpunkt von Steegman und anderen Autoren verstehen können, die vor einer ungerechtfertigten Überdehnung des Begriffes der Poliomyelitis chronica anterior warnen.

Auf das Vorkommen von spinalen Muskelatrophien und von Bildern der amyotrophischen Lateralsklerose nach *Encephalitis epidemica* haben Wimmer, Wimmer und Neel, F. H. Lewy, Charcot, Vulpian, Büscher, Étienne, Strümpell u. a. hingewiesen. Den Typus Aran-Duchenne zeigten die Beobachtungen von Froment und Gennevois, von Guillain und Alajouanine, von Rimbaud, Boulet und Vidal, von Reys und 10 Beobachtungen von Wimmer; das Bild der amyotrophischen Lateralsklerose boten ein Fall von Thibault, ein Fall von Bau-Prussak, ein Fall von Decourt und ein Fall von Lhermitte, Thibault und Ajuriaguerra, das der scapulo-humoralen Form 2 Fälle von Laignel-Lavastine und von Wimmer, das bulbärer Störungen schließlich 3 Fälle von Wimmer. Neuerdings beschrieb Konrad Betz klinisch ein postencephalitisches Zustandsbild mit Hemiparkinsonismus links und schweren spinalen Muskelatrophien in der rechten Körperhälfte. Der Parkinsonismus hatte 13 Jahre nach der akuten Encephalitis epidemica eingesetzt. Die Beobachtung stützt die Auffassung von Bodechtel. Anatomisch untersucht wurden die Fälle von Wimmer, von Wimmer und Neel und von Lhermitte und Mitarbeitern. Im Falle von Lhermitte, Thibault und Ajuriaguerra entwickelten sich bei typischem postencephalitischem Parkinsonismus nach 7 Jahren spastische Muskelatrophien der oberen Extremitäten, die bis zum Tode zunahmen. Im Gegensatz zu der klinisch festzustellenden Kombination von Zustandsbildern der Encephalitis epidemica und der amyotrophischen Lateralsklerose ergaben sich histologisch erhebliche Abweichungen vom Bilde der amyotrophischen Lateralsklerose. Bei Läsionen des Pallidums und der Substantia nigra waren die FLECHSIGschen und GOWERSschen Bündel schwerer degeneriert als die Pyramidenseitenstrangbahnen; außerdem waren die Hinterstränge nicht frei von Degenerationen. WIMMER und NEEL fanden bei 20 Fällen von — meist im Intervallstadium auftretenden und langsam fortschreitenden — Muskelatrophien bei Encephalitis epidemica Atrophien vom Typus ARAN-DUCHENNE mit Pyramidensymptomen, die also mehr dem Bild der amyotrophischen Lateralsklerose entsprachen. Anatomisch waren die Vorderhörner und Pyramidenbahnen degeneriert, in einzelnen Fällen auch die Hinterhörner und die GOLLschen und BURDACHschen Stränge. Die Autoren betonen diese Abweichungen vom Bilde der echten amyotrophischen Lateralsklerose und sprechen selbst von einer symptomatischen Form bei ihren Fällen, aus denen man nicht auf die exogene Natur aller Formen der amyotrophischen Lateralsklerose schließen könne. SUCKOW beschrieb kürzlich noch das Krankheitsbild einer an sich typischen amyotrophischen Lateralsklerose, zu dem sich ein Parkinsonismus und psychische Veränderungen (Zwangslachen und -weinen, dranghafte Unruhezustände, ängstliche Befürchtungen, stereotype Bewegungen, katatone Züge, extrapyramidale Akinese) hinzugesellten. Anatomisch wurden bei typischen Veränderungen der amyotrophischen Lateralsklerose noch eine Degeneration der Substantia nigra und ein Entzündungsherd im linken Hirnschenkelfuß gefunden. Außer einer Affektion der vorderen Zentralwindung (starke Lichtung der BETZschen Riesenzellen) fanden sich keine Hirnrindenveränderungen, was mit dem Fehlen der Demenz im klinischen Bilde übereinstimmt. Alles spricht daher am ehesten für ein Zusammentreffen beider Krankheiten in ihrer reinen Form.

Nucleare Atrophien, spinale Muskelatrophien, Lateralsklerosen und Trauma.

Über die Zusammenhänge zwischen Traumen verschiedener Art und der Entstehung, Auslösung oder Beeinflussung nuclearer Atrophien und amyotrophischer Lateralsklerosen gab 1954 PETERS eine neue Übersicht, auf deren Inhalt kurz einzugehen ist. Die Literatur ist dort einzusehen, da sie hier nur in Einzelfällen erwähnt werden kann. PETERS erörtert zunächst die Histologie der Contusio und der Commotio und die sich daraus ergebenden Schlüsse. Nach den Untersuchungen von SCHMAUS, KLAUE, HASSIN sowie DAVISON und KESCHNER zeigt die Rückenmarkskontusion das erste Stadium der konfluierenden Rhexisblutungen = Hämatomyelie, das zweite der Nekrose und das dritte der Cysten- oder Narbenbildung, wobei die Zerstörung auch viele Segmente einnehmen kann. Sekundäre Bahndegeneration im Rückenmark kann selbstverständlich eintreten, nach mechanischer Zerstörung der peripheren motorischen Neurone in den vorderen Wurzeln mit langsam fortschreitenden, segmental beschränkten Muskelatrophien (KLAUE), die nicht als gesondertes Leiden im Sinne einer posttraumatischen progressiven spinalen Muskelatrophie vom Typ ARAN-DUCHENNE gedeutet werden dürfen. Als histologische Besonderheiten der Rückenmarksverletzungen sind auf dem Boden eines Ödems entstehende sog. Lückenfelder und Cysten mit nekrotischem Inhalt zu nennen. Die Lückenfelder finden sich vornehmlich in der Peripherie des Rückenmarkes und in der Umgebung der Kontusionsherde und führen nach KLAUE nicht zu einer irreversiblen Axonschädigung. Die die ventralen Hinterstrangfelder bevorzugenden Cysten mit nekrotischem Inhalt sind sog. „Dauernekrosen", die normale Abbau- und Abtransportverhältnisse vermissen lassen. KLAUE sah nie auch nur Ansätze zu Veränderungen, die nuclearen Atrophien oder einer amyotrophischen Lateralsklerose entsprechen könnten. Endothelwucherungen traumatisch geschädigter Gefäße in der Nähe von Kontusionen, deren Entwicklung 3—8 Monate nach der Verletzung ihren Höhepunkt erreichen und sekundäre Gewebsschäden herbeiführen sollen, bezeichnete MARBURG als „Vasopathia traumatica". KLAUE fand sie nur in ganz wenigen älteren Fällen, besonders im Gebiet der Fissura anterior, und mißt ihnen keine Bedeutung für die Entstehung von Spätmalacien bei. PETERS schließt daraus, unseres Erachtens überzeugend, daß es eine traumatische amyotrophische Lateralsklerose nicht gibt und daß einmalige Rückenmarkstraumen auch bei Herbeiführung substantieller Veränderungen im Rückenmark nicht zu progredienten Krankheitsbildern im Sinne der spinalen Muskelatrophie oder der amyotrophischen Lateralsklerose führen. Kommen im Zusammenhang mit Traumen derartige Systemdegenerationen zustande, so ist nach PETERS ein zusätzlicher, traumaunabhängiger, endogener Faktor notwendigerweise anzunehmen. Dasselbe gilt mit Sicherheit für die Commotio medullae spinalis — wenn nicht sogar der Prozeß schon vorher unfallunabhängig im Gang war, wie z. B. im Fall von TETZNER. Der Unfall hat die Krankheit weder verursacht noch ausgelöst. Entschädigungspflichtig sind daher nach PETERS nur durch das Trauma herbeigeführte Komplikationen. In einem grundsätzlich sehr wichtigen, von WAGGONER und LÖWENBERG mitgeteilten und von GRÜNTHAL und PETERS besonders hervorgehobenen Fall wurde bei einem 61jährigen Manne eine seit $3^1/_2$ Jahren bestehende amyotrophische Lateralsklerose durch Sturz aus 3,5 m Höhe nicht verschlimmert oder in ihrem Ablauf beschleunigt. Der Unfall wurde 11 Monate überlebt. Anatomisch fand sich eine Degeneration der Pyramidenbahn von der Rinde abwärts, desgleichen eine Degeneration des Funiculus cuneatus, während der Funiculus gracilis nur oberhalb eines traumatischen Rückenmarkschadens in Gestalt einer Cyste in Höhe des 4.—6. Halssegmentes zerstört war. Unterhalb davon bestand eine Degeneration der Pyramidenbahn und eine Reduktion der Vorderhornzellen. Die Hirnnervenkerne IX und XII waren atrophisch. Das Trauma hat nach den Autoren keinen Einfluß auf die amyotrophische Lateralsklerose gehabt (GRÜNTHAL). Längere Zeit wiederholte leichte Erschütterungen der Wirbelsäule und des Rückenmarks, z. B. beim Arbeiten mit Preßluftwerkzeugen (ALPERS und FARMER, AUERBACH, GUTTMANN u. a.), scheinen an der am meisten belasteten Extremität zu pheripheren und spinalen Prozessen mit umschriebenen Muskelatrophien ohne Progredienz zu führen, die nach Absetzen der Schädigung gute Heilungstendenz zeigen. Dabei ist an die pathogenetische Wirkung von peripheren Kreislaufstörungen im Sinne des Morbus Raynaud zu denken. Ähnliche Überlegungen haben wohl sinngemäß auf die Pathogenese der erwähnten Carpaltunnelatrophie Anwendung zu finden. Bei der Bedeutung dieser Frage hält PETERS die Wiederholung der bekannten und oft angeführten Tierversuche von SCHMAUS und LHERMITTE von Rückenmarkskonkussionen für dringend erforderlich.

In der ersten Gruppe von Unfällen, die Wirbelsäule und Schädel betrafen, haben in der Mehrzahl der Fälle keinerlei Symptome vorgelegen, die verraten, daß das mechanische Trauma zu einer Rückwirkung auf Gehirn und Rückenmark im Sinne einer Commotio oder Contusio führte. Zudem schwankte das zeitliche Intervall zwischen Monaten und Jahren. Periphere Traumen können nach PETERS ebenfalls als mitwirkende Faktoren bei den nucleären Atrophien und der amyotrophischen Lateralsklerose im Sinne ausgesprochener Systemerkrankungen vernachlässigt werden, wie er besonders gegen die Beweisführung von AUGUST MEYER anführt.

Über die Frage, inwieweit Durchnässung und extreme Temperatureinflüsse oder kurzdauernde, aber überdurchschnittliche Kraftanstrengung (ADAMKIEVICZ, OPPENHEIM, GALETTA, GELMA und STROEHLIN, v. SARBÓ) Einfluß haben können, wurde bereits berichtet.

Einen weniger ablehnenden Standpunkt nimmt STAEMMLER bei einem 56jährigen, bis dahin besonders leistungsfähigen Werkmeister ein, der aus 1,5—2 m Höhe von einem Laufbrett mit dem Gesäß (oder der linken Hüfte) auf den harten Erdboden, mit dem Kopf auf einen Aschenhaufen fiel. Ohne Bewußtlosigkeit und Erbrechen nach dem Unfall zu zeigen, erkrankte er 2 Tage später an Schwäche im rechten Bein und Sprachstörungen. Die Zunge erschien steif. Nach vorübergehender Besserung verschlechterte sich die Sprache etwa 4 Wochen später erneut, es trat eine rechtsseitige Hemiparese mit spastischen Erscheinungen auf. Etwa 10 Wochen nach dem Unfall erfolgte der Tod an Schluckpneumonie. Bei systematischer histologischer Untersuchung fand man einen fast völligen Schwund der großen Ganglienzellen im Vorderhorn des Rückenmarks in allen untersuchten Höhen mit einer zelligfaserigen Gliawucherung. Entzündliche Erscheinungen fehlten. Die Seitenhörner und die CLARKEschen Säulen waren intakt. Die Ganglienzellen des Hypoglossuskernes waren hochgradig gelichtet, die Ausfälle durch einen zellreichen Gliafilz gedeckt. Die vordere Zentralwindung war intakt. STAEMMLER schließt auf das Vorliegen einer traumatischen nucleären Myelose, deren anatomisches Substrat und Schwankungen im klinischen Befund am besten durch Kreislaufstörungen im Rückenmark und im verlängerten Mark erklärbar sind. Ein Hinweis auf zirkulatorische Störungen sieht er auch in dem Vorliegen von Pseudoverkalkungen kleiner Gefäße im Ammonshorn.

Um Wiederholungen zu vermeiden, sei hier nicht mehr auf die klinisch wichtige, aber wohl noch nicht völlig geklärte Wirkung der *Elektrotraumen* auf das zentrale und periphere Nervensystem eingegangen. Die Arbeiten von PANSE, LINK, JELLINEK, HOEHL, BÜSCHER, DANNHORN u. a. wurden bereits erwähnt. Im übrigen ist auf die erschöpfende Bearbeitung dieses Gebietes durch ZEMAN Band XIII, Teil 3 dieses Handbuches zu verweisen.

D. Werdnig-Hoffmannsche Krankheit.

Die in den Jahren 1891—1897 zuerst von Werdnig und Hoffmann beschriebene infantile hereditär-familiäre Form der progressiven spinalen Muskelatrophie beginnt in der Regel im 6. Lebensmonat. Über noch früheren Krankheitsbeginn berichten Duken und Weingartner sowie Lüttge (um den 14. Lebenstag), Michael (im 2. Monat), Lyon (im 3. Lebensmonat). Im Falle von Looft bestanden die Veränderungen schon bei der Geburt, so daß manche Autoren sich auch auf derartige klinische Beobachtungen berufen, wenn sie gegen eine Trennung von Werdnig-Hoffmannscher Krankheit und Myatonia congenita Stellung nehmen. Bei dem von Toby Cohn und Gatz-Emanuel untersuchten Krankheitsfall liegt der Krankheitsbeginn dagegen erst im 6. Lebensjahr, bei den Beobachtungen von Bruns und Obbison sogar im 8. bzw. 11. Lebensjahr. Als hereditär-familiäre Fälle können nach Boeters gelten die Beobachtungen von Werdnig, Hoffmann, Bruns, Senator, Lange, Cohn, Gatz-Emanuel, Schick, Lüttge, Recktenwald, Wallgreen, Antonio, Lyon, Fürst, Stern, Benda und Brandt, Giraud, Schimkus, Oggione, Schildknecht, ferner nach Marburg die Fälle von Zatelli, Michael, Royster, Cuno, Cantilena und Looft.

Klinik.

Klinisch ist im Gegensatz zu den spinalen Muskelatrophien des Erwachsenen die Atrophie der Muskeln infolge der Überlagerung durch die Adipositas des Kleinkindes schwerer erkennbar; das gleiche gilt für die fibrillären Zuckungen, die an fettarmen Partien, z. B. am Hals, durchaus wahrnehmbar sind (Zatelli). Häufig werden die unteren Extremitäten stärker, ihre proximalen Abschnitte stärker als die distalen von den Atrophien primär ergriffen. Auf die Oberschenkelmuskulatur folgt in der Regel der Beckengürtel, die Rücken- und die Schultermuskulatur, doch kommen auch andere Ausbreitungstypen vor, so daß man auch hier von einem Aran-Duchenneschen und einem Vulpian-Bernhardschen Typus sprechen kann. Da der Prozeß sich aber auch gegen die Peripherie ausbreitet, kann der ganze Körper vom Hals abwärts betroffen werden. Die Intercostalmuskeln fanden Michael und Wylle mitbefallen, Royster sah auch eine Zwerchfelllähmung. Die schlaffen Lähmungen bedingen die Symptone der losen Schultern und Hyperextension der Gelenke, die Schrumpfungsprozesse der Muskulatur führen zu Kontrakturen mit Haltungsanomalien in Form der Henkelstellung der Arme, der Hockstellung und der Spitzfußstellung. Auf die Kombination mit bulbären Muskelatrophien wiesen schon Werdnig, Bruns, Wallgreen und Wylle hin. Die Atrophie ist in der Regel streng bilateral symmetrisch ausgebildet und läßt durch ihr Übergreifen auf benachbarte Muskeln sprungartige Entwicklungen vermissen. Bei akuten Fällen dauert die Entwicklung der Atrophien nur wenige Monate (Lyon, Michael u. a.), bei chronischen Fällen bis zu 10 Jahren (Toby Cohn, Wallgreen). Das Verhalten der Reflexe entspricht nach Batten und Marburg dem Grade der Atrophie, bei stärkeren Atrophiegraden fehlen sie. Die atrophischen Muskeln zeigen Entartungsreaktion, eventuell in ihrer malignen Form. Nach Toby Cohn zeigen schwer geschädigte Muskeln mehr die quantitative, leichter geschädigte Muskeln die qualitative Form der elektrischen Reaktionsstörungen. Es liegen also entsprechende Verhältnisse wie bei den spinalen Muskelatrophien der Erwachsenen vor. Gött und Schmidt berichten über Kombination mit endogener Fettsucht, Lüttge mit rotatorischem Nystagmus, Imbezillität und Hydrocephalus. Meist führt der Krankheitsprozeß innerhalb der ersten 6 Jahre zum Tode, häufig schon innerhalb von 1—4 Jahren (nicht selten durch das Befallensein der Atmungsmuskulatur).

Pathologische Anatomie.

Radermecker und Liessens beschrieben neuerdings eine Hypoplasie des Kleinhirns bei der Werdnig-Hoffmannschen Krankheit. Auf das anatomische Substrat der spinalen Muskelatrophien wurde mit bestimmter Absicht bei den Erkrankungsformen der Erwachsenen genauer eingegangen. Dort wurde auch schon von den etwaigen Besonderheiten der Ganglienzellveränderungen der WERDNIG-HOFFMANNschen Krankheit gesprochen. Während WERDNIG ursprünglich seinen Fällen eine „scharfe klinische Mittelstellung" zwischen den spinalen Atrophien und den Muskeldystrophien vindizierte, wurde durch die Untersuchungen von HOFFMANN, THOMSON und BRUCE, von RITTER, BATTEN und HOLMES, BRUNS und ARMAND DELILLE der spinale Charakter der Erkrankung einwandfrei erwiesen. Dafür spricht auch, daß in einem Falle von WERDNIG bulbäre Symptome zur Beobachtung kamen. Eine Beobachtung von BATTEN mit den im Vergleich zu den Vorderhornveränderungen schweren Veränderungen am peripheren Nerven veranlaßte ihn, derartige Fälle als „toxische Neuritiden" abtrennen zu wollen, obwohl er zugab, daß das anatomische Auseinanderhalten ziemlich willkürlich sei. Heute bestehen wohl keine Zweifel mehr an der Konstanz der primären degenerativen Vorderhornveränderungen, wobei nur einmal von DUKEN und WEINGARTNER auch Heterotopien beschrieben wurden. Auf die besondere Bedeutung der Zellschrumpfungsprozesse weisen auch GREENFIELD und STERN hin. Eine Atrophie der vorderen Wurzeln wurde mehrfach hervorgehoben. Die Befunde am peripheren Nerven wechseln. Während DUKEN und WEINGARTNER und v. RITTER normale Verhältnisse und WERDNIG verhältnismäßig gut erhaltene periphere Nerven fanden, beschrieben GREENFIELD und STERN, HOFFMANN, IBRAHIM, v. LEHOCZKY und SLAUCK Degenerationsvorgänge von verschiedener Stärke. Über Veränderungen an den motorischen Endplatten lagen lange Zeit keine Angaben vor. Es ist SCHILDKNECHT zuzustimmen, wenn er von Untersuchungen über diesen Punkt wichtige Aufschlüsse erwartet (s.unten). Auch Mitteilungen über etwaige Hirnveränderungen sind spärlich. DUKEN und WEINGARTNER beobachteten schwere Ganglienzellveränderungen, die sich vollständig auf den Facialiskern beschränkten. HOFFMANN fand das Gehirn stets intakt. Um so wichtiger erscheint der von SCHILDKNECHT erhobene Befund der Degeneration der Pyramidenzellen in der vorderen Zentralwindung unter Vorherrschen der zu Atrophie der Ganglienzellen führenden Prozesse. SCHILDKNECHT setzt sich für die Trennung von WERDNIG-HOFFMANNscher Krankheit und Myatonia congenita ein, während TOBY COHN, GATZ-EMANUEL u. a. auf die Trennungsschwierigkeiten infolge der Übergangsfälle hinweisen. Auf NEUMANNs Standpunkt, daß die Mehrzahl der Fälle von Myatonia congenita eine Gruppe der spinalen Muskelatrophien bildet, die als fetale Form der infantilen Form WERDNIG-HOFFMANNs und der ARAN-DUCHENNEschen Form der Erwachsenen angegliedert werden muß, ist bei der OPPENHEIMschen angeborenen Muskelatonie einzugehen. Hier sei nur erwähnt, daß NEUMANN auch bei der letzteren auf das Vorkommen von Veränderungen im Accessoriuskern (NEUMANN), im N. XII (BAUDOIN, ROTHMANN, KAUMHEIMER und SLAUCK), im Facialiskern (BAUDOIN) und im N. ambiguus (KAUMHEIMER) hinweist. Dabei fanden CONCETTI und SLAUCK bei Myatonie Veränderungen im Sinne der Agenesie der Vorderhörner bzw. Heterotopien im N. XII. Spätere Untersucher bestätigten und ergänzten die pathologischen Befunde an den Hirnnervenkernen bei Myatonia congenita: EGER und OHR sahen den Hypoglossuskern, GREENFIELD und STERN die Kerne des Hypoglossus und ambiguus, CONEL den N. IV, den Nucleus Deiters und die Spinalganglien, GLANZMANN die Nn. VI und VII ebenfalls im Sinne eines Prozesses befallen. GRUNER und Mitarbeiter sahen auch eine Affektion des Thalamus. KARLSTRÖM und WOHLFART fassen beide Krankheiten als identisch auf und betonen, daß die Degeneration der vorderen Rückenmarkswurzeln hauptsächlich den Typus der dickeren Nervenfasern bevorzugt.

E. Myatonia congenita (Oppenheim).

H. Oppenheim beschrieb 1900 unter dem Titel der allgemeinen und lokalisierten Atonie der Muskulatur (Myatonie) eine schwere angeborene Störung der Bewegungsmuskulatur mit Atonie und Lähmung hauptsächlich der Beinmuskulatur und geringerer Beteiligung der Muskeln der oberen Extremitäten und des Rumpfes in bilateral symmetrischer Ausbildung. Die richtunggebenden pathologisch-anatomischen Untersuchungen stammen von O. Marburg, M. Bielschowsky und Greenfield. Trotzdem ist die nosologische Stellung der Krankheit auch heute noch umstritten. Curschmann, Bielschowsky, Eger und Ohr u. a. verteidigten vor allem auch aus klinischen Gründen die Sonderstellung der Myatonia congenita als einer selbständigen Krankheitsform, Slauck (unter Bezugnahme auf die anatomischen Befunde von Spiller und von Lereboullet und Baudoin), Kehrer u. a. sehen in ihr nur ein Syndrom, dem genetisch und morphologisch verschiedenartige Prozesse zugrunde liegen können, während C. de Lange, Karlström und Wohlfart, früher Hoffmann, Schildknecht, Katz, Greenfield u. a. sowie Eger und Ohr vom pathologisch-anatomischen Standpunkt an ihrer Identität mit der Werdnig-Hoffmannschen Krankheit nicht zweifeln. Trotz der Bedenken dieser Autoren erscheint es zweckmäßig, mehr Wert auf die Unterscheidungsmerkmale beider Krankheiten zu legen — nicht zuletzt wegen der absoluten Letalauslese der Krankheitsträger der Werdnig-Hoffmannschen Krankheit — als auf ihre gemeinsam erscheinenden Züge. Das Leiden ist in reinen Fällen immer angeboren; bei „erworbenen" Myatonien muß man nach Curschmann an Fehldiagnosen denken, bevor man sie der kleinen Zahl von sichergestellten und diagnostisch einwandfreien Fällen zurechnet, die Krankheitserscheinungen erst in der zweiten Hälfte des ersten Lebensjahres oder noch später zeigten, z. B. das bereits erlernte Sitzen wieder verlernten (Rosenberg, Collier und Wilson, Schüller). Außerdem machten die Mütter häufig die Angabe, während der fortschreitenden Schwangerschaft keine Bewegungen des später myatonisch geborenen Kindes gefühlt zu haben. Cassirers und Bings Annahme, daß das Leiden nicht hereditär oder familiär auftrete, trifft nach Curschmann, Eger und Ohr, die auch in den Fällen von Skoog und Krabbe familiäres Auftreten annehmen, und einer großen Zahl anderer Untersucher nicht mehr zu.

Curschmann erwähnt folgende Mitteilungen, bei denen das Leiden bei Geschwistern auftrat: Sorgente, Beevor, Silvestri, Bielschowsky, Finkelstein, Bibergeil, Sheldon, Gurdjian, Looft, Faldini, Auriechio. Trotzdem sind die isolierten Fälle zahlenmäßig überwiegend. Cassirer bezweifelt allerdings die Zugehörigkeit von Silvestris Fällen zur Myatonia congenita. Für familiäres Auftreten scheint außerdem der Bericht der Eltern von angeborener „Lebensschwäche" anderer Geschwister mit baldigem Eintritt des Todes zu sprechen. Eine direkte Vererbung auf die Nachkommen scheint bisher nicht beobachtet zu sein, wohl aber mannigfache heterologe Belastung (Epilepsie, „Nervosität", Trunksucht). Dagegen fehlen nach Curschmann in der Aszendenz sichere andersartige Amyotrophien, vor allem Erbsche Dystrophie. Curschmann äußert Zweifel daran, ob im Falle Sheldons tatsächlich ein Geschwister an Myatonia congenita, das andere an Werdnig-Hoffmannscher Krankheit litt. Geschlecht und Rasse scheinen ohne Belang zu sein, Großstädte scheinen größere Erkrankungs- (oder Beobachtungs-?) häufigkeit aufzuweisen als Agrarländer. Boeters unterscheidet in seinen Tabellen Familienbeobachtungen bei Werdnig-Hoffmannscher Krankheit (Werdnig, Hoffmann, Bruns, Senator, Lange, Cohn, Gatz-Emanuel, Schick, Lüttge, Recktenwald, Wallgreen, Schimkus und Oggione, wozu nach Marburg noch die Fälle von Schildknecht, Zatelli, Michael, Royster, Cuno, Cantilene und Looft kommen) und Übergangsformen zwischen Werdnig-Hoffmannscher und Oppenheimscher Krankheit. Dazu rechnet er die Beobachtungen von Beevor (1902 und 1903), Obbison, Bibergeil, Billqvist, Slauck, Henner, Gerskovic, Sheldon, Chiodin sowie Futer und Berstein. Allerdings lassen schon diese beiden Tabellen erkennen, daß bei einzelnen Fällen bei den Autoren Meinungsverschiedenheiten oder mindestens Einordnungsdifferenzen zu den in Frage kommenden Erkrankungsformen bestehen. BECKER hält, da die erbliche Grundlage der angeborenen Muskelatonie sehr wahrscheinlich ist, die Fragestellung für richtiger, ob es sich um einen eigenen Biotypus handelt, der von der WERDNIG-HOFFMANNschen Form der spinalen Muskelatrophie unterschiedlich ist. BOETERS nimmt bei beiden Krankheitsformen vorwiegend recessive Erbfaktoren und das Vorliegen verschiedener Krankheitssyndrome an, hält aber diese Frage noch nicht für entschieden. Er denkt an die Möglichkeit einer geschlechtsgebunden-recessiven Vererbung der WERDNIG-HOFFMANNschen Krankheit im Gegensatz zur OPPENHEIMschen Krankheit, bei der EGER und OHR kein Überwiegen eines Geschlechts und GRIFFITH an 51 Fällen sogar ein geringes Überwiegen des weiblichen Geschlechts fanden (Zusammenstellung von EGER und OHR aus den 51 Literaturfällen von GRIFFITH). Da die Wirksamkeit dominanter Faktoren aus mehrfachen Gründen unwahrscheinlich ist, glaubt BECKER auf eine Biotypenverschiedenheit von WERDNIG-HOFFMANNscher und OPPENHEIMscher Krankheit schließen zu dürfen. Ein von blutsverwandten Eltern abstammendes eineiiges Zwillingspaar mit OPPENHEIMscher Krankheit beschreibt THUMS. Der Fall stammt aus einer auslesefreien repräsentativen Serie. Weitere Zwillingsbeobachtungen an Eineiigen stammen von FORBUS und WOLF und von GOURSE. Die beiden myatonischen Schwestern im Falle von GOURSE kamen mit einem gesunden Bruder als Drillinge auf die Welt. THUMS rät wie für die WERDNIG-HOFFMANNsche Krankheit den Eltern von der Zeugung weiterer Nachkommen ab. Bei dieser noch bestehenden Unklarheit auf vererbungspathologischem Gebiet kommt der weiteren Sammlung und Deutung der histologischen Befunde eine besondere Bedeutung zu.

Klinik.

Das Hauptzeichen, die angeborene Schlaffheit und Schwäche der Muskulatur, wird entdeckt, sobald die Mutter auf die Bewegungen der Kinder achtet, d. h. schon wenige Tage oder Wochen nach der Geburt (CURSCHMANN). Obwohl keine völligen Lähmungen vorliegen, sind die Bewegungen der Beine, weniger die der Arme und des Rumpfes schwach und unausgiebig. Schon OPPENHEIM wies auf Überstreckbarkeit aller Gelenke und das Symptom des Schlotterns in den Gelenken infolge der Hypotonie bis Atonie hin. Dies betonten auch CASSIRER und R. BING, der von „Hampelmännergliedmaßen“ sprach.

Infolge der Atonie der Rücken- und Bauchmuskeln „klappen“ die Kinder beim Aufsetzen und Stehen zusammen, der Kopf pendelt hin und her oder fällt auf die Brust. Auch in schweren Fällen fehlen totale Lähmungen, es lassen sich auch Schwankungen in der Kraft und Beweglichkeit feststellen (OPPENHEIM). Die proximalen Partien der Extremitätenmuskulatur scheinen besser zu funktionieren als die distalen (CASSIRER). Über Schwäche der Atmungsmuskulatur mit Dyspnoe, meist aber ohne schwere Störungen (diese nur bei BIELSCHOWSKY und LOOFT) berichteten REUBEN, MARK und SERVER, SORGENTE, JOVANE und HAMBURGER. Verschont werden die Muskeln der Zunge, des Schlundes sowie die Kaumuskulatur (vgl. hierzu EGER und OHR), ebenso die äußeren Augenmuskeln. Kontrakturen der Beine kommen vor. Fibrilläre und fasciculäre Zuckungen fehlen. CASSIRER betonte die quantitative Herabsetzung der faradischen und galvanischen Muskelerregbarkeit bei fehlender elektrischer Entartungsreaktion. BING und SPILLER fanden normale elektrische Reizbarkeit. Sehnen- und Periostreflexe sind hochgradig vermindert oder fehlen, können sich aber auch bei langer Dauer völlig wiederherstellen. Sensibilitätsstörungen und psychische Veränderungen fehlen, ebenso vasomotorische Störungen. Infolge verminderter Lebensfähigkeit und Widerstandskraft erliegen die Kinder leicht auch banalen Katarrhen der Respirationsorgane und Bronchopneumonien.

Von grundsätzlicher Bedeutung scheint mir CURSCHMANNS Formulierung zu sein, daß das Leiden nach dem Urteil der besten Beobachter keine echte Progression der ererbten muskulären Störungen erfahren soll (CASSIRER). Hier können ähnliche Verlaufsunterschiede gegenüber der WERDNIG-HOFFMANNschen Krankheit bestehen wie zwischen stationär bleibenden kongenitalen und den chronisch progredienten erworbenen äußeren Ophthalmoplegien. Eine scheinbare Verschlimmerung des Leidens am Ende des 1. und im ganzen 2. Lebensjahr, die in Wirklichkeit nur als relative Progression zu deuten ist, kann leicht dadurch vorgetäuscht werden, daß gesunde Vergleichskinder sich um diese Zeit in erhöhter muskulärer und koordinatorischer Ausbildung (Stehen-, Gehen- und Greifenlernen) befinden, während die angeborenen funktionellen Defekte der Myatoniker besonders ins Auge fallen. Bei verkürzter Lebensdauer kann unter Umständen im Einzelfall eine Besserung von dem Kinde nicht mehr erlebt werden. Selten sind die Fälle, in denen die komplette Myatonie lange Zeit stationär bleibt (ROSENBERG). Sonst tritt eine sehr langsame Besserung in späteren Jahren, besonders im „Kriech“- oder Schulalter ein (CASSIRER). Auch andere Autoren legen besonderen Wert auf diese Besserungsfähigkeit (BERTI, COLLIER und WILSON, KUNDT, THOMPSON, POLLAK, HABERMANN u. a.), vor allem BERNHEIM-KARRER. CZERNY hat 1912 darauf hingewiesen, daß rudimentäre Fälle von Myatonie mit hypotonischen Erscheinungen bei Säuglingen häufig sein dürften (nach THORSPECKEN). In ähnlichem Sinne äußern sich auch BENJAMIN u. a. in der britischen Literatur. Die erste Beobachtung von geheilter Myatonie bei einer 50jährigen Frau beschrieb HARTENBERG. Weitere wesentliche Besserungen sahen EGER und OHR (9jährige Schwester von zwei männlichen Myatonikern) und HÄNISCH. Ergänzende prognostisch günstige Fälle stammen aus dem Beobachtungsgut von GEISSLER (9jähriges Kind), STUTTE (Erwachsener) und mir (14jähriges Mädchen).

Trotzdem ist die Gesamtprognose quoad vitam im allgemeinen nicht günstig. Viele Kinder starben früh, meist an Infekten, Pneumonien oder Ernährungsstörungen (CASSIRER), an Krämpfen (BAUDOUIN, SORGENTE). LOOFT stellte aus 42 Fällen der Literatur 29 zusammen, bei denen der Tod im 1. Lebensjahr eingetreten war. CASSIRERS und WINTERS Hinweis, daß kein Myatoniker die Pubertät er- oder überlebt, ist überholt (s. oben). Allerdings bezweifelt CURSCHMANN eine Restitutio ad integrum.

Wenig differentialdiagnostische Schwierigkeiten machen die Rachitis, der Möller-Barlow und die ERBsche Muskeldystrophie. Etwas schwieriger liegen die Verhältnisse gegenüber der Polyneuritis und einer Poliomyelitis, wobei allerdings CURSCHMANN mit Recht betont, daß eine fetale Poliomyelitis (MARBURG, BATTEN u. a.) nicht völlig gesichert ist. Geburtstraumen werden keine Abgrenzungsschwierigkeiten machen.

Die zunehmenden Mitteilungen familiärer Geschwisterfälle von klinisch einwandfreier Myatonia congenita lassen die Grenzen gegenüber der WERDNIG-HOFFMANNschen Krankheit weniger scharf erscheinen, die aber meines Erachtens nicht verwischt werden dürfen, wenn man sich nicht aller optimistischeren Schlußfolgerungen bezüglich der Ätiologie und Prognose des Leidens berauben will. SILBERBERGS Standpunkt, der alle Atrophien, die cerebralen, bulbären, spinalen, neuralen und muskulären unter Einbeziehung der Myatonia congenita unter dem Sammelbegriff der Dystrophien vereinigen will, erscheint daher wenig ermutigend. Daß sich einzelne Beobachtungen schwer rubrizieren lassen, zeigen die Fälle von BEEVOR, WIMMER, BERNHARDT, SHELDON, GREENFIELD u. a. Mit ARCHANGELSKY und ABRIKOSOFF, SCHILDKNECHT und vor allem M. BIELSCHOWSKY, der eine minutiöse Analyse der histopathologischen Veränderungen hinsichtlich ihrer pränatalen oder postnatalen Entstehung einschließlich der wirksamen ätiologischen Faktoren gegeben hat, muß man unseres Erachtens im Gegensatz zu ROTHMANN, P. NEUMANN, C. DE LANGE u. a. bemüht sein, die Sonderstellung der Myatonia congenita zu verteidigen, auch dann, wenn gröbere Bildungsfehler im Einzelfall Veranlassung geben sollten, die Myatonie nur als ein Syndrom bei anderen Grundleiden anzusehen. Auf die von EGER und OHR gegen die Befunde BIELSCHOWSKYS erhobenen Einwände ist später einzugehen.

Pathologische Anatomie.

Es erscheint unter diesen Umständen nicht notwendig, auf negative Befunde einzelner älterer Autoren am Nervensystem (SPILLER, SILBERBERG, LEREBOULLET) oder auf nur an der Muskulatur beobachtete Veränderungen — Verschwinden der Querstreifung, Auflösung der Fasern in Längsfibrillen, auffallende Ungleichheit in Kontur und Kaliber der Fasern, Segmentierung der Muskelfasern, interstitielle Infiltrate und Bindegewebswucherungen — ohne abschließende Berücksichtigung des Gesamtbildes (SPILLER, BAUDOUIN, COLLIER-HOLMES, REYHER-HELMHOLTZ, GRIFFITH, LEREBOULLET) einzugehen, da die Untersuchungen von BIELSCHOWSKY und SLAUCK die heute diagnostisch und differentialdiagnostisch wichtigen und zur Diskussion stehenden histologischen Befunde und Deutungsmöglichkeiten zusammengestellt haben. Dabei zweifelten auch die Voruntersucher nicht an der spinalen Bedingtheit der Veränderungen, wie ihre Beschreibung des Untergangs bzw. der Hypoplasie oder der abnormen Kleinheit der Ganglienzellen der Vorderhörner, der ungewöhnlichen Dürftigkeit und Marklosigkeit der vorderen Wurzeln und einzelner peripherer Nerven beweisen (GRIFFITH und SPILLER, KAUMHEIMER, METTENHEIMER, COLLIER und HOLMES, BAU-

DOUIN u. a.). Diese Übereinstimmung zwischen beiden Krankheiten veranlaßte NEUMANN und ROTHMANN, sich für die Identität der Myatonia congenita und der WERDNIG-HOFFMANNschen Krankheit einzusetzen.

BIELSCHOWSKY legte bei der Beschreibung seiner Befunde an 5 Fällen verständlicherweise keinen Wert auf das Persistieren der superfiziellen Körnerschicht der Kleinhirnrinde, wies aber auf andere deutliche Zeichen einer ontogenetischen Retardation bzw. Dysplasien hin, die für die pathogenetische Beurteilung des Gesamtzustandes von ausschlaggebender Bedeutung erschienen: Heterotopien einzelner Ganglienzellen und kleiner Ganglienzellgruppen des Rückenmarks in die benachbarte weiße Substanz, Zeichen der mangelhaften Vereinigung der hinteren Schließungslinie des Zentralkanals mit einer weit in das Septum longitudinale posterius vorstoßenden Ependymzunge, Persistenz der embryonalen Sulci laterales des Rückenmarks mit zu geringer Raumentfaltung der Vorderseitenstränge, schließlich ausgesprochene Mikropolygyrie (in seinen Fällen 4 und 5). Alle genannten Veränderungen beweisen, obwohl sie nicht zum anatomischen Substrat der Myatonia congenita gehören, die Tendenz zu dysgenetischen Abweichungen, die sich auch bei den Hauptbefunden innerhalb des motorischen Systems nachweisen läßt. KONOWOW und KASCHIN kamen zu ähnlichen Schlußfolgerungen. Diese Hauptbefunde sind in allen Fällen konstant und bestehen in Veränderungen der Vorderhörner des Rückenmarks, der quergestreiften Körpermuskulatur und der intramuskulären Innervationsapparate. Die Vorderhörner waren besonders in den Rückenmarksanschwellungen (lumbal mehr als cervical) ihrer motorischen Ganglienzellen weitgehend beraubt bis zum Bilde einer fast völligen Verödung. Neben wenigen normalen Ganglienzellen liegen auffallend kleine Zellexemplare mit normal großem Kern, aber sehr stark reduziertem Plasmaleib, fehlenden oder nur kurzen stummelartigen Dendriten und fehlenden Achsenzylindern. Dabei sind die sog. sympathischen Zellgruppen der Seitenhörner des Cervical- und Dorsalmarkes praktisch intakt. Trotzdem hier die Grenzen der Systeme nicht immer gleichmäßig und vollständig gewahrt sind — es gibt auch Ausfälle in den CLARKEschen Säulen und den Zellgruppen der Mittelzone — überwiegt der Befund an den Vorderhörnern bei weitem in allen Fällen. Auf die motorischen Kerne der Medulla oblongata und der Brücke greift der Prozeß selten über, in eigenen Fällen sah BIELSCHOWSKY nur in den VII- und XII-Kernen auffallend zellarme Areale bei völlig intakten Augenmuskelkernen. Inzwischen fanden, nur um einige Beispiele herauszugreifen, GREENFIELD und STERN sowie EGER und OHR die Hypoglossuskerne, GREENFIELD und STERN den Nucleus ambiguus, CONEL die Nuclei III, IV, Nn. Deiters und die Spinalganglien, NEUMANN den Nucleus accessorius betroffen. GLANZMANN und OKNO schließen aus dem Auftreten bulbärer Symptome auf eine Verwandtschaft zur angeborenen Kernaplasie. GRUNER und Mitarbeiter beschrieben Thalamusveränderungen. Eine Systembezogenheit im Sinne der Beteiligung motorischer Hirnnervenkerne gehört daher vielleicht nicht zu den Seltenheiten. Vasculäre und entzündliche Veränderungen fehlen. Somit ist nicht einmal die Hypothese einer fetalen Poliomyelitis oder einer Zirkulationsstörung zu erörtern. Namentlich im Zusammenhang mit den oben erwähnten Dysplasien sind die Veränderungen der Vorderhörner als angeboren und dysontogenetisch entstanden zu deuten, zumal Gliaveränderungen sich durchaus im Rahmen der Ersatzwucherung halten. Neben diesen, das Rückenmarksbild beherrschenden Dysplasien finden sich vereinzelt Neuronophagien und Zeichen eines homogenisierenden Zellprozesses mit Verklumpung von Kern und Innenzone des Cytoplasmas bei der BIELSCHOWSKYschen Silberimprägnation der Neurofibrillen. Sprachen die ausgesprochen kleinen Zellen, an denen Cytoplasmazerfallprodukte und Kernpyknosen fehlten, und der geringe Gehalt der Vorderhörner an markhaltigen Fasern und Nervenfasern überhaupt eindeutig für eine Agenesie bzw. Dysgenesie, so finden sich andererseits eindeutige Zellexemplare in den Vorderhörnern, die Merkmale einer chronischen Degeneration aufweisen (schmale dunkel gefärbte Zellen mit Dendritenschlängelung, Zellen mit homogenisiertem Cytoplasma und Kern). Bielschowsky dachte an die Verankerung von etwas „Prozeßhaftem“ an die Entwicklungsstörung, das sich im postfetalen Leben auswirkt. Dafür spricht auch das Vorhandensein fettiger Abbauprodukte in der Adventitia der Gefäße. Akute Ganglienzellveränderungen haben dagegen nichts mit dem Leiden zu tun und lassen sich zwanglos durch terminale Erkrankungen erklären. Eine Faserarmut der vorderen Wurzeln und eine Querschnittsverringerung der peripheren Nerven läßt sich auf die Vorderhornveränderungen beziehen, ohne daß im mikroskopischen Bilde — im Gegensatz zum makroskopischen Befund — die mangelhafte Neurotisation hier besonders stark zum Ausdruck kommen müßte.

An der *Muskulatur* findet man neben einer Verbreiterung der Bindegewebssepten mit Einlagerung von Fettkörnchenzellen erhebliche Differenzen im Kaliber der Muskelfasern. Neben normal breiten Faserbündeln mit deutlicher Sarkolemmscheide, mit hypolemmal gelegenen Kernen von normaler Zahl und Größe und mit deutlicher Querstreifung, und neben hypertrophischen Exemplaren liegen außerordentlich kernreiche Bündel von schmalen Fasern, die nicht selten den Hauptanteil des betreffenden Muskels bilden. Sie sind fast strukturlos, besitzen kein Sarkolemm und anastomosieren vielfach miteinander. Die Sonderung in isotrope und anisotrope Substanz fehlt. Meist sind die Bündel stärkerer Muskelfasern von Arealen mit feinen Muskelfaserbündeln scharf getrennt und kontrastieren dadurch sehr scharf gegeneinander. Zwischenstufen fehlen in Marchi- oder Herxheimer-Präparaten an den feinen Fasern. Bielschowsky sieht in der Beschaffenheit der feinen Muskelfasern bei Fehlen von regressiven Veränderungen — letzteres im Gegensatz zu den Muskeldystrophien — den Ausdruck einer intrauterinen Schädigung des peripheren motorischen Neurons um den 6. Schwangerschaftsmonat, während Archangelsky und Abrikosoff darin eine Entwicklungsstörung der Muskulatur erblickt hatten, die der „Dysgenesie“ am Rückenmark parallel geht. Den Schlußstein bildet Slaucks Unterscheidung von Befunden bei progressiver spinaler Muskelatrophie und amyotrophischer Lateralsklerose mit bündelförmiger Gruppierung der schmalen und breiten Muskelfasern gegenüber den Befunden bei reinen Muskelerkrankungen, wo die gesunde Muskelfaser unmittelbar neben der erkrankten liegt. Die Gruppierung bei der Myatonia congenita entspricht derselben bei den spinalen Muskelatrophien. Daraus geht nach Bielschowsky nur hervor, daß bei der angeborenen Muskelatonie ein die Entwicklung der Muskulatur beherrschender neuraler Faktor gegeben ist, dagegen nicht, daß man deshalb die Myatonie zu einer spinalen Muskelatrophie stempeln dürfte. Im Muskel findet man nämlich auch eine mangelhafte Ausreifung der motorischen Endplatten (netzartige, völlig marklose Geflechte mit ösen- bzw. knopfähnlichen Gebilden bzw. fibrillären Entbündelungsstreifen der Achsenzylinder an Stellen, wo sie die Muskelfasern berühren). Dagegen tragen die sensiblen Muskelspindeln das Gepräge der Reife. Bielschowsky hält die Veränderungen an den Axonen und ihren motorischen Endigungen für wichtiger als die Ganglienzellbefunde. Eine sich allmählich noch vervollkommnende Neurotisation könnte die Besserungsfähigkeit der Myatonia congenita erklären. Bielschowsky hält es deshalb auch für erklärlich, daß Voruntersucher einen negativen Befund am Zentralnervensystem erhoben.

Bielschowsky sieht also in der Myatonia congenita weder eine primäre Myopathie noch eine progressive spinale Muskelatrophie, sondern eine Mißbildung oder Entwicklungshemmung mit Agenesie oder Dysplasie der Vorderhornzellen, mit mangelhafter Expansion der in die Muskulatur einwachsenden Axone und mangelhafter Ausreifung der motorischen Endausbreitungen. Gurdjian, Grinker und Schuback erhoben ähnliche Befunde, nahmen aber progressive degenerative Veränderungen an den Vorderhörnern, Nerven und Muskeln an, die ja Bielschowsky auch beschrieben hatte. Wenn es auch in neuerer Zeit nicht an Autoren fehlte, die die Rückenmarksbefunde von Werdnig-Hoffmannscher Krankheit und Myatonia congenita veranlaßte, für die Identität beider Krankheiten einzutreten (Karlström und Wohlfart), so haben sich Wohlfahrt und Wohlfart, Schildknecht und Ostertag unseres Erachtens durchaus mit

Recht der Bielschowskyschen Anschauung angeschlossen, da die von ihm gebrachte Abbildung der Vorderhornregion recht überzeugend für eine A- oder Dysgenesie spricht. Conel sah andererseits die ältesten Ganglienzellveränderungen, wie er meint, in den Vorderhörnern und jüngere oder in der Mitte stehende Zellveränderungen im Globus pallidus, in der vorderen Zentralwindung und in den Oculomotoriuskernen. Er schließt daraus auf ein allmähliches Fortschreiten der Krankheit von unten nach oben. Eger und Ohr führen vor allem unter Berufung auf die Befunde von Siwe aus, daß die von Bielschowsky beschriebenen kleinen Ganglienzellen in den Vorderhörnern eine verschiedenartige und daher unsichere Beurteilung zulassen. Es erscheint ihnen deshalb richtiger, sich an den mit Sicherheit zu erkennenden Prozeß und nicht an den Befund zu halten, der nur vermutet werden kann.

Auf eine breitere Erörterung der sich hier ergebenden Fragestellungen glaubten wir nicht verzichten zu können, weil sich auch in letzter Zeit namhafte Autoren, von denen nur Hanhart, Bodechtel und Schrader und P. E. Becker genannt seien, aus wesentlichen Gründen für die strikte Trennung beider Krankheiten und die Sonderstellung der Myatonia congenita eingesetzt haben, und weil diese Frage die Notwendigkeit engster Zusammenarbeit zwischen Klinikern, Erbbiologen und Pathologen ganz besonders nahelegt. Eine neue Beleuchtung erfährt sie durch die Untersuchungen von Sven Brandt und von Coers und Pelc. 1949 hatte Sven Brandt 112 Fälle (57 Knaben und 55 Mädchen) von Werdnig-Hoffmannscher Krankheit zusammengestellt, die in den letzten 40 Jahren in Dänemark geboren worden waren. Die anfänglich nur erbbiologische Bearbeitung wurde 1950 ergänzt durch seine monographische Darstellung, die einerseits die Notwendigkeit genauer Erfassung der Besonderheit des Einzelfalles unterstreicht. andererseits durch die Größe des Beobachtungsgutes den Zufälligkeiten der Kasuistik entrückt ist. Nach einem Überblick über die Weltliteratur — unter 296 veröffentlichten Fällen von Myatonia congenita fand er nur 20 nach Symptomatologie und Verlauf uneinheitliche Fälle, für die nach seiner Analyse Oppenheims Kriterien zutreffen, was mit Hanharts Schluß, daß die Myatonie viel seltener sei als die Werdnig-Hoffmannsche Krankheit, ungezwungen in Einklang zu bringen ist — schildert Brandt die eigenen Beobachtungen an 131 Fällen und weiteren 25 Geschwisterfällen. Darunter fand er 112 Fälle, die er nach Klinik, Anamnese, elektromyographischen, bioptischen und autoptischen Befunden als infantile progressive Muskelatrophien (Werdnig-Hoffmann) anspricht. In Abänderung der bisher üblichen Einteilung und der bisher einigermaßen einheitlichen gebräuchlichen Darstellung der Zusammenhänge der spinalen Muskelatrophien fand er in 46 Fällen rein spinale, in 2—3 Fällen rein myogene Formen und in einer Reihe von Beobachtungen Zeichen einer primären Vorderhornerkrankung und einer primären Atrophie der Muskulatur. Er spricht daher von der Werdnig-Hoffmannschen Krankheit als einer Gesamtaffektion der „motorischen Einheiten“, d. h. in der Mehrzahl der Fälle — besonders bei akutem Verlauf — von abiotrophischen Prozessen der motorischen Vorderhornzellen, in anderen Fällen von strukturellen Schäden in der Muskelzelle, einschließlich der motorischen Endplatte. Eine neurale Form im Sinne von Batten fand er nicht. Eine Sichtung von 73 ursprünglich unter der Diagnose einer Myatonia congenita laufenden Fällen ließ nur 13 Fälle uneinheitlicher Genese [kongenitale Muskelhypoplasie, angeborene Muskeldystrophie ohne Progredienz (Batten-Turner), rachitische oder polyneuritische Muskelatrophien u. a.] übrig. Die Myatonie stellt daher nach ihm nur ein Syndrom dar, das nur nach längerer Beobachtung per exclusionem oder katamnestisch diagnostiziert werden dürfte. Nach Brandt würde also, was als wichtigstes und auch plausibles Ergebnis anzusehen ist, ein großer Teil der Myatoniefälle in der WERDNIG-HOFFMANNschen Krankheit aufzugehen haben. Damit fände ein großer Teil der Kontroversen der Autoren seine Erklärung, vielleicht sogar seinen Abschluß. Für die bisherige Einteilung und Definition der spinalen Muskelatrophien ist jedoch ungewöhnlich, daß die erwähnten Strukturschäden der Muskeln und ihrer Endplatten in einem nicht unwesentlichen Teil der Fälle das anatomische Substrat darstellen sollen, obwohl schon oben die Hoffnung älterer Autoren erwähnt wurde, die von genaueren Untersuchungen der Peripherie eine Lösung erwarteten. In dieser Hinsicht sind die histologischen und histochemischen Untersuchungen von COERS und PELC von besonderer Bedeutung. Nach ihrer Literaturdurchsicht fand man bis dahin bei den spinalen Muskelatrophien echte Ganglienzelldegeneration, bei der Myatonia congenita dagegen nur Muskelveränderungen im Sinne der von WOHLFAHRT 1949 beschriebenen „b"-Fasern. COERS untersuchte 1952 bei einem $4^1/_2$jährigen Kinde mit dem klinischen Bilde der Myatonia congenita die Muskulatur bioptisch mit Hilfe einer Methylenblau-Vitalfärbung nach elektrischer Reizung und fand folgende Anomalie der motorischen Endplatte: Ihre Endverzweigung ist ausgeblieben oder im Sinne einer Reifungsverzögerung nur ungenügend entwickelt. Die histologischen Bilder entsprechen bei diesem Kinde bei Methylenblaufärbung dem Entwicklungsstadium eines einjährigen Kindes. Die intramuskuläre Innervation selbst ist ausreichend und der Norm entsprechend, auch die Axone sind regelrecht gestaltet. Es bleibt lediglich die typische Verzweigung der neuromuskulären Endigung aus. An ihrer Stelle ist eine kolbenförmige Auftreibung zu sehen. Eine von den Verfassern angewandte Modifikation der KOELLEschen Methode zum Nachweis der Cholinesteraseaktivität dieser Nervenendigungen und ihrer nicht fragmentierten subneuralen Strukturen ergibt eine erhebliche Herabsetzung der Cholinesteraseaktivität. Die sensiblen Muskelspindeln zeigten keine Veränderungen. Es liegt danach also physiologisch eine Muskelatonie vor, bei der die Muskelfasern und ihre Innervation normal sind und nur die neuromuskuläre Übertragung an der motorischen Endplatte infolge einer verzögerten Reifung der normalen Endverzweigung gestört ist. VOLLAND suchte bei seinem Übergangsfall von Myatonie in WERDNIG-HOFFMANNsche Krankheit die Ursache der Störung ebenfalls in einer endogenen primären Läsion im peripheren Anteil des zweiten motorischen Neurons.

Literatur.

A. Einleitung.

Bezüglich der klinischen Arbeiten sei auf das Schrifttumsverzeichnis von MARBURG, hinsichtlich der erbbiologischen Arbeiten auf die Zusammenstellung von BOETERS verwiesen.

Zusammenfassende Darstellungen.

BODECHTEL, G.: Die Krankheiten des Rückenmarks. In MOHR-STAEHELINS Handbuch der inneren Medizin, Bd. V/2. Berlin: Springer 1939 u. 1953. — BOETERS, H.: Erbleiden des Nervensystems beim Menschen. In JUST u. LANGES Handbuch der Erbbiologie des Menschen, Bd. V/1. Berlin: Springer 1939. — BREMER, F. W.: Klinischer und erbbiologischer Beitrag zur Lehre von den Heredodegenerationen des Nervensystems. Arch. f. Psychiatr. **66**, 477 (1922).

CASSIRER: Erkrankungen von Medulla oblongata, Pons, sowie chronisch progressive Ophthalmoplegien. In Handbuch von FLATAU-JAKOBSOHN, Bd. 1. 1904. — CASSIRER, R.: Myatonia congenita. In LEWANDOWSKYS Handbuch der Neurologie, Bd. 2, S. 230. Berlin: Springer 1911. — CURSCHMANN, H.: Klinik der Myopathien. IV. Angeborene Muskelatonie. In BUMKE-FOERSTERS Handbuch der Neurologie, Bd. XVI, S. 485. Berlin: Springer 1936. — CURTIUS, F.: Die organischen und funktionellen Erbkrankheiten des Nervensystems. Stuttgart: Ferdinand Enke 1935.

ECKHARDT, H., u. B. OSTERTAG: Körperliche Erbkrankheiten. Ihre Pathogenese und Differentialdiagnose. Leipzig: Johann Ambrosius Barth 1940.

FORSTER: Die Syphilis des Nervensystems. In LEWANDOWSKYs Handbuch der Neurologie, Bd. 3. 1912. — FRIEDRICH, G.: Cerebrale Systemerkrankungen. Fortschr. Neur. **13** (1941).

HALLERVORDEN, J.: Die hereditäre Ataxie. — Die Kleinhirnatrophien. In BUMKE-FOERSTERs Handbuch der Neurologie, Bd. XVI, S. 657—728. Berlin: Springer 1936. — HASSLER, ROLF: Erkrankungen der Oblongata, der Brücke und des Mittelhirns. In Handbuch der inneren Medizin, 4. Aufl., Bd. V/3, S. 552. Berlin: Springer 1953. — HENNEBERG, R.: Die funiculäre Myelitis. In LEWANDOWSKYs Handbuch der Neurologie, Bd. 11, S. 769. Berlin: Springer 1911.

IBRAHIM: Handbuch der Kinderheilkunde, Bd. 4. Berlin 1931.

JENDRASSIK, E.: Die hereditären Krankheiten. In LEWANDOWSKYs Handbuch der Neurologie, Bd. 2, S. 321. Berlin: Springer 1911.

KEHRER, F.: Erblichkeit und Nervenleiden. Berlin: Springer 1928. — KRAMER: Die amyotrophische Lateralsklerose. In KRAUS-BRUGSCH' Handbuch der speziellen Pathologie und Therapie, Bd. X. Wien u. Berlin: Urban & Schwarzenberg 1924. — KROLL, F.-W.: Systemerkrankungen des Rückenmarks. Degenerativerkrankungen. Fortschr. Neur. **8**, 196 (1936); **10**, 499 (1938).

LANGE, J.: Die Krankheiten der Brücke und der Oblongata. In Handbuch der inneren Medizin. Berlin: Springer 1939.

MARBURG, OTTO: Die chronisch progressiven nuclearen Amyotrophien. Die amyotrophische Lateralsklerose. In BUMKE-FOERSTERs Handbuch der Neurologie, Bd. XVI, S. 524. Berlin: Springer 1936. — Die chronisch progressiven nuclearen Amyotrophien. In LEWANDOWSKYs Handbuch der Neurologie. Berlin: Springer 1911. — MEYENBURG, H. v.: Die quergestreifte Muskulatur. In HENKE-LUBARSCH' Handbuch der speziellen pathologischen Anatomie und Histologie, Bd. IX/1. Berlin: Springer 1929.

NONNE, M.: Syphilis und Nervensystem. Berlin: S. Karger 1924.

PANSE, F.: Schädigungen des Nervensystems durch technische Elektrizität. Berlin 1930.

SACHS: Nervenkrankheiten des Kindesalters. Leipzig u. Wien: Franz Deuticke 1897. — SCHAFFER, K.: Über das morphologische Wesen und die Histopathologie der hereditärsystematischen Nervenkrankheiten. Berlin: Springer 1926. — Die Histopathogenese der primär-systematischen Nervenkrankheiten. Arch. f. Psychiatr. **98**, 130 (1932). — Spastische Spinalparalyse — Amyotrophische Lateralsklerose. In BUMKE-FOERSTERs Handbuch der Neurologie, Bd. XVI, S. 605 bzw. 628. Berlin: Springer 1936. — SCHAFFER, K., u. D. MISKOLCZY: Histopathologie des Neurons. Leipzig: Johann Ambrosius Barth 1938. — SCHERER, H.-J.: Vergleichende Pathologie des Nervensystems der Säugetiere. Leipzig: Georg Thieme 1944. — SLAUCK, A.: Pathologische Anatomie der Myopathien. In BUMKE-FOERSTERs Handbuch der Neurologie, Bd. XVI, S. 412. Berlin: Springer 1936. — SPATZ, H.: Die „systematischen Atrophien". Eine wohlgekennzeichnete Gruppe der Erbkrankheiten des Nervensystems. Arch. f. Psychiatr. **108**, 1 (1938). — Über die „Systematrophien" und die PICKsche Krankheit im Rahmen dieser Gruppe. CHR. ROGGENBAU, Gegenwartsprobleme der psychiatrisch-neurologischen Forschung. Stuttgart 1939. — SPIELMEYER, WALTER: Zum Problem der Systemerkrankungen. Jb. Psychiatr. **51**, 256 (1934). — STRÜMPELL, A. v.: Über primäre systematische Erkrankungen. Verh. Dtsch. Naturforsch. u. Ärzte, Nürnberg 1893. Neur. Zbl. **12**, 658 (1893).

WOHLFAHRT, S., u. GUNNAR WOHLFART: Mikroskopische Untersuchungen an progressiven Muskelatrophien. Unter besonderer Rücksichtnahme auf Rückenmarks- und Muskelbefunde. Helsingfors: Mercators Tryckeri Aktiebelag 1935.

B. Spastische Spinalparalyse.

ACHARD, CH.: L'hérédo-ataxie cérébelleuse et ses rapports avec la paraplegie spasmodique familiale. Bull. méd. **1932**, 857. — ACHARD, CH., I. BERTRAND et A. ESCALIER: Hérédoataxie cérébelleuse à type de paraplégie spasmodique. Rev. Neur. **39**, I, 866 u. II, 345 (1932). — ACKERMANN, R.: Dtsch. Z. Nervenheilk. **90** (1926). — APPEL, LUCIEN, et L. VAN BOGAERT: Études sur la paraplégie spasmodique familiale. II. La famille Amail: formes très précoces et congénitales. Contribution histopathologique. Acta neurol. et psychiatr. belg. **51**, 129 (1951).

BABONNEIX, L., MATHIEU et MIGET: Paraplégie spasmodique familiale. Bull. Soc. Pédiatr. Paris **29**, 278 (1931). — BÄUMLIN: Über familiäre Erkrankungen des Nervensystems. Dtsch. Z. Nervenheilk. **20**, 265 (1901). — BAILEY, W. D.: Hereditary spastic paraplegia. J. Nerv. Dis. **24**, 697—701 (1897). — BALLET et ROSE: Affection spastique bulbo-spinale familiale. Nouv. Iconogr. Salpêtrière **1905**, Nr 4. — BELL, J., and E. A. CARMICHAEL: On hereditary ataxia and spastic paraplegia, treasury of human inheritance, Bd. 4, Teil 3.

London: Cambridge University Press 1939. — BENEDIKT, M.: Zur Pathologie der Paraplegia spastica infantilis. Wien. med. Presse **1897**, Nr 17. — BERNHARD, M.: Beitrag zur Lehre der familiären Erkrankungen des Nervensystems. Virchows Arch. **26** (1891). — BICKERSTAFF, EDWIN R.: Hereditary spastic paraplegia. J. of Neur., N. S. **13**, 134 (1950). — BISCHOFF: Pathologisch-anatomischer Befund bei familiärer infantiler spastischer Spinalparalyse. Jb. Psychiatr. **22**, 109 (1902). — BOGAERT, LUDO VAN: Études sur la paraplégie spasmodique familiale. V. La famille van L. Forme classique pure avec atrophie optique massive chez certains de ses membres. Acta neurol. et psychiatr. belg. **52**, 795 (1952). — BOURNEVILLE et CROUZON: Un cas d'affection familiale à symptoms cérébrospinaux: diplégie spasmodique infantile et idiotie chez deux frères. Atrophie du cervellet. Progrès méd. **1901**, Nr 17. — BOZZI, R.: Osservazioni sulla paraplegia spasmodica famigliare tipo STRÜMPELL-LORRAIN. Atti Soc. med.-chir. Padova ecc. **13**, Nr 5, 5—16 (1935). — BRAUNMÜHL, A. v.: (a) Kolloidchemische Betrachtungsweise seniler und präseniler Gewebsveränderungen. Z. Neur. **142** (1932). — (b) Herdparalyse mit ALZHEIMERschen Fibrillenveränderungen und Primitivplaques. Arch. f. Psychiatr. u. Z. Neur. **188** (1952).— (c) Synäresis und Entzündung. Z. Neur. **148** (1933). — (d) Encephalitis epidemica und Synäresislehre. Arch. f. Psychiatr. u. Z. Neur. **181** (1939). — (e) Über eine eigenartige hereditär-familiäre Erkrankung des Zentralnervensystems. Arch. f. Psychiatr. u. Z. Neur. **191**, 419 (1954). — BRAUNMÜHL, A. v., u. K. LEONHARD: Über ein Schwesternpaar mit PICKscher Krankheit. Z. Neur. **150** (1934). — BREMER, F. W.: Klinischer und erbbiologischer Beitrag zur Lehre von den Heredodegenerationen des Nervensystems. Arch. f. Psychiatr. **66** (1922). — BRISSAUD, E.: Familiäre Sklerose des Pyramidenseitenstranges. Neur. Zbl. **22**, 142 (1903). — BROUWER, B.: The significance of phylogenetic and ontogenetic studies for the neuropathologist. J. Nerv. Dis. **51**, 113 (1920).

CASSINIS, FRANCESCO: Paraplegia spinale spastica famigliare. Contributo clinico. Riv. Pat. nerv. **32**, 113 (1927). — CIENFUEGOS, E., y I. DANERI: Paraplegia espasmodica familiar. Arch. argent. Pediatr. **22**, 289 (1944). — CORRERA, M.: Paraplegia spastica familiare o sclerosi a placche familiar? Cervello **24**, 321 (1948). — CROWE, M. B.: Family spastic paresis with strabismus. Arch. Dis. Childh. **19**, 32 (1944). — CURTIUS: Familiäre diffuse Sklerose und familiäre spastische Spinalparalyse in einer Sippe. Ein Beitrag zur Genealogie der Heredodegenerationen. Z. Neur. **126**, 209 (1930).

DÉJÉRINE et SOTTAS: Sur un cas de paraplégie spasmodique acquise par sclérose primitive des cordons latéreaux. Arch. de Physiol. **1896**, 630. — DEMOCH, I.: Ein Beitrag zur Lehre von der spastischen Spinalparalyse. Arch. f. Psychiatr. **33** (1900). — DOBROCHOTOW, M.: Ein Fall hereditärer Familienerkrankung vom Übergangstypus zwischen spastischer Spinalparalyse und FRIEDREICHscher Krankheit. Dtsch. Z. Nervenheilk. **49** (1913). — DONAGGIO, A.: Richerche sulle lesioni delle fibre nervose spinali nelle priconevrosi acute et contributo allo studio delle paralisi spinale spastica. Riv. sper. Freniatr. **23** (1897).

EICHHORST, H.: Über infantile und hereditäre multiple Sklerose. Arch. path. Anat. **146**, 173 (1896). — EICKHOFF, CLEMENS: Zur Kenntnis der familiären spastischen Spinalparalyse. Mschr. Psychiatr. **69**, 1 (1928). — ERB, W.: (a) Über hereditäre spastische Spinalparalyse. Dtsch. Z. Nervenheilk. **6** (1894). — (b) Über die anatomischen Grundlagen der syphilitischen Spinalparalyse. Ref. Neur. Zbl. **22**, 606. — (c) Concerning spastic and syphilitic spinal paralysis. W. Lond. Med. J. **1903**. — (d) Über die spastische und die syphilitische Spinalparalyse und ihre Existenzberechtigung. Dtsch. Z. Nervenheilk. **23**, 347 (1903). — (e) Über die spastische Spinalparalyse und ihre Existenzberechtigung. Neur. Zbl. **22**, 606 (1902).

FARAGO, I.: Beitrag zur Vererbung und Pathohistologie der spastischen Spinalparalyse. Mschr. Psychiatr. **114**, 161 (1947). — FREUND, JÜRGEN: Über spastische Spinalparalyse (STRÜMPELL) bei einem Brüderpaar. Dtsch. Z. Nervenheilk. **161**, 337 (1949). — FOIX et TRÉTIAKOFF: Les lésions médullaires au cours de l'hérédo-ataxie cérébelleuse de la maladie de FRIEDREICH et de la paraplégie spasmodique familiale. Bull. Soc. méd. Hôp. Paris **30**, 7 (1921). — FULTON, J. F.: Physiology of the nervous system, 3. Aufl., S. 420. New York: Oxford University Press 1949. — FUTER, D.: (a) Zur Klinik und Erbbiologie der hereditären spastischen Spinalparalyse. Z. Neur. **118**, 722 (1929). — (b) Eine Familie mit atypischer Form der spastischen Paraplegie. Sovrem. Psichonevr. (russ.) **7**, 398 (1928).

GARCIN, R.: Sclérose en plaques familiale ou paraplégie spasmodique familiale à forme de sclerose en plaques. Revue neur. **65**, 58 (1936). — GARLAND, HUGH G., and C. E. ASTLEY: Hereditary spastic paraplegia with amyotrophy and pes cavus. J. of Neur., N. S. **13**, 130 (1950). — GEE: Hereditary infantile spastic paraplegia. Acta Bartholomews Hosp. Rep. **25**, 81 (1889). — GONZALEZ, E. R., y R. H. VALENZUELA: Paraplegia espasmodica familiar progressive. Rev. mex. Pediatr. **13**, 212 (1943). — GORDY, S.: Familial spastic paralysis. Report of 2 cases in one family. Arch. of Neur. **32**, 245 (1934). — GUERRINI, FRANCESCO Z.: Familiäre spastische Paraplegie (STRÜMPELL). Semana méd. **1930 II**, 335. — GUILLAIN, G., et R. BIZE: Revue neur. **1930**.

HALDANE, J. B. S.: Partial sex-linkage of spastic paraplegia. J. Genet. **41**, 141 (1941). — HAMMERSCHLAG, VICTOR: Die Polyallelie als Grundlage des Erbgangs der spastischen Spinalparalyse. Klin. Wschr. **1934 I**, 803. — HEILIG, G.: Über Beziehungen zwischen klinischem und histopathologischem Befund bei einer familiären Erkrankung des kindlichen motorischen Systems. Arch. f. Psychiatr. **57**, 433 (1917). — HIGIER, HEINRICH: Familiäre spastische Paralyse von cerebralem Typus und Heredolues. Z. Neur. **90**, 176 (1924).

JACKSON, ARTHUR H.: Familial spastic paralysis. Arch. of Neur. **31**, 1266 (1934). — JAKOB, C.: Sobre un caso di paraplegia espasmodica familiar progressiva (maladie de STRÜMPELL) con examen histopathologico completo. Riv. Soc. med. argent. **17**, 665 (1909). — JÉQUIER, M., MICHAIL et E. B. STREIFF: Paraplégie familiale et dégénerescence tapétorétienne. Confinia neur. **6**, 277 (1945). — JERVIS, GEORGE A.: Early senile dementia in mongoloid idiocy. Amer. J. Psychiatr. **105**, 102 (1948).

KAHLSTORF, A.: Klinischer und histologischer Beitrag zur hereditären spastischen Spinalparalyse. Z. Neur. **159**, 774 (1937). — KASTAN, M.: Different forms of diffuse sclerotic process. PELIZAEUS-MERZBACHERS disease. STRÜMPELLS spastic spinalparalysis. Leukodystrophia in one family. J. Nerv. Dis. **101**, 357 (1945). — KATTWINKEL: Ein Fall von primärer systematischer Degeneration der Pyramidenbahnen (spastische Spinalparalyse). Dtsch. Z. Nervenheilk. **33**, 1 (1907). — KING, N. H.: Familial spastic paralysis. Veterans Admin. Tech. Bull. **18**, 332 (1942). — KLINGLER, M., u. BLOCH: Über eine Sippe mit spastischer Heredodegeneration. Schweiz. Arch. Neur. **58**, 273 (1947). — KOELICHEN: Ein Fall von primärer Degeneration der Pyramidenseitenstrangbahnen im Rückenmark mit ungewöhnlichem klinischen Verlauf. Dtsch. Z. Nervenheilk. **40**, 408 (1910). — KOLLARITIS: Beitrag zur Kenntnis der vererbten Nervenkrankheiten. Dtsch. Z. Nervenheilk. **30**, 293 (1906). — KRAFFT-EBING, v.: Über infantile familiäre spastische Spinalparalyse. Dtsch. Z. Nervenheilk. **17** (1900). — KÜHN: Klinische Beiträge zur Kenntnis der hereditären und familiären spastischen Spinalparalyse. Dtsch. Z. Nervenheilk. **22** (1902).

LANDAU, W. M., and J. J. GITT: Hereditary spastic paraplegia and hereditary ataxia. A family demonstrating a variety of phenotypic manifestation. A. M. A. Arch. Neur. **66**, 346 (1951). — LASSEK, A. M.: (a) The pyramidal tract: Basic considerations of corticospinal neurons. Proc. Assoc. Res. Nerv. a. Ment. Dis. **27**, 106 (1948). — LEDERER, RICHARD: Familiäre spastische Paraplegie bei 3 Geschwistern. Mitt. Ges. inn. Med. Wien **11**, 70 (1912). — LORRAIN, M.: Contribution à l'étude de la paraplégie spasmodique. Ref. Neur. Zbl. **17**, 955 (1898). — LOUIS-BAR, D., et G. PIROT: Sur une paraplégie spasmodique avec dégénérescence maculaire chez deux frères. Ophthalmologica (Basel) **109**, 32 (1945).

MAAS: Symptomenkomplex der spastischen Spinalparalyse. Neur. Zbl. **32**, 71 (1913). — MAAS, O.: Zur Kenntnis familiärer Nervenkrankheiten. Dtsch. Z. Nervenheilk. **41**, 236 (1911). — MAKSOUDOVA, O. L.: L'étiologie et la pathogénie des paralysies spastiques. Ortop. i Traumat. **13**, 74 (1939). — MARFAN, A. B.: Paraplégie spasmodique avec troubles cérébraux d'origine hérédosyphilitique chez les grands enfants. Rev. franc. Pédiatr. **12**, 1 (1936). — MARINESCO, MANICATIDE et DRAGANESCO: Revue neur. **41** (1934). — MARCUSE: Berl. Ges. für Psychiatr. u. Nervenkrankheiten. Neur. Zbl. **32**, 71. — MEYER, J. E.: Zum Problem des lokalen vorzeitigen Alterns. Ges. Dtsch. Neurol. u. Psychiatr., 22.—25. Sept. 1949. — MINEA, I.: Contribution à l'amélioration du prognostique de la paralysie spinale syphilitique. Bull. Acad. Méd. Roum. **10**, 366 (1940). — MINKOWSKI: Dtsch. Arch. klin. Med. **34** (1884). — MISKOLCZY, D., u. A. BENEDEK: Tonische Halsreflexe bei spastischer Heredodegeneration. Psychiatr.-neur. Wschr. **1934**, 430. — MONTANARO et JUSIO L. HANÓN: (a) CHARCOTsche Krankheit. Atypischer Fall in pseudo-polyneuritischer Form. Rev. Especial. méd. **1**, 621 (1926). — (b) Hereditäre spastische Paraplegie. Semana méd. **1929 II**, 71. — MUCHIN, N.: Ein Beitrag zur Kenntnis der toxischen spastischen Spinalparalyse. Dtsch. Z. Nervenheilk. **1897**, 9.

NEWMARK, L.: (a) Pathologisch-anatomischer Befund in einem weiteren Falle von familiärer spastischer Paraplegie. Dtsch. Z. Nervenheilk. **31**, 224 (1906). — (b) Über die familiäre spastische Paraplegie. Dtsch. Z. Nervenheilk. **27**, 1 (1904). — (c) Klinischer Bericht über den 7. Fall von spastischer Paraplegie in einer Familie und Ergebnis der 3. Autopsie in derselben Familie. Dtsch. Z. Nervenheilk. **42**, 419 (1911). — (d) A contribution to the study of the family form of the spastic paraplegia. Amer. J. Med. Sci. **105**, 432 (1893). — NONNE, M.: Primäre Seitenstrangdegeneration und Meningitis cervicodorsalis als anatomische Grundlage in 2 Fällen von „syphilitischer Spinalparalyse". Dtsch. Z. Nervenheilk. **33** (1908).

PAMBOUKIS, G.: Amyotrophische Lateralsklerose und spastische Spinalparalyse bei 2 Geschwistern im Kindesalter. Dtsch. Z. Nervenheilk. **129**, 52 (1952). — PASKIND and STONE: Familial spastic paralysis. Report of three cases in one family and observation at necropsy. Arch. of Neur. **30**, 481 (1933). — PELLIZZI, G. B.: Paraplegia spasmodica famigliare e demenza precoce. Riv. sper. Freniatr. **32**, 1 (1906). — PESKER: Un cas d'affection familiale à symptômes cérébro-spineaux. Thèse de Paris 1900. — PESKIN, A.: Über eine eigentümliche Form familiärer Erkrankung des Zentralnervensystems. Berlin: M. Günther

1900. — PLANSON: Paraplégie spasmodique familiale. Paris méd. **1**, 105 (1945). — PREIONI C., B. SNEIDER y I. BENZECSY: Enfermedad de STRÜMPELL-LORRAIN (paraplegia familiar espasmodica). Prensa méd. argent. **1947**, 1318. — PRICE, G. E.: Familial lateral sclerosis (spastic paralysis). J. Nerv. Dis. **90**, 51 (1939).

QUANDT, JOCHEN: Klinischer Beitrag zur essentiellen Form der spastischen Spinalparalyse. Psychiatr., Neurol. u. med. Psychol. **5**, 142 (1953).

RASMUSSEN, A. T., and W. PENFIELD: Further studies of sensory and motor cerebral cortex of man. Federat. Proc. **6**, 452 (1947). — RAYMOND, F., u. F. ROSE: Autopsie eines Falles von familiärer spastischer Paraplegie. Neur. Zbl. **29**, 498 (1909). — RECHTMAN, A. M., and B. L. ALPERS: Hereditary spastic paraplegia. Occurrence of the condition in five generations with presentation of two cases. Arch. of Neur. **32**, 248 (1934). — REITTER, K.: Eine neue Familie mit spastischer Spinalparalyse. Dtsch. Z. Nervenheilk. **53**, H. 6 (1915). — RHEIN, I. H. W.: Family spastic paralysis. J. Nerv. Dis. **44** (1918). — RÖHRICHT: Familiäre spastische Spinalparalyse. Ein Beitrag zur Lehre von den Heredodegenerationen. Mschr. Psychiatr. **96**, 268 (1937). — ROGER, H., et J. CAIN: Les paraplégies spasmodiques familiales du type STRÜMPELL-LORRAIN. Sémaine Hôp. **22**, 693 (1946). — ROTHMANN, M.: Seitenstrangerkrankung und spastische Spinalparalyse. Dtsch. med. Wschr. **1903**, Nr 24 u. 25.

SARBÓ, A. v.: Dtsch. Z. Nervenheilk. **46** (1913). — SCHAFFER, K.: (a) Zur Pathologie und pathologischen Histologie der spastischen Heredodegeneration (hereditäre spastische Spinalparalyse). Dtsch. Z. Nervenheilk. **73**, 101 (1922). — (b) Über das morphologische Verhalten des zentralen Nervensystems bei der systematischen Heredodegeneration. Virchows Arch. **241**, 277 (1922). — (c) Zur Histopathologie der idiopathischen Lateralsklerose oder spastischen Heredodegeneration. Arch. f. Psychiatr. **77**, 675 (1926). — SCHMINK u. HEINZE: Über die Degeneration der motorischen Leitungsbahnen. Dtsch. Z. Nervenheilk. **76** (1924). — SCHULTZE, F.: Dtsch. med. Wschr. **1889**. — Dtsch. Z. Nervenheilk. **92**, 161 (1926). — SCHWARZ, GABRIEL A.: Hereditary (familial) spastic paraplegia. Arch. of Neur. **68**, 655 (1952). — SOSTAKOVIC, V.: Über die Ätiologie der familiären Erkrankungen des Nervensystems. Spasmodische Paraplegie (STRÜMPELL). Ž. Nevropat. (russ.) **22**, 51 (1929). — SOUQUES: Revue Neur. **1895**. — SPECHT, R.: Ein Beitrag zur Lehre von der hereditären spastischen Spinalparalyse. Z. Neur. **99**, 32 (1925). — SPILLANE, J. D.: Familial pes cavus and absent tendon jerks. Its relationship with FRIEDREICH's disease and peroneal muscular atrophy. Brain **63**, 275 (1940). — SPILLANE, JOHN D., and GEOFFREY M. T. LLOYD: Spastic paraplegia in late adult life with degeneration and protrusion of cervical discs. Lancet **1951**, II, 653. — SPILLER, W. G.: (a) Fourteen cases of spastic spinalparalysis occuring in one family. Philad. Med. J. **1902**. — (b) Med. Bull. Univ. Pennsylvania 1900 u. 1905. — STERLING: Amyotrophische Erscheinungen bei Myasthenie. Neur. polska **13**, 30 (1930). — STÖRRING, GUSTAV W.: Das Bild einer spastischen Spinalparalyse nach Starkstromverletzung. Arch. f. Psychiatr. **100**, 350 (1933). — STRÜMPELL, A.: (a) Beiträge zur Pathologie des Rückenmarks. Arch. f. Psychiatr. **10**, 676 (1880). — (b) Über eine bestimmte Form der primären combinierten Systemerkrankung des Rückenmarks, im Anschluß an einen Fall von spastischer Spinalparalyse mit vorherrschender Degeneration der Pyramidenbahnen und geringer Beteiligung der Kleinhirnseitenstrangbahnen und der GOLLschen Stränge. Arch. f. Psychiatr. **17**, 227 (1886). — (c) Über die hereditäre spastische Spinalparalyse. Dtsch. Z. Nervenheilk. **4**, 173 (1893). — (d) Über einen Fall von primärer systematischer Degeneration der Pyramidenbahnen mit den Symptomen einer allgemeinen spastischen Lähmung. Dtsch. Z. Nervenheilk. **5**, 225 (1894). — (e) Über hereditäre spastische Spinalparalyse. Neur. Zbl. **20**, 628 (1901). — (f) Über hereditäre spastische Spinalparalyse. Arch. f. Psychiatr. **34** (1901). (g) Die primäre Seitenstrangsklerose (spastische Spinalparalyse). Dtsch. Z. Nervenheilk. **27**, 17 (1904).

TESCHLER u. SOÓS: Die endogene spastische Spinalparalyse mit Entwicklungsstörung des Knochensystems. Orv. Hetil. (ung.) **1930 II, 673**. — THUMS, K.: Zur Klinik und Erbbiologie der spastischen Heredodegeneration des Nervensystems. Z. Konstit.lehre **16**, 513 (1932). — TONIETTI, FRANCESCO: Paralisi spinale spastica familiare con „status dysmyelinicus". Policlinico **34**, 636 (1927). — TOOTH, ST.: Bartholomews Hospital Reports, Bd. 28. 1892.

UGOLOTTI, FERDINANDO: Sulla paralisi spinale spastica. Riv. sper. Freniatr. **34**, Nr 1 u. 2 (1908). — ULLA, J.: Un caso de presentacion familiar de paralisi espinal espasmodica Medicina Madrid **13**, 435 (1945).

VOSS, G.: Neur. Zbl. **1909**.

WECHSLER, I. S., and S. BRODY: The probleme of primary lateral sclerosis. A. M. A. Arch. Neur. **66**, 346 (1951). — WEIGEL, MARGA: Über das Zusammentreffen eines spastischen Symptomenkomplexes mit doppelseitiger Taubheit und mit innersekretorischen Störungen. Dtsch. Z. Nervenheilk. **136**, 272 (1935). — WIRSCHUBSKI, A.: Ein Fall von familiärer spastischer Spinalparalyse. Ref. Neur. Zbl. **32** (1925). — WOERKOM, VAN: Sur les differentes formes de spasme familial. Fol. neuro-biol. 8, H. 2 (1914).

ZIPPERLEN, E.: Kasuistischer Beitrag zur Lehre von der spastischen Spinalparalyse. Z. Neur. **122**, 560 (1929).

C. Die chronisch progressiven spinalen Muskelatrophien.

D'ABUNDO, EMANUELE: Atrofia muscolare tipo ARAN-DUCHENNE in sogetto con polidattilia sinistra. Riv. Neuropat. ecc. **16**, 157 (1923). — ALAJOUANINE, TH.: La poliomyélite antérieure subaigue progressive. Un type anatomo-clinique de paralysie amyotrophique pure, distinct de la sclérose latérale amyotrophique, évoluant un an anvers la mort par troubles bulbaires aigues. Etude expérimentale de sa nature infectieuse et parentée avec les autres infections du névraxe. Rev. Neur. **41**, II, 225 (1935). — ALEKSTJEWA, W. G.: Die effektorischen Fasern der hinteren Wurzeln des Rückenmarks. Sovet. Psichonevr. (russ.) **10**, Nr 6, 51 (1934). — AMMOSSUW: Zur Klinik der syphilitischen Atrophien. Ann. Psychiatr. u. Nervenklin. Baku **1922**, H. 3, 36. — ANTONA, LEONARDO D': (a) Contribute all anatomia pathologica dell'atrofia muscolare progressiva tipo ARAN-DUCHENNE. Riv. Pat. nerv. **32**, 167 (1927). — (b) Sulle amiotrofie mielopatiche dell'età senile. Riv. Neur. **1928**, 1. — ARAN: Recherches sur une maladie non encore décrite du système musculaire (Atrophie musculaire progressive). Arch. gén. Méd. **1850**. — ASTWAZATUROW: Ein Fall von posttraumatischer spinaler Amyotrophie nebst Bemerkungen über sog. Poliomyelitis anterior chronica. Dtsch. Z. Nervenheilk. **49**, 353 (1911).

BABONNEIX, LÉVY et DAVID: Atrophie ARAN-DUCHENNE chez une filette de 12 ans. Bull. Soc. Pédiatr. Paris **1931**, 287. — BABONNEIX et MIGET: Atrophie musculaire progressive avec amyotonie chez un enfant de onze ans. Rev. Neur. **38**, II, 52 (1931). — BARRÉ, I. A., O. METZGER et MÉRIAN: Atrophie progressive des muscles des membres supérieurs et de la nuque avec contractions fibrillaires et sans contracture pyramidale ou autre à la suite d'une piquûre de guêpe suivic d'abscès local. Revue neur. **79**, 201 (1947). — BECKER, HERMANN: Der Muskeltonus bei Schädigung des Rückenmarks. Nervenarzt **21**, 147 (1950). — BETZ, KONRAD: Spinale Muskelatrophien nach Encephalitis epidemica. Dtsch. Z. Nervenheilk. **167**, 303 (1952). — BOEKE, I.: (a) Quelques remarques sur l'innervation double (spinale et sympathique) des fibres musculaires striées. Bull. Histol. appl. **3**, 102 (1926). — (b) Innervationsstudien. VII. Der sympathische Darmplexus usw. Z. mikrosk.-anat. Forsch. **38**, 554 (1935). — BOGAERT, L. VAN: Sur une type proximal de l'amyotrophie progressive spinale (MARBURG). J. de Neur. **30**, 514 (1930). — BOLTEN, G. C.: Die Rolle der Syphilis bei der Entstehung der progressiven spinalen Muskelatrophie (ARAN-DUCHENNE). Nederl. Tijdschr. Geneesk. **67**, 1107 (1923). — BOUKIS, CESTAN: Zur Frage der spinalen Muskelatrophien (Kombination spinaler Atrophien mit progressiver Muskeldystrophie). Mschr. Psychitr. **96**, 1 (1937). — BOUTTINI, G.: Atrofia muscolare. Progr. Clin. med. ital., N. S. **64**, 972 (1933). — BRODIN, LHERMITTE et LEHMANN: Un cas d'amyotrophie myelopathique à type de VULPIAN, posttraumatique. Rev. Neur. **38**, I, 191 (1931). — BROWNING, W.: A family form of progressive muscular atrophy beginning in late life. Neurographs **1**, No 1 (1907).

CAREZZANO, PAOLO: Contributo clinico allo studio delle atrofie muscolare progressive. Cervello **2**, 369 (1923). — CARR, ARCHIE D.: An encephalitic residual simulating progressive atrophy of shouldergirdle type. Arch. of Neur. **16**, 344 (1926). — CHARCOT: De l'atrophie musculaire progressive, type DUCHENNE-ARAN. Thèse de Paris 1895. — CHAVANY, J.-A., et J. LEMANT: Un cas d'amyotrophie spinale syphilitique. Revue neur. **64**, 695 (1935). — CHRISTOPHE, JEAN: Les amyotrophies spinales d'origine syphilitique. Bull. méd. **41**, 1313 (1927). — CLARKE, LOCKHARD et H. SCHAFFER: Sclérose combinée syphilitique amyotrophique à évolution progressive. Encéphale **16**, 65 (1921). — COTY, LE: Notes sur un cas d'atrophie musculaire progressive à début par les membres inférieurs et très amelioré par le traitement au novarsénobenzol. Encéphale **20**, 264 (1925). — CRAW, C. HELEN: Changes in the motor nerve cells in poliomyelitis. Arch. of Neur. **25**, 1315 (1931). — CRUVEILHIER: Sur la paralysie musculaire atrophique. Arch. gén. Méd. **1853**; **1856**, 561.

DANA: (a) A new (familial) form of progressive spinal myopathy. J. Nerv. Dis. **42** (1914). — (b) Progressive muscular atrophy. J. Nerv. Dis. **1906**. — (c) A new (familial) form of progressive spinal myopathy. J. Nerv. Dis. XII, No 11 (1914). — DANEL, L., et J. DEREUX: Amyotrophie localisée (type ARAN-DUCHENNE) d'origine syphilitique en coexistence avec des syphilides tubereuses cutanées. Paris méd. **18**, 202 (1928). — DAVIDENKOW, L.: Über die scapulo-peroneale Amyotrophie. Z. Neur. **122**, 628 (1929). — DENNY-BROWN, D.: (a) Progressive muscular atrophy; atonic atrophy without fibrillation. Proc. Roy. Soc. Med. **24**, 317 (1931). — (b) Muscular atrophy and ophthalmoplegia associated with GRAVES disease. Proc. Roy. Soc. Med. **24**, 1062 (1931). — DRESCHFELD: On some of the rarer formes of muscular atrophy. Brain **1885**. — DROOZ, RICHARD B.: Benign focal amyotrophy. Arch. of Neur. **58**, 498 (1948).

Eichhorst: Die Beziehungen zwischen Tuberkulose und spinaler progressiver Muskelatrophie. Dtsch. Arch. klin. Med. **127**, 161 (1918). — Eisenlohr: Zur Lehre von der akuten spinalen Paralyse. Arch. f. Psychiatr. **5**, 219 (1875). — Erb u. Schultze: Ein Fall von progressiver Muskelatrophie mit Erkrankung der grauen Vordersäulen des Rückenmarks. Arch. f. Psychiatr. **9**, 369. — Étienne: Sur les atrophies musculaires progressives d'origine myelopathique. Nouv. Iconogr. Salpêtrière **17** (1899).

Faenzi, G., e A. Mulargia: Atrofia progressiva muscolare polinevritica tubercolare. Riv. Pat. e Clin. Tbc. **24**, 238 (1951). — Falkiewicz: Zur Kenntnis der amyotrophischen Spinallues. Dtsch. Z. Nervenheilk. **89**, 299 (1926). — Fattovich, Giovanni: Sopra un caso di atrofia muscolare progressiva mielogena. Rass. Neuropsichiatr. **6**, 91 (1952). — Frank, Heinz: Über einen Fall von subchronischer generalisierter Muskelatrophie bei intakter Medulla spinalis. Dtsch. Z. Nervenheilk. **117/119**, 138 (1931). — Freyowna, Lueja: Über die Wirkung vegetativer Gifte auf fibrilläre Zuckungen bei atrophischen Prozessen spinalen Ursprungs. Med. dóswiadcz. i spol. (poln.) **5**, 379 (1926). — Fuchs, A.: Neurologische Kasuistik. Muskelatrophie bei Vater und Sohn (Poliomyelitis anterior, chronica oder subacuta). Jb. Psychiatr. **31**, 195 (1910).

Gagel, O.: (a) Ganglienzellveränderungen im Rückenmarksgrau nach Hinterwurzeldurchschneidung. Z. Neur. **130**, 371 (1930). — (b) Retrograde Degeneration an den Seitenhornzellen des Menschen nach Vorderwurzeldurchschneidung. Z. Neur. **135**, 565 (1931). — Gans, A.: Meningomyelitis mit Spondylosis luetica cervicalis bei einem Patienten mit leichter Diastematolyse unter dem Bilde einer progressiven spinalen Muskelatrophie. Z. Neur. **19**, 310 (1913). — Geyer, H.: Über posttraumatische Muskelatrophie und progressive spinale Muskelatrophie. Dtsch. Z. Nervenheilk. **134**, 14 (1934). — Gordon, A.: Familial muscular atrophy. Arch. of Neur. **30**, 460 (1933). — Greenfield, J. G., and J. W. Aldren Turner: Acute and subacute necrotic myelitis. Brain **62**, 227 (1939). — Grotjahn, Martin: Chronische progressive Chorea und spinale Muskelatrophie. Zbl. Neur. **73**, 251 (1934). Creutzfeld, Anatomischer Befund zu diesem Fall. Zbl. Neur. **73**, 252 (1934). — Gruber, W.: Eigenartige Augenmuskelstörungen bei einem atypischen Fall von progressiver Muskelatrophie. Z. Augenheilk. **26**, 6 (1911). — Grund, Georg: Über die Entstehung der fibrillären Muskelzuckungen bei spinalen Amyotrophien. Dtsch. Z. Nervenheilk. **145**, 99 (1938). — Guccione, A.: Sopra un caso di amiotrofia mielogena progressiva. Riv. Pat. nerv. **16**, Nr 2 (1911). — Guillain, Georges, et Th. Alajouanine: Sur un type clinique spécial d'amyotrophie progressive. Bull. Soc. méd. Hop. Paris **39**, 1318 (1923). — Guinon et Parmentier: De l'ophthalmoplégie externe combinée à la paralysie glosso-labio-laryngée et à l'atrophie musculaire progressive. Nouv. Iconogr. Salpêtrière **1892**. — Guttmann, E.: Die spinale Muskelatrophie auf dem Boden der Lues. Klin. Wschr. **1925 I**, 2200.

Haguenau, J., et A. L. Negreau: Poliomyélite antérieure chronique avec atteinte elective des muscles extenseurs. Rev. Neur. **41**, II, 574 (1934). — Hamke, Herbert: Zur Kenntnis der luischen spinalen Muskelatrophie. Med. Klin. **1949**, 1447. — Hammond: Two cases of progressive muscular atrophy. N. Y. Med. J. a. Med. Rec. **1894**. — Hayem, G.: Note sur un cas d'atrophie musculaire progressive avec lésions de la moelle. Arch. de Physiol. **1869**, 263, 391. — Head and Fearnsides: The clinical aspects of syphilis of the nervous system. Brain **37**, 1 (1914/15). — Hechst, Béla: Zur Pathohistologie und Histogenese der chronisch progressiven bulbospinalen Muskelatrophien. Arch. f. Psychiatr. **97**, 783 (1933). — Hemmer, Robert: Krankheitsdauer und Prognose verschiedener Formen der amyotrophischen Lateralsklerose und spinalen Muskelatrophien nach katamnestischen Untersuchungen. Nervenarzt **22**, 427. — Hillel: Die Beziehungen des Trauma zur spinalen Muskelatrophie. Med. Klin. **1921 I**, 4. — Hoche: Zur Pathologie der bulbär-spinalen spastisch atrophischen Lähmungen. Neur. Zbl. **1896**, 242. — Huber: Über die Rückenmarksveränderungen bei spinaler progressiver Muskelatrophie. Dtsch. med. Wschr. **1913**, 14. — Hut, Ernst G., Ernst Fischer, Carolin R. Weatherford and Luke R. Rader: Chemical factors influencing muscular atrophy. Amer. J. Physiol. **159**, 6 (1949). — Heunkens and Bell: Spinal muscular atrophy. Amer. J. Dis. Childr. **20**, 405 (1920).

Jaccound: Observation des deux cas d'atrophie musculaire progressive. Lésions des racines antérieures. Comm. Soc. méd. Hôp. **1866**. — Clin. méd. **1867**. — Jacobsohn-Lask, L.: Über den medialen Sympathicuskern des Rückenmarks. Z. Neur. **134**, 649 (1931). — Jong, H. de: Un cas de sclérose combinée dans l'anémie pernicieuse avec polynévrite, présentant les symptômes d'une «paraplégie des vieillards». Acta psychiatr. (Københ.) **2**, 105—117 (1927).

Kipman, Iza: Ein Fall von syphilitischer progressiver Muskelatrophie. Warszaw. Czas. lek. **12**, 455 (1935). — Kiss u. Meszoly: Fall von infantiler Muskelatrophie nach Röntgenbehandlung geheilt. Orv. Hetil. (ung.) **1933**, 1043. — Kötzler, G. D.: Tabes dorsalis und progressive spinale Muskelatrophie. Zbl. inn. Med. **49**, 458 (1928). — Kopzynski: Ein Fall von Ophthalmoplegia chronica progressiva mit spinaler Muskelatrophie. Med. doswiadcz. i spol. (poln.) **1908**. — Krabbe, Knud H.: (a) Atrophie musculaire symmetrique progressive limitée à des muscles homologues (triceps brachial et quadriceps crural). Revue neur. **32**, 431 (1925). — (b) Late forme of familial progressive myopathy. J. of Neur. **10**, 289 (1930). — KUMMANT, A.: Ein Fall von syphilitischer spinaler Amyotrophie des Schultergürtels. Dtsch. Z. Nervenheilk. **51** (1914). — KUTTNER, H. P.: Senile Myelopathien auf vasculärer Basis. Arb. neur. Inst. Wien **30**, 247 (1928).

LÉCHELLE, P., et JEAN WEILL: Atrophie musculaire syphilitique des membres supérieurs et de la ceinture scapulaire chez un sujet porteur d'une fracture ancienne de la colonne cervicale. Bull. Soc. méd. Hôp. Paris **42**, 349 (1926). — LEOPOLD, S.: A case of progressive muscular atrophy with necropsy, probably syphilitic in origin. J. Nerv. Dis. **1912**, No 9. — LÉRI: (a) Atrophie generalisée de la musculature de rous les viscères dans une amyotrophie progressive, type ARAN-DUCHENNE. Revue neur. **1902**, 394. — (b) Les atrophies musculaires progressives et la syphilis. Congrès de aliénistes, Brüssel 1903. — (c) Les atrophies musculaires syphilitiques. Paris: Masson & Cie. 1922. — (d) Sur certaines pseudo-scléroses laterales amyotrophiques syphilitiques. Rev. Neur. **1925**, I, 827; **26**, 45 (1913). — LÉRI et A. LEROUGE: Les atrophies musculaires progressives syphilitiques. Gaz. Hôp. **1913**, Nr 55. — LEWIS, NOLAN D. C.: A case of progressive muscular atrophy with compensatory mental reactions. Med. Rev. (norw.) **100**, 969 (1921). — LICHTHEIM: Progressive Muskelatrophie ohne Erkrankung der Vorderhörner des Rückenmarks. Arch. f. Psychiatr. 8, H. 3. — LOETSCH, B.: Beitrag zur Kenntnis der endogenen Muskelatrophien. Z. Kinderheilk. **19**, 97 (1919). — LÓPEZ, ALBO N. W.: Luische myelopathische Amyotrophien. Rev. españ. Med. **9**, 679 (1926). — LUZATTO: Über vasomotorische Muskelatrophie. Dtsch. Z. Nervenheilk. **23** (1903).

MARBURG: Zur Klinik und Therapie chronischer spinaler Muskelatrophien. Wien. med. Wschr. **1928 II**, 921. — MARCONI, S.: Scapulopessi in un caso di atrofia muscolare progressiva. Chir. Org. Nervina **1**a, 569 (1926). — MARGULIS, M. S.: Amyotrophische spinale Syphilis. Dtsch. Z. Nervenheilk. **86**, 1 (1925). — MARINESCO: Neue Beobachtungen über die Veränderungen der Pyramidenriesenzellen im Verlaufe der Paraplegien. Dtsch. med. Wschr. **1900 I**, 251. — MARTIN, J. P.: Amyotrophic meningo-myelitis (spinal muscular atrophy of syphilitic origin). Brain **48**, 153 (1925). — MEDEA: Beitrag zur Kenntnis der Poliomyelitis anterior subacuta adultorum. Mschr. Psychiatr. **23**, 17, 146, 255, 341 (1908). — MOLEEN, G. JOHNSON and DIXON: Familial progressive muscular atrophy. Arch. of Neur. **27**, 645 (1931). — MOLEEN and SPILLER: Chronic anterior poliomyelitis with report of a case with necropsy. Amer. J. Med. Sci. **130** (1905). — MONTANARO, J. L. HANÓN et E. F. BONNET: Luische Atrophien. Semana méd. **1930**, 1272. — MONTES, PAREJA JUSTO: Örtliche luetische Muskelatrophie. Ann. Fac. Med. **7**, 683 (1922). — MORGAN, HUGO J.: Progressive (central) muscular atrophy. Internat. Clin., 1. Sec. **43**, 190 (1933).

NARDIGIONA: Di un caso di mielite acuta sifilitica precoce. Arch. ital. Dermat. **2**, 357 (1927). — NIELSEN, J. M., and NEWTON EVANS: A case of simultanous muscular dystrophy and progressive spinal muscular atrophy. Bull. Los Angeles Neur. Soc. **3**, 79 (1938). — NIEMEYER, H.: Ein Fall progressiver spinaler Muskelatrophie infolge Verstauchung des rechten Handgelenks. Med. Tijdschr. Geneesk. **5**, 50 (1919).

OBBISON, TH. J.: Myopathy with clinical reports of eight cases conquering various types. Amer. J. Med. Sci. **148**, 4 (1914). — OSTHEIMER, WILSON, WINKELMANN: Syphilis as the cause of muscular atrophy of spinal origin. Amer. J. Med. Sci. **1924**, 6.

PAGENSTECHER: Drei Fälle von posttraumatischer chronischer spinaler Amyotrophie. Mschr. Unfallheilk. **1905**, H. 1. — PARSONAGE, M. J., and J. W. ALDREN TURNER: Neuralgic amyotrophy, the shoulder-girdle syndrome. Lancet **1948 I**, 973. — PIRES, WALDEMIRO: Ein Fall von Amyotrophia syphilitica. An. brasil. Dermat. **1**, 10 (1925). — POMMÉ, B., I. LASSALE, I. HAMON et P. MOUTIER: Myopathie atrophique à debut tardif et d'évolution subaigue. Bull. Soc. Méd. mil. franç. **31**, 294 (1937). — POMMÉ, LASSALE, HAMON et L. FAURE: Myopathie de l'adulte et insufficienec cardiaque progressive. Bull. Soc. Méd. mil. franç. **31**, 299 (1937). — POTTS, CHARLES S.: (a) A case of progressive spinal muscular atrophy in which the atrophy began in the extensors of the hand and fingers. Univ. Pennsylvania Med. Bull. **17**, 112 (1905). — (b) Intrauterine poliomyelitis. Report of a case with a recrudescence of symptoms occuring after fifty years. Arch. of Neur. **21**, 288 (1929). — (c) Progressive spinal muscular atrophies of syphilitic origin. Med. Rec. **99**, 29 (1921).

RATH, A. ZOLTAN: Muskelatrophie und Schizophrenie. Arch. f. Psychiatr. **78**, 28 (1926). — RAYMOND et PHILIPPE: Atrophie musculaire progressive spinale due à une poliomyélite chronique. Revue neur. **1902**, 1075. — Arch. de Neur. **14** (1902). — REMOND, A., et SENDRAIL: Atrophie musculaire progressive syphilitique simulant l'amyotrophie CHARCOT-MARIE. Rev. Méd. **40**, 498 (1923). — RENAULT, J., ATHANASSIO-BENISTY et E. SIBERT: Atrophie spinale croisée avec contractions fibrillaires marquées chez un enfant de 12 ans. Revue neur. **28**, 200 (1921). — ROHRDORF, ROBERTO, e GIOVANNI COCCHIARARO: Meningo-leuco-poliomyelite cervicale luetica simulante la sclerosi laterale amiotrofica. Fol. med. (Napoli) **11**, 45 (1925).

ŠÁDEK, FR.: Progressive Muskelatrophie (DUCHENNE-ARAN). Čas. lék. česk. **62**, 802 (1923). — SALUS, F.: Über Encephalitis epidemica mit spinalen und peripheren Manifestationen.

Dtsch. Z. Nervenheilk. **109**, 259 (1929). — SCHICK: Zwei Fälle von familiärer spinaler Muskelatrophie. Wien. med. Wschr. **1912 II**, 1186. — SCHIMERT, J.: Experimentelle Untersuchungen über die transneurale Degeneration. Anat. Anz. **83**, Erg.-H., 148 (1937). — SCHUSTER, JULIUS: Beitrag zur Kenntnis der progressiven Muskelatrophie. Mschr. Psychiatr. **49**, 356 (1921). — SHERMAN, IRVING C., and R. L. TRENTLER: Subacute ascending paralysis of DUCHENNE. Report of two cases. J. Neuropath. a. Clin. Neur. **1**, 285 (1951). — SISKIN, N.: Über die Rolle der Syphilis in der Ätiologie der Amyotrophien. Sovrem. Psichonevr. (russ.) **5**, 56 (1927). — SOUQUES, A., et ALAJOUANINE: Atrophie musculaire progressive subaigue. Bull. Soc. Méd. Hôp. Paris **38**, 691 (1922). — STAEMMLER, M.: (a) Über syphilitische Myelose. Münch. med. Wschr. **1936 II**, 1743 (1936). — (b) Über syphilitische Myelose. Beitr. path. Anat. **99**, 34 (1937). — STEEGMANN, ALBERT T.: Poliomyelitis (Poliomyelopathia) chronica. Report of a case, with histologic study. Arch. of Neur. **38**, 537 (1937). — STEFAN, H.: Zur Klinik und Pathologie der progressiven spinalen Amyotrophien. Jb. Psychiatr. **49**, 5 (1933). — STRÄUSSLER, ERNST: Muskelatrophie und choreiform-myoklonische Bewegungsstörung. Wien. klin. Wschr. **1927**, 1156. — STRÜMPELL: Zur Lehre von der progressiven Muskelatrophie. Dtsch. Z. Nervenheilk. **3**, 470 (1893). — SULT jr., CHAS. W.: Association of muscular dystrophy with progressive spinal muscular atrophy and posterior column degeneration with optic atrophy. Bull. Los Angeles Neur. Soc. **4**, 132 (1939). — SZÉKY, ANTON: Über eine Muskelatrophie zentralen Ursprungs. Psychiatr.-neur. Wschr. **1932**, 265.

TANTURRI, V.: (a) Über einen Fall von DUCHENNE-ARAN mit Bulbussymptomen beginnend, Rev. españ. y amer. Laring. etc. **21**, 488 (1930). — (b) Su di un caso di morbo ARAN-DUCHENNE a inizio bulbare con paralisi labio-glosso-faringea. Rass. ital. Otol. **4**, 105 (1930). — TAYLOR: Progressive vagus, glosso-pharyngeal paralysis with ptosis. J. Nerv. Dis. **42**, 129 (1915). — TESCHLER, LÁSZLÓ: Zur Frage der chronisch progressiven spinalen Amyotrophien (sog. Poliomyelitis chronica). Arb. neur. Inst. Wien **30**, 229 (1928). — TESTA, ULISSE: Dati interno comportamento delle cellule nervose nell'atrofia muscolare mielogena. Riv. sper. Freniatr. **52**, 551 (1929). — TETZNER: (a) Spinale progressive Muskelatrophie nach Trauma. Ärztl. Sachverst.ztg **1907**, 5. — (b) Spinale progressive Muskelatrophie, Traumafolge. Mschr. Unfallheilk. **40**, 225 (1933). — THIÉBAUT, F., CH. PROVOST et M. KIPFER: Amyotrophie progressive du type scapulo-huméral avec ophthalmoplégie, troubles de la phonation et de la déglutition. Revue neur. **73**, 347 (1941). — THIEM: Progressive spinale Muskelatrophie als Unfallsfolge. Mschr. Unfallheilk. **1915**, H. 3.

VALENTINER, THEODOR: Ein Beitrag zur Lehre von der sog. Paralysie musculaire progressive. Prag. Vjschr. **14**, 1 (1855). — VEDSMAND, HELGE: Kombiniertes syphilitisches Rückenmarksleiden (Muskelatrophie Typ DUCHENNE-ARAN mit tabiformen Symptomen). Ugeskr. Laeg. (dän.) **84**, 1744 (1922). — VITEK, V.: Zur Ätiologie der progressiven spinalen Muskelatrophie. Neur. Zbl. **25**, 753 (1906). — VIX: Klinischer und anatomischer Beitrag zur Kenntnis der spinalen progressiven Muskelatrophie. Arch. f. Psychiatr. **47** (1910).

WESTPHAL, A.: Über Geistesstörungen mit progressiver Muskelatrophie. Zbl. Neur. **39**, 175 (1925). — WETTE, FRITZ: Spinale Muskelatrophie und Unfall. Mschr. Unfallheilk. **20**, 198 (1923). — WILLIAMSON: (a) On the pathological changes in a case of progressive muscular atrophy. Lancet **1901**, 19. — (b) Amyotrophic lateral sclerosis and progressive muscular atrophy. Edinburgh Med. J. **1907**, 304. — WIMMER, A.: (a) Tilfaelde ad kongen. muskeltidelfe nos born. Nord. Tidskr. terapi **1906**. — (b) Amyotrophies de type sclérose latérale amyotrophique dans l'encéphalite epidémique chronique. Rev. Neur. **1925**, I, 841. — WIMMER, A., u. AXEL VAN NEEL: Les amyotrophies systematisées dans l'encéphalite epidémique chronique. Arch. f. Psychiatr. **3**, 319 (1928). — WOHFLAHRT: Die vordere Zentralwindung bei Pyramidenbahnläsionen verschiedener Art. Acta med. scand. (Stockh.) Suppl. **46** (1932). — WOHLFAHRT, S.: Hämatoporphyrinurie mit Muskelatrophien. Sv. Läkartidn. **1933**, 492. — WOHLFART, GUNNAR: Über mikroskopische Untersuchungen an 15 Fällen von progressiver Muskelatrophie ungleicher Genese. Sv. Läkartidn. **1936**, 538. — WYLLE, W. G.: Progressive muscular atrophy of spinal origin. Proc. Roy. Soc. Med. **24**, 323 (1931).

ZARA, E.: Zur Therapie der progressiven Muskelatrophie (Selbstbeobachtungen). Münch. med. Wschr. **1933 II**, 1865. — ZIEGLER, KURT: Beitrag zur Lehre von den Spätformen der progressiven Muskelatrophie. Dtsch. Z. Nervenheilk. **47/48**, 816 (1913).

D. WERDNIG-HOFFMANN*sche Krankheit.*

ANTONIO, C.: Amiotrofia spinale familiare di WERDNIG-HOFFMANN e atonia muscolare congenita di OPPENHEIM. Clin. pediatr. **6**, 48 (1924).

BARTON, E. A., and H. INGLEBY: A case of WERDNIG-HOFFMANN paralysis. Lancet **1919**, 922. — BATTEN: Progressive spinal muscular atrophy of infants and young children. Brain **33** (1911). — BATTEN and HOLMES: Progressive spinal muscular atrophy of infants (WERDNIG-HOFFMANN type). Brain 35, 38 (1912). — BEEVOR, E.: A case of congenital spinal muscular atrophy (family type) and a case of haemorrhage into the spinal cord at birth, giving similar symptomes. Brain **25**, 85 (1902). — BIBERGEIL, E.: Über eine atypische Form familiärer Myopathie des Kindesalters. Z. Neur. **22**, 411 (1914). — BRUNS, L.: (a) Zur

Kasuistik der infantilen progressiven spinalen Muskelatrophie von familiärem bzw. hereditärem Charakter. Dtsch. Z. Nervenheilk. **19** (1901). — (b) Demonstration eines Falles von spinaler infantiler Muskelatrophie. Neur. Zbl. **1906**, 544. — BUCHTHAL, F., u. S. CLEMMESEN: (a) On the different action of muscle atrophy by electromyography. Acta psychiatr. (Københ.) **16**, 144 (1941). — (b) The electromyogram of atrophic muscles in cases of intramedullar affections. Acta psychiatr. (Københ.) **18**, 377 (1943). — BUZZARD, E. F.: Toxic degeneration of lower motor neurone cells commencing during intrauterine life on an infant dying at $2^1/_2$ month. Brain **33**, 508 (1911).

CATEL, W.: Ein Fall von angeborener WERDNIG-HOFFMANNscher Krankheit. Mschr. Kinderheilk. **43**, 91 (1929). — CAVENGT, S.: OPPENHEIM-WERDNIG-HOFFMANNsche Krankheit [Spanisch]. Ref. Zbl. Neur. **43**, 88 (1926). — CH'ENG, Y. L., and C. H. HU: Infantile spinal progressive muscular atrophy (WERDNIG-HOFFMANN). Chin. Med. J. Suppl. **1**, 106 (1936). — CRAMER: Die pathologische Anatomie der progressiven Muskelatrophien. Zbl. Path. **6**, 552 (1895).

DUKEN u. WEINGARTNER: Klinischer und pathologisch-anatomischer Befund bei einem Fall von frühinfantiler progressiver spinaler Muskelatrophie (WERDNIG-HOFFMANN). Z. Kinderheilk. **29**, 245 (1921).

GERSKOVIC, L., i J. GORDON: Zur Frage der atypischen familiären Erkrankungen. Sovrem. Psichonevr. (russ.) **7**, 386 (1928). — GREENFIELD, J. GODWIN, and R. O. STERN: The anatomical indentity of the WERDNIG-HOFFMANN and OPPENHEIM's forms of infantil muscular atrophy. Brain **50**, 652 (1927).

HOFFMANN, J.: (a) Über chronische und spinale Muskelatrophie im Kindesalter auf familiärer Basis. Dtsch. Z. Nervenheilk. **4**, 427 (1893).— (b) Dtsch. Z. Nervenheilk. **6** (1895).— (c) Weiterer Beitrag zur Lehre von der hereditären progressiven Muskelatrophie im Kindesalter nebst Bemerkungen über den fortschreitenden Muskelschwund im allgemeinen. Dtsch. Z. Nervenheilk. **10**, 292 (1897). — (d) Dritter Beitrag zur Lehre von der hereditären progressiven spinalen Muskelatrophie im Kindesalter. Dtsch. Z. Nervenheilk. **18**, 217 (1900). — (e) Über die hereditäre progressive spinale Muskelatrophie im Kindesalter. Münch. med. Wschr. **1900**, 1649. — HUENKENS, E., and E. BELL: Infantile spinal progressive muscular atrophy (WERDNIG and HOFFMANN typ). Amer. J. Dis. Childr. **20**, 496 (1920).

KARLSTRÖM, FRITZ, u. GUNNAR WOHLFART: Klinische und histopathologische Studien über infantile spinale Muskelatrophie (OPPENHEIMsche und WERDNIG-HOFFMANNsche Krankheit). Acta psychiatr. (Københ.) **14**, 453 (1939).

LANGE, C. DE: (a) Zur Klinik der frühinfantilen und congenitalen spinalen Lähmungen. Psychiatr. Bl. (holl.) **20** (1916). — (b) Über angeborene spinale Lähmungen. Psychiatr. Bl. (holl.) **1919**, Nr 5 u. 6. — (c) Studien über angeborene Lähmungen bzw. angeborene Hypotonie. Acta paediatr. (Stockh.) **28**, Suppl. 3 (1937). — (d) Erworbene Lähmungen bei jungen Säuglingen. Acta paediatr. (Stockh.) **18**, 142 (1936). — LYON, G. M.: Progressive spinal muscular atrophy of the WERDNIG-HOFFMANN type. South. Med. J. **22**, 839 (1929).

MICHAEL, J.: Infantile progressive muscular atrophy of WERDNIG-HOFFMANN type. Arch. of Neur. **9**, 582 (1923).

NIXON, CH. E., and J. OLIVER: Early infantile progressive muscular atrophy (WERDNIG-HOFFMANN). A clinical and pathological study of two cases. J. Labor. a. Clin. Med. **12**, 837 (1927).

OGGIONE, GIANFILIPPO: Contributo clinico e anatomo-patologico alla conoscenza del morbe di WERDNIG-HOFFMANN (atrofia muscolare progressiva spinale infantile). Rass. Studi psichiatr. **24**, 403 (1935).

PARSONS, L., and D. STANLEY: Progressive spinal muscle atrophy of young children (WERDNIG-HOFFMANN type). Report of a case with pathological examination. Brain **35**, 50 (1912).

RADERMECKER, J.: L'amyotrophie de l'enfance (WERDNIG-HOFFMANN) comme dégénérescence. Revue neur. **84**, 14 (1951). — RITTER, L. v.: Zur Kenntnis der progressiven spinalen Muskelatrophie im frühen Kindesalter. Jb. Kinderheilk. **59**, 224 (1904).

SCHILDNKECHT, OTTO: Über die frühinfantile progressive spinale Muskelatrophie (WERDNIG-HOFFMANN) und ihre Beziehung zur Myatonia congenita (OPPENHEIM). Dtsch. Z. Nervenheilk. **134**, 163 (1934).

THOMSON, J., and A. BRUCE: A case of progressive muscle atrophy in a child with a spinal lesion. Edinburgh Hosp. Rep. **1**, 361 (1893).

WERDNIG, G.: (a) Zwei frühinfantile, hereditäre Fälle von progressiver Muskelatrophie unter dem Bilde der Dystrophie, aber auf neurotischer Grundlage. Arch. f. Psychiatr. **22**, 437 (1891). — (b) Die frühinfantile progressive spinale Amyotrophie. Arch. f. Psychiatr. **26**, 706 (1894).

ZATELLI, T.: Zur Klinik und Pathologie der familiären frühinfantilen spinalen und progressiven Muskelatrophie (Typus WERDNIG-HOFFMANN). Arb. neur. Inst. Wien **19** (1912).

E. Myatonia congenita.

Zusammenfassende Darstellungen
(zur Werdnig-Hoffmannschen Krankheit und Myatonia congenita).

Bing, R.: Handbuch der inneren Medizin von Bergmann-Staehelin, Bd. 5, Teil 2. 1912. — Brandt, Sven: Werdnig-Hoffmann's infantile progressive muscular atrophy. Copenhagen: Einar Munksgaard 1950.

Cassirer, R.: Handbuch der Neurologie von Lewandowsky, Bd. 2. 1911. — Catel, W.: Differentialdiagnostische Symptomatologie von Krankheiten des Kindesalters. Leipzig: Georg Thieme 1944 u. Stuttgart 1951. — Curschmann, H.: (a) Angeborene Muskelatonie. In Bumke-Foersters Handbuch der Neurologie, Bd. XVI, S. 485. 1936. — (b) Dystrophia musculorum progressiva. In Bumke-Foersters Handbuch der Neurologie, Bd. XVI, S. 431. 1936. — Curtius, F.: Die organischen und funktionellen Erbkrankheiten des Nervensystems, S. 195ff. Stuttgart 1935.

Ibrahim: In Pfaundler-Schlossmanns Handbuch, Bd. 4. 1924.

Oppenheim: Lehrbuch, 7. Aufl. 1923.

Siwe, S. A.: Das Nervensystem. In Peter, Wetzel u. Heiderichs Handbuch der Anatomie des Kindes, Bd. II, S. 928. München 1938. — Slauck, A.: Pathologische Anatomie der Myopathien. In Bumke-Foersters Handbuch der Neurologie, Bd. XVI, S. 412. 1936.

Weitz, W.: Erbliche Nervenkrankheiten. In Menschliche Erblehre und Rassenhygiene, herausgeg. von Bauer-Fischer-Lenz, Bd. 1, 2. Hälfte. 1940. — Wohlfahrt, S., u. G. Wohlfart: Mikroskopische Untersuchungen an progressiven Muskelatrophien. Acta med. scand. (Stockh.) Suppl. 63 (1935).

Einzelarbeiten.

Adie, W. J.: Family affected with amyatonia congenita. Proc. Roy. Soc. Med., Sect. for study of diseases in children **19**, 2 (1926). — André-Thomas, Paisseau, Sorrel et Mme Sorrel-Déjérine: Amyotrophie vraisemblablement myopathique chez deux jumelles univitellines. Revue neur. **67**, 567 (1937). — Archangelsky, W., u. A. Abrikosoff: Ein Fall von Myatonia congenita (Oppenheim) mit Autopsie. Arch. f. Kinderheilk. **56**, 101 (1911).

Baudouin: La myatonie congénitale. Semaine méd. **1907**, 241. — Becker, P. E.: Die Myopathien. Fortschr. Neur. **14**, 283 (1942).— Beevor, C. E.: Case of myatonia congenita. Proc. Roy. Soc. Med., Neur. Sect. **1**, 1 (1908). — Benjamin, E. L.: Amyotonia congenita. Report of two cases in the same family. Arch. of Pediatr. **48**, 734 (1931). — Bielschowsky, M.: Über Myatonia congenita. J. Psychol. u. Neur. **38** (1929). — Bing, R.: Über atonische Zustände der kindlichen Muskulatur. (Rachitische Myopathie und Myatonia congenita.) Med. Klin. **1907**, 10. — Boddin, M.: Myatonia congenita bei zwei Geschwistern. Arch. Kinderheilk. **88**, 1 (1929). — Bovet, L.: Contribution à l'étude de la myatonie congénitale. Compte rendue d'une observation clinique suivie d'autopsie. Rev. franç. Pédiatr. **12**, 561 (1936). — Brandt, S.: (a) Poliomyelitis anterior acuta hos nyfødt. Ugeskr. Laeg. (dän.) **108**, 265 (1946). — (b) Om congenit og infantil amyotoni. Nord. Med. **29**, 665 (1946). — (c) Om amyotonia og andre former for „slaphde" hos nyfaedte og spade. Bibl. Laeg. (dän.) **138**, 127 (1946). — (d) The prognosis of amyotonia congenita. V. Internat. Pediatr. Congr., New York, Juli 1947. — (e) A case of arthrogryphosis multiplex congenita. Acta paediatr. (Stockh.) **34**, 365 (1947). — Brouwer, B., and J. C. Schippers: Über Myatonia congenita (Oppenheimsche Krankheit). Psychiatr. Bl. (holl.) **18**, H. 4 u. 5 (1914).

Cattaneo, C.: Sulla paralisi dei neonati e sulla myatonia generalizzata di Oppenheim. Clinica mod. **1906**, 282. — Chéné: L'atonie musculaire congénitale. Thèse de Paris 1910. — Collier, J., and G. Holmes: The pathological examination of two cases of myatonia congenita with the description of a fresh case. Brain **32**, 269 (1919). — Collin, J., and S. A. Kinnier Wilson: Amyotonia congenita. Brain **31**, 1 (1908). — Comby, J.: (a) Amyotrophie spinale diffuse des nouveau-nès. Arch. Méd. Enf. **8**, 544 (1905). — (b) Atonie musculaire congénitale. Arch. Méd. Enf. **9**, 552 (1906); **10**, 700 (1907). — Concetti: Über Myatonia congenita (Oppenheim). I. Kongr. der Association internationale de pédiatrie, Paris 1912. — Conel, J. le Roy: (a) Distribution of affected nerve cells in a case of amyotonia congenita. Arch. of Neur. **40**, 337 (1938). — (b) Distribution of affected nerve cells in amyotonia congenita (second case). Arch. of Path. **30**, 153 (1940). — Councilman, W., and C. Dun: Myatonia congenita. A report of a case with autopsy. Amer. J. Dis. Childr. **2**, 340 (1911). — Cuypers, J., u. Walter Volland: Zur Pathologie und Klinik der Myatonia congenita und der frühinfantilen spinalen Muskelatrophie Werdnig-Hoffmann. Z. Kinderheilk. **67**, 36 (1949).

Delille, A., et Boudet: Les lésions anatomiques de l'amyotrophie spinale diffuse des nouveaux nés. Arch. Méd. Enf. **11**, 32 (1908).

Eger, W., u. A. Ohr: Ein Beitrag zur Myatonia congenita Oppenheim. Arch. Kinderheilk. **127**, 1, 77 (1942).

FOOT, N. CH.: Report of a case of amyotonia congenita (Myatonia congenita OPPENHEIM) with autopsy. Amer. J. Dis. Childr. **5**, 359 (1913). — FORBUS, W. D., and F. S. WOLF: Amyotonia congenita (OPPENHEIM's disease) in identical twins. Bull. John Hopkins Hosp. **47**, 309 (1930).

GAREISO, A. (Argentina): Sobre dos casos de miatonia congenita, enfermedad de OPPENHEIM. Ref. Arch. Méd. Enf. **19**, 269 (1916). — GAREISO, A., u. I. L. HANÓN: OPPENHEIMsche Myatonie [Spanisch]. Ref. Zbl. Neur. **70**, 749 (1934). — GEISLER, E.: Myatonia congenita. Sitzgsber. Ges. der Neur. u. Psychiatr. Univ. Berlin 12. Febr. 1951. Ref. Zbl. Neur. **115**, 296. — GLANZMANN, E., u. D. OKNO: Beiträge zur Klinik der Myatonia congenita. Jb. Kinderheilk. **147**, 241 (1936). — GOURSE, AARON: Amyotonia congenita (OPPENHEIM's disease) occuring in two of triplets. J. of Pediatr. **15**, 546 (1939). — GRIFFITH and SPILLER: Amyotonia congenita: a clinical and pathological study. Amer. J. Med. Sci. **142**, 165 (1911). — GRINKER, R. R.: The pathology of amyotonia congenita. A discussion of its relation to infantile progressive muscular atrophy. Arch. of Neur. **18**, 982 (1927). — GURDJIAN, E. S.: Myatonia congenita. With particular reference to pathology and familial tendency. Arch. of Neur. **24**, 52 (1930).

HÄNISCH: Über erfolgreiche Behandlung einer Myatonia congenita OPPENHEIM. Münch. med. Wschr. **1941, 304**. — HARTENBERG, P.: L'hypotonie musculaire constitutionelle. Arch. de Neur., Ser. V **1**, 161 (1909). — HIGIER, H.: Familiäre Varietät der OPPENHEIMschen Myatonia congenita [Polnisch]. Ref. Zbl. Neur. **26**, 240 (1921). — HOLMES, J. B.: Amyotonia congenita (OPPENHEIM). Report of a case with full histopathologic examination. Amer. J. Dis. Childr. **20**, 409 (1920).

KAHR, S.: Zur Pathologie der Myatonia congenita. Arb. neur. Inst. Wien **35**, 29 (1933). — KATZ, G.: (a) Die Myatonia congenita, eine heredodegenerative Erkrankung. Arch. Kinderheilk. **85**, 161 (1928). — (b) Zum klinischen Bild der Myatonia congenita. Mschr. Kinderheilk. **35**, 517 (1927). — KAUMHEIMER: Zur Pathologie und Klinik der Myatonia congenita. Jb. Kinderheilk. **78**, Erg.-H., 170 (1913). — KONOWOW, E., u. KASCHIN: Myatonia congenita. Zbl. Neur. **39**, 225 (1922). — KRABBE, K. H.: Congenital familial spinal muscular atrophies and their relation to amyotonia congenita. Brain **43**, 167 (1920).

LAIGNEL-LAVASTINE et ROGER VOISIN: Note histologique sur la myatonie congénitale. Revue neur. **21**, 46 (1913). — LANGE, C. DE: Studien über angeborene Lähmungen bzw. angeborene Hypotonie. Acta paediatr. (Stockh.) **20**, Suppl. 3 (1937). — LECLERC, G.: Un nouveau cas d'atonie musculaire congénitale (maladie d'OPPENHEIM). Gaz. Hôp. **80**, 1683 (1907). — LEHOCZKY, T. v.: Über die Myatonia congenita OPPENHEIM und ihre Beziehungen zur WERDNIG-HOFFMANNschen Krankheit. Arch. f. Psychiatr. **71**, 491 (1924). — LEREBOULLET et BAUDOIN: Un cas d'amyotonie congénitale avec autopsie. Bull. Soc. méd. Hôp. Paris **1909**, 1162.

MACKAY, H.: Two cases of amyotonia congenita (WERDNIG-HOFFMANN's disease). Proc. Roy. Soc. Med. **27**, 120 (1933/34). — MARBURG, O.: Zur Klinik und Pathologie der Myatonia congenita (OPPENHEIM). Arb. neur. Inst. Wien **19**, 133 (1911). — MILHORAT, A. T., and H. G. WOLFF: Studies in disease of muscles: V. Metabolism of creatine and creatinine in myotonia congenita, myotonia atrophica, amyotonia congenita, dystonia musculorum deformans and paralysis agitans. Arch. of Neur. **40**, 680—698 (1938).

NEUMANN, P.: Zur pathologischen Anatomie der Myatonia congenita. Dtsch. Z. Nervenheilk. **71**, 95 (1921).

OBBISON, T. I.: Amyotonia congenita. J. Nerv. Dis. **36**, 204 (1909). — OPPENHEIM, H.: Über allgemeine und lokalisierte Atonie der Muskulatur (Myatonie) im frühen Kindesalter. Mschr. Psychiatr. 8, 232 (1900). — OSTERTAG, B.: Neurologische Erbkrankheiten (Anatomischer Teil). In Körperliche Erbkrankheiten von E. ECHKARDT u. B. OSTERTAG. Leipzig 1940.

PEARCE, N. O.: Amyotonia congenita. Amer. J. Dis. Childr. **20**, 393 (1920).

ROSENHAGEN, H.: Neurologische Erbkrankheiten (Klinischer Teil). In Körperliche Erbkrankheiten von E. ECKHARDT u. B. OSTERTAG. Leipzig 1940. — ROTHMANN: Über die anatomische Grundlage von Myatonia congenita. Mschr. Psychiatr. **25**, Erg.-H., 161 (1909).

SCHUBACK: Über pathologisch-anatomische Veränderungen bei Myatonia congenita. Ges. Neur. u. Psychiatr. Hamburg, Sitzg 24. Febr. 1928. Ref. Zbl. Neur. **50**, 75 (1928). — SILBERBERG, M.: Über die pathologische Anatomie der Myatonia congenita und die Muskeldystrophien im allgemeinen. Virchows Arch. **242**, 42 (1923). — SIMONINI: Riv. Clin. pediatr. **1907**, 845. — SLAUCK, A.: (a) Über Myatonia congenita und infantile progressive spinale Muskelatrophie. Dtsch. Z. Nervenheilk. **67**, 1 (1921). — (b) Beiträge zur Kenntnis der Muskelpathologie. Z. Neur. **71**, 352 (1921). — SPILLER, W.: (a) General or localized hypotonia of the muscles in childhood (Myatonia congenita). Univ. Pennsylvania Med. Bull. **17**, 342 (1905). — (b) Neur. Zbl. **1907**. — STEINDLER, R.: Beitrag zur Differentialdiagnose der Myatonia congenita OPPENHEIM und der frühinfantilen progressiven spinalen Muskelatrophie WERDNIG-HOFFMANN. Arch. Kinderheilk. **106**, 235 (1935). — STUTTE, HERMANN: Angeborene Muskelatonie (OPPENHEIM) bei einem Erwachsenen. Z. Neur. **75**, 699 (1943).

THORSPECKEN: Beitrag zur Kenntnis der Myatonia congenita. Jb. Kinderheilk. **76**, 300 (1912). — THUMS, K.: Myatonia congenita (OPPENHEIM) bei eineiigen Zwillingen. Neurologische Zwillingsstudien. II. Mitt. Z. Neur. **162** (1938). — TOBLER: Jb. Kinderheilk. **66**, 33. — TURNER, J. W., ALDREN: (a) Congenital myopathy simulating OPPENHEIM's disease. III. Congr. Neurol. Internat. Copenhagen 1939. — (b) On amyotonia congenita. Brain **72**, 25 (1949).

UEDA, YASUO, u. SHUNICHI SHINGU: Über einen Fall von Myatonia congenita (OPPENHEIM). Trans. Soc. Path. Jap. **19**, 320 (1939). — ULLRICH, O.: Congenitale atonisch-sklerotische Muskeldystrophie, ein weiterer Typus der heredodegenerativen Erkrankungen des neuromuskulären Systems. Z. Neur. **126**, 171 (1930).

VOLLAND, WALTER: Zur Kenntnis der Myatonia congenita, zugleich ein Beitrag zur Frage der primären „Reizung" der Nervenzellen. Zbl. Path. **85**, 419 (1949).

WÄLLE u. HOTZ: Zur Kenntnis der Myatonia congenita OPPENHEIM. Jb. Kinderheilk. **85**, 315 (1917).

Nach der Planung des Bandes „Nervensystem" sollten hier folgen die Abschnitte[1]:

F. Chronisch progressive Bulbärparalyse.

G. Chronisch progressive Ophthalmoplegien.

H. Amyotrophische Lateralsklerose.

[1] Herausgeber und Verlag sehen sich zu ihrem Bedauern gezwungen, die Darstellung obengenannter Themen durch Dr. COLMANT-Bonn als Anhang am Ende des 2. Bandteiles zu bringen, da der ursprünglich damit beauftragte Bearbeiter der vorangehenden Abschnitte trotz aller Bemühungen nicht zu bewegen war, diesen Teil seiner vertraglichen Verpflichtungen zu erfüllen. Eine weitere Hinauszögerung des Erscheinens des vorliegenden Teilbandes konnte mit Rücksicht auf die vertragstreuen Autoren nicht länger verantwortet werden.

Die FRIEDREICHsche Ataxie.

(FRIEDREICHsche Form der spino-ponto-cerebellaren Heredodegeneration.)

Von

Günter Ule - Kiel.

Mit 16 Abbildungen.

Einleitung.

Die ersten Beschreibungen des klinischen und anatomischen Bildes der FRIEDREICHschen Ataxie stammen von dem Heidelberger Neurologen N. FRIEDREICH (1861, 1863, 1876, 1878), nach dem das Krankheitsbild später benannt wurde, und seinem Schüler FR. SCHULTZE (1880, 1894). Sie berichteten über ein der Tabes dorsalis in vieler Hinsicht ähnliches, familiär auftretendes Leiden, das durch eine statische und lokomotorische Ataxie, durch Nystagmus, Sprachstörungen und Skeletveränderungen gekennzeichnet war, in der späteren Kindheit begann und unaufhaltsam fortschritt. Anatomisch fand FRIEDREICH anfangs nur eine Degeneration der Hinterstränge, von der er ursprünglich glaubte, daß ihr eine „chronisch-entzündliche Atrophie" zugrunde liege (1863). SCHULTZE ergänzte später den anatomischen Befund und gab bereits eine sehr ausführliche, in den wesentlichen Punkten erschöpfende morphologische Beschreibung. Die von FRIEDREICH postulierte Sonderstellung dieser Krankheit wurde jedoch viele Jahre hindurch nicht anerkannt. Man hielt dieses Leiden für eine besondere Verlaufsform der Tabes dorsalis, der multiplen Sklerose oder eine Kombinationsform beider Krankheiten. Erst allmählich setzte sich die FRIEDREICHsche Auffassung durch (GOWERS 1880, BROUSSE 1882, RÜTIMEYER 1883 u. a.). Nachdem einmal die Aufmerksamkeit auf dieses Krankheitsbild gelenkt worden war, wurde dann auch bald eine ganze Reihe derartiger Beobachtungen bekannt.

Die Ataxieforschung trat in ein neues Stadium, als P. MARIE 1893 von der spinalen FRIEDREICHschen Ataxie als besondere Form die cerebellare Heredoataxie abgrenzte, wobei er sich auf die Fälle von FRASER (1880), MENZEL (1891), NONNE (1892) u. a. stützte. Später stellte sich heraus, daß dem von MARIE herausgearbeiteten klinischen Syndrom der cerebellaren Heredoataxie kein einheitliches anatomisches Substrat zugrunde liegt. Auch ließ sich selbst anatomisch eine scharfe Grenze zwischen der FRIEDREICHschen Ataxie und der in ihrem Systembefall im Kleinhirnbereich sehr wechselnden cerebellaren Heredoataxie nicht immer ziehen, weil Rückenmark und Kleinhirn gleichzeitig und gleichermaßen vom Prozeß betroffen sein können und darüber hinaus sogar häufig noch andere Neuronensysteme in Mitleidenschaft gezogen sind. So entstand zwangsläufig der Begriff der spino-cerebellaren Heredoataxie (BING 1905), der später von WELTE (1939) in den der spino-ponto-cerebellaren Atrophien erweitert wurde.

Die heutige Auffassung von der Stellung der FRIEDREICHschen Ataxie innerhalb der hereditären Erkrankungen beruht zu einem wesentlichen Teil auf den pathologisch-anatomischen Befunden. Danach liegt eine enge innere Zusammengehörigkeit der verschiedenen morphologischen Erscheinungsformen aus dem Kreise der spino-ponto-cerebellaren Heredodegeneration sehr nahe (vgl. S. 940). Diese Annahme kann auch durch den Hinweis auf die meist unterschiedlichen Erblichkeitsverhältnisse (KALINOWSKY u. a.) nicht widerlegt werden. Es sind Familien mit dominant vererbter FRIEDREICHscher Ataxie bekannt, und die cerebellare Heredoataxie kommt erfahrungsgemäß auch mit rezessivem Erbgang vor (HALLERVORDEN). Die genealogischen Aspekte bilden also kein beweisendes Argument für eine „entité morbide" der einzelnen anatomischen Unterformen. In vielen Fällen ist die Systembeteiligung außerdem so ausgedehnt, daß man sich auf die Feststellung einer spino-ponto-cerebellaren Heredodegeneration beschränken und auf eine weitere Differenzierung verzichten muß, wenn man den Befunden gerecht werden will.

Klinische Erscheinungen.

Die FRIEDREICHsche Ataxie zeigt in der Regel einen rezessiven Erbgang (s. Abb. 1). Sie beginnt — manchmal im Anschluß an einen akuten Infekt — gewöhnlich um die Pubertätszeit mit einer langsam fortschreitenden Unsicherheit in den Beinen. Die Gangstörung erinnert an eine Mischung von Tabikergang und cerebellärer Unsicherheit (CHARCOT, HALLERVORDEN u. a.). Dabei ist das ROMBERGsche Phänomen oft negativ. Gleichzeitig oder etwas später macht sich die Ataxie auch an den oberen Extremitäten bemerkbar. Die Sprache wird langsam, kloßig und verwaschen. Schon in den frühen Stadien findet man eine Abschwächung oder Aufhebung der Patellarsehnen- und Achillessehnenreflexe. Sensibilitätsstörungen kommen vor, treten aber im großen Ganzen zurück. Ziemlich regelmäßig besteht ein Nystagmus. Hirnnervenstörungen sind sonst seltener als bei der cerebellaren Heredodegeneration. Wo die Pyramidenbahnen in stärkerem Ausmaß in Mitleidenschaft gezogen werden, gewinnt die Gangstörung allmählich einen spastisch-ataktischen Charakter. Die bereits erloschen gewesenen Sehnenreflexe können sich dann wieder einstellen, das BABINSKIsche Zeichen wird positiv, und auch die Bauchdeckenreflexe können ausfallen. Muskelatrophien vom Typ DUCHENNE-ARAN oder MARIE-CHARCOT bzw. DÉJÉRINE-SOTTAS werden nicht so selten beobachtet.

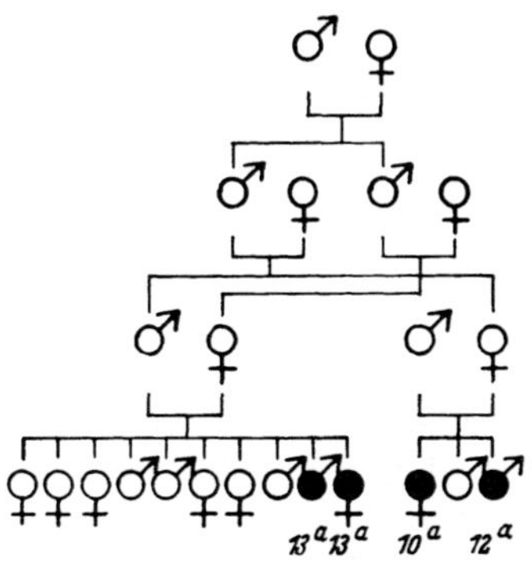

Abb. 1. Sippentafel einer Familie mit FRIEDREICHscher Ataxie nach SJÖGREN (1943). Bei jedem Erkrankten ist das Erkrankungsalter in Jahren angegeben.

Sehr häufig sind Skeletanomalien im Sinne des Status dysrhaphicus (CURTIUS, STÖRRING und SCHÖNBERG). Meist handelt es sich um Kyphoskoliosen oder Hohlfüße (FRIEDREICH-Fuß, „pied bot"). Diese Skeletanomalien kommen in FRIEDREICH-Sippen auch bei neurologisch gesunden Mitgliedern vor und werden von manchen Autoren als „forme fruste" gedeutet. In einer Reihe von Fällen wird über pathologische Herzbefunde (Tachykardien, Reizleitungsstörungen, Klappenfehler, Myokarditiden) und über vegetative und endokrine Störungen berichtet.

Das Leiden verläuft oft über Jahrzehnte hin chronisch-progredient, bis die schließlich völlig pflegebedürftigen und meist auch dementen Patienten einer interkurrenten Erkrankung erliegen.

Das von REFSUM als *Heredoataxia hemeralopica polyneuritiformis* bzw. *Heredopathia atactica polyneuritiformis* bezeichnete Krankheitsbild läßt sich auf Grund der atypischen Retinitis pigmentosa mit Nachtblindheit und konzentrischer Gesichtsfeldeinengung und des polyneuritischen Charakters der neurologischen Störungen mit deutlicher Eiweißvermehrung im Liquor leicht von der FRIEDREICHschen Ataxie abgrenzen[1].

Pathologische Anatomie und Histologie.

Die klinische Ähnlichkeit der FRIEDREICHschen Ataxie mit der Tabes dorsalis — daher die noch heute gebräuchliche Bezeichnung „FRIEDREICHsche Tabes" — läßt bereits vermuten, daß im Mittelpunkt der Systemveränderungen eine Erkrankung

[1] Bezüglich der anatomischen Veränderungen bei REFSUMscher Krankheit s. Nachtrag auf S. 1063.

der Hinterstränge steht. In der Tat ist die Hinterstrangdegeneration bei der Friedreichschen Ataxie immer vorhanden, sie bildet „den ruhenden Pol in der Erscheinungen Flucht“ dieses Krankheitsbildes (Bielschowsky). In blanden Fällen beschränkt sie sich auf eine Abblassung der Gollschen Stränge. Im übrigen wechselt der Rückenmarksbefund auch in den fast ausschließlich spinalen Fällen zum Teil recht erheblich, sowohl in der Auswahl der betroffenen Systeme als auch ganz besonders in der Intensität des atrophisierenden Prozesses, der sich auf die spino-cerebellaren Bahnen und die Clarkeschen Säulen, die Pyramidenbahnen, die hinteren Wurzeln und das ganze periphere motorische Neuron von

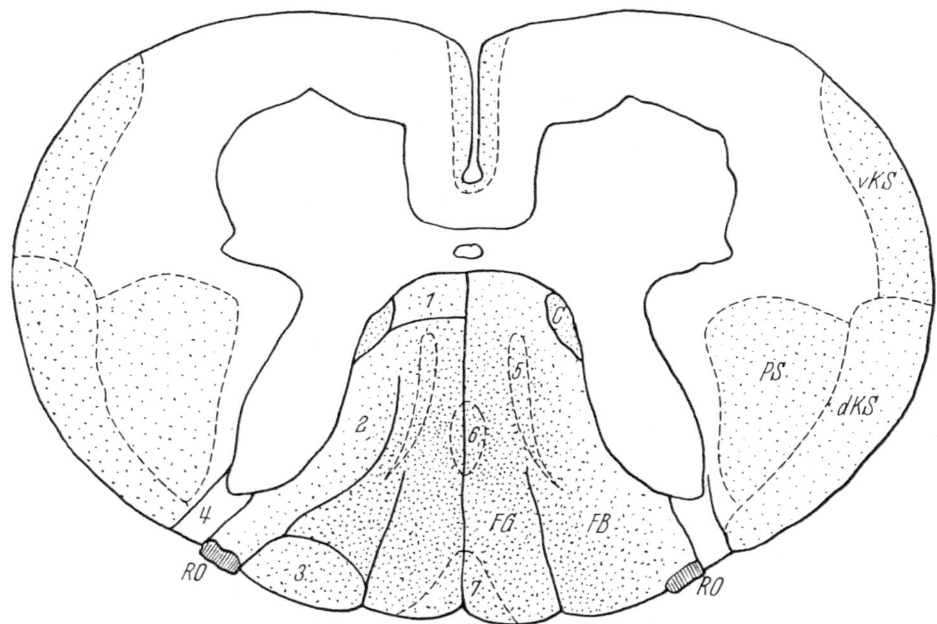

Abb. 2. Kombiniertes Querschnittsschema des Rückenmarkes. Die bei der Friedreichschen Ataxie atrophierenden Fasersysteme sind punktiert. Die zentralwärts gerichteten Neuriten der Spinalganglienzellen erreichen als Wurzelfasern in den hinteren Wurzeln das Rückenmark und verlieren für die Dauer ihres Durchtrittes durch die Pia weitgehend ihre Markscheiden (Redlich-Obersteinersche Zone = *RO*). Die dorsale Wurzel enthält jeweils 3 verschiedene Portionen: Die laterale Portion besteht aus dünnen Fasern, die in die Lissauersche Randzone ziehen (*4* = Zona terminalis mit Lissauerscher Randzone). Die ventrale Portion ist ebenfalls dünnkalibrig. Sie bildet im Grau des Hinterhornes das Längsbündel der Hintersäule und schickt unter anderem Fasern zu den Zellen der Clarkeschen Säulen (*C*), deren Neuriten in der dorsalen Kleinhirnseitenstrangbahn (*dKS*) verlaufen. Die Hauptportion, die mediale Abteilung der hinteren Wurzel, setzt sich aus dicken Fasern zusammen und bildet das eigentliche Hinterstrangsystem, dessen lange Fasern zu den Hinterstrangkernen ziehen. Dabei verlaufen die Fasern aus caudalen Körperabschnitten in den medialen Hinterstrangarealen, im Cervicalmark also im Gollschen Strang (*FG*), die Fasern aus den oberen Körperabschnitten in den lateralen Hinterstrangarealen (Burdachscher Strang = *FB*). *PS* Pyramidenseitenstrangbahn; *vKS* ventrale Kleinhirnseitenstrangbahn. *1* Ventrales Hinterstrangfeld mit cornu-commissuraler Zone = sog. vordere Wurzelzone. *2* Mittlere Wurzeleintrittszone. *3* Sog. hintere mediale Wurzelzone; entspricht teilweise der Westphalschen Wurzeleintrittszone. *4* Zona terminalis mit Lissauerscher Randzone; entspricht teilweise der sog. hinteren lateralen Wurzelzone. *5*—*7* Querschnittsareale der absteigenden Wurzelfasern in verschiedenen Höhen: *5* Schultzesches Komma im Hals- bis mittleren Brustmark; *6* ovales Hinterstrangfeld im unteren Brust- und oberen Lendenmark; *7* Philippe-Gombaultsche Triangel im untersten Lumbal- und im Sacralmark.

der Vorderhornzelle bis zum Erfolgsorgan hin erstrecken kann (s. Abb. 10, S. 1052). Schließlich ist auch das Kleinhirn ziemlich regelmäßig am Prozeß beteiligt (Estable), wenn auch meist in recht diskreter Form. Immerhin beweist diese Kleinhirnbeteiligung — ebenso wie die Strangdegenerationen bei den cerebellaren Formen —, daß eine scharfe Trennung zwischen beiden Krankheitsbildern nicht möglich ist. Sie zeigen anatomisch oft nur quantitative Unterschiede im Systembefall. — Ähnliche Schwierigkeiten können sich bei der Abgrenzung gegenüber der familiären spastischen Spinalparalyse ergeben.

In den meisten Fällen von FRIEDREICHscher Ataxie ist das Rückenmark überraschend dünn und schmächtig. Doch handelt es sich dabei um keinen gesetzmäßigen Befund (ED. MÜLLER). Die Kleinheit des Rückenmarks ist nicht allein der Systematrophie zur Last zu legen, wenn sie auch meist akzentuiert die hinteren Querschnittsareale betrifft, oder lediglich im Sinne einer „sekundären Entwicklungshemmung" (FR. SCHULTZE) zu deuten. Sie kann auf einer anlagemäßigen Hypoplasie des Rückenmarkes (Mikromyelie) beruhen (BIELSCHOWSKY, JOSEPHY, HALLERVORDEN u. a.). Auch die Medulla oblongata, die Brücke und das Kleinhirn können hypoplastisch sein.

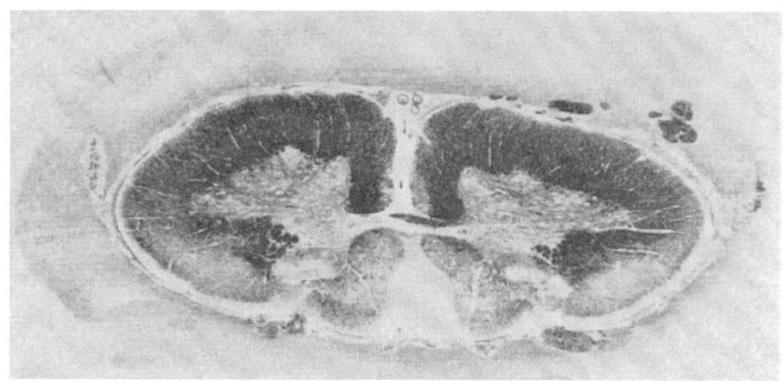

a

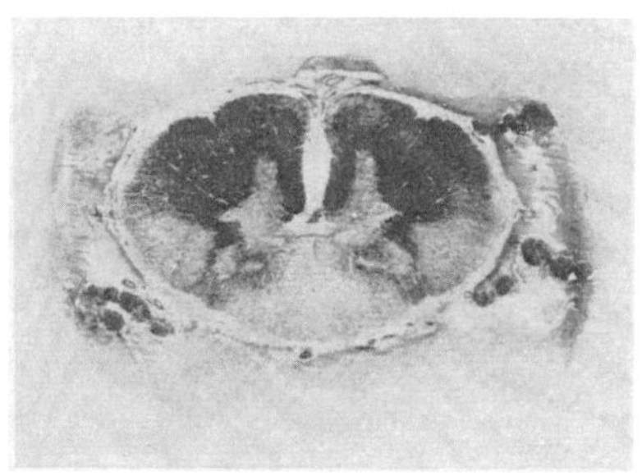

b

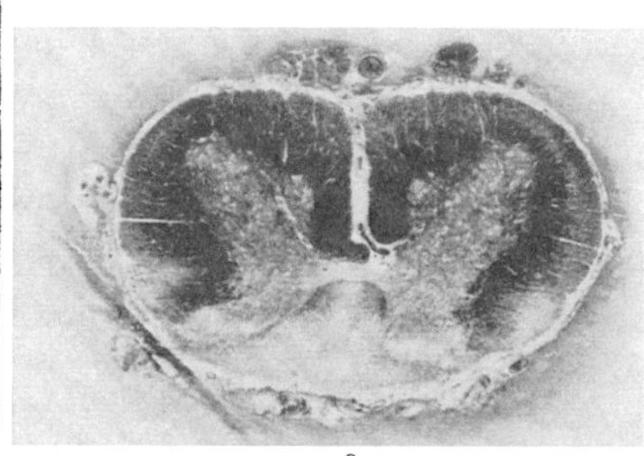

c

Abb. 3 a—c. FRIEDREICHsche Form der spino-ponto-cerebellaren Heredodegeneration. Markscheidenfärbung. Vergr. 4,5mal. a Halsmark; b Brustmark; c Lendenmark (vgl. Text).

Auf dem Rückenmarksquerschnitt erscheinen in den fortgeschrittenen Fällen die Hinterstränge fast immer grau und weisen eine festere Konsistenz auf. Die Randpartien der Seitenstränge (hintere und vordere Kleinhirnseitenstrangbahn) zeigen manchmal schon makroskopisch die gleiche Beschaffenheit, ebenso die gekreuzten oder direkten Pyramidenbahnen. Doch sind die Veränderungen hier nicht so ausgeprägt wie in den Hintersträngen. Die hinteren Wurzeln sind vielfach sehr dünn und zart. Das Kleinhirn kann gelegentlich schon makroskopisch eine Atrophie mit leichtem Klaffen der Furchen und Konsistenzvermehrung oder den Befund einer olivo-ponto-cerebellaren Atrophie bieten. Oft sieht man eine leichte Verdickung und Trübung der Rückenmarkshäute, besonders über den hinteren Abschnitten, ohne daß histologisch Zeichen einer Entzündung — wie etwa bei der Tabes dorsalis — nachweisbar sind.

Bei der *mikroskopischen Untersuchung* finden sich die eindrucksvollsten Befunde an Markscheidenpräparaten.

In den alten anatomischen Beschreibungen der FRIEDREICHschen Ataxie stößt man immer wieder auf heute nicht mehr gebräuchliche Bezeichnungen, die zum Teil der myelogenetischen Terminologie entlehnt und nicht immer gleichsinnig angewandt wurden. Sie

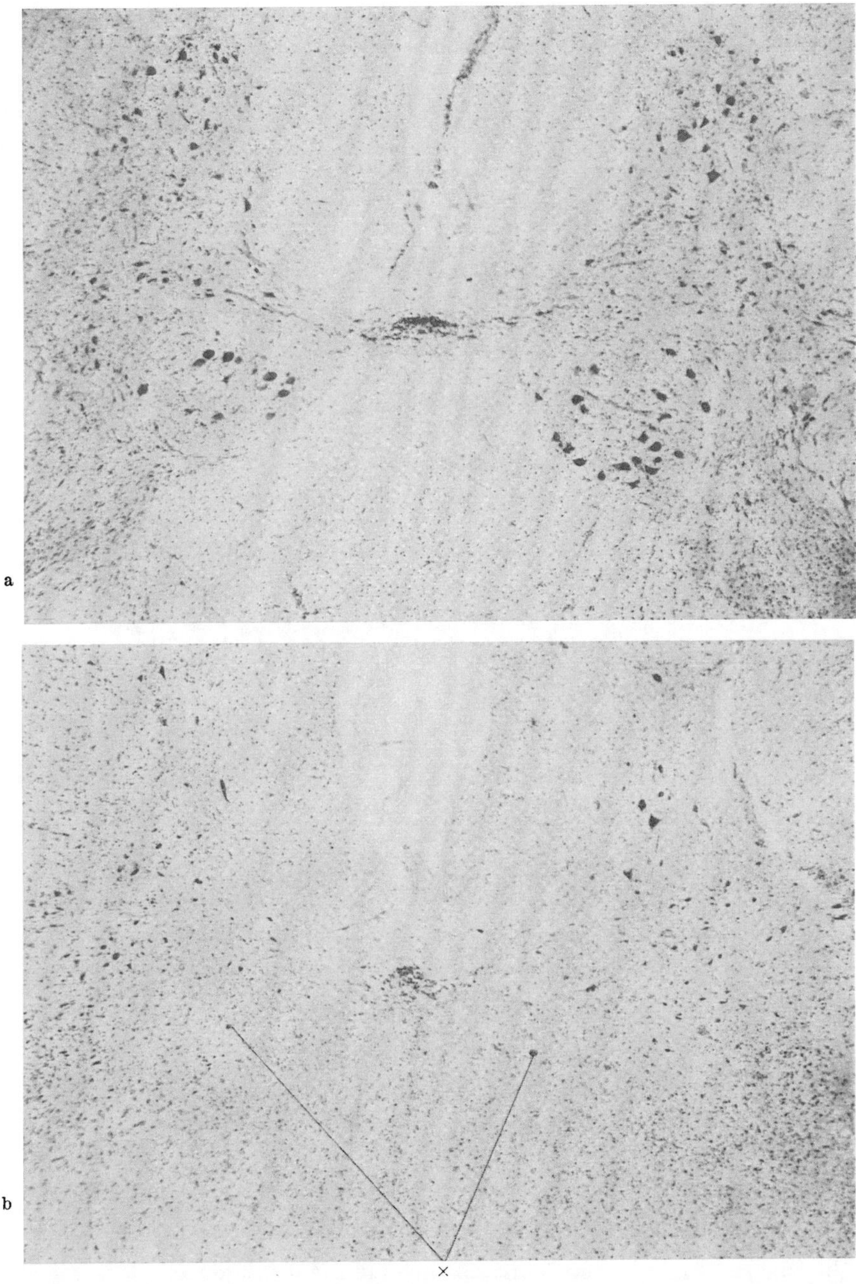

Abb. 4a u. b. Atrophie der CLARKEschen Säulen bei FRIEDREICHscher Ataxie. Bis auf einzelne geschrumpfte Elemente (×) sind sämtliche Ganglienzellen des Nucl. dorsalis zugrunde gegangen. Ein Vergleich mit dem Normalbild (a) läßt auch deutliche Zellausfälle im Bereich der Vorderhörner erkennen. NISSL-Färbung, 40mal vergrößert.

werden in den heute gängigen anatomischen Lehrbüchern meist nicht mehr erwähnt und sind daher — soweit erforderlich — in dem folgenden Schema (Abb. 2) berücksichtigt. Das Schema gibt gleichzeitig einen groben Überblick über die wichtigsten neuronalen Zusammenhänge. Bezüglich der Einzelheiten sei auf die zusammenfassenden Darstellungen von E. POLLAK (1935) und CLARA (1953) verwiesen.

Die Betrachtung von Markscheidenpräparaten zeigt, daß die Entmarkung der Hinterstränge praktisch nie vollständig ist. Am ausgeprägtesten ist sie immer in den Gollschen Strängen, die konstant betroffen sind (s. Abb. 3). Meist ist hier die Degeneration im Halsbereich am weitesten fortgeschritten, was im Sinne eines nucleodistalen Beginns des Prozesses gedeutet wird (s. weiter unten). Sie

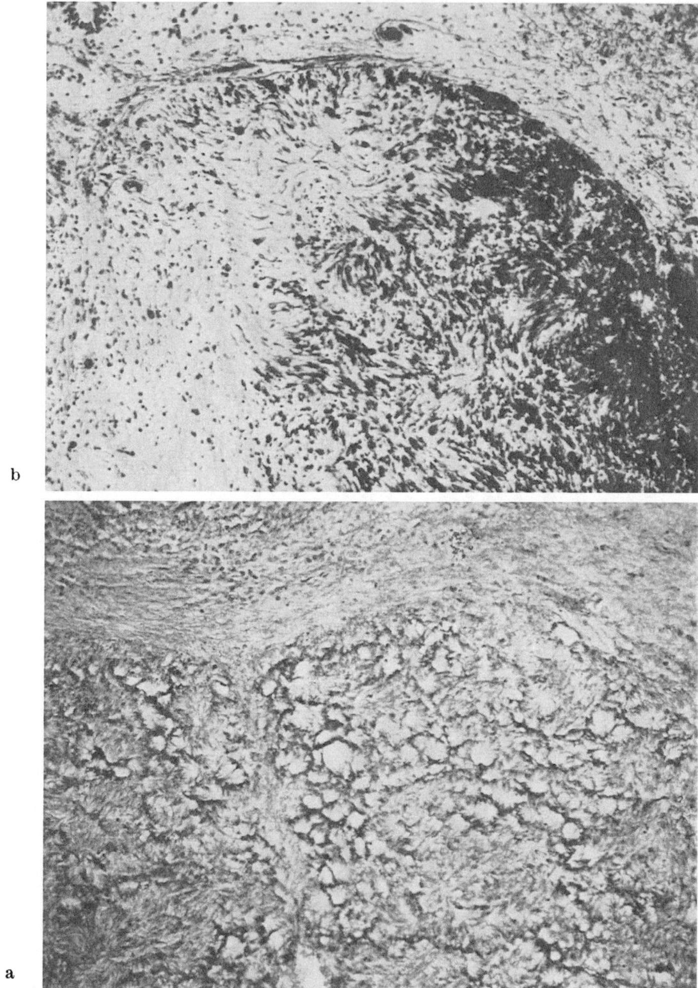

Abb. 5a u. b. a Wirbel- und Zopfbildung der gewucherten Gliafasern in den Hintersträngen. Holzer-Färbung, 120mal vergrößert. b Das Markscheidenbild läßt in den noch erhaltenen Hinterstranggebieten eine ähnliche Anordnung der Fasern erkennen. 120mal vergrößert.

kann über die Hinterstrangkerne hinaus auch auf die mediale Schleife übergreifen (Philippe u. Oberthur 1902, Thomas u. Durupt 1912, van Bogaert u. a.). Die Beteiligung der Burdachschen Stränge wechselt und ist gewöhnlich um so intensiver, je länger und stärker die Ataxie an den oberen Extremitäten in Erscheinung getreten war. Ziemlich regelmäßig bleiben die Markfasern des ventralen Hinterstrangfeldes erhalten, besonders in den cornu-commissuralen Zonen Maries (vgl. Abb. 3b und c, Lenden- und Brustmark). Auch in den übrigen Randgebieten zur grauen Substanz der Hinterhörner ist in der Regel noch ein schmaler, lockerer

Markfasersaum erhalten, am besten gewöhnlich in der cornu-radikulären Zone MARIES. Vielfach ist die LISSAUERsche Randzone noch intakt oder doch relativ verschont. Das Verhalten der mittleren Wurzeleintrittszonen wechselt. Die Markfasern der CLARKEschen Säulen sind meist stärker reduziert oder völlig geschwunden, so daß dieses Gebiet unter Umständen wie ausgestanzt wirkt. Die Markscheiden der verschmächtigten hinteren Wurzeln sind oft nur ganz blaß angefärbt.

Im Hinterseitenstrangbereich pflegt die Degeneration nicht so hochgradig zu sein wie in den Hintersträngen. Sie betrifft dort die Kleinhirnseitenstrangbahnen

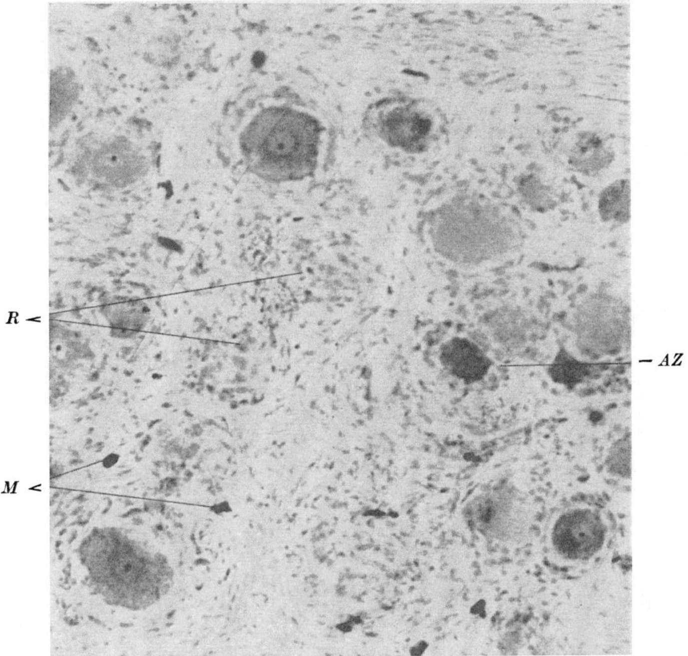

Abb. 6. Spinalganglion bei FRIEDREICHscher Ataxie mit Zellschrumpfung und Wucherung der Amphicyten (*AZ*) bis zur Ausbildung von Restknötchen (*R*). *M* Mastzellen. NISSL-Färbung, 610mal vergrößert.

und die gekreuzten Pyramidenbahnen. In den Kleinhirnseitenstrangbahnen, von denen die dorsale fast immer stärker gelitten hat als die ventrale, läßt sie sich gewöhnlich bis in das spinale Kleinhirnstockwerk verfolgen (vgl. S. 937). Die Pyramidenseitenstrangdegeneration reicht dagegen selten über die Pyramidenkreuzung hinaus und ist im Lumbalmark am intensivsten (nucleodistaler Beginn des Prozesses). Gelegentlich kann sie allerdings auch einmal bis zur motorischen Rinde hinauf nachweisbar sein (MOTT 1907, SPILLER 1910 u. a.). Die direkte Pyramidenbahn bleibt oft völlig verschont.

Die Veränderungen im Zellbild treten hinter diesen Strangdegenerationen zurück. Sie betreffen in erster Linie die Ganglienzellen der CLARKEschen Säulen (Nucl. dorsalis), das Ursprungsgebiet der FLECHSIGschen Kleinhirnbahn (s. Abb. 4). Die im normalen Zustand an das Bild der primären Reizung erinnernden Nervenzellen sind hier geschrumpft, hyperchromatisch und stark rarefiziert oder gänzlich ausgefallen, die Gliakerne in diesem Bereich vermehrt. Die Hinterhörner zeigen häufig eine leichte Atrophie, nicht so selten auch die Hinterstrangkerne. Der Zentralkanal ist oft unregelmäßig gebildet oder obliteriert, die subependymale Glia

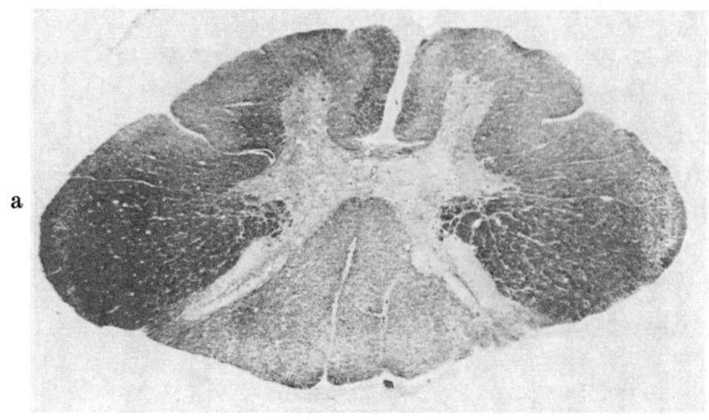

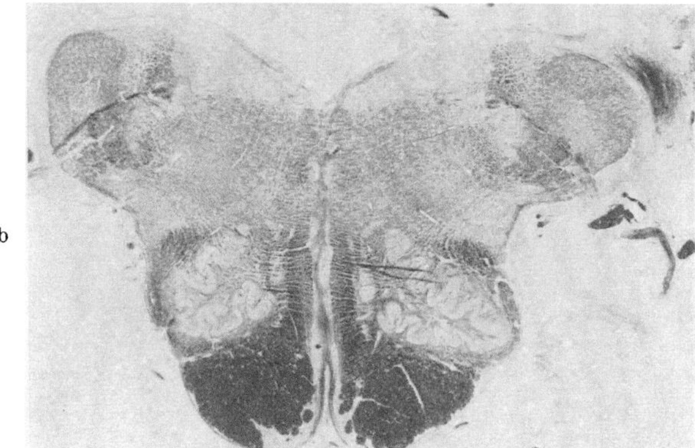

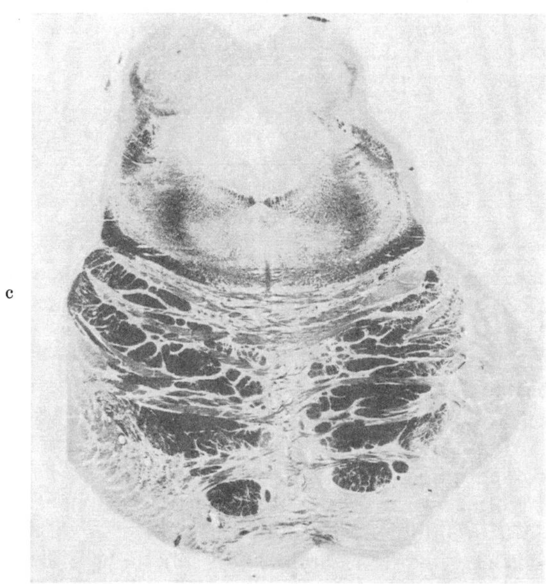

Abb. 7a—c. Fall 1 (AFIP Acc. 231367) von Schut und Haymaker (1951). Klinisch: Friedreichsche Ataxie mit bulbärparalytischen Erscheinungen. Anatomisch: a Hinterstrangdegeneration mit leichter Beteiligung der hinteren Wurzeln, Abblassung der ventralen Stränge und der Vorderseitenstränge bei weitgehend intakter direkter Pyramidenbahn. b und c Olivopontocerebellare Atrophie mit Untergang der Hirnnervenkerne IX, X und XII.

umschrieben vermehrt. — Bei Silberimprägnation sieht man eine Ablösung der Held-Auerbachschen Knöpfchen. Im übrigen entspricht der Axonausfall etwa dem Markscheidenuntergang.

Die Gliafaserfärbung nach Holzer deckt in den degenerierten Systemen eine massive, über das Ausmaß einer einfachen Ersatzwucherung hinausgehende Fasergliose mit eigenartigen Zopf- und Wirbelbildungen auf, die oft eine Beziehung zu den Gefäßen zeigen. Diese „Tourbillons“ (s. Abb. 5), die angedeutet auch in den Seitensträngen beobachtet werden, spielten früher in der französischen Literatur eine große Rolle und wurden als der Grundprozeß der Friedreichschen Ataxie und für diese spezifisch angesehen (Déjérine und Mitarbeiter), was aber sicher nicht zutrifft. Sie sind offensichtlich durch besondere lokale morphologische Verhältnisse bedingt und werden in den Hintersträngen auch bei andersartigen Prozessen gefunden. Hallervorden hielt sie für gefäßabhängig. Estable führt sie auf den korkzieherartigen Verlauf der Hinterstrangfasern zurück. In den Randgebieten der Degeneration (s. Abb. 5b) kann man erkennen, daß die noch erhaltenen Markfasern eine ähnliche Anordnung aufweisen.

Im Gegensatz zu der hochgradigen Degeneration der Gollschen Stränge steht der oft noch recht gute Zustand der hinteren Wurzeln und besonders der Spinalganglien, die in vielen Fällen als intakt angegeben werden. Das ist um so auffälliger, als die degenerierten langen Hinterstrangfasern ihr trophisches Zentrum in den Spinalganglienzellen haben, deren aufsteigende Neuriten sie darstellen, und weist wieder auf den Prozeßbeginn in der Peripherie des Neurons hin. Nur vereinzelt wurde eine stärkere Atrophie der Ganglienzellen mit Wucherung der Amphicyten (s. Abb. 6) und langsamem Zellschwund bis zur Ausbildung von Residualknötchen beschrieben (GUIZETTI, ESTABLE, BIELSCHOWSKY u. a.). Man findet dann auch pseudohypertrophische Ganglienzellen mit Karyorhexis und hyaliner Degeneration des Protoplasmas sowie gefensterte Zellen. Die prä-, post- und intraganglionären Fasern können einen feinstaubigen Zerfall zeigen (ESTABLE).

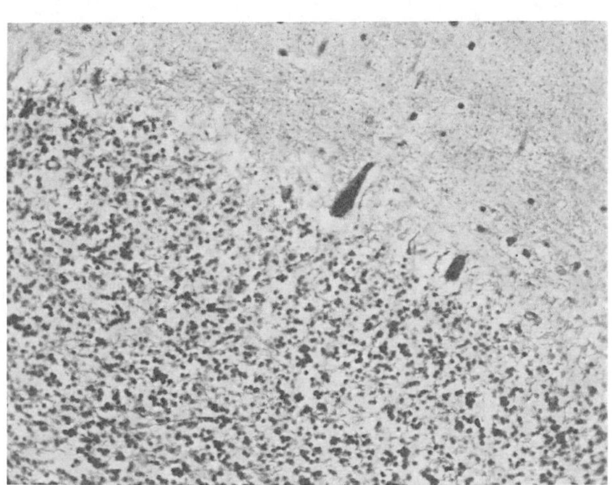

Abb. 8. Fall wie Abb. 7. Kleinhirnrindenatrophie (transneuronal).

Recht häufig ist dagegen eine Beteiligung des Kleinhirns im Sinne einer leichten Kleinhirnrindenatrophie vom PURKINJE-Zelltyp (WINKELMAN und ECKEL, ESTABLE, HALLERVORDEN, BIAGINI u. a.). Wo sich die PURKINJE-Zellausfälle auf das spinale Stockwerk beschränken, ist in erster Linie an eine konsekutive Kleinhirnatrophie zu denken (vgl. S. 1057, Abb. 14b). LHERMITTE, MOLLARET und TRELLES beschrieben bei einer FRIEDREICHschen Ataxie das Bild einer Kleinhirnrindenatrophie vom Körnertyp, der bei der FRIEDREICHschen Form ganz ungewöhnlich ist und immer den Verdacht auf das Vorliegen einer amaurotischen Idiotie nahelegt (s. weiter unten). Er wurde bisher zusammen mit dem Systembefund der FRIEDREICHschen Ataxie sonst wohl nur von VOGT und ASTWAZATUROW (Fall 3, „isolierte spino-cerebellare Atrophie") beobachtet. — Nicht so selten findet sich eine leichte Brückenfuß-Olivenatrophie oder eine Atrophie des Zahnkern-Bindearmsystems zusammen mit den Strangdegenerationen der FRIEDREICHschen Form. Auch die hinsichtlich ihrer Nebenlokalisationen sehr interessante Beobachtung von NEUMANN und COHN (1955) und der Fall von BIEMOND und SINNEGE (1955) mit Beteiligung der Substantia nigra sind hier wohl einzuordnen. Derartige Fälle wurden teils nach dem Kleinhirnbefund, teils nach dem spinalen Befund benannt, gehen aber über den typischen Systembefund der einzelnen morphologischen Unterformen weit hinaus und sollten zweckmäßigerweise unter der umfassenderen Bezeichnung „spino-ponto-cerebellare Heredodegeneration" geführt werden, wie z. B. die Fälle von SCHUT und HAYMAKER (s. Abb. 7—10).

Zu erwähnen bleiben noch die Hirnnervenbefunde, die man unter Umständen bei der FRIEDREICHschen Form erheben kann. Relativ häufig ist eine leichte Degeneration der absteigenden Trigeminuswurzel. BIELSCHOWSKY wies auf die oft nur leichte Atrophie der motorischen Hirnnervenkerne hin. Besondere Beachtung verdienen das optische und das cochleo-vestibuläre System, weil hier die Befunde zum Teil noch recht problematisch sind. Am Opticus kann das Bild einer retrobulbären Neuritis mit Degeneration des maculo-papillären Bündels

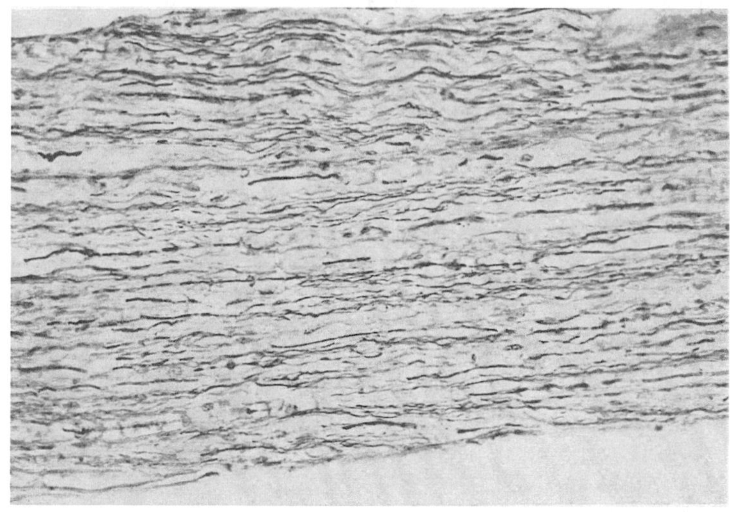

Abb. 9. Fall 2 (AFIP Acc. 195600) von SCHUT und HAYMAKER (1951). Degeneration des N. oculomotorius bei spino-ponto-cerebellarer Heredogeneration. BODIAN-Färbung.

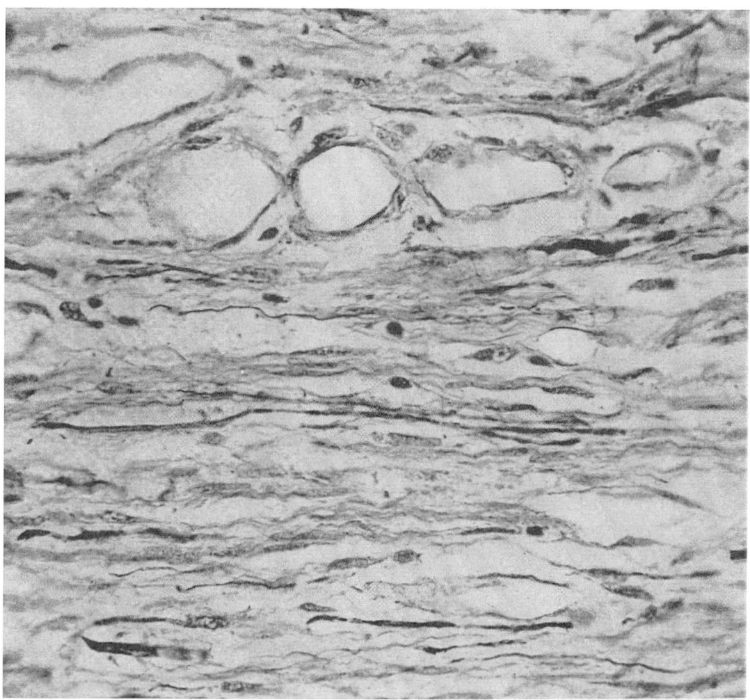

Abb. 10. Fall wie Abb. 9. Degeneration im Bereich des lumbalen Plexus. WEIL-Färbung.

oder eine totale Atrophie vorliegen (ANDRÉ-VAN LEEUWEN und VAN BOGAERT). Von der äußerst seltenen tapeto-retinalen Degeneration im Rahmen der Heredoataxien sind kaum anatomische Befunde bekannt. BABEL beschreibt eine sehr fortgeschrittene Retinitis pigmentosa. Wiederholt wurden angeborene oder später aufgetretene Katarakte beobachtet (SJÖGREN 1947, GARLAND und MOORHOUSE 1953). Cochleo-vestibuläre Störungen bei FRIEDREICHscher Ataxie können

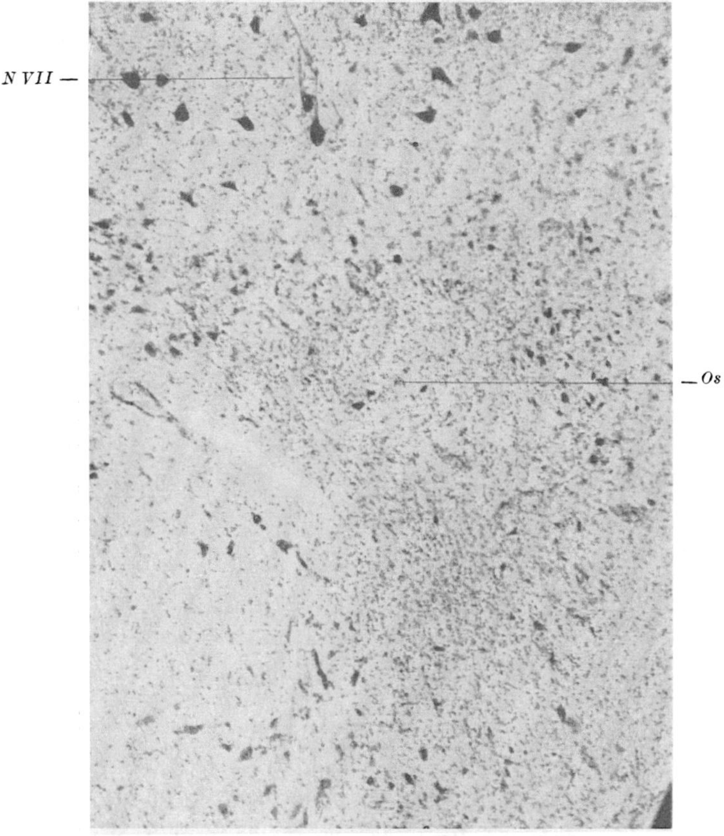

Abb. 11. Atrophie der oberen Olive mit starker Gliawucherung bei FRIEDREICHscher Ataxie. *N VII* Facialiskern; *Os* obere Olive. NISSL-Färbung, 60mal vergrößert. (Fall von Prof. SPATZ, vgl. WEISSCHEDEL 1937.)

auf einer in der Peripherie beginnenden Degeneration dieser Neurone beruhen, die zentripetal fortschreitet. Im CORTIschen Organ kann es dabei zu sekundären Veränderungen kommen (ONO). In diesem Zusammenhang sei auch die gelegentlich anzutreffende primäre Atrophie der oberen Oliven genannt (WEISSCHEDEL), die zwar nicht zur Taubheit führt, aber mit den oberen Oliven ein sekundäres Hörzentrum trifft, das aller Wahrscheinlichkeit nach akustischen Reflexen dient (s. Abb. 11 und 12).

Eine recht häufige Erscheinung bei der FRIEDREICHschen Ataxie sind *Skeletveränderungen im Sinne des Status dysrhaphicus*, unter denen der sog. FRIEDREICH-Fuß („pied bot"), ein Hohlfuß mit Überstreckung der Zehen in den Grundgelenken bei gleichzeitiger Beugung der Endglieder, und die Skoliosen bzw. Kyphoskoliosen die größte Bedeutung besitzen. Die Hohlhand („main bote") ist sehr viel seltener. Als weitere Skeletanomalien sieht man Rachischisis, Spina bifida und Spina bifida occulta, auffallend lange Querfortsätze, Lumbalisation des 1. Sacralwirbels u. ä. Da der FRIEDREICH-Fuß und die Kyphoskoliosen bereits vor Beginn der neurologischen Störungen auftreten und auch bei neurologisch Gesunden aus FRIEDREICH-Sippen gefunden werden, lassen sich diese Befunde nicht als Folge spastischer Kontrakturen oder Muskelatrophien erklären, wie man ursprünglich glaubte. VAN BOGAERT hat für die „Scoliose héréditaire essentielle tardive" auf einen von der FRIEDREICHschen Ataxie abweichenden Erbmodus hingewiesen. Der Status dysrhaphicus vererbt sich dominant (CURTIUS, STÖRRING und SCHÖNBERG) und stellt wahrscheinlich das geeignete genotypische Milieu dar, in dem die

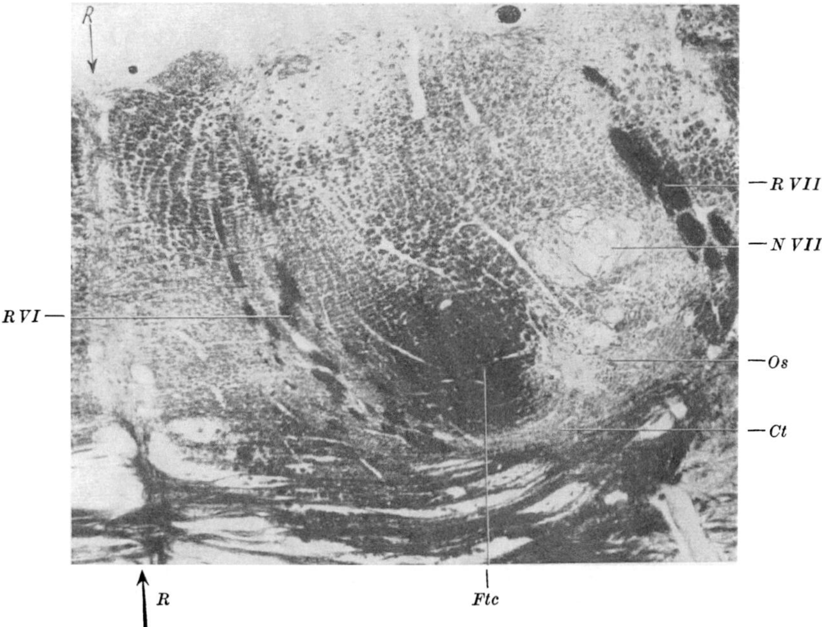

Abb 12. Markscheidenbild zu Abb. 11. *Ct* Trapezkörper; *Ftc* zentrale Haubenbahn; *N VII* Facialiskern; *Os* obere Olive; *R* Raphe; *R VI* Abducenswurzel; *R VII* Facialiswurzel.

Anlage zur FRIEDREICHschen Ataxie vorzugsweise zur Manifestation gelangt. Diese Auffassung ist allerdings nicht allgemein anerkannt. STERZ und GEYER lehnen sie z. B. ab.

Bemerkenswert zahlreich sind auch *Störungen der vegetativen Funktionen*, wobei „zentralnervöse Einflüsse und die Eigenerkrankungen bestimmter Organe vielfach ineinander wirken" (HALLERVORDEN). PHILIPPE und OBERTHUR führten Atem- und Herzrhythmusstörungen auf eine Entmarkung bzw. Sklerose des Fasc. solitarius und des Vaguskernes zurück. Zentralen Ursprungs sind wahrscheinlich die Tachykardien, in deren Verlauf es zu einer akuten Herzerweiterung mit tödlichem Ausgang kommen kann (GUILLAIN und MOLLARET 1932, ELLWOOD 1948). Meist liegt aber ein organisches Herzleiden vor. Gefunden wurden außer Herzklappenfehlern hauptsächlich interstitielle Myokarditiden (ELLWOOD 1948, ASHBY und TWEEDY 1954). Bei einem 12jährigen Mädchen mit FRIEDREICHscher Ataxie und interstitieller Myokarditis fand RUSSELL ein Herzgewicht von 320 g. Ein Probandenbruder aus der von CURTIUS, STÖRRING und SCHÖNBERG untersuchten Familie zeigte anatomisch eine Verdoppelung des linken Schenkels des Reizleitungssystems.

Unter den *endokrinen Störungen*, soweit sie prägnant und mehr oder minder isoliert faßbar sind, ist an erster Stelle der Diabetes mellitus zu nennen. In der schon wiederholt zitierten Familie von CURTIUS und Mitarbeiter war der Diabetes genotypisch an die FRIEDREICHsche Ataxie gekoppelt, die immer vor der Zuckerkrankheit auftrat und einen besonders schweren Verlauf zeigte. Die Autoren lehnten bereits auf Grund der klinischen Untersuchungen einen zentralen Diabetes in ihren Fällen ab. KÖHNE (1942) konnte später ihre Diagnose anatomisch bestätigen. Er fand eine schwerste primäre Inselatrophie im Pankreas bei normalem Befund im diencephalo-hypophysären System. Bereits MELTZER hatte bei FRIEDREICHscher Ataxie einen Schwund der LANGERHANSschen Inseln als Ursache der Zuckerkrankheit beschrieben. — An weiteren endokrinen Störungen sind solche der Keimdrüsen- und der Schilddrüsenfunktion zu nennen. Sie spielen aber nur eine untergeordnete Rolle.

Besondere Nebenlokalisationen des atrophisierenden Prozesses. Seltene Formen der spino-ponto-cerebellaren Heredodegeneration.

Jeder über das Hinterstrang-Hinterseitenstrangsystem hinausgehende Systembefall kann der Erkrankung ein besonderes Gepräge geben. Es hat sich gezeigt, daß dabei bestimmte Konstellationen der Systematrophien bevorzugt auftreten. Das gilt z. B. für die cerebellaren „Nebenlokalisationen" des atrophisierenden Prozesses bei der FRIEDREICHschen Form, auf die bereits oben eingegangen wurde. Sie bleiben mit ihren verschiedenen Möglichkeiten der Systembeteiligung noch in dem ursprünglich von WELTE gezogenen Rahmen der spino-ponto-cerebellaren Atrophien. Nachzutragen ist hier, daß die mit einer Dentatum-Bindearmatrophie einhergehende FRIEDREICHsche Form klinisch oft durch Myoklonien gekennzeichnet ist (s. S. 977). Im übrigen zeigt auch die FRIEDREICHsche Form gelegentlich primäre Atrophien im Bereich der Großhirnrinde und der Stammganglien, wie sie bei den anderen Formen der spino-ponto-cerebellaren Atrophien bereits beschrieben wurden (s. S. 933). — In den 2 Fällen von YANO fanden sich außer dem Befund der FRIEDREICHschen Ataxie Zeichen einer allgemeinen Entwicklungshemmung des Zentralnervensystems, eine mangelhafte Entwicklung der inneren Organe und ausgedehnte Hautveränderungen nach Art des Xeroderma pigmentosum.

Besondere Beachtung verdienen die recht häufigen Muskelatrophien verschiedener Genese. Oft sind sie spinalen Ursprunges und finden ihre Erklärung in Zellausfällen der entsprechenden Vorderhornabschnitte (Typ DUCHENNE-ARAN, vgl. Abb. 4). Eine sehr hochgradige Atrophie der motorischen Kerne des Rückenmarkes, der Medulla oblongata und des Mittelhirnes kann bei der gleichzeitig vorhandenen Pyramidenseitenstrangdegeneration klinisch das Bild einer amyotrophischen Lateralsklerose mit Bulbärparalyse zur Folge haben, das die Ataxie ganz überlagert (VAN BOGAERT 1951).

Einen recht großen Raum im Schrifttum nimmt die Konstellation *FRIEDREICHsche Ataxie — neurale Muskelatrophie* ein. Oft ist der Krankheitsverlauf in solchen Fällen besonders milde und langsam. Über ein getrenntes Auftreten beider Krankheitsbilder in einer Familie berichtet BIEMOND (1928). Neben der neuralen Muskelatrophie vom Typ CHARCOT-MARIE-TOOTH und der hypertrophischen Neuritis DÉJÉRINE-SOTTAS (WERTHEMANN, BIELSCHOWSKY, GÖTZE, KRÜCKE, BÉNARD und Mitarbeiter, STUCKI und LUBAN u. a.) findet man gelegentlich auch Befunde nach der Art der progressiven Muskeldystrophie (WERTHEMANN, BING, BIELSCHOWSKY u. a.).

Es bleiben schließlich noch einige seltene Formen aus dem Kreise der spino-ponto-cerebellaren Heredodegenerationen, deren Stellung zum Teil noch umstritten ist. Die *Dystasia areflexiva hereditaria* ROUSSY-LÉVY zeigt hinsichtlich des Erbganges zwar manchmal ein von der FRIEDREICHschen Ataxie abweichendes Verhalten, ist aber klinisch von der mit neuraler Muskelatrophie einhergehenden FRIEDREICHschen Ataxie schwer abzugrenzen. MOLLARET hatte sie in seiner zusammenfassenden Darstellung der spino-cerebellaren Heredodegenerationen nach der FRIEDREICHschen Ataxie, der MARIEschen Heredoataxie und der familiären spastischen Spinalparalyse als IV. Form eingeordnet und als „forme radiculo-cordonnale postérieure" bezeichnet. ROUSSY und LÉVY glaubten, eine abgrenzbare Krankheitseinheit vor sich zu haben. Andere Autoren wie DIMITRI, VAN BOGAERT u. a. sehen in der sog. ROUSSY-LÉVYschen Krankheit lediglich eine „forme fruste" bzw. eine Abortivform der FRIEDREICHschen Ataxie oder des Peronealtyps der neuralen Muskelatrophie, die durch einen stationären bzw. regressiven Verlauf gekennzeichnet ist. Allerdings zeigt sie im Gegensatz zur FRIEDREICHschen Ataxie meist einen dominanten (ROUSSY-LÉVY, ROMBOLD-RILEY u. a.), seltener einen geschlechtsgebundenen recessiven Erbgang wie im Falle VAN BOGAERTs, wo nur männliche Mitglieder manifest erkrankten, die Vererbung aber über die klinisch gesunde Mutter erfolgte. Nach BIEMOND (1955) liegt ein anatomischer Befund dieser Form bis heute nicht vor, während GREENFIELD ihr zwei anatomisch untersuchte Fälle von SPILLER und von GAREISO und PEDACE zurechnet. Letztere fanden eine schwere Hinterstrangdegeneration mit Ausfällen in den Vorder- und Hinterhörnern, der Substantia gelatinosa und den CLARKEschen Säulen. Es lag außerdem eine Degeneration der Hirnnerven IX und XII vor, und die dorsalen Kerne IX und X, sowie die Cochlearis- und Vestibulariskerne waren ebenfalls atrophisch.

a

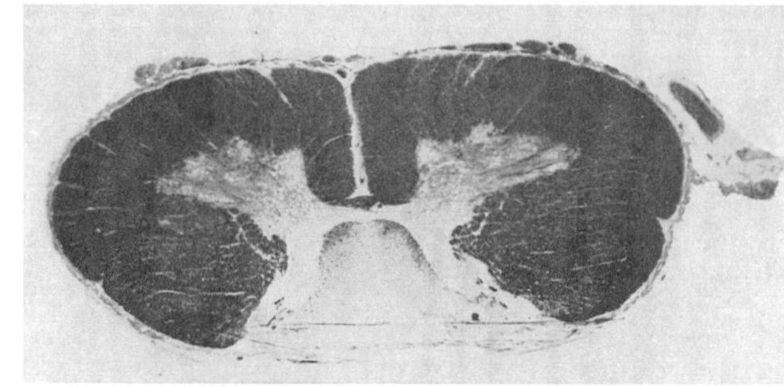

b

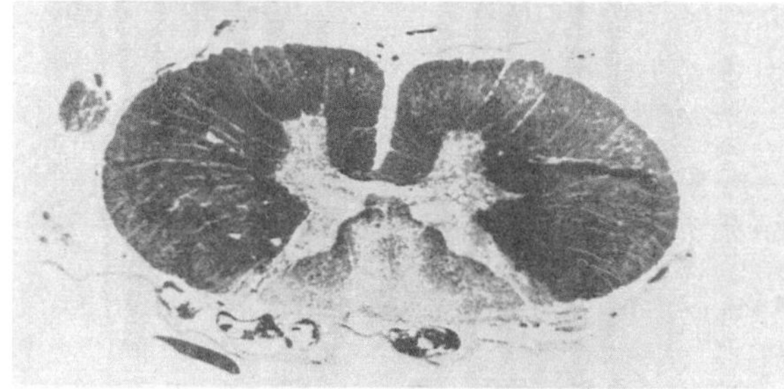

c

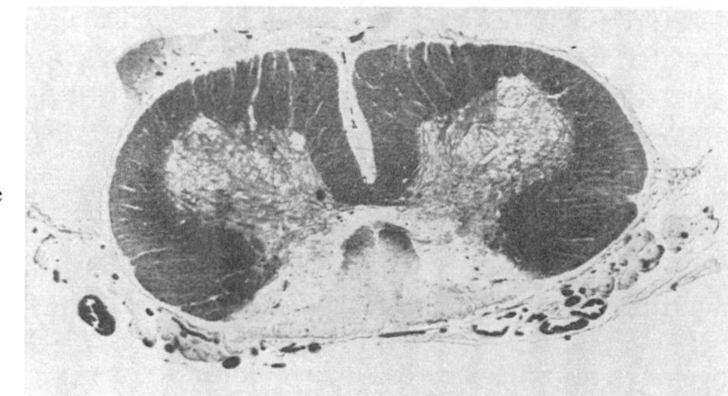

Abb. 13 a—c. „Forme radiculo-cordonnale postérieure" (Fall von Prof. BIEMOND). a Halsmark; b Brustmkark; *c* Lumbalmark. Bei c ist auch die Degeneration der hinteren Wurzeln deutlich zu erkennen (vgl. Text).

Gegen die von MOLLARET vertretene Einordnung der Dystasia areflexiva hereditaria ROUSSY-LÉVY als Wurzel-Hinterstrangform der spino-cerebellaren Heredodegeneration hat BIEMOND überzeugende Einwände geltend gemacht. Er weist darauf hin, daß die klinische Wurzel-Hinterstrangsymptomatik bei den ROUSSY-LÉVYschen Krankheitsbildern inkomplett sei, derartige Fälle daher der Bezeichnung „forme radiculo-cordonnale postérieure" nicht voll entsprechen würden, und bringt eigene Beobachtungen, auf welche unter Berücksichtigung klinisch-pathophysiologischer Ergebnisse diese Bezeichnung besser zutreffen würde. In dem einen anatomisch untersuchten Fall mit direkt vererbter Hinterstrangataxie, schwersten Störungen der Tiefensensibilität bei besser erhaltener Oberflächensensibilität und Areflexie fand er eine Degeneration der Hinterstränge (s. Abb. 13), der grobkalibrigen hinteren Wurzelfasern, sowie der aufsteigenden und zum Teil der absteigenden Trigeminuswurzel. Die kleinkalibrigen Wurzelfasern und die LISSAUERsche Randzone waren intakt, desgleichen die graue Substanz des Rückenmarkes einschließlich der CLARKEschen Säulen, sowie die spinocerebellaren Bahnen. Lediglich die Kleinhirnrinde zeigte geringfügige PURKINJE-Zellausfälle, die aber so diskret waren, daß BIEMOND die in den letzten Lebensmonaten bei dem Patienten aufgetretenen Sprachstörungen nicht auf den Kleinhirnbefund sondern die Degeneration der Trigeminuswurzel[1] beziehen möchte, zumal zu Lebzeiten schwere Störungen der intrabuccalen Tiefensensibilität aufgefallen waren. Bei zwei Kranken aus dieser Familie bestand außerdem eine Opticusatrophie, die sich im Gegensatz zu den übrigen neurologischen Störungen offenbar recessiv vererbt hatte. Muskelatrophien wurden nicht beobachtet, ebenso fehlten somatische Hinweise für das Vorliegen eines Status dysraphicus. BIEMOND möchte daher die Bezeichnung „forme radiculo-cordonnale postérieure" für seine und gleichartige Beobachtungen reserviert wissen, die sich sowohl von der Dystasia areflexiva hereditaria wie auch den übrigen Formen der spino-ponto-cerebellaren Heredodegenerationen eindeutig abgrenzen lassen.

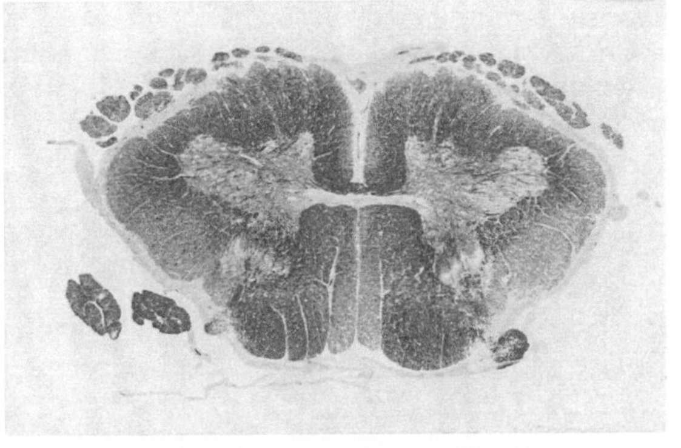
a

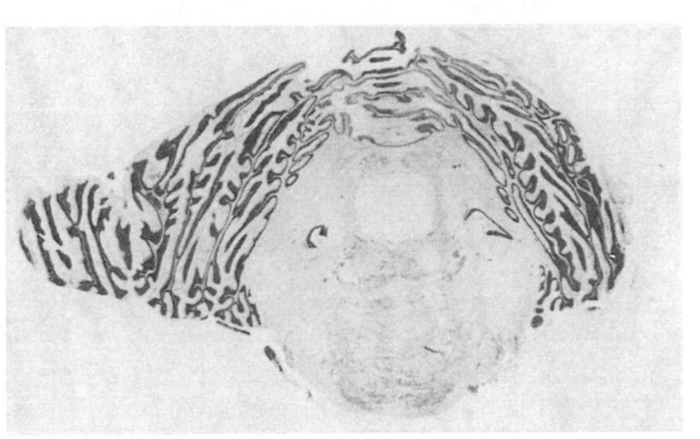
b

Abb. 14a u. b. a Fall Karoline Sch. von Prof. HALLERVORDEN (1936). Markscheidenpräparat aus dem Halsmark mit leichter Abblassung der GOLLschen Stränge und mäßiger Degeneration der dorsalen Kleinhirnseitenstrangbahn und der gekreuzten Pyramidenbahn. 5mal vergrößert. b Auf das spinale Stockwerk begrenzte Kleinhirnrindenatrophie. NISSL-Färbung. Natürliche Größe.

Nicht nur die Systemwahl des atrophisierenden Prozesses kann dem Einzelfall ein besonderes Gepräge geben; manchmal ist es das feingewebliche Bild, das dem Prozeß eine ganz bestimmte Note verleiht. Auf die Beobachtungen von

[1] Siehe hierzu STOLZE und ULE: Nervenarzt **1956**.

BIELSCHOWSKY, BOUMAN und SMITT, von GERSTMANN, STRÄUSSLER und SCHEINKER, von MEYER, SEITELBERGER und v. BRAUNMÜHL wurde im Kapitel Kleinhirnatrophien schon hingewiesen (s. S. 965). Sie fielen durch plaquesartige Niederschläge bzw. durch ALZHEIMERsche Fibrillenveränderungen auf. Immerhin lassen sich derartige histologische Phänomene zwanglos als sekundär-synäretische Erscheinungen erklären (v. BRAUNMÜHL). Anders ist das mit den Befunden von PETER, der außer dem Systembefall in den spino-ponto-cerebellaren Systemen sehr ausgedehnte Ganglienzellveränderungen sah, hauptsächlich in den sensiblen Kernen, die an das Bild der primären Reizung erinnerten. Ein zweiter Fall dieser Art wurde von HALLERVORDEN (1936) mitgeteilt (Fall 3 [Karoline Sch.] seines Handbuchbeitrages „Hereditäre Ataxie“). Bei der 56jährigen Patientin hatten

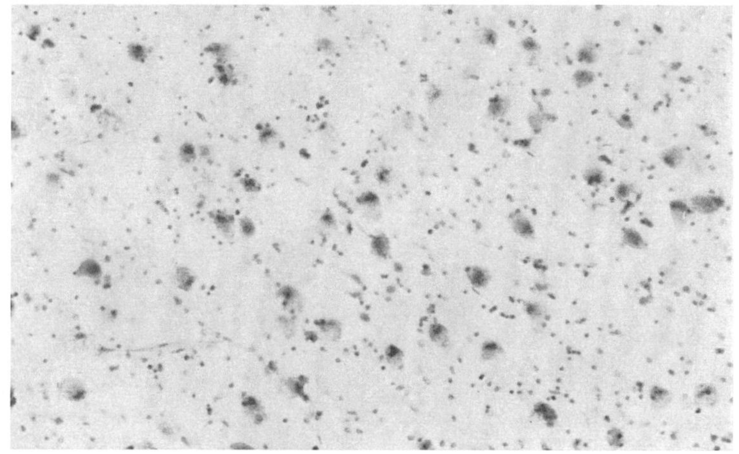

Abb. 15. Derselbe Fall wie Abb. 14. Bild der primären Reizung an den Thalamuszellen. NISSL-Färbung. 150mal vergrößert (s. Text).

die ersten klinischen Erscheinungen etwa im Alter von 4 Jahren angefangen. Ein Bruder litt an der gleichen Erkrankung. Anatomisch bot sie eine leichte, auf das Halsmark begrenzte Degeneration der GOLLschen Stränge (s. Abb. 14) und eine deutlichere Lichtung der spino-cerebellaren Bahnen und der Pyramidenseitenstrangbahn. Außerdem fand sich eine auf den Oberwurm beschränkte Kleinhirnatrophie mit PURKINJE-Zellausfällen und Körnerlichtung, deren Topik innerhalb des spinalen Kleinhirnstockwerkes bei der Degeneration der spino-cerebellaren Bahnen an eine konsekutive Kleinhirnrindenatrophie denken lassen könnte (s. Abb. 14b, vgl. S. 937). Auch in diesem Fall fanden sich in verschiedenen Kerngebieten neben reichlich Pigmenteinlagerungen Zellveränderungen nach Art der primären Reizung (s. Abb. 15 und 16). HALLERVORDEN (persönliche Mitteilung) neigt heute dazu, diesen Fall — und unter anderen auch den von PETER — als altgewordene spätinfantile amaurotische Idiotie aufzufassen. Man hat bereits in einigen ursprünglich als hereditäre Ataxie gedeuteten Fällen die Diagnose zugunsten der amaurotischen Idiotie korrigieren müssen (HIGIER, STRÄUSSLER u. a.). HALLERVORDEN setzt den Fall Karoline Sch. in Parallele zu den von ihm 1938 und 1939 mitgeteilten Beobachtungen, unter denen ein Fall (1939) in diesem Zusammenhang besonderes Interesse verdient, weil er klinisch als zweifelsfreie FRIEDREICHsche Ataxie aufgefaßt worden war und anatomisch als Hauptbefund im Rückenmark Strangdegenerationen entsprechend der FRIEDREICHschen Form bot. Daneben fand sich allerdings die SPIELMEYER-SCHAFFERsche Zellveränderung. HALLERVORDEN betonte schon damals, daß der für die amaurotische Idiotie pathognomonische Zellprozeß bei den „Spätfällen" keineswegs ubiquitär ist, sondern oft überraschend eng begrenzt auf einzelne Zentren, während alle anderen Gebiete davon nahezu frei bleiben können. In solchen Fällen könnte man manchmal vor der Frage stehen, ob es überhaupt noch gerechtfertigt sei, von amaurotischer Idiotie zu sprechen. SEITELBERGER hat sich kürzlich ebenfalls mit diesem Problem auseinandergesetzt und unter anderem die Fälle von MARBURG und RIESE (s. S. 975), von PETER, THORPE und von BÉNARD und Mitarbeitern als verdächtig auf amaurotische Idiotie bezeichnet. Eine abschließende Stellungnahme ist in diesen Fällen wohl oft nicht mehr möglich. PETER lehnte seinerzeit eine amaurotische Idiotie für seinen Fall ab. Daß bei den „Spätfällen" von amaurotischer Idiotie das histologische Bild erhebliche Abweichungen aufweisen kann, ist allerdings erst eine Erkenntnis jüngeren Datums. Es bleibt zu wünschen, daß derartige Beobachtungen in Zukunft auch eingehend histochemisch untersucht werden.

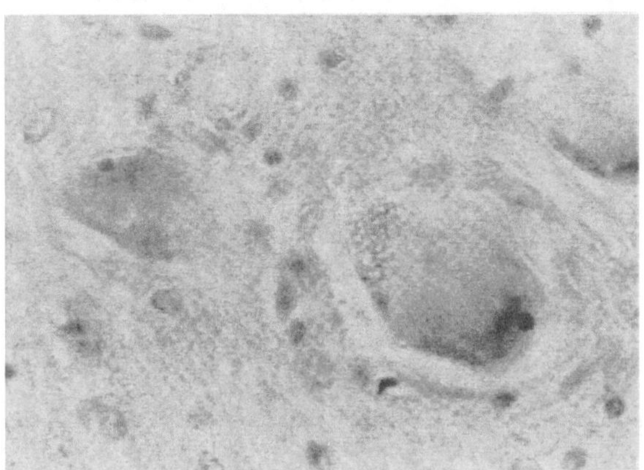

a

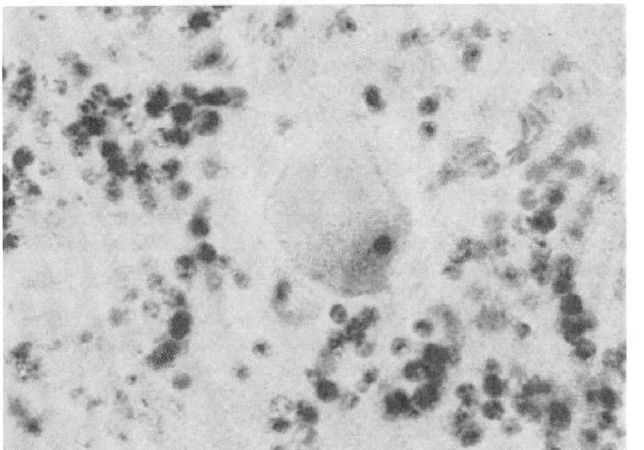

b

Abb. 16a u. b. Derselbe Fall wie Abb. 14. NISSL-Färbung. 610mal vergrößert. a Zelle aus der Brückenhaube mit randständigem, auf dem Bilde nur am Kernkörperchen erkennbarem Kern, vermehrtem, homogenem Protoplasma und einer größeren, ebenfalls randständigen Ansammlung von Pigmentkörnchen. b PURKINJE-Zelle mit dem Bild der primären Reizung (s. Text).

Problematisch bleiben schließlich auch die ganz vereinzelten Mitteilungen über familiär aufgetretene Erkrankungen, denen anatomisch Befunde nach Art der FRIEDREICHschen Ataxie kombiniert mit multiplen Entmarkungsherden entsprechend der *multiplen Sklerose* zugrunde lagen (MONDINI, BROUWER und VAN BOGAERT), und bei denen man sich fragen muß, wie weit die Strangdegenerationen tatsächlich als primäre Systematrophien zu werten sind. — In dem von LÖWENBERG und WAGGONER untersuchten Fall von FRIEDREICHscher Ataxie fanden sich ebenfalls multiple Herde im Großhirn. Doch handelt es sich dabei nicht um Entmarkungen, sondern offenbar um Nekrosen im Rahmen eines Gefäßprozesses.

Rückenmarkbefunde nach Art der FRIEDREICHschen *Ataxie in der Tiermedizin.*

Während Kleinhirnatrophien, isoliert und familiär auftretend, in der Veterinärmedizin wiederholt und bei verschiedenen Tieren beschrieben wurden, scheinen Strangdegenerationen entsprechend der FRIEDREICHschen Form der spino-ponto-cerebellaren Heredodegeneration äußerst selten zu sein. MOLLARET, ROBIN und BERTRAND haben beim Hund ein derartiges familiäres Krankheitsbild gesehen. Anatomisch fanden sie eine Degeneration der Kleinhirnseitenstrangbahnen, der Pyramidenbahnen und — inkomplett — der Hinterstränge.

Literatur[1].

ANDRÉ-VAN LEEUWEN, M.: Hérédoataxies par dégénérescence spino-ponto-cérébelleuse. Les manifestations optiques. Rev. d'Otol. etc. **20**, 43 (1948). — Sur deux cas familiaux de maladie de FRIEDREICH avec atrophie optique précoce globale et grave. Revue neur. **81**, 941 (1949). — ANDRÉ-VAN LEEUWEN, M., and L. VAN BOGAERT: Hereditary ataxia with optic atrophy of the retrobulbar neuritis type and latent pallido-Luysian degeneration. Brain **72**, 340 (1942). — ASHBY, D. W., and P. S. TWEEDY: FRIEDREICH's ataxia combined with diabetes mellitus in sisters. Brit. Med. J. **1953**, 1418, 4825. — Zbl. Neur. **127**, 145 (1954). — Ber. Path. **19**, 250 (1954). — AUBERTIN, C.: La maladie de FRIEDREICH et les affections congénitals du coeur. Arch. gen. de Med. **81**, 1992 (1904).

BABEL, J.: Anatomie pathologique des dégénérescences tapéto-rétiniennes accompagnant les hérédo-ataxies. Rev. d'Otol. etc. **20**, 167 (1948). — BELL, J. M., and J. GODET-GUILLAIN: On hereditary ataxia and spastic paraplegia. Treasury of Human Inheritance, Bd. IV/3. 1939. — BÉNARD, R., A. GROSSIORD, J. GRUNER et A. HOPPELER: Sur une forme particulière de maladie familiale du système nerveux, apparentée aux maladies de FRIEDREICH et de CHARCOT-MARIE. Deux observations anatomocliniques. Revue neur. **86**, 800 (1952). — BIAGINI, G.: Contributo clinico ed anatomico alla conoscenza dell'atassia ereditarie. Ref. Riv. Pat. nerv. **31**, 308 (1926). — BIELSCHOWSKY, M.: Zur Kenntnis des FRIEDREICH-Komplexes. Z. Neur. **150**, 373 (1934). — BIELSCHOWSKY, M., L. BOUMAN u. S. SMITT: Über eine ungewöhnliche Form von cerebellarer Heredoataxie. Jb. Psychiatr. **51**, 1 (1934). — BIEMOND, A.: Neurotische Muskelatrophie und FRIEDREICHsche Tabes in derselben Familie. Dtsch. Z. Nervenheilk. **104**, 113 (1928). — Les dégénérations spino-cérébelleuses. Fol. psychiatr. néerl. **54**, 216 (1951). — La forme radiculo-cordonnale postérieure des dégénérescences spino-cérébelleuses. Revue neur. **91**, 3 (1955). — BING, R.: Die Abnutzung des Rückenmarkes (FRIEDREICHsche Krankheit und Verwandtes). Dtsch. Z. Nervenheilk. **26**, 163 (1904). — Eine kombinierte Form der heredofamiliären Nervenkrankheiten. Dtsch. Arch. klin. Med. **85**, 109 (1905). — BOGAERT, A. VAN, et L. VAN BOGAERT: A propos de l'électro-cardiogramme dans la maladie de FRIEDREICH. Arch. Mal. Coeur **29**, 630 (1936). — BOGAERT, L. VAN: Maladie de FRIEDREICH et scoliose essentielle tardive héréditaire. Arch. internat. Méd. expér. **1**, 75 (1924). — Zbl. Neur. **43**, 681. — Hérédo-ataxies par dégénérescence spino-ponto-cérébelleuse. Leur manifestations rétiniennes, optiques et cochleaires. Rev. d'Otol. etc. **20**, 1, 415 (1948). — Sur les formes d'hérédo-ataxie de l'enfant et d'adolescent qui comportent une atteint grave des noyaux moteurs spino-bulbo-mésencephaliques. Revue neur. **84**, 121 (1951). — Les hérédo-dégénérescences spino-cérébelleuses. Acta neurol. et psychiatr. belg. **51**, 621 (1951). — BOGAERT, L. VAN, et P. BORREMANS: Etude sur une famille présentant la maladie familiale particulière de ROUSSY-LÉVY. Revue neur. **1932**, Nr 5. — BOGAERT, L. VAN, et M. MOREAU: Combinaison d'amyotrophie de CHARCOT-MARIE-TOOTH et de la maladie de FRIEDREICH. Encéphale **34**, 312 (1939). — BOGAERT, L. VAN, et W. STADLIN: Altérations chorio-rétiniennes chez deux soeurs atteintes d'hérédo-ataxie du type FRIEDREICH. Acta neurol. et psychiatr. belg. **49**, 705 (1949). — BORGES-FORTES, A.: Ein Fall von FRIEDREICHscher Krankheit mit CHARCOT-MARIEscher Muskelatrophie (portug.). Zbl. Neur. **77**, 531 (1935). — BRAUNMÜHL A. v.: Über eine eigenartige hereditär-familiäre Erkrankung des Zentralnervensystems. Arch. f. Psychiatr. **191**, 419 (1954). — BROUSSE, A.: De l'ataxie héréditaire. Thèse de Montpellier, Nr. 37 (1882). — BROUWER, B.: Über eine besondere, der FRIEDREICHschen Tabes nahestehenden Form familiärer Sclerosis multiplex. Z. Neur. **148**, 321 (1933). — Sclerosis multiplex und FRIEDREICHsche Ataxie in einer Familie. Nederl. Tijdschr. Geneesk. **1939**, 2206. Ref. Zbl. Neur. **95**, 158 (1940). — BÜRGI, S., u. F. WÜTHRICH: Heredoataxie und neurale Muskelatrophie. Schweiz. med. Wschr. **1954**, 610.

CAMMERMEYER, J.: Om de anatomiske funn i to tilfelle av dr. S. REFSUMS materiale av "et tidligere ikke beskrevet(?) familiaert syndrom". Nord. Med. **29**, 617 (1946). — Neuropathological changes in hereditary neuropathies: Manifestation of the syndrome heredopathia atactica polyneuritiformis in the presence of interstitial hypertrophic polyneuropathy. J. of Neuropath. **15**, 340 (1956). — CLARA, M.: Das Nervensystem des Menschen. Leipzig: Johann Ambrosius Barth 1954. — CREUTZFELDT, H. G.: Heredodegeneration des Nervensystems. Jkurse ärztl. Fortbildg, Maiheft **1924**. — CURTIUS, F., F. K. STÖRRING u. K. SCHÖNBERG: Über FRIEDREICHsche Ataxie und Status dysrhaphicus. Z. Neur. **153**, 719 (1935).

DARRÉ, H., P. MOLLARET et M. LANDOWSKI: La maladie de ROUSSY-LÉVY n'est-elle qu'une forme fruste ou qu'une abortive de la maladie de FRIEDREICH? Revue neur. **2**, 782 (1933). — DÉJÉRINE, J., et A. THOMAS: Les lésions des racines des ganglions rhachidiens et des nerfs dans un cas de maladie de FRIEDREICH. Revue neur. **1907**, Nr. 2. — DENNY-

[1] Siehe auch S. 980.

BROWN, D.: Hereditary sensory radicular neuropathy. J. Neur., Neurosurg. a. Psychiatry **14**, 237 (1951). — DEREUX, M. J.: Notes complémentaires sur la maladie de ROUSSY-LÉVY (dystasie aréflexique héréditaire). Revue neur. **80**, 32 (1948). — DESTUNIS, G.: Die olivo-ponto-cerebellare Heredoataxie. Z. Neur. **177**, 683 (1944). — DIMITRI, V.: Forma radiculo-cordonal posterior de la enfermedad de FRIEDREICH. Arch. argent. Neur. **12**, 5—6 (1935).

EDINGER: FRIEDREICHsche Krankheit. Real-Enzyklopädie der gesamten Heilkunde, 3. Aufl. — ELLWOOD, W. W.: FRIEDREICH's ataxia with unusual heart complications. California Med. **68**, 296 (1948). — Excerpta med. **1**, Nr. 12 (1948). — ESTABLE, C.: Zur Histopathologie der FRIEDREICHschen Krankheit nebst einigen Bemerkungen über die Leitungsbahnen des Rückenmarkes. Trav. Labor. biol. Madrid **27**, 1 (1931/32).

FERGUSON, F. R., and M. CRITCHLEY: LEBER's optic atrophy and its relationship with the heredo-familial ataxias. J. of. Neur. **9**, 120 (1928). — FOIX, CH., et TRÉTIAKOFF: Les lésions médullaires au cours de l'hérédo-ataxie cérébelleuse, de maladie de FRIEDREICH et de la paraplégie spastique familiale. Bull. Soc. Méd. Hôp. Paris, Séance du 30 Juillet 1920. — FRANCESCHETTI, A., et D. KLEIN: Hérédo-ataxies par dégénérescence spino-ponto-cérébelleuse. Les manifestations tapéto-rétiniennes. Rev. d'Otol. etc. **20**, 109 (1948). — FRANÇOIS, J., et L. DESCAMPS: Hérédo-ataxie par dégénérescence spino-ponto-cérébelleuse avec manifestations tapéto-rétinnienes et cochleo-vestibulaires. Acta neurol. et psychiatr. belg. **49**, 631 (1939). — Mschr. Psychiatr. **121**, 23 (1951). — FRASER, D.: Defect of the cerebellum occuring in a brother and a sister. Glasgow Med. J. **13**, 199 (1880). — FRIEDREICH, N.: Über degenerative Atrophie der spinalen Hinterstränge. Verslg Dtsch. Naturforsch. u. Ärzte, 1861. — Über degenerative Atrophie der spinalen Hinterstränge. Virchows Arch. **26**, 391, 433; **27**, 1 (1863). — Über hereditäre Ataxie. Allg. Z. Psychiatr. **32**, 539 (1875). — Über Ataxie mit Berücksichtigung der hereditären Formen. Virchows Arch. **68**, 145 (1876); **70**, 140 (1877).

GALLOTTI, O.: Verwandtschaft zwischen der Muskelatrophie vom CHARCOT-MARIE-Typ, der interstitiellen Hypertrophie und progressiven Neuritis nach DÉJÉRINE-SOTTAS und der FRIEDREICHschen Ataxie. (Portug.) Zbl. Neur. **76**, 359. — GAREISO, A., u. E. A. PEDACE: Sobre una nueva enfermedad familial. Arch. argent. Pediatr. **30**, 73 (1948) (nach GREENFIELD, 1954). — GARLAND, H., and D. MOORHOUSE: An extremely rare recessive hereditary syndrome including cerebellar ataxia, oligophrenia, cataract and other features. J. of Neur., N. S. **16**, 110 (1953). — Zbl. Kinderheilk. **49**, 358 (1954). — GERSTMANN, J., E. STRÄUSSLER u. J. SCHEINKER: Über eine eigenartige hereditär-familiäre Erkrankung des Zentralnervensystems. Z. Neur. **154** (1936). — GÖTZE, W.: Neurale Muskelatrophie und Heredoataxie als Erscheinungsformen einer einheitlichen Erkrankung. Arch. f. Psychiatr. **113**, 550 (1941). — GOWERS, W. R.: Diagnosis of diseases of the spinal cord. London: Churchill 1880. — A family affected with locomotor ataxia. Trans. Clin. Soc. Lond. **14**, 1 (1880). — GREENFIELD, J. G.: The spino-cerebellar degenerations. Oxford: Blackwell Scientific Publ. 1954. — GUILLAIN, G., I. BERTRAND et R. THUREL: Etude anatomo-clinique d'un cas d'atrophie olivo-ponto-cérébelleuse avec symptomes pseudo-bulbaires. Revue neur. **60**, 138 (1933). — GUILLAIN, G., et P. MOLLARET: Le syndrome cardio-bulbaire de la maladie de FRIEDREICH. Presse méd. **1932**, 1621. — GUILLAIN, G., P. MOLLARET et I. BERTRAND: Les lésions sus-medullaires dans la maladie de FRIEDREICH. C. r. Soc. Biol. Paris **111**, 965 (1932). — GUIZETTI, P.: Per la conoscenza della miocardite dell'astasia di FRIEDREICH. Riv. Pat. nerv. **41**, 545 (1933).

HALLERVORDEN, J.: Die hereditäre Ataxie. In BUMKE-FOERSTER, Handbuch der Neurologie, Bd. XVI. Berlin: Springer 1936. — Spätform der amaurotischen Idiotie unter dem Bilde der Paralysis agitans. Mschr. Psychiatr. **99**, 74 (1938). — Spätfälle von amaurotischer Idiotie. Verh. Ges. Verdgs- u. Stoffwechselkrkh., 14. Tagg, Stuttgart 1938. — HIGIER: Pathologie der angeborenen familiären und hereditären Krankheiten. Arch. f. Psychiatr. **48**, 41 (1911). — HUNT, J. R.: Dyssynergia cerebellaris progressiva. Brain **37**, 247 (1914). — Dyssynergia cerebellaris myoclonica. Brain **44**, 490 (1921).

JOSEPHY: Über die hereditäre Ataxie. Zbl. Neur. **65**, 164 (1932).

KAHLER, O., u. A. PICK: Über combinierte Systemerkrankungen des Rückenmarkes. Arch. f. Psychiatr. **8**, 251 (1878). — KALINOWSKY, L.: Zur Frage der FRIEDREICHschen und MARIEschen familiären Ataxie. Dtsch. Z. Nervenheilk. **108**, 293 (1929). — KIHN, B.: Die Systematik der Heredodegenerationen. Zbl. Path., Sonderbd. zu Bd. **58** (1933). — KÖHNE, G.: Über die Beziehungen der FRIEDREICHschen Ataxie zum Diabetes mellitus. Dtsch. med. Wschr. **1941 I**, 177. — KRÜCKE, W.: Zur Histopathologie der neuralen Muskelatrophie, der hypertrophischen Neuritis und Neurofibromatose. Arch. f. Psychiatr. **115**, 180 (1942).

LAMBRIOR, A. A.: Un cas de maladie de FRIEDREICH avec autopsie. Revue neur. **22**, 525 (1911). — LANDAU, W. A., and J. J. GITT: Hereditary spastic paraplegia and hereditary ataxia. Arch. of Neur. **66**, 346 (1951). — LANNOIS, M., et A. POROT: Le coeur dans la maladie de FRIEDREICH. Rev. Méd. **25**, 853 (1905). — LETULLE et VAQUEZ: Un cas de maladie de FRIEDREICH avec autopsie. C. r. Soc. Biol. Paris **9**, 21 (1890). — LHERMITTE, J., P. MOLLARET et TRELLES: Sur les altérations cérébelleuses et ganglionnaires de la maladie de FRIEDREICH. Revue neur. **2**, 795 (1933). — LÖWENBERG, K., and R. W. WAGGONER: FRIEDREICH's ataxia associated with multiple cerebral lesions. J. Nerv. Dis. **76**, 467 (1932). — LOISEAU, J.: Les troubles cardiaques dans la maladie de FRIEDREICH. Thèse de Paris. Paris: Jouve & Cie. 1938. — LOUIS-BAR, D., u. L. VAN BOGAERT: X. Sur la dyssynergie cérébelleuse myoclonique (HUNT). Mschr. Psychiatr. **113**, 215—247 (1947). — LUBIN, H. J., O. MARBURG and K. TAMAKI: Arch. of Neur. **49**, 27 (1943).

MANNING, G. W.: Cardiac manifestations in FRIEDREICH's ataxia. Amer. Heart J. **39**, 799 (1950). — Zbl. Neur. **118**, 279. — MARBURG, O.: The route via the arteries. A link connecting some heredodegenerative diseases. Confinia Neur. **7/5**, 225, Philadelphia 1946/47. Excerpta med. **1**, Nr. 12 (1948). — MARBURG, O., and W. RIESE: Chronic progressive spino-cerebello-cortical lipodystrophy affecting certain supply areas. J. of Neuropath. **6**, 61 (1947). — MARIE, P.: Sur l'hérédo-ataxie cérébelleuse. Semaine méd. **13**, **444** (1893). — MARIE, P., et C. FOIX: Lésions medullaires dans quatre cas d'hérédo-ataxie cérébelleuse. Revue neur. **27**, 797 (1914). — MARINESCO et TRETIAKOFF: Etude histopathologique des centres nerveux dans trois cas de maladie de FRIEDREICH. Revue neur. **1920**, 113. — MELTZER: Ein Fall von FRIEDREICHscher Krankheit mit Diabetes mellitus. Münch. med. Wschr. **1908 II**, 2492. — MENZEL, P.: Beiträge zur Kenntnis der hereditären Ataxie und Kleinhirnatrophie. Arch. f. Psychiatr. **22**, 160 (1891). — MINGAZZINI, G.: Weitere Beiträge zum Studium der FRIEDREICHschen Krankheit. Arch. f. Psychiatr. **42** (1907). — MOLLARET, P.: La maladie de FRIEDREICH. Thèse de Paris. Paris: A. Legrand 1929. — L'hérédo-dégénération spino-cérébelleuse. Encyclopédie Médico-Chirurgicale, Paris 1939. — MOLLARET, P., ROBIN et I. BERTRAND: Maladie héréditaire, homologue de l'hérédo-ataxie cérébelleuse de PIERRE MARIE et de la maladie de FRIEDREICH. Revue neur. **40**, 172 (1933). Ref. Zbl. Neur. **68**, **447**. — MONDINI, U.: Atassia cerebello-spinale e sclerosi multipla. Riv. ital. Neuropat. ecc. **15** (1922). Zit. nach BROUWER. — MOTT, F. W.: A case of FRIEDREICH's disease with autopsy. Arch. of Neur. **3**, 180 (1907). — MÜLLER, ED.: Zur Pathologie der FRIEDREICHschen Krankheit. Dtsch. Z. Nervenheilk. **32**, 137 (1907).

NEUMANN, M., and R. COHN: Progressive familial ataxia. Clinical study of two brothers with one autopsy. J. of Neuropath. **14**, 398 (1955). — NONNE, M.: Über eine eigentümliche familiäre Erkrankungsform des Centralnervensystems. Arch. f. Psychiatr. **22**, 283 (1891). — Ein weiterer anatomischer Befund bei einem Fall von familiärer Kleinhirnataxie. Arch. f. Psychiatr. **39**, 1225 (1905).

ONO, T.: Über die histopathologischen Veränderungen des Gehörorganes bei FRIEDREICHscher Krankheit. (Jap.) Zbl. Neur. **77**, 267.

PETER, C.: Beitrag zur Klinik und pathologischen Anatomie der hereditären Nervenkrankheiten. Z. Neur. **108**, 543 (1927). — PHILIPPE, C., et J. OBERTHUR: Deux autopsies de maladie de FRIEDREICH. Revue neur. **9**, 971 (1901). — POLLAK, E.: Anatomie des Rückenmarkes, der Medulla oblongata und der Brücke. In BUMKE-FOERSTER, Handbuch der Neurologie, Bd. I. 1935.

RAYMOND, F.: Maladie de FRIEDREICH et hérédo-ataxie cérébelleuse. Nouv. Icon. Salêptrière **18**, 121 (1905). — REFSUM, S.: Heredoataxia hemeralopica polyneuritiformis — et tidligere ikke beskrevet familiaert syndrom? Nord. Med. **28**, 2682 (1945). — Heredopathia atactica polyneuritiformis; a familial syndrome not hitherto described. Oslo 1946. J. Nerv. Dis. **116**, 1046 (1952). — ROMBOLD, C. R., and H. A. RILEY: The abortive type of FRIEDREICH's disease. Arch. of Neur. **16**, 301 (1926). — ROSENHAGEN, H.: Die primäre Atrophie des Brückenfußes und der unteren Oliven. Arch. f. Psychiatr. **116**, 163 (1943). — ROSS, A. T.: Combination of FRIEDREICH's ataxia and CHARCOT-MARIE-TOOTH atrophy in each of two brothers. J. Nerv. Dis. **95**, 680 (1942). — ROUSSY, G., et G. LÉVY: Sept cas d'une maladie familiale particulière. Revue neur. **33** I, 427 (1926). — La dystasie aréflexique héréditaire. Presse méd. **1932**, 93. — RÜTIMEYER, L.: Über hereditäre Ataxie. Virchows Arch. **91**, 106 (1883); **101**, 215 (1887). — RUSSELL, D. S.: Myocarditis in FRIEDREICH's ataxia. J. of Path. **58**, 739 (1946).

SCHULTZE, F.: Über combinierte Strangdegeneration in der Medulla spinalis. Virchows Arch. **79**, 132 (1880). — Über die FRIEDREICHsche Krankheit und ähnliche Krankheitsformen. Dtsch. Z. Nervenheilk. **5**, 27, 157 (1894). — SCHUT, J. W., and J. A. BÖÖK: Hereditary ataxia. Arch. of Neur. **70**, 169 (1953). — SCHUT, J. W., and W. HAYMAKER: Hereditary ataxia. J. of Neuropath. **1**, 183 (1951). — SEITELBERGER, F.: Die systematischen Kleinhirnatrophien bei Lipoidose. Vortrag auf der 4. Tagg der Vereinigung Dtsch. Neuropathologen, München 1953. Ref. Zbl. Neur. **127**, 6 (1954). — SJÖGREN, T.: Klinische und erbbiologische Untersuchungen über die Heredoataxien. Copenhagen: Munksgaard 1943. — Hereditary congenital spinocerebellar ataxia combined with congenital cataract and oligophrenia. Acta psychiatr. (København.) Suppl.-Bd. **46**, 286 (1947). — SPATZ, H.: Die systematischen Atrophien. Arch. f. Psychiatr. **108**, 1 (1938). — SPILLER, W. G.: FRIEDREICH's ataxia. J. Nerv. Dis. **37**, 411 (1910). — STELZNER, H.: Über einen Fall von Kleinhirnatrophie. Mschr. Psychiatr. **23**, 240 (1908). — STERTZ, G., u. H. GEYER: Zur Erbpathologie der spinalen Ataxie unter besonderer Berücksichtigung des „Status dysrhaphicus". Z. Neur. **157**, 795 (1937). — STOLZE u. ULE: Die Bedeutung der Trigeminusdegeneration für die Sprachstörung bei hereditärer Ataxie. Nervenarzt **1956**. — STRÄUSSLER, E.: Zur Kenntnis der angeborenen Kleinhirnatrophie mit degenerativer Hinterstrangserkrankung des Rückenmarks. Z. Heilk. **1906**, 27. — STUCKI, P., u. B. LUBAN: Neurale Muskelatrophie und FRIEDREICHsche Tabes. Schweiz. med. Wschr. **1953**, 399.

THOMAS, A., et A. DURUPT: Examen névraxe dans un cas de maladie de FRIEDREICH. Revue neur. **24**, 317 (1912). — THORPE, F. T.: Familial degeneration of the cerebellum in association with epilepsy. Brain **58**, 97 (1935).

ULE, G.: Die systematischen Atrophien des Kleinhirns. In HENKE-LUBARSCH, Handbuch der speziellen pathologischen Anatomie, Bd. XIII/1.

VOGT, H., u. M. ASTWAZATUROW: Über angeborene Kleinhirnerkrankungen usw. Arch. f. Psychiatr. **49**, 75 (1911).

WEISSCHEDEL, E.: Über eine systematische Atrophie der oberen Olive. Arch. f. Psychiatr. **108**, 219 (1938). — WELTE, E.: Die Atrophie des Systems des Brückenfußes und der unteren Oliven. Arch. f. Psychiatr. **109**, 649 (1939). — WERTHEMANN: Über kombinierte familiäre Nerven- und Muskelkrankheiten. Z. Neur. **111**, 683 (1927). — WICHTL: Anatomischer Befund eines mit Diabetes mellitus und Epilepsie kombinierten Falles von FRIEDREICHscher Erkrankung. Arb. neur. Inst. Wien **35**, 132 (1933). Ref. Zbl. Neur. **70**, 527. — WINKELMAN, N. W., and J. L. ECKEL: Histopathologic findings in a case of FRIEDREICH's ataxia. Arch. of Neur. **13**, 37 (1925).

YANO, K.: Xeroderma pigmentosa mit Störungen des Zentralnervensystems, eine histopathologische Untersuchung. Fol. psychiatr. et neur. jap. **4**, 143 (1950). Ref. Zbl. Neur. **118**, 141 (1952).

Nachtrag bei der Korrektur: Über die bisher erhobenen anatomischen Befunde bei *Heredopathia atactica polyneuritiformis* (REFSUM) hat CAMMERMEYER (1956) inzwischen zusammenfassend berichtet. Man fand in den bisher obduzierten Fällen das Bild einer *neuralen Muskelatrophie* mit retrograden Veränderungen an den Vorderhornzellen, sekundärer Degeneration in den Hintersträngen und Fettablagerung in den peripheren Nerven und fibrotischen Meningen, eine Degeneration verschiedener Bahnen im Hirnstamm, eine Atrophie der unteren Oliven und uncharakteristische Veränderungen an den sympathischen Ganglien. Die anfängliche Auffassung von CAMMERMEYER (1946), daß es sich um eine besondere Form der *amaurotischen Idiotie* handeln würde, ließ sich später nicht bestätigen. Die Natur des Krankheitsprozesses ist bisher ungeklärt. CAMMERMEYER (1956) vermutet eine angeborene biochemische bzw. biophysikalische Anomalie des Myelins, die zu einer Spaltung zwischen den Protein- und Lipoidschichten der Markscheiden führt. Er bezeichnet diesen Vorgang als *Delamination der Markscheiden* [J. of Neuropath. **15**, 340 (1956)].

Die kombinierten Systemerkrankungen.

Von

Georg Friedrich - Berlin.

Die klassischen Arbeiten der Jahre 1878—1886 (KAHLER und PICK) führten zur Aufstellung des Begriffes der kombinierten Systemerkrankungen, worunter man eine gleichzeitige *systematische* Degeneration der langen Bahnen des Hinter- und Seitenstranges verstand und auch heute noch sinngemäß zu verstehen hat. Man nahm an, daß dabei einheitliche Prozesse des Zentralnervensystems mit analogen systematischen Degenerationen der langen Stränge des Rückenmarks vorlägen, wie sie tatsächlich für die spastische Spinalparalyse und die amyotrophische Lateralsklerose kennzeichnend sind. KAHLER und PICK definierten daher 1878 und 1880 eine kombinierte Systemerkrankung, zu der sie ihre Fälle rechneten, als „gleichzeitige, durch eine gemeinsame Krankheitsursache bedingte Erkrankungen mehrerer Faser*systeme*, die zu trennen ist von anderen Spinalaffektionen, bei welchen gleichfalls verschiedene Bezirke der Rückenmarksquerschnitte ergriffen *erscheinen* durch Übergreifen des Prozesses per continuitatem". In seiner ersten Arbeit rechnete C. WESTPHAL 1878 auf Grund des erbracht erschienenen Nachweises der kombinierten Systemerkrankung offensichtlich auch andere Erkrankungen zu ihnen, die man heute der funikulären Spinalerkrankung (SPIELMEYER) oder funikulären Myelose oder anderen, meistens exogen mitbedingten Erkrankungen zurechnen würde, obwohl man auch damals eine exogene Bedingtheit der Gesamterkrankung nicht ausschließen konnte. NONNE hat bereits 1908 darauf hingewiesen, daß es sich bei der „anämischen Spinalerkrankung" (s. unten) nicht um eine den primären kombinierten Systemerkrankungen des Rückenmarks zuzuzählende Erkrankung handele, und damit, wie sich OPPENHEIM ausdrückte, „die Axt an die Lehre von der kombinierten Systemerkrankung gelegt". Schon damals betonte er, daß die meisten sog. kombinierten Systemerkrankungen nur funikuläre Myelosen darstellen. Durch NONNES Eingreifen im Jahre 1908 und 1938 hat sich in dieser Hinsicht die Lehrmeinung in Deutschland grundsätzlich gewandelt. 1938 bereitete es NONNE keine großen Schwierigkeiten, die von ihm mit Recht vertretene Auffassung von der Bedeutung der funikulären Myelose durch Durchsicht der klassischen Veröffentlichungen zu belegen. Denn schon 1879 sprach C. WESTPHAL bei seiner Beobachtung von einer „grauen Degeneration der Hinterstränge und eines Teiles der Seitenstränge und einer multiplen Degeneration bei strangförmiger Degeneration der Hinterstränge". Mikroskopisch fanden sich in den Degenerationsherden des Rückenmarks Lückenbildungen mit Fettkörnchenzellen bei normalen hinteren Wurzeln. WESTPHAL sprach daher selbst — auch im Titel der Arbeit — von strangförmiger Erkrankung, aber nicht von primärer Systemerkrankung und, was mindestens ebenso wichtig erscheint, vom Zusammenfließen der Degenerationszonen. WESTPHAL hielt es weiterhin für unmöglich, in diesen Erkrankungen Systemerkrankungen im Sinne FLECHSIGS zu erkennen. Er erörterte auch schon das Problem, ob die Verteilung der Blut- und Lymphbahnen für die Lokalisation der Degenerationen im Rückenmark von Bedeutung ist, eine Frage, die auch NONNE noch nicht für entschieden hielt. 1881 stand ADOLF STRÜMPELL unter dem Einfluß der FLECHSIGschen Lehre der postembryonalen Markreifung im Zentralnervensystem und damit der Unterscheidung von onto- und phylogenetisch alten und jungen Fasersystemen. Während KAHLER und PICK und WESTPHAL und SIOLI selbst schon Zweifel an der Zugehörigkeit ihrer Fälle zu den primären kombinierten Systemerkrankungen äußerten, befaßte sich STRÜMPELL mit Erkrankungsfällen von amyotrophischer Lateralsklerose (CHARCOTsche Krankheit!), die als Systemerkrankung unumstritten ist, von vorgeschrittener typischer Tabes mit charakteristischer spinaler Meningitis mit einer Degeneration der Kleinhirnseitenstränge und der Pyramidenseitenstränge, bei der auch nach heutiger Auffassung noch eine systematische Degeneration der Seitenstränge vorkommen kann (s. Tabes dorsalis). Bei seinem 3. Fall von spastischer Spinalparalyse fand STRÜMPELL neben einer Degeneration der Pyramidenseitenstränge und Kleinhirnseitenstränge auch eine Degeneration der GOLLschen Stränge. Er hielt es danach für möglich, daß auch bei ganz systematischen Erkrankungen das befallene System nicht in seiner ganzen Ausdehnung zu erkranken braucht, die Seitenstränge nicht in ihrer ganzen Breite zu erkranken brauchen und es auch zeitliche Unterschiede im Befallenwerden der Systeme geben könne. NONNE erblickt darin ebenfalls einen Übergang zur heutigen Auffassung. Dagegen erhebt NONNE gegen die zweite STRÜMPELLsche Veröffentlichung (1886), in der dieser eine spastische Form der kombinierten Systemerkrankung diagnostizierte und an der primär systematischen Natur der Affektion keine Zweifel hegte, den Einwand, daß die Grenzen der Systeme der Seitenstränge keineswegs von der Erkrankung respektiert würden. Noch stärker unterstreicht NONNE die von C. WESTPHAL in seiner zweiten Veröffentlichung (1886) selbst geäußerten Einwände. Bedenken der gleichen Art veranlaßten HENNEBERG, in einer zusammenfassenden Übersicht von „funikulärer Myelitis (Myelose)“ zu sprechen.

Die Übersicht der klassischen Literatur veranlaßt schon ausreichend zu dem Schluß, daß die Erkrankungsursache für eine große Zahl der sog. kombinierten Systemerkrankungen nicht im Zentralnervensystem zu suchen ist. Daß die zitierten Erkrankungen an funikulärer Myelose, die dem üblichen Sprachgebrauch nach hauptsächlich an die perniziöse Anämie gebunden ist, nicht den kombinierten Systemerkrankungen zu subsumieren sind, ist nach NONNES Untersuchungen nicht zu bezweifeln. Er selbst nennt als weitere Ursachen funikulärer Myelosen Alkoholismus, Diabetes, Morbus Addison, Pellagra, fokale Infektionen usw. BODECHTEL erwähnt als verursachende Blutkrankheiten außer der perniziösen Anämie die Leukämie und den hämolytischen Ikterus, von Avitaminosen die Beri-Beri, die Sprue, den Lathyrismus und den Skorbut, an Vergiftungen den Ergotismus. Nach BREMER gelten als „Schrittmacher“ für funikuläre Spinalerkrankungen der Basedow, die akute gelbe Leberatrophie, die Nephritis, das Carcinom und Pankreasaffektionen. Hinzuzufügen sind noch folgende Ursachen bzw. Grundkrankheiten: Sekundäre Anämie und chronische Endokarditis (MINNICH, NONNE), Stomatitis ulcerosa, Oesophagus- und Pylorusstenosen, an begleitenden Infektionskrankheiten Malaria, Tuberkulose, Lues und schließlich an Vergiftungen Blei-, Strychnin- und Ulironvergiftung. Nach BODECHTEL scheint die funikuläre Myelose eigenartigerweise auch bei der progressiven Paralyse nicht selten zu sein. Auf die Häufigkeit der degenerativen Myelosen weisen die Zahlen von DAVISON und KESCHNER hin, die auch v. LEHOCZKY für zutreffend hält: unter 43 Rückenmarkserkrankungen 41 Myelosen gegenüber nur 2 Myelitiden.

Daß hier keine primär systematischen, sondern durch Konfluenz von Einzelherden entstandene Veränderungen, ,,Pseudosystemerkrankungen" vorliegen, soll eine genauere Beschreibung zeigen, deren Ergebnis sich mit NONNES Schlußfolgerung deckt, daß es keine primären kombinierten Systemerkrankungen des Rückenmarks gibt.

Vorher seien kurz Fragen der Nomenklatur erörtert. Im Schrifttum sind gleichbedeutend mit dem Begriff der funikulären Spinalerkrankung (SPIELMEYER) oder Myelopathie (KUTTNER, v. LEHOCZKY) zu finden die Benennungen: Anämische Spinalerkrankung (NONNE), funikuläre Myelitis oder Myelose (HENNEBERG), funikuläre Medullose (SCHILLING) oder funikuläre Sklerose (P. SCHRÖDER). In der angelsächsischen Literatur findet sich im Gegensatz zum jetzigen deutschen Sprachgebrauch noch der Begriff der "subacute combined degeneration of the spinal cord" (RUSSEL, BATTEN und COLLIER), in der französischen Literatur die «sclérose combinée» (CROUZON). v. LEHOCZKY hat sich 1939 und 1942 für die einheitliche und zusammenfassende Bezeichnung als Myelopathien (ASCHOFF, KUTTNER) eingesetzt, da die gleichen Rückenmarksveränderungen im Anschluß an so viele verschiedene Krankheiten zur Beobachtung kommen und nach seiner Ansicht SPIELMEYERS Bezeichnung als funikuläre Spinalerkrankung mehr von der Bindung an Rückenmarksfaserstränge beinhaltet, als es den histologischen Gegebenheiten entspricht.

Die funikuläre Myelose, die hauptsächlich zur Aufstellung des Begriffes der kombinierten Strangerkrankung geführt hatte, unterscheidet sich wie andere ,,Pseudosystemerkrankungen" von den primären kombinierten Degenerationen mit systematischen Faserdegenerationen durch das Auftreten von umschriebenen, disseminierten, marklosen Einzelherden mit unscharfen Grenzen, die das Rückenmarksweiß und davon die langen Rückenmarksbahnen bevorzugen. Sie liegen vor allem in den Hintersträngen und den Pyramidenseitensträngen, seltener in den Vordersträngen, anfänglich besonders auch in den Randgebieten des Rückenmarks, unmittelbar unter der weichen Rückenmarkshaut. Nur TOYAMA beschrieb einen Herd im Vorderhorngrau des Rückenmarks. Die Einzelherde sind größer oder kleiner als die Strangareale und neigen zur Konfluenz. Ihre Grenzen fallen nicht mit den Grenzen der Fasersysteme zusammen, auch nicht bei Größenzunahme durch Konfluenz. Das früheste Stadium der Herdbildung aber im Sinne eines Endergebnisses stellt die Lückenfeldbildung oder der Status spongiosus (SPIELMEYER) dar, das durch plötzlichen Untergang von Markfasergruppen mit Körnchenzellabbau entsteht. Diese Lückenfelder können durch Gliafaserwucherung in sklerotische Herde übergehen, können aber auch später mangelhafte gliöse Deckung zeigen. Dabei spielt jedoch der örtliche Faktor SPIELMEYERS keine wesentliche Rolle, denn kompaktere Sklerosen werden fast nur in den Hinterstrangarealen, seltener in den Kleinhirnseitensträngen und fast nie in den Pyramidensträngen gesehen. Ob dabei das meist größere Alter der Hinterstrangsherde eine entscheidende Bedeutung besitzt, ist fraglich. v. LEHOCZKY macht für das Ausbleiben einer Sklerose, das die histologische Abgrenzung gegenüber der multiplen Sklerose erleichtert, eine gleichzeitige Schädigung der Glia durch die hervorrufende Noxe verantwortlich. Diese Differenzen im Gliafaserbilde zwischen multipler Sklerose und funikulärer Myelose machen es schwierig, einen lokalen Faktor im Sinne von Besonderheiten der normalen Gliaarchitektonik als wirksam anzusehen, wie dies BIELSCHOWSKY beim Status spongiosus der 3. Rindenschicht der Großhirnrinde tat. Am häufigsten und ausgedehntesten sind die Herde im oberen Brust- und unteren Halsmark. Sekundäre Degenerationen (cervicale Hinterstrangsherde in den GOLLschen Strängen und seltener lumbale Pyramidenbahnläsionen) sind nach BREMER auch bei größeren Primärherden früher überschätzt worden, entsprechen häufig nicht der Ausbreitung des Primärherdes und haben im allgemeinen nur die Rolle eines Nebenspielers. Während Wohlwill Achsenzylinderläsionen früher als bei multipler Sklerose zu beobachten glaubte und v. Lehoczky eine Axonverschonung im spongiösen Gebiet nicht annehmen möchte, steht Bodechtel den Angaben über charakteristische isolierte Achsenzylinderschädigungen bei funikulärer Myelose skeptisch gegenüber. Für längeres Persistieren weitgehend leistungsfähiger Achsenzylinder setzen sich auch Henneberg, Hassin, Globus u. a. ein. Die frühere Betonung des Fehlens von funikulären Myeloseherden in der Oblongata — als oberste Grenze galt das oberste Halsmark —, in der Brücke und im Großhirn besteht nicht mehr einschränkungslos zu Recht. Typische funikuläre Herde im Großhirn fanden Luce, Pfeiffer, Dinkler, Behrens, Weimann, Wohlwill, v. Lehoczky und Braun. Rosenblath, Schroeder und Wohlwill fanden auch Ringwallherde = Ringwallblutungen. Bremer erwähnt Strauchwerkbildung und Läppchenatrophie im Kleinhirn und nicht selten vorkommende Gliarosetten, seltener Ringwallherde in Brücke und Medulla. Schließlich fanden Bastianelli, Russel, Putnam und Taylor, Leopold, Dereux, McCornel und Bickel Opticusatrophie sowie Bielschowsky und Wohlwill funikulären Herden entsprechende Opticusherde. Die Vorderstränge sind nur in besonders schweren Fällen bzw. in besonders schwer befallenen Segmenten betroffen. Für häufigere Bilder der primären Reizung an Vorderhornzellen des Lumbalmarkes macht Bodechtel eine transneurale Degeneration verantwortlich; erhebliche Zellausfälle in den Clarkeschen Säulen sahen Boedeker und Juliusburger sowie Bremer. Alle übrigen Besonderheiten sind uncharakteristische Beigaben (Neigung zu stärkerer Gliafaserbildung und Sklerosierung, zu symptomatischer Entzündung — stärkere Grade fanden Bickel, Dinkler, Kroll, Wohlwill u. a. —, zu mehr randständigem oder zentralem Sitz im Rückenmark). Sekundäre Strangdegenerationen findet man besonders im oberen Halsmark. Die sekundären Strangdegenerationen, die bei oberflächlicher Betrachtung namentlich von Rückenmarksquerschnitten — allerdings ohne genügende Berücksichtigung der erwähnten Zerfalls- und Abbauverhältnisse — an eine primäre kombinierte Systemerkrankung denken lassen könnten, entstehen meist erst bei längerer Dauer.

In pathogenetischer Hinsicht bestehen noch keine klaren Vorstellungen. Von den zahlreichen Theorien kommen zur Erklärung besonders in Betracht 1. die Avitaminose, 2. Erkrankungen des Magen-Darmkanals, nachdem Salus in 3 Fällen Jahre nach einer Magenresektion Myelopathien beobachtete und andere Autoren ähnliche Feststellungen trafen; möglicherweise ist hier eine Avitaminose zwischengeschaltet, 3. die individuelle bzw. familiäre Anlage. Nonne, Wohlwill, Shimazono, Spielmeyer und Henneberg lassen für die perniziöse Anämie noch eine direkte oder indirekte toxische Wirkung gelten.

Formalgenetisch besitzen nach Henneberg die mit Blut besser versorgten Gebiete des Rückenmarks eine größere Widerstandsfähigkeit gegen die Entwicklung von Myelopathieherden. Bremer tritt für die Ausbreitung auf dem Capillarwege, Bodechtel für die Ausbreitung auf dem Blut- und Lymphwege ein unter Berufung auf perivasculäre Entmarkungsherde.

An dieser Stelle ist meines Erachtens nicht näher auf Fragen, vor allem noch offene Fragen der Ätiologie und Pathogenese der funikulären Myelose einzugehen, die 1953 eine ausgedehnte Erörterung bei Bodechtel und Schrader im Handbuch der inneren Medizin, Band V/2 gefunden haben. Erwähnt sei nur, daß der Nachweis von der funikulären Myelose analogen Befunden mit stärkerem Befall des Großhirns bei Pavianen, die längere Zeit in Gefangenschaft lebten, durch Schob und H.-J. Scherer eindringlich auf die Mitwirkung von Avitaminosen hinweist (vgl. hierzu die Bearbeitung von Pentschew in diesem Handbuch). Wichtig erscheinen ferner die Feststellungen von Spielmeyer, daß bei der funikulären Myelose keine echte, selbständige Entzündung vorliegt, und von Nonne, daß das funikuläre Geschehen unabhängig von dem der perniziösen Anämie abläuft. Über die Mitwirkung konstitutioneller Faktoren bei der perniziösen Anämie (Bremer, Hangarter und Wolberg, Brockmann, Werner, Kauffmann und Thiessen) berichten ebenfalls Bodechtel und Schrader.

Es ergibt sich aus der Kenntnis der anatomischen und namentlich der histologischen Befunde die Tatsache, daß heute nur für die angeborenen, familiären bzw. hereditären Rückenmarksprozesse — daß diese Begriffe nicht ohne weiteres synonym verwendbar sind, wurde an anderer Stelle schon hervorgehoben —, wie für die Friedreichsche Ataxie, die amyotrophische Lateralsklerose, die spastische Spinalparalyse und die spinale Muskelatrophie die Bezeichnung als Systemerkrankung berechtigt ist. Hallervorden hat in seinem Artikel über Kleinhirnatrophien im Handbuch der Neurologie die Fälle von kombinierten Systemerkrankungen, die man als Friedreichsche Ataxie bezeichnen muß (Menzel, Keiller, Maas-Scherer und Mathieu-Bertrand) genannt. Bei dem letztgenannten Fall fehlte die Hinterstrangdegeneration, die sonst als Leitsymptom (Bielschowsky) anzusehen ist. Hallervorden glaubt, daß es nicht so sehr darauf ankomme, daß gerade ein bestimmtes von den vielen Systemen betroffen sein muß, sondern daß der Prozeß überhaupt eine Neigung zur Ausbreitung in den zugehörigen Systemen besitzt. Auf die bei der spastischen Spinalparalyse erwähnte, von Joachim-Ernst Meyer beobachtete kombinierte Systemerkrankung bei Schwestern, deren anatomischer Befund mit der von Nyssen und van Bogaert beschriebenen Dégénérescence systematisée optico-cochléo-dentelée übereinstimmte, sei nochmals hingewiesen. Die bei der Tabes vorkommenden kombinierten Degenerationen des Hinter- und Seitenstrangkomplexes kann man wohl nach Bodechtels Vorschlag vorsichtiger als „symptomatische“ kombinierte Strangaffektionen auffassen und bezeichnen.

Literatur.

Zusammenfassende Darstellungen.

Bodechtel, G.: Die Pathologie des Nervensystems bei Blutkrankheiten. Verh. der Ges. Dtsch. Neurologen u. Psychiater, 1936, S. 48. — Neurologische Erscheinungen bei Krankheiten des Blutes und der blutbildenden Organe mit Ausnahme der perniziösen Anämie. In Bumke-Foersters Handbuch der Neurologie, Bd. XIII, S. 986. Berlin: Springer 1936. — Bremer, Friedrich-Wilhelm: Funiculäre Spinalerkrankung. In Bumke-Foersters Handbuch der Neurologie, Bd. XIII, S. 940. Berlin: Springer 1936.

Einzelveröffentlichungen.

Bei den Literaturangaben sind besonders pathologisch-anatomische Veröffentlichungen ausgewählt.

Albrecht, J.: Über funiculäre Myelitis. J. Psychol. u. Neur. **37**, 12 (1928). — Allen, R. A.: (a) Combined pseudosystematic disease with special reference to annular degeneration. J. Nerv. Dis. **1905**. — (b) Subacute combined degeneration of the spinal cord without anemia. Proc. Roy. Soc. Med. **22**, 177 (1928). — Arnold, Julius: Über kombinierte Erkrankungen der Stränge des Rückenmarkes. Virchows Arch. **77**, H. 1.

Bastianelli: Ref. Neur. Zbl. **1897**. — Behrens: Chronisch paranoide Erkrankungen bei perniciöser Anämie. Mschr. Psychiatr. **47**, 215 (1920). — Bickel: Myelitis mit bulbären und polyneuritischen Symptomen. Arch. f. Psychiatr. **53**, 1106 (1904). — Bodechtel, G.: Zur Histopathologie der funiculären Spinalerkrankung mit besonderer Berücksichtigung der bei perniciöser Anämie zu sehenden Großhirnveränderungen. Z. Neur. Orig. **137**, 104 (1931). — Boedeker u. Juliusburger: Kasuistische Beiträge zur Kenntnis der anatomischen Befunde bei spinalen Erkrankungen mit progressiver Anämie. Arch. f. Psychiatr. **30**, 372 (1898). — Bogaert, L. van: Revue neur. **1932 II**, 1. — Presse méd. **1930 II**, 1770. — Braun, Ernst: Über Hirnveränderungen bei funiculärer Erkrankung des Rückenmarks. Arch. f. Psychiatr. **70**, 133 (1924). — Bremer, F.-W.: (a) Funiculäre Spinalerkrankung. Fortschr. Neur. **1931**, H. 1, 12. — (b) Zentralnervensystem und perniciöse Anämie. Erg. inn. Med. **41**, 143 (1931). — Brouwer: Über das Nervensystem bei Anaemia perniciosa. Nederl. Tijdschr. Geneesk. **72**, H. 7, 777. — Brouwer u. Blauwkuip: Über das Zentralnervensystem bei perniciöser Anämie. Mschr. Psychiatr. **38**, 286 (1915).

Crouzon: Les scléroses combinées de la moelle. Thèse de Paris **1903/04**, Nr 201. — Des scléroses combinées. Paris: G. Steinheil 1904. — Curschmann: (a) Z. Neur. **54**, 156 (1929). — (b) Dtsch. Z. Nervenheilk. **111** (1929). — (c) Über funiculäre Myelose bei hämolytischem Icterus. Dtsch. Z. Nervenheilk. **122**, 119 (1931).

DAVISON, CHARLES: Spinal cord changes in subacute combined degeneration following liver therapy. (A histopathologic study.) Proc. Soc. Exper. Biol. a. Med. **28**, 639 (1931). — The effect of liver therapy on the pathway of the spinal cord in subacute degeneration. (A histopathologic study.) Verh. 3. Internat. Neur. Kongr., S. 651, 1939. — DAVISON, CHARLES, and HAROLD KELMEN: Combined system disease in tabes dorsalis. Arch. of Neur. **38**, 43. — DAVISON-BROCK: Bull. Neur. Inst. New York **6**, 504 (1937). — DAVISON-KESCHNER: Arch. of Neur. **29**, 332, 600 (1933). — DÉJÉRINE et ANDRÉ THOMAS: Maladies de la moelle épinière. Paris: J. B. Baillière & Fils 1909. — DINKLER: (a) Über die Erkrankungen des zentralen Nervensystems im Verlauf der BIERMERschen Anämie. Dtsch. Z. Nervenheilk. **47/48**, 10 (1913). — (b) Neur. Zbl. **26**, 602 (1902). — DRETLER, JULIAN: Sur l'éclosion des maladies familiales par le processus de la sénescence. Verh. 3. Internat. Kongr. Kopenhagen, S. 278, 1939.

EMILE-WEIL, P., et GEORGES SEE: Un cas de sclérose de la moelle épinière à forme d'ataxie aigue chez un biermerien guéri. Bull. Soc. méd. Hôp. Paris, III. s. **46**, 1786 (1930).

FAHR, TH.: Pathologisch-anatomische Beiträge zur Kritik der Lebertherapie bei der perniciösen Anämie. Dtsch. med. Wschr. **1931 I**, 8.

GLOBUS and STRAUSS: Progressive funicular myelopathy etc. Trans. Amer. Neur. Assoc. **1922**, 107. — GRÖNQUIST, RUDOLF: Ett fall av FRIEDREICHS ataxie kombinerd med muskelatrofi. Hygiea **80**, No 11 (1918).

HASSIN, G. B.: (a) Degenerative Erkrankungen mit besonderer Bevorzugung motorischer Leitungsbahnen und Kerne und kombinierte Systemerkrankungen. Mschr. Psychiatr. **86**, 255 (1933). — (b) FRIEDREICH's ataxia. A histopathologic study. Arch. of Neur. **39**, 116 (1938). — HENNEBERG, R.: (a) Über atypische Formen der funiculären Myelitis (Myelose). Klin. Wschr. **1924**, 970. — (b) Über atypische Formen der funiculären Myelitis (Myelose). Berl. Ges. für Psychiatr. u. Nervenkrankh. Jan. 1924. — (c) Dtsch. med. Wschr. **1921**, 227. — (d) Klin. Wschr. **1924**, 971. — HIGIER, H.: Über die seltenen Formen der hereditären und familiären Hirn- und Rückenmarkserkrankungen. Dtsch. Z. Nervenheilk. **9** (1896). — HOFFMANN, J.: Pyramidenseitenstrangsymptome bei der hereditären FRIEDREICHschen Ataxie. Sektionsbefund. Dtsch. Z. Nervenheilk. **60**, 179 (1918). — HOLSTEIN, ERNST: Strangerkrankung des Rückenmarks bei perniciöser Anämie. Med. Welt **1940**, 1809. — HURST: Brain **48**, 218 (1925). — HYLAND, H. H., and R. F. FARQUHARSON: Subacute combined degeneration of the spinal cord in pernicious anemia. Result of treatment in seventy-four consecutive cases with certain clinical observations. Arch. of Neur. **36**, 1166 (1936).

ILLING, ERNST: Funiculäre Spinalerkrankungen. Erg. inn. Med. **48**, 340 (1935).

KAHLER, O., u. ARNOLD PICK: Über combinierte Systemerkrankungen des Rückenmarks. Arch. f. Psychiatr. **8**, 251 (1878). — Weitere Beiträge zur Pathologie und pathologischen Anatomie des Zentralnervensystems. Arch. f. Psychiatr. **10**, 179, 297 (1880). — Beiträge zur Pathologie und pathologischen Anatomie des zentralen Nervensystems. Dtsch. Z. Nervenheilk. **2**, 72 (1879); **5**, 169 (1884). — KATTWINKEL: Über acquirierte combinierte Strangsklerosen. Dtsch. Arch. klin. Med. **75**, 37 (1903). — KESCHNER-DAVISON: Arch. of Neur. **29**, 702 (1933). — KRAUSZ, SARA: Über Myelosis funicularis. Orvosképzés (ung.) **24**, APPONI-Sonderh., 146 (1934).

LEHOCZKY, T. v.: Der heutige Stand der Myelose-Frage. Fortschr. Neur. **14**, 385. — LIEPELT, ADOLPH: Über funiculäre Spinalerkrankung bei familiärer BIERMERscher Anämie. Dtsch. Z. Nervenheilk. **90**, 201 (1926). — LUCE, H.: Ein Beitrag zu den primären kombinierten Systemerkrankungen im Kindesalter. Dtsch. Z. Nervenheilk. **12**, 68 (1898).

MAGE: J. belge Neur. **1937**, 703. — MARIE, PIERRE, et O. CROUZON: Klinische Studie über die tabetische Form der combinierten Sklerose. Soc. de Neur. de Paris 1903. — MARSDEN-HURST: Brain **52**, 181. — MCERLEEN, D. A.: Subacute combined degeneration of the spinal cord. Irish J. Med. Sci., Ser. VI **1926**, No 7, 301. — MÜNZER: Kasuistischer Beitrag zur Lehre von den kombinierten Systemerkrankungen des Rückenmarks. Wien. klin. Wschr. **1892 I**. — MUNCH-PETERSEN, CARL JUL.: Neuere Untersuchungen über Encephalomyelitis funicularis infectiosa. Acta psychiatr. (Københ.) **12**, 477 (1937).

NEEDLES, WILLIAM: Neurologic complications of pernicious anemia. Effects of treatment with liver. A preliminary report. Arch. of Neur. **26**, 346 (1931). — NONNE, M.: Klinischer und anatomischer Beitrag zum Kapitel der Prognose der „anämischen Spinalerkrankungen". Mitt. aus den hamburgischen Staatskrankenanstalten VII. — Über anatomische Heilung von funiculärer Myelose. Es gibt keine „primäre kombinierte Systemerkrankung des Rückenmarkes". Z. Neur. **161**, 221 (1938). — NONNE, M., u. FRÜND: Klinische und anatomische Untersuchung von 6 Fällen von Pseudosystemerkrankung des Rückenmarks. Kritik von der Lehre der Systemerkrankungen des Rückenmarks. Dtsch. Z. Nervenheilk. **35**, 102 (1908).

OTTONELLO, PAOLO: Malattia di FRIEDREICH e mielopatia da carenza. Ateneo parm. **2**, 11, 403 (1939).

Pal, J.: Über amyotrophische paretische Formen der kombinierten Erkrankungen der Nervenbahnen (sog. primäre kombinierte Systemerkrankungen). Wien. med. Wschr. **1898**, Nr 7/8 u. 10. — Palomares, F. R.: Kombinierte Sklerose von Gehirn und Rückenmark familiären Charakters bei Kindern. Pediatr. españ. **23**, 102 (1934). — Paulian, D., et C. Aricesco: Contribution à l'étude des syndromes neuro-anémiques. Bull. Soc. méd. Hôp. Paris, III. s. **47**, 696 (1931). — Peterson, F.: A case of locomotor ataxia associated with nuclear cranial nerve palsies and with muscular atrophies. J. Nerv. Dis. **1890**, 450. — Pollak, Eugen: Über den Lipoidabbau im Zentralnervensystem. Zugleich ein Beitrag zur Frage der Pseudosystemerkrankungen. Jb. Psychiatr. **52**, 219 (1935).

Rothfeld: Confinia neur. **1938** (I), 243. — Russel, J. S. R.: The relationship of some forms of combined degenerations of the spinal cord to one another and to anemia. Lancet **1898**. — Russel-Batten-Collier: Brain **23**, 39 (1900).

Salus: Klin. Wschr. **1932 II**, 237. — Schröder, P.: Die funiculäre Sklerose (Strangsklerose) des Rückenmarks. Dtsch. med. Wschr. **1923**, 144. — Schüler, A.: Ein Beitrag zur Pathologie der kombinierten organischen Erkrankungen des Nervensystems. Jb. Psychiatr. **26**, 365 (1905). — Shimazono: Über das Verhalten der zentralen und der peripheren Nervensubstanz bei verschiedenen Vergiftungen und Ernährungsstörungen. Arch. f. Psychiatr. **53**, 972 (1914). — Sioli: Arch. f. Psychiatr. **1881**. — Spielmeyer, W.: Über die Pseudosystemerkrankung nach Stovain-Anaesthesie. Neur. Zbl. **1909**. — Stone, Th.: Subacute combined degeneration of the spinal cord with chronic changes in the anterior hornes of the cervico-dorsal region. A histopathologic study. J. Nerv. Dis. **73**, 41 (1931). — Strauss, Maurice, Philip Solomon, Antoine J. Schneider and A. J. Patek jr.: Subacute combined degeneration in pernicious anemia. The complete arreste of the lesions with parenteral liver therapy. J. Amer. Med. Assoc. **104**, 1587 (1935). — Strümpell, A.: Beiträge zur Pathologie des Rückenmarks. II. Über kombinierte Systemerkrankungen im Rückenmark. Arch. f. Psychiatr. **11**, 27 (1881). — Über eine bestimmte Form der primären combinierten Systemerkrankung des Rückenmarks im Anschluß an einen Fall von spastischer Spinalparalyse mit vorherrschender Degeneration der Pyramidenbahnen und geringerer Beteiligung der Kleinhirnseitenstrangbahn und der Gollschen Stränge. Arch. f. Psychiatr. **17**, 217 (1886).

Taylor, J.: A case of „subacute combined sclerosis" with profound anemia. Brain **1904**. — Toyama: Arb. neur. Inst. Wien **33**, 189 (1931).

Weimann, W.: (a) Großhirnveränderungen bei Anämien. Z. Neur. **92**, 433 (1924). — (b) Arch. f. Psychiatr. **62**, H. 2. — Westphal, C.: Über strangförmige Degeneration der Hinterstränge mit gleichzeitiger fleckweiser Degeneration des Rückenmarks. Arch. f. Psychiatr. **9**, 413 (1879). — Über combinierte (primäre) Erkrankung der Rückenmarksstränge. Arch. f. Psychiatr. **9**, 691 (1879). — Wintrobe, Miller jr. u. Lisco: Die Beziehung zwischen der Ernährung und dem Auftreten von Ataxie und degenerativen Veränderungen im Nervensystem von Schweinen. Ref. Zbl. Neur. **99** (1941). — Wohlwill, F.: (a) Über psychische Störungen bei funiculärer Myelitis. Z. Neur. 8, 293 (1911/12). — (b) Zum Kapitel der pathologisch-anatomischen Veränderungen des Gehirns und Rückenmarks bei perniciöser Anämie und verwandten Affektionen. Dtsch. Z. Nervenheilk. **68/69**, 438 (1921). — (c) Funiculäre Myelitis. In Kraus-Brugsch, Handbuch der inneren Medizin, Bd. 10/II. — (d) Funiculäre Myelose und Myelitis. Dtsch. Z. Nervenheilk. **117/119**, 776 (1931).

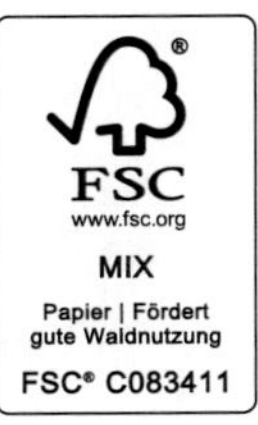

Zeitfracht Medien GmbH
Ferdinand-Jühlke-Straße 7
99095 Erfurt, Deutschland
produktsicherheit@kolibri360.de